Mit freundlicher Empfehlung
überreicht durch

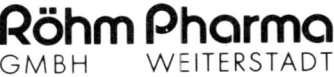

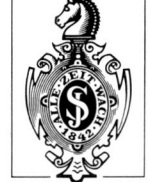

O. Braun-Falco G. Plewig H. H. Wolff

Dermatologie und Venerologie

Dritte, neubearbeitete Auflage

Mit 796, überwiegend farbigen Abbildungen
und 102 Tabellen

Springer-Verlag
Berlin Heidelberg New York Tokyo 1984

Professor Dr. med. Dr. med. h.c. Otto Braun-Falco
Direktor der Dermatologischen Klinik und Poliklinik der
Ludwig-Maximilians-Universität München, Frauenlobstraße 9–11,
8000 München 2

Professor Dr. med. Gerd Plewig
Direktor der Universitätshautklinik, Moorenstraße 5,
4000 Düsseldorf 1

Professor Dr. med. Helmut H. Wolff
Direktor der Klinik für Dermatologie und Venerologie der
Medizinischen Hochschule Lübeck,
Ratzeburger Allee 160, 2400 Lübeck 1

Die erste und zweite Auflage ist erschienen im
J.F. Lehmanns Verlag, München unter dem Titel:
E. Keining / O. Braun-Falco: Dermatologie und Venerologie

ISBN 3-540-12023-8 Springer-Verlag Berlin Heidelberg New York Tokyo
ISBN 0-387-12023-8 Springer-Verlag New York Heidelberg Berlin Tokyo

CIP-Kurztitelaufnahme der Deutschen Bibliothek
Braun-Falco, Otto: Dermatologie und Venerologie / O. Braun-Falco; G. Plewig;
H.H. Wolff. – 3., neubearb. Aufl. – Berlin; Heidelberg; New York; Tokyo:
Springer, 1984. Bis 2. Aufl. im Lehmanns-Verl., München.
Bis 2. Aufl. u.d.T.: Keining, Egon: Dermatologie und Venerologie
ISBN 3-540-12023-8 (Berlin, Heidelberg, New York, Tokyo)
ISBN 0-387-12023-8 (New York, Tokyo, Heidelberg, Berlin)
NE: Plewig, Gerd:; Wolff, Helmut H.:

Das Werk ist urheberrechtlich geschützt. Die dadurch begründeten Rechte insbesondere die der Übersetzung, des Nachdruckes, der Entnahme von Abbildungen, der Funksendung, der Wiedergabe auf photomechanischem oder ähnlichem Wege und der Speicherung in Datenverarbeitungsanlagen bleiben, auch bei nur auszugsweiser Verwertung, vorbehalten. Die Vergütungsansprüche des § 54, Abs. 2 UrhG werden durch die ‚Verwertungsgesellschaft Wort', München, wahrgenommen.

© Springer-Verlag Berlin Heidelberg 1984
Printed in Germany

Die Wiedergabe von Gebrauchsnamen, Handelsnamen, Warenbezeichnungen usw. in diesem Werk berechtigt auch ohne besondere Kennzeichnung nicht zu der Annahme, daß solche Namen im Sinne der Warenzeichen- und Markenschutz-Gesetzgebung als frei zu betrachten wären und daher von jedermann benutzt werden dürfen.

Produkthaftung: Für Angaben über Dosierungsanweisungen und Applikationsformen kann vom Verlag keine Gewähr übernommen werden. Derartige Angaben müssen vom jeweiligen Anwender im Einzelfall anhand anderer Literaturstellen auf ihre Richtigkeit überprüft werden.

Herstellung: Universitätsdruckerei H. Stürtz AG, Würzburg. 2127/3140-543

Vorwort zur dritten Auflage

Die 1. Auflage dieses Lehrbuches, von E. Keining und O. Braun-Falco verfaßt, erschien 1960, die 2. Auflage im Jahre 1969 im J. Lehmanns Verlag München. Mit dieser 3. Auflage erscheint das Lehrbuch jetzt im Springer-Verlag. Es wurde von O. Braun-Falco und seinen langjährigen Mitarbeitern G. Plewig und H.H. Wolff in wesentlichen Teilen neu gestaltet.

Wiederum wurde versucht, das ursprüngliche und in zwei Auflagen bewährte Konzept des Lehrbuches beizubehalten: Es soll dem Studierenden der Medizin das notwendige Wissen über das Fachgebiet der Dermatologie und Venerologie vermitteln, darüber hinaus aber auch dem in der Weiterbildung befindlichen Arzt und dem Kollegen in der Praxis bei seiner täglichen Arbeit ein verläßlicher Berater sein.

Bekanntlich leiden in der Praxis eines Allgemeinarztes etwa 20% der Patienten an Hauterkrankungen. Das Gebiet der Dermatologie und Venerologie ist ein visuelles Fach; der optische Eindruck einer von der Norm abweichenden Veränderung an der Haut oder den hautnahen Schleimhäuten steht daher am Anfang dermatologischer Bemühungen. Sorgfältige anamnestische Datenerhebung, bewußtes Wahrnehmen und Erkennen der krankhaften Erscheinungen führen oft ohne weitere Untersuchungen zur Diagnose. Dermatologie und Venerologie können daher eigentlich nur auf dem Boden visueller Eindrücke und Erfahrungen erlernt werden; das geschriebene Wort und Schwarzweißabbildungen reichen dazu nicht immer aus. Es ist uns deshalb eine besondere Freude, daß in dieser Neuauflage der Text durch Farbabbildungen ergänzt werden konnte, um damit dem Studenten das Erlernen dieses Fachgebietes zu erleichtern und dem Arzt beim diagnostischen und differentialdiagnostischen Vergleich zu helfen.

Das Buch orientiert sich für die Ausbildungsbedürfnisse des Studenten am Gegenstandskatalog für den Zweiten Abschnitt der Ärztlichen Prüfung. Für die Weiterbildung zum Hautarzt wurden die entsprechenden Richtlinien berücksichtigt.

Unter dem Einfluß der Naturwissenschaften ist in der Dermatologie und Venerologie in den letzten Jahren neben der klassischen deskriptiven makroskopischen und mikroskopischen Morphologie zunehmend die naturwissenschaftliche Betrachtungsweise in den Vordergrund getreten und hat Diagnostik und Therapie wesentlich geprägt. Daher scheint es auch notwendig, modernen Erkenntnissen zur Ätiologie und Pathogenese mehr Raum zu gewähren. Nicht zuletzt wird dadurch die enge Verbindung der Dermatologie mit anderen Fächern der Medizin deutlich, die zur Kooperation anregen soll. Die Verfasser versuchten, in der täglichen Praxis und in der Klinik häufiger zu beobachtende Erkrankungen der Haut und Schleimhäute ausführlicher darzustellen als seltenere Dermatosen. Besonderer Wert wurde auch auf die Erörterung therapeutischer

Möglichkeiten gelegt, wobei es allerdings weniger auf Vollständigkeit als auf die Darstellung von Prinzipien und objektivierbaren Verfahren ankam, daneben aber auch auf die Vermittlung jahrzehntelang empirisch bewährter therapeutischer Maßnahmen. Aus der Fülle der handelsüblichen Therapeutika wurden Beispiele aufgeführt, die sich uns bewährt haben; ihre Auswahl stellt kein Werturteil über nicht genannte Therapeutika dar. Auch das Therapie-Kapitel wurde als praxisnahe Informationsquelle gestaltet. Trotz der raschen Zunahme unserer Erkenntnisse und der Ausweitung unseres Fachgebietes in Spezialgebiete wie Andrologie, dermatologische Allergologie, dermatologische Angiologie, dermatologische Proktologie, Photobiologie und operative Dermatologie war es unser Ziel, den Umfang dieses Buches nicht allzusehr zu vergrößern. Notwendigenfalls wird man Handbücher oder Spezialliteratur zu Rate ziehen.

Abbildungen und Vorlagen wurden fast ausschließlich von unserem erfahrenen Photographen, Herrn P. Bilek angefertigt, dem auch an dieser Stelle besonders herzlich für seine unermüdliche Mitarbeit gedankt sei. Einige Abbildungen von tiefen Mykosen wurden dankenswerterweise von Professor Dr. C. Bopp, Pôrto Alegre, Brasilien, die Abbildung über Miliaria von Dr. E. Hölzle, Düsseldorf, zur Verfügung gestellt.

Zahlreiche Kollegen haben uns wertvolle Anregungen gegeben: Herr J. Fröhlich, Leitender Pharmaziedirektor am Klinikum der Universität München, Prof. Dr. H.E. Krampitz, Abteilung für Infektions- und Tropenmedizin der Universität München, Dr. W. Barran, Privatdozent Dr. M. Dorn, Dr. M. Meurer, Dr. U. Neubert und Prof. Dr. W.-B. Schill, Dermatologische Klinik und Poliklinik der Universität München. Besonders zu Dank verbunden sind wir Herrn Dr. A. Detter, Leitender Pharmaziedirektor am Klinikum Rechts der Isar, für die Durchsicht des Abschnittes über äußerliche Dermatotherapie.

Unseren Ehefrauen danken wir für ihre stete Rücksichtnahme während der Arbeit an diesem Buch und für ihre bereitwillige Mitarbeit beim Lesen der Korrekturen. Vor allem dem Verleger, Herrn Dr. Dr. h.c. H. Götze, Heidelberg, sei sehr herzlich dafür gedankt, daß er das Buch in den Springer-Verlag übernommen und so anerkennenswert ausgestattet hat.

München, Düsseldorf und Lübeck 1983   Die Verfasser

Inhaltsverzeichnis

Grundzüge der dermatologischen Diagnostik 1

Die dermatologische Klientel 1
Die Untersuchung eines Hautkranken 1
Effloreszenzen 3
Allgemeine Untersuchung und Laboruntersuchungen 8
Probeexzision und histopathologische Untersuchung . 9
Grundbegriffe der Dermatohistopathologie 10

Erkrankungen durch Viren 13

Warzen 13
   Verrucae vulgares 14
   Verrucae plantares 16
   Verrucae planae juveniles 17
   Condylomata acuminata 17
     Condylomata plana 18
     Condylomata gigantea 18
   Schleimhautwarzen 19
   Epidermodysplasia verruciformis 19
   Therapie der Warzen 19
   Anhang: Fokale epitheliale Hyperplasie 21
   Molluscum contagiosum 21
Erkrankungen durch das Herpes-simplex-Virus (HSV) 22
   Primärinfektionen durch HSV 24
     Gingivostomatitis herpetica 24
     Aphthoid Pospischill-Feyrter 25
     Vulvovaginitis herpetica 25
     Herpessepsis der Neugeborenen 25
     Eczema herpeticatum 26
     Primärer Herpes simplex 27
   Sekundärinfektionen durch HSV 27
     Herpes simplex und Herpes simplex recidivans 27
     Anhang: Erythema exsudativum multiforme bei
     Herpes simplex recidivans 30
Erkrankungen durch das Varizellen-Zoster-Virus . . 30
   Varizellen 30
   Zoster 32
Pocken und Vakzine 36
   Pocken 36
     Variolois 37
Andere Viruserkrankungen der Haut 39
   Melkerknoten 39
   Anhang: Melkergranulationsknoten 40
   Ecthyma contagiosum 40
   Maul- und Klauenseuche 41
   Katzenkratzkrankheit 42
   Hand-Fuß-Mund-Exanthem 42
   Herpangina 43
   Andere Coxsackie-Virusinfektionen 43
Die sogenannten sechs Infektionskrankheiten . . . 43
   Masern 43
   Scharlach 45
   Röteln 47
   Rubeola scarlatinosa 48
   Erythema infectiosum 48
   Exanthema subitum 49

Erkrankungen durch Rickettsien 50

Epidemisches Fleckfieber 50
Endemisches Fleckfieber 52

Erkrankungen durch Bakterien 53

Gonorrhö 53
   Gonorrhö der Frau 55
     Diagnose der Gonorrhö der Frau 58
   Gonorrhö des Mannes 58
     Diagnose der Gonorrhö des Mannes . . . 61
   Extragenitale gonorrhoische Krankheits-
   erscheinungen 62
     Rektalgonorrhö 62
     Oropharyngeale Gonorrhö 62
     Ophthalmoblennorrhö 62
   Gonorrhoische Fernkomplikationen 63
     Monarthritis gonorrhoica 63
     Endocarditis gonorrhoica und Gonokokken-
     sepsis 63
     Perihepatitis acuta gonorrhoica 64
   Therapie der Gonorrhö 64
     Kontrolluntersuchungen und Feststellung der
     Heilung 65
     Postgonorrhoischer Katarrh 66
   Andere Urethritisformen beim Mann,
   sog. unspezifische Urethritis 66
     Urethritis durch Mykoplasmen 66
     Einschlußblennorrhö 67
     Trichomonadenurethritis 67
     Urethritis bei Mimia- und Veillonellainfektionen 68
     Staphylokokken-, Streptokokken-, Koliurethritis 68
     Candidaurethritis 68
     Virusurethritis 68
     Traumatische Urethritis 68
     Urethritis bei Balanitis 68
   Morbus Reiter 68
Syphilis 70
   Lues acquisita 73
     Primärstadium der Syphilis: Lues I 73
     Sekundärstadium der Syphilis: Lues II . . 77
     Tertiärstadium der Syphilis: Lues III . . . 84
     Quartärstadium der Syphilis: Lues IV . . . 88
   Lues connata 88
     Lues connata praecox 89
     Lues connata tarda 90
   Immunitätsphänomene der Syphilis 92
     Serologie 92
     Infektionsimmunität 93

Untersuchungsmethoden 93
    Direkter Erregernachweis im Dunkelfeld . . . 93
    Serologische Untersuchungsmethoden 93
    Beurteilung der Seroreaktionen 97
    Liquor cerebrospinalis 100
Therapie 101

Frambösie 106
  Andere tropische Treponematosen 107
    Pinta 107
    Endemische Syphilis 107

Erkrankungen durch Chlamydien 108
  Trachom 108
  Einschlußkörperchenkonjunktivitis 109
  Urogenitalinfektion mit Chlamydia trachomatis 109
  Ornithose 109
  Lymphogranulomatosis inguinalis 109

Ulcus molle 112
Granuloma venereum 115

Hauttuberkulosen 117
  Hauttuberkulosen bei Anergie 119
    Tuberkulöser Primärkomplex der Haut . . . 119
    Tuberkuloseschutzimpfung mit BCG 120
    Tuberculosis cutis miliaris disseminata . . . 121
    Tuberculosis miliaris ulcerosa mucosae et
    cutis 121
    Tuberculosis fungosa serpiginosa 121
  Hauttuberkulosen bei Allergie 122
    Tuberculosis cutis verrucosa 122
    Tuberculosis cutis luposa (Lupus vulgaris) . . 123
    Tuberculosis cutis colliquativa 127
  Tuberkulide 129
  Dermatosen mit fraglichem Bezug zu Tuberkuliden 132
  Anhang: Schwimmbadgranulom 133

Lepra 134
  Lepromatöse Lepra 136
  Tuberkuloide Lepra 137
  Unbestimmte Lepra 138
  Dimorphe Lepra 138

Rhinosklerom 142

Pyodermien 142
  Bakterienflora der Haut 143
  Pyodermien der Epidermis 144
    Impetigo contagiosa 144
    Staphylogenes Pemphigoid der Neugeborenen 147
    Staphylogenes Lyell-Syndrom 147
    Bulla repens 148
  Pyodermien der Haarfollikel 149
    Ostiofollikulitis 149
    Follikulitis und Perifollikulitis 150
      Folliculitis simplex barbae 150
      Folliculitis eczematosa barbae 150
      Folliculitis eczematosa vestibuli nasi . . . 151
      Pseudofolliculitis barbae 151
      Folliculitis decalvans capillitii 152
      Folliculitis decalvans faciei 153
      Gramnegative Follikulitis 153
      Folliculitis sclerotisans nuchae 154
      Perifolliculitis capitis abscedens et suffodiens 155
      Hordeolum 156
      Furunkel 156
      Karbunkel 158
  Pyodermien der Schweißdrüsen 159
    Hidradenitis suppurativa 159
    Multiple Schweißdrüsenabszesse der
    Neugeborenen 160

Erkrankungen durch Streptokokken 161
  Erysipel 161
  Ekthyma 163
  Phlegmone 164
  Streptokokkengangrän 165
  Sekundäre Hautinfektionen durch Streptokokken 166
  Allergische Hautveränderungen durch Gruppe-A-
  Streptokokken 166

Chronische Pyodermien 166
  Pyodermia vegetans 166
  Pyodermia ulcerosa serpiginosa 167
  Schankriforme Pyodermie 167
  Acne necrotica 168

Erkrankungen durch Propionibakterien 168
  Erythrasma 169
  Trichomycosis palmellina 170
  Keratoma sulcatum 171

Diphtherie der Haut 172
Aktinomykose 172
Nocardiose 174
Myzetom 176
Yersinia-enterocolitica-Infektionen 176

Erkrankungen durch Protozoen 178

Leishmaniosen 178
  Kutane Leishmaniose 178
  Kala-Azar (viszerale Leishmaniose) und dermale
  Post-Kala-Azar-Leishmaniose (dermale
  Leishmaniose) 181
  Kutane (süd)amerikanische Leishmaniose . . . 182

Zoonosen 184

Erysipeloid 184
Malleus 185
Anthrax 185
Pest 187
Tularämie 187
Brucellosen 188
Rattenbißkrankheit 189

Dermatomykosen 190

Das Reich der Pilze 190
  Diagnostik von Mykosen 191
Epidermale und follikuläre Mykosen 194
  Dermatomykosen durch Fadenpilze: Dermato-
  phytosen 194
    Tinea capitis 194
    Oberflächliche und tiefe Trichophytie . . . 194
    Mikrosporie 195
    Tinea favosa 195
    Tinea barbae 196
    Tinea faciei und Tinea corporis 197
    Tinea inguinalis 197
    Tinea manuum 198
    Tinea pedum 198
    Tinea der Unterschenkel 200
    Tinea unguium 200
    Immunphänomene bei Dermatophytosen . . 201
    Mykide 201
    Granuloma trichophyticum 201
    Therapie der Dermatophytosen 201

Dermatomykosen durch Hefe- oder Sproßpilze . . 203
    Kandidosen 203
        Kandidose der Mundschleimhaut (Soor) . . 204
        Candidavulvovaginitis 204
        Candidabalanitis 205
        Interdigitale Kandidose 206
        Candidaintertrigo 206
        Kandidose im Windelbereich 207
        Candidaparonychie und Candidaonychomykose 208
        Candidafollikulitis 208
        Chronische mukokutane Kandidose 209
    Pityriasis versicolor 210
    Malasseziafollikulitis 211
    Weiße Piedra 211

Dermatomykosen durch Schimmelpilze 211
    Onychomykose 212
    Otomykose 212
    Schwarze Piedra 212
    Tinea nigra 212

Dermale Mykosen 212
    Candidagranulom 212
    Chromomykose 213
    Sporotrichose 213
    Myzetom 214

Systemmykosen 215
    Kryptokokkose 215
    Blastomykose 216
    Parakokzidioidomykose 216
    Histoplasmose 217
    Kokzidioidomykose 217

Epizootien 218

Läuse: Pedikulose 218
    Pediculosis capitis 218
    Pediculosis vestimentorum 219
    Pediculosis pubis (Phthiriase) 220
Wanzen: Cimikose 220
    Tropische Wanzen 221
Flöhe: Pulikose 221
    Menschenfloh 221
    Sandfloh 222
Hautflügler 222
Zweiflügler 223
    Myiasis linearis migrans 223
Raupen 224
Spinnentiere (Arachnoidea) 224
Milben 224
    Skabies (Krätze) 224
    Cheyletiellosis 227
    Hühner- oder Vogelmilben 227
    Nahrungsmittelmilben 227
    Hausstaubmilbe 228
    Haarbalgmilbe 228
    Trombidiose 228
Zecken 229

Hauterkrankungen durch Würmer 230

Nematoden (Nemathelminthes, Rundwürmer) . . . 231
    Oxyuriasis 231
    Askaridiasis 231
    Trichinose 232
    Kutane Larva migrans 232

    Filariose 233
    Drakunkulose 233
    Loiase 234
    Onchozerkose 234
Plathelminthes (Plattwürmer) 235
    Zestoden 235
    Zystizerkose 235
    Echinokokkose 235
Trematoden (Saugwürmer) 236
    Bilharziose 236
    Zerkariendermatitis 237

Arzneiexantheme 238

Pathogenetische Faktoren und Hautreaktionen . . . 238
Klinik und Ätiologie 243
    Skarlatiniforme, morbilliforme oder rubeoliforme Arzneiexantheme 243
    Makulourtikarielle Arzneiexantheme 243
    Erythematovesikulöse Arzneiexantheme . . 244
    Nässende oder exfoliierende Erythrodermien . . . 244
    Multiforme Erytheme und erythematobullöse Arzneiexantheme 244
    Medikamentöses Lyell-Syndrom 244
    Erythemato-hämorrhagische, hämorrhagische und hämorrhagisch-bullöse Arzneiexantheme 247
    Nodöse Arzneiexantheme 247
    Hämorrhagische Cumarinnekrosen 248
    Fixes Arzneiexanthem 248
    Lichenoide Arzneireaktion 249
    Akneiforme Arzneiexantheme 249
    Pruritus, Parästhesien 249
    Arzneireaktion vom Typ der Serumkrankheit und Exantheme bei Serumkrankheit 250

Provokation von Dermatosen durch Arzneimittel . . 250
Diagnostik 251
Therapie 252
Embolia cutis medicamentosa 252
Hauterscheinungen bei akuter Kohlenmonoxidvergiftung 254

Urtikariaerkrankungen 255

Kontakturtikaria 257
Physikalische Urtikaria 258
    Dermographismus 258
    Urticaria factitia 258
    Urticaria mechanica 259
    Kälteurtikaria 259
    Wärmeurtikaria 260
    Lichturtikaria 260
    Röntgenurtikaria 260
Cholinergische Urtikaria 261
    Schwitzurtikaria 261
Arzneimittelbedingte nichtimmunologische Urtikaria 261
    Anhang: Hoigné-Syndrom 263
Allergische Urtikaria 263
    Akute Urtikaria 263
    Chronisch-intermittierende Urtikaria . . . 265
    Chronische Urtikaria 265
    Diagnostische Maßnahmen bei allergisch bedingten Formen von Urtikaria 266
    Therapeutisches Vorgehen bei akuter und chronisch-intermittierender Urtikaria 271
    Therapeutisches Vorgehen bei chronischer Urtikaria 272

Urtikariavaskulitis 273
Angioödem (Quincke) 273
Hereditäres Angioödem 275
Bienen- und Wespengiftallergie 275
    Desensibilisierung und Hyposensibilisierung . . . 276

Dermatitis- und Ekzemerkrankungen 277

Akute toxische Kontaktdermatitis und chronisches
kumulativ-toxisches Ekzem 277
    Akute toxische Kontaktdermatitis 277
    Chronisches kumulativ-toxisches Kontaktekzem 279
        Pityriasis simplex 281
        Exsikkationsekzematid 281
        Chronisches kumulativ-toxisches Kontaktekzem 282
        Intertrigo 284
        Intertriginöses Ekzem 284
        Hyperkeratotisch-rhagadiformes Hand- und
        Fußekzem 284
Akute allergische Kontaktdermatitis und chronisches
allergisches Kontaktekzem 285
    Kontaktallergene 287
    Epikutantestung 290
    Akute allergische Kontaktdermatitis 293
    Chronisches allergisches Kontaktekzem 295
        Dyshidrotisches Ekzem 297
        Chronisches allergisches dyshidrosiformes Ekzem 297
        Hämatogenes allergisches dyshidrosiformes
        Ekzem 298
    Therapie der akuten Kontaktdermatitis und des
    chronischen Kontaktekzems 299
Seborrhoisches Ekzem 303
    Seborrhoisches Ekzem der Säuglinge 304
    Erythrodermia desquamativa 306
    Seborrhoisches Ekzem der Erwachsenen 306
Nummuläres (mikrobielles) Ekzem 309
Atopie und atopisches Ekzem 310
    Pollenallergie 312
    Atopisches Ekzem 313
        Atopisches Ekzem in der Säuglingszeit 316
        Atopisches Ekzem in der Kindheit 317
        Atopisches Ekzem bei Jugendlichen und
        Erwachsenen 317
        Sonderformen 318
Dermatitis und Ekzeme in verschiedenen Lebens-
abschnitten sowie Berufsekzeme 322
    Säuglings- und Kinderekzeme 322
        Atopisches Ekzem 322
        Dermatitis seborrhoides 322
        Periorales Ekzem 322
        Nummuläres Ekzem 323
        Kontaktdermatitis und Kontaktekzem 323
        Inguinale Pomadenkruste der Säuglinge 323
        Peridigitales Ekzem bei Kindern 324
        Dermatitis papulosa juvenilis 324
        Intertrigo 324
        Windeldermatitis 325
    Berufsekzeme 326
        Ekzeme als Berufskrankheit 326
    Altersekzeme 328
        Exsikkationsekzem alter Menschen 328

**Physikalisch und chemisch bedingte
Hauterkrankungen** 330

Mechanische Hautschädigungen 330
    Hyperpigmentierung 330
    Blasenbildung 330
    Hyperkeratose 330
    Kallus 330
    Klavus 331
    Black heel 331
    Granuloma fissuratum 332
    Dekubitus 332
Thermisch bedingte Hauterkrankungen 333
    Combustio und Ambustio 333
    Congelatio 336
    Perniones 337
    Kältepannikulitis 339
    Kältepurpura 339
Hautschädigungen durch Elektrizität 339
    Blitzschlag 340
Chemische Hautschädigungen 340
    Cauterisatio 340
    Hautschäden durch Kampfstoffe 341
    Toxische Substanzen und Hautreaktionen . . . 342
Hautkrankheiten durch ionisierende Strahlen . . . 342
    Radiodermatitis acuta und Radiodermatitis
    chronica 342
    Röntgenulkus 343
    Röntgenkarzinom 344
Lichtdermatosen 344
    Physikalische Grundlagen 344
    Reparaturmechanismen in der DNS nach
    photobiologischer Schädigung 345
    Testverfahren 348
    Lichtprovozierte Hautreaktionen 349
    Dermatitis solaris 350
    Durch Licht provozierbare Dermatosen 351
    Sekundäre, durch Licht- und Röntgenstrahlen
    beeinflußte Dermatosen 352
        Xeroderma pigmentosum 352
    Sekundäre Lichtdermatosen durch photo-
    sensibilisierend wirkende körperfremde Substanzen 353
        Phototoxische Dermatitis 353
        Berloque-Dermatitis 355
        Dermatitis bullosa pratensis 356
    Photoallergische Dermatosen 356
        Photokontaktallergie 358
        Hämatogene Photoallergie 359
        Persistierende Lichtreaktion 359
        Aktinisches Retikuloid 360
    Photoallergien mit unbekanntem Photo-
    sensibilisator 360
        Urticaria solaris 360
        Polymorphe Lichtdermatose 361
        Hydroa vacciniformia 362
Artefakte 363
Dermatozoenwahn 364
Pruritus 364
    Pruritus cum materia 365
    Pruritus sine materia 366
    Pruritus cutaneus simplex 366

**Erythematöse, erythematosquamöse und
papulöse Hauterkrankungen** 367

Erytheme 367
    Erythema e pudore 367
    Erythema faciale persistens 367
    Flush bei Karzinoidsyndrom 367
    Erythema palmare et plantare 368
    Erythema neonatorum toxicum 368
    Erythema dyschromicum perstans 369

Figurierte Erytheme 369
    Erythema anulare centrifugum 369
        Erythema gyratum repens 370
        Erythema gyratum perstans 370
        Erythema anulare rheumaticum 370
    Erythema chronicum migrans 371
    Erythema necroticans migrans 372
    Erythema elevatum et diutinum 372

Multiforme und nodöse Erytheme 373
    Erythema exsudativum multiforme 373
    Morbus Kawasaki 376
    Erythema nodosum 377
    Nodöse Erytheme 379
    Akute febrile neutrophile Dermatose 379

Pityriasis rosea 380

Psoriasis vulgaris 381
    Eruptiv exanthematische Psoriasis vulgaris . . 392
    Chronisch stationäre Psoriasis vulgaris 392
    Psoriatische Erythrodermie 393
    Psoriasis pustulosa 393
        Psoriasis pustulosa generalisata 393
        Psoriasis vulgaris cum pustulatione . . . 394
        Psoriasis pustulosa palmaris et plantaris . . 394
        Acrodermatitis continua suppurativa
        (Hallopeau) 394
    Erythema-anulare-centrifugum-artige Psoriasis . . 394
    Psoriasis arthropathica 395
    Therapie 396

Pityriasis rubra pilaris 404

Die sogenannte Parapsoriasisgruppe 405
    Pityriasis lichenoides 405
    Parapsoriasis en plaques 408
    Parakeratosis variegata 410

Erythrodermien 411
    Erythrodermien durch Generalisation vorher
    bestehender Dermatosen 412
    Erythrodermien bei hämatologischen Erkrankun-
    gen und malignen Lymphomen der Haut . . 413
    Erythrodermien mit unbekannter Ursache . . . 413

Lichen ruber planus 414
    Sonderformen 416
Lichenoide Exantheme 419
Dermatitis papulosa juvenilis 419
Akrodermatitis papulosa eruptiva infantilis 420
Infantiles akrolokalisiertes papulovesikulöses
Syndrom 421
    Lichen simplex chronicus 422
    Lichen striatus 423
    Acanthosis nigricans 424
    Pseudoacanthosis nigricans 426
    Papillomatosis confluens et reticularis . . 427
Dermatosis papulosa nigra 427

Prurigoerkrankungen 428
    Prurigo simplex acuta infantum 428
    Prurigo simplex subacuta 430
    Acne urticata 431
    Prurigo simplex chronica 432
    Prurigo nodularis Hyde 432

Blasenbildende Erkrankungen 435

Hereditäre Epidermolysen 435
    Nichtdystrophische Epidermolysen 435
        Epidermolysis bullosa hereditaria simplex . . . 436
        Epidermolysis bullosa manuum et pedum
        aestivalis 436
        Epidermolysis bullosa hereditaria letalis 437
        Epidermolysis bullosa hereditaria simplex –
        Typus Ogna 437
    Dystrophische Epidermolysen 437
        Epidermolysis bullosa hereditaria dystrophica 438
        Epidermolysis bullosa hereditaria dystrophica
        dominans 439
        Epidermolysis bullosa hereditaria et
        albopapuloidea 440
        Epidermolysis bullosa dystrophica mit Hypakusis 440
        Epidermolysis bullosa hereditaria dystrophica –
        Typus Disentis 440
        Dystrophia bullosa hereditaria – Typus
        maculatus seu Amsterdam 440
        Epidermolysis bullosa und kongenitales
        lokalisiertes Fehlen von Haut 440
        Anhang: Epidermolysis bullosa acquisita . . . 441

Pemphiguskrankheiten 441
    Pemphigus vulgaris 442
        Seltene Sonderformen 446
    Pemphigus vegetans 447
    Pemphigus foliaceus 448
    Pemphigus erythematosus 449
    Brasilianischer Pemphigus 449
    Anhang: Pemphigus chronicus benignus familiaris 450
    Transitorische akantholytische Dermatose 451

Pemphigoidkrankheiten 452
    Bullöses Pemphigoid 452
        Seltene Sonderformen 454
    Vernarbendes Pemphigoid 455
    Herpes gestationis 457

Dermatitis herpetiformis 458
IgA-lineare Dermatose 460
Gemischte bullöse Dermatosen 461
Chronische bullöse Dermatosen im Kindesalter . . 461

Pustelbildende Erkrankungen 464

Akropustulosen 464
    Acrodermatitis continua suppurativa . . . 464
    Pustulosis palmaris et plantaris 465

Generalisierte Pustulosen 466
    Pustulosis subcornealis 466
    Impetigo herpetiformis 467
    Pustulosis acuta generalisata 468
    Sterile eosinophile Pustulose 468

Keratosen 470

Die Epidermis 470
Diffuse Keratosen 473
    Hereditäre Keratosen 473
        Ichthyosis-vulgaris-Gruppe 473
        Refsum-Syndrom 475

Ichthyosis-congenita-Gruppe 476
    Ichthyosis lamellosa 477
    Sjögren-Larsson-Syndrom 477
    Rud-Syndrom 477
    Wubenthal-Syndrom 477
Ichthyosis-hystrix-Gruppe 477
    Erythrodermia ichthyosiformis congenitalis bullosa 478
Erworbene (symptomatische) Ichthyosen 478

Palmoplantare Keratosen 479
    Keratosis palmoplantaris diffusa circumscripta . . 479
    Keratosis palmoplantaris transgrediens 479
    Keratosis extremitatum hereditaria progrediens 479
    Keratosis palmoplantaris papulosa seu maculosa 480
    Akrokeratoelastoidose 480
    Syndrome mit Palmoplantarkeratosen 480

Follikuläre Keratosen 481
    Keratosis follicularis 481
    Ulerythema ophryogenes 482
    Hyperkeratosis follicularis et parafollicularis in cutem penetrans 482
    Dyskeratosis follicularis 482

Umschriebene Keratosen ohne Follikelbindung . . 484
    Acrokeratosis verruciformis 484
    Hyperkeratosis lenticularis perstans 484
    Keratosis areolae mammae naeviformis 484
    Porokeratosis Mibelli 484
    Porokeratosis superficialis disseminata actinica 485
    Erythrokeratodermia figurata variabilis 485
    Erythrokeratodermia symmetrica progressiva . . 486
    Ichthyosis linearis circumflexa 486
    Keratosis lichenoides chronica 486

Erkrankungen des Bindegewebes 488

Bindegewebskomponenten 488
Hereditäre Syndrome 490
    Ehlers-Danlos-Syndrom 490
    Dermatochalasis 491
    Ascher-Syndrom 492
    Marfan-Syndrom 493
    Osteogenesis imperfecta 493

Atrophien der Haut 494
    Kongenitale Hautatrophien 494
    Progerien und Akrogerie 494
    Kongenitale Poikilodermien 495
    Goltz-Gorlin-Syndrom 497

Erworbene Hautatrophien 498
    Senile und aktinische Hautatrophie 498
    Inanitions-, Zug- und Druckatrophie der Haut . . 499

Anetodermien 499
Neurogene Hautatrophien 500
Atrophodermia vermiculata 500
    Striae distensae 501

Elastosen 501
    Elastosis actinica 501
    Cutis rhomboidalis nuchae 502
    Kolloidmilium 504
    Pseudoxanthoma elasticum 504
    Elastosis perforans serpiginosa 505
Acrodermatitis chronica atrophicans 506
Sonstige sekundäre Hautatrophien und Poikilodermien 508

Reaktive perforierende Kollagenose 508
Lichen sclerosus 508

Sklerodermien 510
    Sclerodermia circumscripta 510
    Progressive systemische Sklerodermie 513

Pseudosklerodermien 518
Eosinophile Fasziitis 519
Scleroedema adultorum 519
Sclerema oedematosum neonatorum 520
Lupus erythematodes 520
    Lupus erythematodes integumentalis 520
    Lupus erythematodes visceralis 524
    Lupus-erythematodes-visceralis-artiges Syndrom . 529
Dermatomyositis 529

Gemischte Bindegewebserkrankung 532

Bindegewebserkrankungen an Fingern, Zehen und Penis 533
    Echte Fingerknöchelpolster 533
    Unechte Fingerknöchelpolster vom Schwielentyp 533
    Kauschwielen 533
    Multiple Fingerfibrome 534
    Heberden-Knoten 534
    Dupuytren-Fingerkontraktur 534
    Plantarfibromatose 535
    Induratio penis plastica 535

Anomalien und Fehlbildungen der Haut 537

Aplasia cutis circumscripta 537
Pseudoainhum-Syndrom 537
Cutis verticis gyrata 537
Pachydermoperiostose 538
Flug- oder Schwimmhautbildung 538
Ohrfehlbildungen 538
Branchiogene Fisteln und Zysten 538
Halsfisteln und Halszysten 539
Akzessorische Mamille 540
Piezogene Knötchen 540

Entzündliche Erkrankungen des Knorpels 542

Ringerohr 542
Chondrodermatitis nodularis chronica helicis . . . 542
Polychondritis recidivans et atrophicans 543

Erkrankungen des Fettgewebes 544

Traumatogenes Lipogranulom 544
Fettgewebserkrankungen bei Neugeborenen . . . 545
    Adiponecrosis subcutanea neonatorum 545
    Sclerema adiposum neonatorum 545
Panniculitis nodularis nonsuppurativa febrilis et recidivans 546
Lipogranulomatosis subcutanea 546
Poststeroidpannikulitis 547
Kältepannikulitis 547
Symptomatische Pannikulitiden 547
Lipoatrophien und Lipodystrophien 547
Schmerzhaftes Lipödemsyndrom 550
„Zellulitis" 550

Erkrankungen der Blutgefäße 551

Teleangiektasien 551
   Primäre Teleangiektasien 551
      Naevus teleangiectaticus 551
      Bloom-Syndrom 551
      Essentielle Teleangiektasien 552
      Teleangiektasie-Ataxie-Syndrom 552
   Sekundäre Teleangiektasien 553
      Erythrosis interfollicularis colli 553
Venektasien 553
Funktionelle Angiolopathien 554
   Akrozyanose 554
   Cutis marmorata 555
   Pseudoleucoderma angiospasticum 555
   Livedo reticularis e calore 555
   Cutis marmorata teleangiectatica congenita . . . 556
   Erythrocyanosis crurum puellarum 556
   Erythromelalgie 556
   Burning-feet-Syndrom 557
   Restless-legs-Syndrom 557
   Raynaud-Syndrom und M. Raynaud 557
   Digitus mortuus 558
   Akrodynie 559
Entzündliche Angiopathien 559
   Polyarteriitis nodosa 559
   Periarteriitis nodosa cutanea benigna 560
   Wegener-Granulomatose 560
   Arteriitis cranialis 561
   Vasculitis allergica 561
   Pyoderma gangraenosum 564
   Postoperative progressive Hautgangrän 565
   Livedo racemosa 565
   Livedo reticularis mit Sommerulzerationen . . . 566
   Ulcus hypertonicum 566
Chronische Verschlußkrankheiten der Extremitäten-
arterien 566
   Untersuchungsverfahren 567
   Arteriosclerosis obliterans 568
   Diabetische Angiopathie 569
   Thrombangiitis obliterans 570
   Papulosis maligna atrophicans 571
Erkrankungen der Venen 571
   Thrombophlebitis 571
   Phlebothrombose 572
   Thrombophlebitis migrans 574
   Strangförmige oberflächliche Phlebitiden . . . 574
Varizen und chronische Veneninsuffizienz der Beine 574
   Varizen und Varikose 574
   Chronische Veneninsuffizienz der Beine und ihre
   Folgezustände 576
      Capillaritis alba 577
      Akroangiodermatitis 578
      Ulcus cruris venosum 578
      Untersuchung der Venenfunktion 579
      Therapie der chronischen Beinveneninsuffizienz 581
         Kompressionsverbände 581
         Kompressionsstrümpfe 582
         Sklerosierung und Operation von Varizen . . . 582
         Behandlung des Ulcus cruris venosum . . . 585

Hämorrhagische Diathesen 586

Thrombozytär bedingte hämorrhagische Diathesen 586
   Thrombozytopenien 587
      Hereditäre Thrombozytopenien 587
      Erworbene Thrombozytopenien 587
   Thrombozythämie und Thrombozytose 588
   Thrombozytopathien 589
      Thrombasthenie 589
      Willebrand-Jürgens-Krankheit 589
Hämorrhagische Diathesen durch Koagulopathien 589
   Angeborene Koagulopathien 589
   Erworbene Koagulopathien 589
   Disseminierte intravasale Koagulation (DIC) . . 589
      Vitamin-K-Mangel 590
      Morbus haemorrhagicus neonatorum 591
      Purpura hyperglobulinaemica 591
      Gerinnungsstörungen bei Verbrauchs-
      koagulopathien 591
      Waterhouse-Friderichsen-Syndrom 591
      Moschcowitz-Syndrom 592
      Schmerzhaftes Ekchymosen-Syndrom . . . 592
Vaskuläre Störungen der Hämostase 593
   Skorbut 593
   Moeller-Barlow-Krankheit 593
   Kasabach-Merritt-Syndrom 593
   Purpura senilis 593
   Purpura orthostatica 594
   Paroxysmales Fingerhämatom 594
   Artifizielle Hämorrhagien 594
   Hämorrhagisch-pigmentäre Dermatosen 594
      Purpura anularis teleangiectodes 594
      Purpura pigmentosa progressiva 594
      Dermatite lichénoïde purpurique et pigmentée 595
      Ekzematidartige Purpura 596
      Lichen aureus 596
   Purpura durch allergische Vaskulopathien . . . 596
      Purpura rheumatica (Schoenlein-Henoch) . . 597
      Symptomatische vaskuläre hämorrhagische
      Phänomene an der Haut 598
Thromboembolische Erkrankungen 598

Erkrankungen der Lymphgefäße 599

Primäre Lymphödeme 599
   Genetisch bedingte primäre Lymphödeme . . . 599
      Trophödem, Typ Nonne-Milroy 599
      Trophödem, Typ Meige 600
      Turner-Syndrom 600
   Nicht genetisch bedingte, sporadisch auftretende
   primäre Lymphödeme 600
      Lymphoedema praecox 600
Sekundäre Lymphödeme 600
   Lymphangitis acuta 600
   Elephantiasis 601

Neurotrophische Ulzerationen 604

Neurotrophisches Ulkus bei trophischem
Trigeminus-Syndrom 604
Acroosteopathia ulcero-mutilans familiaris 605
Acropathia ulcero-mutilans nonfamiliaris 605

Störungen der Melaninpigmentierung 607

Struktur und Funktion der Melanogenese 607
Umschriebene Hyperpigmentierungen 610

Epheliden	610
Peutz-Jeghers-Syndrom	610
Sommersprossenartige Flecke in den Axillen bei Neurofibromatosis generalisata	611
Albright-Syndrom	611
Chloasma	611
Periokuläre Hyperpigmentierungen	612
Riehl-Melanose	612
Melanodermitis toxica (lichenoides bullosa)	612
Poikilodermie réticulée du visage et du cou	613
Melanosis perioralis et peribuccalis	613
Lentiginosen	613
Lentiginosis centrofacialis	613
Lentiginosis eruptiva	614
LEOPARD-Syndrom	614
Lentiginosis profusa perigenitoaxillaris	614
Lentigo senilis	614
Incontinentia pigmenti	615
Sekundäre Hyperpigmentierungen	616
Erythema dyschromicum perstans	616
Pigmentatio maculosa eruptiva idiopathica	617
Arsenmelanose	617
Diffuse Hyperpigmentierungen	617
Melanosis diffusa congenita	618
Amelanose und Hypomelanose	619
Phenylketonurie	619
Albinismus	619
Piebaldismus	620
Klein-Waardenburg-Syndrom	620
Tietz-Syndrom	620
Chédiak-Higashi-Syndrom	620
Depigmentierungen	620
Vitiligo	620
Vogt-Koyanagi-Syndrom	623
Sutton-Nävus	623
Hypomelanosis guttata idiopathica	623
Depigmentierungen durch chemische Substanzen	624
Depigmentierungen durch Hauterkrankungen	624

Dyschromien ... 626

Endogene Dyschromien	626
Exogene Dyschromien	626
Tätowierung	627

Erkrankungen der Talgdrüsenfollikel ... 630

Sebostase	631
Seborrhö	631
Akne	632
Akneeffloreszenzen	633
Akneformen	635
Aknetetrade	636
Acne fulminans	637
Acne mechanica	637
Kontaktakne oder Acne venenata	637
Acne excoriée des jeunes filles	639
Acne neonatorum und Acne infantilis	639
Aknetherapie	639
Akneiforme Exantheme	642
Mallorca-Akne	643
Jod- und Bromakne	643
Jododerm und Bromoderm	643
Trichostasis spinulosa	643
Rosazea	644
Rhinophym	645
Rosazeaartige Erkrankungen	647
Demodikose	647
Familiäre rosazeaartige Dermatose mit intraepidermalen Epitheliomen, keratotischen Plaques und Narben	647
Periorale Dermatitis	648

Erkrankungen der apokrinen Schweißdrüsen ... 650

Fox-Fordyce-Krankheit	651
Hidradenitis suppurativa	651
Bromidrose	651
Chromidrose	652

Erkrankungen der ekkrinen Schweißdrüsen ... 653

Hyperhidrose	653
Symptomatische Hyperhidrose	653
Genuine Hyperhidrose	653
Gustatorische Hyperhidrose	656
Aurikulotemporales Syndrom	656
Granulosis rubra nasi	656
Dyshidrose	656
Hypohidrose	658
Anhidrose	658
Miliaria	658
Miliaria cristallina	659
Miliaria rubra und Miliaria profunda	659

Erkrankungen der Haare ... 661

Entwicklung, Aufbau und Wachstum des Haars	661
Haarzyklus	662
Trichogramm (Haarwurzelstatus)	663
Veränderungen des Haarschaftes	664
Exogene Haarschäden	664
Haarverformung	664
Trichorrhexis nodosa	665
Trichodystrophie	665
Trichorrhexis invaginata	665
Trichonodosis	666
Pili anulati	666
Pili torti	666
Syndrom der unkämmbaren Haare	667
Monilethrix	667
Wollhaare	667
Wollhaarnävus	668
Pili recurvati	668
Rollhaare	668
Haarschaftanomalien bei Stoffwechselstörungen	668
Veränderungen der Haarfarbe	668
Heterochromie	668
Albinismus	668
Poliose	668
Canities	669
Störungen des Haarwachstums	669
Hypertrichosen	670
Hirsutismus	671
Alopezien	673
Pathomechanismen	673
Permanente Alopezien	674
Kongenitale Alopezien und Hypotrichosen	674

Alopecia triangularis congenitalis	674
Pseudopelade	675
Alopecia parvimaculata	676
Alopezien durch Druck und Zug	676
Alopecia androgenetica des Mannes	676
Alopecia androgenetica der Frau	678
Temporäre Alopezien	679
Diffuse temporäre Alopezien	679
Zirkumskripte temporäre Alopezien	681
Physikalische Alopezien	681
Trichotillomanie	681
Trichotemnomanie	682
Zirkumskripte postinfektiöse Alopezien	682
Zirkumskripte entzündliche Alopezien	682
Alopecia areata	682

Erkrankungen der Nägel 686

Anatomie und Physiologie	686
Erkrankungen der Nagelplatte	686
Onychoschisis	686
Onychorrhexis	687
Onycholyse	687
Onychomadose	687
Onychodystrophie	687
Leukonychie	688
Muehrcke-Bänder	688
Onychogrypose	689
Onychauxis	689
Onychoatrophie	689
Trachyonychie	689
Großzehennageldystrophie der Kindheit	689
Nied- oder Neidnägel	690
Kantennagel	690
Platonychie	690
Koilonychie	690
Uhrglasnägel und Trommelschlegelfinger	690
Fingerhutnagel	691
Unguis in turriculo (Röhren- oder Turmnagel)	691
Pincer-nail-Syndrom	691
Onychodystrophia canaliformis mediana	691
Pigmentveränderungen und Verfärbungen	691
Halb-und-halb-Nägel	692
Angeborene Nagelveränderungen	692
Isolierte Nagelveränderungen	692
Digitus supranumeralis	692
Racketnägel	693
Nagelanomalien in Verbindung mit anderen Symptomen	693
Nagelveränderungen bei Hautkrankheiten	694
Nagelveränderungen und Allgemeinerkrankungen	695
Yellow-nail-Syndrom (Syndrom der gelben Nägel)	696
Erworbene Nagelveränderungen	696
Ungues incarnati	696

Erkrankungen der Lippen und der Mundhöhle 698

Lippenerkrankungen	698
Ektopische Talgdrüsen	698
Kongenitale Unterlippenfisteln	699
Traumatische Schleimzyste und Schleimgranulom	699
Mundwinkelcheilitis	699
Cheilitis simplex, Cheilitis sicca	700
Cheilitis actinica	701
Glanduläre Cheilitisformen	702
Cheilitis granulomatosa	702
Melkersson-Rosenthal-Syndrom	702
Sonstige Lippenerkrankungen	703
Zungenerkrankungen	703
Tonsillae linguae heterotopicae symmetricae	703
Zungenvarizen	704
Lingua plicata	704
Exfoliatio linguae areata	705
Glossitis mediana rhombica	705
Lingua villosa nigra	706
Moeller-Hunter-Glossitis	706
Makroglossie	707
Glossodynia simplex	707
Sonstige häufige Zungenerkrankungen	708
Gingivaerkrankungen	708
Gingivitis hyperplastica	708
Sonstige Gingivitiden	708
Seltene Syndrome mit Gingivabeteiligung	709
Erkrankungen der Wangen- und Gaumenschleimhaut	709
Morsicatio buccarum	709
Neurotisches Wangenulkus	709
Leukokeratosis nicotina palati	709
Weitere Mundschleimhauterkrankungen	710
Leukoplakie der Mundschleimhaut	710
Leukoplakien im weiteren Sinne	710
Naevus spongiosus albus mucosae	710
Cowden-Syndrom	710
Sjögren-Syndrom	710
Hyperpigmentierungen der Mundschleimhaut	710
Stomatitis und Gingivitis	712
Stomatitis ulceromembranacea	712
Noma	713
Stomatitis epidemica	713
Aphthenerkrankungen	714
Solitäre Aphthen	714
Bednar-Aphthen	714
Chronisch-rezidivierende Aphthen	714
Morbus Behçet	715
Anginen	716
Agranulozytosen	717
Mononucleosis infectiosa	717

Erkrankungen von Glans penis und Präputium 719

Angeborene Anomalien	719
Heterotope Talgdrüsen	719
Papillae coronae glandis	720
Nichtvenerische Kranzfurchenlymphangitis	720
Kranzfurchenphlebitis	721
Phimosen	721
Physiologische Phimose	721
Angeborene Phimose	722
Erworbene Phimose	722
Paraphimose	723
Balanitis und Balanoposthitis	723
Balanoposthitis acuta	724
Balanoposthitis chronica	725
Balanitis erosiva circinata	726
Balanoposthitis chronica circumscripta benigna plasmacellularis	726
Balanitis keratotica et pseudoepitheliomatosa	727

Balanitis xerotica obliterans 727
Kraurosis penis 727
Pigmentierte bowenoide Penispapeln 727
Akute Gangrän des männlichen Genitales . . . 728
Dequalinium- und Chlorquinaldol-Nekrose . . . 729
Diagnostische Leitlinien für Erkrankungen im Präputialraum 729

Erkrankungen des äußeren weiblichen Genitales . . . 731

Kongenitale Bildungen 731
    Heterotope Talgdrüsen 731
Vulvovaginitis 731
    Vulvovaginits adultorum 731
    Vulvovaginitis infantum 732
    Vulvovaginitis diabetica 732
Fluor vaginalis 732
Andere Vulvaerkrankungen 734
    Ulcus vulvae acutum 734
    Craurosis vulvae 735
        Primäre Vulvaatrophie 735
        Senile Vulvaatrophie 736
    Lichen sclerosus et atrophicus vulvae 736
Differentialdiagnose von Erkrankungen im Vulvabereich 736

Hauterkrankungen in der Schwangerschaft 737

Schwangerschaft und nichtspezifische Hauterkrankungen 737
Spezifische Hauterkrankungen 737
    Pruritus gravidarum 737
    Herpes gestationis 738
    Impetigo herpetiformis 738
    Autoimmun-Progesteron-Dermatitis in der Schwangerschaft 738
    Prurigo gestationis 739
    Pruritische urtikarielle Papeln und Plaques in der Schwangerschaft 739
    Papulöse Dermatitis der Schwangerschaft 739

Hauterkrankungen durch allgemeine Störungen im Fettstoffwechsel 741

Xanthome 742
    Xanthelasma palpebrarum 742
    Xanthoma planum diffusum 743
    Xanthoma tuberosum 743
    Xanthoma eruptivum 743
    Xanthoma palmare striatum und Xanthoma palmare papulosum 743
    Xanthoma tendinosum et articulare 744
    Xanthomatisation 744
    Xanthomatosen 744
Primäre familiäre Hyperlipoproteinämien 744
    Hyperlipoproteinämie Typ I 744
    Hyperlipoproteinämie Typ II a 745
    Hyperlipoproteinämie Typ II b 746
    Hyperlipoproteinämie Typ III 746
    Hyperlipoproteinämie Typ IV 747
    Hyperlipoproteinämie Typ V 747
Sekundäre erworbene Hyperlipoproteinämien . . . 748
    Xanthoma disseminatum mit Diabetes insipidus 748

Hauterkrankungen durch örtliche Störungen im Fettstoffwechsel 749
    Xanthelasma palpebrarum 749
    Xanthelasma corporis 749

Systematisierte Lipidablagerungserkrankungen . . . 751

Refsum-Syndrom 751
Tangier-Krankheit 751
Sphingolipidosen 752
    Angiokeratoma corporis diffusum 752
    Gaucher-Krankheit 754
    Niemann-Pick-Krankheit 755
    Disseminierte Lipogranulomatose 755
    Anhang: Chédiak-Higashi-Syndrom 756

Hauterkrankungen durch Störungen im Aminosäurenstoffwechel 757

Phenylketonurie 757
Hartnup-Syndrom 758
Alkaptonurische Ochronose 758
Argininbernsteinsäuresyndrom 759
Homocystinurie 760

Gammopathien 761

Monoklonale Gammopathien 762
    Makroglobulinämie 762
    Andere monoklonale Gammopathien 762
Polyklonale Gammopathien 763
    Purpura hyperglobulinaemica 763
    Kryoglobulinämie 763

Amyloidosen 766

Systemische Amyloidosen 768
    Idiopathische systemische Amyloidose 768
    Sekundäre systemische Amyloidosen 768
Lokalisierte Hautamyloidosen 769
    Lichen amyloidosus 769
    Amyloidosis cutis nodularis atrophicans . . . 770
    Makulöse Hautamyloidose 770

Hyalinosen 771

Lipoidproteinose 771
    Lipoidproteinose bei Lichtempfindlichkeit . . . 772

Hauterkrankungen durch Störungen im Mukopolysaccharidstoffwechsel 773

Hereditäre Mukopolysaccharidosen 773
Muzinosen (Myxodermien) 774
Dermale Muzinosen 776
    Muzinosen bei Hypothyreose 776
    Diffuses Myxödem 776
    Zirkumskriptes Myxödem 776
    Muzinosen bei Hyperthyreose 776
        Myxoedema circumscriptum symmetricum praetibiale 777
        E.M.O.-Syndrom 777

Muzinosen bei Euthyreose 778
    Lichen myxoedematosus 778
    Skleromyxödem 778
       Mucinosis erythematosa reticularis 780
Epitheliale Muzinosen 780
    Mucinosis follicularis 780

Porphyrien 783

Biochemische Vorbemerkungen und
Krankheitsklassifikation 783
Erythropoetische Porphyrien 785
    Porphyria erythropoetica congenita 785
    Protoporphyria erythropoetica 786
Hepatische Porphyrien 788
    Porphyria acuta intermittens 789
    Porphyria variegata 790
    Porphyria cutanea tarda 791
    Coproporphyria hereditaria 793
Hepatoerythropoetische Porphyrien 794
    Porphyria hepatoerythrocytaria 794

Kalzinosen 795

Calcinosis metastatica 795
Calcinosis metabolica 795
    Calcinosis metabolica universalis 796
    Calcinosis metabolica circumscripta 796
    Thibierge-Weissenbach-Syndrom 797
    CRST-Syndrom 797
Calcinosis dystrophica 798
    Kutanes Kalkknötchen 798
    Kalkknötchen an den Ohrrändern 798

Eisen-, Zink- und Kupferstoffwechselstörungen . . . 799

Eisenstoffwechsel 799
    Hämochromatosen 799
Zinkstoffwechsel 800
    Acrodermatitis enteropathica 800
Kupferstoffwechsel 802
    Kinky hair disease 802
    M. Wilson 802

Purinstoffwechselstörungen 803

Gicht 803
Lesch-Nyhan-Syndrom 804

Ernährungsstörungen 805

Marasmus bei Kindern 805
Kwashiorkor 805
Noma 806
Ulcus tropicum 806
Mukoviszidose 806

Avitaminosen und Hypervitaminosen 808

Vitamin A 808
    Vitamin-A-Mangel 808
    Vitamin-A-Hypervitaminose 808

Vitamin B 809
    Vitamin B_1 809
    Vitamin B_2 809
Pellagra 810
    Vitamin B_6 811
    Vitamin B_{12} 811
    Folsäure 812
    Pantothensäure 812
Vitamin C 812
Skorbut 813
Vitamine D, E, F, H, K, P 813

Granulomatöse Erkrankungen unbekannter Ätiologie 816

Sarkoidose 816
Granuloma anulare 822
    Granuloma anulare disseminatum 822
    Granuloma anulare perforans 823
Granuloma multiforme 823
Granuloma faciale 823
Tumorförmiges eosinophiles Granulom 824
Lichen nitidus 825
Necrobiosis lipoidica 825
Noduli rheumatosi 827
Granuloma gangraenescens nasi 827
Granulome der Axilla 828
Granuloma glutaeale infantum 828

Entzündungen mit Hypereosinophilie 830

Hypereosinophilie-Syndrom 830
Eosinophile Zellulitis 830
Hypereosinophile Dermatitis 831

Nävi 832

Pigmentzellnävi 832
    Epidermale melanozytische Nävi 832
        Café-au-lait-Fleck 832
        Melanosis naeviformis 833
        Naevus spilus 833
        Lentigo simplex und Lentiginose . . . 834
    Dermale melanozytische Nävi 834
        Mongolenfleck 834
        Naevus fuscocoeruleus ophthalmomaxillaris . . 834
        Naevus fuscocoeruleus deltoideoacromialis . . 835
            Melanocytosis dermalis generalisata . . . 835
        Naevus coeruleus 835
Nävuszellnävi 835
    Halo-Nävus 838
    Melanosis neurocutanea 838
    Spindelzellnävus 838
    Dysplastisches Nävuszellnävussyndrom 839
        Hereditäres dysplastisches Nävuszell-
        nävussyndrom 839
        Nichthereditäres dysplastisches Nävuszell-
        nävussyndrom 839
Organoide Nävi 840
    Epidermale Nävi 840
        Papillomatöser weicher epidermaler Nävus . . 840
        Naevus verrucosus 840
        Naevus verrucosus unius lateralis . . . 840
        Entzündlicher linearer verruköser epidermaler
        Nävus 840
        Keratosis areolae mammae naeviformis . . . 841

Talgdrüsennävi 841
   Naevus sebaceus 841
   Zirkumskripte senile Talgdrüsenhyperplasie . . 841
   Schimmelpenning-Feuerstein-Mims-Syndrom 842
   Adenoma sebaceum 842
      Morbus Pringle 842
      Morbus Bourneville 843
Schweißdrüsennävi 843
Haarnävi 843
   Wollhaarnävus 843
Bindegewebsnävi 844
   Lumbosakraler Bindegewebsnävus . . . 844
   Grobknotig-disseminierter Bindegewebsnävus . 844
   Naevus elasticus 844
   Juveniles Elastom 844
Fettgewebsnävi 844
   Naevus lipomatodes 844
   Michelinreifen-Baby-Syndrom 845
Blutgefäßnävi 845
   Naevus flammeus 845
      Fissurale oder symmetrische Naevi flammei 845
      Unna-Politzer-Nackennävus 845
      Naevus teleangiectaticus 845
   Angioma serpiginosum 846
   Blutgefäßnävi als Teilsymptom von
   Phakomatosen 846
      Sturge-Weber-Syndrom 846
      v. Hippel-Lindau-Syndrom 847
      Klippel-Trénaunay-Weber-Syndrom . 847
   Naevus araneus 847
   Teleangiectasia hereditaria haemorrhagica . . 848
   Naevus anaemicus 849

Zysten 850

Echte Zysten und zystische Tumoren 850
   Milien 850
   Epidermalzysten 852
   Trichilemmalzysten 853
      Proliferierende Trichilemmalzyste . . . 853
   Steatocystoma multiplex 854
   Riesenpore 854
   Talgdrüsenfollikulom 855
   Pilonidalsinus 855
   Dermoidzysten 855
   Zysten auf dem Boden von Drüsenepithel . . 855
   Schweißdrüsenzysten 855
      Ekkrines Hidrozystom 855
      Apokrine Hydrozystome und Hidradenome . . 856
   Speicheldrüsenzysten 856
   Ganglien 856

Pseudozysten 856
   Schleimgranulome 856
   Mukoide Dorsalzyste der Finger 856
      Muzinöse Papeln 856

Benigne epitheliale Tumoren 857

Epidermis 857
   Verruca seborrhoica senilis 857
   Verruca-plana-artige seborrhoische Warzen . . 858
   Retikuläre Pigmentdermatose der Beugen . . . 858
   Melanoakanthom 858
   Leser-Trélat-Syndrom 858
   Stukkokeratosen 859

Follikel 859
   Warziges Dyskeratom 859
   Epithelioma adenoides cysticum 859
   Pilomatrixom 861
   Zylindrome 861
Schweißdrüsen 862
   Ekkrine Schweißdrüsen 862
   Hidradenome 862
      Hidradenom der Unterlider 862
      Eruptive Hidradenome 862
      Ekkrines Spiradenom 863
      Ekkrines Porom 863
   Apokrine Schweißdrüsen 863
      Syringcystadenoma papilliferum . . . 863
      Hidradenoma papilliferum 863
      Adenomatose der Mamille 863

Präkanzerosen 865

Präkanzerosen im engeren Sinne 865
   Keratosis actinica 865
   Röntgenkeratosen 866
   Keratosen bei Xeroderma pigmentosum . . . 867
   Arsenkeratosen 867
   Teerkeratosen 868
   Cornu cutaneum 868
   Morbus Bowen 869
   Erythroplasie 870
   Morbus Paget 871
      Extramammärer M. Paget 872
   Leukoplakien 872
   Lentigo maligna 873
Präkanzerosen im weiteren Sinne 875

Pseudokanzerosen 876

Papillomatosis cutis carcinoides 876
Floride orale Papillomatose 877
Epithelioma cuniculatum 878
Keratoakanthom 878

Maligne epitheliale Tumoren 881

Basaliom 881
   Rumpfhautbasaliome 884
   Fibroepithelialer Tumor 884
   Nävobasaliome 885
   Trichotillobasaliom 885
   Narbenbasaliom 885
   Metatypisches Basaliom vom „type mixte" . . 886
   Metatypisches Basaliom vom „type intermédiaire" 886
Spinozelluläres Karzinom 888
   Lippenkarzinom 890
   Peniskarzinom 891
   Vulvakarzinom 891
   Zungenkarzinom 892
   „Field cancerization" 892
   Bowen-Karzinom 892
Metastatische oder sekundäre Karzinome der Haut 893
   Hämatogene Metastasen 893
   Lymphogene Metastasen 893
   „Cancer en cuirasse" 893

Maligne Melanome 895

Lentigo-maligna-Melanom 896
Superfiziell spreitendes Melanom 896
Primär knotiges Melanom 897
Akrolentiginöses Melanom 898
Andere maligne Melanome 898
Prognostische Klassifikation maligner Melanome . . 900

Mesenchymale Tumoren 903

Tumoren des Bindegewebes 903
  Benigne Tumoren 903
    Keloid 903
    Fibrome 905
      Fibroma molle 905
      Dermatofibrom 905
      Dermatofibrosis lenticularis disseminata mit
      Osteopoikilie 906
      Perifollikuläre Fibromatosis cutis mit
      Kolonpolypen 906
      Fibrosis nodularis nasi 906
      Erworbenes Fibrokeratom 906
    Histiozytom 906
    Juveniles Xanthogranulom 907
    Benignes Riesenzellsynovialom 907
  Pseudosarkome der Haut 907
    Pseudosarkomatöses Dermatofibrom 907
    Fasciitis nodularis pseudosarcomatosa 907
    Infantile digitale Fibromatose 908
    Aggressive infantile Fibromatose 908
    Juvenile hyaline Fibromatose 908
    Atypisches Fibroxanthom 908
    Dermatofibrosarcoma protuberans 909
  Sarkome der Haut 909
Tumoren der Blutgefäße 910
  Hämangiome 910
    Haemangioma cavernosum 910
    Mafucci-Syndrom 911
    Kasabach-Merritt-Syndrom 911
    Blue-rubber-bleb-Nävus-Syndrom 912
    Rankenangiome 912
    Haemangioma senile 912
    Lippenrandangiom 912
  Angiokeratome 912
  Granuloma pediculatum 913
  Glomustumor 914
  Sarcoma idiopathicum multiplex haemorrhagicum 914
  Angiosarkom der Kopf- und Gesichtshaut . . . 916
  Angioendotheliomatosis proliferans systematisata 916
Tumoren der Lymphgefäße 916
  Lymphangiome 916
  Lymphangiosarkom 917
Leiomyome 917
Chondrome und Osteome 918
Tumoren des Fettgewebes 918
  Lipom 918
  Launois-Bensaude-Syndrom 918
  Fetthals 918
  Adipositas dolorosa 918
Tumoren des Nervensystems 919
  Neurom 919
  Neurolemmom 919
  Neurofibrom 919
  Neurofibromatosis generalisata 919
  Granularzelltumor 920

Pseudolymphome der Haut 921

Benigne Lymphoplasien der Haut 921
  Lymphadenosis cutis benigna 921
Lymphozytäre Infiltrationen der Haut 922
  „Lymphocytic infiltration of the skin" 922
  Erythema migrans arciforme et palpabile . . . 923
Lymphomatoide Papulose 924
Aktinisches Retikuloid 925
Angiolymphoide Hyperplasie mit Eosinophilie . . 925
Angioimmunoblastische Lymphadenopathie . . . 926
Dermopathische Lymphadenopathie 926

Maligne Lymphome der Haut 927

Klassifikation 927
Morbus Hodgkin 929
Maligne Non-Hodgkin-Lymphome der Haut mit
relativ niedrigem Malignitätsgrad 931
  Lymphozytische Lymphome 931
    Chronische lymphatische Leukämie (CLL) . . 931
    Mycosis fungoides 931
    Sézary-Syndrom 935
    Pagetoide Retikulose 936
    Haarzelleukämie 937
    T-Zonen-Lymphom 937
  Immunozytome 937
    Lymphoplasmozytoides Immunozytom 937
    Plasmozytom 938
  Zentrozytisches Lymphom 939
  Zentroblastisch-zentrozytisches Lymphom . . . 939
Maligne Non-Hodgkin-Lymphome der Haut von
hohem Malignitätsgrad 940
  Zentroblastisches Lymphom 940
  Lymphoblastisches Lymphom 940
  Immunoblastisches Lymphom 941

Leukämien der Haut 942

Hautveränderungen bei lymphatischen Leukämien 942
  Lymphadenosis cutis circumscripta 942
  Spezifische lymphatisch-leukämische
  Erythrodermie 943
Hautveränderungen bei myeloischen Leukämien . 943
  Myelosis cutis circumscripta 944
Hauterscheinungen bei unreifzelligen Leukosen . . 944
Hautveränderungen bei Monozytenleukämie . . . 945
Hautveränderungen bei anderen Leukämien . . . 945
  Basophilenleukämie 945
  Eosinophilenleukämie 946
  Eosinophiles Leukämoid der Haut 946

Mastozytosen 947

Struktur und Funktion der Mastzellen 947
Kutane Mastozytosen 948
  Isoliertes Mastozytom 948
  Disseminierte Mastozytome 948
    Urticaria pigmentosa 949
    Urticaria pigmentosa adultorum 950
  Diffuse Mastozytose der Haut 950
Systemische Mastozytosen 951
Maligne Mastozytosen 951

Benigne und maligne Histiozytosen der Haut 952

Benigne Histiozytosen 952
  Xanthogranuloma juvenile 952
  Retikulohistiozytom 953
  Reticulohistiocytosis disseminata 953
  Retikulohistiozytose der Haut mit benignem
  Verlauf 954

Maligne Histiozytosen 955
  Histiozytose X 955
  Abt-Letterer-Siwe-Krankheit 956
  Hand-Schüller-Christian-Krankheit 956
  Eosinophiles Granulom der Knochen 958
  Monozytenleukämie 959
  Crosti-Retikulohistiozytose 959
  Maligne Histiozytose 959
  Retikulosarkom der Haut 960
  Retikulosen der Haut 960

Paraneoplastische Syndrome 961

Dermatologische Proktologie 963

Hämorrhoiden 963
Analekzem 965
Anokutaner Ergotismus gangraenosus 966
Analfissur 966
Perianale Thrombose 967
Marisken 967
Analfistel und periproktitischer Abszeß 967

Andrologie 968

Andrologische Untersuchung 968
  Anamnese 968
  Körperliche Untersuchung 968
  Ejakulatuntersuchung 969
  Hodenbiopsie 971
  Chromosomenuntersuchung 972
  Hormondiagnostik 973
Ursachen der männlichen Sterilität 974
  Primärer Hodenschaden 974
  Sekundärer Hodenschaden 974
  Extratestikuläre genitale Störungen 974
    Verschlußazoospermie 974
    Retrograde Ejakulation 975
    Varikozele 975
    Hodendystopien 975
    Hodentumoren 975
    Prostatavesikulitis 976
    Immunologische Störungen 976
    Impotentia coeundi 976
    Priapismus 976
  Therapie der Fertilitätsstörungen 976
Gynäkomastie 977

Äußerliche Dermatotherapie 979

Grundtatsachen der Dermatopharmakologie . . . 979
Indifferente Behandlung: Therapie mit
dermatologischen Grundlagen 980
  Wäßrige Lösungen 981
  Firnisse 984

Sprays 985
Puder 985
Schüttelmixturen 986
Zinkleim 987
Pflaster 987
Gele 987
Pasten 988
Öle 989
Salben und Emulsionen 990
Regeln für die Auswahl geeigneter Grundlagen . . 994

Differente Behandlung: Einsatz von Arzneistoffen in
Grundlagen 995
  Farbstoffe 996
  Teere 996
  Antiseptische Arzneistoffe 997
  Antibiotische Arzneistoffe 1000
  Antimykotische Arzneistoffe 1001
  Antipruriginöse Arzneistoffe 1002
  Anästhesierende Arzneistoffe 1003
  Hyperämisierende Arzneistoffe 1003
  Keratolytische Arzneistoffe 1004
  Keratoplastische Arzneistoffe 1005
  Adstringierende Arzneistoffe 1005
  Kaustika 1005
  Virostatische Arzneistoffe 1006
  Zytotoxische Arzneistoffe 1006
  Repellents 1007
  Parasitizide 1008
  Antihidrotische Medikamente 1008
  Depilierende Arzneistoffe 1009
  Arzneistoffe zum Sonnenschutz 1009
  Depigmentierende Arzneistoffe 1009
  Pigmentierende Arzneistoffe 1010
  Haut- und Gewerbeschutzsalben 1010
  Hautreinigungsmittel 1011
  Haarwaschmittel 1012
  Antiphlogistische Azneistoffe 1012

Innerliche Behandlung von Dermatosen 1018

Glukokortikosteroide 1018
Antibiotika 1020
Sulfonamide, Cotrimoxazol, Sulfone 1023
Zytostatika 1023
Immunsuppressiva 1024
Nichtsteroidale Antiphlogistika 1024
Antihistaminika 1024
Antimalariamittel 1024
Retinoide 1025
Psychopharmaka 1026

Physikalische Therapie 1029

Kälte 1029
Wärme 1030
Dermabrasion 1030
Elektrizität 1031
Licht 1033
Ultraschall 1036
Ionisierende Strahlen 1037

Gesetzliche Bestimmungen 1040

Sachverzeichnis 1044

Grundzüge der dermatologischen Diagnostik

Die dermatologische Klientel

Häufigkeit von Hauterkrankungen. In der ärztlichen Praxis ist etwa jeder 4.–6. Patient ein Hautkranker. In den Tropen gehören Dermatosen zu den häufigsten Krankheiten. Jeder Arzt muß daher in der Lage sein, die wichtigsten Hautkrankheiten zu erkennen und zu behandeln.

Altersabhängigkeit liegt bei vielen praktisch bedeutsamen Hauterkrankungen vor:

Neugeborene oder Säuglinge. Sie werden von ihren Eltern vielfach wegen angeborener Fehlbildungen („Muttermale", Nävi), Erbkrankheiten der Haut (z.B. Ichthyosis) oder Säuglingsekzemen vorgestellt.

Kinder. Sie kommen wegen juckender Hauterkrankungen (z.B. Strophulus infantum, atopisches Ekzem) oder Hautinfektionen (Warzen, Impetigo contagiosa, Krätze).

Adoleszenz. Hier ist die Acne vulgaris der häufigste Grund für den Arztbesuch. Daneben spielen kosmetisch störende Hautveränderungen eine Rolle; bei Hauterscheinungen im Genitalbereich die Sorge vor Geschlechtskrankheiten.

Erwachsene. Sie entschließen sich oft dann zum Arztbesuch, wenn Hauterscheinungen an unbedeckten Körperteilen, in größerer Flächenausdehnung oder mit starkem Juckreiz auftreten. Die Frage der Berufsbedingtheit einer Hauterkrankung kann auftreten und ist versicherungsrechtlich wichtig. Frauen wünschen die Behandlung auch vielfach geringfügiger, jedoch kosmetisch störender Hautveränderungen. Auch sexuell übertragene Erkrankungen sind nicht selten.

Ältere Menschen. Sie neigen wegen der altersbedingten Austrocknung ihrer Haut zu Juckreiz (Pruritus senilis); ferner treten zunehmend Umweltschäden (chronische aktinische Hautveränderungen, toxisch-degeneratives Ekzem) und Hauttumoren auf. Gelegentlich besteht Karzinophobie.

Ambulante oder klinische Behandlung

Die meisten Hauterkrankungen können ambulant behandelt werden.

Klinische Aufnahme von Patienten in eine Hautklinik ist notwendig:

- zur Durchführung umfassender diagnostischer Maßnahmen, z.B. im Rahmen einer Durchuntersuchung zur Aufdeckung kausaler Zusammenhänge;
- wenn erfahrungsgemäß mit systemischen Manifestationen einer Hauterkrankung oder Begleitkrankheiten zu rechnen ist (z.B. Dermatomyositis, progressive systemische Sklerodermie, Lupus erythematodes, paraneoplastische Syndrome);
- zur Behandlung großflächig ausgedehnter Hauterkrankungen (z.B. ausgedehnte Psoriasis, generalisierte Ekzeme, Pemphigus vulgaris);
- wenn eine spezielle Therapie klinische Durchführung (z.B. größere operative Eingriffe) oder laufende klinische Kontrollen (z.B. Zytostatikatherapie) erfordert;
- bei Ausbleiben des Erfolges ambulanter Behandlungsmaßnahmen (z.B. bei Therapieresistenz, bei Nichtdurchführbarkeit der Behandlung aus Altersgründen, bei Nichtbefolgung der ärztlichen Anweisungen).

Die Untersuchung eines Hautkranken

Anamnese

Familienanamnese

Vererbte Dermatosen (Genodermatosen) werden durch die Familienanamnese aufgedeckt. Die Aufstellung eines Stammbaums läßt den Erbgang erkennen, z.B. bei Ichthyosen, palmoplantaren Keratosen oder hereditären Epidermolysen.

Die *Disposition* zu bestimmten Erkrankungen kann vererbt werden, z.B. die Neigung zu Psoriasis oder zu allergischen Erkrankungen (z.B. Heuschnupfen, atopisches Ekzem).

Infektionskrankheiten können pränatal oder intrapartal übertragen werden (Syphilis) oder sich durch den engen Kontakt innerhalb einer Familie verbreiten (z.B. Pyodermien, Läuse, Krätze).

Allgemeine Anamnese

Für die Aufdeckung kausaler Zusammenhänge können allgemeine Lebensumstände wesentlich sein, die oft auf den ersten Blick keinen Zusammenhang mit der Hauterkrankung vermuten lassen.

Berufsabhängigkeit. Insbesondere bei Ekzemen ist an einen äußeren Kontakt mit Noxen der beruflichen Umwelt zu denken. Die Hauterscheinungen entstehen primär am Ort der Einwirkung und neigen zur Besserung im Urlaub, bei Arbeitsunfähigkeit oder sogar über das Wochenende. Hauterkrankungen gehören zu den häufigsten Berufskrankheiten! Schon bei Verdacht auf Berufsbedingtheit der Hauterkrankung soll eine ärztliche Meldung an die zuständige Berufsgenossenschaft erfolgen, damit eine gewissenhafte Abklärung veranlaßt und weiterer Schaden, sowohl für den Betroffenen als auch für die Gesellschaft vermieden wird.

Weitere äußere Noxen neben den Berufsnoxen sind u.a. das Sonnenlicht, Wärme und Kälte, Kosmetika, Desodoranzien, Detergenzien, Chemikalien, Substanzen bei Hobbytätigkeiten. Hinweise liefert hierbei oft die Lokalisation der Hauterscheinungen am Ort der Einwirkung.

Kontakt mit Tieren. Kann zu allergischen Reaktionen (z.B. Asthma oder atopisches Ekzem durch Tierhaarallergie) oder Übertragung von Infektionskrankheiten (z.B. Pilzerkrankungen, Erysipeloid) führen.

Innerlich einwirkende Agenzien. Sie führen zu eher symmetrischen Hauterscheinungen; so können multiforme, morbilliforme, skarlatiniforme oder urtikarielle Exantheme als Ausdruck allergischer Reaktionen auf innerlich verabreichte Medikamente, auf Nahrungsmittel oder bei Infektionskrankheiten entstehen.

Jahreszeitliche Abhängigkeit. Sie ist für manche Hauterkrankungen typisch. Lichtbeeinflußte Hauterkrankungen sind im Frühling und im Sommer häufiger. Porphyria cutanea tarda, Miliaria und Dyshidrosis kommen mehr im Sommer, Erythema exsudativum multiforme und Pityriasis rosea im Frühling und Herbst häufiger vor. Kältebeeinflußte Dermatosen, kapilläre Durchblutungsstörungen (z.B. Akrozyanose, Erythrocyanosis crurum puellarum, Pernionen) beobachtet man gehäuft in der kalten Jahreszeit.

Zusammenhang mit Menstruation und Gravidität. *Prämenstruelle Verschlimmerung* ist für manche Dermatosen typisch (z.B. Acne vulgaris, Herpes simplex praemenstrualis, Arzneimittelexantheme bei regelmäßiger Einnahme von Medikamenten vor der Menstruation).

Schwangerschaftsdermatosen treten während der Gravidität auf und heilen meist nach der Entbindung ab (z.B. Prurigo gestationis, Herpes gestationis, Melasma gravidarum).

Eigene Anamnese
Frühere Hautkrankheiten sind wichtig. Milchschorf in der Säuglingszeit spricht für atopische Diathese. Bei manchen Kinderkrankheiten (z.B. Windpocken, Masern) ist eine nochmalige Erkrankung weitgehend ausgeschlossen. Innerliche Erkrankungen können zu Symptomen an der Haut führen, z.B. Hyperlipoproteinämien zu Xanthomen; bei Diabetes mellitus ist Kandidose häufiger, maligne Tumoren können Hautmetastasen verursachen. Umgekehrt können Hauterscheinungen erste Hinweise auf innerliche Erkrankungen liefern: bei Kandidose ist Diabetes mellitus auszuschließen, bei Dermatomyositis oder Akanthosis nigricans ein internes Karzinom, bei Erythema palmare eine Leberzirrhose. Manche Erkrankungen manifestieren sich gleichzeitig an der Haut und an inneren Organen, wie etwa der systemische Lupus erythematodes, die progressive systemische Sklerodermie, Leukämien oder Stoffwechselkrankheiten.

Jetzige Anamnese
Die Dauer der jetzt bestehenden Hauterkrankung liefert wichtige Anhaltspunkte (Fragen: Seit wann, einmalig, dauernd oder intermittierend?). Genodermatosen und Nävi bestehen meist seit Geburt oder seit früherer Kindheit. Chronische granulomatöse Hauterkrankungen (z.B. Lupus vulgaris), Stoffwechselerkrankungen (z.B. Xanthomatosen) oder systemische Hautkrankheiten (z.B. Sarkoidose, diffuse Sklerodermie) entwickeln sich über viele Jahre. Exogen bedingte Hautkrankheiten durch Infektion (z.B. Pyodermien, Virusinfektionen), durch physikochemische Noxen (z.B. Sonnenbrand, Verätzungen) oder allergische Reaktionen (z.B. akute Kontaktdermatitis, Arzneimittelexantheme) nehmen eher einen akuten Verlauf.

Die subjektiven Symptome sind vielfach für bestimmte Dermatosen charakteristisch, z.B. Juckreiz, Brennen, Ausfluß, Schweißsekretion, Haarausfall. Insbesondere die Juckreizanamnese ist aufschlußreich: Manche Dermatosen, beispielsweise Hautausschläge bei Syphilis, jucken nie. Verschiedene Qualitäten des Juckreizes bedingten unterschiedliche Reaktionen des Patienten; bei einigen Dermatosen wird die Haut *gekratzt,* so daß strichförmige Kratzeffekte entstehen (z.B. bei Epizootien, Ekzemen); andere Hauterscheinungen werden *gescheuert* (z.B. Lichen ruber planus, Urtikaria; man sieht keine Kratzeffekte); bei wiederum anderen Dermatosen werden einzelne Effloreszenzen mit dem Fingernagel schüsselförmig *zerkratzt* (z.B. Prurigo simplex subacuta).

Medikamentenanamnese
Die bisher durchgeführte Therapie sollte erfragt werden, insbesondere ihre Dauer, ihre Verträglichkeit und ihre Wirksamkeit. Medikamente, die wegen einer Hauterkrankung verwendet wurden, können das klinische Bild so wesentlich verändern („Metamorphose"), daß auch der Fachmann ein therapiefreies Intervall abwarten muß, um zur richtigen Diagnose zu gelangen. Die Labordiagnostik kann durch Vorbehandlung einer Erkrankung erschwert oder verhindert werden (z.B. kultureller Pilznachweis bei Vorbehandlung mit Antimykotika, Gonorrhö- oder Syphilisdiagnostik nach Vorbehandlung mit Antibiotika). Aber auch wegen anderer Erkrankungen gegebene Medikamente können selbst die Ursache einer Dermatose sein. Auch an Ovulationshemmer, Abführ-, Schmerz- oder Beruhigungsmittel ist zu denken, da diese häufig erst auf gezieltes Fragen hin angegeben werden.

Eine sorgfältige Anamnese erfordert Geduld und Zeit. Sie schafft aber gleichzeitig eine wesentliche

Grundlage für das gerade bei der Behandlung chronischer Hautkrankheiten so wichtige Vertrauensverhältnis zwischen dem Arzt und seinem Patienten.

Körperliche Untersuchung

Die Inspektion des gesamten Hautorgans ist zur Untersuchung jedes Patienten mit einer Hauterkrankung notwendig. Einzuschließen sind dabei die Adnexe (Haare, Nägel), die Mundschleimhaut und die Genitoanalregion, ferner die Palpation der Lymphknoten. Bei Verdacht auf arterielle Durchblutungsstörungen sind insbesondere die Fußpulse zu palpieren.
Diese Untersuchung gibt Aufschluß über die Ausdehnung (Frage der ambulanten oder klinischen Behandlung) und das für die Diagnostik wichtige Verteilungsmuster der Dermatose. Nicht jeder vom Patienten spontan gezeigte Krankheitsherd reicht für die Diagnostik aus, und selbst ausgedehnte Dermatosen können arm an diagnostisch relevanten Primäreffloreszenzen sein. Schließlich können vom Grund des Arztbesuches unabhängige Befunde wichtig sein (z.B. Entdeckung eines malignen Melanoms am Rücken bei einem Patienten mit Handekzem). Für die bevorzugten Lokalisationen (Prädilektionsstellen) von Dermatosen sind viele Faktoren maßgeblich, von denen erst ein Teil bekannt ist.

Unterschiede in der Struktur der Haut

Am behaarten Kopf lokalisieren sich bestimmte Haarbodenerkrankungen und Haarveränderungen.
Talgdrüsenreiche Areale (Gesicht, vordere und hintere Schweißrinne) sind Prädilektionsstellen u.a. für Acne vulgaris und das seborrhoische Ekzem.
Palmae und Plantae sind reich an ekkrinen Schweißdrüsen und besitzen eine dicke Hornschicht. Haare und Talgdrüsen fehlen. Nur hier kommen Dyshidrosis und dyshidrosiforme Eruptionen vor.
Apokrine Schweißdrüsen finden sich in den Axillen, an den Areolae mammae, am Mons pubis, im Perianalbereich. Nur an diesen Orten kommen Erkrankungen der apokrinen Drüsen vor wie Hidradenitis suppurativa, M. Fox-Fordyce, M. Paget.
Die Übergangszonen zwischen Haut und Schleimhaut (Lippen, Genitoanalregion) sind Prädilektionsstellen für Herpes simplex, das fixe Arzneiexanthem, Präkanzerosen und spinozelluläre Karzinome.

Unterschiede in der Funktion der Haut

Der Hautsekretionstyp muß erfaßt werden. Anlagebedingt zeigen manche Menschen eine stärkere Talgproduktion und besitzen daher eine sehr fettige Haut (Seborrhö), andere dagegen eine trockene Haut (Sebostase). Die meisten Menschen nehmen eine Mittelstellung zwischen den extremen Varianten der Seborrhoiker und Sebostatiker ein.

Sekretionstyp und Hauterkrankungen. Manche Erkrankungen wie Acne vulgaris und seborrhoisches Ekzem sind an einen seborrhoischen Funktionszustand der Haut, andere wie atopisches Ekzem oder Ichthyosis vulgaris an eine Sebostase gebunden. Seborrhoiker sind empfänglicher für Infektionen durch Eitererreger. Der Hautsekretionstyp ist ferner wichtig für die Pflege der gesunden Haut und für die Wahl der äußerlichen Therapie.

Periphere Zirkulationsstörungen. Sie liefern die Voraussetzung für die Entwicklung bestimmter Dermatosen. Kennzeichnend sind Akrozyanose und Cutis marmorata an den distalen Extremitätenabschnitten. Hier lokalisieren sich bevorzugt Warzen, manche Dermatomykosen, Lupus vulgaris oder Pernionen.

Intertriginöse Bereiche. Dies sind Regionen, „wo Haut auf Haut liegt", d.h. axillär, submammär, umbilikal, inguinal, perianal, interdigital, insbesondere bei adipösen Patienten. Abdunstung und unsichtbare Abschilferung der Haut sind gehemmt, vermehrte Durchfeuchtung und Aufweichung der Haut führen zu Mazeration und erleichtern bakterielle und mykotische Hautinfektionen oder Kontaktallergisierung. Viele Dermatosen zeigen in den intertriginösen Bereichen eine Neigung zu papillomatöser Wucherung (z.B. Pemphigus vegetans).

Unbekannte Faktoren. Sie sind noch vielfach bei der Prädilektion von Hauterkrankungen im Spiel. Beispielsweise ist die *Schleimhautbeteiligung* für manche Dermatosen charakteristisch (z.B. Pemphigus vulgaris), bei anderen fehlt sie konstant (z.B. Dermatitis herpetiformis) und kann darum differentialdiagnostisch bedeutsam sein.

Lokalisation von Hauterscheinungen

Überblick. Die Inspektion des gesamten Hautorgans erfolgt zunächst aus angemessenem Abstand, der einen Überblick über den ganzen Patienten erlaubt. Dabei erkennt der Arzt, ob die Hautveränderungen asymmetrisch unilateral, bilateral oder gar symmetrisch angeordnet sind. Asymmetrische Lokalisation läßt an exogene Genese (örtliche Infektion der Haut, physikalische oder chemische Kontaktnoxen) denken, bilaterale bzw. symmetrische Lokalisation eher an endogene Auslösung (z.B. Infektionskrankheiten wie Scharlach, Masern, Pocken, Windpocken; Arzneiexantheme, Lichen ruber planus, Psoriasis vulgaris).

Effloreszenzen

Einzelanalyse. Nach dem Überblick über Lokalisation und Ausdehnung einer Hauterkrankung aus der Entfernung folgt das Studium der einzelnen Elemente aus der Nähe, aus Leseabstand. Ein „Hautausschlag" wird als *Exanthem* bezeichnet; seine kleinsten Einzelelemente sind die *Effloreszenzen*. Ein Ausschlag an der Schleimhaut heißt *Enanthem*. Die dermatologische Diagnose kann in den meisten Fällen aus der Lokalisation, Ausdehnung und Anordnung eines Exanthems und der Analyse seiner Effloreszenzen gestellt werden.

Die dermatologische Diagnostik ist also primär morphologisch-deskriptiv orientiert. Ohne Kenntnis der Effloreszenzen sind eine einwandfreie dermatologische Diagnose und auch eine differentialdiagnostische Abgrenzung nicht möglich.

Dynamik der Hautveränderungen. Exantheme wie Einzeleffloreszenzen zeigen Dynamik: sie entstehen, „blühen auf", wandeln sich, klingen ab. Effloreszenzen beginnen als *Primäreffloreszenzen,* im weiteren Verlauf können durch Umwandlung oder Rückbildung *Sekundäreffloreszenzen* entstehen. Für die Diagnostik sind meist die Primäreffloreszenzen entscheidend; es gibt aber auch Fälle, in denen diese Differenzierung mißlingt. Wichtiger ist die präzise Erfassung aller jeweils vorliegenden morphologischen Einzelheiten.

Makula (Fleck)
Die Makula ist definiert als eine *umschriebene Farbabweichung im Hautniveau*. Makulä können unterschiedlich groß sein. Die Größe wird vergleichend („linsen-, markstückgroß") oder besser durch objektive Maßeinheiten („3–5 cm") angegeben. Der Rand kann scharf oder unscharf, die Form vielgestaltig sein.

Tabelle: Makulä: Farbabweichungen im Hautniveau und ihre Ursachen

Farbe	Ursache
Rot	Hyperämie (Erythem) Teleangiektasien Blutextravasate (Purpura)
Blau	Zyanose Hämatom Melanin im Korium
Braun	Melanin Hämosiderin
Weiß	Melanin fehlt (Depigmentierung) Anämie Pseudoleukoderm Gefäßspasmus
Gelb	Karotin Lipoide Gallenfarbstoffe Elastisches Fasergewebe
Grau, Schwarz	Melanin Arsen Silber, Quecksilber Schmutz, Kohle, Schwarzpulver, Stahl, Teer, Cignolin
Verschiedene Farben	Schmucktätowierungen

Die *Ursachen* für umschriebene Farbveränderungen in der Haut sind mannigfaltig (s. Tabelle).

Einlagerungen körperfremder Pigmente. Sie entstehen durch Schmucktätowierungen (Tusche, Farbstoffe), Schmutztätowierungen (Asche, Schießpulver, Stahl), exogen applizierte Medikamente (Teer, Cignolin, Silbernitrat, Kaliumpermanganat) und innerlich verabreichte Medikamente (Atebrin, Wismut, Silber, Quecksilber).

Körpereigene Stoffe. Eingelagert werden können u.a. Hämosiderin, Gallenfarbstoffe, Karotin oder Lipoide.

Makulä durch Blutaustritte. Sie sind häufig. Tiefliegende Blutextravasate sind blau, oberflächliche primär rot. Der typische Farbwechsel von rot über blaurot zu gelbgrün und gelb entsteht durch Umwandlung des Hämoglobins in Hämosiderin. Blutaustritte sind im Gegensatz zu Erythemen mit dem Glasspatel (Diaskopie) nicht wegdrückbar.

Nomenklatur der Blutaustritte. Eine *Purpura* liegt vor, wenn größere Hautgebiete (z.B. beide Beine) in symmetrischer Aussaat von kleinfleckigen Blutaustritten übersät sind. *Petechien* sind vereinzelte kleine Blutaustritte, *Sugillationen* sind münzgroß, *Ekchymosen* oder *Suffusionen* flächenhaft. Als *Hämatom* wird eine massive Blutung in die Haut und/oder tiefere Gewebe bezeichnet.

Makulä durch Veränderung des Melaningehalts. Als *Hyperpigmentierung* wird vermehrter Pigmentgehalt, als *Hypo-* bzw. *Depigmentierung* eine Verminderung oder Fehlen des Pigments der Haut bezeichnet. Erst im Verlauf einer Hauterkrankung auftretende sekundäre Hyperpigmentierungen heißen *Melanodermien*, sekundäre Depigmentierungen *Leukoderme*. Als *Pseudoleukoderme* werden umschriebene Aufhellungen der Haut bezeichnet, die nur scheinbar auf Depigmentierungen beruhen. Es handelt sich lediglich um ein Kontrastphänomen infolge stärkerer Pigmentierung der Umgebung. Wird z.B. eine Hautstelle abgedeckt, bleibt sie bei Sonnenexposition gegenüber der ungeschützten Umgebung heller. Die Umgebung eines Hautherdes kann auch durch Behandlung mit Farbstoffen oder Teerderivaten dunkel verfärbt werden, während der Herd selbst nach Abheilung hell erscheint. Auch umschriebene Gefäßspasmen kommen in Betracht.

Lupoides Infiltrat. Ansammlungen von Zellen im Korium werden als apfelgelee- oder rehfarbene Flecken sichtbar, wenn durch Glasspateldruck das Hautareal anämisiert wird. Das Phänomen wird als lupoides Infiltrat bezeichnet, weil es besonders für den Lupus vulgaris charakteristisch ist.

Aktive Hyperämie erzeugt hellrote Flecken, die als *Erytheme* bezeichnet werden. Flächenhafte Erytheme fühlen sich wärmer an als die normale Haut. Im Unterschied zu Blutextravasaten ist das Erythem mit dem Glasspatel wegdrückbar. Erytheme entstehen durch Vasomotorenreaktion (z.B. Schamröte) oder Entzündung (z.B. Erysipel). Die Größe der Flecken ist für manche Erkrankungen typisch (z.B. Scharlach, Masern).

Passive Hyperämie entsteht bei Stauung des Blutes in kleinen venösen Hautgefäßen. Die blaurote, livide Farbe dieser Erytheme wird als *Zyanose* (Asphyxie) bezeichnet. Zyanotische Herde fühlen sich kälter an als die Umgebung und sind auch mit dem Glasspatel wegdrückbar. Zyanose ist oft vasomotorisch bedingt, wie bei Akrozyanose (Akroasphyxie) oder Cutis marmorata. Chronisch entzündliche Vorgänge erhalten in zyanotischen Hautarealen auch eine blaurote Färbung, während der gleiche Prozeß z.B. am Stamm rot erscheint.

Anämie, d.h. verminderte Durchblutung, führt in den betroffenen Hautarealen zu weißer Hautfarbe. Sie kann auf angeborenem fleckförmigem Kapillarmangel beruhen (Naevus anaemicus) oder durch örtlichen Gefäßspasmus entstehen (Digitus mortuus).

Urtica (Quaddel)
Diese Effloreszenz ist scharf umschrieben, beetartig flach über das Hautniveau erhaben, ziemlich derb, flüchtig und intensiv juckend. Die Farbe ist durch die Gefäßerweiterung hellrot (Urtica rubra bzw. hyperaemica) oder bei Kompression der Kapillaren durch das dermale Ödem weißlich (Urtica porcellanea bzw. anaemica). Urtikä können Linsen-, Münz- und Handflächengröße, aber auch großflächig-landkartenartige Ausdehung erreichen; sie werden nicht gekratzt oder zerkratzt, sondern nur gescheuert. Die Urtika entsteht durch Austritt von Serum mit Entwicklung eines umschriebenen dermalen Ödems. Die rasche Resorption des Ödems erklärt die Flüchtigkeit der Eruption innerhalb von Stunden.

Urtica profunda. Umschriebene Ödeme können auch in der Subkutis auftreten; dann erscheinen keine Quaddeln, sondern kugelige vorspringende, oft sogar flächenhafte, weiche Anschwellungen. Diese Urtica profunda ist z.B. typisch für das angioneurotische (Quincke-)Ödem. Auch dabei ist rasche Rückbildung typisch.

Seropapel. Diese Effloreszenz entsteht, wenn sich im Zentrum einer kleinen Quaddel ein derbes Bläschen entwickelt. Sie ist typisch für Strophulus infantum und für Prurigo simplex subacuta.

Papula (Papel), Nodulus (Knötchen), Nodus (Knoten), Tumor
Diese Effloreszenzen sind über das Hautniveau erhaben, kompakt. Sie sind im Gegensatz zu Quaddeln dauerhafter, da ihnen eine Gewebevermehrung oder Zellinfiltration zugrunde liegt. Sie unterscheiden sich durch ihre Größe.
Papeln sind oberflächliche umschriebene Erhabenheiten von 1 mm bis etwa 1 cm Durchmesser. Ihre Genese ist unterschiedlich. *Epidermale Papeln* entstehen durch umschriebene Verdickung der Epidermis (z.B. Verruca vulgaris). *Kutane Papeln* beruhen auf Gewebsvermehrung im Korium (z.B. durch ein entzündliches Infiltrat bei syphilitischen Papeln). Gemischte oder *epidermokutane Papeln* entstehen durch Kombination beider Pathomechanismen (z.B. Papeln des Lichen ruber planus).

Infiltration bezeichnet eine großflächige, meist entzündlich gerötete Gewebsverdickung der Haut (z.B. bei Ekzem oder Mycosis fungoides).

Lichenifikation ist definiert als entzündliche Verdikkung der Haut mit vergrößerter Hautfelderung und vertieften Hautfurchen.

Tuber *(Höcker)* ist eine papelartige Erhabenheit, die mit großer Regelmäßigkeit ulzeriert und eine Narbe hinterläßt. Streng genommen gibt sich diese Effloreszenz daher erst durch ihren Verlauf zu erkennen. Das Nebeneinander von frischen Höckern und den meist atrophischen Narben ist oft ein Hinweis (z.B. tuberoserpiginöses Syphilid). Papeln ulzerieren dagegen gewöhnlich nicht.

Noduli (Knötchen) und Nodi (Knoten). Hierbei handelt es sich um umschriebene, solide, gut von der Umgebung abgesetzte Substanzvermehrungen, meist kutan bis subkutan gelegen. Beide Begriffe sind nicht für Neoplasmen reserviert, sondern werden auch für entzündliche knotige Hauterscheinungen gebraucht (z.B. Nodus rheumaticus, Erythema nodosum). Nodi können ulzerieren (z.B. das Gumma bei Syphilis).

Phyma ist eine knollige Exkreszenz (z.B. Rhinophym).

Tumor (Geschwulst). Der Begriff ist nicht eindeutig definiert. Jede große Knotenbildung kann als Tumor bezeichnet werden. Die Bezeichnung ist nicht gleichbedeutend mit Neoplasma; ein Tumor ist allerdings oft auf Neoplasma verdächtig.

Vesicula (Bläschen), Bulla (Blase)
Diese Effloreszenzen sind über das Hautniveau erhaben und besitzen einen mit Flüssigkeit gefüllten Hohlraum. Bläschen sind bis erbsgroß, Blasen sind größer. Bläschen können ein- oder mehrkammerig sein, Blasen sind einkammerig.

Sitz der Blase. Bläschen bzw. Blasen können subkorneal (z.B. Impetigo contagiosa), intraepidermal (z.B. Ekzem, Pemphigus vulgaris), subepidermal (z.B. bullöses Pemphigoid) oder kutan (z.B. Epidermolysis bullosa hereditaria dystrophica) entstehen. Von der Dicke der Blasendecke hängt die Widerstandsfähigkeit der Blase ab. Platzt ein Bläschen oder eine Blase, entsteht eine Erosion.

Blaseninhalt. Er kann aus Serum oder Blut bestehen (seröse bzw. hämorrhagische Bläschen oder Blasen).

Pathogenese. Die Kontinuitätstrennung innerhalb der Epidermis kann durch intrazelluläres Ödem und Zelluntergang (ballonierende Degeneration z.B. bei Herpes simplex), interzelluläres Ödem mit Auseinanderdrängen der Keratinozyten (z.B. Spongiose mit Mikroakantholyse, z.B. beim Ekzem) oder durch Verlust der desmosomalen Zellkontakte (Akantholyse, z.B. beim Pemphigus vulgaris) zustande kommen. Subepidermale Blasen entstehen durch Basalzelldegeneration (z.B. bei Lichen ruber pemphigoides), durch verminderte Adhäsion in der Junktionszone zwischen Epidermis und Korium (z.B. beim bullösen Pemphigoid) oder durch Kontinuitätstrennung unterhalb der Basalmembran.

Ätiologie. Eine Vielzahl von Ursachen kann zu Bläschen- oder Blasenbildung führen, z.B. genetische Defekte (hereditäre Epidermolysen), physikalische und chemische Noxen (Sonnenbrand, Verätzung), Infektionen (Herpes simplex, Zoster), immunologische Phänomene (allergisches Kontaktekzem, Pemphigus vulgaris) und noch unbekannte Faktoren (Lichen sclerosus et atrophicus).

Pustula (Pustel)
Es handelt sich um *mit Eiter gefüllte Hohlräume.* Sie können unmittelbar entstehen, so als primäre Pusteln bei Psoriasis pustulosa. Der leukozytäre Inhalt der Pustel geht dabei nicht auf eine Infektion zurück; der Inhalt primärer Pusteln ist steril. Häufig entwickeln sich Pusteln aus Bläschen und Blasen sekundär durch Eintrübung des primär serösen Inhalts (Eiterbläschen, Eiterblase), z.B. bei Impetigo.
Diese Pusteln enthalten Eitererreger. Sekundärinfektion von zunächst nichtbakteriellen Hauterkrankungen durch Eitererreger nennt man *Impetiginisation.*

Crusta (Kruste, Borke), Nekrose (Schorf)
Krusten entstehen durch Eintrocknung von Sekret, auf Erosionen oder Ulzera. Das Sekret kann Serum (helle *seröse Krusten*), Blut (rote bis schwarze *hämorrhagische Krusten*) oder Eiter (honiggelbe bis gelbgrüne *eitrige Krusten*) darstellen. Krusten lassen sich durch feuchte Umschläge oder Salben aufweichen und ablösen; erst dann wird die darunter versteckte Hauterkrankung erkennbar. Eine dicke, austernschalenartig geschichtete Kruste wird als *Rupia* bezeichnet.

Schorf entsteht durch umschriebenen Gewebstod (Nekrose). Schorf ist in die Haut eingelassen, läßt sich nicht aufweichen und ablösen. Eine trockene Nekrose wird als *Mumifikation,* eine feuchte als *Gangrän* bezeichnet. Die Farbe von Schorf ist schmutziggrau bis schwarz. Zum Gewebstod kommt es durch Störungen der Blutversorgung (z.B. Arteriosklerose, Embolie, entzündliche Gefäßerkrankungen) oder exogene Einwirkungen (z.B. Verätzung, Verbrennung, Erfrierung).

Squama (Schuppe)
Schuppen bestehen aus Hornzellen. Während sich die physiologische Abschilferung der Hornzellen an der Hautoberfläche unmerklich vollzieht (Desquamatio insensibilis), tritt sie bei vermehrter und/oder pathologischer Verhornung als Schuppung in Erscheinung.

Die Schuppung kann unterschiedlich fein sein:

– *pityriasiforme Schuppung*	ist fein, mehl- oder kleieartig (z.B. bei einfachen Kopfschuppen);
– *psoriasiforme Schuppung*	gleicht der für Psoriasis vulgaris typischen Schuppung;
– *kleinlamellöse Schuppung*	zeigt kleine Hornlamellen (z.B. bei Ekzemen);
– *ichthyosiforme Schuppung*	z.B. bei Ichthyosen,
– *exfoliative Schuppung*	mit großen, blattartigen Schuppen (z.B. nach Scharlach);
– *colleretteartige Schuppung*	umgibt einen Herd halskrausenartig (z.B. bei Pityriasis rosea).

Die *Farbe* kann unterschiedlich sein:
– silberglänzende Schuppung z.B. bei Psoriasis vulgaris,
– fettig gelbe, talgdurchtränkte Schuppung bei seborrhoischem Ekzem.

Schuppenkrusten sind von eingetrockneten Sekreten (Serum, Blut, Eiter) durchtränkte Schuppenauflagerungen.

Keratosen
Diese festhaftenden Hornmassen lassen sich im Gegensatz zu Schuppen sehr schwer von der Haut abheben. Sie können u.a. eine genetische Verhornungsstörung oder starke mechanische Beanspruchung anzeigen (palmoplantare Keratosen) und auf chronisch lichtgeschädigter Haut auftreten (aktinische Keratosen). *Folliculäre Keratosen* sitzen fest in den Follikelmündungen (z.B. bei Lupus erythematodes chronicus, Lichen sclerosus et atrophicus).

Erosion, Ulkus (Geschwür), Vulnus (Wunde)
Diese Sekundäreffloreszenzen entstehen durch Substanzverluste verschiedener Tiefenausdehnung.

Erosion. Sie entsteht durch einen Verlust des Epithels bis zur Basalmembran, heilt durch Reepithelisierung ohne Narbe ab.

Pathogenese von Erosionen. Sie entstehen nach Platzen von Bläschen, Blasen oder Pusteln und Verlust der Blasendecken, durch Nekrose der Epidermis nach Strahlenschäden oder Verätzung, durch Ablösung der mazerierten Epidermis in intertriginösen Bereichen.

Ulkus. Das Ulkus oder Geschwür stellt einen bis in die Dermis oder gar Subkutis reichenden Substanzverlust mit schlechter Spontanheilungstendenz dar, der stets narbig heilt.

Pathogenese von Geschwüren. Die Hautschädigung kann exogen erfolgen, z.B. durch Verbrennung, Verbrühung, Erfrierung, Verätzung oder Strahlenschädigung III. Grades sowie durch örtliche Infektionen.

Der Gewebsuntergang kann aber auch durch vaskuläre Minderversorgung entstehen, z.B. bei Arteriosklerose, Embolien, entzündlichen Gefäßerkrankungen, Druck (Dekubitus); auch Granulome können ulzerös zerfallen (tuberkulöser Primärinfekt der Haut, Gumma bei Syphilis). Schließlich können maligne Tumoren ulzerieren. Wegen der meist ursächlichen Vorschädigung des Gewebes besteht schlechte Heilungstendenz. Zur Abheilung sind die Bildung von Granulationsgewebe aus der Tiefe und eine Epithelregeneration vom Rande her notwendig. Dabei entsteht eine Narbe.

Morphologie von Geschwüren. Ihre genaue Analyse erlaubt diagnostische und prognostische Schlüsse. Wesentlich sind die Beurteilung
- von Sitz und Zahl der Ulzera,
- von Größe, Tiefe und Form (rund, oval, nierenförmig, bizarr, polyzyklisch),
- des Ulkusgrundes (granulierend, eitrig, speckig),
- des Ulkusrandes (ausgestanzt, unterminiert, im Hautniveau liegend),
- die Konsistenz des Gewebes im Ulkusbereich (weich, derb, steinhart),
- die Haut der Ulkusumgebung (reaktionslos, entzündlich gerötet, nässend, infiltriert).

Vulnus (Wunde). Wunden sind Substanzdefekte, die durch Traumen (Verletzungen, Operationen) in primär ungeschädigter Haut entstehen. Sie heilen ebenfalls mit Narben ab, besitzen aber im Gegensatz zu Ulzera eine gute Spontanheilungstendenz.

Exkoriation, Rhagade, Fissur

Exkoriationen sind Gewebsdefekte, die gerade bis ins Stratum papillare greifen. Dadurch werden einzelne Kapillarbögen eröffnet, es entstehen punktförmige Blutaustritte. Ursächlich handelt es sich um flächenhafte Schürfwunden oder strichförmige Kratzeffekte.

Rhagaden stellen spaltförmige Hauteinrisse durch Dehnung spröder Hautareale dar, vorzugsweise im Bereich der physiologisch belasteten natürlichen Hautfalten (Hände, Mundwinkel), so z.B. bei hyperkeratotisch-rhagadiformem Handekzem.

Fissuren nennt man radiäre, meist tiefe und schmerzhafte Einrisse im Analring.

Zikatrix (Narbe)

Narben sind bleibende Hautveränderungen, die durch den unvollkommenen Ersatz von Substanzverlusten des Koriums entstehen. Die Hautfelderung fehlt. Die Farbe frischer Narben ist rötlich bis blaurot, ältere sind weißlich. Fleckige Hyper- und Depigmentierungen sind nicht selten. Die Epidermis ist verdünnt, die Papillen sind verstrichen. Die Hautanhangsgebilde (Haare, Talg- und Schweißdrüsen) fehlen. Im Korium zeigen die Kollagenfaserbündel anstelle der lockeren, rhomboidalen Architektonik straffe, parallele Anordnung. Elastische Fasern fehlen weitgehend. Es resultiert verminderte funktionelle Belastbarkeit.

Hautniveau und Narben. Die ideale Narbe liegt im Hautniveau. Überschießende Bindegewebsneubildung führt zur wulstartig vorspringenden *hypertrophischen Narbe.* Umgekehrt führt ungenügende Regeneration zur unter das Hautniveau eingesunkenen *atrophischen Narbe.*

Rückschlüsse auf die ursprüngliche Hauterkrankung sind aus einer Narbe meist weder klinisch noch histologisch möglich, da Narben einen vieldeutigen Endzustand darstellen. Ausnahmen sind z.B. die durch Lokalisation und trichterförmige Einziehung typischen Narben nach Acne vulgaris. Pocken (Variola) hinterlassen schüsselförmige, typische *varioliforme Narben,* ebenso die Acne necrotica oder schwer verlaufende Windpocken. Gruppiert im Bereich eines Nervensegments angeordnete varioliforme Narben zeugen von überstandenem Zoster. Brücken- oder Zipfelnarben sind meist Folge von Acne conglobata, von Halslymphknotentuberkulose und anderen chronischen Hautinfektionen.

Atrophie

Atrophie der Haut entsteht durch regressive Veränderungen mit Verdünnung des Koriums, der Epidermis und Verlust ihrer Adnexe. Die Atrophie ist niemals auf die Epidermis beschränkt. Hautatrophie besitzt Gemeinsamkeiten mit Narbenbildung. Bekanntestes Beispiel ist die senil-aktinische Atrophie der Haut an den Handrücken.

Dermatosen und Atrophie. Manche Hauterkrankungen führen niemals zu Atrophie (z.B. Psoriasis vulgaris), andere regelmäßig (z.B. Lichen sclerosus et atrophicus, Lupus vulgaris). Der Verlauf ist diagnostisch verwertbar.

Schlaffe und straffe Atrophien lassen sich klinisch unterscheiden.

Schlaff-atrophische Haut ist dünn und faltig, zigarettenpapierartig knitterbar, bei Straffung spiegelt die Oberfläche, Blutgefäße scheinen durch. Abgehobene Falten sinken nur langsam in das Hautniveau zurück. Schlaffe Atrophie ist typischer Endzustand bei Acrodermatitis chronica atrophicans.

Straff-atrophische Haut ist hart und gespannt, mit der Unterlage oft verhaftet, kaum abhebbar und nicht fältelbar. Hautrelief und Follikelmündungen fehlen, die Oberfläche spiegelt oder glänzt intensiv. Vermehrte Kollagenbildung hat zur Sklerose geführt (sklerotische Atrophie). Vor allem auf straffen Atrophien entwickeln sich Präkanzerosen und Karzinome.

Poikilodermie (Buntscheckigkeit der Haut) entsteht, wenn neben der Atrophie zusätzlich fleckige Hyper- und Depigmentierungen sowie Teleangiektasien auftreten. Poikilodermie ist typisch für den Röntgenspätschaden der Haut (chronische Radiodermitis, Röntgenoderm), aber auch für einige angeborene (kongenitale Poikilodermien) und erworbene Dermatosen (z.B. Dermatomyositis).

Pseudoatrophie ist die bei einigen epidermalen Dermatosen vorübergehend klinisch vorgetäuschte Atro-

phie, die histologisch nicht bestätigt werden kann (z.B. bei M. Brocq).
Pachydermie ist eine Verdickung der Haut durch Fibrosierung, oft bedeckt von warzenartigen Hornauflagerungen.

Verteilung und Anordnung der Effloreszenzen

Nach der Erfassung der Lokalisation und Ausdehnung von Hauterscheinungen und der Analyse der Einzeleffloreszenzen folgt die Beurteilung der Verteilung und Anordnung.

Verteilung. Einzelelemente eines Exanthems können über eine größere Hautfläche *disseminiert* (ausgestreut) sein, es können aber auch größere Hautgebiete zusammenhängend, ohne gesunde Hautinseln dazwischen, *diffus* befallen sein. Prädilektionsstellen sollten beachtet werden.

Anordnung. Die Einzelelemente können *regellos, ungruppiert oder gruppiert* stehen. Bei gruppierten Bläschen auf gerötetem Grund spricht man von *herpetiformer Anordnung* (benannt nach dem für diese Anordnung typischen Herpes simplex). Bei *linearer* Anordnung finden sich die Effloreszenzen streifig, bei *segmentärer* Anordnung Nervensegmenten zugeordnet.
Systematisierte Hauterscheinungen sind in Linien oder Wirbeln angeordnet und folgen damit *scheinbar* dem Gefäß- oder Nervensystem.
Follikuläre Hauterscheinungen sind dann gegeben, wenn sich die Effloreszenzen an die Follikelöffnungen halten (z.B. follikuläre Papeln, follikuläre Keratosen).
Solitäre oder **zirkumskripte Herde** sind umschriebene, in Einzahl vorkommende Hautveränderungen.

Größe der Effloreszenzen. Zur Beschreibung werden gängige Vergleiche herangezogen: stecknadelspitz-, stecknadelkopf-, hirsekorn- (miliar), linsen- (lentikular), münzengroß (nummulär). In allen wichtigen Fällen ist die Größe in objektiven Maßeinheiten anzugeben. Beispielsweise ist die Größe eines malignen Melanoms wichtig für die Prognose; auch günstige oder ungünstige Behandlungseffekte auf die Größe eines Ulcus cruris können so objektiviert werden.

Begrenzung der Effloreszenzen. Die Hautveränderungen können *scharf* oder *unscharf* begrenzt sein. Eine toxische Dermatitis ist scharf auf den Ort der Schädigung begrenzt (z.B. Sonnenbrand, Verätzung), ein chronisches allergisches Kontaktekzem verliert sich dagegen unscharf in der gesunden Haut (z.B. Nickelekzem).

Form der Herde. Die meisten Effloreszenzen sind *rundlich* oder *oval*, letztere sind manchmal nach den Spaltlinien der Haut ausgerichtet. Ringförmige *annuläre* oder *zirzinäre* Herde entstehen meist durch zentrale Abheilung und randweises zentrifugales Fortschreiten. Liegen mehrere ringförmige Effloreszenzen konzentrisch ineinander, ergibt sich *Iris-* oder *Kokardenform*. Entwickeln sich nur Teilsegmente von miteinander konfluierenden Ringen, entstehen bogige *(gyrierte)* oder schlangenförmig gewundene *(serpiginöse)* Herde. Durch *Konfluieren* zahlreicher kleiner rundlicher Elemente entstehen vielbogig begrenzte *polyzyklische* Herde.

Allgemeine Untersuchung und Laboruntersuchungen

Reine Hauterkrankungen. Bei vielen Dermatosen ist erfahrungsgemäß nur die Haut erkrankt, ohne daß weitere Organsysteme pathologische Veränderungen zeigen. In diesen Fällen kann man sich auf die exakte morphologisch-deskriptive Erfassung des klinischen Bildes beschränken.

Hauterkrankungen als Teilerscheinung von systemischen Erkrankungen. Manche Erkrankungen manifestieren sich gleichzeitig an der Haut und an weiteren Organsystemen. Beispiele sind die Dermatomyositis, der systemische Lupus erythematodes, die progressive systemische Sklerodermie, die Periarteriitis nodosa oder die malignen Lymphome. In diesen Fällen ist eine allgemeine Durchuntersuchung des Patienten in einer Hautklinik in Zusammenarbeit mit anderen medizinischen Fachrichtungen notwendig.

Hauterkrankungen als Sekundärphänomene innerer Erkrankungen. Innere Erkrankungen können sekundär zu Hautveränderungen führen. Nicht selten führt erst die Hauterscheinung den Patienten zum Arzt, der daraus die primäre Erkrankung diagnostiziert und durch weitere Untersuchungsverfahren sichern kann: bei Porphyria cutanea tarda eine Lebererkrankung, bei Xanthomen eine Hyperlipoproteinämie, bei Hautmetastasen ein innerliches Karzinom. Einige eigenartige Hautveränderungen finden sich mit gewisser Regelmäßigkeit bei Karzinomen innerer Organe. Sie sind wichtige Hinweise und werden als paraneoplastische Syndrome bezeichnet.

Rückwirkungen von Hauterkrankungen auf den Organismus. Schwere Hauterkrankungen können ernste Rückwirkungen auf den gesamten Organismus zeitigen. Insbesondere führen ausgedehnte Verbrennungen, Verbrühungen, Pemphigus vulgaris, Erythrodermien zu Verschiebungen im Protein-, Elektrolyt-, Wärme- und Wasserhaushalt. Zu Rückwirkungen auf andere Organsysteme kann es auch durch die wegen einer Hauterkrankung eingeschlagene Therapie kommen, z.B. durch interne Glukokortikosteroidgaben, Antimalariamittel, Zytostatika oder Immunsuppressiva.
In allen diesen Fällen sind die entsprechenden diagnostischen und ggf. zusätzliche therapeutische Maßnahmen zu ergreifen.

Spezielle Laboruntersuchungen. Diese sind vielfach in der dermatologischen Diagnostik notwendig, insbesondere
- *epikutane und intrakutane Hauttestungen* bei allergischen Erkrankungen,
- *mykologische, bakteriologische, virologische und serologische* Untersuchungsmethoden bei erregerbedingten Dermatosen,
- *Immunfluoreszenzuntersuchungen* bei den sog. Autoimmunerkrankungen,
- *angiologische Untersuchungen* bei Durchblutungsstörungen,
- *proktologische Untersuchungen* beim analen Symptomenkomplex,
- *andrologische Untersuchungen* bei Fertilitätsstörungen,
- schließlich aber auch alle üblichen Untersuchungsverfahren des *klinisch-chemischen* Labors.

Die zur Diagnose von Dermatosen im Einzelfall wichtigen Untersuchungsverfahren, ihre Indikationen, ihr Prinzip und ihre Aussagefähigkeit werden bei der Besprechung der einzelnen Krankheiten genauer erläutert.

Diese kurze Zusammenstellung soll zeigen, daß die Dermatologie nach vielen Richtungen eng mit der gesamten Medizin verbunden ist. Ein besonders intensiver Kontakt besteht zur inneren Medizin, zur Neurologie und Psychiatrie, zur Hals-Nasen-Ohren-Heilkunde, zur Augenheilkunde, zur Kinderheilkunde, zur plastischen Chirurgie, zur Gefäßchirurgie, zur Frauenheilkunde und zur Urologie.

Probeexzision und histopathologische Untersuchung

Die histopathologische Untersuchung besitzt für die Diagnostik von Dermatosen und Hauttumoren wesentliche Bedeutung. Daher hat sich die Dermatohistopathologie innerhalb der Dermatologie zu einem Spezialgebiet entwickelt. Die meisten Hautkliniken verfügen über histologische Laboratorien, in denen klinikeigenes und von Hautärzten eingesandtes Biopsiematerial bearbeitet und diagnostisch ausgewertet wird.

Indikationen für die dermatohistopathologische Untersuchung. Jedes exzidierte oder abgetragene Gewebsstück sollte histologisch untersucht werden. Nur bei ganz offenkundigen Diagnosen ist eine Ausnahme erlaubt, z.B. bei vulgären Warzen. Unklare Verdachtsdiagnosen können durch histologische Untersuchung einer Probeexzision bestätigt oder ausgeschlossen werden. Vor schwerwiegenden therapeutischen Maßnahmen, z.B. vor Einleitung einer zytostatischen Therapie, sollte die histologische Sicherung auch bei einer anscheinend klaren Diagnose erfolgen. Ohne Ausnahme gilt dies für die Planung einer Strahlenbehandlung von Tumoren. Vorbestrahltes Gewebe ist meist für nachträgliche histologische Diagnostik ungeeignet. Bei Tumoroperationen kann die histopathologische Untersuchung die Frage beantworten, ob ein Tumor im Gesunden entfernt wurde. In entsprechenden Fällen muß die aufwendige „mikroskopisch kontrollierte Chirurgie" (MKC) mit Serienkryostatschnittuntersuchungen durchgeführt werden. Bei manchen Dermatosen ist die histologische Bestimmung des Stadiums (z.B. bei Mycosis fungoides) oder der Tiefenausdehnung (z.B. bei malignem Melanom) für Prognose und Therapie wichtig. Verlaufsbiopsien im Abstand von Wochen und Monaten können über die Progredienz einer Erkrankung oder die *Effizienz* der eingeschlagenen Therapie Aufschluß geben. Nicht zuletzt besitzt das aufbewahrte, jederzeit nachkontrollierbare histologische Präparat dokumentarischen Charakter.

Auswahl der Exzisionsstelle. Wichtig ist die Auswahl einer typischen, diagnostisch relevanten Hautveränderung. Am besten geeignet ist eine frische Primäreffloreszenz. Zerkratzte, verkrustete, lokal anbehandelte Herde sind meist unergiebig. Für die Biopsie soll bei disseminierten Hauterkrankungen möglichst eine Körperstelle gewählt werden, an der die entstehende Narbe kosmetisch und funktionell nicht stören kann. *Keloidneigung,* insbesondere im Hals- und Sternalbereich, ist zu beachten. Die Wundheilung kann im Fußknöchelbereich oder über der Schienbeinkante ungünstig sein, insbesondere bei Durchblutungsstörungen.

Biopsietechnik. Kleine Herde werden in Lokalanästhesie durch eine *Exzisionsbiopsie* mit dem Skalpell vollständig entfernt. Bei größeren Herden wird eine lanzettförmige *Inzisionsbiopsie* aus dem Randbereich mit Einschluß gesunder Haut vorgenommen. Die lanzettförmige Exzision mit dem Skalpell ist für die Beurteilbarkeit und das kosmetische Ergebnis die günstigste Methode. Daneben kann Material zur histopathologischen Untersuchung durch Kürettage mit dem scharfen Löffel, elektrochirurgische Abtragung, Kromayer-Stanzen („Stanzbiopsie") und durch Rasierklingenflachschnitt („shave biopsy") gewonnen werden.

Größe und Tiefe der Biopsie. Sie sind abhängig von der Fragestellung. Für oberflächennahe Prozesse mag ein Flachschnitt zur Diagnostik ausreichen (z.B. knotiges Basaliom), für tiefer gelegene Veränderungen sind ausgedehnte und tiefe Probeexzisionen notwendig (z.B. Granuloma annulare, Pannikulitis). Die Schnittrichtung bei In- und Exzisionen soll möglichst den Linien größter Hautspannung, den „Kraftlinien", folgen. Diese Linien entsprechen meist den Hautfalten bei Altershaut und sind nicht mit den alten Langer-Hautspaltlinien identisch. Bei Beachtung der Kraftlinien entstehen weitgehend spannungsfreie Wunden, die sich „wie von selbst" schließen. Daraus resultiert die beste Narbenbildung.

Behandlung des Biopsiematerials. Das frische Exzidat muß sofort in das vorbereitete Gefäß mit Fixierungsflüssigkeit gebracht werden. Quetschung, Zerreißung, Austrocknung sind zu vermeiden. Die Größe des Gewebsstückes soll einen Würfel von 1 cm Kantenlänge nicht überschreiten, dünne Scheiben können größer sein. Bei großen Präparaten müssen typische Anteile ausgeschnitten, markiert und getrennt verarbeitet werden. Die Menge an Fixierungsflüssigkeit soll mindestens das 20fache der Gewebemenge betragen. Die sofortige Beschriftung des Gefäßes schließt Verwechslungen aus.

Fixierungsflüssigkeiten. Standardfixierungsflüssigkeit ist 10% gepufferter Formaldehyd. Empfohlen wird auch Bouin-Lösung (Rp. Pikrinsäure ges. wäßr. 15,0; Formaldehyd 40% 5,0; Eisessig 1,0; letzterer soll frisch zugefügt werden). Für Hodenbiopsien ist Formaldehyd ungeeignet und Bouin-Lösung empfehlenswert.

Ausnahmen vom histologischen Standardverfahren. Das Exzidat darf für besondere Untersuchungsmethoden nicht in übliche Fixierungsmittel gebracht werden; es wird in jeweils vorher festgelegter spezieller Weise weiterbehandelt. Dies gilt v.a. für die Kryostatschnellschnittechnik, für bakteriologische Untersuchungen aus der Biopsie (z.B. Hauttuberkulose), direkte Immunfluoreszenz (blasenbildende Erkrankungen, Lupus erythematodes) sowie für histochemische, zytochemische, enzymzytochemische und elektronenmikroskopische Untersuchungen (Lymphome).

Begleitzettel. Der Histopathologe ist auf einige klinische Angaben dringend angewiesen: Exzisionsstelle, Alter und Hautfarbe des Patienten, kurze Anamnese, ggf. Vorbehandlung, kurzer Befund, klinische Differential- oder Verdachtsdiagnose, Fragestellung.

Grenzen der histologischen Diagnostik. Technisch bedingte Einschränkungen der histopathologischen Diagnostik können bei Nichtbeachtung der oben angeführten Grundsätze auftreten. Insbesondere kommen häufiger die Auswahl einer ungeeigneten Effloreszenz, zu kleine oder zu oberflächliche Biopsien, Quetschung, Zerreißung und Elektrokoagulation des Gewebes vor.
Aber auch das ideale Präparat, gute klinische Informationen und ein erfahrener Dermatohistopathologe sind keine Garantie für eine eindeutige Diagnose. In solchen Fällen ist ein Konsilium in Gegenwart des Patienten angezeigt.
Während für viele Tumoren das histologische Bild spezifisch ist, können bei entzündlichen Dermatosen manchmal nur bestimmte Reaktionsmuster erkennbar werden. Ihre Bewertung kann erst im Zusammenhang mit den klinischen Angaben oder der Untersuchung des Patienten erfolgen. Bekannte Beispiele für Grenzen der dermatohistopathologischen Diagnostik sind bei Tumoren die Abgrenzung zwischen Keratoakanthom und spinozellulärem Karzinom, bei den granulomatösen Entzündungen die Differentialdiagnose zwischen Lupus vulgaris, Sarkoidose, tertiärer Lues, Lepra und weiteren Granulomen.

Grundbegriffe der Dermatohistopathologie

Grundkenntnisse in der Dermatohistopathologie sind für das Verständnis dermatologischer Krankheiten und ihrer Pathogenese unerläßlich.
Grundsätzlich können sich mikromorphologisch erkennbare pathologische Veränderungen an der Epidermis und ihren Anhangsgebilden, den Adnexen, in der Dermis oder/und in der Subkutis abspielen. Man erkennt Fehlfunktionen (z.B. Verhornungsstörungen), Entzündung (Ödem, Entzündungszellen) und Neubildungen (benigne und maligne Tumoren).

Epidermis- und Basalschichtveränderungen

Hyperkeratose. Verdickung der Hornschicht gegenüber der Norm. Dabei wird die *Retentionshyperkeratose* mit schmalem Stratum granulosum und verminderter Abschilferung des Horns (z.B. bei Ichthyosis vulgaris) von der *Proliferationshyperkeratose* mit dickem Stratum granulosum und beschleunigter Hornbildung (z.B. beim Kallus) unterschieden, obwohl diese Vorstellung nach neueren Erkenntnissen zu vereinfachend-mechanistisch sein dürfte.

Hypokeratose. Verdünnung der Hornschicht, z.B. bei Altershaut. Dabei ist meist auch das Stratum granulosum reduziert.

Parakeratose. Histologisches Äquivalent qualitativ abnormer bzw. unvollständiger Verhornung und mangelhaften Abbaus von Zellbestandteilen (z.B. bei Psoriasis vulgaris). Dabei bleibt kondensiertes Kernmaterial in den Hornzellen sichtbar. Gleichzeitig fehlt weitgehend das Stratum granulosum. Nicht selten sind Para- und Hyperkeratose als *Parahyperkeratose* kombiniert. Regelrechte Verhornung mit vollständigem Kernabbau unmittelbar vor Übergang in die Hornschicht wird als *Orthokeratose* bzw. als *Orthohyperkeratose* bezeichnet.

Dyskeratose. Vorzeitige fehlerhafte Verhornung einzelner Keratinozyten, die sich innerhalb des im übrigen noch nicht verhornten Epidermiszellgefüges lösen, so z.B. bei Dyskeratosis follicularis Darier.

Granulose/Hypergranulose. Abnorme Verdickung des Stratum granulosum; sie ist bei manchen Erkrankungen herdförmig (z.B. bei Lichen ruber planus).

Akanthose. Verdickung der lebenden Epidermisschicht, des Rete Malpighi. Dabei wird die Epidermis durchgehend akanthotisch, oder es kommt ausschließlich zur Verlängerung und Verbreiterung der Retezapfen (beispielsweise bei Psoriasis vulgaris).

Epidermisatrophie. Reduktion des Rete Malpighi auf wenige Zellagen, gleichzeitig meist mit Verdünnung des Stratum granulosum und der Hornschicht. Das wellenförmige Relief an der epidermodermalen Grenze weicht einer glatten Trennfläche (z.B. bei Acrodermatitis chronica atrophicans).

Spongiose. Schwammartige Auflockerung des Epidermisgefüges durch interzelluläres Ödem. Dabei kommt es zur Dehnung der in den Desmosomen zusammenhängenden Zellfortsätze, so daß das „stachelige" Aussehen der Keratinozyten im Stratum spinosum besonders deutlich hervortritt. Zunehmender Verlust von desmosomalen Kontakten (= Mikroakantholyse) und Ausweitung des Interzellularraumes durch das Ödem mit Abriß von Zytoplasmaausläufern führt zur *spongiotischen Bläschenbildung* (typisch z.B. für Dermatitis und Ekzem).

Altération cavitaire, ballonierende und retikuläre Degeneration. *Altération cavitaire* bezeichnet das intrazelluläre Ödem mit paranukleärer Vakuolenbildung. Bei massivem intrazellulärem Ödem wird der Zelleib ballonartig aufgetrieben und der Kern flach an die Zellwand gedrückt: *ballonierende Degeneration* bei Virusbläschenbildung, so bei Herpex simplex und Zoster. Es entstehen intraepidermale Bläschen. Wegen der stehenbleibenden Zellwandreste zeigt die Epidermis das Bild der *retikulären Degeneration*.

Akantholyse. Die desmosomalen Zellverbindungen der Epidermis sind dynamische Strukturen, die normalerweise ständig gelöst und neu gebildet werden. Auflösung und/oder Verhinderung ihrer Neuausbildung führt zu Abrundung der Epidermiszellen mit intraepidermaler (meist suprabasal beginnender) zunächst spaltförmiger Blasenbildung. Diese Form des Kontinuitätsverlustes innerhalb der Epidermis wird als Akantholyse bezeichnet (z.B. bei Pemphigus vulgaris).

Spongiforme Pustel. Sie zeigt in den oberen Epidermisschichten die Ausbildung eines schwammartigen Netzwerkes von Zellresten, in dessen Maschen neutrophile Leukozyten gelagert sind, und ist typisch für Psoriasis pustulosa.

Basalzellverflüssigung (-liquefaktion) oder hydropischvakuolisierende Basalzelldegeneration. Die vakuoligdegenerative Veränderung der Basalzellen kann bis zu deren völliger Auflösung (z.B. bei Lichen ruber oder Lupus erythematodes) und dadurch zu subepidermaler Blasenbildung führen.

Pigmentinkontinenz. Bei Schädigung oder Nekrose der Basalzellen wird intrazelluläres Melanin frei. Es kommt zum Übertritt des Pigments in die obere Dermis, wo es von Makrophagen gespeichert wird (z.B. bei Lichen ruber, bei fixem Arzneiexanthem). Melaninspeichernde Makrophagen heißen *Melanophagen*. Der früher gebräuchliche Ausdruck Melanophoren ist heute für bei Tieren vorkommende pigmenttragende Melanozyten reserviert, die raschen Farbwechsel der Haut ermöglichen, z.B. bei Fischen und Reptilien.

Exozytose. Einwanderung von Entzündungszellen aus dem Korium (Dermis) in die Epidermis (z.B. von Lymphozyten und Monozyten bei Ekzem). Kleine Ansammlungen von Entzündungszellen in der Epidermis führen zu *Mikroabszessen*, die für manche Erkrankungen typisch sind (z.B. Munro-Mikroabszesse: Ansammlungen neutrophiler Leukozyten in der Hornschicht bei Psoriasis vulgaris; Pautrier-Mikroabszesse: Ansammlung mononukleärer Zellen im Stratum spinosum bei T-Zellymphomen).

Pathologische Veränderungen im Korium

Sie entsprechen weitgehend den von der allgemeinen Pathologie her geläufigen Vorgängen. An dieser Stelle können nur kurze Hinweise gegeben werden.

Papillomatose. Eine Verlängerung und Verbreiterung, manchmal auch Verzweigung des Papillarkörpers. Besonders ausgeprägt ist sie bei den blumenkohlartigen *Papillomen* (z.B. bei vulgären Warzen). Erweiterung der Kapillarschlingen und Serumaustritt im Stratum papillare führen zum Papillenödem.

Entzündliches zelluläres Infiltrat. Es findet sich im Korium bei vielen Dermatosen. Dabei entstehen charakteristische *Muster,* deren Erkennung für die histopathologische Diagnostik der entzündlichen Hauterkrankungen entscheidend ist. Ein Muster ergibt sich v.a. aus der topographischen Zuordnung des entzündlichen Infiltrats, den vorliegenden Zelltypen und den parallel ablaufenden Veränderungen von Epidermis, Adnexen und dermalen Strukturen.

Topographische Zuordnung der Entzündungszellen. Das entzündliche Infiltrat kann ausschließlich die Kapillaren des *oberflächlichen dermalen Gefäßplexus* umgeben (z.B. bei Ekzem), es kann aber auch vom *oberflächlichen und tiefen Plexus gleichzeitig* ausgehen (z.B. bei Leukämien). Für manche Erkrankungen ist bandartige dichte Infiltration und Zerstörung der dermoepidermalen Grenzzone charakteristisch (z.B. bei Lichen ruber). Gelegentlich ist das Infiltrat *Adnexen* zugeordnet (z.B. bei Acne vulgaris). Aber auch locker disseminierte oder herdförmig dichte Zellansammlungen ohne Beziehung zu den Adnex- oder Gefäßstrukturen kommen in der Dermis vor (z.B. bei Acrodermatitis chronica atrophicans). Schließlich können weitgehend auf die Subkutis beschränkte entzündliche Veränderungen abgegrenzt werden (z.B. bei Pannikulitis).

Zelltypen. Das entzündliche Hautinfiltrat kann überwiegend lymphozytär, lymphohistiozytär, histiozytär, leukozytär (Neutrophile, Eosinophile), plasmozellulär oder mastozytär sein. Man kann relativ monomorphe Infiltrate von „bunten" polymorphen Infiltraten unterscheiden. Neben den genannten Grundformen können abgewandelte Zelltypen vorkommen, insbesondere der monozytär-histiozytären Reihe: Makrophagen, Epitheloidzellen, lipoidspeichernde

Schaumzellen (Xanthomzellen), Riesenzellen vom Langhans-, Touton- oder Fremdkörpertyp, hämosiderinspeichernde Siderophagen, melaninspeichernde Melanophagen. Schließlich können atypische Zellen bei malignen Systemerkrankungen des hämatopoetischen oder lymphoretikulären Systems vorkommen.

Identifizierung der Infiltratzellen. Die Bestimmung ist meist im histologischen Routinepräparat bei Hämatoxylin-Eosin-Färbung möglich. Spezialfärbungen sind z.B. für die Identifizierung von Mastzellen (Toluidinblaufärbung, Giemsa-Färbung) oder Hämosiderinspeicherung (Berlinerblaureaktion auf Eisen) notwendig. In besonderen Fällen führt die Zytochemie, insbesondere mit enzymzytochemischen Untersuchungen, weiter. Auch immunzytologische Methoden können für die Diagnostik bedeutsam sein (Unterscheidung von T- und B-Lymphozyten), ebenso elektronenmikroskopische Untersuchungen (z.B. bei Histiozytose X).

Sonstige Veränderungen im Korium. Pathologische Veränderungen an den *Basalmembranen* der Epidermis, der Adnexe und Gefäße, aber auch der interzellulären *Grundsubstanz* des Koriums, lassen sich mit Spezialfärbungen (z.B. PAS, Hale-PAS) erfassen. *Ablagerungen* von Lipoiden, Kalk, Amyloid oder Hyalin können histochemisch nachgewiesen werden. Intra- oder extrazelluläre *kristalline Strukturen* (Cholesterin, Silikate) zeigt das Polarisationsmikroskop. *Elastische Fasern* können der Zerstörung anheimfallen (Elastorrhexis). Das *Kollagen* kann basophil degenerieren (aktinische Elastose), schollig zerfallen oder infolge von Nekrose seine Anfärbbarkeit verlieren.

Erkrankungen durch Viren

Die Zahl der virusbedingten Erkrankungen der Haut ist groß. Hauterscheinungen sind entweder Ausdruck einer direkten Infektion der Haut mit dermatotropen Viren (z.B. Verruca vulgaris, Molluscum contagiosum), oder sie entwickeln sich im Verlauf einer allgemeinen Viruskrankheit (z.B. Windpocken).

Warzen

Definition. Warzen sind von wenigen Ausnahmen abgesehen benigne infektiöse Epitheliosen. Ihnen liegt eine virusbedingte, reaktive und geschwulstähnliche, aber rückbildungsfähige Epithelhyperplasie (Akanthose, Hyperkeratose) mit konsekutiver Verbreiterung des bindegewebigen Papillarkörpers (Papillomatose) zugrunde. Warzen kommen an Haut und Schleimhäuten vor. Sie heilen gewöhnlich narbenlos ab, meist unter Hinterlassung weitgehender Immunität.

Erreger. Karyotropes DNS-Warzenvirus (menschliches Papillomvirus, „human papilloma virus" = HPV).
Aufgrund molekularer Hybridisierung, Restriktionsenzymanalyse und immunfluoreszenztechnischer Verfahren werden verschiedene menschliche Papillomvirustypen unterschieden (s. Tabelle). Zur Zeit sind 8 Typen (HPV 1–8) identifiziert. Es werden teilweise mehrere Virustypen bei einer Warzenart gefunden. Die Typeneinteilung ist noch nicht endgültig.

Epidemiologie. Weltweite häufige Erkrankung, die vorwiegend Kinder und Jugendliche befällt, teilweise Immunität hinterläßt und Erwachsene weitgehend vor weiteren Infektionen schützt. Da das HPV und das BPV (bovines Papillomvirus) bei Mensch und Tier (Schlachtvieh, v.a. Rinder) zu Infektionen führt, sind epidemieartige Erkrankungen bei Schlachthauspersonal als berufstypische Erkrankung bekannt. Epidemiologische Untersuchungen ergeben eine weltweite Zunahme der Warzeninfektion, ohne daß die Gründe dafür bekannt sind.

Eigenschaften des menschlichen Papillomvirus

Mittlerer Durchmesser	46–54 nm
Struktur	außen Proteinhülle, innen das Kapsid mit 42 Kapsomeren
Molekulargewicht der Virus-DNS des Gesamtpartikels	$3 \cdot 10^6$ $17 \cdot 10^6$
Form des Kapsids	Ikosaeder
Virus im Zellkern	neben diffuser Anordnung auch kristalloide Aggregation
Partikelform	sphärisch; enge Verwandtschaft zum Kaninchenpapillomvirus (Shope-Virus)

Tabelle: Papillomvirustypen

Papillomart	Zugehöriger Virustyp	
Verrucae vulgares	HPV[a] 1	Plantarwarzen
	HPV 2	Hand- und Fingerwarzen
	HPV 4	Mosaikwarzen
	HPV 1, 4, 7	Schlachterwarzen
Verrucae planae juveniles	HPV 3	Plane juvenile Warzen
Condylomata acuminata	HPV 6	Spitze Kondylome
Verrucosis generalisata	HPV 3	Verrucosis generalisata ohne maligne Umwandlung
	HPV 5	Epidermodysplasia verruciformis Lewandowsky-Lutz
	HPV 8	Verrukosis bei Immunsuppression (Transplantationspatienten) Potenz zu maligner Umwandlung: onkogene Papillomviren beim Menschen
Isolierte Schleimhautwarze	HPV 2 (?)	
Disseminierte orale Papillomatose	Papillomviren noch nicht identifiziert	
Larynxpapillom	Papillomviren noch nicht identifiziert	
M. Heck	Papillomviren noch nicht identifiziert	

[a] HPV „human papilloma virus", menschliches Papillomvirus. Das bovine Papillomvirus (BPV), von dem die Typen 1–4 bekannt sind, ist mit malignen epithelialen Tumoren (Karzinomen) beim Rind sowie zahlreichen bindegewebigen Tumoren bei Tieren (Pferd, Hund) assoziiert. Es ist nicht gesichert, ob BPV zu Erkrankungen beim Menschen führt

Pathogenese. Die Übertragung der Papillomviren ist möglich von Mensch zu Mensch, und von Tier zu Tier, fraglich auch von Tier zu Mensch. Viruspapillome kommen bei fast allen Haustieren (Rinder, Pferde, Hunde, Katzen) vor. Die Inkubationszeit ist nicht genau bekannt; Angaben reichen von 4 Wochen bis zu 8 Monaten. Auch durch Autoinokulation entstehen neue Warzen. Strichförmig findet man sie in Kratzeffekten. Gelegentlich kommt exanthematische Ausbreitung vor. Es ist möglich, daß mehrere Virustypen gleiche klinische Erscheinungen hervorrufen können (HPV 1, 2, 3, 4 und 7, die Schlachterwarzen). Vielleicht spielen Lokalisation, Alter und Geschlecht für die morphologische Ausprägung eine Rolle.

Klinik. Eine große Zahl von Warzentypen werden unterschieden:

- Verrucae vulgares: vulgäre Warzen,
- Verrucae plantares: Plantarwarzen, Dornwarzen und Mosaikwarzen,
- Verrucae planae juveniles: plane juvenile Warzen,
- Condylomata acuminata: spitze Kondylome, genitale Warzen,
- Schleimhautpapillome: isolierte Schleimhautwarzen: disseminierte orale Papillomatose, Larynxpapillom, Condylomata plana, M. Heck.

Verrucae vulgares

Vulgäre Warzen sind die häufigste Warzenform. Sie kommen einzeln oder in Vielzahl vor. Zum Angehen der Viren scheint eine gewisse Disposition zu gehören. Besonders anfällig sind akroasphyktische Körperteile, da hier die Inokulation wegen verminderter Abwehr bei schlechter Durchblutung erleichtert wird. Auch bei Kindern mit Atopie und sebostatischer Haut scheint die Virusinokulation leichter zu erfolgen.

Klinik. Die initiale Warze ist etwa stecknadelkopfgroß, von einer Verruca plana juvenilis wenig verschieden. Sie stellt ein kalottenförmig sich vorwölbendes, hartes, hautfarbenes Knötchen dar. Allmählich wird die Warze größer und ihre Oberfläche durch zunehmende Verhornung rauh. Sie ist scharf umschrieben und gekrönt von einer zerklüfteten, graugelblichen, durch äußere Verschmutzung oder Bluteinlagerungen auch schwärzlichen Hyperkeratose. Besonders als sog. Mutterwarze wird sie erbsen- bis bohnengroß. In der Umgebung entstehen durch Autoinokulation oft sog. Tochterwarzen. Die Gestalt der Warzen wird durch ihren speziellen Sitz beeinflußt.

Finger- und Handrücken. Klassische kalottenförmige Warzen.

Augenlider. Hier kommen bevorzugt filiforme Warzen mit langem fadenförmigen Stiel (Pinselwarzen) vor. Sie werden oft für Fibrome gehalten.

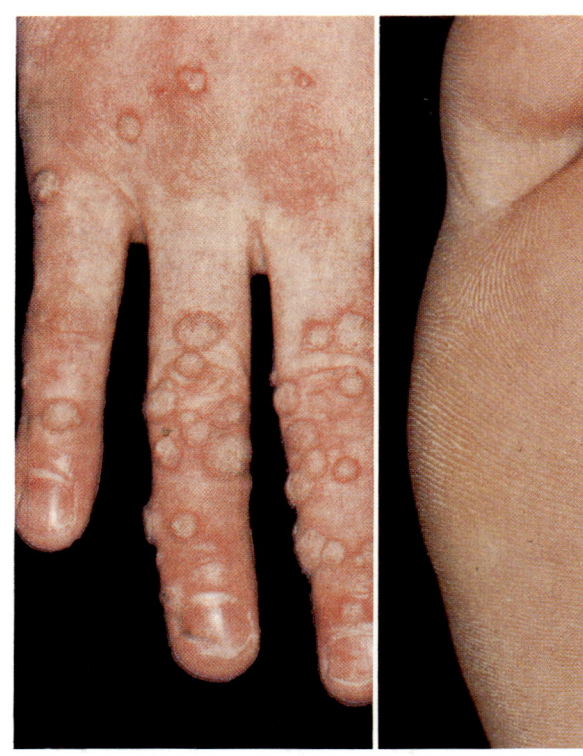

Verrucae vulgares   Dornwarze

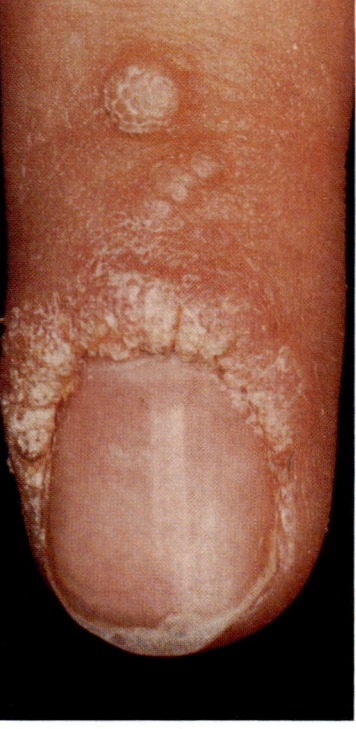

Paronychiale Warzen

Bartgegend. Kalottenförmige, aber auch filiforme Warzen, nicht selten in großer Zahl. Sie werden durch das Rasieren leicht angeschnitten und neigen dann zu großflächiger dichter Aussaat (Virusinokulation).

Finger- und Zehenzwischenräume. In den engen und von äußeren Einwirkungen geschützten Räumen zwischen den Fingern und Zehen werden Warzen mehr papillomatös.

Volarfläche der Finger und Hände. Durch mechanisches Abreiben werden die Warzen an Fingerbeeren und Handballen mosaikartig, sog. *Mosaikwarzen.* Typisch sind kleine bräunlich-schwärzliche Punkte oder Streifen (thrombosierte Kapillarschlingen mit Erythrozytenausschleusung in die Hornschicht).

Kapillitium. Hier wachsen Warzen nicht selten zu zotten-, faden- oder fingerförmigen Exkreszenzen (Verrucae digitatae), ähnlich papillomatösen Fibromen.

Lippenrot. Warzen sind hier gewöhnlich papillomatös oder filiform.

Fußsohlen. Hier breiten sich Warzen, häufig beetartig im Hautniveau liegend, zu Mosaikwarzen oder zu Dornwarzen aus, da sie durch das Körpergewicht in die Haut gedrückt werden.

Schleimhäute. An der Mundschleimhaut, insbesondere an Zungenspitze, Zungenrücken oder Zungenbändchen kommen ebenfalls Warzen vor: *Schleimhautwarzen.* Sie sind Viruspapillome, werden kalottenförmig oder plateauartig flach und haben eine weißlich-graue Farbe (Condylomata plana). Sie sind von spitzen Kondylomen (Condylomata acuminata), den Genitalschleimhautwarzen, zu unterscheiden, obwohl dies im Einzelfall nicht immer möglich ist.

Penisschaft und Außenseite der großen Labien. In Einzahl oder gelegentlich in Vielzahl finden sich verruziforme hautfarbene Papeln. Die Zellatypie kann bei der histologischen Diagnose zu differentialdiagnostischen Schwierigkeiten gegenüber bowenoiden Penispapeln und bowenoiden Vulvapapeln führen.

Paronychium. Paronychiale Warzen sind häufig. Sie können sich überall im paronychialen Bereich wie am proximalen oder seitlichen Nagelfalz ansiedeln. Bei seitlichem Sitz können sie unter die Nagelplatte hineinwachsen und zu partieller Onycholyse führen. Durch Fingerkauen werden paronychiale Warzen häufig verschleppt (Pseudo-Köbner-Phänomen), da die Warzenviren sich leicht in den durch das Kauen bedingten Epitheldefekten absiedeln können. Gleiches wird bei Kindern beobachtet, welche ständig zwanghaft die Haut im Paronychialraum abziehen. Vielfach handelt es sich dabei um Kinder mit Sebostase oder Atopie.

Nagelbett. Selten entwickeln sich Warzen primär subungual. Dann entstehen tumorartige, schmerzhafte, insbesondere druckschmerzhafte Warzen unter der Nagelplatte direkt im Nagelbett und können dann zu Knochenusurierungen führen. Im initialen Sta-

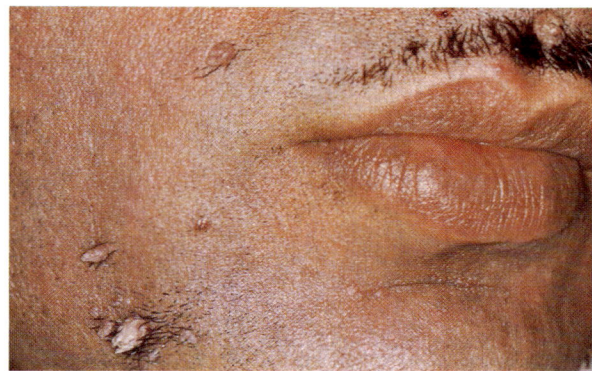

Verrucae vulgares filiformes

dium erinnern sie an psoriatische Ölflecke. Differentialdiagnosen sind Keratoakanthom, spinozelluläres Karzinom, Glomustumoren, subunguale Exostosen, Chondrome und evtl. auch Psoriasisveränderungen. Warzen können schließlich an allen bisher nicht aufgeführten Körperstellen auftreten: Konjunktiven, Nasenlöcher, Nasenschleimhaut, Rumpf etc. Verrucae vulgares kommen auch gleichzeitig mit Verrucae planae juveniles und/oder Condylomata acuminata vor. Bei Patienten mit Immundefekten kann es zu einer Aussaat von Warzen kommen (Verrucosis generalisata), so beispielsweise bei immunsuppressiver Behandlung von Leukämien oder beim Wiskott-Aldrich-Syndrom.

Auch bei Kindern mit atopischem Ekzem können bei langfristiger örtlicher Glukokortikosteroidanwendung Autoinokulationen zahlreicher Warzen am ganzen Körper vorkommen (Eczema verrucatum, Verrucosis atopica).

Histopathologie. Zwischen den einzelnen Papillomtypen kommen einige histologische Unterschiede vor, die jedoch nicht ausreichen, um den HPV-Typ mit Sicherheit zu bestimmen. Das feingewebliche Bild der Verrucae vulgares ist charakteristisch: Verbreiterung der Epidermis (Akanthose), fingerförmig lang ausgezogene bindegewebige Papillen (Papillomatose) zwischen den stark verlängerten Retezapfen. Im oberen Stratum spinosum und im Stratum granulosum liegen große vakuolisierte Zellen (ballonierte Retezellen) mit basophilen Kerneinschlüssen. Die Epidermis ist von einer mächtigen Hyperkeratose bedeckt, die charakteristische schlotförmige Parakeratosekegel und rauchfahnenartig konfigurierte Einschlüsse von Erythrozyten (intrakorneale Blutreste) aufweisen.

Elektronenmikroskopie. Der Nachweis von Viruspartikeln in histologischen Schnitten gelingt oft nur bei frischeren Warzen. Charakteristisch sind die Papillomviruselementarkörper, die sich fast ausschließlich in ballonierten Zellen im oberen Stratum spinosum, im Stratum granulosum und in den Kernresten der Parakeratose nachweisen lassen. Die Viruselemente sind oft kristalloid aggregiert, gelegentlich diffus verstreut oder auch in Ketten oder Gruppen gelagert.

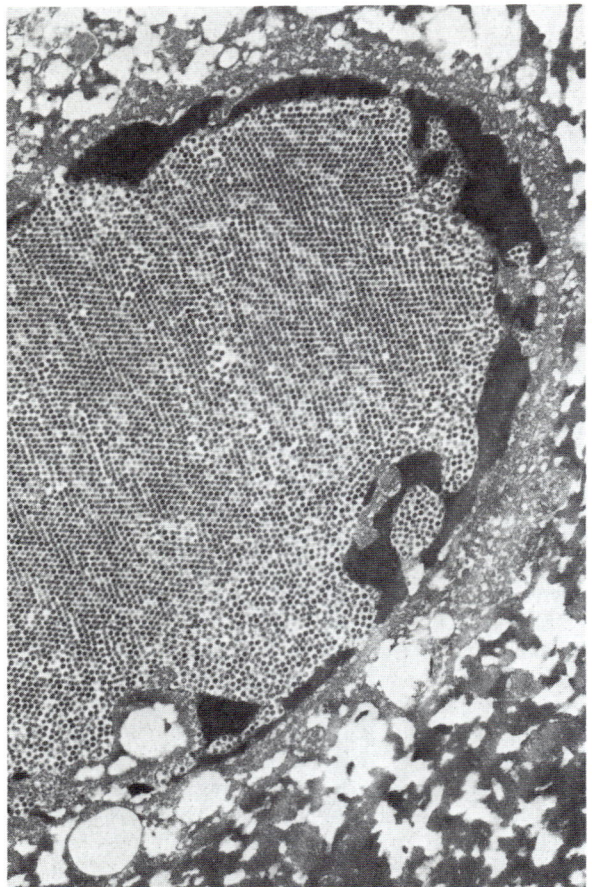

Verrucae vulgaris. HPV-Erreger intranukleär in einem Keratinozyten (Elektronenmikroskopie, Vergr. 80000:1)

Verlauf und Prognose. Verrucae vulgares heilen spontan nach unterschiedlich langem Verlauf von Wochen, Monaten oder Jahren narbenlos ab. Eine entzündliche Umwandlung der Warzen signalisiert häufig die immunologische Abwehrreaktion des Körpers mit der nachfolgenden Abstoßung der Papillome.

Differentialdiagnose. Sie ist in Abhängigkeit von der Warzenlokalisation verschieden. Keratoakanthom bei Sitz an Ohr und Lippen; spinozelluläres Karzinom an Ohr, Lippen und in aktinisch geschädigter Haut; Cornu cutaneum auf aktinischer Keratose, M. Bowen; seborrhoische Warze; warziges Szymanski-Dyskeratom; Trichilemmom; Lichen ruber verrucosus, besonders an den Unterschenkeln mit Juckreiz und weiteren Haut- und Schleimhautherden; Arsenkeratosen an Handinnenflächen; Keratoma palmare et plantare dissipatum; Clavi syphilitici; Tuberculosis cutis verrucosa an Händen und Füßen.

Verrucae plantares

Synonyme. Fußsohlenwarzen, Dornwarzen.

Klinik. Eine besondere klinische Variante der eigentlich zu den Verrucae vulgares zählenden Viruspapillome stellen die Warzen an den Fußsohlen dar. Eine Reihe unterschiedlicher Formen können sich ausbilden.

Plantarwarze
Als solitäre Verruca-vulgaris-artige Effloreszenz, besonders im Fußgewölbe.

Plantarwarzenbeet
Oberflächlich sitzende Warzen kommen an Fußsohlen oder Zehenballen in großer Zahl als Mosaikwarzen vor. Durch das Körpergewicht werden sie in die Haut eingedrückt, sie sind daher nicht erhaben. Sie können sich rasch ausbreiten; vielfach machen sie keine Beschwerden. Sie neigen zu Rezidiven.

Dornwarzen
Wie alle Fußsohlenwarzen haben sie an Häufigkeit in den letzten Jahren deutlich zugenommen. Sie sind sehr schmerzhaft und führen gelegentlich zu Geh- und ggf. zu Arbeitsunfähigkeit. Dornwarzen werden durch das Körpergewicht beim Gehen wie Nägel in die Fußsohlen gedrückt. Durch einen umgebenden reaktiven Kallus werden sie auf breiter Fläche zugedeckt. Den Warzendorn stellt man durch Druck auf das Zentrum fest. Bei genauer Betrachtung finden sich dort zahlreiche bräunliche bis schwärzliche Punkte oder kleine Streifen, die durch schlotförmige Blutungen aus den Kapillaren in das Warzenepithel und anschließend transkorneale Erythrozytenausschleusung zustande kommen. Diese Warzenhämorrhagien sind differentialdiagnostisch in der Abgrenzung von Klavus und Kallus wichtig.

Riesenwarzen
Monsterartige Riesenwarzen, häufig an der fersennahen Fußsohlenregion sind gigantisch große und sehr tiefreichende Viruspapillome. Ihre Differentialdiagnose umfaßt Epithelioma cuniculatum und spinozel-

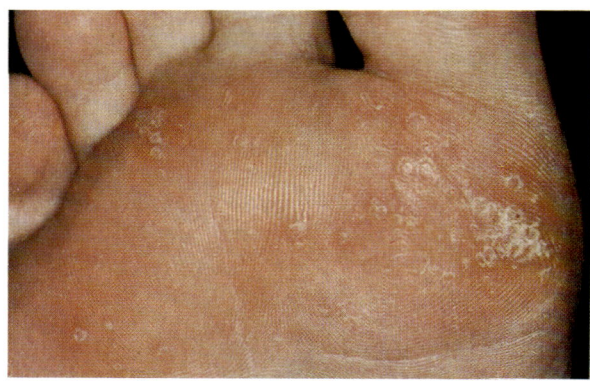

Verrucae plantares (Mosaikwarzen)

luläres Karzinom. Plantarwarzen gelten als besonders ansteckend. Es wird angenommen, daß die Ansteckung u.a. dort möglich ist, wo viele Menschen barfuß laufen, so in Schwimmbädern, Turnhallen, Umkleidekabinen, Heimen, Kasernen, Waschküchen und an Badestränden.

Verrucae planae juveniles
[Besnier und Doyon 1881]

Definition. Besonders bei Kindern, Jugendlichen und seltener bei Erwachsenen oft plötzliche Aussaat von Hunderten von planen Warzen.

Klinik. An Hand- und Fingerrücken, Handgelenken, distalem Unterarm, im Gesicht, hier an Stirn, Bartgegend (Inokulation durch Rasieren) und an den Schläfen finden sich ganz flache epidermale Papeln von 1–4 mm Durchmesser. Die Papeln sind rundlich oder oval, seltener polygonal und wegen ihres grauen, grau-gelben oder gelb-bräunlichen Farbtons unauffällig. Die Oberfläche ist stumpf und fein gepunzt. Im Gesicht sind plane Warzen manchmal gelblich, xanthomähnlich, ferner kaffeebraun, rötlich oder ausgesprochen rot. Palpatorisch sind sie derb. Eine rötliche, d.h. entzündliche Umwandlung signalisiert häufig die immunologische Abstoßung der Viruspapillome, die narbenlos rasch nach allerdings vielfach monate- oder jahrelangem Verlauf abheilen.

Histopathologie. Mäßige Akanthose, aber kaum Papillomatose, geringer Hyperkeratose mit Parakeratose. Zahlreiche ballonierte Zellen im oberen Stratum Malpighi einschließlich des Stratum corneum. Keine wesentlichen entzündlichen Veränderungen im Korium.

Differentialdiagnose. Lichen ruber planus hat spiegelnde Papeloberflächen, diese sind blaurot, jucken und zeigen ein Wickham-Phänomen; Lichen nitidus spiegelt perlmuttartig; Acrokeratosis verruciformis, eine zum M. Darier gehörige Keratose; Verruca plana-ähnliche seborrhoische Warzen älterer Leute (Keining und Halter).

Condylomata acuminata

Synonym. Feigwarzen.

Definition. In intertriginösen Hautschleimhautregionen vorkommende Warzeninfektionen, bei denen 3 Verlaufsarten unterschieden werden:
- Condylomata acuminata: spitze Kondylome („klassischer" Typ),
- Condylomata plana: vorwiegend an Cervix uteri und Präputium,
- Condylomata gigantea: destruierende Form der Riesenkondylome (Buschke-Löwenstein-Tumoren).

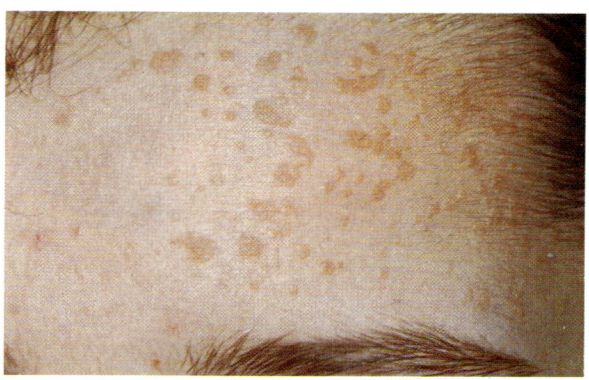

Verrucae planae juveniles

Condylomata acuminata (klassischer Typ)

Ätiopathogenese. Zum Angehen der Virusinfektion ist ein bestimmtes Milieu notwendig, welches durch Feuchtigkeit, Mazeration und Epithelläsionen gekennzeichnet ist. Daher findet man Condylomata acuminata bei Patienten mit Phimose, chronischer gonorrhoischer und nichtgonorrhoischer Urethritis, Fluor vaginalis, Intertrigo, sekundärer Lues, Analekzem, chronischer Proktitis oder Oxyuriasis. Die Übertragbarkeit der Feigwarzen ist empirisch durch Partnerinokulation erwiesen. Die experimentelle Übertragung führte nach mehreren Monaten, zum Beispiel am Arm, zum Auftreten von Verrucae vulgares, bei strichförmiger Inokulation sogar strichförmig angeordnet. Die Inkubationszeit beträgt 3–6 Monate.

Klinik Der häufigste Sitz ist das Genitale. Zunächst bilden sich kleinste stecknadelkopfgroße, bei Mazeration weißliche, in anderen Fällen auch rötliche Knötchen, die noch Warzenähnlichkeit besitzen. Allmählich nehmen sie an Zahl und Größe zu, werden papillomatös und wachsen zu blumenkohlartigen Gebilden heran, die schließlich das ganze äußere Genitale überdecken können. Es entstehen gestielte Vegetationen, die sich auseinanderblättern lassen. Da, wo sie zweiseitigem Druck ausgesetzt sind, werden sie abgeplattet und hahnenkammförmig. Ist das Terrain trocken, bleiben auch Feigwarzen trocken und wohlerhalten; die papillomatösen Bildungen treten zu Büscheln zusammen. Sie sind haut- bis perlfarben, mattglänzend und tragen häufig einen deutlichen Hornbelag. Setzt Mazeration ein, werden sie porzellanweiß und matschig; in der Tiefe der Falten bleiben sie naßrot. Sie mazerieren an Oberfläche und Basis auf weiten Flächen, nässen, werden schmierig und übelriechend. Schließlich werden sie nekrotisch. Bevorzugte Lokalisationen sind:
- *Bei der Frau* die großen und kleinen Labien bis zum Introitus vaginae. Hier herrscht die Blumenkohlform vor. Gelegentlich treten sie auch in der Vagina und an der Portio auf.
- *Beim Mann* die Kranzfurche und das innere Präputialblatt. Im Sulcus coronarius sind sie maulwurftat-

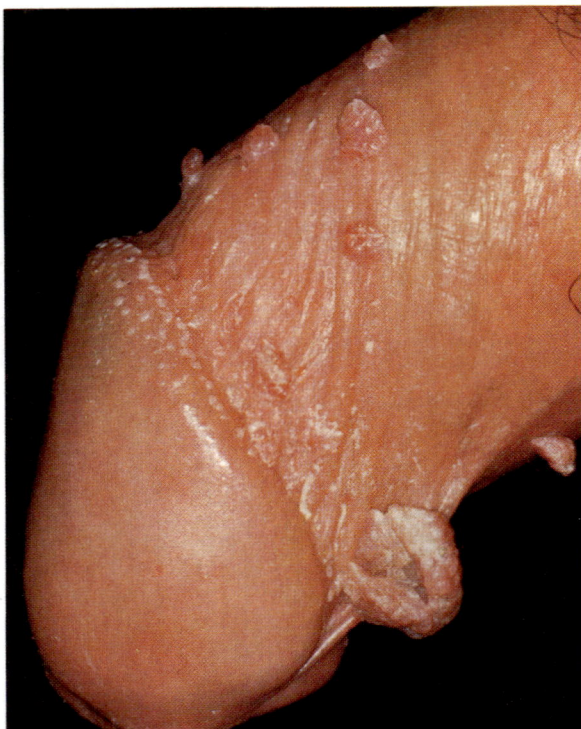

Condylomata acuminata

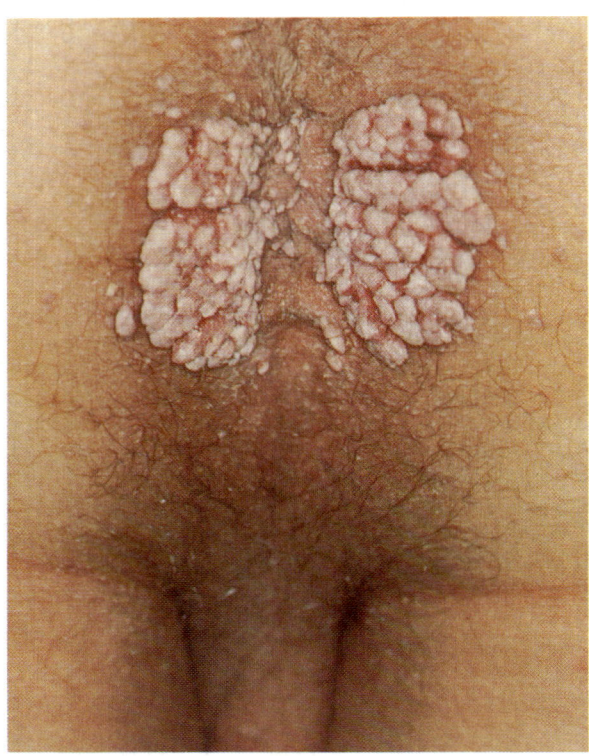

Condylomata acuminata, perianal

zenförmig und haben Ähnlichkeit mit papillomatösen Warzen. Häufiger ist auch das Frenulum, seltener die Oberfläche der Glans, gelegentlich das Orificium urethrae befallen. An der Urethralschleimhaut sind urethroskopisch papillomatöse Gebilde gefunden worden. Ist der ganze Präputialraum mit Feigwarzen vollgestopft, führen Mazerationen und Sekundärinfektionen zu Balanitis; es können entzündliche Druckusuren mit Durchbruch nach außen entstehen (Fensterung). Die Karzinomähnlichkeit kann dann groß sein.

Im Analbereich werden die Feigwarzen seitlich gepreßt und oftmals hahnenkammartig, das gleiche gilt für die Feigwarzen der Inguinalbeugen. Auf hautmazerierende, die Warzenerkrankung begünstigende Faktoren ist zu achten, wie Sekretion aus dem After (innere Hämorrhoiden, chronische Proktitis, Analprolaps, Rektalgonorrhö, Oxyuriasis), ferner auch auf rektale Lokalisation der Schleimhautwarzen (Rezidivquelle). Häufig sind Homosexuelle betroffen. Extraanogenitale Feigwarzen sind selten, so im Nabel, unter den Mammae, in den Achselhöhlen oder den Nasolabialfalten bei Intertrigo, Seborrhö oder nässenden Ekzemen.

Prognose. Obwohl stark gewucherte und oft nekrotisch zerfallende und zu Perforationen führende Feigwarzen an Karzinome denken lassen, kommt es doch niemals zu Malignität.

Differentialdiagnose. Bedeutsam ist die Unterscheidung von Condylomata lata, die breit aufsitzen und nicht papillomatös, daher nicht mit einer Knopfsonde zu entfalten sind. Spitze Kondylome können zwar naß sein, aber trockengelegt produzieren sie kein Reizserum. Schwierig kann die Unterscheidung von Pemphigus vegetans sein. Dieser beschränkt sich nur selten auf die Genitalgegend, sondern betrifft auch andere Körpergebiete und die Mundschleimhaut. Seine Vegetationen sind nicht blumenkohlartig. Pusteln am Rande können zur richtigen Diagnose hinlenken.

Condylomata plana

Definition. Sonderform der Condylomata acuminata im Genitalbereich.

Klinik. Condylomata plana scheinen eine gewisse Bevorzugung für die Cervix uteri zu haben, kommen jedoch auch als Läsionen am Präputium vor. Bedeutsam ist, daß 30–50% initialer Zervixdysplasien Papillomvirusantigene enthalten. Der Erreger der Condylomata plana scheint nicht aus der Gruppe der bisher bekannten Papillomviren zu stammen. In 10% der Fälle wurde Cervix carcinom beobachtet.

Condylomata gigantea [Buschke-Loewenstein]

Definition. Destruierend wachsende Warzenpapillome, häufig im Präputial- oder Perianalraum.

Ätiopathogenese. Besonders begünstigende Milieufaktoren oder unzureichende Abwehrlage des Patienten führen zu rascher Riesenkondylomentwicklung.

Klinik. Im Präputialraum, Perianalraum sowie am gesamten Perineum kommt es zu rasch wachsenden beetartigen und tumorförmigen Riesenkondylomen, die in die Corpora cavernosa einbrechen und Präputium und Penishaut perforieren können. Maligne Umwandlung kommt selten vor.

Differentialdiagnose. Die eigentliche Differentialdiagnose umfaßt Condylomata lata, die jedoch breit aufsitzen und nicht papillomatös werden.
Diesen Tumoren stehen die floride orale Papillomatose der Mundschleimhaut, die Papillomatosis cutis carcinoides (Gottron) des Unterschenkels und das Epithelioma cuniculatum der Fußsohle nahe.

Schleimhautwarzen

Es lassen sich 3 klinische Formen unterscheiden:
- isolierte Schleimhautwarzen,
- disseminierte Schleimhautwarzen,
- Larynxpapillome.

Isolierte Schleimhautwarzen

Sie entstehen evtl. an Lippenrot, Zungen, Zungenbändchen oder Wangenschleimhaut.

Disseminierte Schleimhautwarzen

Synonym. Orale Papillomatose.

Im ganzen Mundbereich treten kleine, weißliche warzenähnliche Papeln, oft bis zu 100 Läsionen auf. Die Bestandsdauer ist unterschiedlich lang; Spontanabheilung nach Monaten oder Jahren ist möglich.

Differentialdiagnose. M. Heck (fokale epitheliale Hyperplasie), wobei sich kleine warzenähnliche Tumoren im Mundbereich und warzenähnliche Tumoren, wahrscheinlich Trichilemmome, im Gesicht finden. Dabei sind Papillomviren, die sich nicht von humanen Papillomviren unterscheiden lassen, gefunden worden. Weißer Schleimhautnävus ("white sponge nevus of the mucosa"), der dominant vererbt wird und an Mundschleimhaut, Nase, Vagina und Anus vorkommen kann, seit Kindheit besteht und nicht spontan abheilt.

Epidermodysplasia verruciformis
[Lewandowsky und Lutz 1922]

Synonym. Verrucosis generalisata.

Definition. Seltene Erkrankung mit ausgedehnten polymorphen virusinduzierten Warzen, die sich maligne transformieren können.

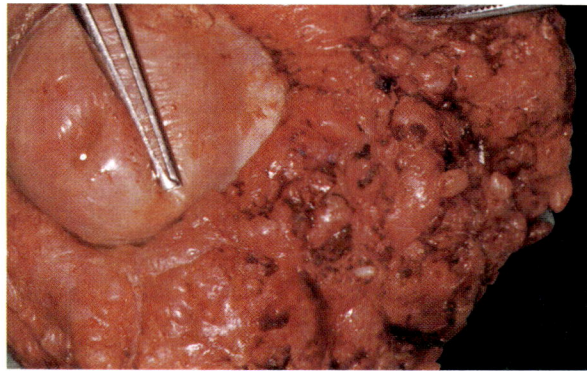

Condylomata acuminata gigantea (Buschke-Löwenstein)

Ätiopathogenese. Bei über einem Drittel der Patienten ist familiäre Häufung, Blutsverwandtschaft der Eltern sowie geistige Retardierung berichtet worden. Eine *benigne Verlaufsform,* bei der HPV 3 mit vorwiegend planen Papillomen und eine *Form mit möglicherweise maligner Entartung,* bei der HPV 5 und HPV 8 gefunden wurden, werden beschrieben.

Klinik. Die Hautveränderungen sind entweder bereits angeboren oder treten in früher Jugend auf. Sie sind warzenähnlich, lichenoid und erinnern zunächst an plane Warzen. Charakteristisch ist, daß die Warzen sich vorwiegend an chronisch lichtexponierten Körperstellen entwickeln. Aber sie kommen auch an nicht chronisch lichtexponierter Haut vor wie an Handflächen und Fußsohlen, Axillen und äußerem Genitale. Die Schleimhäute sind nicht betroffen. Die Warzen können zu Beeten konfluieren, besonders über Knien, Ellbogen und am Rumpf. Besonders auffällig ist, daß es zu einer enormen Aussaat von Effloreszenzen kommt. Im Gesicht und am Rumpf können die Erscheinungen gelblich-rötlich und schuppend sein und dann an Pityriasis versicolor erinnern.
Verlauf. Eine maligne Entartung einzelner Läsionen kommt vor, so daß Übergänge in M. Bowen, Bowen-Karzinom und spinozelluläre Karzinome möglich sind. Röntgenstrahlen und wahrscheinlich auch ultraviolette Strahlen können die maligne Transformation begünstigen und sollten daher therapeutisch nicht angewandt werden.

Therapie der Warzen

Da Warzen Viruspapillome sind, es sich also um eine vorübergehende Infektionskrankheit handelt, darf die Therapie nicht zu aggressiv sein, sie soll v.a. keine Narben hinterlassen. Ausnahmen bilden nur die konsequente Tumorentfernung der malignen Verlaufsform der Epidermodysplasia verruciformis.
Die Art der Behandlung richtet sich bei allen Warzen nach Warzentyp, Zahl, Größe, topographischer Lokalisation, eigenen Erfahrungen und Behandlungswunsch des Patienten. Eine abwartende Behandlung

ist wegen der Spontanabheilung aller Warzen empfehlenswert.

Operative Behandlung. *Scharfer Löffel.* Einzelne vulgäre Warzen werden in Chloräthylvereisung oder Lokalanästhesie abgetragen.
Diathermieschlinge. Wie bei Entfernung mit scharfem Löffel. Vorsichtiges Vorgehen bei Verrucae vulgares wegen der Narbenbildung ist wichtig. Die Hauptindikation für die Diathermieschlingenbehandlung stellen spitze Kondylome dar.
Chirurgische Entfernung in Vollnarkose. Kommt bei Fußsohlenwarzen in Betracht. Nicht selten Rezidive.

Vereisung mit flüssigem Stickstoff. Das Prinzip besteht in der Erzeugung einer subepidermalen Blase, mit der die Warze abgehoben wird. Pralle Spannungsblasen werden nach wenigen Tagen punktiert. Im Allgemeinen Abheilung ohne Narben.

Keratolyse. Dieses Verfahren ist nur für vulgäre Warzen geeignet. Für alle hyperkeratotischen Warzen, besonders aber Plantarwarzen, empfiehlt sich eine kombinierte semikonservative Behandlung mit einem salizylsäurehaltigen Pflaster (Guttaplast), das für 48–72 h fixiert wird; danach Abtragen der Hornzellmassen mit Schere, Skalpell oder einem Hornhauthobel. Anschließend 2mal tgl. Auftragen einer „Warzensalbe" (Rp. Cignolin. 0,5–1,0; Acid. salicyclic. 12,5; Paraffin liquid. 2,5; Vaselin. alb. ad 50,0), die mit einem elastischen Pflaster abgedeckt wird (Abpflastern der gesunden Haut). Nach etwa zehn Tagen wird die Keratolyse mit dem salizylsäurehaltigen Pflaster wiederholt, danach erneut Auftragen der „Warzensalbe". Zur Keratolyse stehen auch verschiedene salizylsäurehaltige Lacke und Firnisse zur Verfügung. Die Behandlungsdauer kann 4–6 Wochen, selten auch Monate betragen.

5-Fluorouracil und Salizylsäure. Verwendung als Zytostatikum in Verbindung mit dem Keratolytikum. Als Indikation gelten vulgäre Warzen. Die Lösung mit 0,5% Fluorouracil und 10% Salizylsäure (Verrumal) wird 2- bis 4mal tgl. aufgetragen. Diese Therapie ist mäßig wirksam, hat aber nur wenig Nebenwirkungen, wenn begrenzte Areale behandelt werden.

Podophyllin. Als Indikation gelten spitze Kondylome. Mit einer 25%igen alkoholischen Lösung werden Condylomata acuminata im Genitalbereich einmal wöchentlich, in einer Sitzung nicht mehr als 8–10 cm² Hautoberfläche behandelt, damit es wegen der Resorption und Toxizität des Podophyllins nicht zu unerwünschten Nebenwirkungen kommt. Im allgemeinen wird empfohlen, die aufgetragene Lösung nach 3–6 h mit lauwarmem Wasser abzuwaschen, um eine toxische Dermatitis zu vermeiden.

Keratolytika (Schälmittel). Diese eignen sich nur für Verrucae planae juveniles.

Vitamin-A-Säure. Als 0,05%ige Creme, Lösung oder Gel (Airol, Cordes VAS, Epi-Aberel, Eudyna) wird sie 1- bis 2mal tgl. bei planen Gesichtswarzen eingesetzt.

Andere Schälmittel. Salizylsäure 2,0%, Resorzin 2,0% in Spiritus dilutus, oder Resorzin-Zinkpaste 5–10%, 1- bis 2mal tgl. ebenfalls bei Verrucae planae juveniles.

Photochemotherapie. Auftragen einer 0,15%igen 8-Methoxypsoralen-Lösung (Meladinine) und nachfolgender UV-A-Bestrahlung. Im allgemeinen heilen die Warzen jedoch nur ab, wenn eine bullöse phototoxische Reaktion erzielt wird.

Suggestivtherapie. Sie ist oft bei Kindern mit Verrucae vulgares und Verrucae planae juveniles empfehlenswert. Suggestivtherapie kann erfolgen durch Verordnung von Farbstofflösungen, „Saft von Schnecken" als dickflüssiger Zuckersirup oder von Pflanzenextrakten (Thuja occidentalis D_6 peroral, 3 mal 15 Tropfen tgl., vor den Mahlzeiten über mehrere Wochen) oder Pinselungen mit Thuja-occidentalis-Urtinktur.

Röntgenbestrahlung. Diese ist, obwohl recht wirksam, heute weitgehend aufgegeben worden, da durch Nichtbeachtung der Röntgentherapieregeln immer wieder Röntgenspätschäden der Haut gesehen wurden. Sie kommt lediglich bei besonderen Fällen von Fußsohlenwarzen in Betracht und für kleine Warzenfelder (Durchmesser max. 2,0 cm). Empfohlen wird Röntgenweichstrahlentherapie: 2mal 6 Gy (50 kV, 15 cm FHA, 1 mm Al-Filter) im Abstand von 24–48 h.
Notfalls kann eine Röntgenscheinbestrahlung nach entsprechender Aufklärung der Eltern durchgeführt werden, wobei das erkrankte Kind in dem Glauben gelassen wird, daß ihm eine ionisierende Strahlung appliziert wurde.

Virostatika. Sicher wirksame Virostatika zur Warzenbehandlung sind nicht bekannt. Dieses Prinzip wird in abgewandelter Form mit der 5-Fluorouraziltherapie (Verrumal) versucht.

Allgemeine Prinzipien. Bei Akrozyanose ist ein entsprechendes Gefäßtraining mit gefäßerweiternden Lokaltherapeutika (Akrotherm, Amasin, Rubriment) sowie warmen Strümpfen, Handschuhen und gut sitzendem warmen Schuhwerk anzustreben. Das zum Angehen der Virusinfektion notwendige Milieu muß beseitigt werden. Dazu zählen Behandlung von Fluor oder Smegma sowie die Behandlung einer Hyperhidrosis. Trockenpinselungen, Einlegen von Leinen- oder Mullstreifen, Zirkumzision etc. sind oft erforderlich, um immer wiederkehrende Warzeninfektionen, insbesondere spitze Kondylome, zu beseitigen. Bei spitzen Kondylomen im Analbereich müssen stets Rektumerkrankungen (z.B. innere Hämorrhoiden, chronische Proktitis, Kandidose, Oxyuriasis oder Rektalgonorrhö) ausgeschlossen werden. Alle Grundkrankheiten (Fluor, bakterielle oder mykotische Erkrankung) sind zu sanieren. Bei spitzen Kondylomen ist die gleichzeitige Partnerbehandlung wichtig, da es sonst nicht selten zu Reinfektionen kommt.

Varia. Spitze Kondylome in der Fossa navicularis oder tiefer in der Urethra sollten möglichst vom Urologen mitbehandelt werden. Bei intravaginalem Befall mit spitzen Kondylomen ist die genaue gynäkologische Einstellung und Beseitigung aller Feigwarzen erforderlich. Dazu zählt auch die anale Mituntersuchung. Homosexuelle haben häufig intraanal spitze Kondylome. Ausgedehnter urogenitaler Befall mit spitzen Kondylomen zwingt gelegentlich zu klinischer Behandlung, evtl. in Kurznarkose.

Plantarwarzen sollten nicht exzidiert oder kürettiert werden, da häufig bleibende druckschmerzhafte Narben resultieren.

Patienten mit Epidermodysplasia verruciformis werden ständig überwacht, um maligne Tumoren möglichst frühzeitig entfernen zu können. Für diese Patienten scheint neuerdings eine orale Therapie mit aromatischem Retinoid (Tigason) oder 13-cis-Retinsäure (Roaccutan) vielversprechend zu sein, da bei einigen Patienten alle Viruspapillome unter der Therapie zurückgingen. Die Dauer der Remission ist nicht bekannt.

Anhang: Fokale epitheliale Hyperplasie
[Archad, Heck und Stanley 1965]

Synonym. Morbus Heck.

Definition. Verruciforme epitheliale Hyperplasie an der oralen Mukosa, bei Kindern, besonders Indianern.

Vorkommen. Vorwiegend bei Kindern und Jugendlichen, insbesondere Indianern und Südamerikanern. Aber auch bei uns sind Fälle bekannt geworden. Nicht selten wird über familiäres Vorkommen berichtet.

Ätiopathogenese. Es handelt sich um verruziforme Papeln, die sehr an Warzen erinnern. Über gelungenen Virusnachweis wurde berichtet. Spezielles Krankheitsbild von Schleimhautwarzen?

Klinik. An der Mundschleimhaut und an den Lippen finden sich multiple, zu Konfluierung neigende verruziforme Papeln von Mundschleimhautfarbe, die über Monate bis Jahre bestehen bleiben können. Maligne Entartung scheint nicht vorzukommen.

Histopathologie. Akanthose mit hellen Zellen im oberen Epidermisbereich. Geringe Papillomatose und Parakeratose.

Therapie. Wenn gewünscht, Abtragen der Veränderungen in örtlicher Betäubung.

Molluscum contagiosum [Bateman 1817]

Synonyme. Dellwarze, Epithelioma contagiosum.

Erreger. Das Molluscum contagiosum-Virus ist ein quaderförmiges DNS-Virus und gehört nicht zu den humanen Papillomviren (HPV), sondern zur Gruppe der Pockenviren. Es ist streng epidermotrop und mit 240×320 nm relativ groß.

Inkubation. Wochen bis Monate.

Infektionsmodus. Die Übertragung erfolgt von Mensch zu Mensch. Das eigentliche Virusreservoir ist nicht bekannt. Über kleine Epitheldefekte gelangt das Virus unmittelbar durch Schmierinfektion oder mittelbar über Kleidung und Handtücher in die Haut.

Klinik. Auf normaler Haut kommt es zu breitbasig aufsitzenden, isoliert oder in Gruppen stehenden, manchmal strichförmig angeordneten (Pseudo-Köbner-Phänomen), perlartigen, derben, zentral gedellten Knötchen; daher die Bezeichnung „Dellwarze". Der Farbton ist weißlich, gelblich oder blaßrosa. Durch seitliches Quetschen mit einer Pinzette tritt aus der zentral gedellten Papel eine weißliche fettige Masse aus. Bereits bei schwacher mikroskopischer Vergrößerung erkennt man im Exprimat kernlose, homogene, epithelzellähnliche ovoide Gebilde, die *Molluskumkörperchen.* Diese sind virusbefallene Epidermiszellen. Manchmal findet sich nur ein einziges Molluscum contagiosum, meist bestehen mehrere in unterschiedlicher Größe, seltener mehrere hundert Molluska. Bevorzugt befallen werden Kleinkinder und Jugendliche, obwohl Dellwarzen auch in jedem anderen Lebensalter vorkommen können. Prädilektionsstellen sind Gesicht, Augenlider, Hals, Oberkörper, Oberarm, Axillarfalte, Perigenital- und Perianalregion. Kleinste Molluska sind milienartig und noch ungedellt. Selten sind sie gestielt: *Molluscum conta-*

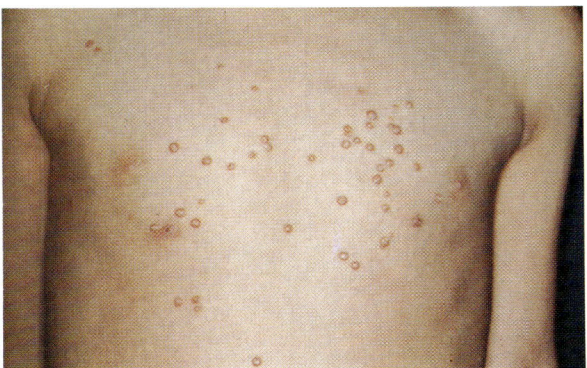

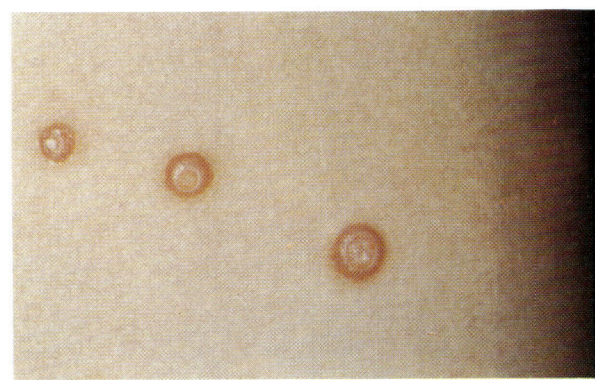

Mollusca contagiosa

giosum pediculatum oder riesengroß: *Molluscum contagiosum giganteum.* Sie können zu traubenförmigen Gebilden zusammenwachsen. Molluska können sich auch im Rahmen einer immunologischen Abwehr oder durch Kontamination mit pyogenen Keimen entzünden und gelegentlich so stark jucken, daß durch die Kratzeffekte weitere Molluscum-contagiosum-Viren inokuliert werden. Virusantigen findet sich in den infizierten Epidermiszellen, und 90% der Patienten haben durch Immunfluoreszenzuntersuchungen feststellbare zirkulierende Antikörper gegen dieses Antigen. Patienten mit Immunmangelzuständen, so Kinder mit Leukämien oder Wiskott-Aldrich-Syndrom bzw. Erwachsene und Kinder unter zytostatischer Therapie oder höheren Glukokortikosteroiddosen über längere Zeit neigen zu miliarer Aussaat von Mollusca contagiosa. Auch bei Patienten mit chronischen Ekzemen oder atopischem Ekzem können, besonders in glukokortikosteroidbehandelten Hautbereichen (lokale Immunschwäche) durch Autoinokulation Hunderte von Mollusca contagiosa entstehen: *Eczema molluscatum.*

Histopathologie. Das Molluscum contagiosum ist ein epitheliales Akanthom und typischerweise aus mehreren Läppchen aufgebaut, die durch dünne, radiär gestellte Bindegewebssepten getrennt sind. Dadurch entsteht das Bild einer quer durchgeschnittenen Apfelsine. Die sackartigen Läppchen umschließen virusinfizierte Epithelzellen. Auf den zylindrischen Basalzellen und den Stachelzellen türmen sich zahlreiche basophile Zellen auf, die an Größe zunehmen und massenhaft im Zytoplasma DNS-haltige Einschlußkörperchen (Viren) enthalten; der pyknotische Kern ist an die Zellwand gedrückt. Die alterierten Zellen sind in Ausstrichpräparaten erkennbare Molluskumkörperchen. Daneben bestehen einschlußkörperchenfreie Zellen des Stratum spinosum, die einen normalen Verhornungsablauf durchmachen. Zwischen diesen normal verhornenden Zellen liegen im Stratum corneum die ballonartig aufgetriebenen virushaltigen Zellen als runde bis ovale Zellen.

Differentialdiagnose. Milien, Hidrokystome oder Verrucae vulgares.

Therapie. Ausdrücken der Knötchen mit einer gebogenen Pinzette (Eihautpinzette) oder Abtragen mit einem scharfen Löffel, evtl. nach Anritzen mit einem Starmesser oder einer Injektionskanüle. Blutstillung mit $FeCl_3$-Lösung. Danach Desinfektion mit Merbromin (Mercurochrom). Manchmal genügt keratolytisches Abpflastern (Guttaplast). Bei sehr zahlreichen Mollusca contagiosa und bei Kleinkindern ist klinische Behandlung in kurzer Allgemeinnarkose angezeigt.

Erkrankungen durch das Herpes-simplex-Virus

Das pantrope und fakultativ neurotrope Herpes-simplex-Virus (HSV) führt an der Haut und an den Schleimhäuten sehr häufig zu Erkrankungen, die je nach sekundärem Organbefall und Lebensalter der Patienten prognostisch unterschiedlich zu beurteilen sind. Es wird zwischen Primär- und Sekundärinfektion unterschieden. Dabei können Haut, Schleimhäute, Auge oder Zentralnervensystem befallen sein; zudem kommt eine generalisierte Erkrankung vor, die fast alle Organe betreffen kann. In der Neugeborenenperiode tritt die oft letal ausgehende Herpessepsis auf, im Kleinkindalter bevorzugt die schwer verlaufende Gingivostomatitis herpetica, und für das Erwachsenenalter charakteristisch ist der rezidivierende Herpes simplex. Herpesinfektionen werden durch das ubiquitär verbreitetes Herpes-simplex-Virus ausgelöst, wobei die beiden Haupttypen 1 und 2 vorkommen. Die Erstinfektion erfolgt fast stets im Kleinkindalter, bleibt oft klinisch unauffällig und wird durch den Anstieg von homologen Antikörpern nachgewiesen. Herpesrezidive werden nicht selten durch Provokationsmechanismen induziert: Sonnenbestrahlung (Herpes labialis), Trauma, wie beispielsweise bei Ringern (Herpes gladiatorum), fieberhafte Infekte (meist als Herpes labialis).

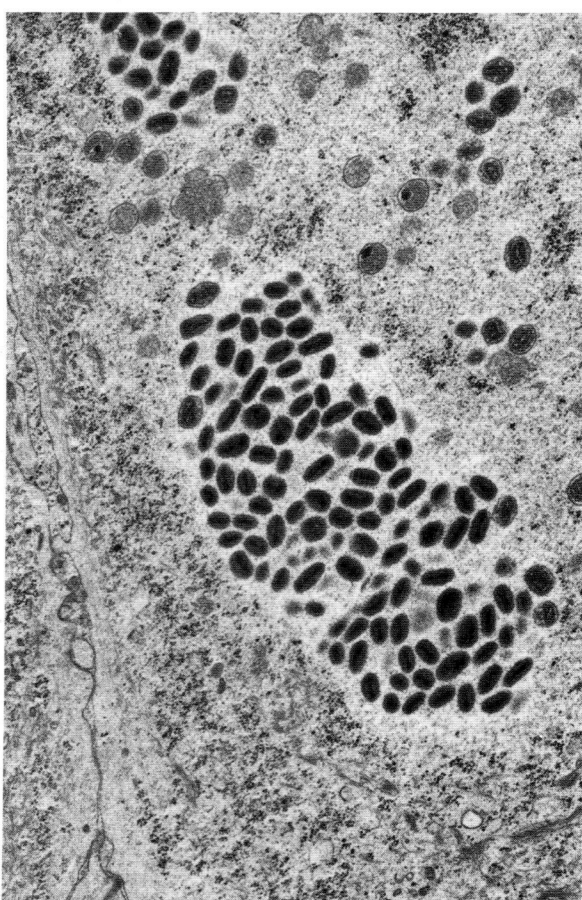

Molluscum contagiosum. Viren in einem Keratinozyten (Elektronenmikroskopie, Vergr. 62500:1)

Herpes genitalis und Genitalkarzinom. Frauen mit gesicherter HSV-Infektion im Genitalbereich haben häufiger Zervixtumoren als Frauen ohne diese Virusinfektion. Bis zu 18% der Frauen mit Herpes progenitalis haben Zervixtumoren, ein retrospektiv und prospektiv gesicherter Zusammenhang. Zervixdysplasien, Zervixkarzinome in situ und invasive Zervixkarzinome sind etwa um das 4fache höher in dieser Gruppe. Es gibt weitere Hinweise, die eine *onkogene Potenz der HSV-Viren* wahrscheinlich machen: 1) die Infektion mit HSV (meist HSV 2) an der Grenze zum Übergangsepithel, wo auch die meisten Zervixtumoren entstehen; 2) HSV-Viren transformieren Zellen in Zellkulturen und sind onkogen in verschiedenen Tiermodellen; 3) HSV-Antikörper, virale DNS- und RNS-Transkriptase in Zervixkarzinomen. Ein Zusammenhang zwischen HSV-2-induziertem Zervixkarzinom und HLA-Typen wird diskutiert, analog dem kausalen Zusammenhang zwischen HSV-Nachweis in Prostatagewebe und Prostatakarzinomen.

Prophylaxe. Zytologische Papanicolaou-Untersuchungen bei Frauen mit rezidivierendem Herpes simplex progenitalis.

Erreger. Das HSV (Herpesvirus hominis) ist ein karyotropes DNS-Virus und gehört zusammen mit dem Zoster-, Epstein-Barr- und Zytomegalievirus zur Gruppe der Herpesviren. Es mißt 90–150 nm im Durchmesser. Zwei Typen können unterschieden werden:
HSV-Typ 1. Haut- und Mundschleimhautstamm. Der Typ 1 bildet kleine Herde auf der Chorionallantoismembran und hat geringe Mäusevirulenz.
HSV-Typ 2. Genitalstamm. Häufig Virusstämme von Herpes simplex genitalis oder glutaealis. Große Herde auf der Chorionallantoismembran, stärkere Virulenz für genitalinfizierte weibliche Mäuse.
Die Differenzierung der Virustypen erfolgt durch immunfluoreszenztechnische Methoden.
Die Zuordnung von HSV-Typ 1 und HSV-Typ 2 zu den klinischen Lokalisationen ist nicht obligat; wegen anogenitaler Kontakte kommen beide Erreger auch in gegensätzlich lokalisierten Erscheinungen vor.

Inkubation. 2–7 Tage.

Epidemiologie. Die Erstinfektion durch das Herpessimplex-Virus erfolgt häufig im Kleinkindalter, meist bis zum 5. Lebensjahr. Über 60% der infizierten Menschen bleiben lebenslang Virusträger. Mit zunehmender Durchseuchung der Bevölkerung steigt der Prozentsatz der Antikörperträger an und wird bei jungen Erwachsenen mit etwa 85%, bei älteren Erwachsenen mit über 90% angegeben. Die Übertragung erfolgt durch Tröpfchen- oder Schmierinfektion (Geburtsvorgang, Kuß, Geschlechtsverkehr). Der Mensch ist das einzige Virusreservoir. Als Eintrittspforte gelten kleine Läsionen der Haut, der Halbschleimhäute, des Urogenitaltraktes, der Schleimhäute, des Magen-Darm-Traktes und der Konjunktiven. Eine virämische Übertragung von der Mutter auf den Fetus scheint möglich zu sein.

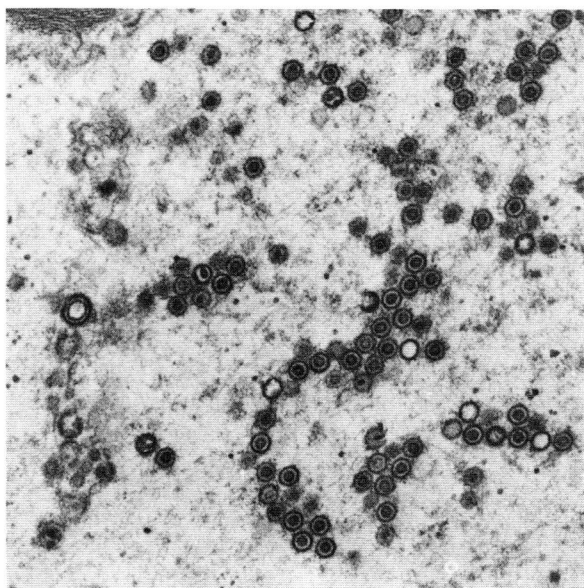

Herpes simplex. HSV-Erreger in einem Keratinozyten (Elektronenmikroskopie, Vergr. 30 000:1)

Pathogenese. Die Art der klinischen Manifestation hängt von der Immunitätslage des infizierten Organismus ab. Nach häufig inapparenter Erstinfektion kommt es zur Antikörperbildung. HSV wird trotzdem anscheinend nicht aus dem Körper eliminiert, so daß Viruselemente lebenslang in Form einer latenten Dauerinfektion persistieren. Bei nichtimmunisiertem Organismus tritt HSV durch kleinste Haut- oder Schleimhautläsionen ein, vermehrt sich lokal, und es entsteht die charakteristische Primärinfektion (herpetiforme Bläschen, Aphthen). Eine Virämie schließt sich an. Auch über den Nervenweg scheint Virusdisseminierung möglich zu sein, ebenso Virusausbreitung per continuitatem von Zelle zu Zelle. Anstieg in der Komplementbindungsreaktion zeigt die Erstinfektion mit HSV an. Herpesantikörpertiter persistieren während des ganzen Lebens. Auch ohne Titerabfall kann es zu Herpesrezidiven kommen. Dieser Titerverlust tritt bei den virusgebundenen Antikörpern (V-Antikörpern), nicht aber bei den löslichen S-Anti-

Tabelle: Primär- und Sekundärinfektionen durch Herpes-simplex-Virus

Primärinfektion	Sekundärinfektion
Gingivostomatitis herpetica (Stomatitis aphthosa)	Herpes simplex
	Herpes simplex recidivans
Aphthoid Pospischill-Feyrter	Herpes genitalis
Vulvovaginitis herpetica	Herpes genitalis recidivans
Meningoencephalitis herpetica	Rezidivierende Keratoconjunctivitis herpetica
Herpessepsis der Neugeborenen	Eczema herpeticatum
Eczema herpeticatum	
Keratoconjunctivitis herpetica	
Primärer Herpes simplex	

körpern (S = „soluble" = löslich) auf. Die S-Antikörper fallen vor einem Herpesrezidiv ab.

Viele Menschen neigen zu Herpesrezidiven; diese können als exogene Reinfektion oder als endogene Dauerinfektion mit Realisierung der Herpeserkrankung durch einen Provokationsmechanismus auftreten. Da das Herpesvirus im erscheinungsfreien Intervall oft nicht nachgewiesen werden kann, wird diskutiert, ob es in Form einer DNS-Matrize vorliegt, bis der auslösende Provokationsfaktor die DNS zur Produktion eines virulenten Virus anregt. Eine andere Hypothese besagt, daß Herpesviren in den dorsalen Ganglien des Rückenmarks persistieren und nach einem Provokationsmechanismus entlang den sensiblen Nervensträngen in das entsprechende Haut- oder Schleimhautgebiet wandern.

Tabelle: Erkrankungsorte und Krankheiten durch HSV-Infektion

Lokalisation	Krankheitsbild	Vorwiegender HSV-Typ
Haut	Herpes simplex	1
	Herpes genitoglutealis (im Hautbereich)	2
	Eczema herpeticatum	1
Schleimhaut	Gingivostomatitis herpetica	1
	Aphthoid Pospischill-Feyrter	1
	Vulvovaginitis herpetica	2
	Herpes genitalis (im Schleimhautbereich)	2
Auge	Keratoconjunctivitis herpetica	2
Zentralnervensystem	Meningoencephalitis herpetica	1 und 2
Generalisierte Erkrankung	Herpessepsis des Neugeborenen	2, selten 1

Primärinfektionen durch HSV

Gingivostomatitis herpetica

Synonyme. Stomatitis aphthosa, Mundfäule.

Definition. Häufige Erstinfektion mit dem HSV. Betroffen sind fast nur Kleinkinder. Die Erkrankung tritt akut auf und verläuft mit vesikulo-aphthösen Mundschleimhautveränderungen und Allgemeinsymptomen.

Klinik. Ganz überwiegend sind Kleinkinder betroffen, selten ältere Säuglinge oder Jugendliche. Kontakt- oder Tröpfcheninfektion, besonders durch Personen mit anderen herpetischen Erkrankungen, können in Gemeinschaften von Kindern (Krankenhaus, Kindergarten) zu kleinen Endemien führen.

Nach einer Inkubationszeit von 2–7 Tagen entwickelt sich ein akutes fieberhaftes Krankheitsbild mit typischen Erscheinungen in der Mundhöhle („Mundfäule"). Zu den Prodromen wie Unruhe und Reizbarkeit treten allgemeine Erscheinungen wie Fieber, Abgeschlagenheit, Erbrechen, Krampfneigung und Zeichen von *Gingivitis* und *Stomatitis* auf. Rasch entwickelt sich schmerzhafte entzündliche Rötung und Schwellung der Schleimhaut mit Foetor ex ore, quälendem Speichelfluß und behinderter Nahrungsaufnahme. Hinzu treten zahlreiche (20–50) typische Aphthen, bevorzugt im Vestibulum oris, die sich aus Bläschen entwickeln, stets oberflächlich bleiben und die Gaumenmandeln verschonen. Die regionalen Lymphknoten sind oft schmerzhaft geschwollen.

Verlauf. Die Erscheinungen nehmen eine rasche Entwicklung. Oft ist bereits nach einer Woche die gewöhnlich rückfallfreie Heilung eingetreten. Selten kommen Miterkrankungen von Naseneingang, Oberlippe oder der Finger *(herpetische Paronychie)* hinzu.

Prognose. Im allgemeinen gut. Gefürchtet ist Meningoencephalitis herpetica.

Diagnose. Akuter Krankheitsbeginn, massive Gingivostomatitis mit zahlreichen Aphthen, meist bei Kleinkindern, selten bei Erwachsenen, die vorher noch keine HSV-Infektion hatten.

Therapie. Symptomatisch.
Innerlich. Bei schweren Verlaufsformen Breitbandantibiotika zur Vermeidung bakterieller Sekundärinfektionen; nichtsteroidale Antiphlogistika. Von den z.Z. noch in Erprobung befindlichen systemisch applizierbaren Virostatika kann nur Aciclovir (Zovirax) empfohlen werden. Auch Immunstimulanzien (delimmun, Isoprinosine) kommen in Betracht.
Äußerlich. Mundspülung (Kamillosan, Herviros s.N., Pyralvex, Cional) und Anwendung verdünnter wäßriger Farbstofflösungen (Pyoktanin 0,2–0,5%), Schmerzstillung (Subcutin, Dynexan).

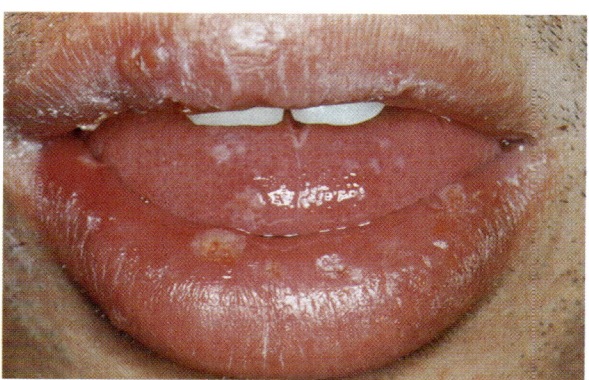

Gingivostomatitis herpetica

Aphthoid Pospischill-Feyrter
[Pospischill 1921, Feyrter 1938]

Definition. Diese sehr seltene Krankheit, ebenfalls eine Erstinfektion durch HSV bei fehlendem Immunschutz, kann als eine besonders schwere Verlaufsform der Gingivostomatitis herpetica angesehen werden. Sie wird bei abwehrgeschwächten Kindern als Zweitkrankheit nach Keuchhusten, Scharlach, Masern, Röteln, Windpocken oder Mumps gesehen.

Klinik. Typisch ist die gleichzeitige Erkrankung von Haut, Mundschleimhaut und Genitalregion. Im Gesicht finden sich in Mundnähe Herpes-simplex-Eruptionen mit Neigung zur Impetiginisation, an der Mundschleimhaut das Bild der Gingivostomatitis herpetica. Nicht selten ist das Genitale mitbetroffen. An den Akren kann es zu Bläschen kommen: *vagantes Aphthoid*.

Symptome. Das Allgemeinbefinden ist stark beeinträchtigt. Ein ähnliches Krankheitsbild, jedoch nicht mehr als Herpes-simplex-Erstinfektion, findet sich bei abwehrgeschwächten Erwachsenen, z.B. mit Leukämien und Tumoren. Charakteristisch für die Diagnose ist das randwärts fortschreitende Wachstum der Effloreszenzen.

Therapie. Wie bei Gingivostomatitis herpetica und Herpes simplex; zusätzlich Analgetika und Antiphlogistika. In schweren Fällen Versuch mit Virostatika [Amantadin, Aciclovir (Zovirax), PK-Merz, Symmetrel] oder Immunstimulanzien (delimmun, Isoprinosine).

Vulvovaginitis herpetica

Definition. Vulvovaginitis herpetica ist ebenfalls Ausdruck einer Primärinfektion durch HSV. Sie kann aber auch als sekundäre Infektion (*Vulvovaginitis herpetica recidivans*) in Erscheinung treten. Von der Primärinfektion werden vorwiegend Kinder betroffen.

Klinik. Ähnlich wie bei der Gingivostomatitis herpetica kommt es bei Kleinkindern nach einem uncharakteristischen Prodromalstadium zu einem akuten fieberhaften Krankheitsbild mit allgemeinen Beschwerden wie Abgeschlagenheit, Fieber und Erbrechen. Die Vulva ist entzündlich gerötet und ödematös geschwollen. Hinzu kommt eine Aussaat von teilweise herpetiform angeordneten Bläschen mit klarem, später getrübtem Inhalt. Auch der proximale Teil der Vagina und der Portio können mitbetroffen sein. Abheilung nach Entstehung von Ulzera und/oder Krusten.

Differentialdiagnose. Herpex simplex recidivans im Vulvovaginalbereich, syphilitischer Primäraffekt, Ulcus molle, Ulcus vulvae acutum.

Therapie. Symptomatisch. An der Schleimhaut wie bei Gingivostomatitis herpetica; an der Haut wie bei Herpes simplex.

Herpessepsis der Neugeborenen

Definition. Herpessepsis ist die schwerste Erkrankungsform nach Erstkontakt mit HSV. Sie wird nur bei Neugeborenen, besonders Frühgeburten beobachtet. Herpes simplex tritt beim Neugeborenen fast stets durch eine Infektion vom Geburtskanal der Mutter auf, entweder aszendierend nach Blasensprung oder während der Entbindung durch den infizierten Geburtskanal. Selten kommt Herpes simplex durch Transmission aus nichtgenitalen Läsionen der Mutter oder des Pflegepersonals vor. Etwa die Hälfte der herpesinfizierten Neugeborenen zeigen Hautveränderungen wie beim Erwachsenen mit herpetiformen Bläschen. Die Diagnose wird oft nicht gestellt und der Herpes als Impetigo oder Follikulitis verkannt. Bei 75% der infizierten Neugeborenen kommt es zur Virusaussaat mit schweren Allgemeinsymptomen: Fieber oder Hypothermie, Unruhe, Lethargie, Erbrechen, Appetitlosigkeit. Die Prognose bei Virusdisseminierung, bei der Herpesvirus aus allen Körperorganen isoliert werden kann, ist sehr schlecht, da etwa 60% der Neugeborenen versterben und weitere 20% schwere bleibende Störungen aufweisen. Etwa 75% der Herpes-simplex-Infektionen werden durch HSV 2, die restlichen durch HSV 1 ausgelöst. Die Prognose ist bei beiden Virustypen gleich schlecht. Herpesinfektionen treten mehr als 4mal so häufig bei Frühgeborenen wie bei normalem Geburtstermin auf.

Klinik. Nach einer Inkubationszeit von 3–6 Tagen entwickelt sich ein Herpes simplex an der Haut, eine Gingivostomatitis herpetica oder eine Keratokonjunctivitis herpetica und zusätzlich eine schwere Allgemeinkrankheit mit hohem Fieber, Dyspnoe, Leber- und Milzschwellung, Ikterus, Blutungsneigung sowie zerebralen Symptomen. Oft führt diese nach knapp einer Woche, meist infolge von massivem Kreislaufkollaps, zum Tode.

Prophylaxe. Wegen der hohen Infektionsrate von 40–60% für ein Kind bei herpeserkrankter Mutter werden Vorsorgeuntersuchungen bei folgenden Risikogeburten empfohlen: 1) Frauen mit klinisch gesichertem Herpesinfekt oder bei Verdacht darauf; 2) Frauen mit einer früheren Herpes-progenitalis-Infektion; 3) Frauen, deren Geschlechtspartner eine Herpes-simplex-Infektion gehabt hat; 4) Frauen, die Herpes simplex unterhalb der Gürtellinie gehabt haben, da sich häufig ein Herpes progenitalis findet. Die Vorsorgeuntersuchung erstreckt sich auf Inspektion, besser noch zervikovaginale Herpeskulturdiagnostik in den Wochen 32, 34, 36 und wöchentlich danach. Wird Herpesvirus in diesen Wochen vor dem oder am Geburtstermin nachgewiesen, wird eine Sektio vor Blasensprung oder spätestens 4–6 h danach empfohlen. Später als 6 h nach Blasensprung bietet eine Sektion keinen Schutz mehr vor Herpes-simplex-Infektionen.

Prognose. Um so günstiger, je älter die erkrankten Kinder sind.

Therapie. Eine sichere Therapie existiert nicht.
Innerlich. Gammaglobuline (Intraglobin) oder Hyperimmunserum. In schweren Fällen auch Versuch mit Isoprinosin (delimmun, Isoprinosine) und amantadinhaltigen Präparaten (PK-Merz) sowie neuerdings Aciclovir (Zovirax). Auch Glukokortikosteroide können versucht werden. Wichtig ist die prophylaktische Anwendung von Gammaglobulinen bei HSV-Infektionen der Mutter zum Zeitpunkt des Geburtstermins, sowohl beim Neugeborenen als auch bei der Mutter. Schwestern mit HSV-Erkrankungen dürfen nicht auf Neugeborenenstationen arbeiten.
Äußerlich. Wie bei Gingivostomatitis herpetica und Herpes simplex.

Eczema herpeticatum [Juliusberg 1889]

Synonyme. Varizelliforme Eruption Kaposi, Pustulosis acuta varioliformis Juliusberg.

Definition. Generalisierte HSV-Infektion bei Patienten mit chronischen Ekzemen, besonders bei atopischem Ekzem und Hautabwehrschwäche.

Vorkommen und Pathogenese. Das Eczema herpeticatum kommt gewöhnlich als HSV-Erstinfektion vor; jedoch kommen auch sekundäre rezidivierende Fälle vor, die dann zwar genauso foudroyant beginnen, aber einen milderen und kürzeren Verlauf nehmen. Als Herpesinfektionsquellen kommen Patienten mit Herpes simplex oder Kinder mit Stomatitis aphthosa in der Umgebung in Betracht. Die Erkrankung kommt dadurch zustande, daß eine ekzematös veränderte Haut, z.B. bei Kindern mit atopischem Ekzem, durch HSV infiziert wird. Die Inokulation des Erregers wird durch die Oberflächendefekte der Haut erleichtert. Die weitere Ausbreitung des HSV erfolgt dann wieder entweder von Zelle zu Zelle, lymphogen oder auch hämatogen. Das Eczema herpeticatum kann sich als Erstinfektion bei Kindern durch die Inokulation mit Erregern aus der Umgebung durch eine Pflegeperson *(Heteroinokulation)* oder dadurch entwickeln, daß das Kind eine Erstinfektion an einem anderen Ort (Herpes simplex labialis oder Gingivostomatitis herpetica) durchmacht und es von dort zu einer Erregerinokulation kommt *(Autoinokulation)*. Langfristige äußerliche Glukokortikosteroidtherapie erleichtert die Infektion. Neben den Kindern mit atopischem Ekzem sind auch Patienten unter immunsuppressiver Behandlung oder durch die gleichzeitige innerliche und äußerliche Anwendung von Glukokortikosteroiden gefährdet.

Klinik. Nach einer Inkubationszeit von 2–7 Tagen tritt das Krankheitsbild ohne Prodromalerscheinungen akut auf und ist durch Allgemeinsymptome (Kopfschmerzen, Temperaturanstieg, Müdigkeit) und eine Eruption gedellter, isoliert stehender Bläschen bis zu Linsengröße in ekzematischen Hautveränderungen gekennzeichnet. Die Evolution der Hautveränderungen ist phasenhaft und gleichförmig. Die Bläschen trüben sich später ein, zerplatzen und hinterlassen hämorrhagische Erosionen. Bevorzugter Sitz sind Gesicht und Hals mit Übergang auf die oberen Extremitäten und den Stamm.

Symptome. Die Hautveränderungen sind mit hohem Fieber verbunden, das für 8–10 Tage auf gleicher Höhe bleibt und dann abfällt. Das Krankheitsbild kann durch Lidödeme, Diarrhö, Bronchopneumonien sowie durch zerebrale Symptome kompliziert sein.

Prognose. In schweren Fällen mit Vorsicht zu stellen. Gefürchtete Komplikationen sind zerebrale Manifestationen.

Differentialdiagnose. Eczema vaccinatum.

Therapie
Innerlich: Bei Verdacht auf Sekundärinfektion sollten Breitbandantibiotika und γ-Globulininjektionen (Intraglobin) verabfolgt werden. Virostatika [Aciclovir (Zovirax), Amantadin (PK-Merz)] und Immunstimulanzien (delimmun, Isoprinosine) sind manchmal nützlich. Nur in verzweifelten Fällen Glukokortikoide. Wichtig ist Kreislaufüberwachung; ebenso notwendig ist die Nachbehandlung und Beseitigung der ekzematösen Hautveränderungen.

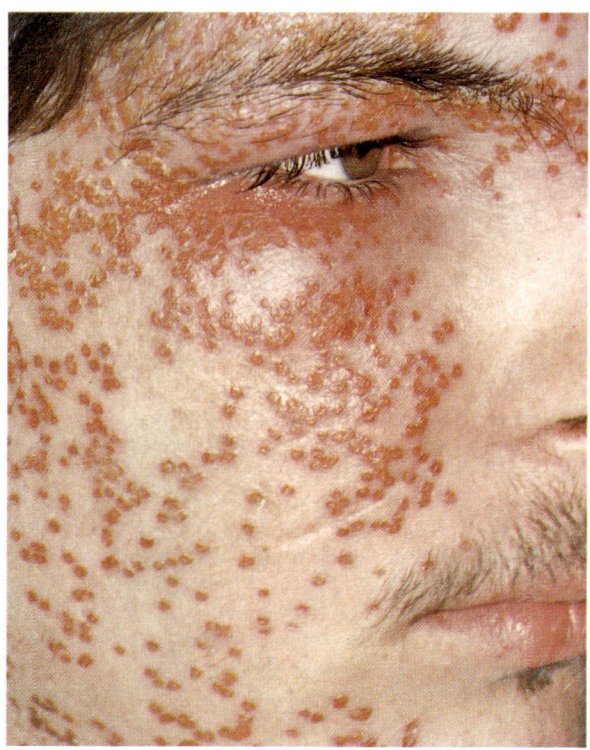

Eczema herpeticatum

Äußerlich: Austrocknende Maßnahmen in Form von antiseptischen und antibiotischen Trockenpinselungen [Lotio zinci mit 1% Clioquinol (Vioform)]. Keine Salben oder Fettsalben. Neuerdings wird über gute Erfolge mit der Photochemotherapie berichtet. Eine 0,1–0,5%ige wäßrige Methylenblaulösung wird auf alle befallenen Körperstellen aufgepinselt und anschließend mit UVA, analog zur PUVA-Therapie, bestrahlt.

Primärer Herpes simplex

Definition. Es handelt sich meist um klinisch massivere, aber typische Erscheinungen im Gesicht oder (beim weiblichen Geschlecht) auch Genitalbereich als Ausdruck einer Erstinfektion.

Sekundärinfektionen durch HSV

Herpes simplex und Herpes simplex recidivans in loco

Synonyme. Fieberbläschen, „Ekelbläschen", Gletscherbrand.

Definition. Häufigste Manifestationsform einer Sekundärinfektion durch HSV bei reduziertem Immunstatus. Nicht selten bilden sich Rezidive immer wieder in loco, d.h. an derselben Stelle.

Klinik. Nach einer Inkubationszeit von 2–5 Tagen kündigt sich der Herpes simplex durch Spannungsgefühl und Juckreiz, gelegentlich auch durch Schmerzen an. Ein linsen- bis bohnengroßer, geröteter und ödematöser Herd mit eigentümlich pelzigem Gefühl geht dann in gedellte, isoliert oder auch gruppenförmig (herpetiform) stehende Bläschen über. Die zunächst prall gespannten, stecknadelkopf- bis reiskorngroßen Bläschen, normalerweise 4–8 und auch mehr, stehen sehr dicht und konfluieren; die ganze Gruppe ist polyzyklisch begrenzt. Wenig später trübt sich der Bläscheninhalt ein. Die Bläschen platzen und hinterlassen ebenfalls polyzyklisch begrenzte Erosionen. Häufigster Sitz dieser Herpes-simplex-Infektion ist die periorale Region, gern an den Lippen: *Herpes simplex labialis*. Die Bläschen trocknen dann zu bräunlichen Borken ein, die nach mehreren Tagen abfallen. Das Resterythem bildet sich ohne Narben zurück. Die Erkrankung ist nach 8–10 Tagen abgeheilt. Lymphknotenschwellung oder Lymphknotenschmerzhaftigkeit sind meist nicht vorhanden.

Herpes simplex kann aber auch, besonders als Primärinfektion, massiver und ausgedehnter verlaufen. Nicht nur der Einzelherd ist größer und die Zahl der Bläschen beträchtlicher (Dutzende), sondern es treten mehrere Bläschengruppen in raschen Schüben auf. Dann finden sich mäßiger Spontanschmerz und eine deutliche regionale Lymphknotenschwellung. Schwerer verlaufende Herpesinfektionen in der Nähe der Lippen können gelegentlich auch mit flach eingezogenen Narben abheilen.

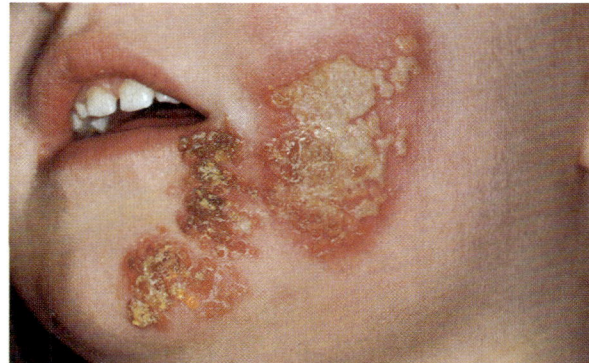
Herpes simplex. Primärinfektion

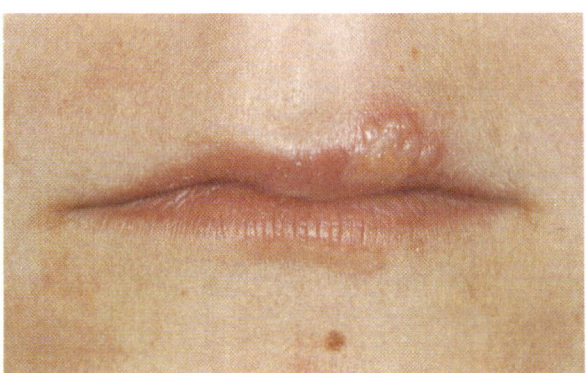
Herpes simplex labialis

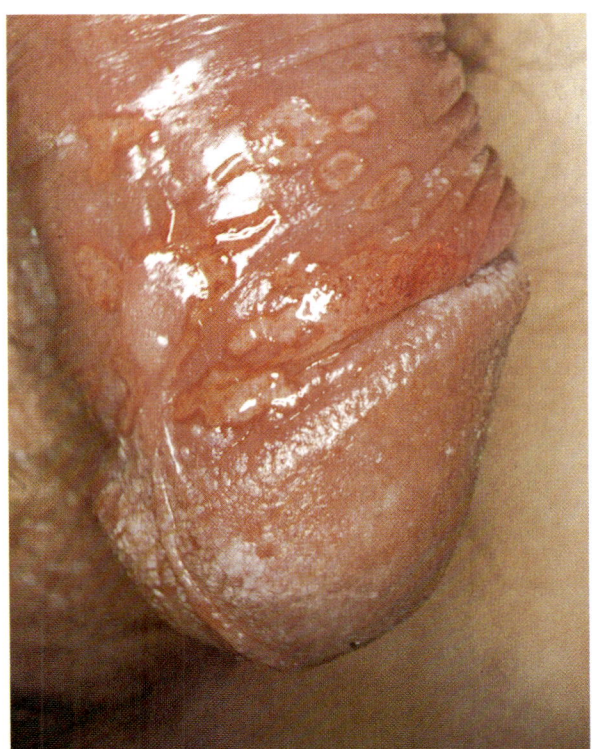
Herpes simplex. Postherpetische Ulzerationen

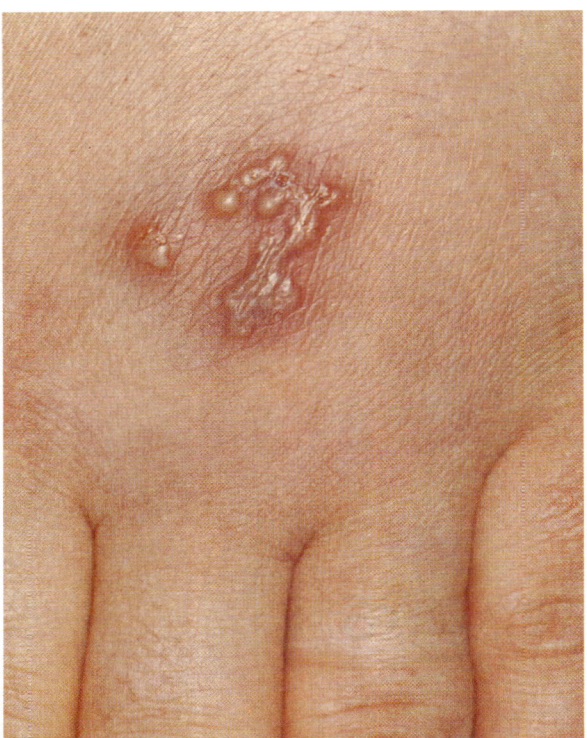

Herpes simplex recidivans in loco

Gleiche Bilder liefert der Herpes simplex auch am übrigen Körper. Im Gesicht findet sich Herpes simplex besonders am Naseneingang, an Wangen, Ohrläppchen, Augenlidern, Konjunktiva, Hornhaut (*Herpes corneae*); nicht selten auch an den Gluräen (*Herpes glutaealis*), aber auch in der Afterkerbe. Bedeutsam ist differentialdiagnostisch der *Herpes genitalis* und *progenitalis*. Bei gezielter Nachfrage stellt sich ggf. heraus, daß die ganze Vulva von Herpesbläschen übersät ist. Beim Mann sitzt Herpes simplex an der Glans, im Sulcus coronarius, am Präputium oder an der Penishaut. Auch an Hand- und Fingerrücken ist Herpes simplex nicht so selten. Häufig sind die regionalen Lymphknoten gering geschwollen und schmerzhaft.

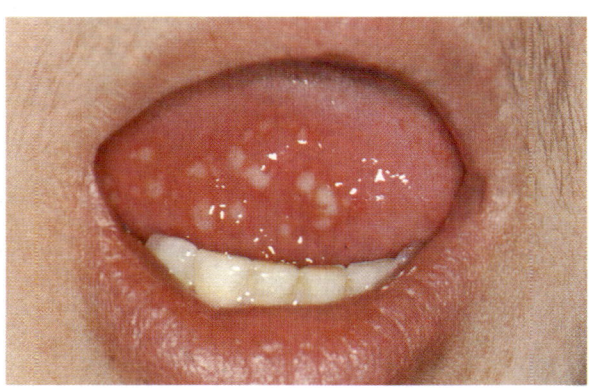

Herpes simplex

Im Mund gibt es Herpes mit Sitz an der Zunge und an der Wangenschleimhaut. Hier bestehen die Bläschen nur kurz, bald gehen sie in stecknadel- bis reiskorngroße, gelblich belegte, isoliert stehende oder konfluierende polyzyklisch begrenzte aphthoide Erosionen über.

Wichtig zu wissen ist, daß es durch Virusaktivierung zur *Provokation* eines Herpes simplex kommen kann. Man nimmt an, daß die HSV nach einer Eruption in der Haut und/oder den hautnahen Nerven liegenbleiben und durch innerliche oder äußerliche Provokationsmechanismen aktiviert werden können. *Herpes simplex traumaticus* entsteht nach Manipulationen in der Mundhöhle oder Anwendung von Chemikalien (Zahnarzt). Beim Geschlechtsverkehr kann leicht durch Infektion mit HSV-Typ 2 Herpes genitalis übertragen werden.

Im Verlauf fieberhafter Erkrankungen, besonders bei plötzlich hohem Fieber (Pneumonie, Scharlach usw.) entsteht *Herpes febrilis*. Geplagt sind viele Frauen von *Herpes menstrualis* bei oder vor der Menstruation über Jahre hin. Bekannt sind schließlich chemische Substanzen, die Herpeseruptionen fördern, wie z.B. CO und Hg.

Eine Besonderheit ist der *Herpes recidivans in loco*, der in regelmäßigen Abständen stets am gleichen Ort auftritt, so an einem bestimmten Finger oder im Genitalbereich. Nach häufiger Wiederkehr kann sich durch die entzündungsbedingte Verlegung der Lymphwege ein stabiles Ödem ausbilden, das schließlich zu einer nicht rückbildungsfähigen Schwellung der betroffenen Weichteile führen kann: *Elephantiasis nostras*.

Nicht selten wird der Herpes sekundär bakteriell infiziert: *Herpes impetiginisatus*. Die Borkenauflagerungen werden dicker und sukkulenter. Über den eigentlichen Herpes hinaus kann sich die Impetigo dann unabhängig vom Herpes weiter ausbreiten.

Diagnose. Das klinische Bild mit entzündlicher Rötung, herpetiformen Bläschen oder polyzyklischen Erosionen ist typisch. Im Tzanck-Test vom Grund eröffneter Bläschen werden in der Giemsa-Färbung multinukleäre epidermale Riesenzellen gefunden, die auf eine Virusinfektion hindeuten.

Elektronenmikroskopischer Nachweis. Der schnellste und einfachste Virusnachweis gelingt durch die sog. Negativkontrastierung („negative staining"). Bläschenmaterial wird auf einen Objektträger ausgestrichen und luftgetrocknet (postversandfähig). Das Material wird dann resuspendiert, auf elektronenmikroskopische Netzobjektträger aufgebracht und kurz mit Phosphor-Wolframsäure kontrastiert. Viren lassen sich rasch finden. Aufgrund der Virusgröße und der Virusoberflächenbeschaffenheit ist eine orientierende Viruszuordnung möglich, eine Differenzierung innerhalb der Herpesvirusgruppe jedoch nicht.

Histologie und Elektronenmikroskopie von Biopsiematerial. Diese Methoden werden nur zu wissenschaftlichen Zwecken benutzt. In der Tiefe des Rete Malpighi liegen nestförmig nekrotische Zellen, die ballonierten Retezellen, mit deutlichem inter- und intrazellulärem Ödem. Unter den Bläschen findet sich ein leukozytäres Infiltrat mit Einwanderung in die Bläschen und exsudativen Phänomenen.

Virologische Typisierung. Virusneutralisationstest und Komplementbindungsreaktion erfassen das Auftreten von Antikörpern im Blutserum und deren Titerschwankungen. Kreuzreaktionen zwischen HSV-Typ 1 und HSV-Typ 2 sind möglich. Hämagglutinisationsreaktionen haben sich nicht bewährt. Als schnelle und spezifische Methode ist die Immunfluoreszenzmikroskopie hinzugekommen. Typenspezifische fluoresceinmarkierte Antiherpesseren werden mit dem Antigen auf einem Objektträger zur Reaktion gebracht. Die Beurteilung ist rasch möglich und erfolgt in einem Fluoreszenzmikroskop.

Virusisolierung. Material wird aus verdächtigen Hautläsionen durch Abstriche gewonnen und in spezielle Transportmedien gebracht (postversandfähig). Das Material wird im Labor auf Kaninchen, Mäuse, Chorionallantoismembran von Hühnerembryonen oder Zellkulturen überimpft. An der Kaninchenkornea kann durch Herpesviren im Grüter-Kornealversuch eine Keratitis dendritica experimentell ausgelöst werden.
Bei weißen Mäusen werden intrazerebrale, intraperitoneale oder intravaginale Virusinokulationen vorgenommen. Nach Überimpfung auf die Chorionallantoismembran bilden die Viren Infektionsherde, die sog. Plaques. Eine annähernde Typendifferenzierung in HSV-Typ 1 oder HSV-Typ 2 ist aufgrund der unterschiedlichen Morphologie dieser Plaques möglich. HSV-Typ 1 wächst in Form kleiner rundlicher Infiltrate, HSV-Typ 2 in größeren opaken Plaques. Auch bei der Überimpfung von HSV auf Zellkulturen können die zytopathogenen Effekte der Viren durch die Zerstörung der infizierten Zellen zu unterschiedlichen Plaquebildungen führen.

Differentialdiagnose. Sie hängt von Lokalisation und Entwicklungsphase der Erscheinungen ab. Am Mundwinkel sind Faulecken (Angulus infectiosus) zu erwägen. Manchmal ist Herpes schwer von Zoster zu unterscheiden, besonders bei größeren Herden an der Wange oder am Gesäß. Entscheidend sind dann Kulturen und Tierversuch. Die kleinblasige Impetigo contagiosa läßt niemals das Bläschen-, sondern nur das sukkulente Borkenstadium erkennen und ist nicht polyzyklisch begrenzt. In der Mundhöhle führen Aphthen zu kreisrunden, meist größeren, isoliert stehenden gelblichen Erosionen, während Herpeserosionen gruppiert und polyzyklisch sind. Am Genitale ist an Ulcera mollia zu denken. Beim Ulcus vulvae acutum stehen die aphthenartigen Ulzerationen stets isoliert. Herpes simplex recidivans an Fingerbeere oder im Paronychialbereich kann mit Panaritien verwechselt werden (cave Inzision).

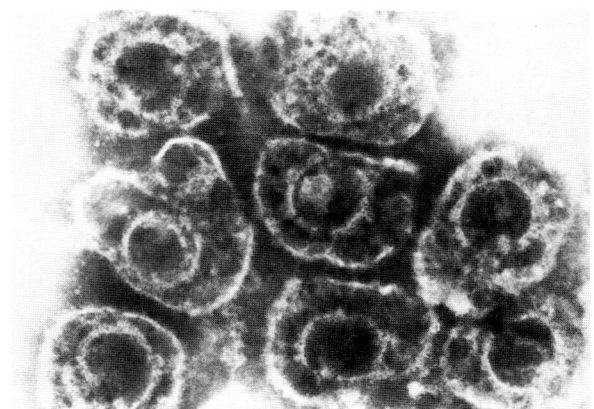

Herpes simplex. HSV-Erreger aus Bläscheninhalt, Negativkontrastierung (Elektronenmikroskopie, Vergr. 57 500:1)

Therapie. Nur symptomatische Behandlung ist möglich.
Innerlich: Eine Herpesimpfvakzine (Lupidon) ist zur Zeit nicht im Handel. Ferner Versuch mit Immunstimulation (delimmun, Isoprinosine).
Prioherp (Methenamin, Thiamindisulfiddinikotinat, Pyridoxin, Cyanocobalamin) stellt eine symptomatische Behandlung dar. Neuerdings kommt in schweren Fällen Aciclovir (Zovirax) in Betracht.
Äußerlich: Solange keine Bläschen nachweisbar sind, empfehlen sich adstringierende Externa (phenolhaltige Pasten wie Labiosan). Ähnlich gute Erfolge werden durch das mehrmals täglich kurzzeitige Aufdrükken eines äthergetränkten Wattebausches (feuergefährlich!) erzielt. Auch die Anwendung von glukokortikosteroidhaltigen Externa als Creme, Paste oder Lotio hat sich bei initialem Herpes simplex bewährt, da sie vielfach die Erkrankungszeit verkürzen.
Im Bläschenstadium sollen keine Salben oder Fettsalben angewandt werden, da diese leicht zu Exazerbation und Sekundärinfektion führen können. Hier empfehlen sich Abtupfungen mit alkoholischen Lösungen oder Trockenpinselungen mit antibiotischen oder antiseptischen Zusätzen [1% Clioquinol (Vioform) in Lotio Cordes]. Erst im Krustenstadium kommen Salben mit Antibiotika oder Antiseptika zum Abweichen und zur Vermeidung von Sekundärinfektionen in Frage. Eine Reihe von Virostatika für die lokale Anwendung werden angeboten. Sie enthalten Idoxuridin (IDU „RöhmPharma", Virunguent, Spectanefran, Symniol, Zostrum) Vidarabin (Vidarabin 3% Thilo) oder Tromantadin (Viru-Merz). Ihre Wirksamkeit ist nicht sicher erwiesen. Kontaktsensibilisierung, besonders durch Tromantadin, ist nicht selten und sollte bei zusätzlicher akuter Kontaktdermatitis im Bereich der Herpesbehandlung erwogen werden. Photoinaktivierung durch Farbstofflösungen (Neutralrot, Kongorot, Methylenblau) und UV-Licht wird bei Herpes simplex recidivans in loco und auch bei Ekzema herpeticatum empfohlen. Die Ergebnisse dieser Behandlung sind widersprüchlich, so daß sich diese Phototherapie bei uns nicht durchgesetzt hat;

ebenso wird die Möglichkeit einer Kanzerogenität diskutiert. Laserbehandlungen können ebenfalls bei rezidivierendem Herpes simplex versucht werden. Die früher übliche Röntgenweichbestrahlung (2- bis 3mal 2 Gy bei initialem Herpes simplex im Bläschenstadium) wird, obwohl von manchen gelobt, heute kaum noch durchgeführt.

Anhang: Erythema exsudativum multiforme bei Herpes simplex recidivans

Bei manchen Patienten mit Herpes simplex recidivans kommt es 5–14 Tage nach einer Herpesinfektion (meist Herpes simplex labialis) zu einem Erythema exsudativum multiforme, vorwiegend an den Handrücken, an den Unterschenkeln und Füßen, seltener am Rumpf. Wahrscheinlich entsprechen diese vorwiegend im Frühjahr und Herbst rezidivierenden Eruptionen dem sog. *Typus annuus* des *Erythema exsudativum multiforme*. Die Erkrankung kann mit Fieber und allgemeinem Krankheitsgefühl einhergehen. Auch Schleimhautbeteiligung im Mund- und Genitalbereich sowie an den Konjunktiven ist möglich.
Die Erythema-exsudativum-multiforme-Herde dürften durch immunologische Reaktion (postherpetisches E.e.m.) zustande kommen.

Erkrankungen durch das Varizellen-Zoster-Virus

Das Varizellen-Zoster-Virus (Gruppe der α-Herpesviren) ist ein längsovales oder rundliches Elementarkörperchen von etwa 150–200 nm Durchmesser, das gerade noch lichtmikroskopisch, besser jedoch elektronenmikroskopisch darzustellen ist. Die bei Varizellen und Zoster isolierten Erreger verhalten sich strukturell und biologisch praktisch identisch, so daß kaum noch ein Zweifel besteht, daß beide Krankheiten durch ein und dasselbe Virus hervorgerufen werden. So erklären sich auch Vorkommnisse wie die Auslösung einer Zosterinfektion bei Erwachsenen durch Kontakt mit einem varizellenerkrankten Kind, Auslösung einer Varizelleninfektion bei Kindern durch Kontakt mit einem Zosterpatienten oder Ansteckung eines Patienten mit Zoster durch einen Zosterpatienten im gleichen Krankenzimmer. Daher sollten Patienten mit Zoster nicht zu Patienten mit primären oder sekundären Immunmangelzuständen durch Langzeitbehandlung mit immunsuppressiven Zytostatika oder Glukokortikosteroiden gelegt werden. Die Kontagiosität des Zosters ist sonst sehr gering.
Nach derzeitiger Auffassung stellen Varizellen die Erstinfektion eines voll empfänglichen antikörperfreien Menschen mit dem Varizellen-Zoster-Virus dar. Obwohl durch die Erkrankung eine weitgehende Immunität ausgelöst wird, scheinen sich die Erreger wahrscheinlich in den Ganglien lebenslang halten zu können. Beim Zoster handelt es sich entweder um die Folge einer *Reinfektion* oder, wahrscheinlich häufig ähnlich wie beim Herpes simplex, um die Folge einer *Reaktivierung* latent vorhandener Viren bei Teilimmunität. Die Annahme einer Teil- bzw. Restimmunität erklärt auch die örtliche Begrenzung der Erkrankung auf ein Nervensegment und die überwiegende Beschränkung auf das Erwachsenenalter. Lediglich bei Grundkrankheiten, die zu einer weitgehenden Resistenzminderung führen, wie etwa Lymphogranulomatose, Leukämien, maligne Lymphome bzw. bei Patienten, die langfristig unter Immunsuppressiva, Zytostatika oder Glukokortikosteroiden stehen, kann es wieder zu einem varizellenähnlichen Krankheitsbild in Form des Zoster generalisatus kommen. Überstandener Zoster führt im übrigen zu meist lebenslänglicher Auffrischung der Immunität.

Varizellen

Synonyme. Windpocken, „chickenpox".

Definition. Erstinfektion ungeschützter Personen mit Varizellen-Zoster-Virus und Aussaat von Bläschen auf gerötetem Grund an Haut und Schleimhäuten.

Vorkommen. Vorwiegend eine Kinderkrankheit. Typisch ist die hohe Kontagiosität.

Pathogenese. Die Übertragung erfolgt durch Schmier- oder Tröpfcheninfektion über die Luft, daher auch der Name Windpocken. Die Erkrankung hinterläßt gewöhnlich lebenslängliche Immunität.

Klinik. Die Inkubationszeit beträgt 14 Tage, manchmal auch etwas länger. Befallen werden v.a. Kinder; aber auch Erwachsene können, falls sie in der Jugend noch keine Windpocken durchgemacht haben, Windpocken bekommen: *Varicellae adultorum*. Bei Erwachsenen verläuft die Erkrankung dann etwas schwerer mit Prodromen wie Kopfschmerzen, initialem Erbrechen und höherem Fieber. Bei Kindern fehlen Prodrome, höchstens tritt geringe Abgeschlagenheit auf, das Fieber ist nur mäßig.

Exanthem. Am ganzen Körper, besonders an Kopf und Rumpf, treten verstreut rote Flecken auf, die dann zu kleinen Papeln und im Verlauf von Stunden zu stecknadelkopf- bis reiskorngroßen, manchmal auch größeren dünnwandigen Bläschen mit wasserklarem Inhalt werden, die von einem schmalen roten Hof umgeben sind. Die Eruption geht über mehrere Tage weiter, neue Bläschen kommen, ältere gehen nach Trübung des Inhalts in Krusten über. Die Zahl der Bläschen ist verschieden, manchmal sind es nur wenige, manchmal viele Hundert. Mit großer Regelmäßigkeit ist das Kapillitium befallen, oft finden sich hier die ersten Bläschen. Bei Verdacht auf Varizellen sollte daher die Kopfhaut stets mituntersucht werden. Bei einem Teil der Patienten bleibt das Gesicht verschont; gewöhnlich ist es auch mit Effloreszenzen

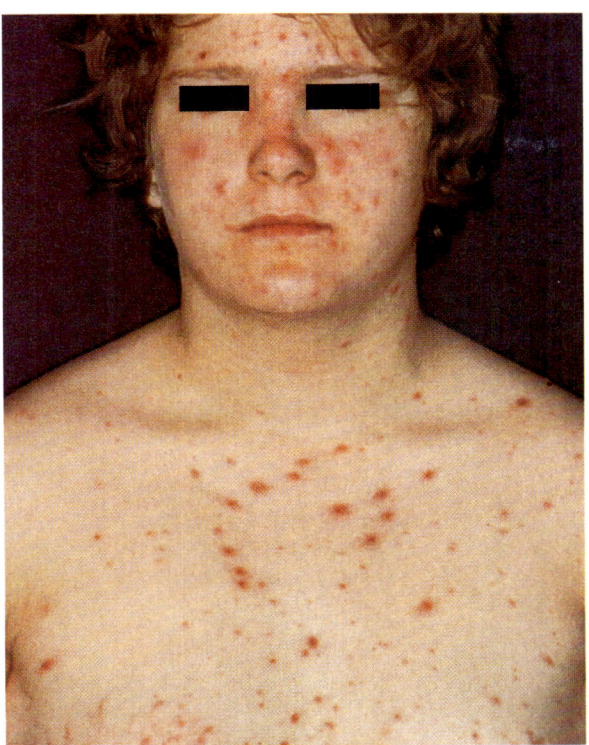

Varizellen

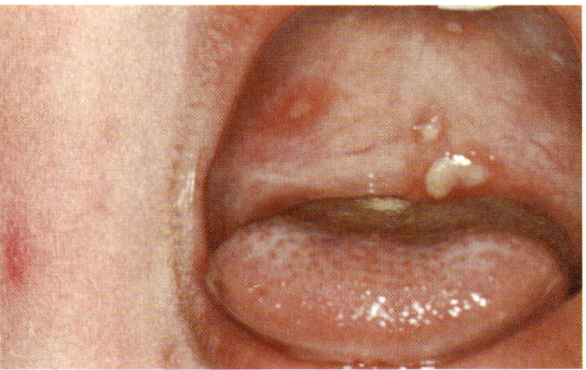

Varizellen

übersät. Hände und Füße sind fast immer bläschenfrei. Durch die Vielzahl der Entwicklungsphasen entsteht das für Varizellen typische bunte Bild, das mit einer Sternkarte verglichen wird.
Ist die Eruptionsphase überwunden, sintern die Bläschen zusammen, und es entstehen bräunliche Borken, auch Schildchen genannt. Diese haften fest an der Haut und fallen nach 2–3 Wochen ab. Nach komplikationsfreiem Verlauf entstehen keine, nach Exkoriationen der Effloreszenzen wegen des bei Varizellen nicht selten stärkeren Juckreizes und anschließender Impetiginisation oft schüsselförmige varioliforme Narben. Sie finden sich besonders auf der Stirn und den Wangen.

Schleimhäute. Sie sind regelmäßig betroffen, im Mund bevorzugt der harte Gaumen und die Wangenschleimhaut. Hier findet man jedoch meistens nur noch kleine verstreute Erosionen, die gelblich bedeckt und durch einen schmalen roten Saum ringförmig begrenzt sind. Der Blick in die Mundhöhle klärt in Zweifelsfällen die Diagnose. Auch an den Konjunktiven, am Kehlkopf und an der Genitalschleimhaut können Bläschen aufschießen.

Symptome. Während des ganzen Verlaufs besteht geringes Fieber; jedoch ist das Allgemeinbefinden, von Juckreiz abgesehen, kaum beeinträchtigt. Lymphknotenschwellungen fehlen bei sonst mäßiger Leukopenie und unauffälligem Harnbefund.

Histopathologie. Lichtmikroskopisch findet man eine dünne Bläschendecke, herdförmige Kolliquation der Retezellen, ballonierende Degeneration hauptsächlich der Basalzellen mit Bildung von großen „Ballons", die viele Kerne enthalten (epidermale Riesenzellen). Nur im Anfang ist das Bläschen mehrkammerig, rasch wird es durch Zerreißen noch vorhandener Septen einkammerig. Die Bläschen sind mit serösfibrinösen Exsudatmassen angefüllt. Im Papillarkörper liegt eine gefäßbezogene Entzündung vor.

Verlauf. Im allgemeinen günstig. Komplikationen entwickeln sich nur ausnahmsweise. Am häufigsten ist die Impetiginisation der Bläschen. Eine allerdings gutartige Meningoenzephalitis kann etwa 10 Tage nach Beginn der Erkrankung auftreten. Gelegentlich kommen Nachkrankheiten wie atypische Pneumonien, Myositis, Otitis, Nephritis oder akute Myelitis vor.

Diagnose. Elektronenmikroskopisch lassen sich die Viren durch das Negativkontrastverfahren („negative staining") leicht als 150–200 nm große Viruskörper nachweisen. Bei etwas atypisch verlaufenden Erkrankungen im Erwachsenenalter ist diese Methode zur

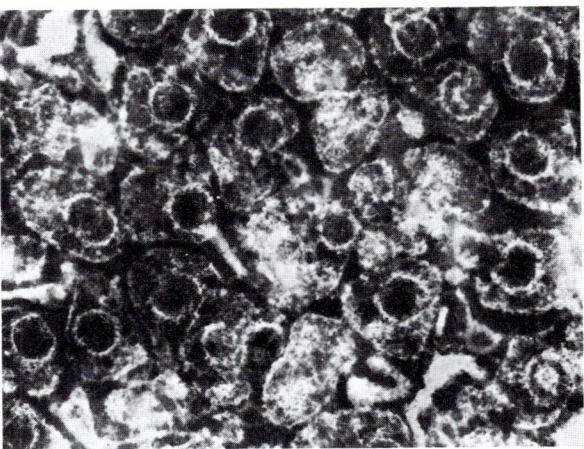

Zoster. Varizellen-Zoster-Viren in Bläschenflüssigkeit. Negativkontrastierung (Elektronenmikroskopie, Vergr. 60 000:1)

Schnelldiagnostik besonders hilfreich. Von der Abnahme des Materials (s.S. 28) bis zu ultrastrukturellen Darstellung der Viren vergeht weniger als eine Stunde.

Der Virusnachweis aus Bläschenflüssigkeit in embryonalen Fibroblastenkulturen (zytopathischer Effekt) wird erst nach 8–14 Tagen ablesbar. Wegen der frühen Durchseuchung und der Viruspersistenz ist die Komplementbindungsreaktion nur bedingt als diagnostischer Hinweis zu werten.

Bläschengrundausstrich. Ballonierte Epithelzellen mit Epithelriesenzellen und Einschlußkörperchen.

Differentialdiagnose. Strophulus infantum verläuft fieberfrei und besitzt keine Schleimhautbeteiligung; zudem ist das Exanthem mehr urtikarieller Art. Echte Pocken (Variola vera) sind mit Varizellen kaum zu verwechseln, einmal wegen der Schwere der Erkrankung und zum anderen wegen der typisch genabelten Pusteln, die stets sämtlich gleich aussehen. Schwierig ist die Abgrenzung gegenüber Variolois wegen der nicht ganz so typischen Effloreszenzen. Jedoch sind im Ausstrichpräparat Paschen-Körperchen, bei Varizellen Riesenzellballons nachweisbar. Diese Differentialdiagnose spielt heute auch keine Rolle mehr, da die Pocken als erloschen gelten. Die Differentialdiagnose zwischen Zoster generalisatus und Varizellen kann beim Erwachsenen schwierig sein. Entscheidend ist die vorhandene segmentale Zostereruption.

Therapie. Diese beschränkt sich bei Fieber auf Bettruhe. Einpudern oder Trockenpinselungen (Lotio zinci) sind angebracht, Salben wegen der Gefahr der Sekundärinfektion kontraindiziert. Bei Juckreiz innerlich Antihistaminika, äußerlich Antihistamingele (Pragman, Soventol) oder Essigwasserabreibungen. Bei Impetiginisation frühzeitig örtliche antibiotische Therapie.

Prophylaxe. Sie ist wegen der enormen Kontagiosität illusorisch. Treten Varizellen auf einer geschlossenen Abteilung, z.B. Kinderstation einer Klinik auf, so müssen die Kinder, die schon Varizellen überstanden haben, nicht entlassen werden; Kinder ohne bisher durchgemachte Varizellen können bis zum 12. oder 14. Tag ebenfalls in der Klinik bleiben, um dann kurz vor Ausbruch der Hauterscheinungen entlassen zu werden. Während dieser 2 Wochen sollen Kinder ohne Varizellen in der Anamnese nicht aufgenommen werden.

Varizellen in der Schwangerschaft

Tritt bei einer Schwangeren im 1. Trimenon eine Varizelleninfektion auf, muß mit der Möglichkeit von Mißbildungen beim Kind gerechnet werden. Die beschriebenen Mißbildungen beim Neugeborenen reichen über Hydrozephalus, Katarakt oder Chorioretinitis bis zum Horner-Syndrom. Der Zusammenhang zwischen Mißbildung und Varizelleninfektion ist bisher allerdings nur in wenigen Fällen gesichert. Meist handelt es sich um Einzelfallbeschreibungen ohne exakte serologische Untersuchung. Das Risiko einer embryonalen Mißbildung nach einer Varizelleninfektion der Schwangeren muß mit etwa 1% angegeben werden. Eine Indikation zur Interruptio besteht im Gegensatz zur Rötelninfektion nicht. Infektion der Mutter nach dem 1. Trimenon scheint nicht zu Mißbildungen beim Kinde zu führen.

Machen Mütter in der Spätschwangerschaft eine Varizellen-Zoster-Infektion durch, erkranken etwa 25% der Neugeborenen an einer Varizelleninfektion. Der Verlauf ist um so schwerer, je näher die mütterliche Infektion vor dem Geburtszeitpunkt liegt.

Haben Schwangere noch keine Varizellen in der Kindheit durchgemacht, und besteht eine bekannte Exposition, sollte die Prophylaxe mit Zosterimmunglobulin mit hohem Antikörpertiter (KBR $\geq 1:2560$) durchgeführt werden. Bei Ausbruch der Erkrankung sind Gaben von Immunglobulinen wirkungslos. Erkranken Schwangere kurz vor oder nach der Geburt, sollen die Neugeborenen Zosterimmunglobulin erhalten, um die Erkrankung abzuschwächen.

Zoster

Synonyme. Herpes zoster, Gürtelrose, Zona (frz.).

Definition. Zweitinfektion mit Varizellen-Zoster-Virus und Aussaat schmerzhafter gruppiert stehender Bläschen auf gerötetem Grund innerhalb eines oder mehrerer Hautnervensegmente.

Vorkommen. Zoster kommt in fast jedem Lebensalter vor. In der Jugend ist er selten, im Alter häufiger, sein Gipfel liegt zwischen dem 60. und 70. Lebensjahr. Der Zoster ($\zeta o\sigma\tau\eta\rho$ = Gürtel) war schon im Altertum bekannt. Einen großen Fortschritt brachte v. Bärensprung 1848, indem er bewies, daß ein Hauptsitz der Erkrankung in den Spinalganglien gelegen ist (Ganglionitis posterior). Da motorische Lähmungen bei dieser Krankheit gewöhnlich fehlen, können ausschließlich nur die hinteren sensiblen Wurzeln befallen sein. Feyrter konnte zeigen, daß innerhalb eines betroffenen Segments an der Haut (Dermatoms) auch andere Gewebe bzw. Organe betroffen sein können.

Inkubationszeit. 7–14 Tage.

Pathogenese. Zoster scheint sich als Reinfektion mit Varizellen-Zoster-Virus bei Teilimmunität oder als Folge einer Reaktivierung latent vorhandener Varizellen-Zoster-Viren entwickeln zu können. In diesem Zusammenhang ist an verschiedene Faktoren, die die örtliche oder allgemeine Resistenz des Patienten herabsetzen können, zu denken. Durch örtliche Provokation kann es zu einem Zoster traumaticus kommen. Heftige Erschütterung bestimmter Körperteile, Nervenverletzungen, Röntgenbestrahlungen, UV-Licht (phototoxische Reaktion auf PUVA) können das Auftreten eines Zoster fördern. Auch toxische Ein-

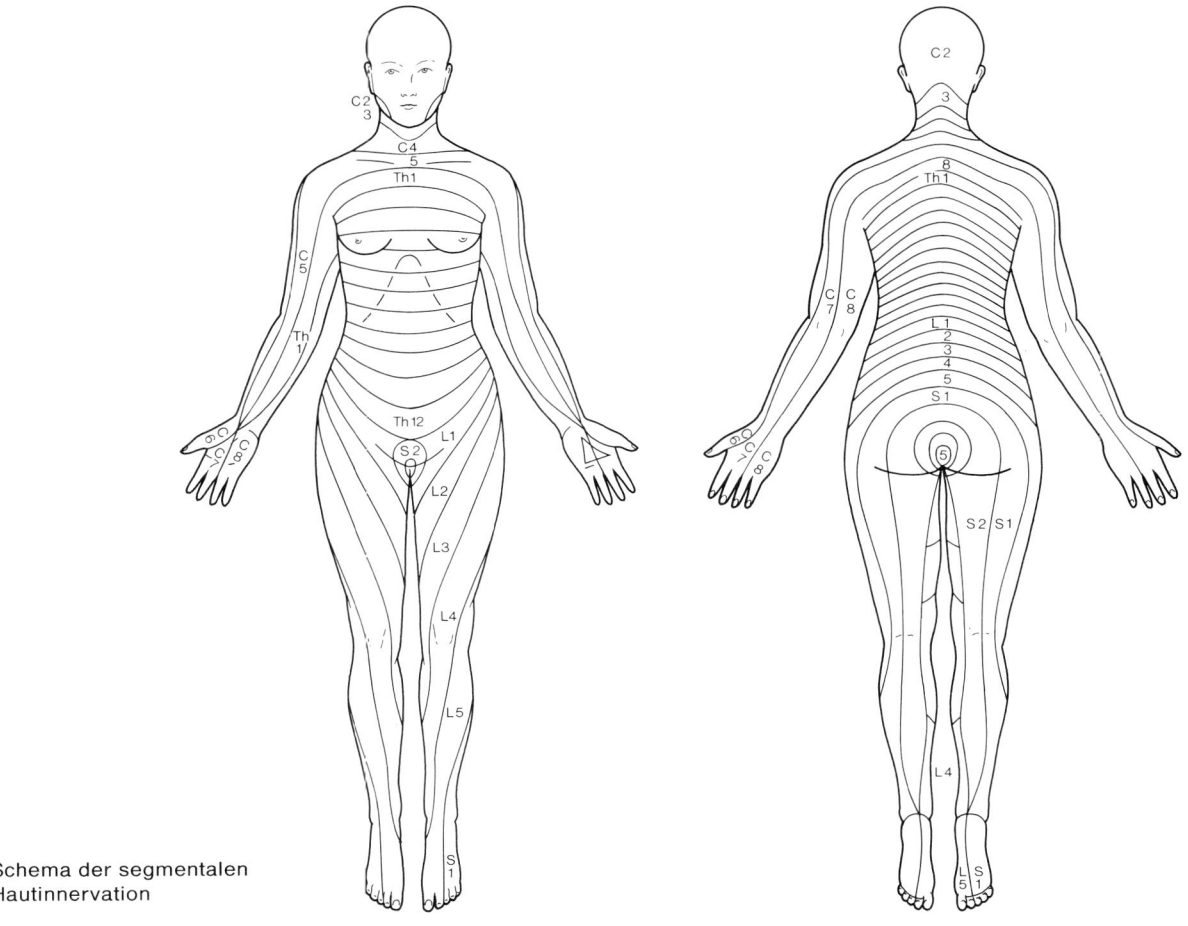

Schema der segmentalen Hautinnervation

wirkungen können evtl. Zostereruptionen induzieren, so Kohlenoxidzoster, Arsenzoster und, früher, Salvarsanzoster. Bemerkenswert ist ferner die Beziehung zwischen Zoster und Infektion, so Zoster bei später Lues oder Pockenzoster. Diese Komplikation wird jedoch nicht bei lege artis behandelten Luesinfektionen gesehen. Bei inkompletter Immunitätslage oder sekundärem Immunmangel wird häufiger Zoster gesehen, der schwerer oder als Zoster generalisatus verlaufen und u.U. auch rezidivieren kann.

Anfällig sind Patienten unter immunsuppressiver Behandlung. Besonders bei Zoster generalisatus ist daher auf M. Hodgkin, leukämische Erkrankungen sowie auf Karzinome zu achten. Auch Zoster bei älteren Erwachsenen sollte an diese Zusammenhänge denken lassen. Risikogefährdete Patienten sind im Hinblick auf ein mögliches Grundleiden zu untersuchen. Die Segmental- oder Neuraltheorie postuliert, daß häufig Tumoren oder auch nicht bösartige, zumeist entzündliche Erkrankungen in den Organen zu finden sind, die in dem erkrankten Nervensegment liegen. Ein solcher strenger Zusammenhang ist jedoch nicht immer gegeben.

Klinik. Zoster ist eine segmentale Erkrankung. Es kommt zu einer gewöhnlich einseitigen akuten Eruption herpetiform angeordneter, oft in mehreren Gruppen stehender Bläschen im Verlauf eines oder mehrerer Nervensegmente. Jedes Nervensegment kann befallen sein. Gelegentlich geht der Eruption ein Prodromalstadium mit Abgeschlagenheit, Müdigkeit, Magen-Darm-Störungen, neuralgiformen Schmerzen im Bereich des entsprechenden Segments und bei Sitz im Kopfgebiet auch mit Zahn- und Halsschmerzen oder Nackensteifigkeit voraus. Die Temperatur ist gering erhöht; Zosterfieber ist selten. Die schon zu diesem Zeitpunkt möglichen Neuralgien steigern sich manchmal bis zu unerträglichen Schmerzen. Sie stehen oft in keinem Verhältnis zur Ausdehnung und Schwere der Zostereruption.

Häufig fehlen jedoch Prodrome. Aus heiterem Himmel stellt sich als erstes Zeichen an einer umschriebenen Körperstelle ein geringes oder auch stärkeres Brennen ein. Kurze Zeit darauf bildet sich ein meist ovaläres, in der Spaltrichtung der Haut gelegenes, nur leicht erhabenes, scharf umschriebenes Erythem, dem bald an anderen Stellen im Verlauf des Ausbreitungsgebietes dieses Nervensegments (Dermatoms) neue kleinere und größere Erythemherde folgen. In der weiteren Entwicklung des Krankheitsbildes schießen innerhalb dieser Eryteme stecknadelkopf- bis reiskorngroße, manchmal auch größere, wasserklare,

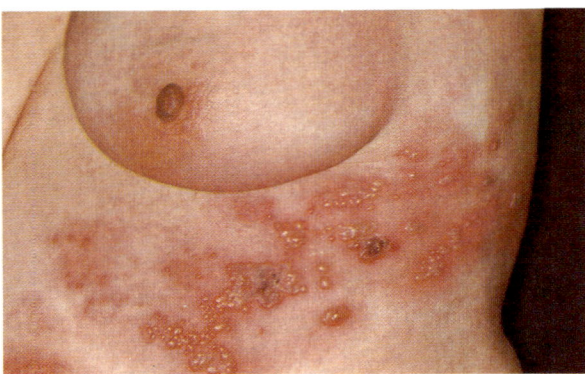

Zoster

prall gespannte, perlartige Bläschen auf, zunächst in der Mitte, später mehr randwärts. Viele Bläschen stehen isoliert, andere konfluieren. Das Aufschießen der herpetiformen Bläschen ist gewöhnlich innerhalb von 2–3 Tagen abgeschlossen. Wegen der kräftigen Decke platzen die Bläschen nur selten. Nach 2–7 Tagen trübt sich der Inhalt opak-eitrig und gelblich. Inzwischen ist die umgebende Rötung häufig wieder abgeklungen. Etwa nach einer Woche beginnt die Austrocknung der Bläschen. Sie sinken dann ein, und es entsteht eine bräunliche oder gelbliche Borke. Nach dem 10. Tag finden sich nur noch festhaftende Krustenauflagerungen, die sich erst nach 2–3 Wochen ganz abstoßen. Narbenbildungen sind häufig, namentlich wenn es zu nekrotisierender Entzündung oder zu Sekundärinfektion gekommen war. Die gruppiert stehenden Narben sind dann zeitlebens ein chrakteristisches Zosterresiduum.

Eine unangenehme Begleiterscheinung des Zosters sind Neuralgien, die schwächer oder auch manchmal äußerst heftig sein können. Oft überdauern sie die eigentliche Zostererkrankung langfristig. Ziemlich regelmäßig findet sich im entsprechenden Abflußgebiet eine Lymphknotenschwellung.

Die Zostereruption kann vom 1. Trigeminusast bis zur Fußsohle jedes Nervensegment betreffen. Am häufigsten ist der Zoster im Bereich eines Thorakal- oder Lumbalnervensegmentes, daher auch der Name Gürtelrose. In vielen Fällen beschränkt sich die Ausbreitung auf einen einseitigen Segmentbereich (*Zoster segmentalis*), oft sind es mehrere Segmente (*Zoster multiplex unilateralis*). Diese können nebeneinander oder mit Überspringung mehrerer Segmente weiter auseinander liegen. Die Medianlinie des Körpers wird meist nicht überschritten, jedoch können kurze Dorsalnerven, welche die andere Seite mitversorgen, einbezogen sein. Über beide Körperseiten ausgebreitete Zostereruptionen sind selten. Eine Rarität ist der Befall vieler Segmente auf beiden Körperseiten. Stets ist jedoch die segmentale Ausbreitung über viele Nervengebiete erkennbar.

Besondere Lokalisationen

Zoster ophthalmicus

Dieser lokalisiert sich im Ausbreitungsgebiet des 1. Trigeminusastes im Verlauf des N. supratrochlearis und supraorbitalis. Im Bereich der Stirnhälfte und des anschließenden Kapillitiums wird der Zoster häufig hämorrhagisch und gangränös, eine präaurikuläre Lymphadenitis kommt hinzu. Die Umgebung des Auges und die Lider sind stark gerötet und ödematös geschwollen, und die starken Schmerzen und Neuralgien peinigen oft die Patienten. Bei einem Teil der Patienten, oft wenn an der Nasenspitze Bläschen vorliegen (Beteiligung des Ramus nasociliaris), greift der Zoster gern auf die Konjunktiva und die Kornea über. Dann kann eine Keratitis interstitialis mit Hornhautgeschwüren entstehen. Auch das Innere des Auges kann beteiligt sein, und Muskellähmungen können hinzukommen.

Zoster des 2. und 3. Trigeminusastes

Hier kommt es häufig zu Mundschleimhautbeteiligung. Die gleichseitige Wangenschleimhaut, Zungenpartie und der Gaumenrachen oben weisen herpetiform gruppierte aphthoide flache Erosionen oder Ulzerationen auf gerötetem Grund auf. Selten tritt eine stärkere Gingivitis ein, mehrere Zähne im Ober- und Unterkiefer können dann im betroffenen Nervensegment ausfallen.

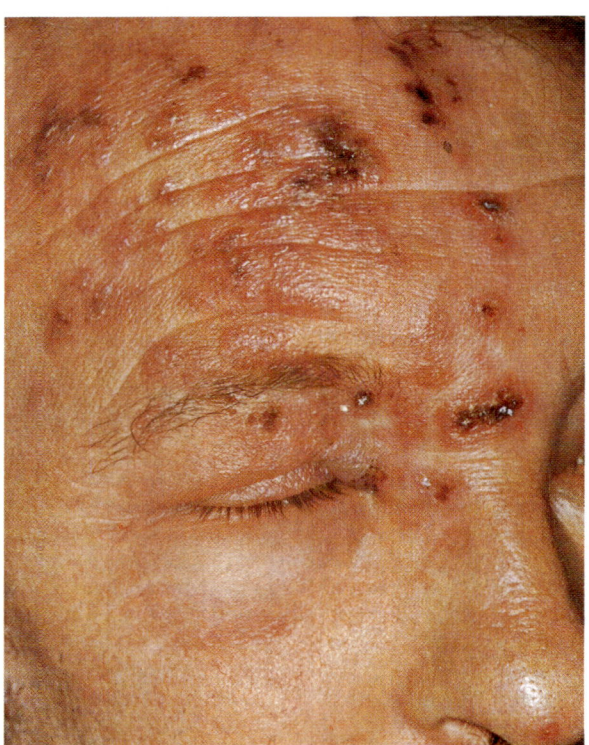

Zoster nervi trigemini, rami primi

Zoster im Kopfgebiet

Hier können meningeale Erscheinungen wie Nackensteifigkeit und Kopfschmerzen mit positivem Kernig-Zeichen hinzukommen. Im Liquor findet sich dann eine leichte Zellvermehrung.

Zoster oticus

Er kann sich auf das äußere Ohr mit Sitz an Ohrmuschel und Ohrumgebung beschränken. Ist das innere Ohr mitbeteiligt, können Akustikus- und Fazialislähmungen hinzukommen. Die Prognose dieser Komplikation im Hinblick auf das Hörvermögen ist etwa in einem Drittel der Fälle absolut schlecht, in einem weiteren Drittel relativ schlecht.

Histopathologie. Das Zosterbläschen ist feingeweblich mit dem Varizellenbläschen identisch und ähnelt sehr den Herpes-simplex-Bläschen. Im Rete Malpighi kommt es zu einem herdförmigen interzellulären Ödem oder zu ballonierender Degeneration. Erst später kommt es zur Invasion von Leukozyten. Der Umfang der Nekrose am Blasengrund ist abhängig von der Schwere des klinischen Verlaufs. Bemerkenswert ist die oft nekrotisierende Vaskulitis.
Am Spinalganglion finden sich regelmäßig entzündliche und degenerative Veränderungen (Ganglionitis acuta posterior), gelegentlich auch Hämorrhagien.

Verlauf. In der Jugend ist der Verlauf in der Regel leicht, mit dem Alter nimmt die Schwere der Erkrankung zu. Den schweren Verlauf erkennt man an hämorrhagischen Bläschen (*Zoster haemorrhagicus*). Nimmt die Gewebsschädigung noch mehr zu, so entwickeln sich in den Bezirken der Bläscheneruptionen schließlich rote Schorfe und nachfolgend nekrotische Ulzerationen innerhalb eines entzündlich geröteten Hautbereichs (*Zoster gangraenosus*). Die tiefen Nekrosen heilen nur langsam unter Hinterlassung varioliformer Narben ab.
Beim Zoster können unabhängig vom befallenen Nervensegment einzelne Bläschen auf gerötetem Grund in geringer Zahl auftreten: *aberrierende Bläschen.* Ist ihre Zahl klein, dann werden sie mehr zufällig entdeckt. Manchmal schießen hintereinander im Laufe von Tagen hunderte von Bläschen auf, so daß der Aspekt eines Varizellenexanthems zustande kommt. Die Einzeleffloreszenzen besitzen also unterschiedliche Ausprägung. Dadurch entwickelt sich ein sternkartenartiges varizellenähnliches Bild, das als *Zoster generalisatus* bezeichnet wird. Die Übereinstimmung dieses Exanthems mit einer Varizelleneruption ist frappierend. Wichtig ist, hier an Grundkrankheiten zu denken, die mit einem Immunmangel einhergehen (s.S. 33).

Diagnose. Typisches klinisches Bild; ggf. Virusnachweis im Negativkontrastverfahren (s.S. 28).

Differentialdiagnose. Im Anfangsstadium können Abgrenzungsschwierigkeiten zwischen Zoster und Herpes simplex gegeben sein. Abortiv verlaufende Zostererkrankungen im Kopfbereich sind manchmal nicht sicher von Herpes simplex abzutrennen. Wichtig ist der Verlauf. Beim Zoster findet man infolge der schubweisen Entwicklung die verschiedenen Herde innerhalb eines Segments in verschiedenen Entwicklungsstadien, so Herde mit Rötung, Bläschen, Verkrustung oder Abheilung nebeneinander (Sukzessiventwicklung). Hämorrhagien oder hämorrhagische Nekrosen sind für Zoster typisch.

Therapie. Die Therapie des Zosters ist symptomatisch und soll antiphlogistisch, antineuralgisch und antiinfektiös sein.

Innerlich: Die antiinflammatorische Behandlung wird durch Antiphlogistika wie Oxyphenbutazon (Tanderil), Phenylbutazon (Butazolidin), Clofizon (Perclusone) für wenige Tage unterstützt. Die antineuralgische Behandlung richtet sich nach dem Schmerzzustand des Patienten. Sind die Schmerzen erträglich, kann auch auf Antineuralgika verzichtet werden. Vielfach wirken antineuralgische Arzneimittel auch antiinflammatorisch. Die Gabe von Vitaminen, insbesondere von Vitamin-B-Präparaten, auch in Kombinationspräparaten mit Schmerzmitteln wird häufig durchgeführt. Vitamin B_1, B_6 und B_{12} (Neurobion, Neurotrat) werden gegeben, ihre Wirkung ist pharmakologisch jedoch nicht sicher objektivierbar.
Bei schweren Zosterverlaufsformen steht immer wieder die Frage nach einer Glukokortikosteroidanwendung oder von ACTH zur Diskussion. Während der initialen virämischen Phase sind beide Medikamente kontraindiziert, zumal bekannt ist, daß sich auch ein Zoster bei Patienten, die wegen einer anderen Krankheit unter Kortikoidtherapie stehen, entwickeln kann. Nach Abklingen des Bläschenstadiums und der Virämie sind die rasche Besserung der Entzündung, die Minderung der Schmerzzustände unter Steroiden (20–60 mg Prednisonäquivalent tgl.) oft eindrucksvoll. Postzosterische Neuralgien viele Wochen nach durchgemachtem Zoster sprechen nicht mehr sicher auf eine Glukokortikosteroidtherapie an. Neben Antineuralgika werden auch Antiepileptika [Carbamazepin (Tegretal)] und Psychopharmaka [Levomepromazin (Neurocil)] verordnet. Auch Akupunktur oder psychotherapeutische Behandlung kommt bei persistierenden Schmerzformen in Frage. Eine antiinfektiöse Behandlung ist nur bei schweren Verlaufsformen und beim Zoster älterer infektionsgefährdeter Patienten notwendig. Die Antibiotika (Tetrazykline, Doxycyclin) treffen nicht das Virus, führen aber zu einer Abschirmung gegenüber bakteriellen Sekundärinfektionen und können die gelegentlich fortschreitende nekrotisierende Entzündung eindämmen. γ-Globulininjektionen werden häufig bei Krankheitsbeginn unter falschen theoretischen Vorstellungen gegeben. Der Schutz dieser Präparate ist wegen der geringen Immunglobulinanteile und der sehr kurzen Halbwertszeit dieser Moleküle unzureichend. Infektionsgefährdete Personen wie Schwangere oder immunologisch stark geschwächte Patienten sollten mit Zoster-

immunglobulinen in ausreichender Dosis behandelt werden. Zosterimmunglobulin ist auf Anforderung erhältlich (Zentralinstitut für Transfusionswesen, Friedrichsberger Straße 60, D-2000 Hamburg-Eilbeck). Über den Wert einer immunstimulierenden Therapie mit Isoprinosin (delimmun, Isoprinosine) ist ein sicheres Urteil noch nicht möglich. Das gleiche gilt für das aus der M.-Parkinson-Therapie bekannte Adamantinsulfat (PK-Merz), das gleichzeitig per infusionem (200–400 mg) und peroral (200–400 mg) über maximal 10–12 Tage gegeben besonders die Zosterschmerzen günstig beeinflussen soll.

Neuerdings wird als Virostatikum Aciclovir (Zovirax, 5 mg/kg kg, alle 8 h) sehr empfohlen; es fehlen allerdings größere Erfahrungen.

Nach Ablauf der akuten Erscheinungen sollte bei Zoster im Segmentbereich, bei Zoster generalisatus allgemein (maligne Lymphome, M. Hodgkin, Leukämien, Karzinome) nach provozierenden Faktoren gesucht werden.

Äußerlich: Die austrocknende Therapie richtet sich nach der Phase der Erkrankung. Im Initialstadium mit frischen Bläschen sind Schüttelmixturen, beispielsweise Lotio zinci mit 0,5% Clioquinol (Vioform) angezeigt. Diese Therapie wirkt zugleich antiinfektiös. Die Lotio wird dünn auf alle befallenen Areale aufgetragen, nicht abgewaschen und bis zum Eintrocknen der Bläschen täglich wiederholt. Der Wert antiviraler Substanzen wie Idoxuridin, auch mit DMSO (Zostrum), in örtlicher Anwendung ist umstritten.

Nach Eintrocknung der Bläschen sind abweichende Salben indiziert, die auch einen antiseptischen oder antibiotischen Zusatz enthalten können (z.B., Aureomycin- oder Leukomycinsalbe).

Pocken und Vakzine

Pocken

Synonyme. Variola, Variola vera, echte Pocken, Blattern, „small-pox".

Definition. Pocken sind eine schwer verlaufende Viruskrankheit mit oft tödlichem Ausgang bei ungeschützten (Ungeimpften) Menschen. Genabelte Bläschen sind charakteristisch und hinterlassen nach Abheilung Pockennarben. Durch weltweite Impfmaßnahmen gelten Pocken heute als erloschen.

Erreger. Variola-vera-Virus, Pox virus variolae, ein Quadervirus, 150–260 nm groß, 1907 von Paschen entdeckt.

Allgemeines. Die vom Pockenvirus und seinen Abwandlungen durch Änderung der Erregervirulenz erzeugten Krankheitsbilder müssen jedem Arzt geläufig sein, auch wenn die früher so große Gefahr der weltweiten Pockenverschleppung durch den Tourismus jetzt gebannt ist. Maßnahmen bei Pockenverdacht oder wirklichem Vorliegen von Pocken müssen jederzeit gegenwärtig und durchführbar sein. In Asien trat der letzte Pockenfall 1975 in Bangladesch, in Afrika 1977 in Somali auf. In der Bundesrepublik erkrankte 1972 zuletzt in Hannover ein Jugoslawe an Pocken, in dessen Heimatprovinz schon vor seiner Abreise Pocken, vom Irak eingeschleppt, ausgebrochen waren.

Der letzte aus Europa bekannte Fall einer Pockenerkrankung kam 1978 in England in einem Labor für Serologie vor. Von der WHO wurden Pocken für erloschen erklärt.

Immunität. Durch Impfschutz besteht ausreichende Immunität; kommt es dennoch zu einer Infektion, ist der Verlauf zumeist leicht. Durch unzureichende Immunitätslage (Teilimmunität), z.B. durch eine zu lange zurückliegende Schutzimpfung, durch unzureichenden Impfschutz (Variolois) und bei Infektion mit abgeschwächtem Virus (Alastrim) verläuft die Pockenerkrankung atypisch.

Klinik. Pocken werden von Mensch zu Mensch übertragen, zumeist durch Tröpfchen- oder Schmierinfektion, ferner durch Fliegen als Virusüberträger vom Kranken zu Nahrungsmitteln (Trinkwasser). Manchmal sind die Kontaktpersonen nicht feststellbar.

Nach einer Inkubationszeit von 13–14 (8–18) Tagen setzt mit großer Vehemenz ein *3tägiges Prodromalstadium (Initialstadium)* ein, mit hohen Temperaturen bis 40 oder 41° C und Tachykardie. Hinzu kommen Erbrechen, Kopf- und Gliederschmerzen, auch Kreuzschmerzen. Meist kommt es in diesem Stadium zu einem Initialexanthem, mit Beginn im Gesicht und an den Armen, charakterisiert durch kleinste, leicht erhabene rote Fleckchen, danach Ausbreitung über den ganzen Körper. Gleichzeitig besteht ein Lidödem.

Nach Ablauf von 3 Tagen Absinken der Temperatur, der Patient fühlt sich wieder relativ wohl.

Es bedeutet dies aber nur für etwa 2 Tage eine Stille vor dem Sturm. Etwa am 5. Tag Umwandlung des Exanthems, wobei die Makulä jetzt papulös werden und in glänzende, zunächst noch klare Bläschen übergehen. Etwa vom 8. Tage an wird der Inhalt trüb und eitrig. Auf der Höhe der jetzt linsen- bis erbsengroßen, von einem düsterroten Hof umgebenen *mehrkammerigen Pusteln* werden *Eindellungen* sichtbar, ein für Blattern unverkennbares Bild.

Auch an Palmae und Plantae entwickeln sich derbe Papeln ohne Übergang in Pusteln. Am dichtesten sind die Erscheinungen an Gesicht, Kopf, Extremitäten und Akren.

Die Effloreszenzen erscheinen häufig erst später an den übrigen Körperabschnitten, so daß an den Unterschenkeln die jüngsten, am Oberkörper die am längsten bestehenden Effloreszenzen erkennbar sind. An einer Körperstelle befinden sich alle Effloreszenzen im gleichen Entwicklungsstadium. Auch im Mund können Bläschen mit rascher Umwandlung in pseudomembranös belegte Ulzerationen übergehen. Während dieser Entwicklung ist die Temperatur bald an-

gestiegen, der Patient ist delirant geworden. Durch Intoxikation und Herzschwäche fordert die Krankheit in dieser ersten Phase viele Todesopfer mit einer Mortalitätsrate von 10–30% und mehr, je nach Virulenz.
Überlebt der Patient die Erkrankung, trocknen die Pusteln mit dicken Krusten ab und hinterlassen die typischen schüsselförmigen eingezogenen Narben, die bei Farbigen gewöhnlich de-, bei Weißen nicht selten hyperpigmentiert sind.

Abweichungen vom normalen Verlauf. Prognostisch ungünstig ist das Hämorrhagischwerden der Pusteln (*schwarze Blattern*). Gelegentlich ist die Erkrankung so akut, daß sich keine Bläschen mehr entwickeln, sondern nur noch flächenhaft Ekchymosen auftreten. Statt der Exantheme mit individuellen Bläschen und Pusteln treten bei diesen schweren Verlaufsformen flächenhafte Erytheme und regelrechte Blasen auf. Nicht minder ernst ist die *Variola confluens* mit Zusammenfließen der einzelnen Effloreszenzen. Übersteht der Patient das Stadium der Suppuration, so trocknen die Pusteln etwa vom 12. Tage an ein. In 8–10 Tagen werden die gelbbraunen Borken abgestoßen; es resultieren Pigmentierungen und viele kreisrunde Narben in Größe der Pusteln. Sie sind schüsselförmig unter das Hautniveau eingesunken. Diese Variolanarben beweisen zeitlebens die überstandene Krankheit. Gelegentlich kommt während der Pockenerkrankung eine Zostereruption vor, der sog. *Pockenzoster*.

Variolois

Namentlich bei Vakzinierten mit inkomplettem Impfschutz, also mit einer fortbestehenden Restimmunität, kommen auch leichtere Pockenfälle vor, sog. Variolois. Hier sind die Allgemeinsymptome abgemildert, die Effloreszenzen aller Phasen sind nur gering ausgeprägt und vereitern nur teilweise. Narbenbildungen bleiben aus oder sind geringfügig. Der Ausgang ist gutartig. Ähnlich zu beurteilen sind die sog. „weißen" oder „Kaffernpocken" (Alastrim oder Variola minor).

Histopathologie. Im Pockenbläschen retikuläre (retikulierende) Degeneration. Durch starkes intrazelluläres Ödem bleibt nur noch ein Zellnetz (Retikulum = Netz) der Epithelzellen übrig. Im Zytoplasma finden sich neben den Zellkernen Guarnieri-Körperchen; das sind die das Pockenvirus umhüllenden Reaktionsprodukte. Tierexperimentell wird das Variolavirus durch den Paul-Versuch an der Kaninchenkornea in 24–48 h nachgewiesen.

Diagnose. Erregernachweis aus Bläschen, Pustelinhalt oder Krusten nach Färbung im Lichtmikroskop oder sehr viel rascher und sicherer ungefärbt durch das Elektronenmikroskop (Negativkontrastierung, S. 28). Noch besser kultureller Nachweis des Virus, das sich reichlich in Blut, Speichel und serösen Exsudaten findet.

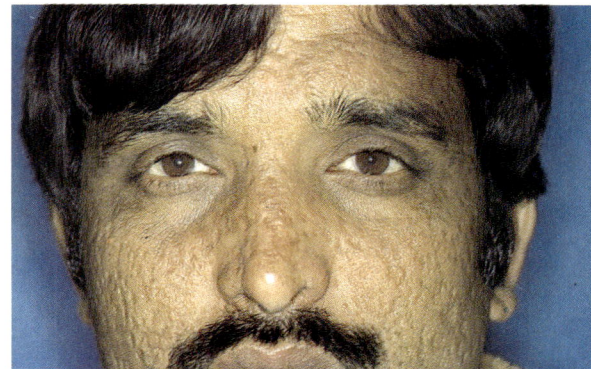

Variola. Pockennarben

Kulturverfahren auf der Chorionallantoismembran des Hühnerembryos oder in der Gewebekultur; das Ergebnis liegt nach 2–3 Tagen vor. Auch der *Paul-Versuch* mit Übertragung der Viren auf die Kaninchenkornea ist möglich. *Komplementbindungsreaktion.* Das Virusantigen kann bereits vor der Eruption von Hauterscheinungen im Patientenserum oder später im Bläschen- bzw. Pustelinhalt oder in den Krusten durch Komplementbindungsreaktionen nachgewiesen werden. Der Nachweis von Antikörpern durch die Hämagglutinationshemmreaktion (HAHR), die Komplementbindungsreaktion (KBR) oder durch die Bestimmung neutralisierender Antikörper läßt erst vom 10. Tage an positive Ergebnisse erwarten.

Differentialdiagnose. Sie kann bei einem Einzelfall außerhalb einer Epidemie im Initialstadium schwierig sein. In diesem Stadium kommen zahlreiche exanthematische Infektionskrankheiten wie Lues II, Varizellen, auch Arzneiexantheme, in Frage. Im Stadium der Pustulation ist das Bild unverkennbar. Im Anfangsstadium kommen evtl. Masern in Frage. Das Masernexanthem ist aber großflächiger; daneben heftige katarrhalische Erscheinungen, auch sind die Allgemeinsymptome nicht gleich vehement. Typisch für Masern sind Koplik-Flecken.
Kaum möglich ist die Verwechslung mit pustulösen Syphiliden. Lues verursacht nur unwesentliches Fieber, das Allgemeinbefinden ist gut. Lues ist nicht monosymptomatisch. Varizellen sind eine leichte Erkrankung. Die Eruptionsart mit schubweisem Verlauf ist verschieden; bei Variola vera findet sich eine monomorphe Eruption.

Prophylaxe. Sofortige Schutzimpfung aller Kontaktpersonen unter entsprechenden Vorsichtsmaßnahmen. Bei älteren Patienten Hyperimmunserum (γ-Globulin) von frisch mit Vakzinevirus Immunisierten. Empfohlen wird auch eine Chemoprophylaxe mit N-Methylisatin-β-Thiosemicarbazon (Marboran).

Therapie. Die Behandlung ist symptomatisch. Bettruhe, Überwachung des Kreislaufs, evtl. Digitalisierung und Antipyretika. Sekundärinfektionen werden durch Antibiotika abgewehrt. Die Anwendung des Chemotherapeutikums N-Methylisatin-β-Thiosemicarbazon (Marboran) wird empfohlen.

Meldepflicht. Bereits bei Verdacht.

Maßnahmen bei Pockenverdacht. Die notwendigen Maßnahmen sollen in Ruhe und systematisch ergriffen werden. Der Patient ist dort, wo er sich gerade befindet, zu isolieren; Türen sind zu verschließen; Kontaktpersonen sind zunächst möglichst am Ort zu halten und zu registrieren. Der Patient darf nicht mit einem Krankenwagen in eine Klinik gefahren werden. Gesundheitsämter, Impfanstalten und Hautkliniken haben einen Pockenalarmdienst vorbereitet.
Telefonische Verständigung mit diesen Zentralen ist notwendig, wobei folgende Verdachtsmomente genannt werden können: Reise in ein Endemiegebiet, Laborkontakte, Kontaktpersonen, bisherige Pockenschutzimpfungen, wann zuletzt geimpft, bestehen Impfnarben? Eine charakteristische Impfnarbe macht einen Impfschutz wahrscheinlich, beweist ihn jedoch nicht.
Bei Pockenverdacht wird der Patient an Ort und Stelle von Pockensachverständigen, die durch Schutzanzüge vor einer Infektion geschützt sein sollen, inspiziert. Erhärtet sich der Verdacht, wird Material für eine elektronenmikroskopische Schnelldiagnose (Negativkontrastierung) entnommen: Das Ergebnis liegt innerhalb von Stunden vor. Gleichzeitig sollten virologische Kulturen angelegt werden. Alle Kontaktpersonen werden registriert; bei Bestätigung der Diagnose gehen alle Kontaktpersonen in Quarantäne.

Pockenschutzimpfung. Die gesetzliche Prophylaxe der Pocken bestand früher in einer 2maligen Schutzimpfung. Ursprünglich war nur eine einmalige Vakzination vor Abschluß des 1. Lebensjahres vorgeschrieben. Da der Schutz nur etwa 10 Jahre währt, fielen 1870/74 immerhin noch 180000 Menschen in Deutschland den Pocken zum Opfer. Deshalb wurde durch Reichsgesetz von 1874 eine 2. Vakzination im 12. Lebensjahr verfügt. Diese führte zur Pockenfreiheit. Sollte es jetzt zu einer Pockeneinschleppung kommen, wäre nur noch ein Bruchteil der Bevölkerung durch zurückliegende Impfungen ausreichend geschützt. Alle Länder haben die gesetzliche Schutzimpfung für die eigene Bevölkerung und auch die Touristen bei Einreise in das Land bereits abgeschafft, da die WHO die Pocken weltweit für ausgestorben erklärte. Ein Beweggrund war u.a., daß die jährlich auftretenden Komplikationen durch die Schutzimpfung größer seien als die Gefahr durch Einschleppung der Pocken. Auch in der Bundesrepublik ist die gesetzlich vorgeschriebene Pockenschutzimpfung am 18. Mai 1976 abgeschafft worden.
Jenner hat als erster (1796) Schutzimpfungen mit Lymphe aus Kuhpocken vorgenommen. Das Virus der Kuhpocken ist Vakzinevirus (Poxvirus officinalis), das ebenfalls ein Quadervirus von 150–260 nm Größe ist. Es macht Protoplasmaeinschlüsse (Guarnieri-Körperchen), aber im Unterschied zum Variolavirus keine Kerneinschlüsse.
Über den Ursprung dieses Virus besteht keine Klarheit; einige Autoren halten es für das ursprüngliche Kuhpockenvirus. Andere glauben an seine Abstammung vom Variolavirus, das aber Mutationen durchgemacht hat, weil die Rückentwicklung vom Vakzinevirus zu Variolavirus nicht möglich zu sein scheint.
Das Kuhpockenvirus (Poxvirus bovis) ist vom Vakzinevirus abzutrennen. Echte Kuhpocken („cow pox") werden also durch ein eigenes Virus erzeugt. Bei Impfung von Mensch zu Mensch nimmt das Vakzinevirus (humanisierte Lymphe) laufend an Virulenz ab, schließlich verliert es eine immunisierende Kraft weitgehend. Durch Rückimpfung vom Menschen auf das Rind nimmt die immunisierende Potenz wieder zu (animale Lymphe). Den geeignetsten Virulenzgrad besitzt eine Retrovakzine, eine Lymphe, die durch abwechselnde Impfung von Mensch und Rind und wieder auf Mensch usw. zustande kommt, ggf. unter Zwischenschaltung einer Überimpfung auf das Kaninchen (Lapine), bei dem sich ein besonders virulentes Virus entwickelt. So läßt sich eine Lymphe erreichen, die einerseits eine befriedigende Immunität erzeugt, andererseits aber nicht übermäßig toxisch ist.

Vaccinia-Antigen (Behring-Werke). Dies ist eine inaktivierte Vakzine, mit der auch bei mehrmaliger Impfung nicht die Immunität einer gewöhnlichen Schutzimpfung erreicht wird. Immerhin führt in bestimmten

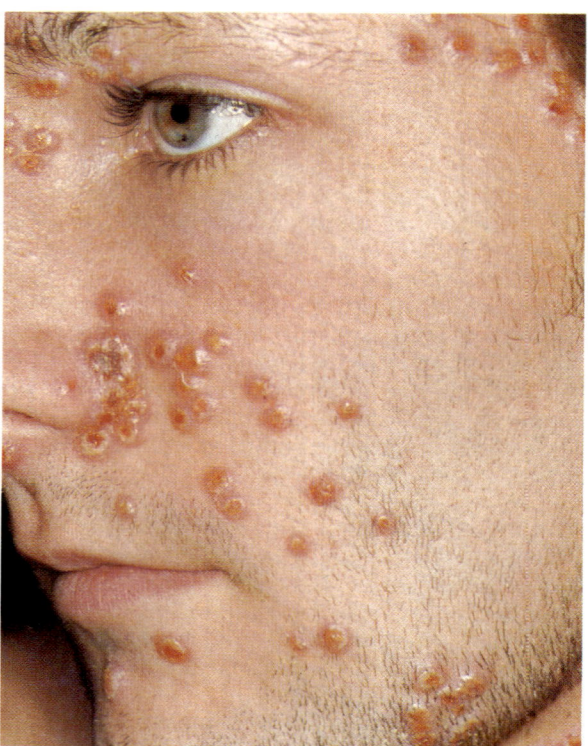

Eczema vaccinatum

Fällen, so bei Patienten mit anderen Hautkrankheiten (wie atopisches Ekzem) und älteren Patienten sowie bei besonders lange zurückliegender Erstimpfung eine Vorimpfung zu einer Abminderung der Impfreaktion, so daß die nachfolgende Schutzimpfung besser vertragen wird und die Gefahr von Impfkomplikationen abnimmt.

Die Pockenvakzination wird bei der Erstimpfung am rechten Oberarm, bei der Wiederimpfung am linken Oberarm durch Anlegen von zumeist zwei kleinen Skarifikationen mit einer in Lymphe eingetauchten Impflanzette vorgenommen (kutane Vakzination). Der Ablauf der Impfreaktion ist gesetzmäßig.

Bei der Vakzination wurde zwischen Erstimpfung (eine Erstimpfreaktion), Revakzination (Wiederimpfung, bei älteren Erstimpflingen) und Abweichung vom normalen Vakzinationsverlauf unterschieden. Gefürchtet waren die *akzidentielle Vakzine* und das *Eczema vaccinatum* durch Auto- oder Heteroinokulation. Weitere Impfkomplikationen waren *Vaccina inoculata*, postvakzinale Ekzeme und *Vaccina generalisata*.

Therapie

Innerlich: Vaccinia-Immunglobulin (Behring-Werke). Indikation: Zur Verhütung zerebraler Komplikationen nach Pockenschutzimpfung überalterter Erstimpflinge sowie zur Abschwächung starker Reaktionen nach Wiederimpfung und bei allen Risikopatienten. Zur Therapie schwerer lokaler Pockenschutzimpfreaktionen in jedem Lebensalter. Für alle Personen, bei denen die Pockenschutzimpfung nach Pockeneinschleppung ein besonderes Risiko darstellt. Dosierung bei Prophylaxe: 20 IE (0,04 ml)/kg KG gleichzeitig mit der Pockenschutzimpfung. *Therapie.* Je nach klinischem Befund 200–1 000 IE/kg KG. Eine Ampulle mit 1 ml enthält 500 IE Vaccinia-Antikörper.

Vaccinia-Antigen (Behring-Werke). Indikation: Vorimmunisierung vor der Pockenimpfung, Verhütung neuraler Komplikationen nach Pockenimpfung überalterter Erstimpflinge sowie Verringerung stärkerer Reaktionen bei Pockenwiederimpfung. Dosierung: 1 ml mindestens eine Woche vor der beabsichtigten Pockenimpfung.

Äußerlich: Symptomatisch mit Trockenpinselungen (Lotio zinci).

Andere Viruserkrankungen der Haut

Melkerknoten [Jenner 1798]

Synonyme. Paravakzineknoten, Melkerpocken.

Erreger. Spiralenförmiges, 120×280 nm großes Virus der Pockengruppe. Keine antigene Kreuzreaktion mit dem Vacciniavirus; keine Pathogenität für junge Mäuse oder für die Hühnerchorionallantoismembran.

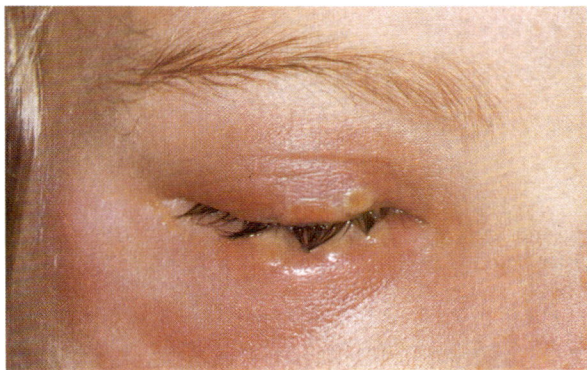

Vaccina inoculata

Epidemiologie. Kontakt mit Eutern infizierter Jungkühe, die eine Paravakzineerkrankung haben (Synonyme: Euterpocken, Spitzpocken, falsche Pocken).

Klinik. Nach einer Inkubationszeit von etwa 5–7 Tagen treten an den Händen der Melker in Ein- oder Mehrzahl derbe, halbkugelig über das Hautniveau erhabene, gewöhnlich erbsengroße, gelblich-braune, meistens aber blau-rötliche Knoten auf, die eine blauschwärzliche Kuppe besitzen. Dadurch wird eine zentrale Delle vorgetäuscht. Die Oberfläche ist prall und spiegelnd, die Umgebung meist reaktionslos. Eine Einschmelzung kommt nie vor.

Diagnose. Elektronenmikroskopischer Nachweis (Negativkontrastierung) und histologische Untersuchung.

Histopathologie. Über einem gefäßreichen Granulationsgewebe liegen in der Epidermis ballonierte Zellen mit retikulärer Degeneration; multilokuläre Bläschenbildung ähnlich den Vakzinepusteln, aber nur geringe Leukozyteneinwanderung, jedoch zahlreiche eosinophile Zellen, auch intraepidermal.

Differentialdiagnose. Vakzineknoten entstehen durch Übertragung von Vakzinevirus vom Rind auf den Melker. Vaccina inoculata, hämorrhagische Panari-

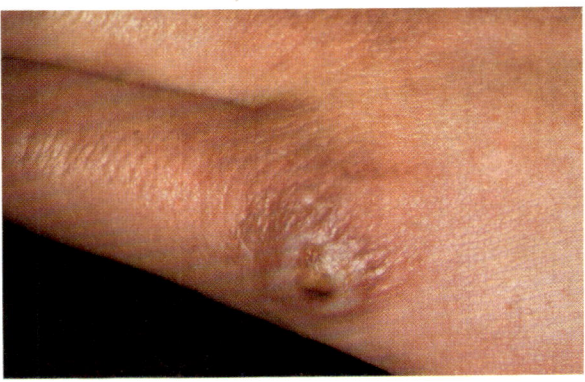

Melkerknoten

40 Erkrankungen durch Viren

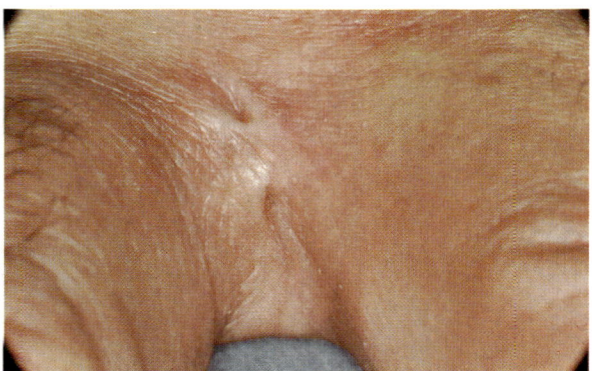

Friseurgranulom

tien oder Paronychien rufen stärkere Schmerzen und größere Allgemeinerscheinungen hervor. Auch an Orf ist zu denken. Die Diagnose erfolgt durch den Virusnachweis, mikrobiologisch oder serologisch. Tuberculosis cutis verrucosa kann gleichfalls durch Melken auf die Hände übertragen werden. Der syphilitische Primäraffekt am Finger näßt und verursacht regionale indolente Lymphknotenschwellung.

Melkerschwielen. Sie sitzen am Endglied des Daumens als etwa erbsgroße Schwielen (Kallositäten), die bei der Schweizermethode des Melkens auftreten, wobei mit Einschlagen der Daumen zwischen Zeigefinger und Hohlhand gemolken wird.

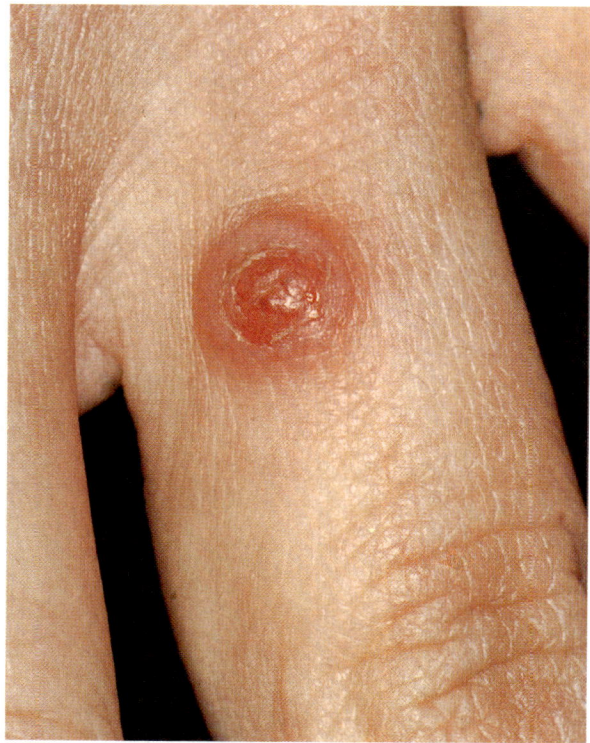

Orf

Therapie. Symptomatische austrocknende Therapie.

Anhang: Melkergranulationsknoten

Sie bilden sich im Gebiet des Nagelfalzes oder an der Hautfalte zwischen zwei Fingern infolge einer Rhagade, durch die ein Kuhhaar ins Korium gelangt. Durch den Fremdkörper entstehen Fremdkörpergranulome. Melkergranulationsknoten heilen erst nach Entfernung des Haars ab. Diese Veränderung wurde früher fälschlicherweise als „Panaritium der Melker" bezeichnet. Eine ähnliche Veränderung kommt bei Friseuren zwischen den Fingern vor, das *Friseurgranulom.*

Ecthyma contagiosum

Synonyme. Orf, Schafpocken, Ecthyma infectiosum, Lippengrind der Schafe.

Definition. Orf ist eine unter Schafen endemisch vorkommende Viruserkrankung, die durch Schmierinfektionen auf den Menschen übertragen werden kann (Zoonose).
Bevorzugt befallen sind Finger- und Handrücken. Klinisch bestehen rötlich nässende Knoten, die in etwa 35 Tagen spontan abheilen. (Orf: vgl. altisländ. *hrufa* = Wundschorf, mhd. *rufe* = Schorf, Aussatz).

Erreger. Orfvirus, ein langgestrecktes Quadervirus (250 × 158 nm) mit spiraliger Filamentstruktur aus der Pockengruppe.
Das Virus ist wenig anfällig und hält sich über die Wintermonate an Zäunen, Futtertrögen und Scheunen. Schafe aquirieren das Orfvirus durch direkten Kontakt und entwickeln um Maul und Nase nässende, erythematöse sowie knotige Infiltrate. Junge Lämmer sind besonders anfällig, daher tritt Orf beim Menschen vorwiegend im Frühjahr auf. Übertragung durch direkten Kontakt mit befallenen Tieren, besonders durch Flaschenfütterung kleiner Lämmer oder bei religiösen Feiern (Schafopfer während der Osterfeiertage in der Türkei). Übertragung auf Rinder ist nicht möglich.

Epidemiologie. Unter Schafzüchtern relativ häufig vorkommendes Krankheitsbild. Wegen der Selbstheilung wird häufig der Arzt nicht aufgesucht.

Klinik. Nach einer Inkubationszeit von 3–11 Tagen entsteht zumeist ein Knoten, selten mehrere, dann bis zu 10 Knoten, vorwiegend an der Streckseite der Finger. Zunächst bildet sich eine entzündlich gerötete Papel, die nach einer Woche in einen irisartig konfigurierten Knoten mit rotem Zentrum, einem weißlichen mittleren Ring und einer entzündlich geröteten Umgebung übergeht. Die Knoten sind 1–2 cm groß, nässen, weisen eine papillomatöse Oberfläche auf, werden von einer Kruste bedeckt und heilen narbenlos nach etwa 5 Wochen ab. Bakterielle Superinfektionen sind nicht selten, wodurch narbige Abheilungen möglich sind. Im Abflußgebiet findet sich dann häufig eine Lymphangitis mit regionaler Lymphknotenschwellung. Leichtes Fieber kann für einige Tage bestehen.

Histopathologie. Ausgeprägte pseudoepitheliomatöse Hyperplasie. Intranukleäre und intrazytoplasmatische Viruseinschlußkörper bei vakuolig aufgelockerten Zellen des Epithelbandes und Pyknose einzelner Keratinozyten. Dichtes entzündliches Infiltrat aus Plasmazellen, Histiozyten und Lymphozyten. Im Zentrum der Läsion Nekrose des Epithels mit flacher Ulzeration.

Prognose. Gut, keine Infektionsimmunität.

Virusnachweis. Zur Schnelldiagnose genügt ein elektronenmikroskopischer Nachweis in der Negativkontrastierung; sonst kultureller Nachweis auf Amnionzellkulturen.

Diagnose. Kontakt mit infizierten Schafen. Nässender entzündlicher Knoten am Zeigefinger, Virusnachweis, sowie spontane Abheilung.

Differentialdiagnose. Melkerknoten und Melkergranulom, Granuloma pyogenicum, Milzbrand, Kuhpocken, Tularämie.

Therapie. Symptomatisch mit feuchten Umschlägen, lokal desinfizierenden Maßnahmen zur Vermeidung einer bakteriellen Superinfektion sowie Ruhigstellung des Fingers.

Maul- und Klauenseuche
[Löffler und Frosch 1897]

Synonyme. „Foot and mouth disease", „aphthous fever".

Definition. Die Maul- und Klauenseuche („echte Maul- und Klauenseuche"), die durch das Maul- und Klauenseuche-Virus ausgelöst wird, darf nicht mit „hand-foot-and-mouth-disease" (Hand-Fuß-Mund-Exanthem, „falsche Maul- und Klauenseuche") verwechselt werden, die durch Coxsackie-Viren entsteht.

Erreger. Maul-und-Klauenseuche-Virus (MKS-Virus) aus der Picornavirusgruppe mit einem Durchmesser von 23–25 nm.

Epidemiologie. Maul- und Klauenseuche ist eine durch ein Virus verursachte, sehr selten auf Menschen übertragbare, weltweit vorkommende Zoonose der großen und kleinen Klauentiere (Rinder, Schweine, Schafe etc.). Der Mensch infiziert sich mit der Krankheit meist durch massiven direkten Kontakt mit infizierten Tieren, selten durch infizierte Gegenstände, durch rohe Milch oder nichterhitzte Milchprodukte von infizierten Tieren.

Pathogenese. Das MKS-Virus vermehrt sich in der Umgebung der Eintrittspforte, wo es zu einer primären Blasenbildung kommt. Die häufigsten Eintrittspforten sind Haut oder Schleimhäute des oberen Respirations- und Verdauungstraktes.

Klinik. Nach einer Inkubationszeit von 2–6 Tagen folgen uncharakteristische Prodromalerscheinungen wie Fieber, Kopfschmerzen, Mattigkeit, Kreuzschmerzen. Innerhalb von 2–3 Tagen entwickelt sich am Ort der Infektion eine primäre Blase. In der folgenden, 2–3 Tage dauernden virämischen Phase kommt es zur Ausbildung von oft linsengroßen Sekundäraphthen in der Mund-, Rachen-, Zungen- und Lippenschleimhaut, jedoch auch an Fußsohlen, Handflächen und Fingerspitzen. Der Rumpf und die Gliedmaßen bleiben meist frei. Die Hautveränderungen können stark jucken.

Auf der zunächst diffus entzündlich geröteten Mundschleimhaut entwickeln sich aus Papeln etwa 2–10 mm große schmerzhafte Bläschen mit getrübtem Inhalt. Um die Bläschen liegt ein entzündlicher Hof. Nach dem Aufplatzen der Bläschen entstehen Erosionen und Ulzerationen. Die schmerzhaften Läsionen führen zu Speichelfluß und Schwellung der Zunge und Lippe. Bei bakterieller Superinfektion sind die regionalen Lymphknoten angeschwollen.

An der Haut siedeln sich die Bläschen v.a. an Fingern, Handtellern, Zehen und Fußsohlen an. Haut- und Schleimhautläsionen heilen i. allg. innerhalb von 14 Tagen narbenlos ab, falls keine bakterielle Superinfektion auftritt.

Histopathologie. Intraepidermale Bläschen mit eosinophiler Zellpyknose und retikulärer Degeneration.

Prognose. Im allgemeinen gut.

Komplikationen. Selten sind Gastroenteritis, Orchitis, Nephritis, Myokardschädigung beschrieben worden, am häufigsten jedoch bakterielle Sekundärinfektionen, die bei Säuglingen und Kleinkindern gelegentlich tödlich verlaufen können.

Diagnose. Anamnese (Kontakt mit erkrankten Tieren), getrübte Bläschen, Erosionen im Mund, an Hand- und Fußflächen. Virusisolierung in Gewebekulturen, besonders aber serologische Sicherung der Diagnose durch signifikanten Anstieg der Antikörpertiter in der Komplementbindungsreaktion.

Differentialdiagnose. Meist wird das Erythema exsudativum multiforme in Seuchengebieten für die Erkrankung gehalten. Aphthoid Pospischill-Feyrter, Herpangina, „hand foot mouth disease" (durch Coxsackie-Viren hervorgerufen: A 16, seltener A 4, A 5, A 9 und A 10).

Therapie. Symptomatische Behandlung. Eintrocknende Maßnahmen. Therapie der Bläschen mit Lotio zinci mit 1% Clioquinol (Vioform).

Meldepflicht. Der zuständige Tierarzt ist zu informieren. Erkrankungsfälle von Menschen sind nicht meldepflichtig.

Katzenkratzkrankheit
[Debré, Mollaret und Reilly 1930]

Synonyme. „Maladie des griffes de chat", benigne Inokulationslymphoretikulose, „cat scratch disease".

Definition. Die Katzenkratzkrankheit ist eine mit atypischer Primärläsion verlaufende, selbstheilende Infektionskrankheit, die mit Lymphadenopathie, mäßigen Allgemeinsymptomen und unspezifischen Hautreaktionen verläuft. Wahrscheinlich ist der Erreger ein Keim aus der Ornithose-Psittakose-Lymphogranuloma-inguinale-Gruppe (Chlamydium).

Erreger. Erreger aus der Psittakose-Lymphogranuloma-inguinale-Gruppe, der nicht auf der Chorionallantoismembran zu züchten ist und entgegen den übrigen Viren dieser Gruppe resistent auf Antibiotika ist. Aus Drüseneiter läßt sich eine Vakzine gewinnen, die zu einer positiven Intrakutanreaktion vom Tuberkulintyp bei Patienten mit durchgemachter Katzenkratzkrankheit führt (Mollaret-Antigen). Die Frei-Reaktion ist negativ, jedoch positive Komplementbindungsreaktion (KBR) auf das Gruppenantigen Psittakose-Lymphogranuloma-inguinale.

Pathogenese. Erregerinduzierte benigne reaktive Lymphadenitis.

Epidemiologie. Weltweite Erkrankung, befällt sporadisch vorwiegend Kinder und Jugendliche. Gelegentlich gehäuftes Vorkommen innerhalb einer Familie. Die Diagnose wird selten gestellt, obwohl die Erkrankung häufiger als erwartet vorkommt. Übertragung erfolgt durch Lecken, Kratzen oder Bißverletzung einer Katze (das Tier ist gesund, die Erkrankung ist im Tierbereich nicht bekannt) oder nach Dornverletzungen, Insektenstichen etc.

Klinik. Nach einer Inkubationszeit von meist 10 Tagen (3–60 Tage) kommt es zu einer atypischen *Primärläsion*, bestehend aus einem entzündlich geröteten, geschwürig zerfallenden Knötchen; 3–50 Tage nach dieser Primärläsion folgt eine erhebliche derbe Lymphknotenschwellung im Abflußgebiet (*Primärkomplex*), die gelegentlich abszedieren kann. Oft heilt die furunkuloide Pustel ab, bevor die einseitige Lymphknotenschwellung auftritt. Unbedeckte Körperstellen wie Gesicht, Hände, Arme oder Beine sind vorwiegend befallen. Entsprechend finden sich Lymphknotenschwellungen am Kieferwinkel, axillär oder inguinal.

Symptome. In Allgemeinsymptomen kommen subfebrile Temperaturen, generalisierte Lymphadenopathie, Splenomegalie, Leukopenie mit Eosinophilie hinzu. An der Haut können sich skarlatiniforme, morbilliforme und makulopustulöse Exantheme entwickeln. Erythema exsudative multiforme und Erythema nodosum wurden beobachtet. Als Zweitkrankheit kann Zoster hinzukommen. Die Primärläsion, die regionale Lymphknotenschwellung und die assoziierten Symptome klingen innerhalb von Wochen bis Monaten spontan ab.

Diagnose. Kratz- oder Bißverletzung durch eine Katze oder Dorn- bzw. Insektenstich. Primärläsion und regionale Lymphadenopathie. Intrakutantest mit Mollaret-Antigen.

Differentialdiagnose. Tuberkulöser Primärkomplex; tulärämischer Primärkomplex; Lymphogranulomatosis inguinalis; Brucellose; Sporotrichose; atypische Mykobakterieninfektionen.

Therapie
Innerlich: Breitbandantibiotika (Tetrazykline) über längere Zeit werden empfohlen, sind aber nicht sicher wirksam. Bei Fluktuation wird der Eiter aspiriert; keine Inzisionen.
Äußerlich: Symptomatische antibiotische Behandlung zur Vermeidung von Sekundärinfektionen.

Meldepflicht.

Hand-Fuß-Mund-Exanthem
[Dalldorf und Sickles 1947]

Synonyme. „Hand-foot-mouth-disease", falsche Maul- und Klauenseuche.

Definition. Akut auftretende Infektion mit bläschenförmiger Stomatitis und Bläschen an Hand- und Fußflächen.

Erreger. Coxsackie-Viren (benannt nach der Stadt Coxsackie im Staate New York), Typ A 16, A 5, A 10, A 9, und Coxsackie-Viren Typ B 2 und B 5.

Epidemiologie. Weltweit vorkommende Epidemien, vorwiegend in den Sommermonaten.

Pathogenese. Die Coxsackie-Viren werden durch Sekrete des Nasen-Rachen-Raumes oder des Respirationstraktes übertragen.

Klinik. Nach einer Inkubationszeit von 3–5 Tagen treten nach anfänglichen Halsschmerzen Bläschen an Rachen, Gaumen, Zunge und Zahnfleisch auf, die bald erodieren. Gleichzeitig oder kurz darauf kommen an Handflächen, Fingern, Zehen und Fußsoh-

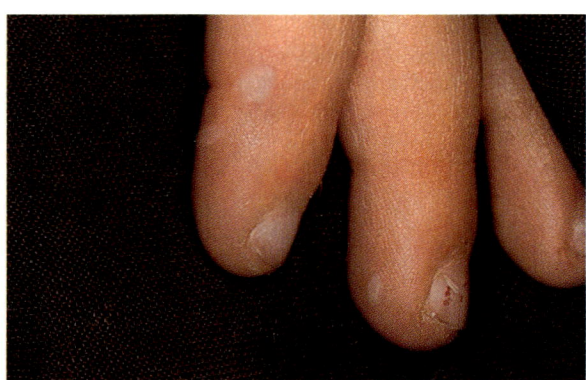

Hand-Fuß-Mund-Exanthem

len, seltener am Stamm, weißliche Bläschen auf geröteter Haut hinzu. Das Allgemeinbefinden ist gewöhnlich gut; bei Kleinkindern tritt oft eine leichte Temperaturerhöhung ein.

Verlauf. Komplikationslos mit Abheilen der Haut- und Schleimhautveränderungen in 8–10 Tagen.

Prognose. Gut.

Diagnose. Aufgrund des klinischen Bildes, der kleineren Epidemien, auch innerhalb einer Familie, ferner Virusnachweis aus Rachenspülwasser und Anstieg der neutralisierenden Antikörper im Blutserum. Komplementfixierende Antikörper sind meist gruppen- und nicht typenspezifisch.

Differentialdiagnose. Herpangina Zahorsky und Erythema exsudativum multiforme. Maul- und Klauenseuche ist sehr selten beim Menschen.

Therapie. Symptomatisch mit milden Mundspülungen (Cional, Herviros s.N., Kamillosan, Kavosan). Bei stärkerer bakterieller Sekundärinfektion werden Antibiotika (Tetrazykline), Sulfonamide oder Erythromycin gegeben.

Herpangina [Zahorsky 1920]

Synonyme. „Herpetic pharyngitis", Pharyngitis vesicularis, ulzerative Pharyngitis.

Erreger. Coxsackie-Viren Typ A, meist Typen A2, A4, A5, A6, A8, A10, selten A3.

Epidemiologie. Vorwiegend bei Kleinkindern und Jugendlichen sporadisch, endemisch oder epidemisch auftretender Racheninfekt, vorwiegend im Sommer und Herbst.

Klinik. Nach einer Inkubationszeit von 2–9 Tagen tritt plötzlich hohes Fieber bis zu 40° C auf. Der Fieberverlauf ist oft biphasisch. Allgemeinsymptome wie Krämpfe bei Kleinkindern, Abgeschlagenheit, Übelkeit, Erbrechen, Durchfall und Muskelschmerzen sind ausgeprägt.
Nach diesen Prodromen schießen an Gaumenbögen, Uvula und Tonsillen 3–5 mm große sagokornähnliche Bläschen auf, die einen roten Hof (Areola) haben. Nach wenigen Tagen platzen die Bläschen und gehen in flache gelbliche Ulzerationen über.

Verlauf. Die Bläschen und Ulzerationen heilen nach 10–14 Tagen komplikationslos ab.

Prognose. Gut.

Diagnose. Aus dem klinischen Bild und in Verbindung mit Erkrankungen in der Umgebung. Virusisolierung aus Rachenspülwasser, Stuhl, Blut oder Liquor. Übertragung auf junge Mäuse ist möglich. Neutralisierende Antikörper steigen schon wenige Tage nach Beginn der Krankheit oft auf hohe Titer an, die erst nach Monaten langsam abfallen.

Komplementfixierende Antikörper lassen sich erst nach 2 Wochen nachweisen und sind häufig nur gruppen-, aber nicht typenspezifisch.

Differentialdiagnose. Gingivostomatitis herpetica, Angina Plaut-Vincent, Masernenanthem, Diphtherie, Soor.

Therapie. Symptomatisch.

Andere Coxsackie-Virusinfektionen

Coxsackie-Virusexantheme sind klinisch nicht genau abgrenzbar und machen daher differentialdiagnostisch Schwierigkeiten. Sie können an Röteln, Exanthema subitum, Varizellen und Arzneimittelexantheme erinnern.
Das Coxsackie-Virus Typ B ruft eine aseptische Meningitis und die sog. Sommergrippe, das Coxsackie-Virus Typ A die Bornholmer Krankheit (Myositis epidemica, epidemische Pleurodynie), Myokarditis, Perikarditis und Meningoenzephalitis hervor.

Tabelle: Enantheme durch Coxsackie-Viren. (Nach Sabin)

Enanthem	Coxsackie-Virustyp
Herpangina Zahorsky	A 2, 4, 5, 6, 8, 10, 3
Angina nodularis	B 4
Lymphonoduläre Pharyngitis	A 10
Gingivostomatitis	A 3, 5

Die sogenannten sechs Infektionskrankheiten

Hierzu zählen:
1. Masern,
2. Scharlach,
3. Röteln,
4. Rubeola scarlatinosa,
5. Erythema infectiosum,
6. Exanthema subitum.

Masern

Synonym. Morbilli.

Definition. Viruserkrankung mit hohem Kontagionsindex (~90%), daher vorwiegend eine Erkrankung des Kindesalters. Nach katarrhalischem Stadium treten morbilliforme Exantheme auf. Diagnostisch wichtig sind die Koplik-Flecken (1898). Komplikationen durch Zweitkrankheiten sind möglich.

Erreger. Masernvirus, etwa 140 nm groß. Wächst auf Hühnerembryonen; Übertragung auf Rhesusaffen ist möglich. Übertragung von der Kultur auf den Menschen führt zu Masern.

Epidemiologie. Wegen der weiten Verbreitung des Virus vorwiegend eine Erkrankung im Kindesalter. Das Virus ist hochkontagiös, aber sehr empfindlich. Übertragung durch Tröpfcheninfektion. Masern sind in Städten endemisch, in abgelegene Orten werden sie von Zeit zu Zeit eingeschleppt.
Fast jeder Mensch macht Masern durch und erwirbt eine lebenslängliche Immunität. Durch Masernschutzimpfungen im Kleinkindalter werden Masern heute selten.

Klinik. Ansteckend sind Masern im katarrhalischen Stadium und während der ersten Tage des Exanthems. Inkubation bis zum katarrhalischen Stadium im allgemeinen 11 Tage, bis zum Exanthemausbruch 14 Tage.

Katarrhalisches Prodromalstadium. Dieses Stadium ist durch Fieber bis 40° C, Rhinitis, Konjunktivitis, Lichtscheu, Pharyngitis und Tracheitis mit trockenem Husten gekennzeichnet. Am 2. oder 3. Tag der Erkrankung treten Koplik-Flecke auf. Diese gegenüber den Backenzähnen auf der Schleimhaut sitzenden Flecken sind punktförmig, reinweiß und besitzen einen roten Hof. Sie lassen sich nicht wie Milchreste oder Soor wegwischen. Koplik-Flecken bestehen nur 1–2 Tage.

Exanthematisches Stadium. Am 3. Tag folgt ein Enanthem aus roten Flecken an Gaumen, Tonsillen und Uvula. Inzwischen ist das katarrhalische Stadium abgeklungen, die Temperatur sinkt, steigt dann aber rasch wieder an. Damit liegt der Beginn des exanthematischen Stadiums vor. Der Hautausschlag besteht aus roten morbilliformen Flecken, die rund oder oval sind, erst blaß-, dann dunkelrot. Manchmal werden sie auch hämorrhagisch. Beginn des Exanthems im Gesicht und hinter den Ohren, es folgen Hals, Rumpf und schließlich Extremitäten. Während der Eruption wachsen die Flecken und konfluieren vielfach. Nach 3–4 Tagen lytischer Abfall der Temperatur und Abblassen des Exanthems, und zwar in der Reihenfolge des Auftretens. Oft folgt in diesem Stadium eine kleieförmige Abschilferung. Während des ganzen 8tägigen Verlaufs ist das Allgemeinbefinden stark beeinträchtigt. Ausnahmsweise verlaufen Masern auch foudroyant. Dann finden sich toxische Symptome wie Somnolenz, Hyperpyrese, blutige Stühle, Zirkulationsstörungen, Krämpfe und rascher Exitus.

Häufige Komplikationen. Dies sind Bronchopneumonie und Otitis media. Gefürchtete, jedoch seltene Komplikationen sind Masernkrupp, Masernenzephalitis (1:100000) und die subakut sklerosierende Panenzephalitis (SSPE), sowie Resistenzminderung gegenüber Tuberkulose. Dermatologisch wichtig ist die während der Masern mögliche Streuung von Tuberkelbakterien in die Haut, die zu disseminiertem Lupus vulgaris führen kann.

Diagnose. Aufgrund des klinischen Bildes meist leicht. Bei Fehlen der Koplik-Flecken können differentialdiagnostische Schwierigkeiten entstehen. Ein Titer von 1:8 im Hämagglutinationshemmtest spricht für eine abgelaufene Infektion. Nur ein Titeranstieg um 2 Stufen in einem Serum, das 10–14 Tage später entnommen wurde, ist für eine Maserninfektion beweisend. Für die serologische Diagnostik der subakut sklerosierenden Panenzephalitis ist außer den überhöhten Antikörpern im Serum und Liquor (HAHR, KBR) der Nachweis von antinukleären Antikörpern im indirekten Immunfluoreszenztest charakteristisch.

Differentialdiagnose. Arzneiexantheme entwickeln sich vorwiegend von der Peripherie zum Rumpf hin. Bei Röteln besonders deutliche Vergrößerung der Lymphknoten am Hals und am Processus mastoideus (Theodor-Drüse) und Plasmazellvermehrung im Blut. Das Scharlachexanthem ist feinfleckig, distinkt, läßt das mittlere Gesicht frei – bei gleichzeitig vorliegender Angina und Himbeerzunge. Beim Fleckfieber findet sich Konjunktivitis, jedoch kein katarrhalischer Zustand. Bei Lues II kann die syphilitische Roseola an Masern erinnern, daher der im Volksmund gebräuchliche Name „Kieler Masern".

Therapie. Die symptomatische Behandlung steht ganz im Vordergrund. Durch Antibiotikabehandlung werden gefürchtete Komplikationen wie Otitis media vermieden. Bei gefährdeten Kindern (auf Kinderstationen eingeschleppte Masern) kommt γ-Globulin (etwa 0,2 ml/kg KG) bis zum 6. Inkubationstag in Frage.

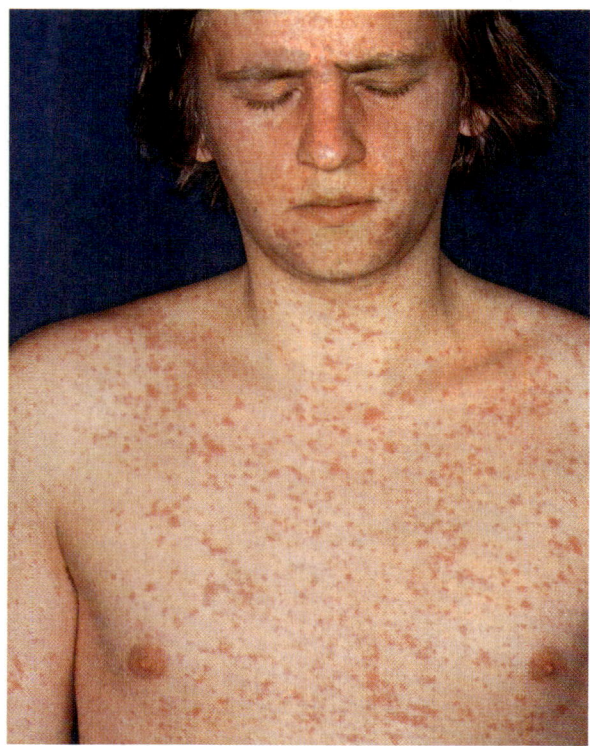

Morbilli

Schutzimpfung

Masernlebendimpfstoff. Masernvirus (Stamm Moraten, attenuiert monovalent) unter Zusatz von Streptomyzin und Neomycin.
Indikation: Aktive Immunisierung gegen Masern vom 15. Lebensmonat ab.

Masern-Mumps-Impfstoff (bivalent, lebend, attenuiert M/M Vax). Zusammensetzung: attenuiertes Masernvirus (Stamm Moraten), attenuiertes Mumpsvirus (Stamm Jeryl-Lynn), Humanalbumin und Neomycin. *Indikation:* Aktive Immunisierung gegen Masern und Mumps ab 15. Lebensmonat.

Masern-Mumps-Röteln-Impfstoff (trivalent M/M-RVax), attenuiertes Masernvirus (Stamm Moraten), attenuiertes Mumpsvirus (Stamm Jeryl-Lynn), attenuiertes Rötelnvirus (Stamm RA 27/3), Neomycin und Humanalbumin. *Indikation:* Aktive Immunisierung gegen Masern, Mumps und Röteln ab dem 15. Lebensmonat.

Impfreaktionen, Impfmasern. Der Masernlebendimpfstoff führt beim Impfling oftmals, etwa bei 20% der Kinder, zu einer leichten fieberhaften exanthematischen Erkrankung, die nicht ansteckend ist (Impfmasern); Koplik-Flecken an der Wangenschleimhaut können vorkommen. Nach Masernimpfung verringert sich die Gefahr einer Enzephalitis auf 1:1.000.000.

Meldepflicht. Nur bei Todesfällen.

Scharlach [Sydenham 1661]

Synonym. Scarlatina.

Definition. Scharlach ist eine bakterielle Erkrankung, ausgelöst durch Streptokokken der Gruppe A, die lysogene Bakteriophagen enthalten. Nach einer Pharyngitis entwickelt sich ein hochfieberhaftes Krankheitsbild mit skarlatiniformem Exanthem und Enanthem. Häufig folgen komplizierende Zweitkrankheiten. Durch die Penicillintherapie hat die Erkrankung viel von ihrem Schrecken verloren.

Historisches. Lange Zeit wurde neben der bakteriellen Infektion eine Virusinfektion diskutiert. Moderne bakteriologische Nachweismethoden haben den Zusammenhang mit Streptokokken der Gruppe A, der Ausbildung bestimmter Toxine und den Zusammenhang mit Bakteriophagen aufgedeckt.

Erreger. Streptokokken der Gruppe A.

Pathogenese. Durch Tröpfcheninfektion über eine Kontaktperson oder Nahrungsmittel kommt es zu einer Racheninfektion mit Pharyngotonsillitis. Treten in Streptokokken der Gruppe A lysogene Bakteriophagen auf, kann ein erythrogenes Toxin gebildet werden. Ein ähnliches Toxin kann von anderen Streptokokken der Gruppe C und D gebildet werden. Vergleichbar ist dieses Phänomen der phagenabhängigen Toxinbildung beim Corynebacterium diphtheriae. Innerhalb der Toxine können 3 Gruppen serologisch abgegrenzt werden.

Die Wirkung von Toxinen wird durch antitoxine (antitoxische) Antikörper aufgehoben. Im Laufe der Scharlacherkrankung entwickelt der Mensch diese gegen das Toxin gerichteten immunisierenden Antikörper, so daß er trotz möglicher wiederholter Streptokokken-A-Infektion nur einmal den Scharlach mitmacht. Daneben werden antibakterielle Antikörper gebildet. Deshalb richtet sich die Auseinandersetzung des Menschen auf eine Infektion mit erythrogenen toxinbildenden Streptokokken der Gruppe A nach seiner Immunitätslage: eine typenspezifische antibakterielle Immunität und eine antitoxinspezifische Immunität, wobei 3 Kombinationsmöglichkeiten vorkommen:

– Typenspezifische antibakterielle Immunität mit oder ohne Antitoxinimmunität + Streptokokken A:
keine klinische Erkrankung.

– Fehlende typenspezifische antibakterielle Immunität, aber vorhandene Antitoxinimmunität + Streptokokken A:
Bakterieninfekt, z.B. Streptokokkenpharyngotonsillitis.

– Fehlende typenspezifische antibakterielle Immunität und fehlende Antitoxinimmunität + Streptokokken A:
Streptokokkenpharyngitis und Scharlach. Der Scharlach kann durch rechtzeitige Antibiotikatherapie verhindert werden.

Eintrittspforte für die Erreger ist der Rachen (Scharlachpharyngitis). Ausnahmen machen Wund-, Verbrennungs- und Puerperalscharlach, sehr selten vorkommende Ereignisse mit ungewöhnlichen Eintrittspforten für diese Infektion.

Epidemiologie. Weltweite Erkrankung. Heute durch die Antibiotikatherapie und Sanierung von Dauerausscheidern (Nasopharynx) weitgehend eingedämmt.

Pathogenese. Erfolgt die Streptokokkeninfektion mit Stämmen, die das erythrogene Toxin bilden können, tritt ein Scharlach auf, denn nur das erythrogene Toxin ist für das Scharlachexanthem verantwortlich. Das erythrogene Toxin wird von lysogenen Streptokokken gebildet. Fehlt den Streptokokken das Genom des temperierten Phagen, wird kein Toxin gebildet. Andererseits kann ein toxinbildender Streptokokkenstamm nach lysogener Konversion das erythrogene Toxin bilden. Das erythrogene Toxin wirkt als Antigen und führt zur Ausbildung spezifischer Antitoxine, die das Toxin neutralisieren. Patienten mit solchen Antitoxinen im Serum können zwar weitere Streptokokkeninfektionen bekommen, jedoch kein Exanthem mehr.

Klinik. Nach einer Inkubationszeit von 2–5 Tagen treten Initialsymptome auf: Fieber, Kopfschmerzen, plötzliches Erbrechen und Halsschmerzen. Der Rachenring ist gerötet (Pharyngotonsillitis), am weichen Gaumen findet sich ein fleckiges Enanthem. Die Zunge ist belegt, die Halslymphknoten sind geschwollen und druckempfindlich.
Schon jetzt kann ein *Exanthem* auftreten. Manchmal ist es um Tage verzögert, bleibt ganz geringfügig oder fehlt entsprechend der jeweils vorhandenen Antitoxinimmunität. Die ersten und intensivsten exanthematischen Veränderungen finden sich in der Leistenbeuge, im Schenkeldreieck und an der Beugeseite der Arme. Das Exanthem kann auf diese Prädilektionsstellen beschränkt bleiben. Meist greift das Exanthem auf Brust, Bauch und Rücken über und generalisiert sich. Im Gesicht treten nur bei starkem Eruptionsdruck makulöse Effloreszenzen auf, oft bleibt es frei. Die Wangen sind dann gleichmäßig gerötet, aber charakteristisch ist das Freibleiben der perioralen Zone und der Kinngegend (*Facies scarlatinosa*).
Die follikulär angeordneten Effloreszenzen sind stecknadelkopfgroße, erst blaß, dann deutlich rote und leicht erhabene Papelchen, die wegen der dichten Aussaat beim Bestreichen den Eindruck einer samtartigen Haut erwecken. Auch an Hand-, Finger-, Fuß- und Zehenrücken finden sich die gleichen punktförmigen Papeln. Ist die entzündliche Follikelreaktion sehr lebhaft, können kleinste scharlachtypische Bläschen auftreten (*Miliaria scarlatinosa*). Die prall gefüllten Kapillaren innerhalb der Papeln können rupturieren und zu Hämorrhagien führen. Das Rumpel-Leede-Phänomen weist auf die abnorme Zerreißlichkeit der Kapillaren hin. Der Dermographismus hinterläßt nach 10–20 s einen anämisch-ikterischen Streifen (weißer Dermographismus); der Subikterus beruht auf dem erhöhten Bilirubingehalt durch die Toxine der Bakterien. Nach dem 2. Tag schilfert der Zungenbelag ab, die Zunge ist rot, die Papillen sind geschwollen (*Himbeerzunge, Scharlachzunge*).
Während des Exanthems bleibt die typische Scharlachangina mit intensiver Rötung erhalten, die auch auf die hintere Rachenwand und den weichen Gaumen mit scharfer Abgrenzung an der Basis zur Uvula übergeht. Unter lytischer Temperatursenkung klingen die Haut- und Schleimhautveränderungen rasch wieder ab. Der Patient geht in die Rekonvaleszenz über, in der eine typische Form der Abschuppung auftritt, die den überstandenen Scharlach beweist. An Ohrmuscheln, Gesicht, Stamm und Extremitäten stellt sich eine kleieförmige Abschilferung ein. An Handflächen und Fußsohlen kommt es zu großlamellöser Schälung, an den Fingerbeeren und Zehenspitzen geht die Haut wie ein abgestreifter Handschuh ab. Auch wenn ein Exanthem fehlt, kann eine Abschuppung auftreten.

Verlauf. Er kann leicht oder schwer sein. Bei der toxischen oder malignen Form (*Scarlatina fulminans, toxischer Scharlach*) kommt es zu Hyperpyrexie, Somnolenz, Delirium, Krämpfen, Purpura und Kreislaufkollaps mit raschem Exitus. Septische Verlaufsformen (*septischer Scharlach*) führen zu nekrotisierender Angina (Angina Ludovici) mit starker Lymphknotenbeteiligung, Sinusitis, Hirnsinusthrombose oder Meningitis.
Dem eigentlichen Scharlach folgt oft eine *zweite Krankheit,* die bedeutsamer als die erste Erkrankung sein kann. Es sind dies die Komplikationen, die wie bei anderen Streptokokkeninfektionen nach erreichter Rekonvaleszenz auftreten, nämlich Lymphadenitis, Otitis, Sinusitis, Myokarditis, Glomerulonephritis und Polyarthritis.

Prognose. Bei früheinsetzender antibiotischer Therapie gut.

Diagnose. Wichtig ist das klinische Bild mit Fieber, Brechreiz, exsudativer Pharyngitis, dem follikulär gebundenen skarlatiniformen Exanthem, der Scharlachzunge, der Aussparung des Exanthems perioral sowie dem bakteriologischen Nachweis von Streptokokken der Gruppe A. Im Blut findet sich im Frühstadium eine hohe Leukozytose von 15.000 bis 40.000, später Eosinophilie von 5–10%, im Verlauf Neutrophilie, dann Lymphozytose und im Plasma der Granulozyten Döhle-Einschlußkörper. Im Urin finden sich Urobilinogen und anfangs Aceton, auch febrile Albuminurie, die aber kein Vorbote für eine Scharlachnephritis zu sein braucht.

Differentialdiagnose. Masern, Röteln und skarlatiniforme Arzneimittelexantheme. Zu denken ist ferner an Staphylokokkenexantheme durch erythrogene toxinproduzierende Stämme (Ausgang der Infektion nicht vom Pharynx, sondern von tiefen Infektionen wie Osteomyelitis, Abszesse und Pneumonien); infektiöse Mononukleose (heterophiler Agglutinationstest, Lymphadenopathie, Blutbild) und Virusinfektionen des oberen Respirationstraktes (Adeno- und Coxsakkie-Viren).

Therapie. Vor Einführung der antibiotischen Therapie verstarb jeder 5.–6. Scharlachpatient. Heute ist die Letalität unter 0,5% gesunken. Penicillin für 10 Tage ($1–2 \times 10^6$ IE, sonst je nach Körpergewicht). Die Scharlachstreptokokken sind sehr penicillinempfindlich. Frühzeitige Behandlung ändert das Krankheitsbild dramatisch; das Fieber klingt ab, das Scharlachexanthem wird unterdrückt, und Komplikationen wie Otitis, Meningitis, Pyelonephritis, Polyarthritis, Glomerulonephritis und Erythema nodosum werden vermieden. Bei Penicillinallergie werden Tetrazykline oder Erythromycin empfohlen.

Meldepflicht. Im Erkrankungs- oder Todesfall. Erkrankungsverdächtige dürfen Schulen oder ähnliche Gemeinschaftseinrichtungen nicht betreten und nicht in Lebensmittelbetrieben oder Trinkwasserversorgungsanlagen beschäftigt sein.

Röteln

Synonyme. Rubeola, „German measles".

Definition. Viruskrankheit mit geringer Kontagiosität. Die Krankheit verursacht ein typisches Exanthem. Röteln in der Frühschwangerschaft führen häufig zur Embryopathia rubeolica mit Mißbildungen.

Erreger. Rötelnvirus, mit einem Durchmesser von 50–100 nm. Züchtung auf Hühnerembryonen und in Zellkulturen ist möglich, ebenso Übertragung auf Affen.

Epidemiologie. Die Kontagiosität der Röteln ist geringer als die von Masern. Übertragung durch Tröpfcheninfektion. Röteln treten nicht selten erst im Erwachsenenalter auf.

Klinik. Nach einer Inkubationszeit von 2–3 Wochen, in der Prodrome fehlen oder mit leichter Temperaturerhöhung und Katarrh nur angedeutet sind, breitet sich ein *Exanthem* aus. Dieses entwickelt sich rasch und ist schon nach 3 Tagen verschwunden. Es beginnt schmetterlingsförmig im Gesicht, greift auf das retroaurikuläre Areal über und wird rasch an Rumpf und Extremitäten sichtbar. Morphologisch ist es rubeoliform, d.h. von makulopapulöser Beschaffenheit. Die hirsekorngroßen Flecken sind distinkt, lebhaft gerötet, gering erhaben und besitzen einen schmalen anämischen Hof. Gleichzeitig mit dem Exanthem kommt es zu Lymphknotenschwellungen, besonders zervikal und okzipital. Gelegentlich Milzschwellung. Sichtbar und leicht tastbar sind die Drüsen auf dem Processus mastoideus (*Theodor-Drüse*). Bei erwachsenen Frauen kann vorübergehend eine Arthralgie (Finger-, Hand-, Kniegelenke) auftreten. Das Krankheitsbild heilt komplikationslos ab. Auch latente oder klinisch inapparente Infektionen kommen bei Erwachsenen vor.

Diagnose. Makulopapulöses Exanthem, beginnend im Gesicht mit Ausbreitung auf den Rumpf und die Extremitäten. Subokzipitale und retroaurikuläre Lymphadenopathie, Plasmazellvermehrung. Sicherung der Diagnose durch Virusisolierung (langwierig), v.a. aber serologisch. Beweisend für eine frische Rötelninfektion ist ein Titeranstieg um 2 Stufen (4facher Titeranstieg) mit dem Hämagglutinationshemmtest (HAH) oder der Nachweis von rötelnspezifischem IgM-Antikörper.

Differentialdiagnose. Die Unterscheidung von Masern ist dann schwierig, wenn die Flecken konfluieren; von Scharlach, wenn diffuse Rötungen auftreten, auf denen die dunkleren Flecken stehen. Bei Röteln ist im Gegensatz zum Scharlach die Zirkumferenz des Mundes befallen. Im Blutbild zunächst Leukopenie mit vermehrten Eosinophilen und Lymphozyten, später Leukozytose. Polyskleradenitis kommt auch bei Lues II vor; bei jedem Patienten mit Rötelnverdacht sollte daher auch serologisch auf Luesinfektion geprüft werden. Auch an Mononukleose ist zu denken (Blutbild!).

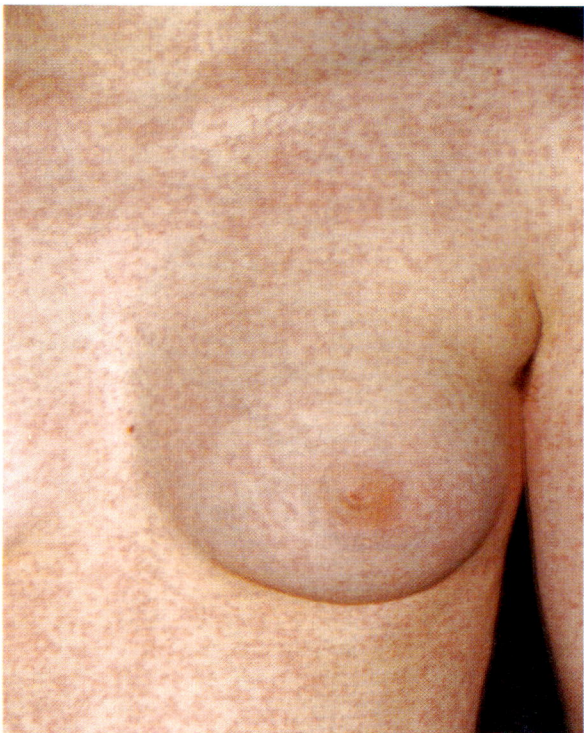

Rubeola

Komplikationen. Rötelninfektion in den ersten Schwangerschaftsmonaten führt in etwa einem Drittel der Erkrankungen zu schweren Mißbildungen des Feten. Je früher die Rötelninfektion in der Schwangerschaft auftritt, desto größer ist die Gefahr der Embryopathie. Zur Schwangerschaftsbetreuung gehört demnach auch die Überprüfung des Immunstatus gegenüber einer Rötelninfektion.
Bei einem Titer von ≦1:16 muß die Patientin als empfänglich für eine Rötelnerstinfektion gelten; Schutzimpfung nach dem Wochenbett und serologische Kontrolle nach 2 Wochen sind angezeigt.
Bei Rötelnkontakt empfiehlt sich die Gabe von Röteln-Immunglobulin.
Bei einem Titer von 1:16 bis 1:512 liegt Immunität gegenüber Rötelninfektion vor. Zum Nachweis einer akuten Infektion ist ein 4facher Titeranstieg erforderlich. Bei einem Titer von >1:1024 ist ein Anstieg des Titers oftmals nicht mehr zu erfassen. Beweisend für eine frische Infektion ist der Nachweis von rötelnspezifischem IgM. Der IgM-Nachweis bei hohen Titern ist nur dann angebracht, wenn Anzeichen einer Infektion vorliegen oder Rötelninfektionen in der Umgebung der Schwangeren aufgetreten sind.

Impfstoffe

Rötelnlebendimpfstoffe. Impfung mit lebenden (attenuierten) Rötelnviren. Das Virus wird aus Gewebekulturen von Entenembryonen gewonnen, Zusatz von Neomycin.

Indikationen: Aktive Immunisierung gegen Röteln. Da mit der Rötelnschutzimpfung die mögliche Virusembryopathie verhindert werden soll, sind lediglich Mädchen vor der Geschlechtsreife zur Impfung aufgerufen. Wird dieser Impftermin nicht wahrgenommen, so sollte zu einem späteren Zeitpunkt nur geimpft werden, wenn keine ausreichenden Antikörper vorliegen und somit kein Schutz gegeben ist. Wegen der durch die Impfung gesetzten Virämie darf in den nächsten 3 Monaten keine Schwangerschaft eintreten. Daher wird im gebärfähigen Alter eine kontrazeptive Behandlung gefordert.
Jede Frau im gebärfähigen Alter sollte ihren Rötelntiter überprüfen und bei einem Titer von ≦1:16 im Hämagglutinationshemmtest eine aktive Immunisierung durchführen lassen.

Röteln-Ig mit einem Titer von 1:6000. Die Vakzine (1 ml) enthalten Immunglobulin von Menschen mit hohen Antikörpern gegen Rötelnvirus (Titer mindestens 1:6000).
Indikationen: Prophylaxe bei expositionsgefährdeten Schwangeren sowie Schwangeren mit Rötelnkontakt im ersten Trimenon. Zur Verhinderung der Rötelnerkrankung in jedem Lebensalter. *Therapie.* Zur Verhütung von Komplikationen wie Meningoenzephalitis sowie Arthralgien.

Therapie. Keine, außer bei Infektionsgefährdung während der Schwangerschaft. Kommt es dennoch zum Rötelnausbruch während der Frühschwangerschaft, wird sofortige genetische Beratung empfohlen.

Rubeola scarlatinosa

Synonyme. Vierte Krankheit.

Definition. Die Eigenständigkeit dieser Erkrankung ist nicht sicher bewiesen. Rubeola scarlatinosa wird auch als eine besondere Verlaufsform der Röteln oder als Abortivform des Scharlachs betrachtet. Eine Immunität kommt nicht vor.

Inkubation. 9–20 Tage

Erreger. Ein spezifisches Virus wurde bisher nicht isoliert.

Klinik. Nach uncharakteristischem Prodromalstadium tritt ein rubeoliformes oder sehr kleinfleckiges skarlatiniformes Exanthem auf. Der Verlauf ist gutartig. Komplikationen sind nicht bekannt geworden.

Differentialdiagnose. Masern, Scharlach, ECHO-Virusexantheme, mit denen Rubeola scarlatinosa früher sicherlich häufig verwechselt wurden.

Therapie. Symptomatisch.

Erythema infectiosum [Sticker 1899]

Synonyme. Ringelröteln, fünfte Krankheit.

Definition. Seltenes, endemisch auftretendes, komplikationslos verlaufendes Krankheitsbild mit charakteristisch gyrierten Erythemen.

Erreger. Wahrscheinlich ein Virus, Übertragung auf den Menschen ist gelungen.

Epidemiologie. Seltenes Vorkommen. Jahrelang tritt Erythema infectiosum nicht auf, dann jedoch plötzlich in mehreren Fällen bei Klein- und Schulkindern. Die Erkrankung bleibt auf einen engen Patientenkreis beschränkt.

Klinik. Nach einer Inkubationszeit von 6–14 Tagen kommt es ohne Prodrome, ohne Allgemeinsymptome, ohne Enanthem und ohne Drüsenschwellungen zu einem Exanthem mit subfebrilen Temperaturen. Das Exanthem beginnt als diffuse oder figurierte, elevierte, livide Rötung im Gesicht und beschränkt sich meistens auf die Seiten des Nasenrückens und der Wangen. Die Mundpartie bleibt frei. Es kann auch sehr flüchtig sein und für Stunden oder Tage verschwinden. Dann greift das Exanthem auf die Innenseite der Ober- und Unterarme über, wobei münzgroße, ringförmige Erytheme girlandenförmig miteinander in Verbindung stehen. Oft sind die äußeren Ringe unvollständig und halbmondförmig. Nach

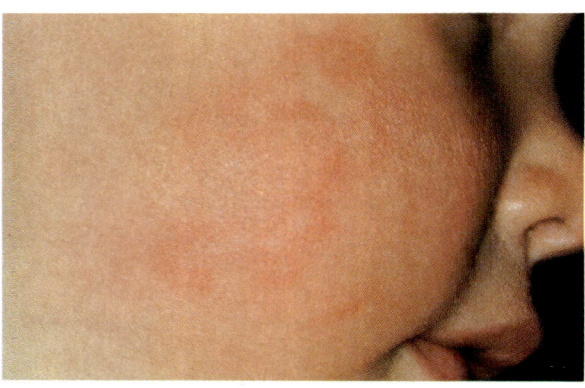

Erythema infectiosum

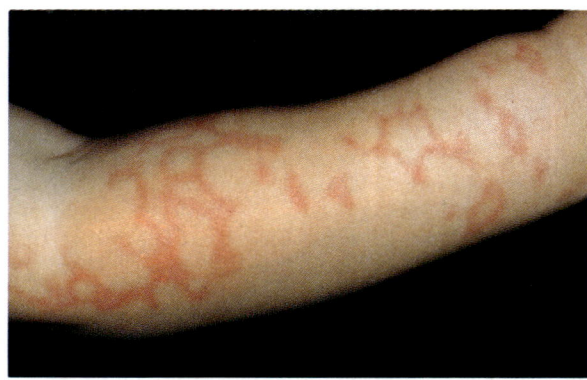

Erythema infectiosum

einer Woche verschwindet das Exanthem ohne nachfolgende Schuppung und ohne Nachkrankheiten.

Prognose. Günstig.

Diagnose. Girlandenförmig aneinandergereihte makulöse Erytheme bei Kindern und Jugendlichen, in den Prädilektionsgebieten endemisch auftretend. Keine subjektiven Krankheitszeichen, leichte Bluteosinophilie.

Differentialdiagnose. Arzneimittelexantheme, Enterovirusinfektionen, Masern, Röteln.

Therapie. Keine.

Exanthema subitum [Zahorsky 1910]

Synonyme. Roseola infantum, sechste Krankheit, Dreitagefieber-Exanthem.

Definition. Seltene, wahrscheinlich virusbedingte Krankheit bei Kleinkindern mit einem nur 1–2 Tage dauernden Exanthem.

Erreger. Wahrscheinlich ein Virus.

Epidemiologie. Weltweites Vorkommen. Übertragung von Patienten auf Kleinkinder ist gelungen. Affen entwickeln Fieber und Leukopenie nach Übertragung von Rachenspülwasser oder Serum von erkrankten Kindern. Kontagiosität gering.

Klinik. Nach einer Inkubationszeit von 3–7 Tagen plötzlich Fieberanstieg auf 40° C für 3 Tage mit geringer Störung des Allgemeinbefindens. Mit dem kritischen Temperaturabfall setzt ein rötelnähnliches Exanthem mit 3–5 mm großen blaßroten Makulä ein, jedoch in anderer Reihenfolge wie bei den Röteln; erst wird der Rumpf, dann werden die Extremitäten befallen. Das Gesicht bleibt zumeist frei. Kein Enanthem. Nach 1–2 Tagen ist das Exanthem abgeklungen. Betroffen sind fast nur Kleinkinder, im Alter von 4 Monaten bis $2^1/_2$ Jahren.

Prognose. Stets sehr gut.

Diagnose. Kleinkinder, hohes Fieber für 3 Tage, dann anschließend ein rubeoliformes Exanthem, das 1–2 Tage bestehen bleibt.

Differentialdiagnose. Röteln, Masern, Scharlach, Erythema infectiosum, Virusexantheme auf ECHO-Viren (ECHO 4, 9, 8, 16 oder 18) oder Coxsackie-Viren (A 9, A 16, B 1, B 3).

Therapie. Keine spezifische Behandlung notwendig, symptomatische fiebersenkende Maßnahmen. Die Erkrankung führt zu dauerhafter Immunität.

Erkrankungen durch Rickettsien

Epidemisches Fleckfieber
[Brill 1910, Ricketts 1910, Prowazek 1913]

Synonyme. Typhus exanthematicus, klassisches Fleckfieber, Brill-Krankheit.

Erreger. Rickettsia prowazeki.

Definition. Eine früher häufige, heute sehr seltene, durch Rickettsien verursachte, durch Körperläuse von Mensch zu Mensch übertragene schwere Erkrankung, die ganze Völker dezimiert hat. Mit zunehmendem Alter sehr hohe Mortalitätsrate.

Historisches. Rickettsiosen (exanthematischer Typhus etc.) haben in früheren Zeiten große Opfer gefordert. Viele militärische Operationen scheiterten am Ausfall der Soldaten durch Rickettsiosen. Zwischen 1918 und 1922 erkrankten in Europa und Rußland etwa 30 Mio. Menschen, wovon 3 Mio. verstarben.

Pathogenese. Die 1910 von Ricketts in den Darmepithelien infizierter Läuse und 1913 von Prowazek bei Fleckfieberkranken selbst gefundenen Rickettsien werden durch Kleiderläuse übertragen. Dadurch wird die Erkrankung leicht von Mensch zu Mensch weitergegeben. Im Vordergrund steht die Vaskulitis, die alle klinischen Symptome erklärt. Rickettsien wurden früher als virusähnliche Erreger angesehen, da sie kleiner als Bakterien sind und sich wie Viren nur innerhalb anderer lebender Zellen vermehren können. Heute wird jedoch angenommen, daß die Rickettsien echte kleine Bakterien sind, die obligat parasitär leben. In elektronenmikroskopischen Schnitten zeigen die Rickettsien viele Charakteristika von Bakterien; ferner weisen Rickettsien Enzyme von Bakterien sowie deren charakteristische Zellwand auf. Als Reservoir dient den Rickettsien eine Reihe von Arthropoden, in denen sie sich vermehren, ohne dort selbst erkennbare Krankheiten auszulösen. Nur bei Übertragung auf einen fremden Wirt, z.B. den Menschen, kommt es zur klinischen Erkrankung. Bis auf das Q-Fieber gehen alle Rickettsiosen mit charakteristischen Hauterscheinungen einher. Die durchgemachte Infektion hinterläßt spezifische komplementfixierende Antikörper, durch die eine genauere Diagnose möglich ist. Es bleibt eine dauernde Immunität.

Klinik. Nach 7–14 Tagen Inkubation tritt ein uncharakteristisches Prodromalstadium mit Abgeschlagenheit, Fieber bis zu 38° C und Kopfschmerzen auf. Danach fällt die Temperatur auf die Norm zurück. Plötzlich folgt für eine Woche eine hohe Kontinua zwischen 39 und 40,5° C mit heftigen Kopf- und Muskelschmerzen, schwerer Hinfälligkeit und Somnolenz. Nervöse Symptome stehen im Vordergrund, daneben Druckempfindlichkeit peripherer Nerven, Muskelzuckungen, Schlaflosigkeit, motorische Unruhe, Zungenzittern, fahler trockener Mund, Konjunktivitis, Bronchitis und Atmungsbeschleunigung. Der Puls steigt laufend an, wird hoch frequent, der Blutdruck fortgesetzt schwächer bis zu bedrohlichen Werten.

Am Anfang findet sich eine später wieder schwindende weiche Milzvergrößerung; 2–3 Tage nach Einsetzen der Kontinua (3.–6. Tag nach Krankheitsbeginn) treten Roseolen mit linsengroßen blaßroten Flecken auf. Ein Teil der Flecken wird blau. Beginn meist an der oberen Brust und den Schultern, dann Übergang auf Rumpf und Extremitäten. Auch Palmae und Plantae sind beteiligt. Das Abdomen erreicht das Exanthem meist erst spät. Im Unterschied zu Typhusroseolen sind die Flecken hier spärlich. Das Gesicht bleibt meist frei. Alle Flecken sind verschieden, manche groß, manche klein, viele rot, manche bläulich, einige konfluierend, viele stehen isoliert. Dieses Bild ist für Fleckfieber typisch. Wenige Tage später treten in Schüben im Zentrum der Flecken punktförmige Hämorrhagien auf. Dies aber nur bei einem Teil der Fälle.

Diagnose. Epidemisches Fleckfieber in der Umgebung. Während der Rekonvaleszenz treten verschiedene Antikörper auf. Neben der Agglutination von hochtitrigen Rickettsiensuspensionen, der Neutralisation von Antikörpern infektiöser Rickettsien, der Komplementbindungsreaktion mit Antigenen von Rickettsien und der Neutralisation von Rickettsientoxinen ist die Agglutination von Proteus vulgaris (Weil-Felix-Reaktion) das bekannteste Verfahren. Die Weil-Felix-Reaktion beruht auf dem Prinzip, daß die Bakterien Proteus vulgaris einzelne Antigene mit Rickettsien gemeinsam haben, so daß Patienten mit einer Rickettsieninfektion Antikörper aufweisen, die einzelne Proteus-vulgaris-Stämme agglutinieren. Die Proteusstämme werden mit Unterziffern bezeichnet. Beispielsweise wird der Proteusstamm OX19 durch Antikörper im Serum von Patienten mit einer Infektion von epidemischem und endemischem Fleckfieber agglutiniert. Beim Tsutsugamushi-Fieber wird der Proteusstamm OKX am stärksten agglutiniert.

Prognose. Bei früh eingeleiteter Tetrazyklintherapie gut; sonst hohe Komplikations- und Mortalitätsrate.

Tabelle: Rickettsienerkrankungen. (Nach Rogers und Schaffner)

Gruppe		Krankheit	Rickettsien-spezies	Arthropoden-vektor	Reservoir	Weil-Felix-Reaktion
A	Gruppe des Fleckfiebers	Endemisches Fleckfieber	R. moseri	Rattenfloh	Ratte	Positiv OX 19
		Epidemisches Fleckfieber	R. prowazeki	Laus (Pediculus hominis)	Mensch	Positiv OX 19
		Brill-Krankheit	R. prowazeki		Rezidiv eines latenten endemischen Fleckfiebers	Schwach positiv oder negativ OX 19
B	Spotted-fever-Gruppe	„Rocky Mountain spotted fever" = amerikanisches Felsengebirgsfieber	R. rickettsii	Zecke	Kleine Säugetiere, Zecken	Positiv OX 19 und OX 2
		Fièvre boutonneuse = Mittelmeerfieber Südafrikanisches Zeckenbißfieber Kenya-Zeckentyphus	R. conorii	Zecke	Hunde, Nagetiere	Positiv OX 19 und OX 2
		Indischer Zeckentyphus Sibirischer Zeckentyphus = nordasiatische Rickettsiose	R. sibiricus	Zecke	Nagetiere	Positiv OX 19
		Queensland-Zeckentyphus	R. australis	Zecke	Beuteltiere, Nagetiere	Positiv OX 19
		Rickettsienpocken = russische vesikuläre Rickettsiose	R. akari	Hausmausmilbe	Hausmaus	Negativ
C	Tsutsugamushi-Fieber	„Scrub-typhus"	R. tsutsugamushi	Milben	Nagetiere, Milben	Positiv OXK
D	Q-Fieber	Q-Fieber	R. burneti (Coxiella burneti)	Inhalation trockenen Zeckenkots	Rinder, Schafe, Ziegen	Negativ

Differentialdiagnose. Andere Rickettsiosen, s. Tabelle.

Therapie. Tetrazykline oder Chloramphenicol 2,0–3,0 täglich sind sehr wirksam, wenn sie in der Frühphase der Erkrankung gegeben werden. Behandlung bis nach der Entfieberung. Wird die Behandlung nach dem 6. Behandlungstag begonnen, entwickelt sich eine Immunität wie bei unbehandelten Infektionen und es treten später auch keine Rückfälle mehr auf. Werden dagegen die Antibiotika vor diesem Zeitpunkt gegeben oder auch nur kurze Zeit angewandt, reicht die Stimulierung des Immunmechanismus nicht aus, und es können Rezidive auftreten. Derartige Rückfälle werden durch eine zweite antibiotische Behandlung verhindert, die 6 Tage nach der ersten Behandlung begonnen wird. Setzt die Therapie zu spät ein, kommt es zu irreversibler Schädigung, und die Antibiotika bleiben weitgehend wirkungslos. Eine Prophylaxe des endemischen Fleckfiebers sowie anderer Rickettsiosen ist durch Verhinderung der Übertragung durch Unterbrechung der Infektionskette möglich: Entlausung beim epidemischen Fleckfieber, Rattenbekämpfung beim endemischen Fleckfieber, Beseitigung von Dschungelvegetationen in der Umgebung von Brutstätten von Ratten und Milben, Auftragen von „repellents" gegen Zecken beim „Rocky Mountain spotted fever", Pasteurisierung von Milch beim Q-Fieber etc. Eine aktive Immunisierung kann auch durch eine Vakzine (formalinisierte Antigene) erreicht werden. Impfstoff ist gegen das epidemische Fleckfieber und das „Rocky Mountain spotted fever" erhältlich.

Meldepflicht.

Endemisches Fleckfieber

Synonym. Murines (endemisches) Fleckfieber.

Das klinische Bild des endemischen Fleckfiebers, das durch Flöhe übertragen wird, gleicht dem des epidemischen Fleckfiebers sehr. Die Erkrankung verläuft aber etwas leichter als das klassische Fleckfieber.
Für Erreger, Differentialdiagnose und serologischen Nachweis s. Tabelle S. 51.

Erkrankungen durch Bakterien

Gonorrhö

Synonyme. Blenorrhö, Tripper.

Definition. Die Gonorrhö ist eine infektiöse bakterielle Erkrankung vorwiegend der Urogenitalschleimhäute durch *Neisseria gonorrhoeae* (= Gonokokkus).
Die Gonorrhö befällt bei Mann und Frau sowohl die Harnorgane als auch die Geschlechtsorgane. Die Erkrankung des Geschlechtsapparates ist erheblich gefährlicher, da hierbei durch entzündungsbedingte Verklebung und Vernarbung von Nebenhoden bzw. Tuben die ernste Folge einer bleibenden Sterilität möglich ist.

Erreger. Der gramnegative Kokkus *Neisseria gonorrhoeae*, der 1879 von Albert Neisser entdeckt wurde (=„Gonococcus"). Er gehört bakteriologisch zur Familie der Neisseriaceae, unter denen lediglich Meningococcus, Gonococcus und Branhamella catarrhalis gramnegativ sind.

Inkubationszeit. Sie beträgt 2–4 Tage. Gelegentlich können die ersten Zeichen der Erkrankung auch um einige Tage verzögert auftreten. Ist primär ein paraurethraler Gang erkrankt, von dem aus die Gonokokken erst später auf die Urethra übergehen, so kann die Inkubationszeit weiter verlängert erscheinen. Bei Infektion der Konjunktiven werden oft schon sehr früh Gonokokken gefunden.

Verbreitung. Die Gonorrhö ist weltweit die häufigste Infektionskrankheit. Sie wird fast ausschließlich durch Geschlechtsverkehr übertragen. Nur in Ausnahmefällen kommt eine mittelbare Infektion vor, z.B. als Schmierinfektion über feuchte Waschtücher. Kranke Erwachsene können im gleichen Bett schlafende Kinder infizieren. Eine Übertragung auf Versuchstiere ist bisher nicht gelungen.

Pathogenese. Die Gonokokken bevorzugen die Zylinderepithelien der weiblichen und männlichen Urethra, des Zervikalkanals, des Rektums und der Konjunktiven. Die von Plattenepithel überzogene Vagina der reifen Frau wird von den Erregern verschont, während das höhere Epithel der Vagina von kleinen Mädchen erkranken kann. Auffällig ist, daß aber eine gonorrhoische Vulvovaginitis bei jugendlichen Frauen, Graviden und andererseits bei alten oder kastrierten Frauen möglich ist. Das Endometrium wird im Unterschied vom Zervikalkanal meist längere Zeit verschont. Während der Menstruation entstehen jedoch günstigere Bedingungen für das Hochwandern der Infektion zu den Tuben, die ebenso wie die Ovarien äußerst leicht infiziert werden.

Die Gonokokken überziehen rasenartig die Schleimhäute und dringen in die Krypten, Drüsengänge und zwischen den Epithelzellen in das submuköse Gewebe vor. Hier bilden sich reaktiv Leukozytenansammlungen, die den Großteil der Erreger wieder zur Oberfläche befördern, ihre völlige Eliminierung aber nicht zustande bringen. Wirksamer ist die Tätigkeit erhalten gebliebener gesunder Epithelzellen, von denen eine Reepithelisierung ausgeht. Diese führt zunächst zu flachem oder kubischem Epithel (sog. Pseudometaplasie), an dessen Stelle erst wieder höhere Epithelzellen auftreten, wenn die Infektion endgültig beseitigt worden ist. Subepitheliale Gonokokkennester können mit großer Hartnäckigkeit erhalten bleiben und Ausgangspunkt von Rezidiven beim Patienten und Reinfektionen des Partners sein.

Nachweis der Gonokokken

Die Sicherung der Diagnose erfolgt bei allen Formen der Gonorrhö stets durch den Erregernachweis. Die Gewinnung des Untersuchungsmaterials (eitriges Sekret, Drüsenexprimate, Schleimfäden etc.) wird bei den einzelnen Krankheitsbildern beschrieben. In dem Untersuchungsmaterial wird der Erreger durch
– *mikroskopische Untersuchung eines gefärbten Ausstriches* oder/und durch die
– *Bakterienkultur*
nachgewiesen.

Mikroskopisches Ausstrichpräparat bei Gonorrhö

Das mit einer Platinöse aufgefangene Sekret wird auf einem Objektträger in dünner Schicht ausgestrichen.

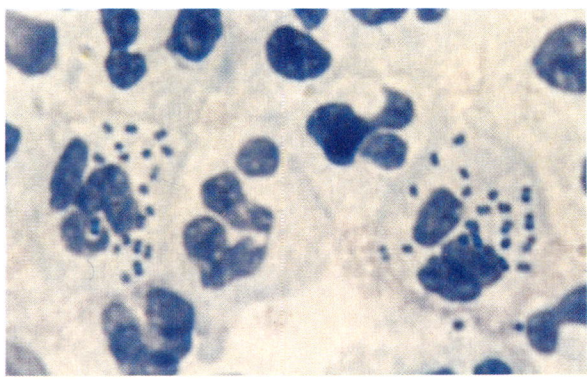

Gonokokken

Das Präparat wird zur Fixierung mehrfach kurz durch die Bunsenflamme gezogen und dann gefärbt.

Methylenblaufärbung. Das Präparat wird mit 1% wäßriger Methylenblaulösung überschichtet oder in eine mit der Farblösung gefüllte Küvette eingetaucht. Nach kurzer Einwirkung (15 s) wird mit Wasser abgespült und das Präparat zwischen Fließpapier getrocknet. Man sucht bei mittlerer Vergrößerung die leukozytenreichen Stellen und durchmustert diese bei Ölimmersion. Typisch für Gonokokken ist ihre intraleukozytäre Lagerung. Sie liegen niemals einzeln, sondern stets paarweise (Diplokokken, semmelartiges Aussehen) und überwiegend achsensenkrecht zueinander. Sie sind meistens gleich groß, bohnen- oder nierenförmig. Ihr Querdurchmesser ist größer als ihr Längsdurchmesser. Dadurch grenzen sie sich von anderen Diplokokken ab.

Die Methylenblaufärbung wird wegen ihrer Einfachheit als Such- und Routinefärbung eingesetzt; dabei färben sich *alle Bakterien* blau.

Bei nicht typischer Form oder Lagerung gibt die Gramfärbung zusätzliche Information: Gonokokken sind gramnegativ.

Gram-Färbung. Diese Färbung verläuft nur dann einwandfrei, wenn Wasser ferngehalten wird. Sie besteht aus folgenden Schritten:

1) Auftropfen von Carbolgentianaviolett auf das fixierte Präparat (Zusammensetzung: auf 100 ml Aqua dest. 1–5 ml Acid. carbol. liqu., Schütteln, dann 10,0 ml gesättigte Gentianaviolettlösung in 96% Alkohol zusetzen. Die Lösung vor jedem Gebrauch filtrieren). $1/2$ min färben.
2) Abgießen, aber ohne Nachhilfe von Wasser.
3) Überdecken des Präparates mit Lugol-Lösung (Jod-Jodkali-Aqua dest. im Verhältnis 1:2:300); so lange damit behandeln, bis eine intensive Imprägnierung gesichert ist.
4) Nach Abgießen Behandlung mit wasserfreiem, mindestens 96% Alkohol, und zwar so lange, bis keine Farbwolken mehr abgehen, höchstens aber 1 min lang.
5) Jetzt darf man das Präparat mit einem scharfen Wasserstrahl (Spritzflasche) gründlich abspülen und trocknen.
Danach ist die eigentliche Gram-Färbung beendet. Mikroskopiert man jetzt, so sind die Gonokokken nicht sichtbar, da sie gramnegativ sind. Um die gramnegativen Gonokokken sichtbar zu machen, folgt noch
6) Gegenfärbung mit verdünnter Fuchsin-Lösung (<1%ig).

Jetzt erscheinen die Gonokokken im Kontrast zu dunkelvioletten grampositiven Keimen leuchtend rot. Zweckmäßigerweise versieht man sich schon gleich bei der Materialentnahme mit 2 Abstrichen, den einen für die Methylenblau-, den zweiten für die Gram-Färbung. Fehlt ein zweites Präparat, muß das Methylenblaupräparat entweder wieder entfärbt werden, wofür es verschiedene Verfahren gibt, oder man zieht die von Jensen abgewandelte Gram-Färbung vor, die es gestattet, das Methylenblaupräparat ohne jede weitere Prozedur durch Umfärbung weiter zu verwenden. Man entfernt zu diesem Zweck das für die Ölimmersion aufgetragene Zedernöl mit Xylol; dann erfolgt die Färbung:

1) Methylviolett 6 B (0,5% wäßrige Lösung) 30 s, Abgießen, kein Wasser.
2) Bedecken und Abspülen mit verstärkter Lugol-Lösung (Jod-Jodkali-Aqua dest. im Verhältnis 1:2:100).
3) Erneut Lugol-Lösung und 30 s stehen lassen.
4) Entfärben durch Abspülen mit wasserfreiem oder mindestens 96% Alkohol, bis keine Wolken mehr abgehen.
5) Gegenfärbung mit 1% Neutralrot (mit Zusatz von 0,2 ml 1% Essigsäure auf 100,0 ml Lösung) für 15–30 s.

Durch die Gegenfärbung erscheinen die Gonokokken rot, Mikrokokken blauviolett.

Die Farblösungen für die Jensen-Färbung sind lange haltbar.

Nachweis von Gonokokken durch Immunfluoreszenzmikroskopie. Durch die empfindliche und spezifische direkte Immunfluoreszenzmikroskopie lassen sich Gonokokken im Ausstrich nach Überschichtung mit fluoreszenzfarbstoffmarkiertem Antigonokokken-Antiserum nachweisen. Das Verfahren ist derzeit für Routineuntersuchungen noch nicht gebräuchlich.

Gonokokkenkultur. Die Kultur der Gonokokken besitzt gegenüber dem mikroskopischen Nachweis 2 Vorteile:

– höhere Spezifität, d.h. eindeutige Identifizierung der Erreger;
– größere Empfindlichkeit, d.h. höhere Ausbeute an positiven Ergebnissen bei Patienten mit chronischer Gonorrhö und in Problemfällen.

Soweit technisch möglich, sollte daher stets eine Gonokokkenkultur angelegt werden. Bei Verdacht auf chronische Gonorrhö und bei unklarem mikroskopischem Befund ist das Kulturverfahren ein unverzichtbarer Teil der Diagnostik. Die Schwierigkeit liegt darin, daß Neisseria gonorrhoeae ein in den Kulturbedingungen sehr anspruchsvoller Erreger ist. Er ist nur in einer feuchten Kammer, bei 35–37° C, einem pH-Wert von 7,2 und CO_2-Anreicherung züchtbar. Eiweißreiche Nährböden mit speziellen Hemmzusätzen sind notwendig, z.B. Thayer-Martin-Selektivmedium mit Vancomycin, Colistin und Nystatin.

Fertignährböden sind im Handel. Die technische Durchführung und Interpretation der Gonokokkenkultur sind bakteriologischen Speziallaboratorien, besonders in Hautkliniken, vorbehalten. Wegen der Empfindlichkeit der Erreger muß das Material sofort auf die Kulturplatte überimpft werden. Für die Versendung von Untersuchungsmaterial an Laboratorien werden spezielle Gonokokkentransportmedien angeboten.

Auf den Kulturplatten erscheinen die Gonokokkenkolonien in durchfallendem Licht nach einer Kulturzeit von 2–3 Tagen wie feine, transparente Tautropfen. Zur Abtrennung von morphologisch und färberisch gleichartigen „Pseudogonokokken" dienen die Methoden der biochemischen Keimdifferenzierung, wie Oxydasereaktionen und Zuckervergärung auf Spezialnährböden. Neuerdings werden auch Agglutinations- und Immunfluoreszenzmethoden zur Identifizierung der Gonokokken herangezogen. Bei Verdacht auf Penicillinresistenz (β-Laktamase-Bildner) wird eine Resistenzprüfung durchgeführt.

Gonorrhö der Frau

Das weibliche Genitale bietet den Gonokokken zahlreiche Eintrittspforten: die Urethralmündung, periurethrale Krypten und Lakunen, die Skene-Gänge, die Ostien der Bartholin-Drüsen und den Muttermund. Oft wird primär nur eine Eintrittspforte infiziert, während weitere Örtlichkeiten wegen der nahen räumlichen Beziehungen später sekundär einbezogen werden. Die wichtigsten Lokalisationen der weiblichen Gonorrhö sind die Urethralmündung und der Muttermund, oft das Rektum.

Gonorrhö der weiblichen Harnorgane

Die längsgestellte, schnabelförmig vorspringende Urethra der Frau wird oft primär infiziert. Bleibt sie zunächst verschont, kommt es sekundär zu ihrer Erkrankung durch erregerhaltiges Sekret im Introitus vaginae. Die Besiedlung der Urethra erfolgt anfänglich etwas verzögert, weil ihr erstes Drittel mit Plattenepithel ausgekleidet ist. Die Gonokokken können bis in das Gebiet des Trigonum vesicae vordringen, stoßen dann aber auf das resistente Blasenepithel. Nierenbecken und Nieren bleiben fast immer verschont. Die Blase wird nicht durch Gonokokken, wohl aber gelegentlich sekundär infiziert; dadurch entsteht eine *bakterielle Begleitzystitis*.

Die Gonokokken überziehen nicht nur die Schleimhaut der sternförmig gefalteten Urethra, sondern sie dringen auch in die mit Zylinderepithel ausgekleideten Urethraldrüsen ein, so in die Morgagni-Lakunen mit ihren grübchenförmigen Einsenkungen, ferner in verästelte tubuläre Drüsen, die den Littré-Drüsen des Mannes entsprechen.

Klinisches Bild

Akute Gonorrhö

Klinisch findet man nach erfolgter Infektion zunächst geringen serösen Ausfluß aus der Urethra; im gefärbten Ausstrich erkennt man mikroskopisch Epithelzellen, vereinzelte Leukozyten und *extra*zellulär gelegene Gonokokken. 24 h später ist der Ausfluß rein eitrig, Gonokokken finden sich jetzt nur noch *intra*leukozytär. Subjektive Symptome sind stechender Schmerz oder Brennen bei der Harnentleerung, bei Mitbeteiligung der Blase bis zu Tenesmen gesteigert.

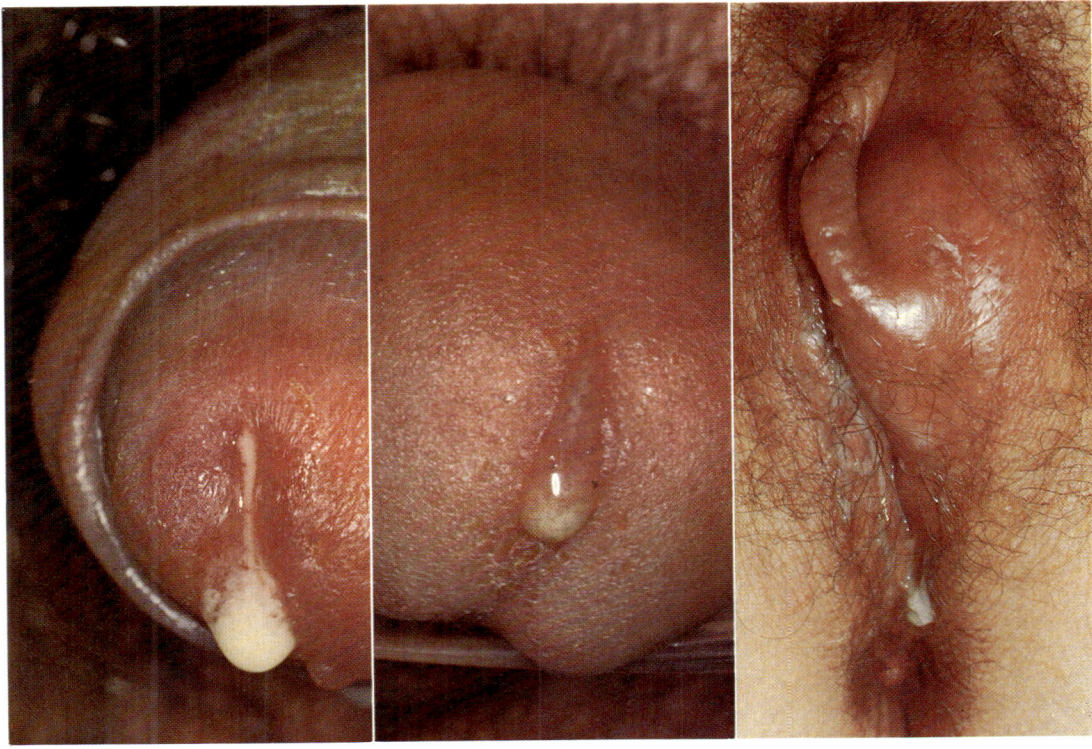

Akute Urethritis gonorrhoica   Chronische Urethritis gonorrhoica   Bartholinitis gonorrhoica mit Abszedierung

Jetzt liegt das Vollbild einer *Urethritis gonorrhoica acuta* vor.

Chronische Gonorrhö
3–6 Wochen nach Beginn der Infektion wird die Urethritis symptomärmer: eitrige Sekretion und subjektive Beschwerden werden ständig geringer. Die Erkrankung wird subakut, dann chronisch und schließlich symptomlos. Spontanheilung kann eintreten. Meistens bleibt sie trotz Abklingens der Schleimhauterkrankung aus, weil sich in Lakunen, Anhangsdrüsen oder subepithelial Gonokokkennester gebildet haben. Dadurch wird die *Urethritis gonorrhoica chronica* gefährlich: sie stellt eine nach außen hin unverdächtige Infektionsquelle für den Partner dar und kann auch für die Patientin selbst jederzeit Ausgangspunkt von Komplikationen sein.
Im Umkreis der Harnröhre können verschiedene hier gelegene Drüsen durch Gonokokken infiziert werden, so die zahlreichen Lakunen und Nischen dieser Region, paraurethrale Gänge, die Glandulae vestibulares minores und die Skene-Gänge. Die Erkrankung dieser kleinen Drüsen führt zwar nicht zu subjektiven Erscheinungen; sie ist aber bedeutsam, weil von hier die Urethra jederzeit reinfiziert werden kann. Deshalb muß eine sehr sorgfältige Überprüfung gerade dieser Möglichkeiten erfolgen (Untersuchung von Exprimaten).

Paragonorrhoische Erkrankungen
Es handelt sich um Folgeerkrankungen einer Gonorrhö, die nicht durch die Gonokokken selbst bedingt sind. Der eitrige Ausfluß kann zu einer Reizung des Vestibularraumes, der kleinen und großen Labien führen, entzündliche Schwellung, Rötung und Erosionen verursachen und zu einer qualvollen Vulvitis überleiten. Ekzematisation und Impetiginisation können hinzutreten. Die Erosionen können sich zu oberflächlichen Ulzerationen vertiefen (*Ulcera gonorrhoica*).
In der Zirkumferenz der Urethralmündung kommen auch polypöse Exkreszenzen vor. Bei chronischen Verlaufsformen ist insbesondere die Inokulation des Warzenvirus erleichtert, so daß breite Beete von Condylomata acuminata entstehen können.

Gonorrhö der weiblichen Geschlechtsorgane

Bartholinitis gonorrhoica
Die Ostien der Bartholin-Drüsen, an den Innenseiten der kleinen Labien beiderseits des Meatus vaginae in der unteren Hälfte gelegen, werden in einem kleineren Teil der Fälle durch Gonokokken infiziert, in der Regel im späteren Verlauf der Erkrankung. Der Ausführungsgang erkrankt meistens einseitig, nur gelegentlich beiderseits, der Drüsenkörper jedoch nicht. Ein Hinweis auf die Erkrankung ist die flohstichartige Rötung des Ostiums, die als *Sänger-Punkt* bezeichnet wird. Durch entzündliche Schwellung kommt es allmählich zu einem Verschluß des Ostiums und durch Weitersekretion der Drüse zu einem sehr schmerzhaften kirsch- bis taubeneigroßen *Pseudoabszeß*. Durch Sekundärinfektion kann ein hühnereigroßer vorgewölbter Abszeß in einer Labie entstehen, der fluktuiert und die erkrankte Frau nahezu gehunfähig macht. Entleerung des Abszesses durch Stichinzision bringt sofort große Erleichterung.

Vulvovaginitis gonorrhoica
Die Scheide der geschlechtsreifen Frau ist vor einer gonorrhoischen Infektion weitgehend gefeit, nicht nur wegen ihrer Auskleidung mit Plattenepithel, sondern auch wegen der Abweisung von infektiösen Agenzien durch den Selbstreinigungsmechanismus der Vagina. Die Döderlein-Scheidenbakterien und andere azidophile Keime sichern der Scheide eine pH-Konzentration von 4,0–4,7. Da die optimalen Bedingungen für die Gonokokken bei einem pH-Wert von 7,2 liegen, gehen sie bei dem in der Vagina normalerweise herrschenden pH-Wert zugrunde. Krankhafte Vorgänge können die Selbstreinigungsmechanismen der Scheide schädigen, ihren pH-Wert über 5,5 (II. Reinheitsgrad) auf 6,5 (III. Reinheitsgrad) anheben und das Milieu für eine gonorrhoische Infektion begünstigen. Ferner bedeutet die Menstruation durch Zufluß alkalischer Flüssigkeiten eine vorübergehende Störung des Selbstreinigungsvermögens der Vagina.
Bei Kindern, Greisinnen, Graviden, Wöchnerinnen, im Falle von Genitalhypoplasie und Infantilismus, wenn der Selbstreinigungsmechanismus unausgebildet, gestört oder geschwunden ist, kann sich eine echte Vulvovaginitis gonorrhoica ausbilden.
Die fast bei jeder Gonorrhö vorkommende Vaginitis simplex, erkennbar an Rötung, Schwellung, Erodierung und starker Sekretion der Schleimhaut, ist dagegen ein paragonorrhoischer Vorgang.

Vulvovaginitis gonorrhoica infantum
Beim Neugeborenen und Kleinkind besitzen Vestibulum und Vagina noch eine Art von Zylinderepithel, und die Selbstreinigungsvorgänge der Scheide sind noch nicht wirksam. Daher bestehen alle Voraussetzungen, um die kindliche Vulva und Vagina sogar zu einem bevorzugten Sitz der Gonorrhö werden zu lassen. Zusätzlich können auch beim Kleinkind alle anderen Teile des Harn- und Geschlechtsapparates jederzeit in die Krankheit einbezogen werden, so Urethra und Zervix. Das infantile Endometrium ist dagegen weitgehend geschützt.
Die Infektion von Kleinkindern erfolgt meistens durch mittelbare Kontakte in der Bettgemeinschaft, so durch beschmutzte Wäsche, Schwämme, Waschlappen, Handtücher, Nachtgeschirr, Toilette, Fieberthermometer, Irrigatoren, Klistierspritzen. Am meisten gefährdet sind Kinder zwischen 2 und 6 Jahren. Besonders in diesem Alter ist daher bei allen Genitalerkrankungen mit eitrigem Fluor an eine Gonorrhö zu denken.

Klinisches Bild. Bei *Vulvovaginitis gonorrhoica infantum* besteht lebhafte Rötung und Schwellung der Schleimhaut des Vestibulums, der Urethralmündung, der Klitoris, der kleinen und großen Labien. Auch die Innenflächen der Oberschenkel können durch den Ausfluß entzündlich gereizt werden. Beim Spreizen der sehr empfindlichen Labien sieht man viel eitriges Sekret. Die vorgequollene Urethralmündung beweist den Mitbefall der Harnröhre, flohstichartige Rötungen in ihrer Umgebung zeigen die Erkrankung der Skene-Gänge an. Die Bartholin-Drüsen erkranken selten. Das Hymen ist gerötet und geschwollen, ebenso die Vaginalschleimhaut, die viel grünlich-gelben Ausfluß absondert und pseudomembranös belegt sein kann. *Symptome* sind starkes Brennen und Kitzeln. Die erkrankten Kinder greifen deshalb häufig in das Genitalgebiet, beschmutzen sich und gefährden v.a. die Augenbindehäute. Da Urinentleerung die Schmerzen vermehrt, kommt es zu reflektorischer Harnretention. Appetitlosigkeit, Obstipation und Schlaflosigkeit gesellen sich dazu. Dieser Zustand dauert 2 oder mehrere Wochen; dann klingen die Beschwerden ab. Die Gonorrhö wird immer symptomloser, heilt aber nicht endgültig aus; es resultiert eine *Vulvovaginitis gonorrhoica chronica*.

Differentialdiagnose. Vor allem ist an Vaginitis und Vulvovaginitis durch andere (Koli-)Bakterien, Oxyuren, Fremdkörper, Candida albicans und Trichomonaden zu denken.

Vulvovaginitis gonorrhoica adultorum
Die gleichen, wenn auch meist weniger fondroyanten Krankheitsbilder wie beim Kinde sind bei graviden Frauen, Wöchnerinnen, Greisinnen und bei unterentwickeltem Genitalapparat möglich.

Cervicitis gonorrhoica
Bei der Frau wird der Muttermund weitaus am häufigsten von Gonokokken primär infiziert.

Klinisches Bild. Die Zervix ist geschwollen und gerötet, die Schleimhaut wölbt sich aus dem Zervikalkanal vor, grünlich-gelber Eiter fließt ab; die Erkrankung wird wieder symptomloser, der Lokalbefund unverdächtiger und der Gonokokkennachweis schwieriger. Die durch Aggression der Erreger und Entzündung zugrundegehenden Zylinderepithelien werden durch widerstandsfähigere, abwehrtüchtigere, kubische oder gar flache Epithelien ersetzt, die für Gonokokken ein weniger günstiges Substrat abgeben. Zwar wird die Akuität der Erkrankung weitgehend gebrochen, aber sie wird nicht überwunden. In einem langen Zeitraum finden sich noch Gonokokkennester versteckt unter der Schleimhaut. Schließlich verrät klinisch allenfalls noch etwas trüb-schleimiger zervikaler Fluor die fortbestehende chronische Erkrankung. Die subjektiv beschwerdefreien Frauen mit chronischer Zervikalgonorrhö sind häufig die Infektionsquellen.

Endometritis gonorrhoica
Während die Zervix mit Zylinderepithel ausgekleidet ist, trägt der Isthmus vorwiegend, wie das Cavum uteri, ein niedriges kubisches Epithel. Dieses bietet dem Aufsteigen der Gonokokken einen erheblichen Widerstand. Trotzdem erkrankt in etwa 30% der Fälle das Endometrium mit. Das bedeutet dann aber zugleich Aszension der Gonorrhö in den Bereich der generativen Organe. Begünstigt wird die aufsteigende Infektion durch Menstruation, Geburt oder Abort. Während der Menstruation erzeugen die Gonokokken im Endometrium eine heftige herdförmige eitrige Entzündung. Nach der Menstruation führen die Regenerationsvorgänge an der Schleimhaut meistens bald zur Rückbildung der Endometritis. Die Erkrankung des Cavum uteri erkennt man klinisch an schmerzhaften, verlängerten und verstärkten Menstruationen (*Hypermenorrhö*), während die Zervizitis die Menstruation nicht beeinflußt. Die Blutungen bei Zervizitis erfolgen aus Erosionen, die man mittels Spekulum leicht feststellen kann. Die passagere Endometritis ist also die Vorbedingung für das Aszendieren der Gonorrhö.

Salpingitis gonorrhoica
Das Aufsteigen der Infektion wird oft durch die Menstruation vermittelt. Zunächst besteht eine *Endosalpingitis acuta*. Die Schleimhaut ist gerötet und verquollen. Die auf der Höhe der Tubenfalten sitzenden Fimbrien verkleben allseitig und führen zu einer bleibenden Obliteration. Dann erkranken auch die Muskulatur der Tubenwand und das Pelveoperitoneum. Vielseitige Verschwartungen fixieren den Eileiter an Ovarium, Beckenwand oder Uterus. Die Epithelien werden zu einer eiternden Fläche und werden zerstört. Die entzündlich infiltrierte Muskulatur läßt die Tube daumendick anschwellen. Es entwickelt sich das Bild einer *Pyosalpinx*. Dabei bilden sich Wandabszesse, die durchbrechen können: in die Tube, in den Mastdarm, auch in die Blase. Oft wird diese Erkrankung chronisch. Sekundärinfektionen können hinzutreten, aber auch Heilung ist in diesem Stadium noch möglich. Eine Restitutio ad integrum ist weitgehend ausgeschlossen; regelmäßig resultiert eine bindegewebige Ausheilung mit Verklebungen im Tubenlumen und Verbackungen zur Umgebung. Bleibende *Sterilität* der Frau ist die häufigste Folge. Gravidität bei Beginn der Erkrankung führt nicht selten zur Tubenschwangerschaft.

Perioophoritis, Oophoritis und Peritonitis gonorrhoica
Über die frisch infizierten Tuben erreichen die Gonokokken das Ovarium. Ihr Oberflächenmesothel und der Follikelapparat werden infiziert, das Ovarialparenchym nur ausnahmsweise. Gelegentlich kommen Ovarialabszesse vor. Auch das Peritoneum wird einbezogen. Sein Mesothel bedeutet für die Erreger eine Entwicklungshemmung. Das Bauchfell wird streckenweise destruiert, wodurch es zur Bildung eines Exsudats, zu Verklebungen und allseitigen Verwachsungen kommen kann. Eine allgemeine Peritonitis ist selten. Tubenerkrankungen, Adhäsionen mit den Nachbarorganen und Einbeziehung des Pelveoperitoneums führen zu einem großen *Konglomerattumor* (sog. Adnextumor) mit typischem klinischem Gepräge wie Schmerzen im Unterbauch, erhöhter BSG und entsprechendem Tastbefund.

Adnexitis gonorrhoica
Die aufsteigende Erkrankung von den Tuben zu den Ovarien und weiter zum Pelveoperitoneum läßt oft keine Trennung der Einzelzustände zu. Es können einbezogen werden Tuben, Uterus, Ovarien, Peritoneum, Mastdarm und Appendix. Anfangs ist der Konglomerattumor noch nicht fest umgrenzt, deshalb auch nicht leicht abtastbar. Nach Abklingen der akuten Erscheinungen grenzt er sich mehr und mehr ab.

Klinisches Bild. Die Aszension der Gonokokken in den Geschlechtsapparat führt akut zu heftigen Symptomen. Die Patientinnen fühlen sich schwerkrank, sind appetitlos und abgeschlagen. Die Beteiligung des Pelveoperitoneums erzeugt Brechreiz, Meteorismus, Obstipation oder Diarrhö. Die Temperatur steigt auf 39–40°, der Puls ist frequent, die BSG stark erhöht. In der Unterbauchgegend bestehen einseitig oder beidseits heftige Schmerzen, auch Druckempfindlichkeit mit Abwehrspannung. Durch den Tubenverschluß erlischt die Potentia generandi, während die Potentia coeundi erhalten bleibt. Da Ovulationen und Menstrualzyklus nicht sistieren, ist die entstandene Sterilität zunächst nicht erkennbar.
Schon im *subakuten Stadium* läßt sich in beiden Adnexgegenden ein druckschmerzhafter Tumor abgrenzen. Mit zunehmender Chronizität werden die „Geschwülste" deutlicher tastbar. Die Tuben sind verdickt und hart. Das im sog. Adnextumor liegende Ovar läßt sich nicht abgrenzen.
Schließlich kommt es zu scheinbarer Heilung, aber unterbrochen durch Exazerbationen. Die Organverklebungen und Adhäsionen mit der Nachbarschaft sind irreversibel. Das erklärt die ständig, auch nach Ausheilung der Gonorrhö fortbestehenden „Unterleibsbeschwerden" der Frauen, die sie immer wieder zum Arzt führen. Diese Frauen haben Beschwerden bei der Arbeit, bei der Kohabitation, Menstruationsstörungen, Blasenschwäche, Obstipation, Darmtenesmen und oft nicht zu behebenden Ausfluß.

Differentialdiagnose. Die Erkennung der Adnexitis bei gesicherter Gonorrhö ist nicht schwierig. Ist diese nicht bekannt, so muß man differentialdiagnostisch an Appendizitis, Hämatozele, Tubarabort und an einen stielgedrehten Ovarialtumor denken. Schwierig ist auch die Differentialdiagnose im Puerperium gegenüber einer Aszension nichtspezifischer Keime. Ovarialtumoren sind palpatorisch vom Uterus abzugrenzen, Myome mit ihm verwachsen.

Diagnose der Gonorrhö der Frau

Die Diagnose einer Gonorrhö gründet sich ausnahmslos auf den topischen Erregernachweis. Jede Diagnostik besteht nach genauer Erhebung der Anamnese daher aus folgenden drei Schritten:
1) Klinische Untersuchung, insbesondere die genaue örtliche Inspektion der verdächtigen Organe („topische Gonorrhödiagnose"),
2) Entnahme von Material zum Erregernachweis, getrennt aus allen krankheitsverdächtigen Herden,
3) Nachweis der Gonokokken im Untersuchungsmaterial.

Lokalinspektion. Sie wird auf dem gynäkologischen Stuhl vorgenommen, ein Vaginalspekulum und gute Beleuchtung sind unerläßlich. Jede Patientin wird dabei auf das gleichzeitige Vorkommen einer Lues (Inspektion und serologische Untersuchung sofort und nach 4 Wochen) oder eines Ulcus molle kontrolliert.

Materialentnahme zur Untersuchung auf Gonokokken. Am wichtigsten ist die Materialentnahme aus Urethra, Zervix und Rektum. Man findet nur dann Gonokokken, wenn das Material unter Kontrolle des Auges unmittelbar aus Harnröhre und Muttermund entnommen wird. Vaginalabstriche sind wertlos.
Um eitrigen Ausfluß aus der Urethra der Frau zu gewinnen, spreizt man vor dem Einführen des Spekulums die Labien der Frau so, daß das Orifizium frei liegt, reinigt die Harnröhrenmündung und streicht die *Urethra* von hinten nach vorn aus, so daß der Urethralleiter im Orifizium sichtbar wird. Er wird mit einer Platinöse aufgefangen und auf einen Objektträger und ggf. auf die Kulturplatte übertragen. Danach werden alle *Krypten und paraurethralen Gänge* der Umgebung überprüft. Man komprimiert sie einzeln und streicht jedes hervorquellende Eitertröpfchen gesondert aus. Dann folgt die Überprüfung der Ausführungsgänge der *Bartholin-Drüsen*, und zwar vor der Gewinnung von Zervixmaterial. Sie können gerötet, auch walzenartig angeschwollen sein; oft läßt sich eitriges Sekret herausstreichen, das durch vorzeitige Einführung eines Spekulums verlorengehen würde.
Danach wird die *Zervix* mit einem Spekulum geeigneter Größe eingestellt. Sorgfältig wird mit einem auf einer Kornzange armierten Tupfer der Schleim weggewischt und aus dem Muttermund mit der Platinöse oder einem Watteträger Material entnommen.
Außerdem sollte man jede Frau auf *Mastdarmgonorrhö* untersuchen (mit physiologischer Kochsalzlösung angefeuchteter Watteträger). Bei begründetem Verdacht sind mehrfache sorgfältige Kontrolluntersuchungen notwendig. Eine Provokation der Gonorrhö kommt oft durch die Menstruation zustande. Daher sind Kontrolluntersuchungen in unklaren Fällen am 2. und 3. Tag der Menstruation zweckmäßig. Zur Sicherstellung der Heilung einer Gonorrhö sind die gleichen Untersuchungen notwendig.

Gonorrhö des Mannes

Aus anatomischen Gründen erkrankt beim Mann primär der Harnapparat, erst später der Geschlechtsapparat. Die generativen Organe sind also beim Mann vor einer Gonorrhö wesentlich besser geschützt als bei der Frau. Erkennt man die Gonorrhö frühzeitig, kann man den Geschlechtsapparat vor der Erkrankung schützen und dadurch eine bleibende Sterilität verhindern.

Gonorrhö der männlichen Harnorgane

Urethritis gonorrhoica anterior acuta

Darunter verstehen wir die Harnröhrenerkrankung bis zum Sphincter externus der Blase. Der Sphincter internus ist nur bei leerer Blase geschlossen, bei voller Blase aber geöffnet. Dieser funktionelle Unterschied zwischen vorderer und hinterer Harnröhre deckt sich zwar nicht mit der anatomischen Einteilung, wird aber den klinischen Gegebenheiten besser gerecht.

An einer akuten Gonorrhö der Frau infiziert sich der Mann wohl regelmäßig, nicht so bei chronischer oder latenter Infektion. Zunächst erkrankt die hinter dem Orifizium gelegene *Fossa navicularis.* Wegen ihrer Auskleidung mit Plattenepithel leistet sie den Gonokokken Widerstand. Nach Überwindung der Fossa navicularis erreichen die Erreger das Zylinderepithel der *Pars pendula urethrae,* breiten sich hier rapide über die ganze Urethra rasenartig aus und führen zu einer akuten eitrigen Entzündung. Nach *2- bis 3tägiger Inkubation* zeigen sich Prickeln und Hitzegefühl in der Harnröhre beim Urinieren. Die Harnröhrenmündung verklebt. Schon jetzt lassen sich zumeist noch *extrazellulär* gelegene Gonokokken nachweisen. 24 h später entleert sich aus der Harnröhre dicker, rahmiger, gelber oder grünlich-gelber Eiter. Die subjektiven Beschwerden nehmen zu. Besonders die wegen der Entzündung vermehrten Erektionen und das Wasserlassen sind qualvoll. Im Eiter finden sich jetzt zahlreiche *intrazelluläre* Gonokokken. Wird der Urin in 2 Trichtergläser entleert, so ist die erste Portion milchig getrübt, weil mit der Miktion der Urethraleiter ausgespült wird, die zweite Portion ist klar (*Zweigläserprobe*). Die Urethralgonorrhö beginnt also mit einem initialen Stadium, dem ein florides mit profuser Eiterung und heftigen subjektiven Erscheinungen folgt. Meist hält diese Phase 2–3 Wochen an. Dann folgt das Stadium des Abklingens über die 4.–6. Woche. Der Fluor nimmt quantitativ ab, wird dünnflüssiger und trüb.

Urethritis gonorrhoica anterior chronica

In der 6.–7. Woche wird der Ausfluß schleimig. Jetzt handelt es sich um das Bild der *chronischen Urethralgonorrhö.* Tagsüber ist der Patient symptomfrei. Nur morgens stellt sich der berüchtigte gonokokkenhaltige *„Bonjourtropfen"* ein. Der entleerte Morgenurin ist zwar klar, enthält aber weißliche Fäden, sog. *Filamente:* Ausgüsse aus Urethralfalten oder herausgespülte Membranen. Sie bestehen aus Schleim, Epithelien, einigen Leukozyten und können auch noch Erreger enthalten. Deshalb fischt man die Filamente mit einer Platinöse aus dem Harn heraus und sucht in ihnen nach Gonokokken (mikroskopisches Präparat, Kultur). Selten hört der Ausfluß völlig auf; die Gonorrhö ist spontan abgeheilt. Wichtig ist, auch an andere Ursachen wie Trichomonaden, Candida albicans, Mykoplasmen und Chlamydien zu denken.

Komplikationen. Schon während der floriden Infektion werden oft die *Littré-Drüsen* und die *Morgagni-Lakunen* mitinfiziert. Die Beteiligung dieser kleinen Nebendrüsen erkennt man an der samtigen Beschaffenheit der Urethra. Auch *paraurethrale Infiltrate* kommen vor; diese werden kirschkerngroß, liegen an der Urethralwand und erstrecken sich bis in die Corpora cavernosa. Ebenso sind *Abszesse der Littré-Drüsen* möglich, können sogar (selten) zu einer *Cavernitis gonorrhoica* führen. Miterkranken können auch paraurethrale Gänge. Manchmal sind paraurethrale Gänge primär infiziert und vermitteln erst später eine Infektion der Urethra. Selten ist eine *gonorrhoische Lymphangitis,* die man an der stricknadelartigen Verhärtung und schmerzhaften Schwellung des dorsalen Lymphstranges des Penisschaftes erkennt. Auch eine *gonorrhoische Cowperitis* ist selten. Man findet dann hinter dem Skrotum rechts und links von der Mittellinie einen oder beidseits je kirschgroßen Abszeß. Alle diese Komplikationen der „Anteriorgonorrhö" waren früher sehr gefürchtet, weil sie den Heilungsverlauf stark verzögerten.

Sehr selten ist der echte Gonokokkenabszeß, meist am Frenulum.

Paragonorrhoische Erkrankung des Vorhautraumes

Durch den abfließenden Eiter wird die Glans erodiert. Es kommt zu einer starken Eiterabsonderung aus dem Vorhautraum, die das Präputium entzündlich anschwellen läßt und das Bild einer *akuten eitrigen Balanitis* (sog. Begleitbalanitis) bietet, möglicherweise gesteigert zu einer *entzündlichen Phimose.* Daraus kann sich eine *Paraphimose* entwickeln. Auch die Inokulation von Warzenvirus wird erleichtert, es entwickeln sich oft ausgedehnte *Condylomata acuminata.*

Gonorrhö der männlichen Geschlechtsorgane

Urethritis gonorrhoica posterior acuta

Mit dem Übergreifen der Gonorrhö auf die hintere Harnröhre dringt die Erkrankung in den inneren Geschlechtsapparat des Mannes vor. Denn in die Pars posterior urethrae münden die Ausführungsgänge von Prostata und Bläschendrüsen sowie der Ductus deferens.

Wie es zu diesem Übergreifen kommt, läßt sich im Einzelfall nicht immer sagen. Oftmals sind es körperliche Anstrengungen im Beruf oder bei sportlicher Betätigung; Alkoholexzesse schwächen die körperliche Resistenz. Oft lassen sich konkrete Gründe für das Übergreifen auf die Pars posterior nicht finden. Die Epithelien der Pars posterior sind für Gonokokken weniger empfänglich als die der vorderen Urethra. Die Erreger vermögen das Trigonum vesicae zu infizieren, aber das Übergangsepithel der Blase bleibt fast stets verschont. Der hinter dem Sphincter externus gebildete Eiter fließt zur Blase hin, so daß ihr Inhalt getrübt wird.

Bei der *Zweigläserprobe* ist dann nicht nur die erste, sondern auch die zweite Urinportion getrübt. Daran erkennt man das Übergreifen der Gonorrhö auf die hintere Harnröhre. Das Übergreifen auf die Pars posterior ist ein häufiges Vorkommnis bei spontanem Gonorrhöverlauf (>50%), meist in der 2. Woche.

Manchmal bemerkt der Patient nur vermehrten, oft *quälenden Harndrang,* der am Schluß der Miktion erhebliche Schmerzen verursacht. Er glaubt, alle 5-10 min urinieren zu müssen; er entleert einige wenige Tropfen, schon verspürt er unabhängig von der Blasenfüllung abermals Harndrang. Charakteristisch ist ferner die *terminale Hämaturie* bei Abschluß der Miktion. Der entzündeten Schleimhaut des Sphinktergebietes werden einige Tropfen Blut abgepreßt. Zu den Miktionsbeschwerden treten bei Prostatitis blutige Pollutionen und schmerzhafter Druck in der Damm- und Aftergegend. Abendliche Temperaturen über 38° C sind die Regel. Die Patienten sind wegen der die Nachtruhe raubenden Miktionsbeschwerden stark mitgenommen. Albuminurie ist bei Urethritis gonorrhoica posterior nur ausnahmsweise renal bedingt, meist ist sie Folge der serös-eitrigen Urinbeimengungen.

Die *Prognose* der spontan verlaufenden Urethritis posterior muß vorsichtig gestellt werden. Chronische „Posteriorgonorrhö" kann zu einer Erregerinvasion in die Blutbahn und zu Fernkomplikationen führen. Ferner wird Aszendieren in den inneren Geschlechtsapparat des Mannes ermöglicht.

Prostatitis gonorrhoica

In etwa 80% unbehandelter Fälle greift die „Posteriorgonorrhö" auf die inneren Genitalorgane über. In vielen Fällen erkranken nur Prostataausführungsgänge, in anderen nur Samenwege. Die Zerstörung des Prostataparenchyms ist für die Vernichtung der Zeugungsfähigkeit ebenso bedeutsam wie die Verlegung der Nebenhodenkanälchen. Am häufigsten erkranken Prostata und Samenwege zu Beginn der 3. Krankheitswoche, gelegentlich auch noch im Stadium der chronischen Gonorrhö.

Prostatitis gonorrhoica acuta. Die Symptome sind von Fall zu Fall verschieden. Manchmal sind nur die Miktionsbeschwerden und die lokale Schmerzhaftigkeit verstärkt. Ferner bestehen Schmerzen im Darmbereich und schmerzhafte Stuhlentleerung. Bei rektaler Palpation braucht anfangs die erkrankte Drüse noch nicht vergrößert zu sein, auch Form und Konsistenz sind unverändert. Bei Steigerung der Entzündung verschwellen die Ausführungsgänge, es kommt zu Sekretstauung. Dann schwillt die Drüse ein- oder beidseitig an, bei rektaler Untersuchung ist ein entsprechender Befund leicht zu erheben. Die Retentionen leiten selten zu einer *Prostatitis abscendens* über. Die Abszesse bilden sich in vorgebildeten Drüsenlumina, sind also eigentlich nur *Pseudoabszesse.* Im weiteren Verlauf können sie sich langsam wieder zurückbilden oder in die Umgebung durchbrechen, auch zur Urethra. In schweren Fällen kommt es zu einer *Prostatitis parenchymatosa.* Dann sind Drüsengewebe und interstitielles Gewebe entzündlich verändert. Die Schwellung kann auf das *periprostatische Gewebe* übergreifen. Erektionen, Pollutionen und Miktionsbeschwerden nehmen stark zu. Besonders beim Miktionsschluß bestehen heftige Tenesmen. Die Schmerzen strahlen in Rücken und Oberschenkel aus. Die Patienten verlangen nach Bettruhe. Die Schäden an der Prostata sind stets destruktiver Natur.

Prostatitis gonorrhoica chronica. Nach Wochen wird die akute Prostatitis chronisch. Die Schwellung nimmt ab. Auch die subjektiven Beschwerden schwinden trotz Fortbestehens der Erkrankung. Schließlich ist sogar Spontanheilung möglich. Bei Knieellenbogenlage palpiert man rektal die Oberfläche der normalen oder erkrankten Drüse, auch Größen- und Konsistenzunterschiede. Die erkrankte Drüse ist vergrößert, höckerig, oft nur einseitig geschwollen, jedoch von teigiger Konsistenz. Bei chronischer Erkrankung ist es erlaubt, vorsichtig zum Nachweis der Gonokokken durch Prostatamassage ein Drüsenexprimat oder Ejakulat zu gewinnen. *Differentialdiagnostisch* ist auf nichtgonorrhoische Prostatitiden hinzuweisen, u.a. auch auf tuberkulöse. Fehlen von Gonokokken zwingt zur Exploration anderer bakterieller Ursachen durch mikroskopische oder kulturelle Untersuchung, ggf. auch durch Tierversuch.

Vesiculitis gonorrhoica

Die Häufigkeit der gonorrhoischen Bläschendrüsenerkrankung wird unterschiedlich beurteilt. Das geschichtete Zylinderepithel der Bläschendrüsen ist für Gonokokken empfänglicher als die Prostata. Da die Bläschendrüsen einen erheblichen Anteil des Ejakulates liefern, besitzt die Zerstörung ihres Epithels für die Minderung der Befruchtungsfähigkeit große Bedeutung. In etwa zwei Drittel der Fälle wird nur eine Bläschendrüse infiziert.

Die Symptome einer Vesiculitis sind kaum konkret auf diese Drüse allein zu beziehen. „Posteriorgonorrhö", Prostatitis und Vesiculitis führen meist zu sich wechselseitig verdeckenden oder überschneidenden Symptomen. Harndrang, evtl. auch Harnretention, gehäufte Ejakulationen, Kloßgefühl im Enddarm, Tenesmen, in Rücken und Oberschenkel ausstrahlende Schmerzen haben keine bestimmte Organbeziehung.

Am ehesten sprechen noch blutige Pollutionen für Vesiculitis, obwohl Blutbeimengungen zum Ejakulat auch aus der Sphinkterregion stammen können.

Am häufigsten ist die *Vesiculitis gonorrhoica superficialis,* namentlich bei Krankheitsbeginn. Nur die Epithelien sind befallen. Eine Größenzunahme des Organs fehlt. Blutige Pollutionen und Gonokokken im Exprimat sind die einzige Beweismöglichkeit für die Erkrankung. Das schwerste Bild ist die *Vesiculitis gonorrhoica profunda* mit Übergreifen auf das submuköse Gewebe; es bilden sich Pseudoabszesse mit Durchbruchsmöglichkeiten nach allen Seiten.

Funiculitis und Epididymitis gonorrhoica

Nicht minder häufig als die gonorrhoische Prostatitis ist die ein- oder doppelseitige gonorrhoische Nebenhodenentzündung. Ist der Ductus ejaculatorius infiziert, so wendet sich die Infektion einerseits der Bläschendrüse, andererseits aber auch dem Anfangsteil des Vas deferens zu. Die Gonokokken wandern im Samenleiter weiter und erreichen rasch den Nebenhoden, es entsteht eine Epididymitis gonorrhoica. Ohne erkennbare Funiculitis verlaufen etwa 55% der Epididymitisfälle.

Die Veränderungen bei *Epididymitis gonorrhoica acuta* sind verschiedengradig. Die Erkrankung kann sich auf den Epithelbelag der feinen Nebenhodenkanälchen beschränken, er kann auch die Gewebsinterstitien erreichen und zu kleineren und größeren Abszessen führen.

Die Epididymitis entwickelt sich manchmal schleichend; Beschwerden und höheres Fieber fehlen. Nur ein initialer ziehender Schmerz in der Leistengegend kündigt eine beginnende Epididymitis an. Meistens tritt die Epididymitis jedoch schlagartig mit hohem Fieber (39–40° C), Schüttelfrost und Abgeschlagenheit auf. Auch die BSG ist stark erhöht. Der akutentzündliche Zustand entwickelt sich in Stunden, danach nimmt die Schwellung 1–2 Tage lang laufend zu. Es entsteht ein starkes Exsudat in der Tunica vaginalis testis, das die Anschwellung vermehrt und wodurch diese schließlich erhebliche Ausmaße („Begleithydrozele") annimmt. In schweren Fällen kommt es zu einem Konglomerattumor, der nicht nur aus dem erkrankten Nebenhoden und Tunikaerguß besteht, sondern auch noch ein Ödem der Skrotalhaut einschließt und die Größe einer Faust erreichen kann. Der Hoden selbst bleibt verschont, er ist normal groß, läßt sich aber durch die umgebende Schwellung oft nicht ertasten. Der Höhepunkt der Erscheinungen ist meistens am 4. oder 5. Tag erreicht. Wegen des hohen Fiebers, das die Gonokokken beeinträchtigt, läßt der Urethralausfluß fast immer merklich nach, stellt sich aber bei sinkendem Fieber wieder ein. Die stürmischen Erscheinungen bilden sich zumeist innerhalb einer Woche langsam zurück. Der Nebenhodentumor wird kleiner, jedoch bleibt fast stets ein Restinfiltrat zurück, das dauernd als derbes Gebilde dem Hoden kalottenförmig aufsitzen kann.

Die bedenklichste *Folge* einer gonorrhoischen Epididymitis ist die bleibende Undurchgängigkeit der Nebenhodenkanälchen infolge entzündlicher Verklebung und bei einseitiger Erkrankung häufig eine Oligozoospermie, bei doppelseitiger eine Azoospermie und damit eine *Impotentia generandi*. Die innersekretorische Funktion des Hodens und damit auch die Potentia coeundi bleiben erhalten.

Epididymitis, Prostatitis und Spermatozystitis führen häufig zu bleibender *Sterilität*. Nur in einem kleinen Prozentsatz kann mit erhaltener oder reduzierter Zeugungsfähigkeit gerechnet werden.

Differentialdiagnose. Nicht nur Gonokokken, sondern auch andere Erreger können akute Epididymitis erzeugen: Staphylokokken, pathogene Kolistämme, Mykoplasmen, Viren usw. Tuberkulose führt am Nebenhoden zu mehr höckrigen harten Infiltraten. Auch bei Typhus, Grippe und M. Bang wurde Epididymitis beschrieben. Bewiesen wird die gonorrhoische Natur nur durch den Gonokokkennachweis im Urethralabstrich oder der Drüsensekrete (Prostataexprimat, Ejakulat). Auch das urogenitale klinische Gesamtbild spricht für oder gegen Gonorrhö. Nichtgonorrhoische Erkrankungen müssen bakteriologisch, serologisch oder per exclusionem abgegrenzt werden.

Diagnose der Gonorrhö des Mannes

Die Diagnose einer Gonorrhö muß durch den Erregernachweis gesichert werden. Voraussetzung sind eine genaue Anamnese, die klinische Untersuchung mit gewissenhafter Lokalinspektion und die richtige Entnahme von Untersuchungsmaterial aus den krankheitsverdächtigen Herden.

Lokalinspektion. Voraus geht jeder speziellen Untersuchung auf Gonorrhö eine Lokalinspektion, wobei auch auf andere, möglicherweise gleichzeitig akquirierte Geschlechtskrankheiten zu achten ist. Man untersucht genau die Genital- und Aftergegend, palpiert die inguinalen Lymphknoten, achtet auf ein Exanthem. Man beobachtet einen Patienten mit Gonorrhö zum Ausschluß einer gleichzeitigen Luesinfektion am besten über 4–6 Wochen (2. serologische Untersuchung auf Lues).

Topische Gonorrhödiagnose. Das Matrial zum Gonokokkennachweis muß aus jedem einzelnen Krankheitssitz entnommen werden. Zunächst handelt es sich beim Mann um den Nachweis der Gonokokken aus der Urethra und evtl. den paraurethralen Gängen. Alle anderen Herde werden klinisch oder durch Gewinnung von Exprimaten bzw. Ejakulat erschlossen.

Urethralabstrich. Der Patient sollte einige Stunden nicht uriniert haben, damit die Harnröhre nicht durch Urin ausgespült ist; die sicherste Untersuchung erfolgt morgens vor dem ersten Wasserlassen. Man streift das Präputium zurück, so daß die Glans freiliegt, säubert das Orificium urethrae, streicht die Harnröhre von hinten nach vorn aus und fängt den aus der Urethralmündung hervorquellenden Sekret- oder Eitertropfen mit der Platinöse auf, um ihn auf einem Objektträger und ggf. der Kulturplatte auszustreichen. Verhindert eine Phimose die Materialentnahme, muß diese beseitigt werden.

Untersuchung auf infizierte paraurethrale Gänge. In ihrem Exprimat lassen sich Gonokokken finden.

Zweigläserprobe. Sie entscheidet über die Einbeziehung der Pars posterior. Ist die zweite Urinportion trüb, so ist auch die hintere Urethra erkrankt. Allerdings dürfen im Harn vorhandene (harmlose) Phosphate nicht mit einer Harntrübung durch Eiter verwechselt werden. Der phosphatgetrübte Harn klärt sich beim Erwärmen über der Flamme.

Überprüfung der Geschlechtsdrüsen. Man betastet beide Nebenhoden und Samenstränge, danach die Prostata in Knie-Ellbogen-Lage des Patienten durch

Einführung des gummigeschützten Zeigefingers in das Rektum. Besonders wenn die Drüse nicht vergrößert ist, gewinnt man ein Exprimat zur mikroskopischen Untersuchung. Bei hochakuter Prostatitis, besonders mit starker Schwellung, ist jedoch jegliche Massage bedenklich, weil Durchbrüche und Weiterverschleppung der Erkrankung verursacht werden können. Zuletzt kommt die Abtastung der Samenbläschen.

Bei chronischer oder latenter Gonorrhö untersucht man in gleicher Weise. Auch *Schleimfäden* (Filamente) im Urin sind auf Gonokokken zu überprüfen. Die mikroskopische und Kulturuntersuchung von durch Masturbation gewonnenem frischen *Ejakulat* ist in diesen Fällen eine sehr wichtige und notwendige Maßnahme, da chronische Gonorrhö des Mannes in 20–30% der Fälle symptomlos verläuft.

Bei Homosexuellen ist auch das *Rektum* zu untersuchen. Zur *Feststellung der Heilung* sind dieselben Untersuchungen notwendig.

Extragenitale gonorrhoische Krankheitserscheinungen

Extragenitale Erkrankungsformen können primär oder sekundär auftreten. Primäre extragenitale Gonorrhö ist selten. Beispiele sind die Ophthalmoblennorrhö der Neugeborenen und die primäre Rektalgonorrhö bei Homosexuellen.

Sekundäre extragenitale Gonorrhö kann durch externe Übertragung (Rektalgonorrhö und gonorrhoische Konjunktivitis) oder durch hämatogene Keimverschleppung zustandekommen. Letztere Formen faßt man als *gonorrhoische Fernkomplikationen* zusammen. Extragenitale Krankheitsprozesse sind nicht häufig. Bedrohlich sind gonorrhoische Konjunktivitis, Arthritis und Endokarditis, weil sie Erblindung, Gelenkversteifung oder Sepsis mit tödlichem Ausgang zur Folge haben können.

Rektalgonorrhö

Primäre Rektalgonorrhö ist selten, sie kommt z.B. nach Analverkehr vor. Dagegen stellt die sekundäre Mastdarmgonorrhö die häufigste *exogen* übertragene gonorrhoische Komplikation dar. Beim Mann ist sie die Ausnahme, bei Frauen findet sie sich aus anatomischen Gründen in etwa der Hälfte der Fälle von Genitalgonorrhö.

Subjektiv ist eine Rektalgonorrhö unauffällig. Manchmal verspüren die Patienten etwas Juckreiz am leicht entzündlich geröteten After; Ausfluß fehlt. Im Proktoskop zeigt sich eine gerötete, deutlich geschwollene Schleimhaut mit Eiter. Das für die mikroskopische und kulturelle Untersuchung erforderliche Material gewinnt man mit einem (mit physiologischer Kochsalzlösung) angefeuchteten Stieltupfer oder durch Mastdarmspülung mit Rücklaufkatheter. Aus der Spülflüssigkeit gewinnt man vorhandene Flocken mit der Platinöse zur Untersuchung.

Im allgemeinen ist die Erkrankung kurzdauernd, Spontanheilung die Regel. Die Rektalgonorrhö wird wegen ihrer Symptomarmut meistens übersehen. Sie ist aber wichtig, weil sie zu Reinfektionen des Geschlechtsapparates führen kann und eine Infektionsquelle ist.

Oropharyngeale Gonorrhö

Nach orogenitalen Kontakten wurden bei Homosexuellen und Frauen in 5–25% der Fälle Infektionen der Rachenschleimhäute und der Tonsillen mit Neisseria gonorrhoeae beschrieben. Sie sind oft asymptomatisch; ansonsten kommt es zu Rötung und Schwellung der Schleimhaut und leichten Schluckbeschwerden. Bei entsprechendem Verdacht sind Abstriche von den genannten Bereichen angezeigt. Eine zweifelsfreie Sicherung der Diagnose ist nur durch Kultur mit exakter Keimdifferenzierung möglich.

Ophthalmoblennorrhö

Eine der folgenschwersten extragenitalen gonorrhoischen Erkrankungen ist die *gonorrhoische Konjunktivitis*. In alten Zeiten hatten mehr als die Hälfte aller Blinden ihr Augenlicht durch diese Erkrankung verloren. Erst durch die seit 1884 gesetzlich vorgeschriebene prophylaktische Einträufelung einer 1%igen Argentum-nitricum-Lösung in die Augen eines jeden Neugeborenen wird diese Erblindung fast völlig verhindert. Das harmlose *Credé-Verfahren* gehört immer noch zur *Pflichtprophylaxe* bei jedem Neugeborenen.

Ophthalmoblennorrhoea neonatorum

Ophthalmoblennorrhö findet sich am häufigsten bei Neugeborenen und verläuft weniger stürmisch als beim Erwachsenen. Die Erkrankung beginnt 1–5 Tage, nach dem der Kopf den gonorrhoisch erkrankten Geburtskanal durchschnitten hat. Man kann nicht annehmen, daß die Konjunktiven der Erwachsenen weniger empfänglich sind als die des Neugeborenen. Die manuelle Übertragung der Gonokokken vom Genitale auf die Augen kommt jedoch nicht häufig vor. Meist erkrankt zunächst nur ein Auge. Um das gesunde vor einer Infektion zu schützen, wird es unverzüglich durch einen Uhrglasverband abgeschirmt.

Klinik. Die Krankheitssymptome bestehen zu Beginn in Augentränen und Lichtscheu. Es beginnt eine schleimige Sekretion mit Verborkung an den Augenlidern. Die Absonderungen und die Schwellung der vorgebuckelten Lider nehmen zu. Dieses *Infiltrationsstadium* hat seinen Höhepunkt etwa am 4. Tag. Die Conjunctiva bulbi ist nur wenig beteiligt. Die Conjunctiva tarsi ist wegen der durch das Ödem verursachten Spannung blaß. Mit Zunahme der Eiterung erreicht die Erkrankung das *suppurative Stadium*. Der Eiter fließt sehr stark ab. Danach gehen die Erscheinungen langsam wieder zurück, der Prozeß wird katarrhalisch. Schließlich folgt nach ca. 6 Wochen meist

Heilung. Die große Gefahr der Konjunktivitis ist die *Mitbeteiligung der Kornea* (etwa in 25% der Fälle). Die Schichten der Hornhaut infiltrieren sich immer mehr, ihr Epithel wird vernichtet. Es kommt zu einem *Ulcus corneae.* Zwar kann dieses vernarben, aber auch die Perforationsneigung ist groß. Alle Möglichkeiten für schwerste Veränderungen am inneren Auge sind gegeben. Erblindung und auch Augenverlust sind möglich.

Ophthalmoblennorrhoea adultorum
Sie verläuft von vornherein ungünstiger. Die Bindehauterkrankung ist in großen Zügen zwar die gleiche, aber sofort tiefgreifender. Auffallend ist die starke Mitbeteiligung der Conjunctiva bulbi. Die Kornea wird mitgegriffen. Große Teile der Hornhaut fallen der Zerstörung anheim, es kommt zur Perforation. Bedrohliche Komplikationen am inneren Auge sind möglich; die schwerste Folge ist der Verlust des Sehvermögens, in ganz schweren Fällen Phthisis bulbi. Doppelseitige Erblindung folgt in 50% der Fälle, nur in ca. 15% Heilung und Erhaltenbleiben der Sehschärfe.

Metastatische Konjunktivitis
Gelegentlich kommt auch eine Konjunktivitis hämatogen zustande. Ihre Existenz kann als gesichert gelten; der Verlauf ist gutartig. Es entstehen lebhafte Injektion der Umschlagfalten der Bindehaut, exsudative Durchtränkung und Schwellung der Konjunktiven, aber eine Eiterung fehlt. Gonokokken sind nicht nachweisbar. Diese Form der Konjunktivitis fällt stets mit dem floriden Stadium der Gonorrhö zusammen. Ihr Bestand ist kurzfristig und ohne Gefahr für das Auge.

Gonorrhoische Fernkomplikationen

Daß Gonokokken auf dem Blutwege ausgestreut werden können, liegt nahe, weil die Erreger nicht nur rasenartig die Schleimhautepithelien überziehen, sondern über das submuköse Gewebe auch in die Kapillaren gelangen können. Da Gonokokken in der Blutbahn vernichtet werden, entstehen gonorrhoische Fernkomplikationen nur dann, wenn die Erreger rasch in Organen oder Geweben stranden können.

Monarthritis gonorrhoica

Zunächst entsteht oft das Bild einer beginnenden perakuten Polyarthritis. Danach haftet die Infektion meistens nur in einem einzigen Gelenk. Hier entwickelt sich schlagartig mit großer Heftigkeit eine *Monarthritis gonorrhoica.* Fast stets handelt es sich um ein großes Gelenk, z.B. ein Kniegelenk. Im Abstand folgen der Häufigkeit nach Sprung-, Hand-, Ellbogen- und Hüftgelenk. Andere Gelenke sind seltener befallen. Traumen und Überstrapazierungen von Gelenken scheinen lokalisationsbestimmend zu sein.

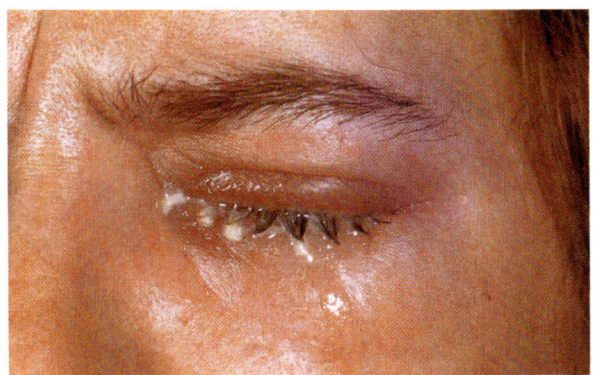

Ophthalmoblennorrhoea adultorum

Die Arthritis beginnt mit dem *gonorrhoischen Hydrops,* dann folgt eine tiefergreifende *serofibrinöse Entzündung.* Die nächste Steigerung ist ein hochgradiges *Gelenkempyem* mit meist phlegmonöser Entzündung. Beim Hydrops ist das Gelenk nur geschwollen und fluktuiert durch den Gelenkerguß. Fieber fehlt meist. Bei starkem Hydrops ist die Gelenkbeweglichkeit eingeschränkt.
Am häufigsten sind serofibrinöse Entzündung und Übergang in Empyem, verbunden mit starken Schmerzen, erheblichem Exsudat und hohem Fieber. Während dieser Zeit pflegt der Urethralausfluß wegen der Temperaturerhöhung zurückzugehen. Ständig nehmen die Erscheinungen zu, der Gelenkerguß wird rein eitrig, oft noch auffällig durch Rötung der Gelenkgegend. Ausnahmsweise kommt es zur Perforation nach außen. Die schwerste Form der gonorrhoischen Arthritis ist die phlegmonöse Form mit allen Zeichen einer Panarthritis. Sekundärinfiziert können solche Fälle sogar tödlich verlaufen.
Schon im serofibrinösen Stadium entwickeln sich Schädigungen oder Zerstörungen des Gelenkknorpels, die produktive Überwucherungen anregen und Synechien innerhalb des Gelenks erzeugen. Die resultierenden Bewegungseinschränkungen sind vorübergehend oder führen zu bleibenden Gelenkversteifungen. Eine langfristige Ruhestellung des Gelenks ist unter allen Umständen zu vermeiden, aktive und passive Bewegungstherapie muß trotz der Schmerzen früh einsetzen.

Differentialdiagnose. Am wichtigsten ist die Unterscheidung von einer Polyarthritis rheumatica acuta (rheumatisches Fieber). Wichtig sind die gonorrhoische Vorerkrankung, der schlagartige Beginn bei Monarthritis gonorrhoica und die Beschränkung der entzündlichen Erkrankungen auf *ein* Gelenk.

Endocarditis gonorrhoica und Gonokokkensepsis

Bei komplizierter Gonorrhö kann eine Ausschüttung von Gonokokken in die Blutbahn erfolgen, z.B. bei Prostatitis parenchymatosa gonorrhoica oder Adnexitis gonorrhoica. Früher wurden schwere Verlaufsformen mit septischem Krankheitsbild und tödlichem

Ausgang beschrieben. Besonders die Herzklappen stellen eine geeignete Brutstätte der Gonokokken dar, wobei alle Übergangsformen zwischen einer folgenlos ausheilenden *Endocarditis gonorrhoica* und schweren Verläufen vorkommen können. Die Diagnose ergibt sich aus dem Bestehen einer urogenitalen Gonorrhö und dem Fehlen anderer Endokarditisursachen. Die Anzüchtung von Gonokokken aus einer während des Fieberanstiegs angelegten Blutkultur ist nur bei einem Teil der Fälle erfolgreich.

Neuerdings kommt häufiger die *disseminierte Gonokokkeninfektion* vor, dürfte allerdings oft übersehen werden. Hinweisend ist die *Trias:*
– intermittierende Fieberschübe,
– wandernde Gelenkbeschwerden,
– Hauterscheinungen.

Letztere manifestieren sich in Form von vereinzelten, diskreten, meist akral über den Gelenken, besonders der Hände, lokalisierten flohstichartigen Rötungen, entzündlichen Papeln, Bläschen oder hämorrhagischen Pusteln. 85% der Patienten sind Frauen mit meist unerkannter Gonorrhö, die keine akuten urogenitalen Beschwerden verspüren. Die Krankheit wird durch ggf. wiederholte Genitaluntersuchungen mit kulturellem Nachweis der Gonokokken gesichert. Der kulturelle Nachweis aus den Hautläsionen gelingt nur sehr selten, aus dem Blut in etwa 20% der Fälle. Histologisch zeigt sich in den Hautläsionen eine leukozytoklastische Vaskulitis des oberen Koriums. Sie ist charakterisiert durch Gefäßwandschwellungen, fibrinoide Gefäßwanddegeneration, dichte intra- und perivaskuläre neutrophile Infiltration mit Leukozytoklasie, Mikrothromben und Erythrozytenextravasaten. Pathogenetisch soll eine Komplementaktivierung über den alternativen Weg durch das aus Lipopolysacchariden bestehende Endotoxin der Gonokokken zugrunde liegen.

Perihepatitis acuta gonorrhoica (Fritz-Hugh-Curtis-Syndrom)

Diese Erkrankung entsteht bei Frauen durch Weiterwandern der Gonokokken aus den Tuben in die Bauchhöhle. Als Symptom bestehen Schmerzen im rechten Oberbauch, die in die rechte Schulter ausstrahlen und sich beim Atmen, Husten und bei Bewegungen verstärken. Hinzu kommen Fieber, Kopfschmerzen und Brechreiz, in einem Drittel erhöhte Serumtransaminasen. Die Leber ist deutlich vergrößert und druckempfindlich, bei Laparoskopie durch „Violinsaitenadhäsionen" mit dem parietalen Peritoneum verwachsen. Gonokokken lassen sich meist im Zervikalabstrich nachweisen.

Therapie der Gonorrhö

Bis 1976 war Penicillin das Mittel der Wahl zur Behandlung der Gonorrhö, da dieses Antibiotikum bei ausreichender Dosierung die Gonokokken stets sicher vernichtete. Als Kontraindikation galt lediglich nachgewiesene oder vermutete Penicillinallergie. 1976 wurden erstmals im Fernen Osten, in den USA und vereinzelt in Europa penicillinresistente [Penicillinase (β-Laktamase) produzierende] Gonokokkenstämme nachgewiesen. Ihre Zahl nimmt zu. In diesen Fällen sind auch höchste Dosen von Penicillin unwirksam. Die weitere epidemiologische Entwicklung bleibt abzuwarten. In Mitteleuropa darf derzeit Penicillin nach wie vor als Standardtherapeutikum gelten. Eine besonders sorgfältige Nachkontrolle, auch der Sexualpartner, ohne Ausnahme, ist aber bei dieser Resistenzentwicklung unerläßlich.

Standardbehandlung der akuten unkomplizierten Gonorrhö

Mehrtagsbehandlung. An 3 aufeinanderfolgenden Tagen je eine intramuskuläre Injektion von 4 Mio. IE eines Penicillinmischpräparates, das sofort einen hohen Serum- und Gewebespiegel erreicht und gleichzeitig eine ausreichende Depotwirkung aufweist (Megacillin forte, Hormocillin forte, Hydracillin forte, Liquocillin). Die Versagerquote beträgt 1–2%, worin vereinzelte unbeweisbare Reinfekte enthalten sind.

Einzeitbehandlung. Sie sollte auf besondere Indikationen beschränkt bleiben, z.B. auf durchreisende Touristen, bei denen die Mehrtagsbehandlung nicht möglich ist. Zur Einzeitbehandlung gibt es verschiedene Möglichkeiten:
1. Gleichzeitig mit einer *einmaligen* Injektion der oben genannten Penicillinpräparate wird oral 1 g Probenezid (= 2 Tbl. Benemid) verabfolgt. Probenezid blockiert die tubuläre Exkretion von Penicillin in der Niere und bewirkt damit einen starken und verlängerten Anstieg des Penicillinserumspiegels. Die Versagerquote liegt bei 2%.
2. Einmalige orale Einnahme von 3,5 g Ampicillin (Amblosin, Binotal, Penbrock) oder 3,0 g Amoxicillin (Amoxypen, Clamoxyl), jeweils zusammen mit 1 g Probenezid. Versagerquote ebenfalls 1–2%.
3. Intramuskuläre Injektion von Spectinomycin; die Dosierung beträgt bei Männern 2,0 g (1 Ampulle

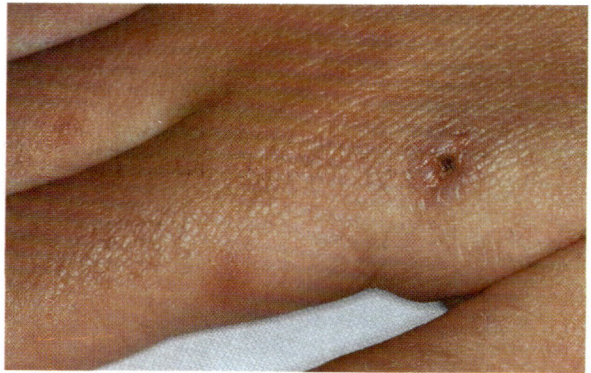

Disseminierte Gonokokkeninfektion (benigne Gonokokkensepsis)

Stanilo), bei Frauen 4,0 g (2 Ampullen Stanilo). Versagerquote ebenfalls 1–2%. Es sollte nur bei Patienten mit Penicillinallergie oder penicillinresistenter Gonorrhö verabfolgt werden.

Therapie bei Penicillinallergie oder Erregeresistenz
Bei nachgewiesener oder vermuteter Penicillinallergie, bekannter Neigung zu allergischen Reaktionen (Urtikaria, Asthma bronchiale u.a.) sowie bei penicillinresistenten Erregern kommt in erster Linie Spektinomyzin (Stanilo) in der oben angegebenen Dosierung in Frage. Neuerdings werden auch Cephalosporine, z.B. Cefotaxim (Claforan) 0,5 g i.m. empfohlen.

Weitere Antibiotika
Tetrazykline. Die orale Einzeitbehandlung mit Tetrazyklinen kann bei Gonorrhö wegen deutlich geringerer Heilungsraten nicht mehr empfohlen werden. Zur Mehrtagsbehandlung wurden angegeben:
- Tetrazyklin: 4mal tgl. 0,5 g in 6stündigem Abstand über 7 Tage; Gesamtdosis 14 g.
- Doxyzyklin (Vibramycin): 2mal tgl. 100 mg in 12stündigem Abstand über 7 Tage; Gesamtdosis 1,4 g.
- Minozyklin (Klinomycin): 2mal tgl. 100 mg in 12stündigem Abstand über 7 Tage; Gesamtdosis 1,4 g.

Die Versagerquote ist deutlich höher als bei Behandlung mit Penicillin oder Spektinomycin.

Thiamphenicol. Damit (Urfamycine 500) erreicht man bei einer einmaligen Dosierung von 2,5 g oral eine Heilung von ca. 98%. Die bei Chloramphenicol gefürchtete, allerdings seltene, irreversible Panmyelopathie soll bei diesem Derivat nicht vorkommen.

Behandlung der chronischen unkomplizierten Gonorrhö

Die Therapie ist individuell zu gestalten und soll mindestens 3–5 Tage lang mit hohen Penicillindosen (mindestens $4 \cdot 10^6$ IE tgl. bei gleichzeitiger Probenezidgabe) oder mit Spektinomycin bis zur klinischen Erscheinungsfreiheit durchgeführt werden.

Behandlung der komplizierten Gonorrhö

Äußerlich: Sie kann bei stärkerer Vulvitis oder Balanitis angezeigt sein, z.B. in Form von desinfizierenden feuchten Umschlägen (Chinosol) oder Farbstoffpinselungen (Gentianaviolett). Klinikeinweisung und Bettruhe unter Kontrolle der möglichen septischen Allgemeinerscheinungen sind erforderlich.

Innerlich: Tägliche intramuskuläre Penicillininjektionen oder intravenöse Dauerinfusionen mit wäßrigem Penicillin G (bis $20 \cdot 10^6$ IE/Tag) über mehrere Tage sind zweckmäßig. Die Dauer richtet sich nach den Krankheitserscheinungen und kann 10–14 Tage betragen. Bei Adnexitis wird Zusammenarbeit mit dem Gynäkologen, bei Epididymitis mit dem Urologen empfohlen. Neben den Antibiotika sollen bei diesen Erkrankungen, besonders bei akutem Verlauf, Glukokortikosteroide (Beginn mit etwa tgl. 60–80 mg Prednisolon oder Isodosen anderer Glukokortikosteroide) und Antiphlogistika eingesetzt werden, die die Entzündungserscheinungen bremsen und die Gefahr von Verklebungen und damit einer nachfolgenden Sterilität mindern. Bei Epididymitis ist Hochlagerung des Hodens zweckmäßig.

Weitere symptomatische Maßnahmen zur Linderung der Schmerzen, Tenesmen und örtlichen paragonorrhoischen Hauterscheinungen unterstützen die kausale Therapie.

Kontrolluntersuchungen und Feststellung der Heilung

Für die Abheilung einer Gonorrhö nach Therapie ist das subjektive Befinden des Patienten kein Maßstab. Kontrolluntersuchungen durch den Arzt sind dringend erforderlich und *gesetzlich vorgeschrieben*. Bis zur Feststellung der Heilung ist Geschlechtsverkehr untersagt. Bei jeder Kontrolluntersuchung ist mindestens die mikroskopische Untersuchung eines gefärbten Abstrichs notwendig; wenn möglich, soll eine Kultur angelegt werden.

Die Kontrolluntersuchung soll beim Mann mindestens einmal, am 3.–7. Tag, besser zusätzlich ein weiteres Mal am 14. Tag nach Therapieende, vorgenommen werden. Bei Frauen soll die Kontrolluntersuchung am 7. Tag nach Therapieende und unmittelbar nach der nächsten Menstruation erfolgen.

Nach Heilung der Gonorrhö fehlen Leukozyten im Abstrichbild. Epithelien überwiegen, daneben finden sich banale Keime und viel Schleim.

Topische Kontrolle. Gonokokken können in kleinen Schleimhautnischen oder Drüsen persistieren. Daher

Tabelle: Abstrichbilder bei Gonorrhö

Phase der Erkrankung	Leukozyten	Epithelien	Schleim	Normale Scheidenflora	Gonokokken	
					Intrazellulär	Extrazellulär
Initiale Gonorrhö	±	+ +	+	–	±	+
Floride Gonorrhö	+ + + +	±	–	–	+ + +	+
Gonorrhö in Rückbildung	+ +	+ +	+	–	+	±
Abklingende Gonorrhö	+ +	+ + + +	+ +	±	–	–
Befund vor endgültiger Abheilung	–	+ + +	+ +	+	–	–

sind Urethra und akzessorische Drüsen, ferner beim Mann die Prostata, Bläschendrüse und Nebenhoden, bei der Frau die Bartholin-Drüsen und Adnexe zu überprüfen. Wo immer möglich, gewinnt man Drüsenexprimate zur Untersuchung.

Bei unvollständiger Heilung stellen sich die Gonokokken nach einer Erholungszeit von etwa 4–5 Tagen wieder ein, ausnahmsweise auch erst nach 10–12 oder gar bis zu 20 Tagen und verursachen entzündliche Erscheinungen. Daraus ergibt sich die Notwendigkeit auch relativ später Nachkontrollen.

Provokation. Die vor der Penicillinära unerläßlichen Provokationsmethoden sind heute weitgehend aufgegeben. In unklaren Fällen kann eine örtliche chemische Provokation der Gonorrhö durch intraurethrales oder intrazervikales Einbringen von verdünnter Lugol-Lösung (1 Teil Stammlösung, 7 Teile Aqua dest.) mittels eines Watteträgers versucht werden. Da bei der Frau die Menstruation eine starke biologische Provokation darstellt, ggf. Kontrolluntersuchungen während dieser Zeit.

Kontrolluntersuchung auf Syphilis. Alle Gonorrhöpatienten sind klinisch und serologisch auf gleichzeitig bestehende Syphilis zu untersuchen. Falls die Syphilis gleichzeitig mit der Gonorrhö erworben wurde, sind wegen der längeren Inkubationszeit der Syphilis bei Beginn der akuten Gonorrhö noch keine klinischen und serologischen Krankheitszeichen der Syphilis zu erheben. Daher ist zumindest eine serologische Kontrolle (Suchreaktionen) nach 6 Wochen dringend erforderlich, um eine frische Syphilisinfektion sicher auszuschließen. Bei ausreichender Penicillinbehandlung der akuten Gonorrhö wird eine gleichzeitig im Inkubationsstadium befindliche Syphilis vor ihrer klinischen Manifestation geheilt. Spektinomycin ist gegen Syphilis wohl unwirksam und wird also diese Erkrankung weder heilen noch durch temporäre Unterdrückung kaschieren.

Therapieversager. Erneute Krankheitserscheinungen nach vorübergehender Symptomfreiheit oder Nachweis von Gonokokken bei der Kontrolluntersuchung lassen folgende Möglichkeiten zu:
- Antibiotikaresistenz (insbesondere bei Penicillintherapie),
- nicht ausreichender Blutspiegel des Antibiotikums (zu niedrige Dosierung, Resorptionsprobleme),
- Reinfekt („Pingpong-Infektion" durch unbehandelten, möglicherweise klinisch nicht auffälligen Partner, Partnerwechsel).

Die bakterielle Untersuchung mittels Kultur und zusätzlicher Resistenzbestimmung ist in diesen Fällen besonders wichtig.

Meldepflicht. Die Gonorrhö unterliegt dem Gesetz zur Bekämpfung der Geschlechtskrankheiten.

Postgonorrhoischer Katarrh

Die geheilte Gonorrhö wird häufig von einem oft langwierigen Urethralausfluß überdauert. Die durch die gonorrhoische Entzündung irritierte Schleimhaut kann noch einige Wochen lang sezernieren und bietet Gelegenheit zur sekundären Keimansiedlung, besonders durch Mykoplasmen und Chlamydien. Vor allem männliche Patienten verwechseln diesen postgonorrhoischen Katarrh oft mit einer noch fortbestehenden Gonorrhö. Ungezielte Weiterbehandlung, insbesondere antiseptische Lokalbehandlung und mechanische Traumatisierung schädigen die Schleimhaut weiter und führen zu einem Circulus vitiosus mit ständigen Beschwerden. Mikroskopische und kulturelle Kontrollen, auch beim Partner, sind notwendig zum Ausschluß eines Reinfektes der Gonorrhö, aber auch anderer Erreger. Ebenso wichtig ist eine sorgfältige Auseinandersetzung des Arztes mit der Mentalität des Patienten und dessen eingehende Aufklärung. Jegliche Manipulationen an der Harnröhre sind zu unterlassen, insbesondere die Versuche, durch dauerndes Auspressen der Harnröhre Sekrettröpfchen sichtbar zu machen.

Diagnose. Wie bei unspezifischer Urethritis (s. unten).

Therapie. Es empfiehlt sich die Anwendung von Tetrazyklinen (3- bis 4mal tgl. 0,5 g über 7–10–14 Tage) oder von Erythromycin über 1–2 Wochen, ggf. kombiniert mit Antiphlogistika (Acetylsalicylsäure, Phenylbutazon, in Ausnahmefällen auch mit Glukokortikosteroiden); manchmal sind auch leichte Sedativa indiziert.

Andere Urethritisformen beim Mann, sog. unspezifische Urethritis

Beim Mann kann eine akute oder chronische Urethritis nicht nur durch Gonokokken, sondern auch durch andere Mikroben induziert werden. Im Gegensatz zur spezifischen Urethritis durch Gonokokken hat man diese als sog. unspezifische Urethritisformen bezeichnet. *Mehrfachinfektionen* mit mehreren Erregern sind nicht selten.

Urethritis durch Mykoplasmen

Mykoplasmen sind unbewegliche, sporenlose, pleomorphe, gramnegative Organismen, deren kleinste Einheiten (Elementarkörperchen) ca. 100–400 nm groß sind. Ähnlich den L-Formen der Bakterien besitzen sie keine feste Zellwand. Sie passieren Bakterienfilter, wachsen aber im Gegensatz zu Viren auf unbelebten Nährmedien. Auf Spezialnährböden können harnstoffspaltende (Ureaplasmen) und nichtharnstoffspaltende Mykoplasmen unterschieden werden. Unter den letzteren werden Mycoplasma hominis als häufigere, M. fermentans als seltene Ursache einer Urethritis angesehen. Die Frage ihrer Bedeu-

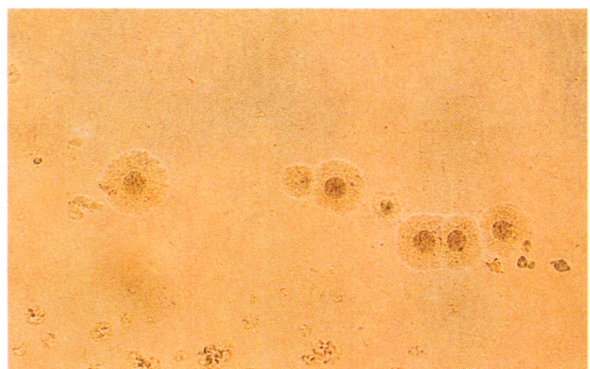
Mycoplasma hominis

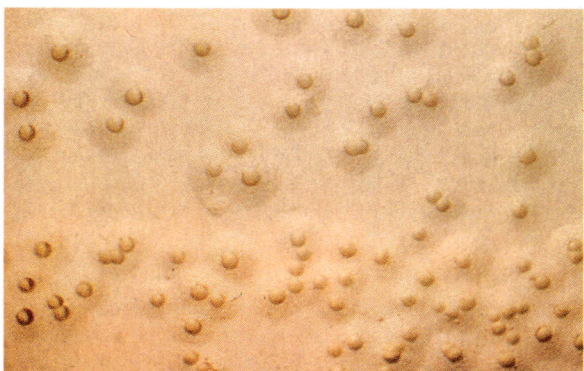
Ureaplasma urealyticum

tung für männliche Fertilitätsstörungen wird diskutiert.

Eine *Mykoplasmenurethritis* ist insbesondere bei weißlich-serösem Fluor, sog. steriler Leukozyturie und saurem Urin-ph in Erwägung zu ziehen. Bei weitergehender Infektion (Prostatourethritis, Adnexitis, regionale Lymphadenitis) können allgemeine Entzündungszeichen wie Fieber, beschleunigte BKS und Leukozytose bestehen.

Nachweis von Mykoplasmen. Er erfolgt durch *Spezialkulturen,* wobei eine Versendung des Untersuchungsmaterials derzeit nicht möglich ist. Stets sind weitere Ursachen der Urethritis auszuschließen; die ursächliche Bedeutung der Mykoplasmen insbesondere für die männliche Urethritis ist zwar weitgehend unbestritten, die Erreger können jedoch auch eine komplizierende Begleitinfektion bei andersartigen Urethritiden darstellen. In Kontrolluntersuchungen konnten sie andererseits auch bei gesunden jungen Männern in 7% der Fälle im Urogenitaltrakt nachgewiesen werden. Zusätzlich zur Kultur können im *Serum Antikörper* bestimmt werden; ein Titer ab 1:16 wird als positiv bewertet. Wegen der geringen antigenen Aktivität der Mykoplasmen spricht negativer Ausfall der Serologie nicht gegen eine Pathogenität nachgewiesener Erreger; auch sollte die serologische Untersuchung mehrfach wiederholt werden.

Therapie. Zur Therapie der Mykoplasmenurethritis werden für die nichtharnstoffspaltenden Erreger Tetrazykline empfohlen. Die Dosierungen betragen 14 Tage lang 2mal tgl. 500 mg Tetrazyklin-HCl oder Derivate (z.B. Aureomycin, Hostacyclin, Macocyn, Tefilin), 2mal 100 mg Doxycyclin (Vibramycin) oder 2mal 100 mg Minocyclin (Klinomycin). Bei harnstoffspaltenden Mykoplasmen hat sich Erythromycin bewährt (Erythrocin, Erycinum, 4mal 250 mg für 14 Tage).

Einschlußblennorrhö, Urethritis vom Typ Waelsch

In bis zu 50% der sog. unspezifischen Urethritiden konnte *Chlamydozoon oculogenitale* (*Chlamydia trachomatis*) durch Spezialkulturverfahren isoliert werden. Chlamydien stehen ähnlich den Mykoplasmen zwischen den Bakterien und Viren, benötigen aber lebende Zellen (Zellkultur) zur Züchtung. Sie können Ursache einer chronischen *Urethritis* oder Begleiterreger bei andersartigen Urethritiden darstellen. Seit Halberstädter und v. Prowazek (1907) wird diese Urethritis als *Einschlußblennorrhö* bezeichnet, da mikroskopisch bei Giemsa-Färbung „Einschlußkörper" in den von den Erregern befallenen Epithelzellen nachweisbar sind. Die Inkubationszeit soll 4 Tage bis 1 Monat betragen, die Entzündung auf die vordere Urethra beschränkt sein; die Beschwerden sind relativ gering.

Therapie. Es werden Tetrazykline oder Langzeitsulfonamide empfohlen, ggf. in Kombination mit Antiphlogistika.

Trichomonadenurethritis

Der Einzeller *Trichomonas vaginalis* aus der Klasse der Flagellaten kommt im Vaginalsekret der Frau vor und gilt als Erreger einer Kolpitis. Beim Geschlechtsverkehr kann der Erreger auf den Mann übertragen werden und eine *chronische Urethritis* erzeugen. Der Fluor ist meist serös, die Beschwerden

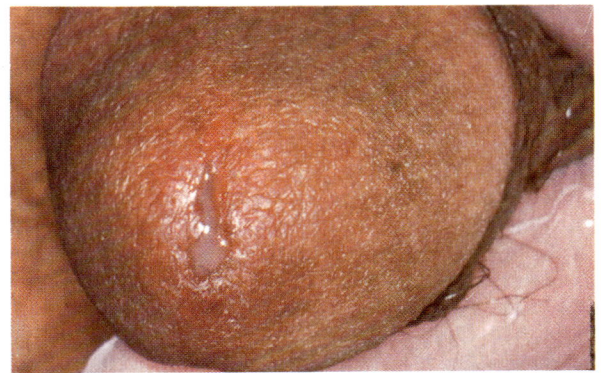
Trichomonadenurethritis

sind relativ gering. Der Nachweis erfolgt im frischen Urethralabstrich oder vorzugsweise im *Urinsediment*. Das Material wird mit einem Tröpfchen physiologischer Kochsalzlösung auf einem Objektträger vermischt, mit einem Deckglas bedeckt und sofort bei ca. 400facher Vergrößerung im abgeblendeten Licht, im Dunkelfeld oder Phasenkontrast mikroskopiert. Im Präparat erkennt man leicht die sich lebhaft bewegenden, begeißelten Einzeller.

Therapie. Metronidazol (Arilin, Clont), 2mal tgl. 250 mg für 6 Tage. Auch Ornidazol (Tiberal), Tinidazol (Simplotan) oder – bei Mehrfachinfektion (Bakterien, Candida albicans) Nifuratel (Inimur), können empfohlen werden. Partner mitbehandeln.

Urethritis bei Mimia- und Veillonellainfektionen

Diese Bakterienarten (*Mimia polymorpha* = *Herellea vaginicola* = *Acinetobacter calcoaceticus*; *Veillonella* = anaerobe gramnegative Kokken) werden als mögliche Erreger von Urethritiden angesehen, wobei der kulturelle Nachweis nur selten gelingen dürfte.

Therapie. Tetrazykline über 2–4 Wochen werden empfohlen.

Staphylokokken-, Streptokokken-, Koliurethritis

Urethritiden können durch zahlreiche Bakterienarten hervorgerufen werden. Am häufigsten ist die Staphylokokkenurethritis. Ihre mikroskopische Abgrenzung von der Gonorrhö im Methylenblaupräparat kann schwierig sein, weil auch Staphylokokken wie Gonokokken phagozytiert sein und Diplokokkenanordnung besitzen können. Sie sind aber größer und satter gefärbt; außerdem findet man hier und da einzelne Kokken. Gonokokken liegen stets paarweise. In der Gram-Färbung sind Gonokokken negativ, Staphylokokken positiv. Auch Streptokokken, besonders ihre Enterokokkenvariante, erzeugen gelegentlich eine Urethritis. Kolibakterien befallen seltener die Urethra; häufiger sind Kolizystitis mit Koliprostatitis oder -epididymitis sowie die aufsteigende Infektion zur Pyelonephritis.

Therapie. Antibiotika nach Antibiogramm.

Candidaurethritis

Auch der Hefepilz *Candida albicans* kann eine chronische Urethritis unterhalten, insbesondere sekundär bei Vorschädigung des Epithels, bei weiteren disponierenden Faktoren (z.B. Diabetes mellitus) sowie aufsteigend von einer Candidabalanitis bzw. Vulvovaginitis. Der Nachweis erfolgt durch Nativpräparat und die mykologische Kultur von gewonnenem Sekret und Urin. Stuhl und Partner sind zu untersuchen.

Therapie. Ketoconazol (Nizoral)

Virusurethritis

Urethritis durch das Herpes-simplex-Virus kommt vor (*Urethritis herpetica*), sie kann von Herpes-simplex-Eruptionen am äußeren Genitale begleitet sein. Die Therapie des Herpes simplex ist schwierig. Wahrscheinlich haben auch weitere Virusarten die Fähigkeit zur zeitweiligen Ansiedlung in der Urethra und kommen als Ursache einer Urethritis in Frage (z.B. das Zytomegalievirus).
Als Teilsymptom wurden Urethritiden bei Varizellen, Röteln und Vakzinia beschrieben.

Traumatische Urethritis

Mechanische und chemische Traumen können Urethritis auslösen und unterhalten. Ursächlich kommen ärztliche Eingriffe mit Kathetern und Instrumenten sowie die Instillation von Medikamenten und Desinfizienzien in Frage. Auch Manipulationen des Patienten, Masturbation und Einführung von Gegenständen in die Urethra sind zu erwägen. Unbefriedigte sexuelle Erregungen können zu Urethritis und sogar zu einer *Epididymitis erotica* mit vorübergehender Schwellung und Schmerzhaftigkeit der Nebenhoden führen.

Urethritis bei Balanitis

Jeder entzündliche Prozeß im Vorhautraum (Balanitis, Balanoposthitis) kann zu Reizung der Urethra und Keimeinschleppung mit sekundärer Urethritis führen. Die Behandlung mit Trockenlegung des Vorhautraumes beseitigt auch die Urethritis.

Morbus Reiter [1916]

Synonyme. Reiter-Syndrom, Keratoderma blennorrhagicum, Fiessinger-Leroy-Syndrom.

Diese Erkrankung muß bei nichtgonorrhoischer Urethritis, insbesondere bei jüngeren Männern, differentialdiagnostisch in Erwägung gezogen werden.

Definition. Die Reiter-Erkrankung zeigt die *Symptomentrias* von abakterieller *Urethritis, Konjunktivitis* und *Arthritis;* zusätzlich können Balanitis circinata, psoriasiforme Hautveränderungen und, seltener, eine Vielzahl von andersartigen Organmanifestationen hinzutreten.

Vorkommen. Befallen werden fast ausschließlich (90–98%) jüngere Männer (2.–4. Lebensjahrzehnt), Frauen selten, Kinder fast niemals.

Ätiopathogenese. Die Ursache des M. Reiter ist ungeklärt. Mikroorganismen wie Mykoplasmen, Chlamydien, Gonokokken oder Viren wurden angeschuldigt. Als Eintrittspforten gelten Darm und Urethra. Genetische Faktoren scheinen zumindest beteiligt, da familiäre Häufung vorkommt, bevorzugt Männer erkranken und sich auch eine signifikante Häufung (80–90%) von HLA B27 bei Patienten mit M. Reiter fand. Möglich ist eine infektallergische Pathogenese, ausgelöst durch unterschiedliche Mikroorganismen. Hypothetisch ist ferner ein Autoimmunmechanismus, da Autoantikörper gegen Prostatagewebe nachgewiesen wurden. Bei den Hauterscheinungen dürfte es sich um eine krankheitsprovozierte Psoriasis vulgaris bzw. Psoriasis pustulosa handeln.

Urethritis. Sie beginnt meist akut und ähnelt dann einer Gonorrhö. Eitriger oder eitrig-blutiger Ausfluß und starke Schmerzen beim Wasserlassen treten auf. Jedoch sind keine Gonokokken nachweisbar. Allerdings ist die Diagnose schwierig, wenn eine zusätzlich bestehende Gonorrhö den M. Reiter überdeckt oder ihm vorausgeht. Subakuter Beginn und Verlauf mit serösem Ausfluß ohne stärkere subjektive Beschwerden sind möglich. In etwa 0,5–1% aller Fälle von Urethritis und dysenterischen Infektionen soll es zur Entwicklung eines Reiter-Syndroms kommen.

Weitere Urogenitalorganbeteiligung. Charakteristisch und daher diagnostisch bedeutsam ist die *Balanitis circinata*. Chronische Prostatitis ist häufig, daneben kommen Zystitis und Pyelonephritis vor.

Konjunktivitis. Sie ist meist bilateral, kann wegen ihrer Geringfügigkeit übersehen werden. Dunkelrote, samtartige Oberflächen, starke Schwellungen mit Eiterungen kommen jedoch vor. Konjunktivitis soll in etwa der Hälfte der Fälle von M. Reiter auftreten.

Weitere Augenbeteiligung. Auch Lid-, Korneaödem und oberflächliche Keratitiden kommen vor. Seltenere Vorkommnisse sind Iritis, Iridozyklitis und Uveitis unterschiedlichen Schweregrades.

Arthritis. Gelenkmanifestationen sind häufig (ca. 95% aller Patienten); sie betreffen gern die gewichtsbelasteten Gelenke der unteren Extremität wie Knie- oder Fußgelenke. Die Arthritis bei M. Reiter ähnelt der rheumatoiden Arthritis (primär chronische Polyarthritis). Einzelne, wechselnde Gelenke sind befallen, jedoch sind die Beschwerden oft auch symmetrisch. Die Gelenke sind geschwollen und warm; Schmerzen bei Bewegung. Auch Faszien und Sehnen können betroffen sein. Bei längerem Bestehen kommt es zur Atrophie der Muskulatur. Röntgenologische Veränderungen sind in 40% der Fälle nachweisbar, können aber auch trotz wiederholter Schübe fehlen. Rheumafaktoren im Blut nicht nachweisbar.

Weitere Beteiligung des Bewegungsapparates. Vorkommen können Tendinitis, Fasziitis, Synovitis, Sacroileitis und ankylosierende Spondylitis.

Hautmanifestationen. *Psoriasiforme Hautveränderungen* werden in etwa 10% der Fälle beobachtet. Sie folgen meist einige Wochen nach der Urethritis, manchmal korreliert mit den Gelenkveränderungen. Prädilektionsstellen sind die Handflächen und Fuß-

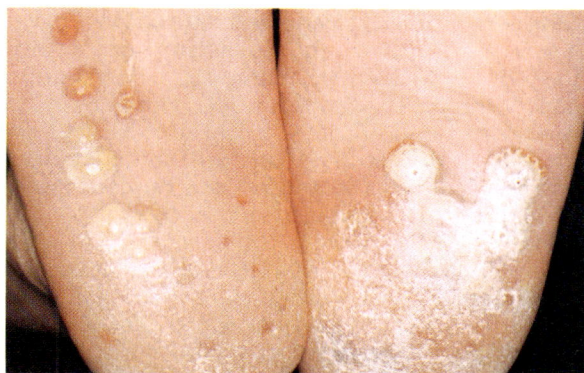

Morbus Reiter, Keratoderma blennorrhagicum

sohlen, an denen symmetrisch Veränderungen vorkommen, die klinisch und histologisch einer exsudativen Psoriasis vulgaris oder Psoriasis pustulosa entsprechen. Bei etwa 10% der Patienten wird das typische schwielenartige *Keratoderma blennorrhagicum* beschrieben. Ferner sind häufig die distalen Phalangen von Fingern und Zehen sowie die Paronychien befallen, wobei *Nageldystrophie* (ca. 20–30%) und völliger Nagelverlust vorkommen. Kapillitium und Bauchnabelregion sind weitere bevorzugte Lokalisationen der erythemato-squamösen Herde, die im übrigen an jeder Körperstelle und in unterschiedlichem Ausmaß, von Münzgröße bis zu landkartenartiger Ausdehnung, auftreten können.

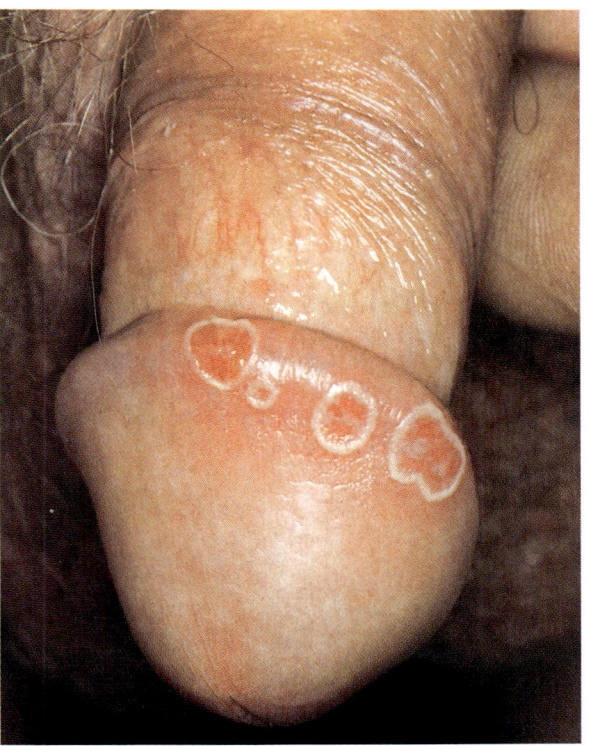

Morbus Reiter, Balanitis erosiva circinata

Histopathologie der Hautveränderungen. Die Epidermis zeigt Akanthose mit Verlängerung der Reteleisten, Hyperparakeratose mit spongiformen Pusteln und Neutrophilenabszessen in der Hornschicht. In der oberen Dermis findet sich ein entzündliches Infiltrat mit zahlreichen Neutrophilen. Die Veränderungen sind von Psoriasis vulgaris bzw. Psoriasis pustulosa nicht zu unterscheiden.

Schleimhautveränderungen. Neben der Urethritis, der erwähnten Balanitis circinata und der Konjunktivitis kommen insbesondere an der Mund- und Rachenschleimhaut diffuse Rötung, erythematöse Makulä und Papeln, Hämorrhagien sowie Erosionen vor. Enteritis mit Diarrhöen wird beobachtet, von manchen Autoren wird eine spezielle enteritische Form mit nur leichter und kurzdauernder Urethritis abgegrenzt.

Weitere Organbeteiligungen. Als sehr seltene Vorkommnisse beim M. Reiter wurden Myokarditis, Perikarditis, Aorteninsuffizienz, Optikusneuritis, Pleuritis, Lungeninfiltrate, Thrombophlebitis und Amyloidose beschrieben.

Allgemeinerscheinungen. Je nach Schwere und Akuität der Erkrankung kommen als unspezifische Entzündungszeichen mäßiges bis hohes Fieber, beschleunigte BKS und Leukozytose sowie Erhöung der α_2-Globuline vor.

Verlauf und Prognose. Die Erkrankung beginnt gewöhnlich 10–30 Tage nach einer enteritischen oder urethritischen Infektion. Subakutes Verlaufsbild mit Ausheilung nach 2–6 Monaten kommt durchaus vor. Im übrigen aber ist der Verlauf der Erkrankung langwierig; sie erstreckt sich mit schubweisen Verschlechterungen und Remissionen über Wochen und Monate, selten über Jahre. Rezidive kommen vor. Die Schwere der Gelenkbeschwerden soll mit der Dauer und Schwere der Gesamterkrankung korrelieren. Nur selten wird die Prognose durch bleibende Defekte wie Urethralstriktur, Gelenkbehinderungen und Beeinträchtigung des Sehvermögens getrübt. Auch späterer Übergang in Psoriasis arthropathica kommt vor.

Diagnostik und Differentialdiagnose. Da spezifische klinische oder labortechnische Merkmale der Reiter-Erkrankung fehlen, entscheidet das klinische Bild. Bei Vorliegen der klassischen Symptomentrias und einer Balanitis circinata ist das klinische Bild leicht einzuordnen. Große Schwierigkeiten können dagegen oligosymptomatische Fälle und Erkrankungen bei Frauen bereiten. Die Urethritis muß durch mehrfache kulturelle Untersuchungen sorgfältig von der Gonorrhö abgegrenzt werden, aber auch von allen andersartigen Urethritiden. Die Arthritis ist von der rheumatoiden und psoriatischen Arthritis abzugrenzen. Bei akutem Verlauf sind rheumatisches Fieber und die Serumkrankheit zu bedenken. Die Hautveränderungen werden als krankheitstypische Manifestationen der Psoriasis vulgaris oder Psoriasis pustulosa angesehen. Bei den übrigen Organmanifestationen kann eine Vielzahl von Ursachen in Frage kommen. Die Diagnose muß letztlich per exclusionem über den Verlauf und das klinische Gesamtbild gestellt werden.

Therapie. Bei der unklaren Ätiologie kommt nur eine symptomatische Therapie in Frage. Da die Urethritis zumindest durch Begleiterreger mitbedingt sein kann, sind Tetrazykline (2,0 g tgl. über 7–14 Tage) oder ihre Derivate in entsprechender Dosierung nützlich. Daneben werden Antiphlogistika wie Indometazin, Penizillamin, Phenylbutazon, Acetylsalicylsäure, ggf. auch Glukokortikosteroide gegeben, wobei sich Dosierung und Zeitdauer nach Verlauf und Akuität der Erkrankung richten. Nach Ausschöpfung dieser Möglichkeiten kommt bei schwerem Krankheitsbild Methotrexat in Frage, das zu sicheren Remissionen führt und sich bei M. Reiter insgesamt besser bewährt hat als die langfristige Therapie mit Glukokortikosteroiden. Die Psoriasisherde werden örtlich mit Glukortikosteroiden behandelt. Bei stärker gestörten Allgemeinbefinden und der Schmerzen wegen ist Bettruhe selbstverständlich. Neuerdings hat sich in schweren Fällen eine Kombinationsbehandlung mit Methotrexat, Prednisolon und aromatischem Retinoid (Tigason) bewährt.

Syphilis

Synonym. Lues.

Definition. Die Syphilis ist eine weltweit verbreitete, durch *Treponema pallidum* ausgelöste hochchronische Infektionskrankheit, die intrauterin, durch Bluttransfusion, durch Schmierinfektion, am häufigsten jedoch durch direkten geschlechtlichen Kontakt übertragen wird und unbehandelt über Jahrzehnte verläuft. Syphilis führt unbehandelt nicht selten zu tödlich endenden Erkrankungen der großen Gefäße, zu Tabes dorsalis, progressiver Paralyse, Optikusatrophie und Apoplexien. Bei intrauteriner Infektion kommen Totgeburten vor. Syphilis ist sowohl eine Geschlechtskrankheit als auch eine Hautkrankheit. Eine spontane Abheilung ist in seltenen Fällen möglich. Die chamäleonartige Wandelbarkeit ihrer morphologischen Bilder führt zu großen differentialdiagnostischen Schwierigkeiten. Durch die Infektion kommt es zu immunologischen Auseinandersetzungen im menschlichen Körper mit spezifischen zellulären und humoralen Immunreaktionen.

Historisches – Fortschritte in der Syphilisforschung

1903	Metschnikow und Roux: Erfolgreiche Übertragung der Syphilis auf Affen
1905	Schaudinn und Hoffmann: Entdeckung von Treponema pallidum
1906	Bartarelli: Übertragung der Syphilis auf das Kaninchenauge
1906	Wassermann, Neisser und Bruck: Bekanntgabe der Komplementbindungsreaktion auf Syphilis (Wassermann-Reaktion, WaR)

1907	Parodi: Erfolgreiche Übertragung von Treponema pallidum auf den Kaninchenhoden
1907/ 1909	Uhlenhuth, Mulzer und Truffi: Fundierung der tierexperimentellen Kaninchensyphilis. Uhlenhuth: Therapieversuche mit Atoxyl bei tierexperimenteller Syphilis
1910	Ehrlich und Hata: Bekanntgabe des Altsalvarsan (Ehrlich-Hata 606)
1914	Ehrlich: Bekanntgabe des Neosalvarsan (Präparat Nr. 914)
1917	Meinicke und Sachs-Georgi: Einführung der ersten Präzipitationsreaktionen auf Syphilis, Beginn der Entwicklung der sog. Nebenreaktionen
1943	Mahoney, Arnold und Harris: Einführung von Penicillin in die Therapie der Syphilis
1949	Nelson und Mayer: Treponema-pallidum-Immobilisationstest (TPI-Test, Nelson-Test)
1957	Deacon, Falcone und Harris: Fluoreszenz-Treponemen-Antikörpertest (FTA-Test)
1964	Hunter, Deacon und Meyer: Absorption unspezifischer Gruppen – AK im FTA-Test (FTA-ABS-Test)
1965	Rathley, Tomizawa und Kamatsu: Treponema-pallidum-Hämagglutinationstest (TPHA-Test)
1969	Atwood und Miller: 19S-IgM-Fluoreszenz-Treponemen-Antikörpertest (19S-IgM-FTA-ABS-Test)
1980	Luger und Schmidt: „Solid-phase"-Hämagglutinationstest (SPHA-Test)

Erreger. Der Erreger der Syphilis ist die *Spirochaeta pallida* (σπεῖρα = Spirale; χαιτή = Haar; pallida = blaß, wegen der blassen Anfärbung nach Giemsa). Der internationale Name ist *Treponema pallidum* (τρέπειν = drehen; νῆμα = Faden). Treponema pallidum ist zum Unterschied von anderen Spirochäten kein Blut-, sondern ein *Gewebsparasit*. Die Blutbahn dient nur zum Erregertransport.

Aussehen von Treponema pallidum und sein Nachweis.
Treponema pallidum ist ein äußerst feines, korkenzieherartig gewundenes, fakultativ anaerobes Bakterium von 5–15 µm Länge. Die Windungen sind gleich hoch und sehr gleichmäßig. Sie besitzen einen Abstand, der ungefähr der Höhe der einzelnen Windungen entspricht. Etwa in der Mitte der Spirale liegt ein etwas weiter ausgezogener Windungsanteil; das ist der Ort, an dem Treponema pallidum langsame, steife, für es typische *Knickbewegungen* ausführt. Darüber hinaus vollführt Treponema pallidum langsame *Rotationsbewegungen* um die Längsachse. Andere saprophytäre Spirochäten oder Spirillen sind viel bewegungsaktiver als Treponema pallidum. Außerdem beeindrucken diese anderen Spirochätenarten durch ihre Fortbewegung (Lokomotion). Treponema pallidum besitzt in Flüssigkeiten keine Eigenlokomotion. Stößt Treponema pallidum auf festere Medien, z.B. Zellelemente, findet sie dort einen Anhalt zu aktiver Lokomotion. Die fehlende Fähigkeit zur Eigenfortbewegung ist daher ein wichtiges Erkennungszeichen für Treponema pallidum.

Treponema pallidum ist nur schwer anfärbbar. Alle Färbeverfahren zum Nachweis der Erreger sind praktisch ohne Bedeutung, weil die vorausgehende Fixierung des Untersuchungsmaterials zur Abtötung des Erregers führt und damit die für die Abgrenzung von anderen Spirochäten wichtige Beurteilung der Bewegungseigentümlichkeit verhindert. Aus diesem Grunde ist die *Dunkelfelduntersuchung* von Nativpräparaten nach Landsteiner und Mucha die Methode der Wahl. Sie gestattet nicht nur die genaue Untersuchung der Treponemenform, sondern auch der Eigenbewegungen.

Dunkelfeldtechnik
Materialentnahme. Da Treponema pallidum ein Gewebsparasit ist, sitzen die Erreger nicht an der Oberfläche, sondern innerhalb der syphilitischen Veränderungen. Man kann also nicht von der Oberfläche syphilitischer Hauterscheinungen mit der Platinöse abgewischtes Material zum Treponemennachweis verwenden. Material, das neben Treponema pallidum noch Bakterien oder saprophytäre Spirochäten enthält, ist zum Erregernachweis ungeeignet. Einwandfreies Material wird gewonnen, indem der Primäraffekt oder andere in Frage kommende Haut- oder Schleimhautveränderungen von der Tiefe her exprimiert werden, um Gewebssaft zu erhalten. Deshalb wird die Oberfläche zunächst durch einen in Kochsalzlösung getränkten Gazetupfer, noch besser mit etwas Aceton oder Äther gesäubert. Nach der Oberflächenreinigung nimmt man einen zweiten feuchten Tupfer und reibt vorsichtig weiter, bis sich eine leichte Arrodierung einstellt. Bei dieser Prozedur werden der

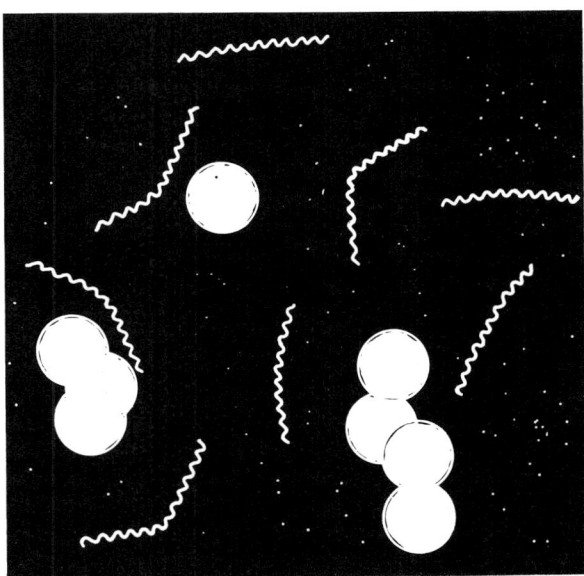

Treponema pallidum. Reizserum mit Treponemata pallida und Erythrozyten im Dunkelfeld (schematische Darstellung)

Primäraffekt oder die in Betracht kommenden Veränderungen am besten mit Daumen und Zeigefinger etwas angehoben (während des Vorgangs werden Plastik- oder Gummihandschuhe getragen), um erneute Verunreinigungen aus der Umgebung zu verhüten. Mit den Fingern wird ein mäßiger kontinuierlicher Druck auf den Primäraffekt ausgelöst, um das Hervorquellen des Gewebssaftes, des *Reizserums* zu fördern. Spontane Reizserumbildung ist syphilisverdächtig. Das Reizserum fängt man entweder mit einem Deckgläschen oder mit einer Platinöse auf. Ist es wasserklar, so ist es zur Untersuchung geeignet; ist es trüb, so sind meist Erythrozyten beigemengt. In diesem Falle wird das Präparat verworfen und ein erneuter Reizserumtropfen gewonnen. Manchmal empfiehlt es sich, zunächst auf dem Objektträger einen kleinen Tropfen physiologischer Kochsalzlösung aufzutragen und dann mit einer Platinöse mehrfach zwischen der Entnahmestelle und dem Objektträger hin- und herzugehen. Die Platinöse wird dabei kurz in dem Kochsalztropfen herumgedreht. Anschließend wird das Deckgläschen leicht auf dem Objektträger angedrückt, wodurch die Flüssigkeitsschicht ausreichend dünnschichtig wird und stärkere Strömungen vermieden werden. Sodann Untersuchung im Dunkelfeldmikroskop. Abdunkeln des Feldes erleichtert das Auffinden der Treponemen. Die Erreger werden mit der Trockendunkelfeldtechnik bei niedriger Vergrößerung gesucht und mit einem 40er Objektiv eingestellt. Die Umgebung ist tiefdunkel, die korpuskulären Elemente leuchten silbrig-hell auf. Treponema pallidum ist als feine, silbrig aufleuchtende, fadenförmige Spirale an ihren typischen Knick- und Rotationsbewegungen bei fehlender Eigenfortbewegung zu erkennen. Oft findet man in jedem Gesichtsfeld mehrere Treponemen; manchmal müssen viele Gesichtsfelder oder auch mehrere Präparate durchgemustert werden, um sie zu finden. Andere, meist saprophytäre Spirochäten bzw. Spirillen fallen durch grobe Windungen, Starrheit, lebhafte Fortbewegung oder durch die kurze Form auf. Treponemen dürfen auch nicht mit Erythrozytenmembranen verwechselt werden. Hämorrhagisches Reizserum ist zu verwerfen.

Lymphknotenpunktion. Finden sich in einem Primäraffekt z.B. auch wegen antiseptischer oder antibiotischer örtlicher Vorbehandlung keine Erreger, so stellt die Lymphknotenpunktion nach Hoffmann eine Alternative dar, allerdings nur selten erfolgreich.

Kultur. Treponema pallidum läßt sich nicht sicher reproduzierbar auf künstlichen Nährböden anzüchten. Allerdings sind Reiter, Kroo, Noguchi und einigen anderen Autoren Reinkulturen gelungen. Zum Erregernachweis in der Praxis kommt die Kultur nicht in Betracht.

Tierexperimentelle Syphilis. Die Übertragung der Syphilis auf Versuchstiere gelang schon vor der Entdekkung Metschnikows und Roux 1903. In der Folgezeit gelang die Übertragung auf Kaninchen. Dieses Tiermodell wird auch heute noch zur Materialgewinnung bei der Durchführung des Treponema-pallidum-Immobilisationstests (TPI-Test, Nelson-Test) benutzt. Die Übertragung von Treponema pallidum wird direkt in die Hoden der Tiere vorgenommen. Nach 5- bis 7tägiger Inkubation kommt es zu Orchitis oder zu Primäraffekten an der Skrotalhaut. Bei Mäusen kommt eine symptomlose luische Infektion zustande. Erst die Rückübertragung von Organmaterial von Mäusen auf Kaninchen mit Auftreten von Primäraffekten beweist die bei der Maus erfolgte „stumme Infektion". Die Übertragung von Treponema pallidum auf das Kaninchen war für die Luesforschung von größter Bedeutung und erschloß die Möglichkeit, neuentwickelte Chemotherapeutika gegen Syphilis beim Kaninchen zu erproben und ihre Toxizität und Wirksamkeit zu untersuchen.

Pathogenese. Übertragen wird Treponema pallidum meist durch mikroskopisch kleine Läsionen der Haut, der Hautumschlagfalten zur Schleimhaut oder der oberflächennahen Schleimhaut. An den Genitalien bei Mann und Frau sind solche Epitheldefekte jederzeit vorhanden, ebenso an Lippen oder Mundschleimhaut.
Die unmittelbare Übertragung von Mensch zu Mensch erfolgt gewöhnlich durch Geschlechtsverkehr. Eintrittspforte kann grundsätzlich jede Körperstelle sein. Die häufigsten Infektionsquellen bei Syphilitikern sind Genital- und Mundbereich. Mittelbare Übertragung durch Gebrauchsgegenstände spielen demgegenüber nur eine untergeordnete Rolle, weil Treponema pallidum sehr empfindlich ist gegen Austrocknung, Temperaturschwankungen, Sauerstoffveränderungen und pH-Verschiebungen, und weil Treponema pallidum ein Gewebsparasit ist.
Die Vorstellung, daß Syphilis in allen Stadien ansteckend sei, ist nicht richtig. Hochinfektiös ist nur die Frühsyphilis. Mit zunehmendem Krankheitsverlauf nimmt die Kontagiosität ab. Spätsekundäre Lueserscheinungen sind bereits erregerärmer, aber noch kontagiös. Fehlen Symptome ganz, ist Syphilis auch nicht mehr ansteckend. Die tertiäre Lues liefert zwar schwere Krankheitsbilder, ihre Erscheinungen führen jedoch nicht zu Übertragung. Auch Lues latens ist nicht durch Kontakt übertragbar.
Im Kapillarsystem finden die Treponemen unmittelbar Kontakt zum Gewebe, wo sie sich vermehren, bis ihre Anzahl ausreicht, um klinische Erscheinungen zu erzeugen. Das Abwehrsystem des Wirtsorganismus setzt sich mit dem Eindringen der Spirochäten auseinander. Innerhalb von 3 Wochen sind zirkulierende Immunglobuline (Antikörper der IgM-Klasse) nachweisbar, kurz darauf IgG-Antikörper.

Klinik

Einteilung und allgemeiner Verlauf der Syphilis
Bereits 1837 entwickelte Ricord die klinische Einteilung der Syphilis in 3 Stadien, das primäre, sekundäre und tertiäre. Die primäre Lues (Lues I) ist das Stadium des Primäraffektes. Dem folgt das sekundäre Stadium (Lues II), ausgezeichnet durch Generalisation der syphilitischen Erscheinungen. Primäre und

sekundäre Syphilis (Lues I und Lues II) werden auch als *Frühsyphilis* bezeichnet. Die sekundären Erscheinungen treten zum Primäraffekt hinzu. Der Generalisation der Lues folgt bei Spontanverlauf eine über etwa 2–3 Jahre sich erstreckende Zeit von inkonstanten Frühlatenzen (Phasen klinischer Erscheinungsfreiheit), abgelöst durch immer geringer werdende Rezidive. Dabei ändern sich sukzessiv die klinischen Bilder. In manchen Fällen fehlen schließlich klinische Erscheinungen ganz, so daß die Lues geheilt erscheint. Unvorhergesehen kann aber nach 3–5 Jahren und mehr die *Spätsyphilis* mit dem tertiären Stadium (Lues III) einsetzen und mit Metalues (Lues IV) weitergehen. Die Krankheitserscheinungen, zu denen die Syphilis nunmehr führt, weichen völlig von denen der Frühsyphilis ab. Der Übergang vom sekundären in das tertiäre Stadium ist fließend. Erst wenn das Vollbild einer tertiären Syphilis vorliegt, ist der Unterschied definitiv.

Ricord standen weder Erregernachweis, Serologie noch Liquordiagnostik als Untersuchungsmethoden zur Verfügung. Seine Stadieneinteilung hört daher mit dem Tertiärstadium auf. Nicht erkennbar war für ihn die syphilitische Natur von Tabes dorsalis und progressiver Paralyse als quartäres Stadium, denn dazu wären Serum- und Liquordiagnostik sowie evtl. Erregernachweis im Gehirn erforderlich gewesen. Die heutige Einteilung umfaßt:

Lues acquisita
    Lues I
    Lues II   Frühsyphilis
    Lues latens seropositiva
      (Frühlatenz)

    Lues III
    Lues latens seronegativa   Spätsyphilis
      (Spätlatenz)
    Lues IV
Lues connata

Lues acquisita

Die Lues acquisita ist von der Lues connata zu unterscheiden; erstere entsteht durch exogene Übertragung und beginnt meist mit dem Primäraffekt, letztere ist Folge einer diaplazentaren Übertragung der Erreger einer schwangeren Frau mit Frühsyphilis auf ihre Frucht. Infektion des Kindes intra partum dagegen rechnet zur Lues acquisita. Als besonderes Vorkommnis ist ferner die sog. *dekapitierte Lues* nach Bluttransfusion zu erwähnen, die auch als *Transfusionslues* bezeichnet wird. Hier gelangen die Erreger bei einer Bluttransfusion unmittelbar in die Blutbahn; es fehlt daher ein Primäraffekt. Von vornherein kommt es zur Generalisation mit den Erscheinungen der Lues II. Derartige Infektionen sind heutzutage wegen serologischer Überwachung von Blutspendern so gut wie ausgeschlossen.

Inkubationszeit. Sie beträgt in der Regel 3 Wochen. Die Zeit bis zum Auftreten des Primäraffektes nennt man die *erste Inkubationszeit,* die Zeit zwischen Primäraffekt und Sekundärstadium auch *zweite Inkubationszeit.* Während der ersten Inkubationszeit findet sich am Patienten kein Anhalt für Lues. Auch gibt es keine prämonitorischen Zeichen. Zufällig vorkommender Herpes simplex genitalis ist kein Lueszeichen; er heißt auch *Herpes praemonitorius,* weil er bei Patienten mit häufig wechselnden Partnern als Eintrittspforte für Treponema pallidum in Frage kommen kann. Die 3 Wochen bis zur Ausbildung der ersten klinischen Erscheinungen nach fraglicher Ansteckung bedeuten oftmals eine Wartezeit. Wird bei dem in Frage kommenden Partner eine erscheinungsreiche Frühsyphilis gefunden, ist Übertragung wahrscheinlich. In diesem Falle kann eine prophylaktische Behandlung durchgeführt werden, die im wesentlichen der Therapie manifester Syphilis entsprechen sollte.

Primärstadium der Syphilis: Lues I

Die *erste Inkubationszeit* der Lues findet ihren Abschluß mit dem Auftreten des *Primäraffektes* oder *Schankers.* Zu jedem Primäraffekt gehört die indolente Lymphknotenschwellung im *Lymphabflußgebiet,* auch Bubo genannt. Die klinische Einheit von Primäraffekt und Bubo hat große diagnostische und differentialdiagnostische Bedeutung. Eine luesverdächtige Lymphknotenschwellung ist Anlaß zur Suche nach einem Primäraffekt im Quellgebiet; ebenso wird im Falle einer verdächtigen Läsion im Abflußgebiet nach einem Bubo gesucht.

Zahl der Primäraffekte. Der Primäraffekt entwickelt sich an der Eintrittspforte der Erreger. Meist tritt der Primäraffekt in *Einzahl* auf. Auch eine Vielzahl von Schankern kommt vor (allerdings selten), weil sie der Zahl der Eintrittspforten entsprechen. Auch Weiterverimpfungen während der Inkubationszeit sind möglich, sog. *Abklatsch-* oder *Sukzessivschanker.* Sobald jedoch eine ausreichende Infektionsimmunität eingetreten ist, bleiben weitere Schanker aus.

Sitz des Primäraffekts. Der Primäraffekt ist meist asymmetrisch lokalisiert. Da er schmerzlos ist, übersieht ihn der Patient oder entdeckt ihn nur zufällig. Daher bekommt der Arzt nur selten das initiale Stadium eines Primäraffekts zu sehen.

Größe des Primäraffekts. Primäraffekte können verschieden groß sein. Es gibt reiskorngroße Schanker, sog. *Mikroschanker,* linsen- und bohnengroße, selten auch übergroße Schanker, sog. *Riesenschanker.*

Induration des Primäraffekts. Auch der *Grad der Induration* ist verschieden. Kleine oder flächenhaft sich ausbreitende Schanker können gelegentlich jede Härte vermissen lassen. Die Härte ist also kein absolut sicheres Erkennungsmerkmal, obwohl es sehr hin-

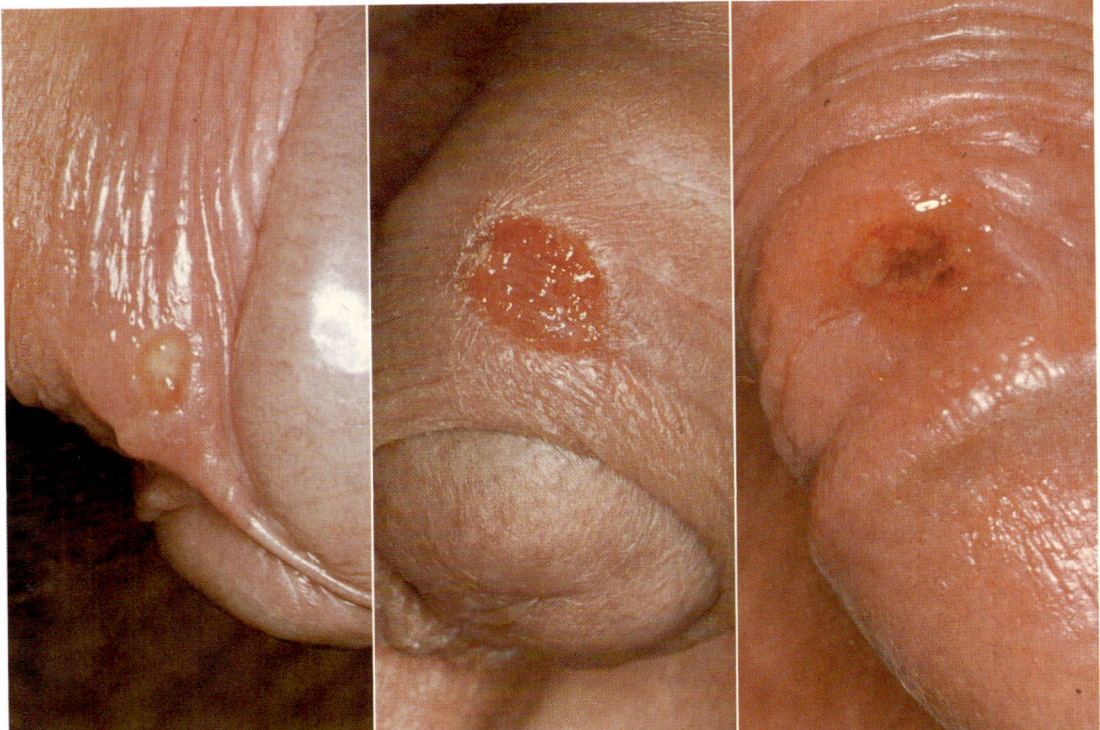

Lues I, Primäraffekte: Ulcus durum, Erosivschanker, Ulcus durum

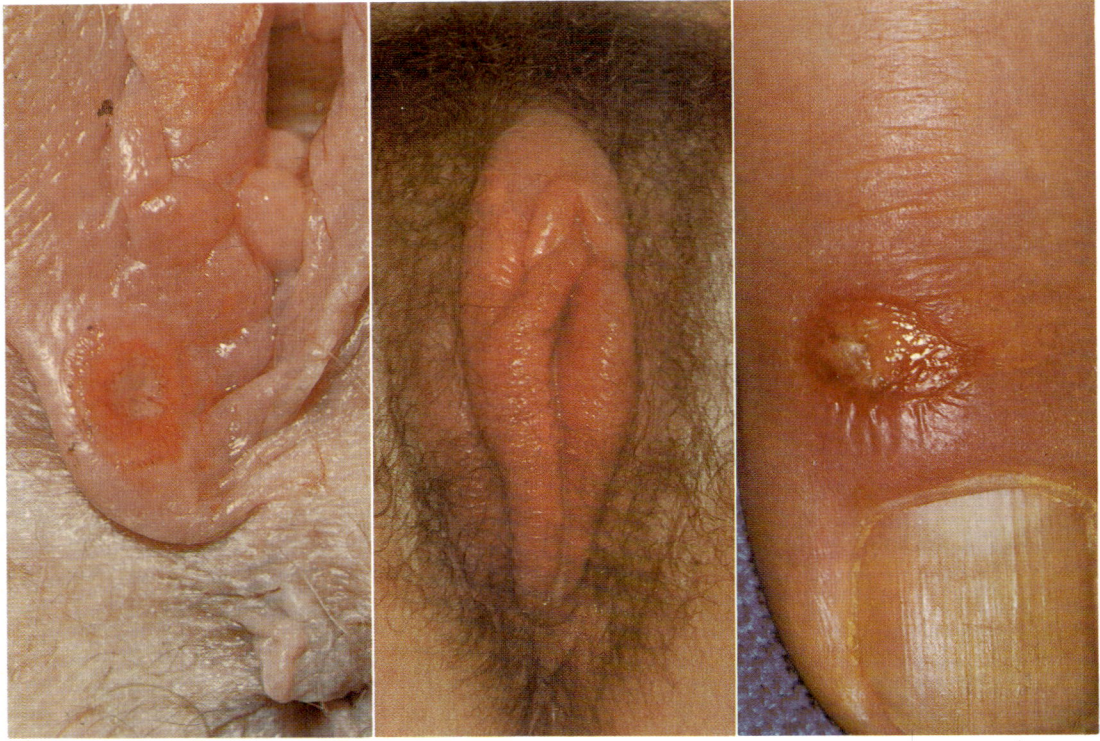

Lues I, Primäraffekte: Ulcus durum, Oedema indurativum, Erosivschanker

weisend ist. Gewöhnlich liegt die Konsistenz eines Spielkartenblattes vor *(Kartenblattschanker)*; die Induration kann aber bis zur Knorpelhärte anwachsen.

Morphologie des Primäraffekts. Auch die *Oberfläche* des Schankers ist unterschiedlich. Ist er von einer nahezu intakten Haut überzogen, so spricht man von einem *überhäuteten Schanker.* Allerdings beginnt jeder Primäraffekt mit einer *Primärpapel,* die dann in einen Erosivschanker übergeht und schließlich ulzeriert. Ist die Oberfläche lediglich erodiert, so liegt ein *Erosivschanker* vor. Das *Ulcus durum* ist ein schüsselförmig die zentralen Partien des Knotens einnehmendes Ulkus, das im Unterschied zu einem Ulcus molle keine unterminierten Ränder aufweist. Basis und Rand sind hart infiltriert. In seltenen Fällen kommt auch Nekrose vor (*Ulcus phagedaenicum gangraenosum*).

Die Unterschiede in Größe, Härte und Oberflächenbeschaffenheit addieren sich bei einer erheblichen Zahl von Schankerkombinationen. Weitaus am häufigsten sind der wechselnd große *Erosivschanker* und das *Ulcus durum,* wobei sich ersterer durch flächenhafte, scharf umschriebene Ausbreitung auszeichnet, aber meist nicht so hart ist. Typisch ist die *Schinkenfarbe,* auch in Anbetracht des fettigen, firnisartigen Glanzes. Vom speziellen Sitz hängt auch die Oberflächenbeschaffenheit des *Primäraffekts* ab. Sitzt der Primäraffekt an Berührungsflächen, so ist er unbedeckt; an der Hautoberfläche fehlt eine solche Mazeration, so daß er schließlich squamös wird oder, ähnlich wie eine Impetigo contagiosa, verborkt.

Allen Schankern gemeinsam ist die Bildung von *Reizserum.*

Sonderformen der Primäraffekte. Ein abweichendes Bild liefert der Primäraffekt in Form des *Oedema indurativum.* Es ist bei Frauen häufiger als beim Mann. An einer Labie, im Bereich des Präputiums, selten auch am Skrotum, kommt es zu einer harten elephantiasisartigen Schwellung durch massive entzündliche Reaktion der im befallenen Gebiet liegenden Lymphwege. Die befallene Partie kann um das Mehrfache angeschwollen sein, fühlt sich hart an und ist häufig kupferfarben getönt. Fehlt bei Oedema indurativum und entsprechendem Bubo ein klinischer Primäraffekt, so kann dieser sich in der Harnröhre verbergen. Das Orificium urethrae ist darum häufig durch Sekret verklebt.

Klinische Besonderheiten. Auch der jeweilige Sitz des Primäraffekts macht einen Unterschied im Aussehen und in der Differentialdiagnose aus. Genitale Primäraffekte sind viel häufiger als extragenitale. Auf 100 genitale Schanker kommen etwa 10–15 extragenitale Primäraffekte. Bei harten Schankern am Genitale denkt nicht nur der Arzt, sondern auch der Patient an eine Lues; in extragenitalen Lokalisationen denkt der Patient nicht an einen Primäraffekt.

Genitale Primäraffekte
Beim *Mann* sitzen diese meist an der Glans und im Sulcus coronarius. An der Glans ist das Ulcus durum am häufigsten, am Sulcus coronarius der ihm bandförmig anliegende kartenblattförmige Erosivschanker. Am inneren Vorhautblatt sind beide Erscheinungsformen etwa gleich häufig. Nur gelegentlich findet man einen periurethralen Primäraffekt. Dieser umgibt kranzförmig das Orificium urethrae. Er ist mit einer Gonorrhö (Ulcus gonorrhoicum) verwechselbar, weil er mit Sekretion aus der Urethra verläuft; dazu ist er wegen der derben Konsistenz der Glans schwer palpabel. Auch an der Haut des Penisschaftes sind Schanker nicht selten. Der Präservativschanker sitzt an der Peniswurzel oder der angrenzenden Bauchhaut. Außerdem kommen Primäraffekte am Skrotum und in der Perigenitalregion, am Mons pubis, an der Innenseite der Oberschenkel und im Analgebiet vor. Bei Homosexuellen ist an intraanalen Primäraffekt zu denken.

Bei Frauen findet man Primäraffekte am häufigsten an den großen und kleinen Labien unter wechselnden Bildern, häufig auch in Form des Erosivschankers an der hinteren Kommissur.

Relativ häufig ist der Sitz im Bereich der Klitoris und der Urethralmündung. Primäraffekte in der Vagina werden leicht übersehen. Man muß das Spekulum langsam einführen und die sich spreizende Schleimhaut genau ansehen. An der Portio sind harte Schanker selten.

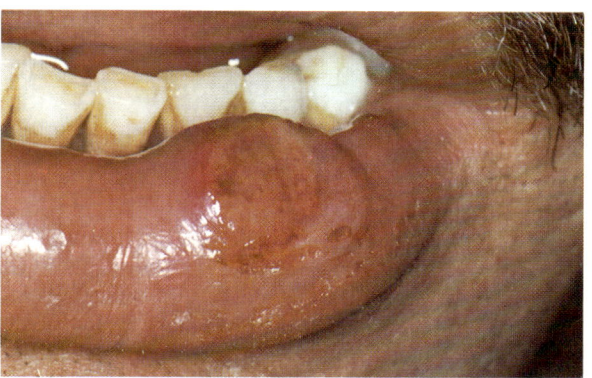

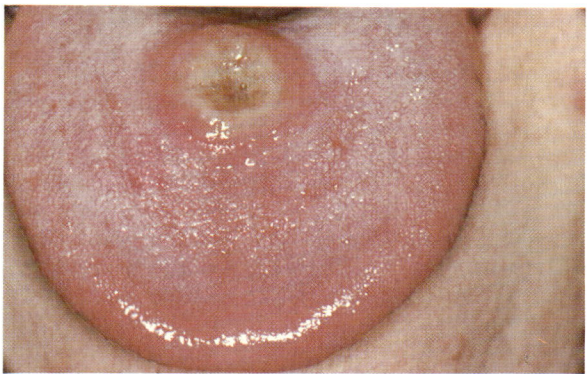

Lues I. Ulcus durum

76 Erkrankungen durch Bakterien

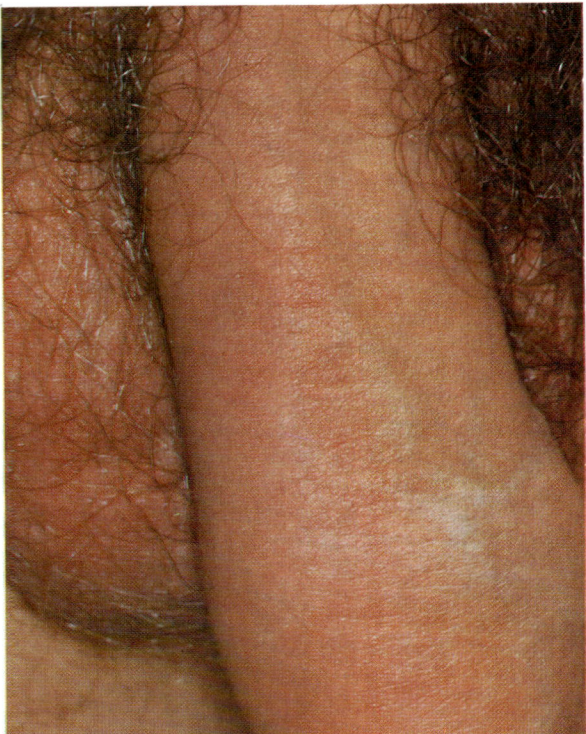

Lues I, dorsaler Lymphstrang durch sklerosierende Lymphangitis

Extragenitale Schanker
Diese sitzen bevorzugt perianal und intrarektal (Homosexuelle), sonst bevorzugt am Mund und in der Mundhöhle. Am häufigsten sind dann die Lippen befallen. Außen an der Lippe ist der Affekt sichtbar und mahnt zur Vorsicht; liegt der Schanker an der Innenseite, so ist er versteckt und dadurch gefährlich. Danach folgen die meist einseitig an den Tonsillen lokalisierten Schanker, die häufig diphtheroid belegt sind. Der Primäraffekt an der Gingiva ist schwer zu erkennen. Schanker an der Zunge, besonders der Zungenspitze oder am Gaumen sind selten, etwas häufiger die Primäraffekte an der Wangenschleimhaut. Nächsthäufig ist der Schanker an der weiblichen Brustwarze. Dann folgen Primäraffekte am Finger, an den Zehen und dann schließlich an jeder beliebigen Körperstelle.

Lymphknotenschwellung: syphilitischer Bubo
Die mit dem Primäraffekt verbundene *indolente Lymphknotenschwellung* sitzt stets im zugehörigen Lymphabflußgebiet. Sitzt der Primäraffekt am äußeren Genitale, so schwellen die Leistenlymphknoten. Bei Lokalisation an der Unterlippe sind es die submentalen Lymphknoten; der Tonsillarprimäraffekt führt zur retromandibulären Lymphknotenschwellung. Ein Schanker am Finger geht mit Bubo an der Ellenbeuge oder Axilla einher. Sitzt der Primäraffekt am Anus, so schwellen nicht nur die intraabdominellen, sondern auch die Leistenlymphknoten an, da ausreichende Abflußwege nach beiden Seiten hin vorhanden sind. Sitzt der Primäraffekt am Nabel, so schwellen sowohl die Achsel-, als auch die Leistenlymphknoten an. Nur ein einziger Primäraffekt macht bei seinem speziellen Sitz fast nie äußerlich tastbare Lymphknoten, der Primäraffekt der Portio, weil hier intraabdominelle Lymphknoten indurieren. Portioerosionen sehen ganz ähnlich aus.

Der stets vorhandene Bubo ist fast immer indolent. Selten, insbesondere bei inguinalem Sitz oder bei bakterieller Sekundärinfektion werden auch Schmerzen bei Bewegung oder Berührung angegeben. Das geschwollene Lymphknotenpaket ist hart (syphilitische Skleradenitis), die bedeckende Haut ist frei verschieblich und abhebbar; Einschmelzungen kommen nicht vor. Der Bubo ist stets die stärkste Lymphknotenschwellung im Rahmen der sich später ausbildenden Polyskleradenitis bei sekundärer Lues. Ein indolenter Bubo abszediert nicht, und die bedeckende Haut ist nicht entzündet. Seine Rückbildung erfolgt innerhalb von Tagen bis Wochen bei entsprechender Behandlung; unbehandelt geht er im Laufe von Wochen bis Monaten mit der klinischen Rückbildung der Lues II zurück.

Diagnose der Lues I
1) Klinische Verdachtsdiagnose aufgrund der Anamnese, des Primäraffektes und der regionalen indolenten Lymphknotenschwellung (Skleradenitis)
2) Erregernachweis im Dunkelfeld.
3) Serologische Reaktionen.

Besteht eine Lues I erst ganz kurze Zeit, fallen die nichttreponemalen, sog. klassischen Seroreaktionen häufig noch nicht reaktiv aus, da diese erst 2–3 Wochen nach Auftreten des Primäraffektes positiv werden. Wegen dieses Verhaltens der klassischen Seroreaktionen wurde zwischen Lues I seronegativa (*Lues primaria seronegativa*) und Lues I seropositiva (*Lues primaria seropositiva*) unterschieden.

Differentialdiagnose des Primäraffektes. Wegen der unterschiedlichen klinischen Ausprägung und verdächtigen Lokalisationen kommen verschiedene Differentialdiagnosen in Betracht. Die Namen der Schanker sind an die speziellen Bilder angepaßt.
Die Bezeichnungen *Primäraffekt* und *syphilitischer Schanker* passen für alle Ersterscheinungen der Lues. Das *syphilitische Ulcus durum* ist mit dem *Ulcus molle* verwechselbar. Auch ein Ulcus molle kann gelegentlich induriert sein. Ätzbehandlungen mit Argentum nitricum an Herpes progenitalis, an bakteriellen Infekten oder auch an einem Ulcus molle können ein Ulcus durum vortäuschen.
Ulcus mixtum ist eine Doppelinfektion mit Treponema pallidum und dem Ulcus-molle-Erreger *Haemophilus ducreyi* (Streptobazillen). Das Ulkus ist wegen der kürzeren Inkubationszeit des Ulcus molle zunächst weich, wird aber 3 Wochen später hart.
Erosivschanker sind verwechselbar mit *Balanitis erosiva* und erodiertem, jedoch polyzyklisch begrenztem *Herpes simplex*. Karzinome der Glans sind ebenfalls schmerzlos, steinhart und zerfallen nekrotisch. Histologisch zeigen sie das Tumorgewebe. Ein Primär-

affekt am Finger, berufsbedingt bei Ärzten, wird für chronische Paronychie gehalten, der Primäraffekt an der Lippe für Furunkel, schankriforme Pyodermie oder Lippenkarzinom.

Ein besonderes Vorkommnis ist die *Reinduration.* Das ist das Wiederauftreten einer Induration am Ort eines vorausgegangenen Schankers nach ungenügender Behandlung.

Sekundärstadium der Syphilis: Lues II

Das Sekundärstadium der Syphilis (Lues II) kann als generalisierte Spirochätose bei noch mangelhafter Abwehrleistung (Anergie) des Organismus definiert werden. Daher zeigte der früher übliche, heute aufgegebene intrakutane Luetintest keine syphilitischen Granulome, sondern nur lymphoplasmazelluläre Infiltration. Das Sekundärstadium beginnt etwa in der *9. Woche nach Infektion.* Der ganze Organismus wird in der Zwischenzeit hämatogen und lymphogen mit Erregern überschwemmt. Der Übergang der Lues I in die Lues II bedeutet keine Stadienablösung, sondern eine *Stadienaddition.* Aus der lokalen Spirochätose ist eine generalisierte Spirochätose geworden. Zu Primäraffekt und Bubo sind die Sekundärveränderungen hinzugetreten. Bei frischer Lues II sind Primäraffekt und Bubo also noch oft nachweisbar. Häufig jedoch findet man keinen Primäraffekt mehr, weil er entweder klinisch unscheinbar war (Mikroschanker) oder überhaupt nicht zu finden ist. Auch kann er bereits in Rückbildung begriffen sein.

Erscheinungen der floriden Lues II

Die bei Lues II vorkommenden Haut- und Schleimhautveränderungen weisen großen *Formenreichtum* auf. Auch der *Sitz der Veränderungen* am Körper ist wechselhaft trotz unverkennbarer Bevorzugung bestimmter Stellen; insbesondere werden die natürlichen Berührungsflächen der Schleimhäute und der Haut befallen. Es gibt keinen Ort, an dem nicht luische Veränderungen auftreten können. Man nennt solche spezifischen Exantheme oder Enantheme *Syphilide.*

Wegen der Generalisation der Treponemen kann bei frischer Lues II mit symmetrischen und ungruppierten Exanthemen gerechnet werden; sie sind reich an Erregern (besonders nässende Exantheme und Schleimhautveränderungen). Erst im späteren Sekundärstadium nimmt die Tendenz zur Asymmetrie und Gruppierung der Hauterscheinungen zu und der Erregerreichtum ab. Wichtig für die Diagnose ist ferner, daß die Exantheme der Lues II fast nie jucken, daß vesikulöse, bullöse oder urtikarielle Exantheme nicht vorkommen, und daß die Erscheinungen der frischen sekundären Lues nicht monosymptomatisch, sondern stets polysymptomatisch sind und meist ohne Narben oder Atrophie abheilen.

Makulöses Syphilid bei Lues II (Roseola)

Das häufigste Erscheinungsbild der Lues II ist das *makulöse Exanthem,* auch *makulöses Syphilid* oder *Roseola* genannt. Das Bild ist monomorph. Das stets symmetrisch lokalisierte Exanthem besteht aus isolierten Flecken, die vorwiegend rund, manchmal auch etwas oval und nach den Spaltlinien der Haut ausgerichtet sind. Die Makulä sind am häufigsten linsengroß, gelegentlich auch größer. Es gibt alle Übergänge von fast nicht erkennbarer Unauffälligkeit bis etwa zur Deutlichkeit eines Masernexanthems.

Die Erkennungsschwierigkeit wird noch dadurch vermehrt, daß die Makulä unscharf und dadurch schattenhaft sind. Gelegentlich werden die Effloreszenzen andeutungsweise urtikariell (*Roseola urticata*), manchmal ist die urtikarielle Note follikulär gebunden, und die Effloreszenzen sind gekörnt (*Roseola granulata*). Häufigster Sitz der Roseola ist der Stamm (besonders Oberbauch und Rumpfseiten). Oft sind die Extremitäten exanthemfrei, manchmal nimmt der Ausschlag erst an den Oberarmen und Oberschenkeln langsam ab. Die Beugeflächen werden bevorzugt befallen. Im Gesicht sitzen die Makulä meist auf der Stirn. Besonders wichtig ist das Vorkommen von Roseola an Handflächen und Fußsohlen, die alle gleichzeitig befallen sein können.

Differentialdiagnose der Roseola. Die wichtigste Differentialdiagnose sind *Masern,* weshalb unter Seeleuten der luische Ausschlag auch als „Kieler Masern" bezeichnet wird. Es fehlen aber katarrhalische Erscheinungen, Fieber und Koplik-Flecke. *Röteln* sind grobfleckiger und führen meistens auf beiden Processus mastoidei zu Lymphknotenschwellungen. *Arzneiexantheme* haben lebhaft rote Effloreszenzen, die scharf umschrieben sind und sich von der Peripherie

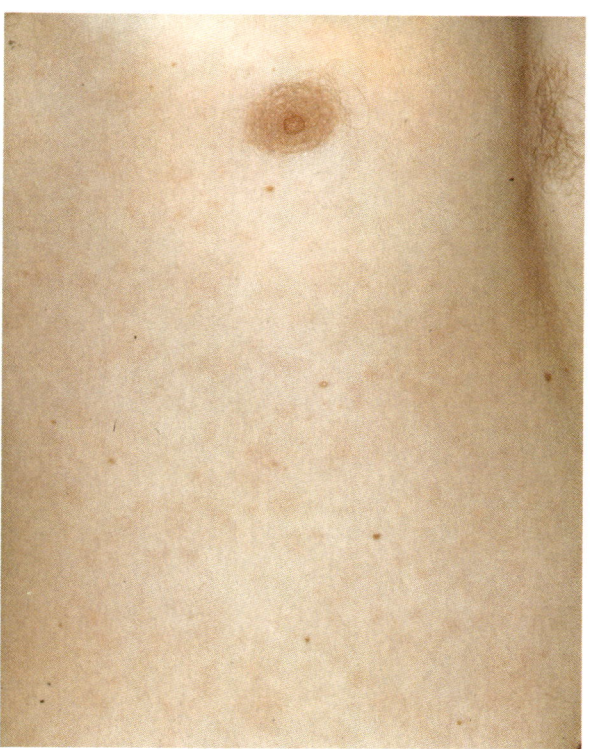

Lues II, Roseola

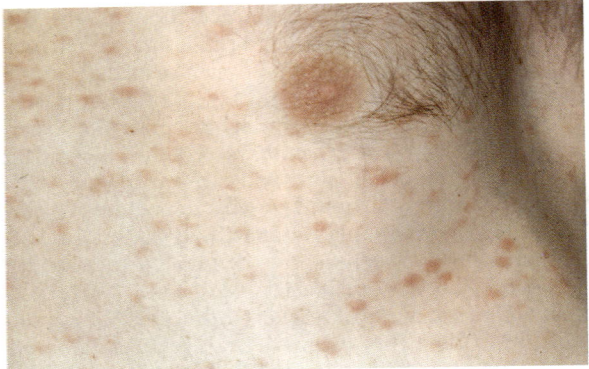
Lues II, makulopapulöses Syphilid

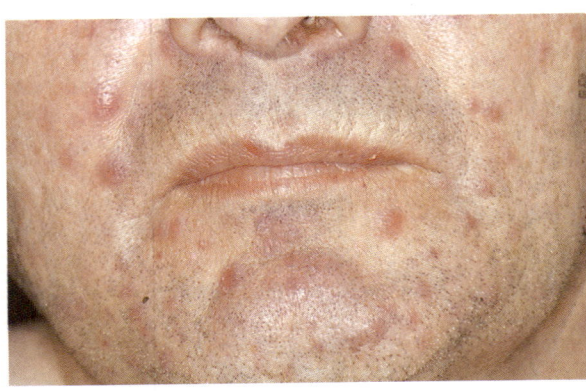
Lues II, papulöses Syphilid

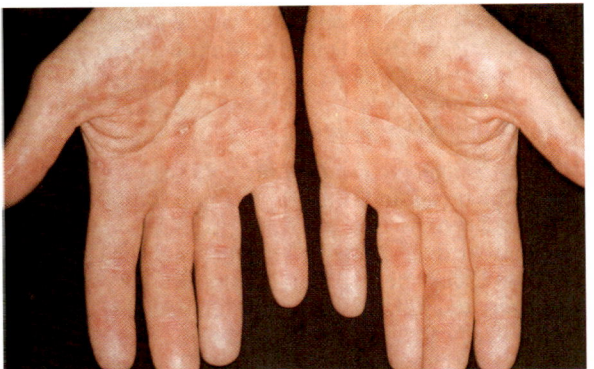
Lues II, Palmarsyphilid

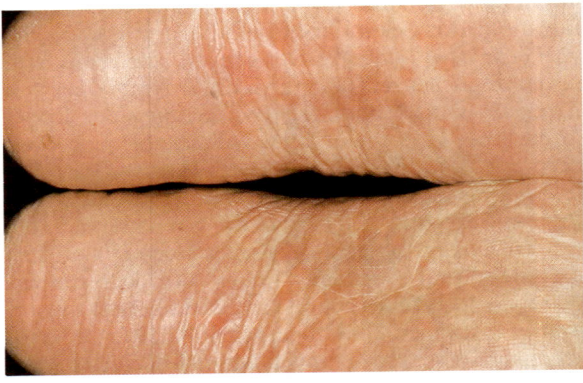
Lues II, Plantarsyphilid

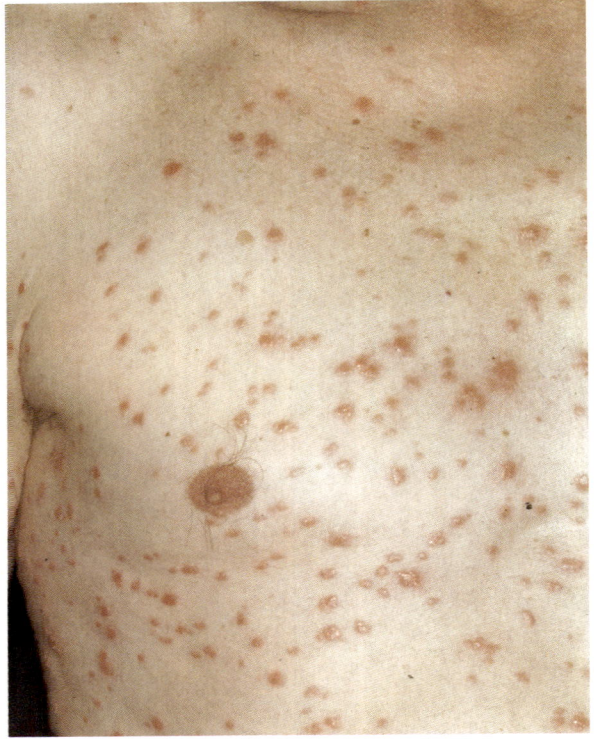
Lues II, Lichenoides papulonodulöses Syphilid

her zentralwärts ausbreiten; Arzneiexantheme treten bevorzugt an den Streckseiten der Extremitäten auf und weisen später eine Schuppung auf. Roseolae schuppen nicht. Schwer erkennbar ist die Roseola bei gleichzeitiger *Cutis marmorata,* weil eine komplizierte Vermischung von Hauttönen entsteht. Bei längerfristigem Verweilen des entkleideten Patienten in einem gut temperierten Raum gleicht sich die Marmorierung der Haut jedoch aus, und die Roseola wird deutlicher sichtbar.

Papulöses und papulosquamöses Syphilid bei Lues II
Das papulöse Syphilid ist etwa halb so häufig wie das makulöse Syphilid. Bei stärkerer Infiltration entwickeln sich papulöse Effloreszenzen, oft kommen daher makulöse und papulöse Herde nebeneinander (*makulopapulöses Syphilid*). vor. In dieser Ausbildungsphase kann das Exanthem verbleiben, oder es entwickelt sich zu einem rein papulösen Syphilid weiter. Dann treten umschriebene, äußerst kompakte derbe Papeln auf. Die Effloreszenzen des papulösen Syphilids sind kalottenförmig, rötlich bis braunrötlich und oft spiegelnd (lichenoide Papeln). Viele dieser Papeln weisen auf Knopfsondendruck *Schmerzhaftigkeit* auf (positives Sondenphänomen). Aus papulösen Syphiliden lassen sich fast stets Erreger nachweisen. Das Exanthem findet sich symmetrisch am Stamm, selten an den Extremitäten, gelegentlich auch isoliert an Palmae und Plantae, aber auch an der Stirn

oder im ganzen Gesicht. Am Kapillitium sind Papeln gut erkennbar, sie werden leicht beim Kämmen verletzt und verkrusten dann. Wegen ihrer Ähnlichkeit mit Impetigo contagiosa spricht man von einem *impetiginösen Syphilid*.

Differentialdiagnose. In Frage kommt *Pityriasis lichenoides chronica*, die wegen ihrer Luesähnlichkeit früher auch Dermatitis syphilidiformis genannt wurde. Es fehlen aber andere Luessymptome. *Lichen ruber planus* (Juckreiz) und kleinknotige maligne Lymphome kommen ebenfalls in Betracht.

Verlauf. Gar nicht selten kommt es durch fortschreitende Umwandlung auf einigen oder mehreren Papeln zur Ausbildung einer Schuppe (*papulosquamöses Syphilid*). Die Ähnlichkeit mit einer Pityriasis lichenoides chronica wächst daher, es fehlt aber die kollodiumhäutchenähnliche Schuppe, die bei dieser Dermatose nach Rückbildung der Papel als letztes auf der Haut zurückbleibt. Bei Schuppenbildung tritt oft die Psoriasis (*psoriasiformes Syphilid*) in den differentialdiagnostischen Bereich. Psoriasis ist aber erythematosquamös, es fehlt ein fühlbares Infiltrat nach Entfernung der Schuppung.

Abwandlungen papulöser Syphilide
Sie stellen sich in intertriginösen Gebieten ein, so an den großen und kleinen Labien, in der Rima ani und perianal, präputial, noch seltener in Achselhöhlen und Leistenbeugen, etwas häufiger am Nabel, am Skrotum und an der Innenseite der Oberschenkel. An diesen Orten erodieren und mazerieren die Papeln. Die so modifizierten Papeln werden erosiv und nässend (*erosive, nässende Papeln*). Durch den ständigen Reiz des Sekrets wird eine Wucherung der Papeln (Vegetation) angeregt. Es entstehen nicht nur nässende, sondern auch breite vegetierende Papelbeete, die Condylomata lata. Sie sind besonders reich an Erregern. Nässende Papeln sind bei Lues II besonders häufig und für sie charakteristisch; typisch ist auch ein süßlicher *Fötor*.

Differentialdiagnose. In erster Linie ist an *Condylomata acuminata* zu denken. Diese sind auseinanderfaltbar, hahnenkammartig und haben kein papulöses, breit-

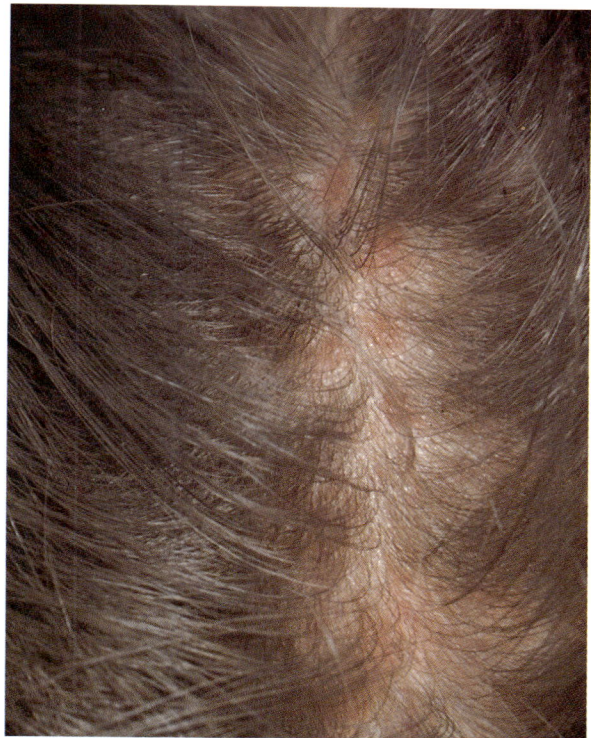
Lues II, papulöses Syphilid

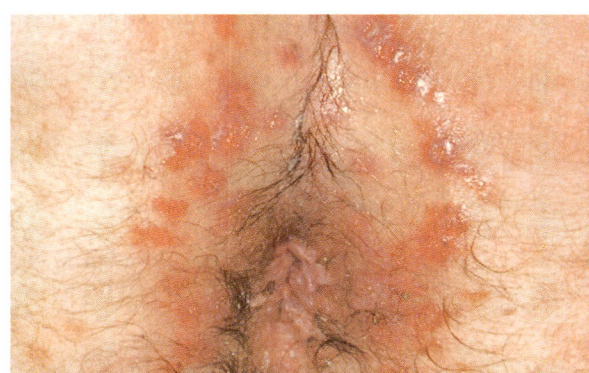
Lues II, perianale erodierte und nässende Papeln

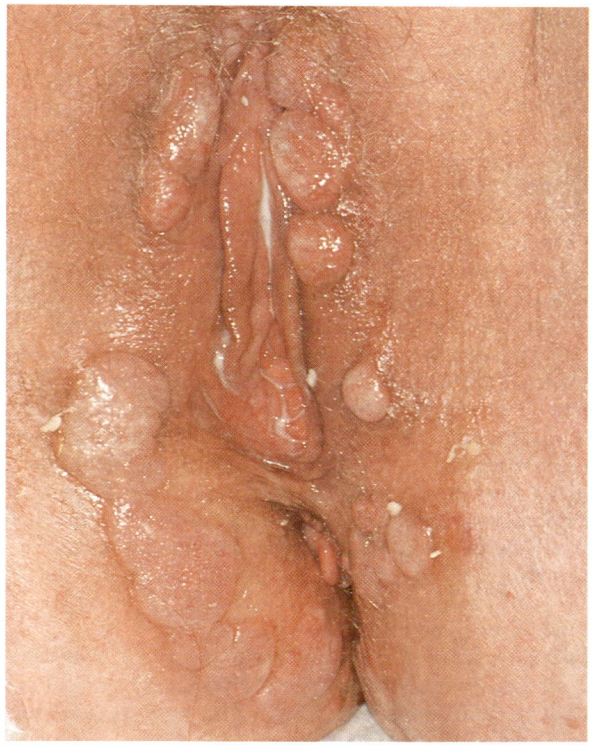
Lues II, Condylomata lata

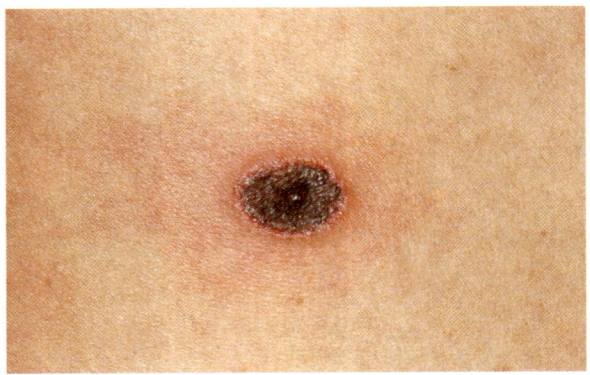
Lues maligna

aufsitzendes Basisinfiltrat. Manche Formen der Windeldermatitis liefern ein *posterosives Syphiloid*, das, wie der Name schon sagt, im höchsten Maße luesähnlich aussehen kann. Auch die *Dermatitis papulosa infantum* (Granuloma glutaeale infantum), ein häufig durch lokale Anwendung von Glukokortikosteroiden induziertes Krankheitsbild im Windelbereich bei Säuglingen, ist zu erwägen. Es fehlen aber Treponemata pallida und andere Luessymptome. Breite Kondylome in der Aftergegend werden gelegentlich für *Hämorrhoiden* gehalten.

Weitere Formen von papulösen Syphiliden

Die *Corona veneris* sitzt im seborrhoischen Stirnbereich an der Haargrenze. Differentialdiagnostisch ist an *seborrhoische Ekzeme, Psoriasis* oder *Acne necroticans* zu denken. Papulöse Syphilide im Gesicht sind nicht selten. Sie sitzen besonders in der Nasolabialfalte, an beiden Mundwinkeln und in der Mentalfalte. Sie können auch papillomatös werden (papillomatöse Syphilide). Gegenüber *Impetigo contagiosa* fällt ihre Symmetrie auf. Außerdem haben sie ein Basisinfiltrat. *Faulecken* (Angulus infectiosus) an den Mundwinkeln besitzen im Gegensatz zu Mundwinkelpapeln bei sekundärer Syphilis keine papulöse Infiltration. Gelegentlich kommen luische Papeln an den Kontaktflächen der Zehen als *interdigitale Papeln* vor. Sie können mit *Erosio interdigitalis* verwechselt werden, nässen aber stärker und sind infiltriert. Anders ist das Bild luischer Papeln an Handflächen und Fußsohlen (*Palmoplantarsyphilid*). Mechanisch entsteht hier über der entzündlichen Infiltration eine umschriebene schwielenartige Keratose, die zum Bild der *Clavi syphilitici* führt. Durch Entwicklung umschriebener braunroter syphilitischer Papeln am Nagelfalz entstehen *luische Paronychien*, die sich sekundär auf das Nagelwachstum auswirken können. Auch an einen Primäraffekt dieser Lokalisation ist zu denken.

Pustulöses Syphilid bei Lues II

Pustulöse Syphilide kommen sehr selten vor. Auf dem Gipfel papulöser Effloreszenzen können sich Pusteln bilden; sie trocknen wieder ein und hinterlassen eine krustöse Auflagerung. Gelegentlich kommt es aber sofort zu einer Pustel, die nach kurzem Bestand mit einer Kruste bedeckt ist. Die Exantheme können also papulopustulös, rein pustulös oder durch Eintrocknen der Pusteln papulokrustös sein. Solche Exantheme sehen wie *Variola* aus; die Patienten wurden gelegentlich unter Pockenverdacht in die Klinik eingewiesen. Bei pustulösen Syphiliden fehlt jedoch das Pockenfieber.

Ulzeröse Syphilide bei Lues II

Hin und wieder kommt es bei Lues II zu Ulzeration von Papeln mit Entwicklung von ulzerösen Syphiliden. Normalerweise heilen die Effloreszenzen der Lues II narbenlos ab. Ulzeration und Narbenbildung sind also bei Lues II ungewöhnlich. Manchmal sind es nur wenige Effloreszenzen, die diesen Weg gehen (frühulzeröses Syphilid).

Sonderform: Lues maligna. Diese Variante ist sehr selten. Ihr wichtigstes Kennzeichen ist das durchwegs ulzerierende Exanthem. Lues maligna verläuft als schweres, konsumierendes Krankheitsbild, was an eine besondere Widerstandslosigkeit dieser Patienten gegenüber den Erregern denken läßt. Lues maligna kann mit oder ohne Primäraffekt beginnen. Kommt es zu einer Initialsklerose, ist diese bereits durch Neigung zur Ulkusbildung mit dicken, pseudomembranösen Belägen ausgezeichnet. Der regionale indolente Bubo ist meist nur schwach entwickelt. Mit Beginn des Sekundärstadiums entstehen zunächst kleine Papeln, die sich rasch vergrößern, einen roten entzündlichen Hof ausbilden und zentral zerfallen. So entstehen schüsselförmige Ulzerationen, die sich allseitig rasch vergrößern und zunehmend von einer dicken, austernschalenartig geschichteten Borke bedeckt werden (*Rupia syphilitica*). Die Ränder der Geschwüre besitzen nicht die bei Lues übliche Härte, sondern sind weich. Die Zahl der Herde ist meist gering. An den Mundschleimhäuten finden sich pseudomembranös bedeckte Geschwüre, an den Tonsillen Ulzerationen mit weißlichgrauen diphtheroiden Belägen. An der Uvula und am weichen Gaumen kann es durch geschwürigen Zerfall zu ausgedehnten Zerstörungen kommen. Auch Verstümmelungen der Vulva wurden gesehen. *Treponema-pallidum*-Nachweis mißlingt meistens. Eine Polyskleradenitis fehlt. Das Allgemeinbefinden ist mit Appetitlosigkeit, Mattigkeit, anämischer Blässe, Abmagerung und Temperaturen zwischen 38 und 39° C erheblich beeinträchtigt. Die Seroreaktionen werden manchmal erst verspätet positiv, so daß eine nichtreaktive Serologie noch nicht gegen Lues spricht. Über den Ausfall der spezifischen Reaktionen wie TPHA und FTA bei diesem Krankheitsbild liegen keine größeren Erfahrungen vor.

Diagnose der Lues maligna. Die hervorstechenden Besonderheiten der Lues maligna sind geschwüriger Zerfall aller Haut- und Schleimhautveränderungen, Ausbleiben einer nennenswerten Infiltration der Ulkusränder, Ausbleiben einer generalisierten Skleradenitis, verzögertes Positivwerden der Seroreaktionen und konsumierende Allgemeinerscheinungen.

Verlauf. Lues maligna kann lebensbedrohlich sein.

Eine dritte Form der Ulkusbildung bei Lues II ist die bei **Lues tertiaria praecox**. Hier handelt es sich um das Phänomen der Verlegung tertiärer Veränderungen in das Sekundärstadium. Innerhalb einer Roseola an irgendeiner Körperstelle entwickelt sich ein ulzerös zerfallender Knoten, der auch feingeweblich einem Gumma entspricht. Es findet sich dann also eine Effloreszenz der Lues III, die in das II. Stadium „vorverlegt" wurde.

Störungen des Pigmentstoffwechsels bei Lues II

Bei der Rückbildung luischer Effloreszenzen kann es zu einer postinflammatorischen Störung im Melaninstoffwechsel kommen. Es sind dies keine luesspezifischen Vorgänge, weil andere entzündliche Dermatosen das gleiche bewirken können. So kann vorübergehend die Pigmentprodukion am Ort des abklingenden Syphilids gehemmt werden (Depigmentierung); ebenso kann es zu einer Anregung der Melaninbildung mit Hyperpigmentierung kommen. Pigmentveränderungen können erst in der Rückbildungsphase des Exanthems, also 4–6 Wochen nach dem Eintritt der Sekundärperiode erwartet werden. Am häufigsten läßt die Lues den Pigmentstoffwechsel jedoch unberührt.

Wird die Pigmentproduktion gehemmt, so resultiert eine fleckförmige Depigmentierung, das *Leucoderma specificum*. Das Leucoderma specificum findet sich am häufigsten seitlich am unbedeckten Hals. Es besteht aus unscharf begrenzten, isoliert stehenden, etwa erbsgroßen depigmentierten Flecken, die den Hals auf breiter Fläche unauffällig umziehen und als *Halsband der Venus* bezeichnet werden. Syphilitische Leukoderme kommen auch in den vorderen Achselfalten vor. Sie bilden sich nur langsam zurück.

Syphilitische Effloreszenzen können bei Rückbildung auch hyperpigmentieren. Dann entstehen dunkelbraune Flecken, die als *Pigmentsyphilide* bezeichnet werden; differentialdiagnostisch ist hier besonders an Restpigmentierungen bei Arzneiexanthemen zu denken.

Differentialdiagnose. Sie ist kompliziert. Viele Dermatosen führen zu Leukodermen, so *Psoriasis* (Leucoderma psoriaticum), eine mit Cignolin behandelte Psoriasis (Pseudoleucoderma psoriaticum) oder eine *Pityriasis lichenoides chronica* (Leucoderma parapsoriaticum). Diese Leukoderme haben andere Lokalisationen; zum syphilitischen Leukoderm kommen noch andere Luessymptome hinzu.

Störungen des Haarwachstums bei Lues II

Ebenso wie Pigmentverschiebungen kommen bei Lues oft Störungen des Haarwachstums vor. Der Haarausfall ist gewöhnlich herdförmig, entsprechend dem Sitz des vorausgegangenen Exanthems. Ursache des luischen Haarausfalls ist die gleiche wie bei den Pigmentverschiebungen, nämlich toxische oder entzündliche Schädigung der anagenen Haarfollikel. Auch der Zeitpunkt des Beginns ist der gleiche, etwa 8–12 Wochen nach Einsetzen der Lues II. Die kurze Frisur bei Männern macht die Erkennung der *Alopecia specifica areolaris* relativ leicht, schwieriger ist sie bei langen Haaren. Die Lichtung des Kopfhaars ist klein- oder großflächig, manchmal stehen die Herde dicht, manchmal treten sie spärlicher auf, als seien in ihm die Motten gewesen („Mottenfraß"). Fast nie kommt es in den Herden zu einem totalen Haarschwund. Viele Patienten bemerken die fleckigen Haarlichtungen nicht, sondern klagen nur über ein allgemeines Effluvium. Der spezifische Haarausfall kommt auch an Augenbrauen und anderen behaarten Körperstellen vor. Die spezifische Alopezie bildet sich spontan zurück. Neben dem herdförmigen Haarausfall kann es bei Lues II auch zu diffusem Haarausfall (*Alopecia specifica diffusa*) kommen. Die Patienten geben vermehrten Haarausfall an; bei der klinischen Inspektion ist besonders das Kopfhaar diffus gelichtet, und es finden sich keine herdförmigen Areale. Bei jedem diffusen Effluvium ist an Lues zu denken.

Differentialdiagnose. Die wesentlichste Differentialdiagnose ist die *Alopecia areata*; dort sind die Herde scharf begrenzt, völlig haarlos und die Haare an den Rändern leicht auszupfbar. Auch an diffuse Alopezien anderer Ursache ist zu denken.

Erscheinungen an der Mundschleimhaut bei Lues II

Prinzipiell entsprechen die Syphilide der Mundschleimhaut denen an der Haut. Modifiziert werden sie durch die mazerierende Einwirkung des Speichels und die Tatsache, daß Papeln an den Schleimhäuten nicht erhaben sind. Die Schleimhautsyphilide faßt

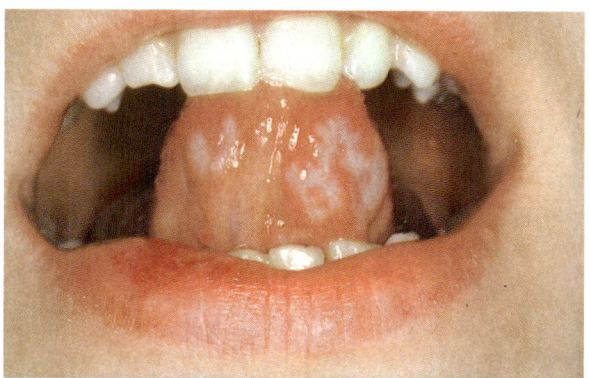

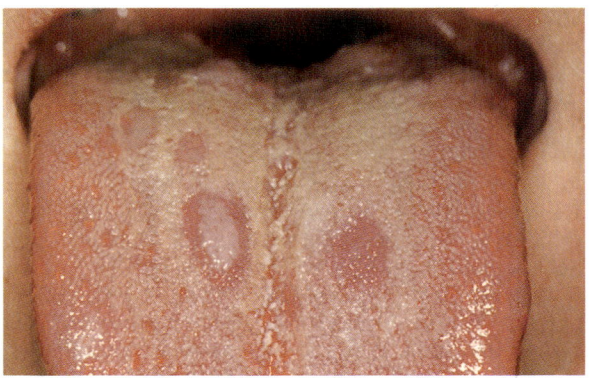

Lues II, Plaques muqueuses

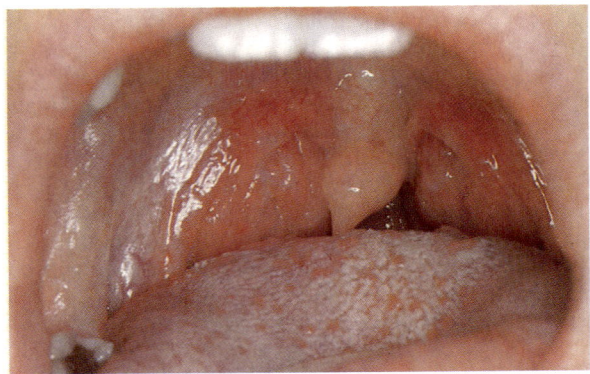

Lues II, Angina specifica

man als *Schleimhautplaques* oder *Plaques muqueuses* zusammen. Wegen ihres Reichtums an *Treponema pallidum* sind sie gefährliche Infektionsquellen.

Das unkomplizierteste Bild eines Luesenanthems ist das *fleckförmige Erythem*. Am leichtesten erkennt man die linsengroßen roten Flecken am harten und weichen Gaumen oder an der Wangenschleimhaut. Nur kurzfristig sind sie rein erythematös. Durch Entzündung, Ödembildung und beginnende Infiltration ist die Oberfläche der Effloreszenzen jetzt Mazerationswirkungen ausgesetzt, die zu einem hauchartigen grauen Schleier führen. Dadurch entstehen die *Plaques opalines*. Um am Zungenrücken gut sichtbar zu werden, muß eine stärkere Infiltration hinzukommen, aus den Plaques müssen dann Papeln geworden sein. Die entzündlich verquollenen Zungenpapillen werden vollständig in die Papeln einbezogen, so daß linsengroße glatte Papeln, die *Plaques lisses,* auftreten. Nimmt die Infiltration weiter zu, erheben sich die Plaques geringfügig plateauartig und liefern dann das Bild der *Schildkrötenzunge*. Die Oberfläche ist weißgrau belegt. Bei weiterer Steigerung der Veränderungen kommt es zu Erodierungen oder Ulzerationen.

Differentialdiagnose. Kommen luische Erscheinungen isoliert an der Mundschleimhaut vor, kann die Erkennung schwierig sein. Dann muß die Diagnose durch Erregernachweis, Serologie und Polyskleradenitis geführt werden. Die Unterscheidung der Plaques muqueuses von scharf umschriebenen kreisrunden oder ovalen schmerzhaften *Aphthen* ist leicht, ebenso von polyzyklisch begrenztem *Herpes simplex*. *Lichen ruber, Lupus erythematodes chronicus* und *Leukoplakie* stellen stabile, langfristig unverändert bestehende Schleimhautveränderungen mit typischen morphologischen Eigenschaften dar.

Angina syphilitica sive specifica

Diese hat erhebliche diagnostische Bedeutung. Die spezifische Angina ist bei sekundärer Lues von den Schleimhautplaques zu unterscheiden, weil es sich im Tonsillenbereich um eine Erkrankung des lymphadenoiden Gewebes handelt, in gleicher Weise wie die *Polyskeradenitis*. Die ganze Tonsille ist entzündlich geschwollen und palpatorisch derb. Dementsprechend sind beide Mandeln vorgewölbt und entzündlich gerötet. Durch den mazerierenden Einfluß des Mundsekrets bilden sich an den Oberflächen schleierartige grauweiße diffuse Beläge. Typisch für die Angina specifica sind also ödematöse Schwellung der Tonsillen, diskrete Rötung unter leichter Einbeziehung der Umgebung und schleierartige grauweiße Beläge, Schluckbeschwerden und fehlendes Fieber.

Differentialdiagnose. Angina specifica muß von zahlreichen Erkrankungen abgegrenzt werden. Der *luische Primäraffekt* an der Tonsille ist einseitig, und die *regionale Lymphknotenschwellung* ist dort am stärksten. Akute *Angina follicularis* oder *Angina lacunaris* verursacht starke und schmerzhafte Schluckbeschwerden und verläuft fieberhaft. *Diphtherie* greift meist auf Gaumensegel und Uvula über, erzeugt aber oft nur mäßige Temperatur. *Plaut-Vincent-Angina* mit bizarren matschigen Ulzerationen ist eher mit einem Primäraffekt zu verwechseln, aber kaum mit einer sehr viel weniger sukkulenten und belegärmeren Angina specifica.

Lymphknotenschwellung bei Lues II

Bei jeder floriden Lues II findet sich eine *Polyskleradenitis (Scleradenitis multiplex)*. Die Stärke der luischen Lymphknotenschwellungen ist Schwankungen unterworfen. Im allgemeinen werden die Lymphknoten erbsen- bis bohnengroß. Einige sind wesentlich kleiner. Stets sind sie gut abgrenzbar, derb und an ihrer Oberfläche glatt, verschieblich auf der Unterlage, und die Haut über ihnen ist gut verschieblich. Luische Lymphknotenschwellungen sind nicht schmerzhaft und schmelzen nicht ein. Ohne Behandlung erfolgt nach mehreren Monaten eine allmähliche Rückbildung. Bei Verdacht auf Lues werden sämtliche Lymphknoten des Kopf- und Halsgebietes, danach die der Achseln, Paramamillär-, Kubital-, sowie Inguinalregion untersucht. Meist ist nur ein Teil aller Lymphknoten verdickt, wobei die im Abflußgebiet des Primäraffekts gelegenen Lymphknoten häufig am meisten vergrößert sind.

Allgemeinerscheinungen bei Lues II

Allgemein-somatische Symptome können bei Lues II völlig fehlen oder geringfügig sein. Ist das Allgemeinbefinden beeinträchtigt, stellt sich vermehrtes Ruhebedürfnis ein; die Patienten sind abgeschlagen und appetitlos, haben eine fahle Gesichtsfarbe und klagen über nachlassende Arbeitskraft. Leichte Temperaturerhöhung kann auftreten. In wechselnden Kombinationen kommen Myalgien und polyarthritische Schmerzen vor. Knochenschmerzen, *Dolores osteocopi,* besonders an den langen Röhrenknochen, in Femur, Tibia, Humerus, aber auch in der Schläfengegend, im Brustbereich oder in der Klavikula, treten v.a. nachts auf. Wahrscheinlich werden sie durch spezifische, klinisch nicht faßbare Periostitiden bedingt. Charakteristisch sind ferner *nächtliche Kopfschmerzen,* besonders im Hinterkopf oder bandförmig um den ganzen Kopf herum als Folge einer spezifischen, durch Liquoruntersuchung nachweisbaren *frühsyphilitischen Meningitis cerebrospinalis*.

Fast bei der Hälfte aller Lues-II-Patienten finden sich klinisch symptomlose Liquorveränderungen. Diese haben keine Beziehung zu den späten zerebrospinalen Veränderungen wie Tabes dorsalis oder progressive Paralyse.

Miterkrankung innerer Organe bei Lues II
Diese ist selten. Am bekanntesten ist eine meist einseitige luische *Iritis,* die entweder in Form der Iritis papulosa mit Knötchenbildungen auf der Regenbogenhaut oder als Iritis serosa auftritt. Eine weitere Komplikation ist die *luische Nephritis,* die akut oder chronisch verlaufen kann. Gelegentlich kommen bei Lues II *zirkumskripte Myalgien, Phlebitiden* und *Periphlebitiden* vor. Schwer abzugrenzen ist die syphilitische Hepatitis. Wahrscheinlich handelt es sich bei *luischer Hepatitis* um die gleichzeitige Erkrankung an infektiöser Hepatitis (Hepatitis B) durch Blutabnahmen und Injektionen bei Patienten mit dieser Erkrankung. Aufgrund moderner, steril verpackter Instrumente gibt es dieses Krankheitsbild so gut wie nicht mehr. Einzelne Beobachtungen scheinen die Eigenständigkeit der frühsyphilitischen Hepatitis nahezulegen (Hepatitisserologie).

Weitere Entwicklung der Lues II
Der massive Befall des Körpers mit Treponema pallidum, zu der es bei der Lues II kommt, wird im weiteren Verlauf mehr und mehr durch immunologische Abwehrleistungen zurückgedrängt. Die klinischen Erscheinungen bilden sich nicht nur zurück, sondern können schließlich spontan völlig verschwinden. Lediglich die serologischen Reaktionen bleiben positiv; diesen Zustand bezeichnet man als *Lues latens seropositiva,* und zwar als *Frühlatenz.* Es kann aber bereits nach einigen Wochen zu weiteren klinischen Rezidiven kommen.
Ein *erstes Rezidiv* wird unter einem modifizierten Bild sichtbar. Die Erregerzahl ist aufgrund der immunologischen Abwehrlage geringer geworden. Typisch für diese Krankheitsphase ist die *Rezidivroseola.* Es wird vermutet, daß überall dort, wo sich bei florider Lues II Hauterscheinungen entwickelt haben, eine lokalisierte Gewebsimmunität zustande kommt; denn die ersten Exanthemstellen bleiben meist von Rezidiverscheinungen verschont, während sich neue Hauterscheinungen in der Umgebung einstellen. Sie sind daher oft ringförmig (annulär). Auch die Rezidivroseola ist symmetrisch lokalisiert. Typisch für Rezidive ist ferner das *korymbiforme Syphilid* (korymbos = Blütentraube), auch Bombensyphilid genannt. Es handelt sich um eine Gruppe von kleineren und größeren Papeln, die nach Art einer explodierten Bombe angeordnet sind. Im Zentrum liegen größere Papeln und ausgestreut in der Umgebung kleinere Papeln. Sie sind derb und oft schuppend. Morphologisch stellen sie ein gruppiertes papulosquamöses Syphilid dar.

Hierher gehört auch das gruppiert papulöse oder gruppiert follikuläre Syphilid der Rezidivzeit, der *Lichen syphiliticus.* Im Umkreis von 1–2 cm finden sich symmetrisch lokalisierte, follikulär gebundene, bis stecknadelkopfgroße spitzkegelige Papelchen, die mäßig gerötet und derb sind und an ihrer Spitze oft ein kegelförmiges Schüppchen tragen. Differentialdiagnostisch ist der *Lichen trichophyticus* bei der Trichophytie abzugrenzen, ferner *Lichen scrophulosorum* bei Tuberkulose.

Eine seltene Form der Rezidivlues ist das *nodöse Syphilid.* Es kommt hauptsächlich an den Unterschenkeln vor und kann mit Erythema nodosum verwechselt werden. Im Gegensatz dazu ulzeriert es jedoch leicht. Das nodöse Syphilid muß differentialdiagnostisch gegen andere nodöse Erytheme abgegrenzt werden. *Zirzinäre Syphilide* können schon bei florider Lues II vorkommen, häufiger sind sie in der Phase des Frührezidivs. Sie sind bogig oder girlandenförmig begrenzt und bilden bis münzgroße Herde. Zirzinär ausgebreitete seborrhoische Gesichtspapeln sind Spielarten dieser Luesform.

Übergang in die spätsekundäre Lues
Nach Abklingen des 1. Rezidivs folgt eine bereits längere Latenzperiode, die Periode klinischer Erscheinungsfreiheit, worauf ein 2., 3. oder sogar 4. Rezidiv folgen kann. Die Rezidive werden immer symptomärmer und weniger kontagiös, da die Zahl der Erreger in den Erscheinungen abnimmt. Es wird angenommen, daß sich die Rezidivmöglichkeiten durch die Entwicklung der zellulären Immunität einengen. Die Lokalisationssymmetrie der Exantheme geht mehr und mehr verloren. Gruppierung, aber noch vorhandene Symmetrie spricht für spätsekundäre Erscheinungen. Erst wenn die Symmetrie ganz verlorengegangen ist, handelt es sich um den Übertritt der Erkrankung in das tertiäre Stadium. Im allgemeinen verläuft die sekundäre Lues über 2–3 Jahre. In dieser Zeit bildet sich eine klinisch spezifische Allergie aus, sichtbar beim heute nicht mehr üblichen Intrakutantest mit Treponemenantigen (Luetintest) und der Neigung zu syphilitischer Granulombildung.

Ausgang der Lues II in Lues latens, tertiäre Lues und Metalues
Der Ablauf einer unbehandelten Lues ist nicht stets gleich. Eine Lues kann spontan zur Abheilung kommen. Die Angaben über die Häufigkeit dieses Ereignisses schwanken (bis zu 60%). Oft kommt es bereits früh zu einer langjährigen, äußerst stabilen Latenz, bei der in einem Teil der Fälle die nichttreponemalen Seroreaktionen, gelegentlich auch die treponemalen Seroreaktionen nichtreaktiv (negativ) werden (*Lues latens seronegativa*). Bei den meisten unbehandelten Patienten bleiben jedoch die treponemalen Seroreaktionen positiv und in etwa 60% der Fälle auch die nichttreponemalen Seroreaktionen; es liegt dann eine *Lues latens seropositiva* vor. Eines Tages können dann neue Lueserscheinungen auftreten, ebenso können 10, 20, 30 oder mehr Jahre verstreichen, bis sich unvorhergesehen die Lues wieder an Haut oder inneren Organen manifestiert.

Frühsyphilis (Lues I und Lues II) und *Spätsyphilis* (Lues III und Metalues) können durch einen langdauernden erscheinungsfreien Zwischenraum getrennt sein, aber auch ineinander übergehen. Der Verlauf der Lues ist von der sich entwickelnden zellulären Immunitätslage abhängig. Für das Zustandekommen der Tertiärperiode der Lues ist die immunologische Auseinandersetzung des Wirtes mit dem Erreger erforderlich. Es entwickelt sich eine zelluläre allergische Reaktion vom Tuberkulintyp (Typ-IV-Reaktion nach Coombs und Gell). Jetzt wird syphilitisches Antigen mit der Entwicklung eines typischen syphilitischen Granuloms beantwortet, dessen charakteristischen klinischen Ausdruck das Gumma darstellt. Demgegenüber kann sich bei fortschreitender Erkrankung auch ein Zustand von *Anergie* ausbilden, der wahrscheinlich zur Phänomenologie der *Metalues* führt.

Entwicklungsmöglichkeiten der spätlatenten Lues II

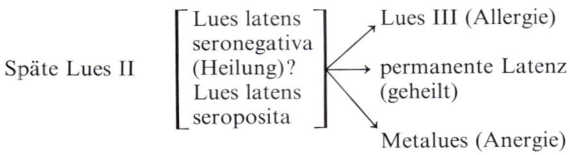

Natürlich ist es nicht vorstellbar, daß in einem Organismus gleichzeitig ein Zustand von Allergie und Anergie besteht. Wenn eine tertiäre Lues auftritt, braucht eine Parenchymlues (Metalues) nicht befürchtet zu werden. Diese Annahme entspricht auch in etwa den realen Verhältnissen.

Tertiärstadium der Syphilis: Lues III

Im Anschluß an die Frühsyphilis (Lues I und Lues II) entwickelt sich nach einer Periode von etwa 3–5 Jahren das Tertiärstadium.
Die *klinischen* Erscheinungen sitzen jetzt nicht ausgestreut, sondern meist asymmetrisch, neigen zur Gruppierung, zur Einschmelzung und heilen unter Hinterlassung von Atrophie oder Narben ab. In den klinischen Erscheinungen sind wegen der guten zellulären Gewebsabwehr so gut wie keine Erreger mehr nachweisbar. Tertiäre Erscheinungen sind daher nicht kontagiös, und klinisch ist der Erregernachweis nicht möglich.

Die *histologischen* Erscheinungen des Tertiärstadiums sind durch eine zur Nekrose neigende spezifische granulomatöse Entzündung, das syphilitische Granulom, gekennzeichnet (Allergie vom Tuberkulintyp).
Die klassischen nichttreponemalen Seroreaktionen können in dieser Phase reaktiv, in etwa 30% der Fälle aber auch nichtreaktiv sein. Die spezifischen treponemalen Seroreaktionen (TPHA-, TPI-, FTA-Test) sind stets reaktiv.
Ein klinisch-diagnostisch wichtiger Test ist die rasche Rückbildung tertiärer Erscheinungen, besonders von Gummen unter innerlicher Jodkaligabe. Dieses Verhalten wird zur Erkennung tertiär-luischer Veränderungen herangezogen: Die *Diagnose* wird *ex juvantibus* durch Therapie gestellt (*Rp.*: Kal. jodat. 10.0. Aqua. dest. ad 150,0 M.D.S. 3mal tgl. einen Teelöffel, bei guter Verträglichkeit 3mal tgl. einen Eßlöffel für 5 Tage). Innerhalb dieser 5 Tage kommt es zu auffälliger Säuberung und Heilungstendenz tertiär-luischer Erscheinungen, so daß man daraus auf eine Lues III zurückschließen kann. Wichtig ist, daß vor der Jodkaligabe eine Tuberkulose (Lungenröntgen etc.) ausgeschlossen wird.
Der *Verlauf* der Lues im Tertiärstadium ist variabel. Entweder entwickeln sich nach dem 3.–5. Krankheitsjahr Erscheinungen an Haut, Schleimhäuten oder inneren Organen, oder die Lues bleibt klinisch symptomlos. Im letzteren Falle können die nichttreponemalen Seroreaktionen reaktiv (Lues latens seropositiva) oder nichtreaktiv (Lues latens seronegativa) sein. Auch beim Vorhandensein tertiär luischer Erscheinungen können die nichttreponemalen Seroreaktionen negativ werden. Die treponemalen Seroreaktionen (TPI-, FTA-ABS- und TPHA-Test) sind dagegen stets reaktiv. Sie sind jedoch kein Beweis für die luische Natur von beobachteten Krankheitserscheinungen. Werden im Laufe der Zeit auch diese Seroreaktionen nichtreaktiv, so kann die Lues als spontan geheilt gelten.

Veränderungen bei Lues III
Die tertiären Erscheinungen an der Haut lassen sich in 2 Gruppen einteilen, die *Lues tuberosa* (tuberöse Syphilide) mit kutanem und die *Lues gummosa* (Gumma, gummata = altägypt. Wort für Gummi) mit subkutanem Sitz.

Kutane Syphilide bei Lues III
Bei Lues III kann es zur Eruption gruppierter kutaner Tubera, dem *tuberösen Syphilid* kommen. Zunächst stehen nur wenige Tubera (Papeln mit Abheilung unter Atrophie) in einer engen Gruppe zusammen, isoliert oder teilweise konfluierend, wobei der Zusammenschluß aus Einzeltubera durch bogige Begrenzungen gut erkennbar bleibt. Die rotbräunlichen derben Einzeleffloreszenzen sind bis erbsengroß und erheben sich kalottenförmig aus der Haut. Sie können mit

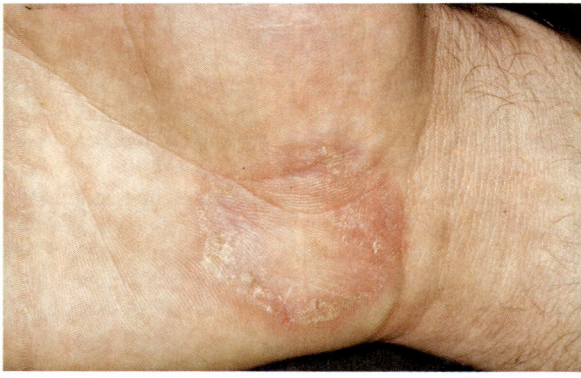

Lues III, tuberöses Syphilid

Schuppen bedeckt sein. Nach Rückbildung dieser tuberösen Syphilide resultiert eine flache hyper- oder depigmentierte Atrophie. Typisch ist zentrale Rückbildung mit Atrophie und peripherer Progredienz. So kommt es zu schlangenförmiger Konfiguration der Herde, *tuberoserpiginiösen Syphiliden*.
Ulzerieren die Tubera (*tubero-ulzero-serpiginöses Syphilid*), dann entstehen serpiginös mehrere Millimeter bis 0,5 cm breite Ulzerationen, die wie ausgestanzt wirken, einen gelblich nekrotischen Grund aufweisen und austernschalenähnlich verborken. Vernarbung beginnt im Zentrum, peripher schreitet die knötchenförmige Ulzeration fort. Rezidive in Narben kommen nicht vor, im Gegensatz zum Lupus vulgaris, bei dem Rückfälle in den Narben häufig sind. Als *Faustregel* gilt: Was der Lupus vulgaris in Jahren zerstört, wird durch Lues in Wochen und Monaten zerstört. Bei Glasspateldruck fehlt ein lupoides Infiltrat. Tuberoserpiginöse Syphilide können überall sitzen, bevorzugt aber im Gesicht und am Kapillitium.

Differentialdiagnose. Wichtig ist die Abgrenzung gegenüber *Lupus vulgaris, Sarkoidose* und *Mycosis fungoides*. Die Jodkaliprobe ist wichtig für die Diagnose, ferner sind es zusätzlich die Seroreaktionen.

Subkutane Syphilide bei Lues III

Das subkutane Syphilid bei Lues III, das *Gumma*, kann überall an der Haut auftreten. Zunächst bildet sich ein etwa bohnengroßer Knoten in der Subkutis. Der Knoten wächst und ist schließlich mit Haut und Unterlage verbacken. Die darübergelegene Haut zeigt eine lividrote oder braun-rote Färbung. Die Konsistenz ist derb und gummiartig. Infolge zentraler Nekrose kommt es in Wochen und Monaten zur *Fluktuation,* danach zu einer *Perforation* nach außen. Die Perforationsöffnung erweitert sich zu einem wechselnd großen *Ulkus,* aus dem sich gelblich-trübe, eiterähnliche fadenziehende Flüssigkeit entleert. Ulkusrand und Ulkusgrund bleiben gummiartig derb. Nicht selten ist die Konfiguration ulzerierter Gummen nierenförmig. Der Geschwürgrund ist zerklüftet und von schmierig-eitrigem Detritus ausgefüllt. Auf Druck sind die pflaumen- bis apfelgroßen Gummata deutlich *schmerzhaft*. Lymphknotenschwellungen fehlen. Gummen heilen Wochen bis Monate später nach ausgedehnten Gewebszerstörungen spontan ab. Die Narbe ist glatt und weiß, umgeben von einer hyperpigmentierten Zone. Allmählich kann eine bestimmte Körperregion durch Gummata tiefgreifend destruiert werden. Gummata können in allen Schichten zwischen Haut und Knochen auftreten, in der Subkutis, im Muskel, im Periost oder Knochen. Gummata sitzen an Stirn, Kapillitium, Lippen, Halsregion, Genitale, Unterschenkel oder an jeder beliebigen Körperstelle. Oft sind sie in Einzahl vorhanden, aber auch mehrere Gummata sind möglich. Knochengummata sitzen mit Vorliebe an unmittelbar unter der Haut gelegenen Röhrenknochen wie Tibia, Radius, Klavikula, Sternum, Schulterblatt, Schädeldach oder Stirnbein. Muskelgummata beginnen im gefäßführenden interstitiellen Gewebe und zerstören den Muskel.

Diagnose. Die Diagnose eines Gummas erfolgt in gleicher Weise wie die eines tuberösen Syphilids: Klinik, Serologie, Jodkaliprobe und evtl. Probebiopsie.

Differentialdiagnose. Es ist an alle Erkrankungen zu denken, die einen gleichartigen chronischen Verlauf wie Gummata nehmen, d.h. chronische Erkrankungen, die durch subkutane Knotenbildung, Verbackensein mit der Haut, Einschmelzen, Perforation, Ulkusbildung und schließlich Abheilung unter Hinterlassung von Narben charakterisiert sind. Hierzu zählen die Tuberkulose (Tuberculosis cutis colliquativa, Erythema induratum Bazin), Aktinomykose, Sporotrichose, Lupus erythematodes profundus, maligne Hautlymphome, Pannikulitisformen oder granulomatöse Erkrankungen. Alle diagnostischen Möglichkeiten müssen ausgeschöpft werden: Klinik, Histologie, Immunpathologie, Bakteriologie, Seroreaktionen, Allergietestungen, Blutbild, etc.

Erscheinungen der Lippen und der Mundhöhle bei Lues III

Lippen. An den Schleimhautseiten der Lippen, besonders der Oberlippe, kommen tuberoserpiginöse Syphilide und Gummata vor. Bei syphilitischer Makrocheilie findet sich eine starke Schwellung der Oberlippe, die Hautveränderungen sitzen als diffuse Infiltration mit Ausgang in Sklerosierung auf der Schleimhautseite. Verwechselbar sind solche Veränderungen mit der Cheilitis granulomatosa (Melkersson-Rosenthal-Syndrom) oder einer Elephantiasis der Oberlippe durch rezidivierende Erysipele oder Herpes simplex recidivans.

Mundhöhle. Bei der gummösen Lues des Nasenseptums, der Nasennebenhöhlen, des harten und weichen Gaumens und des Tonsillarbereiches handelt es sich entweder um Weichteilgummata oder um periostale und ossale Gummata. Gummata finden sich häufiger in der Nasen- als in der Mundhöhle. In der Nase wird am häufigsten das Septum befallen. Von dort greift die gummöse Erkrankung auf den Nasenboden

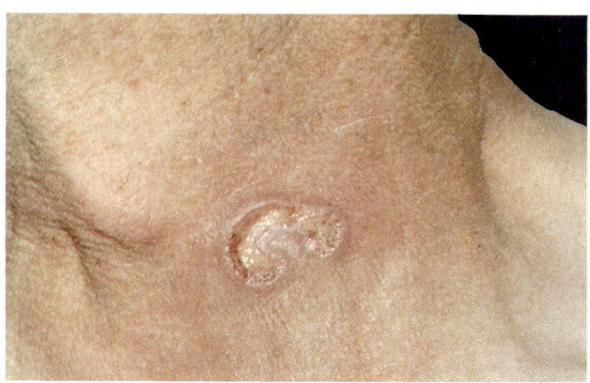

Lues III, Gumma

unter Einbeziehung des Knochens über. Durch Einschmelzung kommt es zu ausgedehnten Zerstörungen und zur Perforation des Gaumens. Nach Abheilung verbleibt eine offene Kommunikation zwischen Nase und Mundhöhle, die später Obturatorverschluß notwendig macht.

Differentialdiagnose. Abzugrenzen sind angeborene Knochendefekte, zerfallende Karzinome, die randständig hart und histologisch unterscheidbar sind, ferner seitlich sitzende Zahnfisteln, sowie Osteomyelitis, die mit Schmerzen und Fieber einhergeht.

Gaumen und Tonsillen. Die gummöse Lues kann auch auf das Gaumensegel übergreifen. Häufig ist zunächst der gummöse Zerfall einer Tonsille, dann Übergreifen auf die Uvula und Teile des weichen Gaumens. Auch primärer Sitz von Gummata am Gaumensegel kommt vor. Die Tonsille schwillt zunächst an und ist gerötet, dann entsteht ein scharf begrenztes, schmierig-eitrig bedecktes Ulkus von Bohnengröße. Schließlich greift der Prozeß auf das Gaumensegel über und vernichtet die Uvula. Als Endstadium bleibt eine unregelmäßig begrenzte V-förmige Abtragung großer Teile des vernarbten Gaumensegels übrig, wodurch der Pharyngealraum offen liegt. Das defekte Gaumensegel ist meist nach einer Seite hin verzogen.

Differentialdiagnose. Anfangs ist das ulzerierte Tonsillengumma mit einem Primäraffekt zu verwechseln. Dieser ist aber reich an Erregern und mit einem retromandibulären Bubo verbunden, der häufig schon äußerlich an der Vorwölbung der Haut zu erkennen ist. Lues III verursacht keine Lymphknotenschwellungen. Angina specifica bei Frühsyphilis ist symmetrisch. Karzinome an der Tonsille sind steinhart. Sie sind ebenso wie Metastasen anderer Karzinome histologisch abzutrennen. Tuberkulöse Ulzerationen (Tuberculosis miliaris ulcerosa mucosae an einer Tonsille) sind schmerzhaft und reich an Erregern. Bei Verdacht: Röntgenuntersuchung der Lunge.

Gingiva. Andere Lokalisationen für Gummata in der Mundhöhle sind selten, so der Befall der Gingiva bei Lues III, meist in Zusammenhang mit einem Knochengumma der Mandibula. Dies ist von Karzinomen oder Dekubitalgeschwüren bei kariösen Zähnen abzugrenzen.

Zunge. Die tertiäre Lues der Zunge hat verschiedene Erscheinungsformen:

Tuberöse Zungenlues. Bei einem Teil der Fälle kommt es am Zungenrücken zu linsengroßen Tubera, die einschmelzen und die Zungenpapillen vernichten, so daß das Zungenrelief abgegrast, spiegelglatt und narbigatrophisch weißlich erscheint. Neue Tubera können auftreten und allmählich die narbig-atrophische Zungenoberfläche erweitern. Schließlich bilden sich am Zungenrücken unregelmäßig-bogig begrenzte, papillenfreie, glatte, narbig-atrophisch sklerosierte, unterschiedlich große Areale aus. Diese spiegelnd glatten Flächen können leukoplakisch werden und stellen eine fakultative Präkanzerose dar.

Differentialdiagnose. Lichen ruber planus, Lupus erythematodes, Leukoplakien.

Zungengumma. Dies tritt solitär oder in Mehrzahl auf, dann meist gruppiert. Irgendwo an der Zunge, meist in den Interstitien des Muskelgewebes oder auf die Muskulatur übergreifend, bildet sich ein schmerzloser tiefliegender Knoten, der einschmilzt, nach dem Zungenrücken hin perforiert und in ein sich vergrößerndes schmerzloses Ulkus übergeht. Nach langsamer Abheilung resultiert eine tief eingezogene harte Narbe mit randständigen Wulstbildungen.

Differentialdiagnose. Zungenkarzinom.

Glossitis interstitialis superficialis. Hier entwickelt sich ein diffuser interstitieller, entzündlich atrophisierender Prozeß am Zungenrücken. Beherrscht wird das Bild von einer in den Schleimhautanteilen gelegenen diffusen, interstitiellen granulomatösen Entzündung, die nicht den ganzen Zungenrücken, sondern nur Teile davon einnimmt. Das Endresultat ist eine oberflächliche Schrumpfung und Sklerosierung, unter Zerstörung und Nivellierung der Papillen. Auch hier besteht Neigung zu Leukoplakie.

Glossitis interstitialis profunda. Dabei sind die tiefergelegenen Interstitien Sitz der spezifischen granulomatösen Entzündung. Abszeßbildungen, Perforation und Ulzerationen fehlen. Stattdessen entwickelt sich eine zunehmende Schrumpfung und Sklerosierung der Zunge. Anfangs ist sie noch geschwollen (*Makroglossie*), dann folgt später eine Schrumpfung. Durch die ganze Zunge hindurch kann eine massive Verhärtung getastet werden. An der Zungenoberfläche sind unregelmäßige und unterschiedlich tiefe Faltungen zu sehen.

Differentialdiagnose. Im Stadium der Makroglossie sind Verwechselungen mit Glossitis granulomatosa, später mit *Lingua plicata* (regelmäßige Furchung durch Implikation) und Karzinome möglich. Auffälligerweise bilden sich auf dem Boden von Lues III der Zunge nicht selten *Karzinome*. Deshalb sollte auch bei Zungenkarzinomen an Lues gedacht werden.

Lues miliaris ulcerosa mucosae (Arndt 1926). Diese liefert das gleiche Bild wie die Tuberculosis miliaris ulcerosa mucosae. Sie kann überall in der Mundhöhle lokalisiert sein. An irgendeiner Stelle der Schleimhaut, z.B. an Zunge, Tonsille oder Gingiva kommt es zu oberflächlichen Ulzerationen mit bizarren, wie angenagt aussehenden Rändern, die feine stecknadelgroße Nekroseherde besitzen. Die oberflächlich zerklüftete Geschwürfläche ist mit Detritus bedeckt und sondert ein serös-eitriges Sekret ab.

Differentialdiagnose. Bei Tuberculosis miliaris ulcerosa mucosae handelt es sich um eine Abseuchungstuberkulose. Bei Abseuchungstuberkulose sind Erreger leicht nachweisbar. Der Tuberkulöse zeigt meist reduziertes Allgemeinbefinden und leidet an einer fortgeschrittenen spezifischen Lungenerkrankung. Bei Lues miliaris ulcerosa mucosae ist die körperliche Verfassung gut. Die treponemalen Seroraktionen sind reaktiv, und die Jodkaliprobe führt zu rascher Abheilung.

Tertiäre Lues innerer Organe
Bei tertiärer Lues erkranken meist nur einzelne Organe wie Leber, Lunge oder Gehirn. In diesem Stadium befaßt sich nicht mehr der Dermatologe allein mit dem Patienten. Bei Lues des Auges ist der Ophthalmologe, bei Lues des ZNS der Neurologe, bei kardiovaskulärer Lues der Internist zuständig.

Auge. In verschiedenen Abschnitten des inneren Auges kommen *Gummata* vor. Am häufigsten sind sie an der Iris, auch mit Beginn im Glaskörper zu finden. Eine der bedenklichsten luischen Erkrankungen des Auges ist die *Optikusatrophie*. Sie kann als Folge einer Neuritis oder sekundär durch Druck luischer Veränderungen auf den Sehnerv entstehen. Genuine Optikusatrophie findet man bei Taboparalyse. Sie kann zur völligen Erblindung führen. Auch *Augenmuskellähmungen* sind keine Seltenheit. Sie können je nach Sitz ein- oder doppelseitig auftreten. *Reflektorische Pupillenstarre* auf Lichteinfall, das Argyll-Robertson-Zeichen, ist pathognomonisch für Taboparalyse. Sie ist das Ergebnis einer Zerstörung der Verbindung zwischen N. opticus und N. oculomotorius. Meist finden sich gleichzeitig *Miosis* und *Anisokorie*. Die gleiche Bedeutung hat die *absolute Pupillenstarre*, die mit Mydriasis verläuft. Sie weist auf eine Erkrankung des Okulomotoriuskerns hin und kann sowohl durch Metalues als auch durch Gummata bedingt sein. *Keratitis parenchymatosa* ist ein Zeichen konnataler Lues; nur selten hat sie tuberkulösen Ursprung.

Ohr. Innenohrschwerhörigkeit ist ein wichtiges Symptom der Hutschinson-Trias und weist auf Lues connata hin.

Herz und Blutgefäße. Internistisch steht die Lues des Herzens, der Aorta und der Blutgefäße im Vordergrund. Das *luische Aneurysma* ist eine oft lebensgefährliche Erkrankung, da es zur Spontanruptur kommen kann. Auch die *Koronargefäße* können befallen sein. Gummata sind an verschiedenen Lokalisationen des Herzens möglich. Sie zerfallen (ebenso wie andere Gummata) und hinterlassen ihre schweren Folgen für die Herzfunktion am Reizleitungssystem oder gehen mit Herzinfarktsymptomatik einher.
Solche akuten Symptome können auch im Verlauf einer Herxheimer-Reaktion nach Beginn einer Penicillinbehandlung auftreten. Daher sollte vor Behandlungsbeginn von Patienten mit länger bestehender Lues latens seropositiva, Lues connata oder Spätsyphilis stets eine klinische Untersuchung auf kardiovaskuläre Lues vorgenommen werden.

Parenchymatöse Organe. Die gummöse *Lungenlues* stellt eine schwierige Differentialdiagnose gegenüber dem Lungenkarzinom, der Lungentuberkulose und der Lungensarkoidose dar. An der *Leber* treten meist isolierte Gummata auf, auch eine interstitielle zirrhotische Hepatitis kommt vor. Luische Veränderungen sind auch am *Intestinaltrakt*, an der *Milz* und am *Urogenitalapparat* möglich. Gummata in den Corpora cavernosa des Mannes oder eine Cavernitis interstitialis luica sind sehr selten.

Hoden. Die Hodenlues ist relativ häufig. *Orchitis et periorchitis fibrosa luica* kommt bei Lues connata vor; sie geht in Hodenatrophie über. *Hodengummata* zeichnen sich zunächst durch eine beträchtliche Größenzunahme des Organs aus, oft sind es mehrere Knoten, wodurch der Hoden sich höckrig anfühlt. Sie können ohne zu perforieren wieder vernarben und hinterlassen Einziehungen im Hodenparenchym. In anderen Fällen brechen sie nach außen durch, und es entstehen tiefe Ulzerationen, die unter Einbeziehung der Skrotalhaut vernarben.

Differentialdiagnose. Wichtige Leitlinie: Gummata und maligne Tumoren (Seminom, Sarkom) befallen den Hoden, Tuberkulose, Gonorrhö und unspezifische Infektionen vorwiegend den Nebenhoden.

Knochen. Oft steht die Knochenlues in Zusammenhang mit Unterschenkelulzerationen. Sie führt zu Osteosklerose und Osteoporose. Hier kommt es zu einem massiven Knochenumbau mit mächtiger Verdickung, der trotzdem, wegen seiner wabigen Beschaffenheit, unstabil bleibt. Bei Lues connata finden sich an den Fingern *Spina-ventosa-ähnliche Veränderungen*. Knochenanlagerungen an Tibia und Stirnhöckern führen zu *Säbelscheidentibia* und *Olympierstirn*, Zerstörung des knöchernen Nasengerüsts zur signifikanten syphilitischen *Sattelnase*. Gummöse Knochenlues ist am häufigsten an den langen Röhrenknochen und am Schädeldach. Aber auch Kiefer, Becken und Wirbelsäule können in allen ihren Teilen betroffen sein. Syphilitische *Gelenkerkrankungen* sind selten.

Nervensystem. Ein sehr schweres Krankheitsbild ist die *gummöse Hirnlues*. Da sie zu einer Steigerung des Hirndrucks führt, entwickelt sich die gleiche Symptomatologie wie bei Hirntumoren. Die Erkennung der Lues cerebri ergibt sich aus Anamnese, Seroreaktionen aus Blut und Liquor und ex juvantibus. Bedeutsam ist auch die *zerebrospinale Gefäßlues*, die zumeist zu einem arterioskloseähnlichen Symptomenkomplex führt. Die Erscheinungen stellen sich in einem relativ frühen Lebensalter ein und zeichnen sich durch kleinere, flüchtige, sich wiederholende Apoplexien aus. Die Prognose ist abhängig vom Umfang der schon vorliegenden Schäden. *Luische Meningoenzephalitis* liefert Bilder wie Querschnitterkrankungen des Rückenmarks.

Quartärstadium der Syphilis: Lues IV

Metalues ist gleichbedeutend mit Tabes dorsalis und progressiver Paralyse. Man spricht von *quartärer Lues,* weil es sich um eine echte Progredienz der Lues handelt. Tabes und Paralyse stellen einen anderen Weg der Weiterentwicklung als Lues III dar, wahrscheinlich deshalb, weil sich bei den Erkrankten eine anergische Reaktionslage entwickelt hat.
Sowohl im Gehirn als auch am Rückenmarkparenchym entstehen degenerative Veränderungen (im Volksmund „Rückenmarkerweichung"), die erregerreich sind. Um den Hauptsitz der Erkrankung in den Vordergrund zu stellen, spricht man auch von einer *Parenchymlues.*
„Inkubationszeit" 10–20 Jahre; aber auch wesentlich frühere Erkrankung ist möglich. Es wird angenommen, daß es in 3% aller Luesfälle zu Tabes dorsalis und in 5% zu progressiver Paralyse kommt.

Tabes dorsalis

Klinisch ist sie hauptsächlich gekennzeichnet durch lanzinierende Schmerzen, Gürtelgefühl, Ataxie, Verlust des Patellar- und Achillessehnenreflexes, positives Romberg-Zeichen und reflektorische Pupillenstarre. Je nach dem Grad der Erkrankung können diese Symptome schwach ausgeprägt oder nur teilweise vorhanden sein. Bei vorgeschrittener Erkrankung sind sie sämtlich vorhanden, deutlich ausgeprägt und leicht erkennbar. Hinzutreten kann eine Optikusatrophie, auch besteht Neigung zu Spontanfrakturen.
In manchen Fällen verläuft die Krankheit foudroyant; schon in 3–4 Jahren kann ohne Behandlung der Exitus eintreten. In anderen Fällen verläuft sie protrahiert und kann ein Jahrzehnt und mehr in Anspruch nehmen.

Diagnose. Aus den klinisch-neurologischen Befunden und aus der serologischen Untersuchung von Blut und Liquor.

Paralysis progressiva

Klinisch beginnt sie mit unbestimmten Symptomen wie ständigen Kopfschmerzen. Danach kommt es in zunehmendem Maße zur Veränderung der (psychischen) Persönlichkeit unter sehr vielgestaltigen Bildern. Manche Patienten gebärden sich expansiv, manche sind depressiv, andere verfallen einer zunehmenden Demenz, und bei wieder anderen entwickeln sich agitierte Formen. Sprachstörungen wie Silbenstolpern, Schriftunregelmäßigkeiten, ein- oder doppelseitige Krämpfe, sowie apoplektische Insulte sind häufige Symptome.

Diagnose. Die nichttreponemalen Seroreaktionen verhalten sich bei Paralyse insofern anders als bei Tabes, als sie zu fast 100% sowohl im Serum als auch im Liquor reaktiv sind. Die Liquorveränderungen bedeuten nicht eine Persistenz frühsyphilitischer Veränderungen, sondern sind unmittelbar durch die zerebrospinale Erkrankung bedingt. Die Ansicht, daß ein Patient, der eine Lues akquiriert hat und unbehandelt bleibt, automatisch eine Metalues bekommt, ist abzulehnen. Bei ausreichender Behandlung kommt es nicht zur Metalues.

Differentialdiagnose. Die tertiäre Lues des Gehirns und die Paralyse sind wegen der in beiden Fällen vorkommenden psychischen Alterationen manchmal nicht leicht zu unterscheiden. Die Lues III des Gehirns spricht auf Jodkali an, auch wenn Restitution ausbleibt; Taboparalyse verhält sich refraktär. Die früher vielfach geübte Malariafiebertherapie nach Wagner von Jauregg ist in der Antibiotikaära obsolet geworden. In jedem Fall von psychischen Veränderungen im oben beschriebenen Sinne sind Seroreaktionen zum Ausschluß einer zerobrospinalen Lues durchzuführen.

Lues connata

Synonyme. Syphilis connata, angeborene Syphilis.

Definition. Der Lues connata liegt eine intrauterine Übertragung der Krankheit von der Mutter auf den fetalen Organismus zugrunde. Die früheren Begriffe Lues hereditaria und Lues congenita werden diesem Tatbestand nicht gerecht, da es sich nicht um eine genetisch determinierte vererbte Erkrankung handelt.

Vorkommen. Selten.

Ätiologie und Pathogenese. Die Übertragung der Lues auf die Frucht erfolgt gewöhnlich im 4.–5. Schwangerschaftsmonat nach Abschluß der Plazentaentwicklung. Lues connata hat eine floride Lues der Mutter zur Voraussetzung. Je frischer die Lues der Mutter, desto schwerer werden die Folgen für den in der Entwicklung begriffenen Feten.
Luesinfektionen der Mutter vor Beginn der Schwangerschaft oder im ersten Trimenon der Schwangerschaft werden dann nicht auf den Embryo übertragen, wenn bei rechtzeitiger Erkennung der Syphilis in dieser Zeit ausreichende Behandlung erfolgt.
Wird gleichzeitig mit der Konzeption die Lues auf die Mutter übertragen und nicht behandelt, so kommt es sofort in der Phase der Frühlues zu einer massiven Infektion der Plazenta. Im 4.–5. Monat gehen die Erreger diaplazentar auf den Fetus über. Die syphilitische Plazenta ist entzündlich verändert, ödematös durchtränkt und hat deswegen ein erhöhtes Gewicht. Die schlecht ernährte kranke Frucht bleibt klein. Der fetale Organismus wird hämatogen von Erregern überschwemmt, und es kommt zur *syphilitischen Totgeburt* im 7.–8. Schwangerschaftsmonat. Typisch ist das oft gefundene Mißverhältnis zwischen Plazenta- und Fruchtgewicht. In den Plazentazotten findet sich reichlich syphilitisches Granulationsgewebe (Fränkel-Granulome).
Liegt die Luesinfektion bei der Mutter bereits länger zurück (z.B. spätsekundäre Lues), so ist die Infektion der Plazenta geringer, weil die Lues bereits erregerärmer geworden ist. Es wird dann zwar ein lebensfähi-

ges Kind, allerdings mit den klinischen Symptomen der Lues connata geboren.

Bei sehr lange zurückliegender Lues der Mutter, etwa in der Phase der Spätlues, kann auch ein gesundes Kind geboren werden, wenn es während der Schwangerschaft nicht zu einem Übertritt von Erregern auf den kindlichen Organismus gekommen ist.

Bei Patientinnen, die wegen einer Früh- oder Spätlues ausreichend behandelt worden sind, aber noch positive Seroreaktionen aufweisen, können die mütterlichen Reagine und spezifischen Antikörper mit Ausnahme von IgM auf das Kind übergehen, so daß nach der Entbindung die nichttreponemalen und treponemalen Seroreaktionen beim sonst gesunden Neugeborenen reaktiv ausfallen können. Die mütterlichen Antikörper werden innerhalb von 3–4 Monaten abgebaut und die Seroreaktionen dann wieder nichtreaktiv. Der Ausschluß einer angeborenen Syphilis gelingt dadurch, daß der TPHA- und FTA-ABS-Test mit relativ hohem Titer bei Mutter und Kind reaktiv sind, ebenso der TPI-Test bei Mutter und Kind, der Nachweis von spezifischen Antikörpern der IgM-Klasse durch den 19S-IgM-FTA-ABS-Test oder 19S-IgM-SPHA-Test jedoch nicht gelingt.

IgG-Antikörper werden diaplazentar übertragen, unabhängig davon, ob sich beim Kind eine Luesinfektion entwickelt hat. IgM-Antikörper können jedoch wegen ihrer Molekulargröße die Plazentaschranke nicht überschreiten, d.h. der IgM-Test (FTA- oder SPHA-) ist beim gesunden Säugling nichtreaktiv. Der Nachweis von treponemalen IgM-Antikörpern beim Kind beweist, daß eine Infektion in der Fetalzeit stattgefunden hat und damit die Bildung von Antikörpern im kindlichen Organismus.

Auch wenn die luische Infektion der Mutter erst wenige Wochen vor der Entbindung erfolgt, kann ein gesundes Kind geboren werden. Allerdings ist es möglich, daß die Frucht sich während des Geburtsvorgangs an floriden Erscheinungen im Genitalbereich der Mutter ansteckt. Dann entsteht beim Neugeborenen, analog wie beim Erwachsenen, eine akquirierte Lues mit der Entwicklung eines Primäraffekts an der Inokulationsstelle, nicht selten am Augenlid. Der IgM-Test (FTA- und/oder SPHA-) wird reaktiv. Auch im späteren Leben einer Frau kann man aus der speziellen Geburtenanamnese auf eine durchgemachte Lues schließen: erst eine Totgeburt im 7. oder im 8. Monat, danach syphilitische Kinder, erst dann gesunde Kinder.

Pathologische Veränderungen an Plazenta und Frucht. Diese finden sich ab dem 7. Schwangerschaftsmonat. Dementsprechend beginnen auch die Tot- und Frühgeburten sowie die Entbindung von konnatal erkrankten Feten mit diesem Monat. Totgeburten kommen bei Frühlues einer graviden Mutter in 80–90% vor. Aborte in der Frühschwangerschaft haben andere Ursachen. Bei Lues connata sind in Plazenta, inneren Organen, Frucht und in der Nabelschnur Erreger nachweisbar. Die nichttreponemalen und treponemalen Seroreaktionen sind bei florider Lues im Blut von Mutter und Kind reaktiv.

Klinik der Lues connata. Hierbei werden *Lues connata praecox* und *Lues connata tarda* unterschieden. Unter Lues connata praecox verteht man die beim Neugeborenen bzw. im Säuglingsalter vorkommenden Veränderungen der angeborenen Lues. Von *Lues connata tarda* wird gesprochen, wenn bei einem Jugendlichen oder Erwachsenen konnatal-syphilitische Erscheinungen festgestellt werden.

Lues connata praecox

Gelegentlich werden Kinder mit Lues connata ohne Hauterscheinungen geboren, sie sind aber auffällig atrophisch, untergewichtig, die Haut ist blaß und schlaff und das Aussehen der Kinder wirkt greisenhaft. Der Leib ist durch eine *Hepatosplenomegalie* trommelförmig aufgetrieben, und es besteht eine *Anämie*. Oft verrät zunächst sonst nichts eine luische Infektion. Erst später stellt sich eine *Rhinitis syphilitica* ein.

Andere Kinder weisen von vornherein erhebliche Erscheinungen an Haut und Schleimhäuten sowie an inneren Organen auf; handelt es sich doch vom Krankheitsverlauf her um eine Lues II. Sehr früh findet sich bereits eine *Rhinitis syphilitica* (Coryza syphilitica), welche die erkrankten Neugeborenen beim Trinken stark behindert, ferner *Pneumonia alba, interstitielle Hepatitis* (Feuersteinleber) oder eine indurative Leberentzündung mit Bindegewebsproliferation, einen erheblichen Milztumor, *Anämie*, Enzephalomeningitis mit *Hydrocephalus communicans hypersecretorius, Osteochondritis syphilitica*, besonders in Form der Osteochondritis epiphysea, oft verbunden mit Epiphysenlösungen.

Die typische *Parrot-Pseudoparalyse* mit einwärts gedrehten, schlaff herunterhängendem und nicht aktiv beweglichem Unterarm beruht auf einer Epiphysenlösung im Ulnarbereich infolge Osteochondritis syphilitica. Sie ist ein charakteristisches Zeichen. Solche Veränderungen können im Vordergrund stehen, während die Hauterscheinungen zurücktreten.

Haut- und Schleimhauterscheinungen bei Lues connata praecox entsprechen praktisch denen bei Lues II. So finden sich makulöse, papulöse, papulo-pustulo-krustöse Exantheme, rupiaähnliche impetiginöse Syphilide, Condylomata lata, Alopecia specifica. An den Schleimhäuten kommt es zu Plaques muqueuses. Eine Polyskleradenitis ist die Regel.

Durch das Saugen wird das Mundgebiet des Neugeborenen stark beansprucht. Mit Vorliebe stellt sich an den Lippen ein Papelkranz ein, der sich in flächenhafte Induration (im Umkreis der Lippenhaut) umwandelt und dann das Bild der *Hochsinger-Infiltrate* liefert. Das indurierte starre Gewebe neigt zu tiefen *radiären Lippeneinrissen,* die in die Gesichtshaut übergreifen und sich durch Querrhagaden verbinden. Diese Rißbildungen erreichen in der 3.–7. Lebenswoche ihren Höhepunkt, nach einem halben Jahr heilen sie unter Hinterlassung tiefer, strahliger, sich in das Lippenrot erstreckender Narbenzüge (*Parrot-Furchen*) langsam wieder ab. Sie sind ein bleibendes

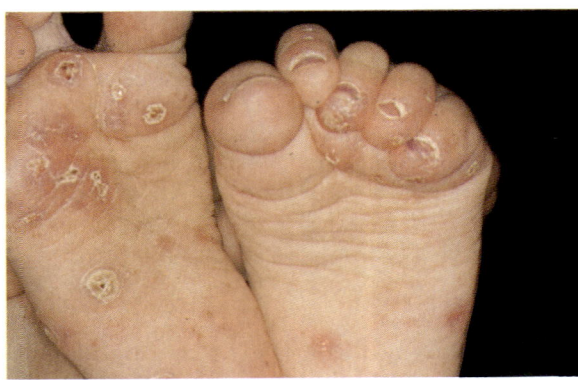

Lues connata praecox

Stigma für durchgemachte Lues connata. Hochsinger-Infiltrate gibt es auch in anderen Lokalisationen, so an Kinn- und Nasenflügeln, im Gebiet der Augenbrauen, am Kreuzbein, den Palmae und Plantae, an den Fersen, an den Glutäen sowie in After- und Genitalgegend. Sitzen die flächenhaft geröteten, derben Infiltrate an den Fußsohlen und Fersen, wird durch Fußscheuern die Haut dünn gerieben, so daß spiegelnde entzündliche gerötete Flächen entstehen (*syphilitische Glanzhaut*). Niemals beim Erwachsenen, wohl jedoch beim Neugeborenen gibt es *bullöse* Erscheinungen der Syphilis, die als *Pemphigus syphiliticus* bezeichnet werden. Hier handelt es sich um subepidermale Blasen, besonders an Palmae und Plantae mit Übergreifen auf Unterarme und Unterschenkel.

Die manchmal bohnen- bis pfennigstückgroßen erregerreichen Blasen gehen nach Zerstörung der Blasendecken in nässende erregerreiche Plaques über.

Diagnose. Lues connata bei einem Kind mit manifesten Symptomen bei der Geburt, die in den ersten Lebenswochen noch stärker zunehmen, bereiten diagnostisch keine große Schwierigkeiten. Erregernachweis sowie positive Seroreaktionen kommen hinzu. Schwieriger wird die Diagnose, wenn sich die Zeichen einer Lues connata erst später einstellen. Selbst die so typische Rhinitis syphilitica muß nicht früh vorhanden sein. Erst allmählich stellen sich diskrete Symptome der Lues ein, wie blasse Haut, Appetitlosigkeit, Zurückbleiben im Wachstum, Anämie, Hepatosplenomegalie, allgemeine Lymphadenitis, Meläna, Krämpfe usw. Es gibt auch Kinder, bei denen Erscheinungen langfristig fehlen oder diese wegen Geringfügigkeit übersehen werden. Erst Jahre später bilden sich im Verlauf des Kindesalters tertiäre Syphilide aus. Mit Recht spricht man in solchen Fällen von Lues connata tarda. Im übrigen unterscheidet sich der spätere Verlauf einer Lues connata nicht von einer Lues acquisita. Nach Jahren kann es zu Lues III, aber auch zu Lues IV kommen.

Differentialdiagnose. Bei Säuglingen ist ein posterosives Syphiloid, eine Form des Glutäalekzems, abzugrenzen, das wegen der derben Papelbildungen Ähnlichkeit mit einer Lues hat. Es fehlen aber sonstige Zeichen der Lues; die Mutter ist luesfrei.

Lues connata tarda

Oftmals müssen *bleibende Stigmata* der Lues connata bei einem Jugendlichen oder auch Erwachsenen abgegrenzt werden.
Die *bleibenden Stigmata* der Lues connata gliedern sich in 3 Gruppen:
1) *sichere* Erkennungszeichen;
2) *weniger beweiskräftige* Stigmata, die bei Lues connata vorkommen, aber auch andere Ursachen haben können;
3) *fragliche* Stigmata.

Sichere Erkennungszeichen
Luische Sattelnase. Die Erkrankung beginnt mit einer *Rhinitis syphilitica* (Koryza = Schnupfen), wobei die Nase zunächst verstopft und die Schleimhäute gerötet und geschwollen sind. Der diffus hyperplastischen Phase folgt ulzeröser Zerfall. Knorpel und Knochen sind eingezogen. Das Nasenseptum bricht ein. In der Heilungsphase kommt es zu Schrumpfung der Nasenschleimhaut und aller destruierten Organteile. Daraus resultiert das bleibende Bild der syphilitischen Sattelnase. Bei dieser ist die Nasenspitze in den hinter ihr gelegenen Knorpelknochenraum zurückgekippt und etwas nach oben angehoben. Da durch die Destruktion des Knorpel-Knochen-Gerüstes zwischen Nasenspitze und Nasenbasis ein zu weiter Raum entstanden ist, werden nach beiden Seiten Hautfalten nach Art von Steigbügelriemen aufgeworfen.

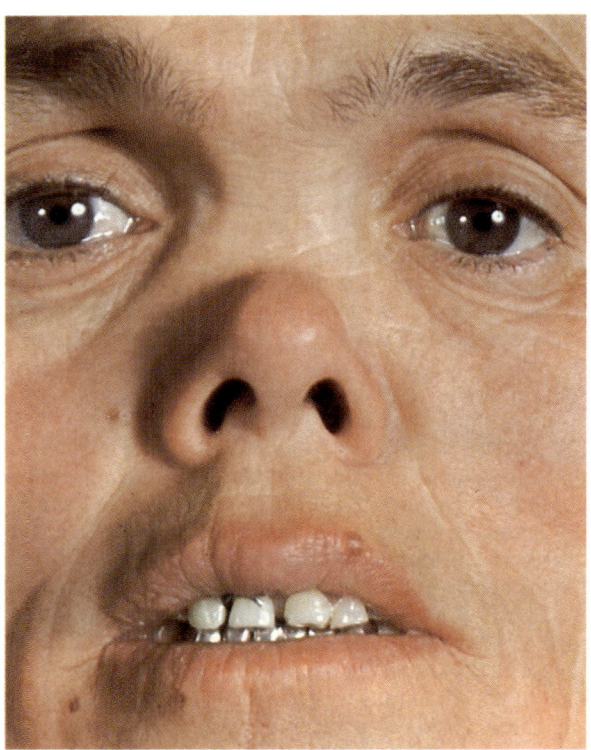

Lues connata tarda, Sattelnase und Parrot-Furchen

Parrot-Furchen. Diese befinden sich im perioralen Gewebe. Es handelt sich um narbige Einkerbungen, die sich von der Haut bis in das Lippenrot erstrecken; sie kommen auch perianal vor. Parrot-Furchen sind differentialdiagnostisch von Riß- und Narbenbildungen anderer Genese abzugrenzen. Faulecken (Perlèche) sind auf die Lippen beschränkt und vernarben nicht; luische Rhagaden und Narben pflanzen sich in die angrenzende Gesichtshaut fort. Das gleiche gilt für vermehrte Felderung des Lippenrotes bei atopischem Ekzem. Rhagaden und Narben anderer Genese bleiben auf das Lippenrot beschränkt. Auch stark ausgeprägte *Altersrunzeln* können mit Parrot-Furchen verwechselt werden, es sind nur radiär gestellte Fältelungen um den Mund herum, aber keine Narben. Sie gehen gewöhnlich nicht in das Lippenrot über.

Hutchinson-Trias. Zur sicheren Erkennung einer Lues connata tarda gehören die 3 Symptome: *Hutchinson-Zähne, Keratitis parenchymatosa* und *Innenohrschwerhörigkeit*. Die Trias kann vollständig oder inkomplett sein. Das Einzelsymptom besitzt nicht mehr die gleiche Beweiskraft.

Hutchinson-Zähne. Allein sind sie nicht absolut beweisend. Ihre Entstehungsweise ist noch nicht ganz geklärt. Es handelt sich um eine eigentümliche Zahnveränderung der oberen Schneidezähne ausschließlich am bleibenden Gebiß, die wahrscheinlich auf eine frühe toxische Schädigung der zweiten Zahnanlage zurückgeht. Für die von Hutchinson (1858) beschriebene Anomalie ist die Tonnenform der oberen Schneidezähne typisch. Der normale Schneidezahn verschmälert sich nach der Basis zu, der *Hutchinson-Zahn* ist am breitesten an der Basis und verschmälert sich zur Schneidefläche hin. Dabei kann der freie Rand der Schneidefläche eine gerade Linie darstellen (Schraubenzieherform), oder es findet sich eine semilunäre Einkerbung wie beim Vollbild des Hutchinson-Zahns. Außerdem besitzen Hutchinson-Zähne eine charakteristische Stellungsanomalie; sie stehen gewöhnlich weiter als normal voneinander entfernt (*Diastema*) und konvergieren oft zur Mitte hin.

Differentialdiagnose. Rachitische Zähne stehen zumeist regelrecht, können einen etagenförmigen Bau haben und zeigen Schmelzdefekte.

Keratitis parenchymatosa. Sie ist eine Erkrankung des Hornhautparenchyms. Die milchglasartige Trübung beginnt am Limbus und überzieht vorhangartig die Hornhaut. Es gibt aber auch Fälle mit Infiltratbildungen in den mittleren Hornhautpartien. Keratitis parenchymatosa tritt meistens zwischen dem 6. und 20. Lebensjahr auf und kann zu vorübergehendem, meist jedoch dauerhaftem Sehverlust führen.

Diagnose. In Verbindung mit anderen sicheren Stigmata leicht (Lues connata tarda, serologischer Befund). Keratitis parenchymatosa spricht nicht auf eine Penicillintherapie an.

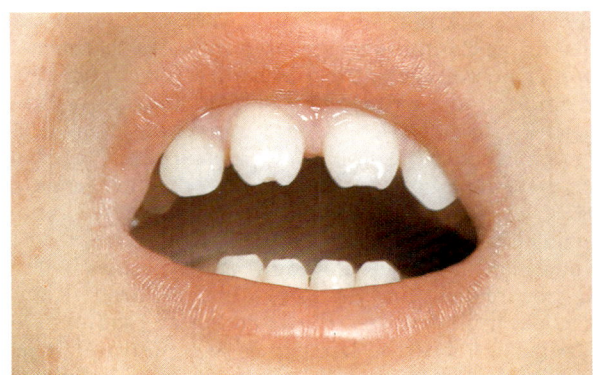

Lues connata, Tonnenzähne

Innenohrschwerhörigkeit. Diese oder Taubheit ist das dritte Symptom der Hutchinson-Trias.

Differentialdiagnose. Idiopathische Hörnervenatrophie, vererbte Innenohrschwerhörigkeit und Fälle von atypischer Otosklerose müssen abgegrenzt werden.

Therapie. Eventuell Hörgeräte.

Weniger beweiskräftige Stigmen bei Lues connata tarda. Sie sind diagnostisch brauchbar im Zusammenhang mit anderen Stigmata.

Knochenanomalien. Sie resultieren aus früh- oder spätluischen Knochenerkrankungen: Osteochondri-

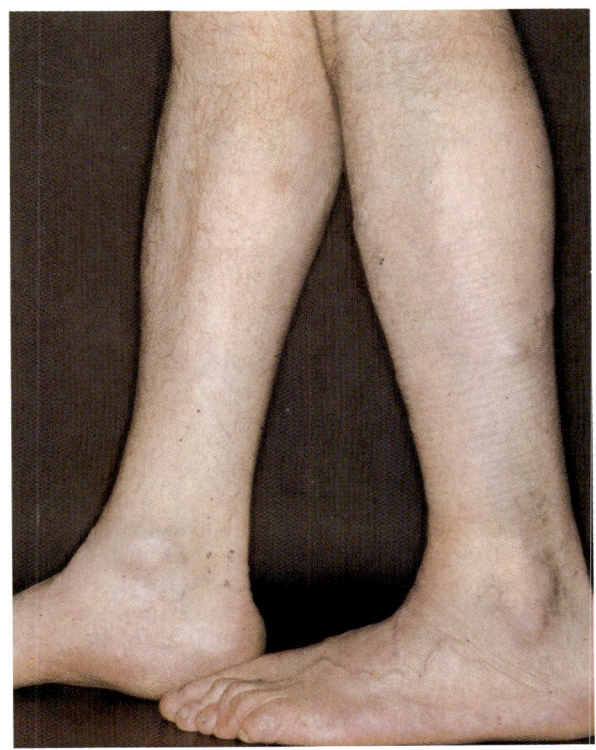

Lues connata, Säbelscheidentibia

tis syphilitica mit degenerativen Veränderungen an der Knorpelgrundsubstanz, abnormen Wucherungen von Knorpelzellen, Nekroseherden innerhalb des Knorpels und pathologischen Verkalkungsvorgängen. Es kommen Konsistenzveränderungen an den Diaphysenden hinzu. Die Spongiosaspangen bleiben unterentwickelt, die Ossifikation ist erheblich gestört. Hierfür bilden sich bleibende Hyperostosen und Schalen um die Knochenkerne. Spätsyphilitische Veränderungen führen zu diffuser hyperplastischer Osteochondritis und Periostitis. Eine bleibende Knochendeformität ist das *Caput natiforme* (natiform= gesäßartig). Hierbei handelt es sich um auffällige Stirnhöcker mit tiefer medianer Schädelfurche. Kommt es zu einer Vorwölbung der ganzen Stirnbeingegend, so entsteht eine Olympierstirn. Typisch ist ferner die *Türkensäbelform der Tibien* mit nach vorn konvex gebogener und doppeltkonturierter Beschaffenheit. An den Oberarmknochen sind die gleichen Deformitäten weniger auffällig. Deutlich sind oft Auftreibungen an den Knochenenden in unmittelbarer Gelenknähe.

Fragliche Stigmata. Auch fragliche Stigmata liefern einige diagnostische Hinweise. *Hohes Plazenta*gewicht bei kleiner Frucht ist zumindest auf Lues verdächtig, im Einzelfall aber wertlos, weil auch eine normale Plazenta schwer sein kann. Fernerhin führt Lues zu hohem engem, sog. gotischem Gaumen, der aber auch normalerweise vorkommt. Auch das *Dubois-Zeichen* mit verkürztem kleinen Finger und einer Endgelenkfalte proximal von der Mittelgelenkfalte des Ringfingers ist nicht sicher. Die Auftreibung der Klavikula im Bereich des Sternoklavikulargelenks, das *Higoumenakis-Klavikulazeichen,* ist im Zusammenhang mit anderen Stigmata brauchbar und sollte röntgenologisch geprüft werden.

Diagnose. Bei jedem Fall von ungeklärter oder zufällig serologisch entdeckter Lues latens seropositiva ist nicht nur an eine Lues acquisita, sondern auch an Lues connata zu denken. Daher sind in solchen Fällen die Patienten auf das Vorhandensein bleibender Stigmata zu untersuchen.

Immunitätsphänomene der Syphilis

Serologie

Beim Menschen kommt es im Verlauf der primären Lues (Lues I) zur Bildung nichtimmunisierender humoraler Antikörper, welche für die Diagnostik der Syphilis bedeutsam sind. Durch die einzelnen serologischen Reaktionen wird eine Vielzahl von Antikörpern unterschiedlicher Spezifität erfaßt. Neben ihrer unterschiedlichen Antigenspezifität zeigen die Antikörper auch ein unterschiedliches immunologisches Reaktionsverhalten in vitro. Es existieren agglutinierende (Beispiel: TPHA-Test), präzipitierende (Beispiel: VDRL-Test) und immobilisierende (Beispiel: TPI-Test) Antikörper. Es ist daher verständlich, daß eine Vielzahl von serologischen Tests entwickelt wurde, um die unterschiedlichen Antikörper bei Lues nachweisen zu können.

Zwei Hauptklassen von *Seroreaktionen* können bei Lues unterschieden werden:
1. klassisch oder nichttreponemal,
2. spezifisch oder treponemal.

Mit den nichttreponemalen Seroreaktionen (Beispiel: WaR) werden Antikörper gegen Phospholipoidantigene nachgewiesen. Die Natur dieser Lipoidantigene ist nicht vollständig aufgeklärt. Es handelt sich möglicherweise um Bestandteile des Erregers Treponema pallidum oder um gewebeständige Antigene bzw. Haptene, die infolge von Gewebszerfall durch die Treponemen freigesetzt werden. Die gegen diese Lipoidantigene gerichteten Antikörper bezeichnet man als Reagine.

Mit den treponemalen Seroreaktionen werden Antikörper nachgewiesen, welche direkt gegen den Erreger Treponema pallidum gerichtet sind. Diese antitreponemalen Antikörper sind ihrer Natur nach ebenfalls heterogen und gegen eine Vielzahl verschiedener antigener Determinanten von Treponema pallidum gerichtet. Sie können auch mit anderen antigenverwandten Treponemenstämmen reagieren. Als Antigensubstrate für die treponemalen Seroreaktionen werden Homogenisate oder Extrakte von pathogenen Treponemen vom Nichols-Stamm bzw. Teile derselben verwendet.

Die einzelnen serologischen Reaktionen dieser beiden Hauptgruppen zeigen ein unterschiedliches und z.T. charakteristisches Verhalten in den verschiedenen Stadien der Lues, d.h. sowohl die Serumkonzentration der Antikörper als auch die Immunglobulinklasse, der sie angehören (IgM, IgA oder IgG), ändern sich phasenhaft in Abhängigkeit vom Krankheitsstadium und von der durchgeführten Therapie.

Bei der Syphilis werden, wie bei anderen Infektionskrankheiten auch, vom infizierten Organismus in der Frühphase der Erkrankung Antikörper der makromolekularen (19S) IgM-Klasse gebildet. Später wird diese primäre humorale Immunantwort von einer sekundären, sog. anamnestischen humoralen Immunantwort abgelöst, bei der überwiegend Antikörper der (7S) IgG-Klasse, die eine höhere Antigenspezifität besitzen, gebildet werden. Dieser Wechsel von der IgM- zur IgG-Klasse tritt sowohl bei den unspezifischen wie auch bei den treponemenspezifischen Antikörpern auf. Aus dem Verhältnis von 19S- (IgM-) zu den 7S- (IgG-) Antikörpern lassen sich daher im Einzelfall Folgerungen auf das Stadium der Erkrankung ziehen.

Frühestens 14 Tage nach der Infektion sind im Serum des Luespatienten antitreponemale Antikörper der IgM-Klasse nachweisbar; 3–4 Wochen nach Infektion, also mit oder kurz nach dem Auftreten des Primäraffekts, werden antitreponemale Antikörper der IgG-Klasse gebildet. Die unspezifischen Lipoidantikörper werden erst etwas später nachweisbar, und zwar die Lipoid-IgM-Antikörper 5 Wochen und die Lipoid-IgG-Antikörper 6 Wochen nach der Infektion.

Eine Sonderstellung nehmen die treponemenspezifischen immobilisierenden Antikörper (Immobilisine) ein, die überwiegend der IgG-Klasse angehören und durch den TPI-Test nachweisbar sind: Sie treten erst am Ende des Primär- und beim Übergang in das Sekundärstadium, also etwa 8 Wochen nach Infektionsbeginn, auf.

Bei unbehandelter Lues bleiben in der Regel IgG-Antikörper lebenslang nachweisbar, wobei lediglich die Titer der unspezifischen Reagine unter die serologische Nachweisgrenze fallen können.

Im Gegensatz zu den IgG-Antikörpern scheint die weitere Bildung von IgM-Antikörpern durch immunologisch kompetente Plasmazellen an das Überleben und die kontinuierliche Antigenstimulation durch gewebsparasitäre Treponemata pallida gebunden zu sein.

Ein deutlicher Titerabfall der im Blut zirkulierenden Antikörper – sowohl der IgM- als auch der IgG-Klasse –, erfolgt nur bei Patienten, bei denen eine adäquate antitreponemale Therapie im Stadium I der Lues oder im frühen Stadium II durchgeführt wurde.

Im Falle einer später begonnenen Behandlung bleiben die treponemenspezifischen IgG-Antikörper, unabhängig davon, ob die Krankheit ausgeheilt ist oder nicht, gewöhnlich lebenslang auch in hohen Serumverdünnungen nachweisbar („Seronarbe"). Lediglich die Titer der unspezifischen Lipoidantikörper (Reagine) können unter die serologische Nachweisgrenze fallen.

Es ist schwer zu deuten, warum die spezifischen Luesreaktionen bei später Primärsyphilis, sekundärer Syphilis und Spätsyphilis auch nach ausreichender Therapie reaktiv bleiben, da angenommen werden muß, daß nach adäquater Therapie alle Syphiliserreger im betreffenden Organismus vernichtet wurden. Über die Persistenz einzelner Erreger oder Bruchstücken davon, z.B. im Augenkammerwasser, in Lymphknoten oder im Liquor, die dort nicht mehr pathogen sind, obwohl sie weiter antigen aktiv bleiben, wurde diskutiert. Es ist auch denkbar, daß ähnlich wie nach viralen oder bakteriellen Infektionen, aber auch nach allergischer Kontaktsensibilisierung, gewisse Zellklone zeitlebens die Erinnerungsfähigkeit haben, nach vorgegebenen Matrizen Antikörper zu produzieren. Diese würden dann als „Seronarbe" zeitlebens im Serum nachweisbar bleiben. Das Gleiche ist auch von den nichttreponemalen Seroreaktionen bekannt, die ebenfalls trotz ausreichender Therapie reaktiv bleiben können, falls der Behandlungsbeginn in das Stadium der spätsekundären oder tertiären Syphilis fällt. Sie verlieren unter diesen Gegebenheiten ihren Wert als Behandlungskriterium.

Infektionsimmunität

Eine natürliche Immunität gegen Syphilisinfektionen existiert nicht; jeder nicht an Syphilis erkrankte Mensch kann von dieser Krankheit betroffen werden. Zum Zustandekommen einer Lues genügen nur wenige Erreger (etwa 50), vielleicht genügt ein einziges Treponema pallidum.

Während der primären Syphilis bildet sich der Zustand der Infektionsimmunität aus; die nunmehr bestehende Syphilis schützt den betreffenden Organismus vor einer Superinfektion. Besteht eine ausreichende Infektionsimmunität, so wird durch die Erreger an erneuten Inokulationsstellen kein neuer Primäraffekt erzeugt. Heilt die Syphilis durch entsprechende Therapie oder spontan aus, so erlischt auch die Infektionsimmunität. Der Körper ist dann wieder empfänglich für eine neue Syphilisinfektion. Eine Reinfektion ist daher, von wenigen Ausnahmen abgesehen, ein Kriterium für die Abheilung einer früheren Syphilis.

Untersuchungsmethoden

Direkter Erregernachweis im Dunkelfeld

Die Methoden zum direkten Erregernachweis im Dunkelfeld wurden bereits besprochen (s. S. 71).

Serologische Untersuchungsmethoden

Es gibt kaum Infektionskrankheiten, bei welchen serologische Untersuchungsmethoden eine ähnlich große Bedeutung besitzen wie bei Lues.

Nichttreponemale Seroreaktionen

Die nichttreponemalen klassischen Seroreaktionen beruhen meist auf dem Nachweis von Lipoidantikörpern. Je nach Art der Testmethode können sie in Komplementbindungsreaktionen oder Flockungsreaktionen eingeteilt werden.

Komplementbindungsreaktionen

Wassermann-Komplementbindungsreaktion (WaR)

Prinzip. Unspezifische Lipoidantikörper (Reagine) im Patientenserum binden sich unter Komplementverbrauch an kolloidale Suspensionen von Lipoiden aus verschiedenen tierischen Geweben. Das Ergebnis dieser Antigen-Antikörper-Komplement-Reaktion, das nicht sichtbar ist, wird durch ein ebenfalls komplementverbrauchendes hämolytisches Indikatorsystem sichtbar gemacht.

Methodik. Die WaR folgt im Prinzip der von Bordet und Gengou (1901) beschriebenen Komplementbindungsreaktion. In der Originalmethode von Wassermann, Neisser und Bruck (1906) werden Antigenextrakte aus konnatal-syphilitisch verändertem Lebergewebe benutzt.

Das Patientenserum wird auf 56° C erhitzt, wodurch das thermolabile Serumkomplement, nicht jedoch der thermostabile Antikörper zerstört wird. Während der Inkubation von Antigenextrakt und reaktivem Patientenserum kommt es zur Bildung von löslichen Antigen-Antikörper-Komplexen, die komplementbindend sind und daher das dem Inkubationsgemisch in definierter Menge zugesetzte Meerschweinchenkomplement verbrauchen. Dieser Vorgang wird durch ein ebenfalls komplementverbrauchendes hämolytisches Indikatorsystem sichtbar gemacht. Es besteht aus Hammelerythrozyten und gegen Hammelerythrozyten gerichteten hämolysierenden Antikörpern, die aus dem Serum von mit Hammelerythrozyten sensibilisierten Kaninchen gewonnen werden. Ist das Komplement bereits in der ersten Phase der Reaktion durch die Ausbildung des Antigen-Antikörper-Komplexes verbraucht worden, so steht es nicht mehr für das Indikatorsystem zur Verfügung, und die komplementabhängige Hämolyse der Hammelerythrozyten bleibt aus. Die WaR ist dann reaktiv. Sind im Patientenserum keine Antikörper vorhanden, so wird das Komplement auch nicht verbraucht und steht für die Hammelerythrozyten-Hämolysin-Reaktion zur Verfügung, wodurch es zur Hämolyse kommt; die WaR ist dann nicht reaktiv.

Der Reagingehalt des Serums syphilitischer Patienten kann auch quantitativ durch Serumverdünnungsreihen mit Titerangaben erfaßt werden.

Kolmer-Test
Dieser ist eine Modifikation der WaR; er wird mit Cardiolipin mittels Kältebindung durchgeführt und ist zur präzisen Titerangabe geeignet.

Aussagekraft. Die Komplementbindungsreaktionen sind wichtiger Bestandteil der Such- und Bestätigungsreaktionen mit Lipoidantigenen. Wegen der quantitativen Durchführung sind sie besonders gut zur Therapiekontrolle oder zum Nachweis einer Reinfektion geeignet. Der WaR ist heute weitgehend durch den VDRL-Test verdrängt worden.

Flockungsreaktionen
Da die Flockungsreaktionen neben der WaR durchgeführt werden, hat man sie auch als *Nebenreaktionen* bezeichnet.

Prinzip. Diese Reaktionen beruhen darauf, daß die Seren, die Reagine enthalten, beim Zusammentreffen mit Lipoidpartikeln in kolloidaler Suspension sichtbare Präzipitate zeigen. Ein hämolytisches Indikatorsystem wie bei der WaR erübrigt sich, da die Flokkungsreaktionen direkt makroskopisch oder mikroskopisch abgelesen werden können.

Makroflockungstests. Die bekanntesten Makroflokkungstests sind die Meinicke-Klärungsreaktion II, die Kahn-Reaktion und der Rapid-Plasma-Reagin-Card-Test (RPRC-Test).

MKR-II = Meinicke-Klärungsreaktion II
Sie kann aus Serum, aus einem angetrockneten Blutstropfen (Trockenblut-MKR-II) und aus Liquor cerebrospinalis durchgeführt werden. Titerangaben sind möglich.

RPRC-Test = Rapid-Plasma-Reagin-Card-Test (Schnelltest)

Prinzip. Das Antigen Kardiolipin ist mit feinen Kohlepartikeln versetzt; die Reaktion mit dem Lipoidantikörper wird dadurch mit bloßem Auge sichtbar.

Methodik. Der RPRC-Test ist aus Serum und Plasma möglich. Der Test wird auf wegwerfbaren Kärtchen durchgeführt. Das Ergebnis liegt in weniger als 30 min vor. Die makroskopische Ballung der Kohlepartikel weist auf einen reaktiven Testausfall hin.

Anwendung. Dieser Test ist weltweit verbreitet und dient zur qualitativen Diagnostik einer Frühlues. Ein besonderer Vorteil liegt in der raschen Durchführbarkeit (Schnelltest), so daß er bei größeren Versuchsreihen und ambulanten Patienten, bei denen Verdacht auf eine Lues vorliegt, zur sofortigen Diagnose mit herangezogen werden kann.

Mikroflockungstests. Hierzu zählen die Chediak-Trockenblutreaktion, der Cardiolipin-Mikroflokkungstest (VDRL-Test) und der Automated-Reagin-Test (ART).

VDRL-Test = Venereal-Disease-Research-Laboratory-Test
Dieser auch als Harris-Test bekannte Test ist die weltweit am häufigsten angewandte Flockungsprobe. Als Antigen wird eine Mischung aus Cardiolipin, Lezithin und Cholesterin benutzt. Der VDRL-Test ist zum Nachweis von Lipoidantikörpern im Serum und im Liquor sehr gut geeignet. Die Reaktion kann quantitativ in Serumverdünnungsreihen durchgeführt und als Titer (VDRL-Titration) angeben werden.

Methodik. Der Test wird auf Objektträgern mit Vertiefungen durchgeführt. Diese werden mechanisch rotiert, um die Antigen-Antikörper-Bindung zu fördern. Die Ablesung erfolgt unter dem Mikroskop mit 100facher Vergrößerung.

Aussagekraft. Durch gut standardisierte Antigene ist der VDRL-Test sowohl im Rahmen der Luesdiagnostik, besonders aber zur Verlaufskontrolle nach Therapie geeignet.

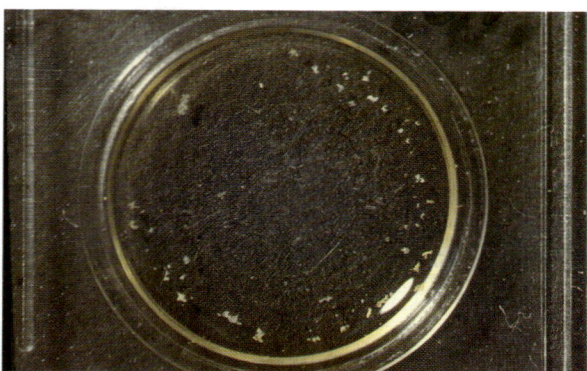

VDRL-Test, positive Raktion

ART = Automated-Reagin-Test

Prinzip. Dieser Test ist eine Abwandlung des VDRL-Tests, nur daß er für ein automatisches Verfahren im Autoanalysegerät konzipiert wurde.

Methodik. Das Serum wird in einem Gerät getestet, das Antigen wird automatisch zugesetzt. Die Reagenzien werden auf einem durchlaufenden Filterpapier abgelagert. Bei reaktiven (positiven) Befunden finden sich dort Niederschläge von Kohlepartikeln, die wie schwarzer gemahlener Pfeffer aussehen.

Bedeutung. Der ART ist für große Reihenuntersuchungen geeignet.

Aussagekraft der Flockungsreaktionen. Makro- und Mikroflockungsreaktionen sind durch standardisierte Antigene besonders als Verlaufskontrolltests bei der Therapie einer gesicherten Lues gut geeignet, weil eine quantitative Durchführung mit Titerangaben möglich ist. Ebenso gut geeignet sind sie als Seroreaktionen im Rahmen der Luessuche und Luesdiagnostik, dort jedoch stets in Verbindung mit mindestens einer treponemalen Reaktion wie TPHA-Test oder FTA-ABS-Test.

Spezifität der nichttreponemalen Seroreaktionen. Alle klassischen Reaktionen sind wesentlich weniger spezifisch als die treponemalen Seroreaktionen.

RPC-Test = Reiter-Protein-KBR-Test (Reiter-Protein-Complement-Fixation-Test)

Prinzip. Dieser Test nimmt eine Mittelstellung zwischen nichttreponemalen und treponemalen Seroreaktionen ein. Nachgewiesen werden im Patientenserum gruppenspezifische Antikörper, welche gegen eine Proteinfraktion von apathogenen Reiter-Kulturtreponemen gerichtet sind. Dieses Substrat weist ein gemeinsames Gruppenantigen mit den pathogenen Treponemata pallida oder anderen Treponemen auf.

Methodik. Es handelt sich wie bei der WaR um eine Komplementbindungsreaktion; statt Lipoidantigene werden aber Reiter-Proteinantigene benutzt.

Aussagekraft. Falsch-reaktive (positive) Ausfälle kommen vor, die möglicherweise durch Antikörper bedingt sind, welche mit einer Verunreinigung des Proteinantigens reagieren. Diese Antikörper unterscheiden sich von denen, die falsch-reaktive (positive) Reaktionen bei den Reagintests auslösen. Es ist unwahrscheinlich, daß diese beiden unspezifischen Antikörper gleichzeitig vorkommen.

Treponemale Seroreaktionen

Neben den nichttreponemalen oder klassischen Seroreaktionen existieren serologische Seroreaktionen zum Nachweis von treponemenspezifischen Antikörpern, daher nennt man sie auch treponemale Seroreaktionen. Die Treponemenantigene werden aus Treponema pallidum gewonnen. Diese Tests sind sehr spezifisch, allerdings auch aufwendiger, weil Spezialeinrichtungen dafür notwendig sind.

TPI-Test = Treponema-pallidum-Immobilisationstest

Synonyme. Nelson-Test; Nelson-Mayer-Test 1949.

Prinzip. Lebende Syphiliserreger werden von syphilitischen Patientenseren unter Komplementverbrauch unbeweglich, d.h. immobil gemacht. Nachgewiesen werden also im Luespatientenserum echte Antikörper (Immobilisine), welche in der Globulinfraktion des Serums enthalten sind. Dieser Test wurde erst dadurch möglich, daß es Nelson und Mayer gelang, ein flüssiges Medium, das sog. Basalmedium, zusammenzustellen, in dem sich die sehr empfindlichen Erreger über längere Zeit lebend und beweglich erhalten.

Methodik. Der Nelson-Test wird heute nur noch in wenigen Speziallaboratorien durchgeführt, da die technischen Voraussetzungen sehr aufwendig sind. Durch Zerstückelung von 8–12 Tage zuvor infizierten Kaninchenhoden (syphilitische Orchitis) werden Erreger gewonnen, die in das Basalmedium überführt werden; in diesem bleiben sie unter Stickstoffatmosphäre lebensfähig. Das zu untersuchende Patientenserum wird durch Erhitzen auf 56° C inaktiviert und durch eine standardisierte Menge von Meerschweinchenkomplement ergänzt. Inaktiviertes Patientenserum, Komplement und die Suspension von Treponema pallidum können während einer 18stündigen Inkubation unter Stickstoffatmosphäre miteinander reagieren. Dann erfolgt die mikroskopische Ablesung, wobei der Prozentsatz der unbeweglich gemachten Treponemen erfaßt wird.
Eine Immobilisierung von 0–19% wird als negativ, eine von 20–59% als zweifelhaft und eine von 60–100% als positiv bewertet. Wichtig ist, daß das eingesandte Serum von Patienten stammt, die nicht vorher antibiotisch behandelt wurden, da sonst die treponemozide Eigenschaft des Serums zu einer direkten Immobilisierung der Erreger führen kann.

Aussagekraft. Der TPI-Test wird allgemein als der zuverlässigste treponemenspezifische Test angesehen. Er wird erst gegen Ende des Primärstadiums reaktiv. Ein eindeutig positiver Befund sichert den Beweis für die Infektion mit Treponema pallidum. Er wird nur bei bestimmter Indikation ausgeführt.

FTA-Test = Fluoreszenz-Treponema-Antikörper-Test

Prinzip. Dies ist ein Verfahren zum Nachweis von treponemalen Antikörpern im Patientenserum mittels der indirekten Immunfluoreszenztechnik.

Methodik. Als Antigen dient eine Suspension von toten Treponemata pallida, die auf einem Objektträger getrocknet und fixiert sind. Die Erreger sind lyophilisiert und nicht infektiös. Antitreponemale Antikörper aus dem Patientenserum reagieren mit den spezifischen antigenen Determinanten an der Oberfläche der Treponemen. Die Bindung von spezifischen Antikörpern vom IgG- oder IgM-Typ an die antigenen Determinanten der lyophilisierten Treponemen wird nach einem zweiten Inkubationsschritt mit einem

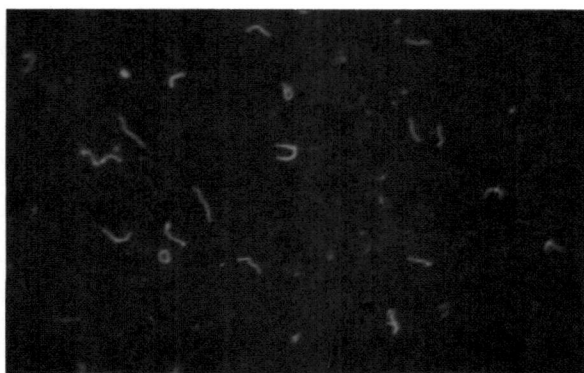

FTA-ABS-Test, positive Reaktion

fluoreszenzmarkierten Antihumanglobulinserum oder Fraktionen davon (Anti-IgG, Anti-IgM) in einem Fluoreszenzmikroskop sichtbar gemacht und abgelesen. Der technische Aufwand ist relativ gering. Antibiotikazusätze im Patientenserum beeinflussen den FTA-Test nicht.

Aussagekraft. Der FTA-Test wird etwa 4 Wochen nach Infektionsbeginn reaktiv. Er bleibt dann über viele Jahre reaktiv, gleichgültig ob die Syphilisinfektion behandelt wurde oder nicht. Daher gibt er keine Information über die Behandlungsbedürftigkeit einer Syphilisinfektion. Der FTA-Test wird heute gewöhnlich als Bestätigungstest oder in Verbindung mit nichttreponemalen Tests zur Luesdiagnose verwendet. Falsch-reaktive (positive) Ergebnisse gibt es beispielsweise bei Lupus erythematodes visceralis, wo eine ungewöhnliche perlschnurartige Fluoreszenz der Treponemen beobachtet wird.

FTA-ABS-Test = Fluoreszenz-Treponema-pallidum-Antikörper-Absorptionstest

Er stellt insofern eine Verbesserung der Spezifität des FTA-Tests dar, als das zu beurteilende Serum vorher mit ultraschallfragmentierten Reiter-Treponemen zur Entfernung von luesunspezifischen Gruppenantigenkörpern absorbiert wird. Heute wird daher der FTA-Test ausschließlich als FTA-ABS-Test durchgeführt.

19S-IgM-FTA-ABS-Test

Prinzip. Nachweis von antitreponemalen Antikörpern vom IgM-Typ im Patientenserum. Antitreponemale Antikörper finden sich bei konnataler und frisch erworbener Lues in der IgM-Klasse, bei älterer spontan geheilter, oder ausreichend behandelter Lues in der IgG-Klasse. Der mehrmalige Nachweis von treponemenspezifischen IgM-Antikörpern in gleichbleibender Titerhöhe spricht nach heutiger Auffassung für die Persistenz des Erregers im Organismus und daher für Behandlungsbedürftigkeit.

Methodik. Wie bei dem FTA-ABS-Test, nur werden im IgM-FTA-ABS-Test ausschließlich gegen IgM gerichtete Antihumanglobulinseren verwendet. Es hat sich allerdings gezeigt, daß der IgM-FTA-Test im Vollserum durch die gleichzeitig vorhandenen spezifischen IgG-Antikörper kompetitiv gehemmt werden kann und dadurch falsch-negativ ausfällt. Diese kompetitive Hemmung beruht darauf, daß IgG-Antikörper gewöhnlich eine höhere Affinität zu dem Antigensubstrat aufweisen und so die Reaktion der IgM-Antikörper mit dem Antigensubstrat hemmen können. Bei Verdacht auf kompetitive Hemmung wird daher aus dem Patientenserum die hochmolekulare 19S-IgM-Fraktion mittels Säulenchromatographie oder präparativer Ultrazentrifugation von den niedermolekularen 7S-IgG-Antikörpern abgetrennt und der FTA-ABS-Test ausschließlich in der IgM-haltigen Serumfraktion durchgeführt. Diese Modifikation des IgM-FTA-ABS-Tests wird daher als 19S-IgM-FTA-Test bezeichnet.

Aussagekraft. Seine besondere diagnostische Bedeutung hat der IgM-FTA-ABS-Test oder besonders der 19S-IgM-FTA-ABS-Test bei Lues connata und zur Überprüfung einer vollständigen Abheilung nach entsprechender Antibiotikatherapie bei Lues acquisita. Reaktive nichttreponemale und treponemale serologische Reaktionen bei der Mutter bedingen wegen der Plazentagängigkeit der kleinen IgG-Moleküle ein ebenfalls reaktives Ergebnis bei Neugeborenen, ganz gleich ob das Kind syphilitisch erkrankt ist oder ob es sich nur um einen diaplazentaren Übertritt von Immunglobulinen in den kindlichen Organismus handelt. Erst nach ungefähr 3 Monaten fällt der Titer dieser von der Mutter übertragenen IgG-Antikörper ab. Die nichttreponemalen und treponemalen Seroreaktionen werden dann nichtreaktiv. Die genaue Diagnose einer Lues connata ist jedoch post partum durch den Nachweis infektionsspezifischer Immunglobuline vom IgM-Typ möglich, weil diese infolge ihrer Molekülgröße nicht durch die Plazenta treten können und im Falle einer konnatalen Luesinfektion vom infizierten Fetalorganismus selbst gebildet werden. Ein reaktiver 19S-IgM-FTA-ABS-Test beweist daher eine intrauterine Syphilisinfektion des Kindes. Beim Erwachsenen ist der 19S-IgM-FTA-ABS-Test für die Frühdiagnose einer Luesinfektion sowie für die Erfolgsbeurteilung einer durchgeführten Behandlung geeignet. Mit dem IgM-FTA-ABS-Test können bereits 14 Tage nach einer Luesinfektion spezifische treponemale IgM-Antikörper nachgewiesen werden. Diese werden bei längerer Krankheitsdauer zunehmend von treponemenspezifischen IgG-Antikörpern abgelöst. Bei einer behandelten Frühsyphilis kommt es schnell zu einem Abfall der spezifischen IgM-Antikörper, im IgM-FTA-ABS-Test als Titerabfall erkennbar. Ein konstant bleibender Titer von treponemenspezifischen IgM-Antikörpern deutet daher auf das Persistieren von Treponema pallidum hin. Ein deutlicher Titeranstieg der IgM-Antikörper zeigt eine Reinfektion an.

Der 19S-IgM-FTA-ABS-Test ist also ein hochempfindlicher spezifischer Test, der nicht zur Routinediagnostik gehört, aber wichtig ist für die serologische Diagnose von Lues connata bei Neugeborenen, für die Beurteilung der Behandlungsbedürftigkeit von Patienten mit Lues latens sowie Patienten mit unklaren Krankheits- bzw. Therapieangaben.

TPHA-Test = Treponema-pallidum-Hämagglutinationstest

Prinzip. Erregerspezifische treponemale Antikörper werden im Serum oder Liquor mittels Hämagglutination nachgewiesen.

Methodik. Als Antigen dient eine Suspension von formalinisierten und tannierten Hammelerythrozyten. Sie werden mit dem Antigen von Treponema pallidum nach deren mechanischer Aufschließung durch Ultraschallfragmentierung beladen. Die Reaktion von antitreponemalen Antikörpern des Patientenserums mit den antigenbeschichteten Erythrozyten führt zu einer Agglutinierung der Erythrozyten. Sie bilden einen feingranulären Niederschlag auf der Testplatte. Unspezifische Heteroagglutinine werden vorher durch ein absorbierendes Medium entfernt. Der TPHA-Test ist manuell oder als vollautomatischer Test durchführbar.

Aussagewert. Der TPHA-Test wird etwa 3–4 Wochen nach erfolgter Infektion reaktiv und bleibt über viele Jahre oder Jahrzehnte auch bei behandelter Lues reaktiv. Der TPHA-Test ist leicht quantitativ durchführbar, hochspezifisch, gut reproduzierbar und daher heute der wichtigste treponemale Suchtest.

SPHA-Test und IgM-SPHA-Test = solid phase hemadsorption-Test

Prinzip. Erregerspezifische treponemale Antikörper werden im Serum oder Liquor mittels eines Hämadsorptionstests nachgewiesen.

Methodik Der SPHA-Test wird mit Vollserum, der IgM-SPHA-Test mit aufgetrenntem Serum mit Hilfe der Festphasen-Immunosorbent-Technik durchgeführt. Der SPHA-Test wird auf Mikrotiterplatten durchgeführt, deren Aushebungen mit Antihumanserum beschichtet sind (beim IgM-SPHA-Test mit Antihuman-IgM-Serum, μ-Ketten-spezifisch). Nach Inkubation mit dem zu prüfenden Serum werden die Reste der Proben abgespült, anschließend wird mit einem Antigen (Treponema-pallidum-beschichtete Hammelerythrozyten) inkubiert. Sind Treponemapallidum-spezifische Antikörper (19S-IgM-Antikörper beim IgM-SPHA-Test) im Serum vorhanden, werden diese durch Festphasenadsorption an den Wänden der Titerplattenvertiefungen festgehalten. Der zweite Reaktionsschritt ist eine Hämadsorption, das heißt die mit Antigen beschichteten Hammelerythrozyten reagieren mit den spezifischen Antikörpern (IgM-Antikörper beim IgM-SPHA-Test). Sind Treponema-pallidum-spezifische Antikörper (IgM-Antikörper beim IgM-SPHA-Test) im Serum nicht vorhanden, sinken die beschichteten Hammelerythrozyten zu Boden.
Die Auftrennung der Seren ist mit Hilfe der Festphasen-Immunosorbent-Technik einfach und schnell möglich. Die Auftrennung des Serums in 19S-IgM und 7S-IgG-Moleküle beim IgM-SPHA-Test ist analog dem Vorgehen beim IgM-FTA-ABS-Test. Die Mikrotiterplatten werden wie bei dem automatisierten Mikrohämagglutinationstest mit Treponema pallidum (AMHA-TP-Test) ausgewertet.

Aussagewert. Ähnlich wie beim 19S-IgM-FTA-ABS-Test.

ELISA = enzyme-linked immuno-sorbent assay

Prinzip. Der neueste unter den spezifischen Luestests, allerdings noch im Entwicklungsstadium befindlich, beruht auf enzymmarkierten Antiglobulinseren.

Methodik. Statt fluoreszenzmarkierter Antiglobulinseren werden enzymmarkierte Antiglobulinseren verwendet. Der Test ist aus Serum und Liquor qualitativ und quantitativ durchführbar.

Aussagekraft. Der ELISA-Test ist hochspezifisch, zur Zeit jedoch noch nicht als routinemäßiger Test durchführbar.

Beurteilung der Seroreaktionen

Die Beurteilung von Seroreaktionen sollte nur zusammen mit allen anamnestischen und klinischen Daten des betreffenden Patienten vorgenommen werden. Nur in bestimmten Situationen kommt den Seroreaktionen entscheidende diagnostische Bedeutung zu; meist sind sie dann allerdings ein zur Beurteilung sehr wichtiges Hilfsmittel.

Spezifität verschiedener Seroreaktionen. Werden alle oben aufgeführten serologischen Untersuchungen an folgenden, in der Reihenfolge ihrer Bedeutung aufgeführten Kriterien bewertet: Spezifität, Empfindlichkeit, reproduzierbare quantitative Aussage, technischer Aufwand, Störanfälligkeit und Automatisierbarkeit, nimmt der TPHA-Test als Luessuchtest den wichtigsten Platz ein. Der TPHA-Test kommt in der Mikromethode mit 0,025 ml Patientenserum aus. Er ist schon nach der 3. Woche post infectionem und auch in sehr hohen Serumverdünnungen noch reaktiv. Das Ergebnis der automatisierten Tests ist schon nach 4 h erhältlich. Die Resultate von TPHA- und FTA-ABS-Test zeigen bei reaktiven Seren in 92–95% einen hohen Grad von Übereinstimmung. Voneinander abweichende Ergebnisse bei reaktiven Seren sind dadurch zu erklären, daß nach ausreichender Therapie im Frühstadium der Lues (Lues I) der FTA-ABS-Test eher dazu neigt, nichtreaktiv zu werden, während der TPHA-Test meist lebenslang reaktiv bleibt und daher für eine Verlaufs- und Therapiekontrolle der Syphilis ungeeignet ist.
Jeder Arzt sollte mit der unterschiedlichen Aussagekraft und dem reaktiven Titerverhalten der serologischen Untersuchungsmethoden bei Syphilis vertraut sein. Wesentliche Gesichtspunkte sind dabei Diagnose, Therapieverlauf, Prognose und zuletzt auch ökonomische Erwägungen.

Suchreaktionen

Eine Luesreaktion wird entweder bei Patienten routinemäßig vorgenommen, die wegen einer anderen Diagnose zum Arzt kommen, oder als Untersuchung einer ganzen Population (Screening) zum Aufdecken einer evtl. vorhandenen Luesinfektion durchgeführt. Suchtests werden fast stets im Rahmen dermatologischer Erstkonsultationen bei Fachärzten oder in Hautkliniken sowie bei der Schwangerenvorsorge, beim Militär, bei der Seefahrt, etc. durchgeführt. Ferner werden Suchreaktionen bei begründetem anamnestischem oder klinischem Verdacht auf eine Luesinfektion veranlaßt (s. Tabelle, S. 99).

TPHA-Test
Der TPHA-Test erfüllt folgende Voraussetzungen: Erfassung einer klinisch evtl. unerkannten Syphilisinfektion möglichst aller Stadien und reaktives Verhalten sehr früh nach der Infektion. Als Nachteile sind zu nennen: Ein positiver TPHA-Test bleibt in der Regel mit und ohne Therapie lebenslang reaktiv, während andere Suchtests, wie der VDRL-Test, bei ausreichend behandelter Lues im Titer zurückgehen oder sogar nichtreaktiv werden. Dafür wird der VDRL-Test erst 2–3 Wochen später als der TPHA-Test reaktiv und fällt im Stadium der Spätsyphilis häufiger nichtreaktiv aus. Der TPHA-Test ist außerordentlich empfindlich und erregerspezifisch. Schon etwa 3 Wochen nach der Infektion ist er reaktiv. Ist der Test nichtreaktiv und besteht weiterhin klinischer Verdacht auf Lues, wird er kurzfristig wiederholt. Das Antigen des TPHA-Tests unterliegt einer staatlichen Prüfung durch das Bundesamt für Sera und Impfstoffe (Paul-Ehrlich-Institut, Frankfurt). Die Reagenzien für andere Reaktionen werden chargenmäßig noch nicht überprüft; daher kann es bei inadäquaten Reagenzien zu biologisch unspezifischen reaktiven oder nichtreaktiven Ergebnissen kommen.

VDRL-Test
Der VDRL-Test ist wegen seiner guten Empfindlichkeit und relativen Spezifität ebenfalls als Luessuchreaktion geeignet. Er ist der wichtigste nichttreponemale Luessuchtest und wird etwa in der 5. bis 6. Woche nach Infektionsbeginn positiv. Bei frischer Infektion steigt der Titer um mehrere Stufen an, und bei nicht behandelter Lues ist der Titer hoch. Ebenso wie der VDRL-Test, dessen Antigen relativ gut geeignet ist, kann die WaR als Suchreaktion verwendet werden.

Bestätigungsreaktionen

Hierfür bietet sich der IgG-FTA-ABS-Test an. Stimmen TPHA-Test und IgG-FTA-ABS-Test nicht überein, kann der TPI-Test als Bestätigungsreaktion herangezogen werden; er wird erst 8–9 Wochen nach Infektionsbeginn positiv.

Verlaufskontrollreaktionen

Der VDRL-Test ist wegen der schon bei den Suchreaktionen genannten Gründen sehr gut zur Therapiekontrolle geeignet. Die quantitative Auswertbarkeit (VDRL-Titration) durch deutlichen Titerabfall macht ihn zum wichtigsten Verlaufskontrolltest. Ebenso geeignet, aber international nicht ganz so verbreitet wie der VDRL-Test, ist die KBR-Methode

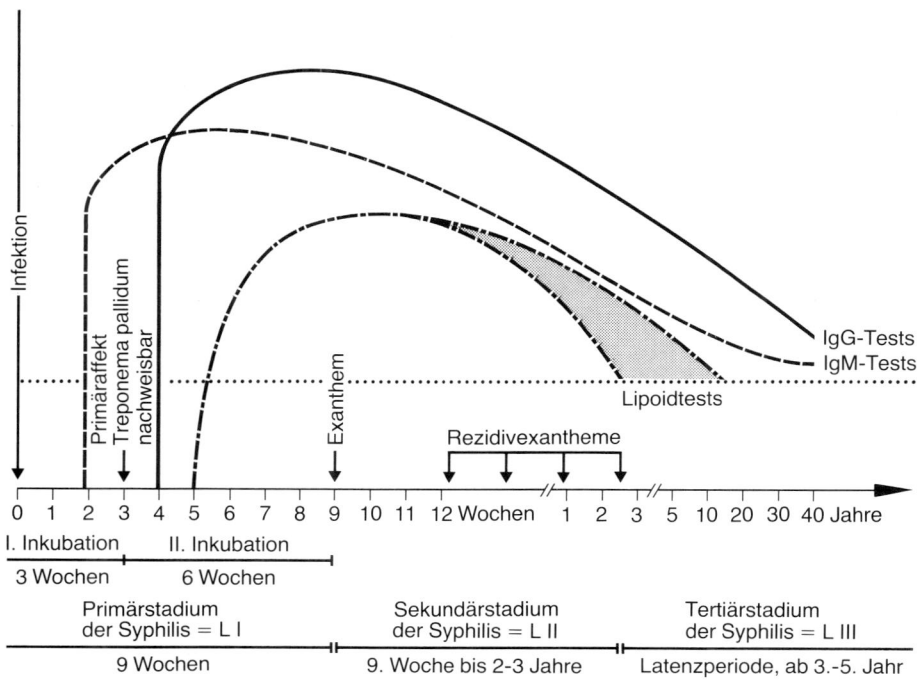

Antikörperverhalten in verschiedenen Stadien der unbehandelten Lues

(Kolmer). Auch mit der KBR läßt sich ein Titerabfall gut erfassen. Spezifische treponemale Tests wie TPHA, FTA-ABS oder TPI sind nicht als Verlaufskontrollreaktionen geeignet und sollten daher auch nicht im Rahmen der serologischen Kontrollen bei der Luestherapie verwendet werden. Sie sind nicht quantitativ auswertbar und bleiben gewöhnlich auch nach ausreichender Behandlung von sekundärer Lues oder spätsekundärer Lues reaktiv. Bei besonderer Fragestellung können auch die IgM-Tests (19S-IgM-FTA-ABS-Test) herangezogen werden.

Spezialreaktionen

Der Bezeichnung entsprechend sollen diese Tests nur bei speziellen Fragestellungen, sowohl bei Bestätigungsreaktionen, Reaktionen zur Beurteilung der Behandlungsbedürftigkeit, als auch für Verlaufkontrollreaktionen herangezogen werden: der TPI-Test z.B. bei einer Diskrepanz von TPHA-Test, VDRL-Test und FTA-ABS-Test.

Der RPRC-Test (Schnelltest) ist zur qualitativen und quantitativen Diagnostik als Sofortreaktion durchführbar. Der Patient kann auf das Ergebnis warten. Bei Reinfektionen ist der RPRC-Test nicht mehr aussagefähig. Er ist von Bedeutung zur zusätzlichen und sofortigen serologischen Bestätigung einer sekundären Lues. Eine erneute Luesinfektion wird nicht mit dem Schnelltest diagnostiziert, sondern nur durch Titeranstieg in den Suchreaktionen wie z.B. im VDRL-Test (VDRL-Titration).

19S-IgM-FTA-ABS-Test

Über die Indikationen dieses speziellen Tests beispielsweise in der Diagnostik der Lues connata oder bei der Beurteilung eines Therapieerfolges ist weiter oben bereits gesprochen worden.

Wann hat der TPI-Test diagnostische Bedeutung?

Durch die Einführung des TPHA- und FTA-ABS-Tests wurde der TPI-Test in seiner diagnostischen

Tabelle: Diagnostischer Anwendungsbereich der Luesseroreaktionen

Suchreaktionen	TPHA-Test VDRL-Test Schnelltest (RPRC)
Bestätigungsreaktionen	VDRL-Titration IgG-FTA-ABS-Test TPI-Test [a]
Reaktionen zur Beurteilung der Behandlungsbedürftigkeit	VDRL-Titration IgM-FTA-ABS-Test 19S-IgM-FTA-Test [b] SPHA-Test
Verlaufskontrollreaktionen	VDRL-Titration IgM-FTA-ABS-Test 19S-IgM-FTA-Test [b] SPHA-Test

[a] Der TPI-Test kann als Bestätigungsreaktion herangezogen werden, wenn TPHA-Test und IgG-FTA-ABS-Test nicht übereinstimmen

[b] Der 19S-IgM-FTA-Test muß nach Fraktionierung des Serums durchgeführt werden, wenn der IgM-FTA-ABS-Test im Vollserum kompetitiv gehemmt ist

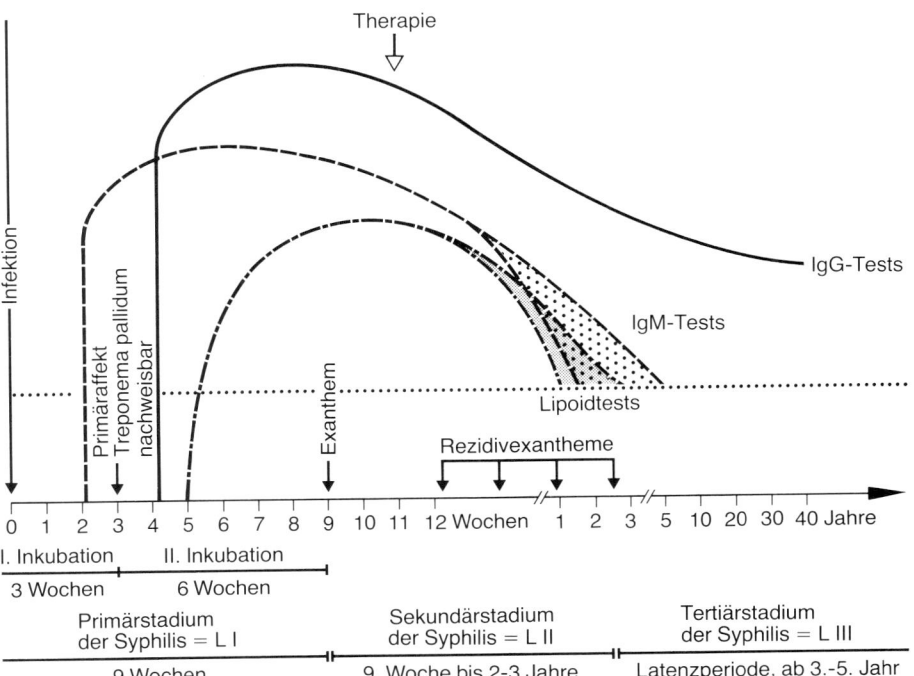

Antikörperverhalten in verschiedenen Stadien der behandelten Lues

Bedeutung zurückgedrängt. Beim Verdacht auf Syphilis in der Spätlatenz, im Tertiärstadium und bei Verdacht auf Neurolues, wenn andere treponemale Reaktionen wie der TPHA- und FTA-ABS-Test zu sehr schwach reaktiven Ergebnissen führen und die nichttreponemalen Reaktionen (WaR, VDRL, MKR II) bereits nichtreaktiv geworden sind, hat der TPI-Test seine Berechtigung. Ist der TPHA-Test nichtreaktiv und der FTA-ABS-Test reaktiv, so kann der TPI-Test als weitere diagnostische Maßnahme hinzugezogen werden. Es ist beispielsweise möglich, daß aus technischen Gründen der FTA-ABS-Test zu „biologisch unspezifisch-reaktiven" Ergebnissen führt. Ist in einer solchen Situation der TPI-Test nichtreaktiv, so hat der Patient keine Lues. Es ist ferner möglich, daß bei der oben genannten Konstellation eine rechtzeitig diagnostizierte und ausreichend behandelte Syphilis vorlag. Der TPI-Test wäre dann reaktiv. Die nichttreponemalen reagintypischen Reaktionen weisen jedoch keine hohen Titer auf. Eine nochmalige Therapie wäre nicht angezeigt.

Nichtsyphilitisch bedingte reaktive Testergebnisse

Im wesentlichen gibt es 3 Möglichkeiten für falsch-reaktive („falsch-positive") Reaktionsausfälle:

Technisch bedingter falsch-reaktiver Ausfall. Fehlerhafte Reagenzien, unzureichende Standardisierung und Kontrolle der Antigene, Verwechslungen.

Normabweichungen. Einige gesunde Menschen bilden aus noch ungeklärten Gründen einen Überschuß von Reaginen, der zu falsch-reaktiven Tests führt. Die treponemalen Tests sind dann nichtreaktiv.

Biologisch falsch-reaktive Befunde. Diese betreffen praktisch nur nichttreponemale Tests und werden besser als *b*iologisch *a*spezifisch-*r*eaktive Befunde (*bar*-Befunde) bezeichnet, weil weder der Testvorgang, noch das Ergebnis falsch sind. Die nichttreponemalen Seroreaktionen sind reaktiv, die treponemalen Seroreaktionen dagegen nichtreaktiv. Manche *bar*-Befunde sind über Wochen, Monate oder Jahre reaktiv, um dann spontan nichtreaktiv zu werden. Häufig ist dies bei Erkrankungen mit Gewebszerfall und Freisetzung von Lipoiden und der Möglichkeit der Bildung von Lipoidautoantikörpern, sowie bei Erkrankungen mit pathologischen Serumproteinen (Globulinvermehrung), die zu falsch-reaktivem Ausfall von nichttreponemalen Seroreaktionen führen können. Bekannte Beispiele sind Scharlach zwischen dem 20. und 48. Krankheitstag, akuter Malariaanfall, Fleckfieber in der akuten Krankheitsphase, infektiöse Mononukleose (Pfeiffer-Drüsenfieber), eosinophiles Lungeninfiltrat, verschiedene Formen der Pneumonien, schwere Tuberkulose, Lepra (bei etwa 40% der Patienten), Karzinosen, Erkrankungen innerhalb der Gruppe der sog. Autoimmunkrankheiten, Polyarthritis rheumatica, Thyreoiditis, Lupus erythematodes visceralis, aber auch Schwangerschaft in den letzten Monaten sowie tropische Treponematosen wie Pinta und Frambösie.

Liquor cerebrospinalis

Indikation zur Liquoruntersuchung
Sie besteht bei Patienten mit Verdacht auf Neurosyphilis, die eine reaktive Luesserologie und unklare neurologische Symptomatik aufweisen, sowie bei Patienten mit unbehandelter oder nicht sicher ausreichend behandelter Lues latens, wenn die Infektion mehr als 2 Jahre zurückliegt. Führt die Lues zu Veränderungen des Zentralnervensystems, können reaktive Liquorbefunde innerhalb von 3–5 Jahren post infectionem erwartet werden. Sind die Liquorbefunde dagegen 5 Jahre nach einer Syphilisinfektion noch normal, ist die Wahrscheinlichkeit, daß der Patient noch eine Neurosyphilis entwickelt, sehr gering.

Liquordiagnostik
Basisuntersuchungen. Zellzahl: Normal sind 0–5 Zellen/ml. *Gesamteiweiß:* Bis 40 mg% ist normal. Zusätzlich zu der Gesamteiweißkonzentration sollte die Albumin- und Immunglobulinkonzentration des Liquors untersucht werden. Die früher gebräuchlichen qualitativen Eiweißreaktionen, z.B. nach Nonne-Apelt und Pandy sowie die Kolloidreaktionen, z.B. die Mastix- oder Goldsolreaktion, werden heute nicht mehr verwendet.
Eine Vermehrung von Zellzahl und Eiweißkonzentration kommt allerdings bei jeder Form der Entzündung des Zentralnervensystems vor. Ihre diagnostische Bedeutung wird auch durch Beobachtungen eingeschränkt, nach denen die Zellzahl und Eiweißkonzentration im Liquor bei 30% der Patienten mit aktiver Neurolues im Normbereich lag.

Serologische Liquordiagnostik
Für eine serologische Untersuchung sind 3–5 ml Liquor ausreichend. Der Liquor sollte frisch entnommen werden und vollständig frei von Blutbeimengungen sein.
Sämtliche serologischen Syphilistests können im Liquor cerebrospinalis mit den gleichen Reagenzien und mit geringfügigen Modifikationen der Methoden wie im Serum durchgeführt werden. Als Suchtests geeignet sind der TPHA- und VDRL-Test, als Bestätigungsreaktion wird heute der 19S-IgM-FTA-Absorptionstest durchgeführt. *B*iologisch *a*spezifisch-*r*eaktive Befunde (*bar*-Befunde) kommen im Liquor nur sehr selten vor.

Nichttreponemale Tests
VDRL-Test. Zum Testansatz wird die doppelte Antigenmenge benutzt. Ein reaktiver Befund im VDRL-Test kann auch bei Fehlen der klinischen Symptome das Zeichen eine Neurosyphilis sein. Allerdings sind die Befunde von 30–60% aller Patienten mit Neurosyphilis im VDRL-Test nichtreaktiv. Der VDRL-Test im Liquor sollte daher immer durch mindestens einen treponemalen Test ergänzt werden.

Treponemale Tests
TPHA-Test. Die Reaktivität des Liquor cerebrospinalis im TPHA-Test gilt als Hinweis auf das Bestehen einer Neurosyphilis. Eine Hämagglutination ab der Grenzverdünnung von 1:10 gilt als reaktiv. Ein hoher Titer im TPHA-Test spricht bei intakter Schrankenfunktion der Blut-Liquor-Barriere für einen syphilitischen Prozeß im Zentralnervensystem.

FTA-ABS-Test. Dieser verhält sich im Liquor ebenso wie der TPHA-Test; allerdings sind quantitative Titerangaben weniger durchführbar als im TPHA-Test. Nichtreaktive TPHA- und FTA-ABS-Tests im Liquor schließen das Vorliegen einer Neurosyphilis aus.

19S-IgM-FTA-ABS-Test. Bei unbehandelter aktiver Neurolues können mit diesen 19S-IgM-Tests im Liquor treponemenspezifische IgM-Antikörper nachgewiesen werden.

Neuere Methoden der Liquordiagnostik bei Neurosyphilis
Parallel zu einer serologischen Liquoruntersuchung sollte immer eine vollständige Luesserologie (Serumanalyse) einschließlich der 19S-IgM-Tests und eine Bestimmung der Albumin- und Immunglobulinkonzentrationen im Liquor und Serum durchgeführt werden. Durch die Korrelation der Serum- mit den Liquorbefunden können Hinweise auf die Funktion der Blut-Liquor-Schranke und auf das Vorliegen einer autochthonen Antikörperbildung im Zentralnervensystem gegeben werden.

Albuminquotient. Er bewertet die Blut-Liquor-Schranke. Die Schrankenfunktion kann als Verhältnis
$$\frac{\text{Liquoralbumin (mg/100 ml)} \cdot 10^3}{\text{Serumalbumin (mg/100 ml)}}$$
gemessen werden. Werte von >8 sind pathologisch und sprechen für einen luesspezifischen Prozeß. Werte von 3–8 sprechen für eine ungestörte Schrankenfunktion.

TPHA-Index. Dieser wird berechnet aus
$$\frac{\text{TPHA-Titer im Liquor}}{\text{Albuminquotient}}.$$
Der TPHA-Index zeigt ab 100 eine syphilitische Erkrankung des Zentralnervensystems an. Ein Liquorbefund mit einem TPHA-Index von >500 spricht deutlich für Neurosyphilis.

Liquorbefunde nach erfolgreicher Behandlung
Nach Behandlung einer Neurosyphilis sollten mindestens 2 Liquorkontrollen im Abstand von 12 Monaten durchgeführt werden. Die Zellzahl normalisiert sich meist bereits innerhalb der ersten 6 Monate nach Therapie, die Liquoreiweißkonzentration kann noch über mehrere Jahre erhöht bleiben. Die Reaktivität im VDRL-Test klingt allmählich quantitativ, selten auch qualitativ ab. Ein 2 Jahre nach Therapieende nicht mehr reaktiver TPHA-Test im Liquor bzw. ein deutlicher Abfall der TPHA-Titer gilt, bei sonst fehlenden Aktivitätszeichen (normale Zellzahl und Gesamteiweißkonzentration) nach Luger als Zeichen einer ausreichend behandelten oder spontan abgeheilten Neurosyphilis.

Therapie

Penicillin. In allen Stadien der Lues ist Penicillin das wirksamste Mittel. Es führt zur Abtötung der Erreger, dringt in alle Körperflüssigkeiten ein und überwindet die Liquor-cerebrospinalis- sowie Plazenta-Schranke. Hier bestehen allerdings Unterschiede für verschiedene Penicillinarten und das Plazentagewebe. Daher ist es auch bei Neurolues, Lues connata und in der Schwangerschaft verwendbar.
Penicillin wirkt in vitro bereits bei einer Konzentration von 0,0025 IE/ml, in vivo (Blut) ab 0,03 IE/ml treponemozid. Ein Blutspiegel von 0,078 IE/ml gilt als optimal. Die Höhe der anzustrebenden Penicillinkonzentration im Blut, der *eutherapeutische Blutspiegel,* steht also fest.
Nicht nur eine ausreichende Penicillinkonzentration ist zur Abtötung der Erreger in Körperflüssigkeiten, Organen und Geweben erforderlich, sondern dieser Blut- und Gewebsspiegel muß auch über einen genügend langen Zeitraum aufrechterhalten werden. Aus diesem Grunde werden bei der Luestherapie Penicillinderivate bevorzugt, die eine Depotwirkung ermöglichen. Meist sind es Kombinationspräparate mit einem wasserlöslichen Anteil und einer Depotkomponente, wodurch der Penicillinspiegel genügend lange hoch bleibt. Treponema pallidum teilt sich etwa alle 33 h. Solange die Treponemata pallida lebensfähig sind, können sie durch ständige Teilung die durch Komplexbildung mit Penicillin blockierten Enzyme zur Mukopeptidsynthese ersetzen. Sinkt daher während dieses Zeitraums die Hemmkonzentration des Penicillins unter den eutherapeutischen Schwellenwert, überleben die Erreger, da jetzt die Membransynthese der Mukopeptide wieder ohne Störung ablaufen kann. Eine Behandlungsdauer von mindestens 2 Wochen mit ständigen Serumkonzentrationen von mindestens 0,03 IE/ml wird als therapeutische Mindestanforderung bei Frühsyphilis betrachtet. Bei Spätsyphilis besteht die Tendenz zu längerer Behandlungsdauer (3–4 Wochen), um jedes Behandlungsrisiko auszuschalten. In der Bundesrepublik Deutschland wird meist über 3–4 Wochen therapiert. Erneut auftretende Luessymptome können sowohl Rezidive (selten) als auch Reinfektionen (häufig) sein.

Herxheimer-Reaktion. Bei erstmaliger Behandlung von Patienten mit Lues, besonders in einer treponemenreichen Phase (späte Lues I, Lues II, Lues connata praecox) kann es unter der treponemoziden Wirkung von Penicillin rasch zu einem Erregerzerfall kommen, der durch allgemein toxische Wirkungen sowie die Exazerbation vorhandener Lueserscheinungen gekennzeichnet ist. Innerhalb von 8 h nach der ersten Penicillininjektion können Fieber bis 40°C, Schüttelfrost und Verstärkung syphilitischer Exantheme auftreten. Das gleiche Phänomen kann bei herdförmiger Lues, z.B. bei Mesaortitis syphilitica auftreten und zur Aortenruptur mit plötzlichem Exitus führen. Das Fieber kann eigentlich als erwünschte Reaktion angesehen werden, da es den Zerfall der Erreger begünstigt, analog der früher üblichen Malariafiebertherapie durch Wagner v. Jauregg (1917) bei Tabes dorsalis und progressiver Paralyse. Durch eine vor oder gleichzeitig mit der ersten Penicillingabe verabfolgte Injektion von Glukokortikosteroiden (60–100 mg eines wasserlöslichen Präparates i.m. oder i.v. können die Symptome gemildert werden. Die Indikation für eine Glukokortikosteroidtherapie sollte von Einzelfaktoren (ängstliche Patienten, bekannte Kreislaufstörungen etc.) abhängig gemacht werden. Nach der ersten Penicillingabe sollte jeder Patient mehrere Stunden unter ärztlicher Kontrolle bleiben.

Therapeutisches Vorgehen

Seit 40 Jahren hat sich Penicillin als Luestherapeutikum bewährt. Es ist nicht toxisch und außerordentlich wirksam; Erregerresistenzen wurden nicht beobachtet und Nebenwirkungen sind selten (weniger als 1%). Penicillin greift in die Mukopeptidsynthese der Erregerwand hemmend ein. Da die Generationszeit von Treponema pallidum etwa 33 Stunden beträgt, ist es notwendig, mit Sicherheit einen kontinuierlichen Penicillinblutspiegel aufrecht zu erhalten. Er sollte nicht weniger als 0,03 IE/ml betragen.
Einheitliche Dosisrichtlinien zur Behandlung der Lues existieren nicht, obwohl diese aufgrund bisheriger Erfahrungen weitgehend einheitlich gehandhabt wird. Unterschiede ergeben sich bezüglich der Dauer der Behandlung bei den einzelnen Luesfällen, nämlich beim Frühlues (Lues I, Lues II, Lues latens seropositiva von weniger als einem Jahr Dauer), bei Spätlues (Lues latens seropositiva von mehr als einem Jahr Dauer, Lues III, kardiovaskuläre Lues) und bei Neurolues. Die Frühsyphilis (Lues mit einer Dauer von weniger als einem Jahr) wird 10–14 Tage und die Spätsyphilis (Lues mit einer Dauer von mehr als einem Jahr) wird 21 Tage mit Penicillin behandelt. Für Neurosyphilis wird eine Behandlungsdauer von 28 Tagen vorgeschlagen.

Standardtherapie. Behandlung mit Clemizol-Penicillin G.

Substanz. Clemizol-Penicillin G.

Präparat. Megacillin. Eine Spritzampulle enthält 1 Mega I.E. Clemizol-Penicillin G und 40 mg Lidocain-HCl.

Dosierung. Täglich 1 Ampulle i.m.

Behandlungsdauer. Bei Frühlues 14 Tage, bei Spätlues 21 Tage.

Nebenwirkungen. Gelegentlich kann durch die sedierende Wirkung des Clemizolanteils die Verkehrssicherheit der Patienten beeinträchtigt werden.

Kontraindikationen. Penicillin- oder Lidocainallergie.

Alternativempfehlung. Behandlung mit Benzathin-Penicillin G.

Substanz. Benzathin-Penicillin G.

Präparat. Tardocillin 1200. 1 Ampulle enthält 1,2 Mega I.E. Benzathin-Benzylpenicillin G und 0,08 g Tolycain-HCl.

Dosierung. Wegen der starken resorptionsverzögernden Wirkung von Benzathin genügt einmal wöchentlich intramuskuläre Injektion von 2 Ampullen (2,4 Mega I.E. Benzathinpenicillin).

Behandlungsdauer. Bei Frühsyphilis am 1. und 8. Tag der Behandlung intramuskuläre Injektion von je 2 Ampullen Tardocillin 1200 i.m. (in die rechte und linke Gesäßhälfte). Bei Spätsyphilis am 1., 8. und 15. Tag intramuskuläre Injektion von je zwei Ampullen Tardocillin 1200 in die rechte und linke Gesäßhälfte.

Kontraindikationen. Penicillin- oder Tolycain- bzw. Lidocainallergie. Nicht bei Neurolues.

Luestherapie bei Penicillinallergie

Bei Penicillinallergie werden Tetrazyklin und Erythromycin empfohlen. Über die Wirksamkeit anderer Antibiotika wie Cephalosporine, Doxycyclin, Spiramycin, Chloramphenicol u.a. bestehen nicht genügend Erfahrungen. Bemerkenswert ist, daß T. pallidum gegenüber Streptomycin und Gentamycin nicht empfindlich ist.

a) Orale Tetrazyklinbehandlung (soweit die Patientencompliance gesichert ist).

Substanz. Tetrazyklin-HCl.

Präparate. Achromycin, Hostacyclin, Macocyn, Steclin, Supramycin N, Tefilin, Tetrabakat, Tetracyclin-Heyl.

Dosierung. Oral 500 mg exakt alle 6 h (2,0 g/Tag) ohne Unterbrechung. Da die Tetrazyklinabsorption aus dem gastrointestinalen Trakt durch Ca, Mg, Al oder Fe in Nahrungsmitteln (z.B. Milchprodukte) beeinflußt wird, sollten die Kapseln entweder $1/2$–1 h vor oder 2 h nach den Mahlzeiten eingenommen werden.

Behandlungsdauer. Bei Frühlues wird die Behandlung über 15 Tage, bei Spätlues über 30 Tage durchgeführt werden.

Kontraindikationen. Tetrazyklintherapie ist bei der Behandlung von Lues während der Schwangerschaft und bei Lues connata praecox wegen Nebenwirkungen auf Knochen und Zahnbildung beim Kind kontraindiziert, ferner bei Tetrazyklinallergie.

b) Intravenöse Tetrazyklinbehandlung. Diese kommt in Betracht, wenn orale Tetrazyklinbehandlung aus Gründen der Patientencompliance nicht gesichert ist, verlangt aber eine enge Indikationsstellung wegen einer möglichen Nebenwirkung im Injektionsbereich (Thrombophlebitis).

Substanz. Oxytetrazyklin.

Präparat. Terravenös. Die spritzfertige Ampulle enthält 250 mg Oxytetrazyklin.

Dosierung. Intravenöse Injektion alle 12 h ohne Unterbrechung.

Behandlungsdauer. Bei Frühsyphilis 14 Tage, bei Spätsyphilis 21 Tage.

Kontraindikationen. Lues in der Schwangerschaft, Lues connata praecox, Tetrazyklinallergie und Myasthenia gravis.

c) Orale Erythromycinbehandlung. Auch Erythromycin hat sich als wirksames Luestherapeutikum bewährt. Über die resorptiven Verhältnisse bei Neurosyphilis bestehen nicht genügend Erfahrungen.

Substanz. Erythromycin. Wichtig ist, daß nicht Erythromycinestolat verordnet wird, sondern eine andere Verbindung wie Erythromycinethylsuccinat oder Erythromycinstearat. Anwendungsmöglichkeit ist auch während der Laktation und bei Lues connata praecox gegeben.

Präparate. Erycinum 250 mg Dragees (Erythromycinglucoheptonat), Erythrocin 500 mg Filmtabletten (Erythromycinstearat).

Dosierung. Oral 500 mg alle 6 h (2,0 g/Tag) ohne Unterbrechung.

Therapiedauer. Bei Frühsyphilis 15 Tage, bei Spätsyphilis 30 Tage.

Kontraindikationen. Erythromycinallergie.

Kardiovaskuläre Lues

Bei kardiovaskulärer Lues soll möglichst mit wasserlöslichen Penicillin-G-Präparaten behandelt werden. Empfehlenswert ist Procain-Penicillin G oder Clemizol-Penicillin G (Megacillin).
Die Behandlungsdauer sollte mindestens drei Wochen, besser vier Wochen betragen; Dosierung wie bei Frühsyphilis. Bei Gefahr einer Herxheimer-Reaktion (Aortenaneurysma) ist gleichzeitige Glukokortikoidtherapie indiziert.

Neurolues

Wichtig ist, daß die Penicillinkonzentration im Liquor und im Gehirnrückenmarkgewebe so hoch ist, daß die Erreger abgetötet werden. Dies wird dadurch erreicht, daß Procain-Penicillin-G oder Clemizol-Penicillin (Megacillin) in Tagesdosen von 1 Mega I.E. über einen Zeitraum von vier Wochen verabreicht wird. Wegen nicht genau bekannter Resorptionsverhältnisse sollte Benzathinpenicillin vermieden werden. Weiterhin wird eine hochdosierte Behandlung mit wasserlöslichem Penicillin G durchgeführt. Empfohlen wird die klinische Aufnahme des Patienten und Infusionsbehandlung mit 12–24 Mega I.E. und mehr (bis zu 60 Mega I.E.) wasserlöslichem Penicillin G verteilt auf vier Dosen pro Tag in sechsstündigem Abstand über einen Zeitraum von zehn Tagen. Eine einheitliche Behandlung der Neurosyphilis existiert nicht. Asymptomatische Neurosyphilis und meningovaskuläre Syphilis sprechen im allgemeinen gut auf solche Behandlung an, während das Ansprechen bei Paralyse sich umgekehrt proportional zur Schwere der Symptome und zur Dauer der Erkrankung verhält. So können Optikusatrophie oder Taubheit auch nach antibiotischer Therapie fortschreiten. Wiederholte Untersuchungen des Liquors sind erforderlich.

Lues und Schwangerschaft

Bei Feststellung einer Lues in der Schwangerschaft sollte sofort behandelt werden. Mittel der Wahl ist *Penicillin,* da es die Plazentaschranke überschreitet und der kindliche Organismus daher intrauterin behandelt wird.

Alternative bei Penicillinallergie. Mittel der Wahl ist *Erythromycin;* Substanz, Präparat, Dosierung und Gesamtdosis wie oben.
Die Erythromycinbehandlung scheint für Mutter und Kind ungefährlich zu sein. Die Erfolgsrate ist, im Gegensatz zum Penicillin, nicht sicher belegt. Daher sollte eine Penicillinallergie vor Beginn der Erythromycinbehandlung wirklich ausgeschlossen werden.
Tetrazykline (wegen Ablagerung und permanenter Schädigung von Knochen und Zähnen) sowie *Erythromycinestolat* dürfen während der Schwangerschaft nicht verordnet werden, da sie für Kind bzw. Mutter Nebenwirkungen haben.
Schwangere Frauen sollten nach abgeschlossener ausreichender Luestherapie monatlich mit nichttreponemalen quantitativen Luesreaktionen (Verlaufskontrollreaktionen, z.B. VDRL-Test) für den Rest der Schwangerschaft überwacht werden. Steigt der Titer über 4 Stufen an, ist die Behandlung zu wiederholen. Nach der Geburt werden Mutter und Kind serologisch mit dem 19S-IgM-FTA-ABS-Test nachkontrolliert.
Bei ausreichender Therapie der Mutter vor ihrer Schwangerschaft braucht während der Schwangerschaft keine Sicherheitsbehandlung durchgeführt zu werden, solange die nichttreponemalen serologischen Reaktionen in ihrem Titer unverändert bleiben oder die Titer in den Lipoidantigenreaktionen nicht mehr als 4 Stufen ansteigen.

Neugeborenes. Sofort nach der Geburt wird ein IgM-FTA-ABS-Test empfohlen. Er ist bei ausreichender Therapie der Mutter nichtreaktiv; die von der Mutter übertragenen nichttreponemalen und treponemalen IgG-Antikörper verschwinden spontan innerhalb von etwa 3 Monaten. Bei Nachweis von IgM-Antikörpern muß behandelt werden.

Neugeborene mit normalen Liquorbefunden

Ist Verdacht auf eine Lues connata praecox beim Neugeborenen durch klinische und serologische

Untersuchung gegeben und sind die Liquorbefunde normal, so genügt eine einmalige Behandlung mit Benzathin-Benzylpenicillin (Tardocillin 1200) in einer Dosierung von 50000 I.E./kg i.m.

Kontraindikationen. Bei Penicillinunverträglichkeit muß auf Erythromycin ausgewichen werden. Tetrazyklintherapie ist kontraindiziert.

Neugeborene mit pathologischen Liquorwerten

Wasserlösliches Penicillin G (Penicillin-G-Natrium): (Penicillin-G-Hoechst, Penicillin-G-„Horm", Penicillin-G-„Grünenthal", Penicillin-G-Heyl, Omnacillin) 50000 IE/kg KG i.m. oder i.v. täglich, auf 2 Dosen verteilt, für mindestens 10 Tage, oder wasserlösliches Procainpenicillin G und Penicillin-G-Natrium: (Hormocillin, Hydracillin, Liquocillin, Omnacillin forte) 50000 IE/kg KG i.m. tgl. für mindestens 10 Tage.

Bei konnataler Lues, die erst nach der Neonatalperiode behandelt wird, gelten die gleichen Medikamentendosen wie bei Neugeborenen mit Lues connata. Daraus folgt die Empfehlung, den VDRL-Test als serologische Verlaufskontrollreaktion 3, 6 und 12 Monate sowie jährlich über 5 Jahre nach Therapie einer Lues durchzuführen. Die Ausheilung einer behandelten Lues kann 1–2 Jahre nach Therapieende durch einen nichtreaktiven 19S-IgM-FTA-ABS-Test bestätigt werden. Bei Lues connata größerer Kinder braucht die Dosis nicht die für Lues bei Erwachsenen geltenden Mengen zu überschreiten.

Sollte bei konnataler Lues jenseits der Neonatalperiode eine Penicillinbehandlung wegen einer Allergie nicht möglich sein, werden Erythromycin oder Tetrazyklin entsprechend dem Körpergewicht gegeben, jedoch in den für Erwachsene gültigen Dosen. Bei Kindern unter 8 Jahren dürfen Tetrazykline nicht verabreicht werden.

Lues connata tarda. Die Therapie entspricht derjenigen bei Spätsyphilis.

Tabelle: Serologiebefunde bei behandlungsbedürftiger Lues in verschiedenen Infektionsstadien

VDRL-Test reaktiv, Titer ≧ 4 (VDRL-Titration) TPHA-Test reaktiv IgM-FTA-ABS-Test reaktiv	Primär- und frühe Sekundärlues
VDRL-Test reaktiv, Titer ≧ 4 (VDRL-Titration) TPHA-Test reaktiv IgM-FTA-ABS-Test nichtreaktiv[a] 19S-IgM-FTA-Test reaktiv SPHA-Test reaktiv	Frühe Sekundärlues Reinfektion Lues connata
VDRL-Test reaktiv, Titer ≦ 4 TPHA-Test reaktiv IgM-FTA-ABS-Test nichtreaktiv[a] 19S-IgM-FTA-Test reaktiv SPHA-Test reaktiv	Spätsekundäre Lues latens Tertiärlues Neurolues

[a] Der IgM-FTA-ABS-Test ist in diesen Fällen durch den relativen Überschuß von treponemenspezifischen IgG-Antikörpern im Vollserum kompetitiv gehemmt

Serokontrollen

Jeder Patient, der wegen einer Lues behandelt wurde, sollte 3, 6, 12 Monate und dann einmal jährlich für weitere 4 Jahre nach Abschluß der Therapie mit quantitativen nichttreponemalen Verlaufskontrollseroreaktionen (VDRL-Test) nachuntersucht werden. Wurden anstelle von Penicillin Ausweichpräparate gewählt, sollten die klinischen und serologischen Kontrollen besonders sorgfältig sein (einschließlich Liquoruntersuchungen). Die nichttreponemalen Seroreaktionen können 8–12 Monate benötigen, um Titerabfälle erkennen zu lassen. Je älter die Lues, desto langsamer, wenn überhaupt, kommt es zu einer Normalisierung dieser Seroreaktionen. Patienten mit Neurolues werden länger, mindestens 3 Jahre lang in kürzeren Abständen, dann alle 6 Monate nachkontrolliert, einschließlich regelmäßiger Liquorkontrollen.

Reinfektion

Luesrezidive nach ausreichender Behandlung sind extrem selten, sofern es diese überhaupt gibt; meist handelt es sich um Reinfektion. Reinfektion mit Lues ist sicher oder sehr wahrscheinlich, wenn nach ausreichender Behandlung
- klinische Syptome von Syphilis erneut auftreten;
- sich ein Titeranstieg über 4 Stufen in den nichttreponemalen Verlaufskontrollseroreaktionen zeigt, der auch bei Kontrolle nachweisbar ist;
- ein ursprünglich hoher Titer in den nichttreponemalen quantitativen Verlaufskontrollseroreaktionen nicht um 4 Titerstufen innerhalb eines Jahres abfällt.

Bei Reinfektionen gelten die gleichen Behandlungsrichtlinien wie bei Erstinfektion.

Tabelle: Serologische Befunde bei nicht behandlungsbedürftiger (ausreichend behandelter) bzw. ausgeheilter Lues (Seronarbe)

Reaktiv[a]	*Nichtreaktiv*[b]
VDRL-Test	VDRL-Titration
TPHA-Test	IgM-FTA-ABS-Test
IgG-FTA-ABS-Test	19S-IgM-FTA-Test
TPI-Test	

[a] Dieser Befund wird als Seronarbe bezeichnet; sie ist meist lebenslang nachweisbar und läßt keinen Schluß auf eine Behandlungsbedürftigkeit zu

[b] Diese Reaktionen sinken, abhängig vom Infektionsstadium in welchem die Therapie erfolgte, individuell sehr unterschiedlich unter die serologische Nachweisgrenze: Der VDRL-Test wird nach adäquater Behandlung einer Primärlues im Durchschnitt nach 6 Monaten, nach Behandlung einer frühsekundären Lues dagegen oft erst nach 2 Jahren nichtreaktiv.
Nach Therapie einer Tertiärlues kann der VDRL-Test länger als 4 Jahre reaktiv bleiben.
Der 19S-IgM-FTA-ABS-Test wird in der Regel innerhalb des 1. oder 2. Jahres nach erfolgreicher Therapie einer Primär- oder Sekundärlues nichtreaktiv. Über das Verhalten der treponemenspezifischen IgM-Antikörper nach Therapie einer Tertiärlues liegen noch keine ausreichenden Erfahrungen vor

Andere therapeutische Empfehlungen

Abweichende Empfehlungen finden sich beispielsweise in den USA und in den Schriften der WHO. In einem Merkblatt *„Empfohlene Behandlungsrichtlinien für Syphilis 1976"*, herausgeben vom Center for Disease Control, U.S. Department of Health, Education and Welfare, Atlanta, USA, finden sich folgende wesentliche Unterschiede zu den von uns formulierten Richtlinien:
Syphilis, die kürzer als ein Jahr besteht (Lues I, II, Lues latens seropositiva): Benzathinpenicillin G 2,4 Mega IE Gesamtmenge (entspricht 2 Ampullen Tardocillin 1200) i.m. (in den rechten und linken Glutäus) als Einzeitbehandlung; oder wasserlösliches Procainpenicillin G 4,8 Mega IE Gesamtmenge, täglich 600000 IE i.m. über 8 Tage, ohne Unterbrechung.
Syphilis, die länger als ein Jahr besteht (Lues II, Lues latens seropositiva, die länger als ein Jahr besteht, kardiovaskuläre Lues, Neurolues): Benzathinpenicillin G 7,2 Mega IE Gesamtmenge, dabei 2,4 Mega (2 Ampullen Tardocillin 1200) i.m. (in den rechten und linken Glutäus) einmal wöchentlich, 3 Wochen lang; oder wasserlösliches Procainpenicillin G 9,0 Mega IE Gesamtmenge, dabei 600 000 IE i.m. täglich, 15 Tage lang und ohne Unterbrechung.
Die wesentlichen Unterschiede liegen also in der Einzeitbehandlung der Lues in frühen Stadien mit einer relativ niedrigen Dosis und in der Mehrfachbehand-

Tabelle: Klinische Stadien der Lues und serologische Untersuchungsbefunde

Klinisches Stadium	Methoden			Spezialdiagnostik	
	Nichttreponemale Seroreaktion WaR, VDRL, MKR II, RPR	Treponemale Seroreaktion			
		TPHA	FTA-ABS	TPI	19S-IgM-FTA-ABS
Unbehandelte Frühsyphilis: Lues I seronegativa	Nichtreaktiv	Schwach reaktiv bis reaktiv	Schwach reaktiv bis reaktiv	Nichtreaktiv	Reaktiv
Unbehandelte Frühsyphilis: Lues I seropositiva	Reaktiv, Titeranstieg	Reaktiv	Reaktiv	Nicht bis schwach reaktiv	Reaktiv
Unbehandelte Frühsyphilis: Lues II und Lues latens seropositiva in der Frühlatenz	Reaktiv, hohe Titer	Reaktiv	Reaktiv	Reaktiv	Reaktiv
Unbehandelte Spätsyphilis: Lues III, Neurosyphilis, Lues latens seropositiva im Tertiärstadium in der Spätlatenz	Reaktiv bis nichtreaktiv (30%), hohe bis niedrige Titer	Reaktiv	Reaktiv	Reaktiv	Schwach reaktiv
Unbehandelte Lues connata, Lues connata praecox, Lues connata tarda	Reaktiv mit gleich hohem oder höherem Titer als bei der Mutter	Reaktiv	Reaktiv	Reaktiv	Reaktiv
Ausreichend behandelte Frühsyphilis: Lues I	Nichtreaktiv bis reaktiv	Nichtreaktiv bis reaktiv	Nichtreaktiv bis reaktiv	Nicht bis schwach reaktiv	Nicht reaktiv
Ausreichend behandelte Frühsyphilis: Lues II und Lues latens seropositiva in der Frühlatenz	Nichtreaktiv bis reaktiv	Reaktiv	Reaktiv	Reaktiv	Nichtreaktiv
Ausreichend behandelte Spätsyphilis: Lues III und Lues latens seropositiva im Tertiärstadium in der Spätlatenz	Nichtreaktiv bis reaktiv	Reaktiv	Reaktiv	Reaktiv	Nichtreaktiv
Ausreichend behandelte Neurolues	Nichtreaktiv bis reaktiv	Reaktiv	Reaktiv	Reaktiv	Nichtreaktiv
Ausschluß einer angeborenen Syphilis beim Neugeborenen, diaplazentar übertragene IgG-Antikörper	Reaktiv, gleich hohe Titer wie die Mutter, jedoch absinkende Titer	Reaktiv	Reaktiv	Reaktiv	Nichtreaktiv
Lues connata praecox	Reaktiv	Reaktiv	Reaktiv	Reaktiv	Reaktiv
Unbehandelte Reinfektion mit oder ohne klinische Symptomatik	Reaktiv, Titeranstieg	Reaktiv	Reaktiv	Reaktiv	Reaktiv, Titeranstieg

lung in späteren Stadien, allerdings mit Dosen, die unserer Therapieempfehlung sehr ähnlich sind.
The „WHO Scientific Group on Treponemal Infections" empfiehlt: Als wirksam gilt ein Serumpenicillinspiegel von 0,03 IE/ml über mindestens 7–10 Tage. Dieser Penicillinspiegel kann erreicht werden durch: 0,3 Mega-E Procainpenicillin G in Erdnußöl mit Aluminiummonostearat (PAM) (der gewünschte Serumpenicillinspiegel reicht aber nur für 3–4 Tage); einmalige Gabe von 0,3 Mega-E Benzathinpenicillin G (der gewünschte Penicillinspiegel reicht für 7 Tage); einmalige Gabe von 2,4 Mega-E Benzathinpenicillin G (der gewünschte Penicillinspiegel reicht für 3–4 Wochen). Unterschreitet der Serumpenicillinspiegel die Grenze von 0,03 IE/ml, welche bereits einen großen Sicherheitsfaktor enthält, für mehr als 24–30 h, dann können sich die Erreger wieder vermehren.

Als geeignete Minimaltherapie gilt folgende *WHO-Empfehlung*:

Frühsyphilis (Lues I, II und Frühlatenz von weniger als 2 Jahren: Einmal 2,4 Mega-E Benzathinpenicillin i.m.; oder 0,6 Mega-E wäßriges Procainpenicillin G i.m. tgl. für 10 Tage (Gesamtdosis 6 Mega-E).
Spätlatenz oder benigne Spätlues (über 2 Jahre alte Infektionen): Einmal pro Woche 2,4 Mega-E Benzathinpenicillin i.m. an 3 aufeinanderfolgenden Wochen (Gesamtdosis 7,2 Mega-E); oder 15 mal (täglich hintereinander) 0,6 Mega-E wäßriges Procainpenicillin G i.m. (Gesamtdosis 9 Mega-E).
Bei *kardiovaskulärer* oder *Neurosyphilis* wird wegen zu niedrigem Penicillinspiegel im Liquor nach Benzathinpenicillin oder fraglichen Effekten auf Gefäßveränderungen nur noch wäßriges Procainpenicillin G empfohlen: 20mal (tgl. hintereinander) 0,6 Mega-E Procainpenicillin G i.m. (Gesamtdosis 12 Mega-E).
Bei *Lues connata*: 10mal (tgl. hintereinander) wäßriges Procainpenicillin G i.m. 50.000 IE/kg KG oder Benzathinpenicillin G i.m. 50.000 IE/kg KG.

Meldepflicht. Anlage von Stammblatt (Erfassung epidemiologischer Daten) (nach § 2, Absatz 2 der Ersten Verordnung zur Durchführung des Gesetzes zur Bekämpfung der Geschlechtskrankheiten vom 18. Dezember 1954, Formblatt II), sowie das Amtliche Belehrungsmerkblatt für Geschlechtskranke (nach § 11, Abs. 1 des Gesetzes zur Bekämpfung der Geschlechtskrankheiten vom 23. Juli 1953, Formblatt 3).

Frambösie

Synonyme. Yaws (engl.), Pian (frz.), Buba, Parru, Parangi.

Definition. Nichtvenerische, nichtkongenitale, ansteckende, chronische, der Syphilis verwandte Treponematose, die durch 3 Stadien gekennzeichnet ist: ein initiales Ulkus oder Granulom („mother yaw"), eine frühe nichtdestruktive und eine späte destruktive Phase mit Haut-, Knochen-, und Periostveränderungen. Späte Manifestationsformen führen zu schweren körperlichen Behinderungen.

Erreger. Treponema pertenue (Castellani 1905), morphologisch mit Treponema pallidum identisch. Es besteht eine gewisse Kreuzimmunität zwischen Lues und Frambösie. Patienten mit Frambösie weisen eine partielle Immunität gegenüber Lues auf, während Patienten mit Lues kaum mit Frambösie zu infizieren sind. Der Erreger konnte von Noguchi offenbar in Kultur gehalten und auf Affen und Kaninchen übertragen werden.

Epidemiologie. Ausbreitungsgebiete der Frambösie: die Tropen zwischen dem Wendekreis des Krebses und des Steinbocks, einschließlich Karibik, tropisches Amerika, Äquatorialafrika, Indien, Sri Lanka, Malaysia, Indonesien, Thailand, Kambodscha, Vietnam, Nordaustralien, Philippinen und einige Südpazifikinseln. Es wird geschätzt, daß etwa 50 Millionen Menschen an Frambösie erkrankt sind. Frambösie ist, im Gegensatz zur Lues, die vorwiegend in Stadtgebieten vorkommt, eine Erkrankung in ländlichen Regionen mit niedrigem Lebensstandard. Feuchtigkeit und Hitze begünstigen die Ausbreitung. „Frambösie beginnt, wo die Straßen aufhören".
Obwohl Lues und Frambösie sehr viele Gemeinsamkeiten aufweisen, bestehen deutliche klinische und epidemiologische Unterschiede. Frambösie ist keine Geschlechtskrankheit und kommt nicht kongenital vor. Sie befällt vorwiegend Kinder und führt im Tertiärstadium nicht zu zentralnervöser oder kardiovaskulärer Beteiligung. Die Primärläsion der Frambösie lokalisiert sich gewöhnlich extragenital.
Die Übertragung erfolgt von Mensch zu Mensch durch unmittelbaren Kontakt. Übertragung durch die Fliege Hippelates pallipes wird diskutiert, ist aber nicht bewiesen.

Klinik. Einteilung in 3 Stadien:
Primärstadium. Nach etwa 3wöchiger Inkubationszeit tritt eine initiale Läsion irgendwo an der Haut auf, vorwiegend jedoch an den Unterschenkeln unmittelbar unter dem Knie. Mütter können von ihren Kleinkindern an jeder Körperstelle, an der direkter Kontakt besteht, befallen sein; ebenso werden Kleinstkinder von ihren erkrankten Müttern vorwiegend in der Mundumgebung infiziert. Dieser „Mutterherd" („mother yaws") ist eine entzündlich infiltrierte Papel oder eine Gruppe von Papeln, die rasch in ein Ulkus übergeht, das papillomatös vegetierend, frambösiform (frz. framboise = Himbeere) ist. Er ist im Unterschied zu einem luischen Primäraffekt weich und kann relativ groß werden. Das Ulkus weist reichlich Sekretion auf, die reich an – im Dunkelfeld leicht nachweisbarem – Treponema pertenue ist. Regionale Lymphknotenschwellung kommt bei der Mehrzahl der Patienten vor. Die Lymphknoten sind diskret oder groß, hart und schmerzlos und schmelzen nicht ein. Allgemeinsymptome wie Fieber und Gelenkschmerzen kommen vor. Der „Mutterherd" persistiert für mehrere Monate und heilt mit atrophischer hypo- und hyperpigmentierter Narbe ab.
Sekundärstadium. 3–12 Monate nach Infektionsbeginn treten fleischfarbene, himbeerartige papulöse

und ulzerierende granulomatöse Veränderungen auf (Frambösiome, „daughter yaws", Pianome), die sehr erregerreich sind. Die weit ausgedehnte Verteilung ist symmetrisch. Zwei klinische Verlaufsformen werden beobachtet, ein größerer Effloreszenzentyp ähnlich dem „Mutterherd" (makropapulöse Variante) und ein kleinerer Effloreszenzentyp (mikropapulöse Variante mit miliaren, follikulären lichenoiden Papeln). Seltene Erscheinungen sind makulöse Eruptionen (Frambösie-Roseola) und dyschromische Formen mit schuppender Oberfläche. Charakteristisch ist die Erkrankung von Handflächen und Fußsohlen mit Keratodermien. Rhagaden, Schuppung und Schmerzhaftigkeit führen zu einem eigenartigen Gang der Patienten (meist Kleinkinder), der als „crab yaws" bezeichnet wird. Weitere Sonderformen in diesem Sekundärstadium weisen Klavi an den Fußsohlen und Paronychien an Fingern und Zehen auf.

Ebenso charakteristisch ist Knochenbeteiligung bei Frambösie, die bei Kindern die erste Manifestation der Erkrankung sein kann. Knochen- und Periosterkrankung führen zu schmerzhaften Schwellungen.

Im Gegensatz zur Lues ist Schleimhautbeteiligung sehr selten, ebenso Polyskleradenitis.

Allgemeinsymptome: Fieber, Kopfschmerzen und nächtliche Knochenschmerzen.

Rezidive der mikro- oder makropapulösen Effloreszenzen sind häufig, bestehen monatelang und heilen unter Depigmentierung ab.

Tertiärstadium. Das späte Tertiärstadium entwickelt sich bei unbehandelter oder unzureichend behandelter Frambösie, aber nicht notwendigerweise. Gelegentlich kann die Latenzphase mehrere Jahre betragen. Kinder ab 5 Jahren können schon das Tertiärstadium aufweisen. Haut, Knochen, Gelenke, aber nicht das Zentralnervensystem oder das kardiovaskuläre System werden befallen. Ulzerationen und Vernarbung sowie Kontrakturen stehen im Vordergrund.
Sieben Manifestationsformen kennzeichnen das Tertiärstadium:

Nodöse oder tuberkuloide Läsionen (Pianide). 8–10 an der Oberfläche gelegene Knoten bilden bogenförmig angeordnete Plaques.

Gummata. Sie treten vorwiegend an den Beinen auf. Es sind solitäre, harte, zunächst verschiebliche, später verbackene, schmerzlose, tief subkutan liegende Knoten, die ulzerieren und sezernieren. Spätkomplikationen sind Knochenusuren und Ankylosen.

Palmoplantare Keratodermien. Schmerzhafte hyperkeratotisch-rhagadiforme, unscharf begrenzte Veränderungen, oft mit kleinen kraterförmigen Einsenkungen in der Hornschicht und keratotischen Papeln (Keratoderma punctatum).

Osteoartikuläre Läsionen. Periostitis, Osteitis und gummöse Osteoperiostitiden sind wichtige Komplikationen, vorwiegend an den langen Röhrenknochen (Tibia, Radius, Ulna), häufig mit Beteiligung der darüberliegenden Haut. Eine Säbelscheidentibia kann vorkommen.

Gangosa. Dies ist eine besonders augenfällige Mutilation der zentralen Gesichtspartien unter Beteiligung von Knochen, Knorpel und Schleimhaut. Obwohl Zunge und Stimmbänder nicht befallen sind, entsteht eine eigenartige nasale Sprache – daher der Ausdruck Gangosa (span.=dumpfe Stimme) – durch mutilierende Rhinopharyngitis.

Goundou oder Gundu
Synonym. Rhinopharyngitis mutilans.
Exostosen von Nasenbein und angrenzenden Kieferknochen bis zu gigantisch sich vorwölbenden, das Sehen beeinträchtigende Formen.

Juxtaartikuläre Knoten
Synonym. Nodositates juxtaarticulares.
Feste, runde, unterschiedlich große Knoten, vorwiegend an Knie, Ellbogen, Fuß und Handgelenk. In Brasilien wurden juxtaartikuläre Knoten trotz häufigen Frambösievorkommens nicht gesehen; ihre Beziehung zur Frambösie wird von manchen Autoren bezweifelt.

Diagnose. Bei entsprechender geographischer Lokalisation klinisch aus den Effloreszenzen. Erregernachweis und serologische Verfahren wie bei Syphilis.

Differentialdiagnose. Bei initialen Veränderungen: vegetierende Pyodermie, atypische Mykobakterieninfektionen, Tuberkulose der Haut, vegetierende Karzinome (in den Tropen häufig), Syphilis, frambösiforme Leishmaniose, Tungiasis („Honigwabenplaques"), impetiginisierte Skabies. Bei Spätmanifestationsformen: Syphilis, Lepra, mukokutane Leishmaniose, Tuberkulose, Pinta.

Therapie. Penicillin wirkt kurativ. Penicillin (Penicillin-G-Natrium-Procainpenicillin) $6 \cdot 10^5$ IE, jeden 2. Tag 4mal oder eine Einmalinjektion von $2,4 \cdot 10^6$ IE Benzathin-Benzylpenicillin (2 Ampullen Tardocillin 1200) oder PAM (Penicillin-Aluminiummonostearat). Präventivbehandlung mit Penicillin hat sich bewährt und wird von der WHO empfohlen.

Andere tropische Treponematosen

Pinta

Synonyme. Mal del pinto, Carate, Cute, Cativa.

Definition. Endemische, nichtvenerische ansteckende Treponematose (Treponema carateum) mit Hauterscheinungen, die zu auffälligen Depigmentierungen führen.

Endemische Syphilis

Synonyme. Bejel (Syrien, Irak und andere arabische Länder), Sklerljevo (Jugoslawien), Njovera (Rhodesien), Dichuchewa und Rewan (Afrika).

Definition. Endemische nichtvenerische Syphilis, die in abgegrenzten Bevölkerungsgebieten vorkommt. Die endemische Syphilis verläuft wie die venerisch übertragene Syphilis, erinnert aber teilweise an Frambösie. Der Primäraffekt fehlt häufig. An der Mund-, Anal- und Genitalschleimhaut kommen in der Sekundärphase Plaques, an Haut- und Knochensystem destruktive Veränderungen vor. Endemische Syphilis (wie auch die Frambösie) führt selten zu Lues connata; dies könnte dadurch erklärt werden, daß im geschlechtsreifen Alter die Erkrankung bereits lange genug zurückliegt, so daß gesunde Kinder geboren werden.

Erkrankungen durch Chlamydien

Synonyme. Chlamydiae, Bedsoniae, Miyagawanellen, „Große Viren".

Zu den Chlamydieninfektionen (veralteter Ausdruck: Bedsonieninfektionen) werden die Ornithose, die Lymphogranulomatosis inguinalis (Lymphogranuloma venereum, LGV), das Trachom, die Einschlußkörperchenkonjunktivitis (TRIC = „trachoma inclusion conjunctivitis") sowie die sexuell transmittierten chlamydienbedingten Urogenitalerkrankungen gerechnet. Von diesen Erkrankungen werden das Trachom und die TRIC nur kurz besprochen, da sie keine typischen Hauterscheinungen verursachen.

Erreger. Der Ausdruck *Chlamydiae* wird zur Bezeichnung der Erreger der oben genannten Infektionskrankheiten benützt. Es handelt sich um nichtbewegliche, gramnegative, obligat intrazelluläre Parasiten, die alle sehr ähnlich aufgebaut sind und gemeinsame Gruppenantigene besitzen. Sie durchlaufen im Zytoplasma der Wirtszelle charakteristische Entwicklungszyklen. Chlamydien kommen bei Mensch und Tier vor und können erhebliche, auch sozialmedizinisch relevante Krankheiten auslösen. Früher wurden die Erreger als Viren angesehen.
Aufgrund einer Reihe von Kriterien lassen sie sich jedoch von echten Viren unterscheiden.
Es wird angenommen, daß die Chlamydien sich aus gramnegativen Bakterien entwickelt haben. Während der Evolution sind ihnen einige Fähigkeiten bestimmter Stoffwechselleistungen zur Energiegewinnung verlorengegangen. Deshalb sind sie auf die intrazelluläre Lokalisation in einer Wirtszelle angewiesen, die die entsprechenden Energieprodukte liefert. Der Entwicklungszyklus von Chlamydien ist gut aufgeklärt, wobei es zur Zellinfektion durch die *Elementarkörper* (Durchmesser 200–300 nm) kommt. Nach 6–8 h entsteht der *Initialkörper* von etwa 1000 nm Durchmesser und reift nach 24 h zum *Einschlußkörper* heran. Der Metabolismus der Wirtszelle wird weitgehend durch die Chlamydien unterdrückt, liefert aber genügend nutritive Elemente. Chlamydien synthetisieren ihre eigenen Nukleinsäuren, Proteine und Lipide. Dadurch erklärt sich wahrscheinlich die Empfindlichkeit der Chlamydien gegenüber Antibiotika. Der Aufbau der Chlamydien ist durch ultrastrukturelle Untersuchungen gut bekannt. Sie färben sich mit der Giemsa-Färbung, wobei sich die Elementarkörper purpur, die nichtinfektiösen Initialkörper blau anfärben.
Alle Chlamydien besitzen gruppenspezifische Antigene, die wahrscheinlich in der Zellwand lokalisiert sind. Spezifische Antigene sind bisher bei Chlamydia trachomatis nachgewiesen. Der toxische Effekt der infektiösen Chlamydien ist an diese Antigene gebunden.

Serologische Tests. Die immunologische Differenzierung von Chlamydia trachomatis in verschiedene Gruppen ist möglich. Die Stämme A, B, Ba und C werden gewöhnlich in endemischen Trachomgebieten, die Stämme D, E, F, G, H, I, J und K gewöhnlich bei Patienten mit urogenitaler Infektion und mit TRIC in nichtendemischen Gebieten, die Stämme L1, L2 und L3 bei Patienten mit Lymphogranulomatosis inguinalis gefunden.

Serologie. Alle Mitglieder des Genus Chlamydia haben ein gemeinsames Gruppenantigen, das in der Zellwand lokalisiert ist. Antikörper gegen dieses Gruppenantigen können mit einer Komplementbindungsreaktion (KBR) nachgewiesen werden. Diese wurde zuerst zur Diagnose der Psittakose und dann der Lymphogranulomatosis inguinalis benutzt: für die Einschlußkörperchenkonjunktivitis und die Urogenitalinfektion mit Chlamydien war sie nicht anwendbar. Nach anderen serologischen Tests wie Gelhämolyse, Hämagglutinationstest oder Geldiffusionstest wurde neuerdings ein Mikroimmunofluoreszenztest entwickelt (Wang und Grayston 1974), wodurch es gelang, Chlamydia trachomatis in verschiedene antigene Typen zu untergliedern. IgA-, IgG- und IgM-Tests werden benutzt. IgA- und IgG-Antikörper wurden im Serum, in Tränenflüssigkeit und Zervixschleim gefunden und sind eng mit der Einschlußkörperchenkonjunktivitis oder der chlamydienbedingten Urogenitaltraktinfektion verbunden. Der Nachweis von IgM-Antikörpern deutet auf eine etwa 2 Monate zurückliegende Infektion hin.

Isolierung von Chlamydia trachomatis. Die früher gebräuchliche Dottersackmethode, die erst nach 6 Wochen Ergebnisse lieferte, wurde aufgegeben. Seit 1965 steht die sehr viel schneller durchführbare Zellkultur nach McCoy zur Verfügung. Durch ionisierende Strahlen kann die Zellkultur gegenüber der Chlamydieninfektion noch empfindlicher gemacht werden, da eine Zellteilung ausbleibt und nach Zentrifugation das Inokulum besser mit der Wirtszelloberfläche in Kontakt kommen kann. Durch zahlreiche Variationen wurde die Empfindlichkeit des In-vitro-Testmodells noch gesteigert.

Trachom

Dies ist eine schon seit dem Altertum bekannte Erkrankung. Sie verursacht chronische Konjunktivitis und ist eine der vermeidbaren Hauptursachen für Erblindung in der gesamten Welt, besonders in tropisch-subtropischen Ländern oder Endemiegebieten. Halberstädter und v. Prowazek fanden 1907 in Abstrichen aus Konjunktiven bei Trachompatienten charakteristische intrazytoplasmatische Zelleinschlüsse und wiesen ähnliche Zelleinschlüsse 1909 aus dem Urethralsekret einer Wöchnerin nach, deren Kind eine Ophthalmia neonatorum hatte. 1957 gelang die Isolierung von Chlamydia bei Trachompatienten.

Einschlußkörperchenkonjunktivitis

Sie tritt sporadisch in der westlichen Welt als benigne, selbstheilende Erkrankung auf, obwohl chronische und vernarbende Folgezustände an Bindehaut und Kornea vorkommen können. Als Erregerreservoir wird der Genitaltrakt angesehen.

Urogenitalinfektion mit Chlamydia trachomatis

Synonyme. Sexuell transmittierte Urogenitalerkrankung, Chlamydia-positive, nicht gonokokkenbedingte Urethritis, Einschlußkörperchenurethritis.
Sie kommt als häufigste Ursache bei Urogenitalinfektion neben Gonorrhö und Trichomoniase vor (s.S. 71).

Ornithose

Synonyme. Psittakose (bei Papageien und verwandten Spezies), Ornithose (bei anderen Vogelarten), Papageienkrankheit.

Definition. Akute chlamydienbedingte Infektionskrankheit mit pneumonieartiger Symptomatik und schwerem Verlauf, die durch Vögel, besonders Papageien übertragen wird. Die Erkrankung verläuft über mehrere Wochen und spricht auf Tetrazykline an.

Erreger. Chlamydia psittaci.

Pathogenese. Benigne verlaufende Chlamydieninfektion (lungenentzündungsartig).

Epidemiologie. Weltweite Erkrankung. Viele tropische Vögel beherbergen die Erreger, ohne Krankheitssymptome zu zeigen. Infektionen durch Kontakt mit Ziervögeln (Zoo, Tierhandlung, Vogelliebhaber).

Klinik. Es gibt zwei Verlaufsformen. Leichtere Erkrankungen gehen mit uncharakteristischen Allgemeinsymptomen, schwerere mit pneumonieartiger Symptomatik einher. Nach einer Inkubationszeit von 10–14 Tagen setzt die Erkrankung plötzlich mit Fieber und schweren Allgemeinsymptomen wie bei einer Lungenentzündung ein. Die Pneumonie steht im Vordergrund.

Hautsymptome. Sie kommen häufig hinzu. Die Haut ist blaß, oft ikterisch. Zwischen der 1. und 2. Woche treten vorwiegend am Rumpf kleine, diskrete rotbräunliche Makulae auf, die unter Glasspateldruck verschwinden. Papulöse Exantheme, multiforme oder nodöse Erytheme sind seltenere Komplikationen.

Verlauf. Unter antibiotischer Behandlung klingt die Erkrankung in 3–4 Wochen ab.

Diagnose. Kontakt mit Ziervögeln, Papageien; abakterielle Pneumonie mit assoziiertem makulopapulösem Exanthem. Erregernachweis aus Blut, Sputum oder bei letal verlaufenen Fällen aus Lungen-, Leber- oder Milzgewebe. Das Untersuchungsmaterial wird auf McCoy-Zellkulturen gezüchtet. Serologische Identifizierung der Chlamydien aus Sputum, Speichel oder Serum. Als Routineuntersuchung gelingt die KBR 10 Tage nach Erkrankungsbeginn. Dann Nachweis durch einen mindestens 4fachen Anstieg der Antikörpertiter. Ein Einzeltiter über 1:16 ist verdächtig. Sofortige Antibiotikatherapie kann den Antikörperanstieg um Wochen und Monate verzögern. Es besteht Kreuzreaktion mit Lymphogranulomatosis inguinalis; diese Erkrankung verläuft aber klinisch anders. Die Ornithose hinterläßt keine vollständige Immunität. Bei Dauerausscheidern können Chlamydien über Jahre im Sputum nachgewiesen werden.

Prophylaxe. Importierte Vögel sollen in Quarantäne gehalten werden. In Endemiegebieten werden dem Vogelfutter Tetrazykline zugesetzt, um dadurch die Anzahl der Träger zu vermindern. Die in Großstädten lebenden Tauben sind häufig mit Chlamydien infiziert, die sie ständig in kleinen Mengen ausscheiden können. Auch Direktübertragung der Psittakose von Mensch zu Mensch ist möglich.

Therapie. Rifampicin (Rifa, Rimactan), Doxycyclin (Vibramycin), Chlortetrazyklin (Aureomycin), Oxytetrazyklin (Macocyn, Terramycin) oder Erythromycin (Erycinum, Erythrocyn). Tetrazykline werden hochdosiert mit 2,0–3,0 g/Tag für 10 bis 14 Tage gegeben bzw. entsprechende Dosen für die anderen Antibiotika. Durch die antibiotische Therapie ist die Letalität der Erkrankung von über 20% auf unter 2% zurückgegangen.

Meldepflicht.

Lymphogranulomatosis inguinalis
[Hunter 1786, Nicolas-Favre-Durant 1913]

Synonyme. Lymphogranuloma inguinale, lymphogranuloma venereum (engl./am.), Lymphopathia venerea, klimatischer Bubo, M. Nicolas-Durand-Favre.

Definition. Diese chlamydienbedingte Krankheit wird fast ausschließlich durch den Geschlechtsverkehr übertragen und kommt meist in tropischen und subtropischen Gebieten vor. Bekämpfung und Behandlung ist den gesetzlichen Bestimmungen über Geschlechtskrankheiten unterworfen.

Erreger. Chlamydia trachomatis, Serotypen L1–L3. Ursprünglich galt die Infektion als Viruserkrankung. 1935 beschrieb der Japaner Miyagawa die Einschlußkörper; die eigentliche Identifizierung als Chlamydien erfolgte jedoch erst innerhalb des letzten Jahrzehnts.

Epidemiologie. Vorwiegend in tropisch-subtropischen Ländern. In der westlichen Welt werden Lymphogranulomatosis-inguinalis-Erkrankungen fast ausschließlich unter Seeleuten, Homosexuellen, Prostituierten und bei aus Endemiegebieten heimkehrenden Reisenden oder Soldaten beobachtet. Lymphogranulomatosis inguinalis kommt 2- bis 8mal häufiger bei Männern als bei Frauen vor. Bei Männern treten meist Leistenbubonen auf, während Frauen an Elephantiasis genito-ano-rectalis erkranken. Wahrscheinlich ist für die unterschiedliche Lokalisation der Erkrankung bei Männern und Frauen der Sitz der Primärläsionen von Bedeutung. Beim Mann sind die Eintrittspforten für die Chlamydien in erster Linie am Penis mit Abflußgebiet nach den Leistenlymphknoten lokalisiert. Bei Frauen sind die Eintrittspforten für die Chlamydien intravaginal oder an der Portio gelegen und sitzen dementsprechend im Abflußgebiet für die intrapelvikalen und anorektalen Lymphknoten. Chlamydien sollen auch durch das Auge eindringen können (Konjunktivitis mit okuloglandulärem Syndrom). Der klinisch geheilte Patient kann infektiös bleiben. Der weitere Verlauf der Lymphogranulomatosis-inguinalis-Infektion hängt von der Immunitätslage der Patienten ab. Kommt es rasch zu Antikörperbildung, verläuft die Erkrankung gutartig und kurzdauernd. Bei schlechterer Immunitätslage wird die Erkrankung umfangreicher, hartnäckiger und langwieriger. Viele überstehen die Erkrankung unbemerkt oder machen sie ambulant durch. Andere sind bettlägerig, stark mitgenommen und berufsunfähig. Letaler Ausgang kommt nur im Fall von Sekundärinfektionen vor. Allerdings ist der vollausgebildete anorektale Symptomenkomplex quoad vitam nicht ungefährlich.

Klinik. Das klinische Bild wird in 3 Stadien eingeteilt. Die Chlamydien breiten sich in der frühen Krankheitsphase in Blut, Liquor und Milz aus.

Stadium I: Primärläsion
Die Inkubationszeit beträgt mindestens 14 Tage, oft länger. Die Primärläsion ist eine hirsekorn- bis reiskorngroße Papel, die dann in eine Papulovesikel oder Papulopustel übergeht und schließlich flach ulzeriert. Es entleert sich ein seröses Sekret, anschließend ist das flache Ulkus oft grauschmierig belegt. Insgesamt hat die Primärläsion nichts Typisches. Die Knötchen und flachen Ulzerationen erinnern an initiale Ulcera mollia. Selbst primäraffektähnliche Infiltrate wie bei Lues kommen vor. Beim Mann finden sich die Veränderungen an der Glans penis, in der Kranzfurche, außerdem am Präputium oder in der vorderen Urethra, bei der Frau an der Vulva, in der Vagina, Zervix oder Portio. Die Primärläsion ist schmerzlos und wird häufig nicht bemerkt. Ihr Bestand ist meist kurzdauernd.

Stadium II: Bubonen
Etwa 2 Wochen nach dem Auftreten der Primärläsion breitet sich die Erkrankung auf dem Lymphwege aus. Meist ist die entzündliche Leistenlymphknotenschwellung einseitig, selten auch doppelseitig. Normalerweise schwellen die Lymphknoten oberhalb, seltener diejenigen unterhalb des Poupart-Bandes an. Diese verschmelzen miteinander zu Paketen. Sie werden hühnerei-, manchmal faustgroß. Dann verkleben sie mit der Haut, jedoch bleiben die Knoten auf der Unterlage verschiebbar. Die Oberfläche der jetzt schmerzhaften Knoten ist entzündlich gerötet. Der Farbton ist erst rot, dann blau-rötlich, später braunrötlich. Meist kommt es im Zentrum des Knotens zu einer Abszeßbildung, häufig zu Perforation nach außen und zu Fistelbildung. Aus den Fistelöffnungen entleert sich weißlich-grauer, rahmiger, mit Bröckchen durchsetzter Eiter. Später schließt sich die Fistel unter eingezogener Narbenbildung. Liegt die Primärläsion im Rektum oder in der Vagina, so kommt es zum Befall der perirektalen und paraaortalen Lymphknoten (Gerota-Drüsen). Auch bei Sitz am äußeren Genitale können diese Lymphknotenstationen mitbefallen sein. Umfaßt man bei entspannter Bauchdecke und angewinkelten Knien die Beckenschaufel, so fühlt man auf ihrer Innenseite fest aufsitzende, geschwollene Drüsen. Dieser intraabdominelle Bubo ist diagnostisch wichtig. Die Entwicklung der Bubonen

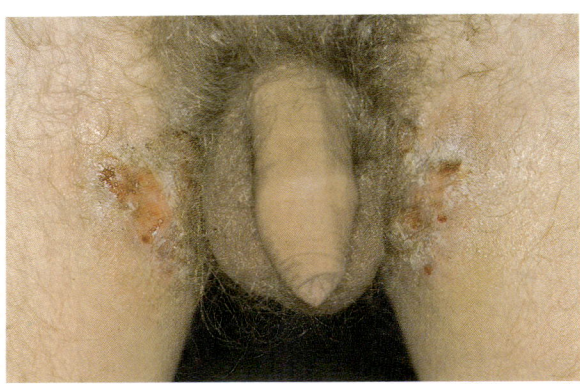

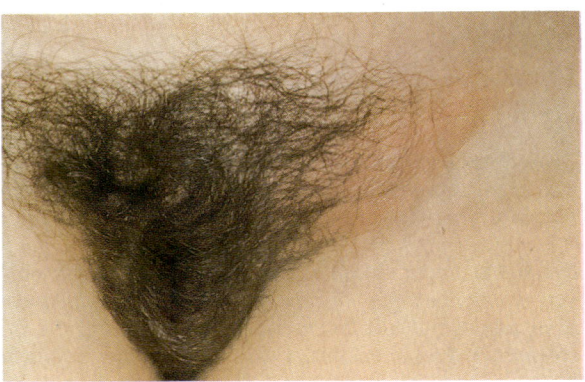

Lymphogranulomatosis inguinalis

verläuft mit oder ohne Allgemeinsymptome. Dazu zählen Fieber, allgemeines Krankheitsgefühl, Appetitlosigkeit und Gewichtsverlust. Als weitere Zeichen der Generalisation können rheumatoide Beschwerden, Gelenkschwellungen und Exantheme nach Art des Erythema nodosum, Erythema exsudativum multiforme, aber auch nur flüchtige erythematöse und urtikarielle Ausschläge beobachtet werden. Konjunktivitis und Meningoenzephalitis sind möglich. Im Blut anfänglich Leukozytose, später Lymphozytose; die BSG ist erhöht.

Stadium III:
Elephantiasis genito-ano-rectalis ulcerosa
Dieses Endstadium kann jahrelang schwelen und mit Strikturen und Fibrosen in Genitaltrakt und Rektalgebiet einhergehen. Gefürchtete Komplikationen sind Elephantiasis der äußeren Genitalien, so der Labien, der Klitoris, des Penis und des Skrotum. Bei Frauen kommt es häufig zu Strikturen im Rektum, ebenso bei Homosexuellen.

Historisches. Dieses III. Stadium des Lymphogranuloma inguinale wurde lange Zeit als selbständiges Leiden beschrieben, so unter dem Namen „éléphantiasis de l'appareil génital", „esthiomène" (Huguier 1848); anorektaler Symptomenkomplex (Fournier). Esthiomène und anorektaler Symptomenkomplex wurden unter der Bezeichnung „syndrome de Jersild" zusammengefaßt. Erst die Frei-Reaktionen und der Nachweis der Chlamydien erwiesen dieses Krankheitsbild als Teilerscheinung und III. Stadium des Lymphogranuloma inguinale. Klinisch macht es einen Unterschied aus, ob sich der Schwerpunkt des Krankheitsgeschehens im Bereich des genitalen oder anorektalen Komplexes abspielt.

Elephantiasis genitalium. Bei Frauen beginnt das Lymphogranuloma inguinale gewöhnlich mit einer Primärläsion im Genitalbereich, so an den großen oder kleinen Labien, am Orificium urethrae, der Klitoris, Vagina, Portio oder der hinteren Kommissur. Es entstehen dann langjährige Geschwüre mit anschließender Elephantiasis. Gelegentlich beschränken sich die Veränderungen auf einen engen Bereich, so auf den Anfangsteil der Urethra (Fischmaulurethra) oder auf das Gebiet der Klitoris. In der Mehrzahl der Fälle ist eine der beiden großen Labien in ihrer ganzen Ausdehnung befallen. Sie sind auffällig vergrößert und von gummiartiger Konsistenz. Dabei kann es zu glatten Wulstbildungen mit tiefen auseinanderfaltbaren Furchen oder zu einer verrukösen papillomatösen Beschaffenheit mit Ulzerationen kommen. In der Vagina und perineal können elephantiastische Wulstbildungen hinzukommen. Auch das anorektale Gebiet kann einbezogen werden. Kompliziert wird das Bild durch Strikturen der Urethra, durch Fistelbildung zwischen Urethra und Vagina und zwischen Vagina und Rektum.
Bei Männern kommt es, wenn auch selten, zu einer Elephantiasis des Skrotum oder des Penis.

Anorektaler Symptomenkomplex. Dieser leitet sich in der Regel von einer Infektion im Genitalbereich her, kann aber auch unmittelbar durch Primärläsionen im Aftergebiet oder vom Rektum her stammen. Die Erkrankung des anorektalen Bereichs stellt die größte Gefahr beim Lymphogranuloma inguinale dar. Um den After findet man Wulstbildungen wie Hämorrhoiden oder Feigwarzen. In der Umgebung des Rektum erkranken die Gerota-Lymphknoten, die oberhalb des Afters in einem 2–6 cm breiten Gebiet zu schweren Stauungsphänomenen führen. Der Enddarm ist verdickt, verhärtet, höckrig infiltriert und im Lumen eingeengt. Der Stuhl wird bleistiftförmig und mit blutig-eitrigen Schleimauflagerungen vom Rektum her überlagert. Im Rektum finden sich zahlreiche kleinere und größere Geschwüre. Schließlich treten perianal und perirektal Fistelbildungen auf. Nach langem Verlauf läßt die Sekretion nach: *Fistulae siccae,* die ohne Heilungstendenz fortbestehen.
In diesem Stadium ist das Allgemeinbefinden meist erheblich beeinträchtigt. Die Stuhlentleerung ist außerordentlich erschwert. Lymphogranulomatosis inguinalis kann durch gleichzeitiges Vorliegen anderer Geschlechtskrankheiten, so Syphilis, Gonorrhö und Ulcus molle kompliziert werden.

Prognose. Relativ gut bei rechtzeitiger Erkennung und Behandlung im Stadium I und Frühstadium II. Schlecht bei voll ausgeprägtem Stadium III mit Elephantiasis und anorektalem Symptomenkomplex.

Diagnose. Kontakt in Endemiegebieten, schmerzloses Knötchen, das ulzeriert; entzündliche Bubonen, anorektaler Symptomenkomplex.

Labordiagnostik
Ausstrich. Der direkte Nachweis von Chlamydien aus Primärläsionen, Ulkus, Buboneneiter oder Biopsiematerial gelingt kaum.
Kulturelle Darstellung. Überimpfung von Infektionsmaterial auf McCoy-Zellkulturen. Identifizierung der Clamydien durch immunologische Verfahren.
Komplementbindungsreaktion. Dies ist die wichtigste diagnostische Methode. Die KBR wird 2–4 Wochen nach Erkrankung positiv. Wichtig ist der Anstieg der Antikörper über mindestens 4 Titerstufen. Nach entsprechender Therapie der Lymphogranulomatosis-inguinalis-Infektion gehen die Antikörper zurück. In den meisten Fällen liegt jedoch die akute Erkrankung so lange zurück, daß ein Titeranstieg nicht mehr gemessen werden kann. In diesem Fall unterstützt ein Einzeltiter von 1:64 oder mehr die klinische Diagnose; ein Einzeltiter von 1:16 ist als verdächtig anzusehen.
Frei-Test (1930). Dieser hat seine Bedeutung für die Diagnose einer Lymphogranulomatosis-inguinalis-Infektion verloren. Zu den Nachteilen der geringen Sensitivität und Spezifität und der möglichen Überempfindlichkeit auf Hühnereiweiß, ist der Umstand hinzugekommen, daß das Testantigen nicht mehr im Handel erhältlich ist.
Mikroimmunfluoreszenz-(Mikro-IF-)Test. Dieser ist empfindlicher als die KBR, denn er mißt Antikörper

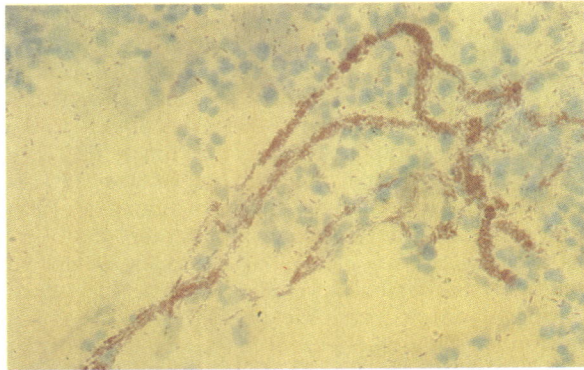

Haemophilus ducrey (Streptobazillen)

gegen spezifische Antigene. Da Erkrankungen im akuten Stadium selten beobachtet werden, sind 4fache Titeranstiege oder der Nachweis von IgM-Antikörpern selten. Meist findet man bei Lymphogranulomatosis inguinalis sehr hohe IgG-Antikörpertiter ($\geq 1:2000$), die die Titer bei nicht gonorrhoischer, chlamydienbedingter Urethritis weit übersteigen.

Überwanderungsimmunelektrophorese. Dieses neue serologische Verfahren verwendet für die Diagnose einer Lymphogranulomatose ein lösliches gereinigtes Antigen, das von einem Lymphogranulomatosis-inguinalis-Erreger gewonnen wurde. Es sollen damit nur noch Lymphogranulomatosis-inguinalis-spezifische Antikörper gemessen werden. Keine Kreuzreaktion mit anderen Serotypen von Chlamydia trachomatis.

Die Anwendung der beiden letztgenannten Untersuchungsmethoden bleibt bisher nur Speziallaboratorien vorbehalten.

Therapie. Im Frühstadium haben sich Tetrazykline (Oxytetracyclin, Chlortetracyclin) in hohen Dosen von 2,0–3,0 g tgl. für mindestens 10–14 Tage bewährt, ferner Doxycyclin (2×100 mg tgl.), Erythromycin, Rifampicin oder Sulfamethoxazol und Trimethoprim in entsprechender Dosierung. Der Antikörpertiter ist dann rückläufig; dies spricht für eine Eliminierung der Chlamydien. Sekundärinfektionen, besonders durch gramnegative Keime, sind zu beachten. Die antibiotische Therapie wirkt im III. Stadium nur noch symptomatisch. Jetzt müssen oft chirurgisch-palliative Maßnahmen durchgeführt werden, um Fisteln und Strikturen zu korrigieren.

Meldepflicht. Diese unterliegt dem Gesetz zur Bekämpfung der Geschlechtskrankheiten.

Ulcus molle [Ducrey 1889]

Synonyme. Weicher Schanker, Chancroid (engl./am.)

Definition. Ulcus molle ist eine fast nur durch Geschlechtsverkehr übertragene und durch Bakterien verursachte Geschlechtskrankheit. Autoinokulation ist möglich. Eine oder mehrere von einem Randwall umgebene, unterminierte, schmerzhafte Ulzerationen gehen einer schmerzhaften entzündlichen Lymphknotenschwellung voraus. Es entwickelt sich keine Immunität.

Historisches. Der Erreger des Ulcus molle wurde 1889 von Ducrey in Eiter von Geschwüren gefunden, 1892 von Unna im Gewebe entdeckt und Streptobazillus benannt.

Erreger. *Haemophilus ducreyi,* ein kurzes, etwa $0,6 \times 1,1–1,6$ µm großes, gramnegatives Stäbchenbakterium mit abgerundeten Ecken, das zur Kettenbildung neigt. In der Methylenblau- oder Giemsa-Färbung ist häufig eine bipolare Anfärbung zu erkennen, die mit einer Sicherheitsnadel verglichen wurde.

Epidemiologie. Die Krankheit kommt weltweit vor, besonders in den Tropen und Subtropen, ist aber relativ selten und findet sich vorwiegend in Groß- und Hafenstädten. Bei Männern ist das Ulcus molle etwa 5- bis 20mal so häufig wie bei Frauen, wahrscheinlich durch symptomfreie Keimträgerinnen. Mangelnde Hygiene und unzureichende medizinische Versorgung erklären die große Durchseuchung in einigen sich entwickelnden Ländern. Zu Kriegszeiten ist die Morbiditätsrate sehr hoch. Im Korea- und Vietnamkonflikt war in der amerikanischen Truppe das Ulcus molle etwa so häufig wie die Gonorrhö. In den letzten 30 Jahren wurde diese Geschlechtskrankheit bei uns fast nicht mehr gesehen (1976: 125 gemeldete Fälle); seit 1977 werden zunehmende Zahlen von Erkrankungen aus der Türkei, USA, Kanada und auch bei uns gemeldet.

Klinik. Nach einer durchschnittlichen *Inkubationszeit* von 2–4 Tagen kommt es zu einer *Primäreffloreszenz.* Diese ist eine Papel auf erythematösem Grunde, die rasch in eine Pustel und dann in ein schmerzhaftes, weiches, scharf begrenztes *Ulkus* übergeht. In typischen Fällen ist der Geschwürsrand etwas aufgeworfen und unterminiert mit den Zeichen des doppelten Randes: außen ein hellroter entzündlicher Randsaum, an dem sich nach innen hin ein schmaler gelblicher Nekrosestreifen anschließt. Der Ulkusgrund ist grau-gelblich bedeckt, darunter liegt ein gefäßreiches Granulationsgewebe. Die Größe des Ulkus ist sehr variabel. Palpatorisch ist das Ulkus weich und schmerzhaft.

Das Ulcus molle hat seine Prädilektionsstellen im Genitalbereich, obwohl es überall sitzen kann. *Beim Mann* sitzen Ulcera mollia bevorzugt an der Glans, an der Zirkumferenz des Orificium urethrae oder am Frenulum, hier auch als stecknadelkopfgroße perforierende Ulzeration. Ferner kommt die Ulzeration im Sulcus coronarius, an der Haut des Penisschaftes, an der Peniswurzel, am Mons pubis, am Skrotum oder den Innenseiten der Oberschenkel vor. *Bei Frauen* sind die großen und kleinen Labien, die Umgebung der Urethra, die hintere Kommissur, seltener die Scheide, öfters die Portio befallen. Auch am Damm und am Anus können die Ulzerationen vorkommen. Spekulumeinstellung und Rektoskopie gehören mit zur Untersuchung bei Verdacht auf Ulcus molle, insbesondere bei Kontaktpersonen. Die Zahl der Ulzerationen wechselt. Manchmal findet sich nur ein Ulkus, häufig entstehen jedoch mehrere; die Zahl hängt von der Eintrittspforte und der Möglichkeit der Weiterverimpfung (*Autoinokulation*) ab.

Klinische Sonderformen
Follikuläres Ulcus molle [Ulcus molle folliculare oder miliarer Follikelschanker (Vörner)]. Um einen Haarfollikel, häufig im Mons-pubis-Gebiet, liegt ein reiskorngroßes ausgestanztes Ulkus, aus dem das Haar zentral herausragt. Mehrere follikuläre Ulzerationen können gleichzeitig vorliegen.
Ulcus molle elevatum. Im Geschwürsgrund bildet sich überschießendes Granulationsgewebe, so daß das Ulkus über das Hautniveau angehoben wird. Der scharf begrenzte Geschwürsrand bleibt erhalten.
Ulcus molle gangraenosum (phagedänisches Schankroid). Es ist selten; wahrscheinlich durch bakterielle Mischinfektion kommt es zu rapidem Geschwürszerfall; der ganze Penis kann nekrotisch zerfallen.
Ulcus molle serpiginosum. Es ist selten. Rasche bogige Ausdehnung und geschwüriger Zerfall bis auf die Bauchwand und die Innenseiten der Oberschenkel.
Transitorisches Ulcus molle. Sehr kleines und schnell wieder abheilendes Ulkus, dem aber eine deutliche Lymphadenopathie folgt.

Bubo (Lymphadenopathie)
Bei mehr als 50% der Patienten beschränkt sich die Erkrankung auf das typische Ulkus. Sonst kommt es zur charakteristischen bakteriellen *Ulcus-molle-Lymphangitis* und dem regionären *Ulcus-molle-Bubo*. Die Lymphangitis verläuft häufig unbemerkt, nur selten ist eine teigige Lymphstrangbildung am dorsalen Penisschaft tastbar. Im Verlauf des dorsalen Lymphstranges kann es an der Peniswurzel zu einem bohnen- bis kirschgroßen Abszeß, dem *Bubonulus* kommen.
Die unangenehmste Komplikation des Ulcus molle ist die regionäre Lymphknotenreaktion in Form des Ulcus-molle-Bubo. Der Bubo manifestiert sich 1–2 Wochen nach der Primäreffloreszenz, ausnahmsweise auch schon wenige Tage nach Ulkusbeginn oder erst im späteren Verlauf nach Abheilung des Ulcus molle. Die Leistengegend schwillt über Nacht an, die Haut ist entzündlich gerötet und ödematös. Ein oder mehrere Lymphknoten erkranken (*Lymphadenitis, Lymphoperiadenitis*). Die Leistengegend wird schmerzhaft. Danach rasche Weiterentwicklung, schon nach 24 h deutliche Fluktuation mit drohender Einschmelzung. Die Haut über dem Abszeß ist dünn ausgespannt. Jetzt kommt es häufig zur Perforation nach außen und Eiterentleerung. Die Lymphknoten sind oft mit der Umgebung verbacken. Nach der Lymphknotenabszedierung schließen sich ohne rechtzeitige Therapie vielfach Fistulationen an. Die im Buboinhalt vorkommenden *Haemophilus ducreyi* infizieren den Fistelrand, so daß sich ein *schankröser Bubo* entwickelt. Das die Fistel umgebende Ulkus wird oft münzgroß; auch gangränöser Zerfall ist möglich.

Symptome. Die Patienten fühlen sich abgeschlagen, leichtes Fieber tritt auf. Spätkomplikationen können zu Phimose, Paraphimose, Urethralstenose oder Urethralfisteln führen.

Ulcus mixtum
Gleichzeitig mit einem Ulcus molle können weitere Geschlechtskrankheiten akquiriert werden. Eine gleichzeitige Infektion mit Syphilis ist nicht selten. Dringen Lueserreger gleichzeitig in die Eintrittspforte

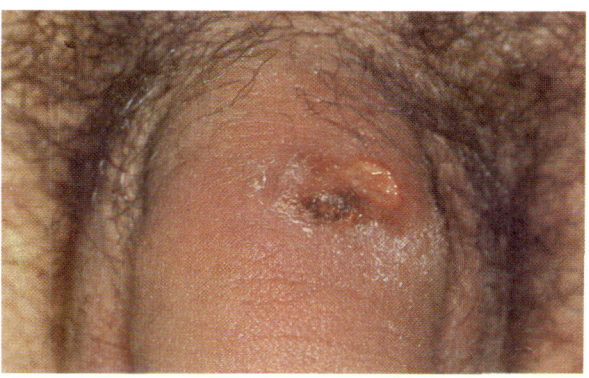

Ulcus molle

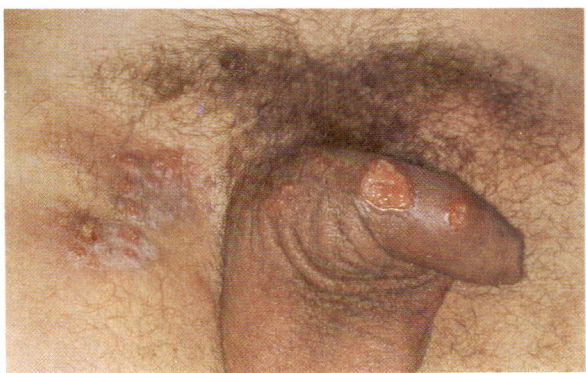

Ulcera mollia

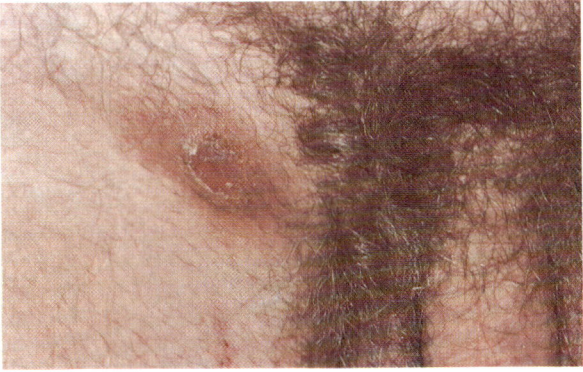

Ulcus molle, entzündlicher Bubo

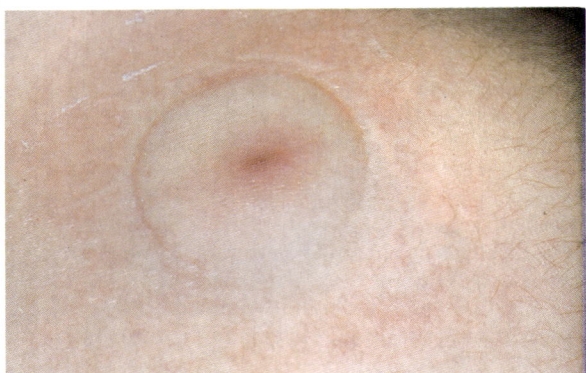
Ulcus molle, positive Autoinokulation

ein, so verhärtet sich das Ulcus molle nach 3 Wochen, und es entsteht ein *Ulcus mixtum,* aus dem man die Erreger beider Krankheiten nachweisen kann.
Ätzungen eines Ulcus molle mit Argentum nitricum führen ebenfalls zur Verhärtung der Ränder und zu einer Erschwerung der Diagnose.

Erregernachweis
Ausstrich. Nekrotisches Gewebe des Ulcus molle oder des schankrösen Bubo wird mit einer Platinöse oder einem Watteträger vom gesäuberten Wundgrund, besser noch aus dem unterminierten Randwall auf einen Objektträger ausgestrichen. Zur Darstellung der *bipolaren Anfärbung* und des *Gramverhaltens* des *Haemophilus ducreyi* sind Giemsa- und Gram-Färbung geeignet. Zum raschen Auffinden der fischzugartigen Bilder der Erreger, besonders bei niedriger mikroskopischer Vergrößerung, ist die Färbung mit Methylgrünpyronin nach Pappenheim und Unna geeignet. Farblösung: Methylgrün 0,15; Pyronin 0,25; Alkohol 2,5; Glyzerin 20,0, Karbolwasser 0,5% ad 100,0 (als Fertiglösung im Handel erhältlich). Färbdauer 5 min, danach Abspülen. Die im Präparat vorkommenden Haemophilus ducreyi (und andere Bakterien) werden leuchtend rot gefärbt, die Leukozytenkerne sind blaugrün. Besonders gute Präparate werden durch Erwärmen der Farblösung auf 56° C erzielt. Die Erreger liegen manchmal in langen Ketten zu 10–30 Gliedern *fischzugartig* zwischen dem Zelldetritus. Sind die Pole der stäbchenförmigen Keime stärker gefärbt, sehen sie hantelförmig oder wie eine Sicherheitsnadel aus. Der Erregernachweis gelingt bei 50–90% der Erkrankungen.
Punktion oder Aspiration des Bubo. Gleiches Vorgehen wie beim Ulkusabstrich.

Kultureller Nachweis. Die Züchtung von Haemophilus ducreyi ist nicht ganz leicht. Materialabnahme am besten *steril* aus Buboeiter; sonst aus dem eigentlichen *Ulcus molle* oder dem Autoinokulationsherd (Uhrglasverband). Die Primärisolierung gelingt am besten in defibriniertem Kaninchenblut, auf 30%igen Kaninchenblutagarplatten oder im Serumüberstand von koaguliertem und durch halbstündiges Erhitzen auf 56° C inaktiviertem Eigenblut der Patienten. Optimales Wachstum bei 33° C, wasserdampfgesättigter Atmosphäre und 5–10% CO_2. Die langen gewundenen Einfach- und Doppelketten mit Hantel- oder Sicherheitsnadelform sind typisch.

Autoinokulation
Schon vor der Entdeckung von Haemophilus ducreyi war bekannt, daß man mit Schankermaterial beliebige Weiterverimpfungen beim Menschen vornehmen kann. Diese Tatsache wird zur Diagnosestellung ausgewertet (Autoinokulation). Eitermaterial aus dem Ulkus oder schankrösem Bubo wird auf die skarifizierte Unterarm- oder Bauchhaut des Patienten aufgetragen und ein Uhrglasverband angelegt. Im positiven Fall tritt nach 1–2 Tagen eine typische Läsion (analog der Primärläsion am Genitale) als Pustel mit raschem Übergang in ein Ulkus ein, aus dem sich die Erreger nachweisen lassen. Da die Stadien der genuinen genitalen Ulcus-molle-Infektion wegen der raschen Entwicklung fast nie zu sehen sind, können sie im Experiment durch das Fenster des Uhrglasverbandes beobachtet werden. Nach 1–2 Tagen entsteht am Ort der Skarifikation eine linsengroße rote Makula, die rasch in eine Papel und bald darauf in eine Pustel übergeht. Das dünne Pusteldach platzt leicht, ein rundes, ausgestanztes scharfrandiges Ulkus mit speckigem Grund liegt vor. Umgeben ist das Ulkus von einem schmalen, entzündlich geröteten Hof. Bei Materialentnahme aus dem Ulkus fällt große Schmerzhaftigkeit auf.
Die Autoinokulation zur Diagnose kommt nur in Frage, wenn mikrobiologische Methoden nicht verfügbar sind.
Übertragung. Erregerübertragung auf Affen ist gelungen.

Biopsie. Aus dem Randbereich des Ulcus molle. Ein „Dreizonenaufbau" (Heyman) ist charakteristisch mit einer oberflächlichen Nekroseschicht (Ulkusgrund aus polymorphkernigen Leukozyten, Fibrin und Erythrozyten), einer mittleren Schicht aus ödematös durchtränktem Korium mit Blutgefäßen und Gefäßthromben und einer tiefen Schicht aus entzündlichem Infiltrat mit Plasmazellen und Lymphozyten.

Ito-Reenstierna-Reaktion (Kutisreaktion, Intrakutanreaktion). Durch die Kultivierbarkeit von Haemophilus ducreyi wurde die Herstellung einer Vakzine (Ducrey- oder Dmelcos-Vakzine, nicht mehr im Handel) möglich. Auch sterilisierter Buboneneiter wurde benutzt. Im positiven Fall ergibt sich eine allergische Spätreaktion vom Tuberkulintyp, die sich nach 24–48 h zu einem Knötchen von mehr als 5 mm Durchmesser entwickelt. Erst nach 10 Tagen klingt die Reaktion langsam ab. Bei etwa 75% der Ulcusmolle-Patienten ist der Test positiv und bleibt es auch nach überwundener Erkrankung; es kommt jedoch nicht zu einer Immunität. Daher ist der Test für die Diagnostik nicht sicher geeignet. Die Ito-Reenstierna-Reaktion ist heute nur noch von experimentellem Interesse.

Ulcus-molle-KBR. Sie soll 3 Wochen nach einem voll entwickelten Ulcus molle ansteigende Titer zeigen. Da sie die Diagnose höchstens retrospektiv untermauern kann, ist die KBR nicht von diagnostischer Bedeutung.

Luesserologie. Bei Stellung der Ulcus-molle-Diagnose, am Ende der (Sulfonamid-)Therapie sowie 6 Wochen später Serokontrolle (Suchreaktionen) auf Syphilis, um eine Doppelinfektion nicht zu übersehen.

Prognose. Bei frühzeitiger Diagnose gut. Das Ulkus heilt mit einer kleinen Narbe ab, der Bubo hinterläßt einen fibrotischen Lymphknoten. Bei verschleppter Diagnose und abszedierendem Bubo protrahierter Verlauf; eingezogene Fistelnarben resultieren. Unbehandelt wird das Ulcus molle chronisch; weder das Ulkus noch die Bubonen oder fistelnden Bubonen heilen spontan ab.

Diagnose. Weicher schmerzhafter Schanker, unterminierter Randwall; entzündlich einschmelzender schmerzhafter Bubo. Im Abstrich und in der Kultur fischzugartige Haemophilus ducreyi, Sicherheitsnadelform. Ansprechen auf Sulfonamide.

Differentialdiagnose. Ulcus durum bei Syphilis, meist in Einzahl (s. Tabelle). Es ist auch an ein Ulcus mixtum zu denken und nach Treponema pallidum zu suchen. Die Syphilisserologie ist mehrfach zu kontrollieren. Als weitere Doppelinfektion kann Gonorrhö vorkommen. Herpes simplex, besonders bakteriell superinfizierte Läsionen, meist schmerzhafte Erosionen mit polyzyklischer Begrenzung. In Endemiegebieten sind Verwechslungsmöglichkeiten mit Lymphogranuloma inguinale gegeben. Ulcus vulvae acutum ist selten; hier bleiben die Ulzera nach Entwicklung stationär, sie sind nicht unterminiert und nicht rundlich.

Therapie

Innerlich:
Sulfonamide. Sie sind die Mittel der Wahl. Durch sie wird eine mögliche Luesinfektion nicht verschleiert; Behandlungsdauer mindestens 10 Tage. Die Versagerquote der Sulfonamidtherapie liegt bei etwa 10%.

Trimethoprim-Sulfamethoxazol. 800 mg Sulfamethoxazol und 160 mg Trimethoprim tgl. (Bactrim forte, Co-trimoxazol forte, Eusaprim forte) peroral für mindestens 10 Tage.

Sulfadiazin. Initialdosis 4,0 g, mit reichlich Flüssigkeit innerhalb von 2 h am 1. Tag, dann 3mal 1,0 g tgl. für 7-10 Tage bis zur klinischen Abheilung, bei Bubonen evtl. länger (Sulfadiazin-Heyl 500 mg).

Sulfisoxazol. Initialdosis 2,0 g, dann 1,0 g 4mal tgl. (Gantrisin 500 mg).

Aminoglykoside. Sie sind ebenfalls zur Therapie geeignet und verschleiern nicht eine gleichzeitig erworbene Lues. Der Nachteil liegt im parenteralen Applikationsmodus und der Toxizität. Die Dosierung ist entsprechend den Empfehlungen, meist 3mal täglich eine Ampulle i.v.

Streptomycin. Es ist ein anderes Ausweichpräparat und verschleiert ebenfalls nicht eine gleichzeitig erworbene Lues. Dosierung: 1,0 g i.m. (Streptothenat) tgl. für 7-10 Tage.

Tetrazykline. Sie sind wirksam, verschleiern aber eine gleichzeitig erworbene Lues, die mit der für Ulcus molle üblichen Dosierung evtl. nicht ausreichend behandelt wird. Dosierung: 2,0 g Oxytetrazyklin (Macocyn, Terramycin, Tetra-Tablinen) tgl., verteilt auf 2 Dosen (oder Äquivalenz anderer Tetrazyklinderivate) für 10-14 Tage. Tetrazyklinresistenz kommt vor.

Thiamphenicol. Einmalige Gabe von 2,5 g (Urfamycine) peroral und evtl. nochmals 1,25 g nach Ablauf einer Woche sollen in über 90% zur Heilung führen.

Penicillin. Dieses hat sich als unwirksam erwiesen, obwohl Haemophilus ducreyi in vitro penicillinempfindlich ist. Bei Ulcus molle gangraenosum und mischinfizierten schankrösen Bubonen kann nach Antibiogramm eine zusätzliche Penicillintherapie angebracht sein. Schließlich können auch Cephalosporine in Betracht kommen.

Äußerlich: Desinfizierende Bäder oder Umschläge mit 8-Chinolinolsulfat (Chinosol) oder Kaliumpermanganat. Bei Paraphimose oder entzündlicher Phimose notfalls Dorsalinzision. Bei prallgespannten Bubonen Aspiration des Eiters, notfalls wiederholt durchführen. Bubonen nicht breitbasig inzidieren.

Meldepflicht. Beachtung des Gesetzes zur Bekämpfung der Geschlechtskrankheiten.

Tabelle: Differentialdiagnose zwischen Ulcus durum bei Syphilis und Ulcus molle

	Ulcus durum	Ulcus molle
Inkubationszeit	3 Wochen	2-4 Tage
Zahl der Ulzera	Meist Einzahl	Meist Vielzahl
Konsistenz	Hart	Weich
Ulkusmorphologie	Kein Dreizonenaufbau	Dreizonenaufbau
Ulkusrand	Nicht unterminiert	Unterminiert
Symptome	Schmerzlos	Schmerzhaft
Regionale Lymphknotenschwellung	Nicht entzündlich, hart, schmerzlos	Entzündlich mit Einschmelzungsneigung, weich, schmerzhaft

Granuloma venereum [MacLeod 1882]

Synonyme. Donovaniosis (Donovan 1905), Granuloma inguinale (angloamerikan.), Granuloma pudendum chronicum.

Definition. Das Granuloma venereum ist eine chronische granulomatöse, nicht sehr kontagiöse, gewöhnlich außereuropäische Infektionskrankheit, die vorzugsweise die Genitalregion betrifft, fast nur bei

Männern vorkommt und keine Neigung zur Spontanabheilung zeigt. Wegen der bevorzugten perigenitalen Lokalisation wird die Erkrankung mit zu den Geschlechtskrankheiten gerechnet.

Erreger. Calymmatobacterium granulomatis, früher als Donovania granulomatis bezeichnet. Morphologisch und antigenetisch bestehen Beziehungen zur Gruppe der Klebsiellen. Das gerade oder gekrümmte Bakterium ist 1,0–2,0 µm lang und färbt sich (Giemsa- oder Wright-Färbung) hell bis tiefblau oder purpur mit verstärkter Polfärbung. Liegt das Calymmatobacterium granulomatis in großen mononukleären Zellen, spricht man von *Donovan-Körpern.* Die kulturelle Anzüchtung auf embryonierten Hühnereiern ist möglich. Elektronenmikroskopisch finden sich in der Peripherie der Bakterien zytoplasmatische Einschlußkörper, so daß die Gegenwart eines Bakteriophagen vermutet wird. Die Übertragung auf Tiere ist nicht sicher gelungen, aber experimentell auf den Menschen. Zum Angehen der Infektion waren 50 Tage erforderlich.

Epidemiologie. Fast nur in tropisch-subtropischen Gebieten. In der westlichen Welt werden relativ häufig Farbige und Homosexuelle befallen, Männer viel häufiger als Frauen (10:1); letztere gelten als latente Keimträgerinnen.

Pathogenese. Vermutlich durch sexuellen Kontakt übertragene Infektion. Nach der Calymmatobacterium-granulomatis-Infektion kommt es zur Ausbildung von überschießendem Granulationsgewebe mit zahlreichen Plasmazellen; Lymphozyten sind kaum vorhanden oder fehlen. Polymorphkernige Leukozyten sammeln sich fokal in den dermalen Papillenspitzen und in der Epidermis. Dem schließt sich eine Epithelproliferation mit pseudoepitheliomatöser Hyperplasie an. Das wichtigste pathognomonische Zeichen sind große mononukleäre Zellen von 58–90 µm Durchmesser mit intrazytoplasmatischen vakuoligen Aussparungen, in denen sich die Erreger gruppiert ansammeln. Sekretstauung in intertriginösen Räumen scheint bei einem feuchtwarmen Tropenklima die Übertragung zu begünstigen.

Klinik. Hauptlokalisation ist die Genitalsphäre, auffälligerweise das Leistengebiet mehr als die Genitalien selbst. Die Inkubationszeit beträgt etwa 8–12 Wochen. Anfangs entstehen eine oder einige juckende Pusteln; diese vergrößern sich, zerfallen geschwürig und konfluieren flächenförmig. Daraus entstehen weiche, aufgeworfene ulzeröse Beete mit hellroter samtartig granulomatöser Oberfläche („wie rohes Fleisch"). Nach Berührung kommt es leicht zu Blutungen. Neue, jetzt vegetierende Beete, die sich serpiginös aneinanderreihen, können hinzukommen. Die schmerzlosen Vegetationen wachsen über Wochen und Monate langsam weiter und breiten sich entlang den intertriginösen Räumen aus.

Lymphadenopathie gehört nicht zum typischen Bild, obwohl primär Herde von Granuloma venereum in der Leistenbeuge wie ein Pseudobubo imponieren können. Der aufgeworfene Rand ist nicht unterminiert. Eitrig-blutige fötide Sekretion pfropft sich auf. Seltenere klinische Varianten sind Abklatschherde, ulzerovegetierende Beete sowie hyperpigmentierte Knoten oder narbige Einziehungen. Im Verlauf der Erkrankung kann es zu Elephantiasis von Penis, Skrotum oder der Labien durch Verlegung der Lymphwege kommen. Erst sekundäre Veränderungen machen das Granuloma venereum juckend und schmerzhaft.

Mischinfektionen mit Geschlechtskrankheiten wie Lues, Gonorrhö, Lymphogranulomatosis inguinalis oder Ulcus molle können hinzukommen.

Symptome. Das Allgemeinbefinden ist gut. Extragenitale Infektionen an Mund, Augen und Fingern sind bekannt geworden.

Verlauf. Chronisch. Ohne Behandlung kommt spontane Abheilung nicht zustande. Komplikationen sind Infektionen des Urogenitaltraktes. Hämorrhagien durch Arrosion großer Blutgefäße und Anämien. Ein spinozelluläres Karzinom kann sich auf diese chronische pseudoepitheliomatöse Hyperplasie nach jahrelangem Verlauf aufpfropfen.

Prognose. Bei unbehandelten Infektionen schlecht; keine spontane Abheilung. Bei rechtzeitiger ausreichender Antibiotikatherapie gut, jedoch narbige Abheilung.

Diagnose. Erregernachweis gelingt am besten aus tiefer gelegenem Granuloma-venereum-Material. Kürettage von Granulationsgewebe oder noch besser Entnahme einer Stanzbiopsie. Das Gewebsmaterial wird zwischen 2 Objektträgern zerquetscht und nach Giemsa angefärbt. Die Erreger liegen in großen mononukleären Zellen, sind kokken- bis stäbchenförmig und von einer Kapsel umgeben. Diese infizierten Zellen heißen Donovan-Körper.

Die In-vitro-Züchtung gelingt nur schwer.

Serologische oder Intrakutantests stehen nicht zur Verfügung.

Differentialdiagnose. Condylomata lata, Pemphigus vegetans, Herpes genitalis, Lymphogranulomatosis inguinalis.

Therapie

Innerlich: Tetrazykline (Oxytetracyclin, Chlortetracyclin, Minocyclin); 4mal tgl. 500 mg Tetrazyklinhydrochlorid oder die entsprechende Äquivalentdosis für 10–20 Tage.

Sulfonamide. Trimethoprim-Sulfamethoxazol (Bactrim, Eusaprim), 4mal tgl. 1 Tbl. für 2–3 Wochen, notfalls länger. Bei inguinaler Lokalisation ist dieses Medikament das Mittel der Wahl.

Erythromycin, (0,5 g alle 6 h, Gesamtdosis nicht über 20 g) oder Chloramphenicol (0,5 g alle 8 h) kommen als Ausweichpräparate unter Beachtung der Nebenwirkungen in Frage.

Gentamycin (Refobacin, Sulmycin), 40 mg i.m. 2mal tgl. über 3 Wochen, ist wahrscheinlich am wirksamsten. Penicillin oder Ampicillin sind nicht sicher wirksam.

Superinfektionen sind möglich. Erreger- und Resistenzbestimmungen sind vorzunehmen.

Äußerlich: Lokale Maßnahmen sind zur Therapieunterstützung wichtig. Feuchte Umschläge mit Polypyrrolidon-Jod-Komplex (Betaisodona), 8-Chinolinolsulfat (Chinosol), Kaliumpermanganat etc. Dazu kommt chirurgisches Abtragen vegetierender Beete.

Meldepflicht. Sie besteht nicht. Geschlechtskrankheiten im Sinne des Gesetzes und meldepflichtig sind nur Lues, Gonorrhö, Ulcus molle und Lymphogranulomatosis inguinalis.

Hauttuberkulosen

Allgemeines. Bei der Tuberkulose der Haut handelt es sich nicht um eine einzelne, gut abgrenzbare Erkrankung, sondern um eine Vielfalt klinisch und prognostisch unterschiedlicher Hauterkrankungen, hervorgerufen durch Mycobacterium tuberculosis. Von wesentlicher Bedeutung für die Ausbildung der verschiedenen Formen von Hauttuberkulosen sind:

1) die verschiedenen Erregertypen,
2) der unterschiedliche Infektionsmodus,
3) die jeweilige Immunitätslage des Organismus und
4) hauteigene Faktoren (sog. Terrainfaktoren).

Bei der Gesamtbevölkerung der Bundesrepublik Deutschland beträgt die Zahl aller Tuberkuloseerkrankungen z.Z. etwa 59 auf 100000 bei Inländern und 129 auf 100000 bei Ausländern. Die Zahl der Hauttuberkulosen wird zur Zeit auf etwa 0,5–1 Patient pro 100 000 Einwohner geschätzt.
Hauttuberkulosen sind **meldepflichtig.**

Historisches. Bereits zwei Jahre nach Entdeckung des *Mycobacterium tuberculosis* fand Robert Koch im Jahre 1882 in Hautveränderungen eines Lupus vulgaris Tuberkelbakterien. Damit war die nosologische Zusammenführung einer Reihe vorher gut umschriebener Hauterkrankungen unter dem Begriff der Hauttuberkulosen möglich geworden. 1891 erkannte Koch die Änderung der Reaktivität der Haut gegenüber virulenten oder abgetöteten Tuberkelbakterien durch vorausgegangene Infektion des Organismus mit Tuberkulose. Seit 1906 interpretierte C. von Pirquet dieses Andersreagieren der Haut auf intrakutan verabreichte abgetötete oder erhitzte Tuberkelbakterien nach Überwindung eines tuberkulösen Primärkomplexes als *tuberkulospezifische Allergie.* Seit dieser Zeit wurde die *Tuberkulintestung* an der Haut zu einer wichtigen Methode zur Beurteilung des zellulären Immunitätszustandes (Anergie, Normergie, Hyperergie). Diese Beobachtungen ermöglichen auch die Entwicklung des Begriffs *Tuberkulide:* Hierunter versteht man Hauterscheinungen, die nicht durch Tuberkelbakterien selbst erzeugt werden, sondern an der Haut als Fernreaktion auf Tuberkelbakterienantigen bei hyperergischer Reaktionslage des Patienten entstehen sollen. Auf der Induktion einer tuberkulospezifischen zellgebundenen Allergie (Typ IV) beruht auch die Tuberkuloseschutzimpfung mit BCG.

Epidemiologie. Hauttuberkulosen kommen überall auf der Welt vor, sind aber in kühleren und lichtärmeren Klimazonen häufiger. Infektionsquellen sind tuberkulöse Tierbestände (sog. Perlsucht der Rinder) und Patienten mit floriden Organtuberkulosen besonders der Atemwege. Auch soziale und ökonomische Bedingungen sind wichtige Faktoren der Tuberkulosehäufigkeit. Kriegszeiten, Armut, Überbevölkerung, mangelhafte Hygiene und Unterernährung erhöhen das Infektionsrisiko ebenso wie Störungen der zellulären Immunität, beispielsweise im Verlauf von Schwangerschaft, Diabetes, Sarkoidose, Lymphogranulomatose oder malignen Lymphomen. Auch langfristige Behandlungen mit Zytostatika oder Glukokortikoiden können das Infektions- bzw. Erkrankungsrisiko besonders für Lungentuberkulose erhöhen; mit Zurückgehen der Menschen- und Rindertuberkulose sind auch die Hauttuberkulosen bei uns selten geworden.

Erreger. Das Mycobacterium tuberculosis ist ein 2,5 bis 3,5 µm langes und 0,3 bis 0,6 µm dickes, leicht gekrümmtes und bewegliches sporenloses grampositives Stäbchen, das säure-, alkali- und alkoholfest ist, einen hohen Lipidgehalt aufweist und langsam wächst. Die verschiedenen Formen von Hauttuberkulosen können sowohl durch den Typus humanus als auch durch den Typus bovinus hervorgerufen werden. Meist sagt daher das klinische Bild nichts über den Erregertyp aus. Wichtig ist die Typendifferenzierung bei Verdacht beruflicher Bedingtheit von Hauttuberkulosen, z.B. bei Veterinären oder Landwirten.
Atypische Mykobakterien, zu denen das Mycobacterium balnei (Schwimmbadgranulom) und auch das Mycobacterium avium (Geflügeltuberkulose) gehören, können an Hauttuberkulose erinnernde Hauterscheinungen hervorrufen, die aber nicht zu den Hauttuberkulosen im engeren Sinn zu rechnen sind.
Zum *Erregernachweis* aus Sekreten oder/und erkrankter Haut kommen in Betracht:
mikroskopischer Nachweis, Kultur, Tierversuch.
Wir kennen erregerreiche und erregerarme Hauttuberkulosen.
Die *Übertragung* des Mycobacterium tuberculosis in die Haut kann exogen durch Inokulation oder endogen – lymphogen, hämatogen – oder per continuitatem erfolgen. Neben der Immunitätslage des Organismus und örtlichen Terrainfaktoren spielen eine wesentliche Rolle für die Entstehung verschiedener Formen von Hauttuberkulosen: Art der Übertragung, Menge der übertragenen Erreger und Lokalisation der Erreger in den verschiedenen Hautschichten.

Immunitätszustand. Mycobacterium tuberculosis enthält etwa 30 verschiedene antigene Substanzen, von denen die wichtigsten, nämlich die Tuberkuloproteine, auch die aktiven Komponenten von Tuberkulin darstellen. Das Eindringen von Erregern in den menschlichen Organismus löst immunologische Vorgänge aus, von denen die zellulär vermittelten Spättypreaktionen (Typ IV nach Coombs und Gell) klinisch die größere Bedeutung haben.

Von dem Wiener Kinderarzt Clemens von Pirquet wurde 1906 die kutane *Tuberkulinprobe* zum Nachweis der Tuberkulinallergie eingeführt. Als Antigen dient entweder Alttuberkulin (AT) oder das heute meistens verwandte gereinigte Tuberkulin (GT).
Zur Prüfung einer tuberkulospezifischen Sensibilisierung dienen heute:
1) die perkutane Tuberkulinpflasterprobe mit Tuberkulinsalbe „S" (Fresenius);
2) Multipunkturtest [Tine-Test (Lederle); Tubergen-Test (Behringwerke)];
3) die Intrakutanprobe mit AT oder GT in verschiedenen Verdünnungen.

Da es sich jeweils um eine Spättypreaktion handelt, sollte die Ablesung an der Haut frühestens nach 48–72 h vorgenommen werden.
Ist ein Mensch noch niemals mit Tuberkelbakterien in Berührung gekommen, so bleibt die Hautreaktion nach kutaner Tuberkulinzufuhr negativ, es liegt eine *Anergie* vor. Man kann in diesem Fall von einer *positiven Anergie* sprechen, weil der betreffende Organismus normalerweise befähigt ist, nach Kontakt mit Tuberkelbakterien oder ihren antigenen Fraktionen eine zelluläre Allergie zu entwickeln.
Hat ein Patient die Erstinfektion (tuberkulöser Primärkomplex) überstanden, so fällt die Tuberkulinprobe positiv aus. Als Zeichen einer zellvermittelten allergischen Reaktion vom Spättyp entsteht am Impfort nach einem Zeitraum von 24–72 h eine entzündlich gerötete Papel. Diese tuberkulospezifische Allergie bleibt normalerweise zeitlebens vorhanden. Sie kann allerdings durch manche Erkrankungen wie Lymphogranulomatose, Sarkoidose oder maligne Lymphome abgeschwächt oder sogar negativiert werden. Auch ein Organismus, der zunächst eine gute Abwehrlage aufgebracht hatte, kenntlich an einer positiven Tuberkulinprobe, kann durch eine ungünstig verlaufende Organtuberkulose in seinem Immunzustand derart reduziert werden, daß die vorher positive Tuberkulinprobe negativ wird. Der Organismus ist also wieder anergisch geworden; man spricht von einer *negativen Anergie,* da in diesem Fall gewöhnlich eine Änderung der Reaktionslage nicht mehr zu erwarten ist.
Normalerweise führt also die Überwindung einer tuberkulösen Primärinfektion dauerhaft zu einer positiven Tuberkulinreaktion und damit zu einer *allergischen Reaktionslage,* die allgemein-körperlich einen guten Schutz vor einer erneuten Infektion bietet. Am Hautorgan kann dieser jedoch durch hauteigene Minderresistenzen (sog. Terrainfaktoren) eine beachtliche Beeinträchtigung erfahren und *Superinfektionen* zulassen. Postprimäre Hauttuberkulosen entstehen nur dann, wenn Tuberkelbakterien in die Haut gelangen, was relativ selten vorkommt, und wenn hier ihre Ansiedlung und Ausbreitung wegen einer relativ mangelhaften örtlichen Abwehrlage leicht ist. Da beide Voraussetzungen nicht oft zusammentreffen, sind Hauttuberkulosen selten.
Schließlich kann die tuberkulöse Allergie durch schwer definierbare Vorkommnisse über die normale Allergie hinaus gesteigert sein. Man spricht dann von einer *hyperergischen Reaktionslage* oder *Hyperergie*. In solchen Fällen findet man bereits eine positive Tuberkulinreaktion bei Intrakutantestung mit sehr stark verdünntem Tuberkulin (10^{-8} bis 10^{-9}). Die hyperergische Reaktionslage soll Voraussetzung für das Auftreten von *Tuberkuliden* sein.

Histopathologie. Das histologische Substrat der Hauttuberkulosen wie auch anderer Tuberkulosen ist abhängig vom Immunitätszustand des Organismus. Im Zustand der Anergie ist das feingewebliche Substrat gekennzeichnet durch eine örtliche unspezifisch-entzündliche Reaktion mit Exsudation und Auftreten polymorpher Leukozyten, später von mononukleären Zellen. Bei allergischer bzw. hyperergischer Reaktionslage entwickelt sich das typische *tuberkulöse Granulom* (Tuberkel), welches sich in charakteristischer Form aus einer zentralen Verkäsungszone mit Untergang aller Gewebsstrukturen, einem Wall von Epitheloidzellen mit Langhans-Riesenzellen und einer Außenzone von Lymphozyten aufbaut. Im tuberkulösen Granulom findet man mikroskopisch nur selten Erreger.
Das histologisch typische Substrat eines tuberkulösen Granuloms läßt die Diagnose einer Hauttuberkulose nicht sicher zu, da auch andere Hauterkrankungen ein gleichartiges feingewebliches Substrat aufweisen können (tuberkul*oides* Granulom), beispielsweise Cheilitis granulomatosa, Rosazea, Acne vulgaris, tiefe Mykosen, Sarkoidose, tuberkuloide Lepra oder Schwimmbadgranulom. Daher gilt:
Der Nachweis eines tuberkuloiden Granuloms in der Haut ist nicht gleichbedeutend mit der Diagnose Hauttuberkulose.

Diagnostik von Hauttuberkulosen. Die verschiedenen Formen von Hauttuberkulosen werden in erster Linie klinisch-morphologisch diagnostiziert.
Zur definitiven Sicherung der Diagnose kommen in Betracht:
Nachweis von Mycobacterium tuberculosis. Erregernachweis ist grundsätzlich aus jeder Hauttuberkuloseform möglich; eine Ausnahme machen nur die Tuberkulide. Besonders leicht ist der Nachweis von Tuberkelbakterien bei bakterienreichen anergischen Formen von Hauttuberkulose: tuberkulöser Primärkomplex, Miliartuberkulose der Haut, Tuberculosis miliaris ulcerosa mucosae et cutis und Tuberculosis fungosa serpiginosa. Bei allergischen Formen von Hauttuberkulosen findet man im mikroskopischen Präparat kaum, wohl aber in der Kultur oder im Tierversuch Erreger. Bei Tuberkuliden findet man keine Erreger.
Histologisches Substrat. Der Nachweis eines tuberkuloiden Granuloms kann zur Stützung der Diagnose mit herangezogen werden. Die histologische Untersuchung allein ist aber nicht ausreichend zur Diagnosestellung.
Tuberkulospezifische Allergielage. Aus der Reaktion der Tuberkulinprobe kann man keine sicheren diagnostischen Rückschlüsse ziehen. Sie dient nur der Feststellung, ob der Patient bereits mit Tuberkelbak-

Tabelle: Hauttuberkulosen

Reaktionslage des Organismus		Tuberkulin-reaktion	Erreger-quantität	Kutane Formen	Subkutane Formen
Anergie	positiv	∅	+++	Tuberkulöser Primärkomplex	
	negativ	∅	+++	Tuberculosis miliaris ulcerosa cutis et mucosae Tuberculosis cutis miliaris disseminata Tuberculosis fungosa serpiginosa	
Allergie (Postprimäre Haut-tuberkulosen)		+	+	Tuberculosis cutis luposa Tuberculosis cutis verrucosa	Tuberculosis cutis colliquativa
Hyperergie („Id"-Reaktionen)		++	+/0	Lichen scrophulosorum Papulonekrotisches Tuberkulid	Erythema induratum (Bazin-Krankheit)

terien in Kontakt gekommen ist oder nicht. Gelegentlich können gewisse Unterschiede in der Stärke der Tuberkulinreaktion (Tuberkulinreizschwellenbestimmung) und im Bild der Reaktion mit ausgewertet werden (z.B. bei der Feststellung einer hyperergischen Reaktionslage).

Interne Durchuntersuchung auf allgemeine Tuberkulose. Sie gestattet keinen Rückschluß auf das Vorliegen einer Hauttuberkulose, weil Hauttuberkulosen mit und ohne klinisch nachweisbare innere Organtuberkulose vorkommen können.

Klassifikation der Hauttuberkulosen

Hauttuberkulosen bei Anergie
– Tuberkulöser Primärkomplex
– (BCG-Schutzimpfung)
– Tuberculosis cutis miliaris disseminata
– Tuberculosis miliaris ulcerosa mucosae et cutis
– Tuberculosis fungosa serpiginosa

Hauttuberkulosen bei Allergie
– Tuberculosis cutis verrucosa
– Tuberculosis cutis luposa
– Tuberculosis cutis colliquativa
– Tuberkulide

Hauttuberkulosen bei Anergie

Diese Formen von Hauttuberkulosen entwickeln sich bei Menschen, die entweder überhaupt noch nicht mit Mycobacterium tuberculosis in Berührung gekommen waren (positive Anergie) oder durch eine ungünstige, früher oft tödlich verlaufende Organtuberkulose (z.B. exsudative Lungentuberkulose) in diesen anergischen Reaktionszustand (negative Anergie) geraten sind. Bei der fehlenden zellulären Immunabwehr können die Erreger leicht in den Organismus eindringen und sich schrankenlos vermehren. Die Erscheinungen an Haut und Schleimhäuten sind daher erregerreich.

Tuberkulöser Primärkomplex der Haut

Synonym. Tuberculosis primaria cutis.

Definition. Der tuberkulöse Primärkomplex entwickelt sich als Erstinfektion meist in der Lunge oder im Darm. An der Haut ist er außerordentlich selten, da zu seiner Entstehung 3 Voraussetzungen gegeben sein müssen:
1) Tuberkelbakterien, z.B. Patient mit offener Tuberkulose in direkter Umgebung des Kranken,
2) eine kleine Hautläsion als Eintrittspforte für Erreger,
3) eine positive Anergie, d.h. der Patient darf vorher noch keine tuberkulöse Infektion gehabt haben.

Klinik. Der tuberkulöse Primärkomplex ist durch Bipolarität der Erscheinungen gekennzeichnet. An der Eintrittsstelle der Tuberkelbakterien entsteht nach einer Inkubationszeit von 3–4 Wochen eine kleine entzündliche Papel, welche rasch ulzerös zerfällt und wochenlang keine Spontanheilungstendenz besitzt *(Primärinfekt)*. Mit oder ohne Lymphangitis kommt es zur regionalen *Lymphknotenreaktion* mit entzündlicher Vergrößerung der Lymphknoten, Einschmelzung und nicht selten Perforation nach außen mit Ulzeration. Klinisch faßbare Lymphknotenschwellung kann auch fehlen. Im Ausstrich von eitrigem Material findet man reichlich Erreger, desgleichen im histologischen Substrat.

Histopathologie. Der tuberkulöse Primärkomplex zeigt zunächst eine uncharakteristische, abszedierende entzündliche Reaktion. Erst nach Ausbildung der tuberkulospezifischen Allergie (2–4 Wochen) kommt es zur Ausbildung von typischen tuberkulösen Granulomen.

Verlauf. Meistens entwickelt sich der tuberkulöse Primärkomplex der Haut bei Kindern an freigetragenen Hautstellen (Gesicht, Extremitäten). Nach einem Krankheitsverlauf von 4–12 Wochen kommt es spontan zur Abheilung. Die Tuberkulinprobe wird dabei positiv (Allergie). Nicht selten entwickelt sich an der Stelle des Primärinfekts im weiteren Verlauf ein Lupus vulgaris. Diese postprimäre Tuberkulose entsteht bei einem allergisierten Organismus als Reaktion auf im Korium noch vorhandene Erreger.

Differentialdiagnose. Bei Kindern kommt differentialdiagnostisch praktisch nur die Tuberculosis cutis colliquativa (Skrophuloderm) in Betracht. Hier fehlt aber der Primärinfekt, die Krankheit verläuft viel chronischer (über Jahre), und Erreger sind im Ausstrich von eitrigem Sekret nur selten nachweisbar.

Therapie. Den tuberkulösen Primärkomplex der Haut kann man unbehandelt lassen, um die tuberkulospezifische Immunisation des Organismus nicht zu stören; Schutzverband mit Isoniazidpuder (Neoteben) genügt in solchen Fällen. Chemotherapie kommt nur bei komplizierten Verlaufsformen in Betracht.

Sonderformen
Tuberkulöser Primärkomplex im Tonsillen-Halslymphknoten-Bereich. Meist bei Kindern kann sich nach Milchinfektion einer Tonsille mit Mycobacterium tuberculosis vom Typus bovinus (sog. *Fütterungstuberkulose*) ein tuberkulöser Primärkomplex entwickeln, bei dem die meist einseitige Tonsillenveränderung (Primärinfekt) relativ unscheinbar bleibt, während die einschmelzende *Halslymphknotentuberkulose* das klinische Bild prägt. Die gleichseitigen Halslymphknoten schwellen an, können miteinander verbacken, abszedieren, fisteln, mit Zipfel- und Brückennarben abheilen und so zu einem Krankheitsbild führen, das der Tuberculosis cutis colliquativa in diesem Bereich ganz gleich kommt.

Zirkumzisionstuberkulose der Säuglinge. Sie ist ebenfalls ein tuberkulöser Primärkomplex, der früher häufiger vorkam, wenn der tuberkulös erkrankte Beschneider durch Ablutschen die frische Wunde infizierte. Die Zirkumzisionswunde heilt zunächst ab, bricht nach der Inkubationszeit wieder auf und führt zu einem typischen bipolaren tuberkulösen Primärkomplex mit Erkrankung der inguinalen Lymphknoten. Diese Erkrankung ist heute extrem selten.

Tuberkuloseschutzimpfung mit BCG

Sinn der Tuberkuloseschutzimpfung ist es, durch intrakutane Verabfolgung des in seiner Virulenz abgeschwächten, ehemals virulenten bovinen Mykobakterienstammes (*B*azillus-*C*almette-*G*uérin) eine tuberkulospezifische Allergie und damit einen guten Immunitätszustand zur Abwehr einer Tuberkuloseinfektion zu erzeugen. Die BCG-Impfung führt bei noch nicht tuberkuloseinfizierten tuberkulinnegativen Patienten zu einer primärkomplexartigen Reaktion. Die BCG-Impfung ist für Tuberkuloseexponierte (Ärzte, Pflegekräfte), die nicht auf Tuberkulin reagieren, und für Neugeborene empfehlenswert. Die BCG-Impfung wurde auch zur Lepraprophylaxe (Umgebungsprophylaxe bei Patienten mit anergischer lepromatöser Lepra) empfohlen, hat sich aber hier nicht sicher bewährt.

Impfmethode und Impfreaktion. Als Impfmethode der Wahl ist die intrakutane BCG-Impfung anzusehen. Neugeborene können, wenn sie sonst gesund sind, ab dem 2. Lebenstag bis zu 6 Wochen ohne vorhergehende Tuberkulintestung geimpft werden. Bei Kindern über 6 Lebenswochen ist eine Vorprüfung mit Tuberkulin erforderlich, um die positive Anergie festzustellen. Bei einem Tuberkulinpositiven würde die BCG-Impfung zu einem Koch-Phänomen mit Ulzeration an der Impfstelle führen und ist daher strikt zu vermeiden. Impfort ist gewöhnlich die Gegend vor dem Trochanter major. An der Impfstelle entsteht nach wenigen Wochen ein entzündlich gerötetes Knötchen, das sich im Verlauf zu einem bläulichlividen Infiltratherd umwandelt, der klinisch und histologisch ganz einem Lupus vulgaris entspricht. In dem Primärinfektionsherd kann etwa ein Jahr lang ein tuberkuloides Granulom nachweisbar sein. Die regionalen Leistenlymphknoten können dabei leicht geschwollen sein.

Komplikationen. Als Komplikation sind größere Ulzerationen am Impfort infolge bakterieller Sekundärinfektion, Kratzens oder fehlerhafter (zu tiefer) Injektion möglich. Im eitrigen Sekret des Impfulkus sind massenhaft BCG-Keime nachweisbar, bis sich die Allergie entwickelt hat.

Im Verlauf der BCG-Impfung können nach Ausbildung der tuberkulospezifischen Allergie – Positivwerden der Tuberkulinprobe – auch *Tuberkulide* (lichenoides Tuberkulid, papulonekrotisches Tuberkulid, nodöse Erytheme, multiforme Erytheme u.a.) in Erscheinung treten.

Therapie. Isoniazid-(Neoteben)Puderverbände. Innerhalb von Monaten kommt es zur Spontanabheilung.
Auch die regionalen Lymphknoten können einschmelzen und perforieren. In solchen Fällen, welche klinisch nicht von einer Tuberculosis cutis colliquativa zu unterscheiden sind, sollte neben örtlicher Behandlung eine innerliche Verabfolgung von Isoniazid (8 mg/kg KG täglich) bis zum Verschwinden der klinischen Symptome durchgeführt werden.

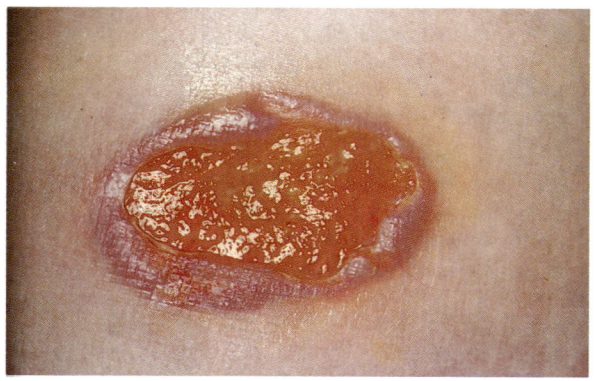

Ulkus nach BCG-Impfung

Tuberculosis cutis miliaris disseminata

Synonym. Disseminierte Miliartuberkulose der Haut.

Definition. Sehr seltene Erkrankung der Haut bei Säuglingen oder Kleinkindern, meist mit Miliartuberkulose, die sich akut oder subakut entwickelt und, falls die internen Manifestationen nicht letal enden, sogar spontan abheilen kann.

Klinik. Meist entstehen in einem Schub an der Haut dichtstehende rötlich-braune oder rötlich-blaue makulöse bzw. papulöse Effloreszenzen, die eine hämorrhagische Note besitzen können. Die Mundschleimhaut kann mitbetroffen sein.

Ätiopathogenese. Die Miliartuberkulose der Haut entsteht infolge einer hämatogenen Aussaat von Tuberkelbakterien bei anergischer Reaktionslage des Organismus (negative Anergie; Tuberkulinprobe negativ). Daher findet man auch in den Hauterscheinungen reichlich Erreger. Diese Erkrankung entwickelt sich entweder im Anschluß an einen kompliziert verlaufenden tuberkulösen Primärkomplex, nach interkurrenten Infekten (z.B. Masern) und bei allgemeiner Miliartuberkulose.

Prognose. Sie ist abhängig von der Beteiligung innerer Organe.

Differentialdiagnose. Abt-Letterer-Siwe-Syndrom, Pityriasis lichenoides acuta et varioliformis, sekundäre Syphilis und Arzneiexantheme.

Therapie. Antituberkulöse Polychemotherapie unter klinischen Bedingungen.

Tuberculosis miliaris ulcerosa mucosae et cutis

Synonyme. Tuberkulöse Schleimhautgeschwüre, Tuberculosis cutis orificialis.

Definition. Es handelt sich um eine Tuberkulose von orifiziellen Schleimhäuten und periorifiziellen Hautanteilen infolge Autoinokulation von Tuberkelbakterien bei ungünstig verlaufender innerer Organtuberkulose. Die Tuberkulinprobe ist daher gewöhnlich negativ (negative Anergie).

Klinik. Die Tuberculosis ulcerosa pflegt sich an den „Straßen" zu etablieren, über die tuberkelbakterienreiche Sekrete ausgeschieden werden. Man spricht daher von *Abseuchungstuberkulose*. Die Häufigkeit dieser Infektionen wird mit etwa 0,2% der Patienten mit innerer Organtuberkulose angegeben. Männer im mittleren und höheren Alter werden bevorzugt befallen.
Hauptsitz sind die Mundhöhle vom Kehlkopf bis zu den Lippen und ihre nahe Umgebung, also der Weg des erregerreichen Sputums bei offener Lungentuberkulose. Sitz sind ferner das Orificium urethrae bei Nierentuberkulose oder Rektum, After und seine Umgebung bei intestinaler Tuberkulose. Gelegentlich können Erreger wegen fehlender Immunabwehr von dort auch in beliebige Hautläsionen eindringen. An den Inokulationsstellen kommt es zur Entwicklung kleiner rötlicher Papeln, die sich pustelartig gelblich umwandeln und dann geschwürig zerfallen. Die kleinen, sich später ausweitenden oberflächlichen und unregelmäßig begrenzten Ulzera zeigen einen eitrigen, manchmal auch geröteten Grund. Oft sieht man auch zahlreiche „miliare" gelbliche Stippchen, die kleinen Nekroseherden entsprechen. Die Ulzerationen sind meist von einer ödematös geschwollenen Mukosa umgeben. Sie sind weich, sehr schmerzhaft und erschweren bei Sitz im Mund die Nahrungsaufnahme. Wegen der anergischen Reaktionslage des Organismus sind sie sehr reich an Tuberkelbakterien und daher eine beachtliche Infektionsquelle.

Histopathologie. Unter den Ulzera findet man eine massive, unspezifische, exsudative und zellulär proliferierende Entzündung mit Nekrosen; auch tuberkuloide Granulome kommen vereinzelt vor. In den Veränderungen können Mykobakterien mit der Ziehl-Neelsen-Färbung leicht nachgewiesen werden.

Diagnose. Sie ist leicht, wenn eine Organtuberkulose (Lungen-, Darm-, Nieren- oder Genitaltuberkulose) bekannt ist und man bei schmerzhaften Ulzerationen im orifiziellen und periorifiziellen Bereich an tuberkulöse Schleimhautgeschwüre denkt. Vom Geschwürsgrund entnimmt man Material und färbt nach Ziehl-Neelsen. Selbstverständlich ist auch das Ergebnis von Kultur und Tierversuch positiv.

Differentialdiagnose. In der Mundhöhle ist besonders an Lues miliaris ulcerosa mucosae bei tertiärer Syphilis zu denken. Das klinische Bild ist das gleiche, es fehlen aber Tuberkelbakterien; unter Jodkalimedikation (Diagnose ex juvantibus) kommt es zu rascher Abheilung. Ulzerierte Karzinome sind steinhart, schmerzlos und lassen sich histologisch ausschließen. Ulzeröse Aphthen heilen relativ rasch ab.

Prognose. Die Erkrankung ist meist ein Symptom einer offenen und weit fortgeschrittenen Organtuberkulose bei stark reduzierten tuberkulospezifischen Abwehrmöglichkeiten; die Prognose ist daher meist ungünstig. Die Haut- und Schleimhautveränderungen sind indessen leicht heilbar.

Therapie. Chemotherapeutische Behandlung der Organtuberkulose. Örtlich entzündungswidrige Behandlung und Touchierungen mit wäßriger Milchsäurelösung (2%), gegen Schmerzen mit Subcutin (Lösung) oder Dynexan (Salbe).

Tuberculosis fungosa serpiginosa

Diese sehr seltene und chronische tuberkulöse Hautinfektion entwickelt sich hauptsächlich bei älteren Menschen mit einer altersbedingten negativen Anergielage nach exogener oder endogener Erregerinokulation in die Haut.

Klinik. Vorzugsweise an den Unterarmen und Handrücken entstehen papillomatöse Wucherungen ohne Hornbildung. Die Veränderungen schmelzen oft in der Tiefe ein, perforieren, fisteln und entleeren ein trübseröses oder eitriges Sekret. Die pilzartig über das Hautniveau erhabenen Hauterscheinungen können zentral spontan abheilen und peripher unter entzündlicher Reaktion fortschreiten. Auf diese Weise entsteht ein Krankheitsbild, das klinisch einer chronisch vegetierenden Pyodermie sehr ähnlich sein kann. Die Tuberkulinprobe ist negativ; aus den Hauterscheinungen lassen sich leicht Tuberkelbakterien im Sekret und im histologischen Präparat nachweisen.

Histopathologie. In einem unspezifischen entzündlichen Infiltrat kleinste tuberkuloide Granulome ohne wesentliche Verkäsungsneigung.

Pathogenese. Es handelt sich hierbei um eine extrem seltene Hauttuberkuloseform, die durch exogene Inokulation bzw. Autoinokulation (offene Organtuberkulose) oder auch durch kontinuierliches Übergreifen einer Tuberkulose von tieferliegendem Gewebe (Knochen, Muskeln) auf die Haut entstehen kann.

Verlauf. Günstig, wenn eine tieferliegendere Tuberkulose nicht vorliegt.

Differentialdiagnose. Tuberculosis cutis verrucosa, chronisch vegetierende Pyodermie, spinozelluläres Karzinom, Papillomatosis cutis carcinoides, Bromoderm.

Therapie. *Innerlich:* Internistische Behandlung der Organ- bzw. Gewebstuberkulose mit Polychemotherapie.
Äußerlich: Desinfizierende feuchte Umschläge, evtl. elektrochirurgische Abtragung; keine Salben.

Hauttuberkulosen bei Allergie

Diese Hauttuberkulosen haben eine tuberkulospezifische Allergielage des Organismus zur Voraussetzung und können sich nur bei Menschen entwickeln, die bereits einen tuberkulösen Primärkomplex durchgemacht haben. Man kann sie daher auch als *postprimäre Hauttuberkulosen* bezeichnen. Diese Erkrankungen sind gekennzeichnet durch Erregerarmut, typische tuberkulöse Granulome im feingeweblichen Substrat und eine positive Tuberkulinprobe. Die Kontagiosität ist daher sehr gering.

Eine Sonderform dieser Erkrankungen stellen die *Tuberkulide* dar. Tuberkulide entstehen wahrscheinlich als allergische Fernreaktionen an der Haut auf tuberkulöse Antigenwirkung bei hyperergischer Reaktionslage des Organismus.

Tuberculosis cutis verrucosa [Riehl und Paltauf 1886]

Synonyme. Schlachtertuberkel, Verruca necrogenica, Leichentuberkel, warzige Tuberkulose der Haut.

Definition. Sie entwickelt sich stets als exogene Superinfektion bei Menschen, die einen tuberkulösen Primärkomplex durchgemacht und dadurch einen gewissen Grad von Immunität erreicht haben. Die Tuberkulinprobe ist daher gewöhnlich positiv. Man kann diese Hauttuberkulose auch als *postprimäre Inokulationstuberkulose* bezeichnen. Durch eine oft unscheinbare Eintrittspforte (Verletzung, Rhagade, Scheuerstelle) treten die Erreger in die Haut ein. Meistens sind Bauern, Metzger, Tierärzte und Abdecker betroffen, ferner Menschen, die mit tuberkulösem Material in Kliniken oder pathologischen Instituten in Berührung kommen (Ärzte, Sektionsgehilfen oder Anatomieangestellte, Medizinstudenten). Bei diesen Berufsgruppen gilt die Erkrankung als Berufskrankheit.

Klinik. Diese heute sehr seltene Hauttuberkulose entwickelt sich gewöhnlich an Hand- oder Fingerrücken, bevorzugt an den seitlichen Partien; ferner auch im Fuß- oder Fersenbereich. Es können mehrere Herde entstehen. Einseitigkeit ist häufiger. An der Inokulationsstelle kommt es zur Entwicklung einer kleinen schmerzfreien, düsterroten Papel oder auch Papulopustel, die derb ist, peripher wächst und von einem entzündlichen Hof umgeben ist. Die Veränderung ist vielfach frühzeitig von einer verruziformen Keratose bedeckt. Hat der plattenförmige Herd erst eine gewisse Größe erreicht, kann es zentral zur Rückbildung mit mäßiger *Hautatrophie* kommen. Peripheres Wachstum des entzündlichen warzenartigen Herdes führt zu ringförmigen, manchmal auch serpiginösen Konfigurationen. Lupusknötchen sind nicht nachweisbar. In den zentral atrophischen Hautarealen kommt es im Gegensatz zum Lupus vulgaris nicht zu Rezidiven. Die chronisch verlaufende Erkrankung führt gewöhnlich nicht zu wesentlichen subjektiven Beschwerden.

Histopathologie. Man findet tuberkuloide Strukturen meist ohne typische Verkäsung im oberen Korium, Pseudoabszesse und Erweichungsherde an der Epithelgrenzzone zusammen mit einer vielfach pseudoepitheliomatösen Verbreiterung der Epidermis mit bemerkenswerter Hyper- und Parakeratose.

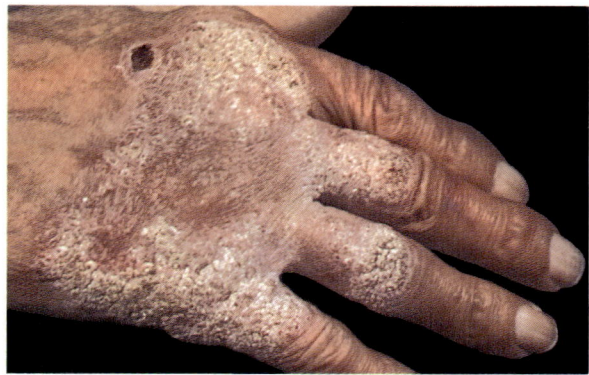

Tuberculosis cutis verrucosa

Tuberkelbakterien lassen sich nur selten nachweisen.

Verlauf. Der Verlauf der Tuberculosis cutis verrucosa ist unterschiedlich, je nachdem ob die Inokulationstuberkulose durch Typus humanus oder Typus bovinus des Mycobacterium tuberculosis bedingt ist.

Der **Schlachtertuberkel** ist meist auf eine Infektion mit Typus bovinus („Perlsucht" der Rinder) zurückzuführen. Er kommt hauptsächlich bei Abdeckern, Metzgern, Bauern oder Tierärzten vor. Diese Form verläuft äußerst chronisch, sehr warzenartig und örtlich begrenzt. Auch tuberkulöse Beteiligung der regionalen Lymphknoten fehlt zumeist.

Der **Leichentuberkel** (*Verruca necrogenica*) wird gewöhnlich durch den Typus humanus verursacht. Ärzte, Angestellte und Medizinstudenten können sich bei der Sektionsarbeit an Leichen mit Organtuberkulosen infizieren. Hier geht die Entwicklung der Erkrankung oft rascher vor sich. Bereits nach einigen Tagen kann sich an der Eintrittspforte eine Rötung ausbilden, die in eine Pustel übergeht und sich dann zum Bild der Tuberculosis verrucosa cutis entwickelt. Die Herde zeigen eine größere entzündliche Sukkulenz und sind häufiger von einer tuberkulösen Lymphangitis sowie selten einschmelzender regionaler Lymphadenitis begleitet.

Prognose. Die Prognose der Tuberculosis verrucosa cutis ist günstig, obwohl ernstere Entwicklungen – besonders bei Leicheninfektionen – nicht auszuschließen sind.

Diagnose. Vor Verwechslung mit Warzen schützen das die verruziformen Herde umgebende livid-rote entzündliche Infiltrat und die zentrale Atrophie. Lupus vulgaris verrucosus zeichnet sich durch manchmal diaskopisch nicht leicht feststellbare Lupusknötchen aus, welche bei Tuberculosis cutis verrucosa nicht vorkommen. Die Abgrenzung gegenüber Bromoderm, chronisch-vegetierender Pyodermie, spinozellulärem Karzinom oder Blastomykose kann schwierig sein. Die verruköse Verlaufsform einer Infektion durch atypische Mykobakterien (z.B. Schwimmbadgranulom) kann nur durch kulturelle Identifizierung der Erreger aus der Haut sichergestellt werden.

Therapie. Chemotherapie mit Isoniazid (INH) in einer Dosierung wie bei Lupus vulgaris (s. S. 127) ist durchweg erfolgreich. Örtlicher Versuch mit Glukokortikoidsalbe. Unterstützend kann Röntgenweichstrahltherapie in Betracht kommen (5 Gy in mehrtägigem Abstand bis zu einer Gesamtdosis von 15–20 Gy). Kleine Herde können exzidiert werden; eine tuberkulostatische Schutztherapie (6,0 mg Isoniazid/kg KG/Tag) über 6 Monate sollte dann angeschlossen werden. Bei entsprechenden Berufen *Anzeige auf Berufserkrankung*.

Tuberculosis cutis luposa (Lupus vulgaris)
[Willan und Bateman]

Allgemeines. Unter allen Hauttuberkulosen kommt Lupus vulgaris (Lupus = Wolf, „fressende Flechte") am häufigsten vor und ist auch von größter sozialmedizinischer Bedeutung. Früher wurde die Häufigkeit in Deutschland mit etwa 4–6 Fällen auf 100000 Einwohner angegeben. Heute ist diese Krankheit selten. Man rechnet mit etwa 50000 Neuerkrankungen pro Jahr auf der Welt. Lupuskranke sind relativ häufiger an Lungentuberkulose erkrankt, wie auch bei Lungentuberkulose Lupus vulgaris vergleichsweise deutlich häufiger vorkommt. Lupus vulgaris kommt in jedem Alter vor. Beim weiblichen Geschlecht ist er doppelt so häufig wie beim männlichen Geschlecht. Die Erkrankung verläuft sehr chronisch über Jahre und Jahrzehnte. Wegen ihres häufigen Sitzes im Gesicht, mit erheblichen Entstellungen durch die zerstörenden Hauterscheinungen, hat das Gesundheitswesen es sich zur Aufgabe gemacht, die erkrankten Patienten zu betreuen. Der *Lupusbeauftragte* für ein bestimmtes Gebiet in unserem Lande sorgt für die Früherkennung des *meldepflichtigen* Lupus vulgaris, für die Vermeidung von Vernachlässigung des Leidens und den richtigen Einsatz bewährter Mittel in der Behandlung.

Pathogenese. Lupus vulgaris ist eine kutane Form von postprimärer Hauttuberkulose. Die Tuberkulinprobe ist daher positiv, und die Erkrankung kann am Ort der Primärinfektion entstehen. Bei etwa der Hälfte der Fälle entwickelt sich Lupus vulgaris im Verlauf einer anderen tuberkulösen Organerkrankung. Die Erreger können durch exogene Inokulation oder hämatogen bzw. lymphogen von einer inneren Organtuberkulose in die Kutis gelangen. Auch bei Durchbruch von Abszessen bei Tuberculosis colliquativa cutis oder Weichteiltuberkulose kann die Haut infiziert werden. Man spricht in solchen Fällen von *Etagenwechsel* der Tuberkulose (Gottron): Primär liegt eine subkutane Hauttuberkulose, beispielsweise eine Tuberculosis cutis colliquativa vor, und sekundär kommt es zu einer Beteiligung der Kutis. Die Tuberculosis colliquativa cutis kann abheilen, der kutan entstandene Lupus vulgaris sich weiter ausbreiten. Von besonderer Bedeutung ist die Tatsache, daß *Terrainfaktoren* bei der Entstehung des Lupus vulgaris eine wesentliche Rolle spielen. Besonders disponiert sind die durchblutungsgestörten Akren wie Nase, Wangen, Ohrränder, Streckseiten der Glieder, Außenseiten von Glutäen und Mammae. An Schleimhäuten kommt Lupus vulgaris extrem selten vor. Als Erreger werden heute meistens Bakterien vom Typus humanus nachgewiesen. Die sich ausbildenden tuberkulösen Granulome führen im weiteren Verlauf zur Zerstörung von Haut und unterliegenden Knorpelanteilen im betroffenen Bereich und damit zu entstellender Mutilation. Später kommt es zur Narbenbildung. Bemerkenswert ist die Tatsache, daß in straffen Lupusnarben die Entstehung von spinozellulären Karzinomen (Lupuskarzinom) als Spätfolge nicht selten war.

Erkrankungen durch Bakterien

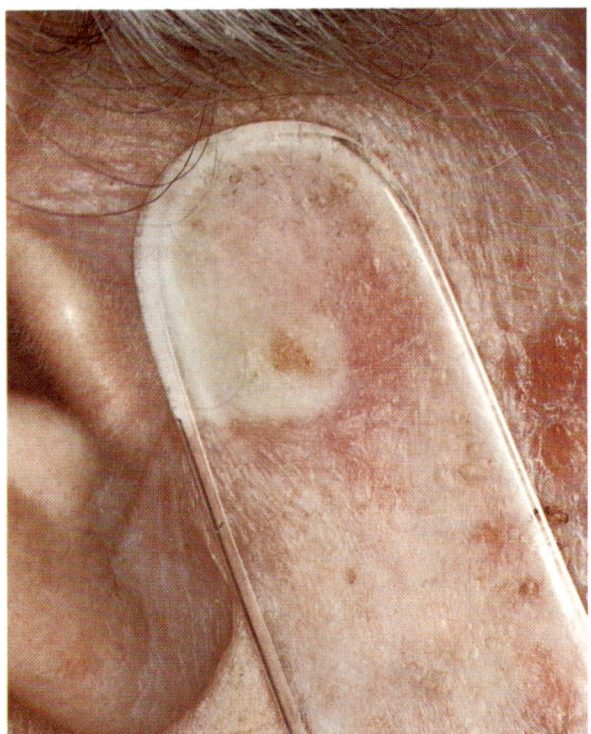

Lupus vulgaris, Lupusknötchen bei Diaskopie

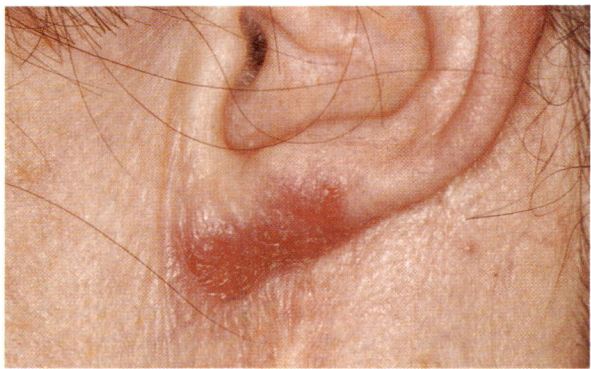

Lupus vulgaris mutilans („abgefressenes Ohrläppchen")

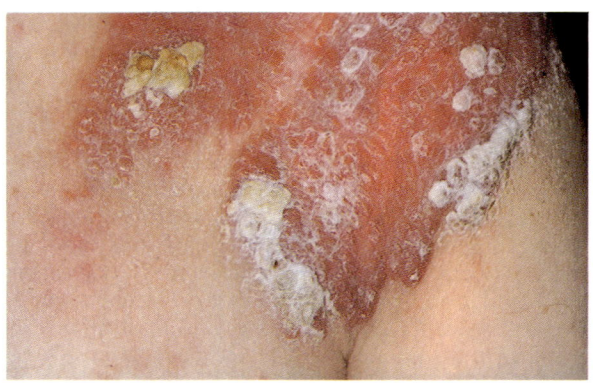

Lupus vulgaris psoriasiformis

Klinik. Prädilektionsstellen des Lupus vulgaris sind durchblutungsgestörte kühle Akren. Gewöhnlich beginnen die Veränderungen solitär, aber auch zwei und mehrere Stellen können gleichzeitig erkranken. Bei hämatogener Aussaat von Tuberkelbakterien im Rahmen einer vorübergehend anergischen Reaktionslage wie etwa nach Masern kann es zu einem disseminierten Auftreten von Lupusherden kommen; man spricht von *Lupus vulgaris postexanthematicus*.

Die *Primäreffloreszenz* ist das kutane *Lupusknötchen*, eine kaum linsengroße Effloreszenz von braun-rötlichem Farbton. Anämisiert man die Haut in diesem Bereich mit einem Glasspatel (*Diaskopie*), so wird ein stecknadelkopfgroßes, apfelgelee- oder mehr rehfarbenes, in der Kutis liegendes Knötchen sichtbar, das „wie ein gekochtes Sagokorn" in die Haut eingelassen erscheint, weil es durch einen schmalen, glasig aussehenden Saum unscharf von der Umgebung abgesetzt ist. Pigmentflecke der Haut grenzen demgegenüber immer scharf an die umgebende Haut. Die Eigenfarbe des Lupusknötchens kommt durch den Gehalt der Epitheloidzellen an Lipoiden zustande.

Der klinisch-diaskopische Nachweis von Lupusknötchen ist nicht gleichbedeutend mit der Diagnose Lupus vulgaris, sondern zeigt zunächst nur ein *lupoides Infiltrat* an. Lupoide Infiltrate kommen bei verschiedenen Dermatosen vor, bei Sarkoidose der Haut, Rosacea lupoides, Lupus erythematodes lupoides, Pseudolymphomen der Haut oder benignem juvenilem Melanom (Spindelzellnävus).

Die Identifizierung eines lupoiden Infiltrates als Lupusknötchen wird erst durch das *Sonden- oder Mandrinphänomen* möglich. Mit einer Knopfsonde oder einem Mandrin aus einer dickeren Kanüle bricht man bei mäßigem Druck auf die Haut in das lupoide Infiltrat ein. Bei dem Herausziehen der Sonde bzw. des Mandrins folgt ein Blutstropfen. Das Sonden- bzw. Mandrinphänomen kommt dadurch zustande, daß unter der verdünnten Epidermis im mittleren Korium das Bindegewebe durch nekrotisierende tuberkulöse Granulome zerstört ist. Die obengenannten anderen Erkrankungen mit lupoiden Infiltraten zeigen nur das erstgenannte Phänomen. Das Sondenphänomen ist also ein wesentlicher Hinweis auf das Vorliegen eines Lupusknötchens.

Der kleinste Lupus ist der *Lupusfleck*. Er kann einem kleinen Hämangiom ähneln; unter Glasspateldruck sieht man in der stecknadelkopf- bis linsengroßen, peripher wachsenden Effloreszenz nur wenige dicht aggregierte Lupusknötchen. Aus einem Lupusfleck entwickeln sich in vielen Jahren die verschiedenartigsten Formen von Lupus vulgaris. Kommt es zu einer peripheren Ausbreitung von Lupus vulgaris, so liegt ein *Lupus vulgaris planus* vor. In solchen Herden kann es auch zur Spontanregression unter Hinterlassung von atrophischen Narben kommen. Die weitere Entwicklung ist charakterisiert durch quantitative Zunahme der spezifischen tuberkulösen Granulome und sekundäre Veränderungen wie Schuppenbildung, Hornauflagerungen, Nekrosen mit ulzerösem Zerfall von Haut und Knorpel sowie Narbenbildung. So entsteht eine große Variationsbreite möglicher Erscheinungsformen.

Lupus vulgaris exfoliativus. Er ist charakterisiert durch eine psoriasiforme Schuppung; in der Differentialdiagnose gegenüber Psoriasis vulgaris entscheiden Nachweis von Lupusknötchen und positives Sondenphänomen.

Lupus vulgaris verrucosus. Dieser ist durch warzenähnliche Epidermisreaktion gekennzeichnet.

Lupus vulgaris tumidus und hypertrophicus. Sie sind charakterisiert durch eine starke Zunahme des kutanen tuberkulösen Infiltrates mit knotenförmig erhabenen Veränderungen.

Lupus vulgaris ulcerosus. Er kommt durch zunehmende Nekrosen innerhalb der tuberkulösen Granulome mit fortschreitendem ulzerösem Zerfall von Haut- und Knorpelanteilen zustande. Diese Verlaufsform führt zu außerordentlich schweren und den Patienten belastenden Zerstörungen, d.h. Mutilationen. Im Bereich erosiver oder ulzerierter Flächen kann es zu papillomatösen Vegetationen kommen (*Lupus vegetans* oder *Lupus papillomatosus*).

Lupus vulgaris der Schleimhäute. Häufigster Sitz ist die Nasenschleimhaut, oft das Vestibulum nasi zwischen Septum und Nasenflügel, ferner das knorpelige Septum sowie der vordere Anteil der unteren Muschel. Auch in der Mundhöhle kommt Lupus vulgaris vor. Die Erkrankung kann per continuitatem von der Haut auf die Schleimhaut übergehen oder umgekehrt. Die Knötchen sind hier meist prominent, grau-weißlich oder froschlaichartig glasig-transparent. Durch Agminierung entstehen erhabene höckrige Knoten, die ulzerieren können, dann serös-eitrig bedeckt sind und einen granulierenden Grund aufweisen. Die Ulzerationen sind weich und bluten leicht. In der Nase kann es zu Verborkung, Atembehinderung, Blutungen und Sekretfluß kommen. Das gleichzeitige Vorkommen von Lupus vulgaris an der Haut weist auf die richtige Diagnose.
Auch bei *Dakryocystitis tuberculosa* mit Fistulation im Nasenlidwinkel kann es durch Inokulation von Tuberkelbakterien um die Fistel zur Entwicklung eines Lupus vulgaris kommen.

Verlauf. Lupus vulgaris ist eine äußerst chronische nichtkontagiöse Erkrankung. Im allgemeinen wächst ein Lupus im Verlauf von Jahren und Jahrzehnten heran. Lupusherde heilen stets mit Atrophie bzw. Narben ab. Typisch sind Lupusrezidive in Lupusnarben. Im Gegensatz dazu kommen Narbenrezidive in tertiär syphilitischen Erscheinungen (tuberoserpiginöses Syphilid) niemals vor.
Lupus vulgaris kann zu schweren Entstellungen führen, welche die freie Beweglichkeit von Gelenken (Hände, Füße) beschränken oder unmöglich machen. Im Gesicht kann es zur Zerstörung von Haut und Knorpel im Bereich der Nasenspitze und der Ohren kommen. Die Nase wirkt wie „abgegriffen". Zerstört werden indessen nur die Weichteile, niemals der Knochen (wie etwa bei tertiärer Syphilis). Durch atrophische oder sklerotische Narbenbildungen kann es zu Verziehungen des Mundes, Ektropionierung der Augenlider oder Anmodellierung der knorpeligen Restanteile der Ohren an die Kopfhaut kommen. Im Halsbereich kann durch Narben die freie Kopfbeweglichkeit eingeschränkt werden, an den Extremitäten können zirkuläre Narbenzüge zu distaler Elephantiasis führen. Diese schweren Zustände führen an Händen, Füßen und im Gesicht zu äußerst störenden Mutilationen (*Lupus vulgaris mutilans*). Sie sind allerdings heute sehr selten.

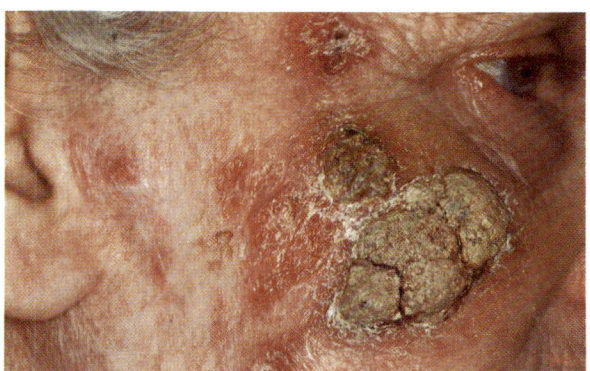

Lupus vulgaris

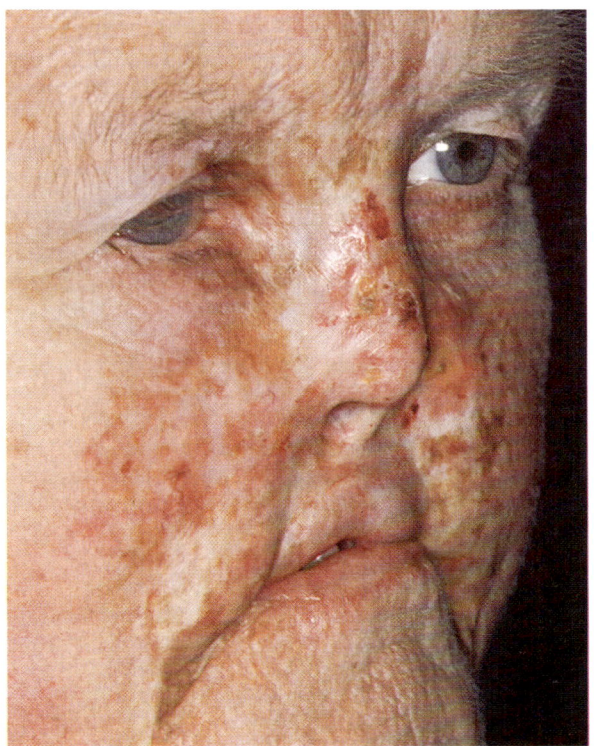

Lupus vulgaris mutilans, Lupusnarben (teilweise nach Röntgentherapie)

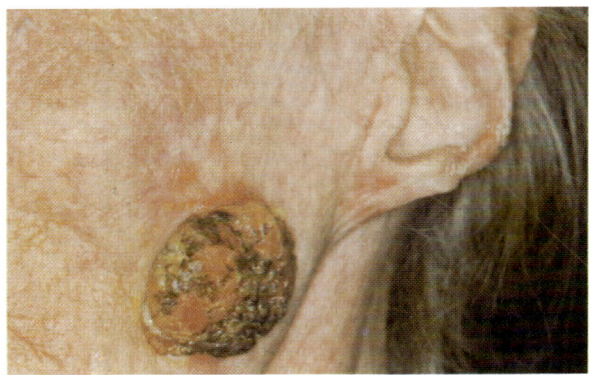

Lupus vulgaris mit Lupuskarzinom

Komplikationen. Neben den Mutilationen ist das spinozelluläre Karzinom in Lupusnarben, das *Lupuskarzinom*, am meisten gefürchtet. In schlaff-atrophischen Lupusnarben ist die Neigung zu späterer Karzinomentwicklung geringer als in straff-sklerotischen Lupusnarben. Bereits bei kleinen umschriebenen sklerotischen harten Narben kann es zu keratotischen Auflagerungen kommen, welche an Röntgenkeratosen oder aktinische Keratosen erinnern. Diese Erscheinungen sollten exzidiert werden. Kommt es innerhalb solcher Keratosen zu Infiltrationen, so liegt meist bereits ein spinozelluläres Karzinom oder ein Lupuskarzinom vor. Das Lupuskarzinom hat wegen seines raschen Wachstums und seiner großen Metastasierungsneigung eine schlechte Prognose. Es war früher sehr gefürchtet.

Histopathologie. Lupus vulgaris ist gekennzeichnet durch kutan lokalisierte, zu zentraler Verkäsung führende tuberkulöse Granulome; Erreger findet man nur selten. Die Epidermis ist meist atrophisch, kann aber auch zur Akanthose und Hyperkeratose neigen. Das klinisch unter Glasspateldruck erkennbare Lupusknötchen ist nicht identisch mit einem nur mikroskopisch erkennbaren Tuberkel, sondern besteht aus einem Konglomerat von vielen Tuberkeln.

Tuberkuloide Granulome. Diese kommen bei verschiedenen chronischen Dermatosen vor, so bei Sarkoidose, Rosacea lupoides, Lupus erythematodes lupoides, lupoider perioraler Dermatitis, tuberkuloider Lepra, tertiärer Syphilis u.a. Deswegen ist die histologische Untersuchung allein für die Diagnose nicht ausreichend.

Diagnose. Als diagnostische Hilfsmittel gelten:
- Die *Anamnese* über einen langen Zeitraum. Ein initialer Lupus vulgaris wird meist erst nach einer Bestandsdauer von 5 Jahren diagnostiziert.
- Nachweis von *Lupusknötchen*.
- Positives *Sondenphänomen*.
- *Histologische Untersuchung*.
- *Erregernachweis* in Kultur oder Tierversuch sichert die klinische Diagnose.

Differentialdiagnose. Wegen der großen Erscheinungsvielfalt des Lupus vulgaris besonders bei fortgeschrittener Erkrankung kann die Differentialdiagnose schwierig sein.
Tubero-serpiginöse Syphilide können wegen zentraler Abheilung unter Atrophie und peripheren Fortschreitens lupusähnlich sein. Sie führen aber nicht zu Rezidiven innerhalb narbig-atrophisch abgeheilter Bezirke. Ihre Entwicklung ist auch viel rascher (Wochen und Monate) als die von Lupus vulgaris (Jahre und Jahrzehnte); sie reagieren ferner prompt auf eine Behandlung mit Jodkalilösung. Auch die serologischen Untersuchungen sind wesentlich.
Sarkoidose der Haut kann ein sehr lupusähnliches Bild aufweisen. Fehlende Zerfallsneigung sowie negatives Sondenphänomen weisen auf diese Diagnose ebenso hin wie Lungen- oder Knochenveränderungen, ein positiver Kveim-Test sowie eine relative tuberkulospezifische Anergie.
In der Abgrenzung des Lupus vulgaris verrucosus von der *Tuberculosis verrucosa cutis* ist der Nachweis von Lupusknötchen wichtig.

Prognose. Der Lupus vulgaris hat heute seinen Schrecken verloren, da er innerhalb von Monaten selbst in ausgedehnten Fällen durch Chemotherapie heilbar geworden ist. Eine innere Organtuberkulose ist zumeist nicht nachweisbar. Alte verkalkte Herde in den Lungen können vorhanden sein; nur selten findet sich eine aktiv progrediente Lungentuberkulose. Obwohl eine kausale Beziehung nicht bestehen muß, ist die Morbidität von Lupus vulgaris bei Patienten mit Lungentuberkulose etwa 4mal größer als in der Allgemeinbevölkerung. Der Lupus vulgaris ist im übrigen ein rein örtliches Geschehen, das gewöhnlich ohne Rückwirkung auf den Allgemeinorganismus bleibt.

Therapie. Der Wandel in der Lupusbehandlung in den vergangenen 3 Jahrzehnten ist bedeutsam.

- *Historisches.* Eines der ältesten Behandlungsverfahren ist die Ätzung der Herde mit Pyrogallol. Das morsche Lupusinfiltrat zerfällt leicht, das umgebende normale Gewebe dagegen ist widerstandsfähig. Diesen Unterschied nutzte man aus und brachte so den Lupus zum Zerfall. Da aber immer Lupusgewebe unzerstört bleibt, folgten regelmäßig Rezidive.
Anfangs hat man auch Röntgenstrahlen gegen Lupus eingesetzt. Diese sind aber kontraindiziert, weil einerseits die den Lupus versorgenden Gefäße geschädigt werden und dadurch die Rückbildung behindert wird und zum anderen Lupuskarzinome sich bevorzugt auf vorbestrahlten Lupusherden entwickeln.
Als fortschrittlich erwiesen sich Bestrahlungen nach Finsen-Lomholt und mit der Kromayer-Quarzlampe. Ihre Hauptwirkung beruht auf langfristiger Hyperämie im Bestrahlungsbereich, die rückbildungsaktivierend wirkt. Dieser Effekt wird auch heute noch zusätzlich ausgenutzt.

Radikale Abtragung von Lupusherden mit der Diathermieschlinge nach Wucherpfennig führt zwar zu raschen Erfolgen, hinterläßt aber häßliche Narben, die an Gesicht, Hals und Händen kosmetisch stören. Deshalb hat man dieses Vorgehen wieder aufgegeben. Die gut im Gesunden durchgeführte Exzision eines kleinen Lupusherdes ist dagegen durchaus möglich.

Eine große Wende bedeutete in den 30er Jahren die konservative Behandlung des Lupus mit ungesalzener Diät nach Gerson, Sauerbruch und Herrmannsdörfer. Ihre Wirkungsweise hatte eingehende Bearbeitung gefunden. Der Kochsalzentzug beeinflußt die Remineralisationsvorgänge, die regulativ auf die peripheren Gefäße wirken, besonders auf die das Lupusknötchen versorgenden Kapillaren.

Rascher wirkt die 1945 von Charpy inaugurierte, hochdosierte Vitamin-D_3-Behandlung. Schon nach 3–5 Monaten kann man in etwa 30% der Fälle eine weitgehende oder völlige Lupusrückbildung beobachten, muß aber einige Monate weiterbehandeln, um Rezidive zu verhüten. Längere Zeit hat die Vitamin-D_3-Therapie in der Behandlung des Lupus vulgaris eine erhebliche Rolle gespielt. Heute ist sie, nicht zuletzt wegen der Gefährlichkeit ihrer Nebenwirkungen und aufgrund der Einführung der Tuberkulostatika, völlig aufgegeben worden.

Auch Dihydrostreptomycin brachte gute Erfolge. Man fürchtet aber als Nebenerscheinungen Innenohrschwerhörigkeit oder Taubheit. Daher wird diese Methode nicht mehr angewandt.

Erste relativ gute therapeutische Resultate mit Tuberkulostatika erreichte man mittels Thiosemicarbazon-haltigen Präparaten (Conteben). Sie wurden von isonikotinsäurehydrazidhaltigen Medikamenten verdrängt.

- *Heutige Therapie.* Die Behandlung des Lupus vulgaris wird auch wie die Behandlung von anderen Organtuberkulosen mittels antituberkulöser Chemotherapeutika durchgeführt.

Monochemotherapie. Im Gegensatz zur Chemotherapie von Organtuberkulosen ist Monochemotherapie mit Isonikotinsäurehydrazid (Isoniazid, INH) üblich; Bakterienresistenzen werden so gut wie nicht beobachtet. INH-Präparate (Neoteben, Rimifon, Isozid) werden auch mit Pyridoxin (Tebesium) verabfolgt, um neurogene Nebenwirkungen zu vermeiden. Die Behandlung ist eine vielmonatige Langzeitbehandlung, während der es zu langsamer Rückbildung des Lupus vulgaris kommt.

Über den Zeitraum der klinischen Abheilung hinaus ist eine Nachbehandlung von 6 Monaten nötig, um Rückfälle zu vermeiden.

Die Tagesdosis von INH beträgt 5,0–6,0 mg INH/kg KG tgl. beim Erwachsenen; sie sollte vor dem Frühstück nüchtern eingenommen werden. Nach Prüfung der Verträglichkeit und bei gelegentlichen Kontrollen von Blutbild und Leberfunktion kann die Behandlung ambulant erfolgen. Die Heilungsraten liegen bei 95%. Nichtansprechen von Lupus vulgaris auf INH-Therapie muß an unregelmäßige Medikamentzufuhr, Diabetes mellitus oder Bakterienresistenz denken lassen.

Nebenwirkungen unter INH-Behandlung. Sie kommen ausnahmsweise vor und manifestieren sich als gastrointestinale Störungen (Magenschmerzen und/oder Obstipation), Hepatotoxizität oder durch Schwindelgefühl, wobei sich letzteres durch kurzfristiges Absetzen überwinden läßt. Ernster zu beurteilen sind Akroparästhesien, Optikusneuritis oder psychotische Zustände, zu deren Vermeidung Pyridoxin (25–50 mg tgl.) empfohlen wird. Man kann auch ein entsprechendes Kombinationsprodukt (Tebesium) verabfolgen. Wichtig sind Alkoholverbot und alle 4–6 Wochen Kontrolle von Blutbild, Leber und Nervensystem.

Nur in Ausnahmefällen muß auf andere antituberkulöse Medikamente wie Rifampicin (Rifa oder Rimactan 10 mg/kg KG tgl.), Ethambutol (Myambutol) oder Prothionamid (Ektebin) ausgewichen werden.

Polychemotherapie. Sie ist bei nachgewiesener Bakterienresistenz oder bei Verdacht auf Bakterienresistenzentwicklung unter Monochemotherapie, welche sich nach längeren Behandlungszeiträumen entwickeln kann, indiziert. In diesen Fällen sollten INH (5,0–6,0 mg/kg KG tgl.), Rifampicin (10 mg/kg KG tgl.) und Ethambutol (20 mg–25 mg/kg KG tgl.) unter entsprechender Kontrolle der Nebenwirkungen über 9 Monate verordnet werden. Auf langfristige Verabfolgung von Streptomycin oder Prothionamid ist wegen stärkerer Nebenwirkungen zu verzichten.

Direktiven für das therapeutische Vorgehen. Kleine Lupusherde können im Gesunden exzidiert werden; danach erfolgt eine 6monatige tuberkulostatische Schutzbehandlung.

Nichtexzidierbare größere Lupusherde behandelt man tuberkulostatisch. Unterstützend können hyperämisierende Maßnahmen wie Phototherapie (UV-B) oder Photochemotherapie lokal eingesetzt werden; auch zusätzliche örtliche Behandlung mit antibiotikahaltigen Glukokortikoidexterna kann in Betracht kommen. Hat die Erkrankung zu ausgedehnten Mutilierungen geführt, so sind nach Abheilung plastisch-chirurgische Maßnahmen notwendig und hilfreich. Bei mutilierendem Lupus kommt auch kosmetische Korrektur mit starren Epithesen aus Kunststoff in Betracht.

Tuberculosis cutis colliquativa

Synonyme. Skrophuloderm, tuberkulöses Gumma.

Definition. Es handelt sich um eine subakute Form der Hauttuberkulose, die sich bei Patienten mit durchgemachtem Primärkomplex entwickelt (postprimäre Hauttuberkulose). Die Tuberkulinprobe ist daher positiv. Eine subkutane knotenförmige Tuberkulose führt zur Einschmelzung und zum sekundären Durchbruch durch die darüberliegende Haut mit nachfolgender Ulzeration, Fistelung und narbiger Abheilung.

Vorkommen. Die Tuberculosis cutis colliquativa war früher bei jungen Menschen häufig und entwickelte sich zumeist nach einer Infektion mit bovinen Erregern im Rahmen eines tuberkulösen Primärkomplexes als sog. Halslymphknotentuberkulose. Sie wird heute auch bei älteren Menschen infolge verminderter Resistenz beobachtet.

Pathogenese

- Exogene Entstehung. Durch exogene Einbringung von Tuberkelbakterien in die Subkutis kann eine Tuberculosis cutis colliquativa induziert werden, z.B. nach Verletzung mit einer erregerhaltigen Punktionsnadel im Anschluß an eine Lumbalpunktion bei tuberkulöser Meningitis.
- Entstehung durch kontinuierliche Mitbeteiligung der Haut im Anschluß an tuberkulöse Erkrankungen hautnaher Organe wie Lymphknoten, Knochen, Gelenke, Muskeln oder Nebenhoden.
- Entstehung durch hämatogene Ausstreuung von Mykobakterien. Von einem primären Fokus (Organtuberkulose) können besonders ältere Erwachsene mit verminderter Widerstandskraft oder schlechter Immunlage befallen werden. Hier entstehen meist multipel im subkutanen Fettgewebe entsprechende Hauterscheinungen.

Klinik. Tuberculosis cutis colliquativa kommt häufig in der Submandibularregion und Supraklavikularregion sowie vor dem M. sternocleidomastoideus und am seitlichen Hals vor, wo primär Lymphknoten erkrankt sind. Bei hämatogenen Formen können auch multiple Herde, besonders am Rumpf auftreten. Morphologisch ist die Erkrankung gekennzeichnet durch das Auftreten subkutaner entzündlicher Knoten, die infolge zentraler Kolliquationsnekrose zur Erweichung, später zur Perforation mit Fistelung oder Ulzeration führen und unter Hinterlassung von eingezogenen, gestrickt wirkenden Narben abheilen. Fistelung und Ulzeration können über lange Zeit bestehen; aus den Fisteln entleert sich ein mehr wäßriges, eitriges oder käsiges Material, in dem man Tuberkelbakterien nachweisen kann.

Die *Tuberculosis cutis colliquativa bei Kindern* nimmt ihren Ausgang gewöhnlich von tuberkulös erkrankten Halslymphknoten (tuberkulöse Halslymphome), die sich im Rahmen eines tuberkulösen Primärkomplexes (Primärinfekt an der Tonsille) ausbilden. In über 80% dieser Fälle, die durch Milchinfektion entstehen, hat man Tuberkelbakterien vom Typus bovinus nachgewiesen. Möglich ist auch eine Infektion von der Lunge her. Die *Halslymphknotentuberkulose der Kinder* beginnt mit umschriebenen, scharf abgesetzten derben Halslymphknotenschwellungen im submandibulären Bereich oder vor dem M. sternocleidomastoideus. Die Knoten wachsen in Wochen bis Monaten heran, wobei sich die darüberliegende Haut lividrot verfärbt. Schließlich wölben die Knoten die Haut tumorös vor, erweichen und zeigen dann zentrale Fluktuation. Inzwischen ist der kalte Abszeß mit der Haut verbacken; durch Perforation entstehen Fisteln und auch Ulzeration. Ständiges Wechseln von Rückbildungen und Exazerbationen mit Auftreten frischer Knoten, welche abszedieren und nach außen durchbrechen, ist typisch. Das Resultat von ständigem Wechsel zwischen Rückbildung und umschriebenen Exazerbationen sind schließlich gestrickt aussehende Narben mit trichterförmigen Einziehungen, Wulst-, Zipfel- oder Brückenbildungen als bleibendes Zeichen dieser Erkrankung. Durch Inokulation von Erregern des eitrigen Sekretes aus dem subkutanen Gewebe in die Kutis kann sich im Narbengebiet später infolge von *Etagenwechsel* (Gottron) im erkrankten Bereich ein Lupus vulgaris entwickeln.

Die *Tuberculosis cutis colliquativa bei Erwachsenen* und alten Menschen entsteht meist durch hämatogen verschleppte Keime und tritt an beliebigen Körperstellen auf, so an Hals oder Brust, in der Leistenregion, an den Glutäen oder der Zunge. Oft findet man mehrere Herde. Beginn in der Subkutis mit einem derben, sich rasch vergrößernden Knoten, der durch livide Hautverfärbung markiert ist. Erweichung, Durchbruch nach außen und Fistulation sind die Folgeereignisse. Durch neue Knotenbildung vergrößert sich das Erkrankungsfeld. Die Zahl der Fisteln nimmt zu. Durch Abszeßresorption und Vernarbung entstehen trichterförmige Einziehungen der Haut, hinzu kommen auch hier Wulstungen, Brücken- und Zipfelnarben, die manchmal größere Flächen der

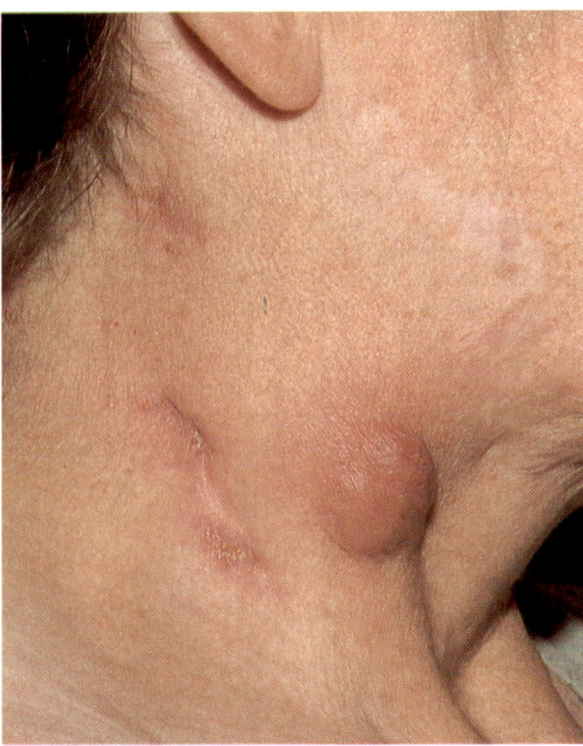

Tuberculosis cutis colliquativa

Haut einnehmen und kosmetisch außerordentlich störende Abheilungsresultate liefern.

Symptome. Unspezifische Entzündungssymptome (BKS erhöht, Blutbild: Leukozytose).

Histopathologie. Im Bereich der zentralen Kolliquationsnekrose und Abszeßbildung findet man eine unspezifische nekrotisierende Entzündung, in Randgebieten dagegen tuberkuloide Granulome und verkäsende Tuberkel. Gelegentlich sieht man auch Tuberkelbakterien in den Schnitten.

Sonderformen: Tuberculosis subcutanea et fistulosa. Sie kann als Sonderform der Tuberculosis cutis colliquativa gelten. Zumeist in der Anogenitalregion kommt es zu ausgedehnten knotigen Infiltraten mit Einschmelzungstendenz, Fistelbildungen und eitriger Sekretion. Das histologische Bild zeigt eine abszedierende Entzündung und tuberkuloide Strukturen. Die Diagnose ist an den Erregernachweis in Kultur und Tierversuch zu binden, da das gleiche klinische Krankheitsbild durch Acne conglobata, bakterielle Infektion (*Pyodermia subcutanea et fistulosa*), Lymphogranulomatosis inguinalis oder Sporotrichose verursacht werden kann.

Differentialdiagnose. Wichtig ist die Abgrenzung anderer Erkrankungen, welche die gleiche Entwicklung aufweisen, wie sie auch für syphilitische Gummen typisch ist, nämlich subkutane Knotenbildung, Erweichung, Durchbruch nach außen mit Fistulation oder Ulzeration: tertiäre Syphilis (Gumma), Lymphogranulomatosis inguinalis, Sporotrichose, Aktinomykose u.a. Hier helfen serologische, mikrobiologische und histologische Untersuchungen.

Diagnose. Klinisches Bild; Erregernachweis (mikroskopisch, Kultur, Tierversuch) in eitrigen Sekreten oder Exzisionsmaterial.

Prognose. Subjektiv führt die Erkrankung meist nicht zu Beschwerden. Die allgemeine Prognose ist günstig. Sich selbst überlassen oder fehlerhaft behandelt, führen die Veränderungen zu kosmetisch äußerst störenden Narben, besonders auffällig an den seitlichen Halspartien.

Therapie. Bei der Halslymphknotentuberkulose der Kinder hat sich die frühzeitige operative Ausräumung der möglichst noch nicht eingeschmolzenen Drüsenpakete bewährt. Die Krankheitsdauer wird dadurch wesentlich verkürzt und unschöne Narbenbildung vermieden. Wichtig ist, daß sofort danach eine Chemotherapie begonnen wird. Diese Behandlung sollte als Polychemotherapie klinisch eingeleitet und mindestens über 9 Monate durchgeführt werden; INH (5,0–7,0 mg/kg KG tgl.) und Rifampicin (10,0 mg/kg KG tgl.) oder INH, Rifampicin und Ethambutol (20,0 mg/kg KG tgl.) beim Erwachsenen; bei Kindern entsprechend geringere Dosen. Bei Verdacht auf nicht regelmäßige Einnahme der Tabletten kommt auch die intermittierende Behandlung in Betracht. Unter ärztlicher Kontrolle nimmt der Patient 2mal/Woche in der Sprechstunde die Medikamente ein, z.B. 800 mg INH und 700 mg Rifampicin oder 3,0 g Etambutol. Auch allgemein roborierende Maßnahmen haben ihren Platz. Die Anwendung von Röntgenstrahlen wird heute zurückhaltend beurteilt; bei Halslymphknotentuberkulose der Kinder wirken Röntgenbestrahlungen eher verschlechternd. Tuberculosis cutis colliquativa bei Erwachsenen und alten Menschen ist für operatives Vorgehen oft ungeeignet, nicht zuletzt wegen manchmal erheblicher Ausdehnung. Hier wird Polychemotherapie durchgeführt, evtl. auch örtliche Röntgenreizbestrahlungen (einmal je 1 Gy in 14tägigen Abständen, 3–5 mal).
Nach Organtuberkulose sollte gefahndet werden.

Tuberkulide

Von den Tuberkuliden ausgehend wurde der Begriff „*Id-Reaktionen*" geprägt. Id-Reaktionen werden heute als allergische Fernreaktion der Haut auf mikrobielle Antigene gedeutet. Sie sind auch unter dem Synonym *Mikrobide* bekannt und treten als Ausdruck einer Antigen-Antikörper-Reaktion bei allergisch-hyperergischer Reaktionslage des Patienten im Verlauf von Infektionen durch Bakterien, Pilze oder Viren auf. Entsprechend ihrer verschiedenen Ätiologie bezeichnet man sie als *Bakteride, Mykide* oder *Viruside*. Im allgemeinen treten sie 1–2 Wochen nach Krankheitsausbruch in Erscheinung und manifestieren sich als makulopapulöse Exantheme, nodöse oder multiforme Erytheme. Aus dem morphologischen Bild eines Mikrobids kann man nicht auf die Genese bzw. die auslösende Ursache schließen.

Der Begriff *Tuberkulid* wurde 1896 von Darier geprägt. Man versteht darunter disseminiert und symmetrisch auftretende Exantheme, die bei allergisch-hyperergischer Reaktionslage des Organismus durch tuberkuloantigene Wirkung (hämatogene Streuung von Tuberkelbakterien, Bestandteilen von Tuberkelbakterien oder anderen antigen wirksamen Substanzen) ausgelöst werden. In den Hauterscheinungen von Tuberkuliden sind daher Erreger nicht nachweisbar; histologisch besteht tuberkuloider Gewebsaufbau.

Tuberkulide waren immer selten. Da heute die Tuberkulosemorbidität stark zurückgegangen ist, sind Tuberkulide noch seltener geworden. Ihre Existenz wird daher von manchen Autoren angezweifelt. Da Tuberkulide aber auch nach Injektion von Tuberkulin, nach BCG-Impfung oder unter chemotherapeutischer Behandlung von Tuberkulose auftreten können, ist an ihrer Existenz grundsätzlich nicht zu zweifeln. Sicher sind aber früher eine Reihe von dermatologischen Krankheitsbildern aufgrund des tuberkuloiden feingeweblichen Substrats als Tuberkulid interpretiert worden, welche de facto nicht dazu gehören.

Lichen scrophulosorum [Hebra 1860]

Synonym. Tuberculosis cutis lichenoides.

Definition. Lichen scrophulosorum ist heute sehr selten, aber ein sicheres Tuberkulid. Betroffen sind v.a. Kinder und Jugendliche, bei denen ein tuberkulöser Primärkomplex oder auch eine sekundäre Organtuberkulose besteht.

Klinik. Prädilektionsstellen sind die seitlichen Rumpfpartien. Das Exanthem ist sehr diskret und besteht aus symmetrisch angeordneten, gruppiert stehenden kleinsten Einzeleffloreszenzen, welche zu bohnen- bis münzgroßen Herden zusammentreten können und oft länglich oval, entsprechend den Spaltlinien der Haut, ausgerichtet wirken. Das Einzelelement ist eine follikuläre oder perifollikuläre spitzkegelige Papel, die an ihrer Spitze eine feine Keratose tragen kann. Die Farbe der Papel ist gelblich-braun, rötlich oder oft fast hautfarben. Sie kann auch (selten) ein kleines Bläschen tragen. Gelegentlich sind die kleinen spitzkegelig agminierten Papeln mehr polygonal und erinnern an Lichen ruber acuminatus. Da das Exanthem keine Beschwerden verursacht, wird es oft übersehen.

Verlauf. Die Eruption bildet sich gewöhnlich nach wenigen Wochen wieder zurück, gelegentlich kann sie aber auch länger bestehen bleiben. Rezidive können vorkommen.

Histopathologie. Meist perifollikulär findet man typische tuberkuloide Strukturen mit Langhans-Riesenzellen. Nach der Oberfläche zu können kleine Nekroseherde bestehen. Gelegentlich sind die tuberkuloiden Veränderungen untermengt mit einem unspezifischen entzündlichen Infiltrat; auch die Schweißdrüsenausführungsgänge können von tuberkuloiden Granulomen umgeben sein.

Diagnose. Der Lichen scrophulosorum besteht aus spitzkegeligen spinulösen Papeln in gruppierter Anordnung, sehr ähnlich denen, die für die Reaktion der Moro-Probe typisch sind.

Differentialdiagnose. Exantheme, die aus follikulären oder perifollikulären kleinen spitzkegeligen Papelchen mit feiner Keratose bestehen, nennt man spinulöse Exantheme; morphologisch spricht man von *Spinulosismus*. Auch bei anderen infektiösen Erkrankungen können bei allergisch-hyperergischer Reaktionslage des Organismus derartige Exantheme als Id-Reaktionen in Erscheinung treten. Der Lichen syphiliticus ist ein klein-papulöses, follikuläres oder lichenoides gruppiertes Syphilid im Verlauf der tertiären Syphilis. Der Lichen trichophyticus findet sich nur bei gleichzeitiger tiefer Trichophytie (Tinea capitis oder Tinea corporis profunda). Nichtgruppierte follikuläre Exantheme mit spinulösen Papeln können schließlich bei Streuung eines allergischen Kontaktekzems, bei Lichen ruber follicularis oder Lichen scorbuticus (Streckseiten der Extremitäten) vorkommen.

Prognose. Sie ist wegen der meist kurzen Bestandsdauer gut. Lichen scrophulosorum kommt auch nach intrakutaner Tuberkulintestung, BCG-Impfung oder Chemotherapie von Organtuberkulosen bei guter Abwehrlage vor.

Therapie. Wegen spontaner Rückbildungsneigung nicht notwendig, evtl. äußerliche Behandlung mit Lotio zinci oder Glukokortikoidexterna.

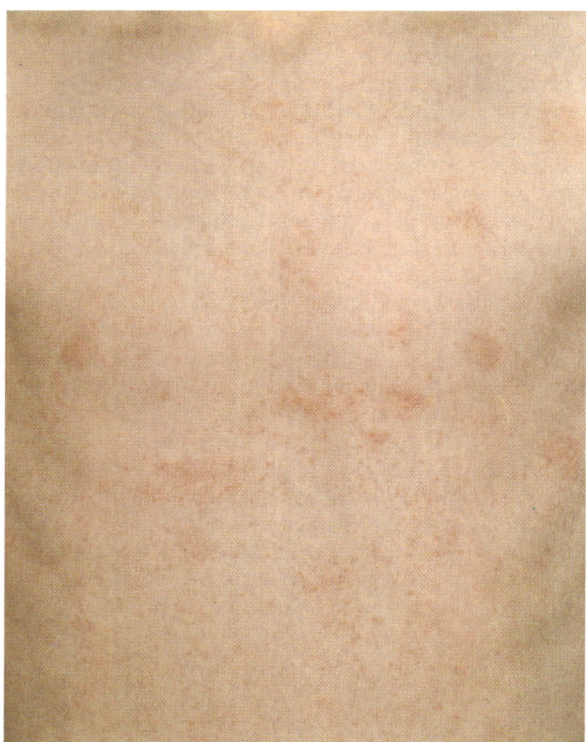

Lichen scrophulosorum

Papulonekrotisches Tuberkulid

Synonym. Tuberculosis cutis papulonecrotica.

Definition. Es handelt sich um eine chronisch-rezidivierende symmetrische Eruption von nekrotisierenden und mit varioliformen Narben abheilenden Papeln, besonders in durchblutungsgestörten Körperbereichen bei allergisch-hyperergischer Reaktionslage des Organismus. Die Existenz dieser Dermatose wird heute angezweifelt.

Vorkommen. Die Erkrankung kommt in der Hauptsache bei weiblichen Jugendlichen und jüngeren Frauen vor; sie ist heute extrem selten.

Pathogenese. Man interpretiert die Erkrankung als eine Reaktion des betreffenden Organismus auf tuberkuloantigenes Material bei allergisch-hyperergischer Reaktionslage. Die Tuberkulinempfindlichkeit ist gewöhnlich hochgradig (positive intrakutane Reaktionen bei einer Tuberkulinverdünnung von 10^{-8} bis 10^{-9}).

Klinik. Besonders an den Streckseiten von Armen und Beinen mit Bevorzugung von Ellbogen, Knien, Hand- und Fußrücken sowie im Bereich der unteren Rumpf- und Gesäßregion kommt es gewöhnlich symmetrisch zu locker disseminierten, manchmal auch gruppiert stehenden Eruptionen, die bevorzugt im Winter auftreten und im Sommer abklingen können.

Primär entwickeln sich glasstecknadelkopfgroße bis halberbsgroße Papeln oder Knötchen, in deren Zentrum es durch Gewebsnekrose zu einer pustelähnlichen Umwandlung kommt. Ältere Effloreszenzen sind durch einen zentral eingelassenen nekrotischen Schorf gekennzeichnet. Nach einiger Zeit wird dieser abgestoßen; es bildet sich eine wie ausgestanzt wirkende varioliforme Narbe. Die Papeln können zu kraterartigen Ulzerationen zerfallen *(ulzeröses Tuberkulid)*. Frische Papeln und alte Narben stehen oft nebeneinander; die Zahl der Herde kann sehr verschieden sein.

Allgemeine Symptome und Hautsymptome (Juckreiz, Brennen u.a.) bestehen gewöhnlich nicht.

Histopathologie. Im mittleren Korium finden sich Gefäßveränderungen mit Thromben und in der Umgebung Nekroseherde mit tuberkuloiden Strukturen, aber auch unspezifische entzündliche Veränderungen. Der typische feingewebliche Aufbau eines tuberkuloiden Granuloms fehlt; Tuberkelbakterien sind im Gewebsschnitt praktisch nie nachzuweisen. Auch diese Befunde lassen die Existenz dieser Krankheit fragwürdig erscheinen.

Verlauf. Die Erkrankung verläuft chronisch-rezidivierend, oft über viele Jahre und Jahrzehnte. Durch das rezidivierende Auftreten von neuen Effloreszenzen, ulzerierten Knötchen und varioliformen Narben an Armen und Beinen sind die Patienten in ihrem Befinden stark beeinträchtigt.

Diagnose und Differentialdiagnose. In jedem Fall sollte der Patient auf eine Organtuberkulose untersucht werden und die Diagnose nur nach histologischer Untersuchung gestellt werden. Wichtig ist der Ausschluß der Vasculitis allergica vom papulonekrotischen Typ. Außerdem kommt die Abgrenzung der Pityriasis lichenoides varioliformis acuta in Betracht, obwohl hier mehr Rumpf, Palmae und Plantae betroffen sind. Die Abgrenzung der Prurigo simplex subacuta (Urticaria papulosa chronica) wird durch den intensiven Juckreiz der letztgenannten Krankheit leicht möglich. Bei Sitz der Erscheinungen im Gesicht ist wegen des gleichen Effloreszenztyps die Acne necrotica abzugrenzen. In allen Fällen sind histologische Untersuchung und Tuberkulintestung entscheidend.

Therapie
Innerlich: Tuberkulostatika versagen gewöhnlich; gelegentlich führt die Kombination mit Glukokortikoiden in mittlerer Dosis zu weitgehender Besserung.
Äußerlich: Wärmezufuhr und durchblutungsfördernde Maßnahmen. Anwendung nikotinsäureester-

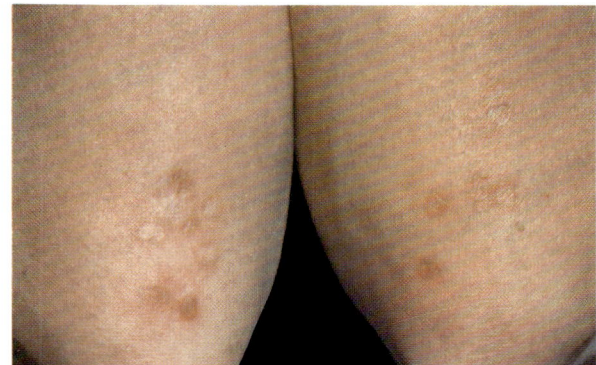

Papulonekrotisches Tuberkulid

haltiger Medikationen wie Akrotherm-Salbe, Rubriment-Bäder werden empfohlen. Auch Glukokortikoide können verabreicht werden.

Erythema induratum [Bazin 1861]

Synonyme. Tuberculosis cutis indurativa, nodöses Tuberkulid.

Definition. Es handelt sich um eine chronische Erkrankung mit entzündlichen knotigen und zur Ulzeration neigenden Veränderungen an den Unterschenkelbeugeseiten bei jungen Frauen mit allergisch-hyperergischer Reaktionslage. Die Existenz dieses Tuberkulides wird von manchen Autoren in Frage gestellt.

Vorkommen. In einer Zeit, in der die Tuberkulosemorbidität noch größer war, konnte auch das Erythema induratum (Bazin) häufiger beobachtet werden. Heute ist es extrem selten. Bevorzugt befallen sind Frauen in jüngerem oder mittleren Alter mit pyknischer Konstitution und peripheren Zirkulationsstörungen wie kalten Akren, Akrozyanose oder Cutis marmorata. Beim männlichen Geschlecht kommt es fast nicht vor.

Ätiologie und Pathogenese. Die pathogenetischen Prämissen sind die gleichen wie beim papulonekrotischen Tuberkulid. Auf tuberkuloantigenen Reiz, vielleicht nach hämatogener Ausstreuung von wenigen Tuberkelbakterien, kommt es an durchblutungsgestörten Akren unter exogenen Kälteeinflüssen (Arbeiten in kalten Räumen wie Metzgereien) und manifesten Kälteschäden wie Perniosis zu einer allergisch-hyperergischen Gewebsreaktion. Die Seltenheit des Erythema induratum (Bazin) in heutiger Zeit ist insofern vielleicht auch mitbedingt durch die anderen Lebens- und Kleidungsgewohnheiten junger Mädchen und Frauen.

Klinik. Die Erscheinungen sind gewöhnlich symmetrisch ausgeprägt und bevorzugen die Wadengegend. Hier entstehen wenige, zunächst subkutan gelegene erbs- bis kirschgroße, manchmal plattenförmige derbe, gut abgegrenzte prall-elastische Knoten, die sich leicht palpieren lassen. Nach Monaten pflegen

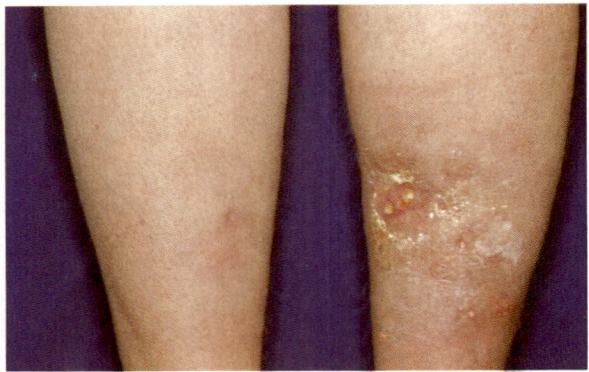

Erythema induratum Bazin, Wadengegend

sich diese Knoten, besonders im Sommer, zurückzubilden. Oft werden sie aber größer, die Haut über ihnen wird livid-rot, sie verbacken mit der Haut, schmelzen zentral ein, brechen nach außen auf und bilden Ulzerationen oder Fisteln. Die schmierig belegten oder verkrusteten Ulzerationen können über lange Zeit bestehen bleiben, verursachen aber keine Schmerzen.

Begleitsymptomatik. Kalte Füße, Akrozyanose, Cutis marmorata, Erythrocyanosis crurum puellarum oder Perniosis follicularis.

Histopathologie. Oft benötigt man mehrere Biopsien, um eine definitive Diagnose zu stellen. Ausgangspunkt ist eine subkutane Vene mit einer perivasalen hyperergischen tuberkulösen Entzündung; sekundär kommt es zu einer Reaktion des geschädigten Fettgewebes mit Wucheratrophie. Die granulomatöse Reaktion hat ihren Sitz hauptsächlich in den Fettläppchen. Später kommt es zu Fibrosierung.

Verlauf. Die Erkrankung verläuft chronisch über mehrere Jahre, vielfach mit Verschlechterung in der kalten Jahreszeit. Neue Knoten bilden sich aus, die ulzerierten Knoten zeigen nur geringe Heilungstendenz und heilen mit eingezogenen Narben ab. Insgesamt kann eine günstige Prognose gestellt werden, da allgemeine Erkrankungen nicht vorkommen. Bei sorgfältiger Suche findet man bei einer ganzen Reihe von Fällen eine aktive Organtuberkulose oder die Angabe über eine durchgemachte Tuberkulose. Auch lymphogene frische Veränderungen, welche für Tuberkulose der retroperitonealen Lymphknoten sprechen können, wurden festgestellt.

Differentialdiagnose. Obwohl von manchen Autoren bezweifelt wird, daß es sich beim Erythema induratum um einen tuberkulospezifischen Vorgang handelt, sind wir aufgrund eigener Erfahrungen der Auffassung, daß diese Krankheit wirklich existiert. Die chronisch-rezidivierenden, zu Ulzeration neigenden Knoten an den Waden junger Frauen mit durchblutungsgestörten Extremitäten sind typisch. Wichtig ist die Abgrenzung anderer knotiger Unterschenkeldermatosen. Erythema nodosum ist druckschmerzhaft, bevorzugt die Unterschenkelstreckseiten und ulzeriert nie. Schwierig kann bei subkutanen Knoten die Abgrenzung einer Lipogranulomatosis subcutanea (Rothmann-Makai) sein; diese besitzt ein anderes histologisches Substrat. Auch Vasculitis nodosa (Montgomery) sowie knotenförmige Periarteriitis nodosa cutanea müssen abgegrenzt werden. Schließlich ist auch an Gummen bei tertiärer Syphilis zu denken, da die Entwicklungsdynamik der Effloreszenzen die gleiche ist; allerdings sind diese meist asymmetrisch lokalisiert. Knotenförmige Pernionen sind noch strenger jahreszeitlich gebunden, verlaufen aber mehr subakut und treten an den am meisten kälteexponierten Akren (seitliche Fußanteile, Knie) auf. In jedem Fall ist histologische Untersuchung zu fordern. Der Bakteriennachweis verläuft gewöhnlich negativ.

Therapie. Tuberkulostatische Monotherapie mit INH (5,0–7,0 mg/kg KG tgl.) ist nicht so wirksam wie kombinierte Behandlung (INH mit Rifampicin) über viele Monate (s.S. 127). Wichtig ist die Beachtung der peripheren Durchblutungsstörung. Wir empfehlen daher warme Fußbekleidung, Vermeidung von Bodenkälte und Aufenthalt in warmen Räumen. Wechselbäder oder Bäder mit nikotinsäureesterhaltigen durchblutungsfördernden Mitteln (Rubriment-Bäder) und Anwendung durchblutungsfördernder Salben (Akrotherm-Salbe, Rubriment-Salbe, Amasin-Salbe) sind wichtige Maßnahmen. Besonders rückbildungsfördernd wegen ihres guten zirkulatorischen Einflusses und der Wärmezufuhr an den Beinen wirken Kompressionsverbände.

Dermatosen mit fraglichem Bezug zu Tuberkuliden

Es handelt sich um Erkrankungen, die früher den Tuberkuliden zugerechnet wurden, da das histologische Substrat durch tuberkuloide Granulome in der Haut geprägt ist. Indessen wurden niemals Tuberkelbakterien in den Hauterscheinungen solcher Erkrankungen nachgewiesen, die Tuberkulinempfindlichkeit ist entweder niedrig oder negativ, Beziehungen zu einer inneren Organtuberkulose konnten nicht festgestellt werden. Aus diesem Grund müssen die genannten Erkrankungen heute von den Tuberkuliden und anderen tuberkulösen Erkrankungen abgetrennt werden.

Lupus miliaris disseminatus faciei [Fox 1878]

Synonyme. Tuberculosis cutis miliaris disseminata faciei, Tuberculosis lupoides miliaris disseminata faciei.

Definition. Es handelt sich um eine symmetrische papulöse papulosquamöse bis papulo-pseudopustulöse lupoide Eruption im Gesicht, die einen chronisch wellenförmigen Verlauf nimmt und sich spontan zurückbildet.

Es erkranken vorwiegend jüngere Männer (20–35 Jahre). Da Tuberkelbakterien nicht nachgewiesen wurden und auch eine Organtuberkulose so gut wie nie gefunden wurde, ist die Beziehung zu den Tuberkuliden mehr als zweifelhaft. Wahrscheinlich handelt es sich um eine polyätiologische Hautreaktion charakteristischer Prägung.

Klinik. Meist im Gesicht, gelegentlich aber auch am Hals, selten am Kapillitium und extrem selten am Stamm treten symmetrisch glasstecknadelkopf- bis hanfkorngroße sukkulente blau-rote oder mehr bräunlich-rote halbkugelige weiche Papeln in lockerer Dissemination in Erscheinung, die kalottenförmig vorspringen und von einer feinen Schuppung bedeckt sein können. Auch angedeutete Pustulation kommt gelegentlich vor. Wichtig ist, daß bei Glasspateldruck typische Lupusknötchen nachweisbar sind, die allerdings stets isoliert stehen und nicht wie bei Lupus vulgaris zu größeren Komplexen aggregiert erscheinen; auch das Sondenphänomen ist wie bei Lupus vulgaris positiv.
Subjektive Symptome wie Juckreiz werden meist nicht angegeben. Gemeinsames Auftreten mit Erythema nodosum, auch bei Yersinosis, wurde bekannt.

Histopathologie. Das feingewebliche Substrat besteht in typischen tuberkuloiden Granulomen mit größeren zentralen Nekrosen und breiten Säumen aus Epitheloidzellen und Riesenzellen sowie wenigen Lymphozyten. Auch das feingewebliche Bild ist ganz typisch für Tuberkulose.

Verlauf. Der Verlauf der Erkrankung, welche sich relativ rasch entwickelt, kann sich subchronisch oder chronisch über Monate oder 1–2 Jahre erstrecken. Die Hautveränderungen zeigen keine Neigung zu echter Einschmelzung oder Ulzeration. Die Abheilung erfolgt unter Bildung zart atrophischer Närbchen.
Selten sind *tiefe Verlaufsformen* mit kleinknotigen Infiltraten, die sich unter den Fingern hin- und herrollen lassen und nach außen nur zu bräunlich-roten Flecken führen. Diese Form nähert sich noch mehr dem akneiformen Tuberkulid des Gesichts („Aknitis").

Diagnose und Differentialdiagnose. Das klinische Bild der Erkrankung ist außerordentlich typisch.
Rosacea lupoides ist neben lupoiden Papeln durch gleichzeitiges Vorhandensein von Erythemen und Teleangiektasien meist bei Frauen charakterisiert. Acne vulgaris hat ein mehr polymorphes Krankheitsbild mit Komedonen, Papeln, Papulopusteln. Glukokortikoid- oder halogenidinduzierte Akne kann in der Abgrenzung Schwierigkeiten machen. Auch an kleinknotige Sarkoidose und papulosquamöse Syphilide ist zu denken. Die periorale rosazeaartige Dermatitis kann sich auch in einer lupoiden Form präsentieren, die klinisch und histologisch sehr an Lupus miliaris disseminatus faciei erinnert oder in einem Teil der Fälle diesem entsprechen dürfte.

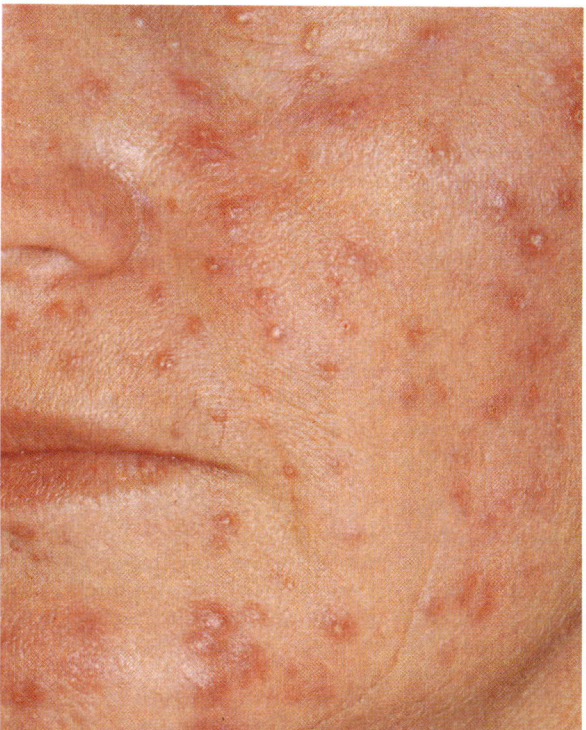

Lupus miliaris disseminatus faciei

Therapie
Innerlich: Tuberkulostatika sind von günstiger Wirkung, wenn sie über mehrere Monate gegeben werden (INH 5,0–7,0 mg/kg KG tgl.). Auch ein Versuch mit Tetrazyklinen oder Metronidazol ist zu empfehlen.
Äußerlich: Hier kommt die gleiche Behandlung wie bei papulöser Rosazea in Betracht. Längerfristige äußerliche Anwendung fluorierter Glukokortikoide ist strikt zu vermeiden.

Rosazeaartiges Tuberkulid
Das 1917 von Lewandowsky beschriebene rosazeaartige Tuberkulid wurde wegen seiner typischen histologischen Struktur von der Rosazea abgegrenzt. Heute wird das rosazeaartige Tuberkulid als eigenes Krankheitsbild nicht mehr akzeptiert; es dürfte sich in diesen Fällen nämlich entweder um eine lupoide Rosazea oder um eine lupoide Erscheinungsform der perioralen rosazeaartigen Dermatitis handeln.

Akneiformes Tuberkulid
Auch diese Erkrankung im Gesicht wird heute nicht mehr als Hauttuberkulose anerkannt, da eine tuberkulöse Ätiologie niemals nachgewiesen werden konnte. Die alte Bezeichnung für das akneiforme Tuberkulid war *Aknitis*.

Anhang: Schwimmbadgranulom

Definition. Gelegentlich vorkommende granulomatöse Reaktion in der Haut durch Infektion mit einem atypischen Mykobakterium (Mycobacterium marinum).

Vorkommen. Relativ selten. Mycobacterium marinum ist ein saprophytischer Organismus, der in feuchter Umgebung bei etwa 32° C besonders gut wächst. Daher sind die Infektionen praktisch stets auf die Haut beschränkt. Infektionen kommen nach Bagatellverletzungen beim Baden in ungenügend chlorierten Schwimmbädern (daher die Bezeichnung Schwimmbadgranulom) oder beim Hantieren in Warmwasseraquarien zustande.

Ätiologie. Mycobacterium marinum kann aus den Hauterscheinungen isoliert und gezüchtet werden. Erregernachweis ist wegen der Abgrenzung gegenüber Hauttuberkulose wichtig.

Klinik. Innerhalb von 3–4 Wochen entsteht am Verletzungsort meist ein einzelner, bläulichroter entzündlicher Knoten mit verruciformer Oberfläche. Die Veränderungen haben gewöhnlich 1–2 cm Durchmesser und tendieren nach gewisser Zeit zu oberflächlicher Ulzeration. Prädilektionsstellen sind Hand- und Fußrücken, Ellbogen und Knie.
Auch umschriebene abszeßartige entzündliche Knoten im Verlauf der ableitenden Lymphgefäße oder im Bereich der regionalen Lymphknoten selbst sind möglich.

Histopathologie. Im oberen Korium typische tuberkuloide Strukturen mit zentraler Verkäsung.

Verlauf. Bei spontanem Verlauf Abheilung innerhalb von etwa 1–2 Jahren, oft mit Narbenbildung.

Differentialdiagnose. Besonders an Tuberculosis cutis verrucosa ist zu denken. Bei lymphangitischen oder lymphadenitischen Krankheitsbildern muß auch Sporotrichose berücksichtigt werden. Tertiäre Syphilis sollte ausgeschlossen sein.

Therapie. Kleine Herde können im Gesunden exzidiert werden. Auch Vereisung mit flüssigem Stickstoff und Kürettage mit Elektrodesikkation wurden empfohlen. Vor einer innerlichen Behandlung mit antituberkulöser Chemotherapie sollte die Empfindlichkeit des isolierten, oft hochresistenten Erregers bestimmt werden. Neuerdings wurde ein Kombinationspräparat aus Isoniazid, Protionamid und Dapson (Isoprodian) empfohlen, ferner auch Tetrazykline und Cortrimoxazol (Bactrim).

Lepra

Synonyme. M. Hansen, Hansenosis, Zaarath (biblisch).

Definition. Lepra ist eine chronisch verlaufende, wenig kontagiöse Infektionskrankheit, ausgelöst durch das Mycobacterium leprae. Akute Exazerbationen sind möglich. Die Erkrankung zählt zu den sog. Geißeln der Menschheit, da sie mit schwersten Verstümmelungen einhergehen kann. Durch frühzeitige Behandlung ist Abheilung möglich.

Erreger. Mycobacterium leprae (Hansen 1874) ist ein gering gebogenes, 0,5–1,5 µm langes grampositives säurefestes Stäbchen. Im Ausstrich oder im Gewebe liegen die Mycobacteria leprae oft dicht gepackt wie Zigarren in Gruppen (Globi) zusammen.
Färbung mit Techniken nach Ziehl-Neelsen oder Fite-Faraco.

Historisches. Lepra ist eine weltweit verbreitete Erkrankung seit Geschichtsbeginn. Bereits im Altertum finden sich entsprechende Dokumentationen in altägyptischen und altchinesischen Werken. Ob sich die Lepra in der Bibel im Leviticus der 5 Bücher Moses unter der „Zaarath" genannten Erkrankung mit verbirgt, ist unklar. Im klassischen Altertum gerieten die früheren Kenntnisse vorübergehend in Vergessenheit, wurden in der alexandrinischen Zeit aber wieder Wissensgut. Durch die Feldzüge der römischen Legionen und besonders durch die Kreuzzüge scheint die Lepra in Mitteleuropa eine seuchenhafte Ausbreitung erfahren zu haben. Ihre Übertragbarkeit war bereits im Mittelalter bekannt. Vom 16. Jahrhundert an ging sie wieder zurück und war auf bestimmte Gegenden in Europa wie südeuropäische Länder, Skandinavien und Baltikum begrenzt. In der Neuzeit haben moderne Prophylaxe und Therapie die Lepra in diesen Ländern praktisch zum Verschwinden gebracht. In Deutschland kommen jetzt Erkrankungsfälle durch Einschleppung (Rückwanderer, Gastarbeiter, Besucher, Heilungssuchende) vor.
„Aussatz" kann nicht vollinhaltlich mit Lepra gleichgesetzt werden. „Ausgesetzt" aus der menschlichen Gemeinschaft wurden früher zwar Leprakranke, aber aus Unkenntnis auch andere kranke Menschen mit ekelerregenden Hauterkrankungen wie Pemphigus, Mycosis fungoides. Der Begriff Lepra geht auf das griechische Lepra (von Lepis = Schuppe) bzw. das indogermanische Lap (= Abschälen) zurück.
In vielen deutschen Städten gab es bis zum 18. Jahrhundert noch Leprosorien und Leprafriedhöfe; vereinzelte Erkrankungen tauchten auch noch in diesem Jahrhundert auf. Laut Gesetz mußten Leprose sich mit Lepraklappern bemerkbar machen, ehe sie eine Brücke überschreiten durften, damit die gesunde Bevölkerung ausweichen konnte. In Nepal werden Leprose heute noch enterbt.

Epidemiologie. Weltweit wird die Zahl der Leprakranken heute auf 10–15 Mio. Menschen geschätzt. Lepra kommt vorwiegend in den Tropen und Subtropen, aber auch in kühleren Zonen wie Nepal und Korea vor und bevorzugt einen geographischen Gürtel, der durch den 40. nördlichen und 40. südlichen Breitengrad begrenzt wird. Zu den Hauptgebieten zählen Indien, Zentralafrika und das ozeanische Inselreich. Aus China liegen keine Zahlen vor. Leprabekämpfung gehört zu den vordringlichen Aufgaben der Medizin und wird von der WHO in besonderer Weise gefördert.

Lepra wird nicht vererbt oder konnatal übertragen. Allerdings wurde eine Assoziierung zu HLA-B8 und (fraglich) zu HLA-A9 beschrieben. Kinder sind gegenüber Lepra empfänglich. Die Ansteckung erfolgt gewöhnlich im Kindes- oder Jugendalter. In der Kindheit werden beide Geschlechter gleich häufig, nach der Pubertät wird das männliche Geschlecht bevorzugt befallen. Zwei Faktoren sind für die Ausdehnung der Lepra notwendig, die Empfänglichkeit des Patienten (Immunstatus) und der Kontakt mit „offenen Fällen". Zu den „offenen Fällen" zählen die erregerreiche lepromatöse und die dimorphe Lepraform, nur selten die reaktive Form der tuberkuloiden Lepra. Ein Reservoir für Leprabakterien soll die Muttermilch sein, ein weiteres die Muskulatur. Lepra kommt bei Menschen aller sozialen Schichten vor, jedoch vorzugsweise bei der armen Bevölkerung, die auf engem Raum unter unzureichenden hygienischen Verhältnissen zusammenlebt. Bei ausreichender Hygiene und Ernährung unter zivilisierten Verhältnissen scheint die Übertragungsgefahr gering zu sein. Eine genuine Lepraerkrankung im Tierreich ist nicht sicher bekannt. Bis heute ist die kulturelle Züchtung und Vermehrung von Mycobacteria leprae auf künstlichen Nährböden nicht sicher gelungen.

Im Tierexperiment kann das Bakterium jedoch auf einige Spezies übertragen werden, so auf die Pfoten von Mäusen, ohne daß es zu einer generalisierten Lepra kommt, oder auf die Armadillos (Gürteltiere), bei denen eine generalisierte Leprainfektion vorkommt.

Pathogenese. Der Übertragungsmodus von Mensch zu Mensch ist nicht ganz sicher bekannt. Die Infektion verläuft wahrscheinlich durch langen und engen Kontakt mit „offenen" Leprösen. Eine direkte Übertragung durch die Luft ist nicht möglich. In heißen Ländern scheinen Insekten wie Fliegen, Wanzen und Flöhe eine indirekte Rolle zu spielen, da es durch sie zu oberflächlichen Hautverletzungen, Pyodermien und chronischen Ulzerationen kommen kann. Eine Primärläsion oder ein Primäraffekt wie beispielsweise bei Tuberkulose oder atypischen Mykobakterieninfektionen ist nicht bekannt. Prädilektionsareale des Mycobacterium leprae sind Haut, Schleimhaut, oberer Respirationstrakt und periphere Nerven; es siedelt sich gern in den Schwann-Zellen ab. Das färberische Verhalten (morphologischer Index) zeigt an, ob es lebensfähig und vermehrungsfähig ist oder nicht: Gänzlich gefärbte Bakterien ("solid standing rods") sind vermehrungsfähig; Bakterien mit fehlender Anfärbung im Zentrum oder diffuser unregelmäßiger Polfärbung gelten als nicht vermehrungsfähig.

Diese Differenzierung ist wichtig für Prognose und Therapieerfolg. Kommt ein negativer Lepromintest (unzureichende immunologische Abwehrlage) hinzu, besteht akute Infektionsgefahr. Patienten mit lepromatöser Lepra sind hochgradig anergisch auf das Mycobacterium-leprae-Antigen, reagieren auch auf nichtmykobakterielle Antigene kaum und weisen schließlich nur selten eine Kontaktallergie auf.

Lepromintest. Dieser ist kein diagnostischer Test, sondern eine hilfreiche Methode zur Klassifizierung der Lepra und zur Beurteilung der Prognose. Lepromin ist kommerziell bei uns nicht erhältlich.

Drei Antigene werden zur Intrakutaninjektion benutzt:

- „vollständiges Lepromin" (Mitsuda-Hayaski), ein Gemisch aus mazeriertem Gewebe von Lepra lepromatosa, das $1,6 \cdot 10^8$ Mycobacteria leprae/mm^3 sowie Gewebsdetritus enthält;
- „Bazillenantigen" (Dharmendra), das nur Mycobacteria leprae enthält;
- „Protein-Lepromin" (Olmos-Castro), das einzelne antigene Fraktionen von Mycobacterium leprae enthält.

Seine Ablesung erfolgt nach 2 Tagen und nach 3 Wochen. Nach 48 h kann sich ein infiltriertes Erythem von 10–20 mm bilden (positiver Lepromintest). Er weist auf eine Überempfindlichkeit hin, hat jedoch kaum klinische Relevanz. Diese Reaktion wird als *Frühreaktion nach Fernandez* (Fernandez-Reaktion) bezeichnet. Im weiteren Verlauf kann sich die Frühreaktion in ein chronisch-entzündliches, > 5 mm großes Knötchen umwandeln. Das Gewebe wird exzidiert und histologisch aufgearbeitet. Bei dieser *Spätreaktion nach Mitsuda* (Mitsuda-Reaktion, Leprominreaktion) findet sich ein tuberkuloides oder sarkoides Granulom.

Ein positiver Lepromintest (Allergie) weist auf eine tuberkuloide Lepra mit guter Abwehrlage und günstiger Prognose, ein negativer Lepromintest (Anergie) auf lepromatöse oder dimorphe Lepra mit schlechter Abwehrlage hin. Kontaktpersonen in Endemiegebieten mit negativem Lepromintest sollten wegen der Infektionsgefährdung prophylaktisch behandelt oder evakuiert werden. In leprafreien Zonen wie bei uns weist der Lepromintest eine Parallele zum Tuberkulintest nach Mendel-Mantoux auf; er ist bei > 80% der Bevölkerung positiv und deutet auf eine immunologische Auseinandersetzung mit Mycobacterium tuberculosis hin. Im menschlichen Körper werden die Schwann-Zellen zu den Wirtszellen der Mycobacteria leprae; dorthin gelangen die Bakterien entweder direkt durch die Haut oder über die Blutbahn.

Klinik. Nach einer nicht genau bekannten Inkubationszeit von schätzungsweise 3 bis 20 Jahren können völlig uncharakteristische Frühsymptome auftreten, die variabel sind und den Patienten nicht zum Arzt führen. In weiten Teilen der Welt fürchten sich die Menschen davor, auch bei begründeten Hinweissymptomen wie Pigmentaufhellungen der Haut, Anästhesien, Muskelatrophien, chronischem Schnupfen oder Nasenbluten den Arzt aufzusuchen, da mit der Diagnose Lepra ihr soziales Gefüge zusammenbricht. Jahrelange ärztliche Betreuung, Einweisung in Leprosorien, Trennung von Familie und Beruf tragen auch heute noch das Stigma des „Aussatzes".

Aufgrund klinischer, bakteriologischer, histologischer und immunologischer Befunde wird Lepra nach einem Spektrum eingeteilt. Zwei stabile, polar entgegengesetzte Typen: die erregerreiche anergische *lepromatöse Lepra* und die erregerarme allergische *tuberkuloide Lepra* bilden die Hauptformen. Dazwischen liegen die *Lepra indeterminata* und die *dimorphe Lepra* (Grenzfälle, Borderlinefälle). Das Erreger-Wirt-Verhältnis führt also zu dieser Klassifikation.

Lepromatöse Lepra (Lepra lepromatosa)

Definition. Sie ist die „maligne", anergische, infektiöse Verlaufsform bei schlechter Immunität und ernster Prognose ohne Neigung zur Selbstheilung. Die Leprominreaktion ist negativ. In den Erscheinungen der Haut und Schleimhäute finden sich massenhaft Erreger. Solche Patienten können mehr als 1 kg Bakterien in sich tragen. Die histologische Untersuchung zeigt schaumzellenreiche Granulome (Virchow- oder Leprazellen).

Haut. Die Hauterscheinungen sind symmetrisch ausgebildet und bestehen aus Makulä, infiltrierten Plaques und bräunlich-roten, oft auch hautfarbenen Infiltraten, die bald knotig werden. Die Knoten werden *Leprome* genannt. Die Begrenzung der Hauterscheinungen ist unscharf.

Die Makulä sind rund oder oval und finden sich vorwiegend an bedeckten Körperstellen. Die infiltrierten Knoten sind unterschiedlich groß, unscharf begrenzt, die darüberliegende Haut ist trocken, atrophisch oder ödematös durchtränkt. Trockenheit, Anhidrosis, Alopezie und Anästhesie sind vier wichtige klinische Kriterien. Papeln und Knoten (Leprome) können aus den Makulä, aber auch aus normaler Haut hervorgehen. Sie sind millimeter- bis zentimetergroß und von elastisch bis harter Konsistenz. Subkutaner Sitz ist möglich. An Druckstellen wie Ellbogen, Knien, Gesäß, Gesicht und Ohren sind sie häufig. Leprome können spontan (lepromatöse Gummen), durch Trauma (Anästhesie) oder in reaktiven Stadien (Leprareaktion) ulzerieren. Dann ist die Gefahr der Sekundärinfektion groß. Flächige Infiltrationen, Leprome und Keratokonjunktivitis machen die *Facies leonina* aus. Später konfluieren die Knoten und bilden girlandenförmige Bögen. Lepraherde finden sich meist an den kühlen Körperzonen; an warmen Körperteilen wie Kopfhaut, Nacken, Axillen, Leisten und Sternum fehlen sie häufig. Im Gesicht lokalisieren sich die Leprome auf Nase, Ohren, Jochbögen und Stirn. Die Hautfurchen bleiben frei, wodurch das Gesicht of faltig aufgeworfen wirkt. Die Vergrößerung der Ohrläppchen ist pathognomonisch, Haarausfall der lateralen Augenbrauen durch weiche lepromatöse Infiltrate (Madarose) sind charakteristisch und ein Frühsymptom.

Bei der *diffusen Lepromatosis* (Lucio-Latapi), auch Lazarine Lepra genannt, kommt es zu einer generalisierten wachsartigen Hautinfiltration, die an ein Myxödem erinnert. Arme und Beine sind geschwollen, diffus gerötet mit zyanotischer Komponente, leicht hyperpigmentiert, auch teleangiektatisch; Knoten fehlen. Alopezie von Wimpern, Brauen und Kopfhaut gehören dazu (Alopecia lepromatosa). Die übrige Haut ist trocken und schuppig. Mycobacteria leprae findet sich massenhaft auch in anscheinend gesunder Haut. Im *reaktiven Stadium* kommt es zu Blasen und dann zu bizarren Hautnekrosen (Lucio-Phänomen, 1852), die sich in tiefe Ulzerationen umwandeln und schließlich mutilierend mit Narben abheilen. Befall der Nasenschleimhaut mit destruierender Rhinitis ist ein Frühsymptom. Diese Verlaufsform wird besonders in Mittelamerika (Mexiko) beobachtet.

Schleimhäute. Die Nasenschleimhaut ist fast stets befallen. Chronischer „Schnupfen" in Endemiegebieten

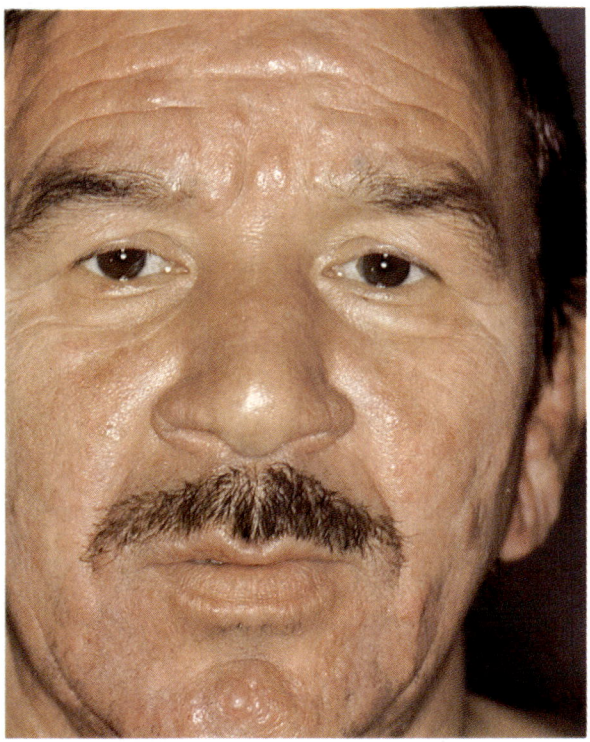

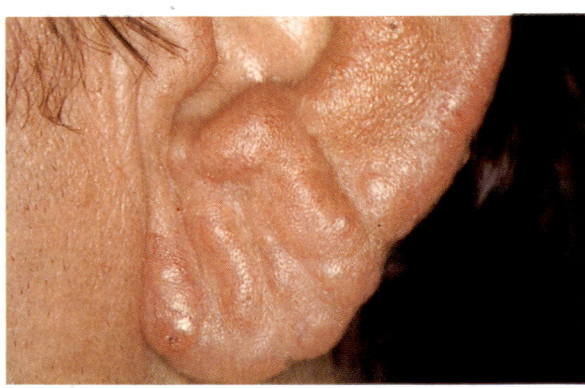

Lepra lepromatosa

ist verdächtig auf Lepra, so auch Epistaxis, Behinderung der Nasenatmung durch Leprome und Destruktion des Nasenseptums mit charakteristischer Einsenkung des distalen Nasendaches (Kleeblattnase nach Gay-Prieto). Im Larynxbereich können lepromatöse Infiltrationen zu eitriger Laryngitis und Erstickungsanfällen führen.

Auch andere Schleimhäute, wie Lippen, Mundhöhle, Zunge, aber auch Lymphknoten, Hoden, Leber, Milz und endokrine Drüsen können betroffen sein; dies führt zu entsprechenden, oft charakteristischen Symptomen wie Gynäkomastie, Infertilität und Leberzellschaden.

Augen. Beteiligung der Augen ist häufig und schwerwiegend. Infiltrationen an Lidern, Skleren, Kornea, Iris und Ziliarkörper können zu Sehbehinderung oder Erblindung führen. Die Augenbeteiligung ist bei der Leprareaktion gefürchtet.

Nervenveränderungen. Sie stehen nicht so sehr im Vordergrund wie bei der tuberkuloiden Lepra. Manchmal tritt Nervenbeteiligung erst bei Rückbildung der Hauterscheinungen auf. Durch spezifische Infiltrate entlang der peripheren Nerven kommt es zu Paralysen, besonders der von N. ulnaris oder N. radialis versorgten Mm. interossei mit typischer Muskelatrophie. Kleinfinger- und Daumenballen schwinden, eine Klauenhand resultiert. An den Fingern und Zehen treten Verstümmelungen durch lepromatöse Infiltrate und durch sekundäre Infekte und trophische Ulzerationen auf.

Leprareaktion. Die akute Exazerbation der Lepra lepromatosa nennt man Leprareaktion. *Erythema nodosum leprosum* tritt nicht nur an den Beinen sondern auch an Armen, im Gesicht und am Rumpf auf. Es neigt zu Rezidiven und kommt nur bei lepromatöser Lepra vor.

Tuberkuloide Lepra (Lepra tuberculoides)

Definition. Dies ist die gewöhnlich nicht kontagiöse, relativ benigne und langsam verlaufende Lepra ohne systemische Beteiligung, mit Neigung zu spontaner Regression bei guter Abwehrlage des Organismus (allergische Reaktionslage) und meist günstiger Prognose. Andererseits können die Patienten schwere behindernde Mutilationen davontragen. Die Hautveränderungen sind bakterienfrei oder bakterienarm. Die Leprominreaktion ist stark positiv. Histologisch liegen tuberkuloide oder sarkoide Granulome vor. Die tuberkuloide Lepra betrifft fast nur Haut und periphere Nerven, selten die Lymphknoten. Hauterscheinungen sind oft gering ausgeprägt, asymmetrisch und nicht selten auf das Ausbreitungsgebiet eines Nerven oder eine bestimmte Hautzone begrenzt.

Haut. Die tuberkuloide Lepra beginnt häufig wenig eindrucksvoll mit einer oder weniger, gering erhabenen, aber stets scharf begrenzten, rötlichen oder leicht rötlich-violetten Makulä oder mit kleinen Papeln, die sich peripherwärts vergrößern und zentral unter Hinterlassung depigmentierter, auch gering atrophischer Herde abheilen. Frische Hautveränderungen sind gekennzeichnet durch Hyperästhesie. Im Verlauf kommt es besonders im Zentrum der Herde zu *Sensibilitätsstörungen,* zuerst zum Verlust der Temperaturempfindung, später der Berührungs- und Schmerzempfindung. Auch die begleitende Anhidrosis ist ein wertvolles diagnostisches Zeichen.

Nerven. Bei allen Formen von tuberkuloider Lepra kann es zu Nervenbeteiligung kommen. Entzündliche granulomatöse Veränderungen äußern sich klinisch in Spannung, strangartiger, klinisch gut palpabler Verdickung oder spindelförmigen Auftreibungen an den peripheren Nerven und Verlust ihrer Funktion. Die Nervenbeteiligung ist anders als bei lepromatöser Lepra meist schwer und asymmetrisch. Die Nervenschädigungen führen zu Paresen und sekundär zu Muskelatrophien, im Gesicht zu Fazialisparese, Ptose der Oberlider und mimischer Starre (*Facies antonina,* nach dem Gesicht des leidenden heiligen Antonius), zu Stimmbandlähmungen mit Stimmverlust, an den Händen zu Atrophie der Mm. interossei, der Daumen- und Kleinfingerballen, zu Kontrakturen mit Klauenstellung und an den Füßen zu Atrophien der kleinen Fußmuskeln, Steppergang, trophischen Ulzerationen („mal perforant"). Innere Organbeteiligung fehlt. Die Entwicklung der Veränderung ist relativ langsam.

Die tuberkuloide Lepra wird je nach dem Grad der Ausdehnung in 2 Formen unterteilt:

Minorform

Bei ihr bestehen erythematöse, leicht erhabene Hautveränderungen in Form kleiner Papeln mit unregelmäßiger Begrenzung, die konfluieren und zu landkartenartigen Herden zusammentreten können.

Die Veränderungen sind anästhetisch, anhidrotisch und finden sich häufig in der Nähe von Körperöffnungen, besonders an Augenlidern, Anus und Skrotum. Spontane Rückbildung dieser relativ stabilen Form der tuberkuloiden Lepra ist möglich.

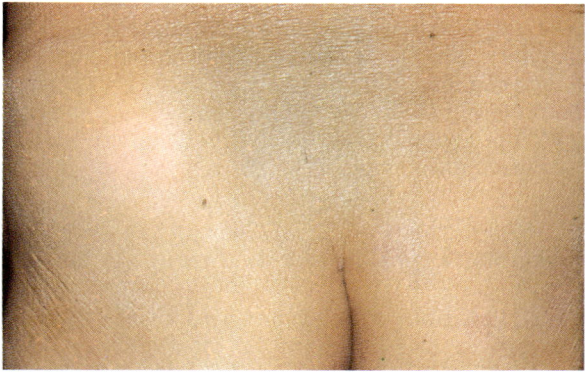

Tuberkuloide Lepra

Majorform
Die Hautveränderungen sind stärker erhaben und imponieren als infiltrierte, weiche und erythematöse Papeln, Knötchen oder Plaques. Das Zentrum ist oft eingesunken und blasser, so daß komplette oder inkomplette Ringe entstehen. Tuberkuloide Plaques finden sich vorwiegend an Gesäß, Rücken, Gesicht, um die Körperöffnungen und an den dorsalen und seitlichen Gliedmaßenabschnitten. Bakteriologisch findet man häufiger positive Resultate, in den Hautveränderungen etwa in 50% und an der Nasenschleimhaut etwa in 10% der Fälle, allerdings ohne Bildung von Globi. Plaques und verdickte Nerven finden sich fast stets benachbart nebeneinander. Hornhautgeschwüre resultieren durch Anästhesie und Lagophthalmus. Akute Episoden im Sinne der Leprareaktion können bei dieser Form vorkommen. Aber auch hier ist spontane Rückbildung möglich; weitere Entwicklung in die dimorphe Form oder selbst in lepromatöse Lepra ist allerdings häufiger. Dann wird die vorher positive Leprominreaktion negativ. Es handelt sich also bei dieser Form um eine unstabile Verlaufsform der tuberkuloiden Lepra.

Unbestimmte Lepra (Lepra indeterminata)

Diese unstabile Lepraform wird klinisch durch auf Haut und Nerven beschränkte Veränderungen, bakteriologisch durch wenige oder nicht nachweisbare Mycobacteria leprae, histologisch durch uncharakteristische Entzündungsreaktionen und immunologisch durch einen meist schwach positiven oder negativen Lepromintest charakterisiert.

Hautveränderungen. Sie sind asymmetrisch; hypo- oder hyperpigmentierte, teilweise gering entzündlich veränderte makulöse Herde mit Anästhesie und Anhidrosis. Gesäß, Hals, Rumpf und Extremitäten können befallen sein. Das Gesicht bleibt fast stets verschont.

Nervenveränderungen. Diese Veränderungen im Sinne einer lepromatösen Polyneuritis mit Verdickung erkrankter Nerven sind ein wichtiger Teil dieser Lepraform und führen zu Paralysen, Klauenhand sowie zu trophischen perforierenden Ulzerationen an den Füßen.
Die Lepra indeterminata kann Monate oder Jahre bestehen bleiben. Spontane Regression kommt vor; Übergang in lepromatöse Lepra – der vorher positive Lepromintest wird dann negativ – ist häufig, in tuberkuloide Lepra selten. Die Leprareaktion kommt praktisch nicht vor.

Dimorphe Lepra (Borderline-Lepra)

Diese Lepraform ist selten und wird als eine Entwicklungsphase der Majorform der tuberkuloiden Lepra aufgefaßt. Sie ist klinisch durch Haut- und Nervenveränderungen, bakteriologisch durch stets reichlich nachweisbare Mycobacteria leprae, histologisch durch gleichzeitig nebeneinander vorliegende tuberkuloide und lepromatöse Gewebsreaktionen und immunologisch durch einen gewöhnlich negativen Lepromintest charakterisiert. Die dimorphe Lepra steht zwischen den beiden polaren Typen der Lepra, nämlich der lepromatösen und der tuberkuloiden Form. Dementsprechend wandeln sich klinische, bakteriologische, histologische und immunologische Befunde. Unbehandelt geht diese unstabile Lepraform gewöhnlich in die lepromatöse Lepra, behandelt in die tuberkuloide Lepra über.

Die wenigen, meist asymmetrischen Hautveränderungen sind trockene hypopigmentierte Makulä und einzelne große kuppelförmige Knoten. Typische Effloreszenzen der Haut sind annuläre, teilweise rote oder kupferfarbene Knoten oder Plaques mit unscharfer peripherer Begrenzung und wie ausgestanzt wirkenden freien Zonen („Schweizerkäsemuster"); bandartige oder wie geographische Muster angeordnete Effloreszenzen kommen besonders an den Beinen vor. Frühzeitig finden sich deutliche Nervenbeteiligung (asymmetrische Neuritis ist ein Frühsymptom) sowie Alopezie der Augenbrauen.

Nervenveränderungen bei Lepra

Nervenbeteiligung ist ein wichtiger Teil der Lepra und kommt bei allen Lepraformen vor. Nur die peripheren Nerven werden betroffen, nicht das ZNS. Die Neuritis bei Lepra wird als *multiple Mononeuritis* definiert, d.h. gleichzeitige oder sukzessive Erkrankung von zwei oder mehr peripheren Nerven. Es handelt sich also nicht um eine echte Polyneuritis. Nervenbeteiligung ist bei lepromatöser Lepra häufiger symmetrisch, bei tuberkuloider Lepra häufiger asymmetrisch. Die Nervenveränderungen umfassen Verdikkungen, Sensibilitätsstörungen, motorische und trophische Störungen.

Nervenverdickungen. Die Palpation der peripheren Nerven gehört zu jeder klinischen Untersuchung auf Lepra. Folgende Lokalisationen sind vorwiegend betroffen: N. ulnaris in der Epitrochleagrube, N. peronaeus am Fibulaköpfchen, N. auriculus major, N. occipitalis minor, die oberflächlichen zervikalen Nerven und der N. radialis am Handgelenk. Klinisch finden sich zylindrische kordelartige Verdickungen, spindelige Auftreibungen und aufgereihte knotenförmige Verdickungen. Der Tastbefund ist fibrös-hart, aber auch weich (Pseudoabszeß). Bei der Palpation werden oft Schmerzen angegeben.

Sensibilitätsstörungen. Erste klinische Zeichen können Hyperästhesie, Parästhesie, dann Hypästhesie und Anästhesie sein. Kühlere, peripher gelegene Körperpartien sind frühzeitig befallen, die Sensibilitätsstörungen breiten sich nach proximal aus. Zuerst geht die Fähigkeit zur Unterscheidung von *Wärme* und *Kälte,* dann von *Schmerz* und zuletzt von *Berührung,* besonders *Druck,* verloren. Deshalb kommt es unbemerkt zu Verbrennungen, Verletzungen und Superinfektion von Wunden. Manchmal geht nur die Unterscheidung für ein Merkmal verloren (dissoziierte Anästhesie). Der Histamintest (S. 140) hilft bei der Frühdiagnose. Lepröse Neuritiden können anfangs auch von unerträglichem Juckreiz, Parästhesien, Störungen der Schweißsekretion und Neuralgien begleitet sein.

Motorische Störungen. Folge der Nervenerkrankung sind vielseitige *Muskelatrophien*. Frühsymptom ist eine Muskelschwäche, wie beispielsweise beim Gehen, Halten kleiner Objekte oder bei der Mimik. Die distalen Extremitätenabschnitte, Hände und Füße, sowie das Gesicht sind zuerst befallen. Neuritis des N. facialis hat Ektropion und Lagophthalmus (ungeschützte Kornea) zur Folge. Bei doppelseitiger Fazialisparese entsteht ein wächsernes ausdrucksloses Gesicht (*Facies antonina*). Ulnarisparesen lassen die Hypothenarmuskelgruppe atrophieren; Kleinfinger und Ringfinger stehen in Kontrakturstellung (Klauenhand, Krallenhand). Ist der N. medianus auch noch befallen, kommt es zur totalen Krallenhand. N.-radialis-Parese führt zur Fallhand.

Trophische Störungen. Im Rahmen der Miterkrankung vasomotorischer Nerven treten vielfältige trophische Störungen auf. Die Haut ist zunächst trokken, schuppig, atrophisch. Spontan können sich Blasen entwickeln, die platzen und sekundär ulzerieren. Haarausfall, Anhidrosis, Hyperkeratosen an den Fußsohlen, besonders typisch an der Ferse, über dem 1. und 5. Metatarsalkopf, ferner perforierende trophische Ulzerationen mit der Gefahr Superinfektionen kommen hinzu. Knochenusuren, Knochenfisteln (Osteomyelitis), resorptive Vorgänge an den distalen Knochensegmenten von Händen und Füßen mit typischer schmerzloser Verkümmerung von Fingern und Zehen, Nagelverdickungen und Nagelatrophien bilden die schweren Verstümmelungen der Lepra. Die Finger können bis auf kurze Stümpfe völlig mutiliert sein. Atrophie der Alveolarfortsätze des Os maxillaris führt zur Lockerung und zum Ausfall der Schneidezähne, ein wichtiges anthropologisches Merkmal, sowie zur Atrophie der Nasenknochen mit Ausbildung einer Leprasattelnase.

Weitere Lepraveränderungen

Schleimhäute. Bei der lepromatösen Lepra ist die Nasenschleimhaut sehr häufig befallen, jedoch noch nicht im Initialstadium. Daher kann der Nasenabstrich auf Mycobacterium leprae nicht zur Frühdiagnose der Erkrankung dienen. Chronisches Nasenbluten (Epistaxis), chronische Erkältung (Nasenobstruktion) und Rhinitis wie bei vasomotorischer Rhinitis sind häufig nicht erkannte, jedoch sehr verdächtige Zeichen für Lepra. Schmerzlose Nasenseptumperforationen kommen vor. Erregerreiches Nasensekret ist wahrscheinlich eine der hauptsächlichsten Infektionsquellen bei „offener Lepra". Auch weicher Gaumen, Uvula und Nasopharynx können infiltriert sein.

Augen. Unbehandelte lepromatöse Lepra führt fast unweigerlich zu Augenerkrankungen, direkt durch Mycobacterium leprae oder indirekt durch Nervenbeteiligung (N. trigeminus, N. facialis). Perikorneale, schmerzlose Stauungskonjunktivitis, die einen rötlich-orangefarbenen Ring bildet, ist pathognomonisch. Miliare Aussaat von Lepromen kommt in der Sklera und Iris vor („Irisperlen"). Iridozyklitis zerstört den Ziliarkörper. Akute Iritis kann sich bei Erythema nodosum leprosum entwickeln, eine gefürchtete Augenkomplikation mit Gefahr der Erblindung. Keratitis, Ulcus corneae und Pannusbildung führen zur totalen Vernarbung und Erblindung. Ptosis der Lider und Lagophthalmus führen indirekt zu Augenschäden (*Panophthalmia leprosa*).

Leber und Milz. Leber und Milz sind bei lepromatöser Lepra zu einem Drittel der Fälle betroffen; nichtinfektiöse Hepatitis, Leberzirrhose und Amyloidose sind Komplikationen.

Nieren. Bei etwa 75% aller Leprapatienten kommt es zu Nierenbeteiligung: Albuminurie, Glomerulonephritis, nephrotisches Syndrom und Amyloidose. Urämie ist wahrscheinlich die häufigste Todesursache bei Lepra. Sekundäre Amyloidose betrifft außer Leber und Milz, die Schilddrüse und Nebennieren.

Gonaden. Schmerzhafte beidseitige Epididymitis und Orchitis bei lepromatöser Lepra enden mit testikulärer Fibrose; Sterilität und Impotenz sind nicht selten. Die lepröse Gynäkomastie bei Männern steht damit in Zusammenhang. Die zusätzliche Alopezie der Augenbrauen verleiht den Patienten einen eunuchoiden oder femininen Aspekt. Die Ovarien sind sehr selten betroffen.

Lymphknoten. Inguinale Lymphknoten sind häufig schmerzlos vergrößert und bakterienreich.

Hautadnexe. Alopecia-areata-artiger Haarausfall an Augenbrauen, Bart und Kopfhaut sind frühe und wichtige Zeichen der Lepra. Die Nägel bleiben im Wachstum stehen. Die Schweißbildung ist in anästhetischen Arealen über lepromatösen Infiltraten fast völlig aufgehoben.

Leprareaktion

So bezeichnet man eine episodische akute Exazerbation der Erkrankung, die spontan, im Anschluß an Lepromintestung oder bei Therapie auftreten kann. Zwei Leprareaktionstypen werden unterschieden:

Typ I. Er ist zellvermittelt und besteht in einer entzündlichen Umwandlung bestehender Lepraherde. Er kommt bei tuberkuloider, dimorpher und lepromatöser Lepra vor.

Typ II. Er wird wahrscheinlich als eine Arthus-Reaktion durch zirkulierende Immunkomplexe ausgelöst, aber teilweise auch als Shwartzman-Sanarelli-Phänomen gedeutet. Schon existierende Lepraherde werden

nicht befallen, aber es tritt ein Erythema nodosum leprosum auf, oder es kommen Erythema-exsudativum-multiforme-artige Herde hinzu.
Bei *lepromatöser Lepra* ist die Lepräreaktion viel häufiger als bei tuberkuloider Lepra und nimmt einen schweren Verlauf. Allgemeinsymptome des toxisch-infektiösen Zustands sind Fieber, Kopfschmerzen, Schüttelfrost, Adynamie und Arthralgien. Neben der Exazerbation vorhandener und dem Auftreten neuer Hauterscheinungen kommen Neuritiden, folgenschwere Exazerbation der Augensymptomatik und viszerale Manifestationen an Leber, Milz, Nieren, Testes oder Pleura vor. Die Patienten zeigen toxische Schocksymptome und können in diesem Zustand sterben. Bei *tuberkuloider Lepra* kommen systemische Symptome nicht vor. Die Lepräreaktion beschränkt sich auf Exazerbation alter und Auftreten neuer Hauterscheinungen sowie akuter Nervenbeteiligung mit Nervenschwellung und Neuralgien. Bei *Lepra indeterminata* kommt die Lepräreaktion praktisch nicht vor. Das *Lucio-Phänomen* mit nekrotischen Hautulzerationen kommt nur bei diffuser lepromatöser Lepra vor.

Prognose. Sie wird vom jeweiligen Lepratyp bestimmt. Bei lepromatöser Lepra und Lucio-Phänomen ist sie ungünstiger als bei anderen Formen. Manche Patienten sterben nach wechselvollem Krankheitsverlauf von 10–15 Jahren an der Weiterentwicklung der Erkrankung, interkurrenten Infekten, Amyloidose, Osteomyelitis, Tuberkulose oder Sepsis. Bei tuberkuloider Lepra ist die Prognose günstiger, da es gewöhnlich nicht zu einer wesentlichen Lebensverkürzung kommt. Hier wird die Prognose auch durch den Grad der Nervenbeteiligung bestimmt.

Klinik und Diagnose. Wichtig sind die exakte *Anamnese* im Verdachtsfall und die Frage nach Aufenthalt in Leprazonen. Die hier aufgeführten Maßnahmen dienen der Diagnose der Lepra, ihrer biologischen Einordnung und der Erkennung des Umfangs von Nervenbeteiligungen. Die Prüfung von Temperatur, Schmerz und Berührung gehört zu den wichtigsten Maßnahmen in der Lepradiagnostik.

Labortests
Histamintest. Ein Tropfen Histaminphosphat oder Histaminchlorhydrat 1:1000 wird auf die Haut aufgebracht und die Haut mit einer Nadel angeritzt; es kann auch 0,1 ml intrakutan injiziert werden. Normal ist die Dreifachreaktion (Lewis) von *Erythem,* aus dem sich eine *Quaddel* bildet und dem sich ein größeres *Reflexerythem* (Axonreflex) anschließt. Bei Lepra bildet sich im befallenen Areal zwar eine Quaddel, aber wegen der pathologischen Veränderung der vasomotorischen Nerven kein Reflexerythem.

Schwitztest. Fehlende Schweißsekretion und Cutis-anserina-Reaktion in lepromatösen Herden. 0,1 ml Pilocarpinchlorhydrat 1:100 (oder Mecholyl) wird intrakutan in einen mit Jodstärkelösung angepinselten Lepraherd gespritzt. Der früher durchgeführte allgemeine Schwitztest wird wegen der möglichen Kreislaufbelastung heute nicht mehr durchgeführt.

Erregernachweis
a) Anritzen des Herdes, Abstreichen von Gewebsmaterial und Färbung nach Ziehl-Neelsen. Nur bei tuberkuloider und unbestimmter Lepra kann der direkte Erregernachweis negativ sein. Ebenso wichtig sind Abstriche aus der *Nasenschleimhaut;* Verwechslung mit unspezifischen säurefesten Saprophyten ist möglich.

b) Hautbiopsie. Wichtig bei Lepra lepromatosa, Lepra tuberculoides (Majorform) sowie zur Abgrenzung der dimorphen Lepra.

c) Nervenbiopsie. Nur notwendig, wenn Hautveränderungen fehlen wie bei rein neuraler tuberkuloider Lepra oder Borderline-Lepra.

Leprominreaktion. Diese wird meist als Mitsuda-Reaktion durchgeführt. Die Leprominreaktion ist negativ bei lepromatöser Lepra, meist negativ bei dimorpher Lepra, stark positiv bei tuberkuloider Lepra und meist mäßig positiv bei Lepra indeterminata. Ein positiver Lepromintest (Allergie) weist auf Resistenz gegen Mycobacterium leprae hin und wird daher bei benignen Formen der Lepra, bei Gesunden und bei Kontaktpersonen gefunden, während ein negativer Lepromintest (Anergie) auf verminderte oder fehlende Abwehrleistung hindeutet und bei malignen Formen der Lepra vorkommt.

Neurologische Untersuchung. Prüfung von Temperatur (warm/kalt-Unterscheidungsfähigkeit), Schmerz (Nadelstich) und Berührung.

Jodkalitest. Dieser Provokationstest ist gefährlich und wird daher nicht mehr angewandt.

Biochemische Untersuchungen. Nichttreponemale Seroreaktionen auf Syphilis sind in etwa 30% der Fälle unspezifisch positiv; jedoch sind die treponemalen Reaktionen wie TPHA-Test und FTA-ABS-Test nichtreaktiv. Häufigere Abweichungen sind Hypercholesterinämie, erhöhte Gesamtlipide, Kryoglobulinämie und Hyperglobulinämie.

Differentialdiagnose. Sie kann für die verschiedenen Formen der Lepra sehr schwierig sein und erfordert spezielle Erfahrung. In Endemiegebieten ist die beste Empfehlung: „Stets an Lepra denken". Bei uns ist bei Menschen an Lepra zu denken, die sich in Lepragebieten aufgehalten haben. Nicht selten wird hierzulande bei Patienten mit tuberkuloider Lepra histologisch die Diagnose „Sarkoidose" gestellt.

Prophylaxe. Sie gehört zu den wichtigen und wesentlichen Aufgaben der Leprabekämpfung. Im wesentlichen besteht sie in der Erfassung von Leprapatienten, selektiver Isolierung bakteriell positiver Patienten, Behandlung aller bekannten Patienten mit Lepra, Kontrolle der Kontaktpersonen durch regelmäßige Untersuchung sowie auch notfalls in prophylaktischer Behandlung leprominnegativer Kontaktpersonen. Eine von der WHO durchgeführte prophylaktische Umgebungs-BCG-Schutzimpfung in Afrika und in Burma brachte keine positiven Ergebnisse. Eine wichtige Rolle spielt die Aufklärung der Patienten speziell im Hinblick auf die Behandlungsmöglichkeit der Lepra, die Beschaffung von Ambulatorien sowie die Verbesserung der hygienischen Verhältnisse und des Ernährungszustands der gefährdeten Menschen. Der Isolierzwang wurde in den letzten Jahren sehr aufgelockert. Patienten mit tuberkuloider Lepra werden heute meist überhaupt nicht mehr isoliert. Auch besteht die Tendenz, nicht mehr pflegebedürftige Patienten mit lepromatöser Lepra aus der Isolierung zu entlassen, sofern genügend Sicherheit für regelmäßige ärztliche Kontrollen und Durchführung der Behandlungsmaßnahmen, sowie entsprechende hygienische Verhältnisse gegeben sind.

Therapie

Allgemeintherapeutische Maßnahmen. Sie bestehen in Verbesserung der hygienischen Verhältnisse, ausreichender Sauberkeit, ausreichender Ernährung und verbesserten Wohnverhältnissen.

Medikamente
Sulfone. Sie sind zur Zeit die besten Lepratherapeutika. Sie scheinen bakteriostatisch, aber nicht bakterizid zu wirken. Das Mittel der Wahl ist DADPS (*Dia*mino*d*iphenyl*s*ulfon, DDS, Dapsone, Homosulpha, Avosulphon, Disulphon). DADPS wird als 100-mg-Tabletten von der Firma Bayer auf Wunsch abgegeben. Die übliche Dosis liegt bei 25–50 mg DADPS tgl. für Erwachsene, aber selbst 100 mg und maximal 200 mg werden verabreicht. Die Behandlung sollte einschleichend und insbesondere bei der Lepra lepromatosa zunächst mit niedrigen Dosen erfolgen, um Leprareaktionen zu vermeiden. Folgende Dosierung wird empfohlen (nach Canizares und dem Carville-Leprosorium in den USA):

1. Monat: 25 mg DADPS 1mal/Woche
2. Monat: 25 mg DADPS 2mal/Woche
3. Monat: 25 mg DADPS 3mal/Woche
4. Monat: 50 mg DADPS 2mal/Woche
5. Monat: 50 mg DADPS 3mal/Woche
6. Monat: 100 mg DADPS 2mal/Woche
7. Monat: 100 mg DADPS 3mal/Woche

Die von der WHO empfohlene Dosierung ist höher und beträgt 100 mg DADPS 6mal wöchentlich.
Bei unzureichender Patientenkooperation kann DADPS (*Dia*zethyl*d*iamino*d*iphenyl*s*ulfon) 225 mg i.m. injiziert werden. Der Blutspiegel ist etwa 2 Monate lang ausreichend hoch. Disubstituierte Sulfone (Diasone, Promin, Solapsone) sind wenig gebräuchlich.

Nebenwirkungen der Sulfontherapie. Diese können zahlreich sein wie Methämoglobinbildung, Zyanose, Dyspnoe, hypochrome Anämie, Neuritis, gastrointestinale Beschwerden, Psychosen (seltene, aber schwere Komplikation), Albuminurie; Hautveränderungen wie morbilliforme Exantheme, Erythema-exsudativum multiforme oder medikamentöses Lyell-Syndrom. Patienten mit Glukose-6-Phosphatdehydrogenasemangel (häufig bei Negern und Angehörigen mediterraner Rassen) sollten wegen der Gefahr schwerer hämolytischer Anämien nicht mit Sulfonen behandelt werden. Tritt eine Leprareaktion auf, muß das Sulfon sofort abgesetzt werden. Die Besserung der Lepra unter Sulfontherapie setzt langsam innerhalb von Wochen, bei lepromatösen Formen rascher ein.

Bei lepromatöser und dimorpher Lepra richtet sich die Therapie nach dem bakteriologischen Index (BI) und dem morphologischen Index (MI). *Der bakteriologische Index* ergibt sich aus der Zahl der säurefesten Stäbchen in Ausstrichen von Lepraherden und wird quantitativ von 6+ mit >1000 Mycobacteria leprae bis 1+ mit 1 bis 10 Mycobacteria leprae pro 100 Gesichtsfelder beurteilt. *Der morphologische Index* gibt die Zahl der solide und gut anfärbbaren (gleichbedeutend mit lebenden infektiösen) Mycobacteria leprae zu der Zahl der granulär-unterschiedlich gefärbten („beaded staining"), nicht vermehrungsfähigen und nichtinfektiösen Mycobacteria leprae an. Morphologischer und bakteriologischer Index bestimmen das Schicksal der Patienten, den weiteren Verlauf der Therapie und die Wahl der Medikamente. Unter Rifampicin fällt der bakteriologische Index innerhalb von Wochen, unter DADPS erst innerhalb von Monaten oder Jahren ab und wird negativ.
Die Bakterienausstriche aus der Nasenschleimhaut (bakteriologischer Index und morphologischer Index) werden erst nach 1–2 Jahren, aus Lepromen erst nach mehr als 2 Jahren (5–7 Jahre) negativ. Die Sulfontherapie muß daher über viele Jahre, in reduzierter Dosis vielleicht sogar lebenslänglich erfolgen.

Rifampicin (Rifa, Rimactan). Es ist ein bakterizid wirkendes Tuberkulostatikum. Dosierung 300–600 mg/kg für einige Wochen. Innerhalb von 1 bis 2 Wochen sind Nasenabstrich und Leprome frei von lebenden Erregern.
Heute wird die Lepratherapie häufig mit Rifampicin für 4–6 Wochen eingeleitet und dann DADPS zur Erhaltungstherapie weitergegeben oder beide Medikamente werden auch gleichzeitig eingesetzt. Da Rifampicin sehr kostspielig ist, ist seine Verwendung in vielen Ländern nahezu unmöglich.

Ausweichpräparate
Thioharnstoffe (*Di*phenyl*t*hioharnstoff DPT, CIBA 1906). In einer Dosierung von 0,5–0,3 g tgl. oder als Depotinjektion zu 1,0 g/Woche ist es eines der wichtigen Antileprosa, insbesondere bei Sulfonunverträglichkeit, lepromatöser Neuritis, Psychosen oder langdauernden Leprareaktionen.

Clofazimin (Lampren). Es hat sich bei lepromatöser Lepra, Lepraneuritis und Leprareaktionen bewährt. Dosierung 50–100 mg/Tag, später 100 mg 3mal wöchentlich. Als Nebenwirkung tritt besonders im Gesicht eine diffuse, rot-bräunliche oder bläuliche Hyperpigmentierung auf, insbesondere bei Angehörigen chinesischer Rassen.

Langzeitsulfonamide [Sulfamethoxypyrazin (Lederkyn), Sulfamethoxin (Madribon)]. Sie kommen nur

unter besonderen Bedingungen in Betracht; die Nebenwirkungen sind hoch.
Isonikotinsäurehydrazid (INH). Es kann mit anderen Medikamenten (Rifampicin) kombiniert werden.
Thalidomid (Contergan). Es wird mit gutem Erfolg bei Leprareaktionen eingesetzt. Wegen der teratogenen Nebenwirkung ist es bei Frauen nur mit großer Vorsicht anzuwenden. Das Medikament kann auf Wunsch von der Firma Grünenthal bezogen werden.

Rehabilitation. Alle Wege sollten beschritten werden, um Leprapatienten familiär, gesellschaftlich und beruflich zu rehabilitieren. Physiotherapie, plastisch-rekonstruktive Chirurgie (Nasenplastik, Ohrplastik, künstliche Fingergelenke, Sehnen- und Nerventransplantate an Beinen und Armen) zur Beseitigung von perforierenden Ulzerationen, Kontrakturen und Gelenkversteifungen zählen zu den dankbarsten Aufgaben.
Die Leprabehandlung ist heute erfolgreich durchführbar und hat der früher schicksalhaft verlaufenden schweren Erkrankung viel Böses genommen.

Meldepflicht.

Rhinosklerom [Hebra 1870]

Definition. Chronisch entzündliche Erkrankung der Nase, der Mundschleimhaut und des oberen Respirationstraktes von relativ geringer Kontagiosität, ausgelöst durch Klebsiella rhinoscleromatis.

Vorkommen. Die Erkrankung ist bei uns extrem selten, kommt meist in östlichen Ländern vor. In China, Indien, Zentralafrika, südlichen Bezirken von Afrika sowie Zentral- und Südamerika wurde endemisches Vorkommen beobachtet. Hauptsächlich erkranken Menschen zwischen dem 20. und 35. Lebensjahr.

Ätiologie. Die Erkrankung wird durch Klebsiella rhinoscleromatis hervorgerufen. Es handelt sich um einen stäbchenförmigen gramnegativen Bazillus, der von einer Kapsel umgeben ist; er ist leicht färbbar und kultivierbar. Er gehört zur selben Art, die auch für die Entwicklung der Ozaena verantwortlich gemacht wird.

Klinik. Die Erkrankung ist primär hochchronisch im Verlauf und beginnt gewöhnlich mit einem rhinitischen Vorstadium, das allerdings charakterisiert ist durch eine fötide Nasensekretion, Krusten und Trockenheit von Nase und Rachen.
Die Symptome können Verdacht auf atrophische Rhinitis aufkommen lassen. Langsam kommt es zur Ausbildung von entzündlichen Infiltrationen innerhalb der Nasenschleimhaut und im Bereich der Oberlippen, die sich bis zum Pharynx oder Larynx ausdehnen können. Es entwickeln sich knorpel- bis steinharte rötliche vegetierende Granulationen, die Nasenöffnung umgebende Haut wird mitergriffen, und die Läsionen können zu unförmigen knotigen Gebilden verschmelzen. Die entzündlichen Erscheinungen treten langsam zurück, und es kommt zu schrumpfenden Vorgängen, die zu einer Behinderung der Atmung führen können. Die infektiösen Infiltrate können sogar auf den Knochen übergehen.
Das Allgemeinbefinden bleibt ungestört.

Histopathologie. Das histopathologische Bild ist typisch. Man findet im mittleren Korium eine chronische Entzündung mit zahlreichen Plasmazellen und Russell-Körperchen, daneben einen krankheitsspezifischen Zelltyp, die Mikulicz-Zellen. Es handelt sich um große runde, aufgequollen wirkende Histiozyten (Durchmesser bis zu 200 µm) mit schleimigem Inhalt und vielen Bazillen (Giemsa-Färbung, Gram-Färbung).

Diagnose. Die Diagnose wird mittels Bakterienkultur gestellt. Wichtig ist die Abgrenzung von anderen Klebsiellen. Außerdem kommt ein Tierversuch in Betracht, da der Bazillus für Mäuse pathogen ist. Serologische Reaktionen (KBR) und Intrakutanteste sind nicht spezifisch.

Differentialdiagnose. In Betracht kommen mukokutane Leishmaniose, südamerikanische Blastomykose oder Parakokzidioidomykose. Auch an Granuloma gangraenescens nasi und maligne Tumoren ist zu denken, ferner an tertiäre Syphilis, Lepra sowie maligne Lymphome. Wichtig sind die Anamnese mit sehr chronischem Verlauf und der Befund harter schmerzloser Infiltrate.

Therapie. Breitbandantibiotika wie Tetrazykline, Chlortetrazykline, Kanamycin, Gentamycin, Cephalosporine, besonders auch Streptomycin) für 2–3 Monate. Neuerdings wird die Anwendung von Antibiotika in Kombination mit systemischen Glukokortikoiden empfohlen. Später kommen chirurgische oder radiotherapeutische Maßnahmen in Betracht.

Pyodermien

Definition. Pyodermien sind bakterielle Infektionen der Haut durch Eitererreger. Zu den primären Pyodermien gehören: Staphylogene und streptogene Impetigo contagiosa, oberflächliche und tiefe Follikulitiden, Furunkel und Karbunkel, Paronychien, Ekthyma, Erysipel und Erythrasma. Davon abzugrenzen sind sekundäre bakterielle Infektionen, die existente Hautveränderungen weiterhin komplizieren. Beispiele dafür sind Superinfektionen auf Verbrennungen, Ekzemen, Geschwüren, Hautverletzungen und Varizellen.

Bakterienflora der Haut

Unmittelbar vor der Geburt ist die Haut noch steril, um dann vom ersten Lebenstag an bakteriell besiedelt zu werden.

Die Bakterienflora der Haut besteht aus Standortkeimen (Residentflora) und aus Anflugkeimen (Transientflora).

1938 entwickelte Price das Konzept der Residentflora und Transientflora der Haut. Somerville und Noble sowie Röckl erweiterten die Terminologie auf Residentflora, Temporary Residentflora und Transientflora.

Standortflora (Residentflora). Keime, die permanent die Haut besiedeln.

Temporäre Standortflora (Temporary Residentflora). Keime, die die Haut kontaminieren, sich vermehren, aber nur für kürzere oder längere Zeit dort verbleiben.

Anflugflora (Transientflora). Keime, die die Haut kontaminieren, sich dort aber nicht oder kaum vermehren.

Außerordentlich stark schwankende qualitative und quantitative Bakterienzahlen in bezug auf topographische Regionen und den Zeitpunkt der Untersuchung lassen jedoch die scharfe Trennung zwischen Standortkeimen und Anflugkeimen nicht immer aufrechterhalten. Die kartographische quantitative Erfassung der bakteriellen Ökologie, beispielsweise für die normale Bakterienbesiedlung der gesamten Körperoberfläche, der intertriginösen Räume und der Follikelinfundibula steht erst im Anfangsstadium. Die Körperoberfläche wird konventionell in die exponierten Areale (Kopf, Hals, Hände), die intertriginösen Areale, wo Haut auf Haut liegt (Achseln, Inguinalgegend, Perianalgegend, Damm, Zehenzwischenräume), und die bedeckten Areale (Rumpf, Arme, Beine) unterteilt. Die exponierten Zonen sind besonders von den Anflugkeimen besiedelt. Staphylokokken werden häufig gefunden. Die feuchtwarmen intertriginösen Zonen sind häufiger als die trockenen Körperzonen von gramnegativen Keimen besiedelt.

Standortflora und vorübergehende Standortflora

Synonyme. Residentflora und Temporary Residentflora.

Sie besteht vorwiegend aus grampositiven Keimen, sehr selten aus gramnegativen Keimen. Im folgenden sind die Hauptvertreter genannt.

Grampositive Keime. Propionibacterium acnes (P. acnes) und Propionibacterium granulosum, mikroaerophile koryneforme Keime, die sich vorwiegend in den tieferen Abschnitten der Talgdrüsenfollikel finden, mit dem Talgstrom zur Hautoberfläche gelangen und dort deponiert werden.

Unter den aeroben koryneformen Bakterien gibt es lipophile (vermehrtes Wachstum durch Zusatz von Oleinsäure) und nichtlipophile Gruppen. Corynebacterium tenuis ruft die Trichomycosis palmellina, Corynebacterium minutissimum das Erythrasma hervor. Unter den koagulasenegativen Staphylokokken ist Staphylococcus epidermidis ein universeller Hautkeim. Die Keimdichte beträgt etwa 10^2–10^6/cm^2 Hautoberfläche, wobei mit der neuerdings eingeführten Zyanoakrylattechnik (Abrißmethode) die quantitative Bestimmung der Bakterien pro Einzelfollikel gelingt. Mit dieser Technik lassen sich bis zu 4–$5 \cdot 10^5$–10^6 Keime pro Talgdrüsenfollikel nachweisen. Wird die natürliche Umgebung verändert, kann S. epidermidis in seltenen Fällen pathogene Eigenschaften erlangen. Beispiele sind bakterielle Endokarditis oder die von künstlichen Herzklappen, Gefäßkathetern und Hüftprothesen ausgehenden Infektionen, insbesondere immunsuppressiv behandelter Patienten. Neuerdings werden auch gehäuft sepsisartige Krankheitsbilder durch dieses Bakterium bei Rauschgiftsüchtigen gesehen.

Gramnegative Keime. Sie kommen fast nur in den intertriginösen Räumen, wie beispielsweise zwischen den Zehen oder am Damm vor. Aufhebung der Bakterienökologie durch therapeutisch benutzte Plastikokklusivverbände lassen selbst an sonst trockenen Hautarealen gramnegative Keime bis auf 10% der Gesamtbakterienzahl ansteigen. Dermatitis und gramnegative Follikulitis sowie gramnegative Fußinfekte sind bekannte Komplikationen dieser Art. E. coli, Proteus, Enterobacter, Alkaligenes, Pseudomonas und Acinetobacter sind häufig zu isolieren.

Anflugkeime

Synonym. Transientflora.

Aus intertriginösen Arealen können gramnegative Keime vorübergehend auf die trockenen Körperflächen verschleppt werden. Streptokokken und Neisserien stammen von den Schleimhäuten, überleben im trockenen und sauren Milieu der intakten freien Hautoberfläche jedoch nicht. Die normalerweise nur spärliche Besiedlung mit koagulasepositiven Staphylokokken (Staphylococcus aureus) kann durch Übertragung aus dem Nasen-Rachen-Raum (Keimträger, gleicher Phagentyp) erheblich zunehmen. Die Aussaattheorie von der Nase wird bestätigt, weil durch lokale antibiotische Therapie das Keimreservoir in der Nasenschleimhaut und die Hautoberflächenbesiedlung zurückgehen.

Bakteriophagen

Befall durch Bakteriophagen ist für die Virulenz einiger Bakterien verantwortlich gemacht worden. Daher soll dieses Phänomen erörtert werden. Manche Bakterien dienen als Wirtszellen für besondere Viren, die Bakteriophagen oder Phagen genannt werden. Jeder Phage ist wirtsspezifisch. Wird ein gesundes Bakterium freien Phagen ausgesetzt, wie im Experiment auf einer Kulturplatte, so tritt die Infektion der Bakterien ein. Fehlen manchen Bakterien die notwendigen Rezeptoren an der Zelloberfläche, so können sie resistent gegen diese Infektion sein. Der Phage wird an der Zelloberfläche adsorbiert, die Nukleinsäure der Phagen gelangt in das Zellinnere („vegetative" Phagen). Das vegetative Phagenmaterial vermehrt sich durch identische Reduplikation innerhalb der Wirtszelle. Während dieses Vorgangs werden die neugebildeten Phagen durch eine Proteinschicht umhüllt, anschließend die Wirtszelle lysiert und die Phagen sind wieder frei („lytische Infektion"). Die vegetativen Phagen brauchen das Bakterium auch nicht gleich zu lysieren, sondern können als Prophagen mehrere Bakterienzellteilungen überstehen und dann in späteren Tochtergenerationen erst zur Lyse führen, z.B. wenn die Lyse durch UV-Licht oder mutagene Substanzen induziert wird. Auch der spontane Verlust von Phagen aus der Wirtszelle kommt vor.

Phagen werden auf einer Kulturplatte anhand der Plaques, die sie bilden, ausgezählt. Besonders gut untersucht sind die Phagen von E. coli, Stamm B (Koliphagen). Bakterien, die phagenfrei sind, werden lysogene Bakterien genannt. Manche Bakterienstämme sind besonders phagenempfindlich und dienen als Indikatorstämme. Das C. diphtheriae ändert durch Phagengene seine Wirtszelleigenschaften und wird zu einem Toxinbildner, wenn es von bestimmten Phagen lysogenisiert wird. Bei Staphylokokken (besonders S. aureus) werden die Resistenzplasmide durch Phagen übertragen (Transduktion).

Pathogenetische Faktoren. Die Pathogenese bakterieller Hautinfektionen und somit der Pyodermien hängt von mehreren Faktoren ab, und zwar von

- *der Pathogenität* des Keims sowie Endo- und Exotoxinen (Beispiel: Streptolysin O der Gruppe-A-Streptokokken, Agressine des Bacillus anthracis); die M-Proteine von Streptokokken verhindern die Phagozytose;
- *den Eintrittspforten* (zerstörte Barriere der Haut durch offenes Stratum corneum);
- *den Abwehrleistungen* des Wirtes gegenüber der bakteriellen Invasion [Beispiele: gestörte Ökologie (erhöhte Hautfeuchtigkeit oder Alkalität der Hautoberfläche) oder veränderte Standortkeime durch antibiotische Therapie führen zu einer gramnegativen Follikulitis. Steroidokklusivbedingungen. Primäre und sekundäre Immunmangelzustände].

Klassifikation

Unter Pyodermien versteht man die primär durch Infektion mit virulenten Eitererregern, zumeist Staphylokokken und Streptokokken, von außen hervorgerufenen Dermatosen. Kommt es auf Hautkrankheiten, z.B. auf Ekzemen sekundär zu einer Infektion mit Eitererregern, so spricht man von einer **Impetiginisation** oder **Pyodermisation**, z.B. von einem impetiginisierten Ekzem oder von einer impetiginisierten Skabies. Impetiginisation wird an der eitrigen Exsudation und starken eitrigen Verborkung erkannt, die die Grundkrankheit überlagern.

Die bakterielle Infizierung kann sowohl die Epidermis als auch die Hautanhangsgebilde (Haartalgdrüsenfollikel, Schweißdrüsen) oder das kutane-subkutane Bindegewebe betreffen.

Impetigo ist die Erkrankung der interfollikulären Epidermis.

Poritis und **Periporitis** sind zwei ältere, heute fast nicht mehr benutzte Ausdrücke. Sie bezeichnen die pyogene Infektion von Schweißdrüsen im Bereich der Ausführungsgänge (Akrosyringium). Bei der Hidradenitis suppurativa sollen die Schweißdrüsenendstücke Sitz der Infektion sein.

Follikulitis, Ostiofollikulitis und **Perifollikulitis** sind bakterielle oberflächliche Erkrankungen der Haarfollikel. **Furunkel** und **Karbunkel** sind tieferreichende Entzündungen der Haarfollikel, die sich bis in das kutane oder subkutane Fettgewebe erstrecken.

Phlegmonen sind schwer verlaufende, kutan-subkutane Infektionen mit brettharten Infiltraten, diffuser Ausbreitung und Einschmelzungstendenz.

Erysipele sind akute Infektionen mit Ausbreitung über Lymphwege im kutanen-subkutanen Raum.

Aus didaktischen Gründen wurden die durch Staphylokokken und durch Streptokokken bedingten Krankheitsbilder getrennt beschrieben. Diese Untertrennung ist nicht immer möglich, da manche Haut-Schleimhaut-Infektionen sowohl durch Staphylokokken als auch durch Streptokokken ausgelöst werden können (Beispiel: Impetigo) oder beide Erregergruppen gleichzeitig nachweisbar sind.

Pyodermien der Epidermis

Definition. Häufige, in allen Teilen der Welt vorkommende, meist akut verlaufende Infektionen durch Eiterkokken. Zahlreiche Erscheinungsformen werden unterschieden.

Impetigo contagiosa

Definition. Impetigo ist eine oberflächliche Infektion der Haut durch Streptokokken oder Staphylokokken. Die Erkrankung tritt überwiegend bei Kindern, sehr viel seltener bei Erwachsenen auf. Man kann klinisch eine kleinblasige Impetigo und eine großblasige Impetigo unterscheiden. Bis zum Schulalter ist Impetigo sehr kontagiös (Impetigo contagiosa), wodurch es zu Endemien in Familien, Kindergärten und Schulen kommen kann. Bei Erwachsenen sind Unsauberkeit und gestörte Ökologie der Haut Voraussetzung für eine Infektion.

Epidemiologie. Koagulasepositive Staphylokokken sind weitverbreitet auf Haut- und Schleimhäuten, ebenso in der Umgebung des Menschen. Staphylokokkenhospitalismus ist ein großes Problem. Die Keime werden vorwiegend von Hand zu Hand übertragen (Schmierinfektion). Streptokokken verursachen gewöhnlich die kleinblasige Impetigo contagiosa.

Kleinblasige Impetigo contagiosa
Synonym. Impetigo contagiosa streptogenes.

Definition. Häufige, fast nur bei Kindern auftretende Infektion der Haut.

Erreger. Meist hämolysierende Streptokokken; selten im Verlauf (fakultativ) Staphylokokken.

Vorkommen. Weltweite Infektion, besonders bei Kindern. Beide Geschlechter sind gleich häufig befallen. Erkrankungsgipfel bei uns in der warmen Jahreszeit. In feuchtwarmen tropisch-subtropischen Regionen sehr häufige Infektionskrankheit.

Ätiologie und Pathogenese. Die kleinblasige Impetigo wird meist durch Streptokokken ausgelöst. Selten sind sekundär auch Staphylokokken nachweisbar. Infektionsquelle sind Patienten mit Schnupfen oder Keimträger mit latenter Nasen-Rachen-Raum-Besiedlung mit diesen Keimen, wodurch es zu direktem Kontakt (Schmierinfektion) von Patient zu Patient kommt. Präexistente Hautläsionen wie atopisches Ekzem, Skabies, Windpocken etc. begünstigen das Angehen der Infektion.

Klinik. An beliebigen, meist asymmetrischen Körperstellen, entstehen zunächst kleine rote Makulä, die rasch in glasstecknadelkopfgroße prall gespannte wasserklare Bläschen übergehen, die von einem schmalen Entzündungshof umgeben sind. Dieses Stadium sieht man praktisch nie, da die Bläschendecke sehr dünn ist und rasch platzt. Aus dem Blasengrund setzt eine starke Exsudation ein, die dann eintrocknet und zu Borkenauflagerungen führt. Im Vordergrund des klinischen Bildes stehen daher honiggelbe Krusten auf gerötetem Untergrund. Zunächst ist die Zahl der linsen-, bohnen- oder pfenniggroßen Herde klein. Sie konfluieren jedoch, die Herde werden bogig. Durch Schmierinfektion treten an beliebigen Stellen neue Herde auf. Schmerzhafte Lymphknotenschwellungen können hinzutreten. Die Erscheinungen heilen narbenlos ab. Bevorzugt befallen sind unbedeckte Körperstellen wie Gesicht und hier besonders die Nasen- und Mundumgebung, Kapillitium, Hals und Hände. Wo gekratzt wird, entstehen neue Herde. Die Mundwinkel sind häufig befallen (Angulus infectiosus), ferner das Paronychium. Schnupfen begünstigt die Übertragung der Erreger am eigenen Körper und von Mensch zu Mensch. Die Impetigo beginnt daher häufig unter der Nase.

Symptome. Honiggelbe Krusten auf geröteter Haut in asymmetrischer Verteilung bei Kindern. Vielfach chronischer Schnupfen (Erregerreservoir) und gelegentlich schmerzhafte Lymphknotenschwellungen sind charakteristisch.

Histopathologie. Das Impetigobläschen sitzt subkorneal. Es enthält Bakterien, Fibrin und neutrophile Leukozyten. Daneben finden sich Spongiose und subepidermal eine mäßig entzündliche Reaktion.

Ausstrich. Im bakteriologischen Ausstrich lassen sich grampositive Streptokokken in Form von Ketten nachweisen. Die Kultur ist positiv.

Verlauf. Unbehandelt kann die Erkrankung längere Zeit dauern. Zahlreiche Impetigoherde können auf-

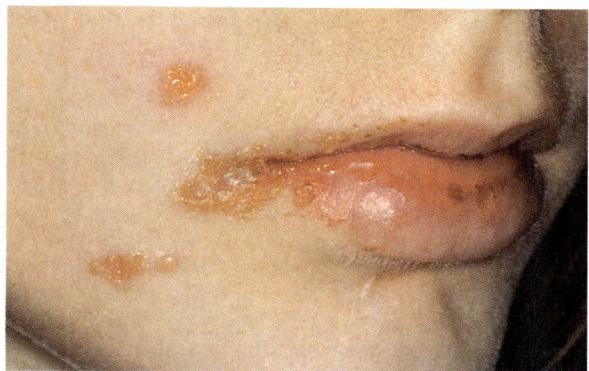

Impetigo contagiosa, kleinblasig

treten und auch zu allgemeinen Krankheitssymptomen mit Fieber, Unwohlsein und Appetitlosigkeit führen. Durch Behandlung kann der Verlauf einer Impetigo auf wenige Tage verkürzt werden. Eine gefürchtete Komplikation bei längerem Bestand einer Impetigo contagiosa ist die *postinfektiöse Glomerulonephritis* (*Impetigonephritis*), die bei etwa 4% der Patienten auftreten soll. Wahrscheinlich ist sie jedoch seltener. Die Nierenerkrankung wird durch spezifische Streptokokkentypen (nephritogene Streptokokken) ausgelöst. Urinuntersuchungen während der Impetigo und einige Wochen danach sollten stets durchgeführt werden. Gleichzeitig sollten der Antistreptolysin- und Antistaphylolysintiter kontrolliert werden. Auch kann in spezialisierten Laboratorien die Typisierung von Streptokokken in nephritogene und nichtnephritogene Stämme durchgeführt werden (M-Typisierung). Dies ist wichtig bei Streptokokkenendemien.

Diagnose. Sie ist zumeist leicht. Kinder mit Nasensekretion und honiggelben Krusten sind besonders zu beachten.

Prognose. Gut; weniger bei Impetigonephritis.

Differentialdiagnose. Die früher gemachten Unterschiede zwischen staphylogener und streptogener Impetigo allein aufgrund des klinischen Bildes (kleinblasige Impetigo durch Streptokokken, großblasige Impetigo durch Staphylokokken) lassen sich nicht immer aufrechterhalten. Allerdings wiesen unsere Patienten bei kleinblasiger Impetigo fast stets hämolysierende Streptokokken und nur gelegentlich Staphylococcus aureus auf. Die Anzüchtung der Streptokokken hängt wesentlich von der Zeitdauer zwischen der Materialentnahme und dem Anlegen der Kultur ab. Bei direkter Überimpfung des Materials vom Patienten auf die Kulturplatte ist die Nachweisrate der Streptokokken hoch; bei postalischem Versand des Untersuchungsgutes mit Zeiträumen von 24–48 h bis zum Anlegen der Kultur sinkt die Nachweisrate für Streptokokken erheblich ab. Herpes simplex, insbesondere an den Übergangspartien von Haut zu Schleimhäuten, ist polyzyklisch begrenzt, kann aber impetiginisiert sein. Sekundäre Syphilide im Gesicht sind symmetrisch und haben ein Basisinfiltrat.

Therapie
Innerlich: Nur bei ausgedehnter kleinblasiger Impetigo, bei zugrundeliegenden Milieufaktoren wie Ekzematisation der Haut oder bei bekannten Endemien von Impetigonephritis ist innerliche Therapie angezeigt. Zum Ausschluß einer Nierenbeteiligung wird Urinkontrolle in den Wochen nach der Infektion empfohlen. Notfalls Erreger- und Resistenzprüfung. Penicillin oral, beispielsweise Phenoxymethylpenicillinkalium (Beromycin, Isocillin, Ispenoral, Megacillin, Ospen, Pencompren).
Altersentsprechende Dosen werden 2- bis 4mal täglich bei Streptokokkeninfektionen und penicillinempfindlichen Staphylokokken gegeben. Bei Verdacht auf penicillinresistente Staphylokokken wird man auf ein penicillinasefestes Penicillin übergehen, so auf Oxacillin (Cryptocillin, Stapenor) mit einer Erwachsenendosis von 2,5 g/Tag und altersentsprechenden Dosen für Kinder, Dicloxacillin (Dichlorstapenor) oder Flucloxacillin (Staphylex). Notfalls kommt auch Erythromycin 1,0–2,0 g/Tag in Frage (Erwachsenendosis), verteilt auf 4 Einzeldosen.

Äußerlich: Abweichen der Krusten durch Salben (Vaseline, Unguentum diachylon). Gut geeignet ist der Zusatz von Salizylsäure (3–5%), beispielsweise als Salizyl-Diachylon-Salbe oder durch feuchte Verbände mit antiseptischen Lösungen („fett-feuchte Verbände"). Sobald die Krusten beseitigt sind, kann die Infektion sich nicht weiter ausdehnen.

Behandlung der Erosionen. Eine antimikrobielle Behandlung der erosiven Flächen begünstigt die Abheilung. Salben oder Cremes mit Clioquinol 0,5–1,0% (Vioform) oder Salizylsäure (3–5%) werden benutzt. Eine lokale antibiotische Therapie mit tetrazyklin- oder gentamicinhaltigen Zubereitungen (Aureomycin, Refobacin, Sulmycin) ist aus Gründen der Resistenzentwicklung und der Gefahr von Hospitalismus primär nicht indiziert.

Peinliche Sauberkeit. Häufiges Baden unter Verwendung von Syndets (Dermowas, seba med), Schneiden der Fingernägel und häufiges Wechseln von Körper- und Bettwäsche unterbrechen oft die weitere Erregerübertragung.

Großblasige Impetigo contagiosa

Synonyme. Impetigo staphylogenes, bullöse Impetigo, Impetigo contagiosa staphylogenes.

Definition. Diese Form von Impetigo wird durch virulente koagulasepositive Staphylokokken ausgelöst, besonders bei Kindern, aber auch bei Erwachsenen, mit rasch fortschreitender Entwicklung von großen schlaffen Blasen.

Erreger. Staphylococcus aureus, koagulasepositiv, meist Gruppe II, Phagentyp 71.

Vorkommen. Weltweite Erkrankung. Bei uns häufig in den warmen Sommermonaten; weitverbreitete Hauterkrankung in feuchtwarmen tropisch-subtropischen Ländern.

Epidemiologie. Großblasige Impetigo kommt endemieartig in Kindergärten und Familien vor. Die Kontagiosität ist groß. Einmal eingeschleust, erkrankt auf Säuglingsstationen ein Kind nach dem anderen (Schälblasen; die Erkrankung ist meldepflichtig). Die bullöse Impetigo ist in den Tropen häufiger als bei uns (tropische Impetigo, Pyosis Mansoni).

Pathogenese. Die großblasige Impetigo wird vorwiegend durch Staphylokokken vom Phagentyp 71 ausgelöst, die ein Toxin, das *Epidermolysin*, bilden. Sie wird deshalb als Forme fruste der bakteriellen toxischen epidermalen Nekrolyse, des Lyell-Syndroms, angesehen. Das Exotoxin führt bei manchen Tierspezies (Beispiel: neugeborene Mäuse) zu intraepidermaler Akantholyse mit Spaltbildung und Abhebung des das Stratum corneum.

Klinik. Im Vordergrund stehen schlaffe Blasen auf entzündlich gerötetem Untergrund, die anfangs wasserklaren Inhalt haben, sich weißlich-grau und dann rahmig-eitrig eintrüben. Nach kurzer Bestandsdauer kollabiert das Blasendach, die Blasendecke liegt wie angeklatscht meist etwas gekräuselt auf dem Blasengrund. Bei Sitz an abhängigen Körperpartien buckeln sich die Blasen am unteren Pol durch die absinkende Blasenflüssigkeit und hypopyonartige Sedimentierung der Leukozyten sackartig aus. Nach Zerstören der Blasendecke erscheinen gerötete erodierte Flächen, die feucht und firnisartig glänzend wirken und eine coleretteartige Schuppung besitzen. Stärkere Verkrustungen wie bei der kleinblasigen Impetigo fehlen im allgemeinen. Die Abheilung erfolgt narbenlos. Häufig bleiben vorübergehende Resterytheme und Hyperpigmentierungen zurück. Die Prädilektion und Art der Ausbreitung stimmen mit der kleinblasigen Impetigo überein.

Symptome. Meist ungestörtes Allgemeinbefinden bei geringer Ausdehnung. Bei starker Ausdehnung zunehmendes Krankheitsgefühl.

Histopathologie. Die Blase bei großblasiger Impetigo sitzt intraepidermal, meist weit oben im Stratum Mal-

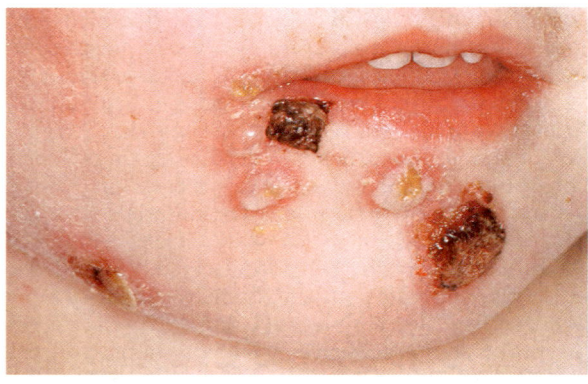

Impetigo contagiosa, großblasig

pighi, enthält Fibrin und neutrophile Leukozyten. Daneben finden sich Spongiose und subepidermal eine mäßige entzündliche Reaktion.

Ausstrich. Im bakteriologischen Ausstrich lassen sich die grampositiven Kokken in Form von kleinen Aggregaten oder Haufen nachweisen, die Kultur ist positiv.

Verlauf. Unkomplizierter Verlauf bei geringer Ausdehnung. Bei großflächiger Entwicklung und weit erodierten Flächen ist die Gelegenheit zur Resorption toxischer Substanzen gegeben. Daher ist die Erkrankung für Neugeborene keineswegs harmlos.

Diagnose. Zumeist leicht. Große schlaffe Blasen mit eitriger Eintrübung und erodierten Flächen bei meist jugendlichen Patienten sind pathognomonisch.

Differentialdiagnose. Pemphigus syphiliticus neonatorum beim Neugeborenen, aber die Lokalisation der Blasen an Palmae und Plantae sowie die konkomittierenden Lueserscheinungen grenzen dieses Krankheitsbild ab. Bei Epidermolysis bullosa hereditaria steht die mechanische Entstehungsweise an druckbeanspruchten Stellen im Vordergrund. Hinzu kommt das ständige Rezidivieren an gleichen Orten. Bei kleinblasiger Impetigo contagiosa sieht man nie Bläschen, sondern immer nur dicke honiggelbe Borken.

Prognose. Früher war die Neugeboreneninfektion wegen des letalen Ausganges in 70% der Erkrankungen ein schweres Krankheitsbild. Daher war auch die Meldung der „Schälblasen" gerechtfertigt. Auch heute ist sie noch eine meldepflichtige Infektion, hat aber durch die Möglichkeit einer entsprechenden antibiotischen Therapie und durch entsprechende Desinfektion der Nabelschnurwunde ihren Schrecken verloren. Die Prognose der großblasigen Impetigo bei Kindern und Erwachsenen ist gut und daher die Krankheit nicht meldepflichtig.

Therapie. Sie ist ähnlich wie bei kleinblasiger Impetigo. Abklären einer purulenten Konjunktivitis, Otitis oder eitrigen Schnupfens als Ausgangsinfektion ist wichtig.
Innerlich: Orale antibiotische Behandlung, wahlweise mit Erythromyzin (Erycinum, Paediathrocin) oder penicillinasefesten Penicillinen wie Oxacillin (Cryptocillin, Stapenor), Dicloxacillin (Dichlor-Stapenor), Flucloxacillin (Staphylex) ist bei ausgedehnten Krankheitserscheinungen angezeigt, um die gefürchtete Komplikation der Generalisation in das staphylogene Lyell-Syndrom zu verhüten. Gegebenenfalls Antibiogramm.
Äußerlich: Vollständiges Abtragen der Blasendecken. Lokale antibakterielle Therapie nach vorherigem Antibiogramm; auch wäßrige Farbstofflösungen. Sonst Gentamicin (Refobacin, Sulmycin), da häufiger mit Tetrazyklinresistenz zu rechnen ist.

Sonderform: Staphylogenes Pemphigoid der Neugeborenen

Synonyme. Pemphigus acutus neonatorum, Schälblasen, Impetigo bullosa.

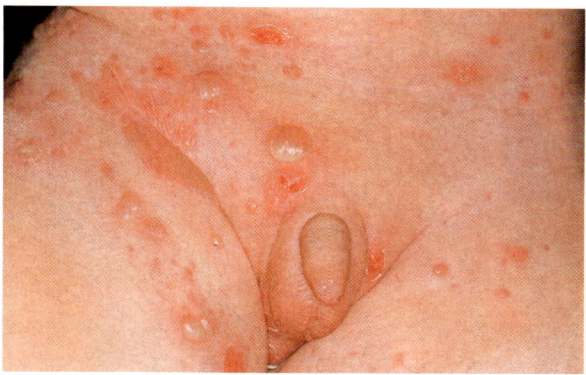

Staphylogenes Pemphigoid der Neugeborenen (großblasige Impetigo)

Im Säuglingsalter scheint bei staphylogener Infektion der Epidermis die Entwicklung von Blasen besonders rasch zu erfolgen. Die Blasen werden teilweise sehr groß. Weil sie sich unausgesetzt allseitig weiterschieben, spricht man auch von Schälblasen. Intertriginöse Bereiche, ein günstiges Milieu für die Bakterien, werden besonders großflächig betroffen. Dadurch entstehen weite Areale, die für die Resorption von Toxinen geeignet sind. Der Übergang in das staphylogene Lyell-Syndrom (Dermatitis exfoliativa neonatorum, Ritter v. Rittershain, 1878) ist dann fließend. Erreger ist oft Staphylococcus aureus, Phagengruppe II, Phagentyp 71.

Meldepflicht.

Staphylogenes Lyell-Syndrom [Lyell 1956]

Synonyme. Dermatitis exfoliativa neonatorum Ritter v. Rittershain 1878, „staphylococcal scalded skin syndrome", Epidermolysis toxica acuta, toxische epidermale Nekrolyse, Syndrom der verbrühten Haut.

Definition. Schwere, durch Staphylokokkenexotoxin ausgelöste Erkrankung, die vorwiegend Kleinkinder befällt.

Erreger. Staphylococcus aureus, meist Phagentyp 71. Das von diesen Staphylokokken gebildete Exotoxin (Epidermolysin) löst an der Epidermis die charakteristischen Veränderungen aus. Selten kommen Staphylokokken ohne Phagentyp 71 als Erreger in Frage.

Ätiopathogenese. Säuglinge in den ersten 3 Lebensmonaten, Kleinkinder und immunologisch geschwächte, oft nierenkranke Erwachsene werden befallen. Das Exotoxin (Epidermolysin) induziert die akantholytische Spaltbildung in der Epidermis.

Klinik. Oft im Anschluß an eine eitrige Konjunktivitis, Otitis oder Pharyngitis tritt ein skarlatiniformes Exanthem auf. Hinweisend ist der periorifizielle Beginn des Exanthems. Das Exanthem dehnt sich rasch aus; die Patienten fühlen sich krank. Nikolski-Zeichen positiv. Innerhalb von 24–48 h bilden sich weit ausgedehnt am ganzen Körper große schlaffe Blasen,

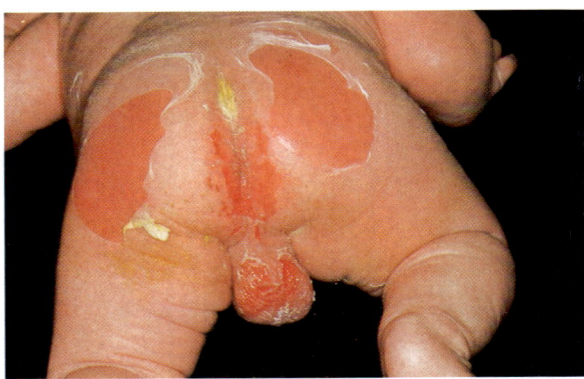

Dermatitis exfoliativa neonatorum: staphylogenes Lyell-Syndrom

die leicht rupturieren und wie angeklatscht auf der hellroten erodierten Epidermis liegen. Dadurch entsteht die Ähnlichkeit mit flächenhaften Hautverbrennungen II. Grades, d.h. ein kombustiformes Bild. Die Bläschendecke trocknet rasch aus und schuppt groblamellös ab.

Selten besteht Schleimhautmitbeteiligung. Die Reepithelisierung geht innerhalb von einer Woche vonstatten, sofern die Behandlung rechtzeitig erfolgt.

Histopathologie. Lichtmikroskopisch findet sich eine akantholytische Spaltbildung in der oberen Epidermis innerhalb des Stratum granulosum, d.h. eine subkorneale Blase. Auffällig normal sieht die restliche Epidermis aus, insbesondere fehlen Zellnekrosen. Das Korium ist ebenfalls fast frei von Entzündungszeichen; die Spaltbildung vollzieht sich also ohne Zytotoxizität. Eine Diagnose ist in kürzester Zeit durch *Schnellschnittuntersuchung* möglich, wobei vom abgelösten Blasendach, das fast ausschließlich aus Hornschicht besteht, Gefrierschnitte angefertigt werden. Wichtig ist die Abgrenzung gegenüber medikamentös ausgelöstem Lyell-Syndrom, bei dem die Spaltbildung subepidermal liegt und die Blasendecke aus der ganzen nekrotischen Epidermis besteht.

Diagnose. Klinisches Bild der wie verbrüht wirkenden Haut, positives Nikolski-Zeichen, Blasendeckenhistologie im Kryostatschnitt, akantholytische Zellen im Blasenausstrich, bakteriologischer Nachweis von Staphylokokken auch aus hautfernen Infektionsherden (Auge, Ohr, Rachen).

Differentialdiagnose. Großblasige, bullöse Impetigo (Pemphigus neonatorum), skarlatiniforme Exantheme; medikamentöses Lyell-Syndrom (toxisch-epidermale Nekrolyse).

Prognose. Sonst wegen des oft schweren Verlaufs mit Zurückhaltung zu stellen. Sepsis und Pneumonie sind gefürchtete Komplikationen.

Therapie. Gegebenenfalls Intensivpflege.
Innerlich: Die Antibiotikatherapie (penicillinasefeste Penizilline, Erythromycin, Cephalosporine) ist die wichtigste und sofort wirksame Therapiemaßnahme. Auf das Antibiogramm kann nicht gewartet werden. Glukokortikoide sind im Gegensatz zum medikamentösen Lyell-Syndrom primär nicht indiziert.
Äußerlich: Symptomatisch wie bei ausgedehnten Verbrühungen.

Bulla repens
Synonym. Umlauf.

Definition. Eine auf Hände und Füße beschränkte Sonderform der großblasigen Impetigo contagiosa mit dickem Blasendach, doch kaum platzend.

Erreger. Staphylococcus aureus, koagulasepositiv; selten Streptokokken.

Klinik. Durch die Entwicklung an einer Stelle der Haut mit dicker Hornschicht, die ein Platzen verhindert, entstehen beispielsweise an einer Fingerspitze, gern an der Volarseite der Finger, oder an Palmae oder Plantae sehr feste Blasen. Meistens entwickelt sich nur eine Blase, die beachtlich groß werden kann und von einem Entzündungshof umgeben ist. Bei Sitz am Finger umgreift die Blase den ganzen Nagel (daher: Umlauf) und geht auf den Nagelfalz über; manchmal wird auch das Nagelbett mitbetroffen, so daß sich der Nagel lockert oder in toto abhebt. Die Decke der sich rasch vergrößernden prall gespannten Blasen ist so widerstandsfähig, daß sie kaum zerstört wird. Der Inhalt trübt sich ein, wird aber meist nicht ausgesprochen rahmig-eitrig. Oft ist die Blase oben

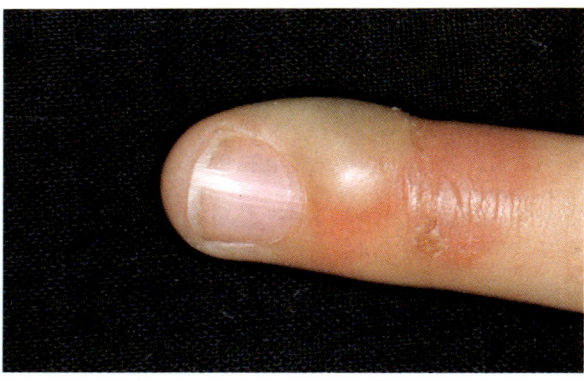

Bulla repens

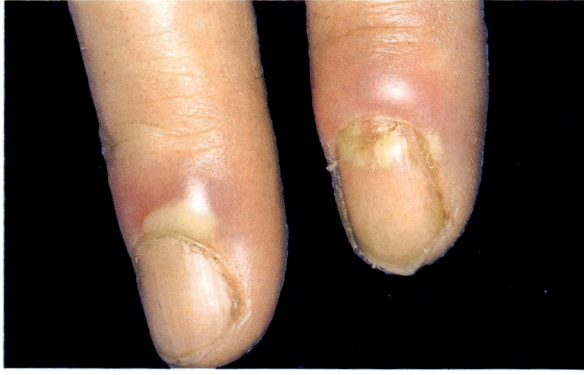

Bulla repens mit Paronychie

vorwiegend serös, unten durch Leukozytensedimentierung gelblich-eitrig. Da die Blase meistens nicht zerstört wird, unterbleibt die Keimverschleppung an andere Orte. Nach Eröffnung der Blase sieht man eine intensiv rote Erosion, auf der sich der Blasenrestinhalt verkrusten kann.

Symptome. Die Bulla repens verursacht Spannungsgefühl und Schmerzen, jedoch nicht so stark wie ein Panaritium.

Verlauf. Zumeist über Tage, selten mehrere Wochen. Kombination mit Paronychie und Übergang in ein Panaritium oder in eine Phlegmone sind gefürchtete, aber seltene Komplikationen.

Differentialdiagnose. Panaritium mit klopfender schmerzhafter Entzündung und tieferer Ausdehnung; Überweisung an den Chirurgen erforderlich. Herpes simplex hat polyzyklisch begrenzte Bläschen, mit weißlich-trübem, gelegentlich hämorrhagischem Inhalt oder Erosionen und rezidiviert häufig in loco.

Therapie
Innerlich: Im allgemeinen nicht erforderlich. Bei infektionsgefährdeten Kindern Erythromycin, penicillinasefeste Penicilline (s. staphylogene Impetigo); evtl. nach Antibiogramm.
Äußerlich: Fingerbad in dünner Seifenlösung, Abtragen der Blase und feuchte Verbände mit Chlorhydroxichinolin (Chinosol) oder Chloramin bis zum Überhäuten. Behandlung der erodierten Wundfläche mit antibiotischen Salben (Refobacin, Sulmycin) oder Jodpovidon (Betaisodona).

Pyodermien der Haarfollikel

Definition. Eiterinfektionen der Haarfollikel sind sehr häufige Erkrankungen, kommen in fast jedem Lebensalter vor und zeichnen sich durch chronischen Verlauf aus. Dementsprechend kann die Behandlung schwierig sein.

Ostiofollikulitis
Synonyme. Impetigo Bockhart

Definition. Ostiofollikulitis ist eine sehr oberflächlich lokalisierte Infektion der Haarfollikel durch Staphylokokken. Klinisch führendes Symptom sind follikulär gebundene Pusteln.

Erreger. Staphylococcus aureus, koagulasepositiv.

Vorkommen. Bevorzugt wird das männliche Geschlecht; vor der Pubertät sehr selten. Ostiofollikulitiden sind bei uns nicht selten, viel häufiger aber noch in feuchtwarmen tropischen Zonen.

Ätiologie und Pathogenese. Die bakterielle Infektion der Haarfollikel verlangt bestimmte Voraussetzungen: feuchtwarme intertriginöse Räume, starkes Schwitzen bei adipösen Patienten im Rahmen von fieberhaften Erkrankungen, zu fett oder zu feucht behandelte Hautareale, feucht-mazerierende Bedingungen eines Plastikokklusivverbandes. Infektabwehrschwäche durch Lokaltherapeutika wie Glukokortikosteroide oder Teere begünstigen das Angehen der Infektion. Feuchte Dunstverbände geben ideale Wachstumsbedingungen für die Vermehrung von Bakterien. Auch juckende Dermatosen wie ein atopisches Ekzem geben Gelegenheit zu Ostiofollikulitis. Fernerhin sind zyanotische Hautabschnitte wie die schlecht durchblutete Glutäalhaut oder die Unterschenkel bei Männern ein Vorzugsterrain für eine chronische bakteriell bedingte Follikulitis.

Klinik. Das führende Symptom sind follikulär gebundene, hellgelbe Pusteln. Betroffen sind die Terminalhaarfollikel mit einem kräftigen Haar, das zentral in der Pustel steht. Werden Vellushaarfollikel befallen, ist der follikuläre Sitz nicht so leicht zu erkennen. Die meisten der stecknadelkopfgroßen halbkugeligprall gespannten gelblichen Pusteln besitzen peripher einen schmalen roten Entzündungshof. Dicht ausgestreute Pusteln stehen auf diffuser entzündlich geröteter Fläche. Zerstörte Pusteln führen zu eitriger Verkrustung, die sich nach wenigen Tagen unter Hinterlassung eines Resterythems abstoßen. Ostiofollikulitis kann überall sitzen, bevorzugt kommt sie im Gesicht, an Kapillitium, Extremitäten und Achselhöhlen vor.

Symptome. Meist kein, gelegentlich geringer Juckreiz. Keine Allgemeinsymptome.

Histopathologie. Follikulär gebundene, subkorneale Pustel; leukozytäres entzündliches Infiltrat im Infundibulum des Follikels.

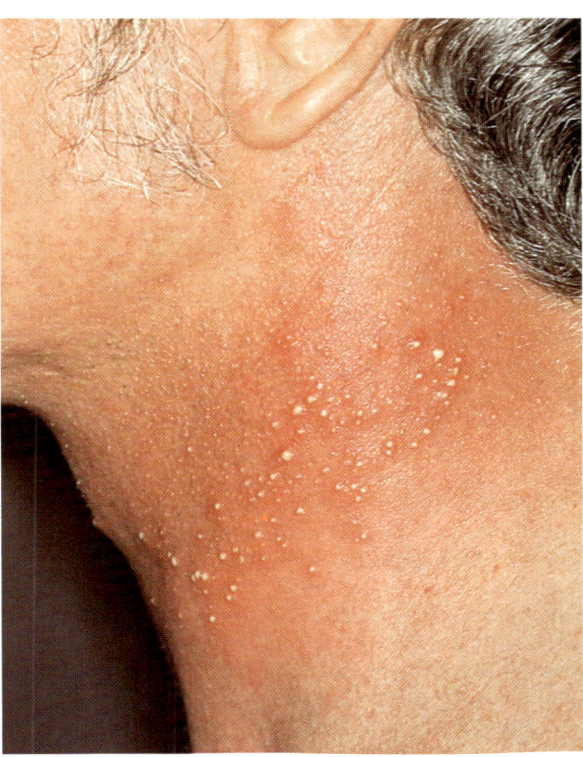

Follikulitis durch Staphylococcus aureus

Verlauf. Unbehandelt oft chronisch-rezidivierend über Wochen, Monate und Jahre. Bei entsprechender Behandlung kurzer Verlauf.

Differentialdiagnose. Bei chronischem Verlauf und Sitz im perioralen Bereich ist an Folliculitis candidomycetica (Pilznachweis) zu denken. Chronisch follikuläre Trichophytie (besonders an den Unterschenkeln bei Frauen, jedoch stärker infiltriert, positiver Pilznachweis) führt nur selten zu follikulärer Pustulation. Akneiforme Exantheme auf Medikamente und Halogene. Pusteln bei Acne vulgaris, Ölakne oder Teerakne. Kleinpapulopustulöses Syphilid.

Prognose. Gut.

Therapie
Innerlich: Nur bei ausgedehnten oder therapieresistenten Infektionen oral durch Antibiotika entsprechend dem Antibiogramm.
Bei unklaren Fällen sollte auch an die Möglichkeit eines Diabetes mellitus gedacht werden.
Äußerlich: Pusteln mechanisch eröffnen, antiseptische Behandlung mit Salizylsäure (1–3%), Chloramphenicol (0,5%) in Spiritus dilutus, antimikrobiell wirkende Tinkturen [Polyvinylpyrrolidon-Jod-Komplex (Betaisodona)] oder antibiotischen Cremes (Gentamycin, z.B. Refobacin, Sulmycin), Lotio alba mit antiseptischen Zusätzen (Vioform 0,5%) in der Umgebung von Follikulitiden, um Schmierinfektionen zu vermeiden. Zum Waschen saure Syndets (seba med). Peinliche Hygiene mit häufigem Wäschewechsel.

Sonderform: Chronisch-rezidivierende Ostiofollikulitis der Männer

Diese entwickelt sich besonders an den Unterschenkeln und am Gesäß erwachsener Männer, nicht selten in Verbindung mit Pernio follicularis glutaealis als chronisch-rezidivierende Ostiofollikulitis. Leitsymptom ist in diesen Fällen *Juckreiz,* der bei der akuten Ostiofollikulitis gewöhnlich fehlt.

Follikulitis und Perifollikulitis

Definition. Die pathogenen Keime, meist sind es koagulasepositive Staphylococcus aureus, seltener gramnegative Bakterien, dringen tiefer in die Haarfollikel ein. Die Erkrankung betrifft den ganzen Follikel und greift auf das perifollikuläre Gewebe über. Solange nur Hyperämie, Ödem oder Leukozytenvermehrung auftreten, gehört diese Veränderung noch zum Bild der Follikulitis. Entwickelt sich aber im perifollikulären Gewebe ein Abszeß, so liegt bereits ein beginnender Furunkel vor.
Übergänge von Follikulitis über Perifollikulitis zu Furunkel sind nicht selten. Follikulitiden können überall am Körper auftreten, außer an Handflächen und Fußsohlen, weil dort keine Haarfollikel vorkommen. Aufgrund der charakteristischen Bilder werden einige Sonderformen der Follikulitis klinisch herausgestellt.

Folliculitis simplex barbae
Synonym. Follikulitis der Bartgegend.

In der Bartgegend und den seitlichen Halspartien treten einzeln, disseminiert oder auch zusammenstehend Follikulitiden auf. Durch Rasieren wird die Infektion verschmiert. Am Hals kommt mechanische Scheuerung hinzu. Anfangs ähnelt das Bild einer Ostiofollikulitis. Man sieht kleinste peripiläre Pustelchen, die aber bereits auf einem follikulären, entzündlichen Knötchen mit rotem Hof stehen. Die Follikulitis wird immer deutlicher. Beim Rasieren wird ein heftiges Brennen oder Schmerzhaftigkeit empfunden. Meist sind die Follikulitiden über ein größeres Feld ausgestreut, im Zentrum dichter.
Besonders an der Oberlippe kommt ein Zusammenfließen vieler Follikulitiden vor. Diese *agminierte Form* läßt meist mehrere dicht zusammenstehende, bohnengroße, papulöse, entzündlich infiltrierte, lebhaft rote Knoten, durchbrochen von einer großen Zahl infizierter Haare, erkennen. Das Bild ähnelt einer initialen tiefen Trichophytie.

Verlauf. Chronisch mit Rezidivneigung.

Differentialdiagnose. Folliculitis candidomycetica; gramnegative Follikulitis; initiale tiefe Trichophytie; Pseudofolliculitis barbae.

Prognose. Gut.

Therapie. Gleiche Maßnahmen wie bei Ostiofollikulitis. Die Behandlung ist jedoch schwieriger.
Innerlich: Wenn nötig, Antibiotika nach Antibiogramm oder Chemotherapeutika in ausreichend hoher Dosierung bis zum völligen Abheilen der Entzündung.
Äußerlich: Zur Einleitung der Therapie sind kombinierte Antibiotika-Glukokortikoid-Externa (Tinkturen, Cremes) empfehlenswert. Keine Fettsalben. Rasierverbot oder Desinfektion des Rasiergerätes mit 40–70%igem Isopropylalkohol.
Gegebenenfalls mechanische Epilation der betroffenen Haare. Anwendung desinfizierender alkoholischer Tinkturen und zum Waschen Syndets (seba med, Dermowas).

Folliculitis eczematosa barbae

Definition. Kombinierte Erkrankung, bei der primär oft ein Ekzem der Bartgegend besteht, auf das sich eine Follikulitis als typische Sekundärinfektion aufpfropft. Aber auch die umgekehrte pathogenetische Reihenfolge ist zu beobachten.

Vorkommen. Selten bei Frauen; häufig bei Männern.

Klinik. Häufiger Beginn des Ekzems an der Oberlippe infolge einer chronischen Rhinitis (Rhinitis vasomotoria, Polypen, Nebenhöhlenerkrankungen), eines atopischen Ekzems oder eines allergischen oder toxischen Kontaktekzems. Das Ekzem dehnt sich perioral aus und geht auf das Kinn oder die ganze Bartgegend über. Durch die Perifollikulitis wird das Ekzem stärker infiltriert. Die erkrankten Haare lassen sich meist schmerzlos epilieren und zeigen eine trüb-glasige Umschreibung im Wurzelbereich. Tiefere Knotenbildungen oder Abszesse gehören nicht immer zum Krankheitsbild. Die Oberfläche ist durch eingetrocknetes, schmutzig-gelbes Sekret verkrustet, andere Stellen sind flach erodiert und nässen stärker. Selten kann unter ähnlichen Voraussetzungen ein impetiginisiertes Ekzem im Bereich der Augenbrauen, am Kapillitium und in der Regio pubis vorkommen.

Symptome. Follikulär gebundene Pusteln auf ekzematisierter und infiltrierter Haut, vorwiegend im Bartbereich. Starker Juckreiz.

Histopathologie. Follikulär gebundener Abszeß, interfollikuläres Ekzemsubstrat.

Verlauf. Er ist nicht der einer einfachen Follikulitis, sondern bei fehlender Behandlung wegen der Ekzematisation extrem chronisch, über Jahre und Jahrzehnte hin.

Diagnose. Erregernachweis und Abklärung der Ekzemursachen.

Differentialdiagnose. Trichophytia profunda barbae geht mit erhabenen kleinen und größeren sukkulenten und fistulierenden Knoten einher. Die erkrankten Haare sind von Pilz befallen; Beginn meist kurzfristig irgendwo in der Bartgegend, die Oberlippe ist oft nicht mitbetroffen (Pilzkultur). Folliculitis candidomycetica (Hefenachweis).
Die tiefe Trichophytie hieß mit altem Namen *Sycosis parasitaria* (Syca = Feige); das Wort symbolisierte morphologisch die Knotenbildung bei tiefer Trichophytie, parasitaria bedeutet „pilzführend". Die banale bakterielle Follikulitis hieß mit altem Namen *Sycosis non parasitaria,* wobei „non parasitaria" für pilzfrei stand, da man die Bakterien zu dieser Zeit färberisch und kulturell noch nicht darstellen konnte.

Prognose. Wegen Rezidivneigung vorsichtig zu stellen.

Therapie. Die Folliculitis eczematosa ist eine Crux medicorum.
Innerlich: Antibiotika in ausreichend hoher und langer Dosierung nach Erregerresistenzbestimmung. Eine zusätzliche antiphlogistische Behandlung durch Glukokortikosteroide (40–60 mg Prednisolon, 2–3 Wochen lang in abfallender Dosierung) beseitigt das Ekzem und nimmt der Follikulitis die Möglichkeit zur Ausdehnung.
Äußerlich: Feuchte Umschläge mit antiseptischen Zusätzen [Chlorhidroxichinolin (Chinosol) oder Chloramin]. Später Cremes oder Pasten mit Antibiotika; Kombinationspräparate mit Kortikosteroiden sind fast unerläßlich. Antibiogramm mit Erregerresistenzbestimmung, ggf. mehrfach im Verlaufe der Behandlung. Abklärung der das Ekzem auslösenden Ursache (HNO-Bereich, Epikutantestung). Epilation ist oft nötig. Bei nicht zu großer Ausdehnung kommt die mechanische Epilation in Frage, sonst auch temporäre Röntgenepilation. Rasierverbot oder Desinfektion des Rasierzeugs mit 40–70%igem Isopropylalkohol. Zur Reinigung saure Syndets (seba med).

Sonderform: Folliculitis eczematosa vestibuli nasi
Hierbei handelt es sich um eine seltene, vorwiegend bei erwachsenen Frauen vorkommende Dermatose, welche sich häufig auf der Basis einer chronischen Rhinitis entwickelt. Sie ist gekennzeichnet durch Ekzematisation mit chronischer Verkrustung und Juckreiz sowie Vibrissenfollikulitis im Vestibulum nasi. Auf Atopie sollte geachtet werden.
Verlauf. Er ist hochchronisch, die Rezidivneigung groß.
Therapie. Äußerliche und innerliche antibiotische Therapie nach Antibiogramm über mehrere Wochen. Einfetten des Nasenvorhofs (*Rp.* Paraffin. subliquid. und Bepanthen-Salbe āā).

Pseudofolliculitis barbae [Dubreuilh]
Synonyme. Pili recurvati, Pili incarnati.

Definition. Einwachsende Barthaare mit entzündlicher Fremdkörperreaktion nach Art einer Follikulitis. Häufig bei dunkelpigmentierten Menschen mit steifen gekräuselten (Bart-)Haaren; primär keine follikuläre Pyodermie.

Vorkommen. Selten bei hellhäutigen europäischen Rassen, häufiger bei dunkelpigmentierten mediterranen Rassen und sehr häufig bei afrikanischen Rassen mit Kräuselhaaren.

Ätiologie und Pathogenese. Die meist durch feuchte Rasur bedingten scharfen Spitzen der starren, sichelförmig gekrümmten Haare im Bartbereich, besonders der seitlichen Wangenpartien und der Submandibulärgegend biegen sich im Akroinfundibulum bogenförmig um und graben sich transfollikulär in das obere Bindegewebe oder die Epidermis ein. Obwohl die Haare zunächst frei an die Hautoberfläche gelangen, neigen sie sich parallel zur Epidermis und können so mit ihren scharfen Haarspitzen wiederum in die Haut eindringen. Es entwickelt sich stets eine perifollikuläre Fremdkörperentzündung. Das Haar rollt sich auf. Bakterielle sekundäre Begleitreaktionen und postinflammatorische Komedonenbildungen sind möglich. Besonders Feuchtrasuren sowie mechanisches und chemisches Epilieren führen zu diesen Veränderungen.

Klinik. Betroffen sind vorwiegend Männer mit starkem Bartwuchs, insbesondere Angehörige dunkler Rassen mit gekräuseltem (Bart-)Haar. Selten sind hellhäutige Männer befallen. Rasieren ist oft die auslösende Ursache.
Vorzugsweise in der Bartgegend, aber auch an jeder beliebigen Körperstelle wie am Kapillitium, Mons

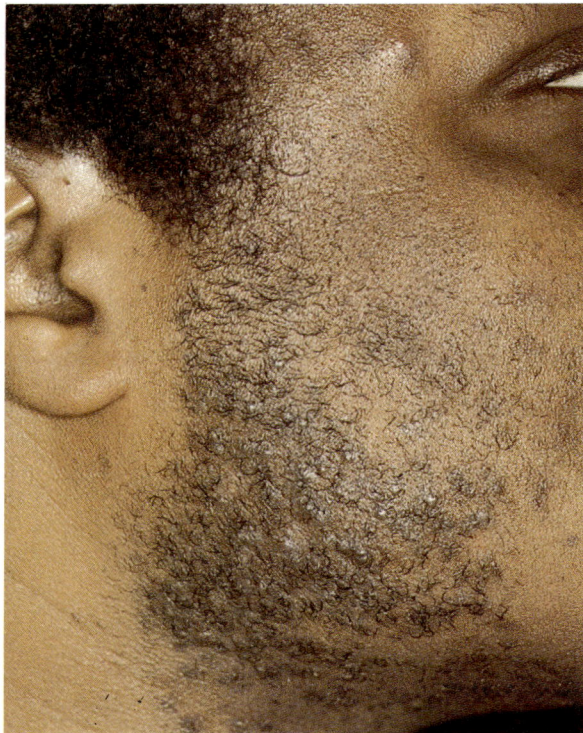

Pseudofolliculitis barbae („eingewachsene Barthaare")

pubis oder Oberschenkel entwickeln sich follikulär gebundene, derbe, entzündlich gerötete Knötchen, die meist neben der Follikelmündung gelegen sind.
Bei ausgedehnter Erkrankung spricht man auch von *Pseudofolliculitisdiathese*. Die postinflammatorische Hyperpigmentierung ist besonders bei dunkelhäutigen Menschen ein kosmetisch störendes Problem. Postinflammatorische Komedonen wie bei akneiformen Erkrankungen können auftreten.

Histopathologie. Fremdkörpergranulom (Trichogranulom) in der Umgebung von Terminalhaarfollikeln.

Verlauf. Hochchronisch, oft ein ganzes Leben lang.

Diagnose. Typischer Sitz, zumeist an seitlichen Wangen- und Halspartien, rekurvierte eingewachsene Haare mit perifollikulären entzündlichen Knötchen, Hyperpigmentierung, sekundären Komedonen und gelegentlichem Juckreiz.

Differentialdiagnose. Folliculitis candidomycetica, gramnegative Follikulitis, initiale tiefe Trichophytie, Acne vulgaris.

Therapie. Umstellung von Feucht- auf Trockenrasur, da dabei die Haare nicht so kurz abgeschnitten werden und die Rekurvation außerhalb der Follikelostien erfolgen kann. Freilegen aller rekurvierten Haare durch Pinzette. Beste Prophylaxe ist das Wachsenlassen eines Bartes. Hyperpigmentierung und Komedonen können teilweise durch Vitamin-A-Säure-Schälbehandlung (Airol, Epi-Aberel, Eudyna, Cordes VAS) oder Salizylsäure (10%)-Spiritus beseitigt werden. Alkoholische Lösungen mit antiseptischen und antibiotischen Zusätzen zur Vermeidung von bakterieller Sekundärinfektion. Waschen mit Syndets.

Folliculitis decalvans capillitii

Definition. Sehr seltene, chronische, zur atrophisierenden Alopezie (Pseudopeladezustand) führende, bakteriell bedingte Follikulitis am Kapillitium.

Erreger. Meist Staphylococcus aureus, koagulasepositiv; zusätzlich gramnegative Keimbesiedlung möglich.

Vorkommen. Selten, vorwiegend bei Männern; Patienten mit schlechter Abwehrlage.

Ätiologie und Pathogenese. Die Besiedlung mit Bakterien ist nur ein pathogenetischer Mechanismus. Warum es zur Atrophie und damit zum bleibenden Haarausfall kommt, ist unklar.
Patienten mit Resistenzminderung durch Diabetes mellitus, chronische Nephritis, Dysproteinämie oder Immunsuppression neigen zu dieser Erkrankung.

Klinik. Herdförmige Ausbreitung mit oberflächlichen, auch tiefer und peripherwärts fortschreitenden Follikulitiden mit Ausgang in Atrophie, der an Pseudopelade (Brocq) erinnert. Im atrophischen Herd können vereinzelt Haare erhalten bleiben. An den Randzonen der Herde schreitet die follikulär gebundene Pustulation fort. Häufig bleiben Büschelhaare zurück, wobei mehrere Haarschäfte büschelartig aus einer Follikelöffnung austreten.

Symptome. Atrophisierende Alopezie ohne weitere Beschwerden mit follikulär gebundenen Pusteln in der Peripherie.

Histopathologie. Im akuten Stadium abszedierende Follikelentzündung, im Endstadium unspezifische narbige Alopezie.

Verlauf. Hochchronisch bis zur narbigen Alopezie.

Differentialdiagnose. Vernarbende Alopezien (Pseudopeladezustand); granulomatöse Tinea.

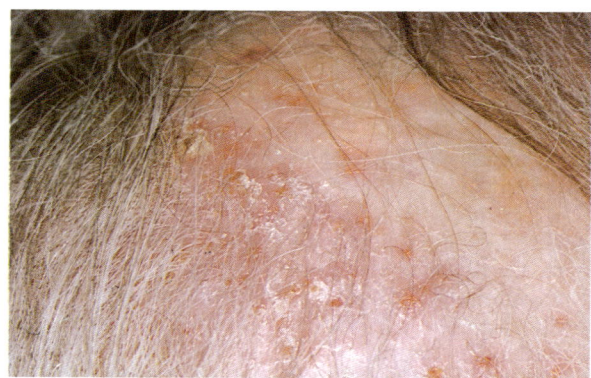

Folliculitis decalvans capillitii

Prognose. In bezug auf das Wiederwachstum der Haare schlecht, sonst gut.

Therapie
Innerlich: Antibiotika nach Erreger- und Resistenzbestimmung, sofern nötig. Suchen nach Kofaktoren.
Äußerlich: Erreger- und Resistenzbestimmung. Anwendung von antimikrobiell wirkenden Verbindungen, zumeist Antibiotika, evtl. auch in Kombination mit Glukokortikosteroiden in Form von Tinkturen oder Cremes.

Folliculitis decalvans faciei
Synonyme. Folliculitis sycosiformis atrophicans (E. Hoffmann 1931), Ulerythema sycosiforme, lupoide Sycosis (Brocq 1888).

Definition. Sehr seltene Variante der Folliculitis decalvans capillitii mit Sitz im Gesicht; meist besteht ein einziger Herd.

Erreger. Meist Staphylococcus aureus, koagulasepositiv.

Vorkommen. Extrem selten.

Ätiologie und Pathogenese. Chronische staphylogene Follikelinfektion mit Ausgang in Atrophie.

Klinik. Prädilektionsstellen sind Bartgegend und (selten) Augenbrauen, extrem selten auch andere Hautbereiche. Die Erkrankung befällt vorwiegend Terminalhaarfollikel, aber auch die Vellushaarfollikel im Bereich des Gesichts können betroffen sein. Zentrale Abheilung mit Atrophie und peripheres Fortschreiten mit Follikulitiden sind charakteristisch.

Histopathologie. Unspezifische abszedierende Follikulitis, im Endstadium narbige Alopezie.

Verlauf. Hochchronisch, über Monate und Jahre.

Diagnose. Aus dem klinischen Bild: ein einziger, zu Vernarbung neigender Herd im Gesichtsbereich mit Randpustulation.

Differentialdiagnose. Lupus erythematodes chronicus, Lupus vulgaris, atrophisierende Alopezien. Leitsymptom ist die eitrige Follikulitis im Randbereich.

Prognose. Für das Wiederwachstum der Haare schlecht, sonst gut.

Therapie. Wie bei Folliculitis decalvans capillitii.

Gramnegative Follikulitis
[Fulton, McGinley, Leyden, Marples 1968]

Definition. Chronisch-rezidivierende Follikulitis durch gramnegative Erreger mit zahlreichen zentrofazial stehenden Pusteln, vorwiegend bei älteren männlichen Aknepatienten mit Seborrhö.

Erreger. Bei Typ I der Erkrankung Enterobacter, Klebsiella und E. coli; bei Typ II Proteus.

Vorkommen. Zunehmend häufiger. Fast ausschließlich sind Männer mit starker Seborrhö betroffen.

Ätiologie und Pathogenese. Gramnegative Bakterien verdrängen die normale Bakterienflora von Haut und Follikeln, ausgelöst durch eine Störung der bakteriellen Ökologie infolge langzeitiger lokaler oder oraler antimikrobieller Therapie durch Antiseptika oder Antibiotika, insbesondere bei Patienten mit Acne vulgaris oder Rosazea. Erregerreservoire sind neben den Follikeln die Nasen-Rachen-Schleimhäute.

Klinik. Fächerförmig breiten sich zunächst auf der Oberlippe um die Nasenöffnung und dann am Kinn um den Mund herum zahlreiche blaßgelbe, follikulär gebundene Pusteln auf entzündlich gerötetem Grund

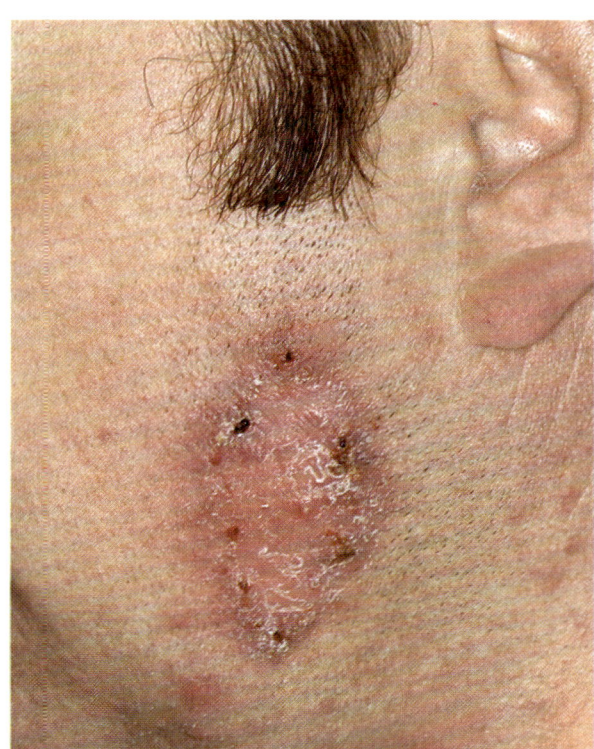

Folliculitis decalvans faciei

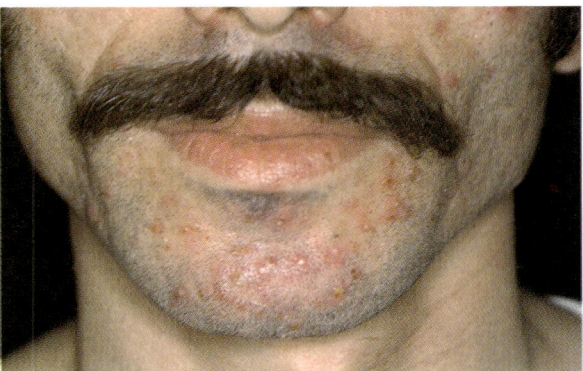

Gramnegative Follikulitis

aus. Auch das Kapillitium kann betroffen sein. Die Patienten leiden stets an einer starken Seborrhö.

Symptome. Rezidivierend follikulär gebundene Pusteln im perinasalen und perioralen Bereich auf seborrhoischer Haut. Sonst subjektiv gering.

Histopathologie. Follikulär gebundene kleine Abszesse ohne Komedonen.

Verlauf. Chronisch-rezidivierend über Jahre, keine Hautatrophie.

Diagnose. Typische Anamnese: ältere Aknepatienten, Seborrhö, vorausgegangene antimikrobielle Therapie, klinisches Bild mit rezidivierenden Pusteln um Mund und Nase, Nachweis gramnegativer Keime und schwierige therapeutische Zugänglichkeit sind hinweisend. Mehrfachinfektion mit 2 oder 3 gramnegativen Keimen (z.B. E. coli, Pseudomonas und Klebsiellen) sind möglich.

Differentialdiagnose. Staphylogene Follikulitiden, Acne vulgaris, Folliculitis candidomycetica.

Prognose. In bezug auf die Follikulitis ungewiß, sonst gut.

Therapie. Die Therapie ist außerordentlich schwierig und unbefriedigend, da bislang eine dauerhafte Abheilung nicht gelang. Wiederholte Erreger- und Resistenzbestimmungen auch in kürzeren Abständen aus Pusteln und der Nase sind erforderlich.

Innerlich: Hoch und ausreichend lang dosierte Antibiotika entsprechend dem Antibiogramm. Die therapeutischen Ergebnisse sind zumeist unbefriedigend. Sekundäre Sepsis wurde bisher nicht gesehen. 13-cis-Retinsäure (Roaccutan) oral als Monotherapie 1 mg/kg KG für 12–20 Wochen. Dadurch wird die Seborrhö beseitigt, und die gramnegativen Keime werden eliminiert.

Äußerlich: Keine Salben. Antimikrobiell wirksame Substanzen wie Polyvinylpyrrolidon-Jod-Komplex (Betaisodona) und Breitspektrumantibiotische Cremes auf die befallenen Hautpartien, Nasenschleimhäute (Vestibulum nasi) und die Axillen. Peinlichste Hygiene und Desinfektion des Rasierzeugs mit 40–70%igem Isopropylalkohol. Abreibung der Haut mit 3–6%igem Salizylsäurespiritus. Waschen mit Syndets (Dermowas, Satina, seba med) wird empfohlen, ferner Desinfektion der Haut mit alkoholischen Tinkturen (*Rp.* Acid. salicyclic. 2,0; Chloramphenicol 0,5, Spirit dil. ad 100,0).

Folliculitis sclerotisans nuchae

Synonyme. Aknekeloid, Acne keloidalis nuchae, Folliculitis keloidalis.

Definition. Chronische fibrosierende Follikulitis im Nacken von Männern, die zu bretthaarten ausgedehnten keloidiformen Narben und narbiger Alopezie führt.

Vorkommen. Nur Männer sind betroffen, Neger häufiger als Weiße. Erkrankungsalter meist jenseits der Pubertät, oft erst im 20.–40. Lebensjahr. Die Erkrankung wird auch als Teilsymptom der Aknetriade oder Aknetetrade beobachtet.

Ätiologie und Pathogenese. Die Erkrankung beginnt mit tiefen Follikulitiden, die durch Staphylokokken bedingt sind. Gramnegative Keime werden selten gefunden. Der subakuten Follikulitis schließt sich eine chronisch fibrosierende Follikulitis und Perifollikulitis an. Im tieferen kutanen Gewebe kommt es zur Ausbildung von epithelausgekleideten Fistelgängen und keloidiformen Narbensträngen. Im Endzustand liegen große keloidale Stränge und Platten vor, in denen es sporadisch zu immer wiederkehrenden Follikulitiden mit Büschelhaarbildung kommt. Am Rand treten neue Knötchen auf.

Klinik. Bevorzugt an der Nackenhaargrenze entwickeln sich langsam bläulich-rote, sehr derbe follikuläre Papeln, teilweise auch akneartige Papulopusteln, ohne daß es zur zentralen Einschmelzung kommt. Die Effloreszenzen konfluieren und führen zu keloidartigen Wülsten und Platten, über denen die Haut atrophisch gespannt ist und stärker glänzt. Über weite Strecken fehlen die Haare, an anderen Stellen treten mehrere Haare pinselförmig aus einem gemeinsamen, erhalten gebliebenen Infundibulum hervor (Büschelhaare oder Pinselhaare). Die ursprünglich einzeln

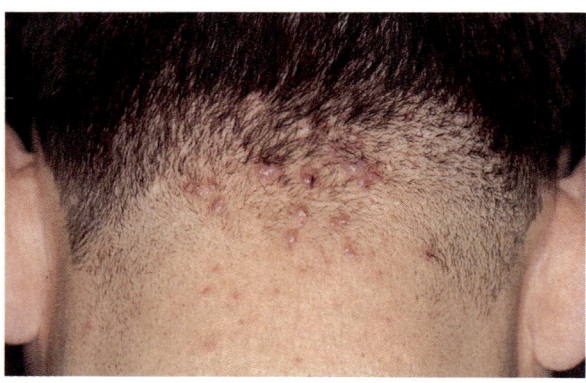
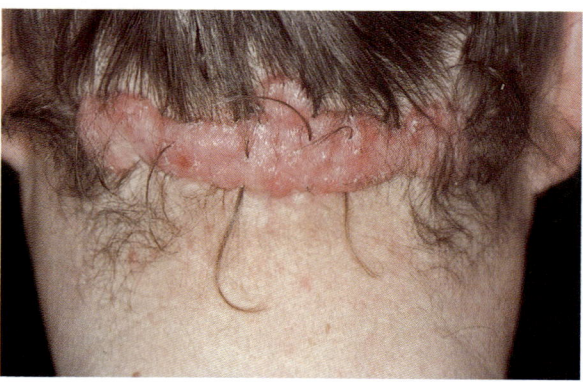

Folliculitis sclerotisans nuchae, Aknekeloid

austretenden Haare werden durch die fibrosierende Entzündung zu Gruppen vereinigt. Die Follikulitiden bleiben klinisch häufig relativ unauffällig, während die fibrotischen Bindegewebshyperplasien das Bild beherrschen. Bis zu handgroße, sehr entstellende, quer verlaufende keloidiforme Platten und Wülste können sich im Laufe der Jahre entwickeln. Sie bleiben nicht auf den Nacken beschränkt, sondern dehnen sich auf den Hinterkopf, selten bis zur Scheitelregion aus.

Symptome. Gelegentlich Keloide, Schmerzen und Bewegungseinschränkung des Nackens.

Histopathologie. Unspezifische, oft das gesamte Bindegewebe einnehmende, gigantisch große, gefäßreiche Narbenplatten, epithelausgekleidete Fistelgänge und zu Büscheln angeordnete Haare.

Verlauf. Äußerst chronisch über Jahre.

Differentialdiagnose. Abgrenzung gegenüber umschriebenen Formen von Perifolliculitis capitis abscedens et suffodiens.

Prognose. In bezug auf die Abheilung oder Rückbildung der Keloide schlecht. Die Entwicklung eines spinozellulären Karzinoms auf diesen Narbenplatten ist beschrieben worden.

Therapie. Sehr schwierig.
Innerlich: Nur bei Bedarf über längere Zeit mit Antibiotika nach Antibiogramm.
Äußerlich: Kleine Herde werden en bloc exzidiert und primär verschlossen, größere plastisch durch Vollhautlappen gedeckt. Keloidrezidive sind möglich. Symptomatisch kommt eine lokale antibiotische und antiseptische Behandlung, auch zusammen mit Glukokortikosteroiden in Frage. Die keloidiformen Wülste werden auch durch intraläsionale Injektionen von Glukokortikosteroidkristallsuspensionen oft günstig beeinflußt wie Triamcinolonacetonid (Volon A10-Kristallsuspension), 1:3 bis 1:5 mit physiologischer NaCl oder einem Lokalanästhetikum (Scandicain), verdünnt, mehrfach im Abstand von Wochen. Auch zusätzliche mechanische Epilation oder temporäre Röntgenepilation kann von Nutzen sein.

Perifolliculitis capitis abscedens et suffodiens
[E. Hoffmann 1908]

Synonyme. Atrophisierende Erkrankung mit Büschelhaaren, profunde dekalvitierende Follikulitis (Nobel 1905).

Definition. Nur bei Männern mit starker Seborrhö vorkommende, schwere, chronisch fortschreitende Krankheit mit ausgedehnten Kolliquationsnekrosen am gesamten behaarten Kopf und Nacken. Narbige Alopezie, fistulierende Abszeßgänge und gramnegative Keimbesiedlung erschweren den Verlauf.

Erreger. Eiterkokken, zumeist Staphylokokken, sowie verschiedene gramnegative Keime, ferner normale Standortflora.

Vorkommen. Sehr selten. Nur Männer ab dem 20. Lebensjahr sind befallen. Die Krankheit wird bei allen Rassen beobachtet.

Ätiologie und Pathogenese. Nicht sicher bekannt. Wahrscheinlich begünstigen Büschelhaare die Erkrankung. Dabei münden mehrere Terminalhaarfollikel schon in der Mitte des Koriums in einen gemeinsamen Infundibulumkanal ein, wodurch ein weites Akroinfundibulum entsteht, das für Infektionen besonders anfällig ist. Manche Patienten zeigen Symptome von Acne conglobata mit Aknetriade oder Aknetetrade. Vielleicht handelt es sich in solchen Fällen um eine besondere Verlaufsform der Acne conglobata am Kapillitium. Bei Neigung zu hypertrophischer oder keloidiformer Narbenbildung kann das Krankheitsbild im Nacken an Folliculitis nuchae sclerotisans erinnern.

Klinik. Entweder im behaarten Nacken oder an irgendeiner Stelle des Kapillitiums, oft gleichzeitig an mehreren Stellen, beginnen tiefe Follikulitiden. Mehrere benachbarte Follikel werden durch Perifollikulitis einbezogen. Die entzündlichen Veränderungen geben Anlaß zu Papeln, schmerzlosen abszedierenden, kolliquierenden und perforierenden subkutanen Knoten- und Granulombildungen. Die Haare fallen aus. Epithelausgekleidete fuchsbauartige Tunnelsysteme durchziehen große Teile der Kopfhaut und reichen bis an die Galea. Die Kolliquationsnekrosen sind meist auffallend wenig schmerzhaft. Durch Druck auf die Kopfschwarte entleert sich hämorrhagisches Sekret und Eiter gleichzeitig aus mehreren weitabgelegenen Fistelöffnungen. Die Kopfhaut ist mit eitrigem Sekret und Blut verkrustet. Weicht die Entzündung, bleiben atrophische Brückennarben und hypertrophische Zipfelnarben zurück, in deren Bereich die Haare fehlen. Das Kapillitium gewinnt ein „mottenzerfressenes Aussehen" mit bleibenden Alopezieherden. Neue Schübe kommen nach Wochen oder Monaten. Schließlich kann die gesamte Kopfhaut befallen sein. Vielfach besteht Seborrhö.

Histopathologie. Unspezifisch. Weit ausgedehnte, bis an die Galea aponeurotica reichende, abszedierende, einschmelzende und granulomatöse Entzündung mit

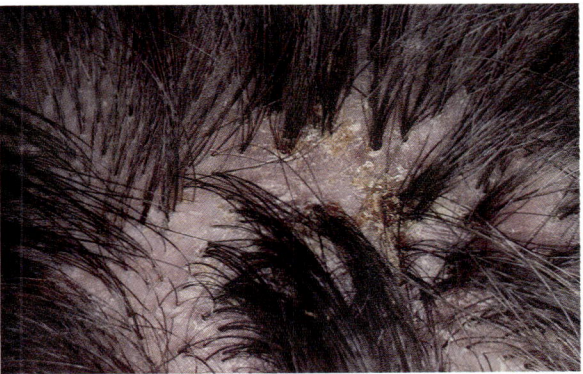

Perifolliculitis capitis abscedens et suffodiens, Büschelhaare

zahlreichen Fremdkörperreaktionen um Haarfragmente; epithelausgekleidete tunnelartige Gänge und narbige Alopezie.

Verlauf. Hochchronisch über Jahre und Jahrzehnte.

Differentialdiagnose. Follikulitiden; näviforme kongenitale Büschelhaare im Nacken; Folliculitis sclerotisans nuchae, welche ohne eitrige Entzündungen einhergeht.

Prognose. Sie ist quoad sanationem mit Vorsicht zu stellen. Nach jahrelanger Infektion ist Entwicklung von Amyloidose möglich. Sepsis wurde bisher nicht beschrieben.

Therapie. Unbefriedigend. Wiederholte Therapie- und Keimresistenzbestimmung auch in kurzen Abständen.
Innerlich: Gezielt über Wochen Antibiotika nach wiederholt bestimmtem Antibiogramm, da wechselnde Infektionen, auch durch gramnegative Keime, möglich sind. Glukokortikoide können zum Eindämmen der abszedierenden Erkrankung versucht werden, jedoch nur über kurze Zeit und stets unter Antibiotikaschutz. Auf Diabetes mellitus sollte geachtet werden. Die psychische Führung der Patienten ist sehr wichtig.
Die Behandlung mit 13-cis-Retinsäure (Roaccutan) in einer Dosierung von 1 mg/kg KG über 12–20 Wochen, die gute Erfolge bei schwerer Acne conglobata bringt, hat einige Patienten geheilt.
Äußerlich: Antiseptische oder antibiotische feuchte Umschläge entsprechend dem Antibiogramm. Antimikrobiell wirksame Kopfshampoos mit Seleniumdisulfid (Selsun, Ellsurex), Kadmiumdisulfid (Ichthocadmin) oder Zinkpyrithion (Desquaman). Mechanische Epilation einzelner Haargruppen bei nicht so ausgedehntem Befall, sonst temporäre Röntgenepilation. Selbst plastisch-chirurgisches Vorgehen mit großzügiger Resektion kann angezeigt sein.

Hordeolum
Synonym. Gerstenkorn.

Definition. Follikulitis mit Perifollikulitis im Bereich der Augenwimpern (Zilien).

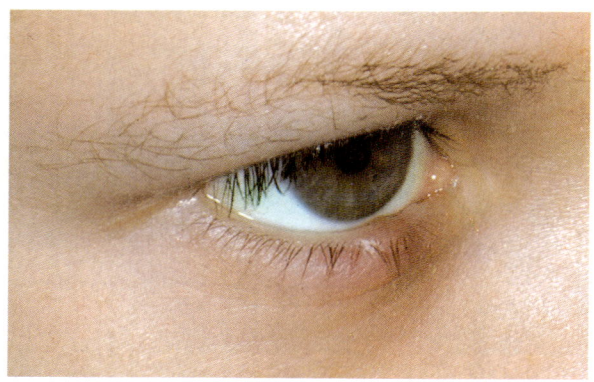

Hordeolum

Vorkommen. Relativ häufig, auch Teilsymptom bei Furunkulose.

Erreger. Meist koagulasepositiver Staphylococcus aureus.

Ätiologie und Pathogenese. Schmierinfektion durch Verschleppung von Eitererregern durch Wischen am Augenlid. Patienten mit Furunkulose oder Lidekzem, besonders mit atopischem Ekzem, neigen zu Hordeola.

Klinik. Üblicherweise wird nur ein Follikel, aus dem die Wimper austritt, seltener werden gleichzeitig mehrere Follikel infiziert. Subjektiv entsteht zunächst ein unangenehmes Reiben am Augenlid mit Fremdkörpergefühl, dann ein schmerzhaft entzündlich gerötetes Knötchen, das sich rasch in eine Pustel um die Wimper herum entwickelt. Lidödem kann hinzukommen. Ist der Zilienabszeß reif, entleert er sich spontan und die Abheilung erfolgt rasch. Gelegentlich können mehrere Hordeola gleichzeitig oder nacheinander auftreten, so daß eine Art Furunkulose der Augenlider zustande kommt (Hordeolose). Das kommt bei atopischem Ekzem, seborrhoischem Ekzem oder anderen ekzematösen Liderkrankungen im Sinne einer Blepharitis eczematosa vor, da juckreizbedingtes Scheuern die bakterielle Follikelinfektion begünstigt.

Histologie. Follikulär gebundene abszedierende Entzündung.

Verlauf. Spontane Abheilung erfolgt meist in wenigen Tagen. Selten sind chronisch über Wochen und Monate rezidivierende Hordeola.

Differentialdiagnose. Chalazeon, Follikulitis durch Demodex folliculorum.

Prognose. Günstig.

Therapie. Äußerlich: Antibiotische Augensalben, evtl. nach Antibiogramm; warmfeuchte Kompressen. Der Ophthalmologe kann reife Abszesse spalten oder exprimieren, so daß sofortige Erleichterung entsteht.

Furunkel

Definition. Tiefsitzender entzündlicher Knoten mit zentraler eitriger Einschmelzung, der aus der Infektion eines Haarfollikels durch Staphylokokken hervorgeht.

Erreger. Staphylococcus aureus, koagulasepositiv.

Vorkommen. Häufige Erkrankung, besonders bei mangelhafter Hygiene.

Ätiologie und Pathogenese. Furunkel stellen eine Schmierinfektion dar. Die Schmierinfektion kann durch Autoinokulation infolge Übertragung von Erregern aus dem Nasen-Rachen-Raum des Patienten selbst, durch Übertragung von außen wie beim Hospitalismus, durch Übertragung von Mensch zu Mensch oder durch staphylokokkenkontaminierte Kleidungsstücke zustande kommen. Die Bakterien dringen von außen in den Follikelkanal der Haare, meist von Terminalhaarfollikel ein, vermehren sich dort und entfalten aufgrund von Enzymwirkungen (Esterasen, Proteinasen, Kollagenasen, etc.) erhebliche entzündliche perifolliculäre Veränderungen. Es werden Leukozyten chemotaktisch angelockt, was zu einem follikulär gebundenen Abszeß führt. Furunkel treten ebenso wie andere Staphylokokkeninfektionen besonders bei Patienten mit konsumierenden Erkrankungen, Stoffwechselkrankheiten (z.B. Diabetes mellitus), kongenitalen oder erworbenen zellulären oder humoralen Immundefekten auf und werden außerdem durch langdauernde innerliche oder äußerliche Glukokortikosteroidtherapie oder auch durch zytostatische Therapie begünstigt.

Klinik. Furunkel können sich an allen Körperstellen entwickeln, wo sich Haare finden, besonders an Nacken, Gesicht, Axilla, Gesäß, Armen und Beinen. An Palmae und Plantae kommen daher Furunkel nicht vor. Scheuerstellen werden bevorzugt befallen, ferner das Vestibulum nasi oder der äußere Gehörgang. Eintrittspforte für die Erreger ist das Akroinfundibulum eines Haarfollikels. Ein Furunkel beginnt mit einer gelbrahmigen reiskorngroßen Pustel, die rasch in eine tieferreichende Follikulitis und Perifolliculitis übergeht. Die Entzündung mit Abszedierung und nekrotischem Zerfall breitet sich auf das kutane und evtl. auch subkutane Gewebe aus. Unter zunehmendem Spannungsgefühl entwickelt sich akut ein druckschmerzhafter, entzündlicher geröteter Knoten, oft mit Ödem in der Umgebung. Häufig gesellt sich eine Lymphangitis und eine schmerzhafte Lymphadenitis hinzu, ebenso leichte Temperaturerhöhung. Dort, wo ursprünglich eine Pustel saß, findet sich eine gelblich-bräunliche Verkrustung als Zeichen der eingetretenen Gewebsnekrose. Da eine große Zahl der im Furunkelfeld sitzenden Haare mit ihren Papillen im Abszeß liegen, erkranken auch diese. Nach mehreren Tagen erfolgt zentrale Einschmelzung mit zunehmender Verflüssigung und Abgrenzung. Jetzt ist der Furunkel reif; auch in seiner Größe ist er definitiv geworden. Die Prüfung auf Fluktuation ist jetzt positiv. Die Verflüssigung schreitet zur Oberfläche hin fort und es folgt unter Entleerung gelblich-eitrig-rahmigen Eiters Durchbruch nach außen, während sich das nekrotisch zerfallende Gewebe immer mehr als „Pfropf" demarkiert. Dieser sitzt zunächst noch fest in der Abszeßhöhle; einige Zeit später löst er sich durch demarkierende leukozytäre Entzündung und läßt sich herausziehen. Der Gewebsdefekt wird durch Granulationsgewebe geschlossen. Es erfolgt Abheilung, meist unter eingezogener Narbenbildung, deren Umfang von der Furunkelgröße abhängig ist. Nicht jeder Furunkel bricht nach außen durch. Solange der Furunkelinhalt unter Druck steht, ist die Schmerzhaftigkeit groß. Wird er eröffnet, lassen die Beschwerden augenblicklich nach.

Nasen- und Oberlippenfurunkel. Aufgrund der topographisch-anatomischen Lage und den dadurch bedingten Komplikationsmöglichkeiten werden einige Furunkel besonders herausgestellt. Furunkel oberhalb der Verbindungsstelle Mundwinkel–Ohrläppchen sind besonders gefährlich, da ihre Abflußgebiete über die Vv. angulares zum Sinus cavernosus reichen und dort zu gefürchteten Thrombosen führen können (Sinusthrombose, Meningitis).
Oberlippenfurunkel werden leicht phlegmonös, wobei eine Einschmelzungsneigung kaum vorhanden ist. Es entwickelt sich ein ausgedehntes kollaterales entzündliches Gesichtsödem. Hohes Fieber, Schüttelfrost und Benommenheit sind Zeichen des Einbruchs der Infektion in die Blutbahn mit Entwicklung einer Sepsis. Daher sind alle unsachgemäßen aktiven Eingriffe wie Drücken zu vermeiden. Besonders gefürchtet sind derartige Furunkel durch antibiotikaresistente Erreger.
Nasenfurunkel sind nicht selten durch mechanisches Ausziehen der Vibrissen bedingt; wichtig ist daher die Empfehlung des Abschneidens der Vibrissen, um nicht durch die Traumatisation neue Eintrittspforten zu schaffen.

Furunkulose. Sie liegt vor, wenn ein Furunkel den anderen ablöst, oft über Jahre. Der Grund ist oft eine Schmierinfektion; manchmal ist die Ursache nicht erkennbar. Zu beachten ist, daß andere Grundkrankheiten zu Furunkulose disponieren, so latenter oder manifester Diabetes mellitus, chronische Nephritis, Adipositas, Kachexie, primäre oder sekun-

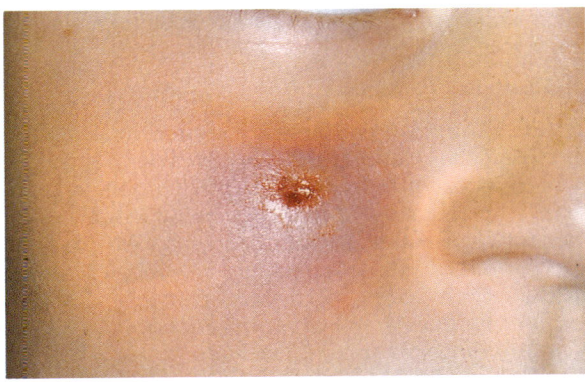

Furunkel im Gesicht

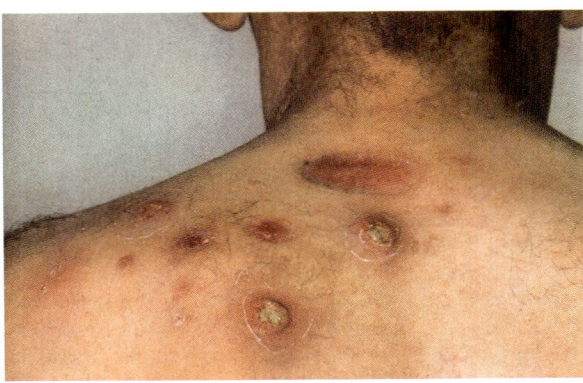

Furunkulose

däre Immunmangelzustände oder Dysproteinämien. Andere dermatologische Grundkrankheiten können eine Furunkulose begünstigen, wenn die sonst vor bakterieller Infektion schützende Hornschicht infolge juckender oder exkoriierter Dermatosen nicht mehr vorhanden ist, so bei Skabies, Ekzemen, Dermatitis herpetiformis, Pedikulosis etc. Auch durch äußerliche therapeutische Maßnahmen wie fette Salben, Teeranwendungen, Glukokortikosteroid-Okklusivverbände, feuchte auf der Haut verbleibende Kleidung etc. kann Furunkulose ausgelöst werden.

Symptome. Spannungsgefühl, geröteter Knoten mit Ödem in der Umgebung, zentrale Einschmelzung und Schmerzhaftigkeit bis zum Zeitpunkt der Entleerung. Lymphangitis/Lymphadenitis, ggf. Allgemeinerscheinungen und Fieber.

Histopathologie. Im oberen, mittleren und tieferen Korium, meist um Haarfollikel orientierte abszedierende Entzündung, anfangs mit neutrophilen Granulozyten, später mit Aufräumreaktionen; zentrale Nekrose, später fibrosierende Entzündung.

Verlauf. Furunkel heilen meist unkompliziert mit zentral eingezogener Narbe ab. Bei besonderem anatomischen Sitz, wie z.B. im Gesicht, sind Furunkel gelegentlich gefährliche Erkrankungen. Furunkulose kann über Jahre verlaufen.

Prognose. Günstig, bei Sitz im Gesicht vorsichtig zu stellen.

Differentialdiagnose. In der Bartgegend tiefe Trichophytie; in der Achselhöhle Hidradenitis-suppurativa-artige Abszesse.

Therapie

Innerlich: Große Furunkel, drohende phlegmonöse Umwandlung sowie alle Gesichtsfurunkel sollten ausreichend hoch antibiotisch behandelt werden. Bis zum Vorliegen der Erregerresistenzbestimmung kann mit Erythromycin (Erycinum, Erythrocin) oder penicillinasefesten Penicillinen (Oxacillin, Cloxacillin, Dicloxacillin oder Flucloxacillin) begonnen werden. Letztere werden besonders darum gewählt, weil Furunkel häufig durch penicillinresistente Staphylokokken ausgelöst werden. Sie sind aber fast stets empfindlich gegenüber den β-Laktamase-resistenten Penicillinen oder den Cephalosporinderivaten z.B. Cephalexin (Ceporexin, Oracef). Wegen der Möglichkeit resistenter Staphylokokken sollte man Tetrazykline nur nach vorheriger Antibiogrammtestung verordnen. Andere antibiotische Mittel (Clindamycin) und Chemotherapeutika (Trimethoprim, Sulfamethoxazol) sollten nur bei entsprechender Empfindlichkeit der Keime angewandt werden.

Äußerlich: Ruhigstellen des betroffenen Körperabschnitts, Hochlagern soweit möglich. Bei Gesichtsfurunkel wird Sprechverbot sowie Umstellung auf weiche Kost empfohlen. Jedes Drücken am Furunkel ist schädlich. Durch unsachgemäßes Herumdrücken an einem „Pickel" wird oft eine bedrohliche Entwicklung provoziert. Zu Beginn feuchte Umschläge mit antimikrobiell wirkenden Zusätzen wie Hydroxichinolin (Chinosol); Chloramin, Polyvinyl-pyrrolidon-Jod-Komplex (Betaisadona) etc. Auftragen von 0,5% Clioquinol-(Vioform) in harter Zinkpaste. Großflächiges Abdecken der gesamten Umgebung mit 0,5–1,0% Clioquinol (Vioform) in Lotio zinci, um Schmierinfektionen zu vermeiden. Aus dem gleichen Grunde sollte auch die Haut in der weiteren Umgebung 2mal tgl. mit alkoholischen Lösungen desinfiziert werden (Chloramphenicol 0,5% in Spiritus dilutus oder Phenylmerkuriborat in Isopropanol (Merfen).

Noch nicht ganz „reife" eingeschmolzene Furunkel werden durch dickes Auftragen einer „Zugsalbe" in Form von Destillaten bituminösen Schiefers, z.B. Ichthyol, und Überdecken mit Watte zur zentralen Einschmelzung gebracht. Ist der Furunkel „reif", d.h., besteht deutliche Fluktuation, kann durch Stichinzision eine sofortige Entlastung vorgenommen werden. Früher übliche Kreuzinzision beim Nackenfurunkel sind obsolet. Oberlippen- und Nasenfurunkel stellen eine absolute Kontraindikation für aktive Eingriffe dar. Sie verlangen Bettruhe, Einhaltung des Sprechverbots, flüssige Nahrung, feuchte Umschläge, evtl. mit Ichthyol, das in etwa kognakfarbener wäßriger Verdünnung appliziert wird, sowie Antibiotika.

Prophylaxe. Alle eine Furunkulose begünstigenden Faktoren sind abzuklären. Besonders bei Furunkulose gilt „übertriebene" Sauberkeit mit täglichem Wechsel der gesamten Körperwäsche, häufigem Wechsel der Bettwäsche, häufigem Duschen oder Baden unter Verwendung von sauren Syndets (sebamed), 8-Hydroxichiniliumsulfat (Chinosol) oder Chlorhexidingluconat (Hibiclens). Besonders wichtig ist ständiges Wechseln der Handtücher (Einmalhandtücher) sowie Kurzschneiden der Fingernägel. Evtl. Autovakzine.

Karbunkel

Definition. Ein Karbunkel ist die schwerste Verlaufsform eines Furunkels durch rasche Größenzunahme und phlegmonöse Entwicklung.

Erreger. Koagulasepositiver Staphylococcus aureus und manchmal auch Streptokokken.

Vorkommen. Viel seltener als Furunkel. Männer nach dem 40. Lebensjahr erkranken bevorzugt am Nacken oder Rücken.

Ätiologie und Pathogenese. Wie bei Furunkel.

Klinik. Karbunkel können wie Furunkel in allen follikeltragenden Hautpartien vorkommen. Karbunkel neigen zu foudroyantem Fortschreiten ohne erkennbare Abgrenzung, so daß phlegmonöse Komplikationen im Vordergrund stehen. In einem größeren Areal, z.B. beim Nackenkarbunkel im ganzen Nacken, entwickelt sich eine bretthharte, erhabene, äußerst schmerzhafte entzündliche Infiltration mit Übergreifen auf die Subkutis und die Faszien. An multiplen Stellen kann es zu eitriger Einschmelzung mit wabenartigen Durchbrüchen durch die Haut kommen. In schweren Fällen schmilzt das ganze in filtrierte Gebiet ein, so daß eine große Nekrose mit Gewebsabstoßung bis auf die Faszien entsteht.

Symptome. Der Allgemeinzustand ist angegriffen. Es bestehen starke Abgeschlagenheit, Fieber, Schüttelfrost, Lymphangitis und Lymphadenitis. Sepsisgefahr ist gegeben.

Histopathologie. Bis an die Faszien reichende abszedierende Entzündung, sonst unspezifisch.

Verlauf. Abhängig von der gezielten Therapie, oft über mehrere Wochen lang.

Differentialdiagnose. Große Furunkel, aggregierte Furunkel in einer Körperregion.

Prognose. Auch heute noch bei ausreichender Therapie mit Vorsicht zu stellen.

Therapie
Innerlich: Hochdosierte penicillinasefeste Penicilline (s. Furunkel), evtl. Umstellung der Therapie nach Vorliegen des Antibiogramms.
Auf begünstigende Kofaktoren ist zu achten.
Äußerlich: Vorgehen wie bei Furunkel, Bettruhe, Ruhigstellung der befallenen Körperabschnitte, evtl. chirurgisches Vorgehen.

Pyodermien der Schweißdrüsen

Im Gegensatz zu den Haarfollikeln, die leicht durch Staphylokokken erkranken können, kommen staphylogene Erkrankungen der ekkrinen Schweißdrüsen, wenn überhaupt, nur sehr selten vor. Es ist sogar umstritten, ob es eine echte bakterielle Infektion der Schweißdrüsenknäuel gibt. Das in der Tiefe der Dermis gelegene Schweißdrüsenendstück ist nie primär Sitz einer bakteriellen Erkrankung. Das Wort Hidradenitis ist daher unzutreffend gewählt. Im Gegensatz dazu können die peripheren Anteile der ekkrinen Schweißdrüsen, die geraden Ausführungsgänge im oberen Korium sowie die intraepithelial gelegenen und korkenzieherartig gewundenen Abschnitte, das Akrosyringium, im Rahmen der Miliaria betroffen sein. Auch die apokrinen Schweißdrüsen sind nie primär Sitz einer bakteriellen Infektion. Schweißdrüsenausführungsgänge oder deren intraepidermaler Anteil, das Akrosyringium, sind ebenfalls nicht Sitz von staphylogenen oder streptogenen Pyodermien, so daß die Ausdrücke Ostioporitis, Poritis und Periporitis heute entbehrlich sind.

Hidradenitis suppurativa

Definition. Chronische, einschmelzende und zu Narben neigende furunkuloide Entzündung axillär, inguinal, in der oberen Analfalte und im Mons-pubis-Bereich, vorwiegend bei Männern.

Erreger. Koagulasepositive Staphylokokken. Gramnegative Keime wie Proteus, Klebsiella und E. coli als Sekundärbesiedlung.

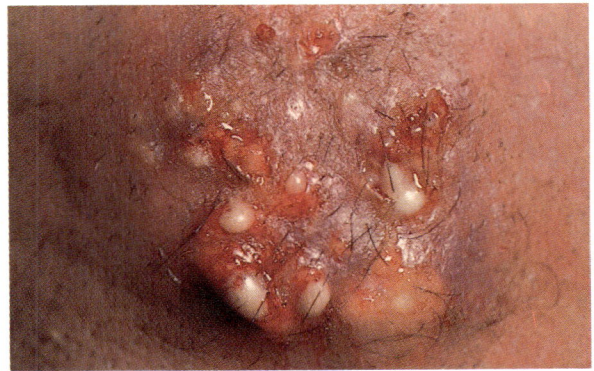

Karbunkel (Nacken)

Vorkommen. Selten, bei Männern häufiger als bei Frauen. Die Erkrankung kommt überwiegend bei Männern jenseits des 20. Lebensjahres vor, nicht selten im Rahmen der Acne-conglobata-Tetrade.

Ätiologie und Pathogenese. Über Ätiologie und Pathogenese dieser Erkrankung ist nichts Sicheres bekannt. Die klinische Beobachtung hat lediglich gezeigt, daß diese schweren entzündlichen, intertriginös beginnenden und sich manchmal weit ausdehnenden abszedierenden Veränderungen im Rahmen der Acne-conglobata-Triade oder Acne-conglobata-Tetrade feststellbar sind. Es kommen auch monosymptomatische Erkrankungen ohne Zeichen einer Acne conglobata am Rumpf vor. Gramnegative Keimbesiedlung ist wahrscheinlich ein sekundäres Phänomen. Als begünstigende Faktoren kommen in Betracht: starkes Schwitzen, scheuernde Kleidung. Ausrasieren der Achselhaare, depilierende Externa und Salben- oder Teerapplikation.

Klinik. Hauptsitz sind die Achselhöhlen, dann die Inguinalgegend mit Übergang auf das Skrotum bzw. die Labien und den Mons pubis. Auch der ganze Damm und schließlich die gesamten Gesäßpartien können durch fortschreitende unterminierende Entzündung befallen sein. Nicht selten bestehen Symptome einer Acne conglobata mit Narben, Zysten, Pilonidalsinus und Fistelkomedonen, aber gelegentlich

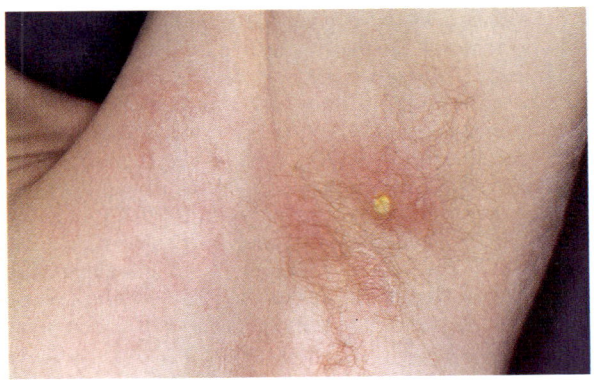

Sogenannte Hidradenitis suppurativa axillaris

kann der Inguinal-, Axillar- oder Gesäßbefall auch als monosymptomatische Erkrankung in Form von Abszessen, auftreten. Es entwickeln sich zunächst follikulär gebundene, entzündliche, oberflächlich gelegene, schmerzhafte Knötchen, die langsam größer werden und zu tieferliegenden, harten, druckschmerzhaften Knoten heranwachsen. Die Achselhöhlenhaut wird knoten- und strangförmig vorgewölbt. An mehreren Stellen kommt es zu furunkelartiger eitriger Einschmelzung mit Spontandurchbrüchen und Fistulation. Nach Stichinzision entleert sich gelber rahmiger Eiter. Bei leichtem Verlauf kommt spontane Rückbildung vor. Sonst zieht sich die Erkrankung durch ständiges Aufschießen neuer furunkuloider Knoten und Abszesse sowie tieferreichende, teilweise bis an die Faszien gehende Fistelgänge, die auch mit Epithel ausgekleidet sind, über Monate und Jahre hin. Postinflammatorisch bilden sich häufig sekundäre Komedonen, Fistelkomedonen und Brückennarben aus.

Symptome. Druckschmerzhafte furunkuloide Knoten und quälende schmerzhafte Bewegungseinschränkung mit Arbeitsunfähigkeit. Fakultativ finden sich eine erhöhte BSG, Leukozytose, niedriges Serumeisen und Entzündungszeichen in der Serumelektrophorese.

Histopathologie. Weitausgedehntes und tieferreichendes Abszeßgewebe, das die kräftigen Terminalhaarfollikel der Axillarregion umgrenzt; Follikulitis und Perifollikulitis. Ekkrine und apokrine Schweißdrüsen sind primär nicht betroffen, können aber sekundär durch die bis zu faustgroßen einschmelzenden Gewebsdefekte mit in das Abszeßgewebe einbezogen werden. Im Anal-Damm-Gesäß-Bereich können die Abszesse bis in die Muskulatur und an die Faszien reichen.

Diagnose. Klinisch leicht möglich; nach weiteren Symptomen der Acne conglobata ist zu suchen. Oft findet man Komedonen in der Axilla.

Therapie
Innerlich: Antibiotika, soweit möglich gezielt nach Antibiogramm, sonst Erythromycin. Gramnegative Infektionen sollten durch wiederholte Abstriche ausgeschlossen werden. 13-cis-Retinsäure (Roaccutan) kann bei Beachtung der Indikationen und Kontraindikationen gute Remissionen liefern.
Äußerlich: Trockenlegen feuchter intertriginöser Räume. Zugleich antibiotische und antiseptische Behandlungen, die mehrfach täglich durchgeführt werden, beispielsweise mit Polyvinylpyrrolidon-Jod-Komplex (Betaisadona) oder Solutio Castellani. Abdecken der gesunden Umgebung mit 0,5% Clioquinol (Vioform) in Zinkpaste. Später Übergang auf antimikrobielle Cremes unter ständiger Kontrolle des Antibiogramms. Regelmäßige intensive Hygiene mit Syndets (Dermowas, seba med). Keine Fettsalben und keine Glukokortikoide lokal anwenden. Stichinzision „reifer" Abszesse, evtl. locker tamponieren. Manche Ärzte führen initial eine Röntgenweichstrahlentherapie (Entzündungsbestrahlung nach Glauner) durch; diese ist recht wirksam, kann jedoch nicht beliebig oft wiederholt werden.

Spätfolgen. Zunehmende unterminierende epithelausgekleidete Fistelgänge und Brückennarben mit Neigung zu dermatogenen Kontrakturen werden chirurgisch exzidiert und plastisch-korrektiv versorgt, am besten durch freie Hauttransplantate, Netztransplantate (Mesh-graft-Technik) oder auch Schwenklappen.

Prophylaxe. Schwierig bei Neigung zu Aknetetrade. Sonst peinlichste hygienische Maßnahmen: „übertriebene" Sauberkeit, häufiger Wäschewechsel, Antiperspiranzien zum Trockenlegen des intertriginösen feuchten Milieus.

Multiple Schweißdrüsenabszesse der Neugeborenen

Definition. Seltene Pyodermieform bei infektionsabwehrgeschwächten Säuglingen durch Staphylokokken.

Erreger. Meist Staphylococcus aureus, koagulasepositiv.

Vorkommen. Heute sehr selten.

Pathogenese. Es handelt sich um eine unspezifische, adnexorientierte infektiöse Abszeßbildung. Die Infektion findet sich vor allem bei abwehrgeschwächten, unterernährten, dysproteinämischen Säuglingen. Warum es zur Besiedlung der Haut und der hautnahen ekkrinen Schweißdrüsenausführungsgängen mit Bakterien kommt, ist unbekannt.

Klinik. Hauptsitz sind Hinterkopf, Rücken und Gesäß, manchmal auch beliebige Ausstreuung. Es entwickeln sich lebhaft rote, tiefsitzende Knoten von Erbsen- bis Walnußgröße, die zentral einschmelzen, spontan unter Entleerung gelb-rahmigen Eiters perforieren und narbig abheilen. Manchmal beginnt die Erkrankung wie eine Impetigo follicularis, wendet sich dann aber dem kutanen Gewebe zu und wird hier entzündlich knotenförmig und damit furunkuloid. Die Knoten wölben sich halbkugelig vor, was besonders wegen des noch schwach ausgebildeten Fettpolsters auffällt.

Verlauf. Akut bis subakut.

Diagnose. Aus dem klinischen Bild und dem Nachweis der Eiterkokken.

Differentialdiagnose. Der Aspekt erinnert an Furunkel, die Erkrankung geht aber nicht von den Haarfollikeln aus, auch fehlt die Entwicklung eines zentralen eitrigen Nekrosepfropfes.

Prognose. Gut.

Therapie
Innerlich: Antibiotika nach Resistenzprüfung. Hebung des Allgemeinzustands.
Äußerlich: Stichinzision erweichter Abszesse. Bäder mit desinfizierenden Zusätzen. Antimikrobielle Lo-

kaltherapie nach Erreger- und Resistenzprüfung. Die nichtbefallene Haut wird durch Trockenpinselungen mit antimikrobiell wirkenden Zusätzen wie Clioquinol (Vioform) in 0,5%iger Lotio abgedeckt. Gewissenhafte Hautpflege und häufiger Wäschewechsel.

Erkrankungen durch Streptokokken

Neben den Staphylokokken, vorwiegend dem koagulasepositiven Staphylococcus aureus, spielen als zweite grampositive Bakteriengruppe Streptokokken eine wesentliche Rolle bei primären Pyodermien der Haut. Häufigste Erreger sind β-hämolysierende Streptokokken der Gruppe A nach Lancefield. Die serologische Klassifikation der Streptokokken beruht im wesentlichen in ihrer Wirkung auf Erythrozyten. Vier große Streptokokkengruppen werden unterschieden:

Pyogene Streptokokken. Gewöhnlich handelt es sich um β-hämolysierende Streptokokken. Sie besitzen lösliche Hämolysine, die die β-Hämolyse auf Blutagarplatten hervorrufen. Eine weitere Aufteilung erfolgt nach Lancefield. Die Mehrzahl der für den Menschen pathogenen β-hämolisierenden Streptokokken fallen in die Gruppe A.

Andere Streptokokken. Viele Spezies dieser Gruppe induzieren eine Hämolyse, d.h. sie wandeln Hämoglobin in einen grünlichen Farbstoff um (α-hämolysierende Streptokokken). Streptococcus viridans gehört zur normalen Bakterienflora des Respirationstraktes. Nur unter ungewöhnlichen Bedingungen werden Viridansstreptokokken zu Krankheitserregern, wenn sie sich beispielsweise auf krankhaft veränderten oder künstlichen Herzklappen (subakute bakterielle Endokarditis), an Meningen oder der Schleimhaut des Urogenitaltraktes ansiedeln.

Enterokokken (Streptococcus faecalis, Gruppe D nach Lancefield). Auch sie gehören zur normalen Flora des Intestinaltraktes, können jedoch Krankheitssymptome hervorrufen, wenn sie in die Blutbahn oder an die Meningen gelangen. Manche Formen der Nahrungsmittelvergiftung werden durch sie ausgelöst.

Milchsäurestreptokokken. Sie verursachen keine Krankheiten. In der Milch kommen sie häufig vor und sind die Ursache für die Gerinnung („Sauerwerden") der Milch.

Mutansstreptokokken. Sie werden mit der Zahnkaries in Verbindung gebracht.

Epidemiologie der Gruppe-A-Streptokokkeninfektionen
Die Übertragung erfolgt entweder durch eine erkrankte Person oder durch einen asymptomatischen Keimträger auf eine empfängliche Person durch engen Kontakt. Infektionsquellen sind Erkrankungen der oberen Atemwege wie Pharyngitis, Tonsillitis oder Scharlach. Patienten, die eine Gruppe-A-Streptokokken-Hautkrankheit haben, tragen diese Erreger nicht selten zusätzlich auf ihren Rachenschleimhäuten und sind daher eine potentielle Infektionsquelle, z.B. in Krankenhäusern. Durch die Einführung von Penicillin sind Morbidität und Mortalität der Streptokokkenerkrankungen wesentlich zurückgegangen; dennoch kommen immer noch lokalisierte Endemien von Streptokokkenerkrankungen vor.

Neben den eigentlichen direkten Folgen einer Streptokokkeninfektion, den Pyodermien wie Ekthyma, Erysipel, Lymphangitis, Lymphadenitis oder Bakterieämie gibt es eine Reihe von verzögert auftretenden indirekten Folgen wie rheumatisches Fieber, akute Glomerulonephritis, Erythema nodosum, Erythema exsudativum multiforme, Erythema annulare rheumaticum oder Vasculitis allergica. Spätkomplikationen treten gewöhnlich 1–3 Wochen nach einer Gruppe-A-Streptokokkeninfektion auf. Das rheumatische Fieber folgt in 0,3–3% einer Pharyngitis, aber eigenartigerweise nicht einer Hautinfektion mit virulenten Stämmen der Gruppe-A-Streptokokken. Andererseits kann eine Glomerulonephritis durch „nephritogene" Gruppe-A-Streptokokken, Serotyp 4, 12, 18, 25, den verschiedensten primären Eintrittspforten der Streptokokken, wie Pharyngitis, Pyodermie oder einer Wundinfektion folgen. Bekanntes Beispiel ist die Impetigonephritis, die sich mehrere Wochen nach abgeheilter Impetigo manifestieren kann. Die Sekundärerkrankung an Glomerulonephritis durch den Typ 12 liegt unter einem Prozent.

Immunologie. Auf die zahlreichen extrazellulären Enzyme der Gruppe-A-Streptokokken bildet der Mensch spezifische Antikörper. Der Antistreptolysin-O-Titer (AST) steigt an und deutet auf eine kürzlich zurückliegende Streptokokkeninfektion. Nur das erythrogene Toxin der Scharlachinfektion hinterläßt Infektionsimmunität, während die übrige streptokokkenbedingte Immunität nur typen-, aber nicht gruppenspezifisch ist. Bei erneuter Infektion durch die üblicherweise verschiedenen Streptokokken tritt daher stets wieder eine Erkrankung auf.

Erysipel
Synonyme. Erysipelas, Wundrose.

Definition. Häufige akute Infektionskrankheit der Haut durch Streptokokken mit diffuser Rötung und Schwellung, Fieber und Schüttelfrost.

Erreger. Gruppe-A-Streptokokken; seltener Gruppe-G-Streptokokken. In seltenen Fällen wird auch ein ähnliches Krankheitsbild durch Staphylococcus aureus, koagulasepositiv, ausgelöst.

Inkubationszeit. Wenige Stunden bis zwei Tage.

Ätiologie und Pathogenese. Erregereintritt meist durch eine kleine Hautverletzung wie Zehenzwischenraummazeration bei Tinea pedum, Ulcus cruris, Bagatellverletzungen an Händen, Füßen oder im Gesicht, durch Rhagaden oder Erosionen am Naseneingang (chronische Rhinitis), Mundwinkel, Ohrläppchenansatz (retroaurikuläre Intertrigo oder retroaurikuläres Ekzem) oder im äußeren Gehörkanal. Deshalb ist das Gesicht – neben dem Unterschenkel – Lieblingssitz des Erysipels. Die Streptokokken stammen gewöhnlich aus dem Nasopharynx des Patienten selber. Patienten mit nephrotischem Syndrom sind besonders erysipelgefährdet. Die infektiöse Entzündung breitet sich rasch über die Lymphspalten aus, wobei häufig die charakteristische entzündliche Röte der größeren ableitenden Lymphwege (Lymphangitis) klinisch sichtbar ist. Auch die regionalen Lymphknoten können anschwellen und druckschmerzhaft werden. Die Auseinandersetzung des Körpers mit der Infektion ist meist akut unter Fieber und Schüttelfrost. Wiederholte Erysipele verlaufen wesentlich abgeschwächter, kurzfristiger (1–2 Tage) und vielfach ohne hohes Fieber und Schüttelfrost: *mitigiertes Erysipel*. Eine Infektionsimmunität entsteht nicht.

Klinik. Die gewöhnlich asymmetrische Erkrankung beginnt akut unter dem Bild einer akuten Dermatitis mit Spannungsgefühl und Druckschmerz. Rasch folgen flächenhafte intensive Rötung und Schwellung, die peripher wächst, aber stets zur Umgebung hin scharf begrenzt bleibt. Typisch sind zungenförmige oder unregelmäßige Ausläufer. Das befallene Gebiet fühlt sich heiß an; peripheres Wachstum erfolgt unterschiedlich rasch. Auf dem Erythem können Bläschen und große Blasen auftreten (*Erysipelas vesiculosum et bullosum*). Selten, aber gefürchtet, ist die nekrotische Verlaufsform (*Erysipelas gangraenosum*), die bei geschwächter Abwehrlage oder prädisponierenden Faktoren wie Diabetes mellitus, Unterschenkelödem oder arteriellen Durchblutungsstörungen vorkommt.
Das *Erysipelas phlegmonosum* entsteht als schwerste Krankheitsform durch Übergang der infektiösen Entzündung auf die subkutanen Gewebe, wodurch diffuse phlegmonöse Entzündungen mit Abszessen entstehen können. Vielfach sind hier auch Staphylokokken nachzuweisen. Besonders gefährdet sind die Augenlider (Lidnekrose), auch Orbita und Mittelohr.
Besonders häufig und gefährlich ist ein *Gesichtserysipel*, wenn es über dem Nasensattel beginnt und eine schmetterlingsförmige Ausbreitung mit beidseitigem Lidödem annimmt. Ausdehnung auf Orbita und Sinus sagittalis mit Sinusthrombose ist möglich.
Oft wird ein roter Streifen als Ausdruck einer Lymphangitis und regelmäßig ein schmerzhaft geschwollener Lymphknoten gefunden.
Erysipele können auch die *Schleimhäute* befallen, so nach operativen Eingriffen an der Nase und den Nebenhöhlen. Gefürchtet ist das *Larynxerysipel*, das unter Glottisödem letal enden kann. Beim *Vulvaerysipel* kommt es zur massiven Schwellung und Rötung der Labien, die nekrotisch zerfallen können. Auch das *Peniserysipel* kann foudroyant gangränös verlaufen.

Symptome. Flächenhafte und schmerzhafte Rötung, Schwellung, Übererwärmung, Lymphangitis und Lymphadenitis mit Fieber bis zu 40° C und Schüttelfrost. Die BKS ist stark erhöht, vielfach besteht neutrophile Leukozytose.

Histopathologie. Akute unspezifische, vorwiegend auf die Lymphspalten begrenzte seröse Entzündung.

Verlauf. Bei entsprechender Behandlung heilt ein Erysipel komplikationslos ab. Nicht selten ist ein immer wieder am gleichen Ort auftretendes *chronisch rezidivierendes Erysipel*. Manchmal entwickeln die Patienten alle 2–5 Wochen ein Erysipel an der gleichen Stelle. Es kommt zu einer exogenen Reinfektion oder endogenen Reaktivierung. Oft sind die Rückfälle weniger häufig, dann dauern sie nur noch 1–2 Tage ohne nennenswertes Fieber: mitigiertes Erysipel.

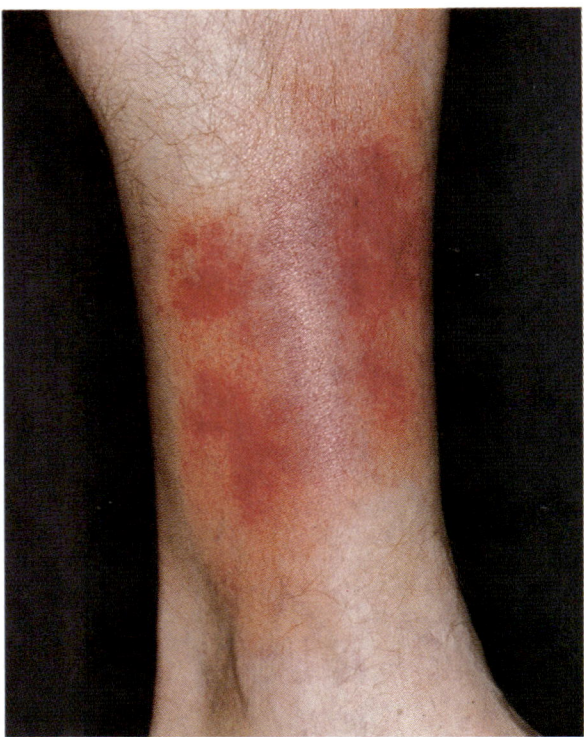

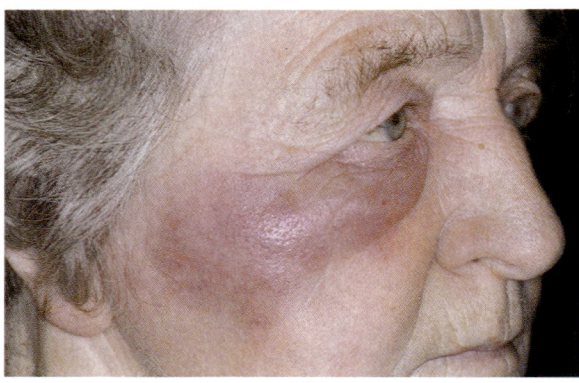

Erysipel

Komplikationen. Sehr selten sind Myo-, Endo-, Perikarditis, Glomerulonephritis oder Pneumonie. Folgenschwer ist die durch den wiederholten Entzündungsprozeß bei rezidivierenden Erysipelen mögliche Obliteration der abführenden Lymphgefäße. Es entwickelt sich ein persistierendes Ödem, das immer mehr zu einer *Elephantiasis nostras* führt. Besonders die Unterschenkel können irreversibel um das Doppelte oder Dreifache monströs elephantiastisch anschwellen und Gehbehinderung verursachen. An der Lippe kann sich eine Makrocheilie, im Bereich der Unterlider eine Cutis-laxa-ähnliche Hautsackbildung, am Handrücken ein persistierendes Lymphödem entwickeln.

Diagnose. Sie wird klinisch gestellt, bestätigt durch Schüttelfrost, Fieber bis 40° C, hohe Blutsenkung und Leukozytose.
Der Nachweis von Gruppe-A-Streptokokken aus dem Nasen-Rachen-Raum kann zusätzlich von Wert sein. Schwierig ist der Nachweis der Streptokokken aus dem Erysipel selbst. Am besten gelingt er durch Quetschpräparate nach Hautbiopsie vom Rande des Erysipels oder durch Injektion und anschließende Aspiration von physiologischer Kochsalzlösung sowie Kultur des Aspirates. Der Erregernachweis spielt aber diagnostisch keine Rolle. Der AST-Titer steigt nach 7–10 Tagen an.

Differentialdiagnose. In erster Linie akute Kontaktdermatitis; dabei fehlt stets Fieber, die BKS ist nicht beschleunigt, und allergische Streuphänomene sind nicht selten. Beginnender Zoster im Gesichtsbereich kann von einem Erysipel schwer abzutrennen sein. Erysipeloid sitzt an den Händen, wobei die Berufsanamnese wichtig ist; Fieber besteht nicht, die Hauterscheinungen besitzen einen mehr blauroten Farbton, und der Verlauf ist weniger stürmisch. Angioneurotisches Ödem (Quincke-Ödem) kann Anklänge an Erysipel aufweisen, zeigt aber keine Rötung und kein Fieber.

Verlauf und Prognose. Durch den Einsatz von Antibiotika hat die Erkrankung viel an Schrecken verloren. Die früher gefürchtete Bakteriämie mit Sepsis und Abszessen in verschiedenen Organen kommt heute bei rechtzeitig einsetzender Antibiotikatherapie nicht mehr vor. Nur Kleinstkinder, Greise und Patienten mit Risikofaktoren (Diabetes mellitus, primäre oder sekundäre Immunmangelzustände etc.) weisen noch derartige Komplikationen auf. Bei rechtzeitiger Therapie ist die Prognose sonst gut. Bei Erysipelen in bestimmten Lokalisationen wie Gesicht oder Larynx oder bei Erkrankungen mit schwerem Gewebszerfall ist die Prognose reserviert zu stellen.

Therapie. Bettruhe mit Ruhigstellung und Hochlagern des erkrankten Körperabschnittes ist absolut wichtig. Bei Gesichtserysipelen soll Sprechverbot eingehalten und nur weiche Kost eingenommen werden.
Innerlich: Erysipelauslösende Streptokokken sprechen auf alle Chemotherapeutika und Antibiotika an. Penicillin ist das Mittel der Wahl. Bedrohliche Erysipele werden am besten hochdosiert mit Penicillin i.m. oder i.v. behandelt. Bei Verdacht auf staphylokokkenbedingtes Erysipel wird auf penicillinasefeste Antibiotika ausgewichen. Bei Penicillinunverträglichkeit können auch Sulfonamide, Cotrimoxazol oder Erythromycin in entsprechender Dosierung verabfolgt werden.
Äußerlich: Feuchte Umschläge mit Wasser, die 2stündlich erneuert werden, notfalls unter Zusatz von Antiseptika wie Chloramin, Chinolinolsulfat (Chinosol) oder auf Kognakfarbe verdünntes Ammoniumbituminosulfat (Ichthyol). Die weitere Behandlung richtet sich nach dem morphologischen Zustandsbild; möglichst Antibiotika in Cremeform, Clioquinol (Vioform 1%ig) in Zinkpaste. Bei gangräneszierenden Veränderungen später nekrolytische Maßnahmen oder chirurgische Abtragung.
Die Eintrittspforte muß stets mitbehandelt werden, so eine Tinea pedum bei Unterschenkelerysipel, Rhagaden am Mundwinkel ebenso Naseneingang bei Gesichtserysipel, ebenso Rhagaden am Ohrläppchen bei Ohrerysipel. Hierzu werden antibiotische Cremes und Farbstofflösungen (Solutio Castellani) angewandt und feuchte intertriginöse Räume trockengelegt.

Nachbehandlung. Das Rezidivieren eines Erysipels bekämpft man durch langfristige Beseitigung aller Hautläsionen, die als Eintrittspforten für Streptokokken in Frage kommen. Größtes Problem ist die Tinea pedum mit interdigitaler Mazeration bei Unterschenkelerysipel. Deshalb ist eine konsequente antimykotische Therapie erforderlich. Bei beginnendem Stauungsödem der Unterschenkel kommen Kompressionsbehandlungen hinzu. Prophylaxe von Streptokokkenreinfektionen, zumeist aus dem eigenen Nasen-Rachen-Raum, wird bei gefährdeten Patienten durch Depotpenizillin z.B. 1,2 Mega IE Benzathinpenizillin (Tardocillin 1200) alle drei Wochen über drei Monate behandelt. Wichtig ist der Hinweis auf sorgfältige Hygiene unter Verwendung von antiseptischen Seifen oder Syndets (Dermowas, Satina, seba med).

Ekthyma

Definition. Bakteriell bedingte Krankheit, die wie eine Impetigo mit einer großen Pustel auf gerötetem Grund beginnt, aber dann, oft überraschend, zu einer tiefergreifenden Nekrose führt. Es handelt sich also um eine ulzerierende Pyodermie.

Vorkommen. In tropischen und subtropischen Klimazonen bei mangelhafter Ernährung und unzureichender Hygiene häufig.

Erreger. Gruppe-A-Streptokokken. Ein ähnliches Krankheitsbild kann bei Pseudomonassepsis auftreten.

Ätiologie und Pathogenese. Wie bei Impetigo siedeln sich die Streptokokken an. Kleine Hautdefekte begünstigen das Eintreten der Erreger. Wichtig sind Kofaktoren, so mangelnde Hygiene bei feuchtwarmem Arbeitsmilieu, Kampfbedingungen bei Soldaten, sekundär infizierte postekzematöse und postskabiöse Herde. Aber auch chronisch-venöse Insuffizienz und Unterschenkelekzeme sind Terrainfaktoren, die das Auftreten multipler Ekthymata begünstigen. Auch nach Varizellen kommen als zweite Krankheit Ekthymabildungen auf sekundär infizierten Bläschen vor. Dann heilen Varizellen mit varioliformen Narben ab. Ursachen für die Ekthymaentstehung sind geschwächte Körperverfassung bei Unterernährung, einseitige Ernährung, Proteinmangel, wie er in manchen Entwicklungsländern in weiten Teilen der Bevölkerung vorkommt. Auch mangelnde Hygiene begünstigt das Angehen von Ekthymata. Infektiöse Vorgänge, die bei guter Konstitution und Abwehrleistung oberflächlich verlaufen, finden den Weg in tiefere Gewebsabschnitte. Auch Minderungen der Abwehrleistung eines Hautterrains können bedeutsam sein, so Durchblutungsstörungen wie Akrozyanose an den Beinen, unterstützt durch Kälte, Wasser und Feuchtigkeit. Bei Ekthymata muß man also den ätiologischen Faktoren nachgehen.

Klinik. Beginn wie eine großblasige Impetigo, aber auch mit einer münzgroßen Pustel mit gerötetem Hof. Die normalerweise epidermal begrenzte Erkrankung breitet sich rasch in das subkutane Gewebe aus. Es entsteht ein nekrotisches Ulkus, das von einer eintrocknenden, schmutzig grau-gelben, manchmal rupiaartigen Kruste zugedeckt ist. Hinzu treten können, wenn auch keineswegs regelmäßig, eine Lymphangitis, Lymphadenitis oder Phlebitis. Die spontane Heilungstendenz ist äußerst gering. Prädilektionsstellen sind die Unterschenkel, so bei Erdarbeitern nach zufälligen Verletzungen.
Aber auch jede andere Körperstelle kann von Ekthyma befallen werden. Bei davon betroffenen, meist unterernährten Kindern sind ebenfalls infolge von Minimaltraumen oder Insektenstichen die Unterschenkel am häufigsten Sitz der Erkrankung. Ekthymata heilen unter Vernarbung ab.

Verlauf. Spontanheilung ist selten, nach mehreren Wochen, manchmal erst nach vielen Monaten. Es stellen sich Wundgranulation ein, und es kommt zur Vernarbung mit kennzeichnender Randhyperpigmentierung.

Prognose. Sehr chronische Erkrankung, sofern die ätiopathogenetischen Faktoren nicht beseitigt werden. Gewöhnlich Abheilung nach protrahiertem Verlauf. Als Komplikation kann Glomerulonephritis auftreten.

Differentialdiagnose. Ulzeröse sekundäre Syphilide, Lues maligna, ulzerierte Gummata, ferner Erythema induratum (Bazin).

Therapie. Zunächst reinigende feuchte Verbände mit antiseptischen Zusätzen wie Chloramin, Chinosol, Argentum nitricum ($1^0/_{00}$), später nekrolytische Therapie und antibiotische Salben. Abdeckung der Umgebung mit 0,5% Clioquinol- (Vioform-) Zinkpaste. Weitere Behandlung des Ulkus nach den Regeln der Ulkustherapie und nach Antibiogramm. Bei Lokalisation am Bein Kompressionsverbände. Ohne Beseitigung der ätiopathogenetischen Faktoren (Allgemeinzustand, Proteinmangel, Durchblutungsstörungen) heilen Ekthymata kaum ab. Bei Einzeitbehandlungen empfiehlt sich Benzathin-Benzylpenicillin (Tardocillin 1200).

Sonderformen: Andere Ekthymavarianten sind das **Schützengrabengeschwür** bei kämpfenden Truppen, das **Wüstengeschwür** und viele Fälle von **Ulcus tropicum.**

Ecthyma gangraenosum terebrans. Dies ist ebenfalls eine pustulo-ulzeröse Pyodermie bei geschwächten Säuglingen und Kleinkindern, nur gelegentlich auch bei Erwachsenen. Hier entwickeln sich zunächst irgendwo am Körper linsengroße Pusteln, die rasch an Größe zunehmen und konfluieren. Bald erfolgt Umwandlung und ausgedehnte nekrotische Ulzeration. Allgemeinstörungen treten mehr und mehr in den Vordergrund. Schließlich wird die Erkrankung septisch und endet unbehandelt oft letal.

Bakteriologie. Man findet nicht nur Eitererreger, sondern wie bei anderen gangränisierenden Veränderungen Pyocyaneus, Proteus, E. coli und andere Keime. Von manchen Autoren wird Pseudomonas aeruginosa als Erreger angesehen.

Prognose. Günstig bei entsprechender antibiotischer Behandlung.

Therapie
Innerlich: Intensive antibiotische Therapie nach Antibiogramm. Ferner Gammaglobulin, Glukokortikosteroide, evtl. Bluttransfusionen.
Äußerlich: Wie bei Ekthyma.

Phlegmone

Definition. Bakteriell bedingte, schwer verlaufende akut entzündliche Infektionskrankheit der Haut und der darunterliegenden Gewebe mit diffuser Ausbrei-

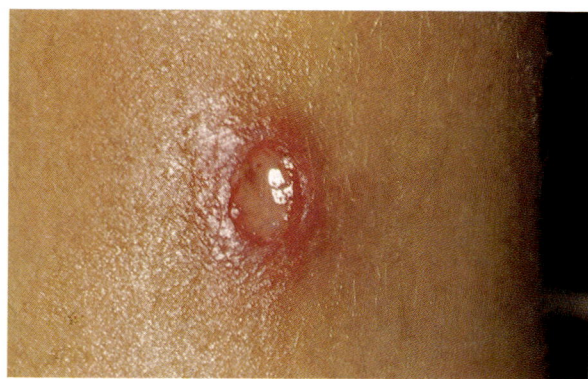

Ekthyma (Unterschenkel)

tung sowie Übergang auf Faszien, Muskeln und Sehnen, mit Neigung zur Einschmelzung.

Erreger. Meist Staphylococcus aureus, koagulasepositiv; selten Gruppe-A-Streptokokken. Das Krankheitsbild ist jedoch identisch.

Ätiologie und Pathogenese. Im Anschluß an Bagatellverletzungen, Panaritium, Erysipel, nach unsteriler Injektionstechnik, im Bereich infizierter Operationswunden oder ausgehend von einer Thrombophlebitis, treten die Erreger in das subkutane Gewebe ein. Dadurch entstehen akute Entzündungen mit diffuser Ausbreitung und Abszessen, die jedoch nicht scharf begrenzt sind. Es folgt rascher Einbruch in die Blut- und Lymphwege. Schweres Krankheitsgefühl und hohes Fieber gehören zur Phlegmone.

Klinik. An umschriebener Stelle entsteht eine sich heiß anfühlende Rötung, die zunächst wie ein Erysipel aussieht, die aber von vornherein in einer tieferen Schicht der Haut lokalisiert ist, erkennbar an der leicht zu erzeugenden Dellenbildung im teigig-entzündlichen Ödem. Der Farbton wird rasch lividrot, die Haut wirkt durch das starke Ödem wie atrophisch und glänzend. Die Erkrankung ist außerordentlich schmerzhaft. Schwere Allgemeinsymptome kommen hinzu. In der Tiefe zerfällt das Bindegewebe, nicht selten auch die Muskulatur nekrotisch. Aber nur selten entwickeln sich in der Subkutis eitrige Abszesse, die bis zur Haut hindurchbrechen, sich dafür häufiger in der Tiefe ausdehnen. Lymphangitis und Lymphadenitis treten frühzeitig hinzu. Thrombophlebitis und Sepsis mit Allgemeinsymptomen sind möglich.

Symptome. Erysipelartige Rötung, teigig-entzündliches Ödem. Abszesse mit Neigung zu Tiefenausdehnung, Lymphangitis, Lymphadenitis und Fieber. Die klassischen Zeichen der Entzündung: Rubor, Calor, Dolor und Functio laesa sind vorhanden. Ferner bestehen hohes Fieber, BKS-Erhöhung und ausgeprägte Leukozytose.

Diagnose. Sie wird klinisch gestellt.

Prognose. Unter Berücksichtigung des Lebensalters, des Allgemeinzustandes, des Sitzes, des Erregers, auch bei rechtzeitig eingeleiteter Therapie mit Vorsicht zu stellen.

Therapie. Keimresistenzbestimmung soweit möglich. Hochdosiert Antibiotika mit penicillinasefesten Penicillinen: Oxacillin (Stapenor), Dicloxacillin (Dichlorstapenor), Flucloxacillin (Staphylex) oder Cephalosporine (Claforan); ebenso symptomatische Lokaltherapie mit feuchten Verbänden und Thromboseüberwachung.
Bei allen phlegmonösen Entzündungen sollte ein chirurgischer Konsiliarius hinzugezogen werden. Oft ist frühzeitig operatives Vorgehen indiziert. Bettruhe mit Ruhigstellung der betroffenen Körperabschnitte.

Mundbodenphlegmone und **Sehnenscheidenphlegmone** sind gefürchtete Sonderformen.

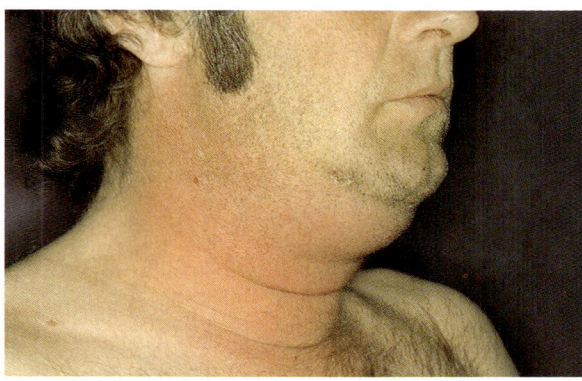

Halsphlegmone

Holzphlegmone (Angina Ludovici). Sie ist eine bretthrte, wenig schmerzhafte, bläulich-rötliche Infiltration der Haut und der Subkutis im Hals-, seltener auch Gesichtsbereich, ohne besondere Tendenz zur eitrigen Einschmelzung. Sie wird vorwiegend bei älteren Männern mit reduziertem Allgemeinbefinden beobachtet. Da krankheitsspezifische Erreger nicht isoliert werden konnten, muß man diese typische Erkrankung mit einer speziellen Abwehrlage des Patienten in Verbindung bringen.

Verlauf. Subakut.

Therapie. Breitspektrumantibiotika, besonders penicillinasefeste Penicilline und Cephalosporine.

Nekrotisierende Fasziitis. Eine seltene, aber sehr schwere phlegmonöse Entzündung. Hier breitet sich die akute nekrotisierende Entzündung besonders unter der Haut in der Tiefe der Faszien, z.B. an Unterschenkeln oder Oberschenkeln, aus. Gefürchtet ist der Übergang der Entzündung auf die großen Gelenke sowie Übergriff auf die Gefäßnervenstränge. Auf Anaerobierinfektion ist zu achten.

Therapie. Frühzeitig breite chirurgische Eröffnung und antibiotische Therapie nach Antibiogramm.

Streptokokkengangrän

Definition. Die durch Gruppe-A-Streptokokken ausgelöste Gangrän ist eine schwer verlaufende Krankheit mit hoher Mortalität. Hierbei kommt es zu gangränösem Zerfall, also einem wesentlich foudroyanteren Verlauf als bei der Phlegmone.

Erreger. Gruppe-A-Streptokokken.

Vorkommen. Selten.

Ätiologie und Pathogenese. Eintrittspforten sind Mazerationswunden, chirurgische Wunden oder Stichwunden. Die Gangrän ist oft eine besonders schwere Form des abszedierenden Erysipels mit rascher Tiefenausdehnung und Hautnekrosen.

Klinik. Die Krankheit fängt wie ein Erysipel oder eine Phlegmone an, sitzt gewöhnlich an einer Extremität und entwickelt sich rasch in 1–3 Tagen. Das betroffene Hautareal ist düsterrot-blau. Bläschen oder teilweise hämorrhagische Blasen treten auf, die bald in eine scharf begrenzte Gangrän übergehen. Eine schwarz verfärbte hämorrhagische Nekrose wie nach drittgradiger Verbrennung entwickelt sich.

Symptome. Erysipelartiges Krankheitsbild mit Tiefenausdehnung und Hautnekrose, Fieber und Leukozytose. Oft Grundkrankheit (Karzinom, Lymphom u.a.).

Verlauf. Die Gangrän dehnt sich örtlich weiter aus; metastatische Herde können aufgrund der Bakteriämie hinzukommen. In diesem Stadium können sich neben den auslösenden Gruppe-A-Streptokokken auch noch gramnegative Keime ansiedeln. Damit besteht die Gefahr der Toxinüberschwemmung und Schockbildung.

Prognose. Auch heute bei ausreichender Antibiotikatherapie vorsichtig zu stellen.

Differentialdiagnose. Erysipel, Phlegmone und Sepsis.

Therapie. Intensivpflege der schwerkranken Patienten, chirurgische Überwachung und entsprechende Antibiotikatherapie.

Sekundäre Hautinfektionen durch Streptokokken

Definition. Gruppe-A-Streptokokken können noch eine Reihe anderer Krankheitsbilder verursachen, die sich auf normaler Haut oder auf vorbestehenden Hautveränderungen entwickeln. Diese Krankheiten werden hier nur kurz angeführt.

- *Subakute bakterielle Endokarditis mit Hauterscheinungen,* vornehmlich petechialen kleinen Blutungen.
- *Subunguale Splitterhämorrhagien bei subakuter bakterieller Endokarditis.*
- *Osler-Knoten bei subakuter Endokarditis* durch Streptococcus viridans und andere Erreger (Staphylococcus aureus). Sie treten nicht selten zu Hunderten als kleine hämorrhagische Knötchen auf. Sie sind bis erbsgroß, entzündlich gerötet und schmerzhaft. Wegen des weißlichen Zentrums erinnern sie oft auch an urtikarielle Effloreszenzen. Prädilektionsstellen sind Finger- und Zehenkuppen, Thenar- und Hypothenargebiet. Nicht selten finden sie sich auch an Armen und Beinen; eine gruppenförmige Anordnung ist charakteristisch. Die Osler-Knoten bestehen nur kurz für wenige Tage. Sie heilen ohne Ulzeration, aber oft unter Schuppung ab.
- *Janeway-Makulä.* Sie sind kleine erythematöse Läsionen oder – selten – angedeutet knotenförmig hämorrhagische Effloreszenzen, besonders an Handflächen und Fußsohlen. Sie treten bei subakuter bakterieller Endokarditis und häufig auch bei akuter Endokarditis (meist durch Staphylococcus aureus, seltener durch Streptokokken) auf. Janeway-Makulä sind zahlreich und im Gegensatz zu den Osler-Knoten nicht schmerzhaft.

Allergische Hautveränderungen durch Gruppe-A-Streptokokken

Definition. Im Anschluß an eine akute Streptokokkeninfektion, besonders im Hals- oder im oberen Respirationstrakt, können sich nach 2–4 Wochen wahrscheinlich infektallergisch eine Reihe von Dermatosen entwickeln:

- *Erythema nodosum, Erythema exsudativum multiforme, Vasculitis allergica, Erythema rheumaticum.*
- *Purpura fulminans.*
- *Exazerbation einer Psoriasis,* meist vom kleinfleckigen exanthematischen Typ.

Chronische Pyodermien

Eine Pyodermie, die nicht an Hautanhangsgebilde gebunden ist, kann in eine chronische Erkrankung mit Neigung zu Vegetationen übergehen. Manche chronischen Pyodermien neigen zu Atrophisierung und besitzen dadurch Züge, die an Hauttuberkulose (Tuberculosis fungosa serpiginosa), Mykosen (Sporotrichose, Blastomykose) oder Bromoderm erinnern können.

Pyodermia vegetans

Synonyme. Chronisch vegetierende Pyodermie, Pyodermites végétantes et verruqueuses.

Definition. Bakterielle Erkrankung mit Eintrittspforte von außen her. Klinisch liegt ein chronisches Geschwür mit papillomatöser Wucherung des Wundgrundes vor. Eine Unterteilung in papillomatöse chronische Pyodermien und ulzerierende chronische Pyodermien ist möglich.

Erreger. β-hämolysierende Streptokokken der Gruppe A, Staphylococcus aureus, selten gramnegative Keime oder Mischflora.

Vorkommen. Selten.

Ätiologie und Pathogenese. Ausgang von banalen Pyodermieformen, infizierten Verletzungen oder Ulzerationen. Werden diese z.B. über längere Zeit mit fettenden Salben behandelt, so kommt es anstelle der angestrebten Rückbildung zu einer fortlaufenden Zunahme der Entzündungsvorgänge, wobei sich das Pyodermiebild immer mehr modifiziert. Eine chronisch vegetierende Pyodermie ist also in erster Linie ein Kunstprodukt durch unsachgemäße Behandlung.

Klinik. Bevorzugter Sitz an den Extremitäten. Der primäre Infektionsherd wächst an seinen Rändern. Mehr und mehr entwickeln sich größere und lividrote Infiltrationen, auf denen neue Pustulationen aufschießen. Innerhalb des entzündlich infiltrierten Bereichs entstehen kleinere oder größere Nekrosen und damit Ulzerationen, Unterminierungen, Fisteln oder Gänge, zudem papillomatöse und verruciforme Vegetationen (Wucherungen), die mit schmierig-eitrigem und verkrustetem Sekret belegt sind. Aus den Fistelgängen entleert sich auf Druck serös-eitriges Sekret. Meist finden sich vegetierende Pyodermien als Einzelherde, selten sind es mehrere. Die Herde schwanken zwischen Münz- und Handflächengröße. Nach Abheilung verbleiben unregelmäßige, narbig-atrophische Einziehungen mit Brücken- und Zipfelnarben.

Verlauf. Über Monate und Jahre hin ohne spontane Rückbildungstendenz.

Differentialdiagnose. Pyoderma gangraenosum, Bromoderma tuberosum, Papillomatosis cutis carcinoides (Gottron), Tuberculosis fungosa serpiginosa, tiefe Mykosen (Blastomykose, Sporotrichose), Aktinomykose, Nocardiosen.

Prognose. Schwierige therapeutische Zugänglichkeit.

Therapie
Innerlich: Antibiotika nach Erregerresistenzprüfung.
Äußerlich: Absetzen der Salbenbehandlung. Desinfizierende feuchte Verbände mit Chloramin oder Chinolinolsulfat (Chinosol). Gegebenenfalls Abtragen der störenden Vegetation mit einem scharfen Löffel oder der Diathermieschlinge. Danach wieder feuchte Umschläge mit desinfizierenden Lösungen oder Argentum nitricum 1:1000. Salben oder Pasten sind auch in diesem Stadium kontraindiziert. Fettarme oder fettfreie Grundlagen mit Zusatz von Antiseptika oder Antibiotika, vorübergehend auch Glukokortikosteroide. Fortlaufende Keimresistenzbestimmung. Bei Therapieversagen kommt nur Abtragung des gesamten vegetierenden Areals und nach Wundgranulation Spalthauttransplantation, ggf. mit Gitternetztechnik (Mesh-graft-Technik), in Frage.

Sonderform: Pyodermite végétante Azua. Hier steht die papillomatöse Proliferation mit pseudokanzeröser Epidermishyperplasie mehr im Vordergrund des klinischen Bildes. Für manche Dermatologen ist diese Erkrankung identisch mit der Papillomatosis cutis carcinoides (Gottron).

Pyodermia ulcerosa serpiginosa

Definition. Pyodermie mit morphologischen Aspekten einer chronisch vegetierenden Pyodermie.

Erreger. Meist Staphylococcus aureus; auch Streptokokken oder Mischflora.

Vorkommen. Sehr selten, vorwiegend beim männlichen Geschlecht.

Ätiologie und Pathogenese. Ähnlichkeiten bestehen mit dem Entstehungsmechanismus bei vegetierender Pyodermie. Oft sind reduzierte alte oder kachektische Patienten befallen (sekundärer Immunmangel).

Klinik. Diese Dermatose unterscheidet sich hauptsächlich durch den morphologischen Aspekt von der chronisch vegetierenden Pyodermie. Meist treten mehrere Herde am Rumpf auf. Zunächst nur ein pfenniggroßes gerötetes Infiltrat, besetzt mit Pusteln, die sich zu kleinen stark verkrusteten Ulzerationen umwandeln. Danach kommt es zur Ausbreitung wie bei einem tuberoserpiginösen Syphilid mit peripherem Wachstum und zentraler narbig-atrophischer Abheilung. Dadurch wird das Erscheinungsbild dem einer tertiären Lues ähnlich. Fieber besteht gewöhnlich nicht.

Verlauf. Über Monate und Jahre.

Differentialdiagnose. Sie betrifft in erster Linie ein tuberoserpiginöses Syphilid. Lues III schließt man durch serologische Untersuchung und ex juvantibus mit Jodkali aus. Ulzerierter Lupus vulgaris kommt weniger in Frage, zumal lupoide Infiltrate fehlen. Auch an Pyoderma gangraenosum ist zu denken; Suche nach Paraproteinämie.

Therapie. Antibiotika versagen gelegentlich, offenbar wegen der schlechten Abwehrlage. Wiederholte Keimresistenzbestimmungen sind erforderlich. Hebung des Allgemeinzustandes oder Behandlung von Grundkrankheiten sind besonders wichtig.

Schankriforme Pyodermie

Definition. An syphilitischen Primäraffekt (Schanker) erinnernde Pyodermie.

Erreger. Meist Staphylococcus aureus, koagulasepositiv.

Klinik. Lieblingssitz ist die Bartgegend, besonders die Unterlippe; aber auch an den Wimpern, an den Wangen, am Gesäß oder am Genitale kommt die Erkrankung vor. Es liegt ein palpatorisch gut abgrenzbares, derbes, tafelbergartig über das Hautniveau erhabenes entzündliches Infiltrat von unterschiedlicher Größe vor, das an der Hautoberfläche erodiert, ulzeriert oder verkrustet. Häufig besteht eine geringe schmerzhafte regionale Lymphknotenschwellung, die aber nicht so stark wie bei syphilitischem Primäraffekt ist. Der Entstehungsmechanismus dieser klinisch typischen Pyodermieform ist unklar.

Differentialdiagnose. Ulcus durum bei Syphilis, Ulcus molle, bei zentraler Verkrustung auch Anthrax.

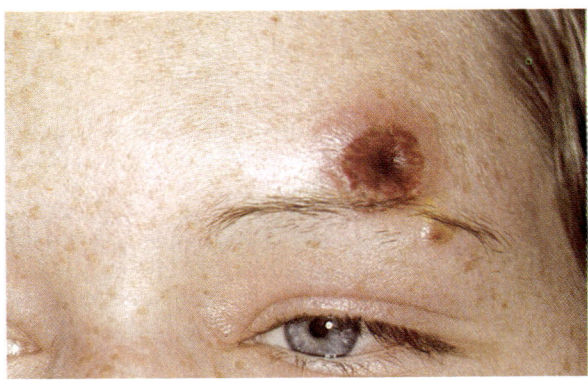

Schankriforme Pyodermie

Erkrankungen durch Bakterien

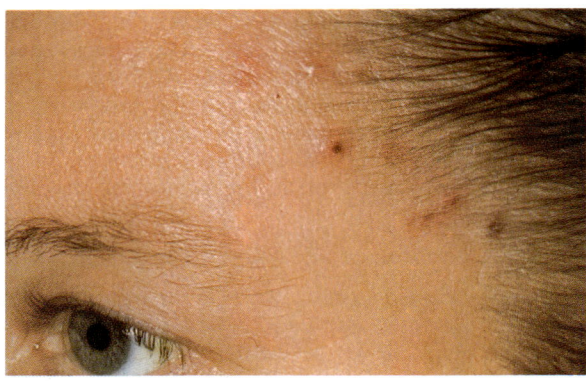

Acne necrotica

Therapie. Äußerlich: Feuchte Umschläge mit desinfizierenden Lösungen und antimikrobiell wirkenden Cremes, jedoch keine Fettsalben. Notfalls sind Keimresistenzbestimmung und innerliche Behandlung mit Antibiotika erforderlich.

Acne necrotica

Synonym. Acne varioliformis.

Definition. Chronische Erkrankung mit papulonekrotischen Veränderungen im Kopf- und Gesichtsbereich und Abheilung unter Hinterlassung varioliformer Narben. Keine Beziehungen zu Acne vulgaris.

Vorkommen. Die chronische Erkrankung ist sehr selten geworden. Umwelt- oder Vererbungsfaktoren sind nicht sicher bekannt. Davon betroffene Patienten leiden stets an starker Seborrhö.

Ätiopathogenese. Nicht ganz geklärt. Das regelmäßige Vorhandensein von Strepto- oder Staphylokokken sowie der prompte Erfolg antibakterieller Therapie sprechen sehr für die ursächliche Bedeutung der nachgewiesenen Erreger und für die Auffassung, daß es sich bei Acne necrotica um eine besondere Pyodermie handelt.

Klinik. Die Bezeichnung Acne necrotica läßt eine Beziehung zu Akneerkrankungen vermuten; dies ist aber nicht der Fall.
Prädilektionsstellen sind die seborrhoischen Hautareale Kapillitium, Gesicht, Brust- und Rückenrinne. Meist ist der behaarte Kopf, jedoch nicht das ganze Kapillitium, sondern im wesentlichen die Haaransatzzone betroffen. Hier stehen die Effloreszenzen wenige Zentimeter weit innerhalb und außerhalb der Haargrenze. Ähnlich ist der Sitz an der Zirkumferenz bei männlicher Glatzenbildung.
Jede Effloreszenz steht isoliert. Sie ist etwa bis linsengroß und besteht zunächst in einer entzündlich geröteten derben Papel, die bald zentral in eine Nekrose übergeht: papulonekrotische Grundeffloreszenz. Gelegentlich findet sich in nächster Umgebung ein schmalrandiges Erythem.
Die Farbe des zentralen Schorfs ist gelblich-bräunlich, oft auch düsterrot (hämorrhagische Nekrose).
Er haftet über längere Zeit sehr fest, stößt sich dann ab und hinterläßt eine varioliforme Narbe; daher auch die Bezeichnung: Acne varioliformis. Die typischen Narben in ihrer speziellen Lokalisation sind zeitlebens ein Beweis für überstandene Acne necrotica.

Symptome. Führendes Symptom ist Juckreiz. Gelegentlich Magenbeschwerden.

Histopathologie. Neuere pathologische Untersuchungen liegen nicht vor.

Prognose. Günstig, wenn man von den persistierenden varioliformen Narben absieht. Große Rezidivneigung.

Differentialdiagnose. Vasculitis allergica vom papulonekrotischen Typ, papulonekrotisches Tuberkulid und bei Saisongebundenheit Hydroa vacciniformia. Alle diese Erkrankungen weisen aber andere Prädilektionsstellen auf.

Therapie
Innerlich: Im allgemeinen nicht notwendig, ggf. Antibiotika nach vorheriger Keimresistenzbestimmung.
Äußerlich: Spezifisch wirkt Zinnober-Schwefel-Salbe (*Rp.* Hydrarg. sulfurat. rubr. 1,0; Sulfur. praecipitat. 10,0; Vaselin. alb. ad 100,0; M.D.S. Zinnober-Schwefel-Salbe). Diese Salbe ist aber kosmetisch nicht günstig.
Auch Sublimatspiritus ist wirksam (*Rp.* Hydrarg. bichlorat. 0,25; Glycerin 3,0; Spirit. dil. ad 100,0; M.D.S. Sublimat-Spiritus).
Sehr wirksam und daher vorzuziehen sind antibiotische alkoholische Lösungen [Tetrazyklin (0,5%) oder Chloramphenicol (0,5%) in Spiritus dilutus] oder antibiotische Cremes. Nach klinischer Heilung sollte die Behandlung einige Zeit weitergeführt werden, um Rückfälle zu vermeiden.

Erkrankungen durch Propionibakterien

Propionibakterien (P.), früher Korynebakterien (Corynebacteria, C.) genannt, verursachen im Gegensatz zu Staphylokokken und Streptokokken nur selten ernsthaftere Haut- und Schleimhauterkrankungen.
Propionibakterien sind grampositive, unbewegliche, stäbchenförmige Bakterien, die keine Sporen bilden. Die Enden sind oft keulenförmig aufgetrieben. Einige Spezies gehören zur normalen Flora von Haut und Schleimhäuten. Das C. pseudodiphtheriae und C. xerosis gehören beide zu den diphtheroiden Stäbchen. Sie sind Bestandteil der normalen Flora der Schleimhäute des Respirationstraktes und der Konjunktiven und rufen keine Erkrankung hervor. Auch Haemophilus vaginalis kann zu den koryneformen Bakterien gerechnet werden. C. diphtheriae bildet ein stark wirksames Exotoxin, das beim Menschen die Diphtherie auslöst. Die in diese Gruppe gehörenden Pro-

Tabelle: Haut- und Schleimhauterkrankungen, die durch koryneforme Bakterien verursacht werden

Krankheit	Erreger	Häufigkeit/Bemerkungen
Erythrasma	C. minutissimum	Häufig
Trichomycosis palmellina	C. tenuis	Häufig
Keratoma sulcatum	Koryneforme Bakterien, Streptomyzeten	Relativ selten
Follikulitiden	P. acnes P. granulosum	Selten
Diphtherie	C. diphtheriae, meist variatio gravis	Selten
Hautdiphtherie	C. diphtheriae, meist variatio mitis oder gravis	Selten
Acne vulgaris	P. acnes P. granulosum	Nur indirekt pathogenetisch beteiligt

pionibakterien, Korynebakterien und Brevibakterien unterscheiden sich durch verschiedene Zusammensetzungen der Zellwand, die für die Typisierung dieser Stämme besonders wichtig sind.

Erythrasma

Definition. Bakteriell bedingte intertriginöse Erkrankung, besonders älterer Menschen mit rotbraunen makulösen Veränderungen, meist asymptomatisch.

Vorkommen. Erkrankung bei beiden Geschlechtern, gelegentlich bis 20% der Bevölkerung. Bevorzugt befallen sind ältere Menschen, Männer viel häufiger als Frauen. Die Erkrankung ist in den Tropen häufig. Prädisponierende Faktoren sind Hyperhidrosis, Diabetes mellitus, Adipositas, enge abdünstungsverhindernde Kleidung, mangelhafte Hygiene etc. Erythrasma sitzt intertriginös inguinal, kommt aber auch axillär, submammär, umbilikal oder in den Zehenzwischenräumen vor.

Erreger. Corynebacterium minutissimum. Porphyrinproduzierende Korynebakterien; daher Rotfluoreszenz im UV-A-Licht (Wood-Licht). Die Kontagiosität ist gering.

Ätiologie und Pathogenese. Pathogenetische Voraussetzungen sind ähnlich wie bei der durch hefeartige Pilze bedingten Pityriasis versicolor: feuchtwarmes Milieu, lokale Hyperhidrose, Mazeration mit Epitheldefekten, intertriginöse feuchtwarme Areale – begünstigt durch Adipositas, anatomisch enger Kontakt von Haut zu Haut (zu enge Zehenzwischenräume, Zehenschiefstand, submammärer Raum, okklusiv wirkende Kleidung durch Kunstfasern, Gummischuhe, Kunstleder). Durch eine Störung in der Ökologie der Standortflora infolge Schädigung des natürlichen Säuremantels der Haut kann sich C. minutissimum vermehren und die Dermatose auslösen. Die Korynebakterien liegen oberflächlich im Stratum corneum und dringen nicht in das lebende Epithel oder das Bindegewebe ein. C. minutissimum bildet wie fast alle Korynebakterien Porphyrine. Porphyrine fluoreszieren im langwelligen UV-Licht (UV A 320–400 nm) ziegel- oder korallenrot. Dieses Phänomen wird zur klinischen Diagnose der Erkrankung mit Hilfe der Wood-Licht-Lampe genutzt.

Klinik. Bevorzugter Sitz des Erythrasmas sind beim Mann die Anliegeflächen des Skrotums am Oberschenkel; häufig ist die linke Seite stärker als die rechte befallen. Bei Frauen sind die Hautveränderungen im Genitalbereich meist auf die schmalen Kontaktstellen der großen Labien mit den Oberschenkeln begrenzt. Seltener findet man Erythrasma in den Axillen, im submammären Raum, in der Analkerbe, in den Bauchfalten bei Adipositas, oder in den Zehenzwischenräumen. Zunächst bilden sich bräunliche und rötliche Flecken, die zu einem großflächigen Herd mit zumeist peripher scharfer Begrenzung konfluieren. In der Umgebung können punkt- bis linsengroße Herde vorkommen. Die Hautoberfläche ist glatt, eine feine pityriasiforme Schuppung ist meist schwer erkennbar. Bei stärkerem Schwitzen, längerem Sitzen oder durch Scheuerung kann Juckreiz hinzukommen. Dieser ist Ausdruck einer Irritation. Dann sind die Herde besonders randwärts auch stärker entzündlich gerötet *(gereiztes Erythrasma)* und jucken. Das Erythrasma wird häufig nur zufällig bei der Untersuchung der Patienten gefunden.

Symptome. Gewöhnlich keine subjektiven Beschwerden. Die rotbraunen, oft großflächigen Herde können z.B. beim Baden ästhetisch störend wirken. Bei Reizung kann Pruritus hinzukommen.

Histopathologie. Diagnostisch nicht verwertbar, da die Bakterien sehr oberflächlich im Stratum corneum liegen.

Verlauf. Wenn unbehandelt, chronisch über viele Jahre und Jahrzehnte mit langsamer Progredienz der Herde. Exazerbationen im Sommer.

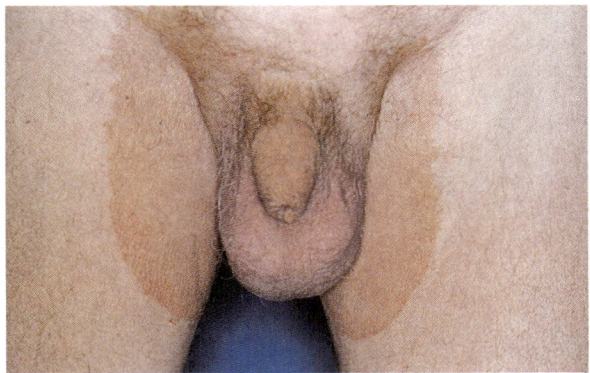

Erythrasma

Diagnose. Erythrasma kann in den meisten Fällen klinisch leicht aus den Symptomen: intertriginös scharf begrenzter Sitz, rot-braune-Flecken ohne Schuppung gestellt werden. Die Diagnose kann durch Untersuchung im Wood-Licht gesichert werden.

Bakteriennachweis. Die wichtigste Methode ist die *Wood-Licht-Untersuchung* (benannt nach dem Physiker Wood, 1868–1955). Als Wood-Licht-Lampe dient meist eine Quecksilberröhre, die im langwelligen UV-Licht eine besonders hohe Intensität hat. Das bei der Untersuchung unerwünschte kurzwellige Licht UV B (≤ 320 nm) wird weitgehend durch ein Filter (beispielsweise Schott UG5), das unerwünschte langwellige sichtbare Licht (≥ 400 nm) durch einen Wood-Glas-Filter (nickeloxid- oder kobalthaltiges Glas) abgefiltert. So liefert die Wood-Licht-Lampe durch eine Zweifilterkombination fast nur UV-A-Strahlung zwischen 320–400 nm (Gerät: Fluotest forte, Hanau). In diesem Wellenlängenbereich liegt das Absorptionsspektrum der Porphyrine, klinisch erkennbar an der ziegelroten Fluoreszenz. Das Erythrasma fluoresziert in der ganzen Fläche intensivrot. Ein abgedunkelter Raum und die Beachtung der Einbrenndauer der Wood-Lampe zur Erzielung der maximalen Intensität (2–10 min) werden empfohlen. Andere Propionibakterien leuchten rosarot oder orangefarben. Die Wood-Lichtuntersuchung wird beispielsweise auch zur Beurteilung der orangefarbenen Follikelfluoreszenz an den seitlichen Nasenflügeln bei Aknepatienten durch P. acnes und P. granulosum herangezogen. Bei der Mikrosporie (Microsporum audouini, Microsporum canis) wird eine grünliche Fluoreszenz im Wood-Licht zur Diagnose benutzt.

Nativpräparat. Oberflächengeschabsel von erkrankter Haut mit nachfolgender Gram- oder Giemsa-Färbung zum Nachweis von diphtheroiden Stäbchen ist möglich, jedoch nicht sinnvoll, da die Korynebakterien zur normalen Bakterienflora fast jeder Hautoberfläche gehören.

Kultur. Anzüchtung unter aeroben Bedingungen auf Bouillon oder mit serumangereichertem Nährboden in 5–7 Tagen. Die Kolonien fluoreszieren ebenfalls ziegelrot im Wood-Licht.

Differentialdiagnose. Tinea inguinalis (Epidermophytia inguinalis) zeigt betonte Randbildung, oft mit Papeln und Papulopusteln und zentraler Regression. Pityriasis versicolor kommt auch im Erythrasmagebiet des Oberschenkels vor, lokalisiert sich dann aber auch am Rumpf. Intertrigo ist oft schwierig von Erythrasma abzugrenzen; beide Zustände können sich auch überlappen. Die Wood-Licht-Untersuchung ist hilfreich. An Psoriasis vulgaris ist zu denken.

Prognose. Gut, Rezidive häufig.

Therapie. Wichtig ist die Beseitigung der Erreger und die Beseitigung des intertriginös feuchtwarmen Milieus. Alle Fettsalben sind kontraindiziert.

Innerlich: Die früher übliche und wirksame Therapie mit Erythromycin (Erycinum, Erythrocin 1,0 bis 1,5 g/tgl. über 5–7 Tage) ist angesichts der neuerdings sehr wirksamen Lokaltherapeutika in den Hintergrund treten.

Äußerlich: Antimikrobielle Behandlung mit Imidazolen: Clotrimazol (Canesten), Miconazol (Daktar, Epi-Monistat) oder Econazol (Epi-Pevaryl) sowie Breitspektrumantibiotika in Creme oder in Spiritus dilutus. Bewährt hat sich auch Trockentherapie mit schwefelhaltiger Schüttelmixtur (Sulfur praecipitat 2–5% in Lotio zinci). Wichtig ist die regelmäßige gründliche Reinigung der intertriginösen Räume mit sauren Syndets (seba med). Die Behandlung wird i.allg. 2mal täglich durchgeführt. Als Indikator des Therapieerfolges gilt das Verschwinden der Rotfluoreszenz. Die bräunliche Hyperpigmentierung kann noch längere Zeit persistieren.

Auch allgemeine hygienische Maßnahmen sind wichtig, da Erythrasma große Rezidivneigung zeigt: Trockenlegung oder Trockenhalten intertriginöser Areale, notfalls Trockenpinselung, Puder, sowie atmungsaktive, nichtokklusive Kleidung einschließlich Schuhwerk.

Trichomycosis palmellina

Definition. Dichte Besiedlung der Achselhaare mit koryneformen Bakterien ohne Krankheitswert bei Hyperhidrose oder unzureichender Hygiene (Trix, Trichos = Haar, Mycosis = frühere fälschliche Annahme einer Pilzinfektion, palmellina = roter Farbstoff der Alge Palmella cruenta).

Vorkommen. Relativ häufig bei unzureichender Körperhygiene; Männer sind häufiger als Frauen betroffen.

Erreger. Corynebacterium tenuis.

Ätiologie und Pathogenese. Korynebakterien gehören zur normalen Standortflora der Haut und der Haarschäfte von Kopf-, Achsel-, Scham- und Körperhaaren. Bei mangelhafter Hygiene, Hyperhidrosis und intertriginösen Bedingungen mit feuchter Wärme sowie mangelhafter Abdunstung bilden die saprophytären grampositiven Bakterien dichte, das Haar umscheidende Kolonien. Besonders in den feuchten intertriginösen Bereichen finden sich schon normalerweise hohe Keimzahlen von koryneformen Bakterien.

Klinik. Die Haare der Achselhöhle, seltener des Mons pubis oder ganz selten die Terminalbehaarung des Körpers sind von weiß-gelblichen, rötlichen oder schwärzlichen, stumpf wirkenden, schwer abstreifbaren Ablagerungen über viele Zentimeter Länge umgeben. Demnach spricht man von *Trichomycosis palmellina flava, rubra* oder *nigra*. Das Haar wirkt wie eingekrustet oder von Rauhreif überzogen. Der ranzig-säuerliche Geruch der ungewaschenen Haut in diesen Bereichen lenkt auf die Veränderungen hin. Krankheitssymptome fehlen.

Symptome. Subjektiv keine. Oft Bromidrosis.

Histologie. Abgeschnittene Haare, am besten in Immersionsöl eingelegt, zeigen schon bei schwacher lichtmikroskopischer Vergrößerung die Inkrustationen. Auch im Dunkelfeld grenzen sich die Bakterienmassen deutlich vom Haarschaft ab. Mikrobiologisch handelt es sich um Reinkulturen von Corynebacterium tenuis.

Verlauf. Bei mangelnder Körperhygiene chronisch.

Diagnose. Sie ergibt sich leicht aus dem klinischen Bild, der mikroskopischen Untersuchung einzelner Haare oder der bakteriologischen Anzüchtung der Korynebakterien. Die verschiedenen Farbnuancen deuten auf die Porphyrinsynthese dieser Bakterien hin. Gewisse Farbnuancen sollen durch Symbiose mit farbstoffbildenden Kokken bedingt sein.

Therapie. Äußerlich: Körperhygienische Maßnahmen (Duschen, Baden) mit täglichem Gebrauch von Wasser, antiseptischen Seifen oder Syndets (Dermowas, seba med) beseitigen den Zustand schnell und verhindern auch Rezidive. Allgemeine hygienische Maßnahmen mit Bekämpfung der Hyperhidrose durch Antiperspiranzien, atmungsaktive Wäsche und häufiger Wäschewechsel wirken prophylaktisch.

Keratoma sulcatum [Castellani 1910]
Synonyme. Pitted keratolysis (pit = Grube, Grübchen), Plantar pitting.

Definition. Durch Mazeration und Bakterien verursachte grübchenförmige Hornhautdefekte an den mechanisch belasteten Bereichen der Fußsohle bei starker Hyperhidrose und okklusiv wirkendem Schuhwerk mit schmerzhaft brennenden Beschwerden.

Historisches. Die Erkrankung hat schon seit langer Zeit bei militärischen Operationen zu erheblichen Ausfällen geführt. Klassische Beschreibungen des Keratoma sulcatum stammen bereits aus der englischen Kolonialzeit in Indien.

Vorkommen. Weltweite Erkrankung, besonders des männlichen Geschlechts. Häufig in tropischen und subtropischen Klimazonen.

Erreger. Korynebakterien und wahrscheinlich Streptomyces species.

Ätiologie und Pathogenese. Ein Faktor ist der durch Fußschweiß und Hemmung der Perspiratio insensibilis begünstigten feuchten Mazeration der Fußsohlenhornhaut zu sehen. In kalten Klimazonen oder bei barfußlaufenden Menschen in trockenen Klimazonen ist diese Hauterkrankung unbekannt. Barfußlaufen auf feuchten Böden (Sumpfgelände, Reisfelder, Flußniederungen) oder okklusiv wirkendes Schuhwerk (Gummischuhe, Militärstiefel) schaffen gleiche Bedingungen. Ein zweiter Faktor ist die im feuchtwarmen Milieu aufkommende quantitative Vermehrung der koryneformen Bakterien der Standortflora. Die Aufquellung der Hornschicht und die enzymatische Aktivität der Propionibakterien (hornzellablösende

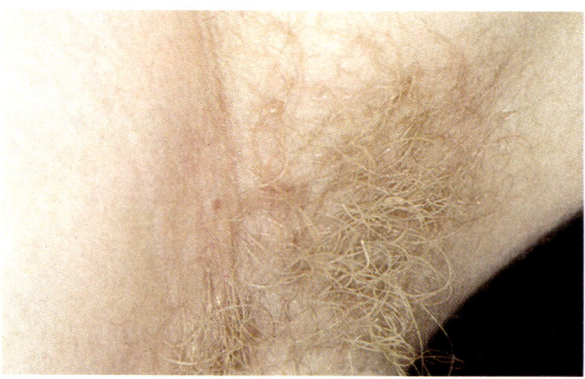

Trichomycosis palmellina (Achselhöhle)

oder auch hornzellauflösende Enzyme wie Keratinase und Proteinasen) führen in der ödematös durchtränkten Hornschicht zu flachen grübchenartigen Verlusten der Fußsohlenhornschicht, ohne jedoch nässende, erosive oder ulzerierende Ausmaße anzunehmen. Sportler (Tennis, Squash, Langlauf) und bestimmte Industriearbeiter (längeres Arbeiten in Gummistiefeln bei feuchtwarmer Umgebung) neigen zu Keratoma sulcatum.

Klinik. Stets besteht *Hyperhidrosis*; nicht selten in Kombination mit *Lividität der Fußsohlen* (Pernet). Prädilektionsstellen der Veränderungen sind die durch Druck belasteten und kallösen Sohlenabschnitte wie Ferse, Großzehenballen und seitliche Sohlenanteile. Die Hornhaut ist oft in 3–8 cm großen Arealen weißlich verfärbt und wirkt aufgequollen. Die darunterliegenden Epidermis-Bindegewebs-Abschnitte wirken ödematös durchtränkt und am Rande entzündlich gerötet. In der weißlich mazerierten Haut liegen grübchenförmige, 1–3 mm große flache, wie ausgestanzt wirkende Hornschichtdefekte, die teilweise zu 1–3 cm großen flachen Vertiefungen konfluieren. Bei Entlastung des Fußes werden keine Schmerzen angegeben. Es besteht nur geringer Druckschmerz, der zu unerträglich brennenden, stechenden Schmerzen beim Gehen und bei längerer Dauerbelastung führt. Abortive Formen des Kera-

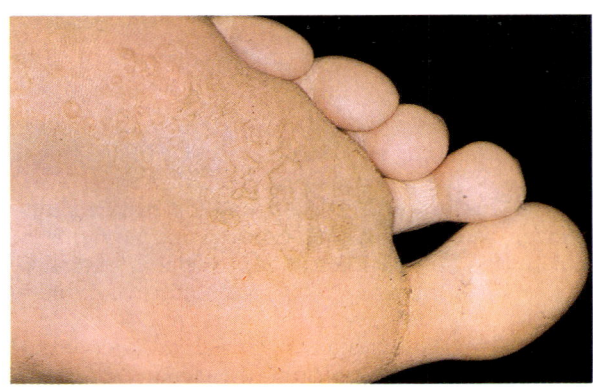

Keratoma sulcatum

toma sulcatum werden gewöhnlich zufällig entdeckt.

Symptome. Heiße Fußsohlen, brennender, stechender Schmerz in den Fußsohlen beim Gehen an den mechanisch belasteten Stelle bei oft erheblicher Bromidrosis.

Histologie. Umschriebene Defekte im Stratum corneum.

Verlauf. Akute Entwicklungsmöglichkeit, sonst chronisch, solange die auslösenden Faktoren wie Hyperhidrosis pedum, okklusives Schuhwerk mit Behinderung der Abdunstung und mangelhafte Hygiene anhalten.

Prognose. Günstig bei Beseitigung der Milieufaktoren.

Therapie
Äußerlich: Antimikrobielle Therapie, beispielsweise Chlorhexidinglukonat (Hibiclens), Abreibungen mit 40–60%igem Isopropylalkohol oder mit Erythromycin, Tetrazyklin oder Chloramphenicol (1–5%) in Spiritus dilutus. Bekämpfung der Hyperhidrose, z.B. durch Aluminiumsalze ist wichtig, ferner tägliches Waschen der Füße mit entfettenden Seifen oder Syndets (Dermowas, Eubos, Praecutan, seba med).

Diphtherie der Haut

Definition. Seltene Infektionskrankheit durch Diphtheriebakterien infolge Auto- und Heteroinokulation. Unerkannt kann das Krankheitsbild schwer und nach Auftreten der klassischen Diphtherie (Angina) mit Lähmungen verlaufen.

Vorkommen. Während Rachendiphtherie 1964 noch in über 7000 Fällen in der Bundesrepublik Deutschland auftrat, wurde zwischen 1970 und 1974 nur noch eine einzige Erkrankung gesehen. Zwischen 1975 und 1982 traten allein im norddeutschen Raum wieder Diphtheriefälle (C. diphtheriae, Typ mitis, Toxizitätstest nach Elek positiv) auf. 1977 wurde erstmalig wieder ein toxischer Diphtheriestamm aus einer Wunde gezüchtet. Neuerdings wird zunehmende Häufigkeit von Hautdiphtherie bei Alkoholikern gemeldet.

Erreger. Corynebacterium diphtheriae, meist Typ mitis.

Ätiologie und Pathogenese. Die meist endemisch auftretende Erkrankung geht von Rachen-Kehlkopf-Infektionen aus, die unter dem Bild einer „Angina" verlaufen. Durch Keimverschleppung auf banale Hautwunden wie Ekzeme oder impetiginisierte Hautveränderungen infolge Auto- oder Heteroinokulation kommt es zu schmierig belegten Wunden. Mikrobiologische Umgebungsuntersuchungen und Rachenabstriche sowie Durchführung des Schick-Tests lassen die Ausbreitung der Endemie erkennen.

Klinik. Nach einer Inkubationszeit von wenigen, meist 7 Tagen, entstehen auf der Haut bogig begrenzte Ulzerationen mit entzündlichem Randsaum. Diese wirken wegen der steil abfallenden Ränder wie ausgestanzt. Der Ulkusgrund ist von einer schmierigen, gelblich-grauen oder mehr gelb-weißlichen, festhaftenden Pseudomembran bedeckt.

Diagnose. Züchtung der Erreger von Rachen- (Kehlkopf-)Abstrichen und vom Wundgrund auf Universal- und Selektivmedien. Die Kulturen gehen in 24–48 h an. In Ausstrichpräparaten schlanke Stäbchen mit Polkörperchen und typischer Lagerung. Toxizitätstest nach Elek und Herstellung eines Antibiogramms. Wird nicht an Diphtherie gedacht, so wird die Diagnose vielfach erst nach Auftreten von Lähmungserscheinungen gestellt.

Therapie
Innerlich: Sofortige antitoxische Serotherapie. In der Bundesrepublik steht nur ein antitoxisches Immunserum vom Pferd zur Verfügung. Es enthält 4000 antitoxische Einheiten (IE)/ml. Je nach Schwere des Krankheitsbildes werden 500–1000 IE/kg Körpergewicht einmalig intramuskulär injiziert, bei der toxischen Diphtherie 2000 IE. Erfolgt die Serotherapie erst nach dem dritten Krankheitstag, so ist die Dosis zu verdoppeln, bei Ausbleiben einer Besserung ist sie nach drei Tagen zu wiederholen. Ausschluß einer Überempfindlichkeitsreaktion auf heterologes Serum ist erforderlich.
Antibakterielle Therapie mit Penicillin G oder Erythromycin erfolgt sekundär zur Unterstützung der Serumtherapie, jedoch nicht als ihr Ersatz. Sie verhindert durch Vermehrungshemmung und Eliminierung der Erreger eine weitere Toxinproduktion und darf erst begonnen werden, wenn die Abstriche zur bakteriologischen Untersuchung entnommen worden sind.
Kontaktpersonen von Diphtheriepatienten werden nach Entnahme von Rachen- und Nasenabstrichen antibakteriell mit $1{,}2 \times 10^6$ IE Benzathin Penicillin i.m. (Tardocillin, 1200), Penicillin $3–4 \times 10^6$ IE/pro Tag oder Erythromycin behandelt. Ist die Kontaktperson nicht gegen Diphtherie geimpft oder liegt diese länger als fünf Jahre zurück, sollte unmittelbar mit einer aktiven Immunisierung begonnen werden.

Prophylaxe. Die aktive Immunisierung ist in den letzten Jahren weltweit vernachlässigt worden. Allerdings schützt die antitoxische Immunität nach aktiver Impfung nicht grundsätzlich vor einer Diphtherieinfektion. Geimpfte erkranken aber viel seltener und wenn, dann in leichterer Form.
Aktive Immunisierung durch zweimalige Injektion von Diphtherietoxoid im Abstand von vier Wochen und durch eine dritte Impfung nach einem Jahr. Sie ist entweder als Einzelimpfung mit monovalenten Diphtherie-Adsorbat-Impfstoff oder in Verbindung mit Tetanus als DT- bzw. trivalent mit Pertussis als DPT-Impfung möglich.
Auffrischungen alle fünf Jahre in altersadäquater Dosierung werden empfohlen. Für die Auffrischimpfung

im Erwachsenenalter sollte nur $^1/_{50}$ der Normdosis der Kinderimpfung eingesetzt werden. Ein spezieller Erwachsenenimpfstoff „Td" der Behring-Werke mit vollem Gehalt an Tetanus-Toxoid und reduziertem Anteil von 5 IE Diphtherie-Toxoid wird in Kürze zur Verfügung stehen und ist für die gleichzeitige Auffrischimpfung gegen Tetanus und Diphtherie von Jugendlichen und Erwachsenen gedacht (nach Naumann).

Aktinoymkose [Bollinger 1877, Israel 1878]

Definition. Eitrig-einschmelzende und granulomatöse Infektionskrankheit mit meist chronischem Verlauf als zervikofaziale, thorakale oder abdominale Form, ausgelöst durch den grampositiven sporenlosen Anaerobier (Aktinomyzet) Actinomyces israelii. Für das Zustandekommen der Infektion ist die Mithilfe anderer Bakterien (Mitläufer) erforderlich.

Erreger. Actinomyces israelii, ein grampositives, < 1,0 µm im Durchmesser schmales, sporenloses Anaerobierbakterium. Die frühere Zuordnung der Aktinomykose zu den Pilzerkrankungen ist aufgeben worden.

Epidemiologie. Aktinomykose ist eine weltweite Infektionskrankheit, häufiger bei der Land- als bei der Stadtbevölkerung und kommt 3mal so häufig bei Männern wie bei Frauen vor.

Pathogenese. Anaerobe oder mikroaerophile Bakterien sind häufig an Infektionen bei Mensch und Tier beteiligt. Wie andere sporenlose Anaerobier ist Actinomyces israelii ein Keim der normalen Standortflora bei Mensch und Tier. Wichtige Standorte dieser Anaerobier sind der Mund-Rachen-Raum und sporadisch der Dickdarm. Von diesen physiologischen Standorten aus kann es zu endogener Infektion kommen, sofern die Anaerobier beim Eindringen in das tiefere Gewebe anaerobe Bedingungen vorfinden. Neben der endogenen Infektion aus der Normalflora der Patienten ist ein zweites wichtiges Merkmal der Anaerobierinfektion, wie z.B. der Aktinomykose, die Mischinfektion mit anderen Anaerobiern oder Aerobiern (s. Tabelle). Aus nicht geklärten Gründen ist Actinomyces israelii nicht allein in der Lage die Aktinomykose hervorzurufen; die Mithilfe anderer Baktieren (Mitläufer) ist erforderlich. Actinomyces israelii wird zu über 50% in exzidiertem Tonsillenmaterial nachgewiesen. Verletzungen wie Knochenfrakturen (Kieferbrüche) und Zahnextraktionen begünstigen das Angehen einer anaeroben Infektion. Die als Boden- oder Gräsersaphrophyten weitverbreiteten Aktinomyzetarten sind aber wahrscheinlich keine Krankheitserreger für den Menschen.

Klinik. Je nach Eintrittspforte und damit Lokalisation werden 3 Formen der Aktinomykose unterschieden:

Zervikofaziale Aktinomykose. Sie ist die häufigste Form und macht etwa 95% aller Infektionen bei uns

Tabelle: Spezifische und unspezifische Anaerobierinfektionen

Spezifische Anaerobierinfektion

Erreger		Actinomyces israelii
Synergistische Begleitbakterien („Mitläufer", „Trabanten")	Aerob:	Staphylokokken, meist koagulasenegativ Staphylococcus epidermidis Staphylococcus aureus α- und β-hämolysierende Streptokokken Enterobacteriaceae Pseudomonas aeruginosa
	Anaerob:	Actinobacillus actinomycetem comitans Mikroaerophile oder anaerobe Streptokokken (Peptostreptococcus) Bacterioides melaninogenicus und Bacterioides corrodens Fusobakterien Propionibakterien Leptotrichia buccalis

Unspezifische Anaerobierinfektion

Erreger	Sporenlose Anaerobier primär oder sekundär beteiligt
Klinisches Bild	Uncharakteristisch: eitrig, abszedierend, fistulierend, granulomatös. Oft auffallend fötider Geruch
Vorkommen	Bei vielen eiternden Erkrankungen des Menschen an Haut, Schleimhäuten, Mund, Rachen, Darm, Lunge
	Propionibacterium acnes: Haut
	Leptotrichia buccalis: Mundhöhle
	Mikroaerophile Streptokokken: Mund, Rachen, Darm
	Bacteroides fragilis: Mund, Darm
	Fusobakterien: Mund, Darm

aus. Zahnfleisch, Mundboden, Wangenschleimhaut oder Unterkiefer bilden die Eintrittspforte, besonders als odontogene Infektion von kariösen Zähnen. Zunächst entstehen derbe entzündliche Knoten, danach subkutane Anschwellungen der Wange, der Submental- oder Submandibularregion. Von hier aus kann es zu einer sekundären Hautaktinomykose kommen. Meist seitlich am Hals entstehen mächtige, brettharte entzündliche Infiltrationen, die wulstförmig verlaufen, Einziehungen haben und paketartig voneinander abgetrennt sein können. Über den Geschwülsten sieht die Haut blaurot aus und fühlt sich hypertherm an. Es entstehen Fistelöffnungen oder auch kleine Ulzerationen, an denen sich serös-eitriger Abszeßinhalt abpressen läßt. Im Sekret finden sich charakteristische gelbe, eben sichtbare stecknadelkopfgroße Körnchen, die Aktinomyzesdrusen. Auffälligerweise fehlen Lymphknotenschwellungen. Periostitis und Osteomyelitis folgen bei längerem Krankheitsverlauf.

Thorakale Aktinomykose. Sie entsteht bei Eintritt der Erreger in die Lunge. Sekundär kommt es durch ab-

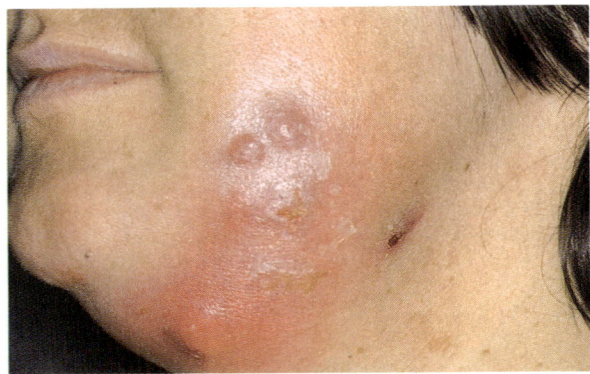

Aktinomykose, zervikofaziale Form

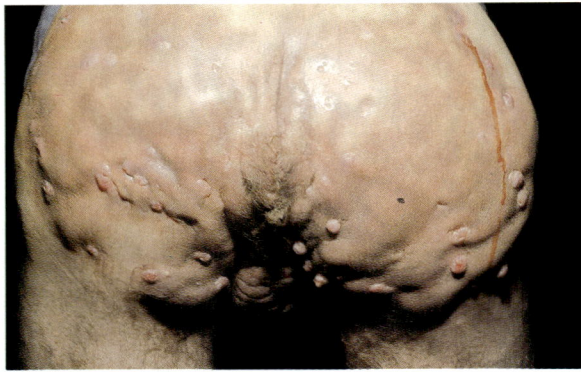

Aktinomykose

szedierende Fistelgänge oder subkutane Abszesse zur Mitbeteiligung der Haut. Hustenreiz mit Auswurf und Pleuraschmerzen sind die Lungensymptome.

Abdominale Aktinomykose. Sie entwickelt sich durch Eintrittspforten am Darm. Eine intraabdominelle Tumormasse, oft mit einem Psoasabszeß, ist vorhanden. Sekundär kommt es zur Hautbeteiligung.

Symptome. Im Gegensatz zur zervikofazialen Aktinomykose verursachen die thorakale und abdominale Aktinomykose Allgemeinsymptome wie Fieber, Schüttelfrost, Nachtschweiß und Gewichtsverlust.

Verlauf der zervikofazialen Aktinomykose. Hochchronisch ohne Beeinträchtigung des Allgemeinbefindens. Die bretthatten Infiltrate und die Osteomyelitis führen jedoch zu auffälligen entstellenden Veränderungen. Im Wangenbereich kann es zu Schwellungen mit Bewegungseinschränkung von Augenlidern, Mund und Hals kommen.

Prognose. Abhängig von der Aktinomykoseform. Die zervikofaziale Aktinomykose hat bei rechtzeitiger Diagnose und Therapie eine günstige Prognose.

Diagnose. Aus dem klinischen Bild mit dem chronischen Verlauf, der Anamnese (Weichteilverletzung, Knochenfraktur, Zahnstatus) und dem Erregernachweis.

Ausstrich. Die Diagnose wird durch den Nachweis von Drusen so gut wie gesichert. Drusen sind Konglomerate myzelialer Strahlenpilzmikrokolonien; sie werden bei der zervikofazialen Aktinomykose in ausgepreßtem Material aus Biopsiegewebe, sonst bei der thorakalen oder abdominalen Aktinomykoseform aus Aspirationssekret von Bronchus, Pleura, Gelenkspalt oder Perikardflüssigkeit gefunden. Drusen sollten in einem feuchten Präparat (Wassertropfen, nicht mit KOH) und in einem nach Gram gefärbten Ausstrichpräparat gesucht werden. Abszeßmaterial wird in einen Tropfen Wasser auf einen Objektträger übertragen, zugedeckt, nicht angedrückt und auf Drusen bei abgeblendetem Hellfeld untersucht. Typisch ist das opake Geflecht mit gelatinösen, strahlenartig angeordneten keulenförmigen Protrusionen. Daher stammt auch die Bezeichnung Aktinomykose (Strahlenpilz). Nach Entfernen des Deckgläschens und Zerquetschen des drusenverdächtigen Materials zwischen 2 Objektträgern und Lufttrocknung wird nach Gram gefärbt. Es finden sich feine, manchmal verzweigte hyphenartige diphtheroide Elemente. Das Fehlen der harten Drusen schließt eine Aktinomykose noch nicht aus.

Kultur. Nach 2- bis 4tägiger anaerober Bebrütung kann der Aktinomyzet erkannt werden. Es empfiehlt sich, die Drusen vorher mehrfach in Kochsalz zu waschen, um Begleitbakterien zu entfernen, die die kulturelle Anzüchtung erschweren würden. Wachstum erfolgt bei 35–37° C, aber auch für Aktinomyces-Species.

Tierversuch. 7–10 Tage alte Kulturen werden auf 4 Wochen alte männliche Goldhamster intraperitoneal übertragen; 4 Wochen später wird peritoneales Abszeßmaterial gewonnen, nach Gram gefärbt und auf Kulturplatten weiter identifiziert.

Histologie. Im Hautexzisat Nachweis mit der PAS-Reaktion.

Serologische Untersuchungen oder *Hauttests* sind möglich, aber kommerziell nicht erhältlich und ohne diagnostische Relevanz.

Differentialdiagnose. Andere chronisch-kolliquierende infektiöse Dermatosen wie Tuberculosis cutis colliquativa, Tuberculosis subcutanea et fistulosa, syphilitische Gummen, Sporotrichose, Lymphogranulomatosis inguinalis, Metastasen maligner Tumoren, dentogene Fisteln, Nocardiose.

Therapie. Die Behandlung der Aktinomykose erfordert oft chirurgisches und chemotherapeutisches Vorgehen. Soweit erforderlich, Inzision und Drainage von Abszessen, Exzision chronisch-fibrotischen, nichtdurchbluteten Gewebes. Die Antibiotikatherapie sollte über Wochen oder Monate in hoher Dosierung erfolgen. Actinomyces israelii ist gut empfindlich gegen die meisten Antibiotika, eine Resistenz besteht gegenüber Aminoglykosiden und Nitroimidazolen. Die umfassende Therapie erfordert nicht nur die Beseitigung der Aktinomyzeten, sondern auch die der

Mitläuferbakterien. Die Antibiotikatherapie muß die Resistenz der Mitläufer mit berücksichtigen.

Mittel der Wahl ist Penicillin G oder Ampicillin (sofern die Mitläuferbakterien penicillinempfindlich sind); bei penicillinresistenten Mitläufern muß auf Cephalosporine oder Clindamycin ausgewichen werden. Penicillin G (Penicillin G Hoechst, Penicillin „Göttingen", Penicillin „Grünenthal") $10-20 \cdot 10^6$ IE/Tag intravenös für 3–4 Wochen, gefolgt von Benzathin-Benzylpenicillin (Tardocillin 1200, 2 Ampullen i.m. alle 4 Wochen) und/oder Phenoxymethylpenicillin (Antibiocin, Arcasin, Beromycin, DuraPenicillin, Isocillin, Megacillin) $4-6 \cdot 10^6$ IE/Tag bis zur völligen Abheilung der Aktinomykose. Bei Penicillinunverträglichkeit werden Tetrazykline, Erythromycin oder Chloramphenicol empfohlen, neuerdings auch Cefotaxim (Claforan) oder Cefotoxin (Mefoxitin).

Nocardiose
[Nocard 1888, Eppinger 1890, Lindenberg 1909]

Definition. Nocardiose ist eine akute oder chronische Infektionskrankheit, die durch Inokulation der Haut zu primären Hautinfektionen oder durch Inhalation über die Lunge zu Lungeninfektionen, häufig mit nachfolgender Sepsis verläuft: *superfizielle, pulmonale* und *systemische* Verlaufsform.

Historisches. Der französische Veterinärmediziner Nocard beschrieb 1888 bei Rindern eine durch aerobe, teilweise säurefeste Aktinomyzeten verursachte Lymphangitis; der österreichische Internist Eppinger berichtete 1890 über eine neue pathogene Cladothrix und eine durch sie hervorgerufene Pseudotuberkulose, eine Lungeninfektion mit Sepsis und Hirnabszessen; der amerikanische Arzt Lindenberg beschrieb unter dem Namen Discomyces brasiliensis 1909 in Brasilien einen Keim, den er aus einem Myzetom am Bein isoliert hatte. Die Bezeichnung der neuen Spezies wurde später in Nocardia brasiliensis abgeändert.

Erreger. Dem Genus Nocardia aus der Familie der Nocardiaceae gehören obligat *aerobe* Aktinomyzeten an, die als Bestandteil der saprophytären Mikroflora des Erdbodens weltweit verbreitet sind. In der Humanmedizin haben als opportunistisch pathogene Erreger v.a. *Nocardia asteroides,* seltener *Nocardia brasiliensis* und *Nocardia caviae* Bedeutung. Nocardia brasiliensis ist ein grampositives, fädiges, myzelartig verzweigtes Bakterium von <1 μm Durchmesser; es ist partiell säurefest.

Pathogenese. Entsprechend dem natürlichen Vorkommen im Erdreich sind Nocardiosen exogene Infektionen. Sie kommen durch Inokulation von kontaminiertem Erdreich (Schürfwunden, Stichwunden durch Stacheln und Dornen von Pflanzen) zustande und führen zu Hautnocardiose, oder durch Inhalation von kontaminiertem Staub zu Lungennocardiose. Eine Übertragung von Mensch zu Mensch findet nicht statt. Im Gegensatz zu den Aktinomykosen sind Nocardiosen primär eine Monoinfektion ohne Mitläufer, d.h. ohne synergistische Begleitkeime.

Nocardiosen lassen sich einteilen in:
– pulmonale (häufige Form),
– systemische (seltene Form) und
– superfiziale (seltene Formen) Erkrankungen.

Pulmonale und systemische Nocardiosen werden vorwiegend bei immunologisch gestörten Patienten gesehen. Der Erreger ist überwiegend Nocardia asteroides. Dagegen findet sich Nocardia brasiliensis selten bei Nocardiosen ($<10\%$), häufig aber als Erreger der in Mittel- und Südamerika verbreiteten Myzetome (Madurafuß). Nocardia brasiliensis wird auch bei der superfizialen Form gefunden. Diese kann das Bild einer uncharakteristischen subakuten oder chronischen Pyodermie aufweisen oder der lymphangitischen Verlaufsform einer Sporotrichose ähneln.

Klinik der sporotrichoiden Nocardiose. Subakut oder chronisch verlaufende Pyodermie. Beginn als Pustel, Abszeß mit abszedierenden Knoten in sporotrichoider (kettenförmiger) Anordnung entlang eines Lymphabflußgebietes. Bei Verletzungen am Fuß verläuft die Nocardiose dann unter dem Bild eines infizierten Unterschenkelgeschwürs, bei Verletzung an Hand oder Arm unter dem Bild einer sporotrichoiden lymphangitischen Form analog der Sporotrichose.

Symptom. Abszedierende Eiterung und Fistulation ohne allgemeine Beschwerden.

Verlauf. Bei primär kutaner Nocardiose relativ gut; bei pulmonaler oder systemischer Nocardiose auch heute bei umfassender Chemotherapie bis 50% Letalität.

Diagnose. Anamnestisch (Verletzung mit Inokulation von Erdreich); *klinisch* aus dem sporotrichoiden Bild; *histologisch* aus dem Drusennachweis (nicht immer möglich, bei sporotrichoider Nocardiose so gut wie nie; Drusen existieren auch bei anderen Infektionen); *bakteriologisch* durch kulturellen Nachweis. Überimpfung von Punktatmaterial auf Löwenstein-Jensen-Medium, Sabouraud-Glukoseagar und Bebrütung bei 30° C und 37° C. Nach 3–4 Tagen bei der

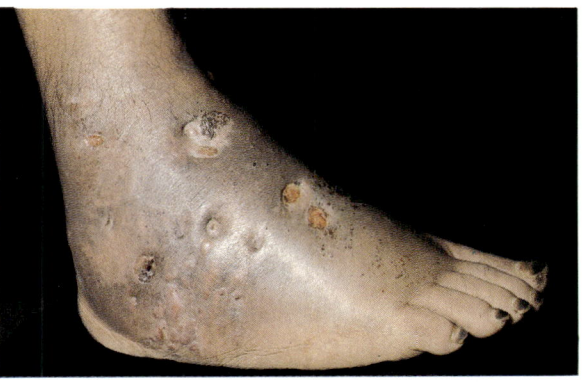

Myzetom durch Nocardiose (Nocardia brasiliensis)

niedrigen und nach 7 Tagen bei der höheren Temperatur entwickeln sich halbkugelige, grauweißliche Kolonien mit erdigem Geruch. In der Gram-Färbung finden sich grampositive, feine verzweigte Hyphen.

Tierversuch. Intraperitoneale Inokulation bei zwei Meerschweinchen. Falls die Tiere nicht an Peritonitis versterben, wird nach 2 bzw. 4 Wochen je ein Tier untersucht. Die Pathogenität wird durch den Nachweis von Peritoneallasionen und säurefesten Hyphen erbracht.

Differentialdiagnose. Aktinomykose, Tuberkulose, atypische Mykobakterieninfektionen, Histoplasmose, Kokzidioidomykose (Erreger von lymphokutanen Syndromen).

Therapie
Innerlich: Sulfonamide gelten als Mittel der Wahl. Aktinomyzetome und sporotrichoide Nocardiose sprechen häufig auf Cotrimoxazol (800 mg Sulfamethoxazol und 160 mg Trimethoprim/Tag (Bactrim, Eusaprim) an. Behandlungsdauer über Wochen bis Monate bis zur völligen Erscheinungsfreiheit. Gleichzeitig kann lokal eine Hyperthermiebehandlung mit heißen Arm- bzw. Fußbädern, Heizkissen oder trockenbrennstoffbetriebene Taschenöfchen (Jagdgeschäfte) angewandt werden.

Oft ist die Kombination von chirurgischer Ausräumung des Herdes und Drainage mit Chemotherapie erforderlich.

Myzetom [Carter 1860]

Synonyme. Madurafuß, Maduramykose.

Definition. Chronische, polyätiologische Infektion von Kutis, Subkutis und Knochen, vorwiegend am Fuß, selten an Hand, Rücken oder Schulter nach Inokulation von Bakterien oder Pilzen wie Actinomyces Species, Nocardia brasiliensis, Streptomyces madurae, Allescherie boydii, Madurella mycetomi, Madurella grisea, Phialophora jeanselmi und vielen anderen.

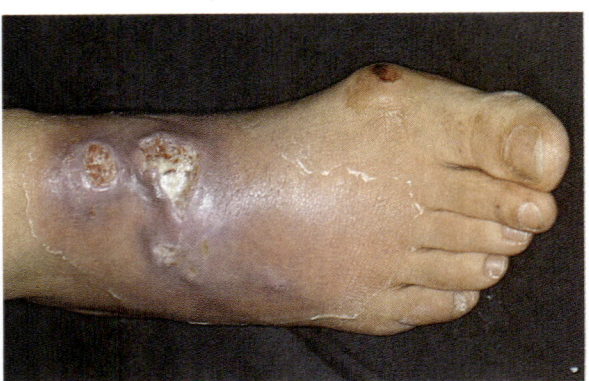

Myzetom

Epidemiologie. Ursprünglich aus Madura (Indien) berichtet, ist die Erkrankung in vielen Teilen der Welt (Afrika, Asien, Zentral- und Südamerika) beobachtet worden; in den USA relativ selten, bei uns gewöhnlich durch Einwanderer aus Endemiegebieten vorkommend. Die Landbevölkerung erkrankt häufiger als Stadtbewohner, bedingt durch die Erdverseuchung mit Bakterien und Pilzen und durch das Barfußgehen.

Pathogenese. Bagatellverletzungen, vorwiegend durch Holzsplitter und Dorne, besonders bei der barfußgehenden, jüngeren männlichen Bevölkerung. Insgesamt sind bis heute 4 Actinomyces species und 13 Pilze im Zusammenhang mit Myzetomen identifiziert worden.

Klinik. Knotige, tumoröse, oft grotesk riesengroße Schwellungen mit abszedierenden Fistelgängen, eitrig-blutiger Sekretion, aber auffallend geringer Schmerzhaftigkeit. Osteomyelitis ist charakteristisch. Aus den Fistelöffnungen entleeren sich mit dem Sekret schon für das Auge sichtbare Körnchen (Drusen, „sulfur granules"). Diese Drusen stellen eine besonders große Kolonie des betreffenden Erregers dar, die von einer Schale oder Kruste aus Fibrin, welche vom Wirtsorganismus stammt, umgeben ist. Je nach Erreger, Bakterien oder Pilze, kommen verschiedene Farben der Drusen vor: gelb, weiß, rosa, braun oder schwarz.

Verlauf und Prognose. Je nach Erreger. Oft tritt eine bakterielle Superinfektion hinzu, an der die Patienten versterben. Amyloidose ist eine häufige Komplikation.

Diagnose. Bei entsprechendem geographischem Vorkommen aus dem klinischen Bild, dem Drusennachweis sowie der Erregeridentifizierung in Pilz- oder Bakterienkulturen. Auf Begleitkeime ist zu achten; Staphylococcus aureus ist der häufigste Mitläufer. Kulturelle Anzüchtung auf Spezialnährböden bei 30° und 37° C, nach entsprechendem Waschen der Drusen (wie bei Aktinomykose). Tierversuche helfen nicht weiter in der Diagnostik. Auch histologisch (PAS-Reaktion) können Drusen in der erkrankten Haut nachgewiesen werden.

Therapie. Sie richtet sich nach dem Erreger. Die Myzetombehandlung ist äußerst problematisch. Actinomyces species sprechen teilweise auf Penicillin, Sulfonamide oder Tetrazykline an. Madurella mycetome ist auf Amphotericin B empfindlich. Mit den neueren Imidazolverbindungen (Nizoral) liegen kaum Erfahrungen vor. Amputationen sind oft unumgänglich.

Yersinia-enterocolitica-Infektionen

Definition. Durch Enterobacteriaceae bedingte, weltweite, jedoch geographisch unterschiedlich gehäuft vorkommende Darminfektion mit Enteritis, Fieber, Arthritis, Erythema nodosum und anderen selteneren Organkomplikationen.

Erreger. Yersinia enterocolitica, ein gramnegtives Stäbchen der Familie Enterobacteriaceae.

Vorkommen. In Skandinavien häufig. In der Bundesrepublik Deutschland werden immer mehr Infektionen beobachtet, wahrscheinlich infolge verbesserter diagnostischer Möglichkeiten. Die Infektion erfolgt von Mensch zu Mensch oder über Tiere, besonders durch Hunde und Schweine. Offenbar existiert eine erbliche Erkrankungsdisposition. Besonders das Zustandekommen der *Yersiniaarthritis* ist genetisch mitbedingt; über 90% der Patienten mit Yersiniaarthritis haben ein HLA-B27. Daher gehört die Arthritis zur Gruppe der *HLA-B27-positiven rheumatoiden Erkrankungen,* wozu ankylosierende Bechterew-Spondylarthritis, M. Reiter, Arthritis psoriatica, Colitis ulcerosa, Ileitis terminalis (M. Crohn) sowie reaktive Arthritiden nach Salmonellen- und Shigelleninfektion zählen. Außerdem scheint der HLA-B27-Genotyp auch andere Yersiniakomplikationen zu begünstigen, da Iritis, Karditis und urologische Komplikationen gehäuft bei HLA-B27-positiven Patienten gesehen werden. Hingegen besteht beim *Erythema nodosum* durch Yersiniainfektion eine negative Korrelation.

Klinik. Hinweisend ist die Trias:
- *Magen-Darm-Beschwerden* (Diarrhö, Bauchschmerzen, Übelkeit, Erbrechen),
- *Fieber,*
- *Hauterscheinungen* (Erythema nodosum, Sweet-Syndrom, Exantheme).

Die Magen-Darm-Symptomatik ist ähnlich wie bei Appendizitis mit mesenterialer Lymphadenitis oder akuter terminaler Ileitis verbunden. Hinzu kommt häufig eine *Arthritis*. Seltenere Symptome sind Iritis, Karditis, Glomerulonenephritis, Septikämie, Hepatitis, hämolytische Anämie, Myalgien etc.

Das klinische Bild wechselt mit dem Alter der Erkrankten. Kleinkinder leiden an Fieber und Diarrhö, ältere Kinder an Bauchschmerzen wie bei Appendizitis, aber nur selten Arthritis. Erwachsene haben Diarrhö, Fieber, Arthritis und, fast nur bei Frauen vorkommend, Erythema nodosum oder Sweet-Syndrom; ältere Patienten bleiben entweder symptomlos oder entwickeln nur ein Erythema nodosum.

Diagnose. Sie erfolgt bakteriologisch und serologisch.

Bakteriologie. Das Bakterium wird aus dem Stuhl oder aus erkranktem Organmaterial angezüchtet. Für die Anzüchtung aus Stuhlproben empfiehlt sich die Kälteanreicherungsmethode, da sich Yersinien noch bei Temperaturen von 4–6° C vermehren.

Serologie. Yersinia enterocolitica wird aufgrund des somatischen 0-Antigens in 9 Serotypen unterteilt. Serotypen 3 und 9 sind die häufigsten Infektionsursachen in Europa, Typ 3 in Japan, Typ 3, 4, 5 und 9 in Kanada und Serotyp 8 in den USA. Außerdem gibt es Unterschiede in den Phagentypen.

Therapie. Mittel der Wahl sind Tetrazykline. Empfindlich sind die Keime auch auf Chloramphenicol und Streptomycin. Dosierung und Dauer der Behandlung richten sich nach dem Schweregrad der Krankheit. Gegenüber Penicillin und Ampicillin sind die Erreger fast immer resistent.

Hauterscheinungen werden äußerlich symptomatisch behandelt.

Erkrankungen durch Protozoen

Leishmaniosen

Definition. Leishmaniosen sind durch Protozoen (Flagellaten) hervorgerufene Erkrankungen, die schon im Altertum bekannt waren. Aus konventionellen klinisch-morphologischen Gründen werden 3 Hauptformen unterschieden, die alle durch Parasiten der Gattung Leishmania tropica (Wright 1903) bedingt sind.

Tabelle: Leishmaniosen

Erreger	Krankheit
Leishmania tropica	Kutane Leishmaniose Orientbeule Leishmaniosis cutis recidivans (spättuberkuloide Form) Leishmaniosis cutis diffusa
Leishmania donovani	Kala-Azar (viszerale Leishmaniose) Dermale Post-Kala-Azar-Leishmaniose (dermale Leishmanoide)
Leishmania brasiliensis	Kutane amerikanische Leishmaniose Mukokutane Leishmaniose (Espundia)

Diese traditionelle Einteilung wird jedoch in der dermatologischen Praxis durch teilweises Überlappen der Symptomenkomplexe gestört. Alle Leishmanien tendieren je nach ihrer Artzugehörigkeit temporär oder permanent zur Körperoberfläche und damit zum Überträger.

In der Alten Welt kommt als Erreger der Hautleishmaniose nur *Leishmania tropica* vor, allerdings in z.T. erheblichen Stammvarianten. Die endemische Zone liegt in Europa südlich der 10° C-Jahresisotherme (Nordgrenze des Ölbaums), verläuft jedoch geschlängelt und mit tiefen Ausbuchtungen auf dem Balkan und in Frankreich. Von dort wird die Erkrankung häufig in die gemäßigten Breiten eingeschleppt, ohne bei uns heimisch werden zu können. Gelegentliche Schleimhautlokalisationen verlaufen immer gutartig und zeigen die übliche spontane Heilungstendenz. Die Krankheitsbilder und ihr Verlauf werden wesentlich von der Reaktionslage des Patienten mitbestimmt.

In der Neuen Welt wird die Hautleishmaniose durch eine größere Vielfalt von Erregerarten gekennzeichnet, die sich in den klinischen Bildern widerspiegelt. Es gibt dort sowohl extrem gutartige Hautläsionen mit jahrzehntelangem schleichenden Verlauf (Chiclero: Ulkus am Ohr, Erreger: Leishmania brasiliensis), aber auch eine durch Leishmania brasiliensis hervorgerufene mukokutane Form, die in der Spätphase zu bösartigen tiefen Zerstörungen im Lippen-Gaumen-Nasen-Bereich führt und schwer zu behandeln ist. Eine Besiedlung des retikuloendothelialen Systems oder der Lymphbahnen der inneren Organe findet selbst bei anergisch-diffusen Verlaufsformen von Hautleishmaniosen beim Menschen niemals statt.

Bei der viszeralen Leishmaniose, hervorgerufen durch *Leishmania donovani* und seine Untertypen, kommt es zu meist unbeachteten Primärveränderungen am Hautorgan wie zum Post-Kala-Azar-Leishmanoid, also einer späten Rückkehr der Erreger in die Haut. Die viszerale Leishmaniose kommt im Mittelmeerraum und auf allen südlichen Kontinenten mit Ausnahme der indomalaysisch-australoasiatischen Inselwelt vor.

Kutane Leishmaniose [Wright 1907]

Synonyme. Entsprechend ihrer weiten geographischen Verbreitung hat sie viele Namen, die alle auf den afroasiatischen Raum hinweisen, allerdings das häufige Vorkommen im westlichen Mittelmeerraum nicht widerspiegeln: Orient-, Biskra-, Siskra-, Aleppo-, Jericho-, Bagdad-, Gafsa-, Nil-, Delhi-, Lahore-, Dattel- und Jahresbeule.

Definition. Eine durch *Leishmania tropica* hervorgerufene Infektionskrankheit der Haut, die klinisch mit knotigem und ulzerierendem, histologisch mit charakteristischem Granulationsgewebe einhergeht. Klinisch können 3 oft ineinander übergehende Verlaufsformen unterschieden werden:
1) eine lokalisierte knotige, mehr oder minder schnell ulzerierende und spontan narbig abheilende Form; sie ist am häufigsten;
2) eine hyperergische, immer wieder an neuer Stelle rezidivierende;
3) eine anergisch-generalisierte Verlaufsform, die sich primär flächig über größere Hautbezirke ausbreitet.

Vorkommen. Die kutane Leishmaniose kann nur in warmen Ländern erworben werden, dort bevorzugt in sommertrockenen, sandigen Wüstenrandgebieten. Sie kommt im ganzen Mittelmeergebiet, einschließlich aller Inseln, im Mittleren Osten bis nach Indien, im Süden der Sowjetunion und Chinas sowie in Afrika mit Ausnahme des Regenwaldgürtels vor. Entsprechend der Verbreitung der Vektoren findet sich die Leishmaniose vorwiegend in Niederungen bis 400 m ü.d.M., in Äthiopien, im äquatorialen Ostafrika und in den Anden Südamerikas auch im Hochland bis fast 3000 m ü.d.M. Die Vektoren fliegen nachts in Schlafräume ein; in Endemiegebieten daher Erstinfektionen meist schon in frühester Kindheit.

Ätiologie und Pathogenese. *Leishmania tropica* ist ein intrazellulär lebender tierischer Einzeller, der zur Familie der *Trypanosomatidae* gehört. Bei Vertebraten (Mensch und Wirbeltierreservoir) tritt sie nur in der geißellosen (amastigoten) Rundform auf. Im übertragenden Insekt und in der flüssigen Phase von Kulturmedien vermehrt sie sich in einfach begeißelter (promastigoter) Form und weist sich damit als Flagellat aus. Die einzelnen Leishmaniaarten können im lichtmikroskopischen Bild nicht sicher unterschieden werden. Die amastigote zellparasitische Entwicklungsphase ist rund, oval oder birnenförmig, mit 2–5 μm Durchmesser und durch 2 ungleich große Kerne gekennzeichnet. Neben dem größeren runden Zellkern findet sich immer ein kleinerer punkt-, stäbchen- oder kommaförmiger Kinetoplast. Die Zweikernigkeit ist das wichtigste Bestimmungsmerkmal. Auf das Eindringen der Erreger nach dem Stich mit dem Mückenspeichel reagiert die Haut mit einer typischen lokalen Entzündung an der Stichstelle. Lympho- oder hämatogene Streuung der Erreger mit Bildung von Tochterefflorescenzen ist selten und erfolgt allenfalls nur über kurze Distanzen. Die „Orientbeule" findet sich deshalb vorzugsweise an unbekleideten und auch nachts unbedeckten Körperstellen. Pathogenetisch sind alle klinischen Merkmale einer Hautleishmaniose durch die subepitheliale Massenvermehrung der Erreger in örtlich stark vermehrten histiozytären Wirtszellen zu erklären. Ob und wann der Hautherd ulzeriert, wie lange er bestehen bleibt und welchen Umfang er schließlich erreicht, hängt von der Virulenz des Erregerstammes, der Infektionsdosis, der Abwehrbereitschaft des Patienten und von Superinfektionen ab. Normalerweise erfolgt Spontanheilung etwa binnen eines Jahres („Jahresbeule"). An der Stelle des Ulkus bleibt eine Narbe; „trockene" Verlaufsformen können narbenlos abheilen. Eine Viszeralleishmaniose ist von Immunsuppression begleitet. Es besteht die Gefahr von Superinfektionen. Bei der Verstümmelung, wie sie bei Espundia vorkommt, ist pathogenetisch wahrscheinlich Autoaggression beteiligt.

Übertragungsmodus. Ansteckung mit amastigoten Formen durch intimen Mensch-zu-Mensch-Kontakt ist zwar möglich, spielt aber praktisch keine Rolle. Der Lebenszyklus der Erreger durchläuft zyklisch Vertebraten und übertragende Insekten, wobei sexuelle Vermehrungsphasen wie bei den Malariaerregern hier nicht bekannt sind. Die Übertragung der Erreger besorgen nachtaktive 1–2 mm große Kleinmücken der Familie *Phlebotomidae* während des Blutsaugens. Nur die weiblichen Mücken ernähren sich von Blut und fungieren als Leishmanienüberträger. Die zarten Vektoren haben eine natürliche Lebenserwartung von etwa 3 Wochen und einen begrenzten Aktionsradius. Sie halten sich als Bodenbrüter immer in der Nähe ihrer Brutplätze auf. Daher sind ebenerdige Schlafräume bevorzugte Übertragungsstätten. Obergeschosse aktiv zu erreichen, gelingt ihnen ohne Hilfe kräftiger Luftbewegungen in der Regel nicht. Die Leishmanienvermehrung im Vektor ist auf den Verdauungstrakt beschränkt und dauert temperaturabhängig 6–9 Tage. Die Eigenbeweglichkeit der promastigoten Entwicklungsstadien gestattet den Parasiten sich im Blutsauger aktiv in Richtung auf den Vorderdarm und die Stechwerkzeuge zu orientieren. Zerquetschen der stechenden Mücke auf der Haut im Schlaf ist für das Zustandekommen der Infektion wahrscheinlich wichtig. Für alle Leishmaniosen sind Wirbeltierreservoire bekannt: Leishmaniosen sind Anthropozoonosen. Bei der Erhaltung der örtlichen Verbreitung wirken Hunde, Füchse, Schakale und andere bodengebundene Kleinsäugetiere (Nager) als Basisreservoir für die Erreger mit.

Immunologie. Leishmaniainfektionen sind klassische Modelle für zellgebundene Immunität. Ihr Nachweis ist allerdings aufwendig und daher für die diagnostische Praxis nicht geeignet. Zirkulierende Antikörper als Antwort auf den Antigenkontakt sind bei Hautleishmaniose und den verfügbaren immunologischen Routinemethoden nicht mit hinreichender Sicherheit nachzuweisen. Die narbige Abheilung einer „Orientbeule" hinterläßt schützende Immunität. Diese hält jedoch ohne erneuten Antigennachschub offenbar nicht das ganze Leben lang an, denn sonst könnte in Endemiegebieten die manifeste Hautleishmaniose des Erwachsenen nicht so häufig sein. Reinfektionen des immunen oder semiimmunen Patienten verlaufen meist gutartig und uncharakteristisch und können leicht übersehen oder fehlgedeutet werden. Bei mediterranen Einwanderern in Australien, wo es keine Ansteckungsmöglichkeiten gibt, ist ein Manifestwerden der „Orientbeule" durch mitgebrachte Erreger auch noch nach mehreren Jahren bestätigt. Mit langer klinisch inapparenter Verweildauer der Erreger

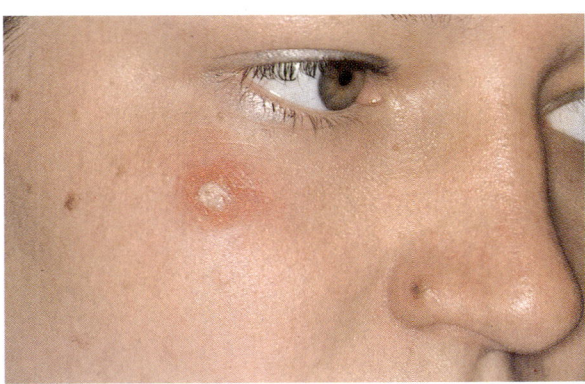

Leishmaniose, Orientbeule

in Wirtszellnestern und begleitender Infektionsimmunität (Prämunität) muß gerechnet werden. Die Verhältnisse sind jedenfalls komplizierter als man früher vermutete.

Klinik. Klinisch werden 3 Formen unterschieden:

Nodöse Form. Nach einer Inkubationszeit von 2–3 Wochen, aber auch bis zu einem Jahr, entwickelt sich als Primäreffloreszenz aus einer flohstichartigen Makula eine kleine rotbräunliche sukkulente Papel, die in Monaten langsam auf 0,5 bis mehrere Zentimeter im Durchmesser anwächst. Prädilektionsstellen sind alle unbedeckten Körperpartien, vornehmlich Gesicht, Nacken, Oberarme, Unterarme und Beine. Es können 1, 5, 20, selten auch mehrere hundert Läsionen gleichzeitig vorkommen. Bei Touristen entwickeln sich die Herde erst lange nachdem das Endemiegebiet verlassen wurde.

Ulzeröse Form. Nach wenigen Monaten kann die nodöse Form in runde, ovale oder auch zackig begrenzte weiche Ulzerationen übergehen, die häufig verkrustet sind. Das Allgemeinbefinden ist ungestört. Spontanheilung tritt gewöhnlich nach einem Jahr („Jahresbeule") und unter Hinterlassung charakteristischer bizarrer, eingesunkener, atrophischer, oft leicht hyperpigmentierter Narben ein.

Recidivansform. Bei etwa 10% der Patienten neigt die Krankheit nicht zur Spontanheilung. Es stellt sich vielmehr ein anderer Effloreszenztyp ein. Entweder bilden sich unmittelbar am Rand des alten Ulkus oder weitabgelegen an vorher normaler Haut neue Effloreszenzen. Diese sind gelbbräunlich und weisen in der Diaskopie ein lupoides Infiltrat auf. Die Abheilung erfolgt nach Jahren unter Hinterlassung sehr entstellender Narben oder Mutilationen an Nase, Lidern und Ohren. Die Schleimhäute, Lippen, Nase und Gaumen sind nur selten mitbetroffen, können aber ebenso erkranken. Die Abheilung ist jedoch sehr viel rascher als bei der mukokutanen Form der südamerikanischen Leishmaniose.

Symptome. Die Leishmaniose macht i.allg. keine oder nur geringfügige Beschwerden, es sei denn, daß die Herde funktionell stören wie beim Sitz am Augenlid oder Ohrrand.

Histopathologie. Im nodösen und ulzerativen Frühstadium Granulationsgewebe aus Histiozyten, Lymphozyten, Plasmazellen und Granulozyten. Der direkte Erregernachweis in diesen Läsionen ist nur in den ersten 5–7 Monaten der Erkrankung möglich, obwohl die kulturelle Anzüchtung auch noch aus älteren Herden gelingt. Im Recidivansstadium tuberkuloide Granulome.

Verlauf. Der Verlauf der Leishmaniose ist i.allg. komplikationslos. Selten kommt es zu Lymphangitis und Erysipelen sowie Pyodermien mit Lymphknotenschwellungen.

Diagnose. Sie ist i.allg. leicht möglich aus Anamnese (Aufenthalt in Endemiegebieten), klinischem Befund und Erregernachweis.

Erregernachweis. Aus Geschabsel, noch besser aus dem Abklatsch- oder Zupfpräparat von Biopsiematerial aus dem Rand der Geschwürsfläche sind die Erreger auf Blutagar (Novy-McNeal-Nicolle, NNN) oder auf Adler-Medium züchtbar. *Leishmania tropica* wächst langsam in zusammenhängenden feingranulären Rosetten in der flüssigen Phase des Mediums. Auch aus Lymphknotenmaterial sind die Erreger nachweisbar. Übertragung des Kulturmaterials auf Tiere, wie z.B. Hamster, ist möglich. Sie löst dort eine lokale oder systemische Infektion aus. Übertragung vom Mensch auf ein Kulturmedium und wieder auf den Menschen löst eine typische kutane Leishmaniose aus.

Ausstrich. Nach guter Reinigung des Ulkus wird Material kürettiert, besser noch nach flacher Inzision am Rande des Ulkus gewonnen und nach Fixierung durch Methylalkohol mit Giemsa-Lösung gefärbt. Die knotige und noch nicht zu alte ulzeröse-Form ist sehr erregerreich. Die blaß angefärbten Leishmanien mit dem charakteristischen stärker angefärbten kappenförmigen Anteil liegen frei oder in großen phagozytierenden Histiozyten vornehmlich am Rande der Effloreszenz und sehen birnenförmig aus.

Biopsie. Intrazellulär gelegene Leishmanien. Günstiger als ein mit Giemsa-Lösung gefärbter Mikroschnitt ist die Gewebsabklatschmethode auf einen Objektträger, wobei die frische Schnittfläche der Probeexzision mehrfach direkt auf einen Objektträger abgetupft wird. Anschließende Giemsa-Färbung.

Leishmaniaantigen-Intrakutantest. Hitzeabgetötete Erreger (100000 in 1,0 ml) werden intrakutan injiziert. Bei vorliegender Infektion beweist eine positive Reaktion nach 48 h in Form einer Impfpapel von 1–2 cm Durchmesser auf erythematösem Grund (histologisch vom Tuberkulintyp), daß sich eine Allergie entwickelt hat (*Montenegro-Reaktion*). Da auch bei lange zurückliegender abgeheilter Leishmaniose ein positiver Testausfall zu erwarten ist, hat der Test in Endemiegebieten keine sichere diagnostische Bedeutung.

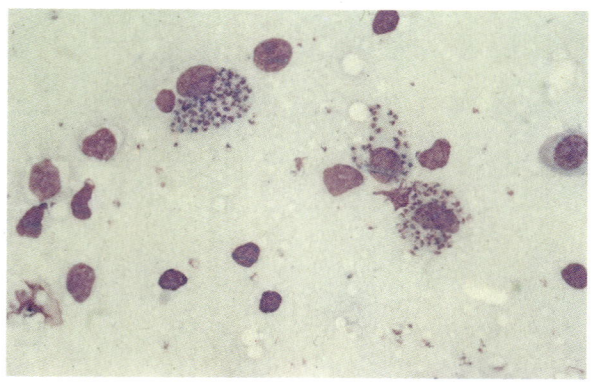

Leishmanien

Differentialdiagnose. Nodöse Form. Furunkel, Karbunkel, Basaliom, Keratoakanthom, Lupus erythematodes.
Ulzeröse Form. Ekthyma, Tropengeschwür, Frambösie, maligne Tumoren, syphilitischer Primäraffekt, tuberkulöser Primärinfekt.
Recidivansform. Lupus vulgaris, tuberoserpiginöses Syphilid, Sarkoidose und tuberkuloide Lepra, Sporotrichose und „atypische" Mykobakterieninfektion (Mycobacterium marinum, Mycobacterium ulcerans).

Therapie. Die Leishmaniose heilt in den meisten Fällen nach ungefähr einem Jahr spontan ab. Bei zahlreichen und ausgedehnten Herden wird systemische Behandlung empfohlen; die Therapie muß lange genug durchgeführt werden.
Intraläsional. Mepacrin (Atebrin 1–2 ml einer 10%igen wäßrigen Lösung), auch Chloroquin (Resochin) sowie Emetinhydrochlorid 2–5% oder Pentostam (Natriumstibogluconat) 1–2 ml. Jeweils wöchentliche Injektionen 6mal hintereinander. Diese Therapieform wird bei Vorliegen nur weniger Herde, die erregerreich sind, empfohlen. Manchmal kommt es jedoch zu einer schlechten Gewebeverträglichkeit. Bei tuberkuloiden Formen bietet sich auch eine intraläsionale Behandlung mit Glukokortikosteroidkristallsuspension an.
Äußerlich: Leishmanien sind kälteempfindlich. Daher bietet sich nach vorheriger Beseitigung der Superinfektion eine *Kryotherapie* mit Kohlensäureacetonschnee oder flüssigem Stickstoff an. Applikation entweder an 5 aufeinanderfolgenden Tagen oder alle 2 Wochen 3- bis 5mal; dadurch werden befriedigende kosmetische Ergebnisse erzielt. Elektrokoagulation sollte nicht durchgeführt werden. Unterspritzungen mit Antimalariamitteln (Resochin) werden uneinheitlich beurteilt und von uns nicht empfohlen.
Röntgenbestrahlung. Sie ist nur bei initialen Herden erfolgversprechend. Über die Höhe der Dosierung gibt es keine sicheren Angaben, doch sollte eine Dosis von 15 Gy nicht überschritten werden.

Antimalariamittel. Bei zahlreichen ausgedehnten Herden und viszeraler Leishmaniose wird auch die innerliche Verabreichung von Antimalariamitteln empfohlen, z.B. Mepacrin (Atebrin), Chloroquin (Resochin).
Antimon. Damit werden die besten Ergebnisse erzielt. Trivalentes und pentavalentes Antimon werden empfohlen. *Glucantime* (Megluminantimonat) soll das Mittel der Wahl sein (1 mg/kg KG jeden 2. Tag, 15 Injektionen). Notfalls Wiederholung nach einem Monat. Nebenwirkungen sind zu beachten. Auch dreiwertiges Antimon in Form von Stibophen (Fuadin) i.m. jeden 2. Tag, 8–10 Injektionen, kommt in Betracht.
Bayer 693 (Stibosamin) i.v., anfangs 1 g, dann auf 1–2 g/Tag steigern, insgesamt 10–15 Injektionen; oder Pentostam (Natriumstibogluconat) 600 mg täglich i.m. oder i.v. für 10 Tage.

Resochin (Chloroquin) oral 2mal tgl. 250 mg für 2 Tage, dann 250 mg tgl. für 2–3 Wochen. Mit diesem Medikament werden nicht selten gute Erfolge erzielt.
Camolar (Zykloguanilpamoat) ist bei akuten frisch auftretenden Herden, jedoch nicht bei Recidivansformen wirksam. Oft genügt eine einzige i.m.-Injektion von 350 mg bei Erwachsenen; Wiederholung im Bedarfsfalle nach 1–3 Monaten.
Alle genannten Therapeutika sind nur bei der nodösen und ulzerösen Form der Leishmaniose und nicht bei der Recidivansform wirksam. Auch Ketoconazol (Nizoral) wird geprüft.

Prophylaxe. Bekämpfung der Insektenvektoren durch Insektizide in den Wohnräumen und Urlaubsgebieten ist wichtig.

Kala-Azar (viszerale Leishmaniose) und dermale Post-Kala-Azar-Leishmaniose (dermale Leishmanoide)

Synonyme. Viszerale Leishmaniose, Dumdumfieber, Post-Kalar-Azar-Dermatose, Post-Kala-Azar – dermale Leishmaniose, Post-Kala-Azar – dermale Leishmanoide (Kala = schwarz, Azar = Fieber).

Definition. Eine durch *Leishmania donovani* verursachte Infektionskrankheit des retikulohistiozytären Zellsystems von Milz, Leber und Knochenmark. Der Krankheitsverlauf ist protrahiert mit zweigipfliger Fieberkurve im Tagesverlauf, Splenomegalie, Hepatomegalie, Anämie, Leukopenie und einem charakteristischen Dunklerwerden der Haut.

Vorkommen. Die viszerale Leishmaniose ist weltweit verbreitet in tropisch-subtropischen Zonen mit bevorzugtem Auftreten in Indien, Bangladesch, China, Sudan, West- und Ostafrika, Ostrußland und einigen Zonen Südamerikas. Auch um das Mittelmeer gibt es Endemieherde der Viszeralleishmaniose; die Erkrankung tritt dort besonders bei Kindern auf.

Ätiologie und Pathogenese. Sehr ähnliche Gegebenheiten wie bei kutaner Leishmaniose. Notwendig sind Infektionsreservoirs (Mensch, Tier), spezifische Überträger (Vektoren, z.B. Phlebotomusmückenarten), geographische Voraussetzungen zum Vorkommen der Phlebotomusmücken (Feuchtigkeit, Temperatur) und empfängliche Wirtsorganismen.

Klinik. Die Inkubationszeit beträgt 2–4 Monate; aber auch 10 Tage bis zu einem Jahr werden angegeben. Das Post-Kala-Azar-Syndrom tritt etwa 1–3 Jahre nach der Erkrankung an viszeraler Leishmaniose auf. Der Krankheitsverlauf ist chronisch, erreicht nach 4–6 Monaten seinen Höhepunkt, und kann, wie im Sudan, nach weniger als 6 Monaten tödlich enden.
Kala-Azar hat ein viel mannigfaltigeres klinisches Bild als die kutane Leishmaniose. Charakteristisch sind kleine, oft multiple dunkelrote *Papeln* an den

Beinen, *Pigmentierungen* in Form fleckiger bräunlich-schwärzlicher Makulä (daher der Name Kala-Azar). *Hautveränderungen* in Form trockener, rauher, derber Hautoberflächen mit glänzenden atrophischen Unterschenkeln, Gefäßveränderungen mit Haut- und Schleimhautblutungen sowie prominente große Hautvenen, Haarausfall und *Schleimhautveränderungen* mit blasser Mundschleimhaut, Stomatitis und Gingivitis. Die Post-Kala-Azar-Dermatose besteht aus der *Trias*: hypopigmentierte Makulä, erythematöse Makulä und Knoten.

Symptome und Verlauf. Kala-Azar und Post-Kala-Azar sind schwere Krankheiten. Unbehandelt sterben etwa 75–95% der Patienten innerhalb von 2 Jahren. Die Allgemeininfektion mit Herz-, Leber-, Milz- und Knochenmarkbeteiligung macht diese Tropenkrankheit zu einem großen allgemeinmedizinischen Problem. Setzt die spezifische Behandlung rechtzeitig ein, wird Ausheilung in 95% der Fälle erreicht.
Die dermalen Leishmanoide sind schwieriger zu behandeln und heilen oft nicht ganz ab.

Diagnose. Sie ist wie bei kutaner Leishmaniose i.allg. gut möglich aus Anamnese (Endemiegebiet), klinischem Befund und Erregernachweis. Der Erregernachweis gelingt aus Blut, Knochenmark und Lymphknotenmaterial. Die Erreger sind innerhalb von 1–4 Wochen auf NNN-Medium anzüchtbar. Inokulation beim Hamster verursacht systemische Infektion, die im Gegensatz zur kutanen Leishmaniose, wo die Erreger, *Leishmania tropica,* nur zu lokalisierten Infektion, z.B. im Bereich der Inokulation der Hamsterlippen, führen. Beim Post-Kala-Azar-Syndrom ist dagegen als einziges eine *Bluteosinophilie* nachweisbar; die Erreger sind lediglich aus Geschabselmaterial von entzündlich geröteten Makulä oder aus Knoten, jedoch nicht aus hypopigmentierten Makulä und auch nicht aus Blutknochenmark oder Lymphknotenmaterial nachweisbar.

Therapie
Innerlich: Zur *intrafokalen* Behandlung kommt bei einzelnen Post-Kala-Azar-Knoten eine Infiltration mit 2% Berberinsulfat oder 10% Mepacrindihydrochlorid (Atebrin), Glukokortikosteroiden oder pentavalentem Antimon (Natriumstiboglukonat, 1 ml zu 100 mg) in Frage.
Zur *systemischen* Behandlung haben sich bei Kala-Azar 2 Substanzen, Antimonpräparate und Diaminpräparate, bewährt. Das *Antimon* wird als fünfwertiges Antimon (s.S. 181), die *Diamine* als Pentamidin (Lomidine) gegeben. Die Diamine sind beim Post-Kala-Azar-Syndrom jedoch unwirksam, daher wird diese Krankheit nur mit Antimon behandelt.
Für Einzelheiten wird auf tropenmedizinische Literatur verwiesen, da sowohl Kala-Azar als auch Post-Kala-Azar-Syndrome nicht in unseren Breiten auftreten und bislang auch nicht mit dem Tourismus oder durch die Fluktuation der Bevölkerung im europäischen Raum aufgetreten ist.
Äußerlich: Behandlung nicht möglich, sonst symptomatisch.

Kutane (süd)amerikanische Leishmaniose

Synonyme. Bauru, Bahia-Ulkus, Chiclero-Ulkus, Llaga brava, Uta (kutane Form), Espundia (mukokutane Form), Pian bois, „forest yaws", „bosh yaws".

Definition. Eine chronische durch Leishmania brasiliensis hervorgerufene Infektionskrankheit der Haut mit spezifischen Granulomen und späterer Miterkrankung des oberen Respirationstrakts.

Vorkommen. Eine auf dem südamerikanischen Kontinent beschränkte Krankheit bei Kindern und Erwachsenen im Norden bis zur Halbinsel Yucatan (25° N), im Süden bis Nordargentinien (30° S), mit besonderer Häufigkeit in Brasilien und Peru. Die kutane (süd)amerikanische Leishmaniasis bevorzugt feuchtwarme Zonen; ein Erkrankungsgipfel tritt mit der Regenzeit auf, in der auch die Phlebotomusmücken sich vermehren.

Ätiologie und Pathogenese. Auch hier sind die Voraussetzungen wie bei kutaner Leishmaniose und bei Kala-Azar an spezifische Infektionsreservoirs (Mensch, Tier), spezifische Überträger (Vektoren, Phlebotomusmückenarten), geographische Bedingungen mit feuchtwarmen Klima und empfänglichen Wirtsorganismen (Mensch) gebunden. Im Gegensatz zur kutanen Leishmaniose, die eine permanente Immunität hinterläßt, kann die kutane (süd)amerikanische Leishmaniose später zu metastatischer Beteiligung der Schleimhäute im oberen Respirationstrakt führen, wobei die Erreger innerhalb der Zellen überleben.

Klinik. Es wird eine kutane und eine mukokutane Form unterschieden.
Kutane Form. Nach einer Inkubationszeit von 2–4 Wochen kommt es besonders im Gesicht zu harten, erythematösen Papeln mit peripherem Wachstum. Im Zentrum bildet sich eine hämorrhagische Kruste, die dann in Ulzeration übergeht. Das Ulkus kann 3–12 cm Durchmesser haben. Der elevierte, aufgerollte Randwall ist pathognomisch. Mehrere Herde können auftreten. Neben den sezernierenden feuchten Ulzerationen kommen auch vegetierende, warzige, nodöse oder framboesiforme Herde vor. Die deskriptive Nomenklatur ist dementsprechend mannigfaltig: framboesiform, gummaartig, chromoblastomykoid, pyodermaartig, furunkuloid, ekthymaartig, epitheloidartig und lepraartig. Die kutane Form mit Lymphangitis und Lymphknotenbeteiligung in Form dikker harter Stränge heißt sporotrichoide Variante der kutanen (süd)amerikanischen Leishmaniose.
Mukokutane Form. Schleimhautläsionen sind stets Spätmanifestationsformen. Es hängt von noch nicht gesicherten geographischen Bedingungen ab, ob eine kutane in eine mukokutane Form übergeht. Beispielsweise tritt in Mexiko die kutane Form (Chiclero-Geschwür) ohne Mitbeteiligung der Schleimhaut auf, während in Venezuela Schleimhautbeteiligung bei

35%, in Brasilien sogar bei 80% der Fälle vorkommt. Die Umwandlung einer kutanen in eine mukokutane Form vollzieht sich wahrscheinlich hämatogen und nicht durch direkte per-continuitatem-Infektion. Die Zeitspanne bis zum Auftreten der mukokutanen Beteiligung ist lang, 3–10 Jahre, in Brasilien jedoch oft unter einem Jahr. Bei der südamerikanischen Haut-Schleimhaut-Leishmaniose beginnt die Zerstörung am häufigsten im Septumbereich, ergreift aber dann den gesamten knorpeligen Nasenanteil, die Lippen und den weichen Gaumen mit klinischen Zeichen von Koryza (chronischer Schnupfen) und Hämorrhagien beim Naseputzen. Es folgt rascher Übergang mit Zerstörung des Nasenseptums; das Knochengerüst bleibt bestehen. Die Nasendeformation hat zu Bezeichnungen wie Kamelnase, Tapirnase oder Papageiennase geführt. Das entzündliche Infiltrat dehnt sich auf die Oberlippe aus, die rüsselförmig aufschwillt. Schließlich geht die mukokutane Leishmaniose auf den harten und weichen Gaumen, die Tonsillen, das Zahnfleisch und den Mundboden über, um auch Larynx, Trachea und Bronchien zu ergreifen. Zunehmend treten Schluckbeschwerden und schließlich Schluckunfähigkeit auf. Alle befallenen Schleimhautareale sind ödematös und granulomatös verdickt, leicht verletzlich und oft superinfiziert. Die Gefahr von Sepsis und Mutilation besteht. *Malnutrition* und *Infektion* des Respirationstrakts sind die häufigsten Todesursachen.

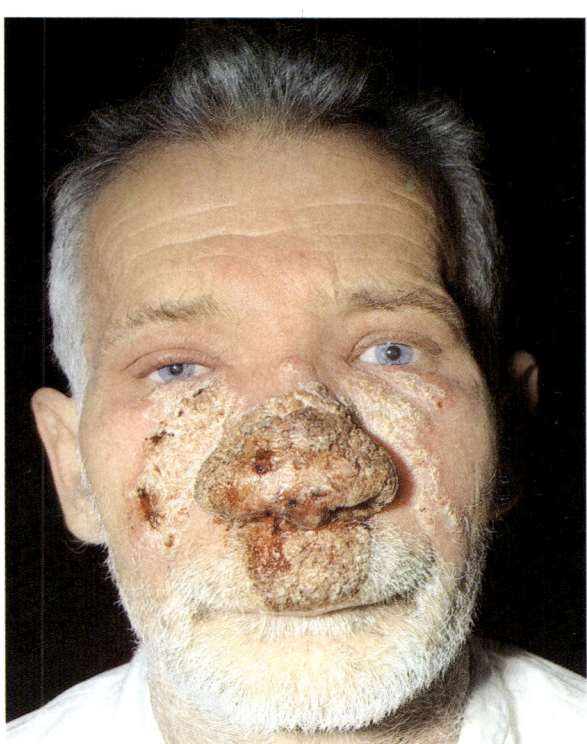

Leishmaniasis brasiliensis, mukokutane Form

Komplikationen. *Knochenläsionen*, besonders an den Fingern (leishmanoide Daktylitis) und *disseminierte anergische Leishmanioseherde* mit plötzlicher Aussaat zahlreicher Papeln, Knoten und Plaques, die alle sehr erregerreich sind, sind seltene Komplikationen.

Verlauf. Die kutane Form heilt fast stets spontan ab bis auf Ohrmuschelherde, die zu chronisch-mutilierender Perichondritis führen. Die mukokutane Form ist chronisch-rezidivierend, auch nach entsprechender Behandlung.

Diagnose. Sie ist leicht möglich aus Anamnese (Endemiegebiet), klinischem Befund, intrakutanem Montenegro-Test (zu über 97% positiv) und Erregernachweis (s.S. 180).

Therapie. Frühzeitige und intensive Behandlung über lange Zeit in allen Fällen ist wichtig. Antimonpräparate und Amphotericin B stehen zur Verfügung.
Innerlich: Antimon. Fünfwertiges Antimon [Megluminantimonat (Glucantime), Natriumstiboglukonat (Pentostam)] ist wirksam. Glucantime wird täglich intramuskulär (20 ml bei einem Körpergewicht von 60–70 kg; oder eine 5-ml-Ampulle intravenös) bis zur völligen klinischen Heilung gegeben. Eine Behandlung dauert etwa 30–40 Tage und kann nach 2 Wochen wiederholt werden.
Amphotericin B. Es wird nur bei hospitalisierten Patienten und genauer medizinischer Überwachung verabreicht, da es stark toxisch wirkt. Die Hauptindikationen sind antimontherapieresistente Schleimhautherde. Dabei werden 50 mg Amphotericin B in 500 ml 5%iger Dextrose langsam intravenös über 3–4 h im Dunkeln infundiert; die Gesamtdosis beträgt zwischen 200 mg und 1800 mg.
Metronidazol (Arilin, Clont, Flagyl). Es soll bei der mexikanischen Variante der kutanen (süd)amerikanischen Leishmaniose, jedoch nicht bei der mukokutanen Beteiligung dieser Erkrankung wirken. Neuere Berichte aus verschiedenen Ländern der Welt sprechen jedoch ebenfalls von einer Unwirksamkeit von Metronidazol bei der kutanen Form der (süd)amerikanischen Leishmaniose.
Ketoconazol. In Einzelfällen wurde über Abheilung berichtet (400 mg tgl. über etwa 3 Monate).
Äußerlich: Nicht möglich; nur symptomatisch.

Zoonosen

Hierunter versteht man bei Tieren meist seuchenhaft auftretende Infektionskrankheiten, die gelegentlich auch auf den Menschen übertragen werden. Die Regel ist also das Vorkommen beim Tier, die Ausnahme eine Erkrankung des Menschen.

Erysipeloid [Rosenbach 1887]

Synonym. Schweinerotlauf.

Definition. Akute Infektion, meist nach einer Bagatellverletzung an der Hand, bei Fischern, Schlachtern, Hausfrauen oder Personen, die Kontakt mit frischem Fisch, Geflügel oder Fleisch haben.

Erreger. Erysipelothrix rhusiopathiae (Erysipelothrix insidiosa), ein kurzes, grampositives Stäbchen, das leicht kultivierbar ist.

Epidemiologie. Erysipelothrix rhusiopathiae ist der Erreger von Hautinfektionen und systemischen Infektionen beim Schwein, kommt im Schleim von Salzwasserfischen, auf Krabben, an Schalentieren, aber auch bei Geflügel, besonders bei Puten, sonst in Verbindung mit Tierprodukten wie Knochen und Häuten vor. Die Infektion ist fast ausschließlich auf Kontaktpersonen beschränkt, die Zugang zu infiziertem tierischem Material haben. Die Hauptinfektionen erfolgen in den Sommermonaten. Epidemien kommen bei Krabbenfischern („crab dermatitis") und bei Herstellern von Knöpfen aus Knochen vor. Es entwickelt sich keine bleibende Immunität.

Pathogenese. Der Patient ist meistens in der fleisch- oder tierverarbeitenden Industrie beschäftigt. Bagatelltraumen mit Verletzung an Fleisch (Knochen), Fischgräten, Krabbenstacheln etc. führen zur Erregerinokulation.

Klinik. Nach einer Inkubationszeit von 2–7 Tagen entwickelt sich von der Hautverletzung ausgehend und um diese herum zunächst unter schmerzhaftem Spannungsgefühl ein hellroter Fleck, der peripher wächst und erysipelähnlich wirkt, auch dadurch, daß die Herde scharfbogig begrenzt sind. Im Zentrum klingt die Rötung wieder ab, am Rande schreitet sie fort, bis die Erkrankung zum Stillstand kommt. Meist beschränkt sie sich auf einen engeren Raum, beispielsweise dem Handrücken.
Es gibt aber auch großgyrierte Ausweitung auf Arm und Rumpf. Prädilektionsstellen sind die Hände. Befindet sich die Inokulationsstelle nur an einem Finger, so sitzt die Veränderung asymmetrisch; sind es mehrere, kann das Erysipeloid multipel auftreten und dann symmetrisch wirken. Beim Sitz am Daumen erkrankt auch der Daumenballen.
Das Allgemeinbefinden ist gut, Fieber fehlt im allgemeinen.

Verlauf. Selten kann eine Arthritis im Bereich der befallenen Haut vorkommen. Oft entwickelt sich regionale Lymphknotenschwellung. Bronchitis tritt nach Inhalation der Erreger auf. Endokarditis und Septikämie können vorkommen. Bei normalerweise unkompliziertem Verlauf klingt die Infektion nach 2–3 Wochen ab, kann aber auch mit Wechsel von Exazerbation und Besserung über viele Monate persistieren.

Prognose. Gut, abgesehen von den seltenen systemischen Komplikationen.

Diagnose. Aus der Berufsanamnese und dem klinischen Bild. Kultureller Erregernachweis am besten durch Skarifikation der Randpartien und Gewinnung von Gewebsflüssigkeit oder noch besser aus einer Probebiopsie; sie ist aber für die klinische Diagnose gewöhnlich nicht nötig.

Differentialdiagnose. Das fieberhafte Erysipel entwickelt sich stürmischer. Erythema chronicum migrans bevorzugt Stamm und proximale Gliedmaßenabschnitte und breitet sich viel langsamer aus.

Therapie
Innerlich: Penicillin oral in Dosen zwischen 2 und $3 \cdot 10^6$ IE/Tag für 3–6 Tage lang. Bei Penicillinunverträglichkeit ist Erythromycin zu empfehlen. Höhere und längere Antibiotikatherapie ist bei Arthritis, Sepsis oder Endokarditis erforderlich.
Äußerlich: Ruhigstellung der erkrankten Gliedmaße.

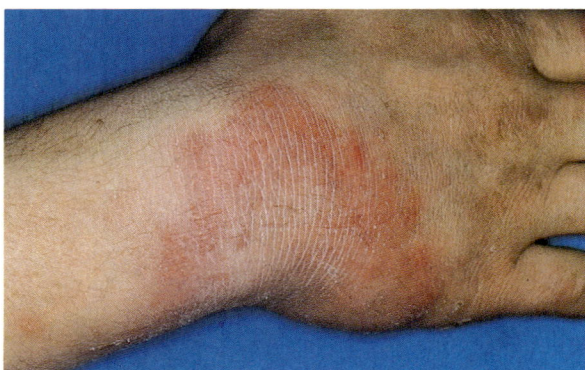

Erysipeloid

Malleus

Synonyme. Rotz, „glanders" (engl.).

Definition. Rotz ist eine schwere, akut oder chronisch verlaufende Infektionskrankheit vor allem bei Einhufern (Pferd, Esel, Maultier), aber auch bei anderen Haustieren mit gelegentlicher Übertragung auf den Menschen (Pferdewärter, Landwirte, Tierärzte, Abdecker), besonders durch Kontakt mit Nasen- und Geschwürsekret erkrankter Tiere. Zwei klinisch unterschiedliche Verlaufsformen werden gesehen.

Erreger. Pseudomonas mallei, ein leicht züchtbares gramnegatives Bakterium und ein obligater Säugetierparasit, biochemisch zu unterscheiden von Pseudomonas pseudomallei, dem Erreger der Melioidosis, einer in Südostasien bei Tier und Mensch vorkommenden Infektionskrankheit.

Epidemiologie. Durch konsequente Bemühung ist Malleus bei uns praktisch beseitigt worden. Die Hauptinfektionsquelle stellen Pferde dar, durch die der Mensch direkt infiziert wird.

Klinik. Die Inkubationszeit beträgt 2–7 Tage. Bei der akuten, fulminanten Form ist der Krankheitsbeginn abrupt mit Kopfschmerzen, Gliederschmerzen, Schüttelfrost, Übelkeit und Erbrechen. Bei der chronischen Form setzen diese Beschwerden langsam ein. Nach vielen Wochen entwickeln sich typische kutane und subkutane Knoten, Abszesse und abszedierende Fistelgänge.

Akuter Rotz der Haut. An der Inokulationsstelle tritt eine münzgroße entzündliche Rötung und Schwellung, oft mit einer Pustel im Zentrum auf, die sich in ein gezacktes, unterminiertes, speckig-eitrig belegtes Ulkus umwandelt. Es ist dies der *Primäraffekt*, der von einer schmerzhaften regionalen Lymphangitis und Lymphadenitis begleitet ist. Ab 3.–7. Krankheitstag kommt es zu Sepsis mit stürmischem Krankheitsbild (Generalisation). Unter hohem Fieber, Schüttelfrost, Übelkeit und Milzschwellung entwickeln sich schubweise Hauterscheinungen. Sie sind zunächst makulös, später bullös oder pustulös und zerfallen schließlich geschwürig (*Rotzgeschwüre*). Sitz der Erkrankung ist die gesamte Haut, bevorzugt jedoch das Gesicht. Nasen-, Mund- und Konjunktivalschleimhaut sind gleichfalls befallen. Abszesse an inneren Organen, in der Muskulatur und der Subkutis, eitrige Arthritiden, Bronchopneumonien und Nierenabszesse führen zu letalem Ausgang in der 2.–3. Krankheitswoche.

Primärer Nasenrotz. Hier ist die Nasenschleimhaut Eintrittspforte. Entzündliche Schwellung macht Nasenatmung fast unmöglich. Später auch hier Pusteln und Geschwüre mit zäher, blutig-eitriger Sekretion. Deszendieren die Erscheinungen, nimmt die Atemnot zu und es kann zur Erstickung kommen. Das septische Bild ist das gleiche wie bei primärem Sitz an der Haut. Auch an der Mundschleimhaut kann die Erkrankung beginnen.

Chronischer Rotz. Er verläuft lokalisiert, der Primäraffekt kann fehlen, ebenso die Lymphknotenschwellung und die Beeinträchtigung des Allgemeinzustandes. Die Entwicklung ist schleichend. Begleitet von Glieder- oder Gelenksschmerzen stellen sich im Gesicht, am Rumpf oder an den Gliedern Knoten ein, die unter Temperaturerhöhung nekrotisch zerfallen, kraterförmig werden, einen proliferierenden Grund besitzen und schlechte Heilungstendenz aufweisen. Erscheinungsfreiheit kann durch neue Schübe abgelöst werden, auch kann der chronische Verlauf in einen akuten übergehen und rasch zum Tode führen.

Chronischer Rotz der Schleimhaut. Führt zu Infiltration, Abszessen und tiefen schorfbedeckten Ulzerationen. Im Gesicht können Mutilationen zustande kommen.

Diagnose. Aus epidemiologischen Daten, dem klinischen Bild, Erregernachweis und serologischen Befunden. Bakteriennachweis mit der Gramfärbung von Ulkusabstrichen, Eiter oder aus Abszeßgewebe und in der Kultur. Der Straus-Versuch mit intraperitonealer Injektion von frischem Infektionsmaterial auf männliche Meerschweinchen mit Entwicklung einer Orchitis und Epididymitis wird heute nicht mehr durchgeführt. Agglutinations- und Komplementbindungstest sind ab dem 20. Tag positiv. Intrakutantests (Spättypreaktion) mit Erregerextrakt (Mallein) werden nicht mehr durchgeführt.

Differentialdiagnose. Miliartuberkulose und Typhus in der Initialphase; Bakterien- und Pilzinfekionen, die zu sporotrichoiden Bildern führen; Melioidosis bei multiplen Hautabszessen.

Therapie. Erfahrungen mit modernen Chemotherapeutika und Antibiotika sind gering.
Innerlich: Sulfonamide (Sulfadiazin, Sulfadiazin-Heyl 100 mg/kg KG/Tag), die sich auch bei Laborinfektionen mit der pulmonalen Form des Rotz bewährt haben. Außerdem wird die Kombination von Streptomycin und Tetrazyklin empfohlen.
Die Patienten müssen isoliert werden.
Äußerlich: Symptomatisch mit desinfizierenden feuchten Verbänden und Salben.

Meldepflicht.

Anthrax

Synonyme. Milzbrand der Haut, Pustula maligna.

Definition. Anthrax ist eine Erkrankung von Haustieren und wilden Tieren und kann von dort akzidentell auf den Menschen übertragen werden. Der Hautmilzbrand ist die Pustula maligna.

Erreger. Bacillus anthracis, ein grampositives Bakterium, das in der freien Natur und unter Kulturbedingungen Sporen bildet, aber nicht im lebenden Gewebe.

Epidemiologie. Wildlebende Tiere und Haustiere werden von Milzbrand befallen. Die Milzbrandsporen sind sehr resistent und bleiben jahrelang in tierischen Produkten (Haare, Felle etc.), aber auch auf Weiden und in Stallungen erhalten. Rinder, Schafe, selten Pferde, Schweine und Geflügel erkranken. Durch verseuchtes Futter gelangt der Erreger in den Darm, wo sich die Haupterscheinungen abspielen. Der Mensch kann sich unmittelbar am Tier oder an tierischen Produkten infizieren. Gefährdet sind Tierärzte, Bauern, Abdecker, Metzger, Lederhändler, Bürstenmacher, Entladearbeiter in Häfen und Arbeiter in der Felle und Wolle verarbeitenden Industrie (Berufskrankheit). Auch in Verbänden von Kranken können sich Sporen bilden. Impfungen und scharfe Kontrollen der Viehbestände haben Anthrax in westlichen Ländern sehr selten werden lassen, aber Importe aus dem Mittleren und Fernen Osten, Afrika und Südamerika bergen die Gefahr der Sporeneinschleppung.

Pathogenese. Die Infektion spielt sich vorwiegend an exponierten Körperstellen wie Gesicht, Nacken und Hände, stets in Verbindung mit einem Hautdefekt, ab. Milzbrand hinterläßt keine Immunität.
Hautmilzbrand. Entsteht durch Inokulation von Erregern in Hautläsionen. Dies ist die häufigste Form des Milzbrands.
Lungenmilzbrand und Stirnhöhlenmilzbrand. Sporeninhalation (Staubinfektion beispielsweise von nichtdesinfizierten Rohfellen) führt zu diesen Erkrankungsformen (Hadern-, Woll- und Borstensortiererkrankheit).
Darmmilzbrand. Aufnahme von Sporen mit der Nahrung, insbesondere keimhaltiger Milch oder verseuchtem Fleisch, führen zu dieser Infektionsform.

Klinik. Die Inkubationszeit beträgt 1–3, höchstens 8 Tage. Leichtes Fieber, allgemeines Unwohlsein und das Auftreten der *Pustula maligna* sind die ersten Symptome. An der Eintrittspforte kommt es akut zu einem hellroten Fleck mit rascher papulöser Umwandlung. Innerhalb von zwei Tagen entsteht im Zentrum eine schlaffe Blase, die zunächst serös, später intensiv hämorrhagisch wird. Die Umgebung ist in weiter Ausdehnung derb infiltriert und nimmt einen braunroten, sogar violetten Farbton an. Nach Eintrocknen der Blase zentrale Umwandlung in einen nabelartig eingesunkenen, schwärzlichen Schorf (Anthrax = Kohle), nicht selten kranzartig von einem Bläschensaum umgeben. Der Aspekt ist karbunkelartig geworden: *Milzbrandkarbunkel.*

Verlauf. Oft tritt eine Lymphangitis und schmerzhafte Lymphadenitis hinzu. Nach etwa sieben bis zehn Tagen demarkiert sich die Entzündung, der nekrotische Schorf stößt sich ab und es erfolgt Abheilung unter Narbenbildung.

Sonderformen

Milzbrandödem. Es ist sehr selten. Hier entwickelt sich ein ausgedehnter phlegmonöser Prozeß mit teigig-ödematöser Infiltration. Die Schwellung wird immer mehr düsterrot und geht in ausgedehnte Nekrosen über. Regelmäßig entstehen auf den breiten Infiltrationen hämorrhagische Blasen. Auffällig ist die geringe oder fehlende Schmerzhaftigkeit. Das Allgemeinbefinden ist schlecht, die Prognose vorsichtig zu stellen. Milzbrandödem lokalisiert sich vorzugsweise an Lippen, Augenlidern oder am Hals.

Milzbrandsepsis. Diese entwickelt sich häufiger aus dem Milzbrandödem als aus einer Pustula maligna. Dabei gelangen Erreger in die Blutbahn und rasch treten Sepsiszeichen mit hohem Fieber, Tachykardie, Mattigkeit, Leibschmerzen, Erbrechen, blutigen Durchfällen und Milzvergrößerung auf. Milzbrandsepsis verläuft entweder foudroyant oder erstreckt sich über einige Wochen.

Prognose. Im allgemeinen günstig. Gefürchtet sind Milzbrandödem, noch mehr Milzbrandsepsis. Die Penicillintherapie hat dem Hautmilzbrand viel an Schrecken genommen. Pulmonaler, intestinaler und meningealer Anthrax sowie Anthraxsepsis haben eine sehr schlechte Prognose.

Diagnose. Aus der Berufsanamnese, dem klinischen Bild und dem Erregernachweis. Der Nachweis großer grampositiver Stäbchen aus Blächenflüssigkeit oder im Material unterhalb des nekrotischen Gewebes unterstützen den Infektionsverdacht. Die endgültige Diagnose erfolgt durch den kulturellen Erregernachweis und dessen Empfänglichkeit für bestimmte Bakteriophagenlyse. Selten gelingt der Bakteriennachweis aus dem Blut. Die serologische Diagnostik ist unzuverlässig. Für die Feststellung der Milzbrandinfektion an Häuten und Fellen, aber auch an Fleisch oder Knochenmehl wird noch die alte Präzipitationsmethode nach Ascoli oder die neuere Technik nach Belloni (1957) und Matheis (1962) (Ouchterlony-Technik) angewandt..

Differentialdiagnose. Furunkel und Karbunkel sind zwar lebhaft rot und dick infiltriert, weisen aber nicht den gleichen hämorrhagischen Zerfall auf. Staphylokokkenphlegmonen sind schmerzhafter.

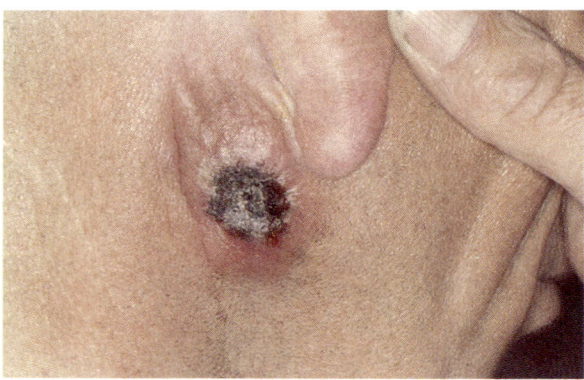

Anthrax

Therapie. Isolierung des Patienten, Bettruhe, Ruhigstellung der erkrankten Körperregion. Da Milzbrandbakterien Sporenbildner sind, werden sie wegen der außerordentlich widerstandsfähigen Dauerformen gefürchtet. In den Hautveränderungen entstehen allerdings keine Sporen, wohl aber im Verbandsmaterial, das deshalb gewissenhaft vernichtet werden muß.
Innerlich: Parenteral Penicillin G, $1\cdot 10^6$ IE, alle 4–6 h. Andere Empfehlungen reichen bis $40\cdot 10^6$ IE/Tag. Bei Penicillinunverträglichkeit Tetrazykline 2,0 g tgl. i.v. Behandlungsdauer etwa 2 Wochen, mindestens aber 1 Woche über die Temperaturnormalisierung hinaus. Eine zellfreie Vakzine, die aus nichttoxischen Mutationsstämmen hergestellt ist, steht für Angestellte in Risikoberufen zur Verfügung.
Äußerlich: Feuchte Verbände sind kontraindiziert. Symptomatisch trockenes Abdecken der Hautveränderungen. Keine Inzision und kein Abtragen der Nekrosen, da dadurch eine Bakteriämie gefördert wird.

Prophylaxe. Eine passive Immunisierung gibt es nicht. Impfprophylaxe für bestimmte Risikoberufe wird in einigen Ländern erwogen, aber noch nicht routinemäßig durchgeführt.

Meldepflicht. Milzbrand ist auch im Verdachtsfall melde- und isolierpflichtig.

Pest

Synonym. Schwarzer Tod, Pestis, Pestilentia.

Definition. Schwere, akute fieberhafte Infektion, die durch Flöhe von natürlichen Wirtstieren (wilde oder domestizierte Nagetiere) auf den Menschen übertragen wird. Die Pestinfektion führt zu drei Erkrankungsformen: Bubonenpest, Bubonenpest mit Sepsis und Lungenpest.

Erreger. Yersinia pestis, ein aerobes gramnegatives Bakterium mit charakteristischer Sicherheitsnadelform durch bipolare Anfärbung.

Epidemiologie. Endemische Pest kommt bei Nagetieren noch in zahlreichen europäischen Ländern und in den USA vor. Die durch Flöhe übertragene Infektion verläuft beim Menschen vorwiegend als Bubonenpest (Beulenpest, schwarzer Tod). Neuerdings wird Pest bei Präriehunden in den USA und sporadisch-endemisch bei Indianern in Reservaten gesehen. Pest ist endemisch in Südostasien und einigen afrikanischen Ländern. Im Jahr 1974 wurden nach Angaben der WHO weltweit 2654 Erkrankungen mit 155 Todesfällen gemeldet.

Pathogenese. Transmission der Yersinia pestis durch Flöhe von Nagetieren auf den Menschen.

Klinik. Nach 1–6 Tagen Inkubation folgen plötzlich Gliederschmerzen, Muskelschmerzen, Tachykardie und hohes Fieber.

Bubonenpest. Dem Flohstich folgt eine kleine Papel oder Papulovesikel, die allerdings oft übersehen wird. Es entwickelt sich ein großer, schmerzhafter Lymphknoten im Abflußgebiet. Der Bubo erstreckt sich auf mehrere Lymphknoten. Die Umgebung ist ausgedehnt infiltriert. Folgt Bakteriämie, kommt es zu fulminantem Verlauf mit Petechien, Ekchymosen und disseminierter intravaskulärer Koagulopathie durch das Pesttoxin (schwarzer Tod). Auch Erytheme, gedellte Bläschen und Pusteln können auftreten. Vorwiegend ist der Rumpf betroffen.

Bubonenpest mit Sepsis und Lungenpest. Schwer verlaufende, meist letal ausgehende Infektionen, sofern die Diagnose nicht rechtzeitig gestellt wird. Chemo- und Antibiotikatherapie haben die Mortalität auf <10% gesenkt.

Diagnose. Epidemiologische Information, klinisches Bild und Erregernachweis. Nachweis von Yersinia pestis im gramgefärbten Ausstrichmaterial oder in spezifisch markierten Fluoreszenzpräparaten (Antikörpernachweis) aus infiziertem Gewebe und dem kulturellen Erregernachweis aus Blut, Sputum oder Bubonenaspirat. Serologische Methoden liefern nur retrospektive Information. Der Antikörpernachweis durch Agglutinations-, Hämagglutinations- und Komplementbindungsversuche ist hauptsächlich von epidemiologischem Interesse.

Differentialdiagnose. Infektionen durch Yersinia pseudotuberculosis. Abgrenzung der Pestbakterieninfektion v.a. gegenüber Yersinia-pseudotuberculosis-Infektionen bei pestverdächtigen Tieren.

Therapie. Isolierung, besonders bei Lungenpest.
Innerlich: Streptomycin i.m., 3,0 g tgl. für 2 Tage, dann 1,5–2,0 g tgl. für weitere 5–10 Tage. Chloramphenicol oder Tretrazyklin sind Alternativmedikamente, da bereits Streptomycinresistenz bekannt wurde. Dosierung: Chloramphenicol 4,0 g tgl. für 2 Tage, dann 3,0 g tgl. für weitere 5–10 Tage. Tetrazyklin 2,0 g i.v. tgl. für eine Woche, dann 1,5 g tgl. für eine weitere Woche.
Äußerlich: Die Bubonen sollten nicht inzidiert werden, solange keine ausreichende Antibiotikatherapie erfolgt.

Meldepflicht.

Tularämie [McCoy und Chapin 1912]

Synonyme. Hasenpest, Nagetierseuche, Francisella-tularensis-Infektion, Lemmingfieber, „Ohara's disease", „deer fly feever".

Definition. Die Erkrankung ist pestähnlich für Nagetiere (Feldmäuse, Wildkaninchen, Hasen, Erdhörnchen). Sie führt zu Epidemien unter den Tieren und kann durch Kontakt mit einem erkrankten Tier, durch Genuß infizierten Fleisches oder durch Insek-

ten vom Tier auf den Mensch übertragen werden. Die Krankheit wird in 4 Formen unterteilt:
- die ulzeroglanduläre Form (am häufigsten),
- die okuloglanduläre Form,
- die typhusartige Form,
- die pulmonale Form.

Der Name Tularämie stammt vom Ort ihrer ersten Auffindung, Tulare in Kalifornien.

Erreger. Francisella tularensis (Francis 1913), ein pleomorphes, gramnegatives Stäbchenbakterium, das auf Kulturmedien wächst oder zu intrazellulärem Parasitismus des retikuloendothelialen Systems bei Labortieren führt.

Epidemiologie. Tularämie breitet sich epidemisch aus und kommt auch in Europa vor. Jäger sind gefährdet und werden durch Kaninchen, Füchse, Eichhörnchen, Stinktiere und Wasserratten infiziert. In den letzten fünf Jahren wurden in den USA über 156 Erkrankungen berichtet, 1980 jedoch über 223, 1981 bereits 261 Erkrankungen.

Pathogenese. Francisella tularensis gelangt durch kleinste Hautläsionen in den Körper. Durch Fliegenstiche oder Zeckenbisse wird die Erkrankung auf Mensch oder Tiere übertragen. Eintrittspforten beim Menschen sind je nach Infektionsmodus Haut, Mund- und Nasenschleimhaut, Konjunktiven, ferner Respirations- und Verdauungstrakt.

Klinik. Nach 2–10 Tagen Inkubationszeit können, begleitet von den Allgemeinsymptomen einer Infektionskrankheit wie Kopf-, Glieder- und Muskelschmerzen sowie Fieber, folgende Manifestationsformen auftreten:

Kutan-glanduläre Tularämie. An der Eintrittspforte, meist gleichbedeutend mit einer Verletzungsstelle, bildet sich ein *Primäraffekt* in Form eines kleinknotigen, blauroten Infiltrats, das nach Pustelbildung geschwürig zerfallen kann. Häufigster Sitz sind die Hände. Rasch kommt es zu einer *regionalen schmerzhaften Lymphadenitis* von Hühnereigröße, die oft nach 2–3 Wochen einschmilzt und dann fistuliert. Auch mehrere Primäraffekte mit unabhängiger Lymphknotenschwellung sind möglich, andererseits auch Fehlen des Primäraffekts. Dann besteht lediglich Lymphadenitis (rein glanduläre Form).

Mukoglanduläre Tularämie. Der Primäraffekt sitzt an der Mundschleimhaut unter dem Bild von Aphthen, sonstigen Ulzerationen, einer Plaut-Vincent-Angina usw. Die Lymphknotenschwellung kommt hinzu.

Okuloglanduläre Tularämie. Sie beginnt mit Konjunktivitis oder Lidödem; es folgen präaurikuläre und submandibuläre Lymphknotenschwellungen. Meist heilt diese Tularämieform in Monaten ab.

Verlauf. Ausnahmsweise führt hämatogene Aussaat zu einer Allgemeininfektion mit remittierendem Fieber, Lungen- und Darmbeteiligung, peripheren und zentralnervösen Erscheinungen und Milztumor. Derartige Verlaufsformen enden vereinzelt auch tödlich.

Tularämide können als Ausdruck der Allergisierung der Haut als polymorphe Exantheme unter skarlatiniformen, papulo-pustulösen, ulzerösen, multiformen Bildern oder als nodöse Erytheme auftreten. Eine überstandene Infektion hinterläßt Immunität gegenüber systemischer Tularämie, eine Reinfektion kann aber erneut Hautulzeration auslösen.

Diagnose. Aus epidemiologischen Angaben, klinischem Bild, Nachweis von Francisella tularensis aus Hautulzera, Blut oder Knochenmark im Direktpräparat oder der Kultur. Der Serumagglutinintest wird etwa ab dem 10. Tag positiv. Kreuzreaktion besteht gegenüber Brucellose. Ein Hauttest mit Francisellatularensis-Antigen wird schon in der ersten Krankheitswoche positiv. Ein Intrakutantest mit abgetöteten Erregern bzw. deren Polysacchariden (Tularin, Tularämin) bleibt für etwa 1–17 Jahre nach Infektion positiv.

Differentialdiagnose. Beim Primäraffekt: Furunkel, Paronychie, Ekthyma, Anthrax, Sporotrichose. Bei ausgeprägter Lymphadenitis: Katzenkratzkrankheit, Pest, Melioidose, Malleus, Lymphogranuloma venereum. Bei fieberhafter Erkrankung: Rocky-Mountain-Fleckfieber. Sonst: Hauttuberkulosen, Brucellose, M. Hodgkin.

Therapie
Innerlich: Streptomycin 1,0–2,0 g i.m. tgl. für 10–12 Tage wirkt kurativ, sofern rechtzeitig behandelt wird. Ausweichmedikamente sind Tetrazykline und Chloramphenicol, aber auch Gentamicin.
Äußerlich: Symptomatisch. Lymphknoten sollten nicht inzidiert werden.

Meldepflicht.

Brucellosen [Bruce 1897]

Morbus Bang (Febris undulans bovina), Maltafieber (Mittelmeerfieber, Bruce-Septikämie, Febris mediterranea, Febris undulans melitensis, Wellenfieber) und Schweinebrucellose sind Tierkrankheiten durch Erreger der gramnegativen Brucellagruppe (Brucella abortus Bang, Brucella melitensis, Brucella suis), die gelegentlich beim Menschen, besonders bei Bauern und Veterinären mit operativer Tätigkeit vorkommen.

Definition. Brucellose ist eine akute oder chronische Infektionskrankheit, die durch infizierte Tiere oder verseuchte Tierprodukte auf den Menschen übertragen wird. Die akute Form verläuft sepsisähnlich mit Bakteriämie, die chronische Form weitgehend uncharakteristisch.

Erreger. Brucellae sind kokkobazilläre, nicht bewegliche gramnegative Stäbchen.

Epidemiologie und Pathogenese. Das Reservoir für Brucellae sind Haustiere; der Mensch infiziert sich an erkrankten Tieren, infizierten Tierprodukten oder durch Verzehr kontaminierter roher Milch. Brucellose kommt daher überwiegend bei Tierärzten, Tierpflegern und Angestellten der fleischverarbeitenden Industrie vor. Beispielsweise kommen in der Bundesrepublik Deutschland jährlich zwischen 80 und 100 Brucelloseerkrankungen vor.

Klinik. Nach 1–3 Wochen Inkubationszeit tritt Fieber mit Kopfschmerzen, gefolgt von allgemeinem Krankheitsgefühl und leichter Temperaturerhöhung auf. Das Fieber (Febris undulans) weist aufgrund seines wellenförmigen Verlaufs oft auf diese Infektion hin.

Hautveränderungen. Diese sind uncharakteristisch und manifestieren sich als makulöse, psoriasiforme, papulöse, papulovesikulöse, hämorrhagische oder multiforme polymorphe Exantheme. Bei weniger als 10% der Erkrankungen kommt es zu krusten- oder plattenartigen Infiltraten und nachfolgender ekthymaartiger Ulzeration. Brucellantigen kann bei veterinärmedizinischem Personal besonders an den Unterarmen nach Abortausräumung verseuchter Rinder und Kontakt mit Fruchtwasser oder Scheidensekret zu akuten fieberhaften Reaktionen führen, die mit elevierten entzündlich geröteten Papeln einhergehen, die schließlich ulzerieren.
Werden attenuierte Brucellastämme, die zur Immunisierung von Haustieren zur Verfügung stehen, zufällig bei Veterinärpersonen inokuliert, können schwerste allgemeine Symptome auftreten. Wahrscheinlich handelt es sich bei diesen Veränderungen um kontaktallergische Reaktionen.

Verlauf. Lymphadenitis, Hepatosplenomegalie, eitrige Gelenkentzündung und Orchitis sind mögliche Komplikationen.

Diagnose. Aus epidemiologischer Information (Kontakt mit erkrankten Tieren), Erregernachweis (Blutkultur, Kultur aus Knochenmark oder aus granulomatösen Entzündungsherden verschiedenster Organe), ansteigender Serumagglutinationstiter [bei 1:40 IE/ml verdächtig, bei 1:80 IE/ml positiv (Widal-Reaktion)]. Bei chronischer Organbrucellose und bei latenten Infektionen sind auch negative Agglutinationstiter möglich, daher werden immer Untersuchungen mit der KBR und/oder einem Immunfluoreszenztest gefordert. Das sog. Prozonephänomen und die Entwicklung blockierender Antikörper müssen beim Agglutinationstest berücksichtigt werden. Früher gebräuchliche Hauttests mit Brucellantigen sind heute bedeutungslos. Kreuzreaktionen mit Francisella tularensis sind möglich.

Differentialdiagnose. Zahlreiche andere bakterielle Infektionen wie Listeriose, Tuberkulose, Salmonellose, Endokarditis; M. Hodgkin.

Therapie
Innerlich: Tetrazyklin 2,0 g tgl., verteilt auf 4 Einzeldosen, oral für 3–4 Wochen. Kombination mit Streptomycin (1,0 g tgl. i.m. für 7–14 Tage).
Äußerlich: Symptomatisch.

Meldepflicht.

Rattenbißkrankheit

Synonyme. „Haverhill fever", Erythema arthriticum epidemicum.

Definition. Akute, von Nagetieren auf den Menschen übertragene Infektionskrankheit mit Fieber, Polyarthralgien und Exanthem.

Erreger. Streptobacillus moniliformis, ein gramnegativer, pleomorpher Bazillus. Das Wachstum in der Kultur ist oft kettenförmig mit Filamentform und geschwollenen Körperchen, die wie Candida (Monilia) aussehen.

Epidemiologie. Streptobacillus moniliformis wird in etwa der Hälfte aller wildlebenden oder in Laboratorien gehaltenen Ratten gefunden. Durch Laborinfektion ist die Rattenbißkrankheit in den letzten Jahren häufiger geworden. Infektionsübertragung durch Bißverletzungen oder Aufnahme verunreinigter Nahrung. 1926 kam es in der amerikanischen Stadt Haverhill in Massachusetts durch Verzehr kontaminierter Milch zu zahlreichen Infektionen (Haverhill-Fieber). Die Erkrankung ist in Asien häufig, bei uns selten.

Klinik. Nach 1–5 Tagen Inkubationszeit, in während der Rattenbiß oft bereits abgeheilt ist, treten Fieber, Schüttelfrost, Kopfschmerz und Myalgien auf.

Hautveränderungen. Ein morbilliformes, makulopapulöses Exanthem entwickelt sich 2–3 Tage nach Beginn der Infektionssymptome. Bevorzugt befallen sind die Extremitäten mit Palmae und Plantae. Petechien kommen hinzu.

Diagnose. Aus epidemiologischen Daten, Fieber und Erregernachweis. Streptobacillus moniliformis ist am besten im Blut nachweisbar.

Differentialdiagnose. Meningokokkensepsis, Gonokokkensepsis, verschiedenartige Virusexantheme, Rocky-Mountain-Fleckfieber.

Therapie
Innerlich: Penicillin $2-3 \cdot 10^6$ IE tgl., verteilt auf 4 Dosen für 12–14 Tage. Ausweichpräparate sind Tetrazykline oder Streptomycin.
Äußerlich: Symptomatisch.

Meldepflicht.

Dermatomykosen

Definition. Mykosen sind Erkrankungen durch Pilze. Klinisch lassen sich unterscheiden:
- *Dermatomykosen:* epidermale und follikuläre Mykosen,
- *tiefe Mykosen:* dermale Mykosen,
- *Systemmykosen.*

Die letztgenannte Gruppe wird hier nur am Rande dargestellt, da Systemmykosen in der Regel nicht vom Dermatologen behandelt werden.

Das Reich der Pilze

Die Einordnung der Pilze im System der belebten Natur ist umstritten. Üblicherweise werden sie dem Pflanzenreich zugeordnet, nach anderer Auffassung bilden sie zusammen mit Bakterien, Algen und Protozoen als Protisten ein den Pflanzen und Tieren gleichrangiges Reich. Pilze (Fungi, Mycetes) besitzen im Gegensatz zu Pflanzen kein Chlorophyll, im Gegensatz zu Bakterien einen echten Zellkern und zellulose- oder chitinhaltige Zellwände. Diese Definition gilt allerdings nicht ohne Ausnahmen.
Wenngleich bestimmte Pilze Krankheitserreger für Menschen, Nutztiere und Kulturpflanzen darstellen, sollte doch ihre Bedeutung für die Ökologie im Kreislauf der Natur und auch ihre Nutzung durch den Menschen, beispielsweise bei der alkoholischen Gärung, bei der Antibiotikaherstellung und als Bäckerhefe, nicht vergessen werden.

Klassifizierung. Die Klassifizierung der Pilze in Stämme (Genera), Arten (Spezies) und Varietäten erfolgt überwiegend aufgrund morphologischer Merkmale. Dabei besteht eine große Formenvielfalt von sexuellen und asexuellen Fortpflanzungsstrukturen sowie vegetativen nichtreproduktiven Elementen. Die Zahl der Pilzspezies wird auf etwa 100000 geschätzt, von denen nur etwa 50 für den Menschen „pathogen" sind. Etwa 20 Arten kommen als Erreger von Dermatomykosen, etwa 20 weitere von tiefen Mykosen in Betracht; ein Dutzend Arten kann Systemmykosen hervorrufen. Pathogenität ist allerdings ein unscharfes Kriterium: Nur wenige Pilzarten verursachen die Erkrankung eines gesunden Körpers (obligate Parasiten); die meisten können nur bei örtlicher oder allgemeiner Vorschädigung bzw. Abwehrschwäche des Menschen bei diesem Wirt überleben und Krankheitswert gewinnen (Nosoparasiten). Tiefe und systemische Mykosen entstehen nur nach passiver Inokulation des Parasiten, für den auch im Überlebensfalle diese Existenz eine biologische Sackgasse ohne Weiterverbreitung bedeutet.
Derselbe Pilz kann unter verschiedenen Lebensbedingungen sehr unterschiedliche morphologische Formen ausbilden. Deshalb entstanden im Laufe der historischen Entwicklung der Mykologie eine Vielzahl von Synonymen für vermeintlich verschiedenartige, später als einheitlich erkannte Spezies. Für den weit verbreiteten Hefepilz *Candida albicans* gibt es beispielsweise mehr als 100 Synonyme. Die internationale Vereinheitlichung der Pilznomenklatur ist noch nicht abgeschlossen und bleibt noch immer neuen Erkenntnissen unterworfen.

Morphologische Charakteristika und Fortpflanzung. Die Fadenpilze bestehen aus verzweigten, oft durch Querwände septierten *Hyphen* (Pilzfäden), deren Gesamtheit das *Myzel* (Pilzgeflecht) bildet. Die makroskopisch sichtbare, meist aus einer einzelnen Spore entstandene Pilzkolonie wird als *Thallus* bezeichnet. *Sporen* sind der Weiterverbreitung dienende, meist rundliche, geschlechtliche oder ungeschlechtliche Dauerformen, deren Entstehungsweise und Aussehen für die verschiedenen Pilzarten typisch sind. Jede Spore kann zu einem neuen Myzel auswachsen. *Arthrosporen* entstehen durch gegliederten Zerfall einer Hyphe meist unter erschwerten Lebensbedingungen. *Chlamydosporen* entstehen, wenn sich dickwandige rundliche Dauerformen aus einer Hyphe differenzieren. Dies kann innerhalb einer Hyphe (interkalar), am Ende (terminal) oder seitlich (lateral) erfolgen. Die Sporen können an einem *fruktifizierenden Myzel* als *Konidien* (Makro-, Mikrokonidien, Aleuriosporen) frei an den Hyphen oder in besonderen *Konidienträgern* gebildet werden. Neben dieser vegetativen Fortpflanzung steht eine vielfach noch unerforschte sexuelle Fortpflanzung, die teilweise taxonomische Bedeutung hat. Als *Parasexualität* werden Kern- und Plasmaaustauschvorgänge zwischen Hyphen eines Myzels oder verschiedener Pilzrassen bei den sog. *Fungi imperfecti* bezeichnet, die eine sexuelle Ersatzfunktion mit dem Ziel neuer Merkmalskombinationen darstellen. *Hefen* (Sproß- oder Spaltpilze) zeigen mit Knospung, Sprossung und Spaltung weitere Formen der Fortpflanzung, bei der aus einer Mutterzelle gleichartige Tochterzellen entstehen. Diese trennen sich häufig nicht vollständig voneinander und strecken sich zu *Pseudohyphen,* die ein *Pseudomyzel* bilden können.
Die Formvielfalt der Pilze unter verschiedenen Lebens- und Fortpflanzungsbedingungen kann hier nur angedeutet werden. Sie besitzt praktische Bedeutung,

da das mikroskopische Bild, insbesondere der Konidienträger und der Konidien, neben dem makroskopischen Aussehen der Pilzkultur und der Wachstumsgeschwindigkeit auf speziellen Nährböden das wichtigste Merkmal für die Routinebestimmung einer Pilzart darstellt. Sichere Pilzdiagnostik bedarf daher einer großen Erfahrung.

Medizinisch bedeutsame Pilzarten. Aus rein medizinischer, weniger aus botanischer Sicht sind 3 Gruppen von Pilzen zu unterscheiden:
- Dermatophyten,
- Hefe- oder Sproßpilze,
- Schimmelpilze.

Bei den *Dermatophyten* sind die Gattungen *Trichophyton* (z.B. T. rubrum, T. mentagrophytes, T. schoenleinii, T. verrucosum), *Microsporum* (z.B. M. audouinii, M. canis, M. gypseum) und *Epidermophyton* (E. floccosum) als Erreger von Dermatomykosen bedeutsam.

Der weitaus wichtigste *Hefe- oder Sproßpilz* ist *Candida albicans*; daneben spielen weitere Candida-, Pityrosporum- und Torulopsisspezies eine untergeordnete Rolle.

Von den zahlreichen *Schimmelpilzen* verursachen nur wenige Arten oberflächliche Mykosen, z.B. Exophiala werneckii die Tinea nigra und Piedraia hortai die schwarze Piedra. Wichtiger sind Schimmelpilzarten als Erreger von tiefen Mykosen wie Chromomykose, Sporotrichose und Myzetom sowie von Systemmykosen wie Kryptokokkose, Blastomykose, Mukormykose und Histoplasmose. Die speziellen Erreger werden jeweils bei der Besprechung der Krankheitsbilder genannt.

Diagnostik von Mykosen

Das typische Krankheitsbild, insbesondere von Dermatomykosen, und die Anamnese gestatten oft bereits mit großer Treffsicherheit, die Diagnose zu stellen. Gesichert werden muß allerdings die klinische Diagnose jeder Mykose durch den *Pilznachweis* und möglichst die zusätzliche *Pilzdifferenzierung*. Der Pilznachweis erfolgt durch das mikroskopische *Nativpräparat*, in besonderen Fällen durch *histologische Untersuchung* einer Biopsie. Die Differenzierung der Pilzart wird erst durch die *Pilzkultur* ermöglicht. Zu erwähnen ist ferner für einige Erkrankungen die klinische Untersuchung in langwelligem UV-Licht mit der *Wood-Lampe*.

Nativpräparat

Untersuchungsmaterial sind vom aktiven Krankheitsrand entnommene Hautschuppen und Bläschendecken, ferner krankhaft veränderte Haare und Nägel. Das Material wird mit Skalpell, Schere oder Pinzette entnommen, auf einen Objektträger gebracht und mit einem Deckgläschen bedeckt. Vom Rande her läßt man 15%ige Kalilauge aus einer Pipette unter das Deckgläschen laufen. Das Präparat von Schuppen und Haaren soll dann etwa 1 h in einer feuchten Kammer (Petri-Schale mit feuchtem Fließpapier) mazerieren; dabei wird das Keratin aufgelöst oder durch Quellung transparent, während die aus Chitin oder Zellulose bestehenden Pilzelemente erhalten bleiben. Leichter Druck auf das Deckglas läßt die Hornzellen auseinanderweichen und die Pilze besser hervortreten. Nach vorsichtigem Erwärmen (ohne Kochen) über der Bunsenflamme kann das Präparat auch sofort untersucht werden. Nagelstücke können zur Beschleunigung des Verfahrens in einigen Millilitern 15%iger Kalilauge vorsichtig im Reagenzglas erhitzt werden. Empfohlen wird ferner die Schnellpräparation unter Verwendung von 15% KOH in 40% wäßriger DMSO-Lösung.

Die Präparate können ungefärbt im abgeblendeten Hellfeldmikroskop oder im Phasenkontrastmikroskop bei ca. 400facher Vergrößerung beurteilt werden. Nachweis von echten Hyphen und Sporen bedeutet ein positives Pilzpräparat bei Dermatophytosen; das Nebeneinander von Hyphen, unregelmäßigen, oft eingeschnürten Pseudohyphen und rundlichen bis ovalen Hefezellen charakterisiert im typischen Fall oberflächliche Sproßpilzinfektionen. Eine weitergehende Aussage läßt das Nativpräparat nicht zu; zur Differenzierung ist die Pilzkultur erforderlich. Bei Haaren kann außerdem das Verhalten der Pilzelemente zum Haarschaft geprüft werden. Die Hyphen und Sporen liegen entweder der Kutikula von außen auf (*ektotriche Lagerung*) oder durchsetzen den Haarschaft von innen (*endotriche Lagerung*).

Artefakte im Nativpräparat. Im ungefärbten Nativpräparat können Sporen mit Dampfblasen bei überhitzten Präparaten und Hyphen mit sich überschneidenden Hornzellgrenzen verwechselt werden. Als *Mosaikfungi* werden Artefakte aus wahrscheinlich verseiften Hautoberflächenlipoiden bezeichnet. Diese Verwechslungsmöglichkeiten werden durch Färbung der Pilzelemente im Nativpräparat vermieden.

Färbung des Nativpräparats. *Parker-Tinte.* Das einfachste Verfahren ist die Verwendung einer 15%igen Kalilauge, der 5–10% der handelsüblichen Tinte *Par-

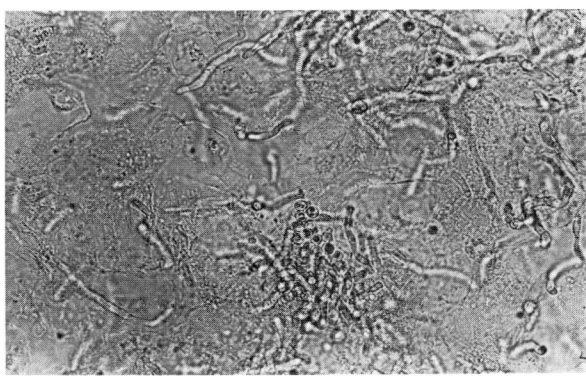

Pilzmyzel: Hyphen und Sporen

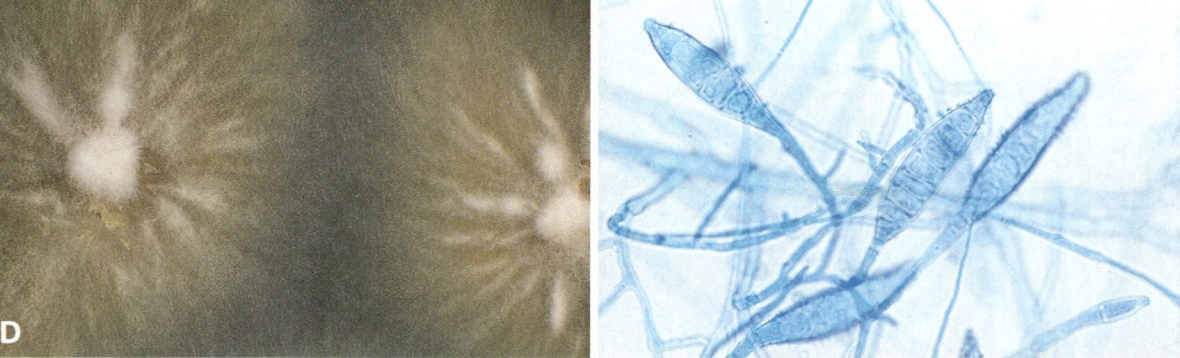

Makro- und Mikromorphologie von Pilzkulturen: Dermatophyten. **A** Trichophyton rubrum, **B** Trichophyton mentagrophytes, **C** Epidermophyton floccosum, **D** Microsporum canis

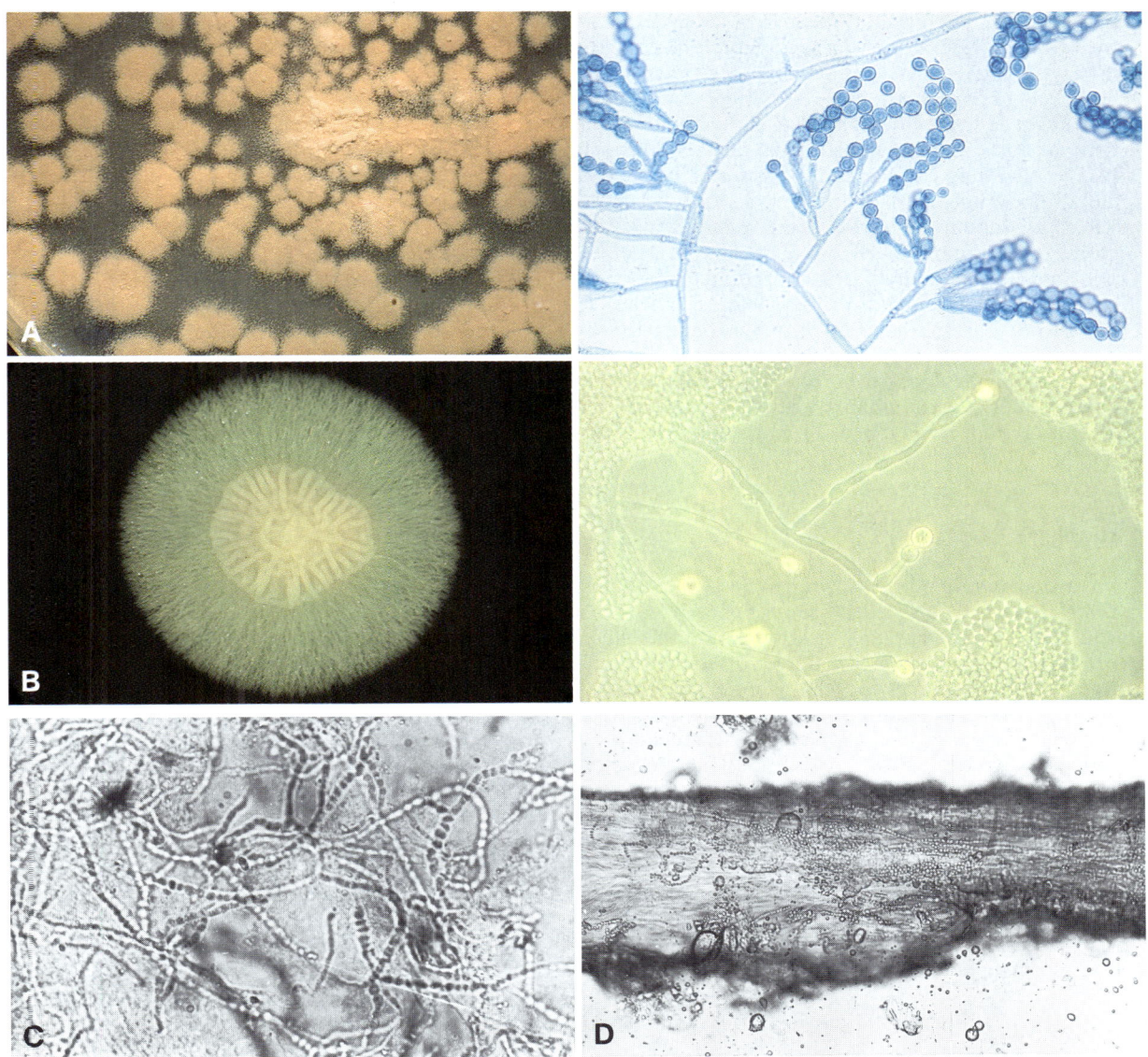

Makro- und Mikromorphologie von Pilzkulturen. **A** „Schimmelpilz" (Scopulariopsis brevicaulis), **B** Hefe (Candida albicans), **C** und **D** Pilznachweis im Nativpräparat, **C** Hautschuppen, **D** Haar

ker *Superchrome Blue-Black Ink* zugesetzt ist. Die blauen Farbstoffe lassen die Hyphen und Sporen deutlich hervortreten; allerdings werden auch Verunreinigungen des Präparats wie Zellstoffasern mitgefärbt.

Perjodsäure-Schiff-Reaktion. Diese aus der Histochemie bekannte Färbung stellt die Pilzelemente weitgehend spezifisch leuchtend rot dar. Auch andere histologische Färbeverfahren werden gelegentlich für das Nativpräparat empfohlen.

Pilzkultur

Das Nativpräparat läßt keine eindeutige Aussage über die Art des dargestellten Pilzes zu. Auch apathogene, zufällig vorhandene Hyphen, z.B. von klinisch bedeutungslosen Schimmelpilzen, ergeben einen „positiven Pilznachweis". Daher ist die Anzüchtung und Identifizierung der Pilze auf künstlichen Nährböden für eine exakte mykologische Diagnostik und auch im Hinblick auf die Therapie unentbehrlich. Neben der größeren *Spezifität* bietet die Kultur gegenüber dem Nativpräparat oft auch größere *Empfindlichkeit*. Ein negatives Nativpräparat schließt eine Mykose nicht aus, insbesondere bei nur einmaliger Untersuchung. Als Nährböden dienen in Petri-Schalen oder schräg in Reagenzröhrchen ausgegossene Agarmischungen, die als Stickstoffquelle Pepton, als Kohlenhydratquelle Glukose enthalten. Antibiotikazusätze (Streptomycin oder Gentamicin) verhindern das gleichzeitige Wachstum von Bakterien. Zur Unterdrückung der schnellwachsenden, klinisch meist bedeutungslosen Schimmelpilze wird dem Nährboden für die Züchtung von Dermatophyten und Hefen Cycloheximid zugesetzt. Nährböden wurden beispielsweise von Sabouraud, Grütz und Kimmig entwickelt. Heute sind gebrauchsfertige Nährböden im Handel. Die Kulturdauer beträgt bei Dermatophyten 2–4 Wochen bei Zimmertemperatur, bei Hefen 1 Woche bei 37° C. Die Bestimmung der Pilzart erfordert Erfahrung; beurteilt werden Wachstumsgeschwindigkeit, makroskopisches Aussehen der Kolonien, das Verhalten auf Differentialnährböden sowie das mikroskopische Bild der Hyphen, Fruchtformen und Sporen.

Histologie

In Einzelfällen kann die histologische Untersuchung einer Probeexzision bei Dermatomykosen sinnvoll sein. Die Frage einer Pilzinfektion kann aber auch bei der histologischen Beurteilung von Biopsien auftreten, die wegen ursprünglich anderer Verdachtsdiagnosen entnommen wurden. Bei tiefen Mykosen und Systemmykosen ist die histologische Untersuchung dagegen sehr viel häufiger notwendig. Pilze sind im Hämatoxylin-Eosin-Präparat meist nur schwer erkennbar. Zum sicheren Nachweis dienen die PAS-Färbung, die Giemsa-Färbung oder die Grocott-Färbung, eine Modifikation der Gomori-Methenamin-Silber-Reaktion.

Untersuchung mit der Wood-Lampe

Zur Ergänzung der klinischen Diagnose mancher Mykosen, insbesondere der Mikrosporie, dient die Untersuchung mit der Wood-Lampe (Näheres s. S. 170). Bestrahlt man Mikrosporieherde im Dunkeln mit dieser Lampe, zeigt sich meist eine deutliche hellgrüne Fluoreszenz auch klinisch noch unauffälliger Herde. Die Fluoreszenz ist allerdings nur bei bestimmten Erregerarten positiv (Microsporum audouinii, M. canis), bei anderen (M. gypseum, Trichophytonarten) meist negativ.

Epidermale und follikuläre Mykosen

Sie werden auch aus klinischen Gründen am besten unterteilt nach der Art der Erreger in Erkrankungen durch
– Dermatophyten („Fadenpilze"),
– Hefe- oder Sproßpilze,
– Schimmelpilze.

Dermatomykosen durch Fadenpilze: Dermatophytosen

Nomenklatur. In den letzten Jahren hat sich die Bezeichnung *Tinea* für alle Dermatophyteninfektionen der Haut durchgesetzt, unabhängig von der nachgewiesenen speziellen Erregerart. Durch Zusätze wird die Lokalisation der Erkrankung an der Haut gekennzeichnet:
– Tinea capitis (Kopf),
– Tinea barbae (Bart),
– Tinea faciei (Gesicht),
– Tinea corporis (Körper),
– Tinea inguinalis (Leiste),
– Tinea manuum (Hände),
– Tina pedum (Füße),
– Tinea unguium (Nägel).
Dermatophyten sind keratinophil; sie leben und vermehren sich im Keratin von Epidermis, Haaren und Nägeln. Es ergibt sich die früher bevorzugte Möglichkeit der nomenklatorischen Unterscheidung zwischen
– *Epidermophytien* (Fadenpilzerkrankungen haarfreier Bezirke wie der Handflächen und Fußsohlen),
– *Trichophytien* (Fadenpilzerkrankungen der behaarten Haut),
– *Onychomykosen* (Fadenpilzerkrankungen der Nägel).
Hierbei ist allerdings inkonsequent, daß der Begriff der Epidermophytie nicht gleichbedeutend mit der Infektion durch die Gattung Epidermophyton, und Trichophytie nicht gleichbedeutend mit der Infektion durch die Gattung Trichophyton ist. Ferner ist der Begriff der Onychomykose nicht auf Dermatophyteninfektionen der Nägel beschränkt, sondern schließt Erkrankungen durch andere Pilzarten (z.B. Candida albicans) ein. In der praktischen Dermatologie finden beide Nomenklaturen nebeneinander Anwendung, da jede für die Beschreibung bestimmter klinischer Gegebenheiten Vorteile besitzt.

Tinea capitis
Definition. Als Tinea capitis wird die Fadenpilzinfektion des behaarten Kopfes, der Augenbrauen oder Augenwimpern durch Spezies der Gattungen Trichophyton und Microsporum bezeichnet. Aus praktischen und klinischen Gründen werden 3 Formen der Tinea capitis unterschieden:
– oberflächliche und tiefe Trichophytie,
– Mikrosporie,
– Favus, auch Tinea favosa genannt.

Oberflächliche und tiefe Trichophytie
Erreger. Häufigster Erreger in Deutschland ist Trichophyton mentagrophytes, daneben kommen weitere Trichophytonarten wie T. verrucosum, T. tonsurans und T. violaceum vor. Das gleiche klinische Bild kann auch durch Microsporum canis, M. audouinii oder M. ferrugineum hervorgerufen werden.

Klinik. Säuglinge, Klein- und Schulkinder werden häufig, Erwachene selten befallen. Es entwickeln sich scheibenförmige, scharf begrenzte, entzündlich gerötete und geschwollene Herde mit deutlicher Schuppung. Der Entzündungsgrad kann unterschiedlich sein. Bei stark ausgeprägten Entzündungszeichen (Rötung, entzündliche Infiltration, Schuppung, Pusteln) spricht man von der *phlegmasischen Form*, die im wesentlichen der tiefen Trichophytie entspricht. Dagegen kennzeichnet pityriasiforme Schuppung bei weitgehend fehlender Rötung die *aphlegmasische Form*, die der oberflächlichen Trichophytie entspricht.

Die Pilze dringen bei der tiefen Form in den Follikeln an den Haaren in die Tiefe und führen zu follikulären Pusteln, oft zu Knotenbildungen mit massiver eitriger Sekretion. Mit altem Namen heißt diese Krankheitsform *Kerion Celsi*. Nuchale Lymphknotenschwellungen sind typisch, erhebliche Allgemeinerscheinungen wie Fieber, Kopfschmerzen und Erbrechen kommen vor. Bakterielle Superinfektion kann hinzutreten. Spontane Abheilung ist nach Monaten möglich. Auch die Rückbildung unter Behandlung pflegt mehrere Wochen zu beanspruchen. Die massive, abszedierende Entzündung bedingt manchmal auch eine Zerstörung der Haarwurzeln, so daß eine herdförmige, bleibende, narbige Alopezie (*Pseudopeladezustand*) entstehen kann.

Diagnostik. Entscheidend ist der Pilznachweis in Schuppen oder an ausgezogenen Haaren im Nativpräparat und in der Kultur.

Mikrosporie [Gruby 1841]

Definition. Der Begriff Mikrosporie ist mehrdeutig. Einerseits versteht man darunter alle Infektionen durch Mikrosporumarten, auch wenn das dadurch hervorgerufene klinische Bild einer oberflächlichen Trichophytie entspricht. Im engeren Sinn wird darunter das nachfolgend beschriebene, hochkontagiöse, besondere klinische Krankheitsbild verstanden.

Erreger. Microsporum audouinii.

Klinik. Bevorzugt ist das Kapillitium befallen, daher wird die Erkrankung als erregertypische Sonderform der Tinea capitis an dieser Stelle besprochen. Zunächst entstehen multiple, kleinste, pityriasiform schuppende Herde; diese breiten sich allmählich auf Münzgröße aus und konfluieren zu polyzyklisch begrenzten Arealen. Auffällig ist, daß eine entzündliche Rötung meist völlig fehlt. Die Haare sind in den wie mit Mehl bestaubt erscheinenden Herden kurz über dem Haarboden abgebrochen. Phlegmasischer, d.h. entzündlicher Verlauf ist meist durch M. canis oder M. gypseum bedingt.

Vorkommen. Mikrosporie befällt fast ausschließlich Kinder, bevorzugt Knaben, und heilt in der Pubertät spontan ab. Die Mikrosporie ist infektiös und kontagiös; sie kommt endemisch in Kindergärten, Schulen und Internaten vor. Früher bestand Meldepflicht nach dem Seuchengesetz.

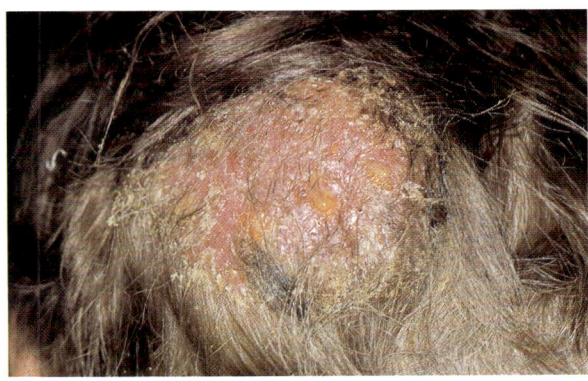

Tinea capitis (tiefe Trichophytie)

Diagnose. Entscheidend sind Erregernachweis und Erregerbestimmung in der Kultur. Hilfreich ist die Untersuchung mit der Wood-Lampe, bei der Mikrosporieherde weißlich-grün fluoreszieren. Dabei werden auch klinisch noch unauffällige Herde erkannt, z.B. im Gesicht und am oberen Rumpf. Die Wood-Lampe eignet sich auch für die einfache und rasche Reihenuntersuchung von Schulklassen oder von krankheitsverdächtigen Haustieren, vor allem Katzen.

Tinea favosa [Remak 1837]
Synonym. Favus.

Definition. Der Favus ist eine chronische Sonderform der Tinea capitis, bei der Myzelmassen enthaltende, schildchenförmige Schuppenkrusten, sog. Scutula, entstehen, und die mit narbiger Alopezie (Pseudopeladezustand) abheilt.

Erreger. Trichophyton schoenleinii.

Vorkommen. Die Erkrankung ist in Deutschland sehr selten; größere Endemiegebiete finden sich in Südeuropa, im Mittleren Osten, im Iran, in Kaschmir und in Grönland.

Klinik. Säuglinge und Kinder sind bevorzugt befallen; jedoch besteht keine Tendenz zur Abheilung in der Pubertät wie bei den übrigen Tinea-capitis-Formen.

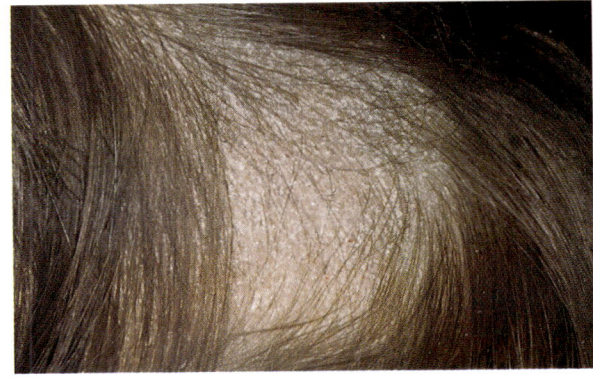

Mikrosporie

Die unbehandelte Infektion kann den Patienten lebenslang begleiten. Man unterscheidet 3 Schweregrade des Favus. Die mildeste Form zeigt eine leichte Rötung der Kopfhaut, Verlust des Haarglanzes, jedoch keinen Haarausfall. Bei dem zweiten Schweregrad finden sich eine stärkere entzündliche Rötung und die charakteristischen *Scutula*. Dies sind schwefelgelbe, linsengroße, schüsselförmig gedellte Schuppenkrusten (Scutulum = Schildchen), die sich im und um den Haarfollikel entwickeln und im Zentrum einen oder mehrere Haarschäfte umschließen. Die Haare fallen aus. Beim dritten Schweregrad entsteht Haarverlust von mehr als einem Drittel des Kapillitium, zentral atrophische Abheilung, peripheres Fortschreiten mit Bildung neuer Scutula. Stärkere Krustenauflagerung, Exsudation und bakterielle Superinfektion führen zu einem unangenehmen „käsigen" oder „an Mäuseurin erinnernden" Geruch. Neben der Erkrankung des Kapillitiums sind Körperherde, in denen dann ebenfalls Scutula und Übergang in Atrophie vorkommen, selten. Der Erreger Trichophyton schoenleinii kann auch eine Tinea unguium (*Onychomycosis favosa*) erzeugen, die sich klinisch von der durch andere Erreger hervorgerufenen Nagelmykose nicht unterscheidet. Wichtig ist daher die Inspektion der Nägel.

Diagnose. Das klinische Bild mit typischer Lokalisation, den Scutula und der Atrophie sowie der Mäusegeruch sind sehr typisch. Entscheidend ist der Erregernachweis aus Scutula und befallenen Herden im Nativpräparat und in der Kultur.

Meldepflicht.

Tinea barbae

Definition. Als Tinea barbae wird die Dermatophyteninfektion der bärtigen Anteile von Gesicht und Hals bezeichnet. Die Erkrankung kommt naturgemäß nur bei erwachsenen Männern vor. Wesensmäßig handelt es sich um eine tiefe Trichophytie.

Erreger und Verbreitung. Am häufigsten kommt Trichophyton mentagrophytes vor, seltener sind andere Trichophyton- und Mikrosporumarten krankheitsauslösend. Dermatophyteninfektionen der Bartregion sind heute relativ selten. Sie waren früher häufiger, oft übertragen beim Kontakt mit erkranktem Vieh. *Animale Pilztypen* haben eine größere Virulenz und zeigen ektotriche Lagerung. Die verursachenden Dermatophyten wurden im Laufe der Medizingeschichte bereits frühzeitig mikroskopisch gesehen; die Krankheit wurde als *Sycosis parasitaria* bezeichnet – im Gegensatz zur *Sycosis non parasitaria*, der chronischen tiefen bakteriellen Follikulitis, deren Erreger (Staphylokokken) erst später mit der Entwicklung der mikroskopischen Färbetechniken im Mikroskop erkennbar wurden.

Klinik. Die Erkrankung beginnt mit vereinzelten eitrig pustulierenden Follikulitiden, deren Erreger beim Rasieren weiterverbreitet werden. Die zunächst oberflächliche Entzündung mit Rötung, Schuppung und Pustelbildung dringt rasch in die Tiefe der Haarfollikel vor, es entstehen weiche, infiltrierte, furunkuloide Knoten. Die Herde sind von follikulären Pusteln übersät. Durch Einschmelzung entstehende, unterminierte, konfluierende Abszesse großer Bartbereiche sind die schwerste Form der Tinea barbae. Die bestaubt aussehenden Barthaare stecken lose wie Dochte in den Follikelöffnungen und lassen sich schmerzlos zu diagnostischen oder therapeutischen Zwecken epilieren. Die regionalen Lymphknoten sind entzündlich geschwollen und druckschmerzhaft. In schweren Fällen treten Allgemeinsymptome (Fieber, Abgeschlagenheit) hinzu. Die Erkrankung erreicht nach 4–6 Wochen ihren Höhepunkt. Wegen des intensiven Kontakts der Pilze innerhalb der Infiltrate mit dem Gewebe kommt es mehr und mehr zu Allergisierungs- und Immunisierungsphänomenen. Unter ihrem Einfluß bilden sich die Erscheinungen zurück, bis schließlich Heilung resultiert. Narben entstehen kaum oder sind recht unscheinbar. Die Haare wachsen meist wieder.

Diagnose. Die Diagnose der Tinea barbae ist wegen des typischen klinischen Bildes meistens leicht. Sie wird durch Pilznachweis an epilierten Haaren gesichert. Im Nativpräparat findet man zumeist ektotriche Lagerung der Pilze auf der Haarkutikula. Die Pilzkultur informiert über den Erreger.

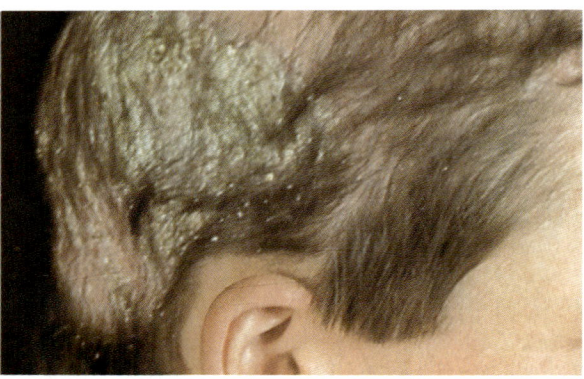

Favus

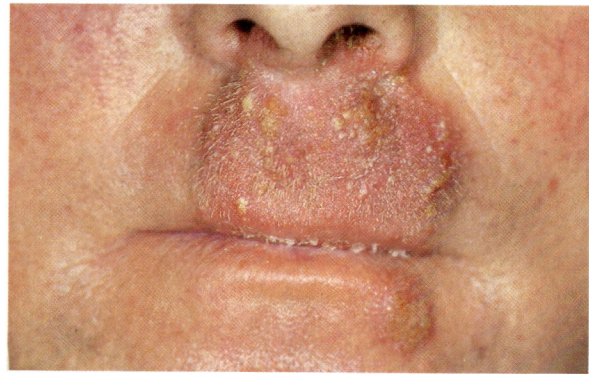

Tinea barbae (Trichophytia profunda)

Differentialdiagnose. Chronische staphylogene Follikulitis, gramnegative Follikulitis, Furunkel, Karbunkel, Folliculitis eczematosa barbae, Candidafollikulitis, Skrofuloderm, Aktinomykose.

Tinea faciei und Tinea corporis

Erreger. Häufigste Erreger sind Trichophyton rubrum und T. mentagrophytes; selten wird Epidermophyton floccosum nachgewiesen.

Klinik. Insbesondere bei Kindern, die von Haustieren (Goldhamster, Meerschweinchen) infiziert werden, können scharf begrenzte, scheibenförmige, sich zentrifugal ausbreitende bogige Herde einer Tinea im nichtbehaarten Gesicht auftreten. Rötung, Schuppung, Randbetonung mit kleinen Bläschen oder Pusteln sind typisch. Bemerkenswert sind die Abheilung der Herde im Zentrum und ihr peripheres Fortschreiten. Dadurch entstehen charakteristische Ringformen. Es besteht Juckreiz. Bei relativ geringen Entzündungszeichen (aphlegmasische Formen) kann die Diagnose schwer sein; auch bei inadäquater, nur symptomatischer Behandlung durch glukokortikoidhaltige Externa werden die typischen Entzündungszeichen unterdrückt und die Beurteilung erschwert.

Das für den Gesichtsbereich beschriebene klinische Bild wird bei Kindern und Erwachsenen auch an Hals, Stamm und Extremitäten beobachtet. Nicht selten bleibt das Krankheitsbild zunächst unbeachtet oder wird als nummuläres Ekzem verkannt. Dann entstehen ausgedehnte, gyrierte, oft zentral abheilende und sich randwärts ausbreitende Herde der Tinea corporis. Wird in Verkennung der Diagnose mit glukokortikoidhaltigen Externa behandelt, kommt es zu weitgehender Unterdrückung der Hauterscheinungen und des Juckreizes, während sich die Pilzinfektion weitgehend unbemerkt ausbreitet.

Differentialdiagnose. Psoriasis vulgaris, Parapsoriasis en plaques Brocq, trichophytiformes Ekzem, Ekzematide, Mycosis fungoides. Entscheidend ist stets der Pilznachweis.

Tinea inguinalis

Die Inguinal- sowie die Genitoanalregion ist, weitaus bevorzugt bei erwachsenen Männern, Sitz von Dermatophyteninfektionen. Die Erkrankung beginnt mit juckenden, scharf begrenzten, rundlichen, entzündlich-roten bis braunroten Herden, die sich randwärts ausbreiten und zu polyzyklischen Herden konfluieren können. Im Randbereich finden sich Bläschen, manchmal auch kleine Pusteln und Schuppen. Die Randbetonung und das im ganzen polymorphe ekzemartige Krankheitsbild erklären die alte Bezeichnung: *Eczema marginatum* (Hebra).

Prädilektionsorte sind die Innenseiten der Oberschenkel an den Anlageflächen des Skrotums, auch das Skrotum selbst; von hier schreitet die Krankheit auf die freien Hautflächen fort, nicht selten über den Damm auf die Glutäalgegend. Als weitere intertriginöse Bereiche können der submammäre Raum bei

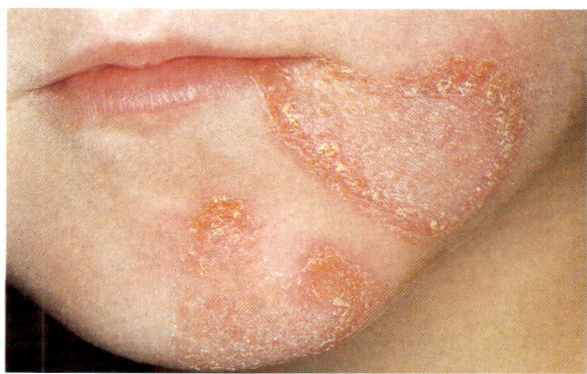

Tinea faciei (Trichophytia superficialis)

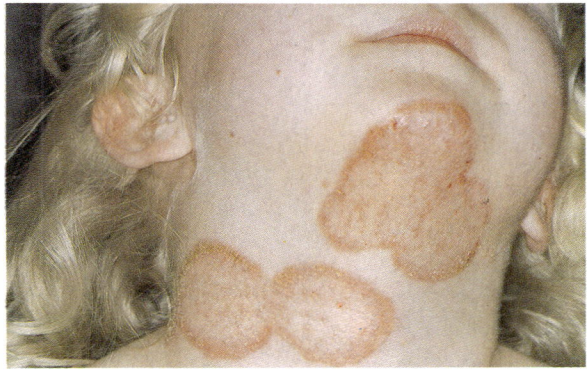

Tinea colli (Trichophytia superficialis)

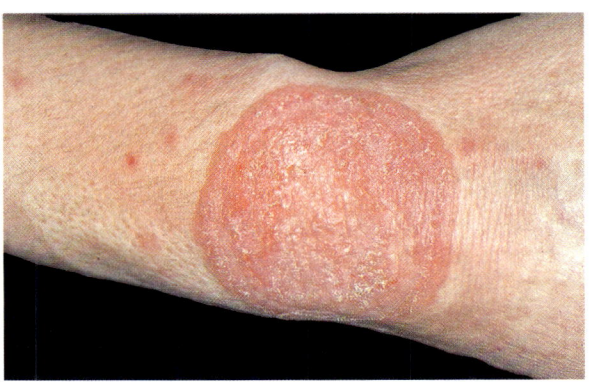

Tinea corporis [Trichophytia media (Handgelenk)]

adipösen Frauen sowie die Achselhöhlen, ferner die Ellenbeugen und Kniekehlen erkranken.

Die Infektion erfolgt entweder durch Kontakt (Partneruntersuchung!), zunächst aber fast immer durch Autoinokulation von einer gleichzeitig bestehenden Fußmykose, die bei Patienten mit Tinea inguinalis nie übersehen werden sollte. Auch eine Übertragung durch Handtücher und Wäsche erscheint möglich.

Begünstigend für das Angehen der Infektion sind Schweißstauung durch enge, luftundurchlässige Körperwäsche, Reibung (Unterwäsche), sitzende Tätigkeit (auch nichtporöse Autositze), tropisches Klima sowie eine bestehende mazerierte Intertrigo. Adipöse

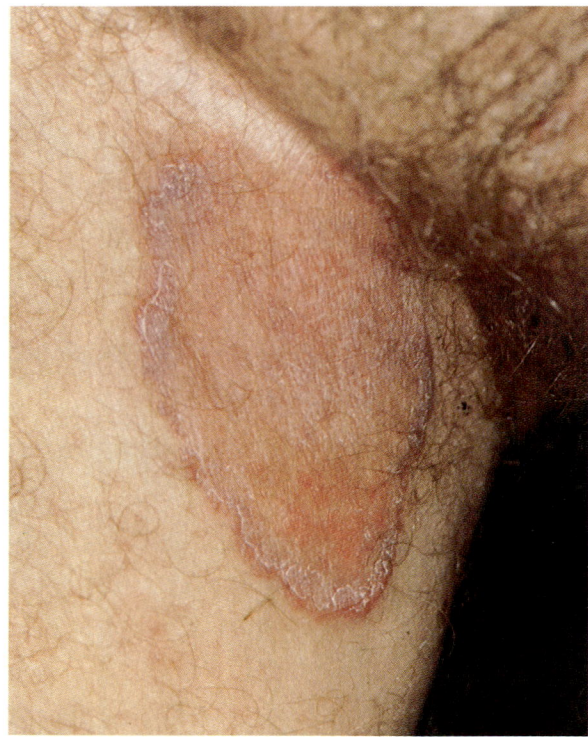

Tinea inguinalis

sind bevorzugt betroffen; auch an Diabetes mellitus ist zu denken.

Symptome. Juckreiz, besonders bei längerem Sitzen und in der Wärme. Exazerbationen nach langem Sitzen (Auto, Flugzeug).

Diagnose. Entscheidend ist der Pilznachweis im Nativpräparat und in der Kultur.

Differentialdiagnose. Abzugrenzen sind Erythrasma (fehlende Randbetonung, ziegelrote Fluoreszenz im Wood-Licht), Ekzeme (unscharfe Begrenzung mit maximalen Veränderungen im Zentrum, evtl. Streuphänomene), Intertrigo und intertriginöse Psoriasis.

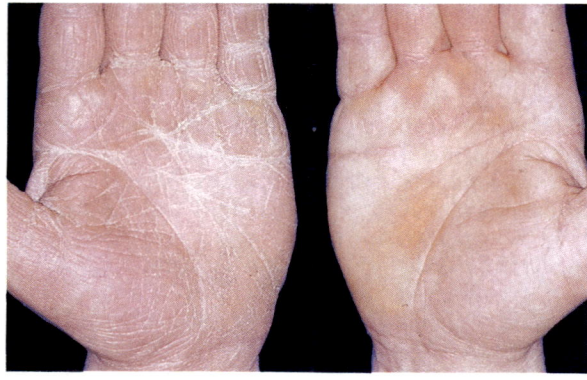

Tinea manus, squamös-hyperkeratotische Form

Tinea manuum

Definition. Als Tinea manuum wird die Dermatophyteninfektion der Hände bezeichnet. Dabei ergeben sich verschiedene klinische Bilder je nach Lokalisation der Infektion und Reaktionsweise des Organismus.

Erreger. Die Infektion ist fast stets durch Trichophyton rubrum oder T. mentagrophytes, seltener durch Epidermophyton floccosum bedingt. Infektionsreservoir ist meist die gleichzeitig bestehende Tinea pedum.

Klinik. Auffällig ist die Einseitigkeit oder deutliche Asymmetrie der Hauterscheinungen. An Hand- und Fingerrücken gleicht das Bild der Tinea corporis mit *erythematosquamösen,* scharf begrenzten, randbetonten, polyzyklischen Herden, die sich randwärts ausbreiten und oft feinste Pusteln haben. Interdigital kann eine *erosiv-mazerative,* intertriginöse Form auftreten, wenngleich dieses Bild überwiegend nicht durch Dermatophyten, sondern durch Candida albicans hervorgerufen wird. Die dyshidrosiforme Tinea manuum ist durch *dyshidrosiforme* juckende Bläschen und Pusteln an Handtellern, seitlichen und volaren Fingerregionen charakterisiert. Am häufigsten ist die *squamös-hyperkeratotische* bzw. *hyperkeratotisch-rhagadiforme* Tinea manuum mit Sitz an Palmae, palmaren Fingeranteilen und an den Fingerkuppen. Man sieht eine feine festhaftende Schuppung auf leicht geröteter Haut und nicht selten schmerzhafte Rhagaden. Wichtig ist eine oft gleichzeitig bestehende Tinea unguium (Onychomykose). Für die Diagnose entscheidend ist der Pilznachweis. Infektionsreservoir kann eine Tinea unguium, Tinea pedum und/oder Tinea inguinalis sein.

Differentialdiagnose. Hyperkeratotisch-rhagadiformes, dyshidrosiformes oder dyshidrotisches Handekzem (doppelseitig), Psoriasis palmaris (Psoriasis an anderer Stelle), primäre Dyshidrose, Mykidreaktion der Hände (z.B. bei Fußmykose), intertriginöse Kandidose.

Tinea pedum

Synonyme. Fußmykose, Fußpilzerkrankung, Athletenfuß.

Definition. Tinea pedum ist die Dermatophyteninfektion der Füße, insbesondere der Zehen und Fußsohlen.

Erreger. Häufigster Erreger ist Trichophyton rubrum, daneben kommen T. mentagrophytes und Epidermophyton floccosum vor.

Verbreitung. Die Tinea pedum ist eine der häufigsten dermatologischen Erkrankungen. Ihre Häufigkeit wird in Deutschland auf 15–30% geschätzt, in bestimmten Kollektiven ist sie höher, so z.B. bei Bergarbeitern (bis 70%) und bei Sportlern („athlete's foot").

Pathogenese. Pathogenetisch spielt das feuchtwarme Mikroklima im Schuh die wichtigste Rolle, Hyperhidrose und Akrozyanose sind begünstigende Faktoren. Etwa 60–80% aller Patienten mit arteriellen und chronischen venösen Durchblutungsstörungen leiden an Onychomykosen und/oder Tinea pedum. Über weitere individuelle Dispositionsfaktoren (Immunstatus?) ist derzeit wenig Sicheres bekannt. Die verursachenden Pilze sind fast ubiquitär; ihre Sporen sind monatelang in der Umwelt des Menschen virulent, z.B in Schuhen, Holzrosten der Schwimmbäder und Turnhallen, Bademattten und Hotelteppichen oder gemeinsam benutzten Wegen. Eine wichtige Prophylaxe ist die Fußhygiene, insbesondere das sorgfältige Abtrocknen der Zehenzwischenräume nach dem Baden oder Duschen und das Tragen möglichst luftiger Schuhe.

Klinik. Das klinische Bild entspricht den bei Tinea manuum beschriebenen Formen. Am häufigsten sind die intertriginöse und die squamös-hyperkeratotische Tinea pedum, seltener die dyshidrosiforme und am Fußrücken die erythematosquamöse Variante.

Intertriginöser Typ. Man findet ihn am häufigsten in den besonders engen 3. und 4. Zehenzwischenräumen, aber auch die übrigen Interdigitalräume bleiben nicht verschont. Spreizt man die Zehen, findet man eine grau-weißlich verquollene Haut. Durch Ablösung der mazerierten Schichten entstehen nässende Erosionen und Rhagaden. Die Erkrankung greift auf die Zehenunterseite über. Bei Dyshidrosisschüben oder allgemeiner Hyperhidrose (Tragen von Gummistiefeln, Autoheizung etc.) kann es zu akutem Aufflammen der Erscheinungen mit starkem Juckreiz kommen.

Squamös-hyperkeratotischer Typ. Er ist ebenfalls häufig und charakterisiert durch meist herdförmige, asymmetrische, scharf begrenzte schuppende Hyperkeratose. Rhagaden können hinzutreten. Hauptlokalisationen sind Fußränder, Fersen und Zehenspitzen. Aber auch eine diffus schuppende Keratose der gesamten Fußsohle, besonders einseitig, kann durch eine Tinea pedum bedingt sein. Bei allen Formen der Tinea pedum ist die Miterkrankung der Nägel häufig und ein diagnostisches Leitsymptom.

Dyshidrosiformer Typ. Er gleicht im wesentlichen dem bei Tinea manuum beschriebenen Bild. Besonders im Bereich des Fußgewölbes kommt es zumeist im Sommer und bevorzugt an schwülwarmen Tagen zur Entwicklung einer Gruppe von dyshidrosiformen, oft leicht getrübten Bläschen mit fadenziehendem Inhalt, manchmal auf leicht entzündlich gerötetem Grund. Es besteht starker Juckreiz. Abheilung erfolgt mit Schuppenkrustenbildung. Frische und alte Effloreszenzen sieht man bei längerer Dauer nebeneinander. In den Schuppen gelingt der Pilznachweis leicht.

Verlauf. Fußmykosen verlaufen meist über Jahre und Jahrzehnte chronisch-intermittierend. Sommerklima, Tropen, Zentralheizung, Autoheizung, feuchtwarmes Mikroklima schaffen günstige Bedingungen. Als wichtige Komplikationen sind Erysipele der Unterschenkel zu nennen, für die die Erosionen und Rhagaden zwischen den Zehen die häufigste Eintrittspforte darstellen. Ferner sind therapiebedingte, durch Bestandteile von Antimykotika ausgelöste Kontaktallergien zu erwähnen.

Differentialdiagnose. Beim intertriginösen Typ sind die einfache Intertrigo, bakterielle Zwischenzeheninfekte durch sog. Feuchtkeime („gramnegativer Fußinfekt", „bakterieller Fußinfekt") und Kandidose rein kli-

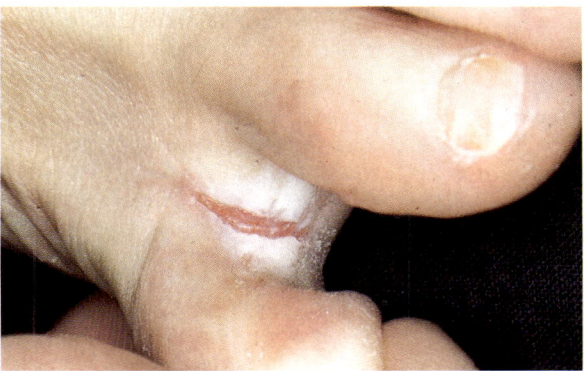

Tinea pedis, mazerativer Typ

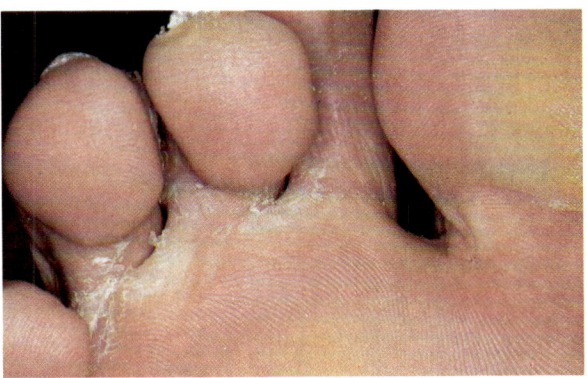

Tinea pedis, squamös-hyperkeratotischer Typ

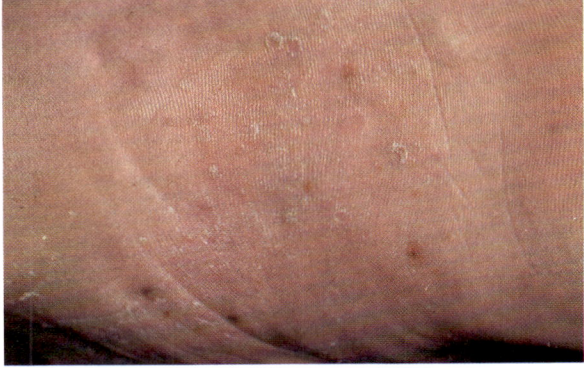

Tinea pedis, dyshidrosiformer Typ (Fußgewölbe)

nisch schwer abzugrenzen. Beim squamös-hyperkeratotischen Typ sind vor allem hyperkeratotische oder hyperkeratotisch-rhagadiforme Fußekzeme, Psoriasis plantaris, Lichen ruber planus und hereditäre Keratosen abzutrennen. Mikroskopischer Pilznachweis und Pilzkultur sind diagnostisch entscheidend. Beim dyshidrosiformem Typ ist an Dyshidrose (meist doppelseitig) und an Pustulosis palmoplantaris und Psoriasis palmaris et plantaris zu denken.

Tinea der Unterschenkel

Nomenklatur. Der eigentlich zweckmäßige Begriff „Tinea cruris (crurum)" wird in der angloamerikanischen Nomenklatur mit „Tinea inguinalis" synonym gebraucht. Auch die Bezeichnung „chronische follikuläre Trichophytie der Unterschenkel" ist gebräuchlich.

Klinik. Hauptsächlich bei Frauen mit bestehender Tinea pedum oder/und Tinea unguium findet man, nicht selten nach Rasieren der Beinhaare, bevorzugt an den unteren zwei Dritteln der Unterschenkelaußenseiten follikulär gebundene, von einem Haar durchbohrte, meist mehr braun- oder lividrote Knötchen, die gelegentlich gruppiert stehen oder flächenhaft konfluieren. Follikuläre Pusteln kommen selten vor. Am Knötchenrand sieht man eine krausenartig nach innen offene Schuppung. Meist sind Frauen betroffen, die an Akrozyanose, Keratosis follicularis oder Pernio follicularis leiden. Subjektiv kann erheblicher Juckreiz bestehen. Die Krankheit verläuft hochchronisch über Jahre und Jahrzehnte.

Differentialdiagnose. Bakterielle Follikulitis, Candidafollikulitis, follikuläre Psoriasis vulgaris. Die Diagnose stützt sich auf Pilznachweis und auf die Kultur aus Schuppen oder Haaren.

Tinea unguium

Synonym. Onychomykose.

Dieser Begriff schließt jedoch Pilzerkrankungen des Nagels durch Nichtdermatophyten (z.B. Hefepilze) ein.

Definition. Als Tinea unguium wird die Invasion des Nagelbetts mit sekundärem Befall der Nagelplatte vom freien Rand oder dem Nagelfalz her durch Dermatophyten bezeichnet.

Erreger. Am häufigsten findet sich Trichophyton rubrum, aber nahezu alle anderen Dermatophyten können gelegentlich auch eine Onychomykose verursachen.

Klinik. Sehr häufig sind die Fußnägel, seltener die Fingernägel befallen. Die Veränderungen beginnen gewöhnlich am distalen Nagelrand und dringen nach proximal vor. Die Infektion beginnt an einzelnen Nägeln; nach und nach werden weitere befallen. Asymmetrie und verschiedene Stadien nebeneinander sind typisch. Zunächst sieht man im Bereich des seitlichen Nagelfalzes eine weißliche bis gelbe Verfärbung (Dyschromasie) des Nagels: Mykotische Leukonychie oder *Leukonychia mycotica*. Der distale Nagelbereich wird manchmal durch subunguale Hyperkeratose und krümeligen Detritus vom Nagelbett abgehoben: *Onycholysis semilunaris mycotica*. Die Nagelplatte zerfällt allmählich zu gelblichen Bröckeln oder splittert auf: *Nageldystrophie*. Das Lunulagebiet bleibt meist verschont. Die Tinea der Fingernägel kann eine gewisse manuelle Behinderung bedingen; meist führt jedoch die kosmetische Beeinträchtigung zum Arzt. Tinea unguium ist äußerst hartnäckig und verläuft über viele Jahre, ja über Jahrzehnte.

Funktionelle oder organische Durchblutungsstörungen begünstigen Nagelmykosen, so Akrozyanose, chronisch-venöse Insuffizienz oder arterielle Verschlußkrankheiten (60–80% aller Patienten). Ferner bedingen Arbeit in feuchtem Milieu und dauernder Kontakt mit alkalischen Seifen eine Mazeration der subungualen Hornschicht und erleichtern die Pilzinvasion, z.B. bei Hausfrauen, Putzfrauen oder Zahnärzten.

Differentialdiagnose. Vor allem Nagelpsoriasis, ferner Lichen ruber der Nägel sowie Nagelveränderungen bei parungualen Ekzemen sind zu beachten. Entscheidend sind stets Pilznachweis im Nativpräparat und die Pilzkultur.

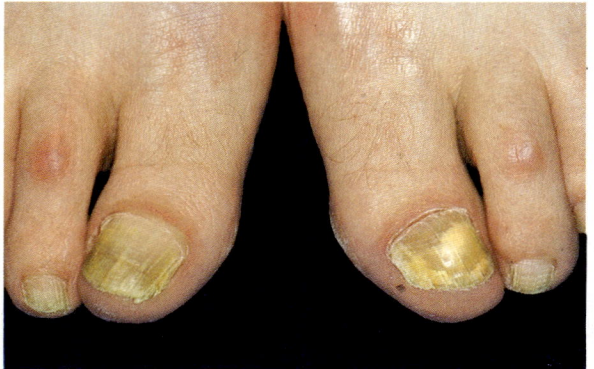

Onychomykose, Leuconychia mycotica durch Trichophyton rubrum

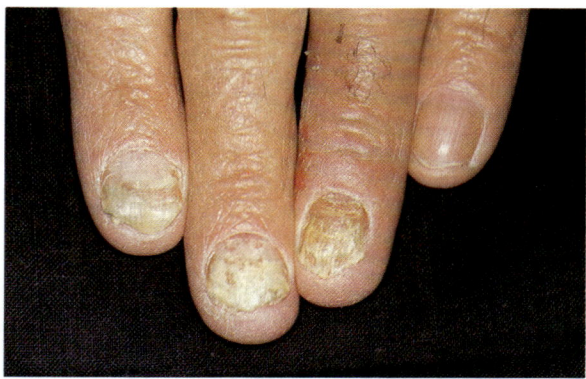

Onychomykose durch Trichophyton rubrum

Immunphänomene bei Dermatophytosen

Die Anwesenheit von Dermatophyten in der Haut führt beim Patienten zur Bildung humoraler und zellulärer Antikörper, die sich am einfachsten durch Intrakutantestung nachweisen lassen. Nach intrakutaner Injektion von Pilzantigen (Trichophytin) kann es sowohl zu einer Reaktion vom Soforttyp (Typ I) als auch zu einer Spätreaktion vom Tuberkulintyp (Typ IV) kommen. Gereinigte Trichophytine sind Glykoproteine, deren Kohlenhydratanteil für die Sofortreaktion und deren Peptidanteil für die Spätreaktion verantwortlich sein soll. Die Reaktionen besitzen nur geringen diagnostischen Wert, da sie auch nach Abheilung der Mykose noch über viele Jahre nachweisbar bleiben. Sichere Anhaltspunkte dafür, daß die Antikörper eine krankheitsüberwindende oder gar immunisierende Bedeutung besitzen, fehlen. Daher ist die früher versuchte therapeutische Injektion von Trichophytin bei tiefer Trichophytie heute nicht mehr gebräuchlich.

Mykide

Entwickelt sich im Laufe einer Dermatophytose eine hyperergische Reaktionslage des Körpers, können bei Resorption von Pilzantigen auch fern vom Herd der Infektion Hauterscheinungen auftreten, in denen naturgemäß keine Pilze nachweisbar sind. Diese Erscheinungen werden als Mykide, allgemein auch als *„Id-Reaktionen"* (Trichophytid, Epidermophytid, Mikrosporid etc.) bezeichnet. Klinisch handelt es sich um symmetrische dyshidrosiforme Eruptionen an Händen und Füßen, nodöse oder multiforme Erytheme in extremitätenbetonter Lokalisation.

Nicht selten, jedoch leicht zu übersehen ist der *Lichen trichophyticus*. Dabei findet man symmetrisch am Stamm gruppiert stehende, blaßerythematöse, spitzkegelige, follikuläre Papeln. Ein Hinweis ist das gleichzeitige Bestehen einer oft massiven Dermatophytose.

Mykide können auch während intensiver Behandlung einer manifesten Mykose auftreten, möglicherweise wegen der verstärkten Antigenresorption bei Abtötung der Erreger. Sie bilden sich spontan zurück, wenn die Mykose unter der Behandlung abheilt.

Granuloma trichophyticum [Majocchi 1883]

Definition. Variante der chronisch-infiltrativen Trichophytie mit granulomatöser Entzündung.

Vorkommen. Sehr selten, in jedem Lebensalter, bevorzugt bei jüngeren Erwachsenen.

Pathogenese. Meist auf dem Boden einer oberflächlichen Trichophytie kommt es zum Eindringen von Pilzelementen in die Kutis, daraufhin zur granulomatösen Entzündung. Diskutiert wird, ob unter besonderen immunologischen Bedingungen die primäre Entwicklung des Granuloms vorkommen kann. Erreger können alle Trichophytonarten sein; oft sind sie animaler Herkunft.

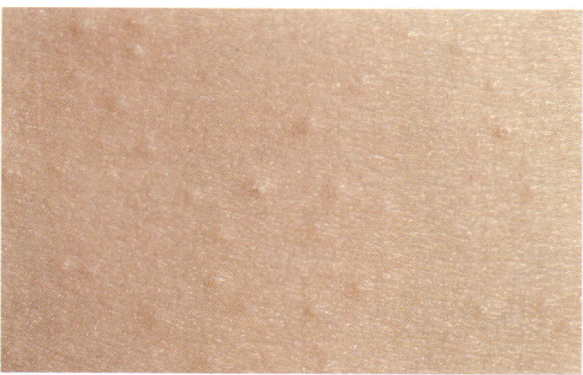

Mykid, Lichen trichophyticus

Klinik. Prädilektionsstellen sind Kapillitium, Bart, Extremitäten, Inguinal-, Skrotal- und Glutäalbereich. Meist finden sich schmerzlose, rotbraune, oft gruppierte Knötchen und Knoten, seltener flächenhafte entzündliche Infiltrate. Die Oberfläche kann ekzemartig schuppen; Abszedierung ist selten.

Diagnose. Pilznachweis im Nativpräparat und Pilzkultur aus Schuppen und Haaren. Histologisch finden sich in der PAS-Färbung Pilzelemente außer in der Hornschicht der Epidermis und des Haarfollikels auch innerhalb eines granulomatösen entzündlichen Infiltrats im Korium.

Therapie. Neben der örtlichen antimykotischen Therapie ist stets eine innerliche Griseofulvinbehandlung angezeigt.

Therapie der Dermatophytosen

Allgemeine Richtlinien. Richtige Behandlung setzt eine exakte Diagnose voraus. Die Dermatophyteninfektion soll durch den Pilznachweis im Nativpräparat, möglichst auch durch die Pilzbestimmung in der Kultur gesichert sein. Die Therapie richtet sich dann nach der Lokalisation (z.B. freie Haut, intertriginöse Bereiche, behaarter Kopf, Nägel), nach der Akuität (akute oder chronische Entzündung), nach der Tiefe der Infektion (z.B. oberflächliche oder tiefe Trichophytie) und schließlich nach der Kontagiosität (z.B. ist Mikrosporie sehr ansteckend und erfordert daher intensive Therapie auch im Interesse der Umgebung).

Innerlich

Griseofulvin. Alle Dermatophyten (nicht jedoch Hefe- und Schimmelpilze) sind empfindlich auf Griseofulvin (Fulcin, Likuden, Polygris). Echte Resistenz wurde bisher nur sehr selten beobachtet. Griseofulvin ist ein Antibiotikum aus Penicillium griseofulvum, das in Tablettenform verabreicht und in das Keratin von Epidermis, Haaren und Nägel eingebaut wird. Griseofulvin wird durch die wachsenden Hyphen aufgenommen und zerstört sie; es wirkt fungistatisch und nicht fungizid. Während der Behandlung kann nachwachsendes Horn der Epidermis, der Haare und

Nägel nicht infiziert werden; nach Absetzen der Therapie wird es jedoch wieder angreifbar. Daher muß die Griseofulvinbehandlung bis zur sicheren Eliminierung der Pilze fortgeführt und durch Entfernung von möglichst viel pilzbefallenen Hornstrukturen sowie durch gewissenhafte örtliche antimykotische Behandlung und durch Desinfektion von Pilzreservoirs in der Umgebung unterstützt werden.

Indikationen der Griseofulvintherapie. Die kulturelle Pilzbestimmung mit Nachweis von Dermatophyten vor Therapiebeginn ist notwendig. Man verordnet heute Griseofulvin in fast allen gesicherten Fällen von Dermatophyteninfektionen, mit Ausnahme von ganz oberflächlichen oder wenig ausgedehnten Herden. Sichere Indikationen für die innerliche Behandlung mit Griseofulvin sind insbesondere die tiefen Trichophytieformen der Tinea capitis und Tinea barbae, die Tinea faciei besonders bei Kindern sowie bei Befall von Augenlidern und Ohren, die Mikrosporie, der Favus, stärker entzündliche und ausgedehnte Formen von Tinea corporis und Tinea inguinalis, Tinea manuum, Tinea pedum, die Tinea der Unterschenkel, das Granuloma trichophyticum sowie schwere Tinea unguium.

Es wurde bereits darauf hingewiesen, daß eine zusätzliche örtliche Behandlung empfehlenswert ist.

Dosierung von Griseofulvin. Die Erwachsenendosis beträgt täglich 500 mg der mikronisierten Form (1 Tbl. à 500 mg Fulcin S 500 oder 4 Tbl. à 125 mg Fulcin S oder Likuden M), ultramikronisiert 330 mg (Polygris). Die Dosen für Kinder sind entsprechend geringer.

Da Griseofulvin lipoidlöslich ist, sollte es stets zu den Mahlzeiten genommen werden. Diese Behandlung muß bis zur sicheren Abheilung der Erkrankung, manchmal wie etwa bei Onychomykose oder hyperkeratotisch-rhagadiformer Tinea pedum et manuum monatelang fortgesetzt werden.

Nebenwirkungen und Kontraindikationen der Griseofulvinbehandlung. Ernste Nebenwirkungen sind sehr selten. Kopfschmerzen und gastrointestinale Beschwerden können bei Behandlungsbeginn vorkommen, verschwinden aber meist trotz Weiterbehandlung spontan. Sehr selten sind neurologische, insbesondere neuritische Beschwerden (Dysästhesien, Schmerzen in den Akren), Stomatitis, Urtikaria und Albuminurie, reversibel nach Absetzen der Behandlung. Über Porphyria cutanea tarda wurde berichtet, daher Kontrolle der Transaminasen vor Behandlungsbeginn und alle 6–8 Wochen. Eine relative Kontraindikation für die Behandlung stellen Leberparenchymschäden, eine absolute Kontraindikation die akute intermittierende und die hepatische Porphyrie dar. In der Gravidität ist von einer Griseofulvinbehandlung abzusehen. Wechselwirkungen mit einer Reihe von Medikamenten, z.B. Barbituraten und Antikoagulanzien, sind zu beachten.

Weitere Mittel zur innerlichen Behandlung von Dermatophytosen. Derzeit werden Imidazoalabkömmlinge wie Ketoconazol (Nizoral) zur peroralen Behandlung von Dermatophytosen eingesetzt. Die antimykotische Wirksamkeit scheint in einer Dosierung von 200 mg täglich der des Griseofulvin ebenbürtig. Ernstere Nebenwirkungen wie gelegentlich Leberstoffwechselstörungen schränken die Indikationsstellung vorerst noch ein.

Äußerlich
Eine Vielzahl von antimykotisch wirksamen Substanzen, auch von Kombinationen, steht zur Verfügung. Kriterien für die Auswahl sind die Wirksamkeit, auch im Hinblick auf die Tiefenwirkung, und die Verträglichkeit. Toxische Reizungen kommen vor, bedeutsamer sind die nicht seltenen kontaktallergischen Reaktionen auf Antimykotika.

Besonders wichtig ist aber die den jeweiligen Krankheitserscheinungen angemessene galenische Zubereitungsform, die den allgemeinen Regeln der äußerlichen dermatologischen Therapie folgen muß. Zusatz von Glukokortikosteroiden zum Antimykotikum ist nur in Ausnahmefällen indiziert, z.B. bei der Initialbehandlung stark entzündlicher Formen von Fuß- oder Handmykosen. Im folgenden kann nur eine Auswahl angegeben werden.

Feuchte Umschläge sowie Fuß- und Handbäder. Sie können bei akuten und nässenden Hauterscheinungen mit stark verdünnter, hellrosa gefärbter Kaliumpermanganatlösung oder mit Chinosollösung (1:1000) durchgeführt werden. Bei tiefen Trichophytien haben sich heiße Chinosolumschläge bewährt. Bei dyshidrosiformen Reaktionen sind tannin- oder huminsäurehaltige adstringierende Bäder (Tannosynt, Tannolact, Salhumin) angezeigt.

Puder und Pudersprays sollten nur bei nichterosiven intertriginösen Hauterscheinungen verwendet werden.

Lösungen zum Einpinseln. Altbewährt, jedoch von störend starker Färbung und gelegentlich Kontaktallergien (Resorzin) auslösend, ist Solutio Castellani (Rp. Solutio Castellani DRF), insbesondere bei mazerativer Zwischenzehenmykose; sie ist auch gut wirksam bei Kandidose oder bakteriellen Fußinfekten.

Wirksame Präparate sind außerdem Tinctura Arning oder Jodtinkur (3%). Neue Präparate sind Bifonazol (Mycospor), Clotrimazol (Canesten), Cyclopiroxolamin (Batrafen), Econazol (Epi-Pevaryl), Haloprogin (Mycanden), Isoconazol (Travogen).

Schüttelmixtur. Clioquinol (Vioform-Lotio 0,5%, auch Vioform-Zinköl 0,5%) haben sich bei Tinea inguinalis bewährt.

Pasten. Chlorquinaldol (Sterosan Paste), 2–5% Schwefel-Zink-Paste [Rp. Sulfur. praecipit. 2,0 (auch 5,0–10,0); Pastae zinci ad 100,0]. Sie sind besonders im intertriginösen Bereich indiziert; 10%ige Schwefel-Zink-Paste hat sich besonders bei tiefen Trichophytien bewährt.

Cremes und Emulsionen. Sie besitzen die breiteste Indikation für die Praxis und können bei fast allen Dermatophytosen eingesetzt werden. Aus der Vielzahl der Antimykotika seien neuere Präparate erwähnt: die Imidazolderivate Clotrimazol (Canesten), Econazol (Epi-Pevaryl), Miconazol (Daktar, Epi-Monistat), Isoconazol (Travogen) oder Bifonazol (Mycospor), ferner Haloprogin (Mycanden), Cyclopiroxolamin (Batrafen). Ihre Wirksamkeit erstreckt sich auch auf Hefen und manche Bakterien. Bereits länger bekannt ist Tolnaftat (Tonoftal), mit spezieller Wirksamkeit gegen Dermatophyten, unwirksam gegen Hefen. Eingeschränkt wird die Anwendung dieser Pharmaka durch gelegentliche Reizungen im intertriginösen Bereich sowie durch die geringe Tiefenwirkung bei hyperkeratotischen oder stärker infiltrierten Formen.

Keratolytische Externa. Bei hyperkeratotischer Tinea oder Favus sind Externa mit Salizylsäurezusatz günstig, da letzterer keratolytische und antimykotische Wirksamkeit in sich vereint und keine Allergien verursacht. Altbewährt ist Salizyl-Hebra-Salbe (Rp. Acid. salicylic. 5,0 (bis 20,0); Ungt. Diachylon DRF ad 100,0).

Therapie der Tinea unguium (Onychomykose)

Nageltoilette. Wichtig ist die regelmäßige, sorgfältige und vollständige Entfernung der pilzbefallenen subungualen Keratosen und der verfärbten dystrophischen Nagelanteile, die eine ständige Quelle der Reinfektion darstellen. Das Nagelbesteck sollte regelmäßig desinfiziert werden.

Operative Nagelentfernung. Stärker befallene Nägel sollten extrahiert werden. Für die Entfernung einer größeren Anzahl von Finger- und Zehennägeln ist allerdings das Risiko der notwendigen Vollnarkose zu bedenken. Auf die Nagelextraktion wird daher bei Risikopatienten, älteren Menschen (nach dem 60. Lebensjahr) und bei nicht zuverlässig gesicherter örtlicher und systemischer Nachbehandlung verzichtet. Einzelne Nägel können in Oberst-Leitungsanästhesie extrahiert werden. Grundsätzlich soll keine Nagelentfernung ohne vorherige kulturelle Sicherung der Dermatophyteninfektion erfolgen.

Nagelentfernung durch Keratolyse. Als konservatives Verfahren zur Nagelentfernung eignet sich Kaliumjodidsalbe oder Harnstoffsalbe unter Okklusivbedingungen:
Rp. Clioquinol 0,5; Kal. jodat. 50,0; Lanolin. ad 100,0; M. unter Erwärmen, D.S. Kaliumjodid-Nagelabweichsalbe;
Rp. Ureae pur. 40,0; Vaselin. flav. 25,0; Lanolin. 25,0; Cerae flav. 10,0; M.D.S. Carbamid-Nagelabweichsalbe.
Unter Abdeckung der Umgebung mit harter Zinkpaste oder Heftpflaster wird diese Salbe messerrückerdick auf die Nägel aufgetragen und mit Leukoplast abgedeckt. Nach 2–3 Tagen können dann erstmals die weitgehend aufgeweichten Nagelteile mechanisch abgetragen werden. Gesunde Nagelbereiche werden nicht angegriffen. Danach regelmäßige Nageltoilette sowie örtliche und systemische antimykotische Nachbehandlung.

Örtliche Behandlung. Bei geringerem Befall und als Nachbehandlung nach Nagelentfernung werden vor allem flüssige Antimykotika verwendet, die in das Nagelbett einzuträufeln sind. Nachfetten mit antimykotischen Cremes verhindert zu starke Austrocknung.

Griseofulvinbehandlung. Die innerliche Behandlung (s. S. 201) muß ebenso wie die örtliche Behandlung so lange fortgesetzt werden, bis die Nägel gesund nachgewachsen sind, oft mehr als 6–8 Monate lang.

Desinfektion. In Schuhe wird ein mit 10%igem Formalin angefeuchteter Wattebausch gelegt; sie werden in einem verschlossenem Plastikbeutel mindestens einen Tag lang den Formaldehyddämpfen ausgesetzt und dann gut gelüftet. Sinngemäß wird mit nicht kochbarer Wäsche verfahren, da bei üblicher Wäsche die Pilze nicht abgetötet werden. Auskochen der Wäsche und vermutlich auch chemische Reinigung tötet dagegen die Pilzelemente zuverlässig ab. Gebrauchsfertige Desinfektionsmittel, meist auf Formaldehydbasis, die sich zur Flächendesinfektion eignen, sind im Handel (z.B. Incidin M Spray). Kontaktallergien gegen Formaldehyd kommen allerdings gelegentlich vor. Beim Hantieren mit den Desinfektionslösungen sind Plastikhandschuhe empfehlenswert.

Dermatomykosen durch Hefe- oder Sproßpilze

Dermatomykosen können durch Hefen der Arten Candida (Kandidosen, fast ausschließlich durch C. albicans), Malassezia furfur (Pityriasis versicolor) und Trichosporon (Weiße Piedra) hervorgerufen werden. Die praktische Bedeutung der Arten Torulopsis und Rhodotorula ist gering. Manche Hefen können auch tiefe oder systemische Mykosen verursachen. Sie sprechen auf die Antibiotika Nystatin, Amphotericin B, Natamycin und Ketoconazol an, nicht aber auf Griseofulvin.

Kandidosen

Synonyme. Soor, Kandidamykosen, früher auch Candidiasis, Moniliasis.

Erreger und Vorkommen. Candida albicans ist eine Hefe, die weltweit verbreitet als fakultativ pathogener Saprophyt im Verdauungstrakt vorkommt. Der Erreger ist als Schmarotzer am Abbau organischer Substanzen beteiligt und findet sich im feuchten Milieu von Hautfalten, der Schleimhäute von Mundhöhle, Darm und Vagina. Krankheitswert bekommt er, wenn er sich abhängig von seiner Virulenz und der Abwehrlage des Wirtsorganismus stark vermehrt, wobei er von der saprophytären Hefeform in die parasitäre „Myzelphase" konvertieren kann. Er induziert dann Erkrankungen an Haut, Schleimhäuten und inneren Organen.

Begünstigende Faktoren. Kandidosen sind oft ein Hinweis auf eine verminderte allgemeine Abwehrlage des

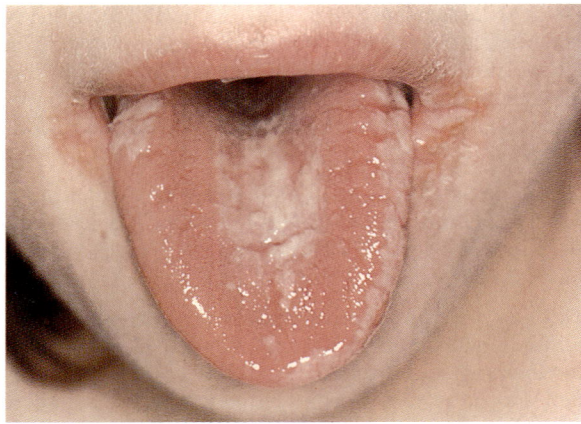

Soor, Angulus infectiosus und Glossitis durch Candida albicans

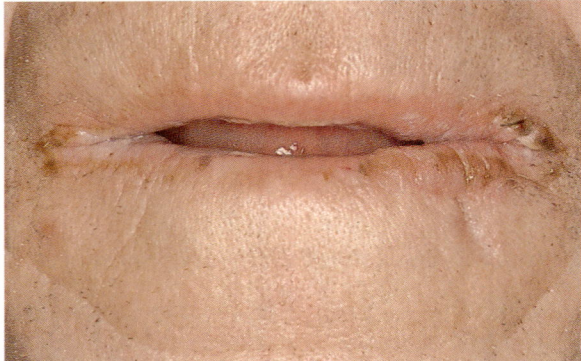

Angulus infectiosus durch Candida albicans bei zahnlosem Mund

Organismus, etwa im Säuglings- und Greisenalter, bei schweren Allgemeinerkrankungen wie Leukämien, malignen Lymphomen, malignen Tumoren, bei medikamentös induzierter Abwehrminderung durch längerfristige Gabe von Zytostatika und Glukokortikoiden. Endokrine Faktoren können Candidainfektionen begünstigen; sie kommen vermehrt vor bei Diabetes mellitus und Eisenmangel, in der Gravidität oder unter hormoneller Kontrazeption. Störungen der normalen Schleimhautflora durch Antibiotika führen oft zu Kandidosen. Auch örtliche Minderungen der Haut- und Schleimhautresistenz bei mazerativ-erosiver Intertrigo, Windeldermatitis, Schädigung des Säuremantels der Haut, besonders bei Adipösen, mechanischer Irritation der Schleimhaut, z.B. durch schlechtsitzende Zahnprothesen, schaffen das Terrain für Kandidainfektionen.

Kandidose der Mundschleimhaut
Synonyme. Mundsoor, Stomatitis candidomycetica.

Vorkommen. Mundsoor ist häufig. Man findet ihn bei Neugeborenen bis zur 2. Lebenswoche, vielleicht weil die typische Symbiose der Mundflora noch nicht ausgebildet ist; bei älteren Säuglingen ist Soor seltener.

Die Infektion erfolgt im Geburtskanal; daher sollten Schwangere auf vaginale Kandidose untersucht und ggf. örtlich behandelt werden. Im Alter kommt Soor vermehrt bei Zahnlosigkeit oder schlechtsitzenden Prothesen vor. Alle chronischen erosiven Mundschleimhauterkrankungen, insbesondere Pemphigus vulgaris, sind Wegbereiter eines Mundsoors, daneben alle bereits aufgezählten begünstigenden Faktoren.

Klinik. An Zunge, Wangen und Gaumen entstehen stippchen- bis fleckförmige weißliche Herde, die weitgehend konfluieren können. In schweren Fällen breiten sich die magermilchfarbenen cremeartigen Beläge auf Pharynx, Trachea und Bronchien aus und können die Atmung behindern und Heiserkeit auslösen.

Als *Perlèche* oder *Angulus infectiosus* werden Einrisse der Mundwinkel bezeichnet, die oft Auflagerungen tragen, in denen sich Reinkulturen von Candida albicans finden. Besonders alte Menschen mit künstlichem Gebiß, schlaffem Mundschluß und enteraler Kandidose sind davon betroffen.

Diagnose. Sie ist leicht. Die Beläge lassen sich mit leichtem Druck abstreifen, in der Kultur ist massenhaft Candida albicans nachweisbar.

Differentialdiagnose. Milch- oder Breireste sind leicht abwischbar. Leukoplakien kommen nur bei Erwachsenen vor; meist handelt es sich um solitäre Herde, die nicht abstreifbar sind, ebenso wie die netzig verzweigten weißlichen Herde des Lichen ruber der Mundschleimhaut. Vor Verwechslung mit Plaques muqueuses bei sekundärer Syphilis schützen die Untersuchung des Patienten und die serologische Abklärung.

Da gleichzeitig oft auch eine Candidabesiedlung des Darmes besteht, soll zusätzlich eine Stuhluntersuchung auf Candida albicans erfolgen.

Therapie. Die wichtigen begünstigenden Faktoren müssen erkannt und möglichst beseitigt oder behandelt werden. Örtlich wirken die spezifischen Antibiotika Nystatin (Moronal, Candio-Hermal als Suspensionen), Amphotericin B (Ampho-Moronal) oder Natamycin (Pimafucin); bewährt sind bei massiven Erscheinungen Pinselungen mit dem allerdings stark färbenden Gentianaviolett (*Rp.* Pyoktanin 0,5% wäßrig). Bei enteraler Kandidose verordnet man peroral die im Darm örtlich wirkenden, nicht resorbierbaren Antibiotika Nystatin, Amphotericin B oder Natamycin (4mal 2 Drg. Moronal oder Candio-Hermal, 2mal 2 Tbl. Ampho-Moronal, oder 3mal 1 Drg. Pimafucin für 7–10 Tage). Gleichzeitige Behandlung der Mundhöhle mit den entsprechenden Lutschtabletten (Moronal) ist sinnvoll. Säuglinge erhalten mehrmals Nystatinsuspension.

Candidavulvovaginitis
Synonyme. Kandidose der Vagina, vaginaler Soor, Kandidakolpitis, Vulvovaginitis candidomycetica.

Vorkommen. Die Infektion der Vaginalschleimhaut durch Candida albicans ist sehr häufig und wird zunehmend beobachtet. Von den bereits genannten begünstigenden Faktoren sind insbesondere hormonelle Kontrazeption und Diabetes mellitus, aber auch mechanische und chemische Reizungen der Schleimhaut (Scheidenspülungen) mit Störung der Scheidenflora als fördernd für eine Besiedlung durch Candida albicans herauszustellen. Wegen der anatomischen Gegebenheiten scheint vielfach die Infektion auch vom Darm her zu erfolgen.

Klinik. Kandidose ist die häufigste Ursache des Fluor genitalis der Frau. Der Ausfluß ist weißlich-cremig bis käsig-krümelig. Bei der Spekulumeinstellung findet man ausgedehnte, abwischbare weißliche Beläge und eine Rötung der Vaginalschleimhaut (Kolpitis). Ferner besteht oft eine entzündliche Schwellung und Rötung der Vulva mit weißlichen Belägen im Bereich der kleinen Labien und der Innenseite der großen Labien. Sekundär kann sich eine Candidaintertrigo oder Candidafollikulitis in den Leisten entwickeln. Subjektiv besteht Juckreiz oder Brennen.

Diagnose. Das klinische Bild ist typisch. Die Diagnose wird durch das Nativpräparat und die Pilzkultur des mit der Platinöse entnommenen Abstrichmaterials von der Vaginalschleimhaut gesichert. Da als Infektionsreservoir oft gleichzeitig eine asymptomatische enterale Kandidose vorliegt, wird auch eine Stuhlkultur auf Candida albicans angelegt. Wichtig ist, an *Mehrfachinfektionen* (Gonorrhö, Trichomonaden, Mykoplasmen, Chlamydien) zu denken und entsprechend zu untersuchen.

Differentialdiagnose. Gonorrhö darf keinesfalls übersehen werden; der Fluor ist dabei mehr gelblich-grünlich und von eitrig-sahniger Konsistenz, das Bild zu Beginn akuter. Der Ausschluß einer Gonorrhö erfolgt durch Abstriche aus der Portio und der Urethra – nicht von der Vaginalschleimhaut – und die mikroskopisch-bakterielle Untersuchung und Kultur. Trichomonadenfluor ist milchig-dünn und oft blasig; die Erreger werden im frischen Vaginalsekret mikroskopisch leicht erkannt. Im übrigen kulturelle Diagnose.

Therapie. Wegen manchmal nicht beeinflußbarer begünstigender Faktoren ist die Therapie schwierig und oft nur von vorübergehendem Erfolg. Altbewährt sind Pinselungen mit Gentianaviolett (0,5% wäßrig) oder Solutio Castellani. Beide sind allerdings stark färbend. Nystatin, Amphotericin B und Natamycin liegen zur örtlichen Applikation als Ovula (Moronal Ovula, Candio-Hermal Ovula, Ampho-Moronal Ovula, Pimafucin-Vaginaltabletten) und Creme (Candio-Hermal Creme, Ampho-Moronal Creme, Pimafucin Creme) vor. Auch von neueren antimykotischen Imidazolderivaten wurden spezielle Formen zur örtlichen vaginalen Behandlung entwickelt (Canesten Vaginaltabletten, Gyno-Daktar Vaginal-Ovula und Vaginal-Creme, Gyno-Monistat Ovula und Creme). Zur örtlichen Nachbehandlung empfehlen sich manchmal östrogenhaltige Präparate (Oestro-Dequavagyn oder Ichth-Oestren).
Bei intestinaler Kandidose wird mit Nystatin oder Amphotericin B peroral behandelt (4mal 2 Drg. Moronal oder Candio-Hermal, 2mal 2 Tbl. Ampho-Moronal für 7–10 Tage).
Bei rezidivierender Vulvovaginitis ist oft die Mitbehandlung des Sexualpartners sinnvoll. Außerdem müssen anatomische oder endokrine infektionsbegünstigende Faktoren, evtl. in Zusammenarbeit mit dem Gynäkologen, ausgeschlossen bzw. behandelt werden (Wechsel des Ovulationshemmers, Östrogentherapie). Auch Ketoconazol (Nizoral) ist gelegentlich indiziert.

Candidabalanitis
Synonyme. Balanitis candidomycetica, Soorbalanitis.

Vorkommen. Eine Balanitis (Entzündung der Eichel) oder Balanoposthitis (Entzündung der Eichel und des inneren Vorhautblattes) mit Infektion durch Candida albicans kommt vorwiegend bei älteren und adipösen Männern sowie bei Diabetes mellitus und bei Phimose vor. Begünstigend sind das feuchtwarme Milieu im Präputialraum, mangelhafte Hygiene, speziell ungenügendes Abtrocknen nach dem Waschen oder Kandidavulvovaginitis bei der Sexualpartnerin.

Klinik. Die Veränderungen bestehen in meist umschriebenen Rötungen, grauweißlichen Auflagerungen oder nässenden Erosionen im Vorhautraum. Im Krankheitsverlauf kann es akut oder subakut zu entzündlicher Schwellung des inneren Präputialblatts bis zur entzündlichen Phimose und stärkerer eitriger Sekretion infolge bakterieller Sekundärinfektion kommen. Subjektiv besteht Brennen oder Juckreiz.

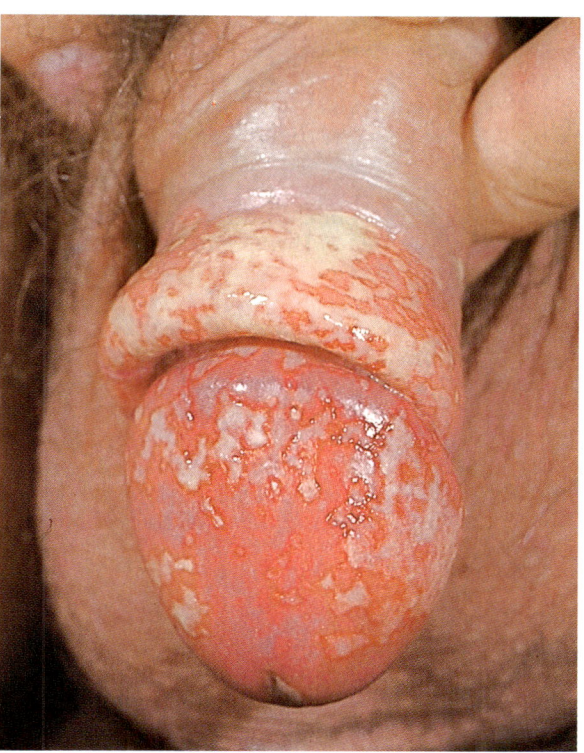

Candidabalanitis

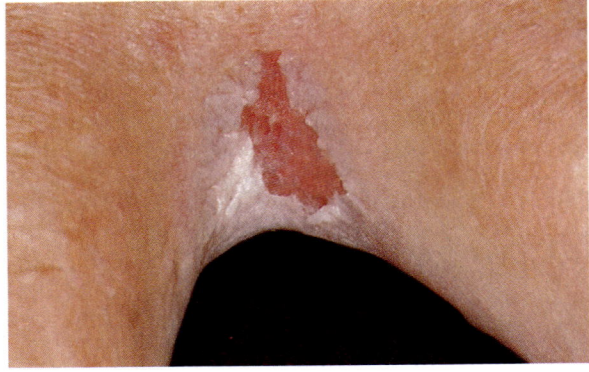
Erosio interdigitalis blastomycetica

Diagnose. Sie wird durch die mykologische Untersuchung gesichert.

Differentialdiagnose. Abzutrennen sind unspezifische Balanitis, Balanitis plasmocellularis, Balanitis erosiva circinata, Psoriasis und die Erythroplasie Queyrat. Gegebenenfalls muß eine Probeexzision durchgeführt werden.

Therapie. Das therapeutische Prinzip besteht in Reinigung und Austrocknung des Präputialraumes, um Candida albicans die Lebensbedingungen zu nehmen. Gliedbäder werden mit stark verdünnter, hellroter Kaliumpermanganatlösung oder Chinolin (Chinosollösung 1:1000) durchgeführt, danach muß der Vorhautraum stets gut abgetrocknet werden. Pinselung mit Gentianaviolett (0,1–0,5% wäßrig) ist altbewährt, allerdings stark färbend. Sie darf keineswegs häufiger oder stärker konzentriert verwendet werden, da Nekrosen entstehen können (*Gentianaviolettnekrosen*). Nach dem Eintrocknen der Lösung muß stets ein Mullstreifen in den Vorhautraum eingelegt werden. Nystatin- oder Amphotericin-B-haltige Cremes (nicht Salben) sind ebenfalls gut wirksam und wegen ihrer Farblosigkeit angenehm, dürfen aber nur ganz dünn aufgetragen werden. Stets soll ein Mullstreifen eingelegt und nach jedem Urinieren erneuert werden. Bei bereits epithelisierter Haut kann, auch prophylaktisch, Puder eingestreut werden (Ampho-Moronal, Candio-Hermal, Moronal). Die Anwendung von glukokortikosteroidhaltigen Externa ist gewöhnlich nicht indiziert. Zur Reinigung saure Syndets wie seba med. Stuhluntersuchung auf Candida albicans und der Ausschluß eines Diabetes mellitus sollten ergänzend durchgeführt werden. In hartnäckig rezidivierenden Fällen und bei Phimose ist eine Zirkumzision indiziert.

Interdigitale Kandidose

Synonym. Erosio interdigitalis blastomycetica.

Definition. Eine besondere und klinisch typische Form von Candidaintertrigo zwischen Fingern und Zehen.

Vorkommen. Adipositas, Diabetes mellitus und häufige Handarbeit in Wasser und Waschmittellaugen sowie ungenügendes Abtrocknen der Finger sind begünstigende Faktoren.

Klinik. Sitz sind die Umschlagfalten der Interdigitalräume, besonders der enge und meist geschlossen gehaltene Raum zwischen dem 3. und 4. Finger bzw. der 3. und 4. Zehe. Hier entwickelt sich durch Schweißstauung, Retention von Wasser und Seifenresten nach dem Waschen leicht eine Intertrigo mit einer krausenartigen, von weißlich-verquollenem mazeriertem Epithel umgebene Erosion, die von Candida albicans besiedelt wird. Es besteht Juckreiz und Brennen; sich ausbildende Rhagaden schmerzen.

Diagnose. Der Pilznachweis erfolgt aus Randschuppen oder Epithelgeschabsel.

Differentialdiagnose. Das Bild ist an den Händen sehr typisch. An den Zehen sind Intertrigo, bakterieller Fußinfekt und die intertriginöse Form der Tinea pedum abzutrennen.

Therapie. Das Therapieprinzip besteht in Trockenlegung des intertriginösen Raums. Pinselungen mit Solutio Castellani, Gentianaviolett (0,5% wäßrig) oder Trockenpinselungen mit Lotio alba, ggf. mit Zusatz von 0,5% Vioform, sind nützlich. Die aneinanderliegenden Hautflächen sind durch eingelegte Mullstreifen zu trennen. Spezifisch wirken Amphotericin-B-haltige Lotio oder Creme (Ampho-Moronal Lotio oder Creme), auch neuere Breitbandantimykotika auf Imidazolbasis (Canesten Lösung und Creme, Daktar Creme, Epi-Monistat Creme, Epi-Peraryl Lotio oder Creme, ferner Travogen oder Mycospor), bei geschlossener Hautdecke die entsprechenden Puder. Wichtig sind Aufdeckung begünstigender Faktoren und entsprechende Aufklärung der Patienten.

Candidaintertrigo

Synonym. Intertrigo candidomycetica.

Vorkommen. Candidaintertrigo ist häufig, wobei die obengenannten begünstigenden Faktoren, besonders Adipositas, Diabetes mellitus und allgemeine Abwehrschwäche entscheidend sind.

Pathogenese. Erosiv-mazerative Hautveränderungen im feuchtwarmen intertriginösen Bereich stellen einen idealen Nährboden für Candida albicans dar. Die Kandidose ist daher die häufigste Komplikation einer Intertrigo. Ursache und Folge sind dabei nicht klar zu unterscheiden: der Erreger verstärkt die Entzündung, die Entzündung begünstigt wiederum den Erreger. Weitere begünstigende Faktoren: starkes Schwitzen, enge und luftundurchlässige Kleidung, mangelhafte Hygiene mit Störung des physiologischen Säuremantels der Haut in Hautfalten (Alkalisierung).

Klinik. Hauptlokalisation sind die anatomischen oder funktionellen intertriginösen Hautregionen (Hautfalten) wie Inguinalbeugen, Genitoanalregion, Achselhöhlen, Submammär- und Bauchfalten bei Adipositas sowie Anliegestellen von Gliedprothesen etc. Typisch sind die relativ scharfe Begrenzung durch eine dem entzündlich geröteten und nässenden Herdzentrum zugewandte Schuppenkrause (Collerette) und manchmal randwärts als Primäreffloreszenzen kleine Pusteln mit weiß-gelblichem Inhalt.

Diagnose. Die Verdachtsdiagnose muß durch den Pilznachweis aus Schuppenmaterial und/oder Pilzkultur bestätigt werden. Bei Kandidose im Genitoanalbereich deckt die Stuhluntersuchung meist eine enterale Kandidose als Infektionsreservoir auf.

Differentialdiagnose. „Einfache" Intertrigo, toxische oder allergische Kontaktdermatitis, intertriginöse Psoriasis vulgaris.

Therapie. Entscheidend ist die Trockenlegung der betroffenen intertriginösen Räume durch Einlegen von Mullstreifen oder Hochbinden der Brust. Bewährt sind Pinselungen mit Solutio Castellani oder Gentianaviolett (0,5% wäßrig), Clioquinol (Vioform 0,5%) in Lotio alba aquosa bzw. Zinköl, natürlich auch spezielle Antimykotika (Ampho-Moronal Lotio, Canesten Lösung). Antimykotische Cremes und Emulsionen sind ebenfalls geeignet (Ampho-Moronal, Canesten, Epi-Monistat, Travogen), nicht jedoch stark fetthaltige Salben, die die Abdunstung behindern. Die Cremes müssen stets in sehr dünner Schicht aufgetragen werden. Zur Nachbehandlung und Prophylaxe sind Puder nützlich (*Rp.* Acid. boric. 1,0; Acid. salicylic. 2,0; Acid. tannic. 2,0; Talc. venet., Zinc. oxydat. āā ad 100,0); oder als Fertigpräparate die Puderformen von Nystatin, Amphotericin B oder Imidazolderivaten. An die genannten begünstigenden Faktoren ist zu denken, insbesondere ein Diabetes mellitus auszuschließen bzw. gut einzustellen. Bei enteraler Kandidose wird peroral Nystatin oder Amphotericin B gegeben.

Kandidose im Windelbereich

Synonym. Soor-Windeldermatitis.

Vorkommen. Die Erkrankung ist im Windelalter sehr häufig.

Pathogenese. Die dichtschließende, von Plastik oder Gummi bedeckte Windel bildet einen funktionellen intertriginösen Raum. Sehr leicht entsteht hier eine mazerativ-erosive Intertrigo. Die nässenden Erosionen im feuchtwarmen Windelbereich sind ein besonders guter Nährboden für Candida albicans. Reservoir ist oft eine asymptomatische enterale Kandidose.

Klinik. Typisch sind neben Mazeration der Haut und flächenhaften Erosionen oft eine Collerettesschuppung sowie kleine Pusteln mit gelblich-weißlichem Inhalt im Randbereich der Herde. Die meist perianal beginnenden Herde breiten sich zunächst über den Windelbereich, später auch über größere Hautareale aus. Nicht selten entsteht ein psoriasiformes Bild.

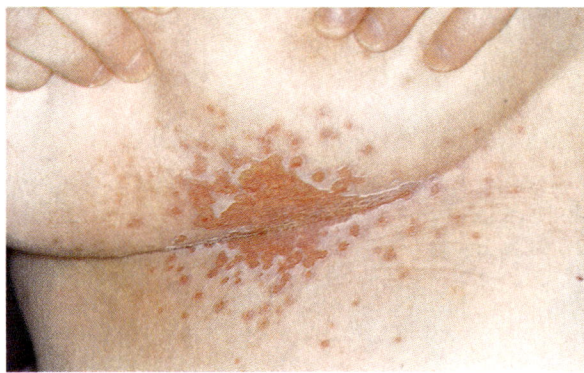

Candidaintertrigo

Diagnose. Ein Abstrich von den Erosionen zeigt in der Kultur massenhaft Candida albicans. Vielfach ist Candida albicans auch in Abstrichen von der Mundschleimhaut und im Stuhl nachweisbar.

Differentialdiagnose. Abzutrennen sind vor allem die „einfache" Windeldermatitis (Dermatitis ammoniacalis), Psoriasis vulgaris und Dermatitis seborrhoides.

Therapie. Am wichtigsten ist gute Pflege mit häufigerem Trockenlegen der Säuglinge. Auf plastikbeschichtete Windeln und Gummihöschen sollte zumindest vorübergehend verzichtet werden. Die äußerliche Behandlung entspricht den bei Candidaintertrigo genannten Maßnahmen. Bewährt ist die Pinselung mit Gentianaviolett (0,1% wäßrig); höhere Konzentrationen können bei der dünnen Säuglingshaut im intertriginösen Milieu *Gentianaviolettnekrosen* verursachen. Nach dem Einpinseln muß die Haut gut trocknen, dabei kann ein Fön hilfreich sein. Auch Ampho-Moronal Creme in dünner Schicht, darüber Vioform (0,5%)-Zinköl, oder im subakutem Stadium Candio-Hermal Paste, haben sich bewährt. Zur Pflege sind einfache Zinkpasten (Penaten-Creme) und Bäder mit stark verdünnten Syndets (seba med flüssig, Satina) empfehlenswert. Begleitende Kandidose der Mund- und Darmschleimhaut wird durch perorale Gaben von Nystatin oder Amphotericin B behandelt (Moro-

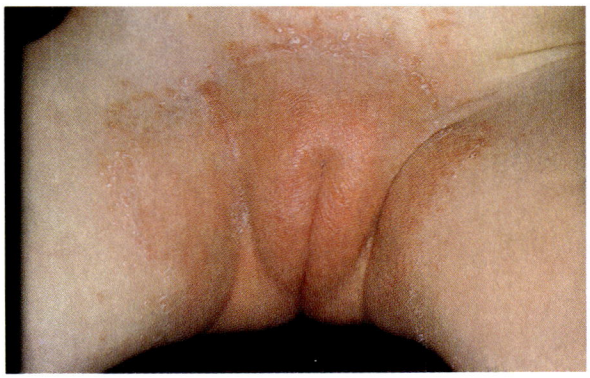

Windeldermatitis mit intertriginöser Kandidose

nal Suspension, Candio-Hermal Suspension, Ampho-Moronal Suspension, 4mal täglich 1 ml, 1 Woche lang; Stuhlkontrolle nach 3 Wochen).

Candidaparonychie und Candidaonychomykose

Definition. Eitrige Nagelfalz- bzw. Nagelbettentzündung durch Candida albicans

Vorkommen. Das Krankheitsbild findet sich, oft auch in chronischer Form, gehäuft bei Frauen im klimakterischen Alter, bei Akroasphyxie, Hyperhidrose, intensiver Haushaltstätigkeit mit häufiger Arbeit in Wasser oder Waschlauge und als Berufskrankheit bei Konditoren. Auch alimentäre Dystrophie mit Eiweiß- und Eisenmangel soll eitrige Paronychien fördern.

Klinik. Bei der Candidaparonychie ist der Nagelwall meist streckenweise vorgebuckelt, entzündlich gerötet, an der Oberfläche gespannt und spontan oder auf Druck schmerzhaft. Leicht entleert sich aus dem Raum unter dem fehlenden Nagelhäutchen serös-eitriges Sekret.

Die Candidaonychomykose ist klinisch nicht sicher von der durch Dermatophyten bedingten Tinea unguium zu unterscheiden. Relativ typisch sind der Beginn im Bereich von Nagelfalz und Nagelbett (als Paronychie) und erst die sekundäre Invasion der Nagelplatte. Grünschwarze Verfärbung des Nagels, besonders in seinen seitlichen Anteilen, kann ein Hinweis auf Nagelbettkandidose sein; hervorgerufen wird sie durch die meist vorliegende bakterielle Begleitinfektion (Pseudomonas aeruginosa). Länger dauernde Entzündung im Bereich der Nagelmatrix führt naturgemäß zu dystrophischen Veränderungen der Nagelplatte (Wellung, unregelmäßige Riffelung), ohne daß in ihr selbst Erreger vorhanden sein müssen.

Diagnose. Entscheidend ist der mikroskopische und kulturelle Erregernachweis aus Schuppen, eitrigem Sekret und Nagelgeschabsel.

Differentialdiagnose. Die beschriebene Paronychie und Onychodystrophie kann außer durch Candida albicans auch durch Dermatophyten und Bakterien (Staphylokokken, Streptokokken, Pseudomonas aeruginosa, Proteus mirabilis u.a.), selten auch durch Schimmelpilze bedingt sein.

Therapie. Bei eitrigen und stark entzündlichen Erscheinungen sind zunächst feuchte Verbände und Fingerbäder mit antiseptischen Lösungen indiziert (stark verdünnte, hellrote Kaliumpermanganatlösung, Chinosol 1:1000), später Pinselungen mit Solutio Castellani oder speziellen Antiseptika und Antimykotika (Hexomedin, Chlorisept, Canesten); die Lösung läßt man tropfenweise in den Nagelfalz einlaufen. Der Spalt muß bei andauernder eitriger Sekretion vorsichtig tamponiert werden. Die genannten begünstigenden Faktoren sind zu berücksichtigen. Kein Waschverbot, aber gut abtrocknen. Statt alkalischer Seifen Syndets. Salben sind kontraindiziert, da sie der erwünschten Austrocknung entgegenwirken. Erst in Spätphasen der Behandlung können antimykotische Cremes nützlich sein.

Candidafollikulitis

Synonym. Folliculitis (barbae) candidomycetica.

Vorkommen. Selten.

Pathogenese. Eine Follikulitis kann, insbesondere im Bartbereich bei erwachsenen Männern, außer durch Bakterien oder Dermatophyten auch durch Candida albicans hervorgerufen werden. Hierzu sind aber prädisponierende Faktoren wie Diabetes mellitus und allgemeine oder örtliche Schwächung der Abwehrlage bei malignen Lymphomen, Leukämien, Glukokortikoid- und Zytostatikabehandlung sowie inadäquate längerfristige Vorbehandlung von Hauterscheinungen mit Glukokortikoiden und Antibiotika erforderlich. Oft besteht Seborrhö.

Klinik. Im Bartbereich findet man honiggelbe Krusten (Impetigo-contagiosa-ähnlicher Typ), kleine follikuläre Pusteln (Folliculitis-simplex-ähnlicher Typ) oder mit Krusten bedeckte, von Pusteln durchsetzte Papeln und Knoten (Tinea-barbae-ähnlicher Typ). Der Verlauf ist chronisch.

Diagnose. Das Krankheitsbild entgeht häufig der klinischen Anhiebsdiagnose. Chronischer Verlauf und

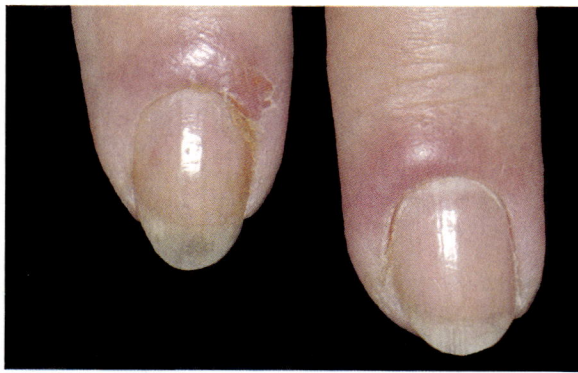

Chronische Candidaparonychie

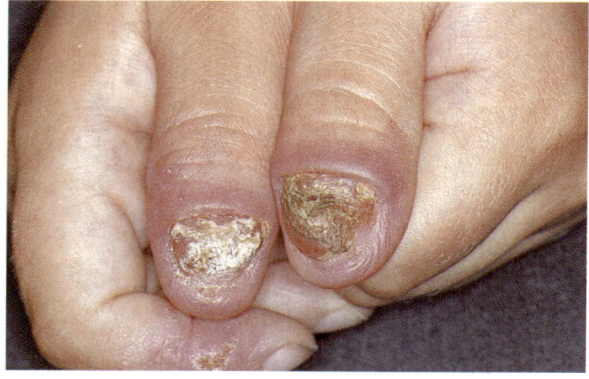

Chronische Candidaparonychie mit Onychodystrophie

fehlendes Ansprechen auf antibiotische Therapie müssen den Verdacht wecken. Beweisend ist der Nachweis von Candida albicans aus Krusten und an epilierten Barthaaren. Die bakteriologische Kultur ergibt gleichzeitig meist ein negatives Ergebnis.

Differentialdiagnose. Meist wird primär an die bereits genannten Erkrankungen Impetigo contagiosa, Tinea barbae, Folliculitis eczematosa barbae und bakterielle Follikulitis bzw. Furunkel gedacht.

Therapie. Krustenlösung mit Salizylvaseline (3–5%) oder fett-feuchten Verbänden, kurzfristig auch feuchte Umschläge mit desinfizierenden Lösungen (Chloramin, Chinosol 1:1000). Danach antimykotische Lösungen oder Cremes (Ampho-Moronal, Batrafen, Canesten, Daktar, Epi-Monistat, Epi-Pevaryl, Mycospor). Wichtig ist die Aufdeckung und ggf. Beeinflussung der prädisponierenden Faktoren. Bei Nachweis von Candida albicans im Mundabstrich oder aus dem Stuhl wird auch innerlich mit Nystatin oder Amphotericin B behandelt.

Chronische mukokutane Kandidose

Definition. Als chronische mukokutane Kandidose wird eine hartnäckige, den Behandlungsversuchen weitgehend widerstehende chronische Kandidose bezeichnet, die gleichzeitig an Haut und Schleimhäuten verschiedener Körperregionen auftritt, oft bereits im Kindesalter. Ursächlich liegen verschiedenartige immunologische Defekte zugrunde.

Pathogenese. Bei chronischer mukokutaner Kandidose können unterschiedliche ursächliche Faktoren beteiligt sein. Besonders muß an angeborene Störungen der zellulären Immunabwehr (bei Thymusaplasie), der humoralen Abwehr (Agammaglobulinämie), erworbene Immundefekte (maligne Lymphome, M. Hodgkin, maligne Tumoren) und therapieinduzierte Abwehrschwäche (Immunsuppressiva, Zytostatika, Glukokortikoide) gedacht werden. Eine fragliche Rolle spielen Endokrinopathien (Hypoparathyreoidismus, Hypoadrenokortizismus) und Eisenmangel. Familiäre Formen wurden beschrieben; dies spricht für die Bedeutung genetischer Faktoren.

Klinik. Man findet gleichzeitig verschiedene Formen von Kandidose der Haut und Schleimhäute, z.B. chronische Stomatitis (Mundsoor) mit weißlichen Belägen, die in Pharynx und Ösophagus hineinreichen, Mundwinkelrhagaden (Angulus infectiosus), Konjunktivitis und Blepharitis, Darmstörungen, erosivmazerative Intertrigo, Urethritis, Zystitis, Kolpitis, eitrige Paronychien, Onychodystrophie und Granulome der Haut. Oft besteht auch eine Anfälligkeit gegen andersartige mykotische, virale und bakterielle Infektionen. Bemerkenswert ist die starke und granulomatöse Entzündungsreaktion.
Nach Higgs und Wells lassen sich folgende Formen unterscheiden:
– *Familiäre chronische mukokutane Kandidose.*
  Autosomal-rezessiv. Meist leichtere Erkrankung aber mit persistierenden Herden, besonders im Mund und an den Nägeln. Keine Endokrinopathien.
– *Diffuse chronische mukokutane Kandidose.*
  Autosomal-rezessiv. Ausgedehnte Hautherde und Candidagranulome im Mund sowie Neigung zu rezidivierenden Atemweginfekten.
– *Kandidose-Endokrinopathie-Syndrom.*
  Autosomal-rezessiv bei Hypoparathyreoidismus, M. Addison, Hypothyreose, Gonadenschäden.
– *Chronische mukokutane Kandidose mit Spätmanifestation.*
  Nicht genetisch bedingt. Es handelt sich um eine uneinheitliche Gruppe. Die Erkrankung tritt hier meist nach dem 35. Lebensjahr auf.

Diagnose. In Schuppen, Eiter und Sekreten der klinischen Veränderungen sowie im Stuhl läßt sich Candida albicans, seltener eine andere Candidaspecies, beispielsweise C. tropicalis, nachweisen.

Therapie. Die *äußerliche* Therapie erfolgt nach den bei den verschiedenen klinischen Formen von Kandidose angegebenen Richtlinien. Wirksam sind unter anderem die Zubereitungen von Nystatin (Moronal, Candio-Hermal), Amphotericin B (Ampho-Moronal) und Breitbandantimykotika (Batrafen, Canesten, Daktar, Epi-Monistat, Mycospor).
Die *innerliche* Therapie besteht bei Darmbefall in peroraler Gabe von Nystatin (4mal 2 Drg. Moronal oder Candio-Hermal) oder Amphotericin B (2mal 2 Tbl. Ampho-Moronal). Es ist zu bedenken, daß diese Mittel nicht resorbiert werden und ihre Wirksamkeit daher örtlich auf den Darmtrakt beschränkt ist. Amphotericin B kann auch als intravenöse Infusion verabreicht werden, ist jedoch relativ toxisch und schwersten Fällen mit Generalisation vorbehalten. Miconazol (Daktar) steht zur intravenösen, Ketoconazol (Nizoral) zur oralen Therapie zur Verfügung, ferner ist 5-Flucytosin (Ancotil) in Tablettenform peroral gegen Kandidose wirksam. Besonders bewährt hat sich Ketoconazol. Sorgfältige Indikationsstellung, genaue Dosierung und laufende Kontrolle, insbesondere von Blutbild und Organfunktion, sind bei diesen nur klinisch durchführbaren Behandlungen unabdingbar. Resistenzentwicklung des Erregers wurde beschrieben. Bei Nachweis zellulärer Immundefekte konnte durch Injektion von Transferfaktor

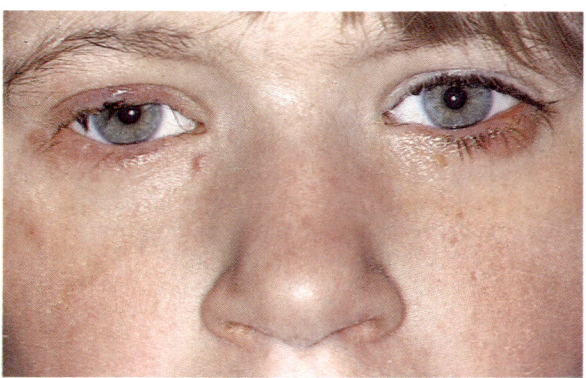

Mukokutane Kandidose (Lidbeteiligung)

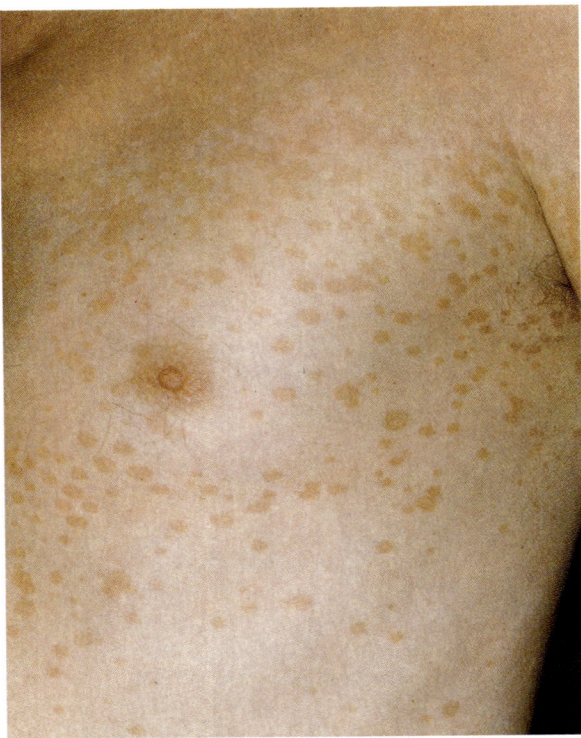

Pityriasis versicolor

zeitweilige Besserung erzielt werden. Bei Eisenmangelzuständen hat sich auch Eisenzufuhr therapeutisch bewährt.

Pityriasis versicolor [Eichstedt 1846]

Synonym. Tinea versicolor ist eine unkorrekte, jedoch im Angloamerikanischen benutzte synonyme Bezeichnung. Der Begriff Tinea sollte auf Dermatophytosen begrenzt werden.

Definition. Oberflächliche, nichtentzündliche Pilzerkrankung durch Malassezia furfur.

Vorkommen. Die Erkrankung kommt bei Jugendlichen in der Regel erst nach der Pubertät und bei Erwachsenen vor. Die Erkrankung ist in subtropischen und tropischen Klimazonen, bei Behinderung der Abdunstung der Haut durch Kunstfaserwäsche und bei mangelhafter Hygiene häufig.

Pathogenese. Malassezia furfur benötigt zur Entwicklung ein feuchtwarmes, mit Lipiden angereichertes Milieu. Daher ist für die Erkrankung eine Hyperhidrosis oleosa Voraussetzung, d.h. starkes Schwitzen bei Seborrhö oder auch mangelnde Abdunstung infolge synthetischer Unterwäsche oder gehäuften Eincremens der Rumpfhaut.
Die Erkrankung kann ein Hinweis auf vermehrtes Schwitzen bei vegetativer Dystonie, Hyperthyreose oder auf Nachtschweiß bei Tuberkulose sein.

Klinik. Prädilektionsstellen sind die talgdrüsenreiche Brust- und Rückenmitte. Von hier aus greifen die Veränderungen auf die seitlichen Rumpfpartien über. Seltener sind die Nabelregion, die Innenseiten der Oberschenkel und die Oberarme befallen. Man findet scharf umschriebene, zunächst linsen- bis pfenniggroße, später unregelmäßig landkartenartig konfluierende milchkaffeefarbene bis schmutzig-gelbe oder bräunliche Flecke, die an primäre Pigmentstörungen denken lassen. Die Tönungen innerhalb der Herde sind häufig im Sommer wegen der Bräunung der übrigen Haut heller und im Winter dunkler als die übrige Haut; daher die Bezeichnung „versicolor". Die Herde zeigen meist eine pityriasiforme Schuppung; diese feine kleienförmige Schuppung wird besonders deutlich, wenn man mit einem Holzspatel über einen Herd streicht. Dieses gegenüber nichtschuppenden andersartigen Pigmentstörungen (besonders Vitiligo) wichtige, einfache diagnostische Zeichen heißt *Hobelspanphänomen*. Unter Sonnenbestrahlung kommt Rückbildung vor, dabei sieht man manchmal im Bereich der ursprünglichen Herde gegenüber der Umgebung Aufhellungen: *Pityriasis versicolor alba*. Nicht sicher geklärt ist, ob es sich nur um ein Pseudoleukoderm infolge Abdeckung der Haut gegenüber den bräunenden UV-Strahlen in den Herden durch die feinen Schuppen und die Pilzrasen handelt. Vermutlich bilden die Mikroorganismen auch selbst Substanzen mit depigmentierender Wirkung und verursachen damit echte Leukoderme. Jedenfalls konnten aus den Erregern Stoffe extrahiert werden, die die Melanogenese hemmen. Subjektive Beschwerden außer der kosmetischen Beeinträchtigung fehlen. Die Kontagiosität ist gering.

Verlauf. Pityriasis versicolor verläuft hochchronisch, unter den entsprechenden Milieubedingungen sind Exazerbationen und Remissionen jederzeit möglich.

Diagnose. Klinisches Bild, Verlauf und Hobelspanphänomen sind sehr typisch. Entscheidend ist der relativ einfache Pilznachweis im Nativpräparat von abgeschabten Schuppen aus Hautarealen mit Hobelspanphänomen. Man erkennt breite, kurze, segmentierte Hyphen und dazwischen traubenartige Sporenhäufchen aus 10–30 Einzelsporen. Anstelle des Nativpräparats läßt sich auch relativ einfach ein Klebestreifenpräparat anfertigen. Man drückt einen durchsichtigen Klebestreifen (Tesafilm) etwa 5mal hintereinander und mit jeweils neuer Klebefläche in dem verdächtigen Hautbezirk an und zieht den Streifen ab, wobei jeweils eine Hornzellschicht am Klebestreifen haftet. Der Streifen wird auf einen Objektträger geklebt und bei ca. 400facher Vergrößerung mikroskopiert. Die Beurteilung ist gegenüber dem Kalilaugenpräparat dadurch erschwert, daß sich außer den Pilzstrukturen auch die Hornzellgrenzen darstellen. Der unsichere kulturelle Nachweis von Malassezia furfur ist für Routinezwecke entbehrlich. Im Wood-Licht fluoreszieren Pityriasis-versicolor-Herde rötlich oder grünlichgelb. Die diagnostische Bedeutung dieser Maßnahme ist allerdings gering.

Differentialdiagnose. Vitiligo und Pseudoleukoderme sind durch das fehlende Hobelspanphänomen abzugrenzen. Man sollte in Zweifelsfällen nach den kosmetischen Gewohnheiten fragen, da die pityriasiforme Schilferung der Herde durch Eincremen kaschiert werden kann. Erwähnt seien ferner Erythrasma und seborrhoisches Ekzematid.

Therapie
Innerlich: Nur bei rezidivierenden Verlaufsformen kommt bei Risikoabwägung kurzfristig (1–2 Wochen) Ketoconazol (Nizoral) in Betracht.
Äußerlich: Wichtig sind häufiges Baden oder Duschen unter Verwendung von Syndets. Ferner haben sich Haarwäsche und Körperdusche mit Selendisulfid (Selsun, Ellsurex) bewährt. Man sollte 14 Tage lang alle 2–3 Tage duschen und Kopfhaar wie den gesamten Körper von Kopf bis Fuß shamponieren, um auch das Pilzreservoir in den Haarfollikeln weitgehend zu beseitigen. Die Prädilektionsstellen werden mit antiseborrhoischen, keratolytischen und antimykotischen Lösungen abgerieben (*Rp.* Phenol. liquefact. 1,0; Acid. salicyl. 2,0; Spirit. dilut. ad 100,0; D.S. Fabry-Spiritus). Auch Antimykotika in Gel- oder Cremeform sind bewährt (Batrafen, Canesten, Daktar, Epi-Monistat, Merfen-Gel). Keine Salben. Abdunstungshemmende Unterwäsche und Kleidung (Nylon, Perlon, Orlon) sollte vermieden werden. Bei Verdacht auf innerliche Ursachen einer Hyperhidrose sollten entsprechende Untersuchungen veranlaßt werden (Schilddrüsenfunktion, Tuberkulose, psychovegetative Störungen).

Malasseziafollikulitis
[Potter, Burgoon und Johnson 1973]

Synonym. Pityrosporumfollikulitis.

Definition. Diese chronische Follikulitis wurde neuerdings wieder häufiger beobachtet. Sie soll durch Malassezia (Pityrosporum ovale) hervorgerufen werden. Experimentelle Auslösung der Pityrosporumfollikulitis spricht für Eigenständigkeit dieser Dermatose.

Klinik. Es handelt sich um eine Erkrankung von Erwachsenen. Meistens besteht starke Seborrhö, nicht selten Zustand nach Acne vulgaris. Prädilektionsstelle ist der Rücken. Der klinische Aspekt ist monomorph: Follikelgebundene entzündliche Papeln, selten Papulopusteln in verschiedenen Entwicklungsphasen. Regression erfolgt gewöhnlich mit einer bräunlichen Kruste, die sich leicht abkratzen läßt. Das klinische Bild erinnert stark an ein akneiformes Exanthem.

Symptome. Die Erkrankung verläuft gewöhnlich symptomlos, gelegentlich mit Juckreiz und ist durch antibiotische Therapie nicht zu beeinflussen. Wichtig ist, daß es sich vielfach um eine Erkrankung bei Patienten unter langfristiger Glukokortikoidtherapie, Antibiotika- oder Immunsuppressivatherapie handelt. Manchmal entsteht sie auch nach Sonnenexposition oder nach mechanischer Belastung wie Dekubitus.

Diagnostik. Entscheidend ist der mikrobiologische Befund. Man findet keine pyogenen Bakterien, gewöhnlich auch keine Korynebakterien, dagegen massenhaft Pityrosporum ovale sowohl im Direktpräparat als auch in der Kultur oder im histologischen Schnitt (PAS-Reaktion).

Verlauf. Chronisch.

Differentialdiagnose. Zu berücksichtigen sind akneiforme Exantheme anderer Ursachen, auch akneiformes Syphilid.

Therapie. Besserung oder Heilung wurde unter örtlicher antimykotischer Therapie besonders mit Econazol (Epi-Pevaryl) beobachtet. Wichtig ist die Behandlung der Seborrhö mit synthetischen Detergenzien (Dermowas, seba med) und entfettenden alkoholischen Lösungen wie Fabry-Spiritus oder Salizylsäurespiritus (2,0%), ferner Versuch mit Crotamiton (Euraxil Lotio).

Weiße Piedra

Synonym. Trichomycosis nodosa.

Definition. Als Piedra wird eine Pilzinfektion der Haarschäfte mit Ausbildung harter knotiger Auflagerungen bezeichnet. Weiße Piedra wird durch einen Hefepilz, schwarze Piedra durch einen Schimmelpilz hervorgerufen.

Vorkommen. Weiße Piedra kommt in den subtropischen und gemäßigten Zonen vor, in Europa ist sie aber selten.

Ätiologie. Erreger der weißen Piedra ist der Hefepilz Trichosporon cutaneum (früher: T. beigelii).

Klinik. Es handelt sich um eine Infektion des Haarschafts mit Bildung oft mehrerer perlartig aufgereihter steinharter Knoten (piedra = Stein) aus Myzel. Die Knoten können wenige Millimeter Größe erreichen, das Haar wird im Bereich der Knoten brüchig. Außer Kopfhaar werden Bart- und Achselhaar befallen. Subjektive Beschwerden bestehen nicht.

Therapie. Abschneiden befallener Haare sowie örtliche Anwendung von Antimykotika werden empfohlen.

Dermatomykosen durch Schimmelpilze

Allgemeines. Die meisten Schimmelpilze sind pflanzenpathogen oder leben saprophytisch von abgestorbener organischer Substanz. Nur wenige der nach Tausenden zählenden Schimmelpilzarten können auf der Haut fakultativ parasitär leben, manchmal zusammen mit Dermatophyten oder Hefen. Der mykologische Nachweis von Schimmelpilzen auf der Haut stellt keineswegs einen Hinweis auf die pathogenetische Bedeutung der Organismen dar, da weitaus die meisten lediglich Anflugkeime sind. Die Schimmelpilze sind Opportunisten, die sich ähnlich wie Candida albicans bei allgemeiner oder örtlicher Abwehrschwäche des Wirts stark vermehren und dann Haut, Haare und Nägel angreifen können; man hat diesen Vorgang als *Nosoparasitismus* bezeichnet. Als fakultativ pathogen kommen nur solche Schimmel in Frage, die bei 30–37° C wachsen. Schimmelpilze sprechen auf das Antibiotikum Griseofulvin nicht an, wohl aber auf die antibiotischen Polyene oder Imidazolderivate.

Durch Schimmelpilze können einige definierte Hauterkrankungen hervorgerufen werden.

Onychomykose

Eine Onychomykose, insbesondere der Zehennägel, kann durch Schimmelpilze (Scopulariopsis brevicaulis) bedingt sein. Mischinfektionen mit Dermatophyten kommen vor; schlechtes Ansprechen auf Griseofulvin kann manchmal so erklärt werden. Wiederholter Nachweis des Schimmels in der Kultur bei gleichzeitig positivem Nativpräparat erfordert antimykotische Behandlung, gleichgültig ob es sich um eine primäre oder sekundäre Mykose handelt. Auch eine Zwischenzehenintertrigo kann durch Schimmelpilze mitverursacht werden.

Otomykose

Häufig besiedeln Schimmelpilze (Aspergillusarten) den äußeren Gehörgang. Der Begriff Otomykose hat sich hierfür besonders in der HNO-Heilkunde eingebürgert, obwohl es sich meist um die Komplikation eines seborrhoischen Ohrekzems handeln dürfte, wenn man von den Otomykosen bei chronischer Otitis media absieht.

Schwarze Piedra

Die Trichomycosis nodosa nigra mit Bildung steinharter schwarzer Knötchen am Haarschaft wird durch den Schimmel *Piedraia hortai* hervorgerufen. Die schwarze Piedra kommt häufig in tropischen Regionen besonders Südamerikas und des Fernen Ostens vor.

Tinea nigra

Diese harmlose saprophytäre Schimmelpilzinfektion der oberen Hornschicht durch die Spezies Exophiala (früher: Cladosporum werneckii) ist in tropischen und subtropischen Gebieten häufig, in Mitteleuropa selten.

Prädilektionsstellen sind Handteller und Fußsohlen. Es finden sich braune bis schwarze, scharf kleinbogig begrenzte, nicht oder wenig schuppende Flecke, meist ohne Beschwerden und mit geringem Juckreiz. Die Bedeutung liegt in gelegentlich vorkommender Verwechslung mit Naevus spilus, akraler Lentigo oder malignem Melanom. Die Diagnose wird durch das Nativpräparat und die Pilzkultur gestellt. Sie ergibt sich auch bei der histologischen Untersuchung nach PAS- oder Grocott-Färbung, wenn unter anderer klinischer Verdachtsdiagnose eine Biopsie entnommen wurde.

Therapie der Dermatomykosen durch Schimmelpilze

Wirksam sind nahezu alle örtlich angewandten Antimykotika, insbesondere Breitbandantimykotika (Imidazolderivate wie Canesten, Daktar, Epi-Monistat, Epi-Pevaryl, Mycospor, Travogen), Natamycin (Pimafucin), aber auch Nystatin (Moronal, Candio-Hermal) und Amphotericin B (Ampho-Moronal).

Dermale Mykosen

Synonyme. Tiefe Mykosen, subkutane Mykosen.

Definition. Es handelt sich um granulomatös-entzündliche Mykosen der Haut und des subkutanen Gewebes, die dadurch gekennzeichnet sind, daß sich Krankheitserscheinungen am Ort der meist traumatischen Pilzinokulation entwickeln. Die Gefahr der Invasion tieferliegender Gewebe per continuitatem ist gegeben; generell bleiben die Herde jedoch relativ begrenzt. Innere Organe sind selten beteiligt. Zur Definition gehört, daß letztere nicht primär befallen sind, während bei den Systemmykosen in inneren Organen den dermalen Mykosen analoge Krankheitserscheinungen durch metastatische Absiedlung entstehen können.

Granuloma trichophyticum (s. S. 201)

Candidagranulom

Aus der Gruppe der Hefepilze dringt Candida albicans nur relativ selten aus seinem eigentlichen Lebensbereich der oberflächlichen vorgeschädigten Haut- und Schleimhautschichten in die Tiefe vor. Dabei muß von seiten des Wirtsorganismus eine erhebliche allgemeine oder örtliche Abwehrschwäche vorliegen, wenn es zur Bildung von primären Candidagranulomen bei Kindern, aber auch zu sekundärer Granulombildung im Gefolge einer chronischen mukokutanen Kandidose, Kandidaparonychie oder Kandidafollikulitis kommt.

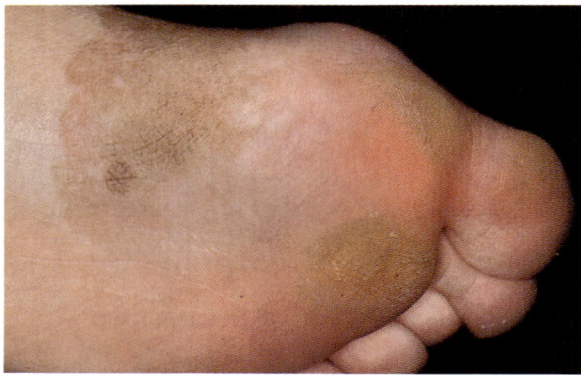

Tinea nigra

Chromomykose [Lane und Medlar 1915]

Synonyme. Chromoblastomykose, Dermatitis verrucosa.

Erreger und Vorkommen. Die Erkrankung kann durch verschiedene pigmentierte Pilzarten ausgelöst werden, besonders durch Spezies der Gattungen Phialophora (Fonsecaea, F. pedrosoi, F. compacta, F. dermatitidis) und Cladosporium (C. carrionii). Die Erreger kommen weltweit saprophytär als Schwärzepilze auf verfaulendem Holz vor und gelangen über Traumen in die Haut. Erkrankungen kommen fast ausschließlich in den Tropen und Subtropen, besonders in Südamerika vor; Einzelfälle sind in Europa, so in Skandinavien beschrieben worden.

Klinik. Prädilektionsstellen sind wegen der Verletzungsmöglichkeit besonders die Füße und Hände. Am häufigsten sind an der Inokulationsstelle auftretende Papeln und Pusteln, die sich hochchronisch zu massiven verruziformen oder papillomatösen granulomatösen Hautreaktionen weiterentwickeln. Ulzerationen und bakterielle Superinfektion sind häufig. Generalisation ist sehr selten.

Diagnose. Sie wird durch den Erregernachweis in der Kultur und im histologischen Schnitt gesichert. Im Gewebe erscheinen die verschiedenen verursachenden Pilze identisch. Man sieht bräunliche dickwandige Zellen, sog. „scleroting bodies". Histologisch findet man neben granulomatöser, abszedierender und fibrosierender Entzündung vor allem eine pseudoepitheliomatöse Hyperplasie der Epidermis.

Therapie. In frühen Stadien ist chirurgische Exzision, auch Elektrodesikkation oder Kryotherapie sinnvoll. Örtliche Behandlung ist wenig aussichtsreich. Amphotericin B und Imidazolabkömmlinge können intraläsional injiziert werden. In schweren Fällen erfolgt intravenöse Infusion. Neuerdings wird auch 5-Flucytosin (Ancotil) peroral in Tablettenform empfohlen, die Dosierung beträgt 150 mg/kg KG am Tag, die Behandlungsdauer meist mehrere Monate. Auch ein Versuch mit Ketoconazol (Nizoral) ist angezeigt, oft soll die Erkrankung allerdings nicht ansprechen.

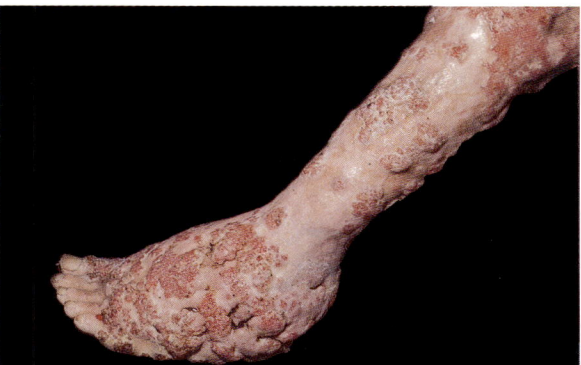

Chromomykose

Sporotrichose [Schenck 1898]

Definition. Chronische tiefe Mykose durch Sporotrix schenkii.

Erreger und Vorkommen. Erreger ist Sporothrix schenckii, ein weltweit als Bodensaprophyt auf verfaulendem Holz und absterbenden Pflanzen lebender dimorpher Pilz. Erkrankungen kommen überwiegend in tropischen und subtropischen Gebieten vor, in Europa nur sporadisch, wenngleich die Sporotrichose hier von allen dermalen Mykosen nach am ehesten differentialdiagnostisch zu bedenken ist. In Mexiko ist die Sporotrichose die häufigste aller tiefen und subkutanen Mykosen. Sporotrichose befällt auch häufig Tiere (Pferde, Kamele, Hunde, Katzen, wild lebende Tiere); jedoch wurde eine Übertragung von Tieren auf den Menschen ebenso wie von Mensch zu Mensch offenbar niemals beobachtet. Die Infektion erfolgt über traumatische Inokulation des Erregers meist an Händen und Füßen. Durch Inhalation bzw. Ingestion kann es selten zu pulmonaler oder viszeraler Sporotrichose kommen.

Klinik

Lymphokutane Sporotrichose. Diese Form ist am häufigsten und wird auch als gummöse Form bezeichnet. Die Inkubationszeit beträgt durchschnittlich 3 Wochen; Krankheitserscheinungen können aber auch bereits nach 5 Tagen oder erst mehrere Monate nach der Inokulation auftreten. Es entsteht als Primärherd eine entzündliche Papel, eine Papulopustel, ein Ulkus oder ein kutan-subkutaner Knoten mit Ulzeration durch nekrotischen Zerfall. Dadurch ergibt sich das Bild des *Sporotrichoseschankers*. Der Primärherd kann innerhalb von Monaten narbig abheilen, während sich neue Knoten am Verlauf der den Primärherd drainierenden Lymphgefäße entwickeln. Man findet dann entlang den Lymphgefäßen aufgereiht multiple Knoten, über denen die Haut blaurot aussieht. Daher auch die Bezeichnung *lymphangitische Sporotrichose*. Dieses Bild ist pathognomonisch. Die distalen Knoten abszedieren, bre-

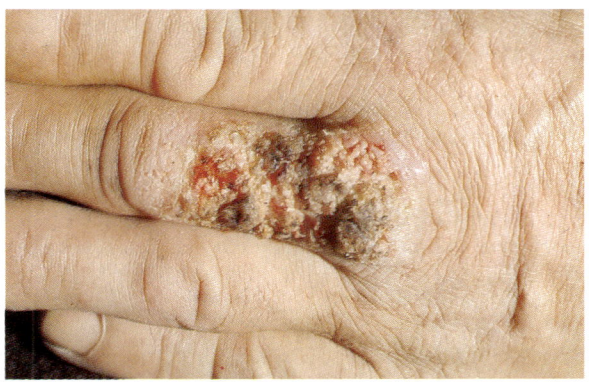

Sporotrichose, fixe kutane Form

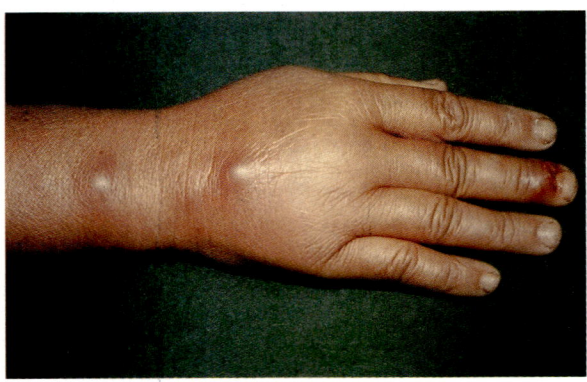

Sporotrichose, lymphangitischer Typ

chen nach außen durch und bedecken sich mit fest haftenden Krusten; die mehr vom Primärherd entfernten Knoten zeigen eher gummöse Konsistenz und geringere Neigung zur Nekrose. Das Allgemeinbefinden pflegt bei dieser Form der Sporotrichose nicht gestört zu sein, jedoch erstreckt sich der Verlauf über Jahre.

Fixe kutane Sporotrichose. Bei dieser seltenen klinischen Form bleiben infolge guter Abwehrlage bei bereits vorhandener Sensibilisierung gegen den Erreger in Endemiegebieten die Erscheinungen auf die Inokulationsstelle beschränkt. Meist finden sich hier verruköse oder krustenbedeckte, manchmal von Satelliten umgebene Herde, die an Tuberculosis cutis verrucosa oder Leishmaniose erinnern. Jahrelanges Bestehenbleiben, Spontanheilung unter Narbenbildung, auch örtliche Rezidive sind möglich.

Disseminierte Sporotrichose der Haut. Ausgehend von einzelnen kutanen Läsionen kann es nach hämatogener Streuung zu umschriebenen oder disseminierten Herden der Haut und/oder innerer Organe kommen. Ernst sind die Verläufe der disseminierten Sporotrichose der Haut, bei der zahlreiche entzündliche Knoten überall am Körper auftreten, die erbs- bis haselnußgroß, subkutan gelegen und mit der Haut verbakken sind. Sie schmelzen zentral ein, brechen eitrig nach außen durch, fisteln oder bilden chronische Ulzera. Typisch ist das Nebeneinander von blauroten, zentral nabelartig eingedellten Knoten, ulzerierenden und fistelnden Herden. Immundefekt?

Mukokutane Sporotrichose. Diese Diagnose wird gestellt, wenn neben der Haut Schleimhäute miterkranken.

Extrakutane systemische Sporotrichose. Bei dieser seltenen und gefährlichen Form können das Knochensystem, die großen Gelenke, Auge, Muskeln und Nieren befallen sein.

Diagnose. Die wichtigste Untersuchung ist bei durch die Anamnese gegebenem Verdacht die relativ einfache Kultur des Erregers aus Eiter, Sekreten, Aspiraten von einschmelzenden Knoten oder aus Biopsiematerial. Bei den kutanen Formen finden sich im Nativpräparat oder histologisch nur sehr wenige Erreger, am ehesten noch nach Trypsinandauung der Schnitte oder fluoreszenzmikroskopisch unter Verwendung markierter Antikörper. Das histologische Bild zeigt eine relativ charakteristische, jedoch nicht spezifische Kombination aus zentralem Abszeß, einer umgebenden tuberkuloiden Zone mit Epitheloidzellen und Langhans-Riesenzellen sowie peripher einem syphilisähnlichen Infiltrat mit Lymphozyten, Plasmazellen und Fibroblasten. Diagnostisch weniger bedeutsam sind der Agglutinationstest zum Nachweis von Antikörpern im Serum und der Intrakutantest mit Sporotrichin.

Differentialdiagnose. Zu erwähnen sind weitere dermale Mykosen, ferner Lues III, Tuberculosis cutis colliquativa oder verrucosa, Tuberculosis subcutanea et fistulosa im Perianalbereich, Tularämie, Malleus, Bromo- und Jododerm, schwere Acne conglobata und speziell die Aknetetrade.

Therapie
Innerlich: Bei kutanen Formen bewährt ist Kaliumjodid peroral in steigender Dosierung (*Rp.* Kal. jodat. 10,0; Aqua dest. ad 150,0; 3–5 g tgl. 3–4 Wochen über die klinische Abheilung hinaus). Auch zusätzliche intravenöse Gabe von Natriumjodid wird empfohlen. In schweren Fällen sind 5-Flucytosin- bzw. Amphotericin-B-Infusionen indiziert. Ein Versuch mit Ketoconazol (Nizoral) kommt in Betracht.
Äußerlich: Desinfizierende bzw. antimykotische Lösungen und Cremes sind indiziert, aber allein nicht ausreichend. Symptomatische Besserung bzw. auch Abheilung kann mit örtlicher Überwärmungstherapie erreicht werden.

Myzetom [Van Dyke, Carter 1860]

Synonyme. Madurafuß, Maduramykose.

Definition. Als Myzetom wird ein klinisches Bild bezeichnet, das durch verschiedenartige Erreger – Bakterien- und Pilzarten – hervorgerufen wird. Es handelt sich um eine lokalisierte chronische Infektion, meist der Füße und Unterschenkel, seltener der Hände und anderer Körperstellen. Die Infektion durchsetzt Haut, subkutane Gewebe und möglicherweise auch Knochen, dabei entstehen abszedierende fistelnde Knoten und Platten. Die granulomatöse Entzündung verursacht eine oft unförmige tumorartige Anschwellung.

Erreger und Vorkommen. Eine Vielzahl von Erregern kann das klinische Bild des Myzetoms verursachen: exogene aerobe Aktinomyzeten (die heute den Bakterien zugerechnet werden, s.S. 175) der Gattungen Actinomyces, Nocardia, Actinomadura und Streptomyces, daneben Eumyzeten u.a. der Gattungen Madurella, Petriellidium, Phialophora. Nur Einzelfälle von

Dermatophytenmyzetomen wurden beschrieben. Die Erreger sind weltweit als Bodensaprophyten verbreitet; Erkrankungen kommen jedoch fast ausschließlich in tropischen und subtropischen Regionen vor und sind z.B. in Zentralafrika und Mexiko relativ häufig. Die Infektion erfolgt meist durch Inokulation beim Barfußlaufen; daher sind auf dem Land arbeitende Männer am häufigsten betroffen.

Klinik. Sie ist unabhängig von der speziellen Erregerart. Typisch sind tumorartige deformierende Schwellung, Fistelgänge und Entleerung von trüb-eitrigem Sekret, das charakteristische Drusen („grains") enthält. Dabei handelt es sich um makroskopisch sichtbare, schwärzliche, weißliche oder gelbliche Körnchen, die Erregerkolonien darstellen. Trotz des oft monströsen klinischen Bildes besteht meist relativ geringer Schmerz. Superinfektion durch Staphylokokken ist häufig. Hämatogene oder lymphogene Generalisation kommt dagegen nur sehr selten vor.

Diagnose. Das klinische Bild ist typisch. Die Identifizierung des speziellen Erregers erfolgt in der Kultur aus Fisteleiter mit den Drusen oder aus Biopsiematerial. Bereits aus Farbe und Größe der Drusen sind Rückschlüsse auf den speziellen Erreger möglich.

Differentialdiagnose. Abzutrennen ist Osteomyelitis durch Staphylokokken oder Mycobacterium tuberculosis.

Therapie. Sie ist schwierig, da die wenigen geeigneten Chemotherapeutika nur schwer in ausreichender Konzentration an die Erreger herangebracht werden können. Wichtig ist die Erreger- und Resistenzbestimmung. Bei Aktinomyzeten sind Penicillin und seine Derivate wirksam, wobei hohe Dosen ($10 \cdot 10^6$ IE/Tag Penicillin G) über lange Zeit infundiert werden müssen. Manche Aktinomyzeten sprechen auf Sulfonamide, Sulfone oder Tetrazykline an. Bei Eumyzeten sind 5-Flucytosin, Amphotericin B oder neuerdings Ketoconazol (Nizoral) innerlich indiziert. Auch die innerliche Kaliumjodidtherapie ist gelegentlich wirksam.

Die reparativen Vorgänge im natürlichen oder medikamentös erreichten Heilungsverlauf sind meist durch brettharte Fibrosierung gekennzeichnet; auch bei ausgeheiltem Myzetom machen häufig monströse Deformationen noch Amputation erforderlich, die oft von vornherein die aussichtsreichste Therapie darstellt.

Systemmykosen

Synonyme. Endomykosen, viszerale Mykosen.

Definition. Bei den Systemmykosen handelt es sich um Pilzinfektionen primär der Schleimhäute und/oder innerer Organe, meist der Lunge.

Hauterscheinungen. Sekundär kommt es bei den Systemmykosen häufig zur Generalisation mit Metastasierung in die Haut. Hauterscheinungen sind sogar vielfach die ersten Hinweise auf das Vorliegen dieser ernsten Erkrankungen. Dem Dermatologen kommt damit eine wichtige Rolle für ihre Erkennung zu. Besonders gilt dies für die Histoplasmose, Kokzidioidomykose und Blastomykose. Diese Systemmykosen haben jeweils ein relativ begrenztes geographisches Verbreitungsgebiet. Daneben gibt es eine zweite Gruppe von Systemmykosen durch opportunistische Pilze, die lediglich in ihrer Abwehr schwer geschwächte Patienten befallen können. Bei diesen Erkrankungen, wie beispielsweise bei Kandidasepsis und Aspergillose, treten Hauterscheinungen völlig in den Hintergrund. Die Therapie fällt im allgemeinen nicht in die Zuständigkeit des Dermatologen.

Kryptokokkose [Busse 1894 und Buschke 1895]

Synonyme. Kryptokokkusmykose, europäische Blastomykose, Torulose, M. Busse-Buschke

Erreger und Verbreitung. Erreger ist Cryptococcus neoformans, ein von einer Schleimkapsel umgebener Hefepilz. Er ist weltweit verbreitet, vor allem in den Exkrementen von Tauben, die sehr häufig Träger des Erregers sind, ohne in der Regel selbst zu erkranken. Der Erreger ist im dunklen feuchten Milieu der Taubennistplätze jahrelang lebensfähig und kann durch Staub übertragen werden. In Mitteleuropa ist die Infektion selten, obwohl der Erreger auch hier vorkommt.

Vorkommen und Pathogenese. Eintrittspforte ist fast immer die Lunge. Ob es eine primäre Kryptokokkose der Haut gibt, ist zweifelhaft. Meist handelt es sich um eine schwere subakute oder chronische Allgemeinerkrankung durch hämatogene oder lymphogene Aussaat des Erregers, der alle Organe befallen kann. Hauptmanifestationen sind Lunge, Zentralnervensystem, Skelett, Herz, Augen und Testes, während Niere, Nebennieren, Leber, Milz und Lymphknoten meist verschont bleiben. Symptomloser Verlauf kommt vor. Betroffen sind überwiegend Männer (2:1) der Altersklasse zwischen 30 und 60 Jahren. Die Erkrankung von Kindern ist selten. Die Kombination mit schweren Grunderkrankungen wie M. Hodgkin, Leukämien und Tuberkulose ist häufig.

Klinik. Haut und Schleimhäute zeigen in 10–15% der Fälle Erscheinungen, entweder als erstes Symptom oder im Verlauf der Krankheit. Sie bestehen in akneiformen Papeln und Pusteln, kutan-subkutanen Platten und Knoten mit Einschmelzung und Ulzeration. Ulzera mit ausgestanzten oder gelatinös weichen Rändern entstehen häufig in der Umgebung von Nase und Mund.

Diagnose. Im Eiter oder Liquor finden sich in Tuschepräparaten 5–15 µm große knospende Zellen mit gut sichtbarer Kapsel. Die Kultur ist einfach, dem Medium darf jedoch kein Cycloheximid zugesetzt sein.

Differentialdiagnose. Sie umfaßt je nach klinischem Bild Hauterscheinungen bei Meningoenzephalitis, maligne Tumoren wie Karzinome und Basaliome, Tuberkulose und andere bakterielle Erkrankungen.

Therapie. Sie ist unbefriedigend, die Prognose sehr ernst. Intravenöse, ggf. auch intrathekale Gaben von Amphotericin B unter Beachtung der toxischen Nebenwirkungen werden empfohlen. Neuerdings hat sich 5-Flucytosin (Ancotil) allein oder in Kombination mit Amphotericin B als wirksam erwiesen, in einer Dosierung von 150 mg/kg KG tgl. 10–12 Wochen lang; in jüngster Zeit in Einzelfällen auch Ketoconazol (Nizoral).

Blastomykose [Gilchrist 1894]

Synonyme. Nordamerikanische Blastomykose, M. Gilchrist, Chicago-Krankheit.

Erreger und Vorkommen. Erreger ist der dimorphe Pilz Blastomyces dermatitidis, der saprophytär als Faden-, parasitär als Sproßpilz mit Hefezellen von 8–20 µm Durchmesser vorliegt. Er kommt als Bodensaprophyt vor. Die Erkrankung tritt vorwiegend in Nordamerika, daneben in Südamerika und in Afrika und nur vereinzelt in Europa auf. Am häufigsten erkranken Männer (6:1) über 50 Jahre, insbesondere Landarbeiter. Die Infektion erfolgt wahrscheinlich durch Einatmen von Sporen.

Klinik. Vier klinische Formen können unterschieden werden:
– die einer Tuberkulose ähnliche, akut, subakut oder unbemerkt ablaufende primär pulmonale Form;
– die chronische kutane Form mit gelegentlicher Knochenbeteiligung;
– die generalisierte Erkrankung mit Beteiligung mehrerer Organsysteme (Urogenital-, Skelett-, Zentralnervensystem);
– schließlich die seltene schankriforme Inokulationsblastomykose.

Kutane Blastomykose. Sie entsteht hämatogen von der primär befallenen Lunge aus. Die Hautmanifestationen sind mit 80% aller Erkrankungsfälle die häufigste extrapulmonale Form der Blastomykose und meist der erste Grund des Arztbesuchs. Es entstehen einzeln stehende oder gruppierte Papeln, Papulopusteln und kutan-subkutane Knoten mit Neigung zu Ulzeration, hauptsächlich an Händen, Füßen und im Gesicht, später auch am Stamm. Allmählich entstehen bogig begrenzte, zentral narbig abheilende Herde mit wulstartig erhabenen und verrukösen Rändern, oft von Krusten bedeckt. Diagnostisch wichtig sind im Zentrum der Herde schwarze, punktförmige abgestoßene Papillargefäße sowie im Randbereich kleine miliare Abszesse, die Organismen enthalten.

Inokulationsblastomykose. Sie ist selten und entsteht meist als Laborinfektion nach Verletzung der Finger z.B. bei Pathologen. Es entstehen ein Ulkus mit hartem Rand und eine Lymphangitis. Bei guter Abwehrlage des Patienten kann Spontanheilung eintreten.

Diagnose. Entscheidend ist der Nachweis der relativ dickwandigen rundlichen knospenden Erreger im eitrigen Sekret aus miliaren Abszessen. Geeignet sind das Kalilaugenpräparat und die PAS-Färbung im Nativpräparat, ferner die Kultur (ohne Cycloheximidzusatz) und der histologische Nachweis im Biopsiematerial (PAS-Färbung).

Differentialdiagnose. Abzugrenzen sind alle chronischen Granulome der Haut wie Lupus vulgaris, Tuberculosis cutis verrucosa, syphilitisches Gumma, Lymphogranuloma inguinale, Lepra und andere tiefe Mykosen, ferner Bromo- und Jododerm, Pyoderma gangraenosum oder ulzerierende Tumoren.

Therapie. Die frühere Behandlung mit internen Jodgaben oder Stilbamidin ist durch Amphotericin-B-Infusionen ersetzt worden. Die höchsten tolerierten täglichen Dosen bis zu einer Gesamtdosis von 2,0 g oder bis zur Heilung werden empfohlen. Heute auch Versuch mit Ketoconazol (Nizoral).

Parakokzidioidomykose [Lutz 1908]

Synonyme. Südamerikanische Blastomykose, brasilianische Blastomykose, Granuloma paracoccidioides, M. Lutz-Splendore-Almeida

Erreger und Vorkommen. Erreger ist der dimorphe Hefepilz Paracoccidioides brasiliensis, wahrscheinlich ein Bodensaprophyt. Die Verbreitung der Erkrankung ist auf Süd- und Mittelamerika beschränkt. Männer erkranken wesentlich häufiger als Frauen (9:1); Voraussetzung für schwere Erkrankungen scheint Unterernährung zu sein.

Klinik. Primär sind die Lunge, aber auch die oralen und nasalen Schleimhäute befallen, von denen aus die angrenzende Haut erfaßt wird. Es entstehen granulomatöse, knotige, ulzerierende und mutilierende Hautveränderungen und stärkere Lymphknoten-

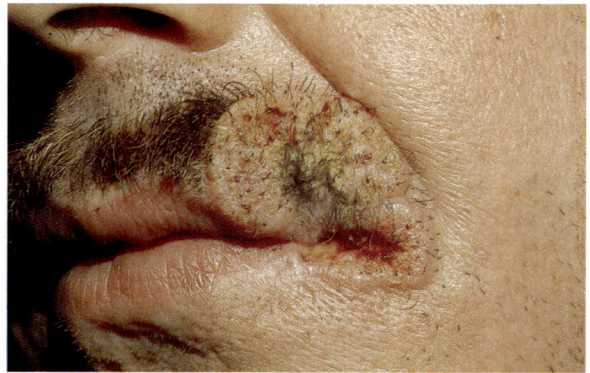

Parakokzidioidomykose, ulzerös-vegetierende Form

schwellungen mit Neigung zu Einschmelzung und Fistulation, die *mukokutane lymphangitische Parakokzidiose*. Sekundär kommt es zu systemischer Ausbreitung auf zahlreiche Organe.

Diagnose. Der Erreger kann aus Eiter, z.B. aus Punktat einschmelzender Lymphknoten, Sputum, Ulkusabstrichen im Nativpräparat, in der Kultur und im Tierversuch (Meerschweinchentestis) nachgewiesen werden, außerdem histologisch in der Biopsie.

Therapie. Amphotericin B in tolerierten Höchstdosen; Ketoconazol (Nizoral) soll sehr wirksam sein.

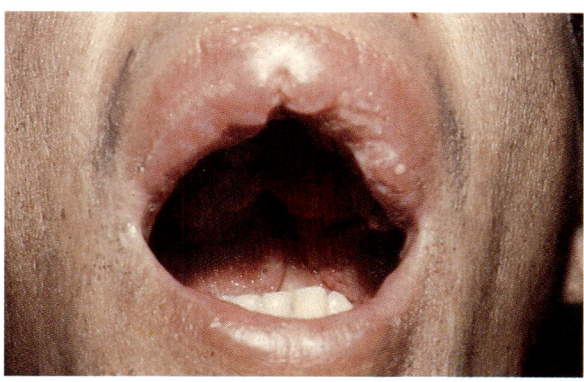

Parakokzidioidomykose

Histoplasmose [Darling 1905]

Synonyme. M. Darling, retikuloendotheliale Zytomykose.

Erreger und Vorkommen. Erreger ist der dimorphe Hefepilz Histoplasma capsulatum, in Afrika auch H. capsulatum var. duboisii. Der Erreger findet sich als Saprophyt im Boden und insbesondere im Vogelkot (Guano). Eintrittspforte ist fast immer die Lunge durch Einatmung von erregerhaltigem Staub. Endemiegebiete sind v.a. Nordamerika (besonders das Mississippigebiet), Mittel- und Südamerika, Südafrika und Fernost. Erkrankungen in Europa sind sehr selten.

Klinik. Am häufigsten sind Lungenveränderungen, die asymptomatisch bis hochakut oder chronisch-progressiv verlaufen können. Die disseminierte Histoplasmose kann ebenfalls gutartig oder fulminant verlaufen und zahlreiche Organsysteme befallen. Chronische mukokutane Veränderungen zeigen zerfallene Granulome, insbesondere im Bereich von Mund, Nase und Kehlkopf, mit späterer Mutilation. Die primäre schankriforme Inokulationshistoplasmose der Haut ist selten.

Diagnose. Das Nativpräparat ist unergiebig. Die Diagnose erfolgt durch kulturellen Erregernachweis aus Sputum. Im Biopsiematerial lassen sich die Erreger mit der PAS-Färbung gut darstellen, wobei ihre intrazelluläre Lage in Makrophagen typisch und unter den pathogenen Pilzen einzigartig ist. Serodiagnostik (KBR) und Intrakutantest (Histoplasmintest) sind in Endemiegebieten der hohen Durchseuchung der Bevölkerung wegen diagnostisch kaum verwertbar, leisten jedoch als Ausschlußreaktionen wertvolle Hilfe bei Verdachtsfällen, die außerhalb der eigentlichen Endemiegebiete vorkommen.

Therapie. Sie ist schwierig; insbesondere bei systemischer Infektion besteht hohe Mortalität. Amphotericin B sollte in tolerierten Höchstdosen infundiert werden. Zur therapeutischen Wirksamkeit von 5-Flucytosin (Ancotil) und Ketoconazol (Nizoral) liegen günstige Berichte vor. Bei solitären Herden ist die chirurgische Entfernung unter Amphotericin-B-Schutz indiziert.

Kokzidioidomykose [Wernicke 1892]

Synonyme. Granuloma coccidioides, „valley fever", Wüstenrheumatismus, California-Krankheit.

Erreger und Vorkommen. Der Erreger ist der dimorphe Pilz Coccidioides immitis. Als Bodensaprophyt kommt er v.a. in heißen Zonen des Südens von Nordamerika, in Mexiko und Südamerika vor. Die Infektion erfolgt durch Einatmen von sporenhaltigem Staub.

Klinik. Neben der in den Endemiegebieten häufigen, weitgehend asymptomatischen, spontan abheilenden, primären pulmonalen Form mit Entwicklung einer Immunität kommt seltener eine akute oder chronische progressive, generalisierte sekundäre Form vor. Dabei entstehen zur Einschmelzung und Zerstörung neigende granulomatöse Knoten in fast allen Geweben des Organismus, so auch in der Haut. Dunkelhäutige sind häufiger als Weiße betroffen. Hautherde finden sich oft zuerst im Gesicht, an den Nasolabialfalten, am Hals oder Kapillitium, typischerweise in Form von verrukösen Granulomen mit Einschmelzung und narbiger Abheilung.

Diagnose. Der Erreger kann im Nativpräparat von Eiter und Sputum gesehen werden, ebenso im histologischen Präparat. Charakteristisch sind rundliche, mit zahlreichen Endosporen gefüllte Sporangien von 30–60 (bis 200) µm Durchmesser. Die Kultur ist möglich; wegen der dabei entstehenden hochinfektiösen Sporen sind besondere Vorsichtsmaßnahmen notwendig. Der nach der Infektion positive Intrakutantest wird bei Generalisation meist negativ und ist daher bei Verlaufsbeobachtungen diagnostisch und prognostisch wertvoll.

Differentialdiagnose. Wie bei Blastomykose.

Therapie. Amphotericin B in tolerierten Höchstdosen; Versuch mit Ketoconazol (Nizoral) peroral.

Epizootien

Definition. Epizootien sind Hauterkrankungen durch von außen an die Haut herantretende tierische Parasiten (Ektoparasiten). Bei Epizootien im strengen Sinne leben die Parasiten auf der Haut (Beispiel: Läuse); als Epizootien im weiteren Sinne werden hier auch Hauterscheinungen durch nicht auf der Haut lebende Tiere behandelt (Beispiel: Insektenstich).

Verbreitung. Epizootien sind im gemäßigten Klima viel seltener als in den Tropen. Auch sind die hygienischen Verhältnisse entscheidend; mangelhafte Körperpflege und enger Wohnraum begünstigen Parasiten. Andererseits haben weltweiter Reiseverkehr und verstärkte Promiskuität, vielleicht auch immunologisch-epidemiologische Gründe in den letzten Jahren wieder eine Zunahme von Epizootien auch in Mitteleuropa gebracht. Sie dürfen bei Juckreiz differentialdiagnostisch keinesfalls übersehen werden.

Läuse: Pedikulose

Erreger. Läuse gehören zu den Insekten. Beim Menschen kennt man 3 Arten:

- Kopflaus: *Pediculus capitis*,
- Kleiderlaus: *Pediculus vestimentorum*,
- Filzlaus: *Pediculus pubis* bzw. *Phthirus pubis*.

Läuse besitzen 3 Paar kräftige, mit Krallen versehene Beine. Die befruchteten Weibchen kleben mit einem wasserunlöslichen Kitt aus der Anhangsdrüse des Ovars ihre 150–300 Eier, die etwa 0,8 mm langen ovalen Nissen, an die Kopf- oder Schamhaare (Kopf-, Filzläuse) oder in die Säume der Wäsche (Kleiderläuse). Die Läuselarven schlüpfen nach etwa 8 Tagen, durchlaufen 3 Häutungen und sind nach 2–3 Wochen geschlechtsreif. Läuse saugen alle paar Stunden Blut; sie können nur wenige Tage hungern.

Pediculosis capitis

Erreger und Verbreitung. Die Kopflaus (*Pediculus capitis*) ist 2–3,5 mm lang. Kinder und Menschen mit langem Haar werden bevorzugt befallen. Die Übertragung erfolgt von Mensch zu Mensch. Mangelhafte Hygiene und Leben in engen Gemeinschaften wirken begünstigend. Nicht selten kommt es zur Entwicklung kleiner Endemien in Schulen.

Klinik. Hauptsitz ist das Kapillitium; Bart- und Schamhaare sind nur selten befallen. Am Kopfhaar ist besonders die Gegend hinter den Ohren betroffen. Die Kopfläuse nehmen alle 2–3 h durch Biß Blut auf, Hauterscheinungen werden erst nach Stunden oder mehreren Tagen bemerkt. Dabei entwickeln sich hochrote urtikarielle Papeln, die wegen des Eindringens von Läusespeichel stark jucken. Es entsteht oft im Nacken ein typisches *Läuseekzem*. Das Kratzen führt oft zu bakterieller Superinfektion mit Krusten-

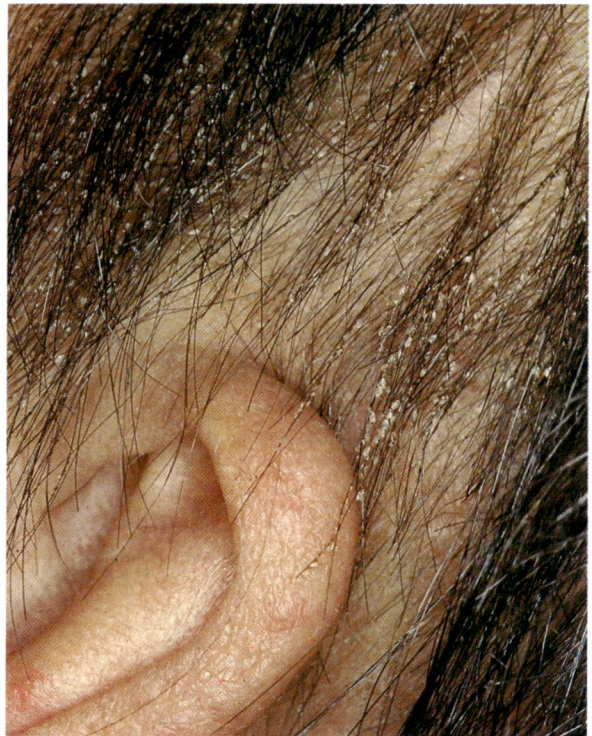

Pediculosis capitis, Nissen

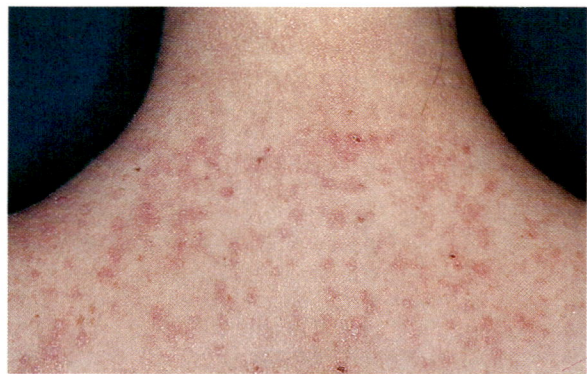

Pediculosis capitis, Läuseekzem am Nacken

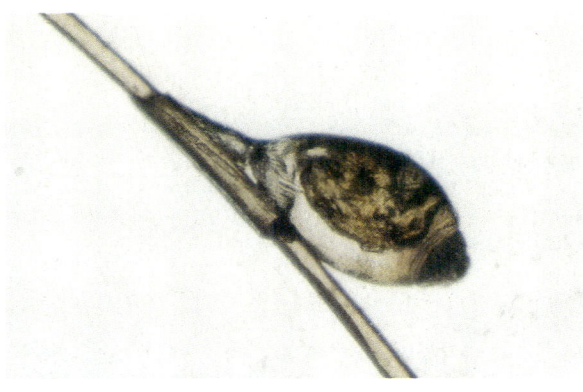

Nisse

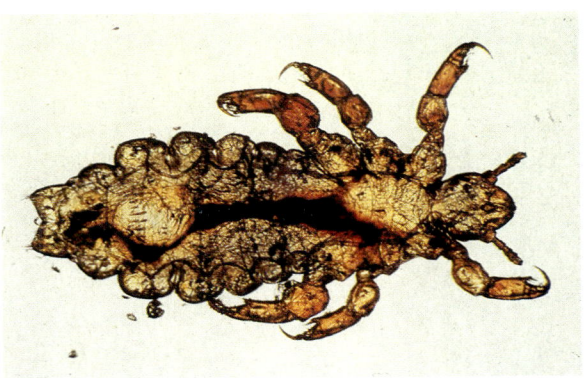

Pediculus vestimentorum (Kleiderlaus)

bildung und schließlich starker Verfilzung der Haare. Die Sekundärinfektion bedingt eine schmerzhafte Lymphadenitis im Okzipital- und Halsbereich mit Neigung zu Abszedierung.

Diagnose. Sie wird nur selten durch den Nachweis der Läuse selbst bestätigt. Erheblicher Juckreiz kann bereits durch wenige Läuse hervorgerufen werden. Findet man keine Läuse, so sucht man nach *Nissen*. Diese knospenartig an die Haare angeklebten ovalen Eier stecken in einer Chitinhülle. Sie sitzen zunächst nahe dem Haarboden, „wandern" durch das Wachstum der Haare zur Haarspitze und sind dann meist bereits leer, der Deckel auf der Nisse fehlt. Nissen lassen sich im Gegensatz zu Kopfschuppen nicht vom Haar abstreifen, sondern sitzen fest. Prädilektionsstellen sind die Haarpartien hinter den Ohren. Bei Verdacht: Seitliches Hochheben der Haare über den Ohren und Nissen suchen; Läuse findet man kaum. Kopfjucken, Kopf- und Nackenekzem mit Impetiginisation müssen den Arzt bestimmen, an Kopfläuse zu denken.

Differentialdiagnose. Kopfekzem, Impetigo contagiosa, Tinea amiantacea, Psoriasis capillitii.

Therapie. Nicht nur die Läuse, sondern auch die Embryonen in den Nissen müssen abgetötet werden. Mittel der Wahl ist γ-Hexachlorcyclohexan (Jacutin) in Emulsions- oder Gelform. Das Präparat wird gründlich in das Haar eingerieben und möglichst unter einem Kappenverband für 12–24 h belassen. Danach wird das Haar gewaschen. Auch ein entsprechendes Shampoo (Quellada) ist erhältlich. Die Nissen werden durch Waschungen mit warmem Essigwasser oder Sabadillessig und anschließendes Auskämmen mit einem feinen Kamm („Läusekamm") entfernt. Die Behandlung sollte nach 3–5 Tagen wiederholt werden. Als weitere Mittel zur Behandlung der Läuse kommen Benzylbenzoat oder das leicht brennbare Cuprex (*cave:* Irritation von Schleimhäuten, Augen) in Betracht. Cuprex-Kopfkappenverbände sollten nach einer Stunde wieder entfernt werden, um Hautreizungen zu vermeiden. Nach Abtötung der Läuse erfolgt die Behandlung des Läuseekzems und der Impetiginisation.

Umgebungsuntersuchung. Alle Kontaktpersonen (Familie, Kindergarten, Schule, Altersheime) sollten untersucht und notfalls behandelt werden. Kleine Endemien sind nicht selten.

Pediculosis vestimentorum

Erreger und Verbreitung. Die Kleiderlaus (*Pediculus vestimentorum*) ist mit 3–4,5 mm Länge etwas größer als die Kopflaus, ferner sind die Hinterleibssegmente nicht so scharf eingekerbt. Bei beiden handelt es sich um Unterarten, die sich kreuzen können. Kleiderläuse findet man unter geordneten sozialen Verhältnissen nur selten. Häufiger sind sie bei Stadt- und Landstreichern, verbreitet in Kriegs- und Elendszeiten. Die Kleiderlaus sitzt nicht am Körper, sondern in der anliegenden Kleidung. Die Nissen werden rosenkranzartig an die Säume der Kleider geklebt. Kleiderläuse vermehren sich sehr rasch.

Klinik. Bei der Nahrungsaufnahme mit zunächst unbemerktem Biß führt das Speichelsekret zur Rötung, Quaddel- und Knötchenbildung mit sehr starkem Juckreiz. Die Haut ist bald übersät von strichförmigen Kratzeffekten, die oft sekundär infiziert werden. Die so entstehende Vagantenhaut (*Cutis vagantium*) besitzt außerdem zahlreiche helle Närbchen mit umgebender Hyper- und Depigmentierung. Dies Bild ist insgesamt recht charakteristisch.

Übertragung von Krankheiten. Kleiderläuse übertragen Rickettsiosen, Fleckfieber, Wolhynisches Fieber und Rückfallfieber.

Diagnose. Nachweis von Kleiderläusen und Nissen in den Nähten der Unterwäsche.

Differentialdiagnose. Dermatitis herpetiformis, Ekzeme, Alterspruritus, diabetischer Pruritus, unspezifische Hautveränderungen bei M. Hodgkin.

Therapie. Die Wäsche wird ausgekocht oder besser durch spezielle Firmen entwest. Notfalls können Kontaktinsektizide in Puderform (z.B. Jacutin Puder)

220 Epizootien

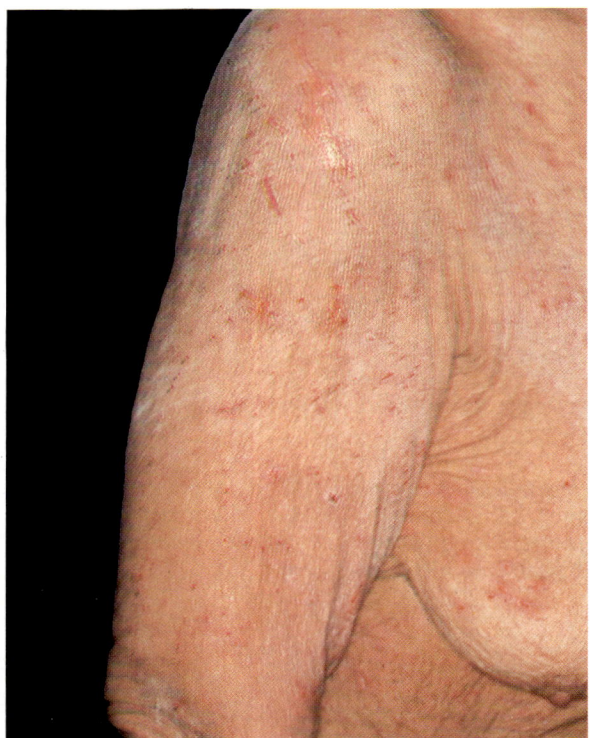

Cutis vagantium, Ekzematisation und Kratzeffekte

in die Kleider eingestreut werden. Letztere Maßnahme hat sich auch prophylaktisch bewährt. Die Behandlung der Hauterscheinungen folgt allgemeintherapeutischen Regeln je nach Akuität und Superinfektion der ekzematösen Veränderungen.

Pediculosis pubis (Phthiriase)

Erreger. Die Filzlaus (*Pediculus pubis*; *Phthir(i)us pubis*) ist mit 1,5–2 mm Länge kleiner als die Kopf- und Kleiderlaus und von breiter, schildförmiger Gestalt. Das 2. und 3. Beinpaar enden in ausgeprägten Krallen, mit denen sich die Laus in der Nähe des Haarbodens am Haar festhält. Filzläuse bewegen sich im Gegensatz zu den übrigen Läusearten kaum, sie sind daher schwerer zu erkennen. Auch vermehren sie sich nur langsam. Die Nissen sind bei genauer Kontrolle leichter zu finden.

Übertragung. Sie erfolgt bei engem körperlichen Kontakt, meist beim Geschlechtsverkehr, aber auch von Eltern auf Kinder. Ausbreitung über Kleidung, Bettwäsche oder Handtücher erscheint möglich.

Klinik. Gebiete mit apokrinen Schweißdrüsen sind der Lieblingssitz dieser Läuseart: Schambehaarung, Genitoanalbereich, Achselhaare, aber auch starke Behaarung im Brust- und Bauchbereich. Selten, häufiger allenfalls bei Kleinkindern, findet man sie im Kapillitium, in Augenbrauen und Wimpern. Der Juckreiz bei Pediculosis pubis ist nur mäßig, aber meist nachts stärker. Kratzeffekte fehlen gewöhnlich. Als Folge der Filzlausstiche entstehen verwaschene, stahlblaue oder schieferfarbene linsen- bis fingernagelgroße Flecke, die *Maculae coeruleae* („*tâches bleues*"). Sie entstehen wahrscheinlich aus kleinen Hämorrhagien durch intrakutane Einlagerung von grünlichen Hämoglobinabbauprodukten unter dem Einfluß von Läusespeichel.

Diagnose. Die Maculae coeruleae in typischer Lokalisation, besonders am Unterbauch oder Oberschenkelansatz, sind wichtige diagnostische Hinweise. Beweisend ist der Nachweis der Läuse oder ihrer Nissen. Immer wenn über Juckreiz im Genital- oder Achselbereich geklagt wird, muß eine Pediculosis pubis in Betracht gezogen werden.

Therapie. Die gleichen Mittel wie bei Kopfläusen sind wirksam; Mittel der Wahl ist wiederum γ-Hexachlorcyclohexan (Jacutin). Die befallenen Regionen werden gründlich mit einem Detergens gewaschen und dann mit Jacutin Emulsion sorgfältig eingerieben. Auswaschen am nächsten Tag, Wiederholung der Behandlung am besten nach 3–4 Tagen. Auch Cuprex kommt in Betracht. Schwieriger ist die Behandlung bei Befall der Augenbrauen und Wimpern von Kleinkindern, da eine toxische Wirkung des Präparats nicht auszuschließen ist. Gebräuchlich sind Ungt. hydrargyrum flavum (*Rp.* Hydrargyr. flav. 0,2; Vaselin. alb. ad 10,0) oder auch einfaches weißes Vaselin (*Rp.* Vaselin. alb.). Aus den Wimpern sollten die Läuse und Nissen einzeln mit einer Pinzette entfernt werden.

Nicht vergessen werden sollte die Untersuchung und ggf. Mitbehandlung der Kontaktpersonen.

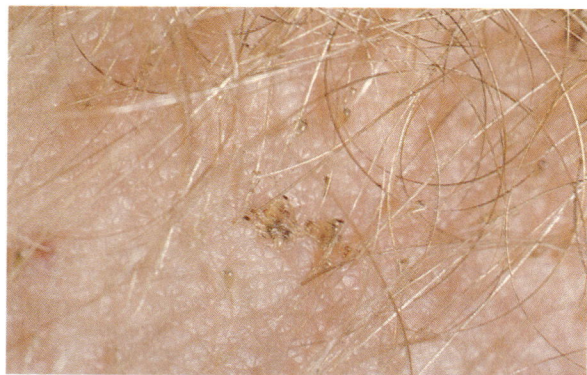

Pediculosis pubis, Filzläuse und Nissen

Wanzen: Cimikose

Erreger. Unter den 40 verschiedenen Wanzenarten ist die Bettwanze *Cimex lectularius* wichtig. Tierwanzen (von Hühnern, Schwalben usw.) werden nur ausnahmsweise auf den Menschen übertragen; sie erzeugen Juckreiz und papulourtikarielle Hauterscheinungen. Das Weibchen der Bettwanze ist 5 mm lang und 3 mm breit, das Männchen kleiner. Die mit kurzen Borsten besetzten Wanzen sind nüchtern stark abgeplattet und von gelblich-transparenter Farbe; vollgesogen haben sie eine dunkelrote Farbe und sind aufgetrieben. Wanzen stinken, da Drüsen in der Nähe des 3. Beinpaars ein widerlich riechendes Sekret absondern. Das Weibchen legt täglich 2–3 Eier, die sich in 1–2 Monaten über 5 Larven- bzw. Nymphenstadien voll entwickeln. Die lichtscheuen Bettwanzen verkriechen sich tagsüber in dunkle Ritzen von Wänden, Möbeln, Fußböden, hinter Bilder, in elektrische Schalter und Wandlampen. Hier nisten sie. Sie stellen sich in verwahrlosten Räumen ein und waren früher schwer zu beseitigen. Die modernen Insektizide haben dies geändert.

Der Mensch wird nachts durch Ankriechen oder Herabfallenlassen der Wanzen von der Zimmerdecke aufgesucht, zunächst unbemerkt. In wenigen Minuten ist die Nahrungsaufnahme beendet. Bettwanzen saugen etwa einmal pro Woche Blut, können aber auch monatelang hungern. Das durch den Biß eingebrachte Speicheldrüsensekret erzeugt Juckreiz und führt zu Hautveränderungen, die zunächst meistens erheblich, nach Gewöhnung geringfügig sind oder gar fehlen.

Klinik. Erstmalig zerstochene Menschen weisen im Gesicht Lidödem und an allen von der Nachtkleidung freigelassenen Körperteilen, so an Händen und Armen, vielfach gruppierte Quaddeleruptionen auf. Bei Glasspateldruck findet man im Zentrum der Quaddel einen hämorrhagischen Punkt, die Bißstelle. Besonders in asphyktischen Gebieten können auch Bläschen und Blasen auftreten. Umwandlung in stark juckende Papeln über mehrere Tage kommt vor. Allmählich tritt eine Gewöhnung an Wanzenstiche ein. Heftige Reaktionen bleiben dann aus. Schließlich bemerkt man nichts mehr von der Anwesenheit der Wanzen. Blutflecke und Wanzenkot im Bettzeug können Hinweise sein.

Differentialdiagnose. Urticaria acuta, multiforme Erytheme, andere Insektenstiche (Pulicosis).

Therapie. Die Hauterscheinungen behandelt man mit Lotio zinci, evtl. auch Antihistamingels (Pragman, Crotaminex, Soventol) oder Mentholspiritus (1%). Bei starkem Juckreiz sind Antihistaminika innerlich sinnvoll. Wichtig ist die Vernichtung der Wanzen in den befallenen Räumen durch Insektizide.

Tropische Wanzen

Während Cimex lectularius in gemäßigten und subtropischen Zonen vorkommt, lebt *Cimex hemipterus* oder *Cimex rotundus* in feucht-tropischem Klima. Kurz erwähnt seien die geflügelten Raubwanzen, die vorwiegend in Südamerika vorkommen. Sie übertragen die gefürchtete *Chagas-Krankheit*, eine Trypano-

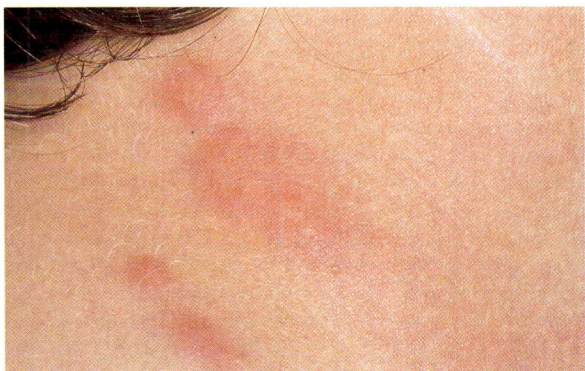

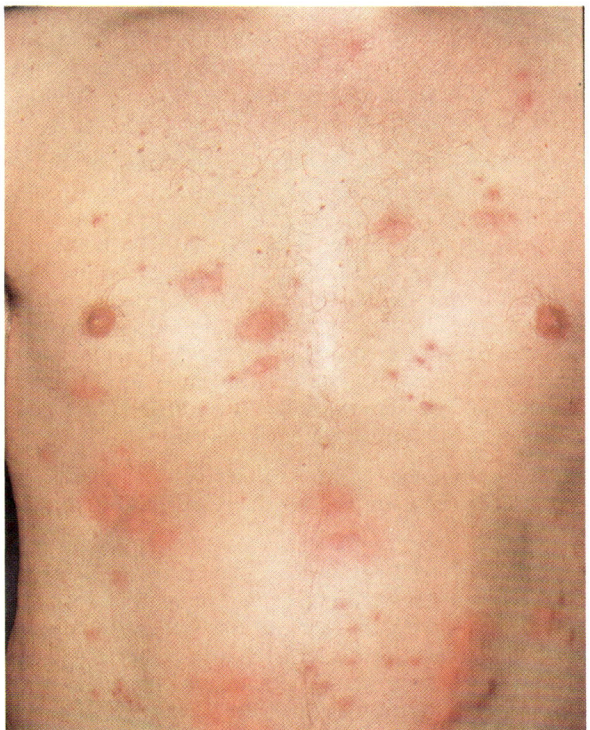

Cimicosis, Wanzenstiche

somiase, die z.B. als Chagas-Myokarditis zum Tode führen kann.

Flöhe: Pulikose

Erreger und Verbreitung. Flöhe sind flügellose Insekten mit zahlreichen Arten, die streng spezialisiert oder bevorzugt auf jeweils einem Wirtstier leben. Die Wirte können Säuger oder Vögel sein: Menschenfloh, Hunde-, Katzen-, Ratten-, Hühnerfloh.

Menschenfloh

Der Menschenfloh *Pulex irritans* ist 2–4 mm lang und vermag mit dem letzten seiner 3 Beinpaare, den

Sprungbeinen, etwa 50 cm hoch und 60 cm weit zu springen. Wegen seiner Lichtscheu verkriecht er sich hinter Fußbodenleisten, in Möbelritzen und unter Teppichen. Früher war der Menschenfloh sehr häufig, heute ist er dank der Wohnungshygiene mit Gebrauch des Staubsaugers bei uns selten. In öffentlichen Verkehrsmitteln ist er immer noch anzutreffen, auch in Kinos und Theatern. Das Weibchen legt bis zu 500 Eier, aus denen sich über 3 Larvenstadien und die Puppe, je nach Mikroklima in 3–6 Wochen, die endgültige Form (Imago) entwickelt. Die Lebensdauer von Menschenflöhen betrug in Gefangenschaft fast $1^1/_2$ Jahre, andere Arten lebten sogar $5^1/_2$ Jahre. Ein Floh kann mehrmals am Tag stechen und Blut saugen, aber auch monatelang hungern. Beim Einstich durch das Mundwerkzeug wird ein hyperämisierendes Sekret ausgeschieden, das gerinnungshemmende Substanzen enthält und damit die Nahrungsaufnahme erleichtert.

Klinik. Flohstiche finden sich meist multipel, asymmetrisch, an den bedeckten Körperstellen. Man findet Quaddeln, die zentral den punktförmigen hämorrhagischen Einstich erkennen lassen, am besten unter Glasspateldruck. Seltener sind eine *Purpura pulicosa* oder große *Blasen,* letztere besonders an den unteren Extremitäten. Kinder können stark zerstochen sein und ein Exanthem aufweisen, das wie *Strophulus infantum* aussieht. Gegenüber ähnlichen Exanthemen anderer Genese ist der zentrale Blutpunkt in fast jeder Effloreszenz diagnostisch entscheidend.

Differentialdiagnose. Akute Urtikaria, Strophulus infantum, Prurigo simplex acuta, Windpocken, andere Insektenstiche.

Übertragung von Krankheiten. Der tropische Rattenfloh, seltener der Menschenfloh, können die Pest von Nagetieren auf den Menschen übertragen. In subtropischen Gebieten ist dieser Floh auch Überträger des Rattenfleckfiebers durch Rickettsia mooseri. Der nordische Rattenfloh kann Ratten- und Zwergbandwürmer übertragen.

Therapie. Die Flohstiche werden äußerlich mit Lotio zinci, Teertinkturen in Kombination mit Steroiden oder mit Antihistamingelen behandelt, ggf. auch innerlich mit Antihistaminika. Insektenabweisende Einreibungen mit Repellents (Autan, Ki-Ta, Micalin) werden prophylaktisch empfohlen. Die Flöhe selbst werden durch Insektizide (Jacutin Puderspray) abgetötet. Zu denken ist auch an die Behandlung von Hunden und Katzen in der Umgebung der Patienten.

Sandfloh

Erreger und Klinik. Der Sandfloh *Tunga penetrans* ist im tropischen Amerika, in Westindien und Afrika verbreitet. Er ist etwa 1–1,5 mm lang. Das begattete Weibchen bohrt sich in die Haut der Füße ein, insbesondere in den Interdigitalräumen, an den Fußsohlen und unter den Zehennägeln. Auch die Genitoanalregion wird häufiger betroffen. Durch Vollsaugen erreicht es Erbsengröße. Juckreiz, Sekundärinfektionen, Schmerzen sind die Folge. Pustelbildungen, furunkuloide Abszesse, schmierige Ulzerationen mit Lymphangitis und Gangrän komplizieren das Bild. An Tetanus und Gasbrand ist zu denken.

Therapie. Sandflöhe entfernt man mit einer Nadel oder feinen Pinzette. Mit Äther, Terpentinöl oder Petroleum getränkte Tupfer töten den Sandfloh ab. Gelegentlich ist Exzision notwendig. Die Nachbehandlung richtet sich nach der Sekundärinfektion. Prophylaktisch wird die Anwendung von Insektiziden (Jacutin Puderspray) in Schuhen und Strümpfen empfohlen.

Hautflügler

Erreger. Zu den Hautflüglern (*Hymenoptera*) gehören Bienen, Wespen, Hornissen und Hummeln, deren schmerzhafte Stiche zu Hautveränderungen und Allgemeinsymptomen führen.

Klinik. Wirkungen der Stiche sind erhebliche ödematöse Schwellung und Rötung, die sich erst nach Tagen zurückbildet. Es handelt sich dabei um eine toxische Reaktion, z.B. durch das aus zahlreichen Einzelkomponenten bestehende Bienengift. Stiche in Augenhöhe erzeugen Lidödem, Stiche in die Lippen eine rüsselartige Anschwellung. Gefährlich sind Stiche innerhalb der Mundhöhle, weil sie Zungenschwellung und Glottisödem mit Erstickungsgefahr nach sich ziehen. Eine Häufung von Stichen kann zu generalisierter Urtikaria und zu toxischen Allgemeinreaktionen bis zum tödlichen Kreislaufversagen führen. Wiederholtes Stechen kann bei Disponierten zu einer Allergie (Typ-I-Reaktion) gegen das betreffende Gift führen; in diesem Fall können auch kleinste Giftmengen nach einer Reaktionszeit von gewöhnlich 5–20 min maximale Reaktionen wie generalisierte Urtikaria, Schockfragmente oder das Vollbild eines anaphylaktischen Schocks auslösen. Andererseits ist von Imkern bekannt, daß auch eine Immunisierung möglich

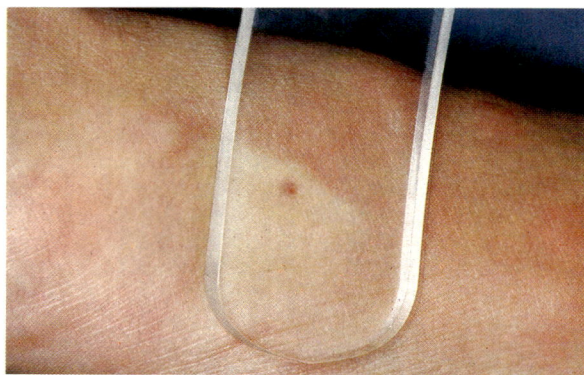

Purpura pulicosa, Flohstich

ist, so daß in diesen Fällen ein Stich keine nennenswerte Reaktion mehr hervorruft.

Therapie. Ein im Einstich vorhandener Stachel ist zu entfernen.

Innerlich: Bei Bedarf mit Kalziumsalzen, Antihistaminika, in schweren Fällen auch mit Glukokortikoiden. Bei stärkeren oder lebensbedrohlichen Allgemeinerscheinungen sind Kreislaufmittel und hochdosiert Glukokortikosteroide intravenös indiziert. Prophylaktisch werden Repellents (z.B. Autan, Ki-Ta, No-Pic) empfohlen.

Äußerlich behandelt man mit kühlenden wäßrigen oder alkoholischen Umschlägen, Lotio zinci, Glukokortikoidcreme oder Antihistamingelen.

Bei Verdacht auf Allergie sollten IgE-Bestimmung, RAST bzw. unter Vorsichtsmaßnahmen eine intrakutane Allergietestung (sehr stark verdünnte Testlösungen, zunächst Pricktest) zur Sicherung der Diagnose durchgeführt werden. Danach sollte der Patient aufgeklärt werden und ggf. für den Notfall Medikamente erhalten, die er bei Gefährdung (im Sommer, im Urlaub) mitführt. In Fällen von Bienen- und Wespengiftallergie hat sich Hyposensibilisierungsbehandlung in der Klinik (s. S. 276) bewährt.

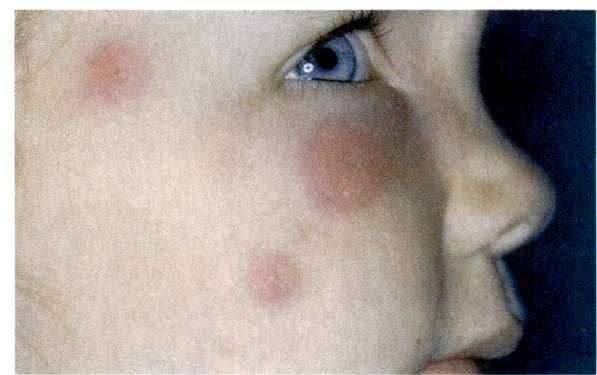

Culicosis, Mückenstiche

Zweiflügler

Erreger. Zu den Zweiflüglern (*Diptera*) gehören die Stechmücken, Stechfliegen, gewöhnliche Fliegen und Bremsen. Bei uns ist besonders an Flüssen und stehenden Gewässern die Stechmücke, *Culex pipiens*, häufig anzutreffen.

Hauterscheinungen. An der Stichstelle entsteht eine Quaddel mit zentralem Einstich, die sich in eine stark juckende Papel umwandelt. Als Komplikation kommt die Impetiginisation von Kratzeffekten vor. Gelegentlich entwickeln sich auch bis zu pflaumengroße pralle Blasen, meist an zyanotischen Unterschenkeln. Diese *Culicosis bullosa* wurde früher in Unkenntnis der Ursache als *Pemphigus hystericus* bezeichnet. Selten sind über die gewöhnliche Stichreaktion hinausgehende örtliche oder allgemeine allergische Reaktionen.

Therapie. Äußerlich: Lotio zinci, Glukokortikoidcreme, Antihistamingele, *Prophylaktisch* Repellents (vgl. Stiche durch Hautflügler, s.S. 222). Auch Vitamin B_1 (Betabion 300 mg tgl.) soll angeblich prophylaktisch wirksam sein.

Gewöhnliche Fliegen

Sie attackieren den Menschen nur selten, besonders bei Gewitterschwüle. Die Hautreaktionen sind unbedeutend.

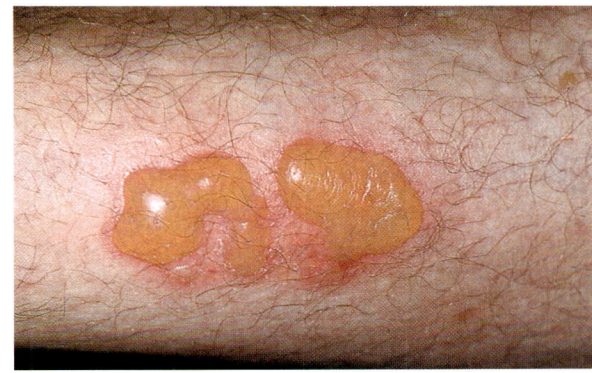

Culicosis bullosa

Stechfliege

Stomoxys calcitrans, der Wadenstecher, kommt besonders auf dem Lande vor und verursacht im Spätsommer schmerzhafte Stiche mit urtikarieller Reaktion an den Waden.

Bremsen

Sie sind im Sommer in Wassernähe zahlreich und verursachen schmerzhafte urtikarielle Hautveränderungen.

Myiasis externa

Als Folge der Eiablage verschiedener Fliegenarten – auch der gewöhnlichen Stubenfliege *Musca domestica* – können sich Larven (Maden) in schmierigen offenen Hautwunden, ulzerierten Hautveränderungen und nekrotisch zerfallenden Tumoren entwickeln. Sie verschwinden mit der Reinigung der Ulzera.

Myiasis linearis migrans

Synonyme. Larva migrans, Hautmaulwurf, „creeping disease"

Klinik. Bestimmte Larven, z.B. von Pferdebremsen (*Gastrophilus intestinalis*), können ausnahmsweise in die Haut eindringen. Sie kriechen, diese untertun-

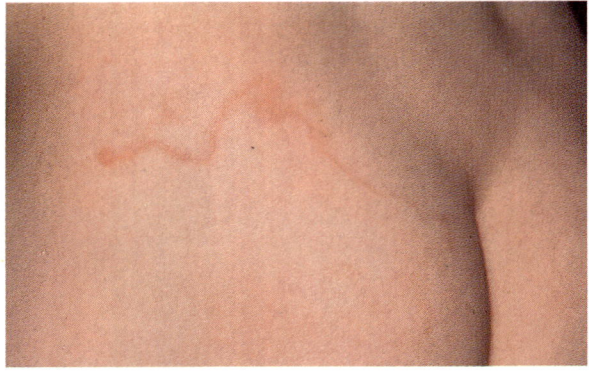
Myiasis linearis migrans

nelnd, weiter und erzeugen zackige oder gyrierte fadenförmige rötliche Linien und starken Juckreiz. Sie wandern mit einer täglichen Geschwindigkeit von 1–2 cm. Sekundär kann es zur Impetiginisation kommen.

Therapie. Sie besteht in der Exzision oder Vereisung der Larve am Gangende. Sehr wirksam ist auch Tiabendazol (Minzolum, 50 mg/kg KG tgl. für 5 bis max. 7 Tage) bei Beachtung der Nebenwirkungen oder auch äußerlich 5–10% in Wollwachsalkoholsalbe.

Übertragung von Krankheiten

In den Tropen besitzen verschiedene Stechmücken wesentliche medizinische Bedeutung als Überträger von gefürchteten Krankheiten. Beipielsweise übertragen Arten der Gattung Anopheles die Malaria und Filariosen, andere Stechmücken u.a. Gelbfieber, Denguefieber, Pappatacifieber, Schlafkrankheit und wichtige Tierseuchen. Sandfliegen übertragen die Leishmaniose.

Raupen

Die Raupen mancher Schmetterlinge, so die der Prozessionsspinner und Bärenspinner besitzen feine Härchen mit für die Haut toxischen Substanzen. Im Wald oder unter Bäumen fallen die Raupen auf die Haut. Ihre Härchen dringen wie feine Nadeln ein und entfalten toxische Einflüsse. Es kommt zu stark juckenden hellroten Erythemen, juckenden urtikariellen Papeln, *Kontakturtikaria,* auch zu Bläschen mit Nachweismöglichkeit des eingedrungenen Haars. Da die Raupe weiterkriecht, findet sich oft eine strichförmige Anordung der Veränderungen. Wird gewischt oder gekratzt, entsteht eine *Raupendermatitis.*
Man erkennt sie an der Anordnung der Erscheinungen, ihrem Sitz an freigetragenen Körperpartien und aus anamnestischen Angaben.

Spinnentiere (Arachnoidea)

Überseeische Spinnen können durch Biß zu entzündlich-ödematösen Schwellungen, Nekrosen, Lymphangitis, Lymphadenitis, ja zu schweren Allgemeinreaktionen führen. Tarantln sind meist nicht so gefährlich. Auch unsere Spinnen können juckende erythematös-urtikarielle Reaktionen erzeugen.

Milben

Skabies (Krätze) [Aristotes, Hippokrates]

Erreger. Die Krätzmilbe *Acarus siro var. hominis,* früher Sarcoptes (Acarus) scabiei, ist von halbkugeliger Form, besitzt 4 Beinpaare und Tracheenatmung. Die weiblichen Milben sind 0,3–0,4 mm, die männlichen etwa halb so groß. Das begattete Weibchen gräbt mit seinen kräftigen Mandibeln feine tunnelartige Gänge in der Hornschicht der menschlichen Haut und sitzt stets am Ende des Ganges im sog. Milbenhügel. Es legt täglich 2–3 Eier und stirbt nach wenigen Wochen ab. Aus den Eiern entwickeln sich über sechsbeinige Larven und achtbeinige Nymphen in etwa 3 Wochen geschlechtsreife Milben. Larven, Nymphen und Männchen leben auf der Haut in Mulden unter Hornschuppen. Die Männchen gehen nach der Kopulation zugrunde.

Übertragung. Sie erfolgt durch begattete Weibchen bei engem körperlichen Kontakt vor allem in der Bettwärme, z.B. beim Geschlechtsverkehr, in Lagern, zwischen Kindern, unter ungünstigen Wohnverhältnissen. Die Übertragung durch Körper- oder Bettwäsche ist selten. Nichtgebrauch und Auslüften von Wäsche für 4 Tage unterbricht diese Infektionsmöglichkeit, da die Milben außerhalb der Haut nur 2–3 Tage überleben. Bis die erfolgte Übertragung bemerkt wird, vergehen gewöhnlich 3–6 Wochen bei Erstinfektion und etwa 24 Stunden bei Reinfektion (Allergie).

Klinik. Typisches *Symptom* ist der starke Juckreiz, besonders in der Bettwärme, d.h. meist nachts. *Prädilektionsstellen* sind die Interdigitalfalten an Händen und Füßen, die Ellenbeugen, die vorderen Achselfal-

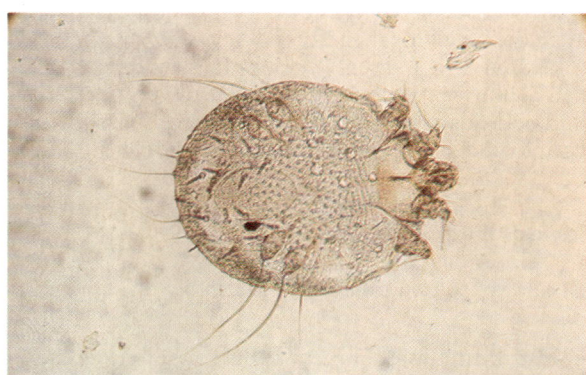
Skabiesmilbe

ten, der Brustwarzenhof, der Nabel, die Gürtelregion, der Penis, der innere Fußrand, die Knöchelregionen und die Kontaktflächen der Glutäen. Der Rücken ist selten befallen, Kopf und Nacken sind stets frei. Lediglich bei Säuglingen findet man Erscheinungen am Kopf und im Gesicht, ferner bevorzugt an Handtellern und Fußsohlen.

Diagnostisch entscheidende *Hauterscheinungen* sind die kommaartigen oder unregelmäßig gewundenen, wenige Millimeter, seltener Zentimeter langen *Milbengänge*. Am Gangende ist mit bloßem Auge die Milbe als dunkles Pünktchen gerade noch erkennbar. Kratzeffekte, Ekzematisation und Impetiginisation mit Entwicklung von Papulovesikeln, Pusteln, Follikulitiden und ausgedehnten eitrigen Krusten führen sekundär zu einem bunten Bild.

Das klinische Bild hängt von der Allergielage des Patienten ab: Erstinfektionen beim Normergischen verursachen zunächst geringe Hauterscheinungen und Beschwerden, wobei der Patient aber bereits ansteckungsfähig ist. Mit Entwicklung einer Allergie verstärkt sich der *Juckreiz*. An den Milbengängen entwickeln sich entzündliche Papeln; zusätzlich kann ein pruriginöses papulovesikulöses ekzematoides Exanthem entstehen. In diesem Stadium ist wegen der oft ausgedehnten Kratzeffekte *Impetiginisation* häufig. Auch eine *Ekzematisation* der Skabies durch zusätzliche Kontaktallergien bei der Anwendung juckreizstillender oder antibiotischer Puder und Salben ist nicht selten (Benzocain-, Neomycinallergie). In Endemiegebieten oder nach längerem Bestehen einer Skabies kann sich *Immunität* entwickeln, die zur Abnahme der Zahl der Milben, manchmal auch zur Spontanheilung führt. Besonders bei Patienten aus guten sozialen Verhältnissen, die ihre Haut pflegen, findet man oft starke subjektive Beschwerden bei minimalen Hauterscheinungen, die diagnostische Schwierigkeiten bereiten. An diese „*gepflegte Skabies*" muß man denken und gezielt nach Milbengängen suchen.

Milbennachweis. Man beachtet zunächst sämtliche Prädilektionsorte, sucht hier nach Gängen und darin wiederum nach Milben. Zu diesem Zweck geht man mit einer nicht zu spitzen Nadel, auch Sicherheitsnadel, fast parallel zur Haut in den Milbengang ein, schiebt sie dort bis zu dem feinen Pünktchen vor, an dem sich die Milbe aufzuhalten pflegt. Der Gang wird im Milbenhügel angeritzt und sein Grund mit der Nadel ausgewischt. Die feuchte Milbe bleibt als eben sichtbares Kügelchen an der Nadel haften. Als Instrumente sind auch feine Kosmetikmesserchen (Moncorps-Messer) oder eine Injektionskanüle geeignet. Empfohlen wird ferner der Milbennachweis durch mehrmaliges Abziehen eines Tesafilmstreifens von der Haut bis zur Eröffnung der Gänge. Mikroskopisch erkennt man die Milbe bei schwacher Vergrößerung, besonders gut auch an ihren lebhaften Beinbewegungen. Manchmal findet man auch nur typische Eier und Skybala (Kotballen). Nur durch den Nachweis der Milbe ist die Diagnose einer Skabies eindeutig gesichert. Weitgehend beweisend sind die Gänge, starker nächtlicher Juckreiz an den Prädilektionsstellen sowie Juckreiz bei Kontaktpersonen, beispielsweise mehreren Familienmitgliedern.

Differentialdiagnose. Alle pruriginösen und pruigoartigen Exantheme, Kontaktekzeme, atopisches Ekzem, Impetigo. Jedes Mamillenekzem ist nicht nur verdächtig auf M. Paget, sondern auch auf Skabies.

Therapie. Mittel der Wahl bei Erwachsenen ist γ-Hexachlorcyclohexan (Jacutin), im Handel als Emulsion oder Gel. γ-HCH ist farb- und geruchlos. Milben und Nymphen werden abgetötet; für Embryonen in den Eiern ist dies nicht ganz gesichert, daher Wiederholung der Therapie 3 Tage lang. Generell gilt:

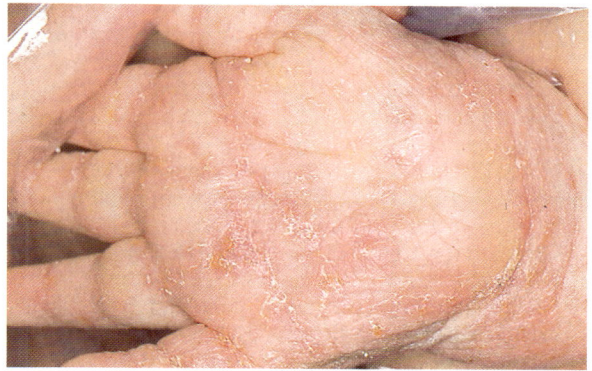

Skabies

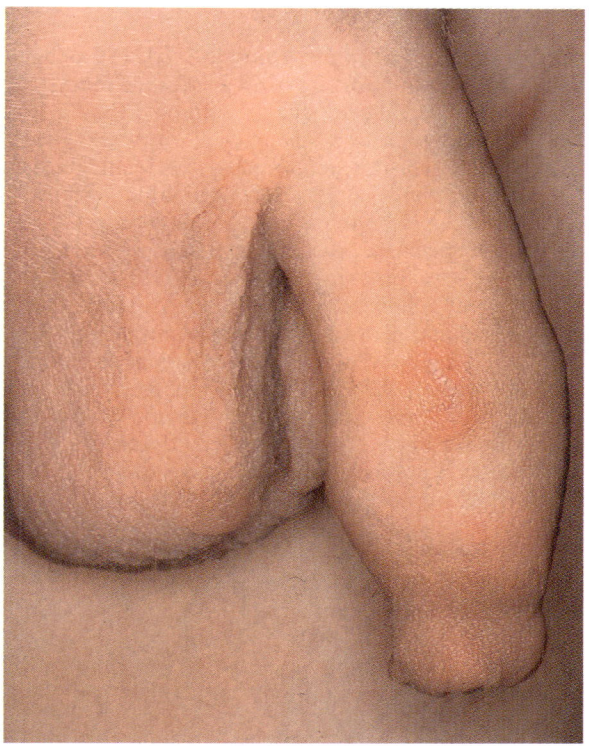

Skabies, Milbengang mit entzündlicher Reaktion

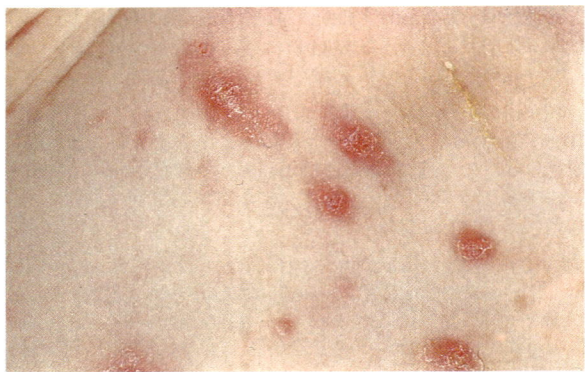
Skabies, persistierende Papeln

- Bett- und Körperwäsche wechseln und auskochen. Oberbekleidung 4 Tage lang nicht benutzen, möglichst chemisch reinigen.
- Vollbad mit Detergens zur Entfettung der Haut.
- Gründliche Einreibung des gesamten Körpers vom Hals abwärts mit Jacutin-Emulsion.
- Nach 12–24 h Reinigungsbad oder Dusche.
- Wiederholung dieser Prozeduren einschließlich des Wäschewechsels 3 Tage lang.
- Gleichzeitig Untersuchung und Behandlung von Kontaktpersonen.
- Nachbehandlung der meist gereizten bzw. exsikkierten Haut durch Pflegesalben, Ölbäder, antibiotische oder niedrig konzentrierte steroidhaltige Cremes (Celestan-V mite, Sermaka $1/2$, Volonimat) je nach klinischem Bild (Impetiginisation, Ekzematisation).

Die perkutane Resorption größerer Wirkstoffmengen von γ-HCH kann Störungen im Zentralnervensystem hervorrufen. Da die Resorption durch Lipoide und Lösungsvermittler ermöglicht bzw. verstärkt wird, soll die Haut vor der Behandlung durch ein Vollbad mit Detergenzien von Hautfett und Salbenresten gereinigt werden. Danach muß die Einreibung des gesamten Körpers mit Ausnahme des Kopfes erfolgen. Besonders sorgfältig sind die Prädilektionsstellen wie Finger- und Zehenzwischenräume zu behandeln. Bettwäsche und Kleidung müssen während der Prozedur täglich gewechselt werden. Wie erwähnt, sterben Milben bei 4 Tage langem Nichtgebrauch der Wäsche ab. Auskochen oder chemische Reinigung der Wäsche sind jedoch anzuraten, damit auch die bakteriellen Eitererreger der meist vorhandenen Sekundärinfektion beseitigt werden.

Therapie bei Säuglingen und Schwangeren. Bei Säuglingen wird manchmal das weniger toxische Benzylbenzoat (Antiscabiosum Mago) vorgezogen. Dabei wird kurzzeitige stationäre Behandlung empfohlen. Auch bei Schwangeren sollte auf γ-Hexachlorcyclohexan (Jacutin) verzichtet werden.

Umgebungsuntersuchung. Die Kontaktpersonen von Skabiespatienten sollten untersucht werden. Wegen der Latenzzeit von einigen Wochen sind zunächst unbemerkte kleine Endemien in der Familie, in Schulklassen und Kindergärten nicht selten. Bei geringstem Verdacht sollte eine Mitbehandlung, z.B. der Geschwister, erfolgen.

Postskabiöse persistierende Papeln. Besonders bei Kleinkindern treten gelegentlich nach ausreichender antiskabiöser Behandlung und ohne die Möglichkeit einer Reinfektion (z.B. unter klinischen Bedingungen) braunrote bis linsengroße Papeln, meist am Rumpf auf. Histologisch findet man ein manchmal pseudolymphomartiges histiozytär-eosinophiles Infiltrat. Es dürfte sich um eine hyperergische Hautreaktion handeln. Die Behandlung kann durch Glukokortikoidcreme, auch durch vorsichtige intraläsionale Injektion einer Glukokortikoidkristallsuspension erfolgen.

Postskabiöser Pruritus und Skabophobie (Akarophobie). Die antiskabiöse Behandlung führt oft zu einer leichten Irritation der Haut mit Juckreiz, der einen Nichterfolg der Behandlung vortäuschen kann. Ist dieser *postskabiöse Pruritus* trotz entsprechender Behandlung nach 2–3 Wochen noch nicht verschwunden, so sollte auch an Rückfall oder Reinfektion (Anamnese!) gedacht werden.
Manche Patienten steigern sich dann in eine *Skabophobie* und führen andauernd unterschiedliche antiskabiöse Behandlungen durch, die ihrerseits Hautreizungen bewirken. Sorgfältige Aufklärung, gelegentlich Suggestivtherapie oder leichte Sedativa helfen im Einzelfall. Ein echter Dermatozoenwahn mit ausgedehnten Wahnideen kann sich daraus entwickeln.

Scabies norvegica (Borkenkrätze) [Danielssen und Boeck 1848].
Es handelt sich um eine seltene Variante der Skabies, bei der die Hauterscheinungen besonders massiv und ausgedehnt sind.
Symmetrisch findet man bevorzugt an Händen, Ellenbogen, Knien und Sprunggelenken dicke schmutzig-graue Keratosen und Borkenauflagerung. Daneben sind auch die normalerweise von Skabies verschonten Hautbezirke wie Gesicht und Kapillitium befallen; die gesamte Haut kann Rötung und Schuppung im Sinne einer Erythrodermie aufweisen. Hauptsächlich sind Patienten mit schweren *Störungen der Immunabwehr* betroffen, beispielsweise Patienten mit Leukämien, Bloom-Syndrom, kachektische Tumorpatienten und Patienten unter langdauernder Behandlung mit Glukokortikoiden oder Zytostatika. Auch findet sich diese maximale Form der Skabies bei Debilen oder Anstaltspatienten. In allen Borken sind massenhaft Skabiesmilben nachweisbar. Daher besteht Infektiosität für die Umgebung.

Therapie. Wie bei Skabies.

Tierische Skabies beim Menschen
Auch bei Tieren ist die Krätze weit verbreitet, sowohl bei Haustieren als auch bei wildlebenden Tieren. Die

Milbenarten sind auf die jeweilige Tierart spezialisiert und verursachen „Räude" mit Haarausfall, Schuppen- und Borkenbildung, Ekzeme, Juckreiz, manchmal auch zunehmende Abmagerung und den Tod. Gelegentlich gehen derartige Tiermilben auf den Menschen über und verursachen starken Juckreiz mit variablen ekzemartigen Hauterscheinungen, insbesondere urtikariellen und vesikulösen oder erosiv-krustösen Veränderungen. Impetiginisierung ist nicht selten. Diese Milben können sich nur vorübergehend auf der menschlichen Haut halten und graben keine Gänge.

Diagnose. Wichtig ist die anamnestische Angabe von Kontakten mit räudigen Tieren; die Milben lassen sich kaum jeweils nachweisen.

Therapie. Meist genügen Vollbad und Wäschewechsel. Die Hauterscheinungen behandelt man mit entzündungswidrigen und juckreizstillenden Externa, wie Lotio zinci oder vorübergehend einer niedrig konzentrierten Glukokosteroidcreme; bei Impetiginisation sind antibakterielle Zusätze wertvoll. Behandlung der Haustiere durch den Tierarzt.

Cheyletiellosis [Lomholdt 1917]

Synonym. Cheyletiellainfektion.

Definition. Eine von Tieren auf den Menschen übertragbare Milbenerkrankung, die heftigen Juckreiz verursacht.

Erreger. *Cheyletiella* (C) ist eine sich nicht in die Haut eingrabende Milbe von etwa 0,5 mm Länge. Es gibt 5 Arten: C. parasitivorax Mégnin bei Kaninchen; C. yasguri Smiley bei Hunden; C. blakei Smiley bei Katzen; C. furmani Smiley bei Kaninchen, und C. strandtmanni Smiley bei Hasen. Die Erreger kommen weltweit vor. Die milbenbefallenen Tiere zeigen oft eine mehlartige Schuppung des Fells.

Ätiopathogenese. Direkter Befall des Menschen (oft Tierbesitzer) mit Übertragung vom Haustier wie Hund, Katze oder Kaninchen. Zur Auslösung der Hauterscheinungen beim Menschen ist wahrscheinlich eine immunologische Reaktion (Typ I oder/und Typ IV) erforderlich.

Klinik. Prädilektionsstellen beim Menschen sind Arme und Stamm, oft dort, wo es zu besonders engem Kontakt mit dem erkrankten Haustier kam. Die Effloreszenzen sind polymorph mit erythematösen Makulä, Papeln, Vesikeln und exkorierten Papeln. Der Juckreiz ist unterschiedlich stark ausgeprägt und hängt vielleicht vom Grade der Sensibilisierung ab.

Verlauf. Spontaner Rückgang des Juckreizes und Abheilen der Hauterscheinungen innerhalb von 1–3 Wochen. Postinflammatorische Hyperpigmentierung ist möglich.

Therapie. Behandlung der Tiere, am besten mit vorübergehender Elimination der Tiere aus dem Haushalt. Ohne den natürlichen Wirt überleben die Milben nur wenige Tage (Weibchen bis zu 10 Tage). Symptomatische Behandlung der Hauterscheinungen mit Steroidcreme, Lotio zinci oder Crotamiton-Lotio (Euraxil).

Hühner- oder Vogelmilben

Die weitverbreitete Hühner- oder Vogelmilbe *Dermanyssus gallinae seu avium* befällt nicht nur die Tiere, sondern sitzt auch in deren Nestern, wie Taubenschlägen, Hühnerställen, Vogelkäfigen. Von dort suchen sie nachts ihre Wirtstiere zur Nahrungsaufnahme auf. Beim Reinigen von Vogelkäfigen können sie auf den Menschen übertragen werden und kleinfleckige, erythematöse, urtikarielle oder auch papulovesikulöse Exantheme erzeugen, die stark jucken. Bei längerdauerndem oder mehrfachem Kontakt können die Hauterscheinungen auch allergisch bedingt sein, zusätzlich kann allergisches Asthma bronchiale ausgelöst werden. Wichtig für die Diagnose ist die Anamnese mit entsprechenden Angaben über die Umgebung und Tätigkeit des Patienten. Eine Allergie kann durch Intrakutantestung, RAST, evtl. IgE-Bestimmung gesichert werden.

Nahrungsmittelmilben

Die mit den Tierräudemilben verwandten *Tyroglyphiden* kommen oft in großen Mengen als Schmarotzer in Produkten wie Mehl, Korn, Käse, Tabakblättern und getrockneten Früchten vor. Beim Sortieren und Verladen gelangen sie auf die menschliche Haut und lösen an unbedeckten Körperstellen stark juckende, kleinpapulöse oder papulovesikulöse Exantheme aus.

Als gerade noch sichtbare Milbe kommt der *Pediculoides ventricosus* mitunter in ungeheuren Mengen in Getreide, Bohnen und Stroh vor, wo er sich von anderen Schädlingen des Getreides (Larven, Puppen, Raupen) ernährt. Beim Schlafen im Stroh, beim Dreschen, bei der Arbeit in Silos gelangen die Milben in größerer Zahl auf die menschliche Haut. Nach wenigen Stunden kommt es zum Auftreten eines erheblichen Juckreizes. Das entstehende Exanthem besteht aus hellrötlichen, bis etwa linsengroßen Papeln, die zentral ein Bläschen oder Pustelchen tragen können. Daneben finden sich manchmal urtikarielle, auch zentral hämorrhagische Effloreszenzen. In schweren Fällen ist der ganze Körper übersät, dabei können Fieber und Albuminurie bestehen. Bei Sackträgern entwickelt sich die als *Getreidekrätze* oder *Gerstenkrätze* bekannte Krankheit vor allem an Armen, Hals und Rücken.

Therapie. Antipruriginöse Mittel, indifferente Lokaltherapie, Prophylaxe mit Insektiziden.

Hausstaubmilbe

Die Milbe *Dermatophagoides pteronyssius* vermehrt sich im Hausstaub, insbesondere bei hoher Luftfeuchtigkeit. Sie verursacht keine Hauterscheinungen, kommt aber für die Auslösung von allergischen Reaktionen vom Soforttyp (Typ-I-Reaktion) wie allergisches Asthma bronchiale, Rhinitis und Conjunctivitis allergica sowie atopisches Ekzem in Betracht. Dieser Zusammenhang läßt sich durch Intrakutantestung, RAST und PRIST nachweisen.

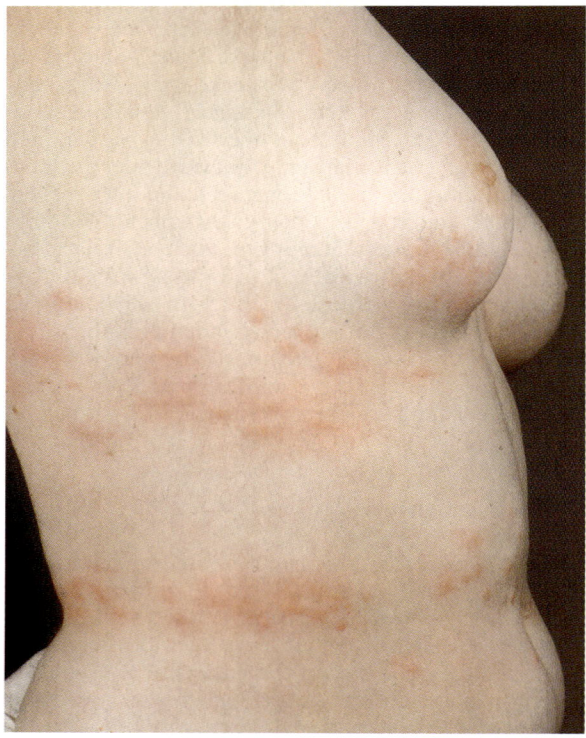

Trombidiose

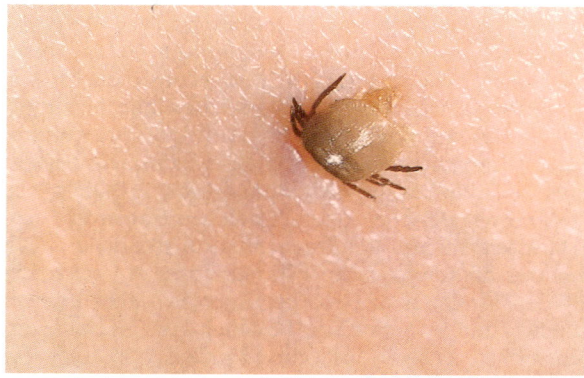

Ixodes ricinus (Holzbock)

Haarbalgmilbe

Die Haarbalgmilbe *Demodex folliculorum* lebt als 0,3 mm langer Saprophyt in den Haartalgdrüsenfollikeln, besonders im Gesicht bei Menschen mit seborrhoischem Hauttyp, aber auch in Talgdrüsenausführungsgängen des äußeren Gehörgangs, der Brustwarzen und der Meibom-Drüsen. Sichere pathogenetische Beziehungen zu Hauterkrankungen fehlen; spekuliert wird über eine ursächliche Bedeutung bei papulopustulösen Rosazeaformen, die therapeutisch schwer zu beeinflussen sind. Im Gegensatz zum Menschen sind bei Tieren schwere, zur Kachexie führende Hautveränderungen bekannt. Die Haarbalgmilben sollen unter Schwefelbehandlung (5%ige Schwefel-Zinkpaste), Jacutin-Emulsion oder Euraxil-Lotio abgetötet werden. Diese Behandlung wird daher bei resistenten Formen der papulopustulösen und indurierten Rosazea empfohlen.

Trombidiose

Synonyme. Erntekrätze, Heukrätze, Herbstbeiße, Sendlinger Beiß, Giesinger Beiß.

Erreger. Viele Arten von Laufmilben (Trombidien) leben an Gräsern, Blumen, Sträuchern und Weinstöcken. Nur ihre Larven erzeugen Hauterscheinungen, so die der *Trombicula* (Leptus) *autumnalis*. Die Larven gelangen beim Aufenthalt im Gebüsch, bei Spaziergängen, Forst- und Erntearbeiten auf die Haut des Menschen. Sie saugen Blut und fallen wieder ab; sie sind daher nur ausnahmsweise auf der Haut als eben noch erkennbare rote Pünktchen nachzuweisen.
Besonders in feuchten Spätsommermonaten kommen sie in Mitteleuropa landstrichweise vor.

Klinik. Prädilektionsstellen sind die Anliegeflächen enger Kleidung, wie Gürtel, Hosenträger, Büstenhalter. Hauterscheinungen stellen sich erst einige Stunden nach der Exposition in Form von roten Makulä und Quaddeln ein, nach 24–48 h finden sich bis linsengroße Papeln oder Seropapeln mit manchmal leichter Hämorrhagie. Mit den Hauterscheinungen entwickelt sich ein sehr starker Juckreiz. Der Juckreiz hält meist eine Woche an, die Hauterscheinungen bestehen etwa 2 Wochen lang.

Diagnose. Sie ergibt sich aus Anamnese, plötzlichem Beginn, typischer Jahreszeit und den strophulusartigen Hauterscheinungen an bedeckten(!) Hautarealen in typischer Lokalisation.

Differentialdiagnose. Prurigo simplex acuta, Strophulus, Urtikaria.

Therapie. Indifferente Lokaltherapie mit Lotio zinci oder Antihistamingelen (Pragman, Soventol).

Erkrankungen durch Zecken

Erreger. Der Holzbock *Ixodes ricinus* hält sich an Bäumen und Sträuchern in waldreichen Gegenden auf. Aus Eiern entstehen über Larven und Nymphen in Wochen bis Jahren die 3–4 mm langen Weibchen und die etwas größeren Männchen. Die Zecken lassen sich von Zweigen auf wildlebende Kleinsäuger, Haustiere oder Menschen herabfallen. Sie bohren zunächst unbemerkt unter Absonderung eines anästhesierenden und antikoagulierenden Sekrets ihr Mundwerkzeug (Hypostom) in die Haut ein, in der es durch Widerhaken verankert wird. Der Saugakt dauert 3–12 Tage, wobei auch eine Übertragung von Bakterien und Viren zwischen Zecke und Wirt möglich ist. Nach dem Saugakt zieht die Zecke das Mundwerkzeug zurück und fällt vom Wirt ab.

Zeckenbißreaktionen. Der Saugakt verursacht nur geringen örtlichen Juckreiz. Wird die saugende Zecke als braunrotes oder schwarzblaues rundliches Gebilde gewaltsam entfernt, bleiben Teile in der Haut zurück und verursachen eine Fremdkörperreaktion, das *Zeckengranulom*. Als Therapie ist eine kleine Exzision notwendig. Beim Eindringen von Bakterien können Pyodermien bis zum Furunkel oder ein Erysipel entstehen, die entsprechender Behandlung bedürfen.

Entfernung der saugenden Zecke. Die ganze Zecke wird unter Vermeidung von Luftblasen mit Öl, Glyzerin, Petroleum oder Vaselin bedeckt. Sie fällt bei drohender Erstickung von selbst ab. Ferner wird Herausdrehen der Zecke empfohlen. Man kann auch einen Tropfen Alleskleber (Uhu) auf die Zecke geben und sie nach dem Erhärten damit entfernen; versagen diese Mittel, bleibt nur die Exzision.

Übertragung von Krankheiten

Wichtiger als die unmittelbaren Zeckenbißreaktionen sind als Folgekrankheiten nach Zeckenbiß die *Lymphadenosis cutis benigna*, das *Erythema chronicum migrans* und die *Acrodermatitis chronica atrophicans*. Es bestehen kaum Zweifel, daß es sich bei diesen Erkrankungen um Infektionen handelt, die durch Zeckenbiß übertragen werden. Die Erreger (Spirochäten, Rickettsien?) sind bisher unbekannt; die genannten Erkrankungen heilen unter Penicillin- oder Tetrazyklinbehandlung prompt ab.

Als nichtdermatologische Komplikation nach Zeckenbiß ist in Mitteleuropa die *Frühsommermeningoenzephalitis (FSME)* durch ein Arborvirus zu nennen. Hauptsymptom sind Kopfschmerzen; die Diagnose wird serologisch durch Blutabnahme bei Krankheitsbeginn (Nachweis spezifischer IgM-Antikörper) und nach 3 Wochen gesichert, die Prognose ist relativ günstig. Bei stärkeren Kopfschmerzen während oder mit Beginn obiger Erkrankungen sollte an sie gedacht werden.

In Endemiegebieten wie in Österreich, Bayern (große Flußläufe östlich von München: Inn, Isar, Donau) und großen Waldgebieten (in der Holledau östlich von München, in Unterfranken oder im Schwarzwald) sollte bei Zeckenbiß eine Immunisierung erfolgen.

Passive Immunisierung. Präparate: FSME-Bulin (Immuno, Heidelberg) und FSME-Immunglobulin (Behringwerke); Dosierung: Bis 48 h nach dem Biß 0,1 ml/kg KG, 48–120 h danach 0,2 ml/kg KG, nach dem 5. Tag nicht mehr sinnvoll.

Aktive Immunisierung. Präparat: FSME-Fertigspritze (Immuno, Heidelberg); Dosierung: 2 Injektionen im Abstand von mindestens 2 Wochen, dritte Injektion nach einem Jahr. Es besteht dann Immunität für etwa 3 Jahre. Aktive Impfung wird für Patienten empfohlen, die sich entweder beruflich oder in der Freizeit häufig in Endemiegebieten aufhalten.

Hauterkrankungen durch Würmer

Klimatische Faktoren, mangelhafte Hygiene und bestimmte Ernährungsgewohnheiten begünstigen vor allem in subtropischen und tropischen Ländern das Vorkommen zahlreicher durch Würmer bedingter Hauterscheinungen. Man rechnet mit etwa 150 verschiedenen Wurmarten, die den Menschen befallen können. Die Mehrzahl von ihnen sind Kuriositäten oder seltene Irrgäste aus dem Tierreich. Im gemäßigten Klima ist die Zahl der parasitischen Würmer beim Menschen begrenzt und überschaubar. Aus dermatologischer Sicht wichtig sind Würmer aus den folgenden 3 Unterstämmen:

Nemathelminthes (Rundwürmer). Bedeutungsmäßig steht die Klasse der *Nematoden (Fadenwürmer)* im Vordergrund. Sie sind alle von klassischer Wurmgestalt, in der Regel farblos, unsegmentiert, verschiedengeschlechtlich, haben einen kreisrunden Querschnitt, eine sehr widerstandsfähige Kutikula und eine Leibeshöhle mit Verdauungs- und Geschlechtsorganen. Wichtig für die Diagnose von Nematodeninfektionen ist der direkte Nachweis der Parasiten, ihrer Eier oder Larven – je nach Art – in Stuhl, Urin, Blut und Geweben. Nur für wenige Arten stehen diagnostische Seroreaktionen mit ausreichender Verläßlichkeit zur Verfügung. Die Bestimmung des Serum-IgE stellt eine wertvolle Ergänzung zur parasitologischen Diagnostik dar. Eine stärkere IgE-Erhöhung kann auch bei fehlender Bluteosinophilie ein Hinweis für eine parasitäre Erkrankung sein.

Tabelle: In der Bundesrepublik Deutschland bei Gastarbeitern beobachtete Helminthen

Nemathelminthes (Rundwürmer)

Nematoden (Fadenwürmer)

Enterobius vermicularis	Madenwurm, Oxyuris
Ascaris lumbricoides	Spulwurm
Trichuris trichiura	Peitschenwurm
Ancylostoma duodenale	Hakenwurm
Strongyloides stercoralis	Zwergfadenwurm

Plathelminthes (Plattwürmer)

Zestoden (Bandwürmer)

Hymenolepis nana	Zwergbandwurm
Diphyllobothrium latum	Fischbandwurm
Taenia saginata	Rinderbandwurm

Trematoden (Saugwürmer)

Schistosoma mansoni	Pärchenegel, Bilharzia
Cionorchis sinensis	Chinesischer Leberegel
Heterophyes heterophyes	Zwergdarmegel
Fasciolopsis buski	Großer Darmegel

Plathelminthes (Plattwürmer). Die hier interessierenden Vertreter gehören zu 2 verschiedenen Klassen:

Cestodes (Zestoden oder Bandwürmer). Es sind bandförmige septierte Hermaphroditen von wenigen Millimetern bis zu mehreren Metern Länge. Sie bewohnen als geschlechtsreife Formen das Darmlumen, als Larven aber die verschiedensten Körperorgane. Ein Verdauungstrakt fehlt, Nahrung wird durch die Körperoberfläche aufgenommen. Für den Menschen haben die Gattungen *Taenia, Diphyllobothrium* und *Echinococcus* vorrangige Bedeutung.

Trematodes (Trematoden, Saugwürmer, Egel). Die meisten Angehörigen dieser Tierklasse sind zungen- oder lanzettförmige dorsoventral abgeflachte gurkenkern- bis markstückgroße Gebilde. Mit Ausnahme der getrenntgeschlechtlichen Schistosomatiden sind alle Trematoden Hermaphroditen. Je nach geographischer Region sind verschiedene Saugwurmarten von vorrangiger Bedeutung, besonderes Gewicht kommt jedoch in den meisten Tropenländern den Schistosomen zu.

Annelida (Ringel- oder Borstenwürmer). Ihr morphologisches Kriterium ist der Aufbau aus ringförmigen Körpersegmenten. Einige Vertreter aus der Klasse Hirudinea sind beim Menschen als temporäre blutsaugende Ektoparasiten (Blutegel) bekannt. Die meisten Arten sind wasserbewohnend; in manchen feuchtheißen Tropengebieten Ostasiens und Südamerikas gibt es auch Landbewohner (Haemadipsa), die in der Vegetation auf vorbeistreifende Blutspender lauern. Alle Blutegel erzeugen beim Saugakt Hautwunden, die wegen des Einsickerns gerinnungshemmender Speichelbestandteile lange und heftig nachbluten können. Auch *Prurigo-nodularis-artige Hautreaktionen* an den Bißstellen sind beobachtet worden. Sonst sind die Annelida harmlos.

Es gibt kein Organ oder Organsystem im menschlichen Körper einschließlich des strömenden Blutes, in dem nicht die eine oder andere Wurmart oder deren Larven leben können. Dementsprechend sind bei Wurminfektionen viele verschiedene Übertragungsvarianten, Arten des Zustandekommens und Formen der Therapie zu beachten.

Das Hautorgan kann bei Wurminvasionen direkt oder indirekt betroffen sein. Einmal kann es Abfangbarriere und zugleich die Endstation für Wurmlarven sein, denen der Mensch ein Fehlwirt ist. Irrtümliche Penetrationsversuche rufen oft besonders heftige lokale und auch allgemeine Intoleranzreaktionen her-

vor, beispielsweise die Hautmaulwurferkrankung oder Zerkariendermatitis. Zum anderen kann das umgebende Gewebe auf die Ansiedlung und Vermehrung von mehr oder weniger gut angepaßten dermatotropen Würmern in der Haut oder im subkutanen Gewebe reagieren, beispielsweise Capillaria, Knotenfilariose oder Medinawurm. Schließlich kommt es an der Haut oft zu Manifestationen allergischer Allgemeinreaktionen auf darm- oder gewebsbewohnende Helminthen und deren Wanderlarven.
Ein Anthelmintikum, das gegen alle diese durch Würmer hervorgerufenen Erscheinungen gleich gut hilft, gibt es nicht.

Nematoden (Nemathelminthes, Rundwürmer)

Oxyuriasis

Synonyme. Oxyuren, Enterobiasis vermicularis.

Definition. Häufigste Wurmerkrankung des Menschen in unseren Zonen, vorwiegend bei Kindern. Weltweite Verbreitung. Ohne nennenswertes Krankheitsgefühl für den Patienten leben die Würmer im Darm. Perianaler Juckreiz, perianale Ekzematisation und perianale Sekundärinfektion durch Bakterien, Viren oder Pilze sind die hauptsächlichsten dermatologischen Komplikationen.

Erreger und Infektionsmodus. Madenwurm, Oxyuris vermicularis, Enterobius vermicularis. Die Würmer sind klein, die Weibchen etwa 1 cm lang. Infektion durch Wurmeier aus Gemüsen und Salaten, die mit menschlichen Fäkalien kopfgedüngt sind. Ist die Infektion zustande gekommen, erfolgt die Übertragung neuer Eier aus der Aftergegend zum Mund automatisch durch unmittelbare Schmierinfektion. Wird dieser Zyklus unterbrochen, erlischt die Verwurmung nach 4–8 Wochen.
Die Oxyuren siedeln in allen Abschnitten des Dickdarms, Zäkums und Rektums. Eiablage im Darm, hauptsächlich aber in der Anal- und Perianalgegend sowie im Bereich des weiblichen Genitales. Dazu verläßt das Weibchen den Darm durch den After. Die abgelegten Eier schlüpfen erst, wenn sie über den Mund wieder in den Darm gelangen. Entwicklung und Vermehrung verlangen also einen festgelegten Zyklus.

Klinik. Die Patienten sind meist bei guter Gesundheit. Hinweisendes Symptom ist der durch die Würmer in der Aftergegend erzeugte lebhafte *Pruritus analis*. Durch das Kratzen werden die Finger mit Wurmeiern infiziert und diese wieder in die Mundhöhle übertragen. Der Juckreiz stellt sich oft in der Bettwärme ein und kann Schlaflosigkeit verursachen. Das ständige Kratzen bedingt in der Analgegend Erosionen und führt dadurch zu *Ekzematisation,* möglicherweise auch zu Sekundärinfektionen: Pyodermien oder Virusinfektionen wie Condylomata acuminata, Mollusca contagiosa, Vaccinia inoculata. Vor allem sind Kinder befallen. Bei Mädchen kann das Einwandern von Oxyuren in den Genitalbereich *Vulvovaginitis* erzeugen. Selten ist chronisch rezidivierende Urtikaria ein Symptom dieser Verwurmung.

Erregernachweis. Durch Inspektion der Aftergegend oder des Stuhls lassen sich oft die Oxyuren makroskopisch erkennen. Ebenso können Wurmeier aus dem Stuhl nachgewiesen werden. Die einfachste Technik besteht darin, daß ein durchsichtiges Klebeband (Tesafilm oder Pinworm diagnostic tape, Parke-Davis) morgens an den ungereinigten Analrand gedrückt und anschließend auf einen Objektträger geklebt wird. Die Oxyureneier sind an ihrer ovalen Form leicht erkennbar.

Therapie
Innerlich: 1) Piperazinderivate. Piperazinmonophosphat (Tasnon), Piperazinhexahydrat (Eraverm), Piperazinadipat (Vermicompren). Diese Präparate werden 6–7 Tage lang nach Vorschrift verabfolgt. 2) *Pyrvinium*. Pyrviniumpamoat (Molevac) zur Eindosisbehandlung, besonders bei Kindern. 3) *Tiabendazol* (Minzolum). 4) *Mebendazol* (Vermox). Bei Erwachsenen Einmalbehandlung mit einer Tablette, evtl. Wiederholung nach 2–4 Wochen. Mebendazol ist das bestwirkende „Breitbandantihelmintikum" und wirkt sicher bei allen Rundwürmern und ihren Larvenstadien. Die allgemeine Dosierung bei Nematoden ist 2- bis 3mal 100 mg morgens und abends für 3 Tage. Kinder unter 2 Jahren sollten nicht mit Vermox behandelt werden. Wichtig ist, daß alle Antihelmintika exakt nach Gebrauchsanweisung dosiert werden! Auf Schwangerschaft ist zu achten.
Äußerlich: Der durch Oxyuren erzeugte Analpruritus und das Analekzem heilen ab, sobald die Oxyuriasis beseitigt ist. Dazu gehört, daß die Übertragung der Wurmeier vom After zum Mund verhütet wird. Kurzschneiden der Fingernägel, Handwäsche nach jedem Stuhlgang. Kinder sollten nachts eng sitzende Höschen tragen.

Askaridiasis

Definition. Weltweit sehr verbreitete Wurmkrankheit, auch in unseren Breiten häufig. Allergische Phänomene stehen im Vordergrund der dermatologischen Symptomatik.

Erreger und Infektionsmodus. Ascaris lumbricoides, Spulwurm. Die starr-elastischen, bis bleistiftdicken und 20 cm langen Würmer leben im Dünndarm und nehmen im reifen Zustand kaum mehr Ortsveränderungen vor. Große Mengen von Eiern werden mit dem Kot ausgeschieden. Infektion mit reifen Eiern an Frischgemüse, Obst und anderen vegetabilischen Nahrungsmitteln. Die frisch geschlüpften Larven durchwandern die Darmwand, gelangen mit dem Blut in die Lunge und verursachen dort flüchtige eosinophile Infiltrate (*Löffler-Syndrom*).

Klinik. Geringer Spulwurmbefall bereitet dem Träger von seiten des Darms keine wesentlichen Beschwerden. Der Wurmbefund wird meist nur zufällig erhoben. Starker Wurmbefall ist jedoch aus mehreren Gründen nicht unbedenklich. Wurmeier, Stoffwechselprodukte und Bestandteile von Würmern und Larven führen infolge ihrer allergisierenden Bestandteile (Askaridenallergene) zu immunologischen Reaktionen wie *chronische Urtikaria, Bluteosinophilie,* flüchtige *eosinophile Lungeninfiltrate,* Tenesmen und diarrhoischen Darmerscheinungen. Daher sollte bei Eosinophilie und chronischer Urtikaria stets auch an Askarideninfektion gedacht werden.

Erregernachweis. Wurmeier im Stuhl. Das Anreicherungsverfahren mit Flotationstechnik (Ovassaytest) gestaltet die Suche nach Nematodeneiern laborfreundlicher. Sonst kommt nur der Nachweis von spontanem Wurmabgang mit dem Stuhl in Betracht.

Diagnose. Sie ist an den Wurmnachweis gebunden. Bluteosinophilie und IgE-Erhöhung im Blutserum können zur Diagnostik hinzugezogen werden. Einen Intrakutantest gibt es nicht.

Therapie. Wie bei Oxyuriasis mit *Piperazinderivaten, Tiabendazol* (Minzolum), *Mebendazol* (Vermox) oder mit *Pyrantelpamoat* (Helmex). Dosierung nach Vorschrift. Urtikaria, die auf Askariden zurückzuführen ist, verschwindet mit Beseitigung des Wurmbefalls.

Trichinose

Synonym. Trichinenerkrankung.

Definition. Weltweit vorkommende, bei uns relativ seltene Wurmerkrankung mit zum Teil schweren Allgemeinsymptomen.

Erreger und Infektionsmodus. Trichinella spiralis. Trichinen können in vielen verschiedenen Arten von Vertebraten vorkommen. Die Larven liegen aufgerollt und eingekapselt vorwiegend in der quergestreiften Muskulatur und im Herzmuskel. Für den Menschen stellt larvenhaltiges Schweinefleisch die häufigste Infektionsquelle dar. Im Magen-Darm-Kanal werden die Larven frei und reifen im Dünndarmlumen. Bereits 5 Tage nach der kontaminierten Fleischkost gebären die Weibchen Larven. Die Brut penetriert die Darmwand und überschwemmt den gesamten Wirtsorganismus auf dem Blutweg.
Durch strenge Beachtung der gesetzlichen Vorschriften zur trichinoskopischen Schlachtfleischprüfung ist der Parasit in unseren Haustieren so gut wie ausgestorben, kommt aber noch in Wildschweinen vor und wird immer wieder mit Fleisch aus dem Ausland importiert.

Klinik. Die Schwere der Erkrankung hängt von der Menge der Larvenaufnahme ab. Symptome der Krankheit sind Fieber, Koliken, Durchfälle, heftige Muskelschmerzen und hohe Eosinophilie. Hinzu kommen straffe Ödeme im Gesicht, speziell im Lidbereich, sowie an Hand- und Fußflächen, seltener roseolaartige Exantheme. Subunguale Splitterblutungen sind charakteristisch. Viele Erkrankungen verlaufen jedoch klinisch stumm und werden kaum diagnostiziert.

Diagnose. Muskelschmerzen, Bluteosinophilie, Trichinennachweis durch Muskelbiopsie, Seroreaktionen (KBR) und erhöhter IgE-Spiegel im Serum.

Differentialdiagnose. Im akuten Stadium Dermatomyositis.

Therapie. Tiabendazol (Minzolum), 50 mg/kg KG verteilt auf 2 Tagesdosen, je nach Wurmbefall für 2–4 Tage. Genaue Dosierungsvorschrift beachten; das Medikament verursacht Beeinträchtigung z.B. der Fahrtüchtigkeit.

Meldepflicht.

Kutane Larva migrans

Synonyme. „Creeping disease", „plumber's itch", „water dermatitis".

Definition. Weltweit, besonders in den Subtropen und Tropen in feuchten Gegenden vorkommende Erkrankung. Bei uns ist sie selten, so bei Arbeitern, die barfuß oder im feuchten Erdreich beschäftigt sind (Gruben-, Tunnelbau) oder bei Installationsarbeiten in feuchten Hausschächten („plumber's itch"). Neuerdings wird sie häufiger als Reisekrankheit aus den Tropen oder Subtropen importiert. Unter dem Ausdruck kutane Larva migrans verbirgt sich eine ganze Gruppe von Erkrankungen, die durch verschiedene Nematodenlarven ausgelöst werden, welche durch die oberflächlichen Hautschichten vorwandern.

Erreger. Die erste nachgewiesene Hautinfektion („creeping eruption") wurde durch *Ancylostoma brasiliense* ausgelöst. Irrtümlicherweise wurde angenommen, daß Ancylostoma brasiliense die einzige Ursache kutaner Larva-migrans-Erkrankungen sei. Aber auch andere Hakenwürmer können klinisch sehr ähnliche Bilder auslösen: *Ancylostoma caninum* (Hundehakenwurm), *Ancylostoma duodenale,* und *Necator americanus* (Menschenhakenwurm), *Bunostomum phlebotum* (Rinderhakenwurm) sowie Strongyloidesarten.

Infektionsmodus. Die Larven leben im feuchten Erdreich oder an Sandstränden, wohin sie mit Menschen- oder Tierkot gelangen. Sie dringen durch die intakte Epidermis ein, wo sie charakteristische Wanderungen in einem Tunnelgang in der Epidermis und dem oberen Korium zurücklegen, daher die Bezeichnung Larva migrans. Sekundär kommt es zu einer entzündlichen Reaktion. Die Larven können für Tage, Wochen und Monate in der Haut überleben.

Klinik. An der Eintrittsstelle entwickelt sich in wenigen Stunden eine stark juckende Dermatitis mit Ödem, Papeln und Papulovesikeln. Mit Beginn der

Larvenwanderung werden die pathognomonischen girlanden- oder zickzackförmigen entzündlichen Streifen sichtbar. Je nach Larvenart wechselt die Wanderungsgeschwindigkeit; in Minuten oder Stunden kann die Larve beachtliche Strecken zurücklegen. Lokalisation vorwiegend an den Füßen. Bei entsprechender Exposition, wie Liegen am Badestrand, auch an anderen Körperstellen.

Symptome. Juckreiz und Schlaflosigkeit stehen im Vordergrund der Beschwerden. Allgemeinsymptome bestehen nicht.

Histopathologie. Bei idealer Schnittführung sind die Larven in dem von ihnen gegrabenen Tunnel angeschnitten; in der Umgebung ein dichtes lymphozytäres und eosinophilenreiches Infiltrat.

Prognose. Gut. Bakterielle Superinfektion kann zu Pustulation, ja zu phlegmonösen Reaktionen führen.

Diagnose. Arbeits- bzw. Urlaubsanamnese, bizarr streifige Erythembänder; Histologie und Larvennachweis mit entzündlichem eosinophilem Infiltrat.

Differentialdiagnose. Myiasis interna: Fliegenmadeninfektion der Haut (Gastrophilus), *Strongyloides stercoralis*.

Therapie
Innerlich: Tiabendazol (Minzolum) 50 mg/kg KG auf 2 Tagesdosen verteilt für 2–3 Tage nach Anwendungsvorschrift.
Äußerlich: Kaustische Applikation von Säuren (Trichloressigsäure etc.) oder Kälte (Trockeneis, flüssiger Stickstoff, Kohlensäureacetonschnee) bis zur Blasenbildung, besonders am Gangende, mit welcher der Wurm abgehoben wird. Schmerzen, Narbenbildung, Pigmentstörungen und Ungewißheit, ob der Parasit getroffen ist, beschränken diese Therapieform. Tiabendazol (Minzolum) wird empfohlen (5–10% in Unguent. alcohol. lanae aquos. mit Okklusivverbandstechnik) und hat sich bewährt.

Filariose

Synonyme. Filariasis, Bancroft-Filariasis, Malayische Filariasis, Elephantiasis tropica.

Definition. Erkrankung nur in den Tropen, dort oft örtlich gehäuft. Die geschlechtsreifen Würmer bewohnen vorzugsweise das Bindegewebe und die Lymphgefäße. In den Lymphbahnen Lumenverengung durch Endothelwucherungen als allergische Antwort auf Stoffwechselprodukte des Parasiten. Dadurch und durch bakterielle Sekundärinfektion entstehen chronischer Lymphstau und Elephantiasis tropica.

Erreger und Infektionsmodus. *Wuchereria bancrofti* und *Brugiaarten*. *Wuchereria bancrofti*, *Brugia malayi* und *Brugia pahangi* werden durch nachts stechende Moskitoarten der Genera *Culex*, *Mansonia* oder *Anopheles*, die subtropische Variante von *W. bancrofti* durch am Tage saugende *Aedes*-Arten übertragen. Für Wuchereria ist der Mensch der einzige Wirt. Der ausgewachsene Wurm produziert Mikrofilarien, die hämatogen ausstreuen und von Moskitos wieder aufgesaugt werden. Als Infektionsreservoir befallen Brugiaarten auch Hauskatzen, Hunde und Affen.

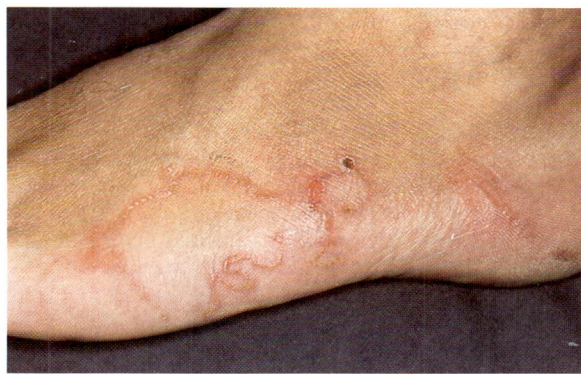

Kutane Larva migrans

Klinik. Im Anfangsstadium finden sich Erythema-nodosum-artige Schwellungen an den Extremitäten und im Genitalbereich; diese sind wahrscheinlich infektionsallergischer Genese. Ausgehend vom Infektionsort beginnt dann eine Lymphangitis, Orchitis oder Epididymitis mit erysipelartiger Entzündung. Die Patienten haben Fieber und Schüttelfrost. Die Lymphangitis nimmt chronische Verlaufsformen an; es kommen Lymphvarizen, Hydrozele und Aszites hinzu. Ein Teil der Komplikationen erfolgt durch bakterielle Superinfektionen. Unförmige Anschwellung der Beine und der Genitalien führt zu *Elephantiasis tropica*.

Diagnose. Im Frühstadium Nachweis von Mikrofilarien aus Blut oder Lymphe; in Spätstadien nur noch aufgrund klinischer Daten und anamnestischer Angaben über Aufenthalt in Infektionsgebieten.

Prophylaxe. Bei Reisen: zweimal monatlich 100 mg Diethylcarbamazin (Hetrazan). In Endemiegebieten kann das praktisch geschmacklose Diethylcarbamazin dem Speisesalz zugefügt werden. Durch 0,1%igen Zusatz fiel die Mikrofilarienhäufigkeit der durchseuchten Bevölkerung stark ab. Außerdem werden Schutz vor nächtlichen Insektenstichen (Klimaanlage, Moskitonetze) sowie Insektenrepellents (Autan, Ki-Ta) empfohlen.

Therapie. Diethylcarbamazin (Hetrazan) nach Vorschrift bis zum Verschwinden der Mikrofilarien aus dem Blut.

Drakunkulose

Synonym. Dracontiase.

Definition. Weitverbreitet in tropischen und subtropischen Trockengebieten. Sitz der Erkrankung vor allem an Beinen und Füßen. Die allergischen Symptome und Hautulzera stehen im Vordergrund der Beschwerden.

Erreger und Infektionsmodus. Dracunculus medinensis, Medinawurm. Wirt für die ausgewachsenen Würmer ist der Mensch, selten auch andere Säugetiere. Die Larven gelangen in Süßwasserreservoirs und werden dort von Kleinkrebsen der Gattung *Cyclops* aufgenommen. Der Mensch nimmt den Flohkrebs unbeabsichtigt mit dem Trinkwasser auf; die Parasiten wachsen dann im Menschen zur Geschlechtsreife heran. Die Weibchen sind bis zu 120 cm lang und 1–2 mm dick, die Männchen nur etwa 20 cm lang. Zur Eiablage wandern die Weibchen aus der Tiefe des Körpers zur Hautoberfläche, vorwiegend zur Fußregion. Dort entwickelt sich eine Papulovesikel, ein entzündliches Knötchen oder eine größere entzündliche Schwellung, die ulzeriert, so daß die abgelegten Larven wiederum in das Trinkwasser gelangen. Man kann auch den Wurm nicht selten dort sehen.

Klinik. Drakunkulose macht während der langen Inkubationszeit über 8–12 Monate keine Beschwerden. Kurz vor dem Auftreten der Hauterscheinungen am Fuß (Eiablage) treten allergische Phänomene mit Fieber, Urtikaria, Brechreiz, Durchfällen, Dyspnoe und Eosinophilie auf.

Diagnose. Nachweis der beweglichen Wurmlarven aus den geschwürsähnlichen Veränderungen am Fuß leicht möglich; in Endemiegebieten kommt die Drakunkulose häufig saisonal gebunden im Frühjahr vor. Der IgE-Spiegel im Serum ist erhöht.

Therapie. Früher wurden die Würmer, die aus dem Ulkus herausschauten, langsam Tag für Tag 2–3 cm weiter über ein Hölzchen aufgerollt. Es wird von Medizinhistorikern diskutiert, ob diese jahrtausendealte Extraktionstechnik vielleicht das Vorbild für den Äskulapstab, das Symbol des Arztes abgab. Heute wird Diethylcarbamazin (Hetrazan) oder Mebendazol (Vermox) innerlich nach Vorschrift verabreicht.

Loiase [Guyot 1778]

Synonyme. Loiasis, Loa loa, Kamerunschwellung, „Calabar swelling" (engl.).

Definition. Fast nur in Äquatorialafrika vorkommende, relativ harmlose Wurmerkrankung mit charakteristischem sichtbarem Wurmbefall der Haut. Heute durch Tourismus auch gelegentlich in unsere Breiten eingeschleppt.

Erreger und Infektionsmodus. Loa loa. Übertragung der Larven durch die Bremse *Chrysops demidiata*. Im Menschen als Wirtsorganismus reifen die Larven zu Würmern im Bindegewebe tieferer Körpergewebe heran und wandern erst dann zur Hautoberfläche. Das Weibchen ist 5–7 cm lang.

Klinik. Loa loa verursacht den Patienten oft keine Beschwerden. Charakteristisch ist sonst eine nur wenige Tage anhaltende flächenhafte, entzündlich-ödematöse Schwellung der Haut (Kamerunschwellung), in der das Weibchen nachgewiesen werden kann. Allergische Phänomene wie Urtikaria können hinzukommen. Selten ist die Migration der Loa loa in die Conjunctiva bulbi.

Diagnose. Nachweis von Mikrofilarien im Blut durch Ausstrich oder von geschlechtsreifen Würmern direkt aus Haut oder Konjunktiven. Der IgE-Spiegel im Serum ist häufig erhöht.

Therapie. Diethylcarbamazin (Hetrazan). Liegen zahlreiche zirkulierende Mikrofilarien vor, muß vorsichtig therapiert werden, da durch den Zerfall der Erreger schwere anaphylaktische Schocksymptome auftreten können.

Onchozerkose

Synonyme. Onchozerkiasis, Knotenfilariose.

Definition. Vorkommen in Äquatorialafrika und Mittelamerika. Nach einer Schätzung der WHO sind in Mittelamerika 200000 Menschen, in Afrika 20 Mio. Menschen mit Onchocerca infiziert. Onchozerkose verursacht schuppende Hautveränderungen und gefürchtete Augenkomplikationen. Die Augenveränderungen können bis zur Blindheit führen.

Erreger. *Onchocerca volvolus* wird durch tagaktive kleine Mücken (Kriebelmücken, *Simulium*) von Mensch zu Mensch übertragen. Nach dem Stich durch befallene Kriebelmücken sind die Mikrofilarien erst nach 15–18 Monaten in der Haut nachweisbar. Beim Menschen finden sich Mikrofilarien in der Haut; die erwachsenen Würmer liegen subkutan. Sie erzeugen eine heftige Gewebsreaktion, wobei je ein Weibchen und ein Männchen fibrös eingekapselt werden. Die Einkapselung der Würmer ist histologisch charakteristisch.

Klinik. Die subkutanen bis walnußgroßen Knoten liegen im Rumpf- und Kopfbereich. Sie sind schmerzlos und nicht entzündet. Dermatologisch findet sich als pathognomonisches Zeichen eine reaktive, trockene schuppende Haut mit Lichenifikation, ekzem-, erysipel- oder sklerodermieartigen Veränderungen. Elephantiasis ist selten. Als Folge der chronischen Onchocercadermatitis bei afrikanischen Patienten vergrößern sich die Leistenlymphknoten, die von schlaffen Hautfalten bedeckt sind („hanging groins"); ebenso kommt es zu fleckförmigen Depigmentierungen an den Schienbeinen.
Allergische Phänomene resultieren aus der Freisetzung von Allergenen aus den Mikrofilarien. Diese rufen die gefürchteten Augenkomplikationen hervor, wie Keratitis, Chorioretinitis, Iridozyklitis, Glaskörpertrübung und Pannusbildung. Erblindung ist möglich. In manchen in Flußnähe gelegenen Dörfern tritt

die Erblindung („river blindness") gelegentlich so häufig auf, daß die Bevölkerung landwirtschaftlich ansonsten bevorzugte Flußniederungen verlassen muß.

Diagnose. Nachweis der Mikrofilarien aus der Haut. Frisches Hautgeschabsel oder Teile einer Hautbiopsie werden in physiologischer Kochsalzlösung aufgeschwemmt. Die Mikrofilarien verlassen dann das Gewebe und können in dem flüssigen Medium direkt gesehen werden. Auch direkter Nachweis der Parasiten mit der Spaltlampe in der vorderen Augenkammer ist möglich.
Der Onchozerkosepannus wächst von der Seite oder von unten in die Hornhaut ein, beim Trachom dagegen von oben her.

Mazotti-Test. Allergische Hautreaktion auf einen Therapieversuch (Therapia ex juvantibus) mit Diäthylkarbamazin (Hetrazan). Nach 50 mg treten innerhalb von 24 h juckende Papeln auf.

Prophylaxe. Schwierig, da das Diethylcarbamazin als wirksames Mikrofilarizid die behandelten Patienten als Infektionsquelle für Simulien nur solange ausschaltet, bis die überlebenden Weibchen dieser Mücken neue Mikrofilarien erzeugt haben, so daß nur eine konstante Dauerbehandlung der Bevölkerung Erfolg bringen könnte.

Therapie. Innerlich: Diethylcarbamazin (Hetrazan). Die Gefahr allergischer Schocksymptomatik (Herxheimer-Reaktion) durch die absterbenden Mikrofilarien ist groß; gefürchtet ist insbesondere die Erblindung. Eine weitere, bei uns jedoch nicht im Handel befindliche Substanz ist Surinam, eine synthetische Verbindung, die sich vom Harnstoff ableitet (Bayer 205, Germanin, Antrypol, Naphuride). Die Substanz ist gut wirksam gegen ausgewachsene Würmer, weniger gut gegen Mikrofilarien.

Plathelminthes (Plattwürmer)

Zestoden

Zystizerkose

Synonym. Finnenkrankheit.

Erreger und Infektionsmodus. Larven von *Taenia solium* (Schweinebandwurm) und seltener *Taenia saginata* (Rinderbandwurm). Zur Zystizerkose kommt es durch Aufnahme von Bandwurmeiern per os. Der Mensch ist für alle Larvenstadien von Bandwürmern ein Fehlwirt. Aus Embryonen entstehen innerhalb einer Transformationszeit von etwa 8 Wochen Finnen. Die Finnen, *Cysticercus cellulosae,* können sich beim Menschen in allen Organen finden, werden aber meist erst bemerkt, wenn sie im Auge, Gehirn, Herzmuskel oder in der Haut auftauchen. Normalerweise entwickeln sich die etwa bohnengroßen Larven, Finner oder Zystizerken im Schweine- oder Rindfleisch. Über dieses infiziert sich der Mensch mit den adulten Bandwürmern und Eiproduzenten. Sie bleiben auf den Darm beschränkt. Autoinfektion wird gelegentlich vermutet, ist aber nicht bewiesen.

Klinik. Während der Migration der Finnen kommen allergische Phänomene mit flüchtigen Erythemen, Schwellungen, Bluteosinophilie und erhöhtem IgE-Serumspiegel vor. Bleibende und schwere Veränderungen kommen durch die definitive Einlagerung von Würmern zustande. Kutan und subkutan gelegene Knoten an Extremitäten und Rumpf von 1 cm Größe kann man sehen und fühlen. Sie sind scharf begrenzt, hart, elastisch, rundlich und schmerzlos und bleiben jahrelang bestehen. Ablagerung in Gehirn oder Augen führt zu schweren Ausfallserscheinungen.

Diagnose. Exzision eines Hautknotens zum Nachweis der Finnen. Nachweis verkalkter älterer Zystizerken im Röntgenbild. Spaltlampenuntersuchung bei Finnen in der vorderen Augenkammer. Bei der Autoinfektion Nachweis von Wurmeiern im Stuhl. Erhöhter IgE-Spiegel im Serum.

Therapie
Innerlich: Niclosamid (Yomesan) ist das Mittel der Wahl bei allen Bandwurmerkrankungen. Einmalige Dosis von 2,0 g bei Kindern ab 6 Jahren. Auch Mebendazol (Vermox) kommt in Betracht. Genaue Dosierung nach Vorschrift.
Äußerlich: Chirurgische Entfernung der Zystizerken. Einzelne zerebral liegende Zysten, die neurologische Symptome verursachen, können ebenfalls operativ entfernt werden.

Andere Plattwurmerkrankungen
Eine weitere Plattwurmerkrankung wird durch den Fischbandwurm *Diphyllobothrium latum* ausgelöst. Übertragung durch Verzehr ungekochter Fische. Vorkommen weltweit in Küstenstrichen, wo rohe Fische verzehrt werden.

Echinokokkose

Synonyme. Hydatidenkrankheit, Hundebandwurmkrankheit.

Definition. Weltweit verbreitete, durch Carnivoren, besonders Hunde und Füchse, vermittelte Erkrankung mit charakteristischen, zur Verkalkung neigenden Zysten. Vorzugslokalisationen sind Leber und Lunge; potentiell sind sie aber in allen Organen einschließlich Haut zu finden.

Erreger und Infektionsmodus. Echinokokkusarten, vorwiegend *Echinococcus cysticus seu granulosus* und *Echinococcus alveolaris seu multilocularis.* Die 2–6 mm langen Bandwürmer Echinococcus cysticus seu granulosus leben im Dünndarm des Hundes (Endwirt). Sie stoßen ihre reifen Endglieder, die Proglottiden ab. Andere Zwischenwirte sind Schafe, Schweine und Pferde. Die weite Verbreitung der Krankheit erklärt sich aus der Rolle des Hundes als

Haustier. Neben den Endgliedern gelangen auch Eier aus dem Hundedarm nach außen, die wiederum von einem Zwischenwirt, meist einem anderen Säugetier, aufgenommen werden. In deren Darm verlassen die Onkosphären die Eihülle, überwinden die Darmwand und gelangen auf dem Blutweg in verschiedene parenchymatöse Organe, meist Leber und Lunge. Dort reifen blasenförmige Larven (Finnen) heran, welche die Bandwurmkopfanlage ausbilden. Der Entwicklungsgang wird erst geschlossen, wenn ein Endwirt, meist sind es Hunde oder Füchse, die Finnen mit reifen Kopfanlagen (Protoscolices) aufnimmt. Der Mensch ist nicht Zwischenwirt, sondern nur ein Nebenwirt, da durch die Infektionen beim Menschen der biologische Zyklus nicht vervollständigt wird.

Klinik. Infektionen mit *Echinococcus granulosus* betreffen in zwei Dritteln der Erkrankungsfälle die Leber, in 20% die Lunge und dann Peritoneum, Milz, Nieren, Muskulatur, Knochen, Haut und andere Organe. Echinococcus granulosus sprießt nach innen und bildet meist solitäre Zysten. Es bilden sich ein- oder mehrkammerige Zysten von Millimetern bis vielen Zentimetern Durchmesser. Klinische Symptome fehlen meistens über Jahre oder Jahrzehnte, bis erst durch mechanische Verdrängungserscheinungen an Nachbarorganen uncharakteristische Allgemeinsymptome, dann tastbare Tumoren und schließlich Ikterus auftreten. Hautzysten liegen subkutan, sind weich-fluktuierend bis prall-elastisch, nicht verschieblich, schmerzlos, ohne entzündlichen Hof und können bis faustgroß werden. Zystizerken sind kleiner und immer gleich groß. Ganz oder teilweise abgestorbene Zysten verkalken.

Bei *Echinococcus alveolaris seu multilocularis* verläuft die Krankheit völlig anders. Das Wachstum der Finnen verursacht ein tumorartiges Bild, da sie sich infiltrierend und organüberschreitend ausdehnen. Es bilden sich Ansammlungen von kleinen, derben bis kirschgroßen Bläschen, die beim Schneiden knirschen und eine kolloidartige Masse enthalten können. Die Zysten haben keine eigentliche Zystenwand, so daß sie nicht herauszuschälen und somit radikal zu entfernen sind. In Zystenhöhlen kommt es zu Nekrosen, aus denen sich septische Bilder mit Perforation und Blutungen entwickeln können. Eine Frühdiagnose ist, ebenso wie bei Echinococcus-granulosus-Infektionen nicht möglich. Die Diagnose wird meist erst bei Vorliegen von Ikterus, Hepatosplenomegalie und Aszites gestellt.

Diagnose

Röntgenuntersuchung. Übersichtsaufnahmen von Abdomen und Thorax, um einen Zwerchfellhochstand rechts durch Hepatomegalie zu erkennen und Verkalkungen in Leber, Milz, Lunge und anderen Organen zu erfassen. Für Infektionen mit Echinococcus granulosus sprechen schalenförmige, verhältnismäßig regelmäßig aufgebaute Verkalkungen, für Echinococcus multilocularis ungeordnet, traubenförmig sich ausdehnende Verkalkungen. Ferner kommen angiographische Methoden zum Nachweis gefäßarmer Bezirke bei Echinococcus granulosus oder zum Nachweis von Gefäßvermehrungen bei Echinococcus multilocularis, ähnlich wie bei malignen Tumoren, in Frage.

Sonographie und Szintigraphie. Die Sonographie kann im Gegensatz zur Szintigraphie zwischen zystischen und soliden Strukturen unterscheiden.

Laparoskopie. Zum Nachweis von Leber- oder Milzzysten. Die Punktion der Zysten ist kontraindiziert, da es zu anaphylaktischem Schock und zur Aussaat von Tochterzysten kommen kann.

Immunologie. Indirekte Hämagglutination, Komplementbindungsreaktion, indirekte Immunfluoreszenz und Latexagglutination stehen heute zur Verfügung. Die indirekte Immunfluoreszenz mit intakten Protoscolices wird als spezifischste, die indirekte Hämagglutination mit Hydatidenflüssigkeit als empfindlichste Reaktion angesehen.

Laboruntersuchungen sind weniger brauchbar. Eosinophilie im Blut ist nur bei einem Drittel der Erkrankten anzutreffen.

Therapie. *Innerlich:* Das sonst bei Bandwurminfektionen erfolgreiche Niclosamid (Yomesan) ist beim Larvenstadium der Bandwurmerkrankung fast unwirksam. Für das Larvenstadium (Hydatiose, Zystizerkose) wird Praziquantel (Cesol) 10–15 mg/kg KG als orale Einzeldosis, empfohlen.
Ziel jeder Echinokokkenbehandlung ist die chirurgische Therapie mit Entfernung der Zysten. Diese ist bei Echinococcus granulosus wesentlich leichter als bei Echinococcus multilocularis.

Trematoden (Saugwürmer)

Synonyme. Saugwürmer, „Egel".

Trematoden haben zwei muskulöse Saugnäpfe, einen Mundsaugnapf und einen Bauchsaugnapf. Zur Weiterentwicklung ist eine *Schnecke* als *Zwischenwirt* erforderlich. Jede Trematodenart ist an eine bestimmte Schneckenart gebunden. In der Schnecke entwickeln sich schließlich *Zerkarien,* die in das Wasser ausschwärmen und auf unterschiedliche Weise in den Menschen gelangen (Durchbohren der Haut, Aufnahme mit der Nahrung oder anderweitig per os). Trematoden können beim Wirt je nach Art im Darm, in den Gallengängen, in der Lunge oder in den Blutgefäßen vorkommen. Bekanntestes Krankheitsbild ist die Bilharziose.

Bilharziose

Definition. Wegen der schweren Krankheitsfolgen eine der wichtigsten Erkrankungen in warmen Ländern. Die WHO schätzt, daß 125–200 Millionen Menschen mit Schistosomen infiziert sind, allein in Afrika über 90 Millionen.

Erreger und Infektionsmodus. *Schistosoma haematobium* (Blasenbilharziose); *Schistosoma mansoni*, *Schistosoma japonicum* (Darmbilharziose). Voraussetzung sind eiausscheidende Vertebraten, vor allem Menschen. Als Zwischenwirte fungieren Schnecken. Die Verunreinigung der Schneckengewässer kommt durch Fäkalien und Harn zustande. Außerdem sind eine konstant hohe Wassertemperatur über 25° C und direkter Kontakt des Menschen mit dem verseuchten Wasser erforderlich. Das Defäzieren und Urinieren an Ufern und in das Wasser, teilweise begünstigt durch die Waschvorschriften des Korans in mohammedanischen Ländern, fördert die Infektion. Beim Trinken von verseuchtem Wasser, ebenso beim Durchwaten dieser Gewässer oder durch Waschen wird der Kontakt der Zerkarien mit der menschlichen Haut hergestellt. Die Zerkarien durchdringen die Haut des Menschen aktiv, gelangen auf dem Blut- und Lymphweg in die Venen des Splanchnikus- und Urogenitalbereiches und reifen dort zu etwa 1 cm langen geschlechtsreifen Würmern heran.

Klinik. Juckendes urtikarielles Exanthem an den Hauteintrittsstellen der Zerkarien besonders bei wiederholter Penetration. Nach 4–7 Wochen beginnt die allergisch febrile akute Krankheitsphase mit Fieber, Eosinophilie, Gelenkschmerzen, Urtikaria und Ödemen als Reaktion auf den parasitären Organbefall. Nach Tagen klingt dieses akute Stadium ab. Es wird dann von dem sich jahrelang hinziehenden chronischen Stadium abgelöst. Daraus entwickelt sich die chronische Erscheinung der Blasen-, Darm-, Lungen- und Gehirnbilharziose. Charakteristische Folgen sind Hepatosplenomegalie, Aszites, portale Stauungen und Urogenitalkarzinome.

Diagnose. Schistosomeneier werden im Stuhl oder Harn nachgewiesen, ebenso aus der rektalen Schleimhautbiopsie. In Zweifelsfällen kommen immunologische Reaktionen mit Kutantest (Behringwerke) und Antikörpernachweis (KBR) im Serum in Frage.

Prophylaxe. Schneckenvernichtung mit Molluskiziden, umwelthygienische Maßnahmen (sauberes Wasser, Änderung der Bewässerungsmethoden). Biltricide.

Therapie. Eine wirksame Chemotherapie für die Bilharziose („Breitband-Antibilharziakum") existierte bis vor kurzem nicht. Eingesetzt wurden *Brechweinstein* (Tartarus stibiatus), Kaliumantimonyltartrat und andere Antimonverbindungen; ebenso *Niridazol* (Ambilhar). Empfohlen wurde bis jetzt auch das *Xanthenderivat* Hycanthon (Etrenol): Einmaldosis 2,0 ml i.m. Neu und offenbar sehr wirksam ist Praziquantel (Biltricide, Cesol). Hinzu kommen rekonstruktive chirurgische Maßnahmen, besonders im Urogenitalsystem.

Zerkariendermatitis

Synonyme. „Swimmer's itch", Schistosomendermatitis.

Definition. Akut auftretende Dermatitis nach kutanen Penetrationsversuchen von Zerkarien gewisser Vogelschistosomatiden. Die Erkrankung tritt weltweit, an heißen Tagen auch in unseren Breiten auf und verläuft zeitlich begrenzt.

Erreger und Infektionsmodus. *Trichobilharzia ocellata* und *Trichobilharzia szidati,* welche Schnecken als Zwischenwirte benutzen. Echte Wirte sind Wasservögel. Zerkarien, die in Europa in Seengebieten des Voralpenlandes, in den Holsteinischen Seen, im Zürichsee etc. vorkommen, dringen beim Baden in die menschliche Haut ein. Sie können sich aber im menschlichen Körper nicht weiter entwickeln; daher endet die Infektionskette mit dem Tod der Zerkarien in der Haut. Lediglich die akute Dermatitis hat medizinische Bedeutung.

Klinik. Nur durch feuchte Haut können die Zerkarien eindringen. Innerhalb weniger Minuten bis zu 1 h treten, nicht selten unter Brechreiz, heftig juckende, kleinpapulöse oder urtikarielle Effloreszenzen auf (*Zerkariendermatitis*). Die Symptome können bis zu einer Woche persistieren. Nach wiederholtem Kontakt kann sich eine Sensibilisierung entwickeln, kenntlich an der Zunahme der entzündlich-ödematösen Schwellungen oder Generalisation urtikarieller Eruptionen.

Diagnose. Sie ergibt sich aus der anamnestischen Angabe des unmittelbaren zeitlichen Zusammenhangs mit Baden in einem offenen Gewässer.

Prophylaxe. Vernichtung der zerkarientragenden Schnecken; besser noch das Vermeiden von Baden in stehenden natürlichen Oberflächengewässern mit reicher Vegetation an heißen Tagen.

Therapie. Nur symptomatische Behandlung mit Lotio zinci, glukokortikosteroidhaltiger Lotio oder Creme, antihistaminhaltigen Gels und notfalls innerliche Antihistaminikagabe. Evtl. Praziquantel (Biltricide, Cesol).

Arzneiexantheme

Synonyme. Toxisch-allergisches Arzneimittelexanthem, Toxikodermie, „drug eruption", Medikamentenintoleranz der Haut.

Definition. Unter Arzneiexanthem versteht man Haut- und Schleimhautveränderungen, die als unerwünschte Nebenwirkung bei Verabfolgung von Medikamenten in gebräuchlicher, normalerweise nicht toxischer Dosierung auftreten, wenn diese hämatogen an die Haut gelangen, so nach peroraler Verabreichung, nach intrakutaner, subkutaner, intramuskulärer oder intravenöser Injektion sowie nach Inhalation oder nach Arzneimittelresorption von Haut oder Schleimhäuten (Augen-, Nasentropfen; Suppositorien; Vaginalkugeln etc.).

Vorkommen. Arzneiinduzierte Haut- und Schleimhautnebenwirkungen sind häufig. Bei bis zu 5% der Patienten mit dermatologischen Affektionen sind die Hauterscheinungen durch Arzneimittel hervorgerufen worden. Durch Arzneimittel ausgelöste Hauterscheinungen können ebenso wie die Syphilis viele Hauterkrankungen imitieren. Außerdem können sie auch Hauterkrankungen provozieren, so Pemphigus vulgaris, bullöses Pemphigoid oder Lichen ruber planus. Aus diesem Grunde ist es dringend geboten, bei jedem Patienten mit einer Haut- oder Schleimhauterkrankung eine sorgfältige *Arzneianamnese* zu erheben. Hierbei sollte nicht nur nach Medikamenten im engeren Sinne gefragt werden, sondern auch nach Medikationen, welche vom Patienten vielfach nicht als Arzneimittel bewertet werden, so nach Ovulationshemmern, Schlaf- oder Beruhigungsmitteln, Abführmitteln u.a.

Die große Zahl möglicher Arzneinebenwirkungen muß den Arzt veranlassen, bei Einleitung einer Therapie stets auch an die Möglichkeit arzneibedingter Nebenwirkungen zu denken und das Nutzen-Risiko-Verhältnis seiner Therapie bei der Behandlung seines Patienten zu berücksichtigen.

Arzneiexantheme kommen bei Kindern seltener vor als bei Erwachsenen, weil der Arzneikonsum bei ihnen geringer ist. Geschlechtsgebundene Unterschiede im Auftreten von Arzneiexanthemen sind nicht sicher, wenn man von geschlechtsspezifischen Hormonnebenwirkungen absieht. Allerdings ist bemerkenswert, daß bestimmte Arzneireaktionen wie nodöse Erytheme oder Vasculitis allergica beim weiblichen Geschlecht wesentlich häufiger vorkommen. Für das Wirksamwerden genetischer Faktoren im Hinblick auf Arzneiexantheme sind noch keine größeren Erfahrungen vorhanden; es dürfte aber damit zu rechnen sein, daß auch genetisch bedingte Unterschiede in Enzymsystemen die Metabolisierung von Arzneimitteln wesentlich beeinflussen können. So ist beispielsweise die langsame Inaktivierung von Isoniazid an einen autosomal-rezessiven Erbgang gebunden und durch Unterschiede in der Geschwindigkeit der Azetylierung und Inaktivierung von Isoniazid bedingt. Auch die Arzneiprovozierbarkeit von Lupus erythematodes scheint einen genetischen Hintergrund zu haben. Umwelteinflüsse können ebenfalls eine Rolle spielen, so beispielsweise die Einwirkung von Sonnenlicht bei der Auslösung von arzneiinduzierten phototoxischen oder photoallergischen Arzneiexanthemen.

Verlauf und Prognose. Diese sind meist günstig. Nach Absetzen des auslösenden Arzneimittels klingen die Hauterscheinungen ab. Immerhin können aber auch schwere Verlaufsformen mit innerer Organbeteiligung vorkommen. Das medikamentöse Lyell-Syndrom ist mit einer Letalität von fast 50% behaftet.

Pathogenetische Faktoren und Hautreaktionen

Die morphologische Vielfalt arzneibedingter Hautreaktionen deutet darauf hin, daß auch die Ätiopathogenese von Arzneiexanthemen sehr unterschiedlich sein kann. In der Tat mag es beispielsweise kaum möglich sein, klinisch-morphologisch ein Scharlachexanthem von einem skarlatiniformen Arzneiexanthem sicher zu unterscheiden. In vielen Fällen von arzneibedingten Hautreaktionen läßt sich kein sicheres Urteil über die jeweilige Pathogenese abgeben.

Pathomechanismen

Akute toxische Arzneireaktionen durch Überdosierung. Beispielhaft seien Hämorrhagien der Haut nach Überdosierung von Barbituraten (Barbituratnekrosen der Haut) genannt oder akutes Auftreten von Stomatitis ulcerosa oder von akutem Haarausfall nach hoher Dosierung oder Überdosierung von Zytostatika wie etwa Methotrexat. Relative Überdosierung kann bei Verabfolgung normaler Arzneidosen dann zustande kommen, wenn die Nierenfunktion gestört ist (ältere Menschen) oder eine Interaktion von mehreren Arzneimitteln vorliegt.

Kumulation. Voraussetzung hierfür ist die Verabreichung eines Medikaments über längere Zeit. So werden beispielsweise Schwermetalle (Arsenverbindungen, Goldsalze) in der Haut gespeichert, interferieren mit zellulären Enzymsystemen und führen so nach einigen Wochen zu Hauterscheinungen. Ein anderes Beispiel sind Arsenspätschäden (Arsenmelanose, Arsenkeratose, multiple Rumpfhautbasaliome, M. Bowen, innerliche Karzinome), wie sie nach längerfristiger Arseneinnahme noch später auftreten. Auch die Hypervitaminose A, welche sich in Verdünnung der Kopfhaare und Haarverlust äußert, kann hier angefügt werden; desgleichen akneiforme Exantheme durch Halogene, Vitamine oder Isoniazid.

Pharmakologische Nebenwirkungen. Diese verlangen eine besonders kritische Beurteilung des Nutzen-Risiko-Verhältnisses der vorgesehenen Therapie. Besonders genannt seien Zytostatika, welche bei üblicher Dosierung chronischen diffusen Haarausfall verursachen oder Glukokortikoide, welche dosisabhängig bei längerem Gebrauch akneiforme Exantheme (Steroidakne), Hypertrichose, Diabetes mellitus, Hypertonie, Magenperforation oder Osteoporose auslösen können.

Störungen des ökologischen Gleichgewichts. Durch längerfristige Behandlung mit Glukokortikoiden, Zytostatika oder auch Antibiotika wird das mikrobiologische Gleichgewicht im Bereich von Haut und Schleimhäuten verändert. In der Folge kann es zu einer massiven Kandidose im Mund, Darm oder der Anogenitalregion kommen. Auch bakterielle bzw. virale Infektionen können erleichtert werden.

Provokation einer latenten oder manifesten Erkrankung. Als Beispiele hierfür seien genannt die Provokation einer Dermatitis herpetiformis durch kaliumjodidhaltige Medikamente oder jodhaltiges Tafelsalz, die Provokation eines Lupus erythematodes durch bestimmte Medikamente oder die Provokation einer Psoriasis vulgaris durch Lithiumsalze oder Antimalariamittel.

Idiosynkrasie. Ob sich Arzneimittelexantheme auf der Grundlage angeborener Überempfindlichkeit nichtimmunologischer Natur entwickeln können, erscheint fraglich.

Intoleranz. Unter Intoleranz in engerem Sinne versteht man die Tatsache individueller Unverträglichkeit auf therapeutische Dosen von Arzneimitteln, so beispielsweise das Auftreten von Marcumarnekrosen bei prädisponierten älteren Frauen auf dem Boden einer Intoleranz gegenüber der gefäßaktiven Wirksamkeit von Cumarinen oder die Urtikaria bei Aspirinintoleranz. Für viele Medikamente konnte gezeigt werden, daß Intoleranzen das Resultat von individuellen Unterschieden in der enzymatischen Ausstattung und damit der Metabolisierungsfähigkeit für das betreffende Medikament sind. Mit der Entwicklung der Pharmakogenetik wird man auch im dermatologischen Bereich neue Erkenntnisse erwarten dürfen. Man spricht auch von *Pseudoallergie*.

Jarisch-Herxheimer-Reaktion. Darunter versteht man das Auftreten einer akuten Hautreaktion nach Anwendung eines antimikrobiell hochwirksamen Medikaments bei einer Infektionserkrankung. Der rasche therapiebedingte Untergang von Mikroorganismen führt zur Freisetzung von toxischen Substanzen (Toxine), die ihrerseits ein vorhandenes Exanthem verstärken oder neue auslösen können. Ein typisches Beispiel ist die Jarisch-Herxheimer-Reaktion nach der ersten Penicillininjektion bei sekundärer Syphilis. Hier kommt es innerhalb von wenigen Stunden zur Verstärkung eines makulösen oder makulopapulösen syphilitischen Exanthems, zum Auftreten neuer Syphilide und oft einer allgemeinen Reaktion in Form von Fieber und Kopfschmerzen. Bei den folgenden Penicillininjektionen ist eine derartige Reaktion nicht mehr zu beobachten, da der Großteil der Erreger bereits abgetötet ist.

Phototoxische und photoallergische Reaktionen. Diese entwickeln sich nach lokal, peroral oder parenteral verabreichten Medikamenten nur in lichtexponierten Körperregionen.

Allergische Reaktionen
Allergische Arzneiexantheme machen den größten Teil aller Arzneinebenwirkungen an der Haut aus. Sie entwickeln sich dann, wenn ein Medikament verabreicht wird, gegen das der Patient eine Überempfindlichkeit entwickelt hat. Dabei ist zu bedenken, daß Medikamente meist nicht reine Chemikalien darstellen, sondern in Vehikeln dargeboten werden (Dragees), die ihrerseits möglicherweise allergisierende Inhaltsstoffe (Farbstoffe, Inhaltsstoffe der Drageemasse) enthalten, welche zur Sensibilisierung führen können. So ist beipielsweise das Auftreten von Urtikaria oder fixen Arzneiexanthemen durch Farbstoffbestandteile von Kapseln bekannt.
Meist wirken Pharmazeutika wegen ihrer geringen Molekülgröße zunächst als inkomplette *Antigene* oder Haptene. Sie selbst oder ihre Metaboliten werden erst im Körper an Proteine gebunden. Jetzt werden diese vom Immunsystem als fremd erkannt und lösen als (Voll-)Antigene eine allergische Reaktion aus. Die Haptendeterminanten der meisten Arzneimittel konnten noch nicht identifiziert werden; lediglich für Penicillin und einzelne Sulfonamide sind sie bekannt. Die chemische Struktur von Arzneimitteln ist für die antigene bzw. allergisierende Wirkung von erheblicher Bedeutung. Häufig kann man allergische Arzneireaktionen der Haut gegen *Parastoffe* beobachten. Es handelt sich dabei um paragruppenhaltige chemische Verbindungen, d.h. organische aromatische Substanzen mit reaktiven Gruppen (Amino-, Hydroxy-, Nitro- oder Halogengruppen) in Parasubstitution. Zu den Parastoffen gehören beispielsweise Lokalanästhetika wie Procain, Benzocain oder Tetracain, Tuberkulostatika (Paraaminosalicylsäure), orale Antidiabetika oder Sulfonamide.
Ist die Überempfindlichkeit auf eine bestimmte Verbindung beschränkt, so spricht man von monovalenter Sensibilisierung. Bei Gruppensensibilisierung ist

sie auf eine Gruppe chemisch-strukturell ähnlicher Substanzen, z.B. die sog. Parastoffe, bezogen. Auch im Bereich von Psychopharmaka können Gruppenallergien beobachtet werden, so bei Phenothiazinen und Dibenzepinderivaten. Bei polyvalenter Sensibilisierung liegt eine erworbene Überempfindlichkeit gegen viele chemisch unterschiedliche Verbindungen vor, so beispielsweise gegen Tetrazykline, Phenazone und Phenothiazine.

In manchen Fällen ist die als Arzneimittel zugeführte Substanz nicht primär das Antigen; dieses entsteht viel mehr erst im Organismus durch chemische Umwandlung oder Abbau. Nicht in allen Fällen sind uns diese allergenen Metaboliten bekannt. Warum eine Arznei morphologisch unterschiedliche Arzneiexantheme hervorrufen kann, ist meist nicht geklärt.

Eine wichtige Erkenntnis der praktischen Dermatologie geht dahin, daß Arzneiexantheme oft das *Resultat eines Kombinationsgeschehens* darstellen. Immer wieder ist zu beobachten, daß Infektionen (Grippe, Tonsillitis) die Entwicklung eines allergischen Arzneiexanthems begünstigen. Exponiert man nach der überstandenen Infektionserkrankung den Patienten mit dem betreffenden Arzneimittel allein, so löst dieses nunmehr keine Hautreaktion mehr aus.

Nach dem Eintritt eines Antigens in den Organismus vergehen etwa 8-12 Tage, bis *Antikörper* gebildet sind und nach einer Antigen-Antikörper-Reaktion die Folgen als allergische Erkrankung sichtbar werden. Wenn der Organismus demgegenüber bereits vorher sensibilisiert war, so kann der Vorgang vom Eindringen des Antigens bis zur Manifestation der allergischen Arzneireaktion wesentlich schneller ablaufen. Allergische Reaktionen durch humorale Antikörper können als anaphylaktische Reaktion oder Reaktion vom Arthus-Typ bereits in Minuten bis wenigen Stunden zu Haut- oder Schleimhautveränderungen führen (Sofortreaktion, Allergie vom Frühtyp). Zellvermittelte allergische Reaktionen (Allergie vom Tuberkulin- oder Ekzemtyp) dagegen werden erst 24-48 h nach Eindringen des Antigens manifest (verzögerte Reaktion, Allergie vom Spättyp).

Die Beachtung des zeitlichen Ablaufes antikörpervermittelter humoraler bzw. und zellulärer Immunreaktionen liefert wertvolle Hinweise bei der Aufklärung von Arzneiexanthemen.

Von Coombs und Gell wurden *die immunologischen Grundreaktionen* klassifiziert und ihnen klinische allergische Erkrankungen zugeordnet.

Humorale allergische Reaktionen vom Soforttyp

Diese manifestieren sich klinisch beim sensibilisierten Organismus innerhalb von wenigen Minuten bis einigen Stunden. Sie sind antikörpervermittelt.

Typ-I-Reaktion: Anaphylaktische Reaktionen. Die nicht präzipitierenden und nicht komplementbindenden IgE-Antikörper werden nach Sensibilisierung im Organismus gebildet und sind nicht selten in Form erhöhter Werte des Serum-IgE nachweisbar. Ihre Bindung erfolgt an Oberflächen von Zellmembranen, speziell von Gewebsmastzellen und Blutbasophilen. Brückenbildung zwischen 2 Antikörpermolekülen an der Zelloberfläche durch bivalente Antigene („bridging") induziert eine Kaskade enzymatischer Reaktionen, die zur Freisetzung von Mediatoren wie Histamin und histaminartigen Substanzen (Serotonin), Kininen (Bradykinin) sowie Heparin führen. Durch Einwirkung dieser Substanzen auf das Gewebe kommt es zu einer Erweiterung und Permeabilitätssteigerung von Blutgefäßen mit Seruminsudation in das Gewebe, Chemotaxis von Eosinophilen und zur Kontraktion glatter Muskulatur. Die Stärke der durch die Antigen-Antikörper-Reaktion ausgelösten Freisetzung von Histamin und anderen Mediatoren sowie der Ort dieses Geschehens bestimmten die klinischen Krankheitsäquivalente.

Anaphylaktischer Schock. Dieser entwickelt sich nach wenigen Minuten bei Freisetzung großer Histaminmengen und führt zu Bronchialspasmus, oft lokalisiertem Ödem (Larynx- oder Glottisödem), allgemeiner Gefäßerweiterung mit Hypotonie und Kollaps. An der Haut können akute Urtikaria oder Quincke-Ödem auftreten.

Lokalisierte organbegrenzte anaphylaktische Reaktionen, sog. Schockfragmente. Diese treten nur dort örtlich auf, wo es zu einer Antigen-Antikörper-Reaktion gekommen ist und zur Freisetzung von Mediatoren. Blepharokonjunktivitis, Rhinosinusitis serosa und allergisches Asthma bronchiale entwickeln sich beispielsweise als Ausdruck einer Pollenallergie am Ort des direkten exogenen Antigenkontakts.

Hauterscheinungen. Hämatogener Antigentransport in die Haut führt beim Sensibilisierten an Orten, an denen Mastzellen entsprechende IgE-Antikörperbindung aufweisen, bei dermaler Lokalisation zur Urtikaria, bei subkutaner Lokalisation zu Urticaria profunda oder Quincke-Ödem.

Die auslösenden Antigene besitzen meist ein höheres Molekulargewicht (Proteine). Niedermolekulare Medikamente sind wahrscheinlich zunächst inkomplette Antigene (Haptene), die im Organismus entweder direkt oder nach Metabolisierung an ein Protein gebunden, zum Vollantigen werden.

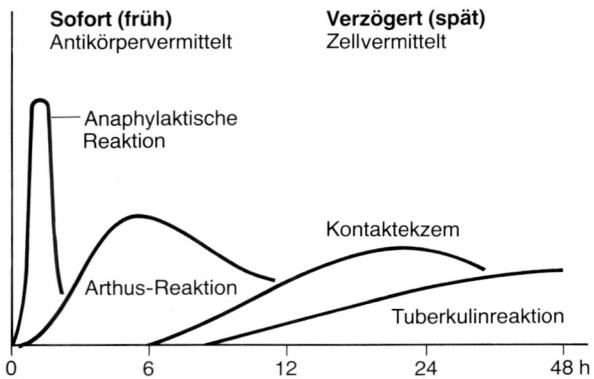

Geschwindigkeit des Ablaufs von Immunreaktionen. (Nach E. Macher)

Tabelle: Allergologische Grundreaktionen nach Gell und Coombs mit klinischen Krankheitsäquivalenten

Reaktionstyp	Humorale antikörpervermittelte Reaktionen: Allergische Reaktionen vom Soforttyp				Nichthumorale, zellvermittelte Reaktionen: Allergische Reaktionen vom Spättyp	
	Typ I Anaphylaktische Reaktion	**Typ II** Zytotoxische Reaktion	**Typ III Immunkomplexreaktion**		**Typ IV**	
			Arthus-Typ	Serumkrankheitstyp	Tuberkulintyp	Ekzemtyp
Antigene	Medikamente, Nahrungsmittel, Nahrungsmittelzusätze, Insektengifte, Fremdproteine (Pollen, Vakzine)	Medikamente	Medikamente, mikrobielle Antigene	Fremdproteine (Immunisation, Frischzellenextrakte) Streptokinase, Medikamente, Depotpräparate	Medikamente, mikrobielle Antigene, Autoantigene	Kontaktallergene, meist mit niedrigem Molekulargewicht (Medikamente, Berufsstoffe, Kosmetika)
Antikörpertyp	IgE (IgG). Nicht präzipitierende, nicht komplementinduzierende Reagine fixiert auf Mastzellen und basophilen Leukozyten	IgM-(IgA-, IgG-) Antikörper reagieren mit der Zellmembran oder sonst fixierten Antigenen unter Komplementaktivierung	IgG-, IgA-, IgM-Antikörper bilden mit Antigenen unter Komplementbindung lösliche Immunkomplexe	Wie Arthus-Typ	Spezifisch sensibilisierte T-Lymphozyten in der Dermis. Diese reagieren mit exogenen oder endogenen Antigenen (Allergene)	Langerhans-Zellen, spezifisch sensibilisierte T-Lymphozyten. Letztere reagieren mit exogen oder hämatogen an die Haut gelangten Kontaktallergenen
Mediatoren	Histamin, Serotonin, Bradykinin, SRS-A, ECFA, freigesetzt aus Mastzellen	Anaphylatoxine Chemotaxis (C_5)	Aktivierte Komplementbestandteile	Wie Arthus-Typ	Freisetzung von Lymphokinen aus den spezifisch sensibilisierten T-Lymphozyten nach Kontakt mit dem Antigen	Wie beim Tuberkulintyp
Gewebsreaktionen	Vasodilatation, Permeabilitätssteigerung der Gefäße, Ödem, Kontraktion glatter Muskulatur, Chemotaxis von Eosinophilen, Thrombozytenaggregation	Zytolyse, exsudative leukozytäre Entzündung	Chemotaxis von neutrophilen Leukozyten, Freisetzung von lysosomalen Enzymen, akute leukozytoklastische nekrotisierende Entzündung	Wie Arthus-Typ	Zelluläre, vorwiegend lymphohistiozytäre Entzündung im Korium (wie bei Tuberkulintest)	Zelluläre, vorwiegend lymphohistiozytäre Entzündung mit unterschiedlicher Exsudation und Epidermisbeteiligung: Exoserose – Spongiose – spongiotische Bläschen – Exozytose – Einwanderung von sensibilisierten T-Lymphozyten und Makrophagen in die Epidermis Reaktiv: Akanthose mit Hyperparakeratose
Auftreten beim Sensibilisierten nach Antigenexposition	In Sekunden bis wenigen Stunden	In wenigen Stunden	Nach Sensibilisierung in einigen Minuten bis Stunden, Maximalreaktion meist nach 6 h	4–14 Tage, meist am 9. Tag nach Injektion oder Therapiebeginn neu gebildete Antikörper reagieren mit noch vorhandenen Antigenen	Stunden bis wenige Tage, meist innerhalb von 8–24 h	Stunden bis wenige Tage, meist innerhalb von 48 h
Klinische Krankheiten	Anaphylaktischer Schock, Urtikaria, Quincke-Ödem, Rhinitis allergica, Conjunctivitis allergica, Asthma bronchiale allergicum, gastrointestinale Sofortreaktionen	Immunhämolytische Anämie, thrombopenische Purpura, Agranulozytose, Pemphigus vulgaris (?) Bullöses Pemphigoid (?)	Lokale Arthus-Reaktion. Vasculitis allergica, Glomerulonephritis bei SLE oder postinfektiös allergische Alveolitis. (Taubenzüchter-, Farmerlunge), multiforme Erytheme (?)	Serumkrankheit, Arzneireaktionen vom Serumkrankheitstyp (besonders Depotpenicillin)	Akute Transplantatabstoßung, infektiöse Exantheme (z. B. Masern), multiforme oder nodöse Exantheme, Autoimmunerkrankungen (z. B. Hashimoto-Thyreoiditis, allergische Enzephalomyelitis)	Akute allergische Kontaktdermatitis, chronisches allergisches Kontaktekzem, hämatogenes allergisches Kontaktekzem, manche allergische Arzneiexantheme

Typ-II-Reaktion: Zytotoxische Reaktionen. Diese wird vielfach durch Medikamente ausgelöst. Hier sind die Antigene an Zelloberflächen gebunden. Spezifische Antikörper (IgG und IgM) bilden beim Sensibilisierten mit den zellmembranfixierten Antigenen oder Zellmembranantigenen unter Verbrauch von Komplement Immunkomplexe. Durch die bei diesem Vorgang aktivierte Komplementkaskade kommt es zu einer Zellschädigung der betroffenen Zellen mit Ausgang in Zytolyse. Beim Sensibilisierten vollzieht sich dieser Vorgang innerhalb weniger Stunden.
Klinische Äquivalente dieser Reaktionsform sind die akute immunhämolytische Anämie, allergische Thrombozytopenie, allergische Granulozytopenie und Agranulozytose. Ob auch Pemphigus vulgaris und bullöses Pemphigoid hier anzufügen sind, scheint noch nicht sicher.

Typ-III-Reaktion: Immunkomplexreaktionen. Diese können in 2 Reaktionsformen voneinander abgetrennt werden:

– *Reaktion vom Arthus-Typ.* Meist bei Überschuß von löslichen Antigenen kommt es zur Bildung löslicher Antigen-Antikörper-Komplexe im Blut oder in Gewebsräumen. Antikörper der Klassen IgG, IgA und IgM reagieren unter Komplementverbrauch mit löslichen Antigenen. Die Ablagerung solcher Immunkomplexe in den Blutgefäßen oder im Bereich von Basalmembranen mit Aktivierung der Komplementkaskade führt zur Permeabilitätssteigerung, Chemotaxis von Leukozyten mit Freisetzung lysosomaler Enzyme und nachfolgender nekrotisierender Entzündung mit Hämorrhagie und Leukozytoklasie. Als Antigene kommen besonders Medikamente sowie bakterielle Antigene in Betracht. Als Reaktionszeit können wenige Minuten bis etwa 15 h angenommen werden.
Das häufigste klinische Äquivalent dieses Reaktionstyps sind die verschiedenen Formen von Vasculitis allergica. Ob auch das Erythema exsudativum multiforme sowie das Sweet-Syndrom dazugehören, ist nicht sicher. Auch das lokale Arthus-Phänomen ist hier anzuführen.

– *Reaktion vom Typ der Serumkrankheit.* Hier entwickelt sich die Erkrankung gewöhnlich nach einer Latenzzeit von 4–14 Tagen (meist 9–10) im Anschluß an die Antigenzufuhr bei einem bislang nicht sensibilisierten Menschen. Das Besondere dieser Reaktion liegt darin, daß im Menschen ein größeres Antigendepot besteht (z.B. Depotpenicillin, Fremdserum), aus dem auch nach abgeschlossener Sensibilisierung Antigen im Überschuß für die Bildung von Immunkomplexen zur Verfügung ist. Ein gleichartiger Reaktionstyp kann dann ausgelöst werden, wenn ein Medikament täglich über eine gewisse Periode verabfolgt wird. Nach erfolgter Sensibilisierung führt die Bildung von Antigen-Antikörper-Komplexen mit Ablagerung in Blutgefäßwänden und -membranen zum Vollbild der *Serumkrankheit* mit Fieber, erythematösen oder urtikariellen Exanthemen, Polyadenitis, Polyarthralgie, möglicherweise Polyserositis und akuter Nephritis, oder zu *geringerer Symptomatik*, die beispielsweise als akute Urtikaria oder als flächenhafte bretthärte Rötung und Schwellung am Injektionsort eines Arzneimittels nach entsprechender Latenzzeit in Erscheinung tritt und auch hämorrhagisch-nekrotisch werden kann. Als Antigene sind eiweißhaltige Fremdseren, Depotpräparate, besonders Depotpenicillin oder Streptokinase hervorzuheben.

Zelluläre allergische Reaktionen vom verzögerten Typ oder Spättyp

Typ-IV-Reaktion: Diese Reaktionen sind zellvermittelt. Sensibilisierte T-Lymphozyten reagieren mit exogenen oder endogenen Antigenen. Im Blut zirkulierende Antikörper werden nicht gefunden. Nach Reaktion mit dem Antigen entwickelt sich eine entzündliche Reaktion erst nach einer Latenzzeit von 12–48 h; daher die Bezeichnung: Reaktion vom verzögerten Typ. Man hat diese Reaktionen als *Typ-IV-Reaktionen* bezeichnet. Zwei Typen können unterschieden werden.

Zelluläre Allergie vom Tuberkulintyp. Nach Aufbereitung des Antigens durch Makrophagen reagieren sensibilisierte Lymphozyten mit den Antigenen, die vor allem perivaskulär in der Haut lokalisiert liegen. Durch spezifische Bindung von Antigen an der Oberfläche von spezifische Rezeptoren tragende Lymphozyten kommt es zu einer Reaktion, in deren Verlauf Lymphokine wie Makrophageninhibitionsfaktor (MIF), Leukozyteninhibitionsfaktor und Lymphotoxin freigesetzt werden und die zu einer entzündlichen zellulären Reaktion mit Gefäßerweiterung, Permeabilitätssteigerung und Ödem führt. Je nach der Intensität der einzelnen Gewebsreaktionen können unterschiedliche Symptome erwartet werden.
Als klinische Ausdrucksformen dieses Reaktionstyps werden allergische Exantheme angesehen, so morbilliforme, skarlatiniforme oder rubeoliforme Arzneiexantheme, wahrscheinlich auch Erythema exsudativum multiforme und Erythema nodosum, ferner pseudolymphomartige Arzneireaktionen und das fixe Arzneiexanthem.

Zelluläre Allergie vom Ekzemtyp. Im Unterschied zur zellulären Allergie vom Tuberkulintyp ist bei der zellulären Allergie vom Ekzemtyp die Epidermisbeteiligung wesentlich. Sehr wahrscheinlich werden durch intraepidermale Langerhans-Zellen die durch die Hornschicht eingetretenen Antigene (Allergene) unter Mitwirkung von Epidermiszellen (ETAF) vorpräpariert und den Lymphozyten präsentiert, bevor sich spezifische T-Lymphozyten unter Kontrolle von T-Suppressorzellen und T-Helferzellen entwickeln. Nach dem Vorgang der Sensibilisierung führt erneuter exogener oder endogener Kontakt mit dem Kontaktallergen zu einer Antigen-Antikörper-Reaktion an der Oberfläche der T-Lymphozyten mit Freisetzung von Lymphokinen und entzündlicher Reaktion vom Ekzemtyp.

Typische klinische Äquivalente dieser Reaktion sind die akute allergische Kontaktdermatitis, das chronische allergische Kontaktekzem und eine Reihe von Arzneiexanthemen mit sekundärer epidermaler Beteiligung im Sinne des hämatogenen allergischen Kontaktekzems.

Man muß sich bewußt sein, daß diese didaktisch sehr wertvolle Einteilung der allergischen Grundreaktionen nach Coombs und Gell nicht frei von Schematisierung ist. Es ist damit zu rechnen, daß gleichzeitig mehrere Reaktionstypen bei der Manifestation klinischer Erscheinungen pathogenetisch eine Rolle spielen.

Klinik und Ätiologie

Arzneiexantheme sind klinisch-morphologisch außerordentlich vielgestaltig. Einen Rückschluß auf die Art des auslösenden Medikaments aus dem klinisch-morphologischen Erscheinungsbild ist meist nicht möglich; ein Arzneimittel kann verschiedene Arten von Arzneireaktionen auslösen je nach dem Ort, an denen sich die Intoleranzreaktion abspielt. Im allgemeinen sind Arzneiexantheme, da sie hämatogen ausgelöst werden, disseminiert und symmetrisch verteilt. Bemerkenswert ist die Bevorzugung der Streckseiten der Extremitäten, ferner auch die Möglichkeit der Schleimhautbeteiligung (Enanthem). Viele Arzneiexantheme verursachen Juckreiz. Häufiger findet sich eine Bluteosinophilie.
Stets ist daran zu denken, daß Arzneinebenwirkungen auch innere Organe in Mitleidenschaft ziehen können; auf Fieber, Anämie, Leukopenie, Thrombopenie, Albuminurie, Anurie, Hepatitis, Myokarditis, Nephritis oder asthmatische Zustände ist zu achten.

Skarlatiniforme, morbilliforme oder rubeoliforme Arzneiexantheme

Diese an die jeweilige Infektionserkrankung erinnernden makulösen Exantheme sind häufig und entwickeln sich meist als generalisierte Form einer zellulären Allergie vom Tuberkulintyp (Typ IV nach Coombs und Gell) bei sensibilisierten Patienten 2–3 Tage nach Exposition, bei nichtsensibilisierten vielfach um den 9.–18. Tag nach Behandlungsbeginn. Oft gehen sie mit einer schmetterlingsartigen entzündlich-ödematösen Gesichtsrötung einher sowie mit Allgemeinerscheinungen: Fieber, Abgeschlagenheit, Leuko- und Thrombopenie. Sie können an akuten systemischen Lupus erythematodes erinnern. Bei Weiterentwicklung können sich auf den fleckigen Exanthemen Hämorrhagien, Bläschen, Pusteln oder sogar Nekrosen entwickeln.

Häufig auslösende Noxen

Analgetika, Antipyretika, Antiphlogistika
  Phenazetin, Phenylbutazon, Oxyphenbutazon, Acetylsalicylsäure, Indometacin
Antibiotika
  Penicillin, Streptomycin, Tetrazykline, Chloramphenicol, Erythromycin
Antiepileptika
  Hydantoinderivate, belladonnahaltige Arzneien
Chemotherapeutika
  Sulfonamide, Isoniazid, Nitrofurantoin
Hypnotika
  Barbiturate, Chloralhydrat
Psychopharmaka
  Chlorpromazin, Meprobamat, Benzodiazepin, Phenothiazine
Schwermetalle
  Goldsalze

Makulourtikarielle Arzneiexantheme

Diese können sich aus einem makulösen Arzneiexanthem durch zunehmende urtikarielle Note entwickeln oder auch primär unter dem Bild einer akuten Urtikaria in Erscheinung treten.

Häufig auslösende Noxen

Anästhetika: Procain und andere „-caine"
Analgetika
Antibiotika (Penicillin und Ampicillin)
Antipeptika
Chemotherapeutika (Sulfonamide)

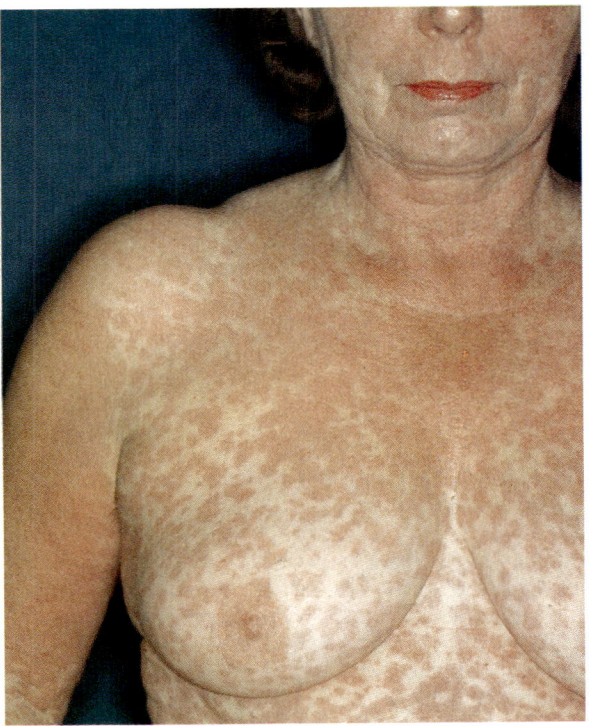

Makulöses Arzneiexanthem

Hormone (Insulin, Hormondrüsenextrakte)
Laxanzien mit Phenolphthalein
Opiate
Röntgen-Kontrastmittel
Seren (Blut, Immunseren)
Vakzinen

Erythematovesikulöse Arzneiexantheme

Diese entwickeln sich sekundär auf disseminierten makulösen Exanthemen infolge einer zunehmend exsudativen Entzündung. Sie können gelegentlich auch Ausdruck einer allergischen hämatogenen Kontaktdermatitis sein, wobei sich dann primär papulovesikulöse oder erythemato-vesikulöse Veränderungen ausbilden. Bei Fortschreiten der Erkrankung kann durch großflächige Konfluierung eine nässende vesikuloödematöse sekundäre Erythrodermie entstehen.

Häufig auslösende Noxen

Antibiotika (vor allem Penicillin)
Antimalariamedikamente
Antiphlogistika und Analgetika
   Phenazon, Oxyphenbutazon, Pyrazolonderivate, Salizylate
Chemotherapeutika (Sulfonamide, Isoniazid)
Phenolphthaleinhaltige Laxanzien
Schwermetallsalze (Gold)

Nässende oder exfoliierende Erythrodermien

Sie entstehen vielfach erst nach längerdauernder Behandlung durch Kumulation, können einen schwierigen und komplikationsreichen Verlauf (Bronchopneumonie, Nephritis) nehmen und auch therapeutisch schwer zugänglich sein.

Häufig auslösende Noxen

Antiepileptika
Antimalariamedikamente
Hydantoinderivate
Phenylbutazon
Schwermetalle
   Goldsalze, organische Arsenverbindungen, Wismut-, Lithiumsalze

Multiforme Erytheme und erythematobullöse Arzneiexantheme

Die an Erythema exsudativum multiforme erinnernden Arzneireaktionen sind sehr ernst zu nehmen, weil sie zu massiven multiformen Hauterscheinungen, allerdings ohne die für das Erythema exsudativum multiforme so typischen Kokardenefflorszenzen, und bei starker Neigung zu Zentripetalausbreitung, intensiver Schleimhaut- und Konjunktivalbeteiligung zu lebensbedrohlichen Krankheitsbildern führen können. Das medikamentöse Lyell-Syndrom kann vielleicht als Maximalvariante dieser Entwicklung gelten. Vielfach ergibt die Anamnese ein Kombinationsgeschehen, wobei akute Tonsillitis, Streptokokkenangina, grippaler Infekt *und* Arzneimittel als kausale Faktoren wirksam sind. Daraus erklärt sich auch die Beobachtung in der Praxis, daß nicht selten eine spätere Verabreichung des in Betracht kommenden Arzneimittels beschwerdelos vertragen wird. Trotzdem sollten Expositionsversuche wegen des Risikos vermieden werden.

Häufig auslösende Noxen

Antibiotika (Penicillin)
Carbamazepin
Diuretika
Hydantoin und -derivate
Hyphotika (Barbiturate)
Pyrazolonderivate
Sulfonamide
   besonders Langzeitsulfonamide

Aber auch viele andere Medikamente wie Psychopharmaka, Schwermetallsalze, phenolphthaleinhaltige Laxanzien, Sulfonylharnstoffderivate wurden als Ursache für multiforme Erytheme bekannt.

Medikamentöses Lyell-Syndrom [Lyell 1956]

Synonyme. „Toxic epidermal necrolysis" (engl.), Epidermolysis necroticans combustiformis, Epidermolysis acuta toxica, Syndrom der verbrühten Haut.

Definition. Akut verlaufende Maximalvariante eines erythematobullösen Arzneimittelexanthems, das in etwa 30% der Fälle tödlich verläuft.

Ätiopathogenese. Gewöhnlich ergibt die Anamnese einen unklaren fieberhaften Infekt mit Arzneimittelzufuhr. Allerdings wird von 20% der Patienten die Einnahme von Medikamenten verneint. Die Erkrankung kann in jedem Alter auftreten.
Die Pathogenese der Erkrankung ist noch nicht sichergestellt. Diskutiert werden angeborene Idiosynchrasie und das Shwartzman-Sanarelli-Phänomen.
Positive Epikutan- und Lymphozytentransformationstests mit auslösenden Medikamenten lassen auch an eine Spättypreaktion denken. Wahrscheinlich handelt es sich um eine Maximalvariante eines multiformen Erythems.
Als häufig kausal gelten Barbiturate, Hydantoinderivate, Pyrazolonderivate und Sulfonamide. Aber auch viele andere Medikamente wurden in ursächlichem Zusammenhang gesehen, so Phenylbutazon, Oxyphenbutazon, Benoxaprofen, Chinin, Penicilline, Nitrofurantoin, Goldsalze, Chloramphenicol und Tetrazykline, Allopurinol und Acetazolamid.

Tabelle: Arzneistoffe, die mit dem Auftreten eines Lyell-Syndroms in Zusammenhang gebracht wurden. (Nach Niederle 1968)

Aminothiazol
Aethoform
(Anaesthesin)
	Phenothiazine
	  Chlorpromazin
	  Promethazin

Antibiotika und
  Tuberkulostatika
  Ancoloxin
  Chloramphenicol
  Isoniazid
  Neomycin
  p-Aminosalicylsäure
  Penicillin (Procain-)
  Spiramycin
  Streptomycin
  Benzathin-Penicillin G
  Tetrazykline
	Phtalsäurederivate
	Pulvis Doveri
	Salicylate
	  Acetylsalicylsäure
	  Contraneural
	  (Acetylsalicylsäure,
	  Phenacetin, Kodein-
	  phosphat)
	  Ingelan
	  (Isoprenalinsulfat + Salicyl-
	  säure)
	  Melabon

Antikonvulsiva
  Mephenytoin
  Primidon
  Sultiam
	(Salicylamid, Phenacetin,
	  Koffein)
	  Neuralgin
	  (Acetylsalicylsäure,
	  Phenacetin, Koffein)

Antirheumatika
  Phenazon
  Phenylbutazon
  Aminophenazon
  Oxyphenbutazon
	Saridon
	(Prophenazon, Phenacetin,
	  Koffein)
	Serum antitetanicum
	Stringiet

Barbiturate
  Amobarbital
  Butobarbital
  Phenobarbital
	Sulfonamidverbindungen
	  Acetazolamid
	  Sulfamethoxydiazin
	  Carbutamid
	  Sulfathiazol

Belladonnaalkaloide
Eusedon
Dimethylpyridin
  (Fenistil retard)
Formitrol
Meclozin
m-Chlorphenol
Nitrocarbazol
Oleum Chenopodii
Paraldehyd
Pethidin
	Sulfamethyldiazin
	Sulfamethoxypyridazin
	Sulfametoyl
	Verschiedenes
	  Targesin
	  (Silber-Eiweiß-Acethyltannat)
	  Tetrachloräthylen
	  Tinctura Capsici
	  Vitamin B$_6$
	  Clioquinol (Vioform)

Klinik. Meist im Anschluß an einen banalen Infekt im Nasen-Rachen-Raum oder unklare Beschwerden mit geringem Fieber *und* Arzneimittelzufuhr entwickelt sich im Gesicht, am Rumpf und den Streckseiten der Extremitäten ein zunächst fleckiges, disseminiertes makulöses erythematöses Exanthem, das rasch zu großflächiger Konfluierung und Ausbildung von Bläschen und größeren schlaffen Blasen führt. Schnell kommt es zu flächenhafter Ablösung der Epidermis, die wie bei einer ausgedehnten Verbrühung oder vergleichsweise wie ein feuchtes Leinentuch auf der Haut zu liegen scheint; daher die Bezeichnung: Syndrom der verbrühten Haut. Das Nikolski-Phänomen ist positiv: durch leichten seitlichen Druck läßt sich die Epidermis von ihrer Unterlage abschieben. Bemerkenswert ist die frühe Beteiligung der Ober- und Unterlider. Hier kommt es rasch zu Erosionen, die hämorrhagisch verkrusten. Gleichzeitig sind die Konjunktiven massiv entzündlich verändert und neigen zur Symblepharonbildung; innerhalb von 24 h kann durch fibrinreiches Sekret eine Verklebung zwischen Konjunktiven und Kornea zustande kommen. Die Mund- und Genitalschleimhäute sind entzündlich gerötet, erosiv oder ulzerös und neigen zu hämorrhagischer Verkrustung. Auch hier kann es besonders bei Frauen rasch zu Verwachsungen kommen. Diese Erscheinungen bereiten stärkste subjektive Beschwerden.

Symptome. Das Allgemeinbefinden ist sehr stark gestört. Hohes Fieber, gelegentlich Somnolenz und allgemeine Abgeschlagenheit lassen erkennen, daß es

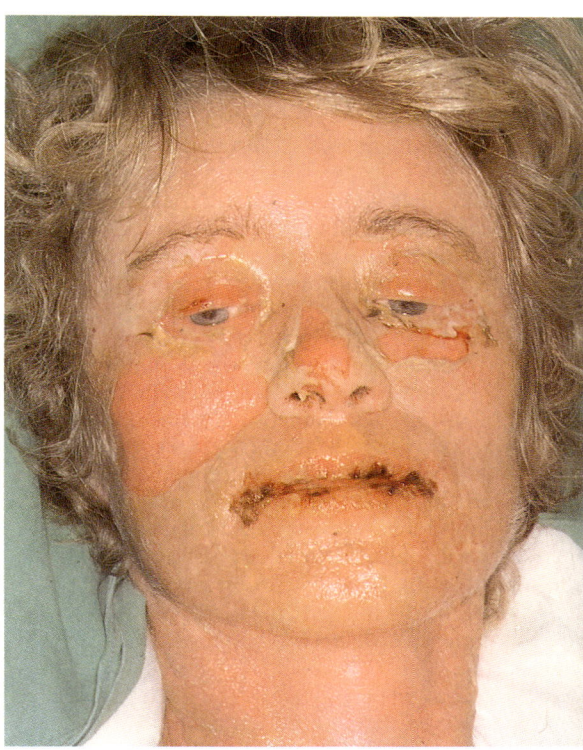

Medikamentöses Lyell-Syndrom

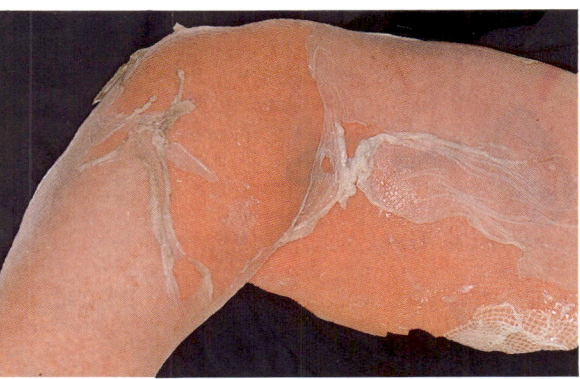

Medikamentös induziertes Lyell-Syndrom

sich um eine schwere Erkrankung handelt. Durch die ausgedehnten epidermisfreien Areale kommt es zum Verlust großer Mengen von Körperflüssigkeiten mit Störungen in der Aufrechterhaltung der Elektrolyt- und Flüssigkeitsbalance. Bronchopneumonie, Glomerulonephritis oder Hepatitis als Komplikationen, oft erst in der 2.–4. Woche, sind nicht ungewöhnlich.

Laborbefunde. Erhöhte BSG, lymphopenische Leukozytose, Vermehrung der α- und γ-Globulinfraktion im Serum sind typisch. Im Urin können Zeichen von Nierenbeteiligung nachweisbar werden. Bei Anzeichen von Exsikkation sollte Hämatokritbestimmung erfolgen.

Histopathologie. Charakteristisch ist eine flächenhafte Nekrose der Epidermis. Ihre Ablösung vom Korium erfolgt durch subepidermale Kontinuitätstrennung bei nur geringfügigen Veränderungen im oberen Korium in Form von entzündlichem Ödem und stärkerer Vasodilatation (sog. leeres Korium). Zellulär entzündliche Reaktionen gehören nicht zum frischen Bild des medikamentösen Lyell-Syndroms.

Verlauf. Die Erkrankung verläuft akut, in etwa 30–50% der Fälle letal. Ihre Prognose sollte in Abhängigkeit von der Ausdehnung der Herde sowie den innerlichen Komplikationsmöglichkeiten mit Vorsicht gestellt werden wie bei einer großflächigen Verbrühung, wenn diese mehr als 30–40% der Haut befallen hat. Infolge der massiven akuten toxischen Reaktion kommt es nicht selten auch zur vorübergehenden Störung des Nagelwachstums (Beau-Reil-Furchen) oder zum Ausfall aller Finger- und Fußnägel. Es kann Narbenbildung resultieren, so daß neues Nagelwachstum nicht mehr eintritt. Im Bereich des Kapillitiums ist nicht selten eine diffuse toxische Alopezie zu beobachten. Die Hauterscheinungen heilen im Verlauf ohne Narbenbildung ab. Auf die Verwachsungstendenz im Bereich von Konjunktiven und Schleimhäuten wurde bereits hingewiesen.

Diagnostische Leitlinien. Schwere Erkrankung mit kombustiformen Hautveränderungen und flächenhafter Epidermisablösung im Anschluß an unklaren Infekt und medikamentöse Behandlung.

Differentialdiagnose. In erster Linie gilt es, das *staphylogene Lyell-Syndrom,* identisch mit der Dermatitis exfoliativa neonatorum (Ritter von Rittershain) zu berücksichtigen. Das staphylogene Lyell-Syndrom kommt hauptsächlich bei Neugeborenen, Kleinkindern und Kindern vor und ist durch ein Staphylokokkenexotoxin (Epidermolysin) induziert. Die Abgrenzung ist auch in frühen Entwicklungsphasen durch histologische Untersuchung (Kryostatschnitt) einer Blasendecke möglich. Bei medikamentösem Lyell-Syndrom besteht die Blasendecke aus der gesamten nekrotischen Epidermis, bei staphylogenem Lyell-Syndrom kommt es unter der Hornschicht hoch im Stratum Malpighi zur epidermalen Spaltbildung; daher besteht hier die Blasendecke nur aus dem Stratum corneum, dem Stratum granulosum und einzelnen Stachelzellen, die wenige nekrobiotische Veränderungen aufweisen. Diese Unterscheidung ist sehr wichtig im Hinblick auf die Therapie.

Ferner ist an schwere Formen von *Erythema exsudativum multiforme* (Stevens-Johnson-Syndrom) zu denken. Hier zeigen aber die multiformen Hautveränderungen eine stärkere zellulär-entzündliche Begleitreaktion. Die früher unter Bezeichnungen wie *Pemphigus acutus febrilis* oder „Fleischerpemphigus" beschriebenen Erkrankungen dürften keine Eigenständigkeit besitzen und im Lyell-Syndrom aufgegangen sein.

Therapie. Wegen der hohen Infektionsgefahr sollten solche Patienten möglichst in Einzelzimmern isoliert behandelt werden, wo die Möglichkeit optimaler Temperatur- und Feuchtigkeitsbedingungen gegeben ist. Die akute Behandlung ist in gleicher Weise wie bei Verbrühungen zu führen. Auch die Ausdehnung des Lyell-Syndroms sollte nach der Neunerregel abgeschätzt werden. Bei komplizierten Verläufen ist Intensivpflege angezeigt.

Behandlungsprinzipien
– Behandlung des Wärmeverlusts durch ausreichende Wärmezufuhr.
– Behandlung des Flüssigkeits- und Eiweißverlusts unter Kontrolle von Herz- und Kreislauftätigkeit. Hier sollte man sich an die aus der Verbrennungstherapie bekannten Regeln halten.
– Entzündungswidrige Therapie. Diese wird immer noch diskutiert. Während sich nach eigener Erfahrung bei medikamentösem Lyell-Syndrom der parenterale Einsatz von Glukokortikoiden (80–200 mg Prednisolonäquivalent) bewährt hat, wird von anderer Seite der Glukokortikoidtherapie keine wesentliche Wirkung beigemessen (Immunblockade).
Wegen der hochgradigen Überempfindlichkeit kommen nichtsteroidale Antiphlogistika nicht in Betracht. Wichtig ist, daß man vor Einsatz von Glukokortikoiden sicher ist, daß es sich nicht um ein staphylogenes Lyell-Syndrom handelt, weil in einem solchen Fall Glukokortikoide kontraindiziert und Antibiotika indiziert wären.
– Vermeidung und Behandlung von Sekundärinfektion mit Breitspektrumantibiotika. Durch laufende Kontrollen der Hautoberflächenflora können Sekundärinfektionen früh erkannt und dann behandelt werden. Man sollte solche Breitspektrumantibiotika wählen, die wenig sensibilisierende Potenz besitzen. Auf Penicillin, Penicillinderivate und Ampicillin ist zu verzichten.
– Innerliche Komplikationen treten meistens erst in der 2. oder 3. Woche auf und müssen von internistischer Seite mitbehandelt werden.
– Wichtig ist eine ausreichende äußerliche Behandlung. Dazu gehört die kontinuierliche Überwachung und Behandlung der Augen und der Schleimhäute. Solange die nekrotische Epidermis nicht sekundär infiziert ist, sollte sie belassen wer-

den. Im übrigen ist der Patient möglichst offen zu behandeln. Bewährt haben sich Metallinefolien und nichtklebende Auflagen. Später können Verbände mit antibiotischen und epithelisierungsfördernden Salben oder fett-feuchte Verbände die Reepithelisierung fördern.

Die Prognose eines Lyell-Syndroms hängt wesentlich von der sorgfältigen Pflege der Patienten ab.

Erythemato-hämorrhagische, hämorrhagische und hämorrhagisch-bullöse Arzneiexantheme

In abhängigen Partien (Gluten, distale obere und untere Extremitäten) kommt es bei den oben erwähnten Exanthemen zu einer hämorrhagischen Note infolge stärkerer Gefäßschädigung mit Erythrozytenaustritt. Gewöhnlich ist dann das Rumpel-Leede-Phänomen positiv, während Thrombozyten und Gerinnung normal sein können.

Häufig auslösende Noxen

Antibiotika (Penicillin)
Goldsalze
Hydantoinderivate
Hypnotika (Barbiturate)
Indometacin
Phenolphthalein-haltige Laxanzien
Pyrazolonderivate (Phenylbutazon)
Sulfonamide

Thrombozytopenische Purpura

Diese entwickelt sich in der Folge der allergischen zytotoxischen Reaktion (Typ-II-Reaktion) bei sensibilisierten Patienten. Das Bild ist das einer thrombopenischen Purpura mit größeren Hämorrhagien, Suffusionen und Sugillationen.

In solchen Fällen kann durch den Blutplättchenagglutinationstest die immunologische Natur dieser Reaktion festgestellt werden. Im Blutplättchenagglutinationstest werden Medikament und Patientenserum zu Thrombozyten hinzugefügt. Wenn ein Antikörper vorhanden ist, kommt es zur Agglutination der Thrombozyten, der Lyse folgt, sobald Komplement hinzugefügt wird.

Häufig auslösende Noxen: Goldsalze, Hydrochlorothiazid und Benzothiadiazine, Sulfonamide, Pyrazolonderivate, Indometacin und Furosemid. Aber auch Acetylsalicylsäure, P-Aminosalicylsäure, Phenothiazine, Zytostatika, Digitoxin, Isoniazid, Methyldopa oder Hydantoine und viele andere Substanzen kommen ursächlich in Betracht. Nicht selten ist thrombozytopenische Purpura mit Kapillarschädigung verbunden (Rumpel-Leede-Phänomen positiv), was auf einem Kombinationsgeschehen beruhen dürfte. Bei Patienten mit thrombozytopenischer Purpura sollten Expositionstests zur Bestätigung der Diagnose nur unter größter Vorsicht und mit sehr geringen Antigendosen vorgenommen werden.

Purpura chronica progressiva

Synonyme. M. Schamberg, Adalinexanthem.

Diese Dermatose findet sich andernorts ausführlich dargestellt (s. S. 594). Die Pathogenese ist noch nicht sicher aufgeklärt; wahrscheinlich handelt es sich um eine zelluläre allergische Reaktion vom Spättyp (Typ-IV-Reaktion) mit entzündlicher Gefäßreaktion und Austritt von Erythrozyten aus erweiterten oberflächlichen Hautkapillaren. Das Wesen der Erkrankung liegt also pathogenetisch in einer chronischen Kapillaritis mit Erythrozytenextravasaten.

Meist bilden sich die Erscheinungen an den unteren Extremitäten bis zum Unterbauch, seltener an den distalen Partien der oberen Extremitäten, erst nach längerer Arzneieinnahme aus.

Auslösende Noxen sind zumeist *Carbamidverbindungen.* Diese dienen als leichte Schlafmittel (Adalin, Abasin, Bromural, Mirfudorm, Doroma u.a.). Es ist fraglich, ob auch Psychopharmaka wie Diazepam (Valium) solche Hautreaktionen verursachen können.

Die Diagnose läßt sich histologisch durch Karenz- oder Expositionstest stellen. Bei einem Teil der Fälle ist auch der Epikutantest am Rücken, speziell aber in den purpurischen Hautveränderungen, mit dem entsprechenden Allergen positiv und zeigt histologisch eine Ekzemreaktion.

Vasculitis allergica als Arzneireaktion

Sie ist die Folge einer humoralen allergischen Immunkomplexvaskulitis (Typ-III-Reaktion), die sich an den Gefäßen von Haut und Schleimhäuten lokalisiert. Die Erkrankung ist andernorts ausführlich dargestellt. Neben bakteriellen Antigenen und Tumorantigenen spielen Medikamente als Antigene eine wesentliche Rolle.

Medikamentöse Vasculitis allergica oder Periarteritis-nodosa-artige Reaktionen sind häufig ausgelöst durch Sulfonamide, Benzothiazine, Pyrazolonderivate, Indometacin, Thiourazil und Hydantoinderivate. Aber auch andere Medikamente wie jodhaltige Präparate, Goldsalze, Psychopharmaka wie Amitriptylin (Equilibrin) oder Bromide können solche Reaktionen auslösen. Wichtig ist auch, daß Antibiotika ätiologisch in Betracht kommen. Nicht selten handelt es sich auch hier um Kombinationseffekte von Infektion und Medikament.

Nodöse Arzneiexantheme

Diese treten in Form entzündlich geröteter, gut umschriebener kutan-subkutan lokalisierter Knoten an der Haut auf, bevorzugen in lockerer Disseminierung die Extremitätenstreckseiten und verlaufen akut bis subakut. Bei alleinigem Sitz an den Vorderseiten der Unterschenkel kann die Abgrenzung von Erythema nodosum schwierig sein. Vielfach fehlt der kontusiforme Aspekt.

Pathogenetisch dürfte diesen Veränderungen entweder eine allergische Reaktion vom Typ II oder/und vom Tuberkulintyp zugrunde liegen. Auch bei intrakutaner Testreaktion mit dem auslösenden Antigen kann es zu einer Hautreaktion vom Tuberkulintyp kommen. Bemerkenswert ist, daß nodöse Erytheme häufiger bei Frauen vorkommen, die Ovulationshemmer einnehmen. Ob damit die Empfänglichkeit für diesen Typ von allergischer Reaktion gesteigert ist, bedarf noch der Abklärung.

Nodöse Arzneiexantheme sind relativ selten. Auf jeden Fall sollten Streptokokkeninfektion, Yersinose, Tuberkulose und Sarkoidose ausgeschlossen werden.

Als *auslösende Noxen* wurden vielfach orale Ovulationshemmer, Sulfonamide (Sulfathiazol), Salizylate, Bromide, Jodide sowie Goldsalze und Gestagene beschrieben. Vielleicht liegt auch hier häufiger ein Kombinationsgeschehen (Infekt und Medikament) vor.

Hämorrhagische Cumarinnekrosen

Gelegentlich kommt es besonders bei adipösen älteren Frauen in der 1. Woche einer Antikoagulanzientherapie mit cumarinhaltigen Medikamenten zu Petechien, Sugillationen und hämorrhagischen Infarkten, die zu ausgedehnten Nekrosen Veranlassung geben. Diese Veränderungen werden für alle Cumarinverbindungen beschrieben, während Heparin kausal offenbar nicht in Betracht kommt. Die Veränderungen können so massiv ablaufen, daß Amputation (z.B. Brust) in Betracht gezogen werden muß. Über den Pathomechanismus dieser Reaktion besteht noch keine Klarheit. Sicher ist sie nicht allergisch. Man denkt an einen toxischen Effekt auf das Gefäßendothel durch diese Antikoagulanzien. Obwohl nicht sicher ist, daß eine Weiterführung der Antikoagulanzientherapie sich negativ auswirkt, wird doch zu empfehlen sein, auf Heparin überzugehen, wenn sich solche Veränderungen zeigen.

Barbituratnekrosen und *Kohlenoxidnekrosen* treten besonders an den Extremitäten (distal) auf und sind wohl toxisch bedingt.

Fixes Arzneiexanthem

Ebenso wie die englische Bezeichnung „*fixed drug eruption*" wird durch die deutsche Krankheitsbezeichnung klar herausgestellt, daß diese arzneibedingten Haut- oder Schleimhautveränderungen bei mehrfacher Medikamentenzufuhr stets wieder an derselben Haut- oder Schleimhautstelle auftreten. Warum dies der Fall ist, scheint noch unklar. Vermutet wird, daß es sich bei dieser Reaktion um eine allergische Reaktion vom Spättyp (Typ-IV-Reaktion) handelt, obwohl Antikörper bisher in der Haut nicht nachgewiesen worden sind. Auch an örtliche Enzymmangelzustände und dadurch bedingte mangelhafte Metabolisierung von Medikamenten hat man gedacht. Die Tatsache, daß Epikutantestung mit dem Antigen im Krankheitsherd zu einer positiven örtlichen Aufflammreaktion führen kann, deutet auf eine zelluläre Allergie vom Spättyp hin.

Klinik. Es handelt sich meist um einen einzelnen Herd, der wenige Millimeter bis 2 cm im Durchmesser groß sein kann und sich durch rundliche Konfiguration und ein scharf begrenztes ödematisiertes, düster-violettrotes Erythem auszeichnet, welches bullös werden kann. Gelegentlich ist eine urtikarielle, knotige oder sogar herpetiforme Morphologie möglich. Die rezidivierenden rötlich-violetten, violett-braunen, bläulichbräunlichen typischen makulösen Herde bleiben oft über Monate bestehen. Nicht selten kommt es zur schlaff-blasigen Epidermisablösung im Herd. Bei erneuter Medikamentenzufuhr entwickeln sich frische Hautveränderungen stets wieder an denselben alten Stellen.

Gewöhnlich treten solche Herde nur an einer oder an wenigen weiteren Stellen auf. Nicht selten ist das *multifokale fixe Arzneiexanthem*; auch hier haben die

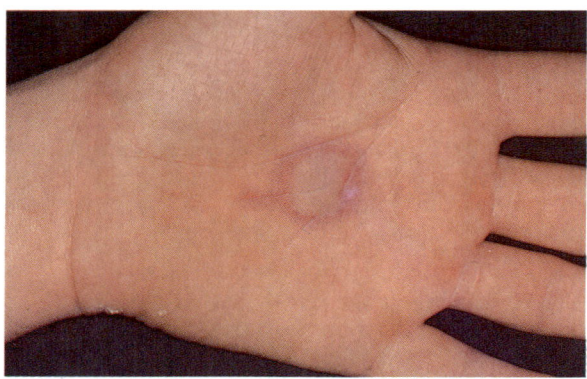

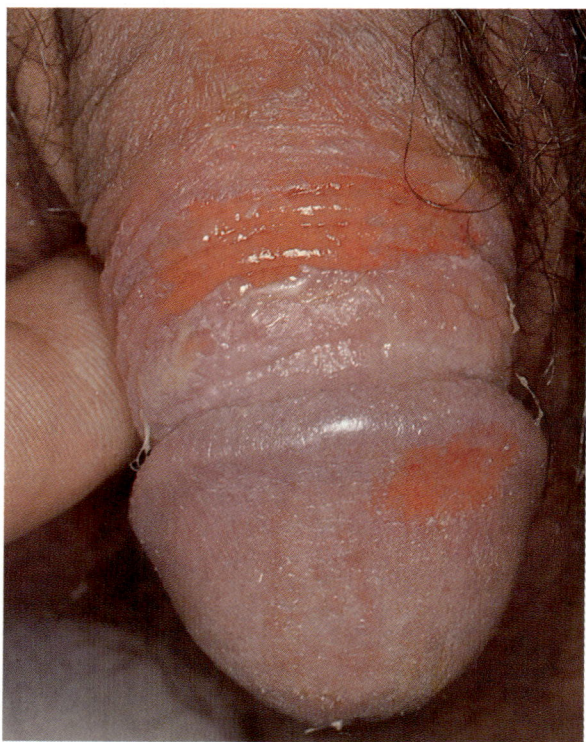

Fixes Arzneiexanthem

Effloreszenzen die typische morphologische Struktur.
Bevorzugt befallen sind die Extremitäten, Palmae und Plantae sowie das Genitale (z.B. Glans penis). Auch an der Mundschleimhaut kann sich ein fixes Arzneiexanthem etablieren. Die Veränderungen jucken gewöhnlich nicht, verursachen aber brennende Hitze. Allgemeinsymptome fehlen. Die Heilung erfolgt mit einer lang anhaltenden starken Restpigmentierung.
Bei Sitz an den Schleimhäuten kann es zu oberflächlichen Erosionen kommen, die auch bei Sitz im Mund, an den Konjunktiven oder der Urethra an Herpes simplex (polyzyklische Begrenzung der Erosion) oder Pemphigus vulgaris erinnern können.

Häufig auslösende Noxen

Analgetika und *Antiphlogistika*
Pyrazolonderivate, Phenylbutazon, Phenazone, Chemotherapeutika, Sulfonamide

Antibiotika
Penicilline, Tetrazykline

Hydantoine

Hypnotika
Barbiturate

Laxanzien
Phenolphthalein

Aber auch viele andere Arzneimittel können fixe Arzneiexantheme verursachen, so organische Arsenverbindungen, Halogene (Jodide, Bromide), Antimalariamedikamente, Chinin, Chinidin, ferner Erythromycin, Nystatin, Dapson, Aminosalicylsäure oder Paracetamol.
Im allgemeinen ist die Anamnese typisch, und Karenzversuche verlaufen erfolgreich.

Lichenoide Arzneireaktion

Lichenoide Arzneiexantheme zeichnen sich durch lichenoide Papeln aus, bevorzugen aber meist die Streckseiten und den Rumpf und nicht die Prädilektionsstellen des Lichen ruber planus (Handgelenke, Glans penis, Schleimhäute). Im allgemeinen beginnen die Veränderungen einige Wochen bis Monate nach Medikamentanwendung. Vielfach heilen sie mit starker Hyperpigmentierung ab. Atrophie und Poikilodermieartige Veränderungen können sich ausbilden.
Die *Pathogenese* dieser Eruptionen ist noch nicht bekannt; man denkt an eine Art Graft-versus-host-Reaktion.

Häufig auslösende Noxen

Antibiotika	*Methyldopa*
Antimalariamedikamente	*Phenothiazine*
Benzothiadiazine	*Practolol*
Chinin und *Chinidin*	*Sulphonylharnstoff-*
Dapson	*verbindungen*
Goldsalze	

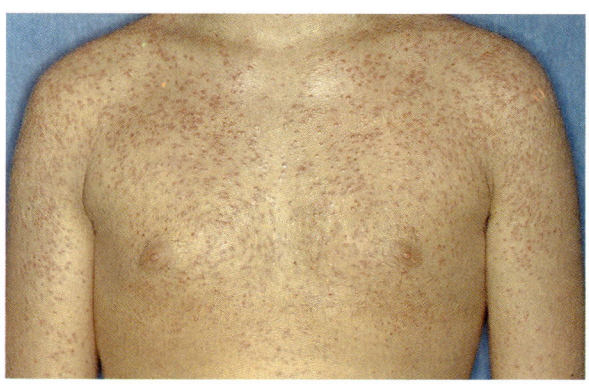

Akneiformes Arzneiexanthem

Diagnostisches Leitsymptom ist die Lichen-ruber-Ähnlichkeit der Veränderungen, die gelegentlich auch in sonnenexponierten Hautarealen nach phototoxischen Reaktionen vorkommen können.

Akneiforme Arzneiexantheme

Diese sind nicht allergischer Natur, sondern bedingt durch Einwirkung von Arzneien auf den Haartalgdrüsenfollikel.
Manche Arzneimittel können *akneiforme Reaktionen* auslösen, so Vitamine (A, B_2, B_6, B_{12}), Isoniazid, Halogene (Jod, Brom, chlorierte Kohlenwasserstoffe), Antiepileptika (Hydantoinderivate), Phenobarbital, Trimethadion und Hormone.
Akneinduzierende Medikamente sind meistens Hormone, vor allen Dingen Androgene, Anabolika und Gestagene. Hier findet man Talgdrüsenhypertrophie (Seborrhö), Komedonen und typische Papulopusteln in den Prädilektionsstellen.
Die Hauterscheinungen durch B-Vitamine (B_2, B_6, B_{12}), Folsäure, Vitamin D und Tetrazykline sind mehr durch das Bild einer *akneiformen Follikulitis* am oberen Rücken und der vorderen Brustpartie charakterisiert. Auch hier kommt es nicht zur Ausbildung von Komedonen. Letztere Reaktionen wurden auch unter Behandlung mit Chloramphenicol, Dactinomycin, Furosemid, Lithiumsalzen und Piperazin beobachtet.

Pruritus, Parästhesien

Starker Juckreiz kann das erste Symptom einer Arzneiintoleranz sein. Nicht selten ist Pruritus ein frühes Warnsymptom, dem bei Fortsetzung der Medikation Hauterscheinungen folgen. Als alleiniges Unverträglichkeitssymptom wurde Pruritus beobachtet nach Histaminliberatoren wie Opiumalkaloiden und ähnlichen Verbindungen, nach Psychopharmaka (Antidepressiva), Belladonnaalkaloiden, Barbituraten, oralen Kontrazeptiva, Sulfonylharnstoffderivaten, Laxanzien und Sulfonamiden.
Parästhesien können alleine und als erstes Symptom

einer auftretenden Arzneiunverträglichkeit vorkommen in Form von Brennen oder Stechen wie durch Nadeln an Fingern, Zehen und um den Mund. Besonders im Verlauf einer antituberkulösen Chemotherapie mit Isoniazid oder Paraaminosalicylsäure sowie einer antimykotischen Griseofulvinbehandlung ist daran zu denken.

Arzneireaktion vom Typ der Serumkrankheit und Exantheme bei Serumkrankheit

Bei beiden Reaktionsformen handelt es sich um eine humorale antikörpervermittelte Typ-III-Reaktion mit Ausbildung von pathogenen Immunkomplexen. Das Besondere liegt darin, daß diese Antikörperreaktion zwischen den in der Inkubationszeit vom Körper gebildeten Antikörpern und noch nicht eliminierten Antigenen zustande kommt.

Serumkrankheit. Sie entwickelt sich, wie der Name sagt, nach erstmaliger Verabfolgung von artfremdem Immunserum, gewöhnlich Pferdeserum, im Rahmen einer Serumprophylaxe oder Serumtherapie nach einer Sensibilisierungszeit von 4–14 Tagen. Oft ist der Beginn akut mit einer brettharten, entzündlich-ödematösen oder urtikariellen Reaktion an der intramuskulären Injektionsstelle. Rasch entwickeln sich Fieber, generalisierte Lymphadenitis und Hauterscheinungen.

Serumexantheme. Die Serumexantheme sind stets symmetrisch disseminiert, meist stark juckend und ihrer klinischen Morphologie nach vorwiegend als morbilliforme oder skarlatiniforme Exantheme, akute Urtikaria oder als Quincke-Ödem, seltener als hämorrhagische Exantheme zu identifizieren.

Innerliche Manifestation. Arthropathien nach Art einer Polyarthritis, Polysynovitiden, Myalgien, ferner auch Neuritiden können hinzutreten. Oligurie und Albuminurie weisen auf Nierenbeteiligung, Erbrechen und Durchfälle auf Darmbeteiligung hin. Die BSG ist leicht erhöht, es besteht gewöhnlich eine geringe Leukozytose mit mäßiger Eosinophilie. Im allgemeinen klingt das Krankheitsbild nach einigen Tagen wieder ab, wenn auch Arthropathie und Neuritiden sich langsamer zurückbilden.
Erfolgt nach einer Serumkrankheit eine *Reinjektion* des gleichen Serums, so kann mit 2 Reaktionsformen gerechnet werden.
Nach länger zurückliegender Erstinjektion (ein Jahr oder mehr) entwickelt sich meist bereits nach einer Latenzphase von 2–7 Tagen, d.h. beschleunigt, das Bild der *Serumkrankheit* mit besonders intensiver Reaktion an der Injektionsstelle. Nach kürzerer, selten auch länger zurückliegender Erstinjektion stellt sich als Sofortreaktion ein *anaphylaktischer Schock* ein, der unter den akuten Symptomen von Kreislaufkollaps, Konvulsionen, Asthma bronchiale, spontanem Abgang von Stuhl und Urin schließlich im Koma zum Tode führen kann.

Arzneireaktionen vom Typ der Serumkrankheit
Diese werden besonders durch solche Präparate ausgelöst, die nach der Injektion über längere Zeit depotartig im Körper verbleiben. Nach Abschluß der Antikörperbildung kann es dann zu einer Immunkomplexreaktion vom Typ II kommen.
Besonders häufig beobachtet man diese Reaktionen nach intramuskulärer Penicillingabe oder Verabfolgung eiweißhaltiger Medikamente wie Insulin, Frischzellensuspensionen, Organextraktionen und anderen Fremdproteinen.
Klinisch kann sich ebenfalls das Vollbild der Serumkrankheit entwickeln, meist jedoch stehen die beschriebenen Exantheme im Vordergrund des klinischen Bildes, weniger dagegen die schwere Allgemeinsymptomatik.

Provokation von Dermatosen durch Arzneimittel

Wahrscheinlich auf dem Boden einer genetischen Prägung und der speziellen pharmakodynamischen Wirkung des betreffenden Medikaments vermögen Arzneimittel Exantheme auszulösen, *die bekannten Dermatosen gleichen oder mit ihnen identisch sind.* Es ist wichtig, bei jedem Hautausschlag an Arzneiprovokation zu denken und eine entsprechende Anamnese zu erheben.

Akneiforme Exantheme
  Vitamine (B_1, B_6, B_{12}), Barbiturate, Tetrazykline, Antiepileptika, Lithium
Acne vulgaris
  Hormone (Androgene), Anabolika, Gestagene
Acne urticata
  Gestagene
Bullöses Pemphigoid
  Furosemid, Salazosulfapyridin
Chloasma (Melasma)
  Phenytoin, Hormone (Östrogene, Gestagene auch in Ovulationshemmern)
Dermatitis herpetiformis
  Halogene, Progesteron
Dyshidrose
  Trichophytin, Penicillin, Antibiotika, Nickel
Erythema exsudativum multiforme
  Siehe S. 373.
Erythema nodosum
  Siehe S. 377.
Kontaktdermatitis und Kontaktekzem
  Antibiotika (Penicillin, Streptomycin, Gentamicin, Kanamycin), Sulfonamide, Clioquinol, Psychopharmaka (Chlorpromazin, Phenothiazine), Meprobamat, Antihistamine, Promethazin, Diuretika (Chlorthiazid und Analoga) quecksilberhaltige Diuretika, Antidiabetika, Procain, Chinin, Chinidin, Disulfiram, Chloralhydrat, Halogene
Lichenoide Exantheme
  Siehe S. 249.

Lichen-ruber-artige Arzneiexantheme
   Arsen, Gold, Sulfonamide, PAS, Chinin und Chinidinderivate, Methyldopa, β-Rezeptorenblocker.

Pityriasis rosea
   Barbiturate

Pemphigus vulgaris
   Arsen, Sulfonamide, Penicillamin, Rifampicin, Aspirin, Sulfasalazin, Isoniazid, Bleomycin, Furosemid, Chloroquin, Phenylbutazon, Heroin, Practolol

Prurigo simplex subacuta
   Progesteron, Androgene

Psoriasis vulgaris
   Lithium, Gold- und Metallsalze (Gold, Arsen), β-Rezeptorenblocker (besonders Practolol, Propranolol, Oxyprenolol, Pindolol), Antimalariamittel (Mepacrin, Primaquin), Vakzination, Vitamin-A-Säure-Derivate, Chinidin

Psoriasis pustulosa
   Sulfonamide, Penicillin, Salizylate, Opiate, Kortikosteroidentzug, Antimalariamittel (Chloroquin, chloroquinartige Verbindungen), Arsen, Lithium

Pseudolymphome (Lymphadenosis cutis benigna)
   Hydantoinderivate, Phenylbutazon, Salizylate, phenazetinhaltige Arzneimittel, Mentholderivate

Thrombopenische Purpura
   Siehe S. 587

Vasculitis allergica
   Siehe S. 561

Lupus erythematodes
   Hydralazin, Isoniazid, Procainamid, Hydantoinderivate, Phenothiazinderivate, Phenylbutazon, Phenopyrazon, Tetrazykline, Penicilline, Griseofulvin, Sulfonamide, Practolol, Penicillamin, Östrogene, Progesteron, Kontrazeptiva, 6-Mercaptopurin, Metallsalze (Wismut, Arsen, Gold), Immunisierung, PUVA-Therapie

Porphyria cutanea tarda
   Barbiturate, Hydantoine, Sulfonamide, Tetrazykline, Antidiabetika, Griseofulvin, Isoniazid, Hexachlorbenzol, Nitrophenole, Östrogene, Diethylstilbestrol, Ovulationshemmer, Androgene

Porphyria variegata
   Barbiturate, Sulfonamide, Griseofulvin, Stilbestrole, Ovulationshemmer

Alopecia diffusa – diffuses Effluvium
Dosisabhängig entwickelt sich ein *telogenes Effluvium* (Alopezie vom Spättyp) 2–3 Monate nach Therapiebeginn oder ein *anagenes Effluvium* (Alopezie vom dystrophischen Typ oder Soforttyp), 2–3 Wochen nach Therapiebeginn.
Folgende *Medikamente* kommen häufiger ursächlich in Betracht:
Zytostatika (fast alle Typen), Antikoagulanzien (Heparin, Cumarinderivate), Phenindionderivate, Hormone, Ovulationshemmer, Androgene (bei Frauen), Thyreostatika (Carbimazol und Carbimazolanaloge, Thiourazilanaloge), Tamoxifen, Clomifen und Cyproteronacetat.

Histopathologie. Die verschiedenen Formen von Arzneiexanthemen sind auch im histologischen Bild je nach Art und Grad ihrer Ausprägung außerordentlich unterschiedlich und nicht medikamenttypisch. Gewöhnlich findet man entsprechend der kutan-vaskulären Reaktion entzündliche Veränderungen bevorzugt im Stratum papillare und Stratum reticulare an den kleinen Blutgefäßen mit Endothelschwellung, Verquellung der Gefäßwand, perivaskulärem Ödem und perivaskulärer Infiltration. Bei akuten Exanthemen stehen vielfach die mehr exsudativen Phänomene im Vordergrund, bei mehr subakuten bis chronischen Exanthemen vorwiegend die perivaskuläre lymphozytäre Infiltration (akute bzw. subakute oder chronische Kapillaritis). Bei akuten hämorrhagischen Exanthemen findet man nicht selten starke Erythrozytenextravasation oder histologische Substrate, die für Vasculitis allergica typisch sind: fibrinoide Verquellung der Gefäßwände, Anreicherung von neutrophilen und eosinophilen Leukozyten, die der Leukozytoklasie (Zelluntergang unter Freisetzung von pyknotischen Kernresten) anheimfallen. Dieser Reaktionstyp ist kennzeichnend für die allergische Gewebsreaktion vom Typ III.
Chronische Arzneiexantheme vom Typ der hämorrhagisch-pigmentären Dermatosen sind von diesen histologisch nicht zu unterscheiden. Beim medikamentösem Lyell-Syndrom steht die Epidermisnekrose in beachtlichem Gegensatz zu den wenig auffälligen Veränderungen (Ödem, Kapillarerweiterung) im oberen Hautbindegewebe.

Diagnostik

Wegen der Vielfältigkeit möglicher klinisch-morphologischer Reaktionen und der Nachahmung von Erkrankungen anderer Genese kann die Diagnose eines Arzneiexanthems schwierig sein. Wichtig ist, stets an die Möglichkeit eines Arzneiexanthems zu denken. Zur Diagnostik ist folgendes Vorgehen empfehlenswert:

Gezielte Anamnese. Diese ist im Verdachtsfall sehr wichtig. Dabei sollte nicht nur nach Medikamenten zur Behandlung von Erkrankungen gefragt werden, sondern auch nach Medikamenten zur Behebung kleinerer Beschwerden u.a., welche vom Patienten vielfach ohne ärztliche Empfehlung eingenommen werden (Laxanzien, Ovulationshemmer und Mittel zum Abnehmen). Auch auf Allergene in Nahrungsmitteln ist zu achten.

Karenztest. Man versteht darunter das Absetzen der in Betracht kommenden medikamentösen Noxe. Der Karenztest ist von hohem diagnostischem Wert und ungefährlich. Nach Wegfall der schädigenden Noxe heilen die Krankheitserscheinungen ab. In jedem Fall sollte man so vorgehen, daß möglichst sämtliche Medikamente abgesetzt werden, von denen eine allergisierende Wirkung bekannt ist. *Aber cave:* lebenswichtige Arzneien. Nach Abklingen des Exanthems kann vorsichtig eine Exposition versucht werden.

Expositionstest. Dieser dient dazu, unter mehreren in Betracht kommenden Medikamenten das verursachende herauszufinden. Expositionstests müssen vorsichtig und möglichst in der Klinik durchgeführt werden. Sie verlangen besonders bei allergischen Reaktionen vom Typ I große Vorsicht (Beginn mit kleinsten Arzneimengen) und ggf. Testung unter Notfallbereitschaft. Bei vorausgegangenem Schock, schweren Schockfragmenten oder Lyell-Syndrom sollten diese Tests möglichst nicht durchgeführt werden.

In-vivo-Tests. Epikutan- und Intrakutantests können in Betracht kommen, um die schädigende Noxe zu erkennen. Beweisend ist ein positives Testergebnis.

Intrakutantestung. Diese Tests werden in erster Linie in Betracht kommen, wenn es sich um kutan-vaskuläre Reaktionen handelt. Bei Verdacht auf allergische Reaktionen vom Typ I sollte man zunächst das Antigen (aufgelöstes Medikament) im Reibetest oder Pricktest prüfen, bevor man sich zu einem Scratchtest oder Intrakutantest durch intrakutane Injektion des Antigens entschließt. Prinzip: Zunächst möglichst geringes Antigenangebot, um allgemeine anaphylaktoide oder anaphylaktische Nebenwirkungen zu vermeiden.

Epikutantestung. Diese kommt höchstens dann in Betracht, wenn bei der Genese eines Exanthems infolge epidermaler Beteiligung mit einer Spättypreaktion (Typ-IV-Reaktion vom Tuberkulin- oder Ekzemtyp) gerechnet werden kann. Sie kann beispielsweise im Herd bei fixen Arzneiexanthemen oder bei hämorrhagisch-pigmentären Dermatosen durch Arzneimittel zu positiven Resultaten führen.

In-vitro-Tests. Man hat auch versucht, durch In-vitro-Tests den Nachweis mancher medikamentöser Antigene zu beweisen.

RAST (Radio-Allergo-Sorbent-Test). Mit dieser Methode werden bei allergischen Sofortreaktionen (Typ-I-Reaktionen) im Patientenserum spezifische Antikörper gegen ein Arzneimittel nachgewiesen. Leider steht dieser Test im wesentlichen nur zum Nachweis von Penicillin als Antigen zur Verfügung.

Lymphozytentransformationstest. Dieser beruht auf einer lymphoblastenartigen Transformation von T-Lymphozyten des Patienten bei Typ-IV-Reaktionen nach Antigenkontakt. Er ist noch nicht von wesentlicher praktischer Bedeutung.

Immunpathologische Methoden. Diese dienen dem Nachweis von präzipitierenden Immunglobulinen oder Immunkomplexen in der Haut, besonders in Blutgefäßen der oberen Hautanteile. Diese Reaktionen sind nicht medikamentspezifisch und nicht zum Nachweis von medikamentösen Allergenen geeignet.

Therapie

Das Wichtigste ist die Erkennung und Eliminierung der schädigenden medikamentösen Noxen. Daher beginnt jede Therapie eines Arzneimittelexanthems mit dem Absetzen von in Betracht kommenden Medikamente.

Innerlich: Glukokortikoide oral in mittleren (60–80 mg Prednisolonäquivalent tgl.) oder höheren (80–200 mg Prednisolonäquivalent tgl.) Dosen, evtl. auch in noch höherer Dosierung. Bei akuten Verlaufsformen kann auch parenterale Verabreichung erforderlich werden.

Antihistaminika sind bei starkem Juckreiz nur vorsichtig einzusetzen, da sie ebenfalls allergisierend wirken können. Außerdem sollten sie in der Behandlung der Arzneiexantheme beschränkt sein, bei denen starker Juckreiz vorhanden ist und allergische Reaktionen vom Typ I als Grundlage des Arzneiexanthems vermutet werden können. Kalziumsalze werden besonders bei urtikariellen und stark juckenden Exanthemen vielfach intravenös verabfolgt; ihre Wirkung ist aber nicht sicher erklärbar. Bei Arzneiexanthemen durch Schwermetalltherapeutika haben sich auch Natriumthiosulfat (S-hydril) oder Dimercaprol (Sulfactin Homburg) bewährt.

Allgemeinerscheinungen, Kollapszustände oder Organmanifestationen müssen nach den Regeln der Inneren Medizin behandelt werden.

Äußerlich: Die äußerliche Behandlung richtet sich nach dem klinisch-morphologischen Befund. Trokkene erythematöse Exantheme sollten am besten mit Lotio zinci oder Lotio zinci spirituosa behandelt werden, ggf. kann eine Glukokortikoidcreme unterlegt werden. Bei blasenbildenden Exanthemen und nässenden Hauterscheinungen sind feuchte Umschläge bis zur Epithelisierung indiziert, später weiche Pasten. Auf Sekundärinfektion ist zu achten. Bei stärker infiltrierten Exanthemen sind Glukokortikoide äußerlich angezeigt; auch hier ist eine Zweischichtbehandlung mit zusätzlicher Abdeckung durch weiche Zinkpasten indiziert.

Adäquate äußerliche Behandlung kann den Ablauf der Krankheitserscheinungen erheblich abkürzen. Die Therapie des medikamentösen Lyell-Syndroms wurde auf S. 246 dargestellt.

Embolia cutis medicamentosa
[Lesser 1899, Nicolau 1925]

Synonyme. Umschriebene Hautnekrosen nach intramuskulärer Injektion, zosteriforme Hautnekrosen, livedoartige Dermatitis, infarktähnliche Hautnekrosen, Nicolau-Syndrom.

Definition. Im Anschluß an intramuskuläre Injektion sich entwickelnde, livedoartige hämorrhagische Hautentzündung mit möglichem Übergang in Hautnekrose und Tendenz zu sehr langer Heilungsdauer.

Vorkommen. Nicht selten.

Ätiopathogenese. Die Veränderungen entwickeln sich immer im Anschluß an intramuskulär (intraglutäal) applizierte Arzneimittel. Die Pathogenese ist nicht ganz sicher abgeklärt; daher sind auch die unterschiedlichen Diagnosebezeichnungen zu verstehen. Vermutet werden intraarterielle Arzneiinjektion mit schlagartiger embolischer Durchblutungsstörung, Ischämie mit livedoartiger Zeichnung und nachfolgender Nekrose als Ausdruck eines infarktartigen Geschehens. Diese konnte nach Wismutinjektionen durch den Nachweis von Wismutkristallen in kleinen Arterien nachgewiesen werden (Wismutembolie). Aber auch periarterielle Injektion oder/und intramurale Injektion kann den arteriellen Zustrom drosseln oder ganz verhindern und schließlich dasselbe Krankheitsbild hervorrufen. Auch peri- oder intraneurale Injektionen rufen sofortige Schmerzen im Gesäß und in den Extremitäten hervor. Dies besonders dann, wenn das Medikament zwischen M. glutaeus maximus und M. glutaeus medius zu einer Irritation der kleinen Äste des N. ischiadicus führt; die Folge kann maximale Vasokonstriktion und Ischämie sein. Schließlich können örtliche Nekrosen auch durch unsachgemäße intramuskuläre Injektion ausgelöst werden, so beispielsweise durch zu oberflächliche Injektion von Arzneimitteln in das glutäale Fettgewebe.

Klinik. Minuten bis wenige Stunden nach i.m.-Injektion entwickelt sich meist im Bereich der Injektionsstelle ein bretthart livid-erythematischer Herd, manchmal auch eine mehr livide bretthart Infiltration mit Livedo-racemosa-artiger Zeichnung (*Dermatitis livedoides*) und örtlichen oder ausstrahlenden Schmerzen. Abheilung manchmal mit bräunlicher Hyperpigmentation.

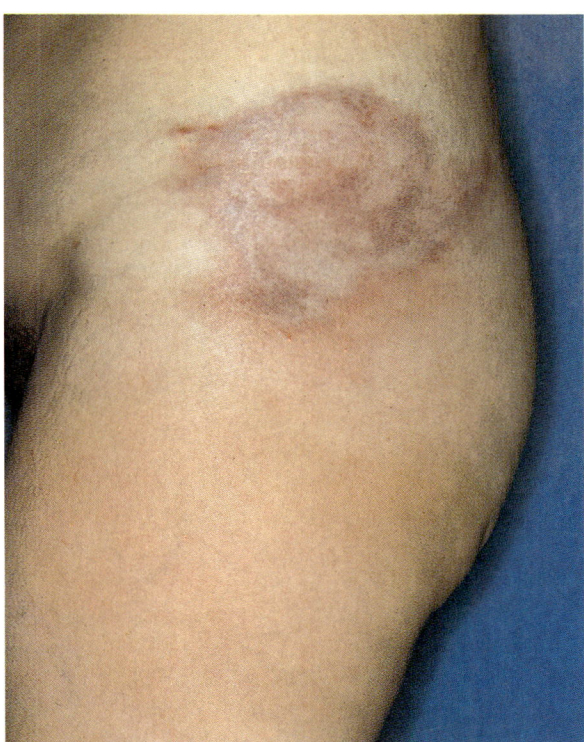

Embolia cutis medicamentosa nach i.m.-Injektion eines dexamethasonhaltigen Kombinationspräparates (Antirheumatikum)

Tabelle: Arzneimittel, bei denen umschriebene Hautnekrosen nach intramuskulärer Injektion beobachtet wurden. In den Handelspräparaten sind die genannten Wirkstoffe in unterschiedlicher Kombination vorhanden

Stoffgruppe	Wirkstoff
Venerologika	Wismut Quecksilber
Sulfonamide	Sulfapyridin Sulfathiazol Sulfisomidin
Depotpenicilline	Procain-Penicillin Benzathin-Penicillin
Streptomycin	Streptomycin
Tetrazykline	Chlortetrazyklin
Expektoranzien	Chinin, Kampfer Eukalyptol, Menthol
Antirheumatika	Antihistamine Phenylbutazon Pyrazolon Vitamin B_{12} Lokalanästhetika Dexamethason Triamcinolon

In schweren Fällen kommt es etwa nach 24–72 h zur ersten zentralen Demarkierung und Ausbildung von flachen bis kegelförmig in die Tiefe reichenden hämorrhagischen Nekrosen, die später feucht werden können. Auch Blasenbildung kommt vor. An der betreffenden Extremität können auch vorübergehend schlaffe Lähmungen beobachtet werden. Bakterielle Sekundärinfektion ist möglich.
Innerhalb von Wochen bis Monaten kommt es zur Demarkierung und Abstoßung der hämorrhagischen Schorfe innerhalb der Herde mit Ausbildung von tiefen Ulzerationen und sekundärer Wundheilung und Abheilung unter dem Bild bizarr geformter flacher atrophischer Narben.

Verlauf. Der Verlauf hängt ab von Nekrotisierungstendenz. Er kann sich Wochen bis Monate hinziehen. Schmerzen und Einschränkung der Gehfähigkeit beeinträchtigen die Patienten stark.

Therapie
Innerlich: Bei Beginn der Veränderungen kann man versuchen, durch gefäßerweiternde Arzneimittel wie Pentoxifyllin (Trental) die hämorrhagische Nekrotisierungstendenz zu vermindern.
Äußerlich: Behandlungsversuch mit Glukokortikoiden in Cremeform, sonst Pasta zinci und nach Demarkierung später nekrolytische, granulationsfördernde und epithelisierende Maßnahmen.

Hauterscheinungen bei akuter Kohlenmonoxidvergiftung

Möglich sind hierbei Hauterscheinungen in Form eines massiven dermalen Ödems im Gesicht und an den Extremitäten sowie umschriebener bullöser Reaktionen.

Histopathologie. Subepidermale Blasen mit epidermaler Nekrose, auch der sekretorischen Anteile ekkriner Schweißdrüsen.

Symptome. Neben den Hauterscheinungen kommt es zur Myolyse der quergestreiften Muskulatur mit Myoglobinurie, welche durch akute Tubulusnekrose zu einer Niereninsuffizienz führen kann. Auch hämolytische Anämie wurde beobachtet, desgleichen periphere Neuropathien.

Differentialdiagnose. Die angegebenen Symptome sollten nicht nur an Kohlenmonoxid-, sondern auch an Barbituratvergiftung denken lassen.

Therapie. Symptomatisch.

Urtikariaerkrankungen

Definition. Unter Urtikaria versteht man ein monomorphes Exanthem aus Urtikä (Quaddeln). Die deutsche Krankheitsbezeichnung *Nesselsucht* weist auf die typische Hautreaktion nach Kontakt mit der Brennessel (Urtica dioica) hin. Die einzelnen Effloreszenzen einer Urtikaria sind rasch rückbildungsfähig. Die Pathogenese von Urtikaria ist nicht einheitlich.

Vorkommen. Urtikariaerkrankungen gehören zu den 20 häufigsten Hauterkrankungen. Bei etwa 20–30% der Patienten ist Urtikaria mit Angioödem (Quincke-Ödem) kombiniert. Dies deutet auf gleiche Pathomechanismen hin. Im Kindesalter sind Urtikariaerkrankungen selten, dabei ist die akute Urtikaria am häufigsten; auch das hereditäre Angioödem kann bereits in der Kindheit auftreten. Es ist anzunehmen, daß ein Vererbungsmodus für die ätiologisch so verschiedenen Urtikariakrankheiten nicht existieren kann. Patienten mit Atopie scheinen zu Urtikaria zu neigen.

Pathomechanismus der Quaddelbildung. Die Quaddel ist das Resultat eines umschriebenen Ödems in der oberen Dermis infolge von Erweiterung und Permeabilitätssteigerung der Blutgefäße mit Austritt von Blutplasmabestandteilen. Für die klinisch so typische Quaddelbildung kommt der Freisetzung von Histamin aus Mastzellen eine grundsätzliche Bedeutung zu. Mastzellen, in der Haut in der Nähe von Blutgefäßen und Hautadnexen anzutreffen, enthalten neben Histamin, Heparin und Serotonin und auch Bradykinin, „slow reacting substance" (SRS-A) und proteolytische Enzyme. Histamin wird nach physikalischer, chemischer oder allergischer Reaktion aus Mastzellen und Basophilen freigesetzt. Der Vorgang der Histaminliberation ist mit histologisch und elektronenmikroskopisch feststellbarer Degranulierung der Mastzellen verbunden; sie geben ihre metachromatischen Granula an die Umgebung ab. Bei diesem Vorgang gehen sie aber nicht zugrunde.
Bis zur Regranulierung und erneuten Histaminspeicherung sind die Zellen refraktär gegen weitere Stimulierung. Dies erklärt auch die klinische Tatsache, daß es stets einige Zeit dauert, bis an derselben Hautstelle nach Abklingen einer Quaddel eine neue Quaddel entsteht.
Über die Steuerung der Histaminabgabe aus den Mastzellen unter normalen Bedingungen bestehen keine gesicherten Vorstellungen. Bedenkt man aber, daß Mastzellen in sehr enger räumlicher Beziehung zum terminalen vegetativen Nervenendretikulum stehen und von hier aus steuernden Einflüssen unterliegen dürften (Beispiel: cholinergische Urtikaria), so wird verständlich, daß über psychovegetative Einflüsse in der Haut auch eine nichtimmunologische Irritation von Mastzellen zur Mediatorfreisetzung führen kann, und daß individuelle Unterschiede in der Reaktionskapazität auf histaminfreisetzende Einflüsse existieren.
Davon abgesehen scheinen bei einer ganzen Reihe von Urtikariaerkrankungen, wie bei familiärer Kälteurtikaria, Druckurtikaria oder Urtikaria beim Intoleranzsyndrom, offenbar auch noch andere Mediatoren für die antihistaminresistente Quaddelbildung in Betracht zu kommen. Man denkt an Serotonin, Bradykinin, Leukotriene („slow reacting substance of anaphylaxis", SRS-A), Prostaglandine und auch an proteolytische Enzyme.
Die Entstehung des Juckreizes bei Urtikaria wird im wesentlichen auf einen erhöhten Histaminspiegel in der Hauteffloreszenz bezogen; intrakutane Histamininjektionen wirken juckreizauslösend. Allerdings scheinen auch hier noch andere Substanzen als Mediatoren wirken zu können.

Klinik. Primäreffloreszenz ist die Urtika oder Quaddel, eine beetartige erhabene, scharf begrenzte derbe Effloreszenz, die juckt. Bei Glasspateldruck kann man in der Quaddel die gelbliche Eigenfarbe der Seruminsudation sichtbar machen. Gelegentlich gelingt es bei seitlichem Druck, verursacht durch Einziehung der Follikelmündungen infolge der Seruminsudation, ein Orangenschalenphänomen auszulösen. Nicht selten sind Quaddeln von einem unterschiedlich breiten, manchmal fleckigen, hellroten Erythem umgeben; dieses kommt durch reflektorische Vasodilatation (Axonreflex) zustande und wird als Reflexerythem auch nach intrakutaner Histamininjektion beobachtet.
Quaddeln entwickeln sich rasch, innerhalb von wenigen Minuten (Sofortwirkung von freigesetzten Mediatoren) und sind von Fall zu Fall nach Farbe, Größe und Form verschieden.
Ihre Farbe ist gewöhnlich infolge der Gefäßerweiterung entzündlich hellrot: *Urtica rubra*. Infolge Kompression oberflächlicher Hautblutgefäße durch das kutane Ödem können sie auch weißlich-anämisch aussehen: *Urtica porcellanea*.
Ihre Größe schwankt von etwa Stecknadelkopfgröße (bei follikulären Quaddeln), über Linsengröße (an der Stelle eines Mückenstichs) bis zu überhandgroßen flächenhaften Herden bei *Urticaria gigantea*.
Die Form der Quaddeln ist ebenfalls sehr verschieden und abhängig von der Intensität der Eruptionen und

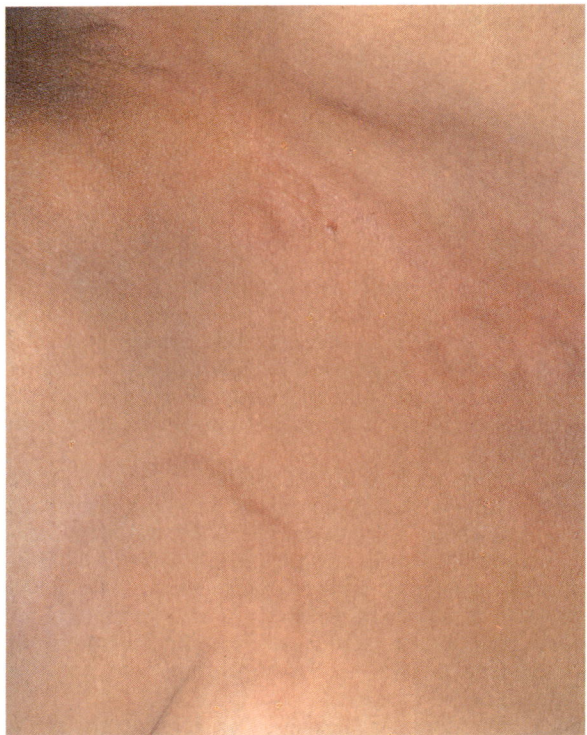

Urticaria acuta

der Rückbildungsneigung der einzelnen Effloreszenzen. Dicht nebeneinanderstehende, randwärts sich vergrößernde Quaddeln können konfluieren und dadurch polyzyklisch begrenzte, landkartenartige Herde bilden: *Urticaria circinata.* Zentrale Rückbildung führt zu Ringformen: *Urticaria annularis.* Erfolgt die umschriebene Ödembildung nicht in der oberen Kutis, sondern in der Subkutis, so entsteht nicht eine Quaddel, sondern eine umschriebene, meist hautfarbene Schwellung: *Urticaria profunda.* Dieser Effloreszenztyp ist für das Quincke-Ödem charakteristisch.

Innerhalb von Quaddeln kann es bei stärkerer Exsudation zur Entwicklung von Blasen kommen: *Urticaria bullosa.* Diese Reaktionsform sieht man nicht selten im Bereich akrozyanotischer Unterschenkel im Anschluß an Mückenstiche (*Culicosis bullosa*). Neben Plasmabestandteilen können Blutbestandteile in die Haut austreten und Erythrozyten zu hämorrhagisch gefärbten Quaddeln führen: *Urticae haemorrhagicae.* Diese machen in der Folge dieselben farblichen Veränderungen durch wie andere Blutaustritte in die Haut. Schließlich kann es an Orten von Quaddeln reaktiv zu vermehrter melanozytischer Aktivität mit örtlicher Hyperpigmentierung kommen: *Urticaria cum pigmentatione.* Letztere hat nichts zu tun mit Urticaria pigmentosa, einer Mastozytose.

Dynamik von Quaddeln. Quaddeln entwickeln sich gewöhnlich innerhalb von wenigen Minuten nach Histaminfreisetzung in der oberen Kutis durch Insudation von Plasmabestandteilen. Daher haben sie auch nur kurzen Bestand; das umschriebene Ödem wird bald wieder resorbiert. Bei rascher Resorption kann eine Quaddel nach bereits 20 min wieder verschwunden sein. Im allgemeinen bilden sie sich nach mehreren Stunden (3–8 h) wieder zurück. Bestehen die Einzeleffloreszenzen länger als 1–2 Tage, so handelt es sich entweder überhaupt nicht um urtikarielle Effloreszenzen oder aber um einen Urtikariatyp, bei dem nicht Histamin wirksam war, sondern andere Mediatoren wie beispielsweise lysosomale Enzyme bei der Immunkomplexreaktion vom Typ III, die zur Urtikariavaskulitis führen.

Juckreiz. Intensiver Pruritus ist kennzeichnend und besonders während der Entstehung von Quaddeln störend; später wird er geringer. Auffällig ist die Qualität der Juckreizbeantwortung. Effloreszenzen bei Urtikaria werden gewöhnlich nicht ge- oder zerkratzt, sondern gescheuert oder gerieben. Daher sieht man selbst bei stärkstem Juckreiz keine Kratzeffekte. Gewöhnlich nimmt der Juckreiz gegen Abend, d.h. bei zunehmend vagotoner Reaktionslage zu.

Beteiligung anderer Organe oder Gewebe. Diese ist selten, am häufigsten noch bei akuter allergischer Urtikaria mit Subschock- oder Schocksymptomatik zu beobachten. Hier können Beteiligung von Schleimhäuten in Form von *Glottisödem* und *Larynxödem* akut zu lebensbedrohlichen Zuständen führen. Heiserkeit weist auf diese Komplikation hin. Abdominalschmerzen infolge Mitbeteiligung der serösen Häute, *Durchfälle* durch Mitreaktion des Darms oder *Asthmaanfälle* infolge allergischer Bronchospasmen sind relativ selten, ebenso Schwellung von Gelenken infolge synovialer Ödeme. Auf die bei akuter Urtikaria mögliche Temperaturerhöhung weist auch die deutsche Bezeichnung *Nesselfieber* hin. Übelkeit, Brechreiz und andere Schocksymptome deuten auf eine akute allergische Urtikaria vom anaphylaktoiden Reaktionstyp hin.

Histopathologie. Man findet Ödem im Stratum papillare und Stratum reticulare. Der subepidermale Kapillarplexus der Haut wirkt eher verengt, die tieferen kutanen Blutgefäße dagegen sind erweitert und das Bindegewebe ödematisiert. Vorwiegend perivaskulär findet man besonders dann, wenn es sich um länger persistierende Effloreszenzen handelt, eine lockergefügte zelluläre Reaktion aus Lymphozyten, gelegentlich auch neutrophilen Granulozyten und Eosinophilen. Auf Urtikariavaskulitis deuten Leukozytoklasie, Ablagerung von Immunglobulinen (IgG) sowie von Komplementbestandteilen (C3) in den Gefäßwänden hin.

Verlauf. Der Verlauf einer Urtikaria kann sehr unterschiedlich sein. Bei Urtikaria durch exogenen Kontakt mit urtikariogenen Stoffen ist der Verlauf rasch; in wenigen Stunden bilden sich die Veränderungen wieder zurück.

Akute Urtikaria liegt vor, wenn akut Erscheinungen auftreten und die Erkrankung innerhalb von 4 Wochen abgeheilt ist.

Chronisch-intermittierende Urtikaria ist zu diagnostizieren, wenn über einen Zeitraum von mehr als 4 Wochen immer wieder nach erscheinungsfreien Intervallen akute urtikarielle Eruptionen auftreten.

Chronische Urtikaria ist gegeben, wenn sich eine Urtikaria mit laufend neu auftretenden Erscheinungen über einen Zeitraum von mehr als 4 Wochen hin erstreckt.

Chronisch-intermittierende oder chronische Urtikaria kann über viele Jahre, ja sogar Jahrzehnte bestehen.

Klassifikation der Urtikariaformen

Eine allen Erfordernissen gerecht werdende Einteilung der verschiedenen Urtikariaformen ist noch nicht möglich, da die Pathogenese nicht in allen Fällen exakt aufgeklärt werden konnte. Daher hat es sich als vorteilhaft erwiesen, die verschiedenen Formen von Urtikaria nach unterschiedlichen Gesichtspunkten zu ordnen:
– Kontakturtikaria,
– physikalische Urtikaria,
– cholinergische Urtikaria,
– arzneimittelbedingte, nichtimmunologisch bedingte Urtikaria,
– allergische Urtikaria,
– Intoleranzurtikaria,
– Urtikariavaskulitis-Syndrom.

Kontakturtikaria

Hier ist die Urtikaria Folge eines exogenen Kontaktes mit urtikariogenen Stoffen und daher auf den Ort der Einwirkung beschränkt. Das urtikarielle Exanthem ist daher auch gewöhnlich asymmetrisch lokalisiert.

Ätiopathogenese. Folgende Möglichkeiten kommen häufiger in Betracht:

Toxische Einwirkung. Auf die Kontakturtikaria durch Brennesseln wurde bereits verwiesen. Die feinen Härchen der Pflanze bohren sich in die Haut. Ihre Giftwirkung löst Quaddelbildung aus.

Raupenurtikaria. Sie entsteht gewöhnlich am Hals durch Gifteinwirkung der Härchen von Raupen, besonders der Prozessionsraupe, die von Bäumen auf den Menschen herabfallen.

Urtikaria durch exogenen Kontakt mit Seetieren. Quallen – an der Nordsee besonders die sog. Feuerqualle – und Seeanemonen lösen ebenfalls eine meist toxisch bedingte Urtikaria aus.

Insektenstiche oder Insektenbisse durch Bienen, Wespen, Hornissen, Wanzen, Flöhe, Mücken und Ameisen führen ebenfalls zu einer toxischen urtikariellen Kontaktreaktion. Meist klingen diese Reaktionen bald wieder ab. Urtikarielle Reaktionen durch Insektenstiche könne über längere Zeit jucken und schließlich sekundär zur Entwicklung juckender infiltrierter Papeln bzw. Knötchen mit nur langsamer Regressionstendenz führen (allergische Sekundärreaktion vom Spättyp?). Auch Milben können bei Hautkontakt lokal toxische urtikarielle Reaktionen bedingen.

Davon abzutrennen ist die allergische akute Urtikaria, evtl. mit Schocksymptomatik bei Wespen- oder Bienengiftallergie.

Histaminliberation. Hier ist die Kontakturtikaria durch exogene Resorption von Histaminliberatoren in die Haut bedingt, d.h. durch Substanzen, die aus Mastzellen Histamin freisetzen und dadurch bei empfindlichen Menschen urtikariogen wirken; es handelt sich demnach nicht um einen allergischen Pathomechanismus. Kausal kommen Histaminliberatoren wie Bacitracin, Polymyxin, Kobalt und Perubalsam in Betracht.

Kontaktallergie vom Soforttyp. Hier ist der Patient bereits vorher durch entsprechenden Kontakt sensibilisiert. Die allergische Sofortreaktion (IgE-vermittelte Reaktion vom Typ I) tritt innerhalb weniger Minuten über die durch Mastzellendegranulation ausgelösten Histaminmediatoreneffekte ein. Juckende urtikarielle Hauterscheinungen treten in der Kontaktzone auf. Als Kontaktallergene vom Soforttyp kommen in Betracht:

Tierische Allergene. Bienengift, Wespengift, Tierhaare, Raupenhaare, Quallen.

Pflanzliche Allergene. Pollen, Zitrusfrüchte (Apfelsinenschale, Zitronenschale), Perubalsam, Zimtaldehyd.

Nahrungsmittel. Schalen von Zitrusfrüchten, Kartoffel, Spargel, Zwiebel, Fischmehle.

Arznei-, Kosmetik- und Berufsstoffe. Formaldehyd, Resorcin, Lippenstiftfarben, Jod, Cephalosporine, Kobaltchlorid, Ammoniumpersulfat (Bleichmittel im Friseurhandwerk).

Besonders beim Eindringen von solchen Kontaktallergenen in die Haut (Bienenstich, Wespenstich) ist auch mit akuter Urtikaria, Larynx- und Glottisödem sowie Kollaps und Schocksymptomatik zu rechnen.

Verlauf. Je nach Grad der Sensibilisierung des Patienten und Antigenangebot kann die Kontakturtikaria auf die Kontaktstelle beschränkt bleiben, mit akuter Urtikaria und Angioödem oder mit akutem Asthma bronchiale sowie (selten) mit anaphylaktoiden Reaktionen verbunden sein.

Diagnose. Sie ist bei Beachtung der Anamnese leicht. Bei allergischer Kontakturtikaria kann ein *modifizierter Epikutantest* (geschlossene Testung mit Allergenexposition für 20 min, Ablesen nach 30 min) zur Objektivierung von Kontaktallergien vom Soforttyp führen.

Therapie. Meidung der Kontaktnoxe.
Innerlich: Antihistamine, evtl. Glukokortikoide.
Äußerlich: Antihistamingele (Pragman, Soventol) oder Glukokortikoide (Lotion oder Creme).

Physikalische Urtikaria

In etwa 10–20% können urtikarielle Hauterscheinungen durch physikalische Reize ausgelöst werden. Vielfach besteht eine Vasoneurose mit deutlichem Dermographismus. Beim *Kontakttyp* lokalisieren sich die urtikariellen Hauterscheinungen nur am Ort der Reizeinwirkung. Beim *Reflextyp* können sie auch als Fernreaktion auftreten und mit Allgemeinsymptomen wie Hypotonie, Tachykardie, Prickeln in der Nase oder an den Fingerspitzen einhergehen. Die Hauterscheinungen selbst manifestieren sich als urtikarielle Erytheme oder typische Quaddeln. Neigung zu Figurierung kommt nur sehr selten vor; während der Nacht entwickeln sich keine Hautveränderungen. Allergische Bedingtheit im Sinne einer Sofortreaktion vom Typ I ist nur teilweise erwiesen.

Dermographismus

Dieser sei zum besseren Verständnis hier besprochen. Er wird durch Reiben, Strichziehen oder Schreiben mit einem harten Gegenstand (Sicherheitsnadel) auf der Haut unter Druckausübung erzeugt.

Roter Dermographismus. Er entwickelt sich in dem gezogenen Hautstrich nach etwa 15–20 s in Form einer lebhaften Rötung der Haut infolge örtlicher Vasodilatation. Diese Reaktion kann wieder abklingen, oder es kommt eine zweite Reaktion hinzu. Das *Reflexerythem* bildet sich um den erythematösen Hautstrich herum als eine mehr oder minder großflächige, vielfach unregelmäßig flammenförmig auslaufende Rötung. Dieses umgebende Erythem wird deshalb als Reflexerythem bezeichnet, weil es durch eine Reizung sensorischer Nerven mit reflektorischer Vasodilatation (Axonreflex) ausgelöst wird.

Urtikarieller Dermographismus. Er wird auch als Leistendermographismus bezeichnet und kann als dritter Reaktionstyp bei manchen Patienten nach mehreren Minuten (3–5 min) in dem gezogenen Hautstrich in Form einer urtikariellen Reaktion auftreten, bedingt durch mechanisch ausgelöste Freisetzung von Histamin. Bei Patienten mit dieser gesteigerten Reaktionsform wandelt sich also ein auf die Haut geschriebenes Wort in eine urtikarielle Eruption um, die dem Schriftzug entspricht. Diese kann 15 min bis über 1 h bestehen bleiben und mit Juckreiz einhergehen. Ganz selten kommt *urtikarieller Spätdermographismus* vor, der sich erst nach 3–6 h entwickelt und bis zu 24 h bestehen kann. Starke Reflexerytheme und urtikarieller Dermographismus finden sich vielfach bei vegetativ labilen Menschen oder unter Streßbedingungen (psychovegetative Störungen). Bisher wurde angenommen, daß bei diesen entweder Histamin besonders leicht freigesetzt wird oder sie besonders intensiv auf freigesetztes Histamin reagieren. Es ist allerdings auch durch passive Übertragung von Serum oder IgE in die Haut normaler Probanden gelungen, urtikariellen Dermographismus auszulösen.

Die gleiche dreifache Reaktion, welche eben beschrieben wurde, kann auch nach intrakutaner Injektion von Histamin beobachtet werden; Lewis hat sie daher als *Dreifachreaktion* bezeichnet.

Weißer Dermographismus. In diesem Fall bildet sich innerhalb des Hautdruckstrichs keine hyperämische, sondern eine anämische, d.h. eine weiße Reaktion aus. Es ist noch nicht sichergestellt, ob diese Reaktion allein durch Vasokonstriktion hautoberflächennaher Blutgefäße zustande kommt oder durch ödembedingte Kompression der Kapillaren. Weißer Dermographismus ist typisch für Patienten mit Atopie, speziell mit atopischem Ekzem. Innerhalb entzündlicher Hautveränderungen verschiedener Genese, so bei Psoriasis vulgaris, seborrhoischem Ekzem, atopischem Ekzem u.a. kann ebenfalls weißer Dermographismus unspezifischer Art ausgelöst werden.

Urticaria factitia

Synonym. Dermographische Urtikaria.

Sie wird so bezeichnet, weil diese Form von chronischer Urtikaria gekennzeichnet ist durch meist strich- oder streifenförmige urtikarielle Hautreaktionen an Scheuerstellen von Kleidung, innerhalb von Kratzstrichen oder nach Reiben der Haut. Die Patienten geben an, daß sie vielfach morgens nach dem Aufstehen oder abends beim Zubettgehen erheblicher Juckreiz quält und sie deshalb scheuern bzw. kratzen. In den mechanisch belasteten Hautpartien kommt es

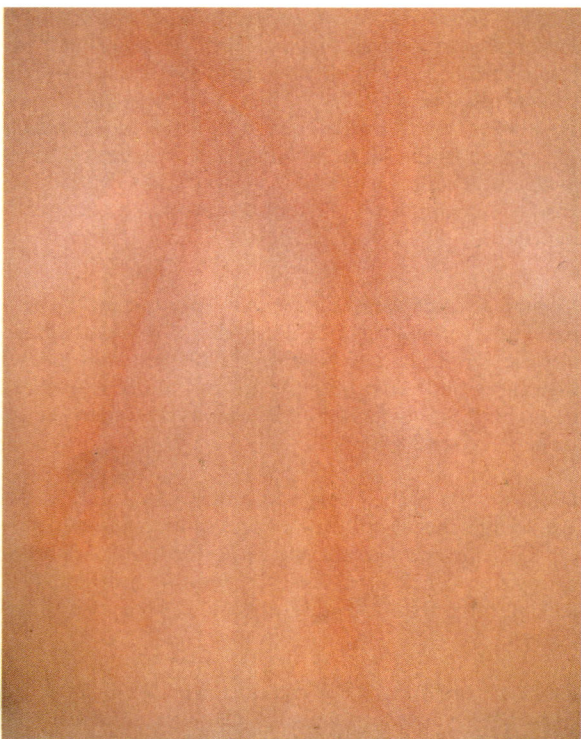

Urtikarieller Dermographismus

zur Entwicklung von Quaddeln. Da diese wieder Juckreiz verursachen, wird ein Circulus vitiosus ausgelöst. Urticaria factitia entwickelt sich vielfach bei Menschen mit einer abnorm gesteigerten Erregbarkeit des Gefäßnervensystems der Haut auf dem Boden einer psychovegetativen Störung. Die Anamnese ergibt oft außergewöhnliche psychische Belastungen oder Streßsituationen.

Diagnose. Sie ist einfach, wenn man die Anamnese genau eruiert und auf urtikariellen Dermographismus untersucht. Dabei findet man auch ein starkes Reflexerythem. Bezüglich der Ursache gilt dasselbe wie für den Dermographismus. Ganz selten wurde vorübergehende Urticaria factitia während Penicillinbehandlung beobachtet.

Therapie. Aufklärung der Ursache für die psychovegetative Erregbarkeitssteigerung; notwendigenfalls psychosomatische Beratung.
Innerlich: Symptomatische Behandlung mit Antihistaminika und sedierenden Medikamenten (Atarax, Bellergal retard, Belladenal, Insidon, Librium, Librax) über längere Zeit.
Äußerlich: Zur Juckreizbekämpfung auch antihistaminhaltige Gele (Soventol, Pragman, Tavegil).

Urticaria mechanica

Synonym. Druckurtikaria.

Klinik. Diese Erscheinung entsteht nach einmaligem Schlag, Stoß oder Druck an den Stellen der Reizeinwirkung (daher die Bezeichnung). Die Hautreaktion ist meist nicht eine typische Quaddel an der mechanisch beanspruchten Stelle, sondern zeigt gerötete, mehr tiefe, gelegentlich schmerzhafte örtliche Schwellungen vom Quincke-Ödemtyp. Sie kann mit einem meist urtikariellen Dermographismus und auch mit chronisch-rezidivierender Urticaria verbunden vorkommen.

Pathogenese. Die Hautreaktion dürfte bedingt sein durch Histaminliberation aus Mastzellen infolge der physikalischen Druckeinwirkung auf die Haut. Bemerkenswert ist die individuell schwankende Reaktionsbereitschaft. Da man bei der verzögerten Form der Druckurtikaria (Hautreaktion 4–6 h nach Druckapplikation) in der Haut mononukleäre Zellen zusammen mit Eosinophilen gefunden hat, wurde an allergische Bedingtheit gedacht. Diese ist allerdings bislang nicht sicher nachgewiesen.

Diagnose. Zur Diagnosesicherung empfiehlt sich der Drucktest:
Gürteltest. Hier wird ein etwa 10 cm breiter Ledergürtel mit 2 Gewichten von zusammen 10 kg an den Enden für 10–20 min auf die Schulter gehängt.
Zylindertest. Ein Kupferzylinder von etwa 4 cm Durchmesser, mit einem Gewicht von 8–10 kg beschwert, wird für 10–20 min auf die Oberschenkelstreckseite gegeben.

In beiden Fällen erfolgt Ablesung nach 10–30 min *(Druckurtikaria vom Soforttyp)* oder nach 2–6 h *(Druckurtikaria vom Spättyp)*. An der belasteten Stelle manifestiert sich eine positive Reaktion als diffuse urtikarielle Hautveränderung mit Apfelsinenschalenphänomen.

Therapie. Die Behandlung ist schwierig.
Innerlich: Antihistaminika sind gewöhnlich nicht wirksam. Versuch mit psychovegetativ sedierenden Maßnahmen wie bei Urticaria factitia.
Äußerlich: Antihistamingele.

Kälteurtikaria

Synonym. Urticaria e frigore.

Vorkommen. Sie gehört zu den häufigen Formen von physikalischer Urticaria. Ganz selten kommt sie als autosomal-dominant vererbte *familiäre Kälteurtikaria* vom Soforttyp oder Spättyp vor. Meist ist sie erworben; das mittlere Lebensalter wird bevorzugt. Unverkennbar ist Saisongebundenheit. Sie entwickelt sich an Hautstellen nach direkter Kälteeinwirkung *(Kontakttyp)* oder auch als Fernurtikaria nach örtlicher Kälteeinwirkung *(Reflextyp)*.

Pathogenese. Bei der *idiopathischen erworbenen Kälteurtikaria* vom Kontakttyp konnte für manche Fälle durch Prausnitz-Küstner-Reaktion eine allergische Bedingtheit (Typ-I-Reaktion) nachgewiesen werden. Diese ist aber nicht immer sicher, so daß man auch erhöhte Erregbarkeit des vegetativen Nervensystems der Haut auf Kältereiz, erhöhte Empfindlichkeit auf Acetylcholin oder gesteigerte Empfindlichkeit von Mastzellen, auf Kältereiz, Mediatoren wie Histamin, Kinine u.a. freizusetzen, vermutet hat. Für eine Beteiligung des Komplementsystems besteht bisher kein Anhalt. Auf jeden Fall führt die Reaktion schließlich zur Freisetzung von Histamin oder H-Substanzen und auf diesem Wege zu einer urtikariellen Reaktion.

Klinik. Typisch sind Anamnese und Befund. Bei idiopathischer erworbener Kälteurtikaria kommt es be-

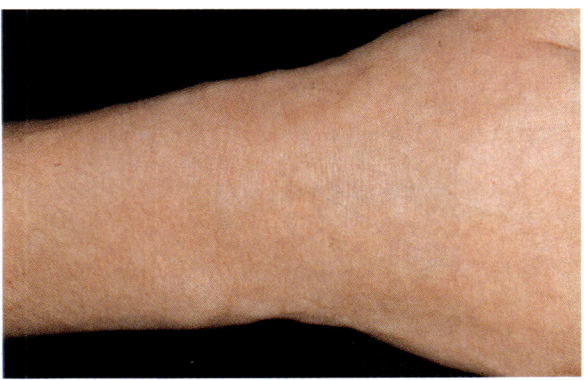

Kälteurtikaria

sonders in der kalten Jahreszeit nach Kälteeinwirkung an den unbedeckten Körperpartien, so an Gesicht, Hals, Händen oder anderen exponierten Körperstellen, zur Eruption von juckenden Erythemen und Quaddeln *(Kontakttyp)*. Von manchen Patienten wird angegeben, daß auch kalter Wind zur Auslösung führt *(Kaltlufturtikaria)*, gelegentlich auch, daß plötzlicher Temperaturabfall ätiologisch bedeutsamer ist als der absolute Kältegrad. Auch kalte Waschungen können den gleichen Effekt haben *(Kaltwasserurtikaria)*.

Attacken von Kälteurtikaria können sich auch innerhalb von Minuten nach kalten Speisen oder kalten Flüssigkeiten entwickeln *(Reflextyp)*.

Symptome. Allgemeinerscheinungen sind bei umschriebener Kälteurtikaria selten, können aber bei ausgedehnten Formen zu schockartiger Symptomatik führen. *Plötzliche Todesfälle* in Freibädern nach einem Sprung ins kalte Wasser können die Folge kälteinduzierter Freisetzung großer Histaminmengen sein.

Gelegentlich wurde Kälteurtikaria mit Ascaridiasis, Fokalinfekten oder Nahrungsmittelallergie kombiniert beobachtet. Auf Hämoglobinurie sollte geachtet werden.

Histopathologie. In frischen Veränderungen findet man lediglich eine Degranulation von Mastzellen ohne zellulär-entzündliche Reaktion.

Diagnose. Anamnese und Kältetest.
Kältekontakturtikaria. Der Test wird gewöhnlich mit Eiswasser (0° C) oder mit Eiswürfeln durchgeführt. Die Expositionszeit beträgt in Abhängigkeit von der Hautreaktion 5–10 min, bei kalten Hand- und Armbädern (5–6° C) 10–20 min. Exakter ist das Auflegen eines mit Eiswasser gefüllten Kupferzylinders oder Reagenzglases.
Kältereflexurtikaria. Hier sollte ein doppelseitiges kaltes Armbad (10° C) für 10–20 min durchgeführt werden oder ein kaltes Wannenteilbad (10–16° C). Das Ergebnis wird in Form kleinster Quaddeln auch an nicht exponierten Hautbereichen deutlich.

Therapie. Bei idiopathischer erworbener Kälteurtikaria sind Antihistaminika zumeist wirksam. Sie sollten vor der Kälteexposition eingenommen werden. Bei familiärer Kälteurtikaria sind sie gewöhnlich unwirksam. Interessant ist die Tatsache, daß Penicillinbehandlung in etwa 20–40% der Fälle zu recht positiven Effekten führt; möglicherweise handelt es sich um eine Reaktion von Penicillin mit IgE-Antikörpern.
Innerlich: Tägliche Infusion von je 10^6 IE Benzylpenicillin (Penicillin G Hoechst, Penicillin „Göttingen", Penicillin „Grünenthal", Penicillin-Heyl) über 2–3 Wochen. Orale Penicilline oder Penicillamin haben sich nicht als geeignet erwiesen. Auch ein Versuch mit Antimalariamitteln wie Hydroxychloroquin (Quensyl, 2mal 1 Tbl. tgl.) ist indiziert.

Wärmeurtikaria

Synonyme. Urticaria e calore, Wärmekontakturtikaria.

Definition. Diese Urtikaria ist äußerst selten und wird durch direkte äußerliche Wärme- oder Hitzeeinwirkung auf die Haut ausgelöst. Innerhalb weniger Minuten entwickeln sich im Kontaktbereich Erytheme mit typischen Quaddeln: *Wärmekontakturtikaria vom Soforttyp.*

Pathogenese. Wahrscheinlich handelt es sich um eine Vasoneurose (psychovegetative Störung?) mit gesteigerter Empfindlichkeit der histaminfreisetzenden Mastzellen gegen Wärmereiz. Auch an gesteigerte Empfindlichkeit gegenüber Acetylcholin wurde gedacht. Allergische Bedingtheit (passive Übertragung) konnte nicht erwiesen werden. C-1-Inhibitor-Verminderung wurde festgestellt. Abzugrenzen durch entsprechende Anamnese ist die extrem seltene *hereditäre Wärmekontakturtikaria vom Spättyp.*

Diagnose. Anamnese und Wärmetest.

Wärmetest. Applikation eines Testzylinders [Kupferzylinder, Reagenzglas mit warmem Wasser (38–44° C)] an der Haut der Armbeugeseite. Innerhalb einer Expositionszeit von 5–10 min entwickeln sich Quaddeln im Kontaktbereich. Bei der hereditären Form vom Spättyp vergehen viele Stunden bis zur Reaktion.

Therapie. Nur symptomatisch.
Innerlich: Versuch mit psychovegetativ sedierenden Substanzen (Insidon, Librax, Librium, Adumbran, Belladenal).
Äußerlich: Versuch mit Antihistamingelen (Pragman, Soventol, Tavegil).

Sonderform: Wiedererwärmungsurtikaria

Diese kommt dann zustande, wenn Patienten nach längerem Aufenthalt in der Kälte in einen warmen Raum kommen. Innerhalb von wenigen Minuten entwickelt sich dann eine stark juckende Eruption von Quaddeln, vorzugsweise an den unbedeckten Körperpartien. Allergische Bedingtheit ist nicht sicher.

Lichturtikaria

Diese wird durch ultraviolette Strahlen oder/und sichtbares Licht an den Kontaktstellen ausgelöst (s.S. 360).

Röntgenurtikaria

Die extrem seltene Hautreaktion wird durch Röntgenstrahlen ausgelöst und äußert sich in urtikariellen Reaktionen in Hautbereichen, die aus therapeutischen Gründen mit Röntgenstrahlen behandelt werden. Sie treten innerhalb kurzer Zeit auf. Durch passive Übertragung konnte wahrscheinlich gemacht werden, daß es sich um eine IgE-abhängige Immunreaktion (Typ-I-Reaktion) handelt.

Cholinergische Urtikaria

Synonyme. Schwitzurtikaria, Anstrengungsurtikaria.

Definition. Im Anschluß an eine Erhöhung der Körpertemperatur entstehen typische linsengroße, stark juckende Quaddeln auf fleckigen Erythemen.

Vorkommen. Seltenes psychovegetatives Syndrom, besonders nach stärkeren seelischen Belastungen wie Streß, Examensvorbereitung, Tod von Angehörigen u.a.

Pathogenese. Wahrscheinlich handelt es sich nicht um einen einförmigen Pathomechanismus. Sicher besteht erhöhte Empfindlichkeit gegenüber Acetylcholin. Intrakutane Injektion von Acetylcholinchlorid, Metacholinchlorid oder Pilocarpin in einer Verdünnung von 1:1000 oder stärker führt zur Entwicklung einer typischen cholinergischen Quaddel, subkutane Injektion von 0,1–0,5 mg Carbachol (Doryl) zur Auslösung eines Schubes. Bei ausgedehnter cholinergischer Urtikaria konnte andererseits eine Erhöhung des Plasmahistaminspiegels beobachtet werden; ferner ist passive Übertragung mittels Blutserum gelegentlich gelungen. Dies spricht dafür, daß es sich um eine immunologische, IgE-abhängige Urtikaria vom Typ I handeln könnte.

Klinik. Im Anschluß an körperliche Anstrengung, die mit Steigerung der Körpertemperatur und Schwitzen verbunden ist, aber auch nach Baden oder Duschen in heißem Wasser oder bei Fieberzuständen kommt es bevorzugt im oberen Rumpfbereich zu disseminierten urtikariellen Hauterscheinungen.
Typisch ist ihre Morphologie: etwa linsengroße, relativ derbe kalottenförmige Quaddeln, welche von einem größeren Reflexerythem umgeben sind. Konfluierung ist nicht selten.

Symptome. Starker Juckreiz. Gelegentlich kann die Eruption von Allgemeinsymptomen wie Übelkeit, Speichelfluß, Kopfschmerzen oder Darmbeschwerden begleitet sein (Acetylcholineffekt?).

Prognose. Sie ist vorsichtig zu stellen, da die Erkrankung über viele Monate bestehen bleiben kann.

Diagnose. Typische Anamnese, charakteristisches klinisches Bild und Testung.
Test auf cholinergische Urtikaria. Heißes Halbkörperbad (40–41° C für 10–20 min), doppelseitiges Armbad (40–45° C für 20–25 min) oder Treppensteigen bzw. Arbeit bis zum Schwitzen. Diese Tests führen zu typischen Hauterscheinungen, bei Heißwassertests auch außerhalb des Testorts.
Carbacholtest.

Therapie. Wichtig ist Eruierung psychosomatischer Störungen und deren Behandlung, evtl. zusammen mit einem Psychotherapeuten. Ansonsten parasympatikolytisch wirkende Substanzen wie Sekalealkaloide oder Benzodiazepine (Belladenal, Spasmo-Adumbran, Librax). Besonders Atarax (Beginn 3mal 10 mg tgl. oder höher, später 1mal 10 mg tgl. als Erhaltungsdosis) wird empfohlen. Wichtig ist, daß die Therapie über längere Zeit durchgeführt wird.

Sonderform: Schwitzurtikaria

Die Schwitzurtikaria, welche angeblich durch urtikariogene Bestandteile des ekkrinen Schweißes ausgelöst werden soll (Intrakutantestung mit Schweiß in einer Verdünnung von 1:100 führt zu urtikarieller Reaktion), wird heute als cholinergische Urtikaria interpretiert und die positive Testreaktion als unspezifisch angesehen.

Arzneimittelbedingte nichtimmunologische Urtikaria

Eine Reihe von Therapeutika und Diagnostika können zu anaphylaktoiden Reaktionen führen, die klinisch das Bild einer allergischen Sofortreaktion einschließlich *akuter Urtikaria* aufweisen, ohne daß aber spezifische Antikörper gefunden werden konnten. Man spricht daher auch von *„pseudoallergischen"* Reaktionen.

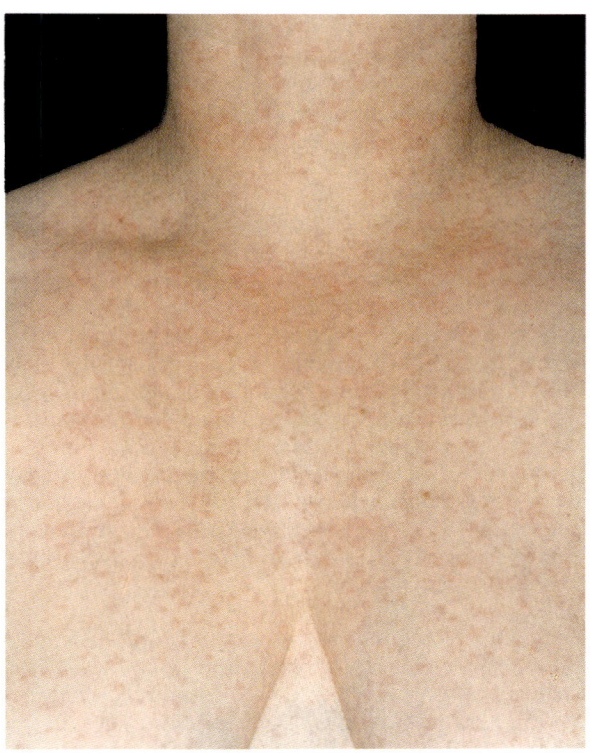

Cholinergische Urtikaria

Pathogenese. Die Pathogenese anaphylaktoider Intoleranzreaktionen durch Arzneimittel, Nahrungsmittelzusatzstoffe oder Diagnostika ist noch nicht im einzelnen aufgeklärt. Grundsätzlich handelt es sich darum, daß aus Blutbasophilen und Gewebsmastzellen offenbar Mediatorstoffe wie Histamin ohne spezifische immunologische Reaktion abgegeben werden und zu urtikariellen Hautveränderungen und anaphylaktoiden Phänomenen führen: *Pseudoallergie.*

Medikamente, Anästhetika und Anticholinergika. Von einer Reihe dieser Präparate wie Opiate (Morphin), Pethidin (Dolantin) sowie Atropin oder Papaverin ist bekannt, daß sie gelegentlich zu Flushreaktionen oder urtikariellen Exanthemen führen können. Das gleiche gilt für Anästhetika wie Propanidid (Epontol), Thiopental (Trapanal), D-Tubocurarin (Curarin) und Succinylcholin (Lysthenon). Diese Agenzien können direkt Histamin aus Blutbasophilen und Mastzellen freisetzen. Wahrscheinlich muß aber eine bestimmte Bereitschaft für diese Reaktion vorhanden sein. Allergietestungen fallen negativ aus.

Kolloidale Volumenersatzmittel. Die Häufigkeit anaphylaktoider Reaktionen durch künstliche Volumenersatzmittel ist schwer zu schätzen. Sie wird mit etwa 0,1% angegeben, die von Nebenwirkungen durch Humanalbumin ebenfalls mit 0,01%. In vielen Fällen scheint es auch hier zur Histaminfreisetzung zu kommen, die letztendlich für die akute Symptomatik verantwortlich ist. Ob es sich um eine direkte Histaminfreisetzung aus Mastzellen oder um einen indirekten Effekt nach vorangehender immunologischer Reaktion oder um die Folge anderer Mechanismen handelt, ist noch nicht sichergestellt. Dies gilt auch für die seltenen Reaktionen auf Humanalbumin, während den schweren dextraninduzierten Reaktionen offenbar echte immunologische Pathomechanismen (Immunkomplexanaphylaxie, Typ III) zugrunde zu liegen scheinen.

Röntgenkontrastmittel. Anaphylaktoide Reaktionen kommen nach intravenöser Verabreichung von heute üblichen Röntgenkontrastmitteln (Derivate von Trijodbenzoesäure) in etwa 5% der Fälle vor. Meist besteht keine Jodallergie. Röntgenkontrastmittel setzen einerseits direkt Histamin aus Gewebsmastzellen und Blutbasophilen frei; eine Erhöhung des Histaminspiegels im Serum konnte nachgewiesen werden. Andererseits verursachen sie eine Verminderung von Serumkomplement infolge Aktivierung des alternativen Wegs des Komplementsystems; die Komplementfaktoren C3a und C5a können wiederum Histamin freisetzen. Auch Freisetzung von Serotonin aus Thrombozyten ist möglich.

Acetylsalicylsäure und andere Antiphlogistika. Urtikaria, Quincke-Ödem, Asthma und anaphylaktoide Reaktionen gegenüber Acetylsalicylsäure und anderen nichtsteroidalen Antiphlogistika sind seit langem bekannt und werden als „Analgetikaidiosynkrasie" (oder „-intoleranz") bezeichnet. Etwa 1$^0/_{00}$ der mit diesen Medikamenten behandelten Menschen neigt zu solchen Reaktionen. Offenbar besteht gelegentlich auch familiäre Neigung. Bei Patienten mit Asthma bronchiale wurde die Häufigkeit der Acetylsalicylsäureidiosynkrasie mit 2–10%, bei Patienten mit chronischer Urtikaria mit 22–50% angegeben. Patienten mit Überempfindlichkeit gegenüber Acetylsalicylsäure können gleichzeitig auch gegenüber Indometacin oder anderen Antiphlogistika Intoleranzen aufweisen. Vielfach haben solche Patienten auch Intoleranzen gegenüber Azofarbstoffen, beispielsweise in Nahrungsmitteln, oder gegenüber anderen Nahrungsmittelzusatzstoffen wie Benzoesäureverbindungen.

Besonders muß man an dieses *Intoleranzsyndrom* denken, wenn bei Patienten mit chronischer Urtikaria keine weiteren Noxen gefunden werden können oder zusätzlich zur chronischen Urtikaria generalisierter Flush, starker Juckreiz am behaarten Kopf sowie konjunktivale Reaktionen, Sekretion der Nasenschleimhaut und bronchospastische Beschwerden auftreten.

Als *weitere Medikamente* kommen Antibiotika (Chlortetrazyklin, Polymyxin), Sympathikomimetika (Amphetamin, Phenylethylamin, Oxedrin) oder Hypnotika (Hydralazin) in Betracht. Aber auch Vitamin B_1 (Thiamin) oder Eisensalze können derartige anaphylaktoide Intoleranzreaktionen auslösen. Auch hier wird im wesentlichen an eine histaminliberierende Wirkung gedacht.

Klinik. Klinisch ist eine akute pseudoallergische Reaktion bei voller Ausprägung durch eine anaphylaktoide Symptomatik charakterisiert. Sie beginnt mit einem generalisierten erythematösen Exanthem (Flush) und einem akuten urtikariellen Exanthem bzw. akuter Urtikaria. Hinzu treten konjunktivale Reizzustände mit Gefäßinjektion, Nasensekretion und bronchospastischen Beschwerden. Tachykardie und Hypotonie können bis zur voll ausgeprägten Schocksymptomatik führen.

Die subjektive Symptomatik ist durch die Organgebundenheit bestimmt. Bei der akuten Intoleranzreaktion an der Haut besteht neben auf oberen Rumpf, Gesicht und Kopf beschränkten flushartigen Rötungen oder urtikariellen Reaktionen sehr starker Juckreiz mit Bevorzugung am Kapillitium.

Bei *Patienten mit Atopie,* die sich in Form von allergischer Rhinitis, allergischer Konjunktivits oder allergischem Bronchialasthma präsentiert, kann es unter den genannten Diagnostika oder Therapeutika zu einer akuten Exazerbation der organgebundenen Veränderungen kommen.

Bei *Patienten mit chronischer Urtikaria* kann die histaminliberierende Idiosynkrasie gegen Medikamente oder Nahrungsmittelzusatzstoffe ausschließlich für die chronischen Veränderungen oder als unterhaltender Kofaktor in Betracht kommen.

Differentialdiagnose. Diese hat IgE-abhängige anaphylaktische Reaktionen (Typ I) zu berücksichtigen. Die Abgrenzung kann gelegentlich Schwierigkeiten machen; entsprechende Anamnese (Atopie?), spätere Intrakutantestung und Bestimmung der IgE-Serumkonzentration (PRIST) können bei der Abgrenzung hilfreich sein.

Therapie. Sie entspricht der Therapie der akuten Urtikaria mit Schocksymptomatik bzw. des anaphylaktischen Schocks (s.S. 271).

Anhang: Hoigné-Syndrom [Hoigné und Schoch 1959]

Definition. Unmittelbar nach Injektion von Kristallsuspensionen (Depotpenicillin, Glukokortikoide) auftretendes reversibles embolisch-toxisches Syndrom mit zentralnervöser Symptomatik.

Vorkommen. Selten.

Ätiopathogenese. Sehr wahrscheinlich handelt es sich um ein akut einsetzendes Ereignis nach intravasaler Injektion von Kristallsuspensionen, die bei Applikation in Gefäße eintreten können. Sie entfalten im Zentralnervensystem toxische Wirkungen.

Klinik. Während der oder direkt im Anschluß an meist intramuskuläre Injektion von Depotpenicillinen treten akut Zyanose, Husten, abnorme Geschmacksempfindungen auf der Zunge und Kribbeln in Händen und Füßen auf. Auch akustische Veränderungen wie Ohrgeräusche oder Schwerhörigkeit können sich einstellen, ebenfalls optische Sensationen. Der Patient kommt in einen starken Erregungszustand mit Todesangst. Hinzutreten von Bewußtseinstrübungen, Schwindel, Tachykardie und Fingertremor.

Symptome. Es kann vorübergehend zu einer Bluteosinophilie kommen.

Verlauf. Innerhalb von wenigen Minuten bilden sich die Erscheinungen ohne Residuen zurück. Dies ist wahrscheinlich der Fall, wenn sich die Penicillinkristalle aufgelöst haben. Intravasale Kristallembolien konnten pathologisch-anatomisch nachgewiesen werden.

Therapie. Wie bei anaphylaktischem Schock (s.S. 271).

Allergische Urtikaria

Diese kommen bei weitem am häufigsten vor und werden durch eine fast unübersehbare Vielzahl von Ursachen ausgelöst.

Vorkommen. Allergische Urtikaria ist häufig und zeigt keine Beziehung zu ethnischen Faktoren. Sie tritt oft im 3.–4. Lebensjahrzehnt auf und betrifft vorzugsweise das weibliche Geschlecht.
Früher vermutete man, daß eine genetische Prädisposition insofern besteht, als atopische Diathese das Risiko zu allergischer Urtikaria, Angioödem und Anaphylaxie erhöht. Es konnte allerdings nachgewiesen werden, daß das Risiko solcher Reaktionen, zumindest gegenüber Penicillin, bei atopischen Menschen nicht erhöht ist.

Ätiologie und Pathogenese. Allergische Urtikaria ist polyätiologisch bedingt. In Betracht kommen Medikamente, welche als Haptene erst im Organismus zum Vollantigen komplettiert werden, ferner Nahrungsmittel, Nahrungsmittelzusatzstoffe, Genußmittel, Inhalationsantigene, mikrobielle Antigene bei Infektionen, hormonelle Antigene, Stoffwechselstörungen, Autoantigene (z.B. maligne Tumoren, Autoimmunkrankheiten) und sogar emotionale Faktoren.
Zweifellos bleibt besonders bei Patienten mit chronischer Urtikaria die Ursache nicht selten unklar. Hier spricht man von *idiopathischer Urtikaria*.

Die immunologische Reaktionsweise, die einer allergischen Urtikaria zugrunde liegt, kann unterschiedlicher Natur sein.

– *Urtikarielle Sofortreaktion.* Diese bildet sich als IgE-abhängige Typ-I-Reaktion beim Sensibilisierten innerhalb von Minuten nach Antigenzufuhr als Teil einer anaphylaktoiden Reaktion aus. Sie kann verbunden sein mit Bronchospasmen, Kehlkopf- oder Glottisödem und unter Kreislaufsymptomatik zum anaphylaktischen Schock mit tödlichem Ausgang führen.
– *Verzögerte Sofortreaktion.* Sie ist ebenfalls IgE-abhängig, tritt aber beim Sensibilisierten erst 8–36 h nach Antigenzufuhr in Erscheinung. Der Mechanismus dieser Reaktion ist noch nicht exakt abgeklärt. Man nimmt an, daß auch hier eine IgE-abhängige Antigen-Antikörper-Reaktion an der Mastzellenoberfläche zur Freisetzung biologisch aktiver Mediatoren aus Blutbasophilen und Mastzellen führt.
– *Serumkrankheitsreaktion.* Hier tritt die urtikarielle Reaktion erst 7–11 Tage nach der ersten Antigenzufuhr auf und ist Teilsymptom einer als Serumkrankheit zu interpretierenden Reaktion (Typ III-Reaktion).

Diagnose. Auf die Diagnostik der Urtikaria durch Karenztest, Intrakutantest, Expositionstest und RAST wird später eingegangen (s.S. 266).

Verlauf. Für die Praxis hat sich eine Einteilung der allergischen Urtikariaformen entsprechend dem Verlauf als zweckmäßig erwiesen.

Man unterscheidet:
– akute Urtikaria,
– chronisch intermittierende Urtikaria,
– chronische Urtikaria (chronisch-kontinuierliche und chronisch-rezidivierende Verlaufsformen).

Akute Urtikaria

Von akuter Urtikaria spricht man, wenn die Krankheitserscheinungen nicht länger als 4 Wochen bestehen.

Meist als Sofortreaktion vom anaphylaktoiden Typ (Typ-I-Reaktion) tritt sie plötzlich in Form eines mehr oder minder intensiven Quaddelschubes bei Sensibilisierten sofort nach entsprechender resorptionsbedingter Latenzzeit (peroral, i.m.- bzw. i.v.-Injektionen) auf. Gelegentlich bleibt es nicht beim akuten Urtikariaschub, sondern Angioödem, Larynxödem, Glottisödem, Bronchospasmus, mäßige Temperaturerhöhung, Übelkeit, Brechreiz sowie Kreislaufstörungen (Hypotonie) können zu schockartigen Reaktionen führen.

Bei der verzögerten Sofortreaktion kommt es erst nach 8–36 h zu den Hauterscheinungen, die aber ebenfalls mit Larynx- bzw. Glottisödem verbunden sein können.

Serumkrankheitartige Reaktionen treten erst 7–11 Tage später auf, manifestieren sich ebenfalls als akute Urtikaria, evtl. verbunden mit anderen Symptomen der Serumkrankheit wie Fieber, Lymphknotenschwellungen, Gelenkschmerzen, Blutbildabweichungen. Dieser Reaktionstyp entwickelt sich besonders häufig nach Verabreichung von Penicillin und eiweißhaltigen Organextrakten (Leber, Frischzellen, Hormone).

Auf akute Urtikaria bei Analgetikaintoleranz oder -idiosynkrasie wurde bereits verwiesen (s.S. 262).

Ätiologie. Bei akuter Urtikaria ist besonders an Arzneimittel, Nahrungs- oder Genußmittel, Inhalationsantigene und Insektenstich bzw. -biß zu denken.

Arzneimittel. Sie sind die häufigste Ursache. Es gibt kaum ein Medikament, das nicht eine akute Urtikaria auslösen könnte. Die Urtikaria kommt nach parenteraler Arzneiverabreichung wesentlich häufiger vor als nach peroraler Anwendung. Besonders oft wird *Penicillinurtikaria* (Sofortreaktion vom Typ I oder Typ III) beobachtet.

Allergenextrakte
für diagnostische oder therapeutische Zwecke
Antibiotika
Penicillin, Cephalosporinderivate und viele andere
Blut
Frischblut, Konservenplasma bei Unverträglichkeit gegenüber Blutgruppen, Rh-Faktor oder anderen Faktoren
Chemotherapeutika
Sulfonamide, Paraaminosalicylsäure, Isoniazid
Hormone
Insulin, ACTH, eiweißhaltige Extrakte aus Testes oder Ovarien (Fremdprotein)
Hypnotika, Analgetika, Barbiturate, Meprobamat, Carbamazepin

Nahrungs- und Genußmittel. Diese sind nicht selten kausal bedeutsam. Meistens handelt es sich um allergische Reaktionen vom Soforttyp (Typ I) bei Patienten, die gegen fremde eiweißhaltige Antigene sensibilisiert sind. Folgende Antigene kommen häufiger in Betracht:

Animale Proteine
Fisch, Krebs, Hummer, Austern, Muscheln, bestimmte Fleischsorten (z.B. Hammel), Käsesorten (pilzhaltiger Käse)
Früchte
Erdbeeren, Stachelbeeren, Zitrusfrüchte, Walnüsse
Gemüse
Hülsenfrüchte, Tomaten, Sellerie
Genußmittel
Kakao, chininhaltige tonische Wässer, bestimmte Weinsorten
Gewürze

Infektionsantigene. Gelegentlich wird akute Urtikaria bei Parasitenallergie (Helmintheninfektion) oder anderen mikrobiellen Infektionen gesehen.

Inhalationsantigene. Diese sind nur selten urtikariogen. In Betracht kommen Pollen, proteinhaltige Dämpfe, Staub, Parfüms.

Insektenantigene. Hier entwickelt sich die akute Urtikaria als Typ-I-Reaktion nach Sensibilisierung gegenüber Bienengift, Wespengift usw. im Anschluß an einen Stich als disseminierte urtikarielle Reaktion, nicht selten mit Schocksymptomatik.

Nahrungsmittelzusatzstoffe
Benzoesäure, Farbstoffe (besonders Tartrazin und Sorbinsäure)
Salizylsäure und antipyrinhaltige Arzneimittel
Vakzinen und *Seren*
Frischzellenzubereitungen (Fremdproteine), artfremde Antitoxinseren, Impfstoffe gegen Poliomyelitis, Gelbfieber etc. Bakterienvakzinen
Vitamine
B_1 und B_2

Verlauf. Der Verlauf einer akuten Urtikaria hängt von der sich entwickelnden Begleitsymptomatik ab. Bei auftretendem Glottis- oder Kehlkopfödem und Zeichen von Kreislaufstörungen mit Schocksymptomatik ist Sofortbehandlung notwendig.

Prognose. Sie ist günstig, da der Patient das auslösende Antigen gewöhnlich selbst erkennt und im Fall eines Rezidivs frühzeitig in der Lage ist, sich selbst zu behandeln (Schockapotheke für den Patienten) oder sich in die Klinik zu begeben.

Diagnostische Leitlinien. Zur Sicherstellung der angeschuldigten Antigene können Karenztest, Expositionstest, Intrakutantestung und RAST in Betracht kommen. Intrakutantests sollten wegen einer möglichen Refraktärphase nicht vor 3–4 Wochen nach Abheilung der Urtikaria durchgeführt werden.

Therapie. Siehe S. 271.

Chronisch-intermittierende Urtikaria

Diese ist dadurch charakterisiert, daß es innerhalb eines Zeitraums von mehr als 4 Wochen, nicht selten über Jahre hin, nach unterschiedlich langen erscheinungsfreien Intervallen immer wieder zum Auftreten einer akuten Urtikaria stärkerer oder geringerer Ausprägung kommt. Aus dem chronisch-intermittierenden Verlauf wird deutlich, daß vom Patienten ursächlichen Antigene bislang nicht erkannt wurden und daher nicht gemieden werden konnten. Sorgfältige Anamnese führt vielfach zur Aufklärung der Ursache.

Pathogenese. Meistens handelt es sich um eine IgE-abhängige Sofortreaktion vom Typ I.

Ätiologie. Nach ärztlicher Erfahrung sind die Ursachen für eine chronisch intermittierende Urtikaria die gleichen wie bei akuter Urtikaria.

Medikamente. Von Zeit zu Zeit, beispielsweise wegen Menstruationsbeschwerden, vorübergehender Kopfschmerzen oder Unpäßlichkeit wird ein Medikament eingenommen, gegen das der Patient überempfindlich ist. Gelegentlich kann ein Patient wegen Gruppenüberempfindlichkeit, d.h. Sensibilisierung gegen Stoffe mit gemeinsamer chemischer Grundstruktur wie die sog. *Parastoffe* (Stoffe mit reaktiven Gruppen am Benzolring in Parastellung), auf verschiedenartige Arzneimittel wie Anästhetika, Sulfonamide oder Sulfonylharnstoffe mit chronisch-intermittierenden urtikariellen Eruptionen reagieren.

Nahrungs- und Genußmittel. Auch diese kommen kausal in Betracht, wenn die antigenen Stoffe nur von Zeit zu Zeit zugeführt werden, wie etwa Sellerie bei Sellerieallergie, Chinin in Form von Tonic-Getränken oder Farbstoffe in Fruchtsäften.

Inhalationsantigene. Sie sind nur selten als Ursache bekannt geworden.

Verlauf. Günstig, weil es zumeist leicht gelingt, die Ursache aufzufinden.

Diagnose. Sorgfältige Erhebung der Anamnese. Zur kausalen Abklärung gleiches Vorgehen wie bei akuter Urtikaria.

Therapie. Wie bei akuter Urtikaria (s.S. 271).

Chronische Urtikaria

Von chronischer Urtikaria spricht man dann, wenn eine Urtikariakrankheit sich über mehr als 4 Wochen erstreckt. Treten bei milder Symptomatik täglich neue urtikarielle Quaddeleruptionen in Erscheinung, so spricht man von *chronisch-kontinuierlicher Urtikaria*. Treten bei relativ geringem Eruptionsdruck urtikarielle Quaddeln nur in Intervallen von einem bis mehreren Tagen auf, so spricht man auch von *chronisch-rezidivierender Urtikaria*.

Meist erkranken Erwachsene an chronischer Urtikaria. Sie kann Monate, auch Jahre dauern und den Patienten durch dauernden Juckreiz subjektiv sehr stören. Je länger die Erkrankungsdauer, desto geringer sind die Heilungsaussichten.

Pathogenese. Sie ist auch heute noch nicht klar. Sicher ist, daß wohl nur ein kleiner Teil dieser Fälle als Ausdruck einer antikörpervermittelten IgE-abhängigen Sofortreaktion (Typ-I-Reaktion) interpretiert werden kann. Wahrscheinlich sind etwa 20–30% dieser Fälle als nichtimmunologisches Intoleranzsyndrom chemisch provoziert. Vielleicht ist auch ein Teil Ausdruck einer Immunkomplexreaktion (Typ-III-Reaktion). In etwa 30–50% der Fälle ist es schließlich auch unter Heranziehung entsprechender Untersuchungen nicht möglich, die auslösende Ursache zu finden: idiopathische chronische Urtikaria.

Ätiologie. Physikalische Ursachen und cholinergische Urtikaria sollten primär ausgeschlossen sein. Es kommen ansonsten in Betracht:

Arzneimittel. Diese sind selten die Ursache, weil sie nichtkontinuierlich oder fast kontinuierlich über so lange Zeit eingenommen werden und bei Allergie meist akute massive Urtikariaschübe auslösen. Es muß aber betont werden, daß auch chronische Urtikaria Ausdruck eines Idiosynkrasie- bzw. Intoleranzsyndroms sein kann (s.S. 261).
Der häufigste „Intoleranz" auslösende Stoff ist Acetylsalicylsäure; daher spricht man auch von *Aspirinprovokation* oder *Aspirinintoleranz*.

Nahrungsmittel und Lebensmittel. Diese kommen für sich allein als Antigene für eine Typ-I-Reaktion seltener ursächlich in Betracht. In vielen Fällen handelt es sich auch hier um die Auslösung und Unterhaltung pseudoallergischer Phänomene. Allerdings sollte auf „gewöhnliche" Nahrungs- und Genußmittel geachtet werden, die täglich in verschiedener Form in der Nahrung enthalten sind, wie Milch, Milchprodukte, Ei und Eiprodukte (z.B. Teigwaren, Getreidesorten, Kaffee oder Tee).

Inhalationsallergene. Diese sollen in etwa 5–10% der Fälle ursächlich bedeutsam sein. Pollenallergie äußert sich meistens in Rhinitis allergica, Conjunctivitis allergica, Asthma bronchiale oder in schweren Fällen in einer akuten Urtikaria. Falls es zu einer chronischen Urtikaria kommen sollte, bleibt auch diese jahreszeitlich auf die Flugzeit der antigenen Pollen beschränkt. Aber auch an andere Inhalationsantigene wie Tierhaare, Kapokbettenstaub, Hausstaub, Federn, Wolle, Baumwolle ist zu denken.

Endogene Bedingtheit chronischer Urtikaria. Sie ist häufig. Man nimmt an, daß bei diesen Patienten körpereigene oder körperfremde Antigene von Proteincharakter die kutanvaskuläre allergische Reaktion vom Soforttyp (Typ-I-Reaktion) induzieren. Auch andere Mechanismen können wirksam sein, so die oben erwähnte Immunkomplexreaktion (Typ-III-Reaktion) oder die Kombination mehrerer urtikariogener Faktoren, wie die mit einem Intoleranzsyndrom, mit physikalisch bedingten Urtikariaformen u.a. In etwa 50% der Fälle muß auch nach sorgfältiger Allgemeinuntersuchung und entsprechendem Testprogramm die Diagnose *idiopathische endogene Urtikaria* gestellt werden, weil eine Ursache nicht gefunden werden konnte.

Folgende *Ursachen* werden dann diskutiert:

Störungen im Magen-Darm-Trakt. Diese sollen in etwa 60% der Fälle für Auslösung und Unterhaltung einer chronischen Urtikaria in Betracht kommen. Es muß allerdings betont werden, daß sich klinisch und röntgenologisch nur selten sichere Zeichen einer chronischen Gastritis, Enteritis, Kolitis oder chronischen Appendizitis finden lassen, wenn auch Symptome wie Müdigkeit, Kopfschmerzen, Völlegefühl oder Obstipation auf Verdauungsstörungen hinzuweisen scheinen. Früher ätiologisch in den Vordergrund gestellte Funktionsstörungen des Magens (Anazidität, Hypazidität oder Achylie) werden heute kaum noch diskutiert. Auch Störungen der exokrinen Pankreasfunktion, Passagestörungen durch hypersekretorische Gastroduodenitis und pathologische Darmflora (z.B. Besiedlung des Duodenums mit Kolibakterien) oder mangelhafte Nahrungsverwertung (Stärke, Fett, Muskelfasern im Stuhl) lenken den Verdacht auf derartige Veränderungen. Man vermutet, daß infolge gesteigerter Permeabilität der Darmwand bei umschriebenen entzündlichen Veränderungen die Resorption von enteral zugeführten nutritiven oder bakteriellen Proteinen ermöglicht wird, welche nach Passage der Leber als Antigen wirksam werden können. Infolge gestörter Verdauung (Magen-Pankreas-Störung) sollen Nahrungsmittelproteine nicht bis zu Aminosäuren abgebaut werden können, sondern als solche oder als Bruchstücke (Peptide) resorbiert und dann nach Darmwandpassagen antigen wirksam werden können. Schließlich denkt man auch im Falle einer pathologischen Darmbesiedlung an die Möglichkeit bakterieller oder mykotischer Sensibilisierung. In einer beachtlichen Zahl von Fällen gelingt es bei Nachweis von Candida albicans im Stuhl (enterale Kandidose) durch entsprechende Behandlung, die Hauterkrankung zum Sistieren zu bringen.

Fokalinfektionen. Diese sollen in etwa 5–10% der Fälle ursächlich verantwortlich sein; ihre Bedeutung wird allerdings unterschiedlich beurteilt. Immerhin empfiehlt sich eine Fokussuche (Tonsillen, Nebenhöhlen, Zähne, Gallenblase, Adnexe, Prostata u.a.). Pathogenetisch macht man toxische Produkte aus dem Bakterienstoffwechsel oder Bakterienbestandteile von Proteincharakter als Antigene verantwortlich, die bei laufender Abgabe in die Blutbahn eine chronische Urtikaria unterhalten können. In solchen Fällen kann der operativen Beseitigung des Fokus ein letzter Urtikariaschub folgen.

Infestation. Wurmbefall kommt für die Unterhaltung einer chronischen Urtikaria in Betracht. Auslösend und als Antigene wirken Fremdproteine, die bei Befall von Nematoden, Trematoden und selten von Zestoden in das umgebende Gewebe freigesetzt werden und in die Blutbahn gelangen. Bei uns ist die chronisch rezidivierende Urtikaria bei Askaridiase noch am häufigsten; neben Bluteosinophilie können möglicherweise ein flüchtiges eosinophiles Lungeninfiltrat (Röntgenaufnahme) auf diese Diagnose hinweisen. Entscheidend ist die Untersuchung des Stuhls auf Wurmeier. Bei Verdacht auf Oxyuriasis morgendliche Untersuchung mit der Klebestreifenmethode. Bei Urlaubern aus dem tropischen Afrika ist auch an Onchozerkose zu denken. Nach Beseitigung der Infestation heilt die chronische Urtikaria ab.

Endokrine Störungen. Solche sind in ihrer Ursächlichkeit schwer zu beurteilen. Man vermutet Autoantikörperbildung. Beschrieben wurde chronische Urtikaria bei Menstruationsbeschwerden mit prämenstrueller Verschlimmerung, bei Gravidität oder im Klimakterium. Bei Diabetes mellitus kommt ebenfalls chronische Urtikaria vor. Wichtig ist der Ausschluß einer Insulinallergie.

Andere innere Erkrankungen. Als *Symptom* kommt chronische Urtikaria bei einer Reihe von inneren Erkrankungen vor. Genannt seien Ösophagusdivertikel, Lymphogranulomatosis maligna (M. Hodgkin), chronische Lymphadenose oder Leukosen, Polyzythämie, Hepatopathien, Polyarteriitis, Makroglobulinämie Waldenström, Kryoglobulinämie, Lupus erythematodes, maligne Tumoren u.a. Auch hier sind die ätiopathogenetischen Zusammenhänge meist nicht abgeklärt. Zum Teil dürften die Hauterscheinungen auf Autoantikörperbildung mit allergischer Reaktion vom Soforttyp (Typ I, Typ III) zurückzuführen sein.

Psychogene Faktoren. Ob wirklich eine *psychogene chronische Urtikaria* existiert, ist bislang nicht einwandfrei geklärt. Nicht bezweifelt werden kann die Tatsache, daß durch psychogene Faktoren eine chronische Urtikaria speziell auch im Hinblick auf den Pruritus verschlimmert werden kann. Dies ist besonders dann der Fall, wenn chronische Urtikaria mit Leistendermographismus verbunden ist.

Die *Ursachenaufklärung chronischer Urtikaria* ist demnach eine umfangreiche Aufgabe, die meist nur klinisch und in Zusammenarbeit mit anderen Fachdisziplinen gelöst werden kann.

Diagnostische Maßnahmen bei allergisch bedingten Formen von Urtikaria

Die Auffindung der Ursache bei allergischer Urtikaria ist die wichtigste ärztliche Aufgabe, denn nur dann ist mit ihrer Beseitigung und der Vermeidung von Rückfällen zu rechnen. Folgende Hilfsmittel stehen zur Verfügung:

– *Anamnese.* Diese liefert bei akuter und chronisch-intermittierender Urtikaria meist definitive Hinweise (Medikamente, Nahrungsmittel, Genußmittel, Inhalationsstoffe, Kosmetika). Bei chronischer Urtikaria ist die Anamnese vielfach leer; besonders sollte auf Nahrungsmittel und innere Erkrankungen bzw. Funktionsstörungen geachtet werden.

– *Klinik.* Wesentliche Hinweise ergeben sich aus der klinischen Morphologie der Hauterscheinungen. Ausgedehnte flushartige Eritheme, Lokalisation der Hauterscheinungen im Bereich der oberen Brustpartie und des Kopfes sowie starker Juckreiz am Kopf sprechen für „Intoleranzurtikaria". Cholinergische Urtikaria hat krankheitstypische Effloreszenzen. Akute anaphylaktoide Urtikaria kann mit Allgemeinsymptomatik bis zu Schocksymptomen verbunden sein. Wichtig ist der Ausschluß physikalischer Formen von Urtikaria durch Prüfung von Dermographismus, Druck, Kälte und Wärme.

– *Biopsie.* Eine Probeexzision mit histologischer Untersuchung sollte durchgeführt werden, wenn die einzelne urtikarielle Effloreszenz eine Bestandsdauer von mehr als 8–24 h aufweist. Vielfach handelt es sich dann um ein Urtikariavaskulitis-Syndrom.

– *Karenztest.* Kontrollierter Entzug des vermuteten oder erkannten Antigens führt zum Sistieren der Hauterscheinungen. Bei akuter und chronisch-intermittierender Urtikaria ist der Karenztest zuverlässiger als bei chronischer Urtikaria. Trotzdem sollte man auch dann mit einer 2tägigen Tee-Zwieback-Diät oder mit einer mehrtägigen Kartoffel-Reis-Diät nach Illig beginnen.

– *Expositionstest.* Kontrollierte Zufuhr des erkannten oder in Frage kommenden Antigens führt zur Auslösung einer akuten Urtikaria. Vor allem bei akuter Urtikaria oder chronisch-intermittierender Urtikaria durch medikamentöse Allergene (besonders in Mischpräparaten) ist es sinnvoll, eine orale Exposition mit den verdächtigten Substanzen (Acetylsalicylsäure, Phenacetin etc.) durchzuführen. Allerdings ist der Expositionstest besonders bei medikamentös oder inhalatorisch bedingten Formen von Urtikaria nicht ungefährlich. Bei hoher Empfindlichkeit (z.B. Penicillin) können Schockzustände ausgelöst werden, bei Inhalation fraglicher Inhalationsallergene akute Anfälle von Asthma bronchiale. Aus diesem Grund sollten Expositionstests nur unter Anästhesiebereitschaft in der Klinik vorgenommen werden, bei akuter Urtikaria und chronisch-intermittierender Urtikaria nicht vor 4–8 Wochen nach Abklingen der Hauterscheinungen. Die Domäne oraler Expositionstests liegt in der Erkennung von Nahrungsmittelallergenen und von Nahrungsmittelzusatzstoffen, die möglicherweise auch im Sinne eines Intoleranzsyndroms auslösend oder verschlimmernd wirken können.

Dieser Test wird mit dem Karenztest kombiniert und bei chronischer Urtikaria beim Fehlen anderer Ursachen durchgeführt.

1. Karenzdiät. 1.–3. Tag: Tee-Traubenzucker-Diät oder Kartoffel-Reis-Diät mit Mineralwasser in beliebigen Mengen. Neuerdings wird vorgeschlagen, die Karenzdiät nicht vor dem 8. Tag abzubrechen, eine in der Praxis schwer durchzuführende Empfehlung. Heilt eine chronische Urtikaria in der Karenzphase ab, so deutet dies auf eine kausale Rolle von Nahrungsmitteln bzw. Nahrungsmittelzusatzstoffen hin.

2. Such- oder Aufbaudiät. Durch diese sollten nutritive Allergene in Grundnahrungsmitteln erkannt werden. Von Illig wurden folgende Suchdiätstufen angegeben:

Aufbaustufe I: Milch und Ei. Quark, Joghurt, Käse, Milch- und Eierspeisen, Butter, Salz, Zwiebel, keine Früchte.
Aufbaustufe II: Kohlenhydrate. Verschiedene Sorten von Brot, Nährmittel, Gebäck, Pudding, Honig, Marmelade, Obstsäfte, Tomaten, Selleriesalat, frisches Obst.
Aufbaustufe III: Fleisch und Wurst. Keine Wurstkonserven. Schinken, Rindfleisch, Schweinefleisch, Hähnchen.
Aufbaustufe IV: Fisch und Meerestiere. Tomaten, Fisch aus Dosen, Rotbarschfilet, Frischfisch gekocht oder gebraten, Rollmops, Ölsardinen.
Aufbaustufe V: Große Mahlzeit. Normales Frühstück und Abendbrot. Mittags Ochsenschwanzsuppe, Krabben mit Mayonnaise, Fleisch mit Soße, Kartoffelklöße, Sauerkraut, Schlagsahne mit Kompott. Rotwein oder Weißwein, Kaffee.

Diese verschiedenen Aufbaustufen werden in 1- bis 2tägigem Abstand verabfolgt. Ob man sich entschließt, dem Patienten die sehr belastende große Mahlzeit zuzumuten, wird vom Einzelfall abhängig sein. Wichtig ist, daß derartige Aufbaudiäten zusammen mit einer Diätköchin im einzelnen besprochen werden. Man beobachtet, bei welchen Zulagen ein urtikarieller Schub auftritt. Solche Expositionstests sollten unter klinischen Bedingungen durchgeführt werden.

3. Ausschluß von Intoleranz. Zu diesem Zweck werden Nahrungsmittelzusatzstoffe zunächst „gebündelt" in sog. *Provokationsblocks* oral getestet und auf Verschlimmerung oder Auslösung urtikarieller Exantheme beim Patienten geachtet (s. Tabelle, S. 268). Während dieser Zeit erhält der Patient eine zusatzstofffreie Diät (keine Farbstoffe, keine Konservierungsmittel). Die Testung endet mit Aspirinprovokation 2mal tgl. in steigender Dosierung (frühmorgens und am frühen Nachmittag). Man sollte mit nicht mehr als 50 mg beginnen und steigert über 100 bis zu maximal 1000 mg. Die Provokationsblocks werden ebenfalls morgens und mittags angewandt. Bei einem positiven Expositionstest muß eine Aufschlüsselung der einzelnen Substanzen im oralen Testversuch erfolgen.

4. Hauttestungen. Allen intrakutanen Hauttests liegt das Prinzip zugrunde, durch Heranbringen des ver-

Tabelle: Zusammensetzung der Nahrungsmittelzusatzstoff- und Drogenblocks beim „Intoleranztest" nach Illig

Block	Stoffe	Menge [mg]
I	Tartrazin	10
	Na-Benzoat	50
	Mefenaminsäure (Parkemed)	250
II	Farbenmischung I (Chinolingelb E104, Gelborange E110, Azorubin E122, Amaranthe E123, Cochenillerot E124)	je 5
	Paracetamol (Ben-u-ron)	500
	PHB Ester	500
	Farbenmischung II (Erytrosin E E127, Patentblau E131, Indigotin E131, Brillantschwarz E151, Pigmentbraun E172)	je 5
III	Sorbinsäure	500
	Na-Benzoat	500
IV	Indometacin	50

dächtigen Antigens an das mastzellenreiche gefäßführende Bindegewebe der Kutis eine antikörpervermittelte IgE-abhängige Reaktion vom Soforttyp (Typ-I-Reaktion) in Form einer urtikariellen Reaktion am Testort auszulösen. Intrakutantests sind wertvoll bei der Erkennung von verdächtigen Antigenen.

Je stärker die Sensibilisierung gegenüber einem oder mehreren Antigenen ist, desto geringer sollte die zu Testzwecken zugeführte Antigenmenge sein, damit es nicht zur Auslösung anaphylaktischer Reaktionen kommt. Wichtig ist auch, daß therapeutische Sofortmaßnahmen möglich sind, wenn man derartige Testungen durchführt.

– *Reibetest*. Bei Verdacht auf hochgradige Sensibilisierung kann das betreffende Antigen in die Haut eingerieben werden. Ein positiver Test zeigt sich nach 5–15 min als Sofortreaktion in Form einer urtikariellen Reaktion an.

– *Stichtest (Pricktest)*. Mit einer Lanzette oder einer Impfnadel (Injektionsnadel) wird durch einen vorher auf die Haut des Unterarms aufgetragenen Tropfen allergenhaltiger Lösung ein nicht oder höchstens minimal blutender Einstich in die Haut durchgeführt und nach 5 min die Antigenlösung abgewischt sowie nach 5–15 min die Reaktion abgelesen. Positive Reaktion deutet sich als urtikarielle Reaktion im Einstichbereich an, evtl. umgeben von einem Reflexerythem. Die durch einen umschriebenen Stich penetrierenden Antigenmengen sind gering. Daher ist bei diesem Test das Risiko von Nebenwirkungen im Sinne anaphylaktoider Reaktion gering. Dieser Test sollte beispielsweise bei Verdacht auf Penicillinallergie mit Penicilloylpolylysin durchgeführt werden, bevor man Penicillin G zur Testung benutzt.

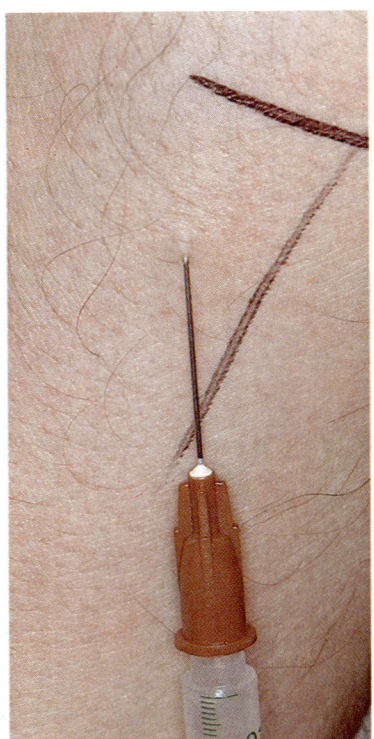
Intrakutantestung

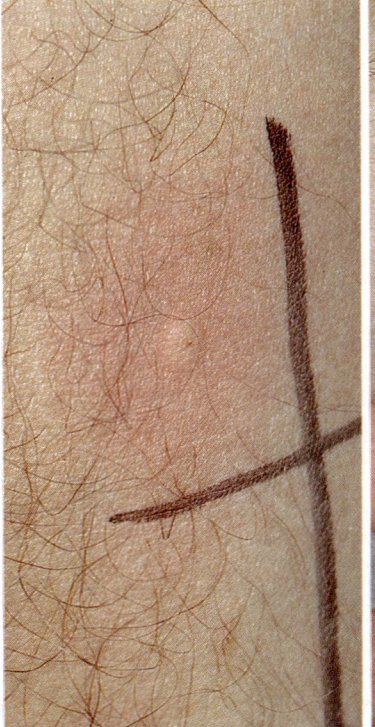
Positiver Intrakutantest

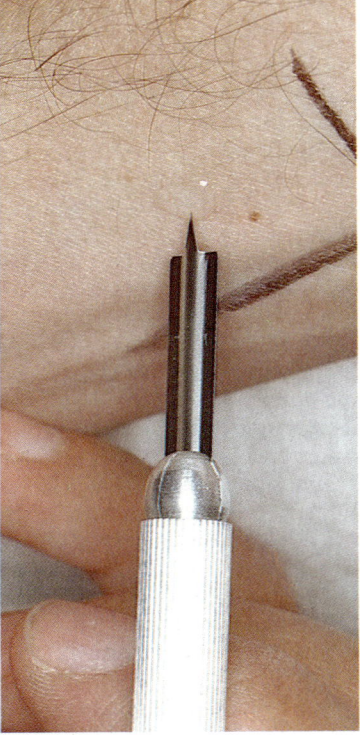
Pricktestung

— *Skarifikationstest (Scratchtest)*. Hier wird mit einer Impflanzette oder einer Injektionsnadel eine nicht oder höchstens minimal blutende Skarifikation durchgeführt und die antigenhaltige Lösung aufgebracht. Nach 5 min kann diese abgewischt werden. Die in das Hautbindegewebe eindringenden Antigenmengen sind größer als beim Stichtest. Wenn mehrere Skarifikationstests gleichzeitig positiv ausfallen, können durch die freigesetzten Mediatorsubstanzen generalisiertes Jucken, akute Urtikaria und Schocksymptome in Form von Herzklopfen, Schwäche oder Atemnot auftreten.

— *Intrakutantest* (Intradermaltest). Hier wird die fragliche wäßrige Antigenlösung intrakutan, d.h. in das obere Korium injiziert. Dazu wird höchstens eine Menge von 0,05 ml verwendet. Die injizierten Antigenmengen sind wesentlich größer als beim Reibe-, Stich- oder Skarifikationstest. Aus diesem Grund sollte dieser Test nur dann durchgeführt werden, wenn die anderen Tests negativ ausfallen oder nicht genügend Informationen liefern. Die Gefahr anaphylaktoider oder anaphylaktischer Reaktionen ist bei intrakutaner Testung wesentlich größer. Daher sollte der Intrakutantest zur Aufdeckung einer allergischen Reaktion vom Soforttyp nur gezielt eingesetzt werden.

— *Antigenhaltige Lösungen*. Diese sog. Antigenlösungen, auch Antigenextrakte genannt, werden von Speziallaboratorien an Hautkliniken oder industriell hergestellt und in bestimmten Konzentrationen getestet.

— *Anamnese*. Vor jeder Intrakutantestung sollte eine genaue Anamnese erhoben werden. Hierbei ist auf durchgemachte Erkrankungen, Zeichen von Atopie, frühere Allergien und frühere Allergietestungen ebenso zu achten wie auf medikamentöse Behandlung. Insbesondere sollten Intrakutantests nicht durchgeführt werden, wenn Arzneimittel eingenommen werden, die eine allergische Sofortreaktion hemmen können, so Glukokortikoide, Antihistaminika oder Zytostatika.

— *Testindikation*. Die Domäne diagnostischer Intrakutantestungen zum Nachweis einer Sofortallergie liegt in der Sicherstellung von nutritiv oder inhalatorisch bedingten Sofortreaktionen, d.h. auch der Aufdeckung anderer Manifestationsformen von Typ-I-Reaktionen wie Heuschnupfen, allergische Konjunktivitis oder Asthma bronchiale durch Pollenallergene. Zunächst werden Testungen mit *Gruppenantigenen* durchgeführt. Es wird mit Mischextrakten getestet; so beispielsweise mit Gräser-, Kräuter-, Sträucher- und Baumpollen, Getreide-, Gemüse-, Fleisch-, Fisch-, Schalentierarten, Hausstaubmilbe, Tierhaaren, Schimmelpilzen u.a. Werden bei der intrakutanen Testung von solchen Gruppenantigenen positive Reaktionen festgestellt, so werden die *Einzelantigene* (z.B. Hunde-, Katzen-, Pferde-, Kuh- und Kaninchen- haare oder verschiedene Pollen wie Hasel, Erle, Buche, Birke, Eiche etc. getestet.

— *Testkonzentration und Testart*. Die Testkonzentration und die Testart hängen von dem Grad der anamnestisch erfaßten Überempfindlichkeit ab; je höher der Sensibilisierungsgrad, desto niedriger die Testkonzentration ($<10^{-6}$), um Schockwirkungen zu vermeiden. Das gleiche gilt für die Testart; je höher der Sensibilisierungsgrad, desto geringer das Antigenangebot, zunächst Reibetest, dann Pricktest usw.

— *Ablesung der Hautreaktionen*. Die Hautreaktionen werden zunächst nach 20 min abgelesen, da es sich um allergische IgE-abhängige Reaktionen vom Soforttyp (Typ-I-Reaktion) handelt. An der Impfstelle bildet sich bei positivem Ergebnis eine weißlich-rötliche Quaddel mit einem intensiven Reflexerythem. Die Stärke der Reaktion wird in Beziehung zur Kontrollreaktion mit physiologischer Kochsalzlösung und Histaminlösung (0,1%) beurteilt und mit +, + +, + + + oder + + + + angegeben.

Soll eine antikörpervermittelte Sofortreaktion vom Immunkomplextyp (Typ-III-Reaktion) beurteilt werden, so ist es notwendig, die Hautreaktion nach einigen Stunden noch einmal abzulesen.

Wichtig ist, daß die Intrakutantestung nicht bei Patienten durchgeführt wird, die einen urtikariellen Dermographismus oder eine Urticaria factitia aufweisen, da hier bereits die mechanische Hautbelastung zur unspezifischen urtikariellen Reaktion führen kann. Die Auswertung von Intrakutantests verlangt große Erfahrung. Trotz klinisch sicherer Überempfindlichkeit können auch negative Ergebnisse vorkommen. In seiner Bewertung ist demnach ein positiver Hauttest sicherer. Wichtig ist, daß nur solche Tests bewertet werden, bei denen auch klinische Relevanz gegeben ist. Dies gilt insbesondere im Hinblick auf die Herstellung von Hyposensibilisierungslösungen bei Pollenallergie (Rhinitis allergica, Conjunctivitis allergica, Asthma bronchiale).

5. Prausnitz-Küstner-Reaktion. Hierbei handelt es sich um einen indirekten Hauttest mit passiver Übertragung der Antikörper zur Sicherstellung einer Überempfindlichkeit vom Soforttyp. Prinzip der Reaktion: Antikörper-(IgE-)haltiges steriles Patientenserum (0,1–0,2 ml) wird einer nichtsensibilisierten Person intrakutan an 2 oder 3 Stellen injiziert. Nach 48 h wird an denselben Stellen und zur Kontrolle an einer nicht vorbehandelten Hautstelle 0,1 ml antigenhaltige Lösung intrakutan injiziert und die Reaktion nach 20 min wie bei der direkten Intrakutantestung (Quaddel, Reflexerythem) abgelesen. Positiver Reaktionsausfall zeigt, daß die im Serum des Patienten vorhandenen Antikörper (IgE) in der Haut des Probanden im Injektionsbereich so an die Mastzellen fixiert wurden, daß die nachfolgende Zufuhr des spezifischen Antigens zur Sofortreaktion vom Typ I mit entsprechendem klinischen Bild führt. Wegen der Gefahr einer Infektionsübertragung, besonders von Hepatitis, kann dieser Test in der Allergiediagnostik nicht mehr eingesetzt werden.

6. Quantitative IgE-Bestimmung im Serum. Die immunologisch verursachten Urtikariaformen sind meist humorale antikörpervermittelte, IgE-abhängige Sofortreaktionen vom Typ I. Man könnte also erwarten, daß bei diesen klinischen Reaktionen auch Veränderungen im Gesamt-IgE-Gehalt des Blutes nachweisbar sind. Zum In-vitro-IgE-Nachweis sind heute folgende Methoden im Gebrauch:

– *RIST* (Radio-Immuno-Sorbent-Test). Im Prinzip besteht dieser Test darin, daß Sephadexkügelchen mit Anti-IgE beladen sind. Der in der Serumprobe vorhandene IgE-Antikörper bindet sich daran und konkurriert mit einem radioaktiv (^{125}J-)markierten Standard-IgE. Aus technischen Gründen wird dieser Test heutzutage nicht mehr so häufig durchgeführt.

– *PRIST* (Papier-Radio-Immuno-Sorbent-Test). Dieser Test entspricht weitgehend dem RAST mit Ausnahme der Tatsache, daß anstelle von Allergen an die Papierscheiben als unlösliche Phase Anti-IgE gekoppelt ist. Mit radioaktiv markiertem Anti-IgE werden die gebundenen Serum-IgE-Moleküle erkannt. Mit dem PRIST lassen sich auch kleinere IgE-Serumkonzentrationen gut erfassen. Der Normalwert liegt unter 100 kU/l.

Indikation. Die Bestimmung des Gesamt-IgE hat bei der Diagnostik oder Differentialdiagnostik von verschiedenen Urtikariaformen nur eine begrenzte Aussagekraft, insbesondere bei Fragen der Zuordnung zu Erkrankungen des atopischen Formenkreises.

7. RAST (Radio-Allergo-Sorbent-Test). Dieser Test dient zur In-vitro-Erkennung von spezifischen Antikörpern der Klasse IgE im Blutserum. Das Prinzip des RAST besteht darin, daß in diesem Falle Papierscheiben, mit dem Antigen beladen sind. Sind im Blut des zu Testenden spezifische gegen das Antigen (Allergen) gerichtete IgE-Antikörper vorhanden, so binden diese sich an das Antigen. Der spezifische Antikörper kann im Anschluß daran mit ^{125}J-markiertem Anti-IgE nachgewiesen werden.

Der Vorteil ist, daß es sich um einen In-vitro-Test handelt, der auch quantitative Aussagen ermöglicht. Es stehen bereits viele Antigene für den RAST zur Verfügung, so Gräser-, Kräuter- und Baumpollen, Milben, Epithelien, Hausstaub, Schimmel, Nahrungsmittel, Insektengifte. Auch mit Penicillin kann ein derartiger Test durchgeführt werden. Je nach dem Reaktionsausfall wird die Quantität spezifischer IgE-Antikörper in 4 Klassen angegeben. Auch der Nach-

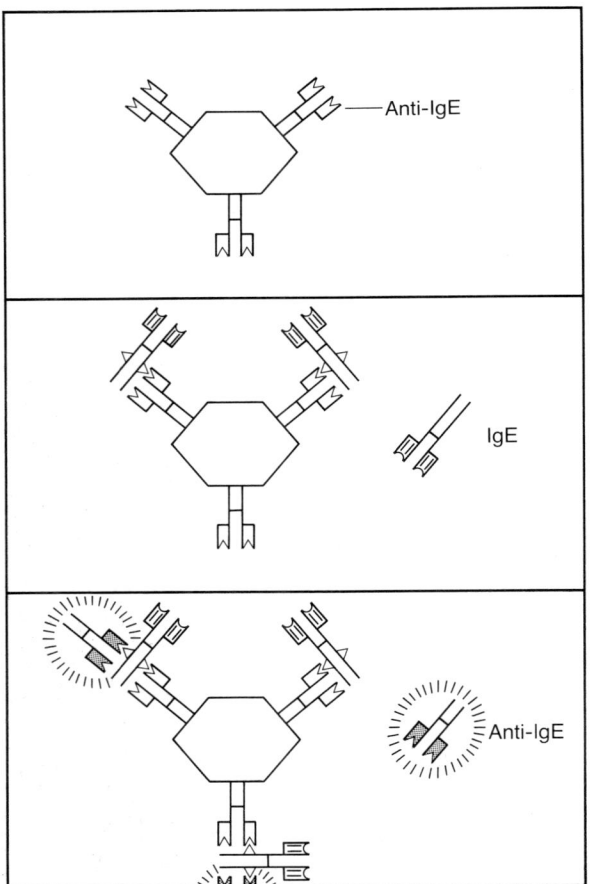

Prinzip des PRIST

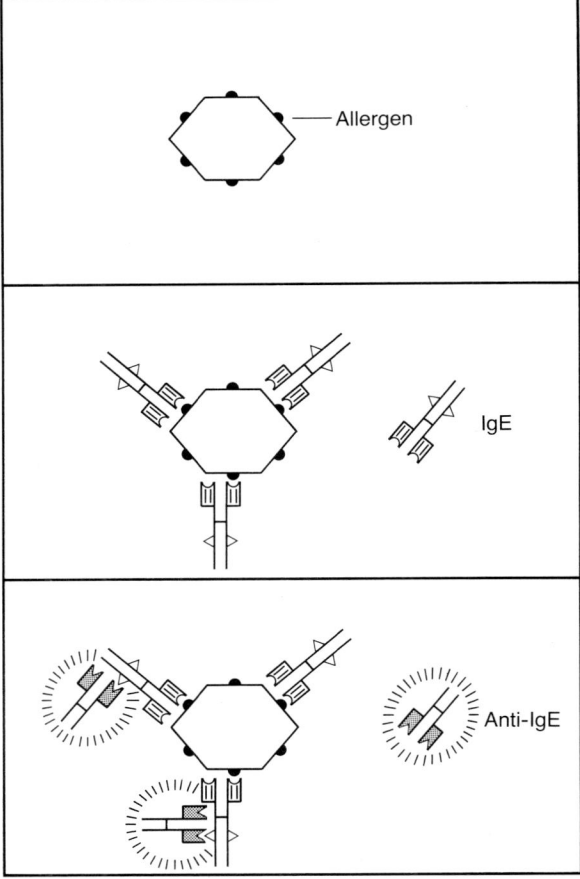

Prinzip des RAST

weis spezifischer IgG-Antikörper wird durch einen IgG-RAST versucht. Dieser Test wäre besonders zur Kontrolle von immunisierenden Antikörpern im Rahmen einer Hyposensibilisierungsbehandlung, beispielsweise bei Insektengiftallergie bedeutsam. Bei der Beurteilung der Spezifität des RAST ist zu bedenken, daß durch die Gegenwart möglicher blockierender Antikörper anderer Immunklassen das Testergebnis nicht den wahren Gegebenheiten Rechnung tragen kann. Ein negativer RAST besagt nicht, daß keine Sensibilisierung am Erfolgsorgan vorliegt. Falsch positive RAST-Ergebnisse sind selten. Insofern empfiehlt sich der relativ teure RAST besonders in unklaren Fällen und in solchen, wo die Haut-Testung nicht die notwendige Information liefert.
Neuerdings stehen neben den Radioimmun-(RIA-)- auch *Enzymimmun-(EIA-)Verfahren* zur Verfügung, die nach einem relativ gleichartigen Prinzip arbeiten. Als Screeningmethode ist RAST noch nicht geeignet.

8. *In-vitro-Histaminfreisetzung* aus basophilen Leukozyten nach spezifischer antigener Stimulation wird in speziellen Laboratorien durchgeführt.

9. *Andere immunologische Tests.* Verschiedene immunologische Techniken zum Nachweis von Antikörpern (Agargeldiffusionstest, passive Hämagglutination) oder Leukozytenstimulation haben wissenschaftliches Interesse, aber keine allgemein-praktische Bedeutung.

Therapie

Die Therapie der Urtikaria ist kausal und symptomatisch. Die kausale Therapie strebt die Beseitigung des oder der pathogenen Antigene oder Auslösefaktoren an. Die symptomatische Therapie ist auf eine Unterbrechung der Reaktionskette gerichtet, welche schließlich zu stark juckenden Quaddeln, subkutanem Ödem (Quincke-Ödem), Larynxödem und anaphylaktoiden oder anaphylaktischen Manifestationen führen kann.

Therapeutisches Vorgehen bei akuter und chronisch-intermittierender Urtikaria

Ausschaltung der antigenen Noxe. Bei peroraler Zufuhr von medikamentösen oder nutritiven Noxen sollte Abführen mit Ol. ricini oder Karlsbader Salz und anschließende Adsorption mittels Tierkohle (Carbo medicinalis) an erster Stelle stehen. Zweckmäßig ist eine 1- bis 3tägige Karenzdiät in Form von dünnem schwarzem Tee mit Traubenzucker und Zwieback. Bei parenteral verabreichten Arzneimitteln ist eine Eliminierung des Antigens nicht möglich.

Antihistaminika. Diese blockieren durch kompetitive Hemmung die Bildung und damit auch die Freisetzung letztlich urtikariogenen Histamins. Sie haben auch noch andere pharmakologische, beispielsweise gefäßabdichtende Effekte. Ihre Wirksamkeit besagt nicht, daß es sich bei der vorliegenden Reaktion um eine Typ-I-Reaktion oder Histaminfreisetzungsreaktion gehandelt haben muß. Außerdem besitzen sie meist eine erwünschte leicht sedierende Wirkung. Sie können als Kurzzeitantihistaminika peroral oder parenteral (Omeril, Tavegil) sowie als Langzeitantihistaminika peroral (Fenistil retard) verabreicht werden. Wichtig ist die Unterscheidung zwischen wenig sedierenden Tages- und stärker sedierenden Nachtantihistaminika (Fahruntüchtigkeit).

Gefäßabdichtende Substanzen. Hier werden von altersher gerne Kalziumsalze peroral (Frubiase Calcium Trinkampullen, Calcium-Sandoz forte Brausetabletten) oder intravenös (Calcium-Sandoz) auch

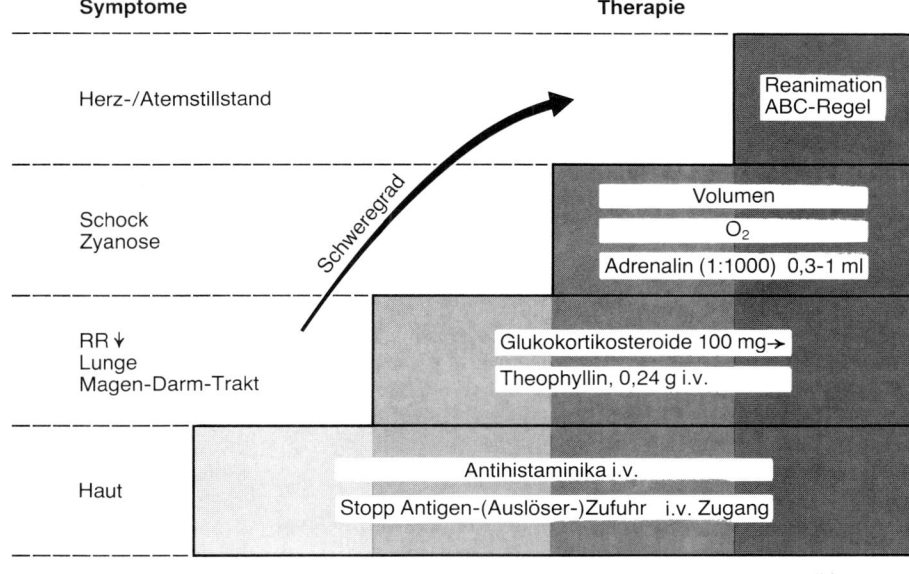

Phasengerechte Therapie anaphylaktoider Reaktionen. (Nach J. Ring)

Kationengemische mit Kalzium (Calciocrin, Zentramin) empfohlen. Ihre Wirkung ist pharmakologisch nicht sicher zu begründen.

Glukokortikoide. Diese sind als antiallergische und antiexsudative Substanzen bei schweren Verlaufsformen und bei lebensbedrohlichen Komplikationen wie Larynxödem oder anaphylaktischem Schock indiziert. In Betracht kommt die intravenöse oder intramuskuläre Injektion löslicher Glukokortikoide (Urbason solubile 40 mg, Urbason solubile forte 250 oder 1000 mg, Solu-Decortin-H 50 oder 250 mg, oder Volon A solubile). Danach perorale Weiterbehandlung mit mittleren Glukokortikoiddosen (40–80 mg Prednisolonäquivalent für einige Tage).
Bei lebensbedrohlichen anaphylaktischen Schockzuständen sollte die i.v. Verabreichung von Glukokortikoiden erst vorgenommen werden, wenn der Kreislauf durch Adrenalin oder verwandte Pharmaka stabilisiert ist.

Kreislauftherapie. Wichtig ist bei schweren Verlaufsformen das frühzeitige Anlegen eines intravenösen Zugangs, ferner Volumensubstitution, zunächst am besten mit physiologischer Kochsalzlösung. Das Mittel der Wahl zur Normalisierung bei Kreislaufkollaps ist Adrenalin. Bei beginnendem Kreislaufkollaps kann 1- bis 2stündlich 0,5–1,0 ml Suprarenin subkutan injiziert werden. Bei akuten lebensbedrohlichen Zuständen kommt die i.v. Injektion von etwa 3 ml einer 10fach verdünnten Lösung (Suprareninlösung 1:1000, 1,0 ml auf 10,0 ml physiologische Kochsalzlösung) in Betracht. Bei akutem Asthma kann auch 0,24 g Euphyllin langsam intravenös gegeben werden. Ferner ist auf die Freilegung der Atemwege (Intubation bei Larynxödem) zu achten.

Äußerlich: Die örtliche Behandlung ist nur symptomatisch juckreizstillend. Zu empfehlen sind Schüttelmixturen (Lotio zinci oder Lotio zinci spirituosa, Lotio Cordes, Lotio Hermal Schüttelmixtur), ferner antihistaminhaltige Gele (Andantol, Fenistil, Pragman, Soventol, Systral, Tavegil) oder Crotamiton (Euraxil Lotio). Auch Glukokortikoide haben eine juckreizstillende Wirkung; wenn man sich für sie entscheidet, sollten sie in einer nicht fettenden Grundlage (Lotio, Creme) angewandt werden. Auch spirituöse Lösungen (Rp. Menthol 1,0; Thymol 0,5; Spir. dil. ad 100,0 M.D.S.) wirken juckreizlindernd.

Therapeutisches Vorgehen bei chronischer Urtikaria

Ausschaltung der antigenen Noxe. Auch bei chronischer Urtikaria bedeutet Ausschaltung der antigenen Noxen Abheilung. Dies gilt für die Beseitigung von Fokalherden, Behandlung einer Infestation durch Wurmkur, Elimination von erkannten Antigenen in Nahrungsmitteln, von Nahrungsmittelzusatzstoffen, Inhalationsantigenen u.a. Wichtig ist, auch an das „Intoleranzphänomen" zu denken und entsprechende Substanzen, besonders Nahrungsmittelzusatzstoffe und Salizylate auszuschalten. Oft sind Candida-albicans-Besiedlung im Darmtrakt, umschriebene entzündliche Vorgänge (im Magen-Darm-Kanal, vielleicht auch eine pathologische Darmflora) von Bedeutung. Aus diesem Grund gilt bei Behandlung der chronischen idiopathischen Urtikaria zu Beginn der therapeutischen Bemühungen das folgende *Therapieschema:*

1) Antibiotikum
   1.–5. Tag. 2,0 g tgl. Tetrazyklinhydrochlorid oder Oxytetrazyklin
2) Antikandidotikum
   1.–5. Tag. Nystatin (Moronal) 4mal 2 Drg. tgl. oder Amphotericin B (Ampho-Moronal) 3mal 1 Tbl.
3) Wiederherstellung der Darmflora
   6.–20. Tag. Omniflora oder Perenterol
4) Antihistaminikum
   1.–6. Tag bei Bedarf, ab 6. Tag Tagesantihistaminika (Omeril, Tavegil) 3 mal 1 Drg. 10 min vor den Mahlzeiten

Mit dieser Kombinationstherapie erreichen wir bei etwa 20% dieser Patienten Besserung oder Abheilung.

Antihistaminika. Diese wirken nur symptomatisch, sind aber subjektiv wertvoll. Wichtig ist, individuell vorzugehen und darauf hinzuweisen, daß viele Antihistaminika die Reaktionsfähigkeit der Patienten beeinträchtigen können. Stark sedierende Nachtantihistaminika (Repeltin, Synpen, Systral), sollten nicht tags eingesetzt werden; hier kommen Antihistaminika (Fenistil, Inhibostamin, Omeril, Systral C oder Tavegil) in Betracht. Wichtig ist die Beachtung von Wechselwirkungen mit Analgetika, Hypnotika, Psychopharmaka und Alkohol. Bei chronischer Urtikaria infolge von Magen-Darm-Störungen sollten sie vor den Mahlzeiten verabreicht werden. In Einzelfällen kann eine Kombination von H_1- mit H_2-Rezeptorantagonisten, z.B. Cimetidin (Tagamet), sinnvoll sein.

Gefäßabdichtende Substanzen. Obwohl nicht pharmakologisch gesichert werden Kalziumsalze heute noch viel verordnet und von den Patienten subjektiv oft als lindernd empfunden. Bei chronischer Urtikaria kommen perorale Medikationen (Frubiase Calcium, Calcium-Sandoz Brausetabletten) in Frage. Zur Dauerbehandlung sind sie nicht geeignet.

Glukokortikoide. Sie wirken nur morbostatisch und sollten, wenn möglich, bei chronischer Urtikaria vermieden werden. Zur Dauerbehandlung sind sie höchstens dann gerechtfertigt, wenn die notwendige Erhaltungsdosis unterhalb der Cushing-Schwelle (etwa 7,5 mg Prednisolonäquivalent) liegt. In solchen Fällen haben sich auch Antihistaminikum-Glukokortikoid-Kombinationspräparate (Adeptolon, Celestamine, Corto-Tavegil) bewährt.

Unspezifische Umstimmungsbehandlung. Der Wirkungsmechanismus dieser Therapieform ist nicht geklärt. *Eigenblutinjektionen* sind auch ambulant durchführbar; zweimal wöchentlich werden in steigenden Dosen je 4, schließlich 10 ml durch Venenpunktion entnommenes Blut unter sterilen Bedingungen i.m. über einen Zeitraum von 4–6 Wochen injiziert.

Insulinsubschocktherapie. Sie ist nur klinisch durchführbar und bei vielen Fällen von idiopathischer chronischer Urtikaria, wenn andere Möglichkeiten versagen, zweckmäßig. 2- bis 3mal wöchentlich werden steigende Dosen von Altinsulin (Beginn mit 4–8 E) injiziert. Eine deutliche Hypoglykämie bis zu beginnenden subjektiven Symptomen sollte erreicht werden. Glukoseinfusion und Zuckerlösung zum Trinken sind bereitzuhalten. Auf allgemeine organische Gesundheit ist zu achten.
Möglicherweise handelt es sich auch bei der Behandlung mit *γ-Globulin-Histamin-Komplex* (Histadestal) um eine Art unspezifische Umstimmungsbehandlung.

Spezifische Hyposensibilisierung. Spezifische Hyposensibilisierung kommt nur bei allergischen urtikariellen Reaktionen vom Typ I und bekanntem Antigen in Betracht. Sie ist heute im wesentlichen auf die Behandlung von Patienten mit Bienengift oder Wespengiftallergie (Reless-Bienengift, Reless-Wespengiftprotein) begrenzt und wird gewöhnlich unter klinischen Bedingungen eingeleitet. Im übrigen ist eine Hyposensibilisierungstherapie heute bei Pollinosis weitgehend akzeptiert.

Diät. Bei nutritiver chronischer Urtikaria ist antigenfreie Diät unumgänglich. Besonders ist auch hier auf das „Intoleranzsyndrom" durch Salizylate oder Nahrungsmittelzusatzstoffe zu achten.

Dinatriumcromoglycat. Dieses hemmt die Histaminliberation aus Mastzellen und kann daher prophylaktisch, d.h. vor Eintritt allergischer Reaktionen vom Typ I verordnet werden. Da es nur lokal appliziert wirkt, findet es in Form von Pulver, Aerosol, Tropfen oder Sprays prophylaktische Anwendung bei allergischem Asthma bronchiale (Intal), Heuschnupfen (Lomupren), allergischer Konjunktivitis (Opticrom) oder Enteritis (Colimune); bei akuter und chronischer Urtikaria spielt es keine große Rolle.

Urtikariavaskulitis [McDuffie et al. 1973]

Definition. Urtikariavaskulitis ist ein Syndrom, daß sich an der Haut durch eine chronische Urtikaria manifestiert, der histologisch eine leukozytoklastische nekrotisierende Vaskulitis zugrunde liegt. Es ist damit eine Reihe von inneren Störungen verbunden. Die Abgrenzung erfolgt durch histologische und immunpathologische Untersuchung.

Vorkommen. Bei etwa 1–5% aller Patienten mit chronischer Urtikaria liegt eine Urtikariavaskulitis vor. Frauen zwischen dem 20. und 70. Lebensjahr werden bevorzugt befallen. Vererbung wurde nicht sichergestellt.

Ätiopathogenese. Diese ist unbekannt. Man denkt an eine Autoimmunerkrankung, der pathogenetisch eine Immunkomplexvaskulitis (Venulitis), d.h. eine allergische Typ-III-Reaktion nach Coombs und Gell zugrunde liegt. Besonders betroffen sind die Venolen im Stratum reticulare des Koriums.

Klinik. Gewöhnlich besteht eine chronisch-rezidivierende Urtikaria über 2–12 Jahre. Die juckenden urtikariellen Hauterscheinungen imponieren als gut umschriebene, indurierte, gerötete, anämisierbare (Diaskopie) Quaddeln oder elevierte Erytheme; selten mit punkt- oder streifenförmigen purpurischen Flecken. Die Einzeleffloreszenz bleibt gewöhnlich weniger als 24 h, in allen Fällen weniger als 72 h bestehen.
Die Hauterscheinungen sind mit anderen Symptomen verbunden: Arthralgien mit Gelenkschwellung, abdominale Schmerzen, Polylymphadenopathie oder – selten – Glomerulonephritis.

Symptome. Es besteht Juckreiz. Ferner sind folgende Befunde typisch: Erhöhung der BSG, Leukozytose, Bluteosinophilie und Hypokomplementämie (in 50% der Fälle: C_1, C_4, C_3, C_5).

Histopathologie. Typisch ist das histologische Substrat in Form einer fibrinoid nekrotisierenden Venulitis im oberen Korium mit Leukozytoklasie und Erythrozytendiapedese. Immunpräzipitate von IgG und C_3.

Verlauf. Chronisch über Jahre, zumal die Therapie im Einzelfall sehr schwierig sein kann.

Diagnostik. Chronische Urtikaria, Arthralgien, abdominale Beschwerden und evtl. Glomerulonephritis. Hautbiopsie erforderlich.

Differentialdiagnose. Wichtig ist die Abgrenzung von Kryoglobulinämie (Kryoglobulinuntersuchung), systemischem Lupus erythematodes (antinukleärer Faktor, Lupusbandtest und LE-Zellen) und Vasculitis allergica vom Schönlein-Henoch-Typ.

Therapie. Unbefriedigend.
Innerlich: Symptomatische Behandlung mit Antihistaminika oder Prednison (bis 30 mg tgl.) meist ohne Effekt. Einzelerfolge mit Immunsuppressiva (Azathioprin, 6-Mercaptopurin) wurden bekannt.
Äußerlich: Lotio zinci, Antihistamingele (Pragman, Soventol, Tavegil).

Angioödem [Quincke 1882]

Synonyme. Quincke-Ödem, angioneurotisches Ödem, akutes umschriebenes Hautödem, Oedema cutis circumscriptum acutum.

Definition. Akute, zu rascher Rückbildung neigende, umschriebene unförmige Schwellung der Haut infolge von Ödem im subkutanen Gewebe, meist Ausdruck einer allergischen Sofortreaktion (Typ I).

Vorkommen. Vorwiegend sind jüngere Frauen betroffen. Vererbungsfaktoren sind nicht bekannt. Eine engere Bindung zu Atopie scheint nicht zu existieren.

Ätiopathogenese. Meist dürfte es sich um den klinischen Ausdruck einer allergischen Reaktion vom Soforttyp (Typ I) handeln. Im Unterschied zur Urtikaria ist der Ort der Reaktion mit Freisetzung von Mediatoren und nachfolgender Ödembildung das subkutane Gewebe. Daher auch die Bezeichnung *Urticaria profunda*. Nicht selten kommt Angioödem gleichzeitig mit akuter oder chronisch intermittierender Urtikaria vor oder auch als Teilsymptom anaphylaktoider oder anaphylaktischer Reaktionen. Aus diesem Grund ist bei Angioödem stets auf akutes Glottis- bzw. Larynxödem zu achten.
Die Ätiologie ist oft schwer eruierbar. Bleibt sie unerkannt, so handelt es sich um ein *idiopathisches Quincke-Ödem*. Meist handelt es sich aber doch um allergische Reaktionen. Zu denken ist an eiweißhaltige Nahrungsmittel, Nahrungsmittelzusatzstoffe, Medikamente, Inhalationsallergene oder pflanzliche Ursachen. Angioödem ist schließlich nicht selten Ausdruck einer Pseudoallergie-(Intoleranz- bzw. Idiosynkrasie)reaktion (s.S. 261), besonders durch Salicylate. Auch Zusammenhänge mit gastrointestinalen, endokrinen (Thyreoidea, Parathyreoidea) und psychovegetativen Störungen wurden vermutet.

Klinik. Gelegentlich unter gering ausgeprägten Prodromalerscheinungen wie Appetitlosigkeit, Verdauungsstörungen oder innerlicher Unruhe entwickeln sich akut umschriebene, teigig-ödematöse subkutane Schwellungen der Haut und Schleimhäute, die von Spannungsgefühl, aber nicht von Juckreiz begleitet sind. Bevorzugter Sitz der zu Unförmigkeit führenden Schwellungen sind Augenlider, Lippen mit rüsselartiger Verformung, Genitalien, ferner Glieder in Gelenknähe. Die Haut im Bereich der unförmigen Schwellungen ist blaß oder höchstens gering erythematös. Gewöhnlich sind nur ein oder wenige Herde vorhanden.

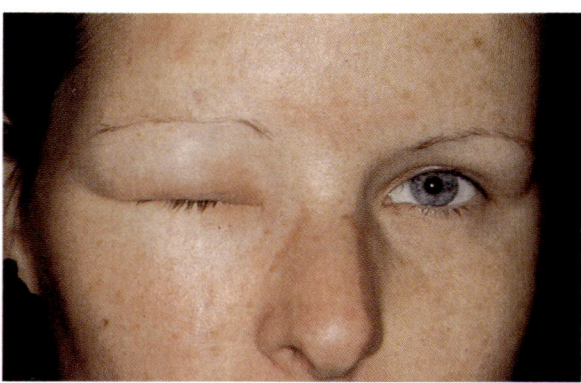

Angiödem (Quincke-Ödem)

Die Herde erreichen innerhalb einiger Stunden ihre maximale Ausdehnung, um nach einigen weiteren Stunden wieder zu verschwinden, weil dann nach 8–24–72 h das subkutane Ödem resorbiert ist. Schwellungen der Schleimhäute können jedoch durch Zungenödem, Larynx- oder Pharynxödem akut zu Erstickungsgefahr führen.
Das Angioödem neigt zu Rezidiven und zwar vielfach immer wieder in derselben Lokalisation; hier kann die Haut schließlich schlaff-faltig werden: *sekundäre Dermatochalasis*.

Symptome. Gewöhnlich sind die Symptome der Hauterscheinungen gering. Juckreiz besteht nicht. Das Angioödem kann zusammen mit Urtikaria vorkommen und auch als Teilsymptom einer anaphylaktoiden oder anaphylaktischen Reaktion. Auch über Vorkommen mit Epilepsie wurde berichtet. Gelegentlich findet sich paroxysmal Hämoglobinurie. Auch gleichzeitiges Vorkommen mit psychovegetativen Funktionsstörungen wie Migräne, Kolonspasmen oder Asthma bronchiale wurde beschrieben.

Histopathologie. Ödem im subkutanen Binde- und Fettgewebe, manchmal mit geringer perivaskulärer entzündlicher Reaktion und eosinophilen Leukozyten.

Verlauf. Akut als Teilsymptom einer anaphylaktoiden Reaktion vom Typ I oder einer Intoleranzreaktion, ferner chronisch-rezidivierend als idiopathisches Angioödem ohne erkennbare Ursache oder auch chronisch als allergische Hautreaktion ähnlich und zusammen mit einer chronischen Urtikaria.

Prognose. Sie sollte vorsichtig gestellt werden, wenn lebensbedrohliche Situationen durch entsprechende Schwellungszustände der Mund-, Pharynx- oder Larynxschleimhaut im Vordergrund stehen.

Diagnose. Wie bei akuter, chronisch-intermittierender oder chronischer Urtikaria.

Differentialdiagnose. Akute Kontaktdermatitis kann zwar auch zu starkem Ödem führen; die Haut ist aber stets entzündlich gerötet und juckt intensiv. Akutes Erysipel kann ebenfalls zu starken Schwellungen führen, ist aber von Fieber, hoher BSG und Leukozytose begleitet. Beginnender Zoster, besonders im Trigeminusbereich, kann zu einseitigen Schwellungszuständen führen, die meist ebenfalls stärker erythematös sind, aber in der ersten Entwicklungsphase schwierig abgrenzbar sein können. Hereditäres Angioödem ist meist nicht mit Urtikaria verbunden; auf familiäres Vorkommen und viszerale Symptomatik ist zu achten. Auch an Lymphödem und Melkersson-Rosenthal-Syndrom ist zu denken.

Therapie. Wie bei Urtikaria.

Hereditäres Angioödem

Synonym. Hereditäres Quincke-Ödem.

Definition. Selten vorkommende familiäre Krankheit, gekennzeichnet durch akut auftretende subkutane ödematöse Schwellungen und gelegentlich viszerale Symptomatik mit Beginn im Kindesalter.

Vorkommen. Sehr selten, bis etwa 0,4% der Patienten mit Urtikaria und Quincke-Ödem, Gynäkotropie. Der Erkrankungsbeginn liegt vielfach vor dem 15. Lebensjahr. Die positive Familienanamnese läßt einen autosomal dominanten Erbgang vermuten. Vererbt wird ein Defekt im Komplementsystem: mangelhafte oder fehlende Aktivität von C1-Inaktivator (C1-Esteraseinhibitor). C1-Inaktivator ist ein α-Globulin und beeinflußt nicht nur die Komplementaktivierung, sondern greift auch in die Kininbildung ein. C1-Inaktivator hemmt auch den aktivierten Hagemann-Faktor, Kallikrein und Plasmin. Funktionelle Inaktivität verlangt immunchemische Charakterisierung.

Klinik. Typische Hinweise liefert bereits die Familienanamnese. Als *Prodrome* werden Müdigkeit, Kopfschmerzen, Unwohlsein oder/und Erbrechen angegeben. Gelegentlich nach Traumen oder Verletzungen, nach Streßsituationen, meist aber spontan und ohne faßbare Ursache kommt es anfallsartig an irgendeiner Körperstelle zu akuten Schwellungen wie beim Quincke-Ödem. Eine Prädilektion besteht nicht. Diese Schwellungen treten nicht mit akuter Urtikaria kombiniert auf und jucken nicht. Nach einigen Stunden bis 1-2 Tagen bilden sich diese Symptome zurück.

Symptome. Spannungsgefühl, kein Juckreiz. Gelegentlich leiden die Patienten für 1-2 Tage an akuten abdominalen Attacken mit Erbrechen oder schweren Leibschmerzen, die an ein „akutes Abdomen" erinnern; Fieber, Leukozytose und Bauchdeckenspannung fehlen allerdings. Diese Beschwerden sind wahrscheinlich durch ein entsprechendes umschriebenes akutes Ödem der Darmwand bedingt.

Histopathologie. Ödem im subkutanen Gewebe, Erweiterung der postkapillaren Venolen, kein zelluläres Infiltrat. Ähnliche Veränderungen können auch experimentell durch Injektion von C1-Esterase in die Haut induziert werden.

Verlauf. Die gefährlichste Komplikation ist das Larynxödem mit Erstickung. In manchen Familien sind mehrere Mitglieder vor Erreichen des mittleren Erwachsenenalters erstickt. Gelegentlich wurde gemeinsames Vorkommen mit Lupus erythematodes und Lymphosarkom beschrieben.

Diagnostische Leitlinien. Familiäres Vorkommen von Angioödemen mit Beginn im Kindesalter. Vielfach ist Gesamtkomplement oder C4 erniedrigt. Nachweis eines verminderten C1-Inaktivators im Blutserum. In etwa 20% der Fälle kann das C1-Inaktivatorprotein in normaler oder sogar erhöhter Konzentration vorkommen; in diesen Fällen hat das Trägerprotein keine normale Funktion und ein abnormales elektrophoretisches Wanderungsverhalten.

Differentialdiagnose. Erworbenes Angioödem (Quincke), meist im Erwachsenenalter, nicht selten kombiniert mit akuter Urtikaria und Juckreiz.

Therapie. Die Erscheinungen sprechen auf Antihistaminika, Calcium oder Glukokortikosteroide nur gering oder gar nicht an. Während akuter Attacken ist intermittierende Verabfolgung von Adrenalin und – falls früh genug gegeben – von Frischplasma (400-2000 ml), das den C1-Inaktivator in ausreichender Konzentration enthält, oder i.v.-Injektion von gereinigtem C1-Inaktivator (3000-6000 E C1-Inaktivator, Behringwerke) indiziert. Diese können auch vor traumatisierenden Eingriffen wie operativen Maßnahmen oder Zahnextraktionen verabfolgt werden. Erfolgreiche Prävention von akuten Attacken soll auch mit hohen Dosen von antifibrinolytischen Pharmaka wie ε-Aminocapronsäure (Epsilon-Aminocapronsäure „Roche") oder Tranexamsäure (Anvitoff, Cyklokapron, Ugurol) gelingen. Unter den Androgenen hat sich für die Prophylaxe das Androgenderivat Danazol (Winobanin, 200-600 mg tgl.) am besten bewährt, weil es nicht nur die akuten Schwellungszustände verhindern kann, sondern auch die Synthese von C1-Esteraseinhibitor und C4 normalisiert. Die Dosierung sollte individuell und im Hinblick auf die Nebenwirkungen durchgeführt werden. Beginn mit 600 mg, langsame Verminderung auf Erhaltungsdosen, die bei 250 mg jeden 2. Tag liegen können.

Bienen- und Wespengiftallergie

Auch der Bienen- und Wespengiftallergie liegt eine humorale allergische Reaktion vom Soforttyp (Typ I nach Coombs und Gell) zugrunde. Die Erscheinungen werden also hauptsächlich durch Freisetzung von Mediatoren wie Histamin u.a. ausgelöst. Hauptbestandteil des Giftes von Bienen und Wespen sind verschiedene aktive Enzyme, Peptide und biogene Amine. Beim Bienengift handelt es sich um verschiedene Substanzen wie Histamin, Miellitin, MCD-Peptid, Apamin, Hyaluronidase und Phospholipasen. Wespengift enthält neben Histamin auch Serotonin, Wespenkinin und Phospholipasen.

Klinik. Wespengift- oder Bienengiftallergie äußert sich durch
– umschriebenes Ödem an der Stichstelle,
– akute anaphylaktoide Symptomatik bis zum anaphylaktischen Schock,
– akute Urtikaria, evtl. mit akutem Angioödem.

Diagnose. Anamnese, Hauttest und RAST.

Therapie. Die akut auftretenden Erscheinungen können lebensbedrohliche Ausmaße annehmen und verlangen sofortige notärztliche Maßnahmen. Neuerdings ist auch Hyposensibilisierung mit gereinigten Antigenen möglich.

Desensibilisierung und Hyposensibilisierung

Die Beseitigung einer Überempfindlichkeit vom Soforttyp wird als Desensibilisierung, die Herabsetzung einer solchen als Hyposensibilisierung bezeichnet. Angestrebt wird bei einer spezifischen De- bzw. Hyposensibilisierung eine immunologische Umstimmung des Patienten durch Änderung der Antikörperbildung und damit schließlich eine bessere Abwehrsituation gegen unvermeidliche Allergene.

Theorie der spezifischen De- bzw. Hyposensibilisierung. Wie es überhaupt möglich ist, Patienten mit einer Soforttypallergie spezifisch umzustimmen, ist bislang nicht geklärt. Nach der traditionellen Hypothese ist diese Umstimmung an die Bildung sog. blokkierender Antikörper aus der IgG-Klasse gebunden, die durch wiederholte Antigenzufuhr induziert werden und die bei Patienten mit Atopie, Pollenallergie oder Insektengiftallergie in erhöhtem Maß gebildeten spezifischen IgE-Antikörper blockieren, ehe eine allergische Reaktion vom Soforttyp zustande kommt. Auch die Bildung von Anti-IgE-Antikörpern ist diskutiert worden.

Indikation. Spezifische Desensibilisierung ist dann angezeigt, wenn Patienten unter der allergischen Erkrankung vom Soforttyp (Pollenallergie, Insektenstichallergie, Hausstauballergie, Tierhaarallergie) schwer zu leiden haben oder wie bei Bienen- bzw. Wespengiftallergie durch anaphylaktoide Reaktionen akut gefährdet sind, sich aber Allergenkarenz nicht erreichen läßt und die Allergene als solche durch Intrakutantests, IgE-Bestimmung und RAST oder Provokationsmaßnahmen als auslösend und damit relevant erkannt worden sind.

Durchführung von De- bzw. Hyposensibilisierung. Die durch In-vitro- oder In-vivo-Testung erkannten Allergene, besonders diejenigen, die auch nach der Anamnese die stärksten Erscheinungen auslösen, werden zur De- bzw. Hyposensibilisierung herangezogen. Grundsätzlich beginnt bei Pollinosis die Behandlung im Herbst mehrere Monate vor der entsprechenden Pollenflugsaison. Allergenextrakte werden heutzutage sehr rein hergestellt und sind von verschiedenen Firmen im Handel. Nur der allergologisch erfahrene Arzt sollte unter entsprechender Überwachung des Patienten und unter Bereitstellung einer Schockapotheke diese Therapie durch subkutane Injektionen steigender Allergenkonzentrationen durchführen. Wichtig ist, daß nicht intravasal injiziert wird. Im allgemeinen wird die Hypo- bzw. Desensibilisierungsbehandlung bei Pollinosis 3 Jahre lang präsaisonal durchgeführt. Die Erfolge werden mit etwa 30% Heilungen und 30% Besserungen angegeben.

Schnellhyposensibilisierung bei Bienen- oder Wespengiftallergien wird in der Klinik durchgeführt.

Dermatitis- und Ekzemerkrankungen

Den Formenkreis von akuter Dermatitis und chronischen Ekzemen hat man auch unter der Bezeichnung *epidermale Intoleranzreaktionen* zusammengefaßt. Diese Erkrankungen sind sehr häufig; nach größeren Statistiken betreffen sie 15–25% aller Patienten mit Hauterkrankungen. Sie können als nichtinfektiöse und daher auch nichtkontagiöse entzündliche Dermatosen definiert werden, bei denen die pathologischen Veränderungen in der Epidermis und im oberen Korium das klinische Bild entscheidend prägen. Bei akutem Verlauf stehen exsudativ-entzündliche Vorgänge mit Rötung, Schwellung, Bläschenbildung, Nässen oder Krustenbildung, bei chronischem Verlauf proliferativ-entzündliche Vorgänge mit Rötung, Epidermisverdickung (Akanthose), Schuppung oder Lichenifikation im Vordergrund der stets juckenden Hauterscheinungen. Diese Erkrankungen können exogen oder endogen bei individueller Reaktionsbereitschaft durch bekannte oder unbekannte Noxen ausgelöst werden. Sie sind entweder toxisch oder allergisch bedingt.

Nomenklatur. Die Nomenklatur auf dem Gebiet der epidermalen Intoleranzreaktionen ist auch heute noch uneinheitlich, weil weder von der Ätiologie noch von der Pathogenese her eine allseits befriedigende Klassifikation getroffen werden kann. Die klinischen Diagnosebezeichnungen *Dermatitis* und *Ekzem* werden vielfach synonym gebraucht. Man spricht unter Berücksichtigung des Verlaufs von akuter, subakuter oder chronischer Dermatitis, aber auch von akutem, subakutem oder chronischem Ekzem, und meint dasselbe. Im angloamerikanischen Bereich scheint sich die Bezeichnung Dermatitis für alle in Frage kommenden Erkrankungen immer mehr durchzusetzen. Wir möchten allerdings an dem älteren, in Europa immer noch vielerorts üblichen Ekzembegriff festhalten und damit alle jene epidermalen Intoleranzreaktionen charakterisieren, welche durch ausgesprochene Chronizität gekennzeichnet sind. So hat es sich uns seit Jahrzehnten bewährt, epidermale Intoleranzreaktionen von akutem Verlauf und rascher Rückbildungsfähigkeit als Dermatitis und solche von chronischem Verlauf und geringer Spontanregressionstendenz als Ekzem zu bezeichnen. Man muß sich dabei aber bewußt sein, daß alle möglichen Übergänge im Verlauf vorkommen und beispielsweise sowohl eine allergische Kontaktdermatitis bei wiederholtem Kontakt mit den ursächlich relevanten Kontaktallergenen chronisch werden, d.h. in ein Ekzem übergehen kann, als auch bei einem chronischen allergischen Kontaktekzem durch erneute Exposition gegenüber dem kausalen Kontaktallergen eine akute Exazerbation in Erscheinung treten kann. Diese Unterscheidung ist besonders für die Praxis im Hinblick auf die Ursachenforschung und die Therapie sinnvoll.

Unter Zugrundelegung der obigen Definition ergibt sich folgende *Klassifikation*:

– akute Kontaktdermatitis:
  toxisch, allergisch,
– chronisches Kontaktekzem:
  kumulativ-toxisch, allergisch,
– seborrhoisches Ekzem,
– nummuläres (mikrobielles) Ekzem,
– atopisches Ekzem.

Akute toxische Kontaktdermatitis und chronisches kumulativ-toxisches Ekzem

Durch *einmalige* exogene Einwirkung obligat toxischer, d.h. primär stärker hautschädigender Stoffe, kann bei normaler Hautempfindlichkeit eine akute toxische Kontaktdermatitis ausgelöst werden. Bei *wiederholter* exogener Einwirkung schwächerer hautirritierender Stoffe kann sich bei entsprechender Disposition ein chronisches kumulativ-toxisches Ekzem entwickeln. In beiden Fällen handelt es sich um entzündliche Hautveränderungen mit klinisch auffälliger Beteiligung der Epidermis, bei denen primär allergische Vorgänge pathogenetisch nicht verantwortlich sind.

Akute toxische Kontaktdermatitis

Synonyme. Akute nichtallergische Kontaktdermatitis, akutes toxisches Kontaktekzem, „acute irritant contact dermatitis" (engl.).

Definition. Die akute toxische Kontaktdermatitis entwickelt sich als eine akute entzündliche Reaktion nach äußerlichem Kontakt mit primär obligat-toxischen, die Haut schädigenden Noxen bei normaler Hautempfindlichkeit.

Vorkommen. Nicht selten, aber weniger häufig als die allergische Kontaktdermatitis. Sie tritt bei allen Menschen auf, die der betreffenden Kontaktnoxe ausgesetzt sind. Genetische Faktoren sind lediglich

Dermatitis- und Ekzemkrankungen

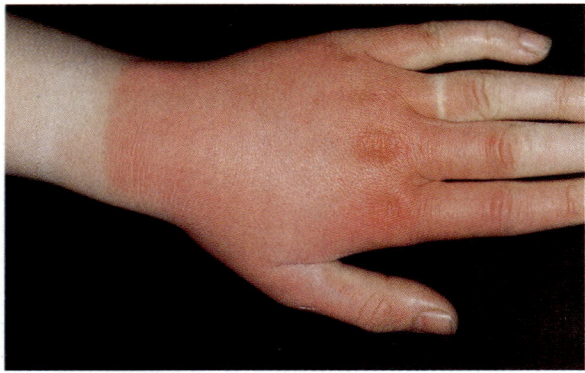

Akute toxische Kontaktdermatitis (Dermatitis solaris), Stadium erythematosum et oedematosum

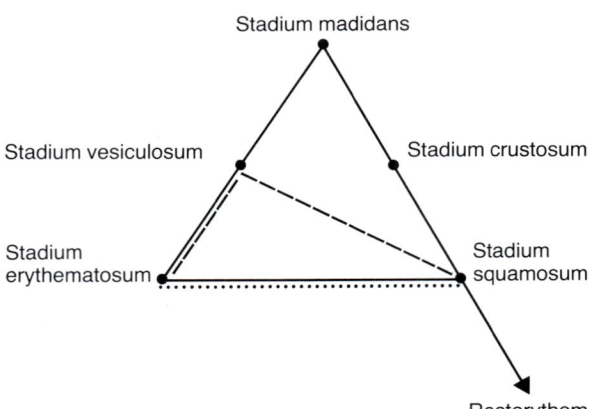

Verlauf einer akuten Kontaktdermatitis nach Kreibich. Typisch ist metachrone Polymorphie. (--- Akute Kontaktdermatitis ohne Nässen und Verkrustung. ··· Akute Kontaktdermatitis, ausschließlich mit Rötung und Abschuppung)

insofern von Bedeutung, als die Intensität der Hauterscheinungen auch von Individualfaktoren abhängig ist, so beispielsweise die Intensität einer Dermatitis solaris (Sonnenbrand) vom Melaningehalt der Haut und der Hornschichtdicke.

Ätiopathogenese. Akute toxische Kontaktdermatitis entsteht dort, wo die Haut einer toxischen Kontaktnoxe ausgesetzt war. Die Intensität der Hauterscheinungen ist im wesentlichen abhängig von der Konzentration der Kontaktnoxe, ihrer Einwirkungsdauer und von individuellen Faktoren wie Hautregion, Hornschichtdicke, Pigmentierungsgrad der Haut oder Pufferkapazität der Hautoberfläche. Durch die Einwirkung der toxischen Kontaktnoxe kommt es zu einer Schädigung der Zellen in der Epidermis oder auch zusätzlich im Korium, der eine akute entzündliche Reaktion in den oberen Hautanteilen folgt. Der Zeitraum zwischen der Einwirkung der Kontaktnoxe und dem Beginn der akuten entzündlichen Hauterscheinungen ist unterschiedlich lang; er hängt im wesentlichen von der Art der Kontaktnoxe, ihrer Konzentration und Einwirkungsdauer ab. In der Regel beträgt er weniger als 24 h. Bei stark hautschädigenden Substanzen, wie beispielsweise Laugen oder Säuren, beträgt die Inkubationszeit nur wenige Minuten; hier sind die Übergänge zur Verätzung fließend. Die Hauterscheinungen bleiben stets auf den Kontaktbereich begrenzt und heilen ohne Rezidiv ab, wenn die Kontaktnoxe beseitigt ist: Cessat causa, cessat effectus. Da es sich um die Einwirkung einer stärker schädigenden Kontaktnoxe handelt, ist diese gewöhnlich vom Patienten anamnestisch leicht zu eruieren.

Die Zahl der primär toxischen *Kontaktnoxen* in unserer Umwelt ist unübersehbar groß. In Betracht kommen:

Physikalische Kontaktnoxen. UV-Strahlen, Röntgenstrahlen, andere ionisierende Strahlen, Laser, thermische Reize.

Chemische Kontaktnoxen. Alkalische und saure Lösungen, organische Lösungsmittel wie Xylol, Benzol oder Benzin, Fettlösungsmittel (Aceton, Tetrachlorkohlenstoff), Detergenzien, Zwischen- und Endprodukte von Chemikalien, Krotonöl, hydrotoxische Substanzen in Anemonen, Spargel, Senf, gewissen Fruchtsäften oder phototoxische Substanzen, die nicht selbst, sondern erst nach Lichteinwirkung (natürliche oder künstliche Sonnen) zur akuten phototoxischen Kontaktdermatitis (s.S. 358) führen.

Auch Kampfstoffe, die primär die Haut schädigen können wie Tränengas, Lost u.a. kommen in Betracht.

Die *Pathogenese* einer akuten toxischen Kontaktdermatitis ist abhängig von der Art der Schädigung (Hemmung von Enzymsystemen in Keratinozyten bei Kampfstoffen, Interferieren mit dem DNS-Stoffwechsel bei Strahleneinwirkung). In jedem Fall entwickelt sich eine akute exsudative Entzündung in der Haut, die sich bis zu massiver Blasenbildung steigern kann.

Klinik. Sitz der Hauterscheinungen ist stets und ausschließlich der Ort, an dem die toxische Kontaktnoxe auf die Haut eingewirkt hat. Daher lokalisiert sich die Erkrankung oft asymmetrisch, und die Hauterscheinungen sind stets scharf auf den Kontaktbereich begrenzt. Streuphänomene, wie sie für die akute allergische Kontaktdermatitis typisch sind, fehlen.

Typisch ist ein phasenhafter Verlauf, wie man ihn am Beispiel des Krotonölversuchs von Hebra (Krotonöldermatitis) oder beim Ablauf eines Sonnenbrandes (Dermatitis solaris) feststellen kann. Wenn man die klinische Morphologie der Hauterscheinungen im Verlauf registriert, ergibt sich eine zeitliche Folge verschiedenartiger klinischer Morphen: *metachrone Polymorphie.* Folgende Stadien werden unterschieden:

Stadium erythematosum et oedematosum. Zunächst entwickelt sich innerhalb des Kontaktbereichs eine entzündlich-exsudative Hautreaktion, die sich klinisch mit starker akuter Hautrötung und ödematöser Schwellung der Haut manifestiert.

Stadium vesiculosum oder Stadium bullosum. Innerhalb der Hautrötung kann es bei entsprechender Intensität der Veränderungen zu einer Eruption von Bläschen oder Blasen kommen. Da die Bläschen intraepidermal, d.h. relativ oberflächlich gelegen sind, besitzen sie nur eine relativ dünne Blasendecke, die rasch zerreißt, so daß im Zentrum der Hautveränderungen bald Erosionen entstehen.

Stadium madidans. Jetzt ist das klinische Bild durch erodierte entzündlich gerötete und nässende Flächen gekennzeichnet.

Stadium crustosum. Das aus den Erosionen auf die Hautoberfläche ausgetretene Sekret trocknet unter Krustenbildung ein.

Stadium squamosum. Durch einsetzende Regenerationsvorgänge, welche zur Eliminierung der Kontaktnoxe führen, wird der Neuaufbau der Epidermis eingeleitet. Die Krusten werden abgestoßen. Die vermehrte regenerative Aktivität der Epidermis führt vorübergehend zur Schuppenbildung.

Resterythem. Nach abgelaufener Regeneration wirkt die Hautoberfläche wieder ganz normal, lediglich eine geringfügige Rötung läßt noch für einige Zeit die Lokalisation der abgelaufenen toxischen Kontaktdermatitis erkennen.
Nicht in jedem Fall von akuter Kontaktdermatitis müssen alle Krankheitsphasen durchlaufen werden. Bei schwächerer Hautschädigung können Bläschenbildung oder Nässen fehlen. Auch können Bläschen eintrocknen, und es kommt über das Stadium squamosum zur Abheilung. Gelegentlich entwickelt sich nur das Stadium erythematosum.

Symptome. Das Allgemeinbefinden bleibt gewöhnlich ungestört, auch Fieber fehlt. Lediglich bei sehr ausgedehnten Veränderungen kann dies anders sein. Als führende subjektive Symptome werden je nach der Intensität der Hauterscheinungen Juckreiz oder Schmerz angegeben.

Histopathologie. Unter dem toxischen Reizeinfluß entwickelt sich eine akute Entzündung der Haut mit interzellulärem Ödem (Spongiose) und intraepidermaler Bläschenbildung in der Epidermis; im oberen Korium Zeichen einer akuten exsudativen Entzündung mit Weitstellung von Kapillaren, perivaskulärem Ödem, Rundzellinfiltration mit Exozytose in die Epidermis nicht selten auch von reichlich neutrophilen Leukozyten.

Verlauf. Er ist selbstbegrenzt; wenn der Reiz beseitigt ist, heilt die akute Hautentzündung ab. Allerdings kann der Vorgang der akuten toxischen Kontaktdermatitis auch eine Kontaktsensibilisierung gegen die betreffende Kontaktnoxe einleiten, so daß später selbst geringe Konzentrationen derselben Noxe genügen, um eine akute allergische Kontaktdermatitis auszulösen.

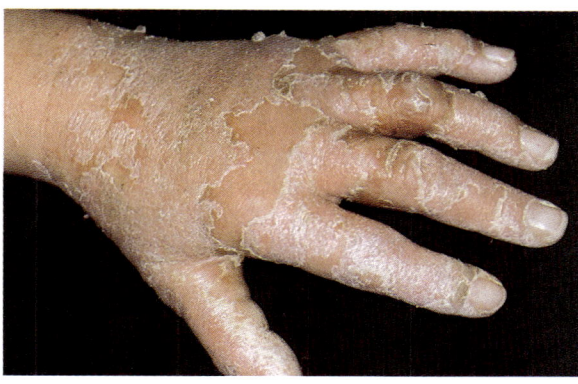

Akute toxische Kontaktdermatitis, Stadium squamosum

Diagnostische Leitlinien. Akuter Beginn, meist asymmetrische Lokalisation, fehlende Neigung zu Streuphänomenen. Metachrone Polymorphie und stets klare anamnestische Angaben.

Differentialdiagnose. Sie wird bestimmt vom Sitz der toxischen Kontaktdermatitis. In erster Linie ist an Erysipel (Fieber, Leukozytose, hohe BSG) oder Erysipeloid zu denken. Bei Sitz im Gesicht und längerem Bestand sollten auch systemischer Lupus erythematodes und Dermatomyositis berücksichtigt werden. Phototoxische Kontaktdermatitis entwickelt sich nur in den belichteten Hautarealen.

Therapie. Wichtig ist die Beseitigung der Kontaktnoxe. Bei Einwirkung chemischer Noxen Abwaschen oder Abbaden mit Wasser. Danach entzündungswidrige Behandlung.
Innerlich: Glukokortikoide in mittlerer Dosierung (etwa 40–60 mg Prednisolonäquivalent) nur bei stark entzündlichen und ausgedehnten Veränderungen. Antihistaminika bei Bedarf.
Äußerlich: s. S. 299.

Chronisches kumulativ-toxisches Kontaktekzem

Synonyme. Toxisch-degeneratives Ekzem, nichtallergisches Kontaktekzem, traumiteratives Ekzem (Hagermann), Abnutzungsdermatose (Bering), Expositionsekzem (Keining), „cumulative irritant dermatitis" (engl.).

Definition. Dieses Ekzem entwickelt sich in unterschiedlicher Intensität als Kumulativeffekt, d.h. als Folge *wiederholter* Einwirkung von Kontaktnoxen in geringer, primär die Haut nicht schädigender Konzentration über einen längeren Zeitraum bei individuell gegebener Ekzembereitschaft. Es erkranken daher nur einzelne Personen von solchen, die den gleichen Schädigungen der Haut ausgesetzt sind. Die klinischen Veränderungen manifestieren sich unterschiedlich intensiv, abhängig von Intensität und Dauer der kumulativen Hautschädigung. Das kumulativ-toxische Kontaktekzem kommt häufig vor und ist meistens an Handrücken und Extremitäten lokalisiert. Hausfrauen, Männer im Bauberuf und Menschen, die sich gehäuft Reinigungsprozeduren unterziehen müssen, erkranken bevorzugt.

Ätiopathogenese. Im Gegensatz zur akuten toxischen Kontaktdermatitis, welche durch Kontakt mit einer primär obligat-toxischen Kontaktnoxe ausgelöst wird, ist für die Entwicklung und Aufrechterhaltung des chronischen kumulativ-toxischen Kontaktekzems die wiederholte oder andauernde Einwirkung von primär nicht obligat-toxischen Substanzen über einen längeren Zeitraum verantwortlich zu machen. Daher auch die Bezeichnung traumiteratives Ekzem (wiederholte Traumatisierung der Haut) oder Abnutzungsdermatose (Abnutzung der Haut durch wiederholten Kontakt mit schädigenden Substanzen) oder Expositionsekzem (ständige Exposition durch beruflichen oder außerberuflichen Umgang mit hautirritierenden Substanzen).

Unter normalen Bedingungen sind die *Abwehrfunktionen der Haut* gegen solche täglichen Kontaktnoxen ausreichend.

In diesem Zusammenhang sind von Bedeutung:

Pufferkapazität der Haut. Die Hautoberfläche hat einen sauren pH-Wert um 5,7. Dieser sog. Säuremantel der Haut (Marchionini) kann schwach alkalische Lösungen bis zu einem gewissen Grad neutralisieren. In gleicher Weise können auch gering konzentrierte saure Lösungen abgepuffert werden. Wird das Pufferungsvermögen der Haut durch wiederholte Belastung erschöpft, so kann es zur Schädigung tieferer Epidermisbereiche und dadurch zur Auslösung von entzündlichen Veränderungen kommen.

Wasserbindungsvermögen der Haut. Das Stratum corneum der Hautoberfläche besteht nicht nur aus Keratin, sondern auch aus wasser- und fettlöslichen Nichtkeratinstoffen, die beim Vorgang des Zelluntergangs im Rahmen der Verhornung freigesetzt werden. Dieser „natural moisturizing factor" ist für das Wasserbindungsvermögen der Hornschicht verantwortlich und schützt die Hornschicht vor Austrocknung. Werden aber solche für die glatte Hautoberfläche wichtigen wasserbinden Nichtkeratinstoffe (Aminosäuren, Zucker, Lipidbestandteile, Amadoriverbindungen) aus der Hornschicht herausgelöst, so nimmt das Wasserbindungsvermögen der Hornschicht ab, und es entwickelt sich eine rauhe, zur Schuppung neigende Hautoberfläche.

Lipoidfilm der Hautoberfläche. An der Hautoberfläche findet sich ein Lipoidfilm, der durch Spreitung des Hauttalgs an der Hautoberfläche und durch epidermale Lipoide entsteht und je nach dem Grad des Schwitzens als eine Emulsion vom Typ Wasser in Öl oder Öl in Wasser fungiert. Dieser Lipoid-Schweißfilm besitzt auch antimikrobielle Eigenschaften. Werden durch ständig wiederholten Kontakt mit Waschmitteln, Detergenzien oder organischen Lösungsmitteln entfettende Effekte auf die Hautoberfläche ausgeübt, so entsteht ein Mißverhältnis zwischen Entfettung und hauteigener kompensatorischer Rückfettung und auch dadurch eine rauhe trockene, zur Schuppung neigende Haut mit stärkerer Entzündungsbereitschaft.

Individualfaktoren. Nicht jeder Mensch bekommt unter den gleichen kumulativ-toxischen Einflüssen ein chronisches kumulativ-toxisches Kontaktekzem; es muß vielmehr eine individuale Erkrankungsbereitschaft gegeben sein. Besonders gefährdet sind Menschen mit primär trockener Haut, d.h. Sebostase. So erklärt sich die Tatsache, daß viele Patienten mit dieser Ekzemform an Ichthyosis vulgaris, Atopie, speziell atopischem Ekzem oder Alterssebostase leiden. Darüber hinaus sind nicht alle konstitutionellen Faktoren für die Ekzembereitschaft bekannt, die nur bei wenigen Menschen, die denselben Schädigungen ausgesetzt sind, zu dieser Reaktionsform führen.

Kumulative Kontaktnoxen. Als Ursache ist der wiederholte Kontakt mit solchen Kontaktnoxen anzusehen, die bei wiederholter Anwendung die Abwehrleistung der Hautoberfläche erschöpfen.

– *Wasser.* Gehäuftes Duschen oder Baden, häufiges Schwimmen, auch in stärker chloriertem Wasser, häufiges Händewaschen in kalkhaltigem hartem Wasser kann zu einer Schädigung der Hornschicht führen, vor allen Dingen bei Einwirkung von alkalischen Seifen.
– *Detergenzien.* Seifen, Syndets oder flüssige Waschmittel entfernen den Lipoidfilm und wasserlösliche Inhaltsstoffe. Gehäuftes Duschen unter Anwendung von Schaumkörpern (synthetische Detergenzien oder Seifen) können zur Austrocknung der Haut und schließlich zu chronischen kumulativ-toxischen Ekzematid- oder Ekzemreaktionen führen.
– *Alkalische und saure Lösungen.* Sie erschöpfen die Pufferkapazität der Hautoberfläche.
– *Organische Lösungsmittel.* Wiederholter Kontakt mit Alkohol, Benzol, Toluol, Aceton, Benzin, Tetrachlorkohlenstoff entfettet die Haut und führt zur Austrocknung.
– *Physikalische Reize.* Auch wiederholte Bestrahlung mit Sonnenlicht oder UV-Strahlen kann zur Austrocknung der Haut führen. Das gleiche gilt von mechanischen Noxen, wie sie durch Arbeiten mit entfettenden Stoffen (Wolle, Staub, Sand) oder durch Reiben bzw. Scheuern entstehen können.
– *Hauteigene Sekrete.* Besonders Speichel und Wundsekret haben aufgrund ihres Gehalts an proteolytischen Enzymen einen hautirritierenden Effekt. Typisch ist das *paratraumatische Ekzem* um chronische Wunden, Ulcera cruris, Anus praeter u.a. und das periorale *Lippenleckekzem* bei Kindern.

Nach Erschöpfung der Abwehrleistung und der protektiven Funktion der Hautoberfläche können die an sich gering konzentrierten Kontaktnoxen in lebende Epidermisschichten eindringen und dort einen chronischen-entzündlichen Vorgang auslösen, der sich klinisch je nach Intensität der chronischen Schädigung in Trockenheit der Haut mit Schuppung oder Fissuren, Pityriasis, Ekzematid (entzündliche Rötung mit Schuppung und feinsten Hornschichteinrissen) oder chronischer entzündlicher Ekzemreaktion mit Rötung, Schwellung, manchmal Bläschen, Krusten sowie Lichenifikation äußern kann.

Klinische Krankheitsbilder. Die klinisch-morphologische Symptomatik des chronischen kumulativ-toxischen Kontaktekzems variiert und ist abhängig von der Intensität der chronisch irritierenden Belastung und der Fähigkeit der Haut, diese zu kompensieren oder zu regenerieren.

Pityriasis simplex

Dieses ist die schwächste Form einer Hautreaktion auf zu starke Belastung bzw. mangelhafte protektive Funktion. Die hier zu besprechenden Zustände sind vielfach durch zu intensive Reinigungsmaßnahmen bedingt und das Resultat eines Mißverhältnisses zwischen reinigungsbedingter Irritation der Haut und Regeneration. Daher sind in erster Linie Patienten mit Sebostase betroffen, ferner Säuglinge und Kleinkinder vor der Pubertät, bei denen die Talgdrüsen ihre volle Funktion noch nicht aufgenommen haben sowie ältere Menschen mit sebostatischer Haut an den distalen Extremitäten. Man findet diese Hautveränderungen besonders in der kalten Jahreszeit, wenn die von der Umgebungstemperatur abhängige Talgdrüsenproduktion und die Luftfeuchtigkeit abnehmen, die Reinigungsmaßnahmen aber vielfach mit gleicher Intensität wie im Sommer weitergeführt werden.

Unter Pityriasis simplex versteht man umschriebene, meist an den Extremitäten und am Kopf auftretende Herde, in denen die Haut pityriasiform schuppt, sonst aber nicht verändert ist. Dieser Zustand kann mit Juckreiz verbunden sein. Je nach der Lokalisation der Hautveränderungen können folgende Manifestationsformen unterschieden werden:

Pityriasis simplex capillitii. Hierbei handelt es sich um die trockene Kopfschuppung. Sie tritt bei Patienten mit Sebostase auf und kann bereits durch wenige Haarwäschen mit entfettenden Shampoos bedingt sein. Es resultieren mehr oder weniger umschriebene, stärker schuppende Herde am Kapillitium evtl. mit Juckreiz. Differentialdiagnostisch ist bei umschriebenen Herden (*Taenia amiantacea*) auch an Dermatophyteninfektion (Tinea capitis) zu denken.

Pityriasis simplex faciei. Diese Veränderung kommt am häufigsten bei Säuglingen und Kleinkindern vor. Vielfach besteht Atopie oder atopisches Ekzem. Anamnestisch ergibt sich meistens, daß die Mütter relativ zu häufig das Mund- und Wangengebiet zur Säuberung mit Seifen bzw. Syndets waschen. Man findet an den Wangen feine kleieförmig schuppende Herde ohne wesentliche entzündliche Rötung. Bei erwachsenen Männern kann der gleiche Zustand durch gehäufte Anwendung von alkoholischen Gesichtswässern oder Seifen hervorgerufen werden.

Die feinschuppenden Herde absorbieren im Sommer die melanininduzierenden UV-Strahlen, so daß die pityriasiform schuppenden Herde gegenüber der übrigen gebräunten Haut stärker kontrastieren und sehr hell aussehen können: *Pityriasis alba faciei*.

Pityriasis simplex corporis. Auch hier handelt es sich um chronische Veränderungen, die an der Körperhaut und besonders akzentuiert an den distalen Extremitäten vorkommen können. Man findet eine trockene Haut und pityriasiform schilfernde Herde. Führendes subjektives Symptom ist Juckreiz; dieser führt auch den Patienten zum Arzt. Viele Fälle von *Alterspruritus* sind nichts anderes als eine exogen bedingte Exsikkation der Hornschicht und Pityriasis simplex corporis. Wichtig ist die Anamnese im Hinblick auf Reinigungs- und Badegewohnheiten.
Auch hier bleiben die Herde infolge des UV-absorbierenden Effektes der Schuppen blaß (Pseudoleukoderm) und fallen dann dem Patienten besonders auf. *Pityriasis alba corporis* ist meistens an den Extremitäten zu finden und bei Kindern nicht selten Zeichen einer atopischen Diathese.

Exsikkationsekzematid

Synonyme. Austrocknungsekzem, xerotisches Ekzem, Eczema hiemale, asteatotisches Ekzem.

Definition. Das Exsikkationsekzematid kann als spezielle und klinisch gering ausgeprägte Form des kumulativ-toxischen Kontaktekzems interpretiert werden. Es entwickelt sich als präekzematöser Zustand, der nicht nur durch pityriasiforme Schuppung gekennzeichnet ist, sondern bereits eine chronisch-entzündliche Note (Erythem) besitzt.

Klinik. Im Gesicht oder an der übrigen Körperhaut, allerdings mit deutlicher Bevorzugung der distalen Extremitätenanteile, findet man meist locker disseminiert mehrere 2–4 cm große Herde von rundlicher

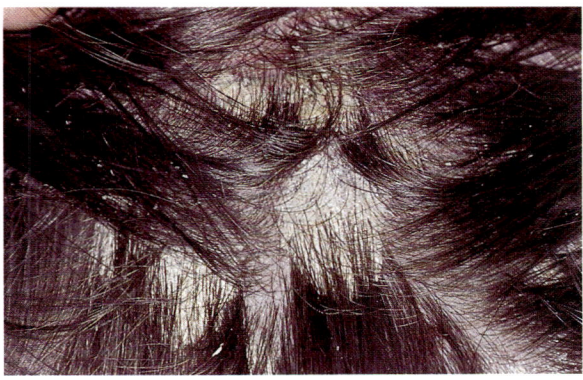

Taenia amiantacea

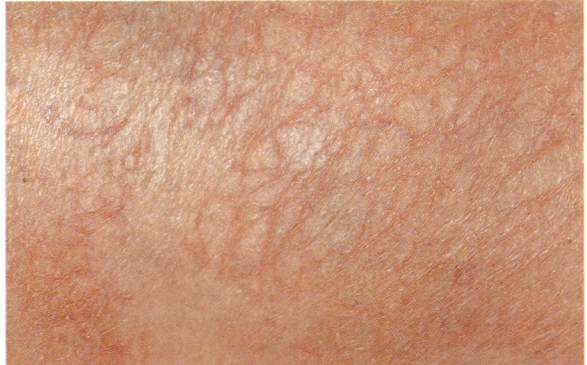

Eczéma craquelé

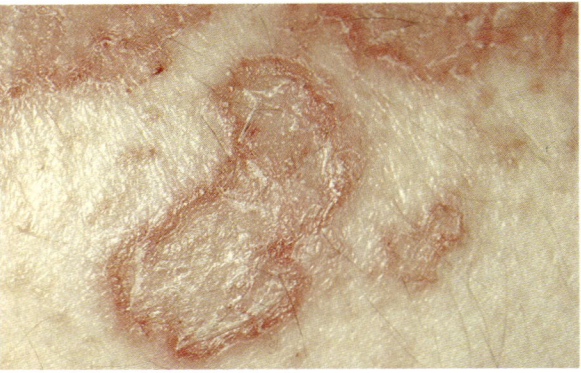

Eczéma cannalé

oder ovaler Konfiguration. Die Haut ist dort geringfügig entzündlich gerötet und schuppt pityriasiform oder mehr psoriasiform. Gelegentlich entwickeln sich in einem solchen erythematosquamösen Herd tiefrote Hornschichteinrisse, die an die Craquelierung von Vasen erinnern; dieses Krankheitsbild wird „eczéma craquelé" genannt. Oder es entwickelt sich in den Randbezirken kleinerer Ekzematidherde ein bis zu 1 mm breiter zirkulär verlaufender Hornschichteinriß, in dessen Bereich der Papillarkörper rot durchscheint. Diese spezielle Form des Exsikkationsekzematids wird „eczéma cannalé" (frz. cannaler = auskehlen) bezeichnet.

Symptome. Das Exsikkationsekzematid tritt meistens bei Kindern, Menschen mit Atopie, Sebostase oder älteren Menschen in Erscheinung und ist gewöhnlich durch zu häufiges Waschen oder Baden, übermäßige Anwendung von Seifen bzw. Schaumbädern bedingt. Bevorzugt stellen sich die Hautveränderungen in der kalten Jahreszeit ein, weil dann das relative Mißverhältnis zwischen exogen bedingter Austrocknung (Exsikkation) der Hornschicht und nachfolgender Regeneration noch stärker in Erscheinung tritt. Führendes Symptom ist mäßiger bis starker Juckreiz.

Differentialdiagnose. Bei disseminiertem Exsikkationsekzematid ist an Pityriasis rosea, pityriasiformes Seborrhoid, Parapsoriasis en plaques (Brocq), Mykosis fungoides, Psoriasis vulgaris und oberflächliche Trichophytie zu denken.

Chronisches kumulativ-toxisches Kontaktekzem

Definition. Dieses Ekzem ist charakterisiert durch eine stärkere entzündliche Note, oft mit synchroner Polymorphie: gleichzeitiges Auftreten von entzündlicher Rötung, Hautverdickung und Schuppung, seltener auch von Bläschen oder Krusten und sekundärer Neigung zur Lichenifikation.

Klinik. Vorwiegend in beruflich exponierten Hautbereichen, meist an Handrücken und Unterarmen, bei intensiven Waschvorgängen oder mechanischer Belastung *(angewaschenes Ekzem)*, entwickeln sich umschriebene oder diffuse, zumeist unscharf abgegrenzte Herde. Hier ist die Haut entzündlich gerötet und leicht infiltriert und kann sekundäre Veränderungen aufweisen, entweder im Sinne einer mehr akut exsudativen Reaktion mit Bläschen, Krusten und Schuppenkrustenbildung, häufiger aber einer mehr chronischen Reaktion mit zunehmender entzündlicher Hautverdickung im Sinne der Lichenifikation. Zumeist stehen entzündliche Rötung sowie Infiltration mit Schuppung, evtl. Rhagadenbildung im Vordergrund des klinischen Bildes. Stets fehlen die für Kontaktallergie typischen Streuphänomene an der übrigen Haut.

Symptome. Juckreiz ist typisch. Sekundär können sich im Fingerbereich Paronychien entwickeln, ferner auch Onychodystrophie im Sinne von Ekzemnägeln. Die Epikutantestung verläuft negativ.

Ursachen. Bei Hausfrauen ist das *chronische kumulativ-toxische Handekzem* vielfach bedingt durch gehäuftes Reinigen, Waschen oder Baden. Auch bei Friseurlehrlingen kommt es nicht selten vor. Bei Männern wird es als beruflich bedingtes Handekzem hauptsächlich bei Bauarbeitern beobachtet, die mit alkalischen Stoffen wie Mörtel, Zement etc. zu tun haben. Auch chronische Einwirkung von Schneide-

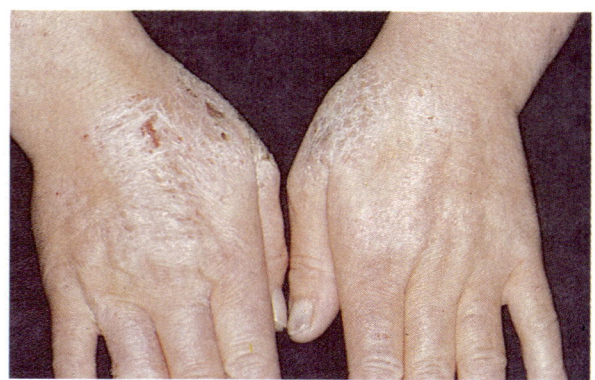

Kumulativ-toxisches Handekzem

ölen in der Maschinenindustrie sowie viele Chemikalien wie Phenol, Benzol, Benzin und scharfe Handreiniger wie Tri u.a. kommen als auslösende Ursachen für solche Berufsekzeme in Betracht.

Histopathologie. Das histologische Bild ist nicht spezifisch. Je nach der klinischen Ausprägung findet man epidermal mehr exsudativ-spongiotisch bis zur Bläschenbildung akzentuierte Veränderungen oder akanthotische Epidermisverdickung mit Hyperparakeratose und spongiotischer Auflockerung, im Korium leichte Papillomatose mit entzündlicher, vorwiegend perivaskulärer lymphohistiozytärer Infiltration.

Verlauf. Er ist chronisch, wenn die kausalen Faktoren nicht beseitigt werden können; auch die Rezidivneigung ist dann groß. Da es durch kumulative Irritation zur Schädigung der Hautoberfläche und Freilegung von Epidermislagen kommt, wird die Haftung und Einwirkung von Kontaktnoxen, die als Kontaktallergene wirken können, erleichtert. Daher sind diese kumulativ-toxischen Ekzeme vielfach Wegbereiter chronischer allergischer Kontaktekzeme. Gerade bei Bauarbeitern hat man die Erfahrung gemacht, daß das chronische kumulativ-toxische Kontaktekzem häufig der zu Berufsunfähigkeit führenden Kontaktallergie gegenüber Dichromat vorangeht. Eingetretene Kontaktallergisierung äußert sich klinisch meist in Akuitätssteigerung mit stärkerer Exsudation (Bläschen, Nässen, Krusten), akuten Schüben oder in typischen krankheitsherdfernen Streuphänomenen.

Diagnose. Wichtig ist die anamnestische Erfassung von Hauttyp, Reinigungsgewohnheiten, Häufigkeit und Art von Badeprozeduren, Verwendung von entfettenden Badezusätzen, ferner die Berufs- und Freizeitanamnese. Wichtig ist die Abklärung der individuellen Ekzembereitschaft (Ichthyosis vulgaris, Atopie, Sebostase, Alterssebostase).
Zur Feststellung eines geschädigten oder verminderten Puffervermögens der Hautoberfläche wurde von Burckhardt die Prüfung der *Alkalineutralisation* und der *Alkaliresistenz* eingeführt. Beide Tests sind allerdings nicht allgemein akzeptiert. Wegen der Schwierigkeit, die niedrigkonzentrierte NaOH-Lösung konstant zu erhalten, wird die Prüfung der Alkalineutralisation heute praktisch nicht mehr durchgeführt.

1. *Prüfung der Alkaliresistenz an normaler Haut.*
Methode. Auf 3 Feldern werden je 1 Tropfen 0,5 normale NaOH-Lösung aufgetropft und mit einem Glasblöckchen (2×3×1,5 cm) abgedeckt. Nach 10 min wird auf Feld 2 und 3 nach Abwischen des 1. Tropfens ein 2. Tropfen aufgetragen, nach weiteren 10 min auf Feld 3 nach vorherigem Abwischen des 2. Tropfens ein 3. Tropfen, der nach weiteren 10 Minuten abgewischt wird. Die Ablesung erfolgt sofort nach Versuchsende.
Normale Alkaliresistenz: Keine Reaktion oder geringe Rötung in Feld 3.
Verminderte Alkaliresistenz: Rötung, evtl. Erosionen und Bläschenbildung in Feld 2, stärker in Feld 3.

Stark verminderte Alkaliresistenz: Bereits in Feld 1, d.h. nach 1 Tropfen, Rötung und Erosionen.
Die Reaktionen können innerhalb von 24 h noch an Intensität zunehmen. Patienten mit verminderter Alkaliresistenz sind gegen Alkalien (Seifen, Zement etc.) besonders empfindlich.

2. *Nitrazingelbtest* nach Locher. Er besitzt praktische Bedeutung für Diagnose und Beurteilung.

Methode. Wäßrige Nitrazingelblösung (1%) wird auf die Haut aufgetragen; die Ablesung erfolgt nach 1 min. Entsprechend einem pH-Wert von 5–7 erfolgt Farbumschlag in den betreffenden Hautbereichen von gelbgrün nach braundunkelviolett. Der Test ist positiv, solange die Hornschicht nicht intakt bzw. der Säuremantel der Haut nicht wiederhergestellt ist. Mancherorts wird er zur Beurteilung der Abheilung (Berufsfähigkeit) verwendet.

3. *Epikutantest.* Auch bei klinisch typischen chronischen kumulativ-toxischen Handekzemen sollte man auf Epikutantestung mit in Betracht kommenden Kontaktallergenen aus Beruf, Haushalt, Hobby u.a. nicht verzichten, um sicher zu sein, daß sich nicht bereits sekundär eine Kontaktallergie aufgepfropft hat.

Differentialdiagnose. In erster Linie ist an chronische allergische Kontaktekzeme zu denken, die sich auch sekundär nach Kontakt mit Medikamenten, Kosmetika oder Berufsstoffen entwickeln können, aber auch an Psoriasis vulgaris, Dermatophytose (Tinea) und atopisches Ekzem.

Therapie. Reduzierung der chronisch einwirkenden kumulativ-irritierenden Kontaktnoxen wie Reinigungsmaßnahmen, Verbot von Detergenzien als Badezusätze. Kurzfristig örtliche Glukokortikoidanwendung in Creme oder Salben. Wichtig ist konsequente Hauttherapie entsprechend dem Hauttyp, die Anwendung von rückfettenden Seifen (Olatum), Ölzusätze beim Duschen oder Baden (Balneum Hermal, Liquidin, Olatum, Ölbad Cordes) und Nachfetten der Haut mit Emulsionen (seba med Lotion, Satina Milch oder Creme, Linola). Vermeidung sekundärer Kontaktallergien, Hautschutzsalben (Silicoderm F, Neo-Quimbo, Aqua Non Hermal) und vorübergehendes Tragen von Gummihandschuhen im Haushalt bzw. bei der Arbeit. Zur Behandlung kontraindiziert sind Schüttelmixturen, Trockenpasten, Puder oder alkoholische Lösungen. Im einzelnen s.S. 299.

Sonderformen

Als Sonderformen der nichtallergischen akuten toxischen Kontaktdermatitis können die Windeldermatitis (Dermatitis ammoniacalis) und die akute Intertrigo, als Sonderformen des nichtallergischen chronischen kumulativ-toxischen Kontaktekzems das intertriginöse Ekzem sowie auch Fälle von hyperkeratotisch-rhagadiformem Handekzem gelten.

Intertrigo

Definition. Diese entwickelt sich besonders bei adipösen, leicht schwitzenden Menschen, aber auch bei Säuglingen in intertriginösen Hauträumen.

Pathogenese. Als *intertriginöse Räume* bezeichnet man jene Bereiche, wo sich Hautflächen gegenseitig berühren: Retroaurikulärraum, Halsfalten, Achselhöhlen, submammärer Raum, Nabel, Bauchfalten, Genitocruralfalten, Rima ani, Präputialraum, Interdigitalräume der Finger und Zehen. Intertriginöse Räume sind dadurch charakterisiert, daß hier die Schweißabdunstung vermindert und der Säuremantel der Haut gestört ist: alkalischer pH-Wert an der Hautoberfläche. Leicht kommt es durch Sekretstauung, besonders bei mangelnder Hygiene, zu Mazeration sowie entzündlicher Reaktion der Haut und auch zu bakterieller oder mykotischer Sekundärinfektion.

Klinik. In solchen Hautfalten kann es bei Säuglingen und Kleinkindern, vor allem aber bei korpulenten, leicht schwitzenden Menschen infolge mechanischer Belastung (Reiben) bzw. nach starker körperlicher Anstrengung zu einem akuten Krankheitsbild kommen, das sich auf die Anlageflächen der Haut beschränkt und morphologisch durch akute entzündliche Rötung, Mazeration, evtl. Erosion und brennendes seröses Exsudat gekennzeichnet ist und wesensmäßig als akute toxische Kontaktdermatitis anzusehen ist.

Symptome. Symptome sind akutes Wärmegefühl mit Juckreiz oder brennenden Schmerzen. Die akute Intertrigo im Perianalbereich wird „Wolf" genannt; sie kann in akuten Phasen das Gehen stark behindern.

Verlauf. Bei rechtzeitiger Behandlung Abheilung, sonst mögliche Entwicklung eines chronischen intertriginösen Ekzems, ferner Gefahr von Sekundärinfektion durch Bakterien oder Pilze, besonders Candida albicans.

Intertriginöses Ekzem

Definition. Dieses entwickelt sich auf dem Boden einer Intertrigo oder primär chronisch. Bei Fortbestehen der kausalen Faktoren wie Schweißretention, Wärme, Reibung, mangelhafte Reinlichkeit oder begünstigender Faktoren, wie Adipositas oder Diabetes mellitus, kann sich auf dem Boden einer akuten Intertrigo ein chronisch entzündlicher Zustand entwickeln. Dieses chronische intertriginöse Ekzem ist pathogenetisch als kumulativ-toxisches Ekzem zu interpretieren.

Klinik. Es ist gekennzeichnet durch eine chronische entzündliche Rötung in intertriginösen Bereichen, die sich zur gesunden Haut meist scharf absetzt, ferner durch Nässen der erodierten Hautflächen sowie starken Juckreiz. In Umschlagsfalten kann es zu Rhagaden kommen.

Es bestehen besonders gute Voraussetzungen für Sekundärinfektionen durch Bakterien oder Candida albicans sowie für Kontaktsensibilisierung. Letztere wird vorwiegend durch örtlich applizierte Medikamente (Desinfektionsmittel, Antibiotika, Inhaltsstoffe von Cremes oder Salben) ausgelöst und damit häufig zum Wegbereiter einer akuten allergischen Kontaktdermatitis oder eines chronischen allergischen Kontaktekzems, das dann auch zu Streuphänomenen in anderen Hautbereichen neigt.

Differentialdiagnose. An intertriginöse Psoriasis vulgaris, intertriginöses seborrhoisches Ekzem, intertriginöse Kandidose und an M. Hailey-Hailey ist zu denken.

Therapie. Trockenbehandlung [Lotio zinci evtl. mit Zusatz von Clioquinol (Vioform (0,5%)]. Bei erosiven Hautveränderungen sind Pinselungen mit wäßrigen Farbstofflösungen (Brillantgrün 0,5%, Pyoktanin 0,5%) bewährt, ferner zu Behandlungsbeginn auch Anwendung von Glukokortikoiden als Lotion, Milch oder Creme. Fettende Salben sind wegen der Verhinderung der Abdunstung und Förderung von Sekundärinfektionen kontraindiziert. Wichtig ist die Beseitigung der intertriginösen Verhältnisse durch Einlegen von Leinenstreifen mit Auspolsterung oder etwa Hochbinden der Brüste; auch adstringierende Puder. Häufiges Duschen oder Baden unter Verwendung nicht alkalisierender Waschmittel (Dermowas, Eubos, Praecutan, seba med).

Hyperkeratotisch-rhagadiformes Hand- und Fußekzem

Synonyme. Tylotisches Hand- und Fußekzem, Schwielenekzem.

Definition. Es handelt sich um eine „trockene" Ekzemform mit sehr chronischem Verlauf und Prädilektion der schwielig-keratotischen, gering entzündlichen Herde an Palmae und Plantae.

Ätiopathogenese. Ursächlich ist das hyperkeratotisch-rhagadiforme Ekzem vielfach nicht aufzuklären. Für Kontaktallergie kann im Epikutantest nur selten ein Hinweis gefunden werden. Wir sind der Ansicht, daß es sich bei dieser entzündlich-hyperkeratotischen Reaktionsform der Haut zumindest in einem Teil der Fälle um ungewöhnliche regenerative Phänomene auf dem Boden dyshidrosiformer Bläscheneruptionen bei besonderer individueller Disposition (auch Atopie) handelt. Aus der Berufsanamnese ergibt sich gewöhnlich kein kausaler Zusammenhang.

Klinik. Führendes klinisches Symptom sind wenige, meist scharf begrenzte, gering entzündlich gerötete Herde mit verdickter schwielenartig-gelblicher Hornschicht und teilweise tiefen Rhagaden infolge mechanischer Belastung. Bei mehrfacher subtiler Inspektion sieht man oft in den befallenen Hautarealen kleine dyshidrosiforme Bläschen.

Verlauf. Hochchronisch mit großer Rückfallneigung.

Differentialdiagnose. Vor allen Dingen sind Psoriasis vulgaris, squamös-hyperkeratotische Tinea manuum et pedum, hyperkeratotischer Lichen ruber planus sowie selten Lupus erythematodes chronicus auszuschließen. An Dyshidrose als Ursache ist zu denken. Wichtig ist die genaue Untersuchung des Patienten, zumal auch die histologische Untersuchung nicht sicher zur Diagnose führen muß. Ausschluß von Kontaktallergie.

Therapie. Sehr schwierig. Wichtig ist die Motivierung des Patienten zu intensiver Behandlung. Bewährt haben sich Fettsalben mit Zusatz von halogenierten Glukokortikoiden (Ultralan-Salbe, Ultralan-Fettsalbe) unter Plastikfolienokklusivverband für 12 h, im Wechsel mit antipsoriatischer Therapie [Cignolin in steigenden Konzentrationen (0,1–2,0%) in Salizyl-Vaseline (5%) oder Salizyl-Zinkpaste (5%)]. Auch salizylsäurehaltige Kombinationssalben (Rp. Acid. salicylic. 10,0–(20,0); Ungt. diachylon 40,0; Betnesol-Salbe ad 100,0) oder Handelspräparate (Diprosalic, Locasalen, Psoradexan) kommen in Betracht. Röntgenbestrahlung (3mal 1 Gy) im Abstand von 8–10 Tagen hat sich in manchen Fällen bewährt. Evtl. Versuch mit aromatischem Retinoid (Tigason).

Akute allergische Kontaktdermatitis und chronisches allergisches Kontaktekzem

Synonyme. Akutes allergisches Kontaktekzem, chronische allergische Kontaktdermatitis; vulgäres Ekzem.

Definition. Beide Erkrankungen sind die Extreme möglicher Verlaufsformen, in ihrer Akuität sehr variabler und daher auch von der klinischen Morphologie her recht unterschiedliche Hautmanifestationen durch Kontaktallergie. Ihnen allen liegt eine sich in der oberen Dermis lokalisierende entzündliche Hautreaktion zugrunde, die mit typischen epidermalen Veränderungen kombiniert eine pathologische Einheit darstellt. Alle Formen von akuter allergischer Kontaktdermatitis und chronischem allergischem Kontaktekzem lassen sich auf eine einheitliche pathogenetische Grundlage, nämlich die zellvermittelte Allergie vom Spättyp (Typ-IV-Reaktion nach Coombs und Gell) mit einer speziellen Beteiligung der Epidermis (Allergie vom Ekzemtyp) zurückführen. Voraussetzung ist, daß der betreffende Patient vorher durch Kontakt mit der betreffenden Substanz (Kontaktallergen) sensibilisiert und damit überempfindlich geworden ist. Erneuter Kontakt mit dem Kontaktallergen führt nunmehr entweder zu akuter, subakuter oder chronischer entzündlicher Kontaktreaktion an der Haut.
Die akuten allergischen Kontaktreaktionen werden von uns als Kontaktdermatitis, die chronischen als Kontaktekzem bezeichnet.

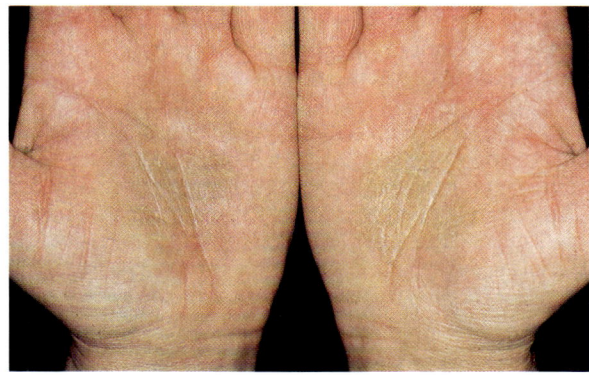

Hyperkeratotisches Handekzem

Vorkommen. In einer Hautklinik machen akute allergische Kontaktdermatitis und chronisches allergisches Kontaktekzem zwischen 5–15% aller Dermatosen aus. In industrialisierten Ländern ist die Morbidität (ca. 1–2%) höher als in Agrarländern. Obwohl besonders Handekzeme bei Frauen häufiger vorkommen, ist eine geschlechtliche Prädisposition nicht gegeben. Allerdings ist Ekzemneigung nicht selten familiär gebunden. Viele Berufsekzeme sind allergische Kontaktekzeme.

Ätiopathogenese. Akute allergische Kontaktdermatitis und chronisches allergisches Kontaktekzem können sich nur entwickeln, wenn die Haut durch vorherigen exogenen oder hämatogenen Kontakt mit dem betreffenden Kontaktallergen (Ekzematogen) sensibilisiert, d.h. überempfindlich wurde. Die Faktoren, welche für die Sensibilisierbarkeit eines Menschen von Bedeutung sind, sind noch nicht vollständig aufgeklärt.

Wichtige Faktoren in der Pathogenese der allergischen Kontaktreaktion

Sensibilisierbarkeit. Bereits die Tatsache, daß unter gleichen Berufsbedingungen (z.B. Hausfrauen oder Maurer) nur einzelne Personen an einem chronischen allergischen Handekzem erkranken, läßt erkennen, daß die Sensibilisierbarkeit, d.h. die Bereitschaft zur Kontaktallergie, einen wesentlichen Faktor darstellt. Neuere Untersuchungen deuten auf Unterschiede in der Sensibilisierbarkeit des Menschen in Abhängigkeit vom HLA-System hin. Die Kombination von HLA A3 und HLA B7 macht den Menschen offenbar empfindlicher, Psoriasis dagegen offenbar unempfindlicher für Kontaktsensibilisierung. Meist ist allerdings die *Ekzembereitschaft* schwer objektivierbar. Familiäre Disposition zu allergischem Kontaktekzem, Stoffwechselstörungen wie Diabetes mellitus oder Hyperthyreose, nervale Störungen (Paresen, Paralysen), Störungen des vegetativen Nervensystems mit Änderung der Hautgefäßinnervation (Akrozyanose, Cutis marmorata), Störungen der Hauterregbarkeit, z.B. als Folge eines veränderten Kationengehalts in der Epidermis, sind Faktoren, welche in der Genese besonders chronischer allergischer Kontaktekzeme als bedeutsam erkannt wurden.

Örtliche Faktoren. Akute allergische Kontaktdermatitis und chronisches allergisches Kontaktekzem entstehen durch Kontakt der Haut mit Stoffen aus der Umwelt (Kontaktallergene, Ekzematogene), gegenüber denen durch vorherigen Kontakt eine Sensibilisierung des betreffenden Organismus induziert wurde. Der Sensibilisierungsvorgang wird eingeleitet durch das Eindringen von meist niedermolekularen Kontaktallergenen in die Epidermis. Es ist daher verständlich, daß krankhafte Zustände an der Haut, welche mit einer Störung im physiologischen Verhalten der Hautoberfläche einhergehen, die Penetration von Kontaktallergenen in die Haut und damit den Sensibilisierungsvorgang fördern können.

In diesem Zusammenhang sind zu nennen:
- *Störung des physiologischen Puffervermögens der Hautoberfläche.* Alkalischäden an den Händen durch häufigen Umgang mit Seifen, Zement oder Kalk.
- *Störung der physiologischen Kohärenz der Hornschicht.* Dyshidrose oder Tinea manuum et pedum mit Bläschenbildung oder Erosionen, Austrocknung der Haut durch häufige Reinigungsmaßnahmen.
- *Mazeration der Haut.* Chronische Intertrigo, interdigitale Tinea pedum, chronische Otitis mit eitriger Sekretion, perifistulöse Mazeration, periulzeröse Mazeration durch Ulkussekrete, Mazeration um künstliche Ausgänge.
- *Vorhandensein eines chronischen kumulativ-toxischen Ekzems.* Dieses gilt nicht selten als Vorreiter eines chronischen allergischen Kontaktekzems bei Menschen bestimmter Berufsgruppen (Bauarbeiter, Maurer u.a.).

Es ist noch weitgehend unklar, auf welche Weise diese Faktoren im einzelnen die Sensibilisierungsbereitschaft zu steigern vermögen; wahrscheinlich erleichtern sie die Penetration von Kontaktallergenen in die lebende Epidermis.

Vorgang der Kontaktsensibilisierung. Dieser beginnt mit der Aufnahme des Kontaktallergens durch die Haut und endet mit der Bildung und Proliferation von spezifisch sensibilisierten T-Lymphozyten im Lymphknoten und deren Abgabe aus den Lymphknoten in den Blutkreislauf und zurück an die Haut. Man kann unterscheiden zwischen einer zur Sensibilisierung führenden Primärreaktion oder Induktionsphase und der zur klinisch sichtbaren allergischen Hautreaktion (akute allergische Kontaktdermatitis, chronisches allergisches Kontaktekzem) führenden Sekundärreaktion oder Auslösungsphase.

- *Induktionsphase.* Kontaktallergene sind gewöhnlich chemisch wohldefinierte Verbindungen mit einem relativ kleinen Molekulargewicht; nicht selten handelt es sich nur um Ionen wie Nickel, Kobalt oder Dichromat. Die Sensibilisierungspotenz von Kontaktallergenen ist sehr unterschiedlich; sie hängt auch von der Konzentration des Kontaktallergens und seiner Einwirkungsdauer auf der Haut ab. Die chemische Struktur eines Kontaktallergens läßt keine sicheren Rückschlüsse auf die Sensibilisierungspotenz zu. Starke Sensibilisatoren, mit denen bei fast allen Menschen eine Kontaktallergie ausgelöst werden kann, sind substituierte Benzolverbindungen wie das 2,4-Dinitrochlorbenzol (DNCB), das daher auch in der experimentellen Kontaktallergieforschung viel benutzt wird. Bereits durch einmaligen Kontakt kann der Mensch nach 4–20 Tagen sensibilisiert werden. Auch Picrylchlorid und zahlreiche Pflanzenallergene, wie Primin aus Primula obconica (Primelallergie), Desoxylapachol aus Teakholz, bestimmte Dalbergione aus Palisanderarten, aber auch Stoffe wie Thioglykolsäurehydracid sind starke Kontaktallergene. Eine schwach sensibilisierende Potenz beim Menschen weisen das Nickel- oder das Dichromat-Ion auf; sie induzieren vielfach erst nach langjährigem Kontakt mehr allergische Kontaktekzeme, so das Chromatekzem der Hände bei Maurern.

Wahrscheinlich wirken die Kontaktallergene bei Eintritt in die Epidermis nicht als Vollantigene, sondern als *Hapten* (Partialantigen) und werden erst in der Epidermis nach kovalenter Bindung mit Proteinen (epidermale Proteine, dermale Proteine, Serumproteine?) zum Vollantigen konjugiert. Sie werden rasch über den Blut- und Lymphweg abtransportiert. Operative Entfernung eines Haptendepots in der Haut innerhalb von 6 h kann daher den Sensibilisierungsvorgang nicht verhindern.

Andererseits vollzieht sich aber die *Kontaktallergenerkennung* in der Haut selbst. Die Vorgänge der Erkennungsphase sind noch nicht endgültig aufgeklärt. Neuere Befunde sprechen dafür, daß das Kontaktallergen entweder als Hapten oder als Vollantigen zunächst von speziellen Makrophagen, den Langerhans-Zellen in der Epidermis, aufgenommen wird. Diese dendritischen Zellen mit spezifischen Granula (Langerhans-Granula) machen nicht nur 3–5% der Zellen in der Epidermis aus, sondern wurden auch in der Dermis, in Lymphknoten und im Thymus nachgewiesen. Es scheint sich also um spezialisierte Makrophagen zu handeln, die das Kontaktallergen nach Zusammenwirken mit Epidermiszellen den T-Lymphozyten präsentieren. Dieser Vorgang findet also primär in der Haut statt. Die spezifischen T-Lymphozyten reagieren mit der Ausbildung von spezifischen Rezeptoren an ihrer Oberfläche und beginnen in den parakortikalen thymusabhängigen Zonen der regionalen Lymphknoten zu proliferieren (T-Lymphoblasten) und teilen sich in kleine Lymphozyten („memory cells" oder Effektorzellen). Nach bisher vorliegenden Untersuchungsergebnissen bildet ein bestimmter Lymphozytenklon nur gegenüber *einem* Kontaktallergen Rezeptoren aus. Bei polyvalent allergischen Patienten muß damit gerechnet werden, daß viele verschiedene Lymphozytenklone vorhanden sind. Gleichzeitig beginnt die Proliferation von T-Suppressorzellen und T-Helferzellen. Das Ausmaß proliferierender spezifischer T-Lymphozyten wird im wesentlichen durch diese Zellen bestimmt. Die kleinen T-Lymphozyten mit Effektorfunktion verlassen den Lymphknoten über den Ductus thoracicus und gelangen auf dem Blutweg wieder an die Haut. Mit diesem Vorgang ist die Induktions- oder Sensibilisierungsphase abgeschlossen. Sie dauert gewöhnlich 5–7 Tage und ist demnach deutlich kürzer als bei der Induktion humoraler Antikörper. Der Organismus bleibt nach erfolgter Sensibilisierung über Jahre und Jahrzehnte gegenüber diesem Kontaktallergen sensibilisiert.

– *Auslösungsphase.* Wenn ein Mensch gegenüber einem oder mehreren Kontaktallergenen sensibilisiert ist, genügen geringste Konzentrationen des betreffenden Kontaktallergens an der Haut zur Auslösung der Erfolgsreaktion im Sinne der akuten allergischen Kontaktdermatitis oder eines chronischen allergischen Kontaktekzems. Diese Reaktion tritt nicht sofort nach Kontakt, sondern verzögert nach einer Reaktionszeit von mindestens 8 h, gewöhnlich nach 24–48 h, gelegentlich sogar noch länger nach dem Kontakt in Erscheinung. Daher die Bezeichnung: Reaktion vom verzögerten Typ oder vom Ekzemtyp. Für die unterschiedliche Reaktionszeit sind die Potenz des Kontaktallergens, seine Penetrationsfähigkeit durch die Haut (z.B. verzögerte Penetration an Handtellern und Fußsohlen) und der Sensibilisierungsgrad von Bedeutung. Diese Reaktion ist im Sinne der Typ-IV-Reaktion nach Coombs und Gell zellvermittelt. Die Sensibilisierung kann nicht durch Serum übertragen werden, wohl aber durch die Übertragung von entsprechend sensibilisierten T-Lymphozyten, wie Tierversuche von Landsteiner gezeigt haben. Die T-Lymphozyten mit ihren spezifischen Rezeptoren treten mit dem Kontaktallergen in Verbindung. Diese Reaktion führt zu Abgabe von Mediatoren, sog. Lymphokinen mit einem Molekulargewicht von 30000–80000 ins Gewebe. Diese Faktoren wirken am Ort und sollen die Kontaktelimination fördern. Sie wirken auf Makrophagen [chemotaktischer Faktor, inaktivierender Faktor (MIF)], auf Lymphozyten (mitogener Faktor, Transferfaktor), auf neutrophile Leukozyten (chemotaktischer Faktor, inhibierender Faktor) und auf andere Zellen. Durch diese Faktoren wird die entzündliche Gewebsreaktion im epidermalen und dermalen Bereich der Haut am Ort des Kontakts ausgelöst, die sich morphologisch als Kontaktdermatitis oder Kontaktekzem manifestiert.

Sehr wahrscheinlich werden während der Induktionsphase nicht nur T-Zellen, sondern auch B-Zellen stimuliert und von diesen humorale Antikörper gebildet. Es ist allerdings noch nicht klar, welche Bedeutung diese humoralen Antikörper für die Kontaktallergie vom Ekzemtyp besitzen.

Eine wesentliche klinische Erfahrung besteht darin, daß allergische Kontaktdermatitis und allergisches Kontaktekzem zu Streureaktionen neigen. Man hat dieses Phänomen auch *Ekzemstreuung* genannt. Fernab vom Dermatitis- oder Ekzemherd treten zumeist zunächst follikulär gebunden, dann konfluierend Papulovesikel oder ekzematische Veränderungen in Erscheinung. Diese Reaktion wird dadurch erklärt, daß entweder das Kontaktallergen hämatogen in andere Hautbereiche transportiert wird und dort auf sensibilisierte T-Lymphozyten trifft, oder daß die von den T-Lymphozyten am Ort der Kontaktreaktion gebildeten Lymphokine auch in den Blutkreislauf eingeschwemmt werden und bei entsprechend hoher Konzentration für die Streuherde verantwortlich sind. Kommt es bei einem sensibilisierten Menschen zu einer hämatogenen Allergenzufuhr (Arzneimittel), so können disseminiert großflächige symmetrische Reaktionen (*hämatogene allergische Kontaktdermatitis*) entstehen.

Kontaktallergene

Die Zahl der in Betracht kommenden Kontaktallergene ist unübersehbar groß und wird in unserem chemischen Zeitalter laufend größer. Es handelt sich meistens um niedermolekulare Substanzen mit einem Molekulargewicht < 1000. Hochmolekulare Substanzen, etwa Proteine, sind nur selten als Kontaktallergene erkannt worden, so beispielsweise bei der Proteindermatitis an den Händen von Küchenarbeitskräften. Kontaktallergene mit hohem Sensibilisierungsvermögen, wie beispielsweise parasubstituierte Benzolverbindungen (z.B. Dinitrochlorbenzol, Paraphenylendiamin, bestimmte Sulfonamide), Pflanzenallergene (Primula obconica), giftiger Efeu (Rhus toxicodendron), ätherische Öle, Terpentinöl oder Antibiotika lösen häufiger primär eine *akute* allergische Kontaktdermatitis aus. Kontaktallergene mit geringerem Sensibilisierungsvermögen wie Metallionen (Nickel, Chromat, Kobalt, Tetramethylthiuramdisulfid) lösen häufiger primär ein *chronisches* allergisches Kontaktekzem aus: Nickelekzem (Strumpfhalter, BH, Jeansknopf), Chromatekzem (Maurer), Gummiekzem (Hausfrauen).

Ätiologisch in Frage kommende Kontaktallergene werden von Patienten mit akuter allergischer Kontaktdermatitis gewöhnlich anamnestisch angegeben, nicht dagegen von Patienten mit chronischem allergischem Kontaktekzem, das vielfach durch unerkannte Kontaktallergene des Berufes oder Alltages ausgelöst und unterhalten wird.

Erkennung des ursächlichen Kontaktallergens. Dies ist die wichtigste Aufgabe für den Arzt, da nur nach Meidung des erkannten Allergens die Erkrankung abheilt und sich Rezidive vermeiden lassen. Folgender *Untersuchungsgang* kann empfohlen werden:

Anamnese. Bei akuter allergischer Kontaktdermatitis wird durch eine sorgfältige Anamnese oft die Erkennung der in Betracht kommenden Kontaktallergene leicht möglich. Der Patient gibt an, daß er an der Stelle der akuten und zur Ausstreuung neigenden Hautentzündung etwas aufgetragen hat oder mit etwas in Kontakt gekommen ist. So bleibt z.B. die Joddermatitis, die Hutbanddermatitis oder Heftpflasterdermatitis meist streng auf die Kontaktstelle begrenzt. Auch akute allergische Kontaktdermatitis durch Salben und deren Inhaltsstoffe wie Sulfonamide, Antibiotika, Heparinoide oder Anästhesin (Benzocain) ist am Applikationsort lokalisiert, neigt aber ebenfalls zu unscharfer Begrenzung und Streureaktionen. Akute allergische Kontaktdermatitis durch Dunstallergene wie Terpentinöl, Farben, Sprays, Parfüms oder ätherische Öle sitzt ebenso wie die sonneninduzierte akute photoallergische Kontaktdermatitis an unbedeckten Hautbereichen wie Gesicht, Nacken, Handrücken und Unterarmen, evtl. Unterschenkel. Im Gegensatz dazu wird von den Patienten das Kontaktallergen bei chronischen allergischen Kontaktekzemen, die vorwiegend an Handrücken, Gesicht, Hals, Gelenkbeugen, Skrotalhaut, weniger häufig an Kopf und Rückenhaut, Palmae und Plantae vorkommen, gewöhnlich nicht angegeben. Hier gilt es, durch sorgfältige Anamnese die kausal in Betracht kommenden Kontaktallergene aufzuspüren. Wichtig ist in diesem Zusammenhang die Beachtung der primären Lokalisation der Veränderungen.

Hat man durch die genaue Anamnese mit Erforschung der Primärlokalisation der kontaktallergischen Hauterscheinungen und durch die erste Erfragung ursächlich in Betracht kommender Kontaktallergene eine grobe Einordnung in berufliche Kontaktallergene, außerberufliche Kontaktallergene (Kontaktsubstanzen des täglichen Lebens) oder medikamentöse Kontaktallergene erreicht, so sollte man davon ausgehen, daß es meistens ein oder wenige Inhaltsstoffe (chemische Substanzen) innerhalb solcher in Betracht kommender Stoffe sind, die als Kontaktallergene wirken.

Folgende Kontaktallergene kommen häufig in Betracht:

Kontaktallergene in Pflanzen
Akute allergische Kontaktdermatitis oder chronisches allergisches Kontaktekzem durch Pflanzenallergene *(phytogene Kontaktallergie)* sind bei uns wesentlich seltener als in Nordeuropa oder den USA. Kontaktallergene sind entweder im Stiel der Pflanzen, in ihren Blättern, ihren Blüten oder den Pollen, gelegentlich aber auch den Wurzeln enthalten. Unter den Zierpflanzen, welche allergische Kontaktreaktionen verursachen, sind Primeln, Chrysanthemen, Tulpen, Narzissen und Hyazinthen zu nennen. Am häufigsten ist die Primelallergie, die durch das sehr potente Kontaktallergen Primin ((2)-Methoxy-6-Pentyl-1,4-Benzochinon)) verursacht wird.

Es genügt gelegentlich, wenn der Sensibilisierte in ein Zimmer tritt, in dem eine Primula obconica steht, um eine schwere akute Kontaktdermatitis besonders an den freigetragenen Körperstellen (Gesicht, Hände, oberer Hals) auszulösen. In solchen Fällen ist wegen der gleichen Lokalisation der Hautveränderungen auch an photoallergische oder phototoxische Kontaktdermatitis zu denken.

Tulpen- und Narzissenzwiebeln verursachen bei chronischem Kontakt mehr das Bild eines hyperkeratotischen rhagadiformen Fingerekzems an den Kontaktstellen. Kontaktallergien durch Gemüse und Früchte sind selten, während Kontaktallergien durch Gewürze und Duftstoffe wie Lorbeeröl, Kamille, Vanille, Zimt, Cayennepfeffer und Muskat nicht so sel-

Tabelle: Körperregionen und häufige Kontaktallergene

Lokalisation der Hautreaktion	Kontaktallergene
Behaarter Kopf	Friseursubstanzen, Kosmetika, Haarspangen
Stirn	Hutband, Haarnetze
Augenlider	Örtliche Therapeutika, Kosmetika, Pollen, Prothesen, Nagellack
Ohren	Örtliche Therapeutika, Schmuck (Ohrringe, Ohrclips), Brillengestelle
Mund	Nutritiva, Kosmetika, örtliche Therapeutika, Zahncreme, Prothesen
Gesicht	Kosmetika, Rasierseife, Rasierwasser, örtliche Therapeutika
Hals	Kleidung, Farbstoffe, Schmuck, Kosmetika, Halstücher (Farbstoffe), Woll- und Pelzkragen
Achselhöhlen	Parfüms, Schweißblätter (Formalin), dunkelblaue Kleidungsstücke (Paraphenylendiamin), Depilatorien, Seifen, desodorierende Sprays oder Puder
Stamm	Kleidung (Farbstoffe, Appretur, Gummi, Nickel), Metallschließen (Nickel), Kosmetika
Genitale	Kondom (spermizide Substanzen), Pessar, antikonzeptionelle äußere Mittel, Seifen, Desinfektionsmittel, örtliche Therapeutika
Arme	Textilien (Farben), Schmuck, Kosmetika
Hände	Leder (Dichromat), Handschuhe (Farbstoffe), Schmuck, Kosmetika, Gummi (Antialterungsstoffe), Berufsstoffe
Beine	Örtliche Therapeutika, Kosmetika, Strumpffarben, Strumpfbänder (Gummi)
Unterschenkel bei Ulcus cruris	Örtliche Therapeutika: Neomycin, Benzocain, Lanolin, Wollwachsalkohole, Parabene (Nipagin, Nipasol), Chloramphenicol, Perubalsam, Sulfonamide und Akridinfarbstoffe
Fußrücken	Schuhmaterialien, Strumpffarben, Antimykotika
Perianalregion	Toilettenpapier (Farbstoffe), Reinigungsmittel, Salbengrundlagen, Suppositorien, Desinfektionsmittel, örtliche Therapeutika

ten vorkommen, zumal sie auch in kaschierter Form als Duftstoffe in Kosmetika, Seifen oder Lokaltherapeutika verwendet werden. Auch in tropischen Hölzern kommen Kontaktallergene vor.

Tabelle: Epikutantestung bei Verdacht auf allergische Kontaktreaktion durch Salbengrundlagen oder Antibiotika

Testsubstanz	Testkonzentration [%]	Testvehikel
Salbengrundlagenblock		
Adeps suillus	100	–
Sorbinsäure	2,5	Vaselin[a]
Karbowachs 400	100	–
Cetylpyridiniumchlorid	0,5	Vaselin
Lanette N	100	–
Pentachlorphenolnatrium	0,5	H_2O
Tinctura benzoes	10	–
Hydrochinon	1	Vaselin
Karbowachs 1500	100	–
Triäthanolamin	0,5	H_2O
Glycerinmonostereat	100	–
Karbowachs 4000	100	–
Antibiotikablock		
Bacitracin	5	Eucerin
Chloramphenicol	1	Vaselin
Kanamycin	5	Vaselin
Oxytetrazyklin	3	Vaselin
Paromomycin	5	Vaselin
Chlortetrazyklin	3	Vaselin
Tetrazyklin	3	Vaselin
Streptomycin	5	Vaselin
Tyrothricin	0,5	Vaselin
Thioglycerin	0,1	Olivenöl
Piperazin	5	H_2O

Tabelle: Epikutantestung bei Verdacht auf allergisches Kontaktekzem bei Bäckern oder Malern

Testsubstanz	Testkonzentration [%]	Testvehikel
Bäckerblock		
Benzoylperoxid	1	Vaselin[a]
Acid. benzoicum	10	Vaselin
Sorbinsäure	2,5	Vaselin
Menthol	1	Olivenöl
Anisöl	10	Olivenöl
Dodecylgallat	0,2	Olivenöl
Zitronenöl	1	Äthanol 70%
Zimt	2,5	Olivenöl
Vanille	1	H_2O
Ammoniumpersulfat	1	H_2O
Hirschhornsalz	5	H_2O
Kaliumbromat	5	H_2O
Malerblock		
Hydrochinon	1	Vaselin
Pentachlorphenol	0,5	H_2O
Triäthanolamin	0,5	H_2O
Dammar	1	Chloroform
Dibutylphthalat	100	–
Anilin	1	Vaselin
Limonen	5	Vaselin
Sudan III	0,5	Olivenöl

[a] Vaselinum flavum

Kontaktallergene in örtlichen Therapeutika
Trägerstoffe. In Salben, Pasten oder Cremes als Teilkomponenten: Lanolin, Eucerin, Wollfett, Wollwachsalkohole u.a. (Tabelle), Konservierungsmittel.
Wirkstoffe in Grundlagen. Antibiotika, Antimykotika, Chemotherapeutika, Desinfektionsmittel, Lokalanästhetika (Anästhesin), Menthol, Thymol, Resorcin, Kampfer, Perubalsam, Hydragyrum bichloratum, Hydrargyrum praecipitatum album, Formalin.

Kontaktallergene in Kleidern oder Schmuck
Ionen. Chromat, Nickel, Kobalt oder Cadmium in Schmuckstücken wie Ringe, Armbänder, Ohrringe, Ohrclips, Halsbänder oder in Strumpfhaltern, BH- oder Korsettschließen.
Gummibestandteile. Gummi (Gummiakzeleratoren, Antioxidanzien, Farben) in Gummibändern, Gummigürteln, Gummihandschuhen, Schweißblättern (Formalin).
Farbstoffe. Besonders schwarze oder dunkelblaue Farbstoffe in schwarzen Pelzen oder dunkler Unterwäsche (Paraphenylendiamin).
Leder. Chromat, Farbstoffe, Gerbstoffe.

Kontaktallergene in Kosmetika
Inhaltsstoffe von Cremes. Wollwachsalkohole, Lanolin, Eucerin, Konservierungsmittel (Parabene, Chloracetamid).
Differente Stoffe. Farbstoffe in Nagellack, Lidschatten, Augenbrauen- oder Konturenstiften (selten), Bleichmittel, Kaltwellflüssigkeit (Thioglykolat), Nagellack (Kunstharze), ferner Duftstoffe in Parfüms, Gesichtswässern etc. oder Desodorants (Hexachlorophen, Chloracetamid, Parabene), besonders auch in Toilettenseifen. Schließlich aber auch Parfüms oder Duftstoffe, die nicht selten die Kontaktallergene Zimtaldehyd oder Perubalsam enthalten.

Kontaktallergene in Berufsstoffen
Die Zahl der beruflichen Kontaktallergene (Ekzematogene) ist unübersehbar groß. In Abhängigkeit von der Art der beruflichen Tätigkeit ist mit sehr verschiedenen Kontaktallergenen zu rechnen. Ihre Erkennung ist die Aufgabe des Hautarztes, der sich speziell mit Allergologie beschäftigt. Daher können hier nur einige allgemeine Hinweise gegeben werden.

Bäcker (s. Tabelle). Farben, Treibmittel (Hirschhornsalz, Sauerteig), Aromastoffe (Zitronenöl, Bittermandelöl), Gewürze (Zimt). Konservierungsmittel (Benzoesäure, p-Hydroxybenzoesäureäthylester).

Büroangestellte. Tinten, Pauspapier, Tintenstifte, Druck- und Kopierfarben, Klebemittel.

Elektriker. Isoliermaterial, Gummi- und Gummihilfsstoffe, Kunststoffe (Formalin).

Friseure. Haarfarben, Bleichmittel, Fixative, Kaltwellenmittel (Thioglykolsäurederivate), Metallsalze, Duftstoffe, Gummi- und Gummihilfsstoffe.

Hausfrauen. Waschmittel, Seifeninhaltsstoffe und Aufheller (Stilbene), Terpentin (Schuhcreme, Fuß-

290 Dermatitis- und Ekzemerkrankungen

bodenwachs), Backmittel, Gummi- und Gummihilfsstoffe, Chrom- und Nickelsalze, Hautpflegecremes.

Heil- und Pflegeberufe. Desinfektionsmittel (Phenolderivate, Jod, Formalin, Quecksilbersalze, quarternäre Ammoniumverbindungen), Lokalanästhetika (Procain, Pantocain), Chemotherapeutika und Antibiotika (Streptomycin, Penicillin, Neomycin, Bacitracin, Gentamicin), Isonicotinsäurehydracid, Sulfonamide (Marfanil), ätherische Öle (in Salben oder Balsamen), Neuroplegika.

Landwirtschaft. Pflanzenschutzmittel, Kalkfette, Kunstdünger, Schädlingsbekämpfungsmittel (Phenolderivate, Arsenverbindungen, aromatische Quecksilberverbindungen), Schmieröle, Dieselöle.

Maurer und Bauhandwerker. Chromat-, Kobalt- und Nickelsalze im Zement, Betonhärtemittel.

Metallarbeiter. Öle, Ölzusätze, Schmierfette, Bohröle, Lötwasser, Benzinzusätze, Kühlmittelzusätze, Rostschutzmittel.

Textilarbeiter. Farbstoffe, Appreturmittel, Beizen, Imprägnierungsmittel, Gummihilfsstoffe, die in den einzelnen Fertigstoffen enthalten sind.

Bei der Suche nach in Betracht kommenden Kontaktallergenen muß man sich stets vergegenwärtigen, daß in einem Kosmetikum, in einem örtlichen Therapeutikum oder in einem Berufsstoff oft mehrere Kontaktallergene vorhanden sein können. So kann eine Kontaktallergie auf eine antibiotische Salbe bedingt sein durch das darin enthaltene Antibiotikum, aber auch durch Inhaltsstoffe der Salbengrundlage wie etwa Wollwachsalkohole; eine Waschmittelallergie kann durch den optischen Aufheller (Diaminostilbenderivate) oder Metallionen wie Chromat, Nickel oder Kobalt.

Epikutantestung

Ist durch eine sorgfältige Anamnese und die Lokalisation der Hautreaktion das Spektrum in Betracht kommender Kontaktallergene bereits eingeengt, so dient die Epikutantestung (Läppchenproben nach Jadassohn und Bloch) der definitiven Aufklärung der Ursache von akuter allergischer Kontaktdermatitis und chronischem allergischem Kontaktekzem. Ihrem Wesen nach bedeutet die Durchführung der Epikutantests die Auslösung einer akuten allergischen Kontaktdermatitis in einem umschriebenen Bereich. Wichtig ist die Abgrenzung allergischer von unspezifischen oder toxischen Reaktionen. Epikutantestungen werden nur vorgenommen, wenn es erforderlich ist, da man nicht ausschließen kann, daß ein gewisses Risiko zur Induzierung einer Kontaktallergie gegeben sein kann.

Testart. Die zu prüfende Testsubstanz wird in geeigneter Verdünnung (in Öl, Wasser oder – meist – Vaselin) auf ein handelsübliches Testpflaster, das möglichst dicht abschließen soll (Al-test, Fixomull stretch Klebevlies) aufgetragen.

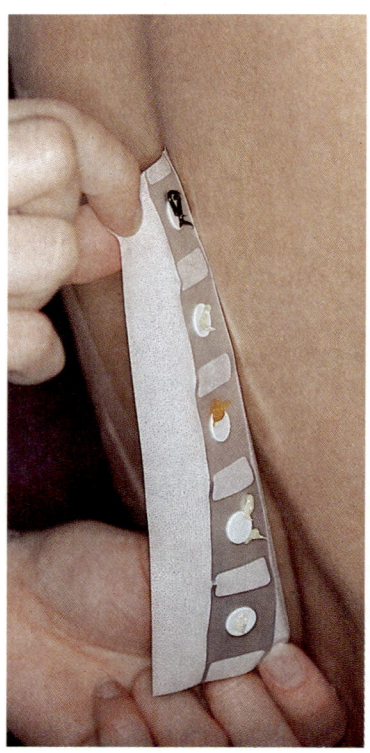

Epikutantest:
Aufkleben der Teststreifen

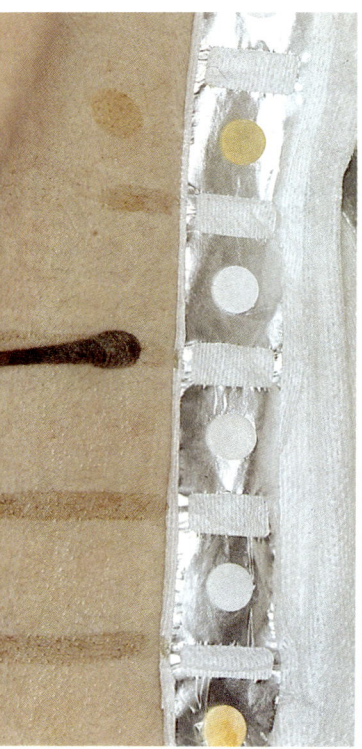

Abnahme der Teststreifen nach
48 h, Markierung der Testfelder

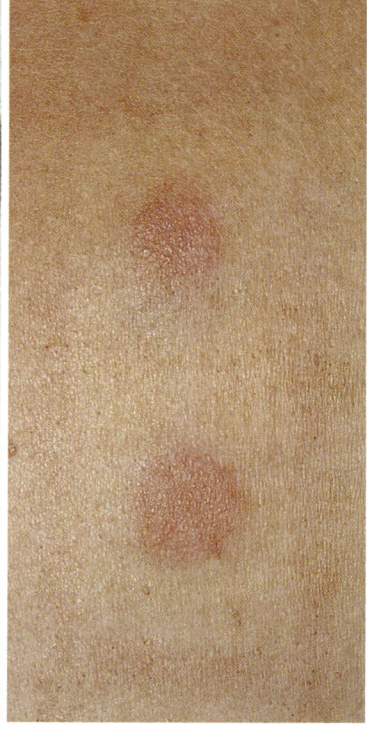

Zwei positive Epikutantests

Testort. Gewöhnlich der Rücken oberhalb der Gürtellinie.

Teststoffe. Diese ergeben sich aus der Anamnese (Medikamenten-, Berufs-, Freizeit-, Kosmetik-, Kleidungsanamnese). Die Kontaktallergen- bzw. Ekzematogenkunde ist ein wichtiger Spezialbereich im Fachgebiet der Dermatologie.

Testkonzentration. Diese muß, da im Epikutantest der Nachweis einer kontakt*allergischen* Reaktion vom Ekzemtyp geführt werden soll, so gewählt werden, daß die betreffende Testsubstanz von normaler Haut (Kontrollperson) reaktionslos vertragen wird. Nur dann ist eine toxische Reaktion sicher auszuschließen und andererseits sichergestellt, daß eine Testreaktion bei dem getesteten Patienten eine kontaktallergische Reaktion darstellt.
Lokaltherapeutika können gewöhnlich unverdünnt getestet werden. Im übrigen informieren ausführliche spezielle Tabellen über Testkonzentration von Testsubstanzen und die notwendigen Testvehikel (Öl, Wasser, Vaselin etc.). Anhand des europäischen Epikutanstandardtests mit 20 bei uns am häufigsten vorkommenden Kontaktallergenen kann dies in der Tabelle demonstriert werden.

Applikationsdauer. Das Testpflaster mit der Testsubstanz bleibt gewöhnlich für 48 h auf der Haut.

Ablesung der Testreaktion. Die Ablesung der Testreaktion erfolgt nach 48 h (Abnahme des Testpflasters) sowie nach 72 h. Selten ist es notwendig, nach einer Woche später auftretende Reaktionen zu kontrollieren. Diese kommen besonders häufig bei Paraphenylendiaminkontaktallergien vor und können bei der üblichen Ablesungszeit übersehen werden.

Beurteilung der Epikutantestreaktion. Wichtig ist, daß die Epikutantests stets an normaler Haut durchgeführt werden und nicht bei manifestem Ekzem, weil hier die Reaktionen unspezifisch positiv ausfallen können (sog. Angry-back-Syndrom). Man sollte die Testung möglichst erst etwa 3 Wochen nach Abheilung der ekzematösen Hauterscheinungen durchführen. Die Resultate der Epikutantestung sollen mit dem klinischen Befund und der Anamnese möglichst übereinstimmen, bevor die Substanzen als Ursache für die entsprechende Hautkrankheit angenommen werden können.

Positive Testreaktionen werden gewöhnlich in 3 Graden abgelesen:
+   Erythem mit urtikarieller Note,
+ +   Erythem mit urtikarieller Note und einzelnen Papeln bzw. Papulovesikeln,
+ + +   Erythem mit zahlreichen Bläschen oder Blasen.

Wichtig ist die Abgrenzung einer kontaktallergischen von einer toxischen Reaktion, beispielsweise durch zu hohe, d.h. obligat-toxische Konzentration der

Tabelle: Epikutanstandardtest. Häufige Kontaktallergene in Europa

Testsubstanz	Testkonzentration [%]	Testvehikel
Neomycinsulfat	20	Vaselin
Kaliumdichromat	0,5	Vaselin
Lanolinalkohole	30	Vaselin
Mercaptomix[a]	1	Vaselin
Cainemix[b]	8	Vaselin
Nickelsulfat	5	Vaselin
Phenylmercuriborat	0,025	Vaselin
p-Phenylendiamin	1	Vaselin
Kobaltchlorid	1	Vaselin
Perubalsam	25	Vaselin
Thiurammix[c]	1	Vaselin
Clioquinol (Vioform)	5	Vaselin
Parabene[d]	15	Vaselin
Naphthylmix[e]	1	Vaselin
Gentamicinsulfat	20	Vaselin
PPD-Mix[f]	0,6	Vaselin
Mafenid	10	Vaselin
Eucerinum anhydricum	100	–
Terpentinperoxid	0,3	Olivenöl
Formaldehyd	2	H_2O
Kolophonium	20	Vaselin
Sublimat	0,1	Vaselin
Epoxidharze	1	Vaselin
Benzocain	5	Vaselin
Duftstoffmischung[g]	16	Vaselin

[a] Mercaptomix =
Mercaptobenzothiazol 0,25%
N-Cyclohexylbenzothiazylsulfonamid 0,25%
Morpholinylmercaptobenzothiazol 0,25%
Dibenzothiazyldisulfid 0,25%

[b] Cainemix =
Procainchlorid 1%
Percainchlorid 1%
Amethocainchlorid 1%
Benzocain 5%

[c] Thiurammix =
Tetramethylthiuramdisulfid 0,25%
Tetramethylthiurammonosulfid 0,25%
Tetraäthylthiuramdisulfid 0,25%
Dipentamethylenthiuramdisulfid 0,25%

[d] Parabene =
Methyl-p-oxybenzoesäure 3%
Aethyl-p-oxybenzoesäure 3%
Butyl-p-oxybenzoesäure 3%
Propyl-p-oxybenzoesäure 3%
Benzyl-p-oxybenzoesäure 3%

[e] Naphthylmix =
Phenyl-naphthylamin 0,5%
Di-naphthyl-p-phenyldiamin 0,5%

[f] PPD-Mix =
Phenylcyclohexyl-p-phenylendiamin 0,25%
Isopropylaminodiphenylamin 0,1%
Diphenyl-p-phenylendiamin 0,25%

[g] Duftstoffmischung =
Zimtalkohol 2%
Zimtaldehyd 2%
Eugenol 2%
Amylzimtaldehyd 2%
Hydroxycitronellal 2%
Geraniol 2%
Isoeugenol 2%
Eichenmoosextrakt 2%

Testsubstanz. Bei kontakttoxischer Reaktion nimmt die Testreaktion meist von der 48. Stunde an ab: Reaktion vom *Decrescendotyp*, bei kontaktallergischer Reaktion dagegen eher noch zu: Reaktion vom *Crescendotyp*.

Interpretation ausgeführter Epikutantestungen. Durch die Epikutantestung kann man zu folgenden Feststellungen kommen:

- *Monovalente Kontaktallergie*. Bei der Epikutantestung wurde eine positive Reaktion nur gegen eine Testsubstanz aufgedeckt, z.B. gegen Kaliumdichromat. Da Kaliumdichromat aber in vielen Materialien (Zemente, Zementschnellhärter, Waschmittel, Imprägnierungsmittel, Chromfarben, Farbfilmentwickler, Leder und Gerbstoffe) vorkommt, kann in diesem Fall eine monovalente Kontaktallergie zu einer weitgehenden Einschränkung beruflicher und außerberuflicher Tätigkeiten führen. Andererseits kann eine monovalente Kontaktallergie gegen ein bestimmtes Antibiotikum, wie Chloramphenicol, sehr leicht gemieden werden.

- *Oligovalente Kontaktallergie*. Diese liegt vor, wenn eine positive Reaktion gegen 3–5 chemisch nicht verwandte Kontaktallergene festgestellt wird.

- *Polyvalente Kontaktallergie*. Diese Allergie ist dann gegeben, wenn bei einem Patienten positive Epikutantestreaktionen gegen mehr als 5 Teststoffe aufgefunden werden. Polyvalente Kontaktallergie kommt häufig bei Patienten vor, die wegen chronisch-rezidivierender Hauterkrankungen (z.B. Unterschenkelekzem bei Ulcus cruris, Berufsekzem) über lange Zeit örtliche Behandlung benötigen und dann beispielsweise gegen Inhaltsstoffe in Salbengrundlagen oder differente Wirkstoffe wie Antibiotika, Antimykotika, Anästhesin, Perubalsam u.a. allergisiert werden. Eine polyvalente Kontaktallergie kann zu weitgehender Erwerbsminderung führen.

- *Gruppenallergie*. Diese liegt vor, wenn der Patient gegen verschiedene Stoffe gleicher Grundstruktur sensibilisiert worden ist. Als Beispiel sei die *Parastoffgruppenallergie* erwähnt. Sie ist charakterisiert durch eine Sensibilisierung des Betreffenden gegen mehrere Substanzen, die als chemische Kernstruktur einen Benzolring mit paraständigen reaktiven Gruppen (NO_2- oder NH_2- oder OH-Gruppen) am Benzolring tragen. Diese Stoffe (Anästhetika, Procain, Anilin, Paraphenylendiamin, Sulfonamide) werden im Organismus zu Chinonkörpern umgeformt. Von Bedeutung ist auch eine Gruppenallergie gegen verschiedene Antibiotika, so beispielsweise gegen Neomycin, Kanamycin, Framycetin, Gentamicin und Paromomycin wegen der chemisch gleichartigen Grundstruktur. Praktisch bedeutsam ist auch eine Gruppenallergie gegen Triphenylmethanfarbstoffe (Gentianaviolett, Brillantgrün) oder bestimmte Psychopharmaka.

- *Kopplungsallergie*. Man versteht darunter eine polyvalente Kontaktallergie durch gleichzeitige Sensibilisierung gegen verschiedene Kontaktallergene in ein und demselben Material, so beispielsweise eine Kontaktallergie gegen Nickel *und* Gummiakzeleratoren bei Strumpfhalterekzem oder gegen Dichromat und Kobalt bei Zementekzem.

- *Pfropfallergie*. Sie ist dann zu diagnostizieren, wenn sich auf eine primär nicht kontaktallergische Hauterkrankung eine Kontaktallergie aufpfropft, so beispielsweise auf einem kumulativ-toxischen Handekzem später eine Kontaktallergie gegen Allergene in angewandten Lokaltherapeutika.

Erst nach Erkennung der Kontaktallergene ist man in der Lage, den Patienten entsprechend zu beraten und ihm dadurch zu helfen, seine Hauterkrankung abzuheilen und Rückfälle zu vermeiden. Dies gilt in ganz besonderem Maß für beruflich bedingte chronische allergische Kontaktekzeme, die zu Arbeitsplatzwechsel oder Aufgabe des ursprünglichen Berufes zwingen können. Ein nach der Epikutantestung ausgestellter *Allergiepaß* informiert den Patienten und den behandelnden Arzt über die Kontaktallergene.

In-vitro-Methoden zum Nachweis von Kontaktallergie. Grundsätzlich ist es in vitro möglich, eine Kontaktallergie durch den *Lymphozytentransformationstest,* dem eine lymphoblastenähnliche Transformation von Blutlymphozyten nach Allergenzugabe zugrunde liegt, oder durch den *Makrophagenmigrationsinhibitionstest* nachzuweisen.
Die klinische Bedeutung dieser Methoden ist aber wegen des technischen Aufwandes, der Unsicherheit der Ergebnisse und der fehlenden Standardisierung heute noch gering.

Resistenz und Immuntoleranz. *Resistenz* gegen die Entwicklung einer Kontaktallergie kann nur dann vorhanden sein, wenn das T-lymphozytäre Immunsystem nicht funktioniert. Bemerkenswert ist indessen die Tatsache, daß offenbar speziell Patienten mit atopischem Ekzem (Neurodermitis diffusa), vielleicht auch mit Psoriasis vulgaris, weniger häufig Kontaktallergien aufweisen. Ob dies mit einer Schwäche des T-lymphozytären Immunsystems oder mangelhafter Suppressorzellenfunktion in Verbindung steht, ist nicht sicher zu sagen.
Erworbene Resistenz gegenüber der Entwicklung einer Kontaktallergie bezeichnet man als *Immuntoleranz*. Immuntoleranz läßt sich auslösen, wenn man einem Organismus vor der Sensibilisierungsphase das betreffende Kontaktallergen parenteral oder enteral zuführt. Die Bemühungen gehen dahin, durch Untersuchung des Phänomens der Immuntoleranz Ansätze zur Prophylaxe von Kontaktallergien zu finden.
Abhärtungseffekt („hardening" aus der Berufsdermatologie). Es ist bekannt, daß manche Patienten mit allergischen chronischen Handekzemen trotz Fortführung ihrer beruflichen Tätigkeit und damit ständiger Exposition gegenüber denselben Kontaktallergenen nach einigen Wochen bis Monaten wesentliche Besserung bemerken und daher weiter in ihrem Beruf

bleiben können. Wahrscheinlich handelt es sich um einen unspezifischen Effekt, der sich übrigens im Epikutantest (Tests bleiben positiv) nicht sichern läßt.

Histopathologie. Je nach dem Akuitätsgrad der allergischen Kontaktreaktion sind auch feingeweblich unterschiedliche morphologische Substrate zu erwarten.

Die *akute allergische Kontaktdermatitis* ist morphologisch charakterisiert durch Gefäßerweiterung im Stratum papillare und oberen Stratum reticulare, starkes perivaskuläres Ödem, besonders in den Papillen, und eine zelluläre entzündliche Reaktion mit Anreicherung von Lymphozyten, Monozyten, vereinzelt auch polymorphkernigen Neutrophilen und Eosinophilen. Die exsudative Reaktion führt in der Epidermis vielfach eher umschrieben zu einem interzellulären Ödem (Exoserose) mit schwammartiger Epidermisauflockerung (Spongiose) und Einwanderung von lymphozytären Zellen in den interzellulären Raum (Exozytose). Durch Ruptur von interzellulären desmosomalen Verbindungen kommt es schließlich zur Entwicklung intraepidermaler Bläschen (spongiotische Bläschen). Wenn diese platzen, entleert sich das Serum an die Oberfläche der Haut und trocknet zu Krusten ein. Darunter kommt es zu regenerativen Vorgängen mit vorübergehender epidermaler Verbreiterung (Akanthose) und Störungen der Verhornung (Parakeratose).

Das *chronische allergische Kontaktekzem* ist histologisch nicht so sehr durch exsudative als mehr infiltrativ-entzündliche Vorgänge gekennzeichnet. Durch die sich infolge der Kontaktallergie wiederholenden kleinen exsudativen Entzündungsschübe werden regenerative Phänomene notwendig. So kommt es langsam zu stärkerer Verdickung der Epidermis (Akanthose), die auf das 4- bis 5fache verbreitert sein kann, und zu Verhornungsstörungen mit Hyperparakeratose. Meistens findet man auch jetzt umschriebene Areale von Spongiose oder angedeuteter spongiotischer Bläschenbildung, ferner exozytotische Zellen (Lymphozyten, Monozyten) in der Epidermis. Im verdickten Stratum papillare und im oberen Stratum reticulare stehen perivaskuläre dichtere zelluläre Infiltrate von Makrophagen und Lymphozyten im Vordergrund. Später können Exozytose und Exoserose ganz fehlen.

Klinik. Das klinische Bild der allergischen Kontaktreaktion an der Haut ist abhängig von der Sensibilisierungspotenz der Kontaktallergene, dem Sensibilisierungsgrad des betreffenden Patienten und örtlichen hauteigenen Faktoren. Man muß sich vergegenwärtigen, daß es sich um einen dynamischen Vorgang handelt. Einmaliger Kontakt mit einem Kontaktallergen bei hohem Sensibilisierungsgrad führt zu einer akuten Hautentzündung: der akuten allergischen Kontaktdermatitis. Wiederholter Kontakt mit einem Kontaktallergen mit geringerem Sensibilisierungsvermögen bei einem Patienten, der nicht hochsensibilisiert ist, kann zu ständig sich wiederholenden geringer entzündlichen Reaktionen (Infiltrate) und nachfolgenden regenerativen Phänomenen im Sinne der Epidermisverdickung, der Hyperparakeratose und damit zum Bild des chronischen Kontaktekzems führen. Zwischen diesen Extremen sind alle Mischungen von akut-exsudativen und chronisch-zellulären entzündlichen Reaktionen vorstellbar, so daß früher nach dem Akuitätsgrad von einem akuten, subakuten oder chronischen Kontaktekzem gesprochen wurde.

Akute allergische Kontaktdermatitis

Synonym. Akutes allergisches Kontaktekzem.

Die akute allergische Kontaktdermatitis entwickelt sich stets primär in denjenigen Hautbereichen, in denen das Kontaktallergen mit der Haut in Berührung gekommen ist nach einer Reaktionszeit von gewöhnlich 24–48 h. Sie ist oft asymmetrisch lokalisiert.
Die akuten entzündlichen Hautveränderungen nehmen einen gesetzmäßigen Verlauf.

Stadium erythematosum et oedematosum. Dieses ist gekennzeichnet durch eine entzündliche exsudative Gefäßreaktion mit starker Rötung und ödematöser Schwellung der Haut im Kontaktbereich. Besonders in Hautbereichen mit lockerem Bindegewebe (z.B. Lider) kann ein Hautödem sehr massiv werden.

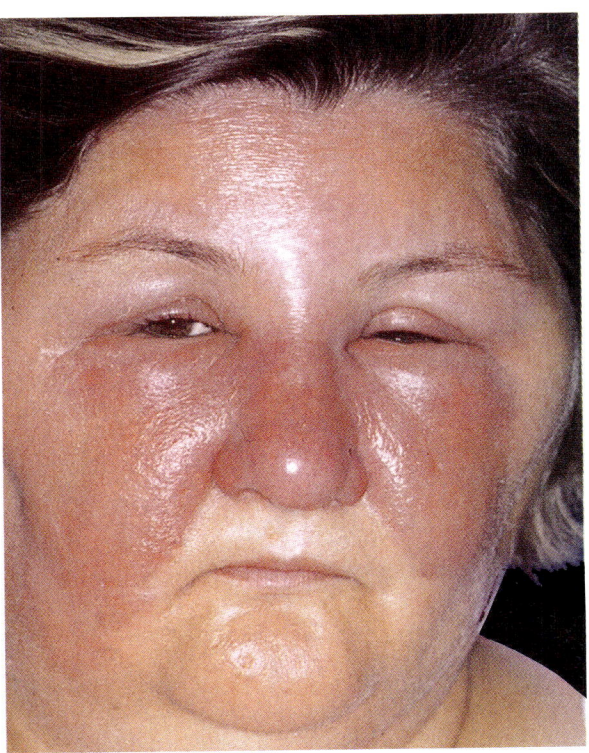

Akute allergische Kontaktdermatitis. Kontaktallergen: Terpentindämpfe

Stadium vesiculosum et bullosum. Auf der entzündlich ödematösen Veränderung kommt es zur Eruption von Bläschen oder Blasen.

Stadium madidans. Jetzt ist das klinische Bild durch entzündlich gerötete, an der Oberfläche erodierte und nässende Flächen gekennzeichnet.

Stadium crustosum. Das an die Hautoberfläche ausgetretene Sekret trocknet unter Ausbildung von Krusten ein. Gewöhnlich sind die Krusten transparent gelblich, bei Sekundärinfektion eitrig und bei Hämorrhagien rötlich.

Stadium squamosum. Regenerative Vorgänge zur Elimination der Kontaktallergene und zur Regeneration der Epidermis führen zur Schuppung.

Resterythem. Eine geringfügige Rötung läßt noch einige Zeit die frühere Lokalisation der abgelaufenen akuten allergischen Kontaktdermatitis erkennen.

Innerhalb der einzelnen Phasen ist das klinische Bild relativ einheitlich. Im zeitlichen Ablauf ergibt sich aber entsprechend den Stadien die für die akute Kontaktdermatitis typische *metachrone Polymorphie,* d.h. zeitlich nacheinander wird das klinische Bild durch einen einheitlichen, aber jeweils von den anderen Phasen unterschiedlichen klinisch-morphologischen Aspekt geprägt. Die Intensität einer allergischen Kontaktdermatitis ist von Fall zu Fall verschieden. Bei massiver Kontaktallergie werden alle Stadien durchlaufen, bei schwächerer Reaktion können Bläschenbildung, Nässen oder auch Schuppenbildung fehlen. Wichtig ist die Neigung zu symmetrischen *Streureaktionen.*

Symptome. Das Allgemeinbefinden ist meist ungestört, und auch Fieber fehlt. Eosinophilie kann bei ausgedehnten Hautreaktionen vorkommen.
Führendes subjektives Symptom ist Juckreiz.

Differentialdiagnose. Wichtig ist die Abgrenzung von der akuten toxischen Kontaktdermatitis. Während die akute allergische Kontaktdermatitis stets im Zentrum der Hautveränderungen am massivsten verläuft und sich zur Peripherie hin unscharf gegenüber der normalen Haut abgrenzt sowie zu Streureaktionen neigt, ist die akute toxische Kontaktdermatitis stets im ganzen erkrankten Bereich morphologisch einförmig geprägt, zeigt gewöhnlich randwärts scharfe Begrenzungen und keine Streuphänomene. Bei jeder Art von akuter Kontaktdermatitis sind Ery-

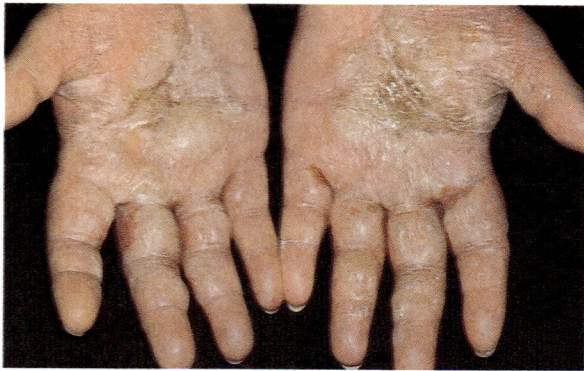

Dyshidrosiforme allergische Kontaktdermatitis. Kontaktallergen: Epoxidharze

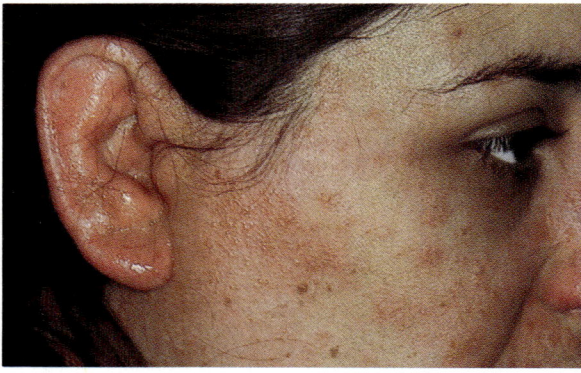

Allergische Kontaktdermatitis am Ohr mit Streuherden an der Wange. Kontaktallergen: Neomycin in Ohrentropfen

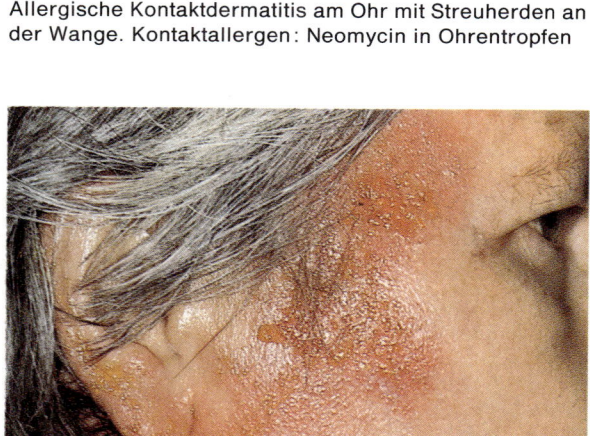

Allergische Kontaktdermatitis, Stadium crustosum. Kontaktallergen: Haarfärbemittel

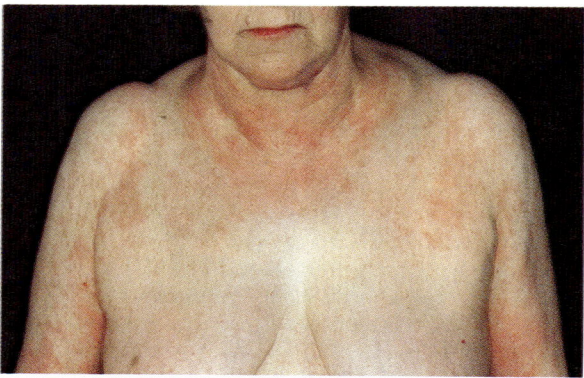

Allergische Kontaktdermatitis mit Streureaktion. Kontaktallergen: Azulen

sipel (Fieber, BSG-Erhöhung, Leukozytose), bei Sitz an den Händen Erysipeloid, bei Sitz im Gesicht vor allem Lupus erythematodes und Dermatomyositis zu bedenken. Wichtig sind Anamnese und Beachtung des akuten Verlaufs sowie von Allgemeinerscheinungen.

Chronisches allergisches Kontaktekzem

Synonyme. Chronische allergische Kontaktdermatitis, vulgäres Ekzem.

Das chronische allergische Kontaktekzem kann sich primär entwickeln oder auch durch Chronischwerden einer akuten allergischen Kontaktdermatitis bei wiederholtem Allergenkontakt. Chronische allergische Kontaktekzeme neigen zu symmetrischer Lokalisation, unscharfer Begrenzung der Hauterscheinungen und zu symmetrischen Streureaktionen (*Ekzemstreuung*) in Form einer Dissemination von papulovesikulösen Effloreszenzen in entfernte Hautbezirke. Chronische allergische Kontaktekzeme werden durch ständig sich wiederholenden Kontakt mit oft nichterkannten Kontaktallergenen aufrecht erhalten; sie besitzen daher gewöhnlich nur eine geringe Spontanheilungstendenz, zumal bei den betroffenen Patienten meist eine individuelle, nicht selten auch familiäre Ekzembereitschaft besteht. Sie entwickeln sich vielfach auf vorgeschädigter Haut.

Das klinisch-morphologische Erscheinungsbild ist vielgestaltig. Im Gegensatz zu den für die akute allergische Kontaktdermatitis typischen exsudativ-entzündlichen Hauterscheinungen, wie Bläschenbildung, Nässen und Krustenbildung, tritt die Neigung der Haut zu chronisch-entzündlicher Hautverdickung infolge zellulär-entzündlicher Infiltration im oberen Korium und reaktiver Epidermisverdickung mit vermehrter und qualitativ gestörter Hornschichtbildung (Akanthose, Hyper-, Parakeratose) in den Vordergrund. Chronische allergische Kontaktekzeme sind daher gewöhnlich durch eine *synchrone Polymorphie* gekennzeichnet, d.h. durch das gleichzeitige Nebeneinander von Rötung, Bläschen, Erosionen, Krusten, Schuppen und entzündlicher Hornverdickung in ein und demselben Herd. Steht die zelluläre Proliferation ganz im Vordergrund, so kommt es zur *Lichenifikation*. Wichtig ist die Neigung zur Ekzemstreuung in herdferne Hautareale.

Vielfach kann aber auch eine bestimmte klinische Morphe das Krankheitsbild entscheidend prägen. Man hat daher klinisch-morphologisch nässendes, krustöses, schuppendes und lichenifiziertes Ekzem unterschieden.

Lichenifiziertes Ekzem. Dieses zeichnet sich durch besondere Chronizität, sehr geringe Spontanheilungstendenz sowie sehr starken Juckreiz aus. Die Haut ist entzündlich verdickt, die Hautfelderung vergröbert und weist oft eine lichenartige Spiegelung sowie Exkoriationen durch Kratzen auf.
Diesem Zustand der Lichenifikation liegt feingeweblich eine mächtige Akanthose mit Hyper- und Parakeratose sowie Papillomatose mit entzündlicher lymphohistiozytärer Infiltration im oberen Korium zugrunde, während exsudative Vorgänge (Spongiose) praktisch völlig fehlen. Lichenifizierte Ekzeme sind nicht selten Ausdruck einer Metallkontaktallergie (Nickel, Chromat).

Differentialdiagnose. Wichtig ist die Abgrenzung von Lichen simplex chronicus (Vidal) und umschriebenen Formen des atopischen Ekzems.

Lokalisation chronischer allergischer Kontaktekzeme

Sie können sich nach Allergenkontakt an jeder Stelle der Haut ausbilden, da durch die Kontaktallergie das gesamte Hautorgan sensibilisiert ist. Die Einteilung chronischer allergischer Kontaktekzeme nach ihrer Lokalisation ist für die Praxis wertvoll. Der Sitz der Hauterscheinungen ist für die Diagnose hilfreich. Außerdem ist bei den verschiedenen Lokalisationen an jeweils typische Kontaktallergene zu denken. Die häufigsten Kontaktallergene für bestimmte Hautlokalisationen oder Berufe werden in Blocks zusammengefaßt.

Kopfekzem. Außer Kontaktallergien sollte stets an Psoriasis vulgaris und seborrhoisches Ekzem gedacht werden.

Ohrekzem. Außer der Kontaktallergie ist an Psoriasis vulgaris, seborrhoisches Ekzem und an Otomykose zu denken.

Lidekzem. Neben Kontaktallergien ist das atopische Ekzem im Lidbereich sehr häufig.

Lippenekzem. Außer Kontaktallergie gegen Bestandteile in Zahnpasten, Lippenstiften, Mundspülmitteln ist besonders bei Kindern an Lippenlecken (kumulativ-toxisches Lippenleckekzem) und Cheilosis sicca bei Atopie zu denken.

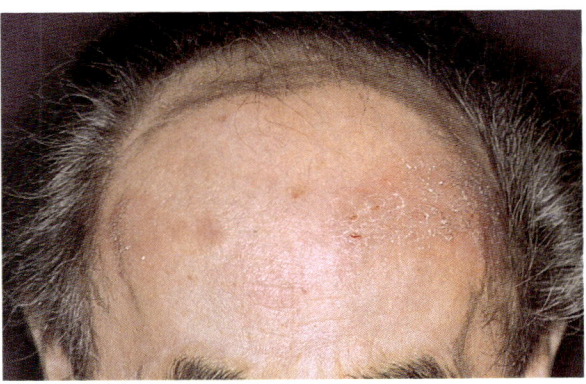

Allergisches Kontaktekzem, Hutbandekzem. Kontaktallergen: Lorbeer

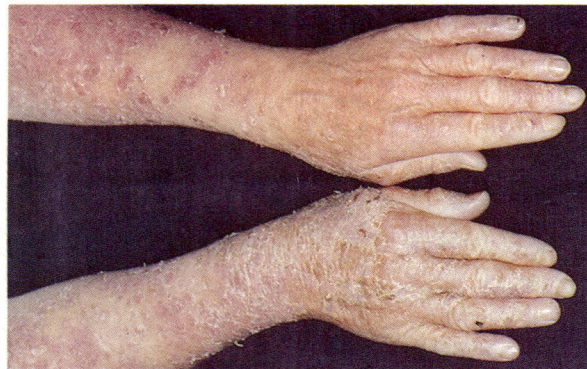

Allergisches Kontaktekzem

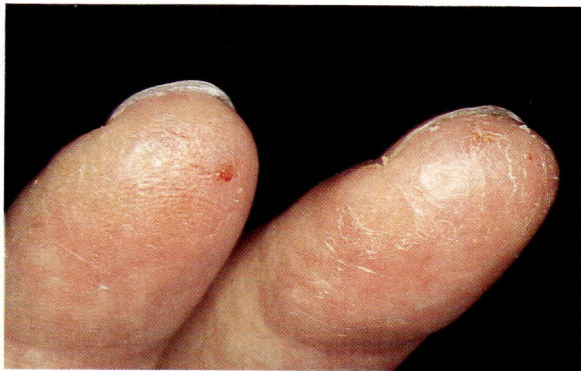

Fingerkuppenekzem (Zahnarzt). Kontaktallergie gegen Anästhetika

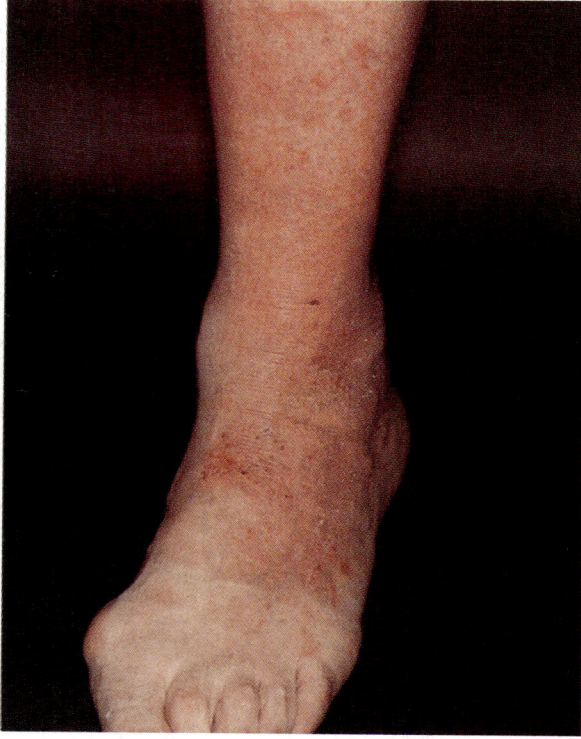

Allergisches Kontaktekzem. Kontaktallergene: Perubalsam, Wollwachsalkohol

Handekzem. Chronische allergische Handekzeme bevorzugen die Hand- und Fingerrücken, weil die Handinnenfläche durch eine dickere Hornschicht gegen das Eindringen von Kontaktallergenen besser geschützt ist. Sie sind gewöhnlich beidseitig, an der Arbeitshand jedoch vielfach stärker ausgeprägt. Wichtig ist bei Handekzemen nicht nur die Explorierung beruflicher Kontaktallergene (allergisches Berufsekzem), sondern auch anderer in Frage kommender Kontaktallergene (Hobby, Kosmetik, lokaltherapeutische Maßnahmen).

Fingerkuppenekzem. Hier ist bei Zahnärzten an Kontaktallergie durch Lokalanästhetika zu denken, bei Floristinnen und Gärtnern an chronisches allergisches Kontaktekzem durch Zierpflanzen, z.B. durch Tulpenzwiebeln oder Chrysanthemen. Wichtig ist auch die Klärung der Frage, ob es sich um die klinisch-morphologische Ausdrucksform eines atopischen Ekzems oder einer Dyshidrosis manuum et pedum handelt.

Mamillenekzem. Neben kontaktallergischer Bedingtheit, beispielsweise durch Mamillenpflege in der Schwangerschaft, sollte bei symmetrischem Mamillenekzem stets an Skabies und bei einseitigem Mamillenekzem erwachsener Frauen stets an M. Paget gedacht werden. Bei Atopikern kann ein Mamillenekzem als Ausdruck eines geringfügigen atopischen Ekzems vorkommen.

Unterschenkelekzem. Unterschenkelekzeme haben vielfältige Ursachen. Beim Vorhandensein einer chronischen venösen Insuffizienz werden sie auch als *Stauungsekzeme* bezeichnet. Bevorzugt sind die distalen beiden Drittel der Unterschenkel betroffen. Meistens findet man bei solchen Patienten Varikose mit Ödem und chronische Hypodermitis. Die stark jukkenden Hauterscheinungen manifestieren sich durch Rötung, oft Schuppung oder Schuppenkrustenbildung sowie gelegentlich auch Bläschenbildung mit Nässen. Stets besteht starker Juckreiz mit dem Zwang zum Kratzen oder Scheuern.

In fast allen Fällen kann durch Epikutantestung eine oligo- bzw. polyvalente Kontaktallergie nachgewiesen werden. Ob es darüber hinaus noch ein echtes Stauungsekzem gibt, scheint zumindest fragwürdig. Primäre Varikose allein führt praktisch niemals zu einem Stauungsekzem, weswegen auch die Bezeichnung variköses Ekzem zu vermeiden ist. Ödem allein verursacht kein Ekzem, wie von kardialen oder renalen Stauungsödemen her bekannt ist.

Wichtig in der Genese dieser Ekzemform ist die chronische venöse Insuffizienz mit chronischer Hypodermitis oder Dermatosklerose. Möglicherweise sind es kleine Verletzungen, die zu Behandlung und damit auch Kontaktsensibilisierung gegen Lokaltherapeutika Anlaß geben.

Periulzeröses bzw. paratraumatisches Unterschenkelekzem. Dieses entwickelt sich durch Sekretmazeration um Ulcera cruris als primär nichtallergische

Hautreaktion und ist später vielfach durch Kontaktallergie infolge örtlicher Behandlung kompliziert (Propfallergie). Auch sollten umschriebene, mehr psoriasiforme juckende Ekzeme bei chronischer venöser Insuffizienz differentialdiagnostisch abgegrenzt werden.

Psoriasiforme Ekzeme bei chronischer venöser Insuffizienz. Diese wurden auch als *Parakératose infectieuse* bezeichnet, wobei mikrobiellen Faktoren auf der gestauten Extremität (Staphylokokkenallergene) eine ursächliche Bedeutung beigemessen wurde. Klinisch steht die Entwicklung scheibenförmiger Herde von psoriasiformem Aspekt, allerdings mit mehr exsudativer Schuppenkrustenbildung, im Vordergrund. Es besteht Juckreiz, gelegentlich auch Neigung zu Streuphänomenen. Eine kulturelle Untersuchung von Schuppen führt zum Nachweis von Staphylokokken. Wichtig ist in diesen Fällen die Abgrenzung von Psoriasis vulgaris und nummulär-mikrobiellem Ekzem.

Genitalekzem. Das chronische allergische Genitalekzem ist – im Vergleich zur akuten allergischen Kontaktdermatitis durch Antiseptika, Deodorants, Antimykotika oder Antibiotika sowie antikonzeptionelle Externa – relativ selten. Bei chronischen entzündlichen Zuständen, besonders im Skrotalbereich, mit entzündlicher Rötung, Schuppung, Nässen und Juckreiz ist, auch wenn Pusteln fehlen, stets an Candidamykose zu denken. Auch Diabetes mellitus sollte bedacht werden. Selten führt Vitaminmangel (Vitamin B_{12}) oder auch Zinkmangel zu derartigen Veränderungen.

Analekzem. Zur Intertrigo in der Perianalregion s.S. 964. Chronische allergische Analekzeme sind selten, vielfach bedingt durch Kontaktallergie gegenüber Lokaltherapeutika, Inhaltsstoffen von Toilettenpapier (Farbstoffe). Häufig entwickeln sie sich auf einer Intertrigo (Proktitis, Hämorrhoiden) oder einer Candidamykose sekundär als allergische Kontaktreaktion. Auf jeden Fall sollten bei jeder perianalen Intertrigo oder einem Analekzem entsprechende Epikutantestungen erfolgen, wie auch stets an Kandidamykose und Psoriasis vulgaris zu denken ist.
Häufige Kontaktallergene bei allergischem Analekzem sind:
Kampfer, Kakaobutter, Menthol, Resorcin, Promethazin, Äthylthiocarbamid, Tinctura benzoes, Jod, Hamamelis und Antiseptika.

Dyshidrotisches Ekzem

Definition. Es handelt sich um ein allergisches Kontaktekzem an Handinnenflächen und/oder Fußsohlen und dem Boden einer genuinen Dyshidrosis.

Ätiopathogenese. Bei Patienten mit genuiner Dyshidroses treten zusätzlich entzündliche Rötung mit dyshidrosiformen Bläschen, Krusten und Schuppen in Erscheinung; so entsteht ein relativ polymorphes klinisches Bild. Es wird angenommen, daß es entweder durch Kontakt mit Berufs- bzw. Umweltstoffen oder durch Behandlung auf dem Boden der genuinen Dyshidrosis sekundär zur Kontaktallergie gekommen ist.

Klinik. Neben der typischen Dyshidrose in den Prädilektionsstellen entwickeln sich dyshidrosiforme, nicht akrosyringeal lokalisierte Bläschen und weitere Ekzemmorphen, die sich auch auf die Dorsalflächen von Händen und Füßen ausdehnen können. Ekzemstreuung kommt vor. Intensiver Juckreiz.

Histopathologie. Ekzemmorphen mit intraepidermalen, nicht akrosyringealen spongiotischen Bläschen.

Differentialdiagnose. Das chronische allergische dyshidrotische Ekzem ist vom chronischen allergischen dyshidrosiformen Ekzem im wesentlichen durch die Anamnese abzugrenzen, nämlich durch die Angabe des Patienten, daß er vorher an einer typischen genuinen Dyshidrosis gelitten hat und sich nunmehr die Hauterscheinungen ekzematisch verändert haben.

Diagnose. Die Diagnose kann bei entsprechender Dyshidrosisanamnese nur gestellt werden, wenn durch Epikutantestung relevante Kontaktallergene nachgewiesen werden und die mykologische Untersuchung auf dyshidrosiforme Tinea manuum et pedum negativ ausfällt. Auch atopisches Ekzem an Händen oder Füßen muß ausgeschlossen werden (Anamnese, IgE-Bestimmung, Intrakutantestung).

Chronisches allergisches dyshidrosiformes Ekzem

Definition. Dieses ist auf Handinnenflächen oder Fußsohlen begrenzt und ähnelt im klinischen Bild einer Dyshidrosis; es ist aber primär ein chronisches allergisches Kontaktekzem.

Vorkommen. Nicht selten, häufiger bei Frauen.

Ätiopathogenese. An Händen und Füßen entwickelt sich ein chronisches allergisches Kontaktekzem, das mit dem Auftreten kleiner dyshidrosisartiger Bläschen auf entzündlich gerötetem Untergrund beginnt und deshalb der Dyshidrosis klinisch ähnlich sein kann.

Klinik. Diese entspricht weitgehend dem Bild des chronischen dyshidrotischen Ekzems mit Bläschen und der im übrigen typischen synchronen Polymorphie des chronischen Ekzems. Allerdings fehlt in der Anamnese die Angabe über eine genuine Dyshidrosis.

Differentialdiagnose. Diese hat das dyshidrotische Ekzem zu berücksichtigen; auch ist daran zu denken, daß bei atopischem Ekzem sowohl das dyshidrotische als auch das dyshidrosiforme Ekzem eine Ausdrucksform dieser Erkrankung sein kann. Daher ist auf Zeichen von Atopie zu achten.

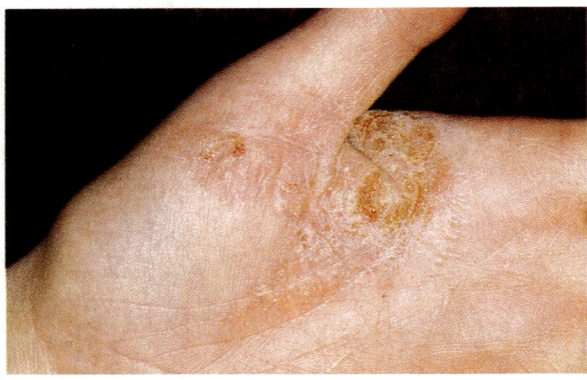

Allergisches dyshidrosiformes Kontaktekzem durch Nickel (Schere)

Diagnose. Genaue Erhebung der Anamnese, Fehlen einer genuinen Dyshidrose, Ausschluß einer dyshidrosiformen Tinea manuum et pedum, anamnestisch faßbarer zeitlicher und örtlicher Zusammenhang mit Kontaktallergenen (Kosmetika, Berufsallergene, Umweltallergene) sowie Nachweis von Kontaktallergie durch Epikutantestung ermöglichen die Diagnose.

Hämatogenes allergisches dyshidrosiformes Ekzem

Definition. Dieses entwickelt sich bei entsprechender Kontaktallergie als Ausdruck einer zellulären Spätreaktion vom Ekzemtyp innerhalb von 2–3 Tagen nach systemischer Aufnahme des Kontaktallergens (Nickel, Medikamente, Antigeninjektion, Pilzantigene) als akute Reaktion, die sich aber besonders bei wiederholter Zufuhr des Kontaktallergens in ein chronisches dyshidrosiformes Ekzem weiterentwickelt. Typisch sind Streuphänomene am übrigen Integument.

Diagnose. Diese wird durch exakte Anamnese, Epikutantestung, evtl. auch Karenztest nahegelegt.

Sonderformen

Allergische Kontaktreaktionen an Schleimhäuten

Diese äußern sich in Kontaktstomatitis, Kontaktcheilitis, Kontaktkonjunktivitis, Kontaktbalanitis oder Kontaktvulvitis. Führende Symptome sind entzündliche Rötung, evtl. auch mit Ödem, postvesikulösen Erosionen oder Ulzerationen. Die subjektiven Symptome bestehen in Juckreiz, Brennen oder Schmerzen. Bezüglich der Klinik der einzelnen Erkrankungen sei auf die entsprechenden Kapitel hingewiesen. Wichtig ist auch hier die Ursachenforschung.

Allergische Stomatitis. Prothesenkunststoffe, Haftpasten für Prothesen, Zahnpasten, Mundwässer, Medikamente (Antiseptika, Antibiotika, Lokalanästhetika, Lutschtabletten, Kaugummi).

Allergische Cheilitis. Lippenstiftinhaltsstoffe (Farbstoffe, Grundstoffe), Sonnenschutzmittel.

Allergische Konjunktivitis. Örtliche Medikamente, Konservierungsmittel für Kontaktlinsen, Kosmetika, Sprays.

Allergische Balanitis. Desodorants, Kondome (Spermizide, Gleitmittel), Intimkosmetika und Medikamente.

Allergische Vulvitis. Intimsprays, vaginale Desinfektions- und Spermizide, Kondome des Partners, Medikamente.

Hämatogene allergische Kontaktdermatitis und hämatogenes allergisches Kontaktekzem

Das allergische Kontaktekzem kann nach Sensibilisierung der Haut bei einem Patienten auch endogen ausgelöst werden, wenn das betreffende Kontaktallergen enteral oder parenteral in den Organismus gelangt. Dies ist besonders bei medikamentösen Kontaktallergenen (Antibiotika, Antipruriginosa) möglich. In diesen Fällen kommt es disseminiert und symmetrisch zum Auftreten zunächst mehr follikulär sitzender, dann zu diffusen Arealen konfluierender Erscheinungen einer akuten allergischen Kontaktdermatitis. Das Fehlen eines Primärherdes, von dem die Ekzemstreuung ihren Ausgang nimmt, und die symmetrische Ausprägung deuten auf diese innerlich induzierte Kontaktallergiereaktion hin.

Allgemeinsymptome. Diese können gelegentlich Fieber, Erhöhung der BSG, Lymphknotenschwellung, Leukozytose mit Eosinophilie, selten auch asthmatische Anfälle, Diarrhöen oder Stomatitis sowie ZNS-Symptomatik auftreten. Diagnostisch wichtig ist eine genaue Anamnese (Medikamente, Nahrungsmittel, Nickel oder Chrom, beispielsweise in Endoprothesen oder Zahnfüllungen).

Die *Prognose* ist günstig, wenn das Kontaktallergen erkannt und beseitigt werden kann.

Verlauf der akuten allergischen Kontaktdermatitis und des chronischen allergischen Kontaktekzems

Während die akute allergische Kontaktdermatitis meist nur von begrenzter Dauer ist und die akut entzündlichen Hautveränderungen nach Erkennung und Meidung des Kontaktallergens rasch abheilen, gilt dies nicht für das chronische allergische Kontaktekzem. Dieses wird oft durch weiteren Allergenkontakt aufrechterhalten. Vielfach sind die erkannten Kontaktallergene nicht definitiv zu meiden. So kommen beispielsweise häufige Kontaktallergene wie Nickel oder Chromat in sehr vielen Berufs- und Alltagsstoffen vor (s. Tabelle, S. 288).

Erneuter Kontakt kann neue Schübe, die auch akut verlaufen können, möglich machen. Wellenförmiger Verlauf mit gelegentlichen Besserungen ist daher häufig. Bei erneuter Berührung mit den auslösenden Kontaktallergenen, gelegentlich aber auch nach Behandlungsfehlern, kann es nicht nur zur Aufflammreaktion im Bereich des chronischen allergischen Kontaktekzems kommen, sondern auch zu massiver Ekzemstreuung. Diese kann gelegentlich zur Entwicklung einer universellen Hauterkrankung, einer sekundären Erythrodermie, führen.

Therapie der akuten Kontaktdermatitis und des chronischen Kontaktekzems

Die Behandlung der verschiedenen Formen akuter Kontaktdermatitis und des chronischen Kontaktekzems bedarf großer Erfahrung und therapeutischen Einfühlungsvermögens.

Beseitigung und Meidung der Kontaktnoxen
Der Kontakt mit allen in Betracht kommenden primär-toxischen oder kumulativ-toxischen Kontaktnoxen und Kontaktallergenen muß vermieden werden. Zur Beseitigung auf der Haut noch vorhandener Kontaktnoxen hat sich als erste therapeutische Maßnahme ein Reinigungsbad bewährt, dem bei Patienten mit trockener Haut auch Badeöle (Balneum Hermal, Liquidin, Ölbad Cordes, Olatum) zugegeben werden können. Das Vermeiden von Kontaktallergenen ist nicht immer einfach, zumal wenn eine Kontaktsensibilisierung gegen solche Kontaktallergene besteht, die in der Umwelt oder im Beruf häufig vorkommen, wie etwa bei Kontaktallergie gegen Nickel oder Chromat.
Wichtig ist, daß der Patient in einem Gespräch auf die krankheitsauslösenden und krankheitsunterhaltenden Faktoren aufmerksam gemacht wird. Bei Kontaktallergie ist nach der Epikutantestung die Aushändigung eines *Allergiepasses* angezeigt.

Hautreinigung
Das Waschverbot bei Patienten mit akuter Kontaktdermatitis oder chronischem Kontaktekzem, welches früher zu Beginn jeder Ekzemtherapie ausgesprochen wurde, war in Wirklichkeit ein Seifenverbot. Herkömmliche Seifen reagieren alkalisch, führen zu einer stärkeren Quellung der Haut, dringen in die lebenden Epithelschichten der entzündlich veränderten Haut ein und fällen dort intrazelluläres Kalzium aus. Dadurch kam es früher vielfach zu einer Verschlimmerung der Hauterscheinungen mit verstärktem Juckreiz. Syndets (synthetische Detergenzien) haben diese Effekte nicht, sind meistens neutral oder entsprechend dem physiologischen Haut-pH-Wert eingestellt, besitzen keine kalziumfällende Wirkung, haben eine geringfügige adstringierende (proteinfällende) Wirkung und verursachen außerdem nur eine geringe Quellung der Haut. Mit solchen Therapeutika wie Dermowas, Satina oder seba med kann eine schonende Hautreinigung durchgeführt werden, bevor die äußere Behandlung vorgenommen wird. Ein Versuch zeigt, ob Syndets ohne Nachteil vertragen werden.

Badetherapie. Neben dem Reinigungsbad zur Entfernung von Kontaktnoxen oder Kontaktallergenen an der Haut hat sich die Badetherapie auch als zusätzliche Behandlungsmaßnahme bewährt. Sie kommt besonders bei großflächigen Erkrankungen, generalisierter Dermatitis oder generalisierten Ekzemen, in Betracht. Wir bevorzugen als antiphlogistische Zusätze Weizenkleieextrakt oder Haferstrohextrakt mit gleichzeitigem Zusatz von Lipiden, die der Austrocknung der Haut entgegenwirken (Balneo Conzen, Balneum Hermal, Liquidin, Ölbad Cordes, Olatum).
Bei chronischen, zu Lichenifikation oder pruriginösen Hautveränderungen neigenden Ekzemen sind auch Teerzusätze (Balnacid, Liquidin-Teer) indiziert, während Zusatz von Schwefel zu vermeiden ist, da Irritationen nach Schwefelbädern vorkommen können.

Äußerliche Therapie
Die äußerliche Behandlung verlangt viel Erfahrung, weil es sich um entzündliche und reizbare Hauterkrankungen handelt, welche bei örtlicher Anwendung inadäquater Maßnahmen mit Exazerbation und im Fall von allergischen Erkrankungen mit Streuung bis zur Generalisierung reagieren können. Daher ist es notwendig, eine möglichst wirkungsvolle, aber auch möglichst reizarme äußerliche Therapie durchzuführen. Wichtig ist, zunächst zu prüfen, welche *indifferenten Mittel* (Grundlagen, Trägerstoffe, Vehikel) als geeignet in Betracht kommen. Erst dann wird man differente Mittel in der gut vertragenen Grundlage (Paste, Schüttelmixtur, Salben) anwenden. Wichtig ist ferner, die Zusammensetzung der Grundlage zu kennen, damit nicht bei Patienten durch Kontaktallergene in der Grundlage (Wollwachsalkohole) bei entsprechender Kontaktallergie die therapeutischen Bemühungen von vornherein zum Scheitern verurteilt sind.

Auswahl der indifferenten Mittel
(Grundlagen, Trägerstoffe, Vehikel)
Selbst die beste differente Behandlung versagt, wenn nicht die entsprechende adäquate Grundlage ausgewählt wird. Bereits diese hat infolge ihrer physikalischen Eigenschaften *kurative Wirkung*. Die Auswahl der Grundlage richtet sich nach dem Akuitätsgrad der Dermatose, dem Hautsekretionszustand (Seborrhö, Sebostase) des Patienten und der Körperregion.

1. Akuitätsgrad der Hautveränderungen

Akute Kontaktdermatitis – Stadium erythematosum.
Dieses klingt spontan nach Beseitigung der Kontaktnoxe ab. Indiziert sind Puder, oberflächlich entzündungswidrige Schüttelmixturen oder kühlende hydrophile Cremes (Typ Ö/W) sowie Lotionen (Milch). Nicht indiziert sind Pasten, lipophile Cremes (Typ W/Ö), Salben oder Fettsalben, weil sie die Wärme- und Wasserdampfabgabe hemmen und daher die akute Entzündung fördern.

Akute Kontaktdermatitis – Stadium vesiculosum. Wenn die Hauterscheinungen initiale kleinblasige Eruptionen zeigen, kann man versuchen, durch austrocknende Maßnahmen die initialen Bläschen einzutrocknen. Indiziert sind dazu Schüttelmixturen und hydrophile Cremes (Typ Ö/W). Palmoplantar ist Anwendung von Pasta exsiccans DRF empfehlenswert. Handelt es sich um größere Bläschen oder Blasen und besteht Anhalt für bakterielle Sekundärinfektionen (Impetiginisation), so sind feuchte Umschläge indiziert. Diese wirken mazerierend auf die Blasendecken, ferner durch Erzeugung von Verdunstungskälte entzündungshemmend, trocknen aber auch die veränderte Haut rasch aus. Gegebenenfalls sollte die Haut mit einer hydrophilen Creme unterfettet werden: fettfeuchte Behandlung. Dazu eignen sich am besten glukokortikoidhaltige Externa, wenn nötig mit antibiotischen Zusätzen.

Akute Kontaktdermatitis – Stadium squamosum. Hier sind meist lipophile Cremes indiziert. Durch die Zufuhr von Emulsionen mit einem höheren Fettgehalt wird die Restitution des Flüssigkeits- und Fettgehalts der Hornschicht gefördert und Schuppenbildung vermindert. Nicht indiziert sind Puder, Schüttelmixturen, feuchte Umschläge oder hydrophile Cremes wegen ihrer zu oberflächlichen und austrocknenden Wirkung.

Chronisches Kontaktekzem – nässendes oder krustöses Ekzem. Hier sind in gleicher Weise feuchte bzw. fettfeuchte Umschläge indiziert. Bei Impetiginisation (eitrige Krusten) sind mikrobiologische Untersuchung und entsprechende Mitbehandlung notwendig.
Die feuchte Therapie sollte nicht länger als 2–3 Tage durchgeführt werden, da sie sonst exsikkierend wirkt.

Chronisches Ekzem – entzündlich infiltriertes und licheninfiziertes Ekzem. Hier gilt die Regel: je chronischer und je stärker infiltriert ein Ekzem, desto fetthaltiger sollte die Grundlage sein. Indiziert sind besonders weiche Pasten, lipophile Cremes und auch reine Fettsalben. Ferner ist Okklusivbehandlung [Abdeckung einer glukokortikoidhaltigen Salbe mit Plastikfolie (Oclufol) für 8–12 h tgl.] zweckmäßig. Die genannten Grundlagen üben dann eine größere Tiefenwirkung aus und fördern so auch die Aufnahme differenter Medikamente in die erkrankte Haut. Nicht indiziert sind feuchte Verbände, Puder, Schüttelmixturen oder lipophile Cremes sowie wasserhaltige Lotionen, da sie nur eine oberflächliche antiphlogistische Wirkung entfalten und austrocknend wirken.

2. Lokalisation der Hauterscheinungen

Wichtig für die Auswahl einer geeigneten Grundlage ist auch die Lokalisation der Hautveränderungen.

Intertriginöse Hautareale. In intertriginösen Hautbereichen (Hautfalten) ist mit Wärmestauung, stärkerer Hydratation der Hornschicht und verminderter Wasserdampfabgabe zu rechnen. Leicht kommt es zu Sekretstau und mikrobieller Sekundärinfektion. Kontraindiziert sind alle Grundlagen, die diese Vorgänge fördern: Puder, weiche Pasten, lipophile Cremes, Salben und Fettsalben; indiziert sind feuchte Umschläge, möglicherweise kurzfristig Schüttelmixturen und hydrophile Cremes, besser noch Lotionen (Milch). Auch wäßrige Lösungen mit Farbstoffzusätzen (Pyoktanin 0,5%, Brillantgrün 1%) wirken günstig.

Chronisches Ekzem – hyperkeratotisch-rhagadiformes Hand- und Fußekzem. Bei schwielenartigen Hornauflagerungen ist es notwendig, diese und ihre Ursache, nämlich die entzündliche Hautveränderung zu beseitigen. Indiziert sind als Grundlagen fetthaltige Salben oder Lipocremes (Typ W/Ö) oder reine Fettsalben (Unguentum molle, Ungt. diachylon Hebra), die auch mit einem feuchten Verband (fettfeuchte Behandlung) angewendet werden können.
Nicht indiziert sind austrocknende Maßnahmen wie alleinige feuchte Umschläge, Puder, Schüttelmixturen, hydrophile Cremes, Lotionen (Milch) oder harte Pasten.

Behaarter Kopf. Veränderungen am behaarten Kopf sind oft schwer zu behandeln. Kontraindiziert sind alle Grundlagen, die sich nicht auswaschen lassen, so lipophile Cremes, Salben oder Fettsalben und alle Formen von Pasten. Indiziert sind hydrophile Cremes und Lotionen (Milch), auch (mit Wasser) abwaschbare Komplexsalben wie Polyäthylenglykolsalbe. Lediglich bei chronischen umschriebenen Ekzemen am behaarten Kopf kommt als Grundlage eine mehr fettende Therapie in Betracht; sie verlangt aber vorherige Aufklärung des Patienten.

Skrotalregion. Wichtig ist die Berücksichtigung der Tatsache, daß durch die Skrotalhaut differente Medikamente wesentlich stärker absorbiert werden als durch die übrige Haut. Für Hydrokortison hat man berechnet, daß die perkutane Penetration etwa das 40fache von der am Unterarm beträgt. Ferner neigt die Skrotalhaut zur Austrocknung; deshalb sollten austrocknende Grundlagen (Puder, Schüttelmixtur, hydrophile Creme) nur kurzfristig angewandt werden, und man sollte bald auf weiche Pasten oder auf lipophile Cremes übergehen. Stark fettende Salben sind wegen der intertriginösen Lokalisation mit Neigung zur Sekundärinfektion zu vermeiden; ebenso alkoholische Tinkturen, da sie stark brennen. Empfehlenswert sind demgegenüber, besonders bei Kindern, weiche Pasten und Zinköl.

3. Der Talgdrüsensekretionszustand des Patienten

Vor Beginn der Behandlung ist es zweckmäßig, sich vom Hauttyp des Patienten eine Vorstellung zu verschaffen. Grundsätzlich hat sich eine gegensätzliche Grundlagentherapie als sinnvoll erwiesen. Patienten mit Seborrhö vertragen erfahrungsgemäß relativ fettarme Grundlagen wie Puder, Schüttelmixtur, alkoholische Lösungen, hydrophile Cremes oder harte Pasten besser. Patienten mit Sebostase, d.h. mit trockener Haut, vertragen dagegen besser fettreichere Grundlagen wie Zinköl, weiche Pasten, lipophile Creme, Salben oder Fettsalben. Bei Mitteltypen, die weder als Seborrhoiker noch als Sebostatiker identifiziert werden können, bieten sich mäßig fettende Grundlagen an.

Differente Therapie

Glukokortikoide. Den entscheidenden Durchbruch in der Ekzemtherapie, was Wirksamkeit und Abkürzung des Ekzemleidens angeht, hat die Einführung der Glukokortikoide in die äußerliche Behandlung gebracht. Durch die stark antiexsudative, antiphlogistische und antiallergische Wirkung werden die entzündlichen Erscheinungen durchwegs in wenigen Tagen entscheidend gebessert. Wichtig ist, daß Glukokortikoide in der richtigen Grundlage angewandt werden. Es hat sich bewährt, für die primäre Behandlung hochwirksame Glukokortikoide anzuwenden und nach Besserung möglichst rasch auf schwächer wirksame Glukokortikoide überzugehen, um Glukokortikoidnebenwirkungen (s.S. 1014) zu vermeiden. Bei umschriebenen, chronisch infiltrierten oder lichenifizierten allergischen Kontaktekzemen kommt die Anwendung von Glukokortikoidsalben unter Plastikfolienokklusion in Betracht. Ein solcher Verband sollte, um Sekundärinfektionen zu vermeiden, pro Tag immer nur für maximal 12 h angelegt werden. Die Penetration von Glukokortikoiden hängt im wesentlichen von der Hornschicht ab, in der sich gewöhnlich ein Glukokortikoiddepot bildet, von dem aus die Penetration weiter erfolgt. Auch durch die Ausführungsgänge von Talg- und Schweißdrüsen werden Glukokortikoide resorbiert. Bei großflächiger äußerlicher Behandlung und besonders bei großflächiger Okklusivbehandlung mit Plastikfolie sollte man daran denken, daß größere Mengen von Glukokortikoiden über den Blutweg zur Resorption gelangen können. Dies ist um so eher der Fall, wenn entzündliche Veränderungen mit Störung der normalen Hornschicht (nässende Hauterscheinungen, intertriginöse Hauterscheinungen) oder die relativ dünne Haut von Kindern die Resorption leicht machen. Zur Behandlung einzelner infiltrierter Ekzemherde (z.B. lichenifiziertes Ekzem, hyperkeratotisch-rhagadiformes Handekzem) hat sich auch die intrafokale Injektionsbehandlung mit verdünnten Glukokortikoidkristallsuspensionen (z.B. Volon-A-Kristallsuspension, 1:5 verdünnt mit Scandicain ohne Adrenalin) bewährt. Wichtig ist, daß intrafokale Injektionen in das Korium und nicht in die Subkutis erfolgen, damit es nicht zu Fettgewebsatrophie mit Dellenbildung kommt.

Durch den zeitgerechneten Einsatz von glukokortikoidhaltigen Externa kann man in der Behandlung von akuter Dermatitis und chronischem Ekzem die Abheilungszeit wesentlich raffen. Man muß allerdings auch dabei feststellen, daß es sich um eine morbostatische und nicht um eine kausale Therapie handelt. Daher sind Rückfälle nach Absetzen der Therapie besonders bei chronischem Ekzem nicht selten.

Antimikrobielle Substanzen. Grundsätzlich sollte bei subakuten oder chronischen Ekzemen überprüft werden, ob eine Sekundärinfektion durch Bakterien oder Pilze vorliegt. Bakterielle Sekundärinfektion deutet sich gewöhnlich in Form von Impetiginisation an sowie mykotische Sekundärinfektion vorwiegend in intertriginösen Arealen, an Händen und Füßen durch Aufschießen von Pusteln.

Für feuchte Umschläge (feuchte Verbände) hat sich uns neben Argentum nitricum oder Chinosol (1:1000 mit Wasser verdünnt) physiologische Kochsalzlösung bewährt. Pinselungen einzelner Herde mit Trimethylmethanfarbstoffen (Brillantgrün, Gentianaviolett) wirken gegen grampositive Keime und Hefepilze, sollten aber in intertriginösen Bereichen wegen der Gefahr von Nekrosen möglichst nicht in höherer Konzentration als 1:1000 angewandt werden. Bei Verdacht auf Sekundärinfektion durch Pilze stehen Breitbandantimykotika zur Verfügung, auch in Kombination mit Glukokortikoiden (Epipevisone), die in verschiedenen Grundlagen im Handel sind. Bei intertriginösen Ekzemen hat sich Vioform als besonders geeignet erwiesen, welches in Zinköl und Pasten (0,5%) angewandt wird.

Auch „Doppelschichttherapie" (Auftragen von schwachen glukokortikoidhaltigen Externa und darüber Anwendung von Vioform in einer geeigneten Grundlage) hat sich bewährt.

Antibiotika. Penicillin ist wegen seiner hohen Sensibilisierungspotenz nicht mehr im Handel. Am häufigsten findet man in Externa Neomycin, Bacitracin, Framycetin, Chloramphenicol, Tetrazykline und Gentamicin. Man sollte sich vergegenwärtigen, daß sich gegen das vielverwandte Neomycin eine zunehmende Resistenz entwickelt und auch die Zahl der kontaktsensibilisierten Patienten größer wird. Relativ wenig Sensibilisierungen werden gegen Tetrazykline und Chloramphenicol gesehen; allerdings ist vielfach die zunehmende Resistenzentwicklung von Staphylokokken gegen Tetrazykline bemerkenswert.

Antiekzematika. Während es gewöhnlich gelingt, eine akute oder auch subakute Kontaktdermatitis durch die Wahl einer geeigneten Grundlage und den Einsatz von örtlichen Glukokortikoiden in wenigen Tagen zur Abheilung zu bringen, kann die Beseitigung chronisch-entzündlicher Infiltration und akanthotischer Epidermisverdickung (Infiltration, Lichenifikation) bei chronischen Ekzemen größere therapeutische Schwierigkeiten bereiten, ganz abgesehen von der Rezidivfreudigkeit nach Absetzen der Behandlung.

Aus diesem Grund haben auch heute noch die herkömmlichen differenten Antiekzematika ihren wichtigen Platz im Therapieplan, auch in der von uns häufiger angewandten Kombination mit äußerlicher Glukokortikoidtherapie im Sinne einer Tag-Nacht-Wechselbehandlung oder einer Doppelschichttherapie.

Teere oder teerartige Wirkstoffe. Steinkohlenteer (Pix lithanthracis), Ichthyol und Tumenolammonium können der verschriebenen Grundlage zugesetzt werden, wobei allerdings generell weiche Pasten, lipophile Cremes, Salben oder Fettsalben wegen größerer Tiefenwirkung zu bevorzugen sind (s.S. 996). Die Grenzen der Therapie ergeben sich durch die schwarze Farbe und den unangenehmen Teergeruch. Bei lichenifizierten Ekzemen und solchen mit Prurigokomponenten wird auch heute noch reiner Steinkohlenteer angewandt. Geringere Tiefenwirkung haben teerhaltige Flüssigkeiten, wie Liquor carbonis detergens und Sack-Lösung (s.S. 996). Pflanzenteere wie Birkenholzteer (Ol. rusci 3% in Spiritus dilutus) werden nicht so gut toleriert wie Steinkohlenteer. Auch glukokortikoidhaltige Externa mit Teerzusätzen (s.S. 996) haben sich bewährt. Bei Anwendung von reinem Steinkohlenteer oder steinkohlenteerhaltigen Flüssigkeiten ist zu bedenken, daß sie Lichtsensibilisierungen induzieren können. Daher während der Teerbehandlung Verbot von Sonnenexposition und von Bestrahlungstherapie mit UV-Licht oder Röntgenstrahlen für die behandelten Hautareale. Im übrigen sollten Teere und teerartige Wirkstoffe immer nur wenige Tage angewandt werden, damit es nicht zu unspezifischen Irritationen innerhalb eines Ekzems oder zu Nebenwirkungen wie Teerfollikulitis oder Teerakne kommt.

Schwefel. In alten antiekzematischen Rezepturen spielt die Inkorporation von Schwefel eine große Rolle. Schwefel soll antimikrobiell und antikeratolytisch wirken. Schwefel ist Bestandteil vieler älterer Kombinationssalben, so des bei chronischen hyperkeratotisch-rhagadiformen Handekzemen oder Psoriasis der Hände wohl bewährten Unguentum Wilkinson, das zusammen mit Solutio Castellani angewandt werden kann. Wir sind mit der Anwendung von Schwefel zurückhaltend, da nicht selten unspezifische Exazerbationen von chronischen Ekzemen beobachtet werden können.

Salicylsäure. Acidum salicylicum wird wegen ihrer keratolytischen, antimikrobiellen sowie die Penetration von Glukokortikoiden fördernden Wirkung in der Ekzemtherapie eingesetzt. Bei chronischen Ekzemen hat Salicylsäure in fettenden Grundlagen (5–10% in Vaseline, Ungt. molle oder Ungt. diachylon) eine krusten- und schuppenlösende Wirkung. Bei hyperkeratotisch-rhagadiformen Handekzemen hat sich Salicyl-Diachylon-Salbe mit Glukokortikoidzusatz bewährt. Wegen resorptiver Vergiftungsmöglichkeit keine großflächige Anwendung von salicylsäurehaltigen Präparaten.

Nichtglukokortikoidhaltige Antiphlogistika. Wegen der Nebenwirkungen bei längerfristiger Anwendung von Glukokortikoiden hat man versucht, nichtsteroidale Antiphlogistika zu finden. Die aus der Rheumatherapie bekannten Antiphlogistika haben sich nicht als sehr wirksam erwiesen. Das Phenylessigsäurederivat Bufexamac (Parfenac) ist selbst schwachen nichtfluorierten Glukokortikoiden unterlegen.

Dermatoröntgentherapie. Der Einsatz von Röntgenstrahlen als Röntgenweichstrahlentherapie kommt nur bei chronischen umschriebenen Ekzemen in Betracht, welche sich als weitgehend therapieresistent erwiesen haben, so beispielsweise bei chronischen lichenifizierten oder hyperkeratotisch-rhagadiformen Ekzemen. Kleine Röntgendosen unter entsprechenden Bedingungen (0,6–1 Gy 3mal im Abstand von etwa 8–10 Tagen verabfolgt) können das reaktive Verhalten der Haut in den erkrankten Bereichen so verändern, daß beachtliche Fortschritte erreicht werden und Glukokortikoide wieder besser wirken. Wichtig ist aber, daß man während und nach einer Röntgenbestrahlung des Ekzems außer Glukokortikoiden keine anderen differenten Medikamente wie Teer, Schwefel oder Salizylsäure anwendet (Kombinationseffekt). Bei chronischen universellen Ekzemen kann auch Röntgenfernbestrahlung gute Ergebnisse bringen.

Innerliche Therapie

Die innerliche Behandlung der verschiedenen Formen von akuter und subakuter Kontaktdermatitis oder chronischen Kontaktekzemen ist vielfach nur symptomatisch und morbostatisch.

Glukokortikosteroide. Diese sind in der Behandlung von akuter Kontaktdermatitis und chronischen Kontaktekzemen sehr wirksame Substanzen. Sie sollten aber nur bei ausgedehnten und durch Streureaktionen zur Generalisation neigenden Hauterscheinungen unter strenger Beachtung der Kontraindikationen in Form einer kurz- bis mittelfristigen (1–6 Wochen) anfangs höher dosierten (40–60 mg Prednisolonäquivalent tgl.), nach wesentlicher Besserung aber rasch abfallenden (auf 5–7,5 mg Prednisolonäquivalent) Therapieform zur Anwendung kommen. Bei Säuglingen und Kleinkindern empfiehlt sich als Anfangsdosis 1–2 mg Prednisolonäquivalent/kg KG. Langdauernde Glukokortikoidtherapie, möglichst unter der sog. Cushing-Schwelle (nicht mehr als 7,5 mg Prednisolonäquivalent), ist nur bei höchst hartnäckig rezidivierenden dyshidrotischen Ekzemen indiziert.

Antihistaminika. Orale Antihistaminika sind vielfach hilfreich in der Juckreizbekämpfung. Dabei scheint die Verdrängung des Histamins von den Zellrezeptoren als therapeutisches Wirkprinzip weniger im Vordergrund zu stehen als der meist deutliche sedierende und antipruriginöse Effekt. Man hat versucht, Antihistaminika in nichtsedierende Tagesantihistaminika und sedierende Nachtantihistaminika einzuteilen. Es ist aber wichtig zu wissen, daß individuell unterschiedliche Reaktionen vorkommen, so daß im Einzelfall zu prüfen ist, ob der sedierende Effekt mit der beruflichen Tätigkeit (Autofahrer) in Einklang zu bringen ist. Antihistaminika wurden auch mit Glukokortikoiden kombiniert (Celestamine, Adeptolon

forte). Diese sind besonders in der Behandlung von stark juckenden und großflächigen Kontaktdermatitiden und Ekzemen indiziert.
Auch Antihistaminika können als Allergene in Betracht kommen.

Calcium. Kalziumpräparate zur intravenösen Injektion und in Form von Tabletten werden auch heute noch zur „Gefäßabdichtung" und Juckreizbekämpfung vielfach angewandt, obwohl ihr Effekt fraglich ist.

Antibiotika und Chemotherapeutika. Diese sind nur bei nachgewiesener bakterieller Sekundärinfektion indiziert. Entscheidend für die Wahl des Antibiotikums ist das Ergebnis der Erregerresistenzbestimmung. Gewöhnlich wird man Tetrazykline, Oxytetracyclin, Cephalosporine oder Erythromycin anwenden; wegen seiner sensibilisierenden Wirkung aber möglichst nicht Penicilline. Auch mit der Anwendung von Kombinationspräparaten wie Sulfamethoxazol-Trimethoprim (Bactrim, Eusaprim) sollte man vorsichtig sein, wenn entsprechende Hinweise auf Allergie gegeben sind.

Saluretika. Bei ausgedehnter akuter Kontaktdermatitis mit starker Exsudation und Ödembildung kommen solche Pharmaka (Esidrix, Hygroton, Lasix) kurzfristig zur Ödemausschwemmung in Betracht.

Allgemeinbehandlung

Besonders bei Patienten mit chronischen Ekzemen ist davon auszugehen, daß diese durch den ständigen Juckreiz, aber auch durch die Hauterscheinungen als solche einem erheblichen Leidensdruck unterliegen. Es ist in jedem Fall zu prüfen, inwieweit Faktoren, die unter dem Begriff: Ekzembereitschaft abgehandelt wurden, einer Behandlung bedürfen. Ekzeme und besonders das atopische Ekzem gehören zu jenen Hauterkrankungen, die auch emotional beeinflußbar sind. Gegebenenfalls ist in Zusammenarbeit mit einem Psychotherapeuten oder Psychiater die Frage zu überprüfen, ob bei einem Ekzem psychische Faktoren eine wesentliche Rolle spielen. Eine entsprechende Therapie mit Neuroplegika, Tranquilizern, zentral oder peripher angreifenden vegetativ-sedierenden Medikamenten sollte dann erwogen werden.

Diät. Auch die Frage, ob eine bestimmte Diät bei chronischen Ekzemen sinnvoll ist, wird immer wieder gestellt. Bei ausgedehnter akuter Kontaktdermatitis sind Hafer-, Reis- oder Obsttage zur Ausschwemmung entzündlicher Ödeme sinnvoll. Bekannt ist ferner, daß bei chronischen Ekzemen eine konsequent durchgeführte salzarme Diät Gutes bringt. Dies scheitert aber meist an Schwierigkeiten in der praktischen Durchführung. Im übrigen sollten Faktoren, die als juckreizauslösend oder exazerbationsfördernd erkannt worden sind, beispielsweise Alkohol, Nikotin, Koffein, saures Obst oder Zitrusfrüchte, gemieden werden. Eliminationsdiät kommt nur bei Patienten mit atopischem Ekzem in Betracht, wenn die Relevanz vermuteter Allergene durch Testung, Karenz oder Exposition sichergestellt ist.

Nachsorge. Ist eine allergische Kontaktdermatitis oder ein chronisches Kontaktekzem abgeheilt, so kommt es darauf an, Rückfälle zu vermeiden. Man wird den Patienten aufklären, den Kontakt mit den Stoffen, die als auslösend erkannt worden sind, zu meiden. Bei beruflich bedingten Ekzemen kommt ein Arbeitsplatz- oder sogar Berufswechsel in Betracht. Hier ist auch Anzeige auf Verdacht einer Berufserkrankung zu erstatten oder zumindest ein Hautarztverfahren einzuleiten.

Reinigung der Haut und Nachbehandlung. Entsprechende Beratung des Patienten ist wichtig. Im wesentlichen gilt das oben Gesagte. Es hat sich bewährt, das verordnete Hautreinigungsmittel noch einige Wochen weiter zu benutzen und auch der Nachbehandlung besondere Bedeutung zuzumessen. Die langsam ausschleichende Therapie mit niedriggestellten Glukokortikoiden durch kombinierte Anwendung mit Basistherapeutika (Basiscreme) ist ein wichtiger Faktor zur Vermeidung von Rückfällen. Bei nichtallergischen kumulativ-toxischen Handekzemen wurde manchenorts empfohlen, erst nach Negativwerden des Nitrazingelbtests die Arbeit wieder aufnehmen zu lassen; wir verwenden diesen Test nicht.

Hautschutz. Bei den meisten beruflich bedingten Handekzemen ist auf das Tragen von Gummihandschuhen Wert zu legen (cave Allergie gegen Gummi). Auch die Anwendung von Hautschutzsalben ist sehr wichtig für die Vermeidung von Rückfällen.
Es werden viele Präparate angeboten: Kerodex, Silicoderm F, Neo-Quimbo, Sansibal, Phämosan, Aquanon Hermal, die teilweise entsprechend den verschiedenen Berufsnoxen eine ganz bestimmte Zusammensetzung besitzen, so beispielsweise bei Chromatallergie die Ionenaustauscher enthaltende Hautschutzsalbe Ivosin RK. Allerdings muß man feststellen, daß Vermeidung der Kontaktnoxe sicher wesentlich besser ist als ein noch so guter protektiver Hautschutz.

Spezifische Hyposensibilisierung. Die Erzeugung von Immuntoleranz gegenüber einem Kontaktallergen wurde besonders in den USA durch orale Zufuhr der betreffenden Kontaktallergene versucht. Solche Hyposensibilisierungsversuche sind noch nicht von praktischen Nutzen.

Seborrhoisches Ekzem [Unna 1887]

Synonyme. Seborrhoische Dermatitis, dysseborrhoische Dermatitis, M. Unna.

Definition. Das seborrhoische Ekzem ist eine gut definierte chronische Dermatose, welche bei Menschen mit Seborrhö am Kapillitium, in talgdrüsenreichen sowie intertriginösen Hautarealen vorkommt und klinisch in typischer Weise geprägt ist. Seborrhoische Ekzeme kommen bei Säuglingen und Erwachsenen vor; sie treten in verschiedenen Formen in Erscheinung. Über ihre Ursache ist wenig bekannt; diskutiert werden Beziehungen zur Psoriasis.

Vorkommen. Obwohl familiäres Vorkommen beobachtet wird, ist ein gesicherter Erbgang bisher nicht nachgewiesen. Vorwiegend betroffen sind Säuglinge in den ersten 3 Lebensmonaten und Erwachsene bevorzugt um das 4. Lebensjahrzehnt, nicht selten auch alte Menschen. Leichte Androtropie.

Ätiopathogenese. Auch heute ist die Ursache noch nicht sicher bekannt. Folgende Faktoren werden diskutiert:

Status seborrhoicus. Vermehrte Talgdrüsenproduktion (Seborrhö) scheint ein wesentlicher prädisponierender Faktor zu sein.

Unter dem Einfluß mütterlicher Androgene sind die Talgdrüsen bei Neugeborenen aktiv, werden aber dann inaktiv und bleiben es bis zu Beginn der Pubertät. Das seborrhoische Ekzem der Säuglingszeit ist deshalb auf die ersten 3 Lebensmonate beschränkt. Weiterhin entsprechen die Prädilektionsstellen des seborrhoischen Ekzems (behaarter Kopf, Retroaurikularregion, Gesicht, vordere und hintere Schweißrinne am Rumpf) den talgdrüsenreichen Hautgebieten. Auch Patienten mit Parkinsonismus neigen nicht nur zur Seborrhö (Salbengesicht), sondern auch zu seborrhoischem Ekzem. Alles, was Hautsekrete (Talg, Schweiß) auf der Haut zurückhält (Woll-, Perlon-, Nylonunterwäsche) fördert die Entstehung dieses Ekzems; daher übrigens auch die Bezeichnung *„eczéma flanellaire"*. Qualitative Störungen in der Talgzusammensetzung wurden allerdings bislang nicht sichergestellt; insofern ist der Ausdruck „Dysseborrhö" nicht begründet.

Mikrobielle Einflüsse. Bereits Unna und Sapporo haben Bakterien oder Hefepilze (Pityrosporum ovale) ätiologisch verantwortlich gemacht. In den Prädilektionsgebieten des seborrhoischen Ekzems ist der Gehalt an Bakterien ungewöhnlich hoch. Bei Säuglingen mit Dermatitis seborrhoides findet man sehr oft Candida albicans im Stuhl oder/und in den Hauterscheinungen; mittels Intrakutantest, dem Nachweis von agglutinierenden Antikörpern im Serum und dem Lymphozytentransformationstest konnte bei erkrankten Säuglingen eine Sensibilisierung gegen Candida albicans nachgewiesen werden. Aber auch bakterielle Degradation des Talg-Schweiß-Films an der Hautoberfläche sowie vermehrt vorkommende Staphylokokken können pathogenetisch über eine Sensibilisierung gegen bakterielle Bestandteile oder Stoffwechselprodukte bedeutsam sein.

Andere Faktoren. Für eine mögliche Rolle des Nervensystems sprechen Beobachtungen, wonach Hauterscheinungen entweder nur im Bereich einer Trigeminusschädigung, bei Poliomyelitis oder bei Syringomyelie beobachtet werden konnten. Immer wieder hört man von Patienten, daß emotionaler Streß rasch Hauterscheinungen auslösen oder verschlimmern kann. Bemerkenswert ist ferner die deutliche jahreszeitliche Abhängigkeit mit einem Erkrankungsgipfel im Winter. Interessant ist weiterhin, daß Hauterscheinungen im Gesicht bei Zinkmangelzuständen, so auch bei Akrodermatitis enteropathica, dem seborrhoischen Gesichtsekzem sehr ähnlich sein können; allerdings spricht letzteres nicht auf orale Zinkbehandlung an.

Da das pathologisch-anatomische Substrat ganz dem eines chronischen psoriasiformen Ekzems entspricht, denkt man am ehesten an eine allergische Reaktion (Typ-IV-Reaktion nach Coombs und Gell vom Ekzemtyp). Bei Patienten im Erwachsenenalter mit psoriatischer Diathese kann sich über das Phänomen des isomorphen Reizeffekts aus einem seborrhoischen Ekzem eine Psoriasis entwickeln. Solche Veränderungen sind klinisch schwer einzuordnen; man hat daher auch von *Seboriasis* gesprochen.

Klinik. Bei allen Patienten besteht ein Status seborrhoicus, bei Erwachsenen vielfach verbunden mit einer grauweißlichen oder gelblichen Hautfarbe, besonders an Kopf und Gesicht, ferner erweiterten Poren und leichter pityriasiformer Schuppung.

Einige Formen lassen sich klinisch ohne Schwierigkeit differenzieren.

Seborrhoisches Ekzem der Säuglinge

Synonym. Dermatitis seborrhoides infantum.

Definition. Entzündliche ekzematoide Erkrankung im Bereich des behaarten Kopfes und intertriginöser Räume mit entzündlicher Rötung und fettigen Schuppen bei Säuglingen innerhalb der ersten 3 Lebensmonate.

Vorkommen. Selten. Bevorzugt befallen sind pastöse Flaschenkinder mit Tendenz zum Übergewicht. Für Heredität besteht kein Anhalt.

Ätiopathogenese. Die Ätiopathogenese ist nicht sicher abgeklärt. Möglicherweise ist die vermehrte Talgdrüsenproduktion durch mütterliche Androgenstimulierung in den ersten Lebenswochen ursächlich von Bedeutung. Neuerdings wird auch einer Besiedlung der Hautveränderungen mit dem Hefepilz Candida albicans ätiologisch vermehrte Aufmerksamkeit geschenkt. Bei 200 erkrankten Säuglingen konnte dieser Pilz in 94% der Fälle auf der Haut und in 97% im Darm nachgewiesen werden. Es wird erwogen, ob diese Erkrankung nicht als ekzematoide pilzallergische Reaktion zu deuten sein kann.

Klinik. Bei Säuglingen entwickelt sich das seborrhoische Ekzem gewöhnlich in den ersten 3 Lebensmonaten, kann aber auch noch innerhalb der ersten $1^1/_2$ Lebensjahre auftreten. Prädilektionsstellen sind die Scheitelregion, die mittleren Gesichtspartien, Halsfalten, Brust und die großen intertriginösen Körperfalten.

Am Kapillitium findet man, zunächst bevorzugt im Scheitelbereich über der vorderen Fontanelle, unterschiedlich starke Auflagerungen fettiger, verdickter und durch Einrisse gefelderter gelblicher Schuppen ohne entzündliche Rötung, den *Gneis*. Er ist durch vermehrte Talgdrüsenproduktion und leichte Hyperkeratose bedingt, kann das einzige Zeichen eines seborrhoischen Ekzems bleiben oder wird über kurz oder lang abgestoßen. Gelegentlich spontan, aber auch infolge von forcierten Behandlungsversuchen mit Öl oder Fettsalben kann es zur Irritation der Haut kommen. Es entwickeln sich umschriebene Herde mit entzündlicher Rötung, Schuppung oder Schuppenkrustenbildung und damit das klinische Bild eines seborrhoischen Ekzems. Recht häufig werden im Verlauf der Erkrankung, begünstigt durch Wärme und Feuchtigkeitsstau in Hautfalten und intertriginösen Räumen (Halsfalten, Axillen, Anogenitokruralfalten, Windelgegend) diese Hautgebiete mitbetroffen. Man findet unterschiedlich große, scharf abgesetzte entzündlich gerötete Herde, die in den intertriginösen Bereichen auch nässen können, sonst aber mehr fettige Schuppenauflagerung oder Schuppenkrusten zeigen, ferner gelegentlich auch eine auf Candida albicans hindeutende Colleretteschuppung einzelner Herde in den Randzonen. Nicht selten sind Streuherde am Rumpf. Wegen der Ähnlichkeit dieser Herde mit Psoriasis vulgaris hat man auch die Bezeichnung *Psoriasoide* eingeführt; im angloamerikanischen Sprachraum spricht man in solchen Fällen, in denen es akut in der Windelgegend zu vom Perianal- und Inguinalraum ausgehenden Erscheinungen kommt, welche auch zu Rumpf- und Gesichtsherden Veranlassung geben können, von *Napkin (Windel)-Psoriasis,* weil die Herde sehr an Psoriasis vulgaris erinnern. Da die Hauterscheinungen aber gewöhnlich spätestens nach einigen Monaten abheilen und nicht rezidivieren, handelt es sich nicht um eine echte Psoriasis.
Bakterielle (Staphylococcus aureus) und mykotische (Candida albicans, Epidermophyton floccosum) *Sekundärinfektion* ist nicht selten. In jedem Fall sollte der Stuhl auf enterale Kandidose untersucht, ferner auch bei der Mutter nach Kandidose (Kolpitis, enterale Kandidose) gefahndet werden.

Symptome. Sie sind gering, manchmal leichter Juckreiz.

Verlauf. Chronisch. Als Komplikation ist spontan oder nach irritierender Therapie auch mit Streuphänomenen und Entwicklung einer Erythrodermia desquamativa zu rechnen. Generell ist die Prognose günstig.

Differentialdiagnose. Diese hat besonders das atopische Ekzem zu berücksichtigen. Hier beginnen die sehr viel stärker juckenden Hauterscheinungen (Kratzeffekte) meist erst ab dem 3. Lebensmonat. Auch an Skabies und Histiozytose X ist zu denken.

Therapie. Die Therapie sollte grundsätzlich abtrocknend und entzündungswidrig sein. Wegen Exazerba-

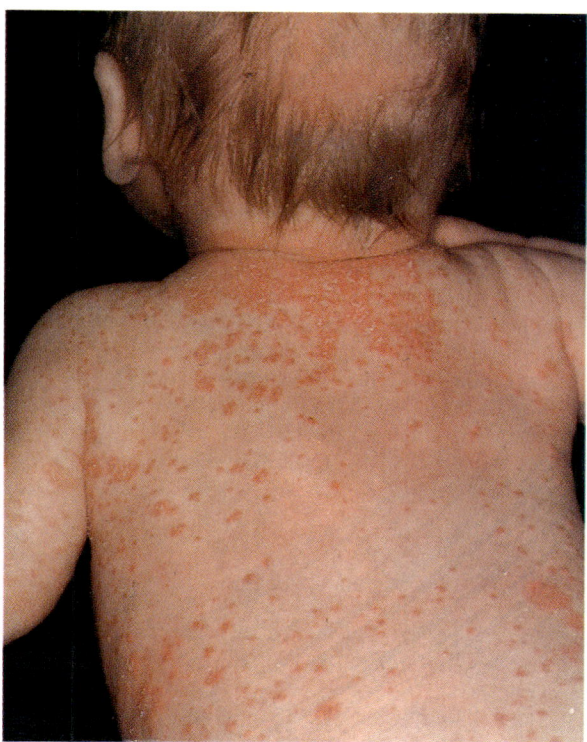

Dermatitis seborrhoides infantum

tionsneigung sollten differente Maßnahmen nur vorsichtig eingesetzt werden.

Diät. Reichlich Flüssigkeitszufuhr, ferner Ausgleich von Unter- oder Überernährung.
Innerlich: Glukokortikoide (Prednisolon 1,0 mg/kg KG) sind nur selten indiziert. Antibiotika sollten nur nach Antibiogramm eingesetzt werden, wenn entsprechende klinische Symptome auf Sekundärinfektion hindeuten. Empfohlen wird Vitamin B_{12} (B_{12} „Ankermann" Tropfen, 3mal 2–3 Tropfen tgl. vor dem Essen). Bei Juckreiz symptomatisch Antihistaminika (Atosil Sirup, Mereprine Sirup).
Äußerlich: Häufig Wäschewechsel, leichte Bekleidung. Bei warmer Witterung oder entsprechenden Verhältnissen Liegen ohne Windeln.

Zur Behandlung der Kopfherde. Abweichen der Schuppen mit Salicylsäure (3–5%) in Oleum olivarum oder Lygal Salbengrundlage. Zur Kopfwäsche Dermowas, Hegor ST, Satina oder seba med flüssig. Danach Behandlung der Kopfherde mit nichthalogenierten Glukokortikoiden in Cremegrundlage (Linola-H). Behandlung und Beachtung möglicher mikrobieller Sekundärinfektion. Okklusivbehandlungen oder feuchte Dunstverbände am Kopf sollten wegen möglicher Wärmestauung mit Hyperthermie vermieden werden. Es kann akut zum *Ekzemtod* kommen. Nur feuchte Verbände sind gelegentlich zweckmäßig.

Zur Behandlung der Körperherde. Es empfiehlt sich Trockenpinselung (Lotio zinci mit Zusatz von Vioform 0,5%). Zur Behandlung intertriginöser Bereiche hat sich Vioform-Zinköl (0,5%) bewährt. Halogenierte Glukokortikoide sollten lediglich als Creme oder Lotion und nur für kurze Zeit angewandt werden, bei bakterieller Sekundärinfektion mit antibiotischem Zusatz. Besteht eine Candidainfektion, so ist zusätzliche Behandlung mit Amphotericin B (Ampho-Moronal Lotio, Ampho-Moronal Creme) oder Nystatin (Candio-Hermal Puder, Paste oder Creme) indiziert. Auch enterale Kandidose (Stuhluntersuchung) ist entsprechend zu behandeln. Seifenwaschungen sollten wegen ihrer irritierenden Wirkung vermieden werden. Handwarme Bäder mit entzündungswidrigen Zusätzen [Haferstrohextrakt, Weizenkleieextrakt, Milcheiweiß (Lactomederm), Pelsano] sowie Zusätze von Öl (Balneum Hermal, Liquidin, Olatum) wirken oft günstig. Schwefel (Sulfur praecipitatum 2%) in Lotio zinci oder Zinkpaste sollte nur vorsichtig eingesetzt werden, da nicht selten Irritation auftritt.

Erythrodermia desquamativa [Leiner 1907]

Definition und Klinik. Durch Konfluieren und Ausbreitung des seborrhoischen Ekzems der Säuglinge (*Dermatitis seborrhoides infantum*) kann es schließlich über großflächige Hautbeteiligung zu einer sekundären Erythrodermie kommen. Meist entwickelt sich dieser Zustand akut und führt zu universeller entzündlicher Hautrötung mit einer fettigen lamellösen Schuppung, die am Kopf und im zentrofazialen Bereich besonders auffällig ist.
Allgemeinerscheinungen wie Fieber, Anämie und besonders Diarrhöen sowie Erbrechen können die Hauterscheinungen begleiten; es fehlen indessen periphere Lymphadenopathie und Pruritus. Bakterielle Sekundärinfektion kann die Erkrankung komplizieren und zu letalen Entwicklungen führen. In solchen Fällen hat man Störungen in der Leukozytenfunktion nachgewiesen (gestörte Chemotaxis) und einen C-5-Inhibitor verantwortlich gemacht.

Seborrhoisches Ekzem der Erwachsenen

Obwohl das seborrhoische Ekzem als Dermatose leicht erkannt werden kann, können doch die verschiedenen morphologischen Ausprägungen und Lokalisationen sowie der unterschiedliche Verlauf die Erkennung gelegentlich schwer machen. Folgende Formen sind abzugrenzen:

Seborrhoisches Ekzematid. Es ist die mildeste Ausprägungsform (Ekzematid = präekzematöser Zustand). Neben starker Seborrhö, oft verbunden mit Hyperhidrose (*Hyperhidrosis oleosa*), findet man am Kapillitium, im Gesicht – hier bevorzugt in der Augenbrauen- und Nasolabialregion –, aber auch retroaurikulär, nicht selten auch in Brustmitte, eine fettig-gelbliche, pityriasiforme Schuppung, die sich auf unregelmäßigen, scharf abgegrenzten, wenig intensiven Erythemen ausbildet.
Wahrscheinlich ist auch das **Erythema paranasale** junger Frauen, welches vielfach recht therapieresistent ist, hier einzubeziehen. Juckreiz fehlt oder ist gering, der Verlauf sehr chronisch.

Herdförmiges seborrhoisches Ekzem. Es ist der voll ausgeprägte Zustand mit chronischem, oft rezidivierendem Verlauf. Prädilektionsstellen sind die seborrhoischen Hautregionen: Kapillitium, Retroaurikularregion, äußere Gehörgänge, mittlere Augenbrauenpartien, Lidränder, mittlere Gesichtspartie einschließlich Nasolabialfalten und vordere sowie hintere Schweißrinne, daneben aber auch intertriginöse Räume, wie seitliche Halspartien, Axillar-Nabel- und Genitokruralgegend. In diesen Bereichen besteht eine starke Seborrhö, und es entwickeln sich gelbliche, entzündlich gerötete und leicht infiltrierte Herde von unregelmäßiger scharfer Begrenzung mit gelblichen Schuppen.

– *Kapillitium.* Hier beginnen die Veränderungen meist mit perifollikulären Rötungen und Schuppung. Durch Konfluenz entstehen unterschiedlich große, scharf begrenzte, weiter zu Konfluierung neigende Herde, die stärker entzündlich gerötet und leicht infiltriert sind sowie eine typische fettdurchtränkte, weißlich-gelbliche Schuppung aufweisen. Oft greifen die Herde auf Nacken, Retroaurikularregion und seitliche Halspartien über. Nicht selten entsteht im Retroaurikularbereich eine schlecht heilende Fissur, die auch zu sekundärer bakterieller Infektion (Impetiginisation) neigt. Auch die äußeren Gehörgänge können, nicht selten sogar allein, betroffen sein. Rötung, fettige Schuppung und gelegentlich Juckreiz charakterisieren das klinische Bild dieser schwer behandelbaren und rezidivierenden Veränderungen.

– *Gesicht.* Hier bevorzugt das seborrhoische Ekzem die mittleren Augenbrauenpartien, die Nase, speziell die Nasolabial- und Submentalfalten. Scharf bzw. unregelmäßig begrenzte Rötung mit fettender Schuppung, gelegentlich auch stärkerer Infiltration der Herde ist typisch. Gelegentlich besteht Lichtempfindlichkeit oder Lichtprovozierbarkeit.

– *Rumpf.* In Brustmitte, seltener in der hinteren Schweißrinne, entstehen perifollikuläre infiltrierte Rötungen, die zu größeren petaloiden (blattförmi-

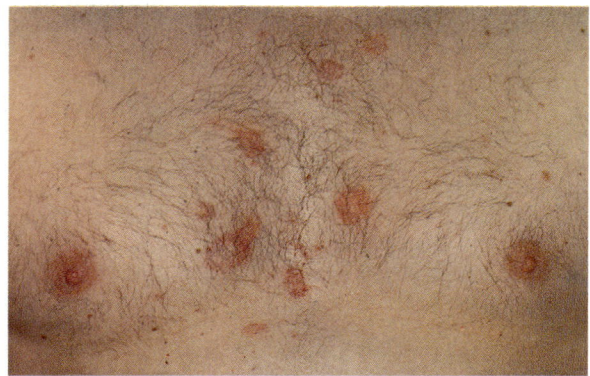

Seborrhoisches Ekzem

gen) Herden mit scharfer, großbogiger oder polyzyklischer Begrenzung und Randbetonung konfluieren (*Eczema mediothoracicum*). Die Schuppung ist hier gewöhnlich gering, weil sich die Schuppen durch vermehrtes Schwitzen ablösen. Bläschenbildung oder Verkrustung fehlen fast immer. Oft tritt das prästernale seborrhoische Ekzem im Winter auf, wenn die Abdunstung der Haut durch Winterkleidung behindert wird.

Intertriginöses seborrhoisches Ekzem. Es wird nicht allgemein als Variante des seborrhoischen Ekzems anerkannt und von vielen mit dem chronischen intertriginösen Ekzem (s.S. 284) identifiziert. Es kann sich aber im Sinne einer Exazerbation auf ein herdförmiges seborrhoisches Ekzem aufpfropfen. Befallen werden intertriginöse Räume: Axillen, Submammärregion, Nabelgegend, Leisten, Perianalgegend. Hier findet man wie bei chronischen intertriginösen Ekzemen scharf abgesetzte Eritheme mit fettiger Schuppung, gelegentlich kommt es auch zur Entwicklung von Rhagaden und bei mangelhafter Beachtung zu bakterieller bzw. mykotischer Sekundärinfektion. Auch die Genitalgegend kann betroffen sein. Entzündliche Rötung und Schwellung stehen mit im Vordergrund des klinischen Bildes. Wichtig ist in solchen Fällen die Abgrenzung von Kandidose und Intertrigo.

Disseminiertes seborrhoisches Ekzem. Es entwickelt sich akut oder subakut in zwei Formen. Entweder entsteht ohne ersichtliche Ursache oder nach Irritation vorhandener Herde, so nach Sonnenexposition oder durch nicht vertragene ärztliche Behandlung eine Aussaat neuer, stärker entzündlicher und mehr exsudativer Veränderungen. Neben Kopf, Gesichtsmitte, seitlichen Halspartien, Brust und Rückenmitte sind auch Axillen, submammäre Räume, Mamillen, Nabel, Genitokruralregion und große Gelenkbeugen betroffen. In symmetrischer Aussaat findet man unterschiedlich große, auch zu flächiger Konfluierung neigende Herde, die entzündlich gerötet sind und schuppen, aber auch erodieren, nässen und verkrusten können. Die Ähnlichkeit mit intertriginösen Ekzemen kann sehr groß sein. Bakterielle Sekundärinfektion und besonders in intertriginösen Bereichen sekundäre Infektion durch Candida albicans sind nicht selten. Der Juckreiz ist in solchen Fällen stärker.

Differentialdiagnose. Kontaktekzeme, Psoriasis vulgaris und Candidainfektion.

Pityriasiformes Seborrhoid. Es ist zwar selten, aber wahrscheinlich doch eine Ausdrucksform des seborrhoischen Ekzems. Akut bis subakut kommt es zur Entwicklung eines rumpfbetonten Exanthems, das sehr an Pityriasis rosea erinnert. Man findet runde oder ovale, entsprechend den Hautlinien ausgerichtete, entzündlich gerötete Herde mit einer leichten, oft zentral betonten pityriasiformen Schuppung, die zu größeren Arealen konfluieren können. Auch die Extremitäten können distal betroffen sein, ebenfalls Gesicht und Nacken. Im Gegensatz zu Pityriasis rosea fehlt die Primärplaque („tache mère") und eine eindeutige Colleretteschuppung. Es ist unklar, ob es sich bei diesen Fällen nicht doch um eine weniger charakteristische Form von Pityriasis rosea handelt.

Seborrhoische Erythrodermie. Gelegentlich ist die Neigung zur Exazerbation bei disseminierten seborrhoischem Ekzem groß. Besonders bei nicht tolerierter äußerlicher Behandlung oder Kontaktsensibilisierung kann es zur Generalisation kommen.
Wichtig ist in solchen Fällen die differentialdiagnostische Abgrenzung von der Alterserythrodermie mit Kachexie und Lymphknotenschwellung und vom Sézary-Syndrom, dem ebenfalls Hautveränderungen vorangehen können, die an ein seborrhoisches Ekzem erinnern.

Symptome. Subjektive Symptome bei seborrhoischen Ekzematiden und herdförmigen seborrhoischen Ekzemen sind meist gering. Bei stärkerer Infiltration der Herde kann leichter Juckreiz angegeben werden. Bei disseminiertem seborrhoischem Ekzem besteht leichter bis mittelschwerer Juckreiz, desgleichen bei seborrhoischer Erythrodermie. Das Allgemeinbefinden bleibt ungestört. Nicht selten ist das Auftreten von Erscheinungen an den Lidern mit einer *Blepharitis,* die auch als Blepharitis chronica eczematosa alleiniger Ausdruck eines seborrhoischen Ekzems sein kann. Bemerkenswert ist ferner, daß es sich bei den Patienten mit disseminiertem seborrhoischem Ekzem und intertriginösem seborrhoischem Ekzem meist um ältere Frauen mit Adipositas handelt.

Histopathologie. Akanthotische Verdickung der Epidermis mit Hyper- und Parakeratose, Seruminsudationen in die Hornschicht, Krustenbildung, ödematöser Durchtränkung der unteren Epidermislagen (Spongiose) und im oberen Korium Ödem sowie vorwiegend perivaskuläre lymphohistiozytäre Infiltration. Munro-Leukozytenabszesse gehören nicht zum Bild des seborrhoischen Ekzems, sondern weisen auf Psoriasis vulgaris hin.

Verlauf. Der Verlauf von seborrhoischen Ekzematiden und herdförmigen seborrhoischen Ekzemen ist meist chronisch; unter geeigneter Behandlung bessern sich die Veränderungen, um nach Aussetzen der Behandlung bald wieder zu rezidivieren. Bei disseminierten oder intertriginösen Formen ist die Prognose wegen schwieriger therapeutischer Zugänglichkeit und der Neigung zu Kontaktsensibilisierung vorsichtig zu stellen. Es kann oft schwierig sein, bei Patienten mit Seborrhö das seborrhoische Ekzem von Psoriasis vulgaris abzugrenzen. Ein seborrhoisches Ekzem kann durch einen isomorphen Reizeffekt bei Patienten mit psoriatischer Diathese in Psoriasis vulgaris übergehen.

Diagnostische Leitlinien. Starke Seborrhö des Patienten mit entzündlich geröteten, fettig schuppenden Herden in den seborrhoischen Arealen und gelegentlich in den intertriginösen Bereichen.

Differentialdiagnose. Bei seborrhoischem Ekzematid und herdförmigem seborrhoischem Ekzem kann die klinische Abgrenzung von Psoriasis vulgaris bei Patienten mit Seborrhö schwierig sein. Psoriasis vulgaris tritt meist über die Stirn-Haar-Grenze hinaus. Die Schuppung der Herde ist trockener. Typische Psoriasisphänomene an Hautherden können bei der Diagnose ebenso helfen wie die Suche nach anderen Psoriasisherden und typischen Nagelveränderungen. Ferner ist an Impetigo contagiosa bei Herden am Kopf und im Gesicht zu denken. Bei intertriginösen seborrhoischen Ekzemen sind vor allem Psoriasis vulgaris und intertriginöse Kandidose in Betracht zu ziehen. Bei disseminiertem seborrhoischem Ekzem sollten Pityriasis rosea und streuende Kontaktekzeme abgegrenzt werden.

Therapie

Innerlich: Antibiotische Behandlung nach Antibiogramm nur bei massiver Sekundärinfektion. Ansonsten bei chronisch-rezidivierenden Formen bei Erwachsenen auch Versuch mit Tetrazyklinen (1. Woche: 1,0 g tgl., 2. Woche: 0,5 g tgl., ab 3. Woche: 0,25 g tgl.). Glukokortikoide in mittlerer Dosis (Prednisolon, beim Erwachsenen 40–60 mg tgl.) nur bei disseminiertem seborrhoischem Ekzem mit Exazerbationsneigung.

Äußerlich: Wegen Rezidivneigung ist langfristig zu behandeln und die Seborrhö soweit möglich zu korrigieren. Die Behandlung ist entzündungswidrig und antimikrobiell. Wichtig ist, daß das seborrhoische Ekzem eine reizbare Dermatose darstellt; deshalb ist von aggressiveren Behandlungsmethoden Abstand zu nehmen.

– *Kopfherde.* Für die Kopfwäsche kommen antiseborrhoische Haarwaschmittel in Betracht, welche keratolytische und antimikrobielle Zusätze besitzen: Selensulfid (Selsun, Selukos), Kadmiumsulfid (Ichtho-Cadmin), Zinkpyrithion (Desquaman), Salizylsäure (Criniton), Teer (Polytar). Auch Shampoos ohne spezielle Zusätze, die Detergenzien enthalten, lösen Schuppen gut ab und führen rasch zur Besserung (Dermowas, Hegor ST, seba med flüssig).
Die antiseborrhoischen Kopftinkturen enthalten Schwefel, Salizylsäure, Resorcin oder nicht feminisierende Östrogene (Alpicort F, Crinohermal Haartinktur, Crinohermal fem Haartinktur, Sebohermal Tinktur, Schwefel-Diasporal-Tinktur).
Als Rezeptur empfiehlt sich: Rp. Acid. salicylic. 2,0; Resorcin 2,0; Chloramphenicol 0,5; Sol. Cordes ad 100,0; M.D.S. Antiseborrhoische Kopftinktur.
Auch Glukokortikoide in alkoholischer Lösung (Alpicort, Crinohermal P Haartinktur, Lygal Kopftinktur) sind für kurze Zeit empfehlenswert, evtl. mit Teerzusatz (Alpicort, Dexacrinin). Bei stärker entzündlich veränderten Herden kommt man ohne halogenierte Glukokortikoide nicht aus; da Salben schlecht vertragen werden und die Haare zusammenkleben, sind als Vehikel Cremes, Lotiones oder Gele vorzuziehen. Hierbei empfiehlt sich folgendes Vorgehen: 2- bis 3mal wöchentlich abends Auftragen der glukokortikoidhaltigen Creme mit Plastikokklusivverband, morgens Kopfwäsche, danach Applikation eines oder einer alkoholischen Tinktur.
Schuppenkrustenauflagerungen im Kopfbereich lassen sich durch Anwendung von Salicylsäure (3–5%) in Adeps benzoatus oder Lygal-Salbengrundlage über Nacht mit anschließender Kopfwäsche entfernen.

– *Gesichts- und Körperherde.* Die Behandlung des seborrhoischen Ekzems ist schwierig und verlangt vom Arzt wie auch vom Patienten viel Geduld. Wichtig ist die Tatsache, daß Patienten mit seborrhoischem Ekzem fettende Vehikel nicht so gut vertragen. Zur Reinigung sind alkalifreie Waschmittel empfehlenswert. Zur Entfettung der Gesichtshaut werden alkoholische Lösungen mit Zusatz von Chloramphenicol (0,5%), Salicylsäure (2–3%), Resorcin (2%) in 50% Äthanol oder Sol. Cordes empfohlen. Tagsüber schwefelhaltige Puder (Sulfoderm) oder abtrocknende Aknekosmetika (Aknefug-Milch simplex, Aknichthol soft).
Vielfach muß man mit Glukokortikoiden in Creme behandeln. Halogenierte Glukokortikoide mit Clioquinolzusatz (Locacorten-Vioform Creme, Sermaform Creme) sollten aber nur relativ kurzfristig angewandt werden, weil sonst mit Nebenwirkungen (rosazeartige periorale Dermatitis, teleangieektatische Erytheme oder Atrophie) zu rechnen ist.
Nachts kommt Trockenbehandlung [Lotio zinci mit Clioquinol (5%) oder/und Ichthyol (2–5%) sowie Hydrargyr. sulfurat. rubr. (1%) mit Sulfur. praecipitat. (5%)] in Betracht. Nässende Herde sprechen gut auf Farbstoffe (Brillantgrün 1% wäßrig) an.

Badetherapie mit Zusatz von Weizenkleie- oder Haferstrohextrakt (Silvapin) hat sich bewährt, außerdem synthetische Detergenzien als entfettende Badezusätze. Schwefelzusatz kann zu Irritation führen.

Bei seborrhoischer *Blepharitis* kommen in Absprache mit dem Ophthalmologen hydrokortisonhaltige Augensalben (Ficortril Augensalbe 0,5%), evtl. auch mit antibiotischem Zusatz (Achromycin Augensalbe, Terracortril Augensalbe), in Betracht. *Cave:* Katarakt.

Nummuläres (mikrobielles) Ekzem
[Devergie 1857]

Synonyme. Nummulär-mikrobielles Ekzem, Dermatitis nummularis, diskoides Ekzem.

Definition. Disseminierte münzförmige, gewöhnlich scharf abgegrenzte Ekzemherde mit Nässen und Krustenbildung.

Vorkommen. Gewöhnlich sind ältere Erwachsene zwischen dem 50. und 70. Lebensjahr betroffen. Bei Männern kommt es häufiger vor.

Ätiopathogenese. Nicht sicher bekannt, möglicherweise polyätiologisch. Es wurde vermutet, daß Bakterien entweder direkt oder auf dem Weg einer kontaktallergischen Reaktion gegenüber mikrobiellen Antigenen die Erkrankung auslösen können; daher auch die Bezeichnung *mikrobielles Ekzem*. Obwohl in solchen exsudativen Ekzemherden (guter Nährboden) nicht selten Staphylokokken oder Streptokokken nachweisbar sind, bleibt ihre pathogenetische Bedeutung dennoch unklar. Eine Beziehung zur Atopie (atopisches Ekzem) besteht nicht. Gelegentlich findet man Fokalinfektion (chronische Bronchitis, Bronchiektasien, chronische Prostatitis, chronische Tonsillitis).
Vielleicht ist eine mikrobielle Kontaktallergie für die Chronizität und die Disseminierungsneigung verantwortlich. Für Nahrungsmittelallergie oder emotionalen Streß als Ursache fehlen Anhaltspunkte. Vielfach bleibt die Ursache unbekannt. Feingeweblich handelt es sich um eine exsudative Ekzemreaktion.

Klinik. Die Erkrankung beginnt mit einem zunächst kleinen (0,3–1,0 cm Durchmesser), scharf begrenzten erythematösen, gelegentlich auch leicht ödematisierten Herd mit Papulovesikeln, welche manchmal besser zu tasten als zu sehen sind. Die akut-exsudative Reaktion führt zum Zerplatzen der Bläschen, so daß nunmehr scharf begrenzte münzenförmige, entzündlich gerötete Herde mit einem Durchmesser bis zu 5 cm und mehr und gelblichen Krusten oder Schuppenkrusten das führende Symptom darstellen. Randweises Fortschreiten mit Neigung zu zentraler Regression kann zu trichophytiformen Bildern führen. Die Zahl der Herde ist verschieden. Manchmal existiert nur ein Herd. Nicht selten entwickeln sich bilateral oder sogar symmetrisch akut zahlreiche Herde, die an Größe zunehmen. Auch zusätzliche akute kleinherdige oder follikulär symmetrische Ekzemstreuung kommt vor. Prädilektionsstellen sind die Unterschenkel, aber auch der Stamm, hier besonders die obere Rückenpartie, und die oberen Extremitäten. Bei jüngeren Männern und Frauen beginnt die Erkrankung nicht selten an Handrücken und Unterarmen.

Symptome. Keine Allgemeinsymptome; die Mundschleimhaut bleibt frei. Meist besteht mäßiger oder intensiver Juckreiz. Keine IgE-Erhöhung im Serum. Antistreptolysintitererhöhungen kommen vor.

Histopathologie. Typisches akutes oder subakutes Ekzembild mit exsudativ-entzündlicher Exoserose, Spongiose und spongiotischer Bläschenbildung in der Epidermis; Ödem und vorwiegend perivaskuläres entzündliches Infiltrat in der oberen Dermis und reaktiv ein psoriasiformes Substrat (Akanthose mit fleckiger Hyper- und Parakeratose) ohne Munro-Abszeß.

Verlauf. Die Dermatose neigt zur Chronizität mit wechselndem wellenförmigem Verlauf. Viele Patienten leiden über viele Jahre daran. Wegen Rezidivneigung und manchmal relativ schwieriger Therapiezugänglichkeit ist die Prognose vorsichtig zu stellen. Auch auf bakterielle Superinfektion ist zu achten. Wichtig ist ferner die Aufklärung kausal in Betracht kommender Faktoren.

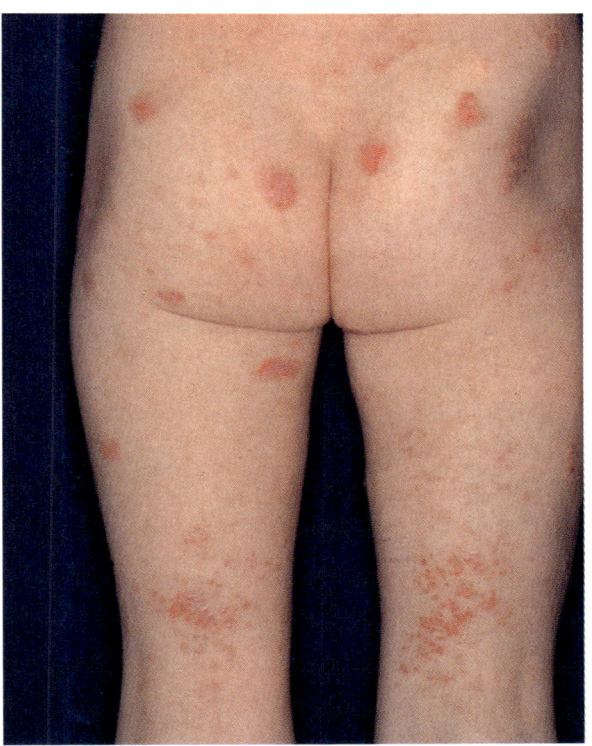

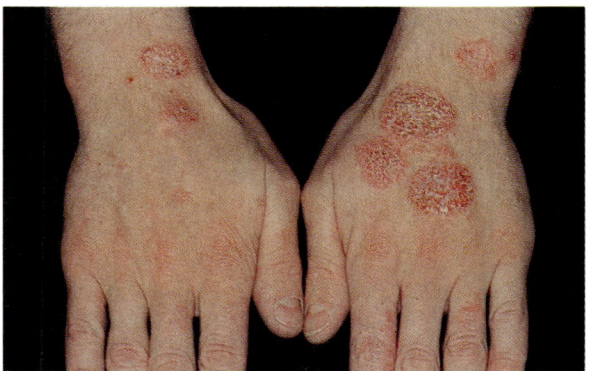

Nummuläres (mikrobielles) Ekzem

Differentialdiagnose. Sie hat eine Reihe von Dermatosen zu berücksichtigen.

– *Einzelherde.* Sie können an Tinea corporis erinnern; hier sind Pilznachweis im Nativpräparat und Kultur entscheidend. Einzelne nummuläre Psoriasisherde sind frei von Bläschen. Auch an Impetigo contagiosa ist zu denken.

– *Disseminierte nummuläre Herde.* Hier ist der Kreis in Betracht kommender Möglichkeiten größer:

Nummuläres atopisches Ekzem. Bei *Kindern* vor der Pubertät kann sich die Atopie in disseminierten diskoiden Herden mit entzündlicher Rötung, geringer Infiltration und meist nur Schuppung mit Kratzeffekten, bevorzugt an Armen und Beinen äußern. Bei *Erwachsenen*, hauptsächlich Frauen mit stärkerer Sebostase, kann sich die atopische Disposition ebenfalls allein in nummulären Ekzemherden manifestieren; sie sind zwar scheibenförmig, aber zumeist nicht sehr exsudativ und bevorzugen Handrücken, Streckseiten der Unterarme sowie selten der Beine. Meist neigen solche Herde auch zur Lichenifikation. Diagnostisch hilfreich sind Atopieanamnese, Intrakutantestung, RAST und IgE-Bestimmung.

Disseminierte Exsikkationsekzematide. Diese lokalisieren sich an den Streckseiten der Extremitäten bei Erwachsenen mittleren und höheren Alters mit sebostatischer Haut (s.S. 281).

Parapsoriasis en plaques (M. Brocq). Hier liegen die niemals exsudativen (keine Bläschen, keine Krusten), therapieresistenten Herde vorwiegend am Rumpf. Hiervon abzugrenzen ist ein an M. Brocq erinnerndes Krankheitsbild, das vorwiegend an den Extremitäten vorkommt, oft verkannt wird und gekennzeichnet ist durch scharf begrenzte ovale, runde oder unregelmäßig konfigurierte gerötete Herde ohne Infiltration mit pityriasiformer Schuppung und, wenn überhaupt, geringem Juckreiz. Die Herde sind für die vorwiegend männlichen Patienten, welche meist 40–50 Jahre alt sind, eher kosmetisch störend und wegen ihrer Therapieresistenz belastend. Übergang in Mycosis fungoides kommt offenbar nicht vor. Man hat diese Dermatose auch als *Pseudopsoriasis* („chronic superficial dermatitis") bezeichnet.

Allergische Kontaktekzeme. Auch diese können selten nummuläre Ausprägung aufweisen. Besonders bei Lokalisation solcher Herde an Hand- und Fußrücken ist daran zu denken. Als auslösende Allergene kommen Nickel, Chromat, auch örtlich angewandte Arzneien in Betracht. Hilfreich ist Berufsanamnese.

Exsudative diskoide lichenoide Dermatitis. Die Existenz dieser Erkrankung (*M. Sulzberger-Garbe* 1937) wird bezweifelt. Sie betrifft vorwiegend Männer, gewöhnlich im 5.–7. Lebensjahrzehnt. Sitz der disseminierten stark juckenden Dermatose sind Streckseiten der Extremitäten, obere Brustpartie, aber auch Abdomen, Axillen und die untere Gesichtspartie. Auch Penis und Skrotum sind regelmäßig und vielfach zu Beginn der akut einsetzenden, ätiologisch ungeklärten Erkrankung betroffen.

Man findet 3 Effloreszenztypen:
– an nummuläres Ekzem erinnernde verkrustete diskoide Herde,
– Bezirke diffuser Lichenifikation und lichenoide Papeln (daher auch die Bezeichnung: „oid-oid-disease"). Gelegentlich Eosinophilie. *Therapie:* Glukokortikoide innerlich.

Therapie. Suche nach auslösenden Faktoren.
Innerlich: Sanierung von Fokalinfektionen; evtl. Breitspektrumantibiotika, wenn möglich nach vorheriger Resistenzbestimmung von Bakterien aus Krankheitsherden. Glukokortikoidstoß in mittlerer Dosierung (40–80 mg Prednisolonäquivalent) nur in schweren Fällen und für kurze Zeit.
Äußerlich: Das nummuläre (mikrobielle) Ekzem ist eine irritable Dermatose. Fettsalben und teerhaltige Externa werden bei frischen exsudativen Herden nicht vertragen (Exazerbationsgefahr). Bei stärker nässenden Herden: Adstringieren und Abtrocknen durch Farbstoffe (Brillantgrün 1% wäßrig, Pyoktanin 0,5–1,0% wäßrig), auch Solutio Castellani. Günstig (oft nur morbostatisch) wirken anfänglich fluorierte Glukokortikoide in fettarmer Grundlage (Milch, Lotion, Creme, Paste), mit Zusatz von Neomycin und besonders Clioquinol (Locacorten-Vioform Creme und Locacorten-Vioform Paste). Nach Abklingen der exsudativen Vorgänge übliche Ekzemtherapie: Pasten oder Trockenpinselung mit Zusatz von Clioquinol (Vioform 0,5–1%) und Ichthyol (2–5%) oder versuchsweise Pix lithanthracis (0,5–3%) alternierend mit Glukokortikoidcreme in möglichst niedriger Konzentration.
Für stärker infiltrierte Einzelherde kommt auch die intrafokale Injektion verdünnter Glukokortikoidsuspension (Volon A Kristallsuspension 1:5 verdünnt mit Scandicain) in Betracht. Bäder mit entzündungshemmenden Zusätzen und Öl (s.S. 982) sind von günstiger Wirkung; ebenfalls ist Nachfettung günstig (Linola Emulsion, Neribas-Creme, Satina Milch, seba med Lotion).

Atopie und atopisches Ekzem

Definition und Einführung. Unter Atopie (a-topos = falsch plazierte, merkwürdige Erkrankung) wurden von Coca und Cooke 1923 die Neigung zu bestimmten allergischen Erkrankungen, nämlich zu atopischem Ekzem, allergischem Asthma bronchiale und allergischen Erkrankungen durch Pollen wie Heufieber, Heuschnupfen oder Pollenkonjunktivitis zusammengefaßt. Diese Neigung ist erblich und verbunden mit dem Auftreten von Reaginen, d.h. zytotropen Antikörpern im Blutserum. Wir wissen heute, daß diese Reagine dem Immunglobulin E entsprechen und mit radioimmunologischen Methoden (RIST oder PRIST) nachweisbar sind.

Die immunologische Reaktionsart des Organismus entspricht der Reaktion vom Soforttyp (Typ I nach Coombs und Gell). Dem Invasionsmodus der Allergene entsprechend kann es zu verschiedenen klinischen Reaktionsformen kommen, nämlich zu Blepharoconjunctivitis allergica, Rhinitis allergica oder Rhinosinusitis serosa, zu allergischem Bronchialasthma sowie, nach vorwiegend hämatogener (oraler) Zufuhr, auch zu Urtikaria oder Quincke-Ödem. Die Manifestation des atopischen Ekzems läßt sich allerdings nicht allein als Soforttypreaktion deuten.

Die Neigung zu Atopie, d.h. zur gegenüber der Norm erhöhten Bildung von Immunglobulinen der Klasse E (IgE) nach Kontakt mit Allergenen (Atopenen) ist erblich; man denkt an autosomal-rezessive Vererbung, wobei die spezifische Antikörperbildung zum Teil HLA-gekoppelt ist. Die Ausprägung klinischer Zustandsbilder folgt jedoch einem multifaktoriellen Erbgang, bei dem auch Umweltfaktoren (Infekte, Streß, emotionale Belastungen) eine wesentliche Rolle spielen können. Der Patient mit Atopie ist ein „Hyperreaktor", wahrscheinlich auf dem Boden einer vergleichsweise größeren Freisetzungsfähigkeit („releasability") von krankheitsinduzierenden Mediatoren.

Atopie manifestiert sich beim Patienten zumeist als allergisches *Asthma bronchiale, Rhinitis allergica* oder *atopisches Ekzem*. Diese Erkrankungen können gleichzeitig auftreten oder sich nacheinander entwickeln. Vielfach hört man die Angabe, daß das atopische Ekzem besser wird, wenn das allergische Asthma stärker in Erscheinung tritt oder umgekehrt. Zumeist ist die frühe Kindheit durch die Erscheinungen des atopischen Ekzems (Milchschorf) charakterisiert, in der Kindheit und frühen Jugend steht die Pollenallergie im Vordergrund und im Erwachsenenalter das atopische Ekzem und/oder das allergische Bronchialasthma.

Der Dermatologe hat mit der Pollinose und dem Asthma bronchiale meist nur vom diagnostischen Standpunkt aus zu tun, kommt es doch darauf an, in diesen Fällen die auslösenden und krankheitsunterhaltenden Kontaktallergene, welche die Soforttypreaktion auslösen, zu erkennen und ggf. eine Hyposensibilisierungsbehandlung einzuleiten.

Um eine Atopie festzustellen, wurde empfohlen, Intrakutantestungen mit Hausstaubmilbenallergenen, Katzenhaarallergenen und Graspollenallergenen durchzuführen. Es sieht so aus, als ob diese Allergene besonders häufig bei Patienten mit Atopie zu positiven Hautreaktionen vom Soforttyp (Quaddel, Reflexerythem) führen. Die entsprechenden IgE-Antikörper können auch durch den RAST im Blutserum ermittelt werden.

Ätiopathogenese. Früher hat man die Stoffe in der Umwelt, welche bei Patienten mit Atopie eine Typ-I-Reaktion hervorrufen, als Atopene bezeichnet. Dieser Ausdruck wird aber nicht mehr gebraucht, weil er identisch sein dürfte mit der Bezeichnung Allergene, d.h. jenen biologisch aktiven Stoffen, die als Antigen wirken, Antikörper der IgE-Klasse induzieren und Reaktionen vom Soforttyp auslösen können. Offenbar weisen aber Patienten mit Atopie eine *endogene Hyperreaktivität* auf und reagieren auf Allergenkontakt besonders leicht mit Antikörperbildung vom Typ IgE. Ob zusätzlich und speziell im Hinblick auf das atopische Ekzem Veränderungen der zellvermittelten Spättypreaktion vom Ekzemtyp (Typ IV nach Coombs und Gell) eine Rolle spielen, soll im Abschnitt über das atopische Ekzem besprochen werden (s.S. 313).

Als Allergene kommen gewöhnlich Proteine oder Glykoproteine in Betracht, so in Hausstaub, Pollen, Tierepithelien, Pilzsporen oder Nahrungsmitteln. Gegen diese werden jeweils spezifische IgE-Antikörper von den IgE-produzierenden B-Lymphozyten (Plasmazellen) gebildet. Die Antikörper sind mit dem RAST im Blutserum solcher Patienten nachweisbar. Am Ort der Antigen-Antikörper-Reaktion kommt es zu klinischen Veränderungen. Die spezifischen IgE-Antikörper lokalisieren sich auf Mastzellen und Basophilen, wo sie mit ihrem Fc-Teil an entsprechenden Rezeptoren haften. Bei Allergenkontakt wird über eine Brückenbildung benachbarter IgE-Moleküle ein Signal zu komplexen Enzymaktivierungsvorgängen (Serinesterase, Phospholipase) gegeben, die kalzium- und energieabhängig unter Beteiligung des intrazellulären zyklischen Nukleotidsystems zur Freigabe von Histamin aus den metachromatischen Granula dieser Zellen führen. Außer Histamin werden weitere biologisch aktive Mediatoren freigesetzt, so der „platelet activating factor" (PAF), der „eosinophil chemotactic factor" (ECF), ein „neutrophil chemotactic factor" (NCF), das Bradykinin freisetzende Enzym Kallikrein. Schließlich kommt es zur Bildung von Prostaglandinen und Leukotrienen [„slow reacting substance of anaphylaxis" (SRS-A)]. Die freigesetzten Mediatoren verursachen die akuten entzündlich-exsudativen Reaktionen.

Klinik. Atopie manifestiert sich beim Patienten an den Orten des Allergenkontakts:
— an der *Haut* als atopisches Ekzem (auch als Urtikaria),
— an den *Augen* als allergische Konjunktivitis,
— an der *Nasenschleimhaut* als allergische Rhinitis (Heuschnupfen),
— an den *Lungen* als allergisches Asthma bronchiale.

Als auslösende Allergene kommen Pollen, Hausstaubmilbe, Tierepithelien, Pilzsporen, Fasern, Berufsstaub und viele andere in Betracht.

Diagnose. Größte Bedeutung bei der Aufdeckung atopischer Erkrankungen hat die allergologische Spezialanamnese. Sie ist auch maßgebend für die durchzuführenden diagnostischen Testuntersuchungen.

Eosinophilie im Blut. Diese hat auch viele andere Ursachen. Sekretionseosinophilie im Bronchialsekret ist besonders dann ein Hinweis, wenn sie nach diagnostischem Allergenkontakt festgestellt wird.

Hauttestungen. Die Hauttestung besteht in dem Einbringen von Allergenen in die Haut. Je nach dem

Grad der Sensibilisierung und der Art des Allergens werden unterschiedlich invasive Hauttests durchgeführt (s. S. 269: *Reibetest, Pricktest, Scratchtest* oder *intrakutane Injektion*.

Vielfach geht man bei Intrakutantestungen von *Allergenmischextrakten* aus, die mehrere Allergene enthalten, z.B. einem kombinierten Baumpollenextrakt oder Fischallergenextrakt; erst bei positiver Reaktion werden die Mischextrakte in *Einzelextrakte,* z.B. Birkenpollenextrakt, weiter aufgeschlüsselt.

Die *urtikarielle Sofortreaktion* in Form von Quaddeln mit Pseudopodien und einem umgebenden Reflexerythem erreicht ihr Maximum etwa nach 15 min. Die *Auswertung* erfolgt gegen eine Kontrollquaddel mit physiologischer Kochsalzlösung und eine Maximalquaddel mit Histaminlösung 1:10000. Bewertet werden die Durchmesser der Quaddel und des Reflexerythems. Falsch-positive Reaktionen kommen bei Urticaria factitia, falsch-negative nach Vorbehandlung mit Glukokortikoiden oder Antihistaminika vor.

Wichtig ist, daß bei Intrakutantestungen mit *Nebenwirkungen,* d.h. anaphylaktischem Schock oder Schockfragmenten, gerechnet werden muß. Entsprechende therapeutische Maßnahmen zur Soforthilfe sind daher bereitzuhalten.

Provokationstestungen. Provokationsproben dienen zur Klärung der Frage, ob das testermittelte Allergen wirklich ursächlich von pathogenetischer Bedeutung ist. Provokationstests sollten nur unter großer Vorsicht klinisch durchgeführt werden.

Nasaltest. Beim Nasaltest erfolgt Aufbringen der Allergenlösung auf die Nasenschleimhaut und Messung der entstehenden allergischen Reaktion vom Soforttyp (Schwellung der Nasenschleimhaut) durch ein Rhinomanometer.

Inhalationstest. Inhalationstests beruhen auf dosierter Allergenzufuhr und bei positiver Reaktion auf der exakten Registrierung spastischer Reaktionen der Bronchien mittels fortlaufender Vitalkapazitätsmessung, quantitativer Erfassung des Expirationsstoßes (inhalative Allergenpneumometrie nach Gronemeyer und Fuchs) und anderer Atemwertbestimmungen wie Atemgrenzwert, Atemwiderstand oder funktionelles Residualvolumen. Der Inhalationstest hat eine wichtige Stellung für die Erkennung des allergischen Asthma bronchiale erhalten. Inhalationstests verlangen aber spezielle Kenntnisse und sollten nur unter entsprechenden therapeutischen Kautelen durchgeführt werden.

In-vitro-Untersuchungen. Zu den genannten Tests kommen die Bestimmung der IgE-Serumkonzentration mittels RIST oder PRIST und die quantitative Bestimmung allergenspezifischer Reagine durch den RAST in Betracht.

Pollenallergie

Auch die Pollenallergie gehört zu den allergischen Reaktionen vom Soforttyp. Sie entsteht durch Sensibilisierung gegen verschiedene Pollen.

Vorkommen. Pollenallergie ist ein Teilsymptom der atopischen Diathese, d.h. der genetischen Neigung zu erhöhter Sensibilisierungsbereitschaft. Man schätzt, daß bei uns etwa 6 von 100000 Menschen mit Pollenallergie behaftet sind. In den USA scheint der Prozentsatz der Pollenallergiker 5mal höher zu liegen. Interessant ist die Tatsache, daß vorwiegend Menschen der Stadtbevölkerung und hier wiederum besonders höherer sozialer Schichten (Schüler, Studenten, Akademiker etc.) an Pollinose erkranken. Der Erkrankungsgipfel liegt zwischen dem 2. und 3. Lebensdezennium; dann bilden sich die Erscheinungen gewöhnlich wieder zurück.

Ätiopathogenese. Wahrscheinlich können nur etwa 100 Pflanzengattungen eine Pollenallergie auslösen. Vor allem sind es blühende Gräser, die eine größere Sensibilisierungspotenz besitzen. Gräserpollenallergien treten meist plötzlich und zunehmend intensiv Ende April oder Anfang Mai auf und rezidivieren mit relativer Gesetzmäßigkeit jedes Jahr.

Die Beschwerden sind in den Monaten Mai bis Juni am stärksten und können sich gelegentlich bei erneuter Gräserblüte noch einmal im Frühherbst einstellen.

Auch Baumpollen, Getreidearten, Kräuterpollen oder Blumenpollen kommen ebenso wie Duft von manchen Blüten als potentielle Allergene in Betracht. Zur Auslösung von klinischen Symptomen genügen etwa 10–50 Pollen in 1 m^3 Atemluft. In manchen Ländern existiert bereits eine Pollenfluginformation über Presse und Rundfunk.

Klinik. Pollinose manifestiert sich klinisch dort, wo es nach Kontakt mit dem gefäßführenden System zur Auslösung einer Typ-I-Reaktion kommt. Daher sind besonders die oberen Luftwege und die Bindehäute der Augen betroffen.

Die Menschen klagen über Niesattacken, blockierte Nasenatmung und wäßrige Sekretion mit hohem Taschentuchverbrauch: *Pollenrhinitis.* Die Haut um die Nasenöffnung ist oft gereizt.

An den Augen entwickelt sich eine akute Bindehautreizung mit Rötung und Schwellung sowie Tränensekretion und Juckreiz: *Pollenkonjunktivitis.*

Am Rachen kommt es zu Juckreiz mit rauhem kratzendem Gefühl, gelegentlich auch zu petechialen Blutungen, ebenfalls in den Gehörgängen.

Bei Kleinkindern kann es nach Pollenkontakt im Vulvabereich zu starkem Juckreiz und entzündlicher Reaktion kommen: *Pollenvulvitis.*

Neben diesen saisongebundenen Veränderungen können nach entsprechend großer Allergenresorption *akute Urticaria, akute Enteritis, Tracheobronchitis* und *allergisches Pollenasthma* sowie sekundär chronische Sinusitis bzw. Sinubronchitis auftreten. *Differentialdiagnostisch* sind bei Sinobronchitis und Tracheobronchitis sowie Enteritis infektiöse Erkrankungen auszuschließen.

Diagnose. Der Dermatologe ist besonders mit der Diagnose von Pollinose beschäftigt. Es empfiehlt sich eine ausführliche *Allergiediagnostik* durchzuführen. Diese besteht aus:
- genauer Erhebung der Anamnese,
- Vergleich mit dem Pollenflugkalender,
- allergologischer Hauttestung,
- IgE-Bestimmung,
- RAST,
- möglicherweise Provokation mit Allergenextrakten.

Letztere wird in Kooperation mit dem HNO-Arzt, Ophthalmologen und/oder Pulmologen vorgenommen.

Therapie. In Betracht kommen die Anwendung von Antihistaminsubstanzen oder von Natriumcromoglycat als Prophylaktikum (*Nase:* Lomupren, *Augen:* Opticrom, *Darm:* Colimune, *Bronchien:* Intal) sowie De- bzw. Hyposensibilisierung.

Atopisches Ekzem [Willan 1808]

Synonyme. Atopische Dermatitis, Neurodermitis diffusa, Neurodermitis disseminata, Neurodermitis constitutionalis, Neurodermitis atopica, endogenes Ekzem, Prurigo Besnier.

Allgemeines. Die Schwierigkeit bei der Anwendung des Begriffs „atopische Erkrankung" beruht darin, daß es sich bei der allergischen Rhinitis, der allergischen Konjunktivitis und dem allergischen Bronchialasthma um IgE-vermittelte allergische Reaktionen vom Soforttyp (Typ I nach Coombs und Gell) handelt, beim atopischen Ekzem aber sehr wahrscheinlich um ein Zusammenwirken von mehreren immunologischen und nichtimmunologischen Faktoren, die teilweise noch nicht bekannt sind.
Aus dieser Tatsache ergeben sich auch die heute noch bestehenden Schwierigkeiten in der Nomenklatur. Die Bezeichnung Neurodermitis (Brocq 1891) deutet auf die Annahme einer pathogenetischen Beziehung zum Nervensystem hin, weil der starke Juckreiz als krankheitsauslösend angenommen wurde. Epitheta, wie sie in den Krankheitsbezeichnungen Neurodermitis constitutionalis oder Neurodermitis atopica zum Ausdruck kommen, beziehen sich besonders auf die pathogenetische Bedeutung familiärer und hereditärer Faktoren, während sich Bezeichnungen wie atopisches Ekzem, endogenes Ekzem oder konstitutionelles Ekzem mehr an der allerdings nicht immer festzustellenden ekzematösen Morphe orientieren.

Definition. Das atopische Ekzem kann als eine chronische oder chronisch-rezidivierende, in ihrem morphologischen Aspekt und Gesamtablauf recht verschiedenartige entzündliche Hauterkrankung mit starkem Juckreiz gekennzeichnet werden, welche erbmäßig verankert ist und oft in der betreffenden Familie oder bei dem Erkrankten zusammen mit anderen atopischen Erkrankungen vom Soforttyp wie allergische Rhinitis, allergische Konjunktivitis, allergisches Asthma bronchiale und Heufieber vorkommt. Die morphologische Ausprägung der Erkrankung wechselt gewöhnlich mit dem Alter des Patienten und der Akuität der Hauterscheinungen.

Vorkommen. Die Häufigkeit von atopischen Erkrankungen wird in der Bevölkerung zwischen 5% und 15% geschätzt, wobei sich die Erkrankungen zumeist als Rhinitis allergica und atopisches Ekzem und in einem deutlich geringeren Prozentsatz als allergisches Asthma bronchiale äußern. Das atopische Ekzem manifestiert sich meistens bereits im Säuglingsalter, oft schon im 2.–3. Lebensmonat. Es kann allerdings auch noch während der Kindheit auftreten; Erstmanifestation nach der Pubertät ist relativ selten. Die Neigung zu Bronchialasthma ist größer, wenn die Erkrankung bereits früh im Leben beginnt und eine entsprechende familiäre Belastung vorliegt.

Vererbungsmodus. Er wird nicht einheitlich beurteilt. Wahrscheinlich ist die Atopie nicht durch ein einzelnes autosomal-dominantes oder rezessives Gen geprägt, sondern eine polygene erbliche Dispositionskrankheit ähnlich wie die Psoriasis. Vererbt wird also die Disposition zur atopischen Reaktion verschiedener Systeme. Immerhin ist zu bedenken, daß bei etwa 60–70% der Patienten die Familienanamnese für Atopie positiv ist. Aus diesem Grund besitzt die sorgfältige Erhebung der Familien- und Eigenanamnese auch im Hinblick auf atopische Erkrankungen diagnostische Bedeutung für die Einordnung eines atopischen Ekzems. Hinzukommen müssen aber Realisationsfaktoren, die teilweise exogener, teilweise individueller Natur sind. Unter den Umweltfaktoren spielen nicht nur Allergene, wie beispielsweise Inhalationsallergene (Hausstaub, Pollen, Tierhaare etc.) oder Nahrungsmittelallergene (oft zusammen mit allergischer Urtikaria) wie Milcheiweiß, Obst, Ei, Fisch oder Konservierungsstoffe bei der Auslösung atopischer Erkrankungen im Respirationstrakt oder Darm eine Rolle, sondern auch Faktoren wie Streß oder psychovegetative Störungen.

Gemeinsames Vorkommen mit anderen Erkrankungen. In etwa 50% der Fälle wird Ichthyosis vulgaris beobachtet, in einer noch größeren Häufigkeit Sebostase mit der typischen Ichthyosishand. Vitiligo soll bei Patienten mit atopischem Ekzem häufiger in Erscheinung treten und Alopecia areata bei solchen Patienten eine ungünstigere Prognose besitzen. Bemerkenswert ist auch die allerdings seltene Ausbildung von Augenanomalien wie Neurodermitiskatarakt besonders bei jungen Menschen, seltener Keratokonus oder Ablatio retinae. Beziehungen zu Dyshidrose, Urtikaria und Migräne werden diskutiert, sind aber nicht als gesichert anzusehen.

Ätiopathogenese. Die Ursache für das atopische Ekzem ist auch heute noch unbekannt. Insbesondere ist unklar, warum die Erkrankung bereits in der Säug-

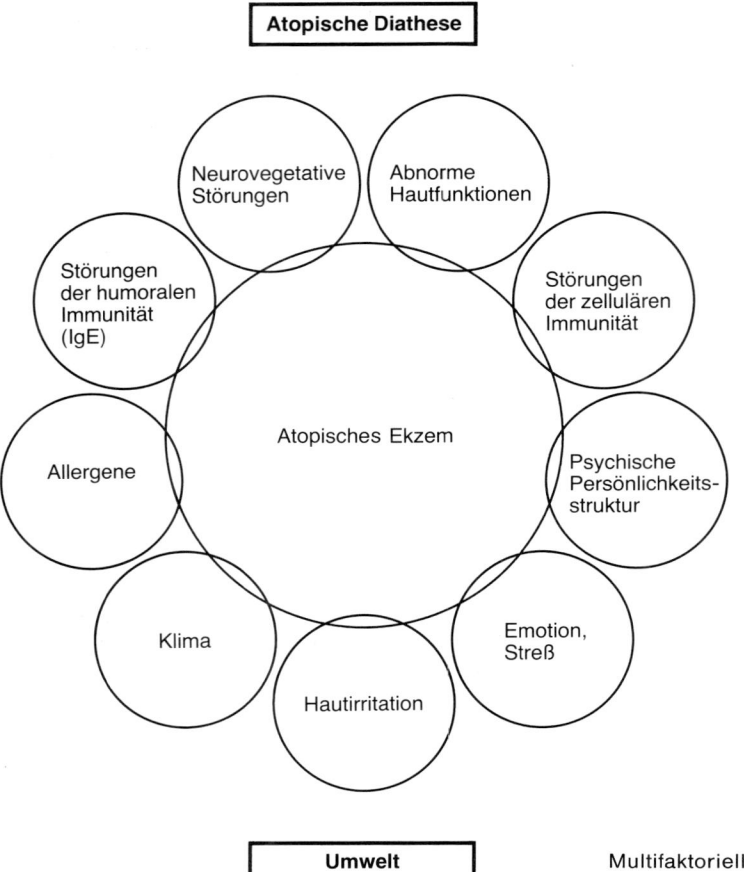

Multifaktorielle Pathogenese des atopischen Ekzems

lingszeit beginnt und einen von Fall zu Fall unterschiedlichen Verlauf nehmen kann. Seinem Wesen nach ist das atopische Ekzem in den frühkindlichen Erkrankungsphasen mehr durch ein exsudatives Ekzembild gekennzeichnet, während später zunehmend entzündliche Hautverdickung (lichenoide Papeln, Lichenifikation, Prurigopapeln) in den Vordergrund des klinischen Bildes tritt. Allein als allergische Sofortreaktion, woran man wegen der oft erhöhten IgE-Werte im Serum denken könnte, ist dieses makro- und mikromorphologische Substrat nicht zu erklären.

Störungen der humoralen Immunität. Menschen mit dem erblichen Zustand der Atopie reagieren auf Kontakt mit Stoffen der Umwelt (Allergene) mit einer Sensibilisierung vom Soforttyp. Diese Sensibilisierung ist durch eine urtikarielle Sofortreaktion auf die Allergene mittels Intrakutantest (Prick- oder Scratchtest) nachzuweisen. Immunologisch handelt es sich um eine allergische Reaktion vom Soforttyp (Typ I nach Coombs und Gell). Der normale Mensch reagiert nicht nach Kontakt mit solchen in der Umwelt vorkommenden Stoffen. Diese allergische Reaktionsweise des atopischen Organismus erklärt aber nicht allein das Wesen des atopischen Ekzems.
Bei den Patienten sind bereits in der frühkindlichen Phase durch Hauttests positive Reaktionen vom Soforttyp gegenüber Nahrungsmittel- und Inhalationsallergenen zu finden. Der Prozentsatz positiver Hauttestreaktionen wird mit 50 bis über 90% angegeben. Patienten mit allergischem Asthma bronchiale oder allergischer Rhinitis (Heuschnupfen) zeigen signifikant häufiger positive Testreaktionen auf Inhalationsallergene, besonders Hausstaub, Hausstaubmilbe, Pollen- und Tierallergene (Tierhaare und Schuppen). Auch menschliche Kopfschuppen und Proteine im Schweiß können als Allergene wirken. Wenn auch über die kausale Bedeutung von Inhalationsallergenen für die Auslösung oder Exazerbation des atopischen Ekzems noch keine gesicherten Vorstellungen bestehen, so ist doch jedem Dermatologen bekannt, daß saisongebundene Phasen von Heuschnupfen mit einer Verschlimmerung der Hauterscheinungen einhergehen können und umgekehrt. Auch Nahrungsmittelallergene (Eiweiß in Milch, Fisch, Weizen, Mehl, Obst oder Gemüse) ergeben häufige positive Testreaktionen, obwohl diese nicht immer mit der klinischen Symptomatik übereinstimmen. Immerhin wird von Müttern oft angegeben, daß Juckreiz und entzündliche Hauterscheinungen bei ihren Säuglingen durch Genuß bestimmter Nahrungsmittel provoziert werden. Prospektive Studien zeigten, daß sich Säuglingsernährung mit Muttermilch

anstatt Kuhmilch bei atopischen Kindern positiv auswirken kann. Auch durch *äußeren* Kontakt mit Pollen kann bei kleinen Mädchen eine Pollenvulvitis ausgelöst werden.

Insgesamt ist also die pathogenetische Bedeutung der Reaktionen vom Soforttyp für die Pathogenese des atopischen Ekzems noch nicht voll einschätzbar, obwohl eine Reihe von Daten für eine solche sprechen. Insofern sind auch entsprechende Intrakutan- und In-vitro-Tests (RAST) angezeigt, wobei aber die Testreaktionen kritisch im Zusammenhang mit dem gesamten klinischen Bild gesehen werden müssen und möglicherweise auch zu weiteren Testmaßnahmen (Eliminationsdiät, Expositionstests) Veranlassung geben sollten.

Die IgE-Bestimmung erfolgt heute meistens mit dem PRIST (s.S. 270). Bei der Mehrheit der Patienten mit schwerem atopischem Ekzem ist der IgE-Serumspiegel erhöht. Besonders wenn gleichzeitig Manifestationen im Respirationstrakt (allergisches Asthma, allergische Rhinitis) vorliegen, findet man erhöhte IgE-Spiegel. Da aber auch bei einzelnen Patienten mit ausgedehnten Hauterscheinungen der IgE-Serumspiegel in normalen Grenzen liegen kann, besitzt die Bestimmung des IgE-Spiegels, abgesehen vom Verdacht auf *Hyper-IgE-Syndrom* (Buckley), keine pathognomonische Bedeutung. Dies umso mehr, als auch bei anderen entzündlichen Dermatosen eine Erhöhung von IgE im Serum vorkommt. Eine fehlende Erhöhung von IgE im Serum spricht also nicht gegen die Diagnose einer atopischen Erkrankung. Bemerkenswert ist der Abfall erhöhter IgE-Werte bei Krankheitsremission.

Mit dem RAST (s.S. 270) steht eine In-vitro-Methode zum Nachweis von allergenspezifischen Antikörpern im Patientenserum zur Verfügung. Es können damit IgE-gebundene Antikörper gegen eine Reihe von Inhalations- und Nahrungsmittelallergenen nachgewiesen werden.

Der RAST ist bei atopischem Ekzem ebenfalls in höherem Prozentsatz positiv; es können damit auch zirkulierende Antikörper auf Allergene in der Umwelt nachgewiesen werden, die im intrakutanen Hauttest nicht erfaßt wurden.

Störungen der zellulären Immunität. Neben Störungen der humoralen Immunität scheint bei Patienten mit atopischem Ekzem eine Reduzierung der zellvermittelten Immunität vorzuliegen. Bemerkenswert ist die erhöhte Anfälligkeit solcher Patienten für virale, bakterielle und mykotische Hautinfektionen. Als Komplikationen dieser Art sind bekannt: Eczema vaccinatum, Eczema herpeticatum, Eczema verrucatum, Eczema molluscatum, Eczema coxsaccium, ferner die Neigung zu Impetigo contagiosa und Tinea corporis.

Bei schweren Fällen von atopischem Ekzem wurden nachgewiesen: deutliche Verminderung der Erythrozytenrosettenbildung von T-Lymphozyten, vermindertes Ansprechen von T-Lymphozyten auf T-Mitogene, verminderte In-vitro-Stimulierbarkeit von Lymphozyten mit bakteriellen und mykotischen Antigenen und verminderte Neigung zur Kontaktsensibilisierung. Nach neueren Untersuchungen sind entsprechend der Schwere der Hauterkrankung die Suppressor-T-Lymphozyten vermindert. Aus der Praxis bekannt ist auch die Tatsache, daß die Patienten eine geringere Tendenz zur Entwicklung einer allergischen Kontaktdermatitis nach örtlich angewandten Medikamenten haben. Schließlich wurden auch Defekte an neutrophilen Granulozyten (Chemotaxis, Phagozytose) und Monozyten (Chemotaxis) nachgewiesen. Die Bluteosinophilen können vermehrt sein und stärker auf Streß ansprechen. Die Zahl von IgE-tragenden Lymphozyten scheint erhöht zu sein. Die Interpretation dieser Befunde ist schwierig. Eine Hypothese geht dahin, daß die überschießende IgE-Bildung bei Patienten mit atopischem Ekzem durch einen speziell in den ersten 3 Lebensmonaten vorhandenen sekretorischen IgA-Mangel bedingt ist und wegen eines Defizits an Suppressor-T-Lymphozyten nicht abgedrosselt wird. In diesem Sinne würde der grundlegende Defekt im T-Lymphozytensystem zu suchen sein. Man könnte sich vorstellen, daß infolge gestörter Hemmung der T-Lymphozytenaktivierung die entzündlichen Hautveränderungen sich in gleicher Weise spontan entwickeln können wie sonst bei kontaktallergischer Dermatitis.

Störungen des vegetativen Nervensystems. Am besten bekannt ist der weiße Dermographismus, d.h. die Entwicklung einer Gefäßkontraktion nach mechanischer Hautbelastung in normal erscheinenden Hautarealen. Auch nach Auftragen von Nikotinsäureester (Rubriment) kommt es nicht zu einem Erythem, sondern zur Anämie infolge von Kapillarkontraktion (Weißreaktion). Injektion von cholinergischen Pharmaka wie Acetylcholin führt zu einer Weißverfärbung innerhalb der Injektionsstelle. Sicher ist weißer Dermographismus uncharakteristisch in entzündlich veränderten Hautarealen. Die Neigung zur Gefäßkontraktion bei den Patienten manifestiert sich auch an der vergleichsweise niedrigen Hauttemperatur der Finger und der starken Gefäßkontraktion nach Kälteexposition. Ob es sich hier um eine abnorme Sensitivität der α-adrenergen Stimulation der Muskelfasern handelt, ist nicht sicher. In diesem Zusammenhang ist die Szentivanyi-Theorie der β-adrenergischen Blockade bekannt geworden. Infolge eines angeborenen Defekts der beiden Rezeptoren α-Rezeptor und β-adrenergischer Rezeptor, welch letzterer wahrscheinlich mit Adenylzyklase identisch ist, kommt es zu einer Störung der Balance zwischen β- und α-adrenergischem System mit Hemmung der β-Rezeptorenaktivität. Dies wiederum resultiert in einem verminderten reaktiven cAMP-Anstieg der Zellen mit verstärkter Tendenz zur Bildung von Mediatoren. So läßt sich vielleicht auch die erhöhte Empfindlichkeit der glatten Muskelzellen im Bereich der Blutgefäße und Pilomotoren gegenüber α-adrenergischer Stimulierung erklären. Wenn der β-Rezeptor (Adenylzyklase) defekt ist oder blockiert wird, kann es über Mediatorenwirkung auch zu einer vermehrten Antikörperbildung kommen. Insofern könnte den pharmakologischen und immunbiologischen Störungen eine gemeinsame Störung zugrunde liegen.

Weitere funktionelle Störungen der Haut. Sebostase, d.h. verminderte Talgdrüsenproduktion, ist ein sehr typischer Befund bei Patienten mit atopischem Ekzem. Die Haut ist trocken, neigt bei zu häufigem Waschen oder Duschen zur weiteren Austrocknung und Juckreiz. Verständlich ist daher auch die geringe Neigung solcher Patienten zu Erkrankungen des seborrhoischen Formenkreises wie Acne vulgaris, Rosazea oder seborrhoisches Ekzem.

Störungen der Schweißbildung. Solche Störungen sind nicht sicher, wohl aber solche in der Schweißabgabe. Manche Patienten klagen bei Schwitzen über starken Juckreiz. Es wird diskutiert, ob die Schweißabgabe infolge von Störungen in der Hornschicht (Hyper-, Parakeratose) behindert ist und der Schweiß nach Durchtritt in die Haut zu entzündlichen Reaktionen Veranlassung gibt (*Schweißretentionssyndrom*).

„Klimaallergene". Man hat sog. Klimaallergene als ursächlich für die Entwicklung und Unterhaltung von atopischer Dermatitis angeschuldigt. Im Gebirge über 1500 m Höhe oder an der Nordsee fühlen sich die Patienten meist sehr wohl; die zugrundeliegenden pathophysiologischen Vorgänge sind schwer zu fassen.

Psychologische und nervöse Faktoren. Diese spielen oft eine sehr wichtige Rolle. Man kann sich das Wirksamwerden von Streß oder anderen psychologischen Faktoren über das Adenylzyklase-cAMP-System deuten. Patienten mit atopischem Ekzem sind oft asthenische Typen mit überdurchschnittlicher Intelligenz, Egoismus, Unsicherheit, Mutter-Kind-Konfliktsituation, Frustration, Aggression oder unterdrückten Angstzuständen. Es ist allerdings die Frage, was primär und was sekundär ist, können doch die stark juckenden Hauterscheinungen auch die Persönlichkeit prägen und besonders bei Kindern Entwicklung und Vorankommen in der Schule empfindlich beeinträchtigen.

Klinik. Das atopische Ekzem ist eine chronische Erkrankung, welche durch starken Juckreiz mit Kratzeffekten, ekzematöse papulovesikulöse Veränderungen mit Verkrustung sowie pruriginöse Papeln, Knötchen und Lichenifikation charakterisiert sein kann. Im frühkindlichen Alter überwiegt zumeist das exsudativ-ekzematische Bild, während im Schulkind- und Erwachsenenalter Juckreiz, pruriginöse lichenoide Papeln und Lichenifikation im Vordergrund des klinischen Erscheinungsbildes stehen.

Atopisches Ekzem in der Säuglingszeit

Die Namensgebung *Eczema infantum* für diese Erkrankung ist schlecht, weil sich dahinter auch Kontaktekzeme, seborrhoische Ekzeme und andere Ekzeme in der Säuglingszeit verbergen können. Etwa 80% aller Säuglingsekzeme sind indessen frühkindliche Manifestationen von atopischem Ekzem. Gewöhnlich um den 3. Lebensmonat und etwas häufiger bei männlichen Kindern treten meist zunächst an den seitlichen Wangen und am behaarten Kopf umschriebene Rötungen mit papulovesikulösen Effloreszenzen auf, welche sehr stark jucken, massiv zerkratzt werden und zu entzündlich-nässenden oder entzündlich-krustösen Hauterscheinungen führen. Daher die frühere Bezeichnung *frühexsudatives Ekzematoid* (Rost). Da die Kinder häufig in dieser Zeit abgestillt und auf Kuhmilch umgesetzt wurden, hat man an Kuhmilchallergie gedacht; die Bezeichnung *Milchschorf* oder *Crusta lactea* rührt vom Aussehen, nämlich der Ähnlichkeit mit verbrannter Milch. Schließlich können der ganze behaarte Kopf und das Gesicht erkrankt sein und ohne Prädilektion disseminiert ekzematisierte Herde an Rumpf und Streckseiten der Extremitäten auftreten. Oft bleibt die Windelgegend relativ weitgehend ausgespart. Im Krabbelalter können auch die Knie stark betroffen sein. Der Juckreiz ist sehr intensiv; die Kinder sind vielfach weinerlich, weil sie nachts nicht schlafen können. Groß ist die Neigung zu bakterieller Sekundärinfektion (Impetigenisation); vielfach besteht auch Lymphadenopathie. Die Erscheinungen können in dieser Form für einige Monate bis zu $1\frac{1}{2}$–2 Jahre chronisch oder schubweise verlaufen, um dann langsam ihren exsudativen Charakter zu verlieren. Bei etwa 50% der Patienten

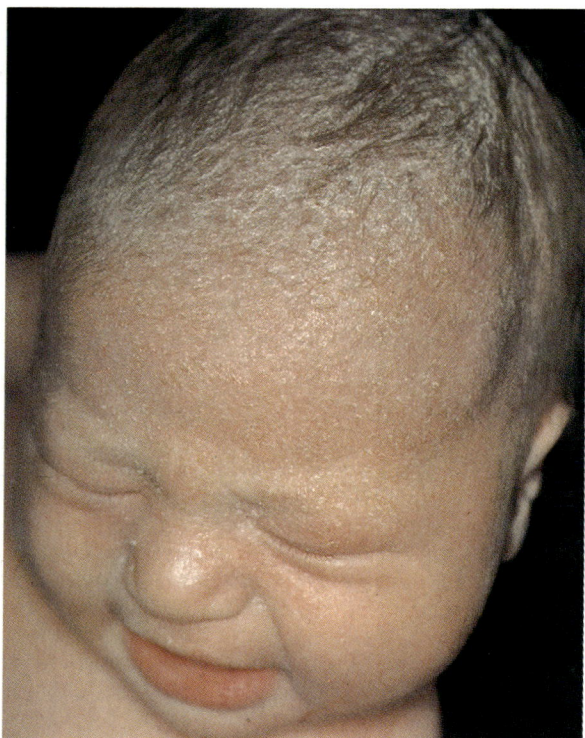

Atopisches Ekzem im Säuglingsalter, sog. Milchschorf

heilen die Erscheinungen bis zum Ende des 2. Lebensjahres ab; im übrigen verlieren sie langsam ihren anfänglichen exsudativen Charakter.

Atopisches Ekzem in der Kindheit

Diese Manifestationsform kann sich aus der exsudativ-ekzematoiden Krankheitsphase der Säuglingszeit entwickeln oder auch primär entstehen. Es besteht starke Sebostase. Prädilektionsstellen für die Veränderungen sind die großen Gelenkbeugen (Ellenbeugen, Handgelenke, Kniekehlen), ferner Nacken, Fußrücken und Hände. Daher die früheren Bezeichnungen *Eczema flexurarum* oder *Beugenekzem*. Hier findet man unscharf begrenzte entzündliche Rötung und Papeln, Kratzeffekte mit Verkrustung sowie bereits initiale entzündliche Infiltration und Lichenifikation. In den Gelenkbeugen scheint Neigung zu pruriginösen lichenoiden Papeln und Lichenifikation, in den übrigen Hautanteilen und besonders an den Handrücken die Neigung zu exsudativen Veränderungen, die auch zu Onychodystrophie führen können, größer zu sein. Wenn die Kinder im Sommer viel im Wasser spielen, ist oft nur eine Hand erkrankt, wie auch bei Daumenlutschern der betreffende Daumen besonders in den Randgebieten ekzematoid verändert sein kann.

Atopisches Ekzem bei Jugendlichen und Erwachsenen

Auch hier sind die Hauterscheinungen stets symmetrisch. Prädilektionsstellen sind Gesicht (Stirn, Augenlider, Perioralgegend), Hals (besonders Nacken), oberer Brustbereich und Schultergürtel, die großen Gelenkbeugen und Handrücken.
In schweren Fällen ist die Kopfhaut gerötet, entzündlich infiltriert, schuppt pityriasiform und zeigt multiple stark juckende hämorrhagisch verkrustete Kratzeffekte, bei alleiniger Manifestation früher als *neurotische Exkoriationen* interpretiert. Bei starker Mitbeteiligung der Kopfhaut kann es zu diffusem Haarausfall kommen. Im Gesicht entsteht manchmal sehr plötzlich entzündliche Rötung mit nachfolgender Infiltration, während sich typische Lichenifikation nicht entwickelt. Bemerkenswert ist ein graugelbliches Hautkolorit, die Patienten wirken dadurch älter und auch melancholisch. Die seitlichen Augenbrauen sind gelichtet (Hertoghe-Zeichen). Die Haare sind trocken und glanzlos. Bei Männern findet man häufiger einen tiefstehenden pelzmützenartigen Stirnhaaransatz, bei Frauen wie beim männlichen Geschlecht gelegentlich auf beiden Stirnseiten eine Alopecia-temporalis-triangularis-artige Haarlichtung.
Am Rumpf stehen meist mehr flächenhafte entzündlich infiltrierte Herde mit Neigung zu Konfluierung im Vordergrund, die sekundär starke Hyperpigmentierung zeigen können. Im Bereich der Beugen und des Nackens findet sich bevorzugt entzündliche Lichenifikation; hier ist die Haut mehr diffus ent-

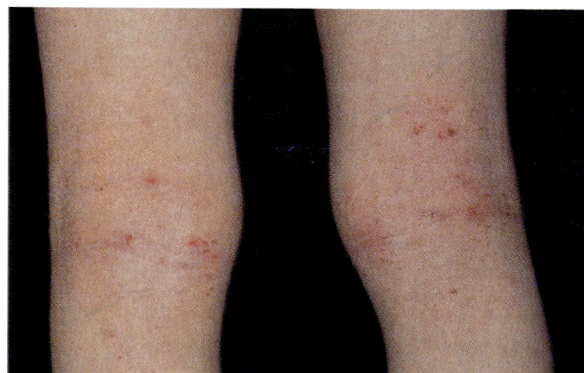

Atopisches Ekzem im Kindesalter, sog. Beugenekzem

zündlich gerötet und verdickt, zeigt vergröberte Hautfelderung und Schuppung. Diese Veränderungen verlieren sich unscharf in die normale Haut; typisch sind ferner Erosionen und Exkoriationen mit hämorrhagischer Verkrustung infolge starken Kratzens. Experimentelle Untersuchungen haben gezeigt, daß allein durch Scheuern und Kratzen Lichenifikation ausgelöst und unterhalten werden kann; es besteht aber auch kein Zweifel daran, daß Lichenifikation primär durch aggregiertes Auftreten von pruriginösen lichenoiden Papeln zustande kommt. Führendes Symptom der Erwachsenenphase des atopischen Ekzems ist quälender Juckreiz. Dieser tritt anfallsweise auf; Juckkrisen führen besonders häufig nachts zu Schlaflosigkeit, Übermüdung und Leistungsminderung. Die Fingernägel werden durch ständiges Scheuern abgewetzt und poliert (Glanznägel). Bei starker Ausdehnung der Hautveränderungen kann es zu reaktiver Lymphknotenvergrößerung kommen (dermopathische Lymphadenopathie).
Neben diesem Vollbild kommen auch mehr lokalisierte Veränderungen bei Jugendlichen und Erwachsenen mit geringerer Ausprägung der Erkrankung vor. Bevorzugt an Handrücken und Fingerrücken, aber auch an Armen, Gesicht und den großen Beugen findet man umschriebene, gering entzündlich infiltrierte und gerötete Herde mit einer pityriasiformen

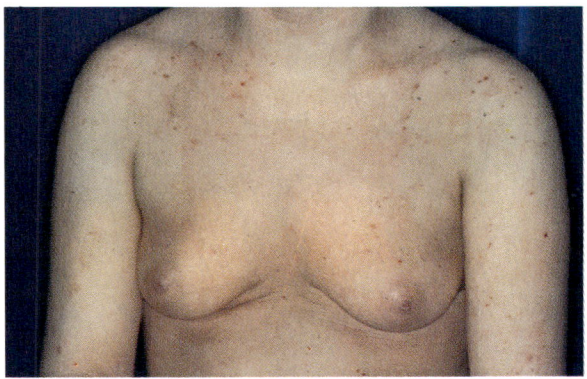

Atopisches Ekzem

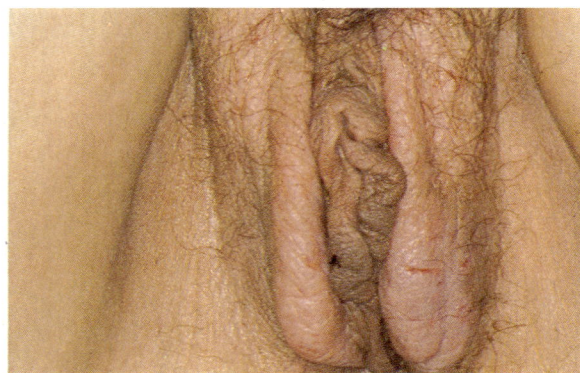

Lichenifiziertes Vulvaekzem bei Atopie

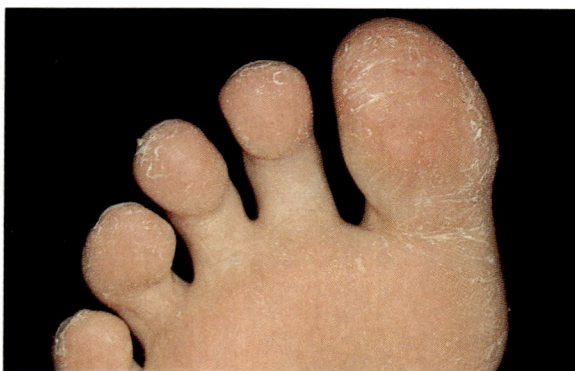

Pulpitis sicca bei Atopie

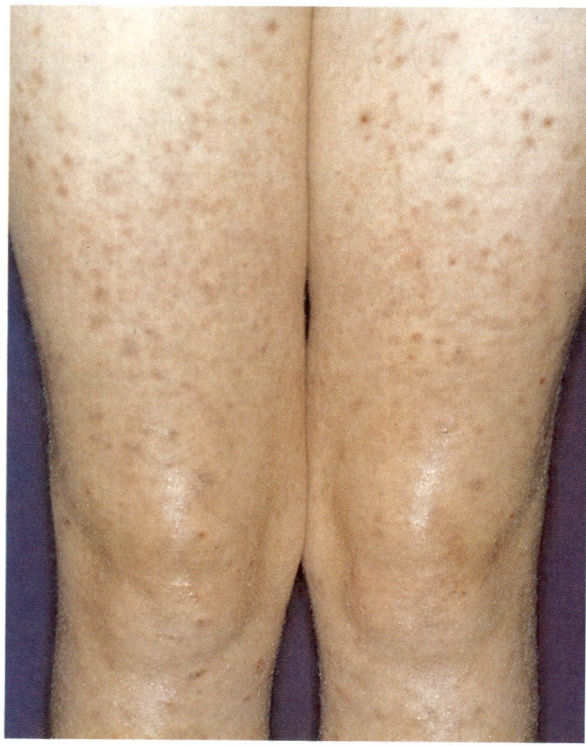

Atopisches Ekzem, Prurigoform

Schuppung und nach der Sommerzeit gelegentlich Depigmentierung. Besonders bei nummulärem Ekzem an den Handrücken ist an atopisches Ekzem zu denken. Anamnese und sorgfältige Untersuchung des Patienten führen zur richtigen Diagnose und Abgrenzung gegenüber nummulärem Ekzem oder Kontaktekzem.

Sonderformen

Das atopische Ekzem der Jugendlichen und Erwachsenen kann über längere Zeit bestehen, pflegt aber im ganzen jenseits des 30. Lebensjahres an Intensität abzunehmen. Meist bilden sich die Hauterscheinungen intervallweise mehr und mehr zurück, gelegentlich sind nur noch Hautveränderungen zu beobachten, die primär nicht mehr das Vollbild des atopischen Ekzems aufweisen.

- *Kapillitium.* Besondere Manifestationsformen können sich am Kapillitium als stecknadelkopfgroße hämorrhagische Krusten entwickeln, die früher auch als *Acne necroticans miliaris capitis* bezeichnet wurden. Starker Juckreiz und Rezidivneigung sind typisch.

- *Ohrläppchen.* An der unteren Anheftungsstelle des Ohrläppchens findet sich nicht selten Rötung, geringe entzündliche Infiltration einer Rhagade, die auch mit Krusten bedeckt sein kann. Sie ist der *retroaurikulären Intertrigo* ähnlich.

- *Lippen.* Ein typisches Stigma ist bei Jugendlichen und Erwachsenen mit atopischem Ekzem die vermehrte Felderung der Lippen (*Pseudo-Parrot-Furchen*) und besonders in der kalten Jahreszeit die exfoliierende *Cheilitis sicca* mit stärkerem Juckreiz. Das dauernde Lippenlecken führt auf dem Wege einer Exsikkation zur verstärkten Entzündung: bei jedem *Lippenleckekzem* ist an Atopie zu denken. Das *Lutsch- oder Saugekzem von Säuglingen* mit perioraler entzündlicher Reaktion und feinsten lichenoiden Papeln muß ebenfalls als wenig aufdringliche Variante gerechnet werden.

- *Vulva.* Das *lichenifizierte atopische Ekzem der Vulva* ist durch sehr starken Juckreiz, Lichenifikation, Chronizität und Rezidivneigung gekennzeichnet.

- *Finger und Zehen.* „*Pulpite sèche*" (*Syndroma digitocutaneum minimum*, „*pulpite digitale keratosique craquelée récidivante*") ist eine erst in letzter Zeit sicher erkannte Manifestationsform des atopischen Ekzems, besonders bei Kleinkindern. An den Fingern oder Zehen findet man nicht selten familiär (Atopieanamnese) pergamentartige, gerötete Haut ohne typisches Papillarmuster mit einer feinen festhaftenden Schuppung, die an Dyshidrosis lamellosa sicca oder Tinea erinnern; daher auch die Bezeichnung *Pseudomykose*. Durch entsprechenden Befall des Paronychiums können auch Onychodystrophie oder durch bakterielle Sekundärinfektion Paronychie auftreten.

Lichtprovoziertes atopisches Ekzem. Es ist sehr selten. In den lichtexponierten Bereichen (Gesicht, Nacken, distale Extremitäten), zumeist bei Mädchen, kommt es saisongebunden zu mehr exsudativen Veränderungen mit starkem Juckreiz.

Prurigoform des atopischen Ekzems. Mit und ohne Veränderungen im Sinne des atopischen Ekzems bei Erwachsenen können meist ab dem 3. Lebensjahrzehnt überwiegend kleinknotige Veränderungen an den Streckseiten der Extremitäten auftreten, die nach morphologischem Befund und Juckreizanamnese an Prurigo simplex subacuta erinnern, während in höheren Altersstufen mehr locker disseminierte, an Prurigo simplex chronica erinnernde grobknotige Effloreszenzen, sog. Prurigoknoten im Vordergrund stehen können, manchmal von einer dermopathischen Lymphadenopathie begleitet.

Nummuläres atopisches Ekzem und atopisches Handekzem. An anderer Stelle (S. 310) wurde bereits darauf hingewiesen, daß sich das Vollbild des atopischen Ekzems zurückbilden kann und sich diese Erkrankung später nur in Form disseminierter scheibenförmiger Herde mit entzündlicher Rötung, Schuppenbildung und geringer Neigung zur Lichenifikation manifestieren kann. Die Abgrenzung vom nummulär-mikrobiellen Ekzem ist wichtig.

Bei Erwachsenen kann später ein *chronisches atopisches Handekzem* die einzige Manifestation sein. Betroffen sind bevorzugt Menschen, die häufig die Hände waschen müssen. Man findet an den Hand- und Fingerrücken entzündlich gerötete, leicht schuppende Herde, auch mit Rhagaden. Bevor man die Diagnose chronisches kumulativ-toxisches Handekzem stellt, sollten durch eine sorgfältige Familien- und Eigenanamnese sowie Untersuchung Beziehungen zur Atopie sichergestellt werden. Der Anteil der atopiebedingten Handekzeme muß auf 20–30% aller Fälle geschätzt werden.

Als mögliche Maximalvariante des atopischen Ekzems können bestimmte Fälle von **Hyper-IgE-Syndrom** (Buckley 1972) mit ekzematösen Hauterscheinungen, rezidivierenden Infekten und zellulärer Abwehrschwäche gesehen werden.

Ob die **IgE-Dermatitis**, eine chronische akrale Dermatitis mit extrem hohen IgE-Werten (10000 E/ml und mehr), als eine Ausdrucksform des atopischen Ekzems gesehen werden kann, steht noch nicht fest.

Symptome. Führendes Symptom ist starker Juckreiz. Dieser tritt entweder krisenhaft auf oder in ekzematisierten Arealen andauernd. Er wird mit heftigem Kratzen beantwortet, so daß Kratzeffekte ein wesentliches Symptom darstellen. Besonders heftig kann unbewußter Juckreiz während der Nacht sein. Einzelne Effloreszenztypen wie pruriginöse Papeln am Kopf („neurotic excorations") und bei der Prurigoform des atopischen Ekzems werden zerkratzt. Mit der auftretenden Blutung ist subjektive Erleichterung verbunden. Bei ausgedehnten Krankheitserscheinungen kann dermopathische Lymphadenopathie auftreten,

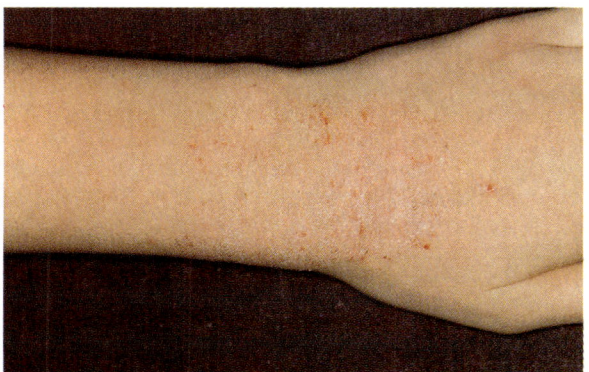

Nummuläres atopisches Ekzem

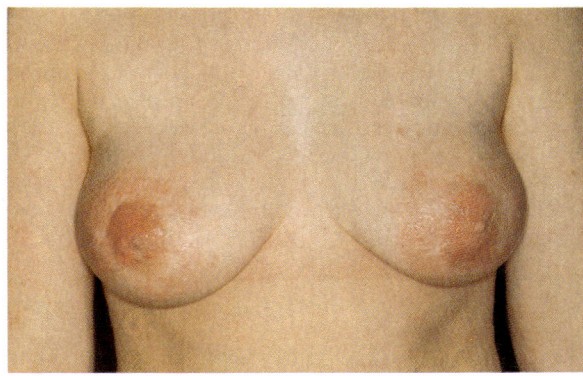

Mamillenekzem bei Atopie

ferner bei bakterieller Sekundärinfektion auch entsprechende Lymphangitis und Lymphadenitis.

Unter weiteren konkomittierenden Symptomen sind Conjunctivitis allergica, Rhinitis allergica (Heuschnupfen), Heufieber und allergisches Bronchialasthma zu erwähnen. Diese Erkrankungen kommen in 30–50% der Fälle vor. Sie entwickeln sich meistens nach der kindlichen Phase des atopischen Ekzems.

Augenveränderungen. Sie können sich als Neurodermitiskatarakt, Keratokonus oder auch lichtallergische Keratokonjunktivitis manifestieren. Katarakt wird nach unserer Erfahrung nur sehr selten (unter 5%) und besonders bei Jugendlichen beobachtet. Ablatio retinae wurde gelegentlich beschrieben.

Histopathologie. Das feingewebliche Bild hängt von der Art der Erkrankung ab. Bei mehr exsudativen Herden während der infantilen Phase findet man dieselben Erscheinungen wie bei allergischer Kontaktdermatitis: Spongiose und spongiotische Bläschenbildung, beginnende Akanthose mit Hyper- und Parakeratose sowie perivaskuläres Infiltrat aus Lymphozyten, Histiozyten mit Exozytose. In lichenifizierten Arealen ist die Epidermis auf das 3- bis 5fache akanthotisch verdickt und zeigt Verhornungsstörungen (Hyperparakeratose); der Papillarkörper ist hypertrophisch und von Entzündungszellen (Lymphozyten, Histiozyten) durchsetzt. Bemerkenswert ist wie bei Psoriasis die große Zahl von Mastzellen, welche auch den erhöhten Histamingehalt im chronisch-lichenifizierten Herden erklärt.

Verlauf. Auf die Abnahme der exsudativen und Zunahme der lichenifizierten Hauterscheinungen mit dem Älterwerden der Patienten wurde bereits hingewiesen. In allen Phasen können zunehmend mehr Hautareale befallen werden, und die Erkrankung kann schließlich generalisiert sein. Es entwickelt sich sekundär eine *atopische Erythrodermie*. Vielfach besteht Eosinophilie.

Prognose. Diese ist wegen möglicher Sekundärinfektion bei Kleinkindern vorsichtig zu stellen. Im allgemeinen läßt die Intensität der Erkrankung nach dem 1. Lebensjahr nach. Die Hauterscheinungen werden geringer und verschwinden nicht selten bis zum 30. Lebensjahr völlig. Eigentümlich und nicht geklärt sind die Beziehungen zu anderen atopischen Organmanifestationen wie Asthma bronchiale oder Rhinitis allergica. Patienten, die zusätzlich an diesen Organmanifestationen leiden, geben gelegentlich an, daß mit spontaner oder therapiebedingter Besserung der Hauterscheinungen die Lungenveränderungen oder auch Nasenveränderungen sich verschlechtern oder umgekehrt.

Komplikationen. Diese sind im wesentlichen durch sekundäre Infektionen bedingt. Hierbei spielen wahrscheinlich Störungen der Leukozyten und Lymphozytenfunktion eine Rolle, aber auch die Tatsache, daß die Hauterscheinungen der Patienten nach monate- oder jahrelanger Behandlung mit glukokortikoidhaltigen Externa für Infektionen empfindlicher werden. Außerdem ist bekannt, daß auf der Haut solcher Patienten häufig Staphyloccos aureus nachweisbar ist. An folgendes ist zu denken:

Bakterielle Sekundärinfektion. Diese äußert sich in einer meist durch Staphylococcus aureus bedingten *Impetiginisation* der Herde. Gelbe impetigoartige Verkrustung von Hauterscheinungen mit unangenehmen Geruch ist ein typischer Befund, der zusammen mit schmerzhafter Lymphknotenschwellung zur Diagnose führt. Furunkel, Erysipel und Otitis externa sind relativ selten.

Virale Sekundärinfektion. Auch gegenüber der Infektion mit Viruserregern ist die „geöffnete" Haut solcher Patienten empfindlich. Dies gilt vor allem für Virusinfektionen durch das Herpes-simplex-Virus: *Eczema herpeticatum,* früher auch durch das pockenvakzine Virus: *Eczema vaccinatum.* Diese Erkrankungen entwickeln sich akut mit Fieber und entsprechenden Allgemeinerscheinungen. An der Haut findet man zahlreiche Bläschen in demselben Entwicklungsstadium. Praktisch wichtig ist Blasengrundausstrich mit Nachweis von epithelialen Riesenzellen (Tzanck-Test); eventuell ist Erregernachweis im Elektronenmikroskop (mittels „negative staining") notwendig. Leicht zu diagnostizieren sind Virusinfektionen durch Molluscum-contagiosum-Virus: *Eczema molluscatum,* oder Verruca-vulgaris-Virus: *Eczema verrucatum. Coxsackie-Virusinfektion* kommt sehr selten vor.

Mykotische Sekundärinfektion. Diese ist selten, kommt meist bei Erwachsenen vor und sollte bedacht werden, wenn mehr figurierte erythematosquamöse Hauterscheinungen unter Glukokortikoidtherapie nicht entsprechend abklingen.

Diagnostische Leitlinien. Pruritus und typisches klinisches Bild, in der Säuglingszeit mehr exsudativ-ekzematoide Herde im Kopf-, Gesicht- und Rückenbereich, später dagegen mehr lichenifizierte Hauterscheinungen mit besonderer Prädilektion im Bereich der großen Beugen, Nacken und Gesichtsbeteiligung.

Wichtig ist nach Rajka bei Verdacht auf atopisches Ekzem auch die Untersuchung und Erfassung der weniger vordergründiger Symptome:

– Familien- und Eigenanamnese in bezug auf atopische Krankheiten (atopisches Ekzem, allergisches Asthma bronchiale, allergische Rhinitis, allergische Konjunktivitis);
– Sebostase, oft mit ichthyosiformer Schuppung;
– Gesicht mit tiefem Haaransatz und typischer Atopiefalte im Bereich der Unterlider (Dennie-Morgan-Intraorbitalfalte), ferner Hertoghe-Zeichen (Fehlen der lateralen Augenbrauen), trockene Lippen mit Pseudo-Parrot-Furchen;
– Ichthyosishand (vermehrte bzw. vertiefte Handfurchung);
– funktionelle Störungen der Hautfunktion mit verminderter Schweißbildung, gesteigerte Pilomotorenreaktion auf mechanische Belastung, anämischer sog. weißer Dermographismus, verzögerte und paradoxe Weißreaktion, d.h. Kapillarkontraktion nach Injektion von cholinergischen Pharmaka (Acetylcholin) sowie nach örtlicher Anwendung hyperämisierender Medikamente wie Nikotinsäureester (Rubriment-Test) in normaler Haut;
– Neigung zu Pityriasis alba im Gesicht und den oberen Extremitäten, zu nichtallergischem Handekzem, Brustwarzenekzem sowie Hautinfektionen;
– Nahrungsmittelintoleranzen;
– Intoleranz gegenüber Wolle und Fettlösungsmitteln;

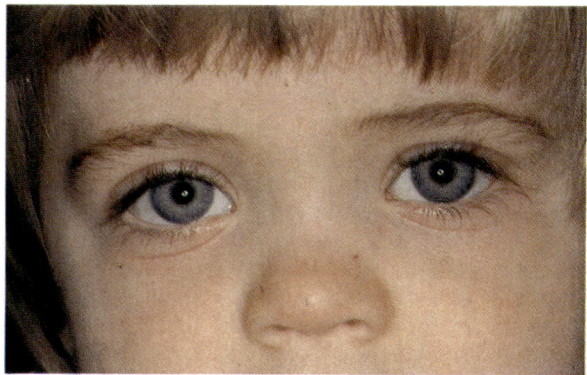

Atopiefalten an den Unterlidern

- Neigung zu IgE-Erhöhung;
- gesteigerte Reaktivität bei intrakutanen Hauttests vom Soforttyp.

Differentialdiagnose. Die Diagnose des atopischen Ekzems macht meist keine Schwierigkeiten. In der Säuglingszeit ist die vorwiegend im intertriginösen Bereich lokalisierte Dermatitis seborrhoides abzugrenzen, ferner gelegentlich allergische Kontaktekzeme, Skabies und Pyodermien. Bei lokalisierten Formen Erwachsener muß an Lichen simplex chronicus (Dreizonenaufbau), nummuläres (mikrobielles) Ekzem, chronisch-lichenifizierte Kontaktekzeme und auch an nichtallergische Ekzeme bei Ichthyosis vulgaris gedacht werden; letztere sind meistens Ausdruck einer Atopie. Ferner sind in letzter Zeit eine Reihe von Stoffwechselkrankheiten und Immunopathien bekannt geworden, bei denen Hauterscheinungen auftreten, die an atopisches Ekzem erinnern, so bei Phenylketonurie, glutensensitiver Enteropathie, kongenitaler ektodermaler Dysplasie vom anhidrotischen Typ (Anhidrosis hypotrichotica), Wiskott-Aldrich-Syndrom, bei dem die Kombination von thrombozytopenischer hämorrhagischer Diathese mit entsprechenden Hauterscheinungen auf die richtige Diagnose hinweist, ferner bei Hyper-IgE-Syndrom, Netherton-Syndrom (Syntropie mit Trichorrhexis invaginata und vermehrter Argininbernsteinsäureausscheidung im Harn) sowie bei DiGeorge-Syndrom, Ataxie-Teleangiektasie-Syndrom, geschlechtsgebundener Agammaglobulinämie sowie selektivem IgA-Mangelsyndrom. Bei entsprechenden Hautveränderungen bereits in früher Kindheit ist daher daran zu denken.

Therapie. Die Behandlung ist vielschichtig und wird durch das klinische Bild bestimmt. Bei ausgedehnter Erkrankung mit exsudativ-ekzematoiden Erscheinungen im Säuglingsalter ist klinische Behandlung erforderlich. Bei Kindern, Jugendlichen und Erwachsenen kann sie meist auf einen kurzen Zeitraum (1–2 Wochen) begrenzt werden.
Innerlich: Im wesentlichen Symptombehandlung. Bei schweren bakteriellen Sekundärinfektionen werden entsprechend dem Antibiogramm Antibiotika eingesetzt, bei akuten viralen Sekundärinfektionen γ-Globulin und Virostatika. Einen festen Platz zur Behandlung des störenden Juckreizes haben Antihistaminika. Hier sollte man aber bei Tag keine oder wenig sedierende Antihistaminika verordnen, um die Reaktionsfähigkeit des Patienten nicht zu stark einzuschränken (Fenistil, Inhibostamin, Omeril, Systral C, Tavegil, Teldane). Bei Säuglingen oder Kindern sind Antihistaminsäfte (Atosil, Mereprine) indiziert. Besonders bewährt hat sich auch eine Kurbehandlung mit Chlorpromazin (Megaphen), Benzodiazepinverbindungen (Librium, Librax), Opipramol (Insidon), Oxazepam (Adumbran, Praxiten) abends. Parasympatikolytisch wirkende Pharmaka (Belladenal, Adumbran) kommen ebenfalls in Betracht. Die Behandlungsdauer sollte mindestens 4–6 Wochen betragen. Glukokortikoide in mittlerer Dosierung (40 mg Prednisolon tgl. oder entsprechende Isodosen) sollten nur bei ausgedehnten Erscheinungen oder akuten Exazerbationen kurzfristig (2–4 Wochen) eingesetzt werden. Bewährt haben sich dann auch Kombinationspräparate mit Antihistaminika (Adeptolon, Celestamine).
Äußerlich: Morphologie der Hautveränderungen und Komplikationen sind hierfür ausschlaggebend. Es gelten die Grundregeln der Dermatotherapie (s.S. 981) und der Ekzemtherapie (s.S. 299). Alkoholische Lösung und hautaustrocknende Externa wie Gele oder Lotio zinci sind möglichst zu vermeiden; sie kommen nur bei akut entzündlichen Rötungen in Betracht. Halbfette oder fettende Salbengrundlagen (Creme, Salben) werden bevorzugt. Zur entzündungshemmenden Anfangsbehandlung haben sich halogenierte Glukokortikoidsteroide bewährt (Betnesol, Celestan, Emovate, Halog, Jellin, Nerisona, Sermaka, Topsym, Volon). Mitunter ist es sinnvoll, eine Mischung von Steroidsalbe und der gleichen Steroidcreme zu gleichen Teilen einzusetzen. Bei mehr exsudativen Veränderungen hat sich auch fett-feuchte Behandlung (glukokortikoidhaltige Externa und darüber feuchter Verband) sehr bewährt. Wenn halogenierte Glukokortikoide auf größere Hautpartien über längere Zeit angewandt werden, ist besonders bei Kindern mit adrenaler Suppression zu rechnen. Geringer entzündlich infiltrierte Veränderungen heilen bald unter einer Behandlung mit niedriggestellten Glukokortikoidexterna (Volonimat, Sermaka $^1/_2$, Celestan-V-mite) mit darüber applizierten weichen Pasten (Pasta zinci mollis) ab.

Bei stärker infiltrierten und lichenifizierten Herden hat sich auch Teerbehandlung für kurze Zeit (5–8

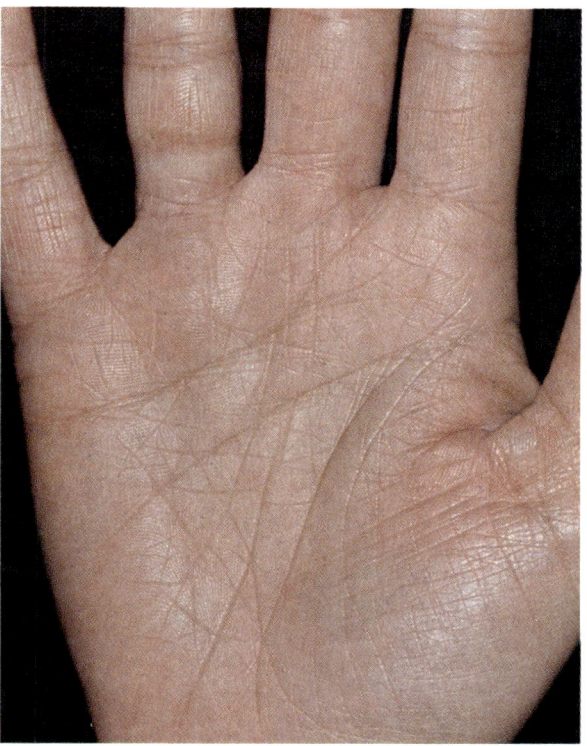

Ichthyosishand

Tage) bewährt, entweder in Form von Pinselungen mit Liquor carbonis detergens oder Steinkohlenteer in weicher Paste (*Rp.* Pix lithanthrac. 0,5–3,0; Vioform 0,5; Past. zinci moll. ad 100,0; M.D.S.)
Auch 2- bis 3maliges Auftragen von reinem Steinkohlenteer [Pix lithanthracis (Liantral)] in eintägigem Abstand kommt bei Erwachsenen in Betracht, desgleichen Ichthyol (2–6%) in weichen Pasten. Kombinationspräparate mit Glukokortikoiden (Ichthe-Cortin) stehen zur Verfügung. Wichtig ist bei jeder Glukokortikoidtherapie die Beachtung möglicher bakterieller Sekundärinfektionen und chronischer Nebenwirkungen.

Badetherapie. Sie hat sich bei der Anfangsbehandlung bewährt. Entzündungswidrige Zusätze [Haferstrohextrakt, Weizenkleie (Silvapin)] zusammen mit Ölzusätzen kommen in Frage. Wichtig ist Nachfettung der noch feuchten Haut mit Unguentum molle oder anderen fetthaltigen Salben (Linola Fett). Wenn die exsudativen Erscheinungen geringer geworden sind, kommen auch Teerbäder (Balnacid) oder Teer-Öl-Bäder, z.B. Balneum Hermal mit Teer, Liquidin mit Teer in Betracht.

Hautreinigung. Bei der Hautreinigung sollten möglichst alkalische Seifen vermieden und stattdessen nichtalkalische Hautreinigungsmittel wie Dermowas, Praecutan, Satina oder seba med empfohlen werden.

Klimabehandlung. Wärmestauung kann infolge Schweißretention Hautveränderungen akut verschlechtern. Überraschenden Nutzen bringt oft Klimawechsel. Geeignet ist Gebirgsklima in Höhen über 1500 m (Alpen) oder Meeresklima (Nordsee). Warum diese Reizklimazonen besonders geeignet sind, ist bislang nicht sicher abgeklärt. Sicher ist es nicht allein der verminderte Gehalt der Luft an Inhalationsallergenen. Oft klingen die Hautveränderungen in wenigen Tagen ohne wesentliche Therapie in der neuen Umgebung ab, um ebenso häufig nach der Rückkehr zu Hause wieder zu rezidivieren.

Diät. Die Patienten können alles essen; gelegentlich besteht Überempfindlichkeit gegen bestimmte Nahrungsmittel. Wenn solche sicher zur Exazerbation führen, sind sie aus der Nahrung zu eliminieren, evtl. auch nach vorheriger Testung (Intrakutantest oder RAST). Übergewicht sollte vermieden werden. Erblich belastete Neugeborene sollten möglichst gestillt werden.

Nachbehandlung. Die sebostatische Haut neigt zur Austrocknung und Irritation. Gehäuftes und zeitlich ausgedehntes Baden oder Duschen unter Verwendung von alkalischen Seifen ist daher zu vermeiden. Auch Schaumbäder sollten gemieden werden; stattdessen Zusatz von Badeölen (Balneum Hermal F, Liquidin, Ölbad Cordes, Olatum) – auch „Kleopatrabad" ($1/4$ l Milch mit 1 Eßlöffel Olivenöl vermischt dem Kinderbad zufügen). Nach dem Waschen mit synthetischen Detergenzien (Dermowas, Eubos, Satina, seba med compact, seba med flüssig) stets Nachfetten der Haut mit Öl-in-Wasser-Emulsion (Linola Emulsion, seba med Lotion, Satina Milch) oder, falls nicht ausreichend, mit Wasser-in-Öl-Emulsionen (Ungt. alcoholi lanae aquosum, Linola Fett, pH 5-Eucerin, Satina Creme), oder Hautsalbe (*Rp.* Sol. acid. citric. 5% 30,0; Glycerin 10,0; Ungt. Cordes ad 100,0; M.D.S. Hautsalbe) oder reine Fettsalbe: Ungt. molle.
Durch regelmäßige Nachbehandlung können Rezidive vermieden und Glukokortikoide in erheblichem Ausmaß eingespart werden.

Allgemeines. Wohnräume sollten nicht zu trocken gehalten werden (Luftfeuchtigkeit mindestens 55%). Stellt sich heraus, daß sich durch Haustiere (Katzen, Hunde, Vögel) oder Hausstaub (Teppiche, Vorhänge etc.) das Krankheitsbild verschlechtert, sind nach entsprechender Intrakutantestung die notwendigen Maßnahmen zu veranlassen. Meist ist in diesen Fällen das atopische Ekzem mit einer Rhinitis allergica oder Asthma bronchiale kombiniert.
Bemerkenswert ist ferner die Wollempfindlichkeit.
Obwohl die Pockenerkrankung erloschen ist, sollte der Arzt wissen, daß eine Pockenschutzimpfung wegen Gefahr generalisierter Vaccinia nicht durchgeführt werden darf, solange Hauterscheinungen bestehen.

Dermatitis und Ekzeme in verschiedenen Lebensabschnitten sowie Berufsekzeme

Säuglings- und Kinderekzeme

Unter der vielbenutzten Bezeichnung *Eczema infantum* verbergen sich unterschiedliche, in ihrer Ätiologie, klinischen Morphologie und prognostischen Beurteilung völlig verschiedenartige Krankheiten, die eine Abgrenzung verlangen.

Atopisches Ekzem

Dies macht besonders in der mehr exsudativ-ekzematoiden Frühform (Milchschorf) das Gros aller Kinderekzeme aus (s.S. 316).

Dermatitis seborrhoides

Das seborrhoische Ekzem der Säuglinge entwickelt sich gewöhnlich in den ersten 3 Lebensmonaten, kann aber auch noch innerhalb der ersten $1\,1/2$ Lebensjahre auftreten. Es bevorzugt Kopf und intertriginöse Bereiche (s.S. 304).

Periorales Ekzem

Dieses Ekzem ist durch seine typische Lokalisation im Bereich der Lippen und der angrenzenden Haut

charakterisiert. Man findet pergamentartig trockene entzündlich gerötete Haut mit feinen festanhaftenden Schuppen, Exkoriationen und nicht selten Rhagaden. Juckreiz führt zu ständiger juckreizlindernder Befeuchtung durch Ablecken der Lippen, dieses wiederum zu verstärkter Austrocknung durch Abdunstung und Entzündungsreaktion. Dem Wesen nach handelt es sich um ein nichtallergisches kumulativ-toxisches Ekzem. Meistens kommt es bei Kindern mit atopischer Diathese vor. Bakterielle Sekundärinfektion kann zu Impetiginisierung, virale Sekundärinfektion zur Besiedlung mit Verrucae vulgares führen. Wichtig ist die Unterbrechung des Circulus vitiosus durch das Lippenlecken.
Von Bedeutung ist die Epikutantestung, um Kontaktallergene, z.B. in Zahnpasten, auszuschließen.

Therapie. Kurzfristige Anwendung von glukokortikoidhaltigen Salben; langfristige Anwendung halogenierter Glukokortikoide kann zur Entwicklung von rosazeaartiger perioraler Dermatitis führen.
Zur Pflegebehandlung empfiehlt sich häufiges Einfetten mit einem entsprechenden Lippenstift (Labello) oder Lippenpomade (*Rp.* Bepanthen-Salbe, Paraffin. subliquid. āā ad 30,0; M.D.S. Lippenpomade).

Nummuläres Ekzem

Dieses kommt bei Säuglingen praktisch nicht, wohl aber (selten) im Schulkindalter vor. In den meisten Fällen handelt es sich um eine nummuläre Manifestationsform des atopischen Ekzems (s.S. 310). Entsprechende Anamnese und klinische Untersuchung sowie IgE-Bestimmung sind angezeigt.

Kontaktdermatitis und Kontaktekzem

Akute allergische Kontaktdermatitis und chronisches allergisches Kontaktekzem. Obwohl bei entsprechender Empfindlichkeit Kinder wie Erwachsene in gleicher Weise durch Kontaktallergene zu sensibilisieren sind, findet man im Säuglings- und Kindesalter diese Dermatosen nur selten, wahrscheinlich weil noch nicht so viele Umweltallergene die Haut treffen. Sie können ausgelöst werden durch Kontaktallergie gegenüber quecksilber- oder anästhesinhaltigen Salben, Jodtinktur, Antibiotika in Salben, ferner gegen Inhaltsstoffe in Salben und Pflegecremes wie beispielsweise Lanolin. Auch hämatogene Kontaktekzeme durch Sulfonamide kommen vor. Im Einzelfall ist daher die Abgrenzung von anderen Ekzemformen durch Anamnese, Befund, evtl. IgE-Bestimmung sowie Epikutantestung wichtig.

Akute toxische Kontaktdermatitis und chronisches kumulativ-toxisches Kontaktekzem. Diese Reaktionen sind nicht so selten wie kontaktallergische Hautreaktionen.
Akute toxische Kontaktdermatitis. Sie wurde früher nicht selten nach Einnahme von abführenden Zäpfchen, besonders Istizin gesehen. Die Istizindermatitis entstand dadurch, daß im Darm durch Reduktion aus Istizin Dithranol (Cignolin) entsteht und dieses die Haut im After- und Genitalbereich irritiert. Auch nach Pinselungen mit Farbstofflösungen zur Behandlung anderer Dermatosen im intertriginösen Windelbereich wurde akute toxische Kontaktdermatitis beobachtet, so nach örtlicher Behandlung mit Pyoktanin (Gentianaviolettlösung). Auf dem Boden der Kontaktdermatitis können sich sogar Nekrosen mit Ulzeration (*Pyoktaninnekrosen, Dequaliniumnekrosen*) entwickeln. Aus diesem Grund sollten Triphenylmethanfarbstoffe wie Kristallviolett oder Pyoktanin nicht in einer Konzentration über 0,1–0,5% in Wasser zur Behandlung von bakteriell superinfizierten oder sekundär ekzematisierten Dermatomykosen in intertriginösen Räumen angewandt werden.

Chronische kumulativ-toxische Kontaktekzeme. Sie entsprechen zumeist dem Bild des Exsikkationsekzematids der Erwachsenen und treten bevorzugt bei Kindern mit Atopie in Erscheinung.

Klinik. Meist findet man unscharf begrenzte entzündlich gerötete Herde mit geringer Infiltration und pityriasiformer Schilferung, gelegentlich auch Erosionen und Kratzeffekte, welche auf den bestehenden Juckreiz hinweisen. Bevorzugt ist die Haut der Wangen, der Ellenbogengegend und der Hände betroffen, aber auch andere Teile der Körperhaut.

Ätiologie. Es handelt sich um eine nichtallergische Kontaktreaktion durch kumulativ-toxische Irritation der Haut infolge gehäufter Reinigungsmaßnahmen (zu häufiges Waschen des Gesichtes, besonders nach den Mahlzeiten, zu rauhe Handtücher, zu starke Entfettung der Haut durch häufige Seifenwaschungen), reibende Kleidung oder Detergenzien. Kinder mit Sebostase, geringfügiger Ichthyosis vulgaris und atopischer Diathese erkranken bevorzugt.

Differentialdiagnose. Die Abgrenzung von atopischem Ekzem wichtig.

Therapie. Vermeidung von hautirritierenden Expositionen und äußerliche Behandlung mit weichen Pasten (Pasta zinci mollis) mit Zusatz von Ichthyol (2–4%); falls erforderlich niedriggestellte halogenierte glukokortikoidhaltige Cremes (Celestan-V-mite, Sermaka $^{1}/_{2}$, Volonimat) oder nichthalogenierte glukokortikoidhaltige Cremes (Linola H, Alfason) für wenige Tage. Besonders im Gesicht ist längerfristige Anwendung von halogenierten Glukokortikoiden wegen der Gefahr von Nebenwirkungen, speziell der perioralen Dermatitis, und Verdünnung der Haut mit Teleangiektasien zu vermeiden.

Inguinale Pomadenkruste der Säuglinge
[Gartmann und Steigleder 1975]

Bei Säuglingen wurden nach übermäßigem Gebrauch von Hautpflegemitteln wie Cremes oder Ölen u.a. symmetrisch in den Inguinal- aber auch Glutäalfalten grau-bräunliche oder gelblich-bräunliche, wie gepflastert wirkende, polygonale Auflagerungen festgestellt, die sich mechanisch nur unvollständig ablösen lassen. Während man zunächst daran dachte, daß die Auflagerungen auf eine mangelhafte Entfernung der aufgetragenen Pflegeagenzien zu beziehen sind, konnte vor kurzem festgestellt werden, daß die Pomadenkruste keine artifizielle Kruste ist, sondern durch pflegebedingte parakeratotische Hornschichtverdickung verursacht wird. Man muß also annehmen, daß die Inhaltsstoffe solcher Pflegemittel einen kumulativ-toxischen keratoplastischen Effekt ausüben.

Ganz selten wurde die Pomadenkruste auch bei Erwachsenen in anderer Lokalisation (Wangen, Unterschenkel) gesehen.

Therapie. Absetzen von Babyölen und Babysalben und Pflege durch Einpudern.

Peridigitales Ekzem bei Kindern

Synonyme. Vorfußekzem, „juvenile plantar dermatosis", „atopic winter feet", „pulpite sèche", peridigitale Dermatose, Dermatitis hiemalis.

Definition. Es handelt sich um eine chronische nichtallergische, wahrscheinlich kumulativ-toxische, squamös-rhagadiforme entzündliche Hautreaktion von Ekzematidcharakter im Bereich der Zehen, des Vorfußes und der Finger, meist auf dem Boden einer atopischen Diathese (s.S. 318).

Vorkommen. Die Erkrankung bevorzugt Kinder beiderlei Geschlechts vom 3. bis zum 15. Lebensjahr mit einem Erkrankungsgipfel zwischen dem 2. und 6. Lebensjahr. Wichtig ist, daß die Kinder meistens eine ausgesprochen starke Sebostase aufweisen und zu einem hohen Prozentsatz eine auf Atopie hinweisende Eigen- oder Familienanamnese. Aber auch örtliche Faktoren scheinen bedeutsam zu sein, so beispielsweise der Reibeeffekt von Nylonsocken; allerdings erklärt dieser nicht entsprechende Veränderungen an den Fingerbeeren.

Ätiopathogenese. Es handelt sich um eine nichtallergische kumulativ-toxische Ekzemreaktion, die besonders im Winter vorkommt. Das histopathologische Substrat ist das eines Exsikkationsekzems. Epikutantests und Untersuchung auf pathogene Pilze sind stets negativ.

Klinik. Prädilektionsstellen sind die Zehenendglieder; die Veränderungen können sich medial auf die Fußsohle hin erstrecken und die Ferse kann betroffen sein. Auch die Fingerbeeren können erkranken. Man findet eine leicht entzündliche Rötung. Die Haut wirkt bei Druck pergamentartig und zeigt trockene, fest anhaftende Schuppung mit Neigung zu schmerzhaften Rhagaden.

Verlauf. Chronisch mit Besserungsphasen während der Sommerzeit infolge vermehrter Schweißbildung.

Differentialdiagnose. Die Veränderungen werden häufig verkannt und als squamöse Form einer Tinea pedum interpretiert (Pseudomykose) und entsprechend behandelt. An allergisches Kontaktekzem durch Schuhmaterial oder Farbstoffe von Socken ist zu denken (Epikutantestung). Wichtig zur richtigen Einordnung der Veränderungen ist die Atopieanamnese.

Therapie. Schwierig, da rezidivfreudig. Glukokortikoide wirken nur bedingt. Wichtig ist auch zur Verminderung der erhöhten Perspiratio insensibilis das Einfetten der Haut mit Ungt. molle oder Ungt. diachylon, evtl. nachts mit Plastikokklusion. Auch weiche Pasten mit Ichthyol (3–6%) oder Teer (2–5%) kommen in Betracht, ferner keratolytisch-antiphlogistische Maßnahmen (Salicylvaseline) für kürzere Zeit.

Dermatitis papulosa juvenilis

Synonyme. „Frictional dermatitis of children", „frictional lichenoid eruption", „sandbox dermatitis".

Diese mehr lichenoide als ekzematöse Hautreaktion mit kleinen stecknadelspitzgroßen weißen oder blassen konischen Papeln an Ellenbeugen und Knien sowie gelegentlich an den Handrücken bei Kindern und Jugendlichen wurde (s.S. 419) ausführlich beschrieben. Sie ist auf gehäuftes Reiben und nachfolgender lichenoider lymphohistiozytärer Reaktion zurückzuführen und kommt besonders bei Kindern mit Sebostase und offenbar mit atopischer Diathese gehäuft vor.

Intertrigo

Definition. Besonders bei Säuglingen und Kleinkindern mit relativer Adipositas, stärkerem Schwitzen, ungeeigneter, die Schweißabgabe behindernder Kleidung oder nicht ausreichender Hygiene kann es im intertriginösen Bereich, d.h. in Hautfalten, zu einer primär nichtallergischen, kumulativ-toxischen Dermatitis kommen.

Klinik. Scharf begrenzte Rötung im Bereich von Hautkontaktflächen (Nackenfalte, Achselfalten, Genitokruralfalten, Perianalregion, Nabel). Sekundäre bakterielle Infektion mit Streptokokken ist möglich,

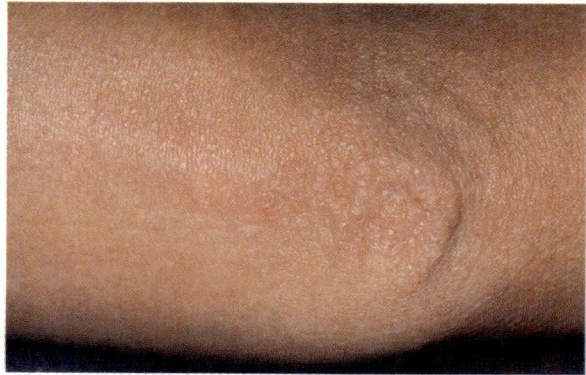

Dermatitis papulosa juvenilis

Mischinfektionen mit Anaerobiern kann zu *pseudomembranöser Intertrigo* Veranlassung geben, die an Hautdiphtherie erinnert. Mykotische Infektion durch Candida albicans ist nicht selten.

Als Sonderform wurde die *perianale Dermatitis der Neugeborenen* beschrieben, die bei Kindern in den ersten 3 Lebenswochen vorkommt und zu streng auf Anus und Perianalgegend beschränkter Rötung, möglicherweise Ödem und oberflächlicher Erosion führt. Meistens heilen die Veränderungen nach einigen Wochen spontan ab. Bei anderen Kindern wird Rezidivieren beobachtet, wenn nicht kontinuierlich eine sorgfältige Pflege des Perianalraums mit abdeckenden Pasten (Penaten-Creme) betrieben wird.

Symptome. Sie sind meistens gering und bestehen in leichtem Juckreiz.

Verlauf. Über Wochen und Monate hin möglich, wenn die verursachenden Faktoren nicht vermieden werden. Komplikationen können durch bakterielle und mykotische Sekundärinfektion, aber auch durch sekundäre kontaktallergische Ekzematisation auftreten, ferner auch als periorale-Dermatitis-ähnliche Reaktion bei langer Anwendung halogenierter Glukokortikoide.

Differentialdiagnose. An seborrhoisches Ekzem ist zu denken. Hier zeigen die Herde fettige Schuppung und sind nicht nur auf die intertriginösen Räume beschränkt; auch ist der Kopf stark betroffen.

Therapie. Regelmäßige Säuberung unter Verwendung von alkalifreien Waschmitteln und Badezusätzen (Lactomederm, Pelsano, Silvapin, Weizenkleie).
Wichtig ist gutes Abtrocknen der intertriginösen Bereiche und die Anwendung absorbierender Puder (*Rp.* Talci; Zinc. oxydat. āā; M.D.S. Hautpuder).

Windeldermatitis

Synonyme. Dermatitis glutaealis, Dermatitis ammoniacalis, Erythema glutaeale, Erythema papulosum posterosivum, posterosives Syphiloid.

Definition. Die Windeldermatitis ist eine nichtallergische kumulativ-toxische entzündliche Hautreaktion im Windelbereich durch irritierende körpereigene oder körperfremde Noxen.

Vorkommen. Nicht selten in leichteren Formen; geringe Manifestationen werden nicht dem Arzt vorgestellt. Häufigkeitsgipfel beginnender Hauterscheinungen im 2.–4. Lebensmonat. Ein gleichartiges Krankheitsbild wird aber auch bei alten Menschen mit Inkontinenz oder Lähmungen beobachtet.

Ätiopathogenese. Die Erkrankung kann als ein multifaktorielles Syndrom betrachtet werden.

Feuchtwarmes Milieu. Der gesamte Windelbereich des Säuglings ist ein intertriginöser Raum.
Durch die Feuchtigkeitsstauung und die Sekretdurchtränkung infolge der Ausscheidungen des Säuglings kommt es zu Veränderungen der physiologischen Hautoberflächenbeschaffenheit: Mazeration der Hornschicht, Verlust des sauren pH-Wertes der Hautoberfläche und mechanische Irritation der Hornschicht. Diese Entwicklung wird durch zu seltenen Wechsel der Windeln noch verstärkt.

Ammoniakalische Zersetzung des Urins. In diesem feuchtwarmen Milieu kommt es besonders während der Nacht, wenn kein Windelwechsel durchgeführt wird, infolge bakterieller Zersetzung des Harnstoffs im Urin zur Bildung von Ammoniak, der als wichtigster Faktor für die Entstehung der Windeldermatitis gilt. Eine ganze Reihe von Bakterien besitzen Ureaseaktivität, ganz besonders aber Proteus. Die durch diese Vorgänge entstehende kumulativ-toxische Kontaktdermatitis ist bei dem feuchtwarmen Milieu eine besonders gute Grundlage für weitere mikrobielle Infektionen mit Bakterien (hämolytischen Streptokokken) oder Pilzen (Candida albicans).

Bei Kindern mit Windeldermatitis wurde in einer Studie in 77% der Fälle Candida albicans an der Haut nachgewiesen; als wesentliche Infektionsquelle gilt dabei der mütterliche Geburtsweg, da bei etwa 30% aller Graviden vaginale Candidainfektion nachweisbar ist.

Andere irritierende Faktoren. „Scharf" riechender Urin mit normalem pH (?) kann gelegentlich proteolytische Enzyme enthalten und einen irritierenden Effekt ausüben. Auch direkte toxische chemische Irrita-

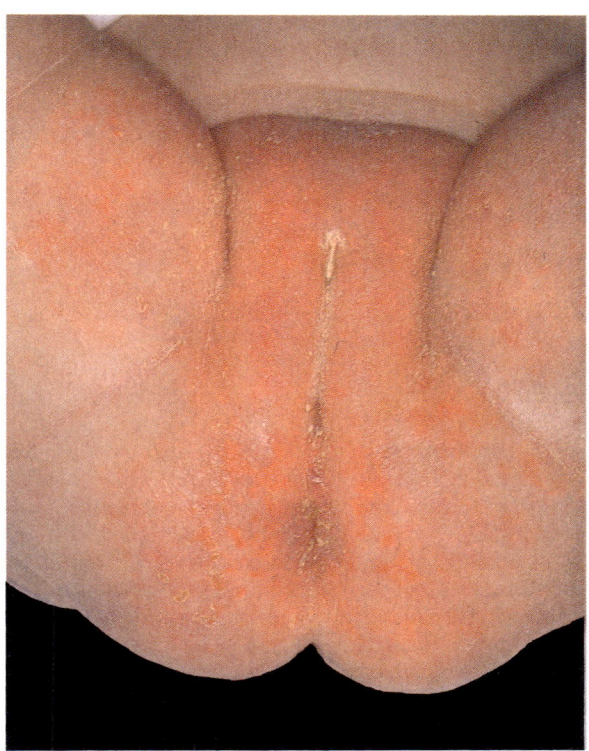

Dermatitis ammoniacalis (Windeldermatitis)

tion durch saure Stühle, wie sie bei Kindern mit eiweißreicher Diät entstehen können, wurde beschrieben. Schließlich ist zu bedenken, daß auch Reste von Seifen (hohe Alkalität der Windeln nach Waschen mit Seifen) oder Detergenzien in Windeln eine pathogenetische Bedeutung besitzen können.

Klinik. Windeldermatitis entwickelt sich zunächst in Form erythematöser oder erythematosquamöser Intertrigo im Bereich der Leistenbeugen, der Genitalgegend und der Glutäalgegend bis hin zu den Beugeseiten der Oberschenkel und dem unteren Abdomen. Bald kommt es zu stärkerer Entzündung mit Entwicklung von Bläschen, Nässen, gelegentlich auch in den seitlichen Partien zur Krustenbildung. Bei der Untersuchung weist Ammoniakgeruch auf die Diagnose hin.
Bei *sekundärer Kandidose* findet man besonders im Randbereich weißlich-trübe Pusteln oder kleine erythematöse Herde mit colleretteartiger Schuppung.
Bakterielle Sekundärinfektion kann zu eitriger Pustulation und sogar multipler, wie ausgestanzt wirkender Ulzeration (Ekthyma) führen.
Bei längerfristigem Bestehen entwickeln sich oft entzündlich gerötete Papeln oder Knötchen, deren Derbheit und morphologischer Aspekt sehr an ein papulöses Syphilid erinnert; daher die Bezeichnung *posterosives Syphiloid* (Sevestre, Jaquel und Ferraudt 1919). Es fehlen konkomittierende klinische Luessymptome; negative Seroreaktion (TPHA, FTA) und fehlende Erreger in den Läsionen erlauben leicht die richtige Diagnose.

Symptome. Die Veränderungen können Juckreiz und Schmerzen verursachen und weinerliches Verhalten bedingen. Allgemeinsymptome wie Fieber weisen auf bakterielle Sekundärinfektionen hin.

Histopathologie. Wie bei kumulativ-toxischem Ekzem.

Verlauf. Weitgehend abhängig von sorgfältiger Behandlung. Wichtig ist, bakterielle und mykotische Sekundärinfektion zu vermeiden.

Differentialdiagnose. Seborrhoisches Ekzem der Säuglinge kann durch andere Prädilektionen zumeist rasch ausgeschlossen werden. Miliaria ist nicht selten. Hier findet man auch Veränderungen außerhalb des Windelbereichs. Wichtig ist, an disseminierte Kandidose im Windelbereich (und im Darm) zu denken (Pilznachweis im Nativpräparat und in der Kultur).
Gelegentlich sind die Veränderungen psoriasiform. In diesen Fällen ist es notwendig, durch den Verlauf zu entscheiden, ob es sich um eine psoriasiforme Windeldermatitis [„Napkin psoriasis", Psoriasoid (Tachua 1924)] gehandelt hat oder um eine möglicherweise durch Kandidainfektion provozierte Psoriasis vulgaris. In solchen Fällen kann die Beachtung von Läsionen außerhalb des Windelbereichs mit ihrer typischen Phänomenologie und die mangelhafte therapeutische Ansprechbarkeit diagnostisch weiterführen.

Bemerkenswert ist, daß bei etwa 20% der Kinder mit Napkinpsoriasis sich später Psoriasis entwickelt hat.

Therapie
Innerlich: Systemische antibiotische Therapie für wenige Tage kommt nur bei schwerer Sekundärinfektion in Betracht. Bei starkem Juckreiz entsprechende interne Antihistaminika (Atosil- oder Mereprine-Sirup).
Äußerlich: Häufiges Trockenlegen, möglichst unter Verwendung waschbarer Stoffwindeln und Vermeidung von okklusiven Plastikhosen etc. Das Auswaschen der Windel muß sorgfältig vorgenommen werden, damit keine Alkali- oder Detergensreste darin verbleiben. Auch an die Beseitigung anderer Ursachen (Diarrhö) ist zu denken. Eher austrocknende Behandlung mit Zinköl (Oleum zinci) oder, vorübergehend, mit Zinkschüttelmixtur (Lotio zinci), mit 0,1% Vioform, evtl. auch kurzfristig Glukokortikoide als Milch oder Creme (Sermaform Creme, Locacorten-Vioform-Creme). Längere Anwendung, besonders von halogenierten Glukokortikoiden, kann in dem okkludierten Windelbereich zu Hautatrophie, perioraler dermatitisartiger Hautreaktion, Granuloma gluteale infantum sowie Allgemeinwirkungen führen. Wenn Verdacht auf mikrobielle Sekundärinfektion besteht, haben sich auch adstringierende Farbstoffe (0,1% wäßrige Pyoktaninlösung) bewährt. Bei sekundärer Kandidose ist die Darmsanierung [4mal 1–2 Pipetten einer Nystatinsuspension (Moronal) für 10–14 Tage] anzustreben und auch Mitbehandlung der Mutter. Örtlich hat sich Amphotericin B in Creme (Ampho-Moronal) oder Nystatin in Pasten (Candio-Hermal) als Primärbehandlung bewährt. Fettende Salben sind wegen der Akuität der Entzündung und wegen der intertriginösen Lokalisation stets kontraindiziert.

Berufsekzeme

Ekzeme als Berufskrankheit

Auch durch den täglichen Kontakt mit beruflichen Stoffen und aggressiven Reinigungsmitteln können chronische kumulativ-toxische Kontaktekzeme oder chronische allergische Kontaktekzeme induziert werden. Bevorzugte Lokalisation sind die Handrücken, da die schädigenden Noxen an den Handinnenflächen wegen der dickeren Hornschicht nicht so leicht angreifen können. Häufig ist bei Rechtshändern die rechte, bei Linkshändern die linke Hand stärker betroffen. Berufsekzeme machen etwa 20% aller entschädigungspflichtigen Berufserkrankungen aus.
Chronische kumulativ-toxische Handekzeme entwickeln sich vielfach als erste berufsbedingte Intoleranzreaktion bei Menschen, die durch ihre berufliche Tätigkeit mit alkalischen Substanzen (Maurer), Fettlösungsmitteln (Berufe mit Ölkontakten) oder wegen starker Verschmutzung mit hautaggressiven Waschmitteln zu tun haben.

Vielfach sind diese Ekzeme *Vorläufer einer Kontaktallergie.* Infolge der Veränderung der Hautoberfläche (Erschöpfung des Pufferungsvermögens der Hautoberfläche, Entfettung der Hautoberfläche, Störung der normalen Kohäsion der Hornschicht) gelangen Kontaktallergene leichter in die Haut und führen so sekundär zur Kontaktsensibilisierung gegen berufsbedingte Kontaktallergene (z.B. Kaliumdichromat in Zement bei Maurern). Die Folge ist meist ein *chronisches allergisches Kontaktekzem.*

Da beim Auftreten berufsbedingter Ekzeme mit Intensivierung der Hauterscheinungen und Ausweitung der Kontaktallergie die Gefahr einer völligen Arbeitsunfähigkeit gegeben ist, hat der Gesetzgeber für berufliche Hauterkrankungen entsprechende Maßnahmen festgelegt.

In der Anlage 1 zur *Berufskrankheitenverordnung* (BEKV) heißt es unter Nr. 5101: „Schwere oder wiederholt rückfällige Hauterkrankungen, die zur Unterlassung aller Tätigkeiten gezwungen haben, die für die Entstehung, die Verschlimmerung oder das Wiederaufleben der Krankheit ursächlich waren oder sein können". Unter diesen Gegebenheiten wird eine Hauterkrankung zur entschädigungspflichtigen Berufserkrankung.

Hautarztverfahren. Um beruflich verursachte Hauterscheinungen und besonders berufsbedingte Hautekzeme möglichst frühzeitig als solche zu erkennen und die notwendigen Schritte einzuleiten, welche die Entstehung einer Berufskrankheit verhindern können, wurde 1972 das Verfahren zur Früherfassung beruflich verursachter Hauterkrankungen (Hautarztverfahren) eingeführt. Es soll damit erreicht werden, daß durch den vorbehandelnden Arzt oder Werkarzt eine hautärztliche Untersuchung und Beratung veranlaßt wird, wenn die Möglichkeit einer Hauterkrankung durch berufliche Tätigkeit besteht, wieder auflebt oder sich verschlimmert. Der Hautarzt erstellt dann einen Bericht auf einem speziellen Formblatt (Hautarztbericht), das dem behandelnden Arzt und in Durchschrift der Berufsgenossenschaft und der Krankenkasse zugesandt wird. Es können dann bereits die notwendigen Ermittlungen weitergeführt werden. Wenn ein begründeter Verdacht auf eine Berufserkrankung gegeben ist, erfolgt ärztliche Anzeige über eine Berufskrankheit.

Ärztliche Anzeige über eine Berufskrankheit. Bei begründetem Verdacht auf ein Berufsekzem oder eine andere Berufskrankheit ist der Arzt verpflichtet, nach Anlage 3 der BEKV eine *ärztliche Anzeige über eine Berufskrankheit* auf einem grünen Formblatt zu erstatten. Das gleiche gilt auch für die Anzeigepflicht des Unternehmers. In einem Gutachten stellt dann der staatliche Gewerbearzt oder ein von der jeweiligen Berufsgenossenschaft beauftragter Hautarzt den *medizinischen Grundtatbestand* der berufsbedingten Hauterkrankung fest.

Schwere der Hauterkrankung. Bei einem *Berufsekzem* liegt diese dann vor, wenn

- die Erkrankung zu einer klinischen hautfachärztlichen Behandlung geführt hat,
- schwerwiegende Kontaktsensibilisierungen vorliegen,
- sich die Behandlung über einen Zeitraum von mehr als 6 Monaten hin erstreckt hat.

Wiederholte Rückfälligkeit ist gegeben, wenn mindestens 2 Rückfälle und damit 3 Erkrankungsfälle vorliegen. Dabei ist darauf zu achten, daß der Versicherte zwischen den einzelnen Krankheitsschüben weder arbeitsunfähig noch behandlungsbedürftig war, da sonst nicht ein Rückfall, sondern eine Verschlimmerung vorliegt. Kann dem Versicherten ein erneuter Rückfall der Erkrankung nach Lage der Befunde (Kontaktallergie) nicht zugemutet werden, so kann die Hauterkrankung ebenfalls als schwer interpretiert werden.

Kausalzusammenhang. Selbstverständlich muß der kausale Zusammenhang einwandfrei aufgeklärt werden. Hierzu dient eine sorgfältige *Berufsanamnese.*
Örtlicher Zusammenhang. Erkrankung im Bereich der beruflich exponierten Hautareale (Berufsekzem der Hände).
Zeitlicher Zusammenhang mit der beruflichen Tätigkeit. Verschlimmerung der Hauterkrankung während der beruflichen Tätigkeit, Besserung der Hauterscheinungen bei Urlaub oder anderweitigen Arbeitspausen. Dann erfolgen *Untersuchung* der Hauterscheinungen bei dem zu Begutachtenden und danach entsprechende *Testungen,* wie ausführliche Epikutantestungen mit häufig in Betracht kommenden berufstypischen Kontaktallergenen (z.B. Malerblock, Bäckerblock, Maurerblock).

Voraussetzungen zur Anerkennung. Liegt ein Kausalzusammenhang zwischen einer Hauterkrankung und der vom Versicherten an seinem Arbeitsplatz verrichteten Tätigkeit vor, so muß dieser zur Unterlassung aller Tätigkeiten gezwungen werden, die für die Entstehung, die Verschlimmerung oder das Wiederaufleben der Krankheit ursächlich waren oder sein können. Der Zwang zur Unterlassung der beruflichen Tätigkeit muß also vorgelegen haben. So liegt beispielsweise bei einem Maurergesellen oder einem Maurermeister eine entschädigungspflichtige Hauterkrankung vor, wenn diese an einem Handekzem infolge Chromatallergie leiden; Chromate sind Inhaltsstoffe von Zementen. Außerdem soll der Versicherte auch in Zukunft von den beruflichen hautschädigenden Stoffen ferngehalten werden.

Als *Tag des Eintrittes des Versicherungsfalles* gilt entweder der Beginn der Krankheit im Sinne der Krankenversicherung oder der Beginn der Minderung der Erwerbsfähigkeit.

Beurteilung der Erwerbsminderung. Liegt die Anerkennung einer Hauterkrankung, hier eines Berufsekzems, als Berufskrankheit vor, so ist die Minderung der Erwerbsfähigkeit auf dem allgemeinen Arbeitsmarkt zu beurteilen. Der Kranke wird für die Minderung seines Lohnes für den Fall entschädigt, daß die neue Tätigkeit (nach Umschulung) nur ein geringeres Einkommen gewährleistet. Eine Umschulung auf einen neuen Beruf wird man jüngeren Menschen leichter empfehlen als älteren, da letztere auf dem allgemeinen Arbeitsmarkt geringere Chancen haben. Man kann der Berufsgenossenschaft raten, daß der ältere Mensch trotz seines Berufsekzems in seinem Beruf verbleibt, aber Kostenersatz für die notwendigen prophylaktischen oder/und therapeutischen Maßnahmen erhält, um sich arbeitsfähig zu erhalten.

Rente. Eine Rente wird allerdings nur einem Erkrankten zuteil, der seine ursprüngliche berufliche Tätigkeit aufgegeben hat. Die Bemessung des Prozentsatzes der Minderung der Erwerbsfähigkeit auf dem allgemeinen Arbeitsmarkt hängt von der Art der Hauterkrankung, in diesem Fall des Berufsekzems, ab. Liegt beispielsweise ein chronisches allergisches Kontaktekzem der Hände als Berufsekzem bei nachgewiesener Kontaktallergie gegen Streptomycin bei einer Krankenschwester vor, so ist es einfach, dieses Kontaktallergen in der beruflichen Tätigkeit zu vermeiden; die Minderung der Erwerbsfähigkeit auf dem allgemeinen Arbeitsmarkt ist daher nur gering (nicht über 20%). Liegt auf der anderen Seite bei einem Maurer ein chronisches allergisches Kontaktekzem der Hände bei nachgewiesener Kontaktallergie gegen Chromat vor, so ist die Minderung der Erwerbsfähigkeit auf dem allgemeinen Arbeitsmarkt wesentlich höher einzuschätzen (25–30%), da Kaliumdichromat auch in vielen Stoffen anderer Berufe und des täglichen Lebens vorkommt (s. Tabelle) und wegen der bekanntlich Jahre oder sogar lebenslang persistierenden Kontaktallergie dem Versicherten viele berufliche Tätigkeiten verschlossen bleiben. Bei oligo- oder polyvalenter Kontaktallergie gilt entsprechendes.

Tabelle: Vorkommen des Kontaktallergens Kaliumdichromat in der Umwelt

Zemente, Zementschnellhärter, Auftaumittel, Härter für Fußbodenbeläge, Bleichmittel oder Korrosionsschutzmittel für technische Fette und Öle, Bleimennige, Holzbeizen, Feuerschutzsalze und entsprechend imprägnierte Hölzer, Gerbmittel für Leder und Lederersatz, Mattierungsmittel für Buntmetallbleche, Rostschutzmittel in Bohrölen und Schneidölen, Chromsalzmittel für die Galvanisation, Waschmittel, Chromschwefelsäure, Bohnerwachs und Schuhputzmittel, Wellpappe, Papierprodukte, wasserfeste Papiere und Textilien, Hilfsstoffe der Textilindustrie, Faserimprägnationsmittel zur Färbung, Appreturmittel, Beizen, Chromfarben, Emaillefarben, Glasfarben, Keramikfarben, Ätzmittel für Metallplatten, Papiere für Lichtdruckverfahren, Farbfilmentwickler, fotografische Abschwächer, Fixations- und Konservierungsmittel in Laboratorien, Hilfsstoffe der chemischen Industrie (Oxydationsprozesse) und der Gummiindustrie, Gießsand, feuerfeste Formen und Steine, Chromgelatine, Leim, Zündmischungen, Zündholzköpfchen, Zusatzstoffe für Feuerwerkskörper, farbige Kerzen, künstliche Blumen, Farbstoffe für Kugelschreiberminen, Tinten, Kunststoffe, Pflanzenvernichtungsmittel, Getreideschutzpräparate, Tätowierungsfarbstoffe, Holzasche, Antischweißmittel, Trockenbatterien

Altersekzeme

Unter dieser Bezeichnung hat man juckende ekzematöse Hautveränderungen bei alten Menschen zusammenfassen wollen. Allerdings ist grundsätzlich zu sagen, daß ältere Menschen an den gleichen Formen von akuter Dermatitis und chronischem Ekzem erkranken können wie Jugendliche oder Erwachsene. Besonders häufig sieht man allerdings nichtallergische kumulativ-toxische Kontaktekzeme durch chronische Irritation der Haut.

Exsikkationsekzem alter Menschen

Synonyme. Seniles Ekzem, asteatotisches Ekzem.

Definition. Chronisches Ekzem mit juckenden Hautveränderungen bei trockener Haut (Alterssebostase), meist infolge relativ häufiger Waschvorgänge, aber auch infolge teilweise ungeklärter innerlicher Faktoren.

Vorkommen. Bei Männern häufiger als bei Frauen. Vererbungsfaktoren sind nicht bekannt. Meist Patienten mit Sebostase oder Atopie.

Ätiopathogenese. Die Talgsekretion ist bei älteren Menschen besonders an den Extremitäten geringer; man spricht von *Alterssebostase* oder *Asteatose*. Auf dieser Grundlage bedingen relativ häufige Wasch- und Badevorgänge, besonders bei großzügiger Verwendung von Seifen eine zusätzliche Entfettung und Alkalisierung der Haut sowie eine stärkere Herauslösung von wasserlöslichen Inhaltsstoffen aus der Hornschicht, die normalerweise für die Wasserbindung und damit das physiologische Verhalten der Hautoberfläche mitverantwortlich sind. Das Wasserbindungsvermögen wird geringer, die Haut wird rauh und springt auf. Es treten Juckreiz und entzündliche Veränderungen hinzu. So bildet sich das Altersekzem. Auch klimatische Faktoren scheinen von Bedeutung zu sein, da diese Ekzemform besonders in trockenen Wintermonaten oder bei Patienten, die sich in stark geheizten Räumen aufhalten, gesehen wird. Auch innere Ursachen sollten nicht übersehen werden und verlangen entsprechende Abklärung. Zu nennen sind: Diabetes mellitus, innere maligne Tumoren, Leber- und Nierenerkrankungen sowie Myxödem.

Klinik. Zunächst besteht als führendes Symptom über längere Zeit Pruritus. Dann treten an der oft sehr trockenen und ichthyosiform schuppenden Haut von Unterschenkeln, Armen, Handrücken sowie seltener des Rumpfes pityriasiform schuppende, entzündlich gerötete und gewöhnlich scharf abgesetzte Herde von Fingernagel- bis Talergröße auf, die nur selten nässen. Bemerkenswert ist die Neigung der trockenen Haut zu oberflächlichen Hornschichteinrissen im

Sinne des *„eczéma craquelé"* oder *„eczéma cannalé"* (s. S. 281 und 282).

Symptome. Juckreiz, der vielfach im Verhältnis zu den gering entzündlichen Veränderungen unerwartet stark ist.

Histopathologie. Geringfügige akanthotische Verbreiterung der Epidermis mit leichter Hyper- und Parakeratose. Geringfügige perivaskuläre, vorwiegend lymphozytäre Reaktion um die Gefäße im Stratum papillare und oberem Stratum reticulare.

Verlauf. Chronisch, wenn die Ursache nicht erkannt wird. Die Prognose ist bei entsprechender Behandlung und anschließender Pflege der Haut günstig.

Differentialdiagnose. Bei disseminierten Herden ist an Parapsoriasis en plaques (M. Brocq) zu denken, ferner auch an Mycosis fungoides. Epikutantestungen fallen negativ aus. Vielfach besteht Seifenempfindlichkeit. Auch Ekzematide bei Atopie und nummuläres Ekzem sollten bedacht werden.

Therapie. Das wichtigste ist Ursachenforschung sowie Aufklärung des Patienten (Konstanterhaltung der Feuchtigkeit, Vermeidung von Wollkleidung).
Innerlich: Antihistaminika.
Äußerlich: Behandlung der Ekzemherde mit niedriggestellter glukokortikoidhaltiger Creme oder einer Mischung von Creme und Salbe (*Rp.* Sermaka 1/2 Creme; Sermaka 1/2 Salbe āā; M.D.S.). 2mal tgl. einreiben. Auch nächtliche Anwendung von weicher Zinkpaste mit Zusatz von Ichthyol (2–5%) nach Vorbehandlung mit glukokortikoidhaltiger Creme hat sich bewährt. Wichtig ist die Behandlung der sebostatischen Haut durch Anwendung von Ölzusätzen bei Bädern oder beim Duschen. Ferner Hautpflege mit Wasser-in-Öl-Emulsionen (Ungt. alcohol. lanae aquosum, Linola Fett, Lipocreme coroles, Satina Creme). Gelegentlich werden Öl-in-Wasser-Emulsionen (Ungt. emulsificans aquosum, Linola Emulsion, Nivea Milch, seba med Lotion, Satina Milch, pH 5-Eucerin Milch u.a.) besser vertragen. Unter dieser Behandlung sollten die Veränderungen in kurzer Zeit (2–3 Wochen) abheilen.

Physikalisch und chemisch bedingte Hauterkrankungen

Mechanische Hautschädigungen

Die Haut ist dazu befähigt, mechanischen Hautschädigungen durch kompensatorische Maßnahmen entgegenzutreten. Die Art der Reaktion hängt davon ab, ob die mechanischen Hautschäden massiv und akut oder weniger intensiv und chronisch auftreten. Bei akuter mechanischer Hautirritation, beispielsweise durch Reiben, kommt es zu dermo-epidermaler Kontinuitätstrennung mit Blasenbildung. Chronische oder intermittierende mechanische Irritation geringerer Intensität induziert eine vermehrte Epidermopoese mit Akanthose und Hyperkeratose und damit Epidermisverdickung. Auch das melanozytische System kann durch mechanische Hautreize zur Melanopoese angeregt werden. Bei ungewöhnlich massiver Reaktion der Haut auf mechanische Hautschäden ist an kongenitale Störungen zu denken, so beispielsweise an hereditäre Epidermolysen.

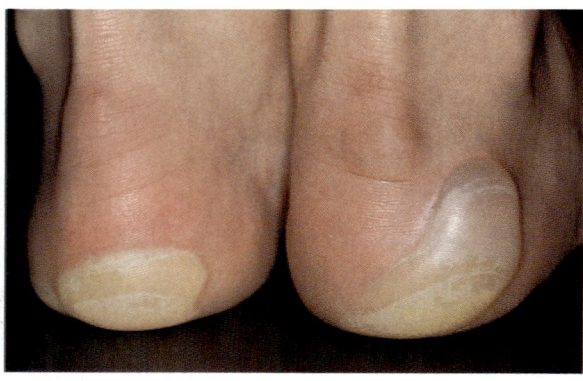

Bullosis mechanica

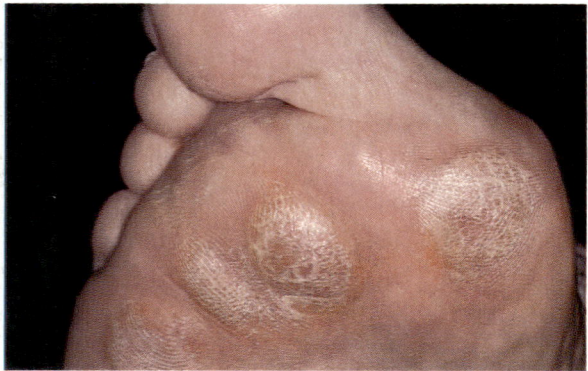

Kallus

Hyperpigmentierung

Hyperpigmentierungen kommen bei manchen Menschen durch längerfristige Scheuerung oder Druck von Kleidungsstücken zustande, z.B. durch Bruchbänder, Prothesen, Gürtel oder Träger. Adipöse Patienten neigen zu Hyperpigmentierungen, besonders in intertriginösen Bereichen. Die vermehrte Pigmentierung beruht wahrscheinlich auf einer Stimulierung der Melanozyten; das Pigment ist Melanin.

Therapie. Vermeiden von Reiben und Scheuern, danach langsame Rückbildung.

Blasenbildung

Blasen entstehen akut durch Wärme und Reiben unter Druck an den Füßen nach längeren Märschen, an den Händen bei ungewohnter Arbeit wie Rudern, Tennisspielen usw. Die Blasen liegen subepidermal.

Therapie. Kleine Blasen werden nicht eröffnet, da das intakte Blasendach den besten Infektionsschutz gewährt. Größere unter Spannung stehende und schmerzhafte Blasen werden durch Anritzen oder Stichpunktion mit einer sterilen Einmalkanüle eröffnet. Danach desinfizierende Lösungen (Mercurochrom; Merfen-Orange) und Pflasterverband.

Hyperkeratose

Ständiges Reiben unter mäßigem Druck führt nicht mehr zur Blasenbildung, sondern im Sinne einer Schutzfunktion zur Hyperkeratose, d.h. zur Verdikkung der Hornschicht. Verschiedene Formen von Hyperkeratosen werden je nach klinischer Lokalisation oder pathologisch-anatomischem Aufbau unterschieden. Ihnen liegt eine Proliferationshyperkeratose zugrunde. Schwielenhorn ist meist gelb.

Kallus

Synonyme. Schwiele, Callositas.
Prädilektionsorte sind die Handinnenflächen und Fußsohlen. Schwielen bilden sich an den Volae von Handarbeitern und Sportlern oder an Reibestellen von Fingerringen, an den Plantae bei unpassendem Schuhwerk, z.B. Fersenkallus durch Holzsandalen. Die Druckstellen bestimmen den Sitz.

Sonderformen. Manche Hobbies, Berufe oder Angewohnheiten bringen ungewöhnliche Schwielen mit sich, beispielsweise an den Fingerkuppen bei Gitarrenspielern, über den Daumenendgelenken bei Melkern, welche mit eingebeugtem Daumenendglied melken: **Melkerschwielen**, über den Daumengrund- und Mittelgelenken bei Fingerlutschern: **Lutschschwielen** und über Mittel- und Endgelenken mehrerer Finger bei tickartigem Kauen: **Kauschwielen**.
Graugelbliche schmutzig wirkende Hyperkeratosen in der Patellagegend waren typische Stigmen bei Ordensschwestern: **Betknie** oder bei Putzfrauen: **Hausmädchenknie**, sog. „dirty knees" der Hausmädchen. Letztere können auch von einer mechanischen Hypertrichose begleitet sein.

Klavus

Synonym. Hühnerauge.

Definition. Schmerzhafte durch Druck bedingte Kallusbildung mit zentralem keratotischem Pfropf an den Füßen.

Vorkommen. Häufig, besonders bei Frauen mit zu engem drückendem Schuhwerk.

Ätiologie. Klavi gehören zu echten Kallusbildungen, haben allerdings besondere Voraussetzungen. Sie entwickeln sich als runde, scharf geschnittene Hyperkeratosen mit zentralem pfropfartigem keratotischem Dorn bei fortgesetztem Druck durch enge oder spitze Schuhe auf der festen Unterlage des Knochens, so am Dorsum der Zehengelenke und am vorderen Fußballen, ferner seitlich im 4. Interdigitalraum.

Klinik. Klavi sind meist erbsgroße, gelbliche, schwielige Keratosen, gelegentlich auf durch Druck bedingtem, entzündlich gerötetem Grund, die einen trichterförmig in die Tiefe vordringenden Dorn besitzen, das sog. Auge, das bei Schuhdruck hauptsächlich den Schmerz auslöst. Klavi finden sich meistens an den Zehengelenken, aber auch seitlich zwischen den Zehen durch Druck der Gelenkköpfchen der Nachbarzehe bei zu engem Schuhwerk; hier kann es durch sekundär entzündliche Vorgänge, besonders bei Patienten mit Diabetes mellitus, zur Entwicklung schmerzhafter Fisteln kommen. Bei feuchtwarmem Wetter und in neuem Schuhwerk bereiten Hühneraugen erhebliche Schmerzen und können zur Gehbehinderung führen.

Histopathologie. Unter der Epidermis führt der ständige Druck des zentralen keratotischen Dorns zu degenerativen Bindegewebsveränderungen mit Ödem, Verflüssigung und fibrosierender Entzündung; es kann zu Verschmelzung mit der Gelenkkapsel und Streckaponeurose kommen. Das Epithel ist reaktiv akanthotisch verbreitert mit Hypergranulose und pfropfartiger Hyperkeratose.

Diagnose. Sie ist einfach aufgrund des charakteristischen Befundes und des Druckschmerzes.

Differentialdiagnose. Bei Dornwarzen finden sich charakteristische thrombosierte Kapillarschlingen in Form brauner Punkte oder braun-schwärzlicher streifenförmiger Einlagerungen im Zentrum. Manche Dornwarzen sind seitlich von Kallus umgeben und daher diagnostisch schwer abgrenzbar; erst nach Abpflastern mit Salizylpflaster (Guttaplast) und Abtragen des Kallus sieht man die Warze.

Therapie. Die Hyperkeratose kann am besten nach einem heißen Bad beschnitten oder abgehobelt (Hühneraugenhobel mit auswechselbaren Einmalklingen) werden. Das Aufweichen der Hornmassen gelingt sehr gut durch salizylsäurehaltige Pflaster (Guttaplast) oder Salizylkollodium (20–40%) für 48–72 h. Mechanische Druckentlastung und Beendigung des Circulus vitiosus ist auch durch Hühneraugenringe möglich. Operative Entfernung ist schwierig, da dabei Gelenköffnungen möglich sind und Operationsnarben wiederum Anlaß für schmerzhafte Druck- und Reibestellen geben. Bei entzündlichen Hühneraugen mit Fistulation im Interdigitalraum ist Exzision und primäre Wundnaht, meist jedoch sekundäre Wundheilung angezeigt. Wichtig ist die *Prophylaxe:* gut sitzende, nicht zu enge Schuhe und orthopädisches Korrigieren von Stellungsanomalien der Füße.

Black heel [Crissey und Peachey 1961]

Synonyme. Pseudochromidrosis plantaris (Bazex et al. 1962), kalkaneale Petechien, schwarze Ferse, Hyperkeratosis haemorrhagica (Rufli 1980).

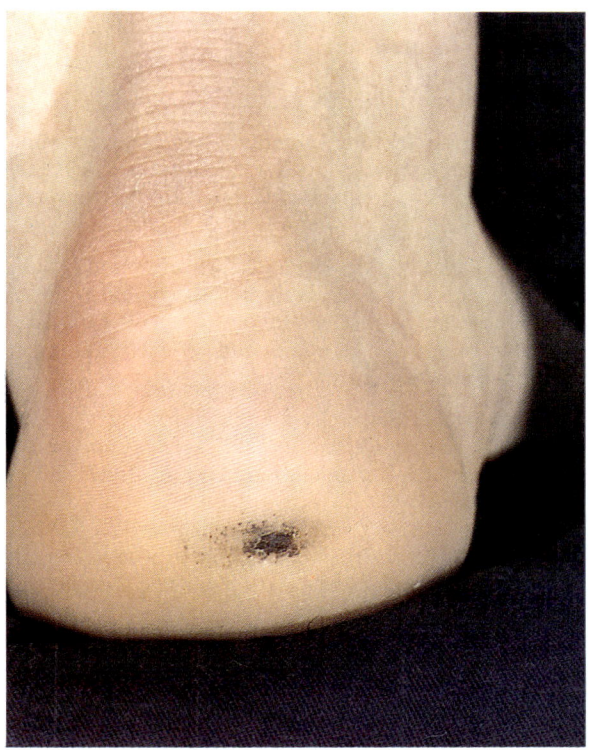

Black heel

Definition. Meist bei Jugendlichen mit sportlicher Betätigung im Fersenschwielenbereich vorkommende bläulich-schwärzliche Fleckung oder Streifenbildung durch Blutaustritte.

Vorkommen. Weltweites Auftreten; relativ häufig bei jugendlichen athletischen Menschen, die Sportarten wie Fußball, Basketball, Tennis oder Squash spielen und durch plötzliches Springen auf die verschwielten Fersen die Kapillaren massiv belasten.

Ätiopathogenese. Es handelt sich bei den schwarzen streifigen oder punktförmigen Einlagerungen um umgewandeltes Blut in der Hornschicht als Ausdruck einer vorübergehenden starken mechanischen Belastung mit Zerreißung kapillärer Kapillaren bei Sportarten mit Springen und plötzlichem Stoppen auf den Fersen.

Klinik. Meist im seitlichen Bereich der Fersen findet man eine unregelmäßig streifige oder mehr aggregierte Einlagerung von schwärzlichem oder bläulichschwärzlichem Material. Langsam stößt sich dieses Material auch nach außen ab. Die Veränderungen sind nur sehr selten schmerzhaft und bilden sich spontan wieder zurück, wenn die intensive sportliche Betätigung, reduziert ist.

Histopathologie. Im Stratum corneum seenartige Einlagerung von Blutresten mit positiver Eisenreaktion.

Differentialdiagnose. Verwechslungen mit malignen Melanomen und Tätowierungen sind vorgekommen.

Therapie. Aufklärung des Patienten.

Granuloma fissuratum [E. Epstein 1965]

Synonym. Acanthoma fissuratum.

Definition. Entwicklung schmerzhaften Granulations- und Schwielengewebes an der Ohrmuschelrückseite, seltener am seitlichen Nasenrücken, durch Druckstellen der Brille.

Ätiologie. Das Ende der Brillenbügel saugt und drückt sich gelegentlich so fest auf die Ohrgegend, daß es zu mechanisch bedingter Entzündung mit Granulationsgewebe, Hyperkeratose und gelegentlich auch zur Superinfektion kommt.

Klinik. Meist einseitig kaffeebohnenförmiges, hautfarbenes oder gering entzündlich gerötetes exophytisch wachsendes Knötchen mit zentraler Einkerbung oder Fissur.
Gelegentlich entleert sich entzündlich-seröses Sekret. Beim Tragen der Brille entwickeln sich Schmerzen an der Ohrmuschel; bei Palpation geringe Druckempfindlichkeit.

Histopathologie. Granulomatöse bzw. fibrosierende Entzündung, mit pseudoepitheliomatöser Epidermishyperplasie und zentraler Epitheleinstülpung.

Diagnose. Klinisch charakteristisch, da an mechanisch bedingten Druckstellen durch Brillengestell.

Therapie. Druckentlastung durch mechanische Korrektur der Brille. Wenn nötig, antibiotische Creme mit Zusatz von Glukokortikosteroiden; notfalls Exzision der Veränderung im entzündungsfreien Intervall.

Dekubitus

Definition. Ein traumatischer Dekubitus wird durch längere Druckeinwirkung mit ischämischer Nekrose ausgelöst.

Ätiologie und Pathogenese. Am bekanntesten ist Dekubitus am Gesäß oder an den Hüftpartien und der Lumbosakralregion infolge längerer Bettlägerigkeit bei alten Menschen, nach Unfällen, Apoplexie, neurologischen Erkrankungen, Lähmungen oder Operationen. Andere Dekubitusgeschwüre bilden sich unter zu engen Verbänden oder Gipsschalen. Durch die Gewebsanämisierung entstehen Nekrosen. Hier spielt die Reduzierung des Allgemeinzustandes eine wichtige Rolle. Traumatischer Dekubitus unter Gipsverbänden kann sich bei Kindern bereits nach 2–3 Tagen entwickeln. Auch bei vaskulären Erkrankungen wie Arteriosklerose oder bei Kryoglobulinämie können besonders an den Fersen Dekubitalulzera entstehen.

Klinik. Scharf begrenzt auf die Druckstellen und Auflageflächen wie Fersen, Lumbosakralregion oder Schulterblatt entstehen anfangs schmerzfreie und deshalb unbemerkt bleibende, relativ scharf begrenzte ödematöse lividrote Bezirke, die sich zunehmend scharf markieren und in trockene grau-gelbliche Nekrosen übergehen oder zunächst blasige Epidermisabhebung zeigen. Bedingt durch die zumeist feuchtwarmen Milieubedingungen (intertriginös, durch Verbände, Urin) ist die Gefahr von geschwürigem Zerfall und bakterieller Sekundärinfektion groß. Der Dekubitusrand ist häufig unterminiert. Der geschwürige Zerfall dehnt sich rasch in die Tiefe bis auf Faszien, Sehnen, Muskeln und Knochen aus. Dekubitus kann große Ausmaße annehmen.

Symptome. Schmerzen, Sekundärinfektion, Amyloidose.

Diagnose. Klinisch charakteristisch im Bereich von Druckzonen.

Therapie. Die Behandlung von Dekubitus ist außerordentlich langwierig und auch schwierig, da nicht immer die druckauslösenden Faktoren wie z.B. eine Lähmung, ausgeschaltet werden können. Intensive Ulkustherapie mit abdauenden, dann granulationsfördernden Medikamenten unter ständiger Beachtung der bakteriellen Besiedlung mit Erreger- und Keimresistenz. Dazu zählt auch die Abdeckung der Umgebung durch harte oder weiche Zinkpasten, die aus pflegerischen Gründen oft in Form von Sprays appliziert werden (Desitin-Spray, Evalgan-Spray), auch durch Silicon (Heydogen-Spray). Besonders wichtig sind entlastende Maßnahmen wie Wasserkissen, Druck-, Hänge- oder Rotationsbetten (Dekubitusmatratzen). Ebenso wichtig ist die *Prophylaxe:* häufiges Wechseln der Lagerung, tägliches Abreiben (Franzbranntwein) verbunden mit einer leichten Klopfmassage der Hand und Pflege mit Salbensprays. Von Dekubitalgeschwüren gehen häufig Hospitalinfektionen aus.

Thermisch bedingte Hauterkrankungen

Combustio und Ambustio

Synonyme. Verbrennung, Verbrühung.

Definition. Gewebszerstörung durch Hitzeeinwirkung.

Vorkommen. Häufige Unfallkomplikation und besonders häufige Unfallursache im Kleinkindesalter. Verbrennungen und Verbrühungen kommen als Unfälle im Haushalt, im Straßenverkehr, am Arbeitsplatz und bei der Schiffahrt sowie bei Industriekatastrophen, in den Sommermonaten häufig beim Grillfeuer, sowie im Winter beim Fondueessen vor. Zu Kriegszeiten spielen Verbrennungen eine große Rolle.

Ätiologie. Als Ursache kommen direkte Flammeneinwirkung, Gasexplosionen, heiße Metalle, heiße Flüssigkeiten oder heiße Dämpfe in Frage.

Klinik. Verbrennungen werden in 3 Grade eingeteilt, abhängig von der Intensität und Dauer der schädigenden Einwirkung.

Verbrennung 1. Grades. Sie beschränkt sich auf die oberen Epidermisschichten. Es kommt lediglich zu einem schmerzhaften Erythem, möglicherweise mit konsekutiver Schwellung des betroffenen Areals. In wenigen Tagen klingen die Hauterscheinungen unter Schuppung wieder ab. Konsekutive Hyperpigmentierung ist möglich.

Verbrennung 2. Grades. Gleichfalls noch relativ oberflächlicher Natur. Neben der entzündlichen Rötung treten charakteristische Brandblasen auf. Die großen unterkammerten subepidermal gelegenen Blasen entstehen sofort oder wenige Stunden nach der Hitzeexposition. Brandblasen sind oft eingerissen, so daß das erodierte Korium rot und feucht glänzend freiliegt. Die Hautanhangsgebilde sind ebenfalls betroffen; die Haare versengen unter Hitzeeinwirkung, die Haarwurzeln bleiben jedoch intakt, so daß das Haarwachstum nicht gefährdet ist. Im verbrannten Areal besteht keine Analgesie auf Nadelstiche. Die Abheilung geht langsamer als bei einer Verbrennung 1. Grades vor sich, aber auch hier mit Restitutio ad integrum. Sekundärinfektionen sind möglich, ebenso Änderungen der Pigmentierung mit Hypo- und Hyperpigmentierung.

Verbrennung 3. Grades. Hier liegt eine tieferliegende Gewebszerstörung vor. Sie betrifft auch das Korium, die Hautanhangsgebilde (die Haare lassen sich schmerzlos herausziehen) und je nach Hitzeeinwirkung ebenfalls darunterliegende Gewebsabschnitte. Die Hautzirkulation fehlt. Auf Nadelstich besteht

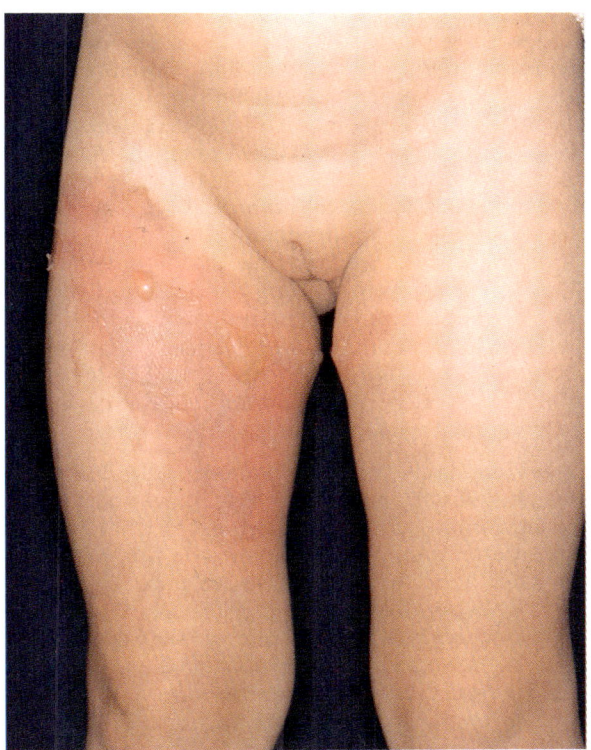

Verbrühung 2. Grades

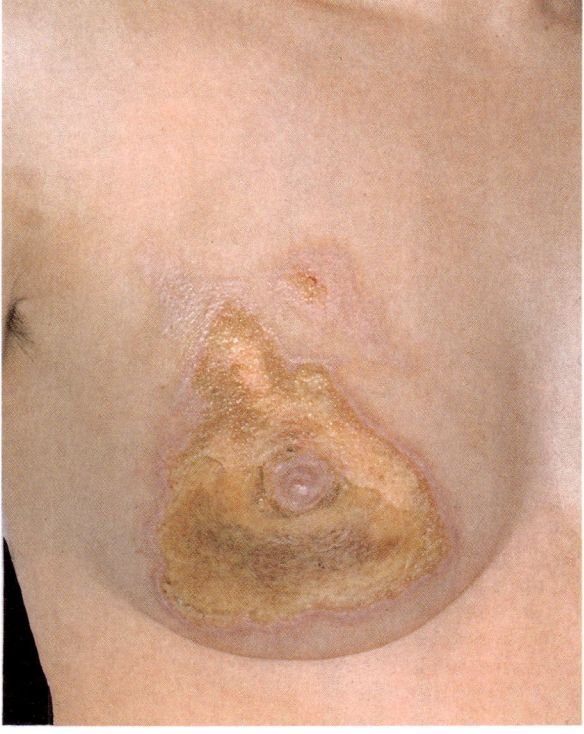

Verbrühung 3. Grades

Analgesie. Bei tiefergreifenden Gewebszerstörungen, einschließlich Unterhautfettgewebe, Sehnen und Knochen spricht man von Verkohlung. Der Koagulationsschorf zeigt weißliche oder schwärzliche Farbe, kann lederartig trocken oder feucht sein. Nach Abstoßen des Schorfs wird eine ulzerierte granulierende Wundfläche sichtbar, die alle Phasen der sekundären Wundheilung durchmacht und mit Vernarbung ausheilt.

Zwischen zweit- und drittgradiger Verbrennung bestehen fließende Übergänge. Oft müssen Tage nach dem Unfall die Verbrennungsgrade noch einmal überprüft werden.

Verbrennungsnarben. Sie liefern typische Bilder. Sie sind unregelmäßig, teils atrophisch, teils hypertrophisch oder keloidiform, von Strangbildungen durchzogen, über den Gelenken verkürzt und können dermatogene Kontrakturen erzeugen. *Keloide* auf Verbrennungsnarben entwickeln sich oft bei Kindern und Jugendlichen. Relativ selten entstehen nach Jahrzehnten *Karzinome* auf Verbrennungsnarben.

Verbrennungsausdehnung. Die Größenausdehnung der Verbrennung, wonach sich die Sofortmaßnahmen nach dem Unfall richten (Einlieferung in ein Krankenhaus oder in eine Spezialverbrennungsstation) und auch die spätere Prognose wird nach einer Berechnung angegeben, für die sich die *Wallace-Neunerregel* bewährt hat. Bei Kindern ist die Hautoberfläche im Verhältnis zum Körpergewicht und zur Körpergröße viel größer als bei Erwachsenen: daher gelten hier andere Regeln.

Tabelle: Neunerregel nach Wallace mit Modifikation für Kinder (Körperoberfläche in %)

Körperteil	Neugeborenes	Kleinkind	Schulkind	Erwachsener
Kopf	21	19	15	9
Rumpf vorn	16	16	16	18
Rumpf hinten	16	16	16	18
Arm	9,5	9,5	9,5	9
Bein	14	15	17	18
Genitale	1	1	1	1

Symptome. Die Verbrennungssymptome werden alle zur sog. *Verbrennungskrankheit* zusammengefaßt, die sich in mehrere Stadien gliedert:
akute Schockphase, durch das Trauma bedingt, innerhalb der ersten 48 h;
latente Schockphase während der katabolen Intermediärphase der Verbrennungskrankheit in den 2–4 Wochen nach dem Unfall, bis zum Abheilen der Wunden;
Reparations- oder *Heilphase,* bei der sich Infektionen akut oder chronisch und Zeichen des gramnegativen *septischen Schocks* entwickeln können. Diese Reparations- oder Heilphase ist zeitlich nicht genau begrenzt und kann sich mit der latenten Schockphase teilweise überdecken.

Verbrennungsschock. Der primäre Verbrennungsschock im direkten Anschluß an das Unfallereignis ist seinem Wesen nach ein Wundschock. Der sekundäre oder eigentliche Verbrennungsschock ist viel gefährlicher. Die Gefahr eines sekundären Verbrennungsschocks besteht beim Erwachsenen bei etwa 20%, beim Kind unter 12 Jahren bei 10% verbrannter Körperoberfläche. Mit zunehmender Verbrennungsausdehnung und -intensität nimmt auch die Gefahr eines Schocks zu.

Der eigentliche Verbrennungsschock ist ein hypovolämischer Schock. Über die Wundflächen kommt es zum Flüssigkeitsverlust nach außen über die geschädigten Gefäße und Interstitien, aber auch nach innen in das Verbrennungsödemgebiet. Durch die Verbrennung werden vasoaktive Mediatoren wie Histamin und Kinine freigesetzt, so daß es auch (abseits der Verbrennung) zu verbrennungsfernen Ödemen kommt. Unmittelbar nach der Verbrennung und in den ersten 2 Tagen nach dem Unfall sind die Flüssigkeitsverluste am größten. Im Verbrennungsschock kommt es zur deutlichen Senkung des onkotischen Druckes über eine Verminderung des zirkulierenden Blutvolumens und zu hämodynamischer Insuffizienz. Die Katecholaminausschüttung ist maximal gesteigert. Schließlich können metabolische Azidose, Hypoxie, Mikrothromben („sludge") mit vollständiger Stase nicht nur im Verbrennungsareal, sondern in allen wesentlichen Organen auftreten. Neben der Abnahme der Myokardfunktion sind als Schockorgane Niere, Lunge und Leber gefährdet.

Klinik des Verbrennungsschocks. Hyperthermie, Blässe, kalte Akren, normotone Tachykardie oder hypotone Bradykardie, Durstgefühl und Unruhe deuten einen drohenden Schock an. Der eigentliche Schock ist gekennzeichnet durch kalte Akren, schweißbedeckte Haut, Tachykardien über 100 Pulsschläge/min, Hypotonie unter 100 mg Hg ($\approx 13,3$ kPa; Lebensgefahr bei < 70 mmHg $\approx 9,3$ kPa). Die Patienten sind unruhig und haben Brechreiz. Singultus, klonische Krämpfe und Erbrechen sind ungünstige Symptome. Die durch den Plasmastrom aus den Gefäßen in das Gewebe besonders in den ersten 48 h bedingte Oligämie führt zur Verminderung der Sauerstoffversorgung vor allem in Gehirn, Nieren, Leber, Muskeln und Gastrointestinaltrakt. Die Nierenfunktion kann akut versagen (Anurie), so daß harnpflichtige Substanzen retiniert werden und unbehandelte Patienten nach einigen Tagen an Urämie sterben können.

Verlauf. Gefürchtete Komplikationen aller Verbrennungen sind auch heute noch Wundinfektionen. Dabei sind bakterielle Besiedlung der Verbrennungsherde durch grampositive Keime wie Staphylokokken oder auch Streptokokken, als auch besonders durch gramnegative Keime möglich. Die Endo- und Exotoxine der Bakterien lösen ebenfalls Schocksymptomatik aus; bakterielle Wundbesiedlung kompliziert die Abheilung der Hautläsionen.

Wunddiphtherie und *Scharlach* (oft verwechselt mit skarlatiniformen Exanthemen bei Verbrennungen im Kindesalter, ausgelöst durch Toxine) waren früher gefürchtete Komplikationen und werden heute in der antibiotischen Ära kaum noch gesehen, sollten aber den Ärzten bekannt bleiben. Nach wie vor gefürchtet sind Magen- und Duodenalgeschwüre mit teilweise unstillbarer Hämorrhagie, die auf die durch Oligämie bedingte Stase und die durch Zellverfall in der Haut freiwerdenden gewebsaktiven Mediatoren zurückgehen. Andere Komplikationen sind Bronchitiden und Bronchopneumonien.

Prognose. Sie hängt erheblich von Intensität und Ausdehnung der Verbrennung ab. Verbrennungen von < 5% der Körperoberfläche sind meist unbedenklich. Neben der Größe der Verbrennungsfläche sind Verbrennungsschock und Wundinfektionen die wesentlichen prognostischen Faktoren. Kritisch sind Verbrennungen > 20% Körperoberfläche beim Erwachsenen und > 10% beim Kind. Getrübt wird die Prognose weiterhin durch höheres Lebensalter, Organ- und Kreislaufkrankheiten, Gravidität oder Puerperium.

Therapie. Sie richtet sich nach Ausdehnung und Schwere der Verbrennung. Besondere Aufmerksamkeit erfordert die Behandlung von Verbrennungen bei Kindern. Hier gilt die Regel, um vor Überraschungen sicher zu sein, daß jedes Kind mit einer Verbrennung > 10% und jedes Kleinkind mit einer Verbrennung von > 5% der Körperoberfläche unverzüglich in ein Krankenhaus gebracht werden soll. Verbrennungen bei Erwachsenen > 10–15% sollten ebenfalls klinisch behandelt werden. Die örtliche Behandlung soll den natürlichen Heilungsablauf fördern, ein günstiges funktionelles Resultat erreichen und Sekundärinfektionen verhüten.

Innerlich: Die Therapie des akuten Verbrennungsschocks ist in schweren Fällen eine Angelegenheit von Verbrennungszentren, wie sie sich z.B. in Bochum, Ludwigshafen und Nürnberg finden.[1] Gleich nach dem Unfall soll, abhängig vom Ausmaß und Schweregrad der Verbrennung, mit einer Volumensubstitution begonnen werden (sog. Schockprophylaxe). Da in den ersten 8–16 h die Flüssigkeitsverluste am größten sind, müssen in diesem Zeitraum ausreichend Volumina durch Dauertropfinfusion ersetzt werden; bei Verbrennungen von < 20% kann die Flüssigkeit auch peroral gegeben werden. Die Menge muß nach der vorliegenden Situation ermittelt werden. Dazu bieten sich die Allgöwer- oder Evans-Regel und das Dubois-Normogramm an. Die Zusammensetzung der Infusionslösung sollte sich nach den Empfehlungen der International Society for Burn Injuries richten.

Ausgedehnte drittgradige Verbrennungen und starke Ödeme werden mit Infusionslösungen nach einer modifizierten Brouk-Formel über einen zentral-venösen Zugang betreut. Der Infusionsbehandlung liegen klinische Gesichtspunkte, Befunde stündlicher Urinausscheidungen und die mehrfach am Tage gemessenen Hämatokritwerte zugrunde. Hinzu kommen Überwachung von Säure-Basen-Gleichgewicht, Leber- und Nierenfunktion. Abhängig von der Blutgasanalyse muß notfalls eine antazidotische Therapie hinzukommen. Die Puffermengen, z.B. Natriumdikarbonat, berechnen sich nach entsprechenden Formeln.

Äußerlich: Als Erste-Hilfe-Maßnahmen, die der Patient häufig selber vornehmen kann, kommen Abspülungen der verbrannten Areale mit kaltem Wasser in Frage. Anschließend notfalls trockene (sterile) Abdeckung bis zur weiteren ärztlichen Versorgung.

Verbrennung 1. Grades. Unmittelbar nach der Hitzeeinwirkung wirken Einbringen oder Abspülen mit kaltem Wasser oder kühle feuchte Umschläge oft schmerzlindernd und bremsen ein evtl. entstehendes Ödem. Auch Einpudern mit indifferenten Talkumpuder oder Aufpinseln von Lotio alba lindert die Schmerzen durch kühlende Wirkung. Sonst Anwendung von Glukokortikoiden in Form von Lotionen, Cremes oder Gelen zur Vermeidung von Entzündung und Ödem. Wundgele, Wundgaze oder Sprühverbände sind beliebte Lokaltherapeutika. Antibiotika oder sulfonamidhaltige Lokaltherapeutika sind nicht indiziert.

Verbrennung 2. Grades. Brandblasen sollten nicht eröffnet, höchstens zur Druckentlastung steril abpunktiert werden, da die intakte Blasendecke besten Schutz vor Sekundärinfektion gewährt. Außerdem sind nach Abtragen der Blasendecke die Wundflächen wesentlich schmerzhafter. Erosive Flächen werden durch sterile, mit Metall bedampfte, gut saugende Folien (Metalline) bis weit in die gesunden Hautbezirke abgedeckt. Stehen diese Folien nicht zur Verfügung, können fetthaltige Gazeverbände angewandt werden (Branolind, Lohmatuell, Sofratuell). Werden Externa direkt aufgetragen, sollten die Salbengrundlagen keine Schmerzen auslösen. Gefürchtet sind Wundinfektionen durch gramnegative Keime (Pyocyaneus, Klebsiellen, Proteus) und durch Streptokokken. Erreger- und Resistenzbestimmungen sind fortlaufend durchzuführen. Bei Keimresistenz ist Übergang auf Silbersulfadiazin-Lokaltherapeutika (Flammazine) möglich.

In ödemgefährdeten Arealen, wie Gesicht und Genitale, können zur ersten Wundversorgung auch glukokortikosteroidhaltige Cremes, Schäume oder Lotionen verwendet werden. Auf Sekundärinfektionen ist zu achten.

Verbrennungen 3. Grades. Die örtliche Therapie gleicht der Behandlung von Verbrennungen 2. Grades, zumal oft fließende Übergänge vorliegen. Chirurgische Maßnahmen spielen in diesem Verbrennungsstadium eine wesentliche Rolle. Das tote Gewebe wird, entgegen dem sonstigen chirurgischen Vorgehen nicht sofort abgetragen, sondern über Tage und Wochen lang stehen gelassen. In den modernen Verbrennungsabteilungen wird zunächst ein konservatives Vorgehen beibehalten, d.h. geschlossene Wundbehandlung mit sterilen Verbänden; Unterstützung der Nekrolyse durch enzymhaltige Präparate und chirurgisch manuelles Débridement. Der Nachteil der

---

[1] Zentralinformation für die Bundesrepublik Deutschland, Tel. 040/24 82 88 37/38

Frühexzision um den 3.–5. Tag nach dem überwundenen Schock sind Blutverlust, erneute hypovolämische Schockgefahr, Narkoserisiken und Schaffung von weit ausgedehnten Wundflächen mit oft nur begrenzter Möglichkeit zur sofortigen Deckung. Spalthautlappen, Meshgrafttechniken, Homo- und Hetero- sowie Xenotransplantate, beispielsweise durch embryonale Kalbshaut sind verschiedene Möglichkeiten. Andere semikonservative Verfahrenstechniken, wie die tangentiale laminare Exzisionstechnik nach Janzekovic mit schichtweiser Nekroseabtragung durch Thiersch-Messer, bieten sich an.

Die früher viel geübte örtliche Behandlung mit koagulierenden oder adstringierenden Maßnahmen wie 2- bis 5%iger wäßriger Tannin-Lösung wird heute nicht mehr befürwortet, ebenso nicht die früher übliche Auftragung von 0,25- bis 0,5%iger wäßriger Silbernitratlösung.

Eine nekrolytische Lokalbehandlung mit eiweißabdauenden Präparaten kann hinzukommen: Streptokinase-Streptodornase in Lösungen, Schleim oder Gel (Varidase), Trypsin (Trypure Novo), Fibrinolyse oder Desoxyribonuklease (Fibrolan), kollagenolytische Enzyme aus Clostridium histolyticum (Iruxol).

Zusätzliche Behandlungsmaßnahmen

Schmerzbekämpfung. Pethidinderivate (Dolantin) sollten verabfolgt werden, dagegen keine Morphiumpräparate.
Tetanusprophylaxe. Sie ist bei jeder Form der Verbrennung mit Eröffnung der Epidermisoberfläche indiziert.
Digitalisierung. Bei schweren Verbrennungen, besonders bei älteren Menschen.
Antihypotonika. Diese sind wegen der ohnehin maximalen Katecholaminausschüttung nicht indiziert.
Glukokortikosteroide. In Form wäßriger Präparate nur bei Sonderindikationen.
Antibiotikaprophylaxe. Sie wird generell abgelehnt.
Antibiotikatherapie. Nur bei Sekundärinfektion und nach Erregerresistenzbestimmung.

Therapie der latenten Schockphase (katabole Intermediärphase). Die sich der akuten Phase anschließende katabole Phase erfordert aufgrund der oft erstaunlich hohen Kalorienverluste dementsprechende bis zu 7000 kcal reichende Substituierung. Diese Kalorien müssen enteral oder auch parenteral zugeführt werden durch Fettemulsionen, Aminosäure-Kohlenhydrat-Lösungen, evtl. zusammen mit Alkohol. Bei schwersten Verbrennungen kann Albumin-Gammaglobulin- und Vollblutersatz-Substitution hinzukommen.

Therapie von Infektionen. Die Antibiotikatherapie kann bei septisch-toxischen Verläufen einen zentralen Anteil in der Behandlung einnehmen. Die Infektionserreger sind häufig gramnegative Keime wie Pyocyaneus (süßlicher Apfelgeruch), Proteus mirabilis, aber auch resistente Staphylokokken- und Streptokokkenstämme. Erreger- und Resistenzbestimmungen gehören zur täglichen Betreuung von Verbrennungspatienten.

Neben der bakteriellen Besiedlung spielen auch Pilzinfektionen eine große Rolle, da sie gelegentlich letale Komplikationsfaktoren darstellen können. Candida-albicans-Sepsis ist gefürchtet; eine fortlaufende Kontrolle verbrannter Hautareale von Mundhöhle, Sputum und Stuhl ist angezeigt.

Sonderform. Bei *Phosphorverbrennungen* (Phosphorbrandbomben) gesellt sich zur Hitzeeinwirkung die Phosphorwirkung, solange Luft an die Wunden herantritt. Darum luftabschließende Behandlung, wobei sich zunächst Öl, dann Bäder mit 2%igem Kupfersulfatzusatz zur Inaktivierung des Phosphors bewährt haben.

Congelatio

Synonym. Erfrierung

Definition. Unter einer Erfrierung versteht man die Abkühlung des Körpers oder von Körperteilen durch Kälte (Temperaturen $<0°$ C).

Vorkommen. Häufig. Charakteristische Erkrankung, die meist beim alpinen Sport (kleine Erfrierungen an Ohren, Fingern, Nase, Zehen), aber auch in der Landwirtschaft u.a. auftritt.

Ätiologie und Pathogenese. Eine Erfrierung ist einerseits abhängig von der Intensität der Kälte, der Dauer ihrer Einwirkung und der Luftfeuchtigkeit, andererseits von dem Körperschutz, den die Kleidung liefert, und dem Ausmaß der Körperbewegung, das dem Kälteeinfluß entgegenwirkt. Erfrierungen beginnen im Bereich der Gefäßendstrombahnen, also der äußersten Körperpartien, so an Fingern, Zehen, Nase und Ohren, pflanzen sich mit Zunahme des Kälteeinflusses auf Hände und Füße, danach weiter auf die Extremitäten fort und können schließlich den ganzen Körper betreffen, was Erfrierungstod bedeutet. Der Körper ist dann hartgefroren und starr. Erhöht wird die Erfrierungsgefahr durch Akroasphyxie, Hand- und Fußschweiß, feuchte, abschnürende und nicht ausreichend isolierende Bekleidung, körperliche Überanstrengung, Erschöpfung, Alkoholzufuhr oder Blutverlust.
Pathophysiologisch hängt der Grad der Gewebsschädigung durch die Kälteeinwirkung von der Dauer der Kälteexposition und vom Grad der Temperaturverminderung ab. Im Gegensatz zur Hitzeeinwirkung kommt es aber nicht zu einer Eiweißkoagulation. Schon bei einer Umgebungstemperatur von 16–20° C verliert der unbekleidete Mensch fortlaufend Wärme. Die ersten Zeichen der Unterkühlung sind Kältegefühl und Kontraktur der Mm. arrectores pilorum (Gänsehaut). Durch die Kälteeinwirkung kommt es zur Ausschüttung histaminartiger Substanzen, die alle weiteren exsudativ-entzündlichen Phänomene bedingen: Vasodilation, erhöhte kapilläre Durchlässigkeit, Entzündung, Verlangsamung des Blutkreislaufs,

Sauerstoffmangel und Nekrosen. Congelatio ist stets eine Summationswirkung von Kälteeinfluß und Ischämie. Ob eine wirkliche Eiskristallbildung im Gewebe zustande kommt und welche Bedeutung sie hat, ist nicht sicher bekannt.

Ähnlich wie die Verbrennung kann auch die Erfrierung in 3 Grade unterteilt werden:

1. *Dermatitis congelationis erythematosa,*
2. *Dermatitis congelationis bullosa,*
3. *Dermatitis congelationis escharotica.*

Sonderstellungen nehmen die Schäden durch Lawinen oder Schiffsunglücke ein. Hier gibt es die Unterkühlung und den sog. Scheintod. Unterkühlungen von <22° C Körpertemperatur sind irreversibel. Temperaturen von <20° C im Mastdarm zeigen den Tod durch Wärmeverlust an.

Klinik

Erfrierung 1. Grades. Der geringste Grad an Erfrierung zeichnet sich durch ischämische Kontrakturen der Hautgefäße aus. Die Haut wird weiß und gefühllos, die angefrorenen Teile sind schmerzhaft. Nach rascher Kälteausschaltung erfolgt Übergang in ein lebhaft juckendes Erythem, das nur flüchtige Folgen hat und bald von normaler Hautbeschaffenheit abgelöst wird.

Erfrierung 2. Grades. Sie entsteht nach tiefergreifenden Kälteexpositionen. Nach Wiedererwärmen des Gewebes bilden sich seröse oder hämorrhagische subepidermale Blasen.

Erfrierung 3. Grades. Noch intensivere Kälteeinwirkung führt kurze Zeit später zur Gewebsnekrose. Die erstarrten Körperteile werden blauschwarz, hart und unempfindlich. Danach entwickelt sich entweder das prognostisch günstigere Bild der trockenen Nekrose (Mumifikation) in Form eines braunschwarzen lederartigen Schorfs, oder es kommt unter bakteriellem Einfluß zur feuchten Nekrose (Gangrän). Die Gewebsnekrose wird vom gesunden Gewebe her durch Demarkation (demarkierende Entzündung) abgegrenzt oder abgestoßen. Bis zur spontanen Abstoßung von Gliedmaßenabschnitten wie Zehen oder Fingern vergehen viele Monate.

Symptome. Allgemeinerscheinungen fehlen gewöhnlich; jedoch haben die resultierenden Schäden an den tiefen Gefäßen, Muskeln, Knochen und Nerven auch später noch subjektive Beschwerden, abnorme Kälteempfindlichkeit und Wetterfühligkeit zur Folge.

Verlauf. Die Prognose wird durch das Ausmaß der Erfrierung bestimmt. Gravierend wirken sekundäre Infektionen, ebenso z.B. Alkohol, weil durch die Gefäßerweiterung die allgemeine Unterkühlung rascher voranschreitet und zum Erfrierungstod führen kann.

Therapie

Innerlich: Zur allgemeinen Körpererwärmung werden warme und heiße Getränke (Tee, Kaffee, Alkohol) gegeben. Medikamentöse Unterstützung zur Gefäßdilatation durch verschiedene Medikamente:

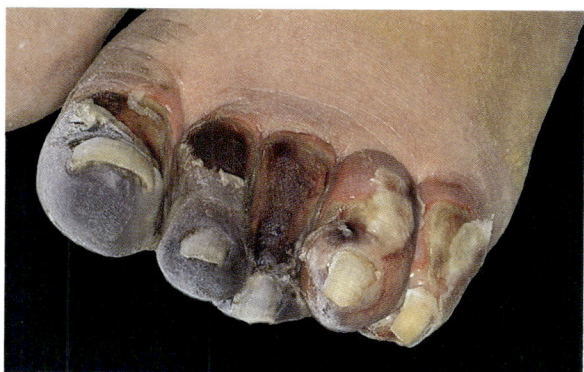

Erfrierung 3. Grades

Carbamoylcholinchlorid (Doryl), Acetylcholin, Tolazolin-HCl (Priscol), β-Pyridil-methanol (Ronicol), Buphenin-HCl (Dilatol), Kallidinogenase (Padutin), Dihydroergotaminmischpräparate (Hydergin), Pentoxifyllin (Trental), auch als Infusion.

Äußerlich: Wiederbelebung der erfrorenen Gewebe vom Gesamtkörper her durch allgemeine Erwärmung, wobei die erfrorenen Partien zunächst relativ kühl gehalten und nicht durch überheiße Bäder oder überheiße Wärmelichtbögen erwärmt werden sollten. Die plötzliche Erwärmung der erfrorenen Körperteile ist kontraindiziert, da zwischen dem Sauerstoffbedarf des wiedererwärmten Gewebes und der Sauerstoffzufuhr ein Mißverhältnis mit Vertiefung der örtlichen Gewebsschädigung zustande kommt.

Wärmezufuhr durch Bäder mit einer Wassertemperatur von maximal 35° C, Lichtbögen mit Temperaturen zwischen 30 und 40° C oder warme Umschläge.

Die Lokalbehandlung entspricht sonst der nach Verbrennungen. Bei Erfrierungen 3. Grades ist es wichtig, Mumifikationen anzustreben. Deshalb keine feuchten Verbände, vielmehr Puderbehandlung, evtl. antibiotische Puder. Erst nach Demarkation kommen chirurgische Maßnahmen in Frage. Frühamputationen im gesunden Gewebe sind nur bei feuchter Gangrän mit drohender Sepsis zu erwägen.

Perniones

Synonyme. Frostbeulen, Perniosis.

Definition. Frostbeulen kommen bereits durch Kälteeinwirkung, die nur wenig unterhalb der Zimmertemperatur zu liegen braucht, zustande und haben periphere funktionelle Gefäßstörungen wie Akroasphyxie als Voraussetzung. Es handelt sich um bläulich-rote, ödematöse, oft kissenartig umschriebene oder mehr diffuse, unscharf begrenzte, knotenförmige entzündliche Schwellungen, die bei Erwärmung intensiv jucken oder schmerzhaft brennen und wegen der wärmebedingten Hyperämie zinnoberrot werden.

Vorkommen. Vor allem im Frühjahr und im Herbst. Bevorzugt betroffen sind jugendliche Menschen mit Akrozyanose, vor allem bei Arbeiten im Freien in den frühen kalten Morgenstunden, z.B. in der Feldbestellung oder nach Aufenthalt in feuchtkalten Räumen. Frauen erkranken häufiger als Männer; die Patientinnen weisen oft vegetative Störungen an den Akren auf, so Akrozyanose, Cutis marmorata, Erythrocyanosis crurum puellarum oder Hyperhidrosis.

Ätiologie. Von Bedeutung sind Temperaturen wenig über 0° C bei größerer Luftfeuchtigkeit. Darüber hinaus handelt es sich um ein Zusammenspiel von vegetativ gestörter Gefäßfunktion mit erniedrigten Temperaturen, deren Einflüsse bereits in den naßkalten Zeiten des Herbstes und Frühlings zustande kommen. Auslösend wirkt eine mangelhafte Anpassung an die Temperaturbedingungen in Zeiten mit schroffem Wechsel zwischen warm und kalt. Begünstigend wirken zu enges Schuhwerk, dünne Strümpfe, enge Handschuhe und Nässe. Frauen, die in kalten Küchen (Steinfliesen) oder Metzgerläden (Kälte, Nässe) arbeiten, neigen zu Pernionen.

Klinik. Frostbeulen finden sich hauptsächlich an den Dorsalseiten der Finger und Zehen, an den Unterschenkeln und Innenseiten der Knie; es sind bläulichrote, ödematöse, oft kissenartig umschriebene oder mehr diffuse, unscharf begrenzte knotenförmige entzündliche Schwellungen, die bei Erwärmung intensiv jucken, schmerzhaft brennen und wegen der wärmebedingten Hyperämie zinnoberrot werden. Pernionen können verschiedenes Aussehen haben und von kleinknotigen, follikulär gebundenen Papeln bis zu großen Knoten mit Hämorrhagien, blasiger Abhebung (*blasige Pernionen*) mit Übergang in Ulzeration (*ulzerierte Pernionen*) und Sekundärinfektionen reichen.

Histopathologie. Unspezifisch. Fibrosierende Entzündung im oberen Korium, Gefäßweitstellung, lymphohistozytäre Infiltrate und ödematöse Durchtränkung im oberen Korium. Bei blasigen Pernionen auch subepidermale Blasen, bei ulzerierten Pernionen infarktförmige Nekrose im oberen Korium und des darüberliegenden Epithelbandes.

Symptome. Nicht selten juckendes Brennen, wenn der Patient in geheizte Räume kommt.

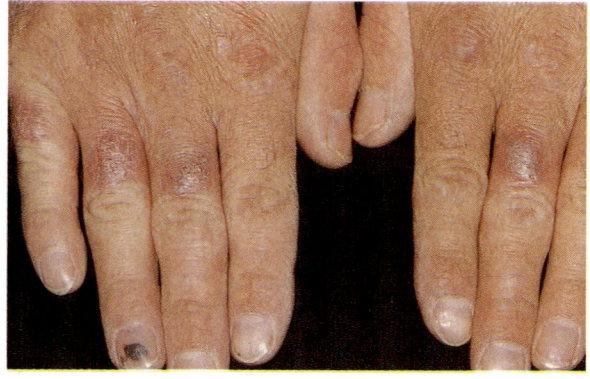

Pernionen (Frostbeulen)

Verlauf. Bei Neigung zu Frostbeulen können bei entsprechenden Umweltbedingungen Perniones über viele Jahre lang auftreten, da sie Teil eines Konstitutionstyps sind. Im höheren Erwachsenenalter verlieren sich meist die Pernionenschübe. Die Prognose ist gut, sofern Kälteeinflüsse ferngehalten und die Zirkulationsstörungen verbessert werden.

Differentialdiagnose. Bei Sitz an Fingern und Handrücken ist an Chilblain-Lupus-Veränderungen zu denken. Die Unterscheidung von Erythema induratum Bazin, namentlich wenn die Hautveränderungen ulzeriert sind, kann bei Lokalisation an den Unterschenkeln unmöglich sein. Große nichtulzerierte Knoten an den Unterschenkeln können eine großknotige Sarkoidose (M. Boeck) sein. Frühlingsperniosis ist schwer von Erythema exsudativum multiforme ohne Kokardeneffloreszenzen zu unterscheiden. Tritt die Frühlingsperniosis gehäuft bei einer gleichen klimatischen Faktoren ausgesetzten Arbeitsgruppe auf und fehlen Herpes-simplex-Infektionen oder andere virale oder bakterielle Infekte, ist die Differenzierung wiederum leichter.

Therapie
Innerlich: Förderung der Durchblutung mit dilatierend wirkenden Substanzen: Naftidrofuryl (Dusodril), Pentoxifyllin (Trental), Piribedil (Trivastal), β-Pyridil-methanol (Ronicol), Xantinolnikonitat (Complamin), Cinnarizin (Stutgeron) etc.
Äußerlich: Wichtigste allgemeine Maßnahme ist der Schutz vor feuchtkalten Umweltbedingungen sowie eine trockene, warme und isolierende Schutzkleidung. Hierzu zählen warme Schuhe, pelzgefütterte Stiefel, Wollstrümpfe, lange Hosen, weite Handschuhe, Vorwärmen des Bettes und Bettschuhe in der kälteren Jahreszeit. Hantieren in kaltem Wasser und kalter Nässe sind zu vermeiden. Bewährt haben sich Stützgehverbände und Kompressionsverbände, weil sie durchblutungsfördernd wirken und Kälteeinflüsse fernhalten.
Zufuhr von Wärme oder hyperämisierende Maßnahmen in allen Formen sind indiziert: warme Bäder mit Zusatz von Nikotinsäurebenzylester (als Mischpräparat Rubriment); Nikotinsäurebenzylester-Salbe oder -Creme (Akrotherm, Amasin); Nonylsäurevanillylamid und Nikotinsäurebutoxyäthylester (Finalgon); Heißluftkästen, Diathermie, Fangopackungen etc. Wechselbäder für ein Gefäßtraining sind nur mit Vorsicht anzuwenden. Bei starker Entzündung vorübergehend glukokortikosteroidhaltige Externa. Bei ulzerierten Pernionen Wundheilungstherapie, bei Sekundärinfektionen Wundreinigung, sonst Therapie wie bei Ulcus cruris.

Sonderformen

Pernio follicularis. Typisches morphologisches Bild. Zahlreiche, dicht gestreute, lividrote, stecknadelkopfgroße perifollikuläre Papeln breiten sich über größere Hautareale wie die ganzen Unterschenkel, Oberschenkel und Gluten oder die Streckseiten der Arme aus. Die Haare stehen wegen der Dauerkontraktionen der Haarbalgmuskeln senkrecht zur Haut (*Cutis anserina perpetua*). Oft entwickelt sich darüber hinaus eine follikuläre Hyperkeratose (Keratosis follicularis, Lichen pilaris). Subjektive Erscheinungen fehlen; die perifollikulären Pernionen können aber kosmetisch störend wirken. Bei anderen Patienten bleiben sie, abgesehen von hartnäckigem Juckreiz oder Brennen, unbemerkt. Pernio follicularis ist ein Prädispositionsfaktor für chronische, durch Bakterien oder auch Pilze bedingte Follikulitis.

Akute Frühlingsperniosis (Keining 1940). Sie tritt besonders im Frühjahr bei jugendlichen Menschen mit Akrozyanose und bei Arbeiten im Freien bei feuchtkalten Temperaturen auf. Meist entstehen die Hauterscheinungen eruptiv. An Ohrrändern, Handrücken und Unterarmen sowie an den Unterschenkeln kommt es in symmetrischer Aussaat zu linsengroßen Erythemen oder flach erhabenen geröteten Papeln. Nicht selten erinnern die Erscheinungen an ein Erythema exsudativum multiforme, ohne daß sie zu blasigen Formen neigen. Frühlingsperniosis tritt in kleineren Endemien bei Menschen auf, die gleichen Umweltbedingungen ausgesetzt sind. Einige Autoren fassen die Frühlingsperniosis als eine Variante der polymorphen Lichtdermatose auf.

Herbstperniosis. Sie tritt bei herbstlichen Temperaturen auf. Ihr Hauptsitz sind die Unterschenkel und Füße, da sie bei den Patienten auftreten, die häufig in schlecht geheizten feuchtkalten Räumen arbeiten.

Kälteurtikaria. Siehe S. 259.

Kryoglobulinämie. Siehe S. 763.

Kälteagglutininkrankheit.

Kältepannikulitis

Seltenes Krankheitsbild, fast nur bei sehr adipösen Frauen. Nach umschriebener Kälteeinwirkung kommt es nach 48 h zu einem Erythema-nodosumartigen, schmerzhaft entzündlich geröteten kutansubkutan gelegenen Knoten. Reiten in feuchtkalter Jahreszeit mit ungenügend isolierter Kleidung führt, besonders bei Frauen, zu Kältepernionen am lateralen Gesäß und an den Seiten der Oberschenkel.
Prädilektionsstellen für diese Pannikulitis sind Gesäß, Hüften, Oberschenkel, Mammae oder auch Hals und Doppelkinn.
Histologisch zeigt sich eine Fettgewebsentzündung, die auch experimentell durch Auflegen eines Eisstückchens ausgelöst werden kann.
Unter der Bezeichnung *Adiponecrosis e frigore* wurde über derartige Kältepannikulitiden berichtet.

Kältepurpura

Das Krankheitsbild ist selten. Betroffen sind meist Frauen. Kältepurpura kann experimentell ausgelöst

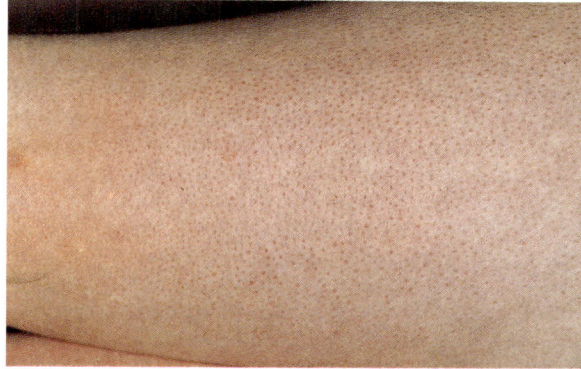

Pernio follicularis

werden. Klinisch kommt es an den akroasphyktischen Extremitäten zu linsengroßen, vielfach follikulär gebundenen petechialen Blutungen, die eine netzförmige Anordnung (entsprechend einer Cutis marmorata) aufweisen können.
Ätiologisch kommen Kälteagglutinine und Kryoglobuline in Betracht, während Thrombozyten, Gerinnungsfaktoren und Rumpel-Leede-Zeichen unauffällig sind.

Hautschädigungen durch Elektrizität

Hautverletzungen sind durch *elektrischen Strom* oder durch *Blitzschlag* möglich.

Elektrische Verbrennungen. Sie entstehen durch Einwirkung von Joule-Wärme, z.B. am Flammenbogen, durch entzündete Kleidungsstücke oder durch heiße Metalle, und unterscheidet sich nicht von Verbrennungen durch Hitze.

Typische elektrische Hautschädigungen. Sie werden durch elektrisch-mechanische Vorgänge erzeugt. Während bei Niederspannungsunfällen Hauterscheinungen meist fehlen, kommt es bei Hochspannungsunfällen und durch Blitzschlag an den Stromeintritts- und Austrittsstellen je nach Strommenge zu verschie-

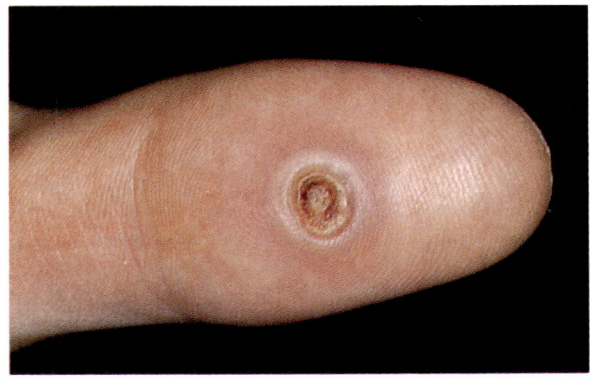

Strommarke

den großen *Strommarken*. Diese sind von der Stromintensität abhängig. Entweder findet man eine scharf abgesetzte, streifige oder punktförmige, weißlichglänzende oder auch schwärzliche Erhebung oder Einsenkung, oder aber nach starker Stromeinwirkung, tief ausgestanzte oder stichartige Defekte, Verschorfung oder Ulzerationen. Auf der Haut getragene metallische Gegenstände wie Ringe, Ketten, Armbänder und Uhren, aber auch metallische Endoprothesen können zu Schmelzdefekten an der Haut, am Bindegewebe bzw. am Knochen führen oder durch Imprägnation der Haut mit Metalloxiden *Schmelzspuren* hinterlassen. Unter *Metallisation* versteht man die bräunliche oder schwärzliche Verfärbung der Haut in der Umgebung der Elektrode durch elektrolytische Zerstäubung von Elektrodenmetallteilen.

Blitzschlag

Physikalische Grundlagen. Ein Blitz entsteht zwischen 2 Ladungsbezirken in Gewitterwolken. Er beginnt mit einem Abwärtsblitz, der stufenweise von den Wolken zur Erde wächst und den Blitzkanal, das ist der leitende Pfad des Blitzstromes, herstellt. Hat die Vorentladung einen Kontakt zum Erdboden gefunden, kommt es zur Hauptentladung. Diese verläuft in entgegengesetzter Richtung, also von der Erde zu den Wolken hin. Die wiederum aus den Wolken kommenden Nachladungen gelangen über den gleichen Kanal zur Erde. Durch die explosionsartige Ausdehnung der Luft im Blitzkanal kommt es zu den Schallwellen des Donners. Sowohl der Abwärtsblitz als auch die Hauptentladung können einen Menschen treffen. Abwärtsblitze sind am häufigsten. Innerhalb von Bruchteilen einer Sekunde entstehen Ströme von mehreren 10 000 A, am Menschen wird eine Spannung von mehreren 100 000 V erreicht. Durch einen Gleitüberschlag fließt der größte Teil des Blitzstromes an der Außenseite des Körpers ab. Durch Kleidung und Hautgewebe entsteht ein Widerstand, so daß über den Körper nur noch ein Strom von wenigen Ampère fließt. Durch derartige Überschlagseffekte kann es zum Überleben der direkt vom Blitz getroffenen Menschen kommen. Viel gefährlicher ist der Einschlag eines Aufwärtsblitzes, der hauptsächlich am Berggipfel vorkommt. Dabei kommt es nicht zu dem lebensrettenden Überschlag des Blitzes. Mögliche Todesursache bei Blitzunfällen sind Herzstillstand, Atemstillstand, Verbrennungen von Haut und inneren Organen, Frakturen, mechanische Zerreißungen innerer Organe, insbesondere des Gehirns oder ausgedehnte Blutungen.

Prophylaxe bei Gewittern. Außerhalb von Gebäuden ist ein Auto die beste Zufluchtstätte (Faraday-Käfig). Fahrzeuge mit Kunststoffdächern schützen ungenügend. Im Freien besteht der beste Blitzschutz in einer Hockstellung mit eingezogenem Kopf und enggeschlossenen Füßen, um den Erdboden nur mit einer kleinstmöglichen Fläche zu berühren; die Hände sollen den Boden nicht berühren. Bei Blitz nicht unter Bäumen stehen. Bei Gewittern Fernsehantennen oder Netzstecker der Fernsehgeräte herausziehen. Bei Gewitter nicht telefonieren, da auch Telefonleitungen Ziele für Blitzeinschläge sind.

Klinik. Bei Blitzschlag finden sich nicht selten von der Stromeintrittsstelle ausgehende bizarre, verästelte, farnkrautartige oder trockene nekrotische Hautveränderungen, sog. *Blitzfiguren*. Die Stromaustrittsstelle markiert sich ebenso durch recht unterschiedliche Hautveränderungen, die von Erythemen bis zu nekrotisch verkohlten Zerstörungen reichen. Die blitzgetroffene Haut ist meist unempfindlich und schmerzfrei. Da der elektrische Strom das Gewebe oft stärker schädigt, als unter der intakten Haut vermutet wird, verzögert sich die Abheilung nicht selten erheblich. Obgleich Entzündungen, sekundäre Infektionen und Fieber fehlen, kommt die Abheilung nur langsam zustande.

Allgemeinsymptome bei elektrischer Verbrennung oder Blitzschlag hängen vom Ausmaß der einwirkenden Energie ab. Allgemeinerscheinungen durch toxische Einflüsse fehlen bei rein elektrischer Verletzung. Eine direkte Folge des durch den Körper fließenden elektrischen Stromes sind Kammerflimmern, Herzstillstand, Nerven- und Rückenmarksschädigung, Hirnödem, Seh- und Hörstörungen, Atemstillstand, Anurie und Hämoglobinurie.

Histologie. Unspezifisch. Auffällig sind die starke ödematöse Durchtränkung, die Weitstellung der Gefäße und Koagulationsnekrosen.

Prognose. Günstig, sofern der Verunglückte die ersten Stunden überlebt.

Therapie
Innerlich: Bei schweren Unfällen (nach Starkstrom und Blitzschlag) wird sofortige Einweisung in eine Überwachungsstation empfohlen. Besondere Aufmerksamkeit gilt Herz, Kreislauf und Nieren. Die Behandlung Blitzverletzter entspricht einer kardiopulmonalen Wiederbelebung.
Äußerlich: Möglichst konservative Trockenbehandlung (Gele, Puder); sonstige Maßnahmen wie bei Verbrennungen.

Chemische Hautschädigungen

Cauterisatio

Synonym: Verätzung.

Eine Unzahl chemischer Stoffe kann durch Kontakt Hautschäden verursachen. Vor allem handelt es sich um Ätzwirkungen bestimmter Chemikalien. Ihr klinisches Bild ist die Verätzung. Sie ist in erster Linie abhängig von der Konzentration der ätzenden Substanz, ihrem Aggregatzustand und ihrer Einwirkungsdauer. Auch die Dicke der Hornschicht ist von Bedeutung. Verätzungen stellen meistens *Berufsunfälle* (gewerbliche Verätzungen) oder *Haushaltsun-*

fälle (besonders bei Kleinkindern) dar. Verätzungen kommen auch als Artefakte vor.
Die Art der Noxe bestimmt die Zelleiweißveränderung.

Säuren. Hier kommt es durch Eiweißfällung zu *Koagulationsnekrose*. Da die Säure bei diesem Vorgang oft rasch völlig neutralisiert ist, sind Ätzungen durch Säuren meist oberflächlich und scharf begrenzt. Die Ätzschorfe wirken pergamentartig. Ihre Farbe wird durch die Art der einwirkenden Säure bedingt. So führt Schwefelsäure zunächst zu einer weißen Verquellung, später zu braunen bis schwarzen Schorfen. Nach Salpetersäure finden sich gelbliche Schorfe (Xanthoproteinreaktion). Salzsäure induziert bizarre schmutzig-weiße Schorfe, Flußsäure tiefe, gelbgrünliche Ätzschorfe, Pikrinsäure schmutzigbraune Schorfe in gelb verfärbtem Hautareal, Karbolsäure zunächst weißliche, später bräunliche Ätzschorfe. Auch organische Säuren wie Ameisensäure, Trichloressigsäure, Milchsäure, Zitronensäure oder Oxalsäure können in höheren Konzentrationen nekrotisierende Wirkungen entfalten. Verätzungen durch konzentrierte Entkalkungslösungen werden oft im Haushalt verursacht.

Alkalien. Natronlauge, Kalilauge, Ammoniak, Kalkstickstoff, Kalk und kalkhaltige Verbindungen wie Zement, Thomasmehl, Karbid, Kaliumpermanganat u.a. führen zur Eiweißauflösung unter Bildung von Alkalialbuminaten. Hier führt die Auflösung der Zelleiweiße zur *Kolliquationsnekrose,* die den eindringenden alkalischen Noxen weitere Ausbreitung erlaubt. Die Hautschäden sind in diesem Fall nicht nur auf den Bezirk der Einwirkung begrenzt, sondern pflanzen sich auf die angrenzenden Hautareale und zur Tiefe hin fort. Der Ätzschorf selbst ist von weicher Konsistenz, wirkt gequollen oder gallertig und färbt sich später bräunlich (Hämoglobinumwandlung). Die Verätzungen sitzen immer nur an den unmittelbar betroffenen Stellen, von denen aus aber Abrinnspuren zustande kommen, die für das Bild typisch sind. Laugenverätzungen kommen häufig in Industriebetrieben vor, besonders in der Seifenindustrieherstellung.

Verlauf. Naturgemäß sind in erster Linie alle unbedeckten Körperregionen betroffen. Nach Ausbildung des Ätzschorfes vergehen viele Stunden oder auch mehrere Tage, bis eine reaktive Entzündung in Form von Rötung und Schwellung auftritt. Erst dann folgt Demarkation des nekrotischen Hautbereiches, der sich abstoßen muß, um sekundäre Wundheilung mit Granulation und Epithelisierung möglich zu machen. Tiefe Verätzungen können zu entstellenden, funktionsbehindernden Narben und Keloiden führen. Die Narbenbildung nach Alkaliverätzungen ist generell intensiver als nach Säuren. Sekundärinfektionen pflegen den Heilungsverlauf und das Heilungsresultat wesentlich zu komplizieren. Art und Intensität der Verätzung können auch mit Allgemeinerscheinungen

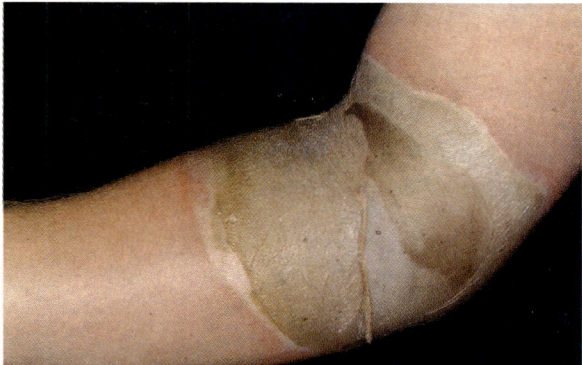

Verätzung 3. Grades durch Essigsäure

verbunden sein. Organschädigungen durch Resorption sind nicht ausgeschlossen, so beispielsweise Nierenschädigung nach ausgedehnter Phenolverätzung.

Therapie
Innerlich: Im Bedarfsfall Glukokortikosteroide und Diuretika.
Äußerlich: Abspülung und Verdünnung der Ätzstoffe mit reichlich Wasser. Neutralisationsversuche sind meist ohne Vorteil. Höchstens bei Phenol kommt Alkohol (30–50% äußerlich) als Antidot in Frage. Bei Flußsäureverätzung wird baldige Exzision empfohlen. Die reaktive Entzündung kann durch äußerliche Anwendung von Glukokortkosteroiden abgemildert werden. Weiteres Vorgehen wie bei chronischen Ulzerationen, evtl. mit enzymatischer Ablösung der Ätzschorfe (Trypure Novo, Fibrolan, Iruxol, Varidase), Wundbehandlung und zur Keloidprophylaxe Nachbehandlung mit heparin- bzw. heparinoidhaltigen Salben (Hirudoid, Lasonil).

Hautschäden durch Kampfstoffe

Die nekrotisierende Wirkung von Kampfstoffen ist allgemein bekannt, so die von *Lost* (Gelbkreuz), einem Chlordiäthylsulfid. Etwa 2 h nach dem Kontakt stellt sich eine entzündliche Rötung ein, nach 1–2 Tagen blasige Abhebung. Nach 8–10 Tagen reißen die Blasen ein und lassen eine schmierig belegte, nekrotische Wundfläche mit außerordentlich schlechter Heilungstendenz zutage treten, die Sekundärinfektionen leicht zugänglich ist. Da Kampfgift außerordentlich schnell eindringt, ist eine Entgiftung durch Chloramin nur in den ersten Minuten nach Kontakt aussichtsreich.
Lewisit wirkt ähnlich, jedoch rascher. Der Verlauf ist günstiger. Zur Hautentgiftung eignen sich oxydierende Mittel und Dimercaprol (BAL = British-Anti-Lewisit = 2, 3-Dimerkaptopropanol = Sulfactin Homburg; durchschnittliche Einzeldosis 2,5 mg/kg KG).

Toxische Substanzen und Hautreaktionen

Hautirritierende toxische Stoffe, die in Haushalt und Industrie verwendet werden (nicht berücksichtigt sind Medikamente und Desinfizienzien):

Ätznatron (Rohrreiniger, Ätzkali und andere Alkalien)
Alkohole [Allylalkohol (Herbizid)]
Alkylamine (Insektizide)
Allylamin (Kunststofftechnologie)
Ameisensäure (Backofenreiniger)
Ammoniak (Reiniger)
Arsenverbindungen (Insektizide)
Karbamate (Insektizide, Herbizide)
Kobaltsalze (Industrie)
Dinitroverbindungen (Insektizide, Gelbspritzmittel, Mottenkugeln)
Formaldehyd (Industrie)
Gramoxone [Paraquat (Herbizid)]
Halogene, ihre Säuren und sonstigen Verbindungen:
  Brom (Technologie, „Bodenentwesung"; Methylbromid)
  Chlor (im Haushalt; Salzsäure, Natriumhypochlorid, Chlorkohlenwasserstoffe, Reinigungsmittel)
  Fluor (Haushalt: Fluorkohlenwasserstoffe in Spraytreibgasen; Industrie: Fluorwassersäure, Kieselfluorwasserstoff=„Fluate", Fluorkohlenwasserstoffe)
  Jod (Industrie)
Insektengifte
Organophosphate (Insektizide)
Pflanzen (Kolchizin der Herbstzeitlosen, Giftefeu („poison ivy"),
Quecksilber und andere (Schwer-)metalle (Technologie; Insektizide, Pestizide)
Schwefelwasserstoffe (Technologie; Faulgrubenabgase)

Beispiele für Reaktionsformen der Haut auf toxische Substanzen

- *Kontaktdermatitis* durch zahlreiche Stoffe
- *Hautreaktionen nach systemischer Aufnahme von Stoffen* (durch Haut, Schleimhäute, Magen-Darm-Trakt):
  Akne (Halogene, Trichlorkohlenwasserstoff)
  Alopezie (Schwefelwasserstoffe, Thallium)
  Dermatitis (Halogene, Herbizide, Insektizide, Pflanzen, Schwermetalle)
  Erythema exsudativum multiforme (Schwermetalle)
  Exantheme (Insektizide, Schwermetalle, technische Gifte)
  Keratosen (chronische Vergiftungen durch Metalle)
  Nekrosen (Chlorkohlenwasserstoffe, Laugen, Säuren)
  Pigmentierung (chronische Vergiftung durch Arsen)
  Pruritus (Schwermetalle)
  Urtikaria (Pflanzen)

Substanzen und Stoffgruppen, die nach Häufigkeit und/oder Schwere der Verätzungen und Vergiftungen im Kindesalter besonders zu beachten sind

Äthylalkohol
Analgetika, Antipyretika
Belladonnaalkaloide
Benzine, Benzole, Terpentin
(in Fußböden- und Möbelpolituren)
Chlorierte Kohlenwasserstoffe
(Fleckentferner, Lösungsmittel, Verdünner, Metallreiniger, Mottenkugeln, Rubrimente)
Desinfektionsmittel (Alkohole, Phenole, quartäre Ammoniumverbindungen)
Detergenzien, Waschmittel, Tenside
Fluorchlorkohlenwasserstoffe (Spraytreibgase)
Herbizide
Insektizide (Karbamate, Methaldehyd, Thiophosphorsäureester)
Kodeinhaltige Hustensäfte
Kohlenmonoxyd
Laugen (besonders Natronlauge)
Narkotika, Psychopharmaka, Sedativa (Barbiturate, Bromkarbamide)
Nitrite (Entroster)
Nitrozellulose (Nitrolacke)
Pilze (schnell wirkendes Muskarin, protrahiert wirkendes α-Amanitin)
Quecksilberverbindungen
Säuen und Phenole
Schwefelwasserstoff (Jauchegase)
Thallium (Rattengift)
Tierbisse, Tierstiche (Fische, Insekten, Reptilien)
Zinkchlorid-HCl (Lötwasser)
Zyanwasserstoff und -salze

Hautkrankheiten durch ionisierende Strahlen

Radiodermatitis acuta und Radiodermatitis chronica

Es handelt sich um zwei morphologisch verschiedene Folgen nach Einwirkung ionisierender Strahlen auf die Haut. Als solche kommen in Frage: Grenzstrahlen, Röntgenstrahlen, Gammastrahlen, die von radioaktivem Kobalt oder Radium emittiert werden, seltener Betastrahlen, die von dem heute nicht mehr benutzten radioaktiven Strontium ausgehen und schließlich Alphastrahlen bei dem heute ebenfalls nicht mehr üblichen Thorium X als Hauptquelle. Radium- und Röntgenstrahlen sind die hautpsächlich in Frage kommenden Strahlenarten.

Radiodermatitis acuta

Diese, meist als *Röntgendermatitis acuta,* entwickelt sich akut nach einer Latenzzeit von einigen Tagen (6–12 Tage). Bestrahlungen mit >7 Gy führen zu Röntgenerythemen.

Radio- oder Röntgendermatitis 1. Grades. Abhängig von der verabreichten Strahlendosis kommt es im bestrahlten Feld zu einer Radio- oder Röntgendermatitis 1. Grades in Form eines düsterroten Erythems, später gewöhnlich gefolgt von einer diffusen oder fleckigen Hyperpigmentierung. Je nach Gewebehalbwertstiefe und Dosis (etwa 3,8 Gy) der verabfolgten Röntgenstrahlen resultiert eine vorübergehende Blockierung der Talgdrüsensekretion und eine befristete Alopezie. Der Haarausfall stellt sich 3 Wochen nach der Bestrahlung ein, das Wiederwachsen der Haare nach 4–12 Wochen. Diesen Effekt der Röntgenstrahlen hat man sich therapeutisch bei der temporären Röntgenepilation zunutze gemacht.

Radio- oder Röntgendermatitis 2. Grades. Größere Strahlendosen (>8–10 Gy) führen zu einer Radio-

oder Röntgendermatitis 2. Grades, die mit entzündlicher Rötung, Ödem, Bläschenbildung und späterem Nässen einhergeht. Hier resultiert im bestrahlten Bereich dauernder Verlust der Haare, Talgdrüsen und Nägel, größtenteils auch der Schweißdrüsen. Schon diese Strahlenmengen genügen, um bleibende Veränderungen zu verursachen.

Radio- oder Röntgendermatitis 3. Grades. Diese bedeutet eine akute toxische Strahlenschädigung mit primärer tiefer Gewebsnekrose. Ihre unmittelbare Folge sind schmerzhafte Ulzerationen: *akutes Röntgenulkus* mit protrahiertem und schlechtem Heilungsverlauf, verbunden mit Spätfolgen.

Radiodermatitis chronica
Diese, auch *Radioderm* oder *Röntgenoderm* genannt, entwickelt sich als Spätfolge 2 Jahre bis Jahrzehnte nach der Bestrahlung. Nach Röntgendosen >12–15 Gy ist mit dieser Entwicklung zu rechnen. Unausbleiblich ist diese bereits in wechselnder Intensität nach Röntgendermatitis 2. und 3. Grades. Den gleichen Effekt können aber auch wiederholte kleinere und über längeren Zeitraum verabfolgte Strahlenmengen haben, wie sie zur Behandlung rezidivierender Dermatosen angewandt werden und als *Summationswirkung* an den Händen von Röntgenärzten oder Chirurgen bei mangelhaftem Strahlenschutz zu sehen sind. Kennzeichnend für das Röntgenoderm ist die bleibende, meist sklerotische Atrophie der Haut im Bestrahlungsgebiet mit Verlust der Anhangsgebilde, Störungen der Pigmentbildung (fleckige Hyper- und Depigmentierungen) und Teleangiektasien sowie Röntgenelastose, so daß eine scheckige *poikilodermatische Haut* entsteht. Die atrophische und daher relieflose Haut zeigt vermehrte Spiegelung und ist trokken; die Nägel sind rissig. Verbleibt ein Röntgenoderm in diesem Zustand, so kann es noch als bedingt gutartig angesehen werden. Man muß sich aber darüber im klaren sein, daß ein Röntgenoderm keinen Endzustand bedeutet, sondern eine chronisch-entzündliche Hautreaktion im befallenen Hautareal, deren weitere Entwicklung oft nicht vorhergesehen werden kann. Radioderme werden am häufigsten nach Röntgenbestrahlung, Radium und radioaktivem Kobalt gesehen. Röntgenoderme nach Grenzstrahlen oder Thorium X sind meist gutartiger, weil die Strahlenwirkung nur sehr oberflächlich ist.

Röntgenulkus. Da im atrophischen Zentrum eines Röntgenoderms nur sehr schlechte Durchblutungsverhältnisse und eine chronische Entzündung existieren, entwickelt sich leicht eine zentrale Ulzeration, das chronische Röntgenulkus, sei es nach geringfügigem Trauma oder durch ungenügende Sauerstoffversorgung des Gewebes. Das Ulkus ist scharf begrenzt und zeigt einen speckigen, gelben, sehr fest anhaftenden nekrotischen Belag, den sog. Röntgenspeck. Granulationsneigung fehlt. Deshalb sind Röntgenulzera auch durch sehr schlechte Heilungstendenz charakterisiert. Gewöhnlich sind alle Versuche, eine Überhäutung durch konservative Therapie zu erreichen, hoff-

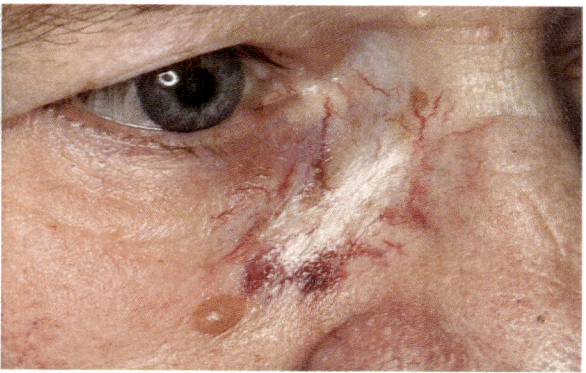

Poikilodermatische Radiodermatitis chronica nach Röntgentherapie eines Basalioms

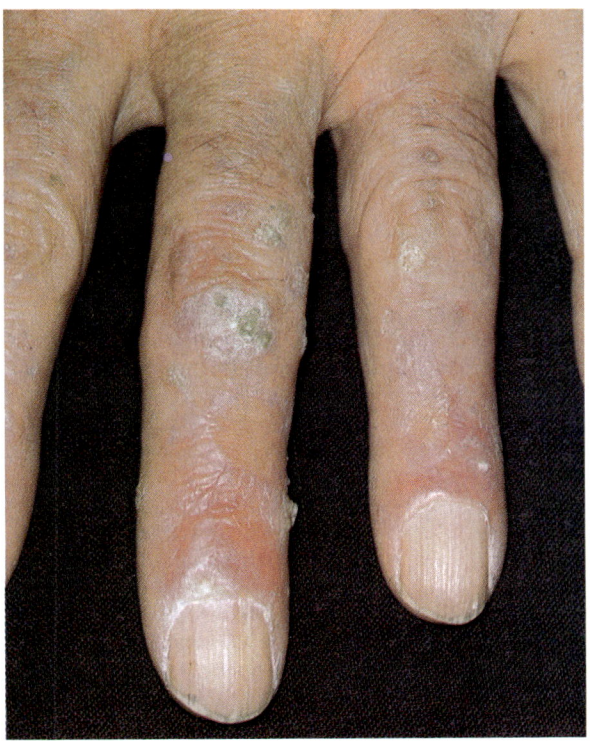

Chronische Radiodermitis (Röntgenoderm) mit multiplen Röntgenkeratosen und Nageldystrophie bei Chirurgen

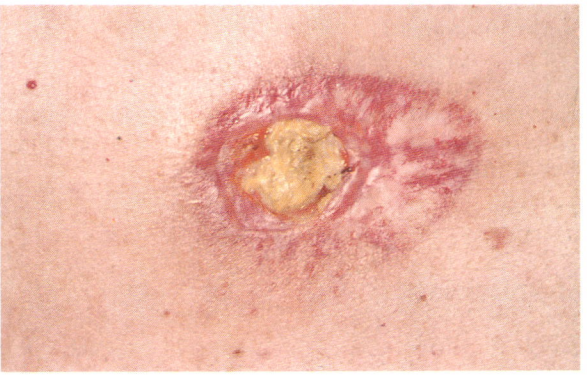

Radiodermitis chronica mit Röntgenulkus

nungslos; in günstigen Fällen läßt sich bei kleinen Ulzerationen im Verlauf vieler Monate noch Abheilung erreichen.

Röntgenkarzinom. Eine stets vorhandene große Gefahr ist die Weiterentwicklung eines Röntgenulkus zu einem Röntgenkarzinom. Vorläufer eines Karzinoms können auch hornige, harte, teilweise Cornucutaneum-artige Exkreszenzen auf einem Röntgenoderm sein, die an aktinische Keratosen erinnern und als *Röntgenkeratosen* bezeichnet werden (Näheres s.S. 867). Dies bedeutet in jedem Fall eine *Präkanzerose.* Fühlt man ein hartes basales Infiltrat, so liegt meistens schon ein *Röntgenkarzinom* vor. Bei etwa 20% der Patienten tritt diese Komplikation ein; durchweg handelt es sich um spinozelluläre Karzinome. Auch Melanome oder von degeneriertem Bindegewebe ausgehende Sarkome kommen vor, allerdings sehr selten.

Therapie
Akute Radio- und Röntgendermatitis. Häufig werden Puder, gelegentlich auch Fettsalben oder weiße Vaseline empfohlen, wenn Erosivreaktionen erwünscht sind, wie bei Röntgentherapie maligner Hauttumoren. Akute Röntgenulzerationen verlangen gelegentlich kortikoidhaltige oder indifferente Salben sowie schmerzstillende und antineuralgische Mittel, auch Antiphlogistika [Indometacin (Amuno)].
Chronische Radio- und Röntgendermatitis. Laufende Kontrolle des Zustandes ist erforderlich, einmal wegen der Pflege und zur Vermeidung von Röntgenulzerationen, zum anderen wegen der Karzinomgefahr. Im allgemeinen empfiehlt sich Einfettung der Haut mit reizlosen Grundlagen. Bewährt haben sich auch heparin- oder heparinoidhaltige Salben (Hirudoid-Salbe, Lasonil), auch solche mit antiphlogistisch wirkendem Azulon (Azulon-Salbe). Keratosen sollten möglichst frühzeitig exzidiert oder elektrokoaguliert werden. Zur Behandlung von Röntgenulzera empfehlen sich reizlose Salben und kollagenolytische Maßnahmen, bei starkem Röntgenspeck wie bei einer Ulcus-cruris-Therapie. Bakterielle und mykotische (Candida) Sekundärinfektionen sollten beseitigt werden, da sie die Ulzerationen vergrößern. Glukokortikoidhaltige Salben (Aureodelf) sind nur bei kurzfristiger Anwendung zur antiphlogistischen Behandlung indiziert, sonst aber kontraindiziert, da sie granulationshemmend und ulkusvergrößernd wirken. Meist kommt nur eine Totalexzision des Röntgenulkus und Röntgenoderms mit Deckung des Defektes durch Verschiebeplastik oder, nach Entwicklung eines granulierenden Wundgrundes, durch freie Transplantation in Frage.

Lichtdermatosen

Das Licht, insbesondere das Sonnenlicht, spielt eine wesentliche Rolle bei vielen dermatologischen Erkrankungen. Daraus hat sich das Gebiet der *Photobiologie* (Lichtbiologie), der *Lichtdiagnostik* und der *Phototherapie* (Lichttherapie) entwickelt. Der Prozentsatz der Dermatosen, die direkt oder indirekt mit Licht zusammenhängen, ist groß; sie reichen vom Sonnenbrand über phototoxische und photoallergische Erkrankungen bis zu den benignen und malignen chronischen Lichtschäden der Haut (Elastose, Basaliome, spinozelluläre Karzinome und maligne Melanome).

Physikalische Grundlagen

Licht ist ein Teil des elektromagnetischen Spektrums.

Strahlenart	Wellenlänge [nm]
Gammastrahlen	0,0001–0,14
Röntgenstrahlen	0,0005–20
Ultraviolettlicht UV-C UV-B UV-A	40–280 280–320 320–400
Sichtbares Licht	400–800
Infrarot	$800–10^5$
Radiowellen	$10^5–10^{15}$

Die für die photobiologischen Reaktionen im Rahmen der Lichtdermatosen verantwortlichen Wellenlängen sind in der Tabelle eingerahmt.
Die von der Sonne ausgestrahlten elektromagnetischen Wellenlängen, die bei photobiologischen Reaktionen eine Rolle spielen, sind die UV-Strahlen und das sichtbare Licht. Im Sonnenspektrum machen die UV-Strahlen etwa 10%, das sichtbare Licht etwa 50% und das Infrarot etwa 40% aus. Diese Zahlen sind jedoch von der geographischen Breite, jahreszeitlichem Sonnenstand, Tageszeit und Bewölkungsverhältnissen abhängig. Das unsichtbare UV-Licht wird in 3 Bereiche eingeteilt. Die Unterteilung beruht auf biologisch-physikalischen Gesetzen, beispielsweise der Fähigkeit, Erytheme oder Melaninpigment zu bilden.

UV-C. Es kommt an der Erdoberfläche nicht vor, da dieses von der Sonne emittierte kurzwellige UV-Licht von der Atmosphäre absorbiert wird. UV-C kommt aber bei einigen künstlichen Strahlern vor, so bei Xenonlampen und Quecksilberdampflampen. Es kann durch Filter abgeblockt werden. Da UV-C letal auf Einzeller wirkt, wird es für manche technischen Zwecke, beispielsweise für die bakterielle Entkeimung der Luft verwendet. UV-C löst ein Erythem aus, das nach etwa 6 h an der Haut sichtbar wird. Die UV-C-bedingte Hautbräunung ist gering. Dagegen reizen die UV-C-Strahlen besonders die Bindehäute, so daß beim Umgang mit diesen Strahlen Schutzbrillen getragen werden müssen. Fensterglas blockiert sie.

UV-B. Es kommt im natürlichen Sonnenlicht vor und erreicht die Erdoberfläche. UV-B ist auch Bestandteil einiger künstlicher Lichtquellen, die zu diagnostischen und therapeutischen Zwecken benutzt werden. So haben Quecksilberdampflampen kräftige Emissionslinien bei 297, 303 und 313 nm. UV-B reizt die Konjunktiven, allerdings etwas geringer als UV-C; jedoch muß beim Umgang mit UV-B-emittierenden künstlichen Strahlen, ebenso wie bei starker Sonnenexposition, eine Schutzbrille getragen werden. UV-B wird durch Fensterglas abgefiltert, daher ist ein Sonnenbrand durch UV-B hinter Fensterglas nicht möglich; es durchdringt jedoch Quarzglas und Wasser besser als Luft; daher kann man sich auch beim Schwimmen einen Sonnenbrand zuziehen.

Biologische Wirkungen von UV-B sind das Erythem („Sonnenbrand"), das 12–24 h nach der Exposition auftritt und prostaglandinvermittelt ist, sowie die Pigmentierung („Sonnenbräune"), die 48–72 h nach der Bestrahlung als Spätpigmentierung hinzukommt.

UV-B stellt in der Umwandlung von 7-Dehydrocholesterin zu den biologisch wirksamen Formen des Vitamins D den essentiellen Vermittler dar. Zu den negativen Wirkungen zählen akute und chronische Schädigungen der Haut. Die durch UV-B induzierten akuten oder chronischen Schädigungen an Zellen der Epidermis, des Bindegewebes und der Blutgefäße sind DNS-, RNS-, Protein- und Zellmembranveränderungen, die auch bei der Karzinogenese eine Rolle spielen.

UV-B-Strahlen von mehr als einer minimalen Erythemdosis (MED) führen histologisch zu einer charakteristischen phototoxischen Veränderung an den epidermalen Keratinozyten. Dosisabhängig treten intra- und interzelluläres Ödem, dyskeratotische Zellen („sunburn cells", „Spiegeleizellen") auf. Die Gefäße im oberen Korium sind weitgestellt ohne ein wesentliches perivaskuläres entzündliches Infiltrat.

UV-A. Es kommt im natürlichen Sonnenlicht vor, erreicht die Erdoberfläche und löst in geringen Dosen weder Erythem noch Pigmentierung aus. Bei hohen Dosen kann es zu einem Erythem und zu einer *Sofortpigmentierung*, in Verbindung mit UV-B auch zu einem verstärkten Erythem (*Photoaugmentation*) kommen. UV-A kann in hohen Dosen auch ohne ein vorausgehendes Erythem zu einer direkten und bleibenden Pigmentierung führen. UV-A ist ebenfalls Bestandteil zahlreicher diagnostischer und therapeutischer Bestrahlungsgeräte. So haben Quecksilberdampflampen eine kräftige Emissionslinie bei 365 nm, und Fluoreszenzlampen, wie sie in Bestrahlungsgeräten für Phototherapie und Photochemotherapie benutzt werden, ihr Hauptemissionsspektrum im UV-A-Bereich.

UV-A reizt die Konjunktiven in kleinen Dosen nicht, wohl aber in Kombination mit photosensibilisierenden Medikamenten. UV-A durchdringt Fensterglas, so daß UV-A-bedingte Photodermatosen auch hinter einer Fenster- oder Autoscheibe ausgelöst werden können.

Im Gegensatz zu den UV-B-Strahlen führt UV-A in Dosen bis zu 100 J/cm² histologisch weder zu phototoxischen Veränderungen in der Epidermis, noch zu einer Weitstellung der Gefäße im oberen Bindegewebe.

Dosimetrie. Ähnlich wie in der Röntgentherapie existieren für UV-Strahlen definierte Einheiten:

Watt = Leistung oder Intensität der Lampe,
Watt × Sekunde = Joule (J),
Joule = Energiemenge.

Beispielsweise wird die Leistung einer Quecksilberlampe in Watt (W) oder Milliwatt (mW) angegeben, wobei diese pro Flächeneinheit, also W/m² (mW/cm²), ausgedrückt wird.

Die Einheit der Dosis, d.h. der eingestrahlten Energie (J) wird ebenfalls pro Flächeneinheit (Hautoberfläche) angegeben:

$$\frac{W \times s}{cm^2} = \frac{J}{cm^2}.$$

Somit wird bei Lichttestungen oder Lichttherapie die Dosis in J/cm² angegeben. Die Angabe der Bestrahlungszeit allein ist keine ausreichende Dosisangabe.

Dosismeßgeräte. UV-A- und UV-B-Meßgeräte werden als kleine Handgeräte angeboten. Sie sind aber relativ ungenau. Ein sehr viel genaueres Meßgerät im UV-Bereich, mit Meßköpfen für UV-A und UV-B ist das Gerät Centra (Osram). Ebenfalls genauere Meßinstrumente sind Bolometer (Thermopile), die in Verbindung mit einem Anzeigegerät Angaben in Watt oder Joule ermöglichen. Abstandgesetze und Zeitfaktoren müssen berücksichtigt werden.

Reparaturmechanismen in der DNS nach photobiologischer Schädigung

Drei Reparaturmechanismen für licht- und UV-geschädigte Zellen sind bekannt:

Photoreaktivierung
Nach Exposition mit sichtbarem und UV-Licht entstehen Pyrimidindimere durch Ausbildung eines Zyklobutanringes. Der beschädigte Molekülabschnitt wird in situ funktionell wieder hergestellt, ohne daß ein Kettenteil der DNS exidiert wird. Die Aufspaltung gelingt durch ein spezifisches Enzym unter Mitwirkung von Licht des Wellenlängenbereiches von 300–450 nm, daher der Ausdruck Photoreaktivierung.
Die klinische Relevanz dieses Mechanismus scheint beim Menschen gegenüber anderen Wirbeltierspezies fraglich.

Exzisionsreparatur
Der geschädigte DNS-Abschnitt wird entfernt und durch normale Nukleotide ersetzt, wodurch die normale DNS-Funktion wiederhergestellt ist. Dieser Mechanismus stellt die Grundlage der Exzisionsrepara-

tur dar, der in der Fachsprache auch „cut and patch", „schneiden und flicken" genannt wird. Der Vorgang fällt unter die sog. Dunkelreparatur („dark repair"), da für die Reparatur im Gegensatz zur Photoreaktivierung eine Mitwirkung von Licht nicht erforderlich ist. Die Exzisionsreparatur kann autoradiographisch sichtbar gemacht werden. 3H-Thymidin führt zu einer spärlichen Markierung („sparse labeling"). Dieses Phänomen wird auch als „unscheduled DNA-synthesis" bezeichnet. Da die ursprünglichen Basenpaarsequenzen wieder synthetisiert werden, entstehen keine Mutanten.

Patienten mit Xeroderma pigmentosum vom Typ A bis G haben eine gestörte Exzisionsreparatur, die zu der Annahme einer Korrelation zwischen Karzinogenese und fehlerhafter DNS-Reparatur bei dieser Erkrankung geführt hat.

Exzisionsreparaturmechanismus. Verallgemeinertes Modell für den Hauptweg der Exzisionsreparatur (vgl. Abb.): ① Das Enzym Endonuklease erkennt den Defekt (hier als zyklobutanartiges Pyrimidindimer dargestellt) und erzeugt einen Einschnitt in der schadhaften DNS-Kette. ② Die Neusynthese (breite Linie) beginnt durch die DNS-Polymerase und benutzt die gegenüberliegende DNS-Kette als Schablone. ③ Das beschädigte DNS-Segment wird durch eine Exonuklease herausgeschnitten. ④ Die Ligase vereinigt die ausgebesserte Stelle.

Die vertikalen Pfeile zeigen an, wo die Nukleasen in die geschädigte DNS-Kette einschneiden. Der horizontale Pfeil weist in die Richtung der Repairreplikation.

Postreplikationsreparatur
Der Schaden wird nicht direkt repariert. Er wird entweder ignoriert oder umgangen und die fehlende genetische Information wird durch ausreichende Information innerhalb der Zellen ausgeglichen. Zu einem späteren Zeitpunkt wird die entstandene Lücke durch Reparatursynthese geschlossen. Dieser Mechanismus arbeitet jedoch relativ fehlerhaft, so daß durch die Reparatur mehr Mutanten entstehen können als durch den primären UV-Schaden.

Erythem und Sonnenbrand. Es hat sich als praktisch erwiesen, die Dosis anzugeben, die im UV-B-Bereich ein gut sichtbares und abgrenzbares Erythem 24 h nach Lichtapplikation auslöst. Sie wird die *minimale Erythemdosis* (MED) genannt und ist die geringste UV-B-Dosis, welche gleichförmige Rötung mit scharfer Begrenzung auf der Haut erzeugt. Die Ermittlung der MED erfolgt mit Serien abgestufter Strahlungsdosen (sog. Lichttreppe). Das Verhältnis aufeinanderfolgender Dosen einer Lichttreppe sollte 1,4 betragen. Die Ablesung erfolgt nach 12–24 h. Die MED hängt vom Hauttyp und der Körperregion des Patienten ab. Getestet wird an nichtlichtexponierter und nichtgebräunter Haut, z.B. am Gesäß. Die Energiemenge, die 1 MED auslöst, hängt ferner von der Wellenlänge ab. Eine MED im Bereich von UV-B (300 nm) wird im Mittel durch $0{,}038-0{,}053 \text{ J/cm}^2$ ausgelöst; für eine MED im UV-C-Bereich (250 nm) benötigt man $0{,}02 \text{ J/cm}^2$ und im UV-A-Bereich etwa 1000mal mehr, zwischen 20 und 50 J/cm^2. Liegen keine näheren Angaben vor, bezieht sich die MED auf den UV-B-Bereich. An einem sonnigen, wolkenlosen Sommertag kann etwa die Menge einer 20fachen MED auf die Haut gelangen.

Minimale Phototoxizitätsdosis (MPD) ist die geringste UV-A-Dosis, die in Verbindung mit einer lichtsensibilisierenden Substanz eine gerade sichtbare gleichmäßige Rötung mit scharfer Begrenzung erzeugt. Auch die nachfolgende Pigmentierung in den Bestrahlungsfeldern kann zur Ablesung dieser MPD herangezogen werden. Die Ermittlung der MPD erfolgt ähnlich wie bei der MED mit Serien abgestufter Strahlungsdosen; Ablesung nach 48–72 h, weil erst dann die phototoxische Erythembildung ihren Höhepunkt erreicht. Die MPD wird bei der Einleitung der

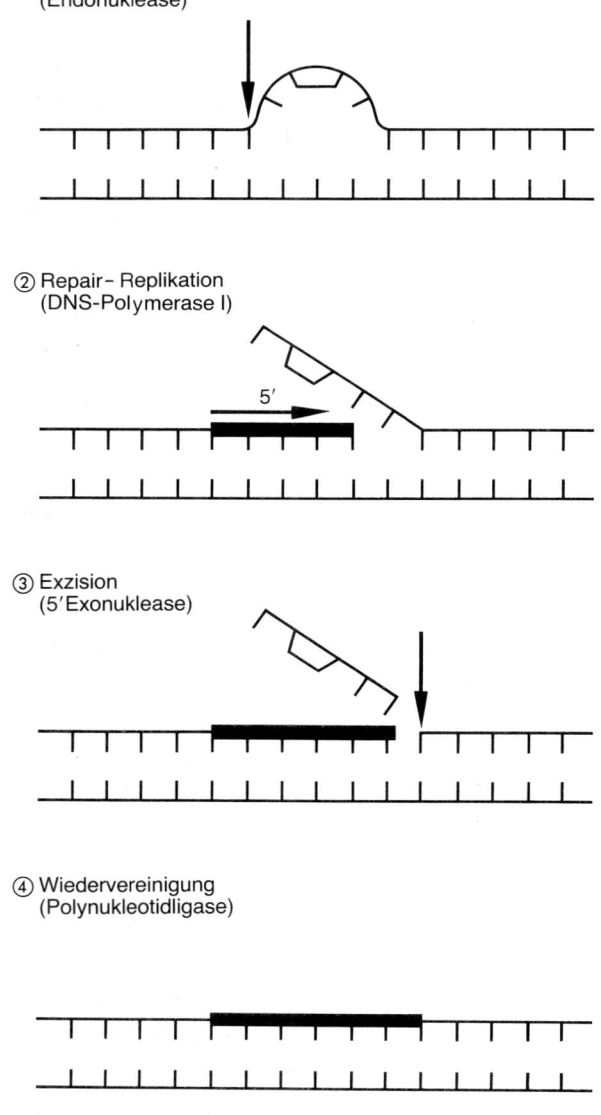

① Inzision (Endonuklease)

② Repair-Replikation (DNS-Polymerase I)

③ Exzision (5′ Exonuklease)

④ Wiedervereinigung (Polynukleotidligase)

Schema der Exzisionsreparatur

Photochemotherapie, z.B. bei der PUVA-Therapie (*P*soralen + *UV-A*-Licht) benutzt, kann aber analog auch beim Goeckerman-Schema (Goeckerman 1925) oder bei der Ingram-Technik (Ingram 1953) zur Psoriasisbehandlung benutzt werden. Die MPD soll dem Arzt zeigen, mit welcher UV-A-Dosis die erste (Ganzkörper-)Bestrahlung des Patienten bei festgelegter Medikamentendosis begonnen werden kann, ohne das Risiko einer Über- oder Unterdosierung einzugehen. Die MPD gibt nicht nur Aufschluß über den Grad des Erythems, sondern auch der Pigmentierung. Die MPD hängt wie die MED vom Hauttyp und von der Körperregion des Patienten ab. Getestet wird ebenfalls an nichtlichtexponierter und nichtgebräunter Haut, z.B. am Gesäß. Die MPD wird in J/cm^2 angegeben und liegt bei der PUVA-Therapie im Bereich von 0,2–2 J/cm^2.

Hauttypen. Unabhängig von der eingestrahlten Energiemenge durch das natürliche Sonnenlicht oder durch künstliche Strahlenquellen hängen die biologische Reaktion, d.h. Erythem, Sonnenbrand, Pigmentierung, Lichtschwiele, phototoxische Reaktionen und auch lichtbedingte Langzeitwirkungen wie aktinische Keratosen, Basaliome, Karzinome und Melanome, von dem jeweiligen Hauttyp ab. Die Einteilung in 6 Hauttypen entstammt der klinischen Beobachtung.

Tabelle: Klassifikation der Hauttypen, Hautreaktionen auf die erste 30minütige Sonnenexposition im Sommer

Typ	Sonnenbrand	Bräunung
I	Immer	Nie
II	Immer	Gelegentlich
III	Gelegentlich	Immer
IV	Nie[a]	Immer
V	Dunkelhäutige Rassen[a], Mittelmeerbewohner, Mexikaner, Indianer etc.	
VI	Neger[a]	

[a] Nach extremer UV-Exposition sind auch bei diesen Hauttypen Sonnenbrand sowie zusätzliche Pigmentierung möglich

Typ-I- und Typ-II-Personen haben oft eine helle Hautfarbe, blaue Augen und blondes oder rotblondes Haar sowie Sommersprossen. Jedoch haben manche Typ-I- und Typ-II-Personen auch dunkelbraunes Haar und braune oder grüne Augen. Typ-I- und Typ-II-Personen sind besonders gefährdet im Hinblick auf die Entwicklung chronischer Lichtschäden der Haut.

Pigmentierung. Durch Stimulierung der Melanozyten kommt die Pigmentierung (Bräunung, Sonnenbräune) zustande.
Es werden 2 Arten von Pigmentierung unterschieden:

Sofortpigmentierung (Direktpigmentierung, „*i*mmediate *p*igment *d*arkening = IPD) [Isolde Hausser 1938]

Unmittelbar nach oder sogar schon während der Bestrahlung im UVA-Bereich tritt eine aschgraue oder bräunliche Pigmentierung auf, die sich im Farbton deutlich von der kupfer-kaffeebraunen Pigmentierung durch UV-B (Sonnenbräune) unterscheidet. Sofortpigmentierung erfolgt im wesentlichen durch das längerwellige Spektrum zwischen 320–450 nm. Mehr als 1 J/cm^2, meist 5–15 J/cm^2, sind zur Auslösung dieses Phänomens erforderlich. Sofortpigmentierung gibt es nach einem ausgiebigen Sonnenbrand während der UVA-reichen Nachmittagsstunden, ebenso nach Applikation größerer UVA-Dosen im Rahmen der Photochemotherapie oder nach Benutzung einer sogenannten Sonnenliege oder eines Sonnenbettes zur kosmetischen Bräunung der Haut. Die Sofortpigmentierung verliert sich oft schon nach Minuten oder Stunden. Einmal applizierte hohe UV-A-Dosen oder wiederholt applizierte kleinere UV-A-Dosen können über eine Sofortpigmentierung auch zu einer Pigmentierung vom verzögerten Typ führen. Sofortpigmentierung beruht auf einer Verschiebung von Melanosomenkomplexen aus der perinukleären Region in die dendritischen Ausläufer der Melanozyten beziehungsweise in die Zellperipherie der Keratinozyten sowie einer Oxydation nicht gefärbter Melanin-Vorstufen.

Spätpigmentierung (indirekte Pigmentierung, verzögerte Pigmentierung, Sonnenbräune)
Sie tritt etwa 24–72 h nach UV-B-Applikation durch künstliche Lichtquellen oder natürliches Sonnenlicht auf. Wellenlängen um 297 nm haben die stärkste Pigmentierungskapazität. UV-B-Dosen von 1–2 MED führen zu Pigmentierung. Etwa 20–100 mJ/cm^2 monochromatischen Lichts bei 300 nm lösen eine indirekte Pigmentierung aus. Diese bleibt, je nach Ausmaß der Pigmentierung, Tage bis Wochen bestehen. Die Melaninbildung ist in ihrem quantitativen Ausmaß abhängig von genetischen sowie hormonalen Faktoren. Die melaninproduzierenden Zellen (Melanozyten) sitzen in der Basalzellregion der Epidermis. Etwa jede 5.–8. Basalzelle ist ein Melanozyt. Unter dem Einfluß der pigmentinduzierenden UV-Strahlung werden vermehrt Melanosomenkomplexe gebildet und innerhalb der Melanozyten in die Perikaryonregion und auch in die distalen Abschnitte der Melanozyten dispergiert. Die Melanozytenzellausläufer dringen in das Zytoplasma der anliegenden Keratinozyten vor, in die sie dann periodisch Melanosomenkomplexe abgeben. Ein Melanozyt und 36 Keratinozyten bilden zusammen die *epidermale Melanineinheit*. Die Zahl der epidermalen Melanineinheiten ist beim Menschen aufgrund topographischer Unterschiede der Melanozytenpopulation verschieden. Die Hautpigmentierung hängt daher von der Zahl und der Aktivität der epidermalen Melanineinheiten ab, die wiederum genetisch festgelegt sind. In einer epidermalen Basalzelle finden sich bei einem Neger etwa 400, bei einem hellhäutigen Mitteleuropäer dagegen nur etwa 100 Melanosomen. Bei Europäern, mongoloiden Rassen und amerikanischen Indianern sind die Melanosomen etwa 0,6 × 0,3 μm groß. Gewöhnlich

sind 2 oder mehrere Melanosomen von einer Membran umhüllt. Dagegen sind die Melanosomen bei negroiden Rassen oder den australischen Ureinwohnern mit 1,2 × 0,6 µm viel größer und liegen nicht in Komplexen verpackt, sondern einzeln im Zytoplasma. In Keratinozyten halten sich die Melanosomenkomplexe unterschiedlich lange, werden dort teilweise abgebaut und auf dem Weg der Hornzellbildung schließlich mit den Korneozyten (Hornzellen) abgestoßen. Korneozyten gebräunter Haut enthalten mehr Melaningranula als Korneozyten heller Haut von Typ I oder II.

Die fakultative Pigmentierung hängt von der Fähigkeit des betreffenden Menschen ab, durch Sonne oder künstliches Licht über den konstitutionellen Pigmentgehalt hinaus zu pigmentieren. Bei einigen Tieren unterliegt die Pigmentierung weitgehend hormonellen Einflüssen (β-MSH = melanozytenstimulierendes Hormon). Beim Menschen sind die hormonellen Zusammenhänge teilweise gesichert. Hormonell korrelierte Pigmentanomalien sind Hyperpigmentierungen der Mamillen und der Linea fusca während einer Schwangerschaft, chloasmaartige Pigmentierung durch hormonelle Kontrazeptiva und die dunkelbraune Pigmentierung bei M. Addison.

Photoaugmentation. Der ursprüngliche Gedanke, daß das UV-A durch seine Sofortpigmentierung evtl. eine photoprotektive Wirkung für UV-B-Strahlen liefert, erwies sich als falsch. Es ergaben sich vielmehr Hinweise auf eine Senkung der Erythemschwelle für UV-B bei Vor- und Nachbestrahlung mit langwelligem UV-A-Licht. Dieses Phänomen heißt Photoaugmentation und wird folgendermaßen definiert: Anwendung von langwelligem ultravioletten Licht (UV-A) in Dosen, welche eine Sofortpigmentierung hervorrufen, verstärkt die erythematogene Wirkung des mittelwelligen und kurzwelligen Lichtes (UV-B und UV-C) auf der Grundlage einer Addition oder einer Potenzierung. Klinisch zeigt sich schon nach der Anwendung von 1/2 MED UV-B und 1/2 IPD (UV-A) ein deutliches Erythem von mehr als einer MED. Histologisch liegen bei der Photoaugmentation zahlreiche lichtgeschädigte Zellen mit Dyskeratose und vakuolig aufgelockerte Zellen („sunburn cells", „Spiegeleierzellen") vor. Es wird angenommen, daß die Photoaugmentation eine wesentliche Rolle bei der Verstärkung des Sonnenbrandes, bei der chronischen Lichtschädigung der Haut einschließlich der Photokarzinogenese spielt.

Lichtschwiele [Miescher 1940]. Dieser Ausdruck ist nicht sicher definiert, er beinhaltet aber den Schutz vor erythemerzeugender bzw. pigmentierender UV-Strahlung. Wirksame Barrieren gegen erythemerzeugende UV-Stahlung sind besonders das Stratum corneum, in sehr viel geringerem Maße die in der Basalzellschicht und in den Zellen des Stratum Malpighi vorhandenen Melanosomenkomplexe. Ebenso geht in diesen Faktor die Epidermisdicke (Akanthose) ein. Die 15–20 Lagen von Hornzellen an der Rumpfhaut sind eine ungenügende, die 80–200 Zellagen der Handfläche eine ausgezeichnete Schutzbarriere. Wiederholte UV-Applikation verdickt die Hornschicht direkt ohne vorausgehende entzündliche Veränderungen oder indirekt über entzündliche Vorgänge am Epithel (Sonnenbrand). Verdickung der Hornschicht, Akanthose und Vermehrung von Melanin bedingen zusammen einen guten Lichtschutz. Die Lichtschwiele bleibt wochenlang bestehen und wird in den sonnenarmen Jahreszeiten wieder abgebaut.

Lichtquellen. In der Dermatologie wird eine ganze Reihe von Apparaten zu diagnostischen und auch therapeutischen Zwecken benutzt.

Auswahl von Geräten, die zur Testung geeignet sind:

Gerät	Hauptsächlicher UV-Anteil
Blacklight-bluelight-UV-A-Kabinen (Waldmann PUVA F 85, Philips TL/09/10)	UV-A
Fluoreszenzlampen (Philips TL/12, Sylvania F 75, Westinghouse FS 20)	UV-B + UV-A
Metallbrenner (SUP)	UV-B + UV-A
UVASUN 3000 oder 5000	UV-A
Kromayer-Lampe (wassergekühlte Quecksilberdrucklampe, außer Handel)	UV-C, UV-B, UV-A
Xenondrucklampe (Solar simulating radiation)	UV-C, UV-B, UV-A
Superlite-UV mit Flüssigkeitslichtleiter (Quecksilberhöchstdrucklampe)	UV-B, UV-A

Alle diese Geräte haben ein breites Spektrum. Einengung der Spektren ist durch Filter möglich, jedoch sinkt dadurch die Leistung erheblich ab; die Bestrahlungszeiten zur Erzielung der gewünschten Dosis sind lang. Schwierig ist die Applikation hoher UV-A-Dosen mit konventionellen Lichtgeräten; um 20–40 J/cm^2 zu applizieren, benötigt man etwa 20–60 min Bestrahlungszeit. Einen Fortschritt hat das Gerät UVA-SUN gebracht.

Monochromatoren als Prismen- oder Gittermonochromatoren liefern wahlweise sehr enge Spektren, die von der Art der Lichtquelle abhängig sind. Der Brenner in einem Monochromator kann z.B. eine Quecksilberhochdrucklampe oder Xenonlampe sein. Monochromatoren sind zur Bestimmung des Aktionsspektrums photosensibilisierender Medikamente geeignet; nachteilig ist die lange Bestrahlungszeit und das kleine Bestrahlungsfeld. Für diagnostische Zwecke hat sich ein Gittermonochromator (Bausch & Lomb, USA) bewährt.

Testverfahren

Phototest. Manche Dermatosen werden allein durch Licht ausgelöst, beispielsweise eine Lichturtikaria oder polymorphe Lichtdermatose. Daneben gibt es Dermatosen, die nur durch die Kombination von Allergenzufuhr und Licht ausgelöst werden, z.B. ein

photoallergisches Ekzem oder eine persistierende Lichtreaktion. Entsprechend werden erstere mit Licht allein, letztere mit Allergen und Licht zusammen getestet. Ziel der Tests ist die Auslösung der pathognomonischen Hautveränderungen en miniature.
Auch manche phototoxischen Reaktionen, bei denen das sensibilisierende (unbekannte oder bekannte) Agens als Metabolit ständig im Körper vorkommt, werden durch Licht allein getestet. Dazu zählen die erythropoetische Protoporphyrie (Sensibilisator: Porphyrine) oder die Hydroa vacciniformia (unbekannter Sensibilisator).

Minimale Testdosis. Die zur Auslösung des Krankheitsbildes unter den täglichen Lebensbedingungen oder im Labor im Testareal erforderliche minimale Dosis wird in J/cm² entsprechend der Wellenlänge angegeben, sofern dies möglich ist. Die auslösende Dosis schwankt erheblich, von $<0,1$ J/cm² bei Urticaria solaris bis >40 J/cm² bei manchen phototoxischen und photoallergischen Reaktionen.

Tabelle: Durchschnittliche UV-A-Mindestdosen zur Auslösung einer Testreaktion

Diagnose	Durchschnittlich erforderliche UV-A-Mindestmenge in J/cm²
Urticaria solaris	0,05– 0,5
Photoallergische Kontaktdermatitis	1 – 10
Phototoxische Kontaktdermatitis	1 – 40
Hämatogene Photoallergie	1 – 10
Persistierende Lichtreaktion	0,5 – 5
Polymorphe Lichtdermatose	40 –100
Hydroa vacciniformia	40 – 60

Photopatchtest (belichteter Epikutantest). Die fraglichen Photoallergene werden im Duplikat wie in einem normalen Epikutantest unter standardisierten Bedingungen (Alu-Test-Pflaster) auf die Rückenhaut aufgetragen. Die häufigsten Photoallergene sind in sog. Photopatchtestblocks zusammengefaßt. Absolut lichtundurchlässige Substanzen (aluminiumbeschichtete Alu-Test-Patches oder Normaflex Plastik Pflaster, Dr. Hessle, Wien) sind erforderlich, um einen maskierten Photopatchtest zu vermeiden. Ein maskierter Photopatchtest entsteht, wenn die zu testenden Allergene nicht genügend vor einfallendem Licht geschützt werden, so daß ein belichteter Photopatchtest entsteht, der beim Abnehmen des Pflasters fälschlicherweise als allergische Kontaktdermatitis abgelesen wird, obwohl er durch das Licht und nicht allein durch den epikutanen Kontakt mit dem Medikament ausgelöst wurde. Nach 6–24 h wird eine Patchtestreihe geöffnet und mit einer genügend hohen Dosis UV-A bestrahlt. Festgelegte Mindestdosen gibt es nicht, wir verwenden 5–10 J/cm² UV-A. Unmittelbar anschließend wird die belichtete Patchtestreihe wieder lichtdicht verschlossen und nach weiteren 24 h (also 48 h nach Auflage der Testsubstanzen) abgelesen. Die Kontrollen bleiben 48 h okklusiv und lichtdicht geschlossen und werden nach dieser Zeit und nach 72 h abgelesen (Ausschluß einer allergischen Kontaktdermatitis).

Kontrollen. Unbelichteter Epikutantest und alleinige Bestrahlung eines Hautareals mit UV-A ohne Testsubstanzen.

Sonderfälle. Urtikarielle Sofortreaktionen der Photoallergie werden innerhalb der ersten 20 min nach Bestrahlung (Beispiel: Phenothiazine), ekzematoide Spätreaktion 72 h und später nach der Bestrahlung abgelesen.

Lichtprovozierte Hautreaktionen

Unter lichtprovozierten Hautreaktionen versteht man Hautkrankheiten, für die das Licht, speziell das Sonnenlicht, aber auch Langzeitanwendung hochintensiven künstlichen Lichtes, den entscheidenden ätiologischen Faktor darstellt. Bedeutsam sind bestimmte Bereiche des UV-Spektrums (280–400 nm) und des sichtbaren Lichtes (400–800 nm). Der Wellenbereich, der zu einer bestimmten Reaktion führt, heißt das *Aktionsspektrum*. Es ist wichtig, das Aktionsspektrum zu ermitteln, um entsprechende therapeutische und prophylaktische Maßnahmen durchführen zu können. Phototoxische Reaktionen, wie Sonnenbrand, können durch UV-B- und UV-A-absorbierende und -reflektierende Lichtschutzmittel vermieden werden. Photoallergische Reaktionen werden am häufigsten durch langwelliges UV-A ausgelöst, so daß entsprechend andere Maßnahmen getroffen werden müssen. Eine erythropoetische Protoporphyrie hat ein breites Aktionsspektrum und wird durch UV-A und auch durch sichtbares Licht provoziert; daher ist in diesem Fall ein ganz anderer Lichtschutz erforderlich. Bewährt haben sich β-Carotin (Carotaben) oder lichtundurchlässige abdeckende Zubereitungen (Make-up).
Vermeidung der Lichteinwirkung führt zu Abheilung. Einmal gesetzte Lichtschäden, wie beim Xeroderma pigmentosum, sind allerdings irreversibel. Lichtprovozierte Hautveränderungen treten nur an lichtexponierten Stellen auf.
Lichtprovozierbare Reaktionen können an normaler Haut, an erkrankter Haut und als eigentliche Lichtdermatosen vorkommen (vgl. Tabelle, S. 351).

Einteilung der Lichtdermatosen
Eine allgemein verbindliche, international übliche Klassifikation von Lichtdermatosen existiert nicht. Die Einteilungen sind verschieden, je nachdem ob klinische oder pathogenetische Gesichtspunkte im Vordergrund stehen. Wir halten uns im wesentlichen an die Klassifikation von Magnus. Es werden *primäre* und *sekundäre Lichtdermatosen* unterschieden.
Zu den *primären Lichtdermatosen* zählen alle lichtinduzierten Hautveränderungen und Hauterkrankungen, die ohne Photosensibilisator auftreten. Zu den *sekundären Lichtdermatosen* gehören alle die Erkrankungen, bei denen ein Photosensibilisator bekannt

Tabelle: Lichtprovozierte Reaktionen an normaler Haut

Schädigungsart	Hautschäden
Akut	Sonnenbrand
	Pigmentierung (direkt, indirekt)
	Photoaugmentation
	Akneiformes Exanthem (Mallorca-Akne, Acne aestivalis)
Chronisch	Elastose
	Altershaut
	Landmannshaut
	Seemannshaut
	M. Favre-Racouchot
	Lichtschwiele
	Präkanzerosen
	Aktinische Keratose
	Lentigo maligna
	Malignome
	Basaliom (manche Formen)
	Spinozelluläres Karzinom (manche Formen)
	Lentigo-maligna-Melanom

oder bisher noch nicht bekannt ist. Der Photosensibilisator kann endogen im Körper als Stoffwechselprodukt auftreten (Porphyrien) oder als körperfremde Substanz lokal, enteral oder parenteral zugeführt werden (medikamentös bedingte photoallergische Kontaktdermatitis). Zu den sekundären Lichtdermatosen im weiteren Sinne zählen Erkrankungen, bei denen entweder ein Enzymdefekt oder der Verlust körpereigener Schutzfunktionen (Melaninpigmentierung) vorliegen.

Lichtprovozierte Reaktionen an normaler Haut
Diese Gruppe ist die größte unter den lichtprovozierten Reaktionen überhaupt. Sie stellen ein großes medizinisches Problem dar, weil dazu Sonnenbrand, lichtbedingte Alterung der Haut, und lichtbedingter Krebs gehören.
Auch die durch ionisierende Strahlen (wie Röntgen- oder Kobaltstrahlen) induzierten Hautschädigungen im Sinne der Radiodermatitis und des Röntgenoderms gehören im weiteren Sinne in dieses Kapitel, werden jedoch hier nicht näher besprochen.

Akute lichtprovozierte Reaktionen an normaler Haut

Dermatitis solaris
Synonym. Sonnenbrand.

Definition. Sonnenbrand wird durch die am stärksten erythemerzeugenden Wellenbereiche des UV-B-Lichtes ausgelöst. Das Erythem ist prostaglandinvermittelt. Histologisch kommt es zu einer Schädigung epithelialer Keratinozyten (dyskeratotische Zellen, „Spiegeleizellen").

Vorkommen. Häufige Reaktion der Haut, direkt abhängig vom genetischen fixierten Hauttyp sowie von Umwelteinflüssen (Jahreszeit, Witterungsverhältnisse, Dauer der Lichtexposition).

Ätiologie und Pathogenese. Sonnenbrand wird durch zu intensive Bestrahlung mit Sonnenlicht oder einer UV-B enthaltenden Lichtquelle bei einer im übrigen normalen Lichtempfindlichkeit der Haut (Hauttypen I–VI) ausgelöst. Besonders reich an UV-Strahlen ist Sonnenlicht – wegen fehlender UV-absorbierender Staub- und Dunstteilchen – an der See und im Hochgebirge. Hinzu kommt die Reflektion des erythemerzeugenden UV-Spektrums durch Schnee, Wasser und Sand. Die Intensität der Hauterscheinungen ist abhängig von der Strahlenintensität der Sonne (oder der künstlichen UV-Quelle), der Bestrahlungsdauer, der Hornschichtdicke und dem Pigmentierungsgrad des bestrahlten Hautareals. Ein klinisch manifester Sonnenbrand entspricht meist einer mehrfachen MED. Bei wolkenlosem Himmel im Hochsommer um die Mittagszeit wird als Faustregel eine MED in etwa 20 min erreicht, so daß bei entsprechender Verweildauer in der Sonne während eines ganzen Tages mehr als eine 20fache MED aufgestrahlt werden kann. Die erythemerzeugende UV-Strahlung liegt zwischen 240 und 320 nm, wobei Wellenlängen <297 nm nicht mehr die Erdoberfläche erreichen. Zwischen 295 und 315 nm liegen die am stärksten erythemerzeugenden Strahlen. Das sichtbare Hauterythem wird durch Gefäßweitstellung im subepithelialen Bindegewebe bedingt. Der Mechanismus des UV-Erythems ist, wie erwähnt, an Prostaglandine als Entzündungsmediatoren gebunden. Prostaglandininhibitoren wie Indometacin und Salizylsäure können das UV-Erythem weitgehend unterdrücken, haben jedoch keinen Einfluß auf die Entstehung von UV-geschädigten Keratinozyten.

Klinik. Sonnenbrand stellt sich akut nach 4–6 h ein, erreicht seinen Höhepunkt nach 12–24 h und klingt nach 72 h wieder ab. Das maximale UV-Erythem nach Bestrahlung mit künstlichen UV-Quellen wird meist nach 24 h abgelesen. Zustande kommt eine auf den Ort der Bestrahlung begrenzte toxische Kontaktdermatitis mit metachroner Polymorphie. Zuerst entsteht eine intensive Hautrötung mit ödematöser Schwellung und Hitzegefühl, danach bilden sich Bläschen und Blasen. Es folgt ein nässendes und krustöses

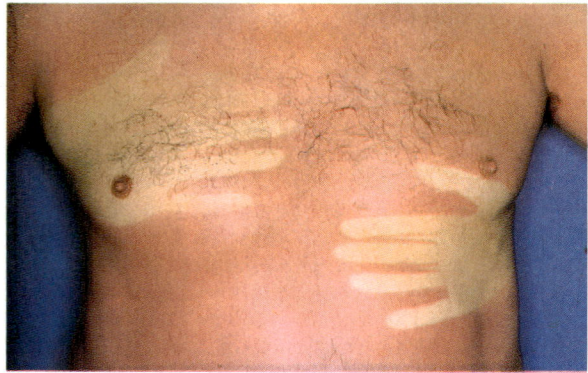

Dermatitis solaris, Stadium erythematosum

Stadium, welches in Schuppung und schließlich in Abheilung übergeht. Bei geringerem Sonnenbrand folgt nur Schuppung auf die entzündliche Rötung. Danach kommt es zur Pigmentierung der Haut. Bei sehr starker Sonneneinstrahlung, verbunden mit Hitzestau, kann allgemeines Unwohlsein mit Fieber, Übelkeit, Erbrechen, Kopfschmerzen und Kreislaufkollaps hinzukommen.

Melaninpigmentierung. Die von der UV-A-Einwirkung bekannte Sofortpigmentierung spielt beim akuten Sonnenbrand keine Rolle. Die Spätpigmentierung, die Sonnenbräune, kommt durch Melaninneubildung zustande.

Histopathologie. 12–72 h nach Einwirkung des UV-Lichtes finden sich dosisabhängig im unteren und mittleren, weniger im oberen Stratum Malpighi eosinophile dyskeratotische Zellen mit pyknotisch zusammengeschrumpften Kernen und einem blaß-leer aussehenden Zytoplasma („Spiegeleizellen"). Die fokale Zellnekrose kann bei intensiver UV-Einwirkung in ausgedehnte Epithelzellnekrosen übergehen und bis zur Blasenbildung führen. Die Blutgefäße im oberen Korium sind weitgestellt.

Verlauf und Prognose. Gut.

Differentialdiagnose. Ein Sonnenbrand kann gelegentlich durch eine phototoxische Medikamentenreaktion überlagert sein. Tetrazykline, so Demethylchlortetrazyklin (Ledermycin) und Psoralen (z.B. 8-MOP, weniger 5-MOP oder Trimethylpsoralen) können nach lokaler oder oraler Zufuhr zu massiven phototoxischen Reaktionen führen, einschließlich subungualer Hämorrhagien und phototoxischer Onycholyse an Fingern und Zehen.

Therapie
Innerlich: Nur bei schweren Sonnenbrandreaktionen Glukokortikosteroide oder Antiphlogistika vom Typ Oxyphenbutazon (Tanderil) oder Indometazin (Amuno).
Äußerlich: Die Behandlung entspricht der einer toxischen Kontaktdermatitis. Bei initialem Sonnenbrand hat sich die äußerliche Anwendung von Puder oder Glukokortikoiden in Form von Cremes, Schaum oder milchigen Zubereitungen und von feuchten Umschlägen bewährt. Zusätzliches Auftragen von Lotio zinci lindert Juckreiz und erzeugt Kühlung.

Sonderform: Keratokonjunktivitis. Bei sehr starker Sonnenbestrahlung kann es zu einer *Keratoconjunctivis photoelectrica* (photogenica) (Schneeblindheit) kommen. UV-B, insbesondere kurzwellige UV-B-Strahlen, und das nur von künstlichen Strahlen stammende UV-C (Raumentkeimungslampen) wirken besonders stark reizend auf die Konjunktiven.

*Chronische lichtprovozierte Reaktionen
an normaler Haut*
Chronische Lichtexposition führt an der Haut zu verstärkter Melaninproduktion und somit zu Hyperpigmentierung. Hinzu kommt eine Verdickung der Epidermis und der Hornschicht (Lichtschwiele). Beide Faktoren bilden den wesentlichen Lichtschutz. Die Hyperkeratose ist besonders wirksam; so bildet eine etwa 100 µm dicke Hornschicht an Handinnenflächen und Fußsohlen einen praktisch vollkommenen UV-Schutz.

Jahrelange Lichtexposition ist bei vielen Menschen verantwortlich für fleckige Hyper- und Depigmentierungen, aktinische Keratosen, Teleangiektasien, aktinische Elastosen, Veränderungen, die bei pigmentgeschützten Negern kaum zu finden sind. Im ganzen sind diese an unbedeckten Hautarealen sich entwickelnden Erscheinungen als Altershaut, Seemannshaut oder Landmannshaut bekannt, auf denen sich später nicht selten Präkanzerosen und epitheliale Neubildungen (Karzinome) entwickeln können. Auch maligne melanozytische Bildungen, wie Lentigo maligna und Lentigo-maligna-Melanom, entstehen ausschließlich in chronisch lichtexponierter Haut.

Lichtprovozierte Reaktionen an erkrankter Haut
Im Unterschied zu den eigentlichen lichtbedingten Dermatosen sind lichtbeeinflußbare Dermatosen Hauterkrankungen, die durch Licht provoziert oder verschlimmert werden können. Dies gilt z.B. für den Lupus erythematodes chronicus discoides und für den Lupus erythematodes visceralis, die sich durch starke Insolation in sonnenreichen Monaten akut oder subakut verschlechtern können. Bekannt ist auch das Auftreten von Herpes simplex nach Sonneneinstrahlung (Herpes solaris, Gletscherbrand). Bei manchen Hauterkrankungen kommt es nach Lichtexposition zum Köbner-Phänomen, beispielsweise bei M. Darier, selten auch bei Psoriasis vulgaris.

Durch Licht provozierbare Dermatosen

Dyskeratosis follicularis (M. Darier)
Disseminierte, oberflächliche aktinische Porokeratose (Chernovsky und Freeman)
Periorale rosazeaartige Dermatitis
Lichen ruber planus actinicus
Herpes simplex
Granuloma annulare
Lupus erythematodes chronicus discoides
Lupus erythematodes visceralis
Rosazea
Seborrhoisches Ekzem
Atopisches Ekzem (selten)
Psoriasis (selten)
Morbus Hailey-Hailey
Pemphigus foliaceus
Pemphigus erythematosus
Bullöses Pemphigoid

Die Regel, daß Hauterkrankungen sich durch Sonne verschlechtern, gilt jedoch nicht immer. Manche Patienten mit atopischem Ekzem, Psoriasis vulgaris, Acne vulgaris etc. weisen in der sonnenreichen Jahreszeit oder unter einer entsprechenden Lichttherapie deutliche Besserung des Hautbefundes auf. Die Ansprechbarkeit mancher Hauterkrankungen auf UV-Strahlen wird therapeutisch genutzt.

Lichttherapeutisch beeinflußbare Hautkrankheiten
Akne
Psoriasis vulgaris
Mycosis fungoides
Atopisches Ekzem

Sekundäre, durch Licht- und Röntgenstrahlen beeinflußte Dermatosen

Von den wichtigsten in der folgenden Tabelle aufgeführten sekundären Lichtdermatosen werden hier nur das Xeroderma pigmentosum, phototoxische und photoallergische Reaktionen, sowie die polymorphe Lichtdermatose und die Hydroa vacciniformia besprochen. Die übrigen lichtprovozierten Reaktionen werden an anderer Stelle abgehandelt.

Xeroderma pigmentosum [Kaposi 1870]

Definition. Sehr seltene, genetisch fixierte, lichtprovozierte und meist tödlich verlaufende, multiforme Hautkrankheit mit einer in früheste Lebensabschnitte vorverlagerten Altershaut und Entwicklung zahlreicher maligner Hauttumoren.

Vorkommen. Sehr selten. Rezessive Vererbung, häufig bei Konsanguinität der Eltern.

Ätiologie und Pathogenese. Es handelt sich um eine abnorme Reaktion der UV-bestrahlten Haut. Cleaver beschrieb 1968 erstmals den weitgehend gestörten Exzisionsrepairmechanismus von Thymindimeren. Seitdem sind mehrere Xeroderma-pigmentosum-Varianten beschrieben worden. Es wird spekuliert, daß der gestörte Repairmechanismus direkt oder indirekt mit den für diese Patienten so pathognomonischen Karzinomen, Melanomen und malignen Weichteiltumoren zuammenhängt. Dagegen spricht allerdings, daß einige Patienten ein völlig normal ablaufendes Dunkelrepairsystem besitzen. Schließlich wurde ein Defekt im Exzisionsreparaturmechanismus (Fehlen der Endonuklease) gefunden. Inwieweit die Ausbildung von Pyrimidindimeren mit Neoplasien der Haut direkt in Zusammenhang steht, ist noch nicht sicher geklärt. Gesichert ist der direkte schädigende Einfluß des UV-Lichts, wobei UV-C (nur unter Laborbedingungen), UV-B und UV-A sicherlich einen DNS-Schaden setzen.
Unter Ausschluß von Sonnenlicht aufgewachsene Kinder mit verlagerter Tag-Nacht-Tätigkeit haben gezeigt, daß maligne Hauttumoren und letaler Ausgang sicherlich günstig beeinflußt, wenn nicht sogar vermieden werden können.

Klinik. Xeroderma pigmentosum wird aufgrund klinischer Merkmale und molekularbiologischer Befunde in 8 Gruppen eingeteilt: A, B, C, D, E, F, G und eine Xeroderma-pigmentosum-Variante. Bei den Gruppen A–G liegt jeweils ein anderer Defekt in der frühen Phase des Exzisionsreparaturmechanismus der DNS auf UV-Licht vor. Dieser Defekt ist in vielen Zellinien (Epidermiszellen, Lymphozyten, Fibroblasten) nachweisbar.
Die 8. Gruppe, die *Xeroderma-pigmentosum-Variante,* weist einen Defekt der Ligierung von nieder-

Tabelle: Sekundäre Lichtdermatosen

Ursache	Hautschaden
Enzymdefekte	Hartnup-Syndrom Phenylketonurie Xeroderma pigmentosum De-Sanctis-Caccione-Syndrom
Verlust körpereigener Schutzfunktionen	Vitiligo Albinismus Chediak-Higashi-Syndrom
Photosensibilisator durch körpereigene Stoffwechselprodukte	Porphyrien
Genodermatosen mit erhöhter Lichtempfindlichkeit	Bloom-Syndrom Cockayne-Syndrom Rothmund-Thomson-Syndrom Chédiak-Higashi-Syndrom
Genodermatose mit erhöhter Empfindlichkeit auf Röntgenstrahlen	Ataxia teleangiectatica (Louis-Bar-Syndrom)
Durch körperfremde Substanzen	Phototoxische Reaktionen Photoallergische Reaktionen
Noch unbekannte körpereigene Photosensibilitoren	Persistierende Lichtreaktion Polymorphe Lichtdermatose Hydroa vacciniformia

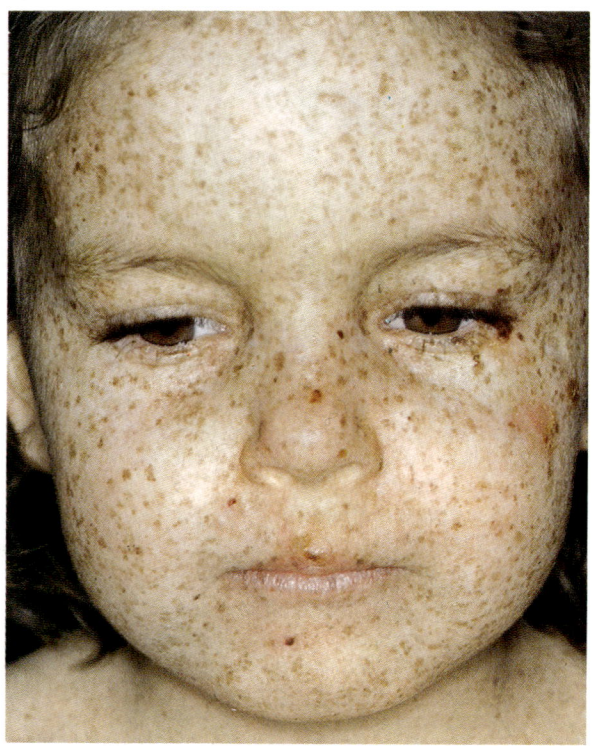

Xeroderma pigmentosum

zu hochmolekularer DNS auf. Klinisch zeigen Patienten mit Xeroderma-pigmentosum-Variante, im Gegensatz zu den Gruppen A–G, eine spätere Erstmanifestation der Hautveränderungen und der Tumorentwicklung. Der Gesamtverlauf ist bedeutend günstiger. Auch diese Variante wird autosomal-rezessiv vererbt. Die früher übliche Bezeichnung *pigmentiertes Xerodermoid* sollte zugunsten des Ausdrucks Xeroderma-pigmentosum-Variante aufgegeben werden.

Schon bei Kleinstkindern entstehen an unbedeckter Haut (Gesicht, Hals, Hände, Arme) deutlich an die Sommermonate gebundene Erytheme und hellbraune bis schwarze, dichtstehende, sommersprossenartige Pigmentflecken sowie flächenhafte, an Lentigo maligna erinnernde Herde. Die Haut wird buntscheckig (poikilodermatisch) durch fleckige Hyper- und Depigmentierungen, fleckige Erytheme, Teleangiektasien und Hautatrophien. Durch letztere kommt es zu Lidektropionierung und Mikrostomie. In gleicher Weise wie bei chronisch-lichtexponierter Altershaut entwickeln sich schon im jugendlichen Alter aktinische Keratosen mit erheblicher Tendenz zur Entartung in spinozelluläre Karzinome. Auch Keratoakanthome, Basaliome, maligne Melanome und/oder Sarkome kommen in den hochgradig lichtgeschädigten Hautarealen vor. Meistens sterben die Patienten an Malignomen bereits vor Abschluß des 3. Lebensjahrzehnts.

Symptome. In die Jugend vorverlagerte chronisch lichtexponierte Altershaut mit dem ganzen Spektrum aktinisch bedingter prämaligner und maligner, teilweise metastasierender Tumoren. Das Allgemeinbefinden der Patienten ist häufig reduziert; Minderwuchs und geistige Defekte kommen vor.

Histopathologie. Poikilodermie und unterschiedlich lichtgeschädigte Zellen im Epithelband sowie UV-bedingte Tumoren. Der gestörte Exzisionsrepairmechanismus kann autoradiographisch an Epidermis- und Bindegewebszellen nachgewiesen werden.

Verlauf. Zunehmende Verschlechterung mit frühzeitigem letalen Ausgang, sofern nicht auf konsequenten UV-Schutz und frühzeitige Tumortherapie geachtet wird.

Differentialdiagnose. Xeroderma-pigmentosum-Variante: Hier treten Hautveränderungen erst nach der Pubertät oder oft noch wesentlich später auf; daher die frühere Bezeichnung *Xeroderma pigmentosum tardivum*. Die eigenständige Natur dieses Krankheitsbildes ist noch nicht gesichert. – *De-Sanctis-Cacchione-Syndrom* mit Oligophrenie, hereditärer spinaler Ataxie, Hypogonadismus, proportioniertem Minderwuchs und Xeroderma pigmentosum.

Prophylaxe. Eine offenbar wirksame Prophylaxe neuer Hauttumoren kann neuerdings durch oral gegebenes aromatisches Retinoid (Tigason) versucht werden. Die Dosis beträgt etwa 0,2–0,5 mg/kg KG. Diese prophylaktische Behandlung muß wahrscheinlich ständig durchgeführt werden.

Therapie. Nur zeitlebens absolutes Meiden der auslösenden UV-Strahlung bewahrt die Patienten vor dem sonst unabwendbaren malignen Verlauf. Verlagerung des Tages- in einen Nachtrhythmus, Schutzkleidung, Lichtschutzmittel. Dazu ist ständige ärztliche Überwachung mit frühzeitigem Entfernen aller prämalignen und malignen Tumoren durch Exzision, Kürettage, Kryotherapie etc. angezigt.

Sekundäre Lichtdermatosen durch photosensibilisierend wirkende körperfremde Substanzen

Diese Hautreaktionen werden in 2 große Gruppen, nämlich phototoxische und photoallergische Reaktionen eingeteilt.

Phototoxische Dermatitis

Definition. Photochemisch ausgelöste entzündliche Hautreaktion im belichteten Bereich ohne immunologische Grundlage. Manifestation meist als Dermatitis.

Vorkommen. Viel häufiger als photoallergische Reaktionen. Das Prinzip der Phototoxizität wird auch therapeutisch genutzt (PUVA).

Ätiologie und Pathogenese. Während beim Sonnenbrand eine rein quantitative Strahlenüberdosierung vorliegt, bedarf es zur Auslösung einer phototoxischen Reaktion eines Photosensibilisators in Gegenwart von Licht. Photosensibilisierende Substanzen können endogen entstehen (z.B. Porphyrine) oder exogen über die Haut, den Magen-Darm-Trakt oder parenteral (z.B. Medikamente) zugeführt werden.

Tabellarische Übersicht

Pathogenese phototoxischer und photoallergischer Hautreaktionen

Substanz und Lichtenergie
↙ ↘

Phototoxische Reaktion	Photoallergische Reaktion
↓	↓
Aufnahme von Energie	Umwandlung der Substanz durch Licht in ein neues Hapten
↓	↓
Übertragung von Energie (Bildung von Peroxiden, freien Radikalen und Wärme)	Kopplung mit Protein zum Vollantigen
↓	↓
Toxische Zellschädigung	Immunologische Sensibilisierung
↓	↓
Akute phototoxische Kontaktdermatitis	Photoallergische Reaktion
	↓
	Akute photoallergische Kontaktdermatitis oder chronisches photoallergisches Kontaktekzem

Tabellarische Übersicht

Klinische Charakteristika phototoxischer und photoallergischer Reaktionen

Charakteristika	Phototoxizität	Photoallergie
Häufigkeit	Häufig	Selten
Latenz zwischen erster Exposition und Hautreaktion	Fehlt	Vorhanden
Lichtdosis (meist UV)	Meist hoch, selten niedrig	Meist niedrig, selten hoch
Aktionsspektrum	Eng, meist im langwelligen UV-Licht (UV-A)	Breit, meist im langwelligen UV-Licht (UV-A)
Voraussetzung für Rezidive	Licht und Lichtsensibilisator	Licht und Photosensibilisator (am häufigsten) Nur Licht ohne weitere Photosensibilisatorzufuhr (selten), z.B. persistierende Lichtreaktion
Effloreszenzen	Verstärkter Sonnenbrand, Erytheme, Blasen, Pigmentierung	Polymorph; Erythem, Papulovesikel, Blasen, Pigmentierung, Lichenifikation
Exazerbation	Fehlt	Streuherde in unbestrahlten Hautarealen, Aufflammreaktion in früheren Testarealen
Photopatchtest	Begrenzt auf Testareal, Reaktion häufig sofort oder nach 1–24 h; Decrescendotyp	Begrenzt auf Testareal, häufig Streuphänomene; Reaktion häufig verzögert; Crescendotyp. Allergische Reaktionen morphologisch, histologisch und immunologisch. Transfertests möglich; bei Reexposition schnelle und intensivere Reaktion; Kreuzreaktion mit chemisch verwandten Stoffen

Phototoxisch wirksame Substanzen

	Stoffgruppe	Vorkommen
Lokal	Teer	Berufsstoffe, Therapeutika
	Eosin	HE-Färbung, früher Lippenstiftfarbe
	5-Methoxypsoralen (Bergapten)	Pflanzen, (Knorpelmöhre, Ammi majus Linn, Schierlingskraut) Sonnenschutzmittel Bergasol
	8-Methoxypsoralen	Meladinine (Therapeutikum)
Oral oder parenteral	Tetrazykline	Vor allem Demethylchlortetrazyklin (Demeclocyclin-HCl = Ledermycin), selten Doxyzyklin (Vibramycin)
	Phenothiazine	Atosil, Megaphen, Neurocil u.a.
	Griseofulvin	Likuden, Fulcin, Polygris
	Nalixidinsäure	Nogram
	Furokumarine	Meladinine, Oxsoralen
	*D*imethyl*t*riazeno*i*midazolcarboxamid	DTIC (Zytostatikum)

Imitation oder Exazerbation eines Krankheitsbildes durch phototoxisch wirkende Substanzen

Krankheit	Stoffe
Pellagroid	Isonikotinsäurehydrazid (Neoteben, Tebesium)
LE-artige Lichtdermatosen bzw. Exazerbation eines systemischen LE	Diphenylhydantoin, Phenytoin (Citrullamon, Epanutin, Phenhydan, Zentropil) Reserpin (Sedaraupin, Serpasil) Procainamid (Novocamid) Procain (Novocain und in Procain-Penicillin-G-Präparaten) Griseofulvin (Fulcin, Likuden, Polygris)
Porphyrie	Östrogene (Kontrazeptiva) Chloroquin (Resochin) Hexachlorbenzol (HCB, Fungizide)

Strahlendosen, die bei normaler Lichtempfindlichkeit der Haut reaktionslos toleriert werden, führen in Verbindung mit photosensibilisierenden Stoffen akut zu entzündlichen sonnenbrandähnlichen Hautreaktionen. Bekannt sind phototoxische Reaktionen nach örtlicher Applikation von Steinkohlenteer, von 8-Methoxypsoralen, 5-Methoxypsoralen, Trimethylpsoralen oder ähnlichen Furocumarinen, z.B. aus den Pflanzen Ammi majus Linn oder der Knorpelmöhre (Wirkungsprinzip bei der PUVA-Therapie); oder Akridinfarbstoffe (Trypaflavin, Rivanol, Flavidin) oder Eosin. Mit Teer oder 8-Methoxypsoralen behandelte Patienten dürfen sich deshalb dem Sonnenlicht nur wenig exponieren. Phototoxische Reaktionen bei Arbeitern in der Erdölindustrie und Teerverarbeitung sind bekannt.

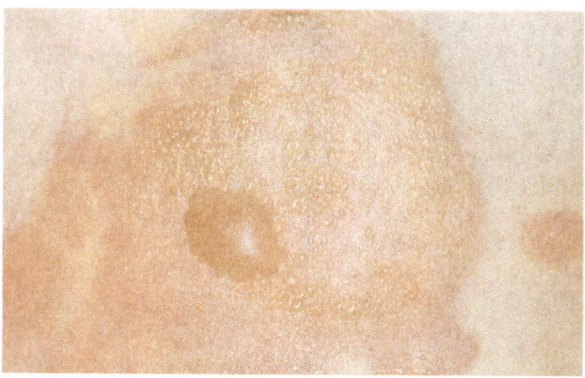

Phototoxische Kontaktdermatitis (8-Methoxypsoralen und Belichtung)

Klinik. Das klinische Bild ist das einer akuten Kontaktdermatitis in lichtexponierten Hautarealen mit Rötung, Ödem, Bläschen- oder Blasenbildung und nachfolgend oft starker Pigmentierung.

Diagnose. Anamnese und typischer Befund.

Berloque-Dermatitis [Freund 1916, Rosenthal 1924]

Definition. Streifenförmige oder diffuse Hyperpigmentierung nach örtlicher Anwendung von phototoxisch wirksamen Substanzen in Kosmetika und UV-Einwirkung.

Vorkommen. Bei Frauen häufiger.

Ätiologie und Pathogenese. Zahlreiche Duftstoffe in parfümierten Toilettenwassern, Kölnisch Wasser, Seifen, Cremes und Lotiones aus der Gruppe der Bergamottöle oder ähnliche ätherische Öle sind phototoxisch wirksam. In Verbindung mit Sonneneinstrahlung (UV-A) kommt es zu phototoxischen Reaktionen; starke Transpiration, feuchte Haut und Wind fördern die Entstehung.

Klinik. Nach Sonnenbestrahlung kommt es an der benetzten oder behandelten Haut einige Stunden später zu entzündlicher Rötung und Bläschen- bzw. Blasenbildung. Die Abheilung erfolgt unter lange persistierender Hyperpigmentierung. Bei geringer Lichtdosis kann das vesikuläre entzündliche Stadium auch ausbleiben und langsam eine direkte Hyperpigmentierung entstehen. Sitz der artefiziell wirkenden Erscheinungen sind meistens Gesicht, Hals, Brust und Rücken. Man findet braunrote oder tiefbraune Streifen, die dem Weg des herablaufenden Kölnisch-Wasser-Tropfens entsprechen.
Nach langfristigem Gebrauch von Kosmetika wie Rasiercreme, -spray, After-shave-Lotion, Feuchtigkeitscreme etc. kommt es besonders im Stirn- und Jochbogenbereich zu diffuser *chloasmaartiger Hyperpigmentierung*.

Symptome. Kosmetisch störende streifige Hyperpigmentierungen.

Histopathologie. Phototoxisch geschädigte Zellen im Epithelband. Vermehrte Pigmentierung in der Basal-

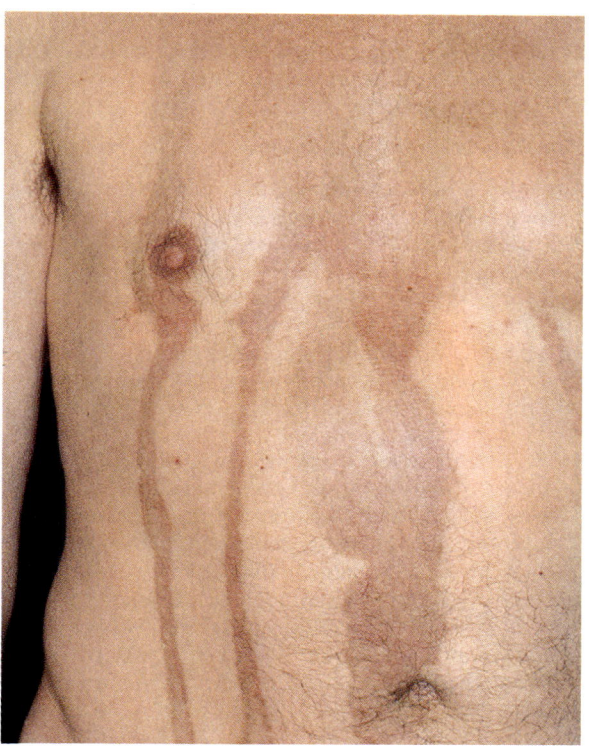

Berloque-Dermatitis

zellregion, Pigmentinkontinenz mit Melaninaufnahme in Makrophagen im oberen Korium.

Verlauf. Monatelang bleibende Pigmentierung. Solange der kausale Zusammenhang nicht erkannt wird, besteht Rezidivmöglichkeit.

Differentialdiagnose. Bei diffuser Pigmentierung andere Formen von Melasma.

Therapie. Absetzen aller parfümierten und phototoxisch wirkenden Medikamente und Kosmetika.
Äußerlich: Sublimatspiritus 0,25% (*cave:* Quecksilberintoxikationen bei unkontrollierter Langzeitanwendung von Bleich- und Sommersprossencremes); Monobenzon in 5- bis 10%iger Konzentration (De-

pigman, Depigman forte) oder in Kombination mit Prednisolon (Depigman P-Salbe); Schälbehandlung mit Vitamin-A-Säure (Airol, Epi-Aberel, Eudyna); eine besonders starke Depigmentierung kommt mit der Kombination aus Vitamin-A-Säure 0,1%, Hydrochinon 5,0% und Betamethason 0,1% in hydrophiler Salbengrundlage (nicht lange haltbar) oder in einer Lösung aus gleichen Teilen Äthanol und Propylenglykol in Frage.

Gelegentlich treten aber bleibende Depigmentierungen auf.

Dermatitis bullosa pratensis [Oppenheim 1917]

Synonyme. Wiesengräserdermatitis, Dermatitis pratensis, Phytophatodermatitis.

Definition. Mit Blasen und Hyperpigmentierungen einhergehende phototoxische Dermatitis durch Pflanzen (pratum = Wiese).

Vorkommen. In den Sommermonaten häufig.

Ätiologie. Photosensibilisierende Substanzen, meist Furocumarine aus Wiesengräsern, Schierlingskraut, Knorpelmöhre, Feigenbäumen in Verbindung mit UV-A des Sonnenlichts lösen eine akute bullöse und nachfolgend stark hyperpigmentierende Dermatitis aus. Eine wesentliche Vorbedingung scheint gegeben zu sein, wenn man sich nach dem Baden mit noch feuchter Haut ins Gras legt und damit den Hautkontakt mit dem Photosensibilisator erleichtert.

Klinik. Streifen- oder strichartige bizarr konfigurierte, erythematobullöse Veränderungen lediglich an den Kontaktstellen, besonders an Beinen, Gesicht, Hals und Unterarmen sind charakteristisch. Keine allergischen Streuphänomene. Anamnestisch wird Sonnenexposition auf Wiesen nach einem Bad, Wanderungen oder Gartenarbeit angegeben, wobei stets Kontakt mit furocumarinhaltigen Gräsern oder Pflanzen gegeben ist. Später starke Hyperpigmentierung.

Symptome. Juckreiz oder brennendes Jucken.

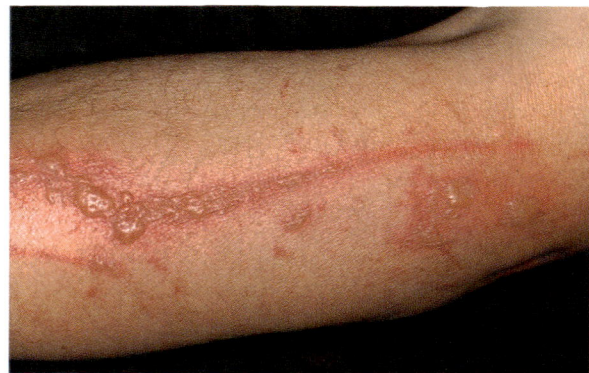

Dermatitis pratensis (Arm)

Histopathologie. Phototoxisch geschädigte Zellen in der Epidermis, intra- und subepitheliale Blasenbildung. Epithelnekrosen. Nachfolgende Hyperpigmentierung in der Basalzellregion mit Pigmentinkontinenz.

Verlauf. Die Hyperpigmentierung besteht oft wochen- und monatelang.

Differentialdiagnose. Photoallergische Kontaktdermatitis auf Rhusantigen (Rhus toxicodendron = giftiger Efeu) „poison ivy" = gifitiger Efeu; „poison oak" = giftige Eiche) bei uns selten, in Nordamerika sehr häufig.

Therapie. Meiden aller photosensibilisierenden Pflanzen.
Äußerlich: Symptomatische Behandlung mit Glukokortikoidcreme, Lotio zinci. Bei großflächigen Blasen Therapie wie bei Verbrennung 2. Grades.

Sonderformen:

Auch bei Tieren können nach Kontakt mit Futtermitteln (Klee), die lichtsensibilisierende Substanzen enthalten, phototoxische Dermatiden auftreten. Bekannt ist der *Fagopyrismus* (Buchweizenkrankheit) und der *Hyperizismus* (Hartheukrankheit), besonders bei Rindern, Pferden und Schafen.

Photoallergische Dermatosen

Im Unterschied zu den obligat phototoxisch wirkenden Substanzen, die, sofern sie an die Haut gelangen und genügend UV-Licht aufstrahlt, jedermann in gleicher Weise betreffen, treten photoallergische Reaktionen nur dann auf, wenn eine spezifische Kontaktallergie erworben wurde. Dies trifft unter einer großen Zahl von Menschen immer nur auf vereinzelte Personen zu. Manche Substanzen wirken schwach, andere dagegen stark photoallergisierend. Zwei Krankheitsbilder werden trotz bisher unbekanntem Allergen den photoallergischen Reaktionen zugeordnet: die Licht-(Sonnen-)Urtikaria und die polymorphe Lichtdermatose.

Charakteristika der Photoallergie
Selten
Veränderte Reaktionslage (= Allergie)
Antigen-Antikörper-Reaktion
Zellvermittelte Spätreaktion vom Ekzemtyp, häufig
Humorale Sofortreaktion vom Quaddeltyp, selten
Klinisches Kennzeichen: meist Dermatitis- oder Ekzem-Morphe, selten Urtikaria-Morphe
Im allgemeinen geringere Lichtdosis erforderlich als bei phototoxischer Reaktion
Allergische Streureaktionen
Reaktion: sofort und/oder verzögert
Passiver Transfertest (Prausnitz-Küstner, heute obsolet)
Umgekehrter passiver Transfertest

Tabellarische Übersicht

Einteilung der Photoallergien

Klinische Diagnose	Klinisches Bild (nach der Häufigkeit)	Häufigkeit	Aktionsspektrum (Wellenlängenbereich)	Testung möglich, Reproduktion der Dermatose unter Laborbedingungen
Mit bekanntem Photosensibilisator				
1. Photokontaktallergie	Dermatitis Ekzem Urtikaria	Häufig	UV-A (UV-B selten)	Ja
2. Hämatogene (systemische) Photoallergie	Dermatitis Ekzem Urtikaria	Relativ häufig	UV-A (UV-B selten)	Ja
3. Persistierende Lichtreaktion	Ekzem Dermatitis	Selten	UV-A, UV-B, UV-C, sichtbares Licht	Ja
Mit noch unbekanntem Photosensibilisator				
4. Lichturtikaria	Urtikaria	Sehr selten	UV-A, UV-B, UV-C, sichtbares Licht (Röntgenstrahlen: extrem selten)	Ja
5. Polymorphe Lichtdermatose	Dermatitis-Typ Ekzem-Typ Urtikaria-Typ EEM-Typ Plaque-Typ Hämorrhagischer Typ Iktus-Typ	Häufig	UV-A	Ja

Beispiele wichtiger Photoallergene

Aufnahme	Stoffgruppen	Vorkommen
Lokal	Halogenierte Salicylanilide Tetrachlorsalicylanilid (TCSA) Tribromsalicylanilid (TBSA) Trichlorkarbanilid (TCA) Paraminobenzoesäure (PABA) Hexachlorophen Bithionol	Seifen, Toilettenartikel, Desinfektionsmittel, Dermatotherapeutika
	Fenticlor	Antimykotikum (Antimyk)
	Buclosamid	Antimykoticum (Jadit)
	Ambrette Moschus	Duftstoff in Toilettenartikeln
Oral	Sulfonamide	Bactrim, Durenat, Lederkyn, Longum etc.
	Sulfonylharnstoffderivate, Sulfonamidderivate (orale Antidiabetika)	Artosin, Chloronase, Diabetoral, Dia-Tablinen, Euglucon, Gluborid, Glurenorm, Glutril, Invenol, Nadisan, Norglycin, Pro-Diaban, Rastinon Hoechst, Redul, Tolbutamid
	Phenothiazine, Derivate und verwandte Substanzen	Aolept, Atosil, Dapotum, Decentan, Esucos, Inofal, Lyogen, Megaphen, Melleril, Neurocil, Protactyl, Taxilan, Theralene
	Triprolidin (Antiallergikum)	Pro-Actidil
	Diphenhydramin (Antitussiva)	Benadryl
	Chlorothiazid	Diuretika (Esidrix, Hygroton, Lasix etc.)
	Bisacodyl	Laxanzien (Eulaxan, Dulcolax, Godalax, Laxabene, Laxagetten, Laxamin N, Med-Laxan, Obstilax forte, Stadalax
	Zyklamat	Süßstoff

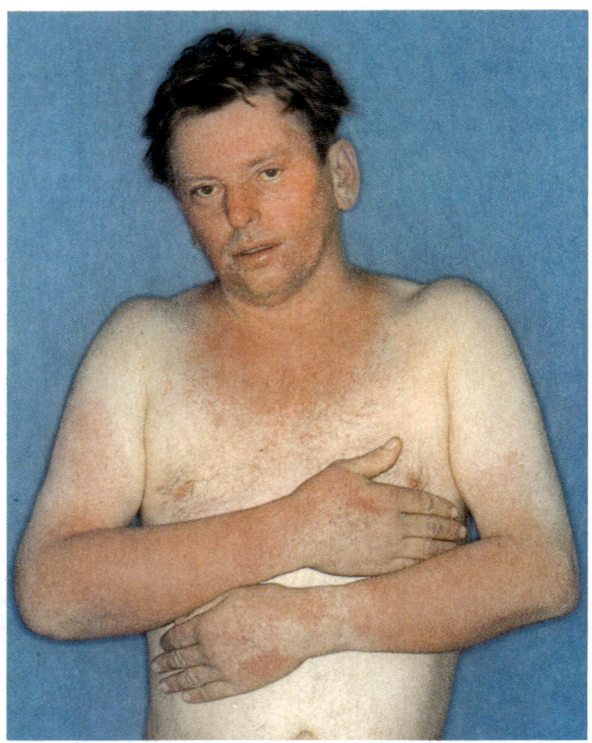
Photoallergische Kontaktdermatitis durch Chlorpromazin

Die photoallergisierenden Substanzen können durch epikutanen Kontakt oder durch orale bzw. parenterale Aufnahme zur Sensibilisierung eines Patienten führen. Nach erfolgter Photokontaktsensibilisierung reagieren viele Patienten auf das Allergen, ganz gleich, auf welche Weise es an oder in den Körper gelangt. Ein positiver Photopatchtest kann daher häufig sowohl mit epikutanem als auch enteral-parenteralem Applikationsmodus und ausreichender Bestrahlungsdosis ausgelöst werden.

Manche Substanzen sind sowohl Kontaktallergene als auch Photo(kontakt)allergene, so daß Testungen kompliziert werden. In ganz seltenen Fällen bewirkt ein Medikament eine Kontaktallergie, eine Photokontaktallergie und eine phototoxische Reaktion (Beispiel: 8-Methoxypsoralen).

Photokontaktallergie

Definition. Hauterkrankungen vorwiegend an lichtexponierten Körperstellen, die durch direkten Kontakt mit einem Photoallergen und Licht (meist UV-A) entsteht.

Vorkommen. Selten. Meist sind Erwachsene betroffen.

Ätiologie. Durch direkten Kontakt des Allergens mit der Haut kommt es nach unbekannt langer Zeit (meist Jahren?) zu einer Sensibilisierung. Nur im unmittelbaren Zusammenspiel von Allergen und Licht kommt die allergische Reaktion zustande. Absorptionsspektrum des Allergens und Aktionsspektrum können identisch sein, häufig sind sie jedoch unterschiedlich, so daß angenommen wird, daß das einfallende Licht das Photoallergen ändert (beispielsweise Sulfanilamid, Phenothiazine, halogenierte Salizylanilide). Das Aktionsspektrum liegt fast stets im UV-A-, nur sehr selten, wie bei einigen Sulfonamiden, auch im UV-B-Bereich.

Eine Photokontaktallergie persistiert häufig ein Leben lang wie eine Kontaktallergie.

Klinik. Das akute Krankheitsbild beschränkt sich auf lichtexponierte Hautanteile und zeigt Zeichen der allergischen Kontaktdermatitis mit scharf begrenzten Erythemen auf Handrücken, Gesicht, Hals, sowie Papulovesikeln und selten Blasen. Das submentale Dreieck ist häufig frei (geringer Lichteinfall). Die erkrankten Hautabschnitte grenzen sich scharf von den durch Kleider lichtgeschützten Körperstellen ab. Bei geringer Lichtzufuhr (Herbst, Winter) oder geringer Zufuhr des Photoallergens sind die Hautveränderungen unscharf begrenzt und verwaschen.

Das Krankheitsbild geht bei fortgesetzter Allergenzufuhr in eine chronische Form mit Zeichen des Ekzems über. Die Haut ist gering entzündlich gerötet, aber lichenifiziert und schuppt. An unbedeckten und unbelichteten Körperstellen finden sich keine Ekzemherde, sofern die Kleidung genügend Lichtschutz bietet; jedoch kommen Streuherde (Ekzemstreuung) vor.

Allgemeinsymptome. Lediglich Juckreiz. Bekannte Beispiele sind die halogenierten Salicylanilide, die bis in die 70er Jahre noch weltweit zu epidemieartigem Anstieg von lichtprovozierten Ekzemen geführt haben, heute jedoch weitgehend (TCSA, TBSA, TCA) aus dem Handel gezogen sind. Allerdings bestehen vielfach Kreuzallergien.

Histopathologie. Charakteristische perivaskuläre lymphohistiozytäre Infiltrate, die zu Exoserose und Exozytose mit Spongiose (Dermatitis) und Akanthose, Papillomatose, Parahyperkeratose (Ekzem) führen. Lichtgeschädigte Zellen im Epithel („sunburn cells") sind selten.

Verlauf. Chronisch, sofern das Allergen nicht erkannt und eliminiert wird.

Therapie. Ausschaltung des Photoallergens. Behandlung des akuten oder chronischen Krankheitsbildes wie bei Dermatitis oder Ekzem allergischer Genese. Lichtschutz durch dichte Kleidung und Sonnenschutzmittel, die auch im UV-A-Bereich wirken.

Sonderformen der Photoallergie

Manche Substanzen führen nicht zu einer, sondern zu mehreren Typen der Photoallergie und unter Umständen auch gleichzeitig zu phototoxischen Reaktionen. Die diagnostische Aufschlüsselung dieser teilweise sich überlappenden Reaktionen ist nur durch ausgedehnte Lichttestung möglich.

Zwei Beispiele sollen hier angeführt werden:

Substanz	Obligat	Fakultativ
8-Methoxy-psoralen	Photo-toxisch	Allergische Kontaktdermatitis, allergische Photokontakt-dermatitis, hämatogene Photoallergie
Chlor-promazin	–	Phototoxische Dermatitis, allergische Kontaktdermatitis (Ekzemtyp), hämatogene Photoallergie (Ekzemtyp)

Hämatogene Photoallergie

Das Krankheitsbild gleicht weitgehend dem der akuten bzw. chronischen photoallergischen Kontaktreaktion. Lediglich die Allergenzufuhr erfolgt nicht perkutan, sondern enteral/parenteral. Bekannte Beispiele sind Phenothiazine und Sulfonamide.

Diagnose und Therapie. Wie bei photoallergischer Kontaktdermatitis bzw. Kontaktekzem.

Persistierende Lichtreaktion
[Haxthausen 1933, Jillson und Baugham 1963]

Synonym. „Persistent light reaction" (engl.).

Definition. Schwerste und unangenehmste Form der Photoallergie, die später auch ohne Zufuhr des Allergens allein durch Lichtexposition ausgelöst und unterhalten werden kann.

Vorkommen. Bei uns selten, in anderen Ländern vor einigen Jahren epidemieartige Verbreitung infolge Verwendung von halogenierten Salicylaniliden in Toilettenartikeln. Männer im mittleren und höheren Lebensalter sind am häufigsten betroffen. In sonnenreichen Jahreszeiten exazerbiert die Erkrankung.

Ätiologie und Pathogenese. Wie bei Photokontaktallergie oder hämatogener Photoallergie. Warum es zur Persistenz des Photoallergens kommt, ist unbekannt. Auch wenn ausgeschlossen ist, daß weitere Allergene zugeführt werden, bleibt die Erkrankung bei entsprechender Lichtzufuhr über Jahre und Jahrzehnte unverändert bestehen. Es wird angenommen, daß entweder geringe Spuren des Allergens in Zellen des Bindegewebes gespeichert werden oder daß sog. „memory cells" eine entsprechende Matrize des Allergens (Haptens) redupliziert haben. Dieser Vorgang läßt sich z.B. mit Phänomenen der Allergenpersistenz in der Serologie der Lues (sog. Seronarbe) vergleichen. Nicht selten findet man bei solchen Patienten auch eine Kontaktallergie gegen Chromat oder bestimmte Pflanzen (Kombustiferen).

Klinik. Zunächst tritt wie bei akuter Photokontaktallergie an lichtexponierten Körperabschnitten eine

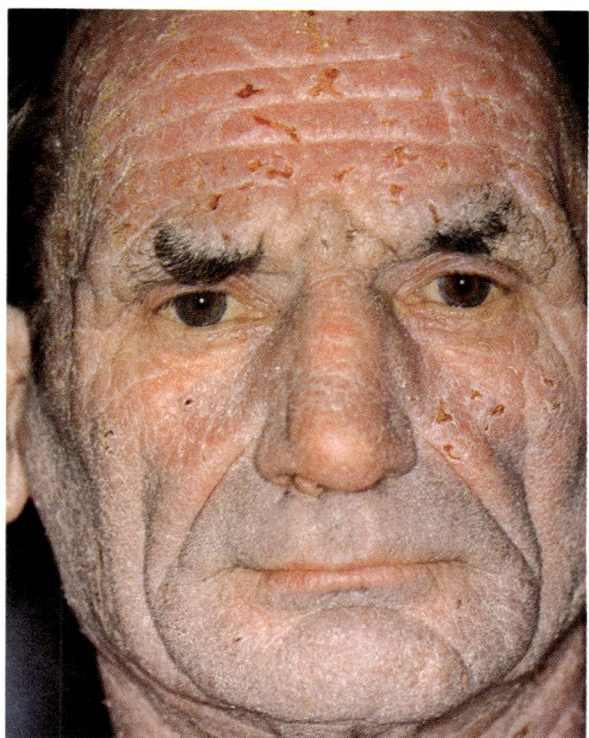

Persistierende Lichtreaktion

Dermatitis auf, die in ein chronisches Ekzem übergeht. Da der Pathomechanismus in diesem Stadium zumeist nicht erkannt wird, kommt es zur weiteren Allergenexposition. Charakteristisch sind die ungewöhnlich starken Lichenifikationen im erkrankten Bereich. Sicher wurden solche Fälle früher auch als *Eczema solare* bezeichnet. Die Haut ist entzündlich gerötet, oft livid-rot-blau, diffus polsterartig verdickt, gefurcht und mit Schuppen bedeckt. In extremem Ausmaß entstehen polsterartige entzündliche Schwellungen wie bei kutanen Lymphomen. Prädilektionsstellen sind Stirn, Wangen, Ohrmuscheln, Ohrläppchen (aber häufig retroaurikuläre Region frei), Nakken, Hals und Handrücken. Eine Facies leontina kann zustande kommen. Streuphänomene sind bei persistierender Lichtreaktion häufiger und intensiver als bei der photoallergischen Kontaktdermatitis. In schweren Fällen ist das ganze Integument von Ekzemen bedeckt. Da das Aktionsspektrum im Gegensatz zu Photokontaktallergie und hämatogener Photoallergie sich breit vom UV-B-Bereich bis in das sichtbare Licht hinein erstreckt, genügen kleine Lichtmengen, die durch die Kleidung hindurchdringen, um die persistierende Lichtreaktion auch an den bedeckten Körperstellen zustande kommen zu lassen.

Symptome. Starker Juckreiz bei sonst unauffälligem Allgemeinbefund.

Histopathologie. Charakteristisch wie bei photoallergischem Ekzem. Je nach Ausmaß der Lichenifikationen finden sich psoriasiforme Akanthose, Papillomatose sowie Hyperparakeratose. Das entzündliche, vorwiegend lymphohistiozytäre Infiltrat ist sehr dicht, bandartig und drängt das ältere elastotisch veränderte Kollagengewebe in die Tiefe. Die aktinische Elastose liegt dann in den tieferen Bindegewebsabschnitten.

Verlauf. Hochchronisch. Obwohl die Patienten keine weitere Allergenexposition haben, wird die Hauterkrankung in diesem Stadium durch Lichtzufuhr allein unterhalten. Es ist nicht bekannt, ob Patienten mit persistierender Lichtreaktion ihre Photoallergie jemals verlieren können. Sie sind durch die schweren, schon durch geringste Lichtdosen fortwährend unterhaltene Ekzeme stark beeinträchtigt.

Diagnose. Wie bei anderen Formen der Photoallergie.

Differentialdiagnose. Andere Formen der Photoallergie, besondes auf Pflanzen (Phytophotoallergene); aktinisches Retikuloid (die Eigenständigkeit dieses Krankheitsbildes wird von manchen Autoren bestritten; wahrscheinlich handelt es sich um eine Maximalvariante der persistierenden Lichtreaktion), Neurodermitis gigantea; Facies leontina bei Mycosis fungoides, Sézary-Syndrom.

Therapie. Wie bei allen anderen Formen der Photoallergie. Besonders wichtig ist das Meiden von Licht. Da das Aktionsspektrum sehr breit ist und vom UV-B- über den UV-A-Bereich bis in das sichtbare Licht hineinreicht, muß besonders intensiver Lichtschutz erfolgen. Sonnen- und Tageslicht, aber auch manche Lampen am Arbeitsplatz strahlen genügend Energie zur kontinuierlichen Ekzemunterhaltung ab. Daher sollen die Patienten ihre Freizeitaktivität auf Abend- und Nachtstunden verlegen. Lichtdichte Schutzkleidung mit Hüten, Schal und Handschuhen. Alle lichtexponierten Areale sollen mit Lichtschutzmitteln (breites Aktionsspektrum, z.B. Contralum ultra), oder Make-up bzw. hautfarbener Lotio abgedeckt werden.

Neuerdings werden günstige Resultate durch die PUVA-Therapie erzielt. Die Einleitung der Behandlung ist wegen der sehr starken UV-A-Empfindlichkeit technisch schwierig. Initialdosen liegen meist unter $0,25 \text{ J/cm}^2$, die 8-MOP-Dosis ist etwas höher als bei der PUVA-Therapie der Psoriasis. Die so behandelten und gut gebräunten Patienten sind erstmalig in der Lage, sich beschwerdefrei längere Zeit an der Sonne aufzuhalten [= Lichtkonditionierung].

Sonderform: Aktinisches Retikuloid
[Ive, Magnus, Warin, Wilson Jones 1969]
Seltene, besonders schwere Form der Photoallergie mit dem histologischen Substrat eines Pseudolymphomes (Näheres s.S. 925).

Photoallergien mit unbekanntem Photosensibilisator

In diese Gruppe gehören die Lichturtikaria (Sonnenurtikaria), die polymorphe Lichtdermatose, sowie die Hydroa vacciniformia.

Urticaria solaris [Merklen 1900]

Synonyme. Sonnenurtikaria, Lichturtikaria, photoallergische Urtikaria.

Definition. Nur durch Licht ausgelöste urtikarielle Hautreaktion wenige Minuten nach Sonnen(Licht)exposition, besonders an normalerweise bedeckten Hautarealen. Die Lichturtikaria besteht über viele Jahre.

Vorkommen. Selten. Meist im Erwachsenenalter.

Ätiologie und Pathogenese. Die Ätiologie ist ungeklärt. Das Aktionsspektrum kann von Röntgenstrahlen (sehr selten) bis zum Infrarot reichen. Manche Patienten entwickeln eine urtikarielle Reaktion an der Stelle, wo ihr eigenes Serum, das vorher mit Licht bestrahlt worden war, injiziert wurde. Eine gültige Einteilung der Lichturtikaria existiert nicht. Die derzeitigen Klassifikationen beruhen auf Kriterien wie Aktionsspektrum, Transfertests (Prausnitz-Küstner) sowie histologischen Veränderungen. Es wird postuliert, daß das einfallende Licht (in vitro durch Bestrahlung des Serums und/oder in vivo in der Haut) Substanzen (Antigen) freisetzt, die zu einer allergischen Reaktion vom Soforttyp (Typ I nach Coombs und Gell) mit Mediatorenfreisetzung aus Mastzellen führt. Die urtikarielle Reaktion kann aber nicht durch Antihistaminika blockiert werden.

Klinik. An allen Körperstellen, vorwiegend jedoch an sonst lichtgeschützten Arealen, treten unmittelbar nach der Bestrahlung (Sonne, Lichttestung mit Geräten) Brennen, Spannen der Haut, danach Erytheme und nach Minuten stark juckende Quaddeln auf. Die urtikarielle Reaktion hält für Minuten bis Stunden an. Lichtdosisabhängig kommt es zu großflächigen Quaddeln, Ödemen, Herz-Kreislauf-Beschwerden, Hypotonie, Tachykardie oder sogar Schocksymptomatik.

Histopathologie. Ödematöse Durchtränkung des oberen Koriums. Bei einigen Patienten findet man auch lymphozytäre und granulozytäre perivaskuläre Infiltrate mit Eosinophilen und Kerntrümmern 6–36 h nach Auftreten der Quaddeln.

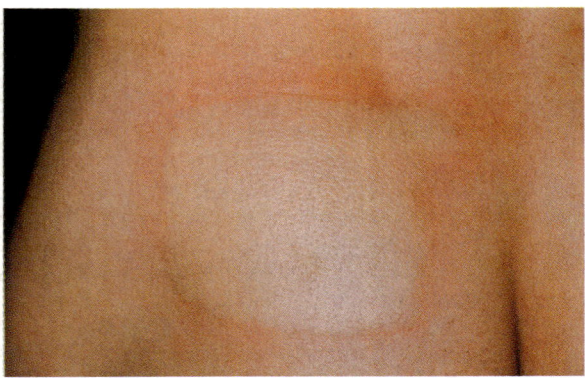

Lichturtikaria (Provokation durch UV-A-Bestrahlung)

Verlauf. Oft chronisch über Jahre, mit ungewisser Neigung zur Abheilung.

Diagnose. Testung mit Strahlen unterschiedlichster Wellenlänge (Röntgenstrahlen, UV-C, UV-B, UV-A, sichtbares Licht und Infrarot), um das Aktionsspektrum und auch die erforderliche Dosis zum Auslösen der Quaddeln zu erfassen. Weiter kommen Transfertests (Prausnitz-Küstner, heute obsolet), passiver Transfertest und In-vitro-Vorbestrahlung des Serums in Frage.

Differentialdiagnose. Polymorphe Lichtdermatose, urtikarielle Kontaktdermatitis und andere Urtikariaformen.

Therapie
Innerlich: Antihistaminika haben sich als unwirksam erwiesen. Chloroquin ist gelegentlich wirksam. PUVA stellt eine neue Behandlungsmöglichkeit dar. Vorsichtige, niedrig dosierte UV-A-Dosen und ausreichend hohe 8-Methoxypsoralengabe bis zum Erreichen einer guten Pigmentierung. Behandlungsbeginn vor den sonnenreichen Monaten oder dem Urlaub.
Äußerlich: Durch wiederholte Sonnenlicht- und/oder UV-Bestrahlung kommt es zu einem Erschöpfungsphänomen der Haut (Lichtgewöhnung), die dann nicht mehr mit Quaddeln antwortet (Tachyphylaxie und Hardeningphänomen; „hardening" = härten, abhärten). Die Erscheinungsfreiheit hält Tage bis Wochen an.

Polymorphe Lichtdermatose
[Rasch 1900, Hausmann und Haxthausen 1929]

Synonyme. „Polymorphic light eruption" (PMLE); „summer eruption", Sommerprurigo (Hutchinson 1879), Prurigo aestivalis, Lupus-erythematodes-artige Lichtdermatose, Eczema solare.

Definition. Bei uns relativ häufig, in Skandinavien besonders häufig auftretende, bislang ungeklärte, durch Sonneneinwirkung entstehende, polymorphe Hautveränderungen. Wahrscheinlich handelt es sich um eine zellvermittelte Photoallergie bei bislang noch ungeklärtem Allergen.

Vorkommen. Relativ häufige Erkrankung in unseren Breiten, vorwiegend in den Monaten März bis Juni, außerhalb der Saison auch bei Touristen, die in sonnenreiche Regionen fahren. Sie kann in jedem Alter auftreten, bei uns kommt sie vorwiegend bei jungen Patienten vor, und zwar vorwiegend bei Frauen (9:1), während in Kalifornien die Geschlechtsverteilung 1:1 sein soll. Familiäre Häufung kommt in 10–14% der Fälle vor. Rassische Unterschiede bestehen nicht, da sowohl hellhäutige als auch negroide Patienten erkranken.

Ätiologie und Pathogenese. Unbekannt. Vieles spricht für eine allergische Reaktion, wofür klinisch das Ekzembild, die verzögerte Reaktionszeit zwischen Exposition und Auftreten der Hauterscheinungen, Streuherde mit unscharfer Begrenzung und das histologische Bild analog einer allergischen Kontaktdermatitis

sprechen. Sicher ist, daß bei diesen Patienten die Empfindlichkeit gegenüber Sonnenlicht erhöht ist, obwohl die MED auf UV-B im Normbereich liegt. Das Aktionsspektrum ist noch nicht gesichert, liegt wahrscheinlich jedoch im UV-A-Bereich. Die Reproduktion der polymorphen Lichtdermatose unter experimentellen Bedingungen ist gelungen. Die von manchen Autoren beschriebenen Hautveränderungen nach sehr starker UV-Bestrahlung mit bis zu 8facher MED von UV-B, notfalls wiederholt an mehreren Tagen mittels einer Xenonlampe oder Kromayer-Lampe entsprechen wahrscheinlich nicht diesem Krankheitsbild.

Klinik. Wie der Name sagt, zeichnet sich diese Krankheit durch variable Hautveränderungen aus; sie ent-

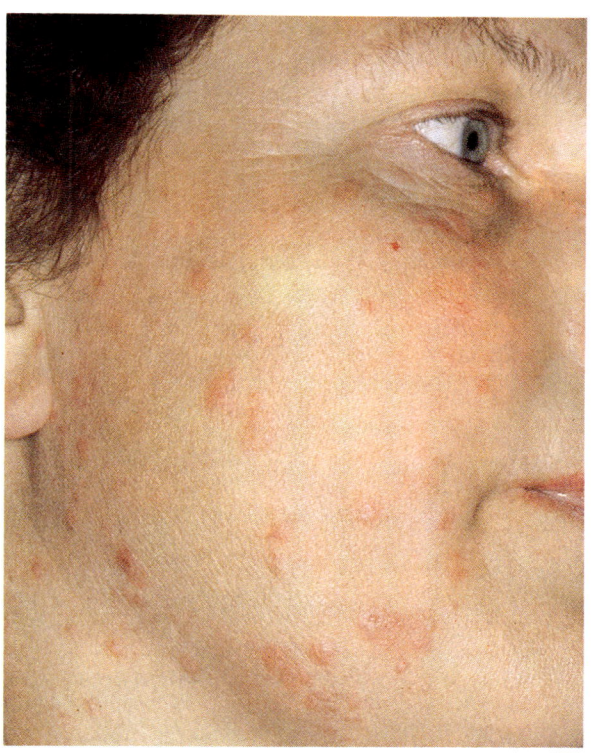

Polymorphe Lichtdermatose

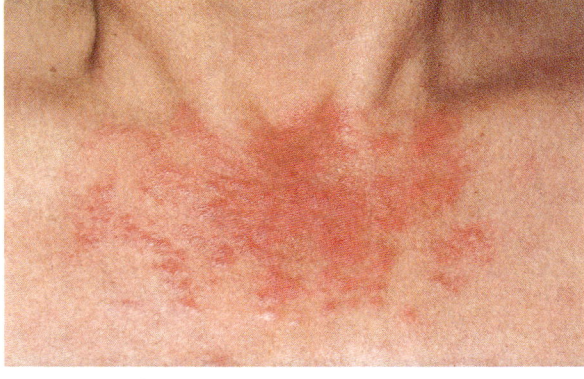

Polymorphe Lichtdermatose (Sternalregion)

wickeln sich im Frühjahr und Sommer unter starker Belichtung, meist beim ersten intensiven Sonnenbad, verschwinden dann während des Sommers, um fast regelmäßig im nächsten Jahr wieder aufzutreten. Befallen sind nur unbedeckte Hautgebiete. Bevorzugte Lokalisation sind seitliche Gesichtspartien, Halsausschnitt und laterale Bereiche der Oberarme.

Der Name polymorphe Lichtdermatose soll ausdrücken, daß die Eruptionen von Patient zu Patient sehr polymorph sein können; beim einzelnen Patienten ist jedoch die Lichtdermatose immer monomorph. Die polymorphe Lichtdermatose manifestiert sich als Ekzem-Typ, Plaque-Typ, Urtikaria-Typ, Erythema-exsudativum-multiforme-Typ (EEM-Typ), hämorrhagischer Typ oder Iktus-Typ.

Diagnostische Leitlinien. Monomorphe Eruption in sonnenbestrahlten Arealen von Gesicht, Hals und Oberarmen zu Beginn der sonnenreichen Saison, vorwiegend bei jungen Frauen.

Diagnose. Aufgrund der typischen Anamnese Ausschluß einer anderen lichtprovozierten Hauterkrankung. Provokation in einem Testareal mit 40–100 J/cm^2 UV-A an den von der genuinen polymorphen Lichtdermatose befallenen Stellen wie Handrücken, seitlichen Oberarmen oder Halsausschnitt. Histologische Untersuchungen aus genuinen und provozierten Herden.

Differentialdiagnose. Je nach Typ der polymorphen Lichtdermatose. Beim *kleinpapulösen Ekzemtyp:* photoallergisches Ekzem, atopisches Ekzem, Iktus, Prurigo simplex subacuta oder hämorrhagische Vaskulitis. Beim *großpapulösen Ekzemtyp:* Lupus erythematodes, Lichturtikaria, erythropoetische Porphyrien, Erythema exsudativum multiforme.

Therapie. Bestehende Hautveränderungen sprechen auf Glukokortikoide an.
Innerlich. Chloroquin ist gelegentlich mit Erfolg versucht worden. Orale Gabe von β-Carotin (Carotaben) ist nicht wirksam. Empfohlen wird Lichtgewöhnung durch vorsichtige Sonnenexposition bei zunehmender Bestrahlungszeit und langsamer Bräunung. Für schwere Fälle steht heute die Möglichkeit der PUVA-Therapie zur Verfügung. Sie wird 4–6 Wochen vor der erwarteten Sonnenexposition (z.B. Urlaub) prophylaktisch angewandt und bietet den besten Schutz vor erneutem Auftreten der polymorphen Lichtdermatose. Vorgehen wie bei persistierender Lichtreaktion oder bei Psoriasis vulgaris. Prophylaktische UV-B oder SUP-Bestrahlungen sind bei manchen Patienten ebenfalls wirksam.
Äußerlich: Bislang versagten aber alle Lokaltherapeutika, um prophylaktisch neue Schübe im Urlaub und im Frühjahr zu verhüten. Lichtschutzmittel, die nur UV-B-Strahlen absorbieren, sind wirkungslos. Erfolgversprechend scheinen neue Lichtschutzmittel mit guter Absorption auch im UV-A-Bereich (Contralum ultra) zu sein. Wirksam ist eine komplette Abdeckung der Haut mit Make-up oder hautfarbener Lotio (Lotio Cordes). Lokale Anwendung von Glukokortikoiden ist nicht sinnvoll.

Hydroa vacciniformia [Bazin 1860]

Definition. Seltene, akut auftretende, durch zahlreiche hämorrhagische Blasen im Gesicht und an den Händen charakterisierte Erkrankung, varioliform narbig abheilend.

Vorkommen. Selten, gelegentlich familiär. Erstmanifestation gewöhnlich vor dem 10. Lebensjahr; wahrscheinlich sind Mädchen häufiger als Jungen betroffen. Die Erkrankung beginnt bei Frühlingsanbruch oder im Frühsommer.

Ätiologie und Pathogenese. Unbekannt. Es wird eine Photodermatose angenommen, da das UV-Licht die Blasen akut auftreten läßt, an lichtgeschützten Hautpartien keine Blasen auftreten und häufig Konjunktivitis und Keratitis beobachtet werden. Die Effloreszenzen können unter Laborbedingungen mit UV-A reproduziert werden.

Klinik. Hydroa vacciniformia bietet ein sehr einprägsames Krankheitsbild. Sie beschränkt sich auf unbedeckte Körperareale. Mit der Frühjahrssonne stellen sich an Ohren, Nase, Fingern, Wangen, Handrücken und Unterarmen umschriebene entzündliche Rötungen ein, auf denen sich bis erbsgroße Blasen mit fadenziehendem, serösem oder hämorrhagischem Inhalt bilden. Diese trocknen unter Bildung von schwärzlichem Schorf ein. Abgestoßen hinterbleiben varioliforme, schüsselförmige, oft depigmentierte Narben. Hinzu gesellen sich Hyper- und Hypopig-

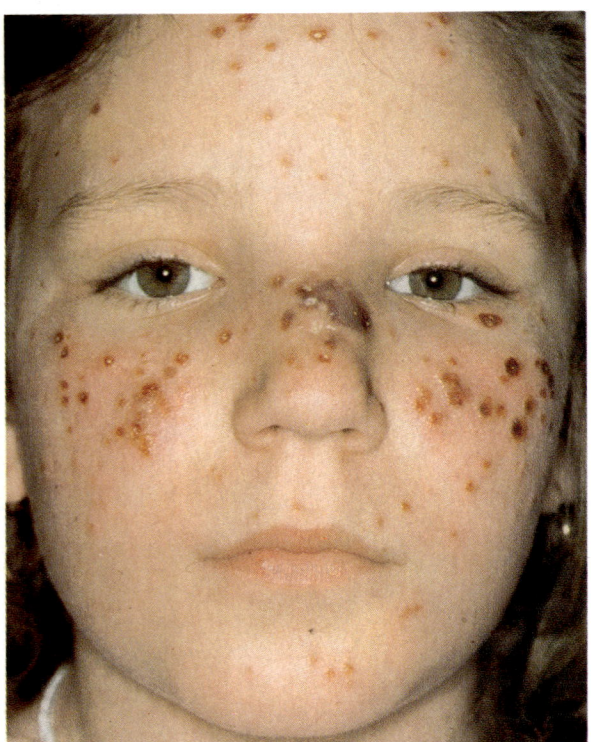

Hydroa vacciniformia

mentierungen, so daß eine Hautbeschaffenheit mit vielgestaltigem Anblick resultiert.
Es gibt leichte, schwere und sehr schwere Fälle, die mit Fieber und reduziertem Allgemeinbefinden einhergehen können. Über die Vernarbung hinaus kann es zu Mutilationen an Nase, Ohrmuscheln und Fingern mit erheblicher Entstellung kommen. Auch Hornhautnarben infolge Augenmitbeteiligung wurden bekannt.

Symptome. Erytheme, Blasen, oft hämorrhagisch-nekrotische Krusten und varioliforme Narben, jahreszeitlich rezidivierend.

Histopathologie. Fokale Epidermisnekrose, intraepitheliale Bläschen und subepidermale Blasen, angefüllt mit Leukozyten. Perivaskulär orientierte nekrotisierende Entzündung.

Verlauf. Oft rezidiviert die Erkrankung in jedem Frühjahr, um allgemein im Erwachsenenalter spontan abzuklingen.

Differentialdiagnose. Wichtig ist die Abgrenzung solcher Erkrankungen von erythropoetischen und hepatischen Porphyrien (Porphyrine im Blut und Urin, Erythrozytenfluoreszenz). Bei Hydroa vacciniformia ist der Porphyrinstoffwechsel normal.

Therapie. Eine kausale und wirksame Therapie ist nicht bekannt. Meiden von direktem und auch indirektem Sonnenlicht; gegebenenfalls UV-Schutzbrille.
Innerlich: PUVA-Therapie im Frühjahr vor Beginn der sonnenreichen Jahreszeit. Versuch mit Pyridoxin (Benadon, 600 mg tgl.) und Betakarotin (Carotaben). In schweren Fällen Glukokortikosteroide.
Äußerlich: Symptomatische Behandlung der Blasen und hämorrhagischen Krusten mit Salben und allgemein wundheilungsfördernder Therapie. Lichtschutz im UV-B-Bereich ist wirkungslos; Abdecken mit Mitteln, die im UV-A- und im sichtbaren Bereich des Lichtes wirksam sind (Contralum ultra) oder totale Abdeckung der Haut mit Make-up oder hautfarbener Lotio (z.B. Lotio Cordes hautfarben).

Artefakte

Definition. Unter Artefakten versteht man Hautveränderungen durch Selbstbeschädigung. Oft ist es schwierig, die Beweggründe zu erkunden. Hinter einem Artefakt kann der reale Wunsch stehen, aus einer nicht befriedigenden Lebenssituation herauszufinden (Befreiung von der Arbeit), sich materielle Vorteile zu sichern (Artefakte bei Rentenanwärtern oder Unfallversicherten), oder es kann dahinter eine psychische Konfliktsituation (Kinder, Jugendliche) stehen. Artefakte werden vorwiegend von psychopathischen Patienten erzeugt. Die seelisch abnorme Haltung verleitet zur Selbstbeschädigung, z.B. um Aufmerksamkeit auf die eigene Person zu lenken, sich die Liebe der Umgebung zu sichern, um nach angeblichen Enttäuschungen wieder in den Mittelpunkt des Angehörigenkreises zu rücken, um einmal im Leben eine besondere Bedeutung zu besitzen, ferner aus Rache oder Trotz. Artefakte sitzen gewöhnlich handgerecht. Schwer zugängliche Hautgegenden, wie der Rücken, bleiben meist verschont. Am häufigsten findet man Artefakte an den Gliedern, im Gesicht und an der Brust.

Klinik. Artefakte werden äußerst verschiedenartig ausgelöst. Reiben, Scheuern oder Schaben bewirken entzündliche Hautrötungen, später Schwellung mit erodierten nässenden Flächen. Kneifen erzeugt petechiale Blutungen. Dauerndes Klopfen mit einem festen Gegenstand kann zu umschriebenem Ödem, z.B. am Handrücken, auch zu Blutungen und blasiger Abhebung führen. Artefakte durch Verbrennungen mit

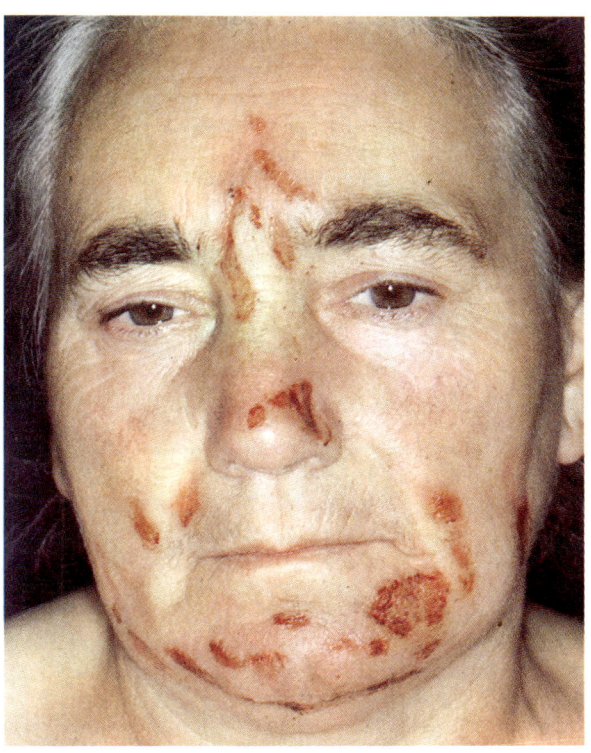

Artefakte

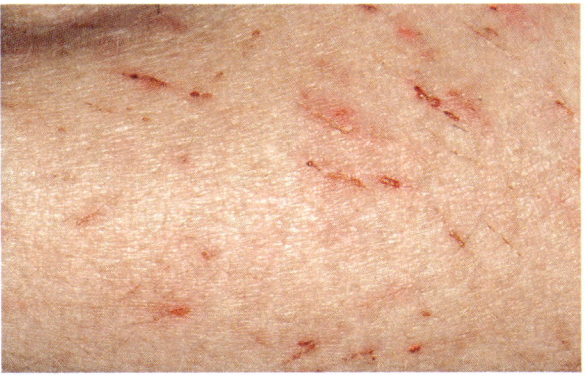

Artefakte (strichförmige Exkoriationen durch Nadelverletzung)

Zigaretten, heißen Nägeln oder Nadeln, Geldstücken und Messerspitzen sind relativ häufig. Nicht selten weisen sie die Form der benützten Gegenstände auf. Auch Hautschädigung durch Verätzungen mit Säuren und Laugen kommen oft vor. Sehr raffiniert angelegt sein können Artefakte durch toxisch wirkende Pflanzenteile oder Drogen. Die Intelligenz des Patienten spielt bei der Realisation eines Artefaktes eine große Rolle.

Schwer zu erkennen ist das versteckte Bestreben, eine vorhandene Hauterkrankung, z.B. ein allergisches Kontaktekzem, artefiziell zu unterhalten, um eine Berufserkrankung vorzutäuschen oder die Behandlungsphase zu verlängern. Artefakte bei Epikutantestungen im Rahmen einer Begutachtung (Rentenwunsch) kommen ebenfalls vor. Gelegentlich kennen Patienten die Stoffe, welche bei ihnen eine allergische Kontaktdermatitis oder ein allergisches Ekzem auslösen und verschlimmern. Derartige psychoneurotische Patienten können dann durch bewußte Applikation des Allergens die entsprechende Hauterkrankung selbst auslösen (*Dermatitis autogenica*) und suchen, oft mit ausgedehnten Hauterscheinungen, immer wieder andere Ärzte auf. Diese Neurose wird auch als *Münchhausen-Syndrom* bezeichnet (Asher 1951). Es kann schwer sein, diese Patienten zu entlarven.

Diagnose. Sie ist meist schwierig, weil man geneigt ist, an eine spontan entstandene Krankheit zu denken, aber nicht an ein Artefakt. Der Erfahrene sieht rasch, daß keine „gewachsene" Dermatose vorliegt, sondern ein Kunstprodukt. Auch die Persönlichkeit des Patienten muß berücksichtigt werden. Bei neurotischen Patienten fehlt häufig der Würg- und der Kornealreflex. Ein wertvolles Hilfsmittel zur Erkennung ist der Okklusivverband (Zinkleim- oder Stärkebindenverband), unter dem die Erscheinungen rasch abklingen. Die Beweggründe für Artefakte werden meistens nur sehr widerstrebend preisgegeben. Sagt man dem Patienten die Entstehungsweise auf den Kopf zu, so zeigt er sich gewöhnlich verstockt und verliert sofort den Kontakt zum Arzt. Solche Patienten gehören nach der dermatologischen Diagnosestellung in die Behandlung eines erfahrenen Psychiaters oder Psychotherapeuten.

Auch *multiple neurotische Hautgangrän* braucht nichts anderes zu sein als ein Artefakt, solange nicht eindeutige neurologische Gründe oder Gefäßerkrankungen ihre Entstehung erklären. Werden Chemikalien, Öle oder Milchprodukte in die Haut eingespritzt, können sie teilweise auch histologisch (Paraffinome, Silikongranulome, Polyvinylpyrrolidingranulome; Partikelnachweis im Hellfeld, Dunkelfeld oder Polarisationslicht) nachgewiesen werden.

Therapie. Artefakte heilen fast stets unter Okklusivmaßnahmen ab. Nach Aufklärung der Zusammenhänge des Artefaktes ist psychotherapeutische Versorgung erforderlich.

Dermatozoenwahn

Definition. Der Ungezieferwahn ist ein seltenes paranoides Syndrom, das zu artifiziellen Hautbelastungen führt.

Vorkommen. Dermatozoenwahn kommt hauptsächlich bei Frauen jenseits des 6. Lebensjahrzehntes vor; Männer sind nur selten betroffen. Vielfach können hirnorganische oder psychiatrische Störungen nachgewiesen werden.

Klinik. Juckendes oder prickelndes sowie krabbelndes Mißempfinden werden von den Patienten mit subjektiver Gewißheit auf Belästigung durch Insekten oder Milben, vielfach auch von Würmern oder Larven bezogen, die sich unter der Haut fortbewegen und gelegentlich an die Oberfläche treten. Die Patienten versuchen diese „Tierchen" von der Haut zu entfernen und benutzen dazu den kratzenden Finger, Gegenstände wie Sicherheitsnadeln, Stecknadeln, Pinzetten und Messer. Hauptorte solcher Hautmanipulationen sind behaarter Kopf, Gesicht, Arme, Brüste oder Oberschenkel. Vielfach bringen solche Patienten die vermeintlichen Lebewesen in einer Schachtel oder in einem Röhrchen zur mikroskopischen Untersuchung mit. Gelegentlich suchen sie zur Identifizierung der verursachenden Lebewesen auch Hilfe bei Zoologen. Es handelt sich dann immer um Schuppen, eingetrocknetes Blut oder Krusten.

Psychiatrische Untersuchung. Diese gibt Aufschluß über wahnhafte Reaktionen, die sich als chronisch taktile Halluzinose äußern. Gelegentlich können auch hirnorganische Veränderungen (Zerebralsklerose, hirnorganische Anfallsleiden u.a.) auf diese Weise zutage treten.

Therapie. In jedem Fall ist psychiatrische Abklärung des Dermatozoenwahns notwendig. Der Dermatologe sollte nicht versuchen, den Patienten seine wahnhafte Vorstellung auszureden oder Gegenbeweise zu liefern. Die Therapie sollte örtlich juckreizlindernd (Antihistamingele, weiche Zinkpaste mit 0,5% Clioquinol (Vioform) oder/und 1% Phenol. liquefact.) sein. In Betracht kommen wenig sedierende (Haldol, Triperidol, Lyogen, Decentan) oder stark sedierende (Neurocil, Taxilan) antipsychotische Psychopharmaka. Kooperation mit Psychiater.

Pruritus

Juckreiz wird zusammen mit Schmerz zur Nozizeption gerechnet: Empfindungen, die durch äußere oder innere Einflüsse entstehen und zur zentralen Wahrnehmung gelangen. Juckreizempfindung ist mit der motorischen Antwort Kratzen als spinaler Reflex untrennbar verbunden und kann durch kortikale Zentren gehemmt werden. Juckreiz läßt sich nur an der

Haut auslösen und unterscheidet sich damit von Schmerzempfindungen. Kitzelgefühl, ausgelöst durch oberflächliche Berührung der Haut, nimmt eine Stellung zwischen Juckreiz und Schmerzempfindung ein. Auf taktile Reize mit der Empfindung Kitzeln folgt als motorische Antwort in der Regel eine Kratzbewegung, die aber in ihrem Ablauf und in der Verwertung dieser Empfindung vom Juckreiz zu trennen ist. Taktile Rezeptoren spielen für das Kitzeln eine wesentliche Rolle.

Pathogenese. Sinnesphysiologisch ist das Zustandekommen eines Juckreizes an die Innervierung der Haut gebunden. Unterschiedliche Hautrezeptoren leiten die Juckreizempfindung vorwiegend über C- und A-Fasern. Rezeptorstrukturen in der Haut sind u.a. *taktile Rezeptoren:* Merkel-Scheiben, Meissner-Druckkörperchen, Pacini-Korpuskeln und Golgi-Mazzoni-Körperchen; *Temperaturrezeptoren:* Krause-Endkölbchen für *Kälte,* und Ruffini-Körperchen für *Wärme; Schmerzrezeptoren,* die von freien Nervenendigungen ausgehen. Die nervösen Rezeptoren in der Haut stellen insgesamt ein Leitungsnetz dar, welches, wie alle Zellsysteme, ein Ruhepotential vom Typ des Diffusionspotentials aufweist. Entsteht ein Aktionspotential, wird ein wellenförmiger Erregungsimpuls gesetzt, der über Fasersysteme des Rückenmarks und über das Gehirn läuft. Die Erregung erfolgt elektrophysiologisch über eine Depolarisierung der Lipoidmembran der Nervenfasern unter Einströmen von Natrium (ATPase-abhängig).
Die Depolarisation am Rezeptor für nozizeptive Reize ist an die Synthese und Freisetzung von Wirkstoffen gebunden. Solche Mediatoren sind Histamin, Serotonin, Polypeptide, die Substanz P, Kinine und Prostaglandine. Andere Substanzen wie beispielsweise Gallensäuren können entweder indirekt über Mediatoren der Haut, etwa durch eine Histaminliberation, oder auch durch die direkte Beeinflussung der nervösen Endstrukturen in der Haut wirken.

Klinik. Juckreiz ist eine der häufigsten Sensationen am Hautorgan. Er ist zumeist störend, oft qualvoll, belästigt die Patienten, macht schlaflos und führt zu Übermüdung. Folgen sind Nervosität und Behinderung in der Berufsausübung. Bei Kindern stellt sich eine beträchtliche Minderleistung ein. Deshalb kann es nicht verwundern, daß längerfristiger Juckreiz viele Menschen dazu veranlaßt, den Arzt aufzusuchen. Im Extremfall kann Juckreiz bis zum Suizid führen.
Die richtige Beurteilung eines Juckreizes ist eine meist schwierige Aufgabe und verlangt gründliche Durchuntersuchung des Patienten.

Art des Juckreizes. Zunächst ist es wichtig, sich mit den Angaben des Patienten zu befassen. Es gibt Fälle, bei denen der Juckreiz ununterbrochen vorhanden ist; aber das ist selten. Meistens tritt Juckreiz zeitweilig auf. Manchmal ist er abhängig vom Temperaturwechsel, z.B. wenn die Betroffenen bei kalten Außentemperaturen einen warmen Raum betreten. Juckreiz kann krisenartig mehrmals am Tag und ebenso verstärkt in der Nacht auftreten. In einigen Fällen muß eine umschriebene Hautstelle so lange gekratzt werden, bis eine Blutung auftritt, dann hört der Juckreiz auf. Meist steigert sich der Reiz mit dem Kratzen und läßt erst wieder nach, wenn der Patient bei der Tätigkeit des Kratzens ermüdet. Es gibt Juckreiz, der tagsüber fehlt, in der Bettwärme aber plötzlich lebhaft wird. Auch die Reizintensität ist verschieden. Manche Patienten zerkratzen sich stark, in anderen Fällen wird die Haut zwar gekratzt, aber nicht zerkratzt.
Ist Juckreiz sehr heftig, kommt es an der Haut zu *Kratzeffekten.* Diese sind diagnostisch relevant, weil man oft Kratzeffekte von der sie verursachenden Dermatose unterscheiden muß. In manchen Fällen findet sich die juckreizerzeugende Hauterkrankung völlig unter Kratzeffekten versteckt, so daß man nach ihr suchen muß. Kratzeffekte liefern ein typisches klinisches Bild. Zunächst sitzen sie am Hautorgan nicht beliebig, vielmehr sind sie so angeordnet, wie die kratzenden Finger die betreffende Hautstelle am bequemsten erreichen. Man kratzt meist auch nicht mit einem, sondern meist mit mehreren Fingern. Infolgedessen verlaufen die Rißlinien von Kratzeffekten in der Regel parallel, wobei allerdings eine Rißlinie unter mehreren am stärksten herausgehoben ist. Die Rißlinie selbst stellt einen roten Strich dar, in dem sich an einigen Stellen kleinere und größere Exkoriationen befinden, die, sofern sie ganz frisch sind, nässen und, wenn sie länger zurückliegen, durch blutige Borken zugedeckt sind.
Kratzeffekte können auch sekundär infiziert sein. Die an irgendeiner Stelle primär aufgetretene Impetiginisation kann relativ rasch auf zahlreiche andere Kratzeffekte übertragen werden.

Die Ursachen für Juckreiz können sehr vielfältig sein.

Pruritus cum materia

Hier ist Pruritus Folge einer Hautkrankheit. In diesem Fall wird die Dermatose an ihren typischen Effloreszenzen diagnostiziert. Viele Hautkrankheiten sind von Juckreiz begleitet. Intensiven Juckreiz, der zum Kratzen und daher zu Kratzeffekten Veranlassung gibt, findet man bei Ekzemen, besonders auch bei atopischem Ekzem, bestimmten Mykosen, oder bei Epizootien. Bei manchen Dermatosen, wie etwa bei Lichen ruber planus oder Urtikaria, sieht man trotz intensiven Juckreizes meistens keine Kratzeffekte, weil die Haut zwar gescheuert, aber nicht gekratzt wird. Die Patienten zeigen dann charakteristische spiegelnde Nagelplatten, sog. *Glanznägel.* Typisch sind bei atopischem Ekzem Juckkrisen. Bei Urticaria papulosa chronica (Prurigo simplex subacuta) werden die entstehenden Effloreszenzen zerkratzt, wonach dann der Juckreiz plötzlich sistiert; man findet dann nur zerkratzte, hämorrhagisch verkrustete Effloreszenzen, aber keine Kratzstriche. Hier führt die Kenntnis dieser typischen Juckreizanamnese oft zur Diagnose.

Minimaldermatosen. Zu suchen ist weiterhin nach Minimaldermatosen, die zumeist unauffällig sind. Gehäufte heiße Bäder oder tägliches heißes Duschen in Verbindung mit stark entfettenden Seifen, Syndets und insbesondere Dusch- oder Badezusätzen in Schaumform können zu einer *Exsikkation der Haut* (Exsikkationsekzematide) führen, oft allerdings nur mit kaum sichtbarer Schuppung; aber die Haut reagiert mit lebhaftem Juckreiz. Bei älteren Menschen jucken die talgdrüsenarmen Körperregionen (*Pruritus senilis*), beispielsweise die Unterschenkel, besonders in den Wintermonaten (*Pruritus hiemalis*), wenn während der Heizperiode die Luftfeuchtigkeit relativ gering ist. Manche Patienten leiden an *Vasolabilität*. Zieht man einen Strich auf der Haut, stellt sich eine urtikarielle Reaktion mit lebhaftem Juckreiz ein: urtikarieller Dermographismus. Dieser Effekt wird auch durch das Scheuern der Kleider hervorgerufen. Verschiedene Formen der Urtikaria können Anlaß für Pruritus sein. Nach Übergang aus der Kälte in einen gut geheizten Raum (wobei ggf. noch heiße Getränke eingenommen werden) stellt sich eine *urtikarielle Reaktion der Haut* mit Juckreiz ein.

Epizootien. Sehr wichtig ist es, alle Patienten mit dem Leitsymptom Juckreiz auf Epizootien zu untersuchen. Skabies (Gänge, Milben) stellen die häufigste Ursache von epizootiebedingtem Pruritus dar. Juckreiz bei Skabies entsteht besonders abends oder nachts in der Bettwärme. Bei Kopfjucken sucht man im Haar hinter den Ohren nach Nissen von Kopfläusen, sonst in Kleidungsstücken nach Pediculi vestimentorum, in den Schamhaaren, aber auch in allen übrigen Haargebieten am Rumpf, sucht man nach Phthirii.

Pruritus sine materia

Erst wenn weder eine Dermatose noch eine Minimaldermatose oder eine Epizootie aufgedeckt werden konnte, ist die Diagnose Juckreiz ohne Hauterkrankung (Pruritus sine materia) berechtigt. Juckreiz an der Haut ohne konkrete Dermatose kann durch *innere Krankheiten* ausgelöst und unterhalten werden. Man denke an Diabetes mellitus, Leber-(Ikterus-) und Nierenerkrankungen, insbesondere dialysepflichtige Patienten, M. Hodgkin und maligne Tumoren. Der starke Juckreiz bei Ikterus soll durch Ablagerung von Gallensäuren in der Haut bedingt sein. Erforderlich zur Klärung des Juckreizes ist also eine gründliche interne Durchuntersuchung. Bleibt diese ohne Befund, muß eine *neurologische* oder *psychiatrische Untersuchung* in Betracht gezogen werden. Auch an *Juckreiz durch Arzneimittel* ist zu denken; ein Beispiel ist der PUVA-Juckreiz im Rahmen der Photochemotherapie.

Pruritus cutaneus simplex

Erst wenn alle diagnostischen Möglichkeiten ausgeschöpft sind und es keine konkrete Erklärung für den Juckreiz gibt, ist man berechtigt, von einem *Pruritus cutaneus simplex* zu sprechen.
Oft wird diese Diagnose zu leicht gestellt, weil die Durchuntersuchung des Patienten unterblieben ist. In normalen Zeiten, in denen Epizootien selten vorkommen, ist jeder Juckreiz ein Pruritus cutaneus simplex. In Elendszeiten, in denen die Epizootien grassieren, wird jeder Fall von Juckreiz erfahrungsgemäß für Skabies gehalten und als solche behandelt, auch wenn der Juckreiz ganz andere Ursachen hat; der therapeutische Mißerfolg ist unausbleiblich.

Diagnose. Juckreizbeschwerden müssen in jedem Fall qualifiziert beurteilt werden. Stets ist eine allgemeinkörperliche Untersuchung erforderlich, auch gewissenhafte internistische, neurologische und ggf. auch psychiatrische Untersuchung, um zu einer fundierten Begründung des bestehenden Juckreizes zu gelangen. Es ist kein kurzer Weg bis zur Diagnose: Pruritus cutaneus simplex.

Therapie. Symptomatisch.
Innerlich: Antihistaminika, Sedativa, evtl. Psychopharmaka.
Äußerlich: Abreibungen der Haut mit Essigwasser, Einpuderungen, Auftragen von Gelen mit antipruriginösen Zusätzen (Thesit-, Pragman-Gelee). Normalisierung der Wasch-, Dusch- und Badegewohnheiten. Hautpflege je nach Hauttyp.

Erythematöse, erythematosquamöse und papulöse Hauterkrankungen

Den hier abgehandelten Hauterkrankungen ist gemeinsam, daß sie klinisch-morphologisch gekennzeichnet sind durch erythematöse, erythematosquamöse oder papulöse Grundeffloreszenzen, ferner durch eine meist unbekannte Ätiologie.

Erytheme

Erythema e pudore

Synonyme. Erythema e irritatione, Schamröte.

Definition. Vor allem bei jugendlichen Menschen vorkommendes emotionelles Erythem durch vorübergehende Hyperämie.

Pathogenese. Es handelt sich um den Ausdruck einer labilen Gefäßregulation mit plötzlicher Erweiterung der Gefäße des subepidermalen Gefäßplexus infolge fluxionärer Hyperämie.

Klinik. Meistens handelt es sich um psychovegetativ labile Menschen. Oft bestehen auch andere Zeichen psychovegetativer Dysregulation wie Hyperhidrose, Akrozyanose oder Pseudoleucoderma angiospasticum der Hände. Akut entsteht im Gesicht, am Hals und im oberen Brustbereich ein hellrotes, randweise scharf abgesetztes fleckiges Erythem. Dieses wird durch psychische Erregung, Schamgefühl oder andere Spannungszustände ausgelöst. Nach überstandener seelischer Emotion klingt es rasch wieder ab.

Therapie. Im allgemeinen nicht notwendig, evtl. Psychopharmaka.

Erythema faciale persistens

Synonyme. Konstitutionelle Gesichtsmaske, Typus rusticanus (Moncorps).

Klinik. Symmetrische persistierende Gesichtsrötungen, besonders im Wangen- oder Wangen-Nasen-Kinn-Bereich mit Aussparung der Perioralgegend, gelegentlich auch mit Teleangiektasien, sind Ausdruck einer vegetativen Dauerirritation. Im Bereich der Wangenröte ist die Hauttemperatur deutlich erhöht.
Diese konstitutionelle Gesichtsmaske entwickelt sich bereits in der Kindheit und kommt familiär vor. Das weibliche Geschlecht ist bevorzugt, meist pyknische Typen („draller Typ" Moncorps). Diese Erscheinung kann auch als Teilsymptom bei Ulerythema ophryogenes auftreten.

Flush bei Karzinoidsyndrom

Synonyme. „Phenomenal flushing", anfallsweise Rötungen.

Definition. Anfallhaftes Auftreten von flächenhaften, bläulich-rötlichen Erythemen im Gesicht und im Nacken ist typisch für Karzinoidsyndrom.

Vorkommen. Typisches Symptom des Karzinoidsyndroms, welches im übrigen durch gastrointestinale Symptome (chronisch-rezidivierende Diarrhöen, Ileussymptomatik, Abdominalschmerzen und Hyperperistaltik), kardiovaskuläre Symptome (Rechtsherzinsuffizienz) und respiratorische Symptome (Anfälle von Dyspnoe, asthmatische Zustände) gekennzeichnet ist.

Pathogenese. Die anfallsweisen tumorinduzierten Symptome sollen durch Serotonin (5-Hydroxytryptamin) ausgelöst werden, welches durch eine Monoaminooxydase zu 5-Hydroxyindolessigsäure metabolisiert und mit dem Urin ausgeschieden wird. Aus diesem Grunde spielt die Bestimmung der 5-Hydroxyindolessigsäure im Urin bei Krankheitsverdacht eine wichtige Rolle. Auch die ursächliche Beteiligung anderer Kinine und vasoaktiver Peptide wird in Betracht gezogen.

Klinik. Plötzlich kommt es im Gesicht und im Nakken, aber auch im oberen Rumpfbereich zu unterschiedlich großen, flächenhaften Erythemen, die in ihrer Tingierung von Rosa über Rot zu mehr violetten Farbtönen schwanken können. Die Episoden dauern nur wenige Minuten. Die Flushattacken können abhängig sein von der Größe des Tumors, und sie können häufiger auftreten. Mit der Zeit kann sich auch eine dauerhafte Rötung im Gesicht und im Nakken einstellen. Auch die Kapillaren und Venolen der Haut erweitern sich und verursachen eine fleckige Zyanose des Gesichtes. Nach Entfernung des Karzinoids können sich die erweiterten Gefäße wieder zurückbilden.
Mit der Flushattacke können Tachykardien, abdominale Schmerzen, Diarrhö oder periorbitale Ödeme verbunden sein.

Diagnostik. Diagnostisch leitend ist die Anamnese mit den anfallsweisen Erythemen zusammen mit gastrointestinalen Symptomen.

Therapie. Entfernung des Tumors, Versuch mit Serotoninantagonisten (Periactinol).

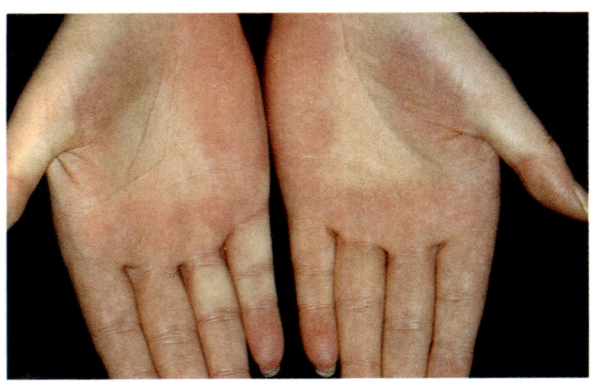
Erythema palmare

Erythema palmare et plantare

Erythema palmare et plantare hereditarium
[Lane 1929]

Synonym. „Red palms" (rote Palmae).

Es handelt sich um ein autosomal-dominantes erbliches Leiden, das vorzugsweise männliche Familienangehörige betrifft. Es ist gekennzeichnet durch ein symmetrisches, lebhaft rotes Dauererythem, besonders im Bereich von Daumen- und Kleinfingerballen, weniger stark ausgeprägt auch an den Plantae. Man vermutet eine angeborene Dysplasie der Hautgefäße mit vermehrter Durchblutung.

Differentialdiagnose. Abzugrenzen sind symptomatische Formen von Erythema palmare et plantare sowie Minimalvarianten von Palmoplantarkeratosen. Untersuchung von Familienangehörigen ist in diesen Fällen angezeigt.

Therapie. Nicht möglich.

Erythema palmare et plantare symptomaticum

Definition. Ohne Hinweis auf Erblichkeit bildet sich dieses Erythem im Laufe des Lebens aus.

Vorkommen. Am häufigsten sieht man diese Veränderungen als „red liver palms" („Leberhände") bei chronischen Lebererkrankungen. Oft sind sie hier mit weißlich verfärbten oder mehr milchglasfarbenen Fingernägeln verbunden. Bei Patienten mit chronischer Polyarthritis ist dieser Zustand ebenfalls häufig. Auch bei chronischen Erkrankungen wie Karzinomen, systemischem Lupus erythematodes, Diabetes mellitus, Hyperthyreose oder auch bei vegetativer Dystonie (Nikotinabusus) wurden diese Veränderungen gesehen. Palmarerytheme können sich auch während der Gravidität aus- und nach erfolgter Entbindung zurückbilden. Über die pathogenetischen Beziehungen (vasoaktive Mediatoren?) ist wenig bekannt. Möglicherweise handelt es sich um eine periphere Hypervolämie.

Klinik. An Handtellern, speziell über den stärker hervortretenden Bereichen wie Daumenballen, Kleinfingerballen und Beugeflächen der Endphalangen findet man das Dauererythem.

Therapie. Behandlung des Grundleidens, ansonsten unbeeinflußbar.

Erythema neonatorum toxicum [Leiner 1912]

Synonyme. Toxisches Erythem der Neugeborenen, Erythema neonatorum allergicum, Urticaria neonatorum.

Definition. Relativ häufige (30–50%), völlig harmlose, spontan abklingende Hautreaktion mit unbekannter Ätiologie bei Neugeborenen in den ersten Lebenstagen.

Vorkommen. Für Dermatologen selten. Rassen- oder Geschlechtsgebundenheit wurden nicht beobachtet.

Ätiopathogenese. Unbekannt. Man vermutet eine postpartale Umstellungsreaktion des Neugeborenen. Bemerkenswert ist, daß diese besonders beim zweiten Kind vorkommende Hautreaktion mit einem guten Entwicklungszustand der Kinder verbunden sein soll; die Diagnose ist bei Frühgeborenen selten. Bluteosinophilie läßt an allergische Pathogenese denken.

Klinik. In den ersten 2–3 Lebenstagen entwickeln sich plötzlich Hauterscheinungen, die für einige Tage bestehen bleiben können. Man sieht disseminierte, zur Konfluierung neigende Erytheme am Stamm oder an den Gliedmaßen. Sie beginnen als kleine rote Makulä, die häufig zentral urtikariell wirken oder Papulovesikeln bzw. -pusteln aufweisen können. Pustelausstriche lassen zahlreiche Eosinophile erkennen.

Symptome. Allgemeinsymptome oder Krankheitsgefühl bestehen nicht. Gelegentlich ist Bluteosinophilie nachweisbar.

Histopathologie. Im allgemeinen findet man in den oberflächlichen follikulären oder perifollikulären Krusten reichlich eosinophile Leukozyten. Im übrigen ist im oberen Korium diffus oder mehr perivaskulär ein entzündliches Infiltrat mit vielen Eosinophilen nachweisbar. Die Epidermis kann sekundär geringfügige Akanthose und Hyperkeratose aufweisen; Bläschen oder Pusteln liegen intraepidermal oder subkorneal.

Verlauf. Meist kommt es innerhalb von 2–3 Tagen, seltener erst nach 1–2 Wochen zur Spontanheilung.

Differentialdiagnose. Wichtig ist die Abgrenzung von Miliaria cristallina oder Miliaria rubra, welche Rumpf und intertriginöse Hautbereiche bevorzugen. Auch an staphylogene Infektionen (Impetigo contagiosa, Follikulitis) ist zu denken. Bakterielle Untersuchung eines Bläschenausstrichs ist daher angezeigt. Man findet dann im Blasengrundausstrich neutrophile Leukozyten und nicht wie beim toxischen Erythem der Neugeborenen Eosinophile. Auch an Incontinentia pigmenti ist zu denken.

Therapie. Höchstens Puder oder Lotio zinci.

Erythema dyschromicum perstans [Ramirez 1957]

Synonym. „Ashy dermatosis".

Definition. Disseminierte Dermatose, charakterisiert durch dichtstehende aschgraue Pigmentierungen der Haut nach einer vielfach übersehenen entzündlichen Krankheitsphase.

Vorkommen. Relativ selten, stets erworben.

Ätiopathogenese. Man denkt an eine sekundäre Hyperpigmentation nach einer medikamentösen Intoleranzreaktion oder einem spontan abheilenden Lichen ruber planus. Auch andere Umweltnoxen werden diskutiert; so wurde beispielsweise bei einem Kind die Erkrankung nach Düngemittelkontakt (Lecken von Ammoniumnitrat) beschrieben.

Klinik. Das Krankheitsbild ist durch eine lockere oder dichtere Aussaat von aschgrauen fleckigen Hyperpigmentierungen mit besonderer Prädilektion am Rumpf, manchmal in schräger, den Hautlinien entsprechender Anordnung charakterisiert. Gelegentlich zeigen die Herde ein geringfügiges Erythem.

Histopathologie. Der eigentümliche aschgraue Farbton kommt durch Pigmentinkontinenz zustande, d.h. durch Ablagerung von Melanin im oberen Korium innerhalb (und außerhalb?) von Melanophagen.

Verlauf. Die aschgrauen Pigmentierungen können lange bestehen bleiben und bilden sich, wenn überhaupt, nur sehr langsam zurück.

Differentialdiagnose. Incontinentia pigmenti.

Therapie. Gegebenenfalls kosmetisch abdecken.

Figurierte Erytheme

In der Gruppe der erythematösen Hauterkrankungen lassen sich einige Hautkrankheiten zusammenstellen, die gekennzeichnet sind durch das Auftreten figurierter Erytheme mit Neigung zu zentrifugaler Wachstumstendenz. Diese Erkrankungen sind in ihrer Ursache noch nicht aufgeklärt. Es scheint aber, daß es sich um Überempfindlichkeitsreaktionen gegenüber infektiösen Agenzien, Medikamenten oder malignen Tumoren handelt. Das für den Dermatologen Wichtige ist die Differentialdiagnose dieser Dermatosen.

Erythema anulare centrifugum
[Darier 1916]

Definition. Es handelt sich sehr wahrscheinlich um eine polyätiologische allergische Reaktion besonders typischer Prägung mit chronischem Verlauf.

Vorkommen. Hauptsächlich bei Erwachsenen im mittleren Lebensalter, ohne Geschlechtsbevorzugung.

Ätiopathogenese. In vielen Fällen bleibt die Ursache unerkannt. Man denkt an eine allergische Bedingtheit. Bei der polyätiologischen Hautreaktion sollte gedacht werden an:

Maligne Tumoren. Nach Entfernung maligner Tumoren (Brust, Magen/Darm, Pankreas, Lunge etc.) hat man Abheilung und nach Rezidiv Wiederauftreten der Hauterscheinungen beobachtet.

Infektionen. Die Erkrankung wurde bei Meningitis, Fokalinfektionen, Tuberkulose sowie Streptokokken- und Virusinfektionen gesehen. An Infektionen durch Candida albicans (genitale oder enterale Kandidose) sollte gedacht werden, auch an Tinea pedum.

Infestation. Nach Askariden oder anderen Würmern sollte ebenfalls gesucht werden. Des weiteren ist auf Störungen der Magen-Darm-Funktion, ähnlich wie bei chronischer Urtikaria, zu achten.

Autoimmunkrankheiten.

Medikamente. Provokation durch Salicylate, Chloroquin oder Penicillin (Anamnese).

Nahrungsmittel. Nahrungsmittelallergie durch Proteine (Fisch, Leguminosen).

Klinik. Am Rumpf, auch proximal an den Gliedmaßen und der Glutäalregion, dagegen seltener im Gesicht, am Kopf oder an den Akren, entwickeln sich zunächst meist asymmetrisch elevierte, teilweise regelrecht urtikarielle Erytheme, die zentrifugal auswachsen und sich zentral langsam zurückbilden. So entstehen allmählich bogenförmige, ringförmige oder polyzyklisch begrenzte bandförmige Herde, die eigentümlicherweise im Laufe des Tages auch ihre urtikarielle Note verlieren können und dann nur noch erythematös sind. Die Herde können sich nach Tagen, Wochen

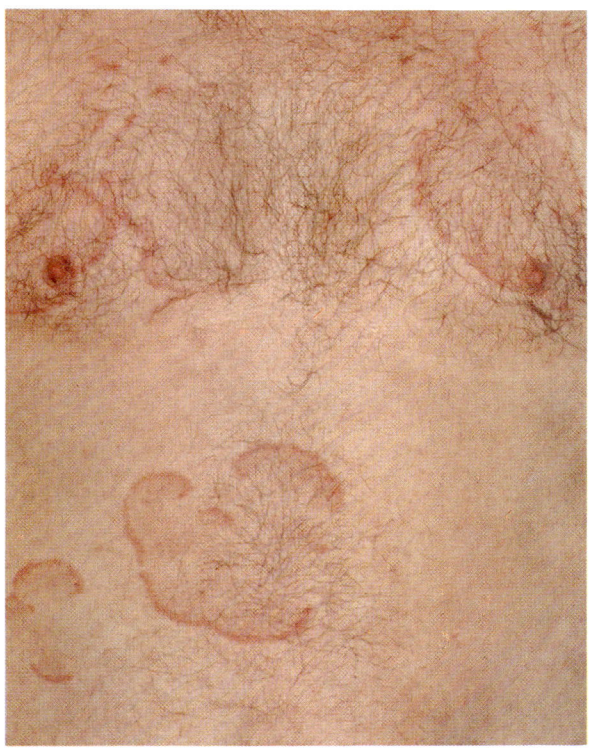

Erythema anulare centrifugum

oder Monaten wieder zurückbilden; neue Herde entstehen entweder an noch nicht befallener Haut, aber auch in früher erkrankten Hautbereichen. Die Hauterscheinungen pendeln in dieser Weise zwischen annulärem Erythem oder urtikariellem Aufschwellen hin und her. Die zentral abgeheilten Partien können sekundär leicht hyperpigmentiert sein. Selten sind ganz feine Bläschen oder feine colleretteartige Schuppung zu sehen.

Symptome. Bei Entstehung von urtikariell elevierten Erythemen kann Juckreiz vorhanden sein. Manche Patienten haben subfebrile Temperaturen bei Entwicklung neuer Herde.

Differentialdiagnose. Anuläre Form von Urtikaria, Erythema exsudativum multiforme, Dermatitis herpetiformis (Duhring), bullöses Pemphigoid und Psoriasis sollten ausgeschlossen werden. Wichtig ist, daß man eine Tinea corporis nicht übersieht. Wegen der anulären Herde ist auch an Granuloma anulare, anuläre Formen der Sarkoidose (lupoides Infiltrat, Diaskopie) zu denken. Bei Erythema gyratum repens (Gammel) wandern die Erytheme rasch.

Histopathologie. Unveränderte Epidermis; im mittleren und tieferen Korium ein perivaskulär orientiertes, sehr dichtes Infiltrat, das sich vorwiegend aus Lymphozyten zusammensetzt, aber auch von Histiozyten oder eosinophilen Leukozyten begleitet sein kann. Deutliche Vaskulitis mit Schwellung der Gefäßendothelien und gelegentlich Einlagerungen von Lipoiden.

Therapie. Wie bei chronischer Urtikaria. Allergenanalysen sind angezeigt. Behandlung der Grundkrankheit. Im übrigen kommt symptomatische Therapie mit Antihistaminika und Antiphlogistika (Salicylate, Antimalariamittel) in Betracht. Örtliche Behandlungsversuche mit glukokortikoidhaltigen Externa, auch unter Plastikfolienokklusion, führen meist nicht zu wesentlicher Besserung.

Sonderformen

Erythema gyratum repens [Gammel 1952]

Definition. Sehr typisches paraneoplastisches Syndrom.

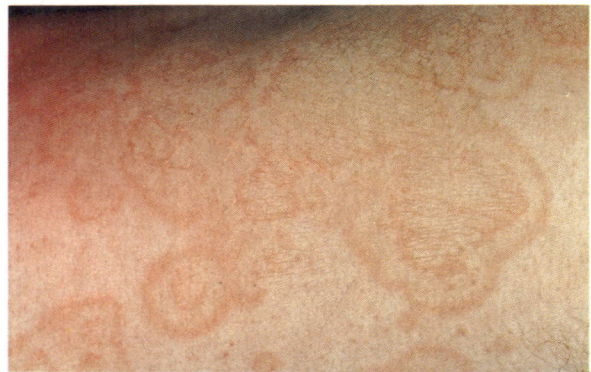

Erythema gyratum repens

Ätiologie. Es scheint eine weitgehende Identität mit dem Erythema anulare centrifugum zu bestehen, wenn man nicht dem Erythema gyratum repens, das vorwiegend bei Patienten zwischen dem 4. und 6. Lebensjahrzehnt beobachtet wird, einen noch stärkeren Hinweis auf ein innerliches Karzinom (Mammakarzinom, Genitalkarzinom, Prostatakarzinom, Lungen-, Ösophagus- oder Magenkarzinom) beimessen möchte. Die Erythemfiguren ändern sich wesentlich rascher (in Stunden) als bei Erythema anulare centrifugum.

Klinik. Unter dieser Bezeichnung wurde ein Krankheitsbild beschrieben, das generalisierter ausgeprägt ist als das Erythema anulare centrifugum und bei dem gering infiltrierte oder urtikariell elevierte, rasch wandernde, 1–2 cm breite streifige Erytheme in anulärer, girlandenartiger oder spiralig ineinander geschwungener Anordnung das klinische Bild prägen. Daher auch die Bezeichnung Zebrahaut. Besonders charakteristisch ist eine an den Rändern der Erytheme auftretende colleretteartige Schuppung. Prädilektionsstellen sind Rumpf und proximale Extremitäten. Hinzu treten flächenhafte, teils hyperkeratotische Erytheme an Gesicht, Hals, Händen und Füßen. Auch die Lymphknoten können vergrößert sein. Pruritus ist manchmal stark. Gelegentlich Bluteosinophilie.

Histopathologie. Unspezifisches geringfügiges perivaskuläres Infiltrat im oberen Korium.

Erythema gyratum perstans [Colcott-Fox 1891]

Hierbei handelt es sich ebenfalls um ein anuläres Erythem, das aber oft familiär vorkommt. Aus diesem Grunde wurde 1966 von Baer die Bezeichnung *Erythema anulare familiale* vorgeschlagen.
Die Hauterscheinungen sollen früher beginnen, manchmal sogar schon kurz nach der Geburt. Im übrigen entspricht das Bild weitgehend dem Erythema anulare centrifugum. Bemerkenswert ist die Familialität; aber auch von Patienten mit innerlichen Malignomen wurde berichtet.

Erythema anulare rheumaticum
[Lehndorff und Leiner 1922]

Synonyme. Erythema marginatum rheumaticum, Erythema circinatum.

Definition. Sehr typische, rasch entstehende und abklingende Erscheinung bei Kindern mit akuter Polyarthritis (akutes rheumatisches Fieber).

Vorkommen. Bei etwa 20% der Patienten mit akuter Polyarthritis, offenbar häufiger bei gleichzeitiger Herzbeteiligung.

Ätiopathogenese. Sehr wahrscheinlich handelt es sich um eine allergische Reaktion, ausgelöst durch β-hämolysierende Streptokokken der Gruppe A.

Klinik. Das Erythema anulare rheumaticum entsteht meist zu Beginn eines akuten rheumatischen Fiebers. Prädilektionsstelle ist der Stamm, hier besonders die periumbilikale Region. Auch Glutäen, Gesicht oder Handrücken können betroffen sein. Es entwickelt sich ein diskretes Exanthem aus multiplen, zart rosaroten Flecken, die rasch auswachsen und zu annulären Figuren führen. Wenn die Randbezirke erhaben sind, spricht man auch von *Erythema marginatum rheumaticum*. Die Herde neigen zur Konfluierung. Das diskrete Exanthem wird besonders bei plötzlicher Kälteexposition (Abdecken der Bettdecke) deutlich. Juckreiz besteht nicht.

Histopathologie. Erweiterung von Kapillaren im Stratum papillare, geringfügige zellulär entzündliche perivaskuläre Begleitreaktion aus Lymphozyten und Histiozyten. Kein Anhalt für fibrinoiden Gewebsschaden.

Verlauf. Die einzelnen Veränderungen sind kurzlebig (Stunden bis wenige Tage). Spontanes Abklingen des schubweise auftretenden Exanthems nach Wochen bis Monaten. Auf jeden Fall ist es ein Zeichen eines akuten rheumatischen Fiebers und deutet auf rheumatische Endokarditis hin. Letztere kann auch ohne Gelenkerscheinungen auftreten.

Differentialdiagnose. Das ebenfalls bei akutem rheumatischem Fieber vorkommende *Erythema papulatum* (Cockayne 1912) ist extrem selten. Hier findet man erhabene Eritheme, die an Granuloma anulare erinnern können, an den Ellbogen und Knien. Die Einzeleffloreszenzen können 3–4 mm groß werden und bilden sich nach etwa einer Woche wieder zurück.

Therapie. Behandlung der Grundkrankheit (Penicillin), sonst symptomatisch.

Erythema chronicum migrans
[Lipschütz 1913, Afzelius 1921]

Definition. Es handelt sich um ein chronisches Erythem, das zentrifugal auswächst und vielfach durch Zeckenbiß oder Insektenstich ausgelöst wird. Man vermutet infektiöse Genese.

Vorkommen. Die Erkrankung ist in waldreichen Gegenden von Mitteleuropa nicht selten; in Nord- und Osteuropa kommt sie häufig vor. Befallen werden häufig jugendliche Menschen und Erwachsene.

Ätiopathogenese. Die Ätiologie dieser Erkrankung ist noch nicht sicher bekannt, vielfach wird ein Zeckenbiß als auslösende Ursache angegeben. Übertragung durch Inokulation erkrankter Haut auf die Haut gesunder Personen ist offenbar gelungen; dies spricht für infektiöse Bedingtheit. Gedacht wurde an Rikkettsien. Auch bei Patienten mit Frühsommerenzephalitis durch Zeckenbiß wurde Erythema chronicum migrans beobachtet. Schließlich kommen auch bei dieser Erkrankung meningeale und enzephalitische Symptome (Kopfschmerzen) mit entsprechenden entzündlichen Liquorveränderungen vor. Auch Arthritis scheint im Zusammenhang mit Erythema chronicum migrans vorzukommen, wie besonders aus amerikanischen Beobachtungen deutlich wird (Lyme-Arthritis; Lyme = Stadt in Connecticut, USA, dort erstmals 1975 beobachtet). Da die Erkrankung auf Penicillin und andere Antibiotika gut anspricht, hat man vermutet, daß es sich bei dem Erreger um ein durch Zeckenbiß übertragenes Bakterium oder um ein Chlamydium handelt. Neuestens sind Spirochäten gefunden worden.

Klinik. An einer beliebigen Hautstelle, meistens an den unteren Extremitäten entwickelt sich eine entzündlich gerötete Papel. Nach mehreren Wochen oder vielleicht auch Monaten entsteht darum ein entzündlich geröteter Fleck, der kontinuierlich mit bandartigem Erythem peripher fortschreitet, während es zentral unter livider Verfärbung der Haut zur Rückbildung kommt. Schließlich kann ein solcher ovaler

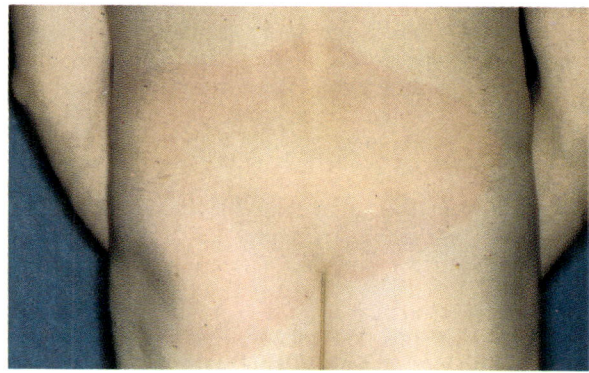

Erythema chronicum migrans

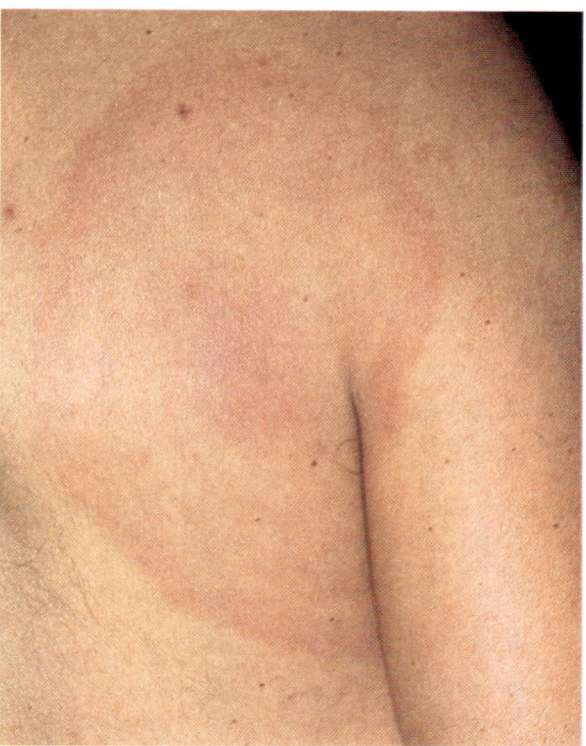

Erythema chronicum migrans, mit zentraler Zeckenbißreaktion

oder rundlicher Herd sich über ein größeres Hautareal hin ausdehnen. Der Durchmesser kann 20–80 cm und mehr betragen. Sekundäre Veränderungen in dem bandförmigen Erythem kommen nicht vor. Die regionalen Lymphknoten können geringfügig vergrößert sein, Juckreiz ist selten.

Allgemeinsymptome. Fieber und meningitische Begleiterscheinungen wurden gelegentlich beobachtet. Bei stärkeren Kopfschmerzen sollte eine Lumbalpunktion durchgeführt werden.

Histopathologie. Normale Epidermis. Im oberen Korium etwas Ödem und vorwiegend perivaskuläre entzündliche Reaktion mit Lymphozyten, Histiozyten, Plasmazellen, manchmal auch wenigen eosinophilen Leukozyten.

Verlauf. Die Erkrankung nimmt einen langsam progredienten Verlauf; langsame zentrifugale Wachstumstendenz der Herde. An der Zeckenbißstelle kann es zur Entwicklung eines Pseudolymphoms (Lymphadenosis cutis benigna) kommen; auf Enzephalitis ist zu achten. Spontanheilung nach mehrmonatigem Bestand wurde beobachtet.

Differentialdiagnose. Figurierte Eritheme, besonders Erythema anulare centrifugum. Bei Sitz am Handrücken sollte Erysipeloid ausgeschlossen werden (Anamnese).

Therapie. Penicillin (Beromycin Mega, 3- bis 4mal 1 Tbl. tgl.) oder andere Antibiotika (Tetrazykline, Erythromycin oder Doxycyclin) in üblicher Dosis über 8–10 Tage. Äußerliche Behandlung ist nicht notwendig.

Erythema necroticans migrans
[Becker, Kahn und Rothman 1942]

Synonyme. Staphylodermia superficialis circinata, fünfte obligate kutane Paraneoplasie, „necrolytic migratory erythema" (engl.).

Definition. Es handelt sich um eine obligate paraneoplastische Dermatose, die auf einen glukagonsezernierenden Tumor der Inselzellen im Pankreas hinweist. Meist wird ein Inselzellkarzinom oder ein Pankreasschwanzkarzinom gefunden.

Vorkommen. Die Erkrankung ist sehr selten, aber typisch. Meist sind Frauen nach dem Klimakterium betroffen.

Ätiopathogenese. Einiges spricht dafür, daß das katabol wirksame Glukagon mit den Hautveränderungen in Beziehung steht. Dies um so mehr, als die Hauterscheinungen nach operativer Entfernung der Tumoren sistieren.

Klinik. Meist sind die unteren Extremitäten, insbesondere Oberschenkel und Inguinalregion zunächst betroffen. Die Erkrankung kann sich dann weiter ausbreiten.
In teilweise bizarr konfigurierten Erythemen kommt es zentral zur Entwicklung von prall gespannten trüben Bläschen, die bei Größenzunahme und peripherem Fortschreiten flach und schlaff werden, dann entweder eintrocknen oder nach oberflächlicher Erosion verkrusten und schließlich abschuppen. Durch peripheres Fortschreiten neuer Herde und zentrale Abheilung entstehen zirzinäre, anuläre oder serpiginöse, wandernde Veränderungen.
Vielfach kommt es auch in der Perioralregion zu zunehmender Verkrustung; Glossitis ist nicht selten.

Symptome. Es besteht Diabetes mellitus. Die BSG kann erhöht sein, und dies besonders in der Phase neuer Schübe. Die Plasmaglukagonwerte sind erheblich gesteigert (normal 0,1–0,3 pg/ml) auf Werte von 850 bis 3000 pg/ml. Vielfach besteht auch Gewichtsabnahme und therapieresistente Anämie. Auch intermittierende Diarrhö mit Hypokaliämie, Thrombosen und psychischen Störungen können auf ein Glukagonomsyndrom hinweisen. Wichtig ist die Syntropie dieser Dermatose mit Pankreaskarzinomen, die teilweise als α-Zellkarzinom, Inselzellkarzinom, oder Pankreaskopfkarzinom beschrieben werden. In einem Fall konnte ein Kolonkarzinom, in einem anderen eine chronische Pankreatitis festgestellt werden.

Diagnose. Die Hautveränderungen sind unverkennbar. Bakteriologisch wird vielfach regelmäßig Staphylococcus aureus nachgewiesen. Gelegentlich auch zusätzliche Besiedelung der Hauterscheinungen durch Candida albicans.

Histopathologie. Subkorneale Pustelbildung mit neutrophilen Leukozyten, nekrobiotische und dyskeratotische Epidermiszellen.

Verlauf. Chronisch. Abheilung nach Entfernung des Tumors.

Diagnostische Leitlinien. Zirzinäre, annuläre, girlandenförmige, pustulierende Erytheme mit zentrifugaler Entwicklung und typischer Prädilektion daneben Zeichen von Glukagonomsyndrom: Diabetes mellitus, Anämie, Glossitis und Gewichtsabnahme.

Differentialdiagnose. Diese hat in erster Linie die Erythema-anulare-centrifugum-artige Psoriasis mit Pustulation zu berücksichtigen. Weiterhin ist an Pemphigus foliaceus, Pustulosis subcornealis, Psoriasis pustulosa generalisata, und bei Lokalisation in intertriginösen Räumen auch an M. Hailey-Hailey, intertriginöse Kandidose oder Acrodermatitis enteropathica zu denken.

Therapie. Behandlung des Grundleidens.
Innerlich: Versuch mit Glukokortikoiden.
Äußerlich: Antibiotische und abtrocknende Behandlungsmaßnahmen nach Antibiogramm.

Erythema elevatum et diutinum
[Crocker und Williams 1894]

Definition. Chronische Erkrankung mit entzündlichen Papeln, Knötchen und Knoten, besonders an den Extremitäten durch eine ungewöhnliche Vaskulitis;

möglicherweise Ausdruck einer infektallergischen Reaktion.

Vorkommen. Sehr selten, häufiger beim weiblichen Geschlecht.

Ätiopathogenese. Unbekannt; oft nach rezidivierenden Infekten. Es wird an eine allergische Form von nekrotisierender leukozytoklastischer Vaskulitis durch Immunkomplexe gedacht; gelenkrheumatische Veränderungen sind meistens nachzuweisen.

Klinik. Prädilektionsstellen sind die Streckseiten der Extremitäten, besonders Füße, Knie und Handrücken. Multiple Papeln, Knötchen oder infiltrierte und deutlich über die Haut erhabene Plaques mit glatter Oberfläche, oftmals auch mit eingesunkenem Zentrum, entwickeln sich locker disseminiert oder aggregiert in den genannten Hautbereichen. Jüngere Effloreszenzen sind hellrot; später neigen sie zu lividroten oder auch rötlich-braunen Farbtönen. Die Konfiguration der Veränderungen ist rund-oval, machmal auch annulär oder polyzyklisch, ihre Konsistenz derb elastisch. Hämorrhagische Ulzerationsneigung haben wir selbst nicht beobachtet. Bei Abheilung entwickelt sich vielfach eine zarte Atrophie.

Symptome. Gelegentlich treten Brennen und Spannung bei Entwicklung der Veränderungen auf; auch Juckreiz kann mäßig ausgeprägt sein. Innerliche Begleiterkrankungen werden meist nicht beobachtet. Auf Syntropie mit Gicht und Arthralgien (ca. 40% der Fälle) ist zu achten, desgleichen auf Arzneiunverträglichkeit.
Auch Assoziation mit Paraproteinämie (Plasmozytom) wurde beschrieben (Immunelektrophorese des Blutserums), ferner Antithrombin-III-Mangel.

Histopathologie. In frischen Herden massive Entzündung. Das ganze Korium ist zellig durchsetzt, wobei neutrophile und eosinophile Leukozyten trotz des chronischen Verlaufes der Erkrankung quantitativ den größten Anteil ausmachen. Außerdem findet man Zeichen massiver leukozytoklastischer Vaskulitis, in manchen Fällen kann im Bindegewebe Cholesterin nachgewiesen werden (*extrazelluläre Cholesterinose*; Urbach et al. 1932). Im Bindegewebe fehlen aber die für Granuloma anulare (womit die Erkrankung früher verwechselt wurde) typischen Nekroseherde.

Verlauf. Chronischer Verlauf über Jahre. Die Erscheinungen können persistieren, schwinden, und neue können auftreten. Eines Tages heilen sie spontan ab.

Differentialdiagnose. Mit Granuloma anulare hat die Erkrankung weder klinisch noch histologisch Gemeinsamkeiten. Die extrazelluläre Cholesterinose wird heute als eine Variante des Erythema elevatum et diutinum betrachtet, wobei reichlich Lipoide und Cholesterin nachweisbar sind. Wegen histologischer Gemeinsamkeit ist an Granuloma faciale zu denken, das jedoch im Gesicht sitzt.

Therapie. Versuch mit Antibiotika, Sulfonamiden (besonders Lederkyn), ferner mit Sulfonen (DADPS,

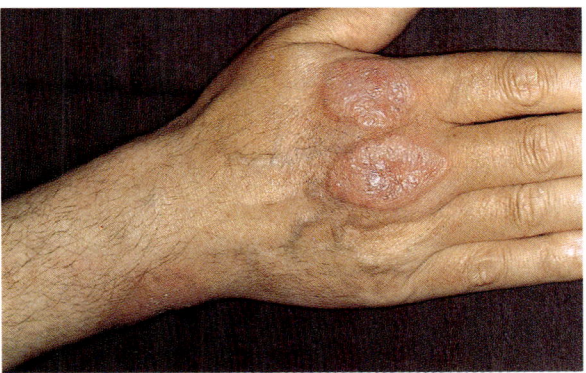

Erythema elevatum et diutinum

50–150 mg tgl.), unter Kontrolle der Nebenwirkungen. Antiphlogistika und Glukokortikoide kommen ebenfalls in Betracht, auch intrafokale Injektionen von Glukokortikoidkristallsuspensionen.

Multiforme und nodöse Erytheme

Erythema exsudativum multiforme
[Hebra 1866]

Synonyme. Es wird heute angenommen, daß die nachfolgend genannten Bezeichnungen die gleiche Erkrankung in unterschiedlicher Ausprägung beinhalten: Syndroma muco-cutaneo-oculare acutum (Fuchs 1876); Ectodermose érosive pluriorificielle; Fiessinger-Rendu-Syndrom (1917); Stevens-Johnson-Syndrom (1922); Dermatostomatitis (Baader 1925).

Definition. Akut auftretende, klinisch sehr charakteristische Erkrankung, welche sich als allergische Reaktion einheitlicher Natur auf polyätiologischer Grundlage entwickelt, Die *einfache Form* (Minorform) ist relativ häufig und wird gern im Frühjahr und Herbst beobachtet. Die *schwere Form* (Majorform) ist selten und mit schweren Allgemeinerscheinungen verbunden. Betroffen sind zumeist Menschen zwischen dem 2. und 3. Lebensjahrzehnt; es besteht Androtropie.

Ätiologie. Sie bleibt oft unbekannt. Solche Fälle unterscheiden sich im klinischen Bild nicht von denen mit bekannter Ursache.

Infektionen. Es ist bekannt, daß sich die Erkrankung im Verlauf von Infektionen durch Viren oder Bakterien entwickeln kann.
- *Virusinfektionen.* Am häufigsten entsteht Erythema exsudativum multiforme im Verlauf einer Infektion mit Herpes-simplex-Virus *(postherpetisches Erythema exsudativum multiforme)*. Vielfach findet sich in der Vorgeschichte bei häufig im Frühjahr und Herbst rezidivierenden Verlaufsformen von Erythema exsudativum multiforme (*Typus annuus* Hebra) ein Herpes simplex an den Lippen oder andernorts; 1–2 Wochen danach kommt es zum Ausbruch der Hauterkrankung.

Auch nach Pockenschutzimpfung oder anderen Virusinfektionen wie Pocken, Lymphogranuloma inguinale, Hepatitis, Melkerknoten, Mumps, Poliomyelitis, Masern oder Grippe wurde die Erkrankung beobachtet.
- *Bakterieninfektionen.* Häufiger geht der Erkrankung ein Streptokokkeninfekt im oberen Respirationstrakt voraus. Akuter Tonsillitis oder katarrhalischen Erscheinungen in den oberen Luftwegen (Pharyngitis, Bronchitis) mit Abgeschlagenheit und mäßigem Fieber können flüchtige rheumatoide Beschwerden mit Kreuz-, Muskel- oder Gelenkschmerzen folgen; 2-3 Wochen später kommt es zum Ausbruch der Hauterkrankung. Man hat diese Form auch als *Typus anginosus* oder *Typus rheumaticus* bezeichnet. Der AST kann erhöht sein. Der Typus anginosus rezidiviert gewöhnlich nicht.
Auch im Verlauf von Typhus, Diphtherie, Syphilis oder Tularämie kommt Erythema exsudativum multiforme vor.
- *Mykoplasmeninfektionen.* Die primär atypische Pneumonie durch Mykoplasmeninfektion wurde häufiger als Ursache für schwere Verlaufsformen (Stevens-Johnson-Syndrom) beschrieben. Bei diesen Patienten finden sich hohe KBR-Titer.
- *Mykotische Infektionen.* Tiefe Trichophytie, Histoplasmose, Kokzidioidomykose u.a.

Arzneimittel. Das Erythema exsudativum multiforme oder multiforme Erytheme werden vielfach nach Medikamenteneinnahme beobachtet. Besonders zu denken ist an Sulfonamide, vor allem Langzeitbakteriostatika, Hydantoine, Pyrazolonderivate, Barbiturate, Penicilline, Phenylbutazon, Carbamazepin, Phenothiazine, Chinin, Arsen, Halogene und Belladonna.

Maligne Tumoren. Maligne Tumoren an inneren Organen, besonders Lymphome und Karzinome können – nicht selten nach Bestrahlung – Erythema-exsudativum-multiforme-artige Exantheme auslösen.

Bindegewebskrankheiten. Auch das Zusammentreffen von Erythema exsudativum multiforme mit Lupus erythematodes, Polyarteriitis nodosa oder Wegener-Granulomatose wurden beschrieben.

Pathogenese. Beim Erythema exsudativum multiforme handelt es sich um eine klinisch und histologisch typische Eruption, die sich auf allergisch-hyperergischer Basis an der Haut entwickelt und im dermoepidermalen Bereich abläuft. Die Zuordnung zu einem bestimmten allergischen Reaktionstyp ist noch nicht gelungen; am meisten wird an eine allergische Reaktion vom Typ IV nach Coombs und Gell gedacht. Die Reaktionskette beim Typus anginosus mit Streptokokkeninfekt im oberen Respirationstrakt, rheumatoiden Beschwerden und Exanthem scheint auch in diesem Sinn zu sprechen. Auch Immunkomplex-Erkrankung (Typ III) wird diskutiert.

Klinik. Die akut einsetzende Erkrankung ist durch symmetrische Hauterscheinungen charakterisiert; Prädilektionsstellen sind Handrücken und Streckseiten der Vorderarme; bei stärkerer Ausprägung auch Ellbogen, Knie, Fußrücken, seitliche Gesichts- und Halspartien. Auch die Handinnenflächen und Fußsohlen können betroffen werden. Hinzutreten können Veränderungen an Mund-, Genital- und Analschleimhaut.

Leichte Form (Minorform, Simplexform). Hier entstehen manchmal nur an den Handrücken hellrote scharf abgesetzte Erytheme, die durch Exsudation rasch eine urtikarielle Note gewinnen (elevierte Erytheme) und sich innerhalb von 2-3 Tagen zu pfennig- bis markstückgroßen Herden vergrößern können. Das Zentrum wird bald flach und zyanotisch, gelegentlich auch hämorrhagisch, während der Rand hellrot bleibt. Im Zentrum kann es auch zur Blasenbildung kommen. Jetzt hat sich die für dieses Krankheitsbild so charakteristische *Kokarden- oder Iriseffloreszenz* entwickelt: zentrale Hämorrhagie mit Bläschen- oder Blasenbildung, umgeben von einer zyanotischen Zone und nach außen abgegrenzt von einem schmalen, hellroten, leicht elevierten Erythem. So ergibt sich ein multiformes Bild:
Die Herde können beliebig disseminiert sein, gruppiert stehen, konfluieren und dann randständig eine zirzinäre Begrenzung aufweisen. Auch *anuläre Formen* mit Rückbildung im Zentrum sind nicht selten. Gelegentlich kommt es durch subepidermale Blasenbildung zur Ausbildung von Erosionen an der Mundschleimhaut, besonders auch an den Lippen. Letzteres wird besonders beim postherpetischen Erythema exsudativum multiforme beobachtet. Beim Typus anginosus bleiben die Schleimhäute meist verschont.

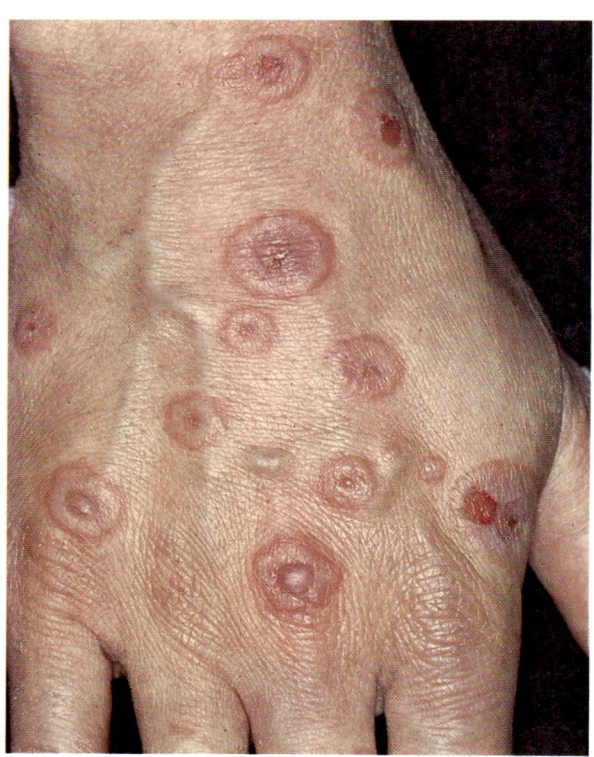

Erythema exsudativum multiforme

Schwere Form (Majorform). Schwere Verlaufsformen wurden bereits von Hebra (1866) und Kaposi (1879) erkannt. Sie wurden unter vielen der oben genannten Synonyme beschrieben; im angloamerikanischen Raum ist die Bezeichnung *Stevens-Johnson-Syndrom* gebräuchlich. Es handelt sich um ein sehr charakteristisches schweres Krankheitsbild, das ganz plötzlich einsetzt. Meistens sind ältere Kinder oder jugendliche Erwachsene männlichen Geschlechts betroffen. Vielfach entwickelt sich das Syndrom nach einer Herpes-simplex-Infektion oder nach Arzneieinnahme. Die Erkrankung beginnt wie eine leichte Form des Erythema exsudativum multiforme, es entwickeln sich aber auf den multiformen Erythemen kleinere oder größere Blasen. Die Blasenbildung kann so im Vordergrund stehen, daß differentialdiagnostisch an bullöse Dermatosen zu denken ist. Die Hautveränderungen können sich schubweise über einen Zeitraum von 2–3 Wochen entwickeln; sie bevorzugen ebenfalls Extremitäten und Gesäßgegend, weniger häufig den Rumpf. Vielfach sind auch die Beugeseiten betroffen. Massiv erkranken die sichtbaren Schleimhäute von Mundhöhle, Atemwegen, Genitalschleimhaut und Analregion.

Schleimhäute. Sie werden auf weite Strecken durch subepidermale Blasenbildung erodiert und sind mit Blasenresten oder fibrinösen Belägen bedeckt. An den Lippen entstehen melänaartige Blutkrusten (diagnostisch wichtig) und Rhagaden. Mundöffnen und Nahrungsaufnahme sind extrem schmerzhaft und veranlassen neue Blutungen. Als Folge eingeschränkter Nahrungs- und Flüssigkeitsaufnahme können die Patienten in kurzer Zeit stark an Gewicht verlieren und Zeichen einer Exsikkose aufweisen. Auch die Schleimhäute von Pharynx und Trachea sind oft mitbefallen. An den Genital- und Analschleimhäuten können Erosionen und Ulzerationen mit speckig-fibrinösen Auflagerungen auftreten.

Augenbeteiligung. Sie kommt bei über 90% der Patienten vor, am häufigsten als katarrhalische oder purulente Konjunktivitis. Ernster und folgenreicher sind Blasenbildungen im Konjunktivalbereich mit Symblepharonbildung, ferner Keratitis mit Entwicklung von Ulcus corneae, Iritis oder Uveitis. Von Rezidiv zu Rezidiv kann der Sitz der Veränderung Unterschiede aufweisen. Bleibende Hornhauttrübung oder Synechien sind unangenehme, aber seltene Folgen. Erkrankungen mit wesentlichen Augen- und Mundschleimhautbeteiligungen werden auch als Fuchs-Syndrom bezeichnet.

Allgemeinbefinden. Es ist stark gestört. Die Patienten fühlen sich sehr krank, leiden an Abgeschlagenheit, Kopfschmerzen und an hohem Fieber. Bei schwereren Verlaufsformen können komplizierend Bronchopneumonien, Nierenveränderungen mit Hämaturie oder sogar tubuläre Nekrose mit Nierenversagen sowie toxisches Kreislaufversagen hinzutreten. Dieser schwere Zustand kann sich über 6 Wochen hinschleppen. *Rezidive* besonders nach vorangehender Herpes-simplex-Infektion an den Lippen sind nicht selten.

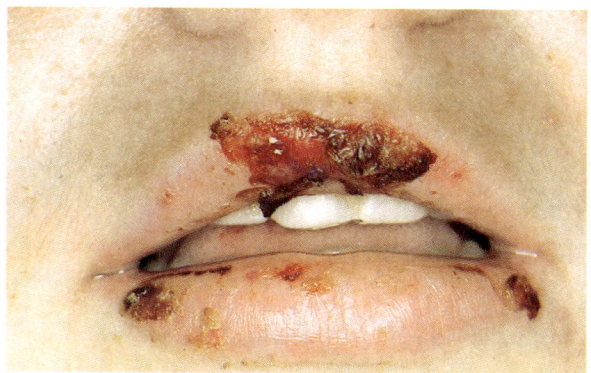

Erythema exsudativum multiforme, Typus annuus

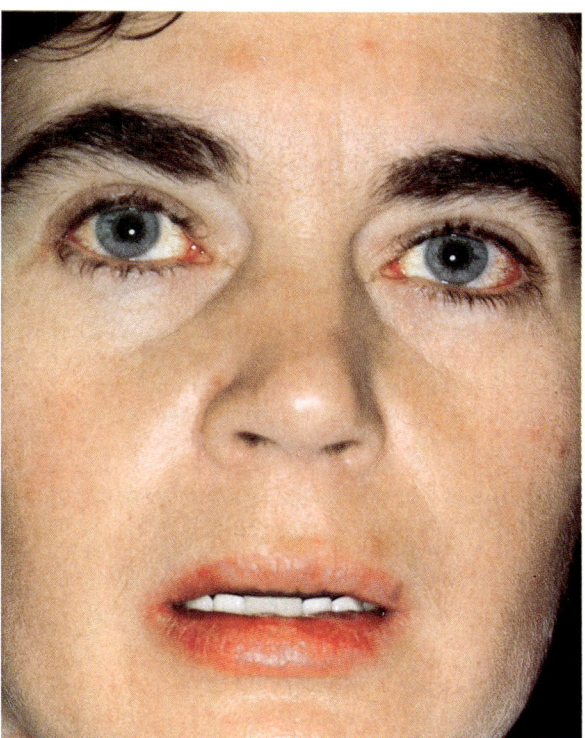

Erythema exsudativum multiforme (Fuchs-Syndrom)

Symptome. Die Eruption der Hauterscheinungen verursacht zunächst keine subjektiven Beschwerden; eventuell ist leichter Juckreiz vorhanden. Wenn es zur Entwicklung von Blasen und Erosionen kommt, können entsprechende Beschwerden auftreten. Die Hauterscheinungen heilen praktisch stets ohne Residuen ab, manchmal allerdings mit länger bestehenden Hyperpigmentierungen.

Histopathologie. Die ersten Veränderungen sind durch Vasodilatation mit einem vorwiegend lymphozytären perivaskulären Infiltrat in der oberen Dermis mit Neigung zu Exozytose gekennzeichnet. Es kann auch zum Austritt von Erythrozyten kommen; selten neutrophile Leukozyten. Eosinophile Leukozyten fehlen. Im Zentrum von Veränderungen vakuolige

Degeneration in den unteren Epidermislagen und auch nekrotische Epidermiszellkomplexe wie bei Lyell-Syndrom. In schweren Fällen kann die ganze Epidermis nekrotisch werden. Blasenbildung durch subepidermale Kontinuitätstrennung.

Verlauf. Von Patient zu Patient sehr unterschiedlich.
Bei *leichten Verlaufsformen* treten die Kokardeneffloreszenzen möglicherweise nur an den Handrücken oder Handinnenflächen auf, und das Krankheitsbild klingt bald wieder ab. In anderen Fällen kommt es zu einer dichteren Aussaat von Effloreszenzen mit geringen Veränderungen an den Lippen oder an der Mundschleimhaut.
Schwere Verlaufsformen sind charakterisiert durch Hauterscheinungen, die dichter stehen und eine Neigung zu hämorrhagischen oder bullösen Veränderungen aufweisen. Hinzu kommen massive Veränderungen an Mundschleimhaut (100%), Augen (91%), Genitalschleimhäuten (50–60%) sowie Bronchitis (6%), Pneumonie (etwa 20%) und hohes Fieber.

Prognose. Die Prognose des Erythema exsudativum multiforme ist meistens gut. Bei schweren Verlaufsformen wird die Mortalität unbehandelter Patienten mit 5–15% angegeben. Solche Patienten sollten möglichst umgehend in eine Klinik eingewiesen werden.

Differentialdiagnose. Bullöse Formen mit Erscheinungen an Händen und im Mund wurden vielfach für Maul- und Klauenseuche gehalten. Pemphigus vulgaris kann bei akuterem isoliertem Auftreten an den Schleimhäuten in der Abgrenzung Schwierigkeiten bereiten. Das bullöse Pemphigoid kann wegen seines multiformen Charakters bei akut auftretenden Eruptionen klinisch ein ähnliches Bild darbieten; es bevorzugt aber alte Menschen und hat dann chronischen Verlauf ohne wesentliche Allgemeinerscheinungen. Auch an polymorphe Erscheinungsformen von Vasculitis allergica oder Dermatitis herpetiformis (Duhring) ist zu denken. Bei Hand-Fuß-Mundkrankheit durch Coxsackie-Virus A16, A5 oder A10 findet man eine schmerzhafte Stomatitis ohne Lippenbeteiligung und flache Blasen an Händen und Füßen, welche sich innerhalb von 1–2 Wochen bilden. Multiforme Erscheinungen fehlen hier an den Extremitäten.

Therapie. Die Behandlung hat sich der Schwere der Erkrankung anzupassen.
Innerlich: Bei leichteren rezidivierenden Formen von postherpetischem Erythema exsudativum multiforme wurde Nikotinsäureamid (3mal 100–200 mg/Tag) in Kombination mit Folsäure (3mal 5–10 mg/Tag) über mehrere Wochen und Monate empfohlen. Versuche mit Vakzinen (Herpes- oder Pocken-Vakzine) haben kein einheitliches Ergebnis gebracht. Antiphlogistika wie Phenylbutazon (Butazolidin), Oxyphenbutazon (Tanderil) oder Clofenac (Voltaren) sollten wegen ihrer zusätzlichen allergisierenden Wirkung nur unter sorgfältiger Kontrolle eingesetzt werden. Therapie der Wahl bei schwereren Verlaufsformen sind Glukokortikoide, die zunächst in höheren Tagesdosen (60–80 mg Prednisolon oder Äquivalentdosen), dann in fallender Dosierung über 2–3 Wochen eingesetzt werden; Abschirmung durch Breitbandantibiotika wegen Neigung zu bakteriellen Sekundärinfektionen. Wegen Allergisierungsgefahr kein Penicillin oder Ampicillin. In allen schweren Fällen ist Bettruhe angezeigt, bei Exsikkose und Kreislaufversagen entsprechende allgemeinmedizinische Behandlung. Auf ausreichende Nahrungszufuhr (flüssige Kost, Astronautenkost, Breikost) ist zu achten, gegebenenfalls durch Infusionen.
Äußerlich: Bei elevierten Erythemen und geschlossenen kleinblasigen Eruptionen an der Haut kommt man mit Puder, Trockenpinselungen oder glukokortikoidhaltigen Lotionen aus. Erodierte Flächen sollten mit fetthaltigen antibiotischen Externa (mittels fettfeuchter Verbände) behandelt werden, um Sekundärinfektionen zu vermeiden. Manchmal bewährt sich zur Abtrocknung auch antiseptische Tinkturbehandlung (Mercurochrom). Bei Erscheinungen an der Mundschleimhaut sind häufige Spülungen mit Kamillenlösungen (Kamillosan) angezeigt, vor der Nahrungsaufnahme zur Beseitigung der Schmerzen Spülungen mit anästhesierender Lösung (Subcutin). Auch die Pinselung von Erosionen mit Mundtherapeutika (Herviros ohne Neomycinzusatz) ist zu empfehlen. Schmerzhafte Verkrustungen der Lippen werden durch fettende Maßnahmen (*Rp.* Unguentum molle, Paraffinum liquidum ää) erweicht.
Bei Augenerscheinungen ist eine frühzeitige konsiliarische Untersuchung durch den Ophthalmologen angezeigt; in allen schweren Verlaufsformen ist die Zusammenarbeit mit einem Internisten anzustreben.

Multiforme Erytheme. Man hat versucht, Exantheme, die zwar an Erythema exsudativum multiforme erinnern, bei denen es aber nicht zur Ausbildung der typischen Kokardeneffloreszenzen kommt, rein morphologisch als multiforme Erytheme zu klassifizieren. Es handelt sich meist um akut und bilateral auftretende, die Streckseiten der Extremitäten (obere > untere) bevorzugende Erytheme aus unterschiedlich großen, scharf begrenzten geröteten Flecken, die sich zu elevierten, teilweise auch zu blasigen Eruptionen weiterentwickeln können.
Am häufigsten kommen multiforme Erytheme im Verlauf von Infektionskrankheiten durch Viren oder Bakterien, als Symptome von Arzneiunverträglichkeit und bei malignen Tumoren vor.
Pathogenetisch handelt es sich wahrscheinlich um die gleichen allergischen Mechanismen, die auch zu dem Krankheitsbild des Erythema exsudativum multiforme Veranlassung geben, wenn auch mit weniger charakteristischer Ausprägung im klinischen Bild.
Insofern gilt bezüglich Diagnose, Differentialdiagnose und Therapie, was unter Erythema exsudativum multiforme ausgeführt wurde.

Morbus Kawasaki [Kawasaki et al. 1974]

Synonym. Akutes febriles mukokutanes Lymphadenopathiesyndrom, mukokutanes Lymphknotensyndrom.

Definition. Akute Erkrankung im frühen Kindesalter mit Exanthemen, Enanthemen, internen Manifestationen und Lymphknotenveränderungen; Ursache ungeklärt. Man denkt an eine akute infektiöse Erkrankung.

Vorkommen. Die Erkrankung ist seit vielen Jahren in Japan (über 30000 Mitteilungen) bekannt und wird seit einiger Zeit auch in Deutschland beobachtet. Meist erkranken Kinder im 2. und 3. Lebensjahr. An virusähnliche Erreger ist gedacht worden. Möglicherweise handelt es sich aber um eine besondere Reaktion des Organismus auf verschiedene Noxen. Geringe Bevorzugung des männlichen Geschlechts.

Klinik. Die Erkrankung beginnt mit antibiotikaresistentem Fieber für 1–2 Wochen. Entzündungen der Konjunktiven und Mundschleimhaut in Form von trockenen und roten Lippen, Stomatitis, Pharyngitis.

Haut. An der Haut bilden sich polymorphe Exantheme aus, die mehr skarlatiniform oder Erythema-exsudativum-multiforme-artig aussehen können. Symmetrisches Palmoplantarerythem, das sich ödematös umwandeln kann und nach 2–3 Wochen abschuppt. Hinzu kommt eine sehr erhebliche *Lymphknotenschwellung am Hals.*

Weitere Symptome. Wichtig sind innerliche Symptome wie Myokarditis, Diarrhö, Arthralgien oder Arthritis. Gelegentlich kann Nackensteife eine aseptische Meningitis anzeigen.

Labor. Proteinurie, Leukozyturie sowie Leukozytose mit Linksverschiebung, starker BSG-Beschleunigung und Erhöhung von α_2-Globulin sind typisch. Gelegentlich können Transaminasen und Bilirubin im Blutserum erhöht sein; Thrombozytose ab der 2. Krankheitswoche.

Prognose. Bei der akuten Erkrankung nicht ganz ungünstig; im wesentlichen durch die innerlichen Organmanifestationen, besonders des Herzens, bestimmt. Die Letalität wird mit 1–2% angegeben und bezieht sich besonders auf pathologische Veränderungen an den Koronararterien.

Differentialdiagnose. Sehr vielfältig; besonders sind toxischer Scharlach, infektiöse Mononukleose, Brucellose, Leptospirosen, Mykoplasmeninfektionen, Typhus, akutes rheumatisches Fieber, Hand-Mund-Fuß-Krankheit und M. Wissler oder M. Still zu berücksichtigen.

Diagnose. Hauptsymptome sind Fieber, Veränderungen der Mundhöhle und Lippen sowie das Palmoplantarerythem mit Desquamation in der 2. Krankheitswoche; weiter werden Exantheme und Lymphknotenschwellung bei über 90% der Patienten beobachtet.

Therapie. Symptomatisch; vorwiegend mit Salicylaten (30–100 mg/kg KG tgl.), mindestens bis zu 2 Monate nach Abklingen des Fiebers. Wegen der erhöhten Thromboseneigung wird vor Glukokortikoidtherapie eher gewarnt; stattdessen werden Antiphlogistika und speziell Salicylate empfohlen.

Erythema nodosum [Hebra 1860]

Synonyme. Erythema contusiforme, Dermatitis contusiformis.

Vorkommen. Das kaum verwechselbare Erythema nodosum ist nicht selten, bevorzugt das weibliche Geschlecht (6:1) und kommt in der Hauptsache bei Jugendlichen und jugendlichen Erwachsenen vor. Die meisten Erkrankungen werden in den ersten 6 Monaten des Jahres beobachtet.

Pathogenese. Es ist heute sicher, daß das Erythema nodosum eine polyätiologische allergische Reaktion der Haut einheitlichen pathogenetischen Ablaufes darstellt. Ob es sich allein um eine Immunkomplexerkrankung, bei der in den Blutgefäßen der tieferen Dermisschichten und der Fettgewebssepten abgelagerte Immunkomplexe die entzündliche Gewebsantwort auslösen, oder ob es sich zusätzlich noch um eine allergische Reaktion vom verzögerten Typ (allergische Reaktion vom Typ IV nach Coombs und Gell) handelt, ist noch nicht geklärt.

Ätiologie. Sicher ist, daß sehr unterschiedliche ätiologische Faktoren zugrunde liegen können:

Tuberkulose. An Erythema nodosum als Ausdruck einer tuberkuloallergischen Reaktion ist besonders bei Kleinkindern, Kindern und Erwachsenen bis zum 30. Lebensjahr zu denken. Hier entwickelt sich die Erkrankung meist im Verlauf der Primärinfektion. Die intrakutane Tuberkulinreaktion wird während der Erkrankung positiv oder ist es bereits vorher. Diese Form ist selten geworden.

Streptokokkeninfektion. Sehr häufig findet man heutzutage Erythema nodosum als Hautreaktion im Rahmen der Reaktionskette: Streptokokkeninfekt im oberen Respirationstrakt → rheumatoide Beschwerden → Erythema nodosum. Erythema nodosum als streptogen induzierte allergische Reaktion ist heute die häufigste Form bei Kindern und Jugendlichen. Sie entwickelt sich nach einem Intervall von 2–3 Wochen und kann mit rheumatischem Fieber verbunden sein.

Sarkoidose. Bei Erkrankung im frühen oder fortgeschrittenen Erwachsenenalter ist stets an Sarkoidose zu denken. In Skandinavien dürfte Sarkoidose die Hauptursache eines Erythema nodosum sein.

Andere Infektionen. Daß Erythema nodosum im Verlauf von Lymphogranuloma inguinale, Katzenkratzkrankheit oder Ornithose auftreten kann, ist sicher.

Yersiniainfektion. In neuerer Zeit wird Erythema nodosum bei Yersiniosis in Skandinavien, in Frankreich und auch bei uns vermehrt beobachtet. In der Vorgeschichte werden *Durchfälle* angegeben. Positive Hauttests und Agglutinationsreaktionen können die Verdachtsdiagnose einer allergischen Reaktion auf Yersinia enterocolitica sicherstellen.

Morbus Crohn. Bei 1–2% der Patienten ist die Kombination mit Erythema nodosum zu erwarten.

Toxoplasmose. Selten; bei gleichzeitiger Lymphknoten- und Fieberreaktion möglich.

Auch im Verlauf von tiefen Mykosen, bei Enteropathien, malignen Erkrankungen und unter medikamentöser Behandlung können Erythema-nodosumartige Ausschläge auftreten, die allerdings vielfach nicht das klassische Bild dieser Erkrankung aufweisen und aus diesem Grunde besser als nodöse Erytheme (s.S. 379) bezeichnet werden.

Klinik. Die Prodromalerscheinungen können gering sein oder fehlen. Beim streptogenen Erythema nodosum gehen den Hauterscheinungen (2–3 Wochen vorher) ein Infekt des oberen Respirationstrakts und rheumatoide Beschwerden voraus. Beim tuberkulogenen Erythema nodosum ist bei den betroffenen Kindern und jungen Erwachsenen oft ein tuberkulöser Primärkomplex nachweisbar.

Gewöhnlich verbunden mit allgemeiner Abgeschlagenheit, Krankheitsgefühl und erhöhter Körpertemperatur (zwischen 38° C und 39° C) treten akut bilateral an beiden Unterschenkelstreckseiten und um die Knie- und Fußgelenkgegend rote, erbs- bis walnußgroße, unscharf begrenzte, kutan-subkutan palpierbare, nur leicht über das Hautniveau erhabene entzündliche Knoten von teigig-derber Konsistenz auf. Bei Fingerdruck sind diese sehr schmerzhaft! Es besteht deutliche Hyperthermie innerhalb der Knoten. In den nächsten Tagen können neue Herde auftreten, die bisherigen können größer werden. Im Verlauf treten typische Veränderungen in deren Farbtönung auf. Die Knoten werden livid-rot; durch Hämoglobinabbau kommt es wie bei Resorption von Hämatomen zu gelblichen oder grünlichen Farbtönungen und damit zu einem kontusiformen Aspekt der Knoten; daher die Bezeichnung *Erythema contusiforme*. Auch an den Unterarmen und Glutäen können (meist im weiteren Verlauf) Knoten auftreten. Wichtig ist, daß die Knoten niemals einschmelzen. Nach Überwindung des Höhepunktes der Erkrankung erfolgt rasche Rückbildung. Postinflammatorische Hyperpigmentierung oder auch leichte Schuppung kann für längere Zeit die Erkrankungsherde markieren. Der Gesamtverlauf beträgt gewöhnlich 3–6 Wochen. Rezidive sind selten.

Erythema nodosum migrans (Bäfverstedt 1954). Hier entwickeln sich die Erscheinungen nur einseitig und neigen zum langsamen Wandern über die vorderen oder lateralen Unterschenkelstreckseiten. Meist ist das weibliche Geschlecht (in 50% der Fälle während der Schwangerschaft) betroffen.

Löfgren-Syndrom (1946). So wurde die beim weiblichen Geschlecht häufigere Symptomkombination von Erythema nodosum mit bilateraler Hiluslymphknotenschwellung beschrieben. Meistens ist die Tuberkulinreaktion bei diesen Patienten negativ, der Kveim-Test positiv, und man findet für Sarkoidose typische histologische Veränderungen in Haut-, Leber- oder Lymphknotenbiopsien. Das Löfgren-Syndrom stellt also eine Manifestationsform der Sarkoidose dar.

Symptome. Je nach der Ätiologie sind die Prodrome gering oder fehlend. Mit akutem Beginn der Erkrankung bestehen Abgeschlagenheit, Krankheitsgefühl, Kopfschmerzen und mäßiges Fieber. Kopf- und Gelenkschmerzen können stark werden. Auch diagnostisch wichtig ist die hohe Senkungsbeschleunigung; Werte über 90 mm in der 1. Stunde sind nicht selten. Neutrophile Leukozytose ist nicht ungewöhnlich. Der AST ist bei Streptokokkeninfektion erhöht, sonst normal.

Histopathologie. Akut entzündliche perivaskuläre Veränderungen in den unteren Dermisschichten und in Fettgewebssepten mit sekundärer granulomatöser Reaktion und Restitutio ad integrum. Das Infiltrat ist primär vorwiegend aus neutrophilen Leukozyten, einigen Eosinophilen und Lymphozyten zusammengesetzt. Später dominieren Histiozyten. Miescher-Radiärknötchen aus Makrophagen um spaltförmige Blutgefäße sind typisch, diagnostisch aber nicht sicher. Bei Sarkoidosepatienten kommen auch kleine sarkoide Granulome vor.

Verlauf. Im allgemeinen Spontanheilung innerhalb von 3–6 Wochen; Rezidive können vorkommen. Ulzeröser Zerfall wird nie beobachtet. Die Prognose ist günstig.

Differentialdiagnose. In jedem Fall ist sorgfältige Anamneseerhebung geboten. Am leichtesten ist die streptogene Form zu diagnostizieren, wenn die Koinzidenz von Angina, Gelenkbeschwerden und Hauteruption gegeben ist. Bei Menschen bis zum 30. Lebensjahr sollte ein tuberkulöser Primärkomplex ausgeschlos-

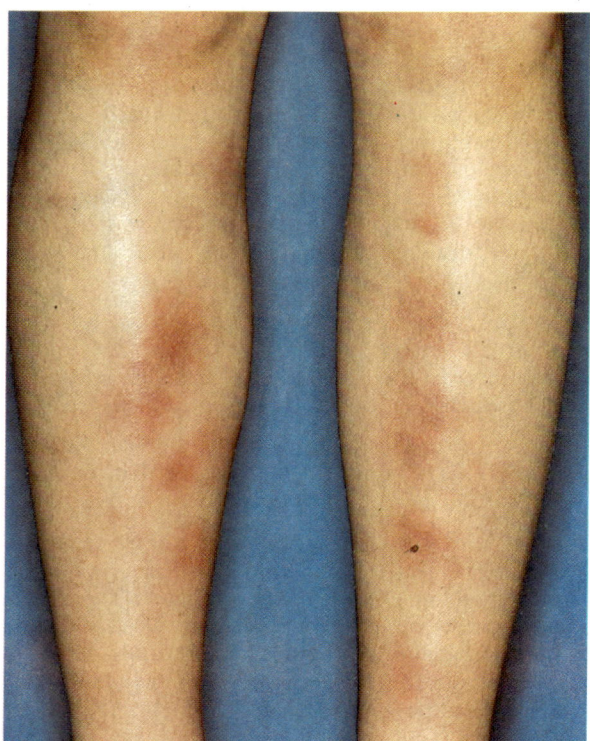

Erythema nodosum

sen sein. Bei jedem Erythema nodosum des Erwachsenen muß an Sarkoidose gedacht werden. Neuerlich kommt Yersinosis gehäuft vor; Diarrhöen 3 Wochen vor Beginn der Erkrankung sind ein Hinweis auf diese Diagnose.

Im übrigen sind knotige Unterschenkeldermatosen abzugrenzen. Erythema induratum (Bazin) ist durch nodöse Erytheme an den Waden gekennzeichnet, die sich meist bei jüngeren Frauen langsam entwickeln, zum Einschmelzen neigen und nicht in dem Maß druckschmerzhaft sind wie die akut-entzündlichen Knoten bei Erythema nodosum. Auch an Pannikulitisformen, nodöse Vaskulitis und Periarteriitis nodosa cutanea ist zu denken. Diese Erkrankungen verlaufen aber chronisch. Gummen sitzen asymmetrisch und neigen zur Ulzeration.

Therapie. In allen Fällen ist Bettruhe indiziert.
Innerlich: Salicylate sind zu empfehlen. Andere antiinflammatorische Medikamente wie Oxyphenbutazon, Indometacin oder Diclofenac bringen keinen Vorteil, möglicherweise aber die Gefahr zusätzlicher allergischer Nebenwirkungen. Dies ist um so mehr zu berücksichtigen, als Erythema nodosum auch zusammen mit Erythema exsudativum multiforme vorkommen kann. Neuerdings wird Kaliumjodid empfohlen: 360–600 mg tgl. über wenige Tage bis zu 8 Wochen. Rezeptur s. S. 84.
Äußerlich: Glukokortikoide in Creme und unter Plastikfolienokklusion.

Nodöse Erytheme

Unter dem morphologischen Begriff **nodöse Erytheme** versteht man akute symmetrisch auftretende Erythema-nodosum-artige Reaktionen der Haut auf dem Boden eines gleichartigen allergisch-hyperergischen Reaktionsmechanismus („Id"-Reaktion). Sie unterscheiden sich von der Krankheit Erythema nodosum durch den fehlenden kontusiformen Aspekt, durch die fehlende Prädilektion der Herde an den Schienbeinen und eine größere Neigung zu Disseminierung an den unteren und oberen Extremitäten.

Nodöse Erytheme als Id-Reaktion. Sie werden beobachtet bei tiefen Mykosen (Trichophytia profunda, Blastomykose, Kokzidioidomykose) bei gastrointestinalen Erkrankungen wie Colitis ulcerosa oder bei 1–2% der Patienten mit M. Crohn und bei malignen Erkrankungen (Lymphogranulomatosis maligna, Leukämien).

Nodöse Erytheme durch Arzneimittel. Sie weichen in der Morphologie ihrer Knotenbildung vom typischen Erythema nodosum meist deutlich ab. Die Knotenzahl ist kleiner; nekrotischer Zerfall kann vorkommen. Es fehlen der kontusiforme Aspekt, Prodromalsymptome, Fieber, Abgeschlagenheit und Leukozytose. Nach Absetzen der Medikamente rasche Rückbildung. Bekannt sind nodöse Erytheme besonders nach Ovulationshemmern, Jod, Brom, Salicylaten, Antipyrin, Phenacetin, Sulfonamiden.

Nodöse Erytheme bei Infektionskrankheiten. Diese kommen nicht selten vor, so bei Scharlach, Masern, Grippe, Typhus, sekundärer Syphilis, Lepra oder Gonorrhö.

Nodöse Erytheme bei septischen Erkrankungen. Sie sind sehr selten.

Diagnostik und Therapie. Behandlung der Grunderkrankung oder Absetzen der Arzneimittel, sonst wie bei Erythema nodosum.

Akute febrile neutrophile Dermatose [Sweet 1964]

Synonym. Sweet-Syndrom.

Definition. Akute Erkrankung von multiformer Prägung auf infektionsallergischer Basis.

Vorkommen. Die Erkrankung ist selten. Patienten sind meistens Frauen (5:1) im 4.–7. Lebensjahrzehnt.

Pathogenese. Es handelt sich sehr wahrscheinlich um einen infektionsallergischen Mechanismus, der gewisse Ähnlichkeiten zur Vasculitis allergica aufweist. Immunkomplexe konnten mit Immunfluoreszenzmethoden von uns in Pusteln nachgewiesen werden. Möglicherweise liegt eine Immunkomplexerkrankung, d.h. eine allergische Reaktion vom Typ III nach Coombs und Gell, zugrunde.

Klinik. Den Hauterscheinungen geht zumeist eine Infektion in den Luftwegen voraus. Nach einem erscheinungsfreien Intervall von 1–3 Wochen erkrankt der Patient akut mit hohem Fieber, neutrophiler Leukozytose im Blutbild und einem Exanthem von teilweise multiformem Charakter.

Besonders im Gesicht und an den Extremitäten unter Bevorzugung der Streckseiten, aber auch am oberen Rumpf und Nacken entwickeln sich düsterrote, langsam wachsende und druckschmerzhafte Erytheme, gelegentlich auch Papeln sowie ödematös-sukkulente, polsterartig infiltrierte, entzündlich gerötete Plaques mit unregelmäßiger Oberfläche, die sich bis zur Pustulation akzentuieren können. Auf diese Weise ent-

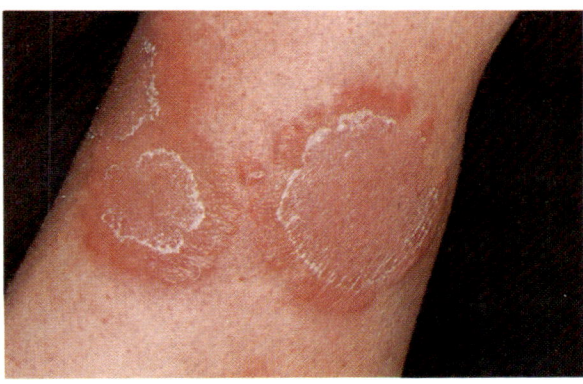

Akute febrile neutrophile Dermatose (Sweet-Syndrom)

steht ein multiformer Aspekt, obwohl niemals typische Kokarden- oder Irisefloreszenzen wie bei Erythema exsudativum multiforme beobachtet werden. Selten sind akneiforme Veränderungen am Nacken und nodöse Erytheme an den Beinen.

Symptome. Subjektive Symptome sind bedingt durch Druckschmerzhaftigkeit und Spannung der stärker infiltrierten Herde. Fieber kann ohne Behandlung über 1–2 Wochen bestehen bleiben. BKS stark beschleunigt; hohe Leukozytose mit 70–90 Relativprozent neutrophiler Leukozyten; selten Nieren- oder Gelenkbeteiligung.

Histopathologie. Epidermal herdförmige Parakeratose mit intra- und subepidermalen Pusteln; in der mittleren und oberen Dermis zunächst eine massive, vorzugsweise perivaskuläre und periglanduläre Infiltration durch neutrophile Leukozyten, teilweise mit reichlicher Leukozytoklasie. Später herrscht lymphohistiozytäre Infiltration vor. Typische leukozytoklastische Vaskulitis findet man nicht.

Verlauf. Ohne Behandlung können die Herde über mehrere Wochen, nicht selten bis zu 8 Wochen vorhanden bleiben. Auch nach Abklingen besteht gelegentlich Rezidivtendenz. Abheilung der Hauterscheinungen ohne Residuen.

Diagnostische Leitlinien. Infekt im oberen Respirationstrakt, erscheinungsfreies Intervall von 1–3 Wochen und danach Einsetzen der akuten fieberhaften Hauterkrankung mit hoher neutrophiler Leukozytose im Blut und hoher BKS.

Differentialdiagnose. Multiforme Erytheme und Erythema elevatum et diutinum; auch Sepsis, Lupus erythematodes visceralis und nodöses Erythem.

Therapie
Innerlich: Glukokortikoide (Anfangsdosis 60–80 mg/Tag; später abfallende Dosierung) über 2–3 Wochen. Antibiotika sind ohne Wirkung. Versuch mit Kolchizin (1.5 mg tgl.).
Äußerlich: Glukokortikoidhaltige Creme und/oder Lotio zinci.

Pityriasis rosea [Gibert 1860]

Definition. Akute entzündliche Dermatose mit symmetrisch disseminierten, morphologisch sehr typischen erythematosquamösen Effloreszenzen, besonders am Rumpf, und zeitlich begrenztem Verlauf. Sie bevorzugt junge Erwachsene und ist wahrscheinlich infektiösen Ursprungs.

Vorkommen. Sie ist relativ häufig und kommt überall auf der Welt vor. In dermatologischen Kliniken sind etwa 1–2% der Patienten davon betroffen. In Herbst- und Wintermonaten ist sie häufiger. Mehrfacherkrankungen wurden insbesondere bei Personen beobachtet, die eng beieinander leben (Familie, Schule, Arbeitsplatz etc.). Genetische Faktoren scheinen nicht von Bedeutung, wenngleich Patienten mit Atopie häufiger erkranken sollen. Auch Streßfaktoren und Schwangerschaft wurden als Auslösungsfaktoren angeführt.

Ätiologie und Pathogenese. Die Ätiologie ist unbekannt. Immer wieder wurde ein infektiöses Agens angeschuldigt; Beweise fehlen aber, auch für Virusinfektion. Pathogenetisch handelt es sich wahrscheinlich um eine allergische ekzemartige Spättypreaktion (Typ IV nach Coombs und Gell).

Klinik. Die Erkrankung beginnt subjektiv meist unauffällig mit einer typischen *Primärplaque* („Medaillon") mit Sitz am Stamm, gern am oberen Rumpf. Die Primärplaque fällt auch später noch durch ihre besondere Größe innerhalb des Exanthems auf und ist von diagnostischer Bedeutung. Sie ist oval konfiguriert und kann 2–7 cm Durchmesser haben. Die Farbe ist hellrot, später blaßrosa. Das Zentrum ist leicht eingesunken. In der Mitte schilfert sie pityriasiform, während die Randpartien eine dem Zentrum zugekehrte Schuppenkrause („Collerette") besitzen können. Der Herd ist stets scharf begrenzt, rundlich oder eliptisch.

Meist sieht man die Patienten nicht im Stadium der Primärplaque, sondern erst Tage, manchmal auch erst 2–3 Wochen später, wenn das typische Exanthem hinzutritt. Dieses entwickelt sich oft in Schüben über 1–2 Wochen. Das Exanthem ist symmetrisch angeordnet und zeigt meist typische Prädilektion: Rumpf bis zur Basis des Nackens und oberes Drittel von Armen und Beinen. Die distalen Extremitätenanteile, Hals und Gesicht bleiben gewöhnlich verschont. Unterschiedlich große, scharf abgegrenzte, entzünd-

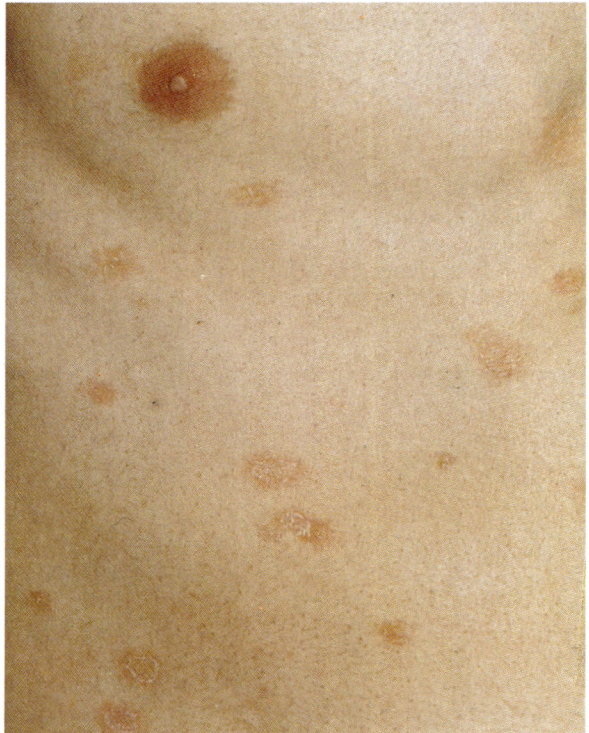

Pityriasis rosea

liche hellrote Herde von vielfach ovaler Konfiguration, die in charakteristischer Weise in ihrer Längsachse den Spaltlinien der Haut zugeordnet erscheinen, zumeist randweise eine typische Colleretteschuppung besitzen und zentral pityriasiform schilfern können. Die Einzelherde des Exanthems sind stets kleiner als die Primärplaque. Das Zentrum der Herde kann auch eine pseudoatrophisch wirkende Beschaffenheit wie Zigarettenpapier aufweisen.

Symptome. Die Primärplaque erscheint gewöhnlich symptomlos. Auch das folgende Exanthem verursacht meist keine Sensationen. Manche Patienten klagen allerdings über stärkeren Juckreiz, besonders wenn ungeeignete Behandlungsversuche durchgeführt wurden. Nur gelegentlich findet man leichte Temperaturerhöhung, Abgeschlagenheit und geringe Vergrößerung der Lymphknoten, besonders auch im Zervikalbereich. Die Mundschleimhaut bleibt stets frei, interne Veränderungen und pathologische Laborbefunde sind nicht zu erwarten.

Histopathologie. Unspezifisch mit Ödem im Papillarkörper, geringfügigen, vorwiegend perivaskulären lymphozytären Zellreaktionen mit Neigung zu Exozytose. Die Epidermis kann leicht verbreitet sein und Spongiose, gesteigert bis zu intraepidermalen Bläschen mit Erythrozyten aufweisen. Die Hornschicht zeigt fleckige Parakeratose.

Verlauf. Die Hauterscheinungen verschwinden gewöhnlich spontan innerhalb von 3–4 Wochen. Selten persistieren sie bis zu 2 Monaten. Rückfälle sind sehr selten.

Diagnostische Leitlinien. Primärplaque, rumpfbetontes Exanthem mit in Spaltlinien stehenden erythematosquamösen Herden ohne Mundschleimhauterscheinungen; keine wesentlichen Allgemeinsymptome.

Differentialdiagnose. Vor Verwechslung mit oberflächlicher Trichophytie schützt die Symmetrie der multiplen Herde und der negative Pilznachweis im Nativpräparat. Die Abgrenzung gegenüber pityriasiformen Seborrhoiden kann nahezu unmöglich sein. Deren Entwicklung ist langsamer; die Herde zeigen keine Colleretteschuppung, es fehlt die Primärplaque, und die Erkrankung heilt nicht spontan. In jedem Fall sollten die serologischen Reaktionen auf Syphilis durchgeführt werden, damit eine sekundäre Syphilis nicht übersehen wird. Auch an Arzneireaktionen und eruptiv-exanthematische Psoriasis vulgaris sollte gedacht werden.

Therapie. Wegen der spontanen Rückbildungstendenz innerhalb von 2–8 Wochen sollte nur unterstützend behandelt werden. Jede differente Behandlungsform kann bei dieser Erkrankung irritierend wirken. Das gilt insbesondere von der Anwendung zu fetter Salben. Der Effekt von Glukokortikoiden ist nicht groß. In Betracht kommt vorsichtige UV-Bestrahlung. Bewährt hat sich dünnes Einfetten der Hauterscheinungen mit einer glukokortikoidhaltigen Creme in geringer Konzentration (Celestan-V mite Creme, Sermaka $1/2$-Creme, Volonimat-Creme) und darüber Anwendung einer Trockenpinselung. Häufigeres Baden oder Duschen mit Seife kann zu sekundärer Irritation und Ekzematisation führen. Ölzusätze zum Badewasser oder beim Duschen (Balneum Hermal, Oleobal, Olatum) haben sich bewährt. Innerliche Behandlung ist nicht erforderlich, höchstens bei Juckreiz Antihistaminika. Isolierungsmaßnahmen sind ebenfalls nicht nötig, weil die Erkrankung nicht kontagiös ist.

Sonderformen

Viele Patienten können atypische Hautveränderungen aufweisen. Als atypische Exanthemformen werden solche mit follikulärem Sitz oder Bläschenbildung beobachtet. Innerhalb der Herde kann es auch zu hämorrhagischen Phänomenen kommen. Urtikarielle oder papulöse Formen der Pityriasis rosea sind bei Kindern nicht selten. In diesen Fällen findet man 1–2 mm große, bräunlich oder zart rosa gefärbte Papeln, welche den Spaltlinien der Haut zu folgen scheinen.

Psoriasis vulgaris

Psoriasis (griech. *psora* = Krätze, wegen des Juckens und der Schuppenbildung) war bereits im Altertum bekannt. Genauer beschrieben wurde sie erstmalig von Robert Willan in England zu Beginn des 19. Jahrhunderts. Er unterschied 2 getrennte Formen, die von Hebra in Wien zu einer einheitlichen Krankheit zusammengefaßt wurden.

Definition. Primär eine entzündliche Hauterkrankung von akut-exanthematischem oder chronisch-stationärem Verlauf auf der Basis einer vererbten Disposition. Die Hauterscheinungen sind gekennzeichnet durch entzündlich gerötete, scharf begrenzte Krankheitsherde unterschiedlichster Konfiguration mit einer charakteristischen silbrig-glänzenden Schuppung. Die erythematosquamösen Hauterscheinungen können sich auf wenige Herde begrenzen, zu großen Arealen konfluieren oder sich selten universell ausbreiten. Nagelbeteiligung ist häufig. Die Erkrankung kann mit einer Arthropathie verbunden sein. Der Verlauf der Erkrankung ist von Fall zu Fall verschieden. Atypische Formen sind nicht so selten.

Vorkommen. Mit einer Morbidität von 1–2% der Bevölkerung ist Psoriasis vulgaris bei uns eine der häufigsten und bedeutsamsten Hauterkrankungen. Sie ist etwa so häufig wie Diabetes mellitus. In dermatologischen Kliniken macht sie etwa 6–8% der Patienten aus.
Geographische und ethnische Faktoren sind für die Psoriasismorbidität bedeutsam. In tropischen und subtropischen Klimazonen ist die Erkrankung wesentlich seltener als bei uns. Weiße Rassen erkranken am häufigsten, gelbe Rassen weniger häufig, negroide Rassen selten und bei Menschen roter Rassen (Eskimos, südamerikanische Indianer) kommt Psoriasis so gut wie nicht vor. Wahrscheinlich ist diese unterschiedliche Morbiditätsneigung genetisch bedingt.

Der Beginn der Erkrankung ist in jedem Lebensalter möglich; Erstmanifestation im frühen Kindesalter und im hohen Greisenalter sind allerdings selten. Meistens beginnt die Psoriasis im 2.–3. Lebensjahrzehnt; beim weiblichen Geschlecht im Durchschnitt etwas früher. Vor der Pubertät ist sie relativ selten. Bei einem guten Teil der Patienten manifestieren sich die Erscheinungen erst um das 50. Lebensjahr.

Disposition und Vererbung. Die Tatsache, daß Psoriasis familiär gehäuft vorkommt, und daß bei eineiigen Zwillingen in 90% der Fälle eine Konkordanz der Psoriasis nachzuweisen ist, deutet auf Vererbungsfaktoren hin. Nach Untersuchungen von Lomholt auf den Färöer-Inseln ist die Erkrankungswahrscheinlichkeit bei Kindern, bei denen *ein* Elternteil manifeste Psoriasis hat, mit etwa 25%, bei denen beide Eltern manifeste Psoriasis haben, mit etwa 60–70% zu beziffern.

Es besteht eine Korrelation von Psoriasisempfänglichkeit mit bestimmten Antigenen des menschlichen Histokompatibilitätssystems (HLA-System). Die Verbindung von Psoriasis vulgaris und den HLA-Typen B13, BW16 und BW17 auf dem Chromosom 6 ist bei Weißen heute sichergestellt. Auch das HLA-Antigen BW37 sowie CW6 und D-EI (mixed lymphocyte culture) sollen relativ häufiger bei Psoriasispatienten vorkommen. Bei Japanern wurde andererseits eine erhöhte Häufigkeit von HLA-A1 und HLA-BW37 beobachtet. HLA-B27 kommt nicht nur bei verschiedenen Typen von Arthritis, Sakroileitis und M. Reiter vermehrt vor, sondern auch bei Patienten mit psoriatischer Arthropathie.

Aus derartigen Untersuchungen kann der Schluß gezogen werden, daß die *Disposition zu Psoriasis vulgaris genetisch verankert* ist. Was vererbt wird, ist nicht die manifeste Erkrankung, sondern die stoffwechselmäßige Bereitschaft der Haut zur psoriatischen Reaktion, d.h. die *psoriatische Diathese* oder *latente Psoriasis.*

Über den Vererbungsmodus besteht noch keine einheitliche Auffassung. Geschlechtsgebundenheit liegt nicht vor. Während man früher vorwiegend an einen autosomal-dominanten Vererbungsmodus mit unterschiedlicher Penetranz (ca. 60%), an rezessive Vererbung oder kompliziertere Formen von Vererbung dachte, scheinen neuere Untersuchungen über die Bindung der Psoriasisneigung an bestimmte genetische Markersysteme wie HLA, Lewis-Blutgruppen und MLC-System dafür zu sprechen, daß es sich bei Psoriasis um eine *polygene Erkrankung* handelt. Polygene Erkrankungen sollen durch die kombinierte Wirkung von verschiedenen Genen bedingt sein, von denen jedes das betroffene Individuum näher an die Schwelle bringt, an der Umweltfaktoren klinisch manifeste Erscheinungen auslösen können.

Erfahrungen bei Patienten mit Psoriasis zeigen, daß die Intensität der endogenen Bereitschaft zur psoriatischen Hautreaktion, der *endogene Eruptionsdruck* auch zeitweisen Schwankungen unterliegen kann. Insofern lassen sich biologisch 3 Entwicklungsstufen von Psoriasis vulgaris unterscheiden:

Genotypische oder latente Psoriasis. Das Individuum trägt die psoriatische Reaktionsweise (psoriatische Diathese und Disposition) wahrscheinlich polygengebunden in sich, ist aber klinisch erscheinungsfrei. Eine Diagnosemöglichkeit besteht noch nicht.

Genophänotypische oder subklinische Psoriasis. In diesen Fällen können mit speziellen Methoden Veränderungen, die auf eine subklinische Erkrankung hinweisen, an klinisch normal aussehender Haut festgestellt werden, z.B. erhöhte epidermale DNS-Synthese, epidermale Hyperregeneration nach Wundsetzung, erhöhte Glykolyse in der Epidermis, Veränderung der Perspiration oder der Lipidzusammensetzung an der Hautoberfläche oder vermehrte Makrophagen in der Dermis. Viele dieser Befunde verlangen Bestätigung oder Ergänzung. Eine klinische Manifestation besteht noch nicht.

Phänotypische oder manifeste Psoriasis. In diesen Fällen besteht klinisch manifeste Psoriasis. Auch jetzt lassen sich an klinisch normaler Haut mit modernen Methoden Veränderungen gegenüber der Norm feststellen.

Eine Behandlung der Psoriasis kann nur darauf abzielen, die Erkrankung von ihrer phänotypischen Phase in Richtung genotypische Psoriasis zurückzuverwandeln. Eine definitive Heilung ist nicht möglich. So wird auch verständlich, daß selbst nach Abheilung der Hauterscheinungen immer wieder neue psoriatische Schübe in Erscheinung treten können. Ob und in welchem Umfang dies der Fall ist, hängt vom endogenen Eruptionsdruck bei dem betreffenden Patienten und den Provokationsfaktoren ab.

Provokation. Wenn man davon ausgeht, daß die Psoriasis vulgaris eine polygene Dispositionskrankheit darstellt, die durch Umweltfaktoren ausgelöst werden kann, so muß damit gerechnet werden, daß der Übergang einer klinisch latenten genotypischen Psoriasis in eine klinisch manifeste phänotypische Psoriasis durch zahlreiche exogene oder endogene Stimuli sehr unterschiedlicher Qualität ausgelöst werden kann.

1. Experimentelle Auslösbarkeit des isomorphen Reizeffektes (Köbner-Phänomen). Man versteht darunter die Tatsache, daß bei einem Patienten mit klinisch manifester Psoriasis eine umschriebene experimentelle Reizung der Haut, z.B. durch Tesafilmabriß der Hornschicht oder Wundsetzung an der betreffenden Hautstelle zur Induktion psoriatischer Hautveränderung im irritierten Hautareal führt. Auch nichtexperimentelle exogene Traumen (Scheuerreize, Impfung) können einen isomorphen Reizeffekt auslösen. Das Köbner-Phänomen stellt sich gewöhnlich nach 10–14 Tagen ein. Zur Induktion des Köbner-Phänomens ist die Auslösung einer epidermalen Regeneration erforderlich; alleinige Störung dermaler Elemente genügt nicht zur Auslösung eines Köbner-Phänomens. Auch ein entsprechend hoher endogener Eruptionsdruck zur psoriatischen Hautreaktion muß bei dem betreffenden Patienten vorhanden sein.

2. Exogene Provokation klinischer Manifestationen. Durch klinische Beobachtungen sind viele Möglichkeiten exogener Provokation bei Psoriasis vulgaris bekannt geworden, wie die folgende Zusammenstellung zeigt.

Exogene Provokation der Psoriasis vulgaris

Physikalisch	Reiben, Verletzungen, Impfung, Injektionsstellen, Operationsnarben, Blutegelbißstellen, Druckstellen über Varizen, Verbrühung, Verbrennung, Strahleneinwirkung (UV-Licht, Röntgen)
Chemisch	Verätzungen, chronisch degenerative Hautschädigung (Entfettung, Alkalisierung), externe Antipsoriatika
Entzündliche Dermatosen mit epidermaler Beteiligung	Zoster, Dyshidrosis, Miliaria rubra, Hg-Dermatitis, Impetigo contagiosa, Pyoderma gangraenosum, Ölakne, Mykosen, intertriginöse Kandidose und Mykide Kontaktallergien: Terpentin, Formalin, Chromat, Neomycin, Kosmetika u.a.

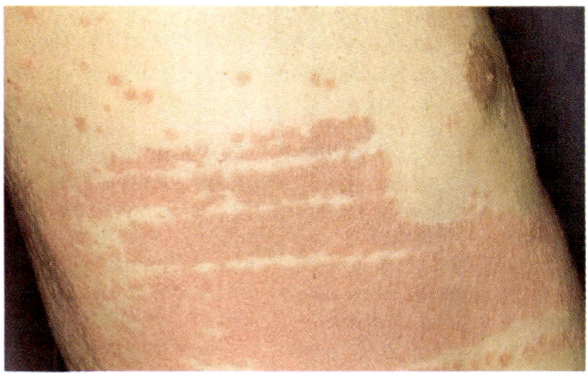

Psoriasis vulgaris, isomorpher Reizeffekt durch Heftpflasterverband

Tabelle: Einfluß exogener und endogener Faktoren auf die Psoriasis vulgaris ($n=536$)

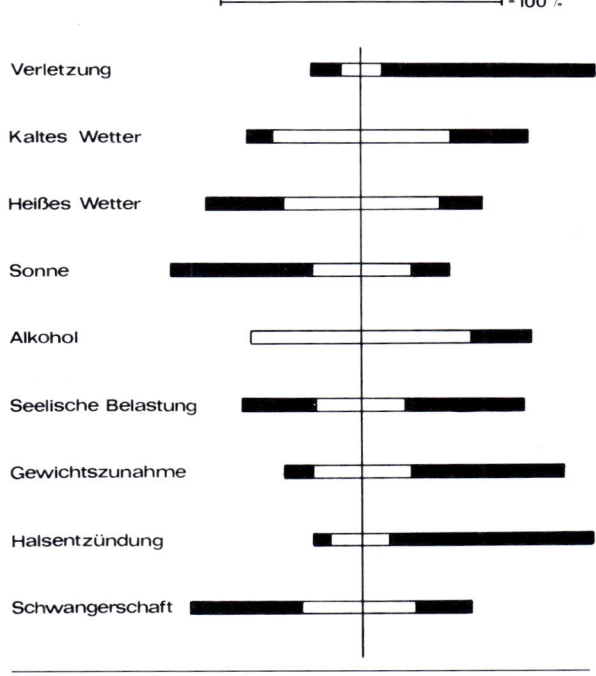

Bei Patienten mit Psoriasis können sehr verschiedene Reizungen der Haut eine psoriatische Hautreaktion auslösen. Ob in dem irritierten Bereich die Psoriasis manifest wird, hängt weitgehend von dem jeweiligen endogenen Eruptionsdruck ab; dieser ist bei Patienten mit eruptiv-exanthematischer Psoriasis groß, bei solchen mit chronisch-stationärer Psoriasis klein oder auch fehlend. In der Praxis sollte aber immer an diese Faktoren gedacht werden. Psoriasis vulgaris an den Handinnenflächen, Unterarmen und im Gesicht erweist sich nicht selten als isomorpher Reizeffekt auf dem Boden einer Kontaktallergie. Intertriginöse Psoriasis – interdigital, inguinal, axillär oder umbilikal – entwickelt sich nicht nur bei Hyperhidrosis, Adipositas und Diabetes mellitus, sondern auch auf dem Boden intertriginöser mykotischer Infektionen, z.B. durch Candida albicans. In allen diesen Fällen wird durch den exogenen Irritationsvorgang die epidermale Regeneration ausgelöst.

3. Endogene Provokation klinischer Manifestationen. Auch endogene Faktoren können eine Psoriasis auslösen oder verschlimmern:

Infektionskrankheiten
Medikamente
Gravidität oder Entbindung
Diät
Streß
Hypokalzämie

So wurden vielfach Erstmanifestationen nach akuten infektiösen Erkrankungen beschrieben. Insbesondere nach streptogenen Infektionen der oberen Luftwege (akute Tonsillitis, Bronchitis) kann eine akut-exanthematische Psoriasis auftreten. Dies kommt bei Kindern und jungen Erwachsenen vor. Durch Vakzination kann die Erkrankung ebenfalls ausgelöst werden. Des weiteren können Medikamente (Antimalariamittel, Lithium) oder allergische Arzneimittelreaktionen als Provokatoren wirken. Das gleiche gilt von Streßsituationen und anderen emotionalen Faktoren.

4. Endogener Eruptionsdruck zur psoriatischen Hautreaktion. Immer wieder kann man beobachten, daß bei Patienten mit manifester Psoriasis zeitweise eine große Neigung zur Eruption neuer psoriatischer

Hautreaktionen besteht, zeitweise aber auch eine weitgehende Rückbildungstendenz. Auch die Tatsache, daß exogene oder endogene Psoriasisprovokation durch allergische oder nichtallergische Mechanismen nur bei einem Teil der Patienten möglich ist, deutet darauf hin, daß die „innerliche Bereitschaft zur psoriatischen Hautreaktion" unterschiedlich stark ausgeprägt sein kann. Keining hat dies als den *endogenen Eruptionsdruck* bezeichnet. Bei hohem endogenem Eruptionsdruck wird beispielsweise ein streptogener Infekt, etwa in Form einer Tonsillitis, eine akut-exanthematische Psoriasis auslösen können, bei niedrigem endogenen Eruptionsdruck dagegen nicht. Bisher existieren keine guten Möglichkeiten, den endogenen Eruptionsdruck des Patienten zu objektivieren. Man kann dazu die Auslösbarkeit des experimentellen Köbner-Phänomens heranziehen.

Vielfach sind die Provokationsfaktoren noch nicht ausreichend bekannt. Die Frage, ob in allen diesen Fällen ähnlich wie unter den Bedingungen des experimentellen Köbner-Phänomens Psoriasisprovokation nur dann realisiert wird, wenn es auch zu einer funktionellen Schädigung der Epidermis mit nachfolgender Einleitung epidermaler Regenerationsvorgänge kommt, ist bisher nicht beantwortet, auch wenn bekannt ist, daß Patienten mit Psoriasis eine hyperregeneratorische Aktivität der Epidermis aufweisen.

Man muß demnach heute annehmen, daß die Psoriasis zwar eine einheitliche pathogenetische Grundlage hat, bei einem bestimmten endogenen Eruptionsdruck aber *polyätiologisch* ausgelöst werden kann.

Ätiologie. Für eine einheitliche Ätiologie der Psoriasis besteht bis heute kein Anhalt.

Pathogenese. Wenn es durch exogene oder endogene Provokation zum Übergang einer latenten (genotypischen) Psoriasis in eine klinisch manifeste (phänotypische) Psoriasis gekommen ist, liegen die wesentlichen funktionellen Störungen im erkrankten Hautareal selbst. Alle Versuche, psoriasisspezifische Allgemeinstörungen im Eiweiß-, Kohlenhydrat- oder Fettstoffwechsel festzustellen oder auch klinische Symptome vegetativer oder innersekretorischer Störungen zu erfassen, sind bislang fehlgeschlagen. Auch psoriasisspezifische immunologische Abweichungen konnten bislang nicht nachgewiesen werden.

Aus diesen Gründen hat man sich seit vielen Jahren wieder mit der *Pathobiologie des Psoriasisherdes* selbst beschäftigt. Jeder unbehandelte, an freier Haut sitzende Herd bei Psoriasis vulgaris ist gekennzeichnet durch entzündliche Rötung und Schuppung. Die Frage aber, ob die Psoriasis primär eine epidermale oder primär eine dermale Erkrankung darstellt, ist bis heute nicht geklärt.

Bereits die Tatsache starker Schuppung psoriatischer Herde deutet darauf hin, daß diesen Veränderungen Störungen in der epidermalen Zellproliferation und im Verhornungsvorgang zugrunde liegen.

Das *Epidermisvolumen im Psoriasisherd* ist auf das 4- bis 6fache gegenüber der Norm vergrößert. Auch die einzelnen Epidermiszellen besonders im Stratum spinosum sind wesentlich größer als normal und viel stoffwechselaktiver. Die mitotische Aktivität und die DNS-Synthese der Basalzellen sind auf das etwa 8fache erhöht. Der Zellzyklus, die Zeit, die eine Zelle von einer Zellteilung zur anderen benötigt, ist von durchschnittlich 457 auf 37,5 h reduziert. Somit entspricht die Intensität der Zellreproduktion fast der in einer anagenen Haarwurzel. Zu der Steigerung der epidermalen Zellproliferation kommt eine Störung der Zellausdifferenzierung. Von histologischen Untersuchungen ist bekannt, daß die psoriatischen Verhornungsstörungen sich nicht nur in einer quantitativ vermehrten Hornzellproduktion (Hyperkeratose), sondern auch in einer verminderten Hornzellqualität (Parakeratose) manifestiert.

Die Ursachen für die *Störungen in der epidermalen Zellproliferation und der epidermalen Zellausdifferenzierung* mit pathologischer Hornzellbildung im Psoriasisherd sind bislang unbekannt. Man hat vermutet, daß es sich um Störungen in der physiologischen epidermalen Gewebshomöostase, d.h. der ineinandergreifenden Regulation von Zellproliferation und Ausdifferenzierung handelt, die auf Störungen der Chalone (spezifische Produkte innerer Sekretion mit einem antimitotischen Effekt) oder im c-AMP/c-GMP-System beruhen könnten. Im Psoriasisherd wurden c-AMP vermindert und eine defekte Adenylzyklaseaktivität nachgewiesen. Eine Verminderung im intrazellulären c-AMP-Pool in psoriatischer Epidermis könnte auch für die gesteigerte mitotische Aktivität verantwortlich gemacht werden. Allerdings muß man bedenken, daß es sich bei den epidermalen Veränderungen in der Zellproliferation und Zellausdifferenzierung zwar um psoriasistypische, nicht aber um psoriasisspezifische Veränderungen handelt.

Die *Kapillaren* in den dermalen Papillen sind bei Patienten im Psoriasisherd verlängert und erweitert. Die Kapillardurchlässigkeit scheint erhöht, und auftretende Entzündungszellen benutzen epidermisnahe Kapillarschlingen, um in die Epidermis auszuwandern (Exozytose).

Bemerkenswert ist ferner die *entzündliche Reaktion* im Psoriasisherd. Wie die epidermalen Veränderungen sind sie ebenfalls im Zentrum des Psoriasisherdes am stärksten. An der entzündlichen Reaktion sind Makrophagen und Lymphozyten, neutrophile Leukozyten und Mastzellen beteiligt. Besonders neutrophile Leukozyten wandern durch die Epidermis in die Hornschicht und bilden dort Zellansammlungen

Tabelle: Epidermis bei Psoriasis. Kompartiment der Proliferation

	Normal	Psoriasis
Mitosen	~0,4%	~2,5%
DNS-Synthese	~3–5%	~20–25%
Zellzyklus	~457 h	~37,5 h
Transitzeit	~28 Tage	~3–4 Tage
Zellmetabolismus	normal	stark erhöht
Glykogen	–	+++
Strukturprotein	normal	vermindert

(Munro-Abszesse). Auch in initialen Psoriasisherden von Stecknadelkopfgröße ist die entzündliche Reaktion mit Auswanderung von Zellen in die Epidermis und Ödem zwischen den Epidermiszellen (Spongiose) bemerkenswert; morphologisch findet man ein an allergisches Kontaktekzem erinnerndes Substrat. Plasmazellen und eosinophile Leukozyten gehören nicht zum entzündlich-zellulären Infiltratbild der Psoriasis.

Immunologische Phänomene bei Psoriasis haben in letzter Zeit intensivere Bearbeitung gefunden. Bezüglich zellulärer Immunphänomene wurde darauf aufmerksam gemacht, daß bei Patienten mit Psoriasis die epikutane Kontaktsensibilisierbarkeit verzögert sei. T-Lymphozyten sollen im peripheren Blut und im Psoriasisherd vermindert sein. Allerdings sind sichere und spezifische Abweichungen in der zellulären Immunantwort bei Patienten mit Psoriasis noch nicht sichergestellt. Auch humorale Immunphänomene wurden bei Patienten mit Psoriasis untersucht. Allgemein wird heute angenommen, daß im Serum von Patienten mit Psoriasis IgA erhöht ist. Allerdings ist dieser Befund nicht psoriasisspezifisch. Bei mehr exsudativer Psoriasis, bei Psoriasis arthropathica und Psoriasis pustulosa findet man nicht nur signifikante Erhöhung von IgA, sondern auch von IgG und oft antinukleäre Antikörper (ANA). Mit immunpathologischen Methoden hat man Immunglobuline (Anti-Stratum-corneum-Antikörper) in Psoriasisherden im Stratum corneum festgestellt, ferner auch Komplementfaktoren und den Rheumafaktor. Möglicherweise handelt es sich um Immunkomplexe, die im Psoriasisherd in der Hornschicht zur Präzipitation kommen und durch Aktivierung der Komplementkaskade auch für die nachfolgende chemotaktische Anziehung von neutrophilen Leukozyten (Munro-Abszesse) verantwortlich zu machen sind.

Es hat sich in den letzten Jahren gezeigt, daß in der Pathogenese der Psoriasis sicher nicht nur die Epidermis, sondern auch die übrigen Kompartimente der Haut von Bedeutung sind und daß auch immunologischen Veränderungen weiterhin Aufmerksamkeit zuzuwenden ist. *Möglicherweise äußert sich die psoriatische Diathese in einer epidermalen Hyperregenerationsbereitschaft mit Verhornungsstörungen und in immunologischen Anomalien.* Der Patient verbleibt in der Phase der latenten Psoriasis, bis es durch exogene oder endogene Provokation zur Entwicklung manifester Psoriasisherde kommt. Wodurch die ablaufenden pathologischen hyperregenerativen Mechanismen in der Epidermis ausgelöst werden, ist nicht sicher. Insgesamt führen diese Veränderungen zur Erhöhung der epidermalen Proliferation und zur Störung der Ausdifferenzierung, d.h. morphologisch zur Akanthose und Hyper- bzw. Parakeratose. Wodurch die entzündlichen Veränderungen ausgelöst werden, ist gleichfalls nicht ganz sicher. Auch hier denkt man an auto- bzw. heteroimmunologische Reaktionen. Reaktionen vom Arthus-Typ können zur Präzipitation von Immunkomplexen in der Hornschicht mit nachfolgender Komplementaktivierung und dadurch zu Leukotaxis mit der Ausbildung von Munro-Ab-

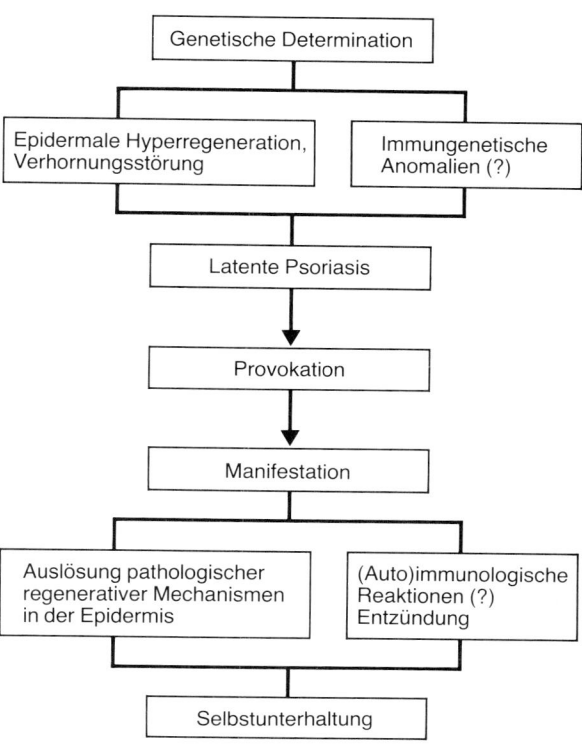

Hypothese zur Pathogenese der Psoriasis

szessen Veranlassung geben. Das lymphohistiozytäre Infiltrat in der oberen Dermis, besonders an den Abgangsstellen der Kapillaren im Stratum papillare, könnte bedingt sein durch zellgebundene antinukleäre Antikörper mit Freisetzung von Mediatoren (Typ IV-Reaktion vom verzögerten Typ).

Klinik. Das klinische Bild des einzelnen Psoriasisherdes ist monoton. Größe, Konfiguration und Sitz der Herde sowie die Intensität ihrer Ausbreitung über das Hautorgan sind dagegen von Patient zu Patient sehr variabel und verursachen dadurch diagnostische Schwierigkeiten. Die Grundeffloreszenz der Psoriasis vulgaris ist erythematosquamös. Zunächst entsteht ein kleiner, entzündlich geröteter, scharf begrenzter Fleck, der sich bald mit silbrigen Schuppen bedeckt. Herde dieser Art, in lividen Regionen oft mehr bläulich-rot und von einem anämischen Hof umgeben, können überall auftreten. Jeder einzelne Herd gestattet die Psoriasisdiagnose durch 3 Phänomene:

1. Kerzenphänomen. Kratzt man die silbrigen Schuppen ab, fallen sie als kleine Blättchen vom Herd herunter. Sie sehen aus wie Geschabsel von einer Stearinkerze.

2. Phänomen des letzten Häutchens. Kratzt man nach Entfernung des Schuppenmaterials weiter, so kann plötzlich ein zusammenhängendes blattartiges, feucht wirkendes Häutchen von dem Herd abgekratzt werden. Dies ist die unterste, die Papillenspitzen überziehende dünne Epidermisschicht. Ihr Vorhandensein ist das typischste Psoriasisphänomen.

386 Erythematöse, erythematosquamöse und papulöse Hauterkrankungen

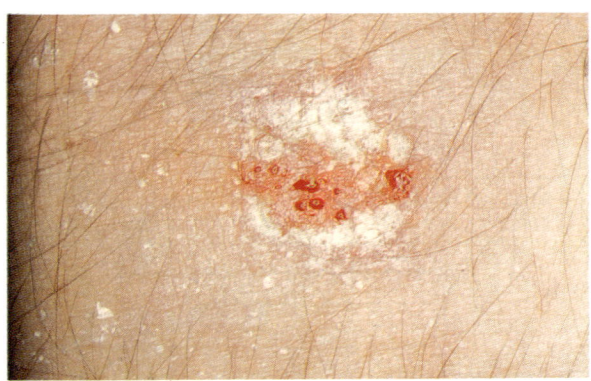

Psoriasis vulgaris, Phänomen 3: punktförmige Blutung nach Abkratzen des letzten Häutchens. In der Umgebung silbrige Schuppen (Phänomen 1: Kerzenphänomen)

3. *Phänomen der punktförmigen Blutung* (Auspitz-Phänomen). Beim Entfernen des letzten Häutchens werden Kapillaren im freigelegten Papillarkörper arrodiert, so daß es zu einer punktförmigen Blutung (Phänomen des blutigen Taus) kommt.
Den größten Wert als psoriasistypisches Zeichen hat das Phänomen des letzten Häutchens. Punktförmige Blutungen nach Kratzen an der Oberfläche kommen auch bei anderen Dermatosen vor, so beispielsweise bei Ekzemen oder auch bei psoriasiformer Syphilis. Wichtig ist folgende Feststellung: beim Abkratzen der Schuppen bis zur Entfernung des letzten Häutchens bleibt die Schuppung trocken. Wird die Hautoberfläche dann bereits feucht, so handelt es sich nicht um Psoriasis, auch nicht bei fehlendem letzten Häutchen trotz vorhandener punktförmiger Blutung. Der Nachweis der Psoriasiszeichen ist das Fundament der Diagnose, zumal Psoriasis vielen Dermatosen ähneln kann.

Klinische Morphologie von Psoriasiseruptionen
Das klinische Bild der psoriatischen Hautveränderung kann von Patient zu Patient äußerst unterschiedlich ausgeprägt sein. Dies ist einmal bedingt durch den unterschiedlichen Verlauf, der manchmal akut-subakut, aber auch primär chronisch und schließlich auch ganz torpide sein kann. Regression und Eruptionsphänomene können nebeneinander eintreten, so daß Ausbreitung und Konfiguration der Herde äußerst verschieden sein kann. Trotzdem bleiben die klinischen Grundcharakteristika der Psoriasisherde stets dieselben. Die klinische Morphologie wird durch folgende Faktoren geprägt:

Größe der Psoriasisherde. Psoriasisherde beginnen als punktförmige erythematosquamöse Effloreszenzen, die sich durch zentrifugales Wachstum ausbreiten; sie sind daher zunächst rundlich. Man kann ein Exanthem bei Psoriasis vulgaris anhand des durchschnittlichen Durchmessers der einzelnen Psoriasiseffloreszenzen charakterisieren, aber auch nach den üblichen alten Bezeichnungen:

Psoriasis punctata oder Psoriasis guttata. Meistens subakut-exanthematisches Auftreten von disseminierten punktförmigen oder tropfengroßen Psoriasisherden; vielfach im Anschluß an einen Streptokokkeninfekt in den oberen Luftwegen nach Grippe oder Masern, besonders bei Kindern oder jüngeren Erwachsenen.

Psoriasis follicularis. Bei eruptiv-exanthematischer Psoriasis können die Hauterscheinungen zunächst am Follikel gebunden als kleinste erythematosquamöse Veränderungen sichtbar werden. Vielfach ist der Rumpf Sitz dieser Veränderungen. Teilweise wirken sie papulös und erinnern durch ihren lichenoiden Glanz an Lichen ruber acuminatus (*Psoriasis lichenoides*). Kratzt man aber an der Veränderung, so kann man silbrig-glänzende Schuppen abkratzen und feststellen, daß es sich nicht um eine papulöse, sondern um eine erythematosquamöse Effloreszenz handelt. Dieser Psoriasistyp entwickelt sich vorzugsweise bei Kindern und auch im Anschluß an Streptokokkeninfekte, ist aber insgesamt sehr selten.

Psoriasis nummularis. Wachsen die Herde bei einer Psoriasis guttata weiter aus, so können münzen- bis talergroße Herde entstehen, die vorwiegend an Rumpf, Glutäen und Hüften lokalisiert sind und an den Extremitäten Knie und Ellbogen bevorzugen.

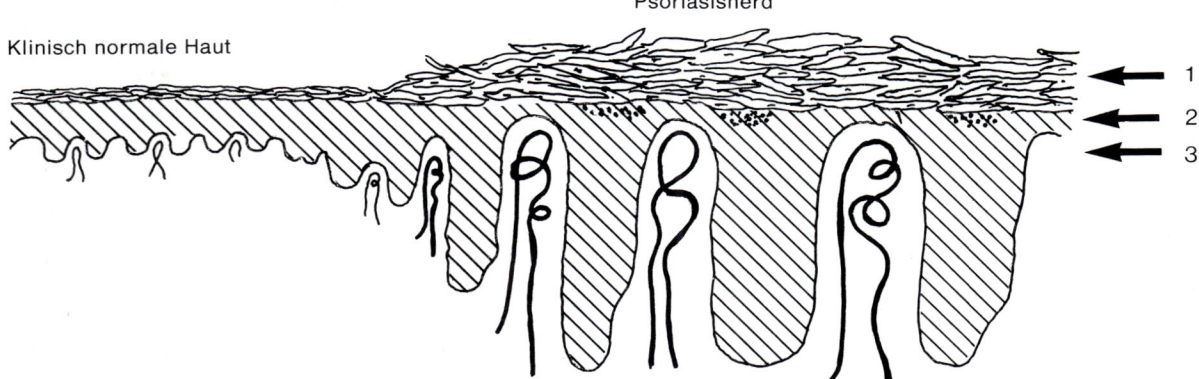

Histologischer Aufbau einer Psoriasiseffloreszenz (Schema). Die *Pfeile* markieren die Ebenen der klinischen Psoriasisphänomene: *1* Kerzenphänomen, *2* letztes Häutchen, *3* punktförmige Blutung

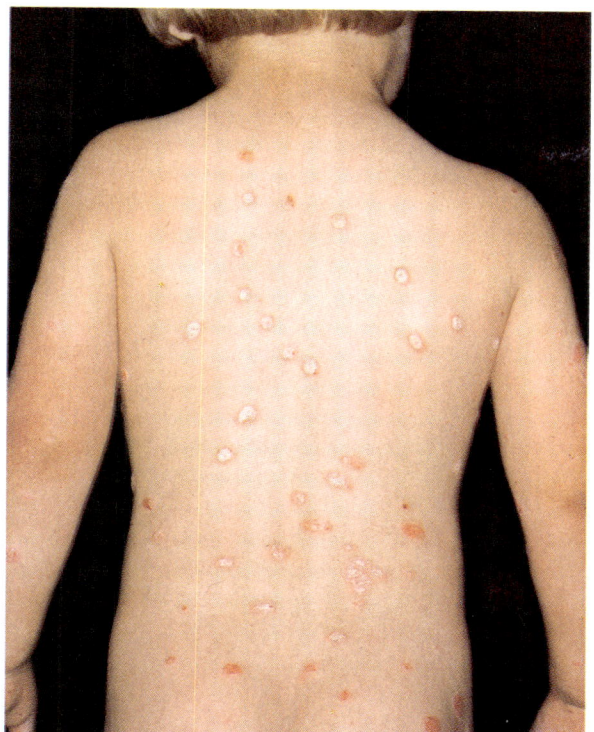
Psoriasis vulgaris, eruptiv-exanthematischer Typ

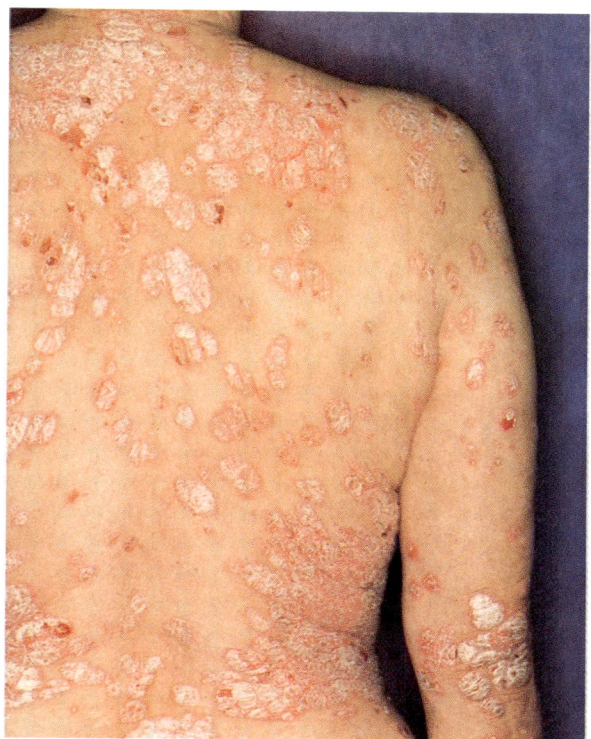
Psoriasis vulgaris, nummulärer Typ mit Konfluierung

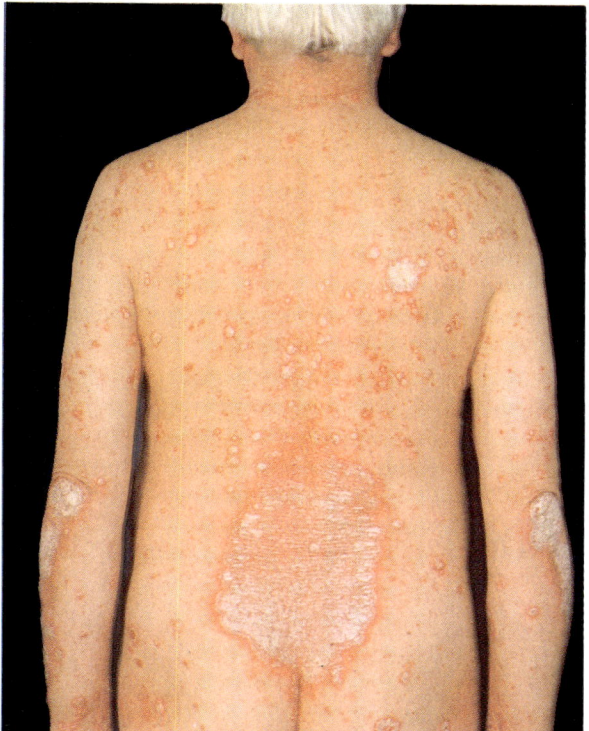
Psoriasis vulgaris, chronisch-stationäre Form mit subakuter Exazerbation

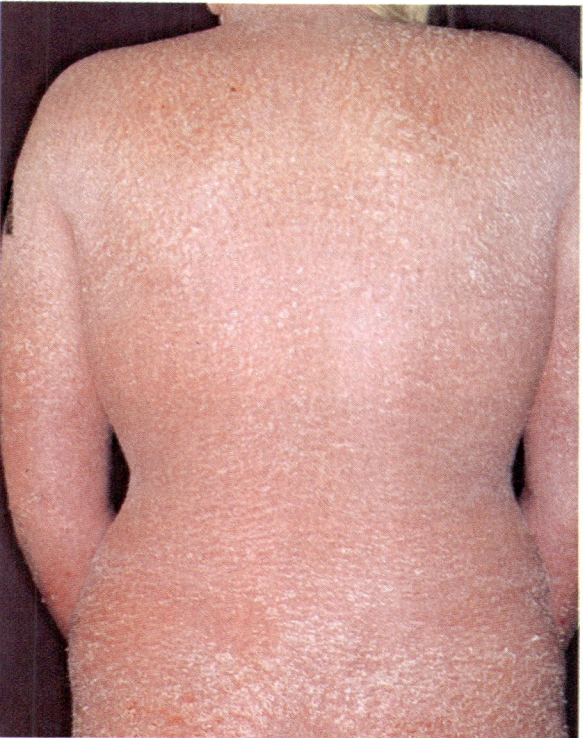
Psoriatische Erythrodermie

Psoriasis geographica. Nummuläre Psoriasisherde können langsam weiterwachsen und handflächengroß oder ausgedehnter werden. So entstehen die großflächigen Psoriasisherde, die Erdteilen oder Inselgruppen auf Landkarten gleichen. Die prozentuale Erkrankung der Hautoberfläche kann in solchen Fällen nach der Evans-Formel zur Einschätzung betroffener Hautanteile bei Verbrühungen oder Verbrennungen bestimmt werden.

Erythrodermia psoriatica. Durch Generalisation und weiteres Auswachsen kann schließlich die Psoriasis vulgaris das gesamte Hautorgan betreffen: man spricht dann von psoriatischer Erythrodermie.

Konfiguration der Psoriasisherde. Bei Psoriasis guttata kommt es oft nach mehrwöchiger oder mehrmonatiger Krankheitsphase zu einer deutlichen Involution, manchmal zur völligen Abheilung der Herde. Rückbildung kann auch bei Psoriasis vulgaris oder Psoriasis geographica eintreten. Durch zentrale Abheilung bei peripherem Weiterwachstum entwickeln sich merkwürdig konfigurierte Psoriasisherde.

Psoriasis annularis. Durch zentrale Rückbildung entstehen Ringformen.

Psoriasis serpiginosa. Bei Rückbildung größerer Herde und langsamen peripherem Weiterwachsen entstehen 1–2 cm breite bogige Veränderungen von schlangenartiger Gestalt.

Psoriasis gyrata. Die Konfluenz benachbarter Psoriasisherde mit entsprechenden Rückbildungszonen läßt segment- oder bogenförmige Psoriasisherde entstehen.

Besondere Lokalisationen

Das Erscheinungsbild der Psoriasis vulgaris kann entscheidend durch die Lokalisation der Hauterscheinungen geprägt sein.

Psoriasis capillitii. Psoriasis kommt am behaarten Kopf sehr häufig vor, meist in Form scharf abgesetzter und stark schuppender erythematosquamöser Herde. Bei starker Seborrhö sind oft die Psoriasisphänomene nicht sicher auslösbar. Psoriatische Hautveränderungen treten häufig an der Stirnhaargrenze und an den seitlichen Kopfpartien etwa 1–2 cm auf die nicht behaarte Haut über. Die Abgrenzung von seborrhoischem Kopfekzem kann auch histologisch schwierig sein.

Haarausfall kommt bei Psoriasis vulgaris am Kapillitium gewöhnlich nicht vor. Nur bei Psoriasis pustulosa vom Typ Zumbusch und bei psoriatischer Erythrodermie kann es zu toxisch bedingtem diffusen Haarausfall kommen, ferner bei lange bestehendem dicken Schuppenbelag.

Intertriginöse Räume. Durch Wärme- und Sekreteinwirkung als isomorpher Reizeffekt kann es besonders in intertriginösen Bezirken wie Achselhöhlen, submammärem Raum, Nabel, Leisten, Perianalregion oder auch interdigital zu psoriatischen Hauterscheinungen kommen.

Wenn ausschließlich die Beugeflächen betroffen sind, spricht man auch von *Psoriasis inversa.* Die Häufigkeit ausschließlich dieser Lokalisation wird mit etwa 5% beziffert. Zusammen mit anderen Hauterscheinungen kommen psoriatische Veränderungen an den Beugeseiten bei ca. 30% der Patienten vor.

Durch die feuchte Wärme im intertriginösen Raum können die silbrigen Schuppen spontan abgelöst werden, so daß sich die Psoriasisherde gewöhnlich ohne die typische Schuppung als scharf begrenzte, leicht

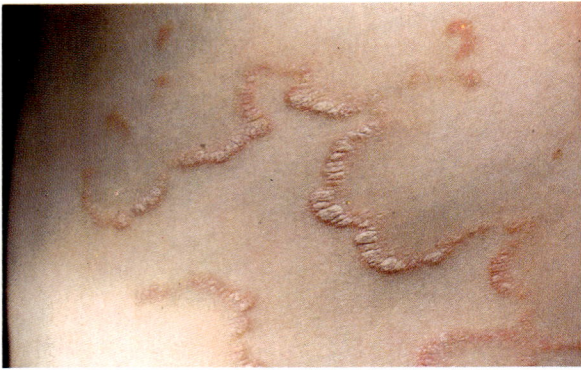

Psoriasis vulgaris (Psoriasis gyrata)

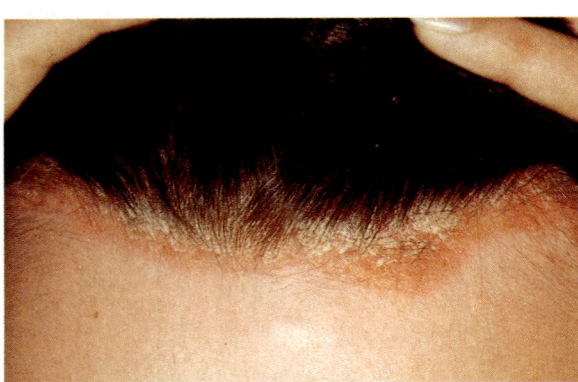

Psoriasis vulgaris

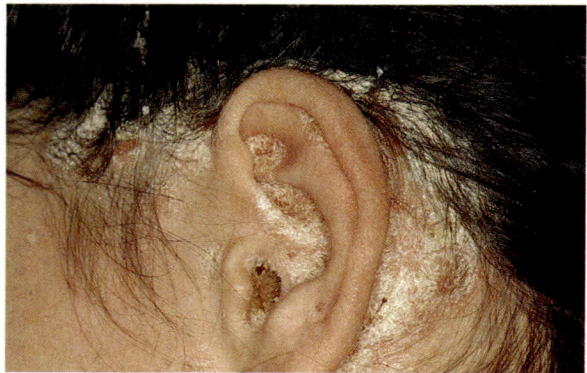

Psoriasis vulgaris

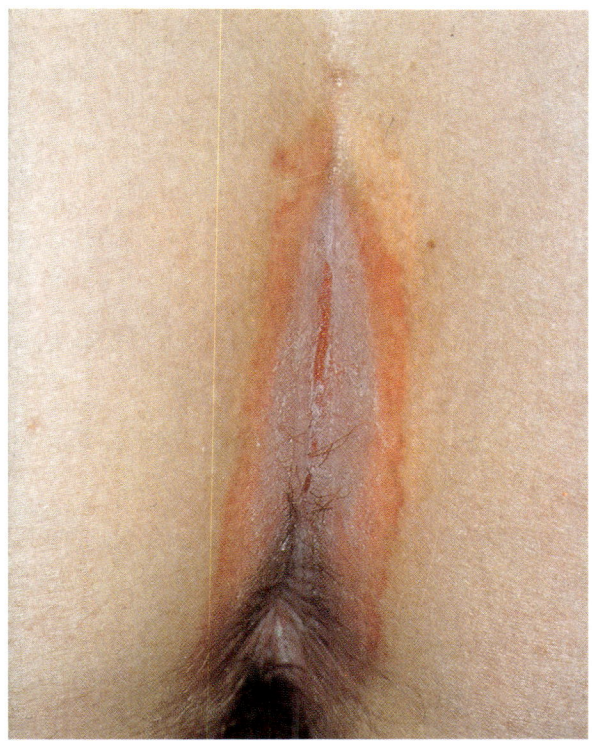

Psoriasis intertriginosa

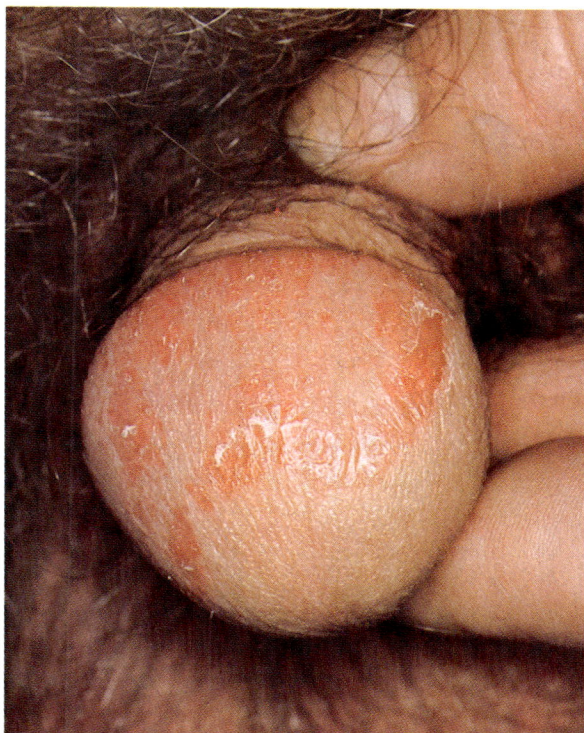

Psoriasis vulgaris

infiltrierte erythematöse Erscheinungen darstellen. Juckreiz ist nicht selten. Intertriginöse Psoriasis im Analbereich wird vielfach für Analekzem gehalten. Scharfe Begrenzung der Herde ist aber für Psoriasis typisch. *Psoriasis intertriginosa* in Achseln, Leisten oder im submammären Bereich ist gegen Ekzem und gegen Kandidamykose abzugrenzen, in den Interdigitalräumen der Zehen gegen Tinea pedum.

Bei *Psoriasis retroauricularis* kann Juckreiz bestehen. Direkt hinter dem Ohr finden sich scharf begrenzte, oft juckende, entzündlich gerötete Erscheinungen, die differentialdiagnostisch von seborrhoischem Ekzem und bakterieller Intertrigo abzugrenzen sind.

Penis. Psoriasis am Penis kommt nicht selten vor und kann die einzige Manifestation einer Psoriasis vulgaris sein. Man findet meist an der Glans einen scharf begrenzten, wie gefirnißt wirkenden, entzündlich geröteten und leicht infiltrierten Herd. Wichtig ist die Abgrenzung von M. Bowen, Balanitis chronica plasmacellularis circumscripta (Zoon) und Soorbalanitis.

Sakralregion. Bei chronisch-stationärer Psoriasis sind nicht nur Ellbogen und Knie, sondern auch die Sakralregion oft Sitz chronischer, oft jahrzehntelang bestehender Psoriasisherde. Die Abgrenzung von Lichen simplex chronicus kann Schwierigkeiten machen. Bei massiver Auflagerung von Hornmaterial können die Herde sehr dick werden: *Psoriasis inveterata*, oder warzenähnliche Zerklüftung aufweisen:

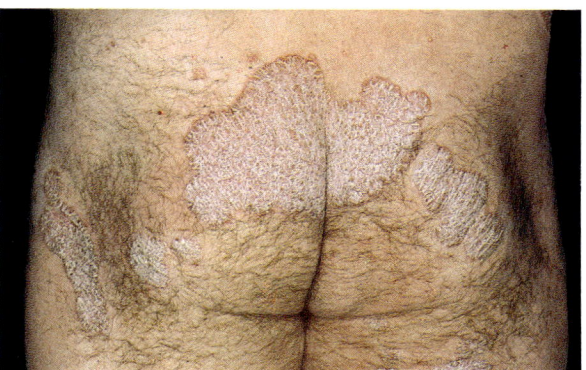

Psoriasis vulgaris

Psoriasis verrucosa. Derartige Veränderungen sieht man gelegentlich auch an den Extremitäten.

Handinnenflächen und Fußsohlen. Hier manifestiert sich Psoriasis vulgaris durch scharf begrenzte, leicht gerötete Herde mit einer meist fest anhaftenden gelblichen Schuppung, die auch durch Kratzen nicht leicht zu entfernen sind. In den Beugelinien von Fingern und Handinnenflächen kann es zu schmerzhaften Rhagaden kommen. Die Abgrenzung der *Psoriasis vulgaris palmarum et plantarum* vom hyperkeratotisch-rhagadiformen Ekzem und der keratotischen Form der Tinea manuum et pedum kann große Schwierigkeiten bereiten. Auch an psoriasiformes Palmoplantarsyphilid (Lues II) und an M. Reiter ist zu denken.

390 Erythematöse, erythematosquamöse und papulöse Hauterkrankungen

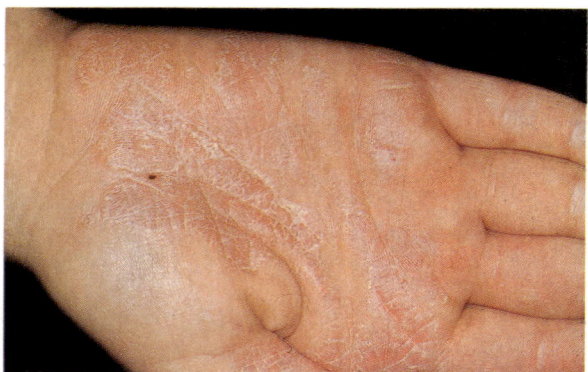

Psoriasis vulgaris palmaris

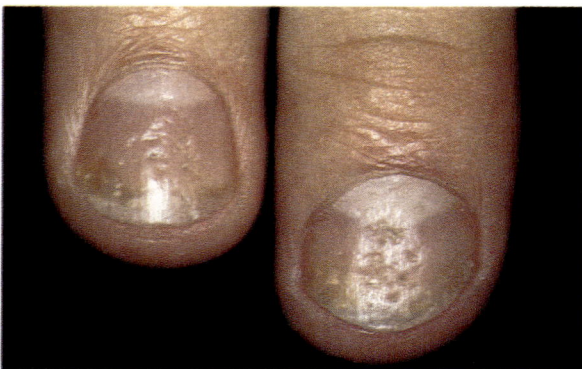

Psoriasis vulgaris, Tüpfelnägel

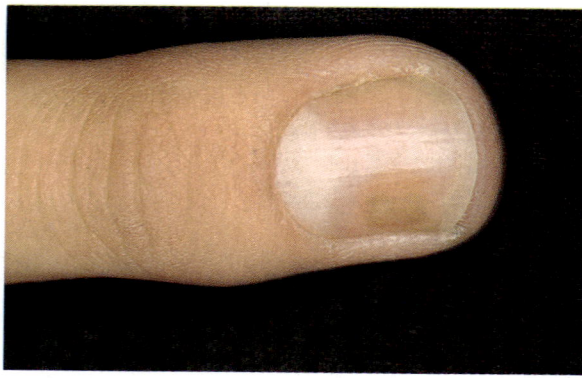

Nagelpsoriasis, Ölfleck

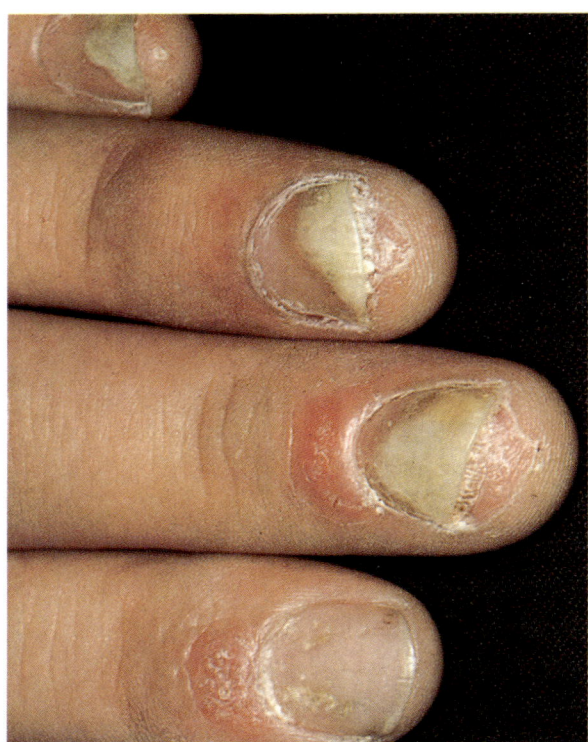

Psoriasis vulgaris: paronychiale Psoriasis, Tüpfelnagel, Onycholysis psoriatica durch Nagelbettpsoriasis

Nagelveränderungen

Diese kommen bei etwa 30–50% aller Patienten mit Psoriasis vor. Bei Psoriasis arthropathica sind sie wesentlich häufiger (bis zu 70%). Aus diesem Grunde sind sie diagnostisch wichtig. Sie manifestieren sich in Form von Nagelmatrixpsoriasis und Nagelbettpsoriasis.

Nagelmatrixpsoriasis. Hier spielen sich die psoriatischen Veränderungen im Bereich der Nagelmatrix ab. Nicht selten besteht gleichzeitig paronychiale Psoriasis. Am häufigsten sind *psoriatische Tüpfelnägel* (*Psoriasis punctata ungucum*), bis zu stecknadelkopfgroße grübchenförmige Einsenkungen in der Nagelplatte. Vereinzelte Tüpfel können bei allen Menschen vorkommen, auffälligerweise in feiner Form auch bei Alopecia areata im Kindesalter. Bei Psoriasis vulgaris finden sie sich oft in großer Zahl an mehreren Nägeln. Sie sind auf punktförmige Psoriasisherde in der Nagelmatrix zurückzuführen. Beim Vorwachsen des Nagels fallen diese parakeratotischen Bezirke wegen ihrer weicheren Hornbeschaffenheit aus der Nagelsubstanz heraus und führen so zu der typischen Grübchenbildung. Ist die Nagelmatrix stärker psoriatisch verändert, so kommt es zu unregelmäßigen Strukturveränderungen innerhalb der Nageloberfläche mit buchten- und streifenförmigen Einsenkungen oder unregelmäßiger Wellenbildung (*Onychodystrophia psoriatica*).

Nagelbettpsoriasis. Oft erkrankt auch das Nagelbett psoriatisch. Es kommt zu umschriebenen, punkt- bis linsengroßen subungualen Psoriasisherden, die durch ihren gelblichen Eigenfarbton wie ein Ölfleck durch den Nagel hindurchschimmern: *psoriatischer Ölfleck*. Solche Ölflecke bilden sich in gewissen Abständen an verschiedenen Nägeln. Sie schieben sich mit dem nach vorn wachsenden Nagel vor und erreichen schließlich den freien Rand. Da die Nagelplatte durch den Ölfleck, d.h. subunguales parakeratotisches Schuppenmaterial, von seiner Unterlage abgehoben wird, entleert sich dann eine krümelige Masse, die vielfach von den Patienten mit Reinigungsinstrumenten entfernt wird. Der entstehende lufthaltige Spalt läßt den abgehobenen Teil des Nagels weiß erscheinen und liefert so das Bild einer partiellen Onycholyse.

Man spricht daher auch von *Onycholysis psoriatica;* diese kann bei stärkerer Ausdehnung total sein, so daß die Nägel nur noch locker auf dem Nagelbett liegen.

Nagelmatrixpsoriasis und Nagelbettpsoriasis können auch gleichzeitig vorkommen. In diesem Fall geht der Nagel weitgehend zugrunde. Statt des Nagels wird vom Nagelbett und von der Nagelmatrix her nur noch parakeratotisch krümeliges Material gebildet: *psoriatischer Krümelnagel.*

Differentialdiagnostisch wichtig ist, daß Nagelpsoriasis sich meist an mehreren Nägeln in bilateraler Ausprägung manifestiert. Bei Onychomykose erkranken meist asymmetrisch nur einzelne Nägel in größeren Abständen; vielfach beginnen die Veränderungen auch vom freien Rand her. Nagelveränderungen bei Ekzemen manifestieren sich meistens mehr in Form von waschbrettartiger Onychodystrophie oder festhaftenden subungualen Keratosen. Sekundär kann es im psoriatischen Nagel zur Pilzbesiedlung kommen.

Nagelfalzpsoriasis und paronychiale Psoriasis. Diese Erscheinung ist nicht selten. Vielfach kommt sie bei Psoriasis arthropathica vor. Um den Nagel herum sieht man scharf abgesetzte erythematosquamöse Veränderungen, das Nagelhäutchen fehlt. Die Veränderungen können sekundär auch zu Onychodystrophie führen, die sich in Form von Längsriffelungen, Querwulstungen und anderen Unregelmäßigkeiten an der Nageloberfläche darstellt.

Mundschleimhautveränderungen

Psoriasis kann auch am Lippenrot auftreten; bei Psoriasis vulgaris kommt nach eigenen Erfahrungen Mundschleimhautbeteiligung nicht vor. Lediglich bei Psoriasis pustulosa vom Typ Zumbusch können Mundschleimhaut und Zunge in Form weißlicher oder mehr grauer, gut umschriebener Herde oder bogiger Figuren, die gelegentlich eine weißliche Pustulation aufweisen können, betroffen sein.

Prädilektionsstellen

Gewöhnlich werden als Prädilektionsstellen der Psoriasis vulgaris die Streckseiten der Extremitäten, besonders die Ellbogengegend und die Knie angegeben, ferner die Lendengegend und der behaarte Kopf. Man muß aber wissen, daß Psoriasis vulgaris eigentlich an jeder Hautstelle vorkommen kann. Natürlich sind bestimmte Gebiete der Haut exogener Provokation häufiger ausgesetzt, und folglich ist die Erkrankung eher dort lokalisiert.

Besonders befallen werden mechanisch beanspruchte Hautregionen mit einer relativ hohen epidermalen Erneuerungsrate, so Ellbogen und Kniegegend, ferner das Kapillitium, wo auch mechanische Reizung durch Kämmen provokatorisch wirken kann.

Mechanisch beansprucht ist auch die Kreuzbeingegend und deshalb wohl häufiger Sitz von chronischen psoriatischen Veränderungen. Wenn aber ein hoher endogener Eruptionsdruck besteht, wie dies beispielsweise bei eruptiv-exanthematischer Psoriasis guttata nach Streptokokkeninfekt vorkommt, findet man

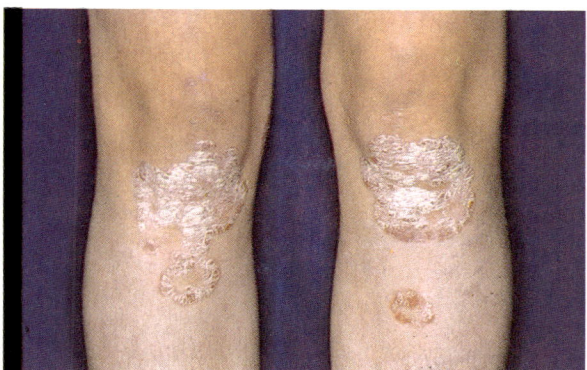

Psoriasis vulgaris

keine Prädilektionsstellen; hier lokalisiert sich vielmehr das psoriatische Exanthem disseminiert an der Haut.

Bei *Psoriasisverdacht* sind folgende Hautorte zu untersuchen: behaarter Kopf, Gehörgänge, Ellbogen, Knie, Lendenregion, Perianalregion, Penis, Nägel.

Abheilungssymptome

Psoriasis vulgaris heilt unter Behandlung oder auch spontan ohne Residuen ab. Abgeheilte Herde können befristet hyperpigmentiert sein. Häufiger ist indessen das *Leucoderma psoriaticum.* Dieses beruht auf vorübergehender Hemmung der Melaninproduktion in den Melanozyten im ehemaligen Psoriasisherd.

Das *Pseudoleucoderma psoriaticum* ist ein Kunstprodukt durch die Behandlung von Psoriasis mit Dithranol (Cignolin). Durch oxydiertes Dithranol (Anthrachinon) färbt sich die umgebende Haut bläulichviolett, während die Psoriasisherde selbst wegen ihrer unausgesetzten Abschilferung die Imprägnationsstoffe abweisen. Ausreichend behandelte Psoriasisherde sind daher hautfarben und in ihrer Umgebung bläulich-violett imbibiert. Wenn weiterbehandelt wird, führt Cignolin auch im Pseudoleucoderma psoriaticum zur Imprägnation. Man erkennt hieran die definitive Abheilung eines Psoriasisherdes bei Dithranoltherapie.

Psoriasis und innerliche Erkrankungen

Immer wieder wird diskutiert, ob Psoriasis nicht mit anderen Erkrankungen gehäuft vorkommt. Dies gilt insbesondere für Stoffwechselerkrankungen. Für eine sichere Beziehung zwischen Psoriasis und Gicht besteht kein Anhalt. Erhöhte Harnsäurewerte, wie sie bei Psoriasis mit größerer Ausbreitung am Hautorgan vorkommen, stehen wohl in direkter Relation zur Ausdehnung der Hauterscheinungen. Auch eine Beziehung zu Diabetes mellitus ist unwahrscheinlich; man muß dabei bedenken, daß sowohl Psoriasis als auch Diabetes mellitus eine hohe Morbidität aufweisen und natürliches Zusammentreffen daher nicht selten ist. Psoriasis und Malabsorptionssyndrome sollen gehäuft zusammen vorkommen, aber auch hier steht eine endgültige Bestätigung aus. Die Vergesellschaftung Psoriasis und Hyperlipoproteinämie wurde früher vermutet. Diese Vermutungen haben Grütz und Bürger zur fettfreien Diät bei Psoriasis veranlaßt. Sorgfältige Kontrolle der Lipoproteine bei Psoriatikern zeigt aber keine wesentlichen Anomalien. Es ist bekannt, daß Patienten mit Adipositas und Hyperlipoproteinämie häufiger zu Psoriasis neigen. Während der beiden Weltkriege, als für viele Menschen die Kalorienzufuhr weitgehend reduziert war, trat Psoriasis wesentlich seltener auf.

Symptome. Patienten mit Psoriasis (besonders junge Menschen) sind oft durch die Hauterkrankung psychisch sehr stark belastet. Die Mitmenschen empfinden die Hauterscheinungen als unästhetisch oder glauben, daß sie ansteckend seien. Vielfach werden solche Patienten in Sportstätten, Schwimmbädern oder Kurbädern zurückgewiesen.
Bei Psoriasis vulgaris besteht gewöhnlich kein Juckreiz, aber während der Eruptionsphasen sowie unter Behandlung mit Dithranol und Teerprodukten oder bei Photochemotherapie kann der Juckreiz stark werden. Auch Psoriasis am behaarten Kopf und in intertriginösen Bereichen juckt oft.
Allgemeinerscheinungen bestehen bei Psoriasis vulgaris nicht, wie auch sämtliche Laborwerte normal ausfallen, bis auf erhöhte Harnsäurewerte bei großflächiger Ausdehnung psoriatischer Hauterscheinungen.

Histopathologie. Typische Veränderungen finden sich in der Epidermis, im Papillarkörper und im oberen Korium. Die Epidermis ist auf das 4- bis 5fache akanthotisch verbreitert. Die Retezapfen sind gleichmäßig verlängert, schmal und erst am unteren Ende kolbig aufgetrieben. Über den Papillenspitzen ist die Epidermis nur wenige Zellagen dick und zeigt vielfach interzelluläres Ödem. Verhornungsstörungen im Sinne einer zeitlich und örtlich alternierenden Hyperkeratose mit Stratum granulosum und Parakeratose ohne Stratum granulosum führen zu abwechselnden kernhaltigen und kernlosen Hornzellen. Serumeinschlüsse in der verbreiterten Hornschicht sind neben umschriebenen Ansammlungen eingewanderter neutrophiler Leukozyten innerhalb parakeratotischer Hornschichtareale (Munro-Abszesse) an der Grenze zum Stratum spinosum nicht selten.
Das Stratum papillare zeigt langausgezogene Papillen, welche ödematisiert sind und vielfach ein perivaskuläres chronisch-entzündliches Infiltrat aus Histiozyten, Lymphozyten und einzelnen polymorphkernigen neutrophilen Leukozyten aufweisen. Solche Zellen können über die Papillenspitzen in die Epidermis einwandern (Exozytose). In den Papillen sind stark erweiterte und geschlängelte Kapillaren („cotton balls") typisch. In der Dermis finden sich besonders um die Abgangsstellen der Kapillaren im oberen Gefäßplexus perivaskulär angeordnete, herdförmige dichtere Infiltrate aus Histiozyten, Lymphozyten und Mastzellen. Eosinophile Leukozyten und Plasmazellen gehören dagegen nicht zum Infiltratbild.

Verlauf. Von Patient zu Patient ist die Psoriasis vulgaris durch eine außerordentliche Variationsbreite im Verlauf gekennzeichnet. Chronische Persistenz der Herde über viele Jahre, zeitweise Remissionen mit oder ohne Exzerbationen, bleibende oder auch nur vorübergehende Rückbildung aller Veränderungen sind beobachtete Verlaufsmöglichkeiten.
Grundsätzlich lassen sich 3 Verlaufstypen charakterisieren. Sie sind gekennzeichnet durch einen unterschiedlichen endogenen Eruptionsdruck zu psoriatischen Hauterscheinungen (s. auch Tabelle).

– **Eruptiv-exanthematische Psoriasis vulgaris.** Häufig beginnen hier die klinischen Erscheinungen nach Tonsillitis, akuten Infektionen (z.B. grippale Infekte, Masern) im 2. oder 3. Lebensjahrzehnt. In wenigen Wochen kommt es subakut zu einer Aussaat kleiner Herde vom Typ der Psoriasis guttata an Rumpf und Extremitäten ohne typische Prädilektion und ohne stärkere Infiltration. Wegen des großen endogenen Eruptionsdrucks ist das Phänomen des isomorphen Reizeffekts häufig positiv. Nicht selten besteht Juckreiz. Eruptiv-exanthematische Psoriasis neigt zu spontaner Rückbildung, kann allerdings auch in eine chronische Psoriasis vulgaris übergehen. Wegen des hohen endogenen Eruptionsdrucks und der Reizbarkeit der Erscheinungen verlangt sie zunächst milde äußerliche Behandlungsmaßnahmen.

– **Chronisch-stationäre Psoriasis vulgaris.** Diese ist charakterisiert durch stärker infiltrierte, stärker silbrig schuppende Herde in geringerer Zahl an den sog. Prädilektionsstellen: Kapillitium, Ohren, Ellbogen, Knie und Kreuzbeingegend. Die Provozierbarkeit der Herde ist hier gering, daher ist auch das Phänomen des isomorphen Reizeffekts meist negativ. Juckreiz kommt selten vor. Der Verlauf ist primär chronisch. Die Herde zeigen keine große Tendenz zur spontanen Rückbildung, aber auch nicht zur spontanen Vergrößerung. Diese Form von Psoriasis verlangt eine intensive örtliche Behandlung. Chronisch-stationäre Psoriasis kann infolge exogener oder endogener Provokation bei entsprechendem endogenem Eruptionsdruck auch zusätzlich eruptiv-exanthematische Schübe aufweisen.

– **Psoriasis exsudativa.** Diese kann als eine stärker exsudativ-entzündliche Variante der Psoriasis vulgaris angesehen werden. Meistens beginnt sie als eruptiv-exanthematische Psoriasis. Die Herde sind lebhafter gerötet und können von einem breiteren erythematischen Saum umgeben sein. Die Auflagerungen bestehen nicht aus silbrig-glänzenden Schuppen, sondern aus serös durchtränkten gelblichen Schuppenkrusten. Bei zusätzlicher Reizung durch zu intensive örtliche Behandlung, gelegentlich aber auch spontan, können sich als Komplikation psoriatische Erythrodermie oder Psoriasis pustulosa generalisata entwickeln.

Differentialdiagnose. In typischen Fällen ist die Diagnose der Psoriasis einfach, besonders durch den Nachweis der Psoriasisphänomene. Im übrigen ist die Psoriasisdiagnose eine topische Diagnose. Abgrenzungsschwierigkeiten entstehen gelegentlich bei Pso-

Tabelle: Klassifikation der Psoriasis vulgaris nach der Eruptionsdynamik

Diagnostischer Aspekt	Eruptiv-exanthematische Psoriasis vulgaris	Chronisch-stationäre Psoriasis vulgaris
Anamnese	Oft nach Tonsillitis, akuten Infektionen (z.B. grippale Infekte)	Oft bereits lange bestehend
Eruptionsdruck	Groß	Klein
Morphologie	Exanthematische Eruption mit vielen kleineren Herden vom Typ der Psoriasis guttata	Wenige und größere Herde
	Geringe Infiltration der Herde	Stärkere Infiltration der Herde
Prädilektion	Keine	Ellbogen, Knie, Lumbosakralgegend, Kapillitium
Köbner-Phänomen	Häufig	Selten
Provozierbarkeit	Groß	Gering
Pruritus	Häufig	Selten
Verlauf	Primär subakut, später chronisch	Primär chronisch
Tendenz zur Spontanrückbildung	Vorhanden, gelegentlich groß	Gering oder fehlend

riasis in intertriginösen Räumen, in denen es zur Transformation der typischen Erscheinungen durch vermehrte Schweiß- oder Talgproduktion kommt. Bei vorwiegendem Sitz am Rumpf ist differentialdiagnostisch besonders an psoriasiforme Seborrhoide, psoriasiforme Ekzematide, nummuläres Ekzem, gelegentlich auch an Pityriasis lichenoides chronica zu denken. Auch Pityriasis rosea und psoriasiformes Syphilid bei sekundärer Syphilis (papulosquamöse Effloreszenzen) müssen abgegrenzt werden.

Sonderformen

Psoriatische Erythrodermie. Als besonders schwere Verlaufsform muß auch heute noch die psoriatische Erythrodermie angesehen werden. Sie entwickelt sich als sekundäre Erythrodermie bei 1–2% der Patienten und kann als eine über die gesamte Haut ausgebreitete Psoriasis definiert werden. Sie entsteht entweder spontan durch laufende Größenzunahme der Herde bei eruptiv-exanthematischer oder chronisch-stationärer Psoriasis, vielfach aber auch iatrogen durch eine zu intensive Lokalbehandlung oder als isomorpher Reizeffekt nach zu starker künstlicher oder natürlicher UV-Bestrahlung. Das ganze Hautorgan ist tief entzündlich gerötet und zeigt eine psoriasiforme, oft aber auch mehr pityriasiforme Schuppung. Auch leichte Vergrößerung der Lymphknoten im Sinne der dermopathischen Lymphoadenopathie kommt vor. Der Juckreiz kann intensiv sein.
Die *Diagnose* wird erleichtert durch die Anamnese, häufig gleichzeitig vorhandene Nagelveränderungen und den histopathologischen Befund. Psoriatische Erythrodermie neigt nur selten innerhalb absehbarer Zeit zur spontanen Rückbildung. Allgemeinrückwirkungen sind: Wasserverlust infolge erhöhter Perspiratio insensibilis, Eiweißverlust infolge der dauernden universellen Abschuppung und Wärmeverlust infolge der entzündlich veränderten Haut. Solche Patienten benötigen daher entsprechende Flüssigkeits-, Eiweiß- und Wärmezufuhr und sollten klinisch behandelt werden.

Psoriasis pustulosa
Bei Zunahme der exsudativen Veränderungen im Psoriasisherd, aber auch bei primär stark exsudativer Note und Konfluenz der sonst nur histologisch sichtbaren Munro-Mikroabszesse in der Hornschicht zu klinisch sichtbaren Makroabszessen, kann die Psoriasis vulgaris pustulös werden. Die Pusteln sind stets steril und müssen von Pusteln durch sekundäre Staphylokokken- oder Candida-albicans-Infektion abgegrenzt werden, wie sie sich unter Plastikfolienokklusivverbänden mit Glukokortikoiden entwickeln können.

Man kann mehrere Formen unterscheiden:

Psoriasis pustulosa generalisata (Psoriasis pustulosa vom Typ Zumbusch). Diese kann als exsudative Maximalvariante der Psoriasis vulgaris bei hohem endogenen Eruptionsdruck gewertet werden. Klinisch-mor-

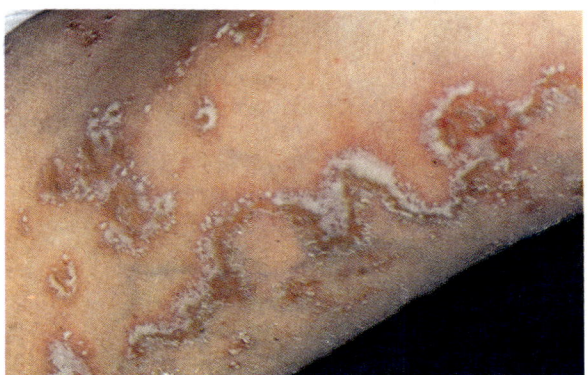

Psoriasis pustulosa generalisata

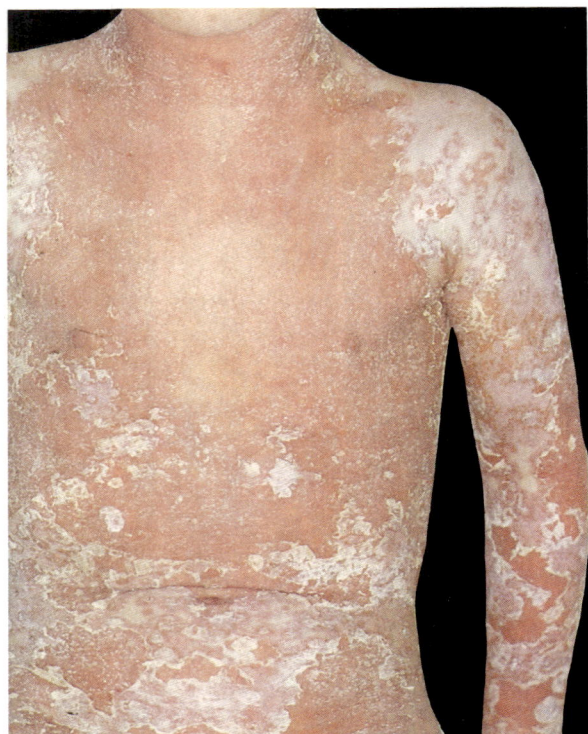

Psoriasis pustulosa generalisata

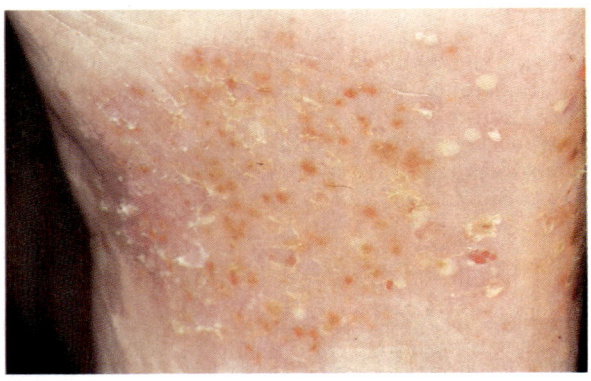

Psoriasis pustulosa palmaris et plantaris (Fußsohle)

phologisch kann die Erkrankung kaum noch Züge von Psoriasis vulgaris aufweisen. Akut bis subakut entstehen disseminierend entzündliche Eryhteme mit vielen Pusteln am ganzen Hautorgan. Handinnenflächen und Fußsohlen sind oft stark betroffen. Auch die Mundschleimhäute, obere Atemwege und Genitalschleimhäute können miterkranken. Das Allgemeinbefinden ist stets schwer gestört (Fieber, Abgeschlagenheit, Krankheitsgefühl). Während initial seenartig konfluierende gelb-eitrige Pusteln auf gerötetem Untergrund im Krankheitsbild vorherrschen, können nach Abklingen des Eruptionsdrucks pustelfreie typische Psoriasisherde das klinische Bild prägen. In solchen Fällen ist immer an Provokation durch Infektionen, hormonelle Störungen (Gravidität, Ovulationshemmer) oder Medikamente (Antimalariamittel, ar-

senhaltige Medikamente, Absetzen von Glukokortikoiden) zu denken. Nicht selten kann es zu Komplikationen (Bronchopneumonie, Leberstoffwechselstörungen, Eisenmangel) kommen; die Prognose ist mit Vorsicht zu stellen. Rückfälle kommen vor.

Psoriasis vulgaris cum pustulatione. Bei den davon betroffenen Patienten besteht schon seit Jahren eine Psoriasis vulgaris. Nach Provokation z.B. durch Absetzen systemischer Glukokortikoidtherapie, akute Infektionen, Arzneiallergie oder Schwangerschaft, manchmal auch nach zu intensiver Dithranolbehandlung entwickeln sich in den Psoriasisherden zunehmend entzündliche Rötung mit Exsudation und Pusteln bzw. Schuppenkrusten. Meistens ist das Allgemeinbefinden nicht wesentlich gestört.

Psoriasis pustulosa palmaris et plantaris (Psoriasis pustulosa vom Typ Barber-Königsbeck). Sie ist nicht selten. Meistens findet man an Handinnenflächen und/oder Fußsohlen scharf begrenzte erythematosquamöse psoriasiforme Herde mit flachen seenartigen sterilen Pusteln. Täglich entstehen neue Pusteln, andere trocknen ab. Gelegentlich entwickeln sich solche Pusteln auch in normal aussehenden Hautarealen an Handinnenflächen und Fußsohlen oder auf dem Boden einer geringen Dyshidrosis.
Die Abgrenzung gegenüber dem pustulösen Bakteriid (Andrews) ist dann klinisch sehr schwierig. In Zweifelsfällen entscheidet die histologische Untersuchung, die bei allen Fällen von Psoriasis pustulosa, seien sie generalisiert oder seien sie lokalisiert, die unilokuläre *spongiforme Kogoj-Pustel* als typisches Substrat erkennen läßt. In nekrobiotischen und karyolytischen Epidermiszellen im subkornealen Bereich bleiben die Zellwände intakt und führen zu einer schwammartigen Struktur, die durchsetzt ist von polymorphkernigen neutrophilen Leukozyten. Zentral entwickelt sich die einkammerige Pustel. Die Erkrankung nimmt meist einen chronischen Verlauf. Die Hauterscheinungen können durch schmerzhafte Rhagadenbildung und Eiterung die Patienten sehr stören; Allgemeinsymptome fehlen.

Acrodermatitis continua suppurativa (Hallopeau). Diese Erkrankung wird heute allgemein als eine pustulöse Psoriasis an Fingern und Zehen mit starker Nagelbeteiligung aufgefaßt (s.S. 464).

Impetigo herpetiformis (Hebra 1872). Diese generalisierte pustulöse Erkrankung, die als Schwangerschaftsdermatose interpretiert und auch im Zusammenhang mit Hypoparathyreoidismus und erniedrigtem Plasmacalcium gesehen wurde, dürfte nichts anderes sein als eine besondere Form von Psoriasis pustulosa generalisata vom Typ Zumbusch. Wahrscheinlich stellen Gravidität der Hypokalzämie bei diesen Patienten einen massiven Provokationsfaktor dar (s.S. 467).

Erythema-anulare-centrifugum-artige Psoriasis. Diese Form der Psoriasis hat klinisch-morphologisch nichts gemein mit der Psoriasis vulgaris; sie steht der Psoriasis pustulosa generalisata näher, verläuft aber wesentlich harmloser. An der Haut, besonders den Extremitäten, treten scharf abgegrenzte plaqueförmige, gyrierte oder zirzinäre, hellrote entzündliche Erytheme auf, die zentrale Abheilung und peripheres Fortschreiten unter Ausbildung einer nach innen gerichteten halskrausenartigen Schuppung (Colleretteschuppung) erkennen lassen. Genaue Inspektion ergibt oft in den Randzonen feine Pusteln. Man hat aus diesem Grunde bei der Erythema-anulare-centrifugum-artigen Psoriasis eine Form ohne Pusteln und eine mit Pusteln unterschieden. Wichtig ist, daß die Veränderungen über Jahre kommen und gehen können und innerhalb von 1–2 Wochen eine beachtliche Progredienz und zentrale Rückbildungstendenz aufweisen. Im Verlauf entsteht dann meistens schließlich doch eine typische Psoriasis vulgaris. Die Diagnose ist im Verdachtsfall histologisch zu sichern.

Psoriasis arthropathica

Synonyme. Arthritis psoriatica, Arthropathia psoriatica.

Definition. Zusammentreffen von Psoriasis vulgaris mit Gelenkveränderungen, besonders der distalen Gelenke (Finger, Zehen).

Vorkommen. Das Auftreten von Gelenkveränderungen bei etwa 5–7% der Patienten mit Psoriasis vulgaris ist seit langem bekannt. Die Frage, ob es sich um eine zufällige Assoziation von Haut- und Gelenkveränderungen handelt, wird auch heute noch unterschiedlich beantwortet. Sicher ist allerdings, daß bei über 80% der Patienten mit Psoriasis arthropathica die rheumaserologischen Reaktionen negativ ausfallen. Offenbar besteht insofern auch eine genetische Determination, als Patienten mit Psoriasis arthropathica, mit M. Reiter oder Sakroileitis häufiger als normal HLA-BW-27-positiv sind.
Bei Kindern ist Psoriasis arthropathica extrem selten; meistens erkranken Erwachsene. Bei etwa 60% der Patienten gehen die Hauterscheinungen den Gelenksymptomen voraus. Die Hauterscheinungen bei diesen Patienten sind meist sehr therapieresistent; die Entwicklung von psoriatischer Erythrodermie ist nicht selten.

Klinik. Nach Wright (1959) unterscheidet man unter den Patienten mit Psoriasis und rheumaserologisch negativer chronischer Polyarthritis 3 Gruppen:

– *Psoriasis arthropathica vom distalen Typ.* Dieses Krankheitsbild findet man bei etwa 30% der Patienten, häufiger beim männlichen Geschlecht. Die Erkrankung beginnt oft an den Zehen; vielfach sind nur wenige Gelenke in asymmetrischer Verteilung betroffen. Sitz sind die distalen Interphalangealgelenke der Finger und Zehen. Durch die entzündlichen Veränderungen im periartikulären Gewebe kommt es zur Schwellung der Finger und Zehen in diesem Bereich, gelegentlich mit schmerzhafter Beweglichkeit oder Spannung. Psoriatische Nagelveränderungen sind sehr häufig (ca. 80%).

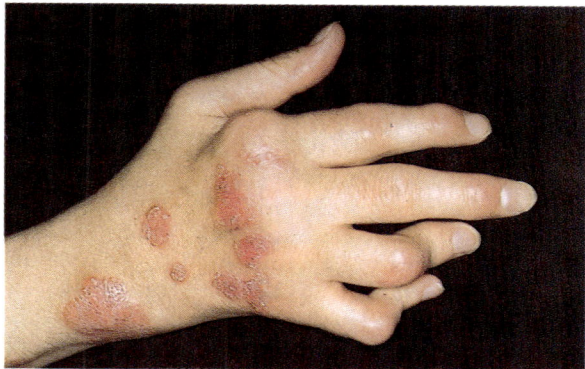

Psoriasis arthropathica, mutilierender Typ

– *Psoriasis arthropathica vom mutilierenden Typ.* Hierbei handelt es sich um eine schwere deformierende Arthritis, die sowohl beim männlichen als auch beim weiblichen Geschlecht vorkommt und viele kleine Gelenke der Finger und Hände, Zehen und Füße, sowie die sakroiliakalen Gelenke und Wirbelgelenke betrifft. Es kommt zu schweren destruktiven peripheren Veränderungen mit Osteolysis und Usurierungen der Knochen. Die Veränderungen können denen bei Reiter-Syndrom ähnlich sein. In den Endstadien besteht schwere Gelenk- und Knochendeformierung mit entsprechenden Bewegungseinschränkungen. Häufig findet man bei diesen Patienten eine ausgedehnte und therapieresistente Psoriasis vulgaris, manchmal auch pustulöse oder erythrodermische Psoriasis. Die Rheumaserologie ist meist negativ.
– *Psoriasis arthropathica vom PCP-Typ.* Diese Gelenkerkrankung ist sehr ähnlich (kaum unterscheidbar) von der primär-chronischen Polyarthritis (PCP). Es wird allerdings darauf hingewiesen, daß die Erkrankung oft asymmetrisch beginnt, zur isolierten Gelenkdestruktion führt, daß die ulnare Abweichung der Finger nicht so ausgeprägt ist, häufig eine Erkrankung der sakroiliakalen Gelenke besteht, ferner Anämie, erhöhte BSG und Rheumatismus nodosus fehlen und die Rheumaserologie negativ ist. Sicher sein dürfte, daß Psoriasis vulgaris auch mit primär-chronischer Polyarthritis vorkommt. Es ist fraglich, ob die genannten Symptome zusammen mit dem negativen Waaler-Rose- oder Latex-Test ausreichen, auch diese Fälle als psoriatische Arthropathie zu identifizieren.

Spondylitis ankylopoetica kommt signifikant vermehrt bei Patienten mit Psoriasis vulgaris und auch Psoriasis arthropathica vor.

Prognose. Die Prognose ist mit Vorsicht zu stellen, weil die Gelenkerscheinungen nur geringe Rückbildungstendenz aufweisen.

Röntgenologische Befunde. Je nach dem Typ der Erkrankung findet man Verschmälerung der Gelenkspalten der Fingerendgelenke, verbunden mit marginalen Erosionen und periartikulärer Osteoporose, später destruktive distale interphalangeale Arthropathie mit Ankylosierung und Osteolysevorgängen.

Verlauf. Die periartikulären Weichteile sind geschwollen; es kann zur Osteolyse kommen. Bei mutilierenden Formen obliterieren die Gelenkspalten und es entwickeln sich Ankylosen. Massive Osteolyse wird gerade in diesen Fällen beobachtet.

Prophylaxe bei Psoriatis. Ein prophylaktisches Verfahren zur Vermeidung von Psoriasiseruptionen existiert bis heute nicht. Wichtig ist, daß Menschen mit Psoriasis vulgaris nicht Ehepartner wählen, die manifest an Psoriasis erkrankt sind oder aus Psoriasisfamilien stammen, da die Chance einer manifesten Psoriasis für die Kinder bei einem Elternteil mit manifester Psoriasis mit 30%, bei beiden Elternteilen mit Psoriasis dagegen bereits mit etwa 60% anzusetzen ist. Wichtig ist ferner die Vermeidung von Provokationsfaktoren. Besonders ist hier an akute Streptokokkeninfektionen der oberen Atemwege zu denken, aber auch an provozierende Faktoren wie stärkere Gewichtszunahme, Streßsituationen, seelische Belastungen und drastische Diätumstellungen. Von günstigem Einfluß und daher prophylaktisch empfehlenswert ist das Vermeiden von naßkaltem Wetter, Urlaub in warmen Gegenden (insbesondere bei Meer und Sonne) sowie Vermeidung von Streßsituationen.

Therapie

Die Behandlung der Psoriasis ist nicht einfach, da viele Faktoren, wie Patientenalter, endogener Eruptionsdruck, Ausdehnung, Lokalisation und exsudative Note der Hauterscheinungen zu berücksichtigen sind. Von diesen Faktoren ist auch die Entscheidung abhängig, ob ambulante oder klinische Behandlung erforderlich ist.

Zwar kann man die psoriatischen Hauterscheinungen beseitigen, die erbliche Disposition zur psoriatischen Hautreaktion jedoch nicht. Jederzeit kann aus der klinisch „geheilten", d.h. genotypischen Psoriasis wieder eine phänotypische Psoriasis werden. Rückfälle sind also nicht zu vermeiden. Da die Ursache der Psoriasis bisher nicht bekannt ist und es keine Möglichkeiten gibt, den endogenen Eruptionsdruck bei Patienten mit Psoriasis zu verändern, ist auch die Therapie bis zum heutigen Tag unspezifisch geblieben. Generell stehen zur Behandlung innerliche und äußerliche Maßnahmen zur Verfügung.

Äußerliche Behandlung

Die örtliche Behandlung ist, was Schnelligkeit, Ungefährlichkeit und Vollständigkeit der Wirkung angeht, nach wie vor allen inneren Behandlungsmaßnahmen überlegen. Wichtig ist die Beachtung der Dynamik der Psoriasis. Die eruptiv-exanthematische Form benötigt eine mildere Therapie als chronisch-stationäre Psoriasis. Außerdem wird die Art der Psoriasistherapie auch wesentlich von der Lokalisation der Hauterscheinungen beeinflußt. Vor Beginn jeder Behandlung sollten exogene, und endogene Provokationsfaktoren gesucht und ggf. eliminiert werden.

Entschuppung. Da durch die Schuppenauflagerungen die Penetration antipsoriatisch wirksamer Substanzen gehemmt wird, muß zu Beginn und evtl. auch während der Behandlung auf genügende Entschuppung der Psoriasisherde geachtet werden.

– *Acidum salicylicum.* Salicylsäure ist auch heute noch bestens bewährt. Die Auswahl der Salbengrundlage ist von der Örtlichkeit der Anwendung abhängig.

Rumpf und Extremitäten: Salicylsäure in Vaselin.
Rp. Acid. salicylic.   3,0–5,0
     Vaselin. flav.   ad 100,0
     M.D.S. Salicyl-Vaselin

Kapillitium: Salicylsäure in abwaschbarer Salbengrundlage.
Rp. Acid. salicylic.   3,0–5,0
     Lygal-Salbengrundlage ad 100,0
     M.D.S. Salicyl-Lygal-Salbe

Rp. Acid. salicylic.   5,0–10,0
     Ol. oliv.   ad 100,0
     M.D.S. Salicyl-Öl

Hand- und Fußsohlen: Zur Entschuppung sind höhere Salicylsäurekonzentration erforderlich.
Rp. Acid. salicylic.   10,0–20,0
     Unguent. diachylon.   ad 100,0
     M.D.S. Salicyl-Hebra-Salbe
     (in Kombination mit gleichen Teilen fluorierter Steroide in Creme besonders günstiger Effekt).

Wegen resorptiv-toxischer Wirkungen ist die großflächige Anwendung von salicylsäurehaltigen Salben besonders bei Kindern nicht ungefährlich.

Auch *Bäder* haben eine entschuppende Wirkung auf Psoriasisherde. Bekannt ist der günstige Einfluß von Meerbadekuren (Thalassotherapie). Bewährt haben sich auch Bäder mit Zusätzen von Öl und/oder Teeren (s. S. 982).

Antipsoriatische Therapie. Antipsoriatisch wirksame Verfahren sind vielfach haut- und wäscheverfärbend oder unangenehm riechend und daher nur unter klinischen Bedingungen durchführbar. Die Bemühungen, zu sauberen und ungefährlichen äußerlichen Behandlungsmaßnahmen zu kommen, sind daher in den letzten Jahren sehr groß gewesen. Besonders die Photochemotherapie stellt einen Meilenstein in dieser Entwicklung dar.

Äußerliche antipsoriatische Therapie erfolgt im wesentlichen mit 3 Pharmaka (Dithranol, Teere, fluorierte Glukokortikoide), ferner mit Ultraviolettstrahlen.

1. Dithranol. Dithranol, chemisch 1,8-Dihydroxyanthranol, wurde von Unna und Galewsky 1916 in die Psoriasistherapie eingeführt und ist als Cignolin im Handel. Es hat einen zytostatischen Effekt, weil es sich mit Nukleinsäuren verbindet, die DNS-Synthese hemmt, die Inkorporation von Uridin in nukleäre RNS hemmt und auch die Hautatmung in vitro unterdrückt. Es führt zu einer entzündlichen Reizung der Haut, die dosisabhängig ist. Gewünscht wird bei Dithranoltherapie leichte Hautrötung, nicht aber eine Dermatitis. Psoriasis verbrennt gewissermaßen „im Feuer des Dithranols". Leider färben Oxydationsprodukte von Dithranol Haut und Wäsche, so daß diese Therapie vielfach nur klinisch durchführbar ist. Da Salicylsäure Dithranol, besonders in Pastengrundlagen, vor einer allzu raschen Oxydation schützt, gleichzeitig aber die Entschuppung fördert, ist man dazu übergegangen, den Dithranolmedikationen stets Salicylsäure zuzufügen. Ist es unter Dithranolbehandlung zu einer starken Hautreizung gekommen, muß man für 1 oder 2 Tage pausieren, und die irritierten Hautstellen müssen mit Lotio zinci abgedeckt werden.

Dithranolsalicylvaselin. Nach der anfänglichen Entschuppung aller Psoriasisherde wird Dithranolsalicylvaseline 2- bis 3mal tgl. in langsam ansteigenden Konzentrationen in die Psoriasisherde eingerieben. Man beginnt mit 0,05% Dithranol und steigert über 0,1–0,25–0,5, 1,0–2,0, höchstens 4,0% in gelbem Vaselin mit einem Zusatz von 1,0–3,0% Salicylsäure. Wichtig ist, daß um die Psoriasisherde nur eine leichte Rötung entsteht, nicht aber Hautreizungen im Sinne einer toxischen Kontaktdermatitis, da letztere infolge des isomorphen Reizeffektes psoriasisinduzierend wirken kann. Vor der Steigerung auf die nächste Dithranolkonzentration, gewöhnlich 2mal wöchentlich, sollten Bäder mit Zusätzen von Detergenzien, Öl oder Teer durchgeführt werden.

Dithranolsalicylzinkpaste. Auch die von Ingram 1953 empfohlene Inkorporierung von Dithranol in Zinkpaste mit Zusatz von 3% Salicylsäure hat sich bewährt. Ihr Vorteil liegt in einer besseren Haftung der Paste auf dem Psoriasisherd und in einer verminderten Verschmierungstendenz in die umgebende normale Haut. Bewährt hat sich auch die noch härtere, ursprünglich von Farber und Mitarbeitern angegebene Dithranolsalicylzinkpaste folgender Rezeptur:

Rp.	Dithranol	0,1–1,0
	Acid. salicylic.	0,5
	Paraffin. dur.	5,0
	Pasta zinci	ad 100,0
	M.D.S.	

Auch hier werden Pasten mit ansteigenden Konzentrationen von Dithranol erforderlich. Für die ambulante Behandlung von wenigen Psoriasisherden mit Dithranolsalicylzinkpaste steht als Handelspräparat StieLasan zur Verfügung. Die Dithranolbehandlung verlangt allerdings bei ambulanter Anwendung intelligente Patienten, damit unangenehme Reizungen vermieden werden.

Dreuw-Salbe. Die von Dreuw inaugurierte Salbe stellt eine kombinierte therapeutische Maßnahme dar.

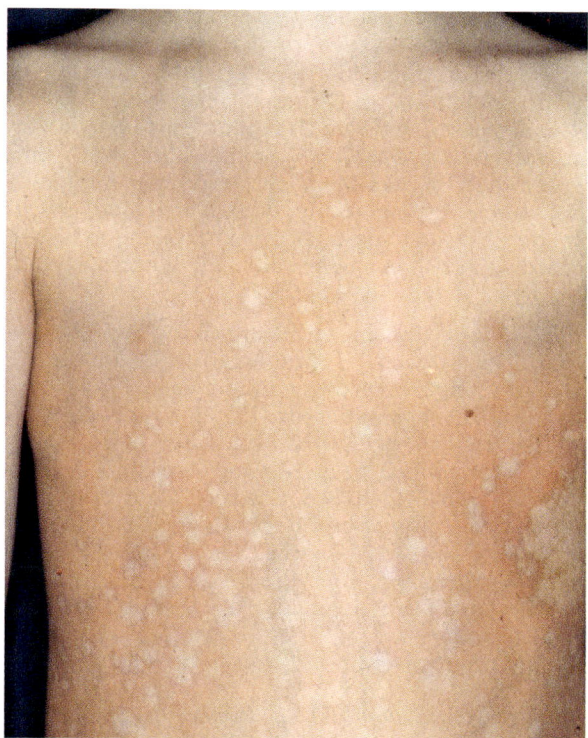

Psoriasis vulgaris unter Cignolintherapie, psoriatisches Pseudoleukoderm

Rp.	Acid. salicylic.	10,0
	Ol. ricini q.s. ad solut.	
	Pic. betulin.	10,0
	Dithranoli	2,0–5,0–10,0
	Sapon. kalin.	
	Adip. lanae anhydric.	āā ad 100,0
	M.D.S. Dreuw-Salbe (modifiziert)	

Dreuw I enthält 2%, Dreuw II 5%, Dreuw III 10% Dithranol.

Dreuw-Salbe riecht stark, schmutzt und kommt daher nur unter klinischen Behandlungsbedingungen für einzelne inveterierte Psoriasisherde in Betracht.

Dithranol-Teerbad-UV-Licht (Ingram-Methode). Vorsichtige Psoriasistherapie mit Dithranol (Dithranol-Salicyl-Vaselin oder -Zinkpaste) kann in manchen Fällen vorteilhaft kombiniert werden mit Teerbädern und künstlicher UV-Therapie (UV-B).

Therapieschema
- Morgens Teerölbad (Liquidin Teer, Balneum Hermal mit Teer, Balnacid).
- Unmittelbar nach dem Bad Ganzkörperbestrahlung mit UV-B oder UV-B + UV-A.
- Unmittelbar nach der UV-Bestrahlung Dithranol in langsam ansteigenden Konzentrationen.
- Nachmittags Kontrolle und im Bedarfsfall erneute Anwendung von Dithranol.

Dithranol in Kombination mit fluorierten Glukokortikoiden. Diese Therapieform hat sich besonders als alternierende Simultantherapie (Braun-Falco) bewährt. Halbtags wird Dithranolbehandlung, halbtags Therapie mit fluorierten Glukokortikoiden unter Plastikfolienokklusivverband durchgeführt. Nach entsprechender Rückbildung der Psoriasisherde sollte auf weitere Anwendung der Glukokortikoide verzichtet werden. Auch diese Therapieform kann mit Teerölbad–Höhensonnenbestrahlung tgl. kombiniert werden.

Indikationen. Bei eruptiv-exanthematischer Psoriasis wirkt vorwiegend Dithranol-Salicyl-Zinkpaste in langsam steigender Konzentration günstig in Kombination mit UV-Bestrahlung. Bei chronisch-stationärer Psoriasis bevorzugt man intensivere Anwendung von Dithranol als Dithranolsalicylvaselin oder Dithranol-Salicyl-Zinkpaste. Stärkere Hautreizung ist erwünscht, zu langsame Behandlung führt zu Resistenz. Bei stärkeren Hautreizungen einen Tag lang keine Anwendung von dithranolhaltigen Externa; stattdessen Durchfetten der Haut mit Unguentum molle, gelbem Vaselin, Salicylvaselin (3–5%) und Abdecken der gereizten Stellen mit Lotio zinci.

Kurzzeitbehandlung mit Dithranol (Runne und Kunze). Neuerdings wird Dithranol-(Cignolin-)-Kurzzeitbehandlung empfohlen. Sie beruht darauf, daß der ganze Körper, d.h. sowohl Herde als auch normale Haut, mit Dithranolsalicylvaselin eingerieben wird. Infolge der raschen Penetration in die Psoriasisherde kommt es dort zu einem stärkeren Effekt, während die normale Haut nicht wesentlich irritiert wird. Diese Therapieform ist daher auch ambulant durchzuführen.

Therapieschema
Dithranolkonzentration in Dithranolsalicylvaselin: 0,5; 1,0; 2,0 und maximal 4,0%. Die Salicylsäurekonzentration beträgt bei Erwachsenen 1–3, bei Kindern 0,5%.

Anwendungsart: 1- bis 2mal tgl. auftragen. Nach 10–20(–60)min mit Seife oder Syndet abduschen; anschließend Hautpflegesalbe.
Diese Therapieform kann mit UV-Bestrahlung kombiniert werden.

2. Teere. Teere sind seit langer Zeit in ihrer antipsoriatischen Wirkung bekannt.
Reiner Steinkohlenteer (Pix lithanthracis, Liantral) ist gut wirksam, aber in der Anwendung unangenehm und riechend. Aus diesem Grunde kommt reine Steinkohlentherapie nur für einzelne Psoriasisherde und meist unter stationären Bedingungen in Betracht.

Teerhaltige Salben. Die Behandlung mit Pix lithanthracis (2, 5 und 10%) in gelbem Vaselin oder von Liquor carbonis detergens (5, 10 oder 20%) in gelbem Vaselin (LCD-Vaselin) ist unangenehm riechend, schmutzend und kann daher ambulant praktisch nicht durchgeführt werden.

Teer-UV-Licht-Therapie nach Goeckerman. Hierbei handelt es sich um eine Kombination von Teeranwendung als lichtsensibilisierendes Prinzip mit nachfolgender künstlicher UV-Bestrahlung (UV-B und UV-A). Die Patienten werden mit dem teerhaltigen Externum (LCD-Vaselin oder Teervaselin) 2mal tgl. behandelt. Dieses wird täglich durch ein Ölbad entfernt und danach eine Ganzkörperbestrahlung bis zur Erythemschwelle durchgeführt. Diese Behandlungsmethode hat sich besonders bei eruptiv-exanthematischer Psoriasis bewährt.

Geringe antipsoriatische Wirkung entfalten auch alleinige *Bäder mit einem teerhaltigen Zusatz.* Sie kommen besonders bei eruptiv-exanthematischer Psoriasis in Betracht und können nicht nur im Sinne der Goeckerman-Therapie mit künstlicher UV-Ganzbestrahlung, sondern auch mit vorsichtig dosierten Sonnenbädern kombiniert werden.

Zur Behandlung wenig infiltrierter Herde bei eruptiv-exanthematischer Psoriasis, aber auch zur Nachbehandlung von anderen Psoriasisformen zur Vermeidung rascher Rezidive, kommen auch teils entfärbte oder desodorierte Präparationen mit Zusätzen von Teeren in Betracht (Poloris-Creme, Psoralon-Emulsion). Am behaarten Kopf werden auch teerhaltige Kombinationspräparate mit Glukokortikoidzusatz (Alpicort, Dexacrinin) empfohlen.

Teerhaltige Psoriasis-Kopfsalbe
Rp. Pic. oxycedri 0,2
 Acid. salicylic. 2,0
 Adeps. benzoat. 10,0
 Ungt. hydrargyr. praecipitat. alb.
 ad 30,0
 M.D.S.

Rp. Hydrargyr. praecipitat. alb. 10,0
 Liquor. cabon. deterg. 5,0
 Lygal-Salbengrundlage ad 150,0
 M.D.S.

Zur Behandlung von Psoriasisherden an der Haargrenze kommt Eichhoff-Tinktur in Betracht.

Rp. Acid. salicylic.
 Naphtholi āā 5,0
 Pic. betulin.
 Sapon. virid.
 Ichthyoli āā 10,0
 Aethanoli 96% ad 100,0
 M.D.S. Tinctura Eichhoff

3. Fluorierte Glukokortikoide. Die Erfolge in bezug auf Schnelligkeit der Rückbildung von psoriatischen Hautveränderungen sind frappierend. Dies ist besonders dann der Fall, wenn diese Glukokortikoide unter Plastikfolienokklusivverband angewandt werden. Allerdings wird der Anwendungsbereich fluorierter Glukokortikoide durch einiges eingeschränkt. Zum einen rezidiviert die Psoriasis meistens prompt, wenn die örtliche Glukokortikoidtherapie abgesetzt wird. Die glukokortikoidinduzierten Remissionen sind wesentlich kürzer als solche nach Dithranol- oder Teerbehandlung. Nicht selten ist die Psoriasis nach örtlicher Glukokortikoidtherapie anderen Behandlungsmethoden schwerer zugänglich. Schließlich ist auch bei längerer Anwendung mit örtlichen glukokortikoidbedingten Nebenwirkungen (Hautatrophie, Purpura, Hypertrichose, Teleangiektasien und Striae distensae) zu rechnen. Ein Reboundeffekt kann sich auch in zunehmender Exsudation (pustulöse Eruptionen Psoriasis pustula) äußern.

In folgenden Indikationen haben sich Glukokortikoide bewährt:

Kopf. Abends Einpinseln der Herde oder Auftragen einer Lösung von fluoriertem Glukokortikoid 3mal nacheinander auf die befallenen Hautpartien. Danach Einreiben einer fluorierten glukokortikoidhaltigen Creme. Abdecken des Kopfes mit einer Einmalduschhaube. Am nächsten Morgen Auswaschen mit einem Detergens oder einem medizinischen Kopfshampoo.
In der Zwischenzeit Behandlung tgl. 2mal entweder mit Glukokortikoidtinktur oder mit teerhaltigen Kombinationspräparaten (Alpicort, Dexacrinin). Nach Besserung der Hauterscheinungen können die Intervalle vergrößert werden; evtl. nachts auch Tioxolon (Psoil-Creme 3%) oder Dithranol (StieLasan).

Gesicht und Ohren. Bei einzelnen kosmetisch störenden Herden im Gesicht kommt auch die Behandlung mit glukokortikoidhaltigen durchsichtigen Pflastern in Betracht (Sermaka-Folie). Meist genügt die Anwendung niedrig konzentrierter Glukokortikoide (Celestan V mite, Betnesol V mite, Sermaka 1/2 Creme). Hier ist besonders auf Glukokortikoidnebenwirkungen und auf periorale Dermatitis zu achten.

Intertriginöse Räume. Hier sollten fluorierte Glukokortikoide möglichst nur in Pastenform zur Anwendung kommen (Etacortin-Paste, Locacorten-Vioform-Paste). Bewährt hat sich auch Kombinationsbehandlung mit Solutio Castellani.

Psoriasisherde am Körper. In der ambulanten Behandlung hat sich die alternierende Simultantherapie einzelner Psoriasisherde unter Verwendung klassischer Antipsoriatika am meisten bewährt. Der Patient behandelt über Nacht die Psoriasisherde mit einem fluorierten Glukokortikoid unter Plastikfolienokklusion, tagsüber wird nur eine Pinselung mit einer teerhaltigen oder dithranolhaltigen Lösung durchgeführt.
Schließlich kann, bei einzelnen, nicht zu großen Herden, auch Triamcinolonkristallsuspension (in einer Verdünnung von 1:4 bis 1:5 mit physiologischer Kochsalzlösung) intraläsional injiziert werden. Wichtig ist hier intradermale Injektion, um Dellenbildung an der Haut infolge Fettgewebsschwundes zu vermeiden.

Nagelpsoriasis. Bei Nagelbett- und Nagelfalzpsoriasis hat die Anwendung fluorierter Glukokortikoide ebenfalls einen günstigen Effekt. Mehrwöchige Anwendung von Triamcinolon mit Salicylsäurezusatz (Volon-A-Tinktur) unter den Nagel und im Bereich des Nagelbettes haben sich bewährt. Gegebenenfalls ist Kombination mit nächtlicher Okklusivtherapie (Plastikfolienhandschuhe) erforderlich.
Schmerzhafte Unterspritzungen im Nagelfalzbereich oder mittels Dermojet haben sich bei uns in der Praxis nicht bewährt. Bei langfristiger Applikation von triamcinolonhaltigen Lösungen ist auf Nachfettung der angrenzenden Hautareale Wert zu legen. Auf bakterielle oder mykotische Sekundärinfektion ist zu achten. Empfehlenswert: Kombination mit antimykotischer Tinktur (Batrafen, Canesten, Chlorisept, Epi-Pevaryl). Auch ein Versuch mit 1%iger 5-Fluorouracilsalbe im Nagelfalzbereich kommt in Betracht, ebenso örtliche Röntgenweichstrahlentherapie (3mal 1 Gy in 8tägigem Abstand).

4. Vitamin-A-Säure. Daß Vitamin-A-Säure auch äußerlich einen antipsoriatischen Effekt hat, ist hinreichend gesichert. Problematisch ist nur die geringe therapeutische Breite Vitamin-A-haltiger Externa. Reizungen sind nicht immer zu vermeiden. Vitamin-A-Säure-Creme (Eudyna) kommt zur Behandlung von Psoriasis im Gesicht in Betracht.

5. Tioxolon. Tioxolon (Psoil-Creme) wurde wegen seines antipsoriatischen Effektes empfohlen. Auch dieses Produkt ist schwer steuerbar und führt nicht selten an der Haut zu deutlichen Hautreizungen, manchmal auch zu unklaren Fieberzuständen. In der Behandlung der Psoriasis capillitii hat es sich indessen besonders in Form einer alternierenden Simultantherapie mit fluorierten Glukokortikoiden (letztere halbtags unter Plastikokklusion) bewährt.

6. Quecksilbersalze. Quecksilbersalze sind seit langem als Antipsoriatika bekannt, werden aber wegen der Gefahr allergischer Intoleranzreaktionen und von Intoxikationen heute nicht mehr empfohlen.

7. Phototherapie. Die meisten Patienten mit Psoriasis machen im Verlauf der Erkrankung die Feststellung, daß ihre Hauterscheinungen während eines Urlaubes bei Sonnenexposition wesentlich besser werden oder sich ganz zurückbilden. Man erklärt diesen Einfluß heute in erster Linie durch hemmende Effekte von UV-Licht, speziell von UV-B, auf die gesteigerte DNS-Synthese in der proliferationsaktiven psoriatischen Epidermis.

8. Klimatherapie. Man versteht hierunter die Kombination von Baden im Meer (Thalassotherapie zur Entschuppung) und zunehmender Sonnenlichtbestrahlung (Heliotherapie). Derartige Behandlungen kommen an Meeresküsten in Betracht, wo eine relativ starke Sonneneinstrahlung gewährleistet ist. In der Bundesrepublik Deutschland werden an der Nordsee in den Sommermonaten entsprechende Kuren durchgeführt. In letzter Zeit wurde insbesondere auch am

Toten Meer die Voraussetzung für eine Klimabehandlung geschaffen. Der hohe Salzgehalt des Toten Meeres scheint nicht nur der Abschuppung förderlich zu sein, sondern auch infolge der kristallinen Ausfällung auf der Haut die Sonnenstrahlung zu intensivieren. Die Aufenthaltsdauer für eine derartige Klimabehandlung beträgt zwischen vier und sechs Wochen. Die Erfolge sind durchweg gut. Natürlich handelt es sich auch hier vielfach nur um einen morbostatischen Effekt.

9. Künstliche Ultraviolettherapie. Neuerdings stehen Bestrahlungsgeräte zur Verfügung, welche vorwiegend UV-A- und nur wenig langwelligeres UV-B-Licht emittieren. Durch diese selektive UV-Therapie ist es möglich geworden, Patienten mit Psoriasis wirkungsvoll zu behandeln. Die Frage nach den Langzeiteffekten einer derartigen Therapie sind allerdings noch nicht hinreichend abgeklärt; die Wirkung dürfte aber in etwa der nach Sonnenbestrahlung entsprechen. Der Vorteil dieser Therapie besteht darin, daß durch eine Erhaltungstherapie, d.h. in größeren Abständen erfolgende Bestrahlung, die Patienten in einem guten Hautzustand gehalten werden können.

Photochemotherapie. Das Prinzip beruht auf dem Zusammenwirken von langwelligem UV-Licht (UV-A) mit einer photosensibilisierenden Substanz (8-Methoxypsoralen, 8-MOP). Dabei wird eine phototoxische Hautreaktion ausgelöst, die je nach Intensität der Bestrahlung von einer leichten Rötung bis zu einer verbrühungsartigen Reaktion führen kann.

Äußerliche Photochemotherapie. Bei der äußerlichen Photochemotherapie wird die 8-MOP-Lösung (Meladinine-Lösung 0,15%) auf die psoriatischen Herde aufgetragen, 1 h danach die UV-A-Bestrahlung durchgeführt. Vorteile dieser Behandlungsmethode sind: Schonung gesunder Haut, kurze Bestrahlungszeiten und fehlende allgemeine medikamentöse Belastung. Nachteile: schlechte Steuerbarkeit der Reaktionen, umständliche Applikation und fleckige Hyperpigmentierung.

Innerliche Photochemotherapie (PUVA). Diese (PUVA = Psoralen + UV-A) unterscheidet sich von der äußerlichen dadurch, daß die phototoxische lichtsensibilisierende Substanz 8-Methoxypsoralen (Meladinine, Oxsoralen) oral eingenommen wird (Gesamdosierung 8-MOP in mg bei kg KG: 20/≦50; 30/51–65; 40/66–80; 50/81–90; 60/>90) und nach 2 h eine Ganzkörper-UV-A-Bestrahlung mit einem Hochintensivbestrahlungsgerät durchgeführt wird. Vorteile sind: Sauberkeit, rasche Applikation, gute Steuerbarkeit, gute Ergebnisse bei allen Psoriasisformen. Durch die universelle Hautbräunung der Patienten, die eine Ganzkörperbestrahlung erhalten, sind auch die kosmetischen Effekte sehr günstig. Allerdings erfordert diese Behandlungsform längere Bestrahlungszeiten und ist gelegentlich von Übelkeit oder Juckreiz begleitet. Im allgemeinen erfolgt die Initialbehandlung 3–4mal wöchentlich bis zur klinischen Erscheinungsfreiheit. Es folgt dann die Intervallbehandlung. Diese soll Rezidive verhindern und wird in immer größeren Abständen durchgeführt (alle 1–3 Wochen eine Bestrahlung). Wichtig dabei ist ein wirksamer Augenschutz (Brille).

Da noch nicht genug über Langzeiteffekte der Photochemotherapie bekannt ist, sollten die Indikationen streng gestellt werden. Unsere *Indikationen* zur PUVA-Therapie entsprechen praktisch denen bei zytostatischer Behandlung: therapieresistente Psoriasis vulgaris größerer Ausdehnung, psoriatische Erythrodermie, Psoriasis pustulosa generalisata, Psoriasis pustulosa palmoplantaris, Psoriasis unter systemischen Gaben von Glukokortikoiden, schwere soziale Auswirkungen durch Psoriasis.

Kontraindikationen sind: geringe Ausdehnung der Psoriasis, gutes Ansprechen auf konventionelle Therapie, Leber-, Nieren- oder andere schwere Erkrankungen, gleichzeitige Einnahme photosensibilisierender Medikamente (Sulfonamide, Phenothiazine u.a.) Arsenanamnese und Gravidität.

Wirkungsmechanismus der Photochemotherapie. Durch das langwellige UV-Licht wird in der Haut das Psoralen (8-MOP) aktiviert und in die DNS eingebaut. Daraus resultiert eine Hemmung der DNS-Synthese in der Epidermis und wohl auch in empfindlichen Zellen der Dermis. Die Frage, welche Langzeiteffekte diese Art von Therapie, die zweifellos eine elegante, saubere und für den Patienten wenig belastende Behandlungsform darstellt, hat, ist bisher nicht sicher zu beantworten. Man muß bedenken, daß es sich auch hier um eine morbostatische Therapie handelt und eine Intervallbehandlung über längere Zeiträume erforderlich werden kann. Als mögliche Langzeitnebenwirkungen werden insbesondere aktinische Elastose und Induktion von präkanzerösen oder kanzerösen Veränderungen an der Haut diskutiert. Aus diesem Grunde verlangt die Photochemotherapie der Psoriasis eine entsprechende Indikationsstellung.

10. Röntgenbestrahlung. Röntgenweichstrahlentherapie ist grundsätzlich geeignet zur Bestrahlung von einzelnen Psoriasisherden (1–1,5 Gy, 3mal in 8- bis 10tätigem Abstand), von Nagelpsoriasis (gleiche Dosierung) sowie bei psoriatischer Erythrodermie (Ganzkörperbestrahlungen im Sinne der Schirren-Röntgenfernbestrahlung 0,3–0,5 Gy tgl., GHWT 2 mm, Gesamtdosis 3 Gy). Angesichts der anderen therapeutischen Verfahren und der Entwicklung der Photochemotherapie ist die Röntgenweichstrahlenbehandlung der Psoriasis in den Hintergrund getreten.

Innerliche Behandlung

Ein innerliches Medikament kann bei Psoriasis vulgaris nur dann als wirksam angesehen werden, wenn damit bei einem unausgewählten Patientengut mit Psoriasis vulgaris ohne zusätzliche äußerliche Behandlung deutliche Besserungen oder Abheilungen der Hauterscheinungen in mehr als 25% der Fälle erreicht werden, da die Spontanremissionsrate bereits bei 20–25% liegt.

Symptome. Subjektive Symptome fehlen meistens. Gelegentlich besteht geringer Juckreiz.

Histopathologie. Ein spezifisches Substrat fehlt; vielmehr findet man Zeichen eines Ekzematids mit geringfügiger Akanthose und fleckiger Parakeratose, umschriebener geringer Spongiose und geringer Exozytose in der Epidermis sowie einem leichten perivaskulären, vorwiegend lymphohistiozytären Infiltrat im oberen Korium. Mycosis-fungoides-Zellen fehlen.

Verlauf. Hochchronisch, aber gutartig. Die Veränderungen werden oft im Sommer unter Sonneneinstrahlung besser. Sie können auch vorübergehend auf äußerliche Glukokortikoidtherapie ansprechen, rezidivieren aber, sobald die Behandlung unterbrochen wird. Vielfach bleiben sie aber über Jahre und Jahrzehnte bestehen; in wenigen Fällen kommt es zur Abheilung.

Differentialdiagnose. Bei bevorzugtem Auftreten rumpfbetonter Herde ist an seborrhoisches Ekzematid, bei Beginn der Erscheinungen an den Extremitäten an Exsikkationsekzematid zu denken. Beide sprechen aber auf niedrig dosierte äußerliche Glukokortikoidtherapie gut an. Wichtig ist die Abgrenzung vom prämykotischen Typ der Parapsoriasis en plaques. Hier verbirgt sich unter dem an Parapsoriasis en plaques erinnernden Krankheitsbild bereits die initiale Erscheinung einer Mycosis fungoides. Bleiben klinisch faßbare Infiltration der Herde und zunehmende Rötung aus und fehlt histologisch ein Anhalt für Mycosis fungoides, so kann man bei der Annahme eines benignen Typs der Parapsoriasis en plaques bleiben. Wichtig ist die Verlaufskontrolle, auch durch wiederholte Biopsien.

Therapie. Unbefriedigend. Innerliche oder äußerliche Anwendung von Glukokortikosteroiden hat nur geringen morbostatischen Effekt. Ganzkörperbestrahlungen mit Sonnenlicht (Klimakuren am Meer), künstlicher UV-Bestrahlung und innerlicher Photochemotherapie führen zur Besserung, manchmal auch zur Rückbildung der Erscheinungen, sind aber meist ebenfalls nur morbostatisch wirksam.
Bei Neigung zu Sebostase Vermeidung von Detergenzien als Badezusatz; stattdessen Badeölzusätze und Rückfettung der Haut nach dem Waschen oder Baden.

Parapsoriasis en plaques – großherdig-entzündliche Form

Synonyme. Prämaligne Form der Parapsoriasis en plaques; Parapsoriais en plaques simples.

Definition. Prämykoside Phase einer Mycosis fungoides mit den klinischen Zügen einer Parapsoriasis en plaques.

Vorkommen. Diese Form ist offenbar seltener als der benigne kleinherdige Typ. Bevorzugt betroffen wird das mittlere Erwachsenenalter. Androtropie.

Ätiopathogenese. Es handelt sich bereits um eine Erkrankung mit histologisch an Mycosis fungoides erinnernden Veränderungen und späterem Übergang in Mycosis fungoides. Auch durch Medikamente, z.B. Hydantoinderivate, werden solche Veränderungen ausgelöst.

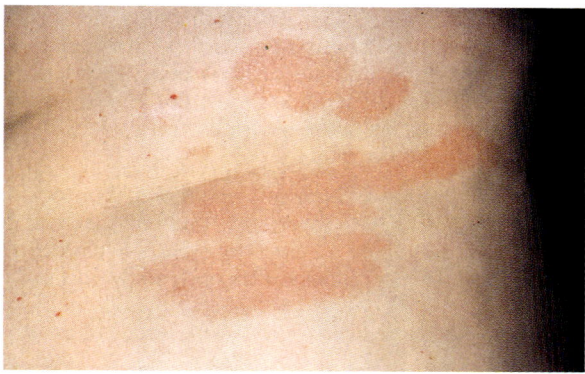

Parapsoriasis en plaques, großherdig-entzündlicher Typ

Klinik. Die Erkrankung entwickelt sich gewöhnlich mit wenigen größeren entzündlichen Herden. Die Verteilung der Herde ist unregelmäßig; die seitlichen Rumpfpartien werden nicht bevorzugt betroffen. Einige Herde sind sehr bizarr konfiguriert und umschließen normale Hautareale. Die Abgrenzung zur übrigen Haut ist stets scharf, die Herde selbst sind stärker entzündlich gerötet, deutlich – wenn auch nicht immer stark – infiltriert und zeigen eine feine pityriasiforme Schilferung. Der pseudoatrophische Aspekt der Krankheitsherde wie bei dem benignen Typ der Parapsoriasis en plaques fehlt meist. Im Verlauf entstehen durch zunehmendes Wachstum größere Herde, die stärker plattenartig infiltriert werden. Dann ist die Diagnose Mycosis fungoides bereits klinisch einfach.
Keine bestimmte Prädilektion. Rumpf, Glutäalregion und obere Gliedmaßenhälften sind vorzugsweise betroffen, sehr selten dagegen Gesicht und Mundschleimhaut.

Symptome. Häufig Juckreiz, im Laufe der Zeit an Intensität zunehmend; diesem zufolge kann es zu Kratzeffekten, Exkoriationen, Sekundärinfektion und Lichenifikation kommen.

Histopathologie. Das histologische Bild ist entweder uncharakteristisch oder entspricht bereits dem der Mycosis fungoides und ist mit dem ekzematoiden Bild des benignen kleinherdigen Typs der Parapsoriasis en plaques nicht verwechselbar; stärkere Akanthose und Parakeratose. Das vorwiegend lymphohistiozytäre Infiltrat im oberen Korium neigt zu epidermaler Exozytose. Gelegentlich findet man große an Mykosiszellen oder Sézary-Zellen erinnernde Kernformen.

Verlauf. Hochchronisch. Langsame Größenzunahme der Herde. Schließlich möglicher Übergang in das Stadium infiltrativum der Mycosis fungoides. Rückbildungstendenz der Herde ausgesprochen gering.

Differentialdiagnose. Diese entspricht etwa der beim benignen Typ der Psoriasis en plaques. Stärkere entzündliche Rötung und Infiltration der Veränderungen sowie fehlende Pseudoatrophie der Herde lassen an Parapsoriasis en plaques – prämykoside großherdig-entzündliche Form, denken.

Therapie. Günstige Effekte mit innerlicher Photochemotherapie (PUVA). Gegen den Juckreiz sind auch glukokortikoidhaltige Cremes und Salben wirksam. Sonst wie bei Mycosis fungoides im Initialstadium.

Parapsoriasis en plaques – großherdig-poikilodermatische Form

Synonyme. Parapsoriasis en plaques – großherdiger poikilodermatischer Typ, Parapsoriasis en grandes plaques poikilodermiques.

Einige der hier subsummierten Fälle wurden früher auch als Parapsoriasis lichenoides (Brocq), Poikilodermia vascularis atrophicans (Jakobi), atrophische Parapsoriasis, „prereticulotic poikiloderma" oder Parakeratosis variegata diagnostiziert. Die letztgenannte Erkrankung scheint sich aber doch von diesem Typ der Parapsoriasis en plaques abtrennen zu lassen.

Definition. Es handelt sich um eine chronisch-entzündliche Hauterkrankung, die an Parapsoriasis en plaques vom prämykosiden Typ erinnert, aber nach mehrjährigem Bestand der Herde in einen poikilodermatischen Zustand überleitet. Viele dieser Fälle entwickeln sich im Verlauf der Jahre weiter in Mycosis fungoides oder eine andere Form von malignem Lymphom der Haut.

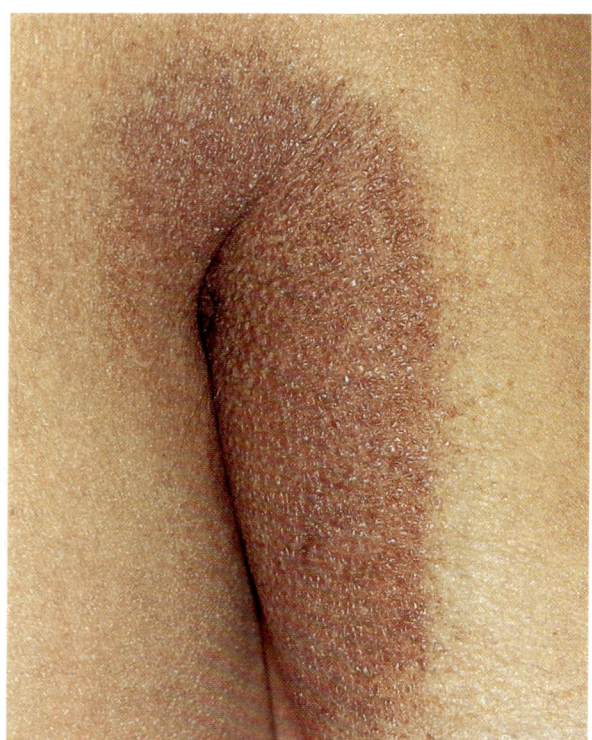

Parapsoriasis en plaques, poikilodermatischer Typ

Vorkommen. Die Erkrankung wird weltweit beobachtet, ist aber sehr selten. Meistens beginnt sie im mittleren Lebensalter.

Ätiologie. Unbekannt. Wir wissen auch noch nicht, ob es sich um ein einheitliches Krankheitsbild handelt oder um einen Zustand, der verschiedene Ursachen haben kann. Gesichert scheint, daß es nicht selten zur Weiterentwicklung in Mycosis fungoides oder maligne Lymphome der Haut kommt.

Klinik. Langsam entwickeln sich wenige größere, teilweise ganze Körperregionen einnehmende Hautveränderungen, die durch entzündliches Erythem und leichte pityriasiforme Schilferung an die prämykoside großherdig-entzündliche Form oder, infolge ihrer leichten Infiltration, auch an eine Parapsoriasis-en-plaques-artige Mycosis fungoides erinnern. Innerhalb von 2–3 Jahren entwickelt sich in den Herden zunehmend eine Atrophie der Haut zusammen mit Teleangiektasiebildung und retikulärer Hyper- und Depigmentierung. Dadurch kommt es zur Ausbildung eines poikilodermischen Zustands, der an chronische Radiodermitis (Röntgenoderm) erinnert. Allerdings ist die Haut meist zigarettenpapierartig dünn und knitterbar; Sklerosierung fehlt.

Prädilektionen für die unterschiedlich großen Herde, die sich vielfach asymmetrisch entwickeln, können nicht angegeben werden, obwohl Glutäen, Hüften und andere Partien des Rumpfes bevorzugt werden. Auch kleine hellrote Papeln in diesen Hautveränderungen, die teilweise einen lichenoiden Aspekt aufweisen, werden beschrieben.

Symptome und Verlauf. Die Herde können für viele Jahre unverändert bestehen bleiben und verursachen durch ihre Trockenheit, besonders bei kühler Witterung, Juckreiz oder etwas schmerzhafte Sensationen. Nach jahrelangem Bestand kann es (bei etwa 40% der Patienten) zur Infiltration und, wie das histologische Substrat ausweist, zur Entwicklung in Mycosis fungoides oder in malignes Lymphom der Haut kommen. Jetzt ist auch der Juckreiz stärker ausgeprägt.

Histopathologie. Teilweise unspezifische chronische Dermatitis, teilweise für Mycosis fungoides sprechende Veränderungen (Exozytose, Pautrier-Mikroabszesse, lymphoblastoide Zellen).

Differentialdiagnose. Kongenitale Poikilodermien, Dermatomyositis sowie Lupus erythematodes.

Therapie. Wie bei Parapsoriasis en plaques vom großherdig-entzündlichen Typ. Wichtig sind auch hier regelmäßige klinische und bioptische Kontrollen, um einen Übergang in eine Mycosis fungoides oder ein anderes malignes Lymphom der Haut frühzeitig zu erfassen.

Parakeratosis variegata [Unna, Santi u. Pollitzer 1890]

Synonyme. Parapsoriasis lichenoides (Brocq), Lichen variegatus (Crocker 1900).

Definition. Es handelt sich um eine nicht rückbildungsfähige chronisch-entzündliche Hauterkran-

Histopathologie. Subakute Vaskulitis in Stratum papillare oder oberen Stratum reticulare mit perivaskulärem Ödem und vorwiegend lymphohistiozytärer perivaskulärer Reaktion. Leukozytoklasie fehlt; hinzu kommen epidermale Veränderungen mit spongiotischer Auflockerung, geringer Exozytose und sekundärer Akanthose sowie fleckiger Hyper- und Parakeratose.

Verlauf. Im allgemeinen gutartig; er wird im übrigen durch die Leberaffektion bestimmt. Die monomorphen Hauterscheinungen heilen nach 2–8 Wochen spontan und rezidivfrei ab.

Differentialdiagnose. Akrolokalisiertes infantiles papulovesikulöses Syndrom (Australia-AG negativ), Masern, Exantheme bei Mononukleose (Paul-Bunnell-Reaktion positiv), ECHO-Virusexantheme (Virusnachweis), Abt-Letterer-Siwe-Krankheit, Lichen ruber planus. Diagnostisch wichtig sind Leberveränderungen und Nachweis von Hepatitis-B_s-Antigen im Serum.

Therapie
Innerlich: Symptomatisch.
Äußerlich: Entzündungswidrige Externa (Lotio zinci). Glukokortikoide sollten, wenn überhaupt, nur vorübergehend in Cremegrundlagen angewandt werden.

Infantiles akrolokalisiertes papulovesikulöses Syndrom
[Crosti und Gianotti 1964]

Definition. Es handelt sich um Hauterscheinungen, die der Akrodermatitis papulosa infantilis ähnlich sehen, aber nicht von einer Virushepatitis begleitet werden.

Vorkommen. Auch diese Erkrankung kommt hauptsächlich bei Kindern vor, gerne im Frühjahr und Herbst. Sie ist häufiger als die Akrodermatitis papulosa eruptiva infantilis. Mädchen scheinen bevorzugt zu erkranken.

Ätiopathogenese. Ätiologie unbekannt; für Virusinfektion konnte bislang kein Anhalt gefunden werden. Leberbeteiligung kommt nicht vor. Möglicherweise handelt es sich um eine typische akrolokalisierte infektionsallergische, papulöse, papulovesikulöse, manchmal auch papulohämorrhagische Hauteruption polyätiologischer Genese, der stärker exsudative Erscheinungen, welche an Dermatitis erinnern, zugrunde liegen. Daher in Anamnesen häufiger Hinweis auf Infekte (Rhinopharyngitis, Tonsillitis, Bronchitis, grippale Infekte, gastrointestinale Störungen) oder wenige Wochen zurückliegende Schutzimpfungen (Polio, BCG, Tetanus). In einzelnen Fällen konnte aus Rachenspülwasser und Stuhl Coxsackie-Virus A 16 nachgewiesen werden.

Klinik. Akut kommt es zur symmetrisch-exanthematischen Eruption von sukkulenten papulösen, bis teilweise papulovesikulös erscheinenden Effloreszenzen, die auch eine hämorrhagische Note haben können. Die einzelnen Effloreszenzen sind halbkugelig, 1–5 mm groß und von verschiedener Färbung (rosa bis purpurrot). Vielfach besteht Neigung zu Konfluierung. Prädilektionsstellen sind Wangen, Extremitäten, Handflächen, Fußsohlen, Kniekehlen und Ellenbeugen, aber auch Rumpf. Die Schleimhäute bleiben frei. Keine Polylymphadenopathie und Leberveränderungen.

Symptome. Juckreiz kann bestehen. Allgemeinerscheinungen fehlen. Die axillären und inguinalen Lymphknoten können derb vergrößert sein, sind aber nicht schmerzhaft. Keine Lebersymptomatik; kein Hepatitis-B_s-Antigen im Serum.

Histopathologie. Starkes Ödem im epidermisnahen Korium, lymphohistiozytoide Exozytose mit spongiotischer Auflockerung und Mikrobläschenbildung. Reaktiv leichte Akanthose mit Hyperkeratose. Im Korium stärkeres Papillenödem und perivaskuläres oder mehr bandartiges Infiltrat aus lymphoiden und histiozytoiden Zellen, gelegentlich mit Erythrozytenaustritt.

Verlauf. Die Hauterscheinungen heilen meist nach 1–2 Monaten ab. Rezidive sind selten.

Differentialdiagnose. Wie bei Akrodermatitis papulosa eruptiva infantilis. Wichtig ist insbesondere die Abgrenzung von ähnlichen Hauterscheinungen bei infektiöser Mononukleose, Zytomegalie und postvakzi-

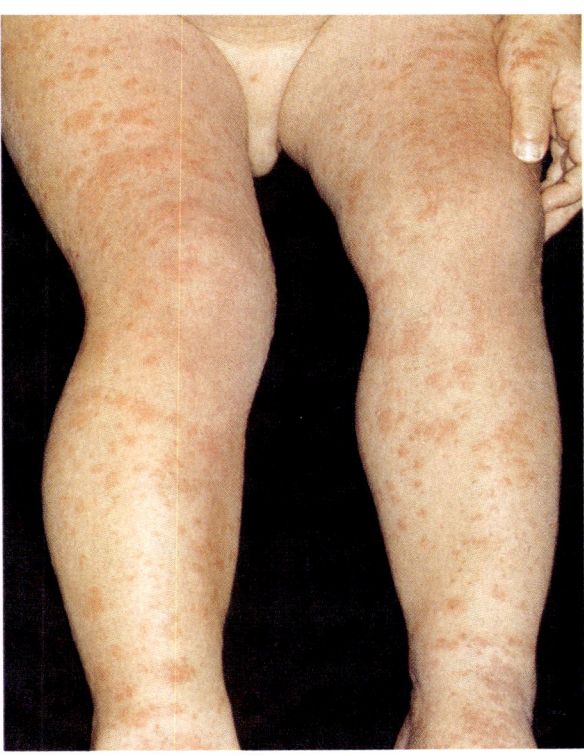

Infantiles akrolokalisiertes papulovesikulöses Syndrom

nalen Exanthemen (10–20 Tage nach Pockenschutz-, Polio- oder BCG-Impfung).

Therapie
Innerlich: Symptomatisch.
Äußerlich: Lotio zinci und niedrigkonzentrierte glukokortikoidhaltige Cremes.

Lichen simplex chronicus [Vidal 1886]

Synonyme. Neurodermitis circumscripta, Lichen Vidal.

Definition. Es handelt sich um eine umschriebene chronisch-entzündliche, stark juckende Hauterkrankung mit lichenoider Hautverdickung, die durch Kratzen unterhalten wird.

Vorkommen. Überall auf der Welt; allerdings seltener bei Angehörigen schwarzer Rassen. Leichte Gynäkotropie. Wahrscheinlich besteht eine angeborene Prädisposition zur Entwicklung von Lichenifikation nach Reiben oder Kratzen.

Pathogenese. Bei entsprechender Prädisposition entsteht durch Reiben oder Kratzen an umschriebenen Stellen eine entzündliche Reaktion an der Haut, die charakterisiert ist durch *Lichenifikation,* d.h. entzündliche Verdickung der Haut mit Vergröberung der Hautfelderung. Feingeweblich handelt es sich dabei um Epidermisverdickung mit einer chronischen zellulären Entzündung.
Lichenifikation kommt auch bei chronischen, stark juckenden Ekzemen vor (*lichenifiziertes Ekzem*) und ist eine besonders typische Manifestationsform des *atopischen Ekzems* bei älteren Kindern und Erwachsenen in Beugen (Ellenbeugen, Kniekehlen, Handgelenkbeugeseiten) und am Nacken.
Wegen der Ähnlichkeit der Hauterscheinungen mit lichenifizierten Arealen bei atopischem Ekzems wurden auch immer wieder Beziehungen des Lichen simplex chronicus zu dieser Erkrankung diskutiert. Neuerdings gibt es hierfür auch statistische Anhaltspunkte, so daß manche Autoren meinen, daß es sich um eine *Minimalvariante eines atopischen Ekzems* handelt. Von anderen Autoren wird diese Annahme strikt abgelehnt und ätiopathogenetisch an *Beziehungen zu innerlichen Störungen* gedacht, so zu Magen-Darm-Störungen (Verdauungsstörungen, chronische Gastritis, Anacidität), Lebererkrankungen, Cholezystopathien, Obstipation und Diabetes mellitus. Manchmal läßt sich der therapeutische Erfolg von Maßnahmen, die auf die Beseitigung derartiger Störungen ausgerichtet ist, nicht leugnen.
Wichtig erscheint aber auch die Erforschung *psychischer Faktoren,* da für die Entstehung des Lichen simplex chronicus chronische Scheuer- und Reibebeanspruchung im umschriebenen Hautbereich maßgebend ist. Auffällig sind auch Zeichen von nervöser Belastung wie Nägelkauen, Lippenbeißen, Kettenrauchen oder Angabe von Konfliktsituationen.

Klinik. Meistens bleibt die Erkrankung auf einen einzelnen Herd beschränkt, selten beobachtet man 2–3 Herde. Bei Frauen ist die Nackenregion eine bevorzugte Lokalisation. Weitere Prädilektionsstellen sind Streckseiten von Unterarmen und Unterschenkeln, Innenseite der Oberschenkel, Kreuzbeingegend, Skrotum und Vulva. Meist besteht Sebostase.
Klinisch-morphologisch handelt es sich um eine typische Lichenerkrankung. Die Elementareffloreszenz ist eine solide Papel, die keine Umwandlungen erfährt. Die Papeln sind zunächst hanfkorngroß. Stets sind sie scharf begrenzt, meist rundlich, seltener polygonal, an der Oberfläche plan und deshalb spiegelnd. Ihre Farbe ist grau oder braunrötlich, oft auch hautfarben. Die ursprünglich in einem engen Bereich isoliert stehenden Licheneffloreszenzen aggregieren zu Herden, die rundlich, bandförmig, streifenförmig oder auch beliebig konfiguriert erscheinen und randweise durch Scheuerung zu mechanischer Hyperpigmentierung neigen. Analysiert man einen vollausgebildeten Herd, so kann man meist einen typischen *Dreizonenaufbau* nachweisen:

- In der Mitte die primäre *flächige Lichenifikation* mit Verdickung der Haut und vergröberter Hautfelderung.
- Anschließend eine *Zone mit lichenoiden Knötchen,* die dicht zusammenstehen und durch einen hautfarbenen oder graurötlichen Farbton charakterisiert sind.
- Peripher eine *Hyperpigmentierung* von einigen Zentimetern, die sich in die umgebende Haut unscharf verliert.

Gelegentlich beschränkt sich die Erkrankung auch auf einen umschriebenen Herd mit isoliert stehenden lichenoiden Papeln, ohne daß es zur zentralen Lichenifikation kommt; in anderen Fällen ist die Lichenifikation so weit fortgeschritten, daß die 2. und 3. Zone fehlt. Auffällig kann auch Pigmentschwund (*Achromie*) innerhalb von Lichen-simplex-chronicus-Herden sein, im Gegensatz zum Lichen ruber planus, der im Herd zur Hyperpigmentierung neigt. Schleimhautbeteiligung kommt nicht vor.

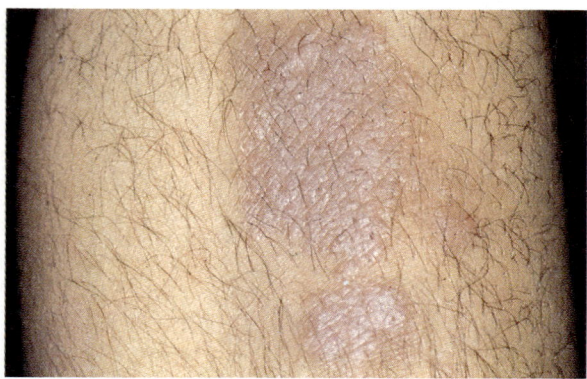

Lichen simplex chronicus

Symptome. Typisch ist sehr starker Juckreiz, der besonders nachts störend ist. Immer noch ungeklärt ist die Frage, ob Juckreiz und Kratzen die Lichenefloreszenzen auslösen, oder ob es die Lichenpapel ist, welche stark juckt. Experimentelle Studien mit einer „Kratzmaschine" konnten zeigen, daß durch chronische mechanische Belastung Lichenifikation auslösbar ist.

Histopathologie. Die Epidermis zeigt eine mächtige Verdickung mit Verlängerung und Verbreiterung der akanthotischen Retezapfen, die oft an ihrer Basis netzförmig zusammentreten. Mäßige Hyperparakeratose. Die Kapillaren im Stratum papillare sind weit; in der oberen Kutis findet man ein vorwiegend gefäßgebundenes lympho-histozytäres Infiltrat. Die histologische Abgrenzung von Lichen ruber planus und lichenifiziertem Ekzem (stärkere spongiotische Veränderungen und Exozytose) fällt auf diese Weise nicht schwer.

Verlauf. Über Monate oder Jahre. Die Prognose ist heute in Anbetracht der guten Behandlungsfähigkeit günstig. Schwieriger kann sich die Beseitigung der psychischen Verursachung gestalten.

Differentialdiagnose. Typische Lichen-simplex-chronicus-Herde zeigen den beschriebenen Dreizonenaufbau. Lichenifizierte Erscheinungen bei atopischem Ekzem sind stets symmetrisch, zeigen Prädilektionen und größere Polymorphie.
Zur Abgrenzung gegenüber einzelnen umschriebenen Herden als Spätmanifestation eines atopischen Ekzems sollte auch der IgE-Spiegel bestimmt werden. Lichenifizierte chronische Ekzeme sind wesentlich stärker durch entzündliche Veränderungen geprägt. Schwierigkeiten kann die Abgrenzung von einem flächigen Licher-ruber-planus-Herd bereiten. Die Effloreszenzen sind aber hier stets polygonal, oft leicht zentral gedellt und zeigen vielfach das Wickham-Phänomen; auch kommt Lichen simplex chronicus nicht an den Schleimhäuten vor. Lichen amyloidosus und Lichen-simplex-chronicus-artige Sarkoidose bevorzugen lokalisationsmäßig die Streckseiten der Unterschenkel. Prurigo nodularis (Hyde) sollte differentialdiagnostisch gut abgrenzbar sein.

Therapie
Innerlich: Behandlung der Begleiterkrankungen. Gegen den Juckreiz Antihistaminika, wegen der Neigung zum Kratzen und zur Behandlung der meist vorhandenen nervösen Spannungssituation Tranquilizer (Opipramol, Meprobamat) oder auch parasympatikolytische Sekalealkaloide (Bellergal), ferner Adumbran oder Atarat; evtl. psychosomatische Beratung.
Äußerlich: Den besten Erfolg auch im Hinblick auf Beseitigung des Juckreizes liefern fluorierte Glukokortikoide in Creme- oder Salbenform unter Okklusivverband. Nach Rückbildung der starken Lichenifikation sind glukokortikoidhaltige Pflaster (Sermaka) empfehlenswert.

Kleinere Herde lassen sich auch intraläsional mit Injektionen von Triamcinolonacetonid (Volon A Kristallsuspension 10 mg/ml 1:4 verdünnt in 1% Scandicain) gut behandeln. Nach weitgehender Rückbildung, Übergang auf niedrigkonzentrierte fluorierte Glukokortikoide in Creme- oder Salbenform.
Zur Nachbehandlung kommen auch Teere (Liquor carbonis detergens, Sack-Lösung) in Betracht, desgleichen auch reiner Steinkohlenteer für einige Tage. Bei hartnäckigen Herden hat auch heute noch Behandlung mit Röntgenweichstrahlen oder Grenzstrahlen ihre Berechtigung. Bei ungenügendem Ansprechen und Exazerbationen unter der Therapie ist auch an Kontaktallergie durch Allergene in äußerlichen Arzneimitteln zu denken.

Sonderformen

Lichénification géante Pautrier. Diese kommt in der Hauptsache in der Genitokruralregion vor. Hier findet man nicht den für Lichen simplex chronicus typischen Dreizonenaufbau der Herde, sondern umschriebene, meistens die großen Labien oder das Skrotum betreffende, mehr entzündliche starke Lichenifikationen mit papillomatösen Wucherungen und Nässen. Möglicherweise spielen beim Zustandekommen des *Lichen giganteus* Mazerationsvorgänge in den intertriginösen Räumen eine krankheitsprägende Rolle. Der Juckreiz bei dieser seltenen Erkrankungsform ist extrem.

Lichen simplex chronicus verrucosus. Diese Form tritt besonders an den Unterschenkeln bei Patienten mit chronisch-venöser Insuffizienz in Erscheinung. Die Oberfläche der zentralen Lichenifikation neigt dann zu verruciformen Keratosen; auch hier ist der Juckreiz sehr stark. Sicher gehören Fälle von *Keratosis verruciformis* (Weidenfeld) hierher. Differentialdiagnostisch sind in erster Linie Lichen ruber verrucosus und Lichen amyloidosus abzugrenzen. *Therapeutisch* ist in diesen Fällen auch die zusätzliche Behandlung mit Kompressionsverbänden zweckmäßig.

Lichen striatus

Definition. Subakut auftretende entzündliche lineare Dermatitis unbekannter Ursache.

Vorkommen. Selten. Besonders bei Kindern und Adoleszenten. Gynäkotropie.

Pathogenese. Die lineare Manifestation läßt an die Bedeutung von nervösen Einflüssen (Ausbreitung entsprechend einem Nervensegment) denken. Histologisch handelt es sich um eine subakute Dermatitis.

Klinik. Zunächst treten kleine rosarote lichenoide Papeln ohne Wickham-Phänomen und ohne nabelförmige Eindellungen auf, die bald zu einem 2 mm bis 2 cm breiten Band zusammenfließen, das sich meist über einige Zentimeter, oft aber auch über die ganze

424 Erythematöse, erythematosquamöse und papulöse Hauterkrankungen

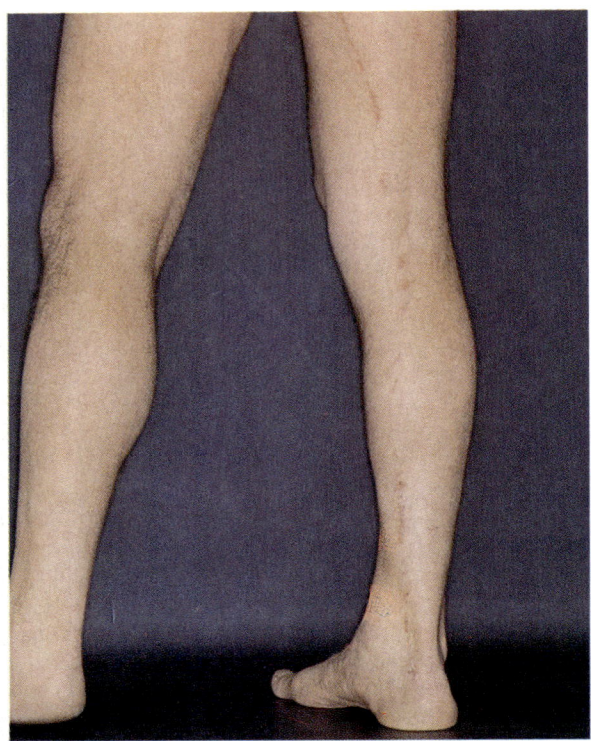

Lichen striatus

Länge einer Extremität hinweg erstreckt. Prädilektionsstellen der meist asymmetrischen Erkrankung sind Arme oder Beine, gelegentlich auch Nacken oder Rumpf.
Bei voller Ausprägung ist die bandförmige Hauterkrankung charakterisiert durch eine entzündliche Rötung und Verhornung, so daß ein psoriasiformer Aspekt zustande kommen kann.

Symptome. Manchmal Juckreiz, besonders bei Kindern in der Glutäalgegend.

Histopathologie. Subakute Dermatitis mit Akanthose, Hyperkeratose und einzelnen dyskeratotischen Zellen im Stratum granulosum der Epidermis. Leichte Spongiose. Die Blutgefäße im oberen Korium sind erweitert und zeigen perivaskuläres Ödem sowie ein lymphohistiozytäres Infiltrat, das auch zu Exozytose neigt.

Verlauf. Die Ausbildung eines Lichen striatus kann sich über 2–4 Wochen erstrecken; bis zur spontanen Rückbildung vergehen etwa 3 Monate, manchmal bis zu einem Jahr.

Differentialdiagnose. Entzündlicher epidermaler Nävus (ILVEN) und Naevus verrucosus unilateralis müssen abgetrennt werden. Diese bestehen meist seit frühester Kindheit und persistieren. Psoriasis striata und Lichen ruber planus striatus können klinisch, sicher aber bioptisch diagnostiziert werden.

Therapie. Aufklärung des Patienten. Bei stärkerem Juckreiz oder längerer Persistenz örtliche Behandlung mit glukokortikoidhaltigen Externa.

Acanthosis nigricans
[Unna, Pollitzer und Janovsky 1890]

Definition. Es handelt sich um eine seltene, an bestimmte Prädilektionsstellen gebundene Erkrankung, die gekennzeichnet ist durch schmutzigbraun bis -grau pigmentierte, papillomatös-keratotische Hauterscheinungen, die in verschiedenen Formen mit sehr unterschiedlicher Prognose vorkommen.

Klassifikation. Ollendorff-Curth kommt das Verdienst zu, die verschiedenen Formen von Acanthosis nigricans klar abgegrenzt zu haben. Sie konnte zeigen, daß *benigne Formen*, welche nicht mit internen Tumoren einhergehen, abgegrenzt werden müssen von einer *malignen Form*, die meist mit einem innerlichen Adenokarzinom verbunden ist.

Tabelle: Acanthosis-nigricans-Klassifikation

Merkmale	Benigne Formen			Maligne Form
	Acanthosis nigricans benigna	Acanthosis nigricans benigna bei erblichen Syndromen	Pseudoacanthosis nigricans	Acanthosis nigricans maligna
Vererbung	Unregelmäßig dominant	Wie das Syndrom	—	—
Geschlecht	Gynäkotropie	♀=♂	Leichte Gynäkotropie	♀=♂
Beginn	Kindheit bis Pubertät	Kindheit bis Pubertät	Jugendliche und Erwachsene	Erwachsene, meist nach dem 40. Lebensjahr
Klinik	Gering. Selten an Extremitäten oder Schleimhäuten, Regressionstendenz nach Pubertät	Gering. Selten an Extremitäten oder Schleimhäuten	Gering. Dunkler Hauttyp. Hautanhänge in den Beugen	Schwer. Starke Pigmentierung. Häufig Extremitäten und Schleimhäute betroffen. Pruritus. Progredient
Assoziierte Symptome	Keine	Erbliche Syndrome	Fettsucht	Maligne Neoplasie (Adenokarzinom)

Acanthosis nigricans benigna. Diese wird unregelmäßig dominant vererbt und ist nicht mit innerlichen Störungen verbunden. Hier sind die Veränderungen bereits bei Geburt vorhanden oder entwickeln sich während der Kindheit bis zur Pubertät. Beteiligung der Schleimhäute ist ungewöhnlich. Selten kommt es an der Mundschleimhaut zu einer samtartigen Papillenhyperplasie. Die Extremitäten sind nicht betroffen. Die Veränderungen bleiben nach der Pubertät stationär oder können sich zurückbilden. Die Gesamtausprägung ist wesentlich geringer als bei Acanthosis nigricans maligna.

Acanthosis nigricans benigna als Teilsymptom verschiedener erblicher Syndrome. Hier handelt es sich ebenfalls um benigne Verlaufsformen, die ein charakteristisches Teilsymptom anderer Syndrome darstellen. Meist handelt es sich bei diesen Syndromen um rezessiv vererbte Störungen. Die Erkrankung beginnt entweder bei Geburt oder entwickelt sich in der Kindheit bis zur Pubertät. Stets verläuft die begleitende Acanthosis nigricans wenig ausgeprägt und gutartig.

Berardinelli-Seip-Syndrom (1954/1969). Akromegaloide Züge. Seit Geburt oder früher Kindheit generalisierte Lipoatrophie, Hypertrichose, Hyperlipämie, Xanthomatose.

Bloom-Syndrom (1954). Kongenitales teleangiektatisches Erythem mit Zwergwuchs.

Crouzon-Syndrom (1912), *Dysostosis craniofacialis hereditaria.* Schädelanomalien, Augenanomalien, Hypoplasie des Oberkiefers, Innenohrschwerhörigkeit, Schwachsinn. Beginn in Kindheit oder Pubertät.

Lawrence-Syndrom (1946), *Lipodystrophiesyndrom.* Akromegaloide Züge, insulinresistenter Diabetes, Hyperlipämie, Lipodystrophie und Hepatosplenomegalie. Beginn in Kindheit oder Erwachsenenalter.

Miescher-Syndrom (1921). Imbezilität, Diabetes mellitus, Hypertrichose, Cutis verticis gyrata, Zahnanomalien.

Prader-Willi-Syndrom (1956). Syndrom von Adipositas, Kleinwuchs, Kryptorchismus und Oligophrenie nach myotoniartigem Zustand im Neugeborenenalter.

Rabson-Mendelhall-Syndrom. Insulinresistenz infolge Desorganisation des Insulinrezeptors. Bereits in der Kindheit treten Hyperglykämie und Glukosurie auf. Der tägliche Insulinbedarf ist sehr groß (2000–3000 E). Antikörper gegen Insulin finden sich nicht. Deutlich vorhanden sind Makroglossie, Dysplasie der Zähne, Macrogenitosomia praecox infolge Nebennierenrindenhyperplasie sowie mukokutane Papillomatose. Karzinome scheinen bei diesen Fällen nicht vorzukommen.

Pseudoacanthosis nigricans. Hier handelt es sich um symptomatische und rückbildungsfähige Veränderungen bei Menschen mit Adipositas unterschiedlicher Genese (s.S. 426).

Acanthosis nigricans maligna. Diese Dermatose ist bei fast 100% der Patienten mit einem internen Karzinom verbunden. Die Hauterscheinungen verlaufen bei etwa 60% der Patienten mit der internen Malignität synchron. Bei etwa 20% der Patienten können sie der malignen Entwicklung einige Jahre vorangehen, bei etwa 20% ist der maligne Tumor primär und die Hauterscheinungen entstehen sekundär. Bei diesem *paraneoplastischen Syndrom* entwickeln sich die Hauterscheinungen meist erst im Erwachsenenalter. Nach Beseitigung des Tumors kommt es oft zu ihrer Rückbildung. In fast allen Fällen handelt es sich um Adenokarzinome, die bei über 60% im Magen, bei etwa weiteren 30% im übrigen Abdominalraum und nur etwa bei 10% nicht im Abdominalraum lokalisiert sind. Oft sind Pankreas, Gallenblase, Kolon, Rektum, Uterus, Ovarien, Prostata, Ösophagus, Brustdrüse oder Lunge betroffen. Die Karzinome haben meistens einen hohen Malignitätsgrad und verlaufen häufig in kurzer Zeit tödlich.

Schließlich erkrankt auch die Mundschleimhaut stärker. Der Befall der distalen Extremitätenpartien mit Übergang auf Hand- und Fußsohlen ist ebenfalls typisch.

Klinik. Der Aspekt aller Formen von Acanthosis nigricans ist identisch. Allerdings ergeben sich in der Ausprägung und der Intensität der stets symmetrischen Erscheinungen Differenzen. Der Häufigkeit der betroffenen Hautareale nach ergibt sich folgende Reihenfolge: Achselhöhlen, seitliche Hals- und Nackenpartien, Genitoanalgegend, Innenseiten der Ober-

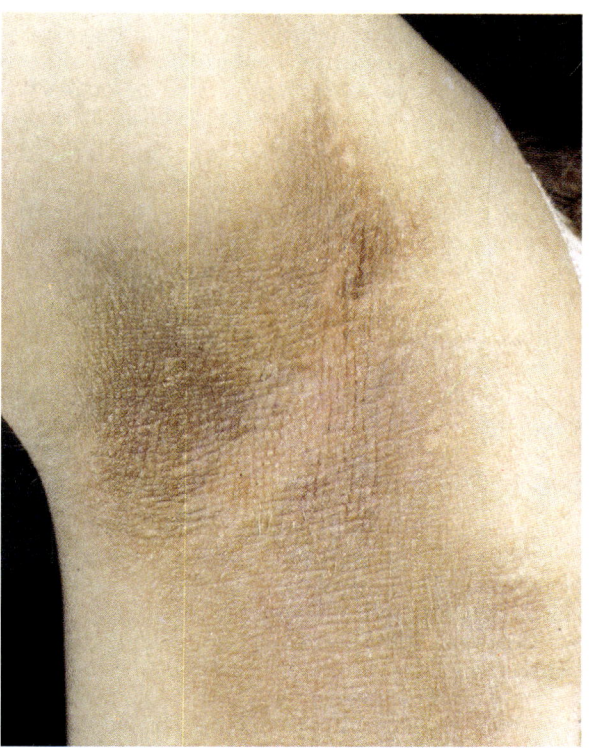

Acanthosis nigricans

schenkel, Gesicht, Ellenbeugen, Kniekehlen, Nabel, Handrücken, Warzenhöfe, Füße, Augenlider und Naseneingang.
Kardinalsymptome sind stets Hyperpigmentierung, Papillarhyperplasie und Hyperkeratose. Die frühesten Veränderungen manifestieren sich zunächst in einer schmutzig-gelblichen, grau- oder braungelblichen, später mehr schwärzlichen Hyperpigmentierung, die sich unscharf zur gesunden Haut absetzt. Im Verlauf kommt es zu einer samtartigen, bald mehr papillomatös-verruciformen Verstärkung von Hautfurchen und Hautfalten. Die schmutziggrauen bis schwärzlichen Wucherungen können oft hahnenkammartige Leistenbildungen erkennen lassen, die durch wechselnd starke hyperkeratotische Auflagerungen gekennzeichnet sind. Schließlich können sich sogar hornig-warzige Exkreszenzen entwickeln. Die befallenen Flächen sind entweder eng begrenzt, können aber auch großflächig sein, beispielsweise die ganzen Achselhöhlen einnehmen. Die stärksten papillomatös-keratotischen Wucherungen sieht man immer in den zentralen Partien der Hautveränderungen. Nach der Peripherie hin nehmen sie ab und verlaufen sich in der normalen Haut, meist umgeben von einer hyperpigmentierten Zone. In den intertriginösen Räumen von Acanthosis nigricans kann sich Mazeration einstellen, die sich ihrerseits wieder anregend auf die Ausbildung von Vegetationen auswirkt.
Handinnenflächen und Fußsohlen sind besonders bei der malignen Form betroffen. Man findet unregelmäßige Handleisten und später eine samtartige Beschaffenheit von Palmae und Plantae durch papillomatöshyperkeratotische Veränderungen. Die gesamte Haut ist meistens auffallend trocken und wirkt rauh.
Mundschleimhautveränderungen manifestieren sich vielfach als ein samtartiger Belag an der Zunge. Aber auch an der Mundschleimhaut können, besonders bei der malignen Form, papillomatöse Exkreszenzen auftreten, desgleichen an den Lippen.

Symptome. Die Acanthosis nigricans bewirkt bei allen ihren Formen nur dann subjektive Beschwerden, wenn es zur Mazeration kommt und Juckreiz auftritt. Bei Acanthosis nigricans maligna ist Juckreiz häufiger.

Histopathologie. Deutliche Papillomatose mit stärker verzweigten Papillen sowie leichte Akanthose mit unregelmäßigen Einfaltungen und Entwicklung von Pseudohornzysten. Typisch ist basale Hyperpigmentierung. Das feingewebliche Gesamtbild ähnelt dem einer flachen Verruca seborrhoica senilis.

Verlauf. Bei Acanthosis nigricans benigna ist die klinische Ausprägung sehr mild; und die Erscheinungen bleiben nach der Pubertät stationär und neigen sogar zur Rückbildung. Bei Acanthosis nigricans als Teilsyndrom hereditärer Syndrome ist die klinische Ausprägung ebenfalls gewöhnlich geringfügig. Selten sind die Extremitäten oder Mundschleimhäute mitbetroffen. Bei Pseudoacanthosis nigricans bilden sich die Veränderungen mit Gewichtsabnahme zurück. Bei Acanthosis nigricans maligna ist das klinische Bild zumeist massiv ausgeprägt, die Extremitäten und Mundschleimhäute sind häufig mitbefallen, die Hyperpigmentierung ist stark und Juckreiz nicht selten. Hier ist das Krankheitsbild progressiv, bis der zugrundeliegende Tumor entfernt ist.

Differentialdiagnose. Wichtig ist zunächst die Differenzierung der malignen von den benignen Formen. Die maligne Form entwickelt sich meistens erst im Erwachsenenalter. Hier ist auch Laparatomie oder Bronchoskopie gerechtfertigt. Schließlich sollten auch Pemphigus vegetans und M. Darier in Betracht gezogen werden.

Therapie
Innerlich: Bei benignen Formen wurde Vitamin A (3mal 50000 IE tgl.) über mehrere Wochen bis Monate empfohlen; Versuch mit Tigason. Bei der malignen Form führt Entfernung des Adenokarzinoms meist zur Rückbildung der Hautveränderungen. Tumorrezidive deuten sich nicht selten durch Rezidiv der Hauterscheinungen an.
Äußerlich: Nur symptomatische Therapie mit austrocknenden Maßnahmen (Waschen mit Syndets, Puder, Desodoranzien). Zur Ablösung keratotischer Auflagerungen Salizylsäurevaselin oder Vitamin-A-Säure-Lösung (0,05%) oder -Creme. Bei bakterieller oder mykotischer Sekundärinfektion entsprechende Behandlung.

Pseudoacanthosis nigricans [Ollendorff-Curth 1951]

Definition. Die Pseudoacanthosis nigricans ist eine der benignen Acanthosis nigricans ähnliche Erkrankung, welche relativ häufig bei Adipösen vorkommt.

Vorkommen. Leichte Gynäkotropie. Betroffen sind sehr adipöse, meist dunkelhaarige und stärker pigmentierte Patienten. Das Haupterkrankungsalter liegt zwischen 25 und 60 Lebensjahren.

Pathogenese. Über die Pathogenese ist nichts Sicheres bekannt. Adipositas ist ein wichtiger Faktor. Auch an Arzneimittel (Nikotinsäurederivate, Glukokortikoide) ist zu denken. Sicher spielt das feuchtwarme Milieu in intertriginösen Räumen eine krankheitsfördernde Rolle. Histologisch lassen sich die geringer ausgeprägten Veränderungen nicht von denen bei Acanthosis nigricans abtrennen.

Klinik. Besonders in intertriginösen Bereichen (Achselhöhlen, submammärer Raum, Inguinalbeugen), aber auch im seitlichen Halsbereich und am Nacken findet sich eine schmutzig-graubräunliche oder -graugelbliche samtartige Beschaffenheit der Haut, die zwar an Acanthosis nigricans erinnert, aber weder so stark pigmentiert ist noch eine so starke papillomatöse Beschaffenheit aufweist. Beim Auseinanderziehen der Haut kommt die Papillomatose deutlicher zum Vorschein. Besonders in den Achselhöhlen findet man zusätzlich *Hautanhänge*, die an weiche Fibrome erinnern.

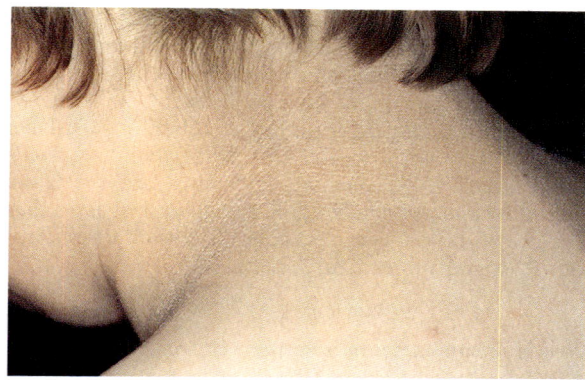
Pseudoacanthosis nigricans

Verlauf. Gutartig. Nach Gewichtsabnahme bilden sich die Veränderungen wieder zurück.

Diagnose. Pseudoacanthosis nigricans ist stets an Adipositas und meist an dunkle Hauttypen gebunden. Oft Hyperhydrosis axillaris.
Bei oberflächlicher Betrachtung kann eine Ichthyosis vulgaris an den Halspartien ähnliche Veränderungen aufweisen.

Therapie. Endokrinologische Klassifikation der Adipositas und Normalisierung des Körpergewichts.
Äußerlich: Symptomatische Behandlung wie bei Acanthosis nigricans.

Papillomatosis confluens et reticularis
[Gougerot und Carteaud 1932]

Synonyme. Gougerot-Carteaud-Syndrom, „papillomatose confluente et réticulée."

Vorkommen. Sehr selten. Meistens bei Mädchen zu Beginn oder kurz nach der Pubertät.

Pathogenese. Es handelt sich um ein Syndrom, das als genetische Störung der Verhornung interpretiert wird. Von manchen Autoren wird die Erkrankung mit der Pseudoacanthosis nigricans identifiziert. Neuere Befunde lassen aber vermuten, daß möglicherweise eine reaktive verruciforme Keratose mit Besiedlung der Haut durch Pityrosporum furfur eine krankheitsauslösende Rolle spielt. Es würde sich damit im Endeffekt um eine Pityriasis versicolor mit einer besonderen epidermalen Reaktion handeln. Elektronenmikroskopische Untersuchungen mit dem Nachweis von spongiotischer Erweiterung der Interzellularräume der Epidermis, Akantholyse und an M. Darier erinnernden perinukleären Tonofilamentverklumpungen sowie morphologischen Kapillarveränderungen scheinen indessen doch für eine genetische Störung zu sprechen.

Klinik. Als Einzeleffloreszenz finden sich an Verrucae planae erinnernde flache Papeln, die einen Durchmesser bis zu 5 mm aufweisen können. Die gräulich bis bräunlichen Effloreszenzen treten zu netzartigen Mustern zusammen und können auch flächig konfluieren.

Prädilektionen sind der sternoepigastrische Bereich sowie die intermammäre Region. Bei stärkerer Ausprägung können sich die Veränderungen über den Bauch ausbreiten und auch im Bereich von Hals, Schultern sowie Rücken auftreten.
Entsprechend der Ausbreitung der Veränderungen wurden von den Erstbeschreibern verschiedene klinische Typen unterschieden:
– „papillomatose ponctuée pigmentée verruqueuse",
– „papillomatose confluente et reticulée",
– „papillomatose nummulaire et confluente".

Symptome. Schwitzneigung. Subjektive Symptome fehlen mit Ausnahme der psychischen Belastung durch die langsam zunehmenden kosmetisch störenden Veränderungen.

Differentialdiagnose. Die Abgrenzung von Acanthosis nigricans benigna und Pseudoacanthosis nigricans ergibt sich bereits aus der Beachtung der Prädilektionsstellen. Diese erlaubt auch eine Abgrenzung der morphologisch ähnlichen *Pseudoatrophodermia colli* (Becker und Muir 1934) sowie der *Atrophie brillante* (Gougerot 1930), die nach Sönnichsen ebenfalls der Gruppe der Acanthosis nigricans benigna zuzuordnen ist.

Therapie. Vorsichtiges Abkratzen der Veränderungen. Falls Pityrosporum furfur nachweisbar ist, Behandlung wie bei Pityriasis versicolor.

Dermatosis papulosa nigra [Castellani 1925]

Definition. Genetisch bedingte, sehr häufige Veränderung bei Dunkelhäutigen.

Vorkommen. Die wahrscheinlich nävoiden Erscheinungen werden bei etwa 5–40% erwachsener Neger beschrieben. Sie entwickeln sich im Laufe des Lebens. Deutliche Gynäkotropie. Von 40% der Betroffenen wird familiäres Vorkommen angegeben.

Klinik. Es handelt sich um dunkel- bis schwarzbraun gefärbte, weiche, 1–2 mm große runde Papeln, die sich an Wangen, Stirn, Halsseiten und oberer Brust

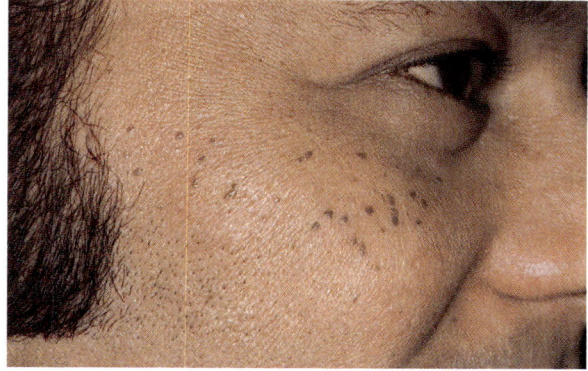
Dermatosis papulosa nigra

von der Pubertät an entwickeln und langsam über viele Jahre hin an Größe und Zahl zunehmen.

Histopathologie. Wahrscheinlich nävoide Fehlentwicklung im Haartalgdrüsenfollikel. Die hinzutretende unregelmäßige akanthotische Epidermisverbreiterung mit Hyperkeratose und Pseudohornzysten läßt an Verrucae seborrhoicae seniles denken.

Differentialdiagnose. Initiale seborrhoische Warzen.

Therapie. Entfernung durch Desikkation oder Kürettage. Hyper- und Depigmentierungen im Anschluß an aktive Therapie können sehr störend sein.

Prurigoerkrankungen

Stark juckende Erkrankungen bezeichnet man auch als pruriginöse Erkrankungen. Als *Prurigo* (juckender Grind) werden einige intensiver juckende Dermatosen zusammengefaßt, deren primäre Effloreszenzen urtikarielle Seropapeln, urtikarielle Papeln oder persistierende papulös-nodöse Elemente darstellen, welche zerkratzt oder gekratzt werden (vgl. Tabelle). Bei kaum einer Gruppe von Erkrankungen besteht, wie auch aus der großen Anzahl von Synonymen deutlich wird, soviel Unklarheit über Einordnung und Deutung wie bei den Krankheiten der Prurigogruppe. Während die Prurigo simplex acuta klinisch und auch histologisch infolge ihrer stärker exsudativ-entzündlichen Reaktion noch enge Beziehungen zur Urtikaria erkennen läßt, steht bei der Prurigo simplex subacuta bereits die zeitlich nachfolgende zelluläre Entzündung stärker im Vordergrund. Bei Prurigo simplex chronica akzentuiert sich diese Verhaltensweise noch stärker, so daß man nur selten eine Seropapel oder eine urtikarielle Papel als Primäreffloreszenz sehen kann. Vielmehr prägt die zellulär-entzündliche Reaktion mit Epidermisproliferation das klinische und histologische Bild dieser Erkrankung. Schließlich wird bei Prurigo nodularis (Hyde) eine Seropapel als Initialeffloreszenz völlig vermißt. Hier entwickeln sich die Veränderungen primär als Knoten, und es ist daher die Frage, ob die letztgenannte Krankheit überhaupt der Prurigogruppe zuzurechnen ist.

Prurigo simplex acuta infantum [Brocq]

Synonyme. Strophulus infantum, Urticaria papulosa infantum, Lichen urticatus, Lichen simplex acutus (Vidal).

Vorkommen. Hauptsächlich bei Kindern zwischen dem 2.–8. Lebensjahr, vorwiegend im Sommer und Herbst. Jugendliche und Erwachsene neigen nur selten zu dieser Hautreaktionsform; daher auch die Bezeichnung *Strophulus infantum*.

Definition. Es handelt sich um eine rezidivierende allergische Reaktion besonderer Prägung bei Kindern, die vielfach als Epizootie anzusehen ist.

Ätiopathogenese. Die Erkrankung steht der Urtikaria nahe. Es gibt Verfechter der Auffassung, daß sie bei überfütterten Kindern Folge übermäßigen Genusses von Schokolade, von rohem nicht ganz reifem Obst oder von Konfitüren sei. An Nahrungsmittelallergien und Arzneireaktionen wird gedacht. Zahndurchbruch bei Kleinkindern soll ebenfalls ätiologisch in Betracht kommen („Zahnpocken"). Auch Streßsituationen wurden zur Erklärung herangezogen. Die mei-

Tabelle: Klinische Morphologie der Prurigoerkrankungen

Effloreszenz/Symptom	Prurigo simplex acuta	Prurigo simplex subacuta	Prurigo simplex chronica	Prurigo nodularis (Hyde)
Primäreffloreszenz	Urtikarielle Seropapeln, oft mit hellrotem erythematischem Randsaum	Kleine mückenstichartige urtikarielle Papeln oder Seropapeln	Mückenstichartige harte urtikarielle Papeln oder Seropapeln	Primär etwas rote bis schmutziggraue, kalottenartige Knötchen und Knoten mit hyperpigmentiertem Randsaum
Sekundäreffloreszenz	Erythematovesikulös, varizelliform, papulokrustös	Zerkratzte hämorrhagisch-krustöse Effloreszenzen	Entzündliche kalottenförmige Knötchen mit Hyperpigmentierungsneigung	Keine
Residualeffloreszenz	Hyper- oder depigmentierter Fleck	Depigmentierte zentral atrophische Flecken mit hyperpigmentiertem Randsaum	Keine Spontanregression einzelner Effloreszenzen	Keine Spontanregression einzelner Effloreszenzen
Juckreiz	Stark. Kratzen und Scheuern	Stark. Zerkratzen von Primäreffloreszenzen, bis es blutet. Keine Kratzeffekte an nichtbefallener Haut	Stark und permanent. Kratzen an den Knoten	Stark und permanent. Scheuern an den Knoten. wenig Kratzeffekte

sten Autoren vertreten indessen heute die Auffassung, daß diese Erkrankung nichts anderes als eine Epizootie ist, d.h. eine Erkrankung, die durch Insektenbisse bzw. -stiche (von Arthropoden wie Flöhe, Milben, Stechmücken u.a.) ausgelöst wird. Dafür spricht auch, daß in ländlichen Gegenden die Erkrankungshäufigkeit größer ist, daß die jahreszeitliche Häufung mit den Bißgewohnheiten von Insekten korreliert, daß auch Intrakutantests mit Insektenantigenen signifikant häufiger positiv sind als bei Kontrollpersonen und schließlich, daß die Erkrankung bei Einweisung der kleinen Patienten in die Klinik zumeist prompt und ohne jede Therapie abheilt. Man denkt dabei an allergische Mechanismen, die sich als Reaktion auf Antigenkontakt durch Stich oder Biß in Form einer Soforttypreaktion besonderer Prägung manifestiert.

Klinik. Aus voller Gesundheit kommt es hauptsächlich bei Kindern zwischen dem 2. und 8. Lebensjahr ohne Temperaturerhöhung akut an Gliedern und Stamm zum Auftreten stark juckender Seropapeln mit einem hellroten elevierten Hof, die meist locker disseminiert, aber auch gruppiert zusammenstehen. Zunächst finden sich stecknadel- bis fingernagelgroße, palpatorisch derbe Quaddeln, in deren Zentrum sich diaskopisch eine gelbliche Verfärbung (Serumaustritt) abzeichnet. Dies ist der Beginn einer Seropapel, die weiterhin zur Ausbildung eines zentralen kleinen Bläschens führen kann. Bei sehr exsudativem Verlauf können die Bläschen wachsen und schließlich die Seropapeln als prall gefüllte Blasen erscheinen lassen (*Strophulus bullosus*). Meist bleibt es bei Seropapeln, die in wenigen Stunden ihren geröteten Hof verlieren und durch eine zunehmende Zellinfiltration in eine harte Papel übergehen, die wegen ihres intensiven Juckreizes zerkratzt wird und sich danach mit Krusten bedeckt. Nach Abheilung resultiert ein depigmentierter oder hyperpigmentierter Fleck.
Da die Erkrankung in Schüben verlaufen kann, findet man frische und ältere Effloreszenzen nebeneinander und damit nicht selten ein *varizelliformes Erscheinungsbild*.
Prädilektionsstellen sind Stamm und Glieder, oft also bekleidete Körperregionen. Impetiginisation kommt wegen Zerkratzens der Effloreszenzen häufiger vor. Die Mundschleimhaut bleibt frei.

Histopathologie. Eine frische Seropapel manifestiert sich feingeweblich als intraepidermales, vielfach subkorneales Bläschen und als Ödem im Papillarkörper, neben geringfügigem entzündlichem, vorwiegend lymphozytär-eosinophilem perivaskulärem Infiltrat im oberen Korium. Nach Zerkratzen der Effloreszenz Neigung zu reaktiver, leicht akanthotischer Epidermisverdickung mit zentraler Verkrustung und stärker lymphohistiozytärer Reaktion.

Symptome. Sehr starker Juckreiz in den Effloreszenzen, die zerkratzt werden.

Verlauf. Die Erkrankung kann in einem Schube, vielfach aber auch rezidivierend oder chronisch ver-

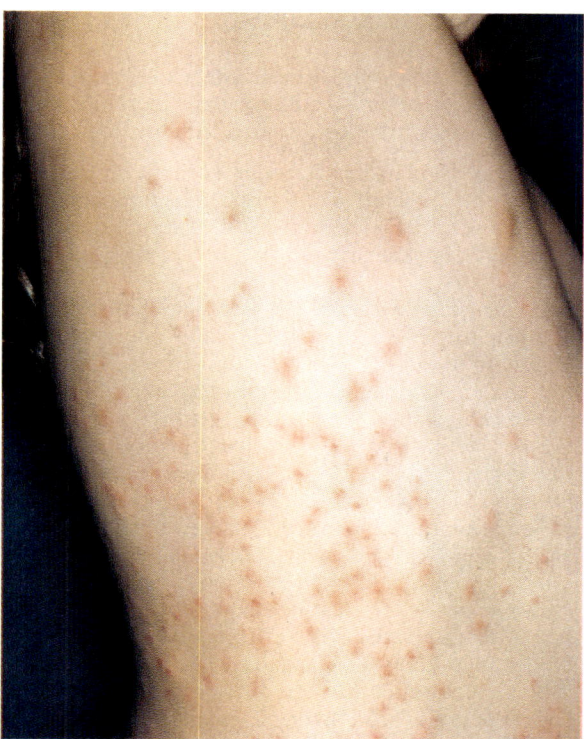

Prurigo simplex acuta (Strophulus infantum)

laufen. Die Kinder sind durch den intensiven Juckreiz recht mitgenommen. In Sommermonaten ist als Komplikation Impetiginisation infolge Staphylokokkeninfektion nicht selten. Raumdesinfektion oder Einweisung in die Klinik führen meist zur Abheilung.

Differentialdiagnose. Wegen des bunten Bildes mit urtikariellen Veränderungen, Seropapeln und vesikulösen Erscheinungen muß besonders an Varizellen gedacht werden. Veränderungen am Kapillitium, Mundschleimhauterscheinungen, Fieber und Beeinträchtigung des Allgemeinbefindens weisen auf diese Diagnose hin. Im Zweifelsfall elektronenmikroskopischer Virusnachweis im Bläscheninhalt mittels Negativkontrastierung oder Nachweis von ballonierend degenerierten Epithelzellen im Blasengrundausstrich. Skabies hat eine andere Lokalisation und juckt vorzugsweise nachts. Hier entscheidet Milbennachweis. In regenreichen Sommermonaten ist auch an Trombidiose zu denken, welche Hautareale mit eng anliegender Kleidung (Gürtelgegend) bevorzugt.

Verlauf. Langwierig, wenn kein Wäschewechsel und keine Raumdesinfektion stattfinden.

Therapie
Innerlich: Antihistaminika.
Äußerlich: Puder oder Trockenpinselungen mit Lotio zinci, im Sommer Abreibungen mit stark verdünntem Essigwasser oder Auftragen von Lotio zinci spirituosa, evtl. mit 0,5% Vioform. Wichtig sind hygienische Pflege des Kindes und Raumdesinfektion.

Prurigo simplex subacuta [Brocq]

Synonyme. Urticaria papulosa chronica, Prurigo simplex acuta et subacuta adultorum, Strophulus adultorum, Lichen urticatus, Lichen Vidal urticatus.

Definition. Subchronische oder chronische entzündliche Dermatose mit sehr typischer Juckreizanamnese und typischem Erscheinungsbild, wahrscheinlich polyätiologischer Genese.

Vorkommen. Etwa zwei Drittel der Patienten sind Frauen, die zwischen dem 20. und 30. Lebensjahr und dann wiederum in den Jahren um die Menopause erkranken. Männer sind besonders jenseits des 60. Lebensjahres betroffen. Im Gegensatz zur Prurigo simplex acuta infantum spielen Epizootien bei der Verursachung keine Rolle. Über Vererbungsfaktoren ist nichts Sicheres bekannt. Nicht selten bestehen psychische (neurotische) Auffälligkeiten mit Neigung zu artefizieller Überreaktion auf den distinkten Juckreiz.

Pathogenese. Wahrscheinlich handelt es sich um eine polyätiologisch ausgelöste allergische Reaktionsweise bestimmter Menschen. Insofern bestehen grundsätzliche Gemeinsamkeiten mit allergischer Urtikaria.
Die polyätiologische Bedingtheit von Prurigo simplex subacuta und Prurigo simplex chronica erklärt auch eine Reihe von entsprechenden Krankheitsbezeichnungen:

Prurigo diabetica. So bezeichnet man eine Prurigo simplex subacuta bei Patienten mit Diabetes mellitus.

Prurigo gestationis (Gastou 1900). Es handelt sich um eine Prurigo simplex subacuta während der Schwangerschaft. Beginn meistens im 2.–3. Schwangerschaftsmonat. Abheilung nach Entbindung.

Prurigo hepatica. Hier sind Störungen der Leberfunktion Ursache der Prurigo simplex subacuta.

Prurigo lymphatica. Hier stellt die Prurigo ein unspezifisches Begleitphänomen bei lymphatischer Leukämie dar.

Prurigo lymphogranulomatotica. Die stark juckenden und zum Zerkratzen Veranlassung gebenden Veränderungen entwickeln sich als ein unspezifisches Symptom im Verlauf von Lymphogranulomatosis maligna.

Prurigo dysmenorrhoica. Vorwiegend prämenstruelle Eruption von exkorierten Effloreszenzen im Brustbereich.

Man kann auch auf die genannten Bezeichnungen verzichten. Wichtig zu wissen ist indessen, daß ähnlich wie bei Urticaria chronica ursächlich für Auslösung und Unterhaltung einer Prurigo simplex subacuta in Betracht kommen:

– *hormonelle Störungen* (Ovulationshemmer, Gestagenallergie, Androgenmangel bei Männern),
– *Magendarmstörungen* (Subacidität, Anacidität, Achylie, chronische Gastritis, Ulcus ventriculi oder duodeni, enterale Kandidose),
– *Störungen der Leberfunktion,*
– *Infestation* (Askaridiasis, Oxyuriasis),
– *gynäkologische Störungen* (Mastalgia praemenstrualis, Polymenorrhö, Ovarialzysten, glandulärzystische Hyperplasie der Uterusschleimhaut, Hyperfollikulinie, Menstruationsstörungen), vielleicht auch
– *Fokalinfektionen.*

Es dürfte sich mit ziemlicher Sicherheit um eine allergische Manifestation handeln, die mit einer Soforttypallergie (Typ-I-Reaktion nach Coombs und Gell) urtikarieller Prägung beginnt, gefolgt von einer Spättypallergie (Typ-IV-Reaktion) mit zellulärer Infiltration des urtikariellen Herdes.

Klinik. Bevorzugt und symmetrisch befallen sind die Streckseiten der Oberarme, pelerinenartig die obere Rückenpartie, die Außenseiten der Oberschenkel und die Brustregion. Stets stehen die laufend neu auftretenden Effloreszenzen isoliert; ihre Summe führt aber zu einem charakteristisch-exanthematischen Aspekt. Selten kommt es auch zu gleichartigen Erscheinungen im Gesicht, die dann das Bild der *Acne urticata* bieten.

Primäreffloreszenzen. Reiskorn- bis linsengroße, hellrote Seropapeln, d.h. urtikarielle mückenstichartige Papeln, in deren Zentrum man eine schrotkornharte Einlagerung, das pralle Bläschen, tastet. Da sie sehr intensiv jucken, werden sie meist sofort nach ihrer Ausbildung zerkratzt und kommen aus diesem Grunde dem behandelnden Arzt nur selten zu Gesicht.

Zerkratzte Primäreffloreszenzen. Scharf begrenzte, mit Blutkrusten bedeckte papulöse Effloreszenzen oder, da oft die Primäreffloreszenz aus der Haut herausgehebelt werden, wie in die Haut eingelassene Blutkrusten von Stecknadelkopf- bis Linsengröße.

Residualeffloreszenzen. Diese manifestieren sich als hyperpigmentierte oder (öfter) als zentral depigmentierte, randwärts aber hyperpigmentierte atrophische Närbchen bis Linsengröße.

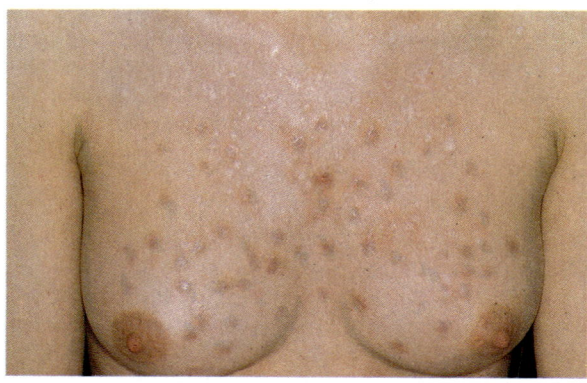

Prurigo simplex subacuta

Man sieht also bei den Patienten an den Prädilektionsstellen gewöhnlich ein *dimorphes Bild,* nämlich zerkratzte Primäreffloreszenzen und die typischen Residuen. Andere Veränderungen im Sinne klein- und großflächiger Lichenifikation fehlen stets, auch zumeist Impetigenisation.
Handinnenflächen und Fußsohlen sowie Schleimhäute bleiben verschont.

Symptome. Charakteristisch ist die Juckreizanamnese. Regelmäßig geben die Patienten an, daß frische Effloreszenzen quälend jucken und daß der Juckreiz sofort aufhört, wenn die Effloreszenz „aufgekratzt ist und es blutet". Es wird gewöhnlich nur die Effloreszenz zerkratzt, nicht aber die umgebende Haut gekratzt. Darin unterscheidet sich die Juckreizanamnese von derjenigen bei anderen juckenden Dermatosen wie bei Skabies, atopischem Ekzem oder anderen Ekzemformen. Es fehlen daher Kratzeffekte in klinisch gesunder Haut.

Histopathologie. Das feingewebliche Bild entspricht der jeweiligen Entwicklungsphase. Primär kommt es zur Ausbildung einer Seropapel mit starker Erweiterung der Kapillaren im Stratum papillare und Ödem im Papillarkörper sowie geringfügiger lymphozytärer Reaktion. Im weiteren Verlauf entwickelt sich ein sub- bzw. intrakorneales Bläschen, das neutrophile, manchmal auch eosinophile Leukozyten enthält. Die zerkratzte Effloreszenz zeigt feingeweblich den Epidermisdefekt mit Krusten bedeckt, epidermale Regeneration mit akanthotischer Verdickung der Epidermis, starke Gefäßerweiterung, Ödem und eine mehr histiozytär-fibroblastische Reaktion.

Verlauf. Chronisch über Monate bis Jahre. Lediglich Prurigo simplex subacuta während der Schwangerschaft heilt nach der Entbindung rasch ab, tritt aber in der nächsten Schwangerschaft vielfach erneut auf.

Diagnostische Leitlinien. Beachtung der Prädilektionsstellen, der typischen Juckreizanamnese und des dimorphen Bildes mit zerkratzten Effloreszenzen und Residuen machen die Diagnose einfach.

Differentialdiagnose. Abgrenzung symptomatischer Prurigoformen. Diese kann mitunter Schwierigkeiten bereiten und verlangt in jedem Fall gründliche äußerliche und innerliche Durchuntersuchung.
– *Prurigoform des atopischen Ekzems.* Polymorphes Bild. Hier finden sich die Veränderungen kombiniert mit typischen Erscheinungen von atopischer Dermatitis.
– *Prurigoform der Dermatitis herpetiformis.* Polymorphes herpetiformes Bild mit Prurigopapeln.
– *Prurigo aestivalis.* Stark juckende und zerkratzte Prurigopapeln lokalisieren sich nur in lichtexponierten Hautbereichen. Saisongebundenheit.
– *Prurigoformen bei innerlichen Erkrankungen.* (Siehe Pathogenese).

Therapie. Da es sich bei der Prurigo simplex subacuta um ein polyätiologisches Syndrom allergischer Pathogenese handelt, steht die Beseitigung der Ursache im Vordergrund. Nur wenn es gelingt, die Ursache der Erkrankung aufzufinden und entsprechend zu behandeln, wird man einen dauerhaften Erfolg haben. Genaue Durchuntersuchung solcher Patienten zur Aufklärung der Ursache scheint empfehlenswert. Intrakutantests wie bei chronischer Urtikaria.
Innerlich: Die Behandlung ist in jedem Fall auf die gefundenen Störungen auszurichten. Anwendung von Glukokortikoiden in mittlerer Dosierung (40–60 mg Prednisolonaquivalent) sollte nur kurzfristig in Betracht gezogen werden und hat meist nur morbostatischen Effekt. Antihistamine mit sedativem Effekt, auch Tranquilizer oder Neuroplegika abends, da der Juckreiz besonders während der Nacht sehr störend sein kann. In Einzelfällen wurde Chloroquin (Resochin) als wirksam empfohlen. Zusammenarbeit mit einem Psychotherapeuten scheint gelegentlich empfehlenswert. Bei Patientinnen mit Beginn der Erkrankung während des Klimakteriums oder in der Menopause können Versuche mit Östrogenen oder auch Corpus-luteum-Hormon gemacht werden. Kooperation mit einem Gynäkologen ist anzustreben.
Im übrigen wird von manchen Autoren großer Wert auf Sanierung des Intestinaltrakts gelegt. Wie bei chronischer Urtikaria: 2,0 g Tetrazyklin tgl. über 5 Tage, dann 5 Tage Amphotericin B (Ampho-Moronal, 3mal tgl. 1 Kaps.), dann für 3 Wochen Normalisierung der Darmflora mittels Antidyspeptika (Perenterol oder Omniflora, 3mal tgl. 1 Drg. über 3–5 Wochen).
Äußerlich: Juckreizlindernde Maßnahmen. Trockenpinselungen mit Oberflächenanästhetika (5% Thesit), evtl. Ichthyol (5–10%), Liquor carbonis detergens (2,0–10,0%). Auch Abreibungen mit Essigwasser, spirituöse Lösungen mit Menthol (2%) oder Antihistamingele (Soventol, Pragman) kommen in Frage.

Sonderform: Acne urticata [Kaposi 1893]

Synonym. Neurotische Exkoriationen.

Definition. Unter Acne urticata versteht man die Manifestation einer Prurigo simplex subacuta ausschließlich im Gesicht. Selten kann sich ein Prurigo simplex subacuta als Teilsymptom unter dem Bild einer Acne urticata auch im Gesicht manifestieren.

Vorkommen. Hauptsächlich bei adoleszenten Mädchen und jungen Frauen mit psychischer Labilität oder zwangsneurotischer Veranlagung. Bei Männern selten.

Klinik. Die Erkrankung bevorzugt symmetrisch die seitlichen Gesichtspartien sowie Kinn und Stirn. Sie beginnt mit stark juckenden, umschriebenen urtikariellen Papeln oder Seropapeln, welche bald zerkratzt werden und gewöhnlich zu depigmentierten oder randwärts hyperpigmentierten zart atrophischen Närbchen führen.

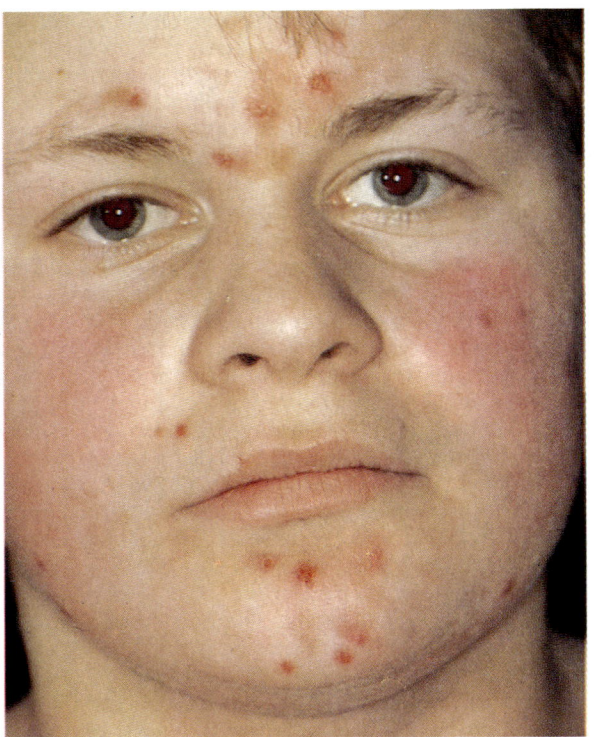

Acne urticata

Symptome. Der Juckreiz ist sehr intensiv. Der Patient zerkratzt die Effloreszenzen in gleicher Weise wie bei Prurigo simplex subacuta.

Verlauf. Chronisch über Jahre. Oft kann Verschlimmerung während der prämenstruellen Phase beobachtet werden.

Prognose. Sie ist vorsichtig zu stellen, weil man oft keinen organischen Hintergrund findet und sich die Therapie gewöhnlich sehr schwierig gestaltet.

Differentialdiagnose. Wichtig ist die Abgrenzung von Acne vulgaris, die nicht juckt. Auch an Acne necrotica ist zu denken. Hier handelt es sich bei den Primäreffloreszenzen um papulopustulöse bzw. papulonekrotische Veränderungen, die das Kapillitium bevorzugen und jucken sowie mit varizelliformen Närbchen abheilen. Unter antibiotischer Behandlung rasche Rückbildung in wenigen Tagen.

Therapie. Wie bei Prurigo simplex subacuta, zusätzlich Tranquilizer oder Neuroplegica geben. Internistische und besonders gynäkologische Durchuntersuchung wie beim Prurigo simplex subacuta sind erforderlich.

Prurigo simplex chronica

Synonyme. Urticaria perstans, Lichen obtusus corneus.

Definition. Prurigoerkrankung mit urtikariellen Papeln und Knötchen, welche stark jucken und intensiv gekratzt werden, aber nicht abheilen, sondern sich im Krankheitsverlauf zu ebenfalls stark juckenden entzündlichen Knoten ohne Regressionstendenz entwickeln.

Vorkommen. Selten, eher bei älteren Erwachsenen. Gynäkotropie.

Ätiopathogenese. Es handelt sich wie bei der viel häufigeren Prurigo simplex subacuta um eine polyätiologische Erkrankung, die allerdings einen mehr proliferativen Charakter aufweist. Insofern gilt auch hier das unter Prurigo simplex subacuta Gesagte. Sind ältere Menschen davon betroffen, ist besonders an Diabetes mellitus, chronische Erkrankungen der Nieren (mit präurämischer oder urämischer Funktionsstörung) oder der Prostata sowie an hämatologische Erkrankungen zu denken. Die Pathogenese dürfte gleichartiger Natur sein. Allerdings heilen im Gegensatz zu dieser Erkrankung die zerkratzten Effloreszenzen nicht ab, sondern es entwickeln sich, möglicherweise auf dem Boden einer individuellen Reaktionsbereitschaft, stark juckende und mechanisch irritierte flache Knoten. Vermutlich sind dies die Auswirkungen einer allergischen Reaktion vom verzögerten Typ (Typ IV nach Coombs und Gell) mit stärkerer epidermaler Reaktion und dermaler zellulärer Infiltration.

Klinik. Der Verteilung der Veränderungen entspricht der bei Prurigo simplex subacuta, allerdings sind hauptsächlich die Extremitäten betroffen. Locker disseminiert finden sich entzündlich gerötete, flach kalottenförmige, etwas keratotische Knoten gewöhnlich von 0,4–1,0 cm Durchmesser, die infolge Hyperpigmentierung auch einen bräunlichen Ton aufweisen können und vielfach sekundär durch Kratzen zentral erodiert sind. Nur selten hat man das Glück, als Primäreffloreszenz eine umschriebene urtikarielle Papel oder eine harte Seropapel zu sehen, der stets ein erythematischer Hof fehlt.

Symptome. Starker Juckreiz. Dieser sistiert nicht, wenn die Effloreszenzen zerkratzt sind. Offenbar führt die Persistenz des Juckreizes bei besonderer Reaktionsbereitschaft zu einer reaktiven Epidermisverdickung.
Allgemeinsymptome fehlen.

Histopathologie. Unregelmäßige Hyperakanthose mit Vernetzung der Epidermis in den basalen Partien. Hyper- und stellenweise Parakeratose. Hyperpapillomatose mit vorwiegend gefäßgebundener lymphohistiozytärer Reaktion in der oberen und mittleren Dermis.

Verlauf. Chronisch über Jahre.

Prognose. Mit Vorsicht zu stellen, wenn es nicht gelingt, die Ursache aufzuklären.

Differentialdiagnose. Da hier nicht nur exkoriierte Blutkrusten, bedeckte Herde und Residualeffloreszenzen wie bei Prurigo simplex subacuta vorhanden sind, sondern es zur Ausbildung von stark juckenden entzündlichen Knoten kommt, ist die differentialdiagnostische Abgrenzung von Prurigo nodularis (Hyde) wichtig. Hierbei sind die meist weniger entzündlichen und mehr schmutzig-graubraunen Knoten nicht so dicht ausgestreut und zeigen auch weniger Zeichen von Erodierung. Auch an Prurigoformen anderer Dermatosen ist zu denken (s.S. 431).

Therapie. Da es sich ebenfalls um ein polyätiologisches Syndrom handelt, gilt das unter Prurigo simplex subacuta Gesagte in vollem Umfang. Vor Beginn der Behandlung ist der Versuch einer ätiologischen Aufklärung durch umfassende internistische, gynäkologische und endokrinologische Untersuchung erforderlich. Besonders an hämatologische Verursachung, Diabetes mellitus und chronische Nierenerkrankungen ist zu denken.

Innerlich: Neuerdings hat sich Thalidomid (100–200 mg tgl.) bewährt; auch ein Versuch mit Clofazimine (Lampren) oder DADPS kommt in Betracht.

Äußerlich: Wie bei Prurigo simplex subacuta. Die entzündlichen nodulären und nodösen Elemente können zusätzlich günstig mit Steinkohlenteer oder durch intrafokale Injektionen von Triamcinolonacetonid, (Volon A, 10 mg verdünnt 1:5 mit Scandicain-Lösung (1%)) behandelt werden. Bei dichterer Aussaat Okklusivbehandlung mit fluorierten Glukokortikoiden in Cremeform. Versuchsweise auch lokale Photochemotherapie.

Prurigo nodularis Hyde

Synonym. Noduläre Prurigo.

Definition. Sehr stark juckende Erkrankung, die durch kalottenförmige Knoten ohne Rückbildungsneigung charakterisiert ist. Die Zugehörigkeit dieser Erkrankung zur Prurigogruppe wird von vielen bestritten, da die Primäreffloreszenz keine Seropapel ist; von anderen wird sie in die Prurigo simplex chronica miteinbezogen.

Vorkommen. Selten. Genetische Faktoren sind nicht sicher. Vorwiegend bei Frauen im mittleren und höheren Lebensalter. Vielfach werden emotionale Streßsituationen angeschuldigt. Neurotische Persönlichkeiten sollen bevorzugt betroffen sein.

Ätiopathogenese. Ätiologie unbekannt. Wegen der feingeweblichen Ähnlichkeit hat man immer wieder an Beziehungen zum Lichen simplex chronicus gedacht und die Effloreszenzen als umschriebene Lichenifikation interpretiert, was den französischen Dermatologen Pautrier zu der Krankheitsbezeichnung „lichénifications circoncrits nodulaires chroniques" geführt hat. Bemerkenswert sind Veränderungen an Hautnerven mit einer erhöhten Zellproliferation besonders in den Schwann-Zellen, die zu schwannomartigen Bildungen Veranlassung geben können. Ob diese typischen Nervenveränderungen von kausaler Bedeutung oder nur reaktiver Natur, d.h. durch starkes Kratzen bedingt sind, ist bisher nicht entschieden.

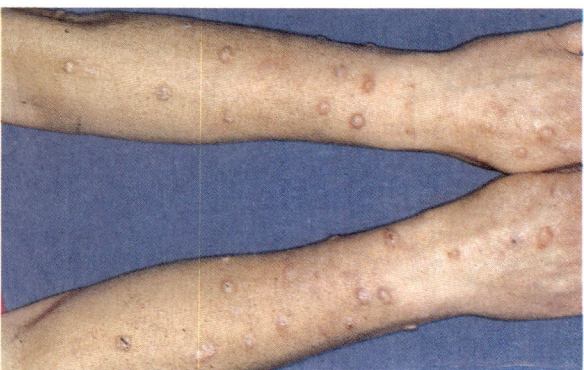

Prurigo nodularis

Klinik. Bevorzugt betroffen sind die Streckseiten der Extremitäten; Gesicht und Rumpf bleiben meist frei. In bilateraler Ausprägung finden sich relativ wenige isoliert stehende, kalottenartig vorspringende, derbe, in frühen Erkrankungsphasen leicht gerötete Knoten von Erbs- bis Bohnengröße (0,5–3 cm Durchmesser). Ihre Oberfläche wirkt bei seitlichem Lichteinfall stumpf, ihre Farbe ist graulivide oder mehr schmutziggrau. Da die Erscheinungen wegen ihres quälenden Juckreizes intensiv gekratzt werden, sind sie an der Oberfläche häufiger exkoriiert oder neigen zu schmutziggrauen keratotischen oder verruciformen Auflagerungen. Die umgebende Haut ist entweder völlig normal oder hyperpigmentiert.

Symptome. Im Vordergrund steht der sehr intensive Juckreiz, der sich krisenhaft bis zur Unerträglichkeit steigern kann. Starkes Kratzen der Effloreszenzen bedingt Erosionen, seltener hämorrhagische Krusten, und trägt zur Vergrößerung der Knoten bei.

Histopathologie. Feingewebliche Ähnlichkeit zum Lichen simplex chronicus mit Verdickung der Hornschicht, unregelmäßiger Hyperakanthose, Hyperpapillomatose und einem dichten chronisch-entzündlichen Infiltrat, vorwiegend aus Lymphozyten und Histiozyten. Besonders auffallend sind die Veränderungen an den Nervenendigungen, zunächst Hypertrophie, später Degeneration zahlreicher Nervenfasern und Proliferation von Schwann-Zellen mit der Bildung schwannomartiger Formationen.

Verlauf. Hochchronisch, keine spontane Rückbildungstendenz.

Differentialdiagnose. Prurigo nodularis (Hyde) ist leicht zu diagnostizieren. Zusätzliche ekzematoide oder lichenifizierte Veränderungen fehlen und grenzen so die Erkrankung von der Prurigo chronica multiformis bei Atopie ab. Die oft nicht sehr einfache Abgrenzung gegenüber Prurigo simplex chronica ergibt sich durch Nachweis von Primäreffloreszenzen (Seropapeln) und die stärker entzündlichen Veränderungen der kleineren Knoten bei dieser Krankheit. Lichen ruber hypertrophicus bzw. Lichen ruber verrucosus bevorzugt die Unterschenkel.

Therapie
Innerlich: Zusammenarbeit mit einem Psychotherapeuten oder Psychiater. Ansonsten Tranquilizer und Neurophlegika. Antihistaminika scheinen nur wirksam wenn sie eine sedative Komponente aufweisen. Thalidomid Contergan (100–200 mg tgl.) kommt in schwersten Fällen in Betracht, verlangt aber sorgfältigste Kontrolle der Nebenwirkungen.

Äußerlich: Versuch mit intrafokalen Injektionen von Triamcinolonacetonid (Volon A Kristallsuspension, 10 mg) 1:5 verdünnt mit einem Lokalanästhetikum (Scandicain). Ferner bei besonders quälenden Knoten: Exzision, Versuch mit Vereisung mittels flüssigem Stickstoff oder Elektrokoagulation. Auch örtliche Röntgenweichstrahlentherapie kommt in Betracht.

Blasenbildende Erkrankungen

Unter diesem morphologischen Begriff werden zumeist chronisch verlaufende blasenbildende Hautkrankheiten zusammengefaßt, deren Ätiologie unbekannt ist. Die zur Blasenbildung führende Kontinuitätstrennung innerhalb der Epidermis oder im Bereich der dermoepidermalen Verbundzone kann sich auf dem Boden einer erblichen Störung oder ohne eine solche, wahrscheinlich auf dem Boden immunologischer Vorgänge, im Laufe des Lebens entwickeln. Der Pathomechanismus der einzelnen bullösen Dermatosen ist unterschiedlich.

Klassifikation. Folgende Krankheitsgruppen können voneinander abgegrenzt werden:

- hereditäre Epidermolysen,
- Pemphiguskrankheiten,
- Pemphigoidkrankheiten,
- Dermatitis herpetiformis,
- gemischte bullöse Dermatosen,
- chronische bullöse Dermatosen im Kindesalter.

Die diagnostische Zuordnung chronischer bullöser Dermatosen kann große Schwierigkeiten bereiten.

Diagnostische Hilfen sind:

- Anamnese,
- dermatologische Befunderhebung,
- zytologische Untersuchung des Blasengrundausstrichs,
- histologische Untersuchung einer frischen Blase,
- direkte und indirekte Immunfluoreszenzuntersuchung,
- allgemeine Durchuntersuchung des Patienten.

Hereditäre Epidermolysen

Unter diesem Oberbegriff faßt man vererbte Erkrankungen zusammen, die durch Neigung von Haut und manchmal auch von Schleimhäuten zur Blasenbildung gekennzeichnet sind. Die Blasen entwickeln sich meistens nach mechanischer Belastung (Druck, Reiben), können aber auch scheinbar spontan entstehen. Je nachdem, ob die blasige Kontinuitätstrennung in der Haut ohne oder mit Folgen abheilt, kann man *nichtdystrophische Epidermolysen* von *dystrophischen Epidermolysen* unterscheiden.
Die einzelnen Typen der beiden Erkrankungsgruppen zeigen einen unterschiedlichen Erbgang; manche sind extrem selten.

Klassifikation der hereditären Epidermolysen

Nichtdystrophische Epidermolysen

Autosomal-dominant
Epidermolysis bullosa simplex (Köbner)
Epidermolysis bullosa simplex
 (Weber und Cockayne)
Epidermolysis bullosa simplex („Ogna" Gedde-Dahl)
Epidermolysis bullosa simplex mit scheckiger Pigmentierung (Fischer und Gedde-Dahl)
Epidermolysis bullosa simplex (Bart)
Epidermolysis bullosa herpetiformis (Dowling und Meara)

Autosomal-rezessiv
Epidermolysis bullosa atrophicans generalisata gravis (Herlitz)
Epidermolysis bullosa atrophicans generalisata mitis Disentis
 (Hashimoto, Schnyder und Anton-Lamprecht)
Epidermolysis bullosa atrophicans localisata
 (Schnyder und Anton-Lamprecht)
Epidermolysis bullosa atrophicans inversa
 (Anton-Lamprecht und Gedde-Dahl)
Epidermolysis bullosa progressiva sive neurotrophica
 (Gedde-Dahl)

X-chromosomal-rezessiv
Dystrophia bullosa hereditaria typus maculatus
 (Mendes da Costa, van der Valk und Woerdemann)

Dystrophische Epidermolysen

Autosomal-dominant
Epidermolysis bullosa dystrophica (Pasini)
Epidermolysis bullosa dystrophica localisata
 (Cockayne und Touraine)

Autosomal-rezessiv
Epidermolysis bullosa dystrophica generalisata
 (Hallopeau und Siemens)
Epidermolysis bullosa dystrophica inversa
 (Gedde-Dahl)

Nichtdystrophische Epidermolysen

Allen diesen Genodermatosen ist gemeinsam, daß sie autosomal vererbt werden, und daß die Blasenbildung ohne Hinterlassung von Residuen abheilt (vgl. Tabelle, S. 436).

Tabelle: Nichtdystrophische Epidermolysen

Krankheits-bezeichnung	Autor/Typus	Erbgang	Sitz der Blase	Krankheits-wert	Relative Häufigkeit
Epidermolysis bullosa hereditaria simplex	Köbner	Autosomal-dominant	Epidermolytisch	Gering	Häufig
Epidermolysis bullosa manuum et pedum aestivalis	Weber und Cockayne	Autosomal-dominant	Epidermolytisch	Gering	Selten
Epidermolysis bullosa hereditaria letalis	Herlitz	Autosomal-rezessiv	Junktiolytisch	Hoch	Selten
Epidermolysis bullosa hereditaria simplex	‚Ogna'/Gedde-Dahl	Autosomal-dominant	Nicht untersucht	Mittel	Sehr selten

Epidermolysis bullosa hereditaria simplex
[Köbner 1896]

Synonym. Epidermolysis bullosa simplex Köbner

Erbgang und Vorkommen. Autosomal-dominant mit gewisser Bevorzugung des männlichen Geschlechts. Die Häufigkeit wurde mit etwa 1:50000 Lebendgeburten angegeben. Häufigste Erkrankung in dieser Gruppe.

Pathogenese. Offenbar führt mechanische Belastung wie Druck oder Reibung zu einer genetisch bedingten Aktivierung von katabolen (proteolytischen?) Enzymen mit Untergang der betroffenen Epidermiszellen und damit zur Blasenbildung.

Klinik. Schon bei der Geburt können an mechanisch stärker belasteten Partien Hautblasen entstehen. In anderen Fällen entwickelt sich die Erkrankung erst, wenn sich das Kind zu bewegen beginnt. An exponierten Hautstellen (Hände, Ellbogen, Knie, Füße, Fersen) führen Stoß, Druck oder Reiben zu erbs- bis fingernagelgroßen einkammerigen Blasen, die gewöhnlich einen serösen Inhalt haben, erodieren und narbenlos abheilen. Auch Milienbildung wird beobachtet. Haare, Nägel und Zähne sind gewöhnlich normal. Die Mundschleimhaut ist nur selten betroffen. Durch die Blasenbildung an den mechanisch belasteten Partien sind die Patienten stark beeinträchtigt; ihr allgemeiner Gesundheitszustand, auch Intelligenz und Fertilität sind normal.

Histopathologie. Die Blasen entstehen durch Kontinuitätstrennung innerhalb der Basalschicht infolge degenerativer zytologischer Veränderungen in den Basalzellen selbst. Es entsteht also eine epidermolytische Blase.

Verlauf. Die angeborene Neigung zur blasigen Reaktion auf mechanischen Reiz kann lebenslang vorhanden bleiben. Besserung erfolgt allerdings oft während der Pubertät. In der warmen Jahreszeit ist die Neigung zur Blasenbildung stärker.

Erbprognose. Kinder von Merkmalsträgern haben 50%ige Erkrankungswahrscheinlichkeit. Eugenische Maßnahmen sind nicht indiziert; Beratung.

Therapie
Innerlich: Chloroquin (Resochin 0,1–0,2 g tgl. peroral) kann von positiver Wirkung sein, verlangt aber genaue Kontrolle der Nebenwirkungen. Auch Glukokortikoide (Prednisolon) haben sich in schweren Fällen bewährt.
Äußerlich: Frühzeitige Eröffnung der Blasen und Desinfektion (Mercurochrom), weiches Schuhwerk.

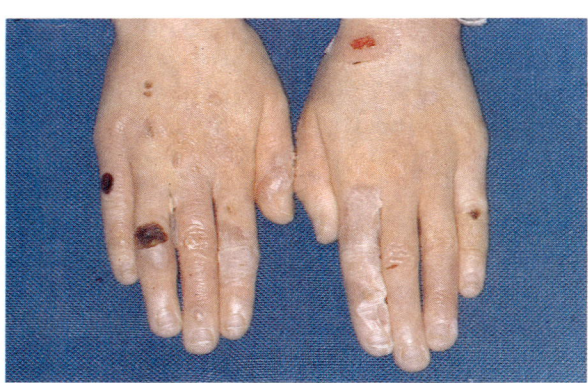
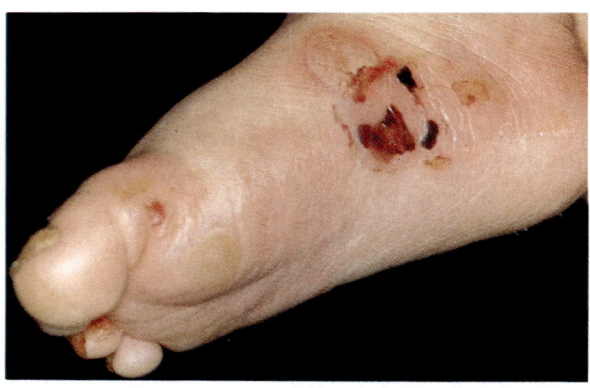

Epidermolysis bullosa hereditaria simplex

Epidermolysis bullosa manuum et pedum aestivalis
[Weber 1926, Cockayne 1938]

Synonyme. „Recurrent bullous eruption of the hands and feet", Weber-Cockayne-Syndrom, Epidermolysis bullosa simplex Weber-Cockayne.

Definition. In der Kindheit oder im frühen Erwachsenenalter treten (häufiger beim männlichen Geschlecht, in der warmen Jahreszeit, bei uns meist nur im Sommer) im Anschluß an traumatische Belastungen (Märsche bei heißem Wetter, mechanische Belastung durch schlecht sitzendes Schuhwerk) gewöhnlich an den Füßen Blasen in Erscheinung, die ohne Dystrophie heilen. Bei der Anamnese ergibt sich ein Mißverhältnis zwischen dem Grad der mechanischen Belastung und den massiven Blasenreaktionen.

Erbgang. Autosomal-dominant.

Pathogenese. Es handelt sich um eine über die Norm gesteigerte Neigung der Haut zur mechanischen Blasenbildung; wahrscheinlich ist auch hier eine Aktivierung von zytolytischen Enzymen in den basalen Epidermiszellen ursächlich verantwortlich.

Klinik. In typischer Lokalisation an Händen und Füßen finden sich akut auftretende Blasen und Erosionen. Das Allgemeinbefinden ist nicht gestört.

Histopathologie. Die Blase bei dieser Erkrankung, die der Epidermolysis bullosa hereditaria simplex nahesteht, entwickelt sich meistens suprabasal durch zytolytische Blasenbildung (epidermolytische Blase). Vielfach sind elektronenmikroskopisch Zeichen von Dyskeratose nachweisbar.

Verlauf. Günstig, da keine Narbenbildung. Rückgang in kühler Jahreszeit.

Diagnostische Leitlinie. Relativ leichte Blasenbildung bei mechanischer Belastung, besonders im Sommer.

Therapie. Eröffnung der Blasen und Desinfektion (Mercurochrom), weiches Schuhwerk.

Epidermolysis bullosa hereditaria letalis
[Herlitz 1935]

Synonyme. Epidermolysis bullosa atrophicans generalisata gravis Herlitz, Herlitz-Syndrom.

Definition. Vielfach in früher Kindheit zum Tode führende bullöse Erkrankung, welche durch eine erhöhte Konsanguinitätsrate der Eltern gekennzeichnet ist.

Erbgang. Autosomal-rezessiv. Analoge Fälle bei Geschwistern.

Klinik. Die Erkrankung ist entweder bei Geburt bereits vorhanden oder entwickelt sich in den ersten Lebenstagen in Form zahlreicher großer, teilweise hämorrhagischer Blasen an allen mechanisch belasteten Hautstellen, die nach Zerplatzen in Erosionen übergehen. Paronychiale Lokalisation von Blasen kann zum Ausfallen der Nägel oder zu Nageldystrophie führen. Auch die Mundschleimhaut ist gewöhnlich stark mitbetroffen. Bläschen wurden auch in der Trachea und den Bronchien beschrieben. Komplikationen entstehen durch die Erosionen mit Verkrustung sowie bakterielle Sekundärinfektionen. Sepsis ist die Haupttodesursache in früher Kindheit.

Histopathologie. Subepidermale Blase. Elektronenmikroskopische Untersuchungen zeigen, daß sich die Blasenbildung durch Kontinuitätstrennung zwischen den Basalzellen und der Basalmembran in der Lamina lucida, in der dermoepidermalen Verbundzone vollzieht (junktiolytische Blase).

Verlauf. Die betroffenen Kinder sterben bei massiver Ausprägung der Erkrankung meist in den ersten Lebensjahren. Die Blasen heilen ohne Hinterlassung von dystrophischen Veränderungen, Narben, Milien oder Pigmentierung ab. Gelegentlich kann aber Onychodystrophie vorkommen, auch Skelettatrophien. Bei geringer Ausprägung des Krankheitsbildes bleibt die angeborene Neigung zur Blasenbildung der Haut und der oralen Schleimhaut auf mechanischen Reiz erhalten.

Differentialdiagnose. Die differentialdiagnostische Abgrenzung gegenüber der Epidermolysis bullosa hereditaria dystrophica (Hallopeau-Siemens) kann schwierig werden, wenn sich Onychodystrophie entwickelt. Entscheidend ist die elektronenmikroskopische Lokalisierung der initialen Blase.

Therapie. Nur sorgfältige Pflege, Überwachung auf bakterielle und mykotische (Candida albicans) Infektionen, Therapie mit Glukokortikoiden in hoher Dosierung (initial 60–120 mg Prednison, später minimale Erhaltungsdosis) können lebensrettend wirken.

**Epidermolysis bullosa hereditaria simplex –
Typus Ogna** [Gedde-Dahl 1970]

Definition. Es handelt sich um eine weitere nichtdystrophische Epidermolyse, die wahrscheinlich auf eine autosomal-dominante Mutation in der Gemeinde Ogna in Südwestnorwegen zurückgeht.

Klinik. Die extrem seltene lebenslange Erkrankung ist charakterisiert durch kongenitale, saisonunabhängige Verletzlichkeit des ganzen Integuments, besonders an den Akren, subkorneale Blutungen an den Extremitäten und Bläschen sowie Blasen an den Händen und Füßen, die ab dem 5. Lebensjahr auftreten und während der Sommerzeit stärker werden. Auch Onychokrypose der Großzehennägel wurde beobachtet.

Dystrophische Epidermolysen

Bei diesen Krankheitstypen kommt es nach mechanisch ausgelöster Blasenbildung nicht zur Heilung ad integrum, sondern zur Bildung von Milien, Hyper- oder Hypodystrophien (hypertrophische oder atrophische Narben) und Pigmentierungsstörungen. Wegen der starken Beeinträchtigung der Patienten durch schwere dystrophische Verlaufsformen ist diese Gruppe von besonderer sozialmedizinischer Bedeutung (vgl. Tabelle, S. 439).

Epidermolysis bullosa hereditaria dystrophica
[Hallopeau 1896, Siemens 1925]

Synonyme. Epidermolysis bullosa dystrophica generalisata Hallopeau-Siemens, Hallopeau-Siemens-Syndrom, Epidermolysis bullosa polydysplastica.

Definition. Es handelt sich um eine relativ häufige, stets kongenital auftretende Erkrankung mit großer klinischer Variabilität; Ausgang in Dystrophie und Nageldystrophie.

Erbgang. Autosomal-rezessiv. Unter den dystrophischen Epidermolysen die häufigste Krankheit. Konsanguinität der Eltern scheint eine Rolle zu spielen.

Pathogenese. Es wird diskutiert, ob es sich primär um einen Mangel an Verankerungsfibrillen („anchoring fibrils") im Bereich der dermoepidermalen Verbundzone handelt oder um eine mechanisch bedingte Aktivierung eines kollagenolytischen Faktors mit sekundärem Abbau von Verankerungsfibrillen und Kollagen und dermolytischer Blasenbildung im obersten Korium. Daher die Neigung zur Dystrophie. Erhöhte Kollagenaseaktivität konnte in Organkulturen von Blasendecken und in Fibroblastenkulturen gefunden werden. Möglicherweise handelt es sich um eine strukturell alterierte Kollagenase.

Klinik. Blasen entstehen teilweise traumatisch, teilweise scheinbar spontan. Die Ausprägung der klinischen Erscheinungen ist sehr unterschiedlich. Im Anschluß an Blasenbildung, besonders im Bereich mechanisch belasteter Akren, aber auch im Bereich der Glutäen kommt es zur Atrophisierung der Haut mit Hyper- und Depigmentierungen. Typisch ist das Auftreten zahlreicher postbullöser Milien. Finger- und Zehenspitzen sind von einer zarten atrophischen Haut bedeckt. Das Papillarmuster geht verloren. Die Nägel fallen aus oder zeigen schwere Onychodystrophie. Dermatogene Beugekontrakturen können zu Synechien und Klauenhand führen. Hyperhidrosis an Palmae und Plantae sowie Akrozyanose sind häufig. Die Haut der betroffenen Kinder ist meist trocken. Die Zähne können fehlgeformt sein und frühzeitig Karies aufweisen. Am behaarten Kopf ist das Haar dünn; pseudopeladeartige Atrophien am behaarten Kopf sind nicht selten.

Schleimhäute. Sie sind in 20% der Fälle mitbetroffen. Erosionen und Ulzerationen mit Vernarbung nach Blaseneruptionen findet man im Mund, aber auch an Konjunktiven, Larynx und Ösophagus (konjunktivale Synechien, Heiserkeit, Ösophagusstrikturen, Pneumonie), an Genitalschleimhäuten und Analgegend. Durch ständigen Proteinverlust kann es zur Beeinträchtigung des Allgemeinzustands der Patienten kommen.

Neuerdings wurde ein *Typus inversus* (Gedde-Dahl 1970) beschrieben, der dadurch charakterisiert ist, daß hier die Hautveränderungen hauptsächlich im Bereich der großen Falten und der Anogenitalregion lokalisiert sind, während die Akren frei bleiben.

Symptome. Die subjektiven Symptome können schwer sein. Bei starken Vernarbungen, Synechien und Mutilierungen sind die Betreffenden lebenslang stark beeinträchtigt.

Histopathologie. Die dermoepidermale Kontinuitätstrennung entsteht subepidermal. Elektronenmikroskopische Untersuchungen haben gezeigt, daß die Blasenbildung unterhalb der Basalmembran im Korium zustande kommt: dermolytische Blase.

Verlauf. Die Erkrankung beginnt in früher Kindheit, kann je nach Ausprägung außerordentlich schwer verlaufen und den Menschen lebenslang auf Hilfe angewiesen sein lassen. Es sind auch generalisierte subletale Verlaufsformen beschrieben worden.

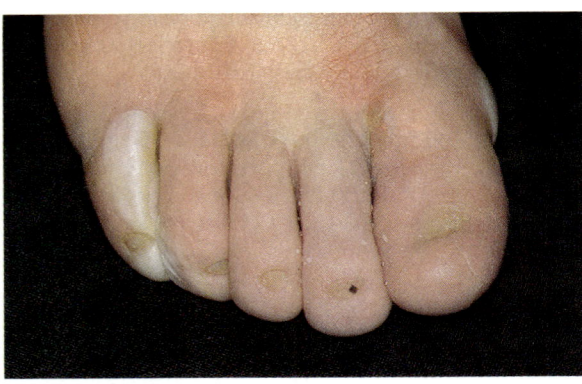

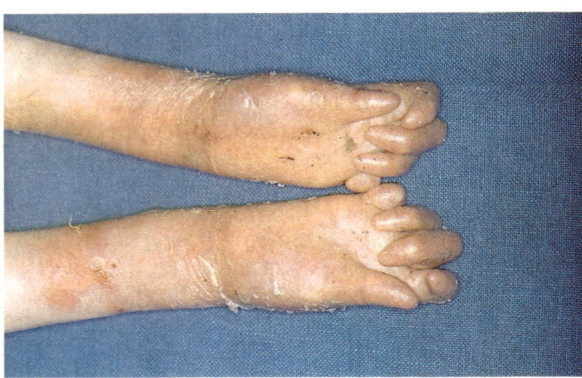

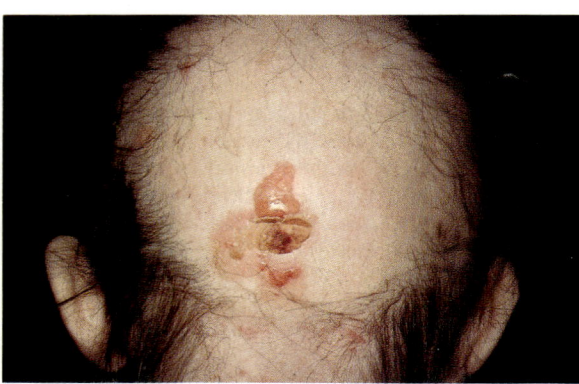

Epidermolysis bullosa hereditaria dystrophica

Tabelle: Dystrophische Epidermolysen

Krankheits-bezeichnung	Autor/ Typen	Erbgang	Sitz der Blase	Krankheits-wert	Relative Häufigkeit
Epidermolysis bullosa hereditaria dystrophica	Hallopeau und Siemens	Autosomal-rezessiv	Dermolytisch	Mittel bis hoch	Häufig
Epidermolysis bullosa hereditaria dystrophica dominans	Cockayne und Touraine	Autosomal-dominant	Dermolytisch	Gering	Sehr selten
Epidermolysis bullosa hereditaria et albo-papuloidea	Pasini	Autosomal-dominant	Dermolytisch	Gering bis mittel	Sehr selten
Congenital localized absence of skin and associated abnormalities resembling epidermolysis bullosa	Bart-Syndrom	Autosomal-dominant	Unbekannt	Gering	Sehr selten
Epidermolysis bullosa hereditaria dystrophica	Typus Disentis	Wahrscheinlich autosomal-rezessiv	Junktiolytisch	Mittel	Sehr selten
Dystrophia bullosa hereditaria, Typus maculatus	Typus Amsterdam	X-chromosomal-rezessiv	Epidermolytisch	Hoch	Sehr selten

Prognose. Sie muß mit Vorsicht gestellt werden, da auf den leukoplakischen und narbigen Veränderungen an den Schleimhäuten, aber auch an der Haut, sich später spinozelluläre Karzinome entwickeln können.

Erbprognose. Bei einem Kind mit dieser Erkrankung besteht für jedes weitere Kind eine Erkrankungswahrscheinlichkeit von 25%. Da innerhalb der Geschwister leichte und schwere Fälle vorkommen können, ist den Eltern von einer weiteren Schwangerschaft abzuraten.

Differentialdiagnose. Die Abgrenzung von der Epidermolysis bullosa simplex letalis kann bei Neugeborenen und Kleinkindern nur elektronenmikroskopisch erfolgen. Im Erwachsenenalter ist auch an Porphyria cutanea tarda zu denken.

Therapie
Innerlich: Versuch mit Vitamin-E-Therapie (600–1200 mg/Tag). Nach eigenen Beobachtungen hat sich die Vitamin-E-Therapie nicht bewährt. Neuerdings wird über günstige Erfahrungen mit dem Kollagenaseinhibitor Phenytoin (Zentropil) berichtet. Dosierung: etwa 3 mg/kg KG tgl. auf 2 Dosen verteilt für 10–14 Tage; danach weitere Therapie zur Erhaltung eines Blutspiegels von mindestens 8 µg/ml.
Äußerlich: Versuche mit heparinoid- und glukokortikoidhaltigen Salben. Hautpflege, Vermeidung und Behandlung von Sekundärinfektionen. Bei starken Synechien muß versucht werden, die Funktion durch äußerliche Glukokortikoidtherapie oder chirurgisch-rekonstruktive Maßnahmen wiederherzustellen.

Epidermolysis bullosa hereditaria dystrophica dominans [Cockayne 1933, Touraine 1942]

Synonyme. Epidermolysis bullosa dystrophica localisata, Cockayne-Touraine-Syndrom, Epidermolysis bullosa hyperplastica.

Erbgang. Autosomal-dominant.

Klinik. Sehr seltene Erkrankung. Bei normalem Gesundheitszustand und normaler geistiger Entwicklung treten, meist bereits bei Geburt, in der frühen Kindheit, aber auch später, traumatische Blasen an den belasteten Akren, besonders im Glutäalbereich auf, die mit atrophischen, teilweise auch keloidartig wulstigen Bindegewebshyperplasien abheilen. Onychogryposisartige Dystrophien von Finger- und Fußnägeln, die auch teilweise oder ganz fehlen können. An den Schleimhäuten Erosionen, Ulzerationen oder Narben.
Beschwerden besonders bei Narbenbildung und Sitz im Glutäalbereich.

Histopathologie. Subepidermale Blasenbildung. Elektronenmikroskopisch sitzt die Kontinuitätstrennung unterhalb der Basalmembran im Korium (dermolytische Blasenbildung). Neuere Untersuchungen scheinen für eine kongenitale Hypoplasie der dermalen Verankerungsfibrillen zu sprechen.

Erbprognose. Erkrankungswahrscheinlichkeit für Kinder von Merkmalsträgern 50%. Wegen geringer Krankheitsraten sind eugenische Notwendigkeiten nicht gegeben.

Therapie. Nur symptomatische Therapie. Bei Neigung zu Bindegewebshyperplasie Versuch mit heparinoid- oder glukokortikoidhaltigen Externa; auch intraläsionale Injektion von verdünnter Triamcinolonkristallsuspension (Volon-A-Kristallsuspension 10 mg, 1:4 verdünnt mit Scandicain 1%); evtl. chirurgisches Vorgehen; Berufsberatung.

Epidermolysis bullosa hereditaria et albopapuloidea
[Pasini 1928]

Synonyme. Epidermolysis bullosa dystrophica (Pasini), Pasini-Syndrom.

Vorkommen. Die sehr seltene Krankheit kommt in denselben Familien vor, wo auch Epidermolysis bullosa hereditaria dystrophica dominans beobachtet wird und kann daher als eine Sonderform dieser Erkrankung angesehen werden.

Erbgang. Autosomal-dominant.

Ätiopathogenese. Möglicherweise handelt es sich um einen genetisch bedingten Defekt der dermalen Verankerungsfibrillen an der dermoepidermalen Verbundzone, da diese nur rudimentär ausgebildet sind.

Klinik. Entweder bei Geburt oder im Verlauf der ersten beiden Lebensjahre entwickelt sich an den Akren das Bild der Epidermolysis bullosa hereditaria dystrophica dominans. Die krankheitsbezeichnenden albopapuloiden Hauterscheinungen entstehen meistens erst in späterer Kindheit oder im Erwachsenenalter in Form kleiner, harter weißlicher perifollikulärer Papeln, welche langsam an Größe zunehmen. Ihr Sitz entspricht nicht den Orten der Blasenbildung. Prädilektionsstellen sind vielmehr die Lumbosakralregion sowie vordere und hintere Schweißrinne.

Histopathologie. Subepidermale Blasenbildung. Elektronenmikroskopisch lokalisiert sich auch hier die Kontinuitätstrennung unterhalb der Basalmembran: dermolytische Blase.

Verlauf. Relativ günstig, etwa wie bei der dominantdystrophischen Form.

Erbprognose. Die Erkrankung besitzt nur relativ geringen Krankheitswert. Die Hälfte der Kinder von Erkrankten erkrankt ebenfalls manifest.

Epidermolysis bullosa dystrophica mit Hypakusis
[Gedde-Dahl 1970]

Synonyme. Epidermolysis bullosa neurotrophica (progressiva).

Klinik. Dieser Typ einer dystrophischen Epidermolyse wurde 1970 von dem norwegischen Autor Gedde-Dahl beschrieben und kann wohl als eine Epidermolysis vom dystrophischen Typ mit Spätmanifestation und Innenohrschwerhörigkeit definiert werden.
Sie ist extrem selten und durch folgende Symptome charakterisiert:
– Beginn der Blasenbildung in der Kindheit oder Adoleszenz.
– Dystrophische Nagelveränderungen vor Beginn der Hauterscheinungen.
– Diffuse und progressive Hautatrophie an Händen, Ellbogen, Füßen und Knien mit Verlust der normalen Hautoberflächenstruktur.
– Gelegentliche Erscheinungen an der Mundschleimhaut.
– Kongenitale, langsam progressive, neurogene Innenohrschwerhörigkeit.

Epidermolysis bullosa hereditaria dystrophica – Typus Disentis
[Hashimoto, Schnyder, Anton-Lamprecht 1976]

Synonym. Epidermolysis bullosa atrophicans generalisata mitis Disentis.

Diese Erkrankung wurde zuerst nur bei einem Patienten gesehen, der aus der Gemeinde Disentis am Oberrhein stammt; daher die Bezeichnung. Es handelt sich um eine kongenitale, generalisierte, nicht letale dystrophische Epidermolyse. Sowohl spontan als posttraumatisch bilden sich Blasen aus. An den Handrücken ist die Haut atrophisch. Milien fehlen, hingegen finden sich Nageldeformitäten. Mundschleimhaut und Ösophagus unauffällig. Intelligenz nicht beeinträchtigt.

Histopathologie. Es handelt sich um eine subepidermale junktiolytische Blase, die wie bei Epidermolysis bullosa hereditaria letalis Herlitz durch Kontinuitätstrennung zwischen Basalzellen und Basalmembran in der Lamina lucida zustande kommt.

Dystrophia bullosa hereditaria – Typus maculatus seu Amsterdam
[Woerdemann 1958]

Die Krankheit wurde von Woerdemann in Amsterdam (daher: Typus Amsterdam) beschrieben und wird X-chromosomal vererbt. Sie ist äußerst selten und charakterisiert durch generalisiertes Auftreten von pemphigoiden Blasen, Hyper- und Depigmentierungen, Hypotrichie, konisch zulaufende Finger mit Nagelanomalien, Akrozyanose, Hornhautdystrophien, Mikrozephalie mit geistiger Minderleistung. Die Blasen lokalisieren sich histologisch subepidermal und entstehen zytolytisch (epidermolytische Blase). Die Lebenserwartung ist herabgesetzt.

Epidermolysis bullosa und kongenitales lokalisiertes Fehlen von Haut
[Bart et al. 1966]

Synonyme. Bart-Syndrom, „congenital localized absence of skin and associated abnormalities resembling epidermolysis bullosa".

Definition. Diese Dermatose erinnert an Epidermolysis bullosa hereditaria dystrophica dominans, heilt aber innerhalb einiger Monate spontan ab.

Vorkommen. Bisher nur wenige Fälle beschrieben. Wahrscheinlich autosomal-dominanter Erbgang.

Klinik. Bei Neugeborenen, aber auch bei Kleinkindern oder Schulkindern manifestiert sich die Erkrankung besonders an den unteren Extremitäten und den Gesäßflächen, selten auch an Ellenbeugen, aber nicht ausschließlich an physikalisch-traumatisch belasteten Hautarealen durch folgende Symptome:
- mechanisch ausgelöste Blasen an Haut und Mundschleimhaut,
- umschriebene Hautdefekte (Aplasia cutis circumscripta (?), besonders an den unteren Extremitäten,
- Nageldeformitäten (Aplasien und Onychodystrophien).

Histopathologie. Blasenbildung durch dermoepidermale Spaltbildung oberhalb der PAS-reaktiven Basalmembranzone.

Verlauf. Spontanheilung innerhalb von Wochen bis wenigen Monaten unter zart atrophischer Narbenbildung; gelegentlich Synechien und postbullöse Milien.

Differentialdiagnose. Wegen der günstigen Prognose ist Abgrenzung von anderen Formen der Epidermolysis bullosa hereditaria wichtig. Bei diesen fehlen Hautdefekte und spontane Heilung.

Therapie. Wundheilungsfördernd und evtl. antibiotisch.

Anhang: Epidermolysis bullosa acquisita

Definition. Diese sehr seltene erworbene Erkrankung hat große Ähnlichkeiten mit bullösem Pemphigoid, spricht aber nicht auf Glukokortikoide an; ferner mit vernarbendem Pemphigoid, Porphyria cutana tarda oder Epidermolysis bullosa hereditaria dystrophica.

Vorkommen. Selten. Stets Einsetzen der Erkrankung nach der Kindheit. Hauptsächlich bei älteren Erwachsenen. Keine familiäre Belastung.

Klinik. Im Vordergrund steht ein bullöses Exanthem, das ähnlich wie bei der Epidermolysis bullosa hereditaria dystrophica hauptsächlich an mechanisch traumatisierten Hautregionen lokalisiert ist. So ergibt sich die Prädilektion an Händen, Ellbogen, Füßen und Knien. Die blasigen Veränderungen können mit Hautatrophie, Narben und mit postbullösen Milien abheilen.
Mitbeteiligung der Schleimhäute kommt nicht selten vor und kann zu erheblichen Schwierigkeiten in der Ernährung der Kranken führen.

Histopathologie. Subepidermale Blasenbildung. Die PAS-reaktive Basalmembran haftet an der Blasendecke, weil sich die dermolytischen Blasen in den dermalen Papillen unterhalb der Basalmembran ausbilden. Daher kommt es wohl auch zur atrophischen Narbenbildung wie bei hereditären dermolytischen Epidermolysisformen.

Immunpathologie. Wesentlich ist der Nachweis von meist linearen IgG-Ablagerungen in der Basalmembranzone mittels DIF wie bei bullösem Pemphigoid. Auch andere Immunglobuline (z.B. IgA, IgM) sowie Komplementfaktoren kommen in der Basalmembranzone vor. Immunelektronenmikroskopische Untersuchungen lassen erkennen, daß IgG nicht wie bei bullösem Pemphigoid in der Lamina lucida, sondern in und unterhalb der Lamina densa abgelagert werden. In einem Teil der Fälle können mittels IIF im Blut wie bei bullösem Pemphigoid Antibasalmembranantikörper nachgewiesen werden.

Symptome. Bemerkenswert ist die Tatsache, daß diese Erkrankung mit Amyloidose, Leukämie, multiplem Myelom, chronischer Thyreoiditis, Lupus erythematodes oder Diabetes mellitus zusammen vorkommen kann. Ähnliche Reaktionen wurden auch nach Penicillamin beschrieben.

Differentialdiagnose. Die Abgrenzung gegen bullöses Pemphigoid ergibt sich durch die Blasenentstehung in mechanisch traumatisierten Hautregionen, die Neigung zur Narbenbildung, ferner durch die immunpathologischen Untersuchungen; Abgrenzung gegen Epidermolysis bullosa hereditaria aufgrund des Krankheitsbeginns im Laufe des späteren Lebens. Die Erkrankung ist nur dann zu diagnostizieren, wenn alle anderen bullösen Dematosen ausgeschlossen sind.

Therapie. Diese Erkrankung spricht im Gegensatz zum bullösen Pemphigoid nicht auf Glukokortikoide an, was auch von diagnostischer Bedeutung ist. Versuche mit Sulfonen (DADPS) und Plasmaphorese sind indiziert; Versuch mit Vitamin E (600–1200 mg tgl.).

Pemphiguskrankheiten

Die erworbenen und nicht spontan abheilenden Erkrankungen der Pemphigusgruppe sind primär durch akantholytische, zur Blasenbildung führende Kontinuitätstrennung innerhalb des Epidermisgefüges gekennzeichnet, die durch Auflösung bereits bestehender und durch Hemmung der Ausbildung neuer desmosomaler zwischenzellüger Verbindungen zustande kommt. Akantholytische Epidermiszellen, sog. Pemphiguszellen, können bei solchen Erkrankungen am Blasengrund zytologisch nachgewiesen werden (Tzanck-Test) und haben diagnostischen Wert. Für die Akantholyse sind wahrscheinlich auf den Zelloberflächen lokalisierte Autoantikörper verantwortlich, welche die Fähigkeit der Epidermiszellen, auf ihrem Weg zur Hautoberfläche neue Kontakte einzugehen, hemmen. Solche antiepithelialen Antikörper

(Pemphigusantikörper) können bei Pemphiguskrankheiten durch direkte Immunfluoreszenzuntersuchung (DIF) im Interzellularraum der Epidermis (Blase und Blasenrandzone) und vielfach durch indirekte Immunfluoreszenzverfahren (IIF) auch im Serum der betroffenen Patienten nachgewiesen werden. Zur Pemphigusgruppe gehören:

1) Pemphigus vulgaris und Pemphigus vegetans.
2) Pemphigus foliaceus, brasilianischer Pemphigus und Pemphigus erythematosus.
3) Pemphigus chronicus familiaris. Er zeigt zwar Akantholyse, aber keine Immunphänomene; er ist eine vererbbare Erkrankung und steht dem M. Darier nahe. Aus differentialdiagnostischen Gründen wird sie hier mitbesprochen.

Pemphigus vulgaris

Definition. Pemphigus vulgaris ist eine meist chronisch verlaufende Erkrankung, bei der es an normal aussehender Haut und Schleimhäuten zur Eruption von Blasen kommt. Unbehandelt endet die Krankheit über kurz oder lang tödlich. Pemphigusantikörper, die gegen Epidermiszellen gerichtet sind, können im Serum und in den befallenen Hautpartien bei den betroffenen Patienten nachgewiesen werden.

Vorkommen. Pemphigus vulgaris ist nicht häufig und zeigt keine Geschlechtsgebundenheit. Juden erkranken vielleicht häufiger. Bevorzugt betroffen sind Menschen zwischen dem 30. und 60. Lebensjahr; aber auch im Kindes- und Greisenalter tritt die Krankheit auf. Eine Assoziierung zu HLA-B13, und (fraglich) zu HLA-A10 sowie HLA-W10, wurde bekannt.

Ätiopathogenese. Ätiologie unbekannt; diskutiert werden „slow virus infection" und Autoimmunkrankheit.
Pathogenetisch scheinen die Vorgänge in der Epidermis von primärer Bedeutung zu sein. Elektronenmikroskopische Untersuchungen haben gezeigt, daß sich bei Pemphigus vulgaris die zwischenzelligen Kontakte (Desmosomen) auflösen und sich neue Kontakte nicht in genügender Weise ausbilden. Dadurch ist die Kohäsion innerhalb des Epidermisgefüges gestört. Für diese Störungen dürften sehr wahrscheinlich autoimmunologische Vorgänge ursächlich bedeutsam sein.
Dafür sprechen folgende Befunde:

– Mit direkter Immunfluoreszenz (DIF) können im Interzellularraum im Bereich von Blasen und Blasenrandgebieten in allen Fällen Antikörper (meist IgG) und auch Komplementfaktoren an den Zelloberflächen nachgewiesen werden. Möglicherweise handelt es sich um Immunkomplexe.
– Im Serum der Patienten können ebenfalls antiepitheliale Pemphigusantikörper mit indirekter Immunfluoreszenz (IIF) nachgewiesen werden.
– Die Titerhöhe der Pemphigusantikörper steht in guter Korrelation zur Schwere der Krankheit.
– Passive Übertragung der Erkrankung auf Labortiere mittels Patientenserum ist insofern gelungen, als Akantholyse erzeugt werden konnte.
– Bei Prädisposition zur Autoimmunreaktion kann durch Medikamente wie Captopril, Indometacin, Phenylbutazon, Penicillin, Penicillamin, Propranolol, Pyritinol oder Rifampicin Pemphigus vulgaris ausgelöst werden. Auch nach Verbrennung, Sonnenbrand, UV-Bestrahlung und Röntgenbestrahlung wurde Pemphigus vulgaris beobachtet.
– Die Kombination von Pemphigus vulgaris mit anderen Autoimmunerkrankungen wie Myasthenia gravis, Thymom, perniziöse Anämie, M. Hodgkin (?).

Alle diese Beobachtungen deuten darauf hin, daß den bei dieser Erkrankung nachweisbaren Antikörpern offenbar eine pathogenetische Bedeutung zukommt und daß die Fixierung von Immunkomplexen an den epidermalen Zelloberflächen im Interzellularraum zu einer Störung der Kontaktaufnahme zwischen benachbarten Epidermiszellen und damit zur Einleitung der Akantholysevorgänge führt.

Klinik. Sie beginnt unscheinbar und meist ohne erkennbare Ursache. An irgendeiner Hautstelle, oft im Nabel, treten wasserklare schlaffe Blasen mit serösem Inhalt auf, die bald platzen und zu einer geröteten Erosion führen. Dort kann es zur Verkrustung kommen, während sich der Blasenrand weiterschiebt. Innerhalb eines Herdes können wieder neue Blasen auf-

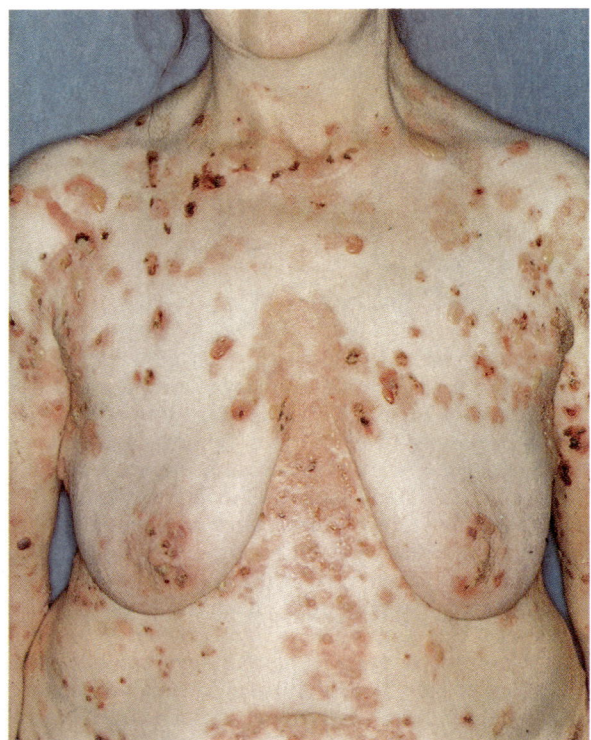

Pemphigus vulgaris

treten. Der Blaseninhalt ist nicht hämorrhagisch. In über 50% der Fälle beginnt die Erkrankung in der Mundhöhle. Hier zerplatzen die dünnen Blasen rasch infolge von Mazeration, weshalb schmerzhafte Erosionen das klinische Bild prägen. Auch die Augen können mitbetroffen sein (chronische Konjunktivitis, chronische Blepharitis ohne Vernarbung).

Im Verlauf der Erkrankung können die intertriginösen Hautpartien (Axillen, submammärer Raum, Inguinalregion) betroffen werden, schließlich aber auch die gesamte Haut. Prädilektionsstellen bestehen nicht. Überall kann es auf klinisch normal aussehender Haut zur Entwicklung von unterschiedlich großen schlaffen Blasen mit klarserösem oder weißlichtrübem Inhalt kommen. Die Blasen können von einem entzündlichen Randsaum umgeben sein. Die dünnen Blasendecken zerplatzen rasch und hinterlassen erodierte Flächen. In dieser Phase ist die Krankheit durch die großflächigen Erosionen geprägt. Sofern keine Sekundärinfektion hinzutritt, können die Blasen ohne Residuen abheilen, während sich neue Blasen in den alten Gebieten oder an neuen Hautstellen entwickeln. Überwiegt die Neubildung von Blasen, so werden immer größere Hautflächen erosiv verändert und mit Krusten bedeckt.

Übt man an anscheinend normaler Haut besonders in Blasennähe einen festen seitlich-schiebenden Druck auf die Haut aus, so kann man die oberen Epidermislagen abschieben (*Nikolski-Phänomen I*). Dieses Zeichen läßt erkennen, daß durch Akantholyse die Kohäsion epidermaler Zellen gelockert ist. Drückt man auf eine Blase, so kann man auch den Blaseninhalt innerhalb der Epidermis seitlich weiter wandern sehen (*Nikolski-Phänomen II*). Zu Zeiten von Remissionen sind beide Phänomene nicht auslösbar.

Symptome. Im allgemeinen kein Juckreiz. Die Erosionen sind schmerzhaft, können Rhagaden aufweisen, bluten und neigen zur Verkrustung sowie Sekundärinfektion. Besonders schmerzhaft sind die schlecht heilenden Erosionen im Mund. Dadurch ist der Patient bei der Nahrungsaufnahme stark behindert. Prädilektionsstellen fehlen, weil es sich um eine Erkrankung handelt, bei der jede Hautstelle zur Blasenbildung neigt. Wie das Nikolski-Phänomen zeigt, können mechanische Faktoren für die Blasenlokalisation bestimmend wirken. So ergibt sich eine scheinbare Prädilektion in den Inguinalregionen, im Glutäal- oder Rückenbereich und unter der Brust.

Laborbefunde. Sie sind für die Pemphigusdiagnose ohne Bedeutung. In fortgeschrittenen Fällen ist die BSG erhöht; es besteht eine sekundäre hypochrome Anämie, Leukozytose mit mäßiger Linksverschiebung und gelegentlich Eosinophilie. Hypo- und Dysproteinämie (Albuminverminderung bei Vermehrung von α-, β- und besonders γ-Globulinen) sowie Elektrolytveränderungen (Natrium-, Chlorid-, Calciumverminderung im Blutserum) sind sekundär.

Zytologie des Blasengrundausstrichs. Die von Tzanck 1947 beschriebene *akantholytische Pemphiguszelle* (Tzanck-Zelle) vom Blasengrundausstrich einer frisch

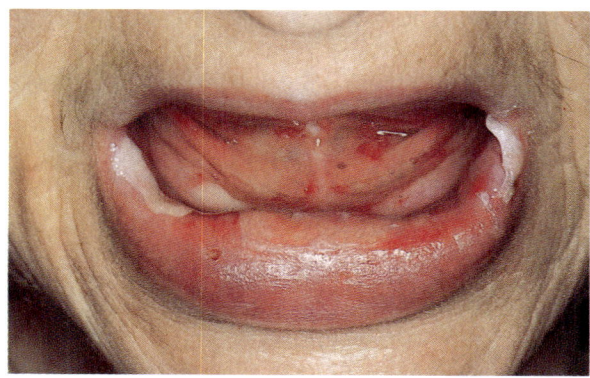

Pemphigus vulgaris

eröffneten Blase ist typisch, wenn auch nicht spezifisch für Pemphigus vulgaris. Nach vorsichtigem Eröffnen einer frischen Blase wird vom Blasengrund mit einer Platinöse oder einem Skalpell Gewebsmaterial entnommen, auf einen Objektträger ausgestrichen, wie ein Blutbild behandelt und gefärbt (May-Grünwald-Giemsa-Färbung). Man sieht dann neben Leukozyten oder Bakterien locker angeordnete Epidermiszellkomplexe mit nur wenigen oder ganz fehlenden interzellulären Verbindungen die akantholytischen Epidermiszellen (Tzanck-Zellen). Um einen stark basophilen strukturlosen Kern findet sich eine perinukleäre Aufhellungszone, die im Kontrast steht zur Verdichtung des basophilen RNS-haltigen Zytoplasmas in der Zellperipherie. Der Tzanck-Test ist für die erste Diagnosestellung wertvoll, ersetzt aber nicht die histologische Untersuchung.

Histopathologie. Typisch ist ein geringes intrazelluläres Ödem in den unteren Epidermislagen mit suprabasaler akantholytischer Kontinuitätstrennung und Blasenbildung. Dieser liegt eine Lösung von im Interzellularraum in Form von Desmosomen bestehenden Kontakten zwischen den Fortsätzen benachbarter Epidermiszellen zugrunde, die zu einer intraepidermalen Riß- und, nach Insudation von Serum, zur Blasenbildung führen. Elektronenmikroskopische Untersuchungen haben gezeigt, daß auch in klinisch normal aussehenden Hautbereichen neben Blasen die

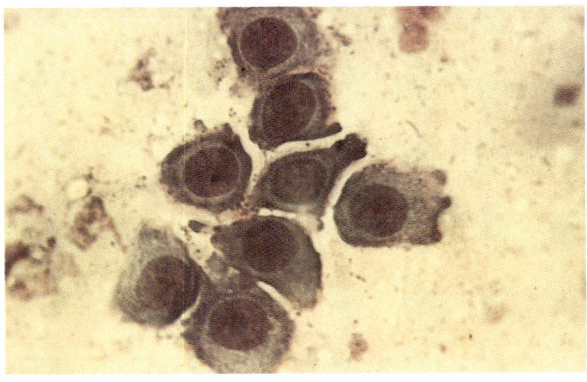

Tzanck-Test: Pemphiguszellen

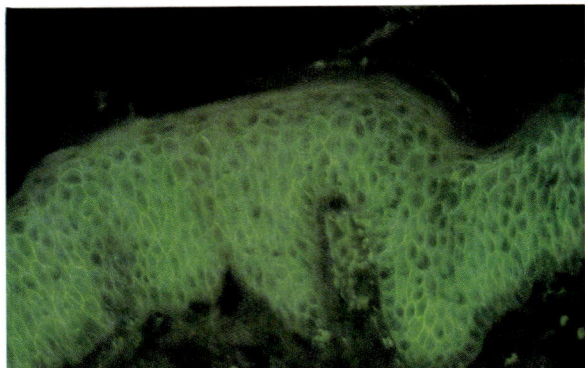

Pemphigus vulgaris. DIF: interzelluläre IgG-Ablagerungen in der Epidermis

Ausbildung desmosomaler Kontakte zwischen den Epidermiszellen pathologisch reduziert ist. In älteren Blasen finden sich oft viele neutrophile oder eosinophile Leukozyten, die nekrobiotische Epidermiszellen phagozytieren können. Die Veränderungen im oberen Korium sind uncharakteristisch und zeigen das Bild einer geringfügigen Entzündung, oft unter der Beteiligung von eosinophilen Leukozyten. In älteren Erscheinungen beherrschen unspezifische entzündliche Vorgänge das Bild.

Immunologie. Mittels der direkten Immunfluoreszenz (DIF) lassen sich innerhalb der Blase und im Blasenrandgebiet im Interzellularraum der Epidermis Immunglo*buline* (vorwiegend vom IgG-Typ) und Komplementkomponenten nachweisen. Mittels indirekter Immunfluoreszenz (IIF) können im Serum von Patienten mit Pemphigus vulgaris Pemphigusantikörper nachgewiesen werden, die gegen interzelluläre Komponenten von geschichtetem Epithel (Epidermis, Lippenepithel, Ösophagusepithel) gerichtet sind.

Tabelle: Pemphigusantikörper bei blasigen Dermatosen mit Akantholyse

Diagnose	Histologische Akantholyse	Immunfluoreszenz	
		Serum (IIF)	Erkrankte Haut (DIF)
Pemphigus vulgaris	+	+ (>90%)	+ (100%)
Pemphigus vegetans	+	+[a]	+
Pemphigus foliaceus	+	+[a]	+
Pemphigus erythematosus	+	+[a]	+
Pemphigus chronicus benignus familiaris	+	0	0
M. Darier, bullöser Typ	+	0	0
Transitorische akantholytische Dermatose (Grover)	+	0	0

[a] Evtl. mehrmalige Untersuchung in 2–3 wöchigen Abständen nötig

Phemphigusartige Antikörper wurden auch unter anderen Umständen beschrieben. In der DIF zeigen sie gewöhnlich eine schwächere Reaktion und scheinen sich auch in vitro kaum an die interzellulären Komponenten der Epidermis zu binden (IFF negativ).
Sie wurden nachgewiesen bei Verbrennungen, bei Lyell-Syndrom und bei arzneibedingten Hautreaktionen nach Penicillamin, Penicillin, Butazolidin, Chlorpromazin u.a.

Verlauf. Unberechenbar. Über Jahre können nur wenige Blasen an denselben Haut- oder Schleimhautbereichen auftreten. Blasenschübe an Haut- und Schleimhäuten können auch plötzlich in Erscheinung treten und nach Wochen wieder zur Rückbildung neigen. Im allgemeinen führt die Erkrankung unbehandelt in 1–3 Jahren zum Tode. Da in vielen Fällen die Mundschleimhäute mitbetroffen sind, wird Essen und Trinken zur Qual; die Nahrungsaufnahme ist weitgehend eingeschränkt und die Patienten verfallen allgemein körperlich. Auch die Beteiligung von Nasen-, Konjunktival- und Analschleimhäuten kann sehr schmerzhafte Veränderungen erzeugen. Bei Abstrichen aus älteren Blasen und Erosionen lassen sich vielfach Bakterien nachweisen, so daß Sekundärinfektionen jederzeit möglich sind.
Besteht Pemphigus vulgaris über längere Zeit oder verläuft er massiver, so ist in der Regel das Allgemeinbefinden stark beeinträchtigt durch erhebliches Krankheitsgefühl, Appetitlosigkeit und Abmagerung. Die Körpertemperatur kann erhöht sein, in der Endphase bestehen oft septische Temperaturen. Der Tod tritt bei akuterem Verlauf nach wenigen Monaten oder bei intermittierendem Verlauf nach mehreren Jahren durch sekundäre Komplikationen wie Sepsis, Bronchopneumonie oder Kachexie ein. Oft hat man den Eindruck, daß der Patient nicht primär an den Hauterscheinungen stirbt. Auch die *Autopsie* zeigt nur unspezifische Veränderungen, die daran denken lassen, daß der Tod mehr durch stoffwechselbedingte Änderungen als durch organische Erkrankung eingetreten ist.
Bemerkenswert kann die Lipoidverarmung der Nebennierenrinden sein, dürfte aber auch nur ein Sekundärphänomen darstellen.

Prognose. Sie ist vorsichtig zu stellen; wenn die Patienten zur Behandlung hohe Dosen von Glukokortikoiden und Zytostatika über längere Zeit benötigen, ist mit Nebenwirkungen zu rechnen. Warum bei Juden die Erkrankung angeblich häufiger vorkommt und einen schwereren Verlauf nehmen soll als bei anderen, ist unbekannt.

Differentialdiagnose. Besonders wichtig ist die Abgrenzung von bullösem Pemphigoid, Dermatitis herpetiformis, bullösen toxischen Exanthemen, der bullösen Form des Erythema exsudativum multiforme und der Porphyria cutanea tarda. Entscheidend sind Anamnese, histologische Untersuchung einer initialen Blase, immunologische Untersuchungen und Beobachtung des Verlaufs. Die Mundschleimhautveränderungen sind gegen aphthöse Erkrankungen, erosiven

Lupus erythematodes und erosiven Lichen ruber abzugrenzen.

Therapie

Innerlich: Seit der Einführung von Glukokortikoiden, ACTH und wohl auch von Immunosuppressiva hat die Erkrankung ihren großen Schrecken verloren, weil die Mortalität um mehr als 50% gesenkt werden konnte. Da es sich um eine vitale Indikation handelt, befindet man sich oft in der Zwangslage, bekannte Nebenwirkungen dieser Therapeutika in Kauf zu nehmen. Es hat sich bewährt, die Behandlung des Pemphigus mit hohen Glukokortikoiddosen zu beginnen, um rasch eine Remission zu erzeugen. Die *Anfangsdosen* liegen bei schwerem Pemphigus zwischen 200 und 250 mg Prednison oder Isodosen anderer Glukokortikoide wie Prednisolon, Methylprednisolon (Urbason) oder Fluocortolon (Ultralan), bei mittelschwerem Pemphigus bei 120–200 mg und bei milden Verlaufsformen bei 80–120 mg tgl. bis zur kompletten Remission. Darüber können 2–6 Wochen vergehen. Danach reduziert man die hohen Tagesdosen relativ rasch und sucht nach *Erhaltungsdosen*, welche zur Aufrechterhaltung der Remission genügen. Dies gelingt oft mit 5,0–15,0 mg Prednisolonäquivalent täglich. Bei Unterschreitung solcher Dosen

Tabelle: Zur Differentialdiagnose von Pemphigus vulgaris, bullösem Pemphigoid und Dermatitis herpetiformis

Diagnose	Pemphigus vulgaris	Bullöses Pemphigoid	Dermatitis herpetiformis
Erkrankungsalter	30–60	>60	20–55
Geschlecht	♂ und ♀	Überwiegend Frauen, im hohen Alter überwiegend Männer	Vorwiegend Männer (~3:1)
Beginn	Lokalisiert für Monate, oft (~60%) im Mund	Generalisiert, akut bis subakut	Akut-subakut
Prädilektion	Keine	Beugeseiten der Unterarme, Achselhöhlen, Oberschenkelinnenseiten	Oberarm- und Oberschenkelstreckseiten, Lenden- und Glutäalregion, Schulterblätter, Kopf
Hauterscheinungen	*Dimorph*: schlaffe Blasen meist auf normaler Haut und *Erosionen* mit Blasenresten	*Polymorph*: pralle Blasen, oft mit hämorrhagischem Inhalt, schlecht heilende *Erosionen auf erythematösem Grund*	Gruppiert und polymorph: Erythematöse, urtikarielle, ekzematid-artige Herde mit herpetiform aggregierten Bläschen, Krusten und Erosionen
Granuläre IgA- und Komplementpräzipitate in der Basalmembranzone erkrankter Haut (DIF)	Negativ	Negativ	Positiv
Bluteosinophilie	Normal – mäßig	Normal – mäßig	Möglicherweise hoch (30%)
Subjektive Beschwerden	Schmerzhafte Erosionen	Schmerzhafte Erosionen	Brennendes *Jucken* oder Schmerzen
Prognose	Unbehandelt letal	In etwa 50% der Fälle unbehandelt letal durch Komplikationen	Günstig, nicht letal
Schleimhautbeteiligung	Fast stets	Selten (10–20%) und passager	Praktisch nie
Augenbeteiligung	Möglich	Sehr selten	Nie
Nikolski-Phänomen I	Positiv in normaler Haut	Positiv höchstens in Umgebung von Herden	Negativ
Nikolski-Phänomen II	Positiv	Positiv	Negativ
Jodidreaktion	Negativ	Negativ	Positiv
Blasenbildung	Suprabasale Akantholyse	Subepidermale junktiolytische Spannungsblase	Subepidermale dermolytische Spannungsblase
Tzanck-Test	Positiv	Negativ	Negativ
Pemphigusantikörper			
DIF (erkrankte Haut)	Positiv (100%)	Negativ	Negativ
IIF (Serum)	Meist positiv	Negativ	Negativ
Pemphigoidantikörper			
DIF (erkrankte Haut)	Negativ	Positiv (100%)	Negativ
IIF (Serum)	Negativ	Meist positiv (80%)	Negativ

kann sich dann wiederum ein Rückfall einstellen. Kann die Erhaltungsdosis auf unbestimmte Zeit ohne Nebenerscheinungen verabfolgt werden, so geht es den Patienten meist vorzüglich. Leider ist dies allerdings nicht immer möglich. Dann muß mit Nebenwirkungen wie Diabetes mellitus, Magenulzeration, Magenperforation, Hypertonie, Thrombose, Osteoporose, Aktivierung von Organtuberkulosen oder Candida-albicans-Infektionen u.a. gerechnet werden.

Wenn die Erhaltungsdosen von Glukokortikoiden über der Toleranzgrenze (etwa 7,5 mg Prednison tgl.) liegen, sollte man die Frage prüfen, ob eine *ACTH-Therapie* als Erhaltungstherapie in Betracht kommt. Hier hat sich Depot-ACTH (Synacthen) bewährt, das über längere Zeit in größer werdenden Abständen verabfolgt werden kann und nur relativ selten Nebenwirkungen (Diabetes mellitus, M.-Cushing-artiges Krankheitsbild, Hypertonie oder allergische Reaktionen) verursacht.

Neuerdings wird auch die Kombination mit *Immunsupressiva* empfohlen. Azathioprin (Imurek) hat nur bei leichten Verlaufsformen, wenn es allein in Tagesdosen von 100–200 mg verabfolgt wird, einen morbostatischen Effekt. Es kann glukokortikoidsparend wirken. Mit einer Kombinationstherapie sollte man aber erst beginnen, wenn die erste Remission erreicht ist und die Glukokortikoiddosen unter 60 mg Prednisolon liegen. Die Wirkung von Azathiopin setzt erst nach einer Latenzzeit von 3–6 Wochen ein. Man kann dann versuchen, mit der Glukokortikoiddosis weiter herunterzugehen. Mundschleimhauterscheinungen sprechen schlecht an. Auf Nebenwirkungen ist zu achten (Leukopenie, Infektionsneigung, Nierenstörungen). Auch *Cyclophosphamid* (Endoxan 50–100–150 mg/Tag) sowie *Methotrexat* (25–50 mg i.v. oder oral/Woche) wird mit günstiger Wirkung eingesetzt, wenn die Erkrankung unter hochdosierter Glukokortikoidtherapie zur ersten Remission gekommen ist.

Bakterielle und mykotische Sekundärinfektionen verlangen antibiotische bzw. antimykotische Behandlung, stärkere Anämie wiederholte Bluttransfusionen. Zu achten ist auf ausreichende Flüssigkeitszufuhr, kalorienreiche eiweißreiche Ernährung und Vitaminzufuhr (Vitamin C; B-Komplex). Bei langfristiger Glukokortikoidtherapie ist auch an ausreichende Kaliumzufuhr (Kalinor, Rekawan) zu denken.

Da Glukokortikoide und Immunsuppressiva ältere Behandlungsmaßnahmen an Wirksamkeit übertreffen, ist es meist nicht notwendig, auf Arsen, Germanin oder Goldsalze (Aureotan, Auro-Detoxin) zurückzugreifen.

Äußerlich: Mit der äußerlichen Behandlung der Haut- und Schleimhauterscheinungen steht und fällt das Befinden des Patienten. Die äußerlichen Maßnahmen sind nur unterstützend, sollen Sekundärinfektionen vermeiden und die Wundheilung der Erosionen fördern. Glukokortikoidexterna sind nicht sonderlich wirksam. Häufigere Kontrollen der bakteriellen und mykotischen Besiedlung mit Antibiogramm sind erforderlich. Zur Behandlung der Erosionen Mercurochrom oder Farbstoffe.

Seltene Sonderformen

Neuere histologische, immunpathologische und immunelektronenmikroskopische Untersuchungen haben gezeigt, daß die Pemphiguskrankheit sich klinisch so atypisch darbieten kann, daß man zunächst überhaupt nicht an sie denkt. Diese Fälle sind selten, verlangen aber auch im Hinblick auf die Therapie eine genaue Aufklärung.

Pemphigus herpetiformis
[Floden und Gentele 1955, Jablonska et al. 1975]

Synonym. Akantholytische Dermatitis herpetiformis.

Klinik. Patienten mit dieser Erkrankung erinnern klinisch an Dermatitis herpetiformis. Die polymorphen papulovesikulösen Hautveränderungen auf erythematischem Grund ordnen sich herpetiform, jucken stark oder brennen und können sogar in den für Dermatitis herpetiformis charakteristischen Prädilektionsstellen lokalisiert sein.

Histopathologie. Oft sind mehrfache Biopsien nötig. Man findet entweder eine oberflächliche akantholytische Bläschenbildung oder eosinophile Spongiose, d.h. eine intraepidermale Ansammlung von Eosinophilen, aber nicht die für Dermatitis herpetiformis kennzeichnende subepidermale Blasenbildung.

Immunpathologie. Es finden sich mittels DIF antiepitheliale Pemphigusantikörper (IgG, C3) im Interzellularraum der Epidermis; mittels IIF sind im Blut antiepidermale Pemphigusantikörper von IgG-Typ vielfach nicht darstellbar.

Verlauf. Chronisch-rezidivierend ohne Spontanheilung.

Therapie. Diese Krankheit spricht, neben Glukokortikoiden, besonders auf Sulfone (DADPS) oder Sulfapyridin in der gleichen Dosierung wie Dermatitis herpetiformis gut an.

Erythema-anulare-ähnlicher Pemphigus
Die hiervon betroffenen Patienten bilden ein Bild, das an Erythema anulare erinnert. Bläschen oder Blasen entwickeln sich auf den anulären oder girlandenförmigen Erythemen meistens nur selten.

Histopathologie. Man findet ein für Pemphigus vulgaris typisches Bild mit oberflächlicher Akantholyse.

Immunpathologie. Die Befunde mit DIF und IIF sind charakteristisch für Pemphigus vulgaris.

Therapie. Eine kombinierte Therapie mit Sulfonen (150–200 mg DADPS tgl.) und mittleren Glukokortikoiddosen (40–60 mg Prednisolonäquivalent tgl.) wirkt günstig.

Intertrigo-ähnlicher Pemphigus
Selten kann bei älteren Menschen die Pemphiguskrankheit eine chronische Intertrigo imitieren. Man findet in den intertriginösen Räumen, submammär

oder axillär, Erosionen, die fast immer zunächst verkannt werden. Die Therapieresistenz, das Fehlen von Candidapilzen führen schließlich durch Biopsie (mit atypischer Akantholyse) wie bei Pemphigus foliaceus zur Diagnose.

Immunpathologie. Es finden sich in der DIF Pemphigusantikörper im Interzellularraum der Epidermis, mit der IIF im Patientenserum meistens nur IgG-Antikörper in niedrigen Titerstufen.

Verlauf. Bei Exazerbation können typische Pemphiguseruptionen auftreten.

Therapie. Sulfone sind unwirksam. Die Therapie der Wahl ist die gleiche wie bei Pemphigus vulgaris, wobei kombiniertes Vorgehen (Prednisolon etwa 100 mg tgl. und Azathioprin 100–150 mg tgl.) empfehlenswert sein soll.

Koexistenz von Pemphigus und bullösem Pemphigoid

In diesen Fällen findet man histologisch akantholytische Blasen und immunologisch zirkulierende (IIF) und in vivo gebundene (DIF) Antikörper vom Typ der antiepithelialen Pemphigusantikörper *und* vom Typ der Antibasalmembranantikörper (Pemphigoidantikörper).

Pemphigus vegetans

Definition. Eine besondere, durch papillomatöse Exkreszenzen gekennzeichnete Sonderform des Pemphigus vulgaris bei Patienten mit relativ guter Widerstandsfähigkeit gegenüber der Erkrankung.
Man kann zwei Typen unterscheiden:

Pemphigus vegetans, Typ Neumann (1876). Diese Erkrankung entwickelt sich im Verlauf eines Pemphigus vulgaris entweder spontan oder unter Glukokortikoidbehandlung. Sie beginnt gewöhnlich mit schlaffen weißlich-trüben Blasen, die bald einreißen. Auf den erodierten Flächen kommt es aber nicht zur Heilung, sondern zur Entwicklung von papillomatösen Wucherungen, sog. Vegetationen. Diese bilden sich besonders in intertriginösen Räumen, wo Mazeration und mikrobielle Besiedlung fördernd wirkt, so in Lippenkommissuren, Nasolabialfalten, im Vulva- und Analbereich, auch axillär oder inguinal. Oft findet man um die warzenartigen, nässenden oder verkrusteten Vegetationen randweise Blasenreste. Die Veränderungen können auch abtrocknen und dann ein warzenartig-hyperkeratotisches Aussehen mit schmerzhaften Rhagaden entwickeln.

Histopathologie. Suprabasale Blase mit mächtiger Akanthose und Papillomatose. Oft intraepidermale Mikroabszesse aus eosinophilen Leukozyten.

Prognose. Die Erkrankung kann mit Eruption von Blasen in Pemphigus vulgaris übergehen. Der Verlauf ist generell länger und vielfach therapeutisch problematischer.

Diagnose. Die diagnostischen Maßnahmen sind die gleichen wie bei Pemphigus vulgaris.

Differentialdiagnose. Wichtig ist die Vermeidung der Fehldiagnose Condylomata lata bei sekundärer Syphilis. Ferner ist an die vegetierende Form des bullösen Pemphigoids, an Acanthosis nigricans, Jodo- und Bromoderm zu denken.

Pemphigus vegetans, Typ Hallopeau (1898). Es handelt sich um eine Erkrankung, die vorwiegend in intertriginösen Räumen vorkommt, besonders in Achselhöhlen, Inguinal- und Perianalregion. Die Primäreffloreszenz ist nicht eine schlaffe Blase, sondern eine gelblich-eitrige Pustel. Nach Zerplatzen entwickeln sich auf dem Pustelgrund verruciforme papillomatöse

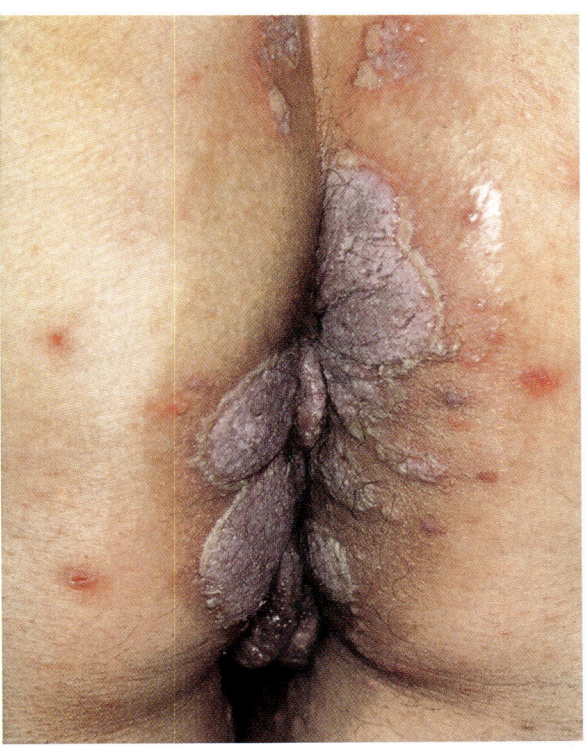

Pemphigus vegetans, Typ Neumann

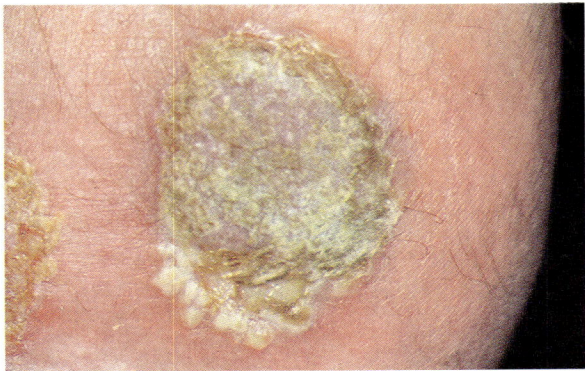

Pemphigus vegetans, Typ Hallopeau

Proliferationen, die nässen und einen üblen Fötor verursachen können. Randwachstum unter Auftreten neuer Pusteln ist typisch.

Die nässenden Vegetationen verursachen starke subjektive Beschwerden und neigen zu bakterieller Sekundärinfektion.

Verlauf. Chronisch; die Erkrankung kann schließlich wieder in Pemphigus vulgaris übergehen und tödlich enden.

Differentialdiagnose. Wie bei Pemphigus vegetans Typ Neumann; auch an andere pustelbildende Erkrankungen ist zu denken.

Therapie. Die innerliche Behandlung sollte bei beiden Erkrankungen wie bei Pemphigus vulgaris geführt werden. Bei Pemphigus vegetans Typ Hallopeau genügen wegen größerer Heilungstendenz meist mittlere Glukokortikoiddosen.
Zur Beseitigung der Vegetationen kommen auch Dermatoröntgentherapie, chirurgische Abtragung oder Versuch mit Triamcinolon-Kristall-Suspension-Injektionen in Betracht. Außerdem Bäder mit desinfizierenden Zusätzen, Versuch mit Glukokortikoid-Externa mit antibiotischen und antimykotischen Zusätzen in fettarmer Grundlage (keine Salben!).

Pemphigus foliaceus [Cazenave 1850]

Definition. Es handelt sich um eine Erkrankung, die dem Pemphigus vulgaris grundsätzlich sehr nahe steht, bei der es aber nicht suprabasal, sondern im oberen Stratum spinosum oder im Stratum granulosum infolge Akantholyse zur intraepidermalen Kontinuitätstrennung kommt. Die Blasendecke ist daher sehr dünn und reißt leicht ein. Klinisch steht deshalb blätterteigartige nässende Schuppung im Vordergrund. Auch bei Pemphigus foliaceus sind mit DIF und IIF Pemphigusantikörper in den befallenen Hautarealen und im Blut solcher Patienten nachzuweisen.

Vorkommen. Die Erkrankung ist bei uns sehr selten. Sie kann bei Kindern vorkommen, bevorzugt jedoch Menschen im 30.–60. Lebensjahr. Auch hier scheinen Juden bevorzugt betroffen zu sein.

Ätiopathogenese. Überlegungen wie bei Pemphigus vulgaris. Da die Erscheinungen des Pemphigus foliaceus praktisch ganz denen des brasilianischen Pemphigus entsprechen, wird gerade in diesen Fällen eine infektiöse Ätiologie diskutiert. Bemerkenswert ist die Provozierbarkeit der Krankheit, beispielsweise durch Sonnenlicht.

Klinik. Beginn der Erkrankung an jeder Körperstelle möglich, jedoch meist am behaarten Kopf, im Gesicht, in vorderer oder hinterer Schweißrinne. Hier kommt es zu ganz flach aufliegenden schlaffen Blasen, die platzen und sich zu blätterteigartigen Schuppenkrusten weiterentwickeln. Da die obersten Epidermisschichten infolge subkornealer Akantholyse gewissermaßen auf ihrer Unterlage schwimmen, hebt sich die Hornschicht von der Unterlage ab, was zu nässenden, klebrig-feuchten Erosionen führt, die durch bakterielle Sekretzersetzung einen unangenehmen Fötor verursachen.

Durch zunehmende Ausbreitung kann schließlich das Bild einer *sekundären Erythrodermie* entstehen. Dann ist die Haut universell gerötet, mit klebrig-feuchten, mehr oder minder großen, blätterteigartig schuppenden Auflagerungen bedeckt, die in den intertriginösen Bereichen abweichen und gerötete nässende Flächen hervortreten lassen. Das Nikolski-Phänomen I ist überall positiv. Sekundärinfektion kann zur Sepsis führen.

Mundschleimhautveränderungen in Form kleiner, oberflächlich-erosiver Defekte sind selten. Konjunktivitis mit eitriger Sekretion kann vorkommen.

Histopathologie. Akantholytische Spalt- oder Blasenbildung in der oberen Epidermis (oberes Stratum spinosum oder Stratum granulosum). Sekundäre Veränderungen in Form leichter Akanthose, Papillomatose und Hyperkeratose können hinzutreten, auch dyskeratotische Veränderungen in Epidermiszellen. Im Korium findet man meist eine stärkere entzündliche Reaktion, manchmal mit zahlreichen eosinophilen Leukozyten.

Zytologie des Blasengrundausstrichs. Pemphiguszellen sind in Blasengrundausstrichen von erosiven Flächen leicht nachweisbar.

Immunologie. In den Erscheinungen können mittels DIF antiepitheliale Antikörper meist vom Typ IgG nachgewiesen werden. Im Serum der Patienten kön-

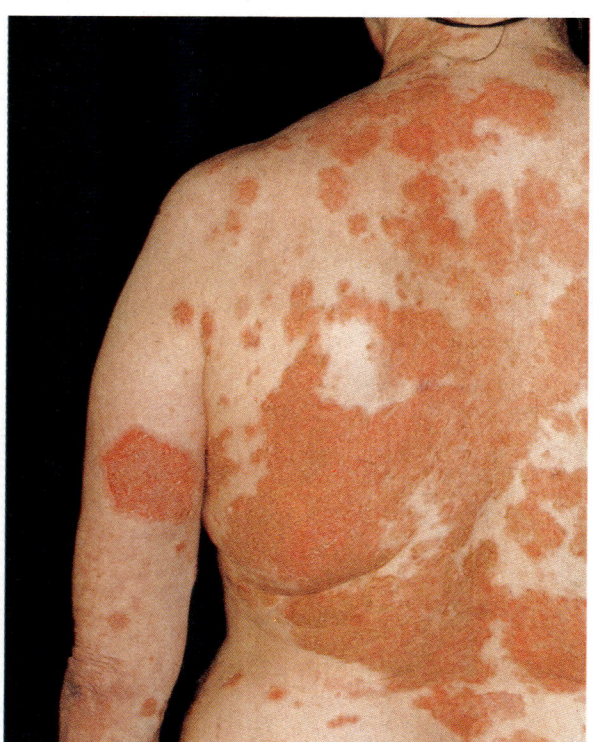

Pemphigus foliaceus

nen mit IIF Pemphigusantikörper nicht in jedem Fall erfaßt werden; Kontrolluntersuchungen sind oft notwendig.

Verlauf. Meist chronisch. Bei Kindern tendiert die Erkrankung zu einem primär chronischen Verlauf mit gelegentlicher Spontanheilung. Bei Erwachsenen ist der Verlauf chronisch-wellenförmig. Nach Monaten, aber manchmal auch erst nach Jahren, führt allmählich fortschreitende Kachexie bei unbehandelten Patienten zusammen mit Allgemeinerscheinungen wie Fieber, Sekundärinfektionen, Bronchopneumonie oder Urämie zum Tode.

Prognose. Die Prognose ist bei Jugendlichen günstiger, nach dem 50. Lebensjahr schlechter als bei Pemphigus vulgaris.

Differentialdiagnose. Bei Sitz der Erscheinungen in Gesichtsmitte, an Kopfhaut und Brust erinnert die Erkrankung anfänglich an seborrhoisches Ekzem und Lupus erythematodes chronicus. Allerdings besteht auch hier bereits ein eigentümlich penetranter Fötor der Veränderungen, und die Auflagerungen sind infolge Akantholyse leicht abschiebbar.

Therapie
Innerlich: Zunächst Monotherapie mit Glukokortikoiden, dann Kombination mit Immunsuppressiva wie bei Pemphigus vulgaris.
Äußerlich: Bäder mit Zusatz von synthetischen Detergenzien (seba med flüssig), Desinfektionsmitteln (Kaliumpermanganat, Chinosol) oder antiphlogistischen (Kleie, Haferstrohextrakt) bzw. adstringierenden Zusätzen (Eichenrinde, Salhumin). Versuch mit fluorierten Glukokortikoiden, evtl. unter Okklusivverband. Wiederholte Kontrollen auf bakterielle Sekundärinfektion (Antibiogramm!) und entsprechende Behandlung.

Pemphigus erythematosus [Senear und Usher 1926]

Synonyme. Pemphigus seborrhoicus, Senear-Usher-Syndrom.

Definition. Klinisch und histologisch handelt es sich um eine morphologische Variante des Pemphigus foliaceus. Neuere immunologische Untersuchungsergebnisse deuten aber darauf hin, daß diese Erkrankung eine Kombination von Pemphigus foliaceus und Lupus erythematodes darstellt.

Ätiopathogenese. Die Ätiopathogenese entspricht der des Pemphigus foliaceus. Wegen nachweisbarer, gegen die Basalmembran gerichteten Antikörper und Immunkomplexe sowie ANF im Blutserum wird vermutet, daß dieser Krankheit eine Kombination von Pemphigus foliaceus und Lupus erythematodes chronicus zugrunde liegt.

Klinik. Die Krankheit ist sehr selten und bleibt auf die seborrhoischen Gebiete von Gesicht, Kopf, Brust- und Rückenregion beschränkt. Manchmal finden sich nur einzelne, durchweg symmetrisch ausgeprägte Herde. Das klinische Bild läßt im Gesicht an seborrhoisches Ekzem oder Lupus erythematodes chronicus superficialis denken. An Rücken und Brust neigen die Herde mehr zu Verkrustung und oberflächlichen Erosionen und erinnern so mehr an Pemphigus foliaceus. Schleimhautveränderungen kommen nicht vor, und die subjektiven Symptome sind gering.

Histopathologie. Wie bei Pemphigus foliaceus. Dermal Lymphozyten und Verdickung der Basalmembran wie bei Lupus erythematodes.

Zytologie des Blasengrundausstrichs. Zahlreiche Pemphiguszellen, dyskeratotische Zellen und Leukozyten.

Immunologie. Mittels DIF gelingt in den Erkrankungsherden der Nachweis von antiepithelialen Antikörpern vom IgG-Typ im Interzellularraum und um akantholytische Zellen der betroffenen Epidermis. Außerdem finden sich in 80% der Fälle Antibasalmembranzone-Antikörper vom IgG-Typ homogen an der subepidermalen Basalmembran wie bei Lupus erythematodes im lichtexponierten Krankheitsherd. Gelegentlich (~30%) sind auch *antinukleäre Antikörper* nachweisbar. Im Serum der Patienten können mit IIF Pemphigusantikörper nachgewiesen werden. Sind sie negativ, sind wiederholte Untersuchungen in 2- bis 3wöchigen Intervallen notwendig.

Verlauf. Die Erkrankung kann begrenzt verlaufen, aber auch in einen Pemphigus foliaceus übergehen. Sehr selten ist sie koexistent mit anderen autoimmunologischen Erkrankungen wie Myasthenia gravis, Thymom oder systemischem Lupus erythematodes.

Differentialdiagnose. Seborrhoisches Ekzem, Lupus erythematodes chronicus superficialis. Diagnostisch entscheidend sind histologische und immunologische Untersuchungsergebnisse.

Therapie. Nur in ausgedehnten Fällen innerliche Verabreichung von Glukokortikoiden wie bei Pemphigus vulgaris in geringeren Dosen zur Erzeugung einer Remission. Äußerlich wirken glukokortikoidhaltige Cremes, besonders unter Okklusivverband; für einzelne Herde glukokortikoidhaltige Pflaster (Sermaka) oder intraläsionale Injektion von Triamcinolon-Kristallsuspension (1:4 verdünnt).

Brasilianischer Pemphigus

Synonyme. Brasilianischer Pemphigus foliaceus, Fogo Selvagem.

Definition. Es handelt sich um eine Erkrankung, die dem Pemphigus foliaceus sehr nahe steht, aber endemisch vorkommt.

Vorkommen. Endemisch in Zentral- und Westbrasilien, aber auch im Norden von Argentinien, Paraguay und Bolivien sowie Peru und Venezuela. Die Krankheit kommt familiär gehäuft vor und betrifft bevorzugt Mädchen und junge Frauen unter 30 Jahren (65% aller Patienten; 15% der Betroffenen sind Kinder). Da die Erkrankung hauptsächlich in feuchtwarmen Waldgebieten bei ärmerer Bevölkerung vorkommt, denkt man an eine *infektiöse Ätiologie*, z.B. an ein von Arthropoden übertragenes Virus.

Klinik. Besonders an Gesicht und Kopf, aber auch an Brust und Rücken kommt es zu flachen Blasen, die bald zerplatzen und oft geschichtete schuppende Krusten auf erythematischem Grund verursachen. Die Veränderungen können über mehrere Jahre bestehen bleiben. Übergang in generalisierte Erythrodermie unter dem Bilde des Pemphigus foliaceus ist möglich. Die Schleimhäute werden nicht betroffen. Bei vollausgebildetem Krankheitsbild gibt der Patient subjektiv Brennen wie Feuer in der Haut an (daher die Bezeichnung Fogo Selvagem: wildes Feuer). Das Nikolski-Phänomen ist in den befallenen Herden stets positiv.

Verlauf. Die Mortalität der Erkrankung liegt bei 5%. Über 55% der Patienten werden durch Glukokortikoide bei mehrjähriger Anwendung geheilt; die übrigen benötigen langfristige Glukokortikoidtherapie.

Histopathologie. Wie bei Pemphigus foliaceus.

Zytologie des Blasengrundausstrichs. Pemphiguszellen positiv.

Immunologie. Antiepitheliale Antikörper sind mittels DIF nachweisbar. Im Serum der Patienten sind mit IIF Pemphigusantikörper in wesentlich höheren Titerstufen als bei Pemphigus vulgaris oder Pemphigus foliaceus festzustellen; der Grund hierfür ist noch nicht bekannt. Der Titer der Pemphigusantikörper verläuft parallel zur Schwere der Erkrankung.

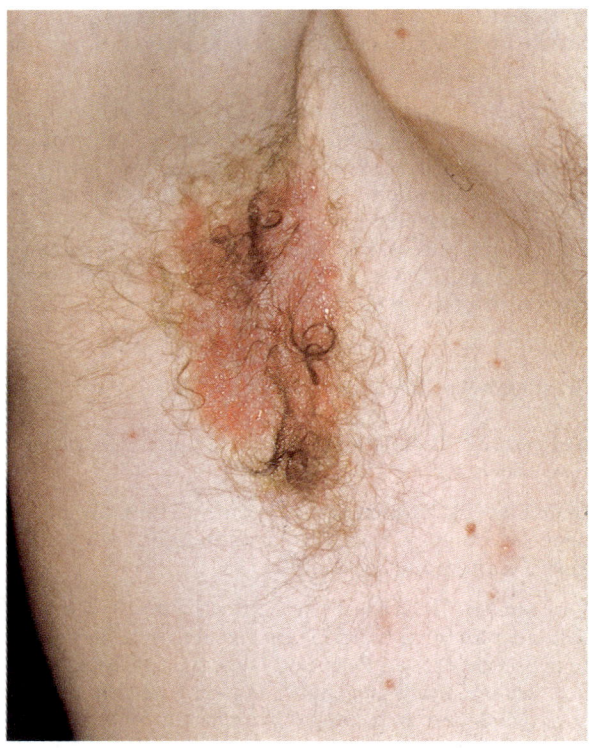

Morbus Hailey-Hailey

Therapie. Vor Einführung der Glukokortikoide hatte diese Krankheit eine sehr schlechte Prognose. Im allgemeinen werden bei Beginn bis zur Auslösung einer Remission Tagesdosen von 60–90 mg Prednisolonäquivalent benötigt. Diese werden dann langsam reduziert bis zu Erhaltungsdosen von 5–10 mg tgl., welche alle 24 oder 48 h verabfolgt werden. Die durchschnittliche Therapiedauer beträgt 2–4 Jahre. Sekundärinfektionen sind entsprechend zu behandeln. Kleine initiale Herde werden wie bei Pemphigus erythematodes behandelt.

Anhang: Pemphigus chronicus benignus familiaris [Hailey und Hailey 1939]

Synonym. Morbus Hailey-Hailey.

Definition. Diese familiäre Erkrankung hat mit Pemphigus vulgaris, Pemphigus foliaceus und deren Unterformen nichts zu tun. Es handelt sich vielmehr um eine autosomal-dominant erbliche Hauterkrankung mit unterschiedlicher Genpenetranz. Auch singuläre Fälle kommen vor. Eine Assoziierung mit HLA-38 wurde vermutet. Die Erkrankung ist selten und kann durch Scheuern, Sonne oder Hitze und mikrobiell provoziert werden.

Ätiopathogenese. Beziehungen zu Pemphigus vulgaris, Pemphigus foliaceus oder den hereditären Epidermolysen sind nicht gegeben. Wegen der Neigung zur Dyskeratose wurde überlegt, ob diese Krankheit eine vesikulöse Variante von M. Darier darstellen könnte. Akantholyse und Dyskeratose kommen bei beiden Krankheiten vor, und beide Erkrankungen wurden auch bei ein und demselben Patienten beobachtet. Nachdem elektronenmikroskopisch Störungen in der Synthese oder Reifung von Tonofilamenten und Desmosomenkomplexen und auch in der Synthese von Interzellularsubstanzen innerhalb der Epidermis nachgewiesen wurden, glaubt man heute an einen genetischen Defekt in der epidermalen Ausdifferenzierung, der durch äußere Stimuli wie Reiben, Sonnenbestrahlung, Wärme oder mikrobielle Infektionen (Bakterien, Candida albicans) ausgelöst wird.

Klinik. Vorwiegend an Scheuerstellen und in intertriginösen Bereichen wie seitlichen Halspartien, Axillen, Leisten und Perianalregion kommt es gewöhnlich in der späten Adoleszenz oder im frühen Erwachsenenalter zum Auftreten von solitären, aber auch gruppiert stehenden, zu Konfluierung neigenden, oft länglichen Bläschen, die zu einem geröteten, mit Schuppenkrusten bedeckten Herd von Ekzemähnlichkeit zusammentreten können. Die oft juckenden Herde sind rundlich, oval oder zirzinär begrenzt. In intertriginösen Räumen sieht man scharf begrenzte, nässende Flächen mit Neigung zu flacher Vegetation und peripherem Wachstum durch neu aufschießende, flache eingetrübte Bläschen. Zeitweilige Besserungen kommen vor, Rezidive folgen.
Nikolski-Phänomen I und II sind vielfach positiv.

Symptome. Allgemeinbefinden gut, örtlich Juckreiz. Gelegentlich an den Handinnenflächen diskrete keratotische Papeln.

Histopathologie. Massive Akantholyse innerhalb der oft leicht verbreiterten Epidermis, die ganze Retezapfen betreffen kann und sich zwischen die Basalzellen fortsetzt. Daneben dyskeratotische Umwandlung akantholytischer Zellen (eosinophile homogene Zellen mit pyknischem Zellkern = „corps ronds") besonders im Stratum granulosum. Leukozytäre Exozytose und eosinophile Leukozyten im Blaseninhalt fehlen.

Zytologie des Blasengrundausstrichs. Pemphiguszellen und dyskeratotische Zellen.

Immunologie. Pemphigusantikörper in Haut oder Serum können nicht nachgewiesen werden.

Verlauf. Chronisch-rezidivierend mit Remissionen. Komplikationen können durch Sekundärinfektionen zustande kommen.

Differentialdiagnose. Wichtig ist die Abgrenzung einer Intertrigo, eines intertriginösen Ekzems oder einer Mykose. Bei serpiginösen Erscheinungen muß auch an Tinea corporis gedacht werden. Pemphigus vegetans, der auch Mundschleimhautveränderungen verursacht, ist ebenfalls durch histologische und immunologische Untersuchungen abzugrenzen.
M. Darier kann histologisch Schwierigkeiten bereiten, besitzt aber eine andere Prädilektion und weist als Primärefflorszenz eine follikuläre keratotische Papel auf.

Therapie
Innerlich: Nur bei schweren Verlaufsformen sind Glukokortikoide in mittleren Dosen gerechtfertigt. Antibiotika sollten nach bakteriologischer Keimresistenzbestimmung ausgewählt werden. Sie können von wesentlichem Nutzen sein.
Äußerlich: Kombinierte äußerliche Anwendung von fluorierten Glukokortikoiden und Antibiotika (nach Antibiogramm) ist das Verfahren der Wahl. Wichtig ist die Vermeidung provozierender Faktoren wie Hitze, Sonnenbestrahlung, Scheuern oder bakterielle Infektionen. Bei längerfristiger örtlicher Glukokortikoidtherapie auf Infektionen durch Candida albicans achten. Auch Dermatoröntgentherapie (3mal 2–3 Gy bei einer GHWT von 0,25–0,5 mm in wöchentlichem Abstand) kann von Wert sein. Komplette Exzision der betroffenen Gegend mit nachfolgender Deckung mittels Spalthaut erwies sich in manchen Fällen als definitiv heilend.

Transitorische akantholytische Dermatose
[Grover 1970]

Synonym. Morbus Grover.

Definition. Es handelt sich um eine durchschnittlich zwei Monate aber auch länger dauernde, spontan vorübergehende und klinisch nicht sicher diagnostizierbare Erkrankung, bei der akantholytische Veränderungen in der Epidermis mit Dyskeratose das führende Substrat darstellen.

Vorkommen. Die nicht seltene Erkrankung kommt bei Männern dreimal häufiger als bei Frauen vor; Patienten über dem 40. Lebensjahr (mit einem Gipfel um das 60. Lebensjahr) sind hauptsächlich betroffen. Sie beginnt oft im Winter.

Ätiopathogenese. Für eine genetisch gebundene Störung oder eine Beziehung zu M. Darier konnten ebensowenig Anhaltspunkte gefunden werden wie für eine infektiöse Bedingtheit. Die Patienten gehören meist zum sebostatischen Hauttyp.

Klinik. Die Hauterscheinungen sind disseminiert am Rumpf ausgebreitet, können aber im Verlauf auch am Gesäß und an den Extremitäten vorkommen. Sukkulente Papeln mit glatter oder keratotischer Oberfläche, gelegentlich auch Papulovesikeln oder Seropapeln sind die morphologischen Einzelelemente des von Fall zu Fall unterschiedlich geprägten Krankheitsbildes. Die Effloreszenzen neigen zu gruppierter Anordnung. Sie verursachen starken Juckreiz.

Histopathologie. Im Gegensatz zu dem klinisch variablen Bild, das mehr an ein disseminiertes follikuläres Ekzem oder Prurigo simplex subacuta erinnern kann, ist das konstante histopathologische Symptom eine umschriebene Akantholyse innerhalb der Epidermis. Diese führt zu suprabasaler oder subkornealer Spaltbildung und ist in typischen Fällen mit Spon-

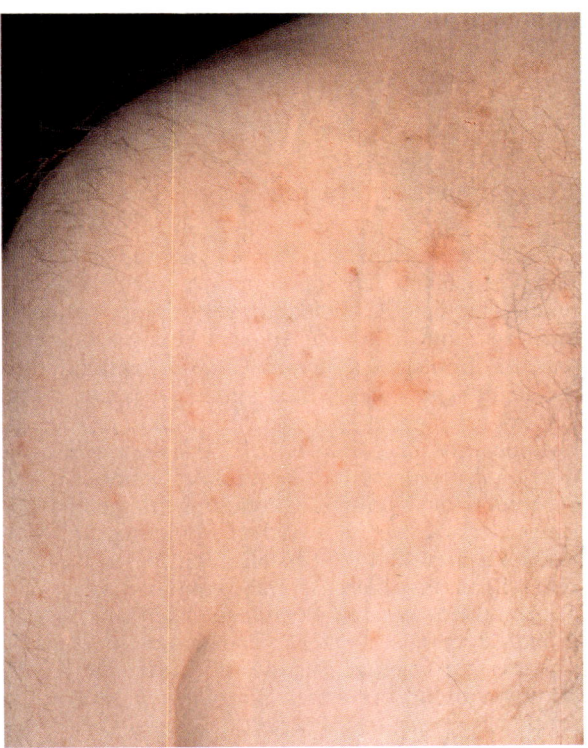

Transitorische akantholytische Dermatose

giose, retikulärer Epidermiszelldegeneration oder Dyskeratose verbunden. So kann von Fall zu Fall, aber auch von Biopsie zu Biopsie im selben Fall, das Bild variieren.
Man hat histopathologisch 4 Typen unterschieden: Einen Darier-Typ, einen Hailey-Hailey-Typ, einen Pemphigus-(vulgaris- oder -foliaceus-)Typ und einen spongiotisch-akantholytischen Typ.

Zytologie des Blasengrundausstrichs. Man kann gelegentlich Pemphiguszellen finden.

Immunpathologie. Mittels DIF und IIF wurden bisher Pemphigusantikörper oder andere Antikörper nicht nachgewiesen.

Verlauf. Wie der Krankheitsname sagt, ist der Verlauf zeitlich begrenzt. Innerhalb weniger Wochen bis Monate kommt es zur spontanen Heilung. Bei älteren Patienten scheint die Erkrankung länger anzudauern *(persistierende akantholytische Dermatose).* Bemerkenswert ist Provokation durch Sonnenexposition.

Differentialdiagnose. Bei der stammbetonten und stark juckenden Erkrankung älterer Männer ist in erster Linie an Prurigo simplex subacuta (Strophulus adultorum), Skabies, Follikulitiden oder Miliaria rubra zu denken; auch Dermatitis herpetiformis sollte ausgeschlossen werden.
Die von Winkelmann beschriebene *papulöse akantholytische Dermatose* (1976) dürfte eine mehr papulöse Variante der beschriebenen Erkrankung darstellen.

Therapie
Innerlich: Glukokortikoide in geringer Tagesdosis, besonders Triamcinolon 2–12 mg tgl., sollen Juckreiz lindern und die Eruptionen unterdrücken.
Äußerlich: Schwach konzentrierte fluorierte Glukokortikoidcreme und darüber Lotio zinci.

Pemphigoidkrankheiten

Unter der Bezeichnung Pemphigoidgruppe werden Krankheitsbilder zusammengefaßt, die vom Klinischen her eine Ähnlichkeit mit Pemphigus vulgaris aufweisen und daher früher nicht streng abgegrenzt wurden. Heute ist sicher, daß diese Erkrankungen mit Pemphigus vulgaris und seinen Varianten nichts gemeinsam haben. Bei den Erkrankungen dieser Gruppe entstehen die blasigen Veränderungen nicht durch intraepidermale Akantholyse, sondern durch subepidermale Kontinuitätstrennung infolge von Störungen der Kohäsion zwischen Epidermis und Korium. Vielfach sind die entstehenden Blasen prall gefüllt (Spannungsblasen). Da akantholytische Vorgänge fehlen, können Pemphiguszellen am Blasengrund zytologisch nicht nachgewiesen werden: Tzanck-Test negativ. Für die subepidermale Kontinuitätstrennung bei diesen Krankheiten sind wahrscheinlich (Auto-)Antikörper, die gegen die Basalmembran oder Bestandteile in der Basalmembran gerichtet sind (Pemphigoidantikörper) von pathogenetischer Bedeutung. Diese können bei allen Krankheiten durch direkte Immunfluoreszenzverfahren in der Basalmembran (DIF), bei einem Teil auch durch indirekte Immunfluoreszenzverfahren (IIF) im Serum von Kranken nachgewiesen werden.

Zur Pemphigoidgruppe gehören:

– bullöses Pemphigoid,
– vernarbendes Pemphigoid (benignes Schleimhautpemphigoid),
– Herpes gestationis.

Bullöses Pemphigoid [Lever 1953]

Synonyme. Parapemphigus (Prakken und Woerdeman 1955), Alterspemphigus (Steigleder 1955), Pemphigus mit subepidermaler Blasenbildung (Braun-Falco 1960).

Definition. Es handelt sich um eine gewöhnlich chronisch verlaufende, relativ benigne Erkrankung von oft begrenzter Dauer, die durch Eruptionen von prall gespannten Blasen auf normaler oder entzündlich geröteter Haut charakterisiert ist.

Vorkommen. Keine Rassen-, keine Geschlechtsgebundenheit. Die Erkrankung kommt meistens bei Patienten nach dem 70. Lebensjahr vor; sie kann aber auch (selten) in früher Kindheit auftreten *(juveniles Pemphigoid).*

Ätiopathogenese. Ätiologie unbekannt. Immunologische Befunde sprechen dafür, daß es sich um eine Autoimmunkrankheit handelt, bei der im Serum Autoantikörper zirkulieren, die gegen Strukturen in der Basalmembranzone gerichtet sind. Jedenfalls liegt es nahe, daß der Ort der Antikörperfixierung mit Freisetzung der Komplementkaskade bei der Blasenbildung von pathogenetischer Bedeutung ist. Bemerkenswert ist in diesem Zusammenhang die Tatsache, daß das bullöse Pemphigoid auch als paraneoplastisches Syndrom vorkommt. Man findet bei Männern gelegentlich ein Prostatakarzinom. Möglicherweise handelt es sich in diesen Fällen darum, daß Antibasalmembranantikörper gegen das als fremd empfundene Karzinomgewebe gebildet werden, die dann in der Basalmembranzone wirksam werden können. Auch durch *Medikamente* (Salazosulfapyridin (Azulfidine)), Penicillin V, Furosemid (Lasix) oder 5-Fluoruracil (lokal) kann das bullöse Pemphigoid ausgelöst werden. Bemerkenswert ist ferner die *Assoziierung mit anderen Erkrankungen,* bei denen Autoimmunpathogenese diskutiert wird (Polymyositis, Pemphigus vulgaris, systemischer Lupus erythematodes, Colitis ulcerosa, chronische Polyarthritis, Lichen ruber planus, Psoriasis u.a.). Für eine infektiöse Ursache konnte bisher kein Anhalt gefunden werden.

Klinik. Prädilektionsstellen der symmetrischen Eruptionen sind die seitlichen Halspartien, die Achselhöhlen, Inguinalbeugen, Oberschenkelinnenseiten und das obere Abdomen. Entweder auf normal aussehender Haut, vielfach aber auf elevierten Erythemen treten ohne Grund plötzlich linsen- bis halbhaselnußgroße, oft bizarr konfigurierte, prall gespannte Blasen mit klarem Inhalt auf. Zu Beginn können die Erscheinungen an multiformes Erythem erinnern. Typisch ist, daß die Blasen teilweise hämorrhagischen Inhalt aufweisen, weil bei der subepidermalen Kontinuitätstrennung oberflächliche papilläre Kapillaren angerissen werden. Die prallen Blasen sind wesentlich widerstandsfähiger als bei Pemphigus vulgaris. Wenn sie geplatzt sind, entstehen Erosionen mit Blasenresten am Rand, die stets vom Rand her heilen. In intertriginösen Bereichen platzen die Blasen leichter infolge Mazeration; es entstehen flächenhafte, gelegentlich mit hämorrhagischen Krusten bedeckte Erosionen. Wenn bizarr konfigurierte Blasen in Gruppen auftreten, kann die Ähnlichkeit mit Dermatitis herpetiformis beachtlich sein.

In den Blasenrandgebieten kann das Nikolski-Phänomen I positiv ausfallen. Meistens ist das Nikolski-Phänomen II positiv, d.h. bei Druck auf eine Spannungsblase wandert der Blaseninhalt horizontal unter dermoepidermaler Kontinuitätstrennung weiter.

Mundschleimhauterscheinungen in Form kleiner Blasen oder sekundär scharf begrenzter Erosionen ohne fibrinöse Beläge finden sich in etwa 20–30% der Fälle und führen zu schmerzhaften Sensationen. Ihre Heilungstendenz ist gering.

Veränderungen an anderen Schleimhäuten wie Pharynx, Larynx, Konjunktiva und Genitoanalregion sind sehr selten. Im allgemeinen werden größere subjektive Beschwerden von Seiten der Haut gewöhnlich nicht angegeben, obwohl Juckreiz bestehen kann und blutig verkrustete Erosionen Schmerzen verursachen können.

Symptone. Das Allgemeinbefinden ist zunächst gut. Im Verlauf können durch rezidivierende Eruptionen Appetitlosigkeit, Gewichtsverlust, allgemeine Schwäche und Fieber auftreten. Sekundäre Anämie, Leukozytose mit leichter Eosinophilie und erhöhte BSG sind dann typisch. Auch der Albumingehalt im Serum kann absinken. Spezifische interne Veränderungen sind mit laborchemischen Methoden nicht faßbar.

Histopathologie. Im Randgebiet von Blasen sieht man kleinste *Mikrobläschen* zwischen Epidermiszellen und Korium. Im Blasenbereich selbst ist es durch subepidermale Spaltbildung zur Blase gekommen. Die Blasendecke besteht aus der gesamten Epidermis, zunächst ohne degenerative Veränderungen. Als Blaseninhalt findet man Serum mit Fibrinfäden, teilweise reichlich eosinophile Leukozyten. Im Korium je nach Ausprägung Zeichen einer Vaskulitis mit Endothelschwellung, Verdickung der Kapillarwände und einem perivaskulären Infiltrat aus Lymphozyten, neutrophilen Leukozyten mit geringer Leukozytoklasie und einer unterschiedlichen Zahl von eosinophilen Leukozyten. Gelegentlich kann es in den Papillen zu umschriebenen Ansammlungen von Neutrophilen und Eosinophilen kommen, die an Mikroabszesse erinnern können. Die zur Blasenbildung führende Spaltbildung lokalisiert sich elektronenmikrosko-

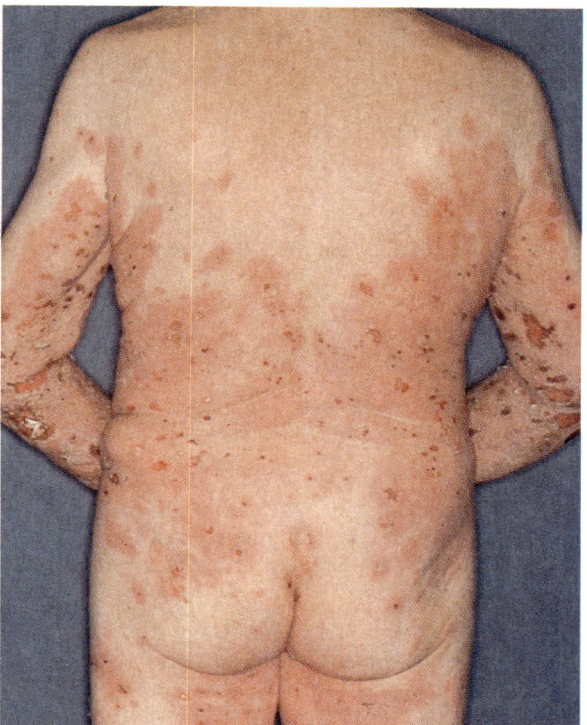

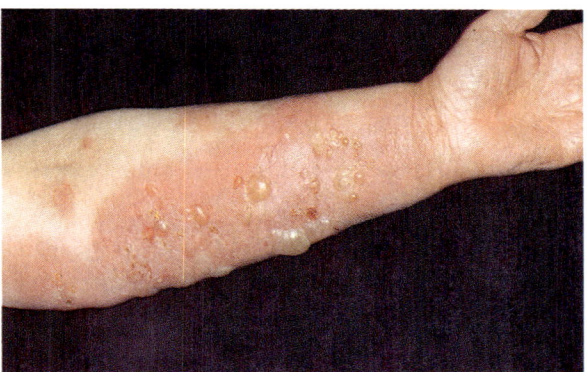

Bullöses Pemphigoid

pisch zwischen der Zytoplasmamembran von Basalzellen und der Lamina densa der Basalmembran innerhalb der Lamina lucida.

Zytologie des Blasengrundausstrichs. Tzanck-Test negativ, da keine akantholytische Blase.

Immunpathologie. Mit DIF können im Blasenbereich und den Randzonen von Blasen Immunglobuline und Komplementkomponenten (C_3) in der Basalmembranzone im Bereich der Lamina lucida unter der Epidermis nachgewiesen werden. Die Basalmembranfluoreszenz ist homogen und linear. In 70–80% der Patientenseren können zirkulierende (Auto-)Antikörper gegen die subepidermale Basalmembranzone der eigenen Haut (Antibasalmembranantikörper) mittels IIF nachgewiesen werden. Diese Pemphigoidantikör-

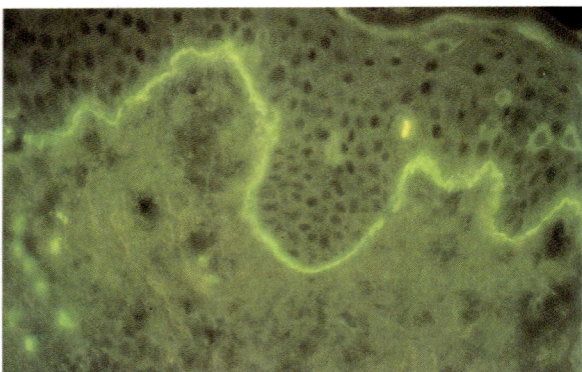

Bullöses Pemphigoid. DIF: homogene lineare IgG-Ablagerungen in der Basalmembranzone

per gehören hauptsächlich zur IgG-Klasse und binden Komplement. Eine strenge Korrelation zwischen der Höhe der Pemphigoidantikörper und der Krankheitsaktivität besteht nicht.

Verlauf. Der Verlauf der Erkrankung ist chronisch, schubweise und schwankt zwischen Monaten und Jahren. Spontanheilungen kommen vor. Unbehandelt ist die Mortalität geringer als bei Pemphigus vulgaris; sie wird mit 40% angegeben und tritt durch sekundäre Komplikationen wie bakterielle Infekte (Bronchopneumonie, Sepsis u.a.) ein.

Prognose. Besonders bei betagten Menschen mit schwächlicher Konstitution ist sie zurückhaltend zu stellen.

Differentialdiagnose. Sie hat in erster Linie Pemphigus vulgaris und Dermatitis herpetiformis zu berücksichtigen (s. Tabelle, S. 445). Erythema exsudativum multiforme ist eine akut auftretende Erkrankung, die bei alten Menschen nur selten vorkommt. Wichtig ist die Abgrenzung von multiformen Arzneiexanthemen. Bei umschriebenem Sitz prall gespannter Blasen an den Beinen muß auch an die *bullöse Dermatose bei Diabetes mellitus* gedacht werden. Die Diagnose ergibt sich aus Anamnese, Alter des Patienten, typischem klinischem Bild, histologischer Untersuchung eines ganz frischen Bläschens sowie den entsprechenden immunologischen Befunden.

Therapie
Innerlich: Glukokortikoide können als Mittel der Wahl empfohlen werden. Da die Erkrankung aber meist recht alte Menschen betrifft und einen relativ benignen Verlauf nimmt, kann die Dosis geringer gewählt werden als bei Pemphigus vulgaris. Prednisolon 40–80 mg tgl. oder Isodosen anderer Glukokortikoide (Methylprednisolon, Fluocortolon) sind meist ausreichend zur Erzielung einer Remission. Natürlich ist wegen des Alters der Patienten erhöhte Aufmerksamkeit auf Nebenwirkungen zu richten. Nach Erzielung einer Remission kann man auf die notwendigen Erhaltungsdosen heruntergehen. Von einigen Autoren wird nach erreichter Remission zusätzlich Verabreichung von Immunsuppressiva wie Azathioprin (Imurek 100–150 mg tgl.) empfohlen. Auch Methotrexat (25–50 mg i.v., einmal wöchentlich) wurde allein bzw. in Kombination mit Glukokortikoiden angegeben. Man muß aber daran denken, daß eine massive Blockierung der Abwehrleistung gerade bei alten Menschen auch unerwartet zu bakteriellen und mykotischen Sekundärinfektionen führen kann. Auch Sulfonamide (Sulfapyridin 3,0–6,0 g tgl.) oder Sulfone (DADPS Bayer, 50–150 mg tgl.) werden angewandt. Auf entsprechende Nebenwirkungen ist zu achten.

Äußerlich: Zur äußerlichen Behandlung werden nach Abtragung der Blasen desinfizierende Maßnahmen wie Pinselungen mit Mercurochrom, blande antibiotische Salben und Bäder mit antiseptischen Zusätzen empfohlen, bei großflächigen Erosionen auch Auflagerungen von Sofra-Tüll.

Seltene Sonderformen

Auch das bullöse Pemphigoid kann sich klinisch so atypisch manifestieren, daß es nur nach entsprechender histologischer und immunpathologischer Untersuchung sicher diagnostiziert werden kann.

Erythematöses und ödematöses bullöses Pemphigoid
Diese beiden Formen sind relativ häufig und ähneln klinisch dem Erythema exsudativum multiforme oder einer chronischen Urtikaria. In Anfangsphasen fehlen vielfach Blasen.

Histopathologie. Man findet eine subepidermale Blase, immunpathologisch stets mit der DIF typische IgG-Ablagerungen und Komplement in der Basalmembranzone. Gelegentlich sind mehrere Biopsien notwendig. Mittels IIF können zirkulierende Antibasalmembranantikörper (IgG) lediglich in etwa 30% der Fälle nachgewiesen werden.

Vesikulöses bullöses Pemphigoid [Bean et al. 1976]
Dieses ist sehr selten und manifestiert sich lediglich in Form von Blasen, die gern am Rumpf, aber auch an den Extremitäten ohne besondere Prädilektion auftreten und intensiven Juckreiz oder Brennen verursachen können. Das Gesamtbild erinnert an die Dermatitis herpetiformis oder die IgA-lineare Dermatose.

Histo- und Immunpathologie. Es ergeben sich die typischen Merkmale des bullösen Pemphigoids.

Therapie. Auch diese Form spricht nicht auf Sulfone an, sondern nur auf Glukokortikoide, möglicherweise in Verbindung mit Immunsuppressiva.

Lokalisiertes bullöses Pemphigoid
Diese Erkrankung kommt vor allem bei älteren Menschen vor und lokalisiert sich an bestimmten Körperregionen, beispielsweise auf dem Kopf oder an den Beinen, vielfach auch symmetrisch. Prädilektionsstellen sind die Unterschenkel. Hier entstehen auf scheinbar unveränderter Haut große Blasen, die kaum subjektive Beschwerden verursachen.

Histopathologie. Es finden sich eine subepidermale Blasenbildung und immunpathologisch wie bei bullösem Pemphigoid, allerdings nicht in jedem Fall, mit der DIF in vitro fixierte IgG-Ablagerungen und Komplement im Bereich der Basalmembran.

Therapie. Es empfiehlt sich gleichartiges Vorgehen wie bei bullösem Pemphigoid.

Seborrhoisches Pemphigoid [Schnyder 1969]

Diese Erkrankung hat klinisch den Aspekt eines Pemphigus seborrhoicus erythematosus (Senear-Usher); die histologische Untersuchung ergibt jedoch subepidermale Blasenbildung. Mittels DIF und IFF lassen sich Antibasalmembranantikörper meist vom IgG-Typ im Blasenbereich und vielfach zirkulierende Antibasalmembranantikörper im Blutserum nachweisen. Bevorzugt erkranken offenbar ältere Frauen. Nicht selten besteht Eosinophilie. Die Titer der Antibasalmembranantikörper scheinen meist relativ niedrig zu sein (1:40, 1:80).

Therapie. In den wenigen beobachteten Fällen hat sich Methylprednisolon bei rascher Dosisreduktion bewährt und sogar zur Heilung geführt.

Vegetierendes bullöses Pemphigoid
[Winkelmann und Su 1979]

Synonym. Pemphigoid vegetans.

Pathogenese. Möglicherweise auf dem Boden von Sekundärinfektion kommt es bei bullösem Pemphigoid in den intertriginösen Räumen zu vegetierenden Veränderungen.

Klinik. Es handelt sich um eine analog zum Pemphigus vegetans sich entwickelnde klinische Ausdrucksform des bullösen Pemphigoids. Im Vordergrund stehen purulente verruziforme Vegetationen in den großen Beugen neben bullösen verkrusteten oder schuppenden Herden am behaarten Kopf, im Gesicht und an den Gelenken.

Histo- und Immunologie. Es zeigt sich ein typisches bullöses Pemphigoid mit sekundär hyperakanthotisch papillomatösen Veränderungen. In der indirekten Immunfluoreszenz lassen sich Basalmembranantikörper, meistens in höheren Titern, nachweisen.

Differentialdiagnose. Pemphigus vegetans, Blastomykose, blastomykoseartige Pyodermie, Bromoderm, Jododerm.

Therapie. Innerlich: Wie bullöses Pemphigoid. Von Winkelmann wird Sulfapyridin empfohlen. *Örtliche* Behandlung antiseptisch und austrocknend. Gegebenenfalls Röntgenweichstrahlentherapie.

Vernarbendes Pemphigoid

Synonyme. Benignes Schleimhautpemphigoid, „dermatite bulleuse muco-synéchiante" (Lortat-Jakob 1958), „cicatricial pemphigoid", „scarring pemphigus", okulärer Pemphigus.

Definition. Es ist eine chronische blasenbildende Erkrankung, die zur Vernarbung führt und Konjunktiven sowie Schleimhäute bevorzugt betrifft.

Vorkommen. Die Erkrankung ist selten, bevorzugt das weibliche Geschlecht (2:1), hat keine rassische Bindung und tritt gewöhnlich bei Menschen über 60 Jahren in Erscheinung.

Ätiopathogenese. Die bisher vorliegenden morphologischen und immunologischen Befunde deuten darauf hin, daß es sich um eine vernarbende Variante des bullösen Pemphigoids handelt. In diesem Sinne sprechen auch diejenigen Fälle, bei denen es zu generalisierten bullösen Eruptionen mit großer Ähnlichkeit zum bullösem Pemphigoid kommt. Warum die narbige Atrophisierung besonders an den Schleimhäuten auftritt, ist unbekannt.

Klinik. Bevorzugt betroffen sind die Konjunktiven und die Mundschleimhaut, obwohl auch Nasen-, Larynx-, Genital- und Analschleimhaut miterkranken können. Hautbeteiligung ist selten. Sie kann sich als eine generalisierte bullöse Eruption ähnlich der des bullösen Pemphigoids von kurzer Dauer darbieten oder in Form eines Herdes oder weniger erythematöser Herde, auf denen es immer wieder zur Blasenbildung kommt, und die schließlich mit Narben abheilen. Typisch und folgenschwer ist das Entstehen von Narben, narbigen Strikturen oder Synechien.

Augen. Diese können auch allein erkranken. Meist beginnt die Erkrankung einseitig; nach 1–2 Jahren wird auch das andere Auge mitbetroffen unter dem Bild einer katarrhalischen Konjunktivitis. Bei genauer Beobachtung kann man wasserklare Blasen, die rasch zerplatzen, feststellen. Danach kommt es zu einer narbigen Schrumpfung (daher früher: „essentielle Bindehautschrumpfung"). Zwischen der bulbären und palpebralen Konjunktiva entstehen narbige Synechien, Lidschluß kann unmöglich werden. Die Augenbewegungen werden eingeschränkt. Entropium führt zu sekundären Hornhautveränderungen mit Entstehung von Pannus oder vernarbenden und zur Erblindung führenden Hornhautulzerationen. Infolge narbiger Schrumpfung der Lider mit Verlegung der Tränenausführungsgänge kommt es zur Aus-

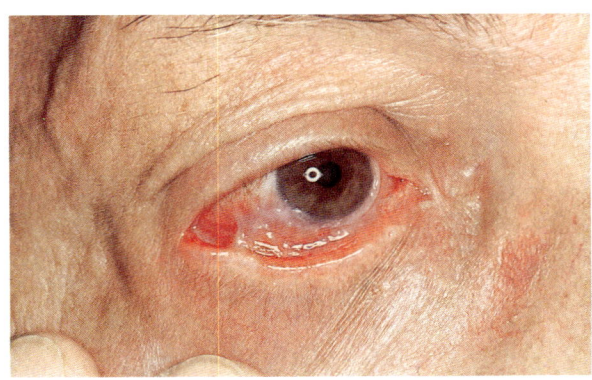

Vernarbendes Pemphigoid

trocknung der Bindehaut mit Xerophthalmie und Panophthalmie, die schließlich zum Verlust der Augen führen kann.

Mundschleimhaut. Auch hier treten rezidivierend Blasen auf, die bald zerplatzen und zu schmerzhaften, narbig abheilenden Erosionen führen. Bei Sitz am Zungenbändchen führt die narbige Schrumpfung zur Bewegungseinschränkung der Zunge, bei Sitz der Erscheinungen am weichen Gaumen, an den Tonsillenbögen und der Wangenschleimhaut kann es zur mukosogener Kieferklemme mit Einschränkung der Nahrungsaufnahme kommen.
Auch an den übrigen Schleimhäuten, z.B. Vulva, können sich gleiche narbige Adhäsionen, Synechien oder Stenosen ausbilden.

Haut. Hauterscheinungen treten gegenüber den Befunden an der Mundschleimhaut und den Augen zahlenmäßig und an Schwere zurück. An einer oder wenigen Stellen kommt es rezidivierend auf erythematischem Grund zu Blasen, die eine feste Blasendecke haben und ebenfalls unter Bildung atrophischer Narben abheilen. Bei Sitz am Kapillitium entwickelt sich eine narbige Alopezie vom Typ der Pseudopelade Brocq *(Pseudopeladezustand)*. Selten treten Blasenschübe wie bei bullösem Pemphigoid auf.

Zytologie des Blasengrundausstrichs. Keine Pemphiguszellen.

Histopathologie. Typisch ist eine subepidermale Blasenbildung ohne jedes Zeichen von Akantholyse. Im oberen Korium entzündliche Infiltrate aus Lymphozyten, Plasmazellen und auch eosinophilen Leukozyten. Später starke fibroblastische Aktivität mit Fibrose, Angioplasie und narbiger Schrumpfung.

Immunpathologie. Mit der DIF können gewebsgebundene Immunglobuline, besonders vom IgG- und IgA-Typ, ferner Komplementkomponenten, besonders C3 und C4, in der Basalmembranzone nachgewiesen werden. Das homogen lineare Muster ist identisch mit den Befunden bei bullösem Pemphigoid. Mittels IIF können zirkulierende Antibasalmembranantikörper im Serum einiger Patienten nachgewiesen werden. Sie kommen aber nur selten vor. Wichtig ist, daß auch bei negativen Befunden mittels DIF neue Biopsien durchgeführt werden, wobei die periläsionalen Erytheme die besten Resultate ergeben sollen.

Verlauf. Vielfach wellenförmig über Jahre ohne wesentliche Beeinträchtigung des Allgemeinbefindens. Erblindung in etwa 20% der Fälle. Ganz selten wurde Karzinomentwicklung auf chronischen Mundschleimhautveränderungen beschrieben.

Differentialdiagnose. Bei Beginn mit Mundschleimhauterscheinungen ist die Abgrenzung gegenüber Pemphigus vulgaris, Lichen ruber erosivus und Lupus erythematodes chronicus sehr wichtig. Zytologische, histologische und immunologische Untersuchungen sind entscheidend. Bei Auftreten von Augensymptomen mit narbigen Synechien ist die Diagnose leicht zu stellen.

Therapie
Innerlich: Behandlung mit Glukokortikoiden oder ACTH führt nur bei generalisierten bullösen Eruptionen zum Erfolg, nicht aber bei den chronisch verlaufenden Konjunktival- und Schleimhauterscheinungen. Hier sind Versuche mit DADPS, Sulfapyridin sowie aromatischem Retinoid (Tigason) indiziert.
Äußerlich: Bezüglich der Augenveränderungen sollte ein Ophthalmologe hinzugezogen werden. In Betracht kommen wiederholte intraläsionale Injektionen von glukokortikoidhaltigen Suspensionen, auch Versuch mit Kontaktlinsen. Bei Mundschleimhauterscheinungen symptomatische Therapie (Subcutin, Dontisolon, Dynexan, Herviros, Kamillosan, Kavosan), auch örtlich Glukokortikoide mit antibiotischen Zusätzen. Bei Entwicklung von Kieferklemme Exzision der betroffenen Mundschleimhaut und Transplantation mit normaler Haut; dadurch wird die Erkrankung im betroffenen Bereich abgeheilt. Dies gilt auch für umschriebene Hautherde.

Seltene Sonderformen

**Vernarbendes Pemphigoid,
Typ Brunsting-Perry** (1957)
Hier manifestieren sich die narbig-bullösen Hautveränderungen hauptsächlich an der behaarten Kopfhaut, der Stirn und am Nacken.

Disseminiertes vernarbendes Pemphigoid [Provost et al. 1979, Braun-Falco, Wolff und Poncé 1981]
Extrem selten sind Patienten, bei denen es ausschließ-

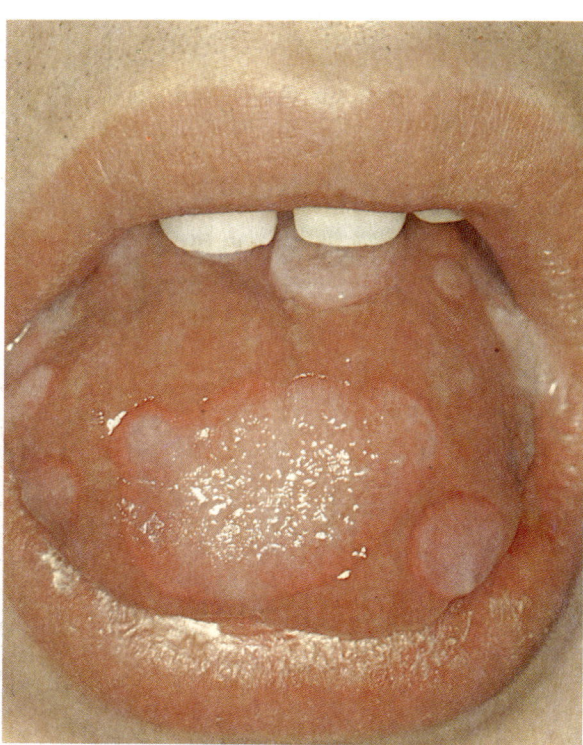

Vernarbendes Pemphigoid

lich zu Hauterscheinungen und nicht zu Schleimhauterscheinungen kommt. Die bullösen und vernarbenden Veränderungen lokalisieren sich vorwiegend am Rumpf, aber auch an den Extremitäten. Disseminiert findet man bis münzgroße rötlich- oder weißlich-atrophische Herde, in denen hämorrhagische Blasen entstehen. Starker Juckreiz kann bestehen.

Histo- und Immunpathologie. Die Veränderungen sind typisch für bullöses Pemphigoid; allerdings kommt es zu sekundärer Narbenbildung. Elektronenmikroskopisch erfolgt die Blasenbildung unterhalb der Basalmembranzone, daher die Narbenbildung.

Differentialdiagnose. Solche Fälle werden manchmal nicht erkannt und als Artefakte oder wegen des gelegentlichen Juckreizes als chronische Prurigoerkrankungen angesehen.

Therapie. Es ist außerordentlich schwierig, diese Veränderungen abzuheilen. Versuch mit Glukokortikoiden, DADPS und/oder Azathioprin (Imurek).

Herpes gestationis
[Bunes 1811, Milton 1872]

Synonyme. Pemphigus gravidarum, Dermatitis multiformis gestationis.

Definition. Polymorphe blasige und intensiv juckende Hauterkrankung, die gegen Ende der Schwangerschaft und in der postpartalen Periode auftritt. Herpes gestationis heilt spontan ab, wiederholt sich aber in folgenden Graviditäten.

Vorkommen. Es handelt sich um eine seltene Schwangerschaftsdermatose mit einer Erkrankung auf etwa 5000–10000 Schwangerschaften. Die Erkrankung wurde früher wegen ihres polymorphen Erscheinungsbildes als eine der Dermatitis herpetiformis nahestehende Erkrankung in der Schwangerschaft angesehen. Neuere Untersuchungen zeigen, daß es sich um eine eigene Erkrankung handelt, die am ehesten dem bullösen Pemphigoid nahesteht.

Ätiopathogenese. Die vorliegenden immunologischen Befunde sprechen dafür, daß die Immunkomplexe in der Basalmembranzone für die Entwicklung der blasigen Schwangerschaftsdermatose von Bedeutung sind. In gleicher Weise ist die passive Übertragung von der Mutter auf das Kind anzusehen, ferner auch das gehäufte Auftreten von Totgeburten bei Müttern mit Herpes gestationis. Die Blasenbildung selbst wird durch einen speziellen Faktor, den HG-Faktor, als membrantoxischer Effekt örtlicher Komplementaktivierung gedeutet. Bemerkenswert ist dabei die im Vergleich zum Pemphigoid wesentlich stärkere Schädigung der Basalzellen bei dieser Erkrankung und die Immunvaskulitis mit Immunkomplexen (IgM und Komplementkomponenten) in und um die kleinen Gefäße. Möglicherweise handelt es sich um eine „*autoimmune progesterone dermatitis*" (Shelley et al. 1964), zumal auch postpartal unter gestagenhaltigen Antikonzeptiva Herpes gestationis provoziert werden konnte. Schließlich spricht das Versagen der Sulfontherapie auch gegen eine Identifizierung dieser Erkrankung mit Dermatitis herpetiformis. Die Krankheit muß vielmehr als eine dem bullösen Pemphigoid nahestehende Erkrankung eigener Prägung angesehen werden.

Klinik. Im Verlauf der Schwangerschaft, meistens erst im zweiten Drittel, kommt es zu einer polymorphen Eruption von Hauterscheinungen, die mehr einem bullösen Pemphigoid ähneln. Besonders in der Periumbilikalregion und distal an den Extremitäten entwickeln sich intensiv juckende, leicht elevierte oder urtikarielle Erytheme und auf diesen vielfach pralle Spannungsblasen. Die Schleimhäute sind in etwa 20% der Fälle mitbetroffen.
Nikolski-Phänomen I und II können wie bei bullösem Pemphigoid positiv sein.
Gleichartige Veränderungen mit spontaner Regressionstendenz in wenigen Wochen wurden auch bei Neugeborenen solcher Mütter beobachtet; ebenfalls der HG-Faktor im Nabelschnurvenenblut.
Allgemeinsymptome bestehen gelegentlich bei Exazerbationen in Form von Abgeschlagenheit und Fieber; die psychische Belastung der Patienten kann sehr beachtlich sein. Die Bluteosinophilie kann über 50% betragen.

Zytologie des Blasengrundausstrichs. Keine Pemphiguszellen, da subepidermale Blase. Manchmal viele Eosinophile.

Histopathologie. Subepidermale Blasenbildung, im Gebiet von Erythemen nicht selten multiple intraepidermale Mikrobläschen. Im oberen Korium zellulärentzündliche Reaktion mit vielen lymphoiden Zellen, einigen neutrophilen und unterschiedlichen Mengen von eosinophilen Leukozyten. Gelegentlich Leukozytoklasie. Elektronenmikroskopische Untersuchungen zeigen, daß die Blasenbildung durch Alteration der Basalzellen zustande kommt.

Immunpathologie. Mittels DIF kann in etwa 30% der Fälle wie bei bullösem Pemphigoid eine homogen-

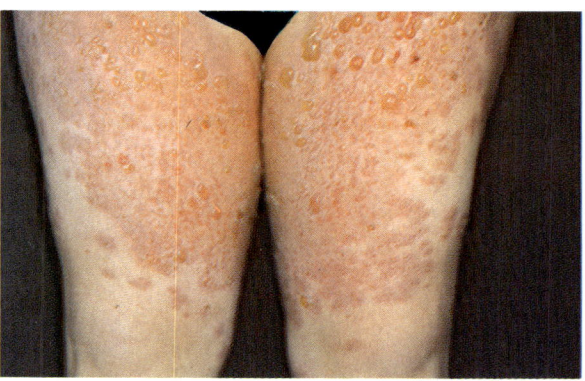

Herpes gestationis

lineare Fixierung von Immunglobulinen (IgG und IgA) in der subepidermalen Basalmembranzone nachgewiesen werden. In 100% der Fälle findet man Ablagerungen der C3-Komplementkomponente, nicht selten auch von C4, C5, C1 sowie von Properdin. Diese Befunde kommen innerhalb der Blasen, aber auch in paraläsionaler, klinisch unbefallener Haut vor. Mittels IIF können zirkulierende Antikörper im Patientenserum gegen Antigenstrukturen der Basalmembranzone nur in 10–15% der Fälle erfaßt werden. Im Blutserum kann meistens ein thermolabiler Faktor, der einer Subklasse von IgG angehört, nachgewiesen werden; dieser *HG-Faktor* aktiviert Komplement über den klassischen, alternativen Weg.

Prognose. Abheilung 2–3 Wochen nach der Entbindung; meist Rezidiv in der nächsten Schwangerschaft oder Provokation durch Östrogene. Daher ist in solchen Fällen nichthormonale Kontrazeption zu empfehlen.

Differentialdiagnose. Bei Auftreten eines polymorphen Exanthems in der Schwangerschaft muß an Herpes gestationis gedacht werden. Wichtig ist die anamnestische Erfragung im Hinblick auf den Ausschluß von medikamentösen multiformen Erythemen. Auch Erythema exsudativum multiforme verlangt sorgfältige Abgrenzung. Dermatitis herpetiformis wird in erster Linie immunpathologisch abgegrenzt. Sie ist meistens auch vor und nach der Schwangerschaft bei den Betroffenen vorhanden und spricht auf Sulfone an.

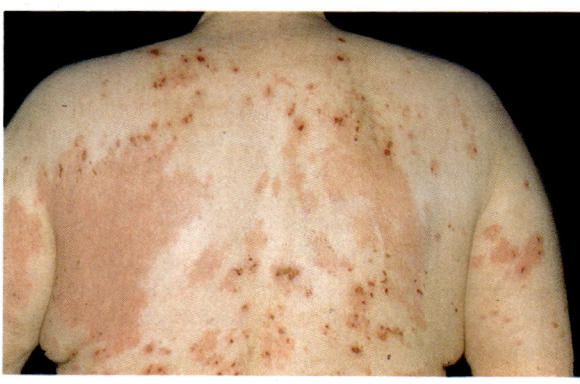

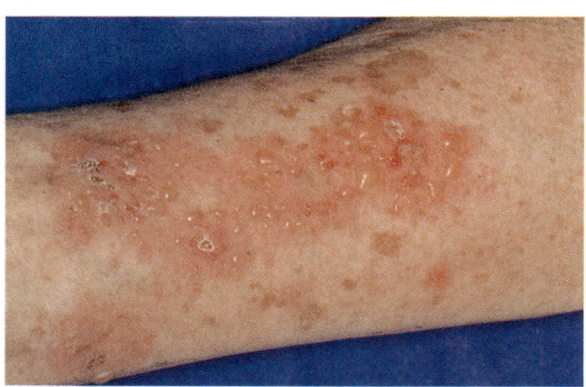

Dermatitis herpetiformis

Therapie
Innerlich: Bei geringer Ausprägung ist aus psychologischen Gründen eine innerliche Therapie möglichst zu vermeiden, zumal Sedativa, Antihistaminika und Sulfone nicht wirksam sind. In Betracht kommt Pyridoxin (Benadon, Hexobion) 400–600 mg tgl.; es ist aber nicht sicher wirksam. In schweren Fällen und nur in den letzten Wochen der Schwangerschaft Prednisolon oder Isodosen anderer Glukokortikosteroide, 15–120 mg täglich.
Äußerlich: Gering konzentrierte glukokortikoidhaltige Cremes und Lotio zinci oder Lotio zinci spirituosa mit antipruriginösen Zusätzen wie Ichthyol (2–6%), Thesit (5%); ferner Bäder mit antiphlogistischen oder fettenden Zusätzen und, wenn nötig, antiseptische Therapie. Vorsicht mit gestagenhaltigen Ovulationshemmern in der Zeit nach der Entbindung.

Dermatitis herpetiformis [Duhring 1884]

Synonyme. M. Duhring-Brocq, Dermatite polymorphe douloureuse.

Definition. Dermatitis herpetiformis ist eine polyätiologische, benigne, chronisch-rezidivierende und polymorphe Hautkrankheit, die zu brennendem Juckreiz und herpetiformer Bläschenbildung führen kann, und bei der häufig eine Enteropathie besteht.

Vorkommen. Die Erkrankung ist selten (1 auf 800 dermatologische Patienten) und tritt meist zwischen dem 20. und 75. Lebensjahr auf; sie kann auch bei Kindern vorkommen. Es besteht eine Androtropie (2:1). Für hereditäre Belastung konnte bislang kein Anhalt gefunden werden. Bemerkenswert ist allerdings die Assoziation zum Histokompatibilitätsantigen HLA-B8 und mit einer Prävalenz von 56% zu DRW3.

Ätiopathogenese. Ätiologie unbekannt. Die vielfach vorhandene Blut- und Gewebseosinophilie läßt an allergische Reaktion, neuere immunologische Befunde lassen auch an autoimmunologische Pathomechanismen denken. Bemerkenswert ist die Enteropathie bei Dermatitis herpetiformis sowie der Nachweis von Autoantikörpern gegen Schilddrüsengewebe und Magenschleimhaut. Schließlich besteht bei diesen Patienten eine besondere Empfindlichkeit gegen Halogenide, besonders Kaliumjodid. Allgemein ist man der Auffassung, daß es sich um eine klinisch polymorphe allergische Reaktionsform der Haut auf polyätiologischer Grundlage handelt. In diesem Zusammenhang ist zu suchen nach Fokalinfektionen, Halogeniden in Medikamenten, jodoformhaltigen Füllungen in Zähnen, Verwendung von jodhaltigem Kochsalz, Zufuhr von Jodiden mit Seefischen, malignen Tumoren (Karzinome, Lymphome), Nahrungsmittelallergie und bei Kindern auch Wurmbefall.

Klinik. Die Erkrankung tritt plötzlich oder langsam zunehmend auf und verursacht subjektiv brennenden oder schmerzenden Juckreiz. Prädilektionsstellen sind oberer Schultergürtel, Glutäalregion und Kapillitium, ferner Unterarmstreckseiten und Ellbogen sowie Unterschenkelstreckseiten und Knie. Die Mundschleimhaut ist praktisch nie befallen. Typisch ist die synchrone Polymorphie der Hautveränderungen. Zunächst stellen sich erythematöse, urtikarielle oder auch papulöse Hautveränderungen an den Prädilektionsstellen ein. Sobald gruppierte herpetiforme Bläschneneruptionen auftreten, ist die Dermatose leicht erkennbar. Manchmal sind Bläschen sehr klein und liegen wie Schrotkörner in der Haut; sie sind dann palpatorisch festzustellen. Immer sind die bizarren Bläschen straff gespannt und besitzen eine feste widerstandsfähige Blasendecke. Bei Kindern und alten Menschen, aber auch nach Absetzen einer Behandlung, können größere prall gespannte Blasen auftreten, wie sie bei bullösem Pemphigoid vorkommen *(großblasige Dermatitis herpetiformis)*. Auch ekzematoide, zur Lichenifikation neigende Veränderungen können hinzutreten. Progressive Pigmentierung in den Bereichen der Hauterscheinungen kommt bei 50% der Patienten vor.

Symptome. Typisch ist starker und besonders *brennender Juckreiz* der Hauterscheinungen. Massives Kratzen verursacht Kratzeffekte, die sich impetiginisieren können. Dadurch kann die Krankheit schwer identifizierbar sein. Rezidive, Kratzeffekte und Impetiginisation führen zu Bildern, die einer Cutis vagantium entsprechen.

Glutensitive Enteropathie bei Dermatitis herpetiformis. Bei über 70% der Patienten wurden im Jejunum Veränderungen gefunden, wie sie normalerweise bei idiopathischer Steatorrhö vorkommen (Zottenatrophie unterschiedlicher Intensität, lymphozytäre Infiltrationen, gestörte enzymatische Leistungen). Es konnte auch gezeigt werden, daß sich bei Patienten mit Diarrhö die Symptome unter einer glutenfreien Diät bessern. Andererseits konnte eine sichere Beziehung zwischen der Enteropathie und den Hauterscheinungen bisher nicht festgestellt werden. Immerhin wurde bei Patienten mit Zöliakie Dermatitis herpetiformis beobachtet; man muß aber auch bedenken, daß bei etwa 30% der Patienten die Jejunumschleimhaut histologisch und funktionell normal ist. Die Enteropathie kann zudem durch glutenfreie Diät gebessert werden, ohne daß sich die Hauterscheinungen ändern.

Dermatitis herpetiformis und Gastrointestinaltrakt
– glutensensitive Enteropathie,
– Zottenatrophie im Jejunum mit Kryptenhyperplasie,
– Ösophagusstriktur, Divertikel,
– Steatorrhö,
– atrophische Gastritis,
– intestinale Lipodystrophie,
– Rektokolitis.

Allgemeine Symptome bestehen gewöhnlich nicht. Bemerkenswert ist oft eine Eosinophilie im Blut- und Blasenserum sowie im Knochenmark.

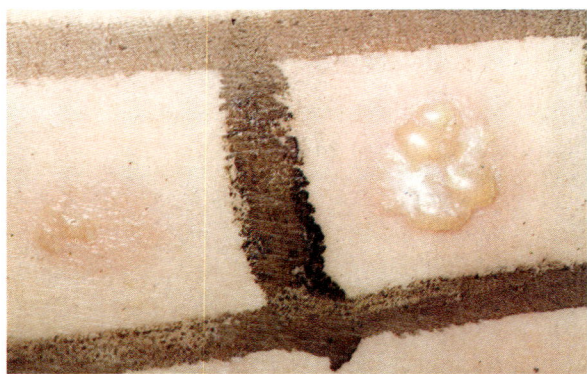

Dermatitis herpetiformis. Positiver Epikutantest mit Jodkalisalbe: herpetiforme Bläschen

Die *Jodempfindlichkeit* solcher Patienten ist nach wie vor ungeklärt. Es handelt sich um eine unspezifische Jodprovozierbarkeit der Hauterscheinungen. Innerliche Verabreichung von Kaliumjodid (Kal. jodat. 10,0; Aqua dest. ad 150, D.S. 1–3mal $^{1}/_{2}$–1 Teel.) kann zu massiver, teilweise nicht ungefährlicher Exazerbation der Erkrankung führen. Auch äußerliche Anwendung von Jodkalisalbe (Kal. jodat. 10–30% in Eucerin c. aqua) kann örtliche Eruptionen provozieren, besitzt aber eine nicht so große diagnostische Beweiskraft.

Zytologie des Blasengrundausstrichs. Keine Pemphiguszellen, da subepidermale Blasenbildung. Viele eosinophile Leukozyten.

Histopathologie. Subepidermale Spannungsblase ohne Akantholyse. Im Blaseninhalt findet man sehr viele eosinophile, aber auch neutrophile Leukozyten. Die Basalmembran bleibt am oberen Korium fixiert. Im Papillarkörper Ödem und entzündliches Infiltrat aus Histiozyten, Lymphozyten, eosinophilen und neutrophilen Leukozyten in erythematösen Veränderungen oder Blasenrandzonen. Typisch sind intrapapilläre Mikroabszesse an den Spitzen der Papillen mit neutrophilen und eosinophilen Leukozyten sowie Zellkerntrümmern. Subkorneale Bläschenbildung ist selten. Elektronenmikroskopische Untersuchungen haben gezeigt, daß die Blasenbildung im Stratum papillare beginnt, wo es zu Ödem, nekrobiotischen Veränderungen an den Kollagenfasern und einer zellulär-entzündlichen Reaktion kommt. Veränderungen an der elektronenmikroskopischen Basalmembran und der Zytoplasmamembran der Basalzellen sind typisch. So kommt es zu einer Kontinuitätstrennung zwischen Epidermiszellen und dem darunterliegenden Korium.

Immunpathologie. Mit IIF konnten Antikörper gegen Strukturen der Epidermis oder des Koriums im Serum von Patienten bisher nicht nachgewiesen werden. Erniedrigte IgM-Spiegel bei erhöhten IgA-Werten zeigen ein gleiches Verhalten wie bei der Zöliakie der Erwachsenen. Mittels DIF können in den Papillenspitzen fixierte granuläre Immunglobulinablage-

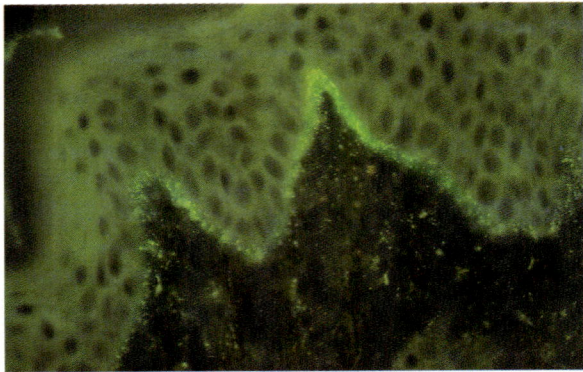

Dermatitis herpetiformis. DIF: granuläre IgG-Ablagerungen in der Basalmembranzone

rungen, besonders der IgA-Klasse, zusammen mit Komplementkomponenten bei 85% aller Patienten nachgewiesen werden. Auch in der Basalmembranzone ist granuläre Ablagerung von IgA sehr typisch. Lediglich 15% aller Patienten weisen lineare IgA-Ablagerungen auf. Fibrinogen und IgA konnte in und um Kapillaren im Stratum papillare festgestellt werden. Es wurde beobachtet, daß fast alle Patienten mit granulärem Ablagerungsmuster jejunale Veränderungen im Sinne der glutensensitiven Enteropathie aufwiesen, nicht dagegen Patienten mit linearem Ablagerungsmuster.

Verlauf. Die Erkrankung beginnt vielfach akut oder subakut und zeigt einen schubweisen Verlauf, wobei mehrmonatige erscheinungsarme oder erscheinungsfreie Intervalle vorkommen können. Da sich die Erkrankung über viele Jahre hin erstreckt, sind die Betroffenen durch die Hauterscheinungen und durch den brennenden Juckreiz physisch und psychisch stark belastet, obwohl es sich grundsätzlich um eine gutartige Hautkrankheit handelt.

Differentialdiagnose. Die durch ihre Polymorphie und eine auffällige Prädilektion gekennzeichnete Hautkrankheit mit brennendem Juckreiz ist typisch. Von diagnostischer Hilfe sind: Biopsie eines frischen Bläschens und aus einem Erythem mit immunpathologischer Untersuchung (DIF). Die Diagnose kann auch ex juvantibus gesichert werden, da die Dermatitis herpetiformis auf Sulfone (DADPS 100–150 mg/die) in wenigen Tagen gut anspricht.
Bei akutem Einsetzen der Erkrankung ist an Erythema exsudativum multiforme zu denken, bei großblasigen Varianten auch an bullöses Pemphigoid. Subkorneale Pustulosis kommt nur differentialdiagnostisch gegenüber dem zirzinären Typ von Dermatitis herpetiformis in Betracht. Stehen pruriginöse Papeln und Knötchen im Vordergrund der klinischen Erscheinungen, so sind Prurigoformen anderer Dermatosen (atopisches Ekzem) und Prurigo simplex subacuta auszuschließen.

Therapie
Innerlich: Am meisten bewährt haben sich *Sulfone* (Diamino-Diphenyl-Sulfon = DADPS Bayer). Gewöhnlich genügen beim Erwachsenen Dosen von 100–150 mg tgl., um die Erscheinungen unter Kontrolle zu bringen. Allerdings ist die Schwankungsbreite groß; bei manchen Patienten genügen 50 mg jeden 2. Tag, bei anderen müssen mehr als 150 mg tgl. verordnet werden. Wichtig ist die Kontrolle von Nebenwirkungen (Methämoglobinbildung, Einschlußkörperanämie mit Heinz-Innenkörperchen und Hämolyse). Der Wirkungsmechanismus dieser Therapie ist ungeklärt.
Auch gewisse *Sulfonamide* sind wirksam, besonders das Sulfapyridin (0,25–0,5 g, 3mal tgl.); gelegentlich sind auch andere Langzeitsulfonamide (Lederkyn, Madribon) von günstiger Wirkung.
Bei Behandlung mit Sulfonen und Sulfonamiden ist nach Abklingen der Erscheinungen die minimale Erhaltungsdosis herauszufinden. Da es sich um eine morbostatische Therapie handelt, muß jahrlang behandelt werden. Wegen möglicher Nebenwirkungen sind laufende Kontrollen erforderlich.
Neuerdings wurde auch Colchizin (3mal 0,5 mg tgl.) empfohlen, unter Kontrolle der Nebenwirkungen.
Andere innerliche Behandlungsverfahren zeigen keine wesentliche Wirkung. Wichtig sind *diätetische Empfehlungen:* kein Jodsalz, keine Seefische, keine jodhaltigen Medikamente.
Antibiotika kommen nur bei bakterieller Sekundärinfektion nach Antibiogramm in Betracht. Glukortikoide haben nur in hoher Dosierung (Nebenwirkungen) einen geringfügigen Effekt, so daß sie kaum indiziert sind.
Bei starkem Juckreiz sind *Antihistaminika* (nachts auch Phenothiazine) angezeigt.
Wenn klinische Zeichen einer idiopathischen Steatorrhö (Diarrhöen, Glutenüberempfindlichkeit) bestehen, ist *glutenfreie Diät* indiziert; sie bessert aber nicht immer die Hauterscheinungen.
Äußerlich: Juckreizstillende örtliche Behandlung (Lotio zinci mit Liqor carbonis detergens (5–10%), Ichthyol (5–10%)), Antihistamingele, Glukokortikoide in fettarmer Grundlage, Teerbäder.

IgA-lineare Dermatose

Definition. Diese Dermatose grenzt sich immunpathologisch sowohl von der Dermatitis herpetiformis als auch vom bullösen Pemphigoid durch lineare IgA-Ablagerungen in der Basalmembranzone ab; ferner durch das Fehlen einer glutensensitiven Enteropathie. In nur 30% der Fälle kann HLA B8 nachgewiesen werden.

Klinik. Das klinische Bild der Erkrankung entspricht mit vesikulösen oder bullösen Hauterscheinungen, die vielfach in herpetiformer Anordnung auftreten und einen intensiven brennenden Juckreiz verursachen, einerseits der Dermatitis herpetiformis, andererseits aber auch dem bullösen Pemphigoid. Besondere Prädilektionsstellen für die Hauterscheinungen gibt es nicht.

Immunpathologie. Mittels DIF können lineare IgA-Ablagerungen in der Basalmembranzone, mittels IIF im Serum solcher Patienten gelegentlich Antibasalmembranantikörper (IgG) nachgewiesen werden.

Verlauf. Chronisch.

Differentialdiagnose. Wichtig ist die Abgrenzung von der echten Dermatitis herpetiformis im Kindesalter, ferner von der benignen chronischen bullösen Dermatose der Kindheit, falls diese überhaupt eine eigene Krankheitseinheit darstellt.

Therapie. Glukokortikoide, evtl. Versuch mit DADPS.

Benigne chronische bullöse Dermatose bei Kindern
[Bean et al. 1971]

Synonym. „Chronic non hereditary blistering disease in children".

Diese in ihrer Eigenständigkeit umstrittene Erkrankung entspricht in ihrem klinischen Bild ganz dem juvenilen Pemphigoid, bis auf die Tatsache, daß in diesen Fällen die immunpathologischen Untersuchungen sowohl in der DIF als auch in der IIF ein negatives Ergebnis zeigen: Es können weder in der erkrankten Haut noch im Serum Pemphigoidantikörper (IgG) nachgewiesen werden. Es ist die Frage, ob dieses Merkmal ausreicht, derartige Fälle unter einer eigenen Krankheitsbezeichnung zusammenzufassen. Wichtig ist, bei davon betroffenen Kindern in Abständen von 2–3 Wochen wiederholt immunologische Untersuchungen durchzuführen, die dann ggf. positive Ergebnisse zeigen und die darauf hindeuten, daß in solchen Fällen meist doch ein juveniles bullöses Pemphigoid, eine juvenile Dermatitis herpetiformis oder eine Intermediärform vorliegt. Wahrscheinlich handelt es sich um eine mit der IgA-linearen Dermatose der Kindheit identischen Erkrankung (s. Tabelle, S. 461).

Pustelbildende Erkrankungen

Unter dieser Bezeichnung werden primär pustelbildende Erkrankungen der Haut unbekannter Ätiologie zusammengefaßt. Soweit sich pustulöse Exantheme im Verlauf von Infektionen durch Viren, Bakterien, Pilze entwickeln oder durch ätiologisch bekannte Intoleranzreaktionen bedingt sind, finden sie sich in den entsprechenden Abschnitten abgehandelt. Dies gilt auch für die Psoriasis pustulosa.

Primär pustulöse Exantheme können an den Akren, bevorzugt an Palmae und Plantae, oder disseminiert am Hautorgan entstehen. So kann man *Akropustulosen* von *generalisierten Pustulosen* abtrennen.

Akropustulosen

Acrodermatitis continua suppurativa
[Hallopeau 1897]

Synonym. Dermatitis repens (Crocker 1888).

Definition. Es handelt sich um eine chronisch-rezidivierende Eruption von Pusteln auf entzündlich geröteter Haut, besonders an den Endgliedern von Fingern oder Zehen, die zu schweren Nagelveränderungen mit Nagelverlust und gelegentlich auch generalisierten Pustelschüben führt. Sie ist eine Erscheinungsform der Psoriasis pustulosa palmoplantaris.

Vorkommen. Sehr seltene Hauterkrankung von Erwachsenen mit Gynäkotropie.

Ätiopathogenese. Bemerkenswert ist die häufige Angabe, daß die Erkrankung nach örtlichem Trauma oder örtlicher Infektion beginnt. Ein gleichzeitiges Auftreten der Veränderungen bei bereits bestehender Psoriasis vulgaris, Schübe von Psoriasis pustulosa vom Typ Zumbusch im Verlauf der Erkrankung, Ähnlichkeit des klinischen Bildes mit Psoriasis pustulosa vom Typ Königsbeck-Barber und schließlich das gleichartige histologische Substrat wie bei Psoriasis pustulosa sprechen dafür, daß es sich bei dieser Erkrankung wohl nur um eine *Variante der Psoriasis pustulosa vom Typ Königsbeck-Barber* handelt, bei der die Entwicklung von Pseudoatrophie und Osteoporose an den Fingern wohl die Folge von Krankheitsdauer und Krankheitsintensität darstellt.

Klinik. Entweder spontan oder nach örtlichem Trauma (Dornverletzung, Stich mit nachfolgender Infektion, Panaritium) beginnt die Erkrankung asymmetrisch an irgendeiner Endphalanx. Es kommt meist in der Nähe des Nagels auf scharf begrenzten, entzündlich geröteten Herden zu sich wiederholenden Pusteleruptionen, die „seenartig" konfluieren und eine bizarre Konfiguration aufweisen können. Die Pusteln sind stets steril und bleiben zumeist klein (stecknadelkopf- bis höchstens halblinsengroß). Infolge Eintrocknung und Verkrustung entsteht in dem erkrankten Hautareal blätterteigartige Schuppung mit Pusteln und eitriger Sekretion. Neu aufschießende Pusteln und abtrocknende Pusteln schieben sich proximalwärts weiter, weniger an den Dorsal- als an den Beugeflächen von Finger- und Zehenendgliedern. Die Begrenzung zur gesunden Haut bleibt scharf und vielfach bogig. In späteren Phasen können die Phalangen kolbig aufgetrieben sein. Durch andauernde Pustulation im Nagelbettbereich entsteht Onychodystrophie; oft wird der Nagel abgehoben. Die Haut hat im Bereich der Krankheitsherde ihr normales Papillarmuster verloren und wirkt atrophisch. Es handelt sich aber nicht um eine echte Atrophie, sondern nur um eine Pseudoatrophie, da unter geeigneter Therapie ein Restitutio ad integrum erfolgen kann.

Symptome. Kein allgemeines Krankheitsgefühl, jedoch starke Beeinträchtigung im Gebrauch der Hände. Gelegentlich Juckreiz oder Brennen. Auch röntgenologisch faßbare Veränderungen an den knöchernen distalen Phalangen wurden beschrieben.

Histopathologie. Typisch ist die Entwicklung einer unilokulären Pustel im oberen Stratum Malpighi mit zahlreichen neutrophilen Leukozyten und besonders in den oberen Randgebieten der Pustel eine schwammartige Epidermiszelldegeneration infolge Einwanderns von neutrophilen Leukozyten, (sog. spongiforme Kogoj-Pustel). Im oberen Korium er-

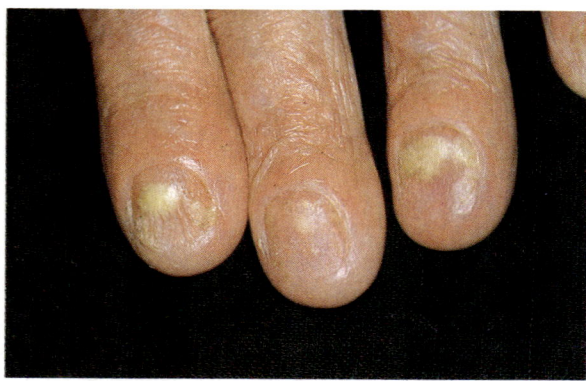

Acrodermatitis continua suppurativa (Psoriasis pustulosa)

weiterte Kapillaren im Stratum papillare und entzündlich-zelluläre Infiltration aus Lymphozyten, Histiozyten und neutrophilen Leukozyten.

Verlauf. Die asymmetrisch beginnende Erkrankung kann sich für längere Zeit auf eine oder wenige Fingerkuppen beschränken. Ausbreitung kann ebenso wie Abheilung jederzeit einsetzen. Gelegentlich kann es plötzlich zu einer disseminierten Pustelaussaat über weite Teile des Körpers mit schwerem Krankheitszustand kommen. Dann ist auch die Mundhöhle durch Aussaat stecknadelkopfgroßer, weißlicher Pusteln an der Zunge mitbeteiligt. Die sich ausbildende Erkrankung ist nicht von der Psoriasis pustulosa vom Typ Zumbusch zu unterscheiden. Wegen derartiger generalisierter Pustelschübe ist die Prognose vorsichtig zu stellen.

Differentialdiagnose. Bei Kindern ist besonders an Candida-albicans-Infektionen und an Kandidagranulome bei gestörter Immunlage zu denken. Man findet aber dann auch Veränderungen an den Augenlidern und in der Mundumgebung. Auch Acrodermatitis enteropathica verlangt eine Abgrenzung, da diese Zinkmangelerkrankung mit Pustulation einhergehen kann. Chronische bakterielle oder mykotische Paronychien sind mikrobiologisch leicht abzugrenzen.

Therapie
Innerlich: Zunächst Versuch mit aromatischem Retinoid (Tigason), 50–75 mg tgl.; in schweren Fällen ist innerliche Behandlung mit dem Folsäureantagonisten Methotrexat wie bei Psoriasis pustulosa nicht zu umgehen. Sie hat wie die innerliche Therapie mit fluorierten Glukokortikoiden (Triamcinolon: Anfangsdosen 40–60 mg tgl., später entsprechende Erhaltungsdosen) nur morbostatischen Effekt und ist meist mit stärkeren Nebenwirkungen behaftet. Auch Sulfone kommen in Betracht. Nach Fokalherden sollte gesucht werden.
Äußerlich: Die Behandlung ist schwierig. Zunächst feuchte Umschläge und adstringierende Bäder; Versuch mit fluorierten Glukokortikoidexterna in fettarmer Grundlage unter Plastikfolienokklusivverband, evtl. halbtags im Wechsel mit Dithranoltherapie (Cignolin-Salizyl-Zinkpasten in ansteigender Konzentration). In resistenten Fällen auch Versuch mit Röntgenweichstrahlenbehandlung (3mal 1–2 Gy in einwöchigem Abstand). Auch intraläsionale Injektionen von Triamcinolon-(Volon-A-)Kristallsuspension (Verdünnung 1:3 bis 1:5 mit Scandicain), kommen in Betracht; ferner Photochemotherapie (PUVA).

Pustulosis palmaris et plantaris [Andrews 1934]

Synonyme: „Pustular bacterid", pustulöses Bakterid.

Definition. Chronische Erkrankung an Handinnenflächen und Fußsohlen, charakterisiert durch rezidivierende Eruptionen von sterilen Pusteln auf zunächst normaler Haut, angeblich bei Fokalinfektion; wahrscheinlich identisch mit Psoriasis pustulosa palmoplantaris.

Vorkommen. Meistens sind Frauen etwas bevorzugt betroffen. Das hauptsächliche Erkrankungsalter liegt zwischen dem 4. und 6. Lebensjahrzehnt.

Ätiopathogenese. Von Andrews wurde die Erkrankung als eine Id-Reaktion (Definition s.S. 129) auf eine bakterielle Fokalinfektion gedeutet und darauf hingewiesen, daß Beseitigung von Fokalinfektionen zu rezidivfreier Abheilung führen würde. Dies ist allerdings oft nicht der Fall. Bemerkenswert sind häufig positive Intrakutanreaktionen gegenüber Streptokokken- oder Staphylokokkenantigen. Die Beziehungen zur Psoriasis pustulosa vom Typ Königsbeck-Barber sind noch nicht sicher geklärt.

Klinik. Sitz der zunächst einseitigen, nach gewisser Zeit zunehmend doppelseitig-symmetrisch ausgeprägten Erkrankung sind Handinnenflächen und Fußsohlen in ihren mittleren Anteilen. Die Interdigitalräume sind stets frei, wie auch die Finger und Zehen oft lange Zeit verschont bleiben. Scheinbar spontan kommt es zu Eruptionen von sterilen Pusteln von Stecknadelkopf- bis Reiskorngröße, die nicht zerplatzen, sondern eintrocknen und später abschuppen. Typisch ist die synchrone Polymorphie mit einem Nebeneinander von frischen gelben Pusteln, gelblich eingetrockneten Pusteln und kleinen braunen Schuppenkrusten, die sich abstoßen und dann eine coleretteartige Schuppung hinterlassen. Bemerkenswert ist die auffallend geringe Entzündungsreaktion in der Umgebung frischer Pusteln.
Im Verlauf kommt es zu einer leichten erythematös-entzündlichen Veränderung der Haut, die vielfach nicht scharf abgegrenzt ist.

Symptome. Allgemeinbefinden nicht betroffen. Leukozytose kann vorhanden sein. Juckreiz kommt vor, ist aber meistens nicht stark.

Histopathologie. Typisch ist eine einkammerige intraepidermale Pustel, gefüllt mit zahlreichen neutrophilen Leukozyten, die vom oberen Korium in die Epidermis einwandern.
Die Epidermis kann akanthotisch sein; außerdem zellulär-entzündliche Reaktion teilweise mit Leukozytoklasie im oberen Korium.

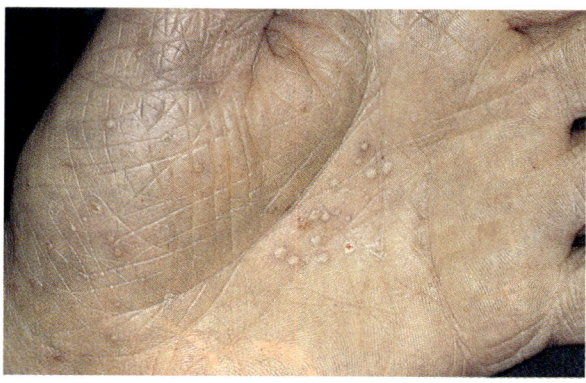

Pustulosis palmaris et plantaris, Hand

Verlauf. Die Erkrankung verläuft chronisch-persistierend und kann sich über Jahre erstrecken. Geringfügige Remissionen können vorkommen. Ernste Komplikationen oder disseminierte Pustelschübe an der Haut des übrigen Körpers wurden nicht beobachtet. Bakterielle oder mykotische Sekundärinfektion kommt vor (mikrobiologische Untersuchung). Nicht selten Übergang in Psoriasis pustulosa.

Differentialdiagnose. Pustulosis palmaris et plantaris bevorzugt die zentralen Anteile von Handflächen und Fußsohlen. Dies steht im Gegensatz zur Acrodermatitis continua suppurativa, zur Dyshidrosis, zum dyshidrotischen Ekzem und der dyshidrosiformen Tinea pedum et manuum. In der Differentialdiagnose ist auch die histologische Untersuchung eines frischen Bläschens wichtig, wodurch insbesondere dyshidrotische und kontaktallergische Reaktionen auszuschließen sind. Wichtig ist ferner die sichere Abgrenzung einer dyshidrosiformen Tinea durch Untersuchung auf Pilze. Eine sichere Abgrenzung von der Psoriasis pustulosa vom Typ Königsbeck-Barber ist nicht möglich, da auch bei dieser Erkrankung nicht nur spongiforme Pusteln, sondern auch unilokuläre intraepidermale Pusteln ohne spongiforme Reaktionen vorkommen können.

Therapie. Fokussanierung führt nicht immer zu einer Besserung der Erkrankung.
Innerlich: Lediglich bei schweren chronischen Verlaufsformen kann an aromatisches Retinoid (Tigason) und Methotrexat in einer Dosierung wie bei Psoriasis gedacht werden; diese Mittel haben meist nur morbostatischen Effekt. Ferner Versuch mit Sulfonen (DADPS 50–150 mg tgl.) oder dem Immunstimulans Clofazimine (Lampren 360 mg tgl.), unter Kontrolle der entsprechenden Nebenwirkungen. Bei den genannten Behandlungsverfahren muß das therapeutische Risiko einkalkuliert werden.
Äußerlich: Versuche mit fluorierten Glukokortikoidexterna in fettarmer Grundlage mit Plastikfolienokklusivverband oder als Pflaster (Sermaka); evtl. intraläsionale Injektion von Triamcinolonkristallsuspension (Verdünnung 1:3 bis 1:5 mit Scandicain). Auch Photochemotherapie mit äußerlicher Photosensibilisierung mittels 8-Methoxypsoralen (Meladinine).

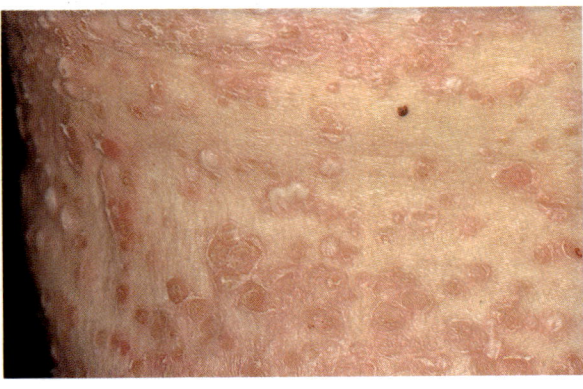

Pustulosis subcornealis am Rumpf

Generalisierte Pustulosen

Pustulosis subcornealis
[Sneddon und Wilkinson 1956]

Synonyme. Subkorneale pustulöse Dermatose, „subcorneal pustular dermatosis", Sneddon-Wilkinson-Syndrom.

Definition. Chronisch-rezidivierende Erkrankung mit primär pustulösen Veränderungen vorwiegend am Stamm mit dem histologischen Befund von Pusteln direkt unter der Hornschicht in normaler Epidermis. Gelegentlich Paraproteinämie.

Vorkommen. Seltene Erkrankung, bevorzugt im 4.–6. Lebensjahrzehnt. Gynäkotropie. Vererbungsfaktoren konnten bisher nicht nachgewiesen werden. IgA- und IgG-Gammopathie wurde beobachtet.

Ätiopathogenese. Bisher kein Erregernachweis in frischen Pusteln. Eine Beziehung zu anderen Erkrankungen wie Pemphigus foliaceus, Dermatitis herpetiformis, Psoriasis pustulosa konnte nicht festgestellt werden. Die Pathogenese ist bislang unbekannt.

Klinik. Bevorzugt betroffen sind Rumpf und proximale Extremitäten, gelegentlich auch die intertriginösen Bereiche. Kopf, Palmae und Plantae sowie Schleimhäute sind fast stets erscheinungsfrei. Beginn symmetrisch und disseminiert. Als Primäreffloreszenz sieht man bis zu bohnengroße, zunächst pralle, bei Größerwerden mehr schlaffe eitrig-gelbe Pusteln, umgeben von einem schmalen entzündlich geröteten Randsaum. Die Pusteln können zu Gruppen zusammentreten. Bei größeren Pusteln setzen sich die Leukozyten hypopyonartig als eitriger Bodensatz in der unteren Pustelhälfte ab. Da die Pusteldecke sehr dünn ist und rasch zerplatzt, beherrschen disseminierte, teils zirzinär oder polyzyklisch ausgeprägte, krustenbedeckte Erosionen mit Blasendeckenresten am Rand das klinische Bild. In denselben Arealen kann es zu rezidivierenden Pustelschüben kommen. Abheilung oft unter Hyperpigmentierung.

Symptome. Das Allgemeinbefinden ist nicht gestört; gelegentlich besteht etwas Juckreiz.

Zytologie des Pustelgrundausstrichs. Nur massenhaft neutrophile Leukozyten. Keine Bakterien.

Bakteriologie des Pustelinhaltes. Steril.

Histopathologie. In sonst normaler Haut findet man subkorneal, d.h. direkt unter der Hornschicht, einkammerige Pusteln mit massenhaft neutrophilen Leukozyten. Die Epidermis kann gering akanthotisch verbreitert sein, das Stratum granulosum bleibt intakt. Gelegentlich geringfügige Spongiose, aber kein Anhalt für eine Akantholyse. Im oberen Korium vorwiegend perivaskuläre zellulär-entzündliche Reaktion.

Verlauf. Chronisch über Jahre. Krankheitsverläufe bis zu 20 Jahren wurden bekannt. Bei älteren Menschen ist an Koinzidenz mit Plasmozytom zu denken.

Differentialdiagnose. Wegen der bei Größerwerden schlaffer Blasen hypopyonartigen Ansammlung von Leukozyten im unteren Bereich ist an großblasige Impetigo contagiosa zu denken. Psoriasis pustulosa vom Typ Zumbusch führt bei Eruption meist zu Fieberreaktionen. Auch Dermatitis herpetiformis und Pemphigus foliaceus sind auszuschließen. Das akute generalisierte pustulöse Bakterid (akute generalisierte Pustulosis) ist eine akute Erkrankung, die in kurzer Zeit wieder abheilt, wenngleich sie auch subkorneale Pusteln aufweisen kann.

Therapie
Innerlich: DADPS in einer Dosierung von 50–150 mg tgl. wie bei Dermatitis herpetiformis hat sich bewährt, ist aber oft nur morbostatisch wirksam. Gelegentlich kann die Behandlung bei fehlendem Rezidiv für einige Monate ausgesetzt werden. Auch das Antihistaminikum Mebhydrolin (Omeril, 3- bis 5mal 1 Drg. tgl.) wurde als morbostatisch wirksam erkannt. Versuch mit aromatischem Retinoid (Tigason) ist ebenfalls angezeigt.
Äußerlich: Eröffnung der Pusteln, antiseptische Behandlung der Erosionen (Farbstoffe, Mercurochrom). Versuch entzündungshemmender Therapie mit Glukokortikosteroidcreme.

Impetigo herpetiformis
[Hebra 1872, Kaposi 1887]

Definition. Es handelt sich um eine sehr seltene Hauterkrankung, charakterisiert durch großflächige Erytheme mit Pusteln; schwere Allgemeinsymptome können zum Tode führen. Wahrscheinlich handelt es sich um eine Variante der Psoriasis pustulosa vom Typ Zumbusch bei Nebenschilddrüseninsuffizienz.

Vorkommen. Die sehr seltene Erkrankung beginnt gewöhnlich in der 2. Schwangerschaftshälfte und kann während jeder weiteren Gravidität wieder auftreten. Sie wurde auch nach der Entbindung und nach Strumektomie beobachtet, kommt bei Nichtschwangeren und ganz selten auch bei Männern vor.

Ätiopathogenese. Die Pusteln sind stets steril. Das klinische Bild entspricht weitgehend dem der Psoriasis pustulosa vom Typ Zumbusch, das feingewebliche Substrat ist identisch mit Psoriasis pustulosa und auch mit Acrodermatitis continua suppurativa. Bei einem Teil der Fälle wurden Zeichen von Hypoparathyreoidismus (Tetanie, niedriges Serumcalcium, erhöhtes Serumphosphat) gefunden. Wahrscheinlich handelt es sich um die klinische Manifestation einer vorher latenten Psoriasis in Form einer Psoriasis pustulosa infolge von Parathyreoideainsuffizienz während der Schwangerschaft, nach Strumektomie mit operativer Schädigung der Epithelkörperchen oder nach Entfernung der Nebenschilddrüsen. Die Erkrankung muß also heute als *Variante der Psoriasis pustulosa generalisata Zumbusch* aufgefaßt werden.

Klinik. Besonders am Rumpf, oft mit Bevorzugung der intertriginösen Bereiche, aber auch an den Extremitäten kommt es zur Ausbildung von hellroten Erythemen, auf denen sich eine dichte Aussaat, später zu seenartiger Konfluierung neigender Pusteln ausbilden. Die pustulösen Erytheme zeigen nach zentraler Abtrocknung und Abschilferung stets nach innen gerichtete coleretteartige Schuppensäume in ihren Randzonen. Die Anordnung kann zu zirzinären oder serpiginösen Figuren Veranlassung geben. Spätere Hyperpigmentierung ist möglich. Auch die Mundhöhle kann betroffen sein; an der Zunge finden sich dann punktförmige oder gyrierte grau-weißliche Epitheltrübungen. Allmählich kann sich eine exfoliierende Erythrodermie entwickeln.

Allgemeinsymptome. Abgeschlagenheit, Appetitlosigkeit, Kopfschmerzen, Fieber mit Schüttelfrösten begleiten die Eruptionen. Die Patienten sind schwer krank. Hinzu treten Harnbefunde, die auf Nephritis hinweisen, Zeichen von Hypoparathyreoidismus (Chvostek- und Trousseau-Zeichen positiv, niedriges Serumcalcium, tetanische Anfälle). Die Blutsenkung ist stark erhöht, es besteht Dysproteinämie, neutrophile Leukozytose und, oft im Verlauf der Krankheit, Eisenmangel. Auch Erbrechen, Diarrhöen, Peritonitis und motorische Unruhe mit Lähmungen wurden beobachtet. Letaler Ausgang der schubweise verlaufenden Erkrankung soll nicht selten sein.
Bei Schwangeren kann es zur Frühgeburt, Totgeburt oder Geburt eines Kindes, das nicht lebensfähig ist, kommen.

Histopathologie. Das Substrat entspricht mit Ausbildung einer spongiformen Pustel weitgehend dem der Psoriasis pustulosa. Am Rande der Pustel findet man im Pustelinhalt nicht selten akantholytische Zellen. Gelegentlich Beimischung von eosinophilen Leukozyten im oberen Korium und in der Pustel.

Verlauf. Schwere Krankheit, die über Monate verlaufen kann. Akute Verlaufsformen mit Tod durch Hyperthermie, Nieren- oder Herzversagen nach wenigen Tagen oder Wochen wurden beobachtet.

Differentialdiagnose. Die Diagnose sollte nur gestellt werden, wenn neben den typischen Hautveränderungen sichere Zeichen einer Nebenschilddrüseninsuffizienz vorhanden sind. Im übrigen entspricht das klinische Bild dem der Psoriasis pustulosa vom Typ Zumbusch. An Pustulosis subcornealis ist zu denken.

Therapie. In schweren Fällen ist Schwangerschaftsunterbrechung indiziert, wenn durch medikamentöse Behandlung rascher Erfolg nicht zu erreichen ist.
Innerlich: Wichtig ist die Behandlung der Nebenschilddrüseninsuffizienz mit A.T. 10 in hoher Dosierung zusammen mit intravenöser Zufuhr von Calciumsalzen unter Kontrolle des Calciumspiegels im Serum. Auch Kontrolle der Nierenfunktion ist wesentlich. Später kommt auch Vitamin-D_2 (10000 E tgl.) in Betracht. Glukokortikoide (Prednisolon) können innerlich in höheren Dosen (30–80 mg tgl.) angewandt werden, haben aber keinen Einfluß auf die Epithelkörpercheninsuffizienz. Therapie der Wahl ist heute eine kombinierte A.T. 10-Glukokortikoidbe-

handlung. Zytostatische Therapie (Methotrexat) oder aromatisches Retinoid (Tigason) kommt nur bei Nichtschwangeren in Betracht. Versuch mit oraler Photochemotherapie (PUVA).

Wenn die Ausreifung des fetalen Organismus ausreichend ist, sollte in schweren Fällen eine vorzeitige Schnittentbindung erwogen werden.

Äußerlich: Austrocknende Maßnahmen wie Lotio zinci spirituosa, Farbstoffpinselungen, auch fluorierte Glukokortikoide in fettarmer Grundlage. Wichtig ist die Beachtung von Sekundärinfektionen, besonders durch Candida albicans.

Die hohe Mortalität dieser Erkrankung bei Mutter und fetalem Organismus rechtfertigen ernste Überlegungen zur Frage nach Schwangerschaftsunterbrechung bei späteren Graviditäten.

Pustulosis acuta generalisata
[Macmillan 1973, Tan 1974]

Synonyme. Akutes generalisiertes pustulöses Bakterid, akute generalisierte Pustulose.

Definition. Es handelt sich um eine akute Erkrankung in Form eines generalisierten pustulösen Exanthems mit Selbstheilung in wenigen Wochen. Sie dürfte allergischer Natur sein.

Vorkommen. Sehr selten.

Ätiopathogenese. Die Pusteln sind steril. Es handelt sich sehr wahrscheinlich um eine allergische Reaktion in Form eines pustulösen Exanthems auf einen akuten Infekt (Bronchitis, Pharyngitis etc.); möglich erscheint auch medikamentöse Induktion. Die immunpathologischen Befunde im Sinne einer leukozytoklastischen Vaskulitis lassen an eine Reaktion vom Arthus-Typ (Immunkomplexvaskulitis) denken.

Klinik. Sitz der Veränderungen sind in lockerer Disseminisierung Kapillitium, Stamm und bevorzugt distale Extremitäten; dichte Disseminisierung an Händen, Handgelenkbeugen und Füßen. Mundschleimhaut, Palmae und Plantae bleiben offenbar stets frei. In den erkrankten Hautbereichen entwickeln sich synchron bis halberbsgroße gelbe Pusteln mit einem schmalen Randsaum. Im weiteren Verlauf kommt es zum Zerplatzen der Pusteln; es entwickeln sich ganz oberflächliche Erosionen mit Resten von Pusteldecken im Randbereich, die später epithelisieren. Andere Pusteln trocknen bräunlich ein.

Symptome. Das Allgemeinbefinden kann akut beeinträchtigt sein. Es bestehen Fieber, BSG-Erhöhung im Blutbild Leukozytose, manchmal mit Eosinophilie. Auch zirkulierende Immunkomplexe (C1q-Test) können nachweisbar sein.

Zytologie des Pustelgrundausstrichs. Massenhaft neutrophile Leukozyten.

Bakteriologie des Pustelinhalts. Steril.

Histopathologie. Intraepidermale einkammerige Pustel, manchmal mit einzelnen akantholytischen Zellen im Pustelrandbereich. Die basale Epidermis kann spongiotisch-ekzematoide Auflockerung zeigen. Im oberen Korium zellulär-entzündliche Reaktion mit Zeichen einer teilweisen, geringen leukozytoklastischen Vaskulitis.

Immunpathologie. In der Gefäßwand papillärer Kapillaren konnten gewebsfixierte Immunglobuline (IgG) und Komplementfaktoren (C3) nachgewiesen werden. Außerdem granulär-lineares Muster von Immunglobulinen und C3 in der Basalmembranzone. Das Muster ähnelt dem bei Psoriasis pustulosa.

Verlauf. Die akut einsetzende Erkrankung heilt nach einer Bestandsdauer von 10 Tagen bis 4 Wochen meist spontan wieder ab; kann aber nach Absetzen der Behandlung kurzfristige Rückfälle aufweisen.

Differentialdiagnose. Auszuschließen sind pustulöse Hauterkrankungen durch Infektionen (Pyodermien, pustulöse Miliaria), Psoriasis pustulosa vom Typ Zumbusch und andere generalisierte Pustulosen; auch an Haut-Mund-Fuß-Krankheit durch Coxsakkie-Virusinfektion ist zu denken.

Therapie
Innerlich: Glukokortikoide in mittelhoher Dosierung (60–100 mg Prednisolonäquivalent tgl.).
Äußerlich: Pustelabstrich zum Ausschluß bakterieller Infektion. Bäder; Lotio zinci; evtl. Glukokortikoidcreme.

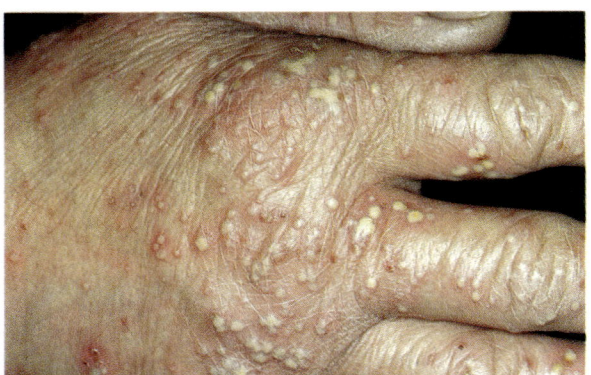

Pustulosis acuta generalisata

Sterile eosinophile Pustulose
[Ofuji et al. 1970, Orfanos und Sterry 1978]

Synonyme. Eosinophile pustulöse Follikulitis, eosinophile Pustulosis.

Definition. Vorwiegend bei jungen japanischen Männern vorkommende Dermatose durch Eruption von aggregierten Pusteln, die zahlreiche eosinophile Granulozyten enthalten, kombiniert mit Bluteosinophilie.

Vorkommen. Offenbar sehr selten, hauptsächlich in Japan beobachtet. Vorwiegend bei jungen Erwachsenen; Androtropie.

Ätiopathogenese. Ursache unbekannt. Die entzündliche Erkrankung führt zu epidermalen eosinophilen Pusteln und einer dermalen follikelgebundenen zellig proliferierenden Entzündung (Follikulitis) mit reichlich Eosinophilen.

Klinik. Typisch ist locker disseminiertes Auftreten von mäßig juckenden geröteten Papeln von 1–3 mm Durchmesser, die zu größeren Herden konfluieren können. Innerhalb der Papeln entwickeln sich sterile Pusteln. Abheilung erfolgt oft unter Pigmentierung und Narbenbildung. Gelegentlich sieht man auch größere nodöse Herde mit Neigung zur Abszedierung.

Auch anuläre und polyzyklische Herde mit zentraler Regression und peripherer Progression unter Ausbildung steriler eosinophiler Pusteln wurden beschrieben. Zu Beginn besteht nur ein Herd, oft im Gesicht; später disseminierte Herde an Stamm (besonders Brust) und Extremitäten. Palmae und Plantae können mitbetroffen sein. Bei Sitz am Kapillitium entwickelt sich zirkumskripte atrophisierende Alopezie vom Pseudopeladetyp.

Symptome. Mäßiger Juckreiz, keine Allgemeinsymptome, keine Allergie gegen mikrobielle Allergene. Manchmal IgE-Erhöhung. Typisch ist geringe Leukozytose mit Eosinophilie (>10–20%).

Histopathologie. Intraepidermale, teils follikelgebundene Pusteln mit reichlich Eosinophilen. Unspezifische Entzündungsreaktion mit zahlreichen Eosinophilen im Haarfollikel, aber auch in Talg- und Schweißdrüsen. Immunopathologisch Ig-Niederschläge nicht nachweisbar; ganz selten wurden – offenbar sekundär – antiepidermale Antikörper mittels DIF und IIF nachgewiesen.

Verlauf. Chronisch-rezidivierend mit der Möglichkeit spontaner Heilung nach mehrjährigem Bestand. Abheilung der Herde vielfach mit Hyperpigmentierung, selten mit Narben.

Differentialdiagnose. Psoriasis vulgaris cum pustulatione, impetiginiertes nummuläres Ekzem, Kandidose, pustulöses Bakterid (Andrews). Bei ausschließlichem Sitz am Kapillitium ist Folliculitis decalvans capillitii durch bakteriologische und histologische Untersuchung abzugrenzen, ferner Tinea capitis.

Therapie

Innerlich: Versuch mit Sulfonen (DADPS 100 mg tgl.), sonst ggf. Glukokortikoid-Langzeittherapie.

Äußerlich: Abtrocknende Therapie [Vioform (0,5%), Lotio zinci], Glukokortikoide in Lotiones oder Cremes.

Keratosen

Die Epidermis

Die Epidermis stellt die äußerste Grenzschicht des Menschen zu seiner Umwelt dar und wird nach außen hin von der Hornschicht abgeschlossen. Als ektodermale Struktur besteht das verhornende Plattenepithel aus den *Keratinozyten,* welche schichtweise das Stratum basale, Stratum spinosum, Stratum granulosum und schließlich nach außen hin das Stratum corneum aufbauen. Neben den Keratinozyten kommen auch Nichtkeratinozyten in der Haut vor, welche etwa 10% der gesamten Zellpopulation ausmachen, nämlich die melaninbildenden *Melanozyten* in der dermoepidermalen Grenzzone und zwischen den Basalzellen, die dem Monozyten-Makrophagen-System zugehörigen *Langerhans-Zellen* in den unteren Epidermislagen sowie die *Merkel-Zellen,* welche wahrscheinlich mit den Schwann-Zellen verwandt sind, der Neuralleiste entstammen und zusammen mit Neuriten als Mechanorezeptoren fungieren.

Morphologie. Wie man von histologischen Schnitten her weiß, sind die Retezapfen der Epidermis mit den bindegewebigen Papillen der Dermis dreidimensional verzapft („histologische" Verzapfung). Eine weitere Kohäsion zwischen Epidermis und Dermis ist durch Halbdesmosomen und die kompliziert aufgebaute Basalmembranzone gewährleistet. Durch thermische oder mechanische (Reibung) Überwärmung der Haut (etwa 56°C) können diese Systeme gestört werden: es resultiert eine dermoepidermale Trennung (Blase).
Die mechanische Stabilität der Epidermis selbst wird gewährleistet durch das dreidimensionale System intrazellulärer Tonofibrillen, welche – elektronenmikroskopisch erkennbar – aus Tonofilamentbündeln bestehen und basal in Halbdesmosomen, ansonsten in den zwischenzelligen Kontaktzonen der Desmosomen inserieren. Letztere stellen spezielle Haftplatten von sehr kompliziertem Aufbau aus paarweise einander gegenüberliegenden Zellmembransegmenten dar. Sie wirken vergleichsweise wie ein Magnetverschluß. In den unteren Epidermisbereichen sind sie von temporärer Struktur, weil mit der postmitotischen Einzelwanderung der Zellen aus dem basalen Zellager diese desmosomalen Verbindungen sich öffnen und wieder schließen müssen. Diese Funktion ist beispielsweise bei Pemphigus vulgaris gestört und führt zur Akantholyse. Mit der Zellmembran der Keratinozyten außen verbunden ist eine glykosaminoglykanhaltige Schicht, die Glykokalyx, deren Gesamtheit dem sog. interzellulären Zement entspricht.

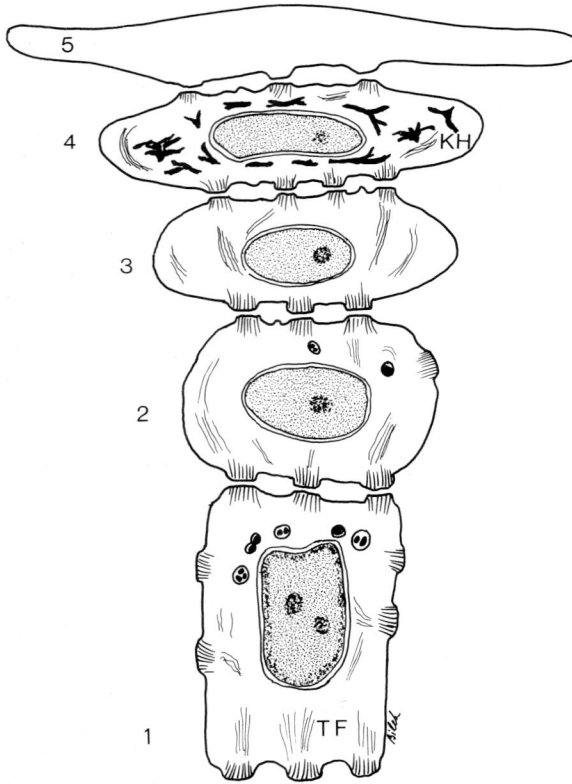

Schematische Darstellung der Keratinozyten. Differenzierung vom Stratum basale, (1), über unteres (2) und oberes (3) Stratum spinosum in das Stratum granulosum (4). Abrupter Übergang der Keratinozyten (5) in die Hornzellen des Stratum corneum. *TF* Tonofilamentbündel. *KH* Keratohyalin

Die Epidermis besteht aus mehreren Schichten:

Stratum basale (Basalzellschicht). Hier sind die Zellen vertikal ausgerichtet. In ihrem Zytoplasma finden sich als Strukturprotein elektronendichte Tonofilamente von 5–8 nm Durchmesser, welche bald Tonofibrillen von etwa 25 nm Durchmesser bilden. Morphologisch ist dies der Beginn der Keratinbildung; daher auch die Bezeichnung der Epidermiszellen als Keratinozyten.

Stratum spinosum (Stachelzellschicht). Hier kommt es zu einer räumlich-strukturellen Umordnung der Keratinozyten. Die Zellen flachen ab und werden polygonal. Die Desmosomen als zwischenzellige Verbindungen werden elektronenmikroskopisch immer deutlicher. Die intrazellulären Tonofilamentbündel inserieren an den Desmosomen und stabilisieren mit den nunmehr zunehmend permanenten Zwischenzellverbindungen die lebende Epidermis. Im oberen Stratum spinosum und im Stratum granulosum werden von den Keratinozyten 0,06 bis 0,2 µm große lamellierte Granula, die *Keratinosomen* (Odland-Körperchen, ,,membrane coating granules") als submikroskopische zytoplasmatische Organelen an der hautoberflächennahen Zytoplasmamembran gebildet und in den Interzellularraum ausgeschleust. Sie werden dem lysosomalen System zugerechnet und sollen für die zeitgerechte Desquamation der Hornzellen an der Hautoberfläche bedeutsam sein.

Stratum granulosum (Körnerzellschicht). In dieser Zellschicht, welche normalerweise – mit Ausnahme von Palmae und Plantae – 2–3 Zellagen dick ist, hat ihre Bezeichnung von den hier auftretenden, grobschollingen, lichtmikroskopisch basophilen, elektronenmikroskopisch homogendichten, histidinreichen *Keratohyalingranula,* deren Größe von einigen 10 nm zu einigen µm reicht. Sie stellen kein Degenerationsprodukt dar, sondern wahrscheinlich eine Teilkomponente bei der definitiven Verhornung. Man nimmt an, daß ein neu synthetisiertes histidinreiches Protein zusammen mit Tonofibrillen und Lipidmaterial diese Granula bildet.

Stratum lucidum. Dieses ist gewöhnlich nur eine Zelle dick und kann nur an Palmae und Plantae als eigene Struktur erkannt werden, da es hier besser ausgeprägt ist. In diesen Zellen sind die Tonofilamente vorwiegend parallel zur Hautoberfläche orientiert und in ein ziemlich dickes elektronendichtes interfilamentöses Material eingelagert. Die Zellen selbst sind deutlich abgeflacht, aber noch nicht so flach und organellenlos wie die Hornzellen im Stratum corneum.

Stratum corneum (Hornschicht). Oberhalb des Stratum granulosum bzw. des Stratum lucidum kommt es zur Verdickung der Zellmembran und zum abrupten Übergang in die tote Hornschicht. In dieser Zone an der Basis der Hornschicht müssen daher alle Vorgänge ablaufen, die von einer kernhaltigen lebenden Zelle mit ihren zytoplasmatischen Organellen und dem Strukturprotein (Tonofibrillen) in eine kernlose tote Hornzelle (*Korneozyt*) ohne zytoplasmatische Organellen führen. Bemerkenswert ist der hohe Gehalt an hydrolytischen und katabolen Enzymen (Esterasen, Phosphatasen), welche ihrerseits schließlich beim definitiven Verhornungsvorgang abgebaut werden. So ist es verständlich, daß direkt unter der Hornschicht eine hydrophobe Zone existiert, die reich ist an Lipoiden, Polysacchariden und anderen komplizierten Verbindungen und aus diesem Grunde auch eine Barrierefunktion gegen das Eindringen von wasserlöslichen Substanzen hat. In ihrer Gesamtheit sind solche Substanzen des epidermalen Zellabbaus, vor der definitiven Verhornung, in der Hornschicht auch für deren Wasserbindung verantwortlich und machen neben dem Strukturprotein Keratin den sog. Nichtkeratinanteil der Hornschicht aus. Wird dieser Nichtkeratinanteil der Hornschicht, auch NMF (,,natural moisturizing factor") genannt, durch zuviele Waschprozeduren oder zu lang applizierte feuchte Verbände herausgelöst, so geht die Wasserbindungsfähigkeit der Hornschicht verloren; die Hautoberfläche wird trocken, rauh und rissig (Exsikkation).

Elektronenmikroskopisch erkennt man in den *Hornzellen* ein Keratinmuster aus kontrastarmen Filamenten von etwa 7 nm Durchmesser in einer dichteren homogenen Matrix. Bemerkenswert ist die Verhornung der Zellmembran, die eine deutlich stärkere Struktur hat als in tieferen Epidermislagen. Die Hornzellmembranen sind etwa 17,5 nm dick und meist mittels homogener Desmosomen von 20 nm Dicke miteinander verbunden. Durch die Zelldekomposition, die Totalverhornung der Zelle und zunehmenden Wasserverlust werden die Zellen immer flacher, bis sie schließlich durch einen noch nicht geklärten Vorgang an der Oberfläche abgeschilfert werden. Dieser Vorgang vollzieht sich normalerweise unmerklich, daher die Bezeichnung *Desquamatio insensibilis*.

Das Strukturprotein *Keratin* der Hornschicht erzeugt ein spezielles Röntgenbeugungsmuster (α-Keratin). Man nimmt heute an, daß die fadenförmigen Polypeptidketten im Keratin durch Salzbindungen, Wasserstoffbrücken und besonders durch Disulfidbindungen miteinander verbunden sind. Durch zunehmende Zahl von Disulfidbindungen wird das Keratin zu einer wasserunlöslichen und härteren Struktur. Beim Vorgang der Dauerwelle werden die Disulfidbindungen zu Sulfhydrilbindungen reduziert, auf diese Weise wird das Haar formbar; nachfolgende Oxydation stellt den vorherigen Zustand der Disulfidverbrückung wieder her, in dem das Haar nun die gewünschte Form hält.

Epidermopoese. Beim Menschen ist die Epidermis nach außen zur Umwelt hin nicht durch eine spezielle Kutikula, durch massive Schuppen oder Schleim geschützt, sondern nur durch Hornzellen, welche konstant abgeschilfert und wieder erneuert werden. Sie unterliegt also als Mauserungsgewebe ständiger Zellerneuerung; man kann von einer holokrinen Drüsensekretion reden.

Vom funktionellen Zustand her kann man die Epidermis in 2 Kompartimente einteilen:
1. *Kompartiment der Proliferation.* Dieses umfaßt das Stratum basale, bei akanthotischer Epidermis auch das untere Stratum spinosum.
2. *Kompartiment der Ausdifferenzierung.* Dieses umfaßt das obere Stratum spinosum, Stratum granulosum und Stratum corneum.

Normalerweise finden sich Mitosen nur im Stratum basale, und zwar etwa eine Mitose auf ungefähr 400 Basalzellen. Mittels 3H-Thymidinmarkierung wurde festgestellt, daß sich normalerweise etwa 5% der basalen Epidermiszellen in der DNS-Synthesephase des Zellzyklus befinden. Nach der Mitose wird eine Basalzelle in das suprabasale Kompartiment entlassen und wandert langsam, schließlich schichtweise, zur Hautoberfläche. Man hat errechnet, daß die Turnoverzeit vom Stratum basale bis zum Stratum granu-

losum etwa 14 Tage dauert und die Turnoverzeit vom Stratum granulosum zur Oberfläche der Hornschicht nochmals 14 Tage, d.h. die Gesamtturnoverzeit oder „replacement time" beträgt etwa 28[–40] Tage. Wenn die Epidermopoese akzentuiert verläuft, wie etwa bei Psoriasis vulgaris oder Pityriasis rubra pilaris, umfaßt der proliferative Pool nicht nur die Keratinozyten im Stratum basale, sondern auch suprabasale Zellen. In solchen Fällen ist die Gesamtturnoverzeit stark verkürzt, so bei Psoriasis auf 8–10 Tage.
Erhöhte Epidermopoese kann mit normaler (Orthokeratose) oder pathologischer (Parakeratose) Verhornung verbunden sein. Dies beweist, daß die Funktion der epidermalen Ausdifferenzierung von anderen als nur proliferativen (quantitativen) Faktoren kontrolliert wird.
Die Frage, wie die kontinuierliche Erneuerung des Epidermisgefüges aufrecht erhalten wird, ist auch heute noch nicht sicher beantwortet. Man denkt an Chalone, Katecholamine, intrazelluläre Abweichungen von zyklischen Nukleotiden (cAMP, cGMP) sowie auch an Effekte von Mediatoren wie Prostaglandine. Glukokortikoide und andere Steroidhormone wie Androgene können ebenfalls Einfluß auf die Epidermopoese nehmen; von Glukokortikoiden ist der inhibitorische Einfluß auch klinisch bekannt.

Funktion. Die wesentliche Funktion der Epidermis ist eine protektive. Zum einen schützt die Hornschicht vor allzu großem Wasser- und Wärmeverlust des Organismus. Dies wird bei Störungen der Verhornung wie bei der Psoriasis vulgaris deutlich, bei der die Wärme- und Wasserabgabe das Vielfache der normalen Haut beträgt. An der Oberfläche ist die Hornschicht von Lipoidmaterial der Talgdrüsen filmartig bedeckt. Dieser Oberflächenlipidfilm stellt eine Emulsion dar, welche einerseits die Hornschicht glättet und andererseits das Eindringen von wasserlöslichen Substanzen erschwert. Der wasserlösliche Nichtkeratinanteil ist für die Wasserbindung und auch die Glätte der Hornschicht verantwortlich.
An ihrer Oberfläche reagiert die Epidermis sauer; der pH-Wert beträgt etwa 5,7. Dieser *Säuremantel* der Haut ist wahrscheinlich in dem protektiven Mechanismus gegen bakterielle Infektionen mit von Bedeutung. In intertriginösen Hautregionen, wo Haut auf Haut liegt, ist dieser Säuremantel meistens durchbrochen; es können im alkalischen Bereich liegende Werte gemessen werden. Hier kommt es leichter zu bakteriellen oder mykotischen Infektionen (z.B. Fußmykose). Aus diesen Gründen hat man versucht, durch saure „Seifen" (Syndets mit saurem pH-Wert) eine biologische Desinfektion zu erreichen.
Die *Pufferkapazität* der Epidermis gegen alkalische und saure Flüssigkeiten ist nicht übermäßig groß, wie man von Verätzungen her weiß. Dasselbe gilt bezüglich der mechanischen Schutzfunktionen der Epidermis und speziell der Hornschicht. Unter UV-Bestrahlungen kommt es ebenfalls zur Ausbildung einer dickeren Hornschicht (*Lichtschwiele*).

Verhornungsstörungen. Bei allen Keratosen ist das Verhältnis zwischen Neubildung und Abschilferung der Hornschicht quantitativ so verändert, daß es zu vermehrter festhaftender Horn- und Schuppenauflagerung kommt. Zusätzlich sind aber meist qualitative Abweichungen im Verhornungsvorgang mit histologischen, elektronenmikroskopischen oder biochemischen Methoden nachweisbar.
Die Ursache der Verhornungsstörungen ist in fast allen Fällen unbekannt. Vielfach sind sie als *Genodermatosen* kongenital bedingt. Da bei den Genodermatosen sehr schwere Verlaufsformen vorkommen, ist die genetische Beratung davon betroffener Patienten mit Kinderwunsch sehr wichtig. Heute besteht die Möglichkeit, während der Gravidität durch *Amniozentese*, fetale Hautbiopsie und elektronenmikroskopische Untersuchung vorauszusagen, ob der fetale Organismus an dieser Genodermatose leidet oder nicht.

Keratosen sind manchmal durch Medikamente erworbene Störungen, gelegentlich ein Symptom andersartiger Grunderkrankungen.
Folgende Störungen in der Epidermopoese kommen häufiger in Betracht:

Hyperkeratosen. Eine Verdickung der Hornschicht kann grundsätzlich auf zwei Wegen zustande kommen:

1. Die Epidermopoese ist akzentuiert, und es werden zuviel Hornzellen gebildet: *Proliferationshyperkeratose* (Beispiel: Psoriasis vulgaris, Pityriasis rubra pilaris).
2. Der Vorgang der Desquamatio insensibilis verläuft gestört, und es werden zuwenig Hornzellen an der Hautoberfläche abgeschilfert: *Retentionshyperkeratose* (Beispiel: Ichthyosis vulgaris).

Daneben kann der Vorgang der Ausdifferenzierung auch qualitativ gestört sein. Innerhalb der lebenden Epidermis kann Einzelzellverhornung auftreten: *Dyskeratose*.
Oder es werden in der Hornschicht Hornzellen gebildet, in denen noch Zellkerne erhalten sind: *Parakeratose*. In einer solchen Hornschicht kommen Enzyme und Substrate vor, welche sonst nur in der keratogenen Zone zu finden sind (*histochemische Parakeratose*), ferner elektronenmikroskopisch sichtbare Lipidtropfen und Zytoplasmaorganellen in nicht voll ausdifferenzierten Hornzellen (*elektronenmikroskopische Parakeratose*).
Schließlich kann infolge vorzeitiger Tonofibrillenverschmelzung und Keratohyalinbildungsstörung eine *granulöse Degeneration* (Akanthokeratolyse) in der oberen Stachelzellschicht entstehen.

Nach ihrer klinischen Lokalisation lassen sich folgende Keratosen unterscheiden:

– diffuse Keratosen (Ichthyosen),
– palmoplantare Keratosen,
– follikuläre Keratosen,
– umschriebene Keratosen ohne Beziehung zum Follikel.

Tabellarische Übersicht
I. Diffuse Keratosen (Ichthyosen)
   1. Hereditäre Ichthyosen:
      a) Ichthyosis-vulgaris-Gruppe
         Ichthyosis vulgaris (autosomal-dominant)
         X-chromosomal rezessive Ichthyosis
         Refsum-Syndrom
      b) Ichthyosis-congenita-Gruppe
         Ichthyosis congenita gravis (Riecke I, Harlekinfetus)
         Ichthyosis congenita mitis (Riecke II) und tarda (Riecke III)
         Lamelläre Ichthyosis
         Sjögren-Larsson-Syndrom
         Rud-Syndrom
         Wubenthal-Syndrom
      c) Ichthyosis-hystrix-Gruppe
         Ichthyosis hystrix gravior (Typen Lambert, Curth-Macklin, Bäfverstedt, Rheydt)
         Erythrodermia ichthyosiformis congenitalis bullosa
   2. Erworbene (symptomatische) Ichthyosen:
      – paraneoplastisch
      – parainfektiös
      – bei Avitaminosen
      – medikamentös
      – sonstige (Altershaut, Dialyse, trophisch)
II. Palmoplantare Keratosen:
   Keratoma palmare et plantare hereditarium
   Keratoma palmare et plantare transgrediens
   Keratosis extremitatum hereditaria progrediens
   Keratoma palmare et plantare hereditarium dissipatum
   Keratosis palmoplantaris areata, seltenere Formen
   Papillon-Lefèvre-Syndrom, Richner-Hanhart-Syndrom, seltene Syndrome
III. Follikuläre Keratosen:
   Keratosis follicularis
   Ulerythema ophryogenes
   Hyperkeratosis follicularis et parafollicularis in cutem penetrans
   Dyskeratosis follicularis
IV. Umschriebene Keratosen ohne Follikelbindung:
   Acrokeratosis verruciformis
   Keratosis areolae mammae naeviformis
   Porokeratosis Mibelli
   Porokeratosis disseminata actinica
   Erythrokeratodermia figurata variabilis
   Ichthyosis linearis circumflexa
   Keratosis lichenoides chronica

Diffuse Keratosen

Diese Gruppe wird von den Ichthyosiserkrankungen gebildet, die aufgrund klinischer, genetischer, histopathologischer, ultrastruktureller und z.T. biochemischer Merkmale unterschieden werden können. Die Verhornungsstörung betrifft dabei weitgehend das ganze Hautorgan.

Hereditäre Keratosen

Ichthyosis-vulgaris-Gruppe

Ichthyosis vulgaris
Synonyme. Autosomal-dominante Ichthyosis vulgaris, Ichthyosis simplex, Fischschuppenkrankheit.

Definition. Die Ichthyosis vulgaris ist eine erbliche, in ihrem Ausprägungsgrad unterschiedlich schwere, diffuse Verhornungsanomalie mit trockener festhaftender Schuppung der Haut.

Vorkommen. Die Krankheit ist relativ häufig (Morbidität 1:1000) und wird autosomal-dominant vererbt. Sie kann sich offenbar phänotypisch auch ausschließlich als Keratosis follicularis äußern. Beginn gegen Ende des 1. Lebensjahrs, progredient bis zur Pubertät, dann eher Regressionstendenz.

Pathogenese. Autoradiographische Untersuchungen zeigen eine normale epidermale Proliferationsrate und Transitzeit der Keratinozyten und somit keine beschleunigte Hornbildung; die Hyperkeratose muß daher durch eine verminderte Abschilferung (Desquamatio insensibilis) erklärt werden. Dieser Mechanismus wird als Retentionshyperkeratose bezeichnet; der zugrundeliegende Defekt scheint in der Keratohyalinbildung zu liegen (Bildung von zu wenig und atypischem Keratohyalin).

Klinik. Sitz der symmetrischen Erscheinungen sind besonders die Streckseiten der Glieder, der ganze Rumpf, besonders seine unteren Bereiche. Die großen Beugen sind auffällig ausgespart. Stets ist die Haut trocken: Sebostase. Die Schleimhäute bleiben unverändert. Je nach Intensität der klinischen Hauterscheinungen unterscheidet man:
Ichthyosis simplex. So wird eine schwache Ausprägung der Erkrankung bezeichnet, bei der eine trockene, rauhe normalfarbene Haut mit feiner grauweiß-

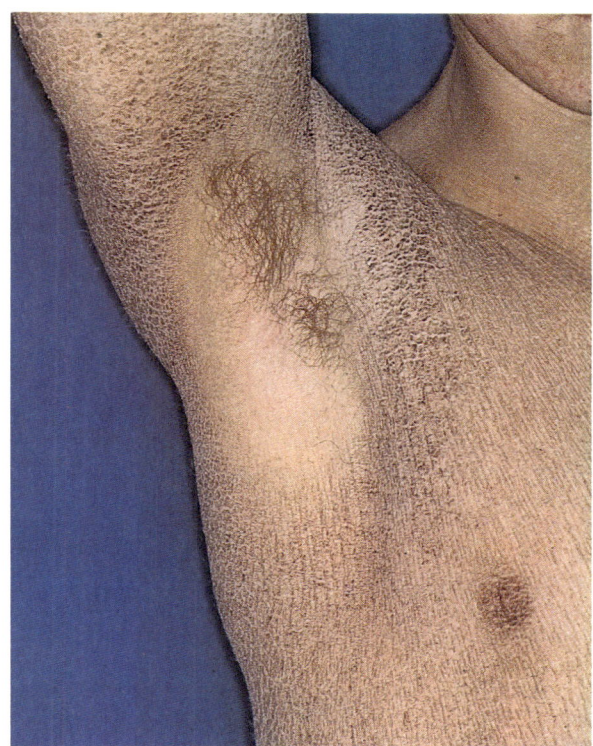

Ichthyosis vulgaris

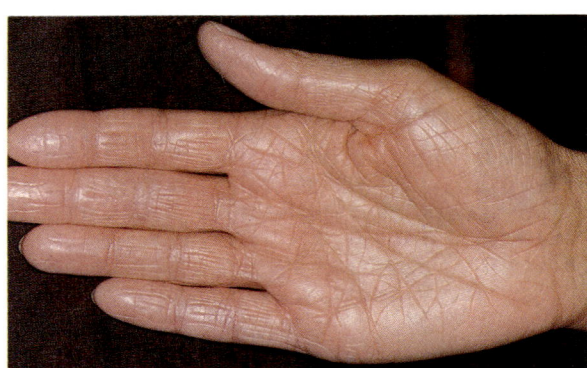
Ichthyosishand („I-Hand")

licher pityriasiformer Schilferung besteht. Wenn man mit dem Fingernagel über die Haut streicht, wird als Kratzspur ein „Mehlstrich" sichtbar.
Ichthyosis nitida. Bei massiven Verhornungsstörungen liegen lichtreflektierende Schuppen wie Fischschuppen fest auf der Haut.
Ichthyosis nigricans. Bei dieser Variante sind die Schuppen schmutzig-dunkel.
Ichthyosis serpentina. Die zentral festhaftenden Schuppen sind über fingernagelgroß, randwärts etwas abgehoben und erinnern daher an Schlangenhaut.
Bei allen Formen besteht im Gesicht und Kapillitium oft lediglich eine feine trockene Schilferung, dabei kann eine mäßiggradige diffuse Alopezie vorkommen. An den Palmae und Plantae fällt eine vermehrte Linienzeichnung auf, die die Handflächen und Fußsohlen welk und vorgealtert erscheinen läßt (*Ichthyosishand, Ichthyosisfuß*).

Ichthyosis follicularis. Nicht selten findet man bei Patienten mit mäßiger Ichthyosis vulgaris auch follikuläre Keratosen am Rumpf und besonders proximal an den Extremitäten. Derartige Fälle hat man als Ichthyosis follicularis herausgestellt, obwohl nicht geklärt ist, ob es sich um ein Teilsymptom der Ichthyosis oder um eine Koinzidenz mit der eigenständigen Keratosis follicularis handelt, wofür Familienuntersuchungen zu sprechen scheinen.

Symptome. Die subjektiven Beschwerden bei der Ichthyosis vulgaris sind meist gering, der Juckreiz ist allenfalls minimal, die Trockenheit der Haut wird besonders im Winter empfunden. Nicht selten bestehen Hyperaminoazidurie sowie erniedrigter Magnesiumgehalt in Erythrozyten.

Assoziierte Erkrankungen. Das Zuammentreffen mit atopischem Ekzem ist häufig (bis zu 50%). Bei manchen Ichthyosispatienten entdeckt man psychische Störungen, Intelligenzdefekte und Veränderungen im Elektroenzephalogramm (*Neuroektodermosen*), ferner Anomalien an Augen, Ohren, Zähnen und Skelett. Die Symptomenkombination: Ichthyosis vulgaris, Pili torti, Taubheit und Zahnanomalien wurde beschrieben (Braun-Falco und Landthaler, 1978).

Histopathologie. Es findet sich eine interfollikuläre, teils auch follikuläre Orthohyperkeratose bei weitgehendem Fehlen des Stratum granulosum. Elektronenmikroskopisch ist ein Defekt der Keratohyalinbildung nachweisbar.

Verlauf. Die Hautveränderungen sind bei der Geburt noch nicht vorhanden, sie entwickeln sich in den ersten 3 Lebensjahren. Die Ichthyosis vulgaris führt nur selten zu schweren Hautveränderungen; sie neigt zur spontanen Besserung im Verlaufe des Lebens. Patienten mit Ichthyosis vulgaris zeigen verminderte Schweiß- und Talgproduktion (Sebostase). Wegen der stärkeren Durchfeuchtung der Haut sind im Sommer die Erscheinungen weniger auffällig als in der kalten Jahreszeit.

Komplikationen. Ichthyosispatienten neigen zu Ekzemen, weil die Widerstandsfähigkeit der ichthyotischen Hornschicht gegen Waschprozeduren und Angriffe von Kontaktstoffen vermindert ist. Daher entsteht häufig ein kumulativ-toxisches Ekzem, das als *Eczema in ichthyotico* bezeichnet wird. Bevorzugt sind Patienten mit Atopie. Zusätzlich kommt es nicht selten sekundär zu Kontaktsensibilisierungen, so daß dann auch *allergische Kontaktekzeme* entstehen. Daher sollten Jugendliche mit Ichthyosiserkrankungen Berufe meiden, in denen kontaktsensibilisierende Stoffe und Fettlösungsmittel verwendet werden oder die Notwendigkeit ständiger Reinigungsprozeduren besteht.

Diagnostische Leitlinien. Anamnese, klinisches Bild mit erscheinungsfreien großen Gelenkbeugen, Erbgang und Histopathologie sind charakteristisch.

Differentialdiagnose. Alle übrigen Ichthyosisformen, die umschriebenen Keratosen und das „reine" atopische Ekzem sind abzugrenzen.

Therapie
Innerlich: Die innerliche Behandlung der Ichthyosen ist neuerdings mit aromatischem Retinoid (Tigason) möglich. Die Dosierung beträgt bei Erwachsenen 25–50 mg/Tag. Eine Besserung wird allerdings nur für die Dauer der Therapie erzielt.
Äußerlich: Die lediglich symptomatische Behandlung besteht in der Zufuhr von Wasser und Fett in die Hornschicht sowie entschuppenden Maßnahmen. Bäder mit Zusatz von reichlich industriellem Kochsalz (1–3%, d.h. 1–3 kg auf ein Vollbad) und von Badeöl (Balneum Hermal F, Liquidin, Ölbad Cordes) sind sehr nützlich. Ähnlich gut wirken Seebäder. Auch häufiges Einfetten mit Unguentum molle oder Wasser-in-Öl-Emulsionen wirkt günstig, da diese Pflegemittel die Perspiratio insensibilis hemmen und dadurch die Hornschicht besser hydratisieren. Zum Einreiben sind auch kochsalz- oder harnstoff-(=Urea-)-haltige Emulsionen besonders bewährt, so z.B.:

Rp. Natrii chlorati 10,0
    Ureae pur. 10,0
    Aquae dest. 20,0
    Ungt. alcohol. lan. aquos. 100,0
M.D.S. Harnstoff-Kochsalz-Salbe

Rp. Ureae pur. 10,0
Aquae dest. 30,0
Ungt. Cordes ad 100,0
M.D.S. Harnstoffsalbe

Rp. Calciumchlorid (CaCl₂) 25% wäßrig
Glyzerin āā 100,0
Wollsachsalkoholsalbe DAB ad 500,0
M.D.S. Calciumchloridsalbe

Harnstoffhaltige Handelspräparate sind Calmurid- und Basodexan-Salbe. Neuerdings wurde über gute Erfahrungen mit äußerlicher Tretinoin- (Vitamin-A-Säure-)Behandlung berichtet, wobei die Konzentration geringer sein muß als bei der Behandlung der Akne mit den handelsüblichen Präparaten (z.B. Eudyna, Epi-Aberel, Airol). Man läßt diese Präparate daher mit wirkstofffreien Salbengrundlagen 1:1 oder 1:2 vermischen.

X-chromosomal rezessive Ichthyosis
[Wells und Kerr 1965]

Synonyme. Rezessive Ichthyosis vulgaris, geschlechtsgebundene Ichthyosis vulgaris.

Definition. Es handelt sich um eine rezessiv X-chromosomal vererbte Form von Ichthyosis, die klinisch der Ichthyosis vulgaris ähnelt.

Vorkommen. Selten. Das Vollbild findet sich nur beim männlichen Geschlecht, den Söhnen der weiblichen heterozygoten Überträgerinnen. Letztere können milde Veränderungen zeigen, gelegentlich auch Hornhauttrübungen.

Pathogenese. Die autoradiographisch ermittelte Proliferationsrate der Epidermis und die epidermale Transitzeit sind normal; es handelt sich demnach um eine *Retentionshyperkeratose*. Elektronenmikroskopisch findet sich im Gegensatz zur Ichthyosis vulgaris eine normale Keratohyalinbildung, dagegen sind die Keratinosomen quantitativ vermindert. Diese Befunde stützen die Hypothese, daß den Keratinosomen eine Funktion beim normalen Abschilferungsprozeß der Hornschicht zukommt: verminderte Keratinosomenbildung und verspätete Auflösung der Desmosomen könnten die verminderte Abstoßung der Hornzellen erklären.
Interessant und von diagnostischer Bedeutung ist der Nachweis eines Mangels an Arylsulfatase C, Steroidsulfatase, in der Epidermis, in Fibroblasten, in Blutleukozyten und in Trophoblasten der Plazenta.

Klinik. Besonders betroffen sind ebenso wie bei der Ichthyosis vulgaris die Streckseiten der Extremitäten und der untere Rumpf, gerne der Bauch. Im Unterschied zur Ichthyosis vulgaris sind auch die großen Beugen betroffen, während die Ichthyosishand, der Ichthyosisfuß und folliculäre Keratosen fehlen. Relativ große, festhaftende, schmutzigbraune Schuppen wie bei Reptilienhaut und damit das Bild der *Ichthyosis nigricans* sind bei dieser Form besonders typisch.

Assoziierte Erkrankungen. Der Zusammenhang mit Atopie scheint hier nicht gegeben zu sein. Die Signifikanz von gleichzeitig beobachteter geistiger Retardierung, von Skelettdefekten und Endokrinopathien einschließlich Kryptorchismus und Hypogenitalismus ist umstritten. Häufig sind asymptomatische punkt- oder kommaförmige Hornhauttrübungen, die sich sowohl bei den Erkrankten als auch bei heterozygoten Überträgerinnen in der 2.–3. Lebensdekade entwickeln.

Histopathologie. Die interfollikuläre orthohyperkeratotische Hornschicht ist gegenüber der Norm auf etwa das 10fache verdickt; im Gegensatz zur Ichthyosis vulgaris findet sich ein normales Stratum granulosum in der auch sonst unauffälligen Epidermis.

Verlauf. Die Krankheit kann schon bei Geburt sichtbar sein; sie beginnt jedenfalls bereits im Säuglingsalter. Die Stärke der Ausprägung ist unterschiedlich, bleibt aber im Einzelfall relativ konstant. Die Tendenz zur Besserung im Laufe des Lebens ist gering.

Diagnostische Leitlinien. Anamnese, klinisches Bild mit großen dunklen Schuppen und Befall der Beugen, Fehlen von Palmoplantarsymptomen und Keratosis follicularis, Erbgang, Histopathologie mit Nachweis des Stratum granulosum sowie der biochemische Nachweis der mikrosomalen Sulfataseaktivität in Leukozyten führen zur Diagnose.

Differentialdiagnose. Die Erkrankung läßt sich meist gut von allen übrigen Ichthyosisformen abgrenzen.

Therapie. Sie ist symptomatisch und entspricht den bei Ichthyosis vulgaris angegebenen Richtlinien; die Behandlungserfolge sind meist etwas schlechter.

Refsum-Syndrom [1937]

Synonyme. Heredopathia atactica polyneuritiformis, Phytansäurethesaurismose.

Vorkommen. Sehr selten. Die progrediente Erkrankung beginnt in der frühen Kindheit.

Pathogenese. Die Krankheit entsteht durch einen autosomal-rezessiv vererbten, angeborenen Enzymdefekt. Bisher wurden etwa 60 Fälle publiziert. Infolge des noch nicht völlig geklärten Enzymdefektes (Phytansäure-α-Hydroxylase) ist der Abbau der Phytansäure, einer verzweigten Fettsäure (Tetramethylhexadekansäure), behindert. Die normalerweise nur in Spuren vorhandene Phytansäure häuft sich in den Lipidfraktionen zahlreicher Organe an. Sie ist ein Abbauprodukt des Alkohols Phytol, der im Chlorophyll vorhanden ist und mit der Nahrung aufgenommen wird.

Klinik. Das Krankheitsbild ist in der Hauptsache gekennzeichnet durch pathologische Befunde an Haut, Augen und Nerven.

Hautbefunde. Sie wurden in 54% der Fälle beschrieben und gleichen klinisch dem Bild einer geringfügigen Ichthyosis vulgaris.

Histopathologie. Es liegt eine Retentionshyperkeratose vor; das Stratum granulosum ist vorhanden. Elektronenmikroskopisch können zahlreiche intrazelluläre Lipoidvakuolen (Liposomen) in den unteren Epidermisschichten als morphologisches Substrat der Phytansäurespeicherung nachgewiesen werden.

Weitere Symptome. Vor allem Nachtblindheit und weitere Sehbeschwerden bei atypischer Retinitis pigmentosa, Innenohrschwerhörigkeit (~50–60%) bis zur Ertaubung, chronische progressive Polyneuropathie mit distalen Extremitätenparesen, Gelenkdysplasien und Kleinhirnzeichen wie Ataxie kennzeichnen die Erkrankung.

Diagnose. Sie ergibt sich aus dem klinischen Bild sowie dem gaschromatographischen Nachweis der Phytansäure im Serum.

Therapie. Nur symptomatisch wie bei den übrigen Ichthyosen möglich. Chlorophyllfreie Diät soll zur Besserung führen.

Ichthyosis-congenita-Gruppe

Es handelt sich um eine durch große Variabilität und historisch bedingte, verwirrende Nomenklatur gekennzeichnete Gruppe überwiegend autosomal-rezessiv vererbter Ichthyosen. Rein klinisch hat man nach Riecke 3 Schweregrade (Riecke I, II, III = Ichthyosis congenita gravis, mitis, tarda) unterschieden, eine praktisch brauchbare Klassifikation, die durch neuere Untersuchungen differenziert werden kann.

Ichthyosis congenita gravis

Synonyme. Harlekinfetus, Ichthyosis congenita Riecke I, Keratoma malignum, Ichthyosis congenita fetalis.

Vorkommen. Extrem selten; wahrscheinlich autosomal-rezessiver Erbgang.

Pathogenese. Das Krankheitsbild stellt den letalen Genotypus einer Verhornungsstörung dar, bei der wahrscheinlich statt des normalen α-Keratins β-Keratin gebildet wird. Letzteres kommt normalerweise in Vogelfedern und Reptilienhaut vor.

Klinik. Die frühgeborenen Kinder kommen grotesk mißgebildet zur Welt mit panzerartiger Hautverdickung, tiefen Hauteinrissen, Kontrakturen, ektropionierter Augen-, Mund- und Genitalschleimhaut. Sind nicht lebensfähig; oft sterben sie bereits intrauterin ab.

Ichthyosis congenita mitis und tarda

Synonyme. Kongenitale ichthyosiforme Erythrodermie (nichtbullöse Form), Ichthyosis congenita (Riecke II und Riecke III).

Definition. Autosomal-rezessiv vererbte Verhornungsstörung, die in unterschiedlichem Schweregrad auftritt.

Vorkommen. Die Erkrankung ist sehr selten.

Pathogenese. Auf der Basis eines genetischen Defekts ist die Proliferation der Epidermis deutlich gesteigert,

Ichthyosis congenita

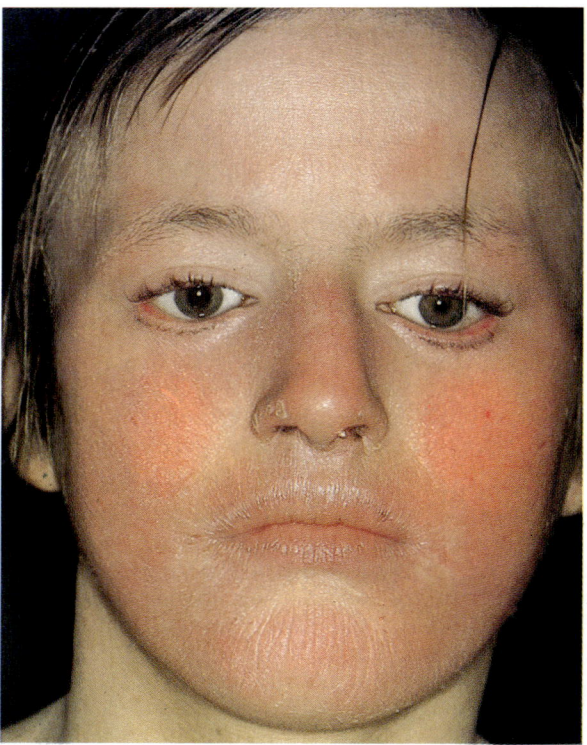

Ichthyosis congenita mitis

die Passage der Keratinozyten durch die Epidermis überstürzt. Der Tonofibrillen- und Keratohyalingehalt sind vermindert, jedoch finden sich elektronenmikroskopisch keine qualitativen Veränderungen. Die Verdickung der Hornschicht wird als Störung des Gleichgewichts zwischen erhöhtem Nachschub und Abschilferung, somit als *Proliferationshyperkeratose* gedeutet.

Klinik. Die Störung kann unterschiedlich stark ausgeprägt sein: *Ichthyosis congenita mitis, tarda, larvata*. Die fischschuppenartige Verhornungsstörung ist meist bei der Geburt manifest, bei manchen leichteren Verlaufsformen wird sie erst in den ersten Lebensmonaten erkennbar [Ichthyosis congenita tarda (Riecke III)]. Als Ichthyosis congenita larvata werden benigne Fälle bezeichnet, bei denen sich die Erscheinungen langsam zurückbilden, so daß ein völlig normales Hautorgan resultiert. Oft bleiben aber erhebliche Veränderungen bestehen. Dann ist die gesamte Haut befallen einschließlich der Gelenkbeugen. Die pergamentartig wirkende Gesichtshaut mit Lidektropionierung macht den Ausdruck starr. Die Körperhaut ist welk und trocken, knitterbar und bedeckt von schildchenartigen Hornauflagerungen. Die Kombination mit Nagelveränderungen, Hypotrichose, Oligophrenie, Minderwuchs, Herzfehlern und weiteren Fehlbildungen kommt vor. Im Mund kann man leukoplakieartige Herde finden.

Histopathologie. Die Veränderungen sind bei allen Formen gleichartig, doch unterschiedlich im Grad der Ausprägung. Die Epidermis zeigt eine unregelmäßige Akanthose; das Stratum granulosum ist verdickt. Die Hornschicht ist massiv orthohyperkeratotisch, mit bis 100 anstelle von normalerweise 15–20 Zellschichten. Sie kann fleckförmige parakeratotische Bezirke enthalten.

Therapie. Bei Neugeborenen mit Ichthyosis congenita hat sich die äußerliche und innerliche Behandlung mit Glukokortikosteroiden als lebensrettend erwiesen. Ansonsten entspricht die symptomatische Behandlung den für alle Ichthyosen geltenden Richtlinien (s.S. 474).

Ichthyosis lamellosa

Synonyme. Lamelläre Ichthyosis, Exfoliatio oleosa neonatorum, lamelläre Desquamation beim Neugeborenen.

Definition. Die lamelläre Ichthyosis wird von manchen Autoren als eigenständig abgetrennt, häufig aber auch als Form der Ichthyosis congenita angesehen.

Vorkommen. Sehr selten. Vererbungsmodus wahrscheinlich autosomal-rezessiv.

Klinik. Es werden unterschiedliche Schweregrade beobachtet. Neugeborene zeigen diffuse Rötung und lamelläre Schuppung. Manchmal findet sich bei der Geburt ein gelblich-bräunlicher, knittriger, trockener filmartiger Hautüberzug, der an einen Kollodiumfilm oder an Pergamentpapier erinnert. Er verschwindet gewöhnlich nach etwa 3 Wochen durch Abschälung oder geht in dem typischen Bild einer Ichthyosis congenita auf.

Diese *Kollodiumhaut der Neugeborenen* („Kollodiumbabys") ist allerdings ein mehrdeutiges klinisches Symptom, das bei einem Teil der Fälle auch weiteren Ichthyosisformen (z.B. der X-chromosomal rezessiven Form) oder ganz andersartigen Erkrankungen (wie z.B. der Chondrodystrophia calcificans congenita) zuzuordnen ist.

Therapie. Äußerlich und evtl. auch innerlich Glukokortikosteroide.

Sjögren-Larsson-Syndrom [1957]

Die Hautveränderungen entsprechen klinisch, histologisch und elektronenmikroskopisch den Befunden bei Ichthyosis congenita. Zusätzlich und später folgen Oligophrenie und spastische Di- oder Quadriplegie als konstante Symptome, manchmal finden sich Epilepsie, Skelett-, Zahn- und Retinaveränderungen. Das Syndrom wird autosomal-rezessiv vererbt. Seit den Erstbeobachtungen 1957 in Nordschweden sind Fälle in vielen Ländern bei weißen und dunklen Rassen beschrieben worden.

Rud-Syndrom [1927]

Die Eigenständigkeit dieser möglicherweise X-chromosomal rezessiv vererbten Kombination aus Hautveränderungen im Sinne einer X-chromosomal rezessiven Ichthyosis vulgaris mit Acanthosis nigricans, Zwergwuchs, Oligophrenie, Polyneuritis, Hypogonadismus und Epilepsie ist umstritten.

Wubenthal-Syndrom

Synonym. Ichthyotische Idiotie mit Ataxie.

Dieses extrem seltene rezessive Syndrom wurde bei monozygoten Zwillingen beobachtet und zeigt folgende Symptome: Ichthyosis, Minderwuchs, verzögerte Dentition, Oligophrenie, zerebellare Ataxie und Tremor.

Ichthyosis-hystrix-Gruppe

Synonyme. Hyperkeratosis monstruosa, Sauriasis.

Definition. Der Begriff „Ichthyosis hystrix" bezeichnet keine nosologisch einheitliche Krankheit. Er wird für alle Ichthyosen verwendet, bei denen schwerste, stachelige, stachelschweinartige, schwarzbraune, hyperkeratotische Platten vorkommen. Sofern die Veränderungen bei definierten Krankheiten bestehen, sollten diese als „hystrixartige Ichthyosen" bezeichnet werden. Einzelne, äußerst seltene Krankheitsbilder lassen sich als spezielle Ichthyosis-hystrix-Formen im engeren Sinne herausstellen und werden im folgenden kurz dargestellt.

Ichthyosis hystrix gravior – Typ Lambert
Historisch aus dem Jahre 1731 bekannt ist die Erstbeschreibung bei der Lambert-Familie in England. Die stachelschweinartigen Hyperkeratosen bedecken den gesamten Körper, mit Ausnahme von Gesicht, Genitale, Handflächen und Fußsohlen („Stachelschweinmenschen"). Die Vererbung ist autosomal-dominant, histologische Untersuchungen liegen nicht vor.

Ichthyosis hystrix gravior – Typ Curth-Macklin
Klinisch bestehen hystrixartige Veränderungen mit palmoplantaren Keratosen; histologische und elektronenmikroskopische Befunde unterscheiden sich bei dieser Form von allen anderen Ichthyosen: bei erhöhter Teilungsrate finden sich zweikernige Zellen in allen suprabasalen Lagen der Epidermis, ferner werden atypische konzentrische Tonofibrillenschalen im Stratum spinosum gebildet, die mit den Desmosomen verbunden bleiben. Pathogenetisch liegt somit neben der *Proliferationshyperkeratose* offenbar eine morphologisch faßbare schwere *Ausdifferenzierungsstörung* vor.

Ichthyosis hystrix gravior – Typ Rheydt
Die Krankheitsbezeichnung deutet auf den Herkunftsort des von Schnyder et al. 1977 beobachteten Patienten, bei dem hystrixartige Keratosen besonders an den Extremitäten mit Einschluß der Beugen, ferner im Gesicht und an den Ohren, sowie diffuse Palmoplantarkeratosen und schwerste Innenohrschwerhörigkeit bestanden. Typisch sind elektronenmikroskopisch nachweisbare membranumgebene Schleimgranula in den Zellen des Stratum granulosum der Epidermis.

Ichthyosis hystrix gravior – Typ Bäfverstedt [1941]
Bisher wurden nur Solitärfälle beschrieben.

Erythrodermia ichthyosiformis congenitalis bullosa [Brocq 1902]
Synonyme. „Érythrodermie ichthyosiforme congénitale bulleuse", „epidermolytic hyperkeratosis", Keratosis rubra congenita.

Definition. Kongenitale Verhornungsstörung mit universeller Rötung, Schuppung und möglicher Blasenbildung.

Vorkommen. Sehr selten; unregelmäßig autosomal-dominanter Erbgang.

Klinik. Bei Geburt besteht meist eine Erythrodermie, d.h. universelle Rötung und lamellöse Schuppung der Haut; es entwickeln sich schubweise große schlaffe Blasen, die unter mechanischer Belastung platzen, Erosionen hinterlassen und schließlich ohne Narben abheilen. Im Blaseninhalt oft pyogene Kokken. Das Gesicht bleibt meist verschont; die diffusen Palmoplantarkeratosen können auf die Dorsalflächen von Händen und Füßen übergreifen. Die Neigung zur Blasenbildung nimmt im Laufe des Lebens ab, dafür treten immer mehr streifige und pflastersteinartige, oft feucht wirkende Hyperkeratosen, besonders an Stamm und Axillen, in den Vordergrund. Das klinische Bild gleicht später weitgehend der Ichthyosis congenita, ist aber histologisch leicht abtrennbar.

Histopathologie. Charakteristisch ist die akanthokeratolytische Hyperkeratose mit einer auffälligen Degeneration im Stratum granulosum (*granulöse Degeneration*). Leichte Entzündung im Stratum papillare. Elektronenmikroskopisch ist eine Fehlbildung von Tonofibrillen und Desmosomen nachweisbar. Die epidermale Proliferation ist beschleunigt und die epidermale Transitzeit stark verkürzt: *Proliferationshyperkeratose*. Klinisch, histologisch und ultrastrukturell bestehen Beziehungen zu einer Form von Naevus verrucosus, die als lokalisierte Variante der Erythrodermia ichthyosiformis congenitalis bullosa angesehen werden kann, und zu der extrem seltenen Keratosis palmoplantaris mit granulöser Degeneration.

Therapie. Sie ist symptomatisch und folgt den Empfehlungen bei Ichthyosis vulgaris. Bei stark entzündlichen Formen ist die äußerliche, bei schweren Verläufen die innerliche Behandlung mit Glukukortikosteroiden indiziert. Versuche mit innerlicher Gabe von aromatischem Retinoid (Tigason) haben bisher nicht überzeugt. Sekundärinfektion der Erosionen erfordert äußerliche antimikrobielle Therapie.

Erworbene (symptomatische) Ichthyosen

Synonym. Symptomatische ichthyosiforme Hautveränderungen.

Klinik. Klinisch und histologisch sind sie oft nicht von der Ichthyosis vulgaris zu unterscheiden, allerdings können die großen Gelenkbeugen mitbetroffen sein, und es kann Juckreiz bestehen. Familien- und Eigenanamnese sind wichtig.

Ursachen. Ichthyosiforme Hautveränderungen werden beobachtet:
als paraneoplastisches Syndrom bei M. Hodgkin, Mycosis fungoides, anderen malignen Lymphomen sowie viszeralen Karzinomen,
als Begleitsymptom bei Infektionskrankheiten wie Lepra, Tuberkulose, Typhus oder Fleckfieber,
bei Mangelernährung und Hypovitaminosen (A-Hypovitaminose, Pellagra).
Bekannt ist ihr Vorkommen auch bei Dialysepatienten, Hypothyreose, Down-Syndrom und neurotrophischen Störungen.
Möglich ist die Induktion durch Medikamente, z.B. durch gehäufte i.v.-Injektionen von Bituminosulfonat (Ichthophen), Nikotinsäure oder das nicht mehr gebräuchliche Triparanol, ein Cholesterinsyntheseantagonist.
Ichthyosiforme Hautveränderungen sind aber auch fast physiologisch bei älteren Leuten als *Pityriasis senilis* besonders an den Beinen.
Sie können die Folge übertriebener Wasch- und Badegewohnheiten unter Verwendung stark entfettender Seifen oder Syndets bei Menschen mit sebostatischem Hauttyp sein.

Palmoplantare Keratosen

Die Verhornungsstörungen betreffen bei dieser Krankheitsgruppe in unterschiedlicher Form die Handflächen und Fußsohlen. Die Begriffe „Keratosis" und „Keratoma" werden synonym gebraucht.

Keratosis palmoplantaris diffusa circumscripta
[Thost 1880, Unna 1883]

Synonyme. Keratoma palmare et plantare hereditarium, M. Unna-Thost.

Klinik. Das autosomal-dominant vererbte familiäre Leiden beginnt im 1. oder 2. Lebensjahr. Symmetrisch sind die Handinnenflächen und Fußsohlen diffus von einer dicken, wachsartigen, gelblichen, manchmal rissig gefelderten Hornschicht bedeckt. Diese volaren und plantaren Hyperkeratosen sind an ihren Rändern gegen die normale Haut scharf durch einen rosaroten, bis 1 cm breiten Saum abgesetzt, der sich später verlieren kann. Oft besteht Hyperhidrosis. Die manuelle Geschicklichkeit ist durch die diffusen Hornauflagerungen mit deutlicher Bewegungsstarre manchmal stark reduziert. Assoziierte Symptome fehlen.

Histopathologie. Man findet lediglich eine massive Verdickung der Hornschicht.

Differentialdiagnose. Abgrenzung der Keratosis palmoplantaris cum degeneratione granulosa (s.S. 480) ist nur histologisch möglich.

Verlauf. Die Störung bleibt zeitlebens bestehen; sie wird durch mechanische Belastung verstärkt.

Therapie
Innerlich: Aromatisches Retinoid (Tigason) wirkt, wenn überhaupt, nur morbostatisch, kann aber die Arbeitsfähigkeit verbessern.
Äußerlich: Eine befriedigende Behandlung fehlt. Symptomatisch ist die Aufweichung und Ablösung der verdickten Hornschicht möglich. Zum Aufweichen eignet sich Salicyl-Hebra-Salbe:

Rp. Acid. salicyl. 5,0 (−10,0 −20,0)
    Ungt. diachylon DRF ad 100,0
    M.D.S. Salicyl-Hebra-Salbe

Örtliche Tretinoin- (Vitamin-A-Säure-)Behandlung kann versucht werden (Eudyna-, Airol-, Epi-Aberel-Creme), hat aber nicht überzeugt. Ansonsten auch erweichende heiße Schmierseifenbäder und mechanisches Abtragen der Hornschicht durch Hornhauthobel.

Keratosis palmoplantaris transgrediens [Stulli 1826]

Synonyme. Keratoma plantare et plantare hereditarium transgrediens, Mal de Meleda.

Vorkommen. Ursprünglich sah man die Krankheit auf der Adriainsel Mljet (Meleda) familiär bei Konsan-

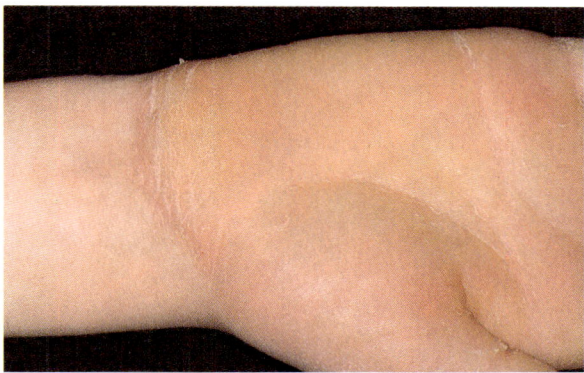

Keratosis palmoplantaris diffusa circumscripta

guinität. Sie kommt aber auch sonst vor. Der Erbgang ist autosomal-rezessiv. Beginn im Säuglingsalter.

Klinik. Im Gegensatz zum Keratoma palmare et plantare hereditarium greifen die oft sehr ausgeprägten Hyperkeratosen im Laufe von Jahren allmählich auf Handrücken, Fingerknöchel, Unterarme, Fußrücken und Unterschenkel über (Transgredienz). Brachyphalangie, Hyperhidrosis, Nagelbeteiligung mit subungualen Keratosen oder Koilonychie sind Begleitphänomene, wie auch an Psoriasis erinnernde Plaques an Ellbogen und Knien.

Differentialdiagnose. Mal de Meleda wird autosomalrezessiv vererbt und hat andere assoziierte Veränderungen; es bleibt lebenslang bestehen. Erythrokeratodermia symmetrica progressiva (Gottron) läßt Handinnenflächen und Fußsohlen ausgespart.

Therapie
Innerlich: Versuch mit aromatischem Retinoid (Tigason).
Äußerlich: Pflegemaßnahmen, Hornhauthobel, evtl. Vitamin-A-Säure *und* fluorierte Glukokortikoide (z.B. Eudyna-Creme und Nerisona-Salbe).

Keratosis extremitatum hereditaria progrediens
[Niles und Klumpp 1939, Greither 1952]

Synonyme. Keratosis extremitatum hereditaria transgrediens et progrediens, Keratodermia palmoplantaris progressiva, Greither-Syndrom.

Vorkommen. Sehr selten. Autosomal-dominanter Erbgang.

Klinik. Diese Form ähnelt der vorgenannten Krankheit, zeigt aber dominanten Erbgang. Zusätzlich zu den oben beschriebenen Veränderungen sind auch die Ellbogen, Knie und die Achillessehnengegend betroffen. Die Veränderungen beginnen in der Kindheit, sind bis um das 6. Lebensjahrzehnt progredient, neigen dann aber zur Rückbildung. Diagnostisch entscheidend sind klinisches Bild, Verlauf und Erbgang.

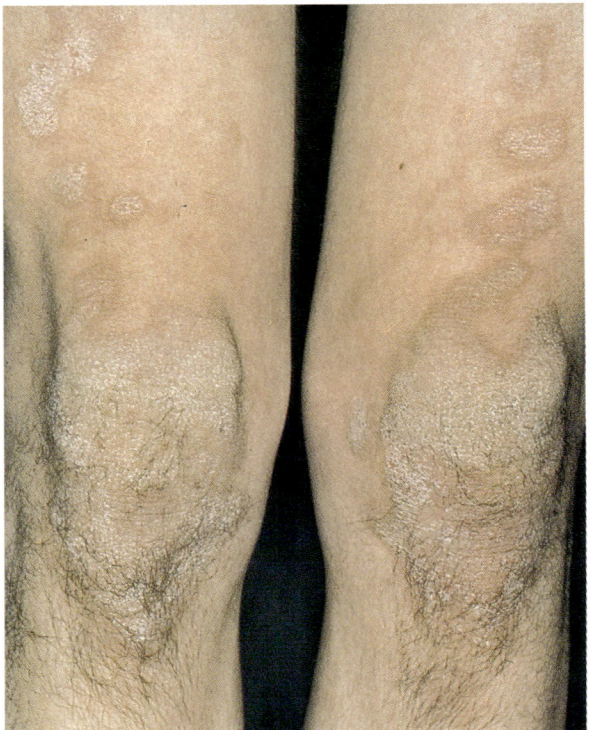

Keratosis extremitatum hereditaria progrediens

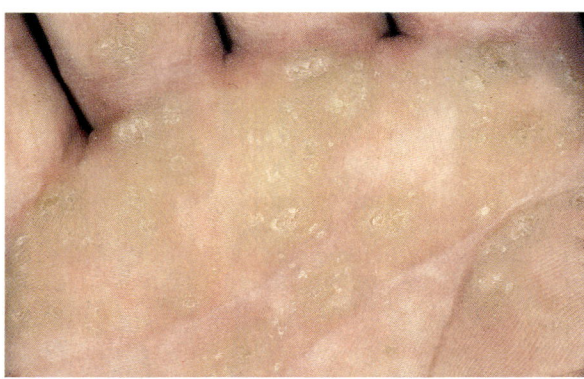

Keratosis palmoplantaris papulosa seu maculosa

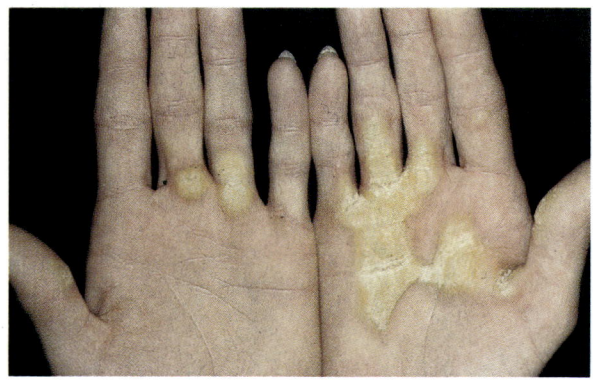

Keratosis palmoplantaris circumscripta seu areata

Keratosis palmoplantaris papulosa seu maculosa
[Daries-Colley 1879, Brauer 1913]

Synonym. Keratoma palmare et plantare hereditarium dissipatum.

Vorkommen. Selten. Regelmäßig autosomal-dominanter Erbgang. Die Erkrankung wird meist erst zwischen dem 15. und 30. Lebensjahr manifest.

Klinik. An Palmae und Plantae finden sich in großer Zahl isoliert stehende, dornartig in die Haut eingelassene, hühneraugenartige, kegelförmige Hyperkeratosen, die sich zentral abstoßen können und dann eine schüssel- oder trichterförmige Einsenkung hinterlassen. Daneben bestehen gelegentlich Nagelveränderungen. Die Beschwerden sind gering. Spontanremissionen kommen nicht vor.

Differentialdiagnose. Plantarwarzen und Schwielen, ferner Clavi syphilitici bei Lues II, M. Darier, Psoriasis.

Akrokeratoelastoidose [Costa 1953]

Dieses sehr seltene, autosomal-dominante, ursprünglich in Brasilien beobachtete Krankheitsbild wird unter Elastosen abgehandelt (s.S. 503).

Seltene Formen von Palmoplantarkeratosen

Von den beschriebenen Erkrankungen nach Erbgang, klinischem Bild, Verlauf und dem Vorkommen assoziierter Störungen abweichende Formen werden in einzelnen Familien oder als spontane Mutationen beobachtet. Die folgenden Bezeichnungen beschreiben teils eigenständige Krankheiten, teils Variationen: Keratosis palmoplantaris mit Uhrglasnägeln und Knochenveränderungen, die dominant erbliche Keratosis palmoplantaris varians, Keratosis palmoplantaris circumscripta oder areata, Keratoma palmoplantare hereditarium insuliforme et striatum, Polykeratosis Touraine.

Bei der **Keratosis palmoplantaris cum degeneratione granulosa** (Voerner 1909) deutet das histologische Bild der Akanthokeratolyse auf Beziehungen zur Erythrodermia ichthyosiformis congenitalis bullosa bzw. zum gleichartigen Naevus verrucosus hin; entscheidend bei dieser die physiologischen Druckstellen bevorzugenden Plantarkeratose ist die histologische Abgrenzung.

Syndrome mit Palmoplantarkeratosen

Papillon-Lefèvre-Syndrom [1924]

Synonym. Keratosis palmoplantaris mit Parodontose.

Im 2.–3. Lebensjahr, selten bei der Geburt, entsteht eine zuweilen transgrediente palmoplantare Keratose mit Hyperhidrose. Daneben treten sowohl an den Milchzähnen als auch am bleibenden Gebiß frühzeitig Karies, Gingivitis und Periodontopathie mit Alveolaratrophie und Zahnausfall auf. Die Weisheitszähne bleiben verschont. Auch Debilität wurde beschrieben. Das Leiden wird autosomal-rezessiv vererbt.

Keratosis palmoplantaris mutilans [Vohwinkel 1925]

Synonyme. Vohwinkel-Syndrom, Keratoma hereditarium mutilans.

Das wahrscheinlich dominante, extrem seltene Syndrom zeigt neben massiver palmoplantarer Keratose mit lividem Rand und Hyperhidrose Kontrakturen und annuläre keratotische Schnürfurchen mit spontanen Fingeramputationen. Zusätzlich finden sich weitere, auch follikuläre Keratosen, Uhrglasnägel und Hypogonadismus sowie gelegentlich Innenohrschwerhörigkeit.

Richner-Hanhart-Syndrom (1938/1947)

Synonyme. Keratosis palmoplantaris circumscripta seu areata, okulokutane Tyrosinämie.

Bei diesem wahrscheinlich rezessiv erblichen, sehr seltenen Leiden findet man eine punkt- bis bandförmige klavusartige Keratosis palmoplantaris areata, besonders an den Finger- und Zehenkuppen, in Kombination mit Hornhautdystrophien, geistiger Retardierung (Oligophrenie), Minderwuchs, manchmal auch multiplen Lipomen, Darm- und Blasendivertikulose und subungualen Keratosen. Wichtig ist die Tyrosinämie.

Keratosis palmoplantaris mit Ösophaguskarzinom
[Clarke, Hovel-Evans und McConnel 1957]

Bei dieser sehr seltenen, wahrscheinlich autosomaldominanten Form von diffuser palmoplantarer Keratose mit Hyperhidrose, die sich zwischen dem 5. und 15. Lebensjahr manifestiert, entwickeln sich in etwa 70% der Fälle später (um das 50. Lebensjahr) Ösophaguskarzinome. Das männliche Geschlecht ist bevorzugt betroffen.

Zur Differentialdiagnose der palmoplantaren Keratosen

Je nach Anamnese und klinischem Bild ist differentialdiagnostisch an ganz verschiedenartige Erkrankungen zu denken, so an hyperkeratotisch-rhagadiforme Hand- und Fußekzeme, Psoriasis palmoplantaris, M. Reiter, hyperkeratotische Tinea manuum et pedum, an Dyskeratosis follicularis (Darier), Porokeratose, palmoplantaren Lichen ruber, Arsenkeratosen, „Clavi syphilitici" der Lues II, echte Klavi oder Verrucae vulgares.

Follikuläre Keratosen

Hier ist der Vorgang der Verhornungsstörung auf die Haarfollikel beschränkt.

Keratosis follicularis

Synonyme. Lichen pilaris, Keratosis pilaris, Keratosis suprafollicularis.

Definition. Harmlose Verhornungsstörung der Haarfollikel, deren Öffnungen sich mit das Hautniveau überragenden Hornpfröpfchen füllen.

Vorkommen. Die Störung ist recht häufig; die Anlage wird wahrscheinlich autosomal-dominant vererbt. Meist manifestiert sie sich bei jungen Mädchen um die Pubertätszeit und verschwindet später allmählich. Als lokalisationsbestimmende Faktoren gelten Akrozyanose, auch follikuläre Perniosis.

Klinik. Prädilektionsstellen sind die Streckseiten der Oberarme, die Außenseiten der Ober- und Unterschenkel und die Gluäalregion. Hier findet man zahlreiche, an die Follikel gebundene, meist hautfarbene, spitzkegelige, an der Basis etwa stecknadelkopfgroße Keratosen. Beim Darüberstreichen empfindet man ein typisches Reibeisengefühl. Mit großer Regelmäßigkeit besteht in den befallenen Hautarealen eine erhebliche Akrozyanose oder gar, wie oft an den Unterschenkeln, eine Pernio follicularis. Kratzt man die Keratose ab, tritt häufig ein aufgerolltes Haar hervor. Ragen dünne faden- oder stachelartige Hyperkeratosen deutlicher über das Hautniveau hinaus, spricht man von *Spinulosismus*. Dieser kann aber ein Symptom verschiedenartiger Ätiologie sein, z.B. als Lichen trichophyticus ein Mykid darstellen.

Histopathologie. Es findet sich eine Hyperkeratose des Follikelostiums und des ganzen supraseboglandulären Follikelepithels ohne Entzündungszeichen.

Verlauf. Im Laufe des Lebens kommt es meist zu allmählicher Besserung.

Differentialdiagnose. Die Diagnose ist leicht. In den Fällen, in denen gleichzeitig eine Ichthyosis vulgaris besteht, kann es sich möglicherweise um deren follikuläre Variante, die *Ichthyosis follicularis*, handeln; dann findet man auch am Rumpf follikuläre Keratosen. Sonst Lichen ruber acuminatus.

Therapie. Eine Besserung ist durch die örtliche Behandlung mit keratolytischen und fettenden Salben zu erzielen, z.B. 3–5%iger Salicylvaseline oder Salicyl (3–5%)-Lygalsalbengrundlage. Auch die für Ichthyosis vulgaris empfohlenen Mittel sind nützlich, so Kochsalz-, Ölbäder, Urea-Kochsalz-Salbe (s.S. 474), harnstoffhaltige Externa (Basodexan, Calmurid), örtliche Vitamin A-Säure-Behandlung. Schließlich kommt mechanische Behandlung mit Bimsstein oder Luffaschwamm in Betracht.

Keratosis follicularis

Ulerythema ophryogenes [Unna und Taenzer 1889]

Synonym. Keratosis pilaris rubra atrophicans faciei (Gans 1925).

Vorkommen. Relativ selten; unregelmäßig autosomal-dominanter Erbgang.

Klinik. Die Störung beginnt meist im Kindes- oder frühen Erwachsenenalter. Es entstehen feinste, auf die seitlichen Augenbrauen beschränkte follikuläre Hyperkeratosen auf entzündlich gerötetem Untergrund mit Ausgang in Atrophie und Verlust der Augenbrauen. Auch die lateralen Partien der Stirn und die Wangen, unter Freilassung des perioralen Bereichs, zeigen häufig eine symmetrische Dauerrötung mit samtartig wirkender, infolge kleinster follikulärer Keratosen aber palpatorisch rauher Oberfläche. An den Armen und Beinen findet sich häufig gleichzeitig Keratosis follicularis. In wenigen Fällen wurde von uns Kombination mit Oligozoospermie beobachtet.

Verlauf. Meist Besserung im Laufe des Lebens.

Therapie. Eine sichere Behandlung ist nicht bekannt. Versucht werden können keratolytische Externa wie bei Ichthyosis vulgaris, bei stärkeren Entzündungszeichen allenfalls vorübergehend äußerlich Glukokortikosteroide.

Hyperkeratosis follicularis et parafollicularis in cutem penetrans [Kyrle 1916]

Synonym. M. Kyrle.

Diese sehr seltene Erkrankung ist durch vorwiegend an den Beinen lokalisierte, isoliert stehende, gelegentlich auch gruppierte follikuläre Papeln mit festaufsitzenden hornigen Auflagerungen charakterisiert. Vorkommen mit Erkrankung der Nieren – bei Dialysepatienten – wurde beobachtet.

Histologie. Es findet sich eine follikuläre Hyperkeratose, die durch die Follikelwand ins dermale Bindegewebe vordringt und dort Fremdkörpergranulome auslöst.

Differentialdiagnose. Zu erwägen sind perforierende Follikulitis, Elastosis perforans serpiginosa und perforierendes Granuloma annulare.

Dyskeratosis follicularis
[Darier 1889, White 1889]

Synonym. M. Darier.

Definition. Die Dyskeratosis follicularis ist eine seltene, familiäre, im Laufe des Lebens meist zunehmende Verhornungsstörung, die klinisch durch keratotische Papeln, histologisch durch Dyskeratose gekennzeichnet ist. Entgegen ihrer historischen Benennung sind die Veränderungen nicht auf die Follikel beschränkt, sondern treten auch an der interfollikulären Epidermis sowie an der follikelfreien Haut und an den Schleimhäuten auf. Es wird diskutiert, ob die Dyskeratosis follicularis (M. Darier) und der Pemphigus chronicus benignus (M. Hailey-Hailey) verschiedene Entitäten oder nur phänotypische Varianten der gleichen Mutation darstellen.

Vorkommen. Die Krankheit ist selten, das männliche Geschlecht wird bevorzugt betroffen. Die Vererbung ist autosomal-dominant mit unterschiedlicher Penetranz; Spontanmutationen sind jedoch häufig. Die Provokation eines stärkeren Krankheitsschubes durch UV-Exposition oder Sonnenbestrahlung ist möglich. Neuere Untersuchungen scheinen für Störungen im epidermalen Vitamin-A-Stoffwechsel zu sprechen (niedrige Serumkarotinspiegel bei erhöhtem epidermalen Retinolgehalt).

Klinik. Prädilektionsorte sind symmetrisch die seborrhoischen und intertriginösen Gebiete sowie die seitlichen Halspartien. Auch das Kapillitium ist oft mit-

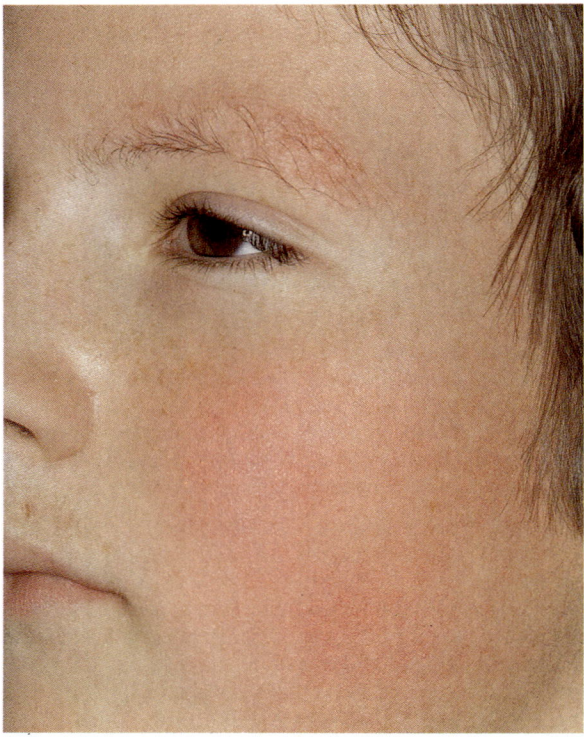

Ulerythema ophryogenes

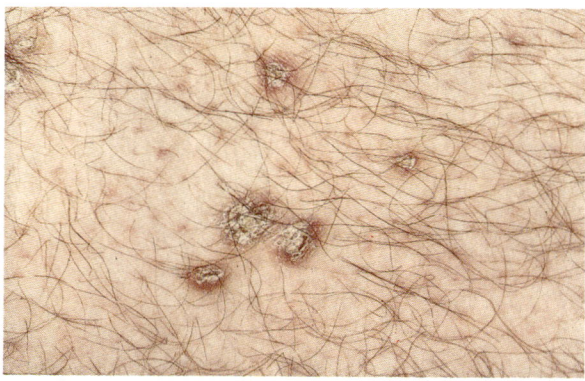

Hyperkeratosis follicularis et parafollicularis in cutem penetrans (M. Kyrle)

betroffen. In den befallenen Arealen wirkt die Haut schmutzig und fühlt sich rauh an.

Einzeleffloreszenz. Sie ist eine bis etwa kleinlinsengroße Papel, bedeckt von einer festhaftenden schmutziggrauen bis gelbbräunlichen Hornmasse: *keratotische Papel*. Nach Abkratzen der Hornauflagerung findet sich eine leicht nässende Einsenkung, die follikulär oder interfollikulär sitzen kann. Die Effloreszenzen stehen entweder isoliert, gruppiert oder konfluieren zu größeren Plaques, die nässen oder mit fettigen Krusten bedeckt sind. In den intertriginösen Räumen entwickeln sich oft sekundär papillomatöse vegetierende Herde, die mazerieren, sekundär infiziert werden und Fötor verbreiten. Knotenbildungen sind extrem selten, ebenso blasige Eruptionen.

Kopf. Im Gesicht können mehr diffuse Veränderungen an ein seborrhoisches Ekzem erinnern. Am Kapillitium bilden sich fettige übelriechende Krusten, jedoch bleibt ein Effluvium aus.

Handteller und Fußsohlen. Hier sind Leistenunterbrechungen im Papillarrelief typisch; sie weiten sich manchmal zu kleinen Grübchen aus, in denen sich schüsselförmige Hyperkeratosen entwickeln können. Die feinen Leistenunterbrechungen sind gewöhnlich auch in abortiven Fällen von M. Darier nachweisbar.

Acrokeratosis verruciformis. Am Dorsum von Händen und Füßen findet sich oft eine wechselnd dichte Aussaat von flachpapulösen, an plane Warzen erinnernde Effloreszenzen, die dem Bild der *Acrokeratosis verruciformis (Hopf)* entsprechen. Es handelt sich dabei wahrscheinlich um ein Teilsymptom bzw. eine Sonderform des M. Darier.

Nägel. Sie zeigen Längseinrisse, Brüchigkeit oder Verdickung oder subunguale Keratosen.

Schleimhäute. Besonders am harten Gaumen sieht man oft dichtstehende weißliche, eingedellte Papelchen, die sich in den Ösophagus fortsetzen können.

Psyche. Ein Teil der Patienten ist geistig retardiert und neigt zu abnormem psychischem Verhalten wie Depression; auch Psychosen kommen vor.

Symptome. Gelegentlich starker Juckreiz, besonders von intertriginösen oder provozierten Erscheinungen.

Histopathologie. Typisch sind die Dyskeratose mit suprabasaler akantholytischer Spaltbildung in der etwas akanthotischen Epidermis, sowie Hyper- und fleckförmige Parakeratose. Als *Dyskeratose* bezeichnet man vorzeitige Verhornung individueller Keratinozyten. Die rundlichen, eosinophilen dyskeratotischen Zellen im Stratum spinosum werden auch als „corps ronds", kleine dys- und parakeratotische Zellen im Stratum granulosum und Stratum corneum als „grains" bezeichnet. Elektronenmikroskopisch konnte eine Differenzierungsstörung mit Homogenisierung und Verklumpung im Bereich von Tonofilamentbündeln und Desmosomen nachgewiesen werden.

Das für M. Darier typische histologische Substrat, die *fokale akantholytische Dyskeratose* ist als allgemeines Phänomen auch bei andersartigen Erkrankungen beschrieben worden, so bei transitorischer

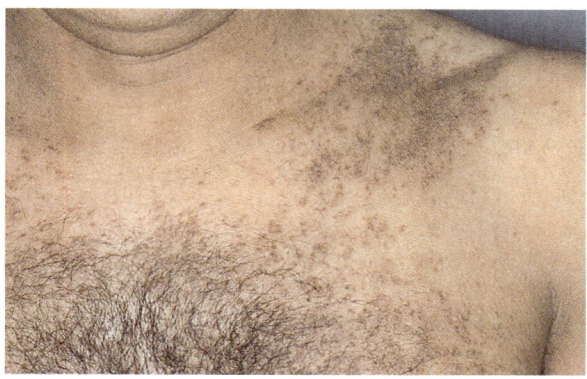
Dyskeratosis follicularis (Darier)

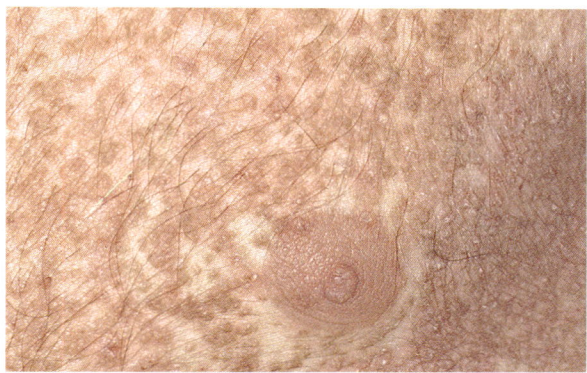
Dyskeratosis follicularis (Darier)

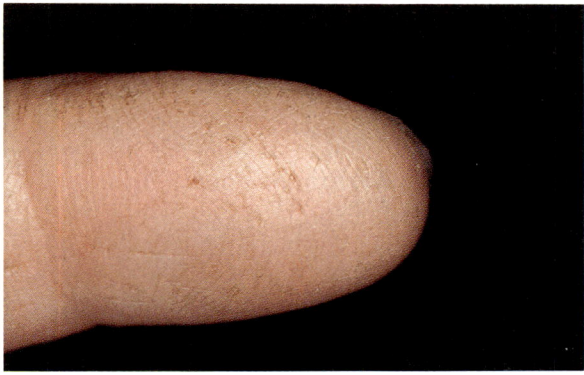
Dyskeratosis follicularis (Darier), Leistenunterbrechungen

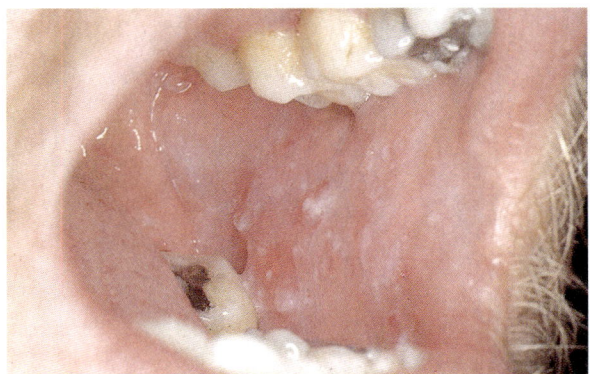
Dyskeratosis follicularis (Darier), Mundschleimhaut

akantholytischer Dermatose (M. Grover), warzigem Dyskeratom, Epitheliome spinocellulare segregans oder auch als Nebenbefund in der Epidermis über Basaliomen und anderen Tumoren.

Verlauf. Die Hauterscheinungen bei Dyskeratosis follicularis beginnen meist zwischen früher Kindheit und dem 3. Lebensjahrzehnt. Nach dem Auftreten bleibt die Erkrankung bei langsamer Progredienz meist dauernd bestehen. Selten können sich auf papillomatösen Bildungen Malignome ausbilden.

Diagnostische Leitlinien. Das klinische Bild ist charakteristisch. Bei Verdacht ist die Suche nach den Papillarleistenunterbrechungen und nach Schleimhautveränderungen besonders wichtig. Der charakteristische histologische Befund sichert die Diagnose. Angaben zur Familienanamnese fehlen häufig.

Differentialdiagnose. Seborrhoisches Ekzem, Pemphigus chronicus benignus familiaris (M. Hailey-Hailey) transitorische akantholytische Dermatose (M. Grover), hyperkeratotische Nävi, Acanthosis nigricans, Pemphigus vegetans.

Therapie. Sie ist schwierig, da die genetisch fixierte Verhornungsstörung nicht dauerhaft beeinflußt werden kann. Besserung ist unter örtlicher Behandlung mit Tretinoin (Vitamin-A-Säure) zu erwarten (Eudyna, Epi-Aberel, Airol, verdünnt auf 1:1 mit W/Ö-Emulsionen). Die innerliche Behandlung mit aromatischem Retinoid (Tigason) ist erfolgversprechend, die Besserung hält aber nicht länger an als das Präparat gegeben wird. Bei Sekundärinfektionen sind desinfizierende oder antibiotische Externa indiziert. Gegebenenfalls äußerlich Glukokortikoide über kurze Zeit.

Umschriebene Keratosen ohne Follikelbindung

Acrokeratosis verruciformis [Hopf 1931]

Klinik. Bereits in der Jugend und nicht selten familiär entwickeln sich am Dorsum von Händen und Füßen plane, oft polygonale, hautfarbene oder geringfügig gerötete Papeln, die auch beetartig konfluieren können und das Bild von planen Warzen imitieren.
Die Erkrankung wird meist als Sonderform des M. Darier angesehen, zumal zusätzlich nicht selten Papillarleistenunterbrechungen an Handtellern und Fußsohlen oder gar die Kombination mit dem Vollbild der Dyskeratosis follicularis (Darier) vorkommen.

Histopathologie. Akanthose und Granulose ohne Vakuolisierung, Hyperkeratose.

Differentialdiagnose. Plane Warzen und Epidermodysplasia verruciformis sind auszuschließen.

Therapie. Gegebenenfalls Abtragen.

Hyperkeratosis lenticularis perstans [Flegel 1958]

Bei Männern mittleren Alters, gelegentlich familiär, entwickeln sich überwiegend an den Extremitäten lange bestehenbleibende kleine Papeln mit festhaftender Keratose. Sie können zu kleinen psoriasiformen Herden konfluieren.

Histologie. Es finden sich Parahyperkeratose auf einer abgeflachten Epidermis sowie ein oberflächliches lymphohistiozytäres dermales Infiltrat. Nach elektronenmikroskopischen Untersuchungen scheint eine Bildungsstörung der Keratinosomen zugrunde zu liegen.

Differentialdiagnose. Abzugrenzen sind M. Kyrle, Porokeratosis Mibelli, Elastosis perforans serpiginosa und Acrokeratosis verruciformis.

Keratosis areolae mammae naeviformis [Otto]

Klinik. Fast ausschließlich bei Frauen findet man auf den Warzenhof beschränkte schmutzig-bräunliche bis schwärzliche hyperkeratotische warzenähnliche Exkreszenzen, die als nävoide Fehlbildungen nicht rückbildungsfähig sind.

Therapie. Durch stark fettende und keratolytische Salben können vorübergehende Besserungen erreicht werden.

Porokeratosis Mibelli [Mibelli 1883]

Synonyme. Parakeratosis Mibelli, Parakeratosis centrifugata atrophicans.

Definition. Multifokal umschriebene Differenzierungsstörung der Epidermis mit Parakeratose. Die in der Benennung „Porokeratosis" suggerierte Beziehung zum Schweißdrüsenporus ist allenfalls zufällig.

Vorkommen. Die Krankheit wird unregelmäßig autosomal-dominant vererbt, kommt jedoch auch spontan vor. Männer sind bevorzugt betroffen (2:1).

Klinik. Der Krankheitsbeginn ist in jedem Lebensalter möglich. An den Extremitäten, seltener am Stamm, im Gesicht oder an der Glans penis, treten meist multiple Herde auf, initial als kleine Papel mit zentralem Hornstachel. Der Herd wächst und bildet dann typischerweise eine Fläche normaler oder leicht atro-

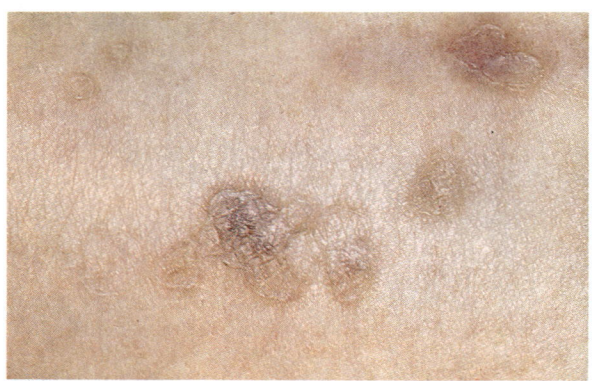

Porokeratosis Mibelli

phischer Haut, die von einer weißlichen Kerbe umrahmt ist. In diese Kerbe ist zaunartig eine Hornlamelle eingesenkt. Die Umrandung des Herdes ist rundlich, zirzinär oder girlandenartig. Die distinkt stehenden Herde sind von verschiedener Größe, reiskorn-, linsen- bis pfenniggroß. Die Beschwerden sind gering.

Histopathologie. Sehr typisch ist eine schlotförmige Parakeratose, die kornoide Lamelle; atypische Basalzellen mit Störung des geschichteten Epidermisaufbaues darüber. Lymphohistiozytäres Infiltrat im oberen Korium.

Prognose. Allmähliche Progredienz; spontane Regression mit leicht atrophischen Narben ist möglich. Im Bereich der Atrophie kann es zu Karzinomentwicklung kommen (M. Bowen, Basaliom, spinozelluläres Karzinom).

Therapie. Äußerlich kann Vitamin-A-Säure in geringerer Konzentration versucht werden. Empfohlen werden auch oberflächliche Vereisung mit CO_2-Schnee, Elektrokoagulation oder Laser. Die Behandlungserfolge sind mäßig.

Sonderformen
In den vergangenen Jahren wurden neue Manifestationsformen der Erkrankung beschrieben.

Porokeratosis linearis. Diese entwickelt sich einseitig streifenförmig bei sonst typischem klinischem Bild.

Porokeratosis palmoplantaris et disseminata [Guss, Osbourn und Lutzner 1971]. Diese Form ist autosomal dominant erblich und zeigt Androtropie. Beginn im 2. Lebensjahrzehnt meist in Form keratotischer Papeln an Handinnenflächen und Fußsohlen, später auch am übrigen Hautorgan, selbst in nichtlichtexponierten Bereichen. Spätere karzinomatöse Entartung scheint möglich. Die Dermatose verlangt eine histologische Abgrenzung von Verrucae vulgares, der Porokeratosis Mantoux sowie der Keratosis palmoplantaris dissipata, M. Darier und Arsenkeratosen.

Porokeratosis punctata. Wichtig ist das histologische Untersuchungsergebnis mit dem für Porokeratosis Mibelli charakteristischen Substrat, besonders dem Nachweis der kornoiden Lamelle.

Porokeratosis superficialis disseminata actinica
[Chernosky und Freeman 1967]

Synonym. „Disseminated superficial actinic porokeratosis" (engl.).

Klinik. Eine disseminierte Form von Porokeratose kommt in lichtexponierten Hautarealen, an Handrücken, Unterarmstreckseiten, Unterschenkeln sowie im Gesicht besonders bei Frauen vor. Die Effloreszenzen gleichen klinisch und histologisch denen bei Porokeratosis Mibelli, eine entzündliche Note kann hinzutreten. Entsprechend der Sonnenexposition ist die Erkrankung im höheren Lebensalter und in sonnenreichen geographischen Regionen häufiger.

Gleichzeitig bestehen oft aktinische Keratosen. Unregelmäßig dominante Vererbung scheint vorzuliegen.

Therapie. Wie bei Porokeratosis Mibelli. Lichtschutz.

Erythrokeratodermia figurata variabilis
[Rille 1922, Mendes da Costa 1925]

Synonyme. Da-Costa-Syndrom, Erythro- et Keratodermia figurata variabilis, Keratitis rubra figurata (Rille).

Definition. Meist konnatal oder in früher Kindheit auf sehr variablen Erythemen und häufiger persistierenden Keratosen auftretend.

Vorkommen. Sehr selten. Wahrscheinlich autosomaldominant vererbt mit unterschiedlicher Expressivität.

Pathogenese. Erbliche Erythrokeratodermie. Wahrscheinlich Störung der Verhornung mit starker Verminderung der Keratinosomen in der oberen Epidermis.

Klinik. Die Ausprägung der Erkrankung innerhalb einer Familie und bei dem betroffenen Patienten ist sehr variabel. Früh in der Kindheit, teils nach der Geburt bis etwa zum 3. oder 4. Jahr entwickeln sich meist in symmetrischer Ausprägung bizarr konfigurierte, stark gerötete, teilweise mehr polyzyklisch oder bogig begrenzte erythematokeratotische Herde, die eine pityriasiforme Schuppung aufweisen.
Prädilektionsstellen sind Gesicht, Extremitäten (Streckseiten, Achillessehnengegend, Hand- und Fußrücken) und Glutäen. Die Handinnenflächen und Fußsohlen sind nicht betroffen. Keine Hyperhidrose. Haare, Nägel sowie Zähne und Schleimhäute werden nicht betroffen.
Daneben entstehen ohne wesentlichen Grund manchmal auch nach erhöhter Temperatur ebenfalls umschriebene leicht schuppende Erytheme, die nach wenigen Tagen wieder verschwinden oder auch länger bestehen bleiben und dann hyperkeratotisch werden können.

Symptome. Keine Allgemeinsymptome. Selten Parästhesien im erkrankten Hautbereich; auch Hyposensibilität gegenüber mechanischen und thermischen Reizen wurde bekannt.

Histopathologie. Unregelmäßige, oft psoriasiforme Akanthose mit Hyperkeratose und Papillomatose, Ödem im oberen Korium und leicht entzündliche Infiltration. Die Ähnlichkeit zu Pityriasis rubra pilaris ist manchmal stark. Die Epidermopoese bleibt normal; daher wahrscheinlich Retentionshyperkeratose. Elektronenmikroskopisch Keratinosomenverminderung.

Verlauf. Lebenslange Erkrankung, das Allgemeinbefinden ist nicht beeinträchtigt. Nicht selten kann es während der Sommermonate zu weitgehender Besserung kommen. Typisch sind rascher Wechsel der Ausbreitung und Intensität, Rückbildungen und Auftreten neuer Herde innerhalb von Stunden bis Tagen. Spontaninvolution im Alter wurde bekannt.

Differentialdiagnose. Erythrodermia ichthyosiformis congenita – bullöser Typ, Pityriasis rubra pilaris, Erythrokeratodermia progressiva symmetrica (Gottron), Psoriasis.

Therapie
Innerlich: Versuch mit Vitamin A oder, vielversprechender, mit aromatischem Retinoid (Tigason).
Äußerlich. Pflegemaßnahmen, Versuch mit glukokortikoidhaltigen Externa, evtl. in Kombination mit Vitamin-A-Säure (Eudyna).

Erythrokeratodermia symmetrica progressiva
[Gottron 1922]

Synonym. Gottron-Syndrom.

Vorkommen. Sehr selten. Wahrscheinlich autosomal-dominante Vererbung.

Ätiopathogenese. Genetische Störung mit erhöhter Epidermopoese und Hyperkeratose, sowie geringfügiger entzündlicher Reaktion im oberen Korium.

Klinik. Die Erkrankung beginnt in der Kindheit oder im späteren Leben. Bei manchen Patienten bleiben die erythematokeratotischen Herde auf Hände, Füße, Knie und Ellbogen oder sogar auf die Hände allein begrenzt. Nicht selten beginnen die Veränderungen an den Füßen oder den Schienbeinkanten sowie an den Hand- und Fingerrücken. Auch Oberarme, Schultern, Nacken und Gesicht sowie Oberschenkel können betroffen sein. Stets bleiben Handinnenflächen und Fußsohlen sowie der Rumpf ausgespart. In den betroffenen Arealen entwickeln sich scharf begrenzte keratotische Eryytheme mit leichter Schuppung und zumeist einem typischen hyperpigmentierten Randsaum; keine isolierten Eryytheme. In manchen Fällen wurde isomorpher Reizeffekt beobachtet.

Histopathologie. Proliferationshyperkeratose mit starker Akanthose und Papillomatose. Gefäßerweiterung und geringes entzündliches Infiltrat im oberen Korium.

Verlauf. Hochchronisch. Meist haben die Veränderungen nach der Pubertät langsame Rückbildungstendenz.

Differentialdiagnose. Bei Keratoma palmare et plantare sind stets Handinnenflächen und Fußsohlen betroffen. Die Abgrenzung von der Erythrokeratodermia variabilis ergibt sich durch die Persistenz der Herde.

Therapie
Innerlich: Versuch mit aromatischem Retinoid (Tigason).
Äußerlich: Pflegemaßnahmen; Versuch mit einer Kombination von Vitamin-A-Säure und fluorierten Glukokortikoiden, z.B. Nerisona-Creme und Eudyna-Creme āā.

Ichthyosis linearis circumflexa
[Rille 1922, Comel 1949]

Synonym. Netherton-Syndrom (1958).

Definition. Kongenitale Verhornungsstörung, die zwischen Ichthyosen und Erythrokeratodermien eingeordnet wird, mit landkartenartig-linearen, polyzyklischen braunroten Hyperkeratosen und meist begleitenden Haaranomalien.

Vorkommen. Selten, wahrscheinlich autosomal-rezessiv vererbt; beide Geschlechter gleichmäßig betroffen.

Klinik. Beginn meist im 1. Lebensjahr. Nach diffuser Rötung girlandenartig-annuläre oder landkartenartige braunrote Hyperkeratosen, die von einer doppelten Schuppenleiste gesäumt sind. Die Konfiguration der Herde ändert sich ständig, manchmal innerhalb von Stunden. Die subjektiven Beschwerden sind gering, gelegentlich etwas Juckreiz.

Begleitsymptome. Haaranomalien sind häufig, u.a. diffuse Alopezie, Trichorrhexis invaginata (Bambushaare), Trichorrhexis nodosa, Pili torti. Stehen die Haaranomalien im Vordergrund, spricht man eher von *Netherton-Syndrom.* Dabei kommen als Randsymptome auch Atopie und Störungen im Aminosäurenstoffwechsel vor (Urinuntersuchung).

Histopathologie. Akanthose, Hyperkeratose und Parakeratose, z.T. mit Spongiose und bläschenförmiger Auflockerung der Hornschicht. Elektronenmikroskopisch Zeichen einer Proliferationshyperkeratose mit abnormer Verhornung. Licht- und rasterelektronenmikroskopisch Haarschaftveränderungen.

Therapie. Unbefriedigend. *Innerlich:* Versuche mit aromatischem Retinoid (Tigason). *Äußerlich:* Glukokortikosteroide, ggf. in Okklusivverbänden.

Keratosis lichenoides chronica
[Kaposi 1886, Bureau und Barrière 1969]

Synonyme. Lichenoide Trikeratose, Kaposi-Bureau-Barrière-Grupper-Syndrom.

Definition. Sehr seltene, chronische, progrediente Dermatose unbekannter Ätiologie mit keratotischen lichenoiden Papeln, striären bis plaqueartigen Keratosen und psoriasiform schuppenden Herden.

Vorkommen. Sehr selten, bei Männern wahrscheinlich häufiger (2:1). Eigenes Krankheitsbild? Sonderform des M. Kyrle? Ungewöhnlicher Lichen ruber?

Klinik. Beginn um das 20. oder 50. Lebensjahr (zweigipfelig), ausnahmsweise bei Geburt, meist mit lokalisiertem Herd an einer Extremität und nachfolgender Ausbreitung. Keratotische Papeln, Stränge und Plaques sind am häufigsten; seltener sind Rötung und Keratose im Gesicht, an seborrhoisches Ekzem oder Lupus erythematodes erinnernd. Daneben werden palmoplantare oder genitale Herde, Nagel- und aphthoide Mundschleimhautveränderungen beobachtet. Blepharitis und Keratokonjunktivitis können zu Vernarbung und Erblindung führen.

Histopathologie. Akanthose, wechselnde Hypergranulose, Hyperparakeratose mit Eindringen (stellenweise) in das Korium (in cutem penetrans), folliculäre Keratose, Exozytose mit Mikroabszessen. Im Korium bandartiges lichenoides Infiltrat, Civatte-Bodies und Melanophagen.

Differentialdiagnose. M. Reiter, Psoriasis vulgaris, Dyskeratosis follicularis (Darier), Lichen ruber planus, Pityriasis rubra pilaris, Lupus erythematodes, Lichen ruber verrucosus.

Verlauf. Meist chronisch-progredient.

Therapie. Wenig erfolgreich. Versuch einer innerlichen Behandlung mit aromatischem Retinoid (Tigason) ist empfehlenswert. Sonst symptomatisch.

Erkrankungen des Bindegewebes

In diesem Kapitel werden unterschiedliche Erkrankungen zusammengefaßt, deren gemeinsames Merkmal Veränderungen des Hautbindegewebes darstellen. Dabei kommen quantitative (z.B. Atrophie) ebenso wie qualitative Veränderungen der Bindegewebsfasern, -zellen und -grundsubstanz vor. Gleichzeitig oder sekundär sind stets die vom Bindegewebe getragenen epithelialen Hautanteile (Epidermis, Adnexe), oft auch die Gefäße und Nerven mitbetroffen. Die Heterogenität dieser Erkrankungen wird durch ihre unterschiedliche Ätiologie und Pathogenese unterstrichen: kongenitale Defekte, entzündliche Veränderungen unklarer Genese und erregerbedingte Vorgänge. Überschneidungen mit anderen Kapiteln sind häufig, z.B. sind die atrophisierenden Alopezien aus praktischen Gründen im Kapitel der Haarkrankheiten dargestellt, Keloide und Fibrome bei den Tumoren des Bindegewebes.

Bindegewebskomponenten

Die wichtigsten Bestandteile des dermalen Bindegewebes sind
– Zellen: Fibroblasten (Fibrozyten),
– Fasern: Kollagen, Elastika, Retikulumfasern,
– Grundsubstanzen: Proteoglykane, Mukopolysaccharide, Salze, Wasser.

Fibroblasten. Der Begriff Fibrozyt wird meist synonym gebraucht, gelegentlich letzterer auch nur für die Reifeform dieser Bindegewebszelle. Fibroblasten sind die Produzenten sowohl aller Fasertypen als auch der sie umhüllenden Grundsubstanz (Matrix).

Kollagenfasern. Die mechanische Stabilität von Kollagen, des wichtigsten Strukturproteins aller Bindegewebe, wird in erster Linie durch seine besondere Struktur gewährleistet.
Das Molekül ist etwa 300 nm lang und hat einen Durchmesser von 1,4 nm. Die Polypeptidketten, die aus jeweils 1000 Aminosäuren bestehen, sind zu einer Tripelhelix verdrillt. Diese räumliche Anordnung wird dadurch ermöglicht, daß jede dritte Position der Aminosäurensequenz durch Glycin und jede fünfte Position durch Prolin und Hydroxyprolin besetzt sind. Die verschiedenen Bindegewebsformen des Kollagens, beispielsweise Knochen, Sehnen, Knorpel oder Haut, deren makromolekulare Organisation und biochemischen Eigenschaften werden wesentlich durch die Auswahl unterschiedlicher Kollagentypen beeinflußt.

Das Kollagenmolekül

Länge	300 nm
Durchmesser	1,4 nm
Molekulargewicht	290 000
Helikaler Teil	1014 Aminosäuren
Nichthelikaler Teil	9–25 Aminosäuren
	33% Glycin
	25% Prolin und Hydroxyprolin

Molekulare Charakteristika des Kollagenmoleküls

Typ-I-Kollagen, das aus zwei identischen α1-Ketten und einer α2-Kette aufgebaut ist, hat die weiteste Verbreitung im Körper. Es stellt die wesentliche Komponente des Bindegewebes der Haut, des Knochens und der Sehnen dar. Eine ähnliche Verteilung weist das aus 3 identischen Ketten bestehende Typ-III-Kollagen auf, das wahrscheinlich die retikulären Bindegewebsfasern bildet. Typ-II-Kollagen ist das einzige Kollagen, das im hyalinen Knorpel gefunden wird. Zwei weitere Kollagentypen (IV und V) sind wesentliche Bestandteile von Basalmembranen bzw. der Muskulatur. Die einzelnen Polypeptidketten dieser verschiedenen Kollagentypen werden an Ribosomen in einer Vorläuferform mit zusätzlichen N- und C-terminalen Peptiden synthetisiert. Nach Fertigstellung der Ketten werden diese dann weiteren enzymatisch gesteuerten Modifikationen unterworfen, bis sie schließlich als Fibrillen im extrazellulären Raum Verwendung finden können. So werden bestimmte Prolin- und Lysinreste durch 2 Enzyme, die Prolin- und

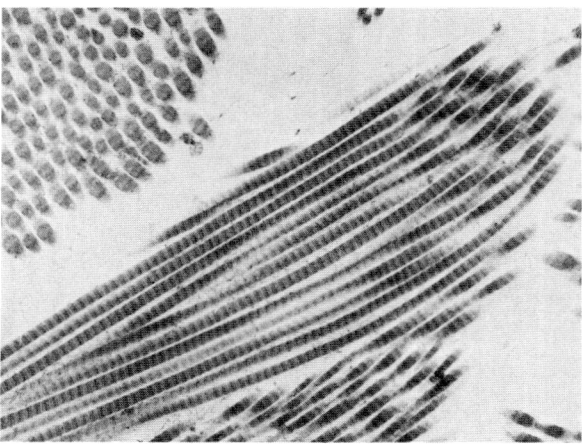

Kollagene Fibrillen im Quer- und Längsschnitt mit typischer Querstreifung (Vergr. 28 400:1)

Bindegewebskomponenten

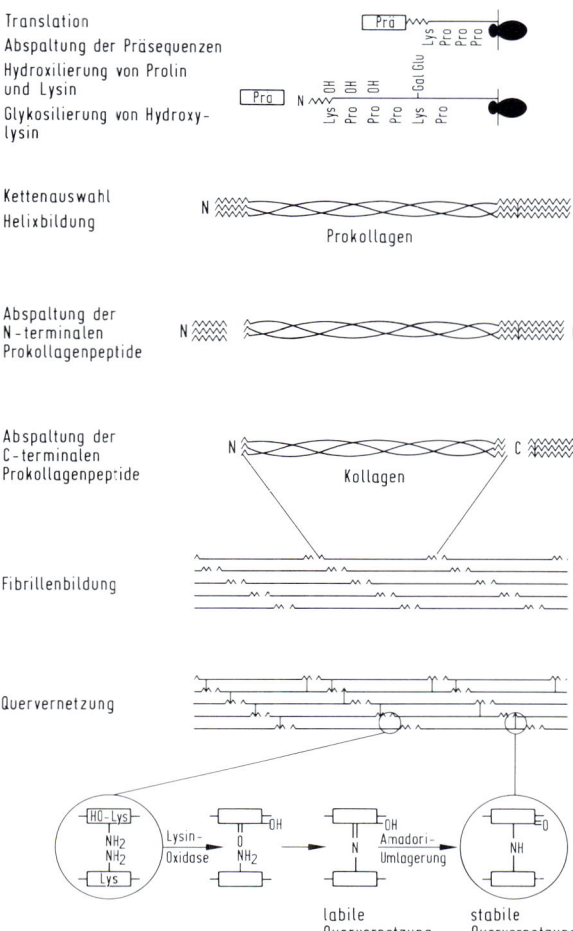

Schematische Darstellung der Kollagenbiosynthese

die Lysinhydroxylase, hydroxyliert. Alle diese Schritte, wie auch die Verdrillung der 3 Peptidketten zu einer Tripelhelix, finden intrazellulär im endoplasmatischen Retikulum statt. Nach Ausschleusung der Moleküle aus den Zellen werden N- und C-terminale Prokollagenpeptide abgespalten. Jetzt können die Moleküle zu Fibrillen aggregieren, die dann durch Quervernetzung im Extrazellularraum stabilisiert werden. Im histologischen Routinepräparat färben sich die kollagenen Fasern mit Eosin an; sie sind schwach PAS-positiv. Elektronenmikroskopisch erkennt man eine charakteristische Querstreifung mit der Periodenlänge von ca. 70 nm.

Tabelle: Molekulare Zusammensetzung und Vorkommen der Kollagentypen

Typ	Molekül	Vorkommen
I	$[\alpha 1(I)]_2 \alpha 1$	Haut, Sehnen, Knochen, Gefäße, parenchymatöse Organe
II	$[\alpha 1(II)]_3$	Hyaliner Knorpel
III	$[\alpha 1(III)]_3$	Wie Typ-I-Kollagen, außer Knochen
IV	$[\alpha 1(IV)]_3$	Basalmembran
V	$\alpha A(\alpha B)_2$	Muskulatur, Basalmembran

Retikulumfasern. Die mit Silberimprägnationsmethoden darstellbaren, daher auch argyrophil genannten Retikulum- bzw. Retikulinfasern kommen im Bereich von Basalmembranen vor und umspinnen als feinste Geflechte die Haarfollikel und Drüsen in der Dermis. Es soll sich dabei um feinfibrilläre Kollagenfaservorstufen handeln.

Elastische Fasern. Diese stellen neben kollagenen Fasern und der mesenchymalen Grundsubstanz einen wesentlichen Bestandteil des dermalen Bindegewebes dar. Sie sind für dessen biomechanische Funktion mitverantwortlich.

An der Grenze zur Epidermis bilden elastische Fasern im Stratum papillare ein feinverzweigtes Netzwerk, den subepidermalen Elastikaplexus. Im übrigen Stratum papillare sind sie dünner als im Stratum reticulare, wo sie als amorphe hochrefraktäre, gewellt verlaufende Bänder zwischen den und um die Kollagenfasern im Lichtmikroskop nachweisbar werden. Für ihre histologische Darstellung werden spezielle Elastikafärbungen benutzt, so die Orcein-Färbung (Tänzer-Unna), die Resorcin-Fuchsin-Färbung (Weigert) oder die Aldehyd-Fuchsin-Technik (Gomori). Ultrastrukturell bestehen elastische Fasern aus 2 Komponenten, nämlich einer mikrofibrillären Komponente und einem amorphen Material, dem Elastin. Elastische Fasern sind weitgehend resistent gegenüber Hydrolysen von verdünnten Säuren und Laugen; man hat daher elastische Fasern auch als das definiert, was nach einer Hydrolyse mit verdünnter NaOH Lösung über 45 min bei 100° C übrigbleibt.

Elastische Fasern sind physikalisch nicht doppelbrechend, können dies aber werden, wenn sie gespannt werden, weil es dann zu einer mehr parallelen Anordnung der Elastinpeptide in der Faser kommt.

Das einzelne Tropoelastinmolekül (löslicher Vorläufer von Elastika) ist ein einziges Polypeptid etwa von der Größe des Serumalbuminmoleküls. Im wesentlichen finden sich im Molekül nichtpolare Aminosäuren; polare Aminosäuren machen weniger

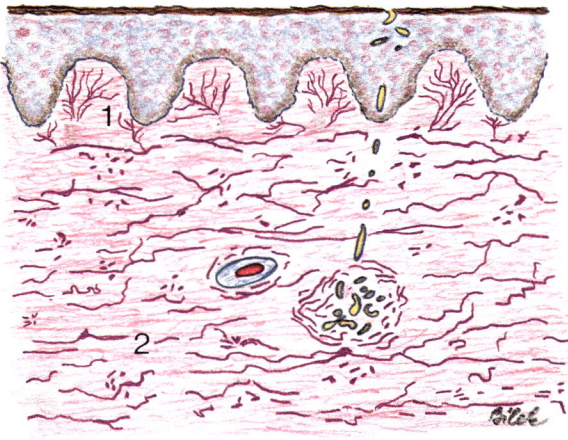

Elastische Fasern in normaler Haut. Feine Elastikafasern im Stratum papillare, bandartige Fasern im Stratum reticulare

als 5% im Gesamtmolekül aus. Die Verteilung der relativ häufigen Glycinreste ist nicht wie beim Kollagen regelmäßig, sondern abschnittweise reichlich oder gering. Eine wesentliche Voraussetzung für die Querverbindung zwischen den einzelnen Tropoelastinmolekülen ist die paarweise Anordnung von Lysinresten. Man hat festgestellt, daß der Lysingehalt im Tropoelastin viel höher ist als in reifem Elastin. Dies kommt dadurch zustande, daß gegenüberliegende Paare von Lysinresten bei der Fibrillenbildung in die Quervernetzungen Desmosin und Isodesmosin konvertiert werden. Auch die Unlöslichkeit der elastischen Fasern scheint in direktem Zusammenhang mit der Bildung dieser Desmosin- und Isodesmosinquervernetzungen zu stehen. Der erste Schritt scheint dabei, ähnlich wie bei der Kollagensynthese, die enzymatisch gesteuerte oxydative Desaminierung der Lysinreste durch Lysinoxydase zu sein. Man hat erkannt, daß Kupfermangel und Lathyrismus bei Labortieren die Bildung dieser Quervernetzungen infolge von Inaktivierung der Lysinoxydase verhindern.

Die Biosynthese von Tropoelastin erfolgt hauptsächlich in Zellen der glatten Muskulatur und in Fibroblasten. Innerhalb des endoplasmatischen Retikulums kommt es zur Synthese und Aggregation von löslichen Elastinvorstufen, dem Tropoelastin. Die Makromoleküle werden dann aus dem endoplasmatischen Retikulum in Vesikel und schließlich nach Fusion der Vakuolen mit der Zellmembran nach außen an die extrazellulären Mikrobrillen abgegeben. Zum Schluß erfolgt durch die Lysinoxydase die Quervernetzung des löslichen Elastins über Isodesmosin und Desmosin. Es ist bekannt, daß die Mikrofibrillen der elastischen Faser mindestens 2 Glykoproteinbestandteile enthalten, von denen der eine ein kollagenartiges Glykoprotein darstellt. Die Umwandlung von Elastinvorläufern in die reife elastische Faser erfolgt offenbar relativ rasch und benötigt nur wenige enzymatische Schritte. Es sieht so aus, als wenn die Elastinbildung ein einfacherer Vorgang wäre als die Kollagenbildung.

Grundsubstanzen. Das amorphe Material, in das die Bindegewebsfasern eingebettet sind, besitzt eine wahrscheinlich eher unterschätzte biomechanisch-funktionelle Bedeutung für die Haut. Die Grundsubstanz besteht hauptsächlich aus neutralen und sauren Mukopolysacchariden wie Hyaluronsäure, Dermatansulfat und Chondroitinsulfat, die mit Proteinen gekoppelt sind (Proteoglykane). Wasser, Mineralien, Glykoproteine und weitere Proteine werden zusätzlich gebunden. Die Regulation der quantitativen und qualitativen Bildung der Grundsubstanzen und die Wechselwirkungen zwischen den einzelnen Komponenten sind bisher wenig bekannt.

Hereditäre Syndrome

Ehlers-Danlos-Syndrom
[van Meekeren 1682, Tschernogobow 1891, Ehlers 1901, Danlos 1908]

Definition. Hereditäre genetische Bindegewebserkrankung, die in verschiedenen Typen mit unterschiedlichen Charakteristika vorkommt. Allen gemeinsam sind Kardinalsymptome wie Überdehnbarkeit und Verletzbarkeit der Haut mit Überstreckbarkeit der Gelenke.

Tabelle: Klinische Einteilung des Ehlers-Danlos-Syndroms

Typ		Erbgang	Klinische Manifestationen	Häufigkeit (in %)
I	Gravistyp	Dominant	Ausgeprägte Hyperelastizität, starke Verletzbarkeit und Blutungsneigung der Haut, molluskoide Pseudotumoren, Überstreckbarkeit der Gelenke mit Luxation, häufig vorzeitige Ruptur der fetalen Membranen mit Frühgeburt, Wundheilungsstörungen bei operativen Eingriffen	~40
II	Mitistyp	Dominant	Wie I, jedoch schwächere Ausprägung	~30
III	Benigner Typ	Dominant	Überstreckbarkeit der Gelenke, hypermobiler Typ (Schlangenmensch)	12
IV	Ekchymotischer Typ	Rezessiv/dominant (?)	Dünne, durchscheinende, unelastische, leicht verletzliche Haut. Ruptur von Gefäßen und Hohlorganen, auf die Akren beschränkte Überstreckbarkeit	6
V	X-gebunden rezessiver Typ	X-gebunden rezessiv	Hyperelastizität der Haut	4
VI	Okulärer Typ	Rezessiv	Hyperelastizität der Haut, vermehrte Blutungsneigung, Überstreckbarkeit der Gelenke mit Deformierungen (Klumpfuß, Kyphoskoliose), Muskelschwäche, ophthalmologische Komplikationen wie Ruptur von Skleren und Kornea, Keratokonus, Mikrokornea, Glaukom	2
VII	Arthrochalasis multiplex congenita	rezessiv	Überstreckbarkeit der Gelenke, habituelle Luxationen	3
VIII	Schwere Periodontitis			

Tabelle: Die Ehlers-Danlos-Typen und ihre molekularen Defekte

Typ	Molekularer Defekt
I–III	Bisher nicht bekannt
IV	Fehlen von Typ-III-Kollagen
V	Defekt der Lysinoxidase
VI	Fehlen von Hydroxylysin, Mutation der Lysinhydroxilase
VII	Akkumulation von Prokollagen in der Haut
VIII	Unbekannt

Vorkommen. Sehr selten.

Ätiopathogenese. Bis heute ist es nicht gelungen, den molekularen Defekt bei den dominant vererbten Ehlers-Danlos-Typen I, II und III nachzuweisen. Die Diagnose dieser Typen beruht ausschließlich auf klinischen und genetischen Kriterien. Die molekularen Defekte der anderen Typen sind weitgehend aufgeklärt und können zur Diagnosestellung (Fibroblastenkultur) herangezogen werden.

Klinik. Durch die unzulängliche Kollagensynthese sind die bindegewebsreichen Strukturen wie Haut, Knochen, Blutgefäße etc. leicht verletzlich. Geringe Belastungen und Traumen, die von normaler Haut vertragen werden, führen bei Ehlers-Danlos-Patienten zu Rupturen von Gefäßen sowie zu langwieriger, schlechter und kosmetisch störender Wundheilung. Ähnliche erbliche Bindegewebserkrankungen sind bei Kälbern, Schafen und Katzen als Dermatosparaxie bekannt geworden.
Typ, Erbgang und klinisches Bild manifestieren sich wie folgt (Tabelle S. 490):
Überstreckbarkeit der Gelenke sowie ungewöhnliche Überdehnbarkeit der Haut (*Cutis hyperelastica*) sowie ihre leichte Verletzlichkeit bilden die Kardinalsymptome der meisten Ehlers-Danlos-Typen. Die Haut läßt sich in Falten weit von der Unterlage abziehen und schnellt nach Loslassen wie ein Gummiband in die Ausgangslage zurück. Daher auch die Bezeichnung: *Gummihaut*. Meist beginnt die Erkrankung in der Kindheit. Die leicht zustande kommenden Hautverletzungen bluten stark und zeigen eine schlechte Heilungstendenz. Atrophische fischmaulartige Narben und sogenannte *molluskoide Pseudotumoren*, besonders an Ellbogen, Unterarmen, Knien, Unterschenkeln sowie Stirn sind charakteristisch und weisen auf die Diagnose hin. Auch Bindegewebshernien, Nahtinsuffizienz nach chirurgischen Eingriffen, Spontanpneumothorax, Darmruptur, Skoliose, *Hyperflexibilität* (Überstreckbarkeit) *der Gelenke*, besonders an Finger-, Hand- und Ellbogengelenk sowie eine Hypotonie der Muskulatur kommen hinzu. So lassen sich beispielsweise die Finger über rechtwinklig nach dorsal abbiegen. Luxation und Subluxation sind nicht selten. Auffällige Brüchigkeit der Gefäßwände führt an mechanisch belasteten Stellen leicht zu Hämatomen sowie zu Rupturen der großen Gefäße (Aorta). Viele Patienten können mit der Zungenspitze die Nasenspitze erreichen. Bei manchen Formen sind auch die Augenveränderungen pathognomonisch.

Prognose. Sehr unterschiedlich, je nach Ehlers-Danlos-Typ.

Therapie. Sie ist nur symptomatisch möglich. Orthopädische und ophthalmologische Kontrollen der Patienten sind erforderlich. Eine Therapie des molekularen Defektes ist nicht möglich.

Dermatochalasis [Alibert 1855]

Synonyme. Cutis laxa, Schlaffhaut, generalisierte Elastolyse, Zuviel-Haut-Syndrom.

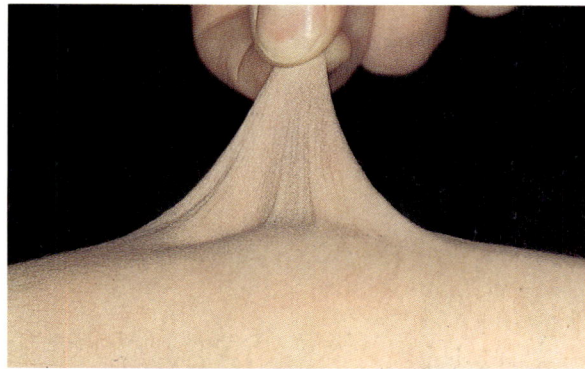
Ehlers-Danlos-Syndrom, Cutis hyperelastica

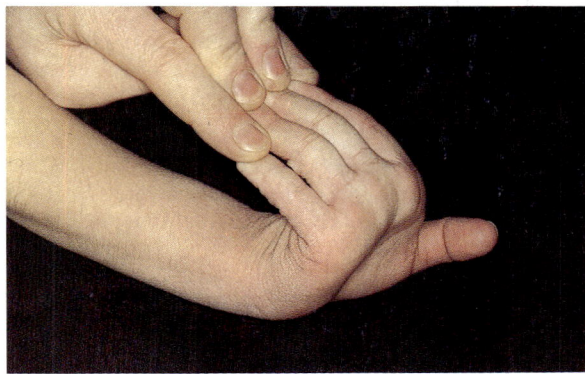
Ehlers-Danlos-Syndrom, Überstreckbarkeit der Gelenke

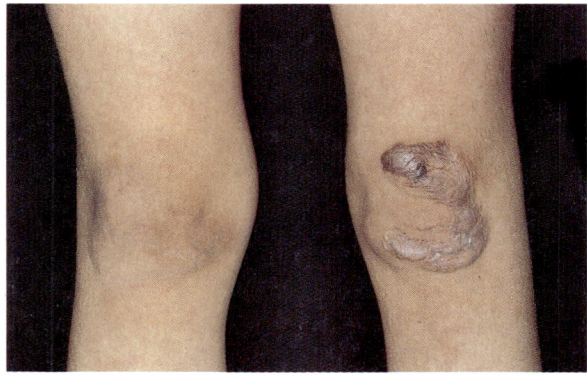
Ehlers-Danlos-Syndrom, molluskoide Narben

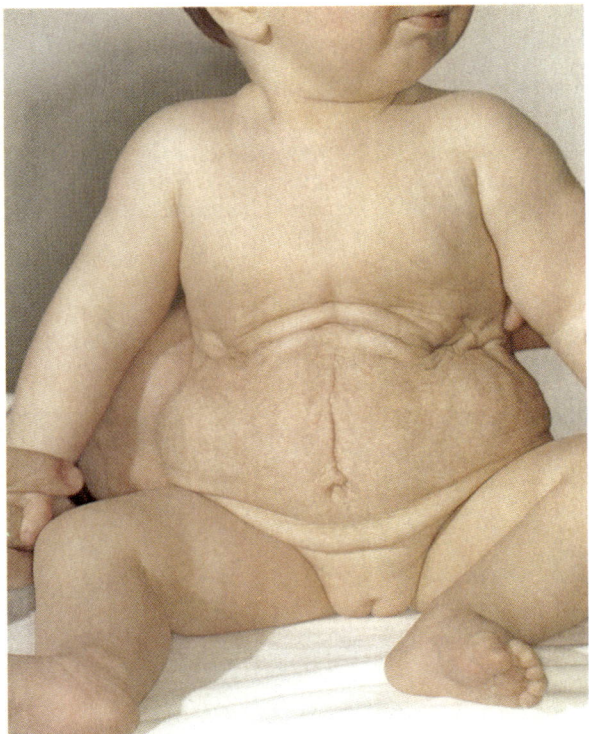

Dermatochalasis

Definition. Es handelt sich um eine genetisch fixierte, heterogene Gruppe generalisierter Bindegewebserkrankungen, bei denen die Dermatochalasis, d.h. das Syndrom von zuviel schlaffer Haut im Vordergrund steht. Sekundäre (erworbene) Formen von Dermatochalasis sind nicht erblich.

Vorkommen. Sehr selten. Sekundäre Dermatochalasis kommt als Abortivform, beispielsweise mit periokulärer Cutis laxa (*Blepharochalasis*) häufiger vor.

Ätiopathogenese. Cutis laxa ist eine polyätiologische Erkrankung. Genetische und sekundäre Formen sind zu unterscheiden:

- *Genetische Formen.* Diese primäre Form erfaßt eine heterogene Gruppe von Hautveränderungen.

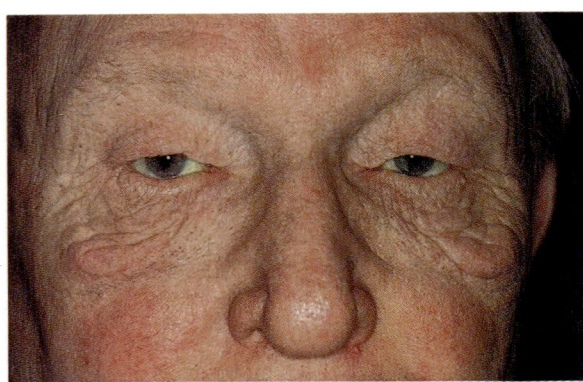

Blepharochalasis

Zwei Typen sind bekannt:

- *Der dominant erbliche Typ:* Hier stehen die Hautveränderungen im Vordergrund.
  Der rezessiv erbliche Typ: Hier kommen mehr allgemeine Bindegewebsveränderungen vor, so Emphysem, häufige Lungeninfektionen, Cor pulmonale, Magen-Darm-Divertikel, Hernien, und Urogenitaltraktdivertikel.
  Bei einer *X-gebundenen Form* wurde ein Lysyloxidasemangel in der Haut festgestellt, der eine verminderte intermolekulare Quervernetzung der Kollagenfasern bedingt.

- *Sekundäre Formen.* Diesen gehen häufig entzündliche Hauterkrankungen voraus, so Urtikaria, lokale Hitzeeinwirkungen, Kontaktallergie mit Dermatitis- oder Ekzemschüben, Acrodermatitis chronica atrophicans.

Die **Blepharochalasis,** im Volksmund als Lidsäcke oder Hängelider bekannt, gehört ebenfalls zu den sekundären Formen der Dermatochalasis, da sie sich aus einem entzündlich-ödematösen Vorstadium mit chronischer Lidschwellung entwickelt.

Klinik. Die frei bewegliche Haut kann ungewöhnlich weit von der Unterlage abgezogen sein und geht nur langsam in die Ausgangslage zurück. Unter dem Einfluß ihrer Schwere hängt die Haut schlaff und sackartig herab, so besonders an den Ober- und Unterlidern. Es ist wie bei der Kopfhaut von Boxerhunden zuviel Haut vorhanden. Wenn eine aktive Lidanhebung nicht mehr möglich ist, können die schlaff herabhängenden Oberlider die Pupillen verdecken. Auch nasolabial, umbilikal und an vielen anderen Stellen kann sich umschrieben Cutis laxa ausbilden. Bei den genetisch bedingten Formen kommen Situs inversus, Hernien, Analprolaps und Divertikel vor. Die jugendlichen Patienten sehen ungewöhnlich vorgealtert aus.

Differentialdiagnose. Bei Lidbefall Nierenerkrankungen; altersatrophische schlaffe Haut; Ascher-Syndrom.

Therapie. Symptomatisch. Lidplastik bei Sehstörungen oder kosmetischer Beeinträchtigung. Raffung störender Hautfalten. Rezidive sind häufig und erfordern oft Nachoperationen. Bei interner Beteiligung gegebenenfalls Beseitigung von Hernien und Divertikeln.

Ascher-Syndrom [1920]

Definition. Symptomkombination von Blepharochalasis, rezidivierender Lippenschwellung (Makrocheilie) mit Doppellippe und Struma.

Vorkommen. Sehr selten, vorwiegend bei Frauen.

Ätiopathogenese. Ungeklärt, wahrscheinlich eine erbliche Erkrankung, da das eine oder andere Symptom auch bei Blutsverwandten auftreten kann. Verdikkung der Oberlider durch Fettvermehrung (Fetthernie oder Lipomatose des Oberlides, Ptosis adiposa). Vielleicht eine Erkrankung des rheumatischen Formenkreises.

Klinik. Bei voll ausgeprägtem Krankheitsbild liegt eine typische Symptomentrias vor. Es bestehen eine Blepharochalasis, rezidivierende Lippenschwellung mit Übergang in Makrocheilie, beziehungsweise zumeist an der Oberlippe infolge Fetteinlagerung und einer Schleimhautduplikatur, eine sog. Doppellippe. Die Erkrankung beginnt mit rezidivierenden Ödemen an der Oberlippe. Eine Blepharochalasis tritt fast nur an den Oberlidern auf. Die zunächst reversiblen Ödeme gehen schließlich in persistierende und fibrosierende Gewebsvermehrung über, wodurch die Blepharochalasis und Lippenduplikatur bedingt werden.

Differentialdiagnose. Cheilitis granulomatosa und Melkersson-Rosenthal-Syndrom.

Prognose. Gut.

Therapie. Symptomatische Raffung von Haut- und Schleimhautfalten.

Marfan-Syndrom [1896]

Synonyme. Dolichostenomelie (lange, schmale Extremitäten; Marfan 1896), Arachnodaktylie (Archard 1902).

Definition. Genodermatose mit Bindegewebsstörungen und Hautveränderungen. Drei Organe werden vorwiegend befallen: *Auge, Skelett* und *kardiovaskuläres System.* An der Haut sind Striae distensae sehr häufig, Elastosis perforans serpiginosa selten. *Vererbung:* autosomal-dominant. Daneben sind 15% der Erkrankungen sporadisch; hier wird ein Alterseffekt des Vaters („paternal age effect") diskutiert, da wie bei manchen autosomal-dominanten Erkrankungen das durchschnittliche Alter der Väter bei sporadischem Marfan-Syndrom oft mehrere Jahre höher ist als in der Normalbevölkerung.

Pathogenese. Eine Genmutation wird angenommen, wobei ein Strukturprotein (vielleicht Kollagen, Elastin oder beide) betroffen ist.

Klinik. Drei Hauptorgansysteme und die Haut als selteneres viertes Organ werden betroffen.

Auge. Myopie bei besonders langem Augapfel, Linsenektopie und Retinaablösungen.

Skelett. Auffällig lange Extremitätenknochen mit ungewöhnlich langem Becken-Fuß-Abschnitt, der durch die Kyphoskoliose noch verstärkt wird. Die Armspanne eines Marfan-Patienten ist oft länger als dessen Körpergröße. Die Rippen sind lang; ferner kommen Pectus excavatum (Trichterbrust) oder Pectus carinatum (Kielbrust) vor. Die Gelenke sind locker: Plattfüße, Genu recurvatum und Gelenkdislokationen sind charakteristisch. Der opponierte Daumen überragt die ulnare Handkante (Steinberg-Zeichen). Die Finger sind lang und schlank.

Kardiovaskuläres System. Wegen auffälliger Mediaschwäche der Aorta kommt es zu diffusen oder perforierenden Aneurysmen. In der aufsteigenden Aorta ist die Belastung durch die sog. expansible Pulsation am größten: hier treten bevorzugt Aneurysmen auf. Die zweite Komplikation am Herz-Kreislauf-System betrifft die Mitralklappe, die insuffizient wird, mit Regurgitation des Blutes (spätsystolisches Geräusch).

Varia. Hernien, zystische Lungenveränderungen, Emphysem und Spontanpneumothorax.

Haut. Zwei nicht sehr hinweisende Veränderungen kommen vor: Striae distensae über Brust, M. deltoideus bzw. Oberschenkel und Elastosis perforans serpiginosa.

Verlauf und Prognose. Von der Entwicklung der kardiovaskulären Komplikationen hängt die Prognose ab. Manche Marfan-Kinder haben im 2. Lebensjahr bereits ausgeprägte Aneurysmen und versterben daran (Aortenruptur); andere Patienten erreichen ein hohes Alter.

Differentialdiagnose. Kongenitale Arachnodaktylie mit Kontraktur, eine neuerdings vom Marfan-Syndrom abgegrenzte Einheit (Beals-Hecht-Syndrom, 1971) sowie manche Formen der Homozystinurie.

Osteogenesis imperfecta
[Sartorius 1826, Vrolik 1849]

Synonyme. Vrolik-Syndrom, Fragilitas ossium, fetale Osteoporose, Osteogenesis imperfecta (Günther).

Definition. Seltene autosomal-dominante oder rezessiv vererbte allgemeine Bindegewebserkrankung, die in 4 unterschiedlichen Typen vorkommt und durch exzessive Knochenbrüchigkeit charakterisiert ist.

Ätiopathogenese. Allen Typen scheinen Veränderungen des Kollagenstoffwechsels zugrunde zu liegen. Wahrscheinlich kann ein gestörtes Kollagentypenverhältnis (vermehrt Typ-III-Kollagen) oder auch ein Defekt in der Regulation der posttranslationalen Schritte (Überhydroxylierung von Lysinresten) zu einer insuffizienten Fibrillenbildung führen; dieses könnte auch die bekannten histologischen Befunde, beispielsweise Vermehrung der Retikulinfasern, erklären.

Klinik. Klinisch und genetisch lassen sich vier Typen unterscheiden:

Typ I ist dominant erblich, zeigt zwar Frakturen und blaue Skleren, doch meist einen relativ milden Verlauf.

Typ II ist rezessiv vererbt und weist so schwere Frakturen auf, daß die Betroffenen bereits in utero oder bald nach der Geburt sterben.

Typ III kann rezessiv oder dominant vererbt sein. Hier treten ausgeprägte Frakturen, die zu charakteristischen Deformierungen führen, in früher Kindheit auf.

Typ IV schließlich wird dominant vererbt. Die Patienten haben weiße Skleren, und der Verlauf ist mild wie bei Patienten mit Typ I.

Symptome. Häufig Überstreckbarkeit der Gelenke. Dünne überdehnbare Haut, makulöse Hautatrophien mit ungewöhnlich breit ausgezogenen Narben; blaue Skleren.

Therapie. Nicht möglich.

Atrophien der Haut

Hautatrophien treten unter einer Vielzahl von Bedingungen auf. Klinisch sieht man Verdünnung, Verlust der Elastizität, vermehrte Fältelbarkeit und Verkleinerung oder Verschwinden der Adnexe. Man unterscheidet *schlaffe* und *straffe Atrophien*. Atrophien treten spontan oder als Endzustände nach bestimmten Dermatosen auf. Beispielsweise heilen Lupus vulgaris und Lupus erythematodes chronicus mit Atrophie ab. Straff-atrophische Narben sind fakultative Präkanzerosen, da in ihnen spinozelluläre Karzinome entstehen können.

Scharf umschriebene schlaffe Atrophieherde werden als *Anetodermie* bezeichnet. Treten neben der Atrophie scheckige Hyper-, Depigmentierungen und Teleangiektasien auf, spricht man von *Poikilodermie*. Wichtige Atrophien der Haut sind in der folgenden Übersicht zusammengefaßt:

Atrophien der Haut

Kongenitale Hautatrophien
- Aplasia cutis congenita (vgl. „Anomalien und Fehlbildungen der Haut", S. 537)
- Progerie, Akrogerie
- Kongenitale Poikilodermien
- Goltz-Gorlin-Syndrom

Erworbene Hautatrophien
- Aktinische (senile) Hautatrophie
- Inanitionsatrophie
- Zug- und Druckatrophie
- Anetodermien
- Neurogene Hautatrophie
- Atrophodermia vermiculata
- Striae distensae
- Acrodermatitis chronica atrophicans
- Lichen sclerosus et atrophicus
- Sonstige sekundäre Hautatrophien und Poikilodermien

Kongenitale Hautatrophien

Die umschriebene *Aplasia cutis congenita* wird im Kap. „Anomalien und Fehlbildungen" dargestellt (S. 537). Bei den *diffusen Formen* handelt es sich um sehr seltene angeborene Syndrome, die zu reiner Hautatrophie, Poikilodermie oder sklerodermieartigen Veränderungen und vorzeitiger Vergreisung führen. Sie sind bei Geburt vorhanden oder treten im Kindesalter in Erscheinung, seltener ist auch Spätmanifestation im Jugend- oder Erwachsenenalter möglich.

Progerien und Akrogerie

Progeria infantilis [Hutchinson 1886, Gilford 1904]

Synonyme. Progerie, greisenhafter Zwergwuchs, Hutchinson-Gilford-Syndrom.

Ätiopathogenese. Ungeklärt, möglicherweise rezessiv-erblich. Diskutiert wird eine pluriglanduläre Insuffizienz mit besonderer Beteiligung des dienzephal-hypophysären und adrenalen Systems.

Klinik. Schon in den ersten Lebensmonaten setzt hochgradige Vergreisung ein. Es besteht proportionierter Zwergwuchs. Typisch ist das greisenhafte Aussehen durch diffuse, stark atrophische Altershaut mit verstärkter Venenzeichnung, aber ohne sklerodermiformen oder poikilodermatischen Aspekt. Das spärliche flaumartige Kopfhaar ergraut früh und fällt aus, die Nägel sind dystrophisch. Die Atrophie betrifft auch das subkutane Fett und die Muskulatur. Osteoporose führt zu Spontanfrakturen. Weitere Symptome sind Oligophrenie (manchmal besteht aber altersentsprechende Intelligenz), deformierende Arthritis, Arteriosklerose mit frühzeitigen apoplektischen Insulten und Koronarinsuffizienz, Hypogenitalismus und allgemeine hormonelle Dysregulation. Kataraktbildung fehlt.

Prognose. Die Patienten sterben gewöhnlich vor dem 20. Lebensjahr.

Therapie. Eine therapeutische Beeinflussung ist letztlich nicht möglich.
Innerlich: Versuch einer symptomatischen Behandlung z.B. hormoneller Insuffizienzen.
Äußerlich: Hautpflegemaßnahmen können wertvoll sein.

Akrogerie [Gottron 1940]

Vorkommen. Sehr selten, Mädchen sind bevorzugt betroffen.

Ätiopathogenese. Ätiologie unbekannt; wahrscheinlich autosomal-rezessiv vererbt. Schwund des subkutanen Fettgewebes und Atrophie der Dermis mit Verdünnung der Kollagenfasern und relativer Vermehrung der Elastika.

Klinik. Die Veränderung ist meist bereits bei der Geburt vorhanden oder stellt sich in der ersten Lebenswoche ein. Im wesentlichen sind die Extremitäten – besonders Hand- und Fußrücken – Sitz einer starken Hautatrophie; klinisch entspricht sie weitgehend einer Acrodermatitis chronica atrophicans und verleiht der Haut einen welken oder senilen Aspekt. Auch das subkutane Fettgewebe ist geschwunden. Poikilodermatische und sklerodermatische Züge fehlen. Die Haare sind fein, es besteht jedoch keine Calvities. Die Nägel sind dystrophisch oder verdickt. Die zahlreichen für Progerie typischen Störungen fehlen ganz. Keine Kataraktbildung.

Prognose. Die geistige und körperliche Entwicklung ist normal, die Hautatrophie ist nicht progredient.

Therapie. Allenfalls symptomatisch.

Progeria adultorum [Werner 1904]

Synonym. Werner-Syndrom.

Vorkommen. Sehr selten. Familiär gehäuft, bei beiden Geschlechtern.

Ätiopathogenese. Unbekannt. Wahrscheinlich liegt autosomal-rezessive Vererbung vor. Chromosomenanomalien wurden nicht nachgewiesen. Die Atrophie der Haut und des subkutanen Gewebes ist begleitet von einer sklerodermieartigen dermalen Fibrose *(Pseudosklerodermie)*. Bemerkenswert ist die frühzeitige Arteriosklerose mit Verkalkung der Aorta und der Herzklappen.

Klinik. Die Krankheit wird frühestens um das 10., meist um das 20.–30. Lebensjahr manifest. Beginnend an den distalen Teilen der Beine, entwickelt sich zunehmend ein Schwund des subkutanen Fettpolsters und der Muskulatur. Die Haut wird sklerotisch, atrophisch, poikilodermatisch und umschnürt eng und dicht ihre Unterlage. An Druckstellen entstehen torpide trophische Ulzerationen, an den Plantae oder über Knochenvorsprüngen Hyperkeratosen. Besonders häufig sind Ulcera cruris. Die Nägel sind dystrophisch.

Auffällig sind ferner die Zeichen vorzeitiger Alterung wie allgemeine Arteriosklerose, prämature Poliosis und Alopezie, juvenile Katarakt und endokrine Störungen wie Diabetes, Striae distensae und Hypogonadismus, insbesondere Hodenatrophie mit Hyalinisierung der Tubuli und Azoospermie. Kleinwüchsige Statur, „Vogelgesicht" mit spitzer Nase und Verlust des Orbitalfettes, straffer Haut und eingeschränkter Mimik sowie eine heisere hohe Fistelstimme wegen Verdünnung der Stimmbänder und leukoplakischer Veränderungen vervollständigen das Bild. Die Intelligenz ist normal oder eingeschränkt.

Prognose. Die Ulzera sind gewöhnlich schmerzhaft und außerordentlich therapieresistent; Kataraktoperationen sind von Komplikationen begleitet. Todesursache bereits im 4.–5. Lebensjahrzehnt ist oft die fortgeschrittene Arteriosklerose. Ferner besteht eine erhöhte Inzidenz von malignen Tumoren.

Therapie. Eine kausale Therapie ist nicht möglich. Allenfalls symptomatische Maßnahmen kommen in Frage. Wegen der Neigung zu Arteriosklerose und zu malignen Tumoren ist ständige ärztliche Kontrolle angezeigt.

Sonderform: Dystrophia myotonica
(Steinert-Syndrom 1909)

Die sehr seltene, offenbar rezessiv erbliche Erkrankung wird als Abart des Werner-Syndroms aufgefaßt, bei dem Myopathie (Muskelatrophie, Myotonie, Fibrillationen) gegenüber dem skleropoikilodermatischen Hautzustand im Vordergrund steht. Auch hier gehören bilaterale Kataraktbildung und fetale Calvities zum klinischen Bild, während die übrigen Symptome geringer ausgeprägt sein können. Krankheitsbeginn wie bei Werner-Syndrom.

Cockayne-Syndrom [1936]

Vorkommen. Sehr selten, wahrscheinlich autosomalrezessiv erblich.

Pathogenese. Nicht bekannt.

Klinik. Nach scheinbar normal verlaufener Säuglingszeit beginnt die Erkrankung meist im 2. Lebensjahr. Es kommt zu Wachstumsverzögerungen mit Ausgang in disproportionierten Zwergwuchs mit langen, ständig gebeugt gehaltenen Extremitäten. Die Haut ist trocken, faltig, lichtempfindlich. Häufig bestehen Taubheit, Retinitis pigmentosa, ataktischer Tremor und Intelligenzminderung. Die Fazies ist eigenartig mit tiefliegenden Augen, Progenie und tiefsitzenden, oft dysplastischen Ohrmuscheln.

Kongenitale Poikilodermien

Innerhalb der kongenitalen Hautatrophien läßt sich die Gruppe der kongenitalen Poikilodermien herausstellen. Stets findet man bereits im Säuglings- oder Kleinkindalter eine typische Poikilodermie mit diffuser Atrophie, kleinfleckigen, oft netzförmigen Hyper- und Depigmentierungen, unregelmäßig oder netzartig angeordneten Teleangiektasien, gelegentlich auch kleinfleckige Erytheme sowie eine pityriasiforme Schuppung.

Es bestehen familiäre Häufung und assoziierte Fehlbildungen verschiedenster Art. Zu den kongenitalen Poikilodermien gehören:
– Rothmund-Syndrom,
– Thomson-Syndrom,
– kongenitale Dyskeratose,
– kongenitale Poikilodermie mit Blasenbildung,
– kongenitale ektodermale Dysplasie mit Katarakt,
– kongenitale Poikilodermie mit warzigen Hyperkeratosen.

Rothmund-Syndrom [von Rothmund 1868]

Synonym. Poikilodermia congenitalis. Diese Bezeichnung ist nicht klar definiert, da sie auch für das nicht damit zusammenhängende Thomson-Syndrom benutzt wird.

Vorkommen. In allen Fällen familiäres Auftreten, dabei ist häufig Konsanguinität der Eltern nachweisbar. Weibliche Patienten überwiegen. Autosomal-rezessiver Erbgang.

Klinik

Hauterscheinungen. Mit Beginn ab 6. Lebensmonat entwickeln sich Livedo-racemosa-ähnliche Streifen zuerst im Gesicht (Wangen, Ohren, Kinn, Stirn), dann an den Extremitäten und am Gesäß. Der

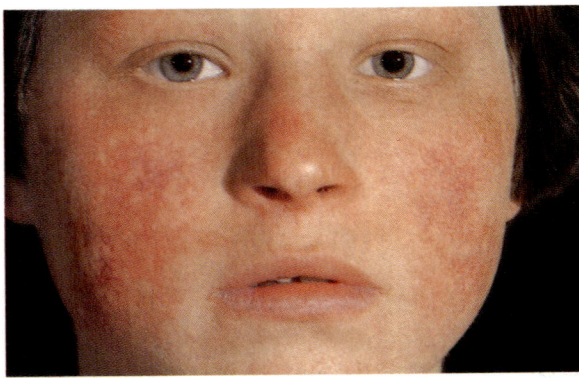
Rothmund-Syndrom

Rumpf bleibt häufig frei. Aus diesen Erscheinungen entwickelt sich allmählich eine Poikilodermie. Innerhalb einiger Monate ist die Progredienz der Hauterscheinungen abgeschlossen.

Begleitsymptome. Beiderseitige juvenile Katarakte, Beginn oft einseitig, meist im 4.–6. Lebensjahr, mit völliger Linsentrübung innerhalb einiger Wochen. Genitale Hypo- oder Aplasie, kleine Hände und Füße mit plumpen Fingern und Zehen, Hypo- oder Atrichie, Hypo- oder Aplasie der Talg- und Schweißdrüsen, leichter Kleinwuchs. Kaum Nagel- und Zahnanomalien, Psyche und Intellekt unauffällig.

Therapie. Hautpflege, Lichtschutz.

Thomson-Syndrom [1923]

Synonym. Poikilodermia congenitalis.

Vorkommen. Nur gelegentlich familiäre Häufung, Konsanguinität der Eltern nicht nachweisbar. Weibliche Patienten überwiegen. Wahrscheinlich autosomal-rezessiver Erbgang mit sehr schwacher Expressivität. Die Erkrankung wird von manchen Autoren als Sonderform des Rothmund-Syndroms mit fehlender Kataraktentwicklung angesehen.

Klinik
Hautveränderungen. Die Hautveränderungen sind stets im Gesicht lokalisiert; zusätzlich sind die Extremitäten und das Gesäß befallen. Der Stamm bleibt fast stets frei. Beginn meist im 1. Lebensjahr als blaßrote, diffuse oder fleckige Rötung und Schwellung. Als Endzustand entwickelt sich ein engmaschiges teleangiektatisches Netzwerk; unabhängig davon entstehen etwa linsengroße, teilweise konfluierende Pigmentflecke und scharf begrenzte Depigmentierungen. In den befallenen Arealen ist die Haut diffus atrophisch, trocken und pityriasiform schilfernd. Häufig findet man eine relative Hypotrichose und ein typisches Dreiecksgesicht mit hoher breiter Stirn, Hypertelorismus und schmalem Kinn.

Begleitsymptome. Knochenanomalien in Form von Aplasie oder Deformitäten. Gelegentlich lichenoide Papeln an den Handrücken.

Im Gegensatz zum Rothmund-Syndrom fehlende Symptome: keine Katarakte, keine Genitalhypoplasie, keine kleinen Hände und Füße, meist kein Kleinwuchs, keine Nagel- oder Zahnanomalien. Schweiß- und Talgdrüsenfunktion normal; Psyche und Intellekt unauffällig.

Kongenitale Dyskeratose
[Zinsser 1910, Cole 1930, Engman 1926]

Synonyme. Zinsser-Cole-Engman-Syndrom, Polydysplasia ectodermica – Typ Cole-Rauschkolb-Toomey.

Vorkommen. Nur beim männlichen Geschlecht beobachtet, gelegentlich familiär ohne nachweisbare Konsanguinität, wahrscheinlich X-chromosomal gebundener rezessiver Erbgang.

Klinik
Hautveränderungen. Die ausgedehnte Poikilodermie entwickelt sich zunehmend zwischen dem 5. und 12. Lebensjahr mit wechselndem Vorherrschen von Erythemen, Hyperpigmentierungen und Teleangiektasien. Diffuse Atrophie mit feiner Runzelung der Haut, auch anetodermieartige Herde, besonders im Gesicht, am Nacken und Rumpf. Daneben bestehen Leukoplakien der Mundschleimhaut, Onychodystrophie, palmoplantare Hyperkeratosen und Hyperhidrose, Obstruktion der Tränenkanalöffnungen, häufig auch Blasenbildungen im Mund und auf der poikilodermatischen Haut.

Begleitsymptome. Hämatologische Störungen (Splenomegalie, Thrombopenie, aplastische Anämie, Panmyelophthise).

Differentialdiagnose. Vor allem sind das Fehlen der Katarakte, der Zahnanomalien, von Wachstumsstörungen sowie von Störungen der Psyche und Intelligenz bemerkenswert.

Prognose. Nicht günstig, insbesondere wegen hämatologischer Begleiterkrankungen und Karzinomentwicklung auf leukoplakischen Schleimhautveränderungen. Auch Bronchiektasien können auftreten.

Kongenitale Poikilodermie mit Blasenbildung
[Marghescu und Braun-Falco 1965]

Vorkommen. Sehr seltene Erkrankung, überwiegend beim weiblichen Geschlecht beobachtet. Familiäres Auftreten sehr selten beschrieben, ohne nachweisbare Konsanguinität. Wahrscheinlich autosomal-rezessiver Erbgang.

Klinik. Meist von Geburt an, gelegentlich einige Wochen oder Monate später auftretend, spontane oder posttraumatische subepidermale Blasenbildung, die sich im Laufe des Lebens verliert. Die Poikilodermie tritt bis zum 4. Lebensjahr in Erscheinung, im Gesicht, an den Streckseiten der Unterarme und Unterschenkel, diskreter an Oberarmen, Oberschenkeln und am Stamm. Es besteht proportionierter Kleinwuchs. Die Handinnenflächen zeigen verruköse Hyperkeratose mit Bewegungseinschränkung; die Finger sind zugespitzt. Gelegentlich finden sich Nageldystrophie, Zahnanomalien, spärliches Haarwachstum, Skelettfehlbildungen. Fehlende Symptome: Keine Katarakte, keine Intelligenzdefekte, keine Chromosomenanomalien beschrieben, keine hormonellen Störungen, Schleimhäute frei.

Prognose. Die Neigung zur Blasenbildung nimmt mit den Jahren ab.

Kongenitale ektodermale Dysplasie mit Katarakt
[Cole, Giffen, Simmons, Stroud 1945]

Die sehr seltene Krankheit steht zwischen dem Rothmund-Syndrom und der kongenitalen ektodermalen Dysplasie vom anhidrotischen Typ und scheint eine gewisse Eigenständigkeit zu besitzen. Wesentlich ist die Kombination von Poikilodermie, Katarakt, Zahndefekten, Nagelhypoplasie, Kleinwuchs, Intelligenzdefekten, Aplasie oder Dysplasie von Haarfollikeln, Talg- und Schweißdrüsen.

Kongenitale Poikilodermie mit warzigen Hyperkeratosen [Dowling 1936, Whittle 1947, Greither 1958]

Bei der sehr seltenen, wahrscheinlich autosomal-rezessiv vererbten, beide Geschlechter betreffenden Erkrankung bestehen als Hauptsymptome eine zwischen dem 6. und 12. Lebensmonat entstehende Poikilodermie hauptsächlich im Gesicht, zwischen dem 7. und 10. Lebensjahr auftretende warzige Hyperkeratosen über den Knochenvorsprüngen und ein proportionierter Kleinwuchs. Daneben können auch diffuse oder dissipierte Palmoplantarkeratosen auftreten. Schweißdrüsenfunktionen normal, Schleimhäute frei, keine Katarakte, keine hormonellen Störungen, Intellekt normal.

Goltz-Gorlin-Syndrom
[Jessner 1921, Goltz 1962, Gorlin 1963]

Synonyme. Fokale dermale Hypoplasie, kongenitale ektodermale und mesodermale Dysplasie, osteooculo-dermale Dysplasie, systematisierte näviforme Atrophodermie, Hypoplasia cutis congenita, kongenitale Teleangiektasien mit Dysostose.

Definition. Es handelt sich um ein durch ektodermale und mesodermale Fehlbildungen charakterisiertes Krankheitsbild, das sich durch kombiniertes Auftreten von Fehlbildungen der Haut und ihrer Anhangsgebilde in Verbindung mit Mißbildungen der Augen, Zähne und Ohren, des Skeletts und auch innerer Organe manifestieren kann.

Vorkommen. Es wird heute vermutet, daß diese Erkrankung für männliche Individuen einen Letalfaktor darstellt. Als Vererbungsmodus wurde eine X-chromosomale dominante Vererbung bzw. autosomal-dominante Vererbung mit Eliminierung der männlichen Individuen angenommen. In diesem Sinn versteht sich auch die Tatsache der erhöhten Abortneigung der Frauen solcher Familien. In einem Fall wurde durch Chromosomenanalyse der Verlust eines der kurzen Arme des D-Chromosoms, also die Konstellation 46 XXDp-nachgewiesen. Man nimmt an, daß die Störung der Fruchtentwicklung in der 8. Schwangerschaftswoche einsetzt. Als Ursachen werden genannt: Virusinfektionen (Hepatitis, Influenza, Röteln, Viruspneumonie). Auch an Medikamentinduktion (Tetrazykline, Salicylate, Barbiturate und Antihistaminika) wurde gedacht.

Klinik

Hautveränderungen. Typisch sind *umschriebene Atrophien* der Haut. Sie sind bereits nach Geburt nachweisbar oder entwickeln sich relativ rasch aus zunächst erythematösen Bezirken. Die Anordnung der Atrophien ist teils unregelmäßig, teils retikulär und streifenförmig oder systematisiert; die atrophischen Stellen sind etwa linsengroß und aggregieren zu größeren Arealen. In diesen Bereichen ist die Haut atrophisch verdünnt, leicht eingezogen und bräunlich-rötlich verfärbt sowie zigarettenpapierartig knitterbar. Gelegentlich werden die atrophischen Hautstellen durch Fettgewebe hernienartig vorgewölbt. Pigmentstörungen und Teleangiektasien können ein buntscheckiges Bild hervorrufen, das an kongenitale Poikilodermie erinnert.

Papillome. Man findet sie im Bereich von Lippen, Genital- und Analschleimhaut. Sie ähneln Condylomata acuminata und stellen feingeweblich vielfach Angiofibrome dar.

Anetodermieartige Fettgewebshernien. Sie bilden sich beinahe regelmäßig dort aus, wo größere Hautatrophien ein Vorwölben des subkutanen Fettgewebes ermöglichen. Bei Palpation erweist sich aber die bedeckende Haut als atrophisch, zigarettenpapierartig fältelbar und dünn, der Inhalt ist weich.

Narben. Sie entstehen als Folge tiefer Gewebsdefekte, die bei solchen Patienten meist bereits bei Geburt vorhanden waren.

Nagel- und Haarveränderungen. Onychodystrophie und narbige Alopezien infolge tieferer Gewebsdefekte sind nicht selten. Bemerkenswert ist manchmal diffuse Hypotrichose gelegentlich mit starker Telogenisierung.

Skelettveränderungen. Diese sind in etwa 50% der Fälle bereits bei Geburt vorhanden. Syndaktylien, gepaart mit Hypoplasie oder Aplasie von Fingern und Zehen oder dysmelieartigen Veränderungen, führen zu Erscheinungen, die als lobster-claw-artig, d.h. krebsscherenartig, bezeichnet wurden. Auch Skoliose und Spina bifida kommen vor, ferner Hypo- und Aplasien der Klavikula oder der Rippen sowie Deformierung des Brustkorbs. Beobachtet wurden Schädelknochenveränderungen, Beckenanomalien sowie Veränderungen der Knochenstruktur wie Osteoporose oder Ossifikationsrückstand.

Zahnanomalien. Sie betreffen Retention oder fehlende Zahnanlage, Schmelzdefekte oder Zahnstellungsanomalien im späteren Lebensalter.

Augenanomalien. Iriskolobome, Mikrophthalmie oder Anophthalmie, ferner Strabismus und Nystagmus wurden beschrieben.

Körperliche und geistige Retardierung. Diese ist in verschiedenen Fällen auffällig.

Histopathologie. Größtenteils hochgradige Verschmälerung des Koriums, wobei das subkutane Fettgewebe häufig bis dicht unter die verschmälerte, leistenarme Epidermis reicht. Im hypoplastischen Korium findet sich Rarefizierung oder auch Vergröberung des elastischen Fasersystems.

Differentialdiagnose. Naevus lipomatodes cutaneus superficialis (Hoffmann-Zurhelle) ist zu berücksichtigen; hier fehlt aber die Atrophie der hernienartig vorgewölbten Haut. An Incontinentia pigmenti, die ebenfalls mit Skelettmißbildungen, Augenanomalien und Zahnmißbildungen einhergeht, ist zu denken; allerdings fehlt auch hier die poikilodermatische Hautbeschaffenheit. Unter den kongenitalen Poikilodermien ist insbesondere das Rothmund-Syndrom differentialdiagnostisch zu erwägen; hier fehlt die streifig-systematisierte Anordnung der Hauterscheinungen.

Therapie. Nur symptomatisch.

Erworbene Hautatrophien

Senile und aktinische Hautatrophie
Synonyme. Senile Hautatrophie, Altershaut.

Vorkommen. Erste Altersveränderungen der Haut sieht man im 4. Lebensjahrzehnt. Sie stehen nicht in einer festen Beziehung zur allgemeinen körperlichen Alterung, sondern hängen v.a. von langdauernd einwirkenden exogenen Faktoren (Sonnenlicht, Witterung, Klima) und dem Pigmentierungstyp der Haut ab. Daher sind Altersveränderungen am stärksten ausgeprägt.
- bei hellhäutigen Menschen,
- an unbedeckten Körperstellen (Gesicht, Nacken, Handrücken, Unterarmen),
- bei starker Lichtexposition (Leben in den Tropen, bestimmte Berufsgruppen wie Landarbeiter, Seeleute, Bergführer).

Klinik
Bedeckte Körperregionen. Hier altert die Haut vergleichsweise wenig. Erst im höheren Alter nimmt der Hautturgor ab. Auch die Talg- und Schweißdrüsensekretion ist vermindert, und die Haut neigt besonders an den unteren Extremitäten zu pityriasiformer oder ichthyosiformer Schilferung. Vor allem am Rumpf kommt es nicht selten zur Ausbildung von Verrucae seborrhoicae seniles und senilen Hämangiomen. Bei häufigem Baden oder Duschen entstehen juckende Exsikkationsekzematide und kumulativ-toxische Ekzeme.

Unbedeckte Körperregionen. Hier ist die Hautalterung wesentlich intensiver. Je nach Region kann man verschiedene klinische Bilder abtrennen:

Altershaut an Handrücken und Unterarmen. Sie ist charakterisiert durch Schwund des subkutanen Fettgewebes und Verdünnung des Koriums. Daher wird sie relativ weit, dünn, schlaff, knitterbar und leicht verletzlich. Angehobene Falten sinken nur träge in das Hautniveau zurück. Größere Blutgefäße scheinen durch. Eine *Poikilodermie* mit Hyper-, Depigmentierungen und Teleangiektasien entwickelt sich. Scharf umschriebene Pigmentflecke, sog. Altersflecke oder *Lentigines seniles,* bilden sich aus, bei denen es sich aber vielfach um ganz flache pigmentierte Verrucae seniles handelt. Infolge veränderter Talg- und Schweißdrüsensekretion ist die altersatrophische Haut trocken und neigt bei Waschprozeduren mit entfettenden Seifen oder Detergenzien zu pityriasiformer Schilferung. Nach geringen mechanischen Traumen kommt es leicht zu fleck- oder streifenförmigen Blutungen, auch als *Purpura senilis* (Bateman) bekannt. Ebenfalls nach Bagatellverletzungen entstehen feine, sternförmige oder bizarre weißlich-atrophische Närbchen, die auch als ‚*pseudocicatrices stellaires spontanées*' bezeichnet wurden. Nicht selten sind *aktinische Keratosen,* die sich zu spinozellulären Karzinomen weiterentwickeln können.

Altersatrophische Gesichtshaut. Die Altersatrophie hängt ebenfalls vom Pigmentierungstyp und der sich im Lauf des Lebens summierenden Sonnenexposition ab. Hellhäutige Menschen mit Neigung zu Sonnen-

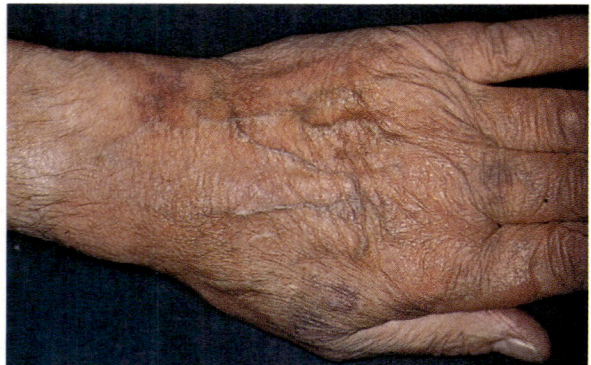

Senile Hautatrophie mit Purpura senilis

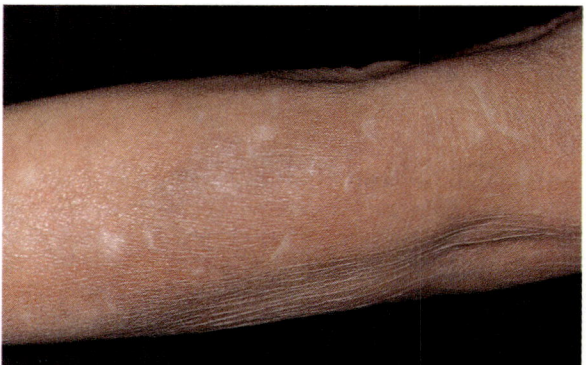

Pseudocicatrices stellaires

brand sowie geringer Hautbräunung (Typ I und Typ II) und Menschen, die über lange Zeiträume der Sonnenbestrahlung ausgesetzt waren, erkranken daher bevorzugt. Durch die Dauerkontraktion der mimischen Muskulatur entstehen die quer zur Richtung der Muskelfasern gerichteten Hautfalten oder Runzeln, die den für In- und Exzisionen wichtigen Hautspannungslinien („relaxed skin tension lines") entsprechen. Grundsätzlich entsprechen die Altersveränderungen der Gesichtshaut dem für die Handrücken beschriebenen Bild. Allerdings ist die Verdünnung der Haut im Gesicht oft nicht so stark ausgeprägt; da es häufig zu einer Zunahme von pathologischem Bindegewebe kommt, entsteht die Elastosis actinica (senilis).

Auch Elastosis actinica (senilis), ‚élastéidose cutanée á kystes et comédons (Favre-Racouchot)' und Cutis rhomboidalis nuchae sind in diesem Zusammenhang zu erwähnen (zu diesen Erkrankungen s.S. 501).

Inanitions-, Zug- und Druckatrophie der Haut

Inanitionsatrophie entwickelt sich bei chronischen, konsumierenden Erkrankungen wie Tuberkulose, malignen Tumoren, Simmonds-Kachexie oder nach chronischer Unterernährung. Sie stellt sich in erster Linie als Folge eines Schwundes oder fibrösen Umbaus des subkutanen Fettgewebes ein. Meist ist sie mit diffusem Haarausfall verbunden.

Zug- und Druckatrophien kommen aus vielfältigen Ursachen vor, z.B. unter einem engen Ring oder unter Bruchbandpelotten. Die Atrophie der Haut umfaßt auch die Haarfollikel, kann daher am Kapillitium zu permanenter Alopezie führen, z.B. Korbträgerinnen.

Anetodermien

Unter Anetodermien (gr. anetos = schlaff) versteht man primäre makulöse Hautatrophien. Es handelt sich um rundliche oder ovale, scharf begrenzte Hautverdünnungen von Linsen- bis Münzgröße, die vereinzelt oder unregelmäßig disseminiert an Rumpf und Extremitäten vorkommen. In diesen Arealen ist die Haut zigarettenpapierartig fältelbar oder durch Druck des darunterliegenden Fettgewebes hernienartig vorgewölbt. Den Anetodermien kann eine umschriebene entzündliche Veränderung unklarer Ätiologie vorausgehen, die sich nicht sonstigen zu Atrophie führenden Hauterkrankungen zuordnen läßt.

Anetodermie – Typ Jadassohn (Anetodermia erythematosa)

Den weißlichen oder rötlichen, umschriebenen Atrophieherden geht ein entzündliches Stadium mit Rötung und Schwellung voraus. Histologisch sind dabei ein Ödem und perivaskuläres sowie periadnexielles lymphozytäres Infiltrat nachweisbar. Typische Folgen sind Fragmentation und Verschwinden von elastischen Fasern in den Herden.

Anetodermie – Typ Pellizari

Bei dieser sehr seltenen Form findet man ein urtikarielles Vorstadium, das wochenlang bestehen kann. Die Atrophieherde können zu größeren Arealen konfluieren. Auch bullöse Veränderungen wurden gelegentlich beobachtet und als *Typus Alexander* abgetrennt.

Anetodermie – Typ Schwenninger-Buzzi

Ein entzündliches Vorstadium ist nicht erkennbar. Scheinbar spontan entwickeln sich oft zahlreiche, meist über den Rumpf ausgestreute, scharf begrenzte, rundliche, weiß-bläuliche Atrophieherde von 1–2 cm Durchmesser. Man fühlt dort eine „Lücke" in der Haut, durch die sich das subkutane Fettgewebe oft hernienartig vorwölbt.

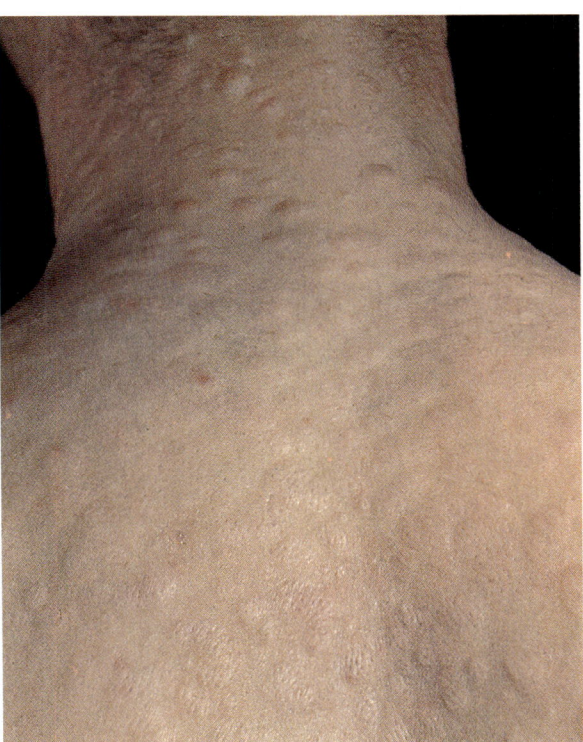

Anetodermie, Typ Pellizari

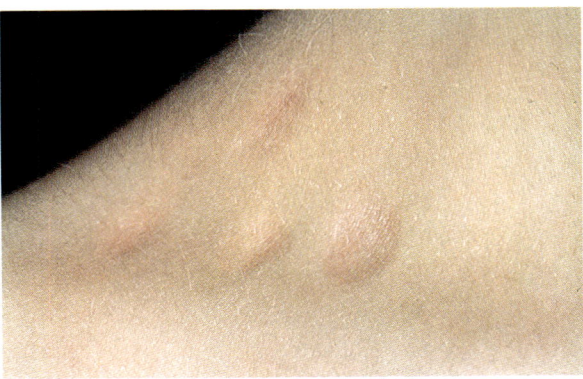

Anetodermie, Typ Schwenninger-Buzzi

Erkrankungen des Bindegewebes

Differentialdiagnose der Anetodermien. Lichen sclerosus et atrophicus, Morphaea, atrophische Narben nach Lichen ruber planus, nach Zoster, Dermatochalasis, fokale dermale Hypoplasie (Goltz-Gorlin-Syndrom).

Prognose. Nach schubweisem Auftreten bleiben die umschriebenen Anetodermieherde gewöhnlich relativ begrenzt und irreversibel bestehen.

Therapie. Für das entzündliche Stadium wird Penicillin empfohlen; das atrophische Stadium ist therapeutisch nicht beeinflußbar.

Neurogene Hautatrophien

Störungen des zentralen Nervensystems können zu segmentalen Hautatrophien führen, Verletzungen peripherer Nerven zu trophischen Störungen im Versorgungsgebiet. Nicht nur die Haut, auch darunterlgelegene Muskeln, Faszien und Knochenteile können atrophieren.

Nach peripheren Nervenverletzungen entsteht als häufige Form der Hautatrophie ein Zustand, der als ‚*glossy skin and fingers*‘ (engl. glossy = glatt, glänzend) bezeichnet wird. Abgesehen von der papierförmigen Verdünnung und Trockenheit der rosaroten oder mehr zyanotischen Haut besteht Neigung zu Hyperkeratosen, mechanischer Blasenbildung, Hyperhidrosis und Störungen des Nagelwachstums (Rillennägel). Auch Hyper-, An- und Parästhesie gehören zum Krankheitsbild.

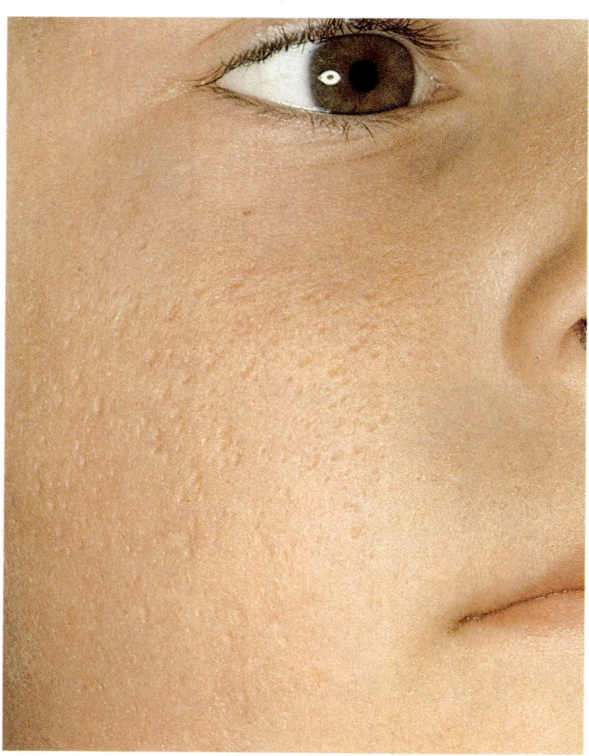

Atrophodermia vermiculata

Andere Hautatrophien

Hemiatrophia faciei progressiva [Romberg 1846]

Synonyme. Romberg-Syndrom, Romberg-Trophoneurose.

Definition. In der Kindheit entstehende halbseitige Gesichtsatrophie, die außer der Haut auch subkutane Gewebe, Muskeln und Knochen betreffen kann.

Vorkommen. Sehr selten. Vererbung soll ausnahmsweise vorkommen. Keine Geschlechtsgebundenheit.

Ätiologie. Diskutiert werden eine primär neurogene Ursache mit zentralen Störungen oder Schädigung des N. trigeminus bei Syringomyelie, Schädeltraumen, ferner Fokalinfektionen.

Klinik. Zumeist bis zum 20. Lebensjahr entwickelt sich nach neuralgiformen Schmerzen im Trigeminusbereich schleichend eine halbseitige Atrophie der Haut, aber auch von Subkutis, Muskulatur und Knochen. Die erkrankte Gesichtshälfte ist kleiner und eingefallen, das Auge liegt tief, die Mundspalte ist verengt. Auch die gleichseitigen Kehlkopf- und Zungenhälften können atrophieren, Kopfhaare, Augenbrauen und Wimpern einseitig ausfallen. Die Haut ist straff-atrophisch, verdünnt, gelegentlich fleckförmig hyper- oder depigmentiert; die Schweißsekretion ist im Krankheitsbereich oft vermindert.

Prognose. Die Erkrankung kann jederzeit spontan zum Stillstand kommen. Nur in Ausnahmefällen entstehen starke Deformierungen, die auch auf Hals-, Schulterregion und Rumpf übergreifen können, hier sehr selten auf die kontralaterale Seite. In Einzelfällen wurden zentralnervöse Störungen beschrieben, z.B. kontralaterale epileptische Krampfanfälle.

Differentialdiagnose. Wichtig ist die Unterscheidung von zirkumskripter Sklerodermie, die das gleiche Krankheitsbild hervorrufen kann (paramediane Coup-de-sabre-Form). Auch Lipodystrophia progressiva (Simons-Syndrom) ist zu berücksichtigen.

Therapie. Versuch mit Penicillin. Das atrophische Endstadium ist nicht beeinflußbar. Plastisch-chirurgische Maßnahmen konnten in einigen Fällen die kosmetische Beeinträchtigung vermindern.

Atrophodermia vermiculata [Darier 1920]

Definition. In der Kindheit entstehende symmetrische wurmstichartige Hautatrophien im Gesicht.

Ätiologie. Unbekannt. Möglicherweise bestehen Beziehungen zur Keratosis pilaris rubra atrophicans faciei (Ulerythema ophryogenes) oder chronischer akneiformer Follikulitis.

Klinik. Schon im Kleinkindalter, manchmal auch bis zum 12. Lebensjahr, entstehen symmetrisch an den Wangen meist seitlich unter den Jochbögen reaktionslose, flache, scharf umschriebene, streifige, grübchenförmige oder netzartige Einsenkungen, die wie ausgestanzt wurmstichartig wirken.

Histopathologie. Follikuläre Keratosen und kleine Hornzysten, Atrophie von Epidermis und Talgdrüsen, Verklumpung der Elastika.

Differentialdiagnose. Närbchen nach Komedonenakne, Ulerythema ophryogenes, Lupus erythematodes chronicus.

Therapie. Aus kosmetischen Gründen kommt später Dermabrasion in Frage.

Striae distensae

Synonym. Striae atrophicae, Hautrisse, Schwangerschaftsstreifen.

Definition. Zunächst blaurote, später weißliche streifige Hautatrophien an Orten von stärkerer Hautdehnung unter dem Einfluß von Glukokortikosteroiden.

Vorkommen. In der Pubertät (bei Mädchen: 70%, bei Jungen: 40%), in der Schwangerschaft (90%, meist ab 6. Monat), bei M. Cushing, nach innerlicher oder äußerlicher Glukokortikosteroidanwendung, bei rascher Gewichtszunahme.

Ätiologie. Entscheidend ist der Einfluß von Glukokortikosteroiden; als Lokalisationsfaktor spielt örtliche Überdehnung der Haut eine Rolle, wenngleich unter experimentellen Bedingungen die mechanische Überdehnung der Haut allein keine Striae distensae zu induzieren vermag. Striae distensae entwickeln sich gewöhnlich senkrecht zur Dehnungsrichtung.
Äußerlich angewandte Glukokortikosteroide, insbesondere in stärkerer Konzentration, bei längerer Dauer, unter Okklusivbedingungen, an den entsprechenden Prädilektionsstellen und in der Pubertät, führen leicht zur Entwicklung von Striae distensae. Eine längerdauernde innerliche Glukokortikosteroid- oder ACTH-Behandlung kann ebenfalls zur Ausbildung von Striae distensae in der für M. Cushing typischen Verteilung führen *(Steroidstriae).* Die stets selbstverständliche, strenge Indikationsstellung für die systemische oder örtliche Anwendung von Glukokortikosteroiden ist daher in der Pubertät und bei örtlicher Behandlung an den Prädilektionsstellen von Striae besonders zu beachten.
Schließlich wurde die Ausbildung von Striae distensae bei *Infektionskrankheiten* (Typhus, Dysenterie, Paratyphus, Tuberkulose, Pleuritis) sowie bei rasch wachsenden intraabdominalen *Tumoren* oder *Aszites* beobachtet.

Klinik. Sitz der *Pubertätsstriae* sind meist die Lumbosakralregion, Oberschenkel, Trochanter- und Suprapatellargegend. Die in der Schwangerschaft auftretenden *Striae gravidarum* finden sich an den seitlichen Bauchpartien, Hüften, Oberschenkeln und Brüsten. Bei *endokrinen Störungen* mit rasch einsetzender *Adipositas* entwickeln sich Striae bevorzugt am Bauch, an den Nates, Oberschenkeln und in den Achselfalten. Hier sind sie auch diagnostisch bedeutsam. Typisch sind unterschiedlich lange und breite, meist zakkig begrenzte, parallelstehende und fächerförmig auseinanderlaufende atrophische Streifenbildungen. Anfangs sind sie rötlich oder blaurötlich, später zeigen sie einen mehr weißlichen oder gelblichen Farbton und bei Spannung vermehrten Glanz. Die leicht eingesunkene Haut ist verdünnt, fein quergefältet, gelegentlich auch hernienartig vorgewölbt.

Histopatologie. Die Epidermis ist atrophisch, das Kollagen homogenisiert. Die elastischen Fasern sind fast völlig geschwunden, am Rand der Herde kolbig aufgetrieben oder wie zusammengerollt.

Verlauf. Die zunächst kosmetisch erheblich störenden blauroten Streifen werden allmählich gelblich-weißlich bis hautfarben und sind dann weniger auffällig.

Therapie. Striae sind wie alle Atrophien therapeutisch nicht beeinflußbar. Die prophylaktische Wirksamkeit der den Schwangeren empfohlenen Salben (Striatridin) ist unbewiesen.

Stria migrans [Shelley und Cohen 1964]
Es handelt sich um die seltene Sonderform einer isolierten Stria distensa mit langsam zunehmender Längenausdehnung. Sitz ist häufig die Innenseite des Oberschenkels bei Jugendlichen.

Elastosen

Unter Elastosen versteht man eine quantitative Vermehrung von Bindegewebsfasern im Korium, die sich wie elastische Fasern anfärben und auch biochemisch so verhalten. Meistens sind Elastosen Ausdruck einer prolongierten Sonnenexposition über viele Jahre hinweg. Man hat daher auch von aktinischen Elastosen gesprochen. Im allgemeinen sind Menschen in höherem Lebensalter betroffen, die wenig Pigmentschutzmechanismen aufweisen (Hauttyp I und II) oder sich beruflich besonders lange der Sonne aussetzen müssen wie Bauern, Skilehrer oder Bergführer.

Elastosis actinica

Synonyme. Elastosis senilis, Elastosis solaris, solare oder senile Elastose, basophile Kollagendegeneration.

Definition. Vermehrung von Bindegewebe, das sich wie Elastika anfärbt, in den oberen Partien des Hautbindegewebes.

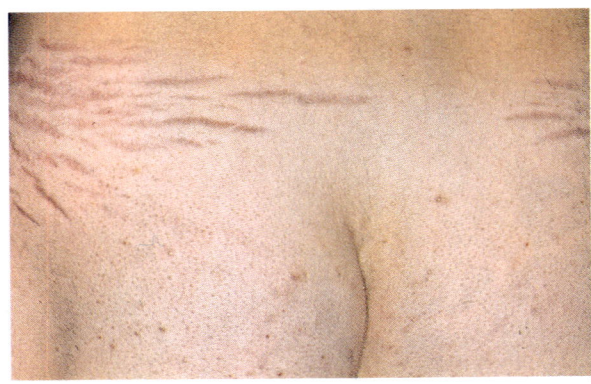

Striae distensae

Vorkommen. Relativ häufig. Bei der pigmentschützenden Haut von Negern kommt sie praktisch nicht vor. Auch die Tatsache, daß die aktinische Elastose ausschließlich in chronisch sonnenexponierten Hautbereichen zur Ausbildung kommt, spricht für die Bedeutung der chronischen Sonnenbestrahlung in der Pathogenese. Besonders gefährdet ist die Haut hellhäutiger Menschen (Hauttyp I und II).

Ätiopathogenese. Chronische Sonneneinwirkung ist eine Grundvoraussetzung. Man vermutet, daß auch UV-A ätiologisch bedeutsam ist. Auch an Infrarot wird gedacht (*Elastosis ab igne*). Über die genauen Mechanismen, die zur Umwandlung des Bindegewebes führen, ist noch nichts Sicheres bekannt. Diskutiert wird die Neubildung von pathologischem (?) elastischem Fasermaterial (elastotische Fasern) oder auch Umwandlung aus Kollagen. Möglicherweise handelt es sich auch um ein qualitativ abnormes elastisches Fasermaterial mit reichlich sauren Mukopolysacchariden und homogener mesenchymaler Grundsubstanz.

Klinik. Vorzugsweise an Schläfen, Stirn und Nacken, seltener an den Wangen sieht man netzige, feinstreifige oder mehr diffuse elfenbeinfarbene, gelegentlich leicht prominierende Einlagerungen. Hautrunzelung im Perioral- und Periorbitalbereich ist oft mit Elastose verbunden.

Histopathologie. Unter atrophischer Epidermis findet sich infolge des Unterganges des subepidermalen Elastikaplexus ein schmaler Streifen von elastikafreiem Bindegewebe. Darunter kommt es zur Anreicherung grober, teilweise schollig-homogener Bindegewebsfasern, die sich wie elastische Fasern anfärben und im Hämatoxylin-Eosin-Präparat eine starke Basophilie aufweisen; daher die frühere Bezeichnung *basophile Degeneration des Bindegewebes*. Das faserige oder schollige Material verhält sich biochemisch und histochemisch wie elastische Fasern. Elektronenmikroskopische Untersuchungen lassen daran denken, daß es entweder de novo oder aus Kollagen entstehen kann.

Verlauf. Hochchronisch. Bei weiterer Sonnenexposition ist mit Zunahme der Veränderungen zu rechnen. Erhöhte Lichtempfindlichkeit, wie sie bei Porphyrien gegeben ist, erhöht auch die Neigung zur aktinischen Elastose. In ausgeprägten Fällen sollten entsprechende Untersuchungen (Porphyrine) durchgeführt werden. Kein erhöhtes Hautkarzinomrisiko.

Therapie. Sonnenschutz, auch im UV-A-Bereich (Ilrido-Creme, Contralum, Solabar).

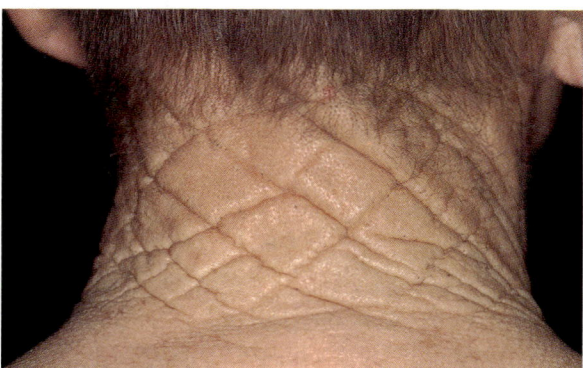

Cutis rhomboidalis nuchae

Cutis rhomboidalis nuchae [J. Jadassohn 1925]

Es handelt sich hierbei um eine sehr typische Veränderung, die bei Menschen vorkommt, die beruflich viel im Freien arbeiten, so bei Landleuten, Seeleuten, Sportlehrern oder Bergsteigern. Auch bei Patienten mit erhöhter Lichtempfindlichkeit, besonders bei Patienten mit Porphyrien (z.B. Porphyria cutanea tarda) ist sie zu beobachten. Bei Frauen ist Cutis rhomboidalis nuchae sehr selten, weil der Nacken meist durch die Haare gegen Belichtung geschützt ist.
Die Haut im Nacken, weniger in den seitlichen dorsalen Halspartien, gelegentlich im V-Ausschnitt des Hemdes ist verdickt, gelblich gefärbt und durch tiefgehende Furchen in Rauten, die zur Halsseite hin immer kleiner werden, aufgeteilt. Gelegentlich findet man komedoartige Follikelschwärzungen, nach deren Exprimierung sich mikroskopisch multiple kleine Haare zeigen: *Trichostasis spinulosa*.

Therapie. Nicht möglich. Sonnenschutz.

Elastoma diffusum [Dubreuilh 1892]

Dieses Elastom besteht in diffusen, meist aber mehr oder weniger scharf begrenzten gelben verdickten Plaques im Gesicht oder im Nackenbereich. Auch einzelne Herde (z.B. an der Nase) kommen vor.

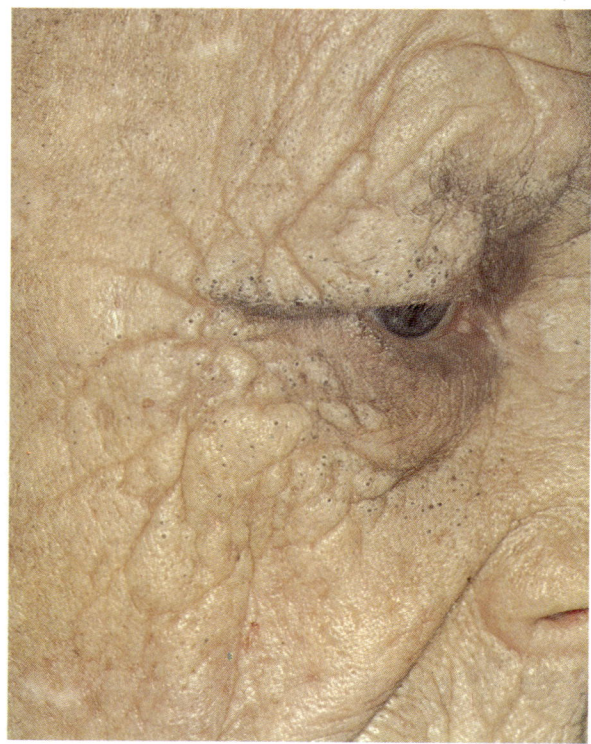

Elastoma diffusum

Therapie. Bei Kombination mit aktinischen Keratosen kommt Dermabrasion in Betracht, sonst nur Hautpflege und Lichtschutz im UV-A- und UV-B-Bereich.

Noduläre Elastose mit Zysten und Komedonen
[Favre und Racouchot 1951]
Synonyme. „Elastéidose cutanée nodulaire à kystes et à comédons" (frz.), Favre-Racouchot-Syndrom.

Definition. Hierbei handelt es sich ebenfalls um eine auffällige Variante der senil-aktinischen Elastose.

Vorkommen. Bevorzugt betroffen sind ältere Männer.

Klinik. Prädilektionsstellen der umschriebenen Veränderungen sind Jochbögen, Schläfen und der Periorbitalbereich, ferner die Nasengegend, seltener andere chronisch lichtexponierte Hautareale. Hier fallen neben den oben beschriebenen Elastoseherden zahlreiche Komedonen sowie kleinere oder größere, gelblich-weißliche oder gelbliche Follikelzysten auf, von denen einige komedoartige schwarze Köpfchen besitzen. Meist läßt sich kein Komedo ausdrücken, wohl aber eine bröckelige hornartige Masse (Follikelkeratose). Auch kommen oft gruppiert stehende komedoartige Follikelkeratosen vor.

Histopathologie. Man findet atrophische Talgdrüsen und Haarfollikel mit horngefüllten follikulären Pseudozysten und Zysten neben massiver dermaler Elastose.

Therapie. Exprimieren der Follikelkeratosen nach Erweichung; Lichtschutz; in schweren Fällen auch Versuch mit Kürettage oder Dermabrasion.

Zitronenhaut [Milian 1921]
Synonym. „Peau citréine" (frz.).

Auch diese Hautveränderungen treten nach chronischer Sonnenexposition in Erscheinung und sind charakteristisch. In einigen Fällen wurde familiäres Vorkommen beschrieben. Die Gesichtshaut wirkt verdickt, im ganzen diffus gelb und zeigt vermehrte Faltenbildung (Runzelung).

Akrokeratoelastoidose [Costa 1956]
Synonyme. Acrokeratoelastoidosis marginalis der Hände, kollagene Plaques der Hände und Füße.

Vorkommen. Diese Erkrankung wurde hauptsächlich in Südamerika beschrieben, kommt aber auch in unseren Klimazonen vor. Meistens sind Berufsgruppen betroffen, die viel im Freien arbeiten. Die Erkrankung hat einen genetischen Hintergrund mit autosomal-dominanter Vererbung; familiäres Vorkommen ist häufig. Offenbar spielen genetische Disposition, chronische Sonnenlichtexposition und physikalisches Trauma eine Rolle.

Pathogenese. Der wesentliche Defekt besteht in einer Elastose mit Desorganisation elastischer Fasern, Kapillarektasien und reaktiver umschriebener Akanthohyperkeratose der Epidermis, wahrscheinlich ausgelöst durch Mikrotraumen und Sonnenbestrahlung.

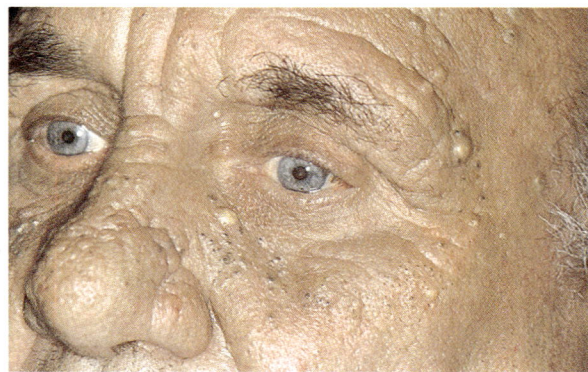

Noduläre Elastose mit Zysten und Komedonen

Von manchen Autoren wird die Erkrankung den Keratosen zugerechnet (S. 480).

Klinik. Prädilektionsstelle ist die Übergangszone von Handinnenflächen zu Handrücken am Metakarpale I und Daumen. Ähnliche Veränderungen wurden auch an den Fußrücken und den Übergangszonen zwischen Fußrücken und Fußsohle beschrieben. Meist ist die Abgrenzung zur normalen Haut scharf. In den betroffenen Zonen findet man dicht aggregierte, weißliche oder elfenbeinfarbene, harte, teilweise zentral gering gedellte Papeln. Die gelbliche Farbe (Horn und Elastose) ist besonders bei Diaskopie gut zu sehen. Die Papeln selbst können unterschiedlich groß und polygonal oder rhombisch aussehen, teilweise auch einen lichenoiden Aspekt besitzen; ihre Oberfläche ist hyperkeratotisch, teilweise auch verrukös (*Akrokeratoelastosis verruciformis*).

Histopathologie. Epidermisverdickung mit Akanthose, Granulose und Hyperkeratose. Im Korium Elastose, hyalinisiertes Kollagen und ektatische Kapillaren.

Differentialdiagnose. Plane Xanthome.

Therapie. Nicht möglich.

Elastotische Ohrknoten [Carter et al. 1969]
Gelegentlich kommen am Anthelix nach Sonnenexposition gelbliche Knötchen vor, die sich feingeweblich ebenfalls als umschriebene Elastose erweisen.

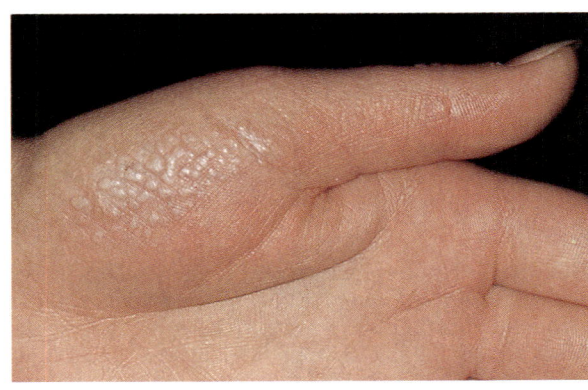

Akrokeratoelastoidose

Differentialdiagnose. Basaliome, schmerzhafte Ohrknötchen, Gichtophi und Granuloma anulare. Histologische Untersuchung erforderlich.

Therapie. Nicht erforderlich.

Röntgenelastose

Im Rahmen einer chronischen Radiodermitis (Röntgenoderm) kommt es ebenfalls zu massiven Veränderungen im dermalen Bindegewebe. Ähnlich wie nach chronischer Sonnenexposition wird auch nach Röntgenbestrahlungen vermehrt elastisch färbbares Fasermaterial (elastotische Fasern) gebildet. Man nennt dies Röntgenelastose. Die gelblichen Bezirke in poikilodermatischen Röntgenodermen entsprechen dieser Veränderung.

Urämische Elastose

Auch bei chronischer Urämie kann es zu einer Veränderung in der Bindegewebsbildung kommen, die sich in einer Vermehrung elastischer Fasern im Hautbindegewebe äußert. Hiervon sind auch nichtbelichtete Hautareale betroffen.

Kolloidmilium [Wagner 1866]

Synonyme. Elastosis colloidalis conglomerata, kolloide Degeneration der Haut.

Definition und Vorkommen. Insgesamt ist Kolloidmilium sehr selten. Unter dieser Bezeichnung werden 2 Krankheitszustände subsummiert:
1. *Juvenile Form des Kolloidmilium,* ein autosomaldominant vererbtes Krankheitsbild, das familiär vorkommt, meist in der Jugend.
2. *Adulte oder solare Form des Kolloidmilium,* die vorwiegend bei Menschen mit chronischer Sonnenexposition und photodynamischen Effekten, z.B. nach Langzeitanwendung von Hydrochinon, vorkommt.

Pathogenese. Als früheste Veränderung findet man in den Spitzen der dermalen Papillen ein homogenes kolloides Material, das langsam an Quantität zunimmt. Man hat daran gedacht, daß es sich um eine kolloide Bindegewebsdegeneration, d.h. eine Elastose handeln würde. Tatsache ist aber, daß sich dieses Kolloid nicht mit Elastikafarbstoffen anfärbt und die Aminosäurenzusammensetzung der von Serumproteinen ähnelt. Wahrscheinlich handelt es sich um ein Skleroprotein, das von Fibroblasten unter bestimmten Umständen produziert wird. Ultrastrukturell ist das PAS-reaktive kolloide Material von Amyloid eindeutig abzugrenzen. Das hyaline Material bei Lipoidproteinose (Hyalinosis cutis et mucosae) ist ebenfalls stark PAS-positiv, enthält aber zusätzlich Fettsubstanzen.

Klinik. Die Hauterscheinungen können schon in der frühen Kindheit (juvenile Form), aber auch noch in höherem Alter (adulte oder solare Form) in Erscheinung treten. Sie lokalisieren sich zumeist im Jochbogenbereich und an den Nackenseiten, ferner an Ohren und Handrücken. Weniger häufig sind Nase, Oberlippe, Kinn und Streckseiten der Unterarme betroffen. Hier finden sich in symmetrischer Ausprägung zahlreiche gelbliche, etwas glasig durchscheinende Papeln von 0,2–2 cm, die in unregelmäßigen Gruppen zusammenstehen und sich weich anfühlen. Wenn man sie ansticht, kann man gelegentlich eine gelatineartige Masse ausdrücken; dies ist bei senil-aktinischer Elastose nie der Fall. Die zahllosen Papeln können auch plaqueartig konfluieren oder eine pseudovesikulöse Entwicklung durchmachen. Das Kolloidmilium kann zusammen mit senil-aktinischer Elastose vorkommen.

Symptome. Keine. Auf Koinzidenz mit osteo-artikulären Veränderungen wurde hingewiesen.

Verlauf. Nach Ausbildung der Krankheit innerhalb von 2–5 Jahren bleiben die Veränderungen stabil bestehen.

Differentialdiagnose. Im Gesicht Trichoepitheliom, Hidrokystom, Adenoma sebaceum, Amyloidose; an Handrücken auch Elastose. Histologische Sicherung der Diagnose ist wichtig.

Therapie. Behandlung mit Diathermie, Kürettage oder Kohlensäureschnee wird empfohlen, führt aber meist nicht zu zufriedenstellendem Ergebnis. Versuch mit Dermabrasion.

Pseudoxanthoma elasticum [Darier 1896]

Synonyme. Elastorrhexis generalisata und systemica (Touraine), Pseudoxanthoma elasticum mit Angioidstreifen, Grönblad-Strandberg-Syndrom (1929).

Definition. Dieser ursprünglich als nur auf die Haut beschränkt angesehenen Erkrankung liegt eine erbliche Systemerkrankung des elastischen Bindegewebes zugrunde. Pseudoxanthoma elasticum manifestiert sich vorwiegend am elastischen Bindegewebe der Haut, der Augen und des kardiovaskulären Systems.

Vorkommen. Selten, oft familiär. Unregelmäßiger Erbgang wird vermutet; autosomal-dominanter sowie autosomal-rezessiver Erbmodus wurden beschrieben.

Ätiopathogenese. Generalisierte Erkrankung des elastischen Bindegewebes unbekannter Genese. Die elastischen Bindegewebsfasern sind degeneriert, fragmentiert oder geschwollen und zeigen charakteristische Calciumsalzablagerungen und vermehrt saure Proteoglykane. Eine enzymatische Störung beim Auf- oder Abbau der elastischen Grundsubstanz (Elastin) wird vermutet.

Klinik. Da es sich um eine generalisierte Elastikaerkrankung handelt, sind Manifestationen an vielen elastikahaltigen Organen oder Geweben möglich. Die Erkrankung beginnt meist vor dem 30. Lebensjahr.

Haut. Hier finden sich symmetrisch angeordnet nebeneinander rund bis ovale oder streifenförmige Flecken oder schwach erhabene Papeln, die in Herden zusammenstehen. Erst ist ihre Farbe fast violett, später werden sie weißlich bis gelblich; daher stammt die Bezeichnung: ‚Pseudoxanthoma'. Das Oberflächenrelief der befallenen Haut ist unregelmäßig, ihre Konsistenz weich, schlaff und unelastisch. Bevorzugt werden die seitlichen Halspartien, die Gelenkbeugen (Axillen, Ellen- und Leistenbeugen, Kniekehlen), die seitlichen Rumpfpartien und der Nabel befallen.

Augen. Sehstörungen im 3.–4. Lebensjahrzehnt führen 60–70% solcher Patienten zum Augenarzt, da die Hautveränderungen unscheinbar sein können und keine subjektiven Beschwerden verursachen.
Es kommt zu Augenhintergrundveränderungen mit einem grauen Halo in der Zirkumferenz der Papille mit gefäßähnlichen Streifen, den *‚angioid streaks'* (Knapp 1892). Es sind teils gelblich-bräunliche bis fast schwärzlich verzweigte Streifen verschiedener Größe und spritzerartige oder wie gepflastert wirkende Veränderungen. Stets sind die Augenveränderungen symmetrisch. Hämorrhagien in die Retina und Chorioideamitbeteiligung können hinzukommen. Angioid streaks kommen auch bei Patienten mit M. Paget der Knochen vor. Sie sind sehr typisch und ein häufiges Symptom.

Kardiovaskuläre und allgemeine Symptome. Es finden sich charakteristische Herz- und arterielle Gefäßveränderungen sowie gastrointestinale Blutungen. Typisch sind arterielle Hypertonie, arteriosklerotische Veränderungen, Myokarditis, Aortitis, Angina pectoris, zerebrale Insulte und Hämorrhagien in inneren Organen, besonders im Gastrointestinal- und Harntrakt. Sie zeigen, daß eine Systemerkrankung des Elastikagewebes vorliegt, worauf Grönblad und Strandberg 1929 (*Grönblad-Strandberg-Syndrom*) hingewiesen haben.

Histopathologie. Die Veränderungen beschränken sich auf die elastischen Fasern. Sie sind stellenweise gequollen und in kurze Bruchstücke zerfallen (Elastorrhexis). Sie liegen oft häufchenartig zwischen normal wirkenden Kollagenfasern. Auffälligerweise sind die veränderten elastischen Fasern sehr reich an Calciumsalzen (v. Kossa-Färbung) und sauren Proteoglykanen (Hale-PAS-Reaktion). Auch elektronenmikroskopisch lassen sich grobe Strukturveränderungen und Fragmentierung der Elastika nachweisen.
Die „angioid streaks" entstehen durch gleichartige Veränderungen der Bruch-Membran des Auges und der Elastika in den Retinaarterien. Im übrigen sind die Gefäßveränderungen naturgemäß in den Arterien vom elastischen Typ besonders schwerwiegend.

Diagnostische Leitlinien. Die Untersuchung einer Hautbiopsie aus einem Herd ist beweisend. Wichtig ist Abklärung des Ausmaßes der systemischen Beteiligung.

Verlauf. Langsam chronisch-progredient; Rückbildung kommt nicht vor. Die Herde können leicht atrophisch werden.

Prognose. Sie ist abhängig vom Grad der Veränderungen am kardiovaskulären System. Bei über 70% der Patienten mit Augenbeteiligung entwickeln sich schwere Sehstörungen bis zur Erblindung.

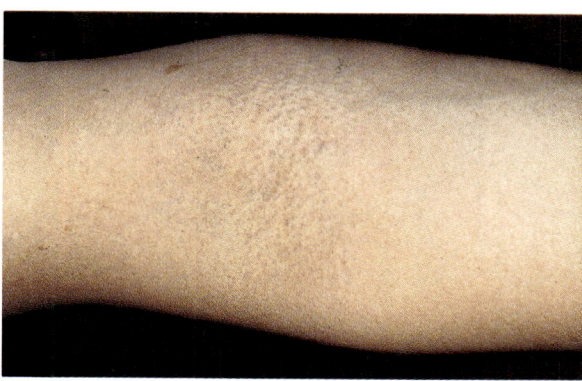

Pseudoxanthoma elasticum

Therapie. Symptomatische Behandlung der innerlichen Veränderungen, soweit dies möglich ist. Versuche mit Vitamin E oder Chelatbildnern [EDTA] zum Abbau der elastikagebundenen Kalksalze haben enttäuscht. Exzision störender Herde ist möglich.

Sonderform: Salpeterinduziertes Pseudoxanthoma elasticum [Christensen 1978]

Synonyme. Exogene Variante des Pseudoxanthoma elasticum alter Bauern; lokalisiertes Pseudoxanthoma elasticum.

Aus Skandinavien wurde von Pseudoxanthoma-elasticum-artigen Hautveränderungen bei Bauern berichtet, die an eine exogene Auslösung der Hauterscheinungen denken lassen. Die krankhaften Veränderungen sind nur auf die Haut beschränkt; innere Organe sind nicht betroffen, und es finden sich auch keine angioid streaks. Vorausgegangen waren bei diesen Patienten 30–50 Jahre zuvor Hautveränderungen beim Düngen mit norwegischem Salpeter. Bevorzugt befallen sind die Kubitalregionen. Klinisch und histologisch sind diese Hautveränderungen nicht vom echten Pseudoxanthoma elasticum zu unterscheiden. Die Apatitablagerungen im Bindegewebe sind charakteristisch. Allerdings ist auch ein lokalisiertes Pseudoxanthoma ohne anamnestisch nachweisbaren Salpeterkontakt bekannt geworden.

Elastosis perforans serpiginosa
[Lutz 1953, Miescher 1955]

Synonyme. Elastoma intrapapillare perforans verruciforme (Miescher), Keratosis follicularis serpiginosa (Lutz), perforierendes Elastom.

Vorkommen. Sehr selten. Beginn der Erkrankung meist in der Jugend, sehr selten nach dem 40. Lebensjahr, Androtropie.

Ätiopathogenese. Diese Dermatose kommt entweder isoliert oder bei anderen Erkrankungen vor, so bei Ehlers-Danlos-Syndrom, Marfan-Syndrom, Pseudoxanthoma elasticum, Rothmund- oder Thomson-Syndrom, Down-Syndrom und Osteogenesis imperfecta. Bei M. Wilson kann sie entweder spontan ent-

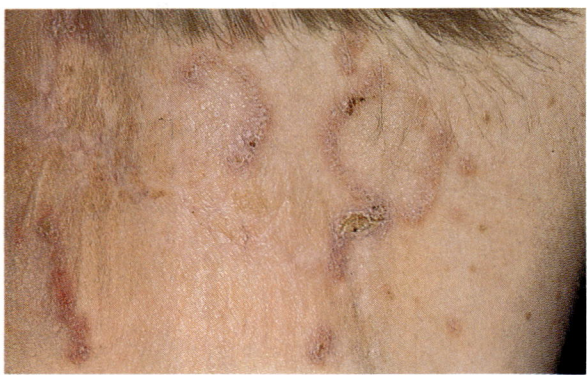
Elastosis perforans serpiginosa, mit Therapienarben

stehen oder durch D-Penicillamintherapie provoziert werden. Es kommt nach Miescher im Stratum papillare zu umschriebener Hyperplasie mit anschließender Nekrobiose elastischer Fasern, die unter akanthotisch-hyperkeratotischer Reaktion nach außen abgestoßen werden.

Klinik. Prädilektionsstellen sind Nacken, Hals, Wangen und Extremitäten. Man findet annuläre, zirzinäre, serpiginöse oder leistenförmige Herde mit peripherer Progression und zentraler Abheilungstendenz. Sie bestehen aus eng aneinander stehenden, harten keratotischen oder verruciformen rötlichen 2–5 mm großen Papeln, welche halberbsgroß werden können.

Histopathologie. Es kommt zu transepidermaler, häufig peri- oder transfollikulär angeordneter Ausschleusung von elastikaartigem Material. Reaktiv akanthotisch-hyperkeratotische Epidermisverdickung.

Prognose. Sie ist vorsichtig zu stellen. Verlauf meist über Jahre. Spontane Rückbildung unter zarter Atrophie ist möglich. Nicht selten, besonders auch nach aktiven therapeutischen Eingriffen, kommt es zur Keloidbildung.

Differentialdiagnose. Elastosis perforans serpiginosa kommt bei einer Reihe von Erkrankungen vor: Mongolismus, Ehler-Danlos-Syndrom, Osteogenesis imperfecta, Pseudoxanthoma elasticum und Marfan-Syndrom. Sonst ist an M. Kyrle, perforierendes Granuloma anulare und perforierendes verruciformes Kollagenom (Laugier und Woringer) zu denken.

Therapie. Kosmetisch störende Herde können im Gesunden in toto exzidiert werden. Auch flüssiger Stickstoff wird empfohlen. Versuch mit Glukokortikoiden okklusiv oder intraläsional.

Acrodermatitis chronica atrophicans
[Pick 1895, Herxheimer und Hartmann 1902]

Synonyme. Erythromelie, idiopathische Hautatrophie, M. Herxheimer.

Definition. Chronische, die Extremitäten – besonders akral – befallende, zunächst entzündliche, später zu Atrophie führende Hauterkrankung, wahrscheinlich infektiöser Genese.

Vorkommen. Die Erkrankung findet sich hauptsächlich bei der Landbevölkerung. Die geographische Verteilung ist auffällig: häufig in Nord-, Ost- und Mitteleuropa, selten in Frankreich, Nord- und Südamerika, fast niemals in Fernost. In Deutschland ist die Erkrankung häufig; in 95% der Fälle sind Frauen betroffen, am häufigsten im 5. Lebensjahrzehnt.

Ätiopathogenese. In erster Linie kommt eine infektiöse Genese in Frage. Die geographische Verteilung der Acrodermatitis chronica atrophicans entspricht weitgehend der des ‚Holzbocks', Ixodes ricinus. Auffällig ist, daß diese Zeckenart auch als Übertrager von Erythema chronicum migrans, Lymphadenosis benigna cutis (Pseudolymphom) und Sommerenzephalitis in Frage kommt. Auch bei diesen Krankheiten wird infektiöse Genese diskutiert; die genannten Hauterkrankungen können sich gelegentlich auch innerhalb von Herden der Acrodermatitis chronica atrophicans entwickeln. Wahrscheinlich werden durch den Zeckenbiß Krankheitserreger übertragen, bei denen es sich um große Viren, Rickettsien oder – wahrscheinlich – um Spirochäten handelt. Der exakte Beweis für die infektiöse Genese und die Identifikation des Erregers steht allerdings aus; die Erkrankung läßt sich aber mit Antibiotika erfolgreich behandeln.

Klinik

Lokalisation. Sitz der Krankheitserscheinungen sind die Körperakren, meist die Streckseiten der Extremitäten; seltener sind die Beugeseiten und Teile des Rumpfes einbezogen. Die Erkrankung ist häufiger symmetrisch. Die ausgeprägtesten Veränderungen finden sich am Dorsum der Fingergrundgelenke, an Hand- und Fußrücken, Ellbogen und Knien. An den Armen können die Herde durch sog. Ulnarstreifen, an den Beinen durch Tibiastreifen miteinander verbunden sein. Im ganzen besteht Neigung zu distalem Beginn und Ausbreitung nach proximal. Fälle mit fast universeller Ausdehnung kommen vor. Meist bleiben aber Gesicht, Palmae und Plantae verschont.

Entzündlich-ödematöses Stadium. Es wird vom Patienten oft übersehen. Dabei besteht eine zunächst relativ gut abgrenzbare polsterartige Hautschwellung mit entzündlicher Rötung, die sich später bläulich färbt und langsam größer wird. Subjektive Symptome fehlen zumeist.

Atrophisches Stadium. Schlaffe Atrophie schließt sich relativ rasch an. Die Haut wird dünn, welk, haarlos, zigarettenpapierartig fältelbar. Teleangiektasien werden sichtbar, auch Pigmentverschiebungen machen das Bild vielgestaltig. Da auch das subkutane Fettgewebe schwindet, werden die tiefliegenden Venen als größere blauviolette Stränge sichtbar. Ein entzündlich-ödematöser Randsaum spricht für Progredienz.

Besonderheiten

Fibroide Knoten. Bis walnußgroß, kutan-subkutan gelegen, knorpelartig hart, entwickeln sie sich nicht selten innerhalb der atrophischen Herde, namentlich über den Ellbogen. Durch *Verkalkung* können sie zu einem steinharten Sporn werden. Differentialdiagnostisch ist an Rheumatismus nodosus zu denken.

Sklerosierungen. Sie entwickeln sich gerne an den Unterschenkeln und Fußrücken. Statt einer schlaffen Atrophie ergeben sich dann sklerodermieartige Härte, weißlicher Glanz, fleckige Hyper- und Depigmentierungen. Bei Verwachsungen mit Periost und Gelenkkapsel können Gehbeschwerden resultieren.

Anetodermie. Gelegentlich kommt es innerhalb, selten auch außerhalb der atrophischen Hautveränderungen zu umschriebenen, hernienartigen Vorwölbungen atrophischer Haut.

Sekundäre Veränderungen. Mit der Entwicklung der Atrophie gehen Haarfollikel, Talg- und vielfach auch die Schweißdrüsen zugrunde. Daher wird die Haut abnorm trocken und neigt zu Exsikkationsekzemen. Weil ferner atrophische Haut mechanischen Insulten gegenüber kaum Widerstand leistet, führen auch Bagatelltraumen, besonders an den Beinen, leicht zu torpiden Ulzerationen. Auf ihrem Boden kann sich ein spinozelluläres Karzinom entwickeln. Bemerkenswert ist auch das gehäufte Auftreten von Pseudolymphomen, Lipomen und Fibromen, malignen Lymphomen, selten auch von Sarkomen.

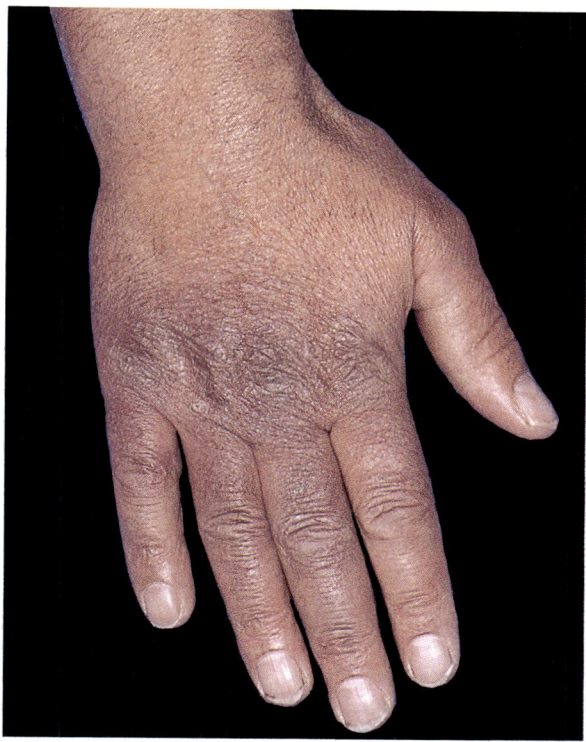

Acrodermatitis chronica atrophicans, entzündlich-ödematöses Stadium

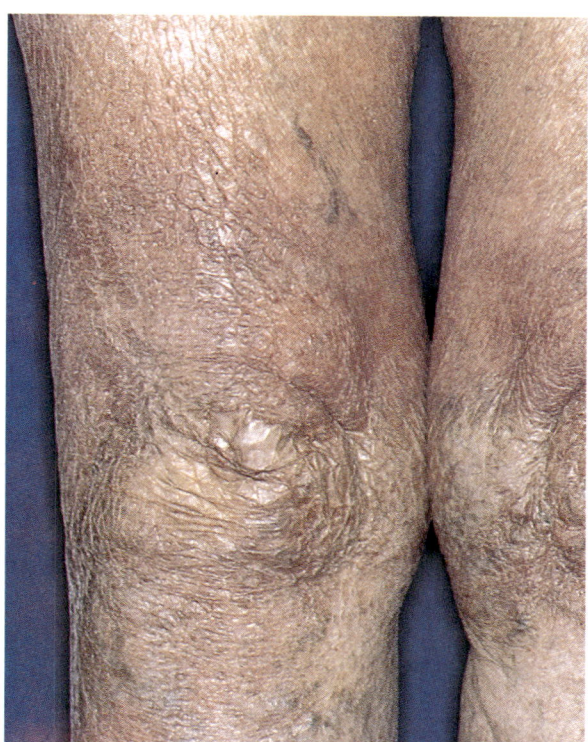

Acrodermatitis chronica atrophicans, Übergang in atrophisches Stadium

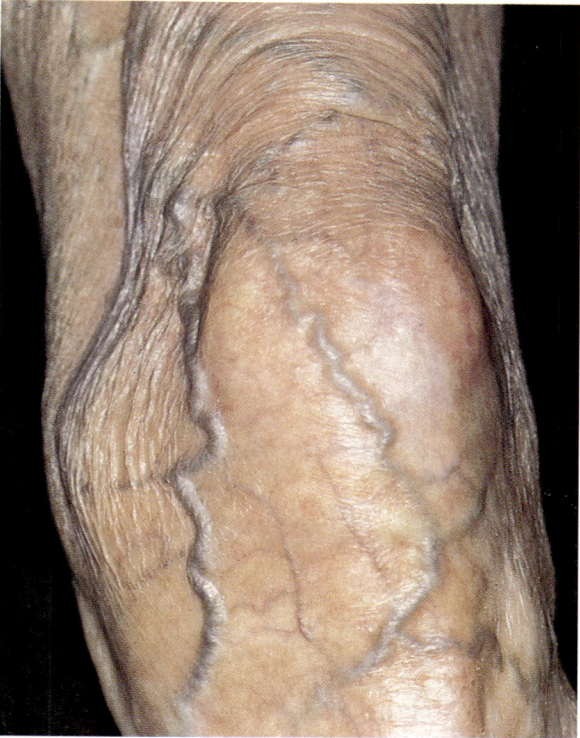

Acrodermatitis chronica atrophicans, atrophisches Stadium

Allgemeinsymptome. Subjektive Beschwerden sind gering. Nicht selten verläuft die Erkrankung mit einer Anschwellung der regionalen Lymphknoten und mit Knochenmarkveränderungen (Vermehrung von Plasmazellen, lymphoiden Zellen, Eosinophilen und auch Gewebsmastzellen). Die BSG kann beschleunigt sein, in der Elektrophorese finden sich γ- und α_2-Globulinvermehrung, ferner Abweichungen in der Immunelektrophorese und unspezifisch positive Reiter-KBR auf Lues. Letztere deutet auf Spirochäten-Infektion.

Histopathologie. Im entzündlich-ödematösen Stadium findet man im Korium ein deutliches Ödem neben einem bandartigen, die erweiterten Lymph- und Blutgefäße, später auch Haarfollikel und Schweißdrüsen begleitenden entzündlichen Infiltrat aus Lymphozyten, Histiozyten und vielen Plasmazellen. Für das atrophische Stadium typisch ist der Schwund kollagener und – im Gegensatz zur Sklerodermie – auch elastischer Fasern. Die kollagenen Fasern zeigen außerdem Quellung und Homogenisierung; die Haarfollikel und Talgdrüsen schwinden. Das verschmälerte Korium ist von einer dünnen atrophischen Epidermis bedeckt.

Differentialdiagnose. Im entzündlich-ödematösen Stadium kommen Perniosis und hochgradige Akrozyanose in Frage. Das entzündliche ebenso wie das sklerotische Stadium einer zirkumskripten Sklerodermie kann den entsprechenden Veränderungen bei Akrodermatitis sehr ähnlich sein. Gelegentlich kann ein malignes Lymphom (z.B. Immunozytom) das klinische Bild einer umschriebenen Acrodermatitis chronica atrophicans imitieren (Biopsie!).

Therapie
Innerlich: Antibiotika bringen die entzündlich-ödematösen Veränderungen und die fibrinoiden Knoten sicher zur Rückbildung. Die atrophische Haut ist nicht beeinflußbar. Mittel der Wahl ist Penicillin (oral 3–4 Mega-IE tgl. für 2–3 Wochen; ggf. auch Penicillin parenteral jeden 2. Tag (1–2 Mega-IE i.m.). Auch Tetrazykline (1,5 g tgl. für 10–20 Tage) oder Erythromycin sind wirksam.
Äußerlich: Die atrophische trockene Haut wird mit Salben (z.B. Wollwachsalkoholsalbe, Linola-Fett, Lipocreme Cordes) gepflegt.

Sonstige sekundäre Hautatrophien und Poikilodermien

Eine Vielzahl von Hauterkrankungen kann mit Atrophie oder Poikilodermie enden. Fehlen dann noch aktuelle Krankheitserscheinungen, so ist aus dem Endzustand oft weder klinisch noch histologisch die ursprüngliche Diagnose festzustellen. Als Ursache kommen u.a. in Frage: Traumen (mechanisch, chemisch, thermisch, aktinisch), Lupus erythematodes, Dermatomyositis (Poikilodermatomyositis), Lupus vulgaris, Mycosis fungoides und Lymphogranulomatose der Haut, Parakeratosis variegata, Lichen ruber planus.

Poikilodermia vascularis atrophicans [Jacobi 1906]. Hierbei handelt es sich nicht um eine selbständige Dermatose, sondern um einen morphologisch typischen Endzustand, der der oben genannten Krankheitsgruppe zuzuorden ist. Man findet das klassische Bild einer Poikilodermie mit großflächiger Hautatrophie, netzartigen oder streifigen Hyper- und Depigmentierungen, zahlreichen Teleangiektasien, gelegentlich auch feiner pityriasiformer Schilferung und lichenoiden Papeln. Am wichtigsten ist es, an Mycosis fungoides und an Parapsoriasis zu denken. Man sollte auf diese Krankheitsbezeichnung heute verzichten.

Reaktive perforierende Kollagenose
[Mehregan, Schwartz und Livingood 1967]

Definition. Sehr seltene Erkrankung im Anschluß an oberflächliche Traumen, vorwiegend bei Kindern.

Vorkommen. Betroffen sind insbesondere Kinder, bei denen sich die Veränderungen nach geringfügigen Verletzungen entwickeln und bis in das Erwachsenenalter bestehen bleiben. Häufigeres Vorkommen bei Zwillingen spricht für genetischen Hintergrund.

Ätiopathogenese. Nach geringfügigen Traumen kommt es zu einer Degeneration des Bindegewebes in dermalen Papillen mit sekundärer Elimination durch die verletzte Epidermis im Rahmen einer entzündlichen Reaktion.

Klinik. Meistens stecknadelkopfgroße keratotische Papeln, die entweder einzeln oder linear stehen. Sie wachsen langsam bis zu Halberbsgröße und können dann zentrale Eindellung mit einer harten, festhaftenden keratotischen Pfropfbildung zeigen. Abheilung erfolgt nach 2–6 Wochen unter Hinterlassung von hypopigmentierten Flecken.

Histopathologie. Chronische Entzündung mit basophiler Degeneration des kollagenen Bindegewebes, das durch die Epidermis, welche gelegentlich Massen von keratotischem Material enthält, ausgescheust wird.

Differentialdiagnose. Elastosis perforans serpiginosa, perforierendes Granuloma anulare, M. Kyrle, perforierendes Osteom, Calcinosis cutis.

Lichen sclerosus [Hallopeau 1887, Darier 1892]

Synonyme. Lichen sclerosus et atrophicus, Weißfleckenkrankheit, Lichen albus, „white spot disease" (engl.) (Johnston und Sherwell 1903).

Definition. Dermatose unklarer Ätiologie mit kleinfleckiger, manchmal zu größeren Herden konfluierender weißer Hautatrophie, Schwund der Elastika und follikulären Keratosen.

Vorkommen. Relativ selten. Es erkranken vorwiegend Frauen im 5.–6. Lebensjahrzehnt; selten Kleinkinder, ebenfalls bevorzugt das weibliche Geschlecht. Bei erwachsenen Männern ist der Erkrankungssitz an Glans und Präputium am häufigsten. Die Krankheit wurde bei Farbigen nur ausnahmsweise beobachtet. Familiäres Vorkommen wurde vereinzelt beschrieben.

Ätiologie. Unbekannt.

Klinik

Sitz und Verteilung. Die Erscheinungen sind disseminiert oder örtlich herdförmig-aggregiert. Prädilektionsstellen sind die seitlichen Halspartien, die Schlüsselbeingegend, die Region zwischen und unter den Brüsten, die Beugeseiten der Unterarme, Schultern und das Genitale, hier die Vulva bzw. Präputium und Glans penis. Auch Veränderungen im Analbereich sind nicht selten. Bei Krankheitsverdacht sind daher alle Prädilektionsstellen zu untersuchen.

Hautveränderungen. Initialveränderungen in Form von einzelnen erythematösen Papeln werden nur ausnahmsweise beobachtet. Typisch sind dagegen kleinste, bis etwa 0,5 cm große, porzellan- oder mehr bläulichweiße, im Hautniveau oder ganz flach bleibende, runde oder ovale atrophische Herde, die zu unregelmäßig konfigurierten, größeren Arealen zusammentreten können. Gelegentlich weisen sie einen zyklamenfarbenen entzündlichen Randsaum auf. Ältere Herde zeigen eine feine pergamentartige Fältelung der Oberfläche und charakteristische komedoartige follikuläre Hyperkeratosen. Selten kommt es zur Abhebung der Epidermis mit Ausbildung hämorrhagischer Blasen. Stärkere Induration, Juckreiz oder andere subjektive Beschwerden fehlen.

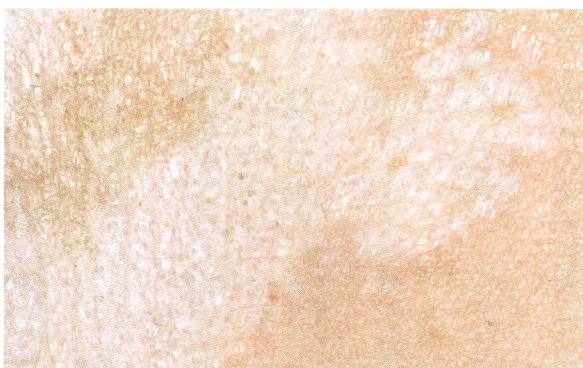

Lichen sclerosus et atrophicus

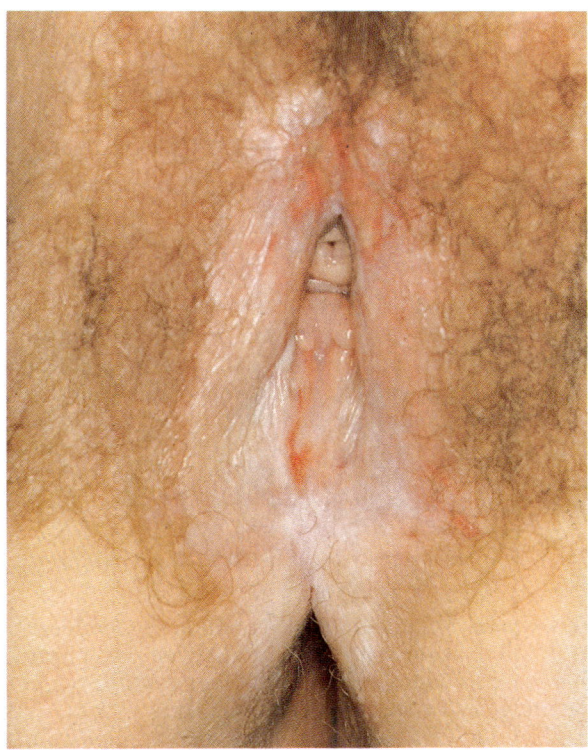

Lichen sclerosus et atrophicus

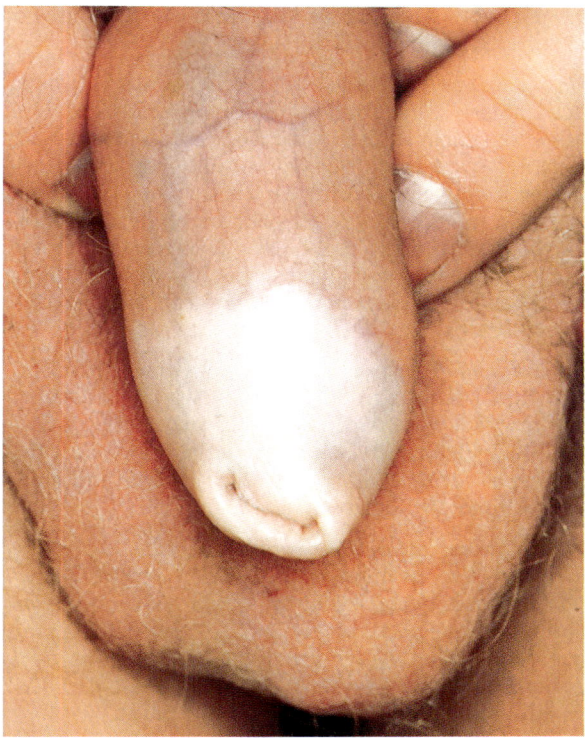

Lichen sclerosus et atrophicus, sekundäre Phimose

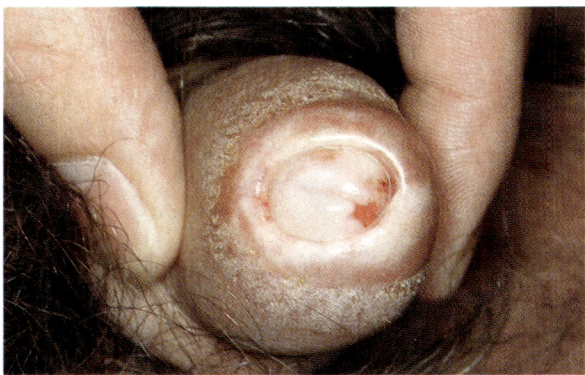

Lichen sclerosus et atrophicus

Schleimhautveränderungen. Sie sind selten und manifestieren sich als weißliche Herde an der Wangenschleimhaut.

Genitalveränderungen. Die genitalen Läsionen an Vulva, Präputium und Glans penis bestehen ebenfalls in weißlich-atrophischen Herden mit oft deutlicher narbiger Schrumpfung. Nicht selten ist Ausbildung von hämorrhagischen Blasen, die narbig abheilen. Klinisch entsprechen die Erscheinungen der *Kraurosis vulvae* bzw. der *Kraurosis penis.* Die *Balanitis xerotica obliterans* (Stühmer 1928), die als eigenständiges Krankheitsbild mit narbiger Schrumpfung im Bereich von Präputium, Frenulum, Glans und Urethralöffnung beschrieben wurde, ist offenbar gleichfalls dem Lichen sclerosus et atrophicus zuzuordnen. Bei Erkrankung der Glans in der Umgebung der Urethralmündung kann es zur Stenose mit chronischer Harnverhaltung (Balkenblase) kommen. Die Genitalveränderungen können stark jucken.

Histopathologie. Zunächst Verdickung, dann Atrophie der Epidermis mit follikulären Hyperkeratosen. Unmittelbar darunter liegt eine Zone mit Schwund der Elastika und ödematöser Durchtränkung der hyalinisierten kollagenen Fasern, an die sich zur Tiefe wallartig ein bandartiges oder mehr perivaskuläres lymphozytäres Infiltrat anschließt. Das massive Ödem führt manchmal zu subepidermaler Blasenbildung mit Kapillararrosion und Blutaustritten (hämorrhagische Blase).

Verlauf und Prognose. Der Verlauf ist chronisch, manchmal schubweise. Spontanes Sistieren ist jederzeit möglich. Die Atrophie bildet sich nicht zurück. Bei Koinzidenz mit Leukoplakien im Vulva- oder Penisbereich ist die Möglichkeit der Entstehung eines spinozellulären Karzinoms gegeben.

Koinzidenz mit anderen Dermatosen. Gleichzeitiges Vorkommen von zirkumskripter Sklerodermie (Morphaea) ist möglich. Auch die Kombination mit Vitiligo wurde gelegentlich beobachtet. Bei Erkrankung der Vulva sollen in 50% der Fälle Leukoplakien vorkommen und damit ein fakultativ präkanzeröser Zustand vorliegen.

Differentialdiagnose. Kleinfleckige zirkumskripte Sklerodermie (histologisch hier aber Erhaltung der Elastika), kleinfleckiger atrophischer Lichen ruber planus (ebenfalls histologisch abzugrenzen).

Therapie. Sie ist wenig wirksam.
Innerlich: Glukokortikosteroidtherapie dürfte kaum indiziert sein, zumal die Wirksamkeit unsicher ist. Versuche mit Vitamin A oder E (Rovigon), auch mit Chloroquin (Resochin), brachten keine überzeugenden Ergebnisse. Auch aromatisches Retinoid (Tigason) wird versucht.
Äußerlich: Empfohlen wird die äußerliche simultane Anwendung von Glukokortikosteroiden in Form von Cremes oder Salben und Externa mit Heparin(oid)- und Östrogenzusätzen (Lasonil, Linoladiol). Glukokortikosteroide können auch unter Okklusivverbänden oder als Kristallsuspension (Volon A Kristallsuspension, 10 mg, 1:3–1:5 verdünnt mit Scandicain) intraläsional injiziert, angewandt werden. Letztgenannte Therapieform vermag besonders den Juckreiz genitaler Läsionen bei Frauen und Kindern wesentlich zu lindern und ist dort heute die Therapie der Wahl. Bei Erkrankung der Glans und der Vulva hat sich die täglich wechselnde Therapie mit Glukokortikosteroiden und Heparinoiden (Lasonil) bewährt. Bei Lichen sclerosus der Vulva kommt auch ein Versuch mit Östrogensalben (Ovestin, Linoladiol) in Betracht.

Neuerdings wird bei Lichen sclerosus im Genitalbereich beim Mann auch Testosteron empfohlen: *Rp.* Testosteronpropionat 1,0; Linola-Fett ad 50,0; M.D.S.

Chirurgische Therapie. Bei Verdacht auf Entwicklung eines spinozellulären Karzinoms im Vulvabereich müssen eine Biopsie und ggf. anschließend eine ausgedehntere Resektion erfolgen. Bei schrumpfenden Präputialveränderungen ist die Zirkumzision indiziert.

Sklerodermien

Definition. Chronische Erkrankungen unbekannter Ätiologie, bei denen es nach einer entzündlichen Phase zur Sklerose umschriebener Hautareale oder zu generalisierter Sklerose der Haut unter Beteiligung innerer Organe kommt. Die Prognose der erstgenannten Form ist günstig, die der zweiten Form ernst. Trotz Gemeinsamkeiten des histologischen Bildes und trotz möglicher Übergangsformen ergibt sich wegen der unterschiedlichen Ausbreitung, Verläufe und Prognose die Notwendigkeit, zwei eigenständige Krankheiten voneinander abzugrenzen:
– zirkumskripte Sklerodermie und
– systemische progressive Sklerodermie.

Hautveränderungen, die das Bild einer Sklerodermie weitgehend imitieren, jedoch eine geklärte, andersartige Ätiologie aufweisen, werden als
– Pseudosklerodermie
abgetrennt.

An Sklerodermie erinnernde, jedoch mit ihr nicht verwechselbare umschriebene sklerosierende Hautveränderungen werden gelegentlich als *sklerodermiforme Hautveränderungen* beschrieben; Beispiel ist das sklerodermiforme Basaliom.

Sclerodermia circumscripta

Synonyme. Zirkumskripte Sklerodermie, lokalisierte Sklerodermie, Morphoea, Morphaea.

Vorkommen. Relativ selten. Das weibliche Geschlecht ist 2:1–3:1 bevorzugt. Am häufigsten ist das jüngere Erwachsenenalter (20–40) betroffen; etwa 15% der Patienten sind Kinder bis zu 10 Jahren.

Ätiologie. Unbekannt. In Einzelfällen wurden Traumen als auslösende Faktoren angeschuldigt. Genetische, immunologische, hormonelle, virale, toxische, neurogen oder vaskulär wirksam werdende Faktoren wurden diskutiert, aber nicht bewiesen.

Klinik. In beginnenden Sklerodermieherden findet man eine fleckförmige, sich allseitig ausdehnende, mäßig entzündliche Rötung. Bald bildet sich im Zentrum des Herdes unter Schwund des Erythems eine langsam wachsende, gelblich-weißliche harte Platte aus. Es entsteht eine scheibenartige, an der Oberfläche spiegelnde, mit der Unterlage verbackene elfenbeinfarbene Verhärtung der Haut, die ringförmig umgeben ist von einem schmalen oder auch breiteren blau-violetten oder fliederfarbenen Erythem, dem *lilac ring*. Die Verhärtungen sind oft irreversibel. Nach längerem Bestand kann sich unter Verlust von Haaren und Talgdrüsen eine Atrophie ausbilden, wobei Pigmentveränderungen (Hyper- und Depigmentierungen) innerhalb der Herde auftreten. Alle Laborwerte sind unauffällig.

Wechselnde Größe und Form der sklerotischen Bindegewebsverhärtung und wechselnder Sitz in verschiedenen Etagen der Haut lassen verschiedene klinische Formen unterscheiden:

Herdförmige zirkumskripte Sklerodermie (Morphaea). Hier findet man einen oder mehrere münz- bis handflächengroße Herde. Prädilektionsstelle ist der Rumpf.

Kleinfleckige zirkumskripte Sklerodermie. Sie ist gekennzeichnet durch eine Aussaat von gelblich-weißlichen, oberflächlich glänzenden sklerotischen Herdchen mit Randbegrenzung durch einen feinen lilac ring. Die klinische Abgrenzung gegenüber dem Lichen sclerosus et atrophicus kann schwierig sein. Stets fehlen aber folliculäre Hyperkeratosen. Entscheidend ist das histologische Bild.

Erythematöse zirkumskripte Sklerodermie. Als Synonym wird auch die Bezeichnung *Atrophodermia idiopathica et progressiva* (Pierini und Pasini 1923) gebraucht. Diese Form ist relativ selten. Dabei entwickelt sich meist in mehreren rundlichen Herden von Talergröße lediglich ein zyklamenfarbenes Erythem: *forme lilacée* (Gougerot). Die Sklerosierung der Herde bleibt praktisch ganz aus oder ist nur sehr gering. Schließlich wird die Haut in den gut abgegrenzten Herden leicht atrophisch und sinkt kahnartig unter das Hautniveau ein. Es handelt sich wesensmäßig um eine ganz oberflächlich in der Dermis lokalisierte zirkumskripte Sklerodermie. Nicht selten tritt sie gemeinsam mit herdförmiger zirkumskripter Sklerodermie in Erscheinung.

Disseminierte zirkumskripte Sklerodermie. Sie ist durch eine größere Anzahl von Herden gekennzeichnet, in schweren Fällen tritt sie *generalisiert* auf. Atemexkursionen und Bewegungsfähigkeit der Extremitäten können deutlich eingeschränkt werden. Gelegentlich wurde in solchen Fällen die für systemische Sklerodermie typische innerliche Begleitsymptomatik beobachtet. Entsprechende klinische Durchuntersu-

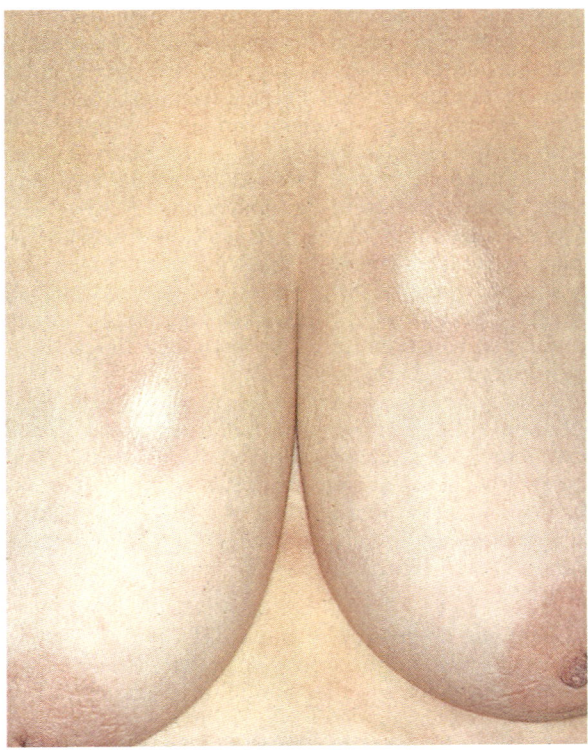

Sclerodermia circumscripta (Morphaea)

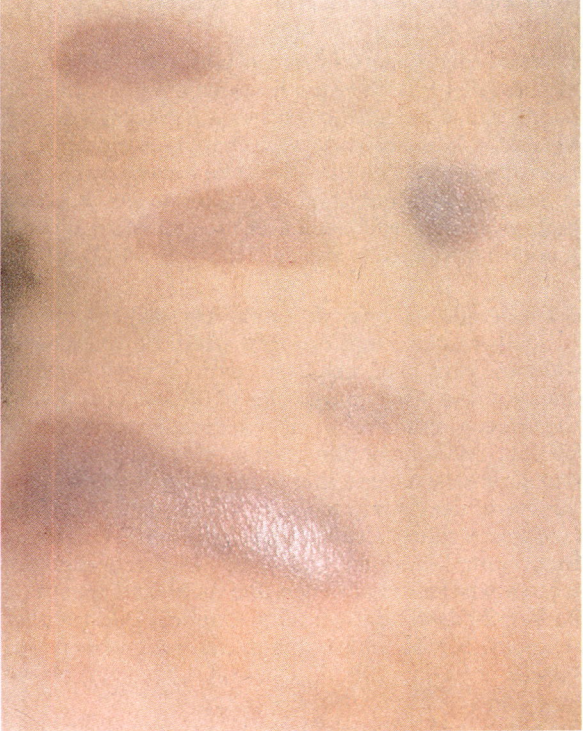

Sclerodermia circumscripta disseminata

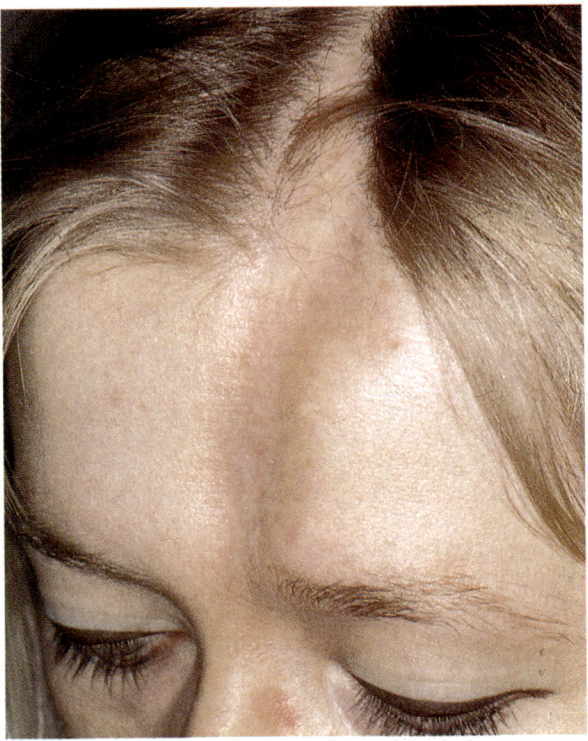

Sclerodermia circumscripta en coup de sabre

chungen und Verlaufskontrollen sind bei derartigen Patienten ratsam, damit die bei dieser Form offenbar vorkommenden echten Übergänge zur systemischen Sklerodermie frühzeitig erfaßt werden.

Lineare oder bandförmige zirkumskripte Sklerodermie. An den Extremitäten herrschen vielfach lineare, bandförmige oder auch systematisierte Herde mit Verlauf in Längsrichtung vor. Diese können als derbe sklerotische Streifen über Gelenke hinwegziehen und zur Bewegungseinschränkung führen. Bei Kindern kann es in den befallenen Gebieten zu Muskel- oder Knochenatrophien kommen (Röntgen, EEG).

Sclérodermie en coup de sabre. Diese nicht seltene Sonderform der bandförmigen zirkumskripten Sklerodermie entwickelt sich frontoparietal meist paramedian von den Augenbrauen bis in die behaarte Kopfhaut hinein, in der es zu einer permanenten Alopezie kommt. Manchmal findet man eine rinnenförmige Atrophie des darunterliegenden Knochens, so daß insgesamt der Aspekt eines Zustands nach Säbelhieb („coup de sabre") entsteht. Doppelseitigkeit ist extrem selten. Veränderungen im Elektroenzephalogramm wurden beschrieben. Bei mehr seitlichem Sitz im Kopfbereich oder am Kinn kann ein Bild resultieren, das der Hemiatrophia faciei progressiva entspricht.

Noduläre zirkumskripte Sklerodermie. Bei dieser seltenen Variante zeigen sich an Keloide erinnernde knotige Herde, daher auch die Bezeichnung *Keloidmorphaea*. Koinzidenz mit typischen Morphaeaherden kommt vor und ist hilfreich für die Diagnose. Histologisch findet sich eine im Gegensatz zum Keloid normale Elastika.

Subkutane zirkumskripte Sklerodermie. Diese Variante ist dadurch charakterisiert, daß bevorzugt das subkutane Bindegewebe zwischen den Fettläppchen und die tieferen Koriumschichten Sitz der Sklerosierung sind. Daher fehlt auch an der Hautoberfläche das fliederfarbene Erythem des „lilac ring". Klinisch sieht man knotige, strangförmige oder mehr keloidartige Hautveränderungen, die zu Einziehungen oder Vorwölbung und zur Verhaftung der Haut mit der Unterlage führen.

Sklerofaszie. Sie kann als eine zirkumskripte Sklerodermie mit Sitz im Bindegewebe der Faszien herausgestellt werden. Bevorzugte Lokalisation sind die Faszien in den Sehnenscheiden der Unterarmbeugeseiten.
Durch Schrumpfung und Einmauerung von Muskulatur und Sehnen führt diese Form schließlich zur dermatogenen Fixierung der Gelenke. Auch die Symptomatik eines *Karpaltunnelsyndroms* kann resultieren.

Histopathologie. Frühveränderungen sind ein dichtes, vorwiegend lymphozytäres entzündliches Infiltrat, das die Gefäße des oberflächlichen und tiefen Plexus umgibt, eine ödematöse Verquellung der Kollagenfaserbündel und oft eine septale Pannikulitis mit Lymphozyten, Plasmazellen und Eosinophilen. Aus diesem entzündlichen entwickelt sich das sklerotische Stadium, in dem sich das dermale Bindegewebe auf Kosten des subkutanen Fettgewebes ausbreitet. Die Entzündungszellen verschwinden, Fibroblasten sind nur noch spärlich zwischen den meist parallel zur Hautoberfläche angeordneten homogenisierten und verbreiterten Kollagenfaserbündeln nachweisbar. Die Gefäße werden zu Schlitzen verengt, die Adnexe atrophisch. Haarfollikel und Talgdrüsen schwinden fast völlig, lediglich die Mm. arrectores pilorum bleiben übrig. Die ekkrinen Schweißdrüsen liegen eingemauert in Koriummitte. Die elastischen Fasern bleiben weitgehend erhalten.
Elektronenmikroskopisch findet man regionale Neubildung kollagener Fibrillen mit einer Verringerung des durchschnittlichen Fibrillendurchmessers und einer erhöhten Variationsbreite ihrer Dicke bei ansonsten normaler Feinstruktur. An den kleinen Gefäßen werden Endothelverdickungen und Fenestrationen, ferner Verdickungen der Basalmembran beschrieben.

Verlauf und Prognose. Die Intensität der Erkrankung ist unterschiedlich und unberechenbar. In der Regel kommt sie aber spontan zum Stillstand, der „lilac ring" verschwindet. Auch die Sklerose kann sich zurückbilden. Angaben der mittleren Erkrankungsdauer liegen bei 1,5–4 Jahren für die herdförmige, bei 5 Jahren für die lineare zirkumskripte Sklerodermie. Verläufe von über 10 Jahren Dauer sind aber möglich.

Komplikationen. Die quoad vitam gute Prognose wird durch bleibende Atrophieherde, mögliche Deformitäten (insbesondere bei den linearen und subkutanen Formen) und die störende Behinderung der Gelenkbeweglichkeit getrübt. Manchmal entstehen trophische, schlecht heilende Ulzera in alten Sklerodermieherden besonders der Unterschenkel. Koexistenz mit progressiver systemischer Sklerodermie oder Übergänge in diese prognostisch ungünstige Form sind selten, kommen aber bei disseminierter bzw. generalisierter Morphaea vor, ebenso wie myositische Veränderungen im erkrankten Areal.

Therapie. Wenig erfolgreich; in Anbetracht der spontanen Abheilungstendenz ist Zurückhaltung mit eingreifenden Maßnahmen geboten.
Innerlich: Bei ausgedehnter Erkrankung und stärkeren Aktivitätszeichen (ausgeprägter lilac ring, merkliche Vergrößerung der Herde) wird Penicillin empfohlen (2–4 Wochen tgl. Injektionen von 10 Mega-E (Penicillin „Grünenthal" 10 Mega) oder oral tgl. 3mal 1–2 Mega (Baycillin, Beromycin). Bei linearen Sklerodermieformen wird Phenytoin (Zentropil, zunächst 2- bis 3mal 100 mg/Tag, später 100 mg über 1–3 Jahre, unter Kontrolle der Nebenwirkungen) empfohlen; größere Erfahrungen stehen noch aus.
Äußerlich: Glukokortikosteroide können in Salbenform, auch unter Okklusivverband, angewendet werden; ferner als intraläsionale Injektion von 1:3–1:5 verdünnter Kristallsuspension (Volon A). Auch heparinoid- und oder ichthyolhaltige Salben (Lasonil, Hirudoid, Emdecassol, Ichthalgan) werden empfohlen.
Physikalische Therapie: Bei bandartigen Formen an den Extremitäten darf die physikalische und krankengymnastische Behandlung zur Erhaltung der Gelenkbeweglichkeit nicht vergessen werden (Orthopäde).

Progressive systemische Sklerodermie

Synonyme. Diffuse oder progressive Sklerodermie, Sclerodermia diffusa seu progressiva, systemische Sklerose, Systemsklerose.

Definition. Die progressive systemische Sklerodermie (PSS) ist eine ätiologisch ungeklärte, chronische, nicht selten in wenigen Jahren tödlich verlaufende Systemerkrankung des gefäßführenden Bindegewebes mit Entwicklung einer diffusen Sklerose der Haut und der inneren Organe. Raynaud-Syndrom geht häufig voraus oder tritt begleitend auf.

Vorkommen. Die Krankheit ist selten. In den USA beträgt die Morbidität 105/1 Mio. Einwohner, die Zahl der Neuerkrankungen pro Jahr wird mit 3–12/1 Mio., die Mortalität mit 2–4/1 Mio. Einwohner angegeben. Klimatische, rassische, geographische Unterschiede sind nicht bekannt. Eine Assoziierung mit HLA-B8 wurde festgestellt. Frauen erkranken mit 3:1–5:1 viel häufiger als Männer. Die Krankheitshäufigkeit steigt mit dem Lebensalter an, bei Kindern ist progressive systemische Sklerodermie – anders als die zirkumskripte – extrem selten.

Ätiopathogenese. Ursache unbekannt. Ähnlich wie bei der zirkumskripten Sklerodermie wird eine Vielzahl von Faktoren diskutiert, die sich auf vier Bereiche konzentrieren: genetische Disposition, vaskuläre Regulationsstörungen, humorale und zelluläre Immunphänomene sowie Störungen bei der Regulation der Kollagensynthese. Einige Einzelbeobachtungen seien aufgeführt. Bei gesunden und den erkrankten Familienmitgliedern wurden in erhöhtem Maße Chromosomenanomalien festgestellt; es wurde ein Faktor im Patientenserum gefunden, der Chromosomenbrüche in Mitosen von Gesunden induziert. HLA-B8 kommt gehäuft bei Patienten mit schwerem Krankheitsverlauf und gestörter zellvermittelter Immunität vor. Verschlüsse von Digitalarterien durch Endothelproliferation sind angiologisch oft schon in Frühstadien nachweisbar, ebenso Störungen der Gefäßfunktion. Eine Depression der T-Lymphozyten soll stets nachweisbar sein; Zytotoxizität von Patientenlymphozyten gegenüber Muskelzellen und Fibroblasten wurde beobachtet. Hinweis auf eine veränderte humorale Immunitätslage ist das Auftreten antinukleärer Faktoren gegen verschiedene Zellkernantigene. Schließlich konnte gezeigt werden, daß Fibroblasten von Sklerodermiepatienten eine wesentlich höhere DNS-Synthese- und Kollagensyntheserate aufweisen als solche von normaler Haut. Das bei Sklerodermiepatienten synthetisierte Kollagen ist zudem von anderer Zusammensetzung als bei Normalpersonen. Diskutiert wird schließlich, ob eine Virusinfektion (im Sinne von „slow virus disease") an der Entwicklung der Sklerodermie beteiligt ist.

Klinik

Verlaufsformen. Innerhalb des vielgestaltigen Krankheitsbildes der systemischen Sklerodermie lassen sich einzelne Verlaufsformen herausarbeiten, die allerdings Überlappungen zeigen. Nach der Hauptlokalisation sind zu unterscheiden:
1) Akrosklerodermie (Akrosklerose),
2) diffuse Sklerodermie (und ihre maligne akute Form),
3) Thibièrge-Weissenbach-Syndrom und CRST-Syndrom,
4) viszerale Sklerodermie ohne Hautbeteiligung.

Das Vorkommen zahlreicher Übergangsformen kann als Zeichen der Zusammengehörigkeit dieser Formen zu einer Krankheit angesehen werden.

Eine andere Einteilung der systemischen Sklerodermien kann unter Berücksichtigung von Haut- und internen Manifestationen getroffen werden:
Typ I. Akraler Typ. Raynaud-Syndrom, Sklerodaktylie, Ösophagusbeteiligung.
Typ I a. Zusätzlich Beteiligung von Lunge und Magen-Darm-Trakt.
Typ II. Distaler Typ. Raynaud-Phänomen, Sklerodaktylie, Teleangiektasien, Beteiligung von Verdauungstrakt, Lunge und Niere.

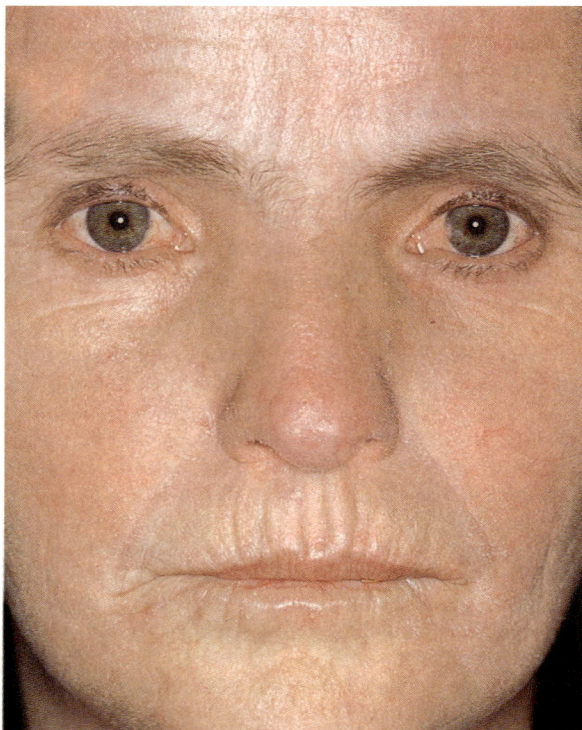

Progressive systemische Sklerodermie

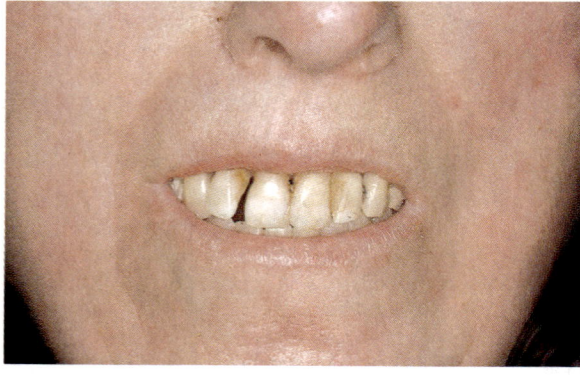

Progressive systemische Sklerodermie, Mikrostomie

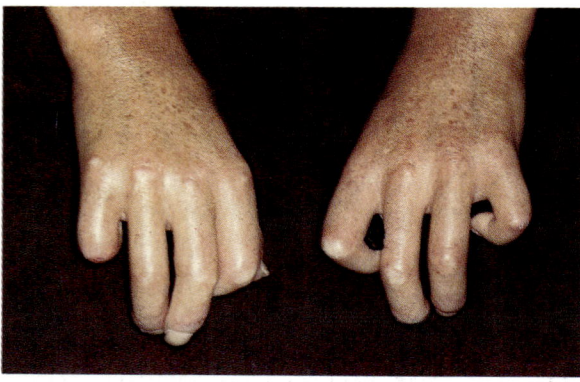

Progressive systemische Sklerodermie

Typ III. Stammtyp. Raynaud-Phänomen fraglich, Beteiligung der Gelenke und Viszera (Herz, Niere, Verdauungstrakt), febrile Temperaturen.

Geht man von dem pathologisch-anatomischen Schema: Vaskulopathie ↔ Sklerose ↔ Entzündung und den biochemischen Befunden aus, so kann man von der Krankheitsdynamik her zwei Hauptformen einander gegenüberstellen:
– vaskulär-fibrotische Form,
– entzündlich-fibrotische Form.
Die letztere Einteilung hat eine gewisse Bedeutung für die einzuschlagende Therapie erlangt.

Prodrome. Zunächst uncharakteristische Beschwerden wie Müdigkeit, Kopfschmerz, depressive Verstimmungen und leichte Temperatursteigerung können als unbestimmte erste Krankheitszeichen auftreten. Auch können sich Beschwerden an den Extremitätenakren einstellen. Sie äußern sich in kalten Jahreszeiten als *vasomotorische Störungen* (Akrozyanose, Cutis marmorata) mit Kälteempfindlichkeit, gelegentlich auch Parästhesien.

Raynaud-Syndrom. Dieser durch Kälte ausgelöste anfallsartige Gefäßspasmus, besonders an den oberen Extremitäten, mit der typischen Abfolge der drei Stadien von schmerzhafter Ischämie, lokaler Zyanose und arterieller Hyperämie findet sich als Frühsymptom bei der Mehrzahl der Patienten. Mit 60–90% der Fälle ist das Raynaud-Phänomen nach den Hauterscheinungen das häufigste Symptom bei systemischer Sklerodermie, besonders bei Akrosklerodermie.

Akrosklerodermie, Sklerodaktylie. Diese Form beginnt an den Akren bzw. Fingern. Sie ist die häufigste Manifestation. Vorangehend oder gleichzeitig mit der teigig-ödematösen, gering geröteten Anschwellung der Finger, Hände und Unterarme (*Stadium oedematosum*), tritt das Raynaud-Phänomen auf. Befall der Füße ist selten. Im weiteren Verlauf wird die Haut extrem straff, gespannt, wachsartig-spiegelnd und läßt sich nicht mehr in Falten abheben (*Stadium sclerosum*). Durch die sklerotische Schrumpfung der Haut wird die Beweglichkeit an Händen und Füßen eingeschränkt (dermatogene Kontraktur). Die Finger werden krallenartig in Beugekontraktur gespreizt und schließlich völlig unbeweglich. An den Fingerspitzen und über den Gelenken findet man oft kleine Nekrosen („Rattenbißnekrosen"). Weichteile und Knochen verfallen einer Druckatrophie. In schweren Fällen erscheinen die Endglieder zugespitzt („Madonnenfinger") oder verstümmelt. Die Nägel sind durch Querwülste und Querstreifen deformiert. Bisweilen treten Punktblutungen im Nagelhäutchen auf.
Ein zweiter Pol für den Ausgang der Krankheitserscheinungen ist das Gesicht. Es verliert sein Mienenspiel: sklerodermatische Amimie. Durch die Straffung und Sklerosierung der Haut verkleinert sich das Gesicht. Die Nase wird spitz, überzogen von einer glatten spiegelnden Haut. Die Wangen sind gerafft, die Lippen schmal. Der Mund ist zu einer verkleinerten rundlichen Öffnung geworden: Mikrostomie;

das Öffnen des Mundes ist erschwert. Auch die Beweglichkeit der Augenlider ist eingeschränkt. Die Stirn ist nicht mehr fältelbar, der Mund nicht mehr zum Pfeifen zuzuspitzen. Palpatorisch ist die Gesichtshaut straff und hart, ihr Farbton ist weißgelblich-fahl.

Zunehmend können sich die diffusen Sklerosierungen auch auf Hals, Stamm und proximal auf die Gliedmaßen ausbreiten. Immer mehr wird die Beweglichkeit eingeengt, selbst die Atemexkursionen werden behindert. Die Bauchwand wird trommelartig. An den Beinen entwickeln sich dermatogene Streckkontrakturen. Schließlich ist der Patient in die bretthärte sklerosierte Haut wie in einen Panzer eingemauert.

Diffuse Sklerodermie. Sie ist charakterisiert durch ein stammbetontes derbes Ödem (Stadium oedematosum), das sich auf die Extremitäten ausbreitet und zu einer weißlichen Sklerose der gesamten Haut führen kann (Stadium sclerosum). Raynaud-Symptome finden sich bei dieser Form meist erst im späteren Stadium, wenn die Sklerose auf die Hände übergegriffen hat. Die Beteiligung der Muskulatur und innerer Organe, Entzündungszeichen wie erhöhte BSG, Dysproteinämie und hohe Titer antinukleärer Faktoren sind häufig. Nicht selten sind arthritische Symptome, daher auch die Bezeichnung: *febril-arthritischer Typ*. Eine Überlappung dieser Form der progressiven systemischen Sklerodermie mit Dermatomyositis und Lupus erythematodes ist möglich und wird gesondert dargestellt. Diese diffuse Form soll bei beiden Geschlechtern gleich häufig vorkommen, ihre Prognose ist ungünstig, da sie nicht selten in 3–5 Jahren letal endet, eine *akute maligne Variante* kann sehr rasch innerhalb weniger Monate zum Tode führen.

Weitere Hautveränderungen. Mit der Atrophie können sich Teleangiektasien, fleckförmige bis streifige Hypo- und Hyperpigmentierungen und damit das Bild einer *Poikilodermie* einstellen. An den Akren kommen nach kleinen Verletzungen torpide *Ulzerationen* zustande. Die Hautanhangsgebilde verfallen der Atrophie, am Kapillitium resultiert eine sklerodermatische *Alopezie*. Kutan-subkutan kommt es bei etwa 25% der Fälle in den sklerotischen Hautbereichen zu *Kalkeinlagerungen*, die an den zugespitzten Fingern als krümelige Massen nach außen entleert werden.

Schleimhautbeteiligung. An der Mundschleimhaut lassen sich kleinfleckige oder großflächige Sklerosierungen und Atrophien nachweisen. Mit der Mundverkleinerung entsteht eine Mikrocheilie. Die Zungenoberfläche wird atrophisch glatt, die Beweglichkeit der Zunge durch das sklerotisch verkürzte harte Zungenbändchen (*Frenulumsklerose*) eingeschränkt. Auch die Genitalschleimhaut bleibt nicht verschont.

Beteiligung innerer Organe. Die unterschiedlichen klinischen Bilder und Verläufe der systemischen Sklerodermie ergeben sich aus dem wechselnden Ausmaß der Beteiligung innerer Organe. Zahlenangaben dazu schwanken in weiten Grenzen, da große Unterschiede zwischen klinischen Symptomen, dem Nachweis von Veränderungen durch genauere Untersuchungsverfahren und schließlich dem bioptischen oder autoptischen Befund bestehen.

Wichtigste Organmanifestationen der progressiven systemischen Sklerodermie (Prozentzahlen nach Literaturangaben)

Organ	%	Organ	%
Haut	90–95	Perikard	11
Raynaud-Phänomen	60–90	Niere	35–70
Magen-Darm-Trakt	90	Hypertonie	21
Ösophagus	45–75	Anämie	27
Magen	6–25	Gelenke	25–50
Darm	10–57	Sehnen, Sehnenscheiden	25
Lunge	40–60–94		
Herz	50–90	Skelettmuskel	20

Verdauungstrakt. Beteiligung besteht in bis zu 90% der Fälle von systemischer Sklerodermie. Am häufigsten ist der *Ösophagus* betroffen. Symptome sind Reflux und Dysphagie. Röntgenologisch finden sich atonische Dilatation, Verlust der Peristaltik, Schleimhautatrophie, Ulzerationen, manchmal sklerotische Stenosierung im unteren Ösophagusdrittel. Manometrisch kann fehlende Erschlaffung beim Schluckakt nachgewiesen werden. Im *Magen* kann es durch Sklerosierungen zu Anazidität, glattem Schleimhautrelief mit Ulzerationen und präpylorischen Spasmen kommen. Auch im *Dünn- und Dickdarm* finden sich in wechselndem Ausmaß atonische Erweiterungen, Konstriktionen und Dyskinesien. Als Symptome können Diarrhö ebenso wie Obstipation bis hin zum paralytischen Ileus auftreten.

Lungen. Hier entwickelt sich eine oft massive Fibrose. Röntgenologische Veränderungen – meist diffuse Verschattungen oder Zystenbildung bis zur „Honigwabenlunge" – werden in etwa 40%, pathologische Funktionstests in etwa 70% der Fälle und oft bereits

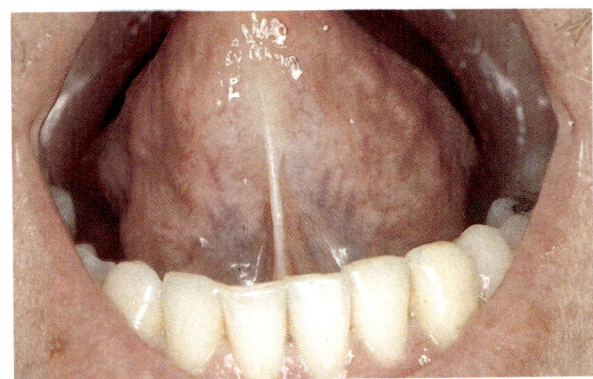

Progressive systemische Sklerodermie, Frenulumsklerose

vor den röntgenologisch nachweisbaren Veränderungen gefunden; bei Autopsien lassen sich noch zu einem höheren Anteil pathologische Veränderungen aufdecken. Symptome wie Dyspnoe, Husten und Zyanose treten erst in fortgeschrittenen Stadien auf; die Neigung zu Bronchopneumonien ist dann groß, besonders nach Nahrungsaspiration.

Kehlkopf. Heiserkeit und rauhe Stimme weisen auf sklerotische Vorgänge an den Stimmbändern hin.

Herz. Es stellt sich eine diffuse interstitielle Myokardfibrose ein. Die einzelnen Muskelfasern werden von einem „Fibrosestrumpf" eingeengt, der die diastolische Erschlaffung behindert und damit auch die Kontraktionskraft schwächt. Die Herzbeteiligung kann sich aber auch sekundär als Folge einer Lungenfibrose (Cor pulmonale), der Gefäßveränderungen, des Hochdrucks oder aus einer Kombination der verschiedenen Pathomechanismen ergeben. Auch Perikarditis kommt vor. EKG-Veränderungen finden sich in über 50% der Fälle. Rhythmusstörungen, paroxysmale Tachykardien, partieller oder kompletter Herzblock, Vorhofflimmern und eine digitalisrefraktäre Herzinsuffizienz sind mögliche klinische Symptome.

Nieren. Veränderungen werden autoptisch wesentlich häufiger als klinisch nachgewiesen und bestehen in einer Fibrose der Interlobärarterien und Arteriolen, Mikroinfarkten, Atrophie der Tubuli und Entwicklung einer Schrumpfniere. Das erste klinische Zeichen einer Nierenbeteiligung ist meist Proteinurie; es folgen Störungen der Clearance; erst im Finalstadium kommt es zu fortschreitender Insuffizienz und malignem Hypertonus. Bei etwa 50% der Patienten mit systemischer Sklerodermie soll die Nierenbeteiligung Todesursache sein.

Augen. Katarakt kann ein Frühsymptom der progressiven systemischen Sklerodermie sein.

Zähne. Sklerosierungen im Zahnhalteapparat können sich auf Knochen (Röntgenaufnahme) und die Zähne (Zahnausfall) auswirken.

Bewegungsapparat. Am *Skelett* sind resorptive Osteolyse, Osteopoikilie, Osteoporose und zystische Aufhellungen röntgenologisch nachweisbar, besonders an den Finger- und Zehenendgliedern. Nicht selten sind *Arthralgien* (25–50%) und *Tendovaginitis* (etwa 25%), öfters trockene Form.

Muskelbeteiligung mit Schwächegefühl, Schmerzen sowie histologisch, enzymchemisch und elektromyographisch nachweisbarer Myositis kommt ebenfalls vor. In ausgeprägten Fällen ist differentialdiagnostisch an Dermatomyositis oder ein Überlappungssyndrom zu denken. Auch sekundär kann sich als Endzustand unter der sklerosierten Haut und bei fixierten Gelenken ausgeprägte Muskelatrophie entwickeln.

Kalzinose. Subkutane, interstitielle Kalkablagerungen sind bei systemischer Sklerodermie nicht selten. Sie treten besonders bei Frauen (10:1) an den zugespitzten Fingerbeeren auf, an denen sich krümelige Kalkmassen nach außen entleeren können. Weniger häufig sind grobknotige Kalkablagerungen im Hüftbereich, über der Wirbelsäule, an Ellbogen, Knien und Fußrücken.

Die Variante der systemischen Sklerodermie mit ausgeprägter Kalzinose wurde als *Thibièrge-Weissenbach-Syndrom* (1911) herausgestellt, die Kombination von *C*alcinosis – *R*aynaud-Syndrom mit Fingerulzerationen – *S*klerodaktylie – *T*eleangiektasien auch als *CRST-* oder *Winterbauer-Syndrom* (1964). Bei letzteren wurden Antizentromerenantikörper (AcA) nachgewiesen.

Laborbefunde. Sie sind nicht spezifisch, hängen von der Akuität der Entzündung und vom Ausmaß der Organbeteiligungen ab:

Entzündungszeichen. Sie sind naturgemäß bei entzündlichen Verlaufsformen nachweisbar: Erhöhung

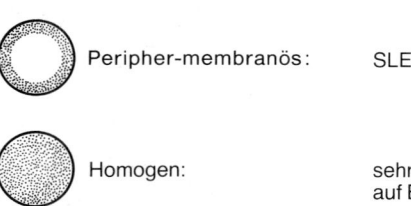

Peripher-membranös:	SLE
Homogen:	sehr häufig. Nur Titer über 160 deuten auf Bindegewebskrankheiten
Nukleolär:	deuten auf progressive systemische Sklerodermie
Gesprenkelt:	deuten auf progressive systemische Sklerodermie und M. Raynaud
Große gesprenkelte Streifen:	Test für Anti-RNAse-resistente ENA-(Sm-Antigen-)Antikörper. Wenn positiv, vermutlich SLE mit möglicher Nierenbeteiligung

Antinukleäre Antikörper. Verschiedene Immunfluoreszenzmuster (IIF)

der BSG, Dysproteinämie mit Hypalbuminämie und relativer Vermehrung der γ-Globuline, in der Immunelektrophorese Erhöhung von IgG, manchmal IgM. Häufig ist das C-reaktive Protein nachweisbar. Manchmal besteht Leukozytose mit Eosinophilie oder Neutrophilie.

Immunologische Parameter. Antinukleäre Antikörper (ANA) sind bei der diffusen Form in über 90% der Fälle, bei Akrosklerodermie in der Mehrzahl der Fälle positiv. Die Titer weisen aber unabhängig vom klinischen Bild größere Schwankungen auf; Mehrfachbestimmungen sind ratsam. Das Fluoreszenzmuster bei der indirekten Immunfluoreszenz (IIF) ist meist gesprenkelt („speckled pattern") oder nukleolär. *Rheumafaktoren* (Waaler-Rose-, Latex-Test) sind bei 20–35% der Patienten positiv. Eine sog. falschpositive (nichttreponemale) *Luesserologie* wird in etwa 5% der Fälle beobachtet. Häufig werden *Kälteagglutinine* (25%), selten *Kryoglobuline* nachgewiesen. *LE-Zellen* sind gelegentlich (8–10%) nachweisbar; nur bei Vorliegen weiterer Hinweise sind sie als Zeichen der Krankheitskombination mit systemischem Lupus erythematodes zu deuten.

Hinweise auf Organbeteiligungen. Erhöhungen von Transaminasen, Aldolase und Kreatinphosphokinase im Serum weisen im Zusammenhang mit klinischen Symptomen auf Muskelbeteiligung hin. Retention harnpflichtiger Substanzen findet sich im Spätstadium bei manifester Niereninsuffizienz. Nicht selten besteht eine Anämie (25%) als Folge von Malabsorption, Magen-Darm-Blutungen oder Nierenversagen.

Histopathologie. Das histologische Substrat der Hautveränderungen bei systemischer Sklerodermie entspricht dem bei der zirkumskripten Sklerodermie beschriebenen Bild. Vielfach nehmen die sklerosierenden Veränderungen ihren Ausgang von den Bindegewebssepten im subkutanen Fettgewebe.

Verlauf, Komplikationen, Prognose. Der Verlauf ist im Einzelfall unberechenbar, jedoch bei Akrosklerodermie wesentlich günstiger als bei diffuser Sklerodermie. Fulminante, stark entzündliche Verläufe der diffusen Form können in wenigen Monaten zum Tode führen, meist unter dem Bild von Herz- oder Nierenversagen. Bei Männern sind die Verläufe ungünstiger als bei Frauen. Meist verläuft die Krankheit protrahiert unaufhaltsam über 5–10–20 Jahre ohne Selbstheilungstendenz. Es kommt zu allmählicher panzerartiger Einmauerung und zunehmender Kachexie. Todesursachen sind Bronchopneumonie, Herz-, Lungen-, Niereninsuffizienz mit manchmal malignem Hochdruck, gelegentlich Perforationen im Magen-Darm-Trakt. Nur ganz selten kommt die Erkrankung spontan zum Stillstand.

Diagnostische Leitlinien. Wichtigste Hilfen sind die Anamnese mit Angaben über Raynaud-Symptome, das klinische Bild (Akren, Gesicht, Zungenbändchen), die antinukleären Antikörper, die histologische Untersuchung und die verschiedenen organbezoge-

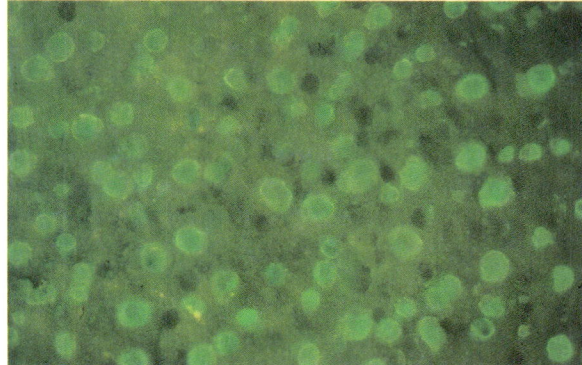
Peripher-membranös

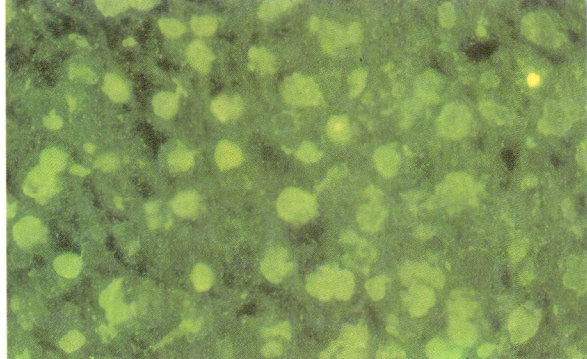
Homogen

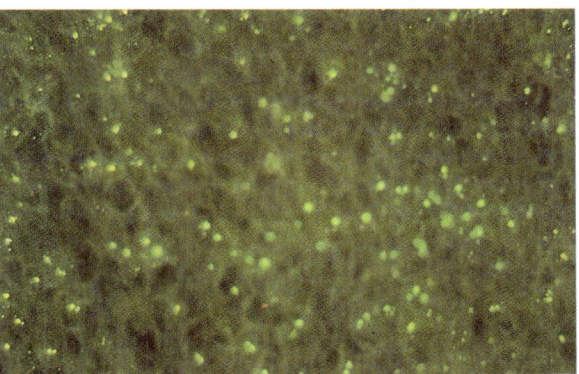
Nukleolär

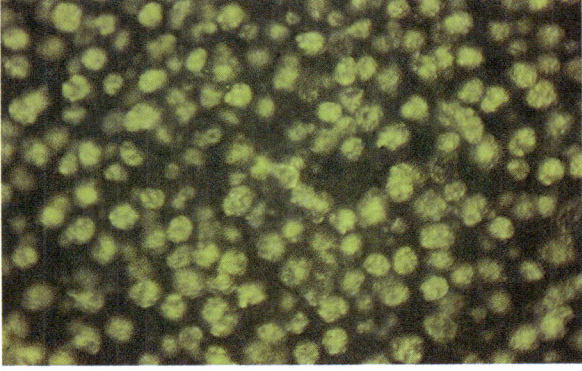
Gesprenkelt

Antinukleäre Antikörper (Rattenleberkryostatschnitte), IIF-Muster

nen Untersuchungsverfahren (Röntgenaufnahme des Thorax, Lungenfunktionsprüfungen, Ösophagusbreischluck, EKG).

Differentialdiagnose. In ausgeprägten Fällen ist das klinische Bild eindeutig, und die Diagnostik dient nur der Abklärung der verschiedenen Organbeteiligungen. Bei akutem Beginn ist an Dermatomyositis oder systemischen Lupus erythematodes zu denken, auch an Überlappungssyndrome. Abzugrenzen ist die disseminierte zirkumskripte Sklerodermie bzw. eine mögliche Übergangsform. Wichtig ist der Ausschluß von Pseudosklerodermien.

Therapie. Bei dem unberechenbaren Verlauf der Erkrankung und dem Fehlen sicherer Parameter ist die objektive Beurteilung von Therapieerfolgen unmöglich. Eine sicher wirksame Therapie ist nicht bekannt, die Suche nach gezielt wirkenden Therapeutika auch wegen der unklaren Ätiopathogenese und dem Fehlen eines Tiermodells ist erschwert.

Therapie der entzündlichen Formen. Angriffspunkte der Therapie sind die allgemeinen Entzündungsphänomene und die Kollagenbiosynthese. Verwendung finden niedrig dosierte Glukokortikosteroide (5–20 mg Prednison jeden 2. Morgen), Antiphlogistika wie Indometacin (Amuno) oder Phenylbutazon (Butazolidin) und Zytostatika [Azathioprin (Imurek), 100–150 mg/Tag; Cyclophosphamid (Endoxan), 100–200 mg/Tag].
Eine wichtige Stellung nimmt D-Penicillamin (Metalcaptase, Trolovol) ein; es soll bei frühen entzündlichen Formen der systemischen Sklerodermie die Erkrankung zum Stillstand bringen (einschleichende, dann hohe Dosierung von tgl. bis zu 1,8–3,6 g). Die Nebenwirkungsrate ist hoch; beobachtet werden u.a. hämorrhagische Exantheme, Pemphigus, Blutbildveränderungen, Nierenschäden und Übelkeit. Als Wirkungsmechanismus werden die Hemmung der intrazellulären Kollagenbiosynthese durch Abfangen der bei den enzymatischen Reaktionen benötigten Metallionen (Chelatbildung), die Hemmung der Kollagenausschleusung sowie die Hemmung der extrazellulären Quervernetzung der Prokollagenmoleküle diskutiert. Besser verträglich sind Penicillininfusionen [$10 \cdot 10^6$ E/Tag (Penicillin „Grünenthal" 10 Mega) in Serien von 3 Wochen], wobei die Wirkung möglicherweise über das Abbauprodukt Penicillamin zustande kommt.
Neuerdings wird über Erfolge mit einer Kombinationstherapie von Aldosteron (Aldocorten, 1–3 mg i.v.), Spironolacton (Aldactone, 400 mg in Kurzinfusion) und Magnesium-Kalium-Aspartat (Tromcardin, je 350 mg, in 500 ml NaCl infundiert) berichtet. Eine kontrollierte Studie fehlt. Diese Therapie wird unter klinischen Bedingungen eingeleitet und 4–6 Wochen lang durchgeführt; die ambulante Weiterbehandlung erfolgt mit 200–400 mg Spironolacton peroral und 3mal 350 mg Kalium-D-L-Hydrogenaspartat, Magnesium-bis-D,-L-Hydrogenaspartat. Bei männlichen Patienten muß Gynäkomastie als Nebenwirkung der Spironolactonbehandlung infolge einer Erniedrigung des peripheren Testosteronspiegels in Kauf genommen werden; bei einem Teil der Fälle tritt eine reversible Impotentia coeundi ein. Die Wirksamkeit einer Gestagentherapie wird unterschiedlich beurteilt. Empfohlen werden u.a. Hydroxyprogesteroncapronat (Proluton-Depot, 150–250 mg, wöchentlich) und Norethisteronacetat (Primolut-Nor-S, 3mal 5 mg/Tag oder zyklusgerecht von 16.–26. Zyklustag).

Therapie der vaskulären Formen. Hier werden in erster Linie vasoaktive (Reserpin, Trental), die Fließeigenschaften des Blutes beeinflussende Substanzen (Rheomacrodex, niedermolekulares Dextran) und Thrombozytenaggregationshemmer wie Acetylsalicylsäure (Colfarit) empfohlen, daneben bei Gelenkbeschwerden Antiphlogistika. Neuerdings wird über ermutigende Resultate bei der Raynaud-Symptomatik mit Calciumantagonisten (Adalat, Dilzem, Isoptin) berichtet.

Physikalische Therapie. Sehr wertvoll zur Erhaltung und Besserung der Gelenkfunktion sind Bewegungsübungen (Gummiball, Kneten), leichte Bindegewebsmassagen, Unerwassermassage, warme Bäder, auch Moorlaugenbäder (Pela Moorlauge), Fangopackungen, Atemgymnastik.

Allgemeines. Wichtig sind ferner bei Ösophagusveränderungen (Dysphagie) und Lungenfibrose häufige kleine Mahlzeiten, wobei das Essen im Sitzen eingenommen werden soll. Die Kost soll dabei schlackenreich sein, um die Peristaltik anzuregen. Bei Reflux von Magensaft in den Ösophagus sind Antacida wertvoll, um zu Strikturen führende Entzündungen zu verhindern. Strenges Rauchverbot, Kälteschutz und Meidung aller Infektionsrisiken!

Äußerliche Therapie. Ulzera werden nach den klassichen Regeln mit antibiotischen, reinigenden, granulations- oder epithelisierungsfördernden Externa behandelt. Manchmal wirken durchblutungsfördernde Salben (Rubriment, Akrotherm) günstig. Zumindest subjektiv werden heparin(oid)- und ichthyolhaltige Salben (Lasonil, Ichthalgan, Thrombophob) als angenehm empfunden; auch Glukokortikoide kommen in Betracht.

Pseudosklerodermien

Pseudosklerodermien sind Erkrankungen, die klinisch an Sklerodermieformen erinnern, jedoch ätiologisch und pathogenetisch anders einzuordnen sind. Die wichtigsten Erkrankungen sind in der folgenden Übersicht zusammengestellt. Sie werden in den jeweiligen Kapiteln ausführlicher beschrieben.

Pseudosklerodermien
1. *Angeborene Syndrome:* Werner-Syndrom
2. *Ablagerungskrankheiten*
   Amyloidosen
   Scleroedema adultorum
   Skleromyxödem

3. *Stoffwechselstörungen*
   Porphyria cutanea tarda
   Phenylketonurie
   Glykogenspeicherkrankheit
4. *Chronische venöse Insuffizienz*
   Dermatosklerose der Unterschenkel
5. *Exogene Faktoren*
   Silikose
   Vinylchloridkrankheit
   Trichloräthylenkrankheit
6. *Paraneoplastisches Syndrom*
   Bronchialkarzinom
   Plasmozytom
   Metastasierendes Karzinoid

Eosinophile Fasziitis [Shulman 1974]

Synonyme. Diffuse Fasziitis mit Eosinophilie, Shulman-Syndrom.

Definition. Symptomenkomplex mit sklerodermieartigen Hautveränderungen, Bluteosinophilie, erhöhter BSG und Hypergammaglobulinämie. Es wird diskutiert, ob es sich um eine Krankheitsentität oder um eine Variante der systemischen Sklerodermie handelt.

Vorkommen. Selten. Wahrscheinlich überwiegt das männliche Geschlecht.

Ätiologie. Unbekannt. Vorangegangene örtliche Traumen oder allgemeine körperliche Überanstrengung werden anamnestisch angegeben.

Klinik. Die an Scleroedema adultorum erinnernde Erkrankung kann in jedem Lebensalter auftreten, kommt aber meist im mittleren Erwachsenenalter vor. Ohne Raynaud-Symptomatik entwickelt sich relativ rasch eine teigige sklerodermiforme Induration meist der Extremitäten, seltener des Stammes oder Gesichts. Die Haut wird hart, faltig und ist straff an die darunterliegenden Strukturen gebunden, so daß es in wenigen Wochen zu Kontrakturen kommt. Eine Sklerose innerer Organe soll nicht vorkommen.
An Laborwerten fallen die Bluteosinophilie (bis 50%), erhöhte BSG und Hypergammaglobulinämie auf. Antinukleäre Antikörper sind negativ. Plasmozytose und Eosinophilie im Knochenmark.

Histopathologie. Verdickung der tiefen Faszien zwischen Fettgewebe und Muskeln durch Fibrose. Hypertrophie des Kollagens; perivaskuläres oder fleckiges Infiltrat aus Plasmazellen und Lymphozyten, evtl. mit Eosinophilie.

Verlauf und Prognose. Der Verlauf ist chronisch, spontane Remission ist aber möglich. Die Krankheit spricht meist gut auf Glukokortikoidtherapie an. Endgültige Erfahrungen über ihre Prognose müssen aber noch abgewartet werden.

Therapie. Glukokortikosteroide in mittlerer Dosierung (um 60 mg Prednisonäquivalent/Tag) mit sehr langsamer Reduktion.

Scleroedema adultorum [Buschke 1900]

Synonyme. Sklerödem, Scleroedema Buschke, „sclérodermie oedémateuse" (Hardy 1877).

Definition. Im Anschluß an Infektionskrankheiten auftretende, diffuse, derbe, ödematöse Induration der Haut durch kutan-subkutane Mukopolysaccharideinlagerung mit späterer spontaner Rückbildung.

Vorkommen. Selten, vorwiegend beim weiblichen Geschlecht. Jedes Lebensalter kann betroffen sein; da neben jüngeren Erwachsenen besonders häufig Kinder bis zu 10 Jahren (29%) erkranken, ist die übliche Bezeichnung (Scleroedema adultorum) nicht ganz zutreffend.

Ätiopathogenese. Ursache unbekannt. Auffällig ist der Beginn im Anschluß an akute Infektionskrankheiten, besonders Streptokokkeninfekte (Angina, Impetigo, Erysipel, Scharlach), aber auch Grippe, Masern, Pneumonie. Auch Zusammentreffen mit Diabetes mellitus ist auffällig. Eine Krankheitsauslösung durch mechanische Traumen (Unfall) scheint zweifelhaft. Die Induration der Haut ergibt sich als Folge einer massiven Einlagerung von sauren Mukopolysacchariden vom Typ Hyaluronsäure (bzw. Glukosaminoglykane) in die Dermis. Vor kurzem wurde übrigens auf monoklonale Gammopathie (IgG$_2$-K, IgG$_3$-K, IgG$_1$-X) ohne multiples Myelom hingewiesen.

Klinik. Befallen sind gerne Gesicht, Nacken und Stamm, mit Übergreifen auf die Arme, aber weitgehender Verschonung der Beine. Rasch entwickelt sich eine flächenhafte, sehr harte, ödematöse Schwellung der farblich nicht veränderten, allenfalls blasser wirkenden Haut. Die Haut fühlt sich wie ein aufgeblasener Gummireifen an: sie ist hart, nicht eindrückbbar und nicht in Falten abzuheben. Durch die ballonartige Auftreibung der Haut fühlen sich die Patienten am Hals stranguliert, sie können an Atemnot leiden. Auch die Arme sind in ihrer Beweglichkeit eingeschränkt und werden flektiert vom Körper weggehalten. Die Hände bleiben frei beweglich.

Organkomplikationen. Sie sind relativ selten. Beteiligt sein können Zunge (Induration), Ösophagus (Dysphagie), Perikard, Gelenke, Pleura (Serositis), Herz- und Skelettmuskel (EKG, Elektromyogramm, Muskelbiopsie).

Laborwerte. BSG-Erhöhung, unspezifische Veränderungen der Serumproteine, sowie ein erhöhter AST können vorkommen.

Histopathologie. Die ödematös verquollenen Kollagenfasern im Korium und in der Subkutis werden durch Ansammlungen von metachromatisch anfärbbaren sauren Mukopolysacchariden, besonders Hyaluronsäure, auseinandergedrängt. Perivaskulär finden sich Infiltrate aus Lymphozyten, Plasmazellen und reichlich Mastzellen. Die Elastika bleibt unversehrt.

Verlauf und Prognose. Der Zustand kann über viele Monate anhalten. Dann stellt sich Besserung ein, in manchen Fällen verschwindet die Panzerung erst nach Jahren mit meist völliger Restitutio ad integrum.

Differentialdiagnose. Das typische Krankheitsbild ist unverwechselbar. Gelegentlich kann die Abtrennung von systemischer Sklerodermie im ödematösen Stadium schwierig sein; im weiteren Verlauf resultiert bei letzterer aber die irreversible Sklerose. Raynaud-Symptome fehlen bei Sklerödem stets, ebenso Pigmentstörungen. Auch an eosinophile Fasziitis ist zu denken.

Therapie. Eine sichere Behandlung ist nicht bekannt. Empfohlen werden Penicillin wie bei systemischer Sklerodermie, oder Breitbandantibiotika. Fokalinfektionen sollten beseitigt werden. Ein Versuch mit Glukokortikosteroiden (10–30 mg Prednison/Tag oder entsprechende Isodosen) kann unternommen werden. Ergänzend Massagen und Bäder.

Sclerema oedematosum neonatorum [Soltmann 1899]

Definition. Teigige bis harte diffuse Schwellung der Haut bei geschwächten Neugeborenen. Die Abgrenzung von Sclerema adiposum neonatorum ist unsicher; im Gegensatz zu dieser Erkrankung lassen sich bei Sclerema oedematosum aber hartnäckig bestehenbleibende Dellen in die Haut eindrücken und keine auffälligen histologischen Veränderungen im Fettgewebe nachweisen.

Vorkommen. Befallen sind meist Frühgeborene, schwächliche Neugeborene oder solche mit Infektionskrankheiten wie Lues connata.

Klinik. Beginn meist am 2.–4. Lebenstag, selten später. Von den Unterschenkeln aufsteigend, bildet sich eine teigig-ödematöse, diffuse, verhärtete Anschwellung der Haut und der Subkutis. Meist bleiben Genital- und Fußknöchelgegend von der zum Rücken aufsteigenden Erkrankung verschont. Die Hautfarbe schwankt zwischen livid-rot und gelblich-weiß.

Allgemeinsymptome. Sie betreffen die Atem- und Kreislauffunktion.

Histopathologie. Interfibrilläres mukoides Ödem im Korium, subkutanes Fettgewebe normal.

Verlauf. Rückbildungen sind selten. Hinzutretende Krämpfe und Somnolenz sind Zeichen für den letalen Ausgang.

Therapie. Glukokortikosteroide in Kombination mit Antibiotika können lebensrettend wirken.

Lupus erythematodes
[Cazenave und Schedel 1838, Kaposi 1872, Osler 1895, Libman und Sacks 1923]

Synonyme. „Lupus erythematosus" (engl.), LE.

Unter dieser Krankheitsbezeichnung werden verschiedene Krankheitsbilder unbekannter Ätiologie zusammengefaßt, die wahrscheinlich zusammengehören, aber durch Symptome, Verlauf und Prognose deutlich voneinander abzutrennen sind. Andererseits sprechen manche Gemeinsamkeiten im klinischen Bild und in Laborbefunden, Zwischenformen und Übergänge für ihre Zusammengehörigkeit. Wenngleich verschiedene autoimmunologische Phänomene für diese Krankheitsgruppe sehr charakteristisch sind, ist deren Ursache und ätiologische Bedeutung nicht geklärt. Näheres findet sich bei der systemischen Form der Erkrankung dargestellt.

Die beiden wesentlichen Formen des Lupus erythematodes (LE) sind:
– *Lupus erythematodes integumentalis,* DLE = diskoider Lupus erythematodes oder LE chronicus.
– *Lupus erythematodes visceralis,* SLE = systemischer Lupus erythematodes.

Lupus erythematodes integumentalis

Synonyme. Lupus erythematodes chronicus, Discoid lupus erythematosus (DLE) (engl.).

Bei diesen Formen des LE bestehen meist chronisch verlaufende Hautveränderungen ohne viszerale Beteiligung. Abnorme hämatologische und serologische Laborbefunde kommen jedoch vor.

Lupus erythematodes chronicus discoides (DLE)

Definition. Chronisch verlaufende, oft im Gesicht lokalisierte, entzündliche, wahrscheinlich durch Autoimmunvorgänge ausgelöste Dermatose mit scharf begrenzten, erythemato-keratotischen scheibenförmigen Plaques, die mit Atrophie abheilen.

Vorkommen. Von den reinen Hautformen ist der DLE am häufigsten. Insgesamt ist die Krankheit selten, wird aber wegen des chronischen Verlaufs und der jahrelangen Dauerbehandlung der betroffenen Patienten immer wieder gesehen. Vorwiegend ist das jüngere Erwachsenenalter betroffen; der Beginn liegt meist im Alter zwischen 20 und 40 Jahren. Alle Rassen werden befallen, möglicherweise Neger etwas seltener. Frauen überwiegen mit 3:1–3:2. Familiäres Vorkommen wurde beobachtet. Häufig ist eine Provokation und Verschlechterung der Hauterscheinungen durch Lichtexposition (wahrscheinlich UV-B), Kälte oder Arzneimittel auffällig.

Ätiologie. Unbekannt. Möglicherweise handelt es sich um eine Autoimmunkrankheit, bei der ein genetisch determinierter Defekt die normalerweise blockierte Synthese von Autoantikörpern erlaubt. Die genetische Prädisposition bedarf zur Provokation oder Unterhaltung klinischer Manifestationen offenbar zusätzlicher exogener Faktoren wie mechanische Traumen, Streß, Licht, Kälte, Infektionen. Die Bedeutung ultrastrukturell nachgewiesener paramyxovirusartiger tubulärer Strukturen in Endothel- und Bindegewebszellen der Dermis ist unklar. Bei jüngeren Patienten beiderlei Geschlechts besteht eine vermehrte Inzidenz mit HLA-B7, bei Frauen über 40 mit HLA-B8.

Klinik. Sitz ist meist das Gesicht (Wangen, Stirn, Nase), oft in schmetterlingsförmiger Ausbreitung (daher: Schmetterlingsflechte). Die Krankheitsherde sitzen auch an den Ohrmuscheln, am behaarten Kopf oder im Brustausschnitt; seltener sind der übrige Stamm, die oberen oder unteren Extremitäten betroffen.

Die Erkrankung beginnt uni- oder bilateral mit persistierenden linsen- bis pfenniggroßen, scharf begrenzten, *elevierten Erythemen* mit deutlich tastbarem Infiltrat. Durch peripheres Wachstum werden die Herde scheibenförmig (diskoid) und können konfluieren. Zentral sind sie von festhaftenden weiß-gelblichen Schuppen bedeckt. Gewaltsames Loskratzen verursacht Schmerz. Nimmt man mit einer Pinzette eine blattförmige Schuppe ab, so sieht man an ihrer Unterseite aus der Follikelöffnung stammende spitzkegelige Hornzapfen, die die *folliculäre Keratose* anzeigen. Dieses *Tapeziernagelphänomen* ist typisch für diskoiden Lupus erythematodes. Gelegentlich fehlt eine flächenhafte Schuppung, und man sieht nur die follikulären komedoartigen Hyperkeratosen. Diagnostisch bedeutsam ist auch die *Hyperästhesie* der Herde, die sich beim Darüberstreichen mit der Fingernagelkante kundtut. Während sich die Herde randweise langsam ausbreiten, stellen sich im Zentrum Rückbildungsvorgänge ein, die mit *Atrophie* der Haut enden. Die zentralen Partien blassen ab, die Haut wird atrophisch. Die Hornauflagerungen schwinden, ebenso die Follikelostien. Fleckförmige Depigmentierungen, aber auch Hyperpigmentierungen und Teleangiektasien können das Bild poikilodermatisch gestalten. Unregelmäßige atrophisierende Vorgänge können ein wurmstichiges Aussehen besonders im Nasen- und Ohrbereich verursachen, ja auch Mutilationen. Am Kopf Entwicklung zum Pseudopeladezustand.

Sonderformen

Lupus erythematodes chronicus superficialis disseminatus. Hier findet man, wie aus der Krankheitsbezeichnung hervorgeht, zahlreiche Herde in meist bilateraler Anordnung. Klinisch-morphologisch sind scharf begrenzte, meist linsen- bis talergroße, gelegentlich

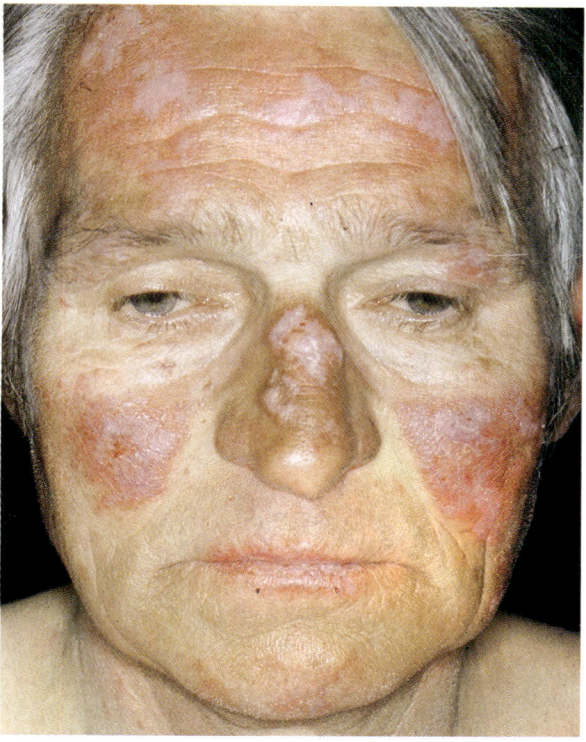

Lupus erythematodes chronicus

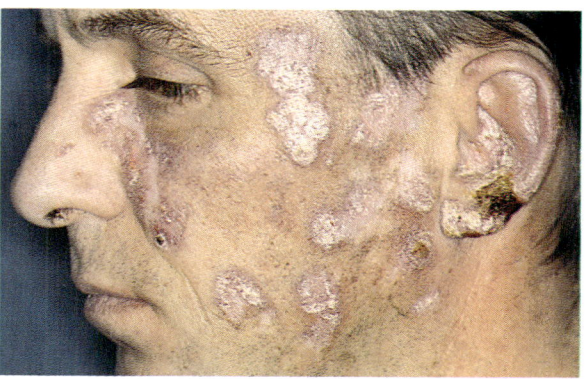

Lupus erythematodes chronicus discoides

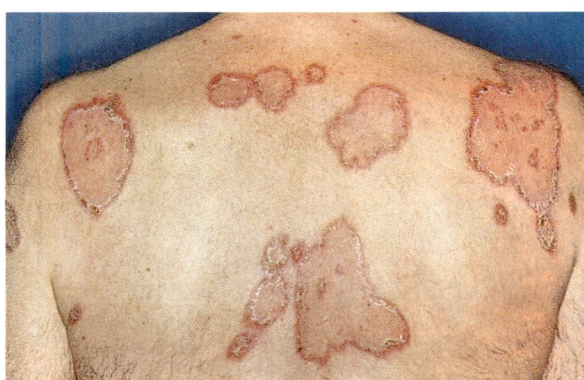

Lupus erythematodes chronicus superficialis disseminatus mit viszeraler Beteiligung

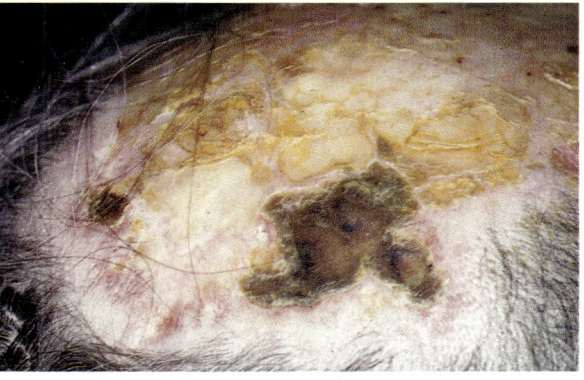

Lupus erythematodes chronicus capillitii mit Ulzeration

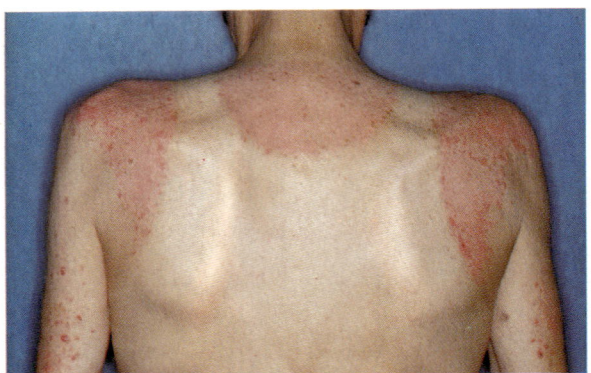

Lupus erythematodes chronicus superficialis disseminatus, Provokation durch Sonne

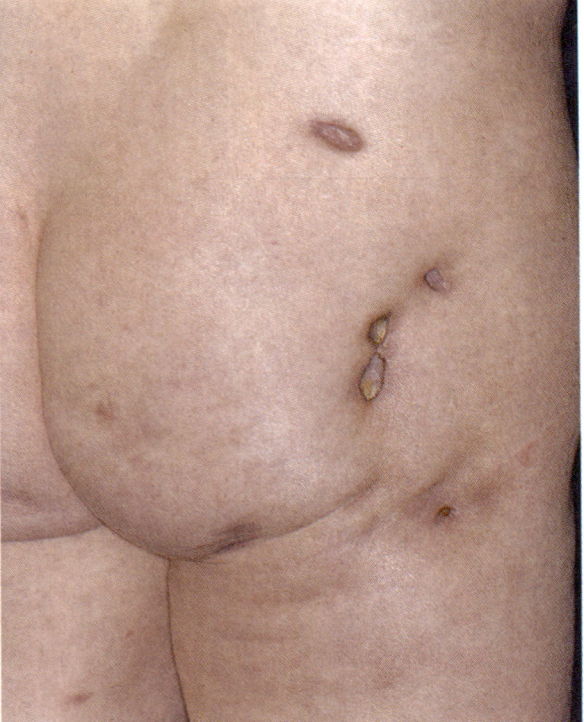

Lupus erythematodes chronicus profundus

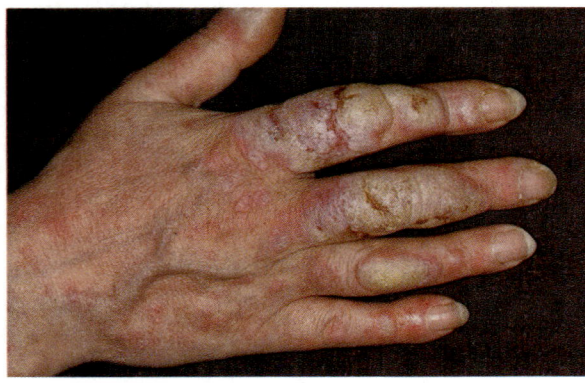

Chilblainlupus

elevierte erythematöse Herde von rundlicher oder ovaler Form ohne oder mit festhaftender, feiner pityriasiformer Schilferung, aber ohne Tapeziernagelphänomen. Gewöhnlich besteht Hyperästhesie. Prädilektionsstellen sind Gesicht, oberer Brust- und Rückenausschnitt, Streckseiten der Arme sowie der behaarte Kopf. *Differentialdiagnostisch* ist an Psoriasis vulgaris und an seborrhoisches Ekzem zu denken. Der Verlauf ist chronisch. Exazerbationen mit viszeralen Manifestationen kommen vor. Bei Rückbildung entsteht meist eine nur sehr oberflächliche Atrophie mit Depigmentierung. Am Kapillitium kann es zu bleibender Alopezie (Pseudopeladezustand) kommen.

Lupus erythematodes tumidus. Es handelt sich um sehr seltene Fälle von Lupus erythematodes chronicus discoides mit besonders massivem entzündlichem Infiltrat, so daß die Herde tumorförmig über das Hautniveau erhaben sind.

Lupus erythematodes profundus (Kaposi 1883, Irgang 1940). In seltenen Fällen findet man neben typischen DLE-Herden auch tiefe, in die Subkutis reichende schmerzhafte Knoten mit entzündlich-geröteter Oberfläche, die mit eingezogenen Narben abheilen. Prädilektionsstellen sind Gesicht, Gesäß und Oberschenkel. Selten wurde über Exazerbation mit viszeraler Beteiligung und letalem Ausgang berichtet. *Differentialdiagnostisch* ist an Pannikulitisformen und an maligne Lymphome zu denken.

Lupus erythematodes hypertrophicus et profundus (Behçet 1942). Diese Form ist möglicherweise eine sehr seltene Variante der vorhergenannten. Man findet infolge massiver, vorwiegend lymphozytärer Infiltration zumeist im Gesicht livid- bis hellrote, der Haut breitbasig aufsitzende tumorförmige Plaques mit großporiger oder von Keratosen bedeckter Oberfläche. *Differentialdiagnostisch* erinnern sie an Lymphadenosis cutis benigna oder großknotige Sarkoidose. Der Verlauf ist hochchronisch, aber ohne Neigung zu Exazerbation oder viszeraler Beteiligung.

Chilblainlupus (engl. chilblain = Frostbeule). Nicht selten handelt es sich nur um ein Teilsymptom von DLE. Bei Patienten mit Akrozyanose kommt es in kälteexponierten Hautarealen zu großen, umschriebenen, blauroten, polsterartigen flachen Knoten mit feiner festhaftender Keratose und mit Hyperästhesie. Bevorzugt sind die dorsalen und marginalen Bereiche von Händen und Füßen, ferner Nase und Ohren. Die Neigung zu zentraler Regression ist gering. Schleimhautveränderungen fehlen meistens. *Differentialdiagnostisch* sind Pernionen, Lichen ruber planus und Sarkoidose zu berücksichtigen.

Schleimhautbeteiligung. Das Lippenrot ist häufig befallen. Man sieht persistierende Eryheme, graue Epitheltrübung, feine Keratose und Erosionen. An der Mund-, Genital- und Analschleimhaut können scharf begrenzte ödematöse Erytheme, gleichfalls mit schleierartiger Trübung, fleckige oder netzige weißliche Herde sowie schmerzhafte Erosionen oder Ulzerationen vorkommen.

Augenveränderungen. Sie sind eine große Ausnahme; sehr selten finden sich Veränderungen der Netzhautgefäße, eine Keratitis oder Konjunktivitis.

Systemische viszerale Beteiligung. Sie gehört nach der Definition nicht zum Bild des Lupus erythematodes integumentalis. Kommt es zu entsprechenden Symptomen, ist ein Übergang in die systemische Form (SLE) anzunehmen.

Laborbefunde. Vereinzelt werden antinukleäre Antikörper oder eine geringe Leukopenie festgestellt; ansonsten entsprechen die Laborwerte denen von Kontrollgruppen.

Histopathologie. Die Epidermis ist atrophisch, dabei besteht eine kompakte Orthohyperkeratose mit follikulärer Keratose. Die Zellen des Stratum basale zeigen hydropische Degeneration. Die PAS-reaktive Basalmembran ist wolkig verdickt. Im oberen Korium besteht ein Ödem, später Sklerose. Blut- und Lymphgefäße sind erweitert, ein dichtes, überwiegend lymphozytäres Infiltrat umgibt die Gefäße des oberflächlichen und tiefen Plexus sowie die Adnexe. Innerhalb des Infiltrates gehen kollagene und elastische Fasern zugrunde.

Immunhistopathologie (Lupusbandtest). Biopsien aus befallener Haut zeigen in 90–95% der Fälle im Bereich der dermoepidermalen Grenzzone mit der direkten Immunfluoreszenztechnik (DIF) nachweisbare, bandförmige feingranuläre bis grobschollige Ablagerungen von Immunglobulinen (meist IgG, aber auch IgM und IgA) sowie von Komplement (C1, C3). Die Niederschläge werden als LE-Band oder Lupusband bezeichnet, das Untersuchungsverfahren als Lupusbandtest. In Biopsien aus unbefallener Haut finden sich bei alleinigem LE integumentalis keine Niederschläge.

Verlauf. Wie die Krankheitsbezeichnung angibt, erstreckt sich der Verlauf chronisch über Jahre bis Jahrzehnte.

Prognose. Sie ist bei reinem Lupus erythematodes integumentalis quoad vitam günstig, quoad sanationem ist Defektheilung zu erwarten. Etwa 5% der sich zunächst als Lupus erythematodes integumentalis manifestierenden Fälle sollen später, d.h. im Verlauf von 5–20 Jahren, in systemischen Lupus erythematodes übergehen. Akute oder subakute Exazerbationen von systemischen Erscheinungen können bei Lupus erythematodes integumentalis durch Provokation (lange Sonnenbäder, Gletscherwanderungen, Medikamente) ausgelöst werden. Man spricht von *Lupus erythematodes chronicus integumentalis cum exacerbatione viscerale.*

Komplikationen. Die Abheilung der Herde erfolgt mit einer Atrophie, die im Bereich der Akren (Nase, Ohren) gelegentlich schwere Mutilation bedeuten kann: Lupus = Wolf, d.h. „fressende Flechte". Im Bereich des Kapillitiums resultiert eine irreversible Alopezie in straff-atrophischen Herden. Bei ausgedehnter Atrophie kommt es gelegentlich zu schlecht heilenden Ulzerationen; auch können sich in diesen Bereichen im Verlauf spinozelluläre Karzinome entwickeln.

Diagnostische Leitlinien. Typisch ist die klinische Trias von Erythem, Keratose und Atrophie. Hinzu kommen Hyperästhesie und Tapeziernagelphänomen. Zur Absicherung dienen die histopathologische Untersuchung und die direkte Immunfluoreszenzuntersuchung (Lupusbandtest). Besonders der Lupusbandtest und die Untersuchung auf antinukleäre Antikörper – besonders auf Antikörper gegen native DNS – dienen dem Ausschluß einer systemischen Beteiligung, ebenso wie die Kontrolle der BSG und des Blutbildes (bei SLE Leukopenie, Anämie, Thrombopenie).

Differentialdiagnose. Manchmal gleichen die Herde einem Lupus vulgaris, insbesondere bei gelegentlich vorkommendem, diaskopisch nachweisbarem lupoidem Infiltrat (*Lupus erythematodes lupoides*). Umgekehrt kommt auch ein Lupus vulgaris mit erythematokeratotischer Oberfläche vor (*Lupus vulgaris erythematoides*). Schwierig kann die Unterscheidung von der polymorphischen Lichtdermatose, insbesondere der erythematodesähnlichen Lichtdermatose sein, bei der aber eine strenge Beziehung zur Lichtexposition, Abheilung im Winter und keine Atrophie vorkommt. Rosazea kommt in gleicher Lokalisation vor, zeigt gelegentlich auch Schuppung, wechselt aber in ihrer Intensität stärker und führt eher zur Hypertrophie,

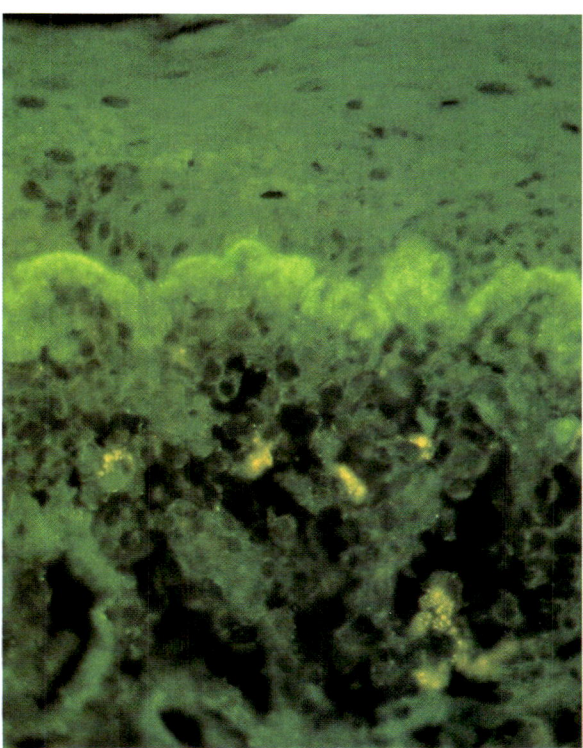

Lupus erythematodes chronicus. DIF: C3-Ablagerungen an der Basalmembranzone: positiver Lupusbandtest

nie zur Atrophie. Zu denken ist ferner an seborrhoisches Ekzem, Psoriasis vulgaris, aktinische Keratosen, Tinea faciei und Tinea corporis; bei Chilblainlupus an Sarkoidose (‚Lupus pernio') und Pernionen, bei LE chronicus hypertrophicus an Lymphadenosis cutis benigna und Granuloma eosinophilicum faciei, bei LE profundus an alle Pannikulitiden und nodöse Vaskulitis. Bei LE-Herden am Kapillitium kommen auch die übrigen Pseudopeladezustände in Frage. Lippenherde können an aktinische Cheilitis und ebenso wie Schleimhautläsionen besonders an Lichen ruber und Leukoplakien erinnern. Entscheidend sind die histopathologischen und immunhistopathologischen Befunde.

Prophylaxe. Trotz der nicht immer nachweisbaren Lichtprovokation der Erkrankung sollten abdeckende Sonnenschutzmittel, besonders aber auch entsprechende Kleidung und die Meidung übermäßiger Exposition, empfohlen werden. Auch Berufswechsel kann bei starker Lichtbelastung in Frage kommen. Arznei-Provokation ist zu beachten.

Therapie
Innerlich: Bewährt sind die Antimalariamittel, insbesondere Chloroquin (Resochin). Die Dosierung beträgt 2mal 1 Tbl. je 0,25 g tgl. für 10 Tage, dann 1 Tbl./Tag bis zu einer Gesamtdosis von 15,0 g pro Behandlungsserie. Man sollte versuchen, mit einer geringeren Dosis auszukommen. Die Behandlung kann nach einigen Wochen wiederholt werden. Ein weiteres Präparat ist Hydroxychloroquinsulfat (Quensyl), das in Dragees zu 200 mg ähnlich dosiert wird wie Resochin, nicht selten bei besserer Verträglichkeit.
Kontraindikationen dieser Antimalariamittel sind Gravidität, Lebererkrankungen, Psoriasis (mögliche schwerste Exazerbationen) und genetisch bedingter Mangel an Glukose-6-Phosphat-Dehydrogenase (Symptom: hämolytische Anämie). Als wichtigste Nebenwirkungen werden Hornhauttrübungen und Retinopathien beobachtet, die vor und regelmäßig während der Therapie augenärztliche Kontrollen verlangen. Auch sind die Patienten nach Sehstörungen und Photophobie zu fragen. Sehr seltene Nebenwirkungen sind Übelkeit, Hyperpigmentierungen an Schleimhäuten und Extremitäten, Bleichung der Haare, Arzneiexantheme, Psychosen, Myasthenie, Leuko- und Thrombopenie. Ein gutes Ansprechen auf die Therapie ist bei etwa 75% der Fälle zu erwarten, jedoch sind Rezidive nach dem Absetzen nicht selten. Innerliche Glukokortikoidbehandlung zusätzlich oder als Alternative kommt nur in Ausnahmefällen in Frage, auch ist die Wirksamkeit bei LE integumentalis begrenzt. Anders ist es bei akuten Exazerbationen der systemischen Form. Auf Immunsuppressiva [Azathioprin (Imurek, 100–150 mg/Tag)] oder Zytostatika [Zyklophosphamid (Endoxan, 50–200 mg/Tag)] sollte man nur in schweren, therapeutisch anders nicht zugänglichen Fällen zurückgreifen, ebenso mit größter Reserve auf das neuerdings empfohlene Thalidomid.
Äußerlich: Örtliche Therapie ist bei kleinen Herden erfolgreich. Die intraläsionale Injektion von verdünnter Glukokortikosteroid-Kristallsuspension [Triamcinolonacetonid (Volon A, 10 mg) 1:2–1:4 mit einem Lokalanästhetikum vermischt] ist gut wirksam; ebenso ist die konsequente Behandlung mit Glukokortikoidsalben unter Okklusivbedingungen zweckmäßig. Für das Gesicht können dazu Plastikmasken angefertigt oder aus Folien zugeschnitten werden. Für einzelne Herde ist Sermaka-Folie geeignet. Abdeckende Externa oder Breitspektrumlichtschutzmittel sind tagsüber ergänzend notwendig. Bewährt hat sich auch die oberflächliche Kryotherapie mit CO_2-Schnee oder flüssigem Stickstoff. Bei gesichertem Kälteeinfluß ist Behandlung der Akrozyanose empfehlenswert (Rubriment, Akrotherm, Amasin).

Lupus erythematodes visceralis

Synonyme. Lupus erythematodes integumentalis et visceralis, systemischer Lupus erythematodes, SLE.

Definition. Entzündliche, unbehandelt letale Systemerkrankung des Gefäßbindegewebes mit unbekannter Ätiologie und der Möglichkeit des Befalles fast aller Organsysteme des Körpers. Charakteristisch ist das Vorkommen einer Vielzahl von Autoantikörpern, die wahrscheinlich an der Pathogenese beteiligt sind.

Vorkommen. Die Erkrankung kommt in allen geographischen Gebieten und bei allen Rassen vor, wahrscheinlich bei Negern häufiger als bei Weißen. Hauptmanifestationsalter ist das jüngere Erwachsenenalter (um das 30. Lebensjahr); Kinder und ältere Menschen sind relativ selten betroffen. Frauen: Männer = ~8:1.
Genetische Einflüsse sind aufgrund des nicht seltenen familiären Vorkommens wahrscheinlich. Frauen mit SLE haben eine höhere Inzidenz mit HLA-B8; bei Negern soll eine Assoziation mit HLA-A1 bestehen. Auch HLA-B5 sowie Dn3 soll assoziiert sein. Als exogene Auslösefaktoren kommen Licht (UV-B), Medikamente, Gravidität, Traumen und psychischer Streß in Frage. Wahrscheinlich handelt es sich um eine erbliche Dispositionserkrankung, die durch endogene oder exogene Provokation manifest wird.

Medikamente, die häufiger Lupus erythematodes visceralis bzw. ein SLE-ähnliches Syndrom hervorrufen können

Cotrimoxazol	Isoniazid	p-Aminosalizyl-
Hydralazin	(INH)	säure
Hydantoin-	Penicilline	Procainamid
derivate	Penicillamin	Reserpin
Orale Kontra-	Griseofulvin	Streptomycin
zeptiva	Methyldopa	Tetrazykline
Phenothiazine	Methyl-	Sulfonamide
Phenylbutazon	thiouracil	

Ätiopathogenese. Letztlich noch unbekannt. Es finden sich aber Hinweise, daß wahrscheinlich das Zusammenwirken von genetisch bedingten Anomalien im Immunsystem und exogenen Faktoren wie den oben genannten für die Erkrankung verantwortlich ist. So wird z.B. angenommen, daß UV-Licht die native DNS so alteriert, daß sie als fremd empfunden wird, dadurch antigen wirkt und die Bildung von Autoantikörpern induziert. Auch eine virale Ätiologie wird diskutiert, da elektronenmikroskopisch paramyxovirusartige tubuläre Strukturen in Endothelzellen, in letzter Zeit auch im Tierexperiment C-Typ-Partikel sowie entsprechende Antikörper beim Menschen nachgewiesen wurden.

Möglicherweise sind genetisch bedingte T-Zelldefekte (z.B. der Suppressorzellen) dafür verantwortlich, daß die B-Zellen unkontrolliert (Auto-)Antikörper bilden. Andererseits wurden aber auch bei Patienten mit SLE Antikörper gegen Lymphozyten nachgewiesen, die für die Zerstörung bestimmter Lymphozytenpopulationen verantwortlich sein könnten. Schließlich gibt es Hinweise dafür, daß auch die Eliminierung bereits entstandener Antikörper und Immunkomplexe bei Patienten mit SLE defekt bzw. verzögert ist. Die in Gefäßwänden der Haut und verschiedener Organe sich ablagernden Immunkomplexe aktivieren die Komplementkaskade und führen damit zu mannigfachen Krankheitserscheinungen wie Immunkomplexvaskulitis, Nephritis, Endokarditis, Arthritis.

Klinik. Die nachfolgenden Befunde bzw. Symptome (s.Tabelle) wurden von der American Rheumatism Association 1971 zusammengestellt. Ein SLE wird diagnostiziert, wenn mindestens 4 der 14 Manifestationen bei einem Patienten gleichzeitig oder nacheinander nachweisbar sind. Die „Empfindlichkeit" dieser schematisierten Diagnostik soll bei 90%, die „Spezifität" bei 95% liegen, d.h. 10% sind falsch-negativ, 5% sind falsch-positiv.

Hautveränderungen. Sie sind zwar typisch, aber nur insgesamt in etwa 80% der Fälle vorhanden. Prädilektionsstellen sind Gesicht, Brust- und Rückenausschnitt sowie die Akren. Sie sind meist symmetrisch und tendieren zur Aussaat über größere Körperpartien.

In manchen Fällen entwickelt sich im *Gesicht* und im Brustausschnitt ein hartnäckig persistierendes, unscharf begrenztes, symmetrisches, diffuses schmetterlingsartiges Erythem, das *Erythema perstans*, das dem Patienten ein gedunsenes Aussehen verleiht. Es können auch erythemato-papulo-vesikulöse Herde auftreten, die im weiteren Verlauf pityriasiforme, festhaftende Schuppung oder Atrophie zeigen.

Am *Stamm* können morbilliforme, skarlatiniforme, multiforme, roseola- oder livedoartige Exantheme entstehen. Hier sind die oberen Brust- und Rückenpartien bevorzugt befallen.

Auch die *Akren*, besonders die Hände, sind Sitz von Hauterscheinungen. Fleckige oder diffuse Erytheme an Palmae und Plantae sind typisch und bevorzugen die Finger- bzw. Zehenendglieder. Bei längerer Persi-

Tabelle: Diagnostik des systemischen Lupus erythematodes nach den Kriterien der American Rheumatism Association (Prozentzahlen nach Literaturangaben)

	%
Gesichtserythem (auch einseitig)	40–64
Lupus erythematodes chronicus discoides (DLE)	17–32
Raynaud-Phänomen	17–44
Alopezie	40–72
Lichtüberempfindlichkeit	28–41
Ulzerationen im Mund- oder Rhinopharynxbereich	15–43
Nichtdeformierende Arthritis (Bewegungsschmerz, Druckschmerz, Erguß)	78–94
LE-Zellnachweis, antinukleäre Antikörper	72–92
Falsch-reaktive nichttreponemale Luesserologie	12–27
Profuse Proteinurie (über 3,5 g/Tag)	16–30
Zylindrurie	16–48
Pleuritis und/oder Perikarditis	40–60
Psychosen und/oder Krampfanfälle (ohne Urämie oder Drogeneinnahme)	8–29
Hämolytische Anämie oder Leukopenie (<4000/µl) oder Thrombopenie (<100000/µl), auch kombiniert	40–75

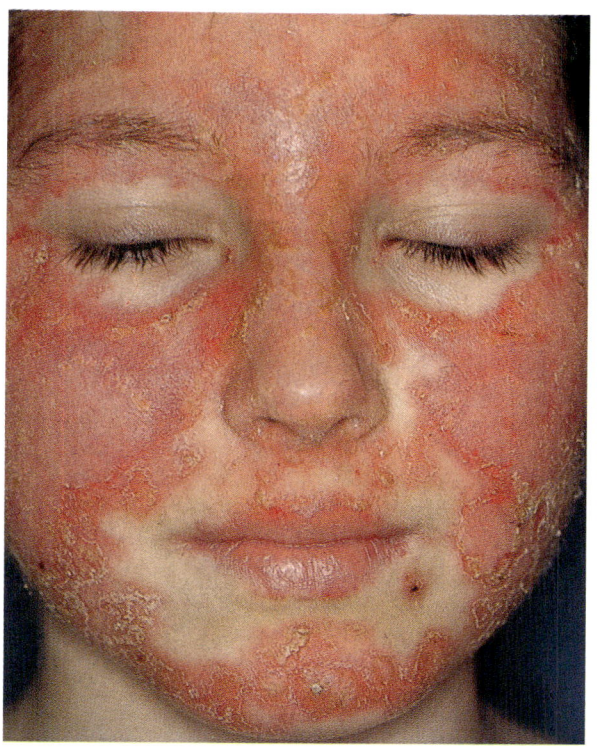

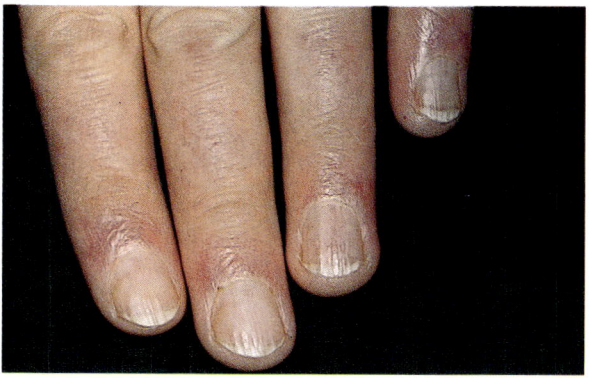

Systemischer Lupus erythematodes

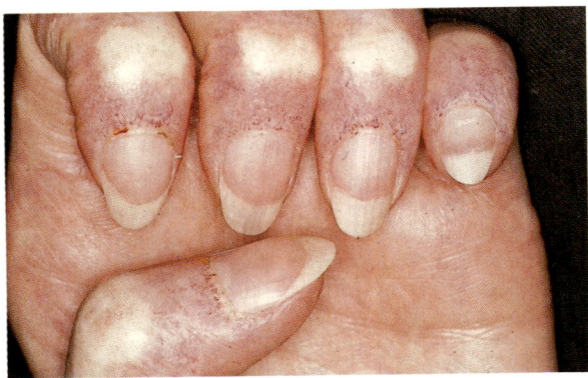
Systemischer Lupus erythematodes

stenz entstehen Keratosen. Teleangiektatische Blutgefäße an den Fingerspitzen und am *Nagelfalz*, subunguale Blutungen sind nicht selten. Angiitische Veränderungen können zu Livedo, umschriebener Hautgangrän und damit Ulzerationen führen.

Über *Ellbogen* und *Knien* werden besonders häufig Erytheme mit Teleangiektasien, Keratosen, Atrophie und oberflächlichen Ulzerationen beobachtet.

Am *Kapillitium* entsteht im Verlauf der schweren Allgemeinerkrankung eine diffuse Alopezie; einzelne oder disseminierte Erkrankungsherde am Kapillitium führen dagegen zu zirkumskripter vernarbender (irreversiblen) Alopezie, d.h. zum Zustandsbild der Pseudopelade.

Insgesamt ist der Verlauf unberechenbar: die Hautveränderungen können hartnäckig persistieren oder sich spontan zurückbilden, allerdings nicht selten unter Hinterlassung von Atrophie. Sie können insgesamt geringfügig sein, andererseits kommen aber auch generalisierte Hauterscheinungen bis hin zur Erythrodermie vor.

Mundschleimhaut. Sie ist mit ödematösen, lividroten Erythemen, Erosionen und fibrinös bedeckten Ulzerationen beteiligt. Häufig lokalisieren sich die Veränderungen am harten Gaumen und an der Wangenschleimhaut, weniger an der Zunge. Die Lippen zeigen das Bild einer exsudativen oder verkrusteten Cheilitis mit Neigung zu Atrophie.

Lymphadenopathie. Generalisierte Lymphknotenschwellung findet sich in etwa 50% der Fälle.

Gelenkbeteiligung. Sie ist besonders häufig; Angaben gehen bis zu 94%. Vorkommen können Arthralgien bei Bewegung, Steifigkeit sowie Zeichen einer akuten Polyarthritis, insbesondere der peripheren Gelenke. Sie führen gewöhnlich nicht zur Deformierung.

Muskulatur. Sie zeigt in ca. 50% der Fälle Beteiligung in Form von Myalgien und Polymyositis, die an Dermatomyositis erinnern und von dieser Erkrankung bzw. Überlappungssyndromen abzugrenzen sind.

Nierenbeteiligung. Sie wird in 60–80% der Fälle beobachtet und kann in Form einer zunächst nur histologisch oder immunfluoreszenzmikroskopisch nachweisbaren Herdnephritis ohne klinische Symptome bestehen. Ansonsten sind Proteinurie und im Sediment Erythrozyten, Leukozyten, Zylinder und Epithelien typisch. Schleichende, schubweise Verschlechterung mit schließlicher Niereninsuffizienz, nephrotischen Syndromen oder Schrumpfnierenentwicklung, manchmal auch mit Hypertonie, können den letalen Ausgang beschleunigen.

Herzbeteiligung. Sie wird in 30–50% der Fälle angegeben. Am häufigsten ist die Perikarditis im Rahmen der allgemeinen Beteiligung der serösen Häute. Daneben kommt Myokarditis und relativ selten die klassische abakterielle verruköse Klappen- und Wandendokarditis (*Libman-Sacks-Syndrom*) vor. Als klinische Symptome findet man Tachykardie, Rhythmusstörungen, systolische Geräusche oder perikarditische Reibegeräusche. Diagnostisch wichtig ist besonders das EKG, daneben die Röntgenuntersuchung.

Seröse Häute. Sie sind in Form einer fibrinösen oder exsudativen Polyserositis (Perikarditis, Pleuritis, selten Peritonitis) in über 30% der Fälle mitbetroffen.

Zentralnervensystem. Es ist in etwa 30% der Fälle Sitz krankhafter Veränderungen. Psychotische (auffällige Wesensänderungen) oder neurologische Symptome (Polyneuritis, temporäre Paralysen, Hemiplegien, Konvulsionen) können besonders dann diagnostische Schwierigkeiten bereiten, wenn die Hautsymptomatik fehlt. An *peripheren Nerven* wird Polyneuropathie beobachtet.

Augen. Sie zeigen an der Retina Erweiterungen der Gefäße, Phlebitis, Periphlebitis, Hämorrhagien und wattebauschartige paravasale weißliche, perimakuläre Exsudationen (sog. zytoide Körper der Retina). Ferner werden Optikusatrophie, Uveitis, Keratitis und Konjunktivitis beschrieben.

Weitere Organbeteiligungen. Atypische *noduläre Lungeninfiltrate,* pneumonische Herde oder Lungenfibrose kommen vor. *Hepatosplenomegalie* wird in 20–25% der Fälle beobachtet; seltener sind Hepatitissymptome (Ikterus, Transaminasenerhöhung). Auf Beteiligung des *Magen-Darm-Traktes* in etwa 20% der Fälle mit Ösophagitis, Gastritis, Enteritis, Kolitis können Übelkeit, Erbrechen, Leibschmerzen, Diarrhö und Blutungen hinweisen. Aseptische *Knochennekrosen* werden als LE-Symptom, jedoch auch als Nebenwirkung der dabei durchgeführten Steroidbehandlung gedeutet. *Gefäßbeteiligung* kann sich in Akrozyanose, Raynaud-Symptomatik, verminderter Kapillarresistenz mit Neigung zur Purpura, aber auch Thrombophlebitis und Thrombosen manifestieren. Auch nekrotisierende Arteriitiden, besonders an den Akren, sind nicht selten.

Allgemeine Symptome. Als uncharakteristische Symptome weisen Abgeschlagenheit, Müdigkeit, allgemeines Krankheitsgefühl, erhöhte Temperaturen oder Fieber auf eine Allgemeinkrankheit hin. Zwischen schleichenden Formen und akut einsetzenden schwersten Krankheitserscheinungen sind alle Varianten möglich.

Die oben dargestellten Organsymptome geben einen Eindruck von der Vielseitigkeit der möglichen Erscheinungen bei SLE. Je nachdem, welche Symptome klinisch im Vordergrund stehen, wird der Allgemeinarzt, Internist (Rheumatologe, Kardiologe, Nephrologe), Neurologe oder der Dermatologe den Patienten zuerst sehen und die Verdachtsdiagnose zu stellen haben. Eine Zusammenarbeit zwischen den verschiedenen Fachdisziplinen ist in diesen Fällen wichtig.

Laborwerte. Blutbildveränderungen finden sich in 40–75% der Fälle und zwar eine normo- bis hypochrome *Anämie* (durch Hämolyse, Eisenmangel oder Niereninsuffizienz bedingt) sowie – am wichtigsten – eine *Leukopenie* ($<4000/\mu l$) und/oder eine *Thrombopenie* ($<100000/\mu l$). Letztere kann eine thrombozytopenische Purpura im Krankheitsverlauf zur Folge haben. Das Differentialblutbild kann Linksverschiebung mit Lymphopenie und Eosinopenie aufweisen. Gelegentlich kommt aber auch Leukozytose vor.

Die *BSG* ist fast immer deutlich erhöht, bei schweren Verlaufsformen bis um 100 mm in der ersten Stunde; sie ist ein relativ guter Indikator für die Aktivität der Erkrankung. In der *Elektrophorese* findet man Hypalbuminämie, α_2-Globulinvermehrung und breite Hyper-γ-Globulinämie, in der *Immunelektrophorese* IgG (polyklonal) vermehrt, IgM und IgA meist normal.

Ein positiver *Rheumafaktor* kommt bei etwa 33% der Fälle vor. Das *C-reaktive Protein* ist während der Krankheitsaktivitätsphasen meist positiv. Nicht selten findet sich ein positiver *Coombs-Test*. Gelegentlich sind zirkulierende *Immunkomplexe,* manchmal *Kryoglobuline* nachweisbar. Der Komplementspiegel (C3, C4, Gesamtkomplement) ist gewöhnlich erniedrigt, da das Komplement bei der Bildung von Antigen-Antikörper-Komplexen verbraucht wird. In etwa 25% der Fälle werden sog. falsch-reaktive *serologische Luesreaktionen* beobachtet („klassische", nichttreponemale Seroreaktionen, aber auch ein positiver FTA-Test mit perlschnurartiger Fluoreszenz).

Bei der *Urinuntersuchung* finden sich, je nach Ausmaß der Nierenbeteiligung, (L-Ketten-)Proteinurie, Hämaturie und Zylindrurie.

Autoantikörper. Charakteristisch für SLE ist das Vorkommen einer Vielzahl von Autoantikörpern, die diagnostische oder auch pathogenetische Bedeutung haben.

Antinukleäre Antikörper. Einer oder mehrere Autoantikörper dieser Gruppe sind bei SLE in über 90% der Fälle mit indirekter Immunfluoreszenztechnik nachweisbar. Das Nachweisprinzip besteht darin, daß ein kernreiches Gewebesubstrat (z.B. Rattenleber) im Gefrierschnitt mit Patientenserum überschichtet wird. Nach der Inkubation und dem Abwaschen wird mit fluoreszenzmarkiertem Antihuman-γ-Globulin im zweiten Schritt nachgewiesen, ob Antikörper im Bereich der Zellkerne gebunden sind. Man kann ein homogenes, membranöses, granuläres oder nukleoläres Kernfluoreszenzmuster unterschei-

Autoantikörper bei systemischem Lupus erythematodes
1) Antinukleäre Antikörper gegen
   Desoxyribonukleoproteine (homogenes Fluoreszenzmuster)
   Einstrang-DNS (membranöses Muster)
   native Doppelstrang-DNS (punktförmiges Muster bei Crithidia luciliae)
   extrahierbare RNS (fleckiges Muster)
   nukleoläre Antigene (nukleoläres Muster)
2) Antizytoplasmatische Antikörper gegen
   Mitochondrien
   Lysosomen
   Mikrosomen
   Ribosomen
   Glykoproteine
   Lipoproteine
3) Antikörper gegen Blutzellen
   Erythrozyten
   Leukozyten (Membran)
   Thrombozyten
4) Antikörper gegen verschiedene Organe
   Magenschleimhaut
   Milz (Ro-Antigen)
   Thyreoglobulin
   Muskelsarkolemm
   Neurone
5) Antikörper gegen Kollagen

den, das Rückschlüsse auf die spezielle Art der antinukleären Autoantikörper zuläßt. Das membranöse (annuläre) Muster ist weitgehend spezifisch für SLE, insbesondere bei höheren Titern. Das homogene Fluoreszenzmuster ist weniger spezifisch, es entspricht aber dem sog. LE-Faktor, der auch mit Hilfe eines Latextests im Serum nachgewiesen werden kann. Das nukleoläre Muster spricht eher für progressive systemische Sklerodermie (s.S. 516).

Antikörper gegen native Doppelstrang-DNS sind besonders spezifisch für SLE. Sie können immunfluoreszenzmikroskopisch durch punktförmige Fluoreszenz im Schwanzteil der Flagellatenart Crithidia luciliae, die als Substrat verwendet wird, nachgewiesen werden; ferner existiert eine besonders empfindliche und spezifische radioimmunologische Nachweistechnik.

LE-Zellphänomen und LE-Zelltest. Die LE-Zelle wurde 1948 von Hargraves im heparinisierten Sternalmark entdeckt, sie läßt sich aber auch in vitro erzeugen. Es handelt sich um neutrophile Granulozyten, deren Zytoplasma von phagozytiertem basophilem Kernmaterial ausgefüllt wird und deren eigene Kernsegmente ganz an die Peripherie gedrängt werden. Dieses LE-Phänomen kommt dadurch zustande, daß die antinukleären Faktoren („LE-Faktor" und andere) in vorgeschädigten Zellen das Kernmaterial angreifen, wobei Komplement verbraucht wird und die Zelle zerstört wird. Das alterierte Kernmaterial wird von Neutrophilen umgeben (Rosettenbildung), die das Material phagozytieren und dadurch zu typischen LE-Zellen werden. Das Phänomen läßt sich als diagnostische Methode in vitro im Patientenblut darstellen. Dieser LE-Zelltest ist jedoch in der Praxis heute bedeutungslos, da die indirekte Immunfluoreszenztechnik zum Nachweis der antinukleären Antikörper empfindlicher ist, Fluoreszenzmuster erkennen läßt und Titerbestimmungen erlaubt. Der Latextest zum Nachweis des LE-Faktors kann allenfalls als Screeningmethode dienen.

Immunglobulinablagerungen an der Basalmembran und Lupusbandtest. Bei Patienten mit SLE finden sich in befallener Haut mit direkter Immunfluoreszenzmikroskopie nachweisbare, bandförmige feingranuläre bis grobschollige Ablagerungen von Immunglobulinen (IgG, auch IgM oder IgA) und Komplementkomponenten (C3) im Bereich der Basalmembranzone. Das Fluoreszenzbild wird als „Lupusband" bezeichnet, der Nachweis als „Lupusbandtest" (s.S. 523). Je nach Indikation werden bis zu 3 Hautbiopsien benötigt, die sofort unfixiert eingefroren werden müssen:
- aus erkrankter Haut (Gesicht, Kapillitium, Arme),
- aus klinisch unveränderter sonnenexponierter Haut (Volarseite distal am Unterarm) und (nur ausnahmsweise),
- aus klinisch unveränderter, nicht sonnenexponierter Haut (Gesäß).

In gefrorenem Zustand ist das Material bei $-20°$ C mindestens 2 Wochen haltbar und versandfähig. Die Biopsien sollten möglichst vor Beginn einer örtlichen oder systemischen Glukokortikosteroidtherapie entnommen werden.

Tabelle: Diagnostische Bedeutung des Lupusbandtests

Klinische Diagnose	Entnahmestelle	Positiv in % der Fälle
Systemischer Lupus erythematodes (SLE)	Erkrankte Haut	90–100
	Unveränderte sonnenexponierte Haut	60–80
	Unveränderte, nicht sonnenexponierte Haut	40
Lupus erythematodes chronicus discoides (DLE)	Erkrankte Haut	90–95
	Unveränderte sonnenexponierte Haut	∅
	Unveränderte, nicht sonnenexponierte Haut	∅

Ergebnisse. In *erkrankter Haut* ergibt sich ein positiver Lupusbandtest bei 90–100% der Patienten mit SLE, bei 90–95% der Patienten mit DLE. Das Immunfluoreszenzmuster unterscheidet sich nicht grundsätzlich. Nicht selten ist der Test auch bei Rosazea, Dermatomyositis, Leishmaniose, lepromatöser Lepra, essentiellen Teleangiektasien, Diabetes mellitus und kutanen Porphyrien positiv. Bei DLE kann der Lupusbandtest negativ ausfallen, wenn die Hautveränderungen kürzer als 2 Monate bestehen oder längere Zeit mit Glukokortikosteroiden innerlich oder äußerlich behandelt wurden.

In *klinisch unveränderter sonnenexponierter Haut* ist der Test bis zu 80% bei SLE positiv, dagegen bei DLE immer negativ. Fällt der Test bei disseminiertem DLE hier positiv aus, bedeutet dies einen wichtigen Hinweis auf Übergang in die systemische Form.

In *klinisch unveränderter, nicht sonnenexponierter Haut* fällt der Lupusbandtest ausschließlich bei SLE positiv aus und bedeutet dann meist einen Hinweis auf schwere Verlaufsformen, die in 70% der Fälle Nierenbeteiligung zeigen oder entwickeln.

Histopathologie. Die histologischen Veränderungen bei SLE variieren wie das klinische Bild; sie können denen bei chronischem Lupus erythematodes sehr ähnlich sein oder eine stärkere exsudative Note aufweisen. An der Epidermis können Atrophie, Orthohyperkeratose oder Parakeratose sowie Basalzelldegeneration bestehen. Auffällig ist die verwaschene Verbreiterung der Basalmembran (PAS-Färbung). Im oberen Korium besteht oft ein massives Ödem, das zu subepidermaler Blasenbildung führen kann. Blut- und Lymphgefäße sind stark erweitert. Das Bindegewebe zeigt fibrinoide Degeneration, daneben Einlagerung neutraler und saurer Mukopolysaccharide (Hale-PAS-Färbung). Ein lockeres lymphozytäres Infiltrat durchsetzt die obere Dermis, mit Verdichtung und Tieferreichen an den Adnexen. Daneben kann eine leukozytoklastische Vaskulitis bestehen. In der Haut findet man nur selten die sog. *Hämatoxylinkörperchen* (LE-bodies; Gross 1932), die dem alterierten Kernmaterial der LE-Zellen entsprechen; sie kommen besonders häufig bei der Endokarditis, Nephritis und in erkrankten Lymphknoten vor.

Verlauf und Prognose. Der Verlauf kann foudroyant sein; häufiger ist er schubweise mit befristeten Remissionen über Wochen, Monate oder wenige Jahre. Die Prognose ist stets ernst, auch für subakute Verlaufsformen. Sie hängt vom Ausmaß und von der Progredienz der mannigfaltigen Organbeteiligungen ab. Die früher sehr schlechte Prognose mit häufigem letalem Ausgang innerhalb von wenigen Wochen bis zu 2 Jahren ist seit Einführung der Glukokortikosteroide wesentlich günstiger geworden. Die Fünfjahresüberlebensrate wird mit über 90% angegeben. Neben den krankheitsspezifischen Todesursachen (Nieren-, Herzversagen) sind schwere interkurrente Infekte (krankheits- und/oder therapiebedingte Immundefizienz) häufig für den schließlich nicht aufzuhaltenden letalen Ausgang verantwortlich.

Diagnostische Leitlinien. Bei voll ausgeprägtem Bild ist die Diagnose klinisch leicht zu stellen, besonders wenn außerdem Fieber, hohe BSG und Leukopenie vorhanden sind. Antinukleäre Antikörper, der LE-Faktor, der Nachweis von Antikörpern gegen native Doppelstrang-DNS und der positive Lupusbandtest bestätigen die Diagnose. Mögliche Organbeteiligungen sind durch gezielte Untersuchungen auszuschließen bzw. zu bewerten. Ist die Erkrankung chronisch im Verlauf, oligosymptomatisch oder fehlen Hautveränderungen, wird möglicherweise nicht an SLE gedacht. Polyarthritis mit Leukopenie oder mit Purpura; salizylrefraktäre Polyarthritis; Glomerulonephritis ohne Hypertonie; therapierefraktäre Pleuritiden und Endokarditiden sollten den Verdacht auf SLE lenken. Ist ein LE chronicus integumentalis vorausgegangen, so handelt es sich um eine systemische Exazerbation eines LE chronicus integumentalis; auch diese kann akut, subakut oder chronisch verlaufen. Etwa 5% der zunächst auf die Haut beschränkten LE-Fälle sollen nach 5–20 Jahren in die systemische Form einmünden.

Differentialdiagnose. Vor allem sind chronische Polyarthritis und Dermatomyositis abzutrennen; ferner systemische Sklerodermie, gemischte Bindegewebskrankheit (Sharp-Syndrom), Periarteriitis nodosa, bakterielle Endokarditis, Meningokokken- oder Gonokokkensepsis, rheumatisches Fieber, Glomerulonephritis, Arzneiexantheme, Serumkrankheit. Schließlich sind je nach den im Vordergrund stehenden Symptomen auch weitere Organ- und Systemkrankheiten in Erwägung zu ziehen.

Therapie
Innerlich: Die systemische Gabe von Glukokortikosteroiden ist zu Therapiebeginn unentbehrlich. Es handelt sich allerdings nur um eine symptomatische Therapie, die meist jahrelang fortgeführt werden muß; daher ist stets ein ausreichender Effekt bei möglichst geringer Dosierung anzustreben. Anfangs werden hohe Dosen gegeben (100–200 mg Prednisolon oder Isodosen von Methylprednisolon und anderen Glukokortikosteroiden); unter sorgfältiger Kontrolle der klinischen und labortechnischen Befunde gilt es, bei vorsichtiger Dosisreduktion die individuelle Erhaltungsdosis herauszufinden, die zwar nicht heilend, aber lebensverlängernd wirkt. Insbesondere bei weitgehend steroidrefraktären Fällen, aber auch nach Stabilisierung des Zustands, werden zusätzlich Immunsuppressiva eingesetzt, so Azathioprin (Imurek, 50–150, maximal 200 mg/Tag), ferner auch Cyclophosphamid (Endoxan, 50–150 mg/Tag). Bei starken Gelenkbeschwerden wird auch Azetylsalicylsäure (Aspirin) empfohlen. Der Wert von zusätzlichen Antimalariamittelgaben [Chloroquin (Resochin), Hydroxychloroquin (Quensyl)] bei SLE wird nicht einheitlich beurteilt; insbesondere bei starker Lichtempfindlichkeit ist aber ein Versuch empfehlenswert. Wichtig ist Kontrolle von Nebenwirkungen. Bei hohen Autoantikörperwerten bzw. Immunkomplexspiegeln im Serum wurde die therapeutische Plasmapharese versucht, bisher jedoch ohne überzeugenden Erfolg.

Allgemeine Maßnahmen. Bei schweren Exazerbationen Bettruhe. Meidung von Sonnenlicht (Hüte, Kleidung, Lichtschutzsalben). Körperlicher oder psychischer Streß sollte vermieden werden. Die Patienten sind durch Infektionskrankheiten stark gefährdet und sollten, soweit möglich, dagegen geschützt werden.

Therapieüberwachung. Als wichtigste Parameter für die Beurteilung der Krankheitsaktivität bei SLE haben sich in der Praxis bewährt:

- BSG (evtl. auch Elektrophorese, IgG),
- Leukozyten-, Thrombozyten-, Erythrozytenzahl, Hämoglobin,
- Antinukleäre Antikörper, insbesondere Titer der Antikörper gegen native Doppelstrang-DNS,
- Komplementspiegel (C3, C4, evtl. Gesamtkomplement),
- Proteinurie (L-Ketten im Urin).

Neben dem klinischen Allgemeineindruck können besonders diese Laborwerte als Richtschnur für die langfristige Dosierung der Glukokortikosteroide und evtl. Immunsuppressiva dienen.

Lupus-erythematodes-visceralis-artiges Syndrom

Synonym: Pseudo-SLE-Syndrom.
Während Medikamente einerseits einen echten SLE zu provozieren vermögen, können auch klinisch an SLE erinnernde Syndrome mit rezidivierenden Fieberschüben, Pleuritis, Peri- und Myokarditis, Arthralgien, Myalgien und Hauterscheinungen (u.a. schmetterlingsartiges Gesichtserythem) durch Medikamente bedingt sein.
Es entwickelt sich gewöhnlich nach langfristiger Behandlung mit Hydralazin, Hydantoinverbindungen, Procainamid oder bestimmten Sulfonamiden. Im Gegensatz zu echtem SLE sind hier antinukleäre Antikörper nicht nachweisbar; dagegen finden sich häufig antimitochondriale Antikörper. Nach Absetzen des Medikaments kommt es meist zu allmählichem und dauerhaftem Abklingen. Besonders häufig war dieses Syndrom nach Einnahme eines Venenkombinationspräparates (Venopyronum), das inzwischen aus dem Handel gezogen wurde. Sichere Testverfahren zum Beweis der Zusammenhänge stehen derzeit nicht zur Verfügung. Nicht immer ist allerdings zu entscheiden, ob durch ein Medikament ein latenter LE provoziert, ein erscheinungsarmer aggraviert oder lediglich ein LE-ähnliches Krankheitsbild induziert wird. Als Pathomechanismen kommen die arzneiinduzierte Neubildung von Autoantikörpern oder die Schwächung von Kontrollfunktionen des Immunsystems über die Antikörperbildung in Frage.

Therapie. Neben der Meidung der verdächtigen Medikamente vorübergehend interne Glukokortikosteroidgaben mit fallender Dosierung.

Dermatomyositis [Wagner 1863, Unverricht 1887]

Synonyme. Polymyositis (bei weitgehend fehlender Hautbeteiligung); ‚Lilakrankheit' (Glanzmann; bei Kindern).

Definition. Schwere entzündliche Systemerkrankung der Haut und der Muskulatur, daneben auch des Gefäßbindegewebes mit Beteiligung weiterer Organsysteme. Ursache und Pathogenese sind unbekannt. Bei Erwachsenen mit Dermatomyositis kommen häufig gleichzeitig maligne Tumoren vor.

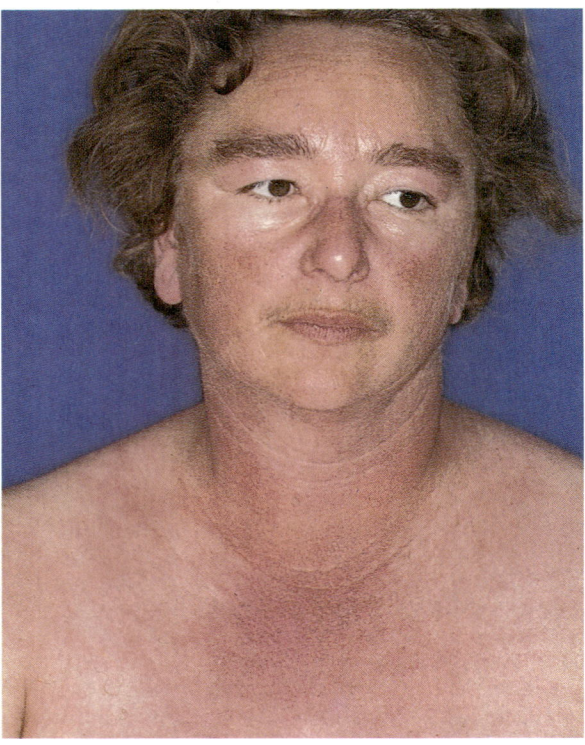

Dermatomyositis

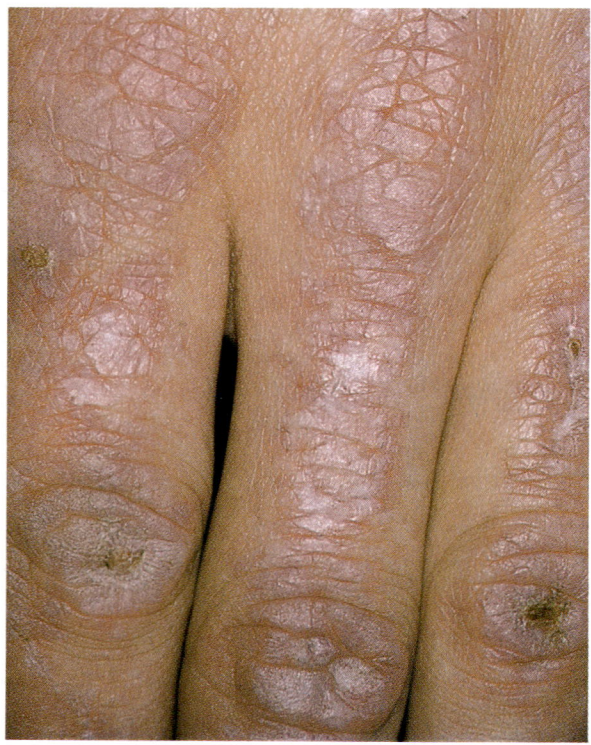

Dermatomyositis

Vorkommen. Selten. Jedes Lebensalter kann betroffen sein; vor allem erkranken Kinder vor dem 10. Lebensjahr und Erwachsene vom 30.–60. Lebensjahr. Angaben über die Geschlechtsverteilung sind uneinheitlich; wahrscheinlich ist das weibliche Geschlecht 2–3mal häufiger als das männliche betroffen.

Ätiologie. Unbekannt. Elektronenmikroskopisch wurden zwar virusartige Einschlüsse in Endothel- und Muskelzellen beschrieben, eine Virusgenese – besonders Coxsackie-A-Virus – konnte aber bisher nicht erhärtet werden.

Pathogenese. Die Erkrankung wird oft den sog. Kollagenosen bzw. Autoimmunerkrankungen zugerechnet; jedoch liegen keine Beweise für eine pathogenetische Rolle von Autoantikörpern oder Immunkomplexen im Krankheitsgeschehen der Dermatomyositis vor.

Koinzidenz mit malignen Tumoren. Bei Erwachsenen mit Dermatomyositis kommen zu einem hohen Prozentsatz maligne Tumoren vor. Literaturangaben reichen von 20 bis über 70%, wobei die Wahrscheinlichkeit bei männlichen Patienten und mit zunehmendem Lebensalter deutlich größer ist. Die Dermatomyositis kann gleichzeitig mit dem Tumor klinisch erkennbar werden; es kann aber auch eine der beiden Erkrankungen vorangehen. Nach Tumorentfernung heilt die Dermatomyositis oft ab, bei späterer Metastasierung kann sie wieder auftreten. Am häufigsten werden Karzinome des Verdauungstraktes (Magen, Kolon, Rektum), der Lunge, der Mamma und des weiblichen Genitales (Ovar, Uterus) beobachtet; aber auch an andere Malignome ist zu denken.

Klinik

Hauterscheinungen. Sie sind einzeln genommen nicht pathognomonisch, ihr Gesamtbild ist jedoch recht typisch. Bevorzugt befallen sind symmetrisch das Gesicht, insbesondere die Oberlider, die Augenumgebung und die Wangen, ferner die Ellbogen und Knie, die Regionen der Fingerknöchel, Nagelfalz und Nagelbett. Man findet besonders im Gesicht weinrote bis violette („fliederfarbene") flächenhafte oder fleckige Erytheme. Charakteristisch ist der traurig-weinerliche Gesichtsausdruck mit Hypomimie bei oft insgesamt depressiver Stimmungslage. Früh stellen sich Teleangiektasien und eine festhaftende hyperkeratotische Schuppung ein. Hämorrhagien sind selten, während ein Ödem im Bereich der Erytheme regelmäßig in allerdings wechselnder Stärke vorhanden ist. Nach längerem Bestand bilden sich umschriebene, weißlich-porzellanfarbene Atrophien aus, die besonders am Nagelfalz und über den Finger- und Kniegelenken pergamentartig werden („Kollodiumflekken"). Mehr diffuse Hautatrophien mit Teleangiektasien, Hyper- und Depigmentierungen im Gesicht, am Hals und im oberen Brust- und Rückenbereich wirken buntscheckig (poikilodermatisch). In diesem Fall spricht man auch von einer *Poikilodermatomyositis*. Der Verlauf dieser Fälle pflegt mehr chronisch zu sein.

An den gleichen Stellen, besonders am Nacken, können außerdem blaßrosa bis violette, gering erhabene *lichenoide Papeln* auftreten. Noch vielseitiger kann das Bild durch hämorrhagische, vesikulo-bullöse oder nodöse Exantheme mit Neigung zu Nekrose werden.
Die *Haare* verlieren ihren Glanz. Diffuse Alopezie kann ebenso auftreten wie Hypertrichose. Auch die *Nägel* werden glanzlos und gerieffelt. Auffällig ist der gelblich-hyperkeratotische Nagelfalz, der beim Versuch, ihn zurückzuschieben, sehr schmerzhaft ist (Keining-Zeichen).

Subkutis. Eine Pannikulitis kommt vor; in fortgeschrittenen Fällen entstehen nicht selten massive Kalkablagerungen in der Subkutis (*Kalzinose*), die mit schlecht heilenden Ulzera nach außen durchbrechen können.

Muskelsymptome. Wie im Krankheitsnamen angegeben, gesellt sich zu den Hauterscheinungen die Muskelerkrankung. Zwischen beiden besteht keine strenge Relation; sowohl die Haut als auch die Muskulatur kann zunächst allein erkranken. Bei fehlender Hautbeteiligung spricht man von *Polymyositis*.
Zu Beginn besteht zunehmende Ermüdbarkeit. Danach stellen sich Schmerzhaftigkeit, Spannungsgefühl und zunehmende Muskelschwäche ein *Myasthenia dolorosa*: Zunächst erkranken oft die Muskeln des Schultergürtels, so daß die Arme nicht mehr über die Horizontale gehoben werden können und z.B. das Kämmen unmöglich wird. Werden die Halsmuskeln ergriffen, kann der Kopf nicht mehr hochgehalten werden. Bedrohlich ist die Beteiligung der Schlund- und Atemmuskulatur, die zu Dysphagie und Dyspnoe führt. Oft ist auch der Beckengürtel betroffen, die Patienten bemerken zunächst Schmerzen und Schwäche beim Treppensteigen oder Aufstehen. Da die Erkrankung mit Muskelatrophie und Sklerose endet, werden die Patienten hilflos. Unter der Behandlung kann es indessen zu beachtlichen Remissionen kommen.

Beteiligung innerer Organe. Sie beweist das Vorliegen einer sich im Mesenchym abspielenden Allgemeinkrankheit. Relativ häufig sind Myokarditis und Glomerulonephritis (Proteinurie, Zylindrurie, Hämaturie), selten sind Lungenbeteiligung (interstitielle Pneumonie, Fibrose, sekundär Aspirationspneumonie bei Dysphagie), gastrointestinale Erscheinungen (Krämpfe, Diarrhö, Ulzera), Beteiligung des lymphatischen Systems (Pseudoangina, Lymphknotenschwellungen, Hepatosplenomegalie), Neuritiden, Osteoporose, Arthralgien und Augenhintergrundveränderungen.

Laborwerte. Bei einem Teil der Fälle entsteht nach längerem Verlauf eine mäßige hypochrome Anämie. Das weiße Blutbild ist uncharakteristisch; manchmal findet sich Leukozytose mit Lymphopenie und Eosinophilie. Die BSG ist während aktiver Krankheitsphasen meist mäßig erhöht. Der Rheumafaktor ist gelegentlich positiv (Angaben von 10–50%), LE-Faktor, antinukleäre Antikörper und Luesserologie sind negativ.

Wichtig ist das Verhalten der *Serumenzyme* Glutamat-Oxalat-Transaminase (GOT), Laktatdehydrogenase (LDH), Aldolase (ALD) und insbesondere Kreatinphosphokinase (CPK), deren Erhöhung ein Maß für die aktuelle Zerstörung der Muskelfasern während aktiver Krankheitsphasen ist. Gleichzeitig ist Kreatin im Serum erhöht und wird vermehrt im Urin ausgeschieden.
Im *Elektromyogramm* (EMG) lassen sich neurogene Störungen durch Nachweis polyphasischer Potentiale von primären Myopathien abtrennen; soweit letztere bestehen, ist eine spezielle Differenzierung nicht sicher möglich. Die Methode ist jedoch außerdem wertvoll bei der Lokalisierung der oft herdförmig begrenzten Myositiden und damit für die gezielte Muskelbiopsie.

Histopathologie. Die *Hautveränderungen* sind besonders im Frühstadium nicht sicher von denen bei subkutanem LE unterscheidbar: Epidermisatrophie, vakuolige Basalzelldegeneration, verdickte Basalmembran, mäßiges bis exzessives Ödem im oberen Korium, Muzineinlagerung, lockere lymphozytäre Infiltrate um die teleangiektatisch erweiterten Gefäße und, disseminiert im oberen Korium manchmal Erythrozytenextravasate. Später sieht man Fibrose und Sklerose mit kutanen und subkutanen Kalkeinlagerungen.
In der *Muskulatur* sind die histologischen Veränderungen herdförmig. Schwerste Alterationen trifft man dicht neben normalen Bezirken. Zunächst kommt es zu ödematöser Quellung der quergestreiften Muskelfasern, sodann zu Verlust der Querstreifung, Vakuolisierung, wachsartiger Degeneration, Homogenisierung, Fibrillenzerfall, und schließlich findet man oft nur noch leere Sarkolemmschläuche. Im Interstitium besteht Ödem und ein lympho-, auch plasmazelluläres und histiozytäres Infiltrat. Endergebnis ist eine Sklerose. Auch enzymhistochemische Untersuchungen sind diagnostisch wertvoll.
Wichtig ist eine ausreichend große und tiefe Muskelbiopsie, die meist aus dem M. deltoideus entnommen wird; wegen der herdförmigen Veränderungen bestätigt die an sich beweisende histologische Untersuchung nur bei einem Teil der Fälle die Diagnose. Mehrere Biopsien sind daher oft notwendig, am besten gezielt nach dem Ergebnis des EMG.

Verlauf. Bei foudroyantem Verlauf kann die Krankheit in wenigen Tagen letal enden; ein sehr milder Verlauf kann sich über 30 Jahre erstrecken. Dazwischen sind alle Variationen, auch mit schubweisen Verschlechterungen und Remissionen, möglich.

Komplikationen und Prognose. Massiver Muskelzerfall kann zu einem myorenalen Schocksyndrom mit Kreislauf- und Nierenversagen führen. Pneumonien sind infolge der muskulär bedingten Ateminsuffizienz oder nach Aspiration bei Dysphagie nicht selten. Die oft notwendigen langfristigen Glukokortikosteroidgaben und/oder die immunsuppressive Therapie bedingen eine hohe Gefährdung durch interkurrente Infekte. Kalzinose wird als eher günstiges prognostisches Zeichen angesehen. Die früher sehr schlechte Prognose hat sich seit dem Einsatz der Glukokortikosteroide und Immunsuppressiva wesentlich gebessert; immerhin wird aber die Mortalität in den ersten 2 Jahren nach Krankheitsbeginn bei Erwachsenen mit 25–30%, bei Kindern mit 10–25% angegeben. Nach der Abheilung („Ausbrennen der Krankheit") bleiben oft Muskelparalysen und Bewegungseinschränkungen zurück.

Diagnostische Leitlinien. Klinisches Bild, Muskelenzyme im Serum, Kreatinausscheidung im Urin, EMG und Histopathologie sichern die Diagnose. Bei Erwachsenen muß ein innerliches Karzinom ausgeschlossen werden.

Differentialdiagnose. Am wichtigsten ist die Abtrennung des systemischen Lupus erythematodes (LE-Faktor, antinukleäre Antikörper, BSG, Blutbild, Lupusbandtest), der progressiven systemischen Sklerodermie (besonders des sog. CRST-Syndroms), der gemischten Bindegewebserkrankung (Sharp-Syndrom) und der Periarteriitis nodosa.
Wenn *Trichinose* in Frage kommt, bedeutet sie in ihrer Migrationsphase (Beginn 2. Woche nach der Infektion) die größte differentialdiagnostische Schwierigkeit, weil auch hier Fieber, Lid- und Gesichtsödeme sowie, Myalgien typisch sind. Trichinose dauert aber nur 7–8 Wochen, von der 4. Woche an sind Trichinellen in Blut und Muskeln nachweisbar. Auch eine Seroreaktion ist möglich. Ferner sind noch Muskelrheumatismus, Muskeldystrophien, Myasthenia gravis und thyreotoxische Myopathie zu nennen.

Therapie. Interne Gaben von Glukokortikosteroiden sind unentbehrlich, und damit sollte so rasch wie möglich nach der Diagnosestellung begonnen werden. Als Dosierung werden je nach klinischem Bild initial 60–80 (–120) mg Prednisolonäquivalent (Ultralan, Urbason) empfohlen, um rasch einen starken antiinflammatorischen Effekt zu erzielen. Von Dexamethason und Triamcinolon wird abgeraten, da diese Präparate selbst Myopathien erzeugen können. Unter Kontrolle der Serumenzyme muß die Dosis vorsichtig reduziert werden, da meist eine jahrelange Behandlung erforderlich ist. Zusätzliche Gaben von Zytostatika ermöglichen in der zweiten – antilymphoproliferativen Behandlungsphase – häufig die Einsparung von Steroiden. An erster Stelle steht hier Methotrexat (0,4–0,8 mg/kg KG einmal jede Woche i.v., d.h. meist 25–60 mg einmal wöchentlich), unter Kontrolle der Leberfunktion und des Blutbildes (Leukozyten). Als andere Möglichkeit kommt Azathioprin (Imurek, 1,5–3 mg/kgKG tgl. oral) in Frage. Während der akuten Krankheitsphasen sind Bettruhe und gute klinische Allgemeinversorgung notwendig, später vorsichtige physikalische Therapie zur Vermeidung von Kontrakturen. Zur Behandlung der Hautveränderungen niedrig dosierte Glukokortikoidexterna.

Gemischte Bindegewebserkrankung
[Sharp, Irwin, Tan, Gould, Holman 1972]

Synonyme. Sharp-Syndrom, mixed connective tissue disease (engl.).

Definition. Es handelt sich um ein Überlappungssyndrom von progressiver systemischer Sklerodermie, Dermatomyositis und systemischem Lupus erythematodes.

Vorkommen. Selten. Frauen sind bevorzugt betroffen, am häufigsten im 4. Lebensjahrzehnt.

Klinik. Die Hauterscheinungen entsprechen mit indurierter Schwellung von Händen und Fingern der entzündlichen Form der systemischen Sklerodermie; Raynaud-Symptomatik und Ösophagusbeteiligung sind häufig. Daneben werden Hauterscheinungen beobachtet, die dem diskoiden oder systemischen Lupus erythematodes entsprechen. Nicht selten bestehen eine diffuse Alopezie sowie Pigmentverschiebungen an der Haut. Wesentliche weitere Symptome sind Fieber, Arthralgien, Myositis, Lymphadenopathie, Hepatosplenomegalie, Polyserositis und Lungenveränderungen („Lupuslunge"). Nierenbeteiligung oder Vaskulitis ist auffälligerweise selten.

Laborwerte. Entscheidend für die Diagnose ist der Nachweis von Antikörpern gegen ein spezielles ribonukleasesensitives extrahierbares nukleäres Antigen (RNP-AK) („extractable nuclear antigen", ENA) im Serum der Patienten. Hochtitrige antinukleäre Antikörper (IgG) vom gesprenkelten Fluoreszenzmuster („speckled pattern") sind ebenfalls meist nachweisbar (s.S. 516).
Sehr charakteristisch ist ferner, daß bei hohem Antikörpertiter eine In-vivo-Bindung in den Kernen der Epidermiszellen durch direkte Immunfluoreszenz (DIF) nachweisbar ist.
Weitere Laboruntersuchungen zeigen je nach Konstellation allgemeine Entzündungszeichen (BSG-Erhöhung, Hyper-γ-Globulinämie, Rheumafaktor) sowie die für systemischen Lupus erythematodes und Dermatomyositis typischen Befunde.

Weitere Überlappungssyndrome. Neben dem oben beschriebenen, als eigenständig angesehenen Überlappungssyndrom kommen Assoziationen von progressiver systemischer Sklerodermie mit systemischem Lupus erythematodes, Dermatomyositis, rheumatoider Arthritis und Polyarteriitis nodosa vor.

Prognose. Die Krankheit verläuft über viele Monate oder einige Jahre; insgesamt ist die Prognose relativ günstig.

Therapie. Die Erkrankung spricht gut auf Glukokortikosteroide an. In schweren Fällen oder bei Kontraindikationen bzw. Nebenwirkungen der Steroidtherapie können auch Immunsuppressiva eingesetzt werden. Leichtere Fälle konnten auch ausschließlich mit Antiphlogistika beherrscht werden. Die Therapie kann nicht schematisch angegeben werden, sondern muß sich an den jeweiligen Organbeteiligungen orientieren. Kooperation mit Internist.

Bindegewebserkrankungen an Fingern, Zehen und Penis

Echte Fingerknöchelpolster

Synonyme. „Knuckle pads", Tylositates articuli.

Definition. Umschriebene polsterartige derbe Verdickungen über den Fingergelenken durch Fibrose.

Vorkommen. Sporadisch, manchmal familiär. Gelegentlich Koinzidenz mit Dupuytren-Kontraktur und anderen Fibromatosen. Die Erkrankung setzt spontan im 2.–4. Lebensjahrzehnt ein.

Ätiopathogenese. Autosomal-dominant vererbte Erkrankung, gelegentlich als Syndrom aus Fingerknöchelpolstern, Leukonychie und Taubheit: *Bart-Pumphrey-Syndrom* (1967). Für mechanisch-traumatische Genese besteht kein Anhalt. Fraglich ist der Einfluß funktioneller Gefäßstörungen wie Akrozyanose und Kälteschäden. Wahrscheinlich handelt es sich um eine genetisch fixierte Manifestationsform einer Fibromatose.

Klinik. Sitz sind meist symmetrisch die Dorsalseiten der Mittelgelenke der 2.–5. Finger, seltener des Daumens; manchmal ist die Haut über den Endgelenken betroffen. Die halbkugeligen, polsterartigen, derben Verdickungen sind über linsengroß, hautfarben oder bläulich und wirken an ihrer Kuppe fein gestichelt. Sie sitzen meist nicht mitten über den Gelenkköpfchen, sondern mehr lateral. Mitunter ist das Zentrum eingesunken: *Fingerknöchelpolster mit Dellenbildung* (Ströbel 1945).

Histopathologie. Die Epidermis ist akanthotisch verdickt und orthohyperkeratotisch verhornt. Das Korium zeigt zellreiche Fibrose mit Verdickung der Kollagenfaserbündel.

Verlauf und Prognose. Die Veränderungen beginnen meist bei Jugendlichen oder jüngeren Erwachsenen, bilden sich langsam im Verlauf von Jahren stärker aus und bleiben dann bestehen.

Differentialdiagnose. Abzugrenzen sind unechte Fingerknöchelpolster vom Schwielentyp, Kauschwielen und umschriebene „knuckle-pad"-artige Keratosen bei Keratosis palmoplantaris transgrediens.

Therapie. Nicht möglich. Die Exzision kann Narbenkeloid zur Folge haben.

Unechte Fingerknöchelpolster vom Schwielentyp
[Ströbel 1945]

Synonym. Polsterbildung vom Schwielentyp.

Ätiopathogenese. Es handelt sich um durch mechanische Faktoren (meist Arbeitsprozeß) provozierte Schwielen und nicht um Veränderungen im Hautbindegewebe.

Klinik. Die Polster sind hart, halbkirschgroß und sitzen direkt über den Mittelgelenken. Sie haben eine gelbliche Eigenfarbe (Hyperkeratose) und vergröberte Furchungen; entzündliche oder vasomotorische Erscheinungen fehlen.

Therapie. Nicht möglich. Nach Ausbleiben der mechanisch provozierenden Reize können sich die unechten Fingerknöchelpolster wieder zurückbilden.

Kauschwielen [Garrod 1893, Meigel und Plewig 1976]

Definition. Seltene, meist symmetrisch über den Fingerrücken bei Jugendlichen vorkommende Verdickungen.

Ätiopathogenese. Durch Kauen, Saugen, Lutschen, Ziehen, Reiben oder Massieren entstehen umschriebene Bindegewebs- und Epidermishyperplasien.

Klinik. Kauschwielen entwickeln sich allmählich und fallen zunächst weder dem Patienten noch seiner Umgebung auf. Subjektive Beschwerden wie Schmerzen, Bewegungseinschränkung oder Spannungsgefühl fehlen. Die Verdickungen werden häufig zufällig entdeckt. Die Haut ist oft rauh und wirkt wie gepunzt, entzündliche Veränderungen fehlen. Meist sind die 2.–5. Finger beider Hände spindelförmig verdickt mit einem Zuviel an Bindegewebe, besonders zwischen den Fingergelenken. Dadurch unterscheiden sich die Kauschwielen von den echten Fingerknöchelpolstern, die bevorzugt über oder neben den Fingergelenken sich befinden. Die Haut ist häufig in der Längsachse der Finger gefaltet.

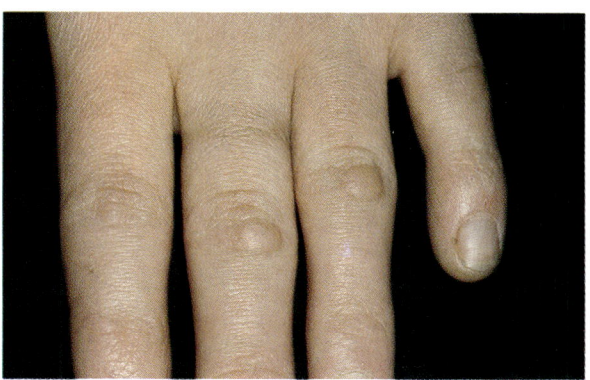

Unechte Fingerköchelpolster

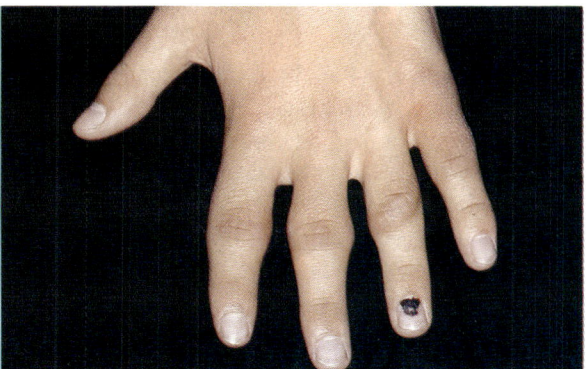

Kauschwielen

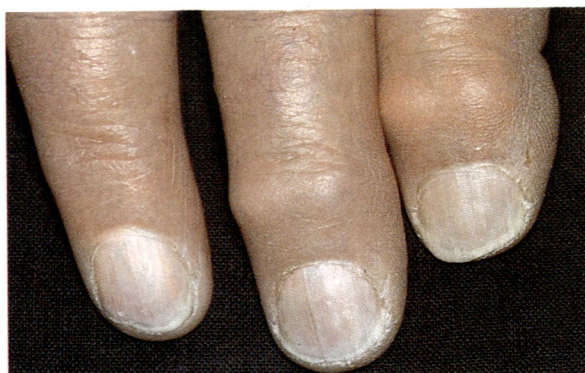

Heberden-Knoten

Histopathologie. Akanthose, Papillomatose, Orthohyperkeratose, diffuse Bindegewebshyperplasie.

Differentialdiagnose. Fingerknöchelpolster, Fingerknöchelpolster bei Genodermatosen (Touraine-Solente-Golé-Syndrom; Bart-Pumphrey-Syndrom), Ablagerungsdermatosen (Gichttophi, Xanthome), Heberden-Knoten, Ostitis cystoides multiplex (Perthes-Jüngling) bei Sarkoidose, Erythrokeratodermia symmetrica progressiva (Gottron).

Therapie. Den jugendlichen Patienten und ihren Eltern sollten die Zusammenhänge zwischen Kauen und Kauschwielen erklärt werden, um eine Korrektur dieses Fehlverhaltens zu erreichen. Eine andere Therapie ist nicht erfolgversprechend.

Multiple Fingerfibrome [Nelaton 1856]

Definition. Symmetrisch angeordnete, über den Fingermittelgelenken vorkommende Fibromknoten.

Ätiologie. Unklar; zu denken ist an individuelle oder vererbte Disposition des sehnigen Bindegewebes zu fibrösen Geschwulstbildungen.

Klinik. Die Knoten von 5–12 mm Durchmesser sind kalottenartig aufsitzend, verschieblich, manchmal schmerzhaft und können den Faustschluß behindern. Die bedeckende Haut ist unverändert oder verdünnt, oft rötlich. Klinisch und histologisch gleichartige Veränderungen kommen auch an den Ellbogen und über den Knien vor.

Histopathologie. Kutan-subkutan gelegenes Fibrom.

Differentialdiagnose. Fingerknöchelpolster, Schwielen und Sehnenxanthome; letztere sind auch über weiteren Gelenken, subkutan lokalisiert und in anderen Hautbereichen zu finden.

Therapie. Nicht möglich; nach operativer Entfernung entstehen leicht Rezidive.

Heberden-Knoten [1802]

Synonym. Heberden-Arthrose.

Definition. Symmetrische harte Knotenbildungen an den Streckseiten der 2.–5. Finger- und Zehenendgelenke.

Ätiopathogenese. Wahrscheinlich vererbt; dabei geschlechtsgebundene Dominanz bei Frauen (Gynäkotropie). Es kommt zu entzündlichen, nekrotisierenden Veränderungen in den Knochen mit nachfolgender Exostosenbildung an den Gelenkköpfchen. Manchmal wird eine traumatische Form abgegrenzt, die vorwiegend bei Männern vorkommt.

Klinik. Bevorzugt sind Frauen vom 5. Lebensjahrzehnt an. Über den Endgelenken überwiegend symmetrisch am 2., 3. und 5. Finger treten linsen- bis erbsgroße, harte, vom Knochen ausgehende Knoten oder Doppelknoten auf, über denen die Haut verschieblich ist. Die Endphalangen können nach lateral abgeknickt werden. Beginn mit lanzinierenden Schmerzen in den befallenen Fingern kommt vor, später besteht nur geringer Druckschmerz. Die selteneren entsprechenden Bildungen an den Mittelgelenken werden als *Bouchard-Knoten* bezeichnet; gelegentlich werden solche Läsionen auch an Zehen-, ausnahmsweise an Knie- und Hüftgelenken beschrieben. Die röntgenologische Untersuchung bringt stets Klärung.

Differentialdiagnose. Alle degenerativen entzündlichen Erkrankungen an den Fingergelenken. Ferner Calcinosis circumscripta, Gicht. Gichttophi sind leicht als weiße, durch die Haut schimmernde Uratablagerungen erkennbar, die auf der Unterlage verschieblich sind.

Therapie. Nur symptomatisch möglich.

Dupuytren-Fingerkontraktur [1831]

Synonym. Palmarfibromatose.

Definition. Beugekontraktur der Finger durch chronische Verdickung und Schrumpfung der Palmaraponeurose.

Vorkommen. Überwiegend bei Männern mit höherem Lebensalter bis auf etwa 18% zunehmende Morbidität. Bei Frauen ist die Erkrankung selten und wird erst später manifest. Autosomal-dominante Vererbung mit variabler Penetranz.

Ätiopathogenese. Außer der genetischen Disposition und dem Geschlecht begünstigen offenbar Traumen die Manifestation. Es kommt im Bereich der Palmaraponeurose zu Knotenbildungen und schließlich zu fibrotischer Schrumpfung.

Klinik. Man unterscheidet 4 Schweregrade der Dupuytren-Kontraktur:

I. Grad. Umschriebene palpable Knotenbildungen an den Palmaraponeurosen, meist in der Hohlhand im Verlauf des IV. Fingerstrahls.

II. Grad. Beginnende Kontraktur der Palmaraponeurose mit geringgradiger Behinderung der Fingerstreckung im Grundgelenk.
III. Grad. Streckhinderung im Mittelgelenk oder am Daumen im Grundgelenk.
IV. Grad. Zusätzliche Überstreckung im Endgelenk.

Meist sind zuerst der 4. und 5. Finger betroffen. Während zunächst nur geringe Streckhemmung besteht, liegen die Finger schließlich nach schubweiser Verschlimmerung in stärkster Beugestellung in die Mittelhand eingeschlagen, die Haut ist eingezogen und mit der Aponeurose verbacken. Man sieht und fühlt die derben vorgebuckelten Strangbildungen, die beim Versuch der Fingerstreckung deutlich hervortreten.

Histopathologie. Sehnenartige Verdickung und knotige Fibrosierung der Palmaraponeurose. Frische Knoten sind fibroblastenreich und können histologisch an Fibrosarkom erinnern.

Verlauf. In schweren Fällen ist im Endstadium die Greiffunktion der Hände kaum noch auszuüben. Sekundäre Intertrigo, auch Candidaintertrigo, ist in den Hautfalten der beugekontrahierten Finger möglich.

Assoziation mit anderen Erkrankungen. Die Erkrankung kann in den Rahmen der *Polyfibromatosen* (Touraine) gestellt werden; nicht selten werden Kombinationen mit Plantarfibromatose (M. Ledderhose), Induratio penis plastica (M. Peyronie) oder Fibrosis mammae virilis beobachtet. Vielleicht auch überzufällig sind Kombinationen mit Keloidneigung, Fingerknöchelpolstern, Leberzirrhose und Periarthritis humeroscapularis. Die Beziehungen zu Alkoholismus, Diabetes mellitus und Epilepsie sind noch nicht genügend abgeklärt.

Therapie. Schon in der Frühphase sollen äußere Noxen möglichst ausgeschaltet werden (z.B. ständige Druckbelastung). Intraläsionale Glukokortikosteroid- und Hyaluronidaseinjektionen wirken nicht überzeugend, ebenfalls nicht Vitamin E (Evion 100 mg tgl. über Monate). Therapie der Wahl ist die chirurgische Entfernung der Palmaraponeurose. Neuerdings wird empfohlen, erst bei Bestehen deutlicher Funktionsstörungen zu operieren.
Die Röntgenweichstrahlentherapie wird für Frühstadien empfohlen. Die Dosierung beträgt an zwei aufeinanderfolgenden Tagen je 4 Gy; in 8- bis 10-wöchigen Intervallen Wiederholung bis zur Gesamtdosis von 24 Gy. Von chirurgischer Seite wird allerdings eingewandt, daß die vorherige Röntgenbestrahlung mit der Folge einer Strahlenfibrose die spätere Operation erschweren könnte.

Plantarfibromatose [Ledderhose 1894]

Synonyme. Morbus Ledderhose, Aponeurosis fibrosa plantaris.

Ätiopathogenese. Die Erkrankung entspricht dem Wesen nach der Dupuytren-Fingerkontraktur und kann mit ihr zusammen vorkommen. Die Manifestation

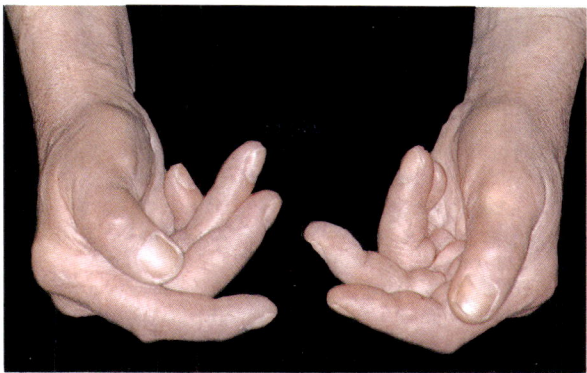

Dupuytren-Fingerkontraktur

der Fibromatose an der Plantaraponeurose ist allerdings wesentlich seltener. Oft tritt sie nach Verletzung oder Zerreißung im Anschluß an mechanische Traumen auf. Meist findet man die knotigen Veränderungen am proximalen Ende von Metatarsale I. Schwere Fälle können zu Gehbehinderung führen.

Therapie. Wie bei Dupuytren-Kontraktur.

Induratio penis plastica [de la Peyronie 1743]

Die Beschreibung erfolgte offenbar erstmals durch François de la Peyronie, den Leibchirurgen Ludwigs XIV.

Synonyme. Morbus Peyronie, Sclerosis fibrosa penis, Penisknochen.

Definition. Bindegewebige strangförmige Verhärtung im Bereich der Tunica albuginea.

Vorkommen. Relativ selten, meist zwischen dem 40. und 60. Lebensjahr, nur ausnahmsweise bei jüngeren Männern auftretend.

Ätiologie. Unbekannt. Genetische Disposition ist wahrscheinlich, zumal gleichzeitig weitere Fibromatosen vorkommen können. Beispielsweise besteht bei bis zu 30% der Patienten gleichzeitig eine Dupuytren-Kontraktur; auch Koinzidenz mit Keloiden und Fingerknöchelpolstern oder Fibrosis mammae virilis ist nicht selten. Als Realisationsfaktoren werden Urethritis mit Periurethritis (Anamnese), Gefäßveränderungen (Sklerose, diabetische Mikroangiopathie, Vaskulitis), Traumen u.a.m. diskutiert. Im Hinblick auf die Koinzidenz mit innerlichen Erkrankungen gilt das gleiche wie bei Dupuytren-Kontraktur.

Pathogenese. Eine Fibromatose mit Ausgang von der die Schwellkörper umgebenden Tunica albuginea führt primär-chronisch zu umschriebenen oder mehr diffusen Verhärtungen.

Klinik. Typisch ist der Sitz der Indurationen an der Dorsalseite des Penisschaftes, beginnend hinter der Eichel und von distal nach proximal fortschreitend. Man palpiert hier platten-, ring-, spangen- oder bleistiftartige Verhärtungen, die meist vom Schwellkörper abgegrenzt werden können. Sie scheinen im Schwellkörper selbst zu liegen, wenn das Septum penis mitbefallen ist. Ganz selten lokalisiert sich die Induration ausschließlich ventral periurethral. Bei erschlafftem Glied ist die Verhärtung unauffällig und schmerzlos. Bei der Erektion führt sie dagegen zur Penisabknickung (*Deviatio penis*) nach oben oder zur Seite in Richtung auf die Verhärtung. Die Haut darüber bleibt stets unauffällig und gut verschieblich. Die Behinderung kann vielfältig sein. Lokale und ausstrahlende Schmerzen bei der Erektion und mechanische Behinderung, daraus folgende Kohabitationsunfähigkeit sowie psychische Belastung mit depressiver Verstimmung können Impotentia coeundi bewirken.

Histopathologie. Initial entzündlich-vaskulitische Veränderungen. Die Tunica albuginea ist im Sinne einer Fibromatose verdickt, besteht aus zunächst zellreichem, später zellarmem und faserreichem, sehnenartigem Bindegewebe mit verminderter oder fehlender Elastika; auch metaplastische Verkalkung, Knorpel- und Knochenbildung kommen vor.

Verlauf und Prognose. Häufig Progredienz mit der Möglichkeit beträchtlicher Abknickung des errigierten Gliedes. Spontane Rückbildung bei bis zu 30% der Patienten innerhalb von Jahren möglich. Die Bildung ist benigne.

Therapie. Sie ist wenig aussichtsreich und schwierig. Innerliche Behandlung mit Vitamin E hochdosiert, Kombinationen von Vitamin A und E oder Potaba haben nicht überzeugt. Mehrfache intraläsionale Injektionen von Glukokortikosteroid-Kristallsuspensionen [Triamcinolonacetonid-Kristallsuspension (Volon A 10) 10 mg, 1:5 mit Mepivacain (Scandicain 1%) verdünnt] sollen bei Initialfällen hilfreich sein. Die intraläsionale Injektion von Orgotein (Peroxinorm) in Peniswurzelanästhesie wird in jüngster Zeit empfohlen. Röntgenweichstrahlentherapie (Dosierung wie bei M. Dupuytren) soll bei 30–50% der Patienten guten Erfolg bringen. Während das Symptom Schmerz sehr gut auf die Röntgenweichstrahlentherapie anspricht, lassen sich Induration und Deviation weniger beeinflussen. Am besten ist das Ansprechen auf die Röntgenweichstrahlentherapie bei frischen, nicht zu großen Indurationen und bei Patienten unter 50 Jahren. Neuerdings werden Telecaesiumbestrahlungen oder Elektronenbeschleuniger (Elektronen von 6–9 mV) empfohlen.

Schließlich kommt in schweren Fällen eine operative Behandlung durch den Urologen oder plastischen Chirurgen in Frage. Eine operative Behandlung ist indiziert, wenn Schmerzen und/oder Deviation zu Impotentia coeundi führen. Postoperative Impotenz kann aber resultieren.

Anomalien und Fehlbildungen der Haut

Aplasia cutis circumscripta

Definition. Angeborene Hautdefekte, die nach der Geburt unter Hinterlassung von Narben vollständig epithelisieren.

Vorkommen. Sehr selten. *Aplasia cutis totalis* bedeutet Lebensunfähigkeit.

Ätiopathogenese. Nicht sicher bekannt. Echte Aplasien und sekundäre Aplasien infolge intrauteriner Drucknekrose oder amniotischer Verwachsungen kommen vor.

Klinik. Beim Neugeborenen finden sich an beliebigen Stellen der Haut runde, ovale, streifenförmige oder bizarre, jedoch scharf begrenzte Hautdefekte in Form von Nekrosen oder Ulzerationen. Am Rumpf und an den proximalen Extremitäten kommt die Aplasia cutis am häufigsten vor. Am Kapillitium resultieren umschriebene Alopezien. Neben den Haaren fehlen auch Talg- und Schweißdrüsen.

Verlauf. Nach der Geburt heilen die Aplasien durch sekundäre Wundheilung narbig ab.

Prognose. Gut.

Differentialdiagnose. Pseudoainhum- und Ainhum-Syndrom.

Therapie. Symptomatisch. Kosmetisch störende Herde können später, ggf. mehrzeitig, exzidiert werden. Bei narbigen Aplasien am Kapillitium kommen auch Haartransplantation nach der Orentreich-Methode oder Schwenklappenplastik in Frage.

Pseudoainhum-Syndrom [v. Messum 1821, Clark 1860]

Synonyme. Peromelie, Gliedmaßeneinschnürung.

Definition. Seltene angeborene Ein- oder Abschnürungen von Gliedmaßen. („Ainhum", ostafrikanische Nagosprache = sägen, schneiden.)

Vorkommen. Sehr selten.

Pathogenese. Wahrscheinlich durch Störung unbekannter Ursache in der frühembryonalen Extremitätenentwicklung.

Klinik. Bei Geburt bestehen schon Schnürfurchen, die vorwiegend an den Unterarmen und Fingern, seltener an den Unterschenkeln auftreten. Meist ist das Pseudoainhumsyndrom doppelseitig und links stärker als rechts ausgeprägt. Die tiefen zirkulären Einschnürungen führen oft zu grotesken Bildern, wobei die Bewegungs- und sonstigen Funktionen bei den Patienten erstaunlich wenig behindert sind. Die Weichteile sind manschettenartig tief eingefurcht, während Gefäße, Nerven und Knochen oft unbeteiligt bleiben.

Differentialdiagnose. Das Ainhum-Syndrom kommt fast nur endemisch bei schwarzen Rassen als trockene Gangrän mit spontaner Amputation vor. Lipodystrophia semicircularis befällt nicht die ganze Zirkumferenz, ist nicht so scharf abgegrenzt und weich. Lineare zirkumskripte Sklerodermie ist zu berücksichtigen.

Therapie. Meist nicht nötig. Plastisch-chirurgische Rekonstruktionen im Finger- und Zehen-Bereich.

Cutis verticis gyrata
[Jadassohn 1906, Unna 1907, Audry 1909]

Synonyme. Pachydermia verticis gyrata, Cutis verticis plicata, faltenartige Pachydermie, „bull-dog scalp syndrome".

Definition. Kongenitale oder im Erwachsenenalter vorkommende, wulstförmige, hirnrindenartige Auffaltung der Kopfhaut in einem umschriebenen Areal mit sekundärer Alopezie im Bereich der Gyri.

Vorkommen. Sehr selten.

Ätiopathogenese. Bei manchen Patienten findet sich in dem Cutis-verticis-gyrata-Bereich ein großer dermaler Nävuszellnävus. In der Veterinärmedizin ist ein ähnliches Bild bei den Hushpuppies und Bulldoggen bekannt. Diese Hunde haben auffällige Falten- und Wulstbildungen im Kopfbereich.

Klinik. Vorwiegend Männer sind befallen. Entweder kongenital, häufiger erst im frühen oder mittleren

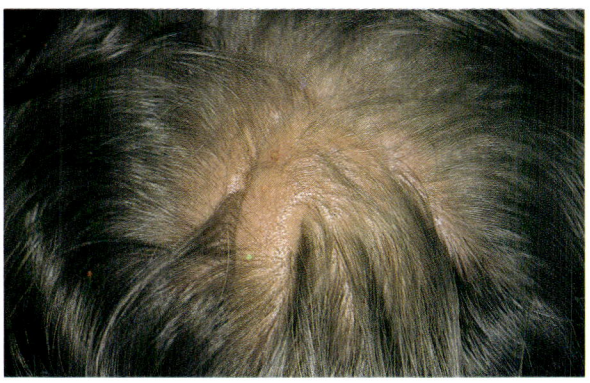

Cutis verticis gyrata

Erwachsenenalter treten meist am Scheitel und/oder Hinterkopf an umschriebener Stelle langsam zunehmend wulstförmige bis fingerdicke, an Gehirnwindungen erinnernde Falten auf. Auch an der Stirn kommen die gleichen groben Querwulstungen vor, sehr selten auch an den Palmae. Die Haut scheint an dieser Stelle zu reichlich und zu weit zu sein, so daß sie sich über dem normalen Knochen aufwirft. Langsam nimmt die Veränderung an Intensität zu. Initiale Herde werden oftmals vom Friseur erkannt. Das Haarwachstum in den Vertiefungen (Sulci) ist normal, auf den Hautfalten (Gyri) dagegen nicht selten vermindert. Die Falten liegen schwammartig weich der Kopfhaut auf. Mazeration, bakterielle und mykotische Superinfektionen sowie fötide Sekretion können bei sehr engen Sulci hinzukommen.

Sind die Windungen der Cutis verticis gyrata schon bei Geburt vorhanden, handelt es sich meist um einen zerebriformen dermalen Nävuszellnävus. Diese Nävi können scharf von der umgebenden Haut abgegrenzt werden und wachsen zunächst proportional, dann disproportional mit dem übrigen Körper mit; maligne Entartung ist möglich.

Symptome. Subjektive Beschwerden fehlen meistens. Psychosen und Akromegalie als Begleitsymptome kommen vor.

Einteilung der Cutis verticis gyrata

Echte Cutis verticis gyrata
    Symptom im Rahmen eines Syndroms
        bei Akromegalie und Kornealeukom
        bei Pachydermoperiostose
    Symptom bei endokrinen Störungen
        bei Akromegalie
        bei Myxödem
        bei Kretinismus
    Ohne assoziierte Syndrome oder Störungen bei Gesunden

Pseudo-Cutis verticis gyrata
    Zerebriformer intradermaler Nävuszellnävus
    Naevus lipomatosus
    Neurofibrom
    Chronisch-lymphatische Leukämieinfiltrate
    Amyloidose
    Postinflammatorisch?

Prognose. Gut.

Differentialdiagnose. Große gelappte Nävuszellnävi, Cutis verticis gyrata als Teilsymptom der idiopathischen Pachydermoperiostosis.

Therapie. Exzision im Bedarfsfall. Symptomatische Behandlung bei Mazerationen und Superinfektionen.

Pachydermoperiostose
[Friedrich 1868; Touraine, Solente und Golé 1935]

Synonyme. Touraine-Solente-Golé-Syndrom, familiäre Pachydermoperiostose, idiopathische Trommelschlegelfinger und Periostosis, idiopathische hypertrophische Osteoarthropathie, Akropachydermie mit Pachydermoperiostose, chronische hypertrophische Haut und lange Röhrenknochen.

Definition. Autosomal-dominant vererbte, selten sporadisch auftretende Erkrankung mit Cutis verticis gyrata, Trommelschlegelfingern, Knochenveränderungen, Weichteilverdickungen im Gesicht, Hyperhidrosis und Seborrhö.

Vorkommen. Sehr selten.

Ätiopathogenese. Unbekannt. Bei familiären Fällen ist ein rezessiver oder unregelmäßig dominanter Erbgang anzunehmen. Beginn der Erkrankung in der Jugend, später bleiben die Veränderungen stationär.

Klinik. Bevorzugt wird das männliche Geschlecht befallen, bei dem das Syndrom auch besonders ausgeprägt ist. Die Cutis verticis gyrata stellt ein Teilsymptom dar. Assoziierte Merkmale sind trommelschlegelähnlich aufgetriebene Finger und Zehen, symmetrische periostale Hyperostosen mit Umbau der Spongiosa, Vergrößerung des Gesichtsausdrucks, Weichteil- und Hautverdickungen an Armen und Beinen, Hyperhidrosis an Händen und Füßen sowie eine Hyperplasie der Talgdrüsen mit Seborrhö und großporiger Gesichtshaut.

Prognose. Günstig.

Differentialdiagnose. Cutis verticis gyrata; erworbene symptomatische Pachydermoperiostosis, die sich nach dem Auftreten von Tumoren, so bei Lungenkarzinom, manifestiert; EMO-Syndrom bei Schilddrüsenerkrankung mit Trommelschlegelfingern und akraler Pachydermie; Uehlinger-Syndrom.

Therapie. Chirurgische Raffung der Haut.

Flug- oder Schwimmhautbildung
[Bonnevie 1934, Ullrich 1936]

Synonyme. Bonnevie-Ullrich-Syndrom, Flughautkrankheit, Pterygium-Syndrom.

Definition. Zwischen den Fingern oder über den Beugeseiten von Gelenken finden sich membranartig wirkende Hautfaltenbildungen, ähnlich wie die Schwimmhäute bei einigen Wasservögeln. Als Leitsymptom findet man Pterygien bei einigen Syndromen.

Bonnevie-Ullrich-Syndrom. Hier findet man Pterygien am Hals und an den Gelenken in Kombination mit Mißbildungen der Glieder und Ohrmuscheln, Hirnnervenstörungen, Hyperflexibilität der Gelenke, Cutis hyperelastica, Störungen der Ossifikation und Herzmißbildungen.

LeFèvre-Languepin-Syndrom (1926). Hier liegt eine doppelseitige *Flügelfellbildung im Bereich der Kniekehlen* als Leitsymptom zugrunde. Hinzu kommen fakultative Lippen-, Kiefer-, Gaumenspalten, angeborene Unterlippenfisteln, Syndaktylien, Kryptorchismus, Hypoplasie der großen Labien und zahlreiche Naevi spili.

Ohrfehlbildungen

Wangenohr („Katzenohr"). Diese Erscheinung (Melotie) ist sehr selten; sie besteht aus einem spitz zulaufenden, vergrößerten, hinteren oberen Helixanteil.

Aurikularanhänge. Diese manifestieren sich als kleine Höcker oder lappenartige Gebilde am Ohr oder zwischen diesem und der Wange. Ohrmuschelfehlbildungen können gleichzeitig vorhanden sein.

Ohrfisteln und -zysten. Sie entstehen vor dem Tragus und im Bereich der Helix ascendens und können chronische entzündlich-granulomatöse Gewebsreaktionen veranlassen, so daß klinisch ein Ulkus mit Fremdkörpergranulom oder ein Lupus-vulgaris-artiges Bild mit lupoidem Infiltrat resultiert.

Therapie. Ausreichende Exzision, evtl. nach röntgenologischer Fisteldarstellung.

Branchiogene Fisteln und Zysten

Kongenitale branchiogene Fisteln sind nicht selten. Sie werden auf Entwicklungsstörungen im Kiemenapparat zurückgeführt.

Nasenfisteln. Kongenitale Fisteln kommen im Nasenrückenbereich mit Mündung am inneren Lidwinkel vor.

Differentialdiagnose. Fistelartige Öffnungen am Nasenrücken, in der Nähe des Nasensattels sind häufig nur die eingesunkene Öffnung von Adnextumoren. Talgdrüsenfollikulome sind benigne Adnextumoren mit zahlreichen großen Talgdrüsenazini und einzelnen aus der Fistelöffnung herausragenden Terminalhaaren. Trichofollikulome finden sich in verschiedenen Stellen des Gesichts, auch am Nasenrücken. Die kleinen, seidig glänzenden Haare (vellushaarartige Trichoidstrukturen) sind diagnostisch relevant.

Therapie. Exzision.

Lippenfisteln. Siehe S. 699.

Halsfisteln und Halszysten

Diese werden auch als branchiogene Fehlbildungen interpretiert. Neuerdings wurden aber Zweifel an dieser pathogenetischen Interpretation geäußert.

Laterale Halsfistel. Diese besteht gewöhnlich von Geburt an und führt den Patienten meist zwischen dem 1. und 5. Lebensjahr zum Arzt.
Prädilektionsstelle ist der Vorderrand des M. sternocleidomastoideus. Dort findet sich ein eingezogenes Ostium, und man tastet eine Strangbildung, die sich zur Tiefe hin verläuft. Laterale Halsfisteln sind Kiemenbogenanomalien, histologisch gekennzeichnet durch Platten- oder Zylinderepithel und ein zellulärentzündliches Infiltrat.

Therapie. Exzision durch einen HNO-Arzt nach vorheriger Röntgenkontrastfüllung oder Methylenblaudarstellung des Gangsystems während des operativen Eingriffes. Die Rezidivquote, die von liegenbleibenden Epithelien ausgeht, liegt bei etwa 10%. Das Gangsystem kann sich bis zum Tonsillarbett hin verfolgen lassen.

Laterale Halszyste. Die Histogenese lateraler Halszysten ist noch nicht geklärt. Sie werden vielfach genetisch mit Kiemenbogenstörungen, dem Ductus thymopharyngeus oder heterotopen Speicheldrüsenepithel in zervikalen Lymphknoten u.a. in Verbindung

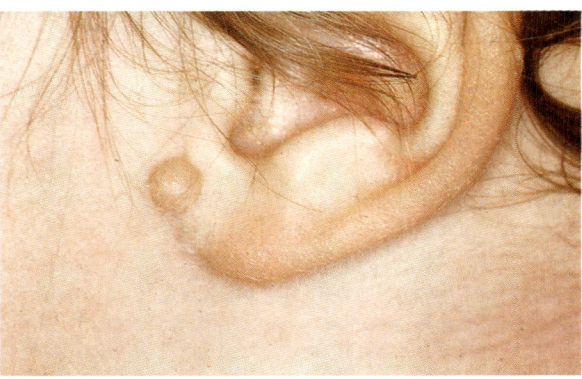
Aurikularanhang

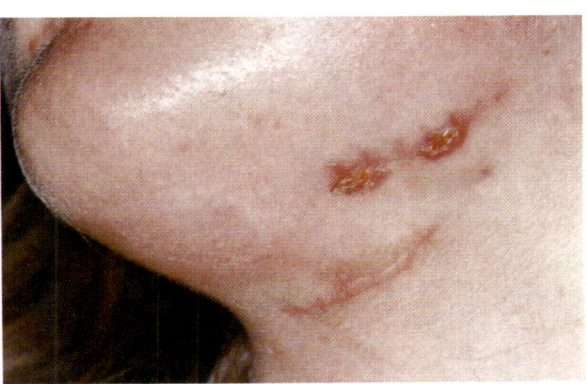
Laterale Halsfistel mit lupoidem Fremdkörpergranulom

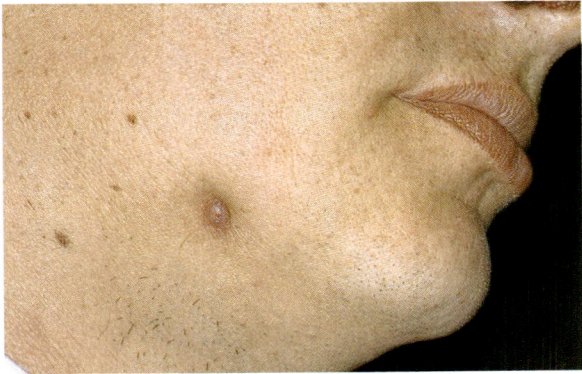
Dentogene Fistel

gebracht. Laterale Halszysten entwickeln sich vielfach nach einem Nasen-Rachen-Infekt. Bevorzugt betroffen ist das 15.–20. Lebensjahr. Prädilektionsstelle der zystischen entzündlichen Veränderung ist das Trigonum caroticum.

Therapie. Exzision durch den HNO-Arzt. Das zystische Gebilde besteht aus einer dicken bindegewebigen Zyste. Ihr Eingangssystem ist meist nicht zu erkennen. Die Lymphknoten in der Umgebung können vergrößert sein. Der Inhalt der Zyste ist meist steril, dickflüssig und cholesterinreich. Vielfach ist es schwierig, die Zystenkapsel komplett zu entfernen; die Rezidivquote liegt bei etwa 2%.

Mediane Halsfistel. Sie entwickelt sich in der Mitte des Halses ventral und wird als Fehlbildung des Ductus thyreoglossus interpretiert. Gelegentlich findet man um das Fistelostium organoide Nävi, beispielsweise einen Naevus sebaceus.
Mediane Halsfisteln können sich auch aus einer medianen Halszyste nach Traumen und Infektion entwickeln. Das Fistelostium ist meist von einem entzündlichen Gewebe umgeben.

Therapie. Exzision, wenn möglich nach röntgenologischer Darstellung des Gangsystems, durch einen HNO-Arzt. Gangreste können innerhalb des M. mylohyoideus und M. geniohyoideus, selten auch bis zur Zunge hin verfolgt werden. Die Rezidivquote nach derartigen Fisteloperationen liegt ziemlich hoch (30–40%).

Mediane Halszyste. Diese entwickelt sich aus Resten des Ductus thyreoglossus, ist stets median lokalisiert und im Bereich vom Foramen coecum bis zur Schilddrüse zu finden. In der Zystenwand sind nicht selten Schilddrüsenanteile nachweisbar. Mediane Halszysten sind bei Männern wesentlich häufiger. Vielfach kommt es zu entzündlichen Veränderungen.

Therapie. Exzision nach szintigraphischem Ausschluß einer ektopischen Schilddrüse. Die Zyste kann nach Entleerung mit Methylenblau gefüllt werden, um die Gangreste darzustellen. Vielfach ist Teilresektion des Zungenbeins nicht zu umgehen. Mediane Halszysten sollten nur vom HNO-Arzt behandelt werden.

Fisteln anderer Lokalisation. Auch entlang der Skrotal- oder Perineumraphe kommen kongenitale Fisteln vor, die am besten chirurgisch entfernt werden.

Akzessorische Mamille

Eine oder mehrere akszessorische Mamillen sind relativ häufig (in der Mehrzahl jedoch seltener als singulär); sie können als phylogenetisch deutbares Relikt angesehen werden.

Klinik. Unterhalb der Mamillen finden sich meistens einseitig, gelegentlich auch doppelseitig, im Bereich der gedachten Milchleiste, eine oder mehrere akszessorische Mamillen. Diese imponieren als bräunliche, leicht erhabene weiche Bildungen mit einer typischen, zentralen mamillenartigen, quer verlaufenden Furchung. Gelegentlich zeigen sie einen pigmentierten Mamillenhof und auch einzelne Haare.

Differentialdiagnose. Pigmentierte dermale Nävuszellennävi. Vor Verwechslung schützt Beachtung der Lokalisation der Fehlbildung, evtl. Biopsie.

Therapie. Gegebenenfalls Exzision.

Piezogene Knötchen [Shelley and Rawnsley 1968]

Synonyme. Druckbedingte Fersen- und Handkantenknötchen, multiple Fettgewebshernien der Ferse, „painful piezogenic pedal papules" (gr. piezo = drücke, presse).

Definition. Umschriebene, teilweise schmerzhafte Fersen- oder Handkantenknötchen durch Fettgewebshernien.

Vorkommen. Relativ häufig, etwa bei 20% unserer Patienten. Alle Altersstufen sind betroffen. Eine Geschlechtsbevorzugung besteht nicht. Im allgemeinen verursachen sie keine subjektiven Symptome.

Pathogenese. Sehr wahrscheinlich führen unzureichende Septierung des Fettgewebes in druckstabile Kammern und dadurch bedingte Verlagerungen von kleinen Fettläppchen unmittelbar unter und in das Korium zu hernienartigen kalottenförmigen Vorwölbungen der Haut bei Druckbelastung.

Klinik. Bei orthostatischem Druck treten gewöhnlich am medialen, dorsalen oder lateralen Fersenrand, etwa 2 cm oberhalb der Fußfläche, bis über 20 halbkugelig vorgewölbte Knötchen auf. Beide Füße können betroffen sein. Die Knötchen sind hautfarben oder gelegentlich porzellanweiß. Eine epidermale Beteiligung besteht nicht. Bei Palpation sind die Knötchen prall derb; bei Druckentlastung schlüpfen sie in das Hautniveau zurück. Eine hernienartige Lücke ist allerdings meist nicht zu palpieren.

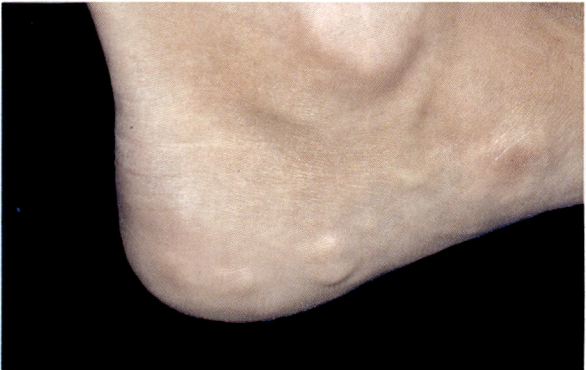

Piezogene Knötchen

Symptome. Gelegentlich sind die piezogenen Knötchen der Fersen schmerzhaft infolge der Einpressung von Nerven im subkutanen Fettgewebe der Knötchen.

Auch an Handkanten oder der Schienbeinregion können piezogene Knötchen beobachtet werden. Hier jedoch meist in geringer Zahl.

Histopathologie. Defekt in der Septierung des Fettpolsters nahe der Korium-Subkutis-Grenze.

Therapie. Aufklärung des Patienten. Bei stärkeren Schmerzen Exzision mit Subkutannaht.

Entzündliche Erkrankungen des Knorpels

Entzündliche Knorpelveränderungen sieht der Dermatologe relativ selten. Drei Erkrankungen sind allerdings zu beachten: Ringerohr, Chondrodermatitis nodularis chronica helicis und Polychondritis recidivans et atrophicans. Auch Erfrierung der Ohren kann zu entzündlicher Reaktion mit Knorpeldeformierung führen.

Ringerohr

Hierbei handelt es sich um eine bei Ringern vorkommende, infolge ständiger Traumatisierung verursachte Deformierung der Ohren durch Schädigung des Ohrknorpels. Dieser Zustand ist definitiv und nur operativ zu ändern.

Chondrodermatitis nodularis chronica helicis
[Winkler 1916]

Synonym. Schmerzhaftes Ohrknötchen.

Definition. Stark druckempfindliche entzündliche Knötchenbildung im oberen Helixbereich.

Vorkommen. Nicht selten. Bevorzugt bei Männern zwischen dem 40. und 70. Lebensjahr. Einfluß von Vererbungsfaktoren ist nicht bekannt. Am rechten Ohr ist die Erkrankung häufiger.

Ätiopathogenese. Ätiologie unklar. Bedeutsam sein dürften neben exogenen Einflüssen wie mechanische Traumen, Erfrierungen, besonders individuell dispositionelle Momente, so vielleicht auch schlechtere Blutgefäßversorgung im oberen Ohrmuschelpol. Bei Nonnen wurde die Erkrankung an Druckstellen durch die steife Kopfbedeckung beobachtet. Eine Beziehung zu Darwin-Höckern ist nicht gegeben. Möglicherweise handelt es sich auch um eine autoaggressive Erkrankung, die durch umschriebene Veränderungen im Ohrknorpel ausgelöst wird.

Klinik. Am Helixrand, selten an anderen Stellen des Ohrs wie am Anthelix, findet sich ein sehr druckschmerzhaftes rundes oder ovales Knötchen von etwa 4 mm Durchmesser und glatter Oberfläche mit harter Konsistenz, verbacken mit der Knorpelunterlage. Die meist hautfarbene oder perlartig durchschimmernde, auch leicht rötliche Knötchenbildung trägt nicht selten zentral eine festhaftende Schuppe oder Schuppenkruste, unter der nach schmerzhafter Entfernung eine kleine Ulzeration sichtbar wird. Gelegentlich ist die Umgebung entzündlich gerötet. Auffallend ist die hochgradige Druckempfindlichkeit des Knötchens, weshalb die Patienten nicht mehr auf dem betroffenen Ohr schlafen oder den Telefonhörer anlegen können.

Histopathologie. Die Epidermis zeigt unregelmäßige Akanthose mit Hyper- und stellenweiser Parakeratose, zentral nicht selten Krustenbildung mit Epidermisdefekt. Das dermale Bindegewebe und das Perichondrium sind Sitz einer hochchronischen granulomatösen Entzündung, mit umschriebenen kleinen Nekrosen und transepidermaler Elastikaelimination. Gelegentlich findet man glomusartige arteriovenöse Anastomosen, die vielleicht für die Schmerzhaftigkeit dieser Bildungen verantwortlich zu machen sind. Die sonstigen Veränderungen im kutanen Bindegewebe wie aktinische Elastose oder im Knorpel in Form umschriebener Knorpeldegeneration sind offenbar nicht krankheitsspezifisch, sondern altersbedingt.

Verlauf. Unbehandelt: chronischer Verlauf mit entsprechender subjektiver Symptomatik. Zu weiteren Komplikationen kommt es nicht. Bei zu kleiner Exzision können sich im Gefolge zwei schmerzhafte Ohrknötchen ausbilden.

Differentialdiagnose. Gichtophi, Granuloma annulare, Basaliom oder spinozelluläres Karzinom. Leitsymptom ist die starke Druckschmerzhaftigkeit.

Therapie. Nur ausreichend weit durchgeführte Keilexzision verhindert ein Rezidiv. Ein Versuch mit intraläsionaler Injektion von Glukokortikoid-Kristallsuspension [Volon-A-Kristallsuspension 10 mg mit Scandicain (1%) 1:5 verdünnt] kommt initial in Betracht.

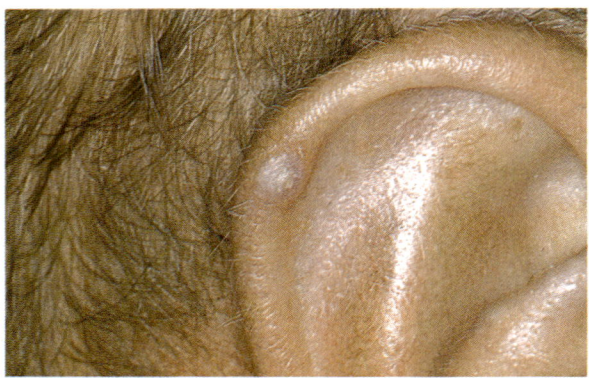

Chondrodermatitis nodularis chronica helicis

Polychondritis recidivans et atrophicans
[v. Jaksch und Wartenhorst 1923, Altherr 1936, v. Meyenburg 1936]

Synonyme. Rezidivierende Polychondritis, systematisierte Chondromalazie, Meyenburg-Altherr-Uehlinger-Syndrom.

Definition. Systematisierte entzündliche Erkrankung von artikulärem und nichtartikulärem Knorpel mit Chondrolyse, Vernarbung und Atrophie.

Vorkommen. Sehr selten. Die meisten Fälle wurden aus Europa und Amerika bekannt. Geringfügige Gynäkotropie. Die Erkrankung kann in jedem Alter vorkommen, bevorzugt aber das 3.–5. Lebensjahrzehnt. Für genetische oder rassische Faktoren besteht kein Anhalt.

Ätiopathogenese. Die Ursache der rezidivierenden Panchondritis (Chondritis und Perichondritis) mit Chondrolyse und Knorpelatrophie ist unbekannt. Heute denkt man an eine Autoimmunerkrankung, weil gewisse Ähnlichkeiten zu primär-chronischer Arthritis und Lupus erythematodes bestehen und die Erkrankung gut auf Glukokortikoide anspricht. Es wird vermutet, daß Autoantikörper gegen Mukopolysaccharide gebildet werden. Diese werden auch während akuter Erkrankungsphasen vermehrt nachweisbar. Im Anschluß an die Autoimmunreaktion kommt es zu einer Knorpelentzündung mit Zerstörung des Knorpels.

Klinik. Vielfach beginnt die Erkrankung mit Katarrh der oberen Luftwege, grippalen Infekten oder allgemeiner Abgeschlagenheit. Bald tritt Atemnot wegen Erweichung des Knorpels im Bereich von Kehlkopf und Luftröhre auf. Es kann zur Ausbildung einer sattelnasenähnlichen Konfiguration und, infolge Beteiligung des Ohrknorpels, zur Ausbildung sogenannter Blumenkohlohren oder Waschlappenohren kommen. In etwa 80% der Fälle sind Ohren und Nase beteiligt. Auch der Gelenkknorpel kann betroffen sein. Befall des äußeren Gehörgangs kann sich in äußerer Taubheit äußern.

Symptome. Der Befall des Tracheobronchialbaumes kann zu sekundären Infekten, Atemnot und Asphyxie, auch zu Spontanpneumothorax, führen. Augenbefall in Form von Konjunktivitis, Skleritis oder Iritis. Gelenkbeteiligung führt zu rheumatoiden Beschwerden. Auch Gefäßbeteiligung wurde beschrieben (Aortenaneurysma, Aorteninsuffizienz). Letztere Erscheinungen sind durch Beteiligung elastischer Gewebe bedingt.

Allgemeinsymptome sind unterschiedlich: Abgeschlagenheit, Gewichtsverlust, Fieber und Anämie.

Labor. BSG erhöht, Leukozytose mit gelegentlicher Eosinophilie, reaktives Protein positiv, Rheumafaktor manchmal während akuter Phasen positiv. Vermehrte Ausscheidung saurer Mukopolysaccharide im Urin, Proteinurie. Röntgenologisch sind schwere Veränderungen am Gelenkknorpel zu sehen.

Histopathologie. Knorpelbiopsie (Ohr) zeigt Verlust des basophilen färberischen Verhaltens des Knorpels mit entzündlichen Infiltraten aus Lymphozyten. Später Knorpelfragmentation mit fibrotischem Bindegewebe.

Verlauf. Chronisch über (3–5) Jahre. Schlechte Prognose wegen allgemeiner Rückwirkung auf Atmung und Herztätigkeit. In schweren Fällen fulminanter tödlicher Verlauf. Aber auch komplette Remissionen sind möglich.

Differentialdiagnose. Die Allgemeinerkrankung muß von primär-chronischer Polyarthritis (rheumatoider Arthritis), Reiter-Syndrom und akuter Polyarthritis abgegrenzt werden. Die Veränderungen im Atemtrakt lassen an Wegener-Granulomatose, Lues connata oder Polyarteriitis nodosa denken. Die Ohrveränderungen verlangen eine Abgrenzung gegenüber Chrondrodermatitis nodularis chronica helicis, Granuloma annulare, Erfrierung, Ringerohr und Gicht.

Therapie. *Innerlich:* Glukokortikoide, zunächst 40–60 mg Prednisolonäquivalent tgl., später Erhaltungsdosen zwischen 5–25 mg tgl.; auch Salicylate, Indometazin (Amuno) oder Azathioprin (Imurek) kommen in Betracht. Neuerdings wurde beobachtet, daß Sulfone (DADPS 150–200 mg tgl.) von Wert sind, möglicherweise infolge Hemmung der Freisetzung lysosomaler Enzyme im Verlauf der Entzündung.

Erkrankungen des Fettgewebes

Das subkutane Fettgewebe wird in seiner Gesamtheit auch als *Panniculus adiposus* bezeichnet. Es ist durch Bindegewebssepten in Läppchen gegliedert, die eine reiche Blutversorgung und einen keineswegs trägen Stoffwechsel aufweisen. Die Dicke der subkutanen Fettschicht wechselt stark, je nach Alter, Geschlecht, genetischer Prägung, endokrinen und metabolischen Bedingungen; subkutanes Fett fehlt in den Augenlidern und in der Region des männlichen Genitales. In der Regel greifen Hauterkrankungen nicht auf das Fettgewebe über und umgekehrt sind Erkrankungen des Fettgewebes in sich beschränkt und schreiten relativ selten sekundär auf die darüberliegende Dermis fort.

Die *Differentialdiagnose* der nach Ätiologie, Pathogenese, klinischem und/oder histopathologischem Bild einander oft recht ähnlichen entzündlichen Erkrankungen des Fettgewebes, der *Pannikulitiden,* kann große Schwierigkeiten bereiten. Für die diagnostisch wichtige histologische Untersuchung ist eine große und tiefe Biopsie aus einem möglichst frischen Herd unerläßlich. Die Schwierigkeit der histologischen Untersuchung liegt darin, daß es unter den verschiedensten ätiologischen Bedingungen zum Untergang von Fettzellen kommt. Die darauf folgende Gewebsreaktion als letztes Glied der pathogenetischen Kette verursacht die einander ähnlichen klinischen Symptome und bei der meist erst in dieser Phase ausgeführten Biopsie auch weitgehend gleichförmige histologische Bilder. Man muß dann zu erkennen versuchen, ob die Entzündung primär von den bindegewebigen Septen (*septale Pannikulitis*) oder von den Lobuli des Fettgewebes (*lobuläre Pannikulitis*) ausgeht, ob primär eine Vaskulitis (Arterien, Venen, kleine Gefäße) vorliegt und welcher Natur die Entzündung ist (lymphozytär, plasmazellulär, neutrophil, granulomatös, mit oder ohne Nekrose, mit Muzin-, Fibrin- oder Lipoidablagerung). *Klinisch* verursachen alle Pannikulitiden rote bis bräunliche oder livide, meist druckschmerzhafte kutan-subkutane Knoten mit oder ohne Ulzeration in der Folge.

Im folgenden werden die fettgewebstypischen Dermatosen dargestellt, während die Tumoren des Fettgewebes andernorts abgehandelt werden.

Traumatogenes Lipogranulom

Definition. Es handelt sich um eine meist exogen induzierte umschriebene Pannikulitis mit Ausgang in Vernarbung.

Vorkommen. Frauen sind bevorzugt betroffen, mit einer Häufung im 5. Lebensjahrzehnt.

Ätiologie. Meist sind stumpfe mechanische Traumen die Ursache. Nach Silikonöl- oder Paraffininjektion aus kosmetischen Gründen entsteht das *Silikonom* bzw. *Paraffinom* mit stärkerer akuter Entzündung oder Fibrose. Auch die Injektion öliger Medikamente (Kampfer, Wismut) kommt ursächlich in Betracht (*Oleom*). Zu denken ist ferner an ein Artefakt, entstehend durch Selbstinjektion verschiedenster Stoffe (z.B. von Milch), insbesondere bei Krankenpflegepersonal. Beschrieben wurde das traumatogene Lipogranulom als Nebenwirkung einer Antikoagulanzientherapie. In vielen Fällen bleibt die Ätiologie ungeklärt.

Klinik. Brust, Arme, Beine und Gesäß sind bevorzugt betroffen. Es entstehen schmerzhafte, prominente oder nur tastbare Knoten, die zu plattenartiger Induration mit unregelmäßiger dellenartiger Einziehung der Haut führen.

Histopathologie. Zunächst finden sich akut-entzündliche Veränderungen um Nekroseherde mit Neutrophilen, Lymphozyten und Histiozyten. Letztere nehmen das ausgetretene Fett auf und werden zu Schaumzellen und Fremdkörperriesenzellen, die oft ring- oder halbmondförmig Fettkugeln umgeben. Dieses lipophage Granulom bzw. Lipogranulom wandelt sich allmählich in fibrotisches Narbengewebe um. Selten kommt es zu Verkalkung.

Verlauf und Prognose. Allmähliche spontane Rückbildung ist möglich, meist bleiben aber die narbigen Platten und Knoten bestehen. Bei Paraffinomen wurde sarkomatöse Entartung beschrieben.

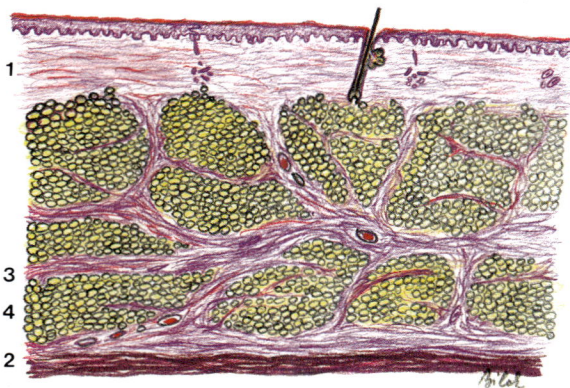

Schematische Darstellung des subkutanen Fettgewebes. Zwischen Korium (*1*) und Faszie (*2*) unterteilen bindegewebige und gefäßführende Septen (*3*) das Fettgewebe (*4*) in Läppchen (Lobuli)

Differentialdiagnose. Beim Auftreten knotiger Veränderungen und/oder Einziehungen der Haut im Bereich der weiblichen Brust muß stets an ein Mammakarzinom gedacht und dieses so früh wie möglich ausgeschlossen werden. Injiziertes Silikonöl oder Paraffin kann innerhalb der Subkutis wandern und außer zur Entzündung dann auch zu starker Entstellung führen.

Therapie. In einigen Fällen ist Exzision sinnvoll.

Fettgewebserkrankungen bei Neugeborenen

Adiponecrosis subcutanea neonatorum [Cause 1879]

Synonyme. Symmetrische Fettsklerose, subkutane Fettnekrose des Neugeborenen; früher (fälschlich) „Säuglingssklerodermie".

Definition. Es handelt sich um umschriebene, tief im Unterhautfettgewebe symmetrisch gelegene Verhärtungen, die 2 Tage bis 3 Wochen nach der Geburt tastbar werden.

Vorkommen. Betroffen sind gesunde, voll ausgetragene Neugeborene.

Ätiopathogenese. Mechanische Geburtstraumen, insbesondere eine erschwerte, langdauernde Geburt und Zangendruck führen zu umschriebenen Fettgewebsnekrosen mit nachfolgender Lipogranulombildung. Neben mechanischen Traumen werden auch Anoxämie und Kälte (daher: *Adiponecrosis e frigore*) als Ursachen angesehen. Ob die relative Ölsäurearmut des Neugeborenenfettes eine leichte Erstarrung begünstigt, bedarf weiterer Abklärung.

Klinik. Sitz sind die beim Geburtsakt besonders belasteten Körperpartien, die Schultern, der mittlere Rücken, das Gesäß, aber auch die Extremitäten und früher Zangendruckstellen an den Wangen. Man fühlt derbe plattenartige Infiltrate in der Subkutis. Die oft leicht elevierten Herde sind meist gut abgrenzbar, auf der Unterlage verschieblich, mit der Kutis verbacken. Die Haut kann blaurot verfärbt sein. Aseptische Einschmelzung und Entleerung durch die Haut kommen vor.

Histopathologie. Multiple herdförmige Fettgewebsnekrosen sind von einer granulomatösen und fibrosierenden Pannikulitis begleitet. Im Infiltrat fallen vielkernige histiozytäre Riesenzellen mit sternförmigen doppelt brechenden Kristallen auf.

Verlauf. Spontane Rückbildungsneigung ist die Regel.

Therapie. Sie erübrigt sich meist.

Sclerema adiposum neonatorum

Synonym. Fettsklerem der Neugeborenen.

Wahrscheinlich schon 1718 von Usenberg richtig beschrieben, später aber wieder mit Skleroedem verwechselt.

Definition. Das Fettsklerem ist eine sehr seltene, schwere diffuse Verhärtung des subkutanen Fettgewebes bei Neugeborenen mit sehr ernster Prognose.

Vorkommen. Sehr selten.

Ätiopathogenese. Das Fettsklerem wird als Dermatose angesehen, die bei primär schwerkranken, meist frühgeborenen Säuglingen auftritt. Angeschuldigt werden mangelhafte Ernährung, Infekte, starker Flüssigkeitsverlust bei Diarrhö und Auskühlung. Der Pathomechanismus ist ungeklärt. Es wird diskutiert, ob Abweichungen in der Zusammensetzung der Fettsäuren in den Neutralfetten bestehen; eine Verringerung des Ölsäuregehaltes zugunsten der gesättigten Fettsäuren soll dabei zu erhöhter Erstarrungsneigung des Fettes führen.

Klinik. Die Erkrankung kann bereits bei Geburt bestehen, gewöhnlich entwickelt sie sich zwischen dem 2. und 10. Lebenstag, nur beim Auftreten schwerer Grunderkrankungen ausnahmsweise bei älteren Kindern. Typisch ist eine meist sich von den Oberschenkeln und dem Gesäß rasch nach oben generalisiert ausbreitende lederartige Verhärtung der Haut und Unterhaut, die steinhart werden kann. Die Haut sieht wachsartig blaß, gelegentlich aber auch zyanotisch aus und ist kalt, sie ist nicht abhebbar und gestattet keine Dellenbildung. Volae und Plantae bleiben verschont. Das Gesicht ist maskenartig starr. Die Beweglichkeit der Gelenke wird beeinträchtigt. Die Säuglinge sind apathisch, atmen schwer, haben einen langsamen Puls, erniedrigte Temperatur und häufig Diarrhöen.

Histopathologie. Im Exzidat wirkt das Fettgewebe wie eine weißliche stearinhaltige Masse. Das histologische Bild ist charakteristisch. Diffus finden sich im Gefrierschnitt in den Fettzellen der Fettgewebsläppchen sternförmig angeordnete nadelartige Kristalle. Daneben besteht ein granulomatöses Infiltrat; in älteren Herden kann Verkalkung auftreten. Bei der differentialdiagnostisch-histologisch in Betracht kommenden Adiponecrosis subcutanea neonatorum findet man doppelt brechende Kristalle in den vielkernigen histiozytären Riesenzellen, nicht dagegen in den Fettzellen.

Verlauf und Prognose. Meist kommt es rasch zu letalem Ausgang. Die Mortalität ist auch bei adäquat behandlungsfähiger Grundkrankheit hoch. Entwickelt sich das Fettsklerem regional erst Wochen nach der Geburt, kann Rückbildung vorkommen.

Differentialdiagnose. Sclerema oedematosum neonatorum. Adiponecrosis subcutanea neonatorum ist stets nur herdförmig.

Therapie. Wichtig sind Erkennung und Behandlung der Grundkrankheit. Im Vordergrund stehen Normalisierung der Körperwärme im Inkubator, Kreislaufstabilisierung, Infusionen, Sondenernährung, Antibiotika. Der Wert von Glukokortikosteroiden ist nicht sicher erwiesen.

Panniculitis nodularis nonsuppurativa febrilis et recidivans
[Pfeifer 1892, Weber 1925, Christian 1928]

Synonym. Pfeifer-Weber-Christian-Syndrom.

Definition. Diese klinisch charakteristische Pannikulitis ist durch jahrelangen schubweisen Verlauf, Fieber und symmetrisches Auftreten von subkutanen Knoten gekennzeichnet, die mit dellenartigen Hauteinziehungen abheilen.

Vorkommen. Die Krankheit ist selten. Betroffen sind meist Frauen zwischen dem 30. und 60. Lebensjahr.

Ätiologie. Unbekannt, möglicherweise multifaktoriell. Infekte, Medikamente, Autoimmunvorgänge, Pankreasstörungen, auch Traumen werden angeschuldigt. Die gelegentliche Mitbeteiligung des Fettgewebes im Körperinneren (retroperitoneales, intraabdominales Fettgewebe) läßt an eine Allgemeinerkrankung des Fettgewebes denken. Akuter Beginn, Fieber, schubweiser Verlauf und Koinzidenz mit anderen Infektionskrankheiten legen eine infektionsabhängige (infektionsallergische?) Entstehung nahe.

Klinik. Der akute Beginn ähnelt einer Infektionskrankheit. Unter Störung des Allgemeinbefindens wie Schwächegefühl, Erbrechen, Müdigkeit, rheumatischen Beschwerden, meist von Fieber begleitet, kommt es multipel in der Subkutis symmetrisch oder regellos zu kleinen und größeren, druckschmerzhaften Knoten, über denen die Haut zeitweise geschwollen und gerötet sein kann. Prädilektionsstellen sind die unteren Extremitäten. Das Gesicht bleibt stets frei. Zentrale Erweichung der Herde mit Spontanperforation durch die Haut und Austritt einer nichteitrigen, blutig-serösen Flüssigkeit ist möglich, aber nicht die Regel.

Symptome. Die BSG ist gewöhnlich beschleunigt. Oft besteht eine Leukopenie. Bei Beteiligung des Knochenmarks kommt es zu hypoplastischer Anämie. Auch Polymyositis kann sich (selten) entwickeln.

Histopathologie. In frischen Fällen findet sich eine lobuläre Pannikulitis mit zunächst zahlreichen Neutrophilen, daneben Lymphozyten und Histiozyten (akutes inflammatorisches Stadium). Es entwickelt sich ein lipophages Granulom mit zahlreichen Histiozyten, die Fette aufnehmen und sich dadurch in Schaumzellen umwandeln (granulomatöses Stadium). Das lipophage Granulom wird direkt oder seltener nach Verflüssigung durch fibrotisches Narbengewebe ersetzt (fibrotisches Stadium).

Verlauf. Schwer vorhersehbar; meist nimmt in Wochen bis Monaten die Schmerzhaftigkeit ab, die Entzündungen hören auf. Die Knoten werden kleiner und hinterlassen eine dellenartige Hauteinziehung durch Vernarbung im subkutanen Fettgewebe. Aber auch jahrelanger Verlauf kommt vor. Typisch ist indes schubweiser Verlauf mit langfristigen, manchmal jahrelangen Intervallen. Sehr selten entwickeln sich umschriebene Kalzinosen (M. Teutschländer).

Differentialdiagnose. Alle Pannikulitiden, insbesondere Lipogranulomatosis subcutanea und traumatisches Lipogranulom; ferner Lipomatose und Lipomatosis dolorosa. Auszuschließen sind symptomatische Pannikulitiden, z.B. bei Lupus erythematodes und Pankreatitis oder Pankreaskarzinom (s.S. 547).

Therapie. Während der Krankheitsschübe haben sich interne Gaben von Glukokortikosteroiden bewährt. Empfohlen werden ca. 80 mg Prednisolonäquivalent tgl. für 7–10 Tage, danach langsames Ausschleichen. Bei Verdacht auf chronische Infekte sind Antibiotika indiziert. Bei strenger Indikation können Immunsuppressiva steroidsparend zusätzlich in Frage kommen.

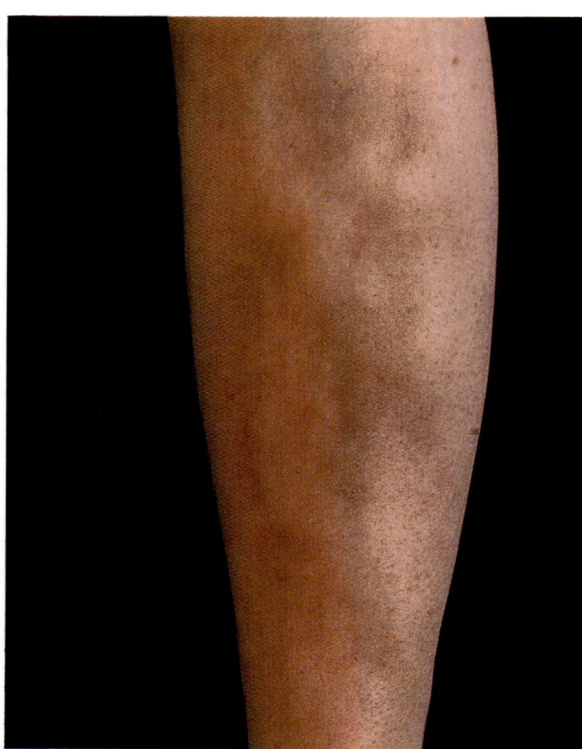

Pfeifer-Weber-Christian-Syndrom

Lipogranulomatosis subcutanea
[Rothmann 1894, Makai 1928]

Definition. Als Lipogranulomatosis subcutanea wird eine chronische umschriebene Pannikulitis bezeichnet, die im Gegensatz zum Pfeifer-Weber-Christian-Syndrom ohne Fieber und Allgemeinsymptome einhergeht. Die Eigenständigkeit der Erkrankung ist noch strittig.

Vorkommen. Sehr selten; ältere Kinder und Frauen im mittleren Lebensalter sind bevorzugt betroffen.

Ätiologie. Unbekannt.

Klinik. Anscheinend spontan entstehen sehr plötzlich meist an den Unterschenkeln, seltener am Stamm, nur ausnahmsweise im Gesicht, kirsch- bis walnußgroße subkutane Knoten. Bei massiertem Auftreten entsteht der Eindruck plattenartiger tiefliegender Verhärtungen. Die Knoten sind meist gegen die Haut und die Unterlage etwas verschieblich; frische Knoten sind druckschmerzhaft. Die darüberliegende Haut ist unverändert, Perforation selten. Allgemeinsymptome fehlen.

Histopathologie. Es handelt sich um eine lobuläre Pannikulitis mit herdförmigen granulomatösen Infiltraten, Schaumzellen, histiozytären Riesenzellen und Mikropseudozysten (Ölzysten mit umgebendem lipophagem Granulom). Das histologische Bild ähnelt dem traumatogenen Lipogranulom und der Pfeifer-Weber-Christian-Krankheit.

Verlauf. Chronisch über Monate, selten Jahre.

Differentialdiagnose. Alle knotigen Unterschenkeldermatosen und Pannikulitiden, insbesondere Erythema induratum (Bazin), Gumma und nodöse Vaskulitiden, ferner Lipome.

Therapie
Innerlich: Versuch mit Antiphlogistika, evtl. auch Glukokortikosteroiden; beim Nachweis chronischer Infekte Antibiotika.
Äußerlich: Glukokortikosteroide, evtl. unter Okklusionsverband.

Poststeroidpannikulitis

Diese sehr seltene Pannikulitis tritt bei Kindern 1–14 Tage nach dem Absetzen einer relativ hochdosierten innerlichen Glukokortikosteroidbehandlung auf. Es entstehen subkutane Knoten, die sich in Wochen bis Monaten zurückbilden. Histologisch gleicht diese lobuläre Pannikulitis mit sternförmigen Kristallnadeln in histiozytären Riesenzellen der Adiponecrosis subcutanea neonatorum. Die Prognose ist günstig, eine wirksame Therapie ist nicht bekannt.

Kältepannikulitis

Sie tritt bei Säuglingen und Kleinkindern, seltener bei Jugendlichen und Erwachsenen 6–72 h nach stärkerer Kälteexposition auf. Bei Säuglingen sind naturgemäß vor allem die Wangen und das Kinn betroffen, weil diese Regionen besonders kälteexponiert sind. Bei Kleinkindern wurden Herde an der Wange nach Lutschen von Eis am Stiel beschrieben. Im Erwachsenenalter sind besonders adipöse Frauen betroffen, z.B. nach stärkerer Kälteexposition beim Skilaufen, Motorradfahren oder Reiten; hier entsteht die Kältepannikulitis im Bereich von Gesäß und Oberschenkeln. Die Haut in den betroffenen Bereichen fühlt sich kalt an, zeigt lividrote Farbe, in der Tiefe sind Knoten oder Platten tastbar, die sich im Verlauf von 2–3 Wochen zurückbilden, manchmal unter Hinterlassung einer Delle. Eine Therapie ist nicht möglich, prophylaktisch ist Kälteschutz angeraten.

Symptomatische Pannikulitiden

Klinische und histologische Zeichen einer Pannikulitis finden sich bei einer Vielzahl von Grunderkrankungen. Diese müssen in jedem Einzelfall ausgeschlossen werden, bevor eine der obengenannten Pannikulitiden diagnostiziert wird.

Pannikulitis bei Pankreaserkrankungen. Bei Pankreatitis und Pankreaskarzinom kommt es zum Übertritt von Lipasen in das Serum. Sie führen zu Verflüssigungsnekrosen im Fettgewebe mit Ausbildung schmerzhafter, entzündlicher subkutaner Knoten in verschiedenen Körperregionen, d.h. zum Bild der subkutanen knotigen Fettgewebsnekrose. Fieber und Allgemeinsymptome lassen an Pfeifer-Weber-Christian-Krankheit denken. Die Diagnose wird durch den Nachweis der erhöhten Aktivität von *Serumlipasen* gestellt. Auch in den Knoten konnten erhöhte Lipaseaktivitäten nachgewiesen werden. Ferner ist das histologische Bild mit „Geisterzellen" im Fettgewebe und dem Niederschlag basophiler Kalkseifen in den Fettzellen weitgehend spezifisch. Gelegentlich wird daher von diesem histologischen Befund her die bis dahin unbekannte Pankreaserkrankung diagnostiziert. Akute Fettgewebsnekrosen mit knotiger Pannikulitis wurden auch bei niedrigen α-Trypsininhibitorspiegeln im Blut beschrieben.

Pannikulitis bei Gefäßerkrankungen. Septale Pannikulitiden können durch Vasculitis allergica, Polyarteriitis nodosa und Thrombophlebitiden bedingt sein, lobuläre Pannikulitiden findet man bei nodöser Vaskulitis, Erythema induratum (Bazin) und Perniosis.

Weitere Pannikulitiden. Lupus erythematodes profundus und Sklerodermie können Ursache einer Pannikulitis sein, die im ersten Fall eher lobulär, im zweiten eher septal beginnt. Das tiefe Granuloma anulare, die Necrobiosis lipoidica und Sarkoidose können mit ihren granulomatösen Herden das Fettgewebe einbeziehen und müssen differentialdiagnostisch bedacht werden. Schließlich kommen Pseudolymphome (Spiegler-Fendt-Sarkoid) sowie infektiöse Granulome bei umschriebener Pannikulitis differentialdiagnostisch in Frage, insbesondere tiefe Mykosen, das Gumma und das Skrofuloderm.

Lipoatrophien und Lipodystrophien

Definition. Es handelt sich um Erkrankungen, die zu einem partiellen oder totalen Fettgewebsschwund führen.

Lokalisierte Lipoatrophie nach Glukokortikosteroidinjektionen

Synonym. Glukokortikosteroid-Lipodystrophie.

Zur meist reversiblen Atrophie von Kutis und Subkutis kommt es nach Injektion von Glukokortikosteroid-Kristallsuspension nicht selten, wenn die Injek-

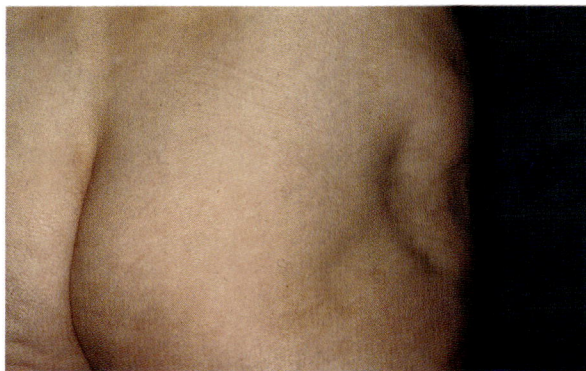

Lipodystrophia idiopathica circumscripta

tion nicht tief intramuskulär erfolgt. Seltener und geringer ausgeprägt kann eine Atrophie auch der Subkutis bei Applikation fluorierter Glukokortikosteroide auf der Haut unter Okklusivverbänden zustande kommen. Die dellenförmige Atrophie entsteht ohne Entzündungszeichen und ohne stärkere Beschwerden am Ort der Injektion im Verlauf einiger Wochen. Eine Therapie ist nicht möglich. Im Verlauf von etwa 1–3 Jahren kommt es meist zur Rückbildung.

Insulin-Lipodystrophie

Synonym. Insulin-Lipoatrophie.

Es handelt sich um eine relativ seltene Nebenwirkung im Bereich der Injektionsstellen von Insulin bei Diabetikern, die vorwiegend bei Frauen und Kindern, selten bei erwachsenen Männern auftritt. Wenngleich die Pathogenese unklar ist, soll die Erkrankung insbesondere bei Insulinen mit saurem pH-Wert vorkommen, nicht dagegen bei neutralen und hochgereinigten Insulinpräparaten. Meist treten die atrophischen, zuweilen sehr massiven Hautatrophien 6 Monate bis 2 Jahre nach Beginn der Insulininjektionen auf, ausnahmsweise auch fern von der Injektionsstelle. Außer Atrophien kommen auch granulomatöse hypertrophische Veränderungen nach Insulininjektionen vor. Die Veränderungen bilden sich meist spontan im Verlauf von Jahren zurück, sofern ständig wechselnde Injektionsstellen gewählt werden. Daneben werden ein Wechsel des Insulinpräparates, in besonderen Fällen auch Zusatz von Dexamethason empfohlen.

Lipodystrophia progressiva
[Barraquer 1906, Holländer 1909, Simons 1911]

Synonyme. Progressive partielle Lipodystrophie, Holländer-Simons-Syndrom, Barraquer-Simons-Syndrom.

Dieses sehr seltene, fast nur Frauen betreffende Leiden beginnt meist in der Kindheit und ist durch symmetrischen, völligen Schwund des subkutanen Fettgewebes am Oberkörper und im Gesicht gekennzeichnet, während sich am Unterkörper sogar eine Zunahme des Fettpolsters entwickeln kann. Es gibt auch andere Verteilungsformen. Gelegentlich Kombination mit Menstruationsstörungen, Otosklerose, Knochenzysten und Debilität. Wegen des fehlenden Wärmeschutzes durch Fettpolster frieren die Patienten leicht. Die Entstellung durch den kachektischen Gesichtsausdruck kann erheblich sein. Die *Ätiopathogenese* ist unbekannt. Manchmal geht emotionaler oder physischer Streß voraus; diskutiert werden auch dienzephale Störungen sowie eine angeborene mesenchymale Erkrankung. Die Lebenserwartung ist trotz der schweren Störung nicht verkürzt; die Frauen sind meist fertil. Eine *Therapie* des Fettschwundes ist nicht möglich. Nur in Ausnahmefällen dürften plastisch-chirurgische Maßnahmen in Frage kommen.

Seip-Lawrence-Syndrom [Seip 1959, Lawrence 1946]

Synonyme. Kongenital-progrediente Lipodystrophie, generalisiertes Lipodystrophiesyndrom, lipoatrophischer Diabetes mellitus.

Definition. Es handelt sich um ein dienzephales Syndrom, gekennzeichnet durch generalisierte Lipoatrophie, verschiedene Anomalien und insulinresistenten Diabetes mellitus.

Vorkommen. Selten, wahrscheinlich autosomal-rezessiver Erbgang.

Pathogenese. Man denkt an eine genetische Störung in der Freisetzung dienzephal-hypophysärer Hormone.

Klinik. Die Erkrankung beginnt meist um das 2. Lebensjahr und manifestiert sich mit einer zunehmenden generalisierten Atrophie des Unterhautfettgewebes (generalisierte Lipodystrophie). Im Gesicht führt der Fettschwund zu einer totenkopfartigen Gesichtsform. Bereits in der Kindheit entwickeln sich besonders an Hals, Achseln, Leisten und Füßen juckende Acanthosis-nigricans-ähnliche pigmentierte Hautveränderungen, die sich zu einer Acanthosis nigricans weiterentwickeln können. Meist kommt es zu einer allgemeinen Hypertrichose, am Kopf zu Kraushaar; postnatal zu akromegaloidem Hochwuchs, Hepatosplenomegalie, Muskelhypertrophie, Klitorishypertrophie und Hypertonie. Auch das Venengeflecht ist wesentlich stärker ausgeprägt (Phlebomegalie). Juveniler insulinresistenter Diabetes mellitus mit Polyurie und verzögerte geistige Entwicklung sind weitere Symptome.

Verlauf. Chronisch-progredient.

Diagnose. Sie ergibt sich aus der Symptomenkombination. Im Pneumenzephalogramm kann nicht selten eine allgemeine Erweiterung der Ventrikel beobachtet werden.

Therapie. Symptomatisch.

Lipoatrophia semicircularis [Ferreira-Marques 1953, Gschwandtner und Münzberger 1974]

Es handelt sich um bandförmig-zirkulär die Oberschenkelstreckseite oder die gesamte obere und untere

Extremität umgreifende isolierte Fettgewebsatrophie bei meist jüngeren Frauen. Es entstehen ringförmige flache Einschnürungen ohne Beschwerden, die die Patientinnen jedoch kosmetisch stören. Entzündungszeichen fehlen stets. Die *Ätiologie* ist unbekannt, in einigen Fällen wurden ständig an der gleichen Stelle einwirkende äußere Traumen eruiert. *Differentialdiagnostisch* sind umschriebene Atrophien nach akuten mechanischen Insulten und nach Steroidinjektionen sowie die zirkumskripte Sklerodermie abzugrenzen. Der *Verlauf* ist günstig, meist kommt es zur spontanen Regression. Eine *Therapie* ist nicht möglich.

Lipoatrophia anularis [Ferreira-Marques 1953, Shelley et al. 1970, Jablonska et al. 1975]

Die sehr seltene Krankheit ist wohl mit der Lipoatrophia semicircularis grundsätzlich identisch und wurde bisher nur bei Frauen beobachtet. Im Bereich eines Oberarms, Unterarms oder beider Fußknöchel entwickelt sich nach einem ödematös-entzündlichen Vorstadium innerhalb von 1–3 Wochen eine ringförmige oder streifige Lipoatrophie. Die *Ätiopathogenese* ist unbekannt. Diskutiert werden chronische Traumen, die Lupus-erythematodes-Pannikulitis sowie entzündliche Gefäßerkrankungen im arteriellen oder venösen System. Die Herde können zu Schmerzen und Funktionsbehinderungen führen, eine Rückbildung kommt offenbar nicht vor. Differentialdiagnostisch kommt am ehesten die subkutane zirkumskripte Sklerodermie in Frage. Eine wirksame Therapie ist nicht bekannt.

Partielle Lipodystrophie

Synonym. Lipodystrophia idiopathica circumscripta.

Bei partiellen Lipodystrophien entwickelt sich scheinbar grundlos an umschriebenen Stellen ein Schwund des Fettgewebes. Dieser kann beispielsweise ein Fehlen des Bichat-Fettpfropfes an beiden Wangenpartien betreffen oder sich an anderen Stellen entwickeln. Bei der partiellen Lipodystrophie sollte daran gedacht werden, daß nicht selten gleichzeitig eine membranoproliferative Glomerolonephritis besteht, die allerdings sehr diskret sein kann. Sie kann der Fettgeweberkrankung um 5–20 Jahre vorausgehen. Insofern hat diese Erkrankung des Fettgewebes die Bedeutung eines wichtigen Indikators für membranoproliferative Glomerolonephritis. Bei fast allen Patienten mit partieller Lipodystrophie und membranoproliferativer Glomerulonephritis besteht Hypokomplementämie; besonders C3 ist im Blut vermindert; gleichzeitig kann Infektionsanfälligkeit auftreten. Eine *Therapie* ist nicht möglich.

Lipodystrophia centrifugalis abdominalis infantilis
[Imamura, Yamada und Ikeda 1971]

Definition. Vorwiegend in Japan, aber auch in Europa vorkommende Erkrankung, die durch umschriebene

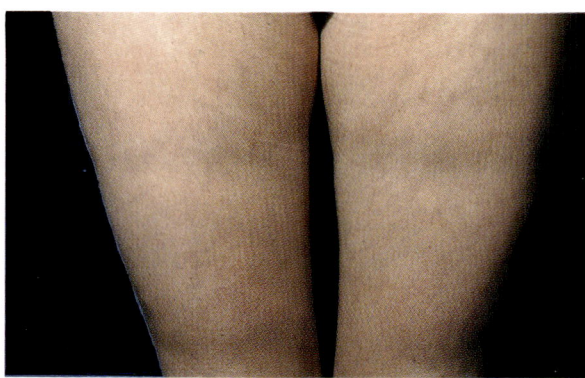

Lipodystrophia semicircularis

Einziehung der Bauch- und Brusthaut durch Fettgewebsdystrophie bei Kindern gekennzeichnet ist.

Vorkommen. Bisher sehr selten. Nur wenige Fälle außerhalb von Japan wurden mitgeteilt. Gynäkotropie (2:1). Das Manifestationsalter der Erkrankung liegt zwischen 1 Monat und 9 Jahren, in 80% der Fälle bis zum 5. Lebensjahr. Gelegentlich spielen mechanische Traumen und operative Eingriffe (Leistenbruchoperation) eine (zweifelhaft) kausale Rolle.

Klinik. Die Hautveränderungen beginnen im Bereich der Leisten oder Achselhöhlen, dann kommt es infolge von Fettgewebsdystrophie zu kahnförmigen Einziehungen, die sich zentrifugal ausbreiten und einen großen Teil von der Bauch- und/oder Brusthaut einnehmen können. Die eingesunkenen Areale können ein diskretes Erythem aufweisen und auch einen erythematischen Randsaum. Die regionalen Lymphknoten sind gewöhnlich vergrößert.

Symptome. Gelegentlich besteht Leukozytose. Auch erhöhter AST sowie pathologische Leberfunktionswerte und Tonsillitis wurden beobachtet.

Histopathologie. Im Bereich der erythematösen Randzonen findet sich oft ein mäßig entzündliches Infiltrat aus Lymphozyten, Histiozyten und Plasmazellen. Im übrigen kommt es zum Schwund des Fettgewebes. Gelegentlich bestehen auch Zeichen von Vaskulitis und Lipolyse.

Verlauf. Wenn die Herde zur spontanen Abheilung kommen, bildet sich der erythematöse und manchmal schuppende Randsaum zurück. Die Begrenzung der Bereiche wird unscharf, und die Lymphknotenreaktion geht ebenfalls zurück. Es kann völlige Abheilung eintreten.

Differentialdiagnose. Atrophodermia idiopathica et progressiva Pasini-Pierini, zirkumskripte Sklerodermie, Lipodystrophia progressiva.

Therapie. Örtliche Behandlung und Antibiotika scheinen keinen Effekt zu haben; nur Glukokortikosteroide oral oder lokal dürften empfehlenswert sein.

Schmerzhaftes Lipödemsyndrom
[Allen und Hines 1940]

Synonyme. Schmerzhaftes Fettsyndrom, schmerzhaftes Lipödemsyndrom der Unterschenkel.

Definition. Symmetrische, schmerzhafte lipomatöse Anschwellung der Beine.

Vorkommen. Relativ selten. Über Erbfaktoren ist nichts bekannt. Gelegentlich Erhöhung der Serumlipide.

Ätiopathogenese. Es wird eine erbliche Stoffwechselstörung angenommen, weil die Lipide im Blutserum erhöht sind und auch eine abnorme Zusammensetzung des subkutanen Hautfettes mit einer relativen Erhöhung ungesättigter Fettsäuren gefunden wurde.

Klinik. Bereits in der Kindheit oder in der Pubertät kommt es zu symmetrischer derber, nicht eindrückbarer Anschwellung der Beine, gewöhnlich unter Freilassung der Füße. Bei längerer orthostatischer Belastung nimmt die Schwellung zu. Bemerkenswert ist diffuser Schmerz oder auch Druckschmerz in dem Bereich der Beinschwellungen, besonders im Kniegelenkbereich.

Symptome. Die Anschwellung der Beine ist mit Schmerzhaftigkeit verbunden, die unter Ruhigstellung oder Hochlagerung nicht zurückgeht.
Allgemeinsymptome fehlen bis auf die Hyperlipoproteinämie.

Histopathologie. Angeblich soll eine abnorme Beschaffenheit des Fettes im subkutanen Fettgewebe vorkommen.

Verlauf. Langsam progredient.

Differentialdiagnose. Diese hat in erster Linie das Nonne-Milroy-Meige-Syndrom zu berücksichtigen, ferner M. Dercum (Lipomatosis dolorosa) und sekundäre Dermatosklerose bei chronisch-venöser Insuffizienz. Auch an Skleroedema adultorum (Buschke) sowie andere Arten von Unterschenkelödemen ist zu denken.

Therapie. Kompressionsverbände, Kompressionsstrumpf.

„Zellulitis"

Der Begriff wird besonders von Laien gebraucht und bezeichnet eine bei jüngeren Frauen besonders im Oberschenkel- und Glutäalbereich auftretende Veränderung des subkutanen Fettgewebes. Subjektiv werden Spannungsgefühl oder diffuse Spontanschmerzen angegeben. Beim Zusammenschieben der Haut entsteht das „Orangenhaut-" oder „Matratzenphänomen". Für entzündliche Vorgänge im Sinne einer Pannikulitis oder Vaskulitis fand sich histologisch kein Anhalt. Allenfalls bestehen eine leichte Lymphstauung und Ödematisation des dermalen Bindegewebes bei Vermehrung des subkutanen Fettgewebes; der Befund wurde als *Adipositas oedematosa* bezeichnet. Es handelt sich um eine konstitutionell bedingte, geschlechtsspezifische, mit dem Alter und bei Überernährung sich verstärkende, umschriebene Adipositas ohne Krankheitswert. *Therapie* ist nicht möglich. Als wertvoll empfohlen werden frühzeitige Gewichtsreduktion, sportliche Bewegung der Beine (Laufen, Radfahren) und Massagen.

Erkrankungen der Blutgefäße

In diesem Kapitel sind Erkrankungen zusammengestellt, bei denen Fehlbildungen, funktionelle Störungen oder entzündliche Veränderungen im Bereich der Arterien, Arteriolen, Kapillaren, Venolen und Venen wesentliche Faktoren sind. Eine gewisse Willkür läßt sich dabei nicht immer vermeiden, da bei den Fehlbildungen Überschneidungen mit den Blutgefäßnävi, bei den entzündlichen Prozessen mit den Intoleranzreaktionen bestehen.

Gefäßversorgung der Haut

Das dreidimensionale Netz der Hautblutgefäße besteht aus horizontal zur Oberfläche orientiertem Plexus mit senkrecht dazu verlaufenden Verbindungsgefäßen. Vom dermalen Netz aus dem Grenzbereich zwischen Subkutis und Kutis (*tiefer dermaler Plexus*) entspringen Arteriolen zur Versorgung der Hautadnexe und eines subpapillären Plexus (*oberflächlicher dermaler Plexus*), aus dem die Kapillarschlingen zur Versorgung der einzelnen Bindegewebspapillen zwischen den Retezapfen hervorgehen. Das venöse System ist analog aufgebaut. Neben der metabolischen Versorgung ist die Temperaturregulation eine wichtige Aufgabe des Gefäßsystems der Haut, woraus sich eine relative „Überdimensionierung" erklärt. Die Kaliberweite der Arterien und Arteriolen wird durch neurale Beeinflussung ihrer Wandmuskulatur gesteuert, ferner regulieren die akral gelegenen arteriovenösen Anastomosen – ebenfalls neural gesteuert – den Blutdurchfluß. Arterielle Hyperämie führt zum Erythem, venöse Hyperämie bzw. Stauung zur Zyanose.

Teleangiektasien

Definition. Teleangiektasien sind feine blutrote Gefäßreiser, die durch die Oberhaut hindurchscheinen. Sie können so dicht zusammentreten, daß sie wie eine homogene Rötung wirken, das ‚*telangiektatische Erythem*', das sich erst bei genauem Hinsehen als feines Gefäßgeflecht erweist. Die Rötung verschwindet unter Glasspateldruck.
Histopathologisch liegt eine Erweiterung der feinen Blutgefäße des papillären Plexus vor, insbesondere der Kapillaren und postkapillären Venolen.

Einteilung. Man unterscheidet primäre und sekundäre (symptomatische) Teleangiektasien.

Primäre Teleangiektasien

Naevus teleangiectaticus
So werden Teleangiektasien bezeichnet, die als angeborene Fehlbildung in einem umschriebenen Hautbereich vorkommen.

Bloom-Syndrom [1954]

Synonyme. Kongenitales teleangiektatisches Erythem, Bloom-Torre-Machacek-Syndrom.

Definition. Kongenitales teleangiektatisches, an Lupus erythematodes erinnerndes Erythem im Gesicht und an den Unterarmen mit Sonnenempfindlichkeit, Wachstumsstörungen, Infantilismus und Neigung zu Leukämie.

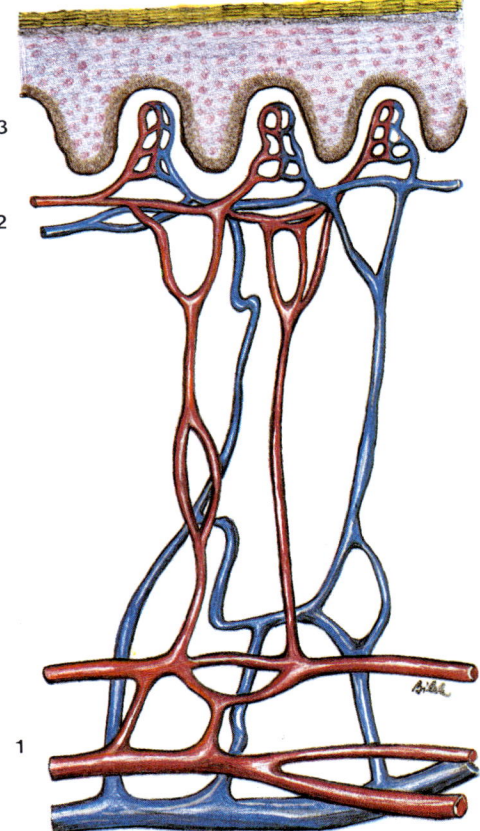

Schematische Darstellung des arteriellen und venösen Gefäßplexus der Haut. Tiefer (*1*) und oberflächlicher (*2*) Gefäßplexus. Kapillarschlingen (*3*) im Stratum papillare

Vorkommen. Es handelt sich um eine autosomal-rezessiv erbliche Erkrankung. Androtropie. Familiäre Belastung fehlt gewöhnlich.

Pathogenese. Unbekannt. Bemerkenswert sind die Chromosomenanomalien in Form von Chromosomenbrüchen, quadriradiale Konfigurationen, ferner die Tatsache der überdurchschnittlich hohen Leukämie- und Karzinommorbidität.

Klinik. Solche Kinder werden meist mit Untergewicht (unter 2500 g) geboren. Es entwickelt sich ein proportionierter Minder- oder Zwergwuchs mit Hypogenitalismus (Hypospadie, Kryptorchismus). Der Intelligenzgrad ist normal; gelegentlich werden auch andere Störungen wie Polydaktylie oder hohe infantile Stimme festgestellt.

Besonders charakteristisch ist ein fleckiges teleangiektatisches Erythem in schmetterlingsförmiger Ausbreitung im Gesicht, das sich bereits im 1. Lebensjahr entwickelt und an Lupus erythematodes erinnern kann.
Auch an den Streckseiten der Arme kann es zu solchen Erscheinungen kommen. Zusätzlich besteht Empfindlichkeit gegen Sonnenlicht mit Neigung zu blasigen Reaktionen an den Lippen. Kombination mit Diabetes insipidus wurde beobachtet.

Prognose. Sie wird dadurch getrübt, daß solche Kinder an einer akuten Myeloblastenleukämie erkranken können. Auch Karzinome, die sich wahrscheinlich auf dem Boden eines angeborenen Immundefekts entwickeln, kommen vor. Die Betroffenen sterben meistens im 2. oder 3. Lebensjahrzehnt.

Therapie. Lichtschutz, Hautpflege.

Essentielle Teleangiektasien

Sie entwickeln sich ohne nachweisbare Ursache, manchmal überziehen sie allmählich zunehmend als *progressive disseminierte essentielle Teleangiektasien* ausgedehnte Hautflächen im Gesicht und an den Extremitäten. Teleangiektasien gehören zum Bild der Rosazea.

Therapie. Neuerdings wurden bei essentiellen Teleangiektasien Tetrazykline empfohlen; größere Erfahrungen damit existieren nicht.

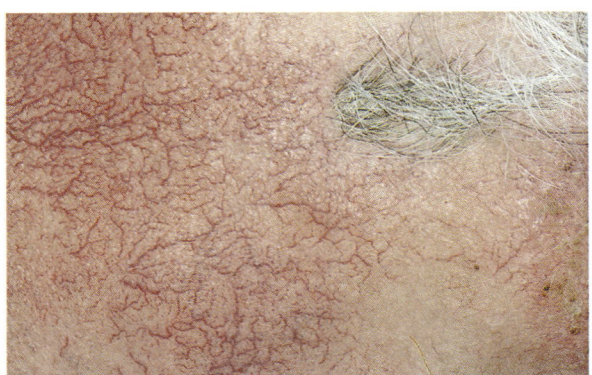
Essentielle Teleangiektasien

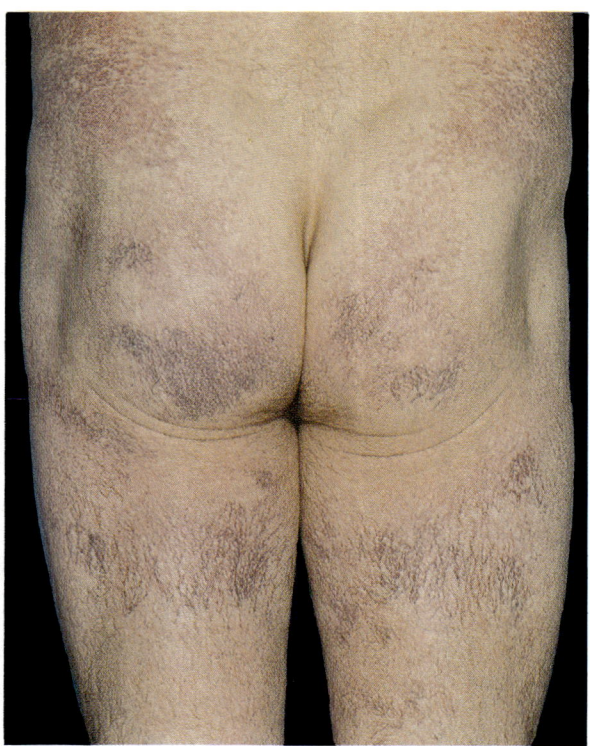
Progressive disseminierte essentielle Teleangiektasien

Teleangiektasie-Ataxie-Syndrom
[Sillaba und Hanner 1926]

Synonyme. Ataxia teleangiectatica, Louis-Bar-Syndrom (1941), zerebello-okulokutane Teleangiektasie.

Definition. Seltene nävoide Systemerkrankung mit Störungen im humoralen Immunsystem sowie Beteiligung von Haut, Auge und Kleinhirn.

Vorkommen. Wahrscheinlich autosomal-rezessiv erbliche Störung der Gefäßbildung im Gehirn. Chromosomale Translokationen und vermehrte Chromosomenbrüche wurden bei solchen Patienten beschrieben.

Klinik. Im Vordergrund steht bereits bei Kleinkindern sich langsam und zunehmend entwickelnde zerebellare Ataxie, Abasie und Astasie. Hinzu kommen Sprachstörungen.
An der Haut entwickeln sich langsam und progressiv Teleangiektasien. Besonders betroffen sind Gesichtshaut, Ohren und Konjunktiven. Als Frühsymptom wird Teleangiektasiebildung an den Konjunktiven in den Lidwinkeln gewertet. Hinzu kommen Café-au-lait-Flecken, Poliosis der Kopfhaare bereits im Schulkindalter und Atrophie der Gesichtshaut.
Ein wichtiges Symptom ist die Neigung zu rezidivierenden bakteriellen Infekten im Bereich von Kieferhöhle und Lungen, gelegentlich frühzeitige Entwicklung von Bronchiektasien. Allgemein verminderte Infektresistenz.

Symptome. Das Körperwachstum ist vermindert, das Knochenalter verzögert. Die Intelligenz entwickelt sich zunächst normal, später gehemmt. Meistens Thymushypo- oder -aplasie. IgA im Serum und auch im Speichel vermindert oder fehlend. IgE und IgG im Serum ebenfalls vermindert. IgM gelegentlich vermehrt. Relative oder absolute Lymphopenie.

Diagnose. Röntgenologisch kann die Thymushypo- oder -aplasie und durch Pneumenzephalographie die zerebellare Atrophie nachgewiesen werden.

Differentialdiagnose. Andere Form von Ataxie (sensorische Ataxie, Medikamentenataxie), Hartnup-Krankheit, Hydroxykynurenurie u.a. sind auszuschließen. Auch an Hirntumoren ist zu denken.

Verlauf. Vermehrte Infektionsanfälligkeit und signifikant erhöhte Neigung zu malignen Erkrankungen (Karzinome, maligne Lymphome, Leukämien). Die Prognose ist im allgemeinen schlecht; vielfach sterben solche Kinder bereits in der Pubertät.

Therapie. Symptomatisch. Infektionsprophylaxe.

Weitere Syndrome mit primären Teleangiektasien

Hingewiesen sei an dieser Stelle auf die Teleangiectasia hereditaria haemorrhagica (M. Rendu-Osler) und auf die kongenitalen Poikilodermien wie Rothmund-Thomson-Syndrom, schließlich auf das Angioma serpiginosum und weitere Angiome bzw. Angiokeratome.

Sekundäre Teleangiektasien

Definition. Sekundäre oder symptomatische Teleangiektasien entstehen durch exogene Einflüsse oder als Folgezustände von Hauterkrankungen.

Exogen bedingte Teleangiektasien. Chronische Sonnen- und Witterungsexposition führt besonders im Gesicht zu Teleangiektasien bei Landwirten, Seeleuten, Bergführern. Außerdem treten sie auf bei erworbenen Poikilodermien nach Röntgenbestrahlung (Röntgenoderm) oder langdauernder örtlicher Glukokortikosteroidbehandlung (Kortikoderm). Sie können auch an chronisch kältegeschädigten Extremitäten entstehen, besonders an den Unterschenkeln bei Frauen.

Teleangiektasien als Folge von Erkrankungen. Teleangiektasien sind ein typisches Merkmal der Endzustände von Dermatosen, die mit Atrophie oder Sklerosierung enden, wie Sklerodermie, Lupus erythematodes, Dermatomyositis, Acrodermatitis chronica atrophicans. Ferner können sie bei Leberzirrhose im Gesicht und am Oberkörper auftreten.

Therapie. Teleangiektasien können mit der Diathermienadel gestichelt werden. Bei teleangiektatischem Erythem besteht eine allerdings geringe Gefahr, daß Scheckigkeit resultiert. Im Gesicht kann vorsichtige Dermabrasion mit der hochtourigen Fräse versucht werden. Ferner kommt oberflächliche Kryotherapie in Frage; neuerdings werden Laserkoagulationen feinster Gefäße mit gutem Erfolg erprobt.

Erythrosis interfollicularis colli
[Leder 1944]

Synonym. Erythromelanosis interfollicularis colli.

Die harmlose, allenfalls kosmetisch störende Veränderung findet sich häufig bei Menschen, die starker Lichtexposition ausgesetzt sind, wie Bauern, Bergführer oder Seeleute. An beiden Halsseiten unterhalb der Ohren, oft auch an der Brust bis zum Rand des Hemdausschnitts findet sich ein scharf abgesetztes, gleichmäßiges teleangiektatisches Erythem mit Aussparung der normalfarbenen stecknadelkopfgroßen Follikel. Die Submental- und Retroaurikularregionen sind stets erscheinungsfrei.
Manchmal ist die interfolliculäre Rötung mit Hyperpigmentierung verbunden: *Erythromelanosis interfollicularis colli.* Die Veränderung ist irreversibel; die Prophylaxe besteht in Lichtschutz.

Therapie. Abdeckung.

Venektasien

Die hellroten feinen Teleangiektasien sind differentialdiagnostisch leicht von Venektasien (Phlebekta-

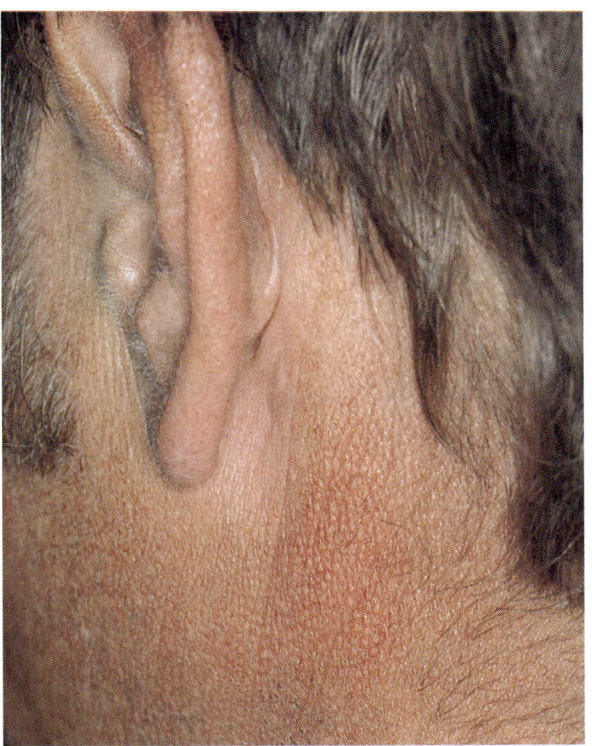

Erythrosis interfollicularis colli

sien) zu unterscheiden. Venektasien sind blauviolett oder blaurot (venöses Blut), verlaufen geschlängelt, haben größeres Kaliber und sind mehrere Zentimeter lang. Gelegentlich kommt auch eine sternförmige Anordnung vor. Sie finden sich oft als *Besenreiservarizen* am Fußrücken, in der Knöchelgegend, am Unter- und Oberschenkel. Venektasien am Rippenbogen findet man als *Hustenkranz* bei Patienten mit Lungenemphysem.

Als paraplantar gelegene *Corona phlebectatica* sind sie typisch für das Stadium I der chronischen Veneninsuffizienz.

Therapie. Sklerosierung durch Injektion von Verödungsmitteln, neuerdings auch Laserkoagulation.

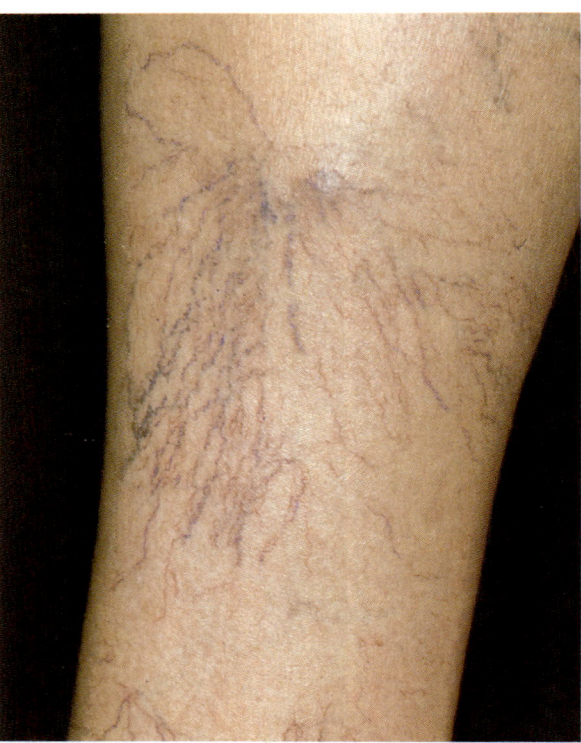

Venektasien (sog. Besenreiservarizen)

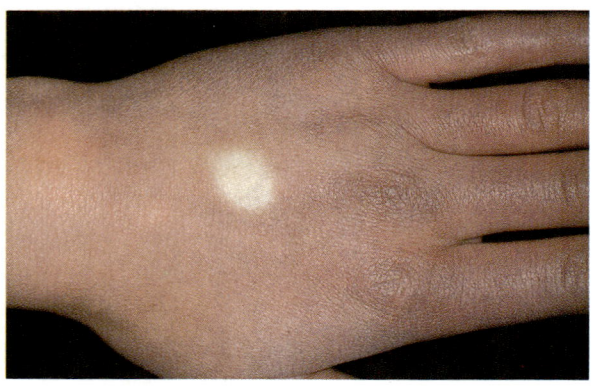

Akrozyanose, Irisblendenphänomen

Funktionelle Angiolopathien

Als funktionelle Angiolopathien werden chronische Zirkulationsstörungen der Endstrombahn im Bereich der Arteriolen, Kapillaren und Venolen zusammengefaßt. Wenngleich subjektiv im Einzelfall von erheblichem Krankheitswert, sind diese funktionellen Störungen der Mikrozirkulation im Gegensatz zu den abzugrenzenden organischen Gefäßschäden relativ harmlos. Es lassen sich umschriebene klinische Bilder herausstellen, denen eine verminderte Kältetoleranz gemeinsam ist.

Akrozyanose

Synonym. Akroasphyxie.

Definition. Als Akrozyanose wird die zyanotische Verfärbung und herabgesetzte Hauttemperatur der Körperakren bezeichnet, oft begleitet von Hyperhidrose und teigigen Schwellungen.

Vorkommen. Hauptsächlich sind Frauen betroffen. Die Beschwerden beginnen meist in der Pubertät und verlieren sich spontan im 3.–4. Lebensjahrzehnt. Der Zustand verschlimmert sich bei Kälteexposition, wie bei Arbeiten in feuchtkaltem Milieu; er bessert sich weitgehend in der Wärme.

Ätiopathogenese. Es wird eine vegetativ-nervöse, manchmal familiäre Dysregulation der Mikrozirkulation angenommen. Diskutiert werden Störungen im Zwischenhirn-Hypophysen-System, im spinalen Reflexgeschehen und/oder eine erhöhte Kälteempfindlichkeit der Gefäßwandmuskulatur. Das sauerstoffarme Blut bleibt in den atonisch weiten venösen Kapillarschenkeln und nachfolgenden Venolen liegen, während die Arteriolen durch gesteigerten Tonus verengt sind.

Klinik. Betroffen sind die Akren, so Hände und Füße, daneben Arme, Beine, Nase, Wangen, Ohren, die Gluteen und die äußeren unteren Quadranten der Mammae. Die blauroten Hautgebiete fühlen sich kalt, Palmae und Plantae durch Hyperhidrose gewöhnlich feucht an. Kissenartige teigige Schwellungen können besonders an den Händen dazukommen. Die Patienten beklagen sich nicht nur über ihre kalten Hände und Füße, sondern gelegentlich auch über ein lästiges taubes Gefühl; man spricht dann von *Acrocyanosis chronica anaesthetica*.

Irsblendenphänomen. Es ist diagnostisch typisch. Nach Fingerdruck schließt sich der anämisierte Fleck langsam irisblendenartig vom Rand her, während normalerweise die Hautfarbe rasch und vom Grund her gleichmäßig wiederkehrt. Danach entsteht zunächst ein hellroter „Zinnoberfleck" (arterielle Hyperämie), dann wieder die Zyanose.

Verlauf und Prognose. Die Beschwerden verlieren sich im 3.–4. Dezennium. Für die Prognose ist zu berücksichtigen, daß die Akrozyanose als Terrainfaktor eine erhöhte Anfälligkeit für weitere Dermatosen bedeutet. Häufig sind Verrucae vulgares auf akrozyanotischer Haut. Akrozyanotische Bezirke sind gleichzeitig auch Prädilektionsstellen für Lupus vulgaris, das papulonekrotische Tuberkulid, das Erythema induratum (Bazin), für den Chilblainlupus als Variante des Lupus erythematodes chronicus und für Pernionen. Pyodermien verlaufen in akrozyanotischen Bereichen langwieriger und gehen eher in Ekthymata über. Auch Pilzinfektionen (Tinea manuum et pedum, Candidaparonychie) werden begünstigt.

Differentialdiagnose. Symptomatische Akrozyanose findet sich bei chronischen Herz- und Lungenkrankheiten, hämatologischen und neurologischen Erkrankungen, bei Kälteagglutininkrankheiten und bei Kryoglobulinämie. Acrodermatitis chronica atrophicans (Herxheimer) ist histologisch und klinisch durch das Übergehen in Atrophie abzugrenzen. Morbus Raynaud zeichnet sich durch Anfallsgeschehen aus.

Therapie. Eine sichere medikamentöse Behandlung ist nicht möglich. Auf Menstruationsstörungen ist zu achten. Wichtig sind Kälteschutz durch geeignete Kleidung und Wärmeanwendungen in Form von Wechselbädern, Teilbädern, Sauna und Einreibungen mit hyperämisierenden Substanzen wie Salicylsäure- und Nikotinsäurederivaten (Rubriment, Akrotherm). Physikalische Therapie wie Massagen, Bindegewebs- und Unterwassermassagen sowie aktive sportliche Betätigung sind empfehlenswert.

Verlauf. Cutis marmorata verliert sich mit zunehmendem Alter. Die Bedeutung der lividen Hautscheckung liegt manchmal in der erschwerten Erkennung diskreter fleckförmiger Exantheme, z.B. der luischen Roseola.

Differentialdiagnose. Entzündliche Gefäßerkrankungen aus dem Formenkreis der Livedo racemosa müssen ausgeschlossen werden.

Sonderformen

Pseudoleucoderma angiospasticum. Eine weißliche Scheckigkeit der Handinnenflächen, Unterarme oder/und Glutäen bei vegetativ labilen Patienten, die aber auch bei Gesunden vorkommt. Es kann einem echten Leukoderm ähneln; unter Glasspateldruck erkennt man aber, daß keine Depigmentierung zugrunde liegt. Es handelt sich um die Auswirkung des funktionellen Spiels der peripheren Gefäße (zentral Arteriolenspasmus, peripher Venodilatation) und entspricht der Cutis marmorata. Weißfleckung der Glutäen ist ein unsicheres Zeichen für Leberstoffwechselstörungen.

Livedo reticularis e calore. Sie entsteht durch intensive Wärmestrahlung (Koksofen, Heizkissen) zunächst als großnetzige Rötung, die in netzartige Hyperpigmentierung der Haut übergehen kann. Man bezeichnet sie dann auch als *Buschke-Hitzemelanose,* die oft jahrelang als auffällige Hautveränderung bestehen bleiben kann.

Cutis marmorata

Synonym. Livedo reticularis.

Definition. Als Cutis marmorata bezeichnet man die harmlose, großmaschige Marmorierung der Haut infolge funktioneller Gefäßreaktionen: Weißfleckung in akrozyanotischer Haut.

Vorkommen. Cutis marmorata kommt meist zusammen mit Akrozyanose bei jungen Mädchen und Frauen vor, seltener auch unabhängig von Akrozyanose. Bis zu 50% aller jungen Mädchen sind betroffen; bei Männern ist sie seltener.

Ätiologie und Pathogenese. Sie entsprechen weitgehend den Verhältnissen bei Akrozyanose; die rein funktionelle Atonie der Venolen und die Hypertonie der Arteriolen soll jedoch eher die tieferen dermalen und die subkutanen Angiolen betreffen.

Klinik. Häufig löst sich eine Akrozyanose proximal in die großmaschige livide Scheckung der Cutis marmorata auf. Auch unabhängig davon kann sie weite Bereiche der Extremitäten und des Rumpfes betreffen. Typisch ist, daß das Muster der lividen Ring- und Maschenbildungen zu verschiedenen Zeiten wechselt und nach längerem Aufenthalt in der Wärme sowie nach Reiben der Haut verschwindet. Subjektive Beschwerden fehlen.

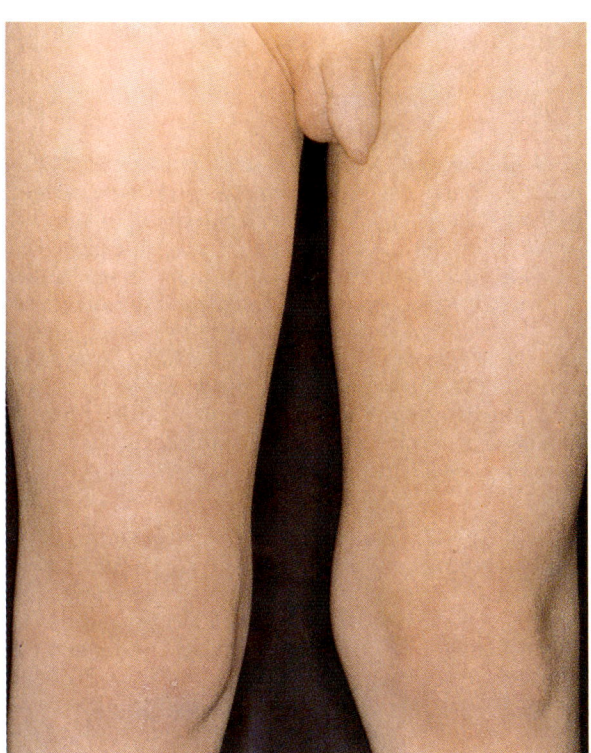

Cutis marmorata

Cutis marmorata teleangiectatica congenita
[Van Lohuizen 1922]

Klinik. Eine auffällige Cutis marmorata tritt bereits bei oder kurz nach der Geburt bevorzugt bei weiblichen Säuglingen in Erscheinung. Betroffen sein können das gesamte Integument oder asymmetrisch lokalisierte Hautregionen. Ausnahmsweise ist die gröbere livide Scheckigkeit der Haut kombiniert mit Spinnennävi und kleinen Ulzerationen. Gelegentlich Hyperkalzämie.

Ätiopathogenese. Man denkt an eine Adaptationsschwäche der Hautgefäße an die wärmeregulatorischen Erfordernisse nach der Geburt, aber auch an eine nävoide Gefäßbildung.

Histopathologie. Es finden sich erweiterte dermale Kapillaren und subkutane Venen.

Verlauf. Spontane Rückbildung erfolgt mit Ausbildung des subkutanen Fettpolsters in Monaten bis etwa zwei Jahren.

Therapie. Besonders sorgfältiger Schutz vor Unterkühlung.

Erythrocyanosis crurum puellarum
[Klingmüller 1925]

Definition. Es handelt sich um eine Variante der Akrozyanose mit Auftreten von Zinnoberflecken, Zyanose und polsterartigen Schwellungen im Bereich der Beine unter chronischem Kälteeinfluß.

Vorkommen. Häufig bei Mädchen und jungen Frauen. Begünstigend wirken Modezwänge (kurze Röcke) und Adipositas bei einem Mädchentyp, den Moncorps als *Typus rusticanus* oder als den „drallen Typ" bezeichnet hat.

Ätiologie und Pathogenese. Ein stark entwickeltes Fettpolster schützt das Körperinnere vor Wärmeverlust, isoliert in gleicher Weise aber auch die über ihm liegende Haut und setzt sie verstärkt Kälteeinflüssen aus. Bei Neigung zu Akrozyanosen treten daher Hautveränderungen in Regionen auf, die einerseits stark entwickeltes subkutanes Fett aufweisen, andererseits infolge der Kleidermode der Kälte ausgesetzt sind. Für die Erkrankung scheinen endokrine Dysfunktionen mitbestimmend zu sein. Dafür sprechen eine häufig verminderte Östrogenausscheidung, unregelmäßige Menses sowie hypoplastische Genitalien.

Klinik. Es besteht eine mehr oder weniger starke allgemeine Akrozyanose und Perniosis follicularis, manchmal begleitet von Keratosis follicularis. Die Erythrocyanosis crurum kann von der Innenseite der Oberschenkel und der Knieregion bis auf die unteren Drittel der Unterschenkelaußenseiten reichen. Man findet livide, unscharf gegen die Umgebung abgesetzte bläuliche Hautverfärbungen (Zyanose), die durch eingestreute hellrote Flecke besonders typisch sind. Wie bei Akrozyanose und Cutis marmorata ist auch hier das Irisblendenphänomen positiv. Die lividen Zonen reagieren auf Scheuerung und Fingerdruck reaktiv mit arteriell-hyperämischen *Zinnoberflecken*. Während die rein funktionelle Akroasphyxie sich in der Wärme ausgleicht, führt Kälte zu einer anatomischen Schädigung der paralytischen Gefäße, zieht also auch entzündliche Vorgänge nach sich. Hinzu kommt ein Ödem, durch das die befallenen Areale pastös aussehen; es stellen sich in der kalten Jahreszeit auch pernioartige Indurationen ein. Hautkälte und Rückbildungsneigung im Alter finden sich ebenso wie bei Akrozyanose. Persistierende Restzustände kommen aber nach stärkerer Kälteschädigung der Gefäße vor.

Verlauf und Prognose. Die Erscheinungen verlieren sich im Laufe von Jahren und Jahrzehnten. Die chronische funktionelle Durchblutungsstörung kann eine Abwehrschwäche der Haut bedeuten und Folgekrankheiten wie bei Akrozyanose begünstigen.

Differentialdiagnose. Perniose, nodöse Eritheme, Pannikulitis.

Therapie. Wie bei Akrozyanose. Bei gesicherten endokrinen Störungen ist eine Hormonbehandlung indiziert.

Erythromelalgie
[Weir-Mitchell 1872; Gerhardt 1892]

Synonyme. Erythermalgie, Erythralgie, Mitchell-Syndrom, Gerhardt-Syndrom.

Definition. Erythromelalgie ist die anfallsweise Hyperämie einer Extremität mit Rötung, starken Schmerzen und Erhöhung der Hauptemperatur.

Vorkommen. Sehr selten, bei beiden Geschlechtern mit Bevorzugung des jüngeren und mittleren Alters.

Ätiologie und Pathogenese. Erythromelalgie ist als ein polyätiologisches Geschehen aufzufassen. Unsicher ist, ob eine idiopathische Form ohne zugrundeliegende Grundkrankheit existiert. Sekundär findet sich Erythromelalgie besonders im Sommer bei Polycythaemia vera, Diabetes mellitus, Hypertonie, arteriellen Verschlußkrankheiten, Zuständen nach Thrombophlebitis, chronischer Perniose und neurologischen Erkrankungen. Pathogenetisch besteht eine abnorme Reaktion der Endstrombahn auf Wärme. Ein Anfall läßt sich durch Temperaturerhöhung der Extremität auf einen jeweils individuellen „kritischen thermischen Punkt" zwischen 32 und 37° C provozieren. Die Schmerzen werden durch die Temperaturerhöhung ausgelöst, nicht durch die vermehrte Blutfülle. Neuere Untersuchungen deuten auf einen abnormen Prostaglandinstoffwechsel (vermehrte Synthese oder Freisetzung) hin, was auch das Ansprechen auf Acetylsalicylsäure verständlich macht.

Klinik. Bei Erwärmung, auch durch Muskelarbeit, kommt es zu akuter Hyperämie mit Schwellung, Hauttemperaturanstieg, heftigen brennenden Schmerzen, Berührungsempfindlichkeit und Hyperhidroses. Meist sind die Beine oder nur die Füße, seltener die Hände betroffen. Die Anfälle dauern Minuten bis Stunden.

Prognose. Chronischer, quoad vitam günstiger Verlauf.

Differentialdiagnose. Burning-feet-Syndrom; Morbus Raynaud, dabei aber Anfälle durch Kälte, mehr an den Extremitäten, typische Phasen und Beginn mit Spastik.

Therapie. Kupierung der Anfälle ist durch Abkühlung der Glieder in kaltem Wasser möglich; erneute Wärmezufuhr oder Muskelarbeit führen aber zu einer neuen Attacke. Soweit wie möglich sollte die Grundkrankheit behandelt werden. Acetylsalicylsäure (Aspirin) wurde empfohlen. Vorsichtige „Desensibilisierung" durch Teilbäder mit allmählich ansteigender Temperatur kann versucht werden.

Burning-feet-Syndrom

Synonym. Syndrom der brennenden Füße.

Definition. Sehr schmerzhaftes anfallsweises Brennen der Füße als Begleiterscheinung innerer Erkrankungen und von Vitaminmangel.

Klinik. Meist nachts in der Bettwärme treten sehr schmerzhaftes Brennen und Kribbeln der Füße bis in die Höhe der Knöchel auf. Beginn gewöhnlich an der Volarseite des ersten Tarsophalangealgelenkes. Häufig bestehen in dem Areal auch gesteigerter Muskeltonus und Hyperhidrose, nicht aber akute Hyperämie wie bei Erythromelalgie. Die Erscheinungen werden durch Heraushängen der Füße aus dem Bett oder Eintauchen in kaltes Wasser gelindert. Kombinationen mit neurologischen Veränderungen wie Neuritis retrobulbaris, Sensibilitätsstörungen und Paresen sind nicht selten. Das Syndrom wurde bei Alkoholismus, Isonikotinsäurehydrazid-Überdosierung, Leberkrankheiten, Periarteriitis nodosa, Diabetes mellitus, Vitamin-B-Mangel, aber auch Tumoren und spinalen Angiomatosen beobachtet.

Therapie. Behandlung der Grundkrankheit. Leichte Bekleidung an Händen und Füßen, Teilbäder mit langsam ansteigender Temperatur. Acetylsalicylsäure (Aspirin) über mehrere Tage soll in manchen Fällen wirksam sein. Vitamin-B-Komplex wird empfohlen.

Restless-legs-Syndrom
[Wittmaack 1861, Ekbom 1945]

Synonyme. Anxietas tibiarum, Wittmaack-Ekbom-Syndrom, Syndrom der unruhigen Beine.

Klinik. Hauptsächlich nachts treten anfallsartig Dysästhesien in den Beinen auf, die zu zwangshafter Bewegungsunruhe führen. Besserung zeigt sich manchmal in Bauchlage. Die Ursache ist unbekannt. Begünstigende Faktoren sollen sein: Gravidität, Kältereize,

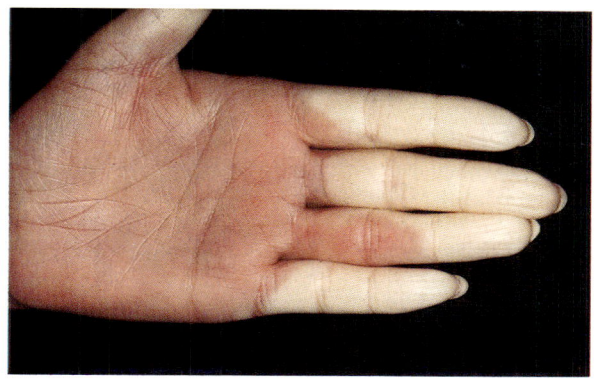

Raynaud-Syndrom. Phase I: arterieller Gefäßspasmus (Digiti mortui)

Anämien, diabetogener Hyperinsulinismus. Eine Dysfunktion der Vasomotoren wird diskutiert; psychische Faktoren dürften beteiligt sein.

Raynaud-Syndrom und M. Raynaud
[Raynaud 1862]

Definition. Als Raynaud-Syndrom wird das anfallsweise, durch Kälte ausgelöste, symmetrische Auftreten von schmerzhaften Gefäßspasmen, besonders an den Händen, bezeichnet. Es kommt, wie die Tabelle zeigt, als sekundäres Phänomen bei einer Vielzahl von Grunderkrankungen vor. Fälle ohne nachweisbare Ursache werden als M. Raynaud abgetrennt.

Vorkommen. Der Morbus Raynaud findet sich bevorzugt bei Frauen im 3. Lebensjahrzehnt (Geschlechtsverteilung etwa 5:1). Alters- und Geschlechtsverteilung des sekundären Raynaud-Phänomens entsprechen den Verhältnissen bei den Grundkrankheiten.

Ätiopathogenese. Sie sind bei Morbus Raynaud unbekannt. Veränderungen der sympathischen Innervation, der Kälteempfindlichkeit der Gefäße, der Blutviskosität werden vermutet, ebenso wie eine Anomalie des hypothalamischen Temperaturzentrums.

Klinik. Typisch ist das anfallsweise symmetrische Auftreten der schmerzhaften peripheren Gefäßspasmen. Die plötzlich entstehende Ischämie betrifft einen, oft auch mehrere Finger, gelegentlich auch Zehen und Vorfuß, Ohren, Nase und Zunge. Dabei lassen sich drei charakteristische aufeinander folgende Phasen unterscheiden:
1. *Arterieller Gefäßspasmus*; die betroffenen Finger sind *weiß* und steif.
2. *Zyanose* (venöse Hyperämie); die Finger sind *dunkelblaurot*.
3. *Arterielle Hyperämie*; die Finger werden *hellrot*.

Dauer und Häufigkeit der Anfälle sind von Fall zu Fall verschieden. Starke Schmerzen treten meist in der hyperämischen Phase auf. Manchmal fehlen ersichtliche Gründe für das Zustandekommen der Anfälle, meist treten sie nach Kältereizen auf. Auch psychische Erregung kann auslösend wirken. Die sich

Tabelle: Kausalzusammenhänge bei Raynaud-Syndrom

Fehlbildungen
 Halsrippen (Kostoklavikular- oder Scalenus-anterior-Syndrom)

Traumen
 Anklopfkrankheit: Arbeit mit Preßlufthämmern, Traktoren, Nähmaschinen, Schreibmaschinen etc.
 Nach Verletzungen oder Operationen

Gefäßerkrankungen
 Arteriosklerose
 Thrombangitis obliterans
 Polyarteriitis nodosa
 Embolien, Thrombosen

Bindegewebserkrankungen
 Progressive systemische Sklerodermie
 Lupus erythematodes
 Dermatomyositis
 Rheumatismus

Neurologische Störungen
 Neuritis
 Syringomyelie
 Nucleus-pulposus-Prolaps

Blutveränderungen
 Kälteagglutinine
 Kältehämolysine
 Kryoglobuline
 Makroglobulinämie (Waldenström)
 Paroxysmale Hämoglobinurie

Intoxikationen
 Mutterkornalkaloide (Ergotismus)
 Schwermetalle
 Zyanidverbindungen nach Alkoholgenuß
 Pilzgift (Faltentintling)
 Vinylchloridderivate (Vinylchloridkrankheit)
 Trichloräthylen

Endokrine Störungen
 Hypophyse (?)
 Schilddrüse (?)
 Genitale Hypoplasie (?)

wiederholenden Anfälle verursachen Rückwirkungen auf die Gefäßwand und ihre Umgebung. Mehr und mehr entwickeln sich harte Finger- und Zehenschwellungen. An den Gefäßen kommen organische Veränderungen mit konsekutiven trophischen Störungen an den Endphalangen zustande. Die Fingerspitzen werden durch resorptive Vorgänge an den Knochen der Endphalangen konisch verkürzt (Röntgenaufnahme). An Finger- und Zehenspitzen treten als Zeichen der obliterierenden Gefäßentzündung frische kleine Nekrosen hinzu, die Närbchen hinterlassen. Auch die Nägel zeigen Wachstumsstörungen.

Diagnostische Leitlinien. Das klinische Bild des Raynaud-Syndroms ist so typisch, daß es allein aus der Anamnese diagnostiziert wird. Provoziert werden kann es oft durch kurzes Eintauchen der Hände und Unterarme in kaltes Wasser (10–15 s). Ansonsten sind alle in der Tabelle genannten Ursachen auszuschließen. Bei Verdacht auf organische Gefäßveränderungen ist auch die Angiographie indiziert. Besonders wichtig ist die Abgrenzung von der initialen progressiven systemischen Sklerodermie (Akrosklerodermie).

Beziehungen zur progressiven systemischen Sklerodermie. Die Sklerodaktylie als besondere Ausprägungsform einer systemischen Sklerodermie (Typ der Akrosklerodermie) beginnt oft mit Raynaud-Anfällen. Andererseits kennen wir im Verlauf des Morbus Raynaud sklerodermieartige Gewebsverhärtungen an den Fingern. Beginn mit Verhärtung spricht eher für die progressive systemische Sklerodermie. Stationärbleiben der Sklerosierung über zwei Jahre trotz wiederkehrender Anfälle spricht für Morbus Raynaud. Doch muß die Sklerodermie ebenso wie die übrigen in Frage kommenden Grunderkrankungen bei regelmäßigen Kontrolluntersuchungen immer wieder differentialdiagnostisch in Betracht gezogen werden. Bei progressiver systemischer Sklerodermie sind häufig antinukleäre Faktoren im Serum nachweisbar.

Therapie. Sie ist symptomatisch. Vor allem ist wirksamer Schutz vor Kälte wichtig. Wegen der vasokonstriktorischen Wirkung von Nikotin besteht Rauchverbot. Physikalische Maßnahmen wie warme Bäder, Massage, Unterwassermassage, Faustschlußübungen sind oft nützlich. Im Anfall werden gefäßerweiternde Mittel verabreicht (Acetylcholin, Priscol, Complamin, Dilatol, Hydergin, Padutin, Vasculat, Panthesin-Hydergin-Novocain-Infiltration des Ganglion stellatum). Auch ein Versuch mit Kalziumantagonisten wie Nifedipin (Adalat), Verapamil (Isoptin) oder Diltiazem (Dilzem) scheint angezeigt. Außerdem können zentral dämpfende Mittel Reserpin (Serpasil), Sympathikolytika (Hydergin), α-Methyldopa und in speziellen Fällen Östrogene gegeben werden, wenn in der Menstruationsphase oder im Klimakterium Verschlimmerungen auftreten. Bei Unbeeinflußbarkeit wird die partielle Sympathektomie als wirksam empfohlen. Neuerdings wird auch über günstige Effekte von Isosorbiddinitratsalbe (isoket-Salbe) bei örtlicher Anwendung berichtet.

Digitus mortuus [Reil, Nothnagel]

Synonyme. Toter Finger, Leichenfinger.

Klinik. Nach Kälteeinwirkung oder emotionellen Reizen kommt es plötzlich durch Spasmus von Fingerarterien zur Ischämie eines oder mehrerer Finger, die weiß und daher wie abgestorben aussehen. Daumen und kleiner Finger bleiben meist verschont. Die bevorzugt bei Frauen auftretenden schmerzfreien Anfälle haben nur kurzen Bestand und können eines Tages aufhören. Die Abgrenzung von Morbus Raynaud ist nicht immer scharf.

Histopathologie. Manchmal können gefäßverengende Thromboangitiden nachgewiesen werden.

Diagnostik. In einigen Fällen hat man spondylarthrotische Veränderungen der Halswirbel oder Halsrippen gefunden.

Therapie. Wie bei Raynaud-Syndrom.

Akrodynie
[Chardon 1830, Swift 1918, Feer 1923]

Synonyme. Feer-Krankheit, Rosa-Krankheit, Swift-Syndrom.

Definition. Nur bei Kleinkindern vorkommende „vegetative Neurose" mit rotzyanotischen Handflächen und Fußsohlen.

Ätiologie. Zugrunde liegen soll eine toxische, infektiöse oder entzündlich-allergische Läsion des Sympathikuszentrums im Mesenzephalon. Insbesondere wird Quecksilber angeschuldigt, möglicherweise über eine allergische Spätreaktion. Ähnliche Erscheinungen wurden bei Ergotismus, Arsen- und Thalliumvergiftung, B-Avitaminosen beobachtet.

Klinik. Ausschließlich bei Kleinkindern finden sich blaue bis ziegelrote Hände und Füße, die wie rohes Fleisch aussehen, schmerzen und jucken. Später kommt es zu groblamellöser Abschuppung an Palmae und Plantae. Ein auffälliges Symptom ist die massive Hyperhidrose mit mäuseartigem Geruch, die rasch zu Miliaria rubra führen kann. Diese wiederum geht leicht in bakterielle Sekundärinfektionen mit Neigung zu ulzerierenden Pyodermien über. Die extreme Schlaffheit der Muskulatur ist auffällig. Hinzu kommen Reizbarkeit, weinerlich-negativistische Stimmungslage, Abmagerung, Hyperkinese, Neigung zu Bronchitis, Dyspepsie, Krämpfen, Tachykardie, Neigung zu Hypertonie, Blutzuckerschwankungen und Harndrang.

Verlauf und Prognose. Bis zur Entwicklung des Vollbilds benötigt die Krankheit Wochen bis Monate. Im ganzen verläuft sie günstig.

Therapie. Symptomatisch: vitaminreiche Diät, Vitamin-B-Komplex, nötigenfalls Antibiotika. Bei gesicherter Quecksilberintoxikation BAL (Sulfactin).

Entzündliche Angiopathien

Polyarteriitis nodosa
[Rokitanski 1852, Kussmaul und Meier 1866]

Synonyme. Periarteriitis nodosa, Panarteriitis nodosa, Kussmaul-Meier-Syndrom.

Definition. Die klassische Polyarteriitis nodosa ist eine seltene, systemische, die mittleren und kleinen Arterien erfassende nekrotisierende Vaskulitis.

Vorkommen. Die Angaben sind nicht einheitlich, offenbar wegen der Variabilität der klinischen Erscheinungen und damit der unterschiedlichen Zuordnung von Einzelfällen in das Krankheitsbild. Alle Rassen und beide Geschlechter werden betroffen.

Ätiologie und Pathogenese. Die auslösende Noxe ist unbekannt. Es handelt sich wahrscheinlich um eine hyperergische (Autoimmun-?) Vaskulitis mit fibrinoidnekrotisierender Entzündung aller Arterienwandschichten (Panarteriitis), die zur Bildung multipler kleiner Aneurysmen, zu Rupturen und zu knotigen Vernarbungen führen kann.

Klinik

Allgemeinsymptome. Das klinische Bild hängt ab von Zahl, Ausdehnung und Lokalisation der erkrankten Arterienabschnitte. Oft bestehen Krankheitserscheinungen von septisch-hyperergischem Charakter wie unbestimmtes Krankheitsgefühl, Gewichtsverlust, Tachykardie, Fieber (über 38° C an mehreren Tagen in einer Woche), Leukozytose mit deutlicher Eosinophilie, Thrombozytose (über 400000), erhöhte BSG, Milzschwellung.

Organsymptome. Zu den Allgemeinerscheinungen kommen zunächst schwer definierbare Organsymptome, z.B. Nephropathie nach Art einer Glomerulonephritis mit Albuminurie und Hochdruck, oft asymmetrische Polyneuritis, Myositis, Pneumonie, intestinale Symptome wie Koliken, Durchfälle, Hämatemesis oder Meläna, Koronarsymptome mit entsprechenden EKG-Veränderungen, Arthralgien, Beteiligung des Zentralnervensystems mit Lähmungen, Krampfanfällen oder Erblindung.

Hauterscheinungen. Bei 20–30% der Patienten treten frühzeitig die gleichfalls vielgestaltigen Hauterscheinungen auf. Sie bestehen in chronischen oder chronisch-rezidivierenden entzündlichen Papeln oder Knötchen, ferner Livedo racemosa mit Neigung zu Ulzeration. Auch nodöse und multiforme Erytheme werden beobachtet. Seltener sind flächenhafte oder petechiale Blutungen infolge von Gefäßrupturen mit

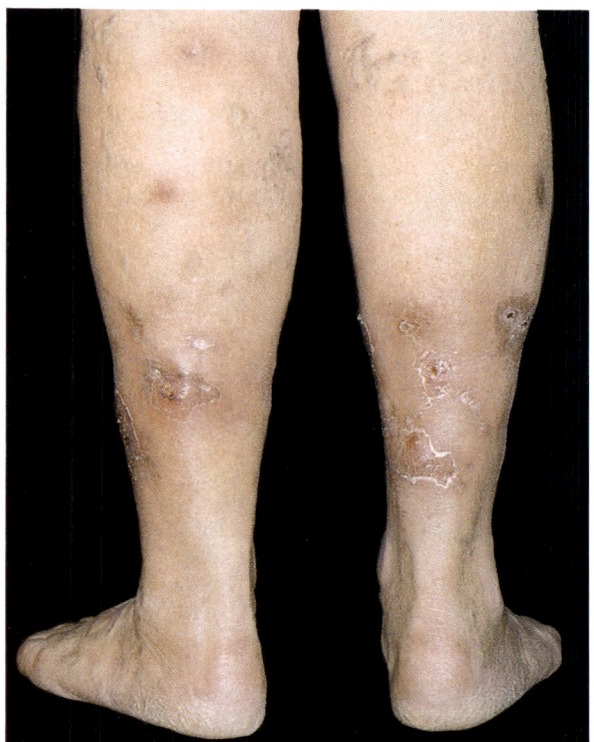

Polyarteriitis nodosa

Übergang in Hautgangrän. Diagnostisch signifikant sind die allerdings nur bei einem kleinen Teil der Patienten subkutan oder in der Muskulatur palpablen Knötchen im Verlauf der Arterien.

Histopathologie. Wichtig ist eine große und tiefe Biopsie aus einem erkrankten Areal, damit die betroffenen mittleren Arterien erfaßt werden. Man findet eine fibrinoide Nekrose aller Wandschichten (degeneratives Stadium), Durchsetzung mit Neutrophilen, Eosinophilen und Rundzellen, möglicherweise Thrombosierung (entzündliches Stadium), Ersatz durch Granulationsgewebe (granulomatöse Phase) und schließlich Vernarbung (fibrotisches Stadium).

Verlauf und Prognose. Die Krankheit verläuft schubweise intermittierend. Die Prognose hängt entscheidend von der Ausdehnung und dem Sitz der Gefäßveränderungen ab. Fulminanter Verlauf mit raschem Exitus ist möglich; oft dauert die Krankheit bis zum letalen Ausgang 1–2 Jahre, manchmal wesentlich länger. Ausheilung ist aber möglich. Seit der Möglichkeit der Glukokortikosteroidbehandlung hat sich die Prognose deutlich gebessert; es werden Heilungsquoten von etwa 50% angegeben.

Diagnostische Leitlinien. Entscheidend sind die Histopathologie und die Bewertung des klinischen Gesamtbildes nach genauer Durchuntersuchung. Hinweisende klinische Symptome sind erhöhte Temperatur (14 Tage lang täglich messen), Leukozytose und erhöhte BSG.

Therapie. Initial sind Glukokortikosteroide hochdosiert notwendig (etwa 60–120 mg Prednisonäquivalent tgl.). Nach Besserung des klinischen Bildes wird vorsichtig reduziert, meist auf eine Erhaltungsdosis von ca. 10–20 mg tgl. Zu beachten ist die erhöhte Thrombosegefahr (Gehirn, Koronarien, Niere, Abdomen). Immunsuppression mit Azathioprin (Imurek, 100–150 mg tgl.) ist oft zusätzlich wertvoll und kann steroidsparend wirken. Infekte sind frühzeitig mit Antibiotika zu behandeln. Antiphlogistika werden ebenfalls empfohlen, können aber auch ihrerseits Ursache einer hyperergischen Vaskulitis sein.

Periarteriitis nodosa cutanea benigna

Definition. Nekrotisierende Polyarteriitis mit Beschränkung auf die Haut ohne Allgemeinsymptome.

Klinik. In diesen Fällen findet man Hautveränderungen und ein histopathologisches Bild wie bei Polyarteriitis nodosa. Es bestehen aber keine Allgemeinsymptome, und auch bei mehrfach kontrollierter gründlicher Untersuchung lassen sich keine Erkrankungen innerer Organe nachweisen. Die Hauterscheinungen finden sich vor allem an den Streckseiten der unteren, weniger der oberen Extremitäten und bestehen in Livedo racemosa, entzündlichen Papeln oder Knoten mit Neigung zu Nekrose und damit zur Entwicklung von oft bizarren Ulzera.

Ätiologie. Ungeklärt. Fokalinfekte werden diskutiert.

Verlauf und Prognose. Die manchmal schubweise verlaufende Erkrankung klingt innerhalb von Jahren ab. Die Prognose ist daher günstig. Die Patienten müssen über einen längeren Zeitraum beobachtet werden, um eine systemische Periarteriitis nodosa sicher auszuschließen.

Diagnose. Die klinische Verdachtsdiagnose verlangt histologische Bestätigung.

Therapie. Glukokortikosteroide örtlich (Okklusivverbände), in schweren Fällen auch systemisch. Bei strenger Indikation (schmerzhafte therapieresistente Ulzera) können Immunsuppressiva (Azathioprin) versucht werden. Daneben Antibiotika und Antiphlogistika.

Wegener-Granulomatose
[Klinger 1932, Wegener 1936]

Synonyme. Wegener - Klinger - Churg - Strauss - Syndrom, maligne granulomatöse Angiitis.

Definition. Subakut verlaufende, granulomatös nekrotisierende Vaskulitis vor allem des Respirationstrakts, der Nieren und der Haut mit ungünstiger Prognose.

Klinik. Innerhalb von wenigen Monaten entwickelt sich ein septisches Krankheitsbild mit schweren Allgemeinerscheinungen wie bei Polyarteriitis nodosa. Oft beginnt die Erkrankung mit chronischer Rhinitis oder Epistaxis. Dazu kommen jauchige, zu Zerstörung führende Rhinitis, Sinusitis, Otitis, Bronchitis, Bronchopneumonie, Herdnephritis oder nekrotisierende Glomerulonephritis. Hauterscheinungen sind möglich und vielgestaltig wie bei Polyarteriitis nodosa. Nicht selten sind Ulzerationen am Gaumendach, an der Mundschleimhaut und an der Gingiva.

Ätiologie. Unbekannt. Die Erkrankung wird als besonders maligne Variante der Polyarteriitis nodosa aufgefaßt. Neuerdings wurde Rickettsieninfektion vermutet.

Histopathologie. Wie bei Polyarteriitis nodosa, jedoch stärkere granulomatöse Reaktion mit vielkernigen Riesenzellen und Einbeziehung auch kleinerer dermaler Gefäße.

Verlauf und Prognose. Subakuter, meist tödlicher Verlauf.

Differentialdiagnose. Granuloma gangraenescens nasi; ferner Pyoderma gangraenosum, malignes Lymphom, tiefe Mykosen. Entscheidend ist der histologische Befund einer tiefen Biopsie.

Therapie. Kombination zunächst hoher Dosen von Glukokortikosteroiden mit Azathioprin (Imurek), dann Versuch mit Erhaltungsdosis. Evtl. Versuch mit Zytostatika (z.B. Methotrexat). Zusätzlich Antibiotika. Örtlich säubernde und antimikrobielle, manchmal auch chirurgische Maßnahmen.

Arteriitis cranialis
[Hutchinson 1889; Horton, Magath u. Brown 1934]

Synonyme. Arteriitis temporalis, Riesenzellarteriitis, Horton-Syndrom.

Definition. Entzündliche Systemerkrankung der mittleren und großen Arterien, besonders im Kopfbereich.

Vorkommen. Die Krankheit ist selten und tritt bevorzugt im höheren Alter auf mit Gipfel um das 70. Lebensjahr bei beiden Geschlechtern.

Ätiologie. Unbekannt. Die Arteriitis cranialis wird von manchen Autoren als Variante der Polyarteriitis nodosa aufgefaßt. Sie unterscheidet sich aber durch den höheren Altersgipfel, die Lokalisation, das histopathologische Bild und die bessere Prognose.

Klinik. Als Prodromalerscheinungen können subfebrile Temperaturen, Appetitlosigkeit, Gewichtsverlust, rheumatische Beschwerden im Sinne einer Polymyalgia arteriitica und allgemeines Krankheitsgefühl auftreten. Sehr häufig folgen dann schwere ein- oder doppelseitige Kopfschmerzen, meist im Schläfenbereich, auch Schwindel und Hemiparesen. In 50–70% der Fälle besteht Augenbeteiligung mit zunächst nur vorübergehenden Sehstörungen als Folge von Durchblutungsstörungen im N. opticus. Die Erkrankung muß sich keineswegs auf die Arteria temporalis beschränken. Symptome von seiten anderer Gefäßgebiete sind möglich (Arteria occipitalis, aber auch Arteria femoralis oder Koronararterien).
Die Haut über der Arteria temporalis ist entzündlich geschwollen. Man tastet die erkrankte Arterie als einen schmerzhaften, entzündlich verdickten Strang, der im Verlauf der Erkrankung pulslos wird. Haarausfall kann auftreten. Purpura, Blasen und nekrotisierende Ulzerationen am Kapillitium sind selten.

Symptome. Starke Kopfschmerzen.

Laborwerte. Besonders die hohe BSG ist auffällig; sie beträgt in der ersten Stunde oft über 100 mm, Werte ab 40 mm sind verdächtig. Manchmal besteht Leukozytose. Erhöhung von C-reaktivem Protein sowie α_1- und α_2-Globulinen kommt vor.

Histopathologie. Die mittleren und großen Arterien zeigen Wanddurchsetzung mit Neutrophilen, später Intimaproliferation, Obliteration, Fragmentierung der Elastica interna, Zerstörung durch ein lymphohistiozytäres Infiltrat mit zahlreichen Riesenzellen und schließlich Fibrose.

Verlauf und Komplikationen. Wichtigste Komplikation ist die Erblindung. Sie kann wie andere Folgen der Durchblutungsstörung (Hirnatrophie) mit großer Wahrscheinlichkeit durch frühzeitige Glukokortikosteroidbehandlung verhindert werden. Daher ist die frühzeitige Diagnosestellung durch Arterienbiopsie wichtig. Ansonsten ist die Prognose günstig. Die Krankheit klingt trotz möglichen schubweisen Verlaufs gewöhnlich innerhalb von 4–24 Monaten ab.

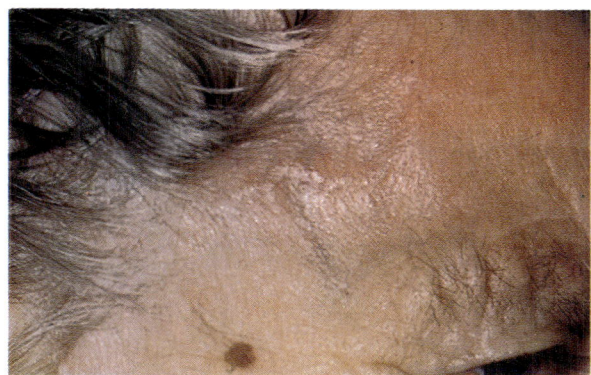

Arteriitis cranialis

Therapie. Frühzeitig hochdosierte Glukokortikosteroidtherapie mit initial bis zu 120 mg Prednisolonäquivalent tgl. kann die Erkrankung zur Remission bringen und bleibende Schäden verhindern. Die Dosis wird vorsichtig auf eine Erhaltungsdosis von 7,5-10- 20 mg tgl. vermindert, wobei die Behandlung bis zu 12 und mehr Monate fortgeführt werden soll. Dabei muß auf mögliche Rezidive geachtet werden. Die BSG kann als Dosierungsrichtlinie gelten. Bei gleichzeitiger Polymyalgie auch Antirheumatika wie Indometacin oder Diclofenac.

Vasculitis allergica
[Gougerot 1932, Ruiter-Brandsma 1948]

Synonyme. Vasculitis (Arteriolitis) hyperergica cutis, Immunkomplexvaskulitis, anaphylaktoide Purpura, leukozytoklastische Vaskulitis; spezielle Unterformen sind als Purpura rheumatica Schönlein-Henoch und als „maladie tri-(penta-)symptomatique Gougerot" bekannt. Die Hypersensitivitätsangiitis (Churg und Strauss) wird von manchen Autoren dem Krankheitsbild zugerechnet.

Definition. Es handelt sich um stets mit Hämorrhagie einhergehende, symmetrische Exantheme mit subakutem oder chronisch-rezidivierendem Verlauf, denen pathogenetisch eine Immunkomplexvaskulitis der kleinen und mittleren Gefäße zugrunde liegt.

Ätiologie. Als Ursache kommen, wie die Tabelle (S. 562) zeigt, zahlreiche Faktoren, insbesondere Antigene aus Mikroorganismen, Medikamenten, Nahrungsmitteln, Autoantigene oder Tumorantigene in Frage. Auch an Ursachenkombinationen wie Infekt und Medikament muß gedacht werden.

Pathogenese. Bedeutsam ist die Ablagerung zirkulierender Immunkomplexe in der Gefäßwand, die immunfluoreszenzmikroskopisch und immunelektronenmikroskopisch nachgewiesen werden können (IgG, Komplentkomponenten). Die Ablagerung erfolgt vor allem subendothelial in der Wand postkapillärer Venolen. Sie steht am Anfang einer Reaktionskette, die sich mit Komplementaktivierung, Leukotaxis, Freisetzung lysosomaler Enzyme und nachfolgender Gefäßzerstörung fortsetzt. Die Folge sind

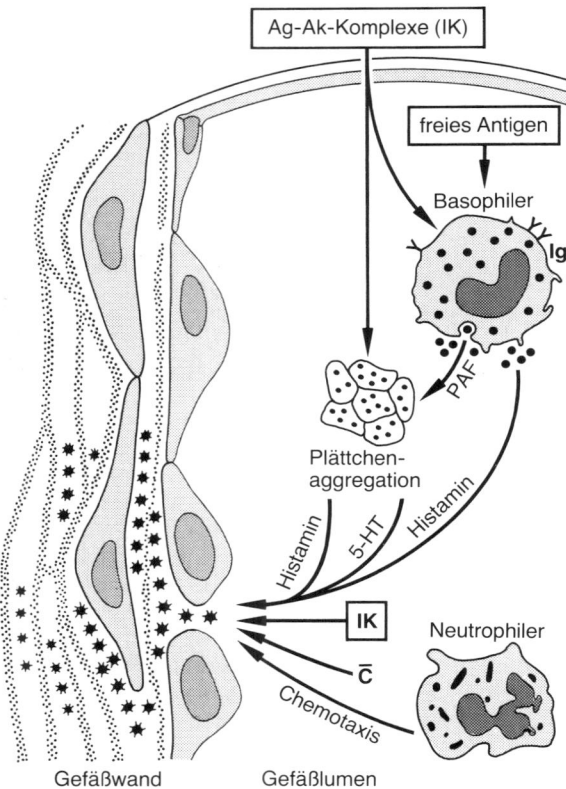

Pathogenetisches Konzept der Vasculitis allergica (Nach Scherer u. Wolff)

Tabelle: Antigene Bestandteile zirkulierender Immunkomplexe, die als Ursache einer Vasculitis allergica in Frage kommen

Antigengruppen	Nachgewiesene Beispiele
Virale Antigene	Hepatitis-B-Antigen Arbovirenantigen (bei Denguefieber)
Bakterielle Antigene	Streptokokkenantigene (bei Poststreptokokkennephritis) Treponemenantigene Antigene von Mycobacterium leprae
Protozoenantigene	Trypanosomenantigene Antigene von Plasmodium malariae
Helminthenantigene	Schistosomenantigene Onchozerkarienantigene
Tumorantigene	Melanomantigene Kryoglobuline
Nahrungsmittelantigene	Rinderalbumin Gluten Milchproteine
Autoantigene	Desoxyribonukleinsäure Nukleoproteine
Medikamente	Insulin, Chinidin, Chinin, Phenylbutazon, Phenazetin, Penicillin, Sulfonamide, Diphenylhydantoin, Chlorpromazin

Erythrozytenaustritte und Nekrosen. Es handelt sich demnach um eine Immunreaktion vom Typ III nach Coombs und Gell, die der experimentellen Arthus-Reaktion und der Serumkrankheit nahesteht.

Klinik

Hauterscheinungen. Die Hautausschläge treten vor allem an den Extremitäten, insbesondere den Unterschenkeln, in symmetrischer Aussaat auf. Hämorrhagie ist stets nachweisbar, wenngleich sich je nach Sitz und Kaliber der befallenen Gefäßabschnitte unterschiedliche Effloreszenzen entwickeln können. Im wesentlichen lassen sich folgende Haupttypen abgrenzen, obwohl vielfältige Übergangs- und Kombinationsformen aller Typen vorkommen:

Hämorrhagischer Typ. Dieser Typ entspricht dem wohldefinierten klassischen Krankheitsbild der *Purpura rheumatica* (anaphylaktoide Purpura, Purpura Schönlein-Henoch). Das Krankheitsbild wird bei den hämorrhagischen Diathesen (S. 596) näher beschrieben.

Hämorrhagisch-nekrotischer Typ. Neben purpurischen Makulä finden sich häufig flache rötlich-schwärzliche Nekrosen der Haut.

Papulo-nekrotischer Typ. Dabei findet man meist chronisch rezidivierend livid- oder hellrote und oft hämorrhagische Papeln, die zentral bald nekrotisch werden und später mit varioliformen Narben abheilen können. Entzündlich-makulöse, urtikarielle oder purpurische Erscheinungen können hinzutreten. Bevorzugt betroffen sind die Streckseiten der Extremitäten, besonders Knieen und Ellbogen.

Polymorph-nodulärer Typ. Nebeneinander findet man makulöse, urtikarielle, papulöse oder nodöse hämorrhagische Erscheinungen in bilateral disseminierter Verteilung. Auch Bläschen und Blasen kommen vor. Das Krankheitsbild kann an Erythema exsudativum multiforme erinnern. Gougerot nannte es „maladie trisymptomatique" bzw. „pentasymptomatique".

Urtikariavaskulitis. Urtikarielle Exantheme, die sich durch längere Persistenz der Quaddeln und eine hämorrhagische Note auszeichnen, können als Sonderform der Vasculitis allergica angesehen werden. Die Diagnose wird wie bei den übrigen Formen der Vasculitis allergica durch histologischen Nachweis der Leukozytoklasie gesichert (s.S. 273).

Beteiligung anderer Organsysteme. Die Hauterscheinungen der Vasculitis allergica sollten daran denken lassen, daß bei einer beträchtlichen Zahl, nach manchen Untersuchungen sogar bei der Mehrheit der Patienten, die entzündlichen Gefäßveränderungen weitere Organe betreffen können, beispielsweise die Niere (Hämaturie bei etwa 30%), die Lunge, das Herz (bei etwa 5%), das Zentralnervensystem (bei etwa 30%) den Magen-Darm-Trakt (gastrointestinale Blutungen bei etwa 15%), die Gelenke (Arthralgien bei etwa 40%). Praktisch bedeutsam ist, daß das Ausmaß der Hautveränderungen keine Rückschlüsse auf die Schwere weiterer Organbeteiligungen zuläßt.

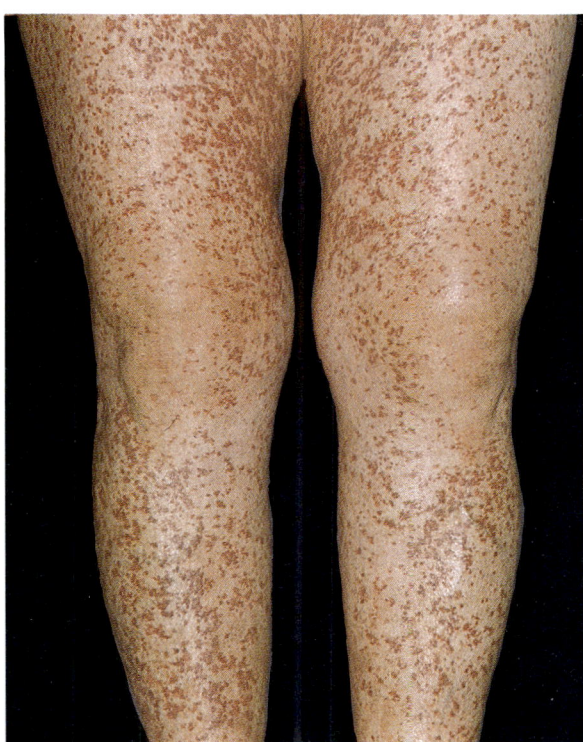

Vasculis allergica, hämorrhagischer Typ

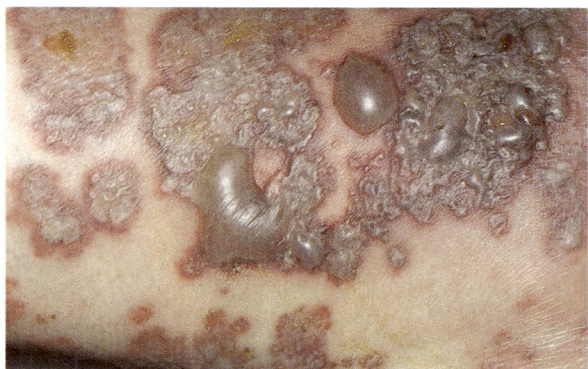

Vasculitis allergica, hämorrhagisch-bullös-nekrotischer Typ

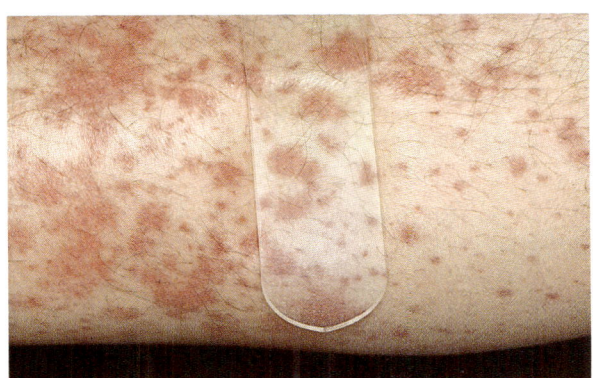

Vasculitis allergica, hämorrhagischer Typ

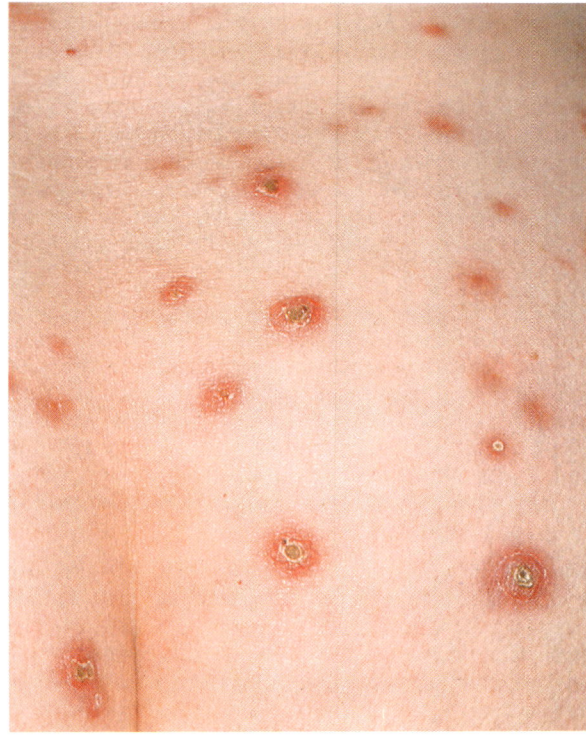

Vasculitis allergica, papulonekrotischer Typ

Gerade die letzteren bestimmen aber den Schweregrad und die Prognose der Vasculitis allergica.

Histo- und Immunpathologie. Charakteristisch ist das Bild der leukozytoklastischen Vaskulitis. Dabei kommt es zur Durchsetzung inbesondere der kleineren dermalen Gefäße mit rasch zerfallenden Neutrophilen und Durchsetzung der nekrotischen Gefäßwände und ihrer Umgebung mit Fibrinniederschlägen. Der Zerfall der Neutrophilen (Leukozytoklasie) ist an den im Gewebe liegenden Kerntrümmern (Kernstaub, „nuclear dust") erkennbar. In die Gefäßumgebung massenhaft austretende Erythrozyten sind das histologische Substrat der Purpura. Dieses histologische Grundmuster variiert je nach klinischem Bild und Stadium der Erkrankung. Immunfluoreszenzmikroskopisch können in frischen Läsionen intra- und perivaskuläre Ablagerungen von Immunkomplexen (C3, IgM, IgG) nachgewiesen werden.

Verlauf und Prognose. Der Verlauf ist subakut bis chronisch-rezidivierend in Abhängigkeit von der Art und Verweildauer des auslösenden antigenen Reizes. Die Prognose hängt von der Schwere der systemischen Beteiligung ab, für die reine Hauterkrankung ist sie günstig. Als Komplikation kann sich gelegentlich eine bakterielle Sekundärinfektion einstellen.

Diagnostische Leitlinien. Wegweisend ist die Purpura, die unter Glasspateldruck leicht erkennbar ist. Der Rumpel-Leede-Versuch fällt positiv aus, während Thrombozyten und Gerinnungsfaktoren normal sind.

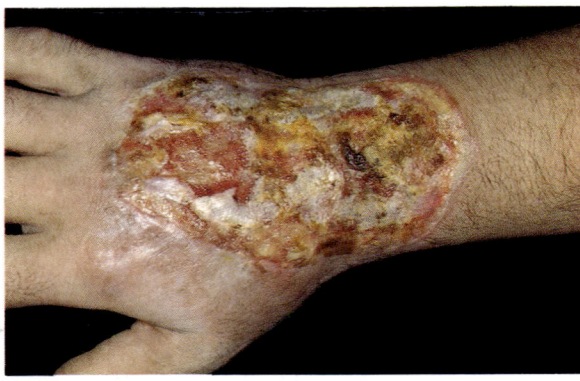
Pyoderma gangraenosum

Erhöhte BSG, C-reaktives Protein, leichte Temperaturerhöhung weisen auf eine systemische Beteiligung hin. Harn- und Stuhluntersuchung auf Blut sind in jedem Fall notwendig. Je nach Verdachtsmomenten sollten die möglichen Ursachen systematisch ausgeschlossen werden. Zum Ausschluß einer infektallergischen Genese sind u.a. AST, Hepatitis-B-Antigene, mögliche Foci zu untersuchen. An Tumoren ist zu denken. Zu fordern ist stets die histopathologische Untersuchung.

Differentialdiagnose. Beim hämorrhagischen Typ kommen andere vaskuläre hämorrhagische Diathesen in Frage; beim papulonekrotischen Typ kann die Abgrenzung des papulonekrotischen Tuberkulids und der Pityriasis lichenoides acuta et varioliformis (Mucha-Habermann) schwierig sein. Der polymorph-noduläre Typ ähnelt dem Erythema exsudativum multiforme. Wichtigstes Unterscheidungskriterium ist das histologische Substrat.

Therapie. Beseitigung der Ursache, auch auf Verdacht möglichst Absetzen aller Medikamente und Sanierung von Herdinfekten.
Innerlich: Systemische Glukokortikosteroidgaben wirken morbostatisch. Die Wirkung von Antihistaminika wird unterschiedlich beurteilt. Bei lebensbedrohlichen Verläufen kommt die Verminderung der zirkulierenden Immunkomplexe durch Plasmapherese in Betracht. Neuerdings wird Colchizin (Colchicum-Dispert, 3mal 1–2 Drg. tgl.) empfohlen.
Äußerlich: Symptomatische Therapie je nach klinischem Bild mit Lotio alba, Glukortikosteroidcremes, evtl. mit antimikrobiellem Zusatz; bei Ulzera reinigende und antimikrobielle, später granulationsfördernde Behandlung.

Pyoderma gangraenosum
[Brunsting, Goeckerman und O'Leary 1930]

Synonym. Dermatitis ulcerosa.

Definition. Chronisch verlaufende herdförmige Hautgangrän unbekannter Ursache, wahrscheinlich aufgrund einer hyperergischen Reaktion, mit häufigen Beziehungen zu inneren Erkrankungen. Es handelt sich also nosologisch nicht um eine Pyodermie, wie die allgemein eingeführte Krankheitsbezeichnung „Pyoderma" vermuten läßt.

Klinik. An beliebiger Hautstelle, besonders häufig aber an den unteren Extremitäten, entstehen ein einzelner oder mehrere entzündlich gerötete, pustulöse Herde, die einschmelzen und zu flächenhaft sich ausbreitenden Ulzerationen führen. Die oft zirzinären Herde zeigen periphere Progression und lassen keine Spontanheilung erkennen. Typisch sind der nekrotische Ulkusgrund und düsterrote, unterminierte schmerzhafte Geschwürränder mit Resten blasig abgehobener Epidermis.

Koinzidenz mit inneren Erkrankungen. Auffällig ist das Zusammentreffen von Pyoderma gangraenosum mit Colitis ulcerosa, auch mit Enteritis regionalis Crohn und weiteren Magen-Darm-Störungen, rheumatoider Arthritis, Lungenabszessen, chronischer Bronchitis, chronischer Zystitis. In vielen Fällen besteht eine Paraproteinämie bzw. ein Plasmozytom (oft vom IgA-Typ), seltener Hypogammaglobulinämie.

Ätiologie und Pathogenese. Nicht sicher bekannt. Die sehr unterschiedliche Keimbesiedlung der Ulzera ist offenbar sekundärer Natur. Diskutiert wird, ob (infektiös-)allergisch ausgelöste umschriebene nekrotisierende Vaskulitiden pathogenetisch entscheidend

Tabelle: Grund- und Begleitkrankheiten bei Pyoderma gangraenosum

Entzündliche Darmerkrankungen
   Colitis ulcerosa
   M. Crohn

Weitere Darmerkrankungen
   Karzinoidsyndrom
   Ulzera, Divertikulose, Polyposis, Karzinom

Entzündliche Gelenkerkrankungen
   Rheumatoide Arthritis, chronische Polyarthritis
   Seronegative Arthritiden

Hämatologische Erkrankungen
   Akute und chronische myeloische Leukämie
   Lymphatische Leukämie
   Polycythaemia vera

Dys- und Paraproteinämien
   Rudimentäre Paraproteinämien
   Plasmozytom, Myelom

Gefäßerkrankungen
   Arteriitis diffusa (Takayasu-Syndrom)
   Mondor-Phlebitis fil de fer
   Intravaskuläre Koagulopathie
   Wegener-Granulomatose

Verschiedenes
   Systemischer Lupus erythematodes
   Chronisch aggressive Hepatitis
   Immunsuppressiva
   Bakteriell bedingte Erkrankungen
   Virusinfektionen
   Endokrinologische Störungen
   Medikamentallergien

sind. Dafür spricht auch die Wirkungslosigkeit antibiotischer Therapie.

Histopathologie. Unter einem Ulkus mit seitlich abgehobener Epidermis (ulzerierende hämorrhagische Pustel) findet sich ein dichtes diffuses, überwiegend neutrophiles Infiltrat mit Untermischung durch Lymphozyten, Plasmazellen, Histiozyten und Fremdkörperriesenzellen, das bis in die Subkutis reichen kann. Initial sieht man oft eine nekrotisierende Vaskulitis, bei der die Wände kleiner dermaler Gefäße von Fibrinniederschlägen und Neutrophilen durchsetzt sind; auch Leukozytoklasie kommt vor.

Verlauf. Chronisch-progredient.

Therapie. Vor allem müssen die Begleitkrankheiten berücksichtigt werden.
Innerlich: Symptomatisch erfolgt unter Glukokortikosteroidtherapie (60–80 mg Prednisolonäquivalent tgl.) eine rasche Besserung; in resistenten Fällen ist ein Versuch mit Azathioprin (Imurek), DADPS, Colchizin oder Clofazimin (Lampren 100–300 mg tgl.) zu erwägen. Antibiotika sind wirkungslos.
Äußerlich: Die örtliche Behandlung entspricht den Richtlinien einer Ulkustherapie unter Berücksichtigung der Keimbesiedlung (Antibiogramm). Salben werden nicht gut vertragen.

Sonderform: Postoperative progressive Hautgangrän [Cullen 1924]. So wird das sich gelegentlich um Operationswunden entwickelnde Pyoderma gangraenosum bezeichnet.

Livedo racemosa [Ehrmann 1907]

Synonym. Vasculitis racemosa. Im angloamerikanischen Schrifttum wird auch die Bezeichnung Livedo reticularis gebraucht, während dieser Begriff bei uns der Cutis marmorata entspricht.

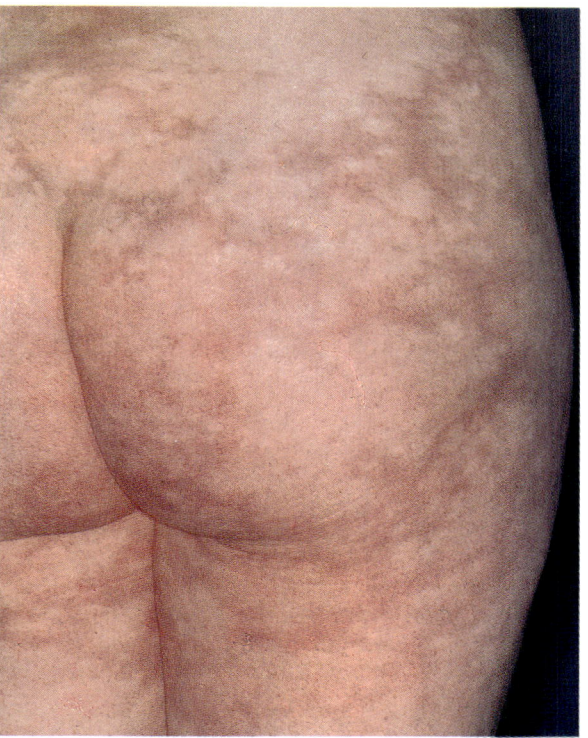

Livedo racemosa

Tabelle: Wichtigste Ursachen der Livedo racemosa

Entzündliche Veränderungen der Gefäßwand
  Idiopathische Livedo racemosa
  Polyarteriitis (Panarteriitis, Periarteriitis) nodosa
  Polyarteriitis nodosa cutanea benigna
  Arteriosklerose, Hypertonie
  Thrombangiitis obliterans
  Bakterielle Endokarditis
  Rheumatismus
  Lupus erythematodes
  Dermatomyositis
  Pankreatitis
  Syphilis
  Tuberkulose
  Ovulationshemmer (?), Nikotin (?)

Gefäßverschluß
  Arterielle Embolie
  Thrombozytämie
  Plasmozytom
  Kryoglobulinämie
  Intravasale Koagulopathie
  Taucherkrankheit
  Intraarterielle Injektionen
  Zerebrovaskuläre Erkrankungen

Definition. Livedo racemosa bezeichnet eine netz- oder blitzfigurenartige, bizarre livide Hautverfärbung, die im Gegensatz zur Livedo reticularis keine Regelmäßigkeit erkennen läßt, im Muster nicht wechselt und auf entzündlichen, nicht nur auf rein funktionellen Gefäßreaktionen beruht.

Ätiologie und Pathogenese. In den blaurot verfärbten Hautbezirken besteht eine Stauung des venösen Blutes in Kapillaren und kleinen Venolen. Zugrunde liegen entzündliche Veränderungen an den kleinen Gefäßen, oft mit deren Verschluß. Als idiopathische Livedo racemosa werden Fälle bezeichnet, in denen keine spezielle Grundkrankheit nachweisbar ist. Eine Vielzahl von Ursachen kommt in Frage, deren wichtigste tabellarisch zusammengestellt sind.

Klinik. Typisch sind ausdrückbare bizarr geformte, blitzfigurenartige, streifige oder grobnetzige bläulichrote Gefäßzeichnungen, die seitliche, kurze, sich unscharf verlierende Ausläufer besitzen. Die oft auch rankenförmigen Herde finden sich in unregelmäßiger Dichte in beliebigen Regionen des Rumpfes und der Extremitäten. Bevorzugt sind aber Beine, Oberarme, Gesäß und Rücken befallen. Manchmal sind die Herde leicht eingesunken. Ulzeration ist selten.

Histopathologie. Notwendig ist eine große und tiefe Biopsie, die auch größere Gefäße erfaßt. Man findet entzündliche, manchmal granulomatöse Durchsetzung der Gefäßwände und Gefäßverschlüsse, deren Bild je nach der Grundkrankheit wechselt.

Prognose. Sie hängt von der bestehenden Grundkrankheit und dann insbesondere von weiteren Organmanifestationen ab. Meist hochchronischer Verlauf über Jahrzehnte.

Diagnostische Leitlinien. Die in der Tabelle aufgeführten Krankheiten sind durch klinische Durchuntersuchung auszuschließen. Dabei ist besonders die Erkennung von Systemerkrankungen und der Beteiligung weiterer Organsysteme neben der Haut wie Niere, Herz, Magen-Darm-Trakt, Zentralnervensystem wichtig. Erst per exclusionem wird die vorläufige Diagnose einer idiopathischen Livedo racemosa gestellt, die der regelmäßigen kritischen Überprüfung über Jahre hin bedarf.

Therapie. Sie ist bei der idiopathischen Form wegen der ungeklärten Ätiologie unbefriedigend. In einigen mehr akuten Fällen haben sich Antiphlogistika (Phenylbutazon, Indometacin) oder auch Glukokortikosteroide zusammen mit Antibiotika bewährt. Bei schweren Fällen mit Ulzeration wurden Erfolge unter längerdauernder Antikoagulanzientherapie erzielt. Der Wert einer Sympathektomie ist unsicher. Bei nachgewiesener Grundkrankheit ist diese zu behandeln. Bei chronisch-rezidivierend ulzerierter, schmerzhafter idiopathischer Livedo racemosa kann auch Azathioprin wirksam (Imurek, zunächst 150, nach 2–4 Wochen 100 mg tgl.) sein.

Sonderformen

Sneddon-Syndrom [1965]

Nicht selten sind die Hautveränderungen der Livedo racemosa mit zentralnervösen Störungen kombiniert (bis 73% der Fälle): Apoplexie mit Hemiplegien und Hemiparesen, epileptische Anfälle, psychoorganisches Syndrom, Hemianopsie, Schwindel. Daher erscheint eine neurologische Untersuchung bei allen Fällen von Livedo racemosa indiziert. Den Störungen im Zentralnervensystem dürfte das gleiche pathologische Substrat wie in der Haut zugrunde liegen; diskutiert wird aber auch, ob die Livedo racemosa Folge einer sich zunächst im Zentralnervensystem manifestierenden Erkrankung sein kann.

Livedo reticularis mit Sommerulzerationen
[Feldaker, Hines und Kierland 1955]

Synonym: Livedovaskulitis.

Das klinische Bild ist charakterisiert durch Livedo racemosa an den Unterschenkeln mit chronisch-rezidivierender Tendenz zur Ausbildung bizarrer therapieresistenter Ulzera im Knöchelbereich. Histologisch ist eine segmental-hyalinisierende Vaskulitis nachweisbar. Immunfluoreszenzmikroskopische Untersuchungen ergeben manchmal Ablagerungen von Immunglobulinen und Komplementfaktoren in den Gefäßwänden, was auf eine immunologische Genese hinweist. Die Ätiologie ist ungeklärt, Beziehungen zu den oben genannten Systemerkrankungen wie Lupus erythematodes, Periarteriitis nodosa u.a. ergeben sich manchmal erst im weiteren Verlauf der Erkrankung.

Ulcus hypertonicum [Martorell 1945]

Klinik. Meist bei 40- bis 60jährigen Frauen mit Hypertonie und erhöhtem diastolischem Blutdruck finden sich beidseitig an den Außenseiten der Unterschenkel über den Knöcheln flache handtellergroße Ulzera mit nekrotischem Grund ohne Heilungstendenz. Typisch sind der Sitz, die große Schmerzhaftigkeit und die Therapieresistenz. Von manchen Autoren wird die Eigenständigkeit dieses Ulkustyps bestritten.

Ätiologie und Pathogenese. Zusätzlich zur Hypertonie sind möglicherweise banale Traumen entscheidend. Zwischen Endothel und Elastika der Arteriolen kommt es zu Hyalineinlagerung, die Muskelschicht verdickt sich, das Lumen wird eingeengt.

Therapie. Vor allem Behandlung der Hypertonie, daneben Schmerzbekämpfung. Empfohlen werden Antiphlogistika (Butazolidin, Tanderil, Amuno). Die örtliche Behandlung entspricht den allgemeinen Grundsätzen einer Ulkustherapie.

Chronische Verschlußkrankheiten der Extremitätenarterien

Als ‚chronische arterielle Verschlußkrankheiten' bezeichnet man die Einengung (Stenose) oder den vollständigen Verschluß (Obliteration) von Arterien durch chronisch-entzündliche und/oder degenerative Vorgänge an den Gefäßwänden unabhängig von ihrer Ätiologie. Im folgenden werden die für den Dermatologen wichtigen Erkrankungen der Extremitätenarterien besprochen. Stets ist aber zu bedenken, daß mit großer Wahrscheinlichkeit auch die Gefäße innerer Organe (Gehirn-, Koronar-, Nierenarterien) mit oft ernsteren Konsequenzen erkrankt sein können.
Die wichtigsten Ursachen eines chronischen Arterienverschlusses sind die Arteriosklerose, daneben noch die diabetische Angiopathie und die Thrombangiitis obliterans. Akute komplette Arterienverschlüsse entstehen durch Einschleppung eines von proximal eingeschwemmten Embolus in einen meist primär gesunden Arterienabschnitt oder durch Arterienthrombose in einem vorgeschädigten Segment.

Klinische Stadien. Bei den arteriellen Verschlußkrankheiten, insbesondere der unteren Extremitäten, werden 4 Stadien unterschieden (s. Tabelle):

Stadium I. Beschwerdefreiheit. Trotz eines nachgewiesenen Arterienverschlusses ist die Blutversorgung auch unter Belastung durch Kollateralen gesichert.

Stadium II. Belastungsschmerz. Beschwerden treten nur unter Belastung auf. Bei Durchblutungsstörungen der Beine ist die Claudicatio intermittens (intermittierendes Hinken) typisch. Der Patient muß nach einer bestimmten Gehstrecke wegen starker Schmerzen pausieren.

Stadium III. Ruheschmerz. Hier treten Schmerzen bereits bei Horizontallage auf.

Stadium IV. Nekrosen. Als Folge des Durchblutungsmangels sind lokalisierte oder weit ausgedehnte Nekrosen vorhanden.

Untersuchungsverfahren

Einfache nichtapparative Untersuchungsverfahren sind nach wie vor die wichtigsten diagnostischen Hilfen.

Inspektion. Die Hautfarbe muß stets seitenvergleichend und bei gleichseitiger Temperaturadaptation untersucht werden. Man erkennt starke Blässe bei chronischen arteriellen Durchblutungsstörungen, insbesondere nach Lagerung der Extremitäten auf oder über Herzniveau, „Leichenblässe" nach akutem Verschluß. Rötung kann Zeichen einer entzündlichen oder reaktiven Hyperämie sein, Zyanose entsteht bei Dilatation der Venolen und Anstieg des reduzierten Hämoglobins auf über 5%. Bei der Inspektion wird auf die seitengleiche Venenfüllung bei Horizontallage, auf Nekrosen, Ulzera, Narben, Ödeme geachtet. Ferner sind Umfangsmessungen durchzuführen. Auf Durchblutungsstörungen können auch extrem trockene Haut (Sebostase), Nageldystrophien und Fußmykosen (in über 70% der Fälle) hinweisen.

Palpation. Seitenvergleichend werden an den Armen die Pulse von A. radialis und A. ulnaris, bei ihrem Fehlen die A. brachialis in ihrem Verlauf auf der Innenseite des Oberarms, die A. axillaris und die A. subclavia palpiert. An den Beinen sind am wichtigsten die A. dorsalis pedis am Fußrücken und die A. tibialis posterior hinter dem Innenknöchel, daneben die A. poplitea bei leicht gebeugtem Knie, die A. femoralis communis und die A. iliaca externa in der Leiste. Mit Hilfe der Pulspalpation läßt sich ein Arterienverschluß erkennen und seine Höhe nach proximal weitgehend lokalisieren.

In Anlehnung an Ratschow unterscheidet man an den *Armen:*

- *Schultergürteltyp* bei Stenosen bzw. Verschlüssen der A. subclavia,
- *Oberarmtyp* bei Verschlüssen zwischen Axilla und Ellenbeuge (A. brachialis),
- *peripherer Typ* bei Verschlüssen distal der Ellenbeuge.

An den *Beinen* werden in ähnlicher Weise unterschieden:

- *Beckentyp* bei Verschluß proximal der Leistenbeuge (fehlender Puls in der Leiste),
- *Oberschenkeltyp* bei Verschluß der A. femoralis (fehlender Popliteapuls bei tastbarem Leistenpuls),
- *Unterschenkeltyp (peripherer Typ)* bei Verschlüssen distal des Kniegelenks (fehlende Fußpulse bei tastbaren Poplitea- und Leistenpulsen).

Palpatorisch können ferner Knötchen im Verlauf der Arterien bei Polyarteriitis nodosa, Kaliberunterschiede bei Aneurysmen, Schwirren über arteriovenösen Fisteln oder umschriebenen Stenosen und schließlich auch Unterschiede der Hauttemperatur erkannt werden.

Auskultation. Stenosen verursachen Geräusche, bevor sie durch Pulspalpation erfaßt werden können. Ein fehlendes Geräusch bedeutet gute Durchgängigkeit der Arterie oder aber vollständigen Verschluß.

Funktionsprüfungen

Lagerungsprobe nach Ratschow. Diese Funktionsprüfung ist besonders wichtig für die Beurteilung der arteriellen Verschlußkrankheiten der unteren Extremität und ihres Kompensationsgrades. Der auf dem Rücken liegende Patient hebt beide Beine senkrecht. Er kann unterstützend seine Oberschenkel umgreifen, der Untersucher kann die Fersen stützen. Die Füße sollen in dieser Lage 20- bis 50mal (etwa 2 min) in den Sprunggelenken gerollt bzw. gekippt werden. Beim Gesunden kommt es zu keiner nennenswerten Verminderung der Hautdurchblutung der Füße. Bei arteriellen Verschlüssen kommt es rasch zu fleckiger oder diffuser Abblassung der Sohlen oder zu Schmerzen. Seitendifferenz ist zu beachten. Nach der Hochlagerung setzt sich der Patient auf das Bett und läßt die Beine hängen. Beim Gesunden kommt es in 3–5 s zu einer leichten reaktiven Hyperämie, nach 5–12 s, spätestens nach 20 s zu praller Venenfüllung am Fußrücken. Bei Verschlußkrankheiten ist die Hyperämie auf 20–60 s oder mehr verzögert, oft mit

Tabelle: Einteilung der peripheren arteriellen Durchblutungsstörungen nach Fontaine

Stadium	Kompensation	Gefäßveränderungen	Durchblutung	Symptome
I	Vollständig	Partielle Einengung oder ausgedehnte Kollateralen	Nur Einschränkung der Luxusdurchblutung	Symptomfrei
II	Teilweise	Hochgradige Stenose oder vollständiger Verschluß mit reichlich Kollateralen	In Ruhe ausreichend, bei Belastung ungenügend (verminderte Reserve)	Claudicatio intermittens
III	Schlecht	Verschluß mit wenig Kollateralen	Ruhedurchblutung ungenügend	Claudicatio intermittens und Ruheschmerz, besonders nachts
IV	Fehlend	Verschluß ohne Kollateralen, multiple periphere Verschlüsse	Bereits in Ruhe, Ischämie	Nekrose, Gangrän des von der befallenen Arterie versorgten Gewebes

stark überschießender zyanotischer Reaktion. Bis zur Venenfüllung verstreichen 20–180 s. Falsch-positive Resultate ergeben sich bei Ausführung der Probe mit kalten Füßen oder bei Vasokonstriktion durch Nikotin; die Venenauffüllzeit ist bei Venenklappeninsuffizienz nicht verwertbar. Falsch-negative Resultate können bei gut kompensierten Verschlüssen und nach Sympathektomie auftreten. Bei Ödemen und Entzündungen ist die Beurteilung der Hautfarbe erschwert.

Die Lagerungsprobe der Arme kann in ähnlicher Weise erfolgen. Dabei werden im Sitzen beide Arme gehoben und Faustschlußübungen ausgeführt.

Gehprobe. Bei arteriellen Durchblutungsstörungen der Beine ist die Claudicatio intermittens ein typisches Symptom. Der Kranke verspürt beim Gehen nach kurzer Zeit Muskelschmerzen, wobei die zurückgelegte Wegstrecke oder – weniger genau – die bis zur Schmerzgrenze verstrichene Gehzeit ein relativ gut reproduzierbares Maß sind (Schaufensterkrankheit).

Man läßt den Patienten auf ebener Strecke mit 120 Schritten/min (Metronom, 1 Doppelschritt/s) gehen und registriert die Weglänge bis zum schmerzbedingten Anhalten. Wegstrecken über 200 m zeigen eine gute, unter 100 m eine schlechte Kompensation. Bei häufig wiederholten Gehproben können gewisse trainingsbedingte Verkürzungen der Gehstrecke auftreten, die nicht Ausdruck einer verbesserten Durchblutung sind. Die Gehprobe ist naturgemäß nur im Stadium II einer arteriellen Durchblutungsstörung sinnvoll.

Apparative Diagnostik. Bei arteriellen Durchblutungsstörungen kommen zahlreiche weitere Verfahren in Frage, von denen nur einige hier erwähnt werden sollen:

– *Blutdruckmessungen* mit Seitenvergleich sowie Vergleich zwischen oberen und unteren Extremitäten,
– *Oszillographie* in Ruhe und nach Belastung, am besten mit den empfindlicheren elektronischen Geräten,
– *Doppler-Ultraschalluntersuchung* zur Objektivierung und empfindlichen Messung der Pulswelle in der Arterienwand und ihrer Unterbrechung oder Abschwächung,
– *Thermometrie, Thermographie,*
– *Angiographie.*

Interne Befunde. Die Diagnostik sollte besonders auf Risikofaktoren wie (Prä-)Diabetes mellitus, Gicht, Hyperlipoproteinämien, Hypertonie und auf die Herzfunktion ausgerichtet werden.

Arteriosclerosis obliterans
[Lobstein 1833, Marchaud 1904]

Synonyme. Arteriosklerose, Atherosklerose.

Definition. Die Arteriosklerose ist mit ihrer komplexen Ätiologie die häufigste arterielle Verschlußkrankheit. Typisch sind das Lumen einengende fibröse Veränderungen der Intima und Media mit herdförmiger Ablagerung, besonders von Lipoiden (Atheromatose) und Calciumsalzen.

Vorkommen. Die Arteriosklerose ist die bei weitem häufigste Arterienerkrankung und eine der wichtigsten Krankheiten überhaupt. Sie entwickelt sich im Rahmen der individuellen Alterung. Beschwerden können um das 45.–50. Lebensjahr beginnen. Männer erkranken bevorzugt. Risikofaktoren sind genetische Disposition, fettreiche Ernährung, Übergewicht, Bewegungsmangel, Streß, Nikotinabusus, Hypertonie, Diabetes mellitus, Hyperlipoproteinämien und Gicht, insbesondere in Kombinationen miteinander.

Ätiologie und Pathogenese. Die Ätiopathogenese ist komplexer, teils entzündlicher, teils degenerativer Natur. Die oben genannten Risikofaktoren sind mitbestimmend. Es kommt aus letztlich unbekannter Ursache an großen und mittleren Arterien zu Veränderungen der Intima und der Elastica interna mit Bildung von Plaques aus Mukopolysacchariden, Proteinen und Lipoiden, zu Mikrowandthromben, Fibrose und Verkalkung mit Einengung des Lumens, Neigung zu Thrombosierung und Embolie.

Klinik. Das klinische Bild der peripheren Arteriosklerose zeigt alle Symptome des zunehmenden Arterienverschlusses. An der unteren Extremität findet sich vor allem der Becken- und Oberschenkeltyp, wobei sich die Kompensationsgrade I–IV unterscheiden lassen. Die Gangrän im Stadium IV beginnt mit heftigen Schmerzen am Unterschenkel und vor allem an den Zehen. Die Haut ist kalt, von livider oder leichenblasser Farbe. Innerhalb von Stunden bis Tagen entsteht eine scharf abgesetzte schwarze Mumifikation, die durch Superinfektion schmierig, nässend, fötide riechend werden kann (Gangrän).

Histopathologie. Einengung des Arterienlumens durch lipoidreiche Plaques, Fibrose, Schaumzellen, Zerstörung der Membrana elastica interna, Mediaverkalkung.

Verlauf und Prognose. Chronische Progredienz mit großer individueller Schwankungsbreite der funktionellen Störungen. Die Prognose wird von der häufigen Beteiligung innerer Organe bestimmt, besonders von der Koronar-, Hirn- und Nierenarteriensklerose. Arteriosklerose ist in manchen Ländern die häufigste Todesursache.

Diagnostische Leitlinien. Klinische und apparative Untersuchungen wie oben beschrieben. Abklärung der internen Mitbeteiligung. Zeichen von Hyperlipoproteinämie sind nicht selten (Arcus lipoides und Xanthelasmen). Verkalkungen der Arterienwände sind röntgenologisch darstellbar.

Differentialdiagnose. Vor allem Endangiitis obliterans und spezielle Angiopathien, z.B. bei Lues oder Diabetes mellitus.

Therapie. Eine kausale Behandlung ist bisher nicht bekannt. Kooperation mit Angiologen ist empfehlenswert.

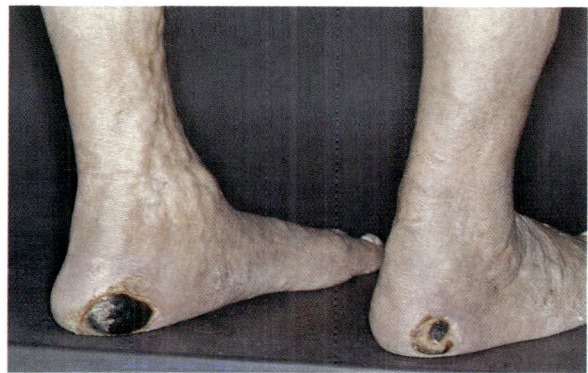

Arteriosklerotische Hautgangrän

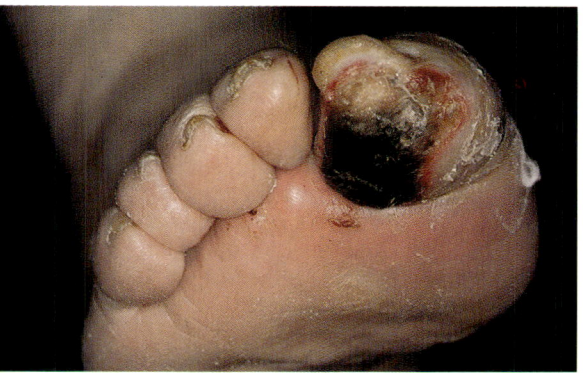

Diabetische Hautgangrän

Risikofaktoren. Sie sollten möglichst weitgehend vermindert werden, z.B. Nikotinverbot, gute Einstellung des Blutzuckers bei Diabetes, der Harnsäure bei Gicht, der Blutfette bei Hyperlipoproteinämie, des Blutdrucks; Digitalisierung bei Herzinsuffizienz.

Innerlich: Je nach Stadium kommen Vasodilatanzien, niedermolekulare Dextrane, kontrollierte Hypertension durch Mineralokortikoide (Astonin H), Defibrinierung (Defibrase), Aderlässe, Antikoagulanzien und ggf. Thrombolyse in Frage. Als Richtlinie für die Indikation zur Differentialtherapie kann die Tabelle gelten.

Äußerlich: Eine Förderung der arteriellen Durchblutung durch äußerlich auf die Haut aufgebrachte Medikamente ist nicht möglich. Örtliche Therapie ist bei Ulzerationen und bei Gangrän erforderlich. Sie soll im wesentlichen eine Superinfektion durch Bakterien und Candida albicans verhindern: antibiotische bzw. antimikrobielle Lösungen und Cremes bei Ulzera, möglichst lange trockene Behandlung bei Gangrän. Die umgebende Haut sollte durch Zinkpaste abgedeckt werden. Wichtig sind auch prophylaktische Maßnahmen zur Vermeidung von Mykosen, Erysipelen, Klavi und zusätzlichen Drucknekrosen. Oft verbleiben nur gefäßchirurgische Maßnahmen oder Amputation.

Physikalische Therapie. Aktive Bewegungsübungen sind wertvoll.

Sonderform. Oberflächlich wandernde Hautgangrän

Klinik. Meist bei alten Frauen mit peripherer Arteriosklerose kann es durch Obliteration von Arteriolen zu spontaner Hautinfarzierung mit nachfolgender Gangrän und Ulzeration kommen. Sitz sind die Streckseiten der Unterschenkel und die Fußrücken. Das Besondere dieser Erkrankung ist die periphere Progression der relativ oberflächlichen gangränös-ulzerösen Veränderungen bei geringer zentraler Abheilungstendenz.

Differentialdiagnose. Pyoderma gangraenosum, Artefakte. Wichtig ist die angiologische Untersuchung der Beine.

Therapie. Wie bei Arteriosklerose.

Diabetische Angiopathie

Definition. Bei Diabetes mellitus treten am Gefäßsystem verschiedenartige Veränderungen auf, die unter dem Begriff „diabetische Angiopathie" oder „diabetische Angiose" zusammengefaßt werden. Man unterscheidet eine diabetische Makro- und eine Mikroangiopathie.

Diabetische Makroangiopathie. Sie entspricht klinisch und pathomorphologisch der *Arteriosklerose,* die allerdings bei Diabetikern durchschnittlich 10- bis 20mal häufiger und 10–20 Jahre früher auftritt als bei Gesunden, eher peripher beginnt, rascher progredient und weiter ausgedehnt ist, häufiger die Arme mitbefällt und zu stärkerer Mediaverkalkung neigt. Auch die Komplikationen von seiten innerer Organe (Koronarinfarkte) und der Haut (Gangrän) sind häufiger und folgenschwerer.

Diabetische Mikroangiopathie. Sie beginnt als diabetische Angiolopathie schon bei prädiabetischer Stoffwechsellage und besteht in massiven hyalinen Verdik-

Tabelle: Konservative Differentialtherapie chronisch-arterieller Verschlußerkrankungen nach Heidrich

Leitsymptome	–	Claudicatio	Ruheschmerz	Nekrose
Stadium nach Fontaine	I	II	III	IV
Therapie der				
Risikofaktoren	+	+	+	+
Digitalisierung bei				
Myokardinsuffizienz	+	+	+	+
Bewegungstherapie		+		
Vasodilatanzien		+	(+)	(+)
Niedermolekulare				
Dextrane		+	+	+
Kontrollierte				
Hypertension		(+)	+	+
Rheologische Faktoren				
(Hb 11–12 g/100 ml)		(+)	+	+
Defibrinierung			+	(+)
Fibrinolyse		+	+	+
Antikoagulation	+	+	(+)	(+)

+ gesicherte Indikation; (+) mögliche Indikation

kungen der Basalmembranen von Arterien, Venolen und Kapillaren, Endothelproliferation und Einengung der Lumina.

Klinik. Die Mikroangiopathie kann für die Entwicklung kleiner akraler Hautnekrosen verantwortlich sein, während die klassische diabetische Gangrän der Makroangiopathie zugeschrieben wird. Besonders groß ist bei Diabetikern die Neigung zu Sekundärinfektionen durch Candida albicans und Bakterien. Ansonsten finden sich die allgemeinen Symptome der chronischen arteriellen Verschlußkrankheiten an der Haut und den inneren Organen. Sie erfordern prinzipiell ein gleichartiges diagnostisches und therapeutisches Vorgehen unter besonderer Berücksichtigung der diabetischen Stoffwechsellage.

Thrombangiitis obliterans
[Friedländer 1876, von Winiwarter 1879, Buerger 1908]

Synonyme. Endangiitis obliterans, Endarteriitis, Morbus Winiwarter-Buerger.

Definition. Entzündliche arterielle Verschlußkrankheit besonders der unteren Extremität bei jüngeren Männern.

Vorkommen. Befallen werden hauptsächlich 25- bis 45jährige Männer, überwiegend Raucher.

Ätiologie und Pathogenese. Die Ursache ist unbekannt, möglicherweise nicht einheitlich und sowohl exogener als auch endogener Natur. Nikotinabusus ist in den meisten Fällen nachweisbar. Angeschuldigt werden auch Infekte, Kältetraumen, hormonelle Einflüsse (Nebennierenrinde) und genetische Disposition (bestimmte HLA-Muster?). Den primären, toxisch oder hyperergisch induzierten entzündlichen Intimaläsionen mit Endothelproliferation und Thrombosierungen pfropft sich später sekundär oft eine Arteriosklerose auf.

Klinik. Die Erkrankung tritt meist an einem Bein auf, ausnahmsweise auch am zweiten, dies meist zu einem späteren Zeitpunkt. Frühsymptom kann eine oberflächliche Thrombophlebitis migrans sein: in etwa einem Drittel der Fälle bilden sich umschriebene druck-

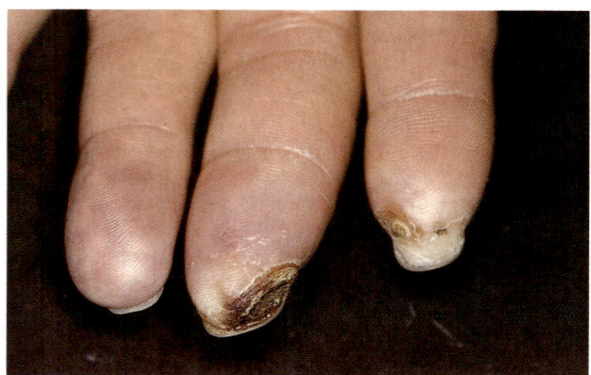

Thrombangiitis obliterans

und spontanschmerzhafte Rötungen und Schwellungen, die nach 1–2 Wochen mit Hyperpigmentierung abheilen, während neue Herde an anderer Stelle auftreten.

Erstes Zeichen der beginnenden Arterieneinengung ist meist eine überraschende Ermüdbarkeit des Beines; geklagt wird ferner über Kältegefühl in den Füßen oder Parästhesien. Auch kann abnorme Blässe der Extremität auffallen. Mit zunehmender Einengung der arteriellen Gefäßweite stellen sich Dekompensationszeichen als Folge des Mißverhältnisses zwischen dem Sauerstoffbedarf des Gewebes – besonders der arbeitenden Muskulatur – und dem Sauerstoffangebot auf dem Weg der Blutversorgung ein. Je nach Sitz des Gefäßverschlusses lassen sich der periphere Typ, der häufige Oberschenkeltyp (Wadenschmerz) und der Beckentyp unterscheiden. Wie bei allen Verschlußkrankheiten werden nach dem Schweregrad die Stadien I (volle Kompensation), II (Claudicatio intermittens), III (Ruheschmerz) und IV (Nekrosen) unterschieden. Im Stadium III können an der Haut bizarr konfigurierte, schmerzhafte Erytheme, seltener petechiale Blutungen auftreten. Im Stadium IV finden sich Nekrosen an den Zehenspitzen, sie können aber auch an Zehenballen, Fersen, Fußrücken und Unterschenkeln auftreten. Die entstehenden Ulzera zeigen keine Heilungstendenz.

Die Arme sind relativ selten befallen (Raynaud-Syndrom), sehr selten besteht eine Beteiligung von Koronar-, Zerebral- und Mesenterialarterien.

Interdigitalmykosen und bakterielle Superinfektionen komplizieren oft die Erkrankung. Auffallend ist auch die herabgesetzte Schweißsekretion.

Histopathologie. In den Frühstadien ist eine Neutrophileninvasion in die ödematös aufgelockerte Arterienwand festzustellen, später finden sich auch Lymphozyten, Makrophagen und einzelne Riesenzellen, Endothelproliferation, Thrombosierung mit möglicher feiner Rekanalisation und eine auffällige Fältelung der Membrana elastica interna.

Verlauf und Prognose. Der Verlauf ist meist chronisch-schubweise, gelegentlich auch fulminant mit rasch fortschreitender Gangrän. Die Prognose bezüglich der Erhaltung einer befallenen Extremität ist mit Vorsicht zu stellen, nicht selten wird letztlich die Unterschenkelamputation erforderlich. Wegen der nur seltenen Mitbeteiligung innerer Organe ist die Prognose im Gegensatz zur Prognose der Arteriosklerose quoad vitam günstig.

Diagnostische Leitlinien. Für die Diagnose Thrombangiitis obliterans sprechen

- Krankheitsbeginn unter 40 Jahren,
- männliches Geschlecht,
- Nikotinabusus,
- Verschluß vom Oberschenkeltyp oder peripheren Typ,
- vorangehende oder begleitende Phlebitis migrans.

Die Lokalisation und der Schweregrad der Arterienverschlüsse werden durch die oben dargestellten Untersuchungsverfahren bestimmt.

Differentialdiagnose. Vor allem die Arteriosklerose verursacht bei entsprechender Lokalisation gleichartige Symptome; sie kann außerdem sekundär aufgepfropft sein.

Therapie. Rauchverbot, Fokussanierung, Vermeidung stärkerer Kältereize. Die Wirksamkeit gefäßerweiternder Mittel ist umstritten. Örtliche Maßnahmen wie warme Bäder sind kontraindiziert, da sie den Sauerstoffbedarf der Peripherie erhöhen. Grenzstrangblockade und Sympathektomie sind möglicherweise vorübergehend wirksam. Die Nekrosen bzw. Ulzera werden örtlich nach allgemeinen dermatologischen Regeln behandelt (proteolytisch, antiinfektiös, Förderung von Granulation und Epithelisierung). Bei ausgedehnten Nekrosen und völligem Gefäßverschluß bleibt nur die Amputation. Im übrigen gelten die gleichen Richtlinien wie bei Arteriosklerose.

Papulosis maligna atrophicans
[Köhlmeier 1941, Degos-Delort-Tricot 1942]

Synonyme. Köhlmeier-Degos-Syndrom, tödliches kutaneointestinales Syndrom, Thrombangitis cutaneo-intestinalis disseminata.

Definition. Endangiitis der Haut mit Entwicklung von Papeln mit nachfolgender zentraler porzellanartiger Atrophie. Das zusätzliche Vorkommen von schweren Darmläsionen führt meist zum Tod.

Vorkommen. Sehr selten. Betroffen sind meist Männer (3:1) im jüngeren und mittleren Lebensalter.

Ätiologie und Pathogenese. Unbekannt. Diskutiert werden Virusinfekt, Autoimmunvorgänge, auch Beziehungen zu systemischem Lupus erythematodes, Thrombangiitis obliterans und Vasculitis allergica. Den Haut- und Darmveränderungen liegen kleinste segmentäre end- und thrombangiitische Vorgänge zugrunde.

Klinik
Hautsymptome. Bevorzugt am mittleren Rumpf kommt es schubweise zum Auftreten locker disseminierter, blaßroter, entzündlicher, bis linsengroßer kalottenförmiger Papeln, die sich nach einigen Tagen zentral porzellanweiß färben und etwas eindellen. Subjektive Beschwerden fehlen meist. Bald entwickeln sich unter Abstoßung dieses infarzierten Bezirkes Ulzera, die unter Hinterlassung charakteristischer, porzellanartig depigmentierter, randwärts hyperpigmentierter atrophischer Närbchen abheilen.

Innerliche Symptome. Monate bis wenige Jahre nach den Hauterscheinungen treten akut Bauchschmerzen, Koliken, Hämatemesis und Fieber auf. Nach wenigen Tagen kann der Tod infolge von Darminfarkten, Perforation und Peritonitis eintreten. Paraproteine werden beobachtet. Sehr selten wurde eine Beteiligung der Gefäße des Zentralnervensystems, der Augen oder der Nieren beschrieben.

Histopathologie. Initial findet sich in den Arteriolen der mittleren und unteren Dermis eine Durchsetzung der Gefäßwand und -umgebung mit Neutrophilen und Rundzellen, nachfolgend ein thrombotischer Verschluß mit der Folge einer keilförmigen Hautnekrose, die mit Sklerose abheilt.

Prognose. Nach den vorliegenden Übersichten waren mehr als die Häfte der Patienten 3 Jahre nach Beginn der Hauterscheinungen verstorben; einzelne Patienten überlebten auch die intestinale Beteiligung jahrelang.

Diagnostische Leitlinien. Die Hauterscheinungen sind kaum verwechselbar, die histologische Untersuchung ist zusätzlich hilfreich; schließlich ist der biphasische Verlauf mit Hinzutreten der Bauchsymptome charakteristisch.

Therapie
Innerlich: Eine sichere Behandlung ist nicht bekannt. Phenylbutazon wird empfohlen, z.B. 3mal 400 mg (!) Butazolidin tgl. über Monate unter entsprechenden Kontrollen. Auch andere Antiphlogistika kommen in Betracht. Der Wert von Glukokortikosteroiden ist bei dem thrombangiitischen Vorgang mit der Gefahr von Darmperforation umstritten. Laparotomie bei abdominellen Krisen durch Darminfarzierung war in keinem Fall erfolgreich. Versuch einer Fibrinolyse.
Äußerlich: Vermeidung bakterieller Sekundärinfektionen.

Erkrankungen der Venen

Thrombophlebitis

Definition. Umschriebene Entzündung der Venenwand (Phlebitis) und der Venenumgebung (Periphlebitis) mit Thrombenbildung (Thrombophlebitis) und partiellem oder vollständigem Verschluß des Gefäßlumens.

Vorkommen. Relativ häufig ist die oberflächliche Thrombophlebitis an den Beinen, insbesondere bei Varizen (Varikophlebitis). Gynäkotropie.

Ätiologie und Pathogenese. In der Pathogenese ist die Virchow-Trias noch immer gültig: Wandschädigung, Strömungsverlangsamung und erhöhte Gerinnungsbereitschaft. Im Einzelfall steht meist eine dieser Komponenten im Vordergrund. Ursächlich kommen dafür allgemeine Infektionskrankheiten, Fokalinfekte, umschriebene Hautinfektionen, Traumen (Druck, Stoß), auch kombiniert mit toxischen Schädigungen der Venenwand (Injektionen) und Bettlägerigkeit in Frage.

Klinik. Bei der *oberflächlichen akuten Thrombophlebitis* sieht man eine umschriebene, streifenförmige, entzündlich gerötete, schmerzhafte Anschwellung, in deren Bereich man die Vene tasten oder einen wenige Zentimeter breiten, entzündlich geröteten Wulst sehen kann, unter dem die druckschmerzhafte Vene als

572 Erkrankungen der Blutgefäße

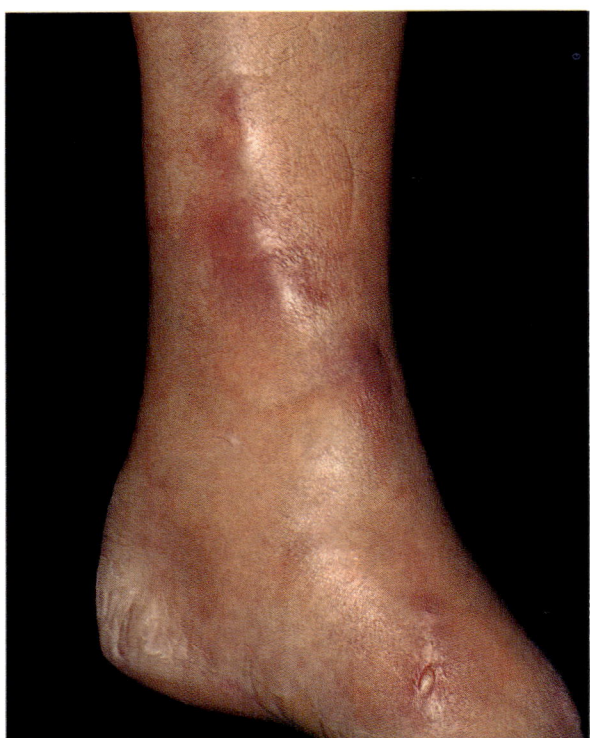

Oberflächliche Thrombophlebitis

solider Strang liegt. Die Thromben pflegen fest mit der Venenwand verbacken zu sein und führen gewöhnlich nicht zu Lungenembolien. Geeignete Behandlung bewirkt rasche Rückbildung der akuten Erscheinungen. Danach fühlt man über längere Zeit noch derbe Strangbildungen (Phlebosklerose), über denen die Haut hyperpigmentiert sein kann.

Allgemeinbefunde. Das Allgemeinbefinden kann bei akuter Thrombophlebitis gestört sein. Fieber, neutrophile Leukozytose und stärker erhöhte BSG sind die typischen Befunde der akut-entzündlichen Erkrankung.

Nicht selten kommt es auch zu einer *subchronischen oder chronischen oberflächlichen Thrombophlebitis.* In diesen Fällen fühlt man, ohne daß es zu sehr massiven Begleitreaktionen kommt, einen schmerzhaften hautnahen Strang, der geringfügig gerötet erscheint und nach einiger Zeit sklerosiert (Phlebosklerose). Häufiger kommt es darüber zu einer Hyperpigmentierung der Haut. Sekundäre Verkalkung (Phlebokalzinose) ist seltener.

Histopathologie. Die Venenwand ist von Entzündungszellen durchsetzt, das Lumen durch einen Thrombus eingeengt bzw. verschlossen. Später kommt es zur Rekanalisation oder bindegewebiger Durchsetzung (Phlebosklerose), evtl. mit Kalksalzeinlagerungen (Phlebokalzinose).

Verlauf, Komplikationen, Prognose. Die oberflächliche Thrombophlebitis spricht gut auf Behandlung an und klingt meist innerhalb von einigen Tagen ab. Es kann aber auch zu septischen Erscheinungen und Einschmelzung kommen, am Unterschenkel entsteht das postphlebitische Ulcus cruris. Wiederholte Thrombophlebitiden können zu Venenklappeninsuffizienz und sekundärer Varikosis mit ihren Folgen führen. Es kann auch zu umschriebenen Verkalkungen der Venenwand kommen, die als Phlebolithen tastbar sind. Lungenembolien kommen so gut wie nie vor; insgesamt ist die Prognose günstig.

Therapie. Wichtig ist die Beseitigung der Ursachen. An Behçet-Syndrom, Fokalinfekte und maligne Tumoren ist zu denken.

Innerlich: Besonders bewährt hat sich Phenylbutazon (Butazolidin, 2–4 × 200 mg Drg. oder 2–3 × 250 mg Supp. tgl. über 5 Tage, in schweren Fällen auch intramuskuläre Injektion von 1–2 Amp. tgl). Kontraindikationen sind Ulcus ventriculi et duodeni, Leukopenie, hämorrhagische Diathese, schwere Herz-, Leber-, Nierenstörungen. Wechselwirkungen bestehen mit Antikoagulanzien und Antidiabetika. Zusätzliche Antibiotika sind bei der septischen Thrombophlebitis mit entsprechender klinischer Symptomatik und phlegmonöser Entwicklung indiziert. Behandlung mit Antikoagulanzien kommt zur Vermeidung von Rezidiven in Betracht.

Äußerlich: Patienten mit oberflächlicher Thrombophlebitis bzw. Varikophlebitis darf keine Bettruhe verordnet werden, da bei Immobilisierung die Gefahr des Übergreifens der Entzündung auf die tiefen Venen besteht. Das Auftragen von gerinnungshemmenden Stoffen (z.B. Hirudoid-, Thrombophob-, Lasonil-Salbe) wird als lindernd empfunden. Bei oberflächlicher Thrombophlebitis nach intravenösen Injektionen ist zuerst ein feuchter (Alkohol-)Umschlag (s.S. 573) günstig. Bei Thrombophlebitis der Beinvenen ist das Anlegen eines straffen Kompressionsverbandes wichtig, mit dem sich der Patient normal bewegen soll. In Einzelfällen kommt die Stichinzision einer thrombosierten oberflächlichen Vene und das Ausdrücken des Thrombus vor dem Anlegen des Kompressionsverbandes mit Rosidal „kräftig" oder Durelast-Binden (10 cm breit) in Frage.

Phlebothrombose

Synonym. Tiefe Thrombophlebitis.

Definition. Entzündung der Wand und Verschluß des Lumens tiefer Venen durch einen Thrombus mit Gefahr von Lungenembolie.

Vorkommen. Betroffen sind länger bettlägerige Patienten mit Varikophlebitis, auch postoperativ, nach Frakturen, im Wochenbett, nach Herzinfarkt oder Apoplexie. Patienten nach Operationen im Unterbauch und Beckenbereich, insbesondere bei akuten entzündlichen Erkrankungen sowie nach größeren Traumen wie Knochenbrüchen an den unteren Extremitäten, sind besonders gefährdet. Risikofaktoren sind ferner höheres Alter, Kachexie, Ovulationshemmer, starke Überanstrengung (Bergtour), Wettereinflüsse (Föhn), psychische Belastungen.

Ätiopathogenese. Während bei der oberflächlichen Thrombophlebitis von den Symptomen der Virchow-Trias der Gerinnungsstörung eine geringere Rolle zukommt, tritt diese bei der tiefen Form pathogenetisch in den Vordergrund. Daneben ist die Strömungsverlangsamung entscheidend, weniger ein primärer Schaden der Venenwand. Pathologisch-anatomisch entsteht meist ein gemischter Thrombus, dessen Kopfteil von einem grauweißen Abscheidungsthrombus gebildet wird, dem sich ein roter Gerinnungsthrombus anlagert. Voraussetzung ist eine Störung im Gleichgewichtszustand der Blutgerinnungsvorgänge mit vermehrter Gerinnungsneigung, die durch vermehrte Produktion oder Aktivierung der Gerinnungssubstanzen, eine verminderte Hemmung ihrer Aktivierung, verminderte Clearance der aktivierten Faktoren oder durch verminderte Fibrinolyse zustandekommt. Im Einzelfall liegt meist ein komplexes Geschehen vor. Nach Operationen tritt z.B. eine Hyperprothrombinämie mit Thrombozytenvermehrung auf, am Ende der Schwangerschaft eine Vermehrung von Faktor V, Prothrombin und Fibrinogen; auch bei Entzündungen, Tumoren und nach Myokardinfarkten findet sich oft erhöhtes Fibrinogen. Hinzu treten die Lokalisationsfaktoren, die durch anatomisch-physiologische Gegebenheiten der Strömungsgeschwindigkeit und Wandschäden gegeben sind.

Klinik. Bei weitem häufigster Sitz der Phlebothrombose sind die tiefen Beinvenen, in zweiter Linie die Beckenvenen. Ein großer Teil der Fälle ist zunächst klinisch nicht erkennbar, und die – unter Umständen tödliche – Lungenembolie kann erstes Symptom sein. Deshalb ist es wichtig, die Risikofaktoren zu kennen und auch geringere Symptome frühzeitig zu beachten. *Frühsymptome* sind Schweregefühl in den Beinen, manchmal krampfartige Schmerzen in Fußsohle und Wade, subfebrile Temperatur und Tachykardie. Bei akutem Beginn ergibt sich die Diagnose aus der Trias von Beinödem, Zyanose und Schmerzen. Die Schmerzen werden besonders bei herabhängendem Bein, beim Auftreten und beim Husten empfunden, dann auch spontan, mit Ausstrahlung in Hüfte und Kreuzgegend. Palpatorisch fällt die einseitige Konsistenzvermehrung der Beinmuskulatur auf, oberflächliche Venen sind stark erweitert (Warnvenen). Manchmal ist der betroffene Venenstrang in der Tiefe druckschmerzhaft zu palpieren, die Haut darüber erwärmt. Es kann sich Fieber, Schüttelfrost und stärkere Tachykardie (Kletterpuls) einstellen.

Venendruckpunkte. Starke Druckempfindlichkeit besteht je nach Lokalisation der Phlebothrombose an der Fußsohle, am Innenrand des Fußgewölbes (Payr-Druckpunkt), an der Ferse, hinter und über dem Innenknöchel, am Wadenansatz, der medialen Schienbeinkante, in der Kniekehle, am Oberschenkel über dem Adduktorenkanal und in der Fossa ovalis. Rasche Dorsalflexion des Fußes führt zu Schmerzen in der Wade (Homan-Zeichen). Beim Schütteln des Beines werden Schmerzen angegeben: Schüttelphänomen positiv.

Komplikationen. Wichtigste *Frühkomplikation* ist die *Lungenembolie.* Klinische Zeichen dafür sind Unruhe, kalter Schweiß, Fieber, Tachykardie, Brustschmerzen, Einschränkung der Atemexkursionen, Leukozytose und erhöhte BSG. Husten mit sanguinolentem bräunlich-rötlichem Auswurf ist ein diagnostisch sicheres Zeichen. *Spätkomplikation* ist das *postthrombotische Syndrom* mit Varikosis, chronischer Veneninsuffizienz und Ulcus cruris.

Diagnostische Leitlinien. Auch ein geringer Verdacht auf Phlebothrombose muß rasch abgeklärt werden, da auch bei relativ unauffälligen klinischen Hinweisen eine lebensgefährliche Lungenembolie eintreten kann. Sind anamnestische Angaben, subjektive Symptome, klinische Untersuchungsbefunde (Inspektion, Palpation, Umfangmessungen, Druckpunkte, Puls, Temperatur, BSG) nicht eindeutig, ist eine Phlebographie notwendig; auch die Doppler-Sonographie ist hilfreich.

Therapie. In allen schweren Fällen ist zunächst strenge Bettruhe indiziert. Das betroffene Bein wird ohne Abknickung in der Leiste auf einer gut gepolsterten Schiene gelagert und, das Fußende des Bettes hochgestellt.
Innerlich: Die Zusammenarbeit mit dem Internisten ist notwendig. Eine Auflösung des Thrombus kann durch Fibrinolyse erreicht werden. Ansonsten wird eine Antikoagulanzientherapie durchgeführt, eingeleitet mit Heparin (Calciparin), fortgesetzt mit Cumarinpräparaten. Saluretika können die Entstauung unterstützen. Antibiotika sind bei infektiösen, evtl. auslösenden Grunderkrankungen notwendig. Bei stärkeren Entzündungszeichen hat sich Phenylbutazon (Butazolidin) bewährt, zunächst einige Tage lang 1–2 × 600 mg (Amp.) tgl. i.m., dann in Form von Suppositorien oder Dragees. Bei der Dosierung ist die Potenzierung der Antikoagulanzienwirkung zu beachten.
Äußerlich: Örtlich lindernd wirken feuchte Umschläge mit Alkohol (Äthanol:Essigsaure Tonerde:Wasser = 1:1:4) oder kognakfarbenem Ichthyolwasser, später dickes Auftragen von gerinnungshemmenden Salben (Hirudoid, Lasonil, Thrombophob). Frühzeitig soll dann beidseits ein straffer Kompressionsverband angelegt und der Patient mobilisiert werden. Er soll aber nicht vor dem 14. Tag das Bett verlassen. Es ist zu beachten, daß die Emboliegefahr zu Beginn der Antikoagulanzientherapie (Quick-Werte um 50%) besonders groß ist.

Prophylaxe. Jede unnötige Verordnung von Bettruhe ist zu vermeiden. Frühzeitiges Aufstehen nach Operationen, Beinhochlagerung, Atem- und Beingymnastik, Kompressionsverbände oder Kompressionsstrümpfe bei allen Gefährdeten, Digitalisierung bei latenter Herzinsuffizienz, Gewichtsreduktion bei Adipositas, Sklerosierung oder Operation von Varizen. Zur medikamentösen Prophylaxe werden niedrige Heparindosen (Calciparin 2- bis 3mal 6250 E tgl. s.c.) oder die in ihrer Wirkung weniger sichere Acetylsalicylsäure (Colfarit 3mal 1 Tbl. (500 mg) tgl.) bei Risikopatienten empfohlen. Kontraindikationen für letztere sind besonders hämorrhagische Diathesen, Magen-Darm-Ulzera oder Schädel-Hirn-Traumen.

Thrombophlebitis migrans

Synonyme. Phlebitis saltans, Thrombophlebitis saltans.

Definition. In wechselnden Lokalisationen chronisch rezidivierende, umschriebene oberflächliche Thrombophlebitis; oft symptomatisch bei anderen Erkrankungen.

Vorkommen. Betroffen sind meist Männer jüngeren und mittleren Alters.

Ätiopathogenese. Vermutet wird eine allergisch-hyperergische Gefäßreaktion, da die Erkrankung häufig bei chronischen bakteriellen Fokalinfekten, Endangiitis obliterans oder positiven Hauttests auf verschiedenartige Antigene (Tabakextrakte, Zitrusfrüchte, Tierhaare) vorkommt. Auffällig ist auch das Zusammentreffen mit Pankreas-, Lungen- und Prostatakarzinom sowie Systemerkrankungen wie M. Behçet, Gicht, M. Hodgkin, Leukosen oder Polyglobulie.

Klinik. Sitz sind vor allem die Streck- und Außenseiten der unteren, seltener der oberen Extremität, des Handrückens und des Stammes. Die umschriebene, strangförmige, relativ oberflächennahe druckschmerzhafte Thrombophlebitis mit entzündlich gerötetem Hautareal springt schubweise in einem längeren Zeitraum über verschiedene, unzusammenhängende, etwa 4–10 cm lange Venenabschnitte.
Das Allgemeinbefinden ist meist nicht beeinträchtigt, neue Schübe können mit kurzzeitigen Temperaturerhöhungen einhergehen. Die Kombination mit einzelnen nodösen Erythemen kommt vor.

Verlauf. Der einzelne Schub heilt in 2–3 Wochen unter Hinterlassung einer leichten Hyperpigmentierung ab. Die Krankheit kann nach vielen Schüben spontan verschwinden oder bessert sich nach Ausschaltung einer möglichen Ursache. Es besteht praktisch keine Emboliegefahr, wenn auch äußerst selten der Befall tiefer Venenabschnitte oder von Organvenen (Milz, Mesenterium) beschrieben wurde.

Histopathologie. Die Venen des Kutis-Subkutis-Plexus zeigen neben dem thrombotischen Verschluß eine perivenöse histiozytäre Infiltration, später Rekanalisation, intravasale und intramurale Granulome mit Riesenzellen.

Differentialdiagnose. Nodöse Erytheme, Pannikulitiden.

Therapie. Wichtig ist die exakte Erfassung der Ursachen. Ferner Rauchverbot, Fokalsanierung, Behandlung mit Antibiotika, Phenylbutazon (Butazolidin), ggf. Glukokortikosteroiden. Örtliche Behandlung mit feuchten Umschlägen mit Alkohol- oder Ichthyolzusatz, gerinnungshemmenden Salben (Hirudoid, Lasonil, Thrombophob) und Kompressionsverbänden.

Strangförmige oberflächliche Phlebitiden [Favre 1929]

Synonym. «Phlébite en fil de fer» (frz.).

Definition. Subkutane oberflächliche sklerosierende Endophlebitis unbekannter Ursache, die mit derber Strangbildung einhergeht und spontan abheilt, ohne daß es zu einer entzündlichen Begleitreaktion der Haut kommt. Keine Beteiligung tiefer Venen.

Ätiologie. Unbekannt. Örtliche Traumen, Röntgenbestrahlungen, Tumoren, Fokalinfekte (Prostatitis etc.) können bedeutsam sein.

Klinik. Sitz der Erkrankung ist meist die seitliche Brustwand (Mondor-Krankheit), daneben kommt sie an den Extremitäten, am Hals und am Penis vor. Ohne stärkere subjektive Beschwerden entwickelt sich im Verlauf einer oberflächlichen Vene ein bis bleistiftdicker harter Strang. Die darüberliegende Haut bleibt normal.

Therapie. Zunächst Ursachensuche. Gute Spontanheilungstendenz innerhalb einiger Wochen. Behandlung mit Heparinsalben; innerlich, falls erforderlich, Phenylbutazon oder Indometacin.

Sonderform: Mondor-Krankheit [1939]

Synonyme. Mondor-Syndrom, «phlébite en cordon de la paroi thoracique».

Klinik. Es handelt sich um die häufigste Lokalisation einer strangförmigen oberflächlichen Phlebitis an der vorderen Brustwand im Bereich der Vena thoracoepigastrica. Frauen sind bevorzugt betroffen. Man findet an der seitlichen Brustwand in der vorderen Axillarlinie einen geradlinig längs verlaufenden stricknadel- bis bleistiftdicken harten Strang, seltener zusätzliche Nebenstränge. Das Bild wird besonders deutlich beim Hochheben des Armes. Hautveränderungen und subjektive Beschwerden fehlen, das Blutbild ist unauffällig. In Wochen bis Monaten erfolgt spontane Abheilung. Nicht selten findet man pathologische Veränderungen im Brust- oder Axillenbereich (Furunkel, Schweißdrüsenabszesse, Tumoren etc.).

Varizen und chronische Veneninsuffizienz der Beine

In diesem Abschnitt werden die Varizen und die Folgezustände der dadurch bedingten chronischen Venendruckerhöhung, die chronische Beinveneninsuffizienz, besprochen.

Varizen und Varikose

Definition. Varizen sind schlauchartig, knotig oder ampullär erweiterte und geschlängelt verlaufende Venen, besonders häufig im Gebiet der Vena saphena magna und der Vena saphena parva. Das Vorkommen zahlreicher und ausgedehnter Varizen wird als

Varikose bezeichnet. Alle Venenkaliber können betroffen sein:
- *Stammvarikose* ist die Varikose der Hauptstämme der Vv. saphena magna und parva.
- *Seitenastvarikose* ist die Varikose ihrer Nebenäste.
- *Retikuläre Varizen* sind Erweiterungen der netzartigen intrakutanen Venengeflechte ohne erkennbaren Zusammenhang mit den Stammvenen.
- *Besenreiservarizen* sind kleinste büschelartige oberflächliche Venenerweiterungen, überwiegend bei Frauen.

Bei den beiden ersten Gruppen ist die Klappeninsuffizienz, bei den letzten Gruppen die Venenwandschwäche pathogenetisch entscheidend.
Primäre Varizen entwickeln sich ohne klinisch faßbare Vorkrankheiten.
Sekundäre Varizen entstehen als Folgezustand, oft nach Phlebothrombose; Kombinationsformen von primären und sekundären Varizen sind allerdings nicht selten.

Vorkommen. Varizen sind sehr häufig; Zahlenangaben sind unterschiedlich, da die Verbreitung der Varizen stark abhängig ist von genetischen (rassischen, familiären, geographischen) und zivilisatorischen Faktoren wie Übergewicht, berufliche Tätigkeit, Schuhwerk u.a. Daher reichen die Angaben über die Häufigkeit relevanter klinischer Befunde von 4 bis zu 40% der Erwachsenen, wobei meist ein starkes Überwiegen der Frauen festgestellt wird. Die häufigen „Beinbeschwerden" sind nicht immer einer Varikose zuzuschreiben, sondern können ganz unterschiedliche Ursachen haben, z.B. durch Erkrankungen des Bewegungsapparates, neural oder arteriell bedingt sein.
In der Baseler Studie von 1978 fand sich eine relevante Varikose bei 9% der Männer und Frauen, eine krankhafte bei 3–4%. Es handelt sich um Durchschnittswerte; zu berücksichtigen ist das annähernd lineare Ansteigen mit dem Lebensalter. Bei der höchsten Altersgruppe (über 70) war die Häufigkeit rund 10mal größer als bei der jüngsten (30–40 Jahre). Nach Widmer haben 45% der erwachsenen Berufstätigen in Mitteleuropa leichte, 16% ausgeprägte Varizen, etwa 1% leidet an einem Unterschenkelgeschwür.

Primäre Varikose. Sie wird auch als genuine oder idiopathische Varikose bezeichnet und manifestiert sich vom 2. Dezennium an. Bei Kindern kommen Varizen fast nur in Verbindung mit anderen angeborenen Gefäßfehlbildungen vor, z.B. im Rahmen des Klippel-Trénaunay-Syndroms oder bei arteriovenöser Anastomose (Phlebographie). Ursache der primären Varikose ist eine angeborene, häufig familiäre, allgemeine Bindegewebsschwäche, die sich auch in Neigung zu Leistenhernien, Senk-, Spreiz- oder Plattfüßen, Hämorrhoiden und Varikozele äußert. Nachgewiesen wurde häufig eine primäre zunehmende Insuffizienz der Stammvenenklappen und/oder der Klappen der Vv. communicantes, auch das angeborene Fehlen von Klappen. Ferner kommen angeborene arteriovenöse Kurzschlüsse im Bereich der Extremitäten ursächlich in Frage. Realisationsfaktoren sind die Erhöhung des Venendrucks mit dem phylo- und ontogenetischen Erwerb des Aufrechtgehens, die zivilisationsbedingte Inaktivität der Bein- und Fußmuskulatur (Schuhe, harte Böden, stehende Tätigkeiten), Adipositas, Obstipation sowie strömungsphysiologische und hormonale Einflüsse (Ovulationshemmer, Gravidität).

Sekundäre Varikose. Sie entsteht nach Thrombose oder Thrombophlebitis der tiefen Beinvenen. Selbst wenn es im Verlauf der Heilung zu Rekanalisierung der tiefen Venen kommt, ist der Blutrückfluß wegen der Zerstörung der betroffenen Venenklappen meist so gestört, daß er großenteils entgegen der physiologischen Stromrichtung über das oberflächliche Venensystem erfolgt. Da dieses aber nach außen keine Widerlager besitzt, kommt es infolge des erhöhten Venendrucks zur Lumenerweiterung und damit zur Ausbildung von Varizen. Die Erweiterung des Venenlumens und die Sklerosierung der Venenwände bedingen stets gleichzeitig eine Insuffizienz der Venenklappen, es entsteht ein Circulus vitiosus mit zunehmender Verschlechterung des Blutrückstroms. Da auch Patienten mit primären Varizen leichter an Thrombophlebitis und Thrombosen erkranken als Gesunde, sind Kombinationsformen von primären und sekundären Varizen nicht selten.

Symptome. Bei Varikose fehlen zunächst oft subjektive Beschwerden. Manchmal bereiten Varizen beson-

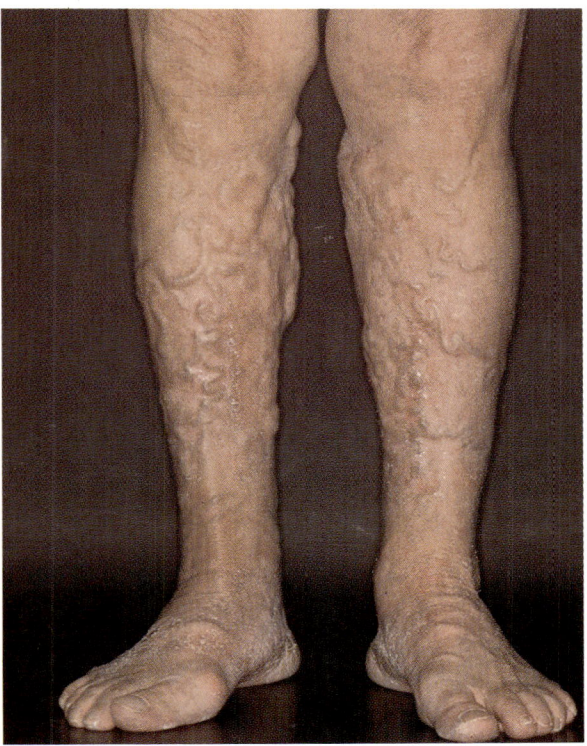

Primäre Varikose

ders gegen Abend brennende, stechende oder krampfartige Schmerzen in der Wadenmuskulatur, daher die Bezeichnung *Krampfadern*.

Prognose. Die Prognose primärer Varizen ist nicht generell schlecht; viele Menschen haben jahrzehntelang solche Krampfadern, ohne daß sich Folgen einstellen. Sie werden als *kompensierte oder suffiziente Varizen* bezeichnet. Spontane Rückbildung kommt allenfalls nach Schwangerschaft vor. Stets ist aber die Möglichkeit der Entwicklung einer chronischen venösen Insuffizienz und ihrer Folgen gegeben. Bei *sekundären Varizen* ist diese Komplikation besonders häufig.

Chronische Veneninsuffizienz der Beine und ihre Folgezustände

Definition. Unter der Bezeichnung: chronische Veneninsuffizienz (CVI, chronische venöse Insuffizienz; sprachlich unkorrekt: chronisch-venöse Insuffizienz) sind alle Krankheitszustände zusammenzufassen, die sich aus den varizenbedingten Störungen des Blutrückflusses an den Beinen ergeben.

Klinik. Je nach Schweregrad können sich verschiedene klinische Bilder, auch in Kombination miteinander, entwickeln, die Venen- und/oder Hautveränderungen umfassen.

Schweregrade. Man unterscheidet 3 Schweregrade der chronischen Veneninsuffizienz.

- *CVI Grad I. Corona phlebectatica.* Damit werden paraplantare, im Halbrund um die Knöchel und oberhalb des Fußgewölbes angeordnete Venektasien (Besenreiservarizen) bezeichnet; sie verursachen keine Beschwerden, sind aber ein wichtiges Frühsymptom. Hinzu kommt besonders abends ein Knöchelödem.
- *CVI Grad II. Hyper- und Depigmentierungen* („purpura jaune d'ocre", ockergelbe Purpura), Unterschenkelödem mit oder ohne gleichzeitig bestehende Corona phlebectatica. Sie sind ein Zeichen bereits abgelaufener Entzündungsvorgänge.
- *CVI Grad III.* Florides oder abgeheiltes *Ulcus cruris venosum.*

Ödeme. Sie sind ein frühes Zeichen der CVI. Unter der Tagesbelastung bilden sie sich zunächst an den Unterschenkelinnenseiten, kissenartig unterhalb der Knöchel und prätibial aus. Später findet man in der ganzen Knöchelgegend, am Fußrücken und distal an den Unterschenkelaußenseiten eindrückbare Schwellungen. Für das postthrombotische Ödem ist typisch, daß es bereits relativ früh unter der Tagesbelastung – am frühen Vormittag – in Erscheinung tritt. Über Nacht bildet sich das Ödem wegen verbesserten Blutrückflusses bei horizontaler Lagerung der Beine wieder zurück. Pathogenetisch handelt es sich um den Austritt von Serum durch die Gefäßwände bei vermindertem Abtransport (erhöhter Veneninnendruck)

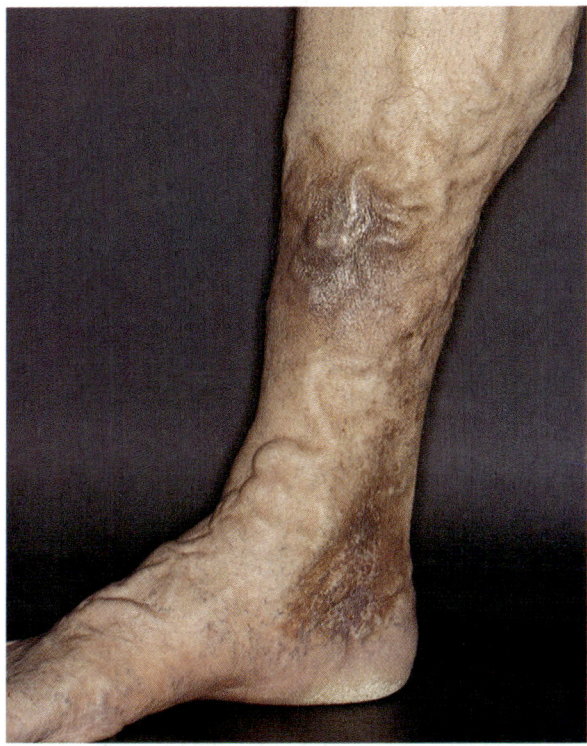

Chronische venöse Insuffizienz. Varikose mit Corona phlebectatica und Purpura jaune d'ocre

Chronische venöse Insuffizienz. Varikose und Purpura jaune d'ocre

mit Ansammlung von unphysiologischen Eiweißstoffen und damit um einen gestörten Stoffwechsel („postthrombotischer Gewebesumpf").

Ockergelbe Purpura. Die „purpura jaune d'ocre" ist eine sehr häufige Folge der CVI (s.S. 594). Infolge des erhöhten Venendrucks kommt es nicht nur zur Serumexsudation, sondern auch zur Erythrozytendiapedese. Der Abbau der Erythrozyten führt zur Ablagerung von Hämosiderin im Hautbindegewebe. *Klinisch* findet man in der Knöchelgegend und an den unteren Dritteln der Unterschenkel gelbbraune, bräunliche oder blauviolette Flecke und später großflächige Verfärbungen. Nicht selten stimuliert die Entzündung auch die Melanozytenaktivität, so daß eine melaninbedingte Hyperpigmentierung (Melanose) hinzutritt.

Hypodermitis, Dermatosklerose. In dem vom Exsudat und unphysiologischen Eiweißstoffen durchtränkten, stoffwechselgestörten kutan-subkutanen Gewebe kann es zu einer *akuten* abakteriellen Entzündung kommen, die als *akute Hypodermitis* bezeichnet wird. *Klinisch* finden sich vor allem im medialen Unterschenkelbereich Rötung, Infiltration und Druckschmerz, die differentialdiagnostisch vom Erysipel und von der Thrombophlebitis abzugrenzen sind. Später kommt es zu *chronischen*-entzündlichen fibroplastischen Vorgängen. Auf diesem Boden entwickelt sich die *Dermatosklerose* mit narbiger Schrumpfung in der Knöchelgegend und in der unteren Hälfte der Unterschenkel. Die Unterschenkel wirken im distalen Anteil wie eingeschnürt, bei Palpation fühlen sie sich steinhart an (Unterschenkelverschwielung). Die Haut kann entzündlich gerötet sein, meist ist sie aber weißlich-gelblich. Oft ist dieser Farbton noch von der ockergelben Purpura überlagert. Die Haut ist fest mit der Unterlage verbacken, nicht in Falten abhebbar und zeigt vermehrten Glanz. Die Follikelmündungen sind verstrichen. Rillenförmig tastet man ektatische Venen.

Pachydermie. Die chronischen entzündlich-fibroplastischen Vorgänge können auch zur schwartenartigen Verdickung der ödematisierten Haut führen. Dieser Zustand wird als *Pachydermie* bezeichnet. Oft entwickelt sich auf diesem Boden, besonders an den Zehen, eine *Papillomatose* mit flächenhaften verruciformen Wucherungen. Treten meist von den Interdigitalräumen ausgehende rezidivierende Erysipele hinzu, so ist der Ausgang in *Elephantiasis nostras* nicht selten.

Ekzem. Die chronische kutan-subkutane Entzündung im Bereich der Stauung läßt die Epidermis nicht unbeeinflußt, so daß die flächenhafte Rötung oft begleitet ist von Veränderungen der Hautoberfläche wie Nässen, Schuppung und Krustenauflagerung. Subjektiv bestehen Berührungsempfindlichkeit und brennender Juckreiz. Es bietet sich also das Bild einer subakuten oder chronischen Entzündung, die vielfach als Stauungsekzem oder Stauungsdermatose bezeichnet wird. Nur selten dürfte die Stauung die einzige Ursache dieses Ekzems sein. Die vorgeschädigte Haut

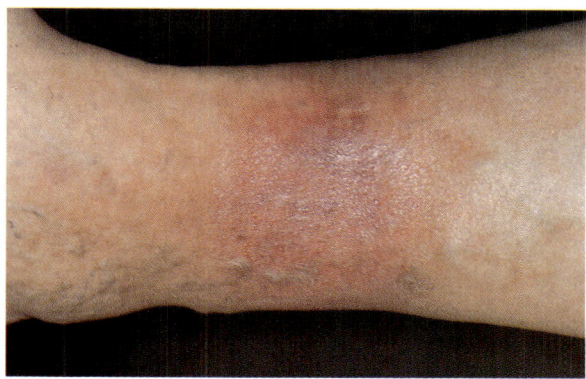

Chronische venöse Insuffizienz, chronische Hypodermitis

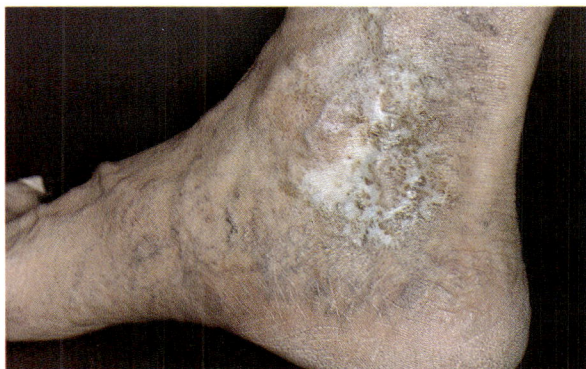

Chronische venöse Insuffizienz. Corona phlebectatica, Varizen, Atrophie blanche

ist wegen erhöhter Permeabilität durch exogen-toxische Einflüsse verstärkt irritierbar, aber auch durch örtlich angewendete Medikamente außerordentlich leicht sensibilisierbar, so daß das „Stauungsekzem" vielfach als toxische oder allergische Kontaktdermatitis bzw. als kumulativ-toxisches oder allergisches Kontaktekzem zu deuten ist. Letzteres besitzt eine besonders große Neigung zu Streureaktionen an der übrigen Haut.
Aber auch nummulär-mikrobielle Ekzeme in Form umschriebener, entzündlich geröteter, gering infiltrierter, nässender oder psoriasiform schuppender Herde („parakératose infectieuse") sind nicht selten.

Thrombophlebitis. Bei bereits bestehender CVI steigt das Risiko der Entwicklung von Thrombophlebitiden und von Phlebothrombosen. Diese verlaufen entweder akut, häufiger auch subchronisch und sind vielfach von Periphlebitiden begleitet, die wiederum sekundär zu Dermatosklerose führen können. Diagnostik und Therapie wurden bereits dargestellt,

Capillaritis alba [Milian 1929]

Synonyme. Weiße Atrophie, „atrophie blanche".

Klinik. Die Erkrankung kommt fast ausschließlich als Folge einer CVI vor, wenngleich der Pathomechanismus unklar ist. Es handelt sich jedenfalls um eine

Arteriolitis mit Obliteration. Häufig deutet eine variköse Vene gleichsam auf die Veränderungen hin. Man kann 2 Phasen der Erkrankung unterscheiden:
- *entzündliche Phase:* livid-rote umschriebene Herde (Kapillaritis);
- *atrophische Phase:* weiße Atrophie, manchmal mit schmerzhafter Ulzeration.

Klinisch findet man in einem umschriebenen, meist etwa münzgroßen Bereich der Knöchelregion oder auch distal am Unterschenkel rundliche oder bizarr konfigurierte, weißlich-gelbliche Flecke, die zu einem Herd verschmelzen können. Typisch ist die Atrophie, die Herde sind eingesunken und spiegeln. Oft ist ein umgebender Saum rötlich-braun pigmentiert. Nicht selten treten innerhalb der fleckig-atrophischen Bereiche kleine oberflächliche Ulzera auf, die zusammenfließen können und dadurch pfenniggroß werden. Sie sind unregelmäßig-bizarr begrenzt, sehr schmerzhaft und therapieresistent.

Histopathologie. Oberflächliche Arteriolitis bzw. Kapillaritis mit neutrophilem Infiltrat, Fibrinniederschlägen und Mikrothromben, später Sklerose sowie Atrophie der Epidermis.

Therapie. Verödung der „Fingerzeigvene", Unterbindung bei Insuffizienz von Perforansvenen. Äußerlich kurzzeitig Glukokortikosteroide (cave Steroidulkus), Kompressionsverbände.

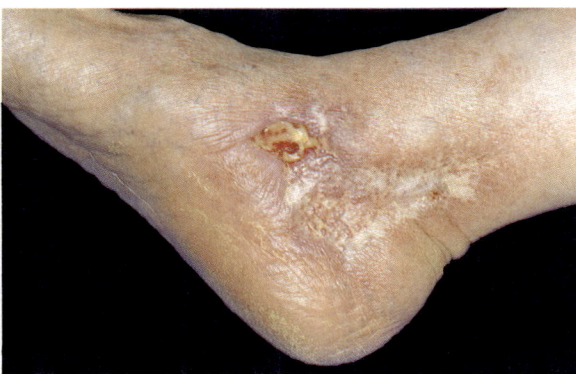

Capillaritis alba exulcerans

Akroangiodermatitis
[Mali, Kuiper und Hamers 1965]

Synonym. Pseudosarcoma Kaposi.

Klinik. Bei chronischer Veneninsuffizienz entwickeln sich manchmal am Unterschenkel und Fuß scharf begrenzte, bandförmige oder unregelmäßig konfigurierte, leicht erhabene, zentral eher rot-livide, im Randbereich bräunlich pigmentierte plattenartige Infiltrate.

Histopathologie. Im Korium finden sich Kapillarneubildung, Fibroplasie, Erythrozytenextravasate, Hämosiderinablagerung und fleckförmige lymphozytäre Infiltrate. Die Epidermis ist oft akanthotisch.

Differentialdiagnose. Klinisch und histologisch erinnern die Herde an Sarcoma idiopathicum multiplex haemorrhagicum Kaposi (daher „Pseudo-Kaposi"). Es fehlen aber im histologischen Bild Zellatypien, die auf die Malignität des M. Kaposi hinweisen, außerdem der schicksalhafte Verlauf mit Ausbildung knotiger Tumoren und Generalisation.

Therapie. Behandlung der chronischen venösen Insuffizienz. Kompressionsverbände. Örtlich Glukokortikoide.

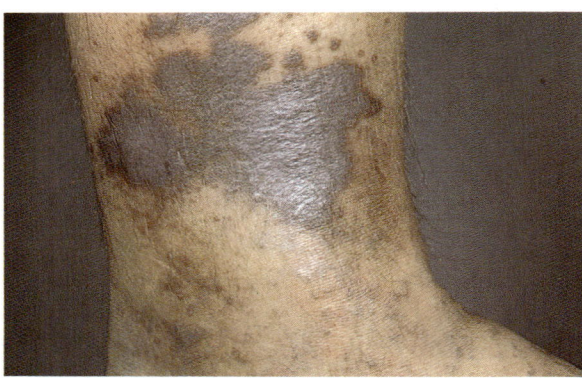

Akroangiodermatitis, Pseudo-Kaposi-Syndrom

Ulcus cruris venosum

Definition. Ulkus im Bereich des Unterschenkels auf dem Boden einer chronischen Veneninsuffizienz.

Pathogenese. Die Entstehungsbedingungen des Ulcus cruris venosum sind im Einzelfall unterschiedlich. Im Bereich von stärkeren Ödemen, Dermatosklerose, Pachydermie oder Ekzem sind die Abwehrkräfte der Haut gegen Noxen und die Heilungsbereitschaft nach eingetretener Schädigung erheblich vermindert. Oft lassen schon geringe mechanische Traumen wie Druck, Stoß, Kratzen, Scheuern ein *posttraumatisches Ulcus cruris* entstehen. Nach pyogenem Infekt entsteht ein sich rasch vergrößerndes *Ekthyma* bzw. ekthymaartiges Ulkus, das wie ausgestanzt wirkt. Eine nach außen perforierende Thrombophlebitis oder Phlebothrombose hinterläßt das *postthrombo-*

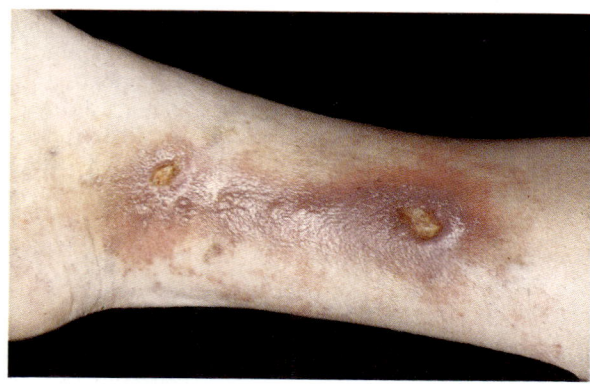

Postthrombophlebitische Ulcera cruris

phlebitische oder postthrombotische Ulcus cruris. Blow-out-Ulzera entwickeln sich gewöhnlich nach Verletzung über den Vv. perforantes. Schließlich kann das meist sehr schmerzhafte Ulkus im Rahmen einer *ulzerierenden Capillaritis alba* entstehen. Ob die Stauung allein ohne zusätzliche Faktoren zum Ulkus führen kann, ist umstritten – ein auch massives nephrogenes, kardiales Ödem oder Lymphödem ulzeriert nicht. Pathogenetisch spielt in der Genese des Ulcus cruris bei CVI aber auch eine Abdrosselung der Arteriolen durch Ödem und fibrosierende Entzündung und damit eine lokale, arteriell bedingte Ischämie des Gewebes eine Rolle. Nur 10–15% aller Unterschenkelgeschwüre sind nicht venös bedingt.

Klinik. Prädilektionsstellen sind die am stärksten alterierten Unterschenkelbereiche, besonders die Innenseite des distalen Unterschenkeldrittels. Häufig bilden sich auch mehrere Ulzera, die durch Größenzunahme verschmelzen können. Ihre Form ist sehr variabel, rundlich langgestreckt, bogig konfiguriert oder ganz unregelmäßig-bizarr. Sehr große Ulzera können manschettenartig den ganzen Unterschenkel umgreifen (sog. Gamaschenulkus). Sie sind schmierig-eitrig belegt und lassen unterschiedliche Granulationsneigung erkennen. Meist sind ihre Ränder scharf geschnitten. Auch die subjektiven Beschwerden sind von Fall zu Fall unterschiedlich. Große Ulzera sind oft schmerzfrei, kleine können zu einer ständigen Plage werden, besonders Ulzera in Knöchelnähe oder über der Tibia wegen des Periostschmerzes, und die Ulzera auf dem Boden einer Capillaritis alba.

Verlauf. Ulcera cruris können Jahre und jahrzehntelang bestehen, ohne abzuheilen. Kann die Ursache nicht ausgeschaltet werden, treten nach Behandlungserfolgen rasch Rezidive ein.

Komplikationen. **Superinfektionen** durch Bakterien und Candida albicans sind im Bereich der schmierig-nekrotischen Beläge die Regel. In der Ulkusumgebung kommt es durch die Ulkussekrete zu mazerativ-erosiver Dermatitis bzw. Ekzem, besonders häufig aber auch zu Sensibilisierung der Haut gegen Allergene in den oft jahrelang verwendeten Lokaltherapeutika. Etwa 60–80% der Patienten mit Ulcus cruris haben eine behandlungsbedingte Kontaktallergie. Die häufigsten Allergene sind Salbengrundlagen (Wollwachsalkohole, Lanolin), Antibiotika und Sulfonamide (Neomycin, Mafenid), Perubalsam, andere antimikrobielle Zusätze (Clioquinol, Chlorquinaldol), Lokalanästhetika (Benzocain) und Salbenkonservierungsstoffe (Parabene, Nipaginester). Unter der Behandlung kommt es dann zu periulzeröser Ekzematisation mit Streuphänomenen. Auf dem Boden eines jahrelang bestehenden Ulcus cruris entwickelt sich selten (1:5000) ein spinozelluläres Karzinom.

Differentialdiagnose. Wenn auch 85–90% aller Ulcera cruris venös bedingt sind, ist doch stets daran zu denken, daß Unterschenkelgeschwüre eine Vielzahl von Ursachen haben können, wie die Tabelle (S. 580) zeigt. Besonders Kombinationen mit arteriellen Durchblutungsstörungen sind nicht so selten.

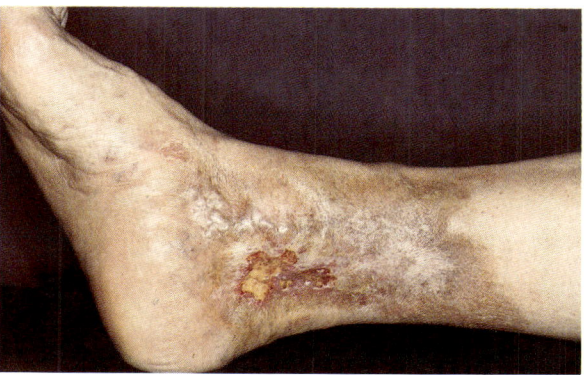

Chronische venöse Insuffizienz. Varizen, Purpura jaune d'ocre und ulzerierte Capillaritis alba

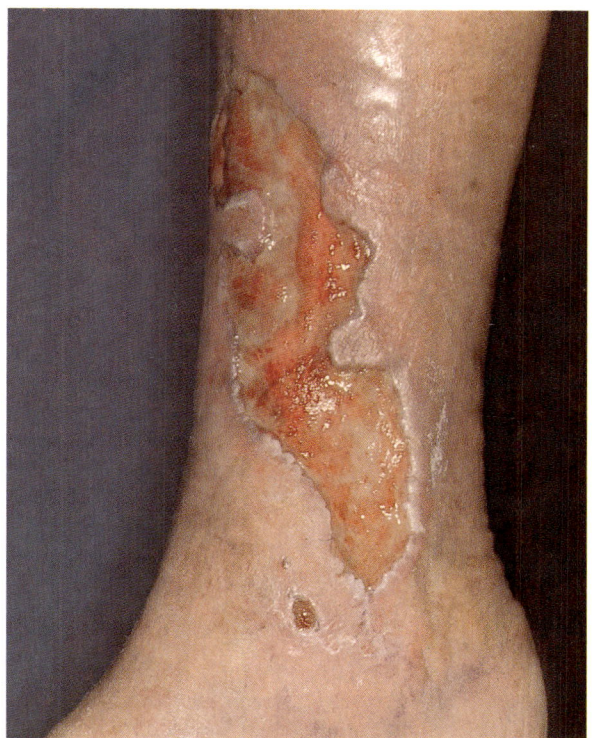

Chronische venöse Insuffizienz, Ulcus cruris

Untersuchung der Venenfunktion

Inspektion und Palpation. Beim stehenden Patienten treten die verschiedenen Formen der Varikose besonders deutlich hervor. Am liegenden Patienten erfaßt man durch Palpation schmerzhafte, überwärmte oberflächliche Venenstränge bei Thrombophlebitis, die Druckpunkte bei Phlebothrombose, das Ausmaß einer Dermatosklerose und nach Fingerdruck die Dellenbildung bei Ödemen.

Eine Insuffizienz der Vv. perforantes erkennt man am stehenden Patienten an umschriebenen Vorwölbungen, dem sog. Blow-out. Die wichtigsten Vv. perforantes im Verlauf der V. saphena magna sind im Be-

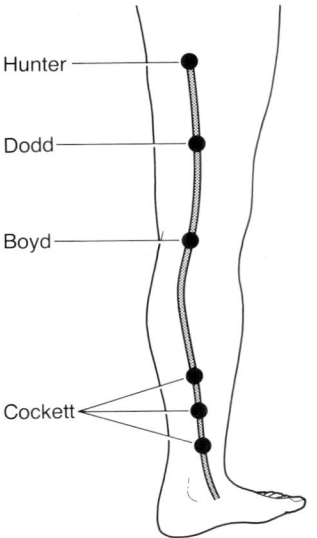

Wichtige Vv. perforantes im Verlauf der V. saphena magna

Tabelle: Ätiologie eines Ulcus cruris

1. *Ulcus cruris venosum (bei CVI)*
   Postthrombophlebitisch
   Postthrombotisch
   Posttraumatisch
   Nach Ekthyma

2. *Ulcus cruris arteriosum*
   Arteriosklerose
   Thrombangiitis obliterans
   Polyarteriitis nodosa
   Polyarteriitis nodosa cutanea benigna
   Diabetische Angiopathie
   Hypertonie
   Arteriovenöse Anastomosen
   Aneurysmen

3. *Ulcus cruris traumaticum*
   Trauma (mechanisch, thermisch, aktinisch, chemisch)
   Artefakt
   In straff-atrophischen Narben (z.B. nach Verbrennung)

4. *Ulcus cruris infectiosum*
   Ekthyma
   Tiefe Mykosen
   Gumma (Lues III)
   Anthrax
   Diphtherie
   Leishmaniose
   Lupus vulgaris
   Lepra

5. *Ulcus cruris bei Dermatosen*
   Erythema induratum Bazin
   Perniones
   Vasculitis allergica
   Sklerodermie
   Lupus erythematodes profundus
   Necrobiosis lipoidica

6. *Neurogenes Ulcus cruris*
   Querschnittslähmung
   Poliomyelitis
   Periphere Nervenläsionen (Trauma, Lepra)

7. *Ulcus cruris neoplasticum*
   Papillomatosis cutis carcinoides
   Basaliom
   Spinozelluläres Karzinom
   Malignes Melanom
   Sarcoma idiopathicum multiplex haemorrhagicum (Kaposi)
   Maligne Lymphome

8. *Genetische Defekte*
   Sichelzellenanämie
   Klinefelter-Syndrom

reich des Oberschenkels von oben nach unten die Hunter-Vene, die Dodd-Gruppe und die Boyd-Vene, im Bereich des Unterschenkels die drei Cockett-Venen.

Die verschiedenen klinischen Bilder der Folgezustände der chronischen venösen Insuffizienz werden ebenfalls bei der Inspektion erfaßt. Vergleichende Umfangmessungen dienen der Objektivierung und Verlaufskontrolle. Wichtige Maße sind der minimale Fesselumfang und der maximale Wadenumfang.

Orientierende Mituntersuchung der Arterien, insbesondere die Kontrolle der Fußpulse, sollte niemals vergessen werden.

Klopf- (Perkussions-) und Hustentest. Am stehenden Patienten werden die Varizen mit den Fingerspitzen einer Hand beklopft, gleichzeitig wird mit den Fingerspitzen der anderen Hand weiter distal palpiert. Bei Klappeninsuffizienz in dem zwischen beiden Händen liegenden Segment pflanzt sich die Klopfdruckwelle ungehindert nach distal fort. Beim Hustentest wird die V. femoralis palpiert. Bei Insuffizienz der Einmündungsklappe wird hier eine Druckwelle beim Hustenstoß tastbar. Der Hustentest ist noch bei geringer Varikose des Oberschenkels positiv.

Perthes-Versuch. Unterhalb des Knies wird beim stehenden Patienten eine Staubinde angelegt. Danach soll der Patient rasch umhergehen. Wenn sich dabei die vorher prall gefüllten Varizen entleeren, sind die Klappen der Vv. perforantes funktionstüchtig und die tiefen Venen funktionsfähig.

Trendelenburg-Versuch I. Beim auf dem Rücken liegenden Patienten wird ein Bein angehoben, und die Varizen werden von distal nach proximal ausgestrichen. Nach Anlegen einer Staubinde am Oberschenkel steht der Patient auf. Füllen sich die Varizen unterhalb der Staubinde innerhalb von etwa 15 s wieder auf, besteht eine Insuffizienz der Vv. perforantes.

Trendelenburg-Versuch II. Wie beim Versuch I steht der Patient nach Ausstreichen der Varizen und Anlegen der Staubinde auf. Die Staubinde wird nun abgenommen. Schießt das Blut rasch von proximal in die Varizen ein, ist die Mündungsklappe der V. saphena magna (die sog. Crosse) insuffizient. Die Erweiterung der Crosse der V. saphena parva kann beim stehenden Patienten und gebeugtem Knie ertastet werden.

Mahorner-Ochsner-Versuch. Bei stehendem Patienten werden am Bein in verschiedener Höhe mehrere Staubinden angelegt und von proximal nach distal verschoben. Die rasche Füllung der Varizen aus der Tiefe zwischen zwei Abschnürungen weist auf eine Insuffizienz der entsprechenden Vv. perforantes hin.

Phlebographie. Diese bewährte diagnostische Methode erlaubt die röntgenologische Darstellung der Venen nach Injektion von jodhaltigen Kontrastmitteln. Indikationen sind besonders der Verdacht auf Phlebothrombose und die geplante operative Behandlung von Varizen oder der Insuffizienz von Vv. perforantes, Abflußstörungen im Bereich der Beckenvenen, insbesondere bei Verdacht auf primäre Tumoren oder Lymphknotenmetastasen. Erkannt werden die Verläufe der oberflächlichen, tiefen und perforierenden Venen und ihre Klappen, Thromben, Verschlüsse, Rekanalisation, Kollateralkreisläufe, Kompression von außen.

Doppler-Sonographie. Mit diesem unblutigen Verfahren lassen sich die Strömungsgeschwindigkeit und auch die Strömungsrichtung der einzelnen Venen, Strömungshindernisse, Verschlüsse, arteriovenöse Fisteln und die Insuffizienz von Venenklappen erfassen. Insbesondere läßt sich bei „Crosseninsuffizienz" der Blutrückstrom durch die insuffiziente Einmündungsklappe der Vena saphena magna gut nachweisen, wenn man den Patienten wie beim Valsalva-Versuch pressen läßt.

Weitere Untersuchungsverfahren. In besonderen Fällen lassen sich zur Diagnostik die periphere Venendruckmessung, der Radiofibrinogentest bei Thrombosen, die Plethysmographie, die Thermographie und die Infrarotphotographie heranziehen.

Therapie der chronischen Beinveneninsuffizienz

Die Therapie bezweckt, den gestörten venösen Rückstrom des Blutes zu verbessern. Im wesentlichen handelt es sich um die Ausschaltung der insuffizienten, meist varikös erweiterten Venen durch Kompressionsverbände, Sklerosierung und/oder operative Entfernung.

Kompressionsverbände

Prinzip. Durch Kompressionsverbände wird ein dosierter Druck auf Gewebe und Venen ausgeübt. Dadurch erzielt man eine Prophylaxe und Therapie des Ödems und eine weitgehende Normalisierung des venösen Blutstroms bei Varizen und venöser Insuffizienz. Die Beschleunigung des Blutstroms bewirkt eine Prophylaxe der Thrombusbildung, bereits vorhandene Thromben werden an der Wand fixiert und organisiert, damit wird die Emboliegefahr weitgehend beseitigt. Voraussetzungen sind eine richtige Verbandtechnik und das aktive Mitwirken des Patienten, insbesondere die Aktivierung der Muskelpumpe durch das Gehen. Erst durch die Tätigkeit der Muskulatur entsteht die kräftige Saug- und Druckwirkung im Venensystem und damit rasche Entstauung. Bei Hypertonie und Herzinsuffizienz ist wegen des größeren Blutangebots Vorsicht geboten.

Verbandarten. Man unterscheidet starre, elastische und kombinierte Kompressionsverbände. Sie können als Dauerverbände vom Arzt oder angelernten Pflegekräften für meist eine Woche oder vom Patienten selbst täglich angelegt werden. Entscheidend ist die richtige Verbandstechnik.

Starre Verbände
Indikationen sind vor allem die Thrombosen, Gegenindikationen sind begleitende arterielle Verschlußkrankheiten im Stadium II–IV, nässendes Ekzem, septische Thrombophlebitis und massiv superinfizierte und sezernierende Ulcera cruris. Verwendet werden vor allem fertige feuchte Zinkleimbinden (6 oder 8 cm breit). Zinkleimverbände können auch angelegt werden, indem der Unterschenkel mit im Wasserbad auf 40° C erwärmtem Zinkleim mit Hilfe eines weichen Pinsels eingestrichen und dann mit Steifgaze- oder Mullbinden (8–10 cm breit) umwickelt wird. Die Zinkleimverbände haften unverschieblich auf der Haut. Sie sollten nur durch den Arzt angelegt werden. Bei abklingendem Ödem werden sie locker und müssen deshalb in der ersten Zeit relativ häufig erneuert werden.

Elastische Verbände
Sie werden bei allen Formen der chronischen Veneninsuffizienz zur Prophylaxe und Therapie in der täglichen Praxis verwendet. Meist werden sie über Nacht abgenommen und morgens vor dem Herumlaufen von dem entsprechend eingewiesenen Patienten selbst wieder angelegt. Verwendet werden elastische Textilbinden, daneben auch Textilbinden mit Kunstfaser- oder Gummifäden, selten Klebebinden und Schaumgummibinden.

Verbandstechnik. Für Unterschenkelverbände werden eine 8 cm und eine 10 cm breite Textilbinde (Rosidal „kräftig" oder Durelast) oder eine Textilbinde mit Polyamidverstärkung (Rhena-Varidress) benötigt, begonnen wird mit der schmaleren Binde. Der sitzende Patient stützt das Bein mit den Zehenballen auf einer Stuhlkante oder einem Fußständer auf, Knöchelgelenk und Kniegelenk sollen rechtwinkelig gebeugt sein. Die Wicklung wird am Vorderfuß hinter dem Zehenansatz begonnen, wobei am Fuß stets von innen nach außen gewickelt wird, um das Fußgewölbe anzuheben. Die erste Tour geht um den Vorderfuß, die zweite Tour läuft über den lateralen Knöchel um die Fersenmitte, die dritte nochmals über den Fußrücken zum lateralen Knöchel. Mit diesen drei straff gewickelten Touren muß der ganze Fuß mit Knöchelgegend eingebunden sein. Es wird dann weniger straff langsam ansteigend bis zur Kniekehle weitergewickelt, wobei die Binde gleichmäßig abgerollt wird. Sie wird nur zu Beginn einmal, bei der Anhebung des Fußgewölbes, von der Haut abgezogen. Die zweite Binde wird von unten gegenläufig zur ersten angelegt und muß alle eventuellen Lücken und Wülste bedecken. Sie reicht bis unter das Knie.

Plastischer Gehstützverband nach Brann. Dieser kombinierte, innen elastische, außen starre Verband hat sich besonders bei venösen Ulcera cruris bewährt. Sein innerer Anteil besteht aus dem oben geschilderten elastischen Kompressionsverband, wobei an Ödemstellen Schaumgummipolster eingelegt, im Bereich des Ulkus am einfachsten mit 0,5% wäßriger Pyoktaninlösung (Gentianaviolett) gepinselt und darüber eine Zellstofflage faltenfrei mit eingebunden wird. Über diesen elastischen Verband wird nun eine starre Stärkebinde vom Vorfuß bis zur Kniekehle gewickelt. Sie bildet ein äußeres Widerlager, das die Dehnung des elastischen Verbandes nach außen begrenzt. Damit wird die Pumpwirkung der Muskulatur wesentlich erhöht. Der Verband wird zunächst in Abständen von einigen Tagen gewechselt, er kann später 1 (–3) Wochen liegen bleiben.

Kompressionsstrümpfe

Sie sollen erst nach der Entstauung durch Kompressionsbinden verordnet werden. Ihre Wirksamkeit ist aber begrenzt, da die Kompression nicht so gut wie beim täglichen Wickeln dosiert werden kann. Kompressionsstrümpfe sollten aus längs- und querelastischem Gewebe gefertigt sein, meist enthalten sie Gummifäden (Gummistrumpf). Sie werden in Konfektionsgrößen oder nach Maß geliefert. Das Maßnehmen muß am entstauten Bein durchgeführt werden, die Höhen- und Umfangsmaße werden in schematisierte Maßtabellen eingetragen. Unterschieden werden die Kompressionsklassen I–IV:
Klasse I dient der Prophylaxe bei geringer Stauungsneigung, bei leichter Varikose und in der Schwangerschaft;
Klasse II wird bei Venenstauung, Ödemneigung, nach Thrombophlebitis und bei Ulcus cruris empfohlen;
Klasse III wird bei stärkerer Stauung, erheblicher körperlicher Belastung und postthrombotischem Syndrom verordnet;
Klasse IV ist bei Elephantiasis indiziert.

Kompressionsstrümpfe werden meist für den Unterschenkel verordnet, nur bei stärkerer Stauung am Oberschenkel längere Strümpfe oder Strumpfhosen aus Kompressionsgewebe. Sie sind aber relativ schwer anzuziehen und können auch beim Sitzen in der Kniekehle unerwünscht einschnüren. Allerdings rutschen Kniestrümpfe, wenn der Wadenumfang nicht wenigstens 2 cm größer ist als der Umfang der oberhalb liegenden „Wadentaille". Dann muß ein Trikotansatz über den Oberschenkel reichen und am Strumpfhalter befestigt werden. Kompressionsstrümpfe müssen alle 6–9 Monate erneuert werden.

Das Tragen sog. *Stützstrümpfe* ist bei echter venöser Insuffizienz nicht ausreichend, es bietet allenfalls bei Gesunden mit stehender Tätigkeit eine gewisse Entlastung. Die sog. *Thromboseprophylaxestrümpfe* sind nur bei vorübergehender Bettlägerigkeit nach operativen Eingriffen sinnvoll, da sie für horizontale Körperlage konzipiert und für gehende Patienten untauglich sind.

Sklerosierung und Operation von Varizen

Beide Verfahren stehen zur dauerhaften Beseitigung von Varizen und einzelnen insuffizienten Venen zur Verfügung. Sie werden heute nicht mehr als Alternativen angesehen, sondern besitzen beide ihre Indikationen – mit gewissen Überlappungen – und ihre Kontraindikationen, ihre Vor- und Nachteile. Manchmal empfiehlt sich auch eine Kombination beider Methoden, beispielsweise Crossektomie und operative Entfernung einer Stammvarikose am Oberschenkel sowie nachfolgende Sklerosierung von retikulären und geschlängelten Varizen am Unterschenkel. Es ist also für den Einzelfall eine abgestimmte Therapie aus Kompressionsverbänden, Sklerosierung und Operation auszuwählen (s. Tabelle). Da mit der Therapie nicht die Neigung zur Varikose beseitigt werden kann, sind Rezidive bei allen Verfahren jederzeit möglich. Vorteile der Operation sind die Sanierung auch großer Venenstämme in kurzer Zeit, die bei richtiger Indikation dauerhaften Erfolge, das fehlende Risiko einer Verödungsmittelallergie. Vorteile der Sklerosierung sind die ambulante Behandlung ohne Arbeitsunfähigkeit, die beliebige Wiederholbarkeit der Behandlung, das fehlende Operations- und Narkoserisiko, die fehlende Narbenbildung.
Grundbedingung für einen Erfolg jeder Varizenbehandlung ist die Beseitigung des Blutzuflusses aus der Tiefe durch die insuffizienten Crossen und Vv. perforantes.

Tabelle: Indikationsstellung zu chirurgischer Therapie oder Sklerosierung von Varizen, in Anlehnung an Stemmer

Stammvarikose der V. saphena magna mit positivem Trendelenburg-Test	Chirurgische Therapie
Stammvarikose von V. saphena magna und parva	
Stammvarikose der V. saphena magna mit nur positivem Hustentest	Chirurgische Therapie oder Sklerosierung
Stammvarikose der V. saphena magna, Insuffizienz der Vv. perforantes	
Stammvarikose der V. saphena magna mit nur positiver Doppler-Sonographie	
Besenreiservarizen	Sklerosierung
Vereinzelte Varizen	
Retikuläre Varizen, Seitenastvarizen	
Restvarizen nach chirurgischer Therapie	
Rezidive und Pseudorezidive	

Sklerosierungsbehandlung (Verödung)
Prinzip. Durch intravasale Injektion, bei besonderen Indikationen auch durch perivasale Quaddelung mit einem Sklerosierungsmittel wird eine lokalisierte, artifizielle, blande oberflächliche Thrombophlebitis erzeugt, in deren Bereich es nachfolgend zu Obliteration und Sklerosierung kommt. Als Verödungsmittel finden Verwendung u.a. die Detergenzien Polidocanol (Aethoxysklerol Kreussler, 0,5–3%), Na-Tetradezylsulfat (Thrombovar, 1–5%), und als chemisch aggressive Substanz Jod/Jodnatrium (Varigloban, 2–4%). Nach der Injektion kommt es zu einer umschriebenen Endothelschädigung, die sich i.allg. auf das empfindliche Endothel der krankhaft erweiterten Venen beschränkt, während die normale Venenwand relativ unempfindlich ist. Es bildet sich ein wandständiger Thrombus, der innerhalb von 24 fixiert und innerhalb von 2–4 Wochen durch Fibroblasteneinsprossung organisiert wird. Der künstliche Thrombus kann allerdings gelegentlich rekanalisiert werden. Diese Möglichkeit ist um so wahrscheinlicher, je größer das Kaliber der betreffenden Vene ist.

Indikationen. Seitenastvarikose, retikuläre, stark geschlängelte und knotige Varizen, klein- und mittelkalibrige einzelne Varizen sowie Besenreiservarizen sind der Sklerosierung gut zugänglich. Bei Stammvarikose, Ostiuminsuffizienz und ausgeprägter Insuffizienz der Vv. perforantes kommt fast ausschließlich die Operation in Frage.
Allenfalls bei der Verödung von Besenreiservarizen handelt es sich um eine kosmetische Behandlung; ansonsten erreicht man durch die Therapie eine durchgreifende Verbesserung des venösen Blutrückstroms im Bein und verhindert die schwerwiegenden Folgekrankheiten der chronischen venösen Insuffizienz, insbesondere Thrombophlebitis, Thrombose, Embolie und Ulcus cruris.

Kontraindikationen. Vor der Sklerosierung muß die Funktion der tiefen Beinvenen sichergestellt werden. Sind diese thrombosiert, ist die Varizenverödung wegen der unausbleiblichen Rückflußbeschränkung zu unterlassen. Dauernde Kontraindikationen sind ferner alle arteriellen Verschlußkrankheiten, Herz-, Leber-, Niereninsuffizienz, Neoplasmen, Kachexie, Bettlägerigkeit und hohes Alter. Vorübergehende Kontraindikationen sind aktuelle oder im letzten Halbjahr abgelaufene Phlebothrombose, akute oder latente Thrombophlebitis, alle entzündlichen oder fieberhaften Allgemeinerkrankungen einschließlich banaler Erkältungen, allergische Erkrankungen, bevorstehende körperliche Überanstrengung oder Reisen mit Klimawechsel. Auch bei bestehender nässender Dermatitis und superinfiziertem, sezernierendem Ulcus cruris soll keine Sklerosierungstherapie durchgeführt werden. Dagegen kann man bei „sauberem" Ulcus cruris bzw. ulzerierender Capillaritis alba die „auf das Ulkus zeigende Varize" unbedenklich veröden, weil sich dies oft günstig auf die Heilungsgeschwindigkeit auswirkt. Menses, Einnahme von Ovulationshemmern oder Gravidität stellen keine Kontraindikationen dar; manche Autoren empfehlen aber, in den ersten 3 Monaten und letzten 6 Wochen der Schwangerschaft keine Behandlung durchzuführen. In der übrigen Zeit darf verödet werden, sofern keine Bettruhe indiziert ist. Bei Varizen, die sich erst in der Gravidität zeigen, soll die später häufige spontane Rückbildung abgewartet werden. Wenn keine sonstigen Kontraindikationen bestehen, ist eine Verödung unter Antikoagulanzientherapie (Marcumar) ohne Änderung der Medikation möglich. Nach Aktivimpfungen wird ein Abstand von 3 Wochen empfohlen.

Technik

Verödungsplan. Die Sklerosierung besteht nicht in einer willkürlichen Folge von Injektionen in gerade zufällig sichtbare Varizen, sondern sollte einem gezielten Plan folgen. Der Verödungsplan wird nach der Erstuntersuchung aufgestellt und dann konsequent zu Ende geführt. Damit erreicht man die besten Erfolge bei geringstem Aufwand. Begonnen wird von Erfahrenen mit den Crossen, nach deren Verschluß sich oft die Überdehnung der Stämme weitgehend zurückbildet. Ebenso wichtig ist die Verödung der insuffizienten Vv. perforantes. Danach werden nacheinander Stämme, Nebenäste, einzelne Varizen, retikuläre und Besenreiservarizen verödet. Der Verödungsplan kann in Einzelfällen abgewandelt werden, z.B. ist die Sklerosierung einzelner Vv. perforantes und „auf das Ulkus zeigender Varizen" bei floridem Ulcus cruris manchmal vorzuziehen.

Injektionstechniken. Nach Desinfektion der Haut mit Spiritus dilutus und bei Patienten im Stehen oder mit hängendem Bein wird die ohne angelegte Staubinde gefüllte Vene mit einer dicken kurzgeschliffenen Kanüle (No. 1–2) punktiert, möglichst senkrecht im unteren Pol der Varize oder des Varixknotens. Das Abfließen venösen Blutes in eine untergehaltene Schale beweist den richtigen Kanülensitz. Jetzt setzt oder legt sich der Patient auf den Untersuchungsstuhl (evtl. Kippstuhl), und das Bein wird leicht über die Horizontale angehoben. Mit einer leichtgängigen Spritze wird das Verödungsmittel nicht zu schnell in die kollabierte Vene injiziert, damit möglichst guter Kontakt mit der Venenwand erzielt wird. Eine Fingerkuppe der freien Hand wird dabei über die Kanülenspritze gelegt, auf diese Weise läßt sich eine paravenöse Injektion sofort erkennen. Einige Therapeuten punktieren und injizieren ausschließlich am liegenden Patienten.

Injektionsmengen. Zuerst wird nur eine kleine Menge (0,5 ml) der geringsten Konzentration injiziert, um einen Maßstab für die individuelle Reaktionsbereitschaft zu gewinnen. Erst danach werden höhere Dosen verwendet, je nach Venenkaliber z.B. pro Injektion 0,5–1(–2)ml 2–3%iges Aethoxysklerol. Pro Sitzung können 1–2 größere oder mehrere kleine Varizen behandelt werden. Nach der Injektion wird die Punktionsstelle mit einem Mulltupfer komprimiert, die Kanüle entfernt, dann ein Kompressionsverband bis mindestens handbreit über den Ort der zu erwartenden Reaktion angelegt. Werden mehrere Injektionen in einer Sitzung durchgeführt, so wird von distal nach proximal eine Kompression durch Wickelung oder mit Klebebinden angelegt.

Air-block-Technik. Dabei werden vor dem Verödungsmittel zunächst etwa 0,5 ml Luft injiziert, oder die Luft wird in der Spritze mit dem Verödungsmittel zu Schaum geschüttelt und dann injiziert. Auf diese Weise soll der Kontakt des Mittels mit der Venenwand erhöht und Medikamentenmenge eingespart werden; diese Vorteile werden aber auch bestritten, so daß diese Technik vielfach wieder verlassen wurde.

Verödung von Besenreiservarizen. Die besten Ergebnisse werden durch intravasale Injektion bei straff gespannter Haut mit der feinsten Kanüle erzielt. Pro Injektion werden, z.B. mit 0,5–1%igem Aethoxysklerol, 1–2 cm² Fläche erfaßt, pro Sitzung können bis zu 20 Injektionen durchgeführt werden. Danach ist keine Kompression notwendig. Für die Verödung von Besenreiservarizen wird aber auch die paravasale Quaddelung empfohlen mit je 0,1–0,3 ml 0,5%igem Aethoxysklerol streng intradermal; als unerwünschte Reaktion können dabei kleinste Nekrosen entstehen, auf die man den Patienten vorher hinweisen sollte.

Nachbehandlung. Unmittelbar nach der Verödung und nach Anlegen des Kompressionsverbandes muß der Patient mindestens eine halbe Stunde gehen. Auch beim Auftreten von Beschwerden soll er den Verband nicht abnehmen und sich nicht hinlegen, sondern gehen. Er ist zu informieren, daß die von der erwünschten blanden Thrombophlebitis herrührenden Beschwerden wie Stechen, Ziehen, Schweregefühl im Bein etwa 6–10 h nach der Injektion beginnen und etwa 10–20 h anhalten. Gegebenenfalls wird mit einer zusätzlichen kräftigen Gummibinde überwickelt. Der Kompressionsverband wird 3–5 Tage nach der Behandlung abgenommen. In noch unbehandelte Areale kann dann in gleicher Weise injiziert werden. Üblich sind aber meist Intervalle von mindestens einer Woche. Nach der letzten Sitzung wird die Kompressionsbehandlung einige Wochen weitergeführt.

Komplikationen der Sklerosierungsbehandlung

Sofortkomplikationen. Sehr selten sind der anaphylaktische Schock und urtikarielle Reaktionen. Mittel zur Schockbekämpfung sollten sicherheitshalber stets bereitstehen. Bei empfindlichen oder hypotonen Patienten erlebt man gelegentlich – manchmal bereits vor der Injektion – einen orthostatischen (Angst-) Kollaps, bei dem einfache Flachlagerung genügt.
Paravariköse Injektionen können bei subkutanen Varizen und schmerzlosen Verödungsmitteln vorkommen. Das Gebiet sollte dann mit physiologischer Kochsalzlösung infiltriert werden, um eine Verdünnung zu erzielen. Empfohlen werden auch die Injektion von Hyaluronidase, wäßrigen Glukokortikosteroidlösungen und Xylocain ohne Adrenalin. Eine versehentliche intraarterielle Injektion des Verödungsmittels sollte bei richtiger Technik ausgeschlossen sein. Die Gefahr besteht am ehesten in der Leiste, in der Kniekehle und hinter dem Innenknöchel. Zur Vermeidung schwerwiegender Komplikationen wird sofortige Einweisung in eine angiologische Abteilung und fibrinolytische Behandlung angeraten.

Spätere Komplikationen. Eine überschießende örtliche Entzündung wird durch Überwickeln mit stärkerer Kompression und Gehen gebessert. In Ausnahmefällen kann Phenylbutazon (Butazolidin i.m.) gegeben werden. Hämatome an der Einstichstelle bilden sich spontan zurück. Manchmal entwickeln sich intravasale Blutkoagula, die nach Stichinzision in Lokalanästhesie 1–3 Wochen nach der Sklerosierung vorsichtig exprimiert werden. Auftretende Nekrosen müssen durch örtliche Behandlung vor Superinfektion geschützt werden; auf einen mäßigen Druckverband und Bewegung sollte aber nicht verzichtet werden, um den Blutstrom in den tiefen Venen in Bewegung zu halten. Bei ausgedehnten Nekrosen kommt die chirurgische Abtragung in Frage. Die Entwicklung einer unkontrollierten tiefen Phlebothrombose ist bei richtiger Indikation, Verödungstechnik und Nachbehandlung sehr selten. In einem solchen Fall ist die volle Therapie der Beinvenenthrombose erforderlich. Gelegentlich bleibt eine postinflammatorische Hyperpigmentierung der Haut über der verödeten Vene längere Zeit bestehen.

Operative Behandlung von Varizen

Indikationen. Operatives Vorgehen kommt bei Stammvarikose der V. saphena magna und V. parva sowie bei insuffizienten Mündungsklappen und Insuffizienz von Vv. perforantes in Frage.

Kontraindikationen. Akute Entzündungen der Venen (frische Thrombophlebitis, Phlebothrombose), der Haut (Dermatitis oder Ekzem, Furunkulose), Ulcus cruris und arterielle Verschlußkrankheiten schließen ein chirurgisches Vorgehen aus. Allgemeine Kontraindikationen sind Alter über 60 Jahre, Gravidität, schwere Herz-Kreislauf-Erkrankungen, inkurable Tumoren und schwere Stoffwechselstörungen.

Technik. Methode der Wahl ist die instrumentelle Venenextraktion von möglichst wenigen kleinen Hautschnitten aus, das sog. Stripping nach Babcock. Ziel ist die möglichst vollständige Entfernung der varikös erweiterten Venenstämme, die Ausschaltung der insuffizienten Crossen und Vv. perforantes. Das kosmetische und funktionelle Ergebnis dieser Methode ist günstig. Erforderlich sind ein einige Tage dauernder stationärer Aufenthalt und eine je nach körperlicher Belastung 3–4 Wochen dauernde Arbeitsunfähigkeit. Nebenäste, retikuläre Varizen und Besenreiservarizen können später verödet werden.
Bei überwiegender Insuffizienz der Vv. perforantes („blow out") hat sich ihre Unterbindung nach Hautschnitt bewährt.

Behandlung des Ulcus cruris venosum

Kompressionstherapie. Gleichzeitig mit der örtlichen Ulkustherapie ist stets eine Behandlung der CVI anzustreben, da nur durch diese kausale Therapie mit Besserung des venösen Blutrückstroms eine rasche Abheilung und Rezidivfreiheit zu erzielen sind. Daher sollten Kompressionsverbände angelegt werden, sobald der Zustand des Ulkus und der Haut es erlauben. Auch der besonders bewährte Gehstützverband nach Brann kann durchaus bei bestehendem Ulkus angelegt werden und führt oft zu erstaunlich rascher Abheilung auch großer und jahrelang bestehender Ulzera. Bei jüngeren Patienten sollte Sklerosierung und/oder Operation der Varizen folgen. Nicht geeignet zur Kompressionstherapie sind Ulzera, die durch arterielle Verschlußkrankheiten mitbedingt sind. Hier ist daher auch die Prognose besonders ungünstig.

Örtliche Therapie. Sie hängt von Größe und Zustand des Ulkus ab. Eine gewisse Polypragmasie hat sich dabei durchaus bewährt. Da bis zu 80% der Ulkuspatienten an medikamentöser Kontaktallergie leiden, wird bei jedem Patienten zunächst eine Epikutantestung durchgeführt. Es ist selbstverständlich, daß festgestellte oder auch nur verdächtigte Allergene in der Behandlung zu meiden sind. Grundsätzlich sind die folgenden koordinierten Maßnahmen auszuführen:

Reinigung des Ulkusgrundes. Ausgedehnte nekrotische Beläge können mechanisch mit dem scharfen Löffel entfernt werden. Ansonsten werden proteolytische (fibrinolytische, kollagenolytische) Enzympräparate (Fibrolan, Iruxol, Leukase, Trypure, Varidase) in das Ulkus eingebracht.

Beseitigung der bakteriellen oder mykotischen Superinfektion. Gelegentliche Erreger- und Resistenzbestimmungen sind ratsam. Bewährt sind Pinselungen mit $AgNO_3$-Lösung (2–5%), Farbstoffe wie Gentianaviolett (Pyoktanin 0,5% wäßrig) und Brillantgrün (1% wäßrig), Betaisodona-Salbe, antibiotische Lösungen, Cremes und Salben (Tetrazykline, Gentamicin, Chloramphenicol; Nystatin, Amphotericin B). Tägliche Beinbäder in Clioquinol-(Chinosol-) oder stark verdünnter Kaliumpermanganatlösung oder mit Zusatz von Detergenzien (Dermowas, Rei, seba med) sind selbstverständlich. Auch tägliche feuchte Umschläge für einige Stunden mit Chinosol (1:1000), Chloramin (1:1000) oder Argentum nitricum (1:100, 1:1000) haben sich bewährt.

Anregung der Wundgranulation. Altbewährt sind die silbernitrathaltige „Schwarzsalbe" (Rp. Ungt. nigrum DRF), ggf. ohne Perubalsam, und Granugenpaste. Empfehlenswert sind ferner hypertone Kochsalz- oder Glukoselösung, das Einstreuen von Glukose, Rohrzucker oder Dextranpuder (Debrisorb) oder das Auflegen von Epigard- oder Syspurderm-Folie. Man kann das Ulkus zur Säuberung und Granulationsanregung auch intervallweise für 1–2 Tage „kammern". Dazu wird die Umgebung mit Zinkpaste abgedeckt, das Ulkus mit indifferentem Puder (Pulvis lithargyri subtilis) oder Seesand bestreut, ganz frei gelassen oder durch Anritzen der Ränder mit Eigenblut gefüllt und dann mit luftdichter Folie (Oclufol) bedeckt und eingebunden. Bei stark entzündlichen und schmerzhaften Reaktionen, insbesondere bei ulzerierter Capillaritis alba, kann kurzfristig im Ulkus eine Glukokortikosteroidcreme mit oder ohne Okklusion verwendet werden. Überschießende Wundgranulationen werden mit dem Silbernitratstift touchiert.

Anregung der Epithelisierung. Die Epithelisierung erfolgt bei sauberem Ulkus mit guter Granulation des Grundes spontan. Feuchte Umschläge mit physiologischer Kochsalzlösung (halbtags) und Panthenolsalbe (Bepanthen) sind in dieser Phase günstig.

Behandlung der Ulkusumgebung. Das oft gleichzeitig mit dem Ulkus bestehende Unterschenkelekzem wird nach den allgemeinen Regeln der Dermatotherapie behandelt. Je nach Akuität und klinischem Erscheinungsbild kommen feuchte Umschläge mit physiologischer Kochsalzlösung oder antimikrobiellen Zusätzen (Chinosol, Chloramin), Farbstoffpinselungen (Gentianaviolett, Brillantgrün, jeweils 0,5% wäßrig), Lotio alba, Pasta zinci oder Pasta zinci mollis, ggf. mit Zusatz von 0,5% Vioform, schließlich auch in vorsichtiger Dosierung glukokortikosteroidhaltige Cremes evtl. mit antibiotischen Zusätzen in Frage. Entscheidend ist die Meidung von Kontaktallergenen. Auch bei genesender Haut sollte die Ulkusumgebung stets durch Paste abgedeckt werden, damit es hier nicht zur Mazeration durch Ulkussekrete kommt und auch die Kontaktsensibilisierung erschwert wird,

Innerliche Behandlung. Der therapeutische Wert der Venentonika ist umstritten. Adipositas sollte reduziert werden. Auch bei nur latenter Herzinsuffizienz wird der Patient digitalisiert, bei starken Ödemen sind Diuretika (z.B. dehydro sanol tri) sinnvoll. Zur Thromboseprophylaxe wird bei gefährdeten Patienten Azetylsalicylsäure (3mal 1 Tbl. (500 mg) Colfarit/Tag) empfohlen. Thrombolyse- und Antikoagulanzientherapie sind entsprechenden Indikationen vorbehalten. Bei stark entzündlicher Reaktion können vorübergehend Antiphlogistika wie Phenylbutazon und Indometacin (Butazolidin, Amuno) nützlich sein.

Chirurgische Behandlung des Ulcus cruris. Die Deckung eines Ulcus cruris durch Spalthaut oder „mesh graft" kann den Heilungsvorgang erheblich beschleunigen. Voraussetzungen sind ein nichtinfizierter Wundgrund mit frischen Granulationen, Beseitigung des Ödems und der akuten Entzündungen von Haut und Venensystem. Nach Abheilung des Ulkus ist Sklerosierung bzw. operative Beseitigung der Varizen empfehlenswert.

Orthopädische Mitbehandlung. Sie kann zur Verbesserung der Beschwerden beitragen, da der variköse Symptomenkomplex häufig mit Senk-, Spreiz- oder Plattfüßen verbunden ist.

Hämorrhagische Diathesen

Diese Erkrankungen sind durch Blutungen in das Gewebe und nach außen gekennzeichnet. Aufgrund des klinischen Bildes, der Anamnese und der Laboruntersuchungen kann, vereinfacht, einer der drei wesentlichen zugrundeliegenden Mechanismen als Ursache für eine hämorrhagische Diathese angenommen werden.

1. Thrombozytenerkrankungen. Die hämorrhagische Diathese beruht auf einer Verminderung, Vermehrung oder Funktionsstörung der Thrombozyten.
2. Koagulopathien. Hier beruht die hämorrhagische Diathese auf dem Mangel an Gerinnungsfaktoren oder dem Überschuß an gerinnungshemmenden oder die Fibrinolyse aktivierenden Substanzen des Plasmas.
3. Vaskulopathien. Hier beruht die hämorrhagische Diathese auf einer Störung der Gefäßfunktion infolge von vermehrter Gefäßdurchlässigkeit bei sonst normaler Hämostase.

Die drei Einheiten Thrombozyten, plasmatische Gerinnung und Gefäße stellen das hämostatische Potential dar und können bei hämorrhagischen Diathesen, den sog. Blutungsübeln, allein, häufiger jedoch als Kombination dieser Einzelstörungen betroffen sein. Der Arzt kann oft schon aus dem klinisch-morphologischen Bild, sonst aus klinischen und experimentellen Untersuchungen die vorliegende Form erkennen.

Purpura ist ein Exanthem aus punktförmigen Blutungen an Haut oder Schleimhäuten. Sie kommt bei thrombozytopenischen und vaskulären Formen der hämorrhagischen Diathese vor. Einzeleffloreszenzen einer Purpura sind die *Petechien*: kleine, flohstichartige, 1–5 mm große helle bis düsterrote Blutaustritte. Sie sind an abhängigen Körperpartien besonders ausgeprägt, leicht zu erkennen und lassen sich durch Glasspateldruck (Diaskopie) nicht ausdrücken. Auch an den Schleimhäuten kann es zu Blutaustritten kommen, so aus der Nase (Epistaxis), in der Mundhöhle, im Magen-Darm- oder im Urogenitaltrakt.

Sugillationen und Ekchymosen sprechen mehr für Koagulopathien. Petechiale Blutungen fehlen bei den Koagulopathien. Koagulopathien können an jeder Stelle auftreten, sind oft nicht symmetrisch und manifestieren sich an Haut und Schleimhäuten (Gelenkblutungen bei Hämophilie). Wichtige Hinweise können dabei gezielte Untersuchungen geben. Zu berücksichtigen sind folgende Zusammenhänge:

Familienanamnese. Rezessiv geschlechtsgebunden bei Hämophilie, M. Osler, bei familiärem Nasen- oder Nierenbluten, v. Hippel-Lindau-Krankheit u.a.

Erstmanifestationsalter. Haemophilia gravis besteht von Geburt an, M. Werlhof tritt in jedem Alter, M. Osler besonders im Erwachsenenalter auf.

Berufs- und Arbeitsanamnese. Benzolvergiftungen mit Thrombozytopenie.

Medikamentenanamnese. Thrombozytopenien und Thrombozytenfunktionsstörungen.

Blutkörperchensenkungsgeschwindigkeit. Starke Erhöhung bei Purpura hyperglobulinaemica, Waldenström-Makroglobulinämie.

Kryoglobuline. Hämorrhagische Phänomene an kalten und abhängigen Körperpartien (Ohren, Finger, Zehen, Nasenspitze während kalter Jahreszeiten).

Leber. Synthesestörungen der Gerinnungsfaktoren II, V, VII, IX, X, Resorptionsstörungen von Vitamin K bei Verschlußikterus.

Milz. Milztumor bei M. Werlhof.

Infektionskrankheiten. Bakterieller Endotoxinschock mit Verbrauchskoagulopathie.

Rheumatische Gelenkbeschwerden. M. Schönlein-Henoch.

Veränderungen der Blutkoagulation und des fibrinolytischen Systems kommen bei einer großen Zahl von klinischen Syndromen vor, die zum Verbrauch von Gerinnungsfaktoren und zu ungewöhnlichen Blutungen, Gefäßobstruktionen durch Blutplättchen und Fibrin, Gewebsnekrose und Organausfall führen. Verschiedene Terminologien werden benutzt:

- *Disseminierte intravasale Gerinnung* („disseminated intravascular coagulation": DIC, McKay 1965) wird als international übliche Bezeichnung für diesen komplexen Vorgang benutzt.
- *Defibrinierung* (Defibrinierungssyndrom) wurde als Synonym gewählt, um Thrombozytopenie, niedriges Fibrinogen und eine erhöhte fibrinolytische Aktivität zu beschreiben, ein Syndrom, das besonders in der Gynäkologie und Geburtshilfe (beispielsweise Fruchtwasserembolie) vorkommt.
- *Intravaskuläre Koagulation mit Fibrinolyse* („intravascular coagulation with fibrinolysis": ICF, Bowie und Owen 1974).

Thrombozytär bedingte hämorrhagische Diathesen

Definition. Die hämorrhagische Diathese ist hier Symptom hochgradig verminderter Thrombozytenzahl (*Thrombopenie*), oder erhöhter Thrombozytenzahl (*Thrombozythämie* und *Thrombozytose*) oder qualitativer Veränderung der Thrombozyten bei normaler Plättchenzahl *(Thrombopathie)*.

Vorkommen. Relativ selten.

Ätiologie. Sie ist vielfältig und reicht von genuinen Knochenmarkerkrankungen bis zu Infektions- und pharmakoallergischen Mechanismen.

Thrombozytopenien

Ätiologie. Sie können hereditär bedingt oder erworben sein: verminderte Produktion, verkürzte Lebensdauer oder erhöhter Verbrauch von Thrombozyten.

Klinik. Der Blutungstyp ist bei allen Thrombozytopenien fast identisch. Das Kardinalsymptom sind Petechien, gewöhnlich an den abhängigen Körperpartien, wie den Streckseiten der Beine. Bei schwereren Formen der Thrombozytopenie können auch flächenhafte Blutungen als Ekchymosen hinzukommen. Die Blutung ist nicht nur an der Haut zu finden, sondern es gibt auch Schleimhautblutungen als Epistaxis, Zahnfleischbluten, Mikro- und Makrohämaturie, Meläna, Hypermenorrhö und Metrorrhagien. Nach Bagatellverletzungen ist die Blutung oft stark verlängert. Neben Haut- und Schleimhautblutungen gibt es auch petechiale Organblutungen. Zeichen der zerebralen Blutung reichen von Bewußtseinsstörungen bis zum Koma. Bei myokardialer Blutung entstehen Herzrhythmusstörungen. Der Rumpel-Leede-Test ist positiv.

Labordiagnostik. Verminderte Thrombozytenzahl, verlängerte Blutungszeit, Thrombelastogrammveränderungen (verzögerte Gerinnselbildungszeit etc.). Alle Untersuchungen der plasmatischen Gerinnung und der Gerinnungszeit fallen normal aus.

Hereditäre Thrombozytopenien

Wiskott-Aldrich-Syndrom
[Wiskott 1937, Aldrich, Steinberg, Campbell 1954]
Synonyme. Aldrich-Syndrom, familiäre Thrombozytopenie mit Ekzem und Infektanfälligkeit.

Definition. Symptomentrias von Thrombozytopenie, ekzematösen Hautveränderungen und gesteigerter Infektanfälligkeit als Folge eines Immundefekts.

Vorkommen. Selten, X-chromosomal-rezessiv geschlechtsgebunden; kommt nur bei männlichen Neugeborenen vor. Konduktorinnen weisen niedrige Thrombozytenzahlen auf.

Ätiologie. Wahrscheinlich eine Bildungsstörung der Thrombozyten; eine gesteigerte Thrombozytenzerstörung wurde bisher nicht gefunden.

Klinik. Seit Geburt besteht Neigung zu kleinfleckiger Purpura, Meläna, Gehirn- und Nierenblutungen, Nabelschnurblutungen; später kommen Ekzeme sowie erhöhte Infektionsanfälligkeit gegenüber Bakterien, Viren und Pilzen (eitrige Otitis media, Pneumonie, multiple Abszesse, Furunkel, Warzen, Mollusca contagiosa, Herpes simplex), oft mit septischem Verlauf, hinzu.

Verlauf. Schlechte Prognose; die Patienten sterben fast alle vor dem 10. Lebensjahr. Bei Patienten, die das Erwachsenenalter erreichen, besteht Neigung zu Malignomen (maligne Lymphome, Hirntumoren).

Diagnose. Klinische Symptome, Thrombozytopenie, niedriges IgM.

Therapie. Versuch mit Glukokortikosteroiden, symptomatische Behandlung der Infekte, Immunglobuline.

Fanconi-Syndrom [1927]
Es handelt sich um eine Amegakaryozytose, Verminderung der weißen und roten Blutzellvorstufen im Knochenmark. Die Thrombopenie ist nur ein Teilsymptom der kongenitalen Knochenmarkhypoplasie. Wegen der Granulopenie besteht auch erhöhte Infektanfälligkeit. Die Patienten sterben meist vor dem Erwachsenenalter.

Erworbene Thrombozytopenien

Amegakaryozytäre Thrombozytopenien
Diese Erkrankungen treten vorwiegend im Erwachsenenalter auf. Es finden sich typische thrombopenische Gerinnungsstörungen. Die Diagnose erfolgt aus dem klinischen Bild, der Medikamentenanamnese und dem Ergebnis der Knochenmarkpunktion. Die Lebensdauer der Thrombozyten ist normal. Vier ätiologische Gruppen werden unterschieden:

1. *Ein Medikamentenbedingtes Knochenmarkversagen* durch Kolchizin, alkylierende Substanzen, Folsäureantagonisten, 6-Mercaptopurin, Chloramphenicol, Sulfonamide, Phenylbutazon, Hydantoin etc. Ebenso können Benzol oder ionisierende Strahlen zur Thrombopenie führen.
2. *Maligne Erkrankungen des Knochenmarks.* Leukämien, Karzinommetastasen, multiple Myelome.
3. *Vitamin-B_{12}- oder Folsäuremangel.* Megaloblastische Anämie.
4. *Toxisch-infektiöse Ursachen.* Sepsis, Typhus, Urämie, Tuberkulose, Brucellose etc.

Megakaryozytäre Thrombozytopenien
Bei diesen Erkrankungen liegen keine Bildungs-, sondern Umsatzstörungen der Thrombozyten vor. Die Megakaryozyten im Knochenmark sind normal, aber die Plättchen werden in der Peripherie rasch zerstört. Meist liegen allergisch-hyperergische Mechanismen zugrunde. Diese Geringungsstörung findet sich in jedem Lebensalter und bei beiden Geschlechtern. Als Ursachen kommen häufig Arzneimittelnebenwirkungen in Frage.

Essentielle Thrombozytopenie [Werlhof 1735]
Synonyme. Morbus haemorrhagicus maculosus Werlhof, thrombozytopenische Purpura.

Definition. Erworbene thrombozytopenische Blutungsbereitschaft mit Blutungen in die Haut und Schleimhäute. Eine akute und eine chronische Verlaufsform werden unterschieden.

Vorkommen. Weltweit, besonders bei Jugendlichen; 45% der Patienten mit M. Werlhof sind unter 15 Jahre alt. Bei der akuten passageren Verlaufsform keine Geschlechtsbindung; bei der chronischen Verlaufsform Erwachsener Gynäkotropie.

Ätiologie. Wahrscheinlich eine Autoimmunerkrankung (antithrombozytäre Autoantikörper). Dadurch wird die Überlebenszeit der Thrombozyten stark verkürzt. Die *akute passagere Form bei Kindern* entwickelt sich nicht selten nach Infektionskrankheiten wie grippalen Infekten, Masern, Windpocken; die *chronische rezidivierende Form bei Erwachsenen* nach bislang oft gut vertragenen Arzneimitteln wie Chinin, Chinidin, Sulfonamiden, Antibiotika, Tolbutamid, Salicylaten u.a.

Klinik. Das Syndrom umfaßt Blutungsbereitschaft mit Petechien der Haut und Schleimhäute, oft zusätzlich flächenhafte Blutungen.

Akute Form. Diese kommt besonders bei Kindern und Jugendlichen vor und beginnt aus vollem Wohlbefinden heraus oder nach den oben genannten Vorkrankheiten. Haut und Schleimhäute (Nase, Mund, Rachen) sind mit teils petechialen, teils flächenhaften Blutaustritten (Sugillationen, Ekchymosen, Hämatome) übersät. Die Konjunktiven sind manchmal beteiligt. Hämaturie und Meläna können hinzukommen. Das Krankheitsbild ist schwer, die Thrombozytenzahlen sind niedrig (bis unter 5000/mm^3). In unbehandelten Fällen steigen die Thrombozyten nach Wochen plötzlich wieder an (Thrombozytenkrise). Schlagartig sistiert dann die Blutungsneigung. Rückfälle nach Wochen oder Monaten sind möglich.

Chronische Form. Auch eine chronische Form kommt vor; sie tritt bevorzugt bei erwachsenen Frauen auf. Der Beginn ist oft schleichend mit zunehmender Neigung zu Nasen- und Schleimhautblutungen oder blauen Flecken auf Mikrotraumen oder scheinbar spontan. Intermittierende und kontinuierliche Verlaufsformen sind bekannt. Rückfälle innerhalb von Monaten oder Jahren sind möglich. Genitalblutungen sind die häufigste Manifestationsform des M. Werlhof mit Menorrhagien und Metrorrhagien. Feinste flohstichartige petechiale Hautblutungen kommen hinzu, besonders an den Unterschenkeln. Schleimhautbeteiligung ist nicht selten. Mikrotraumen der Haut (Nadeleinstich, Kneifen, Druck) führen zu großflächigen Blutextravasaten.

Symptome. Milzvergrößerung tritt bei 10% der Erkrankten auf.

Verlauf. Wechselhaft. Bei der akuten Form über Wochen, bei der chronischen Form lebenslange Bereitschaft zu hämorrhagischer Diathese. Schübe der Erkrankung durch Infektionen, Gravidität, Pubertät und Klimakterium. Als Komplikationen gelten Meningealblutungen und Purpura cerebri.

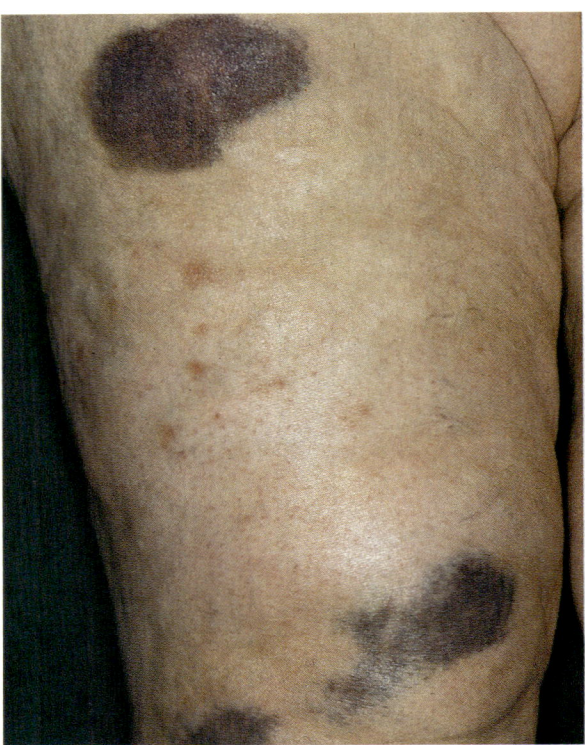

Essentielle Thrombozytopenie

Diagnose. Thrombopenie, morphologische Abweichungen der Thrombozyten, vermehrte Megakaryozyten im Sternalmark bei der chronischen Form, Linksverschiebung der Thrombozytopoese, verlängerte Blutungszeit, Veränderungen im Prothrombinkonsumptionstest, Heparintoleranztest, Thrombelastogramm. Der Rumpel-Leede-Test ist positiv, ebenso der Stich- und Kneiftest.

Differentialdiagnose. Die Abgrenzung gegenüber Purpura rheumatica bzw. Vasculitis allergica ergibt sich durch die Monomorphie der Hauterscheinungen ohne Nekrotisierungstendenz, die erythematösen und urtikariellen Symptome sowie Gelenkerscheinungen und das histologische Bild (keine Leukozytoklasie).

Therapie
Innerlich: Glukokortikosteroide, evtl. Danazol (Winobain). Immunsuppressiva (Actinomycin, 6-Mercaptopurin, Azathioprin, Cyclophosphamid) haben sich nicht bewährt. Bei idiopathischen Formen Versuch mit Danazol.
Äußerlich: Symptomatische Maßnahmen.

Thrombozythämie und Thrombozytose

Definition. Dauernde Erhöhung der Plättchenzahl auf über 1000000/µl. Es gibt idiopathische Thrombozythämien und erworbene Formen bei bestimmten Grundleiden. Bei Polycythaemia vera ist stets eine Thrombozythämie vorhanden.

Klinik. Es finden sich Thromboseneigung, hämorrhagische Diathese, großflächige Hämatome, aber keine petechialen Blutungen.

Thrombozytopathien

Bei normaler Plättchenzahl ist lediglich die Funktion der Thrombozyten gestört. Drei Gruppen werden unterschieden:

1. Hereditäre, enzymatisch bedingte Störung des Thrombozytenstoffwechsels,
2. Hereditäre Verminderung oder Fehlen von Plättchenfaktoren,
3. Erworbene erhöhte Resistenz der Thrombozyten mit gleichzeitig verminderter Abgabe von Plättchenfaktoren.

Die Thrombozytopathien werden auch als Pseudohämophilie bezeichnet und spielen in der Dermatologie selten eine bedeutsame Rolle.

Thrombasthenie

Synonym. Glanzmann-Naegeli-Syndrom (1918).

Ein dem M. Werlhof klinisch nahezu identisches Krankheitsbild, bei dem die Blutungsneigung von frühester Jugend an besteht. Die Plättchenzahl ist normal bei extrem verlängerter Blutungszeit, hochgradig pathologischer Thrombozytenaggregation, auffälligem Thrombelastogramm, aber normaler Gerinnungszeit. Die Retraktion ist stark vermindert oder aufgehoben.

Willebrand-Jürgens-Krankheit [1926]

Ursprünglich auf den finnischen Åland-Inseln gefundene, aber weit verbreitete hämorrhagische Diathese. Blutungen bestehen schon seit Kindheit.

Synonym. Angiohämophilie.

Ätiologie. Verminderung des Faktor VIII-assoziierten Proteins mit pathologischer Thrombozytenfunktion und erhöhter Kapillardurchlässigkeit. Blutungszeit bei normalen Thrombozytenzahlen verlängert. Rumpel-Leede-Test positiv.

Klinik. Hämorrhagische Diathese vom petechialen Blutungstyp.

Hämorrhagische Diathesen durch Koagulopathien

Von nahezu allen Gerinnungsfaktoren sind angeborene (kongenitale) Mangelzustände beschrieben. Die wichtigsten sind:

Angeborene Koagulopathien

In diese Gruppe gehören:

Hämophilie (klassische Hämophilie, Hämophilie A), die relativ häufig ist.
Hämophilie B, Christmas disease (Pavlowsky 1947; Christmas war der Name des ersten Patienten).
Hagemann-Defekt, Faktor-XII-Mangel (Ratnoff und Colopy 1955).
Faktor-VII-Mangel (1951).
Faktor-XIII-Mangel (Fibrinstabilisierender Faktor).

Erworbene Koagulopathien

Diese Koagulopathien haben verschiedene Ursachen: verminderte Bildung von Gerinnungsfaktoren, erhöhter Verbrauch von plasmatischen und thrombozytären Faktoren und hämorrhagische Diathesen durch erhöhte Fibrinolyse. Wichtig sind die durch Antikoagulanzien bedingten hämorrhagischen Diathesen (Heparin- und Cumarinderivate), die therapeutisch induzierte Hypofibrinogenämie und die Fibrinolyse.

Disseminierte intravasale Koagulation (DIC)
[Sharp 1980]

Pathogenese. Die initiale Auslösung (Trigger) kann direkt oder indirekt sein.
Direkte Auslösung kommt durch Gewebsthromboplastin oder proteolytische Enzyme (Schlangengift) zustande. Die Koagulationskaskade wird aktiviert, Thrombin gebildet, Fibrin abgelagert, Blutplättchen verbraucht, Gewebe zerstört mit nachfolgender Fibrinolyse.
Indirekte Auslösung kommt durch Endotoxine und Antigen-Antikörper-Komplexe zustande.

Die DIC kann in 3 Stadien eingeteilt werden:

Stadium I ist die körpereigene Reaktion auf eine Verletzung oder eine Erkrankung und führt zur normalen Hämostase.

Stadium II ist mit akzelerierter proteolytischer Aktivität oder Fibrinolyse verbunden, eine insgesamt noch kompensierte und nicht mit größeren Gewebsschädigungen einhergehende Hämostase.

Stadium III ist mit örtlicher oder systemischer Blutplättchen- und Fibrinablagerung und/oder Verbrauchskoagulopathie mit gesteigerter Fibrinolyse verbunden, ein Zustand, der mit gefährlicher Gewebszerstörung und Hämorrhagie einhergeht.

Diagnose. Klinische und hämatologische Kriterien werden herangezogen. Die DIC ist oft die Komplikation einer Vielzahl gut bekannter Erkrankungen. Eine frühzeitige Erkennung der DIC ist erforderlich, um die Diagnose noch vor der Ausbildung der Mikrothromben zu stellen, weil dann die pathologischen Blutveränderungen oft schon nicht mehr nachweisbar sind und irreversible Gewebszerstörungen bereits stattgefunden haben.

Klinik. Blutungen sind ein Hauptsymptom. An der Haut sind es vor allem Purpura und Ekchymosen. Hinzu kommen venöse Thrombosen und Embolien. Eine Zusammenstellung der Erkrankungen, bei denen DIC vorkommt, gibt die Tabelle.

Laboruntersuchungen

Da DIC kein statisches Geschehen ist, wechseln die Laborbefunde im Gegensatz zu den genetisch fixierten Koagulopathien rasch, oft innerhalb weniger Stunden, je nach der Augenblickssituation. Daher werden Verlaufsuntersuchungen erforderlich.

Hämatologische Tests. Thrombozytenzahl, Hämoglobin (Anämie), Leukozytenzahl (Leukämie, Endotoxinausschüttung), Blutausstrich (Kasabach-Meritt-Syndrom).

Hämostaseparameter. Koagulations-(Gerinnungs-) Test, Quick-Wert, partielle Thromboplastinzeit, Thrombelastogramm, Thrombinzeit, Fibrinogen, Thrombinkoagulasezeit, Godal-Test, Antithrombin III.

Rumpel-Leede-Test. Prüfung am Oberarm oder auch am Unterschenkel. Eine Blutdruckmanschette wird 3–5 min lang etwas unterhalb des systolischen Blutdrucks gestaut. Der Versuch ist positiv, wenn nicht nur unter, sondern auch distal der Manschette Petechien auftreten. Dies ist bei Endothelstörungen der Gefäße, aber auch bei Thrombozytopenien und Thrombozytopathien der Fall. Der Test spielt heute jedoch keine wesentliche Rolle mehr in der Diagnostik hämorrhagischer Diathesen; er ist durch die Kapillarresistenzprüfung ersetzt.

Tabelle: Erkrankungen, bei denen DIC vorkommt

Infektionskrankheiten	Tumoren
Aspergillose	Karzinome, ausgedehnte
Gelbfieber	Leukämien
Influenza	Neuroblastome
Malaria	
Plasmodium falciparum	Varia
Meningitis	Akutes Leberversagen
Haemophilus	Fettembolie
Meningokokken	Hitzschlag
Miliartuberkulose	Hypothermie
Psittakose	Maligner Bluthochdruck
Rocky Mountain spotted fever	Purpura gangraenosa
Septikämie	Riesenhämangiome
Clostridium welchii	(Kasabach-Meritt-
Gramnegative Keime	Syndrom)
Meningokokken	Schlangenbiß
Pneumokokken	Sichelzellanämie
Staphylokokken	Systemischer Lupus
Streptokokken	erythematodes
Typhus	massives Trauma
	Verbrennungen
	Transfusionen

Entwicklungssequenz der DIC

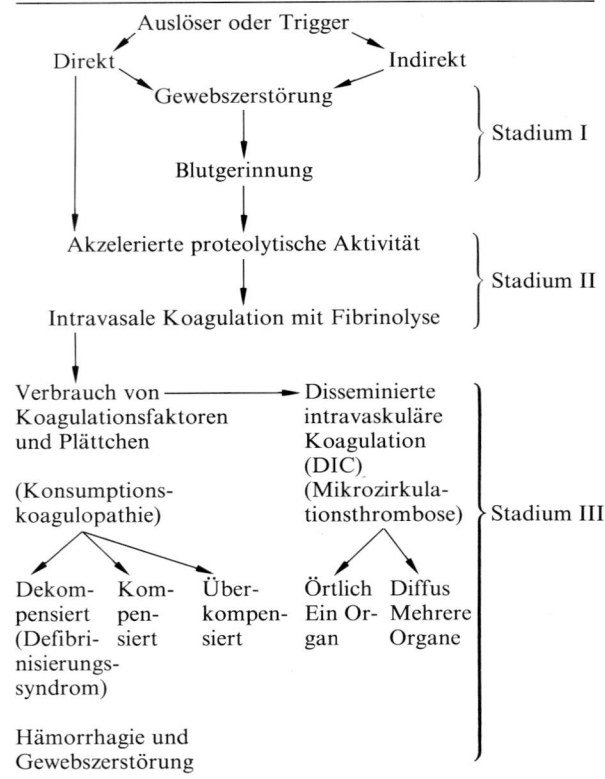

Andere Koagulopathien

Gerinnungsstörungen bei Lebererkrankungen. Wegen der zentralen Stellung der Leber bei der Blutgerinnung kann es infolge unterschiedlicher Erkrankungen dieses Organs (Hepatitis, Zirrhose) zur Verminderung zahlreicher Gerinnungsfaktoren (Prothrombinkomplexe, Antithrombin III) kommen.

Gerinnungsstörungen bei Urämie. Akutes oder chronisches Nierenversagen führt oft zu hämorrhagischer Diathese (hämolytisch-urämisches Syndrom). Schleimhautblutungen (hämorrhagische Gastritis, Kolitis, Epistaxis, Gingivablutungen) kommen vor.

Gerinnungsstörungen bei Paraproteinämie. Purpura ist eine Manifestationsform von Paraproteinämien. Sie findet sich als orthostatische Purpura an den Akren oder als Kryoglobulinämie bei Kälteeinwirkungen. Die Purpura bei Paraproteinämien ulzeriert oft.

Vitamin-K-Mangel

Da zu einer normalen Prothrombinbildung eine intakte Leberfunktion sowie die ungestörte Bildung und Resorption von Vitamin K gehören, können Störungen unterschiedlicher Genese durch Prothrombinmangel zu Koagulopathien führen. Dabei sind die Faktoren II, VII, IX und X vermindert.

Vorkommen. Bei Darm- und Lebererkrankungen sowie medikamentös bedingt.

Ätiologie. Zu mangelhafter Vitamin-K-Resorption kann es auf dem Boden einer Steatorrhö, bei Colitis ulcerosa oder bei Verschlußikterus kommen, weil hier das fettlösliche Vitamin K nicht resorbiert wird. Ebenso tritt Vitamin-K-Mangel nach langfristiger Antibiotikatherapie durch Schädigung der Vitamin-K-produzierenden Darmbakterien oder durch Laxanzienabusus auf. Leberzirrhose, akute gelbe Leberatrophie oder andere toxische Leberschädigungen sind oft die Ursache von Prothrombinmangelzuständen. Häufig ist eine Koagulopathie durch kompetitive Hemmung der Vitamin-K-Produktion im Rahmen einer Antikoagulanzientherapie vom Typ der Cumarine und Indandione verursacht.

Klinik. Hämaturie, diffuse Schleimhautblutungen, großflächige Sugillationen („blaue Flecken") der Haut, die auch schon nach geringsten Traumen auftreten. Muskel- und Gelenkblutungen sowie Blutungen in parenchymatöse Organe sind charakteristisch. Spontanblutungen sind bei Quick-Werten unter 10% zu befürchten.

Verlauf. Abhängig von der Grundkrankheit.

Therapie. Soweit möglich Beseitigung der Grundkrankheit. Vitamin K (Konakion) und Prothrombinkomplexpräparate.

Morbus haemorrhagicus neonatorum

Synonym. Hämorrhagische Diathese der Neugeborenen.

Vorkommen. Gleich nach der Geburt.

Ätiologie. Verminderung des Prothrombinkomplexes auf 20–40% der Normwerte bei Erwachsenen, bei Frühgeborenen noch stärkerer Abfall, bedingt durch Vitamin-K-Mangel der Mutter. Die darmeigene Vitamin-K-Produktion tritt erst nach einigen Lebenswochen ein.

Klinik. Schwere Blutungen in die Haut, Nabelschnurblutungen, Muskelblutungen, Hämatemesis, Meläna und intrakranielle Blutungen (spastische Lähmungen).

Therapie. Vitamin-K-Zufuhr (Konakion).

Purpura hyperglobulinaemica [Waldenström 1948]

Vorkommen. Selten.

Ätiologie. Ursächlich liegen Störungen der Serumeiweißfraktionen bei Myelom, rheumatischen Erkrankungen oder Paraproteinämien (mono- und polyklonale Paraproteine) vor.

Klinik. Die Krankheit verläuft chronisch oder chronisch-intermittierend mit kleinfleckiger Purpura, besonders an den Beinen. Keine Schleimhautblutungen. Der Rumpel-Leede-Test ist positiv. Es finden sich Hyperglobulinämie, Hyper-γ-Globulinämie, mono- oder polyklonale Paraproteine, stark erhöhte BSG (über 100 in der ersten Stunde).

Gerinnungsstörungen bei Verbrauchskoagulopathien

Die Ätiologie dieser Blutungsstörungen ist durch einen meist gesteigerten Verbrauch von Gerinnungsfaktoren und Blutzellen (Thrombozyten, Granulozyten) gekennzeichnet. Intravasal kann es zur Aktivierung der Gerinnung kommen, die bis zur Fibrinbildung führen kann. Die Erkrankung betrifft meist das ganze Gefäßsystem; deshalb kommt es nicht selten zur Entstehung von Fibrinablagerungen an vielen Stellen. Allerdings treten nur kleine Gerinnsel und keine großen Thromben oder Embolien auf. Fibrinogen, Faktor II, V, VIII, XIII, Thrombozyten und Antithrombin III werden innerhalb kürzester Zeit verbraucht.

Zahlreiche Ursachen der Verbrauchskoagulopathien sind bekannt:

1. Einschwemmung von Gewebsthromboplastin in die Blutbahn bei Fruchtwasserembolie, Plazentalösung, Karzinomen etc.
2. Bluttransfusionszwischenfälle bei Verwendung älterer Blutkonserven.
3. Einschwemmung proteolytischer Enzyme in das Blut (akute Pankreasnekrose mit Trypsineinschwemmung, Schlangenbiß, Spinnenbiß).
4. Beeinflussung der Kontaktfaktoren (Aktivierung der Faktoren XI und XII), z.B. bei extrakorporalem Kreislauf und Dextraninfusionen.
5. Varia: Sepsis (Meningokokken, Pneumokokken, Staphylokokken) Malariainfektion, Virusinfektionen, Tumoren (Karzinome, Leukämien), Fettembolien.
6. Aktivierung der Gerinnung durch Bakterientoxine (Meningokokkensepsis).

Waterhouse-Friderichsen-Syndrom
[Waterhouse 1911, Friderichsen 1918]

Synonyme. Fulminante Meningokokkensepsis, akute Nebenniereninsuffizienz.

Definition. Seltene, schwerste Gerinungsstörung mit Endotoxinausschüttung, Hämorrhagien und Gefäßnekrosen sowie Nebenniereninsuffizienz.

Vorkommen. Besonders bei Kindern, seltener bei Erwachsenen beiderlei Geschlechts.

Ätiologie. Sepsis mit Freisetzung von Endotoxinen aus Meningokokken, Staphylokokken, E. coli, Pseudomonas (septische Vaskulitis, Shwartzman-Sanarelli-Phänomen), die zu extremer Verbrauchskoagulopathie führen und Mikroblutgerinnsel an zahlreichen Organen einschließlich der Nebenniere setzen.

Klinik. Hochakut verlaufende Meningo- oder Pneumokokkensepsis mit Schocksymptomatik, Blutungen in die Nebennieren, Durchfällen, Erbrechen und weitausgedehnter, zunächst klein-, später großfleckiger meist symmetrischer Purpura in Haut und Schleimhäuten sowie Ekchymosen *(Purpura fulminans).* Die

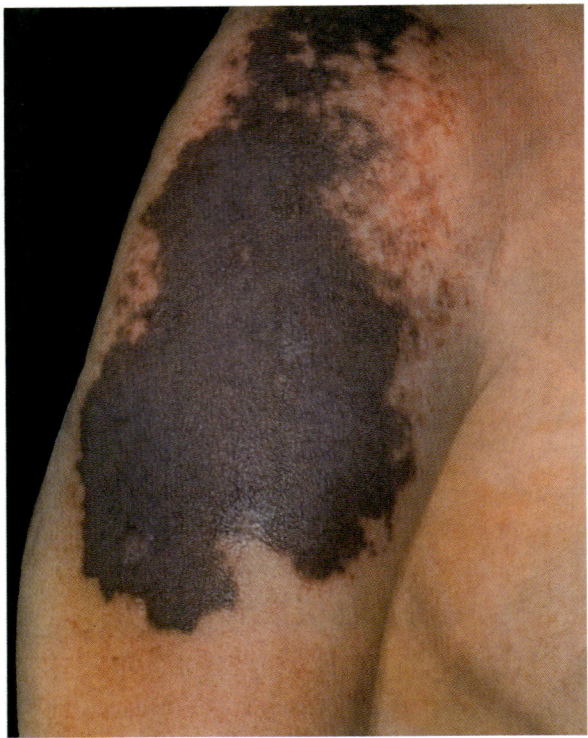

Purpura fulminans bei Sepsis (septische Vaskulitis)

Erkrankung kann aus voller Gesundheit innerhalb von 24 h zum Tode führen.

Verlauf. Schwer, oft letal. Die hämorrhagischen Herde ulzerieren und heilen mit Narben ab.

Diagnose. Purpura, Ekchymosen. Eosinophilie. Schocksymptomatik. Normale Thrombozytenzahl. Bakteriennachweis aus Hautherden, Blut und Liquor.

Therapie. Schock- und Infektionsbekämpfung, Antikoagulation (Heparin).

Moschcowitz-Syndrom [1925]

Synonyme. Purpura thrombotica thrombocytopenica, thrombotische Mikroangiopathie.

Definition. Seltenes, schweres fieberhaftes Krankheitsbild mit fast stets letalem Verlauf, gekennzeichnet durch thrombopenische Purpura, hämolytische Anämie und neurologische Symptome.

Vorkommen. Betrifft fast nur jüngere Erwachsene.

Ätiologie. Wahrscheinlich liegt primär eine Gefäßschädigung im Sinne einer Autoimmunerkrankung vor. Infektionskrankheiten und Medikamentenallergien werden diskutiert. Es kommt zu hyperergisch bedingten Veränderungen an den subendothelialen Abschnitten der Arteriolen, verbunden mit erhöhter Hämolyse und Freisetzung gerinnungsaktiver Substanzen aus Erythrozyten, die alle zusammen eine Verbrauchskoagulopathie verursachen. Fehlen eines Prostazyklinstimulators wird diskutiert.

Klinik. Es kommt plötzlich zu hochfieberhaftem Beginn mit multiplen Thrombosen in den Arteriolen und zerebraler Symptomatik wie Desorientierung, Stupor, dann zu Leber- und Milzschwellungen sowie besonders auffälliger thrombozytopenischer Purpura an fast allen Körperpartien einschließlich Haut und Schleimhäuten. Als weiteres Leitsymptom tritt eine hämolytische Anämie mit Schistozyten bei negativem Coombs-Test auf.

Therapie. Infusion von Plasma (frisch gefrorenes Plasma) ist verschiedentlich erfolgreich.

Wahrscheinlich ebenfalls unter die Koagulopathien ist das folgende Krankheitsbild einzuordnen:

Schmerzhaftes Ekchymosen-Syndrom
[Gardner und Diamond 1955]

Synonyme. „Painful bruising syndrome", „autoerythrocyte sensitization".

Definition. Nur bei Frauen vorkommende, spontan entstehende schmerzhafte Infiltration, die innerhalb von 24 h in Ekchymosen übergehen.

Vorkommen. Sehr selten.

Ätiopathogenese. Längere Zeit wurde das Krankheitsbild als psychisch bzw. hysterisch ausgelöst betrachtet, und es wurde auch an Artefakte gedacht (artefizielle Purpura).
Eine Autoerythrozytensensibilisierung wird angenommen, seitdem man gefunden hat, daß ähnliche Hautveränderungen durch intradermale Injektion autologer Erythrozytensuspensionen ausgelöst werden können. Es wird diskutiert, daß die Ekchymosen durch morphologische und immunologische Erythrozytenanomalien zustande kommen.

Klinik. Nur Frauen zeigen das Krankheitsbild. Bevorzugt an den Extremitäten, aber auch am Rumpf und im Gesicht treten gruppiert schmerzhafte Hautinfiltrationen auf, die innerhalb eines Tages in Ekchymosen übergehen. Die Ekchymosen heilen narbenlos in wenigen Tagen ab. Häufig sind die Hautmanifestationen von Allgemeinsymptomen wie Fieber, Muskelschmerzen, Kopfschmerzen, Abdominalkrämpfen, Gastrointestinalblutungen sowie makroskopischer oder mikroskopischer Hämaturie begleitet.

Diagnose. Sie wird aus dem klinischen Bild, dem Vorkommen nur bei Frauen und aus den Erythrozytenanomalien sowie der Auslösung von Ekchymosen durch Injektion autologer Erythrozyten gestellt.

Differentialdiagnose. Artefakte mit Auslösung von Ekchymosen.

Therapie. Keine; symptomatische Behandlung im Bedarfsfall unter Überwachung von Nieren- und Magen-Darm-Blutungen.

Vaskuläre Störungen der Hämostase

Hier fehlen Gerinnungsstörungen. Auch die Thrombozytenzahl und die Thrombozytenfunktion sind primär normal. Im Vordergrund steht die vaskuläre Schädigung mit erhöhter Duchlässigkeit für Blutbestandteile und damit die abnorme Blutungsneigung. Die Ursachen der Gefäßschädigung sind vielfältig: Vitaminmangel, physikalische Faktoren, Entzündungen, vaskuläre Intoleranzreaktionen, allergische Reaktionen, Stoffwechselstörungen oder angeborene Gefäßanomalien.

Skorbut

Definition. Blutungsneigung der Haut und Schleimhäute infolge von Vitamin-C-Mangel. Skorbut spielte eine wichtige Rolle bei den Seefahrern vom Mittelalter bis zum Beginn der Neuzeit.

Vorkommen. Früher häufig, heute selten; vorwiegend bei Erwachsenen mit Malnutrition.

Ätiologie. Vitamin-C-Mangel führt zu einer mangelhaften Synthese der Grundsubstanz des Bindegewebes, insbesondere der Mukopolysaccharide. Dadurch werden Kollagen, Knorpel- und Knochensubstanz in unzureichender Weise erzeugt. Durch die Gefäßstörungen kommt es zu gesteigerter Kapillardurchlässigkeit.

Klinik. Perifollikuläre Hämorrhagien, Hämatome sowie Zahnfleischblutungen sind Zeichen hämorrhagischer Diathesen bei gestörter Gefäßfunktion. Assoziierte Symptome sind Anämie und depressives Verhalten.

Therapie. 300–500 mg Vitamin C tgl. über mehrere Wochen.

Moeller-Barlow-Krankheit
[Moeller 1859, Barlow 1883]

Synonyme. Säuglingsskorbut, infantiler Skorbut.

Definition. Sie ist die im Kindesalter auftretende Variante des Skorbuts.

Ätiologie. Vitamin-C-Mangel (kommt nicht bei gestillten Säuglingen vor).

Klinik. Petechiale Blutungen an der Haut, besonders um Augen, Ohren und Hals sowie an den Schleimhäuten von Gaumen und Mundhöhle. Auch im Urogenitaltrakt kommt es zu Blutungen, so Haematuria minima. Charakteristisch sind subperiostale Blutungen, Weichteilschwellungen und Pseudoparesen.

Therapie. Vitamin C.

Kasabach-Merritt-Syndrom [1940]

Synonym. Thrombopenie-Hämangiom-Syndrom.

Definition. In der Säuglingszeit auftretende thrombopenische Purpura bei großen kavernösen Hämangiomen.

Vorkommen. Bei Säuglingen und Kleinkindern, selten bei Erwachsenen.

Klinik. Es bestehen ausgedehnte kavernöse Hämangiome an Extremitäten, Stamm oder Gesicht. Bei zunehmendem Wachstum der Hämangiome tritt eine hämorrhagische Diathese auf, die nicht nur vaskulär (riesige Gefäßlumina), sondern auch durch eine Verbrauchskoagulopathie bedingt ist. Überschreitet das Tumorgewicht mehr als 10% des Körpergewichts, kommt es zur hämorrhagischen Diathese. Durch die disseminierte intravasale Koagulation (s.S. 589) wird der Verbrauch an Gerinnungsfaktoren so groß, daß eine normale Blutgerinnung nicht mehr möglich ist. Petechiale Blutungen der Haut, Schleimhautblutungen und Suffusionen treten auf.

Therapie. Blockierung der Hyperkoagulabilität, operative Beseitigung des Hämangioms.

Purpura senilis [Bateman 1835]

Vorkommen. Sehr häufig im hohen Alter in chronisch sonnenexponierter atrophischer Haut, bevorzugt bei Menschen, die mit entblößten Armen im Freien gearbeitet haben.

Ätiologie. Degenerative Veränderungen, begünstigt durch eine aktinische Schädigung an den Gefäßwänden und im umgebenden Bindegewebe (senile Elastose) werden vermutet. Nach langfristiger systemischer oder örtlicher Glukokortikosteroidanwendung sieht man ebenfalls Hämorrhagien vom Typ der Purpura senilis: *Steroidpurpura.*

Klinik. Bevorzugter Sitz dieser für den Patienten beschwerdelosen Veränderungen sind Handrücken und Unterarmstreckseiten alter Menschen. Dabei treten bis münzgroße, scharf begrenzte, rötliche oder blaurötliche hämorrhagische Flecke auf, die langsam durch Hämosiderinablagerung in bräunliche Pigmentierungen übergehen. Die Haut ist atrophisch dünn, sebostatisch und leicht verletzbar.

Therapie. Nicht sicher möglich; bei Glukokortikosteroidinduzierter Purpura Absetzen der Kortisonpräparate. Hautpflege, Versuch mit östrogenhaltigen Externa (Linoladiol).

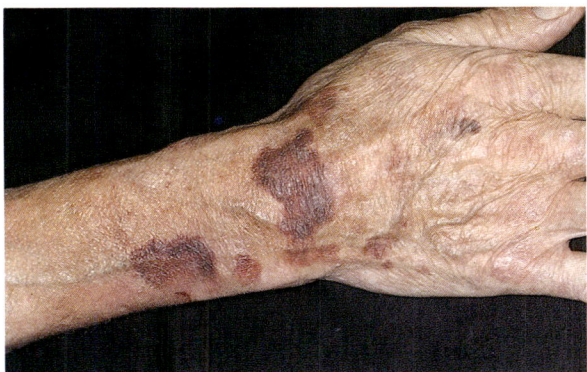

Purpura senilis

Purpura orthostatica [Schultz 1918]

Synonyme. „Purpura jaune d'ocre", Ockerpurpura.

Definition. Petechiale Blutungen an abhängigen Körperpartien, die sekundär in ockerbraune Pigmentierung übergehen können.

Vorkommen. Sehr häufig bei chronischer venöser Insuffizienz der Beine.

Ätiologie. Durch erhöhten hydrostatischen Druck kommt es durch die Kapillarwände zu Erythrozytenextravasaten. Das Hämoglobin des nicht resorbierten Blutes wird zu Hämosiderin abgebaut und in der Haut abgelagert. Zusätzlich kann es auch zu Melaninhyperpigmentierung kommen.

Klinik. Purpura orthostatica tritt an orthostatisch belasteten Körperabschnitten auf. Besonders im Bereich der distalen Drittel der Unterschenkel, seltener an den Unterarmen, kommt es im Rahmen der chronischen venösen Insuffizienz oder bei Herz- und Kreislauferkrankungen zu petechialen Blutungen. Es entwickeln sich rötliche, dann gelbliche, braun-gelbe oder braun-violette Pigmentierungen, die weitflächig konfluieren können und zu dem häufigen Bild der *purpura jaune d'ocre* führen. Die Unterschenkelverfärbung bleibt meist definitiv bestehen.

Therapie. Behandlung der Ursachen. Die Wirksamkeit kapillarabdichtender Medikamente ist umstritten.

Paroxysmales Fingerhämatom [Achenbach 1955]

Synonyme. Fingerapoplexie, paroxysmales Handhämatom, Achenbach-Syndrom.

Definition. Schmerzhafte apoplektiforme Blutungen mit Entwicklung von Hämatomen an den Fingern oder Zehen bei älteren Frauen durch Venenruptur.

Ätiopathogenese. Diskutiert werden örtliche Gefäßfragilität, allergisch-hyperergische Gefäßwandschäden und neurovegetative Störungen.

Klinik. Unter stechendem Schmerz tritt spontan oder nach banaler mechanischer Belastung plötzlich ein Hämatom an der Beugeseite der Finger, meist an einem Finger oder an der Hohlhand, auf. Selten sind ähnliche Hämatome auch an den Füßen zu finden. Die Blutgerinnung ist normal. Im Intervall, besonders nach Anstrengung, sieht man ektatische Venen.

Verlauf. Chronisch-rezidivierend. Die jeweiligen Erscheinungen bilden sich nach wenigen Tagen zurück; die Prognose ist günstig.

Therapie. Symptomatisch, Vermeidung stärkerer mechanischer Belastung.

Artifizielle Hämorrhagien

Blutungen können auch durch *Artefakte* hervorgerufen sein, beispielsweise durch absichtliches Kneipen der Haut. Die Lokalisation ist atypisch. Spritzerartige Blutungen an den vorderen Achselfalten, besonders bei Frauen, werden oft mechanisch durch Druck oder Zug der Kleidung ausgelöst.

Hämorrhagisch-pigmentäre Dermatosen

Wahrscheinlich liegt ihnen allen ein gleichartiger Pathomechanismus zugrunde. Hämorrhagien entwickeln sich auf der Basis histologisch faßbarer chronisch-entzündlicher Kapillarveränderungen (chronische Kapillaritis), die auch im Bereich kleiner Arterien und Venen nachweisbar sein kann. Zusätzlich wirkt der erhöhte hydrostatische Druck an abhängigen Körperpartien prädilektionsbestimmend. Den Blutaustritten folgen gelbbräunliche Hämosiderinablagerungen ins Bindegewebe mit Aufnahme in Makrophagen. Reaktiv kann es zu epidermalen ekzematoiden Veränderungen und Juckreiz kommen.

Purpura anularis teleangiectodes [Majocchi 1896]

Synonyme. Purpura Majocchi, M. Majocchi.

Vorkommen. Selten. Bevorzugt bei Männern im 3.–5. Lebensjahrzehnt.

Ätiologie. Die kleinen Arterien scheinen sich zu verengen, die sich anschließenden Kapillaren im Stratum papillare ampullenartig zu erweitern, wodurch es zur Diapedeseblutung kommt. Zusätzlich besteht eine chronische Kapillaritis mit perivaskulärem lymphohistiozytärem Infiltrat.
Inwieweit labile Hypertonie, Hypotonie oder Polyzythämie eine pathogenetische Rolle spielen, ist ungeklärt. Medikamente kommen wie bei der Schamberg-Krankheit (Purpura chronica progressiva) hauptsächlich als kausale Faktoren in Frage.

Klinik. Beginn der feinfleckigen Purpura symmetrisch an den Beinen, dann Übergreifen auf Stamm und Arme mit punktförmigen roten teleangiektatischen Flecken. Durch zentrifugales Wachstum fließen diese zu annulären oder serpiginösen Herden zusammen. Dazu kommen punktförmige Petechien, die fleckförmig zusammenfließen. Der Farbton ist zunächst dunkelrot, später durch Hämosiderinablagerung rostbraun bis gelblich-bräunlich. Die Teleangiektasien verschwinden später wieder. Im Zentrum der Herde kommt gelegentlich eine geringe Atrophie vor.

Verlauf. Die Erkrankung verläuft ohne Beschwerden über viele Wochen, Monate oder Jahre.

Therapie. S. 596.

Purpura pigmentosa progressiva [Schamberg 1901]

Synonyme. Morbus Schamberg, Dermatosis pigmentaria progressiva, Carbamidpurpura.

Definition. Chronisch rezidivierende und progrediente purpurische Dermatose durch punktförmige Hämorrhagien in gelblich-orange-bräunlichen Herden. Grundsätzlich mit der Purpura Majocchi identisch.

Vorkommen. Nicht selten. In jedem Lebensalter möglich, meist aber Erkrankung älterer Menschen. Selten familiäres Vorkommen. Androtropie.

Ätiopathogenese. Eine pathogenetische Deutung der chronischen Kapillaritis mit lymphohistiozytären Infiltraten und Erythrozytendiapedese im Stratum papillare und oberen Stratum reticulare der Dermis ist nicht sicher möglich. Es wird an allergische Reaktionen vom Spättyp (Typ IV nach Coombs und Gell) gedacht. Das würde auch den positiven Ausfall von Epikutantests mit carbromalhaltigen Arzneimitteln im erkrankten Hautareal oder nach Hornschichtabriß (Tesafilm) erklären. Schlaf- und Beruhigungsmittel enthalten oft Carbromal (Carbamide). Aber auch andere Arzneimittel kommen als Auslöser in Betracht, so Diazepame (Valium) oder meprobamathaltige Medikamente. Die pigmentäre Dermatose tritt meist nach chronischem Gebrauch der Medikamente auf. Der Zusammenhang mit einem Medikament wird jedoch oft nicht erkannt. In der Folge genügt die gelegentliche Einnahme einer Tablette, um das kosmetisch störende Krankheitsbild zu unterhalten.
Auch andere Arzneistoffe, Nahrungsmittelzusatzstoffe, Inhalationsantigene (Hausstaub, Hausstaubmilben) und Kontaktallergene (gefärbte Textilien) werden als Ursache angenommen.
Schließlich ist an eine chronische Lebererkrankung zu denken, obwohl die ätiopathogenetischen Zusammenhänge nicht sicher geklärt sind. Auch bei Störungen des hepatischen Porphyrinstoffwechsels wurde die Erkrankung bekannt: *Purpura porphyrica* (Ippen, Goerz und Brüster 1965).

Klinik. Beginn meist symmetrisch an den Unterschenkeln, dann auch Übergreifen auf Oberschenkel, Bauch und obere Extremitäten. Es finden sich unregelmäßig konfigurierte, verschieden große, bräunlich-rote Flecke mit randständigen stippchenartigen Petechien (cayennpfefferartig), die nicht wegdrückbar sind. Später werden die Herde gelblich, schließlich blassen sie ab. Gelegentlich tritt eine geringfügige Atrophie auf.

Histopathologie. Chronische Kapillaritis im Str. papillare, lymphohistiozytäres perivaskuläres Infiltrat mit extravasal liegenden Erythrozyten und Siderophagen. Die Eisenreaktion ist positiv.

Diagnostik. Da allergische Phänomene oder Intoleranzreaktionen möglicherweise eine Rolle spielen, können in Frage kommende Medikamente auch epikutan getestet werden. Der Epikutantest ist im Herd, an orthostatisch belasteten Körperpartien (Unterschenkel) oder nach Entfernen der oberflächlichsten Hornschichten (Tesafilmabriß) gelegentlich positiv.

Therapie. S. 596.

« Dermatite lichénoïde purpurique et pigmentée »
[Gougerot und Blum 1925]

Synonym. Lichenoide Purpura

Definition. Hämorrhagisch-pigmentäre Dermatose vom Typ der Purpura pigmentosa progressiva (Schamberg), zusätzlich mit lichenoiden Papeln. Es handelt sich um eine Erkrankung älterer Menschen.

Ätiopathogenese. Wie bei Purpura pigmentosa progressiva. Zusätzlich kann es zu einer stärkeren epidermalen Beteiligung mit entzündlicher Infiltration und Ausbildung lichenoider Papeln oder Plaques kommen.

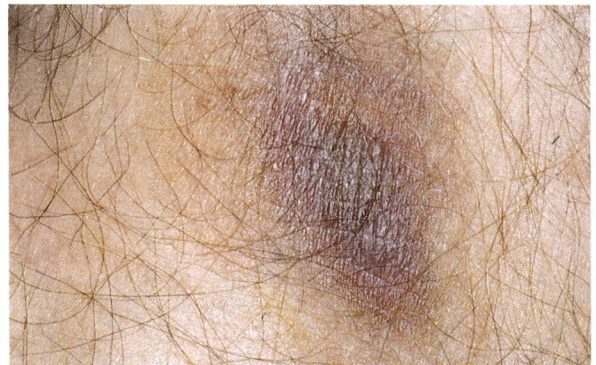

Dermatite lichénoïde purpurique et pigmentée

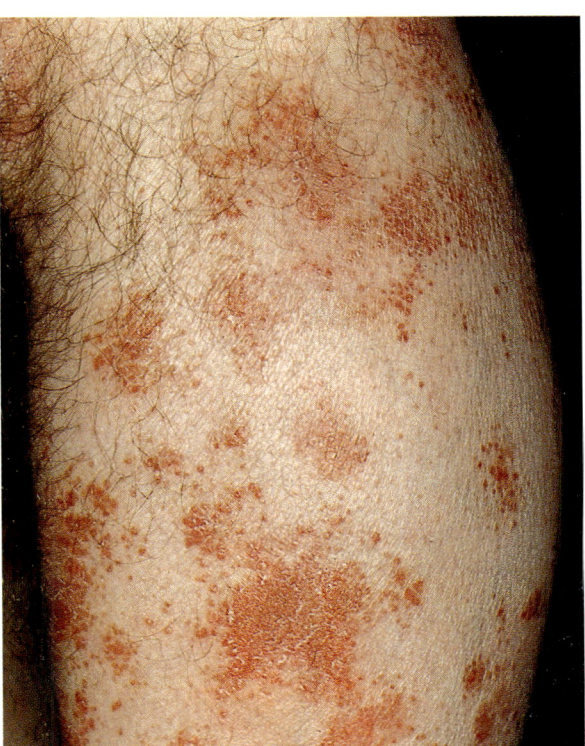

Purpura pigmentosa progressiva

Klinik. Bevorzugt an den Beinen manifest, seltener am Stamm mit Effloreszenzen wie beim M. Schamberg. Es kommen innerhalb der hämorrhagisch-pigmentierten Herde stecknadelkopfgroße, dichtstehende, lichenoide, plane polygonale Papeln vor, von anfänglich roter, später bräunlicher bis blaurötlicher Farbe. Der Farbton ist durch Hämosiderinablagerungen bedingt. Auch umschriebene hämorrhagisch-pigmentierte lichenoide Areale mit feiner Schuppung können sich entwickeln. Da Juckreiz vorkommt, verursacht das Kratzen an den Herden möglicherweise reaktiv die Papelbildung.

Differentialdiagnose. Lichen aureus.

Therapie. Siehe unten.

Ekzematidartige Purpura
[Doukas und Kapetanakis 1953]

Synonyme. „Eczematid-like purpura", „itching purpura", disseminierte pruriginöse Angiodermatitis.

Definition. Juckende, hämorrhagisch-pigmentierte und pityriasiform schilfernde Dermatose aus disseminierten Herden, besonders an den unteren Extremitäten bei älteren Männern.

Ätiopathogenese. Wie bei Purpura pigmentosa progressiva (Schamberg). Stärkere Beteiligung der Epidermis unter Spongiose und reaktiver mäßiger Akanthose sowie Ortho-/Parahyperkeratose. Daher wird besonders an eine exogene Auslösung (Kontaktpurpura) sowie an Reiben von Kleidung gedacht.

Klinik. Vor allem an den Beinen, aber auch am Rumpf multiple, bis münzgroße, ovale, pityriasiform schilfernde, ekzematidartige Herde mit gelblich-bräunlicher Note, die übersät sind von flohstichartigen Petechien. Geringe Infiltration und mäßiges Jucken werden beobachtet.

Differentialdiagnose. Hämorrhagische Arzneimittelexantheme.

Therapie der hämorrhagisch-pigmentären Dermatosen
Die aufgezählten Formen sind sämtlich harmlos, aber oft kosmetisch sehr störend. Therapeutisch sind alle recht resistent. Wichtig sind Erkennen und Meiden der auslösenden Faktoren sowie Behandlung der Grunderkrankung. Zusätzlich Beseitigung der die Dermatose begünstigenden Stauungszustände an den unteren Extremitäten durch Kompressionsverbände.
Innerlich: Bei weitausgedehnten Formen können kurzfristig Glukokortikosteroide in niedriger Dosierung (20–40 mg Prednisolonäqivalent) verabfolgt werden; sie wirken aber nur morbostatisch. Die Wirkung sog. gefäßabdichtender Medikamente (Rutinion, Styptobion, Vitamin C) ist nicht sicher belegt.
Äußerlich: Oft wirkt die Anwendung einer schwachen glukokortikosteroidhaltigen Creme, die über einen kurzen Zeitraum gegeben werden kann, bessernd.

Lichen aureus [Martin 1958]

Synonym. Lichen purpuricus (Haber 1960).

Definition. Sehr seltene Dermatose, die durch das Auftreten einer Gruppe von purpurischen Papeln in einem umschriebenen kleineren Hautareal gekennzeichnet ist.

Vorkommen. Bevorzugt bei Erwachsenen.

Ätiopathogenese. Ursache unbekannt. Beziehungen zu Lichen ruber planus bestehen offenbar nicht. Die Tatsache, daß bei dieser Dermatose eine deutliche lymphohistiozytäre Infiltration mit Extravasation von Erythrozyten und Hämosiderinablagerung nachweisbar ist, läßt daran denken, daß der Lichen aureus in die Gruppe der hämorrhagisch-pigmentären Dermatosen gehört. Die Auslösung der Hauterscheinungen durch Medikamente wird diskutiert.

Klinik. Meist einseitig, oft in segmentärer zosterartiger Anordnung entsteht ohne vorhergehende Störungen irgendwo an der Haut, besonders am Unterschenkel eine Gruppe von kleinen lichenoiden Papeln von kontusiformem, purpurartigem oder mehr rötlich-bräunlichem Farbton, die scharf gegenüber der normalen Haut abgesetzt sind. Die kleinen lichenoiden Papeln sind oft von einer feinen rötlichen oder gelblichen Zone umgeben.

Symptome. Gelegentlich geringfügiger Juckreiz; kann zu geringer Lichenifizierung führen.

Histopathologie. Die frische lichenoide Primäreffloreszenz ist charakterisiert durch eine normale Epidermis, manchmal mit einer sehr diskreten Exozytose, und ein vorwiegend perivaskuläres, mehr oder minder dichtes bandförmiges lymphohistiozytäres Infiltrat in der oberen Dermis. Meist ist dies durch ein Band normalen Bindegewebes von der Epidermis getrennt. Leichte Kapillaritis mit geschwollenen Endothelien, welche das Kapillarlumen verlegen können, und Erythrozytendiapedese. Erythrozyten findet man frei im Gewebe oder nach Hämoglobinumwandlung Hämosiderin, das auch in Makrophagen vorkommt.

Verlauf. Chronisch über Monate bis Jahre; danach spontane Regression ohne Residuen.

Differentialdiagnose. Bei Sitz an den unteren Extremitäten «dermite lichénoïde purpurique et pigmentée», ferner Arzneiexanthem.

Therapie. Nicht nötig; gegebenenfalls niedrigkonzentrierte glukokortikoidhaltige Externa. Meiden der angeschuldigten Medikamente.

Purpura durch allergische Vaskulopathien

Entzündliche Veränderungen an den kleinen Gefäßen führen zur Permeabilitätssteigerung der Gefäßwände und zu Hämorrhagien. Im Vordergrund stehen direkte Einflüsse auf die Gefäße durch allergische Mechanismen. In einzelnen Fällen sind bei Immunkom-

Elephantiasis

Elephantiasis ist eine unförmige Schwellung von Körperteilen durch chronische Lymphstauung, Obliteration der Lymphwege und reaktive fibrosierende Entzündungen mit Bindegewebswucherung (Fibrose, Verschwielung, Dermatosklerose). Anfangs bestehen noch eindrückbare Schwellungen, aber mit zunehmender Fibrosierung und Neubildung von Kollagenfasern wird die Haut derb: *Pachydermie*. Die Schwellungen nehmen laufend zu, bis sie schließlich monströs werden. Elephantiasis ist am häufigsten an den Unterschenkeln. Aber auch andere Hautbereiche wie Genitale mit Skrotum, Penis oder Labien, ferner Lippen, Ohren, Handrücken oder Nase können betroffen sein. Mit jeder Zunahme der Elephantiasis verschlechtert sich die Funktion, beispielsweise die Gehfähigkeit bei Sitz an den Beinen. Ein elephantiastisch verändertes Bein kann im Extremfall so schwer und unförmig werden, daß die Gehfunktion erlischt. Die Hautfarbe ist zunächst weißlich-gelb, dann bläulich-rot und später schmutzig-braun. Die anfangs glatte Haut neigt zu Schuppung mit verruziformen Hyperkeratosen, papillomatöser Wucherung, aber auch zu Ulzerationen. Mazerationsvorgänge zwischen den blumenkohlartigen Wucherungen erzeugen übelriechenden Fötor und sind Ausgangspunkt für bakterielle und mykotische Sekundärinfektionen.

Folgende Krankheitsbilder sind abzugrenzen:

Tabelle: Differentialdiagnose sekundärer Lymphödeme

Einseitiges Lymphödem	Beidseitiges Lymphödem
Venös	*Funktionell*
Beinvenenthrombose	Statische Ödeme
Beckenvenenthrombose	Prämenstruelle Ödeme
Beckenvenensporn	Schwangerschaftsödeme
Postthrombotisches Syndrom	
	Alimentär
Maligne Tumoren	Chronische Unterernährung
Uterus	Eiweißmangel
Prostata	Exsudative Enteropathie
Weichteiltumoren	
Mamma (bei angiosarkomatöser Umwandlung: Stewart-Treves-Syndrom)	*Medikamente*
	Gestagene
	Guanethidinderivate
Lymphome	8-Methoxypsoralen
	Glukokortikosteroide
Pilze	Antihypertensiva, Saluretika
Chromomykose	
	Interne Störungen
Viren	Niereninsuffizienz
Herpes simplex recidivans in loco	Herz-Kreislauf-Insuffizienz
	Leberstauung
Bakterien	
Erysipel	*Dermatosen*
Oedema indurativum bei Lues	Psoriasis pustulosa generalisata
Würmer	
Filarien: Wucheria bancrofti	
Brugia malaya	
Mechanisch	
Nach Lymphknotenausräumung	
Nach Lymphknotenbestrahlung	
Entzündung	
Sudeck-Syndrom	
Quincke-Ödem	
C_1-Esteraseinhibitormangel	

Elephantiasis tropica

Synonym. Elephantiasis filarica.

Hauptursache der Elephantiasis in den Tropen ist die Filariasis. Die Filarien Wuchereria bancrofti und Brugia malaya entwickeln sich in den Lymphgefäßen der Beine und des Genitalapparats, erzeugen Entzündungen und konsekutive Verlegung der Lymphabflußwege. Sekundäre bakterielle Infekte einschließlich Erysipele komplizieren das Krankheitsbild. Die Schwellungen können insbesondere im Genitalbereich groteske Formen annehmen (s.S. 233).

Elephantiasis chromomycetica

Synonyme. Dermatitis verrucosa, schwarze Blastomykose, Chromoblastomykose.

In den Tropen muß bei jeder Schwellung der Extremitäten, besonders der Beine mit psoriasiformer, narbiger elephantiastischer Komponente an die Chromomykose gedacht werden (s.S. 213). Erreger sind verschiedene Pilze aus der Gruppe der Dermatiaceen, die als gemeinsames Merkmal runde, braune „fumagoide" Zellverbände bilden und in Kulturen als dunkle Massen wachsen.

Differentialdiagnose. An Myzetom ist zu denken.

Elephantiasis nostras

Definition. So werden alle polyätiologischen Krankheiten mit sekundärer lymphödematöser Schwellung zusammengefaßt, die in unseren (lat. nostras) Breiten vorkommen und nicht durch die in den Tropen prävalenten Filarien oder Chromomykoseinfektionen bedingt sind.

Vorkommen. Relativ häufiges Krankheitsbild, wenn neben den gigantischen Verlaufsformen auch die abortiven Schwellungszustände einbezogen werden. Meist ist die Erkrankung einseitig und entwickelt sich bei älteren Patienten beiderlei Geschlechts.

Ätiologie. Verschiedenste Ursachen können elephantiastische Lymphödeme auslösen:

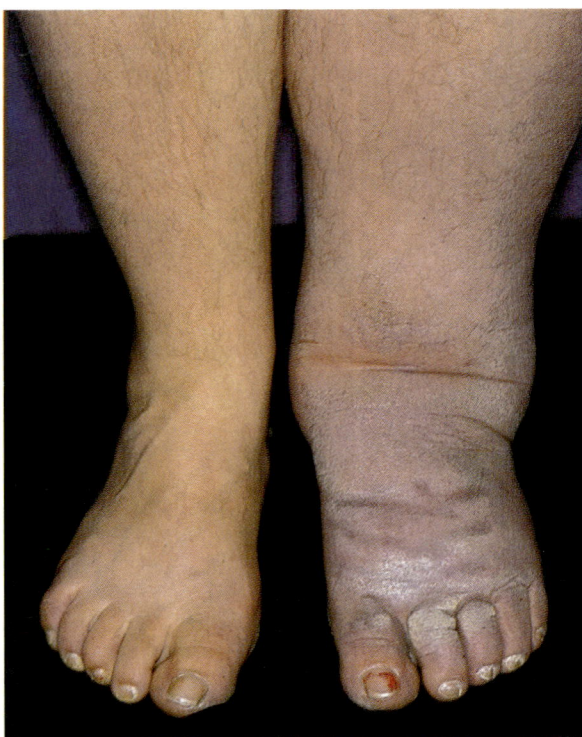

Elephantiasis nostras nach chronisch-rezidivierenden Erysipelen am linken Bein

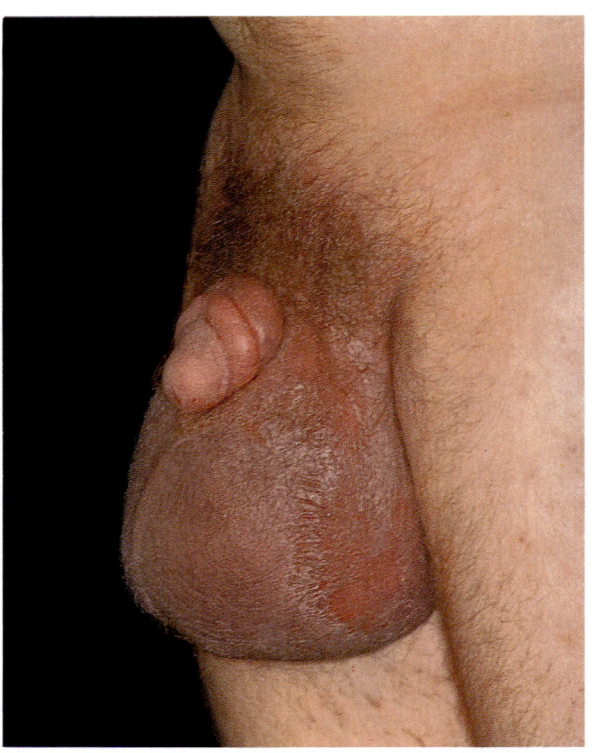

Elephantiasis scrotalis nach chronisch-rezidivierenden Erysipelen

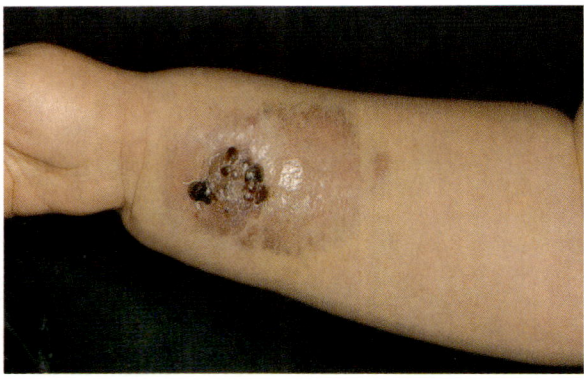

Lymphödem mit Stewart-Treves-Syndrom

Chronisch-rezidivierende Erysipele. Sie sind die häufigste Ursache. Eintrittspforten für die Streptokokken stellen selbst kleinste Läsionen, meist in den Zehenzwischenräumen infolge von Fußmykosen dar. Je stärker sich die Elephantiasis ausgebildet hat, um so häufiger finden sich Erosionen, Rhagaden oder mazerative Hautveränderungen. Die immer wiederkehrenden Erysipele verstärken durch ausgedehnte Entzündungen im Hautbindegewebe die Verlegung der Lymphspalten.

Herpes simplex recidivans in loco. Er kann zu elephantiastischen Schwellungen von Penis, Skrotum, Labien, Lippen, Fingern oder Handrücken führen.

Lymphogranulomatosis inguinalis. Diese führt zu Elephantiasis der Genitalien.

Thrombophlebitiden und Periphlebitiden. Sie führen zu entzündlicher Obliteration der Lymphgefäße an den Beinen.

Tumoren. Karzinome, maligne Melanome und Sarkome können die Lymphbahnen verlegen oder durch Lymphbahninfarkte und Lymphknotenmetastasen zu chronischer Lymphstauung Anlaß geben.

Operationen. Eingriffe radikaler Art mit Ausräumung von regionalen Lymphknoten wie Ablatio mammae sind gelegentlich von Elephantiasis der Arme begleitet.
Auf dem Boden dieser Veränderung kann es nach 5–20 Jahren zur Entwicklung eines *Hämangiolymphosarkoms* kommen, das sich in Form bläulich-roter, infiltrierter metastasierender Knötchen und Knoten äußert, welche später zerfallen können: *Stewart-Treves-Syndrom* (1948).

Histopathologie. Die polyätiologischen Formen der Elephantiasis nostras zeigen ein unspezifisches Bild mit weitgestellten Lymphgefäßen, streckenweise fehlenden Lymphbahnen, ödematöser Durchtränkung des kutanen und subkutanen Gewebes mit Blutgefäßerweiterung und perivaskulären entzündlichen Infiltraten um Lymph- und Blutgefäße. Hinzu treten Fibrose und Sklerosierung, d.h. Dermatosklerose.

Verlauf. Der Verlauf ist zumeist progredient und hängt von der auslösenden Grundkrankheit ab. Elephantiastisch fibrosierte Körperpartien sind meist irreversibel vergrößert.

Diagnose. Die klinische Diagnose ist leicht, die ätiologische oft schwer. Wichtig ist die Anamnese. Beispielsweise pflegt beim rezidivierenden Erysipel das Fieber von Rückfall zu Rückfall geringer, die Allgemeinsymptome unauffälliger und die BSG weniger beschleunigt zu werden: mitigiertes Erysipel. Gefäßdiagnostik mit Lympho-, Arterio- und Venographie kann angezeigt sein.

Therapie. Sie richtet sich nach dem Grundleiden.
Innerlich: Antibiotische Behandlung als Prophylaxe bei chronisch-rezidivierendem Erysipel mit Depotpenicillinen (Tardocillin 1200) i.m., die etwa alle 3–4 Wochen bis zur völligen Sanierung der Eintrittspforten (Zehenzwischenraummazeration, Rhagaden, Tinea pedum), oft über viele Monate gegeben werden. Antiphlogistische Therapie im Einzelfall durch Glukokortikosteroide, um überschießende fibroblastische Gewebsreaktionen abzubremsen.
Äußerlich: Sanierung der Eintrittspforten bei chronisch-rezidivierendem Erysipel; konsequente Therapie und Prophylaxe einer Fußmykose mit sorgfältiger Fußpflege. Bei hochgradiger Elephantiasis haben sich Kompressionsverbände und Gummistrümpfe höherer Kompressionsklassen (III und IV) nach Maß bewährt. Im Einzelfall kommen auch chirurgische Maßnahmen in Betracht.

Neurotrophische Ulzerationen

Synonyme. „Mal perforant", malum perforans, perforierende Ulzeration, anästhetische Ulzera.

Definition. Es handelt sich um chronische, schmerzlose, nichtinflammatorische Ulzerationen, die sich bei neurologischen Störungen an Stellen entwickeln, an denen Druck oder ständige Traumatisation auf die Haut einwirkt.

Ätiologie. Die chronischen Ulzerationen entstehen in Hautbereichen, wo die Schmerzempfindung verloren gegangen ist und sehr wahrscheinlich auch vegetative Funktionen nicht mehr normal sind. Viele neurologische Erkrankungen können für den Verlust sensorischer Funktionen verantwortlich sein, so das kongenitale Fehlen von Schmerzempfindung, Syringomyelie, Tabes dorsalis, periphere Nervenveränderungen, Polyneuropathie, beispielsweise bei Diabetes mellitus oder Lepra, spinale vaskuläre Erkrankungen, periphere Nervenverletzungen u.a.

Klinik. Neurotrophische Ulzerationen haben gewisse Prädilektionsstellen. Häufig sind die Fußsohlen, besonders Groß- und Kleinzehenballen sowie Fersen betroffen. Hier besteht oft aufgrund der neurotrophischen Veränderungen eine Neigung zur Kallusbildung. Durch Druck oder nach Verletzung kommt es in den anästhetischen Gebieten, die meistens auch anhidrotisch sind, zu einer schmalen Fissur in einem kallösen Bezirk, der sich nach Infektion vergrößert, zentral nekrotisch wird und ulzeriert. Jetzt sieht man ein torpides Ulkus, daß in der Umgebung sehr stark von kallösem Horn umgeben ist, zentral nekrotisch erscheint und bei Palpation schmerzlos bleibt. Meist findet man unter dem nekrotischen Material den Ulkusgrund ohne Granulationstendenz. Gelegentlich kommt es zu einer Mitbeteiligung des darunterliegenden Knochens im Sinne einer Osteomyelitis oder Osteolyse. Auch Osteoporose wird nicht selten beobachtet.

Diagnose. Die Diagnose ist meist leicht. Wichtig ist, daß die Veränderungen anästhetisch sind und Ulzerationen auf dem Boden arterieller oder venöser Durchblutungsstörungen sowie Stoffwechselstörungen (Diabetes mellitus), Infektionen (Syphilis) und Tumoren (Epithelioma cuniculatum, amelanotisches Melanom) ausgeschlossen werden. Zur Diagnose der zugrundeliegenden neurologischen Veränderungen ist Kooperation mit einem Neurologen empfehlenswert. Im folgenden sollen 3 typische Krankheitsbilder erwähnt werden.

Neurotrophisches Ulkus bei trophischem Trigeminus-Syndrom

Definition. Es handelt sich um eine trophische Ulzeration, besonders an den Nasenflügeln, die kleineren Traumen der anästhetischen Haut innerhalb des Trigeminusbereichs folgen kann.

Vorkommen. Selten. In unseren Breiten hauptsächlich nach Verödung des Ganglion Gasseri.

Ätiopathogenese. Neurotrophische Veränderungen im Trigeminusbereich, die sich nach Verletzung, Erkrankung oder Verödung des Ganglion Gasseri ausbilden, führen zur Störung der Schmerz- und Temperaturempfindung. Sie kommen hauptsächlich bei Syringobulbie, Verschluß der hinteren unteren Zerebellararterie oder bei Entzündung des N. trigeminus auf dem Boden von Lepra vor. Bei uns entsteht die Gesichtsanästhesie im Trigeminusbereich häufig durch Verödung des Ganglion Gasseri mit Alkohol wegen Trigeminusneuralgie.
Nach geringeren Traumen, die wegen der Anästhesie nicht registriert werden, kommt es zur Entwicklung der typischen Symptomatik an der Haut.

Klinik. Zwischen der neurotrophischen Ulzeration und der Verödung des Ganglion Gasseri können Wochen, Monate oder sogar Jahre liegen. Betroffen sind meist die Nasenflügel. Hier entsteht eine verkrustete entzündliche Stelle, die sich in ein wachsendes Ulkus umwandelt, das den Nasenknorpel zerstört und sich auf die Umgebung ausbreitet. Meistens wird die Nasenspitze ausgespart. Die Defektbildung ist sehr charakteristisch und verursacht eine schwere kosmetische Störung.

Symptome. Sie sind wegen Gesichtsanästhesie gering.

Verlauf. Chronisch.

Differentialdiagnose. Diese hat Artefakte zu berücksichtigen, ferner das Basaliom (Ulcus rodens), zumal auch neurotrophische Ulzerationen keine große entzündliche Gewebsreaktion aufweisen. Hier entscheidet die Biopsie. Auch bei chronischem postenzephalitischem Parkinsonismus wurden ähnliche Ulzerationen der Nasenflügel gesehen, allerdings ohne Anästhesie.

Therapie. Diese ist nur unterstützend. Wichtig ist die Vermeidung zusätzlicher Traumatisation und bakterieller Sekundärinfektion. Die Anfertigung einer Epithese wird von manchen empfohlen.

Acroosteopathia ulcero-mutilans familiaris
[Thévenard 1942]

Synonyme. Thévenard-Syndrom, Acropathia ulcero-mutilans, M. Thévenard, primäre neuropathische Akrodystrophie.

Definition. Dieses Syndrom tritt familiär auf und ist charakterisiert durch schmerzlose Ulzerationen an den Druckstellen der Füße, Akroosteolyse und sensorische Neuropathie vom Typ einer Pseudosyringomyelie.

Vorkommen. Im dermatologischen Bereich selten. Familiäre Häufung sowohl beim männlichen als auch beim weiblichen Geschlecht. Der Erkrankungsbeginn läßt sich meist bereits bis ins Kindesalter oder die frühe Jugend verfolgen. Der Erbgang scheint autosomal dominant mit unterschiedlicher Penetranz zu sein. Es besteht eine primäre Degeneration der peripheren Nerven der hinteren Wurzeln ohne entzündliche Veränderung, wahrscheinlich aber auch Gefäßveränderungen.

Klinik. Bereits im Kindesalter oder in der frühen Jugend kommt es an den unteren, aber auch an den oberen Extremitäten zu vegetativen trophischen Störungen in Form von Akrozyanose sowie Finger- und Zehenschwellung (Wurstfinger). Im Bereich der trophisch gestörten Extremitäten sind Temperaturempfindung und Oberflächensensibilität herabgesetzt oder fehlen ganz. Gelegentlich findet man auch Pyramidenzeichen, die sich in einer Hyperreflexie oder in einem positiven Babinski-Phänomen äußern können. An den Knochen entwickeln sich Osteoporose und Osteolyse. Im Bereich der trophisch gestörten Extremitäten können sich die beschriebenen schmerzlosen neurotrophischen Ulzerationen entwickeln.
Nicht selten sind zusätzliche Symptome wie Status dysraphicus (Spina bifida), Hallux valgus oder Pes planus u.a.

Verlauf. Langsam progredient.

Differentialdiagnose. Wichtig ist die Beachtung des familiären Vorkommens. Diese ermöglicht die Abgrenzung gegenüber der Acropathia ulceromutilans nonfamiliaris. Weiter ist an Syringomyelie zu denken. Hier sind aber die trophischen Störungen vielfach an den oberen Extremitäten zu finden. Ferner muß an neurotrophische Ulzera bei Tabes dorsalis oder Lepra gedacht werden, schließlich auch an Polyneuropathien durch Alkohol, Diabetes mellitus oder Vitamin-B_1-Mangel. Auszuschließen ist chronische Osteomyelitis an den Phalangen, zumal wenn neurologische Ausfälle nicht vorhanden sind.

Acropathia ulcero-mutilans nonfamiliaris
[Bureau und Barrière 1955]

Synonyme. Acropathia ulcero-mutilans acquisita, nichtfamiliäre pseudosyringomyeliische ulzero-mutilierende Akropathie, Bureau-Barrière-Syndrom,

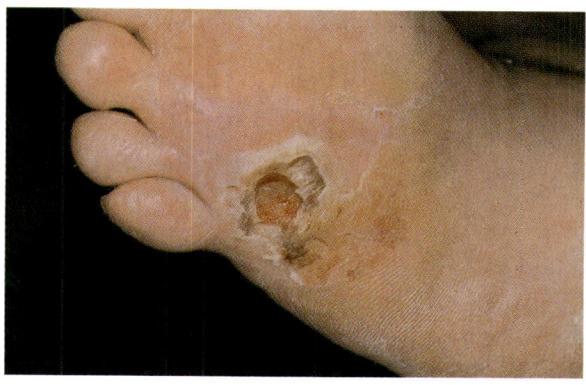

Neurotrophisches Ulkus bei Acropathia ulcero-mutilans nonfamiliaris

Acropathia ulcero-mutilans et deformans pseudosyringomyelitica.

Definition. Es handelt sich um eine nichtfamiliäre essentielle neurotrophische Akroosteolyseform unbekannter Genese.

Vorkommen und Pathogenese. Die Erkrankung ist selten und kommt praktisch nur bei Männern vor. Familiäre Häufung wurde nicht bekannt. Stets handelt es sich um sporadische Fälle. Die Erkrankung beginnt im mittleren Lebensalter. Provozierender Faktor ist chronischer Alkoholismus.
Anamnestisch sind oft physikalische Schäden wie Tragen von Gummistiefeln oder Frostschäden ursächlich verantwortlich gemacht worden. Auch kommt die Erkrankung besonders bei bestimmten Berufsgruppen wie Weinbauern und Bauarbeitern oder auch bei vagabundierenden Menschen vor. Man nimmt heute multifaktorielle Einflüsse an.

Klinik. Meist zwischen dem 40. und 50. Lebensjahr entwickeln sich die klinischen Hauptsymptome:

Neurotrophische Veränderungen. Diese sind konstant und betreffen besonders den Verlust der thermischen Sensibilität im Bereich der betroffenen Extremität, meist bis zur Mitte des Unterschenkels, mit einer auffallenden Neigung zur Hyperhidrose. Letztere ist auch durch örtliche Temperaturveränderung sowie durch emotionale Reize auszulösen. Der Achillessehnenreflex fehlt fast immer. Muskuläre Atrophien können sich später einstellen, auch Wadenkrämpfe.

Trophische Ulzerationen. Vor allen Dingen an den Fußsohlen, über der Basis der Zehengrundgelenke oder der Fußphalangen, besonders auch im distalen Plantarbereich in Kalluszonen. Die Ulzera entsprechen dem typischen Bild des Mal perforant.

Gewebshypertrophie. Diese kann zu elephantiasisartiger Verplumpung des betreffenden Fußes führen und ist ein Zeichen der neurotrophischen Störungen. Sekundär kann es zu ödematös-verrukösen Veränderungen und Pachydermie kommen. Nicht selten entwickeln sich von dort aus rezidivierende Erysipele.

Knochenveränderungen. Sie entwickeln sich sekundär. Röntgenologisch bietet sich das Bild der Osteoporose und Osteolyse. Die Knochen der Endphalangen und der distalen Metatarsalia sehen wie abgenagt aus. Das Arteriogramm ist in diesen Fällen stets normal.

Symptome. Hypochrome Anämie, Dysproteinämie und – vielfach auf dem Boden von chronischem Alkoholabusus – Leberveränderungen können auftreten.

Prognose. Ungünstig im Hinblick auf Heilung.

Differentialdiagnose. Diese hat besonders die Acropathia ulcero-mutilans familiaris (Thévenard-Syndrom) zu berücksichtigen.

Therapie. Sie muß auf das Grundleiden, besonders den chronischen Alkoholismus ausgerichtet sein. Die Lokalbehandlung sollte antiinfektiös und wundheilungsfördernd geführt werden. Kallus am Ulkusrand ist horizontal abzutragen. Auf entsprechende Knochenveränderungen oder Osteomyelitis ist zu achten. Zur Ausschaltung örtlicher mechanischer Reize kommen orthopädische Schuhe in Betracht. Zur Behandlung der Polyneuropathie werden symptomatisch α-Liponsäure (Thioctacid) und bei Wadenkrämpfen eine Chinin-Theophyllin-Kombination (Limptar) empfohlen. Zusammenarbeit mit Neurologen und Orthopäden ist anzustreben.

Störungen der Melaninpigmentierung

Struktur und Funktion der Melanogenese

Unter den normalen 4 Hautpigmenten Oxyhämoglobin, reduziertem Hämoglobin, Melanin und Karotin ist das Melanin sehr bedeutsam. Durch Melaninbildung kann sich die Haut wirkungsvoll vor aktinischen Einflüssen, insbesondere vor den Folgen der Ultravioletteinstrahlung schützen. Fehlt die Fähigkeit zur Melaninbildung wie bei Patienten mit Albinismus, so ist der betreffende Mensch, besonders in lichtreichen Klimazonen, durch das Fehlen dieser Schutzfunktion der Haut sehr beeinträchtigt. Starke Sonnenbrandreaktionen sind akute Ereignisse. Wesentlich folgenreicher ist die chronische Lichtschädigung der Haut mit Teleangiektasien und Depigmentierungen, aktinischer Elastose, aktinischen Keratosen und malignen epithelialen Hauttumoren. Alle diese Ereignisse treten bei Patienten mit fehlender oder geringer Melaninbildung wesentlich früher in Erscheinung. Bei stark pigmentierten Menschen (Neger) kommen diese Auswirkungen chronischer Lichtexposition praktisch nicht vor.

Melanozyten

In der Haut existieren als Träger der Melanogenese die *Melanozyten*. Diese Zellen können Tyrosinase synthetisieren, welche in speziellen zytoplasmatischen Organellen, den Melanosomen, eingelagert wird und die Synthese sowie später die Ablagerung von Melanin bewerkstelligt. Obwohl Melanozyten an verschiedenen Orten des menschlichen Körpers wie Auge, Zentralnervensystem, Schleimhäuten, Innenohr und an der Haut vorkommen, stammen sie alle von der Neuralleiste, sind also ektodermaler Herkunft. Etwa zu Beginn des 3. Fetalmonats erreichen sie über das Korium die Orte späterer Pigmentbildung, nämlich die epidermale Verbundzone und die Grenze zur Haarmatrix. Man kann also 2 Melanozytensysteme unterscheiden: das epidermale und das piläre Melanozytensystem. Unter pathologischen Bedingungen können beide, gelegentlich aber auch nur eines der beiden, pathologische Veränderungen aufweisen. Durchschnittlich sind 1560 Melanozyten/cm² Haut vorhanden. Die Schwankungen sind aber beachtlich. So wurden bei Weißen 800 ± 40 im Bauchbereich und 1310 ± 150 im Wangenbereich errechnet. Die Präputialhaut besitzt mit 2380 ± 280 Melanozyten/cm² die relativ dichteste Besiedlung an der Epidermis-Korium-Grenze. Interessanterweise existieren keine wesentlichen geschlechts- oder rassengebundenen Differenzen; auch bei dunkelpigmentierten Rassen ist die Zahl der Melanozyten nicht größer, sondern nur die melanogene Aktivität der melaninbildenden Zellen.

Morphologie der Melanogenese

Der Melanozyt ist bei allen Vertebraten eine dentritische Zelle mit einer Reihe von kurzen oder längeren, teilweise verästelten Ausläufern. Wenn man chemisch die Epidermis vom Korium abtrennt, kann man die Melanozyten an der Unterfläche der Epidermis gut sehen. Die Zahl der Dendriten und ihre Länge nimmt mit zunehmender fetaler Entwicklung zu. Über die Dendriten gewinnt der Melanozyt Kontakt mit den Basalzellen der Epidermis und füllt gewissermaßen

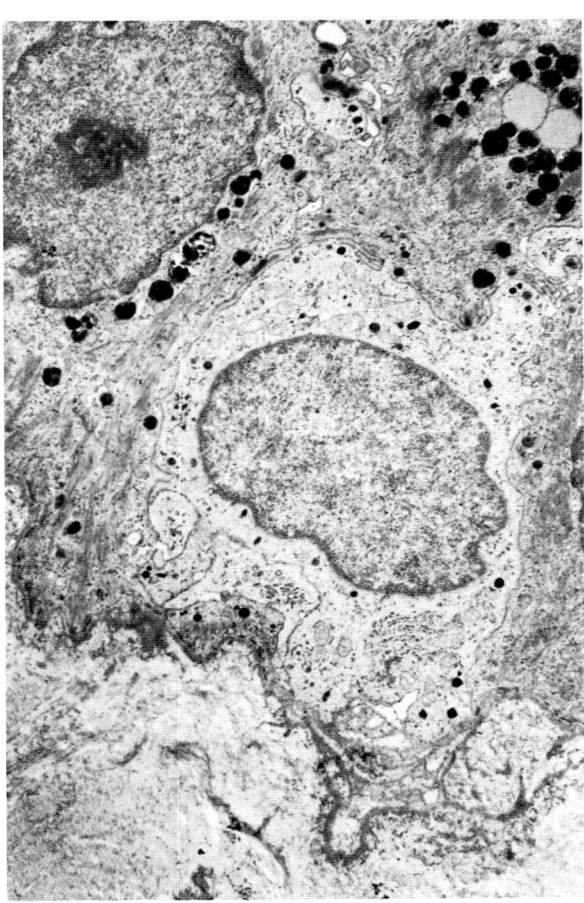

Melanozyt (*helle* Zelle) zwischen Keratinozyten. In den Keratinozyten zahlreiche melanisierte (im Bild *schwarze*) Melanosomen (Vergr. 8200:1)

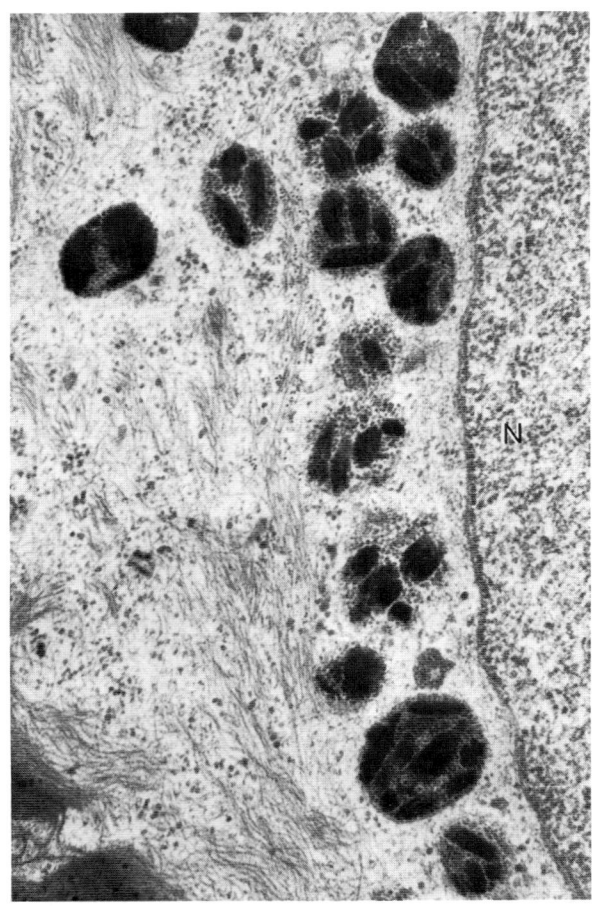

Melanosomenkomplexe in einem Keratinozyt. *N* Nukleus (Vergr. 80000:1)

das in den Melanosomen synthetisierte Melanin in die benachbarten Keratinozyten (Basalzellen) ab. Diese strukturelle Einheit zwischen Melanozyt und benachbarten Keratinozyten hat man die *epidermale Melanineinheit* genannt, weil es sich um eine funktionelle Einheit handelt, wie entsprechende Veränderungen unter pathologischen Bedingungen deutlich machen können.

Der Melanozyt muß gewissermaßen als eine einzellige Drüse betrachtet werden. Im Elektronenmikroskop sieht man den Melanozyten als eine große Zelle zwischen benachbarten Keratinozyten ohne interzelluläre Verbindungen, ohne Tonofilamentsystem und mit einem sehr hellen Grundplasma. Immer findet man einen großen Zellkern mit zahlreichen Kernporen und einem Nukleolus, ein reiches endoplasmatisches Retikulum und auch freie Ribosomen, zahlreiche kleine Vesikel und einen gut entwickelten Golgi-Apparat. Letztere ist typisch für sekretorische Zellen. Entsprechend der speziellen Aufgabe kann man ferner die morphologischen Äquivalente der Melaninbildung, nämlich die *Melanosomen,* sehen. Sehr wahrscheinlich wird das die Melanogenese leitende Enzym Tyrosinase in Ribosomen synthetisiert und über das endoplasmatische Retikulum in die Golgi-Komplexe transportiert. Dort werden Einheiten von Tyrosinase von einer glatten Membran umgeben, und so bildet sich ein kleines Bläschen. Dieses ist die erste Stufe der *Melanosomenentwicklung.* Bereits jetzt läßt sich Tyrosinase in diesen ersten strukturellen Einheiten nachweisen. Im weiteren Verlauf kommt es zur Entwicklung einer speziellen, quergestreiften Membraninnenstruktur innerhalb des Melanosoms, während Melaninbildung noch nicht stattfindet. Man hat diese Organellen Prämelanosomen genannt. Erst danach wird dunkelgefärbtes und elektronendichtes Melanin an den inneren Membranen von Melanosomen eingelagert. Schließlich sind die Melanosomen vollständig melanisiert, man sieht jetzt keine inneren Strukturen mehr. Man kann diesen Reifungsvorgang in Melanozyten elektronenmikroskopisch gut beobachten. Nunmehr geben die Melanozyten über einen komplizierten Vorgang, den man zytokrine Aktivität genannt hat, melanisierte Melanosomen in benachbarte basale Epidermiszellen ab. Ob dabei die beiden Zellen in den Zellmembranen verschmelzen oder ein Teil des Dendritenfortsatzes mit Melanosomen von einer Basalzelle vereinnahmt wird, ist noch nicht sicher abgeklärt. Es ist aber leicht vorstellbar, daß bei diesem Vorgang unter pathologischen Bedingungen (rasche Proliferation von Basalzellen, inter- oder intrazelluläres Ödem) Störungen auftreten können.

Biochemie der Melanogenese

Melanin kann definiert werden als ein unlösliches, physikalisch höchst unregelmäßig geformtes Polychinon, das unter der Wirkung einer kupferhaltigen Oxidase, nämlich der Tyrosinase, aus Tyrosin aufgebaut wird. Melanin absorbiert ohne ein charakteristisches Maximum Licht mit einer Wellenlänge von 200–2400 nm. Die Aminosäure Hydroxyphenylalanin, Tyrosin, wird durch Tyrosinase zu Dihydroxyphenylalanin (DOPA) oxidiert. Dieser Vorgang ist sauerstoffabhängig; Tyrosinase selbst benötigt Kupferionen, einen optimalen pH-Wert und optimale Temperaturverhältnisse. Sie wird durch Sulfhydrylgruppen gehemmt; bei Sonnenbelichtung werden die Sulfhydrylgruppen in der Epidermis oxidiert und dadurch das Tyrosinasesystem aktiviert. Tyrosinase katalysiert auch den nächsten Schritt der Melaninsynthese, nämlich die Oxidation von DOPA zu Dopachinon. Dieser Vorgang erfolgt sehr rasch. Aus Dopachinon wird unter Ringschluß Leukodopachrom. Dieses wird zu Dopachrom dehydrogeniert und nach Dekarboxylierung zu 5,6-Dehydroxyindol umgewandelt. Diese Verbindung wird weiter oxidiert zum entsprechenden Chinon, welches zu *Melanin* polymerisiert wird. Wahrscheinlich kann auch ohne enzymatische Einwirkung aus Dopachinon, Leukodopachrom und Dopachrom Melanin entstehen. Schließlich wird das dunkle Polymerisationsprodukt mit Protein zu dem fertigen *Melanoprotein* gekoppelt. Da der Vorgang der Dehydrogenierung von DOPA zu Dopachinon rasch erfolgt, kann man durch Inkubation der Haut mit DOPA nicht nur die Tyrosinaseaktivität histochemisch erfassen, sondern diese Reaktion, welche zu einem bräunlich-schwärzlichen Reaktionsprodukt führt, auch sehr gut zur Identifizierung von Melanozyten benutzen.

Man weiß heute, daß verschiedene Melanine in der Natur existieren. An der Haut können wir unterscheiden:

Eumelanine. Sie haben eine braune bis schwarze Farbe, sind unlöslich in fast allen Lösungsmitteln, haben eine komplizierte chemische Struktur und enthalten viele Chinongruppen. Sie sind daher Polychinone.

Phäomelanine. Diese entsprechen den roten und gelben Pigmenten bei Säugetieren und unterscheiden sich vom Eumelanin durch eine bessere Löslichkeit in verdünntem Alkali.

Eumelanine und Phäomelanine stammen von demselben Vorläufer, der Aminosäure Tyrosin ab. Es zeigt sich aber, daß die Biosynthese vom Dopachinon bei den Phäomelaninen anders weiterläuft, wobei Cysteinyl-Dopa-Verbindungen und andere Intermediärprodukte entstehen, die schließlich zu den Phäomelaninen führen.

Melanosomen in Keratinozyten

Die Anordnung der Melanosomen in den Keratinozyten der Basalzellschicht ist unterschiedlich. Bei Menschen weißer und mongoloider Rassen werden kleine Gruppen von 2 oder mehreren Melanosomen in den Keratinozyten von einer Membran umgeben. Bei australischen Rassen (Neger) werden diese Gruppen nicht gebildet, sondern man findet vielmehr die Melanosomen einzeln von einer Membran umgeben in den Keratinozyten. Es hat den Anschein, daß die Größe der Melanosomen für die Art der Verpackung in den Keratinozyten maßgebend ist. Auch bei Hautbräunung nach UV-Bestrahlung ändert sich dieses Melanosomenverteilungsmuster innerhalb der Keratinozyten nicht. Wahrscheinlich handelt es sich bei der intrazellulären Umschließung der Melanosomen durch eine Membran um eine Art von Lysosomenentwicklung. Im Verlauf der Wanderung der Keratinozyten an die Hautoberfläche verschwinden die Melanosomen durch lytischen Abbau. Lediglich bei dunklen Rassen und bei akzentuierter Melanogenese, vielleicht auch bei Störungen im Abbauvorgang selbst, kann man in höheren Epidermislagen und in der Hornschicht noch Melanosomen finden.

Sonnenbräunung

Die bekannte Vermehrung des Melaninpigments nach Sonnenbestrahlung entwickelt sich im wesentlichen aus 2 Vorgängen:

1. Sofortpigmentierung. Dieser Vorgang beginnt sofort mit der Bestrahlung der Haut und ist charakterisiert durch eine Oxidation bereits vorhandener instabiler semichinonartiger freier Radikale in das Melaninpolymer durch Absorption von Strahlenenergie in der Epidermis. Das Wirkungsspektrum für diese Reaktion scheint nach neueren Angaben zwischen 300 und 700 nm zu liegen. Die direkte Pigmentierung bildet sich nach Bestrahlung rasch (ca. nach 8 h) wieder zurück.

2. Anregung der Melanogenese. Dieser Vorgang ist wesentlich wichtiger für die Hautbräunung nach Sonnenbestrahlung. Es ist bekannt, daß er hauptsächlich ausgelöst wird durch das erythemerzeugende Spektrum des UV-Lichts (UV-B). Wir wissen aber heute, daß auch durch langwelliges UV-Licht (UV-A) und selbst durch sichtbares Licht die Melanogenese stimuliert werden kann. Die Erythemreaktion in der Haut im Anschluß an die Sonnenbestrahlung bewirkt eine Erhöhung der Zahl funktionierender Melanozyten durch Proliferation und/oder Aktivierung „ruhender" Melanozyten. Steigerung der Synthese von Tyrosinase und von Melanosomen in den Melanozyten, quantitative Zunahme an melanisierten Melanosomen und schließlich ihre Überführung in die benachbarten Keratinozyten sind die wesentlichsten Schritte dieses Vorgangs. Die Stimulierung der Tyrosinaseaktivität im Anschluß an Sonnenbestrahlung ist wohl im wesentlichen auf die Oxidation von Sulfhydrylverbindungen, die normalerweise in der Epidermis vorhanden sind, zurückzuführen.

Endokrine Kontrolle

Es ist bekannt, daß die Melanogenese durch Hormone der Hypophyse und zu einem geringen Grad wohl auch durch Steroidhormone beeinflußt werden kann. In Zeiten der Anwendung von ungereinigten ACTH-Produkten konnte man als Nebenwirkung häufiger eine universelle Hyperpigmentierung bei den behandelten Patienten sehen. Diese war durch melanozytenstimulierende Hormone bedingt. α-*MSH* hat 13 Aminosäureresiduen in identischer Sequenz wie bei ACTH, mit der Ausnahme, daß das terminale Serin acetyliert ist. α-MSH scheint bei einer Reihe von Vertebraten dieselbe Struktur wie beim Menschen zu haben. β-*MSH* ist dagegen von Spezies zu Spezies verschieden. Nach parenteraler Injektion von MSH kommt es zu einer diffusen braunen Hyperpigmentierung wie bei M. Addison. Über die Art der Wirkung von MSH auf die Melanozyten existieren keine gesicherten Vorstellungen. Bei Pigmentierungen, die durch ACTH, MSH oder ähnliche Substanzen ausgelöst werden, können bei Weißen in der Mundschleimhaut braune oder bläuliche Pigmentflecke entstehen, wie sie normalerweise bei Angehörigen dunkelpigmentierter Rassen vorkommen.

Aus Tierversuchen ist bekannt, daß *Östrogene* die Pigmentierung an der Haut anregen können, während Androgene diesen Effekt nicht haben. Bemerkenswert ist aber, daß bei kastrierten Männern und auch bei Frauen nach Testosterongaben eine Vermehrung der Hautpigmentierung beobachtet wurde. Welche Rolle *Melatonin* (N-Acetyl-5-Methoxytryptamin) bei der Pigmentierung spielt, ist bislang noch unbekannt.

Störungen der Melaninpigmentierung können hervorgerufen werden durch:

- Veränderungen der Melanozytenzahl,
- Funktionsstörungen der Melanosomenbildung, Melanosomenreifung und Melanosomensekretion,
- Störungen im Melanosomentransport.

Störungen der Melaninpigmentierung können angeboren oder erworben sein und sich lokalisiert oder diffus als Pigmentvermehrung (Hyperpigmentierung) oder Pigmentverminderung (A-, Hypomelanose, Depigmentierung) äußern.

Umschriebene Hyperpigmentierungen

Epheliden

Synonym. Sommersprossen.

Vorkommen. Besonders bei Menschen mit rötlich-blondem oder rötlich-braunem Haar. Vererbung autosomal-dominant.

Pathogenese. Im Frühling und Sommer werden Sommersprossen unter dem melaninstimulierenden Einfluß des UV-Lichts der Sonne deutlich, blassen aber im Winter wieder ab; die Zahl der Melanozyten in Sommersprossen ist nicht erhöht. Es wird vermutet, daß die Melanozyten in Sommersprossen aufgrund einer besonderen genetischen Information rascher und mehr Melanin bilden als die Melanozyten in normaler Haut solcher Menschen.

Klinik. Die Sommersprossen sind scharf begrenzte und bizarre, Intensitätsschwankungen unterworfene gelbliche bis bräunliche Pigmentflecke. Sie entstehen symmetrisch ausgeprägt und bevorzugen die mittleren Gesichtsanteile, Unter- und Oberarme und die Schultern. In nicht lichtexponierten Gebieten wie der Mundschleimhaut und der Anogenitalgegend kommen sie nicht vor. Vorwiegend bei Menschen mit blondem oder rötlichem Haar treten sie bereits in früher Jugend in Erscheinung und werden laufend intensiver; im späteren Leben bilden sie sich wieder zurück.

Histopathologie. Vermehrung von Melaningranula in den Basalzellen der Epidermis.

Differentialdiagnose. Wichtig ist die Abgrenzung der verschiedenen Formen von Lentiginosen. Zu beachten sind hier das Verteilungsmuster und die fehlende Reaktion auf Sonnenlicht bei Lentiginosen. Auch an pigmentierte Verrucae planae juveniles ist zu denken.
Bei sommersprossenartigen Bildungen, welche sich auch während der Winterzeit nicht zurückbilden, muß an eine geringere Ausprägung von Xeroderma pigmentosum gedacht werden (*permanente Sommersprossen*).

Therapie. Lichtschutzsalben haben sich nicht bewährt. In Betracht kommt Depigmentierung durch quecksilberpräzipitathaltige Sommersprossensalben wie Nivalban (cave Quecksilberallergie, Hydrargyrose) oder Hemmung der Melaninsynthese durch Hydrochinonmonobenzyläther in Cremeform (Depigman). Örtliche Behandlung mit 20%igem Phenoläther führt zur oberflächlicher Ätzung mit Abschälung, verlangt aber auch wegen möglicher toxischer Allgemeinsymptome (Kollapsneigung) Erfahrung. Auch Gurkensaftbehandlung nach Boas wird empfohlen (Tinctura cucumis: Fructus cucumis sativi 50,0, Spiritus dil. 500,0, D.S. Fiat lege artis tinctura).

Peutz-Jeghers-Syndrom [Peutz 1921, Jeghers 1944]

Synonyme. Pigmentfleckenpolypose [Klostermann 1956], periorifiziale Lentiginose.

Vorkommen. Familiär mit autosomal dominantem Erbgang. Das Syndrom entwickelt sich meistens vor dem 30. Lebensjahr.

Klinik. Bereits während der frühen Kindheit treten bei den meist dunkelhaarigen Patienten bizarre som-

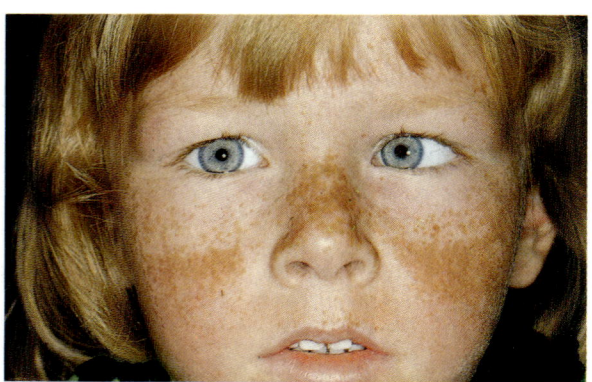

Epheliden

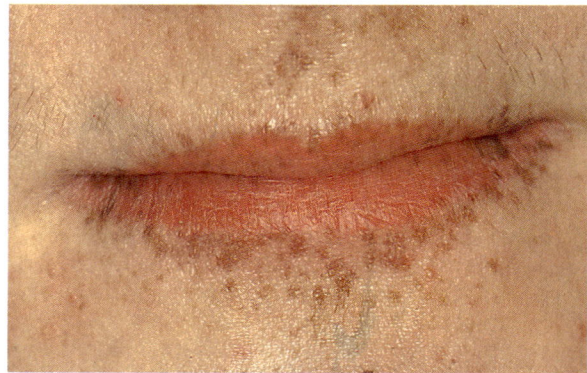

Peutz-Jeghers-Syndrom

mersprossenartige, jedoch oft dunkel- bis schwarzbraune Pigmentflecke besonders im perioralen und periorbitalem Bereich sowie an den Handrücken auf. Die Pigmentflecke finden sich auch an den Lippen. An der Mundschleimhaut sieht man zahlreiche dunkelbraune oder mehr blauschwarze Flecken.
Auch die Konjunktiven können betroffen sein. Gleichzeitig kann sich eine Dünndarmpolypose entwickeln, die sich in Erbrechen und Leibschmerzen äußern kann. Auch Ileussymptome, Magen-Darm-Blutungen und sekundäre Anämie können als Folge auftreten.

Histopathologie. In den Pigmentflecken zeigt sich teilweise das Bild von Epheliden; es entspricht z.T. aber auch dem von Lentigines.

Verlauf. Die Pigmentflecken an der Haut können sich im Laufe des Lebens wieder weitgehend zurückbilden. Die oralen Pigmentierungen bleiben konstant; sie können auch das einzige Symptom der Erkrankung darstellen. Die Polypen im Bereich des Dünndarms, aber auch des Magens haben eine gewisse Entartungstendenz; maligne Entartung mit Metastasierung wurde selten beschrieben.

Therapie. Bei entsprechender klinischer Bauchsymptomatik mit Ileusgefahr ist operatives Vorgehen notwendig. Eingreifendere chirurgische Maßnahmen werden allerdings wegen der Darmpolypose allein gewöhnlich nicht für notwendig gehalten.

Sommersprossenartige Flecke in den Axillen bei Neurofibromatosis generalisata

Synonym. „Axillary freckling" (engl.).

Klinik. Diese sommersprossenartigen, meist aber etwas größeren milchkaffeefarbenen Flecke sind sehr typisch für die Recklinghausen-Krankheit. Die Diagnose Neurofibromatosis generalisata sollte aber nur dann gestellt werden, wenn auch entsprechende bizarre Café-au-lait-Flecke oder typische Tumoren an der übrigen Haut feststellbar sind.
Diese Flecke wurden auch beim LEOPARD-Syndrom beobachtet.

Albright-Syndrom (1937)

Synonyme. Albright-McCune-Sternberg-Syndrom, McCune-Albright-Syndrom.

Definition. Dieses Syndrom ist gekennzeichnet durch Knochenveränderungen, endokrine Funktionsstörungen mit Pubertas praecox und umschriebene Pigmentflecken.

Klinik. Bei diesem sehr seltenen Syndrom finden sich neben fibröser Dysplasie an den Knochen mit Schmerzen, Frakturen, Osteomyelitis und konsekutiven Deformierungen Pigmentflecke, die an die Café-au-lait-Flecken bei Neurofibromatosis generalisata erinnern, allerdings meist in geringerer Zahl vorkommen und einen unregelmäßigen oder gezahnten Rand haben. Prädilektionsstellen sind Stirn, Nacken, Rumpf, Iliosakralregion und Glutäen, selten Gesicht oder Nacken.

Histopathologie. Die Zahl der Melanozyten ist in den Veränderungen nicht erhöht; die für Café-au-lait-Flecke bei Neurofibromatose typischen Riesenpigmentgranula in den Keratinozyten oder den Melanozyten wurden hier nur selten gefunden.

Verlauf. Die Hautpigmentierungen entwickeln sich gewöhnlich innerhalb der ersten Lebensmonate bis zum 2. Lebensjahr. Sie neigen zu asymmetrischer Verteilung und bevorzugen die Hautpartien mit schwerer Knochenbeteiligung.

Chloasma

Synonym. Melasma.

Klinik. Diese kosmetisch störende Hyperpigmentierung ist zumeist symmetrisch an Stirn, Schläfen und Wangen von Mädchen oder Frauen lokalisiert. Die scharf begrenzten Flecke haben eine unregelmäßig bizarre Gestalt, gelblich- bis braunes Kolorit und können zu größeren Plaques zusammenfließen und dem Gesicht einen maskenartigen Ausdruck verleihen. Durch Sonnenexposition werden sie intensiviert.

Ätiopathogenese. Man findet vermehrt Melanin im Stratum basale. Sehr wahrscheinlich liegt dieser Störung eine erhöhte Melaninbildung durch Melanozyten zugrunde. Die Ursachen sind vielfältig.

Chloasma gravidarum (Chloasma uterinum). Dieses kann als eine physiologische Veränderung in der Schwangerschaft gedeutet werden. Es tritt zusammen mit Hyperpigmentierung der Linea alba, der Mamillenhöfe und des Genitale auf. Nach Beendigung der Schwangerschaft bildet es sich meist spontan zurück. In einem Teil der Fälle kann es aber über längere Zeit bestehen bleiben: *Chloasma gravidarum perstans.*

Chloasma hormonale. Wie das Chloasma gravidarum durch hormonelle Faktoren (Östrogene) ausgelöst

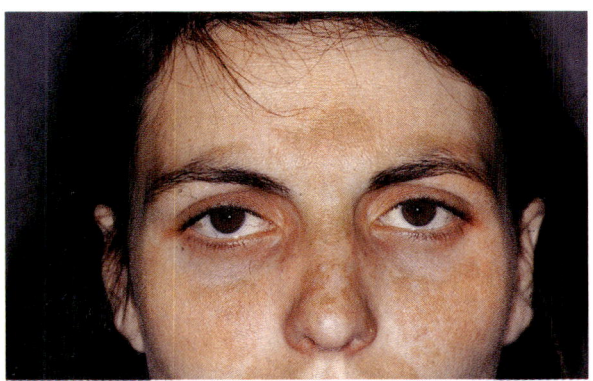

Melasma

wird, können auch hormonelle Störungen und Ovarialtumoren bei Nichtschwangeren diese Pigmentierung induzieren. Bei 10–20% der Patienten, welche regelmäßig Kontrazeptiva einnehmen, soll sich ein Chloasma entwickeln.

Chloasma cosmeticum. Es ist sehr häufig und wird hervorgerufen durch Kosmetika, besonders durch vaselinhaltige Hautcremes, oder ist Folge chronischer Photodermatitis durch photosensibilisierende Zusätze wie Bergamotteöl in kosmetischen Cremes. Besonders in den Fällen, bei denen auch eine periorale Hyperpigmentierung vorhanden ist (*Melanosis perioralis et peribuccalis Brocq*), ist die Diagnose Chloasma cosmeticum naheliegend. Auch bei Männern findet man zunehmend diese typische Hautreaktion auf Kosmetikaanwendung im Gesicht.

Chloasma medicamentosum. Insbesondere bei langfristiger Einnahme von hydantoin- oder chlorpromazinhaltigen Medikamenten kann sich eine chloasmaartige Hyperpigmentierung im Gesicht ausbilden.

Chloasma cachecticorum. Es handelt sich um chloasmaartige Hyperpigmentierungen im Gesicht bei Patienten mit konsumierenden Erkrankungen wie Tuberkulose oder malignen Tumoren innerer Organe.

Therapie. Vermeidung von direkter Sonnenbestrahlung, Lichtschutz und Depigmentierung. Auch eine kombinierte äußerliche Hydrochinon – Vitamin-A-Säure – Glukokortikoid-Therapie scheint sich zu bewähren. Dabei wird Vitamin-A-Säure (Airol, Eudyna) 2mal tgl. sowie Hydrochinon (2–5%) in niedrig konzentrierter Triamcinolon-Creme (Volonimat) 2mal tgl. im Anschluß an die Vitamin-A-Säure-Behandlung aufgetragen.

Periokuläre Hyperpigmentierungen

Mehr bräunliche bis schwärzlich-bräunliche Hyperpigmentierung der periokulären Regionen findet man besonders bei brünetten Frauen. Von Brocq wurde diese Veränderung als „*masque biliaire*" bezeichnet, da diese auf Gallensteine hinweisen soll. Dies ist aber keineswegs regelmäßig der Fall.
Periokuläre Hyperpigmentierungen können aber auch ohne Begleiterkrankung als genetische Störung vorkommen.
Periokuläre Hyperpigmentierungen, besonders im Medialbereich der Augenlider und im Augenwinkel, sollen als *Jellinek-Zeichen* auf Hyperthyreose hinweisen.

Differentialdiagnose. Bei mehr schmutzig schwärzlichgrauer Hyperpigmentierung ist an Argyrose oder Hydrargyrose zu denken.

Riehl-Melanose [1917]

Definition. Diese zweifellos entzündliche Melanose wurde in Wien gegen Ende des 1. Weltkriegs beobachtet und auf einseitige Ernährung bezogen. Heute wird sie mit der Melanodermitis toxica identifiziert und als pigmentierte Kontaktdermatitis angesehen.

Vorkommen. Die Erkrankung ist auch während des 2. Weltkriegs beobachtet worden und kommt auch in anderen Erdteilen vor. Sie tritt häufiger bei Frauen auf, wurde aber ebenfalls bei Kindern gesehen.

Pathogenese. Inwieweit es sich um die Auswirkung einseitiger Ernährung bei Vitaminmangel oder um endokrine Störungen handelt, ist nicht sicher abgeklärt. Auch an Beziehungen zu Kosmetika mit photodynamischen Inhaltsstoffen wurde gedacht. Hier würden sich dann die erwähnten Relationen zur Melanodermitis toxica ergeben, die heute mehr und mehr akzeptiert werden.

Klinik. Die Riehl-Melanose beginnt relativ rasch mit symmetrisch lokalisierten und unscharf begrenzten roten Flecken, die sich in Monaten zu schiefergrauen bis tiefbraunen, flächenhaften oder mehr retikulär gezeichneten Pigmentierungen umwandeln. Hauptsitz sind Stirn, Schläfen, Wangen und die seitlichen Halspartien, d.h. unbedeckte, chronisch lichtexponierte Körperareale. Innerhalb der unscharf begrenzten Hautverfärbungen kann es zu follikulär oder perifollikulär angeordneten Keratosen kommen und auch zur Entwicklung lichenoider Papeln.

Histopathologie. In frühen Phasen findet sich im oberen Korium ein zellulär entzündliches Infiltrat mit Verflüssigungsdegeneration der Basalzellschicht der Epidermis. Außerdem kommt im oberen Korium reichlich Melanin frei im Gewebe (Pigmentinkontinenz) oder phagozytiert in Melanophagen vor.

Verlauf. Da es sich nicht um vermehrte Pigmentbildung handelt, sondern um Melaninablagerungen im oberen Korium infolge Zerstörung der Basalzellen durch entzündliche Vorgänge, ist mit Normalisierung kaum zu rechnen. Die Prognose ist daher ungünstig.

Therapie. Abdecken mit Kosmetika oder Schminken (Covermark), sonst wie bei Chloasma. Lichtschutz.

Melanodermitis toxica (lichenoides bullosa) [E. Hoffmann 1917]

Definition. Es handelt sich um eine entzündlich bedingte Hyperpigmentierung, die durch exogenen Kontakt und Licht ausgelöst wird.

Vorkommen. Die Erkrankung wird besonders bei Menschen beobachtet, die beruflich über längere Zeit Kontakt mit Schmieröl oder Schmierölderivaten hatten oder diesen Reagenzien ausgesetzt sind. Aber auch bei Männern oder Frauen, welche zur Hautpflege über längere Zeit vaselinhaltige Cremes, evtl. mit photodynamischen Zusätzen, benutzen, kommt diese Störung vor.

Klinik. Im Bereich der belichteten Körperpartien, besonders im Gesicht, am Hals und im oberen Brustausschnitt, kommt es nach primär geringfügiger entzündlicher Reaktion zu unregelmäßiger bräunlich-violetter Verfärbung der Haut.

Symptome. Außer der Beeinträchtigung durch die kosmetische Störung keine.

Histopathologie. Geringfügige Epidermisverbreiterung, geringfügige perivaskuläre zelluläre Entzündung sowie massenhaft grobscholliges Melaninpigment im oberen Korium frei (Pigmentinkontinenz) und in Melanophagen.

Verlauf. Nach Meidung der Ursachen kann sich die Hyperpigmentierung langsam aufhellen.

Therapie. Ausschaltung der Ursache. Umstellung der Kosmetika, Lichtschutz, kosmetische Abdeckung, sonst wie bei Chloasma.

Poikilodermie réticulée pigmentaire du visage et du cou [Civatte 1922]

Das Krankheitsbild tritt in der Hauptsache bei Frauen im mittleren Erwachsenenalter auf. In symmetrischer Ausprägung entwickeln sich an den seitlichen Wangen- und Halspartien unter Freilassung der Submentalregion rötlich-bräunliche pigmentierte Herde mit Teleangiektasien und geringfügiger Atrophie. Die Verteilung deutet auf eine Folge von photodynamischen Substanzen in Kosmetika oder externen Therapeutika hin. In manchen Fällen wurden auch endokrine Störungen in Erwägung gezogen. Wahrscheinlich ist die Erkrankung nur eine mehr retikuläre Variante der Melanodermitis toxica bzw. Riehl-Melanose im Gesichts- und Halsbereich. Auch Beziehungen zur Erythromelanosis interfollicularis colli werden diskutiert.

Melanosis perioralis et peribuccalis [Brocq 1923]

Synonyme. Peribukkale Pigmentierung (Brocq), Erythrosis pigmentata faciei, „erythrose péribuccale pigmentaire Brocq".

Definition. Durch photodynamische Substanzen und Vaselinbestandteile in Kosmetika bedingte exogene Hyperpigmentierung im perioralen Bereich.

Klinik. Die Erkrankung kommt vorwiegend bei Frauen im mittleren Lebensalter vor, wurde aber auch bei Männern beobachtet. In typischer Weise entwickelt sich perioral eine zu den Seiten hin unscharfe zunächst braun-rötliche Pigmentierung, die später mehr in grau-schwärzliche Farbtöne übergeht. In ausgedehnteren Fällen können auch Wangen und Schläfen mitbetroffen sein.

Verlauf. Die Hyperpigmentierung bleibt über lange Zeit bestehen, auch wenn die betreffenden Kosmetika nicht mehr benutzt werden.

Therapie. Ausschaltung der Ursache, kosmetische Überdeckung, Lichtschutz und Kosmetika, die frei von Vaseline und photodynamischen Substanzen sind. Versuch mit Depigmentierung (s. Chloasma, S. 612).

Lentiginosen

Die Lentiginose ist charakterisiert durch zahlreiche Lentigines. Lentigines sehen Sommersprossen ähnlich, sind aber meist rundlich begrenzt, dunkler gefärbt und reagieren praktisch nicht auf Sonne oder künstliches UV-Licht; es wurde sogar Rückbildung im Sommer beschrieben. Lentigines können überall an der Haut und auch an der Schleimhaut vorkommen. Sie entstehen meist in der Kindheit, können sich aber auch später ausbilden.

Histopathologie. Die Zahl normaler Melanozyten (Klarzellen) in der dermoepidermalen Verbundzone ist erhöht; es kommt aber nicht zu nävoiden Nestbildungen. Typisch ist der stark vermehrte Melaningehalt in den Basalzellen. Die Epidermis ist meist leicht akanthotisch verbreitert und zeigt etwas verlängerte Retezapfen.

Prognose. Die kleinen Pigmentflecken sind völlig harmlos.

Therapie. Nicht notwendig, ggf. kosmetische Abdeckung. Sehr dunkle (schwarze) Veränderungen sollten bei Wachstum und mehr als 0,5 cm Durchmesser exzidiert und histologisch untersucht werden.

Lentiginosis centrofacialis [Touraine 1941]

Hierbei handelt es sich um ein sehr seltenes Syndrom, das wahrscheinlich autosomal dominant vererbt wird. Kleine bräunliche oder schwarze sommersprossenartige Fleckbildungen erscheinen bereits im 1. Lebensjahr und nehmen an Zahl während der Kindheit deutlich zu. Typisch ist der Sitz im Zentrum des Gesichts. Die seitlichen Wangen- und Gesichtspartien bleiben frei, auch die Schleimhäute werden nicht betroffen.
Als Begleitsymptome kommen vor: Spina bifida, Hypertrichosis sacralis, Kyphoskoliose, Trichterbrust,

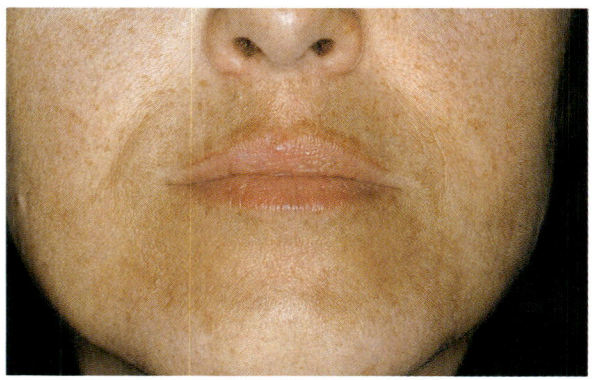

Melanosis perioralis

Fehlen der oberen mittleren Schneidezähne, Störungen der Augenbrauen und geistige Retardierung. Auch Epilepsie sowie primäre Keratosen wurden beschrieben.

Differentialdiagnose. Wichtig ist die Abgrenzung von Epheliden, die aber einen anderen Verteilungstyp besitzen, nicht so dunkle Einzeleffloreszenzen haben, lichtprovozierbar sind und sich erst später ausbilden.

Therapie. Keine, evtl. kosmetische Abdeckung.

Lentiginosis eruptiva

In relativ kurzer Zeit, oft im Verlauf von wenigen Wochen, können sich bei Kindern in der Pubertät oder Jugendlichen zahlreiche Lentigines entwickeln. Die Veränderungen können zunächst gering angiektatisch sein und sich später in zelluläre melanozytische Nävi weiterentwickeln. Patienten und Fürsorgeberechtigte sind oft von der raschen Entwicklung dieses Krankheitsbildes beunruhigt und suchen daher den Arzt auf. Die Prognose ist aber günstig. Eine Therapie ist nicht notwendig, wohl aber Beobachtung.

LEOPARD-Syndrom [Zeisler und Becker 1936]

Synonym. Lentiginosis-Syndrom.

Definition. Das Syndrom ist durch ein autosomales Gen mit unterschiedlicher Expressivität bestimmt und klinisch durch Lentiginose in Verbindung mit Entwicklungsdefekten charakterisiert.

Klinik. Das Kunstwort Leopard wurde von den Anfangsbuchstaben der Hauptstörungen abgeleitet: *L* Lentiginosis, *E* elektrokardiographische Störungen, Überleitungsstörungen mit Schenkelblock, unspezifische Störung der Erregungsausbreitung, *O* okuläre Störungen, Hypertelorismus, *P* Pulmonalstenose, *A* Abnormalitäten in der Ausbildung der Genitalien, *R* Retardierung des Wachstums (Kleinwuchs), *D* Deafness (Innenohrschwerhörigkeit oder Taubheit).

Dieses Syndrom kommt auch in unvollständiger Ausprägung vor. Es ist sehr selten, aber von praktischer Bedeutung, weil hier die Lentiginose auf wesentliche innere Veränderungen hinweist.

Lentiginosis profusa perigenitoaxillaris
[Korting 1967]

Bei diesem Syndrom ist die Lentiginose an den in der Krankheitsbezeichnung genannten Prädilektionsstellen lokalisiert. Wichtig ist die Abgrenzung gegenüber den sommersprossenartigen Flecken in den Axillen bei Patienten mit Neurofibromatosis generalisata.

Lentigo senilis

Synonyme. Alterspigmentierung, Altersfleck.

Definition. Es handelt sich um bräunliche Fleckbildungen in chronisch lichtexponierten Hautanteilen, die sich vom 4. Lebensjahrzehnt an mehr oder minder stark entwickeln. Für Vererbung oder Entartungstendenz besteht kein Anhalt.

Klinik. Besonders an Handrücken, Unterarmstreckseiten, aber auch im Gesicht, kommt es zu bräunlich gefärbten Veränderungen, die wenige Millimeter bis einige Zentimeter im Durchmesser groß sein können. Die Pigmentflecken zeigen in ihrer Pigmentierungsintensität keine Beziehung zu Sonnenbestrahlung und blassen auch in sonnenarmer Jahreszeit nicht ab.

Symptome. Die Erscheinungen sind symptomlos, belasten aber manche Patienten durch die kosmetische Beeinträchtigung.

Histopathologie. Normale Epidermis, die oft kleine akanthotische Ausbuchtungen erkennen läßt und in den Basalzellagen stark hyperpigmentiert erscheint. Die Melanozyten sind histologisch normal, aber zahlenmäßig vermehrt.

Verlauf. In Jahren an Zahl und Größe zunehmend. Übergang in Lentigo maligna (melanotische Präkanzerose) kommt nicht vor. Prognose daher günstig.

Differentialdiagnose. Wichtig ist die differentialdiagnostische Abgrenzung von *Verruca-plana-artigen seborrhoischen Warzen* (Keining und Halter). Diese haben die gleiche Hyperpigmentierung und können von Alterspigmentierungen dadurch abgegrenzt werden, daß sie an der Oberfläche nicht glänzen, sondern

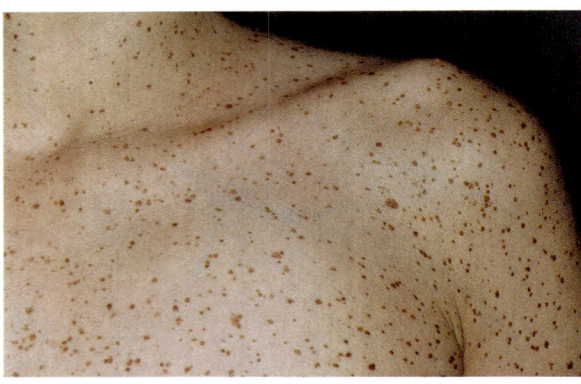

LEOPARD-Syndrom

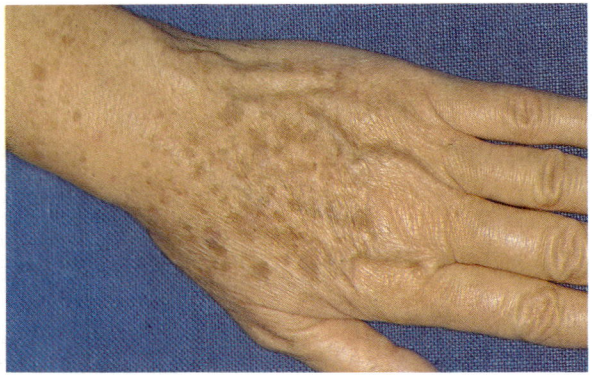

Lentigo senilis

stumpf wirken und geringfügig erhaben sind. Wahrscheinlich sind viele Alterspigmentierungen initiale Verruca-plana-artige seborrhoische Warzen.

Therapie. Kosmetische Abdeckung. Wenn unbedingt erforderlich, Versuch mit Elektrodesikkation oder wiederholter örtlicher Auftragung von Podophyllintinktur (20–25% in alkoholischer Lösung) oder Phenol-Lösung.

Incontinentia pigmenti [Bloch 1926, Sulzberger 1927]

Synonym. Bloch-Sulzberger-Syndrom.

Definition. Sehr typische Pigmentdermatose im Kindesalter mit verschiedenen anderen Hautsymptomen und Fehlbildungen an Augen, Zentralnerven- und Skelettsystem.

Vorkommen. Die Erkrankung ist sehr selten und kommt fast nur bei Mädchen vor. Sie ist entweder bei Geburt vorhanden oder entwickelt sich schubweise in den ersten Lebenswochen.

Ätiopathogenese. Ätiologie unbekannt. Für eine Virusinfektion besteht kein begründeter Anhalt. Die Erkrankung beginnt mit einem entzündlichen Stadium, dabei kommt es zur Pigmentinkontinenz, d.h. zur Abtropfung von Melanin aus geschädigten Basalzellen in das obere Korium. Aus diesem Grunde bleiben die spritzerförmigen Pigmenteinlagerungen viele Jahre lang bestehen.

Klinik. Man kann 2 Krankheitsphasen, die allerdings auch ineinandergreifen können, unterscheiden:

Entzündungsstadium. Dieses kann sich schon während der Gravidität entwickeln, so daß es beim Neugeborenen nicht mehr beobachtet werden kann, sondern bereits die typischen Pigmentierungen bestehen. Ansonsten kommt es bei der Geburt oder in den ersten Lebenswochen schubweise zum Auftreten von lineär oder gruppiert angeordneten prallen Blasen mit klarem Inhalt, besonders an den Glutäen und den seitlichen Rumpfpartien, aber auch an den Extremitäten. Bald treten linear angeordnete Papeln oder rote Knoten hinzu, die auch ulzerieren können. Bemerkenswert sind linear angeordnete, warzenartige, papillomatöse Papeln, die an Hand- und Fußrücken, besonders aber an den seitlichen Finger- und Zehenpartien vorkommen. Während der entzündlichen Phase ist das Allgemeinbefinden nicht wesentlich gestört. Es besteht eine hohe Blut- und Gewebseosinophilie. Im Blutausstrich sind Werte von 50% Eosinophilen nicht ungewöhnlich. Die entzündlichen Veränderungen verlaufen schubweise, sistieren aber gewöhnlich zwischen dem 4. und 6. Lebensmonat.

Pigmentierungsstadium. Bedingt durch die entzündlich-bullösen Veränderungen, die sich histologisch als intraepidermale Blase mit reichlich Eosinophilen und spongiotischer Epidermiserweiterung sowie entzündlicher Reaktion mit vielen Eosinophilen im oberen Korium manifestieren, kommt es zum Verlust von Melanin aus der Epidermis in das obere Korium. Es entstehen dann besonders an den Prädilektionsstellen bizarre, unregelmäßig geformte, bräunliche bis graubraune oder schiefergraue Pigmentflecken in girlandenartiger, strichförmiger oder völlig unregelmäßiger Anordnung. Wenn diese bereits bei der Geburt vorhanden sind, hat das Neugeborene die entzündlichen Veränderungen bereits im Uterus durchgemacht. Es sind aber auch Fälle beobachtet worden, bei denen die Pigmentflecken an anderen Stellen aufgetreten sind als die entzündlichen Veränderungen. Die „Pigmentverschiebungen" sind demnach Restzustände, d.h. sekundäre Hyperpigmentierungen, die nicht durch eine vermehrte Melanozytenaktivität zustande kommen, sondern dadurch, daß das Melanin aus den Basalzellen in das Korium abgetropft ist. In einem Teil der Fälle entwickelt sich auch eine pseudopeladeartige atrophisierende Alopezie in Scheitelmitte. Haaranomalien kommen sonst nicht vor.

Begleitsymptome. In etwa 50% der Fälle werden auch andere Fehlbildungen beobachtet: Störungen der Zahnentwicklung (verzögerte Dentition, Fehlen einiger Zähne, besonders oben lateral), Augenanomalien (bei über 30% Optikusatrophie, Pseudogliome, Uveitis, Strabismus, Katarakt), Anomalien im Zentralnervensystem (Verzögerung der geistigen Entwicklung, Mikrozephalie, Epilepsie, Ataxie, spastische Tetraplegie), Mißbildungen (Skelettsystem, angeborene Herzfehler).

Differentialdiagnose. In der entzündlichen Phase hat das Krankheitsbild gewisse Ähnlichkeit mit der Dermatitis herpetiformis (Duhring) und auch mit dem bullösen Pemphigoid. Epidermolysis bullosa hereditaria kann durch die Prädilektionsstellen der Blasen abgegrenzt werden. Sobald die spritzerförmigen oder netzförmigen Hyperpigmentierungen aufgetreten sind, ist die Diagnose einfach.

Therapie. Behandlung der entzündlichen Blasen, um Sekundärinfektionen zu vermeiden. Bei massiv ausgeprägtem Krankheitszustand innerliche Anwendung von Glukokortikoiden.

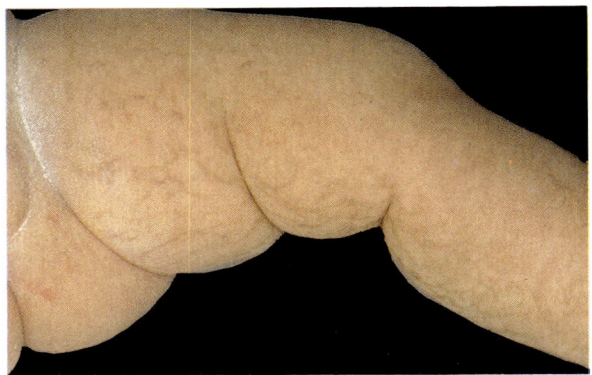

Incontinentia pigmenti

Sekundäre Hyperpigmentierungen

Man versteht darunter Hyperpigmentierungen, welche sich nach vorangegangener bekannter Ursache entwickeln. Im wesentlichen können 2 biologische Vorgänge für sekundäre Hyperpigmentierungen verantwortlich gemacht werden. Entweder ist die Zahl der Melanozyten in dem betreffenden Areal oder/und die Bildung von Melaninpigment vermehrt; dann entsteht mehr braunes Melanin. Oder es kommt durch entzündliche Veränderungen in der Haut zum Untergang von melaninhaltigen Keratinozyten; die Melaningranula (Melanosomen) gelangen in das Korium und bleiben dort wie bei Tätowierung liegen. Dann ist der Farbton der hyperpigmentierten Flecken mehr grau oder bläulich-grau.

Mechanische Hyperpigmentierung. Nach chronischem mechanischem Reiz kommt Hyperpigmentierung nicht selten vor. Offenbar besteht eine individuell unterschiedliche Reaktion der Melanozyten, die zu erhöhter Melanogenese in den mechanisch belasteten Hautarealen führen kann. Typisch sind Hyperpigmentierungen in Bereichen von Gürteldruck, Büstenhalterdruck und Hosenträgern, ferner Hyperpigmentierungen in Bereichen chronischer Reibung (Axillen, Hals, Inguines), besonders bei Adipösen. Auch bei juckenden Dermatosen kann ständige mechanische Belastung der Haut durch Kratzen Hyperpigmentierung auslösen.

Kalorische Hyperpigmentierung. Infrarotstrahlung kann ebenfalls bei längerer Einwirkung zu einer sekundären Hyperpigmentierung führen. Typisch ist die *Melanodermia reticularis calorica (Buschke-Hitzemelanose)*. An den Orten direkter chronischer Wärmeeinwirkung (Leberwickel bei Leberkranken, Hitzeausstrahlung von Öfen oder elektrischen Heizgeräten an den Beinen, Wärmflaschen) kommt es nach einigen Wochen zu einer marmorierten netzförmigen braunen Hyperpigmentierung. Dieser liegt eine erhöhte Melaninproduktion des melanozytischen Systems zugrunde. Nach Unterbrechung der Wärmeeinstrahlung nur langsame Rückbildung.

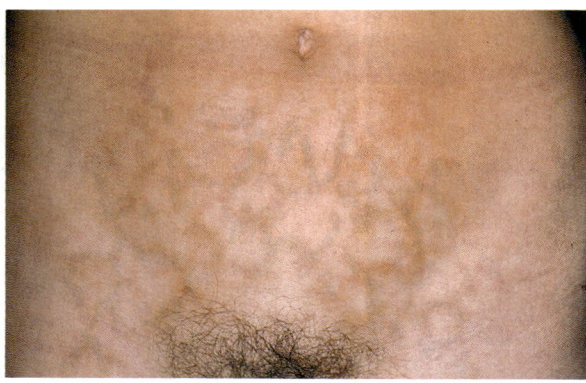

Buschke-Hitzemelanose (Melanodermia reticularis calorica) durch Heizkissen

Aktinische Hyperpigmentierung. Photobiologische Vorgänge, die nach Sonnenlichtbestrahlung eine Rötung verursachen, führen auch zu einer Stimulierung der Melanogenese. In den bestrahlten Bereichen kommt es nach dem Erythem zu einer zahlenmäßigen Zunahme funktionierender Melanozyten mit erhöhter melanosomenproduzierender Aktivität und damit erhöhter Pigmentierung. Sonnenbräunung ist demnach ein aktiver Vorgang mit Melaninneubildung (s.S. 347). Auch *nach ionisierender Bestrahlung* mit α-, β- oder γ-Strahlen kommt Hyperpigmentierung vor. Hier handelt es sich ebenfalls um eine Induktion der Melanogenese.

Chemische Hyperpigmentierung. Diese kommt dadurch zustande, daß eine chemische Noxe eine toxische Kontaktdermatitis auslöst, in deren Verlauf es dann zu umschriebener Hyperpigmentierung kommt. Besonders starke Hyperpigmentierungen sieht man nach Kontakt mit Lost (Kampfstoff Gelbkreuz).
Auch photodynamische Agenzien, die zu phototoxischen Reaktionen an der Haut führen können, induzieren zumeist starke braune Hyperpigmentierungen. Als Beispiele seien genannt: Berloque-Dermatitis nach Verwendung von Kölnisch Wasser oder Parfüm mit lichtsensibilisierendem Bergamotteöl sowie Reaktionen nach Kontakt mit anderen phototoxischen Agenzien (Wiesengräserdermatitis, Photochemotherapie). In all diesen Fällen ist die Melanogenese stark akzentuiert; es kommt zur bräunlichen Hyperpigmentierung.

Entzündliche Hyperpigmentierung. Fleckförmige Hyperpigmentierungen im Anschluß an entzündliche Dermatosen sind nicht selten. Als Beispiele seien genannt: Lichen ruber planus pigmentosus, Urticaria cum pigmentatione, Urticaria pigmentosa, atopisches Ekzem Lichen simplex chronicus, Pigmentsyphilis, Zoster, Urticaria papulosa chronica, lichenifiziertes Ekzem, Psoriasis vulgaris, Pemphigus vulgaris, Arzneiexantheme oder Lupus erythematodes chronicus discoides. In allen Fällen kommt die Hyperpigmentierung durch eine vermehrte Aktivität der Melanozyten und damit einen vermehrten Gehalt von Melanosomen in den basalen Keratinozyten zustande.
Gelegentlich führen fixe Arzneimittelexantheme sekundär zur Hyperpigmentierung, die dann aber mehr graubraun oder graublau aussieht. In diesen Fällen ist histologisch Pigmentinkontinenz nachweisbar.

Therapie. Depigmentierungsversuche, kosmetische Abdeckung.

Erythema dyschromicum perstans [Ramirez 1957]

Synonym. „Ashy dermatosis".

Über diese sehr seltene Erkrankung wurde zunächst aus Südamerika, später aus USA und Europa berichtet. Sie kommt bei beiden Geschlechtern in allen Lebensaltern vor. Vererbung ist bisher nicht nachgewiesen (Näheres s.S. 369).

Pigmentatio maculosa eruptiva idiopathica
[Gottron 1942]

Synonyme. Melanosis lenticularis generalisata (Gottron 1942), Pigmentatio maculosa acquisita (Sako 1942), kleinfleckige Pigmentdermatose (Rupec und Vakilzadeh 1971). Die obige Krankheitsbezeichnung stammt von Degos, Civatte und Bélaich.

Vorkommen. Betroffen sind im wesentlichen Kinder oder Adoleszenten beiderlei Geschlechts. Für Vererbung besteht kein Anhalt.

Ätiopathogenese. Wahrscheinlich handelt es sich um eine sekundäre Hyperpigmentation nach einer entzündlichen Reaktion in der Haut, ausgelöst durch Unverträglichkeit von Medikamenten oder Nahrungsmitteln, damit also um eine Dermatose, die dem Erythema dyschromicum perstans nahesteht.

Klinik. Die Hauterscheinungen sind charakterisiert durch homogene braune oder etwas bräunlich-rötliche, rundliche oder ovale Flecke von 5–25 mm Durchmesser und guter Abgrenzung. Die lockere oder dichte Dissemination betrifft besonders die seitlichen Halspartien, den Rumpf oder auch die Extremitäten. Der Erkrankungsbeginn kann sich durch solche Pigmentflecke anzeigen; in anderen Fällen folgen diese einem erythematösen oder erythematopapulösen Exanthem.
Die Schleimhäute bleiben stets frei. Der Gesundheitszustand ist normal.

Histopathologie. Basale Hyperpigmentierung, Pigmentinkontinenz und histiozytäre perivaskuläre Infiltration im Stratum papillare.

Prognose. Die Pigmentflecke sind stabil, können aber innerhalb von Monaten bis Jahren eine langsame Regressionstendenz aufweisen.

Differentialdiagnose. Erythema dyschromicum perstans, Incontinentia pigmenti.

Therapie. Kosmetisch abdecken.

Arsenmelanose

Diese Pigmentstörung entwickelt sich bei Menschen, die größere Arsenmengen aufgenommen haben. Früher sah man Arsenmelanose häufiger bei Winzern, die infolge heute verbotener arsenhaltiger Schädlingsbekämpfungsmittel arsenhaltigen „Haustrunk" zu sich genommen hatten. Auch nach langfristiger Arsenmedikation (Pilulae asiaticae, Fowler-Lösung, Antipsoriatica, weniger häufig organische Arsenpräparate) stellt sich die Nebenwirkung ein, oft gleichzeitig mit anderen Arsennebenwirkungen an der Haut (Arsenkeratosen, Rumpfhautbasaliome, M. Bowen). Fleckige Hyperpigmentierungen sind weniger häufig als eine flächenhafte, schmutzig grauschwarze Melanodermie (Rumpf), in der charakteristischerweise fleckförmig normal gefärbte Hautareale, wie Regentropfen auf einer staubigen Straße, unregelmäßig ausgestreut sind. Die Verfärbung beruht teils auf echter Hyperpigmentierung, teils auf Ablagerungen von metallischem Arsen in der Haut.
Wichtig ist die Kontrolle solcher Patienten auf Malignome an inneren Organen, besonders an Lungen, Pankreas, Leber und Nieren.

Diffuse Hyperpigmentierungen

Im Gegensatz zu den mehr oder weniger gut abgegrenzten herdförmigen umschriebenen Hyperpigmentierungen kommt es bei den diffusen Hyperpigmentierungen zu einer flächenhaften Melanodermie. Die Ursachen dafür sind vielfältig.

Endokrine Hyperpigmentierungen. Prototyp ist die auch an Schleimhäuten auftretende Hyperpigmentierung bei M. Addison. Es kommt zu einer diffusen Hyperpigmentierung mit besonderer Ausprägung in Hautbereichen, die normalerweise schon zu stärkerer Pigmentierung neigen (Fingerknöchel, Ellenbogen, Knie) und auch in lichtexponierten Hautgebieten. Diese beruht auf einer Überproduktion von melanozytenstimulierendem Hypophysenvorderlappenhormon (MSH), wenn durch Ausfall der Nebennierenrinde (z.B. Tuberkulose, Autoimmunreaktion) hemmende Einflüsse wegfallen; auch *ACTH- und/oder MSH-bildende Tumoren der Hypophyse* oder anderer Organe können starke diffuse Hyperpigmentierungen verursachen.

Diffuse Hyperpigmentierung vom Typ des M. Addison werden auch bei *Akromegalie* und bei *Cushing-Syndrom* beobachtet. Sehr wahrscheinlich handelt es sich in diesen Fällen um eine Stimulierung der Melanozytenaktivität durch MSH.

Hyperthyreose. Bei etwa 10% der Patienten kommt eine diffuse Hyperpigmentierung vor, die an jene bei M. Addison erinnert, die Mundschleimhäute aber meistens frei läßt. Auch die Hyperpigmentierung der Brustwarzenhöfe und der Genitalhaut ist weniger stark ausgeprägt.

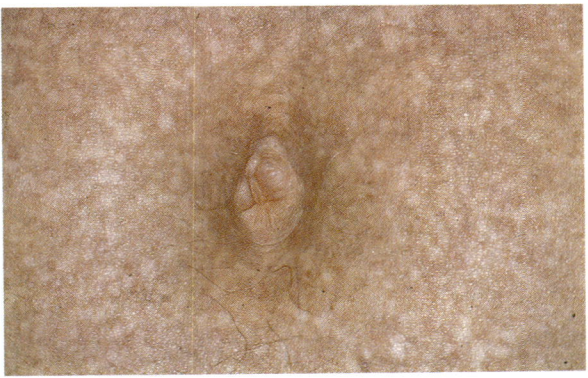

Arsenmelanose

Allgemein bekannt sind die diffusen Hyperpigmentierungen während der *Schwangerschaft* mit Hyperpigmentierung der anogenitalen Haut. Auch hier dürfte es sich um den Einfluß von MSH auf die Melanozyten handeln; während der Schwangerschaft wurden erhöhte MSH-Werte im Blut nachgewiesen.

Hyperpigmentierungen bei inneren Erkrankungen. Bei einer ganzen Reihe von Erkrankungen sind diffuse Hyperpigmentierungen beschrieben. Allerdings weiß man noch nichts Genaues über die Pathogenese dieser Pigmentstörungen. Vermutet wird eine erhöhte Bildung von MSH. Möglicherweise besteht auch eine genetische Prädisposition bei den Erkrankten. Hingewiesen sei auf diffuse Hyperpigmentierungen bei chronisch verlaufenden Infektionskrankheiten wie Malaria, Tuberkulose, Kala-Azar, Erkrankungen des Nervensystems (Enzephalitis, hepatolentikuläre Degeneration, Ependymome), M. Hodgkin, Leberzirrhose, besonders bei biliärer Zirrhose, und bei anderen Erkrankungen.

Diffuse Hyperpigmentierung ist bei Hämochromatose (Bronzediabetes) zumeist vorhanden, aber nicht besonders stark ausgeprägt. Die Haut wirkt bronzefarbig oder leicht grau-bräunlich oder grau-bläulich. Pathogenetisch handelt es sich um eine Vermehrung von Melanin im Stratum basale. Die immer wieder betonte diagnostische Verwertbarkeit des Eisennachweises in der Haut spielt für die Frühdiagnose keine Rolle.

Auch bei Malabsorptionssyndromen, Vitamin B_{12}-Mangel und Porphyrien wurden diffuse Hyperpigmentierungen beschrieben.

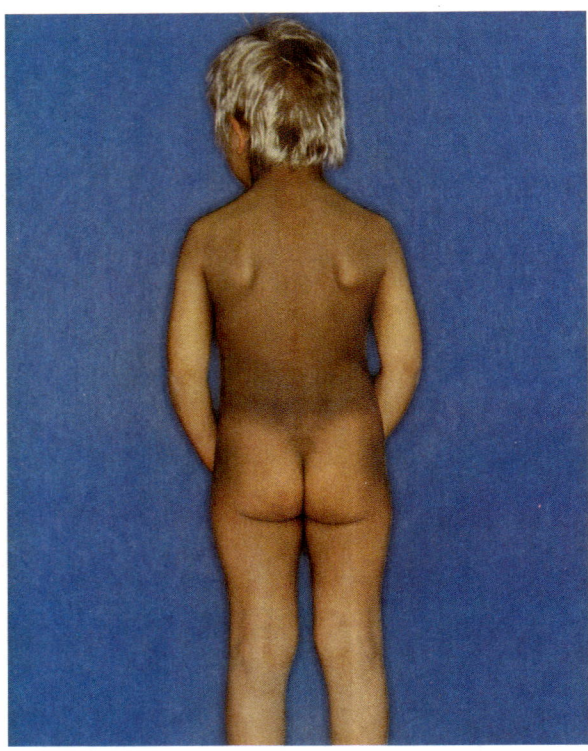

Melanosis diffusa congenita

Hyperpigmentierungen bei Hautkrankheiten. Diese kommen vor bei progressiver systemischer Sklerodermie, bei Dermatomyositis und Lupus erythematodes visceralis. Sie können dabei auch medikamentös ausgelöst werden (ACTH-Therapie, Antimalariamittel wie Chloroquin). Auch Erythrodermien führen zu einer diffusen Hyperpigmentierung; man spricht dann von Melanoerythrodermie. Hier wird die Hyperpigmentierung allerdings zumeist durch die chronisch-entzündliche Reaktion der Haut hervorgerufen. Eine diffuse, den ganzen Körper betreffende blaugraue Verfärbung der Haut, welche besonders in den lichtexponierten Hautanteilen ausgeprägt erscheint und an eine Hydrargyrose erinnert, kann sehr selten bei Patienten mit metastasierenden malignen Melanomen gefunden werden. Vielfach besteht dann auch Melanogenurie. Diese ist bedingt durch farblose Indolverbindungen, die mit dem Urin ausgeschieden und an der Luft zu Melanin oxidiert werden. Histopathologisch findet man bei diesen Patienten reichlich Melaningranula im Korium, entweder frei oder in Melanophagen.

Hyperpigmentierungen durch Medikamente. Unter den Medikamenten, die eine diffuse Hyperpigmentierung durch Stimulierung der Melanogenese induzieren können, sind besonders Arsen, Chlorpromazin, Hydantoinderivate und Antimalariamittel, besonders das Chloroquin, zu nennen. Hydroxychloroquinpigmentierung führt zu einer mehr bläulich-grauen Verfärbung im Gesicht und Nacken, manchmal auch an den Unterarmen und Unterschenkeln. Oft findet man gleichzeitig Veränderungen an der Kornea sowie eine graue Depigmentierung der Haare. Vom Arsen ist bekannt, daß es durch Bindung von SH-Gruppen in der Epidermis die Tyrosinaseaktivität stimuliert.

Melanosis diffusa congenita [von Bogaert 1948]

Synonyme. Dyschromatosis universalis hereditaria, diffuse neurokutane Melanose.

Definition. Angeborene diffuse Hyperpigmentierung des gesamten Integuments auf erblicher Grundlage ohne weitere Organsymptomatik.

Vorkommen. Äußerst selten. Geschlechtsgebundenheit oder rassische Bevorzugung sind nicht bekannt. Auch der Vererbungsmodus ist ungeklärt. Die Störung wurde bei Geschwistern beobachtet.

Ätiopathogenese. Nicht bekannt.

Klinik. Seit Geburt besteht eine auffallend gleichmäßig schmutzig graubraune Hyperpigmentierung der gesamten Haut mit angedeuteter Buntscheckigkeit an Palmae und Plantae sowie zumeist fleckförmigen Aufhellungen innerhalb der großen Hautfalten wie Axillen und Inguinalregion. An weiteren Symptomen werden follikuläre Hyperkeratosen an den Extremitätenstreckseiten, Leukonychie und Koilonychie sowie dünne Haare beschrieben.

Andere Störungen sind nicht bekannt; auch besteht keine andere dermatologische Vorkrankheit.

Histopathologie. Die Dopareaktion in den Melanozyten an der Epidermis-Korium-Grenze fällt stark positiv aus. Melaningranula lassen sich auch in den Keratinozyten der Epidermis nachweisen. Außerdem kommt es zu Pigmentabtropfung in das obere Korium mit perivaskulärer Aufnahme in Melanophagen. Ultrastrukturell lassen sich vermehrt reife Melanosomen, jedoch kaum Compoundmelanosomen in den Keratinozyten nachweisen.
Möglicherweise sprechen solche Befunde für einen verzögerten lysosomalen Melaninabbau in der Epidermis.

Verlauf. Mit zunehmendem Alter eher Aufhellung.

Differentialdiagnose. Diffuse Melaninhyperpigmentierung, wie sie bei Stoffwechselerkrankungen, so bei M. Addison, M. Gaucher, M. Niemann-Pick, oder ACTH- bzw. MSH-produzierenden Thymustumoren vorkommen, können bereits durch Anamnese ausgeschlossen werden. Andere diffuse Hyperpigmentierungen, wie sie auch bei Erythema dyschromicum perstans sehr selten vorkommen können, entwickeln sich erst im Laufe des Lebens.

Therapie. Nicht möglich.

Amelanose und Hypomelanose

Unter *Amelanose und Hypomelanose* versteht man totales Fehlen oder nur geringes Vorhandensein von Melanin in der Haut auf der Basis einer genetischen Störung. Amelanose und Hypomelanose kommen herdförmig und universell vor. Meist handelt es sich um hereditäre Störungen der Melanogenese, welche zusammen mit anderen Fehlbildungen auftreten. Die Störung in der Melanogenese kann auf verschiedenen Stufen stattfinden:

- Störungen in der Biosynthese von Tyrosin zu Melanin,
- Störungen in der Biosynthese der Tyrosinase,
- Fehlen von Melanozyten oder strukturelle Störungen in Melanozyten.

Phenylketonurie [Fölling 1934]

Synonyme. Fölling-Krankheit, Oligophrenia phenylpyruvica, Brenztraubensäure-Oligophrenie.

Definition. Es handelt sich um eine relativ seltene (etwa 4 Fälle auf 100000 Geburten) Erbkrankheit, bei der Mangel oder Fehlen des Enzyms l-Phenylalaninoxidase zu einem Stoffwechselblock in der Oxidation von Phenylalanin zu Tyrosin führt. Dadurch kommt es zu einer Anreicherung von Phenylalanin und Derivaten von Phenylalanin wie Phenylbrenztraubensäure, Phenylmilchsäure, Phenylessigsäure u.a. im Blut und zu einer Ausscheidung von Phenylbrenztraubensäure und Phenylessigsäure im Urin (Nachweis mit Phenistix).

Klinik. Die Klinik der Erkrankung ist an anderer Stelle besprochen (s.S. 757). Kinder mit dieser genetischen Störung zeigen *helle Komplexion:* helle Haut, hellblonde Haare und blaue Augen.

Pathogenese. Ursprünglich glaubte man, daß der geringe oder fehlende Gehalt an Tyrosin allein für die fast fehlende Melaninbildung verantwortlich sei. Neuere Untersuchungen haben indessen gezeigt, daß offenbar durch Phenylalanin auch die Melaninsynthese aus Tyrosin gehemmt wird. Unter phenylalaninarmer Diät konnte eine Dunkelung der Haarfarbe beobachtet werden. Die Melanozyten sind sonst in ihrer Funktion nicht gestört.

Albinismus

Definition. Bei Albinismus fehlt Melanin in der Haut praktisch völlig. Melanozyten sind in normaler Zahl vorhanden, bilden aber kein Melanin. In den Melanozyten sieht man Melanosomen, die aber keine Melanisierung zeigen. Die Störung beruht sehr wahrscheinlich auf einem genetischen Defekt in Struktur oder Quantität von Tyrosinase.

Albinismus totalis. Bei totalem Albinismus, der rezessiv vererbt wird, fehlt Melanin weitgehend. Die Haut solcher Menschen ist sehr hell, die Haare sind weiß oder weißlich-gelb und die Iris ist rot oder hellblau. Es bestehen oft gleichzeitig Photophobie, kongenitaler Nystagmus und Refraktionsanomalien. Auch geistige Entwicklungsstörungen kommen vor.
Von diesem okulokutanen Albinismus kann ein *geschlechtsgebundener rezessiv vererbter okulärer Albinismus* abgegrenzt werden, bei dem die Hautpigmentierung normal erscheint.

Verlauf. Die Betroffenen sind sehr lichtempfindlich, weil der UV-absorbierende Melaninschutz fehlt. Kurzfristige Sonnenexposition genügt zu erythematösen oder vesikulösen Hautreaktionen (Dermatitis solaris); Folgen wie bei chronisch exponierter Haut stellen sich in belichteten Hautanteilen frühzeitig ein (Altershaut, aktinische Elastose, Teleangiektasien, Keratosis actinica mit Neigung zu maligner Entartung). Besonders in lichtreichen Klimazonen wurden spinozelluläre Karzinome bereits bei Jugendlichen beobachtet.

Therapie. Lichtschutz, Kontrolle präkanzeröser Veränderungen.

Albinoidismus. Man versteht darunter einen inkompletten Albinismus. In diesen Fällen ist offenbar die Genpenetranz nicht so stark. Die Haut ist etwas pigmentiert, die Augen sind gewöhnlich normal; es kann aber Photophobie bestehen.

Albinismus partialis. Seit der Geburt bestehen irgendwo an der Haut helle pigmentfreie (amelanotische) und scharf begrenzte Flecken. Man muß erwarten, daß auch hier die Melanozyten morphologisch normal in der Haut vorhanden sind, die Melanogenese jedoch gestört verläuft. Dies wurde aber bisher noch nicht nachgewiesen. Aus diesem Grunde scheint die Annahme wahrscheinlicher, daß es sich bei diesen Fällen wohl um *Piebaldismus* handelt. *Differentialdiagnostisch* ist der Naevus anaemicus abzugrenzen.

Piebaldismus

Synonyme. Angeborene Weißfleckung, Albinismus partialis, partieller Albinismus.

Definition. Es handelt sich um eine autosomal dominant vererbte Störung in der Ausdifferenzierung gewisser Melanoblasten, die zu herdförmiger Pigmentarmut (Amelanosis) von Haut und/oder Haaren führen kann.

Pathogenese. In den pigmentfreien Herden der Haut sind die Melanozyten an Zahl stark vermindert oder fehlen ganz. Auch morphologisch sind sie nicht normal, sondern enthalten pathologisch strukturierte (sphärische) Prämelanosomen.

Klinik. Bereits bei der Geburt, gelegentlich aber erst nach der ersten Bräunung des Körpers sieht man umschriebene, scharf begrenzte amelanotische helle Flecken von etwa 1–6 cm Durchmesser, die während des ganzen Lebens unverändert bleiben. Meist befindet sich ein derartiger Herd an der Stirn, oft verbunden mit einer *weißen Stirnlocke* (*Poliosis circumscripta*). Letztere kann auch alleine vorkommen. Prädilektionsstellen sind Brust, Abdomen und obere Extremitäten. Die Anordnung kann bilateral, auch systematisiert sein.

Differentialdignose. Die Abgrenzung gegenüber Vitiligo kann Schwierigkeiten bereiten. Vitiligo tritt aber erst im späteren Leben auf und bevorzugt Hände, Füße, Gesicht und Genitalgegend. Naevus achromicus, ein umschriebener pigmentfreier Herd seit der Geburt, ist wahrscheinlich nichts anderes als ein Einzelherd von Piebaldismus ohne weiße Stirnlocke. Zur Abgrenzung vom Naevus anaemicus kann man den weißen Flecken mit einem Holzspatel reiben. Innerhalb eines Naevus anaemicus kommt es danach nicht zu einer deutlichen Erythemreaktion.

Prognose. Günstig. Im allgemeinen kommen keine assoziierten Symptome vor.

Klein-Waardenburg-Syndrom
[Klein 1947, Waardenburg 1951]

Eine autosomal-dominant mit unterschiedlicher Genpenetranz vererbte Erkrankung, die charakterisiert ist durch die Symptome des Piebaldismus, Dystrophie der Tränenpunkte, Nasenwurzelhypertrophie, Schädeldysplasie, konfluierende Augenbrauen, Hypoplasie der Iris und Taubstummheit. Die Störung ist angeboren. Etwa 2% der Patienten mit kongenitaler Taubheit leiden an diesem Syndrom. *Diagnostisch* wichtig ist die Kombination von Pigmentstörungen, Augensymptomen und Taubstummheit.

Tietz-Syndrom [1960]

Dieses Syndrom ist charakterisiert durch eine angeborene, autosomal-dominant erbliche Symptomenkombination von mangelnder Pigmentierung der Haut und der Haare und Taubheit. Augensymptome bestehen außer einer Hypoplasie der Augenbrauen nicht.

Chédiak-Higashi-Syndrom
[Chédiak 1952, Steinbrinck 1948, Higashi 1954]

Dieses Syndrom ist autosomal-dominant erblich und besteht aus der Symptomenkombination okulokutaner Albinoidismus (helle Haut, hellblonde oder silbergraue Haare, durchscheinende Iris) und letalem Leukozytendefekt, der für die rezidivierenden Infektionen an Haut und Atemwegen der Patienten verantwortlich sein dürfte. Später kommt es zur Entwicklung von Hepatosplenomegalie und Lymphknotenschwellungen. Die Patienten sterben meistens vor dem 10. Lebensjahr.

Pathogenese. Der Defekt beruht wahrscheinlich auf einer abnormalen Lysosomenfunktion. Die Lysosomen schmelzen zu großen Massen zusammen, die man als charakteristische Granulierung in den Leukozyten des peripheren Blutes nachweisen kann. In den Melanozyten bilden sich durch Fusionierung sog. Riesenmelanosomen, die für die Störung in der Melanogenese verantwortlich zu machen sind.

Therapie. Vermeidung von Infekten.

Depigmentierungen

Dabei handelt es sich um einen im Laufe des Lebens eintretenden, d.h. erworbenen, vielfach rückbildungsfähigen Verlust der normalen Melaninpigmentierungsfähigkeit in der Haut. Die betroffenen Hautanteile erscheinen gegenüber der übrigen Haut aufgehellt oder weißlich. Depigmentierungen können sich scheinbar ohne Ursache, infolge erkennbarer Ursache oder sekundär auf Dermatosen entwickeln. Dann spricht man von einem *Leukoderm* (z.B. Leucoderma syphiliticum, Leucoderma psoriaticum).

Vitiligo

Synonym. Weißfleckenkrankheit.

Definition. Ein infolge funktioneller Störung oder Untergang von Melanozyten im Laufe des Lebens auftretender herdförmiger Pigmentverlust der Haut mit Neigung zu Progredienz. Regression ist selten.

Vorkommen. Relativ häufig. Bei etwa 30% der Erkrankten besteht familiäre Häufung. Einige Beobachtungen scheinen für einen autosomal-dominanten Erbgang mit unterschiedlicher Penetranz zu sprechen; vererbt wird nicht die Krankheit, sondern die Disposition zur Vitiligo. Bei Vorhandensein von Antithyreoidea-Antikörpern wurde Assoziierung zu HLA-A13 beschrieben.

Ätiopathogenese. Die Ätiologie ist unbekannt. Als krankheitsauslösende Faktoren werden immer wieder schwerer Sonnenbrand und emotionale Streßsituation angegeben. Während des Krieges wurde Vitiligo häufiger nach Bombenangriffen beobachtet. Diese Beziehungen sind schwer zu verifizieren. Bei etwa 10% der Patienten soll Thyreotoxikose vorkommen. Auch an eine immunologische oder autoimmunologische Pathogenese wird in letzter Zeit vermehrt gedacht. Vitiligo wurde signifikant häufiger bei perniziöser Anämie, Hashimoto-Thyreoiditis, Diabetes mellitus, M. Addison, Alopecia areata, Lupus erythematodes, Myasthenia gravis, Morbus Crohn und Sklerodermie gesehen. Außerdem konnten bei Vitiligo Autoantikörper gegen Thyreoideazellen, Thyreoglobulin, Parietalzellen des Magens und Nebennierenrindenzellen nachgewiesen werden. Schließlich ist hier auch die Beobachtung von Bedeutung, daß im Verlauf von malignen Melanomen Vitiligo auftreten kann. Das Wesen der Erkrankung beruht in einer Einstellung der Melaninbildung durch epidermale Melanozyten. Charakteristisch ist die zunehmende Verminderung der Ausbildung von Melanosomen in Melanozyten. Vielleicht ist diese erste Stufe der zytologischen Veränderung reversibel. Später gehen die Melanozyten teilweise durch Autophagozytose zugrunde. Die Melanogenese in den Melanozyten der Haarfollikel (piläre Melanozyten) kann normal erhalten bleiben oder ebenfalls gestört sein.

Klinik. Vitiligo kann in jedem Alter auftreten, bevorzugt aber bei jüngeren Menschen besonders das weibliche Geschlecht. Bei 50% der Erkrankten beginnt die Erkrankung etwa mit 20 Jahren. Es treten scharf umschriebene weiße Flecken auf, die besonders bei gebräunter Haut durch den Kontrast hervortreten und dann kosmetisch stören.

Zunächst entstehen meist nur wenige linsen- bis markstückgroße, scharf umschriebene Herde, deren Rand oft hyperpigmentiert ist. Die Herde nehmen an Zahl zu, können dicht beieinander stehen, konfluieren und dann bizarre Formen annehmen.

- *Lokalisierte Vitiligo.* Hier findet man depigmentierte Flecken in einem bestimmten Hautareal wie Gesicht, behaarter Kopf, an einer Hand oder der Anogenitalgegend.
- *Generalisierte Vitiligo.* Es entwickeln sich zahlreiche Herde in verschiedenen Hautregionen (Gesicht, Axillen, Nacken, Extremitäten, Anogenitalgegend, Haare).
- *Universelle Vitiligo.* Hier ist das gesamte Hautorgan, von wenigen normalen und scheinbar hyperpigmentiert wirkenden Hautpartien abgesehen, betroffen. Die Patienten weisen aber im Gegensatz zum Albinismus keine Augenveränderungen und anderen Symptome auf.

Prädilektionsstellen sind alle stärker pigmentierten Hautregionen, besonders Kopf, Nacken, Hals, Achselfalten, Handrücken, Brustwarzen, Nabel und Anogenitalgegend.

Das Verhalten der *Haarpigmentierung* ist verschieden. Die Haare können in den Bezirken von Vitiligo entweder normal pigmentiert wachsen oder pigmentfrei werden. Am Kapillitium fallen dann umschriebene Areale von weißen Haaren auf (*Poliosis circumscripta*) auf.

Die Schleimhäute sind stets normal.

Symptome. Vitiligo verläuft primär symptomlos; nur selten wird Juckreiz angegeben. Dieser kann sehr intensiv werden, wenn sich die Patienten der Sonne aussetzen und sich rasch eine Sonnenbrandreaktion (Erythema solare, Dermatitis solaris) entwickelt.

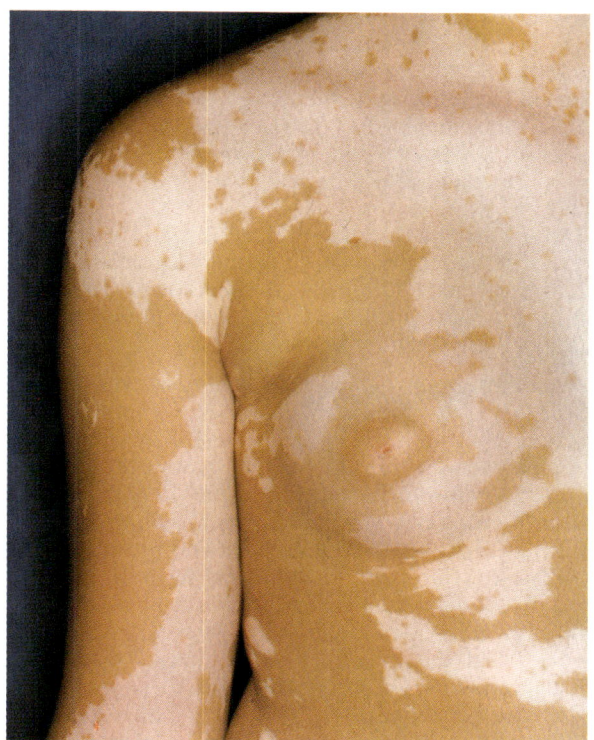

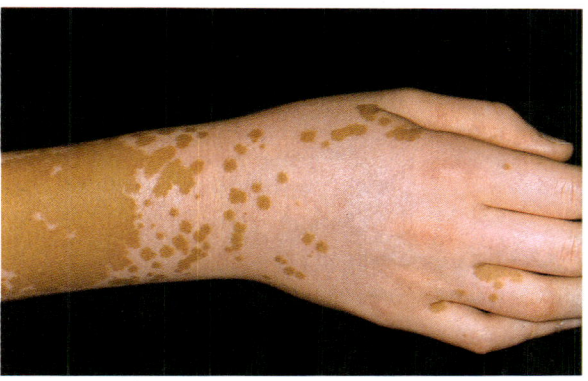

Vitiligo

Histopathologie. Innerhalb der Herde sind die Basalzellen frei von Melanin. Melanozyten fehlen oder sind Tyrosinase-negativ.

Verlauf. Dieser ist von Fall zu Fall verschieden. In manchen Fällen kommt es nur zur Entwicklung weniger Herde. Vollkommene Spontanrückbildung ist selten; teilweise Rückbildung, besonders während der Sommermonate, ist möglich. Sie deutet sich durch eine perifollikuläre Repigmentierung an, wie dies auch unter therapeutischen Maßnahmen gesehen wird.

Diagnose. Besonders bei Betrachtung im Wood-Licht können initiale Herde leicht erkannt werden.

Differentialdiagnose. Piebaldismus und Naevus anaemicus sind angeboren. Lichen sclerosus et atrophicus oder zirkumskripte Sklerodermie sollten nicht übersehen werden. Auch an Pityriasis versicolor alba ist besonders bei Rumpflokalisation zu denken. Leukoderme entwickeln sich auch an Orten anderer Dermatosen; hingewiesen sei auf das Leucoderma syphiliticum. Depigmentierte Herde bei Lepra sind anästhetisch. Auch an berufliche Noxen (paratertiäres Butylphenol, Hydrochinonderivate in der Gummiindustrie) ist zu denken.

Therapie. Sie ist auch heute noch nicht zufriedenstellend. Besonders bei Vitiligoherden an unbedeckten Körperpartien sollte bei durch die kosmetische Störung psychisch stark beeinträchtigten Patienten eine Behandlung versucht werden.

Innerlich: Nach Grundkrankheiten ist zu suchen: Störungen der Schilddrüsen-, Leber- und Magenschleimhautfunktion; Untersuchungen auf perniziöse Anämie oder Störungen im B_{12}-Vitaminstoffwechsel. Vitamin C in hoher Dosierung (200–1000 mg täglich über Wochen und Monate) hat sich nach unserer Erfahrung nicht bewährt. Innerliche Verabreichung von β-Karotin (Carotaben, 3mal 25 mg für 6–10 Wochen mit nachfolgender Erhaltungsdosis von 25 mg tgl.) führt zu einer symptomatischen Besserung von akral oder fazial lokalisierter Vitiligo durch die erzeugte Karotinose. Bei Leberstoffwechselstörungen ist β-Karotin kontraindiziert; bei Langzeittherapie sind gelegentliche Kontrollen der Leberfunktion zu empfehlen.

In letzter Zeit wurde auch versucht, Vitiligo mittels Photochemotherapie unter innerlicher Verabreichung von Photosensibilisatoren durchzuführen. Als Photosensibilisatoren sind 8-Methoxypsoralen (Meladinine, Oxsoralen) oder Trimethylpsoralen (Trisoralen) im Gebrauch. Diese Verbindungen werden peroral verabreicht; 2 h nach der Einnahme wird eine Bestrahlung durch Sonne, künstliche Höhensonnenstrahler oder UV-A-Strahler durchgeführt. In den Vitiligoherden soll es zu einem leichten Erythem kommen. Zu starke, vor allen Dingen aber blasenbildende Hautreaktionen sollen indessen vermieden werden. Repigmentierung deutet sich meist perifollikulär an. Die Behandlungsdauer beträgt zumeist viele Monate bis Jahre.

Photochemotherapie mit 8-Methoxypsoralen ist nicht leicht steuerbar, und verlangt Erfahrung der Therapeuten. Weil die durch die Einnahme bewirkte Photosensibilität 8–12 h anhält, ist Schutz der unbedeckten Körperpartien und der Augen nach der Bestrahlung vor Sonne notwendig. Auch an Langzeitnebenwirkungen ist zu denken. 0,6–0,8 mg 8-Methoxypsoralen/kg KG werden 2 h vor der Bestrahlung mit UV-A verabreicht.

Die Kombination mit Glukokortikoiden (8 mg Triamcinolon), ausgehend von der Vorstellung, daß es sich bei der Vitiligo um eine Autoimmunkrankheit handeln könnte, hat nicht zu einer wesentlichen Verbesserung der Behandlungsergebnisse geführt.

Am häufigsten wird heute als Photosensibilisator in der Vitiligobehandlung das Trimethylpsoralen (Trisoralen) angewandt. Es soll eine bessere Wirksamkeit aufweisen und hat geringere phototoxische Potenzen. Bei genügend hoher Dosierung (bis zu 50 mg) und langer Behandlungsdauer (1–2 Jahre) konnten bei 70% der Patienten kosmetisch befriedigendere Repigmentierungen erzielt werden. Bei Verwendung von natürlichem Sonnenlicht sollen 10–20 mg Trimethylpsoralen 2 h vor Sonnenexposition eingenommen werden. Die Verweildauer in der Sonne sollte bei Hellhäutigen zunächst 15 min, bei pigmentierten Personen 20 min betragen. Die Expositionsdauer kann jeweils um 5 min verlängert werden, wenn keine Hautreaktion aufgetreten war. In unserem Klima scheint die Verwendung künstlicher Lichtquellen, insbesondere in Form der UV-A-Hochintensitätsbestrahlung, wie sie bei der Psoriasis Anwendung findet, geeigneter. Augenschutz durch UV-A-absorbierende Gläser am Bestrahlungstag ist auch hier erforderlich. Die besten Resultate lassen sich im Gesicht und an den proximalen Extremitätenbereichen erzielen; Vitiligo an Hand- und Fußrücken ist dagegen recht therapieresistent.

Insgesamt ergibt sich also, daß die innerlichen Behandlungsmethoden sehr problematisch sind. Dies gilt auch für die konsequente Durchführung der innerlichen Photochemotherapie, die allerdings in 70% der Fälle kosmetisch befriedigendere Repigmentierungen induzieren soll, während die Spontanrepigmentierung bei Vitiligo nur etwa 10% beträgt. Wichtig ist aber gerade hierbei die Beachtung akuter und chronischer Nebenwirkungen.

Äußerlich: Zur Behandlung von einzelnen Herden wurde auch eine äußerliche Photochemotherapie in Form von örtlicher Anwendung von 8-Methoxypsoralen (Meladinine-Lösung) mit anschließender Bestrahlung durch Sonne, künstliche Höhensonne oder langwelliges UV-Licht (UV-A) empfohlen. Diese Therapieform ist sehr schwierig und langwierig. Durch örtliche Aktivierung des Photosensibilisators in der Haut kommt es manchmal bereits nach kurzfristiger Lichtexposition zu massiven blasigen sonnenbrandartigen Reaktionen in den Vitiligoherden. Auch muß die umgebende Haut mit Zinkpaste abgedeckt werden, damit nicht sehr unschöne Hyperpigmentierungen in den Randzonen entstehen. Die erzeugte Repigmentierung ist nicht immer von Dauer.

Wegen der vermuteten Immunogenese wurden auch örtlich Glukokortikoide empfohlen, besonders mit DMSO-Zusatz zur Verbesserung der Penetration (Rp. Betnesol-Creme, Dimethylsulfoxid āā, M.f. ungt.D.S. 2mal tgl. auftragen). Bei mehrwöchiger Behandlung ist auf Glukokortikoidnebenwirkungen zu achten. Die Resultate dieser Behandlungsform sind im Ganzen wenig ermutigend, in Einzelfällen aber erstaunlich.

Die Anwendung von Dihydroxyaceton (Mentan, Tamlo, Viticolor) führt durch Reaktion mit Aminosäuren der Hornschichteiweiße nach 4–5 h zu bräunlicher Verfärbung der Hornschicht. Da nur innerhalb der Hornschicht ein chemisches Reaktionsprodukt entsteht, wird es nach einigen Tagen wieder abgestoßen; die Behandlung muß dann wiederholt werden. Der kosmetische Erfolg hängt im wesentlichen von der Geschicklichkeit des Patienten ab.

Zur Abdeckung einzelner Herde kommen auch kosmetische Puderzubereitungen, die möglichst nicht abwaschbar sein sollen, in Betracht. Zu empfehlen ist Covermark. Wichtig ist Lichtschutz der normalen Haut, damit durch die Hautbräunung die Vitiligoherde nicht noch stärker in Erscheinung treten und in den Vitiligoherden sonnenbrandartige Reaktionen vermieden werden.

Vogt-Koyanagi-Syndrom
[Vogt 1906, Koyanagi 1929]

Synonym. Okulokutanes Syndrom.

Es handelt sich um ein seltenes Syndrom, das besonders bei Menschen zwischen dem 30. und 50. Lebensjahr vorkommt. Die Ursache ist unbekannt, an Virusinfektion wird gedacht. Ziemlich akut kommt es nach einer prodromalen Fieberphase mit enzephalitischen oder meningitischen Symptomen zur Entwicklung einer beidseitigen exsudativen Uveitis mit Glaukomgefahr. Kurz danach entwickelt sich in 50% der Fälle Dysakusis, Schwerhörigkeit oder gar Taubheit. Ferner entsteht innerhalb von 3 Monaten Vitiligo am Körper mit Poliosis circumscripta an Augenbrauen, Augenwimpern oder am behaarten Kopf und Alopecia areata (50% der Fälle). Die Prognose ist günstig bis auf die Folgen an Augen und Gehör.

Therapie. Symptomatisch.

Sutton-Nävus [1916]

Synonyme. Leucoderma centrifugum acquisitum, perinävische Vitiligo, Halo-Nävus.

Pathogenese. Die entzündliche Reaktion in dem pigmentierten Nävuszellnävus mit Induktion einer vitiligoartigen Depigmentierung im Randgebiet läßt auf eine immunologische Reaktion schließen, die zu einer Störung der Melanogenese und schließlich offenbar auch zum Untergang von Melanozyten führen kann. Die Veränderungen sollen bei Patienten mit Vitiligo

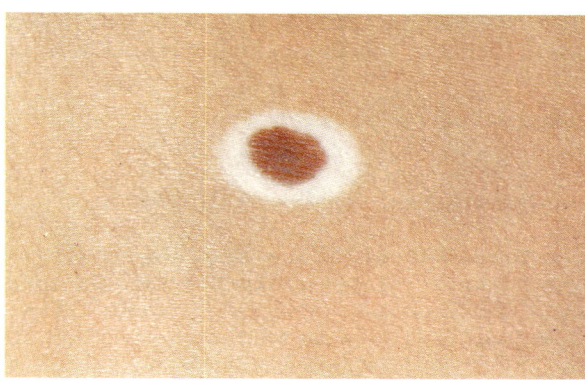

Sutton-Nävus, perinävische Vitiligo

häufiger vorkommen. Sie wurden auch bei Patienten mit metastasierenden Melanomen beobachtet. Antimelanozytische Antikörper wurden im Serum solcher Patienten nachgewiesen.

Klinik. Meist bei Jugendlichen mit multiplen pigmentierten Nävuszellnävi entwickelt sich scheinbar ohne Ursache ein depigmentierter Hof um einen oder mehrere Pigmentnävi. Der zentrale pigmentierte Nävuszellnävus kann sich ebenfalls depigmentieren und sogar verschwinden. Repigmentierung des Leukoderms ist möglich.

Histopathologie. Im zentralen Pigmentnävus findet man eine starke zellulär-entzündliche Reaktion, vor allem aus Lymphozyten, Histiozyten, manchmal auch Plasmazellen. In späteren Phasen findet man nur noch Melanin in Melanophagen. In der umgebenden Epidermis fehlt Melanin im Str. basale; nicht pigmentierte Melanozyten sind aber vorhanden.

Therapie. Nicht erforderlich.

Hypomelanosis guttata idiopathica
[Cummings und Cottel 1966]

Synonym. Leucoderma lenticulare disseminatum.

Definition. Es handelt sich um eine sehr häufige disseminiert kleinfleckige Depigmentierung in lichtexponierten Hautarealen bei Menschen im mittleren und höheren Lebensalter.

Klinik. Besonders an den Streckseiten der Unterschenkel und der Unterarme findet man locker disseminiert wenige oder mehrere porzellanweiße Makulä von 2–5 mm Durchmesser; gelegentlich wird die Haut darin atrophisch. Besonders im Wood-Licht sind sie leicht zu erkennen. Diese Veränderungen sind nicht rückbildungsfähig und verursachen keine subjektiven Störungen. Wichtig ist die Abgrenzung gegenüber kleinfleckiger zirkumskripter Sklerodermie und Lichen sclerosus et atrophicus.

Histopathologie. Verminderung von Melaningranula im Stratum basale. Elektronenmikroskopisch konnte festgestellt werden, daß Melanozyten in den Herden vorhanden sind, aber mit verminderter Zahl an Melanosomen.

Therapie. Nicht möglich.

Depigmentierungen durch chemische Substanzen

Verschiedene chemische Substanzen können bei exogener Anwendung eine Depigmentierung hervorrufen. Diese ist entweder durch Zerstörung der Melanozyten oder Hemmung der Melanogenese bedingt. Im ersten Fall ist sie nicht rückbildungsfähig.
Am besten bekannt ist die Depigmentierung durch *Hydrochinonderivate,* die als Antioxydanzien in der Gummiherstellung verwendet werden. Zunächst bei farbigen Arbeitern kam es an den Händen zu kosmetisch äußerst störend permanenten vitiligoartigen oder mehr kleinfleckigen konfettiartigen Depigmentierungen. Insbesondere konnte Hydrochinonmonobenzyläther als Noxe aufgedeckt werden. Dieser ist nicht nur ein wirksamer Inhibitor der Melanogenese, sondern besitzt auch einen melanozytotoxischen Effekt. Aus diesem Grunde soll Hydrochinonmonobenzyläther (Monobenzon) aus kosmetischen Gründen über längere Zeit nur dort angewandt werden, wo bleibende Depigmentierungen nicht störend wirken.
Auch die exogene Depigmentierung, welche nach einmaliger Applikation von *Heftpflaster* auftreten kann, ist auf die melanozytotoxische Wirkung von Hydrochinonderivaten in den betreffenden Pflastern zu beziehen. Möglicherweise besteht eine individuelle Neigung zu exogener Depigmentierung.
In neuerer Zeit wurde das Auftreten von vitiligoartigen Depigmentierungen nach Umgang mit paratertiärem *Butylphenol* oder *Amylphenol* beobachtet, welche als Desinfektionsmittel benutzt werden. Diese Stoffe werden offenbar bei der Herstellung inhaliert, weil sie nicht nur an Kontaktstellen, sondern disseminiert, so auch am Genitale, zu vitiligoartigen Erscheinungen führen. Bei den Patienten können sich auch Hepatosplenopathie und Struma entwickeln. Diese Berufserkrankung deutet übrigens auf immer wieder vermutete Beziehungen zwischen Vitiligo und Schilddrüsenveränderungen hin.
Unter manchen *Medikamenten* kann es zu einem zunehmenden Pigmentverlust mit Aufhellung von Haut und Haaren kommen. Besonders bekannt ist dies unter einer Behandlung mit Antimalariamitteln, vor allem mit Chloroquin, das allerdings auch Hyperpigmentierungen erzeugen kann (s.S. 618).

Depigmentierungen durch Hauterkrankungen

Permanente Depigmentierung. Mit einer bleibenden Depigmentierung ist immer dann zu rechnen, wenn in einem bestimmten Hautareal die Melanozyten zerstört werden. Dies wurde beobachtet im Anschluß an ionisierende Bestrahlungen (Röntgenoderm), nach Verletzung mit Narbenbildung, nach chronisch-entzündlichen Hauterkrankungen („Atrophie blanche", Lichen sclerosus et atrophicus).

Temporäre Depigmentierung. Eine fleckförmige zeitweilige Depigmentierung, wie sie sich bei vielen entzündlichen Dermatosen entwickeln kann, nennt man ein *Leukoderm.* Leukoderme entstehen durch vorübergehende chemische Hemmung der Melanogenese, durch Störungen im Transportmechanismus der Melanosomen von den Melanozyten in die Keratinozyten und schließlich durch Absorption von UV-Strahlen durch Schuppenauflagerungen in erkrankten Hautpartien. Je nach der Erkrankung, auf deren Basis sich das Leukoderm entwickelt, erhält dieses seine Bezeichnung: *Leucoderma psoriaticum, Leucoderma parapsoriaticum, Leukoderm bei Lichen ruber planus, Leukoderm bei atopischem Ekzem* u.s.w. Bei diesen Leukodermen handelt es sich meist darum, daß infolge einer erhöhten epidermalen Turnoverrate die Basalzellen nicht lange genug im basalen Zellager verbleiben, um von den Melanozyten die Melanosomen anzunehmen. Das charakteristische *Leucoderma syphiliticum* bei sekundärer Syphilis soll dagegen durch den toxischen Effekt des Erregers auf die Melanogenese bedingt sein. Das *Leucoderma leprosum* beginnt meist perifollikulär, um sich dann herdförmig weiterzuentwickeln. Zur Abgrenzung gehört der Nachweis von Anästhesie und Anhidrose in einem derartigen Herd. Auch bei *Pityriasis alba* handelt es sich um ein Leukoderm, bedingt durch die UV-filternde Wirkung der feinen Schuppenauflagerungen.

Prognose. Leukoderme bilden sich wieder zurück, wenn die auslösende Dermatose zur Abheilung gekommen ist.

Pseudoleukoderme. Diese sind nicht durch Störungen von Struktur oder Funktion der Melanozyten bedingt, sondern beruhen auf Kontrastphänomen anderer Ursache. Das *Pseudoleukoderm bei Pityriasis versicolor* soll dadurch zustande kommen, daß die normale Haut gebräunt wird, jedoch nicht die Haut innerhalb der Krankheitsherde, weil die UV-Strahlen durch feine Schuppenauflagerungen absorbiert werden. Nach Ablösung der Schuppen sieht man helle Flecken in einer gebräunten Haut, das Pseudoleukoderm. Neuerdings ergeben sich aber Anhaltspunkte, daß auch die Melanogenese durch die Pilztoxine gehemmt wird. Insofern könnte es sich um die Kombination von Pseudoleukoderm und Leukoderm handeln.
Das *Pseudoleucoderma psoriaticum* entwickelt sich im Verlauf von Psoriasisbehandlung mit Dithranol (Cignolin) oder Phototherapie. Im ersten Fall wird die normale Haut in der Umgebung von Psoriasisherden durch Oxydationsprodukte von Dithranol braunviolett imbiiert und im zweiten Fall die Pigmentierung der normalen Haut angeregt. Im Laufe der Abheilung scheint dadurch der ehemalige Psoriasisherd unpigmentiert hell. Das Pseudoleucoderma psoriaticum ist also ein Zeichen für erfolgte Abheilung eines Psoriasisherdes.

Das *Pseudoleucoderma atopicum* entwickelt sich meistens an den Extremitäten oder im Gesicht bei Kindern mit atopischen Ekzemen. Infolge feiner Schuppenbildung wird das UV-Licht oberflächlich absorbiert und führt im Herd nicht zur Bräunung. Diese meist im Sommer stärker ausgeprägte Störung wird auch als *Pityriasis alba* bezeichnet.

Das *Pseudoleucoderma angiospasticum* an Händen und Unterarmen ist durch eine umschriebene Anämie der Haut infolge Spasmen oberflächlicher arterieller Hautgefäße (Arteriolen, arterieller Kapillarschenkel) bedingt. Es kommt besonders bei psychovegetativ gestörten Menschen, vielfach auch im Rahmen von Akroasphyxie vor. An den Glutäen spricht man allgemeinärztlich auch von *Weißfleckung*.

Leukomelanodermien. Sie liegen dann vor, wenn fleckförmige Depigmentationen neben Hyperpigmentationen vorhanden sind. Sie finden sich bei chronischer Arsenintoxikation, bei Erythrodermien durch Schwermetalle oder bei malignen Lymphomen, bei Syphilis, auch bei progressiver systemischer Sklerodermie.

Dyschromien

Einlagerungen anderer körpereigener Pigmente als Melanin oder körperfremder Pigmente in die Haut nennt man Dyschromien. Die Hautfarbe ändert sich entweder diffus oder an umschriebener Stelle. Dyschromien können endogen oder exogen bedingt sein.

Endogene Dyschromien

Diese sind durch Ablagerung körpereigener Pigmente in der Haut bedingt.

Hämosiderose. Die Ablagerung des eisenhaltigen Pigments Hämosiderin kommt meist durch örtlichen Zerfall von Erythrozyten in der Haut zustande, aber auch nach zu hautnaher Injektion von Eisenpräparaten. Da Hämosiderin die Melanogenese anregt, kommt an Orten von Hämosiderinablagerungen vielfach auch eine Melaninhyperpigmentierung zustande. Bei der Hämochromatose beruht die graubraune oder bronzeartige diffuse Hautverfärbung (Bronzediabetes) nur zum Teil auf Hämosiderineinlagerung, zum größeren Teil aber auf echter Hyperpigmentierung durch Melaninvermehrung.

Purpura jaune d'ocre. Sie ist ebenfalls durch eine in diesem Fall hämostatische Hämosiderose bedingt. Sie kommt bei chronischer venöser Insuffizienz oft als relatives Frühzeichen zustande; auch hier findet man eine Kombination mit örtlicher Hypermelanose.

Blutaustritte. Bekannt ist schließlich von vielen anderen Erkrankungen, bei denen Blutaustritte (Purpura, Ekchymosen, Sugillationen, Hämatome) entstehen, daß die Pigmentierung zunächst orange-rot, blau-rot, später gelb-rot und schließlich ocker bis gelblich wird. Bei „*Black Heel*" findet man schwärzliche Ablagerungen in der Hornschicht der Ferse (s.S. 331).

Gallenfarbstoffe. Die Dyschromie bei Gelbsucht wird durch Einlagerung und Färbung der Haut (und der Skleren) mit Bilirubin, das besonders die elastischen Fasern anfärbt, hervorgerufen. Wenn Biliverdin in der Haut eingelagert wird, kommt es zu einer mehr gelblich-grünlichen Hautverfärbung, wie sie typisch ist für biliäre Zirrhose oder Karzinose der Gallengänge.
Differentialdiagnostisch wichtig ist, daß „Gelbsucht" auch durch enterale Zufuhr von Atebrin, Pikrinsäure, Dinitrophenol, Santonin sowie durch Karotinämie zustande kommen kann. In diesen Fällen sind aber die Skleren nicht verfärbt.

Karotin. Das Lipochrom Karotin ist von hellgelber Farbe. Es trägt zur normalen Hautfarbe bei und wird besonders dort sichtbar, wo die Hornschicht verdickt ist, da es nicht nur in Fettgewebe, sondern auch in der Epidermis abgelagert wird. Vermehrter Karotingehalt im Blut führt zur *Karotinose* (*Aurantiasis cutis*, v. Baelz 1896). Typisch sind in diesen Fällen Gelbfärbung von Palmae und Plantae sowie der Nasenspitzenregion. Dies ist besonders bei Säuglingen der Fall, die karotinhaltige Nahrungsmittel (Karotten, Orangen) im Überangebot erhalten. Karotinose kommt aus dem gleichen Grund auch bei Erwachsenen vor. Wahrscheinlich wird auch durch den gelben Farbstoff in Orangen, Tartrazingelb, eine Hautverfärbung möglich. In diesen Fällen führt Nahrungsänderung zu rascher Rückbildung. Karotinämie kommt allerdings auch bei Erkrankungen vor, bei denen die Umwandlung von Karotin in Vitamin A durch Stoffwechselstörungen oder Leberkrankheiten gestört ist. Zu nennen sind Hypothyreose, Myxödem, chronische Nephritis, Nephrose und Hyperlipoproteinämien. Bei Karotinose bleiben die Skleren weiß, Juckreiz fehlt, und der Bilirubinspiegel ist normal. Damit kann die Karotinose leicht vom Ikterus abgegrenzt werden.

Polymerisierte Homogentinsäure. Bei Alkaptonurie, einer seltenen Stoffwechselstörung, bei der die Homogentinsäureoxidase fehlt, wird Homogentinsäure im Gewebe abgelagert und besonders im Ohrknorpel und den Konjunktiven, gelegentlich aber auch im Gesicht und in den Axillen zu einem melaninartigen braun-schwarzen Pigment polymerisiert (Ochronose). Die Diagnose kann durch Urinanalyse gestellt werden.

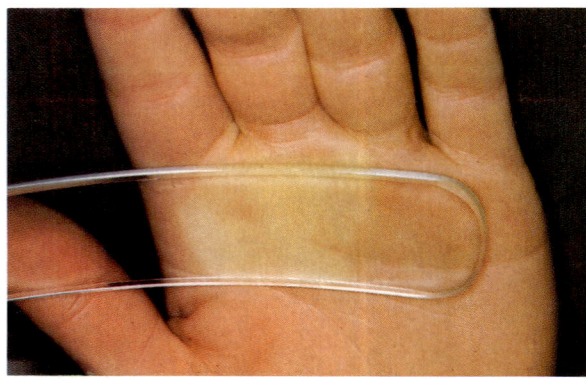

Aurantiasis cutis (Karotinose)

Exogene Dyschromien

Absorption oder Einlagerung einer Reihe von Chemikalien kann eine Dyschromie der Haut hervorrufen. Wichtig sind die Dyschromien durch Metallsalze, weil diese im Bindegewebe abgelagert werden und therapeutisch schwer zugänglich sein können.

Argyrose. Hier kommt es zu einer grauen bis grauschwärzlichen Verfärbung von Haut oder Schleimhäuten durch feinste Silbereinlagerungen. Die Silberpartikel können in den meisten Strukturen des Körpers mit Ausnahme von Nerven und Muskeln nachgewiesen werden; bevorzugt findet man sie aber in der Haut an elastischen Fasern und Basalmembranen. Sie sind histologisch, besonders unter Dunkelfeldbeleuchtung, leicht nachweisbar. Elektronenmikroskopisch sieht man die elektronendichten Granula besonders gut, auch in Fibroblasten und Makrophagen. *Lokalisierte Argyrose* tritt an Konjunktiven oder Mundschleimhaut nach langfristiger örtlicher Behandlung mit Silbersalzlösungen auf. *Universelle Argyrose* kann sich nach langfristiger innerlicher Behandlung mit silbersalzhaltigen Medikamenten ausbilden. Bei uns war dies besonders bei Patienten, die wegen chronischer Gastritis oder Magenulzera Adsorgan eingenommen haben, der Fall. Argyrose ist ferner eine Berufskrankheit bei Arbeitern, die künstliche Perlen herstellen oder mit Schneiden und Polieren von Silber (Aufnahme von Silberstaub) beschäftigt sind. Eine wirksame Therapie existiert nicht. Als Frühzeichen entwickelt sich eine graubraune Verfärbung der Gingiva, später eine diffuse grauschwärzliche Hautverfärbung.

Chrysiasis. Die Goldablagerung manifestiert sich als bläuliche Hautverfärbung in lichtexponierten Hautbereichen und den Skleren. Sie entwickelt sich nach wenigen Monaten oder einer längeren Latenzperiode. Die Goldpartikel werden an Bindegewebsfasern abgelagert und in Makrophagen gespeichert. Daher ist die Verfärbung irreversibel.

Wismut. Wenn Wismut über größere Zeiträume verabfolgt wird, was früher in der Behandlung der Syphilis und bei anderen chronischen Erkrankungen wie Lichen ruber planus üblich war, kommt es zu universeller Grauverfärbung der Haut. Frühzeichen ist der grauschwarze Wismutsaum der Gingiva am marginalen Gingivarand mit eingelagertem Wismutsulfid. Im übrigen entspricht das Ausprägungsmuster der Argyrose. Sekundär kann es auch zu Wismutstomatitis und Ulzerationen kommen. Wichtig ist Kontrolle der Nierenfunktion.

Mecaprin (Atebrin). Gelbfärbung der Haut mit Ausnahme der Skleren hat als Nebenwirkung dieses Antimalariamittels dazu geführt, daß es heute nur noch selten angewandt wird. Mecaprin ist im Urin leicht nachweisbar.

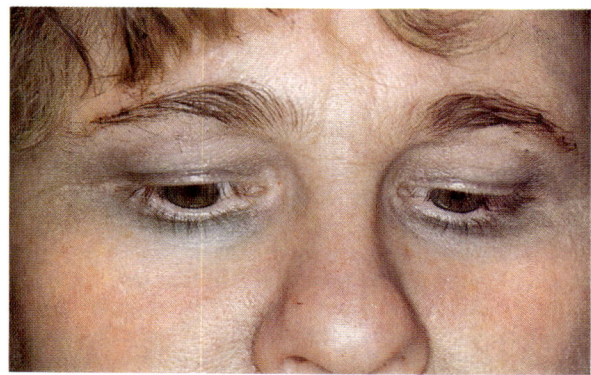

Hydrargyrose der Augenlider infolge chronischer Anwendung quecksilbersalzhaltiger Sommersprossencreme

Hydrargyrose. Langfristige Anwendung quecksilbersalzhaltiger Augensalben oder Cremes gegen Sommersprossen führt zu charakteristischer grau-schwärzlicher Pigmentierung der behandelten Partien. Elektronenmikroskopisch findet man elektronendichte quecksilberhaltige Partikel, bevorzugt an elastischen Fasern und Basalmembranen von Schweißdrüsen. Auch im Urin sind Quecksilbersalze nachweisbar. Durch Penicillamin kann die Quecksilbersalzausscheidung therapeutisch gefördert werden.

Amiodarone. Eine seltene (1:1000), aber typische Nebenwirkung dieses stark antiarrhythmisch und antipektanginös wirkenden Arzneimittels (Cordarone) ist eine schwarzviolette bis schieferfarbene Pigmentierung der sonnenlichtexponierten Haut durch intrazelluläre Pigmenteinlagerungen (Lipofuscin?) im oberen Korium.

Örtliche Dyschromien. Lokalisierte Dyschromien können die Folge von Imbibitionen äußerlich angewandter Medikamente sein. Pinselung mit Argentum nitricum, Bäder mit Zusatz von Kaliumpermanganat, Applikation von Farbstoffen führen zu Dyschromien der Haut. In allen diesen Fällen wird meist nur die Hornschicht gefärbt, so daß nach wenigen Tagen mit einer Abstoßung zu rechnen ist. Gentianaviolettapplikation auf Wunden kann zu einer definitiven Tätowierung führen.

Schwarzer Dermographismus. Schwarzen Dermographismus, auch *schwarze Hautschrift* genannt, kann man beobachten, wenn metallische Schmuckstücke (Halsketten, Reifen, Ringe u.a.) an Hautpartien reiben, die mit puderförmigen Bestandteilen (Zinkoxid, Talkum, Titanoxid) behandelt wurden. Durch die harten Puderteilchen wird metallisches Gold oder Silber von Schmuckstücken auf der Haut abgerieben und färbt die Haut schwarz.

Tätowierung

Unter Tätowierung versteht man das Einbringen gefärbter Partikel in das Hautbindegewebe. Unbehandelt bleibt sie lebenslänglich bestehen. Unterscheiden kann man zwischen dekorativer Tätowierung und unbeabsichtigten Tätowierungen.

Dekorative Tätowierung

Seit Jahrhunderten wird, besonders in asiatischen Ländern, die *Schmucktätowierung* geübt. Bei uns wollen vielfach junge Menschen eine mehr oder minder gute Tätowierung entfernen lassen. Tätowierungen werden durch Einbringung von gefärbten Partikeln unter Nadelstichen in das Korium durchgeführt. Der berufsmäßige Tätowierer benutzt dazu ein elektrisches Instrument; in Amateurkreisen wird Tusche mittels Nadeln in die Haut eingebracht. Meist verwendet man chinesische Tusche oder Ruß; die schwarzen Partikelchen bewirken durch die trüben Schichten der Haut eine blaue Tönung. Rote Farbtöne werden mit Zinnober (Quecksilbersulfid), grüne Farbtöne mit Chromoxid erzeugt. Für gelbliche Farbtöne wird Cadmiumsulfid, für helles Blau Kobaltaluminat und für Braun werden Eisenoxide benutzt. Abgesehen von Infektionen (Tuberkulose, Syphilis, infektiöse Hepatitis, Warzen) kann es durch den Tätowierungsvorgang zur Entwicklung einer kontaktallergischen Reaktion gegenüber den verwendeten Pigmenten kommen. Besonders häufig sieht man dies bei Tätowierungen mit Chromsalzen und Zinnober. In Zinnobertätowierungen können sich nicht nur Dermatitis, sondern auch unangenehme entzündliche Proliferationen entwickeln. Interessanterweise werden zinnobertätowierte Stellen niemals Sitz einer frühsyphilitischen Veränderung, da offenbar die Quecksilberverbindung die Syphiliserreger abtötet. Der Tätowierungsvorgang kann auch als Provokationseffekt wirken und Lichen ruber planus oder Psoriasis in der Tätowierung induzieren. Sarkoide Granulome kommen bei tätowierten Patienten mit Sarkoidose vor.

Therapie. Die Entfernung von Schmucktätowierungen ist schwierig. Kleinere Tätowierungen können exzidiert werden. Zur Entfernung größerer Tätowierungen sind oft mehrere chirurgische Eingriffe erforderlich; man muß aber vermeiden, daß die Narben dem Tätowierungsmuster entsprechen. Besser erscheint vorsichtige Dermabrasion, d.h. Abschleifung mit der hochtourigen Fräse und nachfolgend häufiger Verbandwechsel, um den Sekretionsstrom zur Hautoberfläche zu lenken und auf diese Weise eine Herauslösung des eingebrachten Materials zu erreichen.
Die Methode der Kochsalzabschleifung (Salabrasion), bei der mit einer feuchten Kochsalzkompresse die Haut vorsichtig abgerieben wird, bis eine Erosion entsteht (danach häufiger Verbandwechsel), ist wegen der Entwicklung von Keloiden nicht ganz ungefährlich und verlangt Erfahrung. Neuerdings wird auch der Argonlaser eingesetzt; die Behandlungsresultate sind bisher nicht vielversprechend.

Unbeabsichtigte Tätowierungen

Kohlestaubtätowierungen. Sie kommen bei Bergleuten durch Einbringung von Kohlepartikeln in Verletzungen vor. Blaugraue lineare Streifen sieht man in typischer Weise an den seitlichen oberen Rückenpartien der Bergleute (Berufsstigma).

Schmutztätowierungen. Diese sind außerordentlich häufig bei Schürfverletzungen im Straßenstaub und kommen besonders nach Auto- und Motorradunfällen vor. Ihre Entfernung kann große Schwierigkeiten machen und sollte möglichst früh vorgenommen werden.

Siderose. Sie entwickelt sich nach Eindringen von Metallsplittern in die Haut, die zunächst dunkel, später aber mehr bräunlich erscheinen; auch nach hautnaher Injektion von Eisenpräparaten.

Pulvertätowierungen. Diese treten nach Schuß- oder Minenverletzungen, vor allen Dingen aber auch nach Verletzungen durch Feuerwerkskörper auf. Sie führen zu disseminierten Tätowierungen im Gesicht.
Wenn Pulvertätowierungen nicht sofort (1–3 Tage, gelegentlich auch noch etwa 10 Tage nach der Verletzung) beseitigt werden, ist später die Therapie wenig erfolgreich. Manchmal kommt es noch nach Jahren zu Fremdkörperreaktion in Form von Infiltraten oder Knötchen, die histologisch ein sarkoides Granulom aufweisen. Entweder handelt es sich in diesen Fällen um Patienten mit Sarkoidose, bei denen das sarkoide Granulom eine Manifestationsform der Sar-

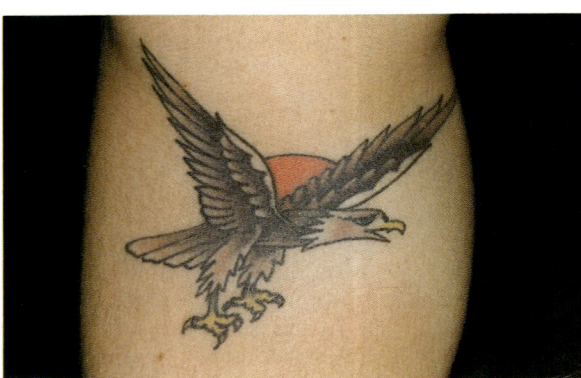

Tätowierung

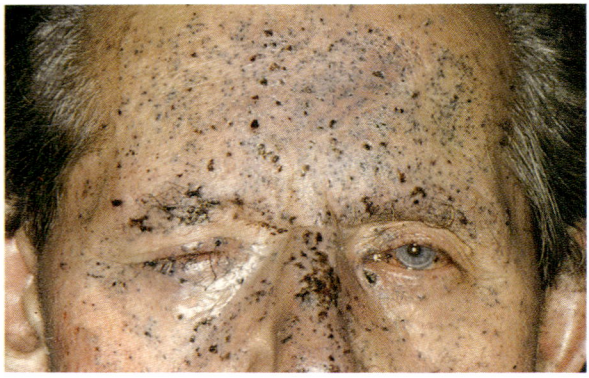

Tätowierung durch Pulver (Böllerschuß)

koidose darstellt, oder man findet in polarisiertem Licht doppelbrechende Kristalle, oft in Riesenzellen; hierbei handelt es sich um *Siliziumgranulome* nach Eindringen von Erdpartikelchen.

Therapie. Sofortige Einweisung in eine dermatologische Klinik. In Lokal- oder Allgemeinanästhesie wird das Gesicht unter Anfeuchtung mit wässriger Sol. hydrargyri oxycyanati (1:1000), oder auch physiol. Kochsalzlösung, mit Nylonbürsten bis zu oberflächlicher Exkoriation abgerieben. Die Schmutzpartikel werden dadurch entfernt. Kleinere Reste können später durch Exzision oder Entfernung mit der Nadel beseitigt werden. Dermabrasion oder Abschmirgelung mit Sandpapier scheint nicht so vorteilhafte Ergebnisse zu liefern.

Erkrankungen der Talgdrüsenfollikel

Einführung

Die Verteilung der holokrinen Talgdrüsen am Hautorgan ist sehr unterschiedlich. Talgdrüsen sind mit einer Haaranlage assoziiert. Ausnahmen bilden die sog. freien oder ektopischen Talgdrüsen, beispielsweise am Lippenrot, an den Lippen- und Wangenschleimhäuten und am Genitale (Fordyce-Drüsen).

In der menschlichen Haut kommen 3 verschiedene Follikelarten vor:

- *Terminalhaarfollikel* (Beispiel: Kopfhaar), bei denen zu einem großen kräftigen Haar große Talgdrüsen gehören;
- *Vellushaarfollikel* (Beispiel: Flaumhaare im Gesicht bei Frauen), bei denen zu einem kleinen Vellushaar nur kleine Talgdrüsen gehören;
- *Talgdrüsenfollikel*. Dies ist der dritte Haarfollikeltyp, der für den Menschen charakteristisch ist, und der im Tierreich nicht existiert. Talgdrüsenfollikel findet man im Gesicht, im V-förmigen Brust- und Rückenausschnitt, also dem Prädilektionsgebiet der Acne vulgaris.

Der Talgdrüsenfollikel besteht aus 4 Anteilen: dem mit verhornendem Epithel ausgekleideten *Infundibulum,* den großen *Talgdrüsenazini* und der *Vellushaaranlage;* die Talgdrüsenlappen (Talgdrüsenazini) münden durch *Talgdrüsenausführungsgänge* in das Infundibulum.

Der in den großen, blumenkohlartig gelappten Talgdrüsenazini gebildete dünnflüssige, hellgelbe, viskose *Talg* (Sebum) setzt sich aus einem Gemisch von Glyceriden und Fettsäuren (65%), Squalen (10%) und Wachsestern (25%) zusammen. Vornehmlich durch bakterielle Lipasen werden aus den Di- und Triglyceriden freie Fettsäuren abgespalten. Die Kettenlänge der Fettsäuren liegt hauptsächlich zwischen C_6 und C_{22}. Die biochemische Zusammensetzung des Talgs schwankt nur quantitativ; qualitative Unterschiede, auch zwischen einzelnen Rassen, bestehen nicht. Ernährung oder Diät haben wenig Einfluß auf die Zusammensetzung des Talgs; nur durch absolutes Fasten (Nulldiät), Therapie mit Östrogenen, Antiandrogenen, 13-cis-Retinsäure oder Zytostatika geht die Talgproduktion deutlich zurück. Der in den Talgdrüsenazini gebildete Talg fließt ungehindert zur Hautoberfläche. Die Erneuerungsrate der Talgdrüsenazini liegt bei 12–14 Tagen; so lange benötigen die Basalzellen zum Vorwandern in die Talgdrüsenausführungsgänge, wo sie aufplatzen und sich der fertige Talg in die Talgdrüsenausführungsgänge ergießt. Von dort bis zur Hautoberfläche gelangt der Talg in wenigen Stunden oder Tagen. Bei Hauttemperatur bleibt der Talg immer dünnflüssig und erstarrt nicht; auch blockiert er das Infundibulum nicht.

Der Ausführungsgang, das Infundibulum, ist ein langer, ähnlich wie die Hautoberflächenepidermis aufgebauter Gang, der verhornt und Hornzellen bildet, die normalerweise nach außen, d.h. in das Lumen abgestoßen werden. Das Infundibulum gliedert sich in ein distal liegendes, der Epidermis angrenzendes Akroinfundibulum, das licht- und elektronenmikroskopisch wie die interfollikuläre Epidermis aussieht, und in den wesentlich längeren, darunter gelegenen Anteil, das Infrainfundibulum. Das Infrainfundibulum und die sich daran angliedernden Talgdrüsenausführungsgänge weisen licht- und elektronenmikroskopisch eine von der Epidermis abweichende Verhornung auf. Die hier gebildeten Hornzellen sind klein, erscheinen brüchig und bilden eine inkomplette Barriere im Vergleich zum Stratum corneum der Hautoberfläche.

Talgdrüsenfollikel kommen besonders reichlich im Gesicht, in den Ohrmuscheln, im V-förmigen Brust- und Rückenabschnitt und seitlich an den Oberarmen vor. Diese Hautgebiete sind daher relativ fettig. Nach den Körperseiten und zur Peripherie hin nimmt die Zahl und Größe der Talgdrüsenfollikel ab; an Palmae und Plantae fehlen die Talgdrüsenfollikel ganz. Der wesentliche Anteil der Hautoberflächenlipide, beispielsweise im Gesicht, stammt von den Talgdrüsenfollikeln und nicht aus den Vellushaarfollikeln.

Während die Talgbildung gleich nach der Geburt noch hoch, dann in der Kindheit aber gering ist, wird sie kurz vor und mit der Pubertät unter dem Einfluß von Androgenen stärker und erreicht dann individuell ihr definitives Ausmaß. Bei Mädchen geht die Sebarche der Menarche um etwa ein Jahr voraus. Quantitativ zeigt die Talgdrüsenproduktion große individuelle, aber auch rassische Unterschiede. Menschen mit gegenüber der Norm verminderter Talgproduktion haben eine *Sebostase* (Beispiel: Patienten mit atopischem Ekzem), mit gesteigerter Talgproduktion eine *Seborrhö* (Beispiel: Acne vulgaris). Vermehrtes Schwitzen täuscht oft eine Seborrhö vor. Die Talgdrüsenproduktion kann quantitativ bestimmt werden, entweder durch Abwaschen der Haut mit einem organischen Lösungsmittel, durch Aufsaugen von Sebum in Zigarettenpapier und anschließender gravimetrischer Bestimmung oder durch Kristalle, die auf die Hautoberfläche gedrückt und anschließend in einem Photometer gemessen werden. Beispielsweise liegt der normale Hautfettspiegel der Stirn, mit der Zigarettenpapiertechnik gemessen, bei etwa 1 mg/10 cm²/3 h, bei Sebostase unter 0,5 mg und bei Seborrhö über 1,5–4 mg.

Sebostase

Bei Sebostase sind wegen geringer Talgproduktion Haut und Haare trocken. Auch die Schweißsekretion ist häufig vergleichsweise gering (Hypohidrose). Wenn durch gehäuftes Baden oder Duschen und Anwendung von Seife oder Schaumbädern eine zu starke Entfettung der Haut zustande kommt, erwächst das Bedürfnis zum Rückfetten mit Salben oder Hautcremes. Allzuleicht stellen sich bei Personen mit diesem Hauttyp bereits wegen der mit den gewöhnlichen Reinigungsmaßnahmen verbundenen Entfettung der Haut Exsikkationszustände mit Juckreiz ein, so unter dem Bild einer umschriebenen Schilferung (*Pityriasis simplex corporis, Pityriasis simplex capillitii* oder *Pityriasis simplex faciei*). Groß ist auch die Neigung zu *Exsikkationsekzematiden* an den seitlichen Oberarmen, dem seitlichen Rumpf und den Unterschenkeln. Sebostase ist Teilsymptom eines komplexen Konstitutionstyps (Atopie), der zu Allergisierungen (Heuschnupfen, Asthma bronchiale und atopisches Ekzem) neigt. Auch Ichthyosis vulgaris ist mit Sebostase verbunden. Wegen der Trockenheit der sebostatischen Haut ist gewöhnlich die Ansiedlung pathogener Keime erschwert. Die Sebostatiker leiden weniger häufig unter Pyodermien und Mykosen. Bei atopischem Ekzem können allerdings die vermehrten Hautschuppen ein gutes Reservoir für Bakterien bilden. Menschen mit Sebostase leiden nur selten an Erkrankungen des seborrhoischen Formenkreises wie Acne vulgaris, seborrhoisches Ekzem oder Rosazea. Die Ätiologie des Status sebostaticus ist nicht bekannt. Gesichert ist aber die Vererbbarkeit dieses Konstitutionstyps.

Therapie. Es stehen einfettende Maßnahmen mit Salben oder Emulsionen vom Wasser-in-Öl-Typ sowie die Einschränkung vom Waschen mit Seife im Vordergrund. Besonders häufiges Duschen und Baden unter Verwendung von Schaumkörpern ist zu vermeiden. Hautpflegende Salben (*Rp.* Glycerini 5,0, Aqua dest. 30,0, Acid. citric. 1,0, Ungt. Cordes ad 100,0; Linola-Fett; Lipocreme Cordes) und medizinische Badeöle (Balneum Hermal, Liquidin, Olatum, Ölbad Cordes, Oleobal) reichen häufig aus, um die Haut geschmeidig zu halten. Sebostatische Patienten mit Hauterkrankungen vertragen vielfach trockene und austrocknende Vehikel wie Puder, Trockenpinselungen, alkoholische Lösungen oder Emulsionen vom Typ Öl-in-Wasser weniger gut.

Seborrhö

Bei über die Norm gesteigerter Talgproduktion glänzt die Haut in den talgdrüsenreichen Gebieten intensiv. Wischt man mit dem Finger über Nasolabialfalten, Stirn, Ohrmuschel oder Brustrinne, gleitet man über einen sich fettig anfühlenden Talgfilm. Der Glanz des Talg-Schweiß-Filmes fällt oft im Gesicht kosmetisch auf. Bei starker Seborrhö werden die Haare kurz nach jeder Wäsche bereits wieder fettig, strähnig und verlieren ihre Form. Gleichzeitig mit der Überfettung der Kopfhaut stellt sich häufig eine kleieförmige fettige Schuppung ein. Seborrhö und mangelhafte Reinlichkeit gehen mit unangenehmem ranzigem Körpergeruch einher.

Die Ursache der Seborrhö ist nicht bekannt. Vererbungsfaktoren spielen die wichtigste Rolle, daneben verschiedene Hormone. Testosteron stimuliert die Talgdrüsenfunktion, Östrogene hemmen die Talgproduktion indirekt über die Hypophyse, und synthetisch hergestellte Antiandrogene blockieren den Angriffspunkt der Testosteronverbindungen direkt in der Peripherie am Zielorgan. Die am stärksten sebostatische chemische Verbindung ist 13-cis-Retinsäure (Roaccutan).

Im Sommer und in heißen Klimazonen nimmt die Seborrhö besonders auffällige Formen an; in den kühlen Wintermonaten ist sie häufig nicht sehr auffällig. Emotionelle Faktoren scheinen nicht ohne Bedeutung zu sein. Prämenstruell kann es zu einer gesteigerten Talgsekretion kommen. Eine exzessive Seborrhö findet sich bei Morbus Parkinson und Encephalitis lethargica (Salbengesicht). Bedeutsam ist die Seborrhö durch ihre feste Beziehung zu einer Reihe von Dermatosen, für die die gesteigerte Talgsekretion entweder ursächliche Bedeutung hat oder zumindest eine unterstützende Rolle spielt. Ursächliche Bedeutung hat die Seborrhö für Acne vulgaris, Rosazea, gramnegative Follikulitis und seborrhoisches Ekzem. Der Status seborrhoicus bietet ferner zahlreichen pathogenen Bakterien und Pilzen einen günstigen Nährboden; die seborrhoische Haut neigt daher zu Pyodermien und Pilzerkrankungen.

Prognostisch kann man sich nur zurückhaltend äußern, weil es sich um einen konstitutionellen Dauerzustand handelt. Starke Seborrhö nimmt meist erst im hohen Erwachsenenalter wieder geringfügig ab.

Therapie

Innerlich: Östrogenbetonte Kontrazeptiva, chlormadinonacetat- und cyproteronacetathaltige Kontrazeptiva (Diane, Eunomin) hemmen die Talgproduktion etwa um 20–30%. Noch wirksamer ist die 13-cis-Retinsäure (Roaccutan). Diese Medikamente werden bei der Aknetherapie näher beschrieben.

Äußerlich: Der Wunsch, eine Seborrhö abzumildern, erwächst vor allem aus kosmetischen Gründen. Da die Patienten alles nur Erdenkliche unternehmen, um ihre Seborrhö zu bekämpfen, erhebt sich die Frage, ob die ergriffenen Maßnahmen nicht die Haut reizen und die Sekretion der Talgdrüsen fördern. Sicher gilt dies für zu intensiv betriebene Waschungen des Gesichts und auch des Kapillitiums mit Seife. Wesentlich milder sind Abreibungen der Kopfhaut und des Gesichts mit verdünnten alkoholischen Lösungen. Alkoholische Lösungen wirken reinigend, entfettend, entschuppend und greifen die Haut weniger an als alkalihaltige Seifen. Für die Pflege seborrhoischer

Haut einschließlich der Kopfwäsche empfehlen sich Syndets (Dermowas, Eubos, Sebopona, seba med). Salben- und Pastenverordnungen sind zur Behandlung der Seborrhö weniger geeignet. Die Anwendung von Puder wird von vielen Patienten bevorzugt, speziell im Gesicht, aber auch für das überfettete Kopfhaar als Puderwäsche (Sulfoderm-Puderspray).

Akne

Acne vulgaris

Die Akne ist eine der häufigsten Erkrankungen in der Dermatologie. Sie tritt in der Pubertät bei fast jedem Menschen auf, allerdings in unterschiedlicher Schwere, um im frühen Erwachsenenalter wieder abzuklingen. Nur selten verschwindet die Akne vor dem 20. Lebensjahr, gelegentlich persistiert sie bis zum 30. Lebensjahr und darüber hinaus. Da eine der Prädilektionsstellen das Gesicht ist und die Veränderungen in schweren Fällen sehr entstellend sein können, besitzt die Akne eine große ästhetische Bedeutung, was die psychische Belastung der betroffenen Patienten verständlich macht.

Definition. Acne vulgaris ist eine Erkrankung talgdrüsenfollikelreicher Hautregionen und zeichnet sich durch Seborrhö, eine Verhornungsstörung im Follikel mit Komedonen sowie nachfolgenden entzündlichen Papeln, Pusteln und abszedierenden Knoten aus. Akne ist ein polyätiologisches Krankheitsbild.

Ätiopathogenese. Zahlreiche ätiopathogenetische Faktoren bestimmen die Akne, so Vererbung, Sebum, Hormone, Bakterien, follikuläre Verhornungsstörungen und follikuläre Reaktionsbereitschaft auf eine Entzündung. Immunologische Vorgänge spielen wahrscheinlich eine indirekte Rolle.

Vererbung. Die Neigung zur Akne, Größe und Aktivität der Talgdrüsen, wie Seborrhö und grobporige Haut, werden vererbt. Ein einheitlicher Vererbungsmodus besteht nicht. Autosomal-dominanter Erbgang mit unterschiedlicher Expressivität wird angenommen. Die Akne folgt einem polygenen Erbgang. Haben beide Elternteile eine Akne durchgemacht, liegt die Wahrscheinlichkeit, daß auch das Kind an Pubertätsakne erkrankt, über 50%. Vererbt werden die Größe der Talgdrüsenfollikel sowie die follikuläre Reaktionsbereitschaft zu Verhornungsstörungen und Entzündung.

Talgdrüsen und Talg. Akne hat Talg zur Voraussetzung. Bei fast allen Aknepatienten liegt eine Seborrhö vor. Bei Eunuchen, die eine sebostatische Haut haben, kommt Akne nicht vor. Aknepatienten weisen größere Talgdrüsen auf und produzieren mehr Talg als Hautgesunde. Allerdings ist die Seborrhö nicht der einzige entscheidende Aknefaktor; z.B. ist das Salbengesicht bei Parkinsonismus nicht mit Akne assoziiert. Der indirekte Beweis, wie wichtig die Talgproduktion bei Akne ist, leitet sich aus den sebumsuppressiven Behandlungserfolgen mit Östrogenen, Antiandrogenen oder 13-cis-Retinsäure ab. Wird die Talgbildung gehemmt, so bessert sich die Akne.

Der Talg in den Talgdrüsenazini und in den Talgdrüsenausführungsgängen enthält, solange er nicht mit den Bakterien des Infundibulums in Berührung kommt, keine freien Fettsäuren. Sterile talghaltige Zysten wie das Steatocystoma multiplex enthalten Triglyceride, aber keine freien Fettsäuren und entzünden sich nicht. Im Talg kommen freie Fettsäuren verschiedenster Kettenlängen vor. Ihr Anteil an den Hautoberflächenlipiden macht ungefähr 20% aus. Freie Fettsäuren gelten als komedogen, d.h. sie sollen für die zur Komedonenbildung notwendige Proliferationshyperkeratose verantwortlich sein. Ferner gelten sie als toxische Substanzen und sollen die entzündliche Umwandlung von Komedonen in Papeln und Pusteln durch Ruptur des Komedonenepithels fördern. Beide Annahmen blieben in letzter Zeit jedoch nicht unwidersprochen. Tetrazykline hemmen sowohl das Bakterienwachstum und damit indirekt die Lipasenbildung als auch direkt die Lipasenbildung von Bakterien bei unvermindertem Bakterienwachstum, wodurch die Abspaltung freier Fettsäuren aus den Triglyceriden inhibiert wird.

Bakterien, Pilze und Milben. Jeder Talgdrüsenfollikel ist dicht mit Bakterien und Pilzen besiedelt. Diese sind als Standortkeime apathogen. Aknepusteln stellen somit keine Pyodermie dar. Akne ist nicht kontagiös. Zwischen den oberflächlichsten Hornzellamellen in den Akroinfundibula, also nahe der Hautoberfläche, liegen die dimorphen Pilze Pityrosporum furfur (Pityrosporum ovale, Malassezia furfur). Sie spielen keine Rolle bei Akne, wohl aber für die Entstehung der Pityriasis versicolor. In den mehr distal gelegenen aeroben Abschnitten der Follikel oder Komedonen liegen Staphylokokken, zumeist Staphylococcus epidermidis und andere Mikrokokken. Sie bilden Lipasen, deren ätiopathogenetische Rolle bei der Akne unbedeutend ist. In den tieferen anaeroben Follikelabschnitten siedelt sich Corynebacterium acnes an. Nach neuerer Nomenklatur heißt es Propionibacterium (P.), wobei P. acnes (Typ I) und P. granulosum (Typ II), sowie das sehr seltene P. parvum (Typ III) unterschieden werden. Da Propionibakterien Porphyrine bilden, fluoreszieren bakterienreiche Follikel und Komedonen korallenrot unter dem Wood-Licht. In offenen und geschlossenen Komedonen kommen massenhaft Propionibakterien vor. Sie bilden reichlich Lipasen und werden als wesentlicher Faktor in der Ätiopathogenese der Akne angesehen. Demodex folliculorum, die Haarbalgmilbe, hat mit der Aknepathogenese nichts zu tun. Sie kommt bei Jugendlichen kaum vor, dagegen häufig und in größerer Zahl bei Älteren in den Infundibula. In Akneeffloreszenzen findet man keine Demodexmilben.

Hormone, Talgdrüsen und Talg. Vor der Pubertät sind die Talgdrüsenfollikel klein. Die Entfaltung der Talgdrüsenazini und Größe der Talgproduktion werden hormonell durch Androgene (Testosteron) gesteuert. Talgdrüsenzellen haben Rezeptoren für Androgene, beispielsweise für 5α-Dihydrotestosteron. Bei Mann und Frau werden die Talgdrüsen durch die physiologischen Androgenmengen maximal angeregt. Östrogene (hormonelle Kontrazeptiva, Schwangerschaft) hemmen die Talgproduktion, allerdings nur indirekt über die Hypophyse durch Unterdrückung der Androgene. Die Rolle des Progesterons auf die Follikel ist noch nicht sicher geklärt, obwohl ihm wahrscheinlich eine androgene Wirkung zukommt. Antiandrogene kommen physiologischerweise im Organismus nicht vor. Diese Verbindungen, wie z.B. Cyproteronacetat, blockieren den Angriffspunkt für Androgene an den Talgzellen. Systemisch sind sie bei Frauen unter Einkalkulierung der Nebenwirkungen bei schweren Akneformen einsetzbar.

Verhornungsstörungen. Erste faßbare Zeichen der Akneerkrankung sind vermehrt gebildete, aber nicht mehr nach außen abgestoßene Hornzellen (Korneozyten). Komedonen (Mitesser) entstehen durch eine Proliferations- und Retentions-Hyperkeratose. Die Talgdrüsenazini sind im Initialstadium der Komedonenbildung nicht verändert; sie werden aber mit zunehmender Komedonengröße kleiner. Der Talgabfluß durch die Hornzellmassen eines Komedos zur Hautoberfläche hin ist jedoch nicht gehemmt. Die früher geäußerte Talgretentionstheorie als ätiopathogenetischer Faktor bei Akne ist aufgegeben worden. Keratinosomen, Membranverhältnisse der Keratinozyten und die interzelluläre Zementsubstanz zwischen den Korneozyten spielen eine wesentliche Rolle. Die Verkittung der Hornzellen untereinander ist bei Akne ungewöhnlich stabil. Hunderte von Korneozyten liegen fest verankert übereinander und bilden das Skelett des Komedos, den Hornpfropf.

Follikuläre Reaktionsbereitschaft. Die Infrainfundibula der Talgdrüsenfollikel von Aknepatienten reagieren auf eine ganze Reihe physiologischer und experimenteller Reize leichter mit vermehrter Hornbildung als die von Nichtaknepatienten. Die follikuläre Reaktionsbereitschaft ist bei Aknepatienten wesentlich höher. Wahrscheinlich erklärt dies, warum Aknepatienten so leicht mit Verhornungsstörungen, aber auch mit Entzündungen reagieren.

Komedogen wirkende Verbindungen wie chlorierte zyklische Kohlenwasserstoffe (Penta- und Hexachlornaphthalene), Vaselin oder Teerprodukte lösen bei Aknepatienten, beispielsweise bei beruflicher Exposition oder im Experiment, leichter Komedonen aus als bei Nichtaknepatienten (Ölakne, Chlorakne, Schneidölakne, Kosmetikaakne).

Akneigene Substanzen wie Glukokortikosteroide, manche Hautpflegemittel, Isonikotinsäurehydrazid (INH) oder Kaliumjodid (als experimentelles Entzündungsbeispiel) rufen bei Aknepatienten leichter als bei Nichtaknepatienten follikulär gebundene Entzündungen hervor, primär Papeln und Pusteln, sekundär Komedonen (Beispiel: Kortisonakne, akneiformes Exanthem auf INH).

Immunologie. Immunologische Untersuchungen haben bei Patienten mit Acne vulgaris keine abnormen Reaktionen gezeigt. Immunologische Vorgänge sind wahrscheinlich nicht beim Zustandekommen der primären Akne, wohl aber im Verlauf der sekundär entzündlichen Effloreszenzen möglich. Aknepatienten reagieren auf Antigene von P. acnes, wie vermehrt nachweisbare Serumantikörper und verstärkte Sofortreaktion auf P. acnes gezeigt haben. Acne-conglobata-Patienten zeigen eine deutlich herabgesetzte zelluläre Immunantwort vom verzögerten Typ auf verschiedene Recallantigene (Tuberkulin, Streptokokken- und Staphylokokkenantigene, Mumps, Trichophytin und DNCB).

Akneefloreszenzen

Akneefloreszenzen können in *primäre*, nicht entzündliche und *sekundäre*, entzündlich veränderte Effloreszenzen eingeteilt werden. Die Tabelle gibt darüber einen Überblick. Zysten, Fistelkomedonen und Narben sind in ihrem Endstadium nicht mehr entzündlich, haben aber vorher mehrfach entzündliche Phasen durchlaufen.

Follikelfilamente. Die großen Infundibulumkanäle sind durch eine fadenartige Masse ausgefüllt. Durch Druck, beispielsweise auf die seitlichen Nasenflügel, können diese weißen pastenartigen Massen herausgedrückt werden. Sie sind normaler Bestandteil eines Talgdrüsenfollikels und noch keine Akneeffloreszenzen. Aus einem Follikelfilament kann ein Komedo werden. Ein Follikelfilament besteht aus einem kokonartigen Gerüst von Hornzellen, wobei etwa 20–40 Korneozyten das zentral gelegene Vellushaar umschließen; ein Kanal, in dem Sebum, Propionibakterien und Staphylokokken liegen, ist freigelassen.

Tabelle: Primäre, sekundäre und tertiäre Akneeffloreszenzen

Normale Talgdrüsenfollikel	
Follikelfilament im Talgdrüsenfollikel	
Mikrokomedo Geschlossener Komedo Offener Komedo	Primäre nichtentzündliche Effloreszenzen
Papel Pustel Indurierter Knoten Abszedierender Knoten Abszedierender Fistelgang	Sekundäre entzündliche Effloreszenzen
Fistelkomedonen Zyste Wurmstichartige Narbe Miliumartige Narbe Geschlossene komedoartige Narbe Kleinknotige Narbe Keloidiforme Narbe Atrophische Narbe	Tertiäre postinflammatorische Effloreszenzen

Primäre nichtentzündliche Akneeffloreszenzen

Mikrokomedo. Die erste, nur mikroskopisch wahrnehmbare Veränderung an einem Talgdrüsenfollikel, der in eine Akneeffloreszenz übergeht, ist eine Verhornungsstörung. Dabei kommt es im Infrainfundibulum zur Proliferations- und Retentionshyperkeratose; dieses wird ballonartig aufgetrieben.

Geschlossener Komedo. Durch stetiges Ansammeln weiterer Hornzellmassen im Infrainfundibulum, das kugelig rund wird und in dem jetzt das Infundibulumepithel zum Komedonenepithel umgewandelt wird, entsteht der klinisch als miliumartige Effloreszenz sichtbare Komedo. Das Akroinfundibulum ist tabakbeutelartig eng zugeschnürt. Geschlossene Komedonen werden gut sichtbar, wenn die darüberliegende Haut angespannt wird. Klinisch sieht man dann kugelartige, hautfarbene oder weißliche Gebilde; die zentrale Öffnung ist gelegentlich als feiner Punkt erkennbar. Auf Druck entleert sich durch die enge Öffnung der Inhalt als fadenförmige weißliche, pastenförmige Masse.

Offener Komedo. Durch kontinuierliches Wachstum gehen die offenen aus den geschlossenen Komedonen hervor, gelegentlich auch ohne dieses Zwischenstadium direkt aus den Mikrokomedonen. Der Komedopropf besteht aus einem sehr dicht gepackten Gerüst vieler Hundert fest miteinander verhafteter Korneozyten, Sebum, zahlreichen Propionibakterien (bis zu 10^6–10^8 Bakterien pro Komedo), Staphylokokken und ganz apikal gelegenen Pityrosporum-Spezies. Der Talg fließt durch sog. Lakunen ungestört zur Hautoberfläche ab. Die Vellushaaranlage am unteren Komedonenpol macht ständig Haarzyklen durch. Die Telogenhaare gelangen nicht mehr wie bei einem normalen Talgdrüsenfollikel nach außen, sondern verfangen sich zwischen den Hornzellmassen.
Das Alter eines Komedos kann man an der Zahl der Haare bestimmen. Gelangen infolge von Entzündungen diese Haarschäfte ins Korium, so geben sie Anlaß zu chronischen Fremdkörperentzündungen und Granulomen (persistierende Akneknoten). Die Talgdrüsen werden in diesem Stadium sehr viel kleiner als sie bei normalen Talgdrüsenfollikeln sind. Je älter eine Akneeffloreszenz ist, um so kleiner sind die Talgdrüsenazini. Viele entzündliche Akneeffloreszenzen enthalten keine Talgdrüsenazini mehr. Daher kann Sebum auch kein wesentlicher ätiopathogenetischer Faktor für sekundäre Akneeffloreszenzen sein. Die schwärzlich verfärbte Kappe eines offenen Komedos besteht aus Melanin und nicht aus Verschmutzung oder Oxidationsprodukten von Fetten. Neger haben besonders dunkle, Albinos dagegen helle Komedonen.

Sekundäre entzündliche Akneeffloreszenzen

Das primäre Ereignis bei Akne ist neben der Seborrhö die Verhornungsstörung und die Bildung eines Komedos. Sekundär kann es in allen Stadien der Komedonenbildung zu Entzündungen kommen. Bei sehr entzündlichen Formen (Acne conglobata) rupturieren schon die Mikrokomedonen, so daß klinisch kaum offene oder geschlossene Komedonen erkennbar sind. Acne mechanica bedeutet ebenfalls die mechanische Ausbildung einer Entzündung an Mikro- sowie offenen oder geschlossenen Komedonen.

Papeln oder Pusteln. Durch entzündliche Veränderungen am Komedonenepithel mit Spongiose oder ausgedehnter Epithelruptur kommt es zu Papeln und Pusteln. Häufig platzen auch die geschlossenen Komedonenepithelien auf. Der Inhalt der Komedonenpröpfe wie Hornzellen, Talg, Haare und Bakterien gelangt in das Bindegewebe.

Indurierte Knoten. Dies sind über Wochen und Monate persistierende Knoten mit Fremdkörpergranulomen als Folge der versprengten Hornzellmassen und Haarfragmente.

Abszedierende Knoten. Bei Acne conglobata konfluieren mehrere Papeln. Dadurch entstehen indurierte, mit hämorrhagischem Inhalt und Sekret gefüllte Knoten, die nach außen aufbrechen. Schmerzhafte, nässende, mit Blutkrusten bedeckte Knoten sind charakteristisch. Sie heilen nur unter ausgedehnter Vernarbung ab.

Abszedierende Fistelgänge. Sie sind typisch für schwer verlaufende Acne conglobata. Nasolabial, Augenwinkel, seitlicher Unterkieferrand und Hals sind die Prädilektionsstellen. Es handelt sich um wulstförmige, bis zu 10 cm lange, fluktuierende Stränge mit zahlreichen Fistelöffnungen zur Hautoberfläche hin. Auf Druck entleert sich fötide riechendes Sekret an mehreren Stellen. Abszedierende Fistelgänge heilen nach Monaten oder Jahren scheinbar ab, um immer wieder durch neue entzündliche Schübe zu exazerbieren.

Postinflammatorische narbige Restzustände

Eine dritte Kategorie von postinflammatorischen Akneeffloreszenzen kennzeichnet den früher durchgemachten schweren Akneverlauf.

Fistelkomedonen. Dies sind fuchsbauartige, epithelausgekleidete Gangsysteme, die mit komedonenartigen Massen angefüllt sind. Sie sind Kennzeichen der Acne conglobata und finden sich fast ausschließlich am Rücken und Nacken. Sie entstehen durch eine entzündliche, später narbig abheilende Einschmelzung benachbarter Komedonen und Talgdrüsenfollikel.

Zysten. Dies sind bis zu tomatengroße, kalottenförmig aus der Haut vorragende, nichtentzündliche Knoten von prall-elastischer Konsistenz. Zentral ist eine Pore erkennbar, aus der auf Druck pastenartig käsig-weiße Sekretmassen aus Hornzelldetritus und Bakterien (fötider Geruch) entleert werden können.

Zysten können immer wieder rupturieren und so zu Abszessen Anlaß geben. Sie sollten exzidiert oder marsupialiert werden.

Narben. Eine Vielzahl von Narben kommt bei Akne vor. Sie reichen von kleinen follikulär gebundenen (wie geschlossene Komedonen aussehend) über wurmstichartig eingesunkene bis zu riesengroßen keloidiformen oder zigarettenpapierdünnen atrophischen Narben.

Akneformen

Die klinischen Erscheinungsformen sind unterschiedlich stark ausgeprägt. Sie variieren von wenigen Mitessern bei Acne comedonica bis zu schweren Hautveränderungen mit Krankheitsgefühl, Ulzeration, Abszessen und Fistelgängen bei Acne fulminans oder Aknetetrade. Drei Formen der Akne (*Acne comedonica, Acne papulopustulosa, Acne conglobata*) werden von anderen Sonderformen der Akne unterschieden.

Acne comedonica

Offene und geschlossene Komedonen finden sich vorwiegend im Gesicht. Nur vereinzelt zeigen sich entzündliche Papeln und Pusteln. In der Pubertät beginnt die Akne als Acne comedonica mit Effloreszenzen zunächst auf der Nase, dann auf Stirn und Wangen. Liegen nur wenige Komedonen vor, handelt es sich um leichte Fälle; bei Hunderten von geschlossenen Komedonen ist die Erkrankung schwer und therapeutisch schwierig zu beeinflussen. Fast stets besteht Seborrhö.

Acne papulopustulosa

Hier liegen entzündlich umgewandelte Komedonen als Papeln und Pusteln vor. Setzt sich die Entzündung in die Tiefe fort, entstehen ausgedehnte, schmerzhafte, hartnäckige furunkuloide Knoten als Reaktion auf die ins Korium verlagerten Hornzellmassen und Haare aus den Komedonen. Man spricht von *Acne indurata.* Die Gefahr der Narbenbildung ist groß. Bei entzündlichen Akneformen sind die Komedonen oft sehr klein, kaum sichtbar und manchmal scheinen sie zu fehlen, weil nur mikroskopisch nachweisbare Mikrokomedonen vorliegen. Der Verlauf kann mit nur wenigen Papulopusteln leicht oder mit zahlreichen Papeln, Pusteln und Knoten im Gesicht, am Hals, auf Brust, Rücken und Oberarmen schwer sein. Stets besteht Seborrhö.

Acne conglobata

Sie ist die schwerste Form der Akne und tritt häufiger beim männlichen als beim weiblichen Geschlecht auf. Komedonen, Papeln, Pusteln, hämorrhagisch verkrustete, indurierte schmerzhafte Knoten, die konfluieren und hämorrhagisch einschmelzen, daneben flächenhafte Erytheme und zahlreiche Narben, die von atrophischen handtellergroßen Arealen bis zu fingerdick aufgeworfenen keloidiformen Strängen reichen,

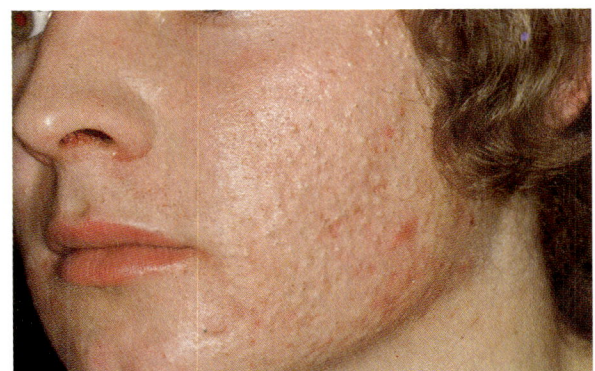
Acne comedonica

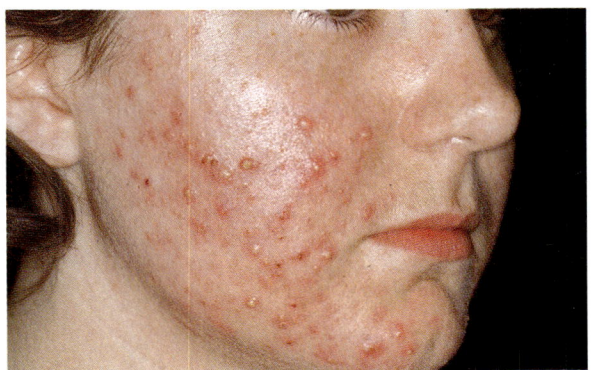
Acne papulopustulosa

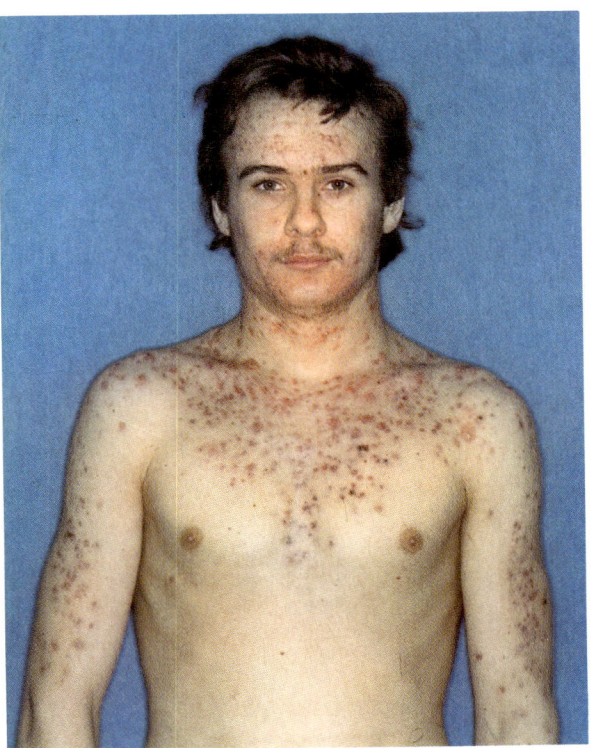
Acne conglobata

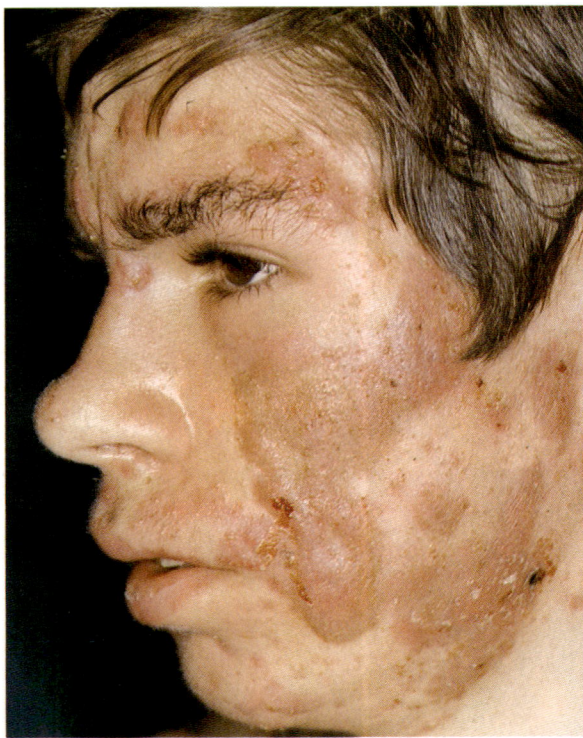

Acne conglobata

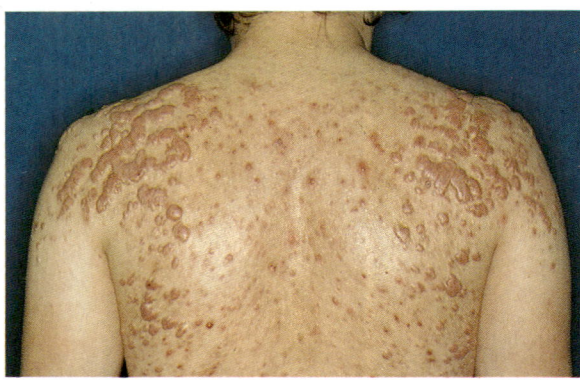

Acne conglobata mit Keloidbildung

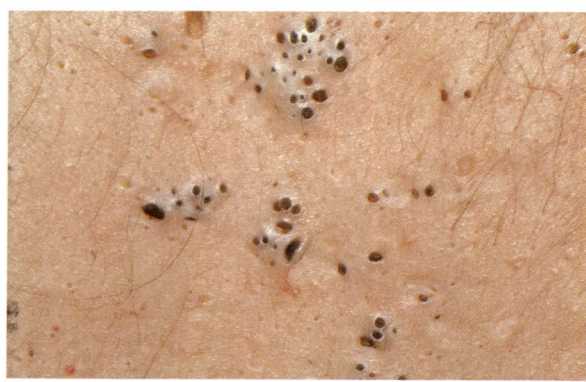

Acne conglobata, Fistelkomedonen

zeichnen diese schwere Hauterkrankung aus. Typisch sind neben den einschmelzenden (= conglobata) Knoten Gruppen von Fistelkomedonen, die als dunkelpigmentierte Pfröpfe die fuchsbauartigen epithelausgekleideten Gänge, besonders am Rücken, anfüllen sowie Zysten (Riesenkomedonen). Die Gruppen- oder Fistelkomedonen haben 2–10 Öffnungen und sind Sonderformen von Narben. Zysten (Riesenkomedonen) sind weiche, mit der Umgebung durch abgelaufene Entzündungen verbackene und mit übelriechenden breiigen Hornzellmassen gefüllte Epidermalzysten, die nach immer wiederkehrenden Entzündungen eines Komedos entstanden sind (sekundäre Komedonen). Zysten sind oft viele Jahre alt und heilen spontan nicht ab.

Acne conglobata kann sich auf Oberkörper, Gesäß, Bauch, Ober- und Unterarme, Nacken, Ohrmuscheln und Kopfhaut, also auf sonst von Akne nicht befallene Hautpartien ausdehnen. Stets besteht starke Seborrhö.

Sonderformen

Aknetetrade

Dieses Syndrom kommt fast nur bei Männern vor. Hier verläuft eine Acne conglobata unter einem inversiven Bild. Die sonst erkrankenden Partien wie Gesicht, Brust und Rücken sind kaum, selten oder gar nicht betroffen, dafür um so auffälliger die intertriginösen Areale, wie Leistenbeugen, Axillen, zusätzlich Nacken und Kopfhaut.

Aknetriade und Aknetetrade

Aknetriade:
– Acne conglobata;
– Hidradenitis-suppurativa-artige Entzündungen axillär, inguinal und perigential;
– abszedierende Perifollikulitis.

Aknetetrade: Zusätzlich zur Aknetriade noch Pilonidalsinus in und oberhalb der Analfalte.

Die Diagnose wird häufig nicht gestellt, der Zusammenhang mit Akne nicht erkannt. Die Patienten werden jahrelang unter der Diagnose „rezidivierende Schweißdrüsenabszesse" oder „Steißbeinfistel" behandelt. Charakteristisch ist die Diskrepanz zwischen relativ leicht verlaufender Acne conglobata am Rumpf und den schweren, über Jahre und Jahrzehnte sich hinziehenden intertriginösen Entzündungen. Eine oder beide Achselhöhlen, der Inguinalraum, meist mit Übergang auf das Skrotum, die Labien, die Dammgegend und die Gesäßhälften werden von 5–30 cm langen, bretthart en, breiten und an mehreren Stellen einschmelzenden Infiltraten durchzogen. Axillär bilden sich dermatogene Kontrakturen aus, die Haut wird durch fingerdicke, entzündlich gerötete Narbenstränge zusammengezogen. Eine Schonhaltung kommt hinzu, und der Oberarm kann im Schultergelenk nicht mehr bis zur Horizontalen angehoben werden. Die inguinal-anal-genitalen Infiltrate sind braun-rot und weisen zahlreiche epithelausgekleidete Gänge auf. Eitrige, blutige und oft durch die gramnegative Bakterienbesiedlung fötid gewordene Sekretion aus zahlreichen Fistelöffnungen läßt die Erkrankung zu einem großen pflegerischen Problem werden. In der oberen Analfalte oder über dem Steißbein liegen trichterartig eingezogene Narben, aus denen Terminalhaare herausragen. Häufig sind die Patienten schon chirurgisch vorbehandelt und weisen zentimeterlange Narben nach sog. Steißbeinfisteln auf.

Die intertriginöse Entzündung breitet sich von den Talgdrüsenfollikeln und den Terminalhaarfollikeln aus. Sie ist keine primäre Erkrankung der dort vorkommenden apokrinen Drüsen. Diese werden erst sekundär durch die riesengroßen Abszeßherde in die einschmelzende Entzündung einbezogen.

Am Nacken und auf der Kopfhaut kommt es zu Büschelhaaren durch Follikulitis und Perifollikulitis, sekundär zu atrophisierendem Haarausfall und daneben zu steinharten keloidiformen Narben. Die Entzündung kriecht unaufhaltsam vom Nacken in die behaarte Nackenkopfhaut und greift auf die gesamte Kopfhaut über. Früher wurde in solchen Fällen die Diagnose: Perifolliculitis abscedens et suffodiens gestellt.

Symptome. Patienten mit Aknetetrade sind krank: BSG-Erhöhung bis über 100 mm nach Westergren, Leukozytose bis 15000 und mehr, niedriges Serumeisen, Serumeiweißverschiebungen in der Elektrophorese, Besiedlung mit gramnegativen Keimen etc. Es besteht die Gefahr der Amyloidose. Auch spinozelluläre Karzinome auf dem Boden der chronischen Entzündung (Marjolin-Ulkus 1823) wurden beschrieben.

Differentialdiagnose. Es ist an Lymphogranuloma inguinale, M. Crohn, vegetierende Pyodermie, Aktinomykose und Tuberculosis subcutanea et fistulosa zu denken.

Acne fulminans

Synonym. Akute febrile ulzerierende Acne conglobata mit Polyarthralgien und leukämoider Reaktion.

Es handelt sich um ein seltenes, akut einsetzendes schweres Krankheitsbild, das fast nur bei jungen Männern, die stets eine Acne conglobata haben, auftritt. Es ist charakterisiert durch hämorrhagische Nekrosen, besonders im Gesicht, Hals-, Brust- und Rückenbereich, die zu großflächigen blutigen Einschmelzungen der Haut führen. Dabei bestehen Fieber, eine Leukozytose bis über 30000 Zellen/mm^3 (daher auch die Bezeichnung leukämoide Reaktion), eine stark beschleunigte BSG, Gelenkschwellungen – die Patienten haben eine charakteristische vorgebeugte Haltung beim Gehen – vorwiegend der Iliosakral-, Hüft- und Kniegelenke und gelegentlich ein Erythema nodosum an den Unterschenkeln. Die Ursache ist unbekannt.

Acne mechanica

Mechanische Faktoren begünstigen die Verschlimmerung einer sonst leicht verlaufenden Akne. Bevorzugt

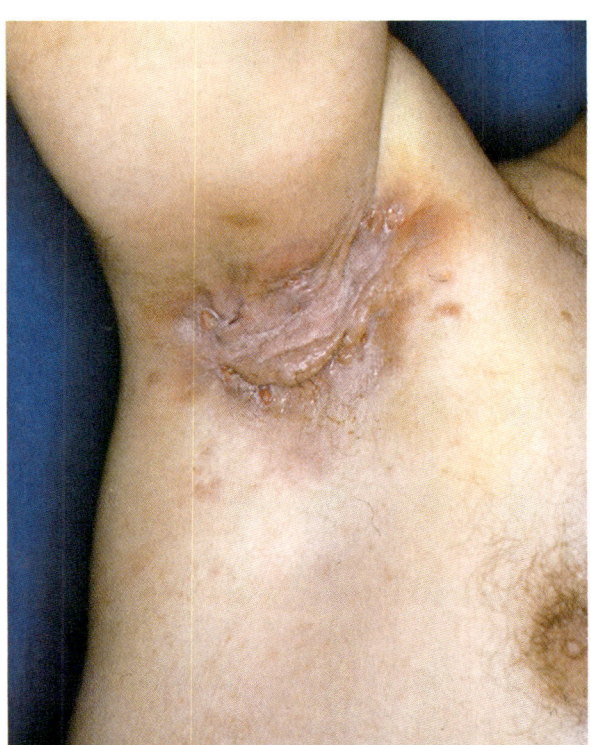

Aknetetrade, Veränderungen in der Achselhöhle

sind Menschen mit Seborrhö und Akneneigung betroffen. Druck- und Scheuerstellen von Gürteln, Helmen, Hosenträgern, steifen Uniformkragen, Rollkragen, Arbeitsgeräten, Gipsschalen etc. führen an Schultern, Schlüsselbeinen, Stirn, Taille usw. zu follikulären Entzündungen und sekundär komedonenartigen Keratosen. Ein Beispiel ist auch das *Geigermal* am Kinn. Meist sind Männer betroffen. Die Acne mechanica bedeutet, daß Komedonen, meist Mikrokomedonen, durch das mechanische Trauma zur Entzündung gebracht werden. Die Anamnese klärt die ungewöhnliche Lokalisation der Akne auf.

Kontaktakne oder Acne venenata

Immer wenn akneartige Krankheitsbilder außerhalb des typischen Aknealters auftreten, muß an eine Kontaktakne oder Acne venenata (venenum = Gift) gedacht werden. Nicht jeder Mensch neigt zur Acne venenata. Bevorzugt betroffen sind Patienten mit Seborrhö, noch aktiver Acne vulgaris oder früher durchgemachter Akne. Kontakt mit einer Vielzahl von komedogenen Verbindungen, häufig im Beruf, löst Komedonen, Papeln und Pusteln aus, die bis zu schwersten Verläufen führen können. Leichte Formen sind Kosmetikaakne und Pomadenakne. Schwerste Manifestationen sind Ölakne und Chlorakne.

Kosmetikaakne. Typische Erkrankung, meist jenseits des eigentlichen Aknealters. Frauen zwischen 20 und 40 Jahren mit Seborrhö bekommen durch unsachge-

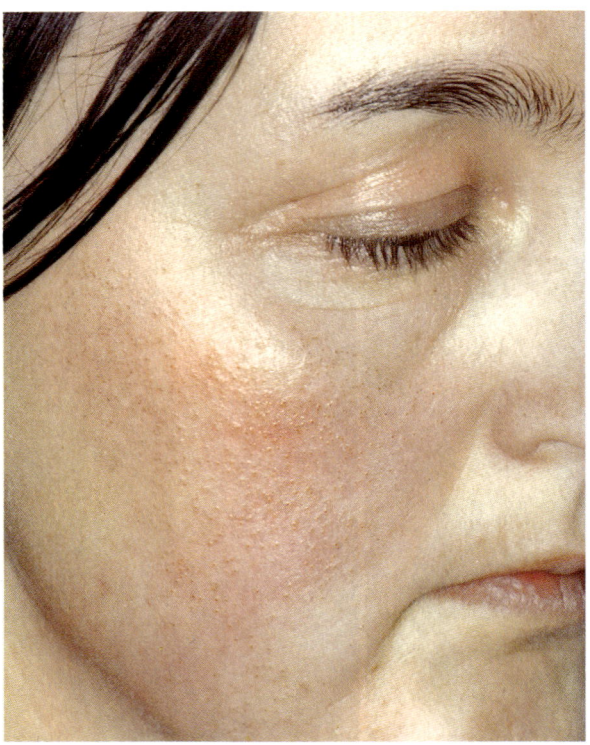

Acne venenata, Kosmetikakne, Komedonen

mäße Langzeitanwendung komedogen wirkender Inhaltsstoffe von Kosmetika, beispielsweise Vaselin in zu fettigen Kosmetika (Nachtcremes), dichtstehende, kleine, geschlossene, sehr selten offene Komedonen. Diese finden sich besonders auf Wangen, Jochbögen, Kinn und Stirnhöckern. Die Komedonen entzünden sich und können in chronisch indurierte Knoten übergehen. Der Zusammenhang mit Kosmetika wird von den Patienten nicht erkannt. Oft werden die Kosmetika gewechselt oder noch häufiger benutzt; dies führt zu einem Circulus vitiosus.

Pomadenakne. Sie ist bei uns selten, häufiger bei Negern, Ostasiaten und einigen Mittelmeervölkern, die zur Pflege des (gekräuselten) Haares fettige Pomaden verwenden. Pomaden und Brillantinen gelangen auch auf Stirn, Schläfe und Jochbögen und lösen wegen ihrer komedogenen Potenz ähnliche Bilder wie bei einer Kosmetikakne aus. Die Anamnese deckt diesen Zusammenhang auf.

Öl-, Teer- und Pechakne. Schmieröle, Bohröle oder Rohöle, chlorierte Hydrokohlenwasserstoffe, Teerprodukte in Raffinerien und Straßenbauindustrie sowie Pechdestillate lösen diese Krankheitsbilder meist bei Menschen mit Seborrhö oder Neigung zu Acne vulgaris aus. Entweder direkt oder über verschmutzte Berufskleidung kommt es zu einem Kontakt dieser stark komedogenen Verbindungen mit der Haut. An den Stellen stärkster Kontamination, z.B. bei Schleifern im Gesicht oder bei Maschinenschlossern und Automechanikern an den Oberschenkelstreckseiten, treten schwere, zunächst nicht entzündliche komedonenartige Bilder auf. Jeder Follikel kann befallen und schwarz imbibiert sein. Das klinische Bild entwickelt sich häufig zu Acne-conglobata-artigen Hautveränderungen weiter. Diese Erkrankung fällt unter die Berufskrankheitenverordnung (Verordnung zur Änderung der VII. Berufskrankheitenverordnung vom 1.1.1977, Nr. 1302, 1320). Neben dem direkten Hautkontakt kann es auch durch perorale Aufnahme, in seltenen Fällen auch durch Einatmung stark komedogen wirkender und toxischer Verbindungen zu schwersten Acne-venenata-Schüben kommen. Chlorierte Hydrokohlenwasserstoffe, zumeist vom Typ der Penta- und Hexachlornaphthalene und halogenierer Diphenyle und Chlorbenzole, sind Prototypen. Neben den Acne-conglobata-artigen Hautveränderungen können Erkrankungen innerer Organe, so von Leber- und Knochenmark vorkommen. Derartige Erkrankungen treten oft epidemieartig auf. Beispiele sind die Keratosis follicularis faciei (Basler Krankheit, nach einer Epidemie in Basel benannt), die Pernakrankheit (Perchlornaphthalene) oder Halowaxakne der 20er und 30er Jahre, die Massenintoxikation nach einer Kesselexplosion 1953 bei der BASF, Yusho in Japan durch kontamierte Reisöle in den 60er Jahren und die Industriekatastrophe 1976 in Seveso. Die betroffenen Industriearbeiter zeigten schwerste Veränderungen auch an den sonst nicht von Akne befallenen Hautarealen wie am Skrotum. Leberzirrhose, Erkrankungen des ZNS und Todesfälle sind vorgekommen. Arbeitshygienische Schutzmaßnahmen sind deshalb notwendig, um diese Erkrankungen zu vermeiden.

Komedonen nach ionisierenden Strahlen. Nach Röntgen-, Kobalt- und Radiumbestrahlungen treten selten follikulär gebundene komedonenartige Hyperkeratosen auf; man spricht von *Komedonenreaktion*.

Androgenisierende Syndrome. Treten bei Frauen exzessive Androgenspiegel durch hormonproduzierende Hyperplasien oder Tumoren, meist der Ovarien auf, so kann sich eine leichte Akneform in schwere Acne conglobata umwandeln. Weitere Zeichen der Androgenisierung sind Hypertrichose, androgenetische Alo-

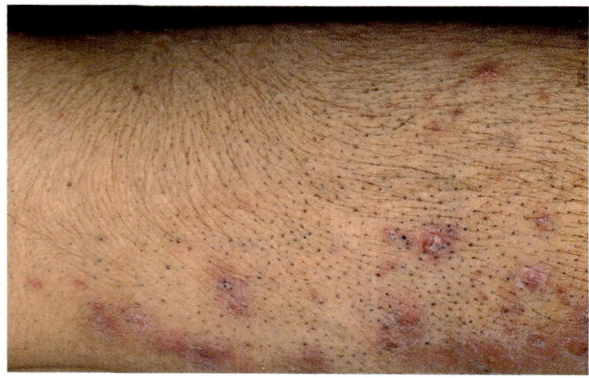

Ölakne

pezie vom männlichen Typ oder Stimmveränderungen. Beispiele sind das Stein-Leventhal-Syndrom mit zystischen Ovarien oder das Androluteom.

Acne excoriée des jeunes filles. Minimale Akneeffloreszenzen werden für manche Patienten, meist junge Mädchen oder Frauen, zu einer solchen psychischen Belastung, daß jede nur andeutungsweise vorhandene Hautunreinheit durch Ausdrücken und Ausquetschen bearbeitet wird. Mit Fingernägeln oder Instrumenten werden Exkoriationen oder flache Ulzerationen besonders an der Stirn und an der Haargrenze gesetzt. Diese heilen nur langsam unter charakteristischen sternförmig eingezogenen Närbchen sowie Hyperpigmentierung ab. Oft ist die anfangs zugrundeliegende Akne bereits abgeheilt, aber die Exkoriationen werden fortgesetzt. In der artifiziellen Bearbeitung der Haut liegt etwas zwanghaft Neurotisches. Entstellende permanente Narben sind die Folgen. Therapeutisch ist neben der Aknebehandlung eine Aufklärung der Ursachen, gegebenenfalls auch eine psychotherapeutische Mitbetreuung wichtig.

Prämenstruelle Akne. Sie ist kein eigenständiges Krankheitsbild. Bei vielen Frauen kommt es prämenstruell zu einer Zunahme entzündlicher Effloreszenzen bei zugrundeliegender Acne vulgaris. Sehr selten kommt es nach Absetzen von oralen Kontrazeptiva, etwas häufiger nach Entbindung, zur Exazerbation der Akne.

Acne neonatorum und Acne infantilis. Manche Kinder zeigen schon nach der Geburt oder in den ersten Lebenswochen (Acne neonatorum) vereinzelt geschlossene Komedonen und Papulopusteln. Die leichte Akneform bildet sich spontan und in wenigen Monaten zurück. Mütterliche Androgene spielen sicherlich eine ätiopathogenetische Rolle.
Ungeklärt ist ein seltenes, jedoch wesentlich schwerer verlaufendes Bild, das erst im 2. Lebensjahr auftritt, die *Acne infantilis*. Besonders an den Wangen kommen zahlreiche entzündliche, tief gelegene Knoten vor, die zur Einschmelzung neigen und Monate bis Jahre zur oft narbigen Abheilung benötigen. Komedonen fehlen häufig. Die Ursache ist ungeklärt. Erhöhte passagere Testosteronausschüttungen aus den Gonaden werden vermutet.
Nicht verwechselt werden mit diesen beiden Krankheitsbildern soll die auch bereits bei Kleinkindern vorkommende *Acne venenata*. Diese wird durch den unsachgemäßen Gebrauch von Salben, Ölen und Fetten zur Hautpflege ausgelöst. Bei Acne venenata sind Komedonen besonders an Stirn und Wangen dicht angeordnet. Das Krankheitsbild ist der Kosmetikaakne bei Erwachsenen analog. Die Erkrankung heilt ab, wenn die Mütter über den Zusammenhang mit der zu fetten Hautpflege aufgeklärt werden.

Aknetherapie

Fast jede Acne vulgaris heilt spontan im frühen Erwachsenenalter ab. Durch therapeutische Maßnah-

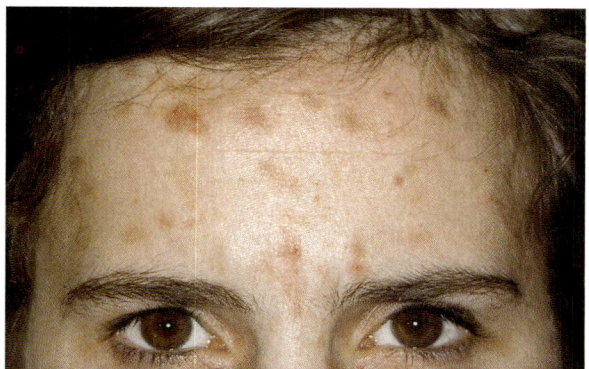

Acne excoriée des jeunes filles

men können der Verlauf verkürzt, die Schwere der Erkrankung gemildert und gefürchtete Komplikationen, z.B. Narbenbildungen, abgewendet werden. Eine reine Haut hebt das Selbstbewußtsein und den gesellschaftlichen Kontakt der oft gehemmten Aknepatienten. Seltene schwere Akneformen wie Acne conglobata oder Aknetriade können über viele Jahrzehnte dahinschwelen, ja zeitlebens aktiv bleiben und ständige Behandlung erfordern.
Die Therapie hat sich in den letzten Jahren erheblich gewandelt. Nach Herausarbeitung klarer pathogenetischer Prinzipien ist eine gezielte Therapie möglich, da wirksame Therapeutika entwickelt worden sind.

Reinigung. Die Akne ist meistens mit seborrhoischer Haut verbunden. Der auf der Hautoberfläche liegende Talg ist kosmetisch oft sehr störend, beeinflußt aber den Verlauf der Akne nicht mehr, da er schon an der Hautoberfläche liegt und die kritischen Stellen, Follikel und Komedonen, passiert hat. Eine gründliche Entfettung der Haut ist jedoch erfahrungsgemäß wirksam. Die Seborrhö, kann durch systemisch gegebene Hormone wie Östrogene (orale Kontrazeptiva), Antiandrogene und 13-cis-Retinsäure gebremst werden. Lokaltherapeutika können die Talgdrüsenaktivität nicht oder nur gering beeinflussen. Ausreichende Hautreinigung und entfettende Maßnahmen unter Verwendung von Syndets, alkoholischen Lösungen oder die einfache Säuberung mit fettaufsaugenden Papiertüchern mehrmals täglich sind empfehlenswert.

Diät. Nahrungsmittel haben keinen Einfluß auf Menge oder Zusammensetzung des Talgs, auf die Verhornungsstörung der Follikel (Komedonenbildung) oder die entzündliche Umwandlung der Komedonen in Papulopusteln. Das Verbot delikater Nahrungsmittel wie Schokolade, Eis, Nüsse, Fleisch etc. erscheint daher grundsätzlich nicht notwendig. Allerdings sollte man individuellen Beobachtungen Rechnung tragen.

Psychische Betreuung. Aknepatienten leiden oft sehr unter den entstellenden Gesichtsveränderungen. Verschlossenheit, Angstgefühle und depressive Verstimmung sind verständliche reaktive Verhaltensweisen. Akne wird durch psychische Faktoren nicht ausgelöst. Die eigentliche Aknetherapie beruht in wirksamen Medikamenten, nicht in Psychotherapie. Eine zusätzliche Psychotherapie kann allerdings manchmal, so bei „acne excoriée", notwendig werden. Zur Führung des Patienten ist neben Medikamenten die optimistisch gehaltene ärztliche Betreuung genauso wichtig.

Medikamentöse Behandlung. Die örtliche und systemische Aknetherapie umfaßt die in der Tabelle dargestellten Phasen.

Acne comedonica. Wirksamste Form der Therapie ist eine Schälbehandlung zur Beseitigung von Komedonen und die Verhinderung der Komedonenneubil-

Tabelle: Allgemeine Behandlungsprinzipien bei der Aknetherapie

Behandlungsprinzip	Substanzen/Verfahren	Handelspräparate/Darreichungsform
Reinigend	Syndet	Dermowas, Eubos, Satina, seba med
Antiseborrhoisch	*Innerlich*	
	Östrogene	Orale Kontrazeptiva
	Chlormadinonacetat	Eunomin (Mischpräparat)
	Cyproteronacetat	Diane (Mischpräparat)
	13-cis-Retinsäure	Roaccutan
	Äußerlich	
	Alkoholische Lösungen	Äthanol 50%, Isopropanol 20–40%, Solutio Cordes
	Emulsionen Ö/W [Milch]	Aknefug-Milch simplex
	Lotio	Aknichthol soft
Antikeratotisch	*Innerlich*	
Keratolytisch	13-cis-Retinsäure	Roaccutan
Komedonenentfernung	*Äußerlich*	
	Mechanische Aknetoilette	
	Salicylsäure	1–3% in Äthanol (50%) oder Isopropanol 20–40%
	Benzoylperoxid	5–10%: Aknefug-oxid, Akneroxid, Benzaknen, Mytolac, Oxy-Woelm, PanOxyl, Sanoxit
	Vitamin-A-Säure	0,05–1,0%: Airol, Cordes-VAS, Epi-Aberel, Eudyna
	Resorcin	5–20%ig in Pasten, nur bei klinischer Behandlung
	Schwefel	5–10% in Pasten, nur bei klinischer Behandlung
	UV-Licht	Sonne, UV-A- und/oder UV-B-Bestrahlungsgeräte
Antimikrobiell	*Innerlich*	
	Tetrazyklin-HCl	Achromycin, Hostacyclin, Steclin, Supramycin, Tefilin, Tetracyclin-Heyl, Tetracyclin-ratiopharm, Tetracyclin Stada, Tetracyclin Wolff
	Oxytetracyclin	Macocyn, Terramycin, Tetra-Tablinen
	Doxycyclin	Azudoxat, Doxitard, Doxycyclin Stada, Doxycyclin-Efeka, Docycyclin-ratiopharm, Doxy Hexal, Doxy Komb, Doxy-Puren, Doxy-Tablinen, Investin, Mespafin, Sigadoxin, Vibramycin
	Minocyclin	Klinomycin
	Erythromycin	Erycinum, Erythrocin
	Äußerlich	
	Chloramphenicol	0,5–1% in Isopropanol (20–40%) oder Solutio Cordes
	Erythromycin	Akne-mycin
	Äthanol, Isopropanol	
	Salizylsäure	1–3% in Äthanol (50%) oder Isopropanol (20–40%)
	Hexachlorophen	Satinasept
Antiinflammatorisch	*Innerlich*	
	Glukokortikosteroide	Oral; oder Kristallsuspension intraläsional: Volon A
	Tetrazykline	
	Erythromycin	
	Minocyclin	
	Diaminodiphenylsulfon	DADPS
	13-cis-Retinsäure	Roaccutan
	Äußerlich	
	Lotio	Aknefug-Milch simplex, Aknichthol soft
	Emulsion/ÖW	
	Paste	A
	CO_2-Acetonschnee	
	UV-Licht	Sonne, UV-A- und/oder UV-B-Bestrahlungsgeräte

dung. Zur Schälbehandlung eignen sich Vitamin-A-Säure (Tretinoin) und Benzoylperoxid. Vitamin-A-Säure-Schälbehandlungen werden mit Cremes, Gels oder Lösungen, meist als 0,05%ige Zubereitungen (Airol, Cordes-VAS, Epi-Aberel, Eudyna) durchgeführt. Die Behandlung ist different. Rötung, Schuppung, Juckreiz oder Exazerbation der bestehenden Akne sind fast unvermeidbare Nebenwirkungen. Die Therapie sollte deshalb mit dem Patienten genau besprochen werden. Vitamin-A-Säure-haltige Präparate wirken wie „die Sonne aus der Tube". Ein anderes Schälmittel mit zugleich antimikrobieller Wirksamkeit und Hemmung der freien Fettsäurenbildung ist Benzoylperoxid als 5- bis 10%iges Gel (Aknefug-oxid, Akneroxid, Oxy-Woelm, PanOxyl, Sanoxit). Andere, jedoch weniger wirksame Schälbehandlungen werden mit 2- bis 3%igen alkoholischen Salicylsäurelösungen, UV-Licht, künstlichen Strahlenquellen („Höhensonne") oder natürlichem Sonnenlicht durchgeführt. Leichte Akneformen oder besonders hautempfindliche Patienten werden nur konservativ mit leicht abdeckenden fettfreien Lotiones oder fettarmen Cremes (Aknefug-Milch simplex, Aknichthol soft) behandelt. Wirksam, jedoch aufwendig ist die mechanische Entfernung von Komedonen (sog. Aknetoilette), meist in Verbindung mit feuchten Kompressen und heißen Gesichtsmasken. Durch Komedonenquetscher werden offene Komedonen exprimiert, geschlossene Komedonen notfalls vorher vorsichtig angeritzt. Oft kombiniert man mit Erfolg mechanische und chemische Verfahren.

Acne papulopustulosa. Auch hier ist sorgfältige Hautreinigung notwendig. Antiseptische Hautentfettung beispielsweise mit:

Rp.
Acid. salicylic. 2,0;
Chloramphenicoli 0,5;
Sol. Cordes ad 100,0.
M.D.S. Gesichtsalkohol

Da jede entzündliche Akneeffloreszenz mit einem Komedo beginnt, steht auch hier die Schälbehandlung mit Vitamin-A-Säure und/oder benzoylperoxidhaltigen Präparaten im Vordergrund. In der Klinik werden Schälpasten mit Resorcin benutzt. Bei stärkerer pustulöser Komponente werden innerlich Antibiotika gegeben. Mittel der Wahl sind Tetrazykline. Kombinationspräparate, beispielsweise mit Vitaminzusatz, werden nicht empfohlen. Demethylchlortetrazyklin ist ein starker Photosensibilisator und sollte nicht zur Aknetherapie verwendet werden. Minocyclin (Klinomycin 50) in niedriger Dosis (1–2 × 50 mg) kann auch empfohlen werden. Erythromycin wird benutzt, führt aber gelegentlich zu cholestatischer Hepatose. Die Tetrazykline werden anfangs hoch dosiert gegeben: 3mal 500 mg tgl. bis zur deutlichen Besserung, d.h. notfalls über einige Wochen, dann langsame Reduzierung auf 2mal 500 mg, dann 1mal 500 mg oder schließlich 250 mg tgl. entsprechend dem klinischen Bild. Allerdings sollten keine verzettelten Dosen, beispielsweise 250 mg jeden 2. Tag verordnet werden. Jede niedrig dosierte Tetrazyklintherapie sollte deshalb kritisch überprüft werden. Tetrazykline können nahezu unbesorgt über längere Zeit gegeben werden. Komplikationen sind selten; meistens handelt es sich um Kandidosen (vaginaler Fluor). Laboruntersuchungen sind praktisch nicht erforderlich.

Acne conglobata. Alle verfügbaren Therapeutika werden bei diesem schweren Krankheitsbild eingesetzt. Auch hier beginnt die Therapie neben entfettender Hautreinigung mit einer Schälbehandlung aller von der Akne befallenen Areale. Gelegentlich kann eine forcierte Schälbehandlung mit Vitamin-A-Säure und Benzoylperoxid oder Resorcin-Schwefel-Pasten in steigenden Konzentrationen (5–20%) in der Klinik notwendig werden. Innerlich werden Tetrazykline in hoher Anfangsdosierung (1,5–3,0 g/tgl.) empfohlen. Die Erhaltungstherapie kann sich über viele Monate erstrecken. Der Inhalt großer hämorrhagisch einschmelzender Knoten kann durch eine dicke Kanüle aspiriert werden. Größere Skalpellinzisionen sind zu vermeiden, da sie Narben hinterlassen; kleine Stichinzisionen mit einer Lanzette oder einem kleinen Skalpell sind oft hilfreich. Kohlensäureschneevereisungen führen zu guten Ergebnissen und rascher Resorption solcher Knoten. Auch intraläsionale Injektionen von Glukokortikosteroidkristallsuspensionen [Triamcinolonacetonid-Kristallsuspension (Volon A 10), mit NaCl 1:4 verdünnt, Injektionsmenge etwa 0,1–0,3 ml pro Knoten] bringen in wenigen Tagen beeindruckende Ergebnisse. Die Knoten flachen rasch ab; Infektionen sind nicht zu befürchten, da der Inhalt der einschmelzenden Knoten steril ist oder nur harmlose Standortkeime enthält. Injektionen in Augen- Nasennähe sind wegen der Gefahr eines Hoigné-Syndroms nicht durchzuführen. Die intraläsionale Injektion bringt besonders gute Ergebnisse bei abszedierenden Fistelgängen.
Glukokortikosteroide sollen in der Aknetherapie nicht lokal angewandt werden. Bei Langzeitanwendung führen sie zu Steroidnebenwirkungen wie Teleangiektasien, Hautatrophien und Steroidakne. Viele handelsüblichen Aknepräparate enthalten Glukokortikoidzusätze. Die innerliche Anwendung von Glukokortikosteroiden kann dagegen bei schwersten entzündlichen Verlaufsformen (Acne fulminans) kurzfristig indiziert sein.
Zusätzlich zu Tetrazyklinen können Sulfone wie DADPS (Dapson) gegeben werden. Diese Therapie ist nur bei schwerster Acne conglobata indiziert. Die Dosis liegt bei 50–150 mg tgl. für einige Wochen oder Monate. Wegen der bekannten Nebenwirkungen (Glukose-6-Phosphatdehydrogenasemangel, Neuritis, Knochenmarkdepression etc.) muß diese Therapie kontinuierlich überwacht werden.
Weitere Möglichkeiten bestehen in einer Kryotherapie. Diese hat sich bei indurierten hämorrhagischen Knoten und abszedierenden Fistelgängen bewährt. Unter klinischen Bedingungen kommen auch konservative Schälpasten mit höherkonzentrierter Salizylsäure, Schwefel, Resorcin, Ichthyol etc. in Frage. Bei Frauen kommen östrogenbetonte, chlormadinonace-

tathaltige (Eunomin) oder cyproteronacetathaltige (Diane) Ovulationshemmer hinzu, da diese die Seborrhö hemmen und eine Neubildung von Komedonen verhindern. Zusammenarbeit mit dem Gynäkologen ist erforderlich. Oft ist es anzuraten, Acne-conglobata-Patienten zunächst klinisch zu behandeln, um so rasch Fortschritte zu erzielen und die Patienten von der Wirksamkeit der Therapie zu überzeugen. Intensive ärztliche Betreuung, Optimismus und Erläuterung von Verlaufsphotos anderer erfolgreich behandelter Patienten sind wichtige zusätzliche Maßnahmen.

Neu ist die orale Behandlung mit 13-cis-Retinsäure (Roaccutan), einem Retinoid aus der Gruppe der Vitamin-A-Verbindungen. Es wird als Monotherapie in Dosen von 0,2–2,0 mg/kg KG tgl. gegeben. Nach 12–20 Wochen sind die Patienten meist erscheinungsfrei; Remissionen halten ungewöhnlich lange, oft über Jahre an. Das Medikament wirkt über verschiedene Mechanismen. Es kehrt die vorher stark seborrhoische Haut in eine deutlich sebostatische Haut um. Die Talgdrüsen werden bis zu 90% verkleinert. Vergleichsweise reduzieren sog. östrogenbetonte oder chlormadinonacetat- bzw. cyproteronacetathaltige Kontrazeptiva die Talgspiegel der Haut nur um 20–35%. Außerdem wirkt 13-cis-Retinsäure stark antiinflammatorisch, ohne antimikrobiell wirksam zu sein. Als Nebenwirkungen treten Trockenheit der Haut, der Nasenschleimhaut, selten Muskel- und Gelenkschmerzen auf. Bei höherer Dosierung können Cholesterin und Triglyceride im Serum ansteigen. Da die Substanz teratogen wirkt, müssen Patientinnen unter und bis zu drei Monate nach Abschluß der Therapie eine sichere Kontrazeption durchführen.

Aknetetrade und Acne fulminans. Die Behandlung ist die gleiche wie bei Acne conglobata. Bei Acne fulminans kommen Bettruhe und Antiphlogistika (Salizylate und notfalls kurzfristig Glukokortikosteroide in mittlerer Dosierung) hinzu. Bei Aknetetrade wird die chirurgische Behandlung aller intertriginös liegenden abszedierenden Areale empfohlen. Axillär werden alle befallenen Areale bis zum Fettgewebe hin exzidiert und plastisch-chirurgisch versorgt. Soweit dies möglich ist, werden Exzisionen und Transplantationen auch inguinal-genital ausgeführt. Fistelgänge, die sich von der Analfalte bis über das Gesäß zu den Hüften hinziehen, werden durch das Einziehen eines Fadens (in Kurznarkose) vom Chirurgen behandelt. Der Faden bleibt monatelang liegen; entlang des Fadens granuliert das Gewebe und schließt die Abszeßhöhle. Zur medikamentösen Behandlung ist 13-cis-Retinsäure das Mittel der Wahl. Eine Acne fulminans kann damit in 8–12 Wochen ausgeheilt werden. Bei Aknetetrade wird es vor den plastisch-chirurgischen Maßnahmen zur Beseitigung der entzündlichen Komponente verabfolgt.

Ausgewählte Therapiemaßnahmen

Narbenkorrekturen. Diese stehen oft erst am Ende einer jahrelangen Therapie und sind wichtige zusätzliche Bemühungen, wenn sie von technisch versierten Dermatologen ausgeführt werden. Dazu gehören Exzisionen kraterförmiger Einziehungen, Durchtrennung brückenförmiger Stränge, Dermabrasion etc. Große, mit Hornzellmassen gefüllte sekundäre Komedonen, sog. Zysten, müssen chirurgisch herausgeschält werden mit anschließender Wundnaht. Röntgenbestrahlungen werden heute in der Aknetherapie kaum noch durchgeführt, da Schälmittel, Antibiotika, Hormone, 13-cis-Retinsäure und chirurgische Maßnahmen gute Erfolge bringen.

Zink. Über gute Therapieerfolge mit oral gegebenem Zink (Solvezink 3mal 50 mg tgl.) wurde berichtet. Bei Komedonenakne ist es nicht wirksam; bei entzündlichen Effloreszenzen zeigt es eine geringe Wirksamkeit. Als Nebenwirkungen der Zinktherapie sind gastrointestinale Beschwerden beobachtet worden.

Phototherapie. Die Photochemotherapie mit 8-Methoxypsoralen und UV-A (PUVA) kann nicht generell für die Aknebehandlung empfohlen werden. UV-A und/oder UV-B-Bestrahlungen sind oft bei Akne wirksam.

Akneiforme Exantheme

Streng von der eigentlichen Akne, die zuerst mit einer Verhornungsstörung (Mikrokomedo) beginnt und sich dann entzündlich umwandeln kann, sind akneartige Krankheitsbilder, d.h. akneiforme Exantheme abzugrenzen. Akneiforme Exantheme beginnen stets mit einer follikulär gebundenen Entzündung; Hornzellansammlungen in Form von Komedonen können sekundär hinzukommen. Dabei werden meist die großen Talgdrüsenfollikel befallen. Die Verteilung akneiformer Exantheme ist meist auf Gesicht, V-förmigen Brust- und Rückenpartie sowie Oberarme begrenzt. Im Gegensatz zur Acne vulgaris ist der Verlauf zumeist akut oder subakut und das Bild monomorph. Pathogenetisch kommen verschiedene Medikamente in Frage (s.S. 249):

ACTH
Trimethadion, Diphenylhydantoin
Chinin
Disulfiram
Glukokortikosteroide
Isonicotinsäurehydracid (INH)
Jod- und Bromverbindungen
Lithium
8-Methoxypsoralen
Phenobarbiturate
Tetrazykline
Thyreostatika (Thioharnstoff, Thiouracil)
Vitamin B_1, B_6, B_{12}, D_2

Häufigste Ursache akneiformer Exantheme sind intern gegebene Glukokortikosteroide oder auch eine äußerliche Behandlung mit glukokortikosteroidhaltigen Medikamenten (Steroidakne). Auf das entzündliche Stadium der Steroidakne folgen häufig sekundäre Komedonen. Da akneiforme Exantheme nichts mit Acne vulgaris zu tun haben, heilen sie auch rasch nach Absetzen der auslösenden Medikamente ab. Steroidinduzierte Komedonen brauchen dazu allerdings länger; oft ist eine Schälbehandlung wie bei Acne comedonica notwendig.

Mallorca-Akne
[Hjorth, Sjolin, Sylvest und Thomsen 1972]

Synonym. Acne aestivalis.

Dies ist ein neuartiges Krankheitsbild, das im Frühjahr beginnt, im Sommer den Höhepunkt erreicht und dann spontan narbenlos abklingt. Nur sonnenexponierte Haut, besonders Gesicht, laterale Oberarme und Rücken werden von monomorphen, gleichförmig großen, kuppelförmigen, festen, kleinen Papeln befallen. Komedonen und Pusteln fehlen zumeist. Auch ohne Sonnenschutzmittel tritt dieses akneiforme Bild auf. Eine Schälbehandlung ist oft hilfreich. Follikulär gebundene akneiforme Exantheme werden auch als ungewöhnliche Nebenwirkungen bei der Photochemotherapie (PUVA) beobachtet.

Jod- und Bromakne

Hierbei handelt es sich um die akute entzündliche Umwandlung einer bereits vorliegenden Akne sowie das Auftreten von akneiformen Eruptionen. Jod- und Bromakne ist vom Jododerm und Bromoderm abzugrenzen.

Jododerm und Bromoderm

Dabei kommt es meist asymmetrisch im Gesicht, an einer Extremität, aber auch an jeder anderen Körperstelle zu Pyoderma-gangraenosum-artigen vegetierenden nässenden Beeten mit kraterförmigen Einziehungen von Papulopusteln. Die Diagnose wird durch das klinische Bild, die Medikamentenanamnese (Beruhigungsmittel, Schlafmittel) und die erhöhte Jod- oder Bromausscheidung im Urin gestellt. Die Behandlung ist symptomatisch mit Absetzen der Noxe.

Trichostasis spinulosa [Landany 1954]

Trichostasis spinulosa ist die büschel- oder pinselförmige Retention von Vellushaaren in einem Talgdrüsenfollikel. Es besteht nur klinisch, jedoch nicht histologisch eine Ähnlichkeit mit Komedonen. Die Trichostasis spinulosa ist daher auch keine akneiforme Erkrankung. Die faszikelartig parallel angeordneten Haare erscheinen klinisch wie ein kleiner dunkler offener Komedo. Alle Haare werden von einer Haaranlage gebildet. Am Ende eines Haarzyklus wurden die Vellushaare nicht nach außen abgestoßen worden, sondern haben sich im Infundibulum verfangen. Charakteristische Lokalisationen sind die seitlichen Nasenflügel, Jochbögen, Stirn und Nacken. Alte Menschen werden bevorzugt befallen. Selten kommt

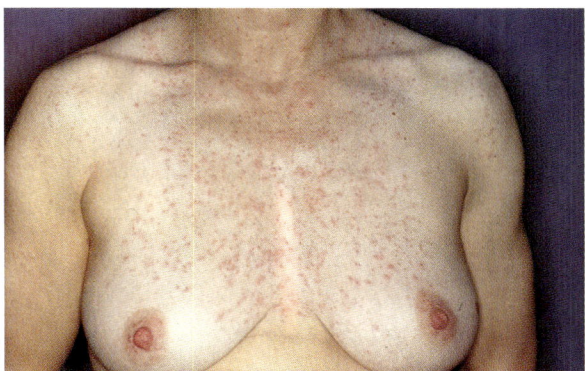

Akneiformes Exanthem durch Doxycyclin

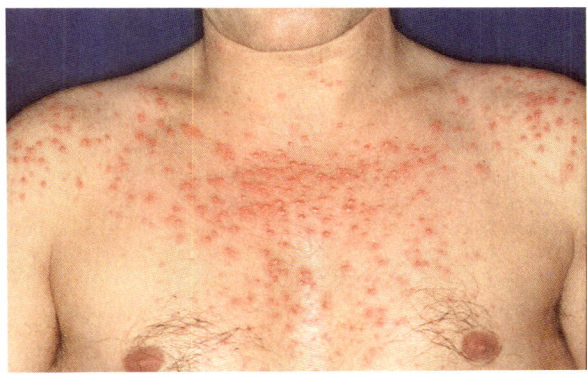

Steroidakne durch innerliche Glukokortikoidtherapie

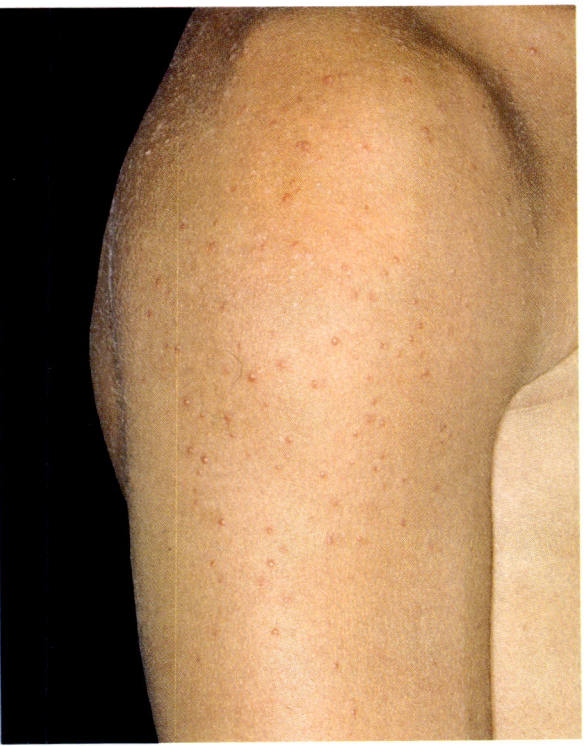

Mallorca-Akne

Trichostasis spinulosa auch bei Jugendlichen vor. Sie verläuft nie entzündlich.

Therapie. Wirksame Therapie ist das mechanische Ausdrücken mit einem Komedonenquetscher. Schälbehandlungen mit Vitamin-A-Säure-haltigen Medikamenten reichen zur Entfernung der Haarbüschel gewöhnlich nicht aus.

Rosazea

Synonyme. Acne rosacea, Kupferfinne.

Definition. Auf livid-erythematösem Grund mit Teleangiektasien und grobporiger Haut stehen zentrofazial lokalisierte Papeln und Papulopusteln. Nicht selten entwickeln sich weiter diffuse Bindegewebs- und Talgdrüsenhyperplasien und gelegentlich eine Hypertrophie der Nase (Rhinophym).

Vorkommen. Relativ häufige Erkrankung. Sie beginnt im 3.–4. Lebensjahrzehnt und hat einen Gipfel zwischen dem 40. und 50. Lebensjahr. Erste Rosazeasymptome, wie lange persistierende, rezidivierende düsterrote Gesichtserytheme, besonders an der Nase, können schon vor dem 20. Lebensjahr auftreten. Frauen sind etwas häufiger befallen als Männer, obwohl die grotesken, zu Rhinophym führenden Gewebshyperplasien meist bei Männern vorkommen.

Ätiopathogenese. Es gibt keine bestimmten auslösenden Faktoren für die Rosazea. Viele Ursachen wurden vermutet, so erbliche Disposition, Beziehungen zu inneren Erkrankungen, insbesondere Magen- und Darmstörungen, chronischen Cholezystopathien, Hypertonie oder Erkrankungen durch Demodex-folliculorum-Milben; aber keine hat sich sicher bestätigt. Die Rosazea steht der Akne, den seborrhoischen Erkrankungen und den Talgdrüsenerkrankungen nahe. Sie ist jedoch nicht immer an eine Seborrhö gebunden, ist keine primär follikulär gebundene Erkrankung und hat mit Akne oder akneiformen Erkrankungen nichts zu tun. Beim Rhinophym kommt jedoch stets eine Seborrhö vor. Immerhin wird nicht selten beobachtet, daß sich eine Rosazea kontinuierlich auf einer vorbestehenden Acne vulgaris entwickelt und die Rosazea die vorbestehende Akne ablöst.

Klinik. Rosazea ist eine zentrofazial betonte Erkrankung. Bevorzugt sind Nase, Wangen, Kinn, Stirn und Glabella befallen. Seltenere Lokalisationen sind die retroaurikulären Areale, der V-förmige Brustausschnitt und der Hals. Der Krankheitsverlauf ist phasenförmig.

Funktionelle Erytheme. Im Gesicht, seltener am Hals und im V-förmigen Brustausschnitt treten zunächst flüchtige livide Erytheme auf. Sie werden durch vielfältige unspezifische Stimuli ausgelöst: Erregung, Hitze, Sonne, Getränke wie Kaffee, Alkohol oder Tee sowie Kälte- und Wärmeeinflüsse.

Die Rosazea kann in 3 *Schweregrade* eingeteilt werden, welche sich sukzessive entwickeln können:

Rosazea I. Persistierende Erytheme und Teleangiektasien. Im Laufe der Zeit bleiben die Erytheme Stunden und Tage bestehen (Erythema congestivum). Teleangiektasien kommen hinzu, die hauptsächlich nasolabial und an den Wangen auftreten und kosmetisch stören können.

Rosazea II. Papeln, Papulopusteln und Pusteln. Mit zentrofazialer Betonung treten oft einzeln oder gruppiert stehende, sukkulente, entzündliche, gerötete Papeln auf, die häufig von einer feinlamellösen Schuppung bedeckt sind und viele Tage und Wochen persistieren können. Papulopusteln und Pusteln kommen hinzu. Diese weisen eine normale bakterielle Follikelflora auf oder sind steril. Komedonen finden sich nicht. Die Abheilung der entzündlichen Effloreszenzen erfolgt narbenlos. Die Schübe häufen sich. Schließlich kann sich die Rosazea über die zentrofazialen Regionen hinaus ausdehnen und auf die Stirnhaargrenze, den Haarboden, den seitlichen Hals, die retroaurikuläre Region und den Prästernalbereich übergreifen.

Rosazea III. Großflächige entzündliche Knoten und Platten. Im weiteren Verlauf kann die Rosazea zusätzlich mit großflächigen entzündlichen Knoten und Infiltraten sowie diffuser Gewebshyperplasie einhergehen. Diese betreffen besonders die Wangen und die Nase, seltener das Kinn, die Stirn oder die Ohren. Die Patienten weisen dann eine sehr großporige entzündlich verdickte Haut („peau d'orange") auf, wo-

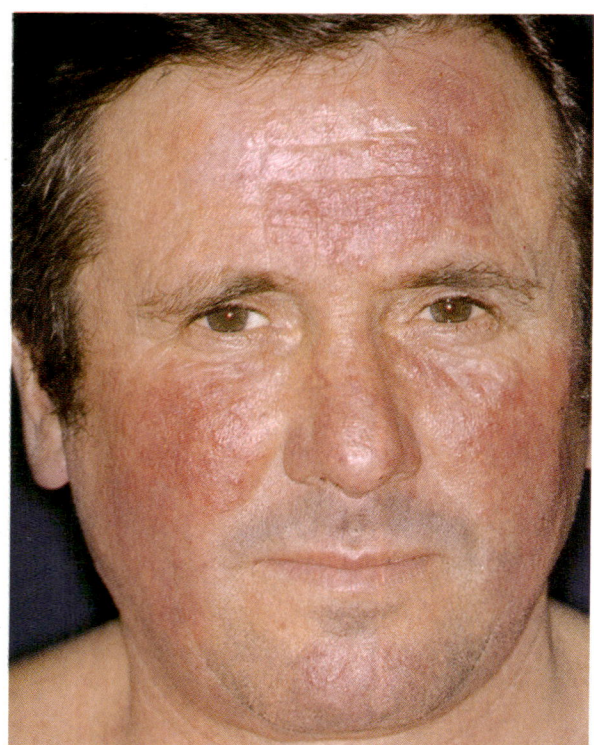

Rosazea

bei es zu entzündlichen Infiltraten, Bindegewebsvermehrung, Talgdrüsenfollikelhyperplasien und einer Volumenzunahme der gesamten Haut kommt. Bis kleinfingerdicke Wulstbildungen können auftreten. Auf dieser Basis kann sich schließlich ein Rhinophym entwickeln.

Augenbeteiligung. Die Rosazea kann mit Augenbeteiligung verlaufen, wie Blepharitis, Konjunktivitis, Iritis, Iridozyklitis, Hypopyoniritis oder Keratitis. Die Augenkomplikationen sind nicht an die Schwere der Rosazea gebunden. Eine ungünstige Prognose hat die Rosazeakeratitis, da sie im Extremfall infolge Hornhauttrübung zur Erblindung führen kann. Die Ophthalmorosazea verursacht Schmerzen und Lichtscheu. Jeder Patient mit Rosazea sollte daher von einem Ophthalmologen angesehen werden.

Sonderformen:

Lupoide Rosazea. Bei manchen Patienten entwickeln sich auf dem Boden kongestiver Erytheme disseminiert braunrötliche Papeln oder Knötchen mit lupoidem Infiltrat bei Diaskopie. Diese stehen besonders dicht auf Ober- und Unterlidern. Der Verlauf ist chronisch. Bei dieser Sonderform sind differentialdiagnostisch eine lupoide periorale Dermatitis, eine lupoide Steroidrosazea, eine kleinknotige Sarkoidose und ein Lupus miliaris disseminatus faciei abzugrenzen.

Steroidrosazea. Werden Rosazeapatienten über längere Zeit mit glukokortikosteroidhaltigen Externa behandelt, entwickelt sich auf dem Boden der Rosazea eine Steroidhaut mit Atrophie, zunehmenden Teleangiektasien, düsterroten bis lividen großflächigen Erythemen, follikulären Papulopusteln und Komedonen. Nach Absetzen der topischen Steroide exazerbieren zunächst die Hautveränderungen im allgemeinen.

Rosacea conglobata. Sehr selten reagieren einige Rosazeapatienten ähnlich wie Acne-conglobata-Patienten mit einschmelzenden hämorrhagisch veränderten abszedierenden Knoten und indurierten Strängen. Diese treten zumeist akut in den sonst von der Rosazea befallenen Gesichtsregionen auf.

Das *Pyoderma faciale* (O'Leary und Kierland 1940), eine perakut im Gesicht junger Frauen auftretende Acne-conglobata-artige Dermatose, ist wahrscheinlich als Maximalvariante einer Rosacea conglobata zu interpretieren.

Differentialdiagnostisch muß bei Rosacea conglobata an Acne conglobata (jüngere Patienten, weitere Zeichen der Akne, Narben, Seborrhö, fehlendes Erythem, Komedonen) sowie an Bromoderm und Jododerm gedacht werden.

Rhinophym. Die Knollen- oder Pfundsnase entsteht bei einem Teil der Patienten durch fortlaufende Zunahme der Bindegewebshyperplasien, Talgdrüsenhyperplasie und Gefäßektasien bei Rosazea. Dann liegen sowohl typische Rosazeaveränderungen als auch eine Knollennase vor. Eine Knollennase kann sich aber auch ohne weitere Rosazeasymptome ausbilden. Das Rhinophym ist eine Erkrankung der Männer.

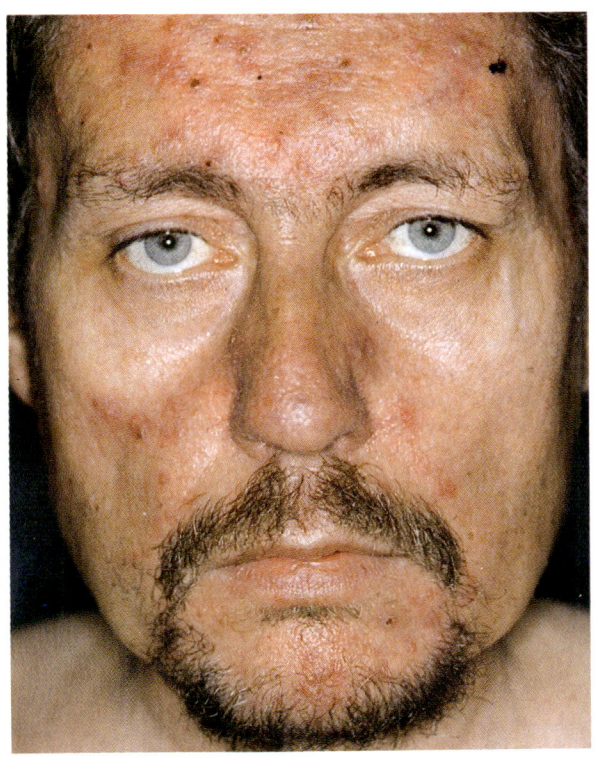

Rosacea papulopustulosa

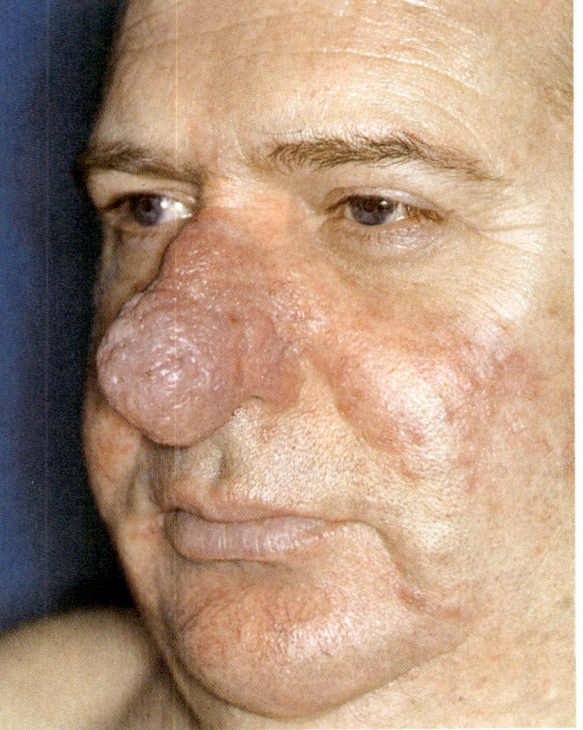

Rhinophym und Rosazea

Bei der glandulären Form ist die Nase knollenartig vergrößert mit tief eingezogenen und stark erweiterten Follikeln. Oft ist die tumoröse Auftreibung der Nase gewaltig und die Nasenform wird asymmetrisch. Manchmal treten mehrere Wulstbildungen auf. Die Talgsekretion ist stark vermehrt (Seborrhö im Nasenbereich), auf Druck entleert sich aus den tief eingezogenen Talgdrüsenfollikelmündungen ein weißliches pastenartiges Sekret aus Hornzelldetritus (Follikelfilamente). Die Hautfarbe ist weitgehend normal. Diesem Prozeß liegen eine mehr diffuse Hyperplasie des Bindegewebes, Erweiterungen der Gefäße und eine Hyperplasie der Talgdrüsenfollikel zugrunde. Diese Hyperplasien sind weder spontan noch durch eine antibiotische Behandlung rückbildungsfähig. Bei der fibroangiomatösen Form des Rhinophyms ist die Nase kupfer- bis dunkelrot, stark vergrößert und ödematös durchsetzt. Immer wieder schießen Pusteln auf. Hier stehen Fibrose, Angiektasien und entzündliche Läsionen auch histologisch im Vordergrund, und die Talgdrüsenhyperplasien sind nicht so stark ausgeprägt. Diese Form kommt häufiger mit anderen Rosazeamanifestationen vor.

Die *Differentialdiagnose* umfaßt Hautinfiltrate bei lymphatischer Leukämie und bei Mycosis fungoides.

Otophym, Metophym, Gnatophym. Die polsterartigen, sukkulenten und durch stetiges Wachstum zu aufgeworfenen Faltenbildungen neigenden Infiltrate der Rosazea können auch an selteneren Lokalisationen vorkommen. Es sind dem Rinophym analoge Veränderungen. Dabei bedeutet Gnatophym an der Kinnspitze, Metophym an der Stirnmitte über dem Nasensattel und Otophym an der Ohrmuschel lokalisierte Erscheinungen.

Diagnose. Die Diagnose wird klinisch sowie histologisch gestellt.

Histopathologie. Bei Rosazea I finden sich nur ektatische Blut- und Lymphgefäße; bei Rosazea II zusätzlich perivaskuläre lymphohistiozytäre Infiltrate im oberen Korium unter Betonung der Talgdrüsenfollikelregionen. Später kommen Spongiose der Follikelinfundibula, follikuläre Papeln und Pusteln hinzu; bei Rosazea III zusätzliche diffuse Verbreiterung des gesamten Bindegewebskörpers, Hyperplasien der Talgdrüsenfollikel einschließlich der Azini und Infundibula. Die Infundibula ziehen als weitgestellte epithelausgekleidete und gewundene Gangsysteme durch das Korium.

Differentialdiagnose. Bei jüngeren Patienten sind auszuschließen: eine ungewöhnlich lange bestehende Acne vulgaris, ansonsten akneiforme Exantheme, periorale Dermatitis, Steroidrosazea, Lupus miliaris disseminatus faciei (sehr selten), Steroidhaut durch glukokortikosteroidhaltige Externa, z.B. bei atopischem Ekzem, Acne vulgaris und perioraler Dermatitis, ferner Demodexfollikulitis.

Therapie

Innerlich: Sehr wirksam sind oral gegebene Tetrazykline. Tetrazyklinhydrochlorid und Oxytetrazyklin sind genauso wirksam wie die neueren Tetrazyklinderivate. Kombinationspräparate mit Vitaminzusätzen sollten nicht verordnet werden, um vitaminprovozierte (B_1, B_6, B_{12}) akneiforme Exantheme zu vermeiden. Die Anfangsdosis liegt je nach Körpergewicht bei 1000–1500 mg, verteilt auf 2–3 Tagesdosen bis zur deutlichen klinischen Besserung. Erst dann wird die Dosis um 500–250 mg langsam reduziert. Die Behandlung dauert oft mehrere Wochen. Die Erhaltungsdosis kann bei 250 mg/Tag liegen. Der Wirkungsmechanismus der Tetrazykline ist noch nicht geklärt. Tetrazykline besitzen unter anderem eine antiinflammatorische Wirkung, die nicht an die antibakterielle gebunden ist. Auf Tetrazyklinnebenwirkungen sollte geachtet werden; jedoch sind diese selten. Im allgemeinen ist daher eine Langzeitbehandlung mit Tetrazyklinen ohne Bedenken möglich.

Bei Augenbeteiligung sind Tetrazykline das Mittel der Wahl bis zum Abklingen der Erscheinungen. Sie können bei florider rosazeabedingter Augenerkrankung vor Erblindung schützen. Restzustände nach Rosazeakeratitis werden vom Ophthalmologen häufig mit lokalen Kortikoidsteroidanwendungen behandelt. Neuerdings wird auch Metronidazol (Arilin, Clont) empfohlen; allerdings sind die Nebenwirkungen (Leber) zu beachten. Die früher empfohlene Chloroquin-Behandlung wird heute kaum noch durchgeführt.

Eine Rosazeadiät existiert nicht. Diätempfehlungen sind nur angezeigt, um erythemprovozierende Faktoren wie Alkohol, heiße Getränke etc. zu vermeiden. Mögliche Begleitkrankheiten sind entsprechend zu behandeln.

Die besten Behandlungsergebnisse, insbesondere bei schwerster Rosazea, werden mit 13-cis-Retinsäure (Roaccutan), erzielt. Die Tagesdosis liegt zwischen 0,2 und 2,0 mg/kg KG. Als Indikationen gelten zur Zeit nur die schwersten Rosazeaformen einschließlich der Rosacea conglobata. Die Remissionen halten ungewöhnlich lange, oft über Jahre lang an. Da 13-cis-Retinsäure teratogen wirken kann, müssen Frauen im konzeptionsfähigen Alter während und bis zu drei Monaten nach dieser Therapie eine sichere Kontrazeption durchführen.

Äußerlich: Zu meiden sind alle lokal irritierend wirkenden Anwendungen wie zu stark reizende Seifen oder alkoholische Tinkturen. Syndets sind vorzuziehen, bei seborrhoischem Hauttyp Dermowas oder seba med, bei nichtseborrhoischem Hauttyp Satina flüssig. Anschließend werden blande, nicht hautreizende und evtl. kosmetisch abdeckende Präparate (Aknichthol soft, Aknefug-Milch simplex) verordnet. Alkoholische Lösungen sollten vorsichtig eingesetzt werden, weil sie flushartige Erytheme provozieren können. Lokal applizierte Antibiotika wie Tetrazykline, Chloramphenicol, Clindamycin oder Erythromycin in 0,5- bis 2%iger Konzentration sind zuweilen wirksam und bei einer Verbesserung der Vehikel wahrscheinlich eine Therapieform der Zukunft. (*Rp.* Chloramphenicol 0,5–2,0; Acid. salicylic. 2,0; Spirit. dilut. ad 100,0). Auf die auch hier geltenden Bedenken bezüglich möglicher Komplikationen der lokalen Antibiotikatherapie wurde im Abschnitt „Akne" hingewiesen.

Abends kann eine intensivere Behandlung mit Pasten durchgeführt werden (*Rp*. Chloramphenicoli 0,5; Ichthyoli 2,5–5,0; Sulfur. praecipitat. 0,5–1,0; Pastae Cordes ad 50,0), sonst Trockenbehandlungen (Lotio Cordes, Lotio zinci unter Zusatz von 3–5% Ichthyol). Kortikosteroide sollten nicht örtlich angewandt werden und gehören nicht in die Therapie der Rosazea, weil sie bei längerer Anwendung zu Nebenwirkungen wie beispielsweise der Steroidrosazea führen. Bei starker Infiltration und Pustulation haben sich Pasten bewährt (s. auch S. 1000):

Rp. Chloramphenicol 0,5
 Ichthyol 2,5
 Pastae Cordes ad 100,0
 M.D.S. Zur Rosazeabehandlung

Rp. Ichthyol 1,0
 Zinc. oxydati
 Bismut. subgallic. āā 1,5
 Ungt. leniens (DAB 8)
 Ungt. cerei (DAB 6) āā 30,0.
 M.D.S. Rosazea-Paste

Bei therapieresistenter Rosazea III ist auch an Demodikose zu denken und entsprechend zu behandeln, z.B. mit 5%iger Schwefel-Zinkpaste oder Crotamiton (Euraxil).

Nützlich kann auch eine Massagebehandlung nach Soby sein, allerdings nicht bei papulopustulösen Formen: morgens und abends etwa 2 min lang kreisende Bewegungen über Nase, Wangen und Stirn.

Grobe Gefäßreiser werden in mehreren Sitzungen mit einer feinen Diathermienadel oder mit Argonlaserstrahlen zerstört. Sonnenlicht wirkt oft verschlechternd, daher werden Sonnenschutzmittel empfohlen.

Beim Rhinophym wird das hypertrophierte Gewebe in Lokalanästhesie, besser in Vollnarkose abgetragen. Bewährt hat sich das Abtragen mit Einmalrasiergeräten, bis eine normale Nasenform erreicht wird. Die Epithelisierung der Wundflächen erfolgt rasch, meist ohne Narbenbildung, von den zahlreichen Follikeln aus. Auf die Behandlung der zugrundeliegenden Rosazea ist zu achten.

Rosazeaartige Erkrankungen

Demodikose

Synonyme. Demodicidose, Pityriasis folliculorum, Acne rosacea demodes.

Häufigkeit. Kein häufiges Krankheitsbild. Da es vielfach unbekannt ist und von manchen Autoren nicht anerkannt wird, wird die Diagnose wahrscheinlich zu selten gestellt.

Geschlechts- und Altersverteilung. Bei Frauen wahrscheinlich häufiger als bei Männern, insgesamt eine Erkrankung des höheren Erwachsenenalters.

Ätiopathogenese. Besiedlung der Talgdrüsenfollikel mit Demodex folliculorum und anderen Demodexspezies führt durch Eiablage, Milbenkot sowie durch den Fremdkörperreiz des Milbenkörpers zu spongiotischen Veränderungen am Follikelepithel und durch Verlagerung der Milbenkörper in das Bindegewebe auch zu Fremdkörpergranulomen. In der Veterinärmedizin sind echte, z.T. schwere Krankheiten durch Demodexmilben bekannt, so die Milbenräude bei Hunden.

Klinik. Die Demodikose beim Menschen ist meist ein diskretes Bild. An den Wangen finden sich follikulär gebundene entzündliche Papeln, seltener Papulopusteln, dazu eine kleieförmige Schuppung. Beschwerden werden nicht angegeben. Häufig kann es jedoch zu einem Befall der Augenlider, insbesondere im Bereich der Zilien und der Meibom-Drüsen, kommen. Dann treten Lidrandverkrustungen und Lidrandekzeme auf.

Prognose. Gut, jedoch chronischer Verlauf.

Diagnose. Milbennachweis ist erforderlich. Dies geschieht entweder durch Ausdrücken des Follikelinhalts, z.B. mit einem Komedonenquetscher, oder durch Hornschichtabriß und Entleerung des Inhalts der Talgdrüsenfollikelinfundibula mit der Zyanoakrylattechnik. Das Zyanoakrylatmaterial wird mit Immersionsöl überschichtet und unter einem Mikroskop betrachtet. Die Milben sind leicht an den lebhaften Schwimmbewegungen zu erkennen. Eine andere Nachweismethode ist die histologische Untersuchung einer Hautbiopsie. Die Demodexmilben besiedeln oft in größerer Zahl, in charakteristischer Weise mit dem Kopf nach vorn gelagert, die Talgdrüsenfollikel. Das Follikelepithel ist spongiotisch verändert, das ganze Infundibulum kann sogar nekrotisch werden. Epitheloidzellige Granulome kommen gelegentlich vor.

Therapie
Innerlich: Nicht sicher möglich.
Äußerlich: Die Behandlung ist schwierig. Insektizide wie bei Skabies (Jacutin) sollen nicht sicher wirksam sein, besser dagegen schwefelhaltige Pasten (5- bis 10%ige Schwefel-Zinkpaste) oder Crotamiton (Euraxil). Die Ophthalmologen sehen die Demodexmilben am Lidrand mit der Spaltlampe und können sie mechanisch durch Exprimieren entfernen.

Familiäre rosazeaartige Dermatose mit intraepidermalen Epitheliomen, keratotischen Plaques und Narben [Haber, Sanderson und Wilson 1965]

Synonym. Haber-Syndrom.

Vorkommen. Extrem seltene Genodermatose. Beginn meist in der Kindheit. Wahrscheinlich autosomal dominante Vererbung; Androtropie.

Klinik. Das klinische Bild ist gekennzeichnet durch ein rosazeaartiges Erythem im Gesicht mit manchmal brauner Pigmentierung und Induration, ferner erweiterte Follikelmündungen und Teleangiektasien. Die Haut wird trocken und warm. Gelegentlich wird starkes Brennen angegeben. Hinzu kommen zahlreiche verruziforme Papeln und Knötchen, die in den Achselhöhlen besonders dicht stehen, ferner auch am Nacken und Rücken vorkommen, aber zumeist die Extremitäten aussparen.

Schließlich können hyperkeratotische Herde an Ellbogen und Knien oder auch Ichthyosis vorhanden sein, welche sich während der Adoleszenz oder danach entwickeln.

Histopathologie. Die rosazeaartigen Gesichtserscheinungen sind durch Erweiterung und Kapillarproliferation sowie oberflächliches Lymphödem gekennzeichnet. Epitheliale Sproßbildungen können sich von den Haarfollikeln aus in die Tiefe entwickeln. Die verruziformen Veränderungen erinnern histologisch an Verrucae seborrhoicae seniles mit viel Melanozyten und Melanophagen.

Differentialdiagnose. Im Gesicht Rosazea, am Stamm Verrucae seborrhoicae.

Verlauf. Chronisch. In Einzelfällen wurden intraepidermale Epitheliome beschrieben.

Therapie. Symptomatisch. Lichtschutz.

Periorale Dermatitis [Mihan und Ayres 1974]

Synonyme. „Light sensitive seborrhoide" (Frumes und Lewis 1957), „perioral dermatitis" (Mihan und Ayres 1974), rosazeaartige Dermatitis (Steigleder 1969).

Definition. Chronisch verlaufende, zu Rezidiven neigende Entzündung unklarer Genese mit perioral lokalisierten spitzkegeligen kleinsten Papeln, Papulovesikeln und Papulopusteln auf diffus geröteter Haut, vorwiegend bei Frauen.

Vorkommen. Die Erkrankung trat zuerst in den USA und in westeuropäischen Ländern auf und breitete sich langsam auf Osteuropa aus. Frauen sind vorwiegend betroffen. Die Morbidität wird auf 0,5–1% geschätzt. Der Altersgipfel liegt zwischen dem 20. und 30. Lebensjahr; aber auch bei Kleinkindern und im hohen Erwachsenenalter kommt periorale Dermatitis vor.

Ätiopathogenese. Nicht sicher bekannt. Wie oft bei nicht sicher geklärten ätiopathogenetischen Zusammenhängen wird nach verschiedenen Faktoren gesucht. Unter anderem werden vermutet:

Intoleranzreaktionen. Kosmetika, fluorierte Zahnpasten, Mundwasser, Schalen von Zitrusfrüchten und die Vehikelkomponente Isopropylmyristat werden diskutiert, ebenso Seifen, Taschentücher und sogar Barthaare des Partners.

Glukokortikosteroide. Es besteht kein Zweifel, daß die periorale Dermatitis vielfach in direktem Zusammenhang mit der Anwendung von (fluorierten) Glukokortikosteroiden steht. Oft sind es geringfügige Erscheinungen im Gesicht, zu deren Behandlung solche Glukokortikosteroide über längere Zeit unkontrolliert angewandt werden. Sicherlich provoziert, unterhält und verschlimmert eine örtliche Therapie, besonders mit fluorierten Glukokortikosteroiden die Erkrankung. Langzeitanwendung kann schwere Hauterscheinungen hervorrufen. Die Erkrankung tritt aber gelegentlich auch ohne Glukokortikoidanwendung auf.

Candidainfektionen. Candida albicans, andere Candidaspezies sowie andere Hefepilze wurden wiederholt aus den Effloreszenzen und auch aus der Mundhöhle gezüchtet. Auch Intrakutanteste mit Candidin sind nicht selten positiv.

Fusiforme Sprillen und Stäbchen. Teils konnten diese Organismen im Ausstrichpräparat gesehen und angezüchtet werden; anderen Autoren gelang dieser Nachweis nicht.

Bakterien. Gewöhnlich kann mikrobiologisch nur normale Standortflora nachgewiesen werden.

Hormone. Orale Kontrazeptiva wurden ebenfalls als Ursache vermutet. Man hat auch daran gedacht, daß das Absetzen oraler Kontrazeptiva krankheitsauslösend wirken kann. Allerdings können auch Frauen erkranken, die nie hormonelle Kontrazeptiva eingenommen haben. Prämenstruelle Verschlechterung wird wie bei vielen anderen entzündlichen Dermatosen angegeben. Periorale Dermatitis kann aber auch bei Männern und dann meist nach vorhergehender Anwendung von (fluorierten) Glukokortikosteroiden auftreten.

Malabsorption. Gelegentlich wurden Störungen der Magen-Darm-Funktion diskutiert und in diesem Zusammenhang auf verminderte Verdauungsleistung (Stuhluntersuchung) oder enterale Kandidose hingewiesen.

Lichtprovokation. Sonnenlicht kann eine periorale Dermatitis verschlimmern und wird dann als möglicher Kofaktor diskutiert. Meist besteht indessen keine Beziehung zur Sonnenbestrahlung.

Verschiedenes. Manche Autoren betrachten die periorale Dermatitis nicht als selbständige Erkrankung, sondern als abortive Form der Rosazea oder auch als ein rosazeaartiges seborrhoisches Ekzem. Gewisse Ähnlichkeiten im klinischen Bild und gleichartiges Ansprechen auf Tetrazykline können diese Annahme unterstützen.

Insgesamt gesehen muß festgestellt werden, daß auch heute noch die Ätiopathogenese der perioralen Dermatitis unbekannt ist, wenn man von der bedeutenden Rolle (fluorierter) Glukokortikoide für die Krankheit absieht.

Klinik. Mehr oder minder starke Aussaat sukkulenter entzündlich geröteter Papeln von 1–2 mm Durchmesser, welche auf entzündlich geröteter Haut stehen und auch zu größeren infiltrierten Arealen, besonders in den Gesichtsfalten, konfluieren können. Weiterentwicklung zu papulovesikulösen, papulopustulösen oder papulosquamösen kleinen Effloreszenzen ist möglich und typisch.

Prädilektionsstellen sind die Nasolabialfalten, die Perioralregion unter pathognomonischer Aussparung einer schmalen erscheinungsfreien Zone um das Lippenrot, ferner Kinn, Glabella, speziell die seitlichen Partien der Unterlider, bei ausgedehntem Befall auch der Oberlider, Wangen und Stirn. Bei schweren Verlaufsformen greifen die Erscheinungen auch auf die seitlichen Halspartien, retroaurikulär und auf den Haaransatz über. Ganz selten kommt die Erkrankung an der Brust und im Perivulvar- sowie Perianalbereich vor; auch hier ist dann zumeist eine örtliche Behandlung mit fluorierten Glukokortikosteroiden vorangegangen.

Symptome. Gewöhnlich kein Juckreiz, selten eher leichtes Brennen.

Verlauf. Die Akuität schwankt häufig von Tag zu Tag. Provokationen durch Kosmetika, Seifen und Sonnenlicht sind bekannt. Der Verlauf ist chronisch über Wochen und Monate. Bei unsachgemäßer Behandlung persistiert die Erkrankung und ist von Komplikationen (Steroidnebenwirkungen) begleitet oder geht in eine lupoide Form über. Nach Absetzen der vorher durchgeführten örtlichen Glukokortikosteroidtherapie kann es vorübergehend zur Verschlechterung kommen.

Prognose. Narbenlose Abheilung innerhalb von Wochen bis wenigen Monaten. Rezidive kommen vor.

Histopathologie. Ekzematoides Bild mit Spongiose an Epidermis und Follikeln. Das histologische Bild unterscheidet sich etwas von dem der Rosazea, wobei allerdings das höhere Lebensalter der Rosazeapatienten, die zumeist stärkere aktinische Elastose, Gefäßektasien und die Demodex-folliculorum-Besiedlung dieser Altersgruppe berücksichtigt werden müssen.

Sonderform: Lupoide periorale Dermatitis. Hier ist das klinische Bild durch dichte Aggregation von größeren sukkulenten Papeln oder papulosquamösen Effloreszenzen gekennzeichnet, die bei Glasspateldruck ein typisches lupoides Infiltrat aufweisen; das Mandrinphänomen (Lupus vulgaris) ist negativ. Wahrscheinlich wurden früher solche Fälle auch als Lupus miliaris disseminatus faciei interpretiert. Häufig tritt diese Form nach langfristiger örtlicher Anwendung von fluorierten Glukokortikosteroiden auf. Auch histologisch finden sich tuberkuloide Granulome.

Differentialdiagnose. Abzugrenzen sind Rosazea und Kortikosteroidnebenwirkungen bei Grunderkrankungen wie Rosazea, Acne vulgaris, atopischem Ekzem oder seborrhoischem Ekzem. Wichtig ist ferner die Unterscheidung gegenüber seborrhoischem Ekzem und anderen ekzematischen Dermatosen. Hilfreich ist die Angabe, daß kein Juckreiz vorhanden ist.

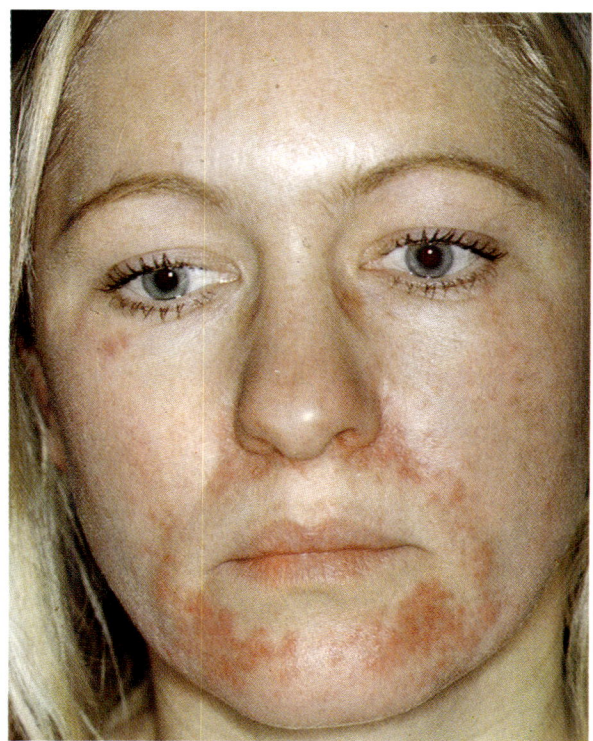

Periorale Dermatitis

Therapie. Die Ansichten über die beste Behandlung sind nicht einheitlich. Allgemein besteht Übereinstimmung, daß Tetrazykline oder Erythromycin bei oraler Verabreichung wirksam sind.

Innerlich: Bei Bedarf Tetrazyklin-HCl (Achromycin, Hostacyclin, Tetracyclin-Wolff) oder Oxytetrazyklin-HCl (Macocyn, Terramycin). Dosierungsschema: 1. Woche: 2mal 500 mg tgl, 2. Woche: 2mal 250 mg tgl., ab 3. Woche: 1mal 250 mg tgl., evtl. über 6–8 Wochen und mehr.

Bei lupoider perioraler Dermatitis Versuch mit Isoniazid (Neoteben, Tebesium), 5 mg/kg KG tgl.

Äußerlich: Alle irritierenden Anwendungen sind abzusetzen: Waschen nur mit warmem Wasser, gegebenenfalls mit Zusatz von Syndets (Dermowas, seba med). Keine Anwendung von Kosmetika, insbesondere keine fettenden Kosmetika wie Nachtcreme oder Nährcreme. Bei vorausgegangener Glukokortikosteroidtherapie ist darauf hinzuweisen, daß die Hauterscheinungen nach Absetzen vorübergehend schlechter werden können. Austrocknung mit Lotio (Aknefug-Milch simplex, Aknichthol soft, Lotio Cordes). In schweren Fällen (lupoide Verlaufsformen) Behandlung wie bei Rosazea, nachts „Rosazeapaste" (S. 647 und 1000). Auch Photochemotherapie (PUVA) kommt in Betracht. Das Beste scheint eine sogenannte Nulltherapie zu sein, sofern sie von den Patienten akzeptiert und durchgeführt wird.

Erkrankungen der apokrinen Schweißdrüsen

Einführung

Apokrine Schweißdrüsen gehören entwicklungsgeschichtlich zur Haar-Talgdrüsen-Einheit. Sie sind lokalisiert in den Achselhöhlen, im Brustwarzenbereich, periumbilikal, in der Regio pubis und im Anogenitalbereich; vereinzelt finden sie sich an Kopf und Stamm.
Größen- und Funktionszunahme setzen mit Beginn der Pubertät durch hormonelle Einflüsse ein. Erst danach sind Störungen oder Erkrankungen dieser Drüsen zu erwarten.
Größe der Drüsen und Sekretionsmenge sind bei Männern stärker ausgeprägt als bei Frauen, bei negroiden Rassen größer als bei Weißen.
Anatomisch findet sich ein geknäuelter sekretorischer Teil mit weiten Drüsenendstücken im unteren Korium; der sich anschließende Ausführungsgang verläuft gestreckt und mündet distal von der Einmündung der Talgdrüsenausführungsgänge in das Infundibulum eines Terminalhaarfollikels. Der Sekretionsmechanismus ist vorwiegend apokrin, aber auch merokrine und holokrine Sekretion werden beobachtet. Der Stimulationsmechanismus apokriner Schweißdrüsen ist noch nicht endgültig gesichert. Cholinesterasepositive und katecholaminhaltige Nervenfasern können um apokrine Schweißdrüsen nachgewiesen werden. Auf Grund von In-vitro-Untersuchungen an isolierten apokrinen Schweißdrüsen erscheint die cholinergische Stimulation am wirksamsten, aber auch β- und weniger α-adrenergische Stimuli führen zu sekretorischer Aktivität.
Nach Stimulierung der apokrinen Schweißdrüsen wird ein viskóses, trübes, gelbweißes Sekret in gerin-

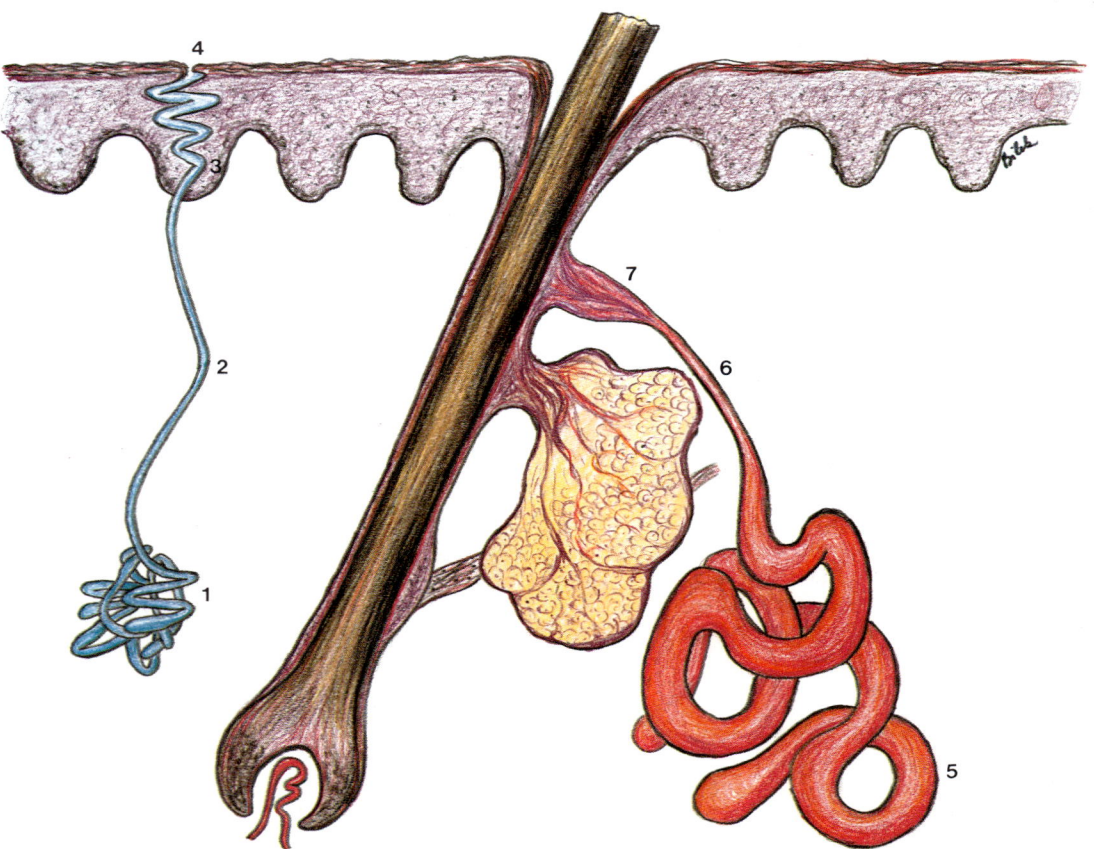

Schematische Darstellung der Schweißdrüsen. Ekkrine Schweißdrüsenknäuel (*1*) münden über einen gestreckten dermalen Gang (*2*) und das Akrosyringium (*3*) an der Epidermisoberfläche (*4*). Apokrine Schweißdrüsenknäuel (*5*) münden über einen kurzen Ausführungsgang (*6*) in den supraseboglandulären Follikelabschnitt (*7*)

ger Quantität produziert. Das Sekret ist primär steril und geruchlos, reich an Cholesterin (75%), Triglyceriden und Fettsäuren (20%); der Rest sind Cholesterinester, Wachsester und Squalene (die Angaben beziehen sich auf den Lipidanteil des apokrinen Schweißes). Ebenso sind Spuren von Steroiden aus der Androgenreihe wie Dehydroepiandrosteron und Androsteron nachweisbar. Durch die koryneformen Stäbchenbakterien der Hautoberfläche werden wahrscheinlich die beiden letztgenannten Substanzen in sehr geruchsaktive Verbindungen umgewandelt, die den typischen intensiven apokrinen Schweißgeruch bedingen.

Die Funktion der apokrinen Schweißdrüsen beim Menschen ist unbekannt; die Geruchskomponente wird eher als abstoßend empfunden und gibt Anlaß zu verbreiteter Anwendung von Desodorantien.

Im Tierreich spielen apokrine Duftdrüsen für die Steuerung des sexuellen Verhaltens eine wichtige Rolle; sie dienen zur Territoriummarkierung und Festlegung der Hierarchie innerhalb von Tiergemeinschaften.

Fox-Fordyce-Krankheit [1902]

Synonyme. Morbus Fox-Fordyce, apokrine Miliaria (Shelley 1955).

Definition. Chronische, vorwiegend bei jungen Frauen auftretende pruritische papulöse Erkrankung in den Arealen, die reich an apokrinen Schweißdrüsen sind.

Pathogenese. Eine sog. apokrine Miliaria wird angenommen. Hormonelle Funktionsstörungen scheinen zum Verschluß der Drüsenausführungsgänge am Ort ihres Durchtritts durch die Epidermis zu führen. Das gestaute Drüsensekret wird durch die Drüsenendstücke in das Bindegewebe gepreßt, was zu entzündlicher Fremdkörperreaktion mit Epidermisverdickung und Juckreiz führen soll.

Klinik. Die Erkrankung beginnt meist in der Pubertät und heilt spontan nach dem 5. Lebensjahrzehnt ab. Während der Gravidität wurden Spontanremissionen beobachtet. Die fast nur bei Frauen vorkommende Hauterkrankung hält sich streng an die Hautareale mit apokrinen Schweißdrüsen: Achselhöhlen, Brustwarzen, Nabel, und Genitale. Hier finden sich dicht gedrängt kleine, flache oder mehr spitzkegelige, derbe, hautfarbene Papeln. Die Achselbehaarung ist spärlich; viele Haare sind abgebrochen. Nicht selten kommen Menstruationsstörungen oder Zeichen von Virilisierung vor.

Symptome. Quälender, schubweiser Juckreiz. Die Juckreizattacken werden durch körperliche Belastung und psychische Streßsituationen provoziert. Kratzeffekte und Lichenifikation fehlen.

Histopathologie. Distaler Verschluß des Ausführungsgangs der apokrinen Drüsen an der Einmündungsstelle in den Follikelkanal durch einen kleinen Hornzellpfropf. Unspezifisches entzündliches Infiltrat in der umgebenden Epidermis mit Spongiose und sekundärer Akanthose sowie Hyperparakeratose. Die Drüsenendstücke sind normal weit oder dilatiert, umgeben von einem entzündlichen Infiltrat und angefüllt mit homogenem PAS-reaktivem Material.

Verlauf. Spontane Abheilung nach der Menopause.

Therapie

Innerlich: Hormonelle Therapie mit Kontrazeptiva hat sich bewährt.

Äußerlich: Symptomatisch mit lokaler Anwendung von Glukokortikosteroiden als Creme. Versuch einer Schälbehandlung mit Vitamin-A-Säure oder Antiperspiranzien wie bei ekkriner Hyperhidrose. Auch Versuch einer intrafokalen Injektion von verdünnter Glukokortikosteroidkristallsuspension.

Hidradenitis suppurativa

Dieses früher zu den Erkrankungen apokriner Schweißdrüsen gerechnete Krankheitsbild wird neuerdings den Follikelerkrankungen im Rahmen der Akne zugeordnet. Hidradenitis-suppurativa-artige Veränderungen kommen bei Aknetetrade vor.

Bromidrose

Definition. Penetranter Geruch infolge bakterieller Zersetzung des apokrinen Schweißes, vorwiegend in den Achselhöhlen.

Pathogenese. Der an und für sich geruchlose apokrine Schweiß wird durch koryneforme Stäbchenbakterien

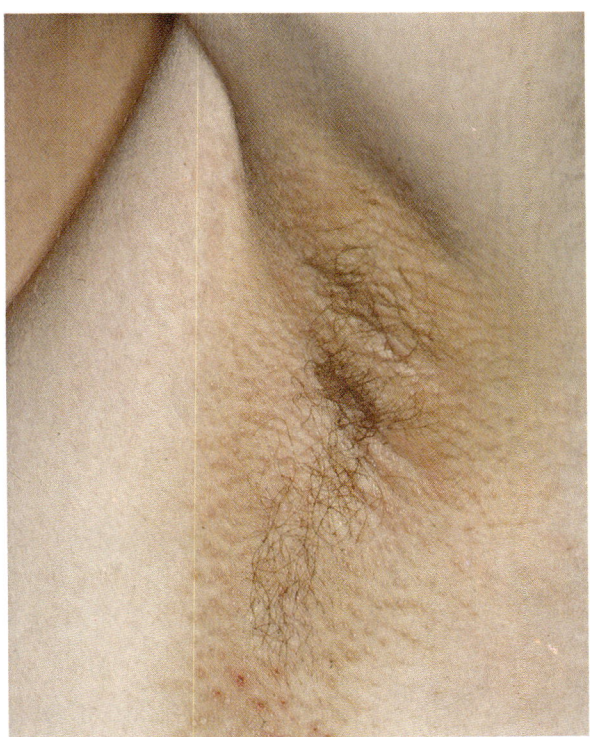

Fox-Fordyce-Krankheit

der Hautoberfläche zersetzt, so daß wahrscheinlich aus den Steroidanteilen (Androgenen) des apokrinen Schweißes geruchsaktive Substanzen entstehen, die den typischen penetranten axillären Geruch bewirken. Mikrokokken und Staphylokokken erzeugen durch Zersetzung von ekkrinem Schweiß lediglich einen unspezifisch säuerlichen Geruch.

Ausgeprägte Bromidrose ist nicht notwendigerweise mit einer ekkrinen Schweißdrüsenüberfunktion assoziiert. Allerdings findet sich verstärkte und besonders kräftige Achselbehaarung als Zeichen für zahlreiches Vorkommen und besondere Größe apokriner Drüsen.

Klinik. Einsetzen des charakteristischen Geruchs mit der funktionellen Reife apokriner Schweißdrüsen in der Pubertät.

Verlauf. Mit der Involution apokriner Schweißdrüsen im höheren Alter verliert sich die Bromidrose. Durch mangelhafte Hygiene wird sie gefördert und ist dann nicht selten mit Erythrasma verbunden.

Therapie

Äußerlich: Intensive Körperhygiene, mehrfach tägliches Waschen mit Wasser, desodorierender Seife oder mit Syndets sowie regelmäßiger Wäschewechsel. Anwendung von antimikrobiell wirksamen Deosorants, die die koryneformen Stäbchenbakterien im Wachstum hemmen. Meist enthalten die Fertigprodukte Hexachlorophen und andere halogenierte Salicylanilide, ebenso die desodorierenden Seifen.

Als besonders wirksam hat sich Aluminiumchloridlösung erwiesen, wie sie auch in Antiperspiranzien zur Behandlung der ekkrinen Hyperhidrose verwandt wird. Ferner kommt eine Überdeckung des Geruchs durch Duftstoffe in Frage, wie sie in Seifen und Desodorants enthalten sind.

Chromidrose

Synonyme. Gefärbter Schweiß, Farbschweiß.

Chromidrose kommt nur in umschriebenen Hautarealen vor. Die Farbe ist gelb, blau, grün oder schwarz. Rotfärbung des Schweißes durch Blutbeimischung (Hämidrose) im Zusammenhang mit Menstruationsstörungen ist mehr als fraglich. Das Auftreten von Hämidrose bei Stewardessen konnte auf die Kontamination mit Leuchtfarbstoffen, wie sie zur Beschriftung von Schwimmwesten benutzt werden, zurückgeführt werden. Häufig ist eine exogene Beimengung von Farbpigmenten zum Achselschweiß, z.B. bei Trichomycosis palmellina axillarum, bei der Bakterien Farbstoffe produzieren, unter anderem die rötlichen Porphyrine.

Bei jungen Frauen kann sich Chromidrose im Gesicht durch aberrierende apokrine Schweißdrüsen, aber auch in anderen apokrinen Schweißdrüsengebieten entwickeln. Nach psychogener Erregung treten feine, dunkelgefärbte, fest antrocknende Tröpfchen im Follikelausgang auf. Die Färbung scheint auf ein in die Lipofuszinklasse gehörendes apokrines Pigment und dessen dunkle Zersetzungsprodukte zurückzugehen.

Erkrankungen der ekkrinen Schweißdrüsen

Einführung

Entwicklungsgeschichtlich handelt es sich um selbständige Hautanhangsgebilde (Adnexe), da im Gegensatz zu den apokrinen Schweißdrüsen eine Beziehung zu der Haar-Talgdrüsen-Einheit nicht gegeben ist. Ekkrine Schweißdrüsen sind am ganzen Integument verteilt; besonders zahlreich sind sie an Fußsohlen, Handflächen und Stirn. Ihre Zahl wird auf 2–3 Millionen geschätzt.

Anatomisch (s. Abb. S. 650) findet sich ein wollknäuelartiges Drüsenendstück im tieferen Korium und an der Grenze zum subkutanen Fettgewebe. Ein gestreckt verlaufender Ausführungsgang schließt sich an, der in das Akrosyringium (H. Pinkus 1939) übergeht. Dieses ist der intraepitheliale Abschnitt des korkenzieherartig gewundenen (meist 3 rechtsgedrehte Windungen) epidermalen distalen ekkrinen Schweißdrüsensystems mit noch engeren Windungen im Stratum corneum, das mit einer unsichtbaren schlitzförmigen Öffnung an der Hautoberfläche mündet. Nur an Handflächen und Fußsohlen sind die Schweißdrüsenporen trichterförmig sichtbar und sitzen auf den Reteleisten.

Die nervöse Versorgung erfolgt durch postganglionäre sympathische Fasern. Die Mediatorsubstanz an den Drüsenazini ist jedoch Acetylcholin.

Ekkriner Schweiß ist eine geruchlose, klare wäßrige Flüssigkeit. Als Inhaltsstoffe finden sich vorwiegend Natrium-, Kalium-, Calcium-, Magnesium- und Chloridionen, außerdem Laktat, Harnstoff und in Spuren Aminosäuren, biogene Amine und Vitamine.

Auch Medikamente werden im Schweiß ausgeschieden, so Griseofulvin. Die Ausscheidungsfunktion der Schweißdrüsen genügt allerdings nicht, die Nierenfunktion auch nur teilweise zu ersetzen.

Die wesentliche physiologische Bedeutung ekkriner Schweißdrüsen liegt in der Thermoregulation des Körpers. Dies zeigt sich besonders bei angeborenem oder erworbenem Fehlen ekkriner Schweißdrüsen, der *Anhidrose*. Im Sommer oder bei stärkerer Bewegungsaktivität kommt es bei solchen Patienten rasch zu fieberhaften Temperaturen, weil die Möglichkeit der Erzeugung von Verdunstungskälte an der Hautoberfläche durch den ekkrinen Schweiß fehlt. Neben der thermischen Stimulation weisen die ekkrinen Schweißdrüsen an Handflächen, Fußsohlen und Achselhöhlen auch eine cholinergische Ansprechbarkeit auf emotionale Reize auf. Unter maximaler thermischer Stimulierung können bis zu drei Liter Schweiß pro Stunde vom Körper sezerniert werden.

Hyperhidrose

Definition. Generalisierte oder lokalisierte Überfunktion ekkriner Schweißdrüsen, die *symptomatisch* im Rahmen von endokrinologischen oder neurologischen Erkrankungen oder *genuin* vorkommen kann.
Physiologische Hyperhidrosis kommt während der Akklimatisierung in tropischem Milieu und während des Klimakteriums vor; sie dient auch zur Temperaturregulierung bei größerer Muskelarbeit, bei Adipositas oder bei höheren Außentemperaturen. Eine sehr seltene Variante stellt der *ekkrine Schweißdrüsennävus* (entweder funktioneller Schweißdrüsennävus oder Hyperplasie und Hypertrophie ekkriner Schweißdrüsen) dar, bei dem an umschriebener Körperstelle anlagebedingt vermehrte Schweißsekretion auftritt.

Symptomatische Hyperhidrose

Vorwiegend bei endokrinologischen Erkrankungen mit Überfunktion von Hypophyse oder Schilddrüse, bei Diabetes mellitus, oder bei Zuständen, die mit erhöhter Katecholaminausschüttung einhergehen, wie Schock, Hypoglykämie und Phäochromozytom. Ferner kommt sie bei neurologischen Erkrankungen mit partieller Schädigung sympathischer Bahnen, beispielsweise bei Halsrippe, Karpaltunnelsyndrom, Läsionen des Rückenmarks (Tabes dorsalis, Hemiplegie, Syringomyelie) vor. Die Hyperhidrose kann dann halbseitig oder herdförmig sein.

Genuine Hyperhidrose

Synonym. Emotionelle Hyperhidrosis.

Definition. Konstitutionell bedingte Überfunktion ekkriner Schweißdrüsen in bevorzugten Körperarealen, besonders nach emotionalen Reizen.

Ätiopathogenese. Auslösend sind Faktoren, die zu einer emotionellen Anspannung führen wie Schmerz, Angst, Lampenfieber oder Freude. Zusätzlich verstärkend wirken Nikotin und Koffein, da es zu einem erhöhten Rhythmuspotential in den Ganglien kommt.

Klinik. Genuine Hyperhidrose kann bereits im Kindesalter auftreten, entwickelt sich besonders häufig in der Pubertät und verliert sich im höheren Erwachsenenalter. Prädilektionsstellen sind Achselhöhlen, Palmae und Plantae, selten Gesicht (Nasenspitze), Nacken, Sternum, Rücken und Perianalbereich. Folgen vermehrten Schwitzens in intertriginösen Bereichen ist Hautmazeration, welche günstige Bedingun-

gen für sekundäre Dermatosen (Intertrigo, Pyodermien, Mykosen) schafft.
Patienten mit genuiner Hyperhidrose sind häufig Astheniker mit weiteren Zeichen psychovegetativer Übererregbarkeit wie Pseudoleucoderma angiospasticum und Akrozyanose.

Differentialdiagnose. Das vermehrte Schwitzen adipöser Menschen infolge körperlicher Anstrengung ist im Rahmen der Thermoregulation zu sehen.

Sonderformen

Hyperhidrosis axillaris. Tagsüber, oft provoziert durch psychische Streßsituationen, aber vereinzelt auch in Ruhe, kommt es zu einer massiven, auch anfallsartigen Hypersekretion ekkriner Schweißdrüsen. Die Achselhöhlen werden dabei triefend naß, der Schweiß rinnt förmlich am Körper herunter. Die Kleidung in dieser Region wird durchnäßt. Hyperhidrose kann die Kleidung beschädigen durch weiße Schweißränder (Salzablagerung) in dunkler Wäsche. Die Größe des Schwitzflecks in der Kleidung ist ein guter Gradmesser für das Ausmaß der Hyperhidrose. Wegen des fortdauernden Versuchens, durch Antiperspiranzien die Hyperhidrose zu beseitigen, kommt es nicht selten zu kumulativ-toxischen oder allergischen Hautreaktionen.

Bei der ekkrinen Hyperhidrosis axillaris spielt Geruchsbelästigung kaum eine Rolle, da die geruchsaktiven Substanzen aus den apokrinen Schweißdrüsen durch das wäßrige Sekret der ekkrinen Schweißdrüsen weggewaschen werden; auch reinigen sich die Patienten mit Hyperhidrosis axillaris gewöhnlich häufig.

Hyperhidrosis manuum. Die Handflächen sind primär befallen, fast immer diffus gerötet, sonst akrozyanotisch und hypotherm. Die Hypothermie ist wahrscheinlich sekundär durch die Verdunstungskälte bedingt. Bei exzessiver Hyperhidrose finden sich Schweißperlen auch auf den Fingerstreckseiten. Mit zunehmender Schwere der Hyperhidrose schreitet das Schwitzen an den dorsalen Fingerseiten von peripher nach proximal fort. In exzessiven Fällen tropft ständig Schweiß von den Händen. Schreib- oder Zeichenpapier wird beschmutzt, beim Umgang mit metallischen Werkstoffen werden diese durch Korrosion an der Oberfläche angegriffen, so daß solche Patienten unter Umständen aus dem Beruf ausscheiden müssen. Hyperhidrosis manuum ist eine Crux jüngerer Mädchen. Berufe mit betonter Handbetätigung verstärken diese Störung. Bei Friseusen ist sie ein typisch berufsbedingtes Phänomen.

Hyperhidrosis pedum. Die Hyperhidrosis pedum verhält sich analog zu den Veränderungen an den Händen, wird durch geschlossenes Schuhwerk noch begünstigt, weil es zu mangelhafter Abdunstung und zu Mazeration kommt. Die Fußsohlenhaut ist livid verfärbt, die Hornschicht ist durch Mazeration weißgelblich. Dadurch kommt es zum Auftreten von *Keratoma sulcatum;* hierbei spielen koryneforme Bakterien eine entscheidende Rolle, da sie das durchfeuchtete Horn an der Fußsohle zersetzen, wodurch grübchenförmige Defekte innerhalb der Hornschicht entstehen. Geruchsaktive Substanzen werden freigesetzt, deren Folge der penetrante Geruch (*Bromidrose*) ist. Vermehrter Fußschweiß begünstigt das Entstehen von Tinea pedum und gramnegativem Fußinfekt.

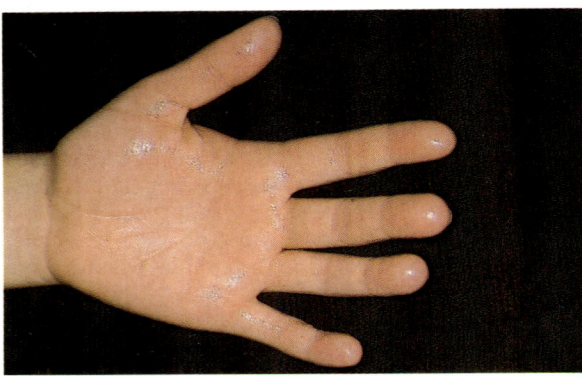

Hyperhidrosis manus

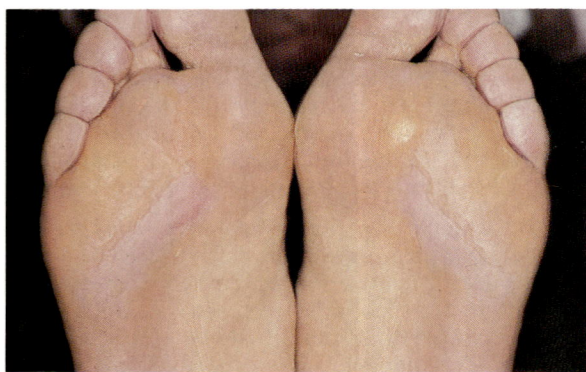

Hyperhidrosis pedum mit Lividität der Fußsohlen und Keratoma sulcatum

Therapie. Grundsätzlich kann diese an verschiedenen Abschnitten der ekkrinen Schweißdrüsen ansetzen:
– Durchtrennung der sympathischen Nervenversorgung (Sympathektomie)
– Pharmakologische Blockierung des Neurotransmitters am Drüsenendstück (Anticholinergika)
– Operative Beseitigung der Schweißdrüsen (Exzision des axillären Schweißdrüsenfeldes)
– Mechanische Blockierung der ekkrinen Schweißdrüsenausführungsgänge in verschiedenen Ebenen (Metallsalze, Aldehyde und Säuren)
– Beseitigung des Schweißes an der Hautoberfläche durch Abwaschen oder Absorption (Wasser und Syndets, Puder, Wäsche aus Baumwolle und Wolle).

Innerlich: Das Problem einer nebenwirkungsfreien pharmakologischen Hemmung der ekkrinen Hyperhidrose ist noch nicht gelöst. In Betracht kommende Präparate sind in der Tabelle zusammengestellt.

Tabelle: Gebräuchliche systemische Antihidrotika und ihre Zusammensetzung

Präparat (Handelsname)	Zusammensetzung
Ansudoral	Atropinmethonitrat Dihydroergotamintartrat Agaricinsäure Amobarbital Calciumpantothenat
Bellergal	Belladonnaalkaloide Ergotamintartrat Phenobarbital
Salus Salbei-Tropfen	Salbeiextrakt
Salvysat	Salbeiextrakt
Sedapon	Belladonnaalkaloide Meprobamat Yohimbinsäure
Sweatosan	Salbeiextrakt Kampfersäure Calciumlaktat

Äußerlich: Häufige Waschungen und Wäschewechsel, Tragen von luftiger, die Abdünstung nicht behindernder Kleidung möglichst aus Baumwolle oder Wolle. Bei Hyperhidrosis pedum Schuhe aus Leder; keine Gummi-, Kunststoff- oder Holzsohlen.
– *Absorbieren der Feuchtigkeit* durch Puder, besonders bei Hyperhidrosis axillaris et pedum.
– Der säuerliche *Geruch* bei Hyperhidrose kann durch Absorption an Puder, wollenen oder baumwollenen Kleidungsstücken oder durch Duftstoffe gemildert werden.
– Äußerlich anzuwendende *Antiperspiranzien,* die einen Verschluß der ekkrinen Ausführungsgänge bewirken:

Säuren (Trichloressigsäure, Gerbsäure).
Aldehyde (Formaldehyd, Glutaraldehyd), die das Keratin der oberflächlich gelegenen Hornzellen denaturieren und dadurch einen Verschluß der Schweißdrüsenporen verursachen. Nachteile sind die nur kurze Wirkungsdauer und die Gefahr der allergischen Kontaktsensibilisierung.
Metallsalze sind besonders wirksam (Aluminium, Zirkonium, Gallium, Vanadium), wenn sie in relativ hoher Konzentration aufgetragen werden. Der Wirkungsmechanismus beruht auf einer toxischen Schädigung der die Akrosyringien auskleidenden epidermalen Zellen sowie einer Komplexbildung zwischen den Mukopolysacchariden der Kutikula und den Metallionen, wodurch ein dicht abschließender Pfropf innerhalb des Akrosyringiums entsteht. Durch die Regenerierung der Epidermis wird das Akrosyringium wieder frei. Die Wirkung hält Tage bis Wochen an; Kontaktsensibilisierung scheint nicht vorzukommen, gelegentlich wird toxische Reizung beobachtet. Es ist erforderlich, daß die Metallsalze tief in das Akrosyringium gelangen; die Anwendung muß über einige Stunden bei gleichzeitiger Inaktivierung der Drüsen erfolgen (Nachtbehandlung).

Anticholinergika. Dazu zählen Atropinsalze und deren Derivate; Scopolaminsalze und Scopolaminester (Propanthelinbromid, Poldinmethosulfat, Glykopyrroniumbromid, Hexopyrroniumbromid) sowie weitere synthetische Substanzen (Antrenyl, Probantin, Banthin, Pantal, Buscopan). Diese Verbindungen werden teilweise mittels Okklusion oder Iontophorese auf die Haut gebracht. Damit wird eine Schweißhemmung erzielt, die Stunden oder Tage anhalten kann. Die durch die Resorption der Substanzen bewirkten systemischen Effekte (Mydriase, Mundtrockenheit, Tachykardie) begrenzen diese Form der Therapie. Kontraindikationen sind Glaukom und Miktionsstörungen. Ein Kombinationspräparat aus Alumiumhydroxychlorid und Propanthelinbromid ist Hydonan. Anticholinergika können auch oral verabreicht werden, oft in Verbindung mit Sedativa und Tranquillanzien (Bellergal, Ansudoral).
Diese Form der Therapie ist oft unbefriedigend, da zwar eine Sedierung, aber keine ausgeprägte Schweißhemmung erzielt wird.

Sympathikusblockade. Diese wird, nach vorheriger medikamentöser Ausschaltung, zur Sicherung der Wirkung mittels operativer Durchtrennung im Bereich des Halssympathikus nur noch von wenigen Chirurgen ausgeführt und eignet sich nur zur Therapie der Hyperhidrosis manuum.

Operative Entfernung des axillären Schweißdrüsenfeldes (Skoog und Thyresson 1962). Nach genauer Festlegung der am stärksten schwitzenden Areale durch den Minor-Schwitzversuch (Jod-Stärke-Test) wird eine spindelförmige Exzision unter Mitnahme des aktivsten ekkrinen Schweißdrüsenbezirks ausgeführt. Verschiedene operative Verfahren sind angegeben. Die Ergebnisse sind größtenteils sehr gut.

Spezielle Therapieempfehlungen

Hyperhidrosis axillaris
– *Achselhöhlenhygiene,* auch mit desodorierenden Seifen (8 × 4, Bac, Rexona) oder Syndets (Dermowas, Praecutan, seba med).
– *Kleidung* atmungsaktiv und feuchtigkeitsabsorbierend; keine synthetischen Fasern.
– *Desodorants* als Feststift, Rollstift, Spray oder Puder zur Überdeckung des unangenehmen Achselhöhlengeruchs.
– *Antiperspiranzien* auf der Basis von *Anticholinergika* (Hydonan), *Aluminumsalze* (Lenicet-Formalin, Sudospray, Hydonan, Hidrofugal, Ansudor, Alsol); *Formalinverbindungen* (Antihydral, Fontenal, Lenicet-Formalin). Viele Präparate enthalten mehrere Wirkstoffe.

Besonders bewährt hat sich nach unserer Erfahrung die Anwendung von Aluminiumchloridhexahydrat (10–25%) über Nacht. Diese Anwendung bietet zugleich eine wirksame Desodorierung durch Beseitigung der für die Geruchsbildung verantwortlichen Hautoberflächenbakterienbesiedlung.
– *Operative Methode,* falls die konservative Behandlung nicht ausreicht.

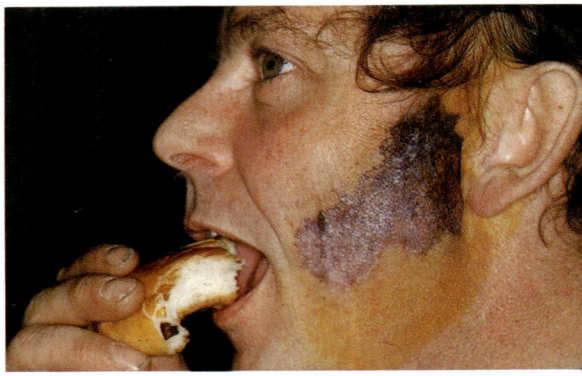

Aurikulotemporales Syndrom. Der Minor-Schwitzversuch zeigt lokalisiertes Schwitzen (violett) beim Essen

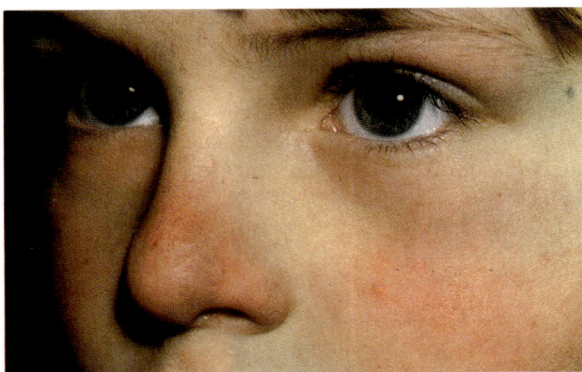

Granulosis rubra nasi

Hyperhidrosis manuum

- *Antiperspiranzien.* Vorgehen wie bei Hyperhidrosis axillaris. Die Aluminiumchloridhexahydratlösung kann bis auf 30% gesteigert werden.
- *Iontophorese* mit Leitungswasser (Levit 1968) oder mit Zusätzen von Anticholinergika. Bei letzteren ist auf systemische Nebenwirkungen zu achten.
- *Sympathikusblockade* temporär durch Injektion von Anästhetika, permanent durch operative Durchtrennung des Halssympathikus.
- *Allgemeine Maßnahmen* wie medikamentöse Sedierung mit anticholinergischer Komponente (Ansudoral, Bellergal, Salvysat, Sedapon); auch Versuch mit autogenem Training.

Hyperhidrosis pedum

- *Sorgfältige Fußhygiene.* Häufige Fußwaschungen mit desodorierenden Seifen oder Syndets, täglicher Strumpfwechsel; Strümpfe aus Baumwolle oder Wolle; luftige Schuhe mit Ledersohlen mit täglichem Wechsel und gutem Auslüften des Schuhwerks.
- *Desodorants.* Puder (Efasit).
- *Antiperspiranzien* wie bei Hyperhidrosis manuum.
- *Adstringierende Substanzen.* Aldehyde (Formaldehyd, Glutaraldehyd), Säuren (Trichloressigsäure, Gerbsäure) sind teilweise wirksam. Zu beachten ist die relativ hohe Kontaktsensibilisierungsrate gegen Aldehyde.
- *Iontophorese* wie bei Hyperhidrosis manuum.

Gustatorische Hyperhidrose

Im Gesicht, vorwiegend an Nasenspitze, Nasenflügeln oder Stirn stellt sich beim Genuß bestimmter Speisen (scharf gewürzt, sauer) auffälliges ekkrines Schwitzen ein. Gustatorische Hyperhidrose gilt als Normvariante, kann aber auch als Folge von zentralen oder peripheren Nervenläsionen auftreten. Sie ist dann aber oft einseitig lokalisiert.

Aurikulotemporales Syndrom [Frey 1923]. Es ist eine besondere Form der gustatorischen Hyperhidrose. Nach Entzündung oder operativen Eingriffen im Gebiet der Parotis kommt es zum Kurzschluß von sympathischen Nervenfasern, die normalerweise Speicheldrüsen versorgen (N. auriculotemporalis), mit sudomotorischen Fasern ekkriner Schweißdrüsen. Sobald Speichelsekretion auftritt, schwitzen die Patienten an umschriebener Stelle der Wangenhaut. Eine wirksame Behandlung besteht in örtlicher Anwendung von 15–20%igem Aluminiumchlorid-Hexahydrat.

Granulosis rubra nasi [Jadassohn 1901]

Diese nach Touraine unregelmäßig dominant vererbte Hauterkrankung ist sehr selten, findet sich nur bei Kindern und klingt in der Pubertät ab. Es entsteht ein „Schwitznäschen", das nicht nur durch Schweißperlen, sondern auch durch hell- bis dunkelrote spitzkegelige Bläschen und Pusteln gekennzeichnet ist. Die ganze Nase ist bläulich gerötet. Akrozyanose kann assoziiert sein.

Pathogenese. Unbekannt.

Therapie. Nicht notwendig, da die Veränderung mit der Pubertät abheilt.

Dyshidrose [Fox 1873]

Synonyme. Cheiropompholyx; Podopompholyx.

Dieses polyätiologische Krankheitsbild ist oft vergesellschaftet mit Hyperhidrosis manuum et pedum und wurde ursprünglich allein als Funktionsstörung beziehungsweise Erkrankung ekkriner Schweißdrüsen angesehen; daher auch die Krankheitsbezeichnung. *Neuerdings wird es den Dermatitis- und Ekzemkrankungen zugeordnet.*

Definition. Häufige, juckende, zu Rezidiven neigende, an Händen und Füßen vorkommende Bläschen- oder Blaseneruptionen, oft verbunden mit Hyperhidrose.

Ätiopathogenese. Nicht sicher bekannt. Die frühere Annahme, daß es sich um eine Schweißretention in Analogie zur Miliaria rubra handle, war falsch, denn sorgfältige histologische Untersuchungen haben gezeigt, daß eine spongiotische Dermatitis in schweißdrüsenreicher Region und bei dicker Hornschicht vorliegt.

Hyperergische Reaktion. Als sog. „Id-Reaktion", d.h. als *Mykid* kommt Dyshidrose der Hände bei akuter Exazerbation einer Fußmykose infolge von größerer Antigenresorption vor. In den Hauterscheinungen an den Händen finden sich dann keine Pilze, und die Erscheinungen heilen nach erfolgreicher Behandlung der Fußmykose spontan ab. Auch bei Trichophytie und nach Trichophytininjektion kann es zur „Id-Reaktion" in Form einer Dyshidrose kommen.

Konstitutionelle Reaktion. Dyshidrose tritt nicht selten bei Patienten mit atopischem Ekzem oder anderen Erscheinungsformen der Atopie auf.

Medikamentös-allergische Reaktion. Hier wird die Dyshidrose durch Arzneimittel, z.B. Penicillin, ausgelöst oder unterhalten.
Auch *nutritive Auslösung* (z.B. Nickel, Paraaminobenzoesäure) bei Sensibilisierten ist möglich.

Psychogene Reaktion. Dyshidrose als Ausdruck emotionaler Streßsituationen kommt vor, sollte aber erst nach sorgfältiger Eliminierung anderer Kausalzusammenhänge diskutiert werden.

Genuin. Die genuine Dyshidrose bleibt ihrer Ursache nach unbekannt.

Klinik. Betroffen sind Menschen im 2.–4. Lebensjahrzehnt. Symmetrische Eruption von prallen, oberflächlich oder tiefer gelegenen, unterschiedlich großen Bläschen oder Blasen mit wasserklarem Inhalt auf normaler Haut, an Handinnenflächen und an den Fußsohlen, besonders im Fußgewölbe. Prädilektionsstellen an den Händen sind die seitlichen Partien der 3.–5. Finger. Initial können die Bläschen kaum wahrnehmbar sein oder liegen schrotkugelartig tastbar in der Haut. Die Veränderungen können sich schubweise über einen längeren Zeitraum hinziehen und werden besonders bei Patienten beobachtet, die emotionell oder bei Wärme viel schwitzen. Aus diesem Grunde findet sich die Dyshidrose häufiger in der warmen Jahreszeit.

Histopathologie. Das feingewebliche Substrat entspricht etwa dem einer allergischen Kontaktdermatitis. Spongiotische intraepidermale Bläschen, gelegentlich auch in den Akrosyringien. Perivaskuläre vorwiegend lymphozytäre Infiltrate im Stratum papillare und Stratum reticulare mit Exoserose und Exozytose.

Symptome. Juckende spannende Bläschen an Händen und Füßen.

Verlauf. Dyshidrose kann abortiv, besonders schwer unter Entwicklung großer konfluierender Blasen, oder mit bakterieller sowie mykotischer Sekundärinfektion, aber auch mit sekundärer Ekzematisation verlaufen.

Cheiropompholyx
Bei massiver Blaseneruption treten bis zu kirschgroße Blasen auf, die konfluieren. Die Handinnenflächen sind dann von prall gespannten Blasen überzogen und geschwollen. Drei Komplikationen können sich auf dieser ausgedehnten Blaseneruption, seltener auch auf den kleinen Bläschen der sehr viel leichter verlaufenden Dyshidrose entwickeln:

Bakterielle Sekundärinfektion. Der Bläscheninhalt trübt sich eitrig, entzündliche Reaktionen treten hinzu. Rasch schwellen Hände oder/und Füße an; es folgen Lymphangitis mit schmerzhafter Lymphadenitis und Sepsisgefahr.

Mykotische Sekundärinfektion. Bei wiederholten Dyshidroseschüben können Dermatophyten oder Hefepilze in Erosionen oder mazerierte Haut eindringen. Der Verlauf ist weniger stürmisch.

Ekzematisation und dyshidrotisches Ekzem. Erosionen abheilender Bläschen und Blasen erleichtern die Kontaktsensibilisierung. In typischer Lokalisation entwickelt sich im Anschluß an dyshidrotische Eruptionen das allergische dyshidrotische Ekzem. Auch hier können bakterielle und mykotische Sekundärinfektionen komplizierend hinzutreten.

Dyshidrosis lamellosa sicca
Synonym. Exfoliatio manuum areata.

Bei geringfügigen, oft vom Patienten unbemerkten Dyshidroseeruptionen trocknen die kleinen Bläschen rasch ein. Es kommt an vielen Stellen zu einer typischen, trockenen halskrausenartigen Schuppung, die das klinische Bild prägt. Differentialdiagnose ist eine Tinea manuum.

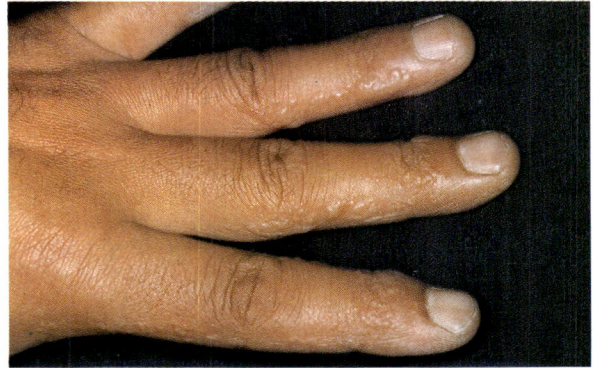

Dyshidrose

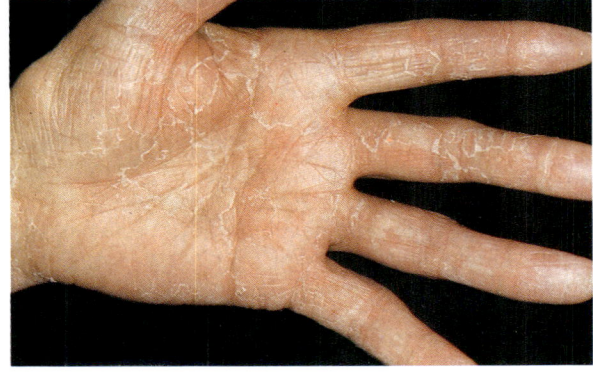

Dyshidrosis lamellosa sicca

Differentialdiagnose. Bei dyshidrosiformer Kontaktdermatitis entwickeln sich die Bläschen auf der Grundlage eines entzündlichen Erythems, und die Erscheinungen können auf Unterarm und Beine übergreifen. Die dyshidrosiforme Epidermophytie bevorzugt die Fußgewölbe; der Pilznachweis ist positiv.

Therapie. Soweit möglich, ist ätiotrope Behandlung anzustreben.

Innerlich: Ein rasches Abfangen der dyshidrosiformen Eruption gelingt meist mit einer kurzfristigen oralen Gabe von Glukokortikosteroiden über einige Tage bis zu 2–3 Wochen; Beginn etwa mit 30–60 mg Prednisolon tgl. (Decortin-H, Deltacortril, Scherisolon, Ultracorten-H) oder 24–40 mg/Tag Methylprednisolon (Urbason). Rezidive sind nicht selten. Nicotinamid (Nicobion 3mal 200 mg/Tag für 2–3 Wochen), Folsäure (Folsan 2mal 5 mg/Tag für 2–3 Wochen) werden ebenfalls empfohlen; die Wirksamkeit ist nicht sicher belegt. Psychopharmaka wie Opipramol (Insidon) oder Kombinationspräparate aus Belladonna, Ergotamin und Phenobarbital (Bellergal) können als vegetativ-sedierende Maßnahmen versucht werden, desgleichen Antihydrotika wie Ansudoral. Bakterielle Sekundärinfektion verlangt Bettruhe mit Hochlagerung der erkrankten Extremitäten, feuchte antiseptische Umschläge und Breitbandantibiotika oral, möglichst nach Antibiogramm. Mykotische Sekundärinfektionen werden wie eine Pilzerkrankung, das dyshidrotische Ekzem wie ein chronisches Ekzem behandelt.

Äußerlich: Austrocknende Maßnahmen bei initialer Dyshidrose [Trockenpinselungen mit Lotio zinci spirituosa, Antiperspirantien (Hydonan) oder Pasta exsiccans DRF]. Glukokortikosteroide als Lotio oder Creme (keine Salbe), evtl. mit Lotio zinci abdecken. Bei stärkerer Blaseneruption feuchte Verbände mit physiologischer Kochsalzlösung oder antisepetischen Lösungen aus Chinolinol (Chinosol), oder Polyvidonjodkomplex (Betaisodona, Braunol, Braunosan) bis zur Epithelisierung der Erosion; danach Creme oder weiche Pasten mit antiseptischen Zusätzen, z.B. Vioform (0,5%) in weicher Zinkpaste.

Hypohidrose

Gegenüber der Norm verminderte Schweißsekretion findet sich bei:

- endokrinologischen Erkrankungen (M. Addison, Myxödem, Kachexie, Diabetes insipidus), Niereninsuffizienz,
- Läsionen des zentralen oder peripheren Nervensystems (Adie-Syndrom, Horner-Syndrom, multiple Sklerose, Querschnittslähmungen, Polyneuritis durch Alkoholismus oder Diabetes mellitus, Lepra),
- mechanischer Verlegung der Akrosyringien bei entzündlichen Dermatosen (Psoriasis, Pemphigus, Erythrodermien verschiedener Genese, atopisches Ekzem, Tinea corporis, Miliaria oder in den Tropen besonders bei Weißen nach Malaria: „tropical hidrotic asthenia"),
- Genodermatosen (Ichthyosen),
- Medikamenten (Atebrin, durch irreversible Schädigung des Schweißdrüsenazinus),
- Exsikkation (Diarrhöen, Fasten, Erbrechen).

Anhidrose

Im engeren Sinne wird darunter fehlende Schweißsekretion verstanden, wie sie beispielsweise bei ektodermaler Dysplasie vorkommt.

Anhidrosis hypotrichotica [Christ 1913]

Synonyme. Ektodermale Polydysplasie, anhidrotische Ektodermaldysplasie.

Bei der X-chromosomal intermediär oder auch autosomal dominant vererbten Erkrankung fehlen ekkrine Schweißdrüsen. Die apokrinen Schweißdrüsen, wie auch die Schleimdrüsen des oberen Nasen-Rachen-Raumes, sind reduziert. Dadurch entstehen Conjunctivitis-, Pharyngitis- und Rhinitis sicca (Ozäna). Hinzu kommen Hypotrichose und Zahnanomalien (Hypo- oder Anodontie). Wegen fehlender Schweißsekretion fehlt der wesentliche Faktor für die Thermoregulation. Die Patienten sind extrem hitzeintolerant; im Sommer sind sie oft arbeitsunfähig durch Hitzestauung mit Fieber, Tachykardie, Hyperpnoe und Kollapsneigung. – Assoziierte Symptome sind Quadratschädel mit Olympierstirn, Hypertelorismus mit Sattelnase, Satyrohren, plumpes Kinn und plumpe Lippen sowie Störungen im Zentralnervensystem. Die Haut schuppt ichthyosiform, ist dünn, trocken und besonders im Gesicht von Teleangiektasien durchsetzt.

Differentialdiagnose. Hidrotische ektodermale Dysplasie, Progerie und kongenitale Poikilodermien.

Therapie. Nur symptomatisch: Thermoregulation und Hautpflege.

Miliaria

Synonyme. Schweißfrieseln, Hitzeblattern, Dermatitis hidrotica, Hidroa (Hippokrates).

Definition. Durch Verlegung der Schweißdrüsenausführungsgänge verursachte Schweißretention mit hirsekornartigen, oft juckenden Effloreszenzen, besonders ausgelöst durch Thermostimulation.

Epidemiologie. Häufige Erkrankung in den Tropen, besonders bei nicht akklimatisierten Menschen, gleich häufig bei beiden Geschlechtern. Durch enganliegende, die Verdunstung behindernde Kleidung tritt Miliaria auch in unseren Breiten während der Sommermonate auf, nicht selten bei Säuglingen.

Pathogenese. Mechanischer Verschluß der Ausführungsgänge ekkriner Schweißdrüsen. Je nach Lokalisation des Verschlusses werden verschiedene Formen der Miliaria unterschieden:

Miliaria cristallina

Synonym. Sudamina.

Pathogenese. Der Verschluß liegt innerhalb der Hornschicht und kann hervorgerufen werden durch:
- Starkes Schwitzen.
- Entzündliche Dermatosen mit parakeratotischer Verhornung (Dermatitis solaris, Kontaktdermatitis). Die rechtsgewundene Spirale des intrakorneal gelegenen Akrosyringiums wird durch die Dermatitis zerstört.
- Eiweißfällende Externa, die durch Denaturierung des Keratins der oberflächlich gelegenen Hornzellagen zu einer Veröden des Schweißdrüsenporus führen (Anwendung von Formalin, Glutaraldehyd oder Trichloressigsäure). Dieses Prinzip wird bei der Behandlung der Hyperhidrose teilweise zugrundegelegt.

Klinik. Die Dermatose wird wegen der Flüchtigkeit ihrer Hauterscheinungen nur selten gesehen. Starke Schweißausbrüche bei zu warm bekleideten Säuglingen, fieberhafte Infektionskrankheiten oder Schwitzkuren (Sauna, Sonne) können sie auslösen.
Vor allem am Rumpf finden sich ohne entzündliche Veränderungen disseminiert kleinste bis stecknadelkopfgroße, wasserhelle pralle Bläschen mit äußerst dünner Decke. Die Bläschen platzen spontan oder beim Wegwischen mit dem Finger. Miliaria cristallina wirkt wie Schweißtröpfchen auf der Haut. Eine feine Desquamation kann folgen. Die Eruption dauert gewöhnlich nur einige Stunden und juckt nicht.

Therapie. Vermeidung von starkem Schwitzen; luftige Kleidung, notfalls Zinkschüttelmixtur (Lotio zinci spirituosa).

Miliaria rubra und Miliaria profunda

Synonyme. Roter Hund, Lichen tropicus, „prickly heat".

Pathogenese. Der Verschluß liegt bei *Miliaria rubra* im Akrosyringium, d.h. in der Epidermis, bei *Miliaria profunda* im distalen, gestreckt verlaufenden dermalen Anteil des Ausführungsganges oder am Übergang in die epidermalen Papillenzapfen. Durch die Sekretretention kommt es zum Austritt von Schweiß in das Interstitium, möglicherweise auch zur Ruptur des Ausführungsgangs und nachfolgend zu einer entzündlichen Reaktion.
Diese spezifische Schädigung des Akrosyringiums ist möglich durch:
- Tropische Hitze mit hoher Luftfeuchtigkeit. Hierdurch kommt es zur Quellung der Hornschicht und Schweißretention im tieferen ekkrinen Schweißdrüsenausführungsgangbereich.
- Bakterientoxine. Dieser Zusammenhang wird besonders bei tropischer Miliaria diskutiert, da das Auftreten von Miliaria an eine starke Vermehrung der Hautoberflächenbakterien gebunden zu sein scheint.
- Metallsalze, toxische Detergenzien und starker Ionenfluß bei Iontophorese im Rahmen experimenteller Modelle.

Klinik. Die Erkrankung wird vorwiegend in den Tropen beobachtet, wo längerer Aufenthalt in feuchtwarmer Umgebung die Voraussetzung für ihre Entstehung gibt. Bei uns findet sie sich nur bei Menschen, die in feuchtheißem Milieu arbeiten, oder bei Adipösen mit Belastungshyperhidrose. Säuglinge können im Windelbereich überhitzt sein und ebenfalls an Schweißfrieseln erkranken.
An bedeckten Körperarealen, vorzugsweise am Rumpf und stets unter Freibleiben von Gesicht, Handflächen

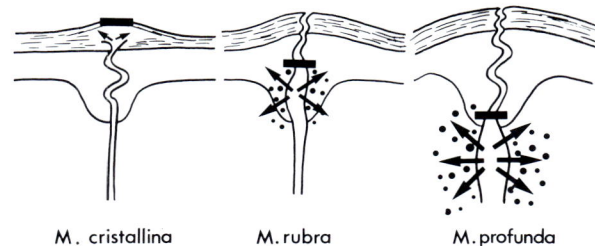

Formale Pathogenese der Miliaria

Miliaria cristallina

Miliaria rubra

und Fußsohlen, entwickelt sich eine meist symmetrische Aussaat kleinster, intensiv roter, punktförmiger Fleckchen oder Knötchen, auf denen sich erst sekundär Bläschen entwickeln können. Dichtstehende Effloreszenzen können besonders in intertriginösen Bereichen zusammenfließen und infolge von Impetiginisierung zu ausgedehnten nässenden Flächen mit bakteriell bedingter Pustulation führen. Subjektiv besteht Juckreiz, Prickeln oder Brennen.

Histopathologie. Intra- oder subepidermale Bläschen mit entzündlichem Infiltrat um die Schweißdrüsenausführungsgänge.

Verlauf. Bei Reisenden in tropische Gebiete entwickelt sich erst innerhalb von Wochen und Monaten eine Miliaria rubra. Ist sie ausgedehnt, entstehen infolge der damit verbundenen Anhidrose durch Schweißretention thermoregulatorische Probleme mit ausgeprägter Hitzeintoleranz, die bis zum Hitzschlag gehen kann.

Differentialdiagnose. Folliculäres Ekzem, follikuläre Arzneimittelreaktion. Miliaria ist jedoch nicht follikelgebunden.

Therapie. Vermeiden von starkem Schwitzen durch Aufenthalt in klimatisierten Räumen und Tragen leichter Kleidung; Trockenpinselungen (Lotio zinci spirituosa) oder Puder. Wenn nötig, antimikrobielle Lokaltherapie zur Vermeidung von Impetiginisierung.

Erkrankungen der Haare

Das Haarkleid des Menschen ist phylogenetisch in regressiver Entwicklung begriffen. Es hat keine wesentliche biologische Funktion mehr zu erfüllen; immerhin schützt es in manchen Hautregionen gegen Sonnenstrahlen (Lichtschäden bei männlicher Glatze), isoliert gegen Wärme und Kälte und dient der Berührungssensibilität. Aus ästhetischen und sozialen Gründen wird der Pflege, Erhaltung und modischen Verschönerung des Kopf- und Barthaares viel geopfert. Der Arzt wird nicht selten von Patienten wegen Störungen am Haarkleid aufgesucht, die sich als Abweichungen in der *Behaarungsintensität,* als umschriebener bzw diffuser *Haarausfall,* als *Haarschaftveränderungen* oder *Änderungen der Haarfarbe* manifestieren. Auffällige Symptome wie völliger Haarausfall bei Frauen und Kindern, Verlust von Augenbrauen und Wimpern sowie Hypertrichose können zwischenmenschliche Beziehungen beeinträchtigen und eine erhebliche psychische Belastung darstellen.

Entwicklung, Aufbau und Wachstum des Haars

Entwicklung und Aufbau des Follikels

Bereits in der 9. Embryonalwoche sprossen aus der Basalschicht der Epidermis Epithelzellen als primitive Haarkeime in die Tiefe; ihnen entgegen verdichtet sich das Bindegewebe mit Mesenchymzellen und Fibroblasten zur Haarpapille. Der Epithelstrang erreicht die Papille und verdickt sich zum Bulbus, der die Papille nunmehr umschließt. Gleichzeitig entstehen die Talgdrüse und der M. arrector pili. Eine Neubildung von Follikeln findet nach der Geburt nicht mehr statt.

Der voll entwickelte Haarfollikel vereint demnach epitheliale und bindegewebige Anteile. Letztere sind die der Ernährung dienende, Gefäße und Nerven führende, mit den Funktionsstadien des Haarwachstums sich verändernde dermale Papille und die außen gelegene bindegewebige Wurzelscheide. Die Zerstörung der Papille führt zum irreversiblen Verlust des Haars. Der wichtigste epitheliale Teil des Follikels ist die der Papille anliegende Haarmatrix. In ihr entstehen durch Verhornung gleichzeitig die 3 Anteile des Haarschafts: Mark, Rinde und Kutikula, sowie die innere Wurzelscheide. Sie enthält außerdem Melanozyten, die das Haarpigment liefern. Die Bildung des Haares kann als Sekretion einer holokrinen Drüse aufgefaßt werden. Ein weiterer epithelialer Anteil des Follikels ist der von der Epidermis in die Tiefe führende Haarkanal, der das gebildete Haar umschließt. Er führt das mehrschichtige verhornende Plattenepithel der Oberfläche modifiziert fort. Oberhalb der Talgdrüsenmündung heißt er Infundibulum, nach unten folgen der Isthmus und die epithelialen Wurzelscheiden.

Morphologie des Haares, Chemie des Haarkeratins

Morphologisch werden am Haar die im Follikel steckende Haarwurzel und der frei über die Hautoberfläche ragende Haarschaft unterschieden. Im Haarschaft findet sich bei dickeren Haaren das Mark (Medulla), das aus großen polygonalen Zellen besteht und bei dünneren Haaren und bei kindlichem Haar fehlt. Umgeben ist das Mark von der Haarrinde (Kortex) aus längsgerichteten, spindeligen, pigmenthaltigen, verhornten Zellen. Außen liegt die Kutikula, die aus einander regelmäßig dachziegelartig oder wie die Schuppen eines Tannenzapfens überdeckenden, ca. 0,4 µm dicken, flachen, gewölbten, den Haarumfang weit umfassenden Hornzellen besteht.

Chemisch besteht das Haar aus dem Skleroprotein Keratin, das im Vergleich zum Keratin der Hornschicht der Haut einen besonders hohen Cystingehalt von 20% besitzt. Die kettenförmigen Keratinmoleküle sind in sich und parallel miteinander durch zahlreiche Disulfidbrücken, Salz- und Wasserstoffbindungen verbunden und gewinnen dadurch hohe mechanische und chemische Festigkeit. Ultrastrukturell erkennt man im Haarkortex längsgerichtete, durch eine osmiophile Kittsubstanz zusammengehaltene Keratinfilamente von 8 nm Durchmesser, die kabelstrangartig zu Fibrillen und Fibrillenbündeln geordnet sind. Die dünneren Keratinfilamente der Kutikulazellen sind dagegen unregelmäßig gewunden angeordnet.

Haartypen

Das fetale *Lanugohaar* (Flaumhaar) wird vor der Geburt durch das feine und nichtpigmentierte *Vellushaar* (Wollhaar) ersetzt. Mit der Pubertät entwickelt sich unter hormonellem Einfluß das dickere, oft markhaltige und stärker pigmentierte *Terminalhaar* des Kapillitiums, der Wimpern, der Augenbrauen, der Achsel- und Schambehaarung sowie am Stamm und den Extremitäten.

Hormonelle Beeinflussung des Haarwachstums

Die Tatsache, daß derselbe Haarfollikel in der Fetalzeit ein Lanugohaar, in der frühen Kindheit ein Wollhaar (Vellushaar), im Erwachsenenalter ein Termi-

Erkrankungen der Haare

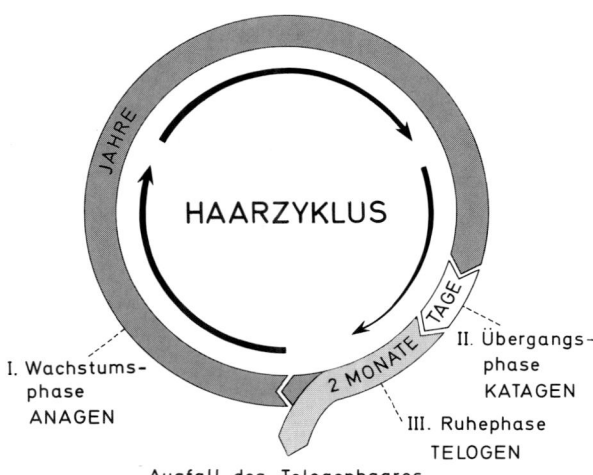

Haarzyklus des Kopfhaares beim Menschen

nalhaar und besonders bei männlicher Glatzenbildung im Verlauf des weiteren Lebens wiederum im Sinne einer regressiven Metamorphose ein Vellushaar bildet, läßt erkennen, daß die Haarfollikel neben genetischen auch hormonellen Einflüssen unterliegen. Wir wissen heute, daß die Androgene für die Entwicklung des Behaarungsmusters eine wesentliche Rolle spielen. Endokrinologisch können 3 Haartypen unterschieden werden:
- *Sexualhaar.* Dieses ist in seinem Wachstum abhängig von Androgenkonzentrationen im Plasma, wie sie beim Mann vorkommen. Sexualhaare sind die Barthaare, die Haare im oberen Pubesdreieck bis zum Nabel und die Ohrhaare.
- *Ambisexualhaar.* Hier ist das Wachstum abhängig von Androgenkonzentrationen im Plasma, wie sie normalerweise bei der erwachsenen Frau vorkommen. Ambisexualhaare sind die Haare in den Axillen und im unteren Pubesdreieck.
- *Nichtsexualhaar.* Es steht nicht unter androgener Stimulation (Augenbrauen und -Wimpern).

Bildungsorte für das Androgen Testosteron sind im wesentlichen die Nebennieren, das Ovar und das Unterhautfettgewebe bei Frauen, die Testes bei Männern. Außerdem wird Testosteron extraglandulär gebildet oder kann als Medikament exogen zugeführt werden. Die Androgene werden im Blut nach Bindung an ein spezielles Trägerprotein, das „sexhormone binding globulin" (SHGB), transportiert. Am Zielort, beispielsweise in den Zellen der Haarmatrix, wird Testosteron in die Zelle aufgenommen und durch eine zytoplasmatische 5α-Reduktase in Dihydrotestosteron (DHT) umgewandelt. DHT wird wiederum an einen zytoplasmatischen Rezeptor gebunden und in dieser Form in den Zellkern übertragen. Im Zellkern lagert sich dieser Androgenrezeptorkomplex sehr wahrscheinlich an die DNS an und führt über Induktion von Messenger-RNS zur Synthese spezieller Proteine.

Androgene sind auch für die regressive *Metamorphose* im Stirn-Scheitel-Bereich bei männlichen Patienten und für die männliche Glatzenbildung verantwortlich. Unter der Wirkung von höheren Androgenkonzentrationen im Blutserum kann sich auch beim weiblichen Geschlecht eine Glatzenbildung vom männlichen Typ (androgenetische Alopezie vom männlichen Typ) entwickeln.

Haarzyklus

Das Haar wächst nicht kontinuierlich, etwa wie der Fingernagel, sondern jeder Follikel unterliegt asynchron mit den Nachbarfollikeln einem zyklischen Rhythmus von Wachstums- und Ruhephasen. Am Ende jeder Ruhephase fällt das betreffende Haar aus, und eine neue Wachstumsphase mit Bildung eines neuen Haares setzt ein.
Im Haarzyklus unterscheidet man folgende Phasen:
- Anagen- oder Wachstumsphase,
- Katagen- oder Übergangsphase,
- Telogen- oder Ruhephase.

Anagen- oder Wachstumsphase. Die Haarwurzel des voll ausgebildeten Follikels steht tief im Korium oder oben im subkutanen Fettgewebe. Aus dem kontinuierlichen Strom der mitotisch hochaktiven Haarmatrixzellen – jede Zelle tritt etwa alle 24 h in eine neue Mitose ein – gehen das Haar mit Mark, Rinde und Kutikula sowie die innere Wurzelscheide hervor. Letztere wird hyalinisiert und löst sich in Höhe der Talgdrüsenmündung auf. Das wachsende (Anagen-)Haar ist fest mit der Haarwurzel verbunden; es fällt nicht von selbst aus und kann nur unter einem distinkten Schmerz ausgezogen werden. Die Anagenphase, in der das menschliche Kopfhaar etwa 0,35 mm täglich wächst, dauert etwa 3–6 Jahre.

Katagen- oder Übergangsphase. Sie dauert nur wenige Tage und umfaßt die morphologischen Umbauvorgänge zur nachfolgenden Telogenphase. Die Mitosen hören plötzlich auf, der Bulbus verhornt bis auf eine kleine Gruppe undifferenzierter Epithelzellen und rückt gegen die Hautoberfläche vor.

Telogen- oder Ruhephase. Während dieser Phase steht der Follikel kurz unter der Talgdrüsenmündung und enthält ein an seinem Ende kolbenförmig aufgetriebenes Kolbenhaar, das von einem epithelialen Sack umgeben ist. Die Telogenphase dauert beim menschlichen Kopfhaar 3–4 Monate. Mit Beginn eines neuen Haarzyklus rückt der betreffende Haarfollikel wieder tiefer ins Korium, baut aus einem Strang undifferenzierter Zellen eine neue zwiebelartige Haarwurzel auf und bildet ein neues Haar. Das Kolbenhaar kann schmerzlos ausgezogen werden; am Ende der Telogenphase fällt es von selbst aus oder wird ausgekämmt. Die Haare, die physiologischerweise ausgekämmt werden, sind also stets Kolbenhaare. Die Steuerung des Haarzyklus ist für jeden einzelnen Follikel jedes Individuums und jeder Körperregion genetisch determiniert. Bei Transplantation von Follikeln aus einer Körperregion in eine andere (z.B. vom behaarten Hinterkopf in die Frontalregion einer männlichen Glatze) bleibt der ursprüngliche Rhythmus erhalten (Donordominanz).

Trichogramm (Haarwurzelstatus)

Die Dauer der einzelnen Haarzyklusphasen und damit der Funktionszustand insbesondere des Kapillitiums, d.h. die Haarwachstumskapazität, spiegelt sich im Zahlenverhältnis von Anagen-, Katagen- und Telogenfollikeln zu einem gegebenen Zeitpunkt wider. Der Zustand des Follikels läßt sich also nicht nur im histologischen Schnitt, sondern auch relativ einfach am epilierten Haar erkennen.

Methodik. Man epiliert ein Büschel von 50–70 Haaren synchron durch raschen Zug mit einer Arterienklemme, deren Backen mit Fahrradventilgummi überzogen sind. Langsames Ausziehen verfälscht das Ergebnis durch Zunahme pseudodystrophischer Haare. Ferner darf 5–7 Tage vor der Untersuchung keine Haarwäsche durchgeführt werden. Um Schrumpfungsvorgänge an der Haarwurzel zu vermeiden, werden die Haare sofort nach der Epilation in eine Petrischale glegt, die einen angefeuchteten Wattebausch enthält und als feuchte Kammer dient. Der die Haarwurzel tragende proximale Anteil des Haarschafts wird zwischen 2 Objektträger in physiologische Kochsalzlösung eingebettet, die distalen Anteile werden weggeworfen. Dauerpräparate können durch Eindecken in Eukitt angefertigt werden. Die Untersuchung erfolgt bei ca. 30facher Vergrößerung im Binokularmikroskop.

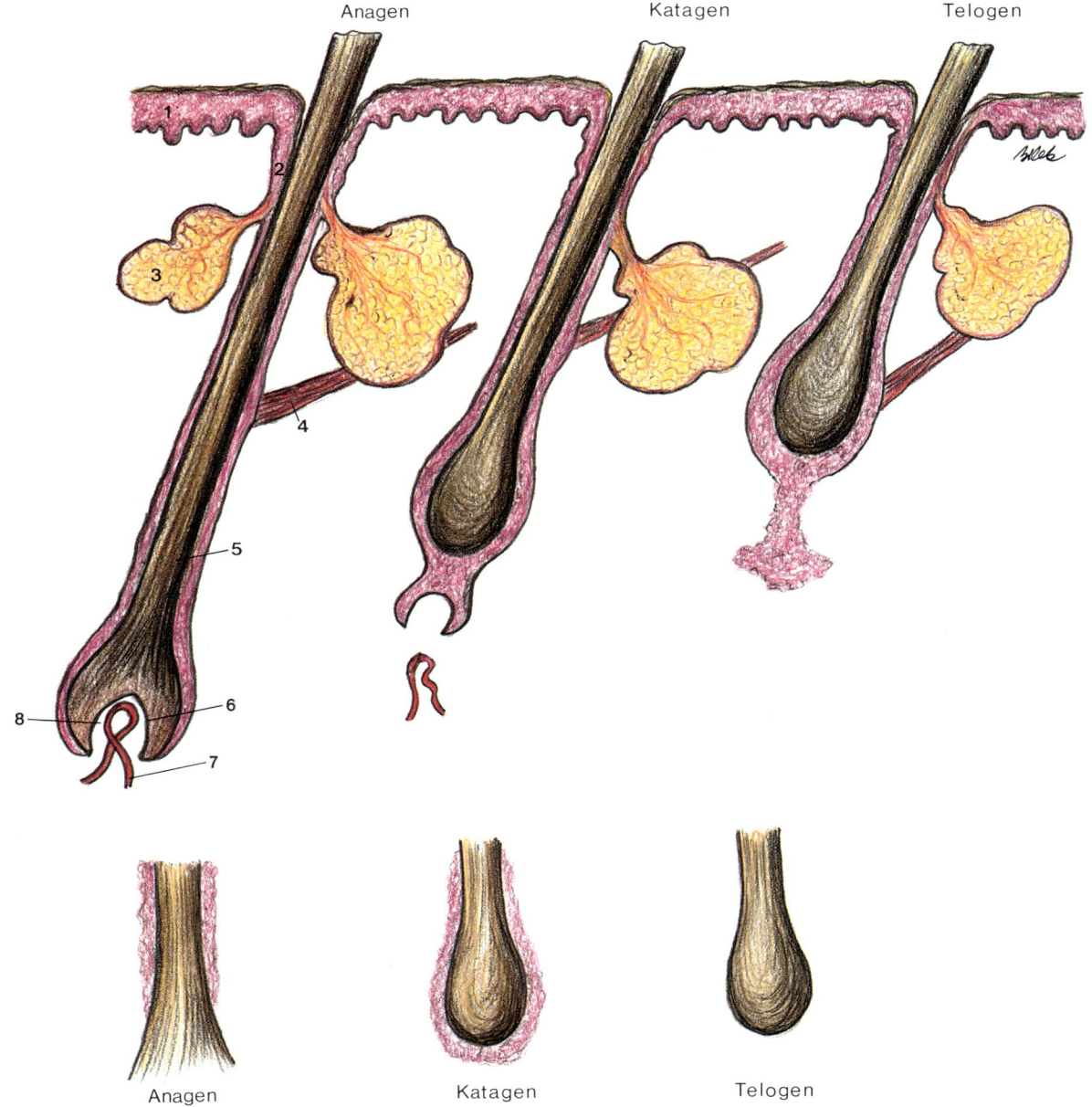

Oben: Haarfollikel im histologischen Schnitt. *1* Epidermis, *2* Infundibulum, *3* Talgdrüsenazini, *4* M. arrector pili, *5* Haarschaft, *6* Haarmatrix, *7* Blutgefäße, *8* Haarpapille.
Unten: Haarwurzelformen im Trichogramm

Man unterscheidet folgen Haarwurzelformen:
- *Anagenhaare.* Diese reißen meist im mittleren bis oberen zwiebelförmigen Bulbus ab und zeigen zwischen der dunklen keratogenen Zone des Haarschaftes und der ebenfalls dunklen Zone von Bulbusanteilen eine helle Zone. Innere und äußere Wurzelscheide können das Anagenhaar umgeben, aber auch fehlen.
- *Katagenhaare.* Sie gleichen in Katagenphase I den dystrophischen Haaren, in Katagenphase II und III sind sie bereits kolbenförmig, jedoch noch von Wurzelscheiden umgeben und zeigen eine keratogene Zone.
- *Telogenhaare.* Dieses sind die Kolbenhaare. Sie haben Wurzelscheiden und keratogene Zone verloren. Die kolbenförmige Haarwurzel kann von einem epithelialen Sack umgeben sein.
- *Dystrophische Haare.* Sie kommen unter pathologischen Bedingungen vor, sind dünn, ohne Wurzelscheide, verjüngen sich am proximalen Ende und brechen hier ab. Der Verjüngungswinkel ist von Dauer und Intensität der einwirkenden Noxe abhängig.

Normales Trichogramm. Normalerweise befinden sich etwa 85% der etwa 100 000 Kopfhaare im Anagenstadium, 0,5–1% im Katagen- und 15% im Telogenstadium. Unter pathologischen Bedingungen kann diese Relation stark verändert sein. Ein täglicher Verlust von etwa 70–100 Kolbenhaaren ist noch physiologisch.

Veränderungen des Haarschaftes

Exogene Haarschäden

Mechanische Schäden vor allem an der Kutikula können bereits durch zu massives Kämmen und Bürsten des Haares entstehen. Gehäuftes Haarewaschen (normal alle 4–7 Tage) mit stark entfettenden synthetischen Detergenzien kann durch Auslaugung von Fettsubstanzen und wasserlöslichen Inhaltsstoffen aus dem Haar zu vermehrter Brüchigkeit, Verlust des Haarglanzes und Aufsplitterung in Längsrichtung vom freien Ende her führen. Insbesondere haarkosmetische Prozeduren wie Färbung, Bleichung und Dauerwellung stellen erhebliche Eingriffe in die chemische und morphologische Struktur des Haares dar.

Haarfärbung und Bleichung. Zum *Färben* werden vegetabilische oder metallische Farbstoffe oder Anilinfarben verwendet. Bei zu häufiger Wiederholung sind Schäden am Haarschaft nicht auszuschließen. Die *Bleichung* wird durch Peroxide wie Wasserstoffsuperoxid, in einer Konzentration von maximal 10% im alkalischen Milieu durchgeführt. Das Melanin des Haares wird zu einer Leukoverbindung oxidiert, die Granula schrumpfen und werden weitgehend herausgelöst. Neben der Wirkung auf das Pigment werden aber auch für die Stabilität des Haares wichtige Disulfidbrücken im Keratin gespalten und oxidiert.

Haarverformung

Temporäre Haarverformung. Sie kann durch Behandlung des feuchten Haares mit Fönstäben (früher Onduliereisen), Frisiercremes oder Haarsprays erreicht werden. Die Wasserwelle entspricht der Behandlung mit dem Onduliereisen. In allen diesen Fälle kommt es gewöhnlich nicht zu wesentlichen Alterationen des Haars.

Dauerwelle. Sie wird heute durch das Kaltwellverfahren erzielt, das seit etwa 1947 die vorher praktizierte Heißwelle ablöste. Prinzip der Kaltwelle ist eine Spaltung und spätere Neuknüpfung der Disulfidbrücken und der leichter auflösbaren Salz- bzw. Wasserstoffbindungen zwischen den fadenförmigen Keratinmolekülen im Haar. Die Disulfidbrücken werden dabei

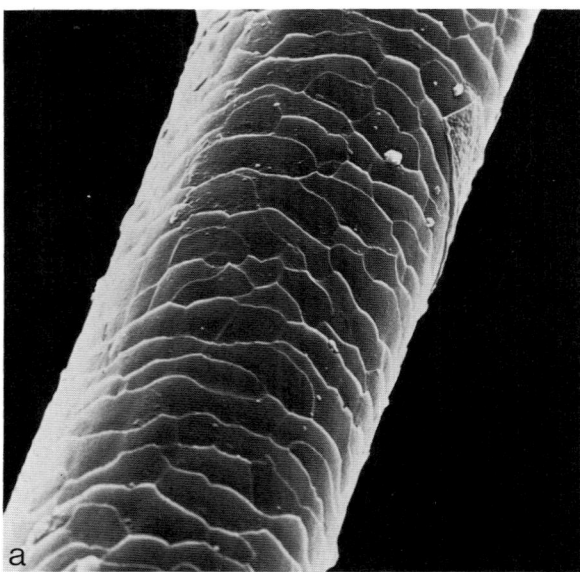
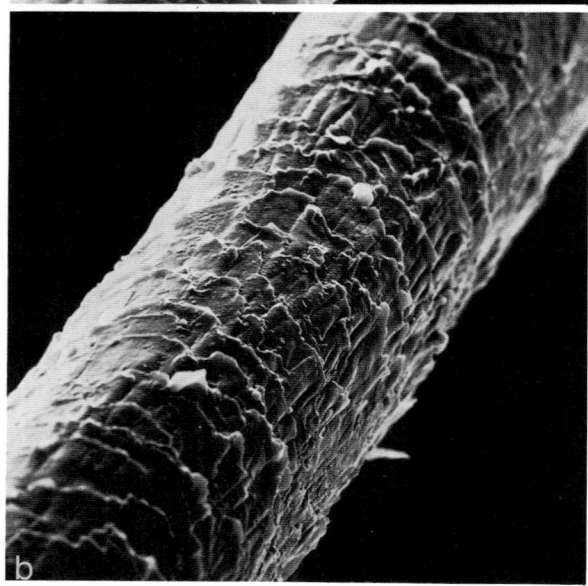

Haarkutikula im Rasterelektronenmikroskop. **a** Normales Haar, **b** Dauerwellschaden (Vergr. 600:1)

durch Behandlung mit 8%iger Ammoniumthioglycolatlösung bei einem pH um 9,5 („Entwicklerlösung") bei 37° C zu Sulfhydrilgruppen reduziert. Das Haar wird in die gewünschte Form gebracht und durch nachfolgende Reoxidation der Sulfhydrilgruppen mit 0,5–2,5%igem Wasserstoffsuperoxid („Fixierlösung") in der neuen Form stabilisiert. Alkalirückstände werden dann mit schwachen organischen Säuren neutralisiert. Bei diesen in die Haarstruktur eingreifenden chemischen Vorgängen sind naturgemäß Schädigungsmöglichkeiten gegeben. Bei fehlerhaft zu hoher Konzentration, zu starker Alkalität oder zu langer Einwirkungsdauer der Lösungen können massive Haarschäden bis zum temporären Verlust des gesamten behandelten Haares durch Abbrechen auftreten. Auch die regelrecht durchgeführte Kaltwelle kann bei individuell erhöhter Empfindlichkeit, besonders bei feinem blondem Haar, zur Schädigung der Haarschäfte führen. Besonders das kurz aufeinanderfolgende Färben, Bleichen und Dauerwellen oder mehrere Kaltwellen in kürzeren Abständen hintereinander können manchmal Haarschäden bewirken.

Wenn Schädigungen auftreten, wendet sich der Patient hilfesuchend an den Arzt, auch um eine Begutachtung für Regreßansprüche zu erhalten.

Wenn keine Entzündungszeichen an der Kopfhaut bestehen, ist nicht mit einer Schädigung der Haarwurzeln zu rechnen; die Veränderungen sind mit dem Nachwachsen gesunder Haare voll reversibel.

Neben der Schädigung der Haare selbst können Haarfärbe-, Bleich- und Dauerwellmittel auch akute toxische oder allergische Entzündungen an der Kopfhaut hervorrufen (*akute toxische oder allergische Kontaktdermatitis*).

Diagnostik von Haarschaftveränderungen

Klinisch finden sich bei exogener Haarschädigung Sprödigkeit, Verlust des Haarglanzes, abnorme Brüchigkeit (Trichoklasie) und Aufspaltung in Längsrichtung vom freien Ende her (Trichoptilosis), letztere manchmal pinselförmig. Im Lichtmikroskop werden die Haarschaftveränderungen bei niedriger Vergrößerung beurteilt, insbesondere die unregelmäßige Anordnung und Abspreizung der Kutikulazellen. Neuerdings hat sich das Rasterelektronenmikroskop für die Beurteilung des Haarschafts bewährt. Dauerwellschäden äußern sich in Schrumpfung des Haarschafts mit baumstammartigen Einkerbungen, Aufwerfungen und Abbrüchen der Kutikulazellen.

Spezielle Krankheitsbilder

Trichorrhexis nodosa [Wilson 1849]

Definition. Das Haar zeigt umschriebene knotige Verdickungen, die sich mikroskopisch als umschriebene borstenpinselartige Aufsplitterungen darstellen. Das Haar bricht an diesen Stellen leicht ab.

Die Trichorrhexis nodosa stellt keine klar definierte Krankheit dar, vielmehr handelt es sich um einen

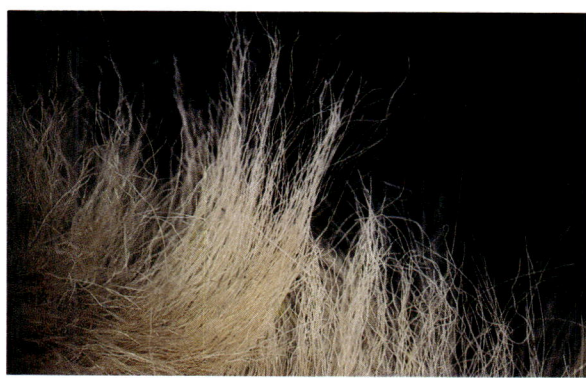

Haarstrukturveränderung durch Kaltwellschädigung

Sammelbegriff für exogene und endogene, diffuse wie zirkumskripte, angeborene (Trichorrhexis nodosa congenita) oder erworbene Störungen. In einzelnen Fällen von Trichorrhexis congenita wurden Störungen im Aminosäurestoffwechsel beschrieben, so vermehrte Argininbernsteinsäureausscheidung im Urin. Trichorrhexis nodosa einzelner Haare ist meistens Folge exogener Haarschädigung.

Klinik. Oft sind die Haare einige Zentimeter über der Hautoberfläche abgebrochen. Das Haar ist glanzlos und fühlt sich beim Darüberstreichen rauh an. Bei angeborenen Formen sind die Haare solcher Kinder fast nicht frisierbar („cheveux incoiffables"), wirken strohig und verfilzt.

Diagnose. Die Veränderungen sind bei niedriger Vergrößerung leicht im Lichtmikroskop zu erkennen. Im Bereich der Knoten sieht das Haar aus, als ob hier zwei Pinsel ineinandergeschoben seien. Besonders eindrucksvoll sind rasterelektronenmikroskopische Bilder.

Therapie. Bei exogener Ursache Meidung übertriebener haarkosmetischer Prozeduren. Einfetten.

Sonderform: Trichodystrophie

Knotige Querbrüche, ähnlich wie bei Trichorrhexis nodosa, Unregelmäßigkeiten der Haarschaftkonturen und der Kutikula finden sich bei dieser Störung, die mit stark vermindertem Schwefelgehalt der Haare einhergeht. Die gelegentlich autosomal-dominant erbliche Störung ist vielfach verbunden mit Wachstumsretardierung, psychischen Veränderungen, Intelligenzminderung sowie Fertilitätsstörungen bei Männern.

Trichorrhexis invaginata [Netherton 1958]

Synonyme. Bambushaar, Erythrodermia ichthyosiformis congenita, Trichorrhexis-Syndrom, Ichthyosis linearis circumflexa.

Definition. Es handelt sich um ein Teilsymptom des wahrscheinlich autosomal-rezessiv erblichen Netherton-Syndroms. Das Haar ist spärlich, trocken und brüchig. Mikroskopisch ähnelt das bambusstabartige

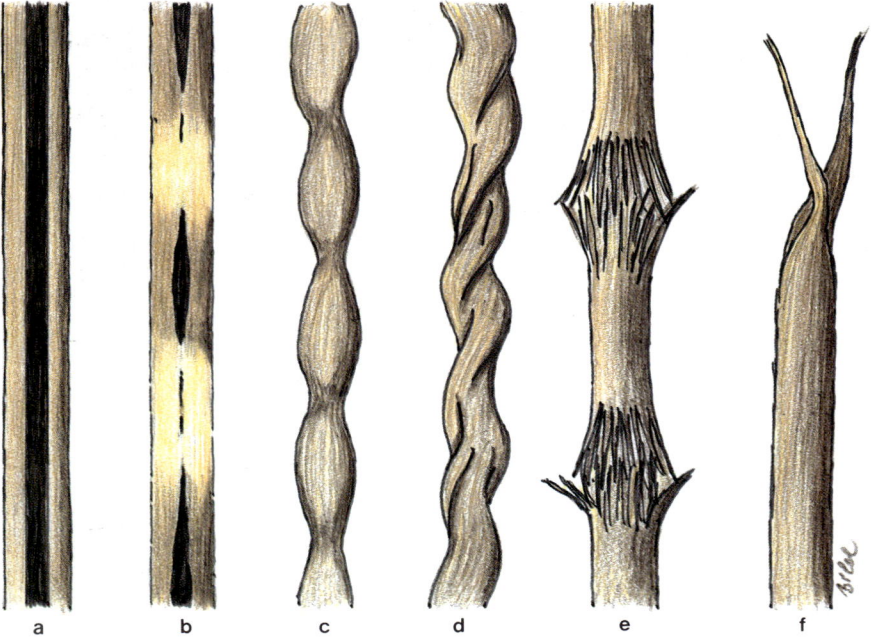

Haarstrukturveränderungen: **a** Normales Haar mit zentralem Haarmark, **b** Pilus annulatus, helle und dunkle Abschnitte und Haarmarkinkontinenz, **c** Monilethrix, **d** Pilus tortus, **e** Trichorrhexis nodosa, **f** Trichoptilosis

Haar dem Bild bei Trichorrhexis nodosa, wobei an den Knoten häufig teleskopartige Invaginationen entstehen. Die Haare werden meist nicht länger als 3–4 cm. Im Urin vermehrte Ausscheidungen von Argininbernsteinsäure.

Therapie. Nicht möglich.

Trichonodosis [Michelson 1884]

Definition. Meist bei stark gewelltem Haar kommt es am Einzelhaar zu schleifenartiger Verknotung.

Ätiologie. Die Störung ist gewöhnlich Folge ungeschickten Durchkämmens oder intensiven Kratzens bei juckenden Dermatosen am Kapillitium.

Pili anulati [Karsch 1846]

Synonym. Ringelhaare.

Definition. In Längsrichtung zeigen die betroffenen Haare abwechselnd 1–3 mm lange helle und dunklere Strecken. Die hellen Banden sind anscheinend durch vermehrte Lichtreflektion bei abnormem Luftgehalt des Haarmarks bedingt. Möglicherweise besteht auch eine wechselnd starke Pigmentierung im Haarmark.

Ätiologie. Die Ursache der seltenen Störung ist unbekannt; familiäres Vorkommen wurde beschrieben. Die kosmetische Beeinträchtigung ist gering.

Therapie. Nicht möglich.

Pili torti [Schulz 1900]

Synonym. Gedrehte Haare.

Klinik. Pili torti werden meist in der frühen Kindheit beobachtet. Die Haare sind abgeflacht und spiralig um ihre Längsachse gedreht. Sie wirken dann abwechselnd verdünnt und verdickt oder wegen entsprechender Lichtreflexe hell und dunkel, obgleich Haardicke und Haarfarbe über die Länge gleichmäßig bleiben. Das Haar ist relativ brüchig; in schweren Fällen kann weitgehende Kahlheit resultieren. Mädchen und Kinder mit blondem Haar sind vermehrt betroffen. Manche Fälle bessern sich in der Pubertät.

Ätiologie. Es kommen sowohl exogene frisierkosmetische als auch genetische Faktoren in Frage. Autosomal-dominante Vererbung wurde beschrieben, ebenso gelegentlich die Assoziation mit Zahnschmelz-, Nagel- und weiteren Haarschaftanomalien sowie mit geistiger Retardierung und Innenohrschwerhörigkeit (*Björnstad-Syndrom, Crandall-Syndrom*).

Therapie. Nicht bekannt; eingreifende haarkosmetische Prozeduren sollten vermieden werden. In schweren Fällen bleibt nur die Empfehlung einer Perücke.

Sonderform: Pili torti mit Kupfermangel [Menkes et al. 1962]

Synonyme. Trichopoliodystrophie, Menkes-Syndrom, „Kinky hair disease", Menkes-Stahlhaarkrankheit.

Definition. Diesem geschlechtsgebunden rezessiv vererbten Syndrom liegt eine fortschreitende neurodegenerative Erkrankung auf der Basis einer intestinalen Kupferresorptionsstörung und einer Kupfertransportstörung im Gewebe zugrunde, die im Alter von 5 Wochen bis 5 Monaten auftritt.

Klinik. Sie ist geprägt durch folgende Symptome:
Pili torti. Das Haar ist pigmentarm, borstig, glanzlos und fühlt sich an wie Glaswolle. Auch die Augenbrauen sind beteiligt.

androgene und verwandte Steroide induzierten Verstärkung des Haarwuchses an den Orten des männlichen Behaarungsmusters (Hirsutismus) abzutrennen.

Erworbene umschriebene Hypertrichose. Sie kann gelegentlich nach Traumen, Entzündungen, durch langdauernde mechanische Reibung, häufiger auch nach örtlich angewandten Glukokortikosteroiden entstehen. In allen genannten Fällen ist die Pathogenese der Hypertrichose unbekannt. Oft sind die Erscheinungen mit Beseitigung der Ursache reversibel.

Hirsutismus

Die Follikel aller Körperhaare mit Ausnahme der Kopfhaare im Bereich der männlichen Glatze sowie der Augenbrauen und Augenwimpern werden durch Androgene stimuliert. Daher ist bei Frauen mit Hirsutismus die Vermehrung und Verstärkung des Haarkleides am Körper und im Bartbereich manchmal mit teilweiser oder vollständiger Glatzenbildung vom männlichen Typ kombiniert. Neben der Höhe des Androgenspiegels spielt die genetisch determinierte individuelle Empfindlichkeit der einzelnen Follikel eine wichtige Rolle.

Formen des Hirsutismus

Je nach Ursache lassen sich die in der Tabelle dargestellten Formen des Hirsutismus unterscheiden.

Symptomatischer Hirsutismus. Er kann adrenal, ovariell oder hypophysär bedingt sein. Ursache der erhöhten Androgenspiegel sind gut- oder bösartige androgenproduzierende Tumoren von Nebenniere oder Ovar, das Cushing-Syndrom, das kongenitale oder postpubertale adrenogenitale Syndrom, Intersexformen wie Pseudohermaphroditismus masculinus und die gonadale Dysgenesie.
Beim *Stein-Leventhal-Syndrom* bestehen polyzystische Ovarien, Amenorrhö sowie mäßig erhöhte Androgenkonzentrationen im Blut und eine normale bis mäßig erhöhte 17-Ketosteroidausscheidung.

Medikamentöser Hirsutismus. Iatrogen zugeführte Medikamente wie Androgene, Anabolika, Progesteronderivate, Kontrazeptiva, „Menopausenpräparate" (sofern androgenhaltig), ACTH und Glukokortikosteroide können in Abhängigkeit von Dosierung und individueller Empfindlichkeit der Haarfollikel bei Frauen Hirsutismus und ggf. auch sonstige Virilisierungserscheinungen hervorrufen. Nach Absetzen der Behandlung kommt es meist allmählich wieder zur Normalisierung der Behaarung, nicht dagegen der anderen Virilisierungserscheinungen.

Idiopathischer Hirsutismus. Diese Form stellt mit ca. 90% der Fälle die weitaus größte Gruppe. Die Diagnose darf nur bei weniger stark ausgeprägtem Bild ohne sonstige Virilisierungserscheinungen und bei normalen bis grenzwertigen Testosteron- bzw. Dehydroepiandrosteronsulfat-Serumspiegeln gestellt werden. Es muß eine erhöhte Empfindlichkeit der Haarfollikel angenommen werden, z.B. infolge abnormer Androgenrezeptoren im Zytoplasma der Follikelepithelzellen oder erhöhter Aktivität der 5α-Reduktase mit dadurch vermehrter Bildung von Dihydrotestosteron aus Testosteron.

Hirsutismus bei seltenen Syndromen. Das Stein-Leventhal-Syndrom wurde bereits erwähnt.
Das *Morgagni-Syndrom* (auch: *Achard-Thiers-Syndrom*) bei älteren Frauen ist charakterisiert durch Hirsutismus, besonders im Bartbereich, Virilismus, Adipositas, Hyperostosis frontalis interna und Diabetes mellitus.
Ferner wurde Hirsutismus beschrieben bei *Trisomie E*, *Pfaundler-Hurler-Syndrom* (hereditäre Mukopolysaccharidose) und *Cornelia-de-Lange-Syndrom* (Kombination multipler Degenerationserscheinungen mit clownähnlicher Physiognomie).

Diagnostische Leitlinien

Anamnese. Sie erfaßt genetische – ethnische wie familiäre – Faktoren, Beginn und Progredienz der vermehrten Behaarung, Zusammenhänge mit hormonell bedingten Störungen der Menstruation und Fertilität, mit hormoneller Umstellung wie Pubertät, Schwangerschaft, Menopause sowie mögliche medikamentöse Auslösung. Bei Nachweis genetischer oder iatrogener Ursachen sowie bei Hypertrichose im Zusammenhang mit den genannten seltenen Syndromen kann meist auf eine aufwendige Labordiagnostik verzichtet werden.

Tabelle: Ursachen von Hirsutismus

Idiopathischer Hirsutismus

Symptomatischer Hirsutismus
– Adrenal:
  Androgen sezernierendes Adenom
  Nebennierenrindenkarzinom
  Beidseitige Nebennierenrindenhyperplasie
  (ACTH-Exzeß), adrenogenitales Syndrom
– Ovariell:
  Androgen sezernierende Tumoren
  Polyzystische Ovarien, vermehrte Stimulation durch HCG
– Hyperprolaktinämie-Hypogonadismus-Syndrom
  Akromegalie
– Intersexformen:
  Gonadendysgenesie,
  Pseudohermaphroditismus masculinus

Medikamentöser Hirsutismus
Androgene, Progesteronderivate (19-Nortestosteronderivate und Danazol), Glukokortikoide und ACTH, nichtsteroidale Medikamente (Diphenylhydantoin, Diazoxid, Hexachlorobenzol, Penicillamin, Minoxidil)

Verschiedene Ursachen
Anorexia nervosa, Porphyrien, neurologische Erkrankungen

Befunderhebung. Diese erfaßt die Lokalisation und Stärke der Überbehaarung sowie etwaige Virilisierungserscheinungen unter Berücksichtigung von Seborrhö, Acne vulgaris und androgenetischer Alopezie.

Hormondiagnostik. Sie dient der Unterscheidung zwischen symptomatischem und idiopathischem Hirsutismus. Eine hormonelle Diagnostik muß erfolgen, wenn medikamentöse Ursachen ausgeschlossen sind und die Überbehaarung nicht genetisch erklärbar ist. Am wichtigsten sind die Bestimmung des Testosterons im Serum (normal 0,2–0,8, durchschnittlich 0,4 ng/ml) und des Dehydroepiandrosteronsulfats im Serum (DHEA-S; normal 1000–3000, durchschnittlich 1700 ng/ml). Bei langer Anamnese, fehlender Virilisierung, unauffälligem gynäkologischem Tastbefund und mehrfach kontrollierten normalen Androgenwerten (Testosteron, DHEA-S) ist eine weitere Hormondiagnostik nicht erforderlich.
Virilisierungszeichen und/oder kurze Vorgeschichte mit schneller Zunahme des Hirsutismus erfordern dagegen stets eine genaue endokrinologische Abklärung (u.a. HCG-Stimulationstest, ACTH-Stimulationstest, Dexamethasonhemmtest).

Gynäkologische Untersuchung. Hier sind insbesondere der Tastbefund der Ovarien zum Ausschluß eines Tumors oder polyzystischer Umwandlung zu erheben, ggf. auch eine Ovarialvenenkatheterisierung und bei Tumorverdacht Sonografie oder Laparoskopie durchzuführen.

Nebennierendiagnostik. Sie umfaßt Ultraschalluntersuchung und Infusionsurographie mit Tomographie zum Ausschluß eines Tumors, ggf. auch die selektive Nebennierenkatheteruntersuchung, die Angiographie, Szintigraphie und schließlich die Laparoskopie.

Therapie. Das therapeutische Vorgehen bei Hirsutismus richtet sich nach der zugrundeliegenden Störung oder Erkrankung. Darüber hinaus wird man versuchen, besonders die kosmetische Beeinträchtigung durch Epilation zu beseitigen.

Epilation
Dauerepilation. Sie beruht auf der Zerstörung der Haarmatrix und der dermalen Haarpapille. Diese wird durch Elektrolyse mittels spezieller Kromayer-Epilationsnadeln oder durch Elektrokoagulation auch von Kosmetikerinnen durchgeführt. Etwa 30% der in einer Sitzung epilierten Haare wachsen nach; daher sind zahlreiche Sitzungen erforderlich. Dauerepilation durch Röntgenbestrahlung ist heute wegen der Gefahr von Röntgenspätnebenwirkungen nicht mehr vertretbar.

Zeitweilige oder temporäre Epilation. Diese erreicht man durch mechanische Epilation mittels Epilationspinzette, durch Rasur oder chemische Depilatorien. Letztere enthalten als Wirkstoff keratinerweichende und keratinauflösende, meist stark alkalische Erdalkalisulfide (z.B. Bariumsulfid) oder Thioglykolate und sind in Salben- oder Puderform im Handel (z.B. Pilca, Veet). Zu häufige Anwendung chemischer Depilatorien verbietet sich meist wegen der dadurch ausgelösten Hautirritation (toxische Kontaktdermatitis). Der Nachteil chemischer Depilatorien und auch der Rasur liegt darin, daß damit gleichzeitig feine Vellushaare mitepiliert werden und dieser Reiz zum Nachwachsen stärkerer Terminalhaare führen kann. Dies gilt auch für die wiederholte Anwendung von Epilationspflastern zur Beseitigung von Beinbehaarung. Manchmal ist die Bleichung schwarzer Terminalhaare durch 5% Wasserstoffsuperoxid bereits eine kosmetische Hilfe, da die gebleichten Haare weniger auffällig sind.

Therapie des symptomatischen Hirsutismus
Sie erfordert eine Zusammenarbeit mit dem Endokrinologen, Internisten (z.B. bei M. Cushing), dem Gynäkologen (z.B. bei Ovarialtumoren, Stein-Leventhal-Syndrom) oder auch dem Onkologen oder Chirurgen. Androgenproduzierende Tumoren werden operativ entfernt, wobei Alter der Patientin und Malignitätsgrad die Indikation bestimmen. Bei Stein-Leventhal-Syndrom kann nur in leichteren Fällen nach Keilexzision und/oder antiandrogener Therapie mit einer Besserung des Hirsutismus gerechnet werden.

Therapie des idiopathischen Hirsutismus
Bei leichtem Hirsutismus, besonders bei gleichzeitig bestehender Acne vulgaris und Seborrhö, kann der antiandrogene Effekt des Gestagens Chlormadinonacetat in Kombination mit dem Östrogen Mestranol ausgenutzt werden (21 Tage lang 0,1 mg Mestranol, 10 Tage lang 2 mg Chlormadinonacetat; Präparat: Eunomin). Stärker wirksam ist die Kombination von Cyproteronacetat (21 Tage lang 2 mg) mit Äthinylöstradiol (gleichzeitig 0,05 mg); Präparat: Diane.
Bei mittelschwerem Hirsutismus werden 21 Tage lang (5. bis 25. Zyklustag) 0,04 mg Äthinylöstradiol (2 Tbl. Progynon C) und 10 Tage lang (5.–14. Zyklustag) 25–100 mg Cyproteronacetat ($^{1}/_{2}$–2 Tbl. Androcur) verordnet.
Bei schwerem Hirsutismus kann im gleichen Schema die Dosis des Cyproteronacetats bis auf 200 mg/Tag (bis 4 Tbl. Androcur vom 5. bis 14. Zyklustag) gesteigert werden.

Hirsutismus bei Frauen nach Uterusexstirpation bzw. in der Menopause. Hier werden kontinuierlich täglich 25–100 mg Cyproteronacetat ($^{1}/_{2}$–1 bzw. 2 Tbl. Androcur) empfohlen.
Diese antiandrogene Behandlung führt in der Mehrzahl der Fälle innerhalb von 6–9 Monaten zum Rückgang des Hirsutismus. Rezidive sind allerdings zu erwarten, wenn die hochdosierte Behandlung nicht zumindest mit geringeren Dosen (Diane) fortgeführt wird.

Kontraindikation und Nebenwirkungen der Antiandrogentherapie. In der Gravidität darf die Therapie nur in Form der kontrazeptiv wirksamen Kombinationen durchgeführt werden. Als Nebenwirkungen werden

Müdigkeit, Gewichtszunahme, Depressionen, Libidoverlust, Mastodynie, Blutungsstörungen und Kopfschmerzen angegeben. Auch auf Myome ist zu achten. Örtlich wirksame Hormonpräparate stehen derzeit nicht zur Verfügung. Zusammenarbeit mit Gynäkologen oder/und Endokrinologen ist ratsam.

Alopezien

Definition. Als Alopezie wird der Zustand der Haarlosigkeit bezeichnet. Dabei lassen sich herdförmige, diffuse und totale Alopezien unterscheiden. Der dynamische Vorgang des Haarausfalls, der zur Alopezie führt, heißt *Effluvium* oder auch *Defluvium*.

Pathomechanismen

Die Haarmatrix ist während der Anagenphase mitotisch hochaktiv und daher besonders empfindlich gegen Noxen aller Art. Demgegenüber ist der Haarfollikel während der mitotisch inaktiven Telogenphase vergleichsweise unempfindlich. Die Reaktion anagener Haarfollikel auf exogene oder endogene Noxen hängt offenbar nicht so sehr von der Art der Schädigung als von ihrer Intensität, der Dauer ihrer Einwirkung und der individuell unterschiedlichen Empfindlichkeit der einzelnen Haarfollikel ab.

Alopezie vom Spättyp

Synonyme. Telogenes Effluvium, telogener Haarausfall, telogene Alopezie.

Geringfügige Schädigungen der anagenen Haarmatrix führen zu einer *vorzeitigen*, sonst aber physiologischen Beendigung der Anagenphase mit Übergang des betreffenden Haarfollikels unter Ausbildung eines Kolbenhaares in die Telogenphase. Das betreffende Kolbenhaar fällt am Ende der physiologischen Telogenphase aus, d.h. am behaarten Kopf nach 2–4 Monaten. Sind viele der 85% Anagenfollikel am Kopf gleichzeitig von diesem Vorgang betroffen, wie etwa nach einer fieberhaften Infektionskrankheit, einer Intoxikation oder nach einer Entbindung, so entsteht durch den Ausfall der Telogenhaare (telogenes Effluvium) eine mehr oder minder starke diffuse Haarlichtung, die sich erst 2–4 Monate nach dem betreffenden Ereignis entwickelt; bezeichnen wir daher die daraus resultierende Alopezie auch als *Alopezie vom Spättyp*. Im *Haarwurzelstatus* (Trichogramm) ist das Verhältnis von Anagenhaaren zu Telogenhaaren zugunsten der Telogenhaare verschoben. Man spricht daher von telogenem Haarwurzelmuster und kann die betreffende Alopezie unabhängig von ihrer Ursache vom Pathomechanismus her als *telogene Alopezie* bezeichnen.

Alopezie vom Frühtyp

Synonyme. Anagen-dystrophisches Effluvium, anagen-dystrophischer Haarausfall, anagen-dystrophische Alopezie.

Stärkere Schädigungen anagener Haarfollikel, vielleicht auch größere Empfindlichkeit gegenüber bestimmten Schädigungen, führen innerhalb von Stunden bis wenigen Tagen zum Übergang aus der normalen Anagen- in eine dystrophische Anagenphase. Infolge weitgehenderer Hemmung der Stoffwechsel- und Mitoseaktivität wird das Volumen der haarbildenden Matrix kleiner und dadurch auch die weitere Bildung von Haar und innerer Wurzelscheide gehemmt. Das Haar verdünnt sich mehr oder weniger rasch, spitzt sich im Haarwurzelbereich also zu, bricht an seiner schmalsten Stelle ab und fällt schließlich als dystrophisches Anagenhaar aus. Von der dystrophischen und im Korium aufgestiegenen Haarmatrix wird zeitweise kein Haar mehr gebildet (*anagene Ruhephase*). Reagieren viele Haarfollikel in dieser Weise auf eine schädigende Noxe, z.B. auf massive entzündliche (Alopecia areata) oder toxische (zytostatische Alopezien) Einflüsse, so können innerhalb weniger Tage nach dem schädigenden Ereignis viele Haare ausfallen. Es entwickelt sich eine *Alopezie vom Frühtyp*. Im *Haarwurzelstatus* (Trichogramm) findet man bei etwa normalem Prozentsatz von Telogenhaaren eine Verminderung von normalen Anagenhaaren zugunsten einer relativen Vermehrung von dystrophischen Anagenhaaren (normal 1–2%). Man spricht von einem dystrophischen Haarwurzelmuster und anagen-dystrophischen Effluvium. Diese Alopezie kann von ihrem Pathomechanismus her als *dystrophische Alopezie* bezeichnet werden.

Akute Haarmatrixdegeneration

Bei sehr plötzlicher oder sehr starker Schädigung der Matrix anagener Haarfollikel kann es schließlich zum Untergang der gesamten Haarmatrix kommen, ein Vorgang, der als akute Matrixdegeneration bezeichnet wird. Das Haar bricht oberhalb der keratogenen Zone ab und fällt aus. Die nekrotische Haarmatrix bildet mit Melaninschollen, Resten der inneren Wurzelscheide und Haarkeratin ein *trichomalazisches Degenerationsprodukt*, das durch den Follikelkanal ausgestoßen wird. Man sieht dann in den Follikelmündungen dunkle komedoartige Verschlüsse, die als *kadaverisierte Haare* (Besnier) bezeichnet werden. Sie sind für Alopecia areata mit rascher Progression besonders typisch. Akute Matrixdegeneration ist auch identisch mit *Trichomalazie* (Miescher 1942), dem feingeweblichen Substrat der Trichotillomanie.

Von erhalten gebliebenen Matrixzellen kann später ein neuer Haarfollikel aufgebaut werden, wenn die dermale Haarpapille nicht auch zugrunde gegangen ist.

Totale Zerstörung der Haarmatrix

Örtliche abszedierende oder granulomatöse Entzündungen, atrophisierende oder vernarbende Hautveränderungen, neoplastische Infiltrationen oder schwere exogene Einwirkungen (z.B. Röntgenbestrahlung, Verätzung) können zur totalen Zerstörung von Haarfollikeln und damit zu dauerhaftem Haarausfall führen.

Klinik. Es ist für den Arzt nicht nur wichtig, die Pathomechanismen für Haarausfälle zu kennen, sondern auch dem durch Haarausfall oft psychisch stark belasteten Patienten verbindliche Aussagen über die Prognose zu machen. Aus diesem Grunde hat man die verschiedenen Alopezien in permanente (irreversible) Alopezien und temporäre (reversible) Alopezien eingeteilt.

Permanente Alopezien

Permanente oder irreversible Alopezien sind dadurch bedingt, daß Haarfollikel durch kongenitale Fehlbildung nicht angelegt oder im Laufe des Lebens zerstört wurden. Lediglich bei der Glatzenbildung vom männlichen und wahrscheinlich auch vom weiblichen Typ kommt es nicht zum Untergang der Follikel, sondern zu einer irreversiblen regressiven Metamorphose in Miniaturfollikel.

Kongenitale Alopezien und Hypotrichosen

Atrichie. Angeborene Haarlosigkeit kommt diffus als *Atrichia congenita diffusa* oder herdförmig als *Atrichia congenita circumscripta* vor. Die diffuse Form kann als isolierte Abnormalität bestehen oder als Teilsymptom mit anderen angeborenen Defekten kombiniert sein, beispielsweise bei der ektodermalen Dysplasie vom hidrotischen oder anhidrotischen Typ sowie bei Progerie.

Alopecia triangularis congenitalis [Sabouraud 1905]

Synonyme. Alopecia triangularis temporalis congenitalis, Alopecia temporalis congenita.

Definition. Sehr seltene, therapeutisch unzugängliche kongenitale Alopezie in dreieckiger Form an den Schläfen.

Vorkommen. Scheinbar extrem selten; de facto vielleicht selten, aber wenig bekannt. Offenbar Gynäkotropie. Meist wird die Veränderung erst im 3. Lebensjahr oder später auffällig.

Ätiopathogenese. Kongenitales zirkumskriptes Fehlen von Haarfollikeln in einer ovalen oder dreieckigen Hautpartie im Schläfenhaarbereich.

Klinik. In der Temporalregion direkt von der Stirnhaargrenze sich entwickelnd findet sich ein etwa 2–4 cm großer haarfreier Herd, in dem die Haut keine Veränderung aufweist und auch nicht atrophisch ist. Der Herd in der Frontotemporalregion entspricht meist einem Dreieck, dessen Basis an der Stirnhaargrenze liegt. Die Veränderung hat keine Wachstumstendenz.

Histopathologie. Normale Haut ohne reife Haarfollikel.

Verlauf. Keine Änderung des Befundes.

Differentialdiagnose. Diese ist sehr wichtig, zumal solche Fälle bei oberflächlicher Betrachtung als Alopecia areata fehlbeurteilt werden können. Die richtige Diagnose kann durch histologische Untersuchung gestellt werden. Traktationsalopezie führt zu definitiver Atrophie der Follikel, aber auch zu Atrophie der Kopfhaut.

Therapie. Nicht möglich.

Hypotrichose. Man versteht darunter eine kongenitale, geringe Ausprägung der Behaarung. Bei manchen ethnischen Gruppen, insbesondere bei Asiaten und einigen afrikanischen Negern sind spärlicher Haarwuchs im Bart- und Körperbereich physiologisch und nicht Ausdruck eines verminderten Spiegels männlicher Sexualhormone. Hypotrichose ist Teilsymptom vieler Syndrome, wobei oftmals nicht nur verminderte Haarquantität, sondern auch Veränderungen der Haarschäfte vorliegen; als Beispiele seien das Rothmund-Syndrom, Thompson-Syndrom und das Netherton-Syndrom erwähnt. Die bereits beschriebenen qualitativen Haarschaftveränderungen bei Pili torti, Monilethrix und Stoffwechselstörungen sind meist mit spärlicher Haarquantität im Sinne einer Hypotrichose kombiniert.

Therapie. Eine Behandlung der kongenitalen Alopezien und Hypotrichosen ist nicht möglich. Oft ist die Verordnung einer Perücke zweckmäßig, um psychische Störungen zu vermeiden.

Narbige Alopezien

Alle zur Vernarbung führenden Zustände bedingen den Untergang von Haarfollikeln, damit Haarausfall und irreversible Alopezie. Tiefgreifende, zur Vernarbung führende Schädigungen der Haut sind z.B. Quetschung, Verbrennung, Verbrühung, Verätzung. Ulzerierende Hauterkrankungen führen ebenfalls zur Vernarbung: Virusinfektionen wie Zoster gangraenosus; bakterielle Infektionen wie Tuberkulose, Lepra, Furunkel, Karbunkel, Lues III; Perifolliculitis capitis abscedens et suffodiens; eosinophile Pustulose; Pilzerkrankungen wie tiefe Trichophytien; schließlich ulzerierende Neoplasien wie Hämangiome, Basaliome oder Karzinome.

Atrophisierende Alopezien

Im Verlauf atrophisierender Hauterkrankungen kommt es ebenfalls zum Untergang von Haarfollikeln und damit zu irreversibler Alopezie. Klinisch sind atrophische Hautbezirke daran zu erkennen, daß die Haut verdünnt ist und die punktförmigen Follikelmündungen fehlen. Atrophisierende Alopezien sind meist umschrieben und scharf begrenzt. Manchmal sind in den atrophischen Bezirken einzelne Haarfollikel stehen geblieben.

Pseudopeladezustände. Klinisch und histologisch ist die Ursache einer atrophisierenden Alopezie nur dann zu erkennen, wenn anamnestisch klare Angaben vorliegen, oder wenn noch aktive Krankheitsherde am behaarten Kopf, an freier Hautoberfläche oder Schleimhäuten (z.B. Lichen ruber) bestehen. Sorgfältige Anamneseerhebung und Untersuchung sind wichtig. In „ausgebrannten" atrophischen Krankheitsherden läßt sich die ursprüngliche Erkrankung meist nicht mehr erkennen. Dann liegt ein *Pseudopeladezustand, „état pseudopéladique",* vor, d.h. der vieldeutige Endzustand einer fleckförmig atrophisierenden Alopezie.

Ursachen. Als Ursache einer pseudopeladeartigen, atrophischen Alopezie kommen in Frage: atrophisierender Lichen ruber planus (Lichen planopilaris, Graham-Little-Syndrom), Lupus erythematodes (Lupus erythematodes chronicus discoides), zirkumskripte Sklerodermie, Necrobiosis lipoidica, Sarkoidose, hereditäre dystrophische Epidermolysen, benignes Schleimhautpemphigoid, Mucinosis follicularis, Lupus vulgaris, Favus, Folliculitis decalvans capillitii, sklerodermiformes Basaliom, Porphyrien. Auch ionisierende Strahlen können als Spätfolge zum Röntgenoderm und damit zu irreversibler Alopezie führen.

Pseudopelade [Brocq 1884]

Synonym. Alopecia areata atrophicans.

Definition. Als Pseudopelade wird ein chronischer, kleinfleckiger irreversibler Haarverlust unbekannter Ätiologie bezeichnet, bei dem klinisch und histologisch in den Herden eine Atrophie nachweisbar ist. Die Pseudopelade als eigenständiges Krankheitsbild ist umstritten, da sich in weitaus den meisten Fällen das klinische Bild der fleckförmigen atrophischen Alopezie als Endzustand einer der oben genannten atrophisierenden Hauterkrankungen deuten läßt. In einem Teil der Fälle, vorzugsweise bei Frauen im Alter zwischen 30 und 55 Jahren, ist jedoch keine Ursache der Atrophie nachweisbar. Nur diesen Erkrankungen sollte der Begriff „Pseudopelade Brocq" vorbehalten bleiben.

Klinik. Die Pseudopelade Brocq beginnt mit einem oder mehreren Herden, bevorzugt in der Scheitelgegend oder am Hinterkopf. Gewöhnlich bleibt der Beginn unerkannt, und die Patienten kommen bereits mit ausgebildeten Herden zum Arzt. Die Herde nehmen langsam an Größe zu, sind rundlich oder unregelmäßig konfiguriert und scharf gegenüber der normalen Kopfhaut abgesetzt. Durch Konfluierung können handgroße haarfreie Bezirke entstehen. In dem betreffenden Bereich ist die Haut weißgelb verfärbt, gespannt, glänzend, atrophisch verdünnt, etwas unter das Niveau eingesunken und frei von Follikelmündungen. Einzelne oder in kleinen Gruppen erhalten gebliebene normale Haare innerhalb der atrophischen Bereiche sind typisch. Gewöhnlich fehlen Zeichen von Entzündung oder randweise Follikelkeratosen.

Symptome. Keine subjektiven Beschwerden; nur gelegentlich wird Spannung oder Juckreiz angegeben. Im Vordergrund steht die psychisch belastende kosmetische Störung.

Histopathologie. Es findet sich nur eine mäßige perifollikuläre und perivaskuläre lymphozytäre Entzündung. Der Ausgang besteht in Sklerose, Untergang

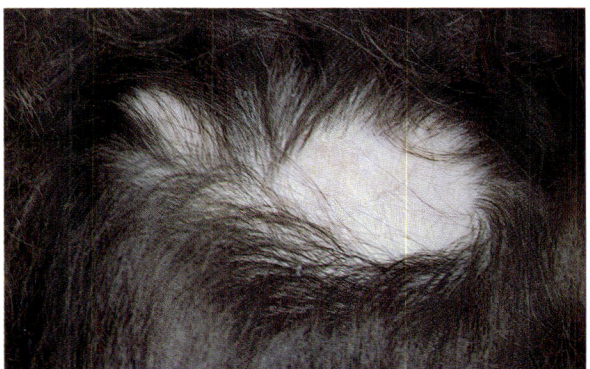

Pseudopeladeartige atrophische Alopezie

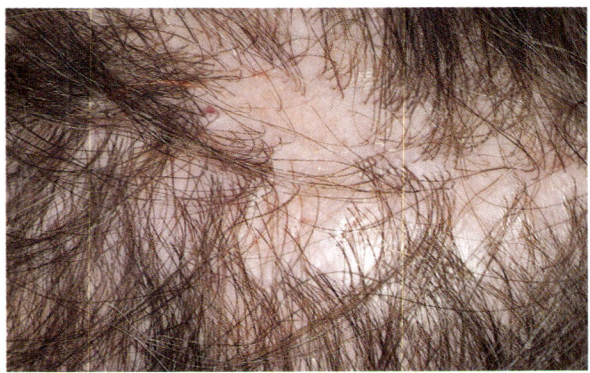

Pseudopeladezustand

von elastischen Fasern und Follikelnekrose. Senkrecht zur Hautoberfläche verlaufende Kollagenzüge markieren ebenso wie erhalten gebliebene Arrectorpili-Muskeln ehemalige Follikelareale.

Verlauf. Hochchronisch, allerdings unberechenbar. Eine schwere Alopezie kann innerhalb weniger Jahre entstehen, der Haarverlust kann aber auch nach jahrzehntelangem Verlauf noch relativ gering sein.

Differentialdiagnose. Die Fälle mit anamnestisch, klinisch oder histologisch nachweisbarer Ursache der Atrophie werden abgetrennt, klinisch als „Pseudopeladezustand" bezeichnet, und die jeweils bekannte Grundkrankheit wird der Diagnose hinzugefügt: z.B. Pseudopeladezustand nach Lupus erythematodes chronicus discoides. Wichtig ist die Differentialdiagnose gegenüber der Alopecia areata (frz. „pélade"), besonders wegen der unterschiedlichen Prognose. Wichtigste Unterscheidungsmerkmale sind die bei Alopecia areata fehlende Atrophie (erhaltene Follikelöffnungen) sowie die typischen Pelade- und kadaverisierten Haare in den Randzonen der Herde. In jedem Fall sollte eine histologische Untersuchung erfolgen, auch der immunpathologische Ausschluß eines Lupus erythematodes (Lupusbandtest).

Therapie. Eine wirksame Therapie ist nicht bekannt.
Innerlich: Innerliche Therapie mit Antimalariamedikamenten, Isoniazid oder Antiphlogistika wurde versucht, ist in der Wirkung aber zweifelhaft.

Äußerlich: Im Hinblick auf die vermutete Beziehung zu Lichen ruber atrophicans und auf die Tatsache, daß es sich um eine entzündliche Erkrankung handelt, kann randweise eine intraläsional-intrakutane Injektion mit Triamcinolon-Kristallsuspension (Volon A 10, 1:5 verdünnt mit physiologischer Kochsalzlösung oder einem Lokalanästhetikum) versucht werden, ebenso die äußerliche Glukokortikosteroidbehandlung, auch unter Okklusivverband.

Alopecia parvimaculata [Dreuw 1910]

Definition. Kleinfleckige atrophisierende Alopezie unklarer Ursache.

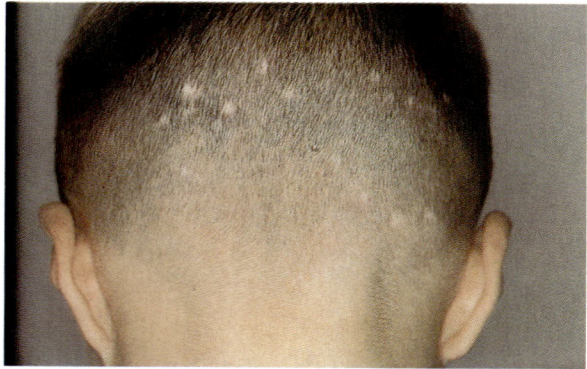

Alopecia parvimaculata

Klinik. Es handelt sich um bis linsengroße, über das Kapillitium, besonders am Hinterkopf ausgestreute Alopezieherde, die im Anfangsstadium keine, später deutliche Atrophie zeigen. Die Alopezie in atrophischen Herden ist irreversibel. Endemisches Vorkommen wurde früher in Kindergärten gesehen.

Ätiologie. Ungeklärt; eine Beziehung zur Pseudopelade Brocq wird abgelehnt. Möglicherweise handelt es sich um Restzustände nach banalen Follikulitiden.

Therapie. Nicht möglich.

Alopezien durch Druck und Zug

Chronischer Druck und Zug führen zu regressiven Veränderungen im haarbildenden Abschnitt der Follikel, die schließlich die Haarbildung ganz einstellen oder nur noch ein vellusartiges, verdünntes und kurzes Haar bilden. Im Trichogramm findet man ein telogenes oder ein gemischtes Haarwurzelmuster.

Alopezien durch chronischen Druck. Sie sind stets umschrieben und oft Berufsstigmen. Hingewiesen sei auf Druckalopezien bei Korbträgerinnen, an Druckstellen von schwerem Haarschmuck, Schwesternhauben, Druckverbänden.

Alopezien durch chronischen Zug. Diese entwickeln sich als Folge kosmetischer Behandlungen. Typisch ist die *Alopecia marginalis traumatica* oder Traktionsalopezie mit Zurücktreten der Haargrenze an Stirn, Schläfen oder Hinterkopf bei bestimmten Frisuren (Pferdeschwanzfrisur), Haartrachten (Alopecia hassica bei hessischen Bäuerinnen, Haartrachten bei Negern) oder durch fest aufgedrehte Lockenwickler, die besonders die Randgebiete des Haaransatzes am Kapillitium strapazieren.

Prognose. Ungünstig. Wenn es zur Atrophie der Haarwurzeln gekommen ist, kann mit Wiederwachstum nicht gerechnet werden.

Therapie. Wirkungslos. Wichtig ist die Prophylaxe.

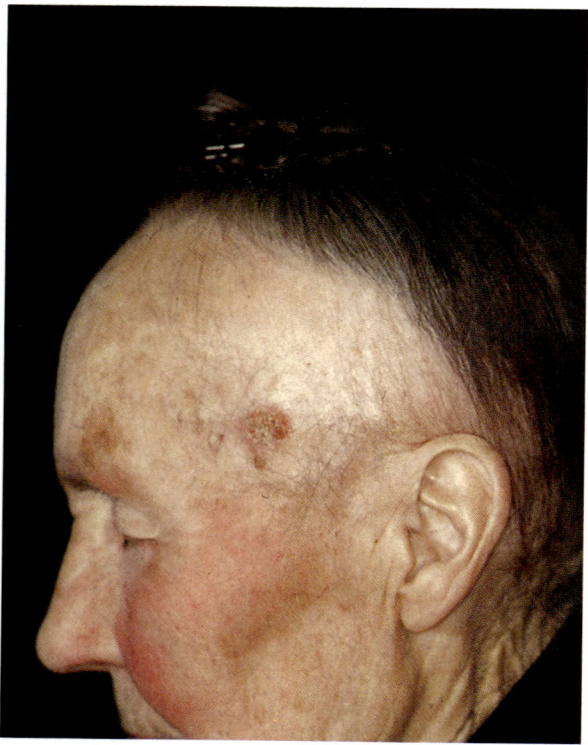

Alopezie durch Traktion (Frisur). Nebenbefund: aktinische Keratose

Alopecia androgenetica des Mannes

Synonyme. Haarausfall vom männlichen Typ beim Mann, Calvities hippocratica, männliche Glatzenbildung, männlicher Haarausfall, androgenetisches Effluvium, „male-pattern alopecia" (engl.).

Definition. Es handelt sich um einen genetisch determinierten, durch Androgene realisierten Haarausfall mit charakteristischem Ausprägungsmuster. Die männliche Glatzenbildung ist als sekundäres männliches Geschlechtsmerkmal aufzufassen und stellt keine Krankheit dar.

Vorkommen. Die Häufigkeit der androgenetischen Alopezie hängt von ethnischen und familiären Faktoren ab. Sie ist bei Weißen sehr häufig und umfaßt etwa 95% aller Alopezien.

Pathogenese. Die bestimmenden 3 Faktoren sind: *genetische Determinierung, Alter* und *androgene Hor-*

mone. Die Neigung zur Glatzenbildung vom männlichen Typ wird autosomal vererbt. Sowohl homozygote (AA) als auch heterozygote (Aa) Angehörige des männlichen Geschlechtes zeigen manifeste Veränderungen, aber nur dann, wenn ein bestimmtes Alter erreicht ist und ein normaler Androgenspiegel besteht. Fehlt erbliche Belastung, kommt es auch bei normalen Hormonspiegeln nicht zur Alopezie. Andererseits bekommen Eunuchen wegen des Androgenmangels trotz genetischer Veranlagung keine Glatze. Werden aber präpubertal kastrierte homo- oder heterozygote Patienten wegen Ausfallserscheinungen mit androgenen Hormonen behandelt, so entwickelt sich bei ihnen ein Haarausfall vom männlichen Typ. Der hier skizzierte Erbgang dürfte allerdings vereinfacht sein. Auch bei Frauen kann sich dieser Typ von Haarausfall entwickeln, wenn es sich um Homozygote handelt und erhöhte Androgenbildung besteht (z.B. bei adrenogenitalem Syndrom).

Das Ansprechen der individuellen Follikel in bestimmten Regionen des Kapillitiums und zu einem bestimmen Zeitpunkt ist genetisch determiniert. Seit Aristoteles ist unverstanden, warum Androgene das Wachstum der Bart- und Körperhaare stimulieren, gleichzeitig aber am Kapillitium zu Kahlheit führen können. Bekannt ist, daß im Haarfollikel die Aktivität des Enzyms 5α-Reduktase, das aus dem Testosteron seinen peripher wirksamen Metaboliten Dihydrotestosteron (DHT) entstehen läßt, eine wichtige Rolle spielt. DHT wird, an speziellen zytoplasmatischen Rezeptoren gebunden, in den Zellkern eingeschleust und entfaltet dort seine Steuerungswirkung.

Pathomechanismus. Haarausfall vom männlichen Typ ist dadurch bedingt, daß in den entsprechenden Kopfhautbereichen vermehrt Haarfollikel in die Telogenphase eintreten und/oder die Telogenphase verlängert abläuft. In den folgenden Haarzyklen werden die Anagenphasen immer kürzer. Die nachwachsenden Haare werden kürzer und dünner, und schließlich wird nur noch eine Art von feinstem farblosem Wollhaar gebildet (regressive Metamorphose). Im Trichogramm findet man deshalb ein telogenes Haarwurzelmuster. Dieser Haarausfall kann dementsprechend als telogene Alopezie bezeichnet werden. Seltener findet man gemischte Haarwurzelmuster. Bisher ist es nicht gelungen, die Vellusfollikel wieder zur Bildung normaler Kopfhaare anzuregen. Androgenetischer Haarausfall und die sich entwickelnde männliche Glatze sind irreversibel.

Histopathologie. Histologisch findet man eine regressive Metamorphose, d.h. eine Rückkehr des Haarfollikels zum kleinen, hoch im Korium stehenden Vellusfollikel.

Klinik. Die androgenetische Alopezie setzt bereits in der Adoleszenz ein und führt zunächst zum Zurücktreten der Stirnhaargrenze. Mit dem Fortschreiten kann man verschiedene Grade der männlichen Glatzenbildung unterscheiden:

- Grad I, es entwickeln sich über den Stirnhöckern die „Geheimratsecken";
- Grad II, am Hinterkopf entsteht zusätzlich die „Tonsur";
- Grad III, Haarlichtung in der Scheitelregion führt zum Konfluieren der Bereiche;
- Grad IV, schließlich bleibt nur ein zunächst breiterer hufeisenförmiger seitlicher und hinterer Randbereich des Kapillitiums behaart; dieser Zustand wird auch als *Calvities hippocratica* bezeichnet.

Die Glatze hat eine scharfe Begrenzung. An den seitlichen Kopfbereichen bleibt das Haarwachstum stets normal. Die Haut im Glatzenbereich ist nicht atrophisch, wirkt aber wegen des Fehlens der raumfüllenden Haarbulbi verdünnt. Die Follikelmündungen bleiben bestehen und enthalten feinste, unpigmentierte, marklose, vellusartige Härchen. Stets ist die Glatze auffallend seborrhoisch, weil die Talgdrüsenfunktion erhalten bleibt. Der weiterhin produzierte Talg fettet die Hautoberfläche stark, da er sich nicht über die große Oberfläche der Haare verteilen kann.

Prognose. Sie entspricht der ethnisch und familiär unterschiedlichen genetischen Bestimmung. In manchen Familien entwickelt sich die androgenetische Alopezie sehr frühzeitig, kurz nach der Adoleszenz (*Alopecia praematura*). Sie führt meist rasch zur vollständigen Glatze. Bei langsamer Entwicklung in der 4.–5. Lebensdekade ist der Verlauf vielfach günstiger und bleibt begrenzt. Unberechenbar schubweiser Verlauf ist jedoch möglich. Männer, die bis zum 4.–5. Lebensdezennium keinen Haarausfall vom männlichen Typ aufweisen, bleiben zumeist weitgehend davon verschont.

Trichogramm. Je nach Intensität und Progression der Effluvium ist der Prozentsatz der Telogenhaare vermehrt; das Trichogramm hat somit prognostische Bedeutung.

Zusätzliche Noxen. Juckende Kopfekzeme, Seborrhö, Schuppenbildung (Pityriasis simplex capillitii), aber auch akute diffuse Alopezien nach Infektionskrankheiten, Medikamenten und anderen Schädigungen können sich nach klinischer Erfahrung fördernd auf die Entwicklung einer androgenetischen Alopezie auswirken. Früher angeschuldigte Faktoren wie fehlerhafte Haarpflege, abdichtende Kopfbedeckungen (Stahlhelm) oder lokale Durchblutungsstörungen werden heute nicht mehr als Ursachen oder Kofaktoren für männlichen Haarausfall angesehen.

Therapie. Eine wirksame konservative Behandlung der männlichen Glatze ist nicht möglich. Die Wirkung östrogenhaltiger Haarwässer wird in der Praxis günstig beurteilt, ist aber noch nicht hinreichend gesichert; auch muß bei höheren Konzentrationen mit resorptiven Wirkungen gerechnet werden. Die systemische Anwendung der sicher wirksamen Antiandrogene beim Mann entspricht einer chemischen Kastration und verbietet sich von selbst; örtliche Anwendung ist derzeit nicht möglich. Da die genetische Information im Haarfollikel auch nach Verpflanzung in eine andere Körperregion erhalten bleibt (Donordominanz), ist die operative Transplantation kleiner

Haarbüschel durch Hautstanzen (Methode nach Orentreich) aus den seitlichen Kopfpartien in die Glatzenbereiche möglich. Zur Erzielung eines annehmbaren kosmetischen Ergebnisses sind zahlreiche Sitzungen notwendig; der erhebliche Aufwand verbietet breitere Anwendung. Viele Patienten sind aus beruflichen, sozialen oder psychischen Gründen bereit, einen Haarersatz (Perücke) zu tragen. Dieser wird von der Krankenkasse übernommen, wenn dadurch psychische Störungen beseitigt werden. Wertvoll ist schließlich die konservative Behandlung der oft vorhandenen und fördernden Begleiterscheinungen des männlichen Haarausfalls: starke Seborrhö, Schuppenbildung, entzündliche Kopfhautrötung, Juckreiz. Hier leisten spezielle Shampoos und Haarwässer gute Dienste.

Alopecia androgenetica der Frau

Synonyme. Androgenetische Alopezie der Frau, chronische diffuse Alopezie der Frau.

Die weibliche androgenetische Alopezie ist weniger häufig und weniger stark ausgeprägt als beim Mann. Sie stellt jedoch auch bei der Frau 95% aller Alopezien. Während jeder Mann normalerweise mit entsprechender Veranlagung eine mehr oder weniger ausgeprägte Glatze bekommt, ist dies bei der Frau nur dann der Fall, wenn sie vermehrt Androgene produziert (z.B. bei andrenogenitalem Syndrom), Medikamente mit Androgenwirkung erhält oder eine erhöhte Empfindlichkeit der Haarfollikel auf physiologische Androgenspiegel aufweist. Während die androgenetische Alopezie des Mannes keine Krankheit und allenfalls psychischen Krankheitswert beinhaltet, hat die androgenetische Alopezie der Frau einen doppelten Krankheitswert: einerseits kann mit der Erhöhung der Androgenspiegel eine faßbare endokrine Störung vorliegen, andererseits bedeutet die Glatze für jede Frau eine Entstellung und damit stets eine schwere psychische Belasung.

Klinik

Androgenetische Alopezie der Frau vom männlichen Typ. Nur ausnahmsweise und in schweren Fällen nimmt die androgenetische Alopezie bei Frauen den Verlauf wie beim Mann und gleicht dann auch klinisch mit dem Auftreten der Geheimratsecken und schließlich der vollen Glatzenbildung der androgenetischen Alopezie des Mannes. In diesen Fällen liegen neben der erblichen Veranlagung meist deutlich erhöhte Spiegel androgener Hormone (adrenogenitales Syndrom, androgenproduzierende Tumoren) vor; weitere Zeichen der Vermännlichung wie Hirsutismus und Virilismus sind gewöhnlich nachweisbar.

Androgenetische Alopezie der Frau vom weiblichen Typ. Üblicherweise beim Vorliegen des genetischen Faktors und bei gleichzeitig nur mäßig oder nicht faßbar erhöhten Androgenwerten, kommt es meist um das 30.–40. Lebensjahr zu einer diffusen Haarlichtung, besonders am Scheitel, wobei ein Haarsaum an der Stirnhaargrenze typischerweise erhalten bleibt. Die Alopezie im Scheitelbereich kann allmählich so zunehmen, daß hier die Kopfhaut sichtbar wird. Nur selten gehen die Haare in einem größeren Scheitelbereich völlig verloren, so daß in der Kopfmitte eine von einem Haarkranz umgebene vollständige Kahlheit entsteht. Die Kopfhaut ist nicht selten gespannt, die Follikelmündungen verschwinden (Atrophie). Typisch sind ferner zunehmendes Dünnerwerden der Haare und starke Seborrhö.

Diagnostische Leitlinien. Die Familienanamnese zeigt oft erbliche Belastung. Die klinische Untersuchung erfaßt neben der Haarlichtung in den typischen Bereichen der Kopfhaut manchmal gleichzeitig Hirsutismus und Virilismus. In der Anamnese sind Beginn und Progredienz des Effluvium sowie die Zahl der täglich ausfallenden Haare wichtig. Die Patientinnen werden gebeten, die täglich ausgekämmten Haare 5 Tage nach der letzten Haarwäsche einige Tage lang in Briefumschlägen zu sammeln und zu zählen. Es bestehen manchmal subjektiv gefärbte Fehlschätzungen ohne objektiv faßbaren Haarverlust (*psychogene Pseudoalopezie*). Stichproben aus den mitgebrachten Haaren sollten nachgezählt werden, auch abgeschnittene Haare werden so erkannt. Wichtig ist die Anamnese in bezug auf Vorerkrankungen und Medikamente zum Ausschluß andersartiger diffuser Alopezien; insbesondere Gravidität und hormonelle Kontrazeptiva sind zu beachten. Bei Verdacht auf erhöhte Androgenproduktion ist die Bestimmung der Testosteron- und Dihydroepiandrosteronsulfat-Spiegel im Serum indiziert.

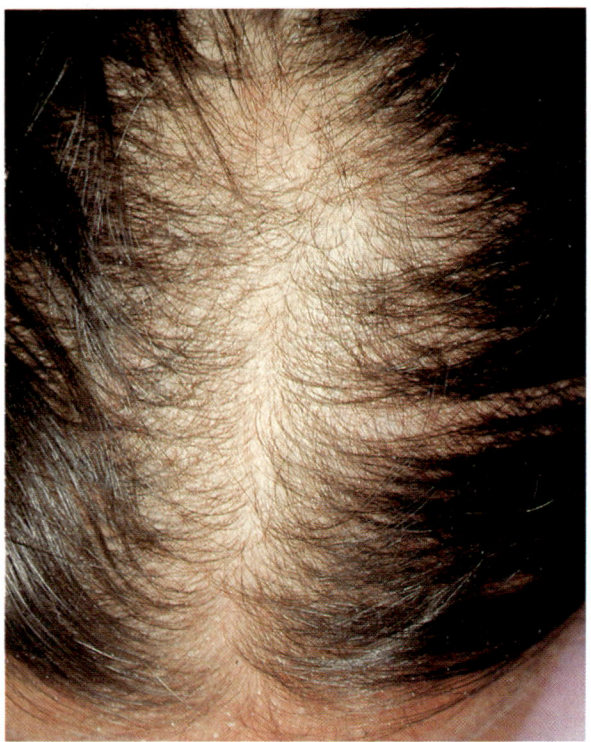

Androgenetische Alopezie der Frau vom weiblichen Typ

Haarwurzelstatus. Telogene Alopezie.

Therapie
Innerlich: Da die androgenetische Alopezie und Seborrhö der Frau mit unerwünscht hohen Androgenwerten oder einer erhöhten Empfindlichkeit der Haarfollikel auf Androgene einhergehen, sind Antiandrogene wirksam. Antiandrogene (Cyproteronacetat) sind Gestagene, die aber die Eigenschaft haben, die Wirkung der Androgene am zytoplasmatischen Rezeptor des Zielorgans kompetitiv zu hemmen. Daneben mindern Östrogene und einige Progesteronderivate wie Chlormadinonacetat die Wirkung von Androgenen am Zielorgan: Östrogene über eine Steigerung der Bindungskapazität von sexualhormonbildendem Globulin (SHBG) für Testosteron, wodurch das verfügbare freie Testosteron vermindert wird, und Chlormadinonacetat über die Hemmung der 5α-Reduktase, die das freie Testosteron in seine Wirkform 5α-Dihydrotestosteron umwandelt.

Für die therapeutische Nutzung ergibt sich:
- Männer sind von der Antiandrogenbehandlung aus dermatologischer Indikation auszuschließen.
- Frauen in der Menopause können kontinuierlich 25–50 mg Cyproteronacetat täglich ($^1/_2$–1 Tbl. Androcur) erhalten; der Therapieerfolg ist aber bei Behandlungsbeginn in höherem Alter relativ gering.
- Jüngere Frauen können, sofern sie ohnehin hormonelle Kontrazeption betreiben, ohne zusätzliche Nachteile ein Präparat mit antiandrogener Restwirkung einnehmen (Eunomin, Gestamestrol, Menova). Stärker antiandrogen wirkt das Einphasenpräparat Diane (2 mg Cyproteronacetat, 0,05 mg Ethinylestradiol), das zyklusgerecht über 21 Tage mit 7tägigen Pausen verabreicht wird. Diese Therapie bewirkte in 12 Monaten bei 55% der Patientinnen eine Besserung der androgenetischen Alopezie. Eine weiter intensivierte Antiandrogentherapie führte bei 70% der Patientinnen zum Stillstand des Haarausfalls, bei 40% und nur bei Frühbehandlung zu verstärktem Haarwachstum, bei über 90% zur Verminderung der Seborrhö. Empfohlen wird für diese Behandlung eine modifizierte umgekehrte Zweiphasentherapie nach Hammerstein nach dem in der Abbildung dargestellten Schema. Nach Einsetzen des Behandlungserfolges kann eine Reduzierung der Antiandrogendosis versucht werden, völliges Absetzen hat dagegen meist ein Rezidiv zur Folge. Die bekannten Kontraindikationen und Nebenwirkungen der hormonellen Kontrazeptiva und insbesondere der Antiandrogene sind streng zu beachten.

Äußerlich: Längerfristige konsequente Anwendung östrogenhaltiger Haarwässer (Alpicort F, Crinohermal fem, Ell-Cranell-Tinktur) scheint einen günstigen Einfluß auf das Haarwachstum zu haben, wobei außer der örtlichen auch eine systemische Wirkung nach Resorption möglich erscheint. Glukokortikosteroide sind nur bei entzündlichen Begleiterscheinungen (Pityriasis simplex capillitii, seborrhoisches Kopfekzem) und vorübergehend angebracht, da sie die Talgproduktion eher anregen. Begleitende Kopfschuppen und/oder stärkere Seborrhö sollten durch entsprechende Shampoos (Criniton, Dermowas, Desquaman, Ichtho-Cadmin, Selsun) unterstützend mitbehandelt werden.

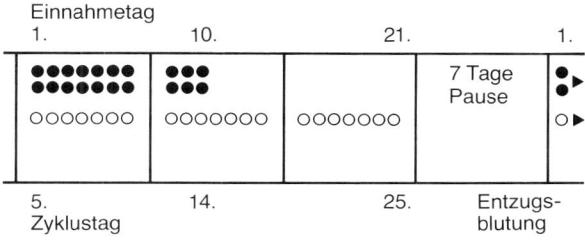

Einnahmeschema für die intensivierte Antiandrogenbehandlung: umgekehrte Zweiphasentherapie nach Hammerstein, modifiziert

Temporäre Alopezien

Definition. Temporäre oder reversible Alopezien sind das Ergebnis einer vorübergehenden endogenen oder exogenen Schädigung von anagenen Haarfollikeln, die entweder zu diffusem oder zu umschriebenem Haarausfall (Effluvium) und dadurch zur Haarverarmung oder Haarlosigkeit (Alopezie) führt.

Diffuse temporäre Alopezien

Sie entstehen gewöhnlich hämatogen. Die Stärke der Haarlichtung entspricht der Dauer und Intensität der Noxe. Nach einer massiven Schädigung, z.B. nach Verabfolgung einer größeren Zytostatikumdosis, tritt der Haarausfall wenige Tage bis 3 Wochen später auf. Diese diffuse *Alopezie vom Frühtyp* zeigt im Trichogramm ein dystrophisches oder telogen-dystrophisches Haarwurzelmuster (anagenes Effluvium). Auf eine weniger starke Schädigung, z.B. nach fieberhaftem Infekt, folgt Haarausfall erst nach 3–4 Monaten. Bei dieser *Alopezie vom Spättyp* findet sich ein telogenes Haarwurzelmuster (telogenes Effluvium). Die Kopfhaut bleibt bei all diesen Alopezien unverändert. Es ist auffällig, daß bei diffusen Alopezien meist nur die Follikel der Kopfhaare geschädigt werden, nicht dagegen die Haare anderer Regionen. Wahrscheinlich kommt dies daher, daß bei den Kopfhaaren der Anteil der empfindlichen, da mitotisch aktiven Anagenfollikel etwa 85% und der unempfindlichen, mitotisch inaktiven Telogenfollikel etwa 15% beträgt, während die Telogenhaare z.B. bei den Augenbrauen 80–90%, den Schamhaaren 60–80%, den Achselhaaren 70% und den Extremitätenhaaren 60–80% ausmachen.

Eine diffuse Alopezie ist ein klinisches Symptom. Es verlangt eine genaue ätiologische Analyse.
Diffuse reversible Alopezien können durch verschiedene Ursachen bedingt sein, wobei je nach Intensität

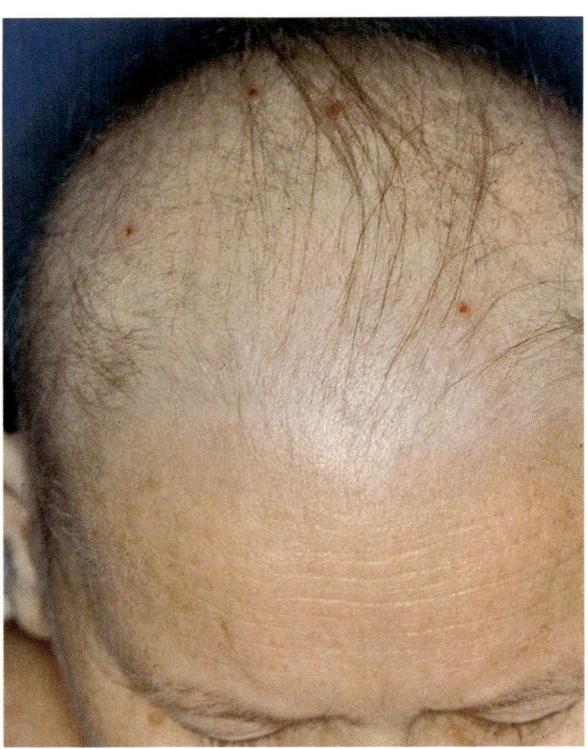
Alopecia diffusa durch Zytostatikumtherapie

und Dauer der Noxen sowohl *akute* als auch *chronische Haarausfälle* beobachtet werden.

Infektionen. Typhus, Grippe, Lues II („Mottenfraßalopezie"), Erysipel bedingen meist eine Alopezie vom Spättyp mit einem telogenen Haarwurzelmuster.

Chemische Noxen und Arzneimittel. Meist akute bzw. subakute toxische Alopezien durch Thallium (Rattengift), Zytostatika, Vitamin A und seine Derivate (Retinoide) oder Antikoagulanzien (besonders Heparin und Heparinoide) werden nicht selten beobachtet. In Abhängigkeit von der verabfolgten Dosis und der Einwirkungsdauer entwickelt sich entweder eine Alopezie vom Frühtyp mit dystrophischem Haarwurzelmuster oder eine Alopezie vom Spättyp mit telogenem Haarwurzelmuster. Thallium und hohe Zytostatikadosen führen meistens zu akuten Alopezien vom Frühtyp. Auffällig und bislang ungeklärt ist die Tatsache, daß sich die Haarfollikel an die Effluvium auslösenden Dosen gewöhnen können und dann die Haare trotz Weiterbehandlung wieder wachsen.

Hormonelle Störungen. Am häufigsten ist die *postpartale Alopezie,* die zumeist als telogene Alopezie vom Spättyp 2–4 Monate nach der Entbindung auftritt und gewöhnlich nach einigen Monaten spontan abheilt. Der postpartale Haarausfall wird dadurch erklärt, daß während der Schwangerschaft Haare länger in der Anagenphase verbleiben – in dieser Zeit ist also der physiologische Haarwechsel vermindert. Nach der Entbindung treten vermehrt Follikel in die Telogenphase ein (um 30%) und fallen dann am Ende der physiologischen Telogenphase, d.h. 2–4 Monate später aus. Ein postpartales Effluvium kann bei Frauen mit entsprechender genetischer Disposition in eine androgenetische Alopezie übergehen.

Die Wirkung der *Kontrazeptiva* wurde bei der androgenetischen Alopezie der Frau bereits erwähnt; unter der Einnahme von Ovulationshemmern kann es zu einer chronischen diffusen Alopezie kommen, die gewöhnlich während der ersten 4–6 Einnahmezyklen auftritt und bei einem Teil der Patientinnen trotz Fortführung der Therapie spontan abheilt. Wahrscheinlich handelt es sich um einen Gestageneffekt. Andererseits kann eine diffuse Alopezie auch 2–4 Monate nach Absetzen hormoneller Kontrazeptiva entstehen – ein Pendant zur postpartalen Alopezie.

Auch Störungen der Hypophysenfunktion (Unterfunktion) und Schilddrüsenfunktion (Myxödem, M. Basedow) können zu meist chronischen diffusen telogenen Alopezien, häufiger zu Haarlichtung mit Verdünnung der einzelnen Haare führen. Ovarielle Krankheiten sind hier ebenfalls zu nennen. Der Beseitigung der hormonellen Störung folgt vielfach eine Normalisierung des Haarwachstums.

Chronische Krankheiten. Zu nennen sind hier Erythrodermien, Dermatomyositis, systemischer Lupus erythematodes, Diabetes mellitus, zu Kachexie führende Erkrankungen oder maligne Neoplasmen. Meist sind dabei die Haare verdünnt, glanzlos, pigmentarm geworden. Dazu kommt chronisches Effluvium. Der Haarwurzelstatus zeigt meist ein telogenes oder gemischtes Haarwurzelmuster (Alopezie vom Spättyp).

Besonders hinzuweisen ist auf die Tatsache, daß bei Frauen *Eisenmangel* zu chronischem diffusem Haarausfall führen kann. Bestimmung des Serumeisenspiegels ist deshalb angezeigt. Nach Substitution wachsen die Haare oft wieder.

Akute Streßsituationen. Akuter und chronischer diffuser Haarausfall wird nach stark emotionell belastenden Ereignissen beobachtet. Massive akute diffuse Haarausfälle wurden während des Krieges, nach operativen Eingriffen und Unfällen beobachtet. Meist treten sie als Alopezie vom Frühtyp in Erscheinung und sind durch ein dystrophisches bzw. gemischtes Haarwurzelmuster gekennzeichnet. Die Spontanheilungstendenz dieser Alopezien ist groß.

Physiologischer Haarausfall der Neugeborenen. Bereits in der ersten Lebenswoche kann es bei Neugeborenen zu massivem, die Mutter beängstigendem diffusem Haarausfall kommen. Diffuse Neugeborenenalopezien sind dadurch bedingt, daß am Ende der Schwangerschaft bei dem Kind fast alle Kopfhaare in die Telogenphase eintreten und am Ende der Telogenphase ausfallen. Der Vorgang kann rascher oder langsamer erfolgen; in jedem Fall ist mit dem vollen Wiederwachstum zu rechnen. Im Trichogramm findet sich ein telogenes Haarwurzelmuster.

Alopecia areata diffusa. Selten beginnt die Alopecia areata nicht herdförmig, sondern als diffuse Alopezie. Die Diagnose solcher Fälle verlangt die histologische Untersuchung der Kopfhaut zum Nachweis peribulbärer entzündlicher lymphozytärer Infiltrate, die bei allen anderen Formen von diffusem Haarausfall fehlen. Man achte auch auf Nagelveränderungen.

Diagnostische Leitlinien. Am wichtigsten ist die Anamnese, die alle oben genannten Faktoren berücksichtigen sollte. Der Haarwurzelstatus dient der Unterscheidung zwischen dystrophischen und telogenen Mustern und gibt Aufschluß über die Progredienz. Bei perakuten toxischen Haarausfällen kann es auch zu Nagelwachstumsstörungen (Beau-Reil-Furchen) kommen. Wichtig sind Ausschluß einer Lues, einer Eisenmangelanämie, von Schilddrüsenfunktionsstörungen und sonstigen endokrinen Störungen. Bei Verdacht auf Vergiftungen sollte ein gerichtsmedizinisches Institut eingeschaltet werden (Thalliumnachweis in Urin, Haaren und Nägeln). Bei Verdacht auf diffuse Alopecia areata sollte eine Biopsie erfolgen.

Therapie
Innerlich: Sie richtet sich nach dem Grundleiden. Eine spezielle Therapie nach bereits überstandenen Einflüssen wie Schwangerschaft oder Infektionskrankheiten ist nicht bekannt. Empfohlen werden Gelatinepräparate (Gelacet), Vitamin D (D-Tracetten forte, 1 mg tgl. für 6–8 Wochen, unter Beachtung der Kontraindikationen) und Polyvitaminpräparate (Priorin, Pantovigar); ihr Effekt ist nicht gesichert, obwohl manchmal Therapieerfolge beobachtet werden können. Bei Eisenmangel Substitution. Glukokortikosteroide sind nicht indiziert. Bemerkenswert sind die Erfolge, wenn bei Zytostatikatherapie die zytostatikaempfindlichen Haarfollikel durch prophylaktische örtliche Kälteanwendung geschützt werden. Die Kältetherapie beginnt 10 min vor der therapeutischen Injektion und wird je nach Art und Dosierung des betreffenden Zytostatikums unterschiedlich lange ausgedehnt. Zur Verfügung steht ein Hypothermieset mit „Isofix-Haube" (Hospipharm).
Äußerlich: Haar- und Kopfhautpflege.

Zirkumskripte temporäre Alopezien

Definition. Umschriebene temporäre Alopezien entwickeln sich nach herdförmiger exogener oder endogener Schädigung von Haarfollikeln, die dann vorübergehend die Haarbildung einstellen. Als Schädigung kommen physikalische, chemische oder chronische mechanische Traumen sowie örtliche Entzündungen in Frage.

Physikalische Alopezien

Säuglingsglatze. In der frühen Neugeborenenperiode befinden sich die Haare des Säuglings in der Telogenphase. Die Telogenhaare fallen in den ersten Lebensmonaten aus; der physiologische Haarausfall erfolgt am Hinterkopf beschleunigt, bedingt durch Aufliegen

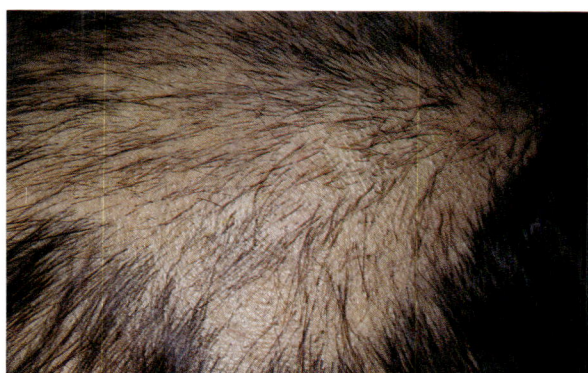
Trichotillomanie

und Reiben am Kissen. Die typische, okzipital entstehende Säuglingsglatze beunruhigt die Mutter. Normale Behaarung stellt sich mit Eintritt in einen neuen Haarzyklus jedoch bald wieder ein.

Trichotillomanie [Hallopeau 1899]

Synonym. Haarrupf-Tic

Definition. Psychisch motiviertes krankhaftes Bestreben, sich die Haare auszuziehen; gelegentlich kombiniert mit Trichophagie.

Klinik. An umschriebener Stelle, meist frontoparietal oder frontotemporal, bei Rechtshändern eher links, bei Linkshändern eher rechts, werden die Haare um die Finger gedreht und vom Patienten selbst ausgerissen. Am häufigsten ist die Störung bei Kindern zwischen 4 und 10 Jahren; sie ist meist ein Hinweis auf emotionale Probleme, manchmal auch auf ernstere psychische Erkrankungen. Der Vorgang spielt sich oft im Bett ab und wird den Eltern daher nicht bewußt. In den überwiegend solitären Herden findet man kurze, jedoch unterschiedlich lange neue Haare, die erst dann ausgezogen werden können, wenn sie eine bestimmte Länge erreicht haben. Ein wichtiges Unterscheidungsmerkmal zur Alopecia areata sind frische Hämorrhagien in den Follikelöffnungen. Trichotillomanie kommt bei Erwachsenen seltener vor, hier eher bei schwerwiegenden psychischen Störungen oder bei Simulation. Dabei werden manchmal auch Augenbrauen, Augenwimpern oder Barthaare ausgezogen. Bei Kindern kann, wie übrigens auch bei manchen Tieren, Trichotillomanie mit *Trichophagie* verbunden sein (Stuhluntersuchung). Onychotillomanie und Nägelkauen sind ähnlich motiviert.

Haarwurzelstatus. Im Herd finden sich nur wenige Telogenhaare (nahe 0%), im klinisch unauffälligen Kopfbereich besteht ein für Kinder normales Muster (95% Anagen- und 5% Telogenhaare). Mitgebrachte Haare sind dagegen oft abgebrochen oder dystrophisch.

Histopathologie. Typisch sind intra- und perifolliluläre Hämorrhagie ohne nennenswerte Begleitentzündung, daneben wurmförmig gewundene und gestauchte Haarschäfte und atrophische Follikel, die mit Haardegenerationsprodukten wie Haarkeratin, Pigmentschollen oder Resten der inneren Wurzelscheide gefüllt sind. Man spricht daher von *Trichomalazie* [Miescher].

Prognose. Bei Kindern günstig.

Therapie. Aufklärung der Eltern, psychologische oder psychiatrische Beratung, evtl. Psychotherapie zum Abbau der Autoaggressionen, auch Familientherapie. Bei kleineren Kindern Kahlschnitt, um die Gewohnheit der Trichotillomanie zu unterbrechen.

Trichotemnomanie [Braun-Falco und Vogel 1968]

Zwanghaftes Abschneiden der Haare in bestimmten Arealen wurde als paranoides Symptom eines hirnorganischen Syndroms (Zerebralsklerose u.a.) beobachtet. Die Störung findet sich bevorzugt bei postklimakterischen Frauen; ähnlich wie beim Dermatozoenwahn das Hautorgan, wird hier das Kapillitium Angriffsziel von Zwangshandlungen. Als Behandlung kommen nur psychiatrische Maßnahmen in Frage.

Zirkumskripte postinfektiöse Alopezien

Sie kommen durch toxische Schädigung der Haarfollikel im Bereich von Impetigo contagiosa, Furunkel, Karbunkel, Erysipel, Mykosen etc. zustande. Sofern es nicht zur Zerstörung der Follikel und damit zur irreversiblen vernarbenden Alopezie kommt, wachsen die Haare nach einigen Wochen wieder. Es handelt sich um eine infektionstoxisch bedingte Matrixdystrophie mit konsekutivem Ausfall der dystrophischen Haare.

Zirkumskripte entzündliche Alopezien

Alopezien kommen in Herden von chronischen entzündlichen Dermatosen vor und sind reversibel, wenn die Dermatose nicht zu Atrophie führt: chronische Ekzeme, atopisches Ekzem, Lichen simplex chronicus, manchmal auch Psoriasis vulgaris. Der physikalische Reiz des ständigen Reibens und Kratzens bei juckenden Dermatosen ist möglicherweise ein den Haarausfall zusätzlich zur Entzündung verstärkender Faktor.

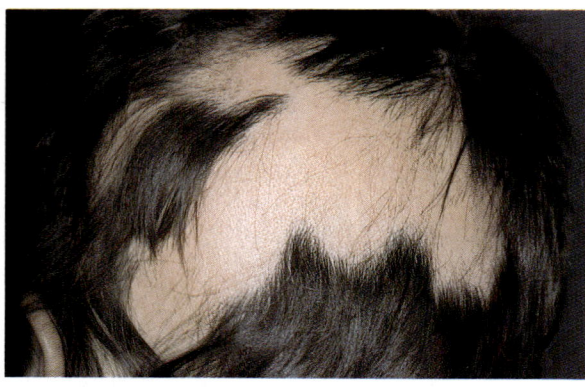

Alopecia areata, zahlreiche Peladehaare

Alopecia areata

Synonyme. Kreisförmiger Haarausfall, „pélade" (frz.).

Definition. Alopecia areata ist ein entzündlicher herdförmiger, meist reversibler Haarausfall unbekannter Ursache.

Vorkommen. Alopecia areata ist häufig; sie ist die wichtigste entzündliche Alopezie. Kinder und junge Menschen sind bevorzugt. Beide Geschlechter sind etwa gleich häufig betroffen, nach einigen Berichten Männer häufiger. In etwa 20% der Fälle kommt die Erkrankung familiär vor, nicht selten bei Atopie.

Ätiologie. Sie ist unbekannt. Eine Anzahl von zumindest mitbedingenden Faktoren wird diskutiert. Für genetische Einflüsse sprechen das familiäre Vorkommen und die Assoziation mit bestimmten angeborenen Erkrankungen wie Trisomie 21 (Down-Syndrom) oder Vogt-Koyanagi-Syndrom. Nach psychischem Streß wurde ebenfalls Alopecia areata beobachtet. Zusammenhänge mit endokrinen Störungen, insbesondere der Schilddrüse, erscheinen nicht gesichert, ebensowenig mit Fokalinfektionen. Neuerdings wird ein latenter Zinkmangel als pathogenetischer Faktor diskutiert. Für bisher nicht klar definierte immunologische Faktoren sprechen einmal die histologisch nachweisbare lymphozytäre Entzündung im Bereich der Haarfollikel, zum anderen die Koinzidenz von Alopecia areata mit Atopie, Urtikaria oder Autoimmunerkrankungen wie Lupus erythematodes chronicus, Vitiligo und perniziöser Anämie, schließlich auch nachgewiesene Defekte der zellulären Immunität. Daß Alopecia areata nicht nur eine umschriebene Erkrankung der Haarfollikel ist, zeigen auch die Nagelwachstumsstörungen.

Pathogenese. Die Alopecia areata ist eine entzündliche Alopezie. Durch eine vorwiegend T-lymphozytäre Entzündungsreaktion im Bereich von Haarbulbus und dermaler Haarpapille werden der Stoffwechsel der haarbildenden Matrixzellen gestört und ihre Mitoseaktivität gehemmt. Es kommt auch zum Sistieren der Melaninbildung. Möglicherweise handelt es sich um den Ausdruck einer autoimmunologisch bedingten Spättypreaktion: eine Art nummuläres Ekzem der Haarfollikel. Die Folgen für die Haarproduktion hängen von der Intensität und Dauer der Schädigung ab. Sie bestehen in bevorzugtem Übergang in die Telogenphase, in Matrixdystrophie oder akuter Matrixdegeneration. Nach Abklingen der Entzündung nehmen die Follikel die Haarbildung wieder auf.

Klinik. Innerhalb eines oder mehrerer scharf begrenzter runder oder ovaler Herde kommt es gewöhnlich ohne subjektive Symptome zu plötzlichem und komplettem Haarausfall, der den Patienten zum Arzt führt. In den haarlosen Bezirken ist die Haut durch den Verlust der Haare und die Verkleinerung der Bulbi etwas eingesunken. Sie ist gewöhnlich elfenbeinfarben, oder es besteht eine geringe entzündliche Rötung. Zeichen von Atrophie fehlen stets; die Follikelmündungen bleiben immer erhalten.

Onychorrhexis

Abnorme Brüchigkeit der Nägel, welche sich in Einreißen, Splitterung oder Spaltung vom freien Nagelrand her äußert. Onychorrhexis kann selten kongenital und familiär vorkommen. Häufig ist sie exogen bedingt: gehäufte Waschprozeduren, Arbeiten in feuchtem Milieu, alkoholische oder fettlösende Flüssigkeiten, zu intensives Maniküren mit häufigen Anwendungen von Nagellackentfernern. Auch bei inneren Erkrankungen kommt Onychorrhexis vor, so bei Hyperthyreose, Vitamin-A- und -B-Mangel oder Unterernährung. Bei Eisenmangel ist Onychorrhexis nicht selten mit Koilonychie verbunden. Auch Calciummangel wurde als Ursache diskutiert. Häufig bleibt die Ursache jedoch unerkannt. Besserung der Onychorrhexis nach Meiden kausaler Faktoren sowie Einfetten und Auftragen eines Nagellacks.

Onycholyse

Partielle Ablösung der Nagelplatte vom Nagelbett ist häufig, totale Ablösung (*Onychomadese*) selten. Hauptsächlich sieht man *Onycholysis semilunaris*. Die Nagelablösung nimmt nicht in jedem Fall vom freien Nagelrand ihren Ausgang. Ein durch Quetschung entstandener Bluterguß unter dem Nagel führt ebenso zur Trennung von Nagelbett und Nagelplatte. Indem der Blutungsraum vorwächst, kommt es schließlich zur Kommunikation mit dem freien Rand. Viel häufiger ist aber die partielle halbmondförmige Nagelablösung vom freien Rand her. Der Nagel erscheint im abgelösten Bereich weiß und ist sonst strukturell nicht verändert. In dem freien Raum zwischen Nagelunterseite und Nagelbett kann sich Hornzellmaterial oder Detritus ansammeln. Onycholysis semilunaris wird häufig bei Menschen gesehen, deren Hände aus beruflichen Gründen (z.B. Hausfrauen) langfristigen Einwirkungen von Wasser, Seifen- oder Detergenslösungen ausgesetzt sind. Der freie Rand unter dem Nagel saugt die Flüssigkeit an und gibt sie nicht wieder frei (Kapillarwirkung). Durch subunguale Mazeration nimmt dann die Nagelablösung ständig zu. Auch in Berufen, bei denen die Nagelkante stark beansprucht wird, sieht man diese Veränderungen.

Verlauf. Die semilunare Ablösung ist die häufigste. Nimmt der Ablösungsprozeß von 2 oder 3 Stellen des freien Raumes seinen Ausgang, so können die zunächst isolierten halbmondförmigen Abhebungen miteinander konfluieren. Dadurch kann der ganze distale Nagelteil losgelöst werden. Seltener schreitet die Nagelablösung in 3–4 mm breiten Straßen oder kanalförmig zur Nagelmatrix hin fort (*Onycholysis canaliformis*).

Differentialdiagnose. Onycholysis psoriatica, Onycholyse durch Onychomykose oder bakterielle Infektion des Subungualraumes.

Therapie. Ursachen beseitigen, Nägel kurz halten. Versuch mit Glukokortikoid-Tinktur (z.B. Betnesol, Volon A).

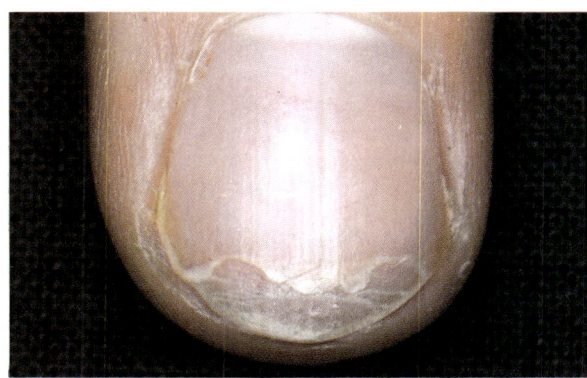

Onychoschisis

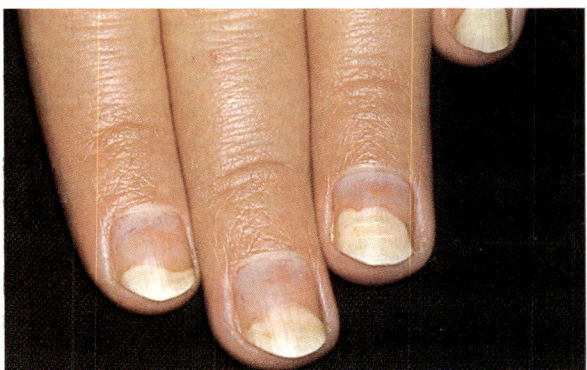

Onycholysis semilunaris

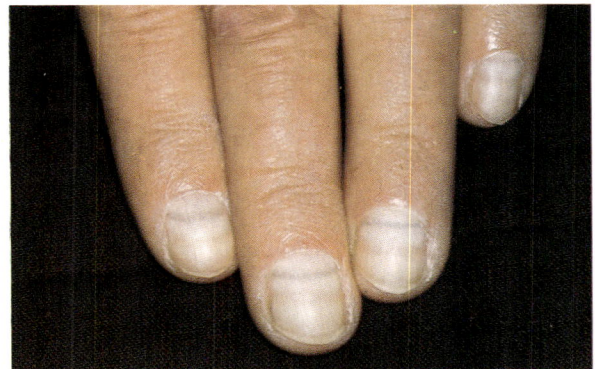

Mees-Streifen

Onychomadose

Bezeichnung für totale Nagelablösung (auch *Onycholysis totalis*). Oft löst sich der Nagel sehr rasch in toto ab, z.B. bei Scharlach, nach Trauma (Hämatom), Entzündungen (Paronychie), Infektionskrankheiten, im Rahmen einer Alopecia areata, bei Lichen ruber, Erythrodermie, phototoxischen Reaktionen (Tetrazykline) oder Lyell-Syndrom.

Onychodystrophie

Sammelbegriff für verschiedene, gemeinsam vorkommende Nagelstörungen wie Nagelplattenatrophie, Nagelplattenverdickung, Koilonychie mit Onychoschisis. Onychodystrophie kommt oft als Teilbild anderer Syndrome vor, wie bei Mees-Streifen und Beau-Reil-Linien. Die bereits 1792 von Reil erkannten, 1846 von Beau erwähnten Streifen wurden 1919 von Mees erneut beschrieben. *Mees-Querbänder* erstrecken sich regenbogenartig quer über die Nägel, während die schneeweißen Striche einer Leukonychie meist nur einen Teil der Nagelbreite einnehmen, oft zugespitzt auf beiden Seiten. Mees-Streifen sind nicht weiß, sondern lunulafarben. Sie beginnen wie die strichförmige Leukonychie zwar gleichfalls an der Basis des Nagels, verlaufen aber nicht konvex über den ganzen Nagel, schieben sich allmählich vor und wachsen am freien Rande aus. Ursprünglich wurden sie nach Arsenvergiftungen (mehrfach erhöhter Arsengehalt des Nagels innerhalb dieser Streifen) gesehen, später auch nach Thallium. Sie sind Folgen einer plötzlichen toxischen Schädigung der Nagelmatrix. Ein Nachschieben von Streifen ohne erneuten toxischen Einfluß sieht man nicht. Auch nach Scharlach, Masern, Typhus u.a. sieht man Mees-Streifen.

Ist die akute toxische Schädigung stärker, kommt es vorübergehend zu einer weitgehenden Hemmung der Nagelbildung infolge Schädigung der Matrixzellen und damit zur Entwicklung der *Beau-Reil-Linien* oder *-Querfurchen*. Für diese ist eine von Rand zu Rand verlaufende, konvex gebogene Rille typisch. Über die Farbveränderung hinaus entsteht eine streifenförmige Einsenkung. Sistiert vorübergehend das Nagelwachstum total, ist der Nagel quer unterbrochen. In schmalem Abstand beginnt neues Nagelwachstum. Ursachen sind toxische Schädigung durch akute Infekte (Scharlach, Masern, Typhus, Grippe, Erysipel, schwere Anginen), toxische Stoffe (Arsen, Thallium, Fluor, Zytostatika), Magen-Darm-Störungen, Hepatitis, Avitaminosen (Pellagra), auch akute Schübe von Dermatosen, wie M. Reiter, systemischer Lupus erythematodes, Psoriasis pustulosa oder akute Erythrodermien. Die Erkennung der Ursache ist nicht immer leicht. Arsenvergiftung ist niemals monosymptomatisch. Das gleiche gilt für Thallium (Haarausfall, Polyneuritis).

Leukonychie

Weiße Nagelflecken sind wahrscheinlich eine der häufigsten Nagelveränderungen. Sie finden sich häufiger bei jüngeren Menschen. Weiße Nagelflecken oder -streifen können umschrieben auftreten oder zu einer totalen Leukonychie führen. Ersteres ist häufig, letzteres selten.

Es ist noch nicht genau geklärt, warum die Flecken weiß erscheinen. Ob es sich dabei um zwischen den Zellen der Nagelplatten eingelagerte Luft handelt, wie behauptet wird, ist unbewiesen. Bekannt ist jedoch, daß auch bei Einrissen am freien Nagelrand die eingerissenen Nagelbereiche weiß aussehen. Vielleicht handelt es sich auch um parakeratotische Korneozyten. Häufig ist Leukonychie auch an manikürten Nägeln zu beobachten. Zurückschieben und Beschneiden des Nagelhäutchens können ihre Entstehung auslösen.

Häufig ist die *Leuconychia punctata*. An einem oder mehreren Nägeln finden sich wechselnd zahlreiche bis stecknadelkopfgroße weiße Flecken. *Leuconychia striata* beginnt regelmäßig an der Lunula. Die Querstreifen wachsen über den Nagel vor, wiederholen sich oft, so daß der Nagel wie getigert aussieht. Die Streifen beschränken sich meist auf einen Teil des Nagels. Auch sind sie verschieden breit, teilweise wolkig weiß, an den Enden zugespitzt. Die Diagnose ist leicht. *Leuconychia totalis* betrifft meist sämtliche Nägel und kommt auch familiär vor. Bei ihnen ist die ganze Nagelplatte gleichmäßig kreidig weiß. Diese Veränderung wird autosomal dominant vererbt. Die Nagelplatten sind so brüchig, daß die freien Nagelkanten kaum das Eponychium erreichen. Viele Patienten weisen außerdem epidermale Zysten auf.

Die *Therapie* der Leuconychia punctata besteht in der Vermeidung mechanisch auslösender Faktoren sowie falscher kosmetischer Eingriffe am Nagelhäutchen.

Muehrcke-Bänder

Die von Muehrcke 1956 beschriebenen weißlichen, paarweise quer über die ganze Nagelplatte verlaufenden und parallel zur Lunula angeordneten Bänder oder Streifen werden als charakteristisches Zeichen bei chronischer schwerer Hypalbuminämie beschrieben. Nicht alle Patienten mit Muehrcke-Bändern haben jedoch eine Hypalbuminämie. Muehrcke-Bänder kommen auch bei zytostatischer Therapie vor.

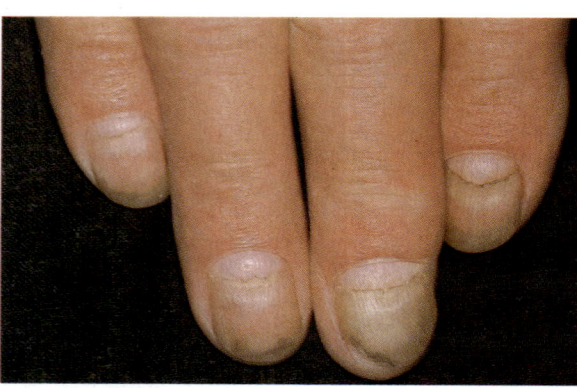

Beau-Reil-Furchen

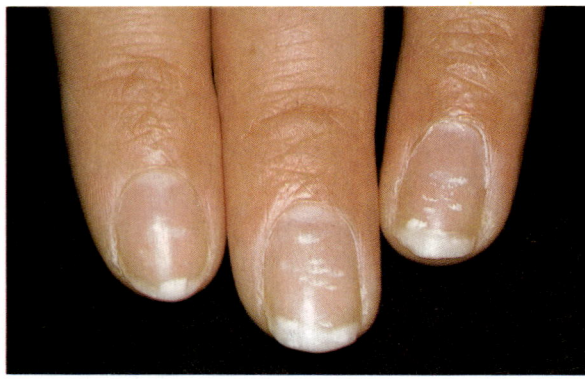

Leuconychia striata

Onychogrypose

Onychogryposis (Krumm- oder Krallnagel) ist eine besonders hochgradige Nagelveränderung. An den Händen wird diese Nagelform selten gesehen, an den Fußnägeln, vor allen Dingen an der großen Zehe, häufig. Bei sehr vielen Menschen stellen sich mit zunehmendem Alter mehr oder weniger hochgradige Deformierungen der Nägel ein. Typisch für Krallennägel sind abnorme Form, Verdickung und Verhärtung der Nagelsubstanz mit Abweichung von der Wachstumsrichtung. Während normalerweise der Nagel nur schwach gebogen und dem Nagelbett angeschmiegt ist, richtet sich der Krallennagel bereits in der Matrix auf, so daß er schräg nach oben vorwächst. So entsteht unter dem Nagel ein leerer Raum, in dem sich eine mächtige, subunguale, aufgequollene und erweichte Hyperkeratose ausbildet. Über diese muß der Nagel hinweg wachsen, was nur möglich ist, wenn er sich krallenförmig rundet. Aber nicht nur nach der Längsrichtung, auch nach beiden Seiten hin muß der Nagel sich krümmen; dadurch entsteht ein halbkreisförmiger Tunnel, der mit Hornmassen vollgestopft ist. Oft verliert der Nagel hierbei seine Richtungsorientierung, so daß er nach der einen oder anderen Seite bogenförmig abweicht. Der Krallennagel ist dick und hart; ein Beschneiden des Nagels ist manchmal kaum möglich.

Pathogenese. Der ständige Schuhdruck auf den Nagel ist verantwortlich zu machen. Der Druck vertieft das Nagelbett muldenförmig und regt die Produktion subungualer Hornzellen an. Am leichtesten geschieht dies an dem druckexponierten Nagel der großen Zehe. Hinzu kommt der mazerierende Einfluß des Fußschweißes auf die Nagelsubstanz. Die Nagelplatte ist selten von Pilzen durchsetzt. Fördernd wirken außerdem Anomalien der Fußstellung wie Hallux valgus oder chronische venöse Insuffizienz mit ihren lokalen Stauungsphänomenen. Nicht erklärbar sind die seltenen Krallennägel an den Händen.
Bei Ichthyosis hystrix und anderen epidermalen Dysplasien kann Onychogrypose Teilerscheinung der hereditären Verhornungsanomalie sein.

Therapie. Man schleift Krallennägel mit einer rotierenden Fräse bis zur Normalform eines Nagels ab und hält diesen Zustand aufrecht. Sonst Extraktion des Nagels und chirurgische Verödung des ganzen Nagelbettes einschließlich der Nagelmatrix.

Onychauxis

Hierunter versteht man eine alleinige Hypertrophie des Nagels, während bei Onychogrypose Verlängerung und Verkrümmung des Nagels hinzu kommen.

Onychoatrophie

Unter dieser Bezeichnung wird eine Reihe von Mißbildungen des Nagels mit gestörter Entwicklung der Nagelplatten zusammengefaßt. Zu Onychoatrophie gehören kleine, dünne, teilweise mißgebildete Nägel. Onychoatrophie kommt bei arteriellen Durchblu-

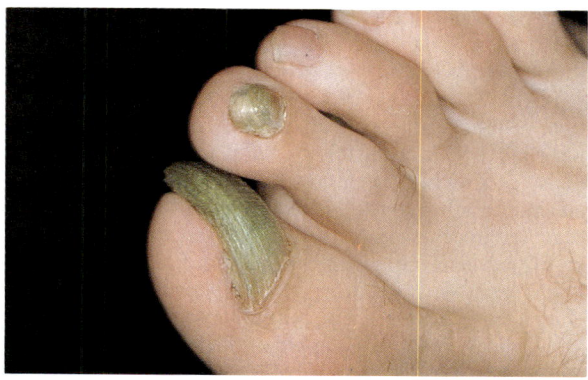
Onychogrypose

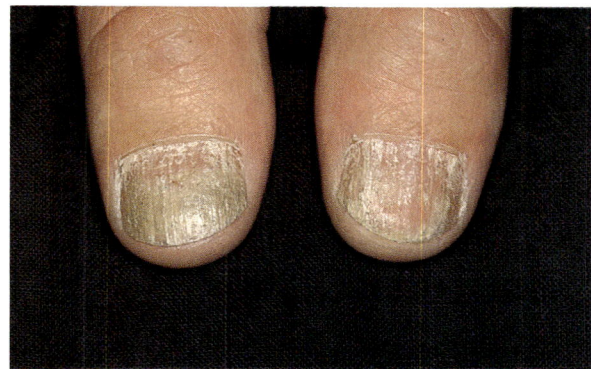
Trachyonychia idiopathica

tungsstörungen, Thrombangitis obliterans und M. Raynaud, Hyperthyreose, neurologischen Erkrankungen, Kachexie etc. vor. Nagelatrophie ist auch bei Trachyonychie zu beobachten.

Trachyonychie [Alkiewicz 1950]

Die Oberfläche der Nägel ist rauh, wie gepunzt und aus feinen, sich abschuppenden, doldenähnlichen Hornlamellen aufgebaut. Trachyonychie kommt bei Störungen der Nagelmatrix und des Nagelbettes vor, wobei histologisch eine spongiotische Dermatitis mit schlotartiger Parakeratose der Nagelplatten vorliegt. Trachyonychie tritt bei manchen Menschen an allen Nägeln auf: *20-Nägel-Dystrophie*.
Verschiedene Grundkrankheiten können sich hinter einer Trachyonychie verbergen: Psoriasis vulgaris, Lichen ruber planus, Alopecia areata oder atopisches Ekzem. Können alle diese Faktoren ausgeschlossen werden, spricht man von *Trachyonychia idiopathica*. Gegebenenfalls ist eine Nagelbiopsie vorzunehmen.

Großzehennageldystrophie der Kindheit
[Samman 1978]

Synonym. „Great toe nail dystrophy" (engl.).

Es handelt sich hierbei um angeborene oder frühkindlich erworbene, vermutlich permanente Nagelveränderungen, die bei Kindern beobachtet werden und eine gewisse Ähnlichkeit zur Onychogrypose erkennen lassen. Die Nagelplatten der Großzehen, nicht immer beidseits, sind hierbei graugelb verfärbt, sowohl in der Längs- als auch in der Querachse vermehrt gekrümmt, so daß sie verdickt wirken, ohne wirklich hypertrophisch zu sein. Die Nagelform ist nicht rechteckig, sondern nach distal trapezförmig zulaufend, abgerundet. Die Nägel sind kürzer als normal, lediglich im proximalen Drittel des Nagelbetts in einem dreieckig konfigurierten Feld angeheftet. Die Wachstumsrichtung ist im Gegensatz zur Onychogrypose normal; die Nägel wachsen aber kaum. Die Ursache der Störung ist unbekannt.

Therapie. Nicht möglich.

Nied- oder Neidnägel

Der Ausdruck kommt aus dem Niederdeutschen. Man blickt mit „Neid" auf diese; sie lenken die Aufmerksamkeit auf sich. Das normalerweise der Nagelplatte fest anliegende Nagelhäutchen wird teilweise angehoben. Zwischen dem festsitzenden und abgeschobenen Teil entsteht ein Riß, der sich in den Nagelfalz fortsetzt und schmerzt. Diese Risse sind auch Eintrittspforten für Infektionen wie bakterielle akute Paronychie oder Verrucae vulgares. Die Therapie besteht aus Rückschieben und Beschneiden des gesamten Nagelhäutchens, notfalls Einfetten mit Salben (Kytta-Nagelsalbe, Linola Fett, Lipocreme Cordes) und Pflasterverband.

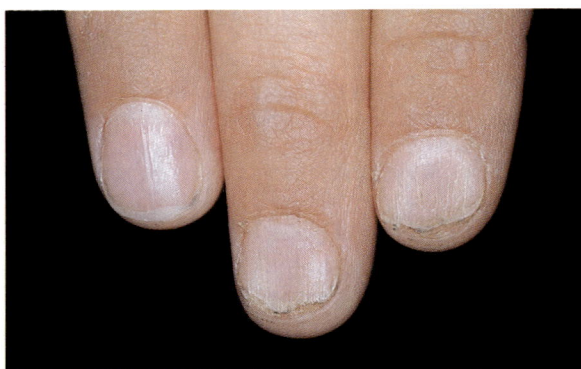

Koilonychie

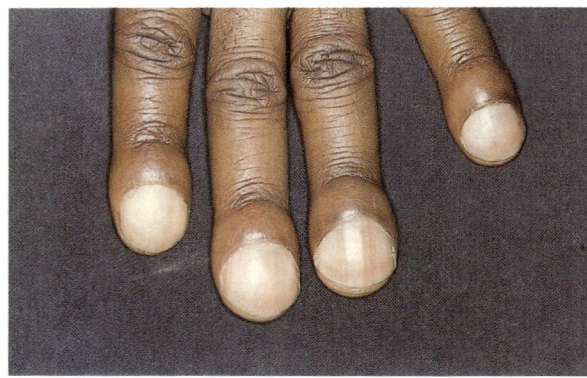

Trommelschlegelfinger

Kantennagel

Die Nagelplatte besitzt gradlinige Längskanten mit Aufgliederung des Nagels in 3 Flächen.

Platonychie

Eine flache, also weder konkav noch konvex gebogene Nagelplatte, oft mit Hyperkeratose unter dem zentralen Teil der Nagelplatte.

Koilonychie

Diese von Heller 1898 beschriebene konkave oder löffelartige Einsenkung der Nagelplatte (Löffelnagel) nimmt in ausgeprägten Fällen fast die ganze Nagelplatte ein, ist aber nach dem freien Rand hin verschoben. Die löffelartige Form betrifft mehrere, selten sämtliche Nägel. An Fußnägeln kommen Löffelnägel seltener vor. Oft ist die Nagelplatte dünn und neigt zur Aufsplitterung am freien Rand (Onychorhexis).

Löffelnägel finden sich am häufigsten in Verbindung mit Eisenmangelanämie, wobei der Cysteingehalt in der Nagelsubstanz besonders niedrig ist. Andere Formen von Koilonychie werden autosomal-dominant vererbt. Ferner kommen diese Nagelveränderungen bei Raynaud-Syndrom vor. Schließlich gibt es Löffelnägel als Folge von mechanischen Ursachen, besonders Arbeiten in feuchtwarmem Milieu, durch langen Kontakt mit Waschmitteln und Chemikalien sowie als Folge wiederholter Traumen (Automechanikernägel oder Rikschafahrer-Nägel).

Therapie. Liegt eine Eisenmangelanämie zugrunde, bilden sich die Löffelnägel nach entsprechender Behandlung rasch zurück. Sonst müssen auslösende mechanische Faktoren gemieden werden; auch Nagellack hält Mazeration und Nagelerweichung zurück.

Uhrglasnägel und Trommelschlegelfinger

Die Endphalangen der Finger sind bei Trommelschlegelfingern kolbenförmig aufgetrieben, sehen also aus wie Trommelschlegel. Die Folge ist eine Veränderung der Nagelform. Der Nagel ist im ganzen vergrößert, rundlich, und nach allen Seiten stärker konvex geformt (Uhrglasnägel). Man führt diese kolbenförmige Auftreibung der Endphalangen auf eine Hyperplasie des subkutanen Gewebes und der Kapillaren zurück. Nur die Weichteile sind vermehrt, eine Knochenhyperplasie fehlt. Das Zustandekommen dieser Erkrankung ist nicht geklärt.

Trommelschlegelfinger können vererbt sein. Am häufigsten kommen sie jedoch bei Erkrankungen der Lungen vor (Tuberkulose, Bronchiektasien, verschleppte Pneumonie, Emphysem, Lungentumor), ebenso bei Herz- und Kreislaufstörungen. Auch bei Leberkrankheiten (wie Leberzirrhose), innersekretorischen (Hyperthyreose) und neurologischen Erkrankungen wurden sie beobachtet, ferner bei M. Crohn und Colitis ulcerosa. Da aber selbst die Beziehungen zu pulmonalen oder kardialen Erkrankungen keines-

wegs konstant sind, kommt ihnen eine größere pathognomonische Bedeutung nicht zu.
Pathogenetisch denkt man an das Wirksamwerden von Mediatoren auf die arteriovenösen Anastomosen im Fingerspitzenbereich mit Transsudation von Serumbestandteilen in das Interstitium, ausgelöst durch Organerkrankungen.

Uhrglasnägel sind auch Leitsymptom der **Pachydermoperiostosis** (Touraine-Solente-Golé-Syndrom); das sich ausschließlich beim männlichen Geschlecht zwischen dem 2. und 3. Lebensjahrzehnt entwickelt und gekennzeichnet ist durch wulstige Hautverdickungen im Sinne der Cutis verticis gyrata an Kopf, Palmae und Plantae, symmetrische Hyperostose der Akren mit keulenförmiger Verdickung der Endphalangen von Finger und Zehen sowie Talgdrüsenhyperplasien. Man vermutet endokrine Funktionsstörungen.

Fingerhutnagel

Grübchenförmige Defekte in der Nagelplatte, ähnlich wie bei Tüpfelnägeln. Die Vertiefungen sollen durch lokalisierte, parakeratotische Hornzellansammlungen bedingt sein, die sich leichter von der übrigen gesunden Nagelplatte herauslösen.

Unguis in turriculo (Röhren- oder Turmnagel)

Röhrenförmige in der Längsrichtung der Nagelplatte, oft von proximal nach distal zunehmende Verformung an Hand- und Fußnägeln. Röhrennägel kommen spontan, etwas häufiger nach Nagelerkrankungen vor. Der seitliche Nagelrand gräbt sich dabei in das Nagelbett ein. Subunguale Hyperkeratosen kommen hinzu. Die Therapie erfolgt durch Anpassen einer Metallnagelspange zur Regulierung der übermäßigen Nagelkrümmung oder Abfräsen der medialen Nagelplattenzone fast bis auf das Nagelbett, so daß die überhöhte konvexe Spannung durchbrochen und eine Abflachung der Nagelplatte ermöglicht wird.

Pincer-nail-Syndrom
[Cornelius und Shelley 1968]

Definition. Spezielle idiopathische schmerzhafte Nagelverformung bei Erwachsenen.

Ätiopathogenese. Unbekannt.

Klinik. Vor allem an Großzehen- und Daumennägeln vorkommende Veränderung bei älteren Erwachsenen. Durch zunehmende Querverbiegung der Nägel schneiden die seitlichen röhrenförmigen Nagelränder wie Klauen einer Zange (Pincer) in das Nagelbett ein und verursachen starke Schmerzen. Auch entzündliche Reaktionen im Paronychialraum sind nicht selten. Es kann bei längerer Dauer zur Rarefizierung der Knochenendphalangen und zu einer Osteoarthritis der Endgelenke kommen.
Frauen erkranken bevorzugt. Vielfach bestehen auch Deformierungen der Füße wie Hallux valgus. Die Ursache ist ungeklärt.

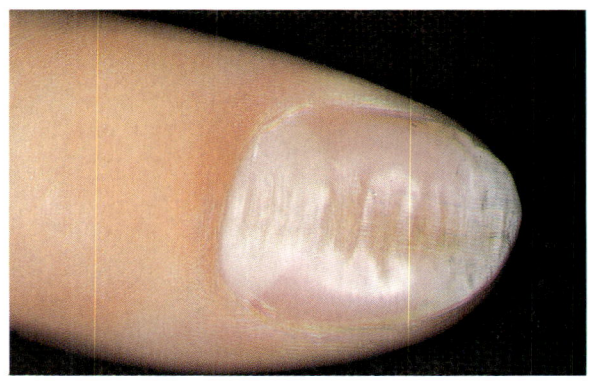

Onychodystrophia canaliformis mediana

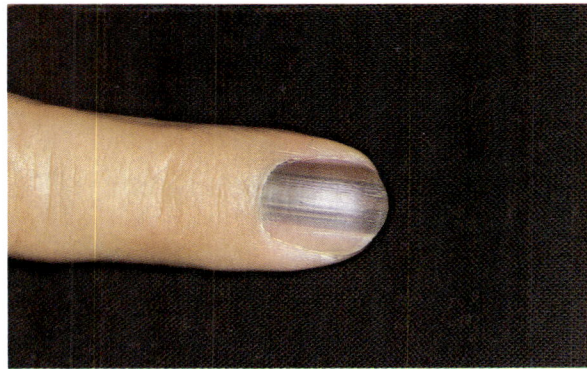

Naevus pigmentosus

Differentialdiagnose. Diese hat die angeborenen Röhrennägel *(Unguis in turriculo)* zu berücksichtigen. Zumeist sind alle Nägel betroffen.

Therapie. Es empfiehlt sich bei schweren Formen Entfernung des Nagels und Verödung des Nagelbettes.

Onychodystrophia mediana canaliformis

Eine longitudinal verlaufende Grube, Kerbe oder ein vollständiger rohrartiger Kanal verläuft von der Matrix bis zum freien Nagelende. Ein oder mehrere Nägel können befallen sein, zumeist ist jedoch der Daumen betroffen. Angeborene Defekte, Traumen und Entzündungen im Matrixbereich sind die Ursache.

Pigmentveränderungen und Verfärbungen

Pigmentveränderungen können auf, in und unter der Nagelplatte vorkommen.
Braune Verfärbung des Nagels in Form eines longitudinalen Nagelbandes ist bei stark pigmentierten Rassen (Negern) nicht ungewöhnlich. Ein oder mehrere Bänder können gleichzeitig an mehreren Nägeln auftreten. Bei Angehörigen der weißen Rasse deuten striäre Nagelpigmentierungen auf einen Nävuszellnävus (Melanin) oder auf ein malignes Melanom vom akrolentiginösen Typ in der Nagelmatrix hin.

Erkrankungen der Nägel

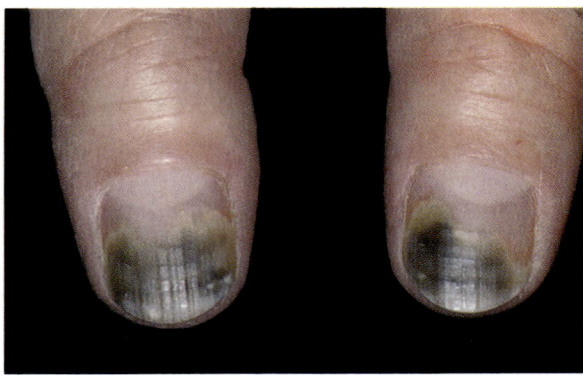

Dyschromasie mit Onycholyse durch Pyocyaneusinfektion

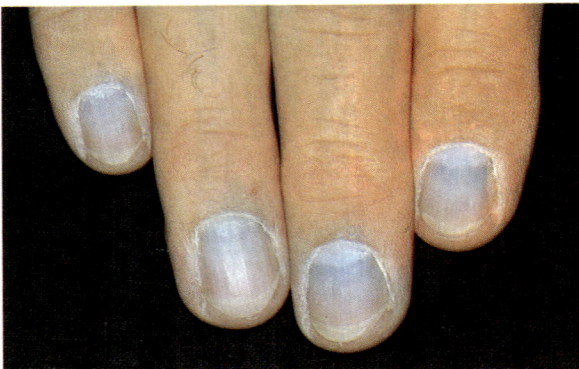

Argyrose, silberblaue Nägel

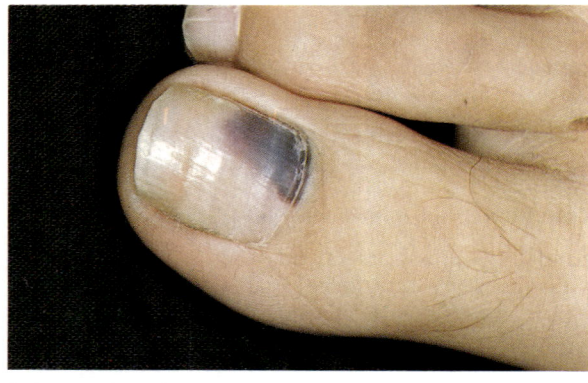

Subunguales Hämatom

Diffuse bräunliche Pigmentierung der Nägel durch Melanineinlagerung kommt bei M. Addison und diffuser Melanose bei malignen Melanomen vor. Exogene Verfärbung kommt durch Imbibierung (Cignolin, $KMnO_4$, Huminsäuren, Argentum nitricum, Pikrinsäure, Salpetersäure, Filmentwickler, Blei in Hebra-Salbe etc.) vor. Nur die oberflächlichsten Korneozytenlagen sind betroffen, ein Strich mit einer Nagelfeile deckt die Imbibierung auf.

Grünlich-schwärzliche oder *bräunliche Pigmentierungen* kommen durch eine Taschenbildung zwischen Nagelplatte und Nagelbett (Onycholyse) und Retention farbstoffbildender Bakterien, beispielsweise Pseudomonas aeruginosa (Pyocyaneus), und Pilzen (Schimmelpilze) zustande.

Bläuliche Verfärbung der Nagelbetten, besonders im Lunulabereich und vorwiegend an den lichtexponierten Fingernägeln, kaum an den Fußnägeln, deutet auf eine Argyrose hin („*silver-blue nails*"). Silberhaltige Medikamente bei Rollkuren zur Behandlung des Ulcus ventriculi sowie silberhaltige Adstringenzien und Nasentropfen sind auslösende Ursachen. Ferner kommt es bei M. Wilson (Kupfer), Ochronose (Homogentisinsäure) oder Hämochromatose (Hämosiderin und Melanin) zu diffuser *dunkler* Pigmentierung.

Medikamentös induziert sind ferner Pigmentierungen nach Verabreichung von Antimalariamitteln (Chloroquin), Gold (Chrysiase), Quecksilber (Hydrargyrose) oder Phenolphthalein (fixes Arzneiexanthem, Hämosiderin und Melanin).

Physikalische Faktoren wie Röntgenstrahlen (Röntgenmelanonychia) und Trauma (subunguales Hämatom) können ebenfalls dunkelpigmentierte Nagelveränderungen auslösen.

Schließlich kommt eine *bläuliche* Verfärbung durch Zyanose, bei kardiovaskulärer Insuffizienz oder Methämoglobinbildung bei DADPS-Therapie vor.

Halb-und-halb-Nägel [Beau 1963]

Synonym. Azotämische Onychopathie.

Rot-braune Verfärbung der distalen und weißlichen Farbe des proximalen Nagelanteils an Fingern und Zehen. Urämische Paienten weisen diese Nagelveränderung auf, die auch unter ausreichenden Dialysebedingungen bestehen bleibt (s.S. 696).

Bei *umschriebenen,* teilweise auch *druckschmerzhaften Nagelbettverfärbungen* ist an Angiom, Granuloma teleangiectaticum, Keratoakanthom, Glomustumoren, Enchondrome, mukoide oder epidermale Zysten und auch an subunguale Verrucae vulgares zu denken. Subunguale Warzen, oft an mehreren Fingern gleichzeitig, sind äußerst druckschmerzhaft und berührungsempfindlich, beginnen mit einer gelbbraunen Makula, ähnlich wie ein psoriatischer Ölfleck, und können bis zu erbsengroßen, keratotisch zerfallenden Papillomen im Nagelbett heranwachsen und sekundär die Nagelplatte abheben. Nagelplattenzerstörung, subunguale Hyperkeratosen und druckbedingte Knochenusuren der Endphalanx kommen hinzu. Der Verlauf ist chronisch, oft jahrelang.

Angeborene Nagelveränderungen

Angeborene Nagelveränderungen kommen selten isoliert, häufiger im Rahmen eines Syndroms vor.

Isolierte Nagelveränderungen

Digitus supranumeralis

Dies bedeutet überzähliger Finger. Selten bei der weißen Rasse, häufiger bei Negern, kommen rudimentär überzählige Finger, meist an den distalen Gelenkabschnitten vor. Die Entwicklungsanomalie reicht dabei von Rudimenten mit angedeuteter Nagelplatte bis zur vollständigen Ausbildung ganzer Fingerabschnitte mit Knochen, Knorpel, Gelenkspalt und Nagelplatte. Auf der Hautoberfläche ist das typische Fingerleistenmuster erhalten; histologisch sind longitudinal verlaufende Nervenfasern, evtl. Skelettstrukturen diagnostisch bedeutsam.

Davon sind *erworbene digitale Fingerfibrome* abzugrenzen. Sie haben kein Fingerleistenmuster, keine Nagelplatte und histologisch keine Nervenstränge.

Rackettnägel

Synonyme. „Nail en raquette", Tennisschlägernägel.

Die Endphalanx ist verkürzt, oft auch gering verbreitert. Die Nagelplatte ist ebenfalls verkürzt und hat eine quergestellte Form. Häufig sind nur die Daumen befallen. Die Vererbung ist autosomal dominant. Die Nagelanomalie kommt häufiger beim weiblichen Geschlecht vor. Sie wird vielfach nicht diagnostiziert, hat keinen Krankheitswert, wirkt höchstens kosmetisch störend und dadurch seelisch belastend.

Nagelanomalien in Verbindung mit anderen Symptomen

Ektodermale Dysplasie

Besonders bei der anhidrotischen Form dieses Syndroms (autosomal-dominant) sind die Nagelplatten dünn, wachsen nur langsam und reichen oft nicht bis an die Fingerkuppe heran. In vielen Fällen fehlt die Nagelplatte vollständig.

Pachyonychia congenita
[J. Jadassohn und Lewandowsky 1906]

Synonyme. Pachyonychia ichthyosiformis, Polykeratosis congenita (Touraine).

Definition. Hereditäre ektodermale Dysplasie mit krallenartiger Verdickung der Nägel und anderen Verhornungsstörungen an Haut und Haaren, Schleimhäuten und Kornea.

Vorkommen. Extrem selten, geringe Androtropie. Wahrscheinlich werden die Nagelveränderungen autosomal-dominant vererbt. Isoliert vorkommende Fälle sprechen für rezessive Vererbung oder auch Spontanmutation.

Ätiologie. Unbekannt.

Pathogenese. Erbliche Störung der Verhornung mit Proliferationskeratose (im Sinne von Ortho- und Parakeratose). Nicht selten auch follikuläre Verhornungsstörungen.

Klinik. Die klinischen Symptome sind durch Erscheinungen an Nägeln, Haut, Schleimhäuten und Kornea charakterisiert. Nicht selten finden sich allerdings auch Störungen des Knochenwachstums, vorzeitige Dentition und Intelligenzdefekte.

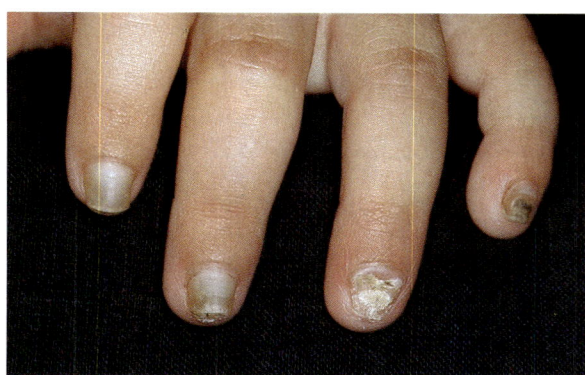

Pachyonychia congenita

Nagelveränderungen. Typisch sind onychogryposeartige krallenförmige Nagelverdickungen an sämtlichen Finger- und Zehennägeln. Sie sind angeboren. Die harten und verdickten Nägel wachsen schräg nach distal und oben.

Hautveränderungen. Diese entwickeln sich meist während oder nach der Kindheitsphase in Form inselförmiger oder streifiger Keratosen an den Palmae, weniger an den Plantae, oft verbunden mit Hyperhidrose. Hinzu kommen follikulär gebundene, entzündlich gerötete oder keratotische Veränderungen an den Zehen und den angrenzenden Partien der Fußsohle oder Ferse sowie an Ellbogen und Knien, selten in der Axillar- oder Genitalregion. Es bestehen eine starke Sebostase und verschiedene Grade von ichthyotischen Hautveränderungen an der übrigen Haut.
An der Haut kann es zu Blasenbildung kommen, die sich sekundär wieder durch Regeneration zu kallösen Hyperkeratosen entwickeln.

Mundschleimhautveränderungen. Diese manifestieren sich an der Zunge, an den Mundwinkeln oder an der Mundschleimhaut sowie am Kehlkopf (chronische Heiserkeit) in Form weißlicher, teils streifiger, teils plaqueförmiger Veränderungen. Trockenheit der Nase deutet auf ähnliche Veränderungen an der Nasenschleimhaut hin.

Augenveränderungen. Sie äußern sich am häufigsten infolge von Dyskeratose durch Verdickung und Trübung der Hornhaut, die sich bis zur Blindheit steigern kann. Auch Katarakte wurden beobachtet.

Assoziierte Symptome. Spina bifida occulta, intestinale Divertikulitis, Herzanomalien und übertriebene Beweglichkeit der Gelenke wurden beschrieben.

Histopathologie. Die Hauterscheinungen sind charakterisiert durch Akanthohyperkeratose, Parakeratose und Dyskeratose mit Ödem in der Epidermis, unregelmäßiger Anordnung der Basalzellen und geringer perivaskulärer Entzündung im oberen Korium.

Verlauf. Die Patienten machen meist eine normale Entwicklung durch, sind aber durch ihre Veränderungen im Gehen, bei der Handarbeit sowie beim Sehen manchmal erheblich behindert.

Diagnostische Leitlinien. Führendes Symptom ist die Pachyonychie an allen Nägeln seit Geburt.
Je nach der Ausprägung der Erkrankung hat man verschiedene Typen abgegrenzt:
- Typ I: Nagelveränderungen mit Palmoplantarkeratosen und Keratosis follicularis am Stamm,
- Typ II: Manifestation vom Typ I mit Schleimhautbeteiligung (sog. Typus Riehl),
- Typ III: Typ I und Korneaveränderungen.

Ob es berechtigt ist, diese Klassifikation vorzunehmen, ist noch nicht sicher. Am häufigsten kommt Typ II vor.

Differentialdiagnose. Die Erkrankung ist gegenüber anderen ektodermalen Dysplasiesyndromen abzugrenzen.

Therapie
Innerlich: Die Behandlung ist nur symptomatisch, weil der Stoffwechseldefekt nicht bekannt und nicht behandelbar ist. Früher hat man Vitamin A oral (Arovit 300000 E tgl.) unter entsprechender Stoffwechselkontrolle empfohlen. Heute kommt aromatisches Retinoid (Tigason) in Betracht.
Äußerlich: Die verdickten krallenförmigen Nägel können mit einer Fräse selbst abgeschliffen werden, womit dem Patient geholfen wird. Sonst bleibt nur die totale Entfernung des Nagels mit Nagelbett. Eine Amputation der distalen Phalangen scheint nicht gerechtfertigt. Im übrigen ist die Anwendung örtlicher keratolytischer Maßnahmen (salicylsäurehaltige Salben, Guttaplast, Hornhauthobel) zu empfehlen.

Nagel-Patella-Syndrom
[Chatelain 1824, Little 1897, Trauner und Rieger 1925, Turner 1933, Kieser 1939]

Dieses Syndrom besteht aus Onychodystrophie (Anonychie, Onychoschisis), Aplasie oder Hypoplasie der Patella, Hypoplasie des Radiusköpfchens und Subluxation des Radius, Verhornungsstörungen an den Hüftknochen („iliac horns"), Nierenanomalien und palmoplantarer Hyperhidrose. Die Vererbung ist autosomal-dominant.

Assoziierte Befunde beim Nagel-Patella-Syndrom
(* Diagnostisch wichtige Befunde)

Nagelorgan
* Anonychie
* Hyponychie
  Onychoschisis
* Dreieckige Lunula

Urogenitalsystem
  Nierendysplasien
  Ureterduplikation
  Nierenversagen
  Nephrotisches Syndrom
  Goodpasture-Syndrom
  Chronische Pyelonephritis

Augen
* Heterochrome Iris
  Glaukom
  Mikrokornea

Orthopädische Befunde
* Bilaterale posteriore Iliakalhörner
* Hyperplasie von Capitulum und Radiusköpfchen
* Patellaaplasie
* Patellahypoplasie oder Patellasubluxation
  Skapulahypoplasie
  Skoliose
  Genu valgum
  Pes equinovarus
  Hypoplastische laterale Humerusepikondylen

Pterygium inversum unguis
Seltene, gelegentlich familiär vorkommende Veränderung, oft an den Fingernägeln. Der subunguale Sulkus geht verloren, das hyponychiale Gewebe wird prominent und kann bis auf die Fingerkuppen übergreifen. Die Veränderung ist häufig schmerzhaft.
Als Hyponychium wird in der deutschsprachigen Literatur das gesamte Nagelbett vom distalen Ende der Nagelmatrix bis zum freien Nagelrand, in der angloamerikanischen Literatur jedoch nur die distale Zone des Nagelbettes bezeichnet. Dieser Bereich entspricht dem Sohlenhorn der Paar- und Einhufer.

Pterygium-inversum-unguis-artige Veränderungen können auch bei progressiver systemischer Sklerodermie vom akralen Typ vorkommen.

Nagelveränderungen bei Hautkrankheiten

Viele Dermatosen gehen mit charakteristischen Nagelveränderungen einher, die dem Ausbruch der Krankheit vorausgehen oder nachfolgen können, selten auch als isolierter Befund erhoben werden.

Ekzem. Allergische Kontaktekzeme, atopische Ekzeme und kumulativ-toxische Hand- und Fußekzeme haben sehr häufig Nagelveränderungen zur Folge. Sobald der proximale und der seitliche Nagelfalz und die Nagelmatrix vom Ekzem mitbefallen werden, resultieren mannigfaltige Nageldeformitäten: unregelmäßige Nageloberfläche mit Rillen, Furchen, Tüpfeln, Aufsplitterungen, Verdickung der Nagelplatte, Onycholyse, Farbveränderungen etc. Man spricht von *Ekzemnägeln*.
Bei entsprechender Therapie der Grundkrankheit bilden sich wieder normal geformte Nagelplatten.

Psoriasis. Tüpfel (Grübchen), Ölflecke, Onycholyse, Onychodystrophie, Krümelnägel und andere Manifestationen sind typisch. Daher sollte bei solchen Veränderungen stets nach Psoriasis der Haut gesucht werden. Auch die Acrodermatitis continua suppurativa (Hallopeau), eine besondere Form der Psoriasis pustulosa, tritt mit schwersten Nagelveränderungen auf. Trachyonychie kann ebenfalls durch Psoriasis bedingt sein (s.S. 689).

Alopecia areata. Feine Grübchen (Tüpfel), Längsrillen und dachziegelartig aufgerauhte Oberflächenstruktur sind für diese Erkrankung oft pathognomonisch. Leukonychie, Onycholyse, Trachyonychie und Onychomadese sind seltenere Zeichen bei Alopecia areata. Eine gefleckte Lunula („Mondflecke") kommt durch das fleckförmige Fehlen der grauweißen Lunulafärbung zustande.

Lichen ruber. Die Diagnose Lichen ruber planus sollte nicht ohne Nagelinspektion gestellt werden, da hier nicht selten sehr eindrucksvolle Veränderungen gefunden werden. Die Nagelmatrix kann ebenfalls bei Lichen ruber betroffen sein. Es kann zu Onychorrhexis, Querstreifen, Trachyonychie und schließlich zum Verlust eines, mehrerer, selten aller Finger- und Fußnägel kommen. Bleibende sekundäre Anonychie mit vollständiger Atrophie des Nagelbettes und pterygiumartig (zipfelförmig) ausgezogenen Nagelhäutchen sind die Folge.

Zinsser-Cole-Engman-Syndrom (Dyskeratosis congenita). Auch hier kommen pterygiumartige irreversible Nagelbettatrophien mit vollständigem Verlust der Nagelplatten vor.

Epidermolysis bullosa dystrophica. Viele oder alle Nägel gehen unter Hinterlassung von Narben im Verlauf dieser dystrophischen Epidermolysen zugrunde.

Lyell-Syndrom. Die medikamentös bedingten Formen können perakut zum Abfallen (Onychomadese) aller Nagelplatten führen. Die Nägel können nach Überstehen der Erkrankung wieder normal nachwachsen, oder es entwickelt sich eine Onychoatrophie.

Dermatitis herpetiformis und Pemphigus vulgaris. Sie können bei subungualem Blasensitz ebenfalls Ablösung der Nägel bedingen, die nach Abheilung der Grundkrankheit im Nagelbett bzw. der Nagelmatrix wieder nachwachsen.

Morbus Darier. Viele Patienten mit dieser Genodermatose zeigen typische Nagelveränderungen mit longitudinal ausgerichteten weißen Streifen, oft mehreren in einer Nagelplatte, die proximal über die Lunula hinweggehen. Die hellen Streifen können auch dunkler werden. Wo die streifenförmige Nagelanomalie an den freien Nagelrand kommt, entsteht eine V-förmige subunguale Hyperkeratose. Gelegentlich kann der Nagel auch durch subunguale Hyperkeratosen grotesk verdickt sein.

Lupus erythematodes, Dermatomyositis und andere Autoimmunkrankheiten. Diese zeichnen sich durch rot-violette Verfärbung im Bereich des proximalen Nagelfalzes mit ampullenartigen Teleangiektasien

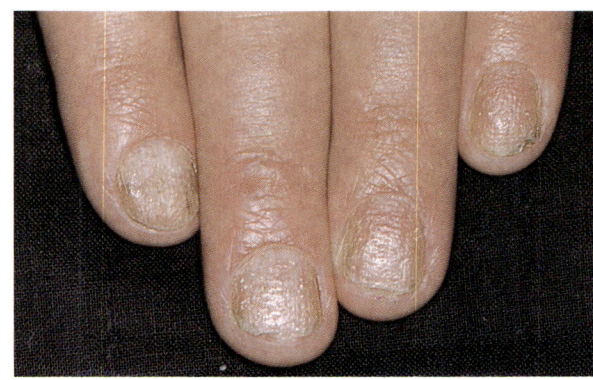

Alopecia areata, Nagelveränderungen

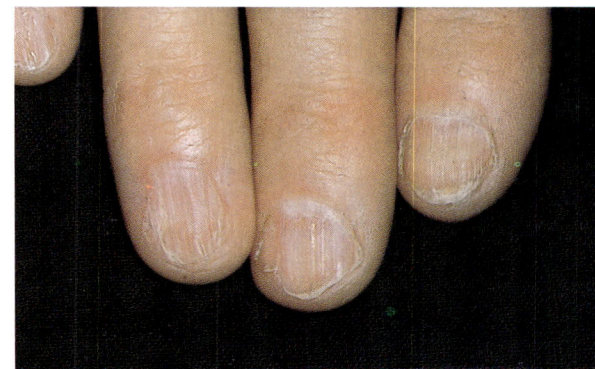

Lichen ruber planus, Nagelveränderungen

aus, die häufig druckschmerzhaft sind. Auch an der Nagelplatte kommen Störungen wie Streifenbildung, Brüchigkeit etc. hinzu.

Pityriasis rubra pilaris. Psoriasisartige, teils massive subunguale Hyperkeratosen, mit Abhebung der gesamten Nagelplatte können vorkommen.

Erkrankungen aus der Gruppe der Ichthyosis sowie Radiodermatitis haben wechselnde Hyperkeratosen, Nagelplattenbrüchigkeit, Pigmentstörungen etc. zur Folge. Die Nagelveränderungen wechseln mit dem Verlauf der Grundkrankheit.

Nagelveränderungen und Allgemeinerkrankungen

Raynaud-Krankheit. Dünne, spröde und brüchige Nägel, Längsstreifen, Koilonychie und viele andere Zeichen können bei dieser Gefäßerkrankung auftreten.

Sklerodermie. Durch die Rückbildung der Fingerkuppenweichteilpolster wölbt sich der distale Nagelplattenanteil krallenartig vor, das Hyponychium ist nicht selten besonders deutlich ausgeprägt. Dadurch entsteht eine Pseudoatrophie der Fingerbeeren. Angiektasien am Nagelfalz kommen hinzu.

Yellow-nail-Syndrom (Syndrom der gelben Nägel) [Samman und White 1964]. Seltenes, jedoch sehr einprägsames Syndrom. Die Nagelplatten sind verdickt, gelblich oder gelblich-grünlich verfärbt und wachsen nur langsam; manchmal sistieren sie vollständig im Wachstum. Die Lunula ist nicht mehr sichtbar. Im Laufe der Erkrankung kommt eine Onycholyse hinzu, die peripher beginnt. Assoziierte Syndrome sind chronische Bronchitis, Bronchiektasen und Veränderungen an den Lymphgefäßen. Das Yellow-nail-Syndrom kann nach jahrelangem Verlauf wieder verschwinden, die Nägel wachsen dann spontan weiter. Inwieweit die anderen Symptome sich gleichzeitig zurückbilden, ist nicht sicher bekannt.

Ungues hippocratici. *Uhrglasnägel* bei chronischer Lungenerkrankung wurden bereits erwähnt.

Magen-Darm-Erkrankungen. Häufig fehlen bei Leberzirrhose, Sprue, Colitis ulcerosa und anderen Erkrankungen innerer Organe die Lunulae. *„Paired narrow white bands"* (engl.), das sind parallel zur Lunula verlaufende Streifen, die mit der Nagelplatte herauswachsen, werden bei akuter Hepatitis, Hypalbuminämie und anderen schweren Allgemeinerkrankungen gefunden.

Nierenerkrankungen. Zahlreiche Nierenerkrankungen gehen mit Veränderungen an den Nägeln einher. Das doppelte weiße Band beim nephrotischen Syndrom, der Halb-und-Halb-Nagel („half-and-half-nail"), ist charakteristisch. Dabei bildet sich eine proximale Zone, die weißlich und matt und in der die Lunula nicht mehr zu erkennen ist. Distal davon ist ein rotbrauner oder rosafarbener Abschnitt, der über die Hälfte der ganzen Nagelplatte ausmacht und bis zum freien Nagelrand reicht. Der Halb-und-Halb-Nagel tritt bei 20–40% der Patienten mit chronischer Urämie auf. Geht die Grundkrankheit zurück, verschwinden auch die bandförmigen Veränderungen wieder. Ebenso wird das Verschwinden der Lunula bei etwa 30% der Dialysepatienten beobachtet.

Erworbene Nagelveränderungen

Trauma. Meist wird nur ein Nagel betroffen. Traumen sind die häufigste Ursache erworbener Nagelveränderungen.

Hämatom. Blauschwarze Verfärbung, schmerzhaft, bevorzugt an den großen Zehen. Anamnestisch wird enges Schuhwerk und sportliche Betätigung (Wandern, Skifahren) angegeben. Eine wichtige Differentialdiagnose ist ein subunguales akrolentiginöses malignes Melanom. Ausfräsung eines kleinen Nagelstücks und Eisennachweis sind wichtige diagnostische Hilfen.

Reibeartefakt. Dauerndes, tickartiges Reiben, bevorzugt an den Daumennägeln, führt durch Schädigung der proximalen Nagelfalzzone zu einer eingezogenen rinnenförmigen Längsstreifung. Die chronische Paronychie führt zur Störung des Nagelhäutchens mit Bildung einer Tasche, die zu Mazerationen und Superinfektionen prädisponiert.

Artefakt. Mutwillige Zerstörung der Nägel ist selten und findet sich fast nur bei psychiatrischer Grundkrankheit.

Onychophagie. Nagelbeißen mit konsekutiver Verkürzung der distalen Nagelplatte wird bei Jugendlichen relativ häufig gesehen. Paronychien und Implantationen von Verrucae vulgares können als Komplikationen hinzukommen.

Poliernägel (Glanznägel). Glatte, glänzende, wie poliert aussehende Nagelplatten entstehen durch wetzende und reibende Bewegungen der Fingerkuppen, beispielsweise bei juckenden Dermatosen an der Bauch- und Brustwand, besonders bei Hauttherapie mit Puder oder Lotio zinci. Die Nagelplatten können dadurch dünn und leicht verformbar werden.

Onychogrypose. Die schon oben beschriebenen Nagelplatten- und Nagelbettveränderungen werden häufig durch Zehenfalschstellung bzw. enges Schuhwerk unterhalten. Ein Trauma leitet die krallen- oder klauenförmige Nageldeformität ein.

Chemisch-physikalische Faktoren. Lösungsmittel, Öle und viele andere Substanzen können die Nagelplatte durch chronische Reize teilweise auflösen oder zerstören. Subunguale Hämorrhagien kommen bei manchen handwerklichen Berufen, wie Tellerwäschern, hinzu.

Akroosteolyse. Bei der Polyvinylchloridkrankheit kommen Verkürzungen der Nagelplatten und andere Nagelwachstumsstörungen vor.

Infektionskrankheiten und Nagelveränderungen. Onychomykose durch Dermatophyten, Candidaspezies und Bakterien werden in den entsprechenden Kapiteln abgehandelt.

Ungues incarnati

Man versteht hierunter seitliches Einwachsen des Nagels in das Paronychium. Dadurch entsteht eine schmerzhafte infektionsgefährdete Rhagade. Nach bakterieller Infektion kommt es zu einer örtlichen Entzündung und häufig auch zu überschießendem Granulationsgewebe. Eingewachsene Nägel kommen an Fußnägeln, besonders an den großen Zehen, viel häufiger vor als an den Fingernägeln. Wichtigster Grund hierfür ist das unsachgemäße Rundschneiden der Fußnägel oder zunehmende Krümmung der Nagelplatte zur Seite durch mechanische Belastung. Da die seitlichen Nagelkanten dann nicht über das Nagelbett hinauswachsen können, schneiden sie sich in den Nagelfalz ein. Begünstigend wirkt seitlicher Druck durch enges Schuhwerk. Reaktiv entsteht eine

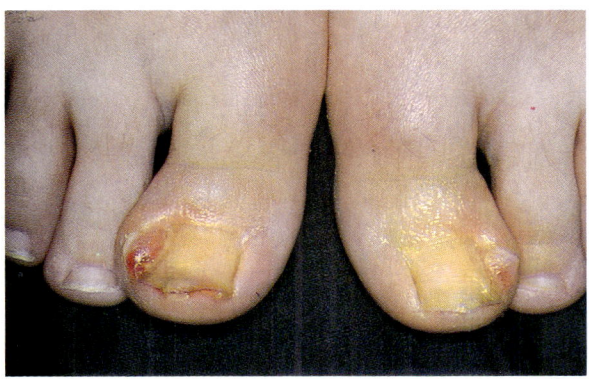

Ungues incarnati

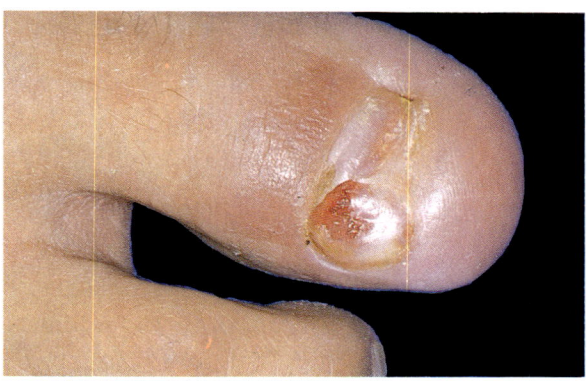

Subunguale Exostose

chronische Entzündung im angrenzenden Paronychialraum, nicht selten mit Ausbildung von Caro luxurians.

Therapie. Sie beschränkt sich auf das Kappen der einschneidenden Nagelecken und Unterschieben von Watteröllchen, bis der Nagel wieder über das Nagelbett hinausgewachsen ist. Sonst kommt nur eine Emmert-Keiloperation sowie das Anpassen einer Metallnagelspange in Frage.

Syndrom der eingewachsenen Großzehennägel
[Steigleder 1977]

Viele Patienten mit eingewachsenen Großzehennägeln weisen mehr oder weniger ausgeprägt einige konstitutionelle Zeichen auf:
- eingewachsene Großzehennägel mit Granulationsgewebe,
- Kohlenhydratstoffwechselstörung im Sinne eines latenten Diabetes mellitus,
- Staphylococcus-aureus-Infektionen an der Großzehe,
- Hyperhidrose an Füßen und Händen,
- kalte Füße und Hände,
- schmaler Hochwuchs mit großen Füßen und Händen,
- Überwiegen des männlichen Geschlechts,
- Überwiegen der Altersgruppe von 12–16 Jahren.

Familiäre Häufung scheint nicht gegeben zu sein. Die Therapie der Zehennagelveränderungen ist die gleiche wie bei Ungues incarnati mit symptomatischer Behandlung der Begleitsymptome.

Subunguale Exostosen. Wie beim Unguis incarnatus stehen starke Druckschmerzhaftigkeit, auch entzündlich geschwollene und düsterrote seitliche Nagelfalze im Vordergrund. Am häufigsten ist der mediale, dann der laterale Teil der Großzehennägel betroffen. Exostosen werden röntgenologisch nachgewiesen. *Differentialdiagnostisch* ist an Glomustumor zu denken. Die *Therapie* besteht im chirurgischen Abtragen der Exostosen mit oder ohne keilförmige Resektion von Nagelbett und Nagelplatte.

Erkrankungen der Lippen und der Mundhöhle

Aufgrund ihrer Abstammung aus dem Ektoderm und in ihrem morphologischen Aufbau besitzt die Mundschleimhaut Gemeinsamkeiten mit der Haut. Andererseits unterscheidet sich die Mundschleimhaut von der Haut morphologisch durch die überwiegend fehlende oder andersartige Verhornung ihres mehrschichtigen Plattenepithels, funktionell durch das größere Regenerationsvermögen des Stratum basale und die ständige Benetzung ihrer Oberfläche mit Speichel, dem eine wichtige Rolle für die Gesunderhaltung der Schleimhaut zukommt. Das dem Epithel unterliegende Bindegewebe heißt hier Lamina propria; die Verschiebeschicht der Submukosa fehlt in einigen Bereichen, so an der Gingiva und am harten Gaumen.

Viele Dermatosen kommen ebenso wie an der freien Hautoberfläche auch in der Mundhöhle vor, manchmal sogar ausschließlich hier, manchmal dort oft zuerst, wie oft bei Pemphigus vulgaris.

Das morphologisch-klinische Bild kann dabei an der Schleimhaut in typischer Weise modifiziert sein, wie etwa bei Lichen ruber. Wegen der weichen Konsistenz der Schleimhaut entwickeln sich z.B. keine Papeln; Blasen bleiben kaum längere Zeit intakt, so daß an ihrer Stelle fast nur Erosionen sichtbar sind.

Schleimhauterscheinungen können eine wichtige Hilfe für die Diagnose bedeuten, z.B. bei Windpokken. Bei anderen Erkrankungen ist wiederum das Fehlen von Schleimhauterscheinungen typisch, z.B. bei Strophulus infantum.

Die speziellen Erkrankungen der Lippen, der Zunge und der übrigen Lokalisationen in der Mundhöhle werden im folgenden näher beschrieben.

Sonstige Hauterkrankungen, die typischerweise oder relativ häufig auch in dieser Region vorkommen, sind nachfolgend tabellarisch zusammengefaßt. Sie werden in den entsprechenden Kapiteln des Buches abgehandelt:

Hauterkrankungen, die relativ häufig auch im Bereich von Lippen und Mundhöhle auftreten

Genodermatosen
Hereditäre Epidermolysen, M. Darier, M. Osler

Naevi
Lentigo simplex, Nävuszellnävus, Naevus coeruleus

Viruskrankheiten
Herpes simplex, Zoster (N. trigemini II, III), Varizellen, Hand-Fuß-Mund-Krankheit, Verrucae vulgares

Bakterielle Erkrankungen
Primäraffekt bei Lues I, alle Mundschleimhautbeteiligungen bei Lues II und III, Tonsillitis gonorrhoica, Erysipel, Aktinomykose, einige Tuberkuloseformen, Lepra

Pilzerkrankung
Kandidose

Bullöse Dermatosen
Pemphigus vulgaris, bullöses Pemphigoid, vernarbendes Schleimhautpemphigoid

Kollagenosen
Lupus erythematodes, progressive systemische Sklerodermie, Granuloma gangraenescens nasi

Allergische Reaktionen
Fixes Arzneiexanthem, Erythema exsudativum multiforme, allergische Kontaktdermatitis, Angioödem Quincke

Sonstiges
Lichen ruber mucosae

Benigne Tumoren
Fibrom, Neurofibrom, Granularzelltumor, Leiomyom, Hämangiom, Lymphangiom, Granuloma pyogenicum, floride orale Papillomatose

Maligne Tumoren
Spinozelluläres Karzinom, malignes Melanom, Hämangiosarkom

Lippenerkrankungen

Ektopische Talgdrüsen [Fordyce 1897]

Synonyme. Freie Talgdrüsen, Fordyce-Zustand.

Definition. Als physiologische Varietät vorkommende freie Talgdrüsen an der Lippen- und Mundschleimhaut.

Ätiologie. Es handelt sich um eine entwicklungsgeschichtlich bedingte, harmlose Erscheinung.

Klinik. Bei dem nicht seltenen Zustand findet man an der Innenseite der Ober- und Unterlippe und an der Wangenschleimhaut vereinzelte oder zahlreiche, stecknadelkopfgroße gelbliche Knötchen ohne Entzündungszeichen oder Beschwerden.

Histologie. Normale reife Talgdrüsenläppchen, die vom Oberflächenepithel ausgehen. Sie werden als freie Talgdrüsen bezeichnet, da sie in diesem Bereich nicht an Haarfollikel gebunden sind.

Therapie. Nicht notwendig. Der Patient wird über die Harmlosigkeit aufgeklärt.

Kongenitale Unterlippenfisteln

Definition. Seltene, embryonal entstehende Mißbildung, gelegentlich hereditär vorkommend.

Pathogenese. Als Entstehungsmodus wird ein pathologischer Furchungsprozeß der Unterlippe analog der Ontogenese der Oberlippe diskutiert.

Klinik. Man unterscheidet paramediane und laterale Unterlippenfisteln; erstere sind häufiger. Im Lippenrot findet man symmetrisch beidseits je eine punktförmige Öffnung, aus der sich auf Druck schleimiges Sekret entleert. In der Umgebung besteht eine ringförmige feine Wulstbildung oder auch Einsenkung.

Therapie. Exzision nach Darstellung der Fistelgänge durch Farbstoffinjektion.

Traumatische Schleimzyste und Schleimgranulom

Definition. Retentionszyste der Speicheldrüsen nach Ruptur, mit nachfolgendem Fremdkörpergranulom.

Pathogenese. Nach traumatischer Verlegung der Schleimdrüsenausführungsgänge durch Biß entstehen Retentionszysten; sie rupturieren leicht, Schleim tritt in das umgebende Bindegewebe über und verursacht ein Schleimgranulom.

Klinik. Am häufigsten an der Unterlippe, seltener im Bereich der Oberlippe, Wangenschleimhaut oder am Zungenrand entwickelt sich in relativ kurzer Zeit ein deutlich palpables Knötchen, dessen Größe auch wechseln kann. Selbst kleine Zysten und Granulome werden als störende Knötchen empfunden, oft bekaut und damit zusätzlich alteriert.

Histopathologie. In einem umschriebenen Areal des Bindegewebes finden sich zahlreiche Makrophagen und Fremdkörperriesenzellen mit schaumigem Zytoplasma, die Muzin phagozytieren (PAS-Reaktion, Hale-PAS-Reaktion).

Echte Zysten

Entwicklungsgeschichtlich angelegte, echte Epidermoid- und Dermoidzysten sind sehr selten. Sie sind am ehesten median am Mundboden lokalisiert, aber auch gelegentlich an Gaumen, Wangentaschen, Schleimhaut, Lippen und Uvula.

Therapie. Exzision (HNO, Kieferchirurgie).

Mundwinkelcheilitis

Synonyme. Angulus infectiosus, Perlèche, Faulecken, Mundwinkelrhagaden.

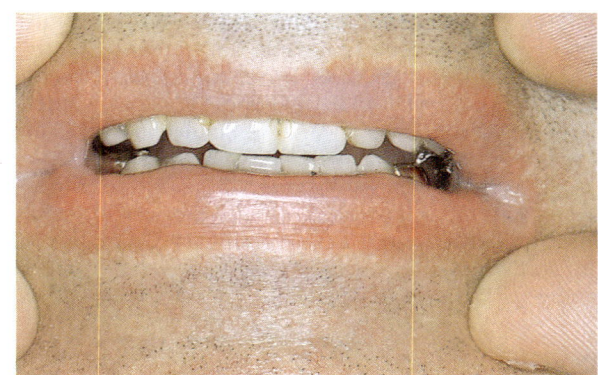

Ektopische Talgdrüsen

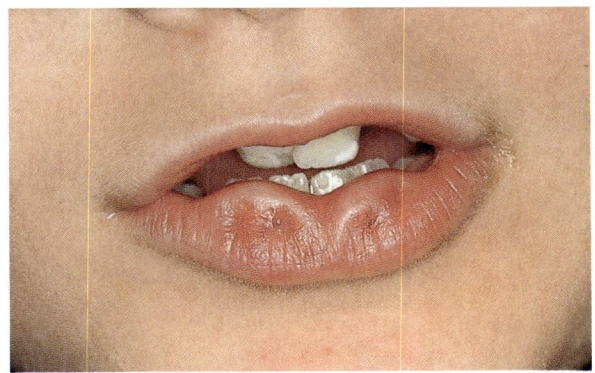

Kongenitale Unterlippenfisteln

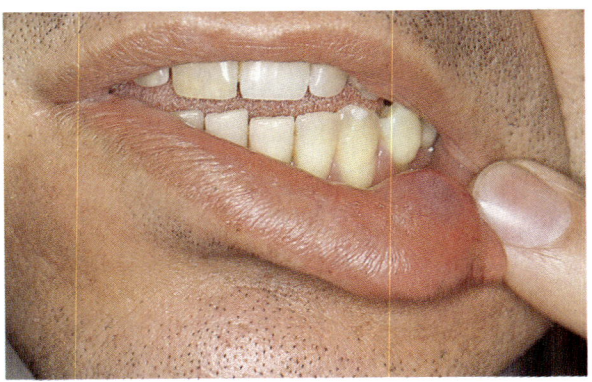

Traumatische Schleimzyste (Schleimgranulom) der Unterlippe

Definition. Es handelt sich um eine akute oder chronische, erosiv-krustöse und rhagadiforme Entzündung der Mundwinkel aus verschiedenen Ursachen.

Ätiologie. Das klinische Bild stellt ein polyätiologisch bedingtes Symptom dar (s. S. 700). Bei Kindern handelt es sich am häufigsten um die Manifestation einer streptogenen Impetigo oder eines atopischen Ekzems. Bei älteren Menschen muß zunächst an Kieferveränderungen, schlecht sitzende Zahnprothesen und/oder an Intertrigo durch Candida albicans gedacht werden, bei Frauen auch an Achylie, Eisenmangelanämie und Plummer-Vinson-Syndrom.

Klinik. Am Mundwinkel, auch beidseitig, bildet sich im Bereich zwischen Haut und Schleimhaut ein kleiner roter Fleck, aus dem ein verborkender Riß entsteht. Langsam wächst der Herd, die Rhagade vertieft sich, die Verborkung nimmt zu. Schließlich ist an einem oder beiden Mundwinkeln ein äußerst hartnäckiger, ovaler, linsen- bzw. erbsgroßer erosiv-krustöser Herd zustandegekommen, der oft von einer tiefen Rhagade durchzogen wird. Weißlicher Belag spricht für Candida-albicans-Infektion, gelbliche Verkrustung für bakterielle Ursache.

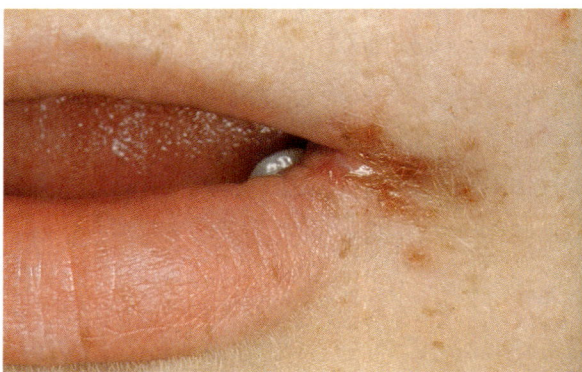

Angulus infectiosus

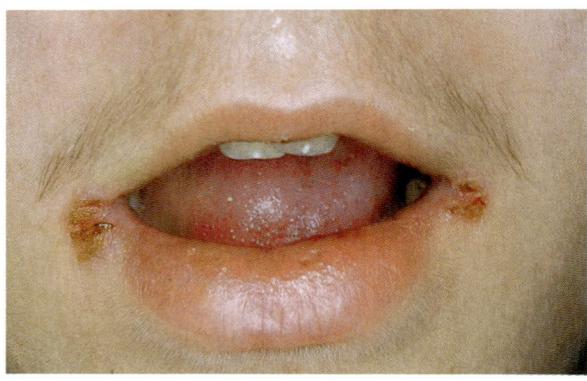

Angulus infectiosus (streptogen)

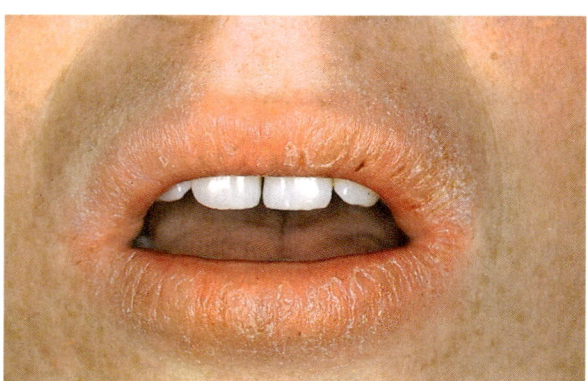

Cheilitis sicca

Ätiologie der Mundwinkelcheilitis (Perlèche)
Genetische Faktoren
Kongenitale Mundwinkelfisteln
Atopisches Ekzem
Hypersalivation, besonders bei Mongolismus (Makroglossie)
Infektionen
Strepto- oder Staphylokokken (Impetigo contagiosa)
Candida albicans (Mundsoor)
Mechanische Faktoren
Prognathie
Schlechtsitzender Zahnersatz, orthopädische Kieferveränderungen
Speichelfluß bei fehlendem Mundschluß
Stoffwechselstörungen und Allgemeinerkrankungen
Mangelernährung
Avitaminosen, insbesondere Ariboflavinose
Eisenmangel, hypochrome Anämie
Achylie, perniziöse Anämie
Plummer-Vinson-Syndrom

Diagnostische Leitlinien. In Abwägung der möglichen Ursachen können ein bakteriologischer Abstrich vom Herd und die Untersuchung auf Candida albicans, letztere auch aus der Mundhöhle und dem Stuhl, sinnvoll sein. Bei entsprechenden klinischen Hinweisen sind Eisenspiegelbestimmung im Blut, Blutbilduntersuchung und Magendiagnostik indiziert. Kontrolle von Mundschluß und Gebiß durch den Zahnarzt.

Differentialdiagnose. Rhagadiforme Mundwinkelpapeln bei sekundärer Syphilis.

Therapie. Bei erkannter Ursache ist die Grundkrankheit zu behandeln. Örtlich haben sich Touchierungen mit 2–5% wäßriger Argentum-nitricum-Lösung bewährt. Die Anwendung unmittelbar vor dem Schlafengehen ist günstig, da nachts meist keine neuen Einrisse entstehen. Im übrigen je nach Ätiologie örtlich Antiseptika, Antibiotika oder Antimykotika in fettfreier oder fettarmer Grundlage (Tinkturen, Cremes, Pasten), 0,5% Vioform-Lotio zinci; Glukokortikoidzusatz kommt allenfalls kurzzeitig in Frage.

Cheilitis

Klinisch kann man verschiedene Formen von Lippenentzündung (gr. *cheilos* = Lippe) unterscheiden, die sich teilweise nur durch den Intensitätsgrad, andererseits aber auch durch ihre Ätiologie oder Pathogenese unterscheiden.

Cheilitis simplex, Cheilitis sicca

Ätiopathogenese. Bei Cheilitis simplex kommen meist exogene Faktoren wie naßkalte Witterung oder starke Sonnenbestrahlung (Cheilitis actinica) in Frage. Nicht selten ist Cheilitis aber ein Symptom des atopischen Ekzems, manchmal die einzige Manifestation einer Atopie. Schließlich muß an kontaktallergische, photoallergische und phototoxische Reaktionen auf Bestandteile von Lippenstiften oder Lokaltherapeutika beispielsweise zur Behandlung des Herpes simplex labialis gedacht werden. Analog zur Kontaktdermatitis spricht man hier von der allergischen oder toxischen *Kontaktcheilitis*.

Das Bestreben, die Lippen unausgesetzt mit Speichel anzufeuchten, läßt sie durch den Entfettungs- und Verdunstungseffekt immer trockener und rissiger werden: Es resultiert das jedem Laien bekannte Bild der „aufgesprungenen Lippen", das man auch als *Exsikkationscheilitis* bezeichnen könnte. Bei Kindern, die die Lippen ständig nach innen einsaugen oder mit der Zunge belecken, resultiert das *Lippenleckekzem* mit scharfer äußerer Begrenzung.

Klinik. Am Lippenrot findet man je nach Akuität Rötung, Bläschen, Erosionen oder auch Rauhigkeit, leichte Schuppung und Rhagaden. Subjektiv können Keratose, Brennen oder Juckreiz empfunden werden. Als *Cheilitis exfoliativa* bezeichnet man eine meist chronische Cheilitis mit Desquamation der oberen Hautschichten im Bereich des Lippenrots. Die Lippen sind lebhaft rot, nässen, bluten und zeigen Risse und Verborkungen.

Diagnostische Leitlinien. Die Anamnese erfaßt Hinweise auf Atopie und exogene Faktoren. Ein Verdacht auf allergische Kontaktcheilitis wird durch Epikutantestung, ggf. auch mit Lichttestung, geklärt.

Therapie. Aufgesprungene Lippen und exfoliative Cheilitis sind gut beeinflußbar durch schwach konzentrierte glukokortikoidhaltige Cremes und Salben. Zur Prophylaxe ist Einfetten mit Unguentum molle, einem Gemisch von Bepanthen-Salbe und Paraffinum subliquidum (2:1) oder dem Labello-Stift empfehlenswert. Bei starker Lichtexposition werden Zinkpaste, Labiosan-Paste oder spezielle Lichtschutzlippenstifte (Ilrido) empfohlen.

Cheilitis actinica

Die Unterlippe gehört zu den am stärksten sonnenexponierten Hautarealen, ist aber im Bereich des Lippenrots nicht pigmentgeschützt. Daher sind akute und chronische Lichtschädigungen hier besonders häufig.

Cheilitis actinica acuta. Sie tritt nach stärkerer Sonnenexposition, beispielsweise nach Bergwanderungen ohne ausreichenden Lippenschutz auf. Die Latenzzeit beträgt einige Stunden. Die Lippe zeigt dann ödematöse Schwellung, Rötung und schließlich Blasenbildung. Therapeutisch sind zunächst feuchte Umschläge, dann fettfreie und später fettende glukokortikosteroidhaltige Externa anzuwenden. Schutz vor weiterer Lichtexposition ist selbstverständlich.

Cheilitis (Cheilosis) actinica chronica. Sie tritt bei jahrelanger Lichtexposition besonders bei Landwirten, Seeleuten, Bergführern und Menschen mit ähnlichen Berufen auf. Die Haut im Bereich des Lippenrots zeigt Atrophie, schließlich herdförmige oder das ge-

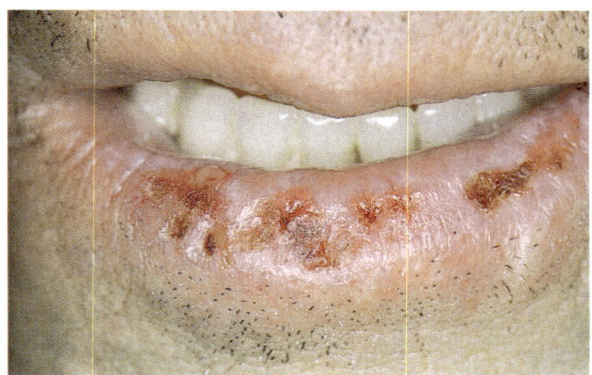

Cheilitis (Cheilosis) actinica chronica

samte Lippenrot bedeckende Keratosen. Beginnende palpable Infiltration ist ein Hinweis auf die Entwicklung eines Lippenkarzinoms.

Histopathologie. Es finden sich Epithelatrophie und im Bindegewebe zur Außenseite der Lippe hin starke aktinische Elastose, später Basalzellatypien oder bowenoide Epithelveränderungen, fleckförmige Hyperparakeratose und schließlich mit der Entwicklung eines Karzinoms zapfenartiges Vordringen atypischer Stachelzellverbände in die Tiefe.

Therapie. Lichtschutz. Bei Entwicklung von Keratosen ist schon prophylaktisch die streifenförmige Exzision, die sog. Vermillonektomie oder „lip shaving", indiziert. Bei Entwicklung eines Karzinoms ist die Exzision mit ausreichendem Sicherheitsabstand, manchmal sogar mit neck dissection, notwendig.

Cheilitis abrasiva praecancerosa [Manganotti 1934]. Es handelt sich um eine Sonderform der Cheilitis actinica chronica, bei der wiederum fast ausschließlich die stärker lichtexponierte Unterlippe betroffen ist. Sie zeigt eine chronisch erosiv-krustöse Entzündung, die nach langfristigem therapieresistentem Bestand in ein Lippenkarzinom übergehen kann. Verdächtig ist die stärkere Infiltration der Unterlippe bei Palpation der Lippe zwischen Daumen und Zeigefinger.

Diagnose. Bei Karzinomverdacht Biopsie. Auch die Toluidinblau-Vitalfärbung kommt als diagnostische Maßnahme in Betracht.

Methodik der Toluidinblau-Vitalfärbung
Reinigung der suspekten Bezirke mit 1%iger Essigsäurelösung,
Abspülen mit Wasser und Abtrocknen mit Tupfer,
Betupfen der suspekten Bezirke mit 1% wäßriger Toluidinblaulösung,
2–3 min Warten, dann Abwischen mit 1%iger Essigsäurelösung.
Interpretation:
– angedeutet blauer Farbton: beginnende Präkanzerose,
– dunkelblau leuchtender Farbton: Karzinom.

Therapie. Vermillonektomie ist frühzeitig indiziert.

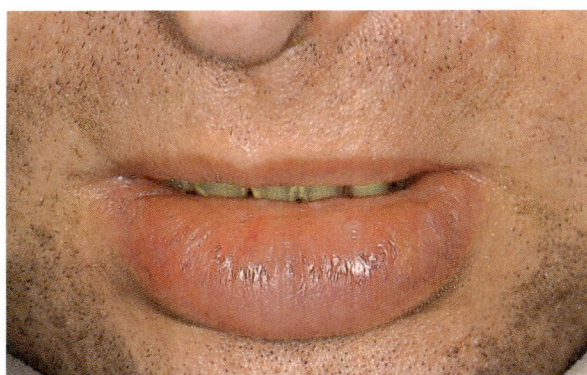
Cheilitis granulomatosa

Glanduläre Cheilitisformen

Definition. Bei diesen Formen der Cheilitis ist nicht das Oberflächenepithel, sondern es sind die in den Lippen lokalisierten kleinen Speicheldrüsen (Glandulae labiales) entzündlich verändert.

Cheilitis glandularis simplex
[Volkmann 1870, Sutton 1909]

Ätiologie. Es handelt sich um hyperplastische heterotope Schleimdrüsen, die zu Entzündungsreaktionen neigen.

Klinik. An den Berührungsflächen der Lippen, besonders an der Unterlippe und ihrer Innenseite, finden sich stecknadelkopfgroße rote Papelchen, die wie kleinste Angiome aussehen. In ihrem Zentrum liegt eine feine Öffnung, aus der sich auf Druck Schleimtröpfchen entleeren. Bei heftigeren Erscheinungen kommt es zu derben schrotkornartigen Einlagerungen. Die Lippen werden als klebrig oder naß empfunden. In schweren Fällen schwellen sie im ganzen an; es entsteht eine Makrocheilie.

Therapie. Die Drüsen können mit der Diathermienadel verödet werden.

Cheilitis glandularis apostematosa [Volkmann 1870]

Synonym. Volkmann-Cheilitis.

Pathogenese. Diese Form kann sich aus der Cheilitis glandularis simplex durch hartnäckige Sekundärinfektionen mit Eiterkokken entwickeln.

Klinik. Auf Druck quillt aus den geschwollenen Lippen Eiter hervor; lästige Ulzerationen und Verkrustungen treten hinzu. Ein insgesamt schwerer, entzündlicher, schmerzhafter Zustand.

Therapie. Oft ist die plastisch-operative Exzision der meist streifenförmigen drüsenhaltigen Lippenregion nach antibiotischer Vorbehandlung die einzig wirksame Therapie.

Cheilitis granulomatosa [Miescher 1945]

Definition. Es handelt sich um eine chronische Lippenschwellung auf dem Boden einer granulomatösen Entzündung unbekannter Ursache. Sie ist Teilsymptom des Melkersson-Rosenthal-Syndroms.

Vorkommen. Die Erkrankung ist in der Kindheit selten, der Beginn liegt meist im jüngeren Erwachsenenalter. Beide Geschlechter sind etwa gleich häufig betroffen.

Ätiopathogenese. Unbekannt. Die Störung wird als polyätiologisches Syndrom mit Einfluß von genetischen Faktoren, anatomischen und funktionellen Fehlbildungen im Vegetativum sowie entzündlichen, vielleicht infektallergischen Mechanismen gedeutet. Auch Kontaktallergien gegen Prothesenmaterial, Fokalinfekte und Virusinfektionen werden diskutiert. Beziehungen zu Tuberkulose oder Sarkoidose fehlen.

Klinik. Zunächst kommt es zu wechselnder, später zu immer mehr permanenter diffuser entzündlicher Schwellung der Lippen, d.h. dem klinischen Bild der Makrocheilie. Vor allem die Oberlippe ist betroffen, manchmal einseitig, oft mit Übergreifen auf die Wange. Subjektiv besteht ein pelziges Gefühl. Die Haut ist normalfarben oder blaurötlich, Oberflächenveränderungen fehlen meist. Rißbildungen sind selten. Schubweise verschlechtert sich allmählich das Bild, der Mund kann bei Erkrankung der Ober- und Unterlippe rüsselförmig werden (Tapirmund). Palpatorisch zeigen die Lippen vermehrte Konsistenz. Die regionalen Lymphknoten können leicht geschwollen sein. Zu Beginn der Erkrankung besteht manchmal leichtes Fieber und allgemeines Krankheitsgefühl.

Histopathologie. Zu Beginn findet man nur ein Ödem und ein lockeres perivaskuläres Infiltrat, später ein dichtes, gemischtes entzündliches Infiltrat bis hin zu ausgeprägten tuberkuloiden oder sarkoiden Granulomen.

Melkersson-Rosenthal-Syndrom [1928/1931]

Definition. Das klassische Bild besteht aus der Trias: Cheilitis granulomatosa, Fazialisparese und Lingua plicata.

Ätiopathogenese. Wie bei Cheilitis granulomatosa.

Klinik. Nicht alle in der Definition des Syndroms genannten Symptome sind stets oder bereits bei Beginn vorhanden. Mono- und oligosymptomatische Fälle kommen nicht selten vor, manchmal auch den übrigen Symptomen jahrelang vorausgehend. Dann ist die Diagnose wie z.B. bei einer zunächst isoliert bestehenden rezidivierenden Fazialisparese erst retrospektiv im Verlauf der Erkrankung zu stellen. Die Fazialisparese ist meist einseitig und vom peripheren Typ; weitere Hirnnerven und auch vegetative Funktionen können mitbetroffen sein. Neben der entzündlichen Schwellung der Lippen sind oft auch die Wangen (*Pareiitis granulomatosa*), die Augenlider (*Blepharitis granulomatosa*), die Stirn (*Metopitis granulomatosa*) und der Gaumen (*Uranitis granulomatosa*) in gleichartiger Weise durch rezidivierende entzündliche ödematöse Schwellungen betroffen.

Verlauf und Prognose. Der Verlauf ist schubweise, hochchronisch. Die Prognose ist quoad vitam gut, quoad sanationem dagegen nicht. Besonders bei Lähmungen im Fazialisbereich kann es zu wesentlichen Behinderungen der Eß- und Sprechfunktionen kommen. Spontane Remissionen sind aber möglich.

Differentialdiagnose. Makrocheilie kann das Resultat einer Vielzahl von Ursachen sein, deren wichtigste nachfolgend tabellarisch zusammengestellt sind. Bei Cheilitis granulomatosa ist insbesondere an chronische Lippenschwellung durch rezidivierendes Erysipel oder rezidivierenden Herpes simplex zu denken.

Therapie. In schweren Fällen sind innerliche Gaben von Glukokortikosteroiden indiziert, etwa 40–60 mg Prednisolon oder entsprechende Isodosen täglich über 2–4 Wochen, danach allmähliche Reduktion. Antiphlogistika können zugefügt werden (Acetylsalicylsäure, Phenylbutazon). Empfohlen werden ferner Nicotinamid (3mal 100 mg tgl.), Folsäure (3mal 5 mg tgl.) und Vitamin B_{12}. Die intraläsionale Injektion von Triamcinolonkristallsuspension (Volon-A-Kristallsuspension, 10 mg verdünnt 1:5 mit Scandicain) hat sich bewährt, zeigt aber ebenfalls nur morbostatische Wirkung zum Abfangen eines Schubes. Über eine günstige Wirkung von DADPS (100–150 mg tgl.) wurde berichtet; in ganz extremen Fällen ist sogar eine Behandlung mit Immunsuppressiva (Imurek) zu erwägen. Bei hochgradiger Makrocheilie kommt chirurgische Verkleinerung der Lippe durch Keilexzision von der Schleimhautseite her in Betracht.

Wesentliche Ursachen der Makrocheilie

Angeborene Störungen
Idiopathisch-familiäre Makrocheilie
Ascher-Syndrom
Hereditäres Angioödem
Lymphangiom
Hämangiom

Trauma
Hämatom mit Organisation

Infektionen
Herpes simplex recidivans
Rezidivierendes Erysipel
Lepra
Cheilitis glandularis

Allergie
Angioödem (Quincke-Ödem)

Tumoren
Neurofibrom(atose)
Sarkome
Pseudolymphome, Lymphadenosis benigna cutis

Sonstiges
Melkersson-Rosenthal-Syndrom
Sarkoidose

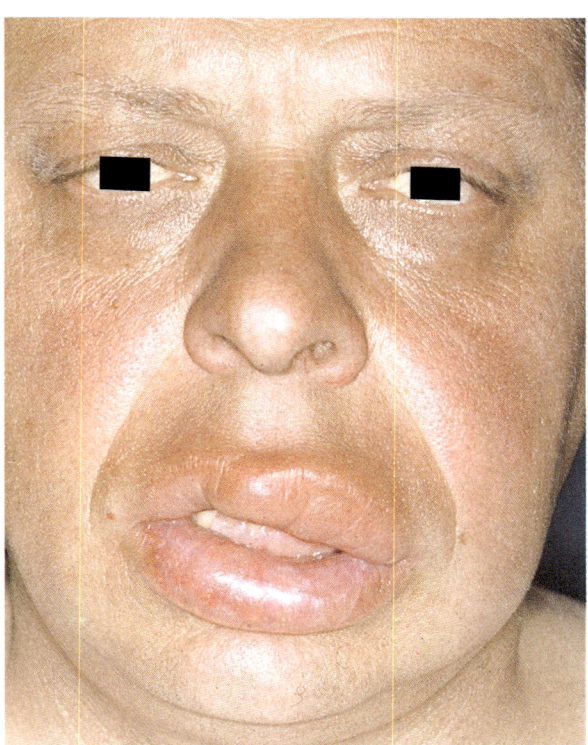

Cheilitis granulomatosa mit Pareiitis granulomatosa (*links*) und Fazialisparese

Sonstige Lippenerkrankungen

Besonders häufig sind Herpes simplex, Lichen ruber, fixes Arzneiexanthem, Erythema exsudativum multiforme, Lupus erythematodes, Lues, Schleimgranulome und spinozelluläre Karzinome im Bereich der Lippen lokalisiert. Ihre Darstellung erfolgt in den entsprechenden Kapiteln.

Zungenerkrankungen

Tonsillae linguae heterotopicae symmetricae
[Levinstein 1912]

Synonym. Heterotope Zungenmandeln.

Definition. Als harmlose angeborene Variation bildet das normalerweise im Bereich der Zungenwurzel diffus verteilte lymphoepitheliale Gewebe, das einen Teil des Waldeyer-Rachenrings darstellt und in seiner Gesamtheit als Tonsilla lingualis bezeichnet wird, am Zungengrund beidseits eine kleinknotige Verdickung.

Klinik. Man sieht und palpiert am Zungengrund an der Grenze zwischen Zungenrücken und den Zungenseiten pfefferkorn- bis linsengroße oder noch größere halbkugelige Protuberanzen, die gegenüber der flachen grauroten Umgebung eine rosarote Färbung und eine kleinhirnwindungsartige Oberfläche besit-

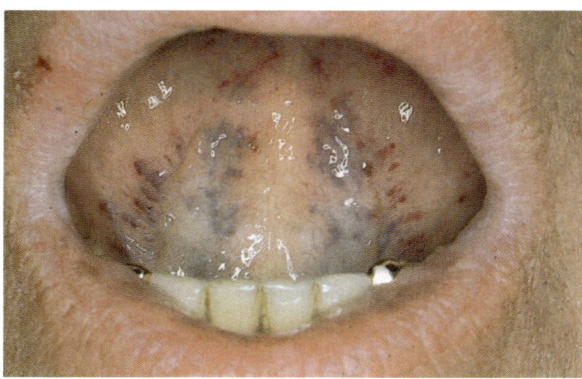

Zungenvarizen

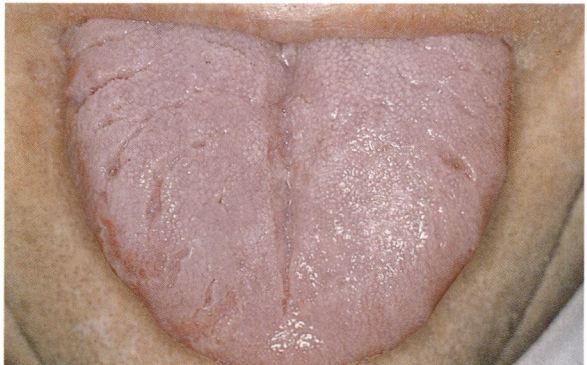

Lingua plicata

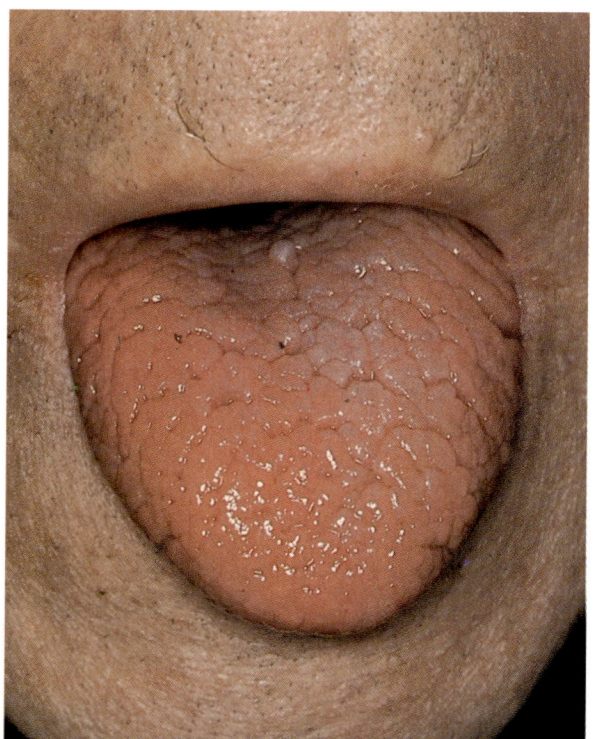

Lingua scrotalis

zen. Sie werden als heterotope Zungenmandeln bezeichnet und beteiligen sich an den Infektionen und Reaktionen des Rachenringes. Daher ist ihre Größe und Konsistenz abhängig vom Funktionszustand und von überstandenen Erkrankungen.

Bei Infektionen im Rachenring können sie einseitig oder beidseitig auch isoliert erkranken: *Angina tonsillae linguae heterotopicae* (Halter 1952). Dabei sind die Zungenmandeln entzündlich gerötet und geschwollen; die Zungenbewegung wird schmerzhaft.

Histopathologie. Bei einer akuten Entzündung wird keine Biopsie entnommen, andernfalls nur ausnahmsweise zur Abgrenzung der klinisch vermuteten Diagnose von Zungentumoren. Man findet dann normales oder entzündlich verändertes lymphoepitheliales Gewebe, das den übrigen Tonsillen entspricht.

Therapie. Bei akuter Entzündung Antibiotika, sonst keine Behandlung.

Zungenvarizen

Bei älteren Menschen sieht man nicht selten, besonders an der Zungenunterseite und am Mundboden, varikös erweiterte violettblaue Venenkonvolute. Sie sind ohne Krankheitswert.

Lingua plicata

Synonyme. Faltenzunge, Lingua scrotalis.

Definition. Verstärkte Furchung der Zungenoberfläche.

Ätiologie. Meist handelt es sich um eine harmlose angeborene Variante des Zungenprofils, die auch vererbt werden kann. Die Häufigkeit soll bei 10–15% der Bevölkerung liegen.

Klinik. Die Zunge besitzt normalerweise eine gleichmäßige, feingekörnte, samtartige Oberfläche, übersät von filiformen und fungiformen Papillen. Am Zungengrund modifizieren die Papillae circumvallatae das Bild. Vom Normalbild der Zungenoberfläche gibt es Abweichungen. Die geringste besteht in einer medianen Längsfurche, die nur seicht, aber auch tiefer sein kann. Ist sie stark eingezogen, können von ihr seitliche Furchen ausstrahlen und von diesen wiederum Nebenfurchen. Auch andere Bilder kommen vor, wie paramediane oder hirnwindungsartige Furchen. Durch diese Furchungen verändert sich das Zungenprofil zum Bild einer Faltenzunge. Die Oberfläche erinnert bei stärkerer Wulstung an ein kontrahiertes Skrotum: *Lingua scrotalis.* Man bemerkt die Furchung am besten an der herausgestreckten Zunge. Sie betrifft nur die vorderen zwei Drittel. Sonst ist die Zunge normal, auch im histologischen Befund.

Differentialdiagnose. Wichtig ist, daß Lingua plicata ein Symptom des Melkersson-Rosenthal-Syndroms sein kann. Sie ist dann, auch aufgrund des histologischen Bildes, als Glossitis granulomatosa zu deuten.

Auch an Glossitis interstitialis superficialis et profunda bei tertiärer Syphilis ist zu denken, ferner an Cowden-Syndrom.

Exfoliatio linguae areata

Synonyme. Lingua geographica, Wanderplaques.

Definition. Landkartenartige, ständig wechselnde Bezirke der Zungenoberfläche zeigen hochrote Farbe.

Vorkommen. Relativ selten. In 40% der Fälle ist die Exfoliatio linguae areata mit ausgeprägter Lingua plicata vergesellschaftet, die umgekehrt bei 20% auch Wanderplaques zeigt.

Ätiologie und Vorkommen. Ursache unbekannt. Vielleicht handelt es sich nur um eine physiologische Variante, die manchmal familiär vorkommt. Infektiöse (Streptokokken, Candida albicans), psychogene, neurohormonale und genetische Faktoren werden diskutiert. Die Veränderung soll bei Psoriatikern und Patienten mit Atopie häufiger vorkommen.

Klinik. An der normalen Zungenoberfläche mit ihrem gleichmäßigen weißlichen Belag finden sich verschieden große, landkartenartige, scharf begrenzte, rote belagfreie Herde. Die umgebenden Ränder zeigen oft eine breite Zone mit vermehrtem, hier zum Rand „zusammengefegt" wirkendem weißlichem Belag. Die herdförmige Desquamation der Zunge schreitet peripher weiter, an anderen Stellen bildet sich wieder ein normaler Belag. Die Plaques wandern und ändern von Tag zu Tag ihre Form und Größe, daher die gute Bezeichnung: *Wanderplaques*. Beschwerden fehlen; nur selten wird über Zungenbrennen geklagt.

Histopathologie. Manchmal findet sich im oberen Bindegewebe ein lymphohistiozytäres entzündliches Infiltrat; gelegentlich sind spongiforme Pusteln im Epithel nachweisbar.

Verlauf. Die Exfoliation kann in jedem Lebensalter beginnen, sogar schon bei Kleinkindern, zunächst oft unbemerkt. Sie verschwindet nach unberechenbarem, monate- bzw. jahrelangem Verlauf spontan.

Diagnose. Einfach; wenn nötig mikrobiologische Untersuchung.

Therapie. Der Patient sollte über die Harmlosigkeit aufgeklärt werden, insbesondere bei nicht selten bestehender Karzinomangst. Bei Zungenbrennen sind milde Mundspülungen, z.B. mit Kamillenextrakt (Kamillosan), Cional oder Kavosan empfehlenswert. Nur bei Nachweis von Streptokokken oder Candida albicans (auch im Stuhl) antimikrobielle Behandlung.

Glossitis mediana rhombica
[Brocq und Pautrier 1914]

Vorkommen und Ätiologie. Es wird eine Entwicklungsanomalie mit Persistenz und begrenztem Weiterwachsen des Tuberculum impar angenommen, das im

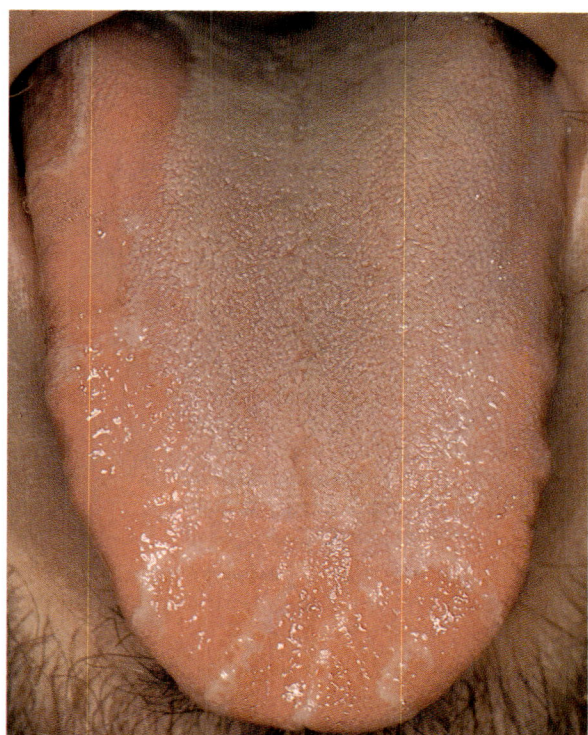

Exfoliatio linguae areata (Wanderplaques)

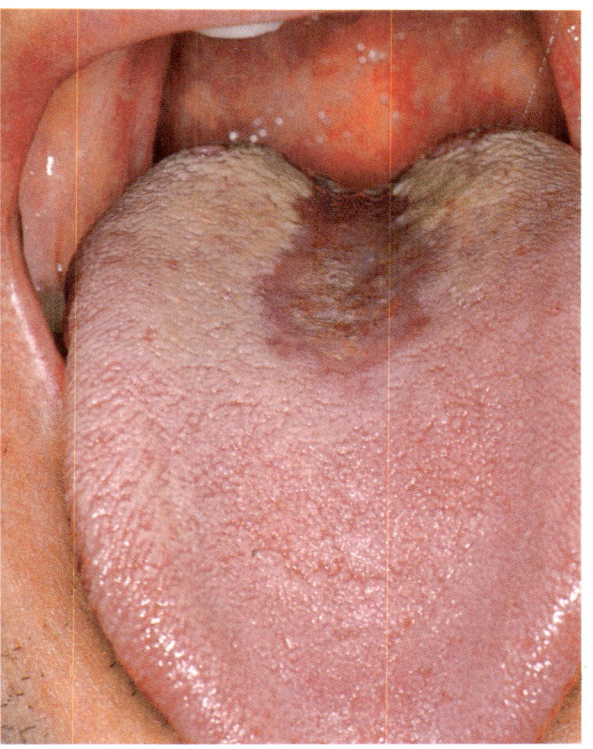

Glossitis mediana rhombica

Laufe der Ontogenese nicht wie normalerweise von den paarigen seitlichen Zungenanlagen des 1. und 2. Kiemenbogens überdeckt wird. Dieser Bezirk ist gegenüber exogenen Faktoren leichter irritierbar; insbesondere wird er häufig von Candida albicans besiedelt. Manifest wird die Störung meist bei älteren Männern. Neuerdings wird diskutiert, ob es sich nicht ausschließlich um eine chronische Infektion durch Candida albicans handelt. Die Erkrankung ist selten.

Klinik. Diese beschwerdefreie Abnormität am Zungenrücken wird meist zufällig entdeckt. In der Längsachse des mittleren und hinteren Zungendrittels hebt sich ein rhombisches Feld ab, häufig durch gradlinige Randfurchen abgesetzt. Manchmal unterscheidet sich das Feld lediglich durch die abweichende rötliche oder weißlich-leukoplakische Farbe von der übrigen Zungenoberfläche, es kann aber auch glatt, eingesunken, wulstartig erhaben oder verrukös sein.

Histopathologie. Epithelhyperplasie mit fehlenden Papillen im Bereich des Feldes, gleichzeitig eine an Hämangiom erinnernde Gefäßvermehrung; oft eine entzündliche Reaktion.

Differentialdiagnose. Ein Zungenkarzinom kann meist klinisch ausgeschlossen werden; Zweifel muß eine Biopsie klären. An Kandidose ist zu denken.

Therapie. Sie ist oft unnötig, bei stärkerem Brennen sind milde Mundspülungen (Kamillenpräparate, Cional, Salviathymol, Kavosan) ratsam, in Ausnahmefällen ist vorsichtig intraläsionale Injektion verdünnter Triamcinolonkristallsuspension möglich. Nur selten wird die Exzision durch den HNO-Arzt notwendig. Bei Nachweis von Candida albicans antimykotische Therapie.

Lingua villosa nigra

Synonym. Schwarze Haarzunge.

Definition. Auftreten von dichtstehenden, bis 2 cm langen fadenförmigen Hyperkeratosen an der Zungenoberfläche.

Ätiopathogenese. Als Ursache kommen örtliche und systemische Antibiotikabehandlung, Bonbons, pflanzliche Farbstoffe, Kandidose, chronische Schleimhautirritationen z.B. durch Tabakabusus oder Mundkosmetika, Stoffwechselstörungen wie Diabetes mellitus und konsumierende Allgemeinerkrankungen in Frage. Die Bedingungen müssen in jedem Einzelfall analysiert werden. Pathogenetisch handelt es sich um eine extreme Hyperkeratose der Papillae filiformes, die auch normalerweise an der Spitze eine kleine Keratose tragen. Sie sind oft der Nährboden ansonsten harmloser Mikroorganismen.

Klinik. Die ganze Zungenoberfläche, meistens aber nur ein mittleres hinteres Feld, ist mit dichtstehenden, bis 2 cm langen fadenförmigen Hyperkeratosen besetzt. Die Zunge erscheint behaart; die filiformen Gebilde sind der Schleimhaut angeschmiegt und wirken zur Zungenspitze hin gekämmt. Die Farbe der „Haare" ist oft schwärzlich, kann aber auch rötlich, bräunlich oder gelblich sein, abhängig vom auslösenden Agens oder der Aktivität pigmentbildender Mikroorganismen. Subjektive Beschwerden fehlen, oder es besteht pappiger Geschmack.

Diagnose. Das klinische Bild ist typisch. Wichtig ist die genaue Erhebung der Anamnese; eine mikrobiologische Untersuchung, insbesondere auch auf Candida albicans, sollte erfolgen.

Therapie. Wichtig ist die Ausschaltung der auslösenden Faktoren; auch aggressive Mundpflegemittel sind abzusetzen. Zur symptomatischen Behandlung ist regelmäßiges Bürsten der Zungenoberfläche mit einer weichen Zahnbürste nützlich, ggf. unter Verwendung einer 50%igen wäßrigen Harnstofflösung. Auch Salviathymol, mehrmals täglich unverdünnt, wird empfohlen. Pinselung mit Tretinoin (Vitamin-A-Säure) in Form einer 0,05%igen Lösung (Airol) kann ebenfalls zur Beseitigung führen. Nur bei massivem Befund versuchsweise vorsichtige Kürettage mit dem scharfen Löffel. Die Rückbildung soll durch innerliche Gaben von Nicotinamid (Nicobion, 3mal 100 mg tgl. über Wochen) begünstigt werden.

Moeller-Hunter-Glossitis [1851/1909]

Definition. Entzündliche Rötung der Zunge als Früh- und Begleitsymptom bei megaloblastischen Anämien (perniziöse Anämie).

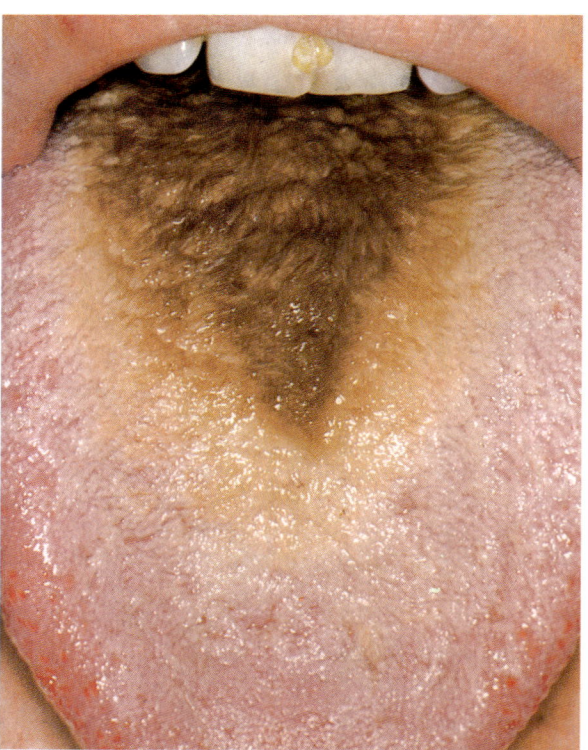

Lingua villosa nigra (schwarze Haarzunge)

Ätiopathogenese. Diese Anämien beruhen auf einem chronischen Mangel an Vitamin B_{12} und/oder an Folsäure. Bei atrophischer Gastritis kommt es zur Vitamin-B_{12}-Resorptionsstörung, die sich wegen der langen Speicherung in der Leber erst nach Jahren auswirkt. Vitamin B_{12} und/oder Folsäure sind insbesondere im Nukleinsäurestoffwechsel von Geweben mit schnellem Zellumsatz (Knochenmark, Epithelien) wichtig. Ihr Fehlen erzeugt vielfältige hämatologische, neurologische und epitheliale Störungen.

Klinik. Die Moeller-Hunter-Glossitis ist oft das erste Zeichen der beginnenden Blutveränderungen. Initialsymptom ist Zungenbrennen; insbesondere Gewürze und harte Nahrungsmittel erzeugen Schmerzen. Beim Herausstrecken der Zunge fallen ihre spiegelnde Glätte und völlige Belagfreiheit auf; sie sieht „wie rohes Fleisch" aus. Eine völlige Atrophie der Papillen ist aber selten, manchmal sind insbesondere die filiformen Papillen der Zungenränder oder einzelner Bezirke atrophisch. Die fungiformen Papillen sind oft verquollen und wirken wie Bläschen. Die Zunge insgesamt ist jedoch nicht ödematös, sie wirkt eher verkleinert. Beim Herausstrecken der Zunge treten blitzartig weiße Anämisierungsareale auf (*Arndt-Zeichen*).
Neben dem klassischen Vollbild der Moeller-Hunter-Glossitis können an der Mundschleimhaut auch folgende Symptome auf eine perniziöse Anämie hinweisen: Parästhesien der Zunge, Zungen- oder Mundbrennen (Glosso-, Stomatopyrosis), Geschmacksstörungen (Dysgeusie), Mundtrockenheit, Zahnprothesenunverträglichkeit.

Diagnose. Die Trias von Zungenschmerzen, Belagfreiheit und dem Anämisierungsphänomen spricht für perniziöse Anämie. Die sichere Diagnose einer Moeller-Hunter-Glossitis ergibt sich aus dem typischen Zungenbefund, der Anämie, dem strohgelben Hautkolorit und dem Nachweis der megalozytären hyperchromen Erythrozyten.
Ein ähnliches Bild kann aber auch durch Eisenmangelanämie, anämieerzeugende Würmer, Pellagra oder Sprue bedingt sein.

Therapie. Die Behandlung der Grundkrankheit ist entscheidend.

Makroglossie

Definition. Im Verhältnis zur Mundhöhle erheblich vergrößerte Zunge.

Ätiopathogenese. Makroglossie kann angeboren sein, isoliert oder als Teilsymptom vorkommen. Mögliche Ursachen sind nachfolgend tabellarisch zusammengestellt.

Ursachen der Makroglossie

Angeborene Makroglossie
Kavernöses Hämangiom
Kavernöses Lymphangiom
Makroglossie bei Mongolismus

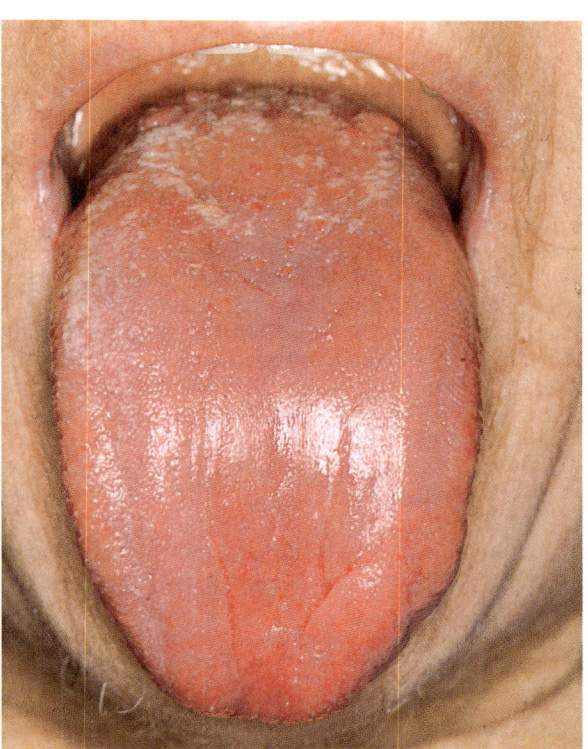

Moeller-Hunter-Glossitis

Temporäre Makroglossie
Urtikaria
Angioödem [Quincke]
Hereditäres Angioödem

Erworbene Makroglossie
Melkersson-Rosenthal-Syndrom
Sarkoidose
Hyalinosis cutis et mucosae
Amyloidose
Aktinomykose
Glossitis luica interstitialis profunda
Gumma
Zungenkarzinom
Sonstige Zungentumoren

Glossodynia simplex

Synonyme. Glossodynie (Zungenschmerz), Glossopyrosis (Zungenbrennen), Brennen und Schmerzen im Bereich der Zungen- und Mundschleimhaut.

Vorkommen. Besonders häufig bei Frauen im peri- und postklimakterischen Alter mit larvierter Depression oder auch Karzinophobie.

Ätiologie. Zungenbrennen und Zungenschmerzen stellen kein einheitliches Krankheitsbild dar, sondern eine vieldeutige Projektion örtlicher, systemischer und/oder psychischer Zustände in den Bereich des Mundes. In den meisten Fällen ist der Grund einer Glossodynie durch Inspektion und weitere Untersuchungsmethoden nicht zu objektivieren, die Störung ist als psychosomatische oder psychopathische Reaktion, insbesondere im Rahmen einer Involutionsdepression, zu deuten. Die nicht selten bestehende Karzinophobie wird durch Überbewertung geringfügiger Zungenbefunde verstärkt.

Gelegentlich findet man objektiv eine geringe entzündliche Rötung der Zunge als Ausdruck einer Glossitis simplex, z.B. durch Fruchtsäure, auf dem Boden einer Lingua plicata, auch ausgelöst durch Potentialdifferenzen bei verschiedenartigen Metallen in Füllungen und Zahnprothesen, mechanische Ursachen wie Zahnstein, Lutschen von Bonbons oder Lutschtabletten. Auch an Kontaktallergie gegen Prothesenmaterial ist zu denken. Allgemeinstörungen wie hypochrome Anämie, perniziöse Anämie, Vitamin-B-Komplex-Mangel, Hiatushernie und Magenstörungen kommen ursächlich in Betracht. Beim Plummer-Vinson-Syndrom bestehen neben dem Zungenbrennen oft Dysphagie mit funktionellem Ösophago- und Kardiospasmus, Schleimhautatrophien von Mund, Rachen, Ösophagus und Magen sowie Blutbildveränderungen.

Ätiologie von Glossodynie bzw. Glossopyrosis.

Psychische Ursachen
Larvierte Depressionen
Karzinophobie

Lokale organische Ursachen
Exfoliatio linguae areata (Wanderplaques)
Lingua plicata
Lichen ruber atrophicans
Kontaktallergie gegen Prothesenmaterial (meist an den Prothesenkontaktflächen) oder gegen Mundpflegemittel
Glossitis electrogalvanica (bei Füllungen oder Zahnersatz aus verschiedenen Metallen)
Kiefergelenksyndrom (Costen-Syndrom)

Allgemeinerkrankungen
Perniziöse Anämie (Möller-Hunter-Glossitis)
Hypochrome Anämie (Plummer-Vinson-Syndrom)
Ariboflavinose
Diabetes mellitus (?)

Therapie. Erkannte organische Ursachen sind zu beseitigen. Örtlich können milde Spülungen (Kamillenextrakte, Cional), vor dem Essen auch anästhesierende Lösungen (Subcutin) hilfreich sein. Empfohlen werden auch B-Vitamine. Auch intralinguale Injektion von Anästhetikum (Scandicain 1%) kann hilfreich sein. Werden die psychosomatischen Faktoren nicht berücksichtigt, ist die Therapie meist erfolglos. Daher ist die Zusammenarbeit mit einem Psychiater oder Psychotherapeuten zu empfehlen. Hilfreich können dabei auch Psychopharmaka mit sedierender, stimmungsaufhellender oder antriebssteigernder Wirkung sein (s.S. 1026).

Sonstige häufige Zungenerkrankungen

Die zahlreichen Möglichkeiten einer Mitbeteiligung der Zunge an Dermatosen oder Allgemeinerkrankungen werden bei den entsprechenden Krankheitskapiteln erwähnt. Besonders wichtig sind beim Auftreten von Knoten und Geschwüren an der Zunge der Ausschluß eines Zungenkarzinoms, eines Primäraffektes bei Lues I, des Gummas bei Lues III, einer Leukoplakie und Aphthenerkrankungen.

Gingivaerkrankungen

Gingivitis hyperplastica

Definition. Chronische Entzündung und Hyperplasie des Zahnfleisches.

Ätiologie. Es handelt sich um eine polyätiologisch bedingte Erkrankung. Ursächlich können erbliche Faktoren, Hämoblastosen, Speicherkrankheiten (Lipoidproteinose), das Melkersson-Rosenthal-Syndrom, M. Pringle oder auch Gravidität in Frage kommen. Besonders häufig entsteht die Hyperplasie unter der Hydantointherapie bei Epileptikern. Es handelt sich hier um eine nichtallergische Nebenwirkung, die meist nicht zum Absetzen des Medikamentes zwingt. Sie zeigt sich dann dosisabhängig 1–12 Monate nach Behandlungsbeginn zunächst interdental.

Klinik. Gingivitis hyperplastica ist charakterisiert durch eine chronisch verlaufende, schwammige entzündliche Schwellung, Hyperplasie und düsterrote Verfärbung des Zahnfleisches. Die Zähne können gelegentlich weitgehend überwuchert werden, ein Zustand, der als *Makrulie* bezeichnet wird.

Therapie. Wichtig ist Ursachenforschung. In ausgeprägten Fällen kommt partielle Gingivektomie in Betracht, ansonsten sind sorgfältige Mundhygiene und zahnärztliche Überwachung der möglichen sekundären Parodontitis besonders wichtig.

Sonstige Gingivitiden

Parodontitis und Parodontose. Es handelt sich dabei um teils mikrobiell-infektiöse, teils degenerative, sehr häufige Entzündungen, die durch Taschenbildungen und schließlichen Schwund der den Zahnhals schüt-

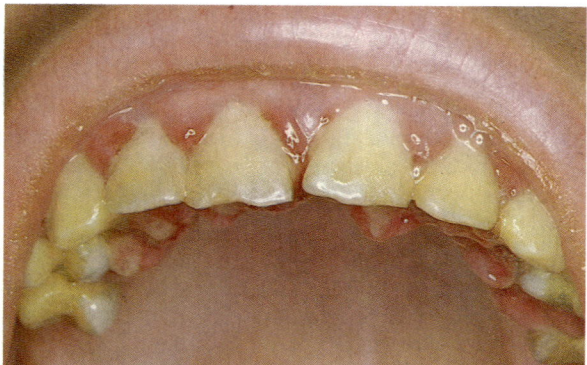

Gingivitis hyperplastica

zenden Gingiva charakterisiert sind. Sie treten meist im 4. Lebensjahrzehnt auf. Ihre Therapie gehört in den Fachbereich der Zahnmedizin. Wichtig ist es, bei Erkennung derartiger Erkrankungen den Patienten einer Behandlung zuzuführen, da es sonst zum Lokkerwerden und Verlust der Zähne kommt.

Gingivitis mit Zahnfleischblutungen. Sie ist ein häufiges Symptom bei chronischen und akuten Leukosen. Bekannt ist das Symptom ferner bei dem allerdings selten gewordenen Vitamin-C-Mangel.

Gingivitis marginalis. Entzündungen des freien Zahnfleischrandes beinhalten die Gefahr einer späteren Schrumpfung. Sie tritt bei Sialopenie auf, die ihrerseits vielfältige Ursachen haben kann. Neben dem Sjögren-Syndrom sind Nebenwirkungen von Medikamenten zu nennen. Medikamentös bedingte Sialopenie ist am häufigsten bei Atropin, Scopolamin, Morphin und ähnlichen Alkaloiden und Analgetika, bei Neuroleptika, Sedativa, Antidepressiva, Analeptika, Halluzinogenen (Drogenabusus), manchen Antihistaminika und Breitbandantibiotika.

Gingivostomatitis herpetica. Siehe S. 24.

Seltene Syndrome mit Gingivabeteiligung

Papillon-Lefèvre-Syndrom. Das Syndrom, bei dem eine zum Zahnverlust führende Gingivitis wichtiges Teilsymptom ist, wird bei den Keratosen dargestellt (s.S. 480).

Akatalasämie (Takahara 1952). Es handelt sich um eine sehr seltene, autosomal-rezessiv vererbte Enzymmangelkrankheit. Bei 50–80% der Homozygoten treten in der Kindheit Ulzera der Gingiva auf, die zu schweren, auf Mundschleimhaut und Tonsillen übergreifenden Nekrosen und zur Alveolargangrän führen können. Das Blut der Patienten enthält keine Katalase und färbt sich bei Zusatz von H_2O_2 schwarz. Der einfache Test kann in der Praxis bei Verdacht auf Akatalasämie durchgeführt werden.

Morbus Pringle. Bei dieser nävoiden Systemerkrankung (Adenoma sebaceum) sind papulöse Gingivahyperplasien ein wichtiges Symptom.

Epulis

Definition. Der von Virchow geschaffene Begriff bezeichnet eine kleine Geschwulst „auf dem Zahnfleisch", ist aber ansonsten nicht scharf definiert. Es kann sich um ein kleines Fibrom („fibröse Epulis"), um die sog. Riesenzellepulis oder um ein Granuloma teleangiectaticum (pyogenicum) handeln. Insgesamt sind die Epulitiden wohl nicht echte Tumoren, sondern reaktive Bildungen nach Trauma. Sie können auch aus der Alveole extrahierter Zähne hervorwachsen. Die *Therapie* besteht in der Exzision der Bildung im Gesunden und histologischer Untersuchung.

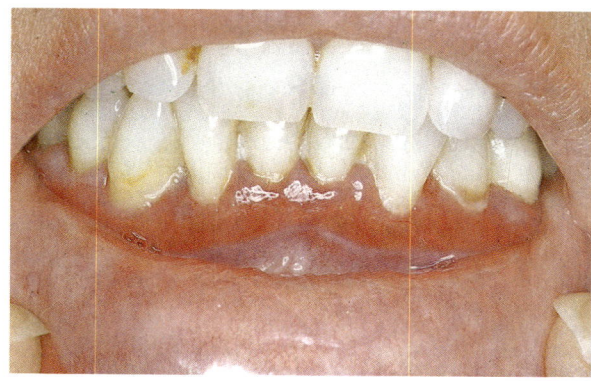

Gingivitis erosiva marginalis

Erkrankungen der Wangen- und Gaumenschleimhaut

Morsicatio buccarum

So bezeichnet man harmlose Schleimhautschwielen an den Wangen in Höhe des Zahnschlusses, die durch gewohnheitsmäßiges Einsaugen oder Kauen der Wangenschleimhaut entstehen. Der Vorgang kann bewußt oder unbewußt sein. Er ist manchmal neurotisch-autoaggressiv zu deuten, gelegentlich aber auch durch bereits vorhandene Schleimhautveränderungen provoziert. Klinisch sieht man – meist symmetrisch – eine streifige, bläulich-weiße, unscharf begrenzte opaline Trübung in der typischen Lokalisation. Die *Prognose* ist günstig. *Therapie* erübrigt sich meist.

Neurotisches Wangenulkus

Die gleiche Ätiologie wie bei der Morsicatio buccarum kann in Extremfällen, insbesondere bei Frauen mit postklimakterischen depressiven Verstimmungszuständen, zu chronischer Ulzeration und Entzündung im Wangenbereich in der Höhe des Zahnschlusses führen. Dieses Artefakt ist ein Pendant zur Glossopyrosis.
Differentialdiagnostisch wichtig ist Ausschluß von Lichen ruber erosivus, Prothesenulkus und Karzinom.
Therapeutisch kommt außer der Aufklärung evtl. Exzision in Frage.

Leucoceratosis nicotina palati [Laun 1927]

Definition. Nur bei sehr starken Rauchern am Gaumen entstehende derbe, weiße, pflastersteinartige Knötchen mit zentralem rotem Punkt.

Ätiologie. Die Veränderungen werden auf die Reizwirkung von Destillationsprodukten im Tabakrauch zurückgeführt, wobei unvollkommen fermentierte Tabake besonders wirksam sein sollen. Es liegen auch Berichte über die Entstehung gleichartiger Veränderungen durch längerdauernde Verwendung von pfefferminzhaltigen Bonbons oder Kaugummis vor.

Klinik. Meist am harten, gelegentlich mit Übergang zum weichen Gaumen bilden sich bei sehr starken Rauchern grau-weißliche, derbe, flache Knötchen von 1–3 mm Durchmesser, die isoliert stehen oder aneinandergedrängt einen „gepflasterten" Eindruck vermitteln. Im Zentrum sind die Herde entweder gedellt oder zeigen punktförmige Rötungen, die Schleimdrüsenmündungen entsprechen. Beschwerden fehlen.

Prognose. Karzinomatöse Entartung ist nicht zu befürchten. Nach Aufgabe des Rauchens kommt es zur Rückbildung.

Therapie. Aufklärung.

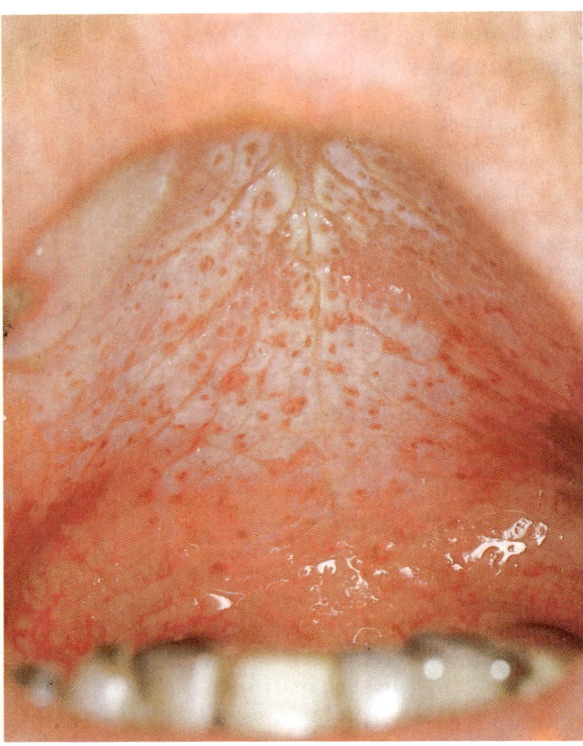

Leucoceratosis nicotina palati

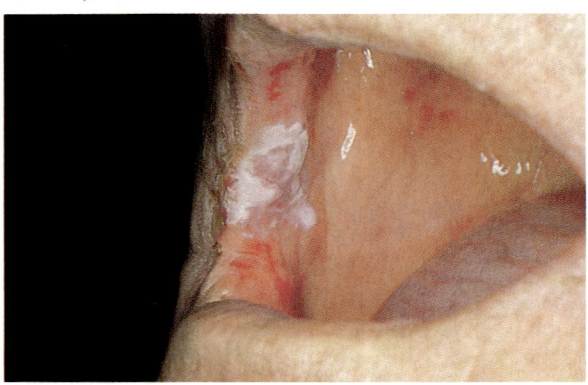

Leukoplakie

Weitere Mundschleimhauterkrankungen

Leukoplakie der Mundschleimhaut [Schwimmer 1878]

Definition. Als Leukoplakie im engeren Sinn wird nach der rein klinischen Definition der WHO ein weißer, nicht abwischbarer Schleimhautbezirk bezeichnet, der keiner definierten Krankheit zugeordnet werden kann. Leukoplakie ist nicht gleichbedeutend mit Präkanzerose. Andererseits muß jede Leukoplakie, die nicht eindeutig definierbar und als benigne erkannt ist, histologisch abgeklärt werden, damit ein initiales Karzinom nicht übersehen wird (Näheres s.S. 872).

Leukoplakien im weiteren Sinne

Man versteht darunter weiße, meist hyperkeratotische Schleimhautplaques, die im klinischen Bild Leukoplakien weitgehend ähneln, jedoch bestimmten Krankheiten zugeordnet werden können. Es handelt sich um *erbliche* bzw. *angeborene Störungen* wie z.B. den weißen Schleimhautnävus („white sponge nevus"), Dyskeratosis follicularis (Darier), Pachyonychia congenita, Dyskeratosis congenita (Zinsser-Engman-Cole) oder um *endogen-irritative Vorgänge* wie z.B. granulomatöse Mykosen, Lues, Lichen planus mucosae, Lupus erythematodes, fixe Arzneiexantheme etc. Diese „Leukoplakien" sind meist harmlos, doch können chronisch-entzündliche Vorgänge in Einzelfällen Präkanzerosen darstellen. Karzinomentstehung ist beispielsweise auf dem Boden der Glossitis interstitialis luica relativ häufig, aber auch bei Epidermolysis bullosa dystrophica und bei Lichen planus pemphigoides beschrieben worden. In allen Zweifelsfällen ist grundsätzlich die histologische Untersuchung der Schleimhautläsion notwendig.

Naevus spongiosus albus mucosae [Cannon 1935]

Synonym. „White sponge nevus" (engl.).

Die seltene, seit Geburt oder früher Kindheit bestehende ausgedehnte leukoplakische schwammige Epithelverdickung stellt eine harmlose Verhornungsstörung der Mund-, manchmal gleichzeitig auch der Anal- und Vaginalschleimhaut dar. *Histologisch* finden sich Akanthose des Epithels mit starkem intra- und extrazellulärem Ödem, Parakeratose sowie ein entzündliches Infiltrat. Familiäres Vorkommen bei autosomal-dominanter Vererbung ist bekannt geworden. Maligne Entartung wurde nicht beobachtet.

Cowden-Syndrom [Lloyd und Dennis 1963]

Synonym. Multiple-Hamartome-Syndrom. (Cowden: Name der ersten Patientin, bei der das Syndrom erkannt wurde.)

Definition. Symptomenkomplex aus multiplen epithelialen und mesodermalen Fehl- und Neubildungen mit Neigung zu maligner Entartung.

Vorkommen. Selten. Offenbar autosomal-dominante Vererbung.

Klinik. Führende Symptome für den Dermatologen sind multiple Papillome mit keratotischer Oberfläche im Bereich von Lippenrot und Mundschleimhaut, hier meist im Bereich des Gaumens. Sie können sich in den gesamten Gastrointestinaltrakt fortsetzen. Daneben Lingua plicata und Zahnstellungsanomalien mit vorzeitigem Zahnzerfall, chronische Sinusitis und Rhinopharyngitis. Im Gesicht finden sich häufig zentrofaziale Papeln. Wichtig ist, daß eine dabei häufige zystische Mammahyperplasie zu maligner Entartung neigt. Auch finden sich multiple Zysten und Adenome in Schilddrüse und Leber, ferner zystische Knochenveränderungen. Neurologisch können Ataxie, Koordinationsstörungen und Hirndrucksymptomatik bestehen.

Histopathologie. Die Schleimhautveränderungen stellen uncharakteristische fibroepitheliale Papillome, die Gesichtspapeln manchmal Trichilemmome dar.

Verlauf. Wichtig ist die hohe Korrelation des Syndroms mit malignen Tumoren, die fast ausnahmslos beim weiblichen Geschlecht auftreten. Am häufigsten sind Mammakarzinome (manchmal beidseitig) und Schilddrüsenkarzinome.

Therapie. Einzelne störende Gesichtspapeln können exzidiert oder elektrokaustisch bzw. mit Laser abgetragen werden. Ansonsten ist lediglich die ständige Überwachung im Hinblick auf Karzinomentwicklung möglich. Genetische Beratung.

Sjögren-Syndrom [1933]

Synonym. Siccasyndrom.

Definition. Allgemeinerkrankung mit Insuffizienz aller Drüsen mit äußerer Sekretion und damit auftretender Trockenheit und Keratose der Schleimhäute.

Vorkommen. Zu 95% sind Frauen betroffen, meist im 4.–6. Lebensjahrzehnt. Familiäres Vorkommen wurde bekannt. Bemerkenswert ist die Assoziierung mit HLA-B8.

Ätiologie. Ungeklärt; am wahrscheinlichsten ist ein Autoimmungeschehen, zumal Kombination mit progressiver systemischer Sklerodermie, systemischem Lupus erythematodes oder Kryoglobulinämie vorkommt.

Klinik. Abnorme Trockenheit und Verhornungsneigung der Mund- und weiterer Schleimhäute, wie der des Genital- und Atemtraktes stehen im Vordergrund. Die Augen brennen infolge einer Keratoconjunctivitis sicca. Es besteht eine Verminderung der Sekretionsleistung der Tränen-, Schweiß-, Talg- und Schleimdrüsen. Die Patienten können mitunter nicht mehr weinen. An der Haut finden sich Hypohidrosis, Sebostase, Rötung, Schuppung, sprödes und schütteres Haar. Pellagroide Veränderungen, Pigmentverschiebungen; akrale Durchblutungsstörungen mit Raynaud-Symptomatik kommen seltener vor.
Chronische Polyarthritis mit positiven Rheumafaktoren, hypochrome Anämie, Leukopenie, Hypergammaglobulinämie, antinukleäre Faktoren, LE-Faktor und LE-Zellen, erhöhte BSG und subfebrile Temperaturen können das klinische Bild vervollständigen.
Koinzidenz mit progressiver systemischer Sklerodermie, systemischem Lupus erythematodes, Polyarteriitis nodosa und anderen Autoimmunkrankheiten wurde beschrieben.

Symptome. Vermehrung von IgG und IgM. Häufig ANA positiv; gelegentlich Kryoglobulinämie. Antikörper gegen normale Schleimdrüsen; Hämagglutinine gegen Thyreoglobulin u.a. Neuerdings wurden auch Antikörper gegen zytoplasmatische Antigene (Ro- oder SS-A-Antikörper) nachgewiesen; sie besitzen diagnostische Bedeutung.

Histopathologie. Schleimhäute und exokrine Drüsen sind von dichtem lymphozytärem Infiltrat durchsetzt, es kommt auch zu erheblicher Fibrose.

Verlauf. Chronisch, gutartig. Selten kann sich ein malignes Lymphom entwickeln.

Therapie. Systemische Behandlung mit Glukokortikosteroiden, Immunsuppressiva oder Chloroquin kann bei schweren Verläufen versucht werden. Ansonsten bleibt nur die symptomatische Behandlung mit künstlichen Tränen- und Speichelpräparaten (Oculotect, künstlicher Speichel), Mundspülungen mit 10–20% Glycerinwasser, Kaugummi. Interessanterweise wurde auch Bromhexin örtlich (Dakryo Biciron Augentropfen) und oral (Bisolvon, 24–48 mg tgl.) zur Beseitigung von Augen- und Mundtrockenheit empfohlen.

Hyperpigmentierungen der Mundschleimhaut

Umschriebene, singuläre oder multiple Hyperpigmentierungen sind an der Mundschleimhaut nicht selten. Nicht immer handelt es sich um einen krankhaften Befund. Bei dunkelhäutigen Menschen sind sie ein häufiges ethnisches Merkmal ohne Krankheitswert. Die Differentialdiagnose von Hyperpigmentierungen an der Mundschleimhaut ist nachfolgend tabellarisch zusammengestellt. Wichtige Gesichtspunkte bei der Beurteilung sind die Anamnese (Erblich, angeboren oder spontan aufgetreten? Gleichbleibend oder in Farbe und Größe wechselnd?), Allgemeinbefinden, Medikamenteneinnahme, berufliche Exposition, zahnärztliche Eingriffe, die Struktur der Schleimhautoberfläche (normal, entzündlich, im Niveau, erodiert, blasig oder narbig), das Kolorit (schwarz, grau, blaugrau, livide oder braun), die Form, Begrenzung und Lokalisation der Herde, der internistische Befund zum Ausschluß von Allgemeinerkrankungen. Hilfreich ist in Zweifelsfällen der histologische Befund.

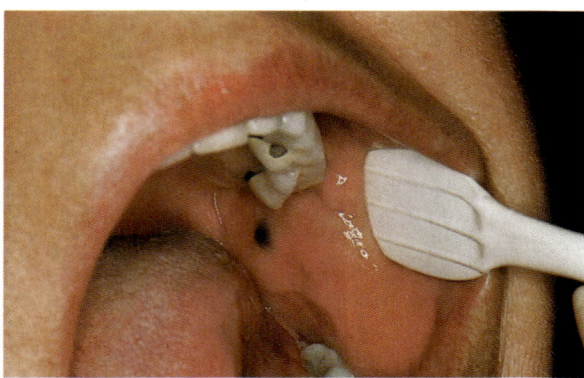

Amalgamtätowierung

Differentialdiagnose von umschriebenen Hyperpigmentierungen der Mundschleimhaut

Idiotypische Pigmentflecke
Ethnische Pigmentierungen
Inverse Epheliden

Fehlbildungen und Neoplasien
Naevus spilus
Naevus naevocellularis
Naevus coeruleus
Spindel- und Epitheloidzellnävus (benignes juveniles Melanom)
Malignes Melanom
Hämangiom
Histiozytom

Pigmentierungen bei Systemerkrankungen
M. Addison
M. Basedow
M. von Recklinghausen (Neurofibromatose)
Albright-Syndrom
Peutz-Jeghers-Syndrom
Chloasma uterinum
Acanthosis nigricans
Hämochromatose
Allgemeine Kachexie

Pigmentierungen durch Pharmaka und andere Chemikalien
Fixes Arzneiexanthem auf verschiedenartige Medikamente
Resochin
Kontrazeptiva
Silber
Quecksilber (blauschwarze Amalgamtätowierung nach zahnärztlichen Eingriffen)
Wismut
Blei
Arsen

Stomatitis und Gingivitis

Gingivostomatitis acuta

Definition. Akute diffuse Entzündung der Mundschleimhaut.

Ätiologie. Die Ursachen sind vielfältig, z.B. mangelhafte Mundhygiene, Zahnstein, toxische Irritationen bei Alkoholabusus und starkem Rauchen, Avitaminosen, Quecksilber-, Wismut- und Bleiintoxikation. Bekannt sind insbesondere die Wismutstomatitis mit dem Wismutsaum und der Bleisaum.
Kontaktallergien sind an der Schleimhaut relativ selten, vielleicht weil der Speichelfilm den Antigenkontakt erschwert. Als Kontaktallergene kommen meist Zahnprothesenmaterialien, zahnärztliche Pharmaka wie Anästhetika und Antiseptika, orale und inhalative Medikamente wie Lutschtabletten, Sprays, Aerosole, sowie Mundkosmetika und Genußmittel wie Bonbons, Kaugummi, Gewürze in Frage. Die übliche Epikutantestung deckt häufig diese Kontaktallergien nicht auf, so daß spezielle Testungen an der Schleimhaut entwickelt wurden. Diese *epimukösen Testungen* sind relativ aufwendig und den entsprechenden Indikationen vorbehalten.
Medikamente können auch nichtallergische Stomatitiden hervorrufen über die Auslösung einer Sialopenie, über Störungen der Mundflora durch Antibiotika, der physiologischen Regeneration durch Zytostatika und toxisch wie bei der Goldstomatitis.

Klinik. Akut sind weite Bereiche der Schleimhaut einschließlich der Gingiva diffus entzündlich gerötet und geschwollen, in schweren Fällen erosiv oder ulzerös verändert. Auch die Zunge ist ödematös, erkennbar an tiefen Zahneindrücken. Überall können sich weißgraue Beläge einstellen. Subjektiv bestehen Brennen und/oder Schmerzen.

Verlauf. Akut und selbstbegrenzt, wenn die Noxe gemieden wird. Bei chronischem Verlauf (*Gingivostomatitis chronica*) mit entzündlicher Rötung und Brennen ist an Prothesenunverträglichkeit zu denken.

Therapie. Meidung der entsprechenden ursächlichen Faktoren ist entscheidend. Symptomatisch empfehlen sich milde Spülungen mit Kamillenextrakten (Kamillosan), Cional, Kavosan oder bei starkem Schmerz vor dem Essen anästhesierende Lösungen (Subcutin).

Stomatitis ulceromembranacea

Synonym. Stomatitis Plaut-Vincenti.

Definition. Akute, von Fieber und allgemeinem Krankheitsgefühl begleitete schwere Stomatitis mit Nachweis der sog. Plaut-Vincent-Organismen.

Vorkommen. Selten.

Ätiologie. Mikroskopisch lassen sich im nach Gram gefärbten Ausstrich vom Detritus der Ulzerationen massenhaft Plaut-Vincent-Organismen nachweisen, ein Gemisch aus Spirochäten (Borrelia vincenti) und gramnegativen fusiformen Stäbchen (Fusobacterium plauti). Die ätiologische Bedeutung dieser Mikroben, die in geringer Zahl auch normalerweise in der Mundhöhle vorkommen, ist umstritten. Wichtige Zusatzfaktoren sind mangelhafte Zahnpflege, allgemeine Abwehrschwäche, Unterernährung, Arzneinebenwirkungen.

Klinik. Die akute Stomatitis ist von Fieber und schlechtem Allgemeinbefinden begleitet. Es bestehen zunehmender Speichelfluß, Foetor ex ore und lebhafter Schmerz. Zahnfleisch und Wangenschleimhaut röten sich entzündlich; unter ödematöser Schwellung stellen sich vielfältige, rundliche, durch Konfluenz auch streifenförmige Ulzerationen unterschiedlicher Tiefe ein. Oft entstehen auch Ulzera am Zungenrand, Gaumen und an den Tonsillen. Der Ulkusgrund ist blau- oder graurot, blutet leicht und zeigt einen breiigen, eitrigen oder nekrotischen Belag, der sich reichlich abstreifen läßt. Die weichen Ulkusränder fallen steil ab. Ihre Umgebung ist gerötet. Oft sitzen die Ulzera unmittelbar in der Zirkumferenz zahnfleischentblößter Zähne. Voll ausgebildet ist der Prozeß extrem schmerzhaft, der Fötor kadaverartig, die Salivation heftig. Die regionalen Lymphknoten sind schmerzhaft geschwollen. Ohne Behandlung kann die Erkrankung einige Wochen dauern.

Differentialdiagnose. Vor allem ist die Stomatitis aphthosa abzugrenzen. Ihre Erosionen sind flacher, nicht den Zähnen benachbart, und es läßt sich von ihnen kein Belag abstreifen. Wichtig ist der Ausschluß ernsterer Grundkrankheiten wie akute myeloische Leukose.

Therapie. Spülungen mit milden Desinfizienzien (Herviros) und Adstringenzien sind wertvoll, z.B. 1% H_2O_2 (nur kurz), Kamillentee, Chinosol oder Cional. In schweren Fällen, insbesondere bei fieberhaftem Verlauf, ist Penicillin parenteral indiziert und rasch wirksam. Vitamingaben werden empfohlen. Entscheidend wichtig ist die Behandlung einer erkannten Grundkrankheit.

Sonderform: Noma
Synonym. Nosokomialgangrän.

Damit wird die schwerste Form einer Stomatitis ulcero-membranacea bezeichnet; man findet im Abstrich die gleichen Erreger. Es kommt akut zu nekrotischem Zerfall einer Wange, mit raschem Durchbruch nach außen und Gangrän größerer Gesichtsanteile. Bei diesem heute seltenen Verlauf liegt stets eine schwere Grundkrankheit oder extremer Proteinmangel vor. Örtliche und allgemeine Abwehrzeichen können völlig fehlen, daher häufiger in Ländern mit Malnutrition. Ohne rasche antibiotische Behandlung ist die Prognose auch quoad vitam schlecht. Zusätzlich auch Glukokortikosteroide.

Stomatitis epidemica
Synonym. Maul- und Klauenseuche.

Definition. Selten auf den Mensch übertragene Zoonose durch ein RNS-Virus.

Vorkommen. Die Erkrankung wird, wenn überhaupt, nur sehr selten von erkrankten Tieren (Kühen, Schweinen, Schafen) auf den Menschen übertragen, wenn dieser durch massiven Kontakt mit kranken Tieren (z.B. Maulschleim) oder durch den Genuß roher Milch erkrankter Tiere infiziert wird.

Ätiologie. Erreger ist ein RNS-Virus, sog. Rhinovirus, das zu den Picornaviren zählt. In der Außenwelt kann es für längere Wochen infektiös bleiben. Immunologisch und serologisch werden mehrere Virustypen unterschieden; bei Maul- und Klauenseuche in unseren Breiten werden meist die Typen O, A und C nachgewiesen. In Europa ist die Zahl der Erkrankungen stark zurückgegangen, seitdem der Viehbestand systematisch geimpft wird.
Es erkranken hauptsächlich Wiederkäuer und Schweine. Epidemiologisch von Interesse ist, daß der Erreger bei den Tieren bereits vor dem Erscheinen der Blasen im Blut und in allen Sekreten sowie Exkreten, d.h. auch in der Milch, vorhanden ist. Dies bedingt auch wohl die hohe Kontagiosität.
Menschen werden nur durch massiven Kontakt infiziert.

Klinik. Nach einer Inkubationszeit von 3-8 Tagen entwickeln sich Allgemeinsymptome in Form von Abgeschlagenheit, Kopf- und Kreuzschmerzen sowie leichtem Fieber. Bemerkenswert sind Trockenheit und Brennen im Mund. An der Erregereintrittspforte entwickelt sich das *Primärbläschen*.
Nach 1-2 Tagen generalisiert sich unter Fieberanstieg die Erkrankung. Nun treten an Lippen, Mundschleimhaut, Zunge und Rachen linsengroße Bläschen auf, die einen zunächst klaren, später eingetrübten Sekretinhalt aufweisen. Gelegentlich kommen Bläschen auch an Fingern und Zehen sowie an Palmae und Plantae vor, sehr selten auch an den Konjunktiven und im Anogenitalbereich.
Nach 2-3 Tagen klingen die erhöhten Temperaturen ab, und die Haut- und Schleimhautveränderungen heilen innerhalb von 5-14 Tagen ab.

Verlauf. Komplikationen können durch bakterielle Sekundärinfektion bedingt sein, die zu schlecht heilenden Ulzerationen mit Lymphangitis und Lymphadenitis führen. Auch blutige Enteritiden und entzündliche Myokardveränderungen wurden beschrieben.

Diagnose. Im Pustelinhalt, ferner in Blut und Speichel oder Urin, beim Tier auch in Milch, Fleisch oder infizierten Haaren ist, (in eine Lösung von physiologischer Kochsalzlösung und Glycerin eingebracht), der Erregernachweis möglich. Die Komplementbindungsreaktion spielt die Hauptrolle, auch für die Typendiagnostik.

Differentialdiagnose. Diese hat insbesondere Herpessimplex der Mundhöhle und Gingivostomatitis herpetica zu berücksichtigen.

Therapie. Symptomatische Therapie wie bei Gingivostomatitis herpetica.

Aphthenerkrankungen

Aphthen sind isoliert stehende, scharf geschnittene, reiskorn- bis linsengroße, selten größere, kreisrunde oder ovale, von einem lebhaft roten Saum umgebene, muldenförmige schmerzhafte Schleimhautdefekte. Bedeckt sind die Erosionen oder flachen Ulzerationen von einem gleichmäßigen, gelblichweißen, nicht abstreifbaren pseudomembranösen Fibrinbelag. Sie kommen vereinzelt oder multipel vor, gern an der Mundschleimhaut. Diese Grundeffloreszenz ist allen Aphthenerkrankungen gemeinsam. Voraus geht der Aphthe ein roter Fleck, auf dem sich ein kleines, trübes Bläschen bildet; da dieses rasch zerfällt, wird es fast nie gesehen. Die einzelne Aphthe heilt innerhalb von 1–2 Wochen ab.

Nomenklatur. Aphthenerkrankungen im engeren Sinne sind die *nicht herpesvirusbedingten*
- solitären Aphthen,
- chronisch-rezidivierenden (habituellen) Aphthen,
- Aphthosis Behçet.

Wegen ihrer klinischen Ähnlichkeit mit diesen Aphthenerkrankungen haben sich in der Nomenklatur die Ausdrücke Stomatitis aphthosa (besser: Gingivostomatitis herpetica) und Aphthoid Pospischill-Feyrter für bestimmte Manifestationen der *Herpes-simplex-Infektion* erhalten. Die Besprechung dieser Erkrankungen erfolgt dort (S. 24).

Solitäre Aphthen

Diese Aphthenform tritt isoliert in der Mundhöhle auf und rezidiviert nicht. Gelegenheitsursachen sind akute Infekte oder gastrointestinale Störungen. Solitäre Aphthen können auch posttraumatisch entstehen, z.B. nach Biß oder zahnärztlichem Trauma.

Bednar-Aphthen

Sie werden bei Säuglingen nach Auswischen der Mundhöhle traumatisch induziert; diese Aphthen sind oft nicht kreisrund, sondern mehr schmetterlingsförmig.

Prognose. Solitäre Aphthen heilen spontan.

Therapie. Meist erübrigt sich eine Behandlung; sonst Pinselung mit Herviros s.N. oder Kavosan.

Chronisch-rezidivierende Aphthen [Mikulicz 1888]

Synonym. Habituelle Aphthen (Flusser 1930).

Definition. Über Jahre ständiges Auftreten einzelner (2–4) Aphthen an der Mundschleimhaut.

Vorkommen. Chronisch-rezidivierende Aphthen sind nicht selten. Gelegentlich kommen sie familiär gehäuft vor. Sie können in jedem Lebensalter auftreten; bevorzugt ist das jüngere Erwachsenenalter. Gynäkotropie.

Ätiopathogenese. Die Ursache ist letztlich ungeklärt. Meist handelt es sich um neurovegetativ oder psychisch labile Patienten, auch solche mit Magen-Darm-Störungen wie Hypazidität, chronische Gastritis, Magenulzera oder Colitis ulcerosa. Familiäre Häufung ist ein weiteres Indiz für konstitutionelle Faktoren. Prämenstruelle Verschlechterung zeigt hormonelle Einflüsse, die therapeutische Beeinflußbarkeit durch Glukokortikosteroide, Immunsuppressiva und Levamisol deutet auf immunologische bzw. autoimmunologische Bedingtheit, wobei zellvermittelte und humorale Reaktionen eine Rolle spielen können. Blutlymphozyten (T-Lymphozyten) solcher Patienten entfalten in vitro eine deutliche Zytotoxizität gegen Epithelzellen der eigenen Mundschleimhaut und transformieren sich nach Stimulation durch Mukosaepithelextrakte. Auch hämagglutinierende Antikörper gegen Antigenextrakte fötaler oraler Mukosa wurden nachgewiesen. Die Schleimhautläsionen werden als Folge herdförmiger Immunkomplexvaskulitiden gedeutet, zumal in den Läsionen eine Ablagerung von Immunglobulinen und Komplementbestandteilen in Blutgefäßen nachgewiesen werden konnte.

Klinik. Diese Aphthen rezidivieren unausgesetzt, manchmal über Jahrzehnte. Die Zahl der gleichzeitig bestehenden Läsionen ist nicht groß, meist finden sich 2–4 Aphthen. Sie sind gewöhnlich auf die Mundschleimhaut und die Zunge im vorderen Drittel der Mundhöhle beschränkt. Wegen ihrer starken Schmerzhaftigkeit und des chronischen Verlaufes sind die ansonsten harmlosen habituellen Aphthen ungemein lästig.

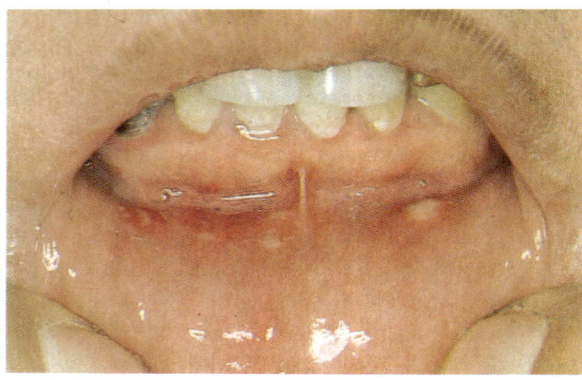

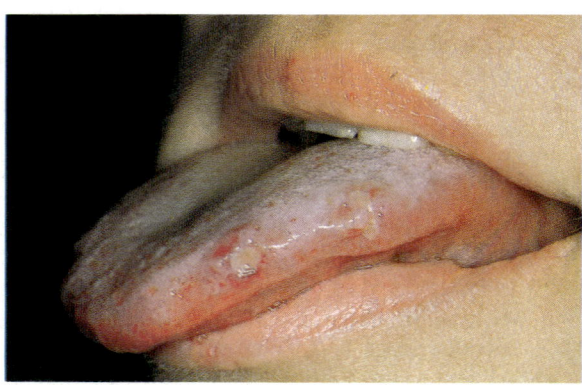

Chronisch-rezidivierende Aphthen

Therapie. Wichtig ist die Suche nach krankheitsauslösenden oder krankheitsunterhaltenden Faktoren.
Innerlich: Systemische Glukokortikosteroidbehandlung oder Immunsuppression ist wirksam; die Nebenwirkungen stehen aber nicht in Relation zur Dignität der Erkrankung. In letzter Zeit wird Levamisol empfohlen, das in 60% der Fälle gute Erfolge bringen soll. Das Risiko einer Granulopenie oder Agranulozytose nach Levamisol schränkt diese erst in der Erprobung befindliche Möglichkeit auf streng überwachte, besonders schwere Verläufe ein. Schließlich werden auch Folsäure (Folsan, 3mal 5 mg tgl.) und Nikotinamid (Nicobion, 3mal 100 mg tgl.) empfohlen. Ihre Wirkung ist unsicher. Ein Versuch mit DADPS kann angezeigt sein. Isoprinosine oder Chlortetrazyklin (Aureomycin) sollte versucht werden.
Äußerlich: Symptomatisch sind milde entzündungshemmende Spülungen (Kamillenextrakte, Cional), vor dem Essen schmerzstillende anästhesierende Arzneien (Subcutin-Lösung, Dynexan-Salbe) sinnvoll. Auch Glycero-Merfen, 5%ige Tetrazyklinlösung in Wasser oder Glyzerin, Herviros s.N., Kavosan oder Salviathymol werden empfohlen. Vorübergehend können Glukokortikosteroid-Lutschtabletten (Betnesol) oder -Haftsalben (Volon A, Dontisolon) verabreicht werden.

Morbus Behçet [1937]

Synonyme. Aphthosis Behçet, Behçet-Syndrom, bipolare Aphthose.

Definition. Chronische entzündliche Allgemeinerkrankung, die durch die Symptomentrias von Aphthen der Mundschleimhaut, aphthöse Genitalulzera und Hypopyoniritis charakterisiert ist.

Vorkommen. Die Krankheit wird meist in den östlichen Mittelmeerländern (Türkei) und in Japan (11000 Fälle) beobachtet, selten dagegen in Mitteleuropa und in den USA. Männer werden 5- bis 10mal häufiger als Frauen befallen, bei Einbeziehung abortiver Fälle soll aber dieser Unterschied verwischt werden. Der Beginn fällt meist in das jüngere Erwachsenenalter.

Ätiologie. Unbekannt. Am meisten werden derzeit autoimmunologische Genese, Virusinfektion oder die Kombination beider Mechanismen diskutiert. Für einen besonderen genetischen Hintergrund spricht die gehäuft auftretende Assoziation der Erkrankung mit einem bestimmten HLA-Muster. Beschrieben wurden Assoziierung mit HLA-B5, B12 und B27 fraglich mit B18 und BW 35, sowie mit C4. Mit diesem HLA-Muster ist das Erkrankungsrisiko für M. Behçet 7mal höher als gewöhnlich.

Klinik. Die oben genannte klassische Trias ist anfangs oft nicht vollständig vorhanden; auch kommen monosymptomatische und abortive Fälle vor. Jeder Schub mit mehr als 5 *Aphthen* ist verdächtig auf M. Behçet, insbesondere wenn auch die hintere Mundhöhle betroffen ist und die Läsionen auffällig groß, bizarr konfiguriert und hartnäckig sind. Andererseits spricht geringe Zahl und Dauer der Aphthen nicht gegen diese Diagnose. Hinzutretende *aphthös-ulzeröse Genitalveränderungen* sichern weitgehend die Diagnose.
Neben den Hauptsymptomen kann fakultativ eine Vielzahl weiterer Organmanifestationen bei M. Behçet auftreten.

Hautmanifestationen. Erythema nodosum, Pyodermien, Thrombophlebitis migrans, falsch-positive Hauttests, sterile Pusteln (Behçet-Pustel).

Auge. Gefürchtet ist die schubweise Hypopyoniritis (Chorioretinitis), die zu Panophthalmie und Erblindung führen kann. Daneben kommen auch Uveitis, Netzhautveränderungen und Glaskörperblutungen vor.

Nervensystem. Hirnstammsymptome, Psychosyndrome, Meningoenzephalitis, Enzephalomyelitis. Dieser „Neuro-Behçet" weist eine hohe Letalität auf.

Gefäßsystem. Thrombophlebitis (V. cava), Aneurysmen (Aorta, Nieren, Mesenterialarterien).

Gastrointestinaltrakt. Dysphagien, Ösophagusläsionen, Dyspepsien, Enterokolitis, Proktitis.

Gelenke. Seronegative Polyarthritis, Arthralgien mit Schwellung und Rötung, Sakroileitis.

Urogenitalsystem. Nephropathien, Orchitis, Epididymitis.

Allgemeinsymptome. Während der Exazerbationen besteht starkes Krankheitsgefühl mit Fieber, Gewichtsverlust, Nachtschweiß, erhöhter BKS.
Gemeinsamer Faktor dieser vielfältigen Organsymptome sind offenbar die entzündlichen Gefäßveränderungen.

Klassifikation des M. Behçet
Je nach der Gewebs- bzw. Organwahl werden folgende Krankheitstypen abgegrenzt:
– *Mukokutaner Typ.* Dieser ist durch orale und genitale ulzeröse Aphthen mit oder ohne Hauterscheinungen gekennzeichnet.
– *Arthritischer Typ.* Hier bestimmen Gelenkbeteiligung und 2 oder mehrere mukokutane Manifestationen das Krankheitsbild.
– *Neurologischer Typ.* Dabei kommt es zur Gehirnbeteiligung und einigen oder allen Symptomen vom mukokutanen und arthritischen Typ.
– *Okulärer Typ.* Hier steht die Uveitis im Vordergrund; hinzu treten einige oder alle Symptome der Typen 1, 2 und 3.

Wichtig ist, daß der HLA-Haplotyp HLA-B5 mit dem okulären Typ, HLA-B27 mit dem arthritischen Typ und HLA-B12 mit dem mukokutanen Typ des M. Behçet verbunden ist. Andere Erscheinungen wie vaskuläre Veränderungen (Thrombosen, Aneurysma, intestinale Erkrankungen) kommen bei allen 4 Typen vor.

Verlauf und Prognose. Der zeitliche Verlauf der Schübe, ihre Schwere und die stark wechselnde Organbeteiligung sind unberechenbar. Stets ist der M. Behçet als potentiell ernste Erkrankung anzusehen. Besonders gefürchtet ist die Gefahr der Erblindung.

Diagnostische Leitlinien. Bei voller Ausprägung und Allgemeinsymptomen ist das klinische Bild unverkennbar; mono- und oligosymptomatische Fälle können Schwierigkeiten bereiten. Pathognomonisch ist die phasengebundene erhöhte Entzündungsbereitschaft: an Einstichstellen, z.B. nach intrakutaner Injektion von physiologischer Kochsalzlösung, kommt es zu einem entzündlichen Infiltrat oder einer kleinen Pustel (Pathergie). Besonders schwierig kann die Diagnose bei Frauen sein.
Die diagnostischen Kriterien bei M. Behçet sind nachfolgend schematisch zusammengefaßt.

Diagnostische Kriterien bei M. Behçet
Hauptkriterien
Aphthen bzw. Ulzera an Mund- und Genitalschleimhaut („bipolare Aphthose")
Uveitis Hypopyaniritis,
Vaskulitis an der Haut

Nebenkriterien
Polyarthritis
Gastrointestinale Symptome
Neurologische Symptome
Gefäßläsionen (Thrombophlebitis, Aneurysmen)
Familiäre Häufung

Diagnose gesichert
3 Hauptkriterien oder
2 Hauptkriterien und 2 Nebenkriterien

Differentialdiagnose. In erster Linie ist der mono- oder oligosymptomatische M. Behçet von chronisch-rezidivierenden Aphthen abzugrenzen. Nach wie vor ist allerdings strittig, ob nicht doch beide Krankheitsbilder als Extremvarianten der gleichen Entität zuzuordnen sind. Der M. Behçet stellt dann die Maximalform, die generalisierte „große Aphthose" („grande aphthose", Touraine 1941) dar.

Therapie
Innerlich: Die Krankheit ist derzeit nicht sicher aufzuhalten. Symptomatisch wirken Glukokortikosteroide allein oder in Kombination mit Zytostatika bzw. Immunsuppressiva (Methotrexat, Azathioprin, Cyclophosphamid). Bei Gefäßbeteiligung ist der frühzeitige Einsatz von Antikoagulanzien wichtig. Schließlich werden je nach den Erfordernissen Eisensubstitution, Pankreasenzyme, Polyvitaminpräparate, hochdosiert γ-Globuline und Tetrazykline empfohlen. Neuerdings wurde in Einzelfällen über günstige Wirkungen von Levamisol sowie Colchicin (Colchicum-Dispert), 1,0–1,5 mg tgl., evtl. auch mehr, berichtet.
Äußerlich: Wie bei chronisch-rezidivierenden Aphthen.

Anginen

Der Ausdruck „Angina" (= Verengung) umfaßt die Entzündung der Mandeln und ihrer Umgebung. Der etwas eingeschränkte Begriff „Tonsillitis" bezeichnet die Entzündung der Mandeln selbst. Anginen sind für den Dermatologen besonders aus differentialdiagnostischen Gründen bedeutsam.

Angina catarrhalis

Sie kann zugleich mit einem Katarrh der oberen Luftwege, aber auch unabhängig auftreten. Die akute Entzündung betrifft hauptsächlich die Gaumenmandeln, die sich röten und anschwellen. Die Schluckbeschwerden sind erheblich. Vor allem bei Kindern besteht auch Fieber. Übertragbarkeit fehlt. Heilung erfolgt in wenigen Tagen. Komplikationen bleiben aus. Die Behandlung besteht in Spülungen mit leichten Astringenzien und Halsumschlägen.

Angina lacunaris et follicularis

Ätiologie. Es handelt sich um eine Infektion mit β-hämolysierenden Streptokokken, seltener mit Pneumokokken oder Staphylokokken.

Klinik. Diese Angina ist stets doppelseitig, beginnt akut mit Fieber und Schluckbeschwerden. In den zerklüfteten Krypten der geröteten und geschwollenen Tonsillen bilden sich kleine grauweiße oder graugelbe, membranöse Stippchen, die manchmal konfluieren. Eine Weiterentwicklung zu Ulzerationen oder Nekrosen ist seltener. Das Fieber hält 3–5 Tage an und zeigt einen Gipfel zwischen dem 2. und 4. Tag. Die Halslymphknoten sind schmerzhaft geschwollen.

Örtliche Komplikation. Peritonsillarabszeß (Paratonsillarabszeß) mit erneutem Fieberanstieg, einseitigen Schluckbeschwerden, Kieferklemme.

Folgekrankheiten. Angina lacunaris kann septisch-infektiöse oder allergische Erkrankungen nach sich ziehen, so Endokarditis, rheumatisches Fieber, Glomerulonephritis, Otitis media, an der Haut Erythema exsudativum multiforme, Erythema nodosum, Purpura rheumatica und andere Formen der Vasculitis allergica. Der erste Schub einer Psoriasis vulgaris entsteht nicht selten im Gefolge einer akuten Streptokokkenangina.

Differentialdiagnose. Angina specifica bei Lues II ist zu erwägen. Dabei besteht aber ein schleierartiger, grauer Belag, und sie verläuft praktisch ohne Fieber; außerdem findet man konkomitierende Lueszeichen und reaktive Seroreaktionen (TPHA, VDRL).
Wichtig ist ferner, eine diphtherische Angina auszuschließen.

Therapie. Innerlich sind Antibiotika, besonders Penicilline, rasch wirksam; unterstützend wirken Gurgeln mit desinfizierenden Lösungen und Halsumschläge. Evtl. Polyarthritis-Prophylaxe empfehlen.

Angina diphtherica

Klinik. Besonders wichtig ist die frühzeitige Erkennung der diphtherischen Angina, mit der die meisten Diphtherieerkrankungen beginnen. Anfangs bestehen nur geringe, sich bald steigernde Schluckbeschwerden. Meistens entsteht ein grauweißer, pseudomembranöser, festhaftender Belag auf der nekrotisierten Oberfläche der Tonsillen mit Übergreifen auf die Gaumenbögen und auf die Uvula. Gewöhnlich bilden sich diese Beläge an beiden Tonsillen, jedoch in unterschiedlicher Ausdehnung. Manchmal wird eine Seite stark bevorzugt. An den Wangentaschen und der Lippeninnenseite können diphtherische Beläge auftreten, auch primärer Beginn an der Schleimhaut mit späterem Übergreifen auf die Tonsillen kommt vor. Die Temperaturerhöhung ist mäßig. Die übrigen Erscheinungen der Diphtherie bleiben hier unbesprochen.

Diagnose. Erregernachweis im Rachen- und Tonsillenabstrich.

Therapie. Isolierung der Patienten, Diphtherie-Serum, Antibiotika.

Meldepflicht.

Angina ulceromembranacea

Synonym. Plaut-Vincent-Angina.

Definition. Akute ulzerative Tonsillitis durch Plaut-Vincent-Organismen (fusiforme Bakterien und Spirillen).

Vorkommen. Diese nicht alltägliche Angina befällt gern Jugendliche.

Ätiopathogenese. Die Angina wird durch gleichzeitig vorkommende Spirochäten (Borrelia vincenti) und fusiforme Stäbchen (Fusobacterium plauti) hervorgerufen.

Klinik. Leichtes Fieber, Schluckbeschwerden und Abgeschlagenheit zeigen den Beginn an. Meist nur auf einer Tonsille bildet sich anfänglich ein schmieriger Belag, unter dem sich rasch ein unregelmäßig begrenztes, steil abfallendes, breiig belegtes weiches Ulkus mit intensiv roter Umrandung zeigt. Das sich ausweitende Ulkus greift oft auf Gaumenbogen und Wangenschleimhaut über. Die Halslymphknoten sind deutlich schmerzhaft geschwollen. Bei Plaut-Vincent-Angina fehlt eine Stomatitis.

Prognose. Meist verläuft die Erkrankung harmlos und heilt ziemlich rasch ab.

Diagnose. Im nach Gram oder Giemsa gefärbten Abstrich finden sich die oben genannten Mikroorganismen in großer Zahl.

Differentialdiagnose. Die Abgrenzung gegenüber einer Angina lacunaris ist leicht, schwieriger die gegenüber einer Angina diphtherica. Hier hilft der Erregernachweis. Das gleiche gilt für die Abgrenzung eines gewöhnlich ebenfalls einseitigen ulzerösen syphilitischen Primäraffektes. Hier sind auch die serologischen Luesreaktionen (TPHA, VDRL) verwertbar. Das Tonsillengumma ist hart und entwickelt sich chronisch; Fieber und regionale Lymphknotenschwellungen fehlen.

Therapie. Innerlich sind Penicillin oder Breitbandantibiotika wirksam. Unterstützend wirken Gurgeln mit Kamillenextrakt oder Desinfizienzien sowie feuchte Halswickel.

Agranulozytosen

Angina agranulocytotica

Unter dem Sammelbegriff der *Leukozytopenien* versteht man Krankheitsbilder, bei denen als wesentliches Symptom ein Abfall der Leukozyten im peripheren Blut auf sehr niedrige Werte (<4000 bis 2000/µl) besteht. Diese Verminderung der Gesamtleukozytenzahl ist bei Agranulozytose durch Granulozytopenie, d.h. Verminderung der neutrophilen Leukozyten bedingt. Sie kann auch durch eine Verminderung der Lymphozyten (*Lymphozytopenie*) zustande kommen. Bei diesem Zustand findet man aber keine Hauterscheinungen.

Bei der Entstehung von Leukozytopenien ist besonders im Kindesalter an genetische Störungen zu denken, so an die *Agranulocytosis infantilis hereditaria* (Kostmann), welche familiär auftritt und durch völliges Fehlen von Granulozyten charakterisiert ist. Die Kinder kommen meist trotz intensiver Antibiotika- und Glukokortikoidtherapie durch schwer verlaufende Infekte zu Tode.

Besonders bei Erwachsenen ist an *Überempfindlichkeit gegen Arzneimittel*, so Analgetika, Phenothiazine, Sulfonamide, Sulfonamidderivate als Diuretika oder Antidiabetika, Thyreostatika, Sedativa, Antikonvulsiva, Antihistaminika, antibakterielle Substanzen, Tuberkulostatika, Antimalariapräparate oder Immunsuppressiva zu denken.

Durch solche Medikamente wird wahrscheinlich die Bildung von Leukozytenagglutininen angeregt. Weitere immunologisch bedingte Agranulozytosen können nach gehäuften Blutübertragungen (Isoantikörper) als febrile nichthämolytische Transfusionsreaktion auftreten, ferner auch Autoimmunerkrankungen, die mit der Bildung leukozytenspezifischer Autoantikörper einhergehen (Lupus erythematodes, M. Felty). Auch bei Infektionskrankheiten wie Typhus oder Miliartuberkulose kann es zu symptomatischen Granulozytopenien kommen. Das gleiche gilt für die relative Agranulozytose bei Leukosen. Schließlich muß man daran denken, daß granulozytäre Leukozytopenien auch toxischen Ursprunges sein können. Am meisten bekannt ist das Abfallen der Leukozytenzahl unter zytostatischer Behandlung, aber auch nach Verabreichung radioaktiver Isotope oder im Rahmen der Behandlung von Tumorpatienten mit ionisierenden Strahlen sowie bei beruflicher Intoxikation (Benzol, Anilin, Dinitrophenol) kann sich eine toxische Granulozytopenie entwickeln, die auf einer

Knochenmarksschädigung beruht und oft auch von einer Thrombozytopenie und Erythrozytopenie begleitet ist. Durch die Verminderung der polymorphkernigen neutrophilen Granulozyten kommt es zu einem Darniederliegen der Infektionsabwehr und entsprechenden septischen Allgemeinerscheinungen. Hauterscheinungen können sich an allen Eintrittspforten für Bakterien entwickeln.

Klinik. Das klinische Krankheitsbild ist geprägt durch septische Allgemeinerscheinungen mit Fieber, Schüttelfrost, Übelkeit, Erbrechen, Kopfschmerzen, Appetitlosigkeit, Tachykardie und Kreislaufkollaps u.a., ferner durch die Granulozytopenie im peripheren Blut mit Linksverschiebung der Granulopoese im Knochenmark und Erscheinungen an den Körperöffnungen, wo sich infolge mangelhafter Abwehrleistung nekrotisierende und gangränisierende Hauterscheinungen entwickeln können.

Prädilektionsstellen sind Mundhöhle, hier besonders Gingiva, Wangenschleimhaut und Tonsillen (*Angina agranulocytotica*), ferner Rachen, Lippen, Konjunktivalbereich, Präputialraum, Vulva- und Analbereich. In allen diesen Bereichen können sich rasch wachsende reaktionslose Nekroseherde entwickeln, die bald ulzerös zerfallen.

Differentialdiagnose. Eine differentialdiagnostische Abgrenzung ist besonders gegenüber myeloischen Leukosen und anderen Infektionserkrankungen (z.B. Fusospirillose im Bereich der Mundhöhle) erforderlich.

Diagnose. Diese ergibt sich aus dem Blutbild (starke Leukozytopenie mit extremer Granulozytopenie und relativer Lymphozytose (80–90%), und aus dem Knochenmarkspunktat (Promyelozytenmark); hier hat man eine aplastische von einer hypoplastischen Form abzugrenzen versucht.

Histopathologie. Unspezifische nekrotisierende Entzündung.

Verlauf. Der „Amidopyrintyp" ist durch akuten Verlauf als dramatisches septisches Krankheitsbild gekennzeichnet; bei dem „Phenothiazintyp" ist der Verlauf eher schleichend und entwickelt sich meist erst nach einer längeren Therapiephase.

Therapie
Innerlich: Wichtig ist genaue Ursachenforschung! Das erste Behandlungsziel ist die Bekämpfung der Infektion mit Antibiotika nach Antibiogramm. Ferner bei immunologisch bedingten Formen (Leukozytenagglutinationstest, Nachweis zellgebundener Komplementfaktoren) die Durchbrechung dieser Reaktionen mit Glukokortikoiden (40–100 mg Prednisolon tgl. oder Isodosen anderer Glukokortikoide), die auch bei toxischen Agranulozytosen verabfolgt werden. Außerdem werden ohne gesicherte Wirkung Vitamin C (Cebion) und Bluttransfusionen sowie die Granulopoese stimulierende Medikamente wie Folsäurepräparate, Leberextrakte etc. empfohlen. Auch die Verabfolgung von γ-Globulin wird von einigen Autoren befürwortet, obwohl eine Minderung der humoralen Infektabwehr nicht gesichert ist. Zusammenarbeit mit einem Internisten ist empfehlenswert.

Äußerlich: Die äußerliche Behandlung der ulzerierenden Veränderungen an den Körperöffnungen erfolgt nach allgemein üblichen dermatotherapeutischen Gesichtspunkten unter Bevorzugung einer antibiotischen Lokalbehandlung. Mundspülungen und Gurgeln mit Kamillosan, Cional oder Herviros s.N. sind ebenso angezeigt wie Pinselungen der ulzerierenden Veränderungen mit Pyoktanin (0,5% in wäßriger Lösung). Zur Schmerzstillung Mundspülungen mit Subcutin-Lösung.

Mononucleosis infectiosa [Pfeiffer 1889]

Synonyme. Monozytenangina, infektiöse Mononukleose, Pfeiffer-Drüsenfieber.

Vorkommen. Die Erkrankung tritt meist in kleineren Epidemien, etwas gehäuft im Frühjahr auf. Bevorzugt sind Jugendliche und junge Erwachsene.

Ätiopathogenese. Es handelt sich um eine Allgemeininfektion mit dem Epstein-Barr-Virus, bei der die Angina nur in einem Teil der Fälle zu Krankheitsbeginn auftritt. Übertragen wird das Virus durch Tröpfcheninfektion oder Körperkontakt. Die Inkubationszeit beträgt 4–14 Tage. Das Virus soll bevorzugt das lymphatische Gewebe befallen und die Ursache einer Ausschwemmung nicht ausgereifter monozytoider lymphatischer Zellen in das periphere Blut sein.

Klinik
Tonsillen. Sie sind geschwollen, zeigen oberflächliche nekrotische pseudomembranöse Beläge und damit ein diphtherieähnliches Bild.

Haut. Bei 3–15% der Patienten kommt es etwa am 4.–6. Krankheitstag zu einem generalisierten, manchmal juckenden, urtikariellen, morbilliformen oder rubeoliformen Exanthem.

Allgemeinsymptome. Meist besteht kein starkes Krankheitsgefühl. Die Lymphknoten sind regional oder generalisiert geschwollen, daneben besteht oft Leber- und Milzvergrößerung. Insgesamt kommen bei Mononukleose ganz unterschiedliche Verlaufsformen vor.

Diagnostik. Typisch ist die hohe Leukozytose (10000–40000) mit zahlreichen atypischen monozytoiden Zellen, so daß das Blutbild an Leukämie denken läßt. Häufig Transaminasenerhöhung als Zeichen einer Leberbeteiligung. Die relativ unspezifische Paul-Bunnel-Seroreaktion ist bei Kindern nur in 40–50%, bei Erwachsenen fast stets positiv. IgG-Antikörper gegen das Epstein-Barr-Virus werden immunfluoreszenzmikroskopisch nachgewiesen, wobei ein 4facher Titeranstieg im Abstand von 10–14 Tagen beweisend ist. Auch IgM-Antikörper können zur Diagnostik der frischen Infektion nachgewiesen werden.

Therapie. Nur symptomatisch: Mundspülungen, Bettruhe.

Erkrankungen von Glans penis und Präputium

Diagnosestellung und Behandlung von Erkrankungen im Präputialraum stellen den Arzt immer wieder vor besondere Aufgaben und Schwierigkeiten. Erstens ist die Zahl der primären Erkrankungen nicht klein, zum anderen kommen Veränderungen im Präputialraum bei vielen anderen Erkrankungen der Haut oder der Schleimhäute als Begleitsymptome vor, und schließlich können auch die verschiedensten venerischen und nichtvenerischen Urethralinfektionen zu Begleitsymptomen im Präputialraum führen.

Physiologische Vorbemerkungen

Bei Unbeschnittenen stellt der Präputialraum einen kapillären Spaltraum zwischen Glans penis mit Sulcus coronarius und dem inneren Präputialblatt dar. Histologisch unterscheidet sich das innere nicht wesentlich vom äußeren Präputialblatt; es besteht aus einem epidermisartigen vielschichtigen und verhornenden Plattenepithel. Das subepitheliale Bindegewebe ist besonders locker und gefäßreich; es neigt daher zur raschen Ödematisation bei entzündlichen Zuständen.

Smegma. Das sich im Präputialraum ansammelnde Smegma besteht nicht nur aus Lipoiden, sondern auch aus abgeschilferten verhornenden Epithelzellen. Im Tierversuch hat es karzinogene Effekte.

Präputialraum. Physiologisch verhält sich der Präputialraum wie ein intertriginöser Raum, d.h. ein Körperareal, wo Haut auf Haut liegt. So ist er gekennzeichnet als feuchtwarmer Raum mit höherer Temperatur, höherem Feuchtigkeitsgrad, Neigung zu mehr alkalischen pH-Werten an der Oberfläche und – bei mangelhafter Hygiene – Liegenbleiben von Hautausscheidungen wie Hornzellen, Schweiß und Talg.

Die normale *mikrobielle Besiedlung des Präputialraumes* ist nicht einheitlich und schwankt in ihrer Qualität und Quantität individuell. Besonders reichlich findet man koagulasenegative Staphylokokken. Daneben Corynebacterium acnes und besonders das für den Präputialraum recht typische Bactericides melanogenicus, dessen nosologische Bedeutung nicht einheitlich geklärt ist. Interessant ist die Tatsache, daß bei freiliegender Glans, d.h. bei Beschnittenen, die Keimbesiedlung quantitativ wesentlich geringer ist. Auch pathogene Keime wie koagulasepositive Staphylokokken, Kolibakterien, Proteus mirabilis oder Pseudomonas aeruginosa sind nicht selten im Präputialraum anzutreffen. Möglicherweise kommt es besonders bei Patienten, die sich mit antiseptischen Seifen reinigen, welche ihrerseits vor allem grampositive Erreger treffen, zu einer Änderung der Oberflächenflora mit Vermehrung gramnegativer Bakterien im Präputialraum. Es ist daher verständlich, daß infolge von Sekretstauung im Präputialraum durch Eigen- und Fremdsekrete günstige Voraussetzungen für infektiöse Entzündungen durch Bakterien, Viren oder Pilze gegeben sind. Diese werden durch mangelhafte Hygiene und phimotische Zustände noch gefördert.

Angeborene Anomalien

Es sollen hier nicht die verschiedenen Formen von Hypospadie besprochen werden, sondern nur auf die Haut beschränkte Anomalien, die den davon Betroffenen oft plötzlich beunruhigen und zum Arzt führen.

Heterotope Talgdrüsen

Synonym. Ektopische Talgdrüsen.

Ebenso wie in der Mundhöhle können ektopische Talgdrüsen auch am inneren Präputialblatt vorkom-

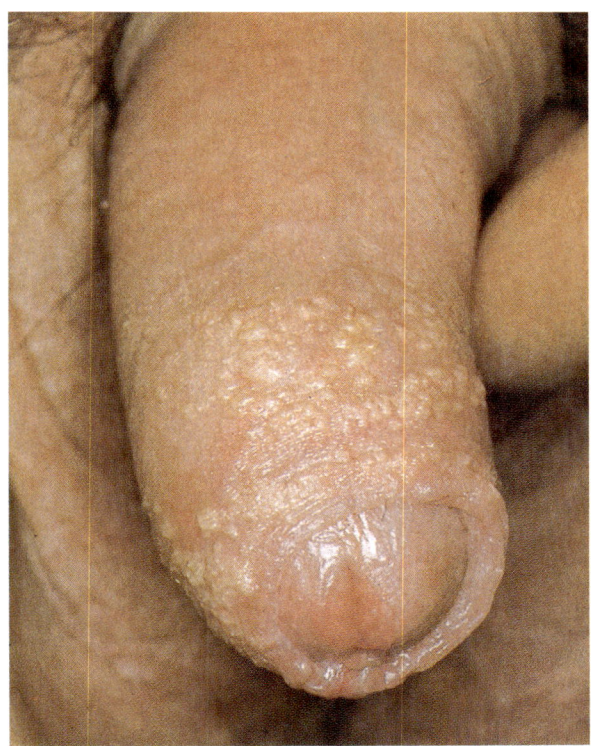

Heterotope Talgdrüsen

men. Es handelt sich um stecknadelspitzen- bis stecknadelkopfgroße, gelbe reaktionslose Knötchen, die oft in größerer Zahl vorhanden sind.

Auch die am Frenulum sitzenden *Tyson-Drüsen* sind freie Talgdrüsen.

Therapie. Aufklärung des Patienten über die Harmlosigkeit des Befundes.

Papillae coronae glandis

Synonyme. Hirsuties papillaris penis, hirsutoide Penispapillome.

Auch hier handelt es sich um eine Erscheinung ohne Krankheitswert. Am proximalen Rand der Glans, vor ihrem Übergang in den Sulcus coronarius, findet man einen ein- oder mehrreihigen Saum papillärer, weißlich-roter, feiner, ganz regelmäßiger Exkreszenzen, die teilweise vaskularisiert erscheinen. Diese feingezahnten Papillen stellen einen Normalbefund dar, der allerdings nicht allzu häufig ist.

Therapie. Aufklärung des Patienten.

Nichtvenerische Kranzfurchenlymphangitis

Synonyme. „Non-venereal sclerosing lymphangitis of the penis", nichtvenerische sklerosierende Lymphangitis des Penis, nichtvenerische plastische Lymphangitis des Sulcus coronarius, zirkuläre indurierte Lymphangitis, Lymphangiectasis penis, Lymphozele, vorübergehende Lymphangiektasie des Penis.

Definition. Meist durch Geschlechtsverkehr ausgelöste, blande, strangförmige ektatisierende Lymphangitis proximal der Glans penis.

Vorkommen. Nicht selten, meist bei jüngeren Männern.

Ätiopathogenese. Meist im Anschluß an forcierteren Geschlechtsverkehr, angeblich aber auch als Auswirkung anderer Störungen (Chlamydienurethritis, Fokalinfekte, chronische Prostatitis), kommt es akut zur Entwicklung einer zur Penislängsachse quer verlaufenden wurstförmigen prall-zystischen Strangbildung unterhalb des inneren Präputialblattes. Die pathogenetische Zuordnung dieser Veränderung ist nicht ganz sicher möglich. Meistens handelt es sich um varizenartig erweiterte Lymphräume mit einer nur geringfügigen entzündlichen Begleitreaktion im Sinne einer Kranzfurchenlymphangitis. Nicht selten zeigt aber auch die histologische Untersuchung, daß es sich nicht um eine Lymphangitis, sondern um eine obliterierende Endophlebitis im Sinne eines Teilsymptomes der Mondor-Krankheit oder um eine obturierende Lymphangiofibrosis thrombotica occlusiva (Stüttgen) handeln kann.

Klinik. Akut kommt es zur Ausbildung einer hautfarben-weißlichen, zur Längsachse des Penis quer oder schräg verlaufenden, 1–2 cm langen wurstförmigen Strangbildung, die bei Anspannung des inneren Präputialblattes glasig durchscheint und ektatisch wirkt. Das innere Präputialblatt kann gut abgehoben werden; stärkere Entzündungserscheinungen fehlen.

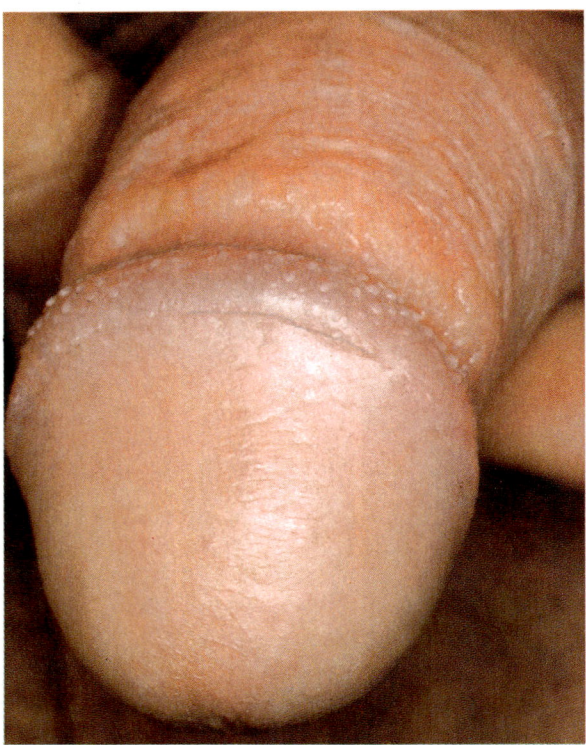

Papillae coronae glandis

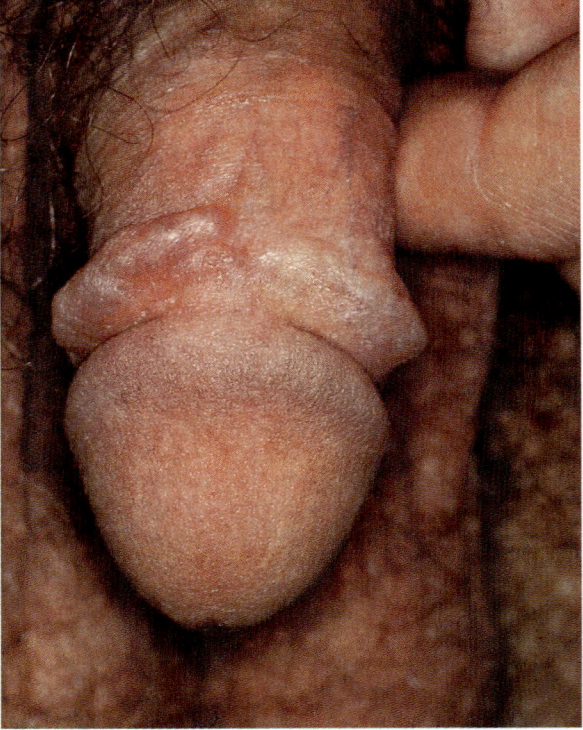

Kranzfurchenlymphangitis

Symptome. Meist keine. Gelegentlich leichtes Ödem des inneren Präputialblattes. Die Patienten sind durch die ungewohnte Bildung besorgt.

Histopathologie. Eine Biopsie sollte wegen möglichem starkem konsekutivem Penisödem nicht in frühen Entwicklungsphasen vorgenommen werden. In typischen Fällen erweiterte Lymphräume (zystische Lymphvarizen) mit geringfügiger Entzündung. Meistens wird die Stelle, an der es zur obliterierenden Endolymphangitis gekommen ist, nicht sicher getroffen.

Verlauf. Spontane Rückbildung in einigen Wochen. Komplikationen sind nicht bekannt. Nach Manipulationen kann es zu stärker entzündlichen Veränderungen, sogar mit Ulzeration, kommen.

Differentialdiagnose. Die strangförmige oberflächliche Phlebitis im Sinne der Mondor-Krankheit ist abzugrenzen. Diese ist allerdings gekennzeichnet durch etwas gröbere, kordelförmig harte Stränge im Vorhautraum, die nicht so pseudozystisch und glasig erscheinen. Lymphangitis dorsalis penis als Begleitsymptom eines Primäraffektes bei Lues I verläuft entsprechend der Längsachse des Penis und ist wesentlich derber. Untersuchung auf Lues ist angeraten.

Therapie
Innerlich: Therapie meist nicht nötig; evtl. nichtsteroidale Antiphlogistika wie Phenylbutazon, Oxyphenylbutazon oder Indometazin.
Äußerlich: Nicht erforderlich, da Spontanheilung. Aufklärung des Patienten; evtl. Heparin- oder Heparinoidexterna.

Kranzfurchenphlebitis [Braun-Falco 1953]

Synonym. Strangförmige oberflächliche Phlebitis am Penis.

Definition. Umschriebene zirkuläre, strangförmige, blande obliterierende Thrombophlebitis und Periphlebitis oberhalb der Kranzfurche.

Vorkommen. Selten. Entweder spontan oder als Teilsymptom der Mondor-Krankheit oder zusammen mit strangförmigen oberflächigen Phlebitiden in anderer Lokalisation.

Ätiopathogenese. Ursache unbekannt. Fokalinfektionen, chronische Prostatitis und mechanische Belastung beim Geschlechtsverkehr wurden angeschuldigt.

Klinik. Der klinische Befund entspricht bis auf die Palpation etwa dem der Kranzfurchenlymphangitis. Meist bemerkt der Patient plötzlich mit oder ohne Präputialödem nach Reponieren des Präputiums ein kranzartig verlaufendes strangförmiges Gebilde, das sich 1–2 cm weit als derber kordelförmiger Strang unter dem inneren Präputialblatt palpieren läßt. Die darüberliegende Haut ist normal. Gleichzeitig können ein M. Mondor (strangförmige oberflächliche Phlebitis entsprechend der V. thoraco-epigastrica)

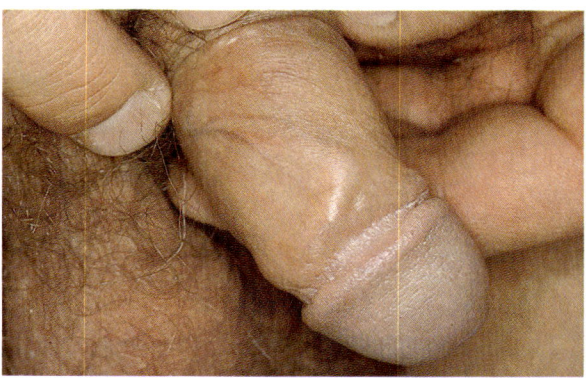

Kranzfurchenphlebitis

oder strangförmige oberflächliche Phlebitiden in anderer Lokalisation bestehen.

Symptome. Im allgemeinen keine.

Histopathologie. Obliterierende Endophlebitis mit Kollagenisation des erkrankten Gefäßes. Die Abgrenzung von der Kranzfurchenlymphangitis kann in den Endstadien schwierig sein. Elastikafärbung hilft bei der Differenzierung.

Verlauf. Spontanrückbildung in einigen Wochen.

Differentialdiagnose. In erster Linie Abgrenzung von der Kranzfurchenlymphangitis. Hier ist das zirkulär verlaufende varizenartig ektatische Lymphgefäß mehr glasig durch die Haut durchscheinend und von pseudozystischer Konsistenz.

Therapie. Aufklärung des Patienten. Wegen Spontanheilung Behandlung nicht notwendig; ggf. Versuch mit heparin- oder heparinoidhaltigen Externa. Untersuchung auf Fokalinfektionen, Prostatitis und Urethritis.

Phimosen

Unter Phimose versteht man eine zu enge Vorhaut, wodurch deren Zurückziehen erschwert ist. Folgen sind Smegmastau, Bildung von *Smegmolithen* (pflastersteinartige weißliche Auflagerungen von Smegmakonkrementen auf der Glans penis) und entzündliche Veränderungen (*Balanoposthitis*). Eine Phimose soll auch präkanzeröse Zustände und die Entwicklung von Peniskarzinomen fördern.
Bei *vollständiger Phimose* läßt sich die Vorhaut überhaupt nicht reponieren. Bei *unvollständiger Phimose* macht das Reponieren der Vorhaut lediglich bei Erektion Schwierigkeiten; hier ist die Gefahr der Entwicklung einer Paraphimose gegeben.

Physiologische Phimose

Bei Neugeborenen sind Glans penis und inneres Präputialblatt meist noch miteinander verklebt. Normalerweise löst sich diese epitheliale Verbindung im er-

Erkrankungen von Glans penis und Präputium

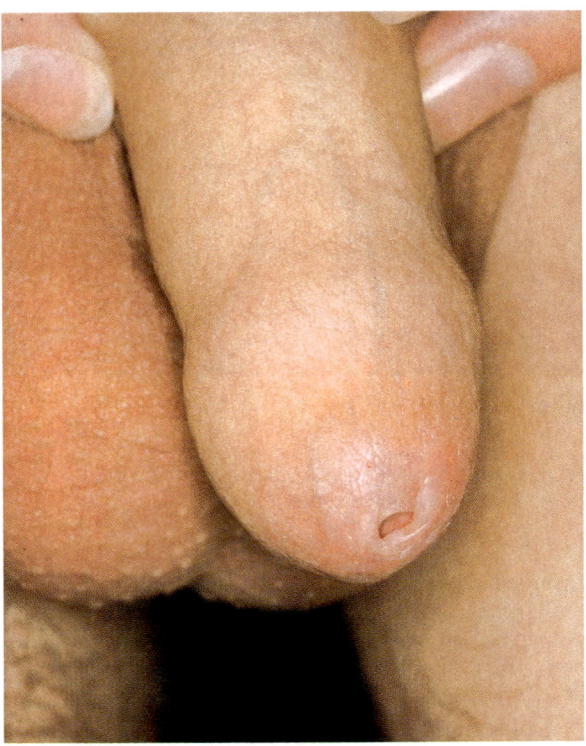

Phimose

sten Lebensjahr durch Degenerationsvorgänge in den Glans und Präputium verbindenden Epithelschichten unter Bildung von Epithelperlen, die sich im Zuge der beiderseitigen normalen Verhornung der Epidermis entwickeln und epitheltrennend wirken. Nicht immer erfolgt die Lösung des Präputiums von der Glans bereits im 1. Lebensjahr; sie kann auch erst im Pubertätsalter vollständig werden. Diesen (physiologischen) Zustand hat man auch als *Pseudophimose* bezeichnet.
Unter *adhäsiver Phimose* versteht man den Zustand, daß die physiologische Adhäsion zwischen innerem Präputialblatt und Glans erhalten bleibt. Es wird darauf hingewiesen, daß dieser Zustand auch vererbt werden kann. Hier kommt nur operative Korrektur in Betracht.

Angeborene Phimose

Diese manifestiert sich meist als ein zu langes rüsselförmiges, nicht reponierbares Präputium, d.h. als hypertrophische Phimose, seltener als eine zu kurze Vorhaut und zu enge Präputialöffnung, die dann auch nicht reponierbar ist.

Verlauf. Durch angeborene Phimosen können Harnabfluß und Erektion behindert werden. Beim Urinieren verteilt sich Urin in dem kapillaren Spalt des Präputialraumes und führt leicht zu entzündlichen Reaktionen (*Balanoposthitis*), da Säuberung nur schwer möglich ist. Das Peniskarzinom soll fast ausschließlich bei Männern mit angeborener Phimose auftreten.

Therapie. Bei leichteren Formen der physiologischen Phimose genügt vorsichtige Reposition des Präputiums beim Baden des Säuglings und nachfolgende Einfettung. Bei allen Formen angeborener Phimosen, bei denen das Präputium nicht ohne Schwierigkeiten reponierbar ist, sollte möglichst frühzeitig eine Zirkumzision vorgenommen werden. Nur so wird späteren Schwierigkeiten bei der Kohabitation vorgebeugt und eine wirksame Karzinomprophylaxe betrieben.

Erworbene Phimose

Meist besteht bei den betreffenden Patienten bereits eine unvollständige angeborene Phimose. Hinzu kommen entzündliche oder degenerative Vorgänge verschiedenster Ursache, welche dazu führen, daß das Präputium nicht mehr reponierbar ist.

Chronische Phimosen mit langsamer Verengung der Vorhaut entwickeln sich, wenn im Bereich des Präputiums Schrumpfungs- oder Sklerosierungsvorgänge auftreten. Dies kommt vor bei Lichen sclerosus et atrophicus, Kraurosis penis oder Sclerodermia circumscripta. Auch kann es bei Patienten mit angeborener Phimose im Verlauf der Kohabitation zu schmerzhaften Rhagaden oder Einrissen im Bereich der Umschlagszone von äußerem zu innerem Präputialblatt mit anschließender chronisch-fibrosierender Entzündung kommen. Diese *Präputialringfibrose* ist vom Lichen sclerosus et atrophicus abzugrenzen. Chronische Entzündungen im Bereich von Glans, Sulcus coronarius und innerem Präputialblatt können ebenfalls zu einer chronischen entzündlichen Phimose Veranlassung geben. Diese Veränderung beobachtet man besonders bei älteren Männern mit chronischer Balanitis infolge mangelhafter Hygiene oder bei Diabetikern mit chronischer Candidabalanitis.

Akute Phimosen sind stets entzündlich und entstehen meist durch eine akute entzündliche Veränderung im Präputialraum. Hinzu tritt erhebliches Ödem, das auf das äußere Vorhautblatt übergreift und das Penisende birnenförmig auftreibt. Aus der entzündlich geschwollenen Präputialöffnung fließt eitriges Sekret ab. Wichtig ist hier exakte Ursachenanalyse. Häufige Ursachen sind:

- Smegmazersetzung mit akuter bakterieller Balanoposthitis,
- akute Gonorrhö mit Begleitbalanoposthitis,
- Syphilis: Primäraffekt mit Begleitbalanoposthitis,
- Ulcus molle mit Begleitbalanoposthitis,
- Herpes simplex am inneren Präputialblatt,
- fixes Arzneiexanthem,
- Condylomata acuminata.

Symptome. Chronische Phimose verursacht langsam zunehmende Beschwerden infolge mangelhafter Hygiene bei zunehmender Entzündungsbereitschaft. Akute Phimose ist ein für den Patienten schmerzhafter und bedrohlich wirkender Zustand, der rasche Hilfe notwendig macht.

Therapie. Bei chronischen erworbenen Phimosen ist die verursachende Dermatose klinisch oder durch histologische Untersuchung zu erkennen und entsprechend zu behandeln. Meist ist Zirkumzision angeraten.

Bei akuter entzündlicher Phimose bleibt die Ursache hinter dem ödematisierten und nicht reponierbaren Präputium zunächst verborgen. Hier wird man sich unverzüglich zur Dorsalinzision in Peniswurzelanästhesie entschließen, um die Ursache festzustellen. Nach der Dorsalinzision muß aber wegen des kosmetisch unbefriedigenden Abheilungszustandes zu gegebener Zeit die Zirkumzision folgen. Man kann auch versuchen, durch Hyaluronidaseinjektionen (Kinetin) in die ödematisierte Präputialhaut ein rasches Abfließen des Präputialödems zu bewirken, um die Phimose zu beseitigen und die verursachende Grunderkrankung erkennen und behandeln zu können. Es sollte aber in jedem Fall einer möglichen Infektionsausbreitung breitbandantibiotisch vorgebeugt werden. Im übrigen Behandlung der Grunderkrankung und Säuberung des Präputialraumes durch Bäder mit antiseptischen Zusätzen, vorsichtige lokale Desinfektion und Trockenlegen des Vorhautraumes (Einlegen eines Gazestreifens).

Paraphimose

Definition. Akuter Zustand, bei dem sich das hinter die Eichel zurückgestreifte phimotische Präputium nicht mehr nach vorn reponieren läßt; nicht selten im Anschluß an Kohabitation oder entsprechende Handlungen bei erigiertem und leicht entzündetem Glied; ferner bei angeborenen oder erworbenen Phimosen.

Pathogenese. Wenn der Patient das Präputium zurückzieht, schnürt sich der verengte Präputialring hinter der Eichel im Sulcus coronarius ein und staut den Blutrückfluß aus der Glans penis. Der hinter der Eichel fixierte Schnürring verhindert ein Vorschieben der Vorhaut. Die zustandegekommene Paraphimose ist gefürchtet, weil sich meist akut eine stärkere Schwellung und blaurote Verfärbung der Eichel mit entzündlich, ödematös, wulstförmig aufgetriebener Vorhaut entwickelt. Die Störungen der Durchblutung und Infektion können zu gangränösem Zerfall der Glans penis führen.

Klinik. Die Glans ist meistens blaurot verfärbt und geschwollen. Dahinter sieht man kragenförmige („spanischer Kragen"), einfache oder doppelte ringförmige Schwellung der Vorhautblätter.

Symptome. Starke Schmerzen sind möglich.

Verlauf. Gefahr der Nekrotisierung des Präputialringes, daher sofortiges Eingreifen notwendig.

Therapie. Kurzfristig bestehende Paraphimose kann man konservativ zu beseitigen versuchen. Nach vorheriger Applikation eines Spasmolytikums (Eupaco-Suppositorium) komprimiert man den Penis mit der Hand unter zunehmendem Druck mehrmals von distal nach proximal, bis man einen Ödemschwund erreicht hat. Oft kann man dann mit dem Klingelknopfgriff die Eichel wieder durch die strangulierende Vorhaut zurückschieben. Dazu nimmt man das Penisende zwischen den 2. und 3. Finger und drückt mit dem Daumen die Glans durch die Präputialöffnung zurück.

Bei nicht allzulang bestehender Paraphimose kann man auch durch Hyaluronidaseinjektionen (Kinetin) das Ödem zum Abfluß bringen und dann die mechanische Reponierung der Vorhaut erreichen. Antibiotischer Schutz ist dabei erforderlich. Schließlich bleiben nur Skarifikation oder Stichelung mittels steriler Kanüle, nachfolgendes Auspressen des Ödems und anschließende Reponierung, oder aber chirurgische Durchtrennung des Schnürringes über einer Sonde mit späterer Zirkumzision.

Balanitis und Balanoposthitis

Unter Balanoposthitis versteht man entzündliche Veränderungen der Glans (*Balanitis*) und des inneren Präputialblattes (*Posthitis*) durch verschiedene Ursachen. Eine prädisponierende Rolle spielen Faktoren wie angeborene Phimose, mangelhafte oder übertriebene Hygiene, Reiben von Kleidung, ferner auch Stoffwechselstörungen wie Diabetes mellitus oder reduzierte allgemeine Widerstandskraft. Balanoposthi-

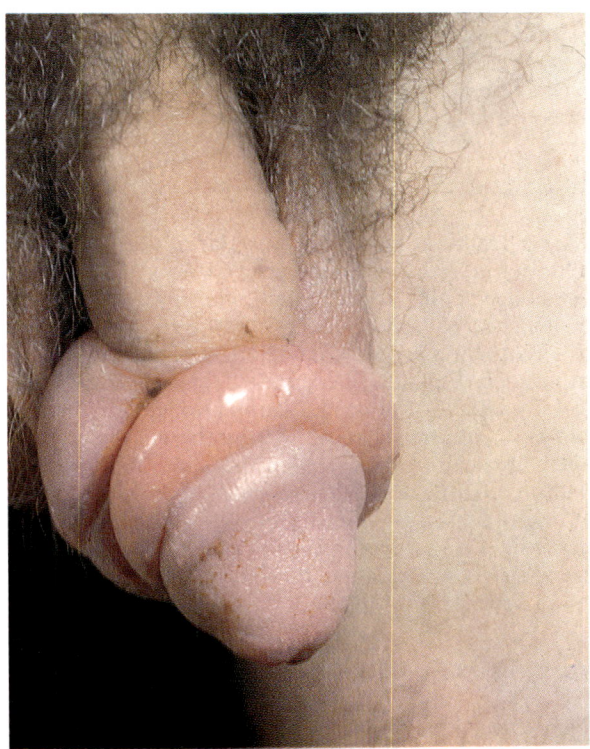

Paraphimose

tis kommt bei Menschen, die sich täglich reinigen sowie bei Beschnittenen weniger häufig vor. Auslösende Faktoren sind mikrobielle Infektionen, Kontaktallergie oder Traumatisierung.

Unabhängig von ihrer Ätiologie ist es zweckmäßig, eine akute von einer chronischen Balanoposthitis abzugrenzen.

Balanoposthitis acuta

Diese nimmt meist ihren Ausgang von der Gegend des Sulcus coronarius. Akut entwickeln sich Rötung und Schwellung, die auf Glans und inneres Präputialblatt übergreifen. Besonders bei bakterieller Ätiologie kann es zur Entleerung von serösem oder serös-eitrigem Sekret und sekundär zu entzündlicher Phimose oder Paraphimose kommen.

Die Ursachen sind vielfältig:

- Traumatisation,
- toxische Noxen,
- Retention von Smegma,
- Kontaktallergie,
- Infektionen.

Verletzungen oder Friktionstraumen können zu umschriebenen Rötungen oder Ödemen führen. Seifen oder Detergenzien sowie vaginale Sekrete im Präputialraum können infolge mangelhafter Hygiene oder auch übertriebener Reinigungsprozeduren zu einer Irritation der Glans und des inneren Präputialraumes und so zur Entwicklung einer akuten Balanitis führen.

Auch an örtlich aufgetragene toxisch wirkende Aphrodisiaka (spanische Fliegen, Senföl) ist zu denken. Ferner wurde nach Podophyllintherapie von Condylomata acuminata akute toxische Balanitis beobachtet.

Akute kontaktallergische Balanoposthitis

Sie ist relativ selten. Man muß daran denken, wenn Externa im Vorhautraum verwendet wurden, welche sensibilisierende kontaktallergische Substanzen enthalten.

Als Kontaktallergene kommen in Betracht: Antikonzipienzien (Vehikel, Spermizide), Desodorants (Vehikel, Desinfektionsmittel), Desinfektionsmittel (Formaldehyd, quarternäre Ammoniumbasen, Salicylanilide, Hexachlorophen), Medikamente (Antibiotika, Sulfonamide). Kontaktallergien gegen Kondome (Gummialterungsschutzstoffe, Vulkanisierbeschleuniger im Kondomgummi) oder gegen Spermizide äußern sich zumeist auch in einer Kontaktdermatitis an der Penishaut.

Akute infektiöse Balanoposthitis

Sie ist nie monokausal, sondern entwickelt sich meist auf dem Boden obengenannter prädisponierender Zustände. Auch sie entsteht plötzlich, führt zu entzündlicher Rötung und Ödem, nicht selten auch zu entzündlicher Phimose. Durch die stärker exsudativen Vorgänge kommt es hier gewöhnlich rasch zur Entwicklung eines gelblich-eitrigen Sekrets. Auch die subjektiven Beschwerden (Brennen) sind stärker.

Wichtig ist die Tatsache, daß die akute infektiöse Balanoposthitis oft als *Begleitbalanoposthitis* angesehen werden muß, da sie sich auf dem Boden von gestauten Sekreten im Präputialraum entwickelt und insofern eine vielfältige Ätiologie besitzt. Zu denken ist nicht nur an Faktoren wie Smegmaretention, Sekretstauung, vaginale Sekrete oder mangelhafte Hygiene, sondern auch an nichtvenerische und venerische Urethritisformen. Die aus der Urethra austretenden Sekrete verteilen sich im Präputialraum, führen zu Mazeration des Epithels und fördern so eine Infektion.

Auch Primäraffekte der Syphilis, Ulcera mollia oder Karzinome im Präputialraum können zu Begleitbalanoposthitis und entzündlicher Phimose Veranlassung geben. *Bakteriologische Untersuchung* ist angezeigt.

Ätiopathogenese. Einige Autoren halten immer noch die Fusospirillose (Plaut-Vincent-Organismen) für die Erreger der akuten infektiösen Balanoposthitis. Man muß aber bedenken, daß bereits im Smegma neben Smegmabazillen eine vielseitige Flora nachweisbar ist. Im Balanitiseiter sind diese Keime angereichert, auch Spirochäten (Spirochaeta balanitidis, Spirochaeta refringens, Spirochaeta celerima), ferner koagulasepositive Staphylokokken, Streptokokken oder gramnegative Bakterien. Letztere und Plaut-Vincent-Organismen scheinen besonders für erosive und ulzeröse Veränderungen verantwortlich zu sein. Feuchtwarmes Milieu im Präputialraum und Störungen der epithelialen Integrität sind zur Auslösung solcher Erkrankungen sehr wichtig.

Verlauf. Nicht immer bleibt es bei Rötung, Schwellung und serös-eitriger Sekretion. Vielmehr können sich besonders bei Phimose und Infektion mit Plaut-Vincent-Organismen oder gramnegativen Bakterien Exkoriationen vorzugsweise am Frenulum und am Sulcus coronarius, aber auch an Glans und innerem Präputialblatt ausbilden, die bald in Ulzerationen übergehen.

Balanitis ulcerosa

Die Erkrankung ist sehr schmerzhaft, akut und wegen ihres weiteren Fortschreitens ernstzunehmen. Die Ulzerationen können gangränös oder phagedänisch werden.

Balanitis gangraenosa phagedaenica

Sie kann in 1–2 Tagen zur akuten Penisgangrän Veranlassung geben.

Stets verlaufen diese schweren Formen mit schmerzhaften, mäßig starken Schwellungen der Lymphknoten und Temperaturerhöhung oder Fieber.

Differentialdiagnose. Wichtig ist bei jeder akuten Balanitis die Inspektion des ganzen Präputialraumes, um verursachende Faktoren (Primäraffekt bei Lues, Ulcus molle, Herpes simplex, fixes Arzneiexanthem etc.) zu erkennen. Bei Balanitis erosiva ist an luischen Erosivschanker zu denken, bei Balanitis ulcerosa an Ulcus molle. Erosionen oder Ulzerationen im Verlauf eines Herpes simplex sind polyzyklisch begrenzt, stehen gruppiert und sind schmerzhaft.

Balanoposthitis chronica

Chronische Balanoposthitis ist ebenfalls eine polyätiologische Erkrankung, und die nosologischen Überlegungen gehen in die gleiche Richtung wie bei akuter Balanoposthitis. Insbesondere aber ist an folgende Erkrankungen zu denken:

Balanoposthitis diabetica. Sicher ist, daß chronischer Diabetes mellitus infolge erhöhten Zuckergehaltes der Haut besonders in intertriginösen Räumen entzündliche Reaktionen fördert. Kommt mangelhafte Hygiene hinzu, so kann es leicht zu Intertrigo kommen. Entwickelt sich diese im Bereich des Präputialraumes, so liegt eine chronische Balanoposthitis diabetica vor. Diese manifestiert sich in Form einer subakut bis chronisch verlaufenden entzündlichen Reaktion mit eigentümlich düsterroten Farbtönen.

Mikrobiologische Untersuchung. Sie ergibt vielfach pathogene Bakterien oder Candida albicans. Sobald sich weißliche Beläge im Sulcus coronarius oder auf der Glans nachweisen lassen, ist Candidabalanoposthitis sehr wahrscheinlich.

Balanoposthitis candidomycetica. Die Candidabalanoposthitis ist in den letzten Jahren sehr viel häufiger geworden. Sie kommt nicht nur bei älteren Männern mit Diabetes mellitus vor; vielmehr erkranken auch jüngere Männer, deren Partnerinnen unter langfristiger Zufuhr von Ovulationshemmern vielfach Candidainfektionen der Scheide (Candidacolpitis) aufweisen, welche beim Geschlechtsverkehr übertragen werden können (s. auch S. 205).
Als wesentliche begünstigende Faktoren sind bekannt:
– Phimose, mangelhafte Genitalhygiene;
– entzündliche Erkrankungen im Präputialraum;
– Fluor urethralis;
– Grundkrankheiten wie Diabetes mellitus, Gicht, Oxalurie, Leukämien, Immundefekte;
– örtliche Glukokortikoidtherapie über längere Zeit;
– Langzeittherapie mit Ovulationshemmern, Glukokortikoiden, Zytostatika.

Klinik. Bei chronischer Balanoposthitis machen im Präputialraum typische weißliche Pusteln oder colleretteartig schuppende oder gerötete, mit magermilchfarbenem Soorbelag bedeckte Herde die Diagnose leicht. Nach anderen Manifestationen (Intertrigo candidomycetica, enterale Kandidose) ist zu suchen.

Diagnose. Im Nativpräparat können Pseudomyzelien und Sporen mikroskopisch nachgewiesen werden. Die Kultur ergibt Wachstum von Candida albicans. Stuhlkontrolle auf Candidabefall des Darmes.

Therapie. Jede therapeutische Maßnahme sollte berücksichtigen, daß das feuchtwarme Milieu des intertriginösen Präputialraumes Infektionen und entzündliche Reaktionen verschiedenster Art begünstigt. Aus diesen anatomischen und funktionellen Gegebenheiten resultiert die Empfehlung zur Zirkumzision im Säuglingsalter. Bei beschnittenen Völkern wie Israeliten oder Mohammedanern sollen auch Peniskarzinome so gut wie nicht vorkommen.

Innerlich: Nur bei infektiöser Balanoposthitis durch Bakterien oder Fusospirillen, Mykoplasmen oder Trichomonaden notwendig. Die Behandlung richtet sich nach dem Erregernachweis und ggf. nach der Resistenzbestimmung.

Äußerlich: Bei geringfügigen Verlaufsformen von Balanoposthitis genügt äußerliche Behandlung. Alle Maßnahmen, die Sekretstauung und Mazeration im Präputialraum fördern, sind zu vermeiden. Man wird also differente Medikamente wie Antibiotika oder Antimykotika nicht in fettenden Vehikeln (Fettsalben, Wasser-in-Öl-Emulsionen) anwenden, sondern höchstens in Form von weniger fettenden Cremegrundlagen (Öl-in-Wasser-Emulsionen), Lotionen oder als Puder. Wichtig ist das Einlegen eines Mullstreifens (Mullbinde 4 cm breit, einmal gefaltet über die Eichel zur Sekretaufnahme). Bei allen stärker entzündlichen erosiven oder ulzerösen Balanitisformen ist zunächst feuchte Behandlung zweckmäßig. Tägliche Gliedbäder bei zurückgestreifter Vorhaut mit desinfizierenden Lösungen wie Chinolin (Chinosol 1:1000), sehr stark verdünnte Kaliumpermanganatlösung oder Chloraminlösung (1:1000) sind zur Reinigung und Ablösung von Sekretauflagerungen im Präputialraum zweckmäßig. Feuchte Verbände bei reponierter Vorhaut sollten alle 2–3 h angefeuchtet werden. Auch Farbstoffe wie Pyoktanin (0,1–0,5% wäßrig) können hilfreich sein. Im übrigen antibiotische glukokortikoidhaltige Lotionen oder Cremes in sehr dünner Schicht auftragen und stets einen Mullstreifen einlegen. Bei nachgewiesener Infektion durch Candida albicans Anwendung von Nystatin, Pimaricin oder Amphotericin B in Puder oder Cremeform. Sobald die Erosionen abgeheilt sind, sollte eine Trockenbehandlung durchgeführt werden. Nach normaler Reinigung bei zurückgestreiftem Präputium mit warmem Wasser gutes Abtrocknen des gesamten Vorhautraumes einschließlich des inneren Präputialblattes. Danach Einpudern mit einem Körperpuder, Wismutgallat (Dermatol) oder Tannin (s.S. 985) unter Einlage eines Streifens. Diese Prozedur sollte nach jedem Urinieren wiederholt werden. Stets muß das Grundprinzip der Trockenlegung des Präputialraumes beachtet werden. Bei häufig rezidivierender Erkrankung kommt Zirkumzision in Betracht.

Balanitis erosiva circinata [Bataille und Berdal 1889]

Definition. Es handelt sich um eine zumeist chronische Balanitis, die spontan vorkommt oder als ein Symptom des M. Reiter beobachtet wird.

Vorkommen. Sehr selten, dann bei Männern in jugendlichem Alter und bei Patienten mit Phimose.

Ätiopathogenese. Bei der spontanen Form dürfte es sich um eine bakterielle Infektion handeln, auch auf Infektion durch Candida albicans ist zu achten. In den Fällen, in denen die Erkrankung Teilsymptom von M. Reiter ist, dürfte es sich um eine psoriasiforme Entzündung handeln: *Balanitis circinata parakeratotica*.

Klinik. Beginn meist mit stecknadelkopfgroßen, erst grauweißen Fleckchen im Präputialraum, die sich in runde, noch kleine fleischrote Erosionen mit grauer Randbegrenzung umwandeln. Diese scharf begrenzten Herdchen vergrößern sich nach allen Seiten und konfluieren. Auf diese Weise bilden sich bizarre landkartenartig erodierte Flächen, die nach allen Seiten von außen von einem weißlichen Epithelsaum begrenzt sind. Oft beginnen die Erscheinungen im Sulcus coronarius und greifen von hier aus auf Glans, Penis und inneres Präputialblatt über. Die periurethrale Gegend der Glans bleibt zumeist frei. Durch entzündliches Präputialödem kann es zur Entwicklung einer entzündlichen Phimose kommen.

Symptome. Schmerzhaftes Jucken oder Brennen.

Verlauf. Subakut oder chronisch. Die Balanitis erosiva circinata als Teilsymptom des M. Reiter besteht meistens nur kurzfristig.

Differentialdiagnose. Nach Symptomen von M. Reiter ist zu suchen. Balanoposthitis candidomycetica ist auszuschließen.

Therapie. Trockentherapie (Mullstreifen, Puder), vorübergehend hydrokortisonbutyrathaltige (Alfason) oder andere niedrigkonzentrierte Glukokortikoidexterna (Semaka $^1/_2$-Creme) über kurze Zeit.

Balanoposthitis chronica circumscripta benigna plasmacellularis [Zoon 1952]

Definition. Ätiologisch ungeklärte chronische, bei älteren Männern auftretende, umschriebene Veränderung im Präputialraum durch plasmazelluläre Entzündung.

Vorkommen. Selten, hauptsächlich bei Männern im 5.–8. Lebensjahrzehnt.

Ätiopathogenese. Ursache unbekannt. Man hat an begünstigende Faktoren wie Diabetes mellitus gedacht. Mikrobielle Verursachung konnte ausgeschlossen werden. Typisch ist der starke Plasmazellgehalt der zellulär entzündlichen Reaktion.

Klinik. Mit Vorliebe an der Glans, aber auch am inneren Vorhautblatt, kommt es zur Ausbildung von firnisartig spiegelnden, im Hautniveau liegenden, durch ihre bräunlichrote Farbe auffallenden Plaques ohne

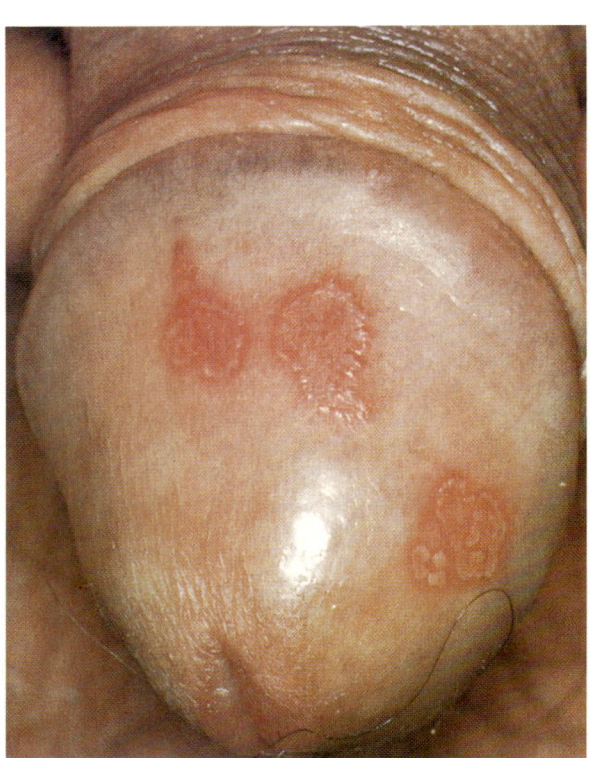

Balanitis erosiva circinata

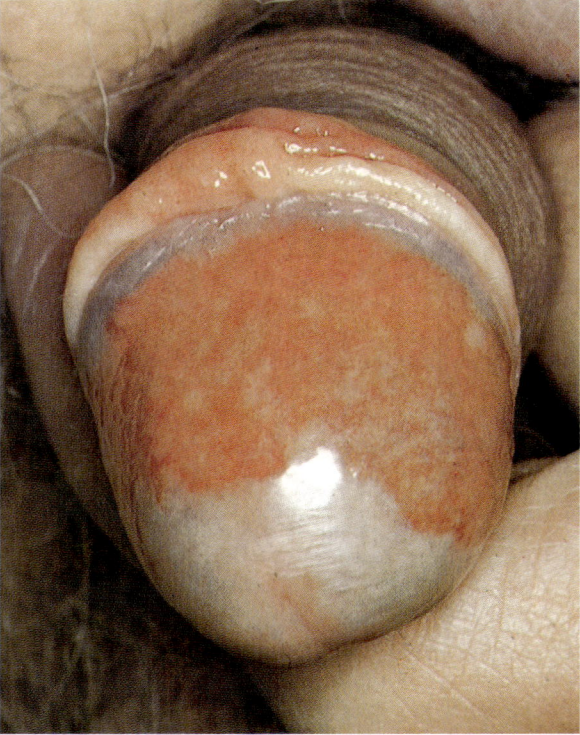

Balanoposthitis chronica circumscripta benigna plasmacellularis

tastbare Konsistenzzunahme. Nicht selten kann man bei Diaskopie petechiale Punktblutungen feststellen. Stärkere entzündliche Veränderungen mit eitriger Sekretion werden dabei nicht beobachtet.
Die Erkrankung kommt auch an der *Vulva* und den *Konjunktiven* vor.

Histopathologie. Die Epidermis ist im Bereich der Herde deutlich verdünnt. Im oberen Korium weitgestellte Kapillaren und plasmazelluläre Entzündung mit kleinsten Hämorrhagien sowie Hämosiderinablagerung.

Verlauf. Unbehandelt chronisch über Jahre. Die Prognose ist günstig, da keine Präkanzerose (Übergang in Peniskarzinom wurde nicht beschrieben).

Differentialdiagnose. Wichtig ist Abgrenzung der in ihrer Prognose völlig anders zu bewertenden präkanzerösen Erythroplasie Queyrat. Diese besitzt eine feingranulierte Oberfläche und ist meist hochrot. Im Zweifelsfall ist Biopsie empfehlenswert.

Therapie. Äußerlich Versuch mit glukokortikoidhaltigen Externa in fettarmer Grundlage über kürzere Zeit (*cave:* Steroidnebenwirkungen).

Balanitis keratotica et pseudoepitheliomatosa
[Civatte und Lortat-Jacob 1961]

Klinik. Es handelt sich um eine sehr seltene Form von Balanitis, bei der sich glimmerartige Krusten und keratotische Hornmassen an der Glans ausbilden. Der Allgemeinaspekt wirkt eher atrophisch.

Histopathologie. Massive Hyperkeratose und pseudoepitheliomatöse Epithelhyperplasie.

Pathogenese. Möglicherweise handelt es sich um eine Pseudokanzerose im Sinne einer an der Glans penis lokalisierten Papillomatosis cutis carcinoides, die sich als Gewebsantwort gegenüber Infektion entwickelt.

Verlauf. Gutartig über Jahre.

Differentialdiagnose. Peniskarzinom und spitze Kondylome vom Typ Buschke-Löwenstein.

Therapie. Alleinige Zirkumzision führt nicht zum Heilerfolg. Versuch mit elektrokaustischer Behandlung oder großzügige Exzision mit nachfolgender Deckung der exzidierten Hautbereiche durch Präputialhaut von der gleichzeitig durchzuführenden Zirkumzision.

Balanitis xerotica obliterans [Stühmer 1928]

Definition. Diese Erkrankung wurde von Stühmer nach Zirkumzision im frühen Erwachsenenalter als postoperatives Krankheitsgeschehen beobachtet. Es besteht kein zwingender Grund zur Aufrechterhaltung dieses Krankheitsbildes, nachdem es sich zwanglos mit dem nicht seltenen Lichen sclerosus et atrophicus an Glans und Präputium identifizieren läßt.

Kraurosis penis

Obwohl eine primäre Kraurosis penis von manchen Autoren immer noch angenommen wird, ist man größtenteils der Ansicht, daß es sich hier um nichts anderes als das Spätstadium eines auf Glans penis und inneres Präputialblatt beschränkten, zur Schrumpfung und Stenosierung der Harnröhrenmündung führenden *Lichen sclerosus et atrophicus* handelt. Dafür spricht auch das histologische Substrat.

Pigmentierte Penispapeln
[Katz, Posalaky und McGinley 1978]

Synonym. Bowenoide Genitalpapeln.

Definition. Flache pigmentierte Papeln am Penis (PPP) junger Männer mit feingeweblichen Veränderungen eines Carcinoma in situ (M. Bowen). Bereits früher als Lichen-ruber-planus-artige warzenartige Veränderungen beschrieben.

Vorkommen. Nicht so selten bei jüngeren Männern.

Ätiopathogenese. Unbekannt; man hat an Virusinfektion gedacht. Interessant ist die Tatsache, daß im Genitalbereich von Mann und Frau diese Carcinoma-in-situ-Veränderungen nicht selten sind.

Klinik. Am Penisschaft finden sich, solitär oder gruppiert, bräunlich pigmentierte, an seborrhoische Warzen erinnernde Papeln. Sie kommen übrigens auch an der Vulva vor: *pigmentierte Vulvapapeln.*

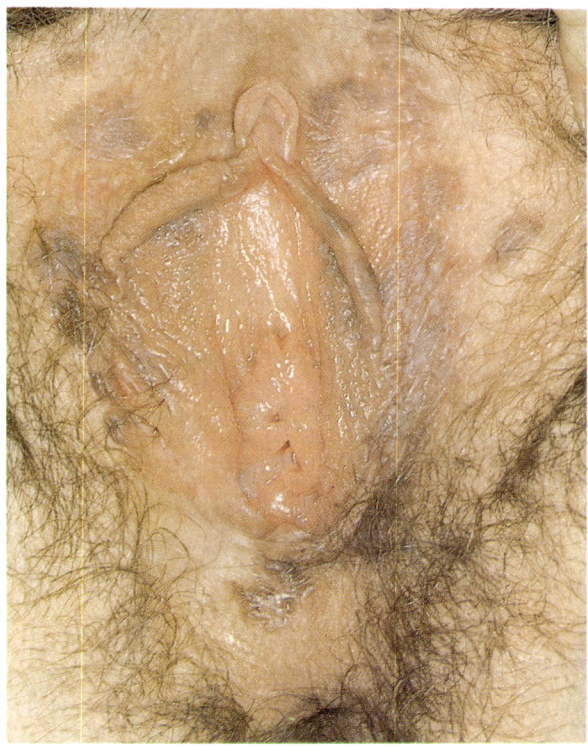

Multiple pigmentierte Vulvapapeln (bowenoide Genitalpapeln)

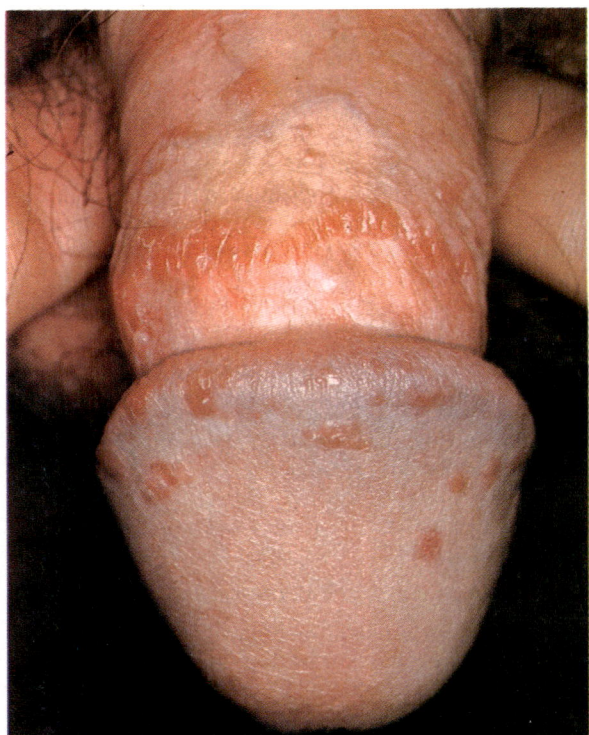

Multiple bowenoide Penispapeln

Histopathologie. In der Epidermis Carcinoma-in-situ-artige Veränderungen durch Proliferation von atypischen Zellen mit Dyskeratose. M.-Bowen-artiges Bild. Reichlich Melanin im Epithel und im Stratum papillare. Bandförmiges Lichen-ruber-artiges entzündliches Infiltrat im Str. papillare.

Verlauf. Übergang in Karzinom möglich, aber auch spontane Involution.

Diagnostische Leitlinien. An seborrhoische Warzen erinnernde Papeln bei jüngeren Männern. Biopsie.

Differentialdiagnose. Verrucae seborrhoicae (selten bei jungen Männern), weiche epidermale Nävi, papillomatöse pigmentierte Nävuszellnävi. Sicher ist das kürzlich beschriebene Krankheitsbild *multiple bowenoide Papeln am Penis* (Kopf und Bart 1970) oder an der *Vulva* mit diesen Veränderungen wesensmäßig identisch.

Therapie. Konservativ: beobachten nach Sicherstellung der Diagnose durch histopathologische Untersuchung. Sonst Abtragen und/oder zusätzliche zytostatische Therapie (Pinselung mit Podophyllintinktur oder 5-Fluorouracil (Efudix)). Auch Laser-Behandlung. Regelmäßige Kontrolle.

Akute Gangrän des männlichen Genitales

Definition. Es handelt sich um eine infektiöse akute gangränisierende Entzündung mit nekrotischem Zerfall von Penis und Skrotum innerhalb kürzester Zeit.

Vorkommen. Sehr selten; häufiger bei jüngeren Männern im Anschluß an geringe Traumatisierung.

Ätiopathogenese. Die exakte Ursache ist nicht bekannt. Es wurden verschiedene „Erreger" wie Fusospirillen, Pseudomonas aeruginosa und diphtheroide Keime nachgewiesen. Von manchen Autoren wird angenommen, daß es sich bei diesem foudroyanten Krankheitsbild um ein gangränöses Erysipel handelt, zumal vielfach Streptokokken im Detritus nachweisbar sind und auch phlegmonöse Mitbeteiligung der Bauchwand vorkommen kann. Erysipel des Penis scheint häufig gangränös zu verlaufen.

Klinik. Die Erkrankung unterscheidet sich von einer Balanitis gangraenosa. Sie beginnt nicht mit einer Balanitis erosiva, sondern scheinbar spontan oder nimmt ihren Ausgang von einer oft unbemerkten banalen Exkoriation. Ganz plötzlich kommt es unter hohem Fieber mit Schüttelfrösten zu lebhaftem entzündlichem Ödem an Penis und Skrotum. Bereits nach einem Tag sieht man an dem glockenschwengelartig aufgetriebenen Penis bläulich-schwärzliche oder weißliche Plaques, die gangränös zerfallen, sich phagedänisch ausbreiten und die Penishaut, sogar mit Einschluß der Corpora cavernosa, sowie die Skrotalhaut zerstören können. Penis und Skrotum verwandeln sich in zerfallenden, matschigen und übelriechenden Detritus. Die Hoden können freiliegen. Selten wurde arterielle Thrombose nachgewiesen.

Verlauf. Manche Fälle verlaufen letal; bei anderen klingen die Erscheinungen nach einer Woche ab und es kommt zur Vernarbung an der Basis der zerstörten Organteile.

Differentialdiagnose. Balanitis gangraenosa phagedaenica beginnt primär als akute Balanitis erosiva und entwickelt sich wahrscheinlich infolge einer Fusospirillose oder einer anderweitigen Sekundärinfektion zur gangränisierenden und phagedänischen Balanitis.

Therapie. Diese muß sofort einsetzen und massiv sein. Man wird nicht die bakteriologische Untersuchung mit Erregerresistenzanalyse abwarten, sondern hochdosiert Breitbandantibiotika (Gentamicin, Cephalosporine, penicillinaseresistente Penicilline) verabrei-

Tabelle: Carcinoma-in-situ-Veränderungen am Penis

Krankheit	Klinik	Sitz	Histologie
PPP	Flache, pigmentierte Papeln	Schaft	Carcinoma in situ
M. Bowen	Roter schuppender Herd	Schaft	Carcinoma in situ
Erythroplasie	Roter feuchter Herd	Glans und Präputium	Carcinoma in situ
Leukoplakie	Weißer Herd	Glans und Präputium	Dysplasie oder Carcinoma in situ
Bowenoide Papeln	Lichenoide Papeln	Glans	Carcinoma in situ (?)

chen, ferner Analgetika und den Kreislauf überwachen. Dann sind die Erfolgschancen günstig. Von manchen wird zusätzlich vollständige elektrochirurgische Entfernung des erkrankten Gewebes im Gesunden empfohlen, die nach eigener Erfahrung allerdings nicht nötig ist.

Dequalinium- und Chlorquinaldol-Nekrose
[Wilkinson 1963]

Definition. Hauptsächlich im Präputialraum, aber auch in anderen intertriginösen Räumen, so im Vulvabereich vorkommende nekrotisierende Ulzeration durch glukokortikoidhaltige Externa, welche als antiseptische Zusätze Dequalinium oder Chlorquinaldol enthalten.

Vorkommen. Sehr selten. Die Dequaliniumnekrose an der Glans penis dürfte häufiger sein. Sie kommt in allen Altersstufen vor.

Ätiopathogenese. Bei den Patienten mit der Erkrankung wurden meist wegen anderer Veränderungen Lokaltherapeutika eingesetzt, die als antiseptischen Zusatz Dequalinium [1,10-bis-(4-Amino-2-methyl-chinolinium)-decan] bzw. 1,10-bis-(4-Amino-chinaldinium)-decan als Acetat bzw. Chlorid oder Chlorquinaldol (5,7-Dichlor-8-hydroxy-chinaldin) enthalten. Von den Patienten, die wir selbst gesehen haben, wurden glukokortikoidhaltige Lokaltherapeutika mit Zusatz dieser Stoffe über längere Zeit angewandt. Es scheint so zu sein, daß die gleichzeitige Einwirkung von Glukokortikoiden und Dequalinium bzw. Chlorquinaldol im intertriginösen Bereich eine toxische Wirkung dieser Substanzen möglich macht. Es handelt sich nicht um eine Kontaktallergie.

Klinik. Typisch ist das Symptom „weiße Schorfe". An Glans penis oder innerem Präputialblatt kommt es meist nach langfristiger Behandlung wegen einer chronischen Balanitis mit entsprechenden glukokortikoid- und dequalinium- oder chlorquinaldolhaltigen Externa zu nekrotisch-ulzerösen Veränderungen. Das nekrotische Gewebe fällt durch eine weiße Farbe auf und setzt sich durch einen schmalen entzündlichen Randsaum gegen die Umgebung ab. Stärker entzündliche Begleitreaktionen fehlen ebenso wie Schwellung der regionalen Lymphknoten.

Histopathologie. Koagulationsnekrose mit entzündlicher Begleitreaktion.

Verlauf. Nach Absetzen der dequalinium- bzw. chlorquinaldolhaltigen Glukokortikoidexterna langsame Abheilung über Wochen.

Differentialdiagnose. Das klinische Bild mit den weißen Schorfen ist sehr typisch. Aphthen sind gelblich, schmerzhaft und mehr ulzerös. Balanitis gangraenosa oder ulcerosa mit Fusospirillose verläuft akut. Zu denken ist ferner an Dekubitalulzera bei älteren Männern mit Diabetes mellitus oder an Artefakte. Mit Lues I und Ulcus molle ist das klinische Bild nicht

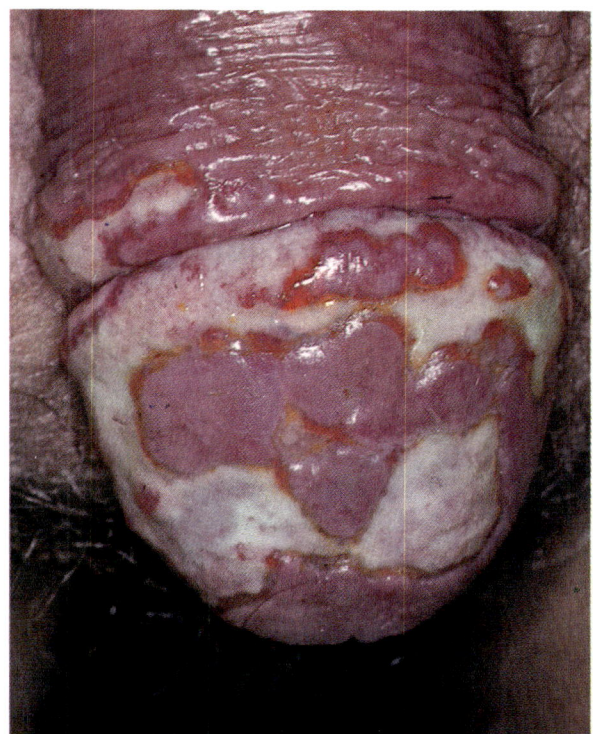

Dequaliniumnekrosen

zu verwechseln. Tuberculosis miliaris ulcerosa cutis sowie Plattenepithelkarzinome sollten nicht übersehen werden.

Therapie. Die Behandlung ist im wesentlichen äußerlich und soll mit Umschlägen unter Verwendung von physiologischer Kochsalzlösung oder pflanzlicher Extrakte (Kamillosan) in stark verdünnter Lösung erfolgen. Danach Behandlung mit antibiotischen und wundheilungsfördernden Salben unter Einlegen eines Mullstreifens im Präputialraum. Nur selten ist Zirkumzision zur besseren örtlichen Behandlung notwendig.

Diagnostische Leitlinien für andere Erkrankungen im Präputialraum

Es ist nicht sinnvoll, an dieser Stelle sämtliche Erkrankungen, die im Präputialraum als Teilsymptom oder alleinige Manifestation anderer Erkrankungen vorkommen, einzeln zu besprechen. Daher soll die folgende Zusammenfassung differentialdiagnostische Leitlinien geben. Im diagnostischen Zweifelsfall ist es, wenn man vom Melanomverdacht absieht, immer zweckmäßig, eine *Probeexzision* durchzuführen.
Die klinische Differentialdiagnose soll sich nach dem klinischen Hauptsymptom richten. Morphologisch können unterschieden werden:

Leukoplakien. Erkrankungen, deren führendes klinisches Symptom chronische weißliche Flecken an der

Tabelle: Diagnostische Leitlinien bei chronischen Erkrankungen von Glans penis und innerem Präputialblatt

Klinisches Symptom	Differentialdiagnosen
Leukoplakien „Weißliche Herde"	Leukoplakie als Präkanzerose Lichen sclerosus et atrophicus Balanitis candidomycetica M. Bowen, keratotischer Typ Lichen ruber planus Psoriasis vulgaris (bei Beschnittenen) Lupus erythematodes chronicus
Erythroplakien „Rötliche Herde"	Erythroplasie (M. Queyrat) M. Bowen Bowenoide Penispapeln Initiales Peniskarzinom Psoriasis vulgaris (bei Phimose) Fixe Arzneiexantheme Lichen ruber planus Balanoposthitis chronica circumscripta benigna plasmacellularis Umschriebene chronische Balanoposthitis
Melanoplakien „Schwärzliche Herde"	Naevus naevocellularis pigmentosus Nävoide Lentigo Naevus coeruleus Thrombosiertes Hämangiom Malignes Melanom

Glans penis oder am inneren Präputialblatt darstellen.

Erythroplakien. Erkrankungen, bei denen chronische rötliche Flecken an der Glans penis oder am inneren Präputialraum vorkommen.

Melanoplakien. Chronische schwärzliche Flecken an Glans penis oder innerem Präputialblatt.

Die nebenstehende Tabelle informiert über die häufiger in Betracht kommenden differentialdiagnostischen Erwägungen.

Erkrankungen des äußeren weiblichen Genitales

Das äußere weibliche Genitale wird von den Labia majora gegen die normale Haut abgegrenzt. Die *Labia majora* besitzen an der Außenseite die Struktur der normalen Haut, allerdings mit reichlich Fettgewebe und einem lockerem Bindegewebe; dies erklärt auch rasch auftretende ödematöse Schwellungszustände bei entzündlichen Reaktionen. An der Innenseite ist die Haut glatt und feucht und geht in die Schleimhaut über. Anhangsgebilde in Form von Haartalgdrüseneinheiten und ekkrine Schweißdrüsen finden sich an der Außenseite, während an der Innenseite lediglich freie Talgdrüsen vorkommen. Letztere werden auch an den *Labia minora* vielfach in großer Zahl beobachtet. Sie können bei genauer Betrachtung den Patienten veranlassen, einen Arzt aufzusuchen. Apokrine Schweißdrüsen finden sich in sehr dichter Verteilung, besonders im Bereich von Mons pubis und den großen Schamlippen. Dies erklärt auch das Vorkommen von extramammärem M. Paget in diesen Zonen. Die *Bartholin-Drüsen* münden rechts und links im unteren Drittel der Innenseiten der kleinen Schamlippen. Sie können bei Gonorrhö miterkranken. Die *Vagina* ist von einem mehrschichtigen verhornenden Plattenepithel bedeckt und hat einen sauren pH-Wert (4,8–5).

Die *physiologischen Besonderheiten* der Vulva sind dadurch charakterisiert, daß im Bereich des Introitus vaginae Schleimhäute vorhanden sind, die Sekrete absondern. Der Übergang einer physiologischen Sekretion in den pathologischen Zustand des Fluors ist fließend. In jedem Fall kann es aber durch Austritt von Sekreten nach außen, durch Scheuerung von Kleidungsstücken und auftretenden Juckreiz rasch zu entzündlichen Veränderungen kommen, die durchwegs die Charakteristika einer Intertrigo aufweisen.

Kongenitale Bildungen

Heterotope Talgdrüsen

Freie Talgdrüsen im Bereich der Labia minora und an den Innenseiten der Labia majora sind häufig und bei Dehnung der Schleimhaut gut nachweisbar. Sie haben keinen Krankheitswert und sind das Äquivalent des Fordyce-Zustandes im Mundbereich.

Vulvovaginitis

Vulvovaginitis adultorum

Definition. Unter Vulvovaginitis versteht man entzündliche Veränderungen im Bereich von Vulva und Vagina auf polyätiologischer Grundlage.

Vorkommen. Vaginitis ist sehr häufig und wird vielfach nicht entsprechend gewertet. Dies ist dadurch bedingt, daß die Übergänge zwischen physiologischer Sekretion und infektiös oder nichtinfektiös bedingter Vaginitis fließend sind.

Pathogenese. Die Primärerkrankung ist meist eine *Vaginitis*, wobei die Ursachen sehr unterschiedlich sein können. Am häufigsten findet man bei *Vulvovaginitis infantum* eine durch Gonorrhö oder Fremdkörper bedingte Entzündung (vorsichtige Sondierung mit einer Knopfsonde, Röntgenaufnahme!) und bei Erwachsenen Fluor vaginalis durch Gonorrhö, Trichomonadeninfektion, Candida-albicans-, Chlamydien-, Mykoplasmen-, Streptokokken- oder Staphylokokkeninfektion. Aber auch auf *Fluor albus* auf dem Boden endokriner Störungen oder Krankheit ist zu achten.

Ursachen für Vulvovaginitis

Infektionen
Gonorrhö
Kandidose
Trichomoniasis
Syphilis (Primäraffekt)
Streptokokken und Staphylokokken
Viren
Gramnegative Erreger
Oxyuren
Fusospirillen
Tuberkulose

Andere Ursachen
Endokrine Ursachen, Diabetes mellitus
Kontaktallergie
Artefakte, Fremdkörper
Vaginale oder zervikale Tumoren

Vermehrte Sekretion aus dem Introitus vaginae führt zu einer entzündlichen Irritation der Vulva im Sinne der *Vulvitis*. Therapeutische Maßnahmen können ihrerseits sekundär zu Kontaktallergie Veranlassung geben und damit die Heilung auch bei Abklingen der Vaginitis verhindern. Nicht selten ist das feuchtwarme Milieu mit den begleitenden Mazerationsvorgängen im Vulvabereich im Sinne einer Begleitintertrigo Ursache für *sekundäre Infektionen* wie Herpes simplex, Condylomata acuminata oder Pyodermien.

Klinik. Grundsätzlich entsprechen die klinischen Veränderungen denen beim Mann in Form der Balanoposthitis chronica. Man findet entzündliche Rötung, manchmal auch Schwellung der vaginalen Schleimhäute mit entsprechender Sekretion. Hinzu kommt diffuse entzündliche Rötung und Schwellung der inneren Kontaktflächen der Labia majora, der Labia minora und des Introitus vaginae. Erosionen, eitrige Sekretion und häufig perigenitale Intertrigo mit Juckreiz vervollständigen das Krankheitsbild, das von Fall zu Fall unterschiedlich stark ausgeprägt ist.
Auch am weiblichen äußeren Genitale sind ulzeröse oder gangränöse entzündliche Vorgänge möglich: *Vulvitis ulcerosa, Vulvitis gangraenosa,* analog den Ulzerationen und Gangränbildungen im Glans- und Präputialraum beim Mann (Näheres s. unter Balanoposthitis ulcerosa et gangraenosa, S. 724).

Symptome. Vulvovaginitis adultorum kann durch starken Juckreiz oder Schmerz beachtliche Beschwerden verursachen.

Verlauf. Sehr unterschiedlich. Akute Vulvovaginitis deutet auf akute Infektion oder Kontaktallergie hin, chronische Vulvovaginitis eher auf durch chronischen Fluor bedingte Vulvitis.

Differentialdiagnose. Da Vulvovaginitis ein polyätiologisches Syndrom ist, sind genaue Erforschung der Anamnese und ausgedehnte Untersuchungen dringend erforderlich. Gegebenenfalls ist auch der Partner mit zu untersuchen.

Therapie. Zu Beginn bei schwereren Verlaufsformen Bettruhe und Sedierung. Behandlung der Grundursachen.
Innerlich: Verabreichung von Glukokortikoiden kommt nur selten in Betracht. Die übrige Behandlung richtet sich nach den nachgewiesenen Krankheitsursachen.
Äußerlich: Bei ulzeröser oder nässender Vulvovaginitis feuchte Umschläge mit physiologischer Kochsalzlösung oder Chinolinlösung (Chinosol, 1:1000). An der äußeren Haut möglichst frühzeitig auf Trockenbehandlung übergehen. Vermeidung von Kontaktallergenen. Nicht selten hat sich Clioquinol-(Vioform-)Zinköl (0,5%), Lotio zinci mit Vioform (0,5%) oder ein clioquinolhaltiges Glukokortikoidexternum (Locacorten-Vioform als Paste oder Creme) bewährt. Bei erosiven Veränderungen sind auch Farbstoffe (Pyoktanin, Brillantgrün, (0,1–0,5%, wäßrig) nützlich. Keine fettenden Salben.

Vulvovaginitis infantum

Definition. Bei Kindern oder jungen Mädchen wird die Erkrankung meistens durch Fremdkörper oder bakterielle Infektionen, besonders Gonorrhö, ausgelöst. Das Vaginalepithel ist für Gonokokkeninfektion wegen seiner anderen morphologischen Struktur empfänglicher. Auch an Oxyuren ist zu denken.

Klinik. Man findet Rötung und Schwellung im Bereich der Vulva und des Introitus vaginae mit eitriger Sekretion, die zum Scheuern, Kratzen oder zu masturbatorischen Handlungen Veranlassung gibt.

Diagnose. Bei der Untersuchung muß man vorsichtig vorgehen. Vorsichtige Sondierung mit der Knopfsonde und evtl. Röntgenaufnahme bei Verdacht auf Fremdkörperinduktion. Ansonsten Untersuchung auf bakterielle Infektion einschließlich Gonorrhö, Kandidose (auch Stuhluntersuchung) und Oxyuren wie bei Erwachsenen.

Vulvovaginitis diabetica

Definition. Chronische Vulvovaginitis bei Patienten mit Diabetes mellitus, häufig als Ausdruck einer Infektion durch Candida albicans.

Vorkommen. Besonders bei älteren Frauen mit Diabetes mellitus und Adipositas.

Klinik. Das Primäre ist genitaler Pruritus, meist infolge von schlecht eingestelltem Diabetes mellitus. Dieser führt zu Scheuerung und zu entzündlichen Veränderungen mit Schwellung und Lichenifizierung der Vulva. Typisch ist der eigentümlich düsterrote bzw. blaurote Farbton. Die entzündlichen Veränderungen können auf Urethra und Blase übergreifen und die Miktion schmerzhaft machen.
Vielfach findet man in den Randzonen, besonders zum Mons pubis und den Oberschenkelinnenseiten hin, weißliche Pusteln oder colleretteartige Schuppung auf Erythemen, die sich durch Pilznachweis als eine intertriginöse Candidainfektion identifizieren lassen. Auch im Vaginalsekret und Stuhl ist häufig Candida albicans nachweisbar.
Sekundär kann es durch Scheuerreiz zu bakterieller Infektion mit Follikulitis oder Furunkelbildung im Bereich der Labia majora kommen.

Therapie. Behandlung der Grundkrankheit sowie der mykotischen oder bakteriellen Sekundärinfektion. Keine Salben oder Cremes, nur Trockentherapie. Farbstoffe wie Solutio Castellani, Pyoktanin oder Brillantgrün (0,1–0,5%, wäßrig) haben sich bewährt.

Fluor vaginalis

Definition und Vorkommen. Sehr häufiges polyätiologisches Symptom, das durch vaginale oder hysterogene Ursachen bedingt ist.
Oft suchen Patientinnen mit Fluor vaginalis den Dermatologen zum Ausschluß einer Geschlechtskrankheit auf, vielfach auch zur Behandlung des äußerst quälenden Pruritus vulvae durch begleitende Vulvitis oder Vulvovaginitis.
Die Diagnose von Fluor vaginalis mit oder ohne Vulvovaginitis ist eine wichtige ärztliche Aufgabe, die eine umfassende Untersuchung erfordert. Wichtig ist, in allen derartigen Fällen an eine Syphilisinfektion zu denken und diese durch zweimalige Serokontrolle im Abstand von 4–6 Wochen auszuschließen. Wichtig ist ferner die Beachtung der Tatsache, daß Fluor vagi-

nalis oft nicht nur durch einen, sondern durch mehrere Erreger, wie etwa Trichomonaden *und* Candida albicans oder Gonokokken *und* Trichomonaden bedingt ist: *Mehrfachinfektion.* In jedem Fall sollte daher bei Fluor vaginalis auf Gonorrhö, Trichomoniasis, Kandidose, Mykoplasmen und eventuell andere bakterielle Infektionen untersucht werden.

Ätiopathogenese. Die wesentlichen ätiopathogenetischen Faktoren sind bereits bei der Besprechung der Ursachen der Vulvovaginitis dargestellt worden. Folgende Formen von Fluor sind häufig und daher für die Praxis wichtig:

1. Fluor vaginalis durch Gonorrhö
Man findet meistens einen gelben eitrigen Ausfluß als Folge einer aszendierenden Infektion der Geschlechtsorgane (Cervicitis gonorrhoica, Salpingitis gonorrhoica).

Diagnostik. Urethralabstrich, Abstrich vom Exprimat der Bartholin-Drüsen, Zervikalabstrich und Rektalabstrich zur direkten bakteriologischen und kulturellen Untersuchung (Näheres zur Diagnostik und Therapie s.S. 55.)

2. Fluor vaginalis durch Trichomonadeninfektion
Diese sehr häufige Erkrankung führt gewöhnlich zu einem weißlichen oder mehr graugrünlichen, dünnflüssigen schaumigen Ausfluß. Begleitsymptome sind sattrot entzündliche Vaginalschleimhaut, manchmal mit Petechien und mäßigem Pruritus vulvae durch den vaginalen Fluor. Sekundär kann es zur Schwellung der Labia minora und infolge des Scheuerns auch zur mäßigen Lichenifikation der Labia majora kommen, die an atopisches Ekzem denken läßt. Nicht selten ist Doppelinfektion mit Candida albicans oder Gonorrhö.

Erreger. Trichomonas vaginalis.

Übertragung. Gewöhnlich durch Geschlechtsverkehr, vielleicht (fraglich) in Schwimmbädern. Beim Mann kann die Infektion zu Trichomonadenurethritis oder – sehr selten – auch zur Trichomonadenbalanoposthitis führen.

Diagnose. Untersuchung des Fluors, den man mit einer Platinöse aus dem hinteren Scheidengewölbe gewinnen sollte und in einem Tropfen angewärmter physiologischer Kochsalzlösung auf den Objektträger bringt. Im Nativpräparat in abgeblendetem Hellfeld, im Dunkelfeld oder bei Phasenkontrast ist der Flagellat durch seine Bewegungen leicht zu identifizieren.

Verlauf. In vielen Fällen ist auch der Harntrakt beteiligt; die Patienten geben dann zusätzlich Brennen beim Wasserlassen an. Selten ist Aszension der Trichomonadeninfektion in die oberen harnableitenden Wege. Zur Diagnose Untersuchung von Harnsediment.

Therapie. Orale und vaginale Therapie mit Metronidazol (Arilin, Clont) oder Nifuratel (Inimur), ferner die oral anzuwendenden Substanzen Tinidazol (Simplotan, Sorquetan) oder Nimorazol (Acterol forte). Auch Mysteclin und Natamycin (Pimafucin) als Ovula und Vaginalcreme haben sich bewährt, zumal dadurch Mischinfektionen mit Bakterien, Mykoplasmen und Candida albicans mitbehandelt werden.

3. Fluor vaginalis durch Candida-albicans-Infektion
Soorfluor ist heute sehr wahrscheinlich die häufigste Form von Fluor überhaupt. Die begleitende Vulvovaginitis kann fehlen. Die Erkrankung kommt vorzugsweise bei Schwangeren und solchen Frauen vor, die an Diabetes mellitus leiden oder über längere Zeit Ovulationshemmer eingenommen haben.
Der Fluor selbst ist mehr bröcklich-weiß oder magermilchfarben und haftet bei der Entfaltung der Vagina durch das Spekulum teilweise an der Vaginaloberfläche an. In der überwiegenden Zahl der Fälle nimmt die Infektion wegen der besonderen räumlichen Gegebenheiten im Anogenitalbereich ihren Ausgang von einer enteralen Kandidose.

Erreger. Candida albicans.

Diagnose. Nachweis von Candida albicans im Vaginalsekret durch Nativpräparat und Kultur.
In jedem Fall ist Stuhlkultur durchzuführen. Bei Verdacht auf Diabetes mellitus (Familienanamnese, evtl. Glukosetoleranztest).

Verlauf. Der Verlauf von Fluor vaginalis durch Candida-albicans-Infektion ist chronisch; er kann sehr symptomarm sein. Bei Patientinnen mit Diabetes mellitus aber kommt es nicht selten zu einer begleitenden *Vulvovaginitis candidomycetica* mit intensivem Juckreiz und Erscheinungen, die als Vulvovaginitis diabetica besprochen wurden. Wichtig ist die Tatsache, daß die Erkrankung auch auf den Partner übertragen werden kann (Untersuchung, ggf. simultane Behandlung).

Therapie
Innerlich: Bei enteraler Kandidose ist die innerliche Behandlung mit Nystatin (Candio-Hermal, Moronal), Amphotericin B (Ampho-Moronal Tabletten) oder Ketoconazol (Nizoral) über eine Woche, mit nachfolgender Stuhlkontrolle nach einem 3wöchigen behandlungsfreien Intervall wichtig.
Äußerlich: Auspinselungen des Vaginalraumes mit Solutio Castellani oder Pyoktaninlösung (0,5%, wäßrig) sind außerordentlich wirksam. Zusätzlich Sitzbäder mit Zusatz von Kaliumpermanganat. Ferner nach wenigen Tagen örtliche Behandlung mit Nystatin oder Amphotericin B als Ovula, 2mal tgl. einführen. Auch Kombinationsantibiotika wie Mysteclin (Ovula, Vaginalcreme 1- bis 2mal tgl. über 1–2 Wochen) haben sich bewährt, da sie Mischinfektionen miterfassen, desgleichen Ciclopiroxolamin (Batrafen), Clotrimazol (Canesten), Econazol (Gyno-Pevaryl), Isoconazol (Gyno-Travogen), Miconazol (Gyno-Daktar, Gyno-Monistat) oder Natamycin (Pimafucin). Drei Wochen nach Behandlung: Kulturen von vaginalem Sekret und Stuhl.
Bei resistenten oder rezidivierenden Verläufen ist Zusammenarbeit mit einem Gynäkologen angeraten.

Tabelle: Diagnostische Leitlinien bei Fluor vaginalis

Krankheit	Fluor		Untersuchungsorte	Untersuchungs-methode
	Farbe	Konsistenz		
Gonorrhö	Gelb-eitrig	Flüssig	Urethra Bartholin-Drüsen Zervix Rektum	Methylenblaufärbung oder Gram-Färbung und Kultur
Trichomoniasis	Weißlich, grünlich-weiß	Dünnflüssig, schaumig	Fluor vom hinteren Scheidengewölbe	Nativpräpaat in abgeblendetem Hellfeld, Dunkelfeld oder bei Phasenkontrast
Kandidose	Weißlich, magermilchfarben	Bröckelig-sahnig	Vaginalwand	Nativpräparat und Kultur, Stuhlkultur
Nichtgonorrhoischer bakterieller Fluor	Eitrig	Flüssig	Fluor im hinteren Scheidengewölbe	Methylenblaufärbung und Kultur, Antibiogramm
Fluor albus	Weißlich	Sahnig	Vaginalwand	Nativpräparat

4. Fluor vaginalis durch andere bakterielle Infektionen

Auch grampositive (Streptokokken, Staphylokokken), seltener gramnegative (E. coli, Haemophilus vaginalis) Keime werden im Vaginalsekret bei unspezifischer Vaginitis und Fluor nachgewiesen. Die Rolle von E. coli und Haemophilus vaginalis als Ursache für Fluor vaginalis ist allerdings umstritten.

Therapie. Äußerlich entsprechend der bakteriellen Kultur mit Keimresistenzbestimmung. Sind diese Infektionen als Ursache für einen Fluor vaginalis ausgeschlossen, so sollte eine Gynäkologe zur weiteren ursächlichen Abklärung hinzugezogen werden.

5. Vulvitis circumscripta chronica benigna plasmacellularis

Es handelt sich um eine der Balanoposthitis circumscripta chronica benigna plasmacellularis (Zoon) entsprechende Erkrankung. Bei älteren Frauen kommt es zur Erscheinung umschriebener, wie gefirnißt wirkender bräunlich-rötlicher Plaques an den Innenseiten der großen Labien oder an den kleinen Labien.

Diagnose. Schwieriger als beim Mann. Aus diesem Grund sollte in jedem Fall eine histologische Untersuchung erfolgen.

Differentialdiagnose. M. Bowen und Erythroplasie Queyrat.

Andere Vulvaerkrankungen

Ulcus vulvae acutum [Lipschütz 1921]

Definition. Akute ulzeröse Erkrankung unklarer Ätiologie, vorwiegend bei Virgines oder jüngeren Frauen.

Vorkommen. Selten; 50% der Patientinnen sind adoleszente Mädchen.

Ätiopathogenese. Von Lipschütz wurde der Bacillus grassus für die Erkrankung verantwortlich gemacht. Da dieser mit dem Döderlein-Scheidenbazillus identisch ist, bleibt die Ätiologie ungeklärt. Man denkt an Virusinfektion, auch an akut auftretende genitale Aphthen. Mangelhafte Genitalpflege Jugendlicher soll eine Rolle spielen. In manchen Fällen wurde Ulcus vulvae acutum als Symptom eines Behçet-Syndroms interpretiert. Es wurde auch nach/im Verlauf von Typhus, Brucellosis oder Viruspneumonien gesehen und als Manifestation von Erythema exsudativum multiforme identifiziert. Vielfach sind aber solche Zusammenhänge nicht gegeben.

Klinik. Lipschütz selbst hat 3 Typen von Ulzerationen unterschieden.

Gangränöse Form. Hier treten ganz akut besonders an den Labia minora sich rasch vergrößernde Ulzerationen auf, die sogar zur Perforation der kleinen Labien führen können. Die Ulzerationen sind von graugelblichen oder schwärzlichen Schorfen bedeckt, die sich nach einigen Tagen abstoßen. Plötzlicher Beginn über Nacht mit hohem Fieber und Schwellung der regionalen Lymphknoten ist typisch. Heilung mit Narbenbildung innerhalb von 1–2 Wochen.

Chronische Form. Hier ist der Verlauf chronisch, fieber- und beschwerdearm. Es entstehen kleinere oder größere unregelmäßige, teilweise auch unterminierte Ulzerationen, die nur langsam abheilen und rezidivieren können. Neue Veränderungen treten hinzu. Prädilektionsstellen sind der Introitus vaginae und auch die Innenseiten der großen Labien. Dauer der Erkrankung 4–6 Wochen und mehr. Diese Form wurde auch als *Symptom eines Behçet-Syndroms* gedeutet.

Miliare Form. Hier entstehen stecknadelkopfgroße Ulzerationen mit einem entzündlich-roten Rand, die keine Größenzunahme aufweisen. Prädilektionsstellen sind die Ränder der großen Labien, aber auch die kleinen Labien und der Damm. Selten kommt es zur Ausbildung größerer Ulzerationen nach Art der chronischen Form. Primärinfektion von Herpes simplex?

Symptome. Die Ulzerationen verursachen spannende oder schmerzende Beschwerden; Spontan- oder Berührungsschmerzhaftigkeit, besonders bei der gangränösen und der miliaren Form.

Differentialdiagnose. Diese hat das ganze Spektrum venerischer und nichtvenerischer Ulzerationen zu berücksichtigen. Genaue Inspektion des gesamten Hautorganes und der Schleimhäute läßt ulzerative Veränderungen im Vulvabereich als Symptom anderer Erkrankungen abgrenzen. Besonders zu denken ist an Ulcera mollia, Behçet-Syndrom und Aphthen, ferner an Hand-Fuß-Mund-Krankheit, welche an der Vulva von Kindern vorkommen kann, allerdings meist zunächst zu Bläschenbildung führt. Auch Herpes simplex sollte als Ursache ausgeschlossen sein; hier zunächst Bläschen und dann polyzyklische flache Ulzerationen. Ebenso sollten myeloproliferative Veränderungen bedacht werden.

Therapie. Bettruhe.
Innerlich: Je nach dem Antibiogramm innerliche Behandlung mit Breitbandantibiotika. Ferner antiphlogistische Behandlung. In sehr schweren Fällen kurzfristige Kombinationstherapie mit Glukokortikoiden (40–60 mg Prednisolonäquivalent tgl.) und Breitbandantibiotika.
Äußerlich: Säubernde und desinfizierende Maßnahmen (Bäder mit Zusatz von Kaliumpermanganat, Chinosol oder Kamillosan, antibiotische Salbenbehandlung, Behandlung der Begleitintertrigo durch abtrocknende Maßnahmen (Lotio zinci oder Zinköl mit 5% Clioquinol (Vioform)). Behandlung der Ulzerationen nach den Regeln der Wundbehandlung.

Craurosis vulvae [Breisky 1885]

Definition. Um das Klimakterium beginnende, fortschreitende Schrumpfung des äußerlichen weiblichen Genitales mit weitgehendem oder völligem Schwund der kleinen Labien, der Klitoris und Stenosierung des Scheideneinganges. Die atrophisierte Haut führt trichterförmig zu der versteckten Urethralmündung; sie wird unelastisch, an ihrer Oberfläche trocken, manchmal rissig, ihre Farbe ist weißlich oder bei durchscheinendem Fettgewebe gelblich sowie gelegentlich auch scheckig pigmentiert. Vielfach besteht quälender Juckreiz, der zu Kratzeffekten und sekundärer Lichenifikation führt. Stellenweise kommt es zur Entwicklung von Leukoplakien mit möglicher Karzinomentwicklung.

Ätiopathogenese. Die Tatsache, daß es sich bei den Erkrankten meist um Patientinnen im Präklimakterium bzw. im Klimakterium oder um jüngere Frauen mit gestörter Genitalfunktion handelt, läßt an hormonelle Einflüsse denken. Heute ist man indessen der Ansicht, daß man auf den wenig genau definierten Krankheitsbegriff der Craurosis vulvae besser verzichten sollte; das Krankheitsbild kann als Endresultat verschiedenartiger Krankheitsvorgänge entstehen. Auch das Vorkommen von Leukoplakie und konsekutiver Karzinomentstehung ist ein Sekundärgeschehen und trägt nicht zur Diagnosestellung bei; das gleiche gilt von der Beachtung des Alters der Patientinnen.

Drei Erkrankungen werden heute als die wichtigsten Ursachen für die Atrophie der Vulva angesehen:
– primäre Vulvaatrophie,
– senile Vulvaatrophie,
– Lichen sclerosus et atrophicus.

Primäre Vulvaatrophie

Definition. Langsam fortschreitende, zu Atrophie der Labia majora und Labia minora sowie zur Stenose des Introitus führende Erkrankung.

Vorkommen. Vielfach bei Frauen um die Menopause, aber auch – selten – bei jungen Frauen und Mädchen.

Ätiopathogenese. Ursache unbekannt. Pathogenetisch scheint es sich um einen mehr diffus atrophisierenden Lichen sclerosus et atrophicus ausschließlich im Vulvabereich zu handeln.

Klinik. Zunächst fällt nur Trockenheit im Bereich der Vulva gelegentlich auch Dysurie auf, während der Pruritus nicht sehr intensiv ist. Die Krankheit beginnt mit Atrophie der Labia minora, ohne daß es dort zur Verhärtung kommt. Die Atrophie des Introitus vaginae führt vielfach zur Einengung. Auch die großen Labien werden später betroffen und nehmen an Umfang ab. Die Schleimhaut ist zunächst leicht entzündlich gerötet, wird dann blaß oder gelblich und kann infolge von Depigmentierung, feinen Hämorrhagien oder teleangiektatischer Zeichnung sehr an Lichen sclerosus et atrophicus erinnern. Später kommt es zur Entwicklung von Leukoplakien, die auch maligne entarten können.

Symptome. Trockenheit und Juckreiz stören am meisten.

Histopathologie. Epidermale Atrophie und entzündliche Veränderungen im Korium mit Hyalinisierung des Kollagens sind typisch und erinnern ebenfalls an Lichen sclerosus et atrophicus.

Verlauf. Sehr chronisch. Die Prognose wird getrübt durch das Auftreten von Leukoplakien.

Differentialdiagnose. Wenn man die primäre Vulvaatrophie als eine Variante des Lichen sclerosus et atrophicus ansieht, kommt differentialdiagnostisch lediglich die senile Vulvaatrophie in Betracht.

Therapie. Niedrigkonzentrierte glukokortikoidhaltige im Wechsel mit heparin- oder heparinoidhaltigen Externa (Lasonil), Versuch mit östrogenhaltigen Externa (Linoladiol, Ovestin). Auch innerliche Hormontherapie in Zusammenarbeit mit einem Gynäkologen kommt in Frage. Regelmäßige Beobachtung solcher Patienten zur frühzeitigen Entdeckung von Leukoplakien.

Senile Vulvaatrophie

Synonym. Senile Genitalatrophie.

Definition. Es handelt sich um eine langsam progrediente, meist symptomarme atrophische Metamorphose des äußerlichen Genitales nach der Menopause oder bei Patientinnen nach Ovarektomie ohne hormonelle Substitution. Man kann sie als eine etwas massivere Form der physiologischen Rückbildung des äußeren Genitales im Alter interpretieren.

Vorkommen. Etwa 15% geriatrischer Patientinnen weisen derartige Veränderungen auf.

Klinik. Regressive Veränderungen, welche die Labia minora, die Klitoris und den inneren Aspekt der Labia majora betreffen und zu einer zunehmenden Einschrumpfung führen. Die Schleimhäute auch der Vagina werden trocken, es fehlen aber Sklerose oder Leukoplakien.

Symptome. Leichter Juckreiz.

Histopathologie. Altersatrophische Veränderungen mit Verdünnung des Epithels und schlaffer Atrophie des Bindegewebes. Keine Veränderungen, die auf Lichen sclerosus et atrophicus hinweisen.

Therapie. Zusammenarbeit mit einem Gynäkologen. Zweckmäßig sind äußerlich fettende bzw. erweichende Cremes (Linola Emulsion), östrogenhaltige Externa (Farmacyrol, Linoladiol, Östronom). Die vaginalen Veränderungen sprechen auf lokale Östrogene (Ichth-Oestren, Ovestin, Oestro-Dequavagyn) oder Androgene an. Auch heparin- oder heparinoidhaltige Externa (z.B. Lasonil) kommen als langfristige therapeutische Maßnahme in Betracht.

Lichen sclerosus et atrophicus vulvae

Diese Erkrankung ist an anderer Stelle ausführlich dargestellt (s.S. 508). Die Anogenitalregion wird bei dieser Erkrankung etwa in 60–80% der Fälle betroffen. Die Diagnose wird einfach, wenn man typische Veränderungen an der Haut und im Vulvabereich findet. Immer ist eine histologische Untersuchung angezeigt, da das Bild des Lichen sclerosus et atrophicus feingeweblich typisch ist.

Differentialdiagnose von Erkrankungen im Vulvabereich

Abgesehen von der größeren Neigung zu entzündlichem Ödem entsprechen die dermatologischen Affektionen an der Außenseite der großen Labien denen an der übrigen Haut möglichen. An der Innenseite der Labia majora, den Labia minora und im Bereich des Introitus vaginae sind die Übergangsschleimhäute und Schleimhäute weich. Aus diesem Grunde kommt es dort nicht zur Entwicklung echter Papeln. Vielmehr manifestieren sich auch papulöse Erkrankungen nur als Flecken. Hinzu kommt, daß viele Erkrankungen in diesem Bereich durch zusätzliches Auftreten von Fluor oder Intertrigo überlagert werden können. In den meisten Fällen ist es notwendig, die Verdachtsdiagnose durch histologische Untersuchung zu sichern.

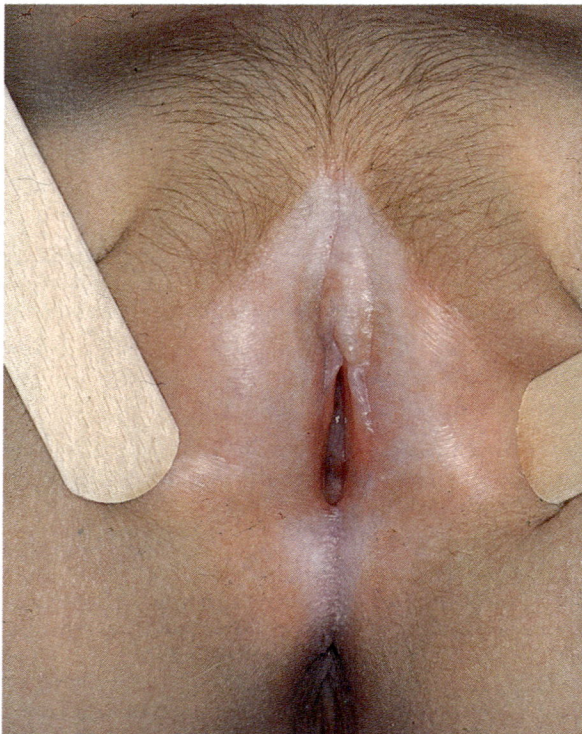

Lichen sclerosus et atrophicus vulvae

Tabelle: Differentialdiagnostische Leitlinien bei chronischen, nichtulzerösen Erkrankungen der Vulva

Symptom	Differentialdiagnose
Leukoplakien „Weißliche Herde"	Vitiligo Leukoplakie Lichen sclerosus et atrophicus Lichen ruber planus Lichen simplex chronicus Kandidose
Erythroplakien „Rötliche Herde"	Erythroplasie (Queyrat) M. Bowen Bowenoide Vulvapapeln Extramammärer M. Paget Lichen ruber planus Fixe Arzneiexantheme Vulvitis chronica circumscripta benigna plasmacellularis Eosinophiles Granulom Initiales Vulvakarzinom Histiozytose X
Melanoplakien „Schwärzliche Herde"	Thrombosiertes Hämangiom Maligne Melanome Naevus coeruleus Lentigonävus Naevus naevocellularis et pigmentosus

Hauterkrankungen in der Schwangerschaft

Während der Schwangerschaft laufen tiefgreifende metabolische, hormonelle und immunologische Veränderungen im Organismus ab, die sich auch auf die Haut auswirken und Veränderungen an Haut und Schleimhäuten mit sich bringen.

Physiologische Veränderungen

Zu diesen gehören die allgemeine *Hyperpigmentierung*, besonders der Mamillen und des Genitales, sowie die *Linea fusca* und das *Chloasma gravidarum*. Typisch sind ferner die *Striae distensae*. Gelegentlich besteht auch Neigung zu *Hypertrichose* und zu einer Instabilität im Gefäßsystem, die sich in Form von *Palmarerythem* oder arteriellen *Naevi aranei* äußern kann.

Grundsätzliche Erwägungen zur Therapie

Wichtig ist, daß differente therapeutische Maßnahmen nur dann durchgeführt werden, wenn sie wirklich erforderlich sind. Es ist einer werdenden Mutter schwer klarzumachen, daß nicht die vom Dermatologen verordnete Therapie für die Entwicklung eines Hämangioms oder andere Fehlbildungen bei ihrem Kind verantwortlich zu machen sei. Abgesehen davon können auch resorptive Wirkungen auf den fetalen Organismus zustande kommen. Aus diesem Grunde sollte die Therapie möglichst indifferent sein und sich auf die Anwendung von Grundlagen wie Lotio zinci, Pasta zinci etc. beschränken. Zusätze wie Quecksilbersalze, Salicylsäure, Phenol oder Menthol sollten vermieden werden, da sie bei großflächiger Anwendung auch resorptiv toxische Effekte entfalten können.
Für die örtliche Anwendung von Glukokortikosteroiden sind dieselben Indikationen und Kontraindikationen bei Schwangeren wie auch bei nichtschwangeren Patientinnen maßgebend. Man muß sich darüber im klaren sein, daß großflächige und wiederholte Anwendung von fluorierten Glukokortikosteroiden auch zu Nebennierenrindensuppression führen kann.
Bisher sind bei innerlicher Therapie mit Glukokortikoiden keine sicheren Anhaltspunkte über teratogene Wirkungen beim Menschen bekannt geworden. Trotzdem sollte man Glukokortikosteroide nur dann anwenden, wenn sie nicht zu umgehen sind. Auch Antihistamine wie Tripolidin, Hydroxyzin oder Zyproheptadin sollten in der Schwangerschaft vermieden werden. Die pharmakologischen Effekte von Calcium und Vitamin B auf Mutter und Fetus in der Schwangerschaft sind nicht sicher abgeklärt. Vitamin-D-Intoxikation des fetalen Organismus erscheint möglich.

Schwangerschaft und nichtspezifische Hauterkrankungen

Grundsätzlich können schwangere ebenso wie auch nichtschwangere Patientinnen alle dermatologischen Hauterkrankungen erwerben. Aber Einflüsse der Schwangerschaft auf Hauterkrankungen sind bekannt.
Erfahrungsgemäß bessern sich während der Schwangerschaft Hidradenitis suppurativa (Aknetetrade), Psoriasis vulgaris (etwa die Hälfte der Patientinnen), ferner Sarkoidose und M. Fox-Fordyce.
Gewöhnlich verschlechtern sich maligne Melanome, Pityriasis rosea, Erythema exsudativum multiforme, systemischer Lupus erythematodes, Candidainfektionen, besonders Candidaintertrigo und Candidavaginitis sowie Neurofibromatosis, Lepra oder Porphyria cutanea tarda.

Spezifische Hauterkrankungen

Neben den genannten Einflüssen von Schwangerschaft auf Hauterkrankungen ist eine kleinere Gruppe von Dermatosen bekannt, die fast ausschließlich während der Schwangerschaft auftritt. Deshalb werden diese Dermatosen auch *Schwangerschaftsdermatosen* genannt. Zu diesen zählen Pruritus gravidarum, Herpes gestationis, Impetigo herpetiformis, Autoimmun-Progesteron-Dermatitis der Schwangerschaft, Prurigo gestationis, toxisches Exanthem in der Schwangerschaft sowie pruritische urtikarielle Papeln und Plaques in der Schwangerschaft. Soweit diese Erkrankungen nicht andernorts besprochen sind, werden sie im folgenden kurz dargestellt.

Pruritus gravidarum [Kehrer 1907]

Definition. Generalisierter Juckreiz während der Schwangerschaft tritt meist in den letzten Wochen und Monaten der Schwangerschaft auf; er verschwindet nach der Entbindung und wird auf eine Cholestase bei disponierten Frauen bezogen. In schweren Fällen kann auch Gelbsucht auftreten.

Vorkommen. Juckreiz ist ein polyätiologisches Symptom und sollte in jedem Falle auch während der Schwangerschaft genau abgeklärt werden. Die Häufigkeit des Pruritus gravidarum wird bei uns mit 0,02–2,4% der Schwangeren, in Skandinavien mit 3% und bei Indianern in Chile mit 14% angegeben. Ob sich dahinter genetische Unterschiede bei einer hereditären Prädisposition verbergen, ist unklar.

Ätiopathogenese. Der Schwangerschaftsjuckreiz wird auf eine Cholestase bezogen, die bei genetisch prädisponierten Frauen vorkommt und vorübergehend sein kann. Wichtig zu wissen ist, daß der Juckreiz nach der Entbindung abklingt und sich bei einer weiteren Schwangerschaft wieder einstellen kann. Auch durch anabole und östrogene Steroide ist dieser Juckreiz auslösbar.

Klinik. Beginn der Beschwerden in den letzten drei Schwangerschaftsmonaten. Lokalisierter Juckreiz beispielsweise am Abdomen und an den Glutäen wird bald generalisiert und unterschiedlich intensiv. An der Haut sieht man lediglich Kratzeffekte, aber keinerlei auf spezifische Hauterkrankungen hinweisende Primär- oder Sekundäreffloreszenzen.

Symptome. Vielfach Anorexie, Nausea, gelegentlich auch Brechreiz. Nicht selten kann etwa 2–4 Wochen nach Einsetzen des Pruritus auch typischer cholestatischer Ikterus zusammen mit Vergrößerung der Leber, dunklem Urin und hellem Stuhl auftreten.

Laborwerte. Erhöhung von Bilirubin im Serum, Erhöhung von alkalischer Phosphatase und γ-GT, während LDH, SGOT und SGPT entweder normal oder nur leicht erhöht sind. Die Prothrombinzeit ist gewöhnlich verlängert.

Prognose. Günstig, weil der Juckreiz innerhalb weniger Tage (gelegentlich bis zu 14) nach der Entbindung verschwindet. Auswirkungen auf den fetalen Organismus sind nicht zu befürchten bzw. bisher nicht bekannt.

Therapie
Innerlich: Antihistaminika helfen wenig. Tripolidin, Hydroxyzin oder Zyproheptadin sollten vermieden werden, während andere Antihistamine wie Ferimanin, Tripelennamin, oder Diphenylamin als in der Schwangerschaft vertretbar gelten. Auch der synthetische Ionenaustauscher Cholestyramin (Quantalan), welcher die Gallensäuren im Darm bindet und sie vom enteropathischen Kreislauf entfernt, wurde empfohlen, ist aber nicht einfach einzunehmen.
Äußerlich: Antihistamingele, Lotio zinci mit Zusätzen von Lokalanästhetika (Thesit 2–5%), ferner Ölzusätze zum Baden. Wegen der resorptiven Möglichkeiten sollte von phenol- und thymolhaltigen Lokaltherapeutika in großflächiger Anwendung abgesehen werden.

Herpes gestationis

Diese intensiv juckende, zu Rückfällen neigende polymorphe bullöse Hauteruption ist eine Schwangerschaftsdermatose, die meistens im 2. Trimester der Gravidität auftritt und als Autoimmunerkrankung gilt. Sie ist auf S. 457 besprochen.

Impetigo herpetiformis [Hebra 1872]

Hierbei handelt es sich um eine generalisierte pustulöse Erkrankung, die oft in der Schwangerschaft vorkommt und deshalb als Schwangerschaftsdermatose angesehen wurde. Später wurde allerdings festgestellt, daß sie auch bei nichtschwangeren Frauen und bei Männern vorkommt und daß auch bei manchen Patienten ein Hypoparathyreoidismus besteht. Impetigo herpetiformis wird heute als Variante der Psoriasis pustulosa generalisata angesehen und das Auftreten in der Schwangerschaft durch Schwangerschaftsprovokation interpretiert (s.S. 467).
Stets ist auf Nebenschilddrüsenstörungen zu achten.

Autoimmun-Progesteron-Dermatitis in der Schwangerschaft [Bierman 1983]

Definition und Vorkommen. Sehr seltene, nicht juckende akneiforme Hauterkrankung infolge Überempfindlichkeit gegen endogenes Progesteron, die mit starkem Gewichtsverlust und hoher fetaler Mortalität verbunden ist.

Ätiopathogenese. Soweit aufgeklärt, handelt es sich um eine Überempfindlichkeit gegenüber Progesteron. Intrakutantests mit Östrogenen und Progesteron zeigen eine stark positive Reaktion mit der Entwicklung von schmerzhaften Abszessen an der Progesteroninjektionsstelle. Durch DIF und IIF konnten humorale Antikörper bislang nicht nachgewiesen werden.

Klinik. Beginn meist in den ersten beiden Wochen der Schwangerschaft. Akut kommt es zur Eruption nichtjuckender, akneiformer Papeln, Papulopusteln und Komedonen. Die Papeln können gruppiert stehen, sind meistens follikulär gebunden, hart und von etwa 0,5–2 mm Größe im Durchmesser. Bläschenbildung oder Exkoriation fehlt, eher kommt es zu psoriasiformer Schilferung. Hyperpigmentierung ist nicht selten. Prädilektionsstellen sind Extremitäten und Gesäß.

Allgemeinsymptome. Polyarthritische Beschwerden sind nicht selten.

Laborbefunde. BKS leicht erhöht; ferner Erhöhung von IgG und IgM. Gelegentlich Eosinophilie.

Histopathologie. Mäßig dichtes intraepidermales und dermales, teilweise follikulär gebundenes Infiltrat, das hauptsächlich aus Eosinophilen besteht, mit Abszeßbildung. Gelegentlich lobuläre Pannikulitis mit Eosinophilie und Lymphozyten sowie Histiozyten.

Verlauf. Meistens wegen der hohen fetalen Mortalität Fehlgeburt, danach Abheilung der Hauterscheinungen, die in der nächsten Schwangerschaft oder nach Provokation durch orale Kontrazeptiva in Form von akneiformen Hauterscheinungen und polyarthritischen Gelenkveränderungen wieder auftreten können.

Differentialdiagnose. Schwere Acne vulgaris, akneiforme Arzneieruptionen sowie Bromoderm. In der Abgrenzung gegenüber anderen Schwangerschaftsdermatosen helfen genaue Anamnese (kein Juckreiz) und Biopsie.

Therapie. Eine adäquate Therapie ist nicht bekannt. Symptomatische Behandlung der Hauterscheinungen. Kooperation mit dem Gynäkologen.

Prurigo gestationis [Besnier 1904]

Definition. Unter der Bezeichnung Prurigo gestationis werden verschiedenartige Hauterkrankungen subsumiert. Es handelt sich um sehr stark juckende Eruptionen, die gewöhnlich in den mittleren 3 Schwangerschaftsmonaten oder später auftreten und als *Prurigo simplex subacuta während der Schwangerschaft* interpretiert werden müssen. Abzugrenzen sind alle Fälle von anderen Prurigoformen wie Prurigoform einer Dermatitis herpetiformis (Duhring) oder Prurigoform eines atopischen Ekzems während der Schwangerschaft. Rückwirkungen auf den fetalen Organismus sind nicht gegeben. Die Therapie sollte möglichst einfache antipruriginöse Maßnahmen umfassen. Selten ist innerliche Verabreichung von Glukokortikoiden notwendig (s.S. 737).

Pruritische urtikarielle Papeln und Plaques in der Schwangerschaft [Blawley et al. 1979]

Synonyme. „Pruritic urticarial papules and plaques of pregnancy" (PUPP).

Definition. Sehr stark juckende Hauterkrankung ab dem 3. Schwangerschaftstrimester, charakterisiert durch urtikarielle Papeln und Plaques mit Beginn am Abdomen. Abheilung nach Entbindung.

Vorkommen. Seltene Erkrankung; wird mit dem „toxemic rash of pregnancy" (Boune 1962) identifiziert. Auch mehr polymorphe Formen von Prurigo gestationis sollen ähnlich aussehen.

Ätiopathogenese. Unbekannt. Man denkt an Allergie vom Spättyp.

Klinik. Zunächst am Abdomen bilden sich erythematische und ödematöse Papeln und Plaques aus, die sich in wenigen Tagen auf Oberschenkel, Gesäß, Arme und die seitlichen Rumpfpartien ausbreiten können. Exkoriationen fehlen gewöhnlich. Die stark juckenden Eruptionen heilen in wenigen Tagen.

Allgemeinsymptome. Außer Juckreiz keine labormäßigen Abweichungen. Häufig Striae gravidarum.

Histopathologie. Die Epidermis ist nicht stark verändert. Im oberflächlichen Stratum reticulare findet man perivaskuläre lymphohistiozytäre Infiltration mit perivaskulärem Ödem und Ödem im Stratum papillare. Selten umschriebene Spongiose und Parakeratose. Die Infiltrate können sich auch in tiefere Lagen des Koriums hinein erstrecken.

Immunologie. Gelegentlich wurden C3-Ablagerungen in dermalen Blutgefäßen gefunden.

Verlauf. Abheilung nach Entbindung. In einem Falle wurde Rezidiv bei der nächsten Schwangerschaft festgestellt.

Differentialdiagnose. Erythema exsudativum multiforme, multiforme Arzneireaktionen, Prurigo gestationis, Prurigoform eines atopischen Ekzems oder papulöse Dermatitis in der Schwangerschaft (Spangler 1962).

Therapie. Alle differenten Maßnahmen sollten möglichst vermieden werden.
Innerlich: Gelegentlich in schweren Fällen Glukokortikoide in mittlerer Dosierung (20–40 mg Prednisolon äquivalent tgl.).
Äußerlich: Lotio zinci mit Zusätzen von Lokalanästhetika (Thesit 5%) oder Ichthyol 5%. Auch schwach konzentrierte Glukokortikoide in Cremegrundlagen kommen in Betracht (Celestan-V-Creme-mite, Sermaka 1/2 Creme, Volonimat Creme).

Papulöse Dermatitis in der Schwangerschaft [Spangler 1962]

Synonym. „Papular dermatitis of pregnancy" (PDP).

Definition und Klinik. Diese seltene Erkrankung soll auf 2500 Schwangerschaften einmal vorkommen und besteht in einer kontinuierlichen täglichen Eruption von wenigen, bald wieder verschwindenden Papeln, die am ganzen Hautorgan (inklusive Gesicht) auftreten und sehr stark jucken.
Die Initialeffloreszenz wird als Seropapel beschrieben, die sich sekundär nach Zerkratzen zu einer hämorrhagisch verkrusteten Sekundäreffloreszenz

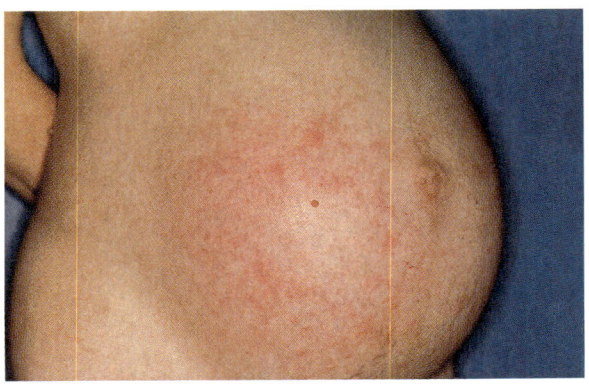

Pruritische urtikarielle Papeln und Plaques in der Schwangerschaft

weiterentwickeln kann und nach 7–10 Tagen mit postinflammatorischer Hyperpigmentierung abheilt. Diese Erkrankung soll vom ersten bis zum letzten Monat der Schwangerschaft auftreten und nach Entbindung abrupt abklingen. Bemerkenswert ist die Erhöhung des Urinchoriongonadotropinspiegels auf 25000 bis 500000 E. Intrakutantests sollen eine positive Reaktion gegen Plazentaextrakt solcher Patientinnen, aber nicht gegen normalen Plazentaextrakt aufweisen. Folgen für den fetalen Organismus bestehen in 27% der Fälle mit Abort oder Totgeburten, möglicherweise infolge von Plazentainsuffizienz. Die Frage, ob es sich um ein eigenes Krankheitsbild handelt, ist noch nicht geklärt. Möglicherweise liegt eine Prurigo simplex acuta während der Schwangerschaft infolge von Allergie gegenüber einem abnormalen Plazenta-Antigen vor.

Therapie. Anwendung systemischer Glukokortikoide, Zusammenarbeit mit einem Gynäkologen wird empfohlen.

Hauterkrankungen durch allgemeine Störungen im Fettstoffwechsel

Pathophysiologische Vorbemerkungen

Schon lange ist bekannt, daß die *Lipide* im Blutserum keine einheitliche Stoffklasse darstellen. Nach ihrer chemischen Struktur können mehrere Fraktionen unterschieden werden, von denen die wichtigsten die Triglyzeride, Cholesterin (in freier und veresterter Form), Phosphatide und freie Fettsäuren darstellen. Durch neuere Methoden wie Serumpapierelektrophorese und Ultrazentrifuge konnte man feststellen, daß die Serumlipide nicht in freier Form, sondern an Proteine gebunden vorkommen und transportiert werden. Während freie Fettsäuren Bindungsmöglichkeiten an Albuminen finden, bilden Triglyceride, Cholesterin (frei und verestert) und Phosphatide größere Komplexe mit sog. *Apoproteinen*: die *Lipoproteine*. Mittels Elektrophorese und Ultrazentrifuge können 4 Hauptfraktionen von Lipoproteinen im Blutserum nachgewiesen werden. Diese sind durch besondere physikochemische Eigenschaften im Hinblick auf ihre Wanderungsgeschwindigkeit in der Elektrophorese, ihre optische Dichte und Sedimentationskonstante sowie ihren Apoproteingehalt und auch ihren Gehalt an Triglyceriden, Cholesterin und Phosphatiden voneinander abgrenzbar. In Abhängigkeit von der Untersuchungsmethode besteht in der Nomenklatur der Lipoproteine folgende Beziehung:

Tabelle: Physikochemische Eigenschaften von Lipoproteinen des Blutserums (LP)

	Größe [nm]	Haupt-Lipidbestandteile [%]	Apo-Lp	Elektrophorese	Ultrazentrifugation
Chylomikronen	100 - 1000	Tri 85-90	A, B, C		d < 0,95 g/ml, Sf 400-10⁻⁵
Präbeta-Lp	30 - 70	Tri 50, Chol 19	[A], B, C		VLDL, d < 1,00 g/ml, Sf 20-400
Beta-Lp	15 - 25	Chol 45	B, [A]		LDL, d 1006-1063 g/ml, Sf 0-20
Alpha-Lp	7,5 - 10	Pholi 30, Prot 50	A, [B,C]		HDL, d 1,013-1,21 g/ml

d = Dichte. Sf = Sedimentationskonstante bzw. -flotation

Elektrophorese	Ultrazentrifuge
Chylomikronen	Chylomikronen
Präbetalipoproteine	VLDL (*v*ery *l*ow *d*ensity *l*ipoproteins)
Betalipoproteine	LDL (*l*ow *d*ensity *l*ipoproteins)
Alphalipoproteine	HDL (*h*igh *d*ensity *l*ipoproteins)

Die einzelnen als Trägerproteine oder für den Stoffwechsel wichtigen *Apoproteine* sind in den verschiedenen Lipoproteinen quantitativ unterschiedlich verteilt: Die VLDL enthalten zum größten Teil Apo-B und Apo-C, die LDL fast ausschließlich Apo-B und fast kein Apo-C, und die HDL schließlich sind besonders reich an Apo-A. Apolipoproteine A sind offenbar für den normalen Stoffwechsel der HDL, die auch als Schutzfaktor vor koronarer Herzerkrankung angesehen werden, von großer Bedeutung. Apoprotein B ist für die Synthese und den Transport von Triglyceriden erforderlich; es wird auch bei der LDL-Bindung an spezifische Membranrezeptoren extrahepatischer Zellen benötigt. Apoproteine C sind funktionelle Proteine: Apo-C_I aktiviert die für die Cholesterinveresterung wichtige Lezithin-Cholesterin-Azyl-Transferase, Apo-C_{II} aktiviert die Lipoproteinlipase, welche den Abbau von Chylomikronen und VLDL katalysiert und Apo-C_{III} inhibiert dieses Enzym. Die Apoproteinsynthese in der Leber wird durch das Angebot von Cholesterin und Triglyceriden gesteuert; unter pathologischen Bedingungen können sich diese Verhältnisse stark ändern.

Man weiß heute, daß aus dem Darm resorbierte Triglyceride als Chylomikronen über Blut und Lymphe zur Leber gelangen. Von der Leber gebildete VLDL transportieren hepatisch synthetisierte Triglyceride ebenfalls über den Blutweg zum peripheren Fettgewebe. Durch Lipoproteinlipase wird der Triglyceridanteil hydrolysiert und dabei VLDL über Zwischenstufen in Lipoproteine höherer Dichte und mit höherem Cholesteringehalt, nämlich LDL umgewandelt. LDL dient hauptsächlich dem Transport von Cholesterin. Es wird über spezifische Rezeptoren an Zellmembranen in die Zellen eingeschleust und intrazellulär durch lysosomale Hydrolyse freigesetzt. Bekannt ist die große Affinität von LDL zur Arterienwand (Atherosklerose). Die HDL schließlich dienen zum Schutz vor einer Überschwemmung mit freiem Cholesterin, in dem sie letzteres wieder der Veresterung zuführen und damit erneut zur Zellausschleusung

transportfähig machen. Hohe HDL-Werte korrelieren mit relativ niedrigem Risiko für koronare Herzerkrankung.
Durch Untersuchungen von Fredrickson, Levy und Lees (1967) sowie Schettler und Mitarbeitern hat sich gezeigt, daß die Lipoproteinfraktionen auf dem Boden angeborener oder erworbener Stoffwechselstörungen einzeln oder auch gemeinsam vermehrt vorkommen können.

Klassifikation der Hyperlipoproteinämien:
Typ I   Hyperchylomikronämie
Typ II   Hyperbetalipoproteinämie
Typ IIb Hyperbeta- und Präbetalipoproteinämie
Typ III Breite Betakrankheit
Typ IV   Hyperpräbetalipoproteinämie
Typ V   Hyperpräbetalipoproteinämie und Hyperchylomikronämie

In der Praxis ist die Diagnose einer Hyperlipoproteinämie und die vorläufige Zuordnung bereits durch die Betrachtung des Serums und die Bestimmung von Triglyceriden und Cholesterin im Nüchternserum möglich, weil die einzelnen Lipoproteinfraktionen einen sehr unterschiedlichen Gehalt an den verschiedenen Lipiden aufweisen. Chylomikronen sind reich an exogenen Triglyceriden, Präbetalipoproteine (VLDL) an endogenen Triglyceriden, Betalipoproteine (LDL) dagegen an Cholesterin und Alphalipoproteine (HDL) an Phospholipiden. Da insbesondere die Triglyceride und Phospholipoide für die Trübung des Serums verantwortlich sind, wird man in solchen Fällen ein trübes Serum, in Fällen mit ausschließlicher Vermehrung von Cholesterin dagegen ein klares Serum erwarten dürfen.

Verdachtsymptome. Verdachtsymptome für das Vorliegen einer primären oder sekundären Hyperlipoproteinämie ergeben sich für den Dermatologen aus folgenden Symptomen:
– Xanthelasmen oder Xanthome,
– Arcus lipoides corneae,
– Gichttophi,
– periphere arterielle Durchblutungsstörungen,
– Gelenkveränderungen (Gicht),
– Ernährungszustand (Adipositas).

In jedem Verdachtsfall sollte eine genaue Familien- und Eigenanamnese im Hinblick auf Hyperlipoproteinämie, Diabetes mellitus, Adipositas, Alkoholismus, Gicht und kardiovaskuläre Erkrankungen erhoben werden. Es ist bekannt, daß die Hyperlipoproteinämien neben arterieller Hypertonie und Nikotinabusus heute als Risikofaktor erster Ordnung für die Entstehung degenerativer kardiovaskulärer Erkrankungen zu gelten haben.

Diagnostik. Wichtig ist, daß der Patient vor der Blutentnahme 12–16 h nüchtern sein sollte und vorher extrem kohlenhydrathaltige oder lipidhaltige Kostformen gemieden werden. Außerdem sollte beim Versand nicht Vollblut, sondern nur Serum oder Plasma in Betracht kommen.
Zur Diagnostik einer Hyperlipoproteinämie sind erforderlich:

1. Inspektion des Serums: Serum klar, milchig-trüb oder über Nacht aufrahmend.
2. Analyse der Serumlipide mit Bestimmung von Cholesterin und Triglyceriden.

Aus den Ergebnissen dieser beider Untersuchungen läßt sich schon eine vorläufige Einordnung einer Hyperlipoproteinämie treffen. Diese sollte allerdings gesichert werden durch:
3. Lipoproteinelektrophorese.
4. Lipoproteinfraktionierung mittels Ultrazentrifuge. Derartige Untersuchungen sind nur für spezielle Fragestellungen wichtig, so beispielsweise für die Erkennung einer Typ-III-Hyperlipoproteinämie.
5. Bestimmung der lipolytischen Enzyme.
6. Apoproteinanalyse.

Außerdem sind folgende Untersuchungen empfehlenswert: Blutzucker, Glukosebelastung, Schilddrüsenfunktion (T_3, T_4), Serumeiweißelektrophorese sowie Harnsäurebestimmung.

Xanthome

Unter Xanthomen versteht man reaktive gelbliche Neoplasien, die durch Austritt von Serumlipoproteinen durch die Blutgefäßwand und örtliche Aufnahme in Makrophagen entstehen. Voraussetzungen sind:
– meistens pathologische Konzentrationen von Lipoproteinen im Serum,
– abnorme Permeabilität der Gefäßwand,
– Penetration von Serumlipoproteinen durch die Gefäßwand und Ablagerung im perivaskulären Bindegewebe,
– Aufnahme und Verarbeitung durch Perizyten und sich ansammelnde Makrophagen.

Diese Zellen wandeln sich durch die Aufnahme von Lipoproteinen in vakuolenreiche *Schaumzellen* um. Innerhalb solcher Schaumzellen kommt es zu Um- und Abbauvorgängen der Serumlipoproteine. Schaumzellen enthalten daher eine entsprechende lysosomale Enzymausstattung. Junge Xanthome enthalten zunächst etwa das gleiche qualitative Lipoproteinspektrum wie das Blut, während es später zu einer Anreicherung von Cholesterin („Nadeln") und Phosphatiden („Myelinfiguren") kommt. Manche Xanthome bei Hyperlipoproteinämien können sich auch wieder zurückbilden. Nach klinisch-morphologischen Gesichtspunkten kommt man zu der folgenden Klassifikation von Xanthomen.

Klassifikation

Xanthelasma palpebrarum. Typische strohgelbliche, flache weiche Plaques gewöhnlich zunächst an den Oberlidern. Sie sind Zeichen von lokalen Störungen im Lipidstoffwechsel oder Symptom einer Vermehrung von cholesterinreichen *Betalipoproteinen* (LDL).

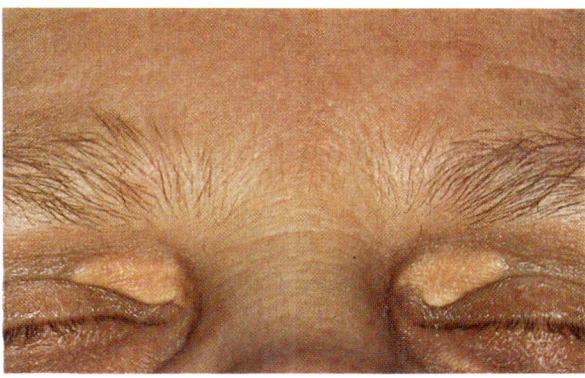

Xanthelasma palpebrarum

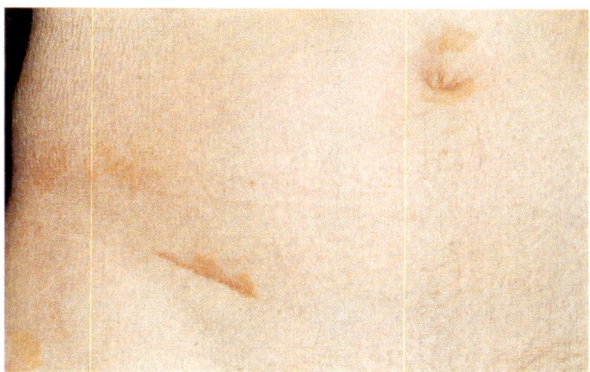

Xanthoma planum diffusum

Xanthoma planum diffusum. Hier handelt es sich um flächenhafte, ganz plane gelbliche Verfärbungen der Haut durch Einlagerung von Lipiden in Makrophagen, besonders am Rumpf, die man daher auch als *Xanthelasma corporis* bezeichnet. Papulöse oder nodöse Veränderungen fehlen. Diese Form kommt häufig bei Patienten mit malignen Lymphomen oder multiplem Myelom vor. Sie kann auf Vermehrung von *Betalipoproteinen* (LDL) hinweisen.

Xanthoma tuberosum. Meistens symmetrische plattenartig flache oder halbkugelige, gelbliche bis gelblich-rötliche oder gelblich-bläuliche Knötchen und Knoten von beachtlicher Größe an Ellbogen, Knien, Händen und Füßen sowie Achillessehnen. Typisch ist langsame Entwicklung und geringe Rückbildungsneigung. Tuberöse Xanthome sind typisch für Vermehrung von *Betalipoproteinen* (LDL).

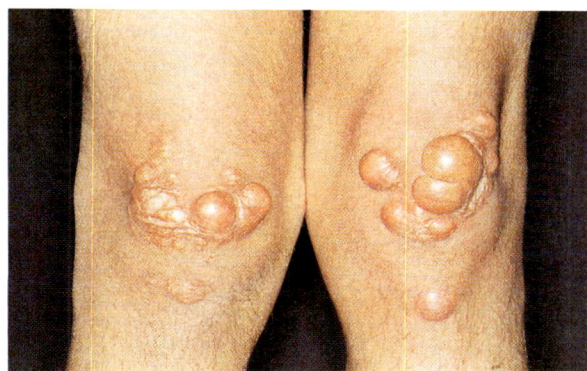

Xanthoma tuberosum bei Hyperlipoproteinämie Typ II a

Xanthoma eruptivum. Eruptive papulöse Xanthome können sich in relativ kurzer Zeit (Wochen) in großer Zahl über den Körper disseminieren. Prädilektionsstellen sind Glutäalregion und Streckseiten der Extremitäten. Die kleinen symmetrischen papulösen oder kleinknotigen Effloreszenzen sind hellgelb und meist von einem entzündlichen Hof umgeben. Eruptive Xanthome weisen auf *Hyperchylomikronämie* oder *Hyperpräbetalipoproteinämie* (VLDL), d.h. auf eine Vermehrung von exogenen oder endogenen Triglyceriden im Serum hin; das Serum ist daher trüb bis milchig und kann aufrahmen.

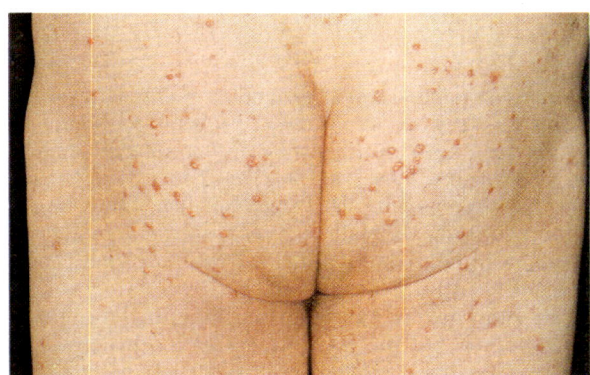

Xanthoma eruptivum bei Hyperlipoproteinämie Typ IV

Xanthoma palmare striatum und Xanthoma palmare papulosum. Hier kommt es zunächst zu gelblicher streifiger Verfärbung der Hautfalten beider Handinnenflächen (*Xanthochromia palmaris*) und der Beugefalten der Finger. Später verdicken sich diese Veränderungen; zusätzlich können sich kleine papulöse Elemente entwickeln. Diese Form von Xanthomen ist typisch für Typ-III-Hyperlipoproteinämie mit „breiter Betabande". Sie kommen allerdings auch bei Vermehrung der Präbetalipoproteine (VLDL) vor. In diesen Fällen sind die endogenen Triglyceride im Serum erhöht; das Serum ist daher trüb.

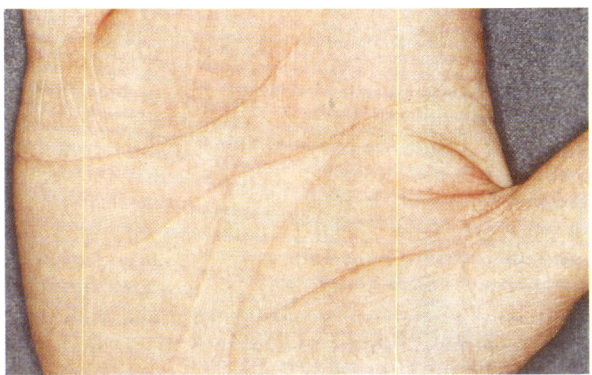

Xanthoma palmare striatum bei Hyperlipoproteinämie Typ III

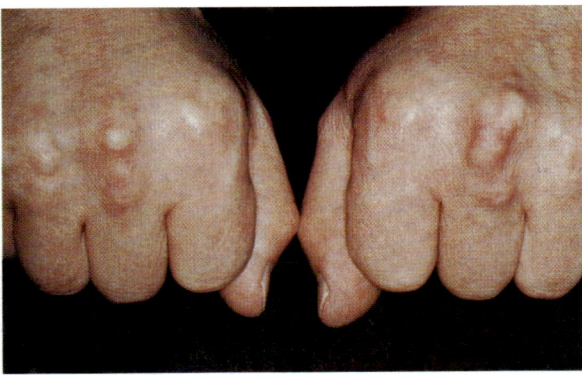

Xanthoma tendinosum et articulare

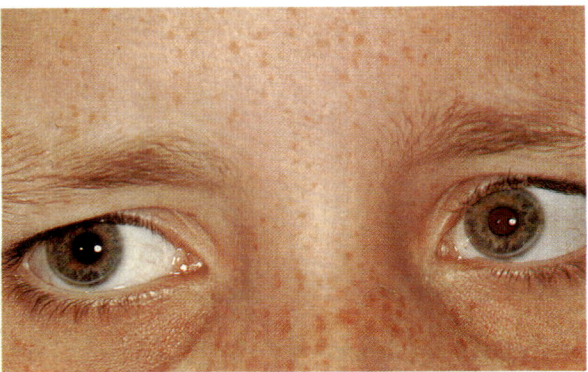

Arcus lipoides corneae (juvenilis) bei Hyperlipoproteinämie Typ IIa

Xanthoma tendinosum et articulare. Sehnenxanthome sitzen vorzugsweise an den Fingerstreckseiten in Höhe der Fingergrundgelenke, ferner am Patellarsehnenansatz und über den Achillessehnen. Gelenkxanthome bevorzugen die Fingergelenke. Diese Xanthome weisen ebenfalls auf eine *Hyperbetalipoproteinämie* hin und damit auf eine Erhöhung von Cholesterin bzw. LDL.

Man kann also aus der genauen Identifizierung von Xanthomen auf die Art der Hyperlipoproteinämiekrankheit zurückschließen und die entsprechenden Untersuchungen veranlassen.

Histopathologie. Xanthome sind reaktive Neubildungen. Der feingewebliche Aufbau ist bei den verschiedenen Formen relativ ähnlich und läßt eine sichere Differentialdiagnose nicht zu. Im Randgebiet von Xanthomen findet man perivaskulär lymphozytäre oder histiozytoide Zellen, die Lipidmaterial aufnehmen. Dieses wird bei der Fixierung des bioptischen Materials herausgelöst und führt zu einem schaumigen Aspekt des Zytoplasmas. *Schaumzellen* sind also Makrophagen, die angefüllt sind mit phagozytiertem Lipidmaterial. Sie bilden den Hauptbestandteil von Xanthomen. Daneben findet man typische Schaumriesenzellen (Touton-Riesenzellen). Die phagozytierten Lipoide bestehen ultrastrukturell aus Vakuolen mit nicht näher differenzierten Lipoproteinen, doppelt lichtbrechenden Cholesterinkristallen und Phospholipoiden, die als intrazytoplasmatische Myelinfiguren nachweisbar sind, ferner aus Fettsäuren und Neutralfett. Aus der Art und Quantität der gespeicherten Fettsubstanzen ist ein Rückschluß auf den Hyperlipoproteinämietyp nicht möglich. Bemerkenswert sind entzündliche Begleitphänomene bei eruptiven Xanthomen, sowie fibroblastische Reaktionen mit vermehrter Kollagenbildung in älteren Xanthomen.

Therapie. Kosmetisch störende Xanthome können operativ entfernt werden. Xanthelasmen können auch mit Trichloressigsäure behandelt werden (s.S. 749). Den Bewegungsablauf behindernde Xanthome (z.B. an der Achillessehne) sind plastisch-operativ anzugehen. Mit Rezidiven ist allerdings zu rechnen.

Xanthomatisation

Unter Xanthomatisation versteht man das Auftreten von Xanthomzellen (Schaumzellen, Touton-Riesenzellen) bei anderen Krankheitszuständen. Gelegentlich kann auch das klinische Bild durch eine gelbliche Einfärbung an xanthomatöse Infiltrationen erinnern. Xanthomatisation kommt vor bei Histiozytose X (Abt-Letterer-Siwe-Krankheit, Hand-Schüller-Christian-Krankheit), Mycosis fungoides, eosinophilen Granulomen, multizentrischer Retikulohistiozytose, eosinophiler Retikulose sowie relativ häufig in Histiozytomen und beim juvenilen Xanthogranulom.

Xanthomatosen

Man spricht von Xanthomatosen, wenn Xanthome in größerer Zahl und meist in symmetrischer Anordnung auftreten. Früher hat man *hyperlipidämische* und *hypercholesterinämische Xanthomatosen* primärer (familiärer) und sekundärer Art unterschieden. Diese auf Thannhauser zurückgehende Einteilung ist heute durch die Klassifikation der WHO ersetzt, die sich auf die modernen Methoden der Lipoproteinelektrophorese und Ultrazentrifugierung des Serums stützt. Man unterscheidet *primäre familiäre Hyperlipoproteinämien* und *sekundäre erworbene Hyperlipoproteinämien*.

Primäre familiäre Hyperlipoproteinämien

Diesen liegt eine genetische Störung im Lipoproteinstoffwechsel zugrunde. Sie werden meist vererbt. Im Einzelfall wird die Prognose bestimmt durch die Art der vermehrt im Blutserum angereicherten und in den Gefäßen abgelagerten Lipoproteinen.

Typische Varianten

Hyperlipoproteinämie Typ I

Synonyme. Lipoproteinlipasemangel, familiäre Hyperchylomikronämie, disseminierte Xanthome mit Hepatosplenomegalie bei Hyperlipidämie, Bürger-

Tabelle: Befunde bei familiären Hyperlipoproteinämien. (Moderiert nach Kaffarnik et al. 1976)

Typ	I	IIa	IIb	III	IV	V
Triglyceride	Stark erhöht	Normal	Erhöht	Erhöht	Erhöht bis stark erhöht	Erhöht bis stark erhöht
Cholesterin	Normal oder leicht erhöht	Erhöht bis stark erhöht	Erhöht	Erhöht	Normal bis leicht erhöht	Normal bis leicht erhöht
Chylomikronen	Stark erhöht	–	–	–	–	Erhöht bis stark erhöht
Präbetalipoproteine VLDL	Normal	Normal	Erhöht	Lipoprotein mit breiter Betabande (pathologisch)	Erhöht bis stark erhöht	Erhöht bis stark erhöht
Betalipoproteine LDL	Normal	Erhöht bis stark erhöht	Erhöht		Normal	Normal
Lipoproteinlipase	Vermindert	Normal	Normal	Normal	Normal	Normal oder vermindert
Glukosetoleranz	Normal	Normal	Normal bis vermindert	Normal bis vermindert	Normal bis vermindert	Normal bis vermindert
Serum	Milchig	Klar	Klar bis trüb	Klar bis trüb	Klar bis milchig	Trüb bis milchig
Aufrahmung	+	–	–	–	–	–/+
Induzierbar durch Fett	++	–	–	–	–	+
Induzierbar durch Kohlenhydrate	–	–	–/+	+/–	++/+/–	+/–

Grütz-Syndrom, idiopathische hyperlipidämische Xanthomatose, exogene Hypertriglyzeridämie.

Definition. Infolge genetisch bedingten Lipoproteinlipasemangels durch exogene Fettzufuhr induzierte Hyperchylomikronämie mit Ablagerung der triglyceridreichen Lipoproteine in inneren Organen und Haut.

Vorkommen. Sehr selten. Autosomal-rezessiver Erbgang. Bevorzugt bei Kleinkindern, die unter dem Symptom von Abdominalkoliken zum Kinderarzt gebracht werden.

Pathogenese. Aufgrund eines genetisch bedingten Mangels an Lipoproteinlipasen in der Gefäßwand oder der Triglyceridbindung an bestimmte Apoproteine werden nach exogener Fettzufuhr die Chylomikronen ungenügend metabolisiert.
Es kommt zur Anreicherung von Chylomikronen und damit von Triglyceriden im Serum mit Ablagerung im Gewebe.

Klinik. Typisch sind eruptive Xanthome, die plötzlich an den Prädilektionsstellen wie Glutäalregion, Oberschenkel, Arme, Rücken, Brust und Gesicht erscheinen und auch die Mundschleimhaut betreffen können. Auch Konfluierung wurde beobachtet.
Weitere Symptome sind: schmerzhafte Oberbauchattacken, wahrscheinlich infolge Kapselspannung in Leber und Milz, Hepatosplenomegalie sowie verminderte Lipolyse nach Heparingabe. Augenhintergrunduntersuchung ergibt Lipaemia retinalis.

Serum: Milchig mit Aufrahmung, Triglyceride erhöht, Chylomikronen erhöht; extrahepatische Lipoproteinlipase fehlend oder vermindert; Apo-A subnormal.

Prognose. Günstig, wenn entsprechende Diät eingehalten wird. Die Hauterscheinungen verschwinden dann innerhalb von einigen Wochen. Arteriosklerose (Atheromatose) tritt nicht gehäuft auf.

Therapie. Bei Abdominalkoliken Nahrungsmittelkarenz mit Zufuhr von isotonischen Salzlösungen oder Glukose (5%) i.v., ferner Sedativa und Analgetika zur symptomatischen Behandlung. Langzeitdiät mit Einschränkung der normalen Nahrungsfette auf maximal 15–30 g tgl., die reich an mittelkettigen Triglyceriden sein sollten. Bei Serumtriglyceridwerten über 1000 mg/ml Kolikgefahr. Appetitsenkende Medikamente sind gewöhnlich nutzlos.

Hyperlipoproteinämie Typ IIa

Synonyme. Hyperbetalipoproteinämie. Familiäre idiopathische hypercholesterinämische Xanthomatose, familiäre Hypercholesterinämie, essentielle Hypercholesterinämie.

Definition. Es handelt sich um einen genetisch bedingten Stoffwechseldefekt, der sich in einer Hyperbetalipoproteinämie äußert und auf einem Mangel oder Fehlen von LDL-Rezeptoren beruht, die einen negativen Feedbackmechanismus auf die intrazelluläre Cholesterinsynthese vermitteln.

Vorkommen. Die Erkrankung kommt familiär gehäuft vor. Der Erbgang ist autosomal-dominant. Bei Homozygoten liegen die Serumcholesterinwerte über 400 mg/100 ml.

Ätiopathogenese. Der Stoffwechseldefekt, nämlich der LDL-Rezeptordefekt, ist in den Zellkulturen (Fibroblasten) erkrankter Patienten nachweisbar. Der gesunde Mensch baut täglich etwa 45% seines Serum-LDL ab. Der homozygote Patient, der praktisch keine LDL-Rezeptoren hat, metabolisiert dagegen nur 17%, der heterozygote etwa 30%. Da LDL nicht in die Zellen gelangen und intrazellulär metabolisiert werden kann, reichert es sich im Serum an. Betalipoproteine (LDL) scheinen in besonderem Maße Xanthelasmen, tuberöse Xanthome, Arcus lipoides corneae und Arteriosklerose (Koronarsklerose, periphere Arteriosklerose) zu induzieren.

Klinik. Homozygote erkranken in früher Kindheit, Heterozygote auch später. Typisch sind Xanthelasma palpebrarum, tuberöse Xanthome, Sehnenxanthome und Arcus lipoides corneae (Gerontoxon juvenile) und Arteriosklerose. Von den arteriosklerotischen Gefäßveränderungen sind insbesondere die Koronarien betroffen.

Serum: Klar. Cholesterin und Betalipoproteine (LDL) stark erhöht, Apo-B erhöht; Triglyceride in der Norm.

Symptome. Durch die teilweise massiven tuberösen Xanthome, auch Sehnenxanthome in der Patellagegend, an Fersen und Füßen, können Gehbeschwerden verursacht werden. Adipositas gehört nicht zum klassischen Bild.

Prognose. Je früher sich die Erkrankung manifestiert, desto schlechter ist die Prognose. Kinder sterben meist vor der Pubertät an koronaren Zwischenfällen.

Therapie
Diät. Nur Fette mit hohem Anteil (ca. 60%) an mehrfach ungesättigten Fettsäuren; Einschränkung der Cholesterinzufuhr auf maximal 300 mg täglich.
Medikamente: Nikotinsäure (Niconacid) und -derivate (Hexanicit; Ronicol retard, 1,5 g tgl.); Ionenaustauscher Cholestyramin (Quantalan 50) oder Versuch mit Bezafibrat (Cedur), Etofibrat (Lipo-Merz), Clofibrat (Regelan) sowie Procetofen (Lipanthyl). Auch D-Thyroxin (Dynothel, Nadrothyron-D) ist wirksam; letzteres scheint insbesondere bei homozygot erkrankten Kindern geeignet zu sein, weil es nicht resorbiert wird.

Hyperlipoproteinämie Typ IIb

Synonyme. Hyperbetalipoproteinämie und Hyperpräbetalipoproteinämie, Hyperlipämie und Hypercholesterinämie, Hypertriglyceridämie und Hypercholesterinämie.

Definition. Dieser Typ ist gekennzeichnet durch eine Vermehrung der Beta- und Präbetalipoproteine; er wurde noch nachträglich in das System von Fredrickson et al. eingefügt. Vielfach handelt es sich um Erkrankungsfälle, bei denen familiäre Belastung nicht sicher feststellbar ist.

Pathogenese. Nicht sicher aufgeklärt.

Klinik. Das klinische Bild ähnelt der Hyperlipoproteinämie Typ IIa. Nicht selten sind die Patienten adipös. Es können auch eruptive Xanthome auftreten.

Serum: Klar bis trüb, Cholesterin und Triglyceride sowie Betalipoproteine (LDH) und Präbetalipoproteine (VLDL) erhöht. Auch Apo-B und Apo-C$_{III}$ erhöht. Abgrenzung zur Hyperlipoproteinämie Typ III nur durch Untersuchung mittels Serumelektrophorese („breite Betabande") oder Ultrazentrifuge möglich.

Prognose. Günstiger als bei Hyperlipoproteinämie Typ IIa, da die Lipoide therapeutisch leichter zu senken sind.

Therapie. Es gelten die gleichen Empfehlungen wie bei Typ IIa. Zur Senkung der Präbetalipoproteine (VLDL) in jedem Fall Versuch mit Etofibrat (Lipo-Merz), Procetofen (Lipanthyl) oder Bezafibrat (Cedur). Überprüfung der Kohlenhydrattoleranz, weil die Erhöhung der Präbetalipoproteine durch eine Verminderung der Kohlenhydratzufuhr (30–40% der Gesamtkalorien) gebremst werden. Wichtig ist Normalisierung des Gewichts.

Hyperlipoproteinämie Typ III

Synonyme. „Broad beta disease", Hyperlipoproteinämie mit breiter Betabande.

Definition. Früher vielfach als Mischtyp der Typen II und IV interpretiert. Heute nimmt man an, daß es sich um eine eigene Erkrankung mit einem spezifischen Defekt im Abbau der Präbetalipoproteine (VLDL) handelt, wobei es zur Anreicherung von LDL-Vor- bzw. Zwischenstufen kommt. Diese Lipoproteine haben Betamobilität (LDL) in der Lipoproteinelektrophorese, erweisen sich aber in der Ultrazentrifuge als Lipoproteine einer sehr niedrigen Dichte (VLDL). In der Lipoproteinelektrophorese imponiert eine breite Betalipoproteinbande. Sowohl Cholesterin (bis 1000 mg/ml) als auch Triglyceride (bis 2000 mg/ml) im Serum können stark schwanken.

Vorkommen. Die Erkrankung ist relativ selten. Erbgang wahrscheinlich autosomal-dominant mit inkompletter Expression bei manchen Heterozygoten. Familiär häufig Diabetes mellitus. Meist erkranken Erwachsene.

Klinik. Besonders typisch für diese Erkrankung sind palmare Xanthome in den Handlinien und unter dem Fingerring. Im übrigen kommen tuberöse Xanthome, Xanthelasmen, Sehnenxanthome und Arcus lipoides in 20–30% der Fälle vor.
Koronare und periphere Angiopathien sind nicht selten. Vielfach findet man auch einen latenten Diabetes mellitus. Öfters pathologische Glukosetoleranz.

Serum: Trüb, Cholesterin und Triglyceride erhöht. Lipoproteinelektrophorese zeigt „breite Betabande".

Prognose. Die Prognose wird bestimmt von der Neigung zur koronaren und peripheren Arteriosklerose. Daher ist strenge diätetische und medikamentöse Behandlung notwendig.

Therapie. Das therapeutische Vorgehen ähnelt dem bei Hyperlipoproteinämie Typ IIa. Abnehmen bis zum Idealgewicht.
Diät: Kalorien- und Kohlenhydratreduktion; nur 30–40% der Gesamtkalorien sollen als Kohlenhydrate, 35–40% als Fett verabfolgt werden und reich an ungesättigten Fettsäuren sein. Maximal 300 mg Cholesterin tgl. sind erlaubt.
Medikamente: Diese sind notwendig; es werden gezielt dem Clofibrat (Regelan) verwandte Substanzen verabfolgt: Etofibrat (Lipo-Merz), Bezafibrat (Cedur), Procetofen (Lipanthyl), evtl. in Kombination mit Nikotinsäurederivaten. Auch D-Thyroxin (Nadrothyron-D) kommt in Betracht.

Hyperlipoproteinämie Typ IV

Synonyme. Hyperpräbetalipoproteinämie, kohlenhydratinduzierte Hyperlipidämie, kohlenhydratinduzierte Triglyceridämie, endogene Hyperlipämie, endogene Hypertriglyceridämie.

Definition. Es handelt sich um eine Hyperpräbetalipoproteinämie, die häufig kohlenhydratinduziert ist.

Vorkommen. Diese Form ist am häufigsten und eine Erkrankung Erwachsener. Man hat an einen autosomal-rezessiven Erbgang gedacht, obwohl exogene Ursachen sicher eine wichtigere Rolle spielen. Möglicherweise handelt es sich um eine Dispositionserkrankung wie Diabetes mellitus.

Pathogenese. Man nimmt eine erhöhte Triglyceridsynthese in der Leber auf Kohlenhydratzufuhr an oder einen verzögerten Abbau endogener Triglyceride im Fettgewebe. Viele Patienten leiden auch an Adipositas oder/und sind Alkoholiker.

Klinik. Führendes klinisches Symptom sind eruptive Xanthome, die plötzlich an Rumpf, Glutäen, Streckseiten der Oberarme oder Oberschenkel auftreten. In schweren Fällen können sie sich überall am Hautorgan ausbilden. Tuberöse Xanthome, Arcus lipoides corneae, Sehnen- und Gelenkxanthome sowie Xanthelasmen sind nicht typisch.
Augenhintergrund: Lipaemia retinalis.
Hyperurikämie ist bei 40% und latenter Diabetes mellitus bei 90% dieser Patienten nachzuweisen.
Serum: Trüb oder milchig; Triglyceride und Präbetalipoproteine (VLDL) erhöht, ebenfalls Apo-C_{III} Triglyceride bei 400/100 ml führen zur Trübung, noch höhere Triglyceridwerte zur milchigen Beschaffenheit des Serums. Keine Aufrahmung.

Prognose. Frühzeitige koronare und periphere Gefäßveränderungen.

Therapie. Meist ist die Erkrankung therapeutisch-diätetisch gut beeinflußbar. Wichtig ist Normalisierung des Übergewichtes durch Kalorienreduzierung.
Diät: 30–35% des Gesamtkalorienbedarfes sollen als Kohlenhydrate gegeben werden, 30–40% als Fette mit einem möglichst hohen Anteil an mehrfach ungesättigten Fettsäuren. Auch hier empfiehlt sich Cholesterinbeschränkung auf 300–500 mg täglich. Da Alkohol die Triglyceridsynthese spezifisch induziert, sollte der Alkoholkonsum eingeschränkt werden.
Medikamente: Empfehlenswert ist die kombinierte Gabe von Clofibrat (Regelan), Etofibrat (Lipo-Merz) und ähnlichen Substanzen zusammen mit Nikotinsäurederivaten (Niconacid, Complamin, Hexanicit, Ronicol retard) oder essentiellen Phospholipiden.

Hyperlipoproteinämie Typ V

Synonyme. Fett- und kohlenhydratinduzierte Hyperlipidämie, Hyperchylomikronämie und Hyperpräbetalipoproteinämie, endogene und exogene Hyperlipämie, kalorisch induzierte Hyperlipidämie.

Definition. Hyperlipoproteinämie durch Vermehrung von Chylomikronen und Präbetalipoproteinen (VLDL). Es handelt sich gewissermaßen um eine Kombination der Typen I und IV.

Vorkommen. Selten, häufiger bei Erwachsenen. Die Erkrankung wird als Unterform von Typ IV angesehen und ist häufig mit Adipositas und Alkoholabusus verbunden. Nach Reduzierung der exogenen Triglyceridzufuhr ändert sich das Muster oft in das von Typ IV. Vererbung wie bei Typ IV.

Pathogenese. Endogene Triglyceridsynthese in der Leber erhöht. Außerdem exogene Chylomikronämie. Gelegentlich wurde verminderte Lipoproteinlipase nachgewiesen.

Klinik. Dermatologisch vordergründig sind eruptive Xanthome, wie sie bei Hyperlipoproteinämie vom Typ I und auch bei Typ IV vorkommen. Über die Häufigkeit von arteriosklerotischen Gefäßerkrankungen ist wenig bekannt. Nach Art der Hyperlipoproteinämie muß aber damit gerechnet werden. Auch Hepatosplenomegalie, Abdominalkrisen, Hyperurikämie und Hyperglykämie kommen vor.
Serum: Milchig-trüb mit Aufrahmung. Triglyceride mäßig bis stark erhöht; Cholesterin normal oder nur geringfügig erhöht. Präbetalipoproteine (VLDL) und Chylomikronen vermehrt.
Überprüft werden sollten ferner Kohlenhydrattoleranz und Harnsäure.

Prognose. Die eruptiven Xanthome können sich unter Diät rasch zurückbilden. Bei Patienten, die sich nicht an die Behandlungsvorschriften halten, ist mit arteriosklerotischen Veränderungen am Herzen zu rechnen. Auch rezidivierende Pankreatitis ist nicht selten und prognostisch ungünstig.

Therapie. Normalisierung des Körpergewichtes durch strenge Kalorienrestriktion und Vermeidung von Alkoholabusus sind entscheidend.

Diät: Kohlenhydrate sollten auf 120–130 g tgl. reduziert werden; keine rasch verwertbaren Zucker. Die Fettzufuhr ist individuell auszutesten und sollte auf maximal 35% der Gesamtkalorien bzw. maximal 70 g tgl. beschränkt bleiben. Der Cholesteringehalt der Nahrung sollte nicht über 300–500 g tgl. liegen. Hauptnahrungsbestandteil sollten Proteine sein.

Medikamente: Hauptsächlich Nikotinsäurederivate (Ronicol retard), weniger Clofibrat (Regelan) oder besser clofibratähnliche Substanzen wie Etofibrat (Lipo-Merz), Bezafibrat (Cedur) u.a.

Sekundäre erworbene Hyperlipoproteinämien

Hierbei handelt es sich um Fettstoffwechselstörungen als Begleitsymptom von Organerkrankungen oder Auswirkung von Arzneimitteln. Sie sind wesentlich häufiger als die primären familiären Hyperlipoproteinämien. Meistens gehen sie ohne Hauterscheinungen einher. Lediglich bei denjenigen Formen, die sich unter dem Bild einer Hyperlipoproteinämie vom Typ II b oder Typ IV zeigen, können rasch auftretende eruptive Xanthome auf die Erkrankung hinweisen. Wichtig ist eine minutiöse Erhebung der Anamnese, um eine primäre Hyperlipoproteinämie auszuschließen.

Sekundäre (symptomatische) Hyperlipoproteinämien kommen vor bei folgenden Zuständen:

Erkrankung	Häufigster Typ
Diabetes mellitus	I, III, IV, V
Glykogenosen	II b, III, IV
Morbus Gaucher	IV
Gravidität	II b, IV
Hypothyreose	I, II a, II b, IV
Pankreatitis	I, III, IV, (V)
Gicht	III, IV, (V)
Nephrotisches Syndrom	I, II b, IV, V (Typenwandel)
Biliäre Leberzirrhose mit Xanthomatose (nur bei Frauen), Auftreten eines atypischen Lipoproteins (LP-X)	II a
Kongenitale Dysplasie der Gallenwege	II a (?)
Akute Hepatitis	IV
Paraproteinämien	IV, V
Akuter Alkoholismus	I, IV, V
Ovulationshemmer:	
Östrogene	IV
Gestagene	II b
Adipositas	IV

Wichtig zu wissen ist, daß besonders bei einem dekompensierten Diabetes mellitus eruptive Xanthome auftreten können. Bei obstruktiven Hepatopathien steht wie bei Typ II a, die Entwicklung von Xanthelasmen, planen und tuberösen Xanthomen im Vordergrund des klinischen Erscheinungsbildes. Bei Paraproteinämien findet man häufig diffuse plane Xanthome.

Therapie. Beseitigung der Grunderkrankung. Erst in zweiter Linie kommen entsprechende diätetische und medikamentöse Maßnahmen in Betracht, die auch die jeweilige Hyperlipoproteinämie beseitigen. Zusammenarbeit mit Internisten ist zu empfehlen.

Sonderform
Xanthoma disseminatum mit Diabetes insipidus
[Ausset 1899, Tate, Montgomery und Osterberg 1938]

Synonym. Montgomery-Syndrom.

Definition. Es handelt sich um eine sehr typische Kombination von disseminierten Xanthomen an Haut und Schleimhäuten mit Diabetes insipidus.

Vorkommen. Sehr selten; hauptsächlich im Kleinkind- und Jugendalter. Androtropie (2:1). Vererbungsfaktoren nicht bekannt.

Ätiopathogenese. Da Zeichen von Hyperlipoproteinämie sich höchstens sekundär entwickeln (erhöhte Cholesterinwerte wurden nicht selten beobachtet), handelt es sich nicht um eine bekannte Hyperlipoproteinämie. Das konstante Vorhandensein von Diabetes insipidus, welches von Thannhauser pathogenetisch mit dem Sitz xanthomatöser Knötchen in der Dura mater mit sekundären Druckerscheinungen auf Hypophysenstiel oder Hypothalamus interpretiert wird, scheint allerdings noch nicht definitiv abgeklärt. Von manchen Autoren wird diese Erkrankung der Histiozytose-X-Gruppe zugeordnet. Es fehlen aber entsprechende elektronenmikroskopische Untersuchungen mit dem Nachweis von Langerhans-Zellgranula in den histiozytoiden Zellen. Bemerkenswert ist die Tatsache, daß frische Knötchen ein mehr polymorphes entzündliches Granulom aufweisen, in dem dann die xanthomatösen Zellen und Riesenzellen vom Tuton-Typ auftreten, die Lipide bzw. Lipoproteine enthalten.

Klinik. Drei Symptome sind kennzeichnend:
Disseminierte papulöse Hautxanthome. Es handelt sich um halbkugelige Papeln und Knötchen von mattgelblicher oder brauner Farbe, die erbsgroß und größer werden können. Die symmetrische Aussaat betrifft hauptsächlich Augenlider, Perioralregion, seitliche Halspartien sowie die Falten der Gelenkbeugen (besonders Achselhöhlen, Inguines, Kniekehlen).

Schleimhautxanthome. Diese sind meistens sehr zahlreich und fast bei allen Fällen vorhanden. Sie bevorzugen den Mund, die hintere Rachenwand sowie Nasopharynx und Larynx, können aber auch an den Bronchien und sogar den Alveolen auftreten. Auch die Augenbindehäute und Tonsillen können Xanthome aufweisen.

Gehirnxanthome wurden ebenfalls beschrieben.

Diabetes insipidus. Dieser ist meist vorhanden und partiell Vasopressin-(Pitressin-) sensibel, während das spezifische Gewicht des Urins, für Diabetes insipidus ungewöhnlich, manchmal relativ hoch bleibt.

Symptome. Der Lipoproteinstoffwechsel bleibt normal. Daher sind die Triglycerid- und Cholesterinwerte meist normal; sie können sich im Laufe der Erkrankung aber leicht erhöhen. Die Ursache hierfür ist bislang unbekannt.
Organbeteiligung (Knochenmark, Gehirn, Respirationstrakt, Herz, Niere, Leber, Pankreas, Lymphknoten, Uterus und Muskeln) kann entsprechende Symptome hervorrufen.

Histopathologie. Initial findet sich ein polymorphes entzündliches Granulom mit zahlreichen Leukozyten, Eosinophilen, Lymphozyten und Makrophagen. Später prävalieren große und kleine Xanthomzellen sowie Riesenzellen vom Touton-Typ mit reichlicher Einlagerung von verschiedenartigen Lipidsubstanzen.

Verlauf und Prognose. Langsam-progredienter Verlauf. Die Prognose ist bei Schleimhaut- und Gehirnbeteiligung mit Vorsicht zu stellen. Wenn die Hautxanthome im Vordergrund stehen, kann das Krankheitsbild benigne bleiben.

Differentialdiagnose. Diese hat andere Formen von tuberösen Xanthomen und juveniles Xanthogranulom zu berücksichtigen, ferner Histiozytose X.

Therapie. Symptomatisch. Beseitigung störender Knoten an Haut und Schleimhäuten durch Exzision, elektrochirurgisches Vorgehen oder flüssigen Stickstoff. Auch innerliche Glukokortikoidtherapie wurde empfohlen. Mitbehandlung des Diabetes insipidus durch Pitressin, evtl. auch durch Clofibrat, das die Sekretion von ADH stimulieren soll.

Hauterkrankungen durch örtliche Störungen im Fettstoffwechsel

Von den Dermatosen durch primäre oder sekundäre allgemeine Fettstoffwechselstörungen im Sinne von Hyperlipoproteinämien sind solche abzutrennen, bei denen örtliche Gewebsalteration sekundär zur Einlagerung von Fettsubstanzen führt, während die Serumlipide bzw. Serumlipoproteine unverändert bleiben.

Xanthelasma palpebrarum [Rayer 1835]

Definition. Xanthelasmen sind weiche, flache gelbliche Plaques, die bevorzugt an den Oberlidern vorkommen und auf Hyperlipoproteinämie hinweisen können.

Vorkommen. Häufig in fortgeschrittenem Alter, besonders bei Frauen.

Ätiopathogenese. Ätiologie unbekannt. Im weichen Bindegewebe der Lider kommt es zu umschriebener Ablagerung von doppeltlichtbrechendem Cholesterin und anderen Lipiden in Histiozyten, die sich dadurch in Schaumzellen und Touton-Riesenzellen umwandeln. Da keine entzündlichen Veränderungen vorangehen, muß man annehmen, daß aus einem bislang unerklärten Grund Serumlipoproteine bevorzugt in diesen Partien in das Gewebe austreten und von Makrophagen aufgenommen und verarbeitet werden.

Klinik. Xanthelasmen treten bevorzugt im medialen Bereich der Oberlider, manchmal einseitig, meist aber symmetrisch auf. Sie können sich auch an den Unterlidern ausbilden. Sie sind nur flach über das Hautniveau erhaben, stroh- oder sattgelb. Sekundäre Umwandlungen werden nicht beobachtet. Selten sind komedoartige Hyperkeratosen und milienartige Zysten in Xanthelasmen (*Xanthelasma cysticum*). Das gleichzeitige Vorkommen von Xanthelasma cysticum und Hyperpigmentierung der Augenlider wurde als *Hutchinson-Syndrom* bezeichnet; es soll auf Leberzellstoffwechselstörungen hinweisen.

Histopathologie. Von den perivaskulären Räumen im oberen Korium ausgehende Entwicklung mit lymphozytären und histiozytoiden Zellen, die sich in typische Schaumzellen und Schaumriesenzellen umwandeln. Massenhaft Cholesterin und andere Lipoide intrazellulär nachweisbar.

Prognose und Verlauf. Spontanrückbildung besteht nicht; vielmehr langsame Progredienz. Meist sind Xanthelasmen örtliche Veränderungen. Selten sind *familiäre Xanthelasmen ohne Hyperlipoproteinämie*. Weil Xanthelasmen aber auch Symptom einer Hyperbetalipoproteinämie sein können, die mit Arteriosklerose verläuft und zu Koronarinfarkten führen kann, ist folgendes Vorgehen angezeigt:

1. Anamnestische Befragung nach Herzbeschwerden oder peripheren arteriellen Durchblutungsstörungen und Diabetes mellitus.
2. Untersuchung auf andere Zeichen einer Hyperlipoproteinämie (Xanthome, Arcus lipoides).
3. Bei gegebenem Verdacht Einleitung weiterer notwendiger Untersuchungen.

Differentialdiagnose. Hidradenome der Unterlider; diese sind kalottenförmig, zeigen weißliches Kolorit. Auch Milien und aktinische Elastose mit Zysten und Komedonen sind zu berücksichtigen.

Therapie. Kleine Xanthelasmen werden am besten exzidiert. Im übrigen vorsichtige schichtweise Abtragung mit der Diathermieschlinge oder Ätzung mit Trichloressigsäure (50%). Rezidive sind nicht so selten.

Xanthelasma corporis

Synonyme. Generalisiertes Xanthelasma, diffuse plane Xanthome.

Definition. Auftreten größerer xanthelasmaartiger gelblicher Herde außerhalb der Augenlider.

Vorkommen. Sehr selten.

Ätiopathogenese. Es handelt sich um einen gleichartigen Vorgang der zum Xanthelasma palpebrarum führt, d.h. die Einlagerung von Lipoproteinen in Makrophagen mit Ausbildung von Schaumzellen und Schaumriesenzellen.

Klinik. Xanthelasma palpebrarum kann der Entwicklung mehr flächiger, in der Haut liegender, oft symmetrischer strohgelblich gefärbter Veränderungen vorausgehen. Die Haut wirkt in diesen Arealen gelb und zeigt vermehrte Fältelbarkeit. Prädilektionsstellen sind Gesicht, Nacken, Oberarme und Rumpf.

Symptome. Lipide bzw. Lipoproteine im Serum können normal sein (normolipämische plane Xanthomatose). Diffuse plane Xanthome können auch als Teilsymptom einer Hyperlipoproteinämie (primäre oder sekundäre Hyperlipoproteinämie vom Typ IIa) vorkommen.

Prognose. Bei normolipämischem Xanthelasma corporis ist an Koinzidenz mit malignen Lymphomen, multiplem Myelom oder Leukämie zu denken; entsprechende Untersuchungen sind zu veranlassen. Die Hauterscheinungen können der klinischen Entwicklung des multiplen Myeloms mehr als 20 Jahre vorausgehen.

Therapie. Behandlung der Grunderkrankung, evtl. der Hyperlipoproteinämie. Örtliche Behandlung wegen meist großer Ausdehnung nicht möglich; sonst wie bei Xanthelasmen.

Systematisierte Lipidablagerungserkrankungen

Bei diesen Erkrankungen, die auch Thesaurismosen genannt werden, fehlt die für Hyperlipoproteinämien typische Vermehrung von Lipiden oder Lipoproteinen im Serum. Das morphologische Substrat ist gekennzeichnet durch systematisierte Proliferation von histiozytoiden Zellen, in denen es aufgrund von meist genetisch fixierten Zellstoffwechselstörungen erst sekundär zu intrazellulärer Einlagerung von Lipiden kommt. Eine ätiotrope Therapiemöglichkeit besteht bei diesen Erkrankungen daher zumeist nicht.

Refsum-Syndrom [1945]

Synonyme. Heredopathia atactica polyneuritiformis, Phytansäurethesaurismose.

Definition. Vererbbare Erkrankung durch Defekt im Stoffwechsel der Phytansäure.

Vorkommen. Sehr selten. Zuerst in Norwegen beschrieben. Autosomal-rezessiver Erbgang. Gewöhnlich Manifestation in später Kindheit oder bei Erwachsenen.

Ätiopathogenese. Erblicher Defekt im Phytansäurestoffwechsel. Infolge Mangels oder Fehlens der Phytansäurehydroxylase kann diese Säure nicht weiter abgebaut werden und wird in Geweben wie Leber, Niere, Gehirn und auch Haut in Makrophagen abgelagert. Die Phytansäure selbst stammt aus phytolhaltigen Nahrungsmitteln, besonders grünen Gemüsen und Salat.

Klinik. Hauptsymptome dieses Syndroms sind progressive oder schubweise verlaufende Polyneuritis mit Paresen oder vollständigen Lähmungen, besonders der distalen Bein- und Armabschnitte. Atypische Retinitis pigmentosa, Abblassung der Papillen, Einengung des Gesichtsfeldes und Hemeralopie.

Zerebrale Symptome. Zerebellare Ataxie, geringer Nystagmus, Anosmie.

Hauterscheinungen. Diese treten nur bei einem Teil der Patienten auf und bestehen in einer Ichthyosis an Extremitäten und Rumpf, gelegentlich auch in einer ichthyosiformen Erythrodermie.

Verlauf. Über Jahre. Plötzliche Todesfälle, möglicherweise infolge von Koronarverschluß, wurden beobachtet.

Diagnostische Leitlinien. Ichthyosis mit peripherer Polyneuropathie, Kleinhirnsymptomatik, zunehmende Schwerhörigkeit und Anosmie sowie Sehstörungen sind hinweisend. Nachweis einer Erhöhung von Fettsäuren und Phytansäure im Blut. Pränataldiagnose durch Kultur von Zellen, die man durch Amniozentese erhalten kann, mit Nachweis von Mangel oder Fehlen der Phytansäurehydroxylase möglich.

Therapie. Diätetisch; Vermeidung von phytansäurehaltigen Vegetabilien.

Tangier-Krankheit [Frederickson et al. 1961]

Synonym. Familiäre Analphalipoproteinämie.

Definition. Die Bezeichnung geht auf die Insel Tangier in Virginia zurück, wo die zuerst bekannt gewordenen, von dieser Erkrankung betroffenen Patienten wohnen. Es handelt sich um eine Erbkrankheit mit nahezu völliger Abwesenheit der Alphalipoproteine (HDL) im Serum, verbunden mit einer Anreicherung von Cholesterinestern innerhalb von Histiozyten in vielen Geweben, besonders in Tonsillen, Lymphknoten, Thymus, Knochenmark, Leber, Milz, Schleimhäuten und Haut.

Vorkommen. Sehr selten. Autosomal-rezessiver Erbgang.

Pathogenese. Genetische Stoffwechselstörung, die sich bei homozygoten Patienten durch ein Fehlen von Alphalipoproteinen (HDL) im Serum mittels Lipoproteinelektrophorese nachweisen läßt. Lipidchemisch sind Hypocholesterinämie und Hypertriglyceridämie charakteristisch. Ursache für die systematisierte Organsymptomatik ist Cholesterinesterspeicherung in Zellen des histiozytären Systemes.

Klinik. Allgemein ist die Tangier-Krankheit durch folgende Symptome charakterisiert: Tonsillenhyperplasie mit orangegelben Streifungen (*Tonsillenxanthomatose*), Splenomegalie – nicht selten mit Leukopenie, Thrombozytopenie, geringfügiger Anämie und Retikulozytose –, meist geringere Hepatomegalie, Polylymphadenopathie, Polyneuropathie, Korneatrübungen und Speicherzellen im Knochenmark.

Hauterscheinungen. Diese wurden nur ganz selten beschrieben und bestehen in wenig charakteristischen papulösen, teilweise etwas xanthomatoid wirkenden Veränderungen.

Histopathologie. Histologisch findet man bei den Organveränderungen gewöhnlich Infiltrate aus histiozytären Zellen und Schaumzellen mit reichlich Cholesterineinlagerung (Polarisation: doppelbrechende

Kristalle). In der Haut sind die Cholesterinester ebenfalls in Histiozyten, aber auch in Schwann-Zellen kleiner Hautnerven eingelagert. Die Lipideinlagerung betrifft sowohl markhaltige als markarme Hautnerven.

Verlauf. Meistens wird die Erkrankung erst zwischen dem 4. und 6. Lebensjahrzehnt manifest, weil erst dann die histiozytoide Zellproliferation mit den eingelagerten Lipiden zu organischen Beschwerden führt. Beziehungen zu Arteriosklerose sind nicht sichergestellt.

Diagnose. Bei den obengenannten Leitsymptomen sind Hautveränderungen sehr wichtig. Sowohl aus papulösen Hauterscheinungen als auch aus klinisch nicht befallener Haut lassen sich histochemisch, vor allem aber elektronenoptisch die typischen Veränderungen nachweisen.

Therapie. Diätetische und therapeutische Versuche (s. Hyperlipoproteinämien, S. 744) sind angezeigt, um zu prüfen, ob sich die intrazellulären Cholesterineinlagerungen vermindern lassen.

Sphingolipidosen

Es handelt sich um Krankheiten, denen ein angeborener Enzymdefekt innerhalb des Sphingolipidstoffwechsels zugrunde liegt. Der jeweilige Mangel oder das Fehlen einer spezifischen lysosomalen Hydrolase führt zur Aufnahme und Ablagerung der nicht abbaufähigen Sphingolipidsubstanzen im Makrophagensystem. Soweit der primäre Enzymdefekt bei Sphingolipidosen leicht nachweisbar ist, sind die Voraussetzungen für pränatale Diagnostik durch Amniozentese mit Zellkultur und biochemischer Identifizierung der Stoffwechselstörung sowie genetische Beratung möglich.

Angiokeratoma corporis diffusum [Fabry 1898]

Synonyme. Morbus Fabry, Angiokeratoma corporis diffusum universale, Thesaurismosis hereditaria lipoidica (Ruiter-Pompen-Wyers), Fabry-Syndrom.

Definition. Genetisch bedingte Störung der α-Galaktosidase und dadurch bedingte Anreicherung von Trihexosylceramid in vielen Zellen und Organen.

Vorkommen. Sehr selten. Die Häufigkeit wird mit einem Patienten auf 40000 Einwohner angegeben. Vererbung erfolgt X-chromosomal. Heterozygote Genträgerinnen sind entweder klinisch erscheinungsfrei oder zeigen nur geringfügige Manifestationen. Durch experimentelle Untersuchungen konnte die α-Galaktosidase A auf dem X-Chromosom des Mannes lokalisiert werden. Starke Androtropie.

Pathogenese. Der Erkrankung liegt ein genetischer Defekt der Trihexosamidhexosidase zugrunde. Diese ist eine α-Galaktosidase A und katalysiert die Abspaltung eines α-Galaktosemoleküls von Trihexosylceramid. Da dieses Enzym nicht funktionsfähig ist, kommt es zu einer Anreicherung von Trihexosylceramid besonders in kleineren Blutgefäßen und in der Folge zu entsprechenden Krankheitssymptomen. Das Glykolipidmaterial kann in Gefrierschnitten in der Media und Intima mittelgroßer Blutgefäße der Haut und anderer Organe durch seine Doppelbrechung im polarisierten Licht leicht nachgewiesen werden. Elektronenmikroskopisch handelt es sich um konzentrisch geschichtete Einlagerungen von lamellärer Struktur in Lysosomen von Endothelzellen, Fibroblasten und glatten Muskelzellen.

Klinik. Die klinischen Manifestationen betreffen vor allem Haut, kardiovaskuläres System, Nieren und Augen.

Hautveränderungen. Meistens bilden sich die Hautveränderungen bereits vor der Pubertät aus. Die Initialeffloreszenz ist ein dunkelroter oder schwarzer teleangiektatischer Fleck oder eine entsprechende Papel, die bis 4 mm im Durchmesser groß wird. Eine Keratose ist nicht immer nachweisbar. Die Veränderungen sind manchmal nur in geringer Dissemination vorhanden und dann vorwiegend an den Glutäen, am Skrotum und periumbilikal nachweisbar. Bei stärkerer Expressivität finden sich exanthematisch, bevorzugt am Rumpf und an den Extremitäten ausgestreute kleine Angiome bzw. Angiokeratome. Gesicht und Schleimhäute bleiben meist frei. Nur ein Teil der Herde ist keratotisch.

Kardiovaskulo-renaler Symptomkomplex. Mit zunehmendem Alter treten die Manifestationen durch progressive Anreicherung von Glykosphingolipid in der Niere und im kardiovaskulären System in den Vordergrund. Symptome sind: Hypertonie, Vergrößerung besonders des linken Ventrikels, hartnäckige

Tabelle: Genetische Enzymdefekte im hydrolytisch-lysosomalen Glykosphingolipidabbau und Hautablagerungsprodukte bei Sphingolipidosen

Enzymdefekt	Hauptablagerungsprodukt	Krankheit
α-Galaktosidase A (Ceramidtrihexosidase)	Galaktosegalaktoseglukoseceramid (Trihexosylceramid)	Morbus Fabry
β-Galaktosidase	Galaktoseglukoseceramid (Dihexosylceramid)	Laktosylceramidose
β-Glukosidase (Glukocerebrosidase)	Glukoseceramid (Monohexosylceramid)	Morbus Gaucher
Sphingomyelinase	Phosphorylcholinceramid	Morbus Niemann-Pick
β-Galaktosidase	Glaktoseceramid	Morbus Krabbe
Arysulfatase A	Galaktose-3-Sulfatceramid	Metachromatische Leukodystrophie
Ceramidase	Ceramid	Morbus Farber

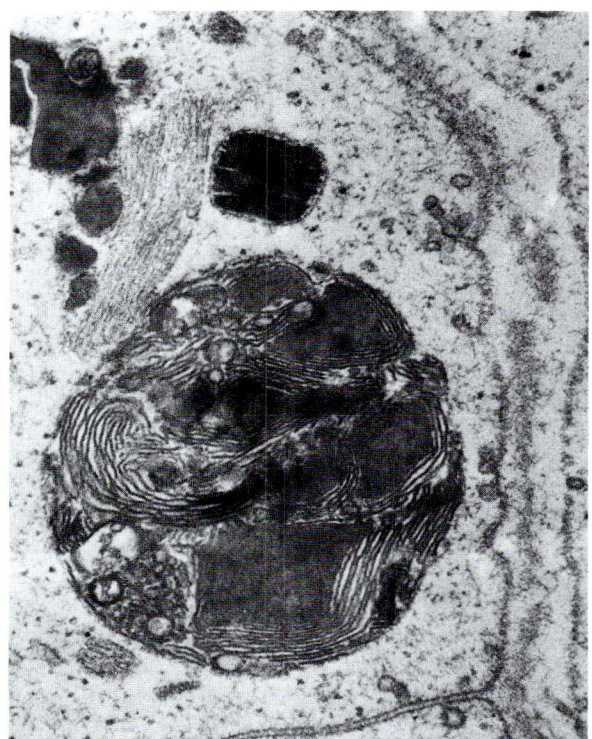

Angiokeratoma corporis diffusum. Intrazelluläre myelinfigurenartige Lipidablagerungen (Vergr. 204 600:1)

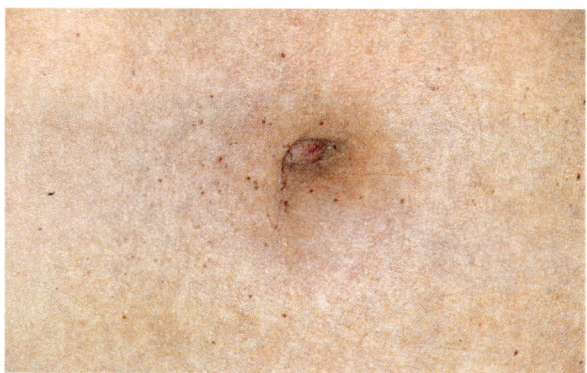

Angiokeratoma corporis diffusum, Nabelgegend

Ödeme an Füßen und Unterschenkeln, vasomotorische Störungen, kardiale Veränderungen (EKG-Anomalien) und gelegentlich auch zerebrale Manifestationen durch entsprechende Gefäßveränderungen (Thrombosen, Hemiplegie, Aphasie, zerebrale Blutungen).

Augenveränderungen. Diese sind sehr häufig und diagnostisch wichtig. Sie können in allen Strukturen des Auges vorkommen, betreffen aber meistens die Kornea und Retina. Trübungen im Korneaepithel oder gedrehte Streifen lassen sich nur mit der Spaltlampe nachweisen. In der Retina manifestieren sich die Erscheinungen in aneurysmaartigen Erweiterungen und Windungen der Retinagefäße. Die Veränderungen ähneln denen bei langfristiger Chloroquintherapie. Auch ampullenartige Auftreibungen der Konjunktivalvenen gehören zu typischen Befunden.

Schmerzen. Schmerzkrisen, besonders brennende Schmerzen an Handinnenflächen und Fußsohlen, die in die proximalen Extremitäten ausstrahlen und oft durch mechanische Belastung ausgelöst werden, sind typisch. Auch Parästhesien kommen vor. Da diese gelegentlich auch durch Erwärmung provoziert werden, ist Abgrenzung von der Erythromelalgie wichtig.

Histopathologie. Einlagerungen von doppelbrechenden Lipiden in der glatten Muskulatur des Herzens und der Gefäße bis in kleine Hautarterien (Muskel-, Endothelzellen), aber auch in anderen Organen und Geweben (z.B. Niere). Das Glykolipid kann an Gefrierschnitten in den mittleren Hautgefäßen durch Doppelbrechung im polarisierten Licht nachgewiesen werden.

Verlauf. Die Prognose ist ernst zu stellen, da solche Patienten oft zwischen dem 30. und 50. Lebensjahr infolge vaskulärer Insulte oder an Urämie sterben.

Diagnose. Der Mangel an α-Galaktosidase A führt zu einer Ablagerung verschiedener Glykosphingolipidsubstrate mit terminalen α-Galaktosylenden. Das Trihexosylceramid ist das hauptsächlich angereicherte und abgelagerte Glykosphingolipid, das in erhöhten Konzentrationen mit Ausnahme von Erythrozyten in allen Geweben nachgewiesen wurde. In der Hauptsache wird es in sekundären Lysosomen von Endothelzellen, Perithelzellen und Epithelzellen des kardiovaskulorenalen Systems abgelagert. In der Kindheit sind die Hauptsymptome: Hautveränderungen, korneale Trübungen und Akroparästhesien. Fieber und erhöhte BKS können hinzukommen. Die Diagnose wird gesichert durch Nachweis doppelbrechender Lipide im Gefrierschnitt der Haut, in Makrophagen des Knochenmarks und im Urinsediment. In letzterem sind auch erhöhte Konzentrationen von Trihexosylceramid nachweisbar. Ferner können niedrige α-Galaktosidase-A-Aktivitäten in Plasma, Leukozyten, Haarwurzelzellen, biopsierten Geweben und kultivierten Fibroblasten nachgewiesen werden. Auf diese Weise gelingt auch die pränatale Diagnose in der 14. Schwangerschaftswoche durch biochemische Analyse von Amnionflüssigkeit nach Amniozentese; auch hier ist Trihexosylceramid angereichert.

Differentialdiagnose. Im Hinblick auf die Veränderungen an der Haut ist es wichtig, verschiedene Typen von Angiokeratomen (Angiokeratoma circumscriptum scrotalis, Angiokeratoma Mibelli) abzugrenzen. Bei diesen können doppelbrechende Lipide nicht nachgewiesen werden. Senile Angiome entwickeln sich erst bei Erwachsenen und bevorzugt am Rumpf; auch fehlen andere Symptome.

Therapie. Zur symptomatischen Behandlung der Schmerzzustände hat sich Diphenylhydantoin (Phenytoin) bewährt. Die Behandlung kardiovaskulärer, neurologischer, pulmonaler oder muskulärer Störungen ist rein symptomatisch. Bei chronischer Niereninsuffizienz kommt Hämodialyse oder Nierentransplantation in Betracht. Homologe Transplantation der Nieren wurde bei einigen Patienten durchgeführt, um aktive α-Galaktosidase A zur Korrektur des metabolischen Defekts in den Organismus einzuschleusen.

Neuerdings wurde auch direkte Enzymübertragung mit intravenös verabfolgter aktiver α-Galaktosidase versucht.

Gaucher-Krankheit [1882]

Synonyme. Zerebrosidlipoidose, Lipoidhistiozytose vom Kerasintyp.

Definition. Akut, subakut oder chronisch verlaufende Erkrankung infolge angeborenen Enzymdefekts im Zerebrosidabbau und daraus resultierender Ablagerung von Zerebrosiden in Makrophagen.

Vorkommen. Sehr selten. Wahrscheinlich überwiegend autosomal-rezessiver Erbgang; eine Erkrankung in mehr als 3 aufeinanderfolgenden Generationen wurde bislang nicht beschrieben.

Ätiopathogenese. Hydrolytische Spaltung der β-glukopyranosidischen Bindung ist der erste Abbauschritt der Glukozerebroside. Diese Reaktion wird durch die Glukozerebrosidase (eine β-Glukosidase) katalysiert. Dieses Enzym ist bei M. Gaucher stark reduziert; infolgedessen kommt es zu einer zunehmenden Anreicherung der Glukozerebroside. Sie werden von Makrophagen aufgenommen, die sich dadurch in sog. *Gaucher-Zellen* umwandeln. Dichte Aggregationen von Gaucher-Zellen findet man in allen erkrankten Organen, auch im Knochenmark. Die Gaucher-Zelle ist 20–100 μm groß und kann einen oder mehrere Zellkerne besitzen. Typisch sind zahlreiche dünne, netzartige intrazytoplasmatische fibrilläre Geflechte. Dieses gibt dem Zytoplasma ein gestreiftes oder granuläres Erscheinungsbild, das im Gegensatz steht zu dem vakuolisierten Aussehen der Niemann-Pick-Zelle. Histochemisch handelt es sich offenbar um die Einlagerung von Zerebrosidproteinkomplexen in solchen Zellen; daneben finden sich auch geringere Mengen anderer Lipoide, besonders von Triglyceriden.

Klinik. Hepatosplenomegalie, Anämie, Nachweis von Gaucher-Zellen und erhöhte Serumphosphatase sind die für M. Gaucher beweisenden Symptome.

Man hat nach klinischem Verlauf und betroffenem Organ 3 Typen abgegrenzt:

Typ I: Chronisch-adulte Form ohne neurologische Symptomatik. Sie kann sich in jedem Alter manifestieren. Affektionen des hämatopoetischen Systems (Anämie, Leukopenie, Thrombozytopenie), Milztumor und Knochenschmerzen prägen das Krankheitsbild.

Hauterscheinungen. Sie manifestieren sich gewöhnlich als fleckig-bräunliche Hautpigmentierungen, besonders im Gesicht (Melasma), an den Beinen und als Pigmentablagerung in den Bindehäuten. Möglicherweise sind diese durch Störungen im Eisenstoffwechsel bedingt.

Typ II: Akut-maligne Form mit neurologischer Symptomatik. Hier steht die neurologische bzw. zerebrale Symptomatik im Vordergrund der kurz nach der Geburt erkrankenden Kinder, die nicht älter als 2 Jahre werden.

Hauterscheinungen. Sie sind dabei relativ selten, nicht so selten Pigmentablagerungen in der bulbären Konjunktiva. Die Kinder sterben meist an interkurrenten Infekten, Atemlähmung oder Aspirationspneumonie unter dem Bilde eines pseudobulbären Syndromes.

Typ III: Subakut-juvenile Form mit neurologischer Symptomatik. Hier entwickeln sich die zentralnervösen Störungen erst im Kleinkindalter. Der Verlauf ist etwa der gleiche wie bei Typ II, im ganzen aber günstiger. Meist sterben die Patienten im späten Kindes- oder frühen Erwachsenenalter.

Hauterscheinungen. Diese treten ebenfalls in Form von melasmaartigen Hyperpigmentierungen im Gesicht und streifig-fleckigen Hyperpigmentierungen an den Beinen in Erscheinung. Bemerkenswert ist die Tatsache, daß die melasmaartigen Hyperpigmentierungen teilweise bronze- oder bleifarben dunkel werden und die Hautverfärbung mit zunehmendem Alter noch nachdunkelt.

Histopathologie. In der Haut findet man keine Gaucher-Zellinfiltrate. Die hyperpigmentierte Haut zeigt erhöhte Mengen von epidermalem Melanin; möglicherweise außerdem aber auch lipoidhaltige Farbstoffe und Hämosiderin.

Diagnostische Leitlinien. Melasmaartige bronzefarbene Hyperpigmentierungen im Gesicht und an den Beinen, Milztumor bei relativ kleiner Leber und fehlenden Lymphknotenschwellungen sowie Konjunktivalpigmentierungen.

Diagnose. Sie wird gesichert durch Sternal- oder/und Milzpunktat mit Nachweis von Gaucher-Zellen. Die Serumlipide sind meist normal, die sauren Phosphatasen (lysosomalen Ursprungs) erhöht. Auch pränatale Diagnose durch Amniozentese ist möglich.

Therapie. Kausale Behandlung nicht möglich. Die Meinungen über die Auswirkung von Splenektomie sind nicht einheitlich. Zytostatische Therapie bleibt erfolglos. Bei umschriebenen Knochenherden kommt Strahlentherapie in Betracht. Die Behandlung von melasmaartigen Pigmentierungen erfolgt örtlich wie bei Hyperpigmentierungen anderer Genese.

Niemann-Pick-Krankheit [Niemann 1914, Pick 1926]

Synonyme. Sphingomyelinlipoidose, Sphingomyelinose, M. Niemann-Pick.

Definition. Erbliche Erkrankung durch Ablagerung von Sphingomyelin in zahlreichen Organen infolge eines Sphingomyelinasedefektes.

Vorkommen. Sehr selten. Man schätzt die Zahl der Erkrankungen in der Bundesrepublik Deutschland auf 1–3 Fälle jährlich. Wahrscheinlich autosomal-rezessiver Erbgang.

Ätiopathogenese. Infolge verminderter oder fehlender Sphingomyelinaseaktivität reichert sich Sphingomyelin, aber auch Cholesterin in proliferierenden Histiozyten im retikulohistiozytären Gewebe (Lymphknoten, Milz, Thymus, Kupffer-Sternzellen, Gliazellen des Gehirns) ab. Die Haut bleibt ausgespart.

Es sind 5 Typen abzugrenzen:

Typ A. Infantile bis juvenile Form mit Beteiligung des Zentralnervensystems und innerer Organe mit Sphingomyelinasedefekt. Die Kinder werden kaum älter als 3 Jahre.

Typ B. Infantil-juveniler Beginn, langsam bis ins Erwachsenenalter weitergehender gutartiger Verlauf ohne Beteiligung des Zentralnervensystems mit Sphingomyelinasedefekt.

Typ C. Infantile bis adoleszente Form mit Beteiligung des Zentralnervensystems und innerer Organe, aber höchstens partiellem Sphingomyelinasedefekt. Möglicherweise fehlt ein Sphingomyelinaseisoenzym. Die Kinder werden gewöhnlich 5–10 Jahre alt.

Typ D. Nur bei Patienten mit Abstammung von Bewohnern der kanadischen Provinz Nova Scotia. Klinisches Bild wie bei Typ C, zusätzlich aber Leberfibrose oder Leberzirrhose.

Typ E. Hierbei handelt es sich um Sphingomyelinspeicherkrankheiten bei Erwachsenen mit zumeist normalen Sphingomyelinasewerten.

Nach neuerer Auffassung sollte nur für Typ A die Bezeichnung Niemann-Pick-Krankheit Verwendung finden. Ob unter den Erwachsenenfällen, die gewöhnlich etwa 50 Jahre alt werden, ein Typ E existiert, oder ob es sich dabei um eine langsame Verlaufsform von Typ B oder C handelt, ist noch nicht sichergestellt.

Klinik. Die Hauptsymptome der infantilen Form der Niemann-Pick-Krankheit sind charakterisiert durch Hepatosplenomegalie, diffuse Lungeninfiltration, generalisierte Lymphknotenschwellung, schwere Beteiligung des Zentralnervensystems. Zerebraler Abbau, epileptiforme Anfälle und Makuladegeneration beim Typ A entsprechen wohl der neuronalen Schädigung durch zerebrale Sphingomyelinanhäufung.

Hauterscheinungen. Diese treten, wenn überhaupt, erst bei fortgeschrittener Krankheit (Aszites, zunehmender Gewichtsverlust und Marasmus) auf. Sie bestehen in einer diffusen gelblichbraunen Hyperpigmentierung der Haut und der Schleimhäute.

Histopathologie. Die Haut ist stets von den Speichervorgängen ausgespart. Typisch sind in veränderten Organen und Knochenmark große Speicherzellen, in denen maulbeerähnliche Lipidtropfenaggregationen nachgewiesen werden können (sog. Niemann-Pick-Zellen). Typisch sind auch Lymphozyten mit lipidbedingter Vakuolisierung (elektronenmikroskopisch erkennbare Zytosomen mit dichtgepackten parallelen Membranen).

Therapie. Nicht möglich.

Disseminierte Lipogranulomatose [Farber 1952]

Synonyme: Morbus Farber, familiäre Lipogranulomatose.

Definition. Sehr seltene Sphingolipidose; autosomal-rezessiver Erbgang. Bedingt durch einen Ceramidasemangel kommt es zur langsamen Speicherung von Ceramid in fast allen Organen.

Vorkommen. Etwa 20 Fälle in der Weltliteratur. Eine besondere regionäre Häufung scheint nicht zu bestehen.

Klinik und Symptome. Trias von schmerzhafter Bewegungseinschränkung in fast allen Gelenken, Heiserkeit und subkutanen bräunlichen Knötchen, vorwiegend an den Streckseiten großer Gelenke (Finger, Ellbogen, Knie).

Histologie. Uncharakteristisch. Fibrotisches Gewebe, gelegentlich Schaumzellen.

Elektronenmikroskopie. Vermiforme Strukturen („Farber bodies") in Fibroblasten, Histiozyten und gelegentlich in Endothelzellen.

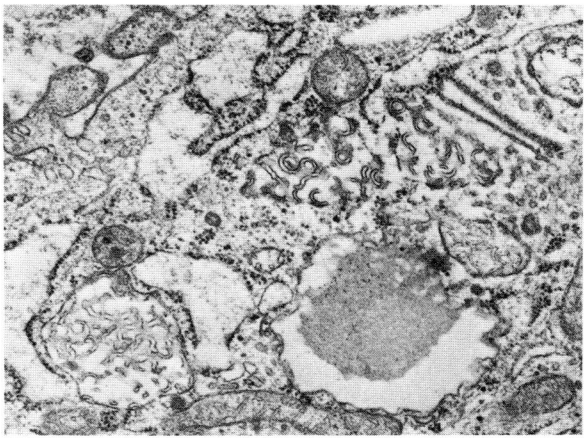

Farber-Körperchen. Wurmartige membranfrei liegende und membranumgrenzte Einschlüsse in einem Fibroblasten (Vergr. 29 700:1)

Biochemische Untersuchung. Gaschromatographischer Nachweis von exzessiv gespeicherten Ceramiden in pathologisch verändertem Gewebe (z.B. Hautknötchen).

Prognose und Verlauf. Stets tödlich; 2 Verlaufsformen sind möglich:
1. akuter Verlauf mit letalem Ausgang in den ersten 2 Lebensjahren, hierbei stärkerer Befall des ZNS, weniger der Haut.
2. protrahierter Verlauf mit letalem Ausgang erst im späteren jugendlichen Alter möglich. Hierbei stärkere Betonung der Hauterscheinungen.

Differentialdiagnose. Multizentrische Retikulohistiozytose.

Therapie. Nicht möglich; Versuch pränataler Diagnostik durch Amniozentese.

Anhang: Chédiak-Higashi-Syndrom
[Chédiak 1952, Higashi 1954, Steinbrinck 1948]

Definition. Sehr seltenes, wahrscheinlich autosomal-rezessiv erbliches Leiden, welches die membrangebundenen Organellen in Zellen betrifft. Melanozyten enthalten Riesenmelanosomen; es kommt zu Störungen in der Melanogenese. Typische analoge Defekte lassen sich in den Leukozyten in Form von Riesengranula histologisch nachweisen. Die Leukozytenanomalie ist wohl für die erhöhte Infektionsneigung verantwortlich. Elektronenmikroskopisch findet man Massen von Lysosomen und Glykolipidablagerungen.

Klinik. Die Haut ist pigmentarm und wie durchsichtig. Die Haare sind blond oder silbergrau, manchmal sehr dünn. Typische Augensymptome sind durchscheinende Iris, pigmentarme Retina und Photophobie. Im Blut findet man Anämie, Leukopenie mit relativer Neutropenie, Thrombopenie und Granulationsanomalien der Leuko- und Lymphozyten mit Riesengranula.

Verlauf. Infolge rezidivierender Infekte wegen der Leukozytenanomalien sterben die Kinder meist vor Erreichen des 10. Lebensjahres. In späteren Phasen stehen Hepatosplenomegalie und generalisierte Lymphknotenvergrößerung im Vordergrund des klinischen Bildes. Auch exzessive Hyperhidrosis wurde bei solchen Patienten beobachtet.

Therapie. Nur symptomatisch.

Hauterkrankungen durch Störungen im Aminosäurenstoffwechsel

Diese Hauterkrankungen sind meistens das Resultat eines angeborenen Defektes an Enzymen, welche die Bereitstellung oder den Transport bestimmter Aminosäuren katalysieren. Störungen im Aminosäurenstoffwechsel äußern sich am Hautorgan in Pigmentstörungen an Haut und Haaren, ferner in Strukturstörungen an den Haaren und teilweise auch in einer pellagroiden Symptomatik. Wichtig ist, bei angeborenen Haarstrukturstörungen an Aminosäurenstoffwechselstörungen zu denken und Aminosäureanalysen im Blut oder im Urin durchführen zu lassen.

Phenylketonurie [Fölling 1934]

Synonyme. Fölling-Syndrom, Oligophrenia phenylpyruvica.

Definition. Erbliche Enzymopathie. Infolge einer Störung der Phenylalaninhydroxylase ist die Hydroxylierung von Phenylalanin zu Tyrosin blockiert, was sich klinisch in Oligophrenie, Krampfanfällen und heller Komplexion äußert.

Vorkommen. Man rechnet mit einem Patienten auf 10000 Einwohner. Die Erkrankung wird autosomal-rezessiv vererbt.

Genetische Störungen im Phenylalanin-Tyrosin-Stoffwechsel

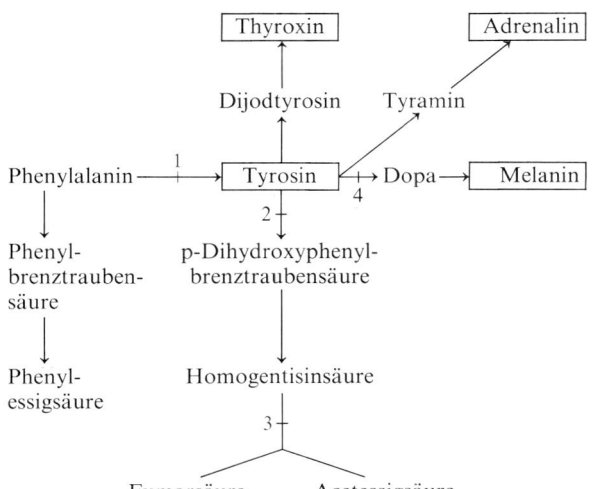

Stoffwechselblocks infolge genetisch bedingter Enzymstörung: *1* Phenylketonurie, *2* Tyrosinose, *3* alkaptonurische Ochronose, *4* Albinismus. (Nach M. Eder und P. Gedigk, Lehrbuch der Pathologie. Springer-Verlag, 1977)

Pathogenese. Infolge des Mangels an Phenylalaninhydroxylase, besonders in der Leber, kommt es zu einer Überschwemmung des Organismus mit Phenylalanin und seinen Metaboliten mit vermehrter Ausscheidung von Phenylalanin, Phenylbrenztraubensäure sowie weiteren Abbauprodukten im Urin (*Phenylketonurie*), außerdem zu einem relativen Mangel an Tyrosin im Organismus. Hauptmanifestationsort der Störung ist das Zentralnervensystem. Bei den Kindern bestehen unterschiedliche Grade von Schwachsinn infolge toxischer Hirnschädigung durch Anhäufung von Phenylalanin und dessen Metaboliten, die auch im Liquor vermehrt nachweisbar sind.

Hauterscheinungen. Da infolge fehlender Hydroxylierung aus Phenylalanin zu wenig Tyrosin entsteht, steht diese Aminosäure als Ausgangssubstanz für die Melaninsynthese nicht ausreichend zur Verfügung. Es resultiert die *helle Komplexion:* helle pigmentarme Haut, hellblonde Haare und blaue Augen. Auch Pigmentnävi scheinen seltener bei diesen Kindern vorzukommen. Helle Komplexion ist kein obligates Symptom; ihr Kausalzusammenhang mit der Enzymopathie wird dadurch deutlich, daß die Haare dunkler werden, wenn diätetisch Tyrosin zugeführt wird.

Weitere Hauterscheinungen. Lichtempfindlichkeit und Hyperhidrosis mit einem mäuseähnlichen Geruch sind nicht seltene Symptome. Wichtig ist, daß die Haut solcher Patienten meist sehr trocken ist (Sebostase) und zu pityriasiformer Schilferung neigt. In etwa 20–50% der Fälle findet man Symptome von atopischem Ekzem, manchmal in geringerer Ausprägung im Sinne geringfügiger Ekzematisation, auch an den Wangen.

Prognose. Schlecht, wenn nicht sehr frühzeitige Therapie erfolgt.

Diagnose. Durch weltweite Bemühungen ist heute die Frühdiagnose in der frühen Kindheitsperiode möglich. Grünfärbung des Urins mit 5% Eisen-III-Chloridlösung oder Phenistix-Streifen ist diagnostisch beweisend. In manchen Fällen fehlt allerdings in den ersten Lebenswochen die charakteristische Ausscheidung von Phenylalaninmetaboliten. In jedem Fall aber ist ein Plasmaphenylalaninspiegel von 15,0 mg/100 ml und mehr krankheitsverdächtig.

Therapie. Frühzeitig einsetzende phenylalaninarme Diät verhindert die Entwicklung von Schwachsinn; vorsichtige Verabfolgung der Diät unter entsprechender pädiatrischer Kontrolle. Die ekzematoiden Hautveränderungen reagieren rasch auf niedrigkonzentrierte Glukokortikoide oder nichtfluorierte Glukokortikoide in Cremeform. Wichtig ist entsprechende Hautpflege (Bäder mit Badeölzusatz, Verabfolgung von Wasser-in-Öl-Emulsionen).

Hartnup-Syndrom
[Baron, Dent, Harris, Hart, Jepson 1956]

Synonyme. Hartnup-Krankheit, „pellagra-cerebellar ataxia-renal aminoaciduria syndrome".

Definition. Erbliche Störung infolge eines Defekts im zellulären Transport von Monoaminomonokarboxylsäuren, und dadurch bedingte dermatologische und neurologische Symptomatik mit spezifischer Aminoacidurie. Die Bezeichnung Hartnup-Syndrom geht auf den Namen des Patienten zurück, bei dem diese Krankheit 1951 zuerst erkannt wurde.

Vorkommen. Selten; wahrscheinlich autosomal-rezessiver Erbgang; multiple Allele.

Pathogenese. Diese ist noch nicht ganz aufgeklärt. Die Hauterscheinungen deuten auf einen Mangel an Nikotinsäureamid hin. In der Tat ist es möglich, durch Nikotinsäureverabreichung die neurologischen und dermatologischen Symptome günstig zu beeinflussen. Man denkt an verminderte Tryptophanabsorption aus dem Darm, so daß diese Aminosäure dann für die Nikotinsäureamidsynthese fehlt. Auch die Nikotinsäureamidbiosynthese selbst könnte durch einen genetischen Defekt in Zellen von Haut, Gehirn, aber auch Intestinum und Nieren blockiert sein. An vermehrte Bildung von Indolderivaten infolge erhöhten Tryptophangehalts im intestinalen Lumen durch Bakterien wurde ebenfalls gedacht, welche ihrerseits wiederum die Nikotinsäureamidbiosynthese hemmen könnten. Bemerkenswert ist jedenfalls auch die erhöhte Ausscheidung von Tryptophanindolkörpern (Indolylakrylsäure) und anderen Aminosäuren im Urin.
Wahrscheinlich handelt es sich doch um eine spezifische Malabsorption von Tryptophan und vielleicht auch einigen anderen Aminosäuren wie Alanin, Serin, Glycin und Phenylalanin infolge eines Fehlers im Transportmechanismus dieser Aminosäuren durch die Jejunalschleimhaut. Diese dürfte für den zellulären Mangel an Nikotinsäureamid verantwortlich sein. Einen ähnlichen Defekt im renalen Reabsorptionsmechanismus könnte man für die Aminoacidurie verantwortlich machen.

Klinik. Hauptsymptome sind paroxysmale Kleinhirnataxie mit Nystagmus und Diplopie, Migräneanfälle, allmähliche geistige Entwicklungshemmung sowie Hauterscheinungen.

Hauterscheinungen. Diese sind saisongebunden und manifestieren sich als Lichtempfindlichkeit mit Veränderungen nur in lichtexponierten Hautbereichen (Gesicht, Nasen- und Handrücken sowie Knie bei Kindern), besonders im Frühling. Die Veränderungen bieten teilweise ein mehr pellagroides Bild oder entsprechen dem Typ einer akuten bzw. subakuten Dermatitis solaris mit entzündlicher Rötung, leichter Schwellung und Juckreiz.

Auch *Stomatitis, Glossitis* und *Diarrhöen* werden beobachtet.

Urin. Diagnostisch unerläßlich ist der chromatographische Nachweis der Aminoacidurie. Viele neutrale Aminosäuren werden in großen Mengen im Urin ausgeschieden, besonders solche mit Monoaminomonokarboxylgruppen. Die Ausscheidung von Prolin, Hydroxyprolin oder Glycin ist normal. Es besteht meist eine deutliche Indikanurie (Millon-Probe positiv).

Verlauf. Mit zunehmendem Lebensalter eher Besserung. Dermatologische und neurologische Symptome können parallel, aber auch voneinander unabhängig verlaufen. Beiden gemeinsam ist Saisongebundenheit.

Differentialdiagnose. Die Erkrankung kommt nur in lichtexponierten Hautarealen vor. An Pellagra bzw. Pellagroide ist zu denken, ferner an medikamentös bedingte phototoxische oder photoallergische Reaktionen und an lichtprovoziertes atopisches Ekzem. Auch kongenitale Poikilodermien und das progerieartige *Cockayne-Syndrom,* das aber bereits in den ersten Lebensjahren vorkommt und mit physikalischen und geistigen Entwicklungsstörungen verbunden ist, sollten berücksichtigt werden.

Therapie. Nikotinsäureamid in hohen Dosen (300–600 mg tgl.) führt zu sofortiger Rückbildung der Hauterscheinungen, allerdings zu nur langsamer Normalisierung der neurologischen Störungen. Wichtig sind Meidung stärkerer Sonnenexpositionen, ausreichend kalorienreiche und eiweißreiche Diät sowie äußerlich Lichtschutz.

Alkaptonurische Ochronose [Virchow 1866]

Synonyme. Alkaptonurie, Ochronose.

Definition. Sehr seltene Erkrankung, die charakterisiert ist durch eine dunkle Hautpigmentation (Ochronose), Arthritis, dunklen Urin sowie Ablagerung von Homogentisinsäure im Gewebe infolge einer genetischen Störung im Tyrosinstoffwechsel.

Vorkommen. Erbkrankheit mit rezessivem Erbgang. Androtropie.

Pathogenese. Infolge eines genetischen Defekts fehlt Homogentisinsäureoxydase. Daher bleibt der Abbau von Tyrosin auf der Stufe der Homogentisinsäure (2,5-Dioxyphenylessigsäure) stehen; diese reichert sich besonders in fibrösen und knorpeligen Geweben an und führt zu einer bräunlichen oder mehr bläulichschwärzlichen Verfärbung. Die Schwärzung der Knorpelgewebe wird darauf zurückgeführt, daß es zur Ablagerung von pigmentierten Polymeren kommt, die durch Oxydation von Homogentisinsäure über Benzochinonessigsäure entstanden sind.

Klinik. Wichtig ist die Beachtung der Symptomentrias: Dyschromie lichtexponierter Hautanteile, Gelenkerscheinungen und schwarzer Urin.

Hauterscheinungen. Wegen der Ablagerung der Homogentisinsäure in Knorpelgewebe mit Schwärzung kommt es besonders an Ohrrändern und Nase zu einer diffusen bläulich-schwärzlichen Verfärbung. Braune Farbstoffablagerungen in den Skleren, selten an anderen Hautbereichen.

Osteoarthrosis deformans alcaptonurica. Sie führt infolge von Einlagerungen von polymerisierter Homogentisinsäure zu einer destruierenden Osteoarthrose mit Zerstörung des Gelenkknorpels, besonders im Bereich der Wirbelsäule.

Herzbeteiligung ist ebenfalls möglich.

Urin. Die Schwärzung des Urins an der Luft ist Folge einer raschen Oxydation von Homogentisinsäure zu einem dunklen, unlöslichen chinonartigen Farbstoff in Gegenwart von Alkali infolge bakterieller ammoniakalischer Harngärung.

Histopathologie. Ablagerung eines schwarzen Pigments in Knorpel und Bindegeweben. Die histochemische Abgrenzung zu Melanin ist schwierig, weil beide Pigmente durch Wasserstoffsuperoxyd gebleicht werden und alkalilöslich sind. Allerdings sollen sich die homogentisinsäurebedingten Ablagerungen mit polychromem Methylenblau schwarz färben. Auch Färbung mit Nilblau kommt in Betracht, ist aber ebensowenig spezifisch.

Differentialdiagnose. Oft wird die Diagnose wegen der Schwarzfärbung des Urins bereits in der Kindheit gestellt; ansonsten im mittleren Erwachsenenalter, wenn Dunkelfärbung der Haut und Arthropathie einsetzen. Andere Ursachen für dunklen Urin (Leberstoffwechselstörung, Porphyrien, Myoglobinurie, Hämaturie) sollten nicht mit Alkaptonurie verwechselt werden. Wichtig ist die Abgrenzung von anderen Dyschromien (s.S. 626).
Auch *symptomatische (erworbene) Alkaptonurie* muß ausgeschlossen werden. Hier kommt es zu einer Inaktivierung des Enzyms Homogentisinsäureoxydase durch Arzneimittel oder chemische Stoffe wie Phenol, Resorcin, Mepacrin u.a. In diesen Fällen fehlt die Arthropathie.

Diagnose. Schwärzung des Urins nach Hinzufügen von verdünnter Natronlauge ist krankheitsverdächtig. Homogentisinsäure kann durch spezielle Enzymtests oder gaschromatographisch im Urin identifiziert werden.

Prognose. Die Erkrankung ist nicht rückbildungsfähig; allerdings bleibt die Lebenserwartung normal.

Therapie. Nicht möglich, da das Gen fehlt, welches für die Synthese der Homogentisinsäureoxydase maßgebend ist. Daher nur symptomatische Maßnahmen und kosmetische Abdeckung.

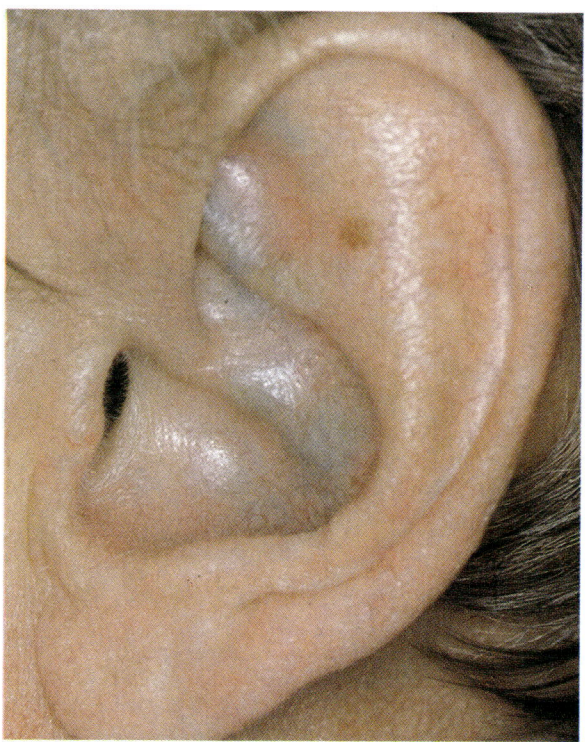

Alkaptonurische Ochronose

Argininbernsteinsäuresyndrom [Allen et al. 1958]

Definition. Sehr seltener genetischer Defekt mit Mangel an Argininsukzinase mit Erscheinungen an Nervensystem, Haaren und Leber.

Vorkommen. Wahrscheinlich ist die Erkrankung durch die Vererbung von 2 abnormalen allelen Genen bedingt, die von jedem Elternteil stammen.

Pathogenese. Im Harnstoffzyklus fehlt Argininsukzinase, ein Enzym, welches die Spaltung von Argininbernsteinsäure in Arginin und Fumarsäure katalysiert. Fehlen dieses Enzymes in Leber und Blut wurde bei solchen Patienten nachgewiesen. Aus diesem Grunde werden große Mengen von Argininbernsteinsäure (2–9 g tgl.) im Urin ausgeschieden und sind darin papierchromatographisch leicht nachweisbar.

Klinik. Die Patienten weisen meist bereits seit Geburt sprödes, brüchiges glanzloses kurzes Haar auf. Es wirkt sehr trocken und ist schwer frisierbar. Besonders die Hinterhauptbereiche sind betroffen. Auch das Haarwachstum ist verzögert, so daß bei den erkrankten Kindern die Haare kaum geschnitten werden müssen. Allerdings kann das Haar im Laufe der Adoleszenz wieder weitgehend normal werden.

Weitere Symptome. Verzögerte geistige Entwicklung, Krämpfe, Ataxie, Leberaffektionen.

Histopathologie. Als charakteristische Veränderung findet man *Trichorrhexis nodosa* bzw. *Trichorrhexis congenita* und Unregelmäßigkeiten der Haarkutikula, wobei letztere wohl für das stumpfe Aussehen des Haars verantwortlich sein dürften. Die Frage, ob die Trichorrhexis nodosa, welche zum Abbrechen des Haares führt, direkt durch die Argininbernsteinsäurestoffwechselstörung bedingt ist, scheint noch ungeklärt. Auf jeden Fall ist nur bei einem Teil der Patienten mit Trichorrhexis congenita ein entsprechender Befund zu erheben.

Das gleiche gilt auch für die vermutete Beziehung von Argininbernsteinsäuresyndrom zu *Monilethrix* oder bestimmten Formen von chronischer Alopezie (*aminogene Alopezie;* Shelley und Rawnsley 1956).

Differentialdiagnose. Trichorrhexis nodosa, Kinkyhair-Syndrom und Monilethrix.

Diagnose. Papierchromatographischer Nachweis von Argininbernsteinsäure im Urin. Auch pränatale Diagnose durch Amniozentese ist möglich, therapeutisch aber bedeutungslos.

Homocystinurie [Field et al. 1962]

Definition. Sehr seltener angeborener genetischer Defekt im Methioninstoffwechsel infolge eines Mangels an Cystathionsynthetase.

Vorkommen. Sehr selten; etwa ein Patient auf 20 000 Geburten. Reduzierte Lebenserwartung. Wegen thrombotischer Komplikation sterben viele Kranke in den ersten 30 Lebensjahren. Häufiger bei Konsanguinität; leichte Androtropie.

Ätiopathogenese. Genetischer Enzymdefekt, der die Umwandlung von Homocystein und Serin zu Cystathion betrifft. Daher reichert sich Homocystein an, das zu Homocystin umgewandelt mit dem Urin ausgeschieden wird (Legal-Probe positiv), oder es entsteht wieder Methionin, das in größeren Mengen in Urin und Serum nachweisbar ist.

Klinik. Diese Störungen äußern sich besonders an den sulfhydrylgruppenhaltigen Bestandteilen von Kollagen und manifestieren sich daher vielfältig: Linsenektopie bereits bei Neugeborenen, Störungen des Wachstums und der geistigen Entwicklung, Skelettveränderungen (an Marfan-Syndrom erinnernder Hochwuchs und Langgliedrigkeit), Myopie, vaskuläre Veränderungen mit oft tödlichen arteriellen und venösen Thrombosen (Gerinnungsfaktoren erniedrigt) sowie Hauterscheinungen.

Hauterscheinungen. Die Wangenhaut ist bei Kindern, Adoleszenten und Erwachsenen besonders bei Wärme fleckig gerötet. Die Gesichtshaut ist grobporig, und die Haut der Extremitäten wirkt retikuliert. Die Haare sind fein und dünn.
Livedoartige Gefäßzeichnung und atrophische, zigarettenpapierartige Närbchen an den Händen können ebenfalls vorkommen.

Differentialdiagnose. Marfan-Syndrom; hier fehlen zerebrale Manifestationen, Veränderungen an den Haaren und geistige Entwicklungsstörungen; andererseits sind viszerale Manifestationen vorhanden. Homocystin ist im Urin nicht nachweisbar.

Therapie. Die Diagnose sollte so früh wie möglich gestellt werden, weil die Verabreichung von Vitamin B_6 (Pyridoxin) in höheren Dosen (Benadon Roche, 300–600 mg tgl.) in einigen Fällen sehr erfolgreich ist.

Gammopathien

Eine Hypergammaglobulinämie, d.h. die pathologische Vermehrung der Eiweißkörper vom γ-Globulintyp kann von ganz unterschiedlichen Ursachen ausgehen.

Im Fall der *monoklonalen Gammopathie* (Paraproteinämie) ist die Immunglobulinvermehrung durch die von einem einzigen autonom proliferierenden Zellklonus im Übermaß synthetisierten Antikörpermoleküle bedingt.

Bei der *polyklonalen Gammopathie* werden hingegen von einer Vielzahl verschiedener immunglobulinproduzierender Zellklone, in der Regel als Folge einer chronischen antigenen Stimulierung, vermehrt γ-Globuline gebildet und an das Blutplasma abgegeben. Entsprechend ihrer polyklonalen Herkunft sind die Immunglobuline bezüglich ihrer molekularen Struktur und elektrischen Ladung heterogen zusammengesetzt, was sich bei der Serumelektrophorese als breitbasige γ-Globulinvermehrung äußert.

Im Gegensatz dazu sind die bei einer monoklonalen Gammopathie pathologisch vermehrt gebildeten Immunglobuline molekular identisch und weisen daher bei der elektrophoretischen Auftrennung ein einheitliches Wanderungsverhalten auf. Im typischen Fall zeigt sich deswegen bei der Elektrophorese von Serum eines Patienten mit einer monoklonalen Gammopathie ein schmalbasiger symmetrischer spitzer Gipfel (M-Gradient), welcher je nach der elektrischen Ladung des Pathoproteins im Wanderungsbereich γ-, β-, selten der α_2-Globuline erscheint. Die historisch begründete Bezeichnung *Paraproteine* für diese monoklonal gebildeten Immunglobuline ging von der Annahme aus, daß dabei pathologisch veränderte Eiweißkörper vorliegen. Demgegenüber haben proteinchemische Untersuchungen bisher, abgesehen von der abnormen Serumkonzentration und der molekularen Homogenität in der Regel keine eindeutigen Unterschiede zu normalen Immunglobulinen erkennen lassen. In einigen Fällen konnte sogar eine spezifische biologische Antikörperaktivität von Paraproteinen nachgewiesen werden. Nur bei solchen monoklonalen Gammopathien, bei denen von einem maligne entarteten Zellklonus unvollständige Immunglobulinmoleküle gebildet werden, welche beispielsweise nur aus leichten Ketten (*Bence-Jones-Plasmozytom*) oder nur aus schweren Ketten (*Schwere-Ketten-Typ*) bestehen, stellen die Paraproteine offenbar tatsächlich molekular abnorme Eiweißkörper dar.

Der *labordiagnostische Nachweis* einer monoklonalen Gammopathie erfolgt durch Immunelektrophorese von Serum und Urin des Patienten. Die Charakterisierung von Paraproteinen durch ihr Sedimentationsverhalten in der analytischen Ultrazentrifuge ist heute in der Routinediagnostik weitgehend aufgegeben worden. Mittels monospezifischer Antiseren kann in der Immunelektrophorese der jeweilige Leichte- und Schwere-Ketten-Typ des betreffenden Paraproteins identifiziert werden.

Jede der 5 Immunglobulinklassen kann von einer monoklonalen *Gammopathie* betroffen werden und auf diesem Weg eine *Dermopathie* verursachen. Dementsprechend unterscheiden wir IgG-, IgM-, IgA-, IgD- und IgE-Dermopathien. Die Häufigkeit solcher Dermopathien entspricht etwa der relativen Konzentration der einzelnen Immunglobuline im Blut.

In mindestens der Hälfte aller Fälle von monoklonaler Gammopathie vom Plasmozytomtyp werden im Urin in größerer Menge niedermolekulare freie Leichtketten (Bence-Jones-Proteine) des betreffenden monoklonalen Immunglobulins ausgeschieden. Gegenüber der früher geübten Urinkochprobe zum Nachweis von Bence-Jones-Proteinen hat sich nunmehr der immunelektrophoretische Nachweis aus eingeengtem Patientenurin als die diagnostisch spezifischere Methode durchgesetzt.

Für die Entstehung einer monoklonalen Immunglobulinvermehrung wird meist eine maligne Transformation von immunglobulinbildenden Zellen mit nachfolgender unkontrollierter Proliferation und Immunglobulinsekretion des daraus resultierenden Zellklonus verantwortlich gemacht. Von diesen Formen der primären monoklonalen Gammopathien werden Fälle von sekundärer monoklonaler Gammopathie abgegrenzt, welche offenbar gehäuft im Verlauf von Hämoblastosen, Karzinomen, Hepatopathien oder Infektionskrankheiten vorkommen. Es ist noch ungeklärt, ob diese Grundkrankheiten in einem direkten kausalen Zusammenhang mit dem Auftreten der monoklonalen Gammopathie stehen, oder ob es sich um ein zufälliges Zusammentreffen handelt.

Von praktisch-therapeutischer Bedeutung ist die Abgrenzung einer Form der *benignen essentiellen monoklonalen Gammopathie,* die ohne Krankheitserscheinungen nur labordiagnostisch erfaßbar ist und insbesondere keinerlei Therapie bedarf. Diese Form tritt gehäuft im Alter auf, so bei etwa 3% aller 70jährigen in Form einer monoklonalen IgM-Vermehrung.

Praktisch wichtige Zeichen für eine primäre monoklonale Gammopathie:

– Knochenschmerzen und röntgenologisch erfaßbare Knochenveränderungen,
– stark beschleunigte BKS,

- SIA-Reaktion positiv (sichtbare Eiweißpräzipitation bei Eintropfen von Serum in destilliertes Wasser),
- Erhöhung des Gesamteiweiß im Serum,
- Bence-Jones-Proteine im Urin,
- Anämie,
- Gewichtsverlust.

Die Hauterscheinungen sind vielfältig und durch die Proliferation immunglobulinproduzierender Zellen, durch allergische Phänomene oder Gefäßpermeabilitätsstörungen bedingt.

Monoklonale Gammopathien

Makroglobulinämie [Waldenström 1944]

Definition. Chronisch verlaufende Erkrankung, die charakterisiert ist durch monoklonale Vermehrung der Immunglobuline vom Typ IgM.

Vorkommen. Relativ selten, besonders bei älteren Männern.

Ätiopathogenese. Führendes Symptom ist die monoklonale Vermehrung des Makroglobulins IgM, das ein Molekulargewicht von etwa 10^6 entsprechend einer Sedimentationskonstante von 19 S in der analytischen Ultrazentrifuge aufweist. Diese IgM-Vermehrung geht auf eine Proliferation kleiner lymphoider Zellen im Knochenmark zurück. Durch Schädigung der Gefäßfunktion infolge Intimaaggression der Makromoleküle und Hemmung der Aktivität von Gerinnungs- und Thrombozytenfaktoren werden im wesentlichen *hämorrhagische Phänomene* ausgelöst. Daneben kann es auch zur Proliferation plasmozytoider Zellen in der Haut kommen.

Klinik. Makroglobulinämie manifestiert sich klinisch im allgemeinen folgendermaßen:

Hämorrhagische Diathese. Diese kommt nicht so sehr in kleinen petechialen Blutungen zum Ausdruck, sondern in Form stärkerer Schleimhautblutungen aus Mund und Nase sowie Blutungen im ZNS, im Innenohr und in der Retina. Eine eigentliche *Purpura macroglobulinaemica* der Haut ist selten.

Andere Hauterscheinungen. Sehr charakteristisch sind periorbikulare, teils hämorrhagisch sulzige Infiltrate, ferner tumorförmige, kleinknotige oder mehr flächenhafte Infiltrate an der Haut, die petechiale Blutungen erkennen lassen und eine rötliche bis bläulich-rötliche Eigenfarbe aufweisen können.

Weitere Befunde. Palpable Lymphknotenschwellungen, ausgedehnte Ödeme infolge Hypalbuminämie, gelegentlich auch Hepatosplenomegalie.

Symptome. Diese sind vielfältig.

Blutbild: Meist monochrome Anämie bei normalen Leukozytenzahlen mit relativer Lymphozytose.

Sternalpunktat: Kleine lymphozytoide und/oder plasmozytoide Zellen, die das Knochenmark durchsetzen.

Blutgerinnungssystem: Bis auf mögliche Verlängerung der Gerinnungszeit und verminderte Kapillarresistenz meist normal.

Blutserum: Proteingehalt bei Hypalbuminämie sehr stark vermehrt (bis 12 g%) und BKS sehr stark erhöht (über 100 mm in der ersten Stunde).

Serumelektrophorese: Schmalbasige hohe Zacke im Wanderungsbereich der Gammaglobuline, die sich immunelektrophoretisch als monoklonale Gammopathie vom IgM-Typ ergibt.

Histopathologie. Ein spezielles Substrat besitzt die hämorrhagische Diathese nicht. Das feingewebliche Substrat der Hautinfiltrate besteht in einer Proliferation von lympho- oder/und plasmozytoiden Zellen (*Lymphoplasmozytoides Lymphom, Immunozytom*).

Diagnose. Diese sollte durch den Nachweis der Makroglobuline (ungewöhnliche Proteinfraktion mit Molekulargewicht $>10^6$ in einer Konzentration von $>5,0\%$) mittels Ultrazentrifugierung sichergestellt werden. Wichtig ist der Ausschluß des ganz seltenen Plasmozytoms vom IgM-Typ. Auch an zentroblastisch-zentrozytisches oder immunoblastisches malignes Lymphom ist zu denken.

Verlauf. Ungünstig.

Therapie. Symptomatisch und zytostatisch.

Andere monoklonale Gammopathien

In dieser Gruppe ist das Plasmozytom (Myelom) zweifellos die häufigste Ursache für eine monoklonale Gammopathie. Die am häufigsten vorkommende *IgM-Gammopathie* ist zumeist bedingt durch ein multiples Myelom, seltener durch verschiedenartige Non-Hodgkin-Lymphome, besonders vom Typ der Immunozytome.

Auch die zweithäufigste Form, nämlich die *IgA-Gammopathie* kommt vorwiegend beim multiplen Myelom vor, jedoch ebenfalls bei Non-Hodgkin-Lymphomen.

Die sehr seltene *IgD-Gammopathie* wird auch bei multiplen Myelomen und die ebenfalls sehr seltene *IgE-Gammopathie* bei Plasmazellenleukämie oder Non-Hodgkin-Lymphomen gesehen.

Hauterscheinungen. Sie kommen bei Plasmozytom bzw. multiplem Myelom anfänglich nicht vor. Lediglich in Spätstadien können Infiltrationen der Haut in Form multipler bläulich-roter knotiger oder mehr plattenartiger Infiltrationen in Erscheinung treten. Histologische Untersuchung ist angezeigt.

Andere Hautsymptome sind:
- *Sekundäre systemische Amyloidose* (Begleitamyloidose) bei multiplem Myelom, welches sich nicht selten in Form periokularer oder perianaler Blutungen äußert.
- *Lichen myxoedematosus* und *Skleromyxödem*. Hier findet man häufig monoklonale Gammopathien

vom IgG- oder IgM-Typ bei plasmozytoider Proliferation im Knochenmark, in der Haut und der Muskulatur.
- *Pyoderma gangraenosum (Dermatitis ulcerosa)*. Auch hier wurden bei Patienten mit und ohne multiplem Myelom monoklonale Gammopathien vom IgA-Typ nachgewiesen.
- *Erythema nodosum*. IgA-Gammopathie wurde selten festgestellt.
- *Erythema elevatum et diutinum*. Hier wurde IgA- und IgG-Gammopathie beschrieben.
- *Pustulosis subcornealis*.

Diagnostik. In allen Verdachtsfällen auf Plasmozytom (multiples Myelom, Kahler-Krankheit):
BKS: erhöht,
Serumelektrophorese und Immunelektrophorese: monoklonale Gammopathie,
Sternalpunktat: plasmozytoide Infiltration,
Röntgenuntersuchung des Skeletts: Knochendefekte,
Urin: fakultativ Bence-Jones-Protein.

Therapie. In Zusammenarbeit mit Internisten.

Polyklonale Gammopathien

Polyklonale Hypergammaglobulinämie, d.h. Vermehrung von allen Immunglobulinfraktionen im Blutserum, kommt relativ häufig vor. Meistens ist sie verbunden mit positivem Reaktionsausfall anderer serologischer Tests wie: unspezifisch reaktive Lues-KBR, rheumatoide Faktoren, antinukleäre Faktoren, LE-Zellfaktoren oder andere Antikörper. Polyklonale Hypergammaglobulinämie kann symptomatisch auftreten bei chronisch entzündlichen Krankheiten, so bei Lupus erythematodes visceralis, Sarkoidose, Sjögren-Syndrom oder primär-chronischer Polyarthritis. Aus diesem Grund hat man polyklonale Gammopathien auch als Ausdruck einer Autoimmunreaktion gedeutet, wobei allerdings die auslösende Noxe nicht erkannt ist.

Purpura hyperglobulinaemica [Waldenström 1948]

Definition. Schubweise orthostatische Purpura, besonders bei Frauen mit polyklonaler Hypergammaglobulinämie.

Vorkommen. Selten, vorwiegend bei jüngeren Frauen. Keine sicheren Erbeinflüsse.

Ätiopathogenese. Essentielle oder idiopathische *polyklonale Hypergammaglobulinämie* ohne Anhalt für andere Erkrankungen, die zu stärkeren Serumeiweißveränderungen führen. Für die Purpura ist wahrscheinlich, neben Gefäßfaktoren, die Hypergammaglobulinämie im Serum bedeutsam, zumal auch bei anderen Erkrankungen mit *symptomatischer Hypergammaglobulinämie* (Endocarditis lenta, primärchronische Polyarthritis, multiples Myelom, Amyloidose) erhöhte Kapillarpermeabilität infolge verminderter Gefäßabdichtung vorkommen und zur Purpura Veranlassung geben kann.

Klinik. Das klinische Bild entspricht dem einer orthostatischen Purpura mit petechialen, punkt- bis linsengroßen schubweisen Blutungen an den abhängigen Körperanteilen, besonders den Unterschenkeln. Mechanische Einwirkungen können provozierend wirken; das Rumpel-Leede-Zeichen ist positiv. Als Residuen sieht man gelbbraune Hämosidereineinlagerung im Sinne der „purpura jaune d'ocre". Gelegentlich kommt es zur Ausbildung gering angiomatös wirkender Knötchen sowie von kissenartigen Ödemen an den Fußknöcheln.

Schleimhäute. Sie bleiben praktisch stets frei.

Symptome. Gelegentlich geringfügiger Juckreiz, manchmal starkes Brennen oder Manschettengefühl in den befallenen Gliedmaßen.

Histopathologie. Als typisches Substrat findet man infolge der pathologisch gesteigerten Erythrozytenaggregation intrakapilläre und intravasale Erythrozytenverklumpungen (Sludge-Phänomen).

Verlauf. Chronisch und wellenförmig. Wichtig ist, daß solche Patienten auf symptomatische Hypergammaglobulinämie bei Lupus erythematodes visceralis, progressiver systemischer Sklerodermie und Sjögren-Syndrom kontrolliert werden.

Diagnostische Leitlinien. Fehlen anderer innerlicher Krankheiten. Sehr stark erhöhte BKS, Hyperproteinämie und pathologische Serumlabilitätsproben. Typisches Serumelektrophoresediagramm: Hypalbuminämie bei Hypergammaglobulinämie mit breitbasiger und hoher γ-Globulinzacke. Immunelektrophorese: polyklonale Vermehrung der Immunglobuline. Erhöhte Kapillarpermeabilität ohne Störung im Blutgerinnungssystem, evtl. normochrome Anämie mit Leukopenie.

Differentialdiagnose. Abgrenzung sekundärer Formen von Purpura hyperglobulinaemica bei Leberzirrhose. Hier findet man zwar ebenfalls eine Hypergammaglobulinämie mit polyklonaler Gammopathie, allerdings meist auch weitere hepatisch bedingte Störungen im Blutgerinnungssystem wie Thrombopenie, Prothrombin- oder Fibrinogenmangel u.a. Wichtig ist auch die Abgrenzung von Kryoglobulinämien.

Therapie. Schwierig. Wiederholte Untersuchung auf andere Erkrankungen (primär-chronische Polyarthritis, Leberaffektionen, Lupus erythematodes visceralis, progressive systemische Sklerodermie, Sjögren-Syndrom, Thymom) sind wichtig. Glukokortikoide scheinen wenig Erfolg zu bringen und sind nur morbostatisch wirksam. Versuch mit Azathioprin.

Kryoglobulinämie
[Landsteiner 1903, Lerner und Watson 1947]

Definition. Unter Kryoglobulinämie versteht man das Vorkommen von Eiweißkörpern im Blut, die bei Abkühlung unter Körpertemperatur bei (5° C) aus dem

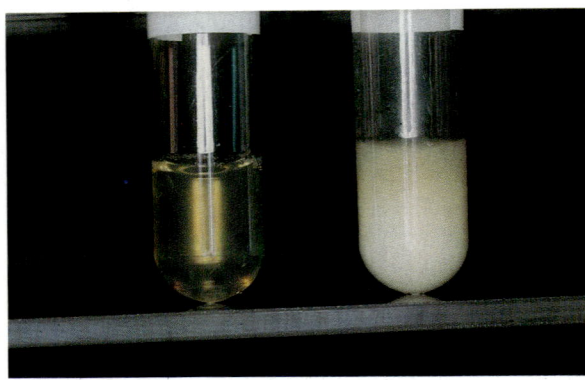

Kryoglobuline. *Rechts:* nach Kältepräzipitation im Kühlschrank

Plasma gelartig weißlich-gelblich ausfallen und sich bei Erwärmung wieder auflösen. Immunelektrophoretische Untersuchungen haben gezeigt, daß Kryoglobuline überwiegend der IgG- oder IgM-(Makroglobulin-)Fraktion, selten der IgA-Fraktion angehören. Aus diesem Grund ist es gut verständlich, daß bei Patienten mit Makroglobulinämie auch häufig gleichzeitig Kryoglobulinämie vorkommt. In dieser Kombination verursachen diese aber meist keine dermatologischen Symptome. Häufig sind im Kryopräzipitat auch Fibrinogen und Komplementkomponenten nachweisbar.

Wichtig ist bei Patienten mit Kryoglobulinämie die Frage, ob es sich um eine *monoklonale Kryoglobulinämie* oder um eine *polyklonale Kryoglobulinämie* handelt. Monoklonale Kryoglobulinämien deuten auf das Bestehen eines Plasmozytoms oder einer Makroglobulinämie hin. Polyklonale Kryoglobuline sind zumeist durch zirkulierende Immunkomplexe bedingt.

Ätiopathogenese. Ätiologie unbekannt. Man diskutiert, daß die Ausfällung von Kryoglobulinen innerhalb der Blutbahn in den unterkühlten Hautbezirken durch Eiweißpräzipitate und Erythrozytenverklumpungen zu einer Verstopfung der kleinen Gefäße führt. Möglicherweise können Kryoglobuline auch Mastzelldegranulation und Freisetzung vasoaktiver Mediatoren induzieren. Jedenfalls muß man bei Kryoglobulinämien besonders mit peripheren Gefäßfunktionsstörungen rechnen.

Klinik. Typische, vielfach saisonabhängige Hauterscheinungen sind:

Pseudo-Raynaud-Syndrom. Starke intermittierende Akrozyanose an Finger, Nase und Ohren, vielfach oft mit gleichzeitiger Kälteurtikaria; später kommt es nach Kälteexposition zu plötzlicher blauschwarzer Akrozyanose mit schwersten Schmerzzuständen und nachfolgender Gangrän.

Kryopurpura. Kältepurpura manifestiert sich in Form petechialer Blutungen in kälteexponierten Hautbereichen, besonders an Händen und Füßen (*Purpura cryoglobulinaemica*) oder in Form größerer Ekchymosen oder Sugillationen, die zu hämorrhagischen Nekrosen der Haut Veranlassung geben können und differentialdiagnostisch von hämorrhagisch-nekrotisierenden Verlaufsformen der Vasculitis allergica abzugrenzen sind (Biopsie). Auch *Blutungen* an Schleimhäuten (Nase, Mund) sind nicht selten.

Ulzerationen und gangräneszierende Nekrosen der Haut. An kälteexponierten Stellen kommt es dort, wo das Fettgewebe gut entwickelt ist, im Anschluß an Blutungen oder anscheinend spontan zu derartigen Veränderungen.

Kryourtikaria. Bei Kälteurtikaria, d.h. urtikariellen Eruptionen in kälteexponierten Hautarealen findet man vielfach auch Kälteagglutinine im Blutserum. Es konnte gezeigt werden, daß sich diese Reaktion etwa 2 h nach Injektion gelöster Kryoglobuline in die Haut entwickelt und mit Degranulierung der Mastzellen verbunden ist. Dies deutet auf die Freisetzung von vasoaktiven Mediatoren (Histamin) durch Kryoglobuline hin.

Akrozyanose. Viele dieser Patienten entwickeln nach Kälteexposition eine rötlichblaue Akrozyanose an Fingern, Nase und Ohren. Meistens bestehen auch hier höhere Titer von Kälteagglutininen, die ebenfalls zur IgM-Klasse gehören.

Symptome. Starke Schmerzen wie bei Raynaud-Syndrom und bei nachfolgender Nekrose bzw. Gangrän an Fingern oder Zehen. Juckreiz bei Kälteurtikaria.

Histopathologie. Bei petechialen Blutungen findet man in den Gefäßen Erythrozytenverklumpungen und Gefäßausgüsse durch eosinophile Eiweißpräzipitate (Sludge-Phänomen). Auch Thrombosierung kleinster Gefäße, besonders in der Peripherie, ist typisch. Manchmal auffällige leukozytoklastische Vaskulitis. Die übrigen Veränderungen sind sekundär und nicht krankheitsspezifisch.

Verlauf. Chronisch.

Diagnostische Leitlinien. Bei den obengenannten Symptomen in kälteexponierten Hautarealen nach Kryoglobulinen suchen.

Differentialdiagnose. Abzugrenzen sind symptomatische Kryoglobulinämien. *Polyklonale Kryoglobulinämien* werden beobachtet bei Lupus erythematodes

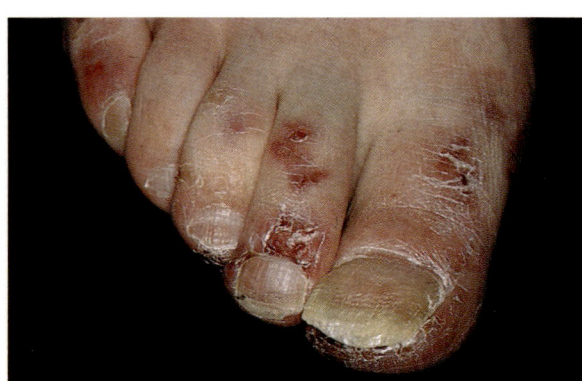

Kryoglobulinämie

visceralis, Polyarteriitis nodosa, Sjögren-Syndrom, chronischer Lymphadenose, Lymphosarkom, Waldenström-Makroglobulinämie, Purpura hyperglobulinaemica. *Monoklonale Kryoglobulinämie* deutet auf das Vorhandensein von multiplem Myelom (Plasmozytom) hin. Vor der Verwechslung mit Raynaud-Syndrom schützen genaue Anamnese, gleichzeitiges Vorkommen einer Kälteurtikaria und Fehlen der für das Raynaud-Syndrom typischen Dreiphasenreaktion, ferner die stark erhöhte BKS sowie die exzessive Hyperkryoglobulinämie (bis zu 10,0 g/100 ml Serum). Auch an *symptomatische Kryoglobulinämie* bei bakterieller Endokarditis, Leberzirrhose oder malignen Lymphomen ist zu denken.

Therapie. Schwierig; Grunderkrankung behandeln, im übrigen wie bei Kälteurtikaria Versuch mit Penicillin 5–10 Mega-IE tgl. über mehrere Wochen; sonst symptomatisch.

Amyloidosen

Unter Amyloidosen versteht man seltene Erkrankungen, bei denen es entweder umschrieben oder systemisch zu extrazellulärer Ablagerung von Amyloid kommt. Im Gewebe erscheint Amyloid als durchscheinendes, hartes, strukturloses Material mit bestimmten färberischen Eigenschaften. Typisch sind Eosinophilie, Affinität zu Kongorot, Metachromasie mit Kristallviolett oder Methylviolett und Affinität für Fluorochromfarbstoffe wie Thioflavin T. Auch die PAS-Reaktion ist gewöhnlich positiv. Es muß aber betont werden, daß es im Einzelfall schwierig sein kann, Amyloid in der Haut sicher von Ablagerungen bei Kolloidmilium, Hyalinosis cutis et mucosae (Lipoidproteinose) oder Fibrinoid abzutrennen. Der früher empfohlene Kongorottest [Amyloidablagerungen in der Haut bleiben nach intrakutaner Kongorotinjektion (1–2%) 2 Tage bis Wochen intensiv rot gefärbt] wird heute vielfach wegen der lange bestehenbleibenden Hautverfärbung abgelehnt. Die alkalische Kongorotfärbung nach Puchtler ist eine sehr empfindliche Nachweismethode. Amyloid wirkt doppeltlichtbrechend und erscheint grün (sog. Dichroismus). Ablagerungen von Amyloid im Gewebe erfolgen entweder um kollagene Fasern (*perikollagene Amyloidose*) oder um Basalmembranen und Retikulinfasern (*periretikuläre Amyloidose*). Organzellen sind stets frei von Amyloid.

Struktur der Amyloide. Obwohl Amyloid keine einheitliche Substanz darstellt, sondern biochemisch und immunologisch verschiedene Amyloide identifiziert werden konnten, ist ihnen allen die fibrilläre Feinstruktur und im Röntgenbeugungsdiagramm die β-Faltblattkonformation gemeinsam. Ultrastrukturell sind Amyloidfibrillen von Kollagen-, Retikulin-, Elastika- oder anderen bekannten Fibrillen völlig verschieden. Trotz unterschiedlicher chemischer Zusammensetzung zeigen elektronenmikroskopische Untersuchungen an Gewebsschnitten feine unverzweigte stäbchenförmige Fibrillen von 100–300 nm Länge und 5–15 nm Dicke, die sich wahrscheinlich aus filamentären Substrukturen zusammensetzen. Amyloidfibrillen bilden teilweise parallel verlaufende Bündel, teils ein dreidimensionales Netzwerk. Sie dürften für

Tabelle: Amyloidtypen und entsprechende Erkrankungen. (In Anlehnung an Linke und Nathrath, sowie Missmahl und Böhmer)

Amyloidtyp	Nomenklatur	Vorläuferprotein	Erkrankungen
Amyloid vom Immunglobulin-Leichtketten-Typ	AL oder (A_κ bzw. A_λ)	Monoklonale leichte Immunglobulinketten vom κ- oder λ-Typ	– Generalisierte Amyloidosen bei B-Zellproliferationen und Tumoren wie multiples Myelom, Plasmozytom, Bence-Jones-Proteinurie, Bence-Jones-Plasmozytom, M. Waldenström, – Idiopathische generalisierte Amyloidose – Lokalisierte Amyloidose, z.B. der Luftwege oder der Harnblase
Amyloid A	AA	Serumamyloid A (SAA)	– Generalisierte reaktive Amyloidosen bei chronischen Entzündungen oder Tumoren (z.B. Tuberkulose, Lepra, rheumatische Krankheiten, Colitis ulcerosa, Hypernephrom, M. Hodgkin) – Idiopathische Formen vom AA-Typ – Amyloidosen bei familiärem Mittelmeerfieber
Familiäre Amyloide	AF_p	Präalbumin – Homologe	– Familiäre Amyloidose in Portugal – Andere familiäre Amyloidosen
Amyloid endokriner Herkunft	AE AE_t–Thyreoidea AE_p–Pankreas	Thyreokalzitonin Insulin (Glukagon ?)	– Medulläres Schilddrüsenkarzinom – Amyloid der Pankreasinseln – Insulinome
Senile Amyloide	AS AS_c–Herz AS_b–Gehirn	Unbekannt	– Altersamyloid des Herzens – Senile Demenz, M. Alzheimer
Lokale Amyloide	LA	Unbekannt	– Lokalisierte Hautamyloidosen

die Doppelbrechung, zusammen mit Mukopolysacchariden wohl auch für die Metachromasie verantwortlich sein.
Neben den charakteristischen Amyloidfibrillen findet man in den meisten Amyloidablagerungen noch ein zweites Strukturelement, nämlich die P-Komponente (AP, Plasmakomponente von Amyloid). Ultrastrukturell handelt es sich um pentagonale kurze Einheiten von 90 nm Durchmesser. Diese P-Komponente scheint identisch zu sein mit einem Bestandteil in normalem menschlichem Plasma (SAP; Serum-P-Komponente). Immunhistochemisch konnte gezeigt werden, daß sich in normaler Haut Anti-P-Komponente-Antikörper besonders in den Basalmembranen von Kapillaren und Schweißdrüsen sowie an elastischen Fasern binden; die Amyloid-P-Komponente scheint also bereits in normaler Haut vorzukommen.

Biochemische Natur der Amyloide. Die verschiedenen Amyloide unterscheiden sich in ihrem Aminosäuren- und Kohlenhydratgehalt (2–4%) stark von Kollagen, Elastin und anderen Skleroproteinen. Amyloide enthalten vielfach Tryptophan, dagegen gewöhnlich kein Hydroxyprolin und Hydroxylysin; sie bestehen vielmehr aus bestimmten Serumproteinen oder deren Fragmenten. Bei ein und demselben Patienten sind sie stets von gleicher chemischer Natur, können aber in ihrer chemischen Zusammensetzung von Patient zu Patient wechseln.
Entsprechend den bisher vorliegenden biochemischen, biophysikalischen und immunologischen Untersuchungen können verschiedene Amyloidtypen und Vorläuferproteine unterschieden werden.

Pathogenese. Die Pathogenese der Amyloidosen ist auch heute noch nicht sicher geklärt. Meist wird angenommen, daß es sich nicht um eine einfache örtliche oder generalisierte Ablagerung von aus dem Blut austretenden proteinhaltigen Vorläufern im Interstitium handelt, sondern daß die Amyloidbildung einem aktiven zellulären Vorgang entspricht, bevor die Substanz zur Ablagerung kommt. Morphologisch steht Amyloid vielfach in Beziehung zu retikuloendothelialen Zellen und Makrophagen; funktionelle Untersuchungen lassen zum mindesten an eine wesentliche Rolle solcher Zellen bei der Amyloidgenese denken. Auch Plasmazellen werden in diesem Zusammenhang diskutiert. Obwohl die immunologische Funktion bei vielen Amyloidoseformen nicht normal ist, können diese Anomalien nicht ohne weiteres klären, warum sich Amyloid bildet. Die Rolle der P-Komponente im Hinblick auf eine unspezifische Calciumbindung an Amyloid oder im Zusammenhang mit der Präzipitation von Mukopolysacchariden ist ebenfalls noch nicht klar. Sicher ist dagegen, daß die Bildung von Amyloid das Resultat kontinuierlicher antigener Stimulation, einer vererbten Störung oder auch das Resultat langfristig bestehender entzündlicher bzw. neoplastischer Vorgänge sein kann.
Die Ablagerung von Amyloiden in Geweben erfolgt entweder räumlich entsprechend den Retikulinfasern und Basalmembranen: *periretikuläre Amyloidosen* oder entlang den Kollagenfasern z.B. in Blutgefäßwänden: *perikollagene Amyloidosen.* Nach bisherigen Erfahrungen erfolgen Amyloid-A-Ablagerungen bevorzugt im retikulären Bindegewebe und in Basalmembranzonen und führen daher zu periretikulären Amyloidosen, während Amyloid-L-Ablagerungen vorwiegend im kollagenen Bindegewebe stattfinden und daher zu perikollagenen Amyloidosen führen. Wichtig ist, Organzellen enthalten niemals Amyloid.

Klassifikation der Amyloidosen. Bisher liegt keine einheitliche Klassifikation vor. Die folgende Tabelle gibt eine Einteilung vom dermatologischen Standpunkt.

Tabelle: Amyloidosen und zugehörige Amyloid(ablagerungs)typen

	Amyloid-typ	Ablagerungstyp[a]
Systemische Amyloidosen		
Hereditäre Amyloidosen		
– Amyloidose bei familiärem Mittelmeerfieber	AA	prA[b]
– Familiäre polyneuropathische Amyloidose	AF	pkA[c]
– Familiäre Amyloidose mit Urtikaria, Taubheit und Nephropathie	Unbekannt	prA
– Familiäre Herzmuskelamyloidose	AF	pkA
Idiopathische systemische Amyloidose	AL	pkA
Sekundäre systemische Amyloidosen (Begleitamyloidosen)	AA	prA
– Paraproteinämie, Plasmozytom, multiples Myelom, Makroglobulinämie, Bence-Jones-Proteinurie, Schwere-Ketten-Krankheit	AL	pkA
– Chronische Infekte, langwierige Eiterungen oder neoplastische Erkrankungen	AA	prA
Lokalisierte Hautamyloidosen		
Makulöse Hautamyloidosen, Lichen amyloidosus, Papulöse Hautamyloidose	Unbekannt	pkA
Tumorbildende Hautamyloidosen	Unbekannt	pkA
Blasenbildende Hautamyloidosen	Unbekannt	pkA
Poikilodermische Hautamyloidosen	Unbekannt	pkA

[a] Nach Missmahl
[b] Periretikuläre Amyloidose
[c] Perikollagene Amyloidose

Systemische Amyloidosen

Idiopathische systemische Amyloidose
[Virchow 1854, Lubarsch 1899]

Synonyme. Primäre systematisierte Haut-Muskel-Amyloidose, perikollagene Amyloidose, Paramyloidose.

Definition. Idiopathische systemische Amyloidablagerungen (AL oder AA) in mesenchymalen Geweben mit Beteiligung innerer Organe (Leber, Gastrointestinaltrakt, Herzmuskel und Nieren) sowie von Haut und Zunge.

Ätiopathogenese. Ätiologie unbekannt. Von manchen wird eine Störung der Plasmazellfunktion angenommen, die zur Bildung von Amyloid führen soll. Aber auch eine idiopathische Amyloidose vom AA-Typ wurde bekannt.

Vorkommen. Sehr selten. Beide Geschlechter sind betroffen. Beginn gewöhnlich nach dem 50. Lebensjahr.

Klinik. Im Vordergrund des Krankheitsbildes steht die interne Symptomatik mit Gewichtsabnahme, Leibschmerzen, wiederholten Diarrhöen und später Lebervergrößerung, therapierefraktärer Herzinsuffizienz, gelegentlich auch Polyneuropathie. Oft wird die Diagnose erst dann gestellt, wenn es später durch multiple Myelome zu Schmerzen in den Extremitäten, Knochenschmerzen oder Spontanfrakturen kommt.

Hauterscheinungen. Diese werden in etwa 30% der Fälle beobachtet und sind diagnostisch wichtig. Bemerkenswert ist ihre Polymorphie.
Typisch sind disseminiert auftretende, wachsartig durchscheinende *Papeln* von Stecknadelspitz- bis Stecknadelkopfgröße mit Prädilektion an Augenlidern (cave: Verwechslung mit Xanthelasmen), im zentrofazialen Bereich, Nacken-, Achselhöhlen-, Inguinal- und Analbereich. Langsam nehmen diese Veränderungen an Größe zu und können knoten- oder plaqueförmig werden. Rötung, Ödem und Verhärtung der Finger durch Amyloidablagerung können eine diffuse progressive Sklerodermie imitieren: *Scleroderma amyloidosum* (Gottron). *Knotenförmiges Amyloid* kann sich auch symmetrisch besonders an Ohren und Gelenkbeugen oder in Form diffuser plattenförmiger Verdickung mit Facies-leonina-artigem Aspekt im Gesicht entwickeln.
Petechiale Blutungen in anscheinend gesunder Haut sind nicht selten.
Traumatische Blasenbildung nach physiologischen Traumen im Sinne der *Epidermolysis bullosa traumatica seu acquisita* sind ein diagnostisch wichtiges Frühsymptom, das auch Abgrenzung gegenüber Porphyria cutanea tarda erfordert.
Schleimhautveränderungen. Diese manifestieren sich an der Zunge in Form von glasigen Knötchen und Plaques oder als diffuse Infiltration der Zunge in Form der *Amyloidmakroglossie*.
Larynxbeteiligung verursacht Heiserkeit oder Dysphagie.

Symptome. Beschwerden beim Essen und Sprechen infolge der Amyloidose an Zunge und Kehlkopf, Beschwerden unterschiedlicher Art durch Gelenkschmerzen oder Muskel- und Nervenschmerzen infolge von Sensibilitätsstörungen sind neben zeitweise auftretenden Diarrhöen und initialen Beinödemen diagnostisch wichtige Symptome.

Histopathologie. Histologisch handelt es sich mehr um eine perikollagene Amyloidose mit Ablagerung von Amyloid (AL) in der Adventitia kleinerer Blutgefäße und um Kollagenfasern, besonders im Stratum papillare des Koriums. Entzündliche Veränderungen fehlen.

Diagnostik. Da die, im strengen Sinne idiopathische Krankheit gelegentlich später doch mit multiplem Myelom (Plasmozytom) u.a. zusammen vorkommt, sollte man auf Störungen der Serumproteine achten. Obwohl Fälle mit normalen Serumproteinen vorkommen, ist meistens eine Vermehrung von γ-Globulinen nachweisbar. Stets sollte man nach multiplem Myelom suchen: Bence-Jones-Protein im Urin, Röntgenuntersuchung des Knochensystems, Bluteiweißbild (Elektrophorese, Immunelektrophorese), Sternalpunktat (atypische Plasmazellen).

Diagnose. Diese ergibt sich aus der Vielzahl der obengenannten Symptome und kann durch Haut- sowie Rektumschleimhautbiopsie sichergestellt werden. Wichtig ist die Abgrenzung von der bereits in der Kindheit auftretenden Lipoidproteinose (Hyalinosis cutis et mucosae) sowie vom Lichen myxoedematosus und von tuberösen Xanthomen.

Prognose. Schlecht. Im allgemeinen letaler Verlauf innerhalb von 2 Jahren.

Therapie. Nur symptomatisch. Versuch einer Kombination von Immunsuppressiva [Azathioprin (Imurek)] oder Zytostatika und D-Penicillamin über längere Zeit, z.B. Azathioprin (100–150 mg tgl.) und D-Penicillamin (300 mg langsam steigend bis 900 mg tgl.).

Sekundäre systemische Amyloidosen

Synonyme. Periretikuläre Amyloidosen, Begleitamyloidosen.

Definition. Amyloidablagerungen als Folge von chronisch-infektiösen entzündlichen Erkrankungen: chronische eiternde Krankheiten (chronische Osteomyelitis, Bronchiektasien) oder chronisch fistulierende Erkrankungen (Tuberkulose, Lues, Lepra); ferner auch im Verlauf chronisch-entzündlicher nichtinfektiöser Erkrankungen wie primär chronische Polyarthritis (rheumatoide Arthritis), schwer verlaufende Psoriasis, Spondylarthritis ankylopoetica, Colitis ulcerosa, Arthropathia psoriatica, Ileitis regionalis oder Kollagenosen; schließlich auch im Verlauf maligner neoplastischer Krankheiten wie Lymphogranulomatose, chronische Lymphadenose oder maligne Tumoren. Hier treten die Amyloidablagerungen vom AA-Typ in einer räumlichen Beziehung zu Basalmembranen und retikulären Fasern in Erscheinung; daher die Bezeichnung periretikuläre Amyloidose. Bevorzugt befallen sind Nieren, Milz, Leber, Nebennieren, Gastrointestinaltrakt und Blutgefäße.

Hauterscheinungen sind sehr selten.

Diagnose. Klinisches Hauptsymptom ist ein nephrotisches Syndrom mit zunehmender Niereninsuffizienz, später Hepatosplenomegalie. Diagnostisch wichtig ist Rektumbiopsie mit Amyloidnachweis; auch Gingiva- oder Hautbiopsie kommen in Betracht, liefern aber nicht so gute Resultate. Falls diese negativ ausfallen, auch Knochenmarkpunktion oder/und Leber- bzw. Nierenbiopsie.

Prognose. Sekundäre Amyloidosen zeigen Rückbildungstendenzen, wenn die zugrundeliegende Störung beseitigt werden kann.

Therapie. Behandlung der Grunderkrankung. Auch orale Gaben von DMSO (Dimethylsulfoxyd) wurden empfohlen. Bei zugrundeliegender primär chronischer Polyarthritis Versuch mit Chlorambucil (Leukeran), 0,2 mg/kg KG täglich.

Lokalisierte Hautamyloidosen

Bei diesen Erkrankungen kann Amyloid in der Haut nachgewiesen werden, ohne daß es zu faßbarer Mitbeteiligung in anderen Organen kommt. Stets handelt es sich um perikollagene Amyloidosen. Der Amyloidtyp ist noch nicht sicher identifiziert.

Lichen amyloidosus

Definition. Stark juckendes primär chronisches lichenoides Exanthem, besonders an den Schienbeinen, durch Amyloidablagerung.

Vorkommen. Sehr selten, vorwiegend bei Erwachsenen. Keine Geschlechtsbevorzugung.

Ätiopathogenese. Unbekannt. Die Tatsache, daß Lichen amyloidosus gelegentlich familiär vorkommt und bei manchen Patienten auch ein abnormes α_2-Globulin aufgefunden wurde, spricht für genetische Einflüsse. Das abgelagerte Amyloid entspricht zumindest teilweise der Amyloid-P-Komponente.

Klinik. Bevorzugt betroffen sind die Streckseiten der Unterschenkel. Hier entwickeln sich zahlreiche dichtstehende plane oder stumpfkegelige, meist eng aneinanderstehende, harte Papeln mit lichenoidem Glanz und rosa- bis bräunlich-roter Farbe. An der Oberfläche zeigen diese nicht selten hyperkeratotisch-verruciforme Auflagerungen. Es kann auch zu Gruppierung der lichenoiden Hautveränderungen in einzelnen Arealen kommen.

Symptome. Sehr starker Juckreiz ist typisch und besonders bemerkenswert, weil die Hauterscheinungen

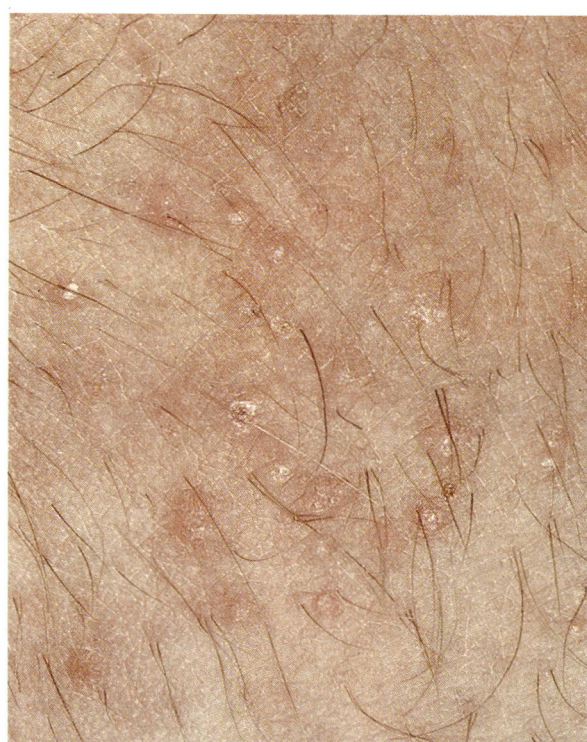

Lichen amyloidosus (Unterschenkelstreckseite)

bei idiopathischer und sekundärer systemischer Amyloidose nicht jucken.

Histopathologie. Amyloidablagerungen nur im Stratum papillare der Dermis, die miteinander zu größeren Arealen konfluieren können. Gelegentlich geringfügige chronisch-entzündliche Infiltration um die Amyloidniederschläge. Immunhistochemisch reagieren die Ablagerungen mit Antiserum gegen die Amyloid-P-Komponente.

Differentialdiagnose. Wichtig ist die Abgrenzung von Lichen ruber verrucosus und bei lokalisierten Formen von Lichen simplex chronicus. Bei mehr knotenförmigen Veränderungen an den Unterschenkeln ist auch Lichen ruber planus hypertrophicus oder Lichen ruber obtusus auszuschließen. Diagnostisch entscheidend ist der Amyloidnachweis im Stratum papillare der Dermis. In jedem Verdachtsfall Biopsie.

Therapie. Symptomatisch, hauptsächlich antipruriginös. Versuch mit Glukokortikoidexterna unter Plastikfolienokklusionsverband; ggf. Versuch von intrafokaler Glukokortikoidinfiltration. Einzelherde können exzidiert werden. Auch Dermabrasion kommt in Betracht.

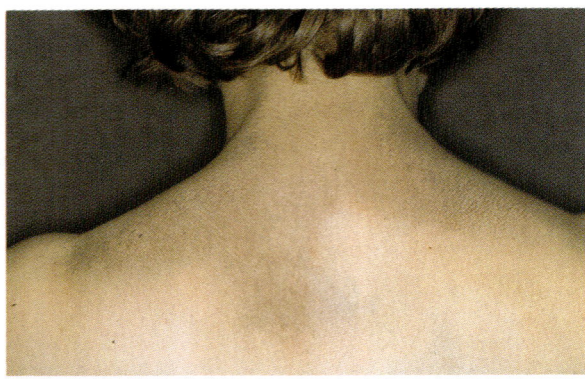

Makulöse Hautamyloidose

Amyloidosis cutis nodularis atrophicans
[Gottron 1950]

Definition. Bei dieser sehr seltenen Manifestationsform von perikollagener Amyloidose treten Knoten, bevorzugt aber Plaques an der Haut der Beine, doch auch sonst am Hautorgan – nicht selten am Rumpf – auf, die teilweise eine anetodermieartige atrophische Umwandlung erfahren.

Ätiopathogenese. Unbekannt. Von Gottron wurde betont, daß die Erkrankung zusammen mit Diabetes mellitus vorkommt.

Klinik. Man findet bräunlich-rote, plattenförmige, randwärts meist knotige derbe Infiltrate, die zentral Regressionstendenzen unter anetodermieartiger Atrophie zeigen. Typisch ist das dann gelblich durchschimmernde Fettgewebe.

Histopathologie. Hier sind die Amyloidniederschläge unter Aussparung der dermalen Papillen in der ganzen Breite der Kutis bis in die Subkutis hinein nachweisbar. Sie betreffen auch die Membrana propria der Schweißdrüsen und die Gefäßwände. In der Umgebung oft chronisches zellulär-entzündliches Infiltrat.

Differentialdiagnose. Anetodermien (Dermatitis maculosa atrophicans) Atrophodermia idiopathica chronica circumscripta, Naevus lipomatosus, kutane maligne Lymphome.

Therapie. Bei kleineren Herden Exzision, sonst Versuch mit Glukokortikoidexterna.

Makulöse Hautamyloidose [Palitz und Peck 1952]

Synonym. Interskapuläre Hautamyloidose.

Definition. Diese seltene Form von lokalisierter Hautamyloidose wurde besonders bei stärker pigmentierten Patienten in Zentral- und Südamerika, in vorderorientalischen und asiatischen Ländern beschrieben, kommt aber offenbar auch bei uns vor.

Ätiopathogenese. Unbekannt. Als Substrat konnten nicht nur histochemisch, sondern auch elektronenmikroskopisch typische Amyloidniederschläge in den dermalen Papillen nachgewiesen werden. Der Ort der perikollagenen Amyloidniederschläge ist der gleiche wie bei Lichen amyloidosus. Da die Erkrankung auch in Verbindung mit Lichen amyloidosus gesehen wurde, kann sie als eine diesbezügliche Variante interpretiert werden. Der abgelagerte Amyloidtyp ist noch nicht sicher aufgeklärt.

Klinik. Obwohl die makulöse Amyloidose an beliebigen Stellen des Rumpfes oder der Extremitäten vorkommen kann, lokalisieren sich die Hautveränderungen meist zwischen den Schulterblättern als hyperpigmentierte, makulöse Plaques unterschiedlicher Größe und Konfiguration mit unscharfer Begrenzung: *interskapuläre Hautamyloidose*. Meist werden die juckenden Hautveränderungen für ein Sekundärphänomen nach Kratzen oder für eine leichte Ausdrucksform von Lichen simplex chronicus gehalten, und die Diagnose wird erst histologisch gestellt.

Symptome. Typisch sind mäßiger Juckreiz und kosmetische Störung.

Histopathologie. Oft nur sehr geringfügige epidermisnahe Amyloidablagerungen im Stratum papillare, die ohne Spezialfärbungen häufig übersehen werden. Gegebenenfalls auch wiederholte Biopsie. Die Amyloidschollen, welche den hyalinen Körpern bei Lichen ruber planus ähnlich sind, findet man epidermisnah und um die papillären Blutgefäße. Sie sind PAS-reaktiv und fluoreszenzmikroskopisch mit Thioflavin T gut nachweisbar; elektronenmikroskopisch zeigen sie die für Amyloid typische Feinstruktur.

Verlauf. Keine spontane Rückbildungsneigung.

Differentialdiagnose. Postinflammatorische Hyperpigmentierung bei Ekzematiden, Lichen simplex chronicus oder Arzneireaktion.

Therapie. Wie bei Lichen amyloidosus. Allerdings keine operativen Maßnahmen.

Hyalinosen

Hyalinosen sind sehr seltene chronische Erkrankungen, bei denen es zur Ablagerung von Hyalin, einer stark lichtbrechenden Substanz, in Haut und Schleimhäuten kommt. Hyalin unterscheidet sich chemisch deutlich von Amyloid. Vermutlich handelt es sich um die Präzipitation von Serumbestandteilen, die aus der Blutbahn in das Gewebe ausgetreten sind, chemisch sehr wahrscheinlich vorwiegend um kohlenhydratreiche Glykoproteide. Sekundär, wie beispielsweise bei Lipoidproteinose, kann es zu Lipideinlagerung kommen. Es wird genetische Disposition angenommen. Unterschieden werden 2 Formen von Hyalinosen: 1) ohne Lichtempfindlichkeit und 2) mit Lichtempfindlichkeit, besonders durch erythropoetische Protoporphyrie.

Lipoidproteinose [Wiethe 1924, Urbach 1933]

Synonyme. Hyalinosis cutis et mucosae, Urbach-Wiethe-Syndrom.

Definition. In der Kindheit beginnende Erkrankung mit Ablagerung von hyalinen lipidhaltigen Substanzen in Haut und Schleimhäuten.

Vorkommen. Sehr seltene, oft familiäre und wahrscheinlich autosomal-rezessiv vererbte Erkrankung. Keine Geschlechtsprädisposition.
Eine *symptomatische Form* mit gleichartigen Veränderungen, allerdings nur in lichtexponierten Hautarealen, wurde bei Protoporphyria erythropoetica beschrieben.

Ätiopathogenese. Unbekannt. Für eine Lipoproteinstoffwechselstörung geben Lipoproteinanalysen des Serums keinen Anhalt. Die abgelagerten Fettsubstanzen dürften Ausdruck eines Sekundärphänomens sein. Das Wesen dieser Erkrankung liegt wahrscheinlich in einem über lange Zeit erfolgenden Austritt bestimmter Plasmaeiweißkörper aus den Blutgefäßen ins Gewebe, wo sie ausgefällt werden und als zellfreie hyaline Massen nachweisbar sind. Das hyaline Material verhält sich histochemisch völlig anders als Amyloid: es zeigt keine Metachromasie, ist stark PAS-positiv und besteht elektronenmikroskopisch aus einem feinen fibrillären Geflecht von 4–6 nm dicken Filamenten.

Klinik. Auf die Diagnose hinweisend ist *Heiserkeit* seit früher Kindheit durch Hyalinablagerungen im Kehlkopfbereich.

Hauterscheinungen. Befallen sind meist Gesicht, besonders Ober- und Unterlider sowie Lippen, ferner Hals, Streckseiten der Finger über den Gelenken sowie Fingerkanten, Ellbogen und Achselhöhlen. Hier entwickeln sich langsam gelblich-weißliche oder mehr hautfarbene Einlagerungen in Form von kleinen harten Papeln oder Knötchen, die bis stecknadelkopfgroß werden, zu plattenförmiger Konfluenz neigen und dann vielfach einen verruciformen Aspekt annehmen. Besonders charakteristisch ist das gepunzt wirkende oder verruciforme Aussehen der Veränderungen an den Fingern und in den Achselhöhlen. Die Veränderungen im Gesicht mit ihren mehr plattenförmigen Einlagerungen vermitteln oft einen starren Gesichtsausdruck. Im Bereich der Hyalinablagerungen in behaarten Hautregionen (besonders Wimpern) kann es zum Haarverlust kommen.

Schleimhauterscheinungen. Typisch sind Veränderungen in der Mundhöhle. An der Wangenschleimhaut,

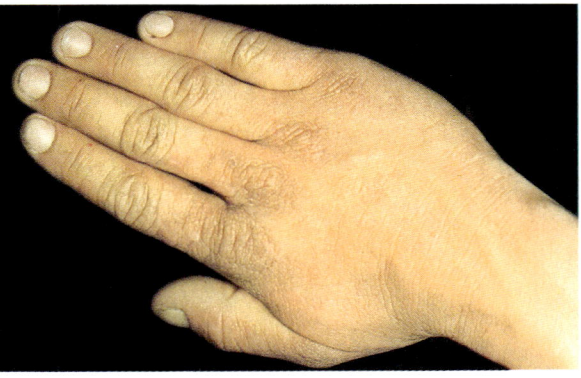

Lipoidproteinose, verruciforme Papeln über den Grund- und Mittelgelenken

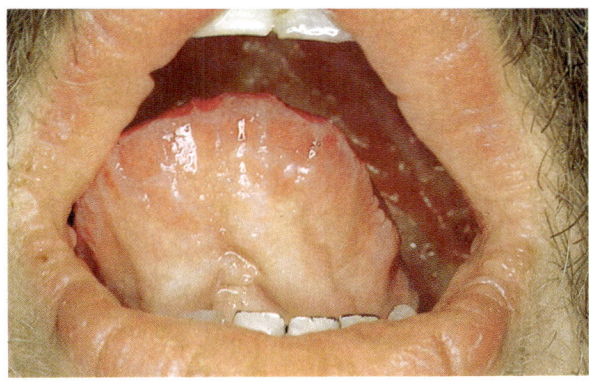

Lipoidproteinose (Zunge und Lippen)

an den Tonsillen, im Pharynx und im Kehlkopfbereich (Heiserkeit durch Hyalinosis der Stimmbänder und Epiglottis) findet man blaß-weiße oder mehr gelblich-weiße Hyalinablagerungen. Durch den gleichen Vorgang kommt es zu einer Vergröberung und Vergrößerung der Zunge (*Makroglossie*), die ihre Beweglichkeit verliert. Auch die Lippen können entsprechend durch gelblich-weiße Einlagerungen vergrößert werden (*Makrocheilie*). Das Zungenbändchen verdickt sich ebenfalls und fixiert die Zunge im Mund.

Innere Organe. An Ösophagus und Magen, Rektum und Vagina können durch Hyalinablagerungen gleichartige Veränderungen zustande kommen. Besonders charakteristisch sind symmetrische, flügelförmige *intrakranielle Verkalkungen* oberhalb und seitlich der Sella turcica. In solchen Fällen können auch epileptiforme Krampfanfälle auftreten.

Symptome. Heiserkeit bereits in der Kindheit ist ein wichtiges diagnostisch hinweisendes Symptom. Die übrigen Symptome beziehen sich auf Störungen der Beweglichkeit infolge massiver Hyalineinlagerungen in Haut und Schleimhäuten.

Histopathologie. Epidermis entweder normal oder bei verruciformen Hauterscheinungen unregelmäßig akanthotisch verdickt mit Hyperkeratose. Im Stratum papillare und im oberen Stratum reticulare Ablagerung von extrazellulärem, homogenem hyalinem Material um Kapillaren, Arteriolen, Schweißdrüsen und Mm. arrectores pilorum. Schließlich kann der Papillarkörper des oberen Koriums ganz ausgefüllt werden. Die hyalinen Massen sind zwischen dem Kollagen und elastischen Fasern eingelagert. Mit Fettfarbstoffen können in Gefrierschnitten extrazelluläre Lip(o)ide in den Hyalinablagerungen nachgewiesen werden (daher: *Lipoidproteinose*). Das hyaline Material enthält an Kohlenhydraten reiche Substanzen und zeigt daher eine sehr starke positive PAS-Reaktivität. Nachweismethoden für Amyloid sind negativ. Vor kurzem wurden größere Mengen eines sauren Mukopolysaccharides (Keratosulfat) im Hyalin nachgewiesen. Sicher handelt es sich chemisch um präzipitierte Glykoproteide.

Verlauf und Prognose. Meist ist die Erkrankung bis zum frühen Erwachsenenalter progressiv. Die Allgemeinprognose ist gut, obwohl örtliche Störungen, wie Beteiligung des Larynx, zu Schwierigkeiten führen können.

Diagnose. Einfach, wenn man sich von dem Leitsymptom Heiserkeit mit Beginn im Kindesalter leiten läßt und nach Haut- und Schleimhautveränderungen sowie intrakraniellen Verkalkungen sucht.

Differentialdiagnose. Wichtig ist die Abgrenzung der symptomatischen Hyalinosis cutis bei Protoporphyria erythropoetica. Hier fehlen stets Schleimhautveränderungen. Im Gesicht ist Abgrenzung vom Kolloidmilium erforderlich, wobei sich aus den etwas weicheren papulösen Einlagerungen beim Einritzen der Haut eine fadenziehende geleeartige Masse entleert.

Therapie. Da die Ablagerungen einer wirksamen Therapie nicht zugänglich sind, bleibt nur chirurgische Entfernung funktionell störender Veränderungen, wie beispielsweise bei Sitz an den Stimmbändern.

Sonderform: Lipoidproteinose bei Lichtempfindlichkeit

Bei Patienten mit *Protoporphyria erythropoetica* besteht eine ausgesprochene Lichtempfindlichkeit. Diese äußert sich besonders im Frühling in Form entzündlicher Reaktionen in lichtexponierten Hautbereichen (Gesicht, Halsausschnitt, Hände, Unterarme). Hier kann es im Verlauf zu Erscheinungen kommen, die der Lipoidproteinose sehr ähnlich sind. Dies gilt besonders für die wie gepflastert wirkenden papuloverrukösen Veränderungen an den Streckseiten der Finger, den Fingerkanten, an den Ellbogen und besonders im Nasenbereich.
Schleimhautveränderungen und innere Organveränderungen fehlen stets.

Histopathologie. Wie bei Lipoidproteinose (Urbach-Wiethe-Syndrom). Immunpathologisch wurde die Amyloid-P-Komponente in den Ablagerungen nachgewiesen. Vielleicht spielt auch Laminin eine Rolle.

Diagnose. In jedem Verdachtsfall Untersuchung auf erythropoetische Protoporphyrie (s. S. 786), aber auch auf Porphyria cutanea tarda (s. S. 791).

Hauterkrankungen durch Störungen im Mukopolysaccharidstoffwechsel

Die mesenchymale Grundsubstanz ist ein amorphes Material, welches zusammen mit Kollagenfasern und elastischen Fasern die bindegewebige Matrix des dermalen und subkutanen Bindegewebes bildet. Die Grundsubstanz enthält größere Mengen von Glykosaminoglykanen, die reich sind an sauren Mukopolysacchariden. Zusätzlich enthält die Grundsubstanz Wasser, Salze und Glykoproteide. Der Mukopolysaccharidanteil beträgt etwa 0,5–1,0 mg/g Trockengewicht der Haut. Als saure Mukopolysaccharide findet man in der Hauptsache Hyaluronsäure, Dermatansulfat und Chondroitin-6-Sulfat sowie in kleineren Mengen Heparitinsulfat. Die quantitative Zusammensetzung der sauren Mukopolysaccharide in der Haut beim Menschen schwankt individuell je nach Hautregion, Alter und Geschlecht. Die Wharton-Sulze der Nabelschnur enthält sehr viel Hyaluronsäure und relativ wenig sulfatierte Mukopolysaccharide, während die Haut des Erwachsenen wenig Hyaluronsäure und dafür mehr sulfatierte saure Mukopolysaccharide vom Typ des Dermatansulfat und Chondroitin-6-sulfat enthält. Die sauren Mukopolysaccharide der Grundsubstanz sind wichtig für die Aufrechterhaltung des Wasser- und Salzstoffwechsels innerhalb der Haut. Wahrscheinlich ist die salzextrahierbare Hyaluronsäure besonders für die Wasserbindungskapazität der bindegewebigen Grundsubstanz verantwortlich, während die sulfatierten Mukopolysaccharide bei der Bildung von kollagenen und elastischen Fasern eine besondere Rolle spielen.

Die mesenchymale Grundsubstanz ist von hormonellen Einflüssen abhängig, wie pathologische Veränderungen des Mukopolysaccharidstoffwechsels der Haut mit Anreicherung saurer Mukopolysaccharide bei endokrinen Störungen zeigen können. Saure Mukopolysaccharide wie Hyaluronsäure oder Dermatansulfat werden, wie in Zellkulturen gezeigt werden konnte, von Fibroblasten gebildet. Bei hereditären Störungen im Mukopolysaccharidstoffwechsel kann es im Gewebe solcher Patienten zu Ablagerungen größerer Mengen von Mukopolysacchariden kommen. Wahrscheinlich handelt es sich hierbei um genetische Defekte im Stoffwechsel bzw. Abbau von Mukopolysaccharidproteinkomplexen.

Hereditäre Mukopolysaccharidosen

Diese Erbkrankheiten sind klinisch besonders charakterisiert durch Mukopolysaccharidurie, d.h. Ausscheidung größerer Mengen von Mukopolysacchariden (Dermatansulfat, Heparansulfat, Keratansulfat) im Urin und Ablagerung derselben Mukopolysaccharide in verschiedenen Geweben und Zellen. Bereits in früher Kindheit kommt es bei den Betroffenen zu klinischen Symptomen. Auch der Nachweis metachromatisch färbbaren Materials im Zytoplasma von Lymphozyten ist bei manchen dieser genetischen Mukopolysaccharidosen gelungen und zu einer diagnostischen Methode ausgebaut worden. In kultivierten Fibroblasten sind diese genetischen Störungen ebenfalls nachweisbar.

Das ermöglicht die *pränatale Diagnostik* solcher und anderer vererbter Stoffwechseldefekte durch Amniozentese.

Pränatal bestimmbare Stoffwechseldefekte
(Nach Schwanitz 1980)

Lipidosen
  GM-1-Gangliosidose (Typ 1–4)
  GM-2-Gangliosidose (Typ 1–3)
  M. Gaucher
  M. Niemann-Pick
  M. Krabbe
  M. Fabry
  Metachromatische Leukodystrophie
  M. Refsum
  M. Wolman

Mukopolysaccharidosen
  Typ I   M. Pfaundler-Hurler
  Typ II   M. Hunter
  Typ III A–C   M. Sanfilippo A–C
  Typ V   M. Scheie
  Typ VI   M. Maroteaux-Lamy
  Typ VII   Glukuronidasemangel

Mukolipidosen
  Mukolipidose II („I-cell disease")
  Mukolipidose III

Störungen des Kohlenhydratstoffwechsels
  Galaktosämie
  Galaktokinasemangel
  Glykogenose Typ II (M. Pompe)
  Glykogenose Typ III (M. Cori)
  Glykogenose Typ IV (M. Andersen)
  Glukose-6-Phosphatase-Mangel
  Pyruvatdekarboxylasemangel
  α-Fukosidasemangel
  α-Mannosidasemangel

Störungen des Aminosäurenstoffwechsels
  Zystinose
  Ahornsirupkrankheit

Citrullinämie
Methylmalonacidurie (Typ 1–4)
Homozystinurie
Hypervalinämie
Hyperlysinämie
Propionacidämie
Argininsukzinacidurie
Histidinämie

Sonstige Stoffwechselstörungen
Lesch-Nyhan-Syndrom
Saure-Phosphatase-Mangel
Adrenogenitales Syndrom
β-Thalassämie
Sichelzellanämie
Xeroderma pigmentosum

Klinik. Hereditäre Mukopolysaccharidosen äußern sich durch Veränderungen im Skelettsystem – besonders des Gesichtsschädels –, Trübungen der Kornea, Hepatosplenomegalie und Gefäßveränderungen.

Die *Haut* ist oft verdickt durch Einlagerungen von Mukopolysachariden. Vielfach besteht Neigung zur Hypertrichose, ein Symptom, das auch bei umschriebenen Myxodermien vorkommt. Typisch sind ferner elfenbeinweiße Knötchen oder Leisten symmetrischer Ausprägung zwischen den Winkeln der Scapulae und im Bereich der hinteren Axillarfalte. Die einzelnen Knötchen haben eine Größe von 1–10 mm und können auch zu größeren Arealen konfluieren. Manchmal sieht man auch an den Ober-, Unterarmen, in der Pektoralisregion sowie an den Glutäen gleichartige Veränderungen. Mehr diffuse Verdickung der Haut der Finger kann an Akrosklerose denken lassen. Die abnorme Behaarung ist auffallend; meistens fehlt aber nach der Pubertät das Auftreten von Haaren im Bereich von Mons pubis und Axillen (s. hierzu die nebenstehende Tabelle).

Diagnose. Bei Verdacht sollte der kleine Patient einer Kinderklinik zugewiesen werden. Der Urin wird auf Mukopolysaccharide mittels Toluidinblau getestet (Metachromasie ist typisch). Auch der Cetyltrimethylammoniumbromid-Trübungstest und der Cetylpyridiniumchlorid-Trübungstest für Untersuchungen des Urins auf Mukopolysaccharide gibt informative Werte. Zu den Sreeninguntersuchungen gehört auch der Nachweis von Speicherung von Mukopolysacchariden in Blutzellen (Lymphozyten, Granulozyten). Bei begründetem Verdacht: Enzymbestimmungen in Fibroblasten, Leukozyten oder Serum.

Therapie. Noch keine wirksame Behandlungsmethode bekannt.

Muzinosen (Myxodermien)

Muzinosen oder Myxodermien der Haut sind gekennzeichnet durch Anreicherung von fadenziehendem schleimartigem Material in der Haut (gr. μύξα = Schleim; lat. *mucus* = Schleim). Diese Schleimsubstanzen bestehen aus Bausteinen der mesenchymalen interfibrillären Grundsubstanz, nämlich Glykosaminoglykanen mit einem unterschiedlichen Gehalt an sauren und neutralen Mukopolysacchariden in Proteinbindung. Bei den sauren Mukopolysacchariden handelt es sich besonders um Hyaluronsäure, Dermatansulfat oder Heparatan. Neutrale Mukopolysaccharide enthalten Hexosamine in polymerisierter Form und bilden zusammen mit Proteinen die Glykoproteine.

Das färberische und histochemische Verhalten dieser Substanzen hängt ab von ihrer chemischen Struktur. Hyaluronsäure färbt sich nur schwach mit der PAS-Reaktion (Perjodsäure-Schiff-Reaktion). Heparin und Dermatansulfat sind PAS-negativ, neutrale Mukopolysaccharide und Glykoproteine meist PAS-positiv. Mit der Hale-Reaktion oder Alzianblaufärbung lassen sich alle sauren Mukopolysaccharide im Gewebsschnitt färberisch darstellen. Hyaluronsäure ist im Schnitt verdaubar mit bakteriellen und testikulären Hyaluronidasen, Dermatansulfat nur mit testikulärer Hyaluronidase. Wichtig ist, bei Verdacht auf Myxodermien das exzidierte Gewebe nicht wie üblich mit Formalin (Herauslösung der wasserlöslichen Mukoide), sondern in absolutem Alkohol mit 1% Formalin zu fixieren.

Eine Reihe von innersekretorischen und auch enzymatischen Faktoren vermögen die mesenchymalen interfibrillären Grundsubstanzen der Haut qualitativ und quantitativ zu beeinflussen. Besonders gut untersucht ist der Einfluß von Schilddrüsenhormon und übergeordneten Hormonen auf die interfibrilläre Grundsubstanz der Haut. Bei pathologischen Zuständen in der Funktion dieses endokrinen Systems kommt es zur Vermehrung von mesenchymalen Grundsubstanzen in der Haut. Bei anderen Muzinosen liegt die Störung in der Haut selbst.

Klassifikation der Muzinosen

Dermale Muzinosen

Muzinosen bei Hypothyreose
– Diffuses Myxödem
– Zirkumskriptes Myxödem

Muzinosen bei Hyperthyreose
– Prätibiales Myxödem

Muzinosen bei Euthyreose
– Lichen myxoedematosus
– Skleromyxödem
– Retikuläre erythematöse Muzinose
– Plaqueartige kutane Muzinose

Epitheliale Muzinosen

Mucinosis follicularis, idiopathischer Typ
Mucinosis follicularis, symptomatischer Typ

Sekundäre Muzinosen

Sekundäre dermale Muzinosen
Entzündliche Erkrankungen wie Ekzem, Psoriasis, Tumoren (Fibrom, Lipom, Liposarkom, Myxosarkom, Synovialzysten); mukoides Schweißdrüsenödem

Sekundäre epitheliale Muzinosen
Basaliome

Tabelle: Hereditäre Mukopolysaccharidosen (MPS)

MPS	Eponym	Manifestationsalter (Jahre)	Wachstumsstörung	Gelenkkontrakturen	Knochendysplasie	Gargoylismus	Hornhauttrübungen	Hepatomegalie	Intelligenzdefekte	Mukopolysaccharidurie	Hauptsächlich betroffenes Mukopolysaccharid	Enzymdefekt	Erbmodus (*1* autosomal-rezessiv, *2* X-rezessiv)
MPS IH	Pfaundler-Hurler	1	++	++	+++	++	+	+++	++/+++	+	Dermatansulfat und Heparansulfat	α-L-Iduronidase	1
MPS IS	Ulrich-Scheie	5–7	–/+	+	+	–	+/++	–/+	–	–/+	Dermatansulfat (und Heparansulfat)	α-L-Iduronidase	1
MPS II	Hunter – schwer	1	+	+	+/+++	+	–	+	++	+	Dermatansulfat und Heparansulfat	Iduronat-2-sulfat-Sulfatase	2
	– mild	4–6	+	+	+	+	–	+	–/+	+			
MPS IIIA	Sanfilippo A	2–4(–7)	–/+	–/+	+	–/+	–	+	+++	+	Heparansulfat	A. Heparansulfat-Sulfamidase	1
MPS IIIB	Sanfilippo B	2–4(–7)	–/+	–/+	+	–/+	–	+	+++	+		B. α-N-Acetylglucosaminidase	1
MPS IIIC	Sanfilippo C	2–4(–7)	–/+	–/+	+	–/+	–	+	+++	+		C. α-Acetyl-CoA: α-N-Acetylglukosamin-Transferase	1
MPS IIID	Sanfilippo D	2–4(–7)	–/+	–/+	+	–/+	–	+	++			D. N-Acetylglukosamin-6-sulfat-Sulfatase	1
MPS IVA	Morquio A	(1–)2	+++	+	+++	–/(+)	+	+	–	+	Keratansulfat	A. N-Acetylgalaktosamin-6-sulfat-Sulfatase	1
MPS IVB	Morquio B	(1–)2	+	+	+++	–	+	–	–	+	Chondroitin-6-sulfat	B. β-Galaktosidase	1
MPS V	(MPS IS)												
MPS VI	Maroteaux-Lamy – schwer	2–3	++	+	++	–/+	+	+	–	+	Dermatansulfat	N-Acetylglaktosamin-4-sulfat-Sulfatase (Arylsulfatase B)	1
	– mild	6–7	+	+	+	–/+	+	+	–	+			
MPS VII		2	–/+	–	–/+	–/+	–/+	++	+	+?	Dermatansulfat und Heparansulfat	β-Glukuronidase	1

Dermale Muzinosen

Primäre dermale Muzinosen sind gekennzeichnet durch vermehrte Einlagerung von mesenchymalen interfibrillären Grundsubstanzen im dermalen Bindegewebe; die Epidermis bleibt frei. Bei Vermehrung hyaluronsäurehaltiger Proteinkomplexe kommt es sekundär zu einer Störung in der Kollagenfaserneubildung. Die Folge davon ist, daß das histologische Bild in diesen Fällen der Wharton-Sulze der Nabelschnur ähnlich ist, mit reichlicher Einlagerung von schleimartigem Material und nur wenigen kurzfaserigen Kollagenfasern. Bei Zunahme von sulfatierten sauren Mukopolysacchariden, z.B. Chondroitinsulfat, ist die Kollagenbildung eher verstärkt und die Neigung zur Sklerosierung größer.

Muzinosen bei Hypothyreose

Hier ist die zu geringe Schilddrüsenfunktion die wesentliche Ursache für die Anreicherung interfibrillärer Grundsubstanzen in der Haut.

Diffuses Myxödem [Ord 1878]

Synonyme. Echtes Myxödem, diffuse Myxodermie bei Hypothyreose.

Definition. Ansammlung von sauren Mukopolysacchariden und Flüssigkeit in der Haut infolge Unterfunktion der Schilddrüse.

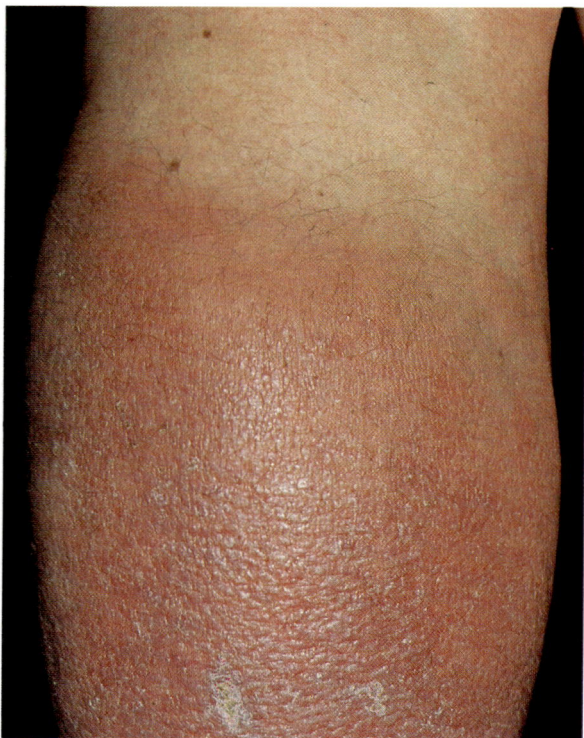

Zirkumskriptes Myxödem an der Wade

Ätiopathogenese. Die Unterfunktion der Schilddrüse kann ausgelöst werden durch mangelhafte Hormonsynthese auf dem Boden einer angeborenen (primäres Myxödem) oder einer erworbenen (sekundäres Myxödem) Störung, so nach operativen Eingriffen an der Schilddrüse oder nach ^{131}Jod-Behandlung, ferner durch unzureichende Thyreotropinstimulierung oder Störungen der biosynthetischen Aktivität infolge entzündlicher oder anderer Schilddrüsenveränderungen.

Klinik. Besonders an den Akren sieht man eine trockene, fahle, wachsartig und gedunsen wirkende Haut. In die plastisch ödematisierte Haut lassen sich nicht wie bei anderen Ödemen Dellen eindrücken, weil das im Korium vermehrte Grundsubstanzmaterial Wasser nur in gebundener Form enthält. Auch das Gesicht wirkt, besonders an den Lidern, gedunsen. Bemerkenswert ist die leicht gelblich-weißliche Hautfarbe mit Intensivierung im Nasolabialbereich, an den Palmae und Plantae. Diese ist bedingt durch sekundäre Karotinämie bei Patienten mit Myxödem. Die Haut wirkt stellenweise diffus hyperkeratotisch und kann follikuläre Keratosen aufweisen. Universelle ichthyosiforme Veränderungen sind möglich. Die Talgdrüsenfunktion ist gering: Sebostase.

Histopathologie. Im Korium reichlich Grundsubstanzmaterial vom Typ Hyaluronsäure und Dermatansulfat, besonders im oberen Korium um Haarfollikel und Blutgefäße.

Verlauf. Rückbildung unter Substitutionsbehandlung.

Therapie. Endokrinologische Klärung, ob es sich um ein primäres oder sekundäres Myxödem handelt; danach Substitutionsbehandlung.

Zirkumskriptes Myxödem
[Jadassohn und Dössekker 1916]

Synonyme. Zirkumskripte Myxodermie bei Hypothyreose, Myxoedema tuberosum (Dössekker), sog. Pseudophlegmone.

Klinik. Bei stärkerer Hypothyreose meist primärer Art finden sich gelegentlich anstatt eines typischen diffusen Myxödems oder zusätzlich, umschriebene, derbe, plattenartige hautfarbene Infiltrationen oder teigig umschriebene elephantiastische Schwellungen an Extremitäten oder Genitale. Auch solitäre Gesichtsödeme, ferner derb-elastische, hautfarbene, knotige oder mehr diffuse Schwellungen im Gesicht, die an Lepra erinnern, wurden beschrieben.

Prognose. Günstig bei Substitutionsbehandlung.

Therapie. Endokrinologische Diagnostik und Substitutionstherapie.

Muzinosen bei Hyperthyreose

Bekannt ist, daß bei Hyperthyreose oder Thyreotoxikose die Haut warm und feucht wirkt. Nicht selten findet man persistierende Rötungen im Gesicht, an

Ellbogen und Handinnenflächen. Am Kapillitium tendieren die Haare zur Verdünnung und Lichtung: diffuse Alopezie bei Hyperthyreose. Vielfach findet man Onycholysis; der freie Nagelrand wird wellenförmig und ist nach oben abgebogen. Prätibiale Ödeme sind ein weiteres Zeichen.

Ob generalisierter Pruritus, Urticaria chronica und Alopecia areata häufiger bei Thyreotoxikose vorkommen, scheint fragwürdig. Exakte Statistiken liegen nicht vor.

Myxoedema circumscriptum symmetricum praetibiale [Keining 1928]

Synonyme. Prätibiales Myxödem, Myxodermia circumscripta symmetrica praetibialis, zirkumskriptes prätibiales Myxödem (Trotter und Eden 1942), Myxoedema circumscriptum thyreotoxicum (Cohen 1946).

Definition. Klinisch charakteristische prätibiale dermale Einlagerungen von proteingebundenen sauren Mukopolysacchariden bei Patienten mit Hyperthyreose, aber auch nach Thyreoidektomie.

Vorkommen. Nicht so selten; Gynäkotropie.

Ätiopathogenese. Man nimmt heute an, daß die Pathogenese des Exophthalmus bei Thyreotoxikose identisch ist mit derjenigen des prätibialen Myxödems. Beiden Symptomen liegt eine Anreicherung mesenchymaler interfibrillärer Grundsubstanzen, besonders saurer Mukopolysacharide vom Typ der Hyaluronsäure im Hautgewebe zugrunde. Oft bilden sich auch beide Veränderungen nach Strumektomie nicht zurück. Aus diesem Grunde hat man überlegt, ob dafür nicht TSH (thyreotropes Hypophysenvorderlappenhormon) oder der aus diesem isolierte ESF (Exophthalmus stimulierender Faktor, Dobyns und Wilson 1954) maßgebend sein könnte. Auch an TSH-produzierende Tumoren ist zu denken.
Nachdem sich die Veränderungen aber auch erst nach Exstirpation oder Bestrahlung der Hypophyse ausbilden können, wird in pathogenetischer Beziehung neuerdings vermehrt an die Auswirkung von LATS („long acting thyroid stimulator") gedacht. Es handelt sich dabei um ein Immunglobulin der 7-S-Klasse (IgG), welches sich in vitro mit Schilddrüsenmikrosomen verbindet und im Blut von mehr als der Hälfte der Patienten mit Exophthalmus, prätibialem Myxödem und Akropachie beobachtet wurde.

Klinik. Bei Patienten mit Hyperthyreose, Basedow-Krankheit, aber auch nach Thyreoidektomie oder medikamentöser Behandlung mit Thyreostatika kommt es zunächst zur Entwicklung *prätibialer Ödeme,* die auf lokaler Anreicherung wasseraufnehmender Mukoproteide beruhen. Langsam entwickeln sich symmetrisch an den Unterschenkelstreckseiten kissenartige, derbe, gelblich-rosafarbene oder mehr weißlich-graue Anschwellungen. Infolge von Schleimeinlagerungen im oberen Bindegewebe werden die Talgdrüsenhaarfollikel nach unten abgedrückt; dadurch sind die Haarfollikelostien trichterförmig eingezogen und liefern an der Oberfläche der Hautveränderungen einen sehr typischen apfelsinenschalenartigen Aspekt („peau d'orange"). Auffällig ist auch die in erkrankten Hautbezirken vorhandene *Hypertrichose.* Die Erscheinungen können sehr massiv werden und einer Elephantiasis nostras mit hyperkeratotischen Auflagerungen ähnlich sehen. Spontane Ulzeration kommt nicht vor.

Histopathologie. Reichliche Ansammlung von Schleim im oberen Bindegewebe. Histochemisch saure Mukopolysaccharide, meist vom Typ der Hyaluronsäure, aber auch neutrale Mukopolysaccharide. Daneben reichlich Fibroblasten, aber nur ein reduziert wirkendes feines und kurzfaseriges Kollagennetz.

Verlauf. Die Veränderungen bilden sich nicht in jedem Falle bei entsprechender Behandlung unter Normalisierung der Schilddrüsen- bzw. Hypophysenfunktion zurück. Auch Rezidivneigung ist gegeben.

Therapie. Schwierig. Wesentlich ist die Therapie der Grundkrankheit.
Innerlich: Glukokortikoide sind in der Behandlung des Exophthalmus manchmal wirksam, bei den Hauterscheinungen nur von morbostatischem Effekt.
Äußerlich: Versuche mit örtlicher Injektion von Hyaluronidase (Kinetin), welche Hyaluronsäure und sulfatierte Mukopolysaccharide abbaut. Auch örtliche Injektion verdünnter Glukokortikoidkristallsuspension (Triamcinolon-acetonid) wurden empfohlen, desgleichen längerfristig Kompressionsverbände. In massiven Fällen Versuch operativer Behandlung.

Sonderform: E.M.O.-Syndrom [Thomas 1933]

Definition. Es handelt sich um die Symptomkombination von Exophthalmus, prätibialem Myxödem und hypertrophischer Osteoarthropathie. Die Erstbeschreibung geht auf Thomas 1933, die Bezeichnung E.M.O.-Syndrom auf Braun-Falco und Petzoldt (1967) zurück.

Klinik. Bei Patienten mit Hyperthyreose können sich in zeitlicher Reihenfolge Exophthalmus, prätibiales Myxödem, sowie Osteoarthropathia hypertrophicans mit Trommelschlegelfingern und Uhrglasnägeln entwickeln. Die Erkrankung ist nicht an ein bestimmtes Lebensalter gebunden. Zwischen Beginn der Hyperthyreose und dem Auftreten der hypertrophischen Osteoarthropathie können Wochen bis etwa 3 Jahrzehnte liegen. In fast allen Fällen ging eine antithyreoidale Behandlung voraus. Die Akropathie äußert sich in Trommelschlegelfingern mit gewölbten Nägeln, Schwellung von Händen und Füßen sowie periostaler Knochenneubildung an den Extremitäten und hat insofern gewisse Ähnlichkeiten mit Pachydermoperiostose.

Ätiopathogenese. Unbekannt. Man denkt auch hier an eine Auswirkung von LATS.

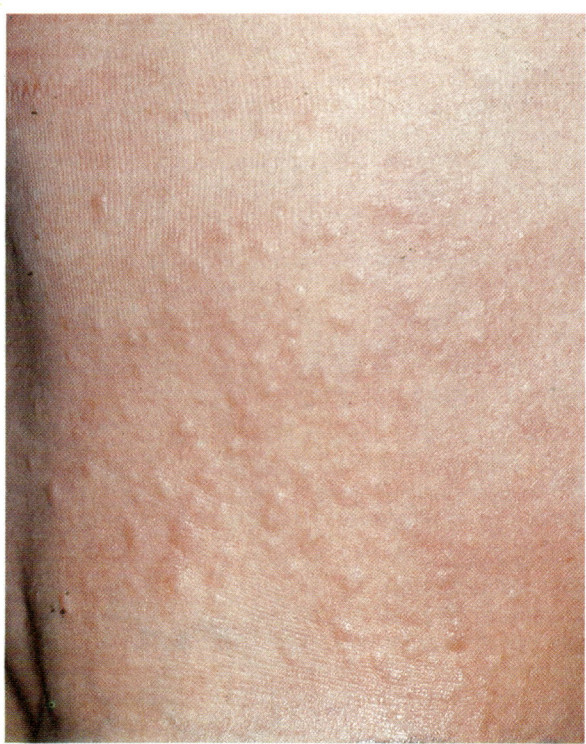

Mucinosis papulosa am Oberschenkel

Muzinosen bei Euthyreose

Bei diesen Erkrankungen lassen sich Beziehungen zu Funktionsstörungen von Schilddrüse oder thyreotropem Hypophysenvorderlappenhormon nicht nachweisen.

Lichen myxoedematosus

Synonyme. Mucinosis papulosa seu lichenoides, Myxodermia papulosa, Lichen fibromucinoidosus.

Vorkommen. Sehr selten.

Ätiopathogenese. Unbekannt. Der wesentliche pathogenetische Vorgang beruht auf einer Proliferation von Fibroblasten mit konkomitierender Anreicherung saurer Mukopolysaccharide vom Typ der Hyaluronsäure. Die Glykosaminoglykan-Ultrastruktur weicht aber von der in normaler Haut ab; wahrscheinlich enthalten hier die Hyaluronsäurefilamente keine Glykosaminoglykan-Untereinheiten. Gleichzeitiges Vorkommen von monoklonaler Gammopathie mit Plasmazellinfiltration im Knochenmark läßt an Beziehungen zum Plasmozytom (multiplem Myelom) denken und zeigt, daß es sich um mehr als isolierte Hautveränderungen handelt.

Klinik. Ohne Hinweis auf Störungen von Schilddrüsen- oder Hypophysenvorderlappenfunktion kommt es zu einer langsam zunehmenden Eruption papulöser, bis halberbsgroßer oder mehr lichenoid wirkender weicher, gelegentlich auch prall elastischer, hautfarbener bis gelblichweißer oder gelblich-rötlicher Effloreszenzen. Sie können auch regional aggregiert sein oder konfluieren. Prädilektionsstellen sind Arme, Rumpf und Oberschenkel.

Symptome. Subjektive Symptome fehlen. Erhöhung der Serumeiweiße mit Anreicherung von proteingebundenen Polysacchariden (Glykoproteiden) ist bemerkenswert, auch abnorme Mengen von Serumglobulinen im Sinne einer polyklonalen oder monoklonalen Gammopathie, teilweise vom Plasmozytomtyp, sind bemerkenswert. Gelegentlich treten Leberfunktionsstörungen und Plasmazellinfiltration des Knochenmarks auf.

Histopathologie. Neben einem reichlichen Vorkommen von mukoiden Substanzen vom Typ saurer Mukopolysaccharide (Hyaluronsäure und Dermatansulfat) findet man im Gegensatz zum prätibialen Myxödem hier eine stärkere Anreicherung von Fibroblasten und Kollagen (*Fibromuzinose*). Die Kollagenbündel zeigen unregelmäßige Anordnung. Die mukoiden Substanzen sind Hale- und Alcianblau-reaktiv und meist auch metachromatisch, teilweise sind sie sensitiv gegenüber testikulärer Hyaluronidase.

Prognose. Wegen der Allgemeinsymptomatik zurückhaltend zu stellen; auch die Gefahr von kardialen und zerebralen Insulten ist gegeben.

Differentialdiagnose. Andere knötchenförmige Eruptionen wie disseminiertes Granuloma anulare, Noduli rheumatosi oder Collagénomes éruptives lassen sich leicht abgrenzen.

Therapie. Schwierig und wenig zufriedenstellend.
Innerlich: Versuch mit Glukokortikoiden und Immunsuppressiva.
Äußerlich: Versuch mit intraläsionalen Injektionen von Hyaluronidase oder Glukokortikoidkristallsuspension; wo möglich, Exzision.

Skleromyxödem [Arndt und Gottron 1954]

Synonym. Arndt-Gottron-Syndrom.

Definition. Chronische Erkrankung mit pathognomonischen elefantenhautartigen Hauterscheinungen und Gammopathie.

Vorkommen. Sehr selten. Gynäkotropie.

Ätiopathogenese. Es handelt sich wahrscheinlich um eine dem Lichen myxoedematosus nahestehende Erkrankung, bei der es zusätzlich zur diffusen Einlagerung von mukoiden Substanzen zu starker fibroblastischer Aktivität kommt. Bemerkenswert ist das Vorkommen von abnormen Mengen von Immunglobulinen von Typ IgG, die fast immer leichte Ketten vom λ-Typ besitzen. Bedeutsam in diesem Zusammenhang ist ferner die Hyperplasie von Plasmazellen im Knochenmark, die möglicherweise für die Bildung dieser abnormen Immunglobuline, d.h. die Gammopathie, verantwortlich sind. In einem Fall von Skleromyxödem konnte ein multiples Myelom festgestellt werden. Die pathologischen Immunglobuline findet man auch um Kollagenfasern im Bindegewebe, so daß nicht nur die Haut, sondern auch Muskulatur, Myokard und Gefäße betroffen sind. Möglicherweise führt die Ablagerung von pathologischen Immunglobulinen zur Anregung der Synthese von Mukopolysacchariden und auch von Kollagen. Experimentell konnte gezeigt werden, daß Patientenserum die DNS-Synthese und Proliferation von Fibroblasten stimuliert.

Klinik. Das klinische Bild des Skleromyxödems ist hauptsächlich durch eine Trias von Symptomen charakterisiert: sklerodermieartiges Erscheinungsbild, elefantenartige Dick- und Weithäutigkeit sowie lichenoide Papeln.

1. Sklerodermieartiges Erscheinungsbild. Bei der Distanzbetrachtung der Patienten wird man infolge der diffusen Verdickung der Gesichtshaut mit mimischer Starre und gleichartigen Veränderungen an den distalen Extremitätenanteilen an eine progressive diffuse Sklerodermie vom Typ der Akrosklerodermie erinnert.

2. Elefantenhautartige Verdickung und Verhärtung der Haut. Diese betrifft das gesamte Hautorgan oder große Teile davon. Die Haut ist zu dick und zu weit; sie ist nur in groben Falten abhebbar. Diffuse Hyperpigmentierung der Haut ist typisch.

3. Lichenoide Papeln. Multiple, dichtstehende, oft in den Hautlinien angeordnete, lichenoide, hautfarbene bis weißliche Papeln von Stecknadelkopfgröße sind sehr typisch. Sie können isoliert stehen (besonders in Hautfalten), zeigen sonst aber oft eine auffällige Neigung zu moniliformer Anordnung und bewirken an Stellen, wo sie massiv aneinandergereiht vorkommen, das Bild einer verdickten, lichenifizierten Haut, die sich reibeisenartig anfühlt.
Die elefantenartige Dickhäutigkeit ist z.T. das Resultat einer diffusen, sehr dichten Aggregation lichenoider Papeln. Prädilektionsstellen sind: Stirn und seitliche Gesichtspartien, Retroaurikularregion und Nacken, aber auch Rumpf und Extremitäten.

4. Abnorme Immunglobuline. Gammopathie vom IgG-Typ mit leichten Ketten vom λ-Typ, auch vom IgM-Typ (Makroglobuline). Bemerkenswert ist auch die meist vorhandene Plasmozytose im Knochenmark, allerdings ohne sicheren Nachweis von Plasmozytomzellen.

5. Kardio-zerebro-vaskuläre Symptomatik. Solche Patienten weisen oft zerebrale Symptome, arteriosklerotische Augenhintergrundveränderungen sowie autoptisch feststellbare Sklerosierung von Nieren- und Koronararterien auf. Entsprechend kann die klinische Symptomatik sein.
Ob es sich dabei um durch die vorhandene Gammopathie verursachte oder durch Störungen im Mukopolysaccharidstoffwechsel mitbedingte Gefäßwandschädigungen handelt, wie sie für die Hautveränderungen maßgebend sind, ist noch nicht sicher geklärt.
Bemerkenswert ist auch Beteiligung quergestreifter

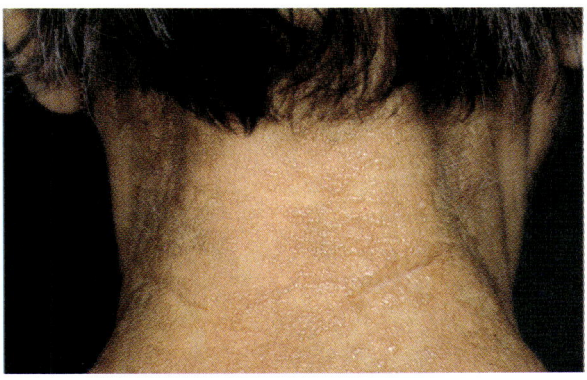

Skleromyxödem

Muskulatur mit mukoiden Ablagerungen und plasmazellulären Infiltraten (Skleromyxödem-Myopathie).

Symptome. Oft jucken die lichenoiden Papeln stark. Vielleicht ist daher die diffuse Hyperpigmentierung reaktiv zu deuten. Wichtig ist genaue Untersuchung der Patienten auf Paraproteinämie von Typ IgG (*Leichte-Ketten-Krankheit*) oder IgM sowie auf das Vorhandensein eines *Plasmozytoms*, ferner auf Leberbeteiligung und zerebro-kardio-vaskuläre Symptomatik sowie Skleromyxödem-Myopathie.

Histopathologie. Die Hautveränderungen sind zu charakterisieren als umschriebene Einlagerungen mukoider Substanzen, welche saure Mukopolysaccharide (vom Typ der Hyaluronsäure und von Dermatansulfat) sowie neutrale Mukopolysaccharide offenbar größtenteils in Proteinbildung enthalten. Daneben findet man eine deutliche zellreiche Fibrose sowie degenerierte Bindegewebsfasern mit An- und Einlagerung von Immunglobulinen in aufgequollen wirkenden Kollagenfasern und Gefäßwänden. Gelegentlich kommt es auch zu plasmazellulären Infiltrationen. Daneben Plasmozytose des Knochenmarks, mukoide und plasmazelluläre Reaktion in Muskeln sowie Einlagerung von Immunglobulinen in Gefäßwänden anderer Organe.

Verlauf. Die Erkrankung zeigt keine spontane Rückbildungsneigung und nimmt meist einen chronischen Verlauf über mehrere Jahre. Häufig tritt der Tod durch Ereignisse wie Bronchopneumonie, kardiovaskuläre oder zerebrovaskuläre Insulte ein.

Diagnostische Leitlinien. Sklerodermieartiger Gesamtausdruck, elefantenartige Dick- und Weithäutigkeit sowie lichenoide Papeln sind charakteristisch.

Therapie. Wenig erfolgversprechend.
Innerlich: Behandlung mit Glukokortikoiden und Immunsuppressiva; evtl. Zytostatika wie bei Plasmoyztom.
Äußerlich: Versuch mit glukokortikoid- und heparinoidhaltigen Externa.

Mucinosis erythematosa reticularis
[Steigleder, Gartmann und Linker 1974]

Synonym. REM-Syndrom (retikuläre erythematöse Muzinose).

Definition. Verschieden geformte Erytheme an Brust und Rücken mit histochemischem Nachweis von mukoiden Substanzen im Hautbindegewebe.

Vorkommen. Meist bei Erwachsenen im mittleren Lebensalter. Gynäkotropie. Genetische oder Umwelteinflüsse ungewiß.

Ätiopathogenese. Wahrscheinlich entzündliches Krankheitsbild, in dessen Verlauf es zum Auftreten histochemisch nachweisbarer mukoider Substanzen mit Hale- oder Alcianblau-reaktiven sauren Mukopolysacchariden kommt.

Klinik. In Brust- und/oder Rückenmitte kommt es zur Ausbildung netzförmiger oder mehr flächenhafter, unregelmäßig, aber scharf abgesetzter persistierender Erytheme, die sich durch einen intensiven hellen Rotton von der umgebenden Haut abheben. Die Erytheme können leicht urtikariell eleviert sein. Schuppung, follikuläre Keratosen oder Atrophie fehlen stets.

Symptome. Gelegentlich etwas Juckreiz.

Histopathologie. Epidermis normal; hydropische Degeneration einzelner Epidermiszellen oder geringfügige Spongiose und höchstens leichte Exozytose. Deutlich perivaskulär orientiertes Rundzelleninfiltrat um erweiterte Blutgefäße im oberen Stratum reticulare. Diagnostisch wichtig sind Alcianblau- oder Hale-reaktive Niederschläge im Bindegewebe, die meistens nicht metachromatisch und auch nicht PAS-reaktiv sind.

Verlauf. Chronisch über Monate; Verschlechterung durch UV-/Sonnenbestrahlung möglich.

Differentialdiagnose. Die Abgrenzung von seborrhoischem Ekzem ist leicht, da trotz derselben Prädilektionsstellen beim REM-Syndrom epitheliale Beteiligung praktisch fehlt.

Bei der gleichartigen *plaqueartigen kutanen Muzinose* (Perry, Kierland und Montgomery 1960) stehen plaqueförmige Veränderungen mit Papeln bei gleichartiger Grundreaktion klinisch mehr im Vordergrund.

Therapie. In einigen Fällen Erfolge mit Chloroquin (Resochin) innerlich.

Epitheliale Muzinosen

Bei epithelialen Muzinosen kommt es meist im Verlauf einer retikulären Epithelzellendegeneration zum Auftreten mukoider, an sauren Mukopolysacchariden reicher Substanzen in Haarfollikeln, Talgdrüsen und selten auch in der follikelostiennahen Epidermis. Ob diese Substanzen von den epithelialen Zellen infolge einer Ausdifferenzierungsstörung falsch und vermehrt gebildet oder nur aus normalerweise vorhandenen chemischen Bindungen freigesetzt werden (Mukophanerose), ist noch nicht definitiv geklärt.

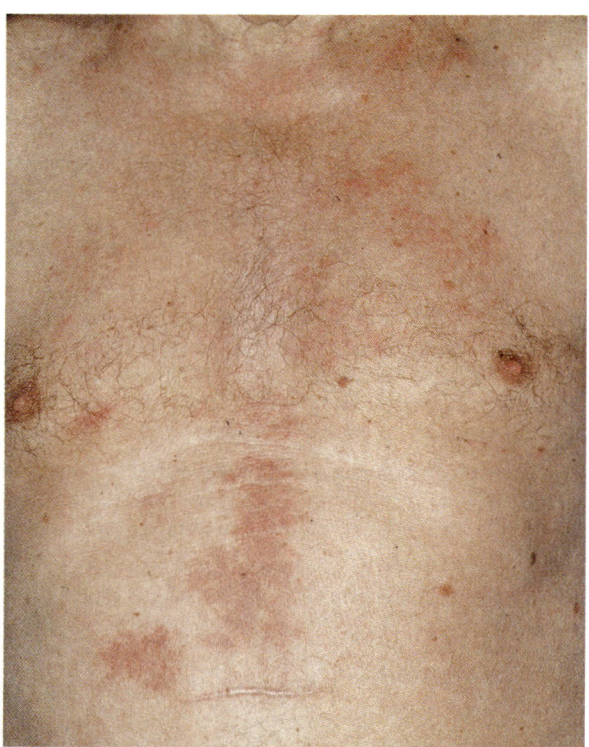

Mucinosis erythematosa reticularis

Mucinosis follicularis [Kreibich 1926]

Synonyme. Alopecia mucinosa (Pinkus 1957), Mucophanerosis intrafollicularis et seboglandularis (Braun-Falco 1957), Mucinosis follicularis (Jablonska 1959).

Definition. Die Krankheitsbezeichnung deutet auf das führende feingewebliche Symptom hin, nämlich Auftreten von Schleim oder schleimhaltigem Ödem innerhalb degenerativ-nekrobiotisch veränderter Zellen in Talgdrüsen, äußeren Haarwurzelscheiden, ganz selten auch in der Epidermis. Diese Veränderungen werden entweder durch eine entzündliche oder lymphomartige Reaktion ausgelöst.

Vorkommen. Nicht so selten. Vorwiegend am Kopf und an der oberen Körperhälfte. Über Umwelteinflüsse oder genetische Faktoren ist nichts bekannt.

Ätiopathogenese. Ätiologie unbekannt. Im Verlauf einer Exozytose von lymphozytoiden Zellen kommt es zu einer retikulären Epithelzellendegeneration mit nekrobiotischen Vorgängen, in deren Verlauf mukoide Substanzen auftreten. Letztere enthalten reichlich saure Mukopolysaccharide, die sich teilweise als Hyaluronsäure und teilweise als sulfatierte saure Mukopolysaccharide identifizieren lassen. Sie färben sich mit Toluidinblau metachromatisch und sind stark Hale-reaktiv in der Hale-PAS-Reaktion, im übrigen aber PAS-negativ. Die Frage nach der Genese dieser mukoiden Substanzen ist noch nicht sicher geklärt. Die Tatache, daß autoradiographisch kein erhöhter ^{35}S-Sulfateinbau erfolgt, spricht für die Annahme, daß es sich um eine sekundäre Freisetzung derartiger Substanzen im Anschluß an Zellschädigungen besonderer Art handelt; daher auch die Bezeichnung *Mucophanerosis intrafollicularis et seboglandularis*.

Klinik. Das klinische Bild ist nicht immer charakteristisch und daher die Diagnose meist zunächst nur als Verdachtsdiagnose und erst nach histologischer Untersuchung definitiv möglich. Gewöhnlich findet man im Gesicht oder am Kapillitium, seltener auch am Nacken, an den Schultern, den Extremitäten oder am Rumpf einen oder mehrere, relativ gut abgegrenzte, polsterartig flach erhabene, ödematös-infiltrierte, entzündlich gerötete Herde mit einer festhaftenden pityriasiformen Schuppung, welche an ein nummuläres Ekzematid erinnern und gelegentlich auch jucken können. Nicht selten werden die entzündlichen Herde durch folliculäre, teilweise auch das Hautniveau überragende fadenförmige Follikelkeratosen markiert. Bei seitlichem Druck können sich aus den Follikelmündungen fadenziehende mukoide Substanzen entleeren. Innerhalb der Herde kommt es zum Haarausfall, der nicht auffällt, wenn die Herde im Bereich von Vellushaarfollikeln sitzen. Bei Lokalisation der Herde am Kapillitium, in der Bartgegend oder an den Augenbrauen wird umschriebener Haarausfall zum führenden klinischen Symptom; daher die Bezeichnung: *Alopecia mucinosa*. Gelegentlich kann erheblicher Juckreiz bestehen.

Zwei Formen von Mucinosis follicularis sollten unterschieden werden:

Idiopathische Mucinosis follicularis. Diese entspricht dem eben beschriebenen Krankheitsbild. Bei den *subakuten Verlaufsformen* bleiben die Krankheitsherde für einige Wochen oder wenige Monate bestehen und heilen dann spontan ab. Stets erfolgt die Abheilung unter Wiedereinsetzung des Haarwachstums und ohne Atrophie.
Bei mehr *chronischen Verlaufsformen* können die Herde zahlreicher sein und auch eine größere Polymorphie aufweisen. Hier findet man durchweg plaqueförmige oder knotenförmige sukkulent-entzündliche Infiltrate, manchmal auch mehr an Ekzematide erinnernde Veränderungen oder distinkte hautfarbene Knötchen, die in größeren unregelmäßigen Arealen, besonders im Schulterbereich, aggregiert sein können. Diese chronischen Verlaufsformen können über mehrere Jahre persistieren. Hier muß stets daran gedacht werden, daß Mucinosis follicularis als Symptom eines malignen Lymphoms der Haut zu gelten hat.

Symptomatische Mucinosis follicularis. Diese Form ist wesentlich häufiger als die idiopathische Form. Nach eigenen Untersuchungen ist das Verhältnis etwa 1:3.

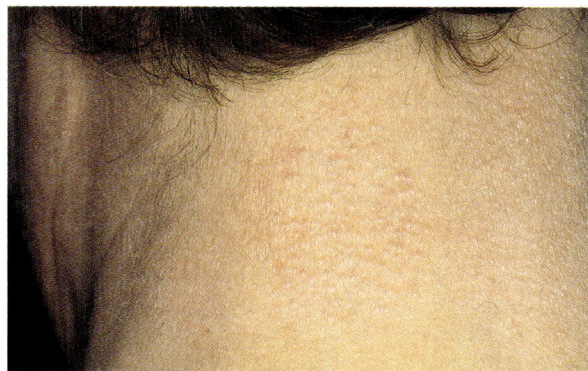

Mucinosis follicularis, idiopathische Form

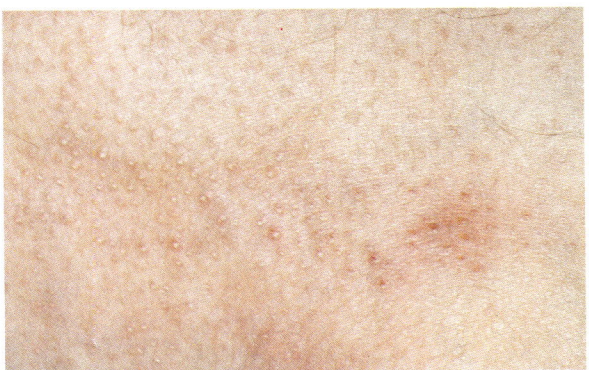

Mucinosis follicularis, symptomatische Form bei Mycosis fungoides

Man sollte daher eine Mucinosis follicularis als eine präneoplastische Erkrankung werten. Oft findet man die Erkrankung als typisches Hautsymptom bei malignen Lymphomen der Haut, besonders bei T-Zelllymphomen wie Mycosis fungoides. Auch bei anderen Formen von malignen Lymphomen und bei M. Hodgkin der Haut wurde sie bekannt. Die pathologischen Veränderungen im Bereich von Talgdrüsen und äußeren Wurzelscheiden sind übrigens dieselben wie bei idiopathischer Mucinosis follicularis. Die genaue Analyse des umgebenden dermalen Infiltrats läßt aber einen Rückschluß auf die Grundkrankheit zu. Nicht selten kann auch eine klinisch typische Mycosis fungoides im Infiltrations- oder Tumorstadium mit einer klinisch typischen Mucinosis follicularis zusammen vorkommen.

Histopathologie. In der äußeren Wurzelscheide des Haarfollikels oder der supraseboglandulären Follikelportion, ferner häufig in den Talgdrüsenläppchen, ganz selten auch in der Epidermis, beobachtet man eine Exozytose von lymphozytoiden Zellen des angrenzenden Infiltrats mit Entwicklung einer retikulären Epithelzellendegeneration und Auftreten von charakteristischen Spalten und Hohlräumen, die mit einem mukoiden, an sauren Mukopolysacchariden reichen Material (Acidoglykoproteide) angefüllt sind. Diese sind metachromatisch, Hale-reaktiv, PAS-negativ und lassen sich als fädig-schleimige Substanzen nachweisen. Bei idiopathischer Muzinose ist ein mehr oder minder starkes perifolliculäres lymphohistiozytäres Infiltrat typisch, das auch reichlich Eosinophile enthalten kann. Bei der symptomatischen Form entspricht das Infiltrat dem der Grundkrankheit.

Verlauf. Bei idiopathischer Form kann eine mehr akute benigne Verlaufsform, mit wenigen Herden und Spontaninvolutionstendenz innerhalb von wenigen Monaten, von einer mehr chronischen Verlaufsform mit einer größeren Zahl von Herden und größerer Ausdehnung über das Hautorgan sowie größerer Polymorphie der Einzelherde abgegrenzt werden. Diese chronischen Formen können über viele Jahre ohne irgendeinen Anhalt für eine andere Krankheit persistieren. Symptomatische Formen sind durch mangelnde Rückbildungsneigung charakterisiert.

Prognose. Diese ist mit Vorsicht zu stellen. Patienten mit Mucinosis follicularis sollten sorgfältig über Jahre kontrolliert werden, da auch bei den idiopathischen Formen damit gerechnet werden sollte, daß sich später doch Mycosis fungoides oder andere Formen maligner Lymphome der Haut entwickeln.

Differentialdiagnose. Mucinosis follicularis präsentiert sich in behaarten Hautpartien als Alopezie. So ergibt sich die Abgrenzungsnotwendigkeit von Alopecia areata oedematosa (Kveim 1941), Tina capitis oder Tinea barbae (Pilznachweis) und am Kapillitium auch gegenüber der Diagnose: *umschriebene Lichenifikation am Kapillitium mit simultaner reversibler Alopezie* (Braun-Falco 1960). Hier ist der haarfreie Herd allerdings stärker entzündlich verändert und wirkt lichenifiziert.

An vellusbehaarten Körperpartien ist an Exsikkationen, seborrhoisches Ekzem, Lichen simplex chronicus, auch an Lichen ruber acuminatus zu denken. In jedem Fall ist, auch zur Beurteilung der Dignität, histologische Untersuchung anzuraten.

Therapie. Meist schwierig. Bei idiopathischen Formen wird man örtlich glukokortikoidhaltige Externa anwenden, die allerdings weniger wirksam sind als innerliche Glukokortikoidtherapie (20–40 mg Prednisolon tgl. oder entsprechende Isodosen mit langsamer Reduktion). Auch ein Versuch mit Photochemotherapie oder Röntgenweichstrahlentherapie (3- bis 4mal 1 Gy im Abstand von 8 Tagen oder mehr) kommt in Betracht. Bei symptomatischer Mucinosis follicularis steht die Behandlung der Grundkrankheit im Vordergrund.

Porphyrien

Biochemische Vorbemerkungen und Krankheitsklassifikation

Porphyrien sind seltene angeborene oder erworbene Erkrankungen, denen eine Störung innerhalb der Biosynthese von Glycinsukzinat zu Häm zugrunde liegt. In Abhängigkeit von der Art der Störung können sich verschiedene klinische Formen von Porphyrien entwickeln, welche ihrerseits durch einen erhöhten Gehalt an bestimmten Porphyrinen oder deren Vorstufen in Geweben und Ausscheidungsprodukten (Urin, Stuhl) gekennzeichnet sind. Da die Porphyrine lichtsensibilisierende (phototoxische) Substanzen sind, findet man phototoxische Hauterscheinungen in lichtexponierten Hautarealen bei allen Formen von Porphyrinsynthesestörungen. Als Ausnahme gilt nur die Porphyria acuta intermittens. Die genetisch bedingte biochemische Anomalie wird bei manchen Patienten nicht offenbar; man spricht dann von latenter Porphyrie. In solchen Fällen wird die Erkrankung manchmal erst nach Provokation manifest, so z.B. durch Arzneimittel wie Chloroquin, Griseofulvin, vielleicht auch Ovulationshemmer, ferner durch Chemikalien, Umweltschadstoffe oder Schwermetalle.

Porphyrinbiosynthese und Eigenschaften von Porphyrinen

Porphyrine kommen als prosthetische Gruppe in zahlreichen Porphyrinproteinen vor, wobei für den Menschen die Eisen-Porphyrin-Verbindungen, die sog. Hämoproteide die wichtigsten sind. Als Hämenzyme (Zytochrome, Peroxydasen, Katalasen) werden sie in jeder Zelle benötigt, als Hämoglobin und Myoglobin bewerkstelligen sie Transport und Übertragung von Sauerstoff im Organismus. Obwohl Porphyrine wahrscheinlich in jeder Zelle gebildet werden können, fungieren als Hauptorte für die Porphyrinbildung das erythropoetische System, die Leber und die Nieren.

Die *Biosynthese der Porphyrine* ist in den letzten Jahren aufgeklärt worden (vgl. Abb.). Durch Kondensierung von Sukzinat und Glycin mit nachfolgender Dekarboxylierung entsteht δ-Aminolävulinsäure, durch nachfolgende Kondensierung von 2 Molekülen δ-Aminolävulinsäure Porphobilinogen; 4 Moleküle Porphobilinogen bilden ihrerseits die Porphyrine. Je nach den Seitengruppen entstehen Uroporphyrinogen I und Koproporphyrinogen I und aus diesem schließlich Protoporphyrin I, aus dem durch Eiseneinlagerung während der Fetalzeit das Häm als prosthetische Gruppe des Hämoglobins gebildet wird.

Beim Erwachsenen werden aus Porphobilinogen hauptsächlich die Porphyrine vom Typ III (über Uroporphyrinogen III, Koproporphyrinogen III), Protoporphyrinogen und Protoporphyrin gebildet. Aus Protoporphyrin entsteht durch Eiseneinlagerung beim Erwachsenen Häm. Uroporphyrinogen I und Koproporphyrinogen werden gleichzeitig in Uroporphyrin und Koproporphyrin umgewandelt und im Harn und Stuhl ausgeschieden.

Die einzelnen Schritte in der Biosynthese von Häm werden enzymatisch durch spezifische Enzyme katalysiert, von denen das wichtigste die δ-Aminolävulinsäuresynthase (ALS) ist, da dies als limitierendes Enzym der ganzen Synthesefolge bis zum Protoporphyrin fungiert.

Die normale Porphyrinausscheidung beträgt 50–100 μg/24 h im Urin und 200–500 μg/24 h im Stuhl. Sie ist deshalb relativ gering, weil die Leber Porphyrine über den enterohepatischen Kreislauf aus dem Darm aufnehmen kann.

Alle Porphyrinderivate sind stark rot gefärbt und zeigen intensive Eigenfluoreszenz. Porphyrine und besonders Uroporphyrine fluoreszieren stark in rötlicher Farbe in langwelligem UV-Licht. Ihr Absorptionsmaximum liegt bei 400 nm.

Der *Harn* ist bei Porphyrien meistens rötlich oder braunrötlich gefärbt oder wird nach dem Stehen rot. Charakteristisch ist die Rotfluoreszenz des Porphyrinharns im UV-Licht (Höhensonne oder Wood-Licht im abgedunkelten Raum), ein Verfahren, das ebenso geeignet ist zum qualitativen Nachweis von Porphyrinen wie die Untersuchung im Handspektroskop.

Die durch kurzwelliges sichtbares und langwelliges UV-Licht (UV-A) bewirkte Fluoreszenz dürfte auch für die *phototoxischen Eigenschaften der Porphyrine* verantwortlich sein, die in lichtexponierten Hautbereichen zu Hauterscheinungen Veranlassung geben. Lediglich bei der akuten intermittierenden Porphyrie beobachtet man keine photokutanen Reaktionen, weil hier die Porphyrine wahrscheinlich an einen Zinkkomplex in den Hämoproteiden gebunden bleiben und daher nicht frei in die Haut gelangen. Die photodynamischen Beziehungen zwischen Hauterscheinungen und Porphyrinen sind noch nicht ganz aufgeklärt.

Klassifikation der Porphyrien. Porphyrien können als Erkrankungen aufgefaßt werden, die auf enzymatischen Störungen im Porphyrinstoffwechsel beruhen. Da die Hämoproteine der Erythrozyten im Knochenmark und diejenigen der Atmungsenzyme besonders

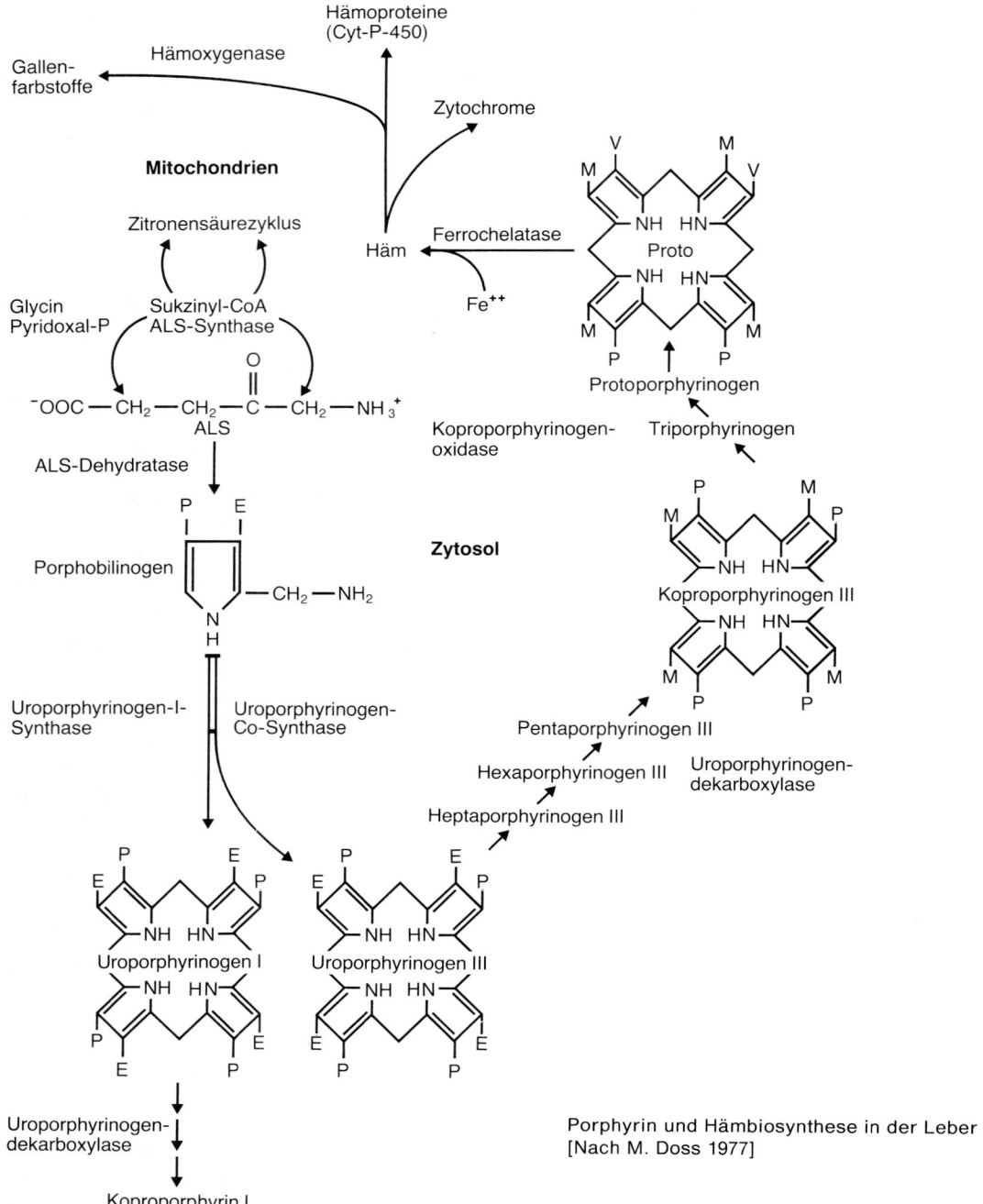

Porphyrin und Hämbiosynthese in der Leber
[Nach M. Doss 1977]

in der Leber gebildet werden, ergibt sich folgende Klassifikation der Porphyrien:

Erythropoetische Porphyrien
    Porphyria erythropoetica congenita (CEP)
    Protoporphyria erythropoetica (EPP)
Hepatische Porphyrien
    Porphyria acuta intermittens (AIP)
    Porphyria variegata (VP)
    Porphyria cutanea tarda (PCT)
    Coproporphyria hereditaria (CP)
Hepatoerythropoetische Porphyrien
    Porphyria hepatoerythropoetica (HEP)

Sekundäre oder symptomatische und andere Porphyrien

[Alkoholismus, Intoxikationen (Schwermetalle, insbesondere Blei), Chemikalien, Schädlingsbekämpfungsmittel (Hexachlorbenzol), Lebererkrankungen, Blutkrankheiten]

Die letzteren sind erworben und können sich als Porphyrinurien oder/und Porphyrinämien manifestieren.

Als Ursachen kommen in Betracht:
Infektionskrankheiten, Medikamente (Analgetika, Sedativa, Antibiotika, Sulfonylharnstoffderivate, Iso-

niazid, Griseofulvin, Sexualhormone wie etwa Östrogene in Ovulationshemmern, Narkose), Diabetes mellitus, Malignome, Eisenstoffwechselstörungen (Hämosiderose, Hämochromatose), Schwangerschaft und Hungerzustand.

Diagnostik. Diagnostisch wichtig ist, bei Hauterscheinungen in lichtexponierten Hautbereichen, die nach Sonnenexposition exazerbieren, an Porphyrien zu denken. Die Hauterscheinungen erinnern an Epidermolysis bullosa oder phototoxische Dermatitis. Auch bei Melanosen und Entwicklung von Symptomen einer chronisch lichtexponierten Altershaut bei Jugendlichen sollte an das mögliche Vorliegen von Porphyrie gedacht werden.
In solchen Fällen ist die Untersuchung von Urin, Stuhl und Blut auf Porphyrine notwendig. Auch die Erythrozytenrotfluoreszenz ist zu prüfen.

Chemische Marker. Gemäß der oben gegebenen Klassifikation gelten folgende Unterscheidungsmerkmale:

CEP: Rotfluoreszenz der Erythrozyten, Uroporphyrin I im Urin
EEP: Rotfluoreszenz der Erythrozyten, Protoporphyrin in Erythrozyten und im Stuhl, Urin gewöhnlich negativ
AIP: δ-Aminolävulinsäure und Porphobilinogen im Urin
VP: Protoporphyrin und Koproporphyrin im Stuhl
PCT: Uroporphyrin im Urin, kein Porphobilinogen
CP: Koproporphyrin in Urin und im Stuhl
HEP: Rotfluoreszenz der Erythrozyten (gelegentlich), Protoporphyrine in Erythrozyten, Uroporphyrin im Urin und Porphyrinurie mit Bevorzugung von Pentacarboxyporphyrin

Sekundäre symptomatische Porphyrien. Porphyrine im Blut oder Urin, kein Porphobilinogen.

Erythropoetische Porphyrien

Bei den erythropoetischen Porphyrien beschränken sich die Störungen im Porphyrinstoffwechsel auf den Biosyntheseweg zum Häm in den Zellen des erythropoetischen Systems.
Erythropoetische Porphyrien sind wesentlich seltener als hepatische Porphyrien. Dermatologisch sind sie durch Lichtüberempfindlichkeit infolge phototoxischer Reaktionen durch Anreicherung von Porphyrinen in der Haut gekennzeichnet.

Porphyria erythropoetica congenita (CEP)
[Garrod 1899, Günther 1911]

Synonyme. Kongenitale erythropoetische Porphyrie, M. Günther, kongenitale Porphyrie.

Definition. Extrem seltene hereditäre Erkrankung, klinisch gekennzeichnet durch mutilierende Hauterscheinungen in lichtexponierten Hautbereichen, Ausscheidung großer Mengen von Uroporphyrin I im Harn und hämolytische Anämie.

Vorkommen. In der Weltliteratur sind etwa 60–80 Fälle bekannt geworden. Der Erbgang der bei verschiedenen Rassen vorkommenden Störung ist autosomal-rezessiv. Die exzessive Lichtempfindlichkeit besteht von Geburt an. Hauterscheinungen werden daher bereits gleich nach der Geburt durch Sonnenstrahlen ausgelöst.

Pathogenese. Die genetisch determinierte Störung lokalisiert sich hauptsächlich in das erythropoetische System im Knochenmark; wahrscheinlich beruht sie auf einem Ungleichgewicht der Synthese von Typ-I-Porphyrin aus Porphobilinogen. Im Hämolysat und in Fibroblasten wurde ein gestörtes Gleichgewicht zwischen Uroporphyrinogen-I-Synthase und Uroporphyrinogen-III-Co-Synthase nachgewiesen. Daher ist der Porphyringehalt von Erythroblasten und Erythrozyten stark erhöht, und massive Mengen von Porphyrinen vom Typ I werden im Urin ausgeschieden.

Klinik. Beginn bei Geburt. Die starke Lichtempfindlichkeit führt zu Unruhe und Schreien, wenn solche Kinder der Sonne ausgesetzt sind.

Hauterscheinungen. Bereits kurze Zeit nach Sonnenexposition entwickeln sich Juckreiz, Brennen und ödematöse Erytheme. So entsteht ein dermatitisartiges Krankheitsbild. Es entwickeln sich auch Bläschen und oft hämorrhagische Blasen in den lichtexponierten Hautbereichen, besonders an den Ohrrändern. Das Krankheitsbild kann jetzt an Epidermolysis bullosa hereditaria oder Hydroa vacciniformia erinnern.
Im Verlauf kommt es zur Ausbildung varioliformer Narben, zunehmend zu schwerer Vernarbung, Synechiebildung im Fingerbereich und später schweren Mutilationen mit Hyper- und Depigmentierungen. Die photokutanen Destruktionen führen gewöhnlich im Scheitelbereich zu einer permanenten Alopezie (*Pseudopeladesyndrom*). Starke Photophobie.

Hypertrichose. Sie ist vom feinen lanugoartigen Typ und betrifft hauptsächlich Gesicht und Extremitäten, besonders die Beine.

Erythrodontie, d.h. Rotfluoreszenz der Zähne im langwelligen UV-Licht (Untersuchung mit Wood-Licht) ist ein sehr konstantes Symptom. Im übrigen sind die Zähne mehr bräunlich oder gelb gefärbt.

Chronische hämolytische Anämie (Photohämolyse) und *Splenomegalie* entwickeln sich im Verlauf der Krankheit und bessern sich oft nach Splenektomie.

Keratokonjunktivitis, Ektropium und *Symblepharon* sind reaktive Zeichen phototoxischer entzündlicher Veränderungen im Augenbereich.

Histopathologie. Die Blasen entstehen subepidermal, später zunehmende Vernarbung und Hyalinisierung des Bindegewebes ähnlich wie bei EPP, wahrscheinlich infolge fortwährender phototoxisch bedingter Seruminsudationen in das Hautbindegewebe.

Laborbefunde
Urin: Rosa- bis burgunderroter Urin mit starker Rotfluoreszenz. Uroporphyrin I stark vermehrt, Koproporphyrin I weniger stark, aber doch eindeutig vermehrt. Keine Porphyrinvorstufen (δ-Aminolävulinsäure, Porphobilinogen). Ehrlich-Aldehydprobe negativ.
Stuhl: Koroporphyrin I stärker vermehrt als Uroporphyrin I.
Erythrozyten: Bluterythrozyten zeigen permanente Rotfluoreszenz (daher die Bezeichnung *Fluorozyten*). Porphyrin (Uroporphyrin I) deutlich erhöht; evtl. hämolytische Anämie.
Knochenmark: Starke Fluoreszenz im Knochenmark, besonders in Erythroblasten und Erythrozyten.
Leber: Funktionen nicht gestört.

Verlauf. Die Photodermatose ist im Winter geringer ausgeprägt. Narbenbildung hängt weitgehend von bakterieller Sekundärinfektion ab. Im Verlauf führen Ulzerationen und konsekutive Vernarbung zum Verlust von Fingernägeln, der Fingerendglieder, des Nasen- und Ohrknorpels (Mutilation) und zu völliger Bewegungsunfähigkeit. Selten werden die Patienten älter als 50 Jahre.

Differentialdiagnose. Diese hat die HEP zu berücksichtigen, ferner auch dystrophische Formen von Epidermolysis bullosa hereditaria (seit Geburt, auch an bedeckten mechanisch belasteten Körperstellen) und Xeroderma pigmentosum.

Therapie. Es gibt keine optimale Therapie.
Innerlich: Bei hämolytischer Anämie Versuch mit Splenektomie. Über die photoprotektive Wirkung von β-Karotin (Carotaben, 100–200 mg tgl.) bestehen keine größeren positiven Erfahrungen. Neuerdings wird von Ippen ein Versuch mit Chloroquin (Resochin) in niedriger Dosierung (62,5–125 mg 2mal wöchentlich) empfohlen.
Äußerlich: Vermeidung von Sonnenlicht, ausreichender Lichtschutz mit Handschuhen oder abdeckenden Maßnahmen wie Contralum, Lotio Cordes nach vorherigem Auftragen von Lichtschutzcreme (Ilrido Ultra, Delial 10, Solabar) und Vermeidung von Sekundärinfektion postbullöser Erosionen. Seitlich gut abschließende Sonnenbrille.

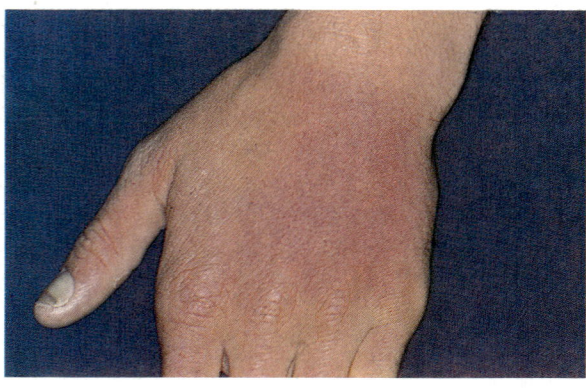

Protoporphyria erythropoetica (EPP), Dermatitistyp

Protoporphyria erythropoetica (EPP)
[Kosenow und Treibs 1953]

Synonyme. Erythropoetische Protoporphyrie, erythrohepatische Protoporphyrie, protoporphyrinämische Lichtdermatose.

Definition. Genetisch determinierte Störung im Porphyrinstoffwechsel durch Mangel der mitochondrialen Ferrochelatase mit Lichtempfindlichkeit. Die Erkrankung ist durch eine hohe Konzentration an Protoporphyrin in Erythrozyten gekennzeichnet und beginnt gewöhnlich bereits in der Kindheit.

Vorkommen. Nicht so selten (etwa 1:100000 Einwohner); wegen der Vielfältigkeit der photodermatologischen Symptomatik aber nicht immer leicht erkennbar. Die Störung wird autosomal-dominant vererbt; keine Geschlechtsbindung. Spontanmutationen kommen vor.

Pathogenese. Immer mehr setzt sich die Ansicht durch, daß der Erkrankung eine genetisch fixierte Aktivitätsschwäche der mitochondrial gebundenen Ferrochelatase zugrunde liegt, die den Einbau von Fe^{++} in Protoporphyrin und damit zu Häm katalysiert. Bemerkenswert ist indessen, daß bei solchen Patienten trotzdem die Hämsynthese offenbar normal erfolgen kann, weil eine Anämie nicht ausbildet. Auch die Leber dürfte als Ort für eine vermehrte Protoporphyrinsynthese in Betracht kommen, da sowohl hier als auch in Fibroblasten Ferrochelatasemangel nachweisbar ist. Es scheint in erster Linie wohl das pathologisch vermehrte Plasmaprotoporphyrin zu sein, das für die phototoxischen Hautreaktionen verantwortlich zu machen ist, und nicht so sehr das vermehrte Erythrozytenprotoporphyrin. Da Protoporphyrin über den hepatobiliären Weg eliminiert wird, kommt es nicht zu einer vermehrten Ausscheidung von Porphyrinen im Urin.

Klinik. Das klinische Erscheinungsbild ist vielgestaltig. Die Krankheitserscheinungen werden durch langwelliges UV-A-Licht ausgelöst. Typisch sind Saisongebundenheit (sonnenreiche Jahreszeit) und Auslösung mehr akuter Hautreaktionen nach direkter Sonnenlichtexposition, manchmal auch durch Fensterglas oder leichte Kleidung hindurch sowie selten nach Bestrahlung mittels Fluoreszenzlampen. Bereits Säuglinge können im ersten Lebenssommer bei Sonnenexposition deshalb zu schreien anfangen; Kleinkinder klagen über Brennen in den sonnenlichtexponierten Hautbereichen. Dermatologisch kann man mehrere Erscheinungsformen abgrenzen:

Dermatitistyp. Hier entwickeln sich bereits nach relativ geringfügiger Sonnenbestrahlung und ganz akut meist im Gesicht (Nase, Jochbeingegend, Kinn, Ohrränder) und an Finger- und Handrücken Brennen und Juckreiz, wenige Stunden später Erythem, manchmal zusammen mit Ödem wie bei initialer akuter Dermatitis solaris; dieses kann mehrere Tage, sogar Wochen, bestehen bleiben. Bei Kindern können sich Bläschen mit sekundärer Verkrustung und – besonders an Nasenrücken, Wangen und Fingerrücken – im Verlauf kleine atrophische varioliforme Narben entwickeln. Letztere und auch periorale Pseudorhagaden sind ein typisches auf die Diagnose hinweisendes Symptom.

Gelegentlich resultiert auch in den chronisch sonnenexponierten Hautbereichen eine lichenifiziert wirkende Vergröberung des Hautreliefs.

Pruritustyp. Objektiv keinerlei dermatologische Symptome. Charakteristisch und zur Diagnose führend ist die Patientenangabe, daß es stets kurz nach auch relativ geringer Besonnung in den lichtexponierten Hautarealen unangenehm juckt oder brennt.

Urtikariatyp. Phototoxische Hautreaktion in Form einer Urticaria solaris; in den lichtexponierten Hautarealen kommt es zur Entwicklung von geröteten, fleckigen elevierten Erythemen und von Urtikä. Subjektiv besteht Brennen oder unangenehmer Juckreiz.

Quincke-Ödem-Typ. Nach Sonnenexposition entwickeln sich teigige subkutane Schwellungen in belichteten Hautarealen an den Handrücken, im Periorbitalbereich oder an den Wangen, meist ohne entzündliches Begleiterythem. Der Befund ähnelt dem angioneurotischen Ödem (Quincke-Ödem).

Hydroa-vacciniformia-Typ. Hier finden sich gelegentlich nach einem vesikulösen Vorstadium papulonekrotische Effloreszenzen mit Ausbildung varioliformer Narben, besonders am distalen Nasenrücken, an den Ohrläppchen und Handrücken. Wichtig ist die Tatsache, daß keineswegs alle Fälle von Hydroa vacciniformia als erythropoetische Protoporphyrie zu interpretieren sind.

Typisch ist ferner temporale oder zygomatische *Hypertrichose*. Im Gegensatz zur CEP fehlen Erythrodontie oder Fluoreszenz der Haut.

Bei älteren Patienten fällt zunehmende Furchung der Lippen im Sinne von *Pseudorhagaden* auf. Mehr diffuse verruziforme Verdickungen bzw. Vergröberungen der Haut über den Finger- und den Fingergrundgelenken entsprechen den Hauterscheinungen, wie sie auch für Lipoidproteinose (Hyalinosis cutis et mucosae, Urbach-Wiethe-Syndrom) klinisch und histologisch typisch sind: *lichtinduzierte Lipoidproteinose* (s.S. 772).

Symptome. Das Allgemeinbefinden ist nicht wesentlich gestört. Charakteristische Symptome sind heftiges Brennen oder brennender Juckreiz bei Auftreten der Erscheinungen bzw. der durch Sonnenbelichtung ausgelösten Schübe. Bei schweren Verlaufsformen wurden auch akute *Allgemeinsymptome* wie Schlaflosigkeit, motorische Unruhe oder Gereiztheit beobachtet; sie bilden sich rasch wieder zurück. Es kann zur Entwicklung einer *Leberbeteiligung* bis zu einer letal verlaufenden Leberzirrhose kommen.

Histopathologie. Wenn es zu Bildung von Blasen kommt, sind diese stets subepidermal lokalisiert. Um die Kapillaren im Stratum papillare und auch im oberen Stratum reticulare des Koriums kommt es unter Multiplikation der Basallamina der Gefäße zur Ablagerung von stark PAS-reaktiven amorphen Massen, die sich histochemisch als Glykoproteine erweisen und denen ähnlich sind, die beim Urbach-Wiethe-Syndrom auftreten. Auch immunpathologisch sind Immunglobuline besonders in kleineren Gefäßen nachweisbar. Im Gegensatz zur letztgenannten Erkrankung sind diese Veränderungen aber stets auf lichtexponierte Hautpartien beschränkt. Wahrscheinlich handelt es sich um Insudation von Serumglykoprotein im Anschluß an phototoxische Reaktionen nach Lichtexposition infolge von Gefäßpermeabilitätsstörungen, mit regenerativer Vervielfachung der perivaskulären Basallamina.

Laborbefunde. Bei den Patienten und meist auch ihren Angehörigen findet man deutlich erhöhte Konzentrationen von Protoporphyrin in Erythrozyten, Blutplasma und Stuhl. Selten kann die Porphyrinvermehrung auch in einem der 3 Kompartimente fehlen. Untersuchung des Urins auf Porphyrin ist gewöhnlich negativ, weil Protoporphyrine über die Leber und die Galle ausgeschieden werden.

Urin: Farbe normal, keine erhöhte Ausscheidung von Porphyrinen oder Porphyrinvorstufen.

Stuhl: Erhöhte Ausscheidung von Protoporphyrin und von Koproporphyrin ist nicht selten.

Erythrozyten: Orangerote Fluoreszenz der Erythrozyten (Fluorozyten) bei einem Aktivitätsspektrum

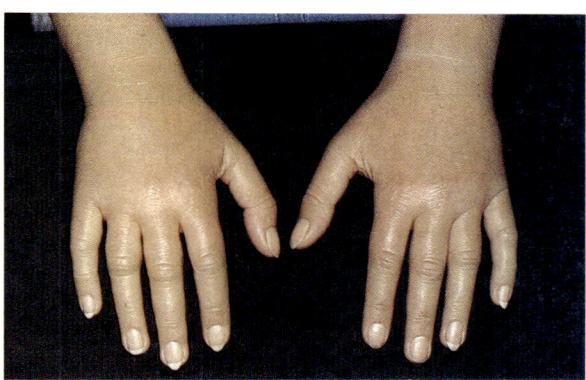

Protoporphyria erythropoetica (EPP), Quincke-Ödem-Typ

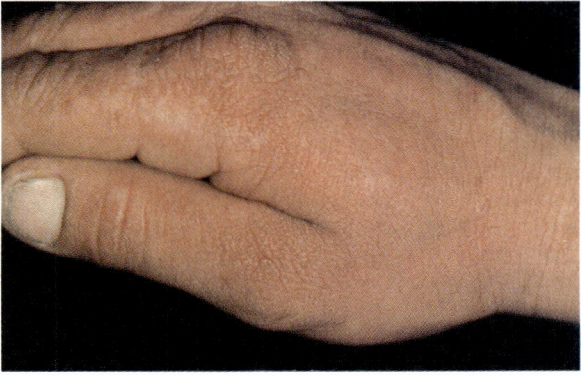

Protoporphyria erythropoetica (EPP), mit lichtinduzierter Hyalinosis cutis

von 400 nm im Fluoreszenzmikroskop ist die rascheste und sensibelste Untersuchung, welche bei EPP-Verdacht durchgeführt werden sollte. Praktisch wichtig ist die Tatsache, daß im Gegensatz zur permanenten Erythrozytenfluoreszenz bei CEP die Erythrozytenfluoreszenz bei EPP nach 10–15 s erlischt. Fluorozyten sind übrigens nicht immer nachweisbar; ggf. sind mehrfache Untersuchungen erforderlich. Biochemisch ist das Erythrozytenprotoporphyrin unterschiedlich stark erhöht.
Blutplasma: Protoporphyrin erhöht.
Knochenmark: In Fällen, in denen die Erythrozytenfluoreszenz im Blut negativ ist, sollte das Knochenmark auf fluoreszierende Erythroblasten untersucht werden.
Hauttest: Auslösung charakteristischer Quaddeln, verbunden mit Juckreiz, mit einem Monochromator im UV-A-Spektrum und dem angrenzenden sichtbaren Licht oder mit anderen UV-A-Strahlern.

Verlauf und Prognose. Unterschiedlicher Verlauf. Nicht selten kann die klinische Manifestation im Erwachsenenalter geringer werden oder aufhören, obwohl die Störungen im Porphyrinstoffwechsel bestehen bleiben. Die allgemeine Prognose ist günstig, wenn auch die Möglichkeit der Entwicklung von Cholelithiasis oder Cholezystitis besteht und selten auch Leberbeteiligung mit Zirrhoseneigung vorkommt, als Folge der Leberüberbelastung mit Protoporphyrin.

Differentialdiagnose. Wichtig sind die Saisongebundenheit und Lichtabhängigkeit der Hautveränderungen. Die Abgrenzung von anderen Porphyrien ergibt sich leicht durch Anamnese, klinische Befunde und Laborergebnisse. An allergische Kontaktdermatitis, Quincke-Ödem, polymorphe Lichtdermatosen und Urticaria solaris ist zu denken. Hier helfen Erythrozytenfluoreszenz und Biopsie.
Die Abgrenzung von der in ihrer Eigenständigkeit noch nicht gesicherten, von Heilmeyer 1963 beschriebenen *Coproporphyria congenita erythropoetica* (erythropoetische Koproporphyrie, ECP) ist nicht schwer. Bei dieser im Klinischen der EPP ähnlichen und wahrscheinlich ebenfalls autosomal-dominant vererbten Krankheit weisen die Erythrozyten infolge erhöhter Konzentration von Koproporphyrin III ebenfalls Rotfluoreszenz auf, während der Porphyringehalt in Urin und Stuhl normal bleiben soll.

Therapie
Innerlich: Eine wirksame Therapie existiert nicht, da Enzymsubstitution nicht möglich ist. Ein Versuch mit β-Karotin (Carotaben 100–300 mg tgl.) in den lichtreichen Monaten unter gelegentlicher Kontrolle der Leberfunktion ist indiziert. Auch ein Versuch mit Chloroquin wie bei PCT (niedriges Dosierungsschema ist wegen gelegentlich toxischer Nebenwirkung infolge von Porphyrinmobilisierung angezeigt) kommt in Betracht. Ansonsten Antihistamine vor Sonnenexposition oder bei stärkerem Juckreiz.
Äußerlich: Lichtschutzmaßnahmen mit hohem Lichtschutzfaktor (10–20) und Filterwirkung im UV-A- und UV-B-Bereich (Spectraban, Contralum, Ilrido Ultra, Solabar oder Delial 20) und darüber ein abdeckendes kosmetisches Make-up (Covermark, Contralum Ultra oder Lotio Cordes).

Hepatische Porphyrien

Bei den hepatischen Porphyrien sind die Störungen im Porphyrinstoffwechsel hauptsächlich in der Leber lokalisiert. Allerdings können mit entsprechend empfindlichen Methoden vielfach gleichzeitig auch Störungen in Erythrozyten nachgewiesen werden.
Bei den *akuten hepatischen Porphyrien* führt der primäre genetisch fixierte Enzymdefekt im Sinne einer molekularen Regulationskrankheit zu einer totalen Regulationsstörung und einer Induktion der mitochondrialen δ-Aminolävulinsäuresynthese in der Leber. Bei den *chronischen hepatischen Porphyrien,* welche sich auf einem chronischen Leberschaden ausbilden, werden die Kontrollmechanismen der Porphyrin- und Hämsynthese dagegen kaum gestört, sie sind vielmehr wahrscheinlich als eine Membrankrankheit (Leberschaden und Uroporphyrinogendekarboxylasedefekt) zu verstehen.
Hepatische Porphyrien kommen häufiger vor als erythropoetische. Dermatologische Symptome, die auf Lichtüberempfindlichkeit hindeuten, sind nicht immer zu finden.
Vielfach werden hepatische Porphyrien, möglicherweise auf genetischer Basis, durch *exogene Provokatoren* ausgelöst:

Noxen, die bei AIP, VP und CP klinische Erscheinungen auslösen können

Schlafmittel
   Barbiturate, Glutethimid, Methyprylon, Carbromal u.a.

Antiphlogistika
   Phenylbutazon, Pyrazolonderivate

Analgetika, Narkotika
   Halothan, Ketamine, Pentazocin u.a.

Psychopharmaka
   Diazepine, Meprobamat, Imipramin, Nicetamid u.a.

Antikonvulsiva
   Hydantoin, Trimethadion u.a.

Steroide
   Östrogene, orale Kontrazeptiva

Antimikrobielle Pharmaka
   Sulfonamide, Griseofulvin, Chloramphenicol, Pyrazinamid u.a.

Antidiabetika
   Tolbutamid, Chlorpropamid

Sonstiges
   Ergotamin, Methyldopa, Theophyllinderivate, Farnextrakte (Anthelmintikum)

Weitere Risikofaktoren
   Alkohol, Schwermetalle, kalorienarme Diät

Porphyria acuta intermittens (AIP)

Synonyme. Akute intermittierende Porphyrie, Porphyria hepatica acuta.

Definition. Nicht seltene hereditäre, akut auftretende Porphyrie, welche meist durch Arzneimittel, durch hormonale Zyklusphasen bei Frauen oder durch Alkohol provoziert wird und keine Lichtempfindlichkeit verursacht.

Vorkommen. Diese akute Erkrankung betrifft etwa 60–70% der Patienten mit hepatischen Porphyrien und bevorzugt Frauen ($\sim 4:1$). Das Hauptmanifestationsalter liegt zwischen dem 20. und 40. Lebensjahr. AIP wird autosomal-dominant vererbt. Exogene oder endogene Provokation führt zur manifesten Erkrankung. Patienten mit latenter Erkrankung weisen eine erhöhte Porphobilinogenausscheidung im Urin auf.

Ätiopathogenese. Sicher handelt es sich um eine erbliche Störung unterschiedlicher Expressivität und Penetranz in der Regulation der Porphyrinsynthese (Primärdefekt an der Uroporphyrinogen-I-Synthase, nachgewiesen in Erythrozyten, Leber und Fibroblasten) mit regulativer hepatischer Überproduktion von farblosen Porphyrinvorläufern, besonders δ-Aminolävulinsäure (δ-Aminolävulinsäuresynthase stark erhöht) und Porphobilinogen (Uroporphyrinogen-Co-Synthase erhöht).

Klinik. AIP verursacht nur sehr selten Hauterscheinungen. Diese manifestieren sich gewöhnlich als eine leichte Hyperpigmentierung, besonders in lichtexponierten Arealen. Wichtig ist aber, daß der Dermatologe weiß, daß die für diese Erkrankung typischen neurologischen Manifestationen auch bei VP (s.S. 790) vorkommen können.
Die Krankheit wird selten vor der Pubertät manifest. Sie kann in latenter Form das ganze Leben lang bestehen oder durch verschiedene Faktoren provoziert werden. Wahrscheinlich führt die vermehrte Bildung von Porphyrinvorläufern zu Schädigungen im Nervensystem. Wichtige Provokatoren s. Übersicht S. 788.
Eine vielfältige Symptomatik ist für AIP charakteristisch:

Abdominelle Symptome. Unerklärliche kolikartige Schmerzanfälle im Leib. Eine Korrelation zwischen Ausmaß der Porphobilinogen- und Porphyrinausscheidung im Urin und der Schwere eines akuten Schmerzanfalls ist nicht in jedem Falle sicherzustellen. Häufigste Fehldiagnosen sind akute Gallenwegserkrankungen, Pyelitis, akute Pankreatitis, akute Appendizitis oder akuter Ileus ohne Abwehrspannung. Die Abdominalkoliken können mit schwerem Erbrechen und Obstipation verbunden sein: *Günther-Trias.*

Kardiovaskuläre Symptome. Besonders konstant ist Tachykardie, ferner auch hypertone Kreislaufregulationsstörung.

Periphere Neuropathie. Diese kann während eines akuten Anfalls innerhalb von wenigen Tagen zu einer weitgehenden motorischen Paralyse führen und betrifft die Muskulatur der Extremitäten, die Atemmuskulatur, die Muskulatur des Larynx (Dysphonie) und die der Kopfnerven. Sensorische Neuropathie kann zu Dysästhesien, Parästhesien, Hyperästhesien oder Analgesien, besonders der unteren Extremitäten, Veranlassung geben, ist aber selten.
Manifestationen im autonomen Nervensystem verursachen Tachykardie, Hypertonie, starkes Schwitzen oder Veränderungen der Durchblutung der Haut.

Psychische Veränderungen. Diese äußern sich als neurotische oder depressive Syndrome.

Leberfunktion. Obwohl die vermehrte Ausscheidung der Porphyrine und Porphyrinvorläufer aus der Leber stammt, gehört eine Störung der Leberfunktion nicht zu dem klinischen Bild.

Die Symptome variieren je nach der Erkrankung des betroffenen Patienten, je nach Sitz der Erkrankung im Nervensystem. So erklärt sich die Tatsache, daß solche Patienten den Internisten, Chirurgen, Psychiater, Neurologen oder Gynäkologen wegen ihrer Beschwerden aufsuchen. Charakteristisch ist rascher Wechsel der chemischen Laborbefunde.

Laborbefunde
Urin: Farbe portweinrot oder rötlich-braun. Er kann auch erst nach Stehen an der Luft nachdunkeln; hierbei erfolgt nichtenzymatische Umwandlung von Porobilinogen zur Porphobilin. Infolgedessen nimmt der Urin eine typische braun-schwarze Farbe an. Rotfluoreszenz unter UV-Licht. Der Watson-Schwartz- oder Hoesch-Test im frischen Urin ist während der Attacken positiv. Chromatographische Analyse zeigt starke Erhöhung von δ-Aminolävulinsäure und Porphobilinogen bei geringfügiger oder mäßiger Erhöhung von Uroporphyrin III und Koproporphyrin III, sowie Hepta-, Penta- und Tricarboxyporphyrin.
Stuhl: Gewöhnlich normale Porphyrinkonzentrationen; selten leichte Erhöhung von Uro-, Kopro- und Protoporphyrin.
Erythrozyten: Keine Erythrozytenfluoreszenz.
Blutserum: Ohne diagnostische Bedeutung.

Histopathologie. Am auffälligsten sind die Veränderungen an den Nerven mit Auflösung des Myelins, Chromatolyse, Vakuolisierung im Zytoplasma und Zerstörung von Nervenzellen. Diese Veränderungen werden wahrscheinlich durch Porphobilinogen, vielleicht auch δ-Aminolävulinsäure ausgelöst.

Verlauf. Je nach Schwere der Erkrankung sehr unterschiedlich. Wichtig ist, daß alle provozierenden Faktoren streng gemieden werden und während der akuten Krankheitsphasen eine sorgfältige Behandlung durchgeführt wird.

Differentialdiagnose. AIP ist der große Imitator kolikartiger und neurologischer Erkrankungen. Wichtig ist auch Abgrenzung von Bleivergiftung, die ebenfalls durch abdominale Krisen und periphere Neuropathie charakterisiert ist.

Therapie. Klinische Behandlung evtl. mit intensivmedizinischer Überwachung bei akuten Anfällen oder bei akuten Phasen. Behandlungsprinzipien sind: Infusion ausreichender Mengen von Glukose (400–600 g tgl.) und Flüssigkeitszufuhr (2,0–3,0 l tgl.), Hämatin (250–500 mg tgl.), Zytochrom C (15 mg tgl.), Beachtung der Serumelektrolyte. Bei Tachykardie und Hypertonie Propranolol (Dociton 50,0–200,0 mg tgl.) und Reserpin (0,5 mg tgl.), bei Ileussymptomatik Prostigmin ($\sim$1,0 mg tgl.), bei Unruhe oder Brechreiz Chlorpromazin (Megaphen $\sim$100 mg tgl.). Bei Schmerzen kommen Acetylsalicylsäure und Morphinderivate in Betracht, auch Glukokortikoide. Wichtig die ist Meidung Porphyrie-induzierender Medikamente wie Barbiturate, Sulfonylharnstoffderivate, Östrogene u.a.

Porphyria variegata (VP) [Thiele 1924]

Synonyme. Hereditäre Protokoproporphyrie, gemischte hepatische Porphyrie, südafrikanische genetische Porphyrie.

Definition. Genetische Störung im Porphyrinstoffwechsel mit primärem Enzymdefekt im Bereich der Ferrochelatase oder Protoporphyrinogenoxidase, welche klinisch Symptome der AIP (S. 789) und der PCT (S. 791) miteinander vereint.

Vorkommen. Relativ selten. Die Häufigkeit der Erkrankung wird mit etwa 5% aller Fälle von hepatischer Porphyrie angegeben. Viele Fälle wurden aus Südafrika berichtet. In 13 miteinander verwandten Familien konnte bei 236 Mitgliedern teilweise eine AIP, teilweise aber auch eine PV festgestellt werden. Die akuten Attacken kommen häufiger bei Frauen, die Hautmanifestationen häufiger bei Männern vor. Die Vererbung erfolgt wahrscheinlich autosomal-dominant. Das Hauptmanifestationsalter liegt zwischen dem 20. und 40. Lebensjahr.

Ätiopathogenese. Der genaue genetisch bedingte Defekt in der Hämbiosynthesekette ist noch nicht sicher bekannt. Dowdle et al. sahen in der „kompensatorischen" exzessiven Aktivität der hepatischen δ-Aminolävulinsäuresynthese bei Patienten mit PV den entscheidenden pathogenetischen Faktor. Es ist aber nicht wahrscheinlich, daß es sich nur um die Störung eines Enzyms handelt, sondern sehr wahrscheinlich eher um eine Regulationsstörung innerhalb des Porphyrinstoffwechsels mit einem auffälligen Hämpräkursorenmuster. Zur Zeit wird ein primär genetischer Defekt im Bereich der Ferrochelatase oder Protoporphyrinogenoxidase postuliert. Als Konsequenz besteht vermehrte Ausscheidung von Proto- und Koproporphyrin im Stuhl.

Klinik. Die Erkrankung kann sich in verschiedenen Formen darstellen. In charakteristischen Fällen sieht man die Hautsymptome einer PCT zusammen mit einem Anfallsgeschehen, das der AIP sehr ähnlich ist. Die Hautsymptomatik kann den akuten Attacken vorangehen oder auch erst folgen. In etwa 30% der Fälle wurden nur Hautmanifestationen festgestellt und bei 15% nie Hauterscheinungen.

Hautmanifestationen. Diese entsprechen weitgehend dem klinischen Bild der PCT und sind dort im einzelnen besprochen. Die Hauterscheinungen beginnen meist zwischen dem 20. und 30. Lebensjahr. Sie sind auf die lichtexponierten Hautbereiche (Gesicht, Handrücken) begrenzt.

Akute Attacken. Die Symptome der akuten anfallsartigen Veränderung entsprechen weitgehend denen, wie sie für AIP charakteristisch sind. Sie manifestieren sich hauptsächlich in Form abdominaler Krisen, vegetativer Störungen, peripherer Neuropathie und psychischer Symptome.
Wichtig ist, daß auch die akuten Attacken bei PV wie AIP durch exogene Faktoren, besonders durch Medikamente (S. 788), Alkohol und Hunger ausgelöst werden können.

Laborbefunde
Urin: Während akuter Attacken ist der Urin dunkel oder dunkelt nach (Portweinfarbe) beim Stehen. Rotfluoreszenz unter UV-Licht ist typisch. Der Porphobilinogentest (Ehrlich-Aldehydprobe) fällt positiv aus. Auch der Watson-Schwartz- oder Hoesch-Test ist positiv. Chromatographisch δ-Aminolävulinsäure und Porphobilinogen stark erhöht. Porphyrinurie mit Dominanz der Koproporphyrinfraktion ist typisch, auch Uro-, Hepta-, Penta- und Tricarboxylporphyrin sind vermehrt.
Stuhl: Während akuter Attacken ist Koproporphyrin III vermehrt, in Remissionsphasen sowohl Koproporphyrin III, besonders aber Protoporphyrin III. Dies ist auch differentialdiagnostisch zur Abgrenzung der hereditären Koproporphyrie wichtig, bei der die Koproporphyrinausscheidung im Stuhl dominiert. Auch X-Porphyrine (Porphyrin-Peptid-Konjugate) kommen stark vermehrt vor.
Erythrozyten: Keine Erythrozytenfluoreszenz.
Blutserum: In einigen Fällen wurden erhöhte Werte beschrieben.

Verlauf. Die Prognose ist mit gewisser Vorsicht zu stellen; wegen der Seltenheit der Erkrankung ist genaue Aussage nicht möglich. Fälle, die sich über 10 Jahre erstrecken, wurden beobachtet.

Therapie. Die Behandlung im akuten Anfall entspricht der bei AIP. Wichtig ist die Prophylaxe akuter Attacken durch Meidung auslösender Medikamente, insbesondere von Barbituraten, Sulfonamiden, Sulfonylharnstoffderivaten und Östrogenen. Auch orale Kontrazeptiva können eine PV zur Exazerbation bringen; experimentell wurde gezeigt, daß solche Hormonkombinationen beim Hühnerembryo die δ-Aminolävulinsäuresynthese in Leberzellen induzieren können. Im übrigen Therapie wie bei PCT mit Aderlässen und Lichtschutzmitteln. Über die Wirkung von Chloroquin gibt es keine größeren Erfahrungen. Die

Patienten müssen darauf hingewiesen werden, daß sie aktinische und mechanische Schädigung der Haut in lichtexponierten Bereichen vermeiden sollen. Untersuchung der Familienmitglieder auf VP ist angeraten.

Porphyria cutanea tarda (PCT)
[Günther 1922, Waldenström 1937]

Synonyme. Porphyria hepatica chronica, chronisches Porphyriesyndrom, aktinisch-traumatische bullöse Porphyrindermatose (Tappeiner 1953), Porphyria bullosa congenita tarda.

Definition. Chronisch verlaufende polyätiologische Störung der Biosynthese der Porphyrine, besonders infolge eines Mangels der Uroporphyrinogendekarboxylase in Leberzellen mit typischer Haut- und Lebersymptomatik sowie starker Uroporphyrinausscheidung im Urin, vielfach ausgelöst durch längerfristige Provokation exogener Noxen.

Vorkommen und Pathogenese. Die Häufigkeit der PCT bei Erwachsenen zwischen dem 40. und 70. Lebensjahr wird auf etwa 1% der Bevölkerung geschätzt. Für den Dermatologen die häufigste Porphyrieform; etwa 30–40% aller Porphyrien. Im Gegensatz zu den erythropoetischen Porphyrien treten hier die ersten Manifestationszeichen meist erst nach dem 30. Lebensjahr in Erscheinung. Es besteht deutliche Androtropie (etwa 2:1), obwohl auch Frauen zunehmend häufig erkranken. Die hereditäre Form soll autosomal-dominant erblich sein, die erworbene sporadische oder symptomatische Form durch hepatotoxische Faktoren ausgelöst werden. Wahrscheinlich handelt es sich bei letzterer um ein exogen provoziertes Manifestwerden einer genetisch fixierten, zunächst aber klinisch latenten Störung in der Biosynthese der Porphyrine.
Sicher ist, daß in allen Fällen von PCT ein *chronischer Leberschaden* nachweisbar ist, der allerdings nach Art und Schwere sehr unterschiedlich sein kann (Fettleber, chronische aggressive Hepatitis, Leberzirrhose). Der Leberzellschaden dürfte die wesentliche Voraussetzung für die Pathogenese der PCT sein, bei der besonders eine verminderte Aktivität oder ein partieller Block der Uroporphyrinogen-I-Dekarboxylase, Heptakarboxyporphyrinogen-III-Dekarboxylase und Koproporphyrinogen-Co-Synthase in der Leber als primäre enzymatische Störungen angenommen werden. Nach Doss et al. wurde die chronische hepatische Porphyrie (CHP) in die Typen A–D untergruppiert. Die Typen A und B sind lediglich biochemisch faßbare Vor- oder Rückbildungsstadien, der Typ C entspricht der latenten und der Typ D der klinisch manifesten PCT.
Die Anreicherung von Porphyrinen in den Geweben und besonders in der Haut dürfte für die typischen Hauterscheinungen in lichtexponierten Bereichen verantwortlich sein. Es konnte gezeigt werden, daß die abnorme Lichtempfindlichkeit dem Absorptionsmaximum der Porphyrinmoleküle entspricht. Bemerkenswert ist nicht nur die Ausbildung von Blasen, sondern auch ihre Induktion durch geringe mechanische Traumen. Sicher wurden früher viele derartige Fälle als *Epidermolysis bullosa tarda* fehldiagnostiziert. Die Ursache für die erhöhte Fragilität der Haut ist nicht klar. Wahrscheinlich handelt es sich um Störungen der Gefäßpermeabilität. Blasen entstehen durch subepidermale Kontinuitätstrennung in der Haut. Im Basalmembranbereich können immunhistochemisch Immunglobuline (IgG) nachgewiesen werden; ihre pathogenetische Bedeutung ist unklar. Möglicherweise werden durch die phototoxische Reaktion immunologische Vorgänge induziert, z.B. Komplementfaktoren aktiviert. Bemerkenswert ist schließlich, daß bei PCT primäres Leberkarzinom offenbar häufiger vorkommt.

Ätiologie. Als Ursachen für PCT werden hereditäre Faktoren angenommen: *Porphyria cutanea tarda hereditaria.* Die meisten Fälle erweisen sich indessen als *Porphyria cutanea tarda symptomatica.* An erster Stelle sind hier Alkoholismus und chronische Lebererkrankungen zu nennen. Aber auch chronische Leberintoxikation durch Arzneimittel (Barbiturate, Hydantoine, Arsen, Steroidhormone, orale Kontrazeptiva) kommen in Betracht. In der Türkei wurde eine große Epidemie besonders bei Kindern durch hexachlorbenzolbehandeltes Getreide beobachtet (Porphyria turcica). Auch nach beruflichem Kontakt mit anderen chlorierten Kohlenwasserstoffen (polychlorierte Biphenyle, Vinylchlorid) wurde PCT bekannt. Selbst Leber- und Gallenwegstumoren können zur Porphyria cutanea tarda symptomatica Veranlassung geben, ebenso auch therapeutische Östrogeninduktion bei Patienten mit Prostatakarzinom. Chloroquin scheint vorübergehende Exazerbationen provozieren zu können. Auch Diabetes mellitus kommt häufiger bei dieser Erkrankung vor. Neuerdings wurden *Porphyria-cutanea-tarda-artige Hautveränderungen bei Patienten unter Langzeithämodialyse beschrieben;* hier fehlen allerdings die Störungen im Porphyrinstoffwechsel.

Klinik. Das klinische Bild der PCT ist charakterisiert durch Hauterscheinungen, Leberstoffwechselstörungen und Porphyrinurie. Neurologische Symptome fehlen.

Hauterscheinungen. Die dermatologischen Veränderungen lokalisieren sich in lichtexponierten Hautarealen (Handrücken, Gesicht, Nacken, haarfreie Bezirke bei Glatzenbildung, Ohrränder) und sind saisongebunden (Frühjahr und Sommer). Bemerkenswert ist ferner ihre Auslösung durch geringe mechanische Traumen.

Bullös-erosive Veränderungen. Diese sind besonders typisch an den genannten Prädilektionsstellen; besonders an Hand- und Fingerrücken (Daumen und Zeigefinger) entstehen nach kleinen Verletzungen wie Stoß oder Scheuerung reaktionslose kleinere oder größere Blasen mit derber Blasendecke und serösem oder rötlich-hämorrhagischem Inhalt. Die Größe solcher Blasen kann zwischen 2 mm und 3 cm schwan-

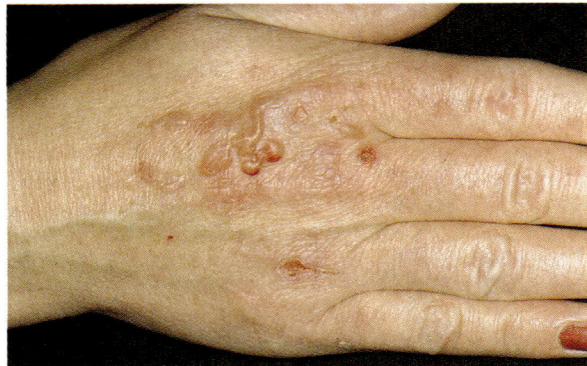

Porphyria cutanea tarda (PCT), provoziert durch Ovulationshemmer

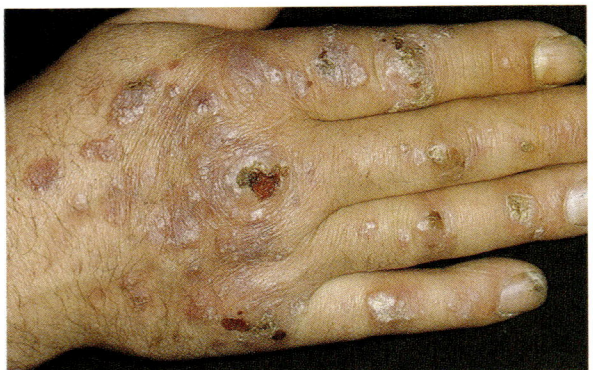

Porphyria cutanea tarda (PCT) mit erosiven Erscheinungen, entzündlichen Infiltraten und postbullösen Milien

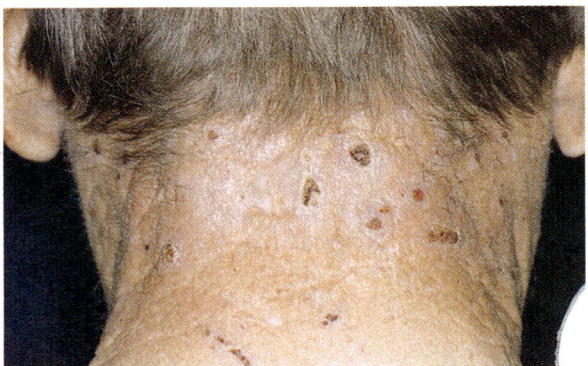

Porphyria cutanea tarda (PCT)

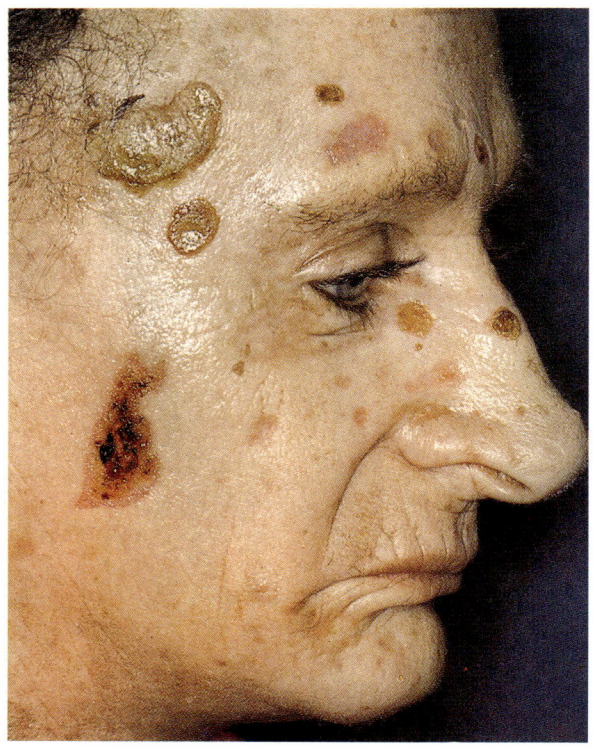

Porphyria cutanea tarda (PCT), Pseudosklerodermie mit Ulzerationen

ken, die Blase selbst ist unregelmäßig konfiguriert und stets prall gespannt. Bei Druck auf die Blase kann diese weiterwandern (Nikolski-Phänomen II). Nach Platzen oder Zerstörung der Blasendecke sieht man Erosionen, welche mit hämorrhagischen Krusten bedeckt sind und ausgesprochen langsam abheilen. Daher können auch umschriebene tiefe Erosionen und hämorrhagische Krusten das klinische Bild der Erkrankung beherrschen. Im Kopf- und Halsbereich sieht man nur selten Blasen. Bemerkenswert ist die geringe bakterielle Sekundärinfektionsneigung der Hautdefekte. Abheilung erfolgt unter leicht atrophischer Narbenbildung mit fleckiger Hyper- oder Depigmentierung. Innerhalb solcher Narben können sich *postbullöse Milien* in größerer Zahl ausbilden und zu einem diagnostisch wichtigen Symptom werden.

Melanose, Hypertrichose, Gesichtszyanose. Diese sind weitere typische Begleitsymptome. Die Melanose ist diffus und betrifft gern Gesicht und Nacken. Charakteristisch ist auch die Hypertrichose der Augenbrauen und der Jochbogengegend, bei Frauen betrifft sie bevorzugt die Wangen. Die Zyanose des Gesichts kann mit ödematöser Schwellung der Lider und Konjunktivitis verbunden sein. Sie erinnert teilweise an Facies alcoholica, ist es wohl auch zumeist.

Chronisch-aktinische Hautveränderungen. Patienten mit PCT sehen oft älter aus als sie sind und weisen deutlich Hautveränderungen wie bei einer chronisch lichtexponierten Haut auf. Ausgeprägte Cutis rhomboidalis nuchae, oft diffuse aktinische Elastose im Gesicht und Stirnbereich, manchmal auch im Sinne der aktinischen Elastose mit Zysten und Komedonen (Favre-Racouchot) sind typisch und wohl auf die verstärkte aktinische Belastung infolge photoaktiver Porphyrine in der Haut zu beziehen.

Pseudosklerodermie. In seltenen Fällen kann es in lichtexponierten Hautbereichen, besonders aber auch an den seitlichen Gesichts- und Kopfpartien zu einer ausgedehnten Sklerose und Verdickung der Haut kommen, die sowohl klinisch als auch histologisch einer progressiven Sklerodermie ähnelt. Man hat diese Fälle auch als *Skleroporphyrie* bezeichnet. Diagnostisch wichtig sind die postbullösen hämorrhagisch verkrusteten Erosionen bzw. oberflächlichen Ulzerationen und umschriebene Narben, welche sonst nicht zum typischen Bild der diffusen Sklerodermie gehören. Bei diesem Erscheinungsbild ist auch an HEP zu denken.

Laborbefunde

Urin: Bierbrauner Urin mit rötlicher Fluoreszenz im Wood-Licht. Erhöhte bis massive Ausscheidung von Uroporphyrinen (III > I) und Heptaporphyrin, weniger Koproporphyrin III. Keine Porphyrinvorstufen.
Stuhl: Die Ausscheidung von Porphyrinen im Stuhl betrifft in erster Linie Koproporphyrin III. Protoporphyrin III wird im Gegensatz zur VP nicht vermehrt ausgeschieden, auch keine X-Porphyrine.
Serum: Uroporphyrin I vermehrt.
Erythrozyten: Normaler Porphyringehalt; keine Erythrozytenfluoreszenz.
Leber: Rotfluoreszenz von Lebergewebe (Stanzbiopsie) im UV-A-Licht (360 nm). Erhöhte Konzentration an Uro- und Koproporphyrin vom Typ III sowie besonders Heptakarboxyporphyrin.
Knochenmark: Normal.
Hypersiderinämie: Diese kann beachtliche Ausmaße annehmen. Entwicklung von Hämochromatose wurde beobachtet.

Diagnose. Einfach: typischer Hautbefund, bierbrauner Urin mit Ausscheidung von Porphyrinen, Hypersiderinämie und Leberstoffwechselstörung.

Therapie

Innerlich: Wichtig ist die Vermeidung porphyrinogener Noxen (Alkohol, Medikamente, orale Kontrazeptiva). Behandlung der chronischen Hepatopathie in Zuammenarbeit mit einem Internisten. Bewährt hat sich die von Ippen inaugurierte Langzeitaderlaßbehandlung, welche zu beachtlicher Senkung des Eisenspiegels und der Porphyrinausscheidung mit Verminderung der Neigung zur Blasenbildung führt: 4–5 l Blut werden in Einzeladerlässen von 250–500 ml zunächst wöchentlich, dann in 2- bis 4wöchentlichem Abstand über einen Zeitraum von 3–5 Monaten entnommen. Angestrebt wird ein Hb von 12 g/dl sowie ein Serumeisenspiegel von 50 mg/dl. Diese Maßnahme ist allerdings bei Leberzirrhose wegen der Gefahr einer durch den Proteinentzug induzierten Dekompensation kontraindiziert. Ob sich die empfohlene metabolische Alkalisierungsbehandlung mit Natriumbikarbonat (4,0–6,0 g tgl. über 3 Monate unter Prüfung der Nierenfunktion) oder mit Uralyt-U (Na-K-Zitrat) 5,0–9,0 tgl. in 3–5 Einzeldosen bei einer Flüssigkeitszufuhr von 1,5–2,0 l unter pH-Kontrolle des Urins (zwischen 7,0 und 7,4) wirklich bewährt, scheint fragwürdig. Sie wird besonders bei latenten Formen empfohlen. Das gleiche gilt für die morbostatisch allerdings recht günstige Behandlung mit Chloroquin (Resochin), welche zumeist niedrig dosiert langfristig 2mal wöchentlich 125 mg über 8–18 Monate durchgeführt wird. Die Mobilisierung der Porphyrine im Gewebe ist massiv. Daher sollte die selten indizierte hochdosierte Kurzzeittherapie (500,0 mg tgl. über 5 Tage) nur klinisch und bei nicht wesentlich eingeschränkter Leberfunktion durchgeführt werden. Auch mit Chelatbildnern, die mit Eisen Komplexverbindungen eingehen (Desferoxamin) hat man versucht, die Eisenelimination zu fördern (Desferal-Injektionen nach Vorschrift, gewöhnlich 3mal 500 mg i.m. pro Woche). Wichtig ist zusätzlich adäquate Lebertherapie (Leberwickel, diätetische Vorschriften, Infusionen, auch Pyridoxal-5-phosphat oder Adenosin-5-monophosphat, ferner Alkoholabstinenz sowie Absetzen von Östrogenen und Ovulationshemmern). Die blasigen Hautsymptome sistieren gewöhnlich, wenn die Porphyrinausscheidung unter 1 mg/24 h absinkt.
Äußerlich: Eine spezifische Behandlung ist höchstens dann nötig, wenn Erosionen Zeichen von Sekundärinfektion zeigen. Zur Behandlung der Erosionen Mercurochrom und Schutzpflaster. Übliche Lichtschutzcremes zeigen keinen großen Effekt, weil ihr Absorptionsmaximum nicht bei 400 nm liegt. Versuche mit Contralum, Ilrido Ultra, Solabar oder Delial 10 sind angezeigt. Der Patient muß besonders auf Vermeidung stärkerer traumatisierender Belastung aufmerksam gemacht werden.

Coproporphyria hereditaria (CP)

Sehr seltene Form von hepatischer Porphyrie, welche autosomal-dominant vererbt wird. Der genetische Defekt betrifft die Koproprophyrinogenoxidase. Hauterscheinungen fehlen trotz erhöhter Sonnenlichtempfindlichkeit meistens. Das klinische Bild entspricht dem der AIP und verläuft krisenartig. In Stuhl und Harn findet man große Mengen von Koproporphyrin III.

Coproporphyria symptomatica. Diese tritt auf der Basis genetischer Disposition im Anschluß an Provokation auf. Bekannt ist Provokation durch Intoxikationen (Alkohol, Schwermetalle, besonders Blei), Leberkrankheiten, Bluterkrankungen, Infektionskrankheiten, Diabetes mellitus, Eisenstoffwechselstörungen, Malignome, Medikamente (Barbiturate, Sulfonamide, Östrogene und Kontrazeptiva). Auch hier kommt es nach Provokation zu schweren Krankheitszuständen, die der AIP ähnlich sind.

Hauterscheinungen. Während der akuten Phasen kann auch eine Eröhung der Lichtempfindlichkeit mit Neigung zu Erythemen und Bläschenbildung hinzutreten.
Die Koproporphyrin-III-Ausscheidung im Stuhl und Harn ist deutlich vermehrt.

Differentialdiagnose. Die Abgrenzung von der Porphyria acuta intermittens und der Porphyria variegata ergibt sich durch die starke Ausscheidung von Koproporphyrin III.

Therapie. Beseitigung der Noxe, ansonsten Behandlung wie bei AIP.

Hepatoerythropoetische Porphyrien

Wenngleich erythropoetische Porphyrien wie insbesondere die erythropoetische Protoporphyrie (EPP) Leberbeteiligung aufweisen können und daher auch als *erythrohepatische Protoporphyrien* bezeichnet werden und bekannt ist, daß mit subtilen biochemischen Methoden auch bei hepatischen Porphyrien Mitbeteiligung des erythropoetischen Systems nachweisbar ist, wurde vor kurzem eine kongenitale Porphyrie abgegrenzt, welche die zu Beginn dieses Kapitels gegebene Klassifikation rechtfertigt.

Porphyria hepatoerythrocytaria (HEP)
[Piñol-Aguadé et al. 1969]

Synonyme. Hepatoerythrozytäre Porphyrie, erythropoetische Porphyrinhepatitis.

Definition. Es handelt sich um eine Porphyrieform, die durch die klinische Symptomatik der hepatischen PCT und der erythropoetischen EPP sowie im Porphyrinausscheidungsmuster besonders gekennzeichnet ist.

Vorkommen. Selten, bisher sind 5 Fälle bekannt. Gemeinsame Erkrankung bei einem Geschwisterpaar spricht ebenso wie der Krankheitsbeginn kurz nach der Geburt für eine genetisch-determinierte Störung, deren Erbgang allerdings noch nicht aufgeklärt ist.

Pathogenese. Der biochemische Defekt, welcher dem speziellen Porphyrinausscheidungsmuster mit ungewöhnlich großen Mengen von 5-Karboxyporphyrin zugrunde liegt, ist nicht bekannt. Ob angereicherte Porphyrinintermediärprodukte für die Hepatopathie verantwortlich sind, ist ebenfalls noch ungewiß.

Klinik. Beginn kurz nach der Geburt oder in früher Kindheit. Es besteht extreme Lichtempfindlichkeit mit Blasenbildung und Tendenz zu Ulzerationen, narbig-atrophischen Veränderungen sowie zu Mutilationen in den lichtexponierten Hautbereichen.

Symptome. Das führende subjektive Symptom ist Blasenbildung und erhöhte Verletzlichkeit der Haut nach kleinen mechanischen Traumen in lichtexponierten Hautbereichen. Die übrige Symptomatik wird durch die Leberveränderungen bestimmt.

Hepathopathie. Stets findet man einen chronischen Leberparenchymschaden, der sich als Fettleber, chronische Hepatitis, Siderose oder Leberzirrhose manifestieren kann. Diagnostisch wichtig sind Leberfunktionsproben und Leberbiopsie.

Laborbefunde
Urin: Bei stärkerer Ausscheidung von Porphyrinen ist der Urin dunkel-braun-rot („Bierurin") und zeigt im UV-Licht starke Rotfluoreszenz. Gelegentlich fehlt erhöhte Porphyrinausscheidung, oder sie schwankt periodisch. Besonders stark vermehrt werden Uroporphyrin III und Koproporphyrin III ausgeschieden. Stets deutlich erhöht ist die Ausscheidung von Heptacarboxyprophyrin und Uroporphyrin III, wobei sich der Koproporphyrin-Uroporphyrin-Quotient von normal >1 bei chronischer hepatischer Porphyrie (CHP, Typ A, B, C bis zur PCT) umkehrt. Porphyrinvorstufen wie δ-Aminolävulinsäure und Porphobilinogen finden sich nicht vermehrt im Urin. Ausscheidung von großen Mengen von Heptacarboxyporphyrin, nachweisbar mittels Chromatographie. Auch Porphobilinogen kann vermehrt im Urin nachweisbar sein.
Stuhl: Gelegentlich fluoreszierende Erythrozyten (Fluorozyten) und Erythroblasten. Protoporphyringehalt stark erhöht.
Leber und Knochenmark: Starke Fluoreszenz im UV-Licht, Hepatopathie.

Histopathologie. Atrophische Epidermis, massive Homogenisierung (Hyalinisierung) der oberen Dermis. Hyalinisierte, wandverdickte Gefäße mit perivaskulärer Hyalinisierung.

Prognose. Sie wird bestimmt durch die Lichtempfindlichkeit und die zur Zirrhose führende Hepatopathie.

Therapie. Wie bei PCT; im Hinblick auf eine mögliche Leberzirrhose Vorsicht mit Aderlaßtherapie. Versuch mit β-Karotin (Carotaben). Über den Effekt von Chloroquin (Resochin) bestehen keine ausreichenden Erfahrungen.

Kalzinosen

Normalerweise finden sich Calcium- und Phosphationen in löslicher Form in den extrazellulären Flüssigkeiten in einem relativ stabilen Gleichgewicht. Bei Verkalkung kommt es zur Transformation von Ionen aus der Lösung in einen festen Zustand. Unter physiologischen Verhältnissen, so beispielsweise im Knochen, ist diese anorganische Phase in ihrer Zuordnung zur organischen Matrix in einem Zweiphasensystem strukturell gut organisiert. Die organische Phase besteht hauptsächlich aus Kollagen und die nichtorganische Phase aus Apatidkristallen. Unter pathologischen Bedingungen örtlicher oder allgemeiner Art kann es auch in der Haut zur Präzipitation von unlöslichen Calciumsalzen kommen. Bei diesem Vorgang entstehen indessen keine kristallinen Calciumsalzfällungen im Sinne von Apatidkristallen, sondern amorphe Niederschläge von Calciumphosphat mit kleinen Mengen von Calciumkarbonat.
Calciumsalzniederschläge in Geweben bezeichnet man als *Kalzinosen*. Diese können sich auch in der Haut, im subkutanen Fettgewebe oder in der darunterliegenden Muskulatur lokalisieren. Die Ursachen für Kalzinosen der Haut sind weitgehend unklar. Es ist lediglich bekannt, daß örtliche Gewebsschädigung und systemische Erkrankungen mit Erhöhung des Calciumgehalts in Blut und Geweben zur Kalksalzablagerung führen können. Aber auch ohne jeden ersichtlichen Grund kann es zur Kalksalzablagerung kommen. Gelegentlich bleibt es nicht bei amorpher Kalksalzablagerung, sondern es kommt zur Ausbildung von Knochen; man spricht von heterotoper Ossifikation.

Calcinosis metastatica

Definition. Metastatische Kalzinose wird allgemein durch Störungen im Calcium- und/oder Phosphatstoffwechsel hervorgerufen. Meist ist im Blut Hyperkalzämie, vielfach auch Hyperphosphatämie nachweisbar. Daneben spielen örtliche Faktoren für die Ablagerung von Calciumsalzen in den Geweben, d.h. die Transformation der löslichen in die unlösliche Phase, eine Rolle.
Zu metastatischer Verkalkung kommt es hauptsächlich in solchen inneren Organen, die Säuren abgeben, so in Nieren, Magen oder Lungen. In den während des Sekretionsprozesses alkalischer werdenden Zellen kommen Calcium und Phosphat des Blutplasmas als Calciumphosphat zur Ausfällung.

Hauterscheinungen. Neben einer Verkalkung der Blutgefäße ist gelegentlich auch die Haut betroffen. Man findet symmetrisch angeordnet harte weiße Papeln manchmal in linearer Anordnung, vielfach auch größere plaqueförmige harte Einlagerungen in der Haut oder auch harte Knoten, die stellenweise von einer entzündlichen Hautreaktion umgeben sind. Besonders bei Hyperparathyreoidismus kann es zur Verkalkung größerer Gefäße in den tieferen dermalen und subkutanen Gewebsschichten kommen und infolge von Gefäßverschlüssen zu langfristigen Ulzerationen, besonders an den Beinen. Die weißlich-gelblichen Kalksalze können durch die verdünnte Epidermis nach außen durchbrechen. Es besteht dann ausgesprochene Schmerzhaftigkeit.
Prädilektionsstellen sind die Hautbereiche um die großen Gelenke.

Als *Ursachen* für die Calcinosis metastatica kommen in Betracht:
- primärer oder sekundärer Hyperparathyreoidismus,
- chronische Nierenkrankheiten (renale Rachitis und renale Ostitis fibrosa),
- destruierende Knochenerkrankungen (chronische Osteomyelitis, Knochentuberkulose, multiples Myelom, M. Paget (Ostitis deformans), Leukämien, Karzinommetastasen,
- Sarkoidose,
- Medikamente (D_2-Hypervitaminose; chronische AT-10-Überdosierung),
- Milch-Alkali-Syndrom.

Bei Patienten mit Normokalzämie ist als Resultat einer chronischen Niereninsuffizienz mit Retention von Phosphat stets eine Hyperphosphatämie vorhanden. Auch bei Pseudohypoparathyreoidismus kommt metastatische Kalzifikation bei normalen Calciumwerten vor.

Prognose. Diese wird durch die Grundkrankheit bestimmt. Lediglich bei medikamentöser metastatischer Verkalkung und bei Milch-Alkali-Syndrom sind die Symptome manchmal reversibel.

Therapie. Therapie des Grundleidens.

Calcinosis metabolica

Hier fehlt eine faßbare Störung im allgemeinen Calciumstoffwechsel. Die Konzentrationen von Calcium und anorganischem Phosphat in der extrazellulären

Flüssigkeit sind normal. Innere Organe werden nicht befallen. Offenbar führen örtliche, auf bestimmte Gewebsbezirke beschränkte Stoffwechselstörungen zur Ablagerung von Calciumsalzen in amorpher Form. Ossifikation kommt nicht vor. Man muß annehmen, daß umschriebene Traumen oder Veränderungen im Bereich der interfibrillären Grundsubstanzen, der elastischen oder kollagenen Fasern die Voraussetzung zur metabolischen Verkalkung schaffen. Zwei Formen können unterschieden werden:

Calcinosis metabolica universalis
[Teutschländer 1935]

Synonyme. Lipokalzinogranulomatose, Calcinosis lipogranulomatosa progrediens, Lipocalcinosis progrediens, Lipoidkalkgicht, Teutschländer-Syndrom.

Definition. Massive Ablagerung von Calciumsalzen im kutanen und subkutanen Bindegewebe sowie in den Muskeln ohne vorausgehende örtliche oder systemische Störung, mit nachfolgender Entzündungsreaktion und Einlagerung von Lipoiden.

Vorkommen. Sehr selten. Meistens bei Menschen im 1.–2. Lebensjahrzehnt, Gynäkotropie. Man denkt an die Störung eines Gewebefaktors, der für die Verkalkung von Geweben eine Rolle spielt. Bei den betreffenden Patienten ist die Ausscheidung von Calciumsalzen offenbar vermindert.

Klinik. Meist in symmetrischer Ausprägung findet man hauptsächlich an den Extremitäten, manchmal aber auch am Rumpf, multiple Kalkeinlagerungen in der Haut, die zunächst unter der Haut zu liegen scheinen, dann sich zunehmend kutan lokalisieren. Jetzt kommt es vielfach zu entzündlicher Rötung, Perforation und nachfolgender Ulzeration mit Ausscheidung eines kalkartigen cremigen oder mehr eitrig erscheinenden Materials (*Lipokalzinogranulomatose*). Langfristige entzündliche Reaktionen heilen unter Hinterlassung von eingezogenen Narben ab. In schweren Fällen können die Veränderungen, besonders bei Sitz in Gelenknähe, zu Bewegungsstörungen Veranlassung geben. Es kann sich ein regelrechter Kalkpanzer ausbilden.
Auch das Bindegewebe von Sehnen, Faszien und Nerven kann Kalkablagerungen aufweisen. Ist hauptsächlich die Muskulatur befallen, so spricht man auch von *Myositis ossificans progressiva.* Hier gilt es vor allem, eine unentdeckte Dermatomyositis abzugrenzen.
Zusammentreffen mit progressiver systemischer Sklerodermie, Muskeldystrophie, Osteoporose, Hypercholesterinämie sowie Pfeifer-Weber-Christian-Syndrom wurde beobachtet.

Symptome. Diese hängen von der Ausprägung der Krankheit ab. Kalkablagerungen in Gelenknähe führen zu oft schmerzhaften Bewegungsbehinderungen. Entzündliche Reaktionen um die abgelagerten Verkalkungsherde können zu sehr schmerzhaften Veränderungen mit Ulzeration führen. Bei Einschmelzungstendenz der schatten- bzw. knotenförmigen Kalkdepots kann es zu schweren Störungen des Allgemeinbefindens mit Fieber und sogar zur Sepsis kommen.

Histopathologie. Massive Kalksalzniederschläge (v. Kossa-Färbung) im subkutanen und kutanen Gewebe. Oft findet man die ersten Calciumsalzniederschläge an Fettzellen oder an Kollagenfasern.

Verlauf. Unter Remissionen meistens chronisch progredient. Mehrere Jahre mit sehr schwerer Krankheit können vergehen bis die Patienten an Sekundärinfektionen versterben.

Differentialdiagnose. Thibierge-Weissenbach-Syndrom bei progressiver systemischer Sklerodermie, Myositis ossificans progressiva, Gicht, andere Formen von Kalzinosen.

Diagnose. Wichtig ist Röntgenuntersuchung der Extremitäten und des Rumpfes mit Nachweis kalkdichter Schatten; ferner Biopsie. Konzentrationen von Calcium und Phosphat im Serum sind normal.

Therapie. Versuche zur Mobilisierung von Calciumphosphat durch Hormone haben nicht befriedigt. Gleiches gilt für die Anwendung des Ionenaustauschers EDTA (Äthylendiamintetraessigsäure), der als Na-Ca-Salz zur Verfügung steht (Calciumedetat-Heyl, bis 1200 mg tgl. beim Erwachsenen i.v. unter Kontrolle der Nierenfunktion). Bei stärkeren sekundär-entzündlichen Veränderungen Versuch mit Glukokortikoiden. Auch chirurgische Entfernung schmerzhafter Kalkknoten kommt in Betracht. Örtlich Wundbehandlung.

Calcinosis metabolica circumscripta

Definition. Es handelt sich nur um einige wenige Kalkdepots durch umschriebene Ablagerung von Calciumsalzen in der Haut oder den darunterliegenden Geweben.

Vorkommen. Meist bei Erwachsenen. Gynäkotropie.

Ätiopathogenese. Keine nachweisbaren Störungen im Calcium- oder Phosphatstoffwechsel. Beziehungen zu Durchblutungsstörungen und diffusen Erkrankungen des Bindegewebes sind bemerkenswert.

Klinik. Calcinosis metabolica circumscripta kann sich in nur wenigen Herden manifestieren oder auch in vielen Herden disseminiert vorkommen. Als häufigste klinische Ausprägung ist die Akrokalzinose bekannt.

Akrokalzinose. Hier finden sich in den Fingerbeeren steinharte körnige Einlagerungen, die weiß durchschimmern. Über ihnen verdünnt sich die Haut, bis schließlich krümelige Kalkkonkremente nach außen hindurchtreten. Akrokalzinose tritt in jedem Lebensalter auf. Es ist unrichtig, von „Kalkgicht" zu sprechen, weil die Erkrankung mit echter Gicht nichts zu tun hat und auch keine innerlich faßbaren Stoffwechselstörungen nachweisbar sind.

Disseminierte Kalzinose. Hier kommt es, mehr oder minder disseminiert, in der Haut oder im subkutanen Gewebe sowie in der Muskulatur zu Kalkdepots. Diese Krankheitsform dürfte identisch sein mit der Calcinosis metabolica universalis.

Symptome. Röntgenologisch finden sich kalkdichte Schatten, die sich bei Akrokalzinose oft traubenförmig in den Weichteilen der Finger besonders um die distalen Phalangen gruppieren. Sekundäre Ulzeration ist nicht selten.

Histopathologie. In Kutis und Subkutis, manchmal auch in der Muskulatur, finden sich geringere oder stärkere Calciumsalzniederschläge (v. Kossa-Färbung), manchmal umgeben von einer Fremdkörperreaktion.

Ätiologie. Meist unbekannt. Man vermutet besonders bei Akrokalzinose örtliche Durchblutungsstörungen neben qualitativen, vielleicht auch quantitativen Veränderungen in den interfibrillären Grundsubstanzen (saure Mukopolysaccharide) oder an den Bindegewebsfasern. Akrokalzinose entwickelt sich bevorzugt auf dem Boden peripherer Durchblutungsstörungen (Akrozyanose, M. Raynaud) und bei progressiver systemischer Sklerodermie. Auch andere diffuse Erkrankungen des Bindegewebes wie Dermatomyositis, Lupus erythematodes visceralis oder Acrodermatitis chronica atrophicans begünstigen offenbar metabolische Kalzinosen.

Differentialdiagnose. Diese hat besonders die eben genannten Erkrankungen zu berücksichtigen. Serumcalcium- und -phosphatspiegel sind normal.

Prognose. Im Hinblick auf die Kalzinose ungünstig. Spontane Rückbildung ist sehr selten.

Therapie. Wirksame Therapie nicht bekannt.

Sonderformen

Thibierge-Weissenbach-Syndrom
[Thibierge und Weissenbach 1911]

Definition. Vorkommen von Calcinosis cutis metabolica circumscripta oder universalis bei progressiver systemischer Sklerodermie und CRST-Syndrom.

Klinik. Bei progressiver systemischer Sklerodermie, besonders vom Typ der Akrosklerodermie, vorkommende Calcinosis metabolica, meist unter dem Bilde der Akrokalzinose. An Fingern und Knöchelvorsprüngen, Ulna, Ellbogen und Knien bevorzugt vorkommende Kalzinose. Auch in Muskeln, Sehnen oder Faszien kann es zur Ausbildung von Kalkdepots kommen.

Therapie. Keine sicher wirksame Therapie bekannt; Behandlung der progressiven systemischen Sklerodermie.

CRST-Syndrom [Winterbauer 1964]

Die Diagnosebezeichnung CRST-Syndrom geht zurück auf die Anfangsbuchstaben der hauptsächlichen Symptomenkombination:

– *C*alcinosis cutis metabolica, klinisch besonders als Akrokalzinose,
– *R*aynaud-Syndrom mit trophischen Störungen und Ulzerationen an den Fingerspitzen,
– *S*klerodaktylie,
– *T*eleangiektasien wie bei M. Osler mit Prädilektion in Gesicht und vorderem Brustausschnitt.

Recht häufig (80%), wie bei progressiver systemischer Sklerodermie, kommt Ösophagusbeteiligung vor. Auch Anämie wird beobachtet. Die angeblich familiär gehäuft vorkommende Erkrankung bevorzugt Frauen im Erwachsenenalter. Eigene Beobachtungen sprechen dafür, daß es sich um eine relativ benigne Verlaufsform von diffuser progressiver Sklerodermie vom Typ der Akrosklerodermie besonderer klinischer Ausprägung handelt (s.S. 516).

Therapie. Genaue Durchuntersuchung auf andere Symptome einer progressiven systemischen Sklerodermie; Behandlung wie bei Akrosklerodermie.

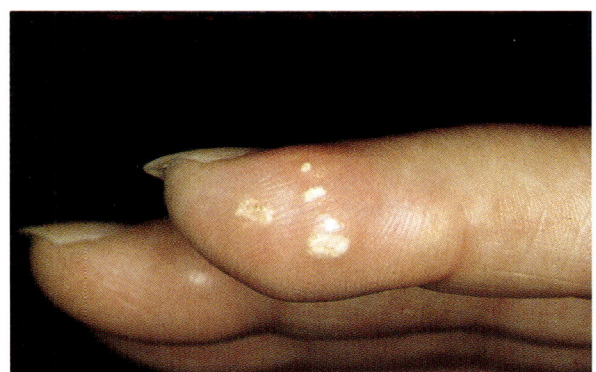

Calcinosis metabolica circumscripta

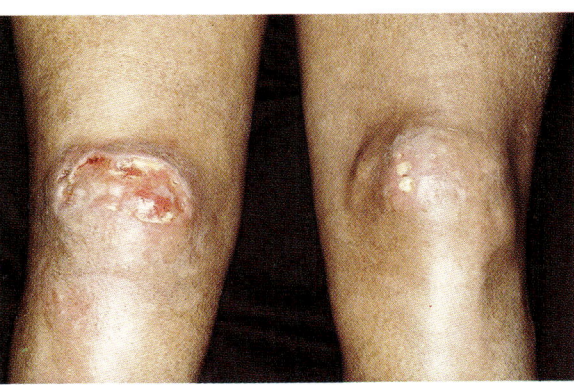

Calcinosis metabolica circumscripta bei progressiver systemischer Sklerodermie: Thibierge-Weissenbach-Syndrom

Calcinosis metabolica circumscripta als Symptom

Bei manchen Bindegewebskrankheiten kommen häufiger umschriebene Kalzinosen vor, so bei *Ehlers-Danlos-Syndrom* in Form kleiner ovoider Kalkherde (Sphärulen). Die bis zu 5 mm großen, rundlichen oder ovalen kalkdichten Schatten finden sich besonders an den unteren Extremitäten. Histologisch entsprechen sie kalzifiziertem nekrotischem Fettgewebe.

Beim *Pseudoxanthoma elasticum* weisen immer alle pathologisch veränderten elastischen Fasern feingeweblich Calciumsalzniederschläge auf (v. Kossa-Färbung). Gelegentlich sieht man auch röntgenologisch umschriebene Kalzinosen in der Wand von Blutgefäßen oder extravasal subkutan.

Beim *Werner-Syndrom* kommen besonders arterielle Verkalkungen an den unteren Extremitäten und Calcinosis metabolica circumscripta im subkutanen Bindegewebe um Knie und Knöchel vor.

Calcinosis dystrophica

Auch hier ist eine Störung im Calciumstoffwechsel nicht faßbar. Die Ablagerung von Calciumsalzen betrifft nur pathologisch verändertes Gewebe und ist oft ein histologischer Befund; sie ist stets auf das kutane und subkutane Gewebe beschränkt und entsteht an geschädigten Stellen des Bindegewebes oder des Fettgewebes.

Typisch ist Verkalkung auch in Zysten, Tumoren, chronisch-entzündlichen Granulomen (Tuberkulose).

Man hat vermutet, daß bei nekrobiotischen Veränderungen im Bindegewebe freiwerdende alkalische Phosphatasen für die Ablagerung von Calciumsalzen verantwortlich sind und im Falle des Untergangs von Fettzellen lipolytisch entstehende freie Fettsäuren, welche mit Calciumsalzen Calciumseifen bilden und eine Fremdkörperreaktion auslösen können.

Sonderformen

Kutanes Kalkknötchen
[Woods und Kellaway 1963]

Synonym. Calculus cutaneus.

Klinik. Diese Veränderung manifestiert sich klinisch als einzelne oder auch wenige umschriebene, leicht erhabene harte Knötchen. Bei manchen Menschen bestehen diese seit Geburt, bei anderen bilden sie sich im Laufe des Lebens aus. Sie kommen am häufigsten an den Extremitäten und im Gesicht vor.

Pathogenese. Man denkt an Schweißdrüsenhamartom, verkalktes Syringom oder verkalkten Nävuszellnävus.

Histopathologie. Im oberen Korium, häufig direkt subepidermal, findet man Nester von calciumsalzhaltigen Kugeln, in denen stellenweise noch Zellkerne erhalten sind. Peripher nicht selten Fremdkörperreaktion.

Therapie. Exzision.

Kalkknötchen an den Ohrrändern

Man sieht und fühlt am freien Helixrand rosenkranzartig angeordnete weißliche Knötchen, die hart sind und selten auch nach außen durchbrechen können.

Ätiologie. Örtliche Einwirkungen wie Perniosis oder Erfrierung, ferner bei Ochronose, Diabetes mellitus, systemischer Chondromalazie (v. Meyenburg-Altherr-Uehlinger-Syndrom) und Akromegalie.

Differentialdiagnose. Wichtig ist die Abgrenzung gegenüber Chondrodermatitis nodularis chronica helicis, Basaliom, Granuloma anulare oder Gichtknötchen.

Therapie. Keine.

Eisen-, Zink- und Kupferstoffwechselstörungen

Eisenstoffwechsel

Immer wieder macht der Dermatologe die Erfahrung, daß bei Patienten mit ausgedehnten oder mit Malabsorption verbundenen Hauterkrankungen die Eisenwerte im Blut erniedrigt sind. Eisen wird mit Schuppen verloren, da auch die Epidermiszellen in den zytoplasmatischen Atmungsenzymen enzymatisch gebundenes Eisen enthalten. Eisenmangel ist daher ein typisches Zeichen bei ausgedehnter Psoriasis vulgaris und Psoriasis pustulosa generalisata (v. Zumbusch). Eisenmangel ohne Anämie kann ein ätiologischer Faktor bei chronischer diffuser Alopezie bei Frauen sein. Eisenmangel ist auch für atrophische Veränderungen an der Zunge verantwortlich; diese bilden sich unter Eisenzufuhr rasch zurück. Erhöhte Eisenwerte im Serum findet man bei Porphyria cutanea tarda und Hämochromatose.

Hämochromatosen

Synonyme. Bronzediabetes, Siderose, Siderophilie, Troisier-Hanot-Chauffard-Syndrom (1871/1882).

Definition. Infolge eines genetischen Defektes im Eisenresorptionsmechanismus, wobei es zu einer Überladung des Gewebes mit Eisen kommt, entwickelt sich die *primäre Hämochromatose*. Charakteristische Symptome sind schiefergraue Hyperpigmentierung der Haut, Leberzirrhose, Diabetes mellitus und Hypogonadismus. *Sekundäre Hämochromatosen* sind nicht erblich und entwickeln sich als Folge anderer Erkrankungen.

Vorkommen. Starke Androtropie. Primäre Hämochromatose kommt meist bei Männern zwischen dem 5. und 6. Lebensjahrzehnt vor. Entwicklung von Leberkarzinomen ist nicht selten. Bei jüngeren Männern nimmt die Erkrankung einen mehr akuten Verlauf.

Ätiopathogenese. Ätiologie unbekannt. Vermutet wird erhöhte Resorption von Eisen aus dem Darm infolge eines genetischen Defektes des Eisenresorptionsmechanismus intestinaler Zellen, der autosomal-rezessiv vererbt wird. Assoziierung mit den Merkmalen HLA-A3 und, je nach geographischer Lage, B7 oder B14. Bei den sekundären Formen vermutet man Leberzellschädigung durch Alkohol, Porphyrine, eisenhaltige Tonics, Infektion, Eiweißmangel, wiederholte Bluttransfusionen oder anämische Zustände. Zunächst ging man davon aus, daß die Funktionsstörung der Leberzellen zur Eisenspeicherung, Siderämie und Ablagerung in der Haut führt und daß es sich bei den abgelagerten Pigmenten hauptsächlich um Ferritin, Hämosiderin und Lipofusin handele. Heute hat man eine gegensätzliche Auffassung: Überschüssiges Eisen wird in Lysosomen als Ferritin und Hämosiderin gespeichert. Freisetzung lysosomaler Enzyme kann zu Leberzellnekrosen und schließlich zu Leberfibrose führen.

Klinik. Die klinische Symptomatik ist geprägt durch diffuse Hyperpigmentierung der Haut, Hepatomegalie mit mäßiger Splenomegalie und Diabetes mellitus mit Glukosurie.

Hauterscheinungen. Diese können den Organveränderungen lange Zeit vorangehen. Man findet eine diffuse rauchgraue, blaugraue, manchmal auch mehr braun-gelbliche und in schweren Fällen bis bronzefarbene Hyperpigmentierung der Haut. Prädilektionsstellen sind lichtexponierte Körperstellen, besonders Gesicht, Gelenkbeugen und Hände. Fleckige Hyperpigmentierung der Mundschleimhaut kann der bei M. Addison ähnlich sehen. Die Haut solcher Patienten wirkt sebostatisch, manchmal auch etwas atrophisch und neigt zu pityriasiformer Schilferung. Ausfall der Achsel- und Schamhaare sind Ausdruck einer hepatotestikulären Insuffizienz.

Andere Symptome. Libidoverlust und Hypogonadismus gehören zum Krankheitsbild. Infolge Eisenablagerung kommt es zu verschiedenen Organschädigungen (Hepatosplenomegalie mit Leberfunktionsstörungen), Pankreasschädigung mit Diabetes mellitus (Bronzediabetes), Herzmuskelstörungen, Arthropathien und endokrine Störungen (Hypogonadismus, Gynäkomastie, Haarverlust, Hypothyreose, Libidoverlust, Impotenz). Sekundärphänomene sind Störungen im Pfortaderkreislauf, Aszites, Blutungen aus varikös erweiterten Venen, Ösophagus und Magen.

Histopathologie. Die Hautverfärbung ist bedingt durch Vermehrung von Melanin im Stratum basale und durch Hämosidereineinlagerungen, die besonders im tieferen Korium vorkommen und sich speziell um ekkrine Schweißdrüsen und Kapillarendothelien durch Eisenfärbung nachweisen lassen.
In Leber und Pankreas induzieren die Eisenablagerungen eine Fibrose.

Verlauf. Bei jüngeren Menschen wurden gelegentlich akutere Verlaufsformen beobachtet. Bei der häufigen chronischen Verlaufsform bei älteren Männern ist die Prognose durch Entwicklung von Leberkarzinomen getrübt.

Diagnose. Sie wird durch den typischen klinischen Befund, den Nachweis einer Hypersiderinämie und von gesättigten Plasmatransferrin nahegelegt. Auch der Desferal-Test ist positiv. Der Dermatologe wird immer wieder gebeten, eine diagnostische Hautbiopsie zu machen und auf Eisen zu untersuchen. Es ist jedoch zu bemerken, daß dieser Test meistens negativ ausfällt, die Diagnose aber nicht ausschließt. Wichtiger ist die Leberbiopsie.

Sekundäre Hämosiderosen sollten ausgeschlossen werden. Sie sind nicht mit den genannten HLA-Merkmalen assoziiert. Vom Dermatologischen her ist insbesondere an Porphyria cutanea tarda, differentialdiagnostisch aber auch noch an Argyrie, Arsenmelanose, Ochronose und M. Addison zu denken.

Therapie. Diese ist bezüglich der Organveränderungen symptomatisch. Im übrigen eisenarme Diät, Aderlaßbehandlung (250,0–500,0 ml einmal wöchentlich), evtl. mit Plasmareinfusion über 1–2 Jahre, und der Chelatbildner Desferoxamin (Desferal). Kontrolle des Erfolges durch Serumferritinbestimmung.

Zinkstoffwechsel

Zink gehört zu den lebensnotwendigen Elementen. In ionisierter Form wird es bei der Biosynthese von Proteinen und Nukleoproteinen benötigt und auch beim Aufbau einer Reihe von sog. Zinkmetallenzymen wie Karboanhydrase, Alkoholdehydrogenase, Laktatdehydrogenase, alkalische Phosphatase u.a.

Zinkmangel führt zu entzündlicher kutan-intestinaler Symptomatik.

Animale Parakeratose
Bei Kälbern und Schweinen entwickelt sich unter Zinkmangel ein Syndrom, das klinisch und histologisch Anklänge an Psoriasis vulgaris zeigt, und zwar in Form vorwiegend perioral und akral lokalisierter entzündlicher schuppender Hauterscheinungen; ferner Durchfälle, Wachstumsstörung und Resistenzverminderung, oft mit letalen Superinfektionen.

Zinkmangelsyndrom durch intravenöse Ernährung
In wenigen Wochen kann sich bei Patienten mit Ernährung durch intravenöse Infusionen, die keine Zinksalze enthalten, ein Zinkmangelsyndrom entwickeln. Hauterscheinungen vom Typ des seborrhoischen Ekzems im Gesicht und an der Kopfhaut können in ein Krankheitsbild übergehen, das ganz der Acrodermatitis enteropathica entspricht. Die Hauterscheinungen heilen meist in kürzester Zeit unter Zinksubstitution ab. Diagnostisch ist Serumzinkbestimmung wesentlich.

Störung der Wundheilung, des Haarwachstums u.a.
Eine Reihe von Hinweisen spricht dafür, daß Zinkmangel sich auf Wundheilungsvorgänge negativ auswirkt. Nach Verbrennungen wurden erniedrigte Serumzinkwerte festgestellt; unter oraler Zinksulfatbehandlung mit Normalisierung der Serumzinkwerte zeigten auch die Wunden rasche Heilungstendenz.
Bei Ulcera cruris wurde ebenfalls Zink therapeutisch eingesetzt. Desgleichen hat man bei Alopecia areata an Zinkmangel gedacht und orale Zinkbehandlung eingeführt (Solvezink 3mal 1 Tbl. à 200 mg tgl. über Monate); Doppelblindversuche konnten allerdings bislang einen Effekt nicht sicher nachweisen. Dasselbe gilt für die Zinkbehandlung der Acne vulgaris. Die nachfolgend besprochene *Acrodermatitis enteropathica* konnte von Barnes u. Moynahan 1973 als Zinkmangelerkrankung identifiziert werden.

Acrodermatitis enteropathica
[Danbolt und Closs 1942]

Definition. Es handelt sich um eine genetisch determinierte chronische Erkrankung, die bei Kindern in den ersten Lebensjahren mit Diarrhöen, diffuser Alopezie und erythematovesikulösen oder erythematopustulösen Eruptionen an den Körperöffnungen und distalen Extremitätenenden auftritt. Unbehandelt kann sie zum Tode führen.

Vorkommen. Die Erkrankung ist selten. Familiäres Vorkommen wurde beschrieben. Autosomal-rezessiver Erbgang wird angenommen.

Pathogenese. Früher wurde die Erkrankung auch als atypische Acrodermatitis continua suppurativa (Hallopeau), als Variante der Epidermolysis bullosa hereditaria simplex oder als generalisierte Kandidose angesehen. Die Besiedlung mit Candida albicans ist aber ein Sekundärphänomen. Vermutet wurden auch Stoffwechselstörungen im Tryptophan- oder Fettsäurestoffwechsel. Heute ist bekannt, daß es sich bei dem zugrundeliegenden Defekt um eine gastrointestinale Zinkabsorptionsstörung mit sekundärem Zinkmangel handelt. Durch perorale Zinkzufuhr ist es möglich, diese Patienten rasch erscheinungsfrei zu machen. Die Zinksubstitution wird lebenslang benötigt.

Klinik. Sitz der Erkrankung sind die Körperöffnungen (Mund, Nase, Anogenitalregion) und distalen Extremitäten (Finger, Zehen, Fersen). Dort kommt es zum Auftreten einer chronischen polymorphen erythematösen, manchmal auch psoriasiformen oder lichenoiden Dermatitis. Scharf begrenzte erodierte nässende, entzündlich gerötete Flächen mit Blasen- oder Pustelresten an den Rändern und zentralen Krusten- oder Schuppenkrustenauflagerungen mit psoriasiformem Aspekt prägen das Bild. Die feuchten Auflagerungen begünstigen die Ansiedlung von Bakterien und Pilzen, besonders von Candida albicans. Daher ist sekundäre Kandidose häufig. Wegen Störungen im Immunsystem kommt auch häufig orale, enterale oder vaginale Kandidose vor.

Nagelveränderungen in Form chronischer Paronychien mit dystrophischen Nägeln sind typisch.
Diffuse Haarlichtung oder totale *Alopezie* prägen das Bild. Im Trichogramm findet man ein telogenes Haarwurzelmuster.

Glossitis und häufige *Diarrhöen* kommen hinzu. Infolge der schweren Darmsymptomatik bleiben die Kinder in ihrer geistigen Leistungsfähigkeit zurück.

Weitere Symptome. Wachstumsrückstand, verzögerte Geschlechtsreife, Stomatitis, Heiserkeit, Blepharitis, Konjunktivitis mit Photophobie, Katarakt, Otitis oder neurologische Störungen.

Der *Zinkgehalt im Serum* ist stark erniedrigt (normal 13,8–23 µmol/l, bei einigen Patienten betrug die Serumzinkkonzentration nur 6,9 µmol/l). Die Zinkkonzentration im 24-h-Urin ist vielfach unauffällig (Absorptionsstörung).

Neuerdings wurden auch *Defekte im Immunsystem* beobachtet: Mangel an IgA- und IgG-Globulinen, verminderte Chemotaxis phagozytierender Leukozyten, verminderte PHA-Stimulierbarkeit von Lymphozyten. Dies erklärt auch die Neigung zu chronischen bakteriellen und mykotischen Sekundärinfektionen im erkrankten Hautbereich.

Histopathologie. Es zeigt sich das Bild einer subakuten Dermatitis mit Spongiose in den basalen Epidermisschichten, intraepidermalen Bläschen mit Serum und Rundzellen, gelegentlich auch hyper- oder parakeratotischer Hornschichtverdickung. Im oberen dermalen Bindegewebe Ödem im Papillarkörper sowie lockere subepidermale, vielfach gefäßbezogene Infiltrate aus lymphozytoiden und histiozytoiden Zellen.

Verlauf. Unbehandelt kann die Erkrankung durch die Allgemeinsymptomatik zum Tode führen. Sehr selten wurden auch Spontanheilungen mit Beginn der Pubertät beobachtet. Zinksubstitution wirkt morbostatisch.

Diagnostische Leitlinien. Typischer Sitz der Hautveränderungen, diffuse Alopezie und häufige Diarrhöen.

Differentialdiagnose. In erster Linie sollten Epidermolysis bullosa hereditaria simplex und generalisierte Kandidose ausgeschlossen werden. Wichtig ist die Bestimmung des Serumzinkgehaltes. Auch Mangelernährung kann zu ähnlichen Manifestationen führen.

Therapie

Innerlich: Die von 1973 von Moynahan und Barnes empfohlene Behandlung mit Zinksulfat hat sich bewährt. Zinksalze werden oral gegeben als Zinksulfat (Solvezink) oder Zink-DL-Aspartat (Zink-aspartat Dragées).
Äußerlich: Wie bei subakuter Dermatitis.

Sonderformen

Zinkmangel kann auch exogen verursacht sein, wenn über längere Zeit *phytatreiche Ernährung* bevorzugt wird. Infolge Phytat-Zink-Komplexbildung wird die Zinkabsorption im Darm vermindert. Acrodermatitis-enteropathica-artige Hautveränderungen wurden im Vorderen Orient beobachtet und beschrieben.

An Zinkmangel ist ferner zu denken, wenn es unter ausschließlich *parenteraler zinkarmer Ernährung* zu

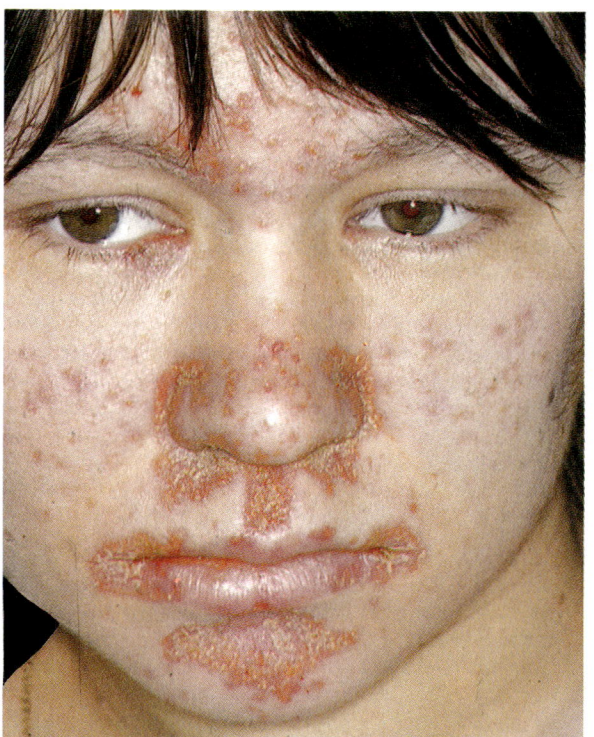

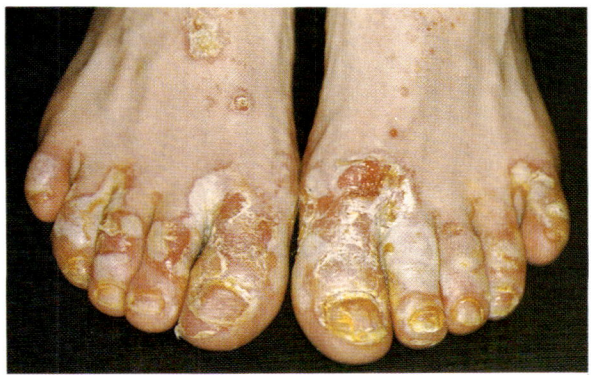

Acrodermatitis enteropathica

Acrodermatitis-enteropathica-artigen Hautreaktionen mit Durchfällen kommt.

Verminderte Zinkaufnahme nach Darmresektion oder anderen *Veränderungen der Darmwand* (Colitis ulcerosa, Ileitis terminalis) kann ebenfalls zu Zinkmangel führen.

Wenn sich unter diesen Zuständen Hauterscheinungen entwickeln, die im Gesicht an ein seborrhoisches Ekzem erinnern, oder Veränderungen an den Akren, die um die Finger zu persistierenden Erythemen mit Blasen oder chronischen Paronchien führen, sollte an Zinkmangel gedacht werden. Die Bestimmung des Serumzinkgehaltes wird die Diagnose sichern.

Kupferstoffwechsel

Kupfer ist ein lebenswichtiges Ion und für eine Reihe von Enzymen als Kofaktor unerläßlich. Hingewiesen sei in diesem Zusammenhang besonders auf die Kupferabhängigkeit der Tyrosinase und der Lysinoxidase, die bei der Synthese des Elastins eine wichtige Rolle spielt. Insofern ist auch auf die Ähnlichkeit von Lathyrismus mit Kupfermangelzuständen hinzuweisen.

Entweder durch Kupfermangel in der Nahrung oder durch Störungen in der Kupferabsorption aus dem Darm bzw. aus dem Blut kann es zu Kupfermangelsituationen im Organismus kommen.

Kinky hair disease [Menkes et al. 1962]

Synonyme. Kraushaarsyndrom, M. Menkes.

Bei dieser X-chromosomalen, androtropen monilethrixartigen Erkrankung mit Pili torti und Trichorrhexis nodosa congenita, stählerner Hautfarbe, geistiger Retardierung und Störungen in der psychomotorischen Entwicklung sowie Schmelzdysplasien wurde Kupfermangel festgestellt, der wahrscheinlich zu einer Störung der Lysinoxidase führt und damit auch zu Störungen in der Keratinbildung und der Elastogenese, wie Elastikaaufsplitterungen der geschlängelten Zentralarterien zeigen.

Prognose. Ungünstig.

M. Wilson [1912]

Kupferablagerungen spielen bekanntlich bei der autosomal-rezessiv erblichen Wilson-Krankheit (hepatozerebrale Degeneration) eine wesentliche Rolle. Hier kommt es infolge einer unzureichenden Synthese von kupferbindendem Caeruloplasmin zu einer Ablagerung von Kupfer in Leber, basalen Ganglien, Hirnrinde, Niere und Kornea und dadurch zu Zellschädigungen. Interessanterweise wurde erstmals von uns, in letzter Zeit auch andernorts bestätigt, die Kombination von *Elastosis perforans serpiginosa* und M. Wilson beobachtet.

Die Therapie mit D-Penicillamin fördert zwar die Kupferausscheidung im Urin, hat aber keinen Einfluß auf die Hauterscheinungen.

Purinstoffwechselstörungen

Gicht

Synonyme. Podagra, Arthritis urica.

Definition. Unter Gicht versteht man eine heterogene Gruppe von Störungen im Purinstoffwechsel, die zur Hyperurikämie und infolge Ablagerung von Uratkristallen in und um die Gelenke sowie in der Haut zu Arthritis und Gichtknoten führen. Die Hyperurikämie bei primärer Gicht ist mit einer Überproduktion oder einer verminderten renalen Ausscheidung von Harnsäure verbunden, bei sekundärer Gicht mit einem erhöhten Anfall von Nukleinsäuren und dadurch bedingter Überproduktion von Harnsäure. Letztere ist bekannt als Komplikation bei chronischen Leukämien und anderen myeloproliferativen Erkrankungen, bei Polycythaemia vera und nach zytostatischer Behandlung, übrigens auch bei ausgedehnter Psoriasis vulgaris (erhöhter Kernzerfall mit sekundärer Hyperurikämie).

Vorkommen. Meist bei Männern nach dem 40. Lebensjahr (bei Frauen ist der Harnsäurespiegel 1,0 mg/

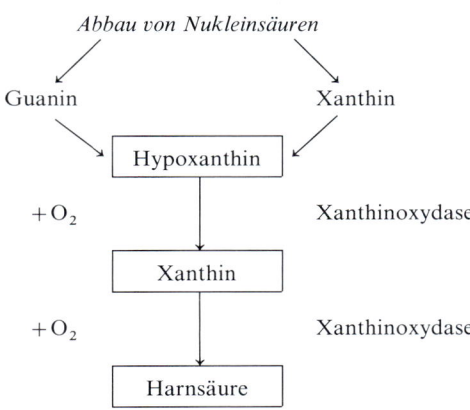

Stoffwechsel von Nukleinsäuren zu Harnsäure

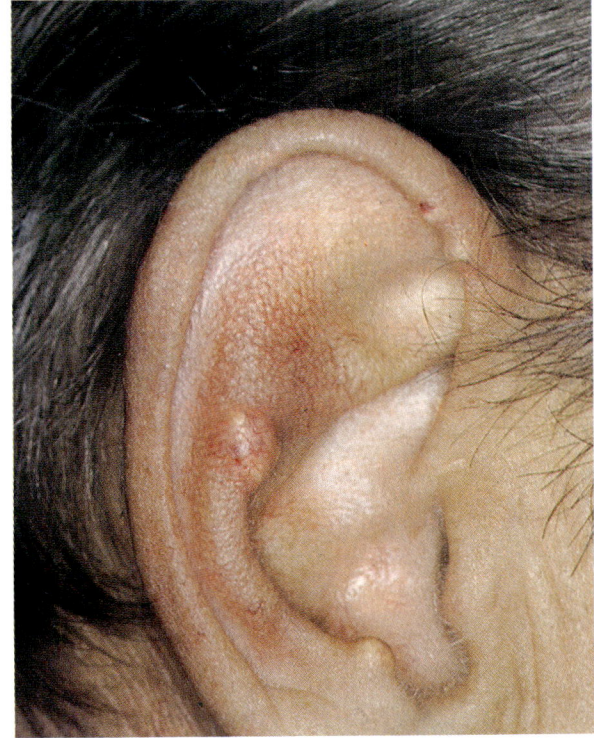

Gichttophi

100 ml niedriger nach der Menopause). Man schätzt, daß 4,5–12% der Gesamtbevölkerung an Hyperurikämie (die oft mit Nephrolithiasis gekoppelt ist) leiden. Familiäres Vorkommen ist häufig. Die Vererbung erfolgt wahrscheinlich unregelmäßig dominant oder multifaktoriell. Sicher spielen auch Umweltfaktoren eine Rolle. Während der Kriegszeiten mit geringerem Nahrungsmittelangebot war Gicht wesentlich seltener als heutzutage. Die exakte Aufklärung der Frage, ob es sich um eine oder mehrere enzymatische Defekte im Purinstoffwechsel handelt, scheint noch nicht endgültig.

Klinik. Für *akute Gicht* sind akute Schmerzanfälle in den Gelenken typisch. Nach geringeren Traumen, Diätfehlern oder interkurrenten Erkrankungen kommt es zu akuten Schmerzanfällen, besonders in distalen Gelenken der Extremitäten, klassisch an der großen Zehe (*Podagra*). Auch eine renale Kolik durch Uratsteine kann eine klinische Manifestation darstellen.

Chronische Gicht ist charakterisiert durch destruierende Gelenkveränderungen.

Hauterscheinungen. In etwa der Hälfte der Fälle ist mit Ablagerungen von Natriumurat in der Subkutis zu rechnen. Man bezeichnet diese knotenförmigen Gebilde als *Gichtknötchen* oder *Tophi*. Tophi finden sich meist als kleine weißliche, perlenartige, verschiebliche Knötchen (Gichtperlen) am freien Helixrand. Ein weiterer charakteristischer Sitz für Tophi ist die Umgebung erkrankter Finger- und Zehengelenke. Hier sind die Gichtknötchen weißlich-gelblich. Bei kutanen Uratablagerungen können die krümeligen Konkremente durch die verdünnte Oberhaut schimmern und sich sogar nach außen entleeren. Gichtknötchen in Gelenknähe neigen zur Gruppierung und Konfluenz. Tophi stellen sich meist nach akutem Gichtanfall ein und sind gewöhnlich schmerzlos. Entleert sich nach Verlust der Oberhaut eine weißliche krümelig-breiige Masse, so findet man bei mikroskopischer Untersuchung ein dichtes Gewirr büschelartiger Nadeln, die durch die Murexidprobe als Natriumurat zu identifizieren sind.

Primäre Hautgicht. Hier geht die Entwicklung von Tophi der Manifestation der Arthritis urica um Jahre voraus.

Histopathologie. Im dermalen und im subkutanen Bindegewebe Ablagerungen von Natriumuratmassen, umgeben von einem Fremdkörpergranulom. Da sich die Urate beim üblichen Einbettungsverfahren auflösen, ist Gewebsfixierung in absolutem Alkohol notwendig; sie verhalten sich in polarisiertem Licht anisotrop.

Prognose. Diese hat zu berücksichtigen, daß bei solchen Patienten auch andere Stoffwechselstörungen nicht selten sind.

Diagnose. Nachweis der Hyperurikämie. Klinisches Ansprechen der akuten Arthritis auf Colchicin innerhalb von 2 Tagen sichert die Diagnose. Auch Material aus den Gichtknoten zeigt typische nadelförmige, intensiv doppelbrechende Mononatriumuratkristalle welche eine positive Muridexprobe ergeben.

Differentialdiagnose. Bei Ohrtophi ist an Chondrodermatitis nodularis chronica helicis, Kalkknötchen der Ohrränder, Granuloma anulare oder Basaliom zu denken; bei Tophi an den Ellbogen, Händen oder Füßen an Fingerknöchelpolster, Sehnen- und Gelenkxanthome, rheumatische oder rheumatoide Knoten, Retikulohistiozystose, Heberden-Knoten oder Synovialome.
Wichtig ist auch die Abgrenzung von *Pseudogicht,* welche klinisch große Ähnlichkeit mit Gicht hat. Hier ist der Serumharnsäurespiegel normal, und Calciumpyrophosphat wird in der Synovialflüssigkeit und in „Pseudotophi" aufgefunden. Röntgenologisch artikuläre Verkalkungen.

Therapie. Exzision störender Tophi. Im übrigen innerliche Behandlung.
Bei *akutem* Gichtanfall: Bettruhe, Colchicin (Colchicum-Dispert, 0,5 mg stündlich bis zum Nachlassen der Schmerzen oder Auftreten von Diarrhö), Analgetika, Phenylbutazon (Butazolidin, oral 0,4 g, nach 4 und 8 h 0,1–0,2 g und dann 0,1 g 4mal tgl. am 2. und 3. Tag), Oxyphenbutazon (Tanderil) oder Indometacin (Amuno, 3mal 50–100 mg tgl. für 2–3 Tage).
Bei *chronischer* Gicht: Purinarme Diät, Dauertherapie mit Probenecid (Benemid) zur Erhöhung der renalen Ausscheidung von Harnsäure, oder Allopurinol (Zyloric) zur Hemmung der Xanthinoxydase und damit Blockierung der Harnsäurebildung. Normalisierung des Körpergewichts.

Lesch-Nyhan-Syndrom
[Reley 1960, Lesch und Nyhan 1964]

Synonym. Automutilationssyndrom.

Definition. Sehr seltene, genetisch bedingte Stoffwechselstörung, die sich bei geistig retardierten Kindern in Automutilation an Lippen und Fingern äußert.

Ätiopathogenese. Dieses Syndrom unterliegt einer X-chromosomalen rezessiven Vererbung, betrifft also nur das männliche Geschlecht. Es ist bedingt durch vollständiges Fehlen des Enzyms Hypoxanthin-Guanin-Phosphoribosyl-Transferase in Zellen. Wahrscheinlich führt das Fehlen dieses Enzyms zu einer vermehrten Utilisation von Phosphoribosylpyrophosphat, welches wiederum das limitierende Substrat für den durch Phosphoribosyl-Pyrophosphat-Aminotransferase katalisierten ersten Schritt der Purinsynthese darstellt. Daher ist die Harnsäurebildung stark erhöht: Harnsäurewerte im Serum und Harnsäureausscheidung sind im Urin auf das Vielfache erhöht. Insofern ist es verständlich, daß auch klinische Zeichen einer Gicht mit Arthritis urica bei solchen Erkrankten vorkommen.

Klinik. Die Erkrankung ist charakterisiert durch Oligophrenie mit verzögerter statomotorischer und/oder sprachlicher Entwicklung, zerebrale Symptomatik mit choreoathetotischer Ausprägung, Unruhe, Opisthotonus, Nystagmus und Automutilation, die sich in *Autophagie* mit massiven Bißverletzungen an Unterlippen, Händen und Fingern unter Zerstörung der präexistenten Gewebsstrukturen äußert. Die Ursache hierfür ist unbekannt.

Differentialdiagnose. Automutilierendes Verhalten kommt vor bei idiopathischer geistiger Retardierung und als unwillkürliche Verletzungsfolge bei Epilepsie, ferner bei Cornelia-de-Lange-Syndrom (clownartige Physiognomie mit Hypertrichose der Augenbrauen und Stirn, brachyzephale Schädelbildung, Hypertelorismus, Mikrognathie, Kleinwuchs von Händen und Füßen, dermatoglyphische Besonderheiten und Oligophrenie) und bei Möbius-Syndrom (kongenitale Nervenlähmung, besonders der Hirnnerven).
Abgrenzung des *Pseudo-Lesch-Nyhan-Syndroms* (Meigel und Braun-Falco 1973), bei dem die klinische Symptomatik dem Lesch-Nyhan-Syndrom entspricht, aber eine Purinstoffwechselstörung biochemisch nicht nachweisbar ist.

Therapie. Nicht möglich.

Ernährungsstörungen

Für das normale Aussehen der Haut und deren normale Funktion ist eine kalorisch und an Eiweiß sowie Vitaminen ausreichende Kost notwendig. Dies zeigen Zustände von Unterernährung, einseitiger Ernährung oder pathologischen enteralen Veränderungen mit Malabsorption.

Marasmus bei Kindern

Allgemeine Unterernährung, wie sie besonders in Entwicklungsländern vorkommt, ist die häufigste Ursache für Marasmus bei Kindern. Dieser Zustand ist durch eine ungenügende Zufuhr von Kalorien und besonders von Proteinen und Vitaminen hervorgerufen. Bei unterernährten Kindern führt der Verlust des bukkalen Fettgewebes zu dem charakteristischen „Affengesicht"; die Haut ist sebostatisch trocken und über den großen Gelenkbeugen grob gefaltet, weil das subkutane Fett weitgehend fehlt. Auch Nacken- und Glutäalmuskulatur sind reduziert. Obwohl der Wassergehalt des Fettgewebes erhöht erscheint, fehlen typische Hungerödeme.

Kwashiorkor

Definition. Dieses Syndrom wird durch eine schwere Proteinmangelernährung verursacht. Es entwickelt sich besonders bei Kleinkindern, die oft ausreichende oder sogar exzessive Kalorienzufuhr durch Stärke oder Zucker erhalten. Aufgrund der schweren Proteinmalnutrition kommt es zu einer Retardierung des Wachstums und der geistigen Entwicklung, zu Muskelatrophie und zur Fettinfiltration der Leber, ferner zu Mondgesicht und Ödemen. Auch nach ausgedehnten chirurgischen Eingriffen am Intestinaltrakt kann sich sekundär dieser Typ von Proteinmangelzustand entwickeln.

Ätiopathogenese. Sicher ist die Proteinmalnutrition die wichtigste Ursache für diese Erkrankung in Entwicklungsländern, wo die tägliche Kost hauptsächlich aus Mais, Reis oder Bohnen besteht. Wahrscheinlich spielen für die Entwicklung von Kwashiorkor neben der Proteinmangelernährung auch andere Faktoren (Mangel an essentiellen aromatischen Aminosäuren und Vitaminen) eine Rolle.

An der Haut findet man bei frischen Erkrankungen eine parakeratotische Verhornungsneigung mit Störung der Feinstruktur von Basalzellen und Suprabasalzellen sowie Verminderung der Desmosomen. In der Leber histologische Zeichen von Fettleber.

Klinik. Zumeist erkranken die Kinder, ab dem 6. Lebensmonat, in den ersten 5 Jahren. Hauterscheinungen findet man nicht immer; kommen sie vor, so sind sie aber sehr charakteristisch. Dunkle Rassen werden bevorzugt befallen.
Klinisch typische Zeichen sind:

Dyschromasie. Diese ist ein Frühsymptom und vielleicht verursacht durch einen Mangel an Phenylalanin in der Nahrung. Es kommt zu Hypopigmentierungen um den Mund und (besonders bemerkenswert) an den Beinen, wo die Haut auch früh ödematös geschwollen sein kann. Auch Hyperpigmentierung nach Abheilung entzündlicher Veränderungen ist möglich. Die Pigmentveränderungen sind diagnostisch wichtig.

Entzündliche Dermatose. Sitz der Hautveränderungen sind meist bei Kleinkindern die Windelgegend, die Trochanteren, Knie, Ellbogen und Druckstellen am Rumpf. Im Gegensatz zur Pellagra sind die lichtexponierten Hautareale ausgespart. Zunächst entstehen Erytheme, die später bläulich-rot oder rötlich-braun werden und eine deutliche Schuppung aufweisen. Zu Beginn erinnern sie an Exsikkationsekzematide („crackled skin"). Sie sind unregelmäßig und scharf begrenzt und können eine größere diffuse Ausbreitung erreichen. In den großen Gelenkbeugen und an den Lippen kann es zu tiefen Rhagaden kommen.

Haare. Sie sind trocken, glanzlos und können einen leicht rot-bräunlichen Farbton annehmen. Oft werden sie sehr fein und brechen leicht.

Schleimhäute. Cheilosis und Vulvovaginitis sind nicht selten.

Interne Symptomatik. Hepatomegalie (Fettleber) und Ödeme infolge von Hypalbuminämie, ferner Hypoglykämie.

Verlauf. In leichten Fällen günstig; mit ausreichender Nahrungs- und Eiweißzufuhr sind die Erscheinungen rückbildungsfähig, und man sieht auch wieder normales Haarwachstum und normale Haarfarbe. Der bandartige Wechsel von normaler und krankhafter Haarfarbe ist verantwortlich für das sehr charakteristische sog. *Flaggenzeichen*. In schweren und rezidivierenden Fällen ist die Mortalität relativ hoch.

Differentialdiagnose. Abgrenzung von Pellagra, welche mehr bei Erwachsenen als bei Kindern vorkommt, sich lediglich in lichtexponierten Hautarealen manifestiert und nicht zu Haar- und Nagelbettbeteiligung führt.

Therapie. Wichtig ist die ausreichende Zufuhr von tierischen Eiweißen (Fleisch, entrahmte Milch) und Beachtung der notwendigen Elektrolyt- und Vitaminzufuhr.

Noma

Synonyme. Infektiöse Gangrän des Mundes, Chancrum oris.

Definition. Vorwiegend bei Kindern im Vorschulalter vorkommende und zu Zerstörung des Gesichts in der perioralen Gegend führende Erkrankung.

Vorkommen. Die Erkrankung ist bei uns sehr selten und wird lediglich als Folgekrankheit bei anderen Erkrankungen wie Masern oder Typhus gesehen. Dies spricht dafür, daß es sich um einen infektiösen Vorgang handelt, bei dem die verminderte Abwehrleistung des Organismus eine wesentliche Rolle spielt. Hauptsächlich betroffen sind Kleinkinder und junge Schulkinder in Afrika, Südostasien und in Südamerika. Fast immer besteht Malnutrition in Form von Marasmus oder Kwashiorkor.

Ätiopathogenese. Ob die immer wieder angeschuldigte Infektion mit Plaut-Vincent-Erregern (Fusospirillose) wirklich die Ursache ist, scheint noch nicht geklärt. Einen wichtigen Faktor aber dürfte die mangelhafte Abwehrleistung der betroffenen Kinder gegenüber bakteriellen Infektionen, auch mit gramnegativen Keimen, darstellen.

Klinik. Die Erkrankung beginnt meist als eine Stomatitis ulcerosa am Gaumen oder als eine Schwellung der betreffenden Gesichtsregion. Rasch kommt es zum Verlust der Zähne, zur Ausdehnung der Entzündung auf Knochen als sequestrierende Osteitis und zur Ulzeration der Wangen. Das gesamte Wangengewebe wird nekrotisch, so daß man direkt in die Mundhöhle sehen kann. Auch von anderen Orten, wie von Nase oder Vulva aus, kann Noma beginnen.

Verlauf. Ohne Behandlung kommt es rasch zu tödlichem Verlauf; seit Einführung der Antibiotika ist die Prognose entscheidend gebessert.

Therapie
Innerlich: Antibiotische Behandlung mit Penicillin, Tetrazyklinen, Cephalosporinen oder anderen Breitbandantibiotika. Vor Beginn der Therapie möglichst Keimresistenzbestimmung. Diätetisch ausreichende kalorische Versorgung mit genügender Protein- und Vitaminzufuhr. Evtl. auch Glukokortikoide.
Äußerlich: Antiseptische Behandlung mit feuchten Umschlägen und antibiotischen Salben, später plastisch-chirurgische Versorgung.

Ulcus tropicum

Synonyme. „Tropical ulcer", „tropical phagedena", Wüstengeschwür, Tropengeschwür.

Definition. Meist im Anschluß an Verletzung auftretende phagedänische Ulzerationen an den unteren Extremitäten bei Patienten mit allgemeiner Malnutrition und Vorkommen von Streptokokken, Staphylokokken, Plaut-Vincent-Organismen u.a. in den Ulzera.

Vorkommen. Hauptsächlich in tropischen, feucht-warmen Gegenden, vorwiegend bei Erwachsenen, besonders bei Truppen in den Tropen oder Arbeitern auf Plantagen, weniger bei Kindern. Allgemeine Unterernährung mit Schwächung der Abwehrkraft scheint eine wesentliche Rolle zu spielen. Auch bei Negerstämmen, die sich infolge lokaler Gegebenheiten mit eiweißarmer Kost ernähren, wurde gehäuft Ulcus tropicum beobachtet.

Klinik. Prädilektionsstellen sind die distalen Partien der Unterschenkel oberhalb der Malleolen. Hier kommt es, meist im Anschluß an Bagatellverletzungen, zur Entwicklung einer oder mehrerer Blasen mit sanguinolentem Inhalt. Wahrscheinlich handelt es sich bei diesen Veränderungen um ein Ekthyma. Wenn die Blase zerplatzt, sieht man weich-feuchtes, matschig-nekrotisches Gewebe. Der phagedänische Vorgang kann sich auf das subkutane Gewebe bis auf die Faszien, Muskeln und sogar bis auf das Periost erstrecken und bei Eröffnung von Blutgefäßen zu unerwarteten Massenblutungen führen. Selbst durch spätere Vernarbung können dermatogene Kontrakturen noch Amputation notwendig machen.

Ätiologie. Nicht sicher bekannt. Es dürfte sich um eine banale Infektion mit Streptokokken, Staphylokokken oder anderen Erregern handeln. Die häufig nachgewiesene Fusospirillose wird von vielen als Sekundärbesiedlung der nekrotisch-ulzerösen Veränderungen interpretiert.

Verlauf. Bei frühem Einsetzen antibiotischer Therapie günstig. Kleine Veränderungen heilen mit dünnen Narben ab, die einen charakteristischen hyperpigmentierten Randsaum besitzen. Oft kommt es im Anschluß an Banalverletzungen zu Rezidiven im atrophischen Narbenbereich.

Therapie. Eine Wende in Behandlung und Prognose des Ulcus tropicum haben die Antibiotika gebracht. Entsprechend dem Antibiogramm sollten diese eingesetzt werden. Empfehlenswert sind Penicillin oder Breitbandantibiotika wie Tetrazykline, Erythromycin, Cephalosporine oder Gentamicin in entsprechenden Dosen. Wichtig ist ausreichende Ernährung.

Mukoviszidose [Andersen 1938]

Synonyme. Zystische Pankreasfibrose, Dysporia entero-broncho-pancreatica congenita familiaris (Glanzmann).

Definition. Angeborene Mißbildung von Pankreas und Lungen sowie Dysfunktion anderer exokriner Drüsen.

Vorkommen. Sehr selten. Man rechnet mit einer Morbidität von 1:25000. Bei Heterozygoten findet man nur einen erhöhten Elektrolytspiegel im ekkrinen

Schweiß. Man denkt auch an autosomal-rezessive Vererbung mit unterschiedlicher Penetranz, welche sich durch erhöhte Viskosität von Sekreten aller exokriner Drüsen manifestiert.

Klinik. Betroffen sind besonders Pankreas, Lungen, Leber, Gallenblase, Brunner-Drüsen, Parotis und andere Speicheldrüsen.

Pankreasveränderungen. Infolge der Verlegung der Pankreasausführungsgänge durch schleimige Mukoproteide kommt es zur Zystenbildung und Atrophie des Parenchyms (*zystische Pankreasfibrose*). Folgen sind Maldigestions- und Malabsorptionssyndrom mit Steatorrhö, Durchfällen, abdominaler Spannung und Mangel an fettlöslichen Vitaminen.

Darmveränderungen. Der Dünndarm ist ausgeweitet, seine Lichtung verschlossen. Typische Veränderung bei Neugeborenen ist Mekoniumileus, möglicherweise mit Mekoniumperitonitis.

Lungenveränderungen. Durch Sekretstau in den Bronchialschleimdrüsen kommt es zur Entwicklung von Bronchiektasen mit rezidivierenden Bronchopneumonien oder zu Lungenabszessen, die vielfach für die hohe Mortalität dieser Erkrankung verantwortlich sind.

Leberveränderungen. Infolge herdförmiger Fibrose und chronisch entzündlicher Infiltration können Leberzellstoffwechselstörungen im Vordergrund des klinischen Bildes stehen.

Verminderte Ernährung. Sie führt zum Stillstand des körperlichen Wachstums und zur Verzögerung der Pubertät.

Diagnose. Diagnostisch macht man sich die Tatsache zunutze, daß bei dieser Erkrankung im Schweiß besonders hohe Elektrolytkonzentrationen nachweisbar sind. Natriumkonzentrationen von über 80 mval/ml sind krankheitsverdächtig. Die Diagnose beruht im übrigen auf dem Nachweis des Fehlens von Pankreasenzymen im Duodenalsaft, einer chronischen Lungenerkrankung und des familiären Vorkommens.

Prognose. Ungünstig; meist sterben die Kinder noch vor der Pubertät an einer der möglichen Komplikationen.

Therapie. Überwachung auf chronische Infekte scheint sehr wichtig. Empfohlen wird kontinuierliche antibiotische Behandlung bei respiratorischen Infekten; ferner Enzymsubstitution, verminderte Fettzufuhr und bei heißem Wetter entsprechende Flüssigkeits- und Kochsalzzufuhr.

Avitaminosen und Hypervitaminosen

Auch bei einer kalorisch ausreichenden Ernährung kann eine verminderte oder vermehrte Zufuhr von Vitaminen zu klinisch manifest werdenden Störungen Veranlassung geben.

Avitaminosen. Sie sind in unseren Breiten selten, kommen aber vor, wenn die Nahrungszufuhr, besonders die Zufuhr an Proteinen und Vitaminen ungenügend ist (Bettler, Landstreicher), oder wenn innerliche Erkrankungen die Absorption und Verwertung von Vitaminen oder ihre Synthese innerhalb des Organismus (Bakterienflora) beeinträchtigen.
Die Wirkungsweise der verschiedenen Vitamine auf die Haut ist noch nicht sicher geklärt. Man unterstellt auch eine pathogenetische Bedeutung von Vitaminmangel für eine Reihe von Dermatosen und setzt sie dementsprechend auch therapeutisch ein, obwohl eine kritische Überprüfung ihrer therapeutischen Effekte nicht in jedem Falle durchgeführt wurde.

Hypervitaminosen. Sie kommen nur durch zu reichliche Zufuhr fettlöslicher Vitamine zustande. Wasserlösliche Vitamine werden durch die Nieren ausgeschieden.

Vitamin A

Retinol ist ein fettlösliches Vitamin, das nur bei Tieren vorkommt. Es wird mit der Nahrung, so durch Milch, Butter und Eier, zugeführt. Besonders mit pflanzlichen Nahrungsmitteln werden die Provitamine α- und β-Karotin aufgenommen. Vitamin A wird besonders in Leber und Nieren gespeichert. Es ist für die normale Entwicklung und die von Geweben und auch der Haut von Wichtigkeit. Man weiß aus experimentellen Untersuchungen, daß ein Überschuß an Vitamin A eine mukoide Transformation verhornender Epithelien induzieren kann, und daß es auch für die Regulation der mitotischen Aktivität epithelialer Zellen bedeutsam ist. Neuere Untersuchungen haben gezeigt, daß Vitamin A die Membranen von Lysosomen entstabilisiert und auf diese Weise lysosomale Enzyme freisetzt. So wird der Zusammenhang mit dem Verhornungsvorgang deutlich, da sich normalerweise im Stratum granulosum die Totalverhornung der Zelle mit Um- und Abbau durch lysosomale Enzymaktivitäten vollzieht.

Vitamin-A-Mangel. Bezüglich der Deutung der klinischen Erscheinungen bei Vitamin-A-Mangel, wie er besonders bei der Bevölkerung von China, Afrika oder Indien beobachtet werden kann, ist man heute vorsichtiger, weil meistens mit Vitamin-A-Mangel auch andere Formen von Fehlernährung oder Unterernährung verbunden sind.

Klinik. Sicher kann man als früheste klinische Manifestation von Vitamin-A-Mangel die Störung der Dunkeladaptation (*Nachtblindheit*) ansehen. Retinol wird normalerweise in den Aldehyd Retinal umgewandelt, welcher nach katalytischer Isomerisierung mit dem Protein Opsin das Sehpigment Rhodopsin bildet. Beim Mensch und bei Tieren führt schwerer Vitamin-A-Mangel auch zu entsprechenden Veränderungen an den Konjunktiven (*Xerosis conjunctivae*) und der Kornea (*Xerosis corneae und Keratomalazie*).
In der Haut entsteht aus Retinal durch Oxydation Vitamin-A-Säure oder Tretinoin. Die Haut von *Kindern* vor der Pubertät, bei denen die Talgdrüsen noch nicht in voller Funktion sind, wird bei Vitamin-A-Mangel als trocken und leicht schuppend beschrieben.
Histopathologisch findet man eine Verdickung des Stratum corneum und eine leichte follikuläre Keratose. Auch die Schweißdrüsenfunktion ist reduziert. In schwereren Fällen kommt es zur Verzögerung der körperlichen und geistigen Entwicklung.
Bei *Erwachsenen* soll die Neigung zu hyperkeratotischen Zuständen, wie sie bei Ichthyosis vulgaris oder Keratosis follicularis vorkommen, stärker ausgeprägt sein. Man spricht von *Phrynoderm*. Die Haut solcher Patienten wirkt trocken, die Hautfarbe ist weißlich-grau; besonders an den Extremitäten finden sich keratotische Papeln wie bei Keratosis follicularis; Schweiß- und Talgdrüsensekretion sind deutlich eingeschränkt.

Diagnose. Vitamin-A-Mangel kommt in unseren Breiten nur selten vor; manchmal bei Kindern, die wegen angeblicher Allergien milchfrei ernährt werden und keine entsprechenden Provitamine in der Nahrung erhalten. Die Diagnose kann durch Bestimmung des Vitamin-A-Blutspiegels sichergestellt werden. Die Frage, ob die follikulären Hyperkeratosen spezifische Veränderungen aufgrund eines Vitamin-A-Mangel sind, ist nicht sicher geklärt, da auch Vitamin-C-Mangel zu derartigen Veränderungen führen kann.

Vitamin-A-Hypervitaminose. Akute Vitamin-A-Hypervitaminosen wurden noch vor nicht allzu langer Zeit beobachtet, als hochdosierte Vitamin-A-Gaben bei Psoriasis und anderen Dermatosen therapeutisch eingesetzt wurden. *Akute Vitamin-A-Überdosierung* führt zu Nausea, Kopfschmerzen und Erbrechen innerhalb von wenigen Stunden. Die Haut kann sich später schälen. *Chronische Vitamin-A-Überdosierung* manifestiert sich in Gewichtsverlust, Anorexie und zunehmender Lethargie. Die Haut wird sehr trocken, rauh und auch irritabel. Die Lippen zeigen frühzeitige Symptome einer Cheilitis sicca mit multiplen Rhagaden. Auch folliculäre Keratosen können sich vielfach auf erythematischen Flecken entwickeln. Bemerkenswert ist auch die Entwicklung einer diffusen telogenen Alopezie. Bei manchen Patienten kommt es zu sehr starken Knochen- und Gelenkbeschwerden (Schmerzen, Schwellungen, kortikale Hyperostosen); dies ist besonders bei Kindern der Fall. Da Vitamin A in der Leber gespeichert wird, ist auch eine Rückwirkung auf die Leberzellfunktion (Transaminasen, alkalische Phosphatase) zu erwarten.

In unseren Breiten ist mit Vitamin-A-Hypervitaminose besonders unter therapeutischen Bedingungen (10^5–10^6 IE tgl. über mehrere Monate) zu rechnen, da für eine Reihe von Hauterkrankungen mit Verhornungsstörungen auch heute noch Vitamin A in höherer Dosierung empfohlen wird. In solchen Fällen ist regelmäßige Kontrolle der Leberfunktion angezeigt.

Diagnose. Sie wird bestätigt durch den hohen Vitamin-A-Blutspiegel. Typische Röntgenbefunde, besonders bei Kindern unter chronischer Vitamin-A-Hypervitaminose kortikale Hyperostosen.

Therapie. Die Veränderungen bilden sich meistens nach Absetzen der Vitamin-A-Zufuhr wieder zurück.

Vitamin A und Vitamin-A-Säure in der dermatologischen Therapie

Ausgehend von dem klinischen Erscheinungsbild bei Vitamin-A-Mangel an der Haut mit Trockenheit, ichthyosiformer Schuppung und follikulären Keratosen hat man schon seit langer Zeit versucht, Vitamin A örtlich und auch parenteral bei diffusen und follikulären Keratosen wie Ichthyosis vulgaris, Erythrodermia ichthyosiformis congenita, Pityriasis rubra pilaris, M. Darier, Acne vulgaris mit Komedomen einzusetzen. Vielfach haben diese Versuche nicht überzeugt. Man glaubt besonders bei Pityriasis rubra pilaris, M. Darier und bei Komedonenakne Erfolge mit einer kontinuierlichen Vitamin-A-Therapie gesehen zu haben. Sicher handelt es sich hier um einen pharmakodynamischen Effekt, da dieser erst bei höherer Dosierung (3mal 50000–100000 IE und mehr tgl. über Monate, bei Kontrolle der Nebenwirkungen) sichtbar wird.

Heute ist eine Therapie mit Vitamin-A-Säure (Tretinoin, Retinsäure) und ihren Metaboliten möglich geworden. Vitamin-A-Säure ist für Wachstum, Knochenentwicklung und Ausdifferenzierung epithelialer Gewebe wichtig, während offenbar Wirkungen auf das reproduktive System und auf die Augenfunktion nicht eintreten.

Vitamin-A-Säure wird nicht in der Leber gespeichert, sondern sehr rasch als Glukuronidkonjugat mit der Galle ausgeschieden und hat keinen Einfluß auf die retinale Pigmentsynthese. Vitamin-A-Säure und ihre Derivate (aromatisches Retinoid) haben profunde Wirkungen auf die Proliferation und die Ausdifferenzierung epithelialer Gewebe. Bei örtlicher Anwendung ist Vitamin-A-Säure zu einem wesentlichen Therapeutikum in der Behandlung von Acne vulgaris und anderen Verhornungsstörungen geworden. Innerliche Behandlung mit aromatischem Retinoid (Tigason) scheint bei Psoriasis vulgaris, primären Keratosen und Lichen ruber mucosae eine neue therapeutische Ära einzuleiten. Orale Therapie mit 13-cis-Retinsäure (Roaccutan) hat sich bei schwerer Acne vulgaris, Rosazea und Gram-negativer Folliculitis bewährt. Nach oraler Anwendung können alle Retinoide in dosisabhängiger Weise teratogen wirken.

Vitamin B

Die wasserlöslichen Vitamine des B-Komplexes sind von großer biologischer Bedeutung. Beobachtete Vitaminmangelzustände mit Hautveränderungen stellen vielfach lediglich tierexperimentelle Untersuchungsergebnisse dar, da Mangelzustände, die sich nur auf ein einziges Vitamin des B-Komplexes beziehen, unter biologischen Bedingungen nur selten auftreten.

Vitamin B$_1$ (Aneurin, Thiamin). Es kommt in verschiedenen Nahrungsmitteln vor, besonders reichlich in der Aleuronschicht von Getreidekörnern (Reis, Weizen, Gerste, Roggen) sowie in Bier- und Bäckerhefe. Durch Ausmahlen der Getreide geht der größte Teil von Vitamin B$_1$ mit der Kleie verloren. Biologisch dient das Pyrophosphat von Vitamin B$_1$ als Koenzym einer Reihe von Enzymen des Kohlenhydratstoffwechsels und ist für das Funktionieren des Zitronensäurezyklus von entscheidender Bedeutung.
Vitamin-B$_1$-Mangel kommt in der Hauptsache als Folge einseitiger Ernährung mit poliertem Reis in Südostasien vor. Auch bei chronischem Alkoholismus wird er beobachtet.

Klinik. Das klassische Bild der Aneurinmangelzustände ist *Beri-Beri,* ein auch heute noch häufiges Krankheitsbild, das charakterisiert ist durch neurologische Symptome (zentrale oder periphere Neuropathie), kardiale Symptome, Ödeme besonders in der Knöchelgegend, an den Händen und im Gesicht sowie durch Verdauungsstörungen.
Spezifische Hauterscheinungen werden unter B$_1$-Mangel, abgesehen von Ödemen, nicht beobachtet. In der dermatologischen Therapie wird B$_1$ vielfach mit anderen Vitaminen des B-Komplexes (Pyridoxin, Cyanocobalamin) zur „antineuralgischen" Behandlung bei Zoster, aber auch bei chronischen Infektionen (Pyodermien) eingesetzt. Sein Wert in diesen Indikationen ist fraglich.

Vitamin B$_2$ (Riboflavin, Laktoflavin). Riboflavin ist ein Derivat des Isoalloxacins; es ist in Pflanzen und tierischen Geweben weit verbreitet. Die gelbliche Farbe der Molke beruht auf ihrem Riboflavingehalt. Es spielt eine wichtige Rolle für die Funktion einer Reihe von Enzymen (Flavoproteine), besonders der Atmungskette.

Klinik. Wahrscheinlich ist isolierte *Riboflavinavitaminose* unter biologischen Bedingungen nicht häufig, weil sie meistens zusammen mit anderen Fehl- oder Unterernährungszuständen vorkommt. Auch im Verlauf chronischer Verdauungs- oder Resorptionsstörungen (chronische Enteritis, exkretorische Pankreasinsuffizienz, Zöliakie, chronische infektiöse oder neoplastische Erkrankungen) kann es zu Vitamin-B_2-Mangel kommen. Das klinische Bild ist charakterisiert durch Erscheinungen an Mund, Augen und Genitale (*oro-okulo-genitales Syndrom*):

Mund. Ein typisches Symptom ist die *Stomatitis angularis* mit entzündlicher Rötung, Mazeration und entzündlicher Rötung an den Lippenkomissuren (Perlèches). *Cheilosis* äußert sich in Rötung und trockenen Lippen mit Schuppung und Rhagadenbildung. *Atrophie der Zunge* führt zu einer hochroten und glatten Zunge. Bei heißen und sauren Speisen klagen die Patienten über Schmerzen.

Augen. Die Augen wirken irritiert. Besonders typisch ist eine anguläre Blepharitis. Hinzu kommen Konjunktivitis und manchmal Vaskularisierung der Kornea mit entsprechender Behinderung des Sehens.

Hauterscheinungen. Typisch ist eine schuppende entzündliche Hautreaktion, die an *seborrhoisches Ekzem* erinnert und sich besonders am behaarten Kopf, im Nasolabialbereich, um die Augen und Ohren entwickelt. Gleiche Erscheinungen können sich am Skrotum und im Vulvabereich manifestieren und zu schuppenden erythematösen Reaktionen führen. Sie gehören zu den Frühsymptomen bei Riboflavinmangel und sprechen auf Riboflavintherapie rasch an.

Nagelveränderungen. Sie können sich in Form von Paronychie manifestieren.

Bei Kindern mit Riboflavinmangel kann es zum Sistieren von Wachstum, Gewichtszunahme sowie zu einer mikrozytären hypochromen Anämie kommen.

Therapie. Riboflavin (Beflavin 10 mg, 1- bis 2mal tgl.) und Normalisierung der Diät führen zu umgehender Besserung der Erscheinungen. Auch bei Skrotalekzem älterer Männer soll es nützlich sein. Bei Veränderungen im Mundbereich ist an Candidainfektion zu denken.

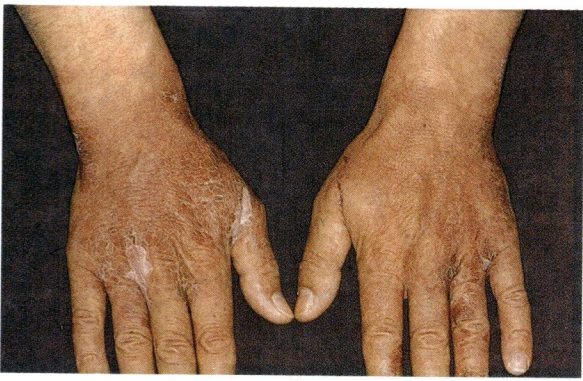

Pellagra, typische Dermatitis

Vitamin B_3 (Nikotinsäureamid, PP-Faktor, „pellagra preventiv factor"). Nikotinsäureamid und Nikotinsäure haben beide Vitaminfunktionen. Nikotinsäureamid ist Bestandteil der wichtigsten wasserstoffübertragenden Koenzyme, nämlich NAD (Nikotinamid-Adenin-Dinukleotid) und NADP (NAD-Phosphat) und damit wesentlicher Bestandteil zahlreicher Enzyme des Intermediärstoffwechsels innerhalb der Glykolyse, des Pyruvatstoffwechsels und der Pentosebiosynthese. Da Nikotinsäure (Niazin) auch im tierischen Organismus aus Tryptophan gebildet werden kann, handelt es sich eigentlich nicht um ein Vitamin im engeren Sinne. Die Biosynthese ist teilweise abhängig von Thiamin und Pyridoxal. So ist auch zu verstehen, daß sekundärer Niazinmangel bei der seltenen Tryptophanresorptionsstörung dem Hartnup-Syndrom ähnlich ist. Die Tryptophanarmut von Mais ist der verantwortliche Faktor für das Auftreten von Vitamin-B_2-Mangel.

Pellagra

Definition. Avitaminose durch Mangel an Nikotinsäure (Niazin), aber auch anderen Faktoren des B-Komplexes.

Vorkommen. Endemisches Auftreten von Pellagra beobachtet man in Italien, auf dem Balkan und in den Südstaaten der USA, wo die Bevölkerung hauptsächlich von Mais lebt. Die Tryptophanarmut von Mais ist hier der wesentliche Faktor für die nicht ausreichende Synthese von Nikotinsäure. In Europa und Nordamerika kommt Pellagra nur sporadisch vor, so bei psychisch Kranken mit Nahrungsverweigerung, bei Landstreichern infolge einseitiger Brot- oder Kartoffelernährung, bei Patienten mit chronischem Alkoholismus und solchen mit chronischen gastrointestinalen Störungen. Da die Niazinbildung von der Tryptophanaufnahme abhängig ist, wird verständlich, warum auch das Hartnup-Syndrom, welches eine hereditäre Störung im Tryptophanstoffwechsel darstellt, durch pellagroide Hauterscheinungen gekennzeichnet und unter Niazintherapie temporär wesentlich zu bessern ist. Auch Isonikotinsäurehydrazid und Breitbandantibiotika können bei langdauernder Verabfolgung pellagroide Erscheinungen hervorrufen. Sehr selten ist Pellagra bei Patienten mit Darmkarzinoiden; hier kommt es zu einer Abzweigung von Nikotinsäurevorläufern in einen anderen Stoffwechselweg.

Klinik. Klassische Pellagra führt zu erheblichen Veränderungen an Haut, Darmtrakt und Nervensystem. Unbehandelt kann sie zum Tode führen. Die Symptome erscheinen meist auch in der genannten Reihenfolge.

Hauterscheinungen. Sie sind Folge einer Sensibilisierung der Haut gegenüber Sonnenlicht. So erklären sich auch die Prädilektionsstellen an unbedeckten Körperarealen wie Finger- und Handrücken und Schienbeingegend, Gesicht, vorderer Brustausschnitt, Nacken und Hals (hier als Casal-Halsband). Die Veränderungen beginnen meist mit symmetrisch ausgeprägten, scharf begrenzten ödematösen Rötungen, die an Sonnenbrand erinnern, in den genannten lichtexponierten Hautarealen aber im weiteren Verlauf zu einem blauroten, vielfach auch bräunlichroten mahagonifarbenen Hautkolorit führen. Es folgt eine dünne oder kleinlamellöse Abschuppung, oft in den mittleren Erythembezirken, so daß randweise eine colleretteartige Schuppung vorhanden ist. Die Haut in solchen Partien fühlt sich später pergamentartig an. Innerhalb pigmentierter Erytheme kann es zur Blasenbildung, sehr selten auch zu gangränöser Ulzeration kommen.

Wichtig ist, daß auch durch chronisches Scheuern, Druck oder Hitze gleichartige Veränderungen ausgelöst werden können; so erklären sich gleichartige Erscheinungen in den Axillen oder am Skrotum.

Wenn die Erkrankung über längere Zeit besteht, kann sich die Haut in den befallenen Partien verdikken, es können schmerzhafte Fissuren in den Gelenkbereichen auftreten und auch an den Palmae mehr diffuse Hyperkeratosen. Die Hauterscheinungen werden härter, sind mit großen Schuppen oder schwärzlichen Krusten bedeckt, die durch Hämorrhagien zustande kommen.

Schleimhauterscheinungen. Diese finden sich häufig in Form von Stomatitis, Glossitis oder Vulvitis. Die Lippen von Patienten mit Pellagra sind meist sehr trocken und spröde sowie entzündlich gerötet. Die Zunge ist hochrot oder mehr bläulich-purpurfarben und kann an Moeller-Hunter-Glossitis erinnern. Auch auf stärkere Sialorrhö solcher Patienten wird hingewiesen. Gelegentlich wird schwarze Haarzunge (*Lingua villosa nigra*) beobachtet. Subjektiv besteht das Gefühl brennender Hitze.

Gastrointestinale Erscheinungen. Diese manifestieren sich meistens in Form von Leibschmerzen und Diarrhöen. In etwa 50% der Fälle wird verminderte Salzsäureproduktion im Magen beobachtet.

Neurologische Erscheinungen. Gering ausgeprägte Depression oder Apathie kennzeichnen leichtere Fälle. Periphere Polyneuritis, Myelitis und Psychosen können bei fehlenden Hauterscheinungen die Diagnose Pellagra sehr schwierig gestalten.

Verlauf. Die Saisongebundenheit der Hauterscheinungen (Frühling und Sommer) unterstreicht den Lichteinfluß.

Bei uns sieht man häufiger abortive Pellagra ohne wesentliche innerliche oder neurologische Symptomatik. Man spricht dann von *Pellagroid.* Die Hauterscheinungen sprechen rasch auf die Zufuhr von Niazin an und heilen zentrifugal unter Restschuppung ab.

Differentialdiagnose. Diese hat in erster Linie Porphyria cutanea tarda, Porphyria variegata und Arzneireaktionen zu berücksichtigen. In der Abgrenzung gegenüber Kwashiorkor bei Kindern ist festzuhalten, daß Pellagra Erwachsene bevorzugt und keine Veränderungen an Haaren und Nägeln verursacht sowie

mit Hauterscheinungen beginnt. Auch an chronische photoallergische Reaktionen ist zu denken.

Therapie. Wegen der starken vasoaktiven Eigenschaften von Nikotinsäure wird zur Therapie Nikotinsäureamid [Niazinamid (Nicobion) 100–300 mg tgl.] zur Behandlung der Hauterscheinungen empfohlen. Die intestinalen und nervösen Erscheinungen sprechen meist nicht so günstig an und verlangen zusätzliche Behandlung mit anderen Vitaminen des B-Komplexes und eine proteinreiche Diät (etwa 100–150 g Eiweiß tgl.). Nikotinsäureamid wird auch in der dermatologischen Therapie bei anderen Erkrankungen, die entweder eine pellagroide Symptomatik oder Lichtbeziehungen aufweisen, therapeutisch eingesetzt, so bei Erythema exsudativum multiforme vom Typus annuus, Lupus erythematodes chronicus integumentalis, bei einigen Lichtdermatosen sowie bei Hartnup-Syndrom.

Vitamin B$_6$ (Pyridoxin). In Form des Pyridoxalphosphats ist Pyridoxin das Koenzym einer Reihe von Enzymen, welche bei der Dekarboxylierung und Transaminierung im Intermediärstoffwechsel von Aminosäuren eine Schlüsselstellung einnehmen. Pyridoxin spielt auch eine Rolle bei Enzymen, die mit der Umwandlung von Linolensäure in Arachidonsäure (Ausgangsstoff von Prostaglandinen) zu tun haben. Es kommt in den verschiedensten Nahrungsmitteln vor, besonders reichlich in Karotten, Leber, Fleisch, Eiern und Getreiden. Im Tierexperiment führt Vitamin-B$_6$-Mangel zu Wachstumsstörungen, Akrodynie, mikrozytärer hypochromer Anämie und Krampfzuständen. Eine ähnliche Symptomatik wurde auch bei Kindern beobachtet, die mit Milchpulver ernährt wurden, dessen Vitamin-B$_6$-Gehalt durch übermäßiges Erhitzen gemindert wurde.

Hauterscheinungen. Diese sind sehr selten und sollen sich als an Seborrhö bzw. seborrhoisches Ekzem erinnernde Veränderungen um Augen, Nase und Mund manifestieren, die denen bei Riboflavinmangel ähnlich sind. Sie werden auf einen gestörten Stoffwechsel ungesättigter Fettsäuren bezogen. Pyridoxinmangel kann auch durch Medikamente wie Isonikotinsäurehydrazid oder Hydralazin hervorgerufen werden.

Therapie. In der dermatologischen Therapie wird zur Behandlung von seborrhoischem Ekzemen, Pityriasis simplex capillitii seborrhoides, Stomatitis angularis, Cheilosis sowie Glossitis Pyridoxin meist zusammen mit anderen Vitaminen der B-Gruppe gern verabreicht.

Die bei Behandlung von Tuberkulosen unter Isonikotinsäurehydrazid (INH) auftretende Polyneuritis kann durch Vitamin B$_6$ beseitigt werden. Sie beruht wahrscheinlich auf einer Inaktivierung von Pyridoxin durch Komplexbildung. Daher wird bei INH-Medikation gleichzeitig die Verabreichung von Pyridoxin empfohlen.

Vitamin B$_{12}$ (Cyanocobalamin). Dieses Vitamin findet sich fast ausschließlich in Nahrungsmitteln tierischer Herkunft („animal protein factor"), besonders reichlich in frischer Leber, aber auch in Fleisch, Milchprodukten und Eiern. Chemisch gehört Vitamin B_{12} zu den Kobalaminen, einer Substanzgruppe mit einem komplizierten, den Porphyrinen verwandten Ringsystem mit einem Kobaltion im Zentrum. Vitamin B_{12} enthält einen an den Kobaltionkomplex zusätzlich gebundenen Zyanrest. Als Koenzym verschiedener Enzyme im Intermediärstoffwechsel spielt es eine lebenswichtige Rolle.

Klinik. Zeichen von Vitamin-B_{12}-Mangel sind in jedem Falle eine makrozytäre hyperchrome Anämie mit charakteristischen Veränderungen im Knochenmark (*megalozytäre Anämie*) und neurologische Erscheinungen (*funikuläre Myelose*) als Folge multipler Entmarkungsherde in den spinalen Leitungsbahnen. Bei Kindern kommt es auch zum Wachstumsstillstand.

Hauterscheinungen. Bei Kindern mit Vitamin-B_{12}-Mangel konnten symmetrische *Hyperpigmentierungen* der Extremitäten an den Handinnenflächen und Fußsohlen, an den Dorsalflächen von Händen und Füßen sowie um die Gelenke und die unteren Drittel der Extremitäten beobachtet werden. Diese Veränderungen besserten sich rasch unter Vitamin-B_{12}-Behandlung.

Die *Moeller-Hunter-Glossitis* und Mundschleimhautveränderungen in Form dunkelroter hypertrophischer Flecken, die bei Berührung stark brennen, sind typische Begleitphänomene der perniziösen Anämie. Im weiteren Verlauf kommt es zu Atrophie der Zungenschleimhaut (s.S. 810).

Therapie. In der dermatologischen Therapie wird, ohne daß Mangelzustände vorzuliegen brauchen, Cyanocobalamin bei Erkrankungen des seborrhoischen Formenkreises und bei postosterischen Neuralgien eingesetzt. Auch hier fehlt allerdings die kritische Überprüfung seiner Wirksamkeit.

Folsäure (Pteroylglutaminsäure). Derivate kommen in der Natur weitverbreitet vor. Besonders reichlich vorhanden sind sie in Leber und grünen Gemüsen. Auch durch die Bakterienflora des Darms wird Folsäure in großen Mengen gebildet. Beim Menschen spielt sie als Tetrahydrofolsäure (Koenzym F) als Überträger von aktivierter Ameisensäure und aktiviertem Kohlenstoff eine wichtige Rolle im Stoffwechsel von Einkohlenstoffsubstanzen und ist besonders beim Aufbau der Purinbasen bei der Biosynthese von Nukleinsäuren beteiligt. Damit Folsäure biologisch aktiv werden kann, muß sie zu Tetrahydrofolsäure reduziert werden. Folsäure und einer ihrer Bausteine, die Paraaminobenzoesäure und die Folinsäure (N-Formyl-Tetrahydrofolsäure; Citrovorumfaktor) sind als Wuchsstoff für Bakterien bekannt. Die bakteriostatische Wirkung von Sulfonamiden beruht wahrscheinlich zum großen Teil auf einer Hemmung der Wirkung der Paraaminobenzoesäure.

Klinik. Hauptsymptome des Folsäuremangels beim Menschen sind eine makrozytäre hyperchrome Anämie (megaloblastische Anämie), daneben Granulozytopenie und Thrombozytopenie, außerdem Schleimhautveränderungen im Magen-Darm-Kanal, die zu Durchfällen und Abmagerung Veranlassung geben.

Sichere *Hauterscheinungen* durch Folsäuremangel sind nicht bekannt. Graubraune Pigmentierungen, auch fleckiger Art an Palmae und Plantae wurden beschrieben.

Bei Überdosierung von Folsäureantagonisten kann es allerdings zu massiven klinischen Erscheinungen kommen, die sich dermatologisch als schwere Stomatitis, diffuse toxische Alopezie und im Erosivwerden von Hauterscheinungen besonders bei Psoriasis äußern können. Veränderungen im Pigmentstoffwechsel mit fleckiger Hyperpigmentierung der Handinnenflächen und Fußsohlen, besonders auch in Hautfalten, wurde beobachtet. Bei ausgedehnten oder universellen Hauterkrankungen, wie beispielsweise universellem Ekzem, kann es zu beachtlichem Verlust von Folsäure kommen.

Pantothensäure. Die Pantothensäure zählt ebenfalls zu den Vitaminen des B-Komplexes. Besonders reichlich kommt sie in Leber, Eigelb, Hefe und Getreidekeimen vor. Auch im Darm wird Pantothensäure von Kolibakterien synthetisiert. Panthothensäure ist ein Bestandteil des Koenzym A und damit von erheblicher Wichtigkeit im Intermediärstoffwechsel von Kohlenhydraten und Fetten.

Im Tierexperiment führt Pantothensäuremangel zu trophischen Störungen der Haut (Kükendermatitis, Grauhaarigkeit) und der Schleimhäute (Stomatitis, Rhinitis, atrophisierende Gastroenteritis) sowie neurologischen Veränderungen (Muskelschwäche, Parästhesien) und Nebennierenrindenatrophie.

Beim Menschen ist Pantothensäuremangel nicht bekannt geworden.

Das Burning-feet-Syndrom, welches bei Kriegsgefangenen im Fernen Osten beobachtet wurde und gekennzeichnet ist durch akrale Parästhesien und motorische Lähmungen an den unteren Extremitäten, wurde auf Pantothensäuremangel zurückgeführt. Allerdings konnte diese Kausalität nicht sicher bestätigt werden.

Schließlich soll Pantothensäuremangel in manchen Fällen auch Glossitis, Haarwachstumsstörungen und schlechte Wundheilung induzieren.

Therapie. Pantothensäure zur Förderung der Wundheilung, bei Schleimhautentzündungen verschiedenster Art und bei Haarausfall.

Vitamin C

Vitamin C (Askorbinsäure) ist in allen frischen Früchten und Gemüsen enthalten, besonders reichlich in Zitrusfrüchten, Beeren, Kohlarten, Petersilie, Paprikaschoten und Hagebutten. Im Organismus kommt es entweder in seiner reduzierten Form als L-Ascorbinsäure oder in der reversibel oxydierten Form als L-Dehydroascorbinsäure vor. Dieses biolo-

gische Redoxsystem dürfte für den Stoffwechsel an vielen Orten von großer Bedeutung sein. Die vielfältigen biochemischen Effekte von Vitamin C sind allerdings erst teilweise bekannt. Im Hinblick auf die Haut dürfte die Tatsache bedeutsam sein, daß Vitamin C für die Fibroblastenaktivität beim Aufbau von Bindegewebe, speziell bei der Kollagensynthese als Kofaktor der Hydroxylierung des peptidgebundenen Prolins von besonderer Wichtigkeit ist. Auch die interzellulären Kittsubstanzen in Epithelien bedürfen zu ihrer Ausbildung des Vitamin C. Auf die übrigen Funktionen gehen wir hier nicht ein.
Vitamin-C-Mangelerscheinungen führen bei einseitiger, an Obst, frischem Gemüse und Kartoffeln armer Ernährung (Winterzeit, Seereisen, Gefängnis, chronische Magen-Darm-Erkrankungen) oder nach vorausgehenden Infektionen (hoher Vitamin-C-Bedarf) zu Skorbut.

Skorbut

Das Vitamin-C-Mangelsyndrom hat beim wachsenden kindlichen Organismus eine andere Symptomatik als beim Erwachsenen.

Skorbut beim Erwachsenen. Wie man aus entsprechenden Untersuchungen beim Menschen weiß, beginnt Skorbut zunächst mit einer Vergrößerung und Keratose der Haarfollikel, oft an den äußeren Seiten der Oberarme. Innerhalb einiger Wochen nehmen die follikulären Keratosen mit reibeisenartiger Beschaffenheit der Haut zu und betreffen Oberarme, Gesäßregion und Schienbeine. Hinzutreten dann hämorrhagische Phänomene. Jetzt sind die follikulären Keratosen von einem hämorrhagischen Hof umgeben, es zeigen sich hämorrhagische Papeln mit Hyperkeratosen, besonders an den Unterschenkeln, und Zahnfleischveränderungen.
Die *Wundheilung* ist verzögert, weil für die Kollagenbildung Vitamin C erforderlich ist. Frische Wunden sind in charakteristischer Weise durch *Hämorrhagien* rot bzw. livid gefärbt. Ursache für die Hämorrhagieneigung ist eine Verminderung von Grundsubstanzen in den Gefäßwänden infolge Vitamin-C-Mangel (vaskuläre Purpura).
Schleimhautveränderungen zeigen sich in erster Linie als eine Parodontopathie und Gingivitis. Unter experimentellen Bedingungen von Vitamin-C-Mangel konnten die ersten Veränderungen etwa 6 Monate nach Beginn festgestellt werden; sie manifestieren sich als Rötung, Schwellung und hämorrhagische Phänomene an den Spitzen der interdentalen Gingiva. Es kommt zu Blutungen, später zu schwammiger Gingivitis mit Lockerung und Ausfall der Zähne und schließlich auch Übergang in nekrotische Ulzeration.

Skorbut beim Kind. Hier handelt es sich um die *Moeller*(1859)-*Barlow*(1873)-*Krankheit*. Diese Erkrankung ist heute infolge der neuzeitlichen Vitamin-C-reichen Säuglingsnahrung selten geworden; sie wird noch bei einseitiger künstlicher Ernährung mit steriler Milch im 1. und 2. Lebensjahr beobachtet und kommt auch bei Kindern jenseits des Säuglingsalters selten vor, wenn diese infolge einer Malabsorption auf dem Boden von chronischer Enteritis an Vitamin-C-Mangel leiden. Auch hier sind die Gingivaveränderungen mit blaurötlicher Verfärbung, mit Schwellung des leicht blutenden Zahnfleisches und Störungen der Dentition sehr typisch. Hinzu kommen petechiale Hautblutungen (Purpura) besonders an Hals und Schultern, aber auch in die Bindehäute. Gleichartige Hämorrhagien führen im Darm zu Diarrhöen mit Blut im Stuhl und können in den ableitenden Harnwegen zu Makro- bzw. Mikrohämaturie führen.
Pathognomonisch für Vitamin-C-Mangel ist die Schmerzhaftigkeit der unteren Gliedmaßen, so daß geringe Erschütterungen genügen, um das Kind zusammenzucken zu lassen (sog. Hampelmannphänomen). Diese Schmerzhaftigkeit ist durch subperiostale Blutungen, besonders auch im Bereich der noch offenen Epiphysenfugen (mit Schwellung und großer Schmerzhaftigkeit der betroffenen Gelenke), hervorgerufen. Auch Störungen der enchondralen Ossifikation gehören zum klinischen Bild. Die für Skorbut Erwachsener typischen hämorrhagischen follikulären Keratosen fehlen.

Therapie. Ausreichende Vitamin-C-Zufuhr (500–1000 mg tgl. beim Erwachsenen, 150–300 mg tgl. bei Kindern) bringt rasche Heilung.

Vitamine D, E, F, H, K, P

Vitamin D

Wir kennen eine Reihe von Sterolen, die eine ähnliche physiologische Aktivität aufweisen.
Vitamin D_2 (Calciferol) entsteht durch Bestrahlung von Ergosterol.
Vitamin D_3 wird in der Haut aus Acetat über 7-Dehydrocholesterin unter Beteiligung von UV-Licht über Provitamin D_3 gebildet. Daher sind auch Vitamin-D-Mangelzustände an der Haut nicht bekannt. Die biochemische Bedeutung von Vitamin D liegt in seiner funktionellen Stellung für die Calciumresorption und Verkalkung in Knochen im jugendlichen Organismus und für die Calciumresorption und -mobilisierung aus den Knochen beim Erwachsenen. Auch der Phosphatstoffwechsel und die alkalische Phosphatase im Blut wird durch Vitamin D reguliert.

Vitamin-D-Mangel. Dieser führt beim Kind mit Calciummangel an Orten des größten Bedarfs, den Bezirken enchondraler Ossifikation, zu Rachitis. Beim Erwachsenen entsteht bei zu geringer Vitamin-D-Zufuhr (normal 400–800 IE tgl.) eine Osteomalazie.

Vitamin-D-Hypervitaminose. Diese kann durch langfristige Überdosierung von Vitamin D oder durch eine gesteigerte Empfindlichkeit des Organismus gegenüber Vitamin D zustande kommen. So kommt bei Patienten mit Sarkoidose besonders nach stärkerer Sonnenbestrahlung Hyperkalzämie vor, die sich unter Kortison wieder zurückbildet.

Echte Vitamin-D-Hypervitaminose wurde früher häufiger gesehen, als Lupus vulgaris, Psoriasis und Sarkoidose noch über längere Zeit mit höheren Dosen von Vitamin D_3 behandelt wurden. Die günstige Wirkung therapeutischer Dosen von Vitamin D bei diesen Erkrankungen beruht sehr wahrscheinlich auf einer Beeinflussung des Mineralstoffwechsels und damit entzündungshemmenden Effekten.

Die Nebenwirkungen waren allerdings besonders bei Patienten, die sich einer strengen ärztlichen Kontrolle entzogen, manchmal gravierend. Erhöhung des Serumcalciumspiegels, nicht selten auch des Blutharnstoffs in Verbindung mit Müdigkeit, Kopfschmerzen, Polyurie, Albuminurie und erhöhtem Blutdruck, deutet D-Hypervitaminose an. Auch metastatische Verkalkung von Blutgefäßen, besonders in Lungen und Myokard, ferner in Nieren und Haut, kommt in schweren Fällen vor. Aus diesem Grunde ist die hochdosierte Vitamin-D_3-Therapie (Charpy, Dowling) heute bei den genannten Indikationen aufgegeben worden.

In entsprechenden Hypervitaminosefällen kommen nur sofortiges Absetzen von Vitamin D, erhöhte Flüssigkeitszufuhr und systemische Anwendung von Glukokortikoiden in Betracht.

Vitamin E

Dieses Vitamin ist chemisch α-Tocopherol. Vitamin E kommt reichlich in Getreidekörnern vor, ferner in Gemüsen und Pflanzenöl sowie Margarine. Seine höchste Konzentration findet man im Kolostrum.

Es spielt im Muskelstoffwechsel eine wichtige Rolle. Unter Vitamin-E-Mangel kommt es beispielsweise in den glatten Muskelfasern des Uterus und des Darmes zu Auftreten von lipofuszinähnlichem Pigment. Beim Tier entwickeln sich unter Vitamin-E-Mangel Abortneigung, verminderte Spermatogenese, Hodenatrophie und Sterilität.

Vitamin-E-Mangel bei frühgeborenen Kindern soll für das Oedema neonatorum verantwortlich sein.

Hauterscheinungen durch Vitamin-E-Mangel sind nicht bekannt.

Therapie. Mehr empirisch als durch statistische Sicherung belegt, wird Vitamin E ohne direktes Mangelsyndrom therapeutisch bei diffusen Bindegewebskrankheiten (Dermatomyositis, systemische Sklerodermie), Fibromatosen (Dupuytren-Kontraktur, Induratio penis plastica) und bei Fertilitätsstörungen (Oligospermie ohne faßbare hormonelle Veränderungen) in pharmakodynamischen Dosen (50–300 mg tgl.) über längere Zeit angewandt. Auch bei Epidermolysis bullosa hereditaria dystrophica und Porphyria cutanea tarda wurde es in höheren Dosen (etwa 600 mg tgl. beim Erwachsenen) empfohlen. Eigene Erfahrungen mit Vitamin-E-Behandlung waren wenig ermutigend.

Wichtig zu wissen ist, daß es unter hochdosierter Vitamin-E-Behandlung auch zu E-Hypervitaminose kommen kann. Aus diesem Grunde ist insbesondere auf Leberfunktionsstörungen zu achten, wenn man Vitamin E über längere Zeit in höheren Dosen anwendet.

Vitamin F

Unter dieser Bezeichnung hat man mehrfach ungesättigte essentielle Fettsäuren, besonders Linolsäure, Linolensäure und Arachidonsäure zusammengefaßt, welche für den Stoffwechsel mancher Tiere unentbehrlich sind, nicht vom Organismus synthetisiert werden können und daher mit der Nahrung (Pflanzenöle, Lebertran) zugeführt werden müssen. Beim Menschen wird Arachidonsäure und Linolensäure vom Organismus synthetisiert, Linolsäure muß mit der Nahrung zugeführt werden. Da völlig fettfreie Ernährung aber selten vorkommen dürfte, ist auch mit Vitamin-F-Mangelzuständen extrem selten zu rechnen. So konnten bei Säuglingen neben Wachstumshemmung entzündlich ekzematoide Hauterscheinungen mit trockener Schuppung sowie Intertrigo beobachtet werden.

Therapie. Zahlreiche Wundheilsalben enthalten essentielle ungesättigte Fettsäuren.

Vitamin H

Dieses Vitamin (Biotin) ist wasserlöslich und kommt viel in Leber, Hefe, Milch und Eidotter vor; es ist als Wachstumsfaktor für Hefe und kurativer Faktor für Eiweißschäden bekannt. Biotinmangel soll bei Tieren generalisierte exfoliierende Dermatitis, Muskelschmerzen und allgemeine Abgeschlagenheit verursachen. Auch beim Menschen wurde Biotinmangel ursächlich mit manchen Dermatosen in Verbindung gebracht; so sollen Dermatitis seborrhoides und Erythrodermia desquamativa bei Neugeborenen auf Biotinmangel beruhen, wie auch beim Erwachsenen zu Seborrhö führen soll. Praktische therapeutische Bedeutung hat Biotin bei diesen Krankheitszuständen allerdings bislang nicht erlangt.

Vitamin K

Die beiden natürlichen Vitamine K_1 in höheren grünen Pflanzen und K_2 als Syntheseprodukte von Bakterien gehören zu den Phyllochinonen und leiten sich vom 2-Methyl-1,4-naphthochinon (Menadion) ab. Möglicherweise ist Menadion die biologisch wirksame Verbindung. Der Bedarf des Menschen an Vitamin K wird durch die bakterielle Synthese (E. coli) im Darm gedeckt. Vitamin K ist für Prothrombinsynthese in der Leber erforderlich, aber auch an der Bildung weiterer für die Blutgerinnung wichtiger Faktoren beteiligt; es wirkt abdichtend auf Kapillaren.

Mit Vitamin-K-Mangel ist zu rechnen bei Stauungsikterus, Leberfunktionsstörungen, Störungen der enteralen Vitamin-K-Synthese (Störungen der Darmflora, Chemotherapeutika, Antibiotika) oder bei längerfristiger Anwendung von Vitamin-K-Antimetaboliten wie Cumarinderivaten oder Salizylsäureverbindungen. Daher ist fortlaufende Kontrolle der Prothrombinzeit unter Dicumaroltherapie erforderlich.

Bei *Vitamin-K-Mangel* kommt es zu allgemeiner Blutungsneigung mit Blutungen überall im Körper. Oft sind Nierenblutungen das erste Zeichen. An der Haut entwickeln sich meist an Stellen geringer mechanischer Beanspruchung Petechien, Suggillationen oder Ekchymosen. Auch massive Blutergüsse (Hämatome) unter die Haut und in die Muskeln kommen vor. Für die Abgrenzung von anderen Blutungskrankheiten wie Thrombozytopenie, Hämophilie oder Vitamin-C-Mangel helfen entsprechende Untersuchungen (Blutgerinnungszeit, Blutungszeit, Prothrombinzeit etc.).

Therapie. Vitamin K [Phytomenadion (Konakion)] wird bei Blutungen oder Blutungsgefahr infolge von Hypoprothrombinämie eingesetzt, ferner bei Überdosierung von Cumarinderivaten und bei Hämorrhagien der Neugeborenen.

Vitamin P

Ein eigentliches Permeabilitätsvitamin existiert nicht; im Gegenteil, die hier aufzuführenden Stoffe senken die Kapillarpermeabilität. Ähnlich wie *Citrin* von Szent-Györgyi 1937 aus Zitrusfrüchten und Paprika wurden später aus vielen Pflanzen Verbindungen mit gleicher Wirksamkeit (Flavone, Flavonoide) isoliert.

Therapie. Am bekanntesten und therapeutisch einzusetzen sind besonders Rutoside, welche als Monosubstrat (Rutinion, Venoruton) oder zusammen mit anderen gefäßabdichtenden Verbindungen in Mischpräparaten (Ruticalzon, Styptobion) bei vaskulären Purpuraformen zur Abdichtung der Blutgefäße verordnet werden.

Granulomatöse Erkrankungen unbekannter Ätiologie

Hier werden einige andernorts schwer einzuordnende Hauterkrankungen besprochen, deren Ätiologie unbekannt ist und deren feingewebliches Substrat eine granulomatöse Entzündung aufweist. Klinisch typisch für alle granulomatösen Dermatosen sind braun-rötliche oder blau-rötliche Hauterscheinungen und chronischer Verlauf.

Sarkoidose
[Hutchinson 1877, Besnier 1889, Boeck 1899]

Synonyme. Boeck-Sarkoid, M. Besnier-Boeck-Schaumann, benignes Miliarlupoid.

Definition. Sarkoidose ist eine in ihrer Ätiologie und Pathogenese unbekannte Systemerkrankung, die feingeweblich durch nichtverkäsende Epitheloidzellengranulome charakterisiert ist. Sie kann fast alle Organe befallen. Bevorzugt betroffen sind mediastinale und periphere Lymphknoten, Lunge, Leber, Milz, Haut, Augen, Phalangen und Parotis. Es besteht eine relative oder absolute Tuberkuloanergie. Der Kveim-Test ist häufig positiv.

Vorkommen. Sarkoidose wird weltweit beobachtet, wenngleich die Erkrankungshäufigkeit in verschiedenen Ländern stark schwankt. Bekanntlich ist sie in Skandinavien relativ hoch, desgleichen in England und Deutschland. In England schätzt man die Morbidität auf 20 Patienten pro 100000 Einwohner. Zwischen 10° nördlich und südlich des Äquators findet man die Erkrankung nur sehr selten. Sarkoidose kommt bei beiden Geschlechtern vor, Sarkoidose der Haut aber häufiger bei Frauen. Die Erkrankung setzt oft zwischen dem 40. und 50. Lebensjahr ein; bei Patienten, die zuerst von Erythema nodosum und Hauterscheinungen betroffen sind, liegt das durchschnittliche Erkrankungsalter 10 Jahre früher. Eine Assoziierung mit HLA-B7 scheint gegeben.

Ätiopathogenese. Die Ätiologie ist auch heute noch unbekannt. Früher wurden besondere Beziehungen zur Tuberkulose herausgestellt. Allerdings ist der Übergang von Sarkoidose in Tuberkulose, welche gelegentlich auch unter Glukokortikosteroidtherapie vorkommen kann, nur in etwa 20% der Fälle beschrieben worden. Auch die ätiologische Rolle von phageninfizierten Mykobakterien bei Patienten mit Sarkoidose steht nicht mehr so im Vordergrund der Diskussion. Patienten mit Sarkoidose sollen nicht mehr in der Lage sein, phagenneutralisierende Antikörper zu bilden. Schließlich wurde an eine Protoblastenform von Mycobacterium tuberculosis als Erreger gedacht. Von Bedeutung für die Pathogenese der Sarkoidose dürfte die gegenüber der Norm abgeschwächte Reaktionsmöglichkeit vom verzögerten Typ sein. Die typische Hyporeaktivität gegen Tuberkulin ergibt sich auch bei intrakutaner Testung mit anderen Antigenen wie Mumps-, Keuchhusten-, Trichophytin-, Candidin-Antigen. Auch die Stimulierbarkeit der Lymphozyten von Erkrankten durch Phytohämagglutinin ist vermindert. Der positive Ausfall der Kveim-Reaktion deutet aber darauf hin, daß bei Patienten mit Sarkoidose die zelluläre Immunreaktion sich abnorm erhöht, möglicherweise gegenüber einem spezifischen noch nicht erkannten Antigen mit geringer Löslichkeit. Auf der anderen Seite ist das humorale Immunsystem offenbar nicht wesentlich alteriert; bemerkenswert ist die Erhöhung der γ-Globuline im Verlauf schwerer Krankheitsfälle.

Bei der Diskussion der Pathogenese, die zur Zeit besonders durch die Herausstellung immunologischer Anomalien charakterisiert ist, sollte nicht vergessen

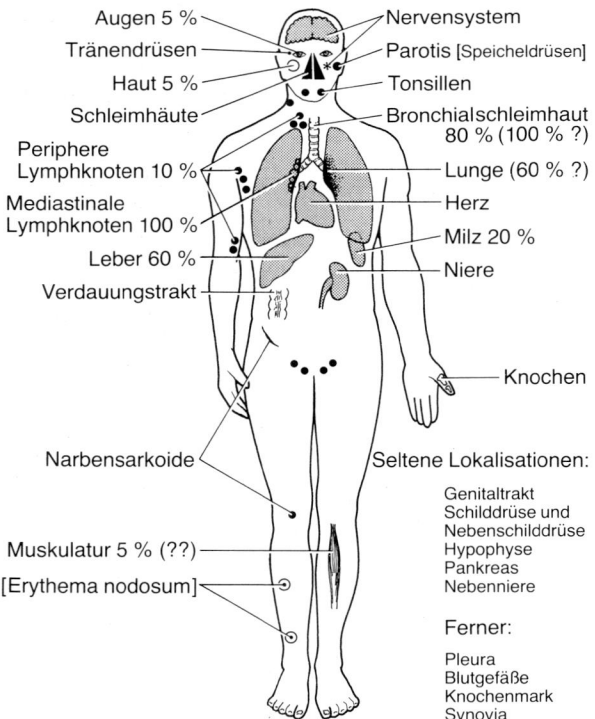

Sarkoidose. Geschätzte Häufigkeit der möglichen Organmanifestationen. (Nach Reusch 1982)

werden, daß auch andere Faktoren eine Rolle spielen können. Die Konkordanz bei eineiigen Zwillingen spricht ebenso für eine genetische Determinierung zur sarkoiden Gewebsreaktion wie die Tatsache, daß Sarkoidose bei amerikanischen Indianern überhaupt nicht und bei afrikanischen Negern nur sehr selten vorkommt. Die zukünftige Forschung wird sich also weiterhin mit der Frage einer erregerinduzierten Systemerkrankung, aber auch mit den immunologischen Störungen bei diesen Patienten zu beschäftigen haben.

Verlaufsformen. Es ist schwer, bei einer so vielgestaltigen Systemerkrankung, die teils einen akuten, teils einen subakuten oder auch chronischen Verlauf nimmt, eine alle Möglichkeiten berücksichtigende Klassifikation aufzustellen.

Das *Frühstadium* der Sarkoidose verläuft vielfach gutartig und neigt zur Rückbildung. Der Dermatologe sieht hier meistens das Erythema nodosum. Hinzu treten vielfach unbemerkte und zur Spontanrückbildung neigende Schwellungen der Hiluslymphknoten, Arthralgien oder akute Iridozyklitis sowie vorübergehende Erscheinungen an Haut oder anderen Organen. Besonders bei subakutem Verlauf kann es zur Beteiligung zahlreicher Organe kommen. Nach einer Reihe von Jahren resultiert Abheilung ohne Fibrose oder Atrophie; das Frühstadium kann allerdings auch in das chronische Spätstadium übergehen.

Das *Spätstadium* ist durch die Entwicklung irreversibler Fibrosen im Bereich der epitheloidzelligen Granulome in Organen oder Geweben gekennzeichnet. Besonders bei Lungen- oder Leberbeteiligung können sich daraus folgenschwere Zustände für den Patienten ergeben.

Hauterscheinungen kommen in allen Stadien der Sarkoidose vor.

Geschichtliches. Hutchinson erwähnte 1877 Hauterscheinungen. Besnier beschrieb 1889 blau-rötliche Veränderungen im Gesicht und speziell an der Nase mit Schwellungen der Finger. Er nannte diese Erkrankung *Lupus pernio,* da sie einerseits an Perniosis erinnerte und zum anderen ein lupoides feingewebliches Infiltrat aufwies. Boeck beschrieb 1899 die Hautsymptomatologie und nannte die Veränderungen *multiples benignes Sarkoid der Haut oder benignes Miliarlupoid.* Schaumann erweiterte die Kenntnisse über diese Erkrankung und ihre Organbeteiligung und erkannte die Lungenerscheinungen. Er nannte die Erkrankung *Lymphogranulomatosis benigna,* weil er eine Erkrankung des lymphatischen Systems vermutete. 1920/21 beschrieb Jüngling die *Ostitis tuberculosa multiplex cystica,* welche sich später als Sarkoidosemanifestation der Knochen herausstellte.

Schließlich wurde erkannt, daß die Erkrankung der mediastinalen Lymphknoten mit und ohne Erythema nodosum eine Frühform der Sarkoidose darstellt (James 1961).

Insgesamt ergab sich durch diese Untersuchungen die klare Feststellung, daß zahlreiche Organe und Organsysteme bei Sarkoidose beteiligt sind.

Aus einer Hauterkrankung wurde somit eine allgemeine Systemerkrankung, für die die Bezeichnung Sarkoidose heute international gebräuchlich ist.

Klinik. Hauterscheinungen kommen bei etwa 40–50% der Patienten vor. Mit Ausnahme des symptomatischen Erythema nodosum wird die Haut gewöhnlich später als andere Organe betroffen.

Erythema nodosum. Dieses ist eine typische Manifestation im akuten-subakuten Frühstadium und wird bei etwa 30% aller Patienten mit Sarkoidose beobachtet. Seine kausale pathogenetische Beziehung zur Sarkoidose ist bislang ungeklärt. Bevorzugt betroffen sind junge Frauen. Näheres s.S. 377.

Löfgren-Syndrom [1946]. Dieses ist charakterisiert durch Erythema nodosum und bilaterale Schwellung der mediastinalen Lymphknoten sowie Hyp- oder Anergie im intrakutanen Tuberkulintest. Das Löfgren-Syndrom ist also nichts anderes als die Frühphase einer akuten Sarkoidose. Die Prognose dieser Sarkoidosemanifestation ist günstig.

Angiolupoid [Brocq-Pautrier-Syndrom, 1913]. Diese chronische Form der Hautsarkoidose betrifft meist Frauen und entwickelt sich im Gesicht, bevorzugt in der Gegend der Brillenauflagestellen an der Nase. Meistens entwickeln sich polsterartige weiche Herde von rötlich-brauner oder mehr blau-bräunlicher Farbe und einer deutlichen teleangiektatischen Zeichnung. Bei Glasspateldruck verschwindet diese Zeichnung, und man sieht ein feines gelblich-graues lupoides Infiltrat. Die spontane Rückbildungsneigung ist gering; Rezidivneigung, auch nach örtlicher Glukokortikoidtherapie, ist groß.

Differentialdiagnostisch ist besonders an Pseudolymphome, Granuloma eosinophilicum faciei, Acanthoma fissuratum und Lupus vulgaris zu denken.

Kleinknotig-disseminierte Form (benignes Miliarlupoid). Diese ist gekennzeichnet durch stecknadelkopf- bis halberbsgroße fleckförmige, papulöse oder kleinknotige, manchmal auch lichenoide, isoliert stehende Effloreszenzen in dichter, teils gruppierter Ausstreuung. Der Farbton der Veränderungen ist rötlichbräunlich oder blau-rötlich. Unter Glasspateldruck wird ein feinfleckiges grau-gelbliches Infiltrat nach Art eines „lupoiden Infiltrats" sichtbar; daher die Bezeichnung *benignes Miliarlupoid.* Der Farbton ist wesentlich verwaschener als bei Lupus vulgaris, und das Sondenphänomen ist im Gegensatz zu Lupus vulgaris stets negativ. Sekundäre Veränderungen (Schuppung, Erosion, Ulzeration) sind ungewöhnlich. Bevorzugt befallen sind Gesicht, Streckseiten der Extremitäten, selten auch Rumpf oder Schleimhäute. Gelegentlich manifestieren sich die Papeln oder Knötchen ringförmig (*anulärer Typ*) mit Rückbildung im Zentrum unter Hinterlassung oberflächlicher Atrophie. Die Erscheinungen können allmählich hyperpigmentieren und dann einem Lupus vulgaris noch ähnlicher werden. Später können sich auch Teleangiektasien entwickeln.

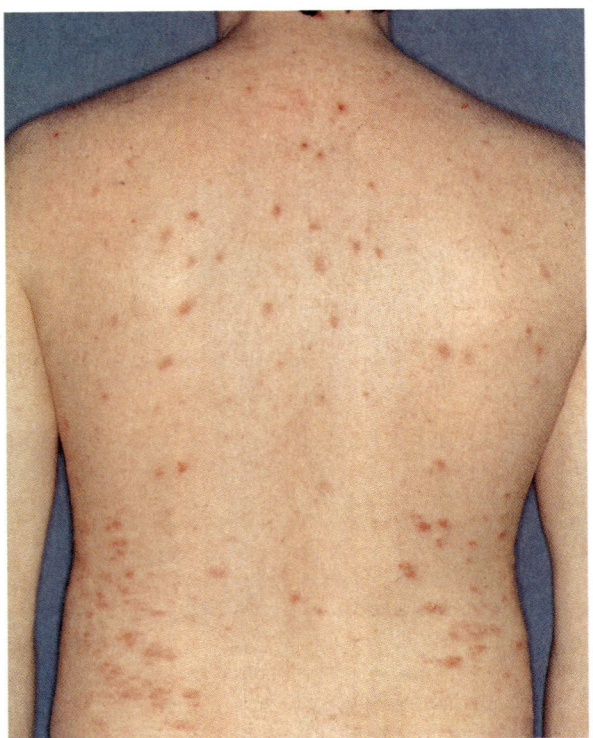

Sarkoidose, kleinknotig-disseminierte Form

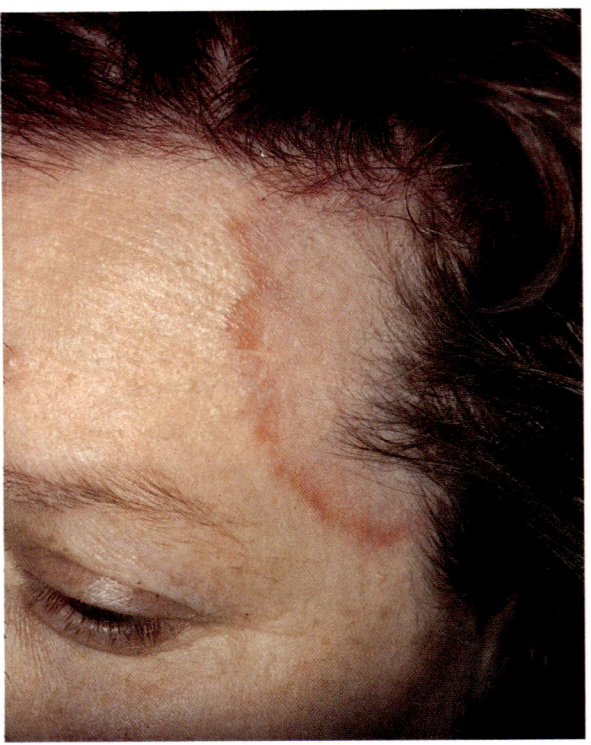

Sarkoidose, zirzinäre Form

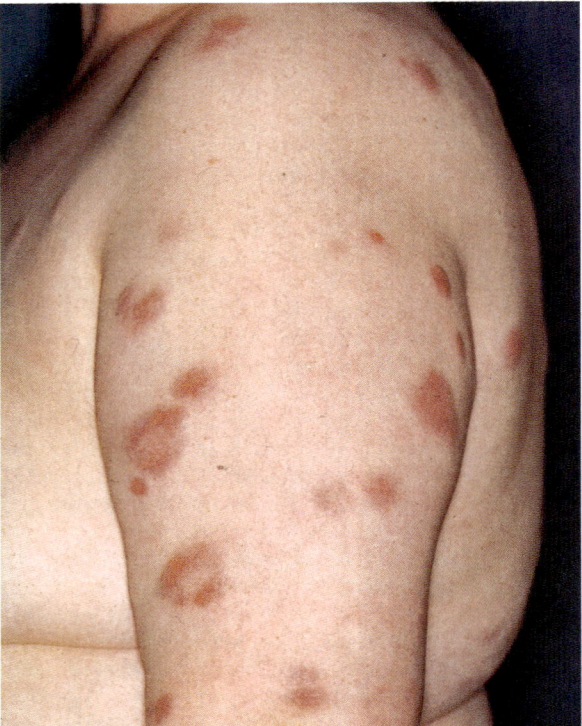

Sarkoidose, großknotige Form

Diese Form kann ohne andere Krankheitsmanifestation in Erscheinung treten.
Die *Prognose* ist meist günstig.

Zirzinäre Sarkoidose an Stirn, Gesicht oder Nacken. Sie ist eine klinisch besonders eindrucksvolle Erscheinungsform. Es finden sich bandförmig gyrierte, oft leicht erhabene Erscheinungen, die eine leichte Schuppung aufweisen können und gelblich-rot gefärbt sind. Bei Glasspateldruck sehr typisches lupoides Infiltrat; Sondenphänomen negativ. Zentrifugale Progression bei zentraler Abheilung unter Depigmentierung und zarter Atrophie. *Differentialdiagnostisch* müssen diese Veränderungen insbesondere von anulären Formen der Necrobiosis lipoidica des behaarten Kopfes abgegrenzt werden, die klinisch täuschend ähnlich aussehen. Dazu ist eine histologische Untersuchung mit Fettfärbung notwendig.

Großknotige Form. Diese führt zu Knoten- oder Plattenbildungen, die über pflaumengroß werden und auch einen knollenförmigen Aspekt aufweisen können. Der Farbton ist braun-rot oder blau-rot, ihre Konsistenz ziemlich derb. Zentrale Rückbildung kann zur Einziehung der Knoten führen. Auch hier bilden sich nach längerem Bestand zahlreiche grobe Teleangiektasien aus. Prädilektionsstellen sind Nasenspitze, Nasenrücken, Wangen und besonders die Ohrläppchen. Hier kann es zu massiven blau-roten Schwellungen kommen. Aber auch Extremitäten und

Rumpf können betroffen sein. Diaskopisch findet man ein feinfleckiges lupoides Infiltrat; das Sondenphänomen ist stets negativ.

Da die im Gesicht sitzenden Knoten meist tief-blau bzw. schiefergrau aussehen und an Pernionen erinnern, bezeichnet man diese großknotige Variante auch heute noch als **Lupus pernio**. Wahrscheinlich sind Kälteeinflüsse pathogenetisch bedeutsam; sie dürften auch die Ulzerationsneigung mitbedingen, die sonst den Hauterscheinungen bei Sarkoidose fehlt. Trotzdem entstehen niemals so massive Bilder, wie sie vom Lupus vulgaris her bekannt sind.

Diaskopisch findet man graugelbliche Infiltrate. Das Sondenphänomen ist negativ. Innere Organbeteiligung im Sinne einer Sarkoidose kommt häufig vor. Bei diesen Patienten bestehen oft multiple Schwellungen der mittleren Fingerbereiche infolge Knochenbeteiligung: *Ostitis cystoides multiplex* (Jüngling). Auch leiden die Patienten meist an einer unentdeckten Sarkoidose innerer Organe.

Subkutan-knotiger Typ. Die Haut über den subkutanen Knoten ist entweder normal oder leicht livid verfärbt. Typisch ist der Palpationsbefund: knotenförmige Infiltrationen. Im subkutanen Fettgewebe findet man sarkoide Granulome.

Das ebenfalls zu subkutanen Knoten an den Beinen führende *Darier-Roussy-Sarkoid* (1906) ist als eine sekundäre unspezifische epitheloidzellige Reaktion im subkutanen Fettgewebe gekennzeichnet, für die aber andere Gründe maßgebend sind. Die Krankheit ist nosologisch nicht einheitlich. Diese Krankheitsbezeichnung sollte daher nicht mehr verwendet werden.

Narbensarkoidose. Innerhalb einer Narbe bildet sich eine entzündliche Reaktion aus, die zu einer sarkoiden Transformation der Narbe führt. Auch bei diagnostischen Hautbiopsien ist diese Entwicklung möglich. Man sieht gelblich-rötliche, im Verlaufe der Zeit mehr bräunlich-rötliche Infiltrate innerhalb von Narben. Auf Glasspateldruck typisches lupoides Infiltrat; Sondenphänomen negativ. Die Diagnose Narbensarkoidose ist histologisch sicherzustellen. Auch die übrigen Untersuchungen auf Sarkoidose sind notwendig. Narbensarkoidose kann im Frühstadium oder im chronischen Stadium der Erkrankung vorkommen. Sie verlangt Abgrenzung gegenüber sarkoiden Fremdkörpergranulomen und Lupus vulgaris.

Schleimhautbeteiligung. Auch die Schleimhäute können betroffen sein, so die Konjunktiven, die Nasenschleimhaut – besonders bei Lupus pernio der Nase –, die Tonsillen oder die Kehlkopfschleimhaut. Auch die bukkale Wangenschleimhaut sowie der Gaumen können mitbefallen sein. Man findet meist mehr polsterförmige glasige Knötchen bzw. Knoten oder mehr diffuse gelbliche Plaques, die auch ulzerieren können. Bei Glasspateldruck ist auch hier ein lupoides Infiltrat nachweisbar. Durch die Infiltrationen kann es besonders in der Nase zu Erosionen mit fibröser Heilung, verbunden mit Stenosen, kommen.

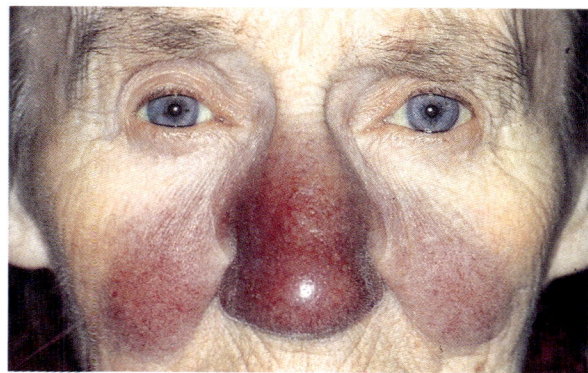

Sarkoidose, Lupus pernio

Symptome. Die Hauterscheinungen der Sarkoidose verursachen meist keinen Juckreiz. Die Neigung der Infiltrate zu sekundärer Oberflächenveränderung an der Haut (Schuppung, Krustenbildung oder Ulzerationen) ist gering. Lediglich bei Lupus pernio treten Ulzerationen mit Narbenbildung häufiger auf. Sie neigen aber zu Atrophie.

Allgemeinerscheinungen. Bei kaum einer anderen Erkrankung kann es zu so vielfältigen Erscheinungen an inneren Organen oder Geweben durch die Epitheloidzellengranulome kommen wie bei der Sarkoidose; praktisch jedes Organ kann betroffen sein. Die Sarkoidose kann in ihrem Frühstadium mit allgemeiner Abgeschlagenheit, Gewichtsverlust, Müdigkeit, Fieber sowie Nachtschweiß und auch pulmonalen Beschwerden einhergehen und somit an Tuberkulose denken lassen. Im Verlauf der Erkrankung treten dann Erythema nodosum, Mediastinallymphknotenschwellung oder Parotitis hinzu. Aber auch im chronischen Stadium können die Organsymptome unterschiedlichster Art durch fokale oder allgemeine Erkrankung wesentliche Beschwerden verursachen.

Der Dermatologe sollte auf folgendes achten:

Lungenveränderungen. Sie sind häufig. Im Frühstadium (Stadium I) kommen sie als Schwellung der Mediastinallymphknoten in über 90% der Fälle mit Erythema nodosum oder sarkoiden Hauterscheinungen vor. Im Stadium II erfolgt netzige Ausbreitung besonders im Mittel- und Unterfeld mit Marmorierung der Lungen und perlschnurartig aufgereihten Knötchen. Dabei ist eine gewisse Atembehinderung nicht selten. Im Stadium III kommt es schließlich zur Entwicklung von Lungenfibrose. Jetzt kann hochgradige Dyspnoe, Zyanose und Hypertrophie des rechten Ventrikels mit Rechtsherzinsuffizienz auftreten. Tödlicher Ausgang durch Cor pulmonale ist möglich. Fortgeschrittene Lungensarkoidose hat keine günstige Prognose.

Augenveränderungen. Die Augen sind bei Sarkoidose in etwa 10% der Fälle betroffen, bei Hautsarkoidose in etwa 50% der Fälle. Unspezifische Konjunktivitis, Uveitis oder Retinaödem können vorkommen. Akute Iridozyklitis ist typisch für jüngere Menschen und tritt als Erstsymptom, oft zusammen mit Erythema nodosum, in Erscheinung. Die Prognose ist dann gut.

Heerfordt-Syndrom (1909). Es ist charakterisiert durch febrile entzündliche granulomatöse Erkrankung an Augen, Parotis und anderen Speicheldrüsen sowie ZNS. An den Augen findet man Konjunktivitis mit transparenten bräunlichen Knötchen, Keratoconjunctivitis sicca oder Iridozyklitis mit bräunlichen Stippchen, auch Chorioiditis. Die Parotisschwellungen sind doppelseitig, desgleichen die Erkrankung von Tränen-, Speichel- oder Submaxillardrüsen. Wenn letztere ohne Augensymptome vorkommen, so ist auch an das nosologisch nicht einheitliche *Mikulicz-Syndrom* zu denken. Die Erkrankung kommt hauptsächlich bei jugendlichen Erwachsenen vor und kann, wenn Appetitlosigkeit und Diarrhö im Vordergrund dieser Beschwerden stehen, diagnostische Schwierigkeiten bereiten.

Knochenveränderungen. Diese sind diagnostisch wichtig und kommen etwa in 10% der Fälle von Hautsarkoidose vor, vor allem bei Lupus pernio. Klinisch findet man Spina-ventosa-artige Schwellungen der Phalangealgelenke, besonders an den Händen. Auch eine abnorme Beweglichkeit der Endphalangen bei seitlicher Abduktion ist typisch, allerdings nicht immer einfach zu beurteilen. Röntgenologisch bietet sich das Bild der *Ostitis multiplex cystoides* (Jüngling). Es handelt sich einmal um lamelläre Trabekelbildung innerhalb der Endphalangen, zum anderen aber um die sehr charakteristischen, röntgenologisch sichtbaren kreisrunden Aufhellungen, die mit einem gelochten Billett vergleichbar sind. Totale Knochenzerstörungen mit Neigung zu Spontanfrakturen sind selten. Auch große Knochen und Knochenmark können erkranken (nur histologisch erfaßbar).

Lymphknoten. Die Lymphknoten sind bei Sarkoidose in etwa 50–70% der Fälle mitbetroffen. Oft handelt es sich nur um eine sehr diskrete harte Vergrößerung der Lymphknoten, die nicht einschmelzen und nicht mit der Haut in Beziehung treten.

Hepato- und *Splenomegalie* kommen bei einem Drittel der Patienten vor.

Andere Symptome. Auf andere Erscheinungen wie Veränderungen im ZNS (benigne Enzephalitis, chronische lymphozytische Meningitis, neurologische Manifestationen infolge Polyneuritis), Gelenkveränderungen (polyarthritisartige Erscheinungen besonders bei Beginn der Erkrankung, oft in Zusammenhang mit Erythema nodosum), Urethritis, Nebenhodenbeteiligung, Nierenbeteiligung (Nephrokalzinose) sowie oft nur mikroskopisch feststellbare Herde, kann nicht näher eingegangen werden.

Histopathologie. Das histologische Substrat ist grundsätzlich einheitlich und bietet das Bild des sarkoiden Granuloms, auch Epitheloidzellengranulom genannt. Man findet eine mehr oder minder dichte Anhäufung von scharf gegen die Umgebung abgesetzten Epitheloidzellenaggregaten mit oder ohne Riesenzellen. Diese bleiben entweder „nackt" oder sind von einem schmalen Lymphozytensaum umgeben. Innerhalb der Epitheloidzellengranulome kommt es zur Zerstörung des präexistenten Bindegewebes. Ein feines Netz von argyrophilen Retikulumfasern ist meist innerhalb der Granulome feststellbar; es verdichtet sich in den Randzonen. In den Riesenzellen lassen sich vielfach Einschlußkörper („asteroid bodies" = kristalline Einschlußkörper aus Calciumcarbonat oder Schaumann-Körper = lamelläre Strukturen aus calciumimprägnierten Proteinkomplexen nachweisen. Die Epitheloidzellengranulome liegen scharf abgesetzt im normalen Gewebe oder verlaufen streifig durch das mittlere oder untere Korium. Zentrale Nekrose kommt im Gegensatz zu Tuberkulose nicht vor, gelegentlich allerdings fibrinoide Degeneration.

Wichtig ist, daß das sarkoide Granulom nicht nur bei Sarkoidose vorkommt, sondern auch bei anderen Erkrankungen. Bei tuberkuloider Lepra sind besonders die Hautnerven und die Mm. arrectores pilorum mitbetroffen. Im übrigen ist an Fremdkörpergranulome, gelegentlich auch an Lupus vulgaris, lupoide Leishmaniose, Rosacea lupoides sowie die lupoide Form von perioraler Dermatitis zu denken.

Verlauf. Im Einzelfall ist der Verlauf nicht sicher abzusehen. Grundsätzlich kann man sagen, daß die Sarkoidose in der Frühphase günstig verläuft. Die meisten Patienten mit Sarkoidose der Haut, welche im chronischen Stadium zur Diagnose kommen, haben langzeitig Hautveränderungen. Grundsätzlich ist die Prognose bei diesen Patienten günstig, wenn die Lungensymptome nicht im Vordergrund stehen. Der Verlauf des Lupus pernio ist sehr chronisch. Die meisten Patienten sterben an den pulmokardialen Veränderungen. Wenn diese nicht im Vordergrund stehen, kann man auch im Hinblick auf die Behandlung zurückhaltend sein.

Diagnostische Leitlinien. Bei der Sarkoidose der Haut handelt es sich, abgesehen vom Erythema nodosum, um eine *chronische granulomatöse Erkrankung der Haut,* die durch blau-rote oder braun-rote Infiltrate mit oder ohne lupoides Infiltrat bei Glasspateldruck charakterisiert ist; zu denken ist daher auch an Lupus vulgaris, tertiäre Syphilis, Lepra, lupoide Leishmaniosis oder örtliche sarkoide Gewebsreaktionen. Ebenso kommen Erkrankungen der Haut, bei denen ein dichtes zellreiches kutanes Infiltrat existiert, differentialdiagnostisch in Betracht, so Pseudolymphome.

Zur Sicherung der Diagnose Sarkoidose gehören:

1) Biopsie der Haut. Diese sollte in jedem Fall von Haut- oder Schleimhauterscheinungen durchgeführt werden. Auch bei Erythema nodosum findet man, allerdings nur sehr selten, sarkoide Granulome. Wenn möglich, sollte auch eine Lymphknotenbiopsie durchgeführt werden, evtl. durch Mediastinoskopie.

2) Kveim-Test. Dieser beruht auf einer intrakutanen Injektion von besonders aufbereitetem antigenem Extraktionsmaterial von Patienten mit Sarkoidose. Das Antigen ist wasserlöslich und bei Raumtemperatur stabil. Die Kveim-Reaktion ist in 85% der Fälle mit aktiven, nichtbehandelten Veränderungen positiv. Glukokortikoidtherapie kann die Reaktion hemmen; 2–3 Wochen nach der Injektion entsteht an der Injektionsstelle eine schmerzhafte bräunlich-rötliche Impfpapel mit lupoidem Infiltrat bei Diaskopie, die an Größe zunimmt und nach 4–6 Wochen exzidiert werden sollte. Es zeigt sich dann ein sarkoidosetypisches epitheloidzelliges Granulom. Ist die Reaktion positiv, so zeigt sie, daß Patienten mit Sarkoidose ein gegenüber der Norm verändertes immunologisches Verhalten aufweisen. Kveim-Antigen ist nicht käuflich zu erhalten. Daher besitzt dieser Test heute keine praktische Bedeutung.

3) Tuberkulinempfindlichkeit. Die Tuberkulinempfindlichkeit ist bei Sarkoidose herabgesetzt oder fehlt völlig. Die Bestimmung der Tuberkulinschwelle sollte daher bei Verdacht auf Sarkoidose durchgeführt werden. Auch fehlendes Ansprechen der Patienten auf BCG-Impfung ist charakteristisch.

4) Klinische Durchuntersuchung. Pulmonale Röntgendiagnostik der Lunge sollte in jedem Verdachtsfall durchgeführt werden. Von den biochemischen Befunden ist eine Vermehrung von γ- und α$_2$-Globulinen bei chronischen Fällen bemerkenswert. Pathologische Ergebnisse bei Leberfunktionsprüfungen sprechen für Leberbeteiligung. Hyperkalzämie und Hyperkalziurie kommen in etwa 20% der Fälle vor. Beide Befunde sollten kontrolliert werden, weil Hyperkalzinose zu Nierenversagen führen kann. Unter Glukokortikoidtherapie kommt es zur Normalisierung mit vermehrter Ausscheidung von Kalzium im Stuhl. Bei stärkerer Ausprägung der Erkrankung (bes. Lunge) Erhöhung der Angiotensin-converting-Enzyme im Blutserum.

Therapie. Vor Beginn jeder Therapie sollte man sich vergegenwärtigen, daß es in mindestens 50% aller Fälle auch ohne innerliche Behandlung zu Spontanheilung bzw. einer Spontanausheilung kommen kann. Das gilt insbesondere für das Frühstadium der Sarkoidose mit subakuten Verlaufsformen bei Vorhandensein von Erythema nodosum oder Löfgren-Syndrom. Langzeittherapie kommt daher bei Organbeteiligung im Stadium II und III der Sarkoidose in Betracht, ferner auch bei Hauterscheinungen, die durch ihre Lokalisation oder die Intensität ihrer Ausprägung den Patienten psychisch und physisch stärker in Mitleidenschaft ziehen.

Innerlich: Man muß davon ausgehen, daß es sich in jedem Fall darum handelt, eine morbostatische Behandlung zu verordnen, nach deren Absetzen vielfach mit Rückfall der Erscheinungen zu rechnen ist. Dies gilt auch für Hauterscheinungen.

Tuberkulostatika. Diese versagen, allein verabreicht, praktisch stets, auch bei den Hauterscheinungen.

Glukokortikoide und ACTH. Beide Medikamente gehören zu den bewährten Sarkoidosetherapeutika. Auch Hauterscheinungen bilden sich unter ihnen gut zurück. Nach Absetzen der Therapie kommt es meist zu Rückfällen. Es sollte gesichert sein, daß bei den Patienten nicht eine Begleittuberkulose der Lungen existiert. Wegen möglicher Aktivierungsgefahr unter der langfristigen Glukokortikoidtherapie wird von manchen Autoren die gleichzeitige Verabreichung von Tuberkulostatika empfohlen. *ACTH* (Synacthen) kommt allein oder zusammen mit einer niedrigdosierten Glukokortikoidmedikation bei Patienten mit ausgedehnter Sarkoidose in Betracht. Die Dosierung ist individuell zu steuern.

Chloroquin (Resochin). Dieses wurde besonders zur Behandlung von Hauterscheinungen und Lungenveränderungen empfohlen. Die Dosierung liegt bei 250 mg tgl. über 3 Monate und danach über 6 Monate mit 250 mg 2mal tgl.; sorgfältige Überwachung möglicher Augenkomplikationen ist notwendig.

Vitamin D (Vigantol). Die Vitamin-D-Behandlung hat sich besonders bei ausgedehnten Hautsarkoidosen bewährt. Sie ist bei viszeraler Sarkoidose heute nicht mehr üblich. Die Behandlung verlangt sorgfältige Kontrolle der Nebenwirkungen (Hypervitaminose). Die Dosierung liegt bei 1 mg Vitamin D$_3$ tgl. und verlangt kontinuierliche Überwachung des Patienten.

Antiphlogistika. Diese wurden vielfach bei Sarkoidose empfohlen, sind aber den Glukokortikosteroiden deutlich unterlegen. Dies gilt auch für Oxyphenbutazon (Tanderil), das bei Lungensarkoidose genauso wirksam sein soll wie Prednisolon. Es kommt vorwiegend im Frühstadium in Betracht, um weitere Erscheinungen zu vermeiden, und bei starken Gelenkbeschwerden in einer Dosierung von 4mal tgl. 100 mg über 6 Monate. Der Einfluß auf Hauterscheinungen, abgesehen vom Erythema nodosum, ist sehr gering. Das gleiche gilt für das Antirheumatikum D-Penicillamin (Metalcaptase); es wird nur bei fortgeschrittenen Lungensarkoidosen mit Fibrosierung eingesetzt.

Immunsuppressiva. Immunsuppressiva wie Azathioprin (Imurek) oder Zytostatika wie Methotrexat wirken über ihren antiproliferativen Effekt auch bei Sarkoidosen. Sie kommen lediglich im chronischen Stadium zur Langzeittherapie in Betracht. Ihre Wirksamkeit auf chronische Hauterscheinungen wird nicht übermäßig positiv beurteilt.

Vor Therapiebeginn sollte das Verhältnis zwischen therapeutischem Nutzen und therapeutischem Risiko sorgfältig erwogen sein. Man muß bekennen, daß in allen Fällen nur eine morbostatische Behandlung möglich ist. Diese richtet sich nach dem Ausmaß der internen, besonders der pulmonalen Beteiligung.

Äußerlich: Die Hauterscheinungen sprechen gut, wenn auch meist nur vorübergehend, auf eine örtliche Behandlung mit glukokortikoidhaltigen Cremes, evtl. unter Okklusivverband, oder auf intraläsionale Injektionen von Triamcinolonacetonid-Kristallsuspension (Volon A 10, 1:4–1:5 verdünnt mit Scandicain) an. Auch Strahlentherapie [Kromayer-Lampe, Phototherapie (UV-B)] und örtliche Photochemotherapie wirken über die Erzeugung einer resorbierenden Entzündung gelegentlich hilfreich. Zusammenarbeit mit Internisten und Ophthalmologen scheint wichtig. Man sollte nie vergessen, daß die Sarkoidose besonders im Frühstadium vielfach in einem Jahr auch spontan abheilen kann.

Granuloma anulare [Colcott Fox 1895]

Definition. Granuloma anulare ist eine gutartige, durch eine granulomatöse Entzündung gekennzeichnete Hauterkrankung, die sich vielfach in ringförmig angeordneten Papeln manifestiert.

Vorkommen. Meistens erkranken Kinder und junge Erwachsene. Anscheinend ist die Krankheit in den letzten Jahren häufiger geworden. Ausgesprochene Gynäkotropie. Wegen des häufigen Sitzes der Erscheinungen an den freigetragenen Extremitäten wurde Beziehung zu Lichteinflüssen diskutiert.

Ätiopathogenese. Ätiologie unbekannt. In der Lupusbehandlung mit Vitamin D_3 (Vigantol) wurde Granuloma anulare häufiger beobachtet (Granuloma anulare vigantolicum). Für eine direkte tuberkulöse Ätiologie besteht allerdings kein Anhalt. Granuloma anulare wurde durch intrakutane Tuberkulininjektion und Lichtbestrahlung an den Extremitäten induziert. Auch disseminierte Formen wurden, wenn auch selten, nach Sonnenbestrahlung gesehen. Neuere Berichte vermuten Beziehungen von disseminierten Formen des Granuloma anulare zu Diabetes mellitus. Diese Frage scheint noch nicht sicher abgeklärt. Bemerkenswert ist schließlich die Entstehung der Erkrankung nach Infekten, nach Insektenstichen oder örtlichen Traumen und die Tatsache, daß Granuloma anulare nach Probeexzision spontan abheilen kann. Schließlich spricht Vorkommen bei eineiigen Zwillingen oder in Mehrzahl bei einer Generation für eine erbliche Prädisposition. Gemeinsames Vorkommen mit Polyarthritis hat auch die Annahme eines allergisch-rheumatischen Reaktionsproduktes vermuten lassen, welche übrigens auch durch das histologische Substrat nahegelegt wird. Wahrscheinlich handelt es sich um eine polyätiologische Hautreaktion mit klinisch typischer Ausprägung auf dem Boden einer hyperergischen Reaktion bei prädisponierten Personen.

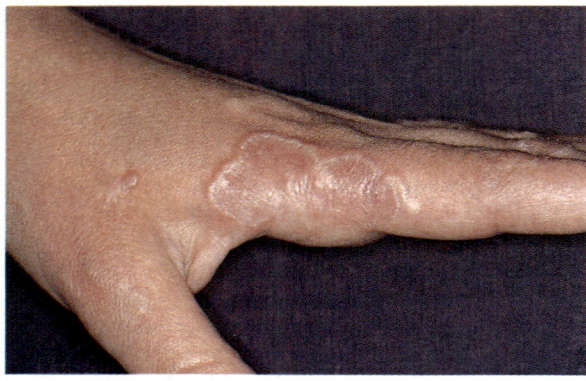

Granuloma anulare

Klinik. Prädilektionsstellen sind Handrücken, Fußrücken und Finger; aber auch über Gelenken (Handgelenkknöchel, Fußgelenkknöchel, Ellbogen) sowie an Glutäen und im Gesicht können Herde vorkommen.
Die juckreizfreien Hauterscheinungen beginnen mit kleinsten, meist erst bei Größerwerden beachteten flachen, scharf begrenzten und gering geröteten Papeln, die leicht spiegeln. Die schnell auswachsenden Herde können talergroß werden, sinken jedoch im Zentrum wieder in das Hautniveau zurück, ohne Residuen zu hinterlassen. Jetzt sieht man ringförmige Herde aus glatten Papeln meist ohne Oberflächenveränderungen. Palpatorisch fühlen sich die erhabenen Randwülste ziemlich hart an. Beim Auseinanderziehen der Haut färbt sich der papulöse Randwall weiß. Jederzeit können zu älteren anulären neue, kleine papulöse Herde hinzutreten. Sekundäre Veränderungen wie Erosion, Ulzeration oder Zerfall sind sehr selten. Die Entwicklung der Dermatose kann über mehrere Jahre gehen. Bei 75% der Patienten heilen die Erscheinungen allerdings innerhalb von 2 Jahren wieder ab.

Sonderformen

Viele verschiedene Formen sind beschrieben worden. In allen Fällen ist die Initialeffloreszenz aber eine derbe Papel.

Plaqueform. Hier entstehen mehr flächenhaft infiltrierte, rötliche oder rot bräunliche Herde, die differentialdiagnostisch an Necrobiosis lipoidica erinnern.

Erythematöse Form. Sie entwickelt sich disseminiert und kann in flache Papeln übergehen.

Subkutane Formen. Beim subkutanen Sitz entstehen Knötchen, die unter der Haut sitzen und histologisch Schwierigkeiten bei der Abgrenzung gegenüber Rheumatismus nodosus machen können, aber durch ihre unterschiedliche Lokalisation klinisch gekennzeichnet sind. Sie wurden besonders bei Kindern an den Beinen und Glutäen, an den Handinnenflächen, im Gesicht und am behaarten Kopf beschrieben. Die Diagnose ist meist erst histologisch möglich.

Granuloma anulare disseminatum. Bei dieser, besonders bei Erwachsenen beobachteten Form kommt es nicht zu Ringfiguren, sondern zu einer Eruption von vielen blau-rötlichen Papeln oder Knötchen am Stamm und an den Extremitäten. Auch Faszien und Sehnen können betroffen sein: Eine Beziehung zu Lichtprovokation und zu Diabetes mellitus (Zuckerbelastungstest) wurde beschrieben, ist aber nicht sichergestellt.
Andere disseminierte Formen mit weißlichen derben papulösen, teils annulären Effloreszenzen bevorzugen Ellbogen, Unterarmstreckseiten und Ohren.

Granuloma anulare perforans. Bei dieser sehr seltenen Form kommt es besonders an den Händen zu einer Ulzeration der oberflächlichen Papeln mit Entleerung einer glasigen klaren Flüssigkeit.

Symptome. Subjektive Symptome bestehen gewöhnlich nicht. Bei Kindern ist meist kein Anhalt für irgendeine andere Störung gegeben. Wegen der Ätiopathogenese sollte eine Lungenröntgenaufnahme durchgeführt werden, um zu sehen, ob nicht gerade ein tuberkulöser Primärkomplex durchgemacht wird. Bei Erwachsenen sollte an Diabetes mellitus gedacht werden.
Gelegentlich ist bei disseminierten Hauterscheinungen die BKS leicht erhöht, oder es besteht eine geringfügige Eosinophilie im Blut.

Histopathologie. Meist finden sich im oberen und mittleren Korium umschriebene nekrobiotische Herde mit geschwundenen Kollagenfasern, reichlich Glykogen (PAS-Reaktion) und sauren Mukopolysachariden. Die elastischen Fasern werden frühzeitig aufgelöst. Die diskreten und unvollkommenen Nekrobioseherde sind umgeben von Histiozyten, die oft typische Palisadenstellung zeigen. In älteren Herden können zahlreiche Lymphozyten und Fibroblasten auftreten, obwohl tuberkuloide oder sarkoide Reaktionen mit vielen Riesenzellen ungewöhnlich sind. Vaskuläre Veränderungen in der Umgebung, mit Ausnahme einer leichten perivaskulären lymphozytären Reaktion, fehlen. Die Abgrenzung gegenüber Necrobiosis lipoidica, Rheumatismus nodosus oder tertiärer Syphilis (tuberöses Syphilid) kann schwierig sein.

Verlauf. Spontanheilungen ohne Residuen kommen immer wieder vor, ohne daß man die Ursache dafür angeben kann. Die Prognose ist gut.

Diagnose. In typischen Fällen leicht. Bei disseminierten Formen ist Biopsie erforderlich.

Differentialdiagnose. Bei nodulären Formen, besonders bei Sitz an den Ellbogen, ist an Rheumatismus nodosus zu denken. Anuläre Herde können an Lichen ruber anularis oder anuläre Sarkoidose der Haut erinnern, flache plaqueförmige Veränderungen an Necrobiosis lipoidica. Tuberoserpiginöse Syphilide bei tertiärer Syphilis neigen mehr zu Ulzeration und heilen unter Atrophie ab. Mucinosis papulosa mit ihren disseminierten Erscheinungen ist histologisch abzugrenzen.

Therapie
Innerlich: Innerliche Behandlung kommt praktisch nur bei disseminierten Formen in Betracht. Hier hat sich tuberkulostatische Therapie (Isonikotinsäurehydrazid 5,0 mg/kg KG tgl. bei Erwachsenen) in Einzelfällen bewährt. In schweren Fällen mit Faszien- und Sehnenbeteiligung wurde Chlorambucil (Leukeran 2mal 2 mg tgl. für 4–12 Wochen) eingesetzt. Glukokortikoide sind nur morbostatisch wirksam.
Äußerlich: Daß Probeexision aus Einzelherden zu Spontanheilung führt, wurde neuerdings bezweifelt. Bei älteren Herden kommt auch vorsichtige Kryotherapie (Kohlensäureschnee, flüssiger Stickstoff) in Betracht. Am meisten bewährt hat sich wohl die intraläsionale Injektion mit Triamcinolonacetonid-Kristallsuspension (Volon A, 10 mg, 1:3 bis 1:5 verdünnt mit einem Lokalanästhetikum wie Scandicain). Auch einfacher Okklusivverband mit Heftpflaster soll die Abheilung einleiten. Abpflasterung der Herde mit einem glukokortikoidhaltigen Pflaster (Sermaka) ist von günstiger Wirkung und beschränkt den Glukokortikoideffekt auf die Erkrankungsherde.

Granuloma multiforme [Leiker 1964]

Es handelt sich um nekrobiotische Granulome an der Haut unbekannter Ätiologie bei Patienten in Zentralafrika.

Vorkommen. Die Erkrankung scheint auf Zentralafrika begrenzt zu sein und kommt dort in kleineren Epidemien vor. Von Leiker wurde sie von der tuberkuloiden Lepra abgegrenzt.

Histopathologie. Man findet umschriebene Nekrobioseherde im Korium, die sehr an Granuloma anulare erinnern, aber reichlich Riesenzellen enthalten.

Klinik. Prädilektionsstellen sind Arme und oberer Rumpf. Hier entwickeln sich Papeln, die rasch in annulär ausgeformten Veränderungen mit scharfem Rand auswachsen. Zentrale Abheilung erfolgt unter Depigmentierung. Meist besteht ein leichter Juckreiz bei Auftreten der Herde.
Der *Verlauf* kann sich über Jahre hinstrecken. Beteiligung innerer Organe und andere Komplikationen sind nicht bekannt geworden.

Granuloma faciale [Pedace und Perry 1966]

Synonym. Granuloma eosinophilicum faciei (Wigley 1945)

Definition. Durch knoten- oder plattenförmige Herde im Gesicht bei Erwachsenen gekennzeichnete chronische Erkrankung mit typischem Granulom und unbekannter Ätiologie.

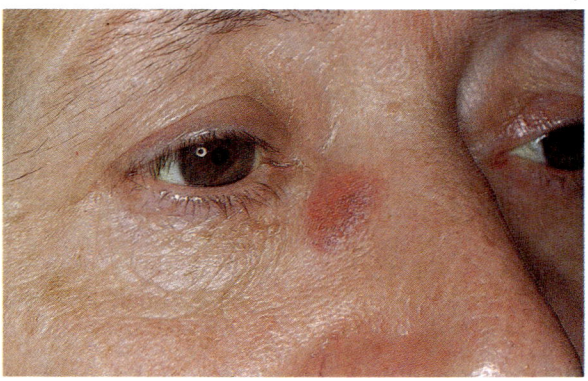

Granuloma faciale

Vorkommen. Die chronische Erkrankung betrifft vorwiegend Männer und beginnt meist im 4.–5. Lebensjahrzehnt. Sie wurde hauptsächlich bei Menschen weißer Rassen beschrieben. Beziehungen zu Sonnenlichtexposition werden vermutet, sind aber nicht bewiesen.

Ätiopathogenese. Ätiologie unbekannt. Wie man aus der Krankheitsbezeichnung „eosinophiles Granulom" entnehmen kann, könnte es sich um eine Manifestationsform der Histiozytose X handeln. Dies ist aber nicht der Fall. Eosinophile Infiltration kommt auch unter anderen Bedingungen (infektiöse Granulomatose) vor. Aus diesem Grunde ist die Bezeichnung Granuloma faciale vorzuziehen.

Klinik. Anfangs sieht man einzelne oder mehrere rundliche, teilweise polyzyklische, aber stets scharf begrenzte, langsam wachsende, leicht infiltrierte Fleckbildungen, die bis zu 7 cm groß werden können. Später sind die Flecken leicht erhaben, ihre Oberfläche ist plan oder orangenschalenartig, die Konsistenz weich bis gummiförmig. Auch umschriebene Knötchen oder flache Knotenbildungen können entstehen. Initial weisen die Veränderungen mehr eine purpurrote, später mehr braun- oder blaurote Farbe auf. Bei Diaskopie beobachtet man die Symptome wie bei Lupus vulgaris. Die Follikelmündungen sind bei stärkerer Infiltration deutlich erweitert, auch Teleangiektasien kommen vor. Spontane Abheilung unter narbiger Atrophie wurde gelegentlich beobachtet.
Prädilektionsstellen sind Schläfen und Wangen. Einzelherde kommen auch an Nase, Kinn, Ohrläppchen, am behaarten Kopf und anscheinend auch an Handrücken oder Unterarmen vor.

Symptome. Gelegentlich leichte Empfindlichkeit (Brennen, Juckreiz); keine Mitbeteiligung innerer Organe.

Histopathologie. Initial findet man unterhalb der Epidermis eine flächenhafte zelluläre Reaktion im oberen Korium, besonders um erweiterte Kapillaren; sie besteht vorwiegend aus eosinophilen und neutrophilen Leukozyten sowie Histiozyten (leukozytäre Phase); aber auch Lymphozyten, Plasmazellen und Mastzellen sind nachweisbar. Erythrozytendiapedase kann zu Ablagerung von Hämosiderin und Lipopigmenten führen, die von Histiozyten aufgenommen werden. Von den Infiltraten, die nie ganz an die Epidermis, die Haarfollikel und die Talgdrüsen herantreten, wird das präexistente Bindegewebe zerstört und später auch durch Fibrose ersetzt. Gelegentlich deutliche Vaskulitis mit Leukozytoklasie. Im Verlauf der Erkrankung nimmt die Zahl von eosinophilen und neutrophilen Leukozyten ab. Auffällig ist jetzt der Reichtum an Fibroblasten (fibrotische Phase) und an Histiozyten mit gespeichertem Material (Lipoide → Schaumzellen, Melanin → Melanophagen, Hämosiderin). So erklärt sich die bräunlich-rote Eigenfarbe älterer Herde.

Verlauf. Günstig, aber jahre- bis jahrzehntelange Entwicklung. Spontanheilungen sind selten.

Differentialdiagnose. Sarkoidose, Pseudolymphome, Lupus vulgaris, „lymphocytic infiltration" (Jessner-Kanof), seltener Lupus erythematodes, fixe Arzneiexantheme, Urticaria pigmentosa oder Erythema elevatum et diutinum sollten abgegrenzt werden. Sichere Abgrenzung gegen echte eosinophile Granulome als Manifestationsform von Histiozytose X ist nur durch elektronenmikroskopische Untersuchung von Infiltratzellen (Nachweis von Langerhans-Granula in Histiozyten) möglich.

Therapie. Da die Erkrankung harmlos, therapeutisch aber sehr schwer zugänglich ist, sollte man das therapeutische Risiko beachten.
Innerlich: Innerliche Glukokortikoidtherapie hat, wenn überhaupt, nur morbostatischen Effekt. Chloroquin (Resochin) hilft in manchen Fällen.
Äußerlich: Wenn möglich, Exzision von Einzelherden; mit Randrezidiven ist allerdings zu rechnen. Röntgentherapie ist erfolglos. Glukokortikoidhaltige Externa sollten nur als Pflaster (Sermaka) angewandt werden, um Glukokortikoidnebenwirkungen in der Umgebung der Herde zu vermeiden. Auch intraläsionale Injektion von Triamcinolonacetonid-Kristallsuspension (Volon A, 10 mg 1:3 bis 1:5 verdünnt mit dem Lokalanästhetikum Scandicain) wird häufig angewandt. Andere örtliche Maßnahmen wie Kryotherapie und Phototherapie sollten in ihrer Wirksamkeit an Einzelherden überprüft werden.

Tumorförmiges eosinophiles Granulom [Kuske 1952]

Definition. Tumorförmige, teilweise ulzerierende Bildungen von chronischem Verlauf durch granulomatöse Hautreaktion mit zahlreichen Eosinophilen.

Klinik. Die sehr seltene Erkrankung wurde an Handrücken, Unterlippe und Bauchhaut beschrieben; sie beginnt mit Papeln oder Knoten, die ulzerieren oder vegetierende Tendenzen aufweisen können. In einem Fall wurde auch eine fragliche Metastasierung nach Exzision des Primärtumors beschrieben.

Histopathologie. Man findet ein Granulationsgewebe mit Lymphozyten, Plasma-, Epitheloid-, Bindegewebszellen und reichlich eosinophilen Leukozyten.

Verlauf. Chronisch über Monate.

Ätiopathogenese. Unbekannt.

Differentialdiagnose. In erster Linie ist an maligne Lymphome, besonders unter dem Bild der Mycosis fungoides d'emblée, zu denken. Bei Lokalisation im mittleren Gesichtsbereich sind Granuloma gangraenescens nasi und initiale Wegener-Granulomatose zu berücksichtigen.

Prognose. Relativ günstig.

Therapie. Wenn möglich Exzision; auch Dermatoröntgentherapie (Entzündungsbestrahlung mit 4mal 2 Gy) wurde empfohlen.

Lichen nitidus [Pinkus 1907]

Definition. Chronische kleinpapulöse lichenoide Dermatose unbekannter Ätiologie mit dem feingeweblichen Substrat eines tuberkuloiden Granuloms.

Vorkommen. Seltene Erkrankung im mittleren Erwachsenenalter ohne Geschlechtsbindung. Lediglich generalisierte und konfluierende Formen scheinen vorwiegend Frauen zu betreffen.

Ätiopathogenese. Ätiologie unbekannt. Die tuberkuloide Gewebsstruktur ließ daran denken, daß es sich um eine Tuberkulose oder um ein Tuberkulid handelt. Dafür besteht aber sonst kein Anhalt. Da Fälle von Lichen nitidus zusammen mit Lichen ruber planus beobachtet wurden, wurde die Erkrankung für eine seltene Verlaufsform von Lichen ruber planus gehalten. Diese Auffassung scheint sich heute durchzusetzen; von anderen wird Lichen nitidus als eigenständige Krankheit betrachtet.

Klinik. Prädilektionsstellen sind Penisschaft und Glans, Beugeflächen der Unterarme, Hals, gelegentlich auch Brust und Rücken. Auf heller Haut findet man rötlich-bräunliche, auf dunkler Haut (z.B. pigmentierte Penishaut) weißliche, über das Hautniveau kaum erhabene polygonale, an der Oberfläche perlmutterartig spiegelnde (*nitidus* = glänzend) nicht jukkende kleine Papeln, die gelegentlich zentral nabelartig eingesenkt sind.
Bei Glasspateldruck sind die Knötchen grau; man kann sie aus der Haut herauskratzen. Die disseminierten, teilweise in Gruppen stehenden Effloreszenzen sind monomorph. Gelegentlich können sie zu größeren Arealen konfluieren. Auch isomorpher Reizeffekt wird manchmal beobachtet. Nagelveränderungen mit Verdickung der Nagelplatte und Onychorrhexis kommen vor. Die Mundschleimhaut ist nur selten in Form feinster grau-weißlicher Papeln ohne Neigung zu Netzbildung mitbetroffen.

Histopathologie. Typisch ist ein umschriebenes tuberkuloides Granulom ohne Nekrose mit sehr vielen Lymphozyten, mäßiger Zahl von Epitheloidzellen und Riesenzellen. Das Granulom wird seitlich von akanthotischer Epidermis lippenartig umfaßt, während die Epidermis über der Veränderung selbst atrophisch ist und zu Parakeratose neigt.

Verlauf. Chronisch wellenförmig mit spontaner Heilungstendenz nach mehreren Jahren. Heilung ohne Atrophie, gelegentlich mit Hyperpigmentierung.

Differentialdiagnose. Initialer Lichen ruber planus (Schleimhautbeteiligung), Lichen scrophulosorum, Lichen trichophyticus, Lichen syphiliticus, Lichen scorbuticus, Pityriasis rubra pilaris.

Therapie. Schwer zugänglich. Wegen Gutartigkeit der Erkrankung keine risikohaften Maßnahmen. Versuch mit Isoniazid 5 mg/kg KG tgl. über 3 Monate beim Erwachsenen. Versuche mit äußerlicher Glukokortikoidtherapie.

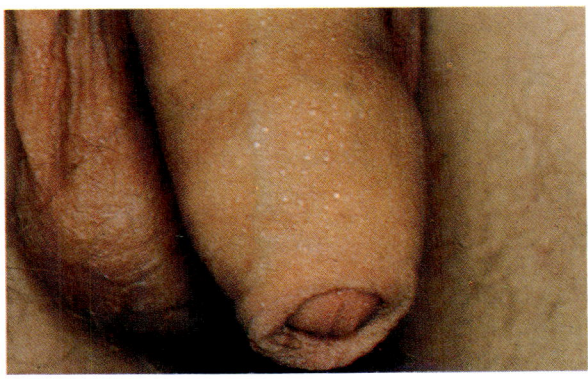

Lichen nitidus

Necrobiosis lipoidica [Oppenheim 1930, Urbach 1932]

Synonyme. Necrobiosis lipoidica diabeticorum, Granulomatosis disciformis chronica et progressiva (Miescher), Granulomatosis tuberculoides pseudosclerodermiformis (Gottron).

Definition. Es handelt sich um eine bei Patienten mit Diabetes mellitus, aber auch bei Nichtdiabetikern vorkommende chronische Erkrankung, gekennzeichnet durch plattenartige, an Lupus vulgaris oder zirkumskripte Sklerodermie erinnernde Veränderungen infolge einer zur Nekrobiose führenden granulomatösen Entzündung mit Anreicherung von Lipoiden im mittleren Korium.

Vorkommen. Nicht selten. Die Annahme, daß in allen Fällen ein manifester Diabetes mellitus besteht, ist falsch. In etwa 40% der Fälle fehlt Diabetes mellitus; jedoch besteht häufig Prädiabetes (Glukosetoleranztest). Bei Patienten mit manifestem Diabetes wurde die Häufigkeit von Necrobiosis lipoidica mit 3 auf 1000 Patienten angegeben. Der Necrobiosis lipoidica kann ein Diabetes mellitus vorangehen, die Ausprägung ist aber unabhängig von der Schwere der diabetischen Stoffwechselstörung. Die Erkrankung kommt in jedem Alter vor, vorzugsweise aber bei Erwachsenen im mittleren Lebensalter. Ausgesprochene Gynäkotropie.

Ätiopathogenese. Ätiologie unbekannt. Wenn Diabetes mellitus vorliegt, hat man versucht, die Erkrankung mit den vaskulären Veränderungen im Sinne der diabetischen Mikroangiopathie mit Einlagerungen von Glykoproteinen in die verdickte Wand kleiner Gefäße in Zusammenhang zu bringen. Dies erklärt aber nicht die Erkrankung bei Nichtdiabetikern und auch nicht die histopathologische Ähnlichkeit mit Granuloma anulare. Auch die Bedeutung verschiedener gewebsgebundener Antikörper ist noch unklar. Bemerkenswert ist ferner die Alters- und Geschlechtsbindung, die pathogenetisch nicht zu deuten ist, und die Tatsache, daß man bei solchen Patienten auch Hypertonie finden kann. Örtliche Traumen scheinen ebenfalls eine Rolle zu spielen.

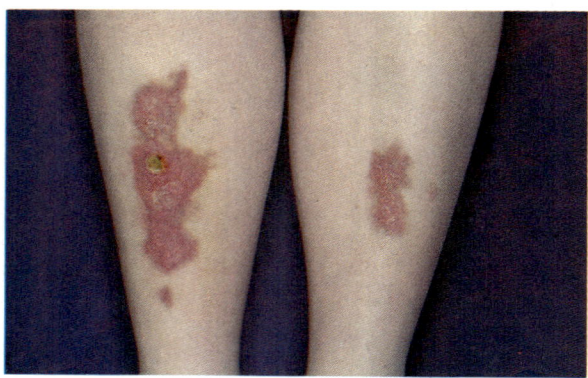
Necrobiosis lipoidica (diabeticorum)

Klinik. Prädilektionsstellen sind die Streckseiten der Unterschenkel, Fußrücken und Fußgelenkgegend. Die Beugeseiten der Unterschenkel sowie Oberschenkel können mitbetroffen sein. In etwa 15% sind Veränderungen auch in anderen Hautregionen, besonders an Handrücken und Unterarmen vorhanden. Bemerkenswert ist der Sitz am behaarten Kopf, wo die atrophisierenden Veränderungen eine Pseudopelade erzeugen.

Man findet an den Unterschenkeln unregelmäßig konfigurierte, scharf begrenzte, plattenförmige atrophische Herde, die ein gelbes bis braun-gelbes, sklerotisch hartes Zentrum aufweisen und von den Teleangiektasien durchzogen sind. Der Randsaum ist rötlichviolett oder mehr braunrot. Dadurch entsteht ein sklerodermieartiger Aspekt. Mehrere kleinere können zu größeren Herden zusammenfließen. Die Erkrankung kann einseitig beginnen, ist aber später meist symmetrisch ausgeprägt. Bei einem Drittel der Fälle kommt es innerhalb der Herde zur Entwicklung schlecht heilender Ulcera mit einem gelblich-speckigen nekrotischen Grund. Wenn sich diese über der Tibiakante entwickeln, kann durch Begleitperiostitis starke Schmerzhaftigkeit zustande kommen.

Bei Diaskopie zeigen auch Herde im Beginn eine gelbliche Eigenfarbe, die „lupoid" wirkt, aber diffus im Bereich des gesamten Herdes nachweisbar ist. Abheilung erfolgt stets unter Hinterlassung von Atrophie mit Untergang der Anhangsgebilde, besonders der Haarfollikel und Talgdrüsen.

Sonderformen

Necrobiosis lipoidica maculosa disseminata. Hier findet man disseminierte gerötete und leicht infiltrierte Herde, meistens an den Extremitäten von Linsen- bis Markstückgröße, die sich langsam entwickeln. Die Erkrankung wird vielfach erst durch histologische Untersuchung aufgeklärt. Wichtig ist die Abgrenzung zum Granuloma anulare disseminatum.

Necrobiosis lipoidica an Stirn- und Kopfbereich. Die Veränderungen manifestieren sich als ringförmige oder mehr serpiginöse Herde mit zentraler Abheilung und Depigmentierung, besonders im Haargrenzbereich. Sie kommt selten bei Diabetes mellitus vor. Die Abgrenzung von zirzinärer Sarkoidose kann klinisch und histologisch schwierig sein.

Granulomatosis disciformis chronica et progressiva (Miescher 1948). Es handelt sich dabei nicht um eine eigene Krankheit, sondern höchstwahrscheinlich um eine Necrobiosis lipoidica bei Patienten ohne Diabetes mellitus, bei der Necrobiose und Lipoidablagerungen stärker in den Hintergrund treten und die tuberkuloid-granulomatöse Reaktion ganz im Vordergrund des feingeweblichen Bildes steht.

Histopathologie. Im mittleren und unteren Korium findet man neben endangitischen Veränderungen nekrobiotische Kollagenbezirke mit Tendenz zu Hyalinisierung und einer Untermischung mit Histiozyten. In den nekrobiotischen Kollagenherden kann sudanophiles Lipoidmaterial (Phospholipoide und Cholesterin) in reichlichen Mengen nachgewiesen werden. Randweise kommt es bald zur Ausbildung von Fibrose und zu einem fleckförmigen entzündlichen Infiltrat aus Lymphozyten, Histiozyten, Epitheloidzellen und Fibroblasten. Nekrobiotische Zellen und Kernreste findet man auch in den Nekrobioseherden. Typisch sind ferner Fremdkörperriesenzellen und vereinzelt Schaumzellen (lipoidspeichernde Histiozyten). Die elastischen Fasern sind in Nekrobioseherden manchmal noch vorhanden, verschwinden aber in den Herden entzündlicher Reaktion. Wichtig sind ferner die Gefäßveränderungen. Viele Kapillaren zeigen Wandverdickung oder völligen Verschluß. Ablagerungen von Mukopolysacchariden und Glykogen in den Nekrobioseherden sind geringer als bei Granuloma anulare.

Verlauf. Chronisch; die Herde selbst sind asymptomatisch; Komplikation ist durch Ulzerationsneigung an den Unterschenkeln gegeben. Behandlung eines Diabetes mellitus führt nicht in jedem Fall zur Rückbildung und kann auch nicht die Zunahme der Erkrankung verhindern. Die Spontanheilung wird mit 20% beziffert.

Differentialdiagnose. Die Abgrenzung von Granuloma anulare kann, besonders bei disseminierten Formen, nicht nur klinisch, sondern auch histologisch große Schwierigkeiten bereiten. Sarkoidose und zirkumskripte Sklerodermie können durch Biopsie sicher abgegrenzt werden. Bei ulzerierten Formen ist auch an ulzeriertes tuberoserpiginöses Syphilid zu denken (Serologie, Diagnose ex juvantibus). Bei anulären oder serpiginösen Herden im Stirn- und Kopfbereich sind zirzinäre Sarkoidose und auch Granuloma anulare auszuschließen.

Therapie. Auf jeden Fall sollte man das Grundleiden (Diabetes mellitus, Hypertonie) behandeln. Bei Herden an den Unterschenkeln über längere Zeit angewandte Kompressionsverbände oder festsitzende Gummistrümpfe, die den venösen Rückfluß fördern. Gute Erfolge hat man ferner mit glukokortikoidhaltigen Folien oder mit intrafokalen Injektionen von Glukokortikoidkristallsuspension (Volon A, 10 mg verdünnt 1:4 bis 1:5 mit physiologischer Kochsalzlösung oder Scandicain), ferner besonders bei ulzerierten Verlaufsformen mit Exzision und plastischer Deckung.

Noduli rheumatosi [Hilliers 1868]

Synonyme. Rheumatismus nodosus, Rheumaknoten.

Zu unterscheiden sind knotige Veränderungen, wie sie bei der akuten Polyarthritis (rheumatisches Fieber) vorkommen, von denen, die sich bei chronischer Polyarthritis (rheumatoide Arthritis) entwickeln.

Rheumatische Knötchen. Diese sind gewöhnlich erbsgroß und kommen an Regionen mit Knochenvorsprüngen wie Fingergelenke, Ellbogen, Epikondylus und Hinterkopf vor. Sie sollen bei über 30% der Fälle von rheumatischem Fieber beobachtet werden. Oft besteht durch die Erkrankung Herzbeteiligung.

Histopathologie. Histologisch findet man eine massive fibrinoide Nekrose und dickwandige Gefäße mit wenigen Lymphozyten; auch kutane Knötchen, die an Sarkoidose erinnern können, sind nicht selten.

Rheumatoide Knötchen. Diese entsprechen im wesentlichen dem, was man früher Rheumatismus nodosus genannt hat. In etwa 20% der Fälle von chronischer Polyarthritis, gelegentlich aber auch ohne Gelenkerscheinungen, entwickeln sich diese Hautveränderungen. Prädilektionsstellen sind der Ulnarbereich zum Ellbogen hin. Seltener sitzen die Veränderungen an den Händen, besonders über dem Fingerrücken, über den Ohren oder an anderen mechanisch belasteten Hautpartien. Vielfach finden sich ausgeprägt indolente hautfarbene, über das Hautniveau prominierende harte Knoten mit subkutanem Sitz oder auch Lokalisation in den Weichteilen. Ihre Größe schwankt zwischen Kleinerbs- bis Haselnußgröße und darüber. Bei Belastung durch Druck oder Trauma können sie ulzerieren. Rheumatoide Knoten kommen meist bei schwereren Verlaufsformen der Gelenkerkrankung vor.
Rheumafaktoren und antinukleäre Faktoren sind im Serum solcher Patienten häufig nachweisbar.

Histopathologie. Innerhalb eines fibrinös durchtränkten Gewebes findet man kleine Herde mit fibrinoider Nekrose, die umgeben sind von palisadenartig angeordneten Fibroblasten und Histiozyten. In der Peripherie können Lymphozyten und Plasmazellen vorkommen. In der zentralen Nekrosezone sieht man auch Kernreste, amorphes Material und argyrophile Fasern. Die Nekrosen werden resorbiert, organisiert und von einer fibrösen Kapsel umschlossen.

Prognose. Die Veränderungen bei rheumatischen Knötchen können sich in relativ kurzer Zeit zurückbilden. Die rheumatoiden Knötchen bleiben meistens länger bestehen; sie können spontan perforieren und nekrotisches Material nach außen entleeren.

Differentialdiagnose. Wichtig ist die Abgrenzung gegen andere subkutane knotenbildende Dermatosen, die ebenfalls vorwiegend über den Gelenken lokalisiert sind, wie Heberden-Knoten, juxtaartikuläre Knoten (Frambösie, Pinta, Lues), fibroide Knoten bei Acrodermatitis chronica atrophicans, Sehnenxanthome, Gichttophi, Kalzinose und Glomustumoren. Subkutane Knoten bei Still-Erkrankung ähneln histologisch den rheumatischen Knötchen.

Therapie. Schwierig. Zunächst Behandlung der Grundkrankheit. Örtlich intraläsionale Infiltration von Glukokortikoidkristallsuspension, evtl. Exzision.

Granuloma gangraenescens nasi
[McBride 1897, Kraus 1929]

Synonyme. „Malignant granuloma of the nose" (Woods 1921), „lethal midline granuloma of the face" (Williams 1949).

Definition. Sehr seltene, unbehandelt vielfach tödliche Erkrankung infolge rasch destruktiver Veränderungen im Bereich von Nase und Gesichtsmitte durch unspezifische nekrotisierende Entzündung.

Ätiopathogenese. Ursache unbekannt. Bei einem Teil der Fälle scheint der unspezifischen chronischen nekrotisierenden Entzündung auch ein malignes Lymphom zugrunde zu liegen. Die Abgrenzung gegenüber der Wegener-Granulomatose ergibt sich durch das Fehlen von stärkeren arteriitischen Veränderungen, obwohl von manchen Autoren die Erkrankung nicht von der Wegener-Granulomatose (s.S. 560) abgetrennt wird.

Klinik. Hauptsächlich bei männlichen Patienten zwischen dem 20. und 50. Lebensjahr auftretende Erkrankung. Sie äußert sich im Anfangsstadium gewöhnlich durch Ödem der Nase mit blutig-eitrigem Schnupfen von faulig-süßlichem Fötor. Im Stadium der aktiven Erkrankung führt nekrotisierende Ent-

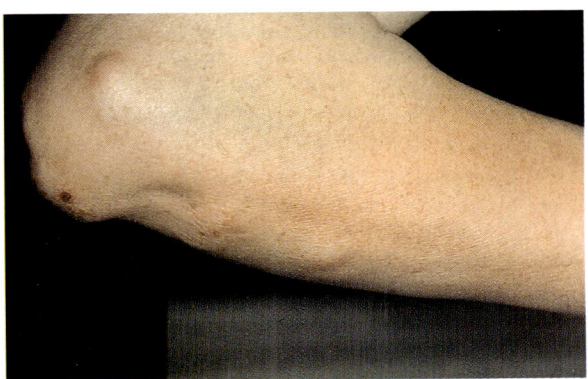

Noduli rheumatosi (rheumatoide Knoten)

zündung zu Ulzerationen und Gewebszerfall von Nasenflügeln, Nasenwurzel mit schwer ablösbaren nekrotischen Schorfen, Perforation des Nasenseptums und des Gaumens. Im weiteren Verlauf kann es zur Zerstörung der Nasennebenhöhlen, des Siebbeins und der Schädelbasis kommen.

Das Allgemeinbefinden ist lange Zeit relativ gut, die Körpertemperatur nicht erhöht. Die regionalen Lymphknoten bleiben meist unverändert. Wenn sie vergrößert sind, findet man feingeweblich eine unspezifische Lymphadenitis.

Histopathologie. Das histologische Bild ist charakterisiert durch eine unspezifische granulierend-nekrotisierende Entzündung, bestehend aus Lymphozyten, Plasmazellen, Histiozyten, Fibroblasten, Riesenzellen und Eosinophilen. Auch neutrophile Leukozyten kommen vor, desgleichen Gefäßveränderungen (Wandnekrosen, Wandverdickung mit Endothelproliferation); diese stehen aber nicht im Vordergrund des Substrats. Wenn atypische Zellen mit hyperchromatischen Kernen nachweisbar sind, ist an malignes Lymphom zu denken und diese Verdachtsdiagnose durch zusätzliche Biopsien zu erhärten.

Verlauf. Subakut bis chronisch. Im allgemeinen tritt unbehandelt innerhalb von 6 Monaten bis zu 3 Jahren unter dem Bilde von Arrosionsblutungen, Meningitis, Hirnabszessen, Sepsis oder Pneumonie der Tod ein.

Differentialdiagnose. Wichtig ist die Tatsache, daß sich unter dem Krankheitsbild ein malignes Lymphom verbergen kann. Auch die Wegener-Granulomatose kann in Initialphasen (rhinogene Verlaufsform) schwer abzugrenzen sein. Nicht übersehen werden sollten tumorförmiges eosinophiles Granulom der Haut, Pyodermien, Rhinosklerom, Noma, gangräneszierendes Erysipel, tertiäre Lues und ulzeröse Hauttuberkulosen.

Therapie
Innerlich: Hochdosiert Glukokortikoide (80–120 mg Prednisolon oder Isodosen anderer Glukokortikoide tgl.) mit langsam fallender Tendenz. Auch an die Anwendung von immunsupressiven Substanzen (Imurek 100–150 mg tgl.) oder Zytostatika ist zu denken; ferner Breitbandantibiotika.
Äußerlich: Reinigende, entzündungshemmende und die Wundheilung anregende Behandlung. Später korrektiv-operative Maßnahmen.

Granulome der Axilla [Pinkus und Botvinick 1957]

Synonyme. Axilläre Granulome, Desodorantiengranulome, Zirkoniumgranulome.

Vorkommen. Granulomatöse Entzündungen in der Axillaregion wurden nach Anwendung von zirkoniumhaltigen Desodorantien zuerst 1956 in den USA beobachtet. Bei uns sind sie nur ganz selten beschrieben worden.

Pathogenese. Es handelt sich um eine granulomatöse Fremdkörperreaktion, die sich nach Anwendung natriumzirkoniumlaktathaltiger Desodorants entwickelt. Offenbar kann sich diese Reaktion zumindest teilweise als eine allergische Reaktion vom verzögerten Typ interpretieren lassen, da bei manchen dieser Patienten positive Intrakutantestergebnisse gefunden wurden.

Auch umschriebene ekzemartige Reaktionen in der Follikelwand wurden beschrieben. Die Lokalisation dieser Granulome um Haarfollikel sowie ekkrine und apokrine Schweißdrüsen scheint darauf hinzudeuten, daß das induzierende Agens auf diesen Wegen in die Haut gelangt.

Klinik. In den Achselhöhlen findet man unter einer vorgewölbten glatten Oberhaut zahlreiche dichtstehende Knötchen, die stecknadelkopf- bis kleinerbsgroß und gewöhnlich hautfarben oder leicht gerötet sind. Sie verursachen keine weiteren Beschwerden.

Histopathologie. Im mittleren und tieferen Korium umschriebene Granulomherde aus Epitheloidzellen, einigen Riesenzellen vom Langhans- oder Fremdkörpertyp sowie Lymphozyten. Keine Nekrose. Gelegentlich lymphozytäre Exozytose in Hautanhangsgebilden. Keine doppelbrechenden Kristalle. Chemischspektographischer Nachweis von Zirkoniumsalzen in Kosmetika erforderlich.

Verlauf. Nach einer Dauer von 1–2 Jahren bilden sich die Veränderungen spontan zurück.

Differentialdiagnose. Abgrenzung von M. Fox-Fordyce ist einfach, weil bei dieser Erkrankung die konischen und juckenden Papeln ausschließlich kutan lokalisiert sind.

Therapie. Äußerliche Behandlung mit glukokortikoidhaltigen Externa kann über einen kurzen Zeitraum vorsichtig versucht werden (*cave:* Schweißdrüsenabszesse). Am besten nur Aufklärung des Patienten.

Granuloma glutaeale infantum
[Tappeiner und Pfleger 1971]

Definition. Bei Säuglingen im Anschluß an Behandlung von Windeldermatitis mit fluorierten Glukokortikoiden auftretende granulomatöse Erkrankung.

Vorkommen. Die Erkrankung wird vorwiegend bei Säuglingen zwischen dem 2. und 7. Lebensmonat beobachtet; keine Geschlechtsbevorzugung; bei Erwachsenen kommt die Krankheit nicht vor.

Ätiopathogenese. Ätiologie ist ungeklärt. Pathogenetisch handelt es sich um eine chronische, über mehrere Monate hin verlaufende Erkrankung, die sich zumeist auf dem Boden einer Windeldermatitis oder einer intertriginösen Infektion mit Candida albicans entwickelt. Vielfach ist in der Anamnese die Anwendung von fluorierten glukokortikoidhaltigen Salben und Cremes festzustellen.

Klinik. Am Gesäß und an den Oberschenkelbeugeseiten findet man rundliche oder in den Spaltlinien stehende ovale, kalotten- oder polsterartige blaurote, 2–7 cm lange Knoten, die prall-elastisch sind. Die Oberfläche kann durch Scheuerreize erodiert sein.

Histopathologie. Das histologische Bild ist charakterisiert durch eine Durchsetzung des gesamten Koriums bis zur Epidermis durch ein polymorphes Zellinfiltrat mit besonderer Betonung von Eosinophilen und Plasmazellen. Daneben kann es zu Gefäßproliferation, gelegentlich auch zu fibrinoider Degeneration der Wände von Blutgefäßen kommen. Die Epidermis ist entweder weitgehend normal oder zeigt Akanthose mit Hyperkeratose. Insgesamt erinnert das Bild etwas an Granuloma faciale; das Infiltrat durchsetzt aber das ganze Korium bis zur Epidermis.

Verlauf. Die Erkrankung hat einen begrenzten Verlauf von einigen Wochen, die Prognose ist daher günstig.

Differentialdiagnose. Das Krankheitsbild ist außerordentlich typisch. Abzugrenzen sind Pseudolymphome und knotenförmige Mastozytome, die aber meist nicht nur im Windelbereich sitzen und einen mehr braunen Farbton aufweisen. Auch das posterosive Syphiloid ist auszuschließen.

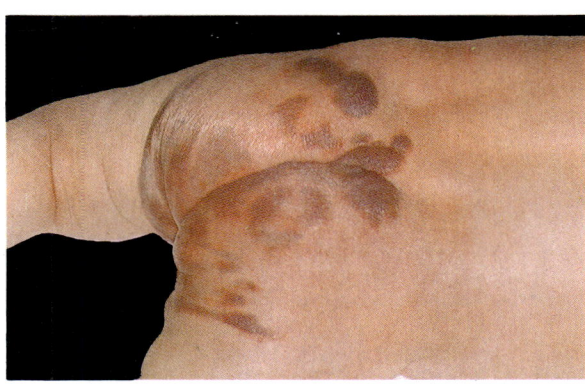

Granuloma glutaeale infantum

Therapie. Trockenbehandlung (Lotio zinci, Pasta zinci, Oleum zinci). Vermeidung von fluorierten glukokortikoidhaltigen Salben. Keine Plastikhöschen; häufiges Wechseln der Windeln.

Entzündungen mit Hypereosinophilie

Hypereosinophilie-Syndrom [Griffin 1919]

Synonyme. Eosinophiles Leukämoid (Schmidt-Weyland 1925), eosinophile Retikulose (Gottron 1956).

Definition. Dieses sehr seltene Syndrom besteht aus einem Spektrum von Erkrankungen, die gekennzeichnet sind durch hohe Bluteosinophilie bzw. Knochenmarkeosinophilie und eosinophile Gewebsinfiltrate, ohne daß Überempfindlichkeit gegen Mikroben, Parasiten, Arzneimittel oder Tumoren nachweisbar ist. Obwohl viele Organe und Gewebe erkranken können, betreffen die wesentlichen Veränderungen das Herz (eosinophile Endokarditis, Myokarditis, Aortitis u.a.). Fälle, die primär die Haut betreffen, sind sehr selten und können später von Herzveränderungen begleitet sein. Je geringer die Bluteosinophilie, desto geringer die Wahrscheinlichkeit einer Herzerkrankung.

Hauterscheinungen. Sie sind vielgestaltig und gewöhnlich nur durch das „spezifische" Infiltrat zu erkennen. Sie können auftreten in Form von heftigem Pruritus, schuppenden keratotischen Erythemen, chronisch intermittierender Urtikaria oder angiödemartigen Schwellungen, ulzerierenden Knoten oder leukämoiden Infiltraten der Haut sowie Petechien mit Vaskulitis. Auch generalisierte papulöse, prurigiforme oder lichenifizierte Eruptionen wurden beschrieben. Bemerkenswert sind ferner (selten) begleitende Lymphknotenschwellung und Hepatosplenomegalie.
Besondere und wohl eigene Krankheitsbilder scheinen die eosinophile Zellulitis (Wells-Syndrom) und die hypereosinophile Dermatitis (Nier-Westfried-Syndrom) darzustellen.

Ätiopathogenese. Ätiologie unbekannt. Man denkt an polyätiologische allergisch-hyperergische Reaktionsformen bei hochgradig sensibilisiertem Organismus, welche durch verschiedene Erkrankungen oder Allergene ausgelöst und unterhalten werden.

Verlauf. Chronisch.

Diagnose. Klinische Symptomatik: Leukozytose (15–200000), Bluteosinophilie ohne Blasten (20–90%), meist Knochenmarkeosinophilie und Eosinophilie im histologischen Substrat.

Therapie. Ursachenforschung und gegebenenfalls -ausschaltung.
Innerlich: Glukokortikoide und ACTH; sonst Immunsuppressiva.
Äußerlich: Symptomatisch. Glukokortikoide wirken infolge von Eosinophilendegranulierung manchmal juckreizfördernd. Vorsichtiger Versuch mit PUVA oder Röntgenweichstrahlentherapie (6–12 Gy).

Eosinophile Zellulitis [Wells 1971]

Synonyme. Wells-Syndrom. Rezidivierende granulomatöse Dermatitis mit Eosinophilie. Akutes eosinophiles Infiltrat der Haut mit Fazialislähmung und hochgradiger Eosinophilie im Blut (Miescher 1952).

Definition. Dermatologisch polymorphe, chronisch-rezidivierende Erkrankung mit eosinophilen entzündlichen Infiltraten und später granulomatösen Entzündungen mit Eosinophilie sowie Blut- und Knochenmarkeosinophilie.

Vorkommen. Sehr selten.

Ätiopathogenese. Möglicherweise kommen als auslösende Ursachen Insektenstiche oder Arzneimittelunverträglichkeit in Betracht. Man denkt an eine besondere eosinophile Reaktion auf die genannten Ursachen. Im Gefolge geben die Eosinophilen massenhaft ihre Granula frei, welche einen toxischen Effekt auf das Kollagen im Korium mit nachfolgender, vorwiegend histiozytär-granulomatöser phagozytärer Reaktion induzieren.

Klinik. Die Erkrankung verläuft in 2 Phasen. Die *Frühphase* und eigentliche eosinophile Zellulitis dauert nur wenige Tage und ist klinisch durch Erytheme, durch umschriebene schmerzhafte Ödeme und Infiltrate, die teilweise an zirkumskripte Sklerodermie erinnern, aber auch prurigiformen Charakter aufweisen können, gekennzeichnet. Die *Spätphase,* auch granulomatöse Dermatitis mit Eosinophilie genannt, dauert Wochen und ist klinisch geprägt durch urtikariaartige, teilweise anuläre Erytheme, derbe atrophisierende Infiltrate oder Prurigoelemente mit starkem Juckreiz. Gelegentlich kann es auch zur Ausbildung von Bläschen kommen.

Symptome. Manchmal Fieber und Gelenkschmerzen; auch Fazialislähmung wurde beschrieben.
Konstante Laborbefunde sind: Eosinophilie im Blut und Knochenmark. Ferner kann Leukozytose, seltener Thrombozytose vorkommen.

Histopathologie. Besonders typisch sind im Korium und in der Subkutis gelegenene, vorwiegend perivaskulär und periadnexiell orientierte Infiltrate, vor allem aus eosinophilen und auch neutrophilen Granulozyten ohne Zeichen von Vaskulitis. Bemerkenswert sind umschriebene Nekrosezonen im kollagenen Bindegewebe, die teilweise von Kerntrümmern (Eosinophilozytoklasie) durchsetzt sind. In der Umgebung können sich granulomatöse Reaktionen mit Epitheloidzellen, Riesenzellen vom Fremdkörper- und Langerhans-Typ ausbilden. Bläschen mit neutrophilen und eosinophilen Granulozyten sowie Fibrin können intraepidermal und subepidermal lokalisiert sein.

Immunpathologie. Bemerkenswert sind Fibrinogenablagerungen im Korium und in der Subkutis, gelegentlich IgM in der Basalmembranzone und IgG, IgA und IgE im Korium und in der Subkutis.

Verlauf. Chronisch-rezidivierend über Monate und Jahre. Spontanremissionen sind typisch. In einem Fall wurde von Miescher Fazialislähmung beobachtet.

Differentialdiagnose. Diese hat wegen der Polymorphie der Erkrankung eine Reihe von Dermatosen zu berücksichtigen, so Erysipel, Ekzem, zirkumskripte Sklerodermie, Dermatitis herpetiformis, Urtikaria, Artefakte und Prurigokrankheiten.

Therapie
Innerlich: Behandlung mit niedrigen Glukokortikoiddosen genügt meist zur Morbostase. Versuch mit DADPS.
Äußerlich: Entsprechend den Hauterscheinungen, Glukokortikoide und Lotio zinci.

Hypereosinophile Dermatitis
[Nier und Westfried 1981]

Definition. Die hypereosinophile Dermatitis ist eine klinisch distinkte Erkrankung in dem Spektrum des Hypereosinophilie-Syndroms.

Vorkommen. Sehr selten.

Ätiopathogenese. Es dürfte sich um eine besondere morphologisch charakterisierte Verlaufsform des hypereosinophilen Syndroms handeln, bei dem Organbeteiligung, besonders Herzbeteiligung nicht feststellbar ist.

Klinik. Das klinische Bild ist gekennzeichnet durch eine generalisierte polymorphe Eruption von roten oder bräunlich-roten, kalottenförmigen, glänzenden Papeln und Knötchen bis zu 8 mm Durchmesser neben erythematischen Flecken. Kopf, Palmae und Plantae sowie Glans penis bleiben gewöhnlich ausgespart. Herzbeteiligung scheint völlig zu fehlen, mit Ausnahme von EKG-Anomalien in einzelnen Fällen. Insbesondere besteht kein Hinweis für Neoplasien, Parasiten, Arzneinebenwirkungen oder andere Formen von Allergie.

Symptome. Das führende Symptom ist eine mäßige bis mittelhohe Bluteosinophilie (um 20%). Die absoluten Eosinophilenzahlen schwanken um $3000/mm^3$.

Verlauf. Chronisch mit wellenförmigen Eruptionen.

Histopathologie. Diese ist charakteristisch und besteht aus einem dichten dermalen Infiltrat mit ausgesprochener Eosinophilie.

Differentialdiagnose. Es sind insbesondere die eosinophile Zellulitis (Wells-Syndrom) zu berücksichtigen, ferner Hauterscheinungen bei Hypereosinophilie-Syndrom.

Nävi

Definition. Eine allgemein akzeptierte Definition des Nävusbegriffes ist bisher nicht gelungen. Gewöhnlich versteht man unter Nävi umschriebene, meist nicht erbliche Fehlbildungen auf dem Boden einer embryonalen Entwicklungsstörung. Nävi können bei Geburt vorhanden sein oder im Laufe des Lebens manifest werden. Nach ihrer Entwicklung bleiben sie im allgemeinen mehr oder weniger unverändert bestehen. Der Volksmund bezeichnet sie als „Male" oder „Muttermale", manche Typen als „Leberflecken". Manchmal ist die Abgrenzung der Nävi von gutartigen echten Geschwülsten schwierig.

Tabelle: Nävi

  I. *Pigmentzellnävi*
   1. *Epidermale melanozytische Nävi*
      Café au-lait-Fleck
      Naevus spilus
      Lentigo simplex
      Lentigo-Syndrome
   2. *Dermale melanozytische Nävi*
      Naevus coeruleus
      Mongolenfleck
      Nävus Ota
      Nävus Ito

 II. *Nävuszellnävi*
      Naevus naevocellularis mit Unterformen
      Halo-Nävus
      Neurokutane Melanose
      Spindel- und/oder Epitheloidzellnävus

III. *Organoide Nävi*
   1. *Epitheliale Nävi*
      Naevus verrucosus
      Naevus sebaceus
      Adenoma sebaceum, M. Bourneville-Pringle
      Schweißdrüsennävi
      Haarnävi
   2. *Bindegewebsnävi*
      Lymbosakraler Bindegewebsnävus
      Grobknotig-disseminierter Bindegewebsnävus
      Naevus elasticus
      Naevus lipomatosus
   3. *Blutgefäßnävi*
      Naevus flammeus
      Phakomatosen mit Gefäßnävi
      Naevus araneus
      Teleangiectasia hereditaria haemorrhagica (Rendu-Osler)
      Naevus anaemicus

Einteilung. Man unterscheidet Pigmentzellnävi, Nävuszellnävi und organoide Nävi (Tabelle).

- *Pigmentzellnävi.* Sie sind entweder durch eine relativ zu große Zahl oder/und Aktivität epidermaler oder dermaler Melanozyten gekennzeichnet und stellen sich lediglich als umschriebene Hyperpigmentierungen der Epidermis dar.
- *Nävuszellnävi.* Sie enthalten als histologisches Substrat einen besonderen Zelltyp, die ebenfalls zur Pigmentbildung befähigten Nävuszellen (Nävozyten).
- *Organoide Nävi.* Sie stellen umschriebene Störungen im Mischungsverhältnis von normalen Hautstrukturen dar und werden jeweils nach dem vorherrschenden Gewebstyp benannt (z.B. Talgdrüsennävus).

Pigmentzellnävi

Die normalen Pigmentzellen der Haut sind die *epidermalen Melanozyten*, zwischen den Basalzellen verteilt liegende dendritisch verzweigte Zellen, die das Melanin bilden und an die Keratinozyten abgeben. Im histologischen Schnitt imponieren sie als sog. *Klarzellen*, weil sie ein sehr helles Zytoplasma zeigen. Sie entstammen der Neuralleiste und wandern in der Embryonalzeit in die Epidermis ein. Im Rahmen einer Fehlbildung können derartige Zellen auf ihrem Weg als *dermale Melanozyten* in umschriebenen Arealen der Dermis liegenbleiben.

Melanophagen sind keine pigmentbildenden Zellen, sondern melaninspeichernde Makrophagen, die unter vielerlei Bedingungen in der Dermis anzutreffen sind.

Epidermale melanozytische Nävi

Café-au-lait-Fleck

Klinik. Es handelt sich um fingernagel- bis handtellergroße, rundliche bis ovale, manchmal unregelmäßig zackig begrenzte, homogen milchkaffeefarbene bis graubräunliche Flecken der Haut. Sie sind relativ selten und harmlos.

Mehr als 5 größere derartige Flecken bei einem Patienten sind ein Hinweis auf Neurofibromatose von Recklinghausen. Diese Diagnose wird auch beim Fehlen sonstiger Krankheitszeichen wahrscheinlich, wenn gleichzeitig sommersprossenartige Hyperpigmentierungen in den Axillen bestehen.

Histopathologie. In der Basalzellschicht der Epidermis finden sich vermehrt Pigmentgranula. Die Zahl der normalen Melanozyten kann vermehrt sein. Nävuszellen fehlen.

Prognose. Gutartig. Die Flecken bleiben unverändert bestehen.

Therapie. Kosmetische Überdeckung; ggf. Exzision.

Melanosis naeviformis [Becker 1949]

Synonyme. Becker-Nävus, Becker-Melanose, pigmentierter, behaarter epidermaler Nävus.

Definition. Meist in der Adoleszenz, einseitig im Schulter-, oberen Rumpf- oder Oberarmbereich auftretende landkartenartige Hyperpigmentierung mit Hypertrichose.

Vorkommen. Der Becker-Nävus ist nicht selten, findet sich überwiegend bei jungen Männern, wobei die erste Manifestation meist im Sommer, manchmal nach einem Sonnenbrand bemerkt wird.

Klinik. Ohne subjektive Beschwerden erscheint ein sich allmählich vergrößernder, gleichmäßig hell- bis dunkelbraun pigmentierter Herd von bizarrer landkartenartiger Form, der sich im Randbereich in einzelne Inseln auflöst. Darin wachsen später gröbere dunkle Haare, die die kosmetische Beeinträchtigung insbesondere auch wegen der asymmetrischen Verteilung verstärken.

Histopathologie. Die epidermalen Reteleisten sind verlängert, die Melanozyten wahrscheinlich nicht vermehrt, zeigen aber elektronenmikroskopisch verstärkte Aktivität. Subepidermal finden sich Melanophagen als Zeichen einer Pigmentinkontinenz. Keine Nävuszellen.

Verlauf. Die langsame Größenausdehnung kommt in einigen Monaten bis 2 Jahren zum Stillstand. Der Herd bleibt dann meist unverändert bestehen, gelegentlich hellt er sich auch wieder etwas auf.

Therapie. Nicht möglich. Eventuell Rasur oder Bleichung der Haare.

Naevus spilus

Klinik. Es handelt sich um einen relativ seltenen, meist großflächigen hellbraunen Pigmentfleck, in den zahlreiche, etwa stecknadelkopfgroße braunschwarze Pigmentierungen eingestreut sind. Der hellbraune Fleck ist meist bei der Geburt vorhanden, die dunklen sommersprossenartigen Einsprengungen treten oft erst in späteren Jahren auf.

Histopathologie. Man findet eine Kombination aus einfacher basaler Hyperpigmentierung und kleinen Nävuszellnestern in der Junktionszone und im oberen Korium. Der Naevus spilus stellt somit eine Kombination aus Café-au-lait-Fleck und Nävuszellnävus

Café-au-lait-Fleck (Naevus pigmentosus)

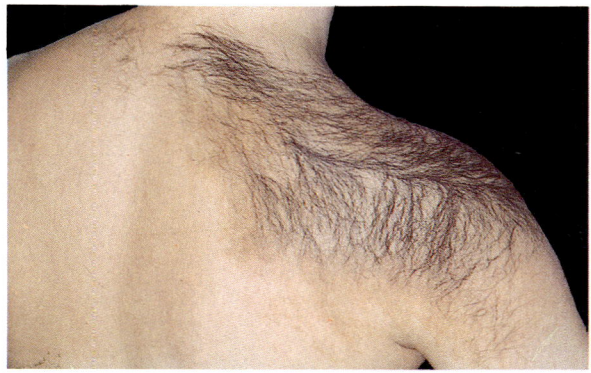

Melanosis naeviformis, Becker-Nävus

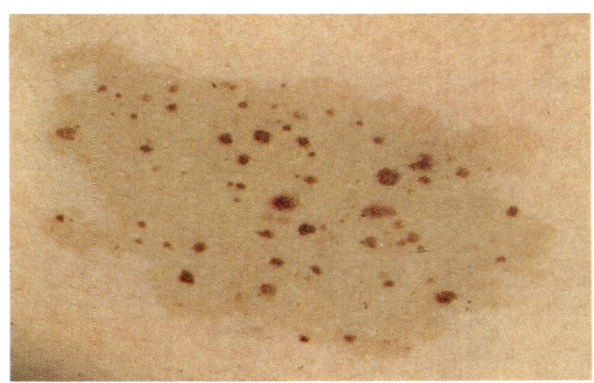

Naevus spilus

dar. In den Melanozyten und Nävuszellen finden sich besonders zahlreich sog. Riesenmelanosomen, die allerdings für diesen Nävustyp nicht spezifisch sind.

Prognose. Gutartig. Äußerst selten kann sich in den dunklen Bereichen ein malignes Melanom entwickeln.

Therapie. Keine; kosmetische Überdeckung oder Exzision sind möglich.

Lentigo simplex und Lentiginose

Klinik. Es handelt sich um kleine, im Hautniveau bleibende, scharf umschriebene, etwa bis linsengroße Hyperpigmentierungen von gleichmäßiger hell- bis dunkelbrauner Farbe. Einzelne sind oft bei Geburt vorhanden; sie können sich im Laufe der Kindheit oder Pubertät vermehren, manchmal auch schubweise. Bei größerer Zahl spricht man von *Lentiginose*. Eine Bevorzugung sonnenexponierter Hautareale ist nicht gegeben. Gelegentlich besteht familiäre Häufung.

Histopathologie. Die Retezapfen sind relativ gleichmäßig verlängert, die einzeln liegenden normalen Melanozyten (sog. Klarzellen) sind vermehrt (einfache Melanozytenhyperplasie), die basalen Schichten der Epidermis zeigen verstärkt Melanineinlagerung. Übergänge zum junktionalen Nävuszellnävus entstehen, wenn die Pigmentzellen in den Retezapfen nestförmig aggregieren (*nävoide Lentigo*).

Differentialdiagnose. Wichtig ist die Abgrenzung von multiplen pigmentierten Nävuszellnävi.

Sonderformen

Sie sind andernorts besprochen. Es handelt sich dabei um:
- Lentiginosis eruptiva (s.S. 614),
- Lentiginosis profusa perigenitoaxillaris (s.S. 614),
- LEOPARD-Syndrom (s.S. 614),
- Lentiginosis centrofacialis (s.S. 613),
- Peutz-Jeghers-Syndrom (s.S. 610).

Dermale melanozytische Nävi

Diese Fehlbildungen leiten sich von Melanozyten ab, die nicht wie normal in der Epidermis oder im Haarfollikel, sondern im Korium gelegen sind. Man nimmt an, daß diese Melanozyten ihr Ziel, während der Fetalzeit von der Neuralleiste zur Epidermis und zur Haarwurzel zu wandern, nicht erreicht haben, im Korium liegenbleiben und hier ausreifen.

Mongolenfleck

Klinik. Auch bei weißrassigen Menschen sieht man ab und zu über dem Kreuzbein und im distalen Rückenbereich bereits bei der Geburt eine verwaschene graublaue Verfärbung der Haut, die sich gewöhnlich bis zur Pubertät wieder zurückbildet. Dieser Fleck wird bei 90–100% der Mongolen beobachtet.

Histopathologie. Es finden sich vorwiegend im mittleren Korium spindelige oder sternförmige pigmentbeladene Melanozyten ohne entzündliche Reaktion.

Prognose. Maligne Entartung soll nicht vorkommen.

Therapie. Nicht erforderlich.

Naevus fuscocoeruleus ophthalmomaxillaris
[Ota 1930, 1939]

Synonyme. Naevus Ota, okulodermale Melanozytose.

Klinik. Fast ausschließlich bei Angehörigen mongolischer Rassen, ganz selten auch bei Weißen, findet man einseitig im Versorgungsbereich des 1. und 2. Trigeminusastes schwarzbläuliche Pigmentierungen wie beim Mongolenfleck, zusätzlich eine schwarzbraune Pigmentierung im Augenbereich (Konjunktiven, Iris). Auch papulöse oder kleinknotige Erhabenheiten können sich in diesem Bereich entwickeln.

Histopathologie und Pathogenese. Gleichartig wie beim Mongolenfleck.

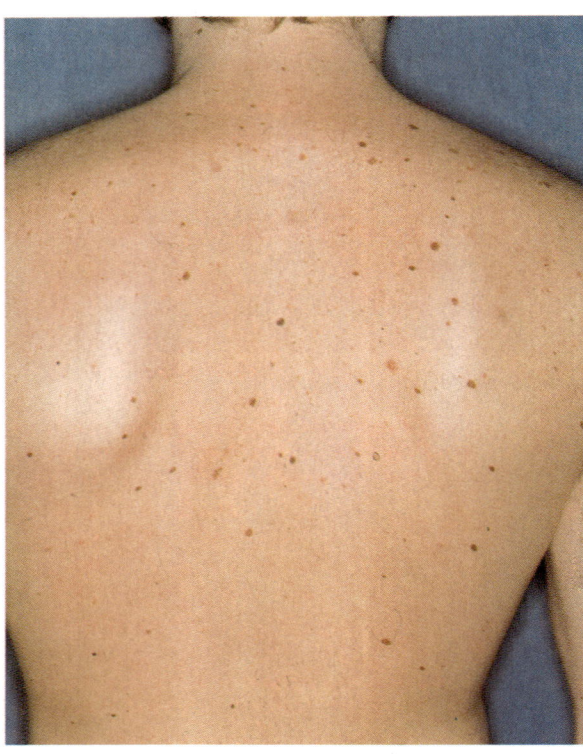

Lentiginose

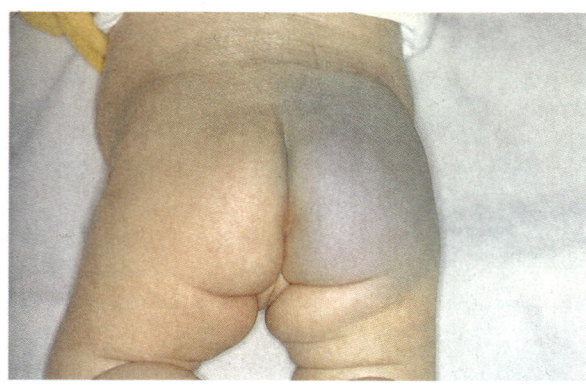

Mongolenfleck

Prognose. Bleibt unverändert bestehen. Sehr selten soll sich ein malignes Melanom auf einem Ota-Nävus entwickelt haben, ferner intrazerebrale melaninbildende Tumoren.

Therapie. Eventuell kosmetische Abdeckung (Covermark).

Naevus fuscocoeruleus deltoideoacrominalis [Ito 1951]

Synonyme. Naevus Ito, Deltoideo-akromiale Melanozytose.

Klinik. Dieser fast nur in Japan beobachtete Nävus ist im Schulter- und oberen Brustbereich lokalisiert; er entspricht ansonsten dem Mongolenfleck. Papulös-nodöse Veränderungen bilden sich hier nicht aus. Er bleibt unverändert bestehen, die Entwicklung eines Melanoms muß nicht befürchtet werden.

Melanocytosis dermalis generalisata
[Bashiti, Blair, Triska, Keller 1981]

Die generalisierte dermale Melanozytose kann als universeller Mongolenfleck interpretiert werden.

Naevus coeruleus [Tieche und Jadassohn 1906]

Synonyme. Blauer Nävus, „névus bleu" (frz.).

Definition. Blauschwarzes Knötchen, bedingt durch in der Dermis gelegene pigmentbildende Melanozyten.

Klinik. Typisch ist der blauschwarze oder grauschwarze Farbton dieses meist vereinzelt vorkommenden Nävus. Man sieht gewöhnlich ein scharf umschriebenes festes Knötchen von höchstens Reiskorn- bis Linsengröße eingelassen in die Haut. Der Farbton entsteht durch die tiefe Lage des Melaninpigments in der Haut, das ähnlich den schwarzen Tuschepartikeln einer Tätowierung bläulich durchschimmert. Die Konsistenz ist besonders bei länger bestehenden Bildungen hart. Subjektiv keine Beschwerden.

Histopathologie. Trotz des makroskopisch einheitlichen Bildes lassen sich 3 histologische Varianten unterscheiden:

– Beim *einfachen* (vulgären) *Typ* finden sich im Korium zahlreiche dendritische und spindelige pigmentreiche Melanozyten und Melanophagen in einem fibrosierten Areal, oft in Beziehung zu den Adnexen.
– Beim *kombinierten Typ* treten Nester typischer Nävuszellen hinzu.
– Der seltenere *zelluläre* (zellreiche) *Typ* (engl. „cellular blue nevus") zeigt neben den Melanozyten dichtgepackte zytoplasmareiche Zellen mit kleinen spindeligen chromatindichten Kernen, die neuroide oder sarkomatöse Strukturen imitieren können.

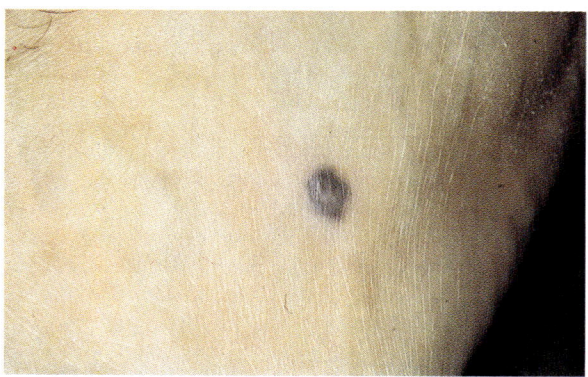

Naevus coeruleus

Differentialdiagnose. Pigmentiertes Histiozytom, Fibroangiom, manchmal knotiges malignes Melanom.

Prognose. Die Entwicklung eines malignen Melanoms kommt äußerst selten vor. Chronische Irritation sollte vermieden werden.

Therapie. Exzision in Lokalanästhesie im Gesunden; andernfalls Beobachtung.

Nävuszellnävi

Nävuszellen oder Nävozyten nennt man ebenfalls aus der Neuralleiste stammende, den Melanozyten eng verwandte Zellen, die wie diese zur Melaninsynthese befähigt sind. Sie sind nicht normale Bestandteile der Haut, kommen aber bei wohl jedem Menschen in mehr oder minder großer Zahl, meist in umschriebenen Ansammlungen, in der Haut vor. Im Gegensatz zu den Melanozyten sind sie nicht diffus in der Basalzellschicht der Epidermis verteilt, sondern liegen in umschriebenen Herden nest- und strangförmig innerhalb der Epidermis, der dermoepidermalen Junktionszone oder der Dermis. Im Gegensatz zu den spindelförmigen dendritischen Melanozyten sind Nävozyten mehr rundlich konfiguriert und weniger dendritenreich.

Definition. Es handelt sich um sehr häufige hautfarbene oder unterschiedlich stark pigmentierte, fleckförmige, papulöse oder papillomatöse Bildungen der Haut mit histologisch nachweisbaren Ansammlungen von Nävuszellen in der Epidermis, der Dermis oder gleichzeitig in beiden Schichten. Sie können bei Geburt vorhanden sein oder entwickeln und vergrößern sich oft schubweise im Laufe des Lebens und können sich im Alter zurückbilden.

Vorkommen. Zahl und Art der Nävuszellnävi weisen beträchtliche Variationen zwischen einzelnen Menschen auf. Jeder weiße Erwachsene dürfte mindestens 20 Nävuszellnävi haben. Erbfaktoren sind umstritten, wie Familien- und Zwillingsuntersuchungen zeigen. Die häufige Entwicklung in der Pubertät legt hormonale Einflüsse nahe.

Pathogenese. Die als Abkömmlinge der Neuralleiste (Masson und Unna) in die Haut einwandernden Nävuszellen sammeln sich in kleinen Nestern in der Basalzellschicht der Epidermis und in der dermoepidermalen Junktionszone. Nach der „Abtropfungstheorie" von Unna vermehren sich diese Zellen durch Teilung und „tropfen in die Dermis ab", wo sie gleichfalls Nester und Stränge bilden. Die Nävuszellen der Junktionszone und des oberen Koriums sind meist relativ groß und bilden Melanin (epitheloider Zelltyp; Typ A nach Miescher), zur Tiefe hin werden sie kleiner und rundlich (lymphozytoider Typ; Typ B) oder spindelig (neuroider Typ; Typ C) und bilden wenig oder kein Melanin. Ältere Nävi sind fast ausschließlich dermal gelegen und können fibrosieren. Die Entwicklung eines malignen Melanoms in einem junktionalen Nävuszellnävus ist möglich, in einem dermalen Nävus relativ selten; wahrscheinlich kommt diese Entwicklung nicht durch maligne Transformation von Nävuszellen zustande, sondern durch besonders günstige Milieufaktoren innerhalb von Nävuszellnävi.

Klinik

Verteilung. Sitz der Nävuszellnävi kann jede Stelle des Integuments einschließlich der oberflächennahen Schleimhäute sein. Selten sind sie ein- oder doppelseitig in eigentümlichen Streifen, Linien oder Gruppen angeordnet, die den Anschein erwecken, als folge ihre Verteilung einem höheren Leitprinzip wie Nervensegmenten, der Gefäßversorgung oder embryonalen Nahtstellen. Derartige Nävi nennt man *systematisierte Nävi*. Eine solche eigenartige Verteilung wird nicht nur bei Nävuszell-, sondern auch bei andersartigen Nävi beobachtet.

Größe, Form und Farbe. Der einzelne Nävuszellnävus kann flach, papulös oder papillomatös sein. Meist ist er etwa linsengroß; die Variationsbreite reicht von Stecknadelkopf- bis Handflächengröße. Die Pigmentierung reicht von hautfarben bis schwarz-braun. Für die einzelnen klinischen Bilder haben sich besondere Bezeichnungen eingebürgert:

Naevus pigmentosus (naevocellularis). So heißt der flache Pigmentnävus; Übergänge bestehen, auch histologisch, zur Lentigo.

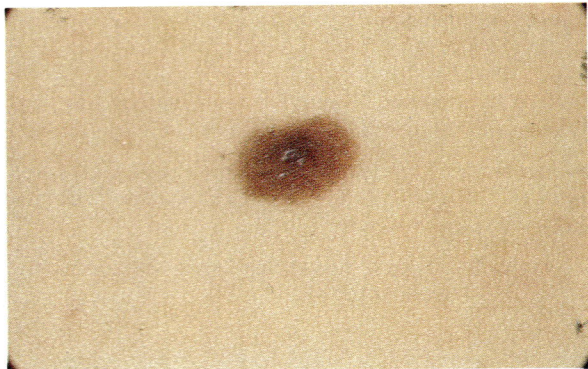

Naevus naevocellularis pigmentosus

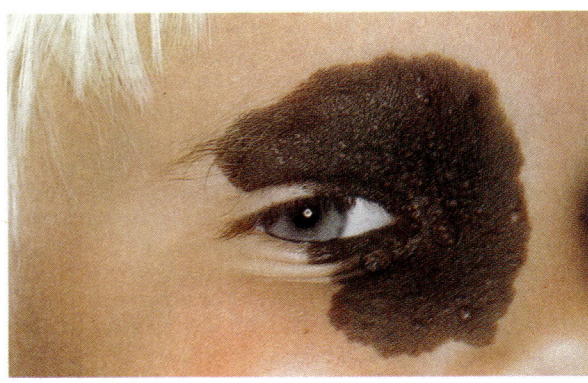

Naevus naevocellularis pigmentosus partim papillomatosus

Molluskoider Nävuszellnävus. Diese häufige Form stellt ein breitbasig aufsitzendes, weiches, erbsgroßes Knötchen mit geringem Pigmentgehalt dar. Verwechslungen mit weichen Fibromen kommen vor; möglicherweise sind letztere aber nichts anderes als fibrosierte Nävuszellnävi.

Naevus pigmentosus et papillomatosus. Diese größere, dunkel pigmentierte, brombeerartig papillomatöse Bildung sitzt häufig am Rumpf, aber auch im Gesicht. Durch Zersetzung von Sekreten in den tieferen Furchen kann es zu entzündlich-infektiösen Reaktionen kommen. Manchmal verleiht ihnen stärkere Verhornung an der Oberfläche einen warzenartigen Aspekt.

Naevus pigmentosus et pilosus. Dieser Nävuszellnävus ist von derben vibrissenartigen Terminalhaaren durchsetzt. Nimmt ein pigmentierter und stark behaarter kongenitaler Nävus große Hautgebiete ein, wird er gelegentlich als „Tierfellnävus" bezeichnet, ein Ausdruck, der mit Rücksicht auf den Patienten vermieden und durch die Bezeichnung *Riesenpigmentnävus* (Naevus giganteus) ersetzt werden sollte.

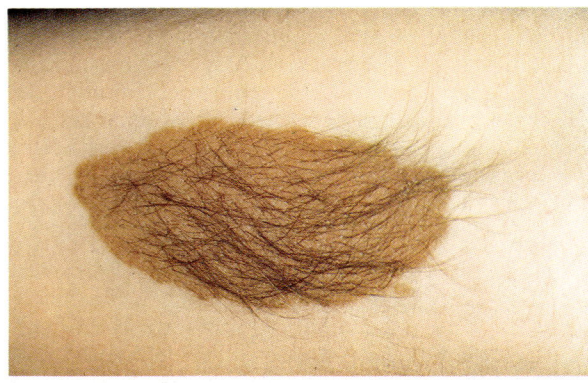

Naevus naevocellularis pigmentosus et pilosus

Histopathologie. Je nach Lagerung der Nävuszellen innerhalb der Haut kann man feingeweblich verschiedene Nävustypen unterscheiden:

Grenzflächen- oder Junktionstyp. Hier finden sich die Nävuszellen in der Basalzellschicht der Epidermis oder der dermoepidermalen Verbundzone als in Nestern liegende, rundliche bis polygonale Zellen mit großen Kernen und deutlicher Pigmentbildung. Die Reteleisten sind oft verlängert, in ihren Spitzen ist die bevorzugte Lage der Nävuszellen. Ein ungleichmäßiges Zellbild mit Durchtritt von Nävuszellen in das obere Korium, dem Auftreten von Melanophagen und einem geringen subepidermalen lymphohistiozytären Infiltrat zeigt „junktionale Aktivität" des Nävus an.

Epidermodermaler Typ. Er wird auch als Verbund- oder Kompoundtyp bezeichnet. Dabei kommen gleichzeitig Nävuszellen in der Basalschicht der Epidermis, der Junktionszone und im Korium vor.

Dermaler Typ. Hier liegen die Nävuszellnester fast ausschließlich im Korium. Mit dem Tiefertreten in die Dermis ändern die Nävuszellen ihr Aussehen: während die oberflächlich gelegenen, großen, rundlichen bis polygonalen, großkernigen melaninhaltigen Zellen den „epitheloiden Typ" (A-Typ) darstellen, finden sich in der Tiefe kleine „lymphozytoide" Nävuszellen mit dichten Kernen (B-Typ) oder spindelige „neuroide" (C-Typ) Formen. Außerdem wird die Melaninbildung zur Tiefe hin weitgehend eingestellt.

Prognose. Die Prognose der Nävuszellnävi ist meist günstig. Andererseits sollen maligne Melanome zu 20–25% in einem vorher bestehenden Nävuszellnävus entstehen. Bei einem Teil dieser Fälle dürfte es sich von Anbeginn um initiale maligne Melanome mit horizontaler Wachstumsrichtung handeln, die zunächst als Nävuszellnävi oder dysplastische Nävi (s.S. 839) fehlgedeutet wurden. Es besteht aber kein Zweifel daran, daß sich auf dem Boden von junktionalen und auch dermalen Nävuszellnävi maligne Melanome, meist vom nodulären Typ, entwickeln können. Bei der Vielzahl von Nävi ist es im Einzelfall unmöglich vorherzusehen, welcher Nävuszellnävus die Potenz zu einem malignen Melanom in sich trägt. Grundsätzlich ist dies bei kleineren dermalen Nävi unwahrscheinlich, bei sehr dunklen, histologisch „junktional aktiven" Nävi eher möglich. In großflächigen kongenitalen pigmentierten und behaarten Nävi (Riesenpigmentnävi) sind maligne Melanome in 10–25% der Fälle beschrieben worden, so daß die vorsorgliche Exzision mit plastisch-chirurgischer Defektversorgung oder Schleifbehandlung frühzeitig im Kindesalter indiziert ist. Gerade in diesen Fällen kann allerdings die plastisch-chirurgische Therapie wegen der Größe und Lokalisation der Herde besonders schwierig sein.

Differentialdiagnose. Nävuszellnävi sind klinisch meist unverwechselbar. Am wichtigsten ist der Ausschluß eines malignen Melanoms.

Folgende Regeln können bei der *Beurteilung der Dignität von Nävuszellnävi* helfen:
1. Grundsätzlich selten ist eine maligne Entartung pigmentierter Nävuszellnävi vor der Pubertät.
2. Erhabene, breitbasig aufsitzende Naevi pigmentosi et pilosi (mit harten vibrissenartigen Haaren) und papillomatöse Nävuszellnävi sind gewöhnlich gutartig.

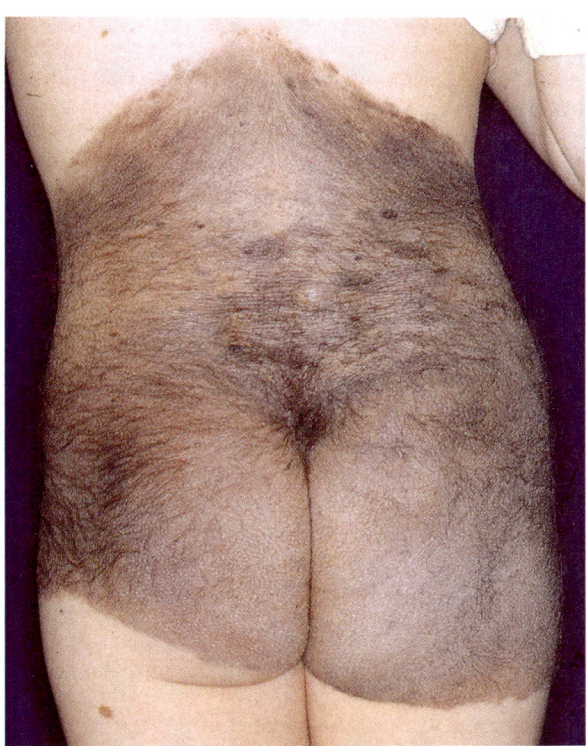

Naevus naevocellularis pigmentosus et pilosus, Riesenpigmentnävus (kongenitaler Naevus gigantus)

3. Wenig oder nicht pigmentierte molluskoide Nävi oder fibröse Nävi entsprechen meistens histologisch dem intradermalen Typ und sind harmlos.
4. Kleine bis zu linsengroße, dunkelbraun bis schwarz pigmentierte, nicht erhabene und meist auch nicht mit starken Haaren versehene Nävi – häufig mit Sitz an Palmae und Plantae – zeigen meistens histologisch Grenzflächenaktivität und tragen die Potenz zur malignen Entartung in sich. Wenn sie über 0,5 cm groß werden, sollten sie exzidiert werden.
5. Grundsätzlich sollten pigmentierte Nävuszellnävi nicht chronischen Reizen wie Scheuerung von Kleidungsstücken, Ätzmaßnahmen oder ständiger mechanischer Epilation von Haaren ausgesetzt werden.

Auf maligne Entartung verdächtige klinische Zeichen sind:
1. Zunahme der Fläche oder der Erhabenheit.
2. Zunahme, besonders ungleichmäßige Zunahme der Pigmentierungsintensität.
3. Entwicklung eines pigmentierten Hofes um einen leicht erhabenen pigmentierten Nävuszellnävus.
4. Entzündliche Reaktionen im Bereich von pigmentierten Nävuszellnävi.
5. Juckreiz im Nävuszellennävus.
6. Erosion und Blutung.

In diesen Fällen sollte der betreffende Patient sofort an einen Facharzt überwiesen werden. Eine Probe-

exzision (Inzisionsbiopsie) ist bei Melanomverdacht kontraindiziert.
Ansonsten kommen differentialdiagnostisch in Betracht: der Naevus coeruleus, der Spindel- und/oder Epitheloidzellnävus, das pigmentierte Basaliom, das Histiozytom, das thrombosierte Hämangiom sowie die pigmentierte seborrhoische Warze.

Therapie. Nävuszellnävi werden aus kosmetischen Gründen, wegen häufiger Irritation durch Kleidungsstücke oder der Befürchtung späterer Melanomentwicklung am besten durch Exzision im Gesunden entfernt. Zu flache Abtragung („shaving") oder Dermabrasion führt meist zum Rezidiv, manchmal unter dem histologischen Bild eines „Pseudomelanoms". Entfernung mit der Diathermieschlinge oder gar Elektrokoagulation ergibt unschöne Narben. Manchmal empfiehlt sich bei großflächigen Nävi die jeweils streifenförmige Teilexzision mit primärer Naht in mehreren Sitzungen; bei großflächiger Exzision ist plastische Deckung notwendig. Ausgedehnte systematisierte Nävi kann man mit der Schreus-Fräse in Vollnarkose abradieren, mit Erfolg, wenn dies bereits in frühester Kindheit geschieht. Später wachsen diese Nävi in die Tiefe und eignen sich nicht mehr für die Fräsbehandlung. Röntgenstrahlen lassen Nävuszellnävi unbeeinflußt, wenn nicht durch hier ungerechtfertigte Tumordosen Gewebszerstörungen gesetzt werden. Kongenitale Riesenpigmentnävi sollten wegen des erhöhten Risikos zur Entwicklung eines malignen Melanoms bereits in der Kindheit entfernt werden (s.S. 837).

Halo-Nävus

Wegen der pathogenetischen Beziehung zur Vitiligo wird dieses Krankheitsbild an anderer Stelle näher besprochen (s.S. 623).

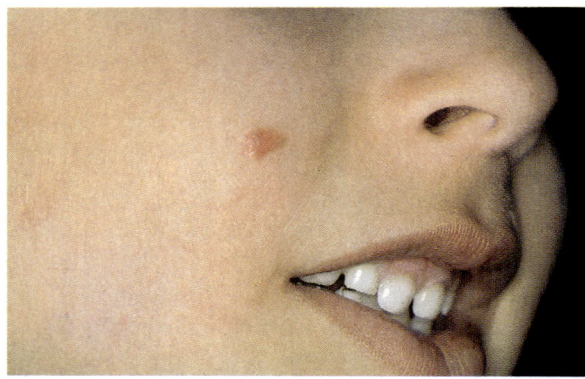

Spindelzellnävus (Nävus Spitz)

Melanosis neurocutanea
[Virchow 1859, Rokitanski 1861, Touraine 1941]

Synonyme. Neurokutane Melanose, neurokutanes Melanoblastosesyndrom.

Klinik. Bei dem seltenen Krankheitsbild finden sich angeborene ausgedehnte behaarte pigmentierte Nävuszellnävi, oft im Badehosenbereich („Badehosennävus"), daneben eine dichte Aussaat zahlreicher kleiner Nävuszellnävi, besonders auch an Palmae und Plantae. Gleichartige Ansammlungen von pigmentbildenden Nävuszellen bestehen in den Meningen, im Gehirn und Rückenmark. Nicht selten entwickelt sich ein Hydrocephalus internus occlusivus mit schwerwiegenden zerebralen Störungen (Hirndruck, Konvulsionen, Bewußtseinsstörungen), andererseits aber auch noch im Kleinkindalter ein von der Haut oder dem Zentralnervensystem ausgehendes metastasierendes malignes Melanom. Die Prognose ist daher schlecht; etwa die Hälfte der Kinder stirbt bereits im ersten Lebensjahr an den Folgen des Hydrozephalus.

Spindelzellnävus
[Spitz 1948, Allen und Spitz 1954]

Synonyme. Benignes juveniles Melanom, Spindelzellnävus, (Allen-)Spitz-Nävus.

Definition. Benigner, überwiegend bei Kindern vorkommender, vielfach kaum erbsgroßer Knoten aus meist spindeligen, bizarren und polymorphen Nävuszellen, der histologisch an ein malignes Melanom erinnert.

Vorkommen. Diese Sonderform von Nävuszellnävus kommt überwiegend bei Kindern, selten bei Erwachsenen vor und bevorzugt das Gesicht.

Klinik. In Wochen bis Monaten entwickelt sich ein einzelner intradermaler Knoten, der meist auf Erbsgröße beschränkt bleibt. Die bis halbkugelig vorgewölbte Oberfläche ist glänzend-gespannt und von hellbraun-rötlicher Farbe. Unter Glasspateldruck (Diaskopie) zeigt sich ein lupoides Infiltrat. Multiples Auftreten der Herde wird selten beobachtet.

Histopathologie. Es findet sich ein Nävuszellnävus meist vom Kompoundtyp mit ungewöhnlicher Zellpolymorphie und einzelnen Mitosen. Charakteristisch sind ferner fischzugartige Wirbel von Spindelzellen, Riesenzellen, Zellsegregation und eine relativ geringe Pigmentbildung. Meist besteht eine reaktive schmalzipfelige Akanthose der Epidermis. Die Spindelzellen sollen sich von Schwann-Zellen herleiten.

Verlauf und Prognose. Nach zunächst oft rascherem Wachstum unverändertes Bestehenbleiben über Jahre. Die Prognose ist gut. Maligne Entartung ist nicht sicher nachgewiesen; bei den beschriebenen Fällen dürfte es sich bereits initial um maligne Melanome gehandelt haben.

Differentialdiagnose. Die Abtrennung vom malignen Melanom ist eher ein histopathologisches als ein klinisches Problem. Makroskopisch kommen differentialdiagnostisch Lupus vulgaris, Lymphadenosis cutis benigna, juveniles Xanthogranulom, Histiozytom, pigmentierter Nävuszellnävus oder eruptives Hämangiom in Frage.

Therapie. Die Exzision im Gesunden wird empfohlen.

Dysplastisches Nävuszellnävussyndrom

Hierbei handelt es sich um klinisch distinkte pigmentierte Nävuszellnävi, welche sich offenbar auf dem Boden einer genetischen Prägung entwickeln und ein erhöhtes Risiko für die Entwicklung primärer maligner Melanome darstellen. Dieses Syndrom kommt sowohl hereditär als auch nichthereditär vor. Die hereditäre Form wurde als *familiäres atypisches multiples Nävusmelanom* und als *BK-mole-Syndrom* beschrieben; die nichthereditäre Form wurde erst vor kurzem erkannt.

Hereditäres dysplastisches Nävuszellnävussyndrom [Clark et al. 1978]

Synonyme. BK-mole-Syndrom, BK-Nävussyndrom, FAMMM-Syndrom („familial atypical multiple mole melanoma").

Definition. Erbliches familiäres Syndrom, das durch besonders dysplastische Nävuszellnävi („moles") gekennzeichnet ist, auf denen sich gehäuft maligne Melanome entwickeln.

Vorkommen. Die Bezeichnung BK geht auf die Initialen von 2 jungen Patienten zurück, welche zusammen 7 primäre Melanome hatten.
Unter 150 Familien mit hereditären malignen Melanomen wurden bisher 13 Familien mit BK-mole-Syndrom beschrieben. Als Erbgang wird autosomal-dominante Vererbung angenommen. Vielleicht besteht ein Zusammenhang mit dem HLA-System (Haplo-Typ 9 W22).

Klinik. Es bestehen bei den Familienmitgliedern 10 bis über 100 solcher BK-Nävuszellnävi, die sich unter Bevorzugung des oberen Stammes über das gesamte Integument verteilen. Die einzelnen Veränderungen sind durchschnittlich 0,5 bis 1 cm groß, unregelmäßig bizarr konfiguriert. Die Farbe variiert von rosa über braun bis schwarz. Oft weisen die gefleckt wirkenden Bildungen einen rötlich-bräunlichen Randsaum auf. Meist ist eine geringe dermale Komponente tastbar. Auf diesen Nävi entstehen im Laufe der Zeit maligne Melanome mit gleicher biologischer Wertigkeit wie nichthereditäre maligne Melanome.

Histopathologie. Man findet pigmentierte Nävuszellnävi vom Kompoundtyp mit zusätzlich atypischer melanozytischer Hyperplasie bzw. Dysplasie in und unter der Epidermis (schwalbennestartige Aggregationen), lymphozytärem Infiltrat in der Dermis, Fibroplasie und Gefäßneubildungen. Einzelne melanozytische Zellen können besonders groß aussehen. Auch Mitosen kommen vor.

Verlauf. Entstehung von malignen Melanomen ist nicht selten. Bei solchen Patienten können mehrere maligne Melanome zur Ausbildung kommen. Unter Kontrazeptivaeinnahme ist eine größere Aktivität von BK-Nävi beobachtet worden.

Therapie. Solche Patienten benötigen lebenslange Kontrolluntersuchungen; Photodokumentation ist angezeigt. Um initiale Malignisierung zu erfassen, sollten verdächtige Bildungen exzidiert werden. Die Patienten sollten chronische Sonnenexposition, besonders in Zeiten hormoneller Umstellung wie Pubertät, Gravidität und Klimakterium meiden, ebenso Kontrazeptiva.

Nichthereditäres dysplastisches Nävuszellnävussyndrom [Elder et al. 1980]

Definition. Nichthereditäres Vorkommen desselben Syndromes bei Menschen, die später an einem nichtfamiliären malignen Melanom erkranken. Es wurde vermutet, daß etwa ein Drittel aller Melanompatienten an solchen dysplastischen Nävuszellnävi, „precursor nevi", leiden. Daher wird empfohlen, zwei derartige Nävi zu exzidieren und histologisch zu untersuchen, um ihre Dignität beurteilen zu können. Außerdem ist ebenfalls sorgfältige Kontrolle einschließlich Photodokumentation solcher Patienten indiziert.

Dysplastische pigmentierte Nävuszellnävi

Diese intensiv schwarz-braunen, im Hautniveau liegenden, meist stecknadelkopfgroßen, nicht infiltrierten Nävuszellnävi mit dermoepidermaler Grenzflächenaktivität sind besonders dann für frühe Melanomentwicklung verdächtig, wenn sie Größenwachstum erkennen lassen oder einen Durchmesser von 5 mm überschritten haben.

Histopathologie. Es handelt sich um atypische melanozytische Hyper- oder Dysplasien.

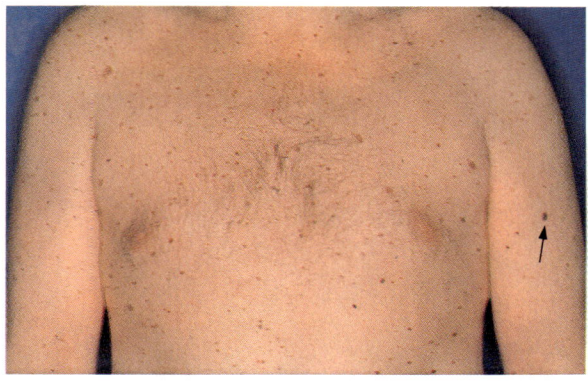

BK-mole-Syndrom, multiple dysplastische Nävuszellnävi, initiales malignes Melanom am linken Oberarm (*Pfeil*)

Therapie. Die Exzision aller derartigen Bildungen, wenn sie über 5 mm Durchmesser haben, ist empfehlenswert.

Organoide Nävi

Organoide Nävi sind *angeborene Fehlbildungen,* die durch eine umschriebene Störung im Mischungsverhältnis ansonsten normaler Hautstrukturen zustandekommen. Die Grenzen zu gutartigen Geschwülsten mit organoidem Aufbau sind fließend. Segmentäre, lineare oder andersartig systematisierte Anordnung kann bei allen organoiden Nävi vorliegen.

Epidermale Nävi

Es handelt sich um angeborene oder in der Kindheit entstehende, scharf abgegrenzte, einzeln stehende oder aggregierte papillomatöse Bildungen mit unterschiedlich stark ausgeprägter keratotischer Oberfläche. Je nach Ausprägung von Papillomatose, akanthotischer Epidermis, Verdickung, Hyperkeratose und entzündlicher Reaktion können verschiedene klinische und histologische Typen unterschieden werden.

Papillomatöser weicher epidermaler Nävus. Er ist meist auf kleine Bezirke begrenzt, hautfarben bis grau, weich und erinnert klinisch an den papillomatösen Nävuszellnävus oder an die papillomatöse Verruca seborrhoica senilis. Histologisch ist er durch Akanthose, Papillomatose und Orthohyperkeratose gekennzeichnet.

Naevus verrucosus. Hier findet man klinisch eine harte keratotische, an Warzen erinnernde, schmutzigbraune Oberfläche (*harter epidermaler Nävus*). Histologisch ist die Orthohyperkeratose besonders stark ausgeprägt. Als Besonderheit besteht manchmal eine schlotförmige fokale Parakeratose mit Ausbildung einer kornoiden Lamelle wie bei der Porokeratosis Mibelli („Porokeratosismus").

Naevus verrucosus unius lateris. Diese einseitig (selten auch doppelseitig) und systematisiert in bizarren, teils zosteriformen Linien angeordnet vorkommende Form zeigt histologisch Akanthokeratolyse („granulöse Degeneration") und wird als lokalisierte Erythrodermia ichthyosiformis congenitalis (bullosa) aufgefaßt. Selten sind ‚weiche' Formen (s. oben) oder solche mit Porokeratosismus.

Entzündlicher linearer verruköser epidermaler Nävus. Er trägt auch die Bezeichnung ILVEN („inflammatory linear verrucous epidermal nevus"). Dieser in der Kindheit auftretende, sich manchmal langsam vergrößernde, gelegentlich systematisiert erschei-

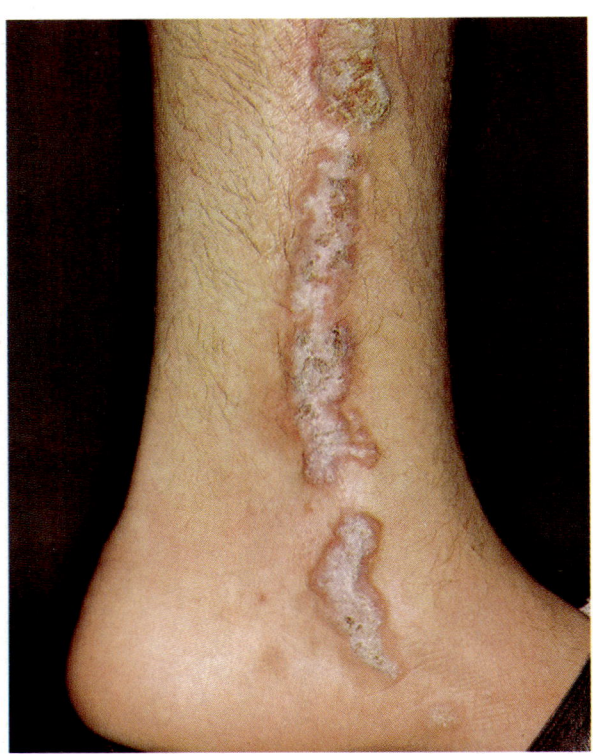

Naevus verrucosus (harter epidermaler Nävus)

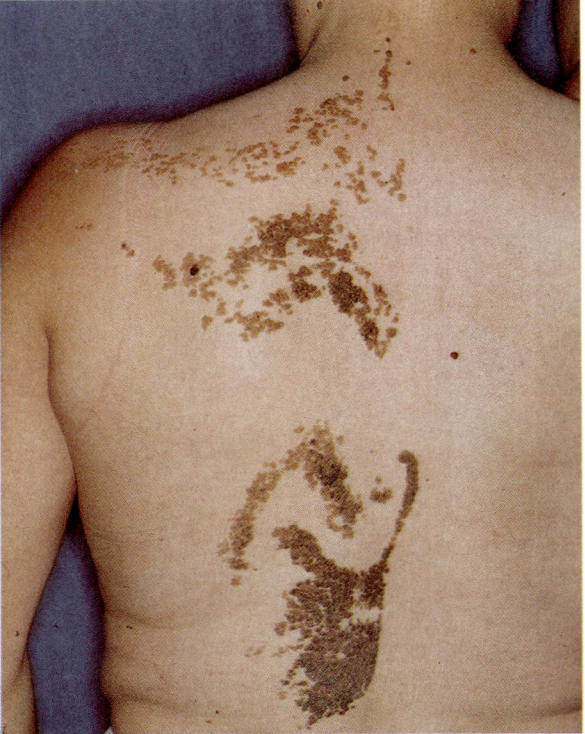

Halbseitiger systematisierter papillomatöser epidermaler Nävus (weicher epidermaler Nävus)

nende Nävus ist charakterisiert durch persistierende, juckende, erythematosquamöse oder papulokeratotische psoriasiforme Herde. Er zeigt neben der warzenartigen Oberfläche deutliche Entzündungszeichen. Assoziation mit Skelett- und ZNS-Anomalien wurde beobachtet, von uns Hydrozephalus. Das histologische Bild ähnelt mit Akanthose, Papillomatose, Parahyperkeratose und einem lymphohistiozytären Infiltrat im oberen Korium sehr stark der Psoriasis vulgaris. Es fehlen aber Munro-Abszesse. Gelegentlich besteht eine ekzematoide Note. Vielleicht handelt es sich um einen entzündlichen Naevus verrucosus bei psoriatischer Diathese.

Verlauf und Prognose. Epidermale Nävi vergrößern sich manchmal sehr langsam im Laufe des Lebens; spontane Regression ist nicht zu erwarten.

Therapie. Störende epidermale Nävi lassen sich durch Exzision, tiefe Dermabrasion oder mit dem Dermatom entfernen, die manchmal in mehreren Sitzungen streifenförmig erfolgen muß. Dabei muß relativ viel Bindegewebe mitentfernt werden, da die genetisch bedingte Störung von der Tiefe her gesteuert sein kann (Donordominanz). Bei Naevus verrucosus mit histologisch nachgewiesener Akanthokeratolyse ist ein Versuch mit örtlicher Tretinoin-(Vitamin-A-Säure-)Behandlung in niedriger Konzentration angezeigt.

Keratosis areolae mammae naeviformis (Otto). Die umschriebene Verhornungsstörung im Bereich der weiblichen Brustwarzen in Form schmutzig gelb-grauer Keratosen läßt sich als klinisch typische Variation in den Komplex der epidermalen Nävi einordnen.

Talgdrüsennävi

Naevus sebaceus

Definition. Epitheliale nävoide Fehlbildung mit besonderer Vermehrung der Talgdrüsenläppchen.

Klinik. Bevorzugt am Kapillitium findet sich der Naevus sebaceus als angeborene, flach erhabene, weich elastische, glänzende Platte von gelblichem Farbton und mit feingefurchter oder etwa papillomatöser Oberfläche. Haare fehlen meist. Gelegentlich keratotische Oberfläche. Lineare oder systematisierte Anordnung kommt vor.

Histopathologie. Ballungen reifer Talgdrüsenläppchen im oberen und mittleren Korium sind das typische Merkmal. Aber auch weitere epitheliale Strukturen sind oft vermehrt, so apokrine Drüsen, abortive Haarfollikel und die akanthotisch-papillomatös hyperplastische Epidermis (*Naevus epitheliomatosebaceus,* Wolters 1910).

Prognose. Nicht selten (ca. 30%) entwickeln sich in einem Naevus sebaceus Basaliome, sehr selten spinozelluläre Karzinome.

Therapie. Wegen der Möglichkeit einer Tumorentwicklung ist die Exzision spätestens im jüngeren Erwachsenenalter anzustreben. Ansonsten sollten sie regelmäßig klinisch kontrolliert werden. Röntgentherapie ist unwirksam.

Zirkumskripte senile Talgdrüsenhyperplasie

Synonyme. Naevus sebaceus senilis, seniler Talgdrüsennävus.

Pathogenese. Es handelt sich nicht um einen Nävus, sondern um eine umschriebene Talgdrüsenhyperplasie bei älteren Menschen.

Klinik. Kommt fast ausschließlich bei Patienten mit starker Seborrhö nach dem 35. Lebensjahr vor. Androtropie. Man findet bei Menschen im vorgerückten Alter ein kaum erhabenes, gewöhnlich zentral nabelartig gedelltes, gelbliches, weiches kleines Knötchen, bevorzugt an der Stirn. Nicht selten sind die Bildungen multipel; es wurden Fälle mit mehr als 100 solcher typischer Veränderungen beschrieben.

Differentialdiagnose. Es ist an ein initiales Basaliom wegen der Eindellung und gelegentlicher Teleangiektasien zu denken; letztere sind aber nicht so gelb und härter.

Therapie. Gegebenenfalls Exzision.

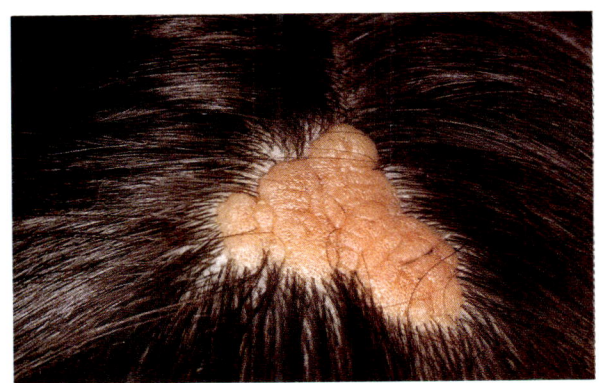

Naevus sebaceus

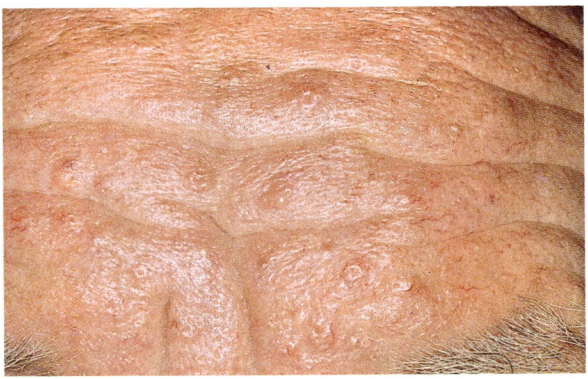

Zirkumskripte senile Talgdrüsenhyperplasien

Schimmelpenning (1957) -Feuerstein-Mims (1962) -Syndrom

Synonyme. Syndrom des linearen Naevus sebaceus, neuroektodermales Syndrom, Haut-Augen-Hirn-Herz-Syndrom (HAHH).

Klinik. Der sehr seltene angeborene und familiär erbliche (?) neuroektodermale Anomaliekomplex ist besonders durch das Vorkommen multipler Naevi sebacei in bizarr-systematisierter Anordnung, vor allem an Kopf, Hals und oberem Rumpf, daneben weiterer pigmentierter Nävi, durch Oligophrenie, Krampfanfälle sowie zusätzliche Mißbildungen, besonders der Augen und des Herzens, gekennzeichnet.

Prognose. Sie hängt von der Schwere der Mißbildungen an Augen, Gehirn und Herz ab.

Differentialdiagnose. Bourneville-Pringle-Syndrom, Neurofibromatose von Recklinghausen.

Adenoma sebaceum [Pringle 1890]

Definition. Es handelt sich um multiple, im Gesicht lokalisierte kleine nävoide Tumoren. Sie werden hier besprochen, obwohl ihrer Benennung als Adenoma „sebaceum" ein Irrtum zugrunde liegt: diese Tumoren sind histologisch Fibroangiome mit Einsprengungen von Haartalgdrüsenfollikeln, deren reiches Vorkommen im Gesichtsbereich ohnehin typisch ist.

Klinik. Die Veränderungen werden autosomal-dominant vererbt, bei allerdings sehr unterschiedlicher Expressivität. Die klinischen Erscheinungen beginnen in der Kindheit. Im Gesicht finden sich in symmetrischer schmetterlingsförmiger Aussaat zahlreiche stecknadelkopfgroße oder auch etwas größere Knötchen, ausgestreut über Nase und Wangen, mit Vorliebe in den Nasolabialfalten und am Kinn. Meist stehen die halbkugelig prominenten Knötchen isoliert, selten konfluieren sie. Sie besitzen feste Konsistenz, sind hautfarben, gelblich oder rötlich und manchmal von feinen Teleangiektasien durchzogen.

Histopathologie. Bei den mehr hautfarbenen bis gelblichen Tumoren des Adenoma sebaceum handelt es sich um Angiofibrome mit zahlreichen Talgdrüsenfollikeln (adenomatöser Typ), bei den mehr rötlichen Tumoren herrscht gefäßreiches Bindegewebe vor (fibrös-angiomatöser Typ).

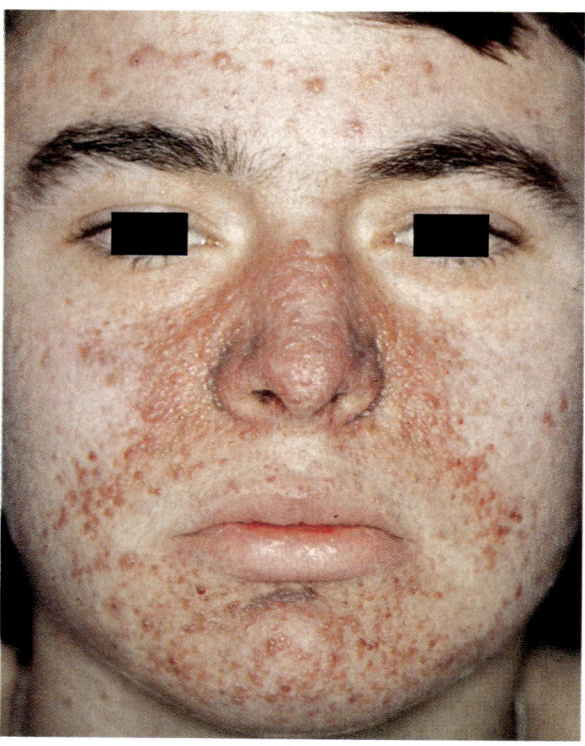

Morbus Pringle, Adenoma sebaceum

Prognose. Im Laufe des Lebens kommt es zu allmählicher Vermehrung und Vergrößerung der kleinen Tumoren; eine maligne Entartung ist nicht bekannt.

Therapie. Die Gesichtstumoren können mit kosmetisch gutem Erfolg durch Abschleifen mit der hochtourigen Fräse (Dermabrasion) entfernt oder eingeebnet werden. Die Patienten sind aber auf die zu erwartenden Rezidive hinzuweisen, die im übrigen der wiederholten Dermabrasion zugänglich sind. Auch Lasertherapie kann empfohlen werden. Röntgentherapie ist unwirksam.

Adenoma sebaceum als Teilsymptom von Phakomatosen

Das Adenoma sebaceum kommt isoliert vor, aber auch als Teilsymptom nävoider Systemerkrankungen, die man allgemein als *Phakomatosen* bezeichnet: M. Pringle und M. Bourneville.

Morbus Pringle [1890]

Klinik. Das Vollbild dieser hereditären Störung zeigt neben dem Adenoma sebaceum im Gesicht weitere papillomatöse und fibromatöse Wucherungen sowie Café-au-lait-Flecken am ganzen Körper. Pathognomonisch sind knotige Zahnfleischwucherungen und sub- oder parunguale, bis erbsengroße Fibrome, die als Koenen-Tumoren bekannt sind. Typisch sind fer-

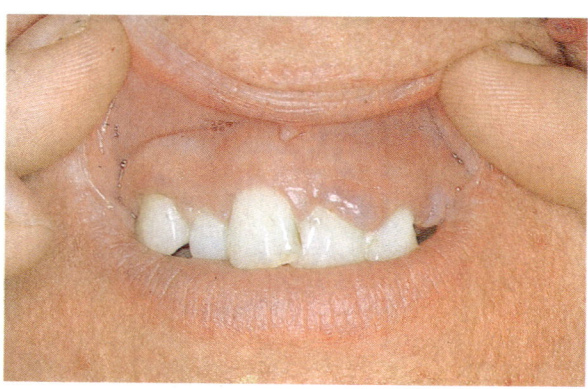

Morbus Pringle, fibromatöse Zahnfleischwucherungen

ner flächenhafte lumbosakrale Bindegewebsnävi, die oft als „Pflastersteinnävi" erscheinen. Wertvoll für die Diagnose sind blattartige Depigmentierungen, die besonders gut unter der Wood-Lampe erkennbar sind und manchmal ein schon bei Kleinkindern vorhandenes Frühsymptom darstellen. Nicht selten können diese Veränderungen mit pathologischen Erscheinungen an Augen (Netzhauttumoren), inneren Organen (besonders Zystennieren) und Zentralnervensystem verbunden sein. Übergänge in das Bourneville-Syndrom sind nicht selten.

Morbus Bourneville
[Balzer und Grandhomme 1886, Bourneville 1890]

Synonyme. Tuberöse Hirnsklerose, Epiloia.

Definition. Es handelt sich um ein dominant-erbliches neurokutanes Syndrom.

Klinik. In den ersten Lebensjahren auftretende Verblödung, *epileptiforme Anfälle*, allmählich zunehmende geistige Reduzierung und spastische Lähmungen vom Little-Typ sind klinische Zeichen der oft mit Adenoma sebaceum kombinierten tuberösen Hirnsklerose infolge von Gliawucherungen.
Diagnostisch wichtig sind intrakranielle Verkalkungen, Netzhauttumoren, Sehnervenatrophie, Stauungspapille. Auch an inneren Organen kommen Tumoren vor, so an den Nieren Adenome, Angiome und Angiofibrome, am Herzen Rhabdomyome.
Röntgenologisch sind an den kleinen Röhrenknochen von Händen und Füßen intraossäre, zystoide Aufhellungsherde infolge von Spongiosaresorption mit Markfibrose beschrieben worden, die aber auch in anderen Skelettbereichen vorkommen können. Sind alle diese Veränderungen vorhanden, besteht das Vollbild der Phakomatose *Bourneville-Pringle-Krankheit*.

Histopathologie. Bei den Tumoren des Adenoma sebaceum handelt es sich um Angiofibrome mit Einsprengung von Talgdrüsenfollikeln, auch bei den Koenen-Tumoren um Fibrome mit mehr oder minder starkem angiomatösem Anteil. Der tuberösen Sklerose liegen herdförmige Gliawucherungen und Gliome zugrunde.

Prognose. Im ganzen schlecht; sie wird durch die unbeeinflußbare Progredienz der internen Manifestationen bestimmt.

Differentialdiagnose. Das Bild ist klinisch typisch. Wenn die Veränderungen im Gesicht erst in der Pubertät beginnen, müssen differentialdiagnostisch Epithelioma adenoides cysticum (Brooke) und Zylindrome (Spiegler-Tumoren) histologisch ausgeschlossen werden.

Therapie. Siehe Adenoma sebaceum.

Schweißdrüsennävi

Definition. Nävoide Fehlbildungen mit Vermehrung von Schweißdrüsen.

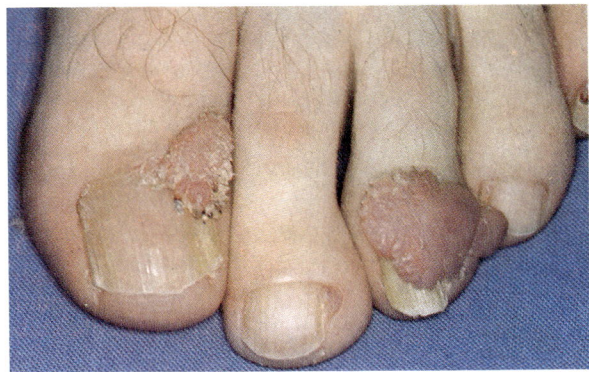

Morbus Pringle, Koenen-Tumoren

Ekkrine Schweißdrüsennävi. Sie sind extrem selten und praktisch unbedeutend. Klinisch handelt es sich um weißliche Herde, in denen an umschriebener Stelle Hyperhidrose provoziert werden kann. Die Identifizierung erfolgt histologisch.

Apokrine Schweißdrüsennävi. In isolierter Form scheint es sie nicht zu geben, hingegen sieht man umschriebene Ansammlungen apokriner Drüsen in Verbindung mit epithelialen Nävi, insbesondere dem Naevus sebaceus. Dieses Vorkommen ist aus der Entwicklungsgeschichte verständlich, weil die embryonale Epithelleiste die Potenz zur Differenzierung der Hautanhangsgebilde: Haare, Talg- und apokrine Schweißdrüsen besitzt.

Haarnävi

Definition. Nävoide Fehlbildung mit Vermehrung von Haarfollikeln.

Reine Haarnävi. Sie sind äußerst selten und manifestieren sich als eine Ansammlung langer Haare in einem umschriebenen Bereich. Dagegen kommen sie sehr häufig in Kombination mit Nävuszellnävi als Naevus naevocellularis pigmentosus et pilosus vor, gelegentlich auch mit epithelialen Nävi oder dem Naevus sebaceus.

Wollhaarnävus [Wise, 1927]

Synonym. Kräuselhaarnävus.

Klinik. Selten kommt als angeborene nävoide Fehlbildung im ansonsten glatthaarigen Kapillitium an umschriebener Stelle Wollhaar (Kräuselhaar, „Negerhaar") vor. Es handelt sich um eine dauerhafte Störung in der Bildung des Haarkeratins mit oft geringerer Pigmentierung und kleinerem Durchmesser der Haarschäfte. Bei starker kosmetischer Beeinträchtigung kommt als Therapie eine vom Friseur durchgeführte Entkräuselung oder die Dauerwellung des gesamten Kopfhaares in Frage; beides muß natürlich in regelmäßigen Abständen wiederholt werden. Wollhaarnävi kommen in etwa der Hälfte der Fälle kombiniert mit Pigmentnävi und/oder striären epidermalen Nävi vor; selten wurden zusätzlich verschiedenartige Fehlbildungen der Augen beschrieben.

Bindegewebsnävi

Definition. Mesodermale Fehlbildungen mit umschriebener Vermehrung von Bindegewebsstrukturen.

Lumbosakraler Bindegewebsnävus

Synonyme. Pflastersteinnävus, Naevus collagenicus lumbosacralis.

Klinik. Man sieht lumbosakral flach erhabene, hautfarbene oder weißliche pflastersteinartige Platten und Knoten, die gruppiert, linear oder systematisiert angeordnet sein können. Der Bindegewebsnävus ist oft Teilsymptom bei Adenoma sebaceum oder Morbus Pringle.

Histopathologie. Vermehrung von dichtgepacktem kollagenem Bindegewebe.

Therapie. Nur Exzision möglich.

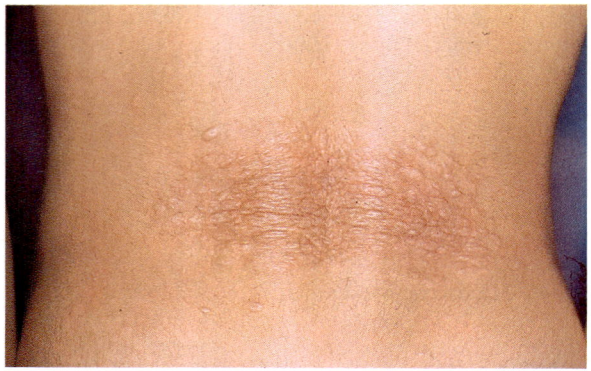

Bindegewebsnävus bei Morbus Pringle

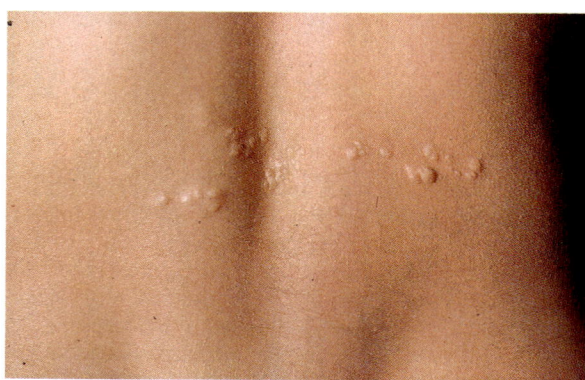

Naevus lipomatodes

Grobknotig-disseminierter Bindegewebsnävus

Diese Form ist sehr selten; das klinische Bild wird durch die Benennung gut beschrieben. Die Verdachtsdiagnose kann durch histologische Untersuchung einer Probeexzision bestätigt werden.

Naevus elasticus [Lewandowsky 1921]

Klinik. Der seltene Nävus findet sich meist multipel im Thoraxbereich und besteht aus weißlich-gelblichen linsengroßen Papeln oder ganz flachen größeren Herden. Histologisch findet sich Vermehrung der elastischen, manchmal aber auch überwiegend der kollagenen Fasern.

Juveniles Elastom [Weidmann 1933]

Synonym. Disseminierte Form eines speziellen Bindegewebsnävus.

Vorkommen. Sehr selten. Der umschriebene Naevus elasticus kommt vorwiegend im Bereich der Mammagegend vor. Das juvenile Elastom in Form disseminierter Tumoren kann mit Osteopoikilie als Teilsyndrom des *Buschke-Ollendorf-Syndroms* beobachtet werden.

Klinik. Entweder seit Kindheit oder bei jüngeren Menschen entstehen innerhalb von einigen Monaten umschrieben in der Mammagegend (*Naevus elasticus regionis mammariae,* Lewandowski 1921) oder disseminiert besonders im Bereich des Abdomens, der Glutäen und Oberschenkel weiche, gelblich-weißliche flache leicht erhabene Plaques, die gruppiert auch symmetrisch angeordnet sein können.

Histopathologie. Das feingewebliche Substrat ist charakterisiert durch eine Vermehrung elastischer Fasern an Zahl und Größe im Korium ohne entzündliche Infiltration. Ultrastrukturell scheint die elastische Matrix stark vermehrt zu sein, während elastische Mikrofibrillen vermindert und durch granuläres Material ersetzt erscheinen.

Verlauf. Keine maligne Entartungstendenz.

Differentialdiagnose. Pseudoxanthoma elasticum. Auf Buschke-Ollendorf-Syndrom ist zu achten.

Therapie. Exzision störender Knoten.

Fettgewebsnävi

Definition. Nävoide Fehlbildung mit umschriebener Vermehrung von Fettgewebe.

Naevus lipomatodes [Hoffmann und Zurhelle 1921]

Klinik. Seit Geburt bestehend, finden sich in der Lenden- und Glutäalgegend weiche, hautfarbene oder gelbliche Papeln und flache weiche Knoten mit glatter oder verruziformer Oberfläche.

Histopathologie. Es finden sich im oberen Korium Läppchen normalen Fettgewebes. Eine ähnliche Verteilung des Fettgewebes kommt auch beim Goltz-Gorlin-Syndrom vor.

Michelinreifen-Babysyndrom [Ross 1969]

Synonyme. „Michelin tyre baby", „generalized folded skin with underlying lipomatous nevus", „folded skin with scarring".

Klinik. Seit Geburt bestehende, oft den ganzen Körper einnehmende wulstig gefaltete Haut, ein Bild, das an das Symbol der französischen Autoreifenfirma erinnert. Mädchen sind häufiger befallen als Jungen. Mit zunehmendem Alter verliert sich die Hautfaltenbildung.

Histopathologie. Vermehrung von subkutanem Fettgewebe, das oft bis unmittelbar unter die Epidermis reicht. Bei einzelnen Patienten wurde auch kollagenes Narbengewebe zwischen dem vermehrten Fettgewebe beschrieben; bei diesen Patienten ist oft ein Trauma (Geburtstrauma) eruierbar.

Differentialdiagnose. Verwandtschaft mit Naevus lipomatosus (Hoffmann-Zurhelle) wird diskutiert.

Blutgefäßnävi

Blutgefäßnävi sind häufig und wegen ihrer Auffälligkeit bekannt. Sie kommen für sich allein vor oder kombiniert mit anderen Fehlbildungen, für die sie manchmal der erste Hinweis sind. Zwischen den Blutgefäßnävi und Gefäßtumoren (Hämangiomen) bestehen fließende Übergänge.

Naevus flammeus

Synonyme. Naevus vinosus, Haemangioma planum, Feuermal, Portweinfleck.

Klinik. Es handelt sich um angeborene oder früh sich entwickelnde, hellrote, rotweinfarbene oder mehr blaurote, scharf umschriebene Flecken, die unter Glasspateldruck verschwinden. Sie sind manchmal von bizarrer Form. Ihre Größe reicht von linsengroß bis zur Ausdehnung über weite Körperpartien. Sie vergrößern sich meist nur entsprechend dem Größenwachstum der Kinder, zeigen aber keine spontane Wachstums- und auch keine Regressionstendenz.

Histopathologie. Kapillarerweiterungen unter der Epidermis. Die pathologisch-anatomische Bezeichnung Haemangioma capillare simplex wird diesen Nävi nicht gerecht, da es sich nicht um ein echtes Blastom mit Wachstumstendenz handelt.

Fissurale oder symmetrische Naevi flammei. Sie sitzen im Bereich embryonaler Verschlußstellen, so in der Stirnmitte, an den Oberlidern, Nasenflügeln, in der Kreuzbeingegend, sind mattrot und prognostisch günstig, da sie sich zu 70–80% in den ersten Lebensmonaten oder -jahren spontan zurückbilden können.

Unna-Politzer-Nackennävus. Der allgemein als „Storchenbiß" bekannte, im Nacken gelegene weinrote Fleck ist sehr häufig. Er zeigt keine Rückbildungstendenz, stört aber wegen seiner verborgenen Lage im Haaransatz nicht.

Naevus teleangiectaticus. Er kann als eine Variante des Naevus flammeus angesehen werden, doch sieht man anstelle der diffusen Rötung ein dichtes Netz von feineren und größeren Teleangiektasien. Sitz ist häufig das Gesicht. Es zeigt sich kein Eigenwachstum.

Therapie der Gefäßnävi. Bei den fissuralen und symmetrischen Naevi flammei sollte einige Jahre abgewartet werden, ob die relativ häufige Spontanrückbildung erfolgt. Ionisierende Strahlen (Grenzstrahlen, Röntgenweichstrahlen, Thorium X) können nicht mehr empfohlen werden, da meist eine ausreichende Beseitigung nicht zu erreichen ist. Eine vorsichtige, ganz oberflächliche Kryotherapie mit Kohlensäure-Aceton-Schnee oder flüssigem Stickstoff ist oft wirksam, verlangt aber Erfahrung. Quaddelung mit Verödungsmitteln in niedriger Konzentration ist möglich, führt jedoch meist zu kosmetisch nicht befriedigender Scheckigkeit. Das gleiche kann nach Diathermiestichelung der feinen Gefäßreiser eines Naevus teleangiectaticus auftreten. Für kleine Herde kommt

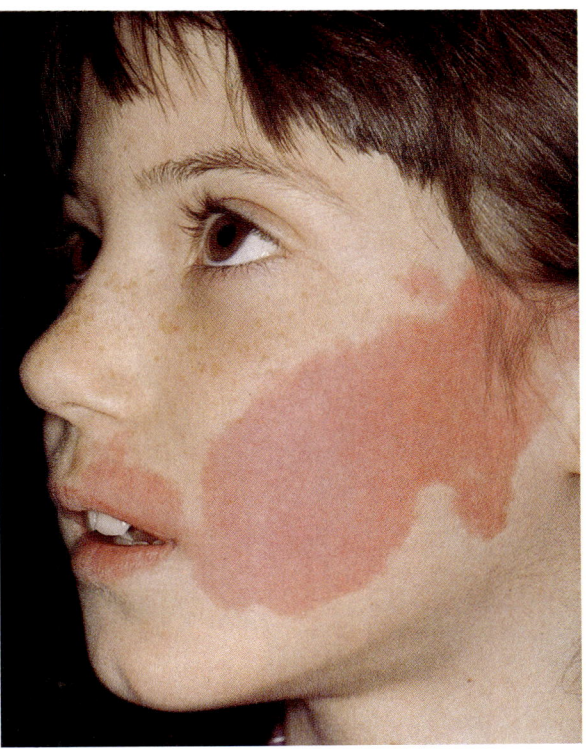

Naevus flammeus

auch Lasertherapie in Betracht; die Behandlungsergebnisse sind günstig. Exzision, streifenförmig in mehreren Sitzungen oder großflächig mit plastischer Deckung, dürfte nur in Ausnahmefällen in Frage kommen. Die entstehenden Narben werfen auch nach kosmetischer Abdeckung noch störende Schatten. Auf Keloidneigung sollte geachtet werden. Wir empfehlen unseren Patienten spezielle medizinische Schminken (z.B. Covermark); nach entsprechender Unterrichtung und Einübung ist diese Abdeckung den Patienten eine wertvolle Hilfe.

Angioma serpiginosum
[Hutchinson 1889, Crocker 1899]

Definition. Das Angioma serpiginosum kann als ein seltener kapillärer Nävus interpretiert werden, der hauptsächlich das weibliche Geschlecht betrifft und sich in der Jugend manifestiert.

Vorkommen. Selten. Gelegentlich wurde familiäres Vorkommen beschrieben, ohne daß Konsanguinität der Familie bekannt war. Es wird von manchen Autoren autosomal-dominante Vererbung mit höherer Penetranz beim weiblichen Geschlecht vermutet.

Ätiologie. Unbekannt.

Pathogenese. Es handelt sich um ein umschriebenes Auftreten erweiterter Kapillaren (Teleangiektasien), die von normalem Endothel ausgekleidet sind, aber im Gegensatz zu normalen Kapillaren meist keine Reaktion auf alkalische Phosphatase zeigen. Möglicherweise Gefäßinnervationsstörung.

Klinik. In der Kindheit oder in der Pubertät erscheinen oft einseitig an den Unterschenkeln, Gluten oder auch an den Oberarmaußenseiten intensiv rote oder purpurrote Punkte, die unter 1 mm groß sind, in Gruppen zusammenstehen und sich zur Peripherie ausbreiten können. Unter Rückbildung im Zentrum können anuläre oder serpiginöse Ausprägungsformen entstehen. Die ektatischen Kapillaren sind mit dem Glasspatel nur teilweise auszudrücken, da sie durch den Druck schräg abgedrückt werden und sich dann das Blut nicht entleeren kann. Gelegentlich findet man auch ein netzförmiges oder diffuses *Erythem*, auf dem sich die beschriebenen Läsionen entwickeln.

Symptome. Allgemeinerscheinungen kommen nicht vor.

Histopathologie. Ektatische Kapillaren unter der Epidermis. Keine Entzündung.

Verlauf. Unterschiedlich, langsam progredient über Monate oder Jahre. Die Ausbildung solcher Veränderungen, die überall am Körper entstehen können, kann aber auch zum Stehen kommen. Auch später im Leben wieder Fortschreiten. Ganz selten kommt es zu langsamem Verschwinden.

Differentialdiagnose. Diese hat vor allem progressive essentielle Teleangiektasien zu berücksichtigen, ferner M. Osler und M. Fabry.

Therapie. Bei starker kosmetischer Beeinträchtigung Versuch mit Diathermienadelverödung, Lasertherapie oder Abdeckung mit Covermark.

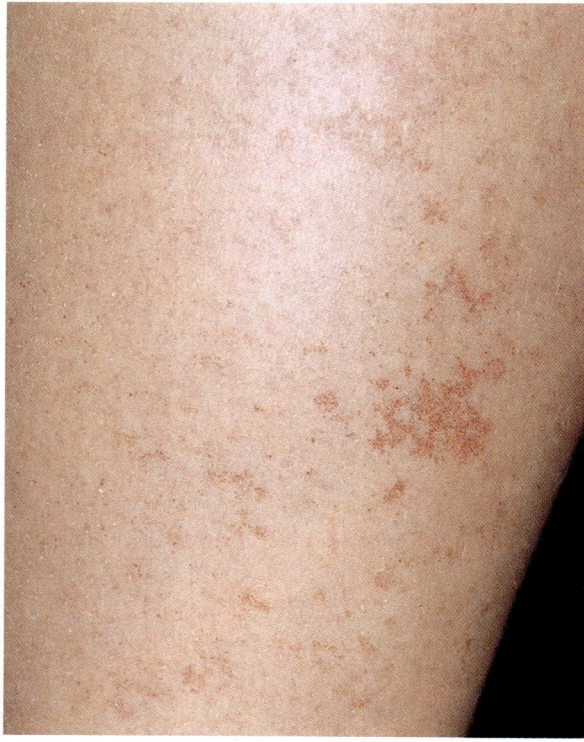

Angioma serpiginosum

Blutgefäßnävi als Teilsymptom von Phakomatosen

Gelegentlich sind die Naevi flammei nur ein Teilsymptom und finden sich mit anderen Entwicklungsstörungen an Weichteilen, Knochen, Retina und Hirnhäuten vergesellschaftet. Dann liegt eine nävoide Systemerkrankung oder Phakomatose vor.

Sturge-Weber-Syndrom
[Luschka 1854, Sturge 1879, Weber 1922, Krabbe 1934]

Synonym. Angiomatosis encephalotrigeminalis.

Definition. Kongenitale Gefäßfehlbildung im Versorgungsbereich des Trigeminus und des Gehirns mit Glaukom und zentralnervöser Symptomatik.

Vorkommen. Selten, dabei gelegentlich familiär auftretend. Erbgang autosomal-dominant oder unregelmäßig-dominant, vereinzelt chromosomale Trisomie.

Klinik. Man findet einen meist unilateralen Naevus flammeus im Gesichtsbereich, meist im Verbreitungsgebiet des 1. oder 2. Trigeminusastes, manchmal unter Einbeziehung der Mundschleimhaut. Zusätzlich besteht in etwa 20% der Fälle eine Angiomatose des gleichseitigen Auges mit Glaukom (Buphthalmus) und schließlich Erblindung. Zum Vollbild des Syndroms gehören ferner zerebrale Symptome wie epileptiforme Anfälle, Hemiplegie, Oligophrenie bis zur Demenz, psychische Veränderungen, die in früher Kindheit beginnen. Ihnen liegen ebenfalls angiomatöse Veränderungen oder Gliome der weichen Hirnhäute zugrunde, die zu sekundären Obliterationen, Hirnatrophie und oftmals auch röntgenologisch nachweisbaren intrakraniellen Verkalkungen von Meningeal- und Hirngefäßen im Rindengebiet führen.

Diagnostische Leitlinien. Der klinisch auffällige, im Gesichtsbereich lokalisierte Naevus flammeus sollte zu Röntgenuntersuchung des Schädels (Gefäßverkalkungen) und ophthalmologischer Untersuchung veranlassen.

v. Hippel-Lindau-Syndrom
[Jackson 1872, von Hippel 1895, Lindau 1926]

Synonym. Angiomatosis cerebelli et retinae.

Definition. Kongenitale polytope Gefäßfehlbildung.

Vorkommen. Das seltene angeborene Syndrom wird wahrscheinlich unregelmäßig-dominant vererbt.

Klinik. Es finden sich kapilläre Angiome, meist in der Retina und in den zerebellaren Leptomeningen, daneben besteht manchmal ein Naevus flammeus. Klinisch stehen Kleinhirn- und Hirndrucksymptome im Vordergrund. Nicht selten Kombination mit Pankreas- oder Nierenzysten, Hypernephrom, Phäochromozytom oder Leberkavernom.

Klippel-Trénaunay-Weber-Syndrom
[Klippel und Trénaunay 1900, Parkes Weber 1907]

Synonyme. Naevus varicosus osteohypertrophicus, Haemangiectasia hypertrophicans, Osteoangiohypertrophie-Syndrom, Quadrantensyndrom.

Definition. Umschriebener, meist quadrantenbezogener Riesenwuchs mit Gefäßhyperplasie und Gefäßfehlbildungen auf dem Boden einer embryonalen Entwicklungsstörung.

Vorkommen. Relativ selten. Hinweise auf Erblichkeit sind nicht gesichert. Das männliche Geschlecht wird deutlich bevorzugt. Gelegentlich kombiniert mit Sturge-Weber-Syndrom.

Klinik. Vielfach ist ein Quadrant des Körpers, selten sind mehrere Quadranten betroffen.

Zum Vollbild gehören
- ein meist eine ganze Extremität einnehmender bizarrer Naevus flammeus, gelegentlich mit eingestreutem Naevus anaemicus,
- variköse Venektasien,
- partieller Riesenwuchs mit Weichteil- und Knochenhypertrophie der befallenen Extremität.

Ob dieser Folge eines übermäßigen O_2-Angebots durch starke Vaskularisation und arteriovenöse Anastomosen ist, erscheint nicht sicher.

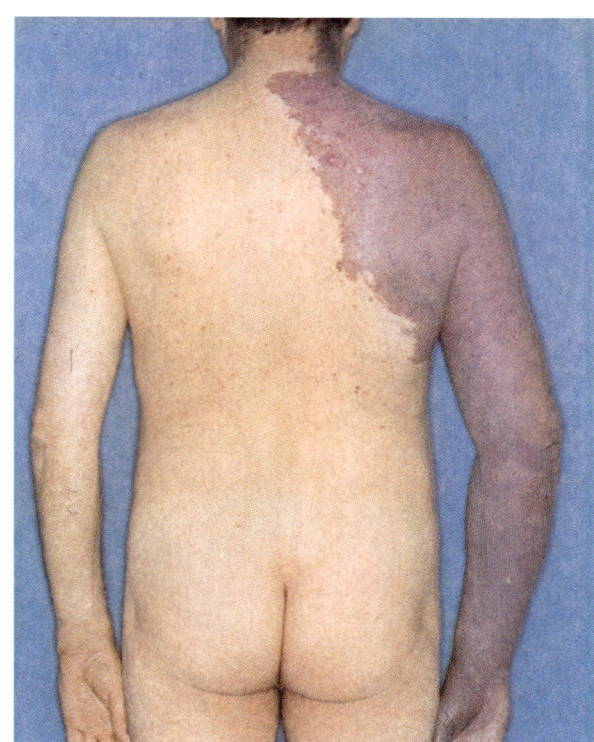

Klippel-Trénaunay-Syndrom

Angiographisch werden zusätzlich Fehlbildungen der Arterien und Lymphgefäße aufgedeckt. Oft bestehen zahlreiche arteriovenöse Anastomosen mit Gefahr der Herzinsuffizienz infolge starker Erhöhung des Minutenvolumens. Manchmal wird anstelle der Hypertrophie eine Weichteil- und Knochenatrophie der entsprechenden Extremität beobachtet. Zwischen befallener und nichtbefallener Extremität können Blutdruckunterschiede vorliegen. Sekundärfolgen sind Ödeme, trophische Störungen der Haut, Funktionsstörungen von Gelenken. Inkomplette Formen des Syndroms sind nicht ungewöhnlich. Sehr selten ist die Gefäßanomalie mit Extremitätenatrophie verbunden. Als Unterform (Typ P. Weber) oder als eigenständiges *P. Weber-Syndrom* werden teilweise die Fälle abgetrennt, bei denen der Naevus flammeus fehlt und tumorförmige Gefäßhyperplasien mit arteriovenösen Anastomosen im Vordergrund stehen.

Therapie. Nach Abklärung der funktionellen Gefäßstörungen (Doppler-Ultraschall, Angiographie) kommen Kompressionsverbände und gelegentlich gefäßchirurgische Maßnahmen, insbesondere Unterbindung von arteriovenösen Anastomosen, in Betracht.

Naevus araneus

Synonyme. Spidernävus, Spinnennävus, Sternchenangiom.

Definition. Es handelt sich um kleine arterielle Gefäßneubildungen, somit nicht um echte Nävi.

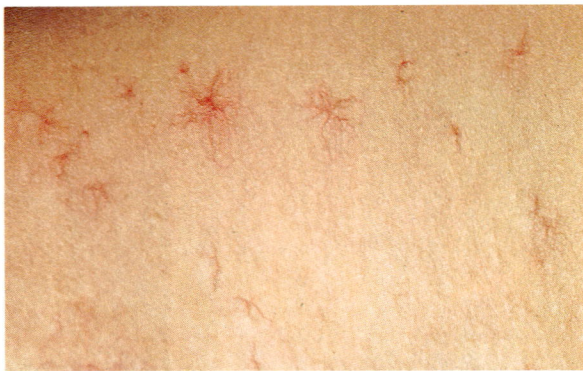

Naevi aranei, „Spidernävi"

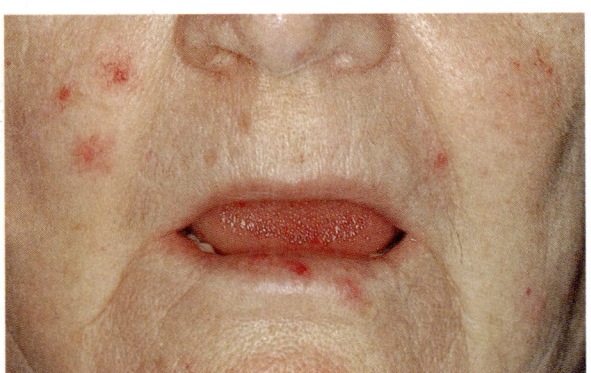

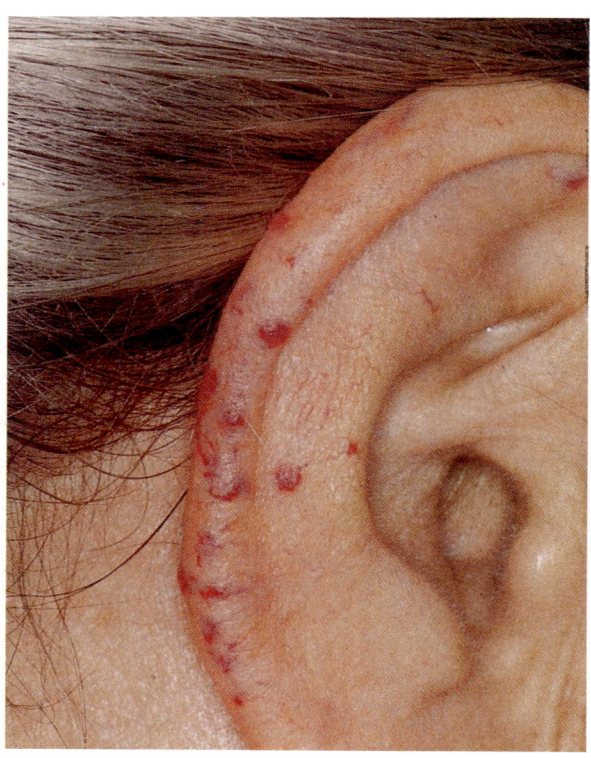

Morbus Osler

Klinik. Der im Gesicht lokalisierte, meist bei Kindern und Frauen auftretende Naevus araneus ist hauptsächlich kosmetisch störend. Man sieht im Zentrum ein etwas vorspringendes, stecknadelkopfgroßes, manchmal pulsierendes arterielles Gefäßknötchen, von dem spinnenbeinartig nach allen Seiten feine Gefäßreiser ausgehen. Während der Schwangerschaft treten nicht selten zahlreiche *eruptive Naevi aranei* auf, die postpartal Rückbildungstendenz zeigen. Gehäuft kommen sie bei Leberkrankheiten wie chronischer Hepatitis, Zirrhose, Leberkarzinom sowie bei progressiver systemischer Sklerodermie (CRST-Syndrom) am Oberkörper und im Gesicht vor.

Histopathologie. Im oberen Korium finden sich verzweigte Gefäße, die aus einer ampullenartig erweiterten Arteriole entspringen.

Therapie. Das Zentralgefäß wird mit der Diathermienadel oder mit Laser verödet. Gelegentlich kommt es zum Rezidiv, das in gleicher Weise behandelt wird. Nur in Ausnahmefällen ist eine kleine Exzision nötig.

Teleangiectasia hereditaria haemorrhagica
[Babington 1865, Rendu 1896, Osler 1907]

Synonyme. M. Osler, Rendu-Osler-Syndrom.

Definition. Es handelt sich um hereditäre multiple Teleangiektasien der Haut, Schleimhäute und innerer Organe mit erhöhter Blutungsneigung. Die Erkrankung kann den nävoiden Systemerkrankungen zugerechnet werden.

Vorkommen. Selten. Die autosomal-dominant vererbte Erkrankung mit unterschiedlicher Expressivität betrifft beide Geschlechter. Blutgruppe 0 soll bevorzugt sein. Merkmalsträger sind heterozygot; homozygote sind nicht lebensfähig.

Klinik. Typisch ist eine starke Neigung zu Haut- und Schleimhautblutungen. Erstsymptom ist oft auffällig häufiges Nasenbluten im Jugendalter; daneben können auch Hämaturie und Darmblutungen vorkommen.
Hauptsitz der dunkelroten, bis glasstecknadelkopfgroßen knopfförmigen Gefäßerweiterungen mit manchmal sternförmigen Angiektasien sind Gesicht, Ohren, Lippen und Hände; hier fallen die rot durchscheinenden subungualen Ektasien von 1–3 mm Größe und darüber auf. Dazu kommt der typische Sitz an Zunge, Mund- und Nasenschleimhaut. Die gleichen Fehlbildungen sind aber auch an den Schleimhäuten des Darmtrakts, der Atem- und Harnwege, seltener im Nervensystem (Parästhesien) nachweisbar. Ferner wurden arteriovenöse Lungenfisteln (Zyanose, Dyspnoe, Trommelschlegelfinger) und arteriovenöse Anastomosen in der Leber und im Gehirn beschrieben. Leberzirrhose (Cirrhosis hepatis teleangiectatica) soll gehäuft vorkommen und wird auf wiederholte Bluttransfusionen zur Bekämpfung der Anämie zurückgeführt. Parästhesien und Raynaudartige Durchblutungsstörungen sind seltene Sympto-

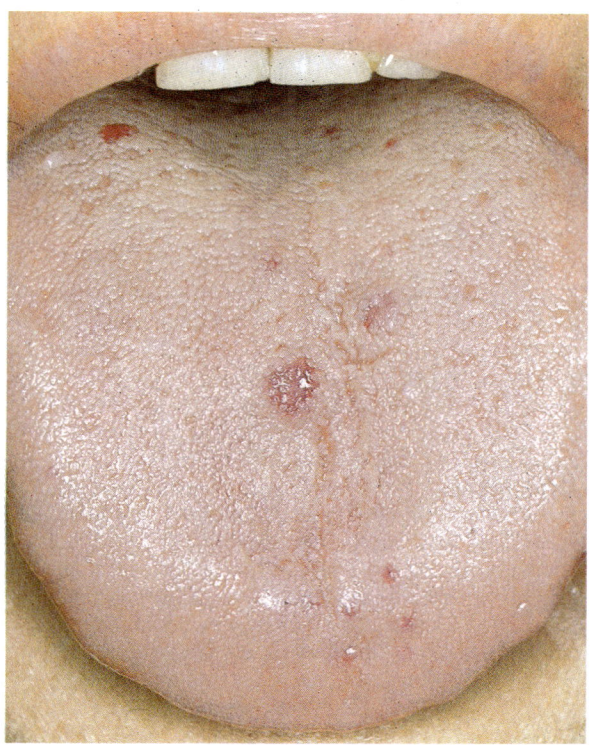

Morbus Osler

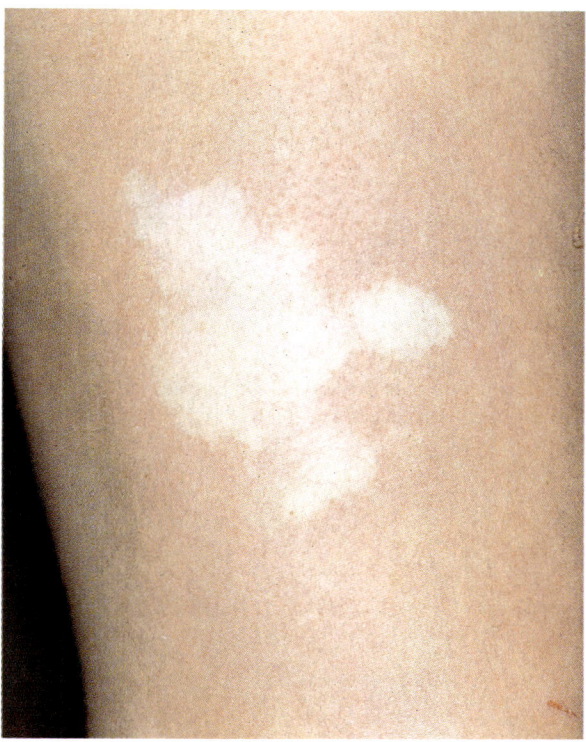

Naevus anaemicus

me. Die häufigen Blutverluste erklären die sekundäre Eisenmangelanämie. Selten wurden auch Thrombopenie (nicht unter 80000) und Thrombopathie beschrieben.

Prognose. Sie ist trotz manchmal starker Blutungen (Epistaxis, Hämoptoe, Hämaturie u.a.) günstig.

Histopathologie. Ektatische Kapillaren und Kapillarneubildung im oberen Korium, erweiterte dickwandige Blutgefäße im tieferen Korium.

Differentialdiagnose. Zur Diagnose gehört die vollständige Trias von Angiektasien, Erblichkeit und Blutungsneigung, besonders als Epistaxis. Ansonsten kommen eruptive Naevi aranei, multiple senile Angiome und das Angiokeratoma corporis diffusum (M. Fabry) in Frage.

Therapie. Kausale Therapie ist nicht möglich. Individuelle Ektasien können elektrokaustisch oder mit Laser koaguliert werden. Bei schwerstem Nasenbluten wurde Ersatz der Nasenschleimhaut durch Spalthauttransplantate durchgeführt. Bei Frauen kommt in schweren Fällen Östrogentherapie (0,2–0,5 mg Ethinylestradiol) zur Erzeugung von epithelialer Metaplasie am Nasenseptum in Betracht. Wichtig ist stets die Kontrolle der sekundären Anämie. Leichtere Fälle erfordern keine Behandlung, allenfalls Eisensubstitution. Die Leberfunktion sollte von Zeit zu Zeit kontrolliert werden.

Naevus anaemicus [Vörner 1906]

Im Gegensatz zu allen vorgenannten nävoiden Gefäßvermehrungen handelt es sich beim Naevus anaemicus um eine angeborene, umschriebene Hypo- oder Aplasie oberflächlicher Hautgefäße. Klinisch imponiert der Naevus anaemicus als unregelmäßig konfigurierter, dabei scharf begrenzter weißer Fleck, der sich bei Reibung der Haut nicht rötet. Meist wird er als Nebenbefund entdeckt, da er keine nennenswerte Beeinträchtigung bedeutet. Er kommt gehäuft vor in Verbindung mit anderen Störungen der Vaskularisation, z.B. Klippel-Trénaunay-Weber-Syndrom. Neuere Untersuchungen deuten darauf hin, daß die oberflächlichen Blutgefäße im Naevus anaemicus vorhanden sind, aber eine erhöhte endogene Empfindlichkeit gegen Katecholamine aufweisen („funktioneller bzw. pharmakologischer Nävus").

Zysten

In diesem Kapitel werden Zysten, Pseudozysten, zystische Tumoren und nävoide zystische Tumoren besprochen (Tabelle).

Echte Zysten. Sie haben einen Hohlraum und sind von einer epithelialen Zystenwand umkleidet. Der

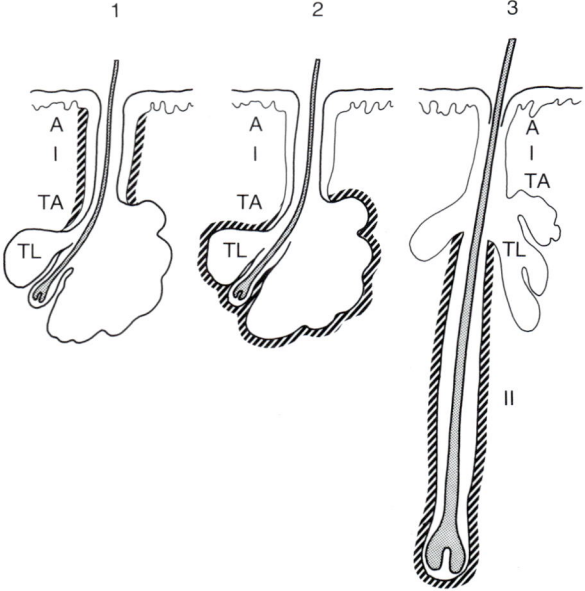

Histogenese verschiedener Zysten aus Talgdrüsenfollikeln (*1* und *2*) und Terminalhaarfollikeln (*3*) (*schraffierte Abschnitte*). *1* Epidermalzyste aus Infundibulumepithel; *2* Steatocystoma multiplex aus Talgdrüsenläppchen und Talgdrüsenausführungsgängen; *3* Trichilemmalzyste aus dem Trichilemm. *A* Akroinfundibulum, *I* Infrainfundibulum, *TA* Talgdrüsenausführungsgang, *TL* Talgdrüsenläppchen, *II* infraseboglandulärer Follikelabschnitt, Haarwurzelscheiden)

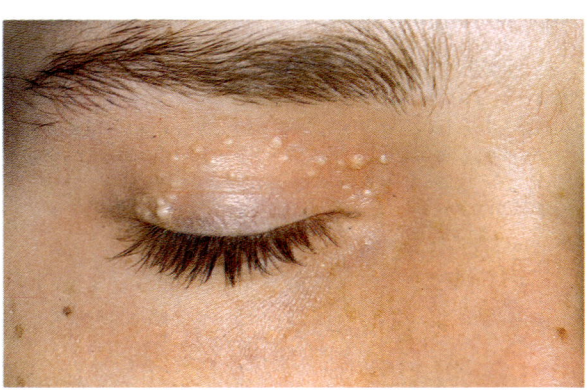

Eruptive Milien

Zysteninhalt kann flüssig, gallertig oder fest sein, je nach Ursprung und Art der umkleidenden Zystenwand. Zur Hautoberfläche ist die Zyste entweder geschlossen, oder sie steht durch einen Ausführungsgang, der häufig tabaksbeutelartig zugeschnürt ist, mit der Epidermis in Verbindung. Zysten entwickeln sich entweder aus verhornendem Epithel oder aus Drüsenepithel. Die Größe von Zysten schwankt von Stecknadelkopfgröße (z.B. Milien) bis zu Faustgröße (z.B. Trichilemmalzysten). Die meisten Zysten entstehen durch Verlegung von Follikelausführungsgängen (z.B. Epidermalzysten) oder Drüsenausführungsgängen (z.B. Hidrozystom); seltener ist eine traumatische Epithelverlegung (z.B. traumatische Epithelzyste, Milien nach Dermabrasion).

Anlagebedingte Epithelverlagerung oder Fehlentwicklungen sind selten und nävoider Natur. Manche Zysten gehören zu den Genodermatosen, so das Steatocystoma multiplex und epidermale Zysten beim Gardner-Syndrom.

Pseudozysten. Sie sehen klinisch ähnlich wie echte Zysten aus, besitzen jedoch keine Zystenwand. Histologisch fehlt ihnen verhornendes Epithel oder Drüsenepithel. Häufig sind sie bindegewebig eingekapselt wie die traumatische Schleimzyste der Unterlippe oder der Zunge und die Dorsalzyste der Finger.

Zystische Tumoren. Von den echten Zysten und Pseudozysten sind zystische Tumoren abzugrenzen. Hier entwickeln sich zystische Hohlräume innerhalb des Tumorparenchyms, so etwa bei zystischem Basaliom.

Echte Zysten und zystische Tumoren

Milien

Milien (milium = Hirse) sind stecknadelkopfgroße, weißliche, kugelige, kalottenförmig erhabene Zysten, die besonders im Gesicht, den seitlichen Wangen, periorbital und an den Schläfen vorkommen. Milien besitzen keine offene Verbindung zur Hautoberfläche. Milien enthalten keine Bakterien und entzünden sich nicht. Bei manchen Patienten bestehen sie in sehr großer Zahl und sind dann kosmetisch störend.

Bei jungen Mädchen können sich Milien ziemlich plötzlich in sehr großer Zahl bilden: *eruptive Milien.* Milien kommen schon bei Kleinkindern vor; häufig sind sie bei jungen Erwachsenen. Frauen sind davon häufiger als Männer befallen.

Tabelle: Zysten (*Z*), Pseudozysten (*PZ*), zystische Tumoren (*ZT*) und nävoide zystische Tumoren (*NZT*)

Ausgangs-epithel	Adnex	Beispiel	Histologisches Merkmal	
Verhornendes Epithel	Interfollikuläre Epidermis	Traumatische Epithelzyste	Stratum granulosum, perizystische Fibrose	Z
		Milium	Subepitheliale Hornperle	Z
	Vellushaarfollikel	Milium	Intraepitheliale Hornperle	Z
	Akrosyringium	Milium	Intraakrosyringeale Hornperle	Z
	Talgdrüsenfollikel	Offener und geschlossener Komedo	Stratum granulosum, große Talgdrüsenazini, symmetrische Zyste	Z
		Sekundärer Komedo	Stratum granulosum, kleine oder fehlende Talgdrüsenazini, asymmetrische Zyste	Z
		Riesenkomedo	Stratum granulosum, keine Talgdrüsenazini	Z
		Riesenpore	Papillomatose, Stratum granulosum, Melanin	ZT
		Trichofollikulom	Zahlreiche Haarfollikel, Trichoide	ZT
		Talgdrüsenfollikulom	Zahlreiche Talgdrüsenfollikel	NZT
	Terminalhaarfollikel	Epidermalzyste	Stratum granulosum	Z
		Pilomatricoma (Malherbe)	Schattenzellen, Verkalkung	ZT
		Steatocystoma multiplex	Talgdrüsenazini, Haare	NZT
		Trichilemmalzyste, (Atherom)	Kein Stratum granulosum	Z
		Proliferierende Trichi-lemmalzyste	Mehrkammerige Zyste	ZT
Drüsenepithel	Ekkrine Schweißdrüse	Syringom	Kaulquappenartige Nester	ZT
		Ekkrines Hidrozystom	Ekkrine Zystenwand	Z
		Ekkrines Spiradenom	Solide Zellnester, 2 Zelltypen	ZT
	Apokrine Schweißdrüse	Apokrines Hidrozystom	Apokrine Sekretion	ZT
		Syringocystadenoma papilliferum	Apokrine Sekretion, papillomatöse Wucherung	ZT
		Moll-Zyste (Augenlid)	Apokrine Sekretion	ZT
		Zystadenom (Gesicht)	Apokrine Sekretion, organoider Nävus	NZT
		Erosive Adenomatose (Brustwarze)	Apokrine Sekretion, Milchgänge	ZT
	Speicheldrüsen	Speichelretentionszyste	Speichelstein	ZT
	Schleimdrüsen	Schleimgranulom (Mukozele)	Entzündung, Fibrose	PZ
Bindegewebe	∅	Dorsalzyste	Mukoide Substanzen	PZ
Synovia	Gelenk, Sehnenscheide	Ganglion	Synovia	Z

Histogenese. Milien können sich spontan aus interfollikulärer Epidermis, aus Vellushaarfollikeln oder aus dem intraepithelialen, verhornenden Ausführungsgang der ekkrinen Schweißdrüsen (Akrosyringium) entwickeln.

Posttraumatisch entstehen *sekundäre Milien* durch Verlagerung verhornender Epithelabschnitte unter die Epidermis, wie beispielsweise nach Dermabrasion des Gesichts bei Aknenarben, posttraumatisch an den Handrücken oder nach subepidermalen Blasen, so bei bullösem Pemphigoid (an jeder beliebigen Körperstelle), Porphyria cutanea tarda (bevorzugt an den Handrücken und Fingern), Epidermolysis bullosa hereditaria, Verbrennungen etc. Auch bei abheilenden granulomatösen Entzündungen (Lupus vulgaris, Sarkoidose der Haut) können sie sich ausbilden. Sekundäre Milien bilden sich meist nach einiger Zeit spontan zurück.

Histopathologie. Es handelt sich um kugelrunde, dicht mit zwiebelschalenartig geschichteten Hornzellamellen ausgefüllte Zysten, die am unteren Stratum Malpighii der interfollikulären Epidermis, an einem Vellushaarfollikel oder an einem Akrosyringium liegen. Ein Stratum granulosum ist erkennbar.

Diagnose. Sie ist aufgrund der weißlichen stecknadelkopfgroßen Zysten leicht.

Differentialdiagnose. Bei alleinigem Sitz an den Unterlidern darf man Milien nicht mit Hidradenomen oder Xanthelasmen verwechseln. Auch an perifollikuläre Fibrome, Fibrofollikulome und Kolloidmilium ist zu denken.

Therapie. Sie besteht im Anritzen der dünnen Epitheldecke mit einem Starmesser oder einer Injektionskanüle und dem Herausdrücken des Miliums.

Epidermalzysten

Epidermalzysten sind erbs- bis pflaumengroße, halbkugelig vorgewölbte, prall-elastische, hautfarbene, nicht schmerzhafte Knoten, die überall dort auftreten können, wo an der Haut Talgdrüsen-, Terminalhaar- oder Vellushaarfollikel vorkommen. Am häufigsten werden sie im Gesicht, am Rumpf und den proximalen Extremitätenabschnitten gefunden. Große Epidermalzysten dehnen die darüberliegende Epidermis so aus, daß häufig die Gefäße des Bindegewebes als Teleangiektasien erkennbar werden. Epidermalzysten haben stets eine offene Verbindung zur Hautoberfläche, nur ist die Öffnung meist tabaksbeutelartig eng zugeschnürt. Die Öffnung ist als feine Pore in der Mitte der Zyste erkennbar. Ist die Öffnung größer, sind die Hornzellmassen als trockener, meist dunkel pigmentierter Pfropf (Melanin) erkennbar.

Histogenese. Epidermalzysten entstehen durch Proliferations-Retentions-Hyperkeratose im Infundibulum der Follikel. Die Hornzellmassen werden retiniert und gelangen nicht mehr nach außen. Da die Epidermalzyste zur Hautoberfläche eine offene Verbindung hat, ist sie oft mit Bakterien (Mikrokokken, Propionibacterium acnes) besiedelt. Die dem Follikel zugehörige Haaranlage produziert fortlaufend Haare, so daß sich in einer Epidermalzyste entsprechend dem Alter der Zyste mehrere Haare finden. Talgdrüsen sind häufig nicht mehr zu finden, da sie durch Druckatrophie oder durch Entzündung zugrundegegangen sind. Da Epidermalzysten aber ständig größer werden, können sie platzen und sich entzünden, so daß bis kinderfaustgroße Abszesse, besonders am Nacken und im Schulterbereich, entstehen können.

Histopathologie. Die Wand von Epidermalzysten ist durch ein Stratum granulosum gekennzeichnet. Im Lumen der Zyste liegen zwiebelschalenartig geschichtete Hornzellamellen.

Diagnose. Die Epidermalzyste wird histologisch diagnostiziert. Das entscheidende Kriterium ist der Nachweis des Stratum granulosum. Es deutet darauf hin, daß die Zyste aus supraseboglandulären Follikelabschnitten entstanden ist.

Therapie. Sie besteht in Exstirpation der Zyste, die am besten wie ein Sack aus dem Bindegewebe stumpf herauspräpariert wird. Eine Alternative ist die Marsupialisation, d.h. die Zyste wird mit dem Skalpell angeritzt, der bröckelig-käsige Inhalt herausgepreßt und die Zystenwand mit einer Klemme gefaßt und nach außen gezogen. Die Inzision bleibt klein, das kosmetische Ergebnis ist häufig besonders gut. Entzündlich veränderte Zysten werden zunächst symptomatisch behandelt und erst einige Wochen später operativ entfernt.

Sekundäre Epidermalzysten

Sie kommen bei Acne conglobata im Gesicht, am Hals, am Rücken und an der Brust vor. Ihre Zahl schwankt von wenigen bis zu vielen Hundert. Sie sind erbs- bis tomatengroß. Zysten bei Acne conglobata sind durch fortlaufende Entzündung geschlossener Komedonen und nachfolgende Reepithelisierung entstanden, daher auch die Bezeichnung: „sekundäre Komedonen". Haaranlagen und Talgdrüsen sind fast immer durch die Entzündung zerstört worden.

Histopathologie. Sie weisen ebenfalls ein Stratum granulosum auf, daher sind sie eine Sonderform der Epidermalzysten. Allerdings weist die Bindegewebsfibrose in der Umgebung der Zyste auf vorausgegangene Entzündungen hin.

Differentialdiagnose. Steatocystoma multiplex.

Epidermalzysten am Skrotum

Synonym. Skrotalzysten.

Aus unbekannter Ursache bilden sich bei manchen Männern aus den in der Skrotalhaut zahlreich vorkommenden Talgdrüsenfollikeln viele, meist erbsgroße, prall vorgewölbte, gelblich gefärbte Zysten. Im Zentrum ist oft eine porenartige Öffnung zu sehen, aus der sich gelb-weiße Massen fadenförmig exprimieren lassen.

Histopathologie. Diese Zysten weisen ein Stratum granulosum auf, im Lumen liegen Hornzellmassen. Die Talgdrüsen sind fast immer zugrunde gegangen. Epidermalzysten des Skrotums ähneln daher den geschlossenen Komedonen der Acne vulgaris. Da sie Bakterien enthalten, können sie sich entzünden.

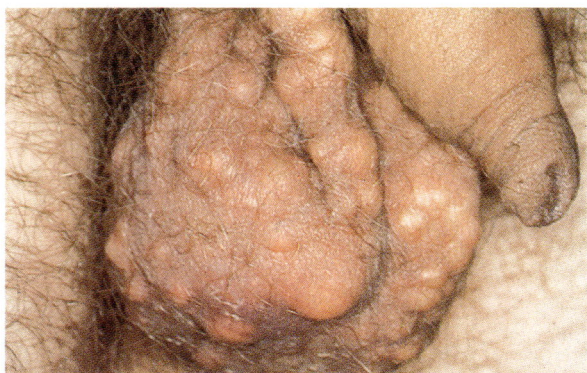

Epidermalzysten am Skrotum (Skrotalzysten)

Nicht selten kann durch die Entzündung das Zystenepithel völlig zerstört und durch eine fibrotische Kapsel mit Fremdkörperriesenzellen ersetzt werden. Der Zysteninhalt verkäst, verkalkt oder verknöchert. Wegen der dünnen Skrotalhaut scheinen die Zysten gelblich durch. Sebum (Talg) kommt nur dann als geringfügige Beimengung vor, wenn die Talgdrüsen noch erhalten sind. Da sie mit zunehmender Zystengröße immer kleiner werden, ist um so weniger Sebum vorhanden, je größer die Zyste wird. Der früher gebräuchliche Ausdruck „Sebocystomatosis scroti" sollte vermieden werden, da es sich nicht um eine Retention von Sebum handelt.

Traumatische Epithelzysten

Diese sind sehr selten. Sie entstehen durch traumatische Verlagerung von interfollikulärer Epidermis in das Bindegewebe, so nach Verletzungen an Hand- und Fußsohlen oder unter den Fingernägeln (*subunguale Epithelzyste*) sowie nach chirurgischen Eingriffen an jeder beliebigen Körperstelle. Daher auch die Bezeichnung „traumatische Epidermiszyste". *Histologisch* weisen sie ein Stratum granulosum auf sowie Bindegewebsfibrose als Zeichen der vorausgegangenen Entzündung.

Riesenkomedonen

Sie sind eine Sonderform von Narben. Durch Epithelinvagination entsteht ein zumeist weit offener, taschenförmig zystischer Hohlraum. Das umkleidende Epithel liefert Hornzellmassen, die dicht gepackt einen oft holzartig festen und pigmentierten (Melanin-)Propf bilden. Riesenkomedonen haben mit Akne nichts zu tun, sondern entstehen posttraumatisch. Riesenkomedonen, die sich im Bereich des Nabels bilden, werden *Nabelsteine* genannt.

Trichilemmalzysten

Synonyme. Atherom, Grützbeutel.

Definition. Kugelrunde Zysten, fast nur an der Kopfhaut, die mit trichilemmalen Hornzellmassen gefüllt sind. Histologisch entspricht die Zystenwand der äußeren Haarwurzelscheide, dem Trichilemm; ein Stratum granulosum fehlt.

Klinik. Die Zysten sind kalottenförmig vorgewölbte, erbs- bis walnußgroße, selten auch bis kinderfaustgroße, prall-elastische Bildungen. Die darüberliegende Haut ist bei größeren Zysten atrophisch dünn; auch Haare fehlen meist. Am häufigsten kommen sie am Kopf vor und nur selten am übrigen Integument. Eine zentrale Öffnung ist gelegentlich als feine Pore sichtbar. Auf Druck entleert sich eine gelegentlich übelriechende, weißliche, pastenartige Masse. Trichilemmalzysten können sich gelegentlich entzünden und mit der Kopfschwarte verbacken. Manche Patienten neigen zu zahlreichen Atheromen an der Kopfhaut; familiäre Häufung mit unregelmäßigem Erbgang (*familiäre Atherome*) kommt vor.

Histogenese. Trichilemmalzysten stammen vom Trichilemm der äußeren Haarwurzelscheide ab, dem Abschnitt der Haarfollikel zwischen Haarzwiebel und Einmündung der Talgdrüsenazini der infrasebogalndulären Follikelportion. Daher enthalten sie in der Zystenwand keine Talgdrüsenläppchen. Der Inhalt von Trichilemmalzysten wird aus weichen, wie fettig wirkenden Hornzellmassen gebildet.

Histopathologie. Es findet sich kein Stratum granulosum in der Zystenwand. Der Zysteninhalt besteht aus trichilemmalen Hornzellen.

Differentialdiagnose. Proliferierende Trichilemmalzyste, proliferierender Trichilemmaltumor, Spiegler-Tumoren.

Therapie. Exstirpation des ganzen Zystensackes mit anschließender Naht. Zurückbelassene Wandreste verursachen Rezidive.

Proliferierende Trichilemmalzyste [Wilson Jones 1966]

Klinik. Nach entzündlicher Veränderung an einer Trichilemmalzyste können sich große, gelegentlich auch breitbasig ulzerierende, entzündlich gerötete Tumoren an der Kopfhautschwarte bilden. Vorwiegend ältere Patienten, zumeist Frauen, werden betroffen.

Histopathologie. Trichilemmale Verhornung ohne Stratum granulosum bei charakteristischer Kamme-

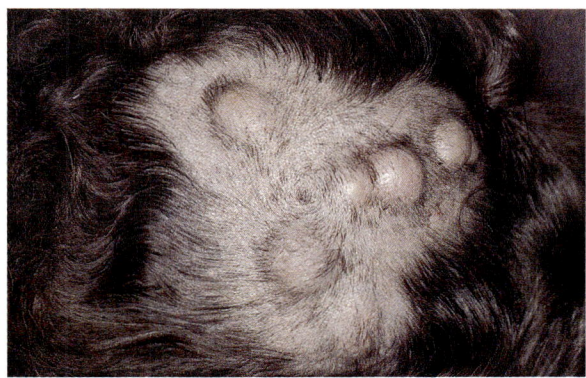

Atherome (Trichilemmalzysten)

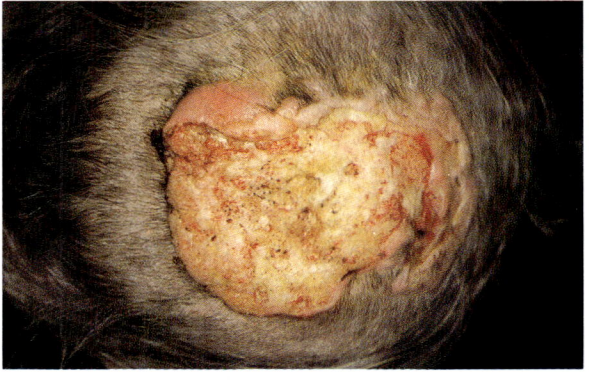

Proliferierende Trichilemmalzyste am Kapillitium

rung und zahlreichen Ausbuchtungen der Zystenwand. Abschnittsweise kommt auch eine epidermale Verhornung mit Stratum granulosum vor. Knochenusurierung kann hinzukommen.

Differentialdiagnose. Trichilemmaltumor (Headington 1976), spinozelluläres Karzinom der Kopfhaut sowie Kopfhautmetastasen.

Therapie. Exzision; gelegentlich ist plastische Deckung erforderlich.

Talgzysten und Talgretentionszysten

Dies sind veraltete und zudem inkorrekte Bezeichnungen, die für Epidermalzysten, Trichilemmalzysten und Steatocystoma-multiplex-Zysten verwendet wurden. Eine Zyste, in der nur Talg retiniert wird, existiert nicht.

Steatocystoma multiplex [Pringle 1899]

Synonyme. Talgzysten, Talgretentionszysten, Sebozystomatosis Günther (1917), Steatome.

Definition. Genetisch bedingte (autosomal-dominanter Erbgang) zystische Erweiterung von Talgdrüsenfollikeln. Das Steatocystoma multiplex wird daher auch zu den nävoiden zystischen Tumoren gezählt.

Klinik. Jenseits der Pubertät, meist im 2.–3. Lebensjahrzehnt, entwickeln sich langsam schrotkugel- bis kirschgroße, unter der Haut oder in verschiedenen Tiefen liegende Zysten, die manchmal einen leicht bläulichen Farbton aufweisen. Prädilektionsstellen sind Brust, Achselhöhlen und Rücken, seltener kommen sie auch im Gesicht, besonders an der Stirn vor. Sie werden bei Frauen und Männern gefunden und weisen fast immer familiäre Häufung auf. Die Zahl der Zysten schwankt; es werden bis zu vielen hundert Zysten bei einem Patienten festgestellt. Es soll auch *solitäre Steatocystoma-multiplex-Zysten* geben. Werden die Zysten größer und treten sie am Hals auf, so können sie kosmetisch stören.

Histogenese. Steatocystoma multiplex entwickelt sich aus dem untersten Abschnitt des Talgdrüsenfollikels, zu dem die Talgdrüsenazini, Talgdrüsenausführungsgänge und die Haaranlage gehören. Das darüberliegende Infundibulum ist nur rudimentär ausgeprägt und hat keine durchgehende offene Verbindung zur Hautoberfläche. Die Zystenwand wird aus dem Epithel der Talgdrüsenausführungsgänge und der Talgdrüsenazini gebildet, also histologisch ohne Stratum granulosum. Mündet die Haaranlage in die Zyste ein, so verfangen sich zahlreiche Haare im Lumen und sind wie Wollknäuel aufgerollt. Der Inhalt ist steril. Da Bakterien fehlen, werden Triglyceride nicht zu freien Fettsäuren gespalten. Steatocystoma multiplex entzündet sich daher gewöhnlich nicht.

Histopathologie. Epitheliale Zyste verschiedener Größe. Die Zystenwand weist kein Stratum granulosum auf. Einzelne Talgzellen oder ganze Talgdrüsenazini sind in die Zystenwand eingelagert. Im Lumen finden sich trichilemmale Hornzellmassen, homogenes Talgmaterial und oft Haare.

Diagnose. Kutan bis subkutan gelegene, bläulich durchschimmernde Zysten in talgdrüsenfollikelreichen Regionen bei oft autosomal-dominantem Erbgang.

Differentialdiagnose. Geschlossene Komedonen, sekundäre Komedonen oder Zysten bei Akne, zystische ekkrine oder apokrine Schweißdrüsentumoren.

Therapie. Schwierig, da gelegentlich mehrere hundert Zysten vorkommen. Kosmetisch störende Zysten werden exzidiert.

Steatocystoma multiplex conglobatum
[Plewig, Wolff, Braun-Falco 1979]

Eine sehr seltene Erkrankung, bei der sich an Brustrinne, Rückenrinne und in den Achselhöhlen zahlreiche Steatocystoma-multiplex-Zysten entzündlich verändern und unter Hinterlassung tief eingezogener Narben wie bei Acne conglobata abheilen. Das Krankheitsbild wurde bisher nur bei Männern gesehen. Warum es zur entzündlichen Umwandlung kommt, ist unbekannt. Wahrscheinlich spielen mechanische Faktoren (Druck, Scheuerung) eine Rolle.

Differentialdiagnose. Acne conglobata. In Zweifelsfällen hilft die histologische Untersuchung.

Riesenpore [Winer 1954]

Synonym. „Dilated pore".

Die Riesenpore ist eine relativ häufig bei Erwachsenen, besonders in aktinisch geschädigter Haut von Gesicht, Hals oder am Schultergürtel vorkommende, meist zystisch erweiterte oder fuchsbauartig unterminierte gutartige Bildung.

Klinik. Die Riesenpore imponiert als eine besonders weite und mit einem komedonenpfropfartigen Inhalt gefüllte Pore.

Histopathologie. Typisch ist der Ausgang des Tumors von einem Talgdrüsenfollikel, jedoch mit papillomatösem Wandaufbau, starker Melaninpigmentierung und Retention von Hornzellmassen. Die Talgdrüsenazini und die Haaranlage fehlen meist, ebenso eine perifollikuläre Fibrose.

Differentialdiagnose. Die trichterartig eingezogene Riesenpore erinnert an eine Narbe, an einen Komedo bei Akne oder M. Favre-Racouchot, oder an einen Riesenkomedo. Allerdings läßt sich kein richtiger Mitesser ausdrücken. Auch das *Haarscheidenakanthom*, ein perioral vorkommender und nur histologisch erkennbarer gutartiger Tumor, kommt in Betracht.

Therapie. Kosmetisch störende Riesenporen müssen exzidiert werden.

Talgdrüsenfollikulom [Plewig 1980]

Definition. Meist isoliert vorkommender nävoider zystischer Tumor mit typischer Lokalisation auf dem Nasenrücken.

Klinik. Talgdrüsenfollikulome sitzen auf dem Nasenrücken und weisen einen tief eingezogenen, zystisch erweiterten, narbenartigen Gang auf, aus dem mehrere große borstenartige Haare und manchmal auch feine Härchen (Trichoide) herauswachsen.

Histopathologie. Es liegt ein mehrkammeriger, großer, zystisch erweiterter und epithelausgekleideter Hohlraum vor, in den zahlreiche große Talgdrüsenazini einmünden.

Diagnose. Kraterförmige Öffnung am Nasenrücken, aus der büschelartig Haare heraustreten. Talgdrüsenfollikulome wurden bisher nur bei Männern beobachtet.

Differentialdiagnose. Talgdrüsenfollikulome werden am häufigsten mit Trichofollikulomen, organoiden nävoiden Tumoren des Haarfollikelapparates verwechselt, obwohl Trichofollikulome kuppelförmig erhabene Tumoren sind, aus denen seidig glänzende Härchen (Trichoide) 1–2 mm weit herausragen. Echte Dermoidzysten sind sehr selten und liegen entweder in der Subkutis oder auch in inneren Organen, z.B. Dermoidzysten des Ovars oder der Hoden.

Therapie. Exzision, notfalls nach vorherigem Ausschluß von tieferreichenden Fistelgängen.

Pilonidalsinus

Synonyme. Steißbeinfistel, Kokzygealfistel, Haarnestfistel, Pilonidalzyste.

Definition. Pilonidalsinus sind postinflammatorische, epithelausgekleidete und mit einem Stratum granulosum versehene, verhornende Gangsysteme der Steißbeingegend. Es handelt sich nicht um echte Zysten.

Klinik. Pilonidalsinus kommen vorwiegend intertriginös vor. Bekanntestes Beispiel sind die Steißbeinfisteln im oberen Abschnitt der Analfalte oder kurz darüber. Sie treten zumeist im 2.–3. Lebensjahrzehnt auf und manifestieren sich als einschmelzende Knoten, Abszesse und Fistulationen. Ein Beispiel für Pilonidalsinus in der Analfalte, die durch Mazeration ausgelöst wird, ist die *Jeepfahrer- oder Motorradfahrererkrankung*; ähnlich die *Trichogranulome der Friseure* in den Fingerfalten, die durch eingespießte Haare entstehen. Ferner kommen Pilonidalsinus im Rahmen der *Aknetrade* bei Acne conglobata vor.

Histogenese. Sie entstehen durch abszedierende Entzündung um die dort vorkommenden Terminalhaarfollikel. Mechanisch werden Pilonidalsinus durch chronische Reibung und Mazeration ausgelöst. Die Abszesse werden eingekapselt, das Epithel der Hautoberfläche wächst in die Tiefe und führt zu fuchsbauartigen Gängen mit verhornendem Epithel.

Histopathologie. Abszesse um Haarfragmente mit Fremdkörperriesenzellen.

Therapie. Großzügige Exzision des ganzen unterminierenden Abszeßgewebes einschließlich der Haaranlagen bis zur Sakrokokzygealfaszie mit primärer Wundnaht oder sekundärer Wundgranulation.

Dermoidzysten

Sehr seltene hamartomartige Fehlbildungen, die entweder in der Kindheit beginnen oder im Rahmen maligner Tumoren bei Erwachsenen (Ovarien, Hoden etc.) auftreten und Apfelgröße oder mehr erreichen können. Sie sitzen an embryonalen Verschlußstellen wie Orbitalregion, Nasenwurzel, Warzenfortsatz, Fontanellen und Lambdanaht und enthalten unter anderem apokrine und ekkrine Schweißdrüsen, Haaranlagen, Zahnanlagen und zystische Strukturen.

Zysten auf dem Boden von Drüsenepithel

Zysten können sich auch durch Ausweitung der Lumina von ekkrinen und apokrinen Schweißdrüsen sowie von Speichel- und Schleimdrüsen der Mundhöhle entwickeln. Solche Zysten können durch Verlegung der Ausführungsgänge, zumeist durch Traumata, Steine (bei Speicheldrüsen), aber auch als nävoide Fehlbildung ohne Entzündung entstehen.

Schweißdrüsenzysten

Ekkrines Hidrozystom

Synonyme. Zystisches ekkrines Hidradenom, Schweißretentionszyste.

Es sind seltene, meist einzeln vorkommende, manchmal bläuliche („*hydrocystome noire*") durch die Haut schimmernde zystische Tumoren. Meist an den Lidern findet man glasstecknadelkopfgroße, durchscheinende, prall-elastische Zysten wie tiefsitzende Bläschen. Nach Einstich entleert sich Schweiß. Die Diagnose wird histologisch gestellt.

Differentialdiagnose. Zystisches Basaliom.

Therapie. Exzision.

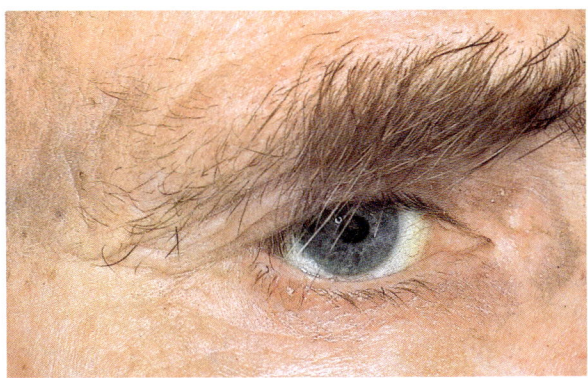

Ekkrines Hidrozystom am Unterlid

Apokrine Hidrozystome und Hidradenome

Sie sind ebenfalls selten, meist einzeln, bläulich durchschimmernd, teils exophytisch, teils endophytisch wachsende Tumoren. Lokalisationstypische Beispiele sind die *Moll-Drüsen* am Augenlid, die *Zystadenome* im Gesicht (oft Teil eines größeren organoiden Nävus gemeinsam mit ekkrinen Anteilen), das *Hidradenom papilliferum der Vulva* und die *erosive Adenomatose der Brustwarze*. Auch das *Syringocystadenoma papilliferum der Kopfhaut* gehört dazu.

Speicheldrüsenzysten

Blockiert ein Speichelstein den Ausführungsgang der Speicheldrüse, wird der Abfluß des Speichels derart behindert, daß große zystische Erweiterungen auftreten können. Große Speicheldrüsenzysten wie die der Parotis können zu auffälliger Schwellung im Gesichtsbereich führen. Speichelsteine bilden sich hauptsächlich bei älteren, bettlägerigen, nicht mehr richtig kauenden Menschen. Die Therapie besteht in Entfernung der Steine, gelegentlich durch Anschlitzen des Ausführungsganges, durch den HNO-Arzt.

Ganglien

Synonym. Überbein.

Das Ganglion ist eine echte, manchmal familiär vorkommende Zyste mit Synoviaepithelauskleidung und gallertigem Inhalt. Es kommt daher nur in Gelenknähe und entlang der Sehnen (Finger, Handgelenk, Zehen, Knöchel, Kniegelenk) vor. Histogenetisch werden Ganglien als hernienartige Ausstülpungen von Sehnenscheiden oder Gelenkkapseln interpretiert. Sie sind kugelig, prall und wölben die Haut vor. Die Behandlung erfolgt durch den Chirurgen.

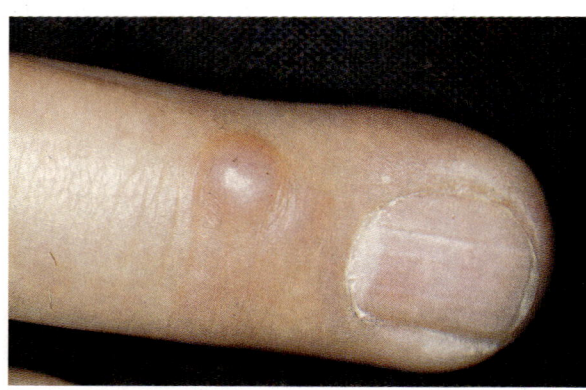

Mukoide Dorsalzyste

Pseudozysten

Im Gegensatz zu echten Zysten, die eine epitheliale Wand besitzen, fehlt Pseudozysten ein Zystenepithel. Die Zyste wird durch Tumorzellen oder eine bindegewebige fibröse Kapsel umkleidet.

Schleimgranulome

Synonyme. Mukozele, traumatische Schleimretentionszyste, traumatische Schleimdrüsenzyste.

Schleimgranulome dürfen nicht mit echten Zysten verwechselt werden, sie sind Pseudozysten. Näheres s.S. 850.

Mukoide Dorsalzyste der Finger [Hyde 1882]

Synonyme. Mukoide Fingerzyste, digitale mukoide Zyste.

Klinik. Bevorzugt bei Frauen findet man, meist in Einzahl und in typischer Lokalisation an der Dorsalseite der Finger- bzw. Zehenendphalangen liegende umschriebene, weiche, oft transparente zystische Bildungen bis zu Haselnußgröße, die gelegentlich Schmerzen verursachen können. Nach Anstich entleert sich ein muköses, fadenziehendes Sekret; die Zysten füllen sich erneut auf. Dorsalzysten sind keine echten Zysten, da sie weder ein verhornendes Epithel, ein Drüsenepithel noch eine Synovia aufweisen, sondern wahrscheinlich durch umschriebene Degeneration im Bindegewebe zustande kommen. Auch an umschriebene Funktionsstörungen von Fibroblasten (vermehrte Hyaluronsäurebildung bei verminderter Kollagensynthese) wird gedacht. Die Ursache ist unbekannt. Gelegentlich werden Traumen angeschuldigt.

Histopathologie. Es liegt ein Hale- und PAS-positives myxomatös durchtränktes hyaluronsäurereiches Gewebe vor, das gelegentlich fibrös eingekapselt ist, mit sekundärer Druckatrophie der darüberliegenden Epidermis. Kollagen ist stark rarefiziert.

Therapie. Störende Dorsalzysten werden exzidiert. Auch Einspritzung einer verdünnten Glukokortikoidkristallsuspension, beispielsweise von Triamcinolonacetonid (Volon A-Kristallsuspension, etwa 2 mg, 1:5 mit NaCl verdünnt) oder Hyaluronidase- (Kinetin-)Injektionen und anschließender Druckverband können versucht werden.

Muzinöse Papeln

Diese können an jeder Stelle der Haut auftreten und sind histologisch den Dorsalzysten verwandt.

Benigne epitheliale Tumoren

Aus interfollikulärer Epidermis, Follikelepithel oder Epithel der Schweißdrüsenausführungsgänge, die embryologisch verwandt sind, können eine Reihe benigner epithelialer Tumoren entstehen. Manche sind für jugendliche Altersstufen charakteristisch (verkalkendes Epitheliom), andere mehr für das höhere Lebensalter (seborrhoische Warzen).

Epidermis

Verruca seborrhoica senilis

Synonyme. Verruca seborrhoica senilis, seborrhoische Alterswarze, seborrhoische Warze, seborrhoische Keratose.

Vorkommen. Häufig im höheren Lebensalter bei beiden Geschlechtern. Manchmal familiär gehäuft.

Histogenese. Es ist unbekannt, warum es zu Epithelverbreiterung, Hyperkeratose und Hyperpigmentierung kommt. Der Ausdruck Verruca ist nicht im Sinne von Virusätiologie zu verstehen, Virusnachweis oder Übertragung ist nicht gelungen.

Klinik. Vorwiegend am Rumpf, aber auch im Gesicht und Halsbereich sowie an den Dorsalseiten von Händen und Unterarmen finden sich seborrhoische Warzen. Die Zahl kann klein, aber auch groß sein. Der Entwicklungsgrad der Einzelherde ist beim gleichen Patienten verschieden. Zu Beginn handelt es sich um scharf abgesetzte, kleine, hautfarbene oder leicht gelbliche, ganz flach erhabene, unscheinbare Bildungen, die vielleicht nur durch stumpfe Oberflächenbeschaffenheit (gepunztes Aussehen) oder Unterbrechung des normalen Hautreliefs auffallen, etwa wie plane Warzen. Die seborrhoischen Warzen werden größer, daumennagelgroß und mehr. Dann erscheinen sie papillomatös, zerklüftet und erhalten einen bräunlichen oder schmutzig-schwarzgrauen Farbton. Durch die Retention von Hornzellmassen in Epithelkrypten entstehen komedonenartige schwärzliche Keratosen (Pfröpfe), die differentialdiagnostisch wichtig sind. Seborrhoische Warzen fühlen sich weich und fettig an. Entzündungen fehlen. Seborrhoische Warzen entwickeln sich immer auf normaler Haut.

Histopathologie. Histopathologisch handelte es sich um eine exophytische, d.h. über dem Hautniveau liegende papillomatöse Proliferation ohne Entartungstendenz. Hauptsächlich proliferierend sind basaloide Zellen, d.h. an Basalzellen erinnernde Epidermiszellen. Je nach der Differenzierungsart kann ein epidermoider, *keratotisch-akanthotischer Typ* mit Übergang in Stachelzellen und Ausbildung von Pseudohornzysten und ein *adenoider Typ* mit hidradenoiden Strukturen unterschieden werden. Bei follikelartiger Differenzierung kann es innerhalb der basaloiden Formationen zu umschriebenen wirbelartigen Strukturen kommen, die aus stachelzellartigen Zellen mit Hornperlenbildung ohne Keratohyalinbildung aufgebaut sind und sehr an ein intraepidermales Epitheliom erinnern können. Basal und suprabasal kann starke intrazelluläre Melaninpigmentierung vorhanden sein, ferner Pigmentinkontinenz.

Eine histologische Sonderform ist die sog. *aktivierte seborrhoische* Warze (*basosquamöses Akanthom*, Lund 1957), die durch Entzündung verändert ist. Es finden sich Einzelzellverhornung, Hornperlen („squamous eddies"), Lymphozyten und Granulozyten. Wichtig ist die exophytische Lage der sog. aktivierten seborrhoischen Warze, die sie von *invertierten follikulären Keratosen* (Helwig 1955) und initialen spinozellulären Karzinomen abgrenzt.

Prognose. Gut. Mechanische Irritation, besonders am Hals, in den Achselhöhlen, in der Gürtellinie und inguinal können eine operative Entfernung der seborrhoischen Warze notwendig machen.

Differentialdiagnose. Pigmentnävi. Vor Verwechslungen mit Melanom schützen die stumpfe gepunzte Oberfläche und die follikulären Keratosen. Im Einzelfall kann bei Sitz im Gesicht die Abtrennung von Lentigo senilis und Lentigo maligna schwierig sein. Auch pigmentierte Basaliome sind abzugrenzen.

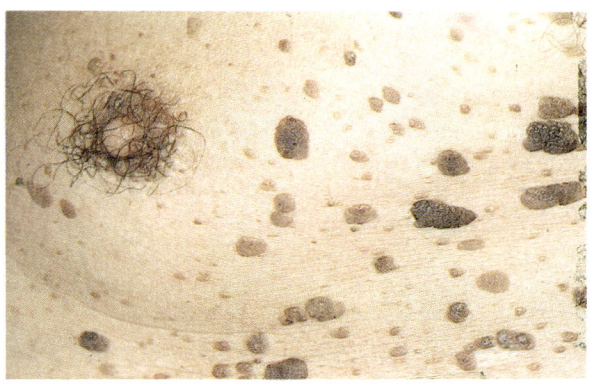

Verrucae seborrhoicae seniles

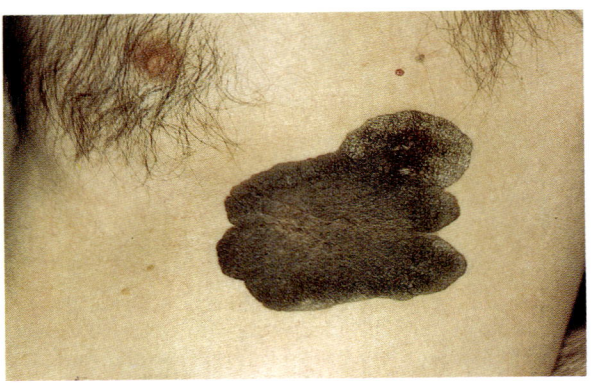
Melanoakanthom

Therapie. Abtragen mit scharfem Löffel, notfalls in Kombination mit Diathermiestichelung. Exzision oder Abtragen mit der Schreus-Fräse. Auch flüssiger Stickstoff (Applikationsdauer 15–25 s) wurde empfohlen.

Sonderformen

Verruca-plana-artige seborrhoische Warzen
[Keining und Halter 1953]

Es handelt sich um Sonderformen der seborrhoischen Warzen mit sehr flachen, stärker pigmentierten Veränderungen, meist an den Handrücken und Unterarmen. Differentialdiagnostisch sind sie von der Lentigo senilis (Altersflecken) abzugrenzen. Bei schräg einfallendem Licht zeichnen sie sich durch eine rauhe stumpfe Oberfläche aus.

Histopathologie. Stark pigmentiertes Basalzellager mit initialer akanthotischer Sprossung des Rete Malpighi im Sinne einer beginnenden seborrhoischen Warze.

Therapie. Schwierig, da die Veränderungen oberflächlich sind und auf Podophyllintinktur (25%) nur selten ansprechen. Sonst oberflächliche Kürettage mit scharfem Löffel oder Desikkation, um Narbenbildung mit Hyperpigmentierung zu vermeiden.

Retikuläre Pigmentdermatose der Beugen
[Dowling 1938, Degos 1954]

Synonym. Verrucosis seborrhoica (Cramer 1969).

Definition. Familiäre Dermatose mit bläulichen fleckigen oder retikulären Pigmentierungen sowie Verruca-plana-artigen Papeln von bräunlich-schwärzlicher Farbe in den großen Hautbeugen.

Vorkommen. Die Erkrankung ist sehr selten. Für eine Genodermatose spricht familiäres Vorkommen. Eine Geschlechtsbevorzugung besteht nicht.

Klinik. Langsam progredient entwickeln sich im frühen Erwachsenenalter fleckige oder retikuläre Pigmentierungen von bräunlich-schwärzlicher Farbe und stahlgraue oder mehr bläuliche Pigmentierungen in den großen Hautbeugen. Die Veränderungen können gelegentlich ganz leicht erhaben und gerade eben palpabel sein. Sie erinnern dann an Verruca-plana-artige seborrhoische Warzen, wirken gelegentlich eher lichenoid, aber nie papillomatös oder verrukös. Auch pigmentierte schwärzliche komedoartige Veränderungen oder punktförmige Narben, besonders perioral, kommen vor.

Histopathologie. Man findet fingerförmige melaninhaltige epidermale Proliferationen wie bei initialen seborrhoischen Warzen zusätzlich aber gleichartige Erscheinungen an den erweiterten Haartalgdrüsenfollikeln.

Differentialdiagnose. Wichtig ist die Abgrenzung von Lentigo senilis, adenoider Verruca seborrhoica und Acanthosis nigricans.

Prognose. Es handelt sich um eine gutartige Dermatose. Maligne Entartungen sind offenbar nicht bekannt geworden.

Therapie. Höchstens symptomatisch.

Melanoakanthom [Mishima und Pinkus 1960]

Melanoakanthom werden besonders dunkel pigmentierte seborrhoische Warzen genannt, die histologisch intraepithelial gelagerte Strukturen mit großem Pigmentgehalt und im Bindegewebe des papillomatösen Koriums viele Melanophagen aufweisen. Die Diagnose wird histologisch gestellt.

Leser-Trélat-Syndrom [1890]

Definition. Plötzliche Entwicklung einer großen Zahl von Verrucae seborrhoicae seniles mit Pruritus als Zeichen interner maligner Entwicklungen (*paraneoplastisches Syndrom*).

Ätiopathogenese. Die Ursache des eruptiven simultanen Wachstums seborrhoischer Alterswarzen ist unklar und kann rein zufällig sein. Sie wurden am häufigsten bei Adenokarzinomen, besonders des Magens, beobachtet. Aber auch Berichte über akute Leukämie, Mycosis fungoides, Sézary-Syndrom, lymphozytisches Lymphom sowie Bronchialkarzinom sind zu finden. Wegen der Häufigkeit seborrhoischer Warzen bei älteren Menschen reichen die bisher vorliegenden Beobachtungen wohl noch nicht aus, dieses Syndrom als eigenständig zu akzeptieren.

Klinik. Dieses Syndrom wurde zuerst von dem französischen Arzt Trélat und dem deutschen Chirurgen Leser beschrieben. Es ist gekennzeichnet durch plötzliches Auftreten von Verrucae seborrhoicae seniles sowie rasche Zunahme an Zahl und Größe. Die seborrhoischen Warzen sind klinisch und histologisch typisch und zeigen keine malignen Entwicklungstendenzen.

Stukkokeratosen
[Unna 1898, Kocsard und Ofner 1958]

Definition. Wahrscheinlich seborrhoische Alterswarzen an den unteren Extremitäten bei älteren Menschen mit exsikkierter Haut.

Klinik. Stukkokeratosen sind typische weißlich-gelbliche Verruca-plana-artige Hautveränderungen, vor allem an den distalen unteren Extremitäten bei älteren Menschen.
Männer sind häufiger betroffen. Die Einzeleffloreszenz ist eine bis zu linsengroße keratotische Papel, welche der Haut sehr flach oder leicht konvex aufsitzt und wie weiß bestäubt wirkt. Sie sind immer scharf von der umgebenden Haut abgegrenzt. Ihre Farbe reicht von weiß über grau bis zu hellbraunen Tönen. Die Oberfläche der Stukkokeratosen ist stets glanzlos, rauh und trocken. Mit dem Fingernagel lassen sie sich leicht abkratzen, ohne daß eine Blutung oder ein Niveauunterschied in der Haut entsteht. Die Veränderungen sind bevorzugt an den unteren Extremitäten und hier im Bereich des Fußrückens, des Innen- und Außenknöchels sowie über der Achillessehne. Als zweithäufigste Lokalisation werden die Handrücken und die Unterarmstreckseiten beschrieben. Stukkokeratosen kommen in geringer Zahl vor, oft aber auch als mehrere hundert Effloreszenzen. Maligne Entartung ist nicht bekannt geworden.

Histogenese. Wie die von seborrhoischen Alterswarzen.

Histopathologie. Verruciforme Akanthokeratose, die der Haut aufsitzt und sich scharf gegenüber der gesunden Haut absetzt.

Therapie. Störende Stukkokeratosen können mit scharfem Löffel oder durch Desikkation entfernt werden.

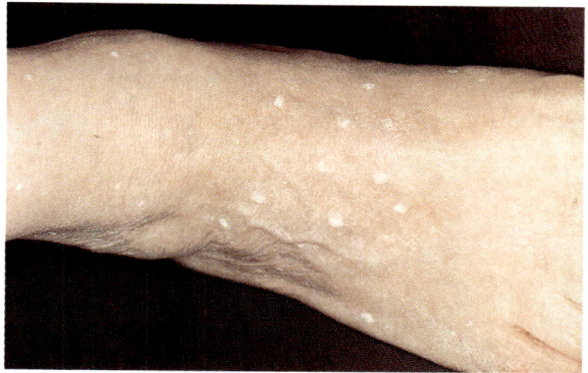

Stukkokeratosen am Fußrücken

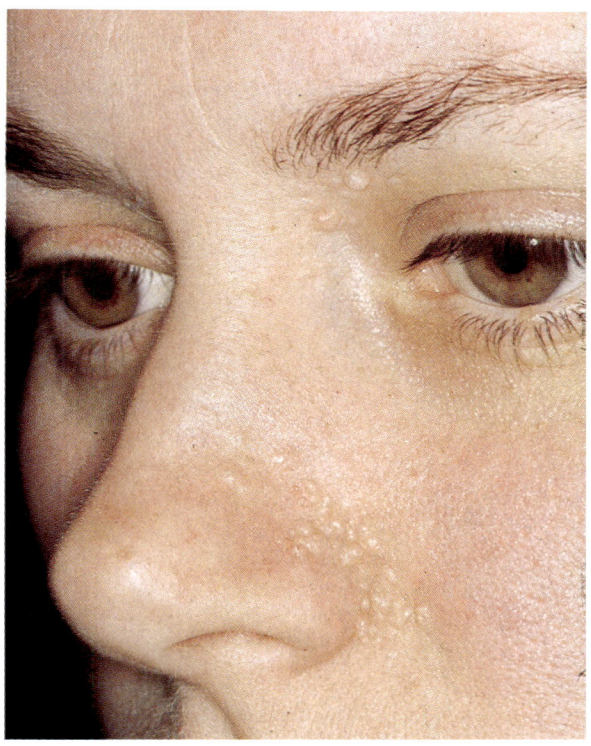

Epithelioma adenoides cysticum (Trichoepitheliom)

Follikel

Follikuläre Tumoren kommen in der Bandbreite von nävoider bis zu maligner Differenzierung vor (Tabelle).

Warziges Dyskeratom [Szymanski 1957]

Synonym. Dyskeratosis follicularis isolata (Nikolowski 1959).

Klinik. Die Veränderung ist klinisch nur vermutungsweise zu diagnostizieren. Meist in Einzahl findet man am Kapillitium, in der Nackengegend, aber auch an jeder anderen Körperstelle eine etwa erbsgroße, verkrustete Bildung, welche leicht verletzt werden kann und dann blutet. Es handelt sich um eine gutartige Wucherung, die gelegentlich spontane Rückbildungstendenz zeigt.

Histopathologie. Es liegt eine vom Follikel ausgehende Einsenkung vor, ausgefüllt mit Hornzellmaterial und umgeben von plissiert wirkender Epithelwucherung mit Dyskeratose, Akantholyse und akantholytischen Spaltbildungen wie bei M. Darier.

Differentialdiagnose. M. Darier, M. Bowen, Syringocystadenoma papilliferum.

Therapie. Exzision.

Epithelioma adenoides cysticum [Brooke 1892]

Synonym. Trichoepithelioma papulosum multiplex.

Klinik. Typisch ist die meist symmetrische Aussaat kleinster bis etwa erbsgroßer, oft recht dicht stehender hautfarbener oder weißlich-gelblicher, perlartig

Tabelle: Spektrum follikulärer Tumoren von nävoider bis maligner Differenzierung

Differenzierung	Tumor	Autor (Jahr)	Klinik
Nävoid	Haarfollikelnävus		Örtlich umschriebenes Wachstum kräftiger Terminalhaare
	Haarnävus		Zahlreiche, vermehrt angelegte Haare in umschriebenen Gebieten
	Naevus comedonicus	Kofmann (1895)	Segmentförmige Gruppierung komedonenartiger follikulärer Hyperkeratosen
Adenomatös	Trichofollikulom	Miescher (1944)	Solitärer, weißlicher bis hautfarbener Knoten mit zentraler Öffnung, aus der weißliche Haare (Trichoide) herausragen, vorwiegend im Gesicht jüngerer Patienten (18–50 Jahre)
	Riesenpore („dilated pore")	Winer (1954)	Trichterförmige Einsenkung mit zentralem Hornpfropf an lichtexponierten Arealen (Stirn, Wange); meist solitär bei älteren Patienten über 50 Jahre
	Haarscheidenakanthom	Mehregan und Brownstein (1978)	Solitäre, flache, hautfarbene Papel mit zentraler weiter Pore und Hornpfropf. Sitz meist an Oberlippe und Stirn
	Trichoadenom	Nikolowski (1958)	Rötlicher bis gelblicher Knoten, gelegentlich zystisch, vorwiegend im Gesicht. Kommt bei allen Altersstufen vor
	Invertierte follikuläre Keratose („inverted follicular keratosis")	Helwig (1965)	Meist uncharakteristisches endo- und exophytisch wachsendes Knötchen an lichtexponierten Arealen bei älteren Menschen
	Akrotrichom (follikuläres Porom)	Duperrat, Mascaro (1963)	Solitäres, derbes, hautfarbenes bis pigmentiertes, oft keratotisches Knötchen im Kopfbereich (Wange, Oberlippe). Meist bei älteren Menschen
	„Tumor of follicular infundibulum"	Mehregan und Butler (1961)	Solitäre, hautfarbene oder hypopigmentierte keratotische Papel, vorwiegend im Gesicht, Meist bei Frauen über 40 Jahre
	Proliferierende Trichilemmalzyste	Wilson Jones (1966)	Solitäres, hautfarbenes Knötchen, oft ulzeriert. Meist am behaarten Kopf bei Patienten über 60 Jahre
	Sonderform: proliferierender Trichilemmaltumor	Headington (1976)	Solitärer, hautfarbener Knoten im Kopfbereich, häufig ulzeriert mit Cornu cutaneum.
	Trichilemmom	Headington, French (1962)	Solitäre bis stecknadelkopfgroße verruciforme Papel
	Sonderform: verhornendes Trichilemmom	Hanau, Großhans (1979)	Patienten über 50 Jahre
	Pilomatricoma (Epithelioma calcificans Malherbe)	Malherbe, Chenantais (1880)	Solitärer, rundlicher, gut verschieblicher, knochenharter, selten druckschmerzhafter Knoten im Gesicht oder an den oberen Extremitäten jüngerer Patienten (bis zu 30 Jahren)
Epitheliomatös	Trichoepitheliom	Jarisch (1894)	Solitäre, hautfarbene Papel oder Knoten am Gesicht (Wange, Nase, Oberlippe)
	Epithelioma adenoides cysticum	Brooke (1892)	Hautfarbene, derbe Papel, manchmal mit Teleangiektasien überzogen, oft aggregiert im zentrofazialen Gesichtsbereich (Stirn, Nase, Lippenbereich); selten Ulzeration
	Desmoplastisches Trichoepitheliom	Brownstein, Shapiro (1977)	Zentral gedelltes, weißlich-gelbliches Knötchen an Stirn und Kinn, meist Patienten unter 30 Jahren
Maligne	Fibroepitheliom	Pinkus (1953)	Fibromähnliches Knötchen am Rumpf (Rücken) oder in der Genitokruralregion
	Basaliom	Krompecher (1903)	

glänzender fester Knötchen und Knoten im Gesicht, besonders in den Augenwinkeln, Nasolabialfalten und im periorbitalen Bereich, selten auch am Kapillitium oder am oberen Rumpf. Die meist familiäre Erkrankung beginnt mit Knötchen in der Kindheit, oft bei Mädchen. Danach vermehrtes Wachstum in der Pubertät; im höheren Erwachsenenalter bleiben die Veränderungen relativ stationär. Maligne Entartung ist nicht gesichert.

Histopathologie. Typisch sind Zysten mit konzentrisch geschichteten Hornzellagen innerhalb von strang- oder herdförmigen Zellkomplexen, die morphologisch Haarmatrixzellen (basalzellartig) oder Zellen der äußeren Wurzelscheide zuzuordnen sind. Histogenetisch handelt es sich um ein Hamartom. Seine Differenzierung geht in Richtung auf Haarstrukturen, daher auch die Bezeichnung *Trichoepithelioma papulosum multiplex* (Jarisch). Enge Beziehungen zu anderen Hamartomen (Spiegler-Tumoren, Syringome), die beim gleichen Patienten nebeneinander bestehen können.

Differentialdiagnose. Adenoma sebaceum, Zylindrom und Syringom.

Therapie. Sie ist nicht leicht. Störende Tumoren können exzidiert werden. Bei disseminierten Eruptionen leisten Dermabrasion oder Laserbestrahlung gute Dienste. Röntgenbestrahlungen werden nicht empfohlen.

Pilomatrixom [Malherbe und Chénantais 1880]

Synonyme. Verkalktes Epitheliom „épithéliome calcifié Malherbe", kalzifizierendes Epitheliom (Malherbe), Pilomatricoma.

Histogenese. Es handelt sich um einen Tumor, dessen Aufbau an epitheliale Haarmatrix erinnert (daher Pilomatrixom); für seine Entstehung können Epithelversprengungen durch Traumen bedeutsam sein.

Klinik. Sitz an Schulter- und Oberarmregion, Hals oder Kopf. Der meist solitäre Tumor von 1–3 cm Durchmesser kommt bei Kindern, selten auch bei Erwachsenen vor. Er ist hart, etwa haselnuß- bis pflaumengroß, auf der Unterlage verschieblich, aber mit der Haut fest verhaftet. Nach einiger Zeit bleibt der Tumor stationär. Maligne Entartung kommt nicht vor. Als Sonderform gelten *eruptive multizentrische Pilomatrixome* (Wong, Somburanasin und Wood 1972).

Histopathologie. Kalzifizierende Epitheliome entwickeln sich aus Abschnitten der Haarmatrix und weisen Schattenzellen (verhornte Haarmatrixzellen) im Zentrum, umgeben von Strängen aus Haarmatrixzellenartigen Epithelzellen auf. Verkalkung, Verknöcherung und Fremdkörperreaktionen kommen vor.

Differentialdiagnose. Dermatofibrom, Zysten, subkutanes Granuloma anulare.

Therapie. Exzision.

Zylindrome [Ancell 1842, Spiegler 1899]

Synonyme. Spiegler-Tumoren, Turbantumoren.

Klinik. Solitäre Zylindrome, vorwiegend im Kopfbereich Erwachsener, sind selten. Häufiger sind multiple, runde hautfarbene bis rötliche, spiegelnde nicht behaarte Tumoren, oft in sehr großer Zahl, im Bereich der Kopfhaut. Manche können teilweise gigantische Ausmaße annehmen und den Kopf wie ein Turban umgeben: *Turbantumoren*. Die Hautdecke ist glatt-atrophisch, durchzogen von Teleangiektasien und zumeist haarfrei. Kleinere Tumoren erinnern an Epithelioma adenoides cysticum; sie sitzen gerne an der Stirn, an den Schläfen und in Gesichtsmitte. An Rumpf und Extremitäten sind die Tumoren selten. Ulzeration größerer Tumoren ist möglich.

Spiegler-Tumoren findet man familiär gehäuft (autosomale, unregelmäßig-dominante pleotrope Erbanlage) bei beiden Geschlechtern. Beginn in der Kindheit, danach langsame, aber stetige Progredienz bis in das Erwachsenenalter, dann Stillstand. Maligne Entartung ist extrem selten. Neben Zylindromen kommen häufig gleichzeitig beim selben Patienten Trichoepitheliome sowie Milien im Gesicht vor.

Histopathologie. Gelappte basaloide Zellnester und Zellstränge, die PAS-reaktive Hyalintropfen enthalten und von einer auffällig breiten PAS-positiven Hyalinmembran umgeben werden. Das Hyalin ist

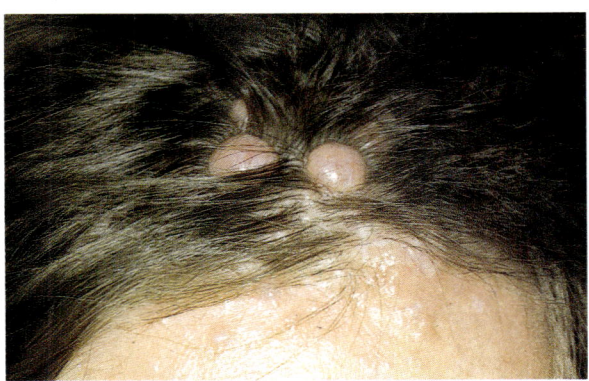

Zylindrome (Spiegler-Tumoren)

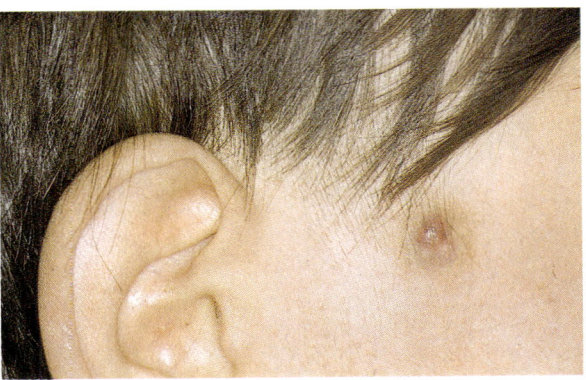

Pilomatrixom

wahrscheinlich epithelialer Herkunft (Laminin und Kollagen Typ V). Der Name Zylindrom entwickelte sich im 19. Jahrhundert aufgrund der damals üblichen Methode der Pathologen, Gewebsproben zu mazerieren; die zylindrischen hyalinen Membranen blieben dabei erhalten. Wahrscheinlich entwickeln sich Zylindrome als Hamartome des Haarfollikels und nicht aus ekkrinen oder apokrinen Schweißdrüsen.

Diagnose. Sie ist meist leicht. Verwechslungen mit M. Recklinghausen und Trichilemmalzysten (Atherome) kommen vor.

Therapie. Exzision größerer störender Knoten; plastische Deckung ist gelegentlich notwendig.

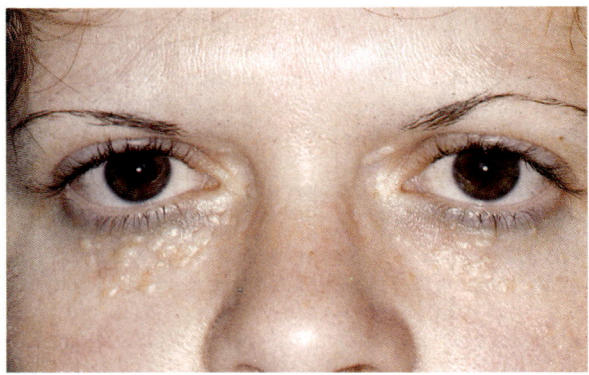

Hidradenome der Unterlider

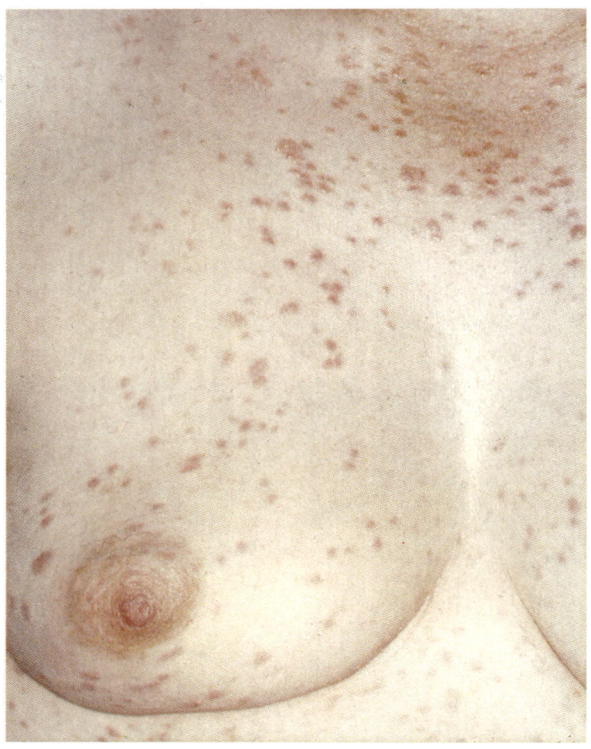

Eruptive Hidradenome

Schweißdrüsen

Hidradenome sind gutartige nävoide Tumoren (Hamartome), die sich sowohl in Richtung ekkriner als auch apokriner Schweißdrüsen, insbesondere auch deren Ausführungsgänge, ausdifferenzieren können.

Ekkrine Schweißdrüsen

Hidradenome

Synonym. Syringome.

Syringome sind häufige nävoide Tumoren, vorwiegend bei Frauen. Sie treten in zwei klinischen Formen in Erscheinung:

Hidradenom der Unterlider

Synonym. Syringome der Unterlider.

Klinik. Syringome kommen besonders häufig an den Augenlidern, besonders den Unterlidern vor, wo sie als hautfarbene oder etwas hellere erhabene multiple hirsekorn- bis reiskorngroße Knötchen auftreten. Sie werden in dieser Lokalisation häufig mit Xanthelasmen oder Milien verwechselt. Ältere Frauen sind bevorzugt betroffen.

Differentialdiagnose. Xanthelasmen.

Eruptive Hidradenome

Synonym. Disseminierte Syringome.

Klinik. Bei manchen Patienten, besonders Frauen im 2.–3. Lebensjahrzehnt, treten schubweise eruptive Syringome auf. Diese können auch generalisiert in außerordentlich großer Zahl in Erscheinung treten. Prädilektionsstellen sind: Lider, vorderer Hals- und Brustbereich sowie Bauch. Aber auch am Penis, im Vulvabereich, an den Fingern, also überall im Bereich von ekkrinen Schweißdrüsen, können sie auftreten. Es handelt sich um leicht papulöse, harte, glatte Erscheinungen, die hautfarben bis leicht rötlich oder bräunlich (wegen des zystischen Aufbaus) aussehen und nicht jucken. Bei manchen Patienten treten Syringome nicht disseminiert, sondern in strichförmiger, segmentförmiger (zosteriformer) oder quadrantenartiger Anordnung auf.

Differentialdiagnose. Die Veränderungen können an ein papulöses Syphilid bei Lues II erinnern.

Histopathologie. Sie ist bei beiden Typen identisch. Im oberen Korium liegen zahlreiche rundliche bis kommaförmige zystische Hohlräume, die von einer zweireihigen Epithelwand umgeben sind und als Inhalt homogenes PAS-reaktives Material enthalten können; daneben basalzellartige Zellstränge.

Prognose. Keine Rückbildungstendenz, eher langsame Progredienz. Maligne Transformation scheint nicht vorzukommen.

Therapie. Isolierte Syringome werden exzidiert. Eine erfolgreiche Behandlung bei disseminierten Syringomen existiert nicht.

Ekkrines Spiradenom [Kersting und Hellwig 1956]

Klinik. Einzelne, selten mehrere kutan gelegene, manchmal bläulich durchscheinende, harte, recht schmerzhafte Knötchen im oberen Rumpfbereich oder an den Beugeseiten der Arme. Es besteht gewöhnlich auffallende Druckempfindlichkeit. Meist wird die Diagnose erst histologisch möglich.

Histopathologie. Im Korium liegen durch gefäßführendes Bindegewebe gut abgegrenzte Zellstränge aus zwei Zelltypen: sekretorische Zellen mit großen hellen Zellkernen und myoepitheliale Zellen mit kleinen, spindeligen, stark basophilen Zellkernen.

Differentialdiagnose. Wegen der Druckschmerzhaftigkeit ist an Leiomyome und Glomustumoren zu denken.

Therapie. Exzision.

Ekkrines Porom [Pinkus, Rogin und Goldman 1956]

Klinik. Dieser gutartige epitheliale Tumor kommt häufig an der Fußsohle, selten auch an übrigen Körperstellen als asymptomatisches, scharf gegenüber der gesunden Haut abgegrenztes, erhabenes Knötchen mit unveränderter oder gering geröteter Hautoberfläche vor.

Histopathologie. Innerhalb der Epidermis grenzt sich scharf eine Zellproliferation ab, welche durch einen besonderen Zelltyp (kleine, glykogenreiche Zellen mit stärker basophilem Kern) charakterisiert ist. Der Tumor wächst zur Kutis vor. Histogenetisch leiten sich die Zellen von der äußeren Zellreihe des intraepidermalen Schweißdrüsenausführungsganges (Akrosyringium) ab.

Therapie. Exzision.

Apokrine Schweißdrüsen

Hidradenome können auch eine Differenzierung in Richtung apokrine Schweißdrüsen aufweisen.

Syringocystadenoma papilliferum
[Elliot 1893, Kreibich 1904]

Synonyme. Naevus syringoadenomatosus papilliferus, Hidradenoma verrucosum fistulovegetans (Darier 1920).

Es handelt sich um ein Adenom apokriner Schweißdrüsen, allerdings mit bevorzugter Differenzierung in die Schweißdrüsenausführungsgänge.

Klinik. Meist am Kapillitium oder an den Schläfen, ganz selten an den Wangen, findet sich ein einziger kleiner infiltrierter haarfreier Herd, welcher an seiner Oberfläche verkrustet oder verruciform sein kann. Manchmal findet man eine kleine Fistelöffnung mit bräunlicher verkrusteter Sekretion. Der Tumor ist nur histologisch sicher zu diagnostizieren.

Histopathologie. Gut abgegrenzter zystischer Tumoren mit auffälliger blumenkohlartiger Proliferation innerhalb der Zyste, wobei das Zystenepithel aus apokrinen Zellen aufgebaut ist.

Prognose. Günstig, obwohl gelegentlich Übergang in Basaliom beobachtet wurde.

Differentialdiagnose. Warziges Dyskeratom, das aber erst bei älteren Menschen gefunden wird.

Therapie. Exzision.

Hidradenoma papilliferum [Werth 1878]

Synonyme. Tubuläres Adenom der Vulva, Hidradenom der Vulva.

Klinik. Es handelt sich um ein Adenom apokriner Schweißdrüsen, das sich als rundlicher, derb-elastischer intradermaler Tumor von etwa Kirschgröße bei Frauen im Bereich von Labien und Damm entwickelt. Extrem selten konnte auch eine derartige Veränderung am Präputium beschrieben werden. Stets entwickeln sich die Veränderungen nach der Pubertät, meist zwischen dem 3. und 5. Lebensjahrzehnt. Der meist einzelne kleine intradermale Knoten wächst langsam. Er ist hart elastisch und scheint entweder rötlich oder bläulich durch die Haut durch. Juckreiz ist selten, ebenfalls sekundäre Veränderung im Sinne von Vegetation oder Stielung. Wenn es zur Erosion oder Ulzeration kommt, kann ständig Sekretion einer rötlichen Flüssigkeit beobachtet werden, die zur Verkrustung neigt. Bemerkenswert sind kongestive menstruelle Schübe.

Histopathologie. Es handelt sich um einen zystischen Tumor mit adenoid und plissiert wirkenden Epithelschläuchen von apokriner Differenzierung in einem zellreichen bindegewebigen Stroma.

Differentialdiagnose. „Hidrocystome noire" (s.S. 855).

Prognose. Maligne Entartung scheint nicht vorzukommen.

Therapie. Exzision.

Adenomatose der Mamille [Collins Warren 1905]

Synonyme. Papilläres intraduktales Zystadenom, intraduktales benignes Papillom.

Klinik. Es handelt sich um einen sehr seltenen gutartigen erworbenen Tumor, der als Hamartom aufgefaßt wird und sich an den apokrinen Ausführungsgängen der Milchdrüse entwickelt. Aus diesem Grunde wurde er auch als ein Äquivalent des Hidradenoma papilliferum angesehen. Frauen in jedem Alter können betroffen sein, ganz selten auch Männer. Gewöhnlich einseitig entwickelt sich an der Mamille eine leicht entzündliche Effloreszenz mit serös-sanguinolenter Sekretion. Bei Palpation kann man ein kleines Knötchen unter der Mamille tasten. Erosion oder Ulzeration sind ebenso selten wie die Entwicklung von größeren Knoten.

Histopathologie. Es handelt sich um einen abgekapselten adenomatösen Knoten, der hauptsächlich aus einem kubisch-zylindrischen Epithel mit Myoepithelzellen am Rand besteht und Drüsenlumina aufweist.

Differentialdiagnose. M. Paget der Brustwarze und chronisches Mamillenekzem sind auszuschließen. Im Verdachtsfall Biopsie.

Therapie. Exzision.

Präkanzerosen

Unter der von Dubreuilh 1896 eingeführten Bezeichnung *Präkanzerosen* faßt man eine Reihe von Hauterkrankungen zusammen, von denen die klinische Erfahrung lehrt, daß sie mit einer über dem Zufall liegenden Regelmäßigkeit nach mehr oder minder langer Zeit maligne entarten. Demzufolge ist der Begriff der Präkanzerose zunächst ein rein *klinischer Begriff*.
Histopathologisch liegt den hier zu besprechenden Hauterkrankungen ein jeweils sehr unterschiedliches Substrat zugrunde, das von entzündlichen Veränderungen mit Epithelhyperplasie bis zum Carcinoma in situ (Hamperl) reicht.

Bei der *Genese* von Präkanzerosen sind bedeutsam:
1. individuelle Faktoren (z.B. Pigmentierungsgrad der Haut, Hornschichtdicke),
2. Umweltfaktoren (z.B. chronische Sonnenlichteinwirkung oder Zufuhr karzinogener Substanzen),
3. chronische pathologische Veränderungen der Haut.

Man hat *Präkanzerosen im engeren Sinne* (obligate Präkanzerosen) *von Präkanzerosen im weiteren Sinne* (fakultative Präkanzerosen) unterschieden.

Präkanzerosen im engeren Sinne

Diese erfüllen sämtlich die Postulate von Dubreuilh. Sie sind spontan nicht rückbildungsfähig und sollten daher nicht unbehandelt bleiben. Hierzu gehören:
– Keratosen,
   a) aktinisch bedingt: Keratosis actinica, Lichenplanus-artige aktinische Keratose, Cheilitis abrasiva praecancerosa, Röntgenkeratosen, Keratosen bei Xeroderma pigmentosum;
   b) chemisch bedingt: Arsen- und Teerkeratosen;
– Cornu cutaneum,
– Morbus Bowen,
– Erythroplasie Queyrat,
– Morbus Paget,
– Leukoplakie,
– Lentigo maligna.

Keratosis actinica [J. Neumann 1869]

Synonyme. Keratosis solaris, Keratosis senilis, Keratoma senile, aktinische Keratose.

Definition. Es handelt sich um Veränderungen in chronisch lichtexponierten Hautanteilen, die sich besonders bei hellhäutigen und wenig pigmentierenden Menschen über 45 Jahre entwickeln und in ein spinozelluläres Karzinom übergehen können.

Vorkommen. Aktinische Keratosen kommen hauptsächlich bei hellhäutigen Menschen vor, die leicht Sonnenbrand bekommen (Typ I) und kaum braun werden (keltisch-irische Rasse). Bei dunkelpigmentierten Menschen (Neger) wurden sie praktisch nicht beobachtet. Geschlechtsbindung ist nicht gegeben. Disponiert sind Menschen, die direkten Einflüssen des Sonnenlichts über lange Zeit ausgesetzt waren, so Bauern, Seeleute, Bergführer usw. Seit etwa 20 Jahren wächst auch die Zahl aktinischer Keratosen in unserer Bevölkerung, wahrscheinlich aufgrund des wachsenden Trends zu wiederholten Urlaubsreisen in geographische Breiten mit höherer Ultravioletteinstrahlung.

Ätiologie und Pathogenese. Es handelt sich um Veränderungen, die durch chronische Lichteinwirkung, und zwar besonders durch UV-B-Strahlen (280–320 nm) ausgelöst werden. Gewöhnlich kommt es nach einer Latenzzeit von 10–20 Jahren zur Entwicklung von aktinischen Keratosen. Sie entstehen nie auf normaler, sondern stets auf degenerativ veränderter, sogenannter chronisch lichtexponierter Altershaut.
Man nimmt an, daß es infolge der Ultraviolettbestrahlung zu einer Veränderung des genetischen Materials der Epidermiszellen kommt mit der Folge einer Umwandlung in atypische (anaplastische) Zellen (Carcinoma in situ). Diese atypischen basalzellartigen Zellen zersetzen langsam die normale Epidermisstruktur und führen zu Verhornungsstörungen. Wenn sie endophytisch durch die Basalmembran in das Korium vordringen, hat sich bereits ein spinozelluläres Karzinom entwickelt.

Klinik. Die in Einzahl oder Mehrzahl auftretenden Bildungen bevorzugen chronisch lichtexponierte Hautanteile, besonders Stirn und Glatze, Nasenrükken, Ohrmuscheln, Wangen und Handrücken. Je nach Entwicklungsgrad ist das klinische Bild der aktinischen Keratose unterschiedlich. Man kann folgende Entwicklungstypen unterscheiden:

Erythematischer Typ. Dieser entspricht den initialen Veränderungen. Man findet runde oder ovale, auch unregelmäßige, aber stets scharf begrenzte Herde, die entzündlich gerötet und auch von Teleangiektasien durchzogen sind und bei Palpation eine rauhe hornige Oberfläche aufweisen. Die Herde sind zunächst nur wenige Millimeter groß, wachsen aber dann bis etwa zu Pfenniggröße. Blutungsneigung nach kleinen Verletzungen kommt vor.

Keratotischer Typ. Mit der Zeit werden die Hornauflagerungen stärker, so daß nicht mehr der gerötete Herd sichtbar ist, sondern eine gelbliche oder schmutzig-braune bzw. grauschwarze und harte Hornauflagerung, d.h. die Keratose. Nach Abweichung der Hornauflagerungen sieht man einen geröteten, z.T. zerklüfteten Grund. Vielfach findet sich im Randgebiet ein schmaler entzündlicher Randsaum.

Cornu-cutaneum-Typ. In diesen Fällen steht die Hornbildung so im Vordergrund, daß sich ein hauthornartiger Zustand entwickelt. Dies kommt hauptsächlich bei Männern an den Ohrrändern und an der Stirn vor.

Lichen-planus-artige aktinische Keratose. Diese bevorzugt die Streckseiten der Unterarme und das Gesicht. Sie wird aufgrund des typischen histologischen, an Lichen ruber erinnernden, entzündlichen Infiltrates diagnostiziert.

Pigmentierte aktinische Keratose. Hier stehen keratotische bräunliche Herde im Gesicht und an Handrücken im Vordergrund. Die rauhe Keratose hilft bei der Abgrenzung gegenüber Verrucae seborrhoicae.

Symptome. Subjektive Symptome fehlen meist. Wichtig ist, daß man stets andere Zeichen von chronisch lichtexponierter Altershaut (aktinische Elastose, Hyper- und Depigmentierungen, Teleangiektasien) nachweisen kann.

Histopathologie. Das histologische Substrat der aktinischen Keratosen ist vielfältig. Wesentlich ist, daß der Veränderung eine Proliferation atypischer (anaplastischer) Zellen in den unteren Epidermisschichten zugrunde liegt. Insofern handelt es sich um ein Carcinoma in situ. Je nach Ausprägung der Veränderungen hat man feingeweblich einen hypertrophischen Typ, einen atrophischen Typ und einen bowenoiden Typ von aktinischen Keratosen unterschieden. In allen Fällen kommt es durch Störung des Epidermisgefüges zu hyperkeratotischen oder parakeratotischen Hornauflagerungen über einer akanthotisch verbreiterten oder auf wenige Zellagen reduzierten Epidermis. Die Anordnung der Retezellen ist gestört; sie zeigen Atypien und oft dyskeratotische Veränderungen. Anaplastische Basalzellen zeigen einen erhöhten DNS-Gehalt in ihren Zellkernen sowie Kern- und Zellpolymorphie und reichlich Mitosen (basale Kanzerisierung). Im oberen Korium findet sich neben aktinischer Elastose zumeist ein chronisch-entzündliches Infiltrat, oft mit vielen Plasmazellen.

Verlauf. Der Verlauf von aktinischen Keratosen ist langsam. Maligne Entartung kommt nach jahre- bis jahrzehntelangem Verlauf dadurch zustande, daß sich infolge Proliferation und infiltrativ endophytischem Wachstum der atypischen Zellen ein spinozelluläres Karzinom entwickelt. Diese maligne Umwandlung kommt bei uns nicht so häufig vor. Klinisch deutet sie sich durch Infiltration (Verdickung) der aktinischen Keratosen an ihrer Basis an.

Differentialdiagnose. Sie hat insbesondere die Abgrenzung von Verrucae seborrhoicae seniles zu berücksichtigen, die keine karzinomatöse Entartungsneigung besitzen. Diese bevorzugen Rumpf, aber auch Gesicht und Handrücken, sitzen breitbasig auf, erweisen sich bei Palpation als fettig und bleiben meist ohne entzündliche Erscheinungen. Im Zweifel entscheidet die histologische Untersuchung. Arsenkeratosen bevorzugen Palmae und Plantae. Einzelne aktinische Keratosen können einem Lupus erythematodes chronicus sehr ähnlich sehen.

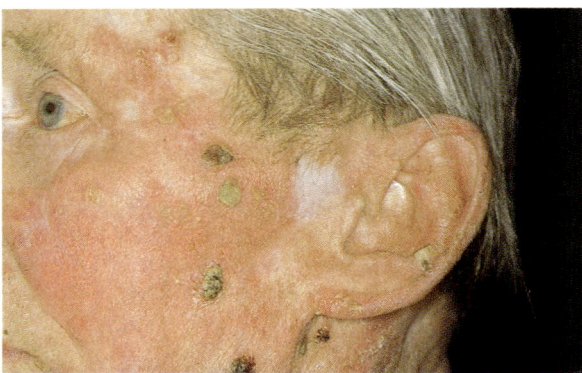

Aktinische Keratosen auf chronisch sonnenexponierter Haut bei Bäuerin

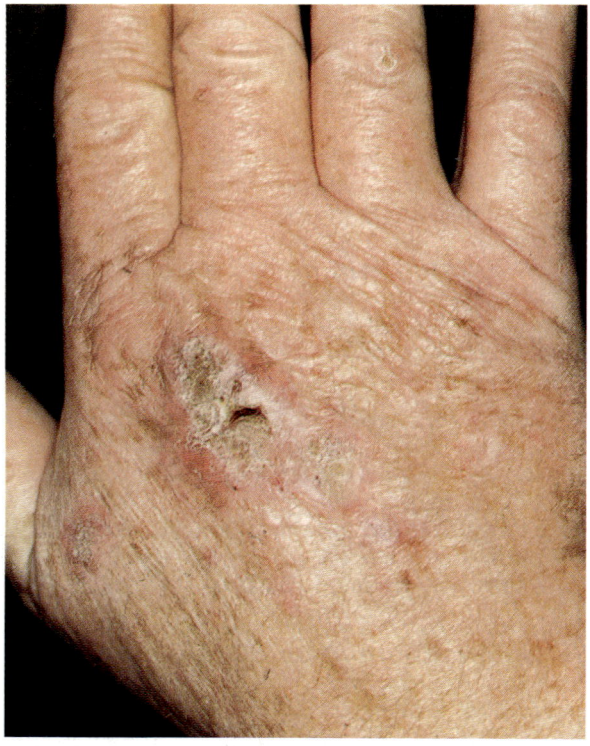

Aktinische Keratosen, teils mit Übergang in ein spinozelluläres Karzinom

Prognose. Sie ist mit einer gewissen Vorsicht zu stellen, weil sich in etwa 20–25% der Fälle schließlich spinozelluläre Karzinome entwickeln.

Therapie. Einzelne aktinische Keratosen können durch Exzision oder Kryotherapie (Kohlensäureschnee sowie flüssiger Stickstoff) entfernt werden. Auch Desikkation oder oberflächliche elektrochirurgische Behandlung kommt in Betracht; letztere muß vorsichtig durchgeführt werden, um kosmetisch störende Narbenbildung zu vermeiden. Röntgenweichstrahltherapie liefert günstige Ergebnisse, wird aber heute wegen der zusätzlichen Strahlenbelastung nicht mehr oft angewandt. Zytotoxische Behandlung mit Podophyllin-Lösung (25% in 70%igem Äthanol in 10-tägigem Abstand) zeigt gute Erfolge.
Wenn zahlreiche aktinische Keratosen zu behandeln sind, hat sich neuerdings eine örtliche Behandlung mit dem Zytostatikum 5-Fluorouracil bewährt. 5-Fluorouracil (Efudix Roche Salbe) wird 2mal täglich für 3–4 Wochen aufgetragen. Es kommt zu einer erosiven Hautentzündung in den befallenen Partien mit nachfolgender Abheilung ohne Narbenbildung. In der Abheilungsphase können Glukokortikoidcremes angewandt werden. Wichtig ist die prophylaktische Vermeidung von stärkerer Sonnenbelastung durch entsprechende Lichtschutzmaßnahmen. Zur Prophylaxe kommen nach eigener Erfahrung auch heparin- oder heparinoidhaltige Salben (Hirudoid, Lasonil) in Betracht.

Röntgenkeratosen

Definition. Röntgenkeratosen bilden sich nach Jahren im Bereich einer chronischen Radiodermatitis (Röntgenoderm) nach therapeutischer Röntgenbestrahlung. Sie kommen auch in Hautarealen vor, die früher beruflich durch Röntgenstrahlen belastet waren, so bei Radiologen, Chirurgen u.a.

Klinik. Innerhalb einer chronischen Radiodermitis (Röntgenoderm) findet man harte, festsitzende hornige Auflagerungen, die nicht ohne Schmerz und Blutung zu entfernen sind.

Histopathologie. Es zeigt sich das Bild einer chronischen Radiodermitis mit epidermalen Veränderungen, die der aktinischen Keratose ähnlich sind.

Prognose und Verlauf. Röntgenkeratosen haben eine größere Entartungstendenz in spinozelluläre Karzinome als aktinische Keratosen. Sie sollten möglichst frühzeitig behandelt werden.

Therapie. Exzision, ggf. mit plastischer Deckung. Wegen der Vorbelastung keine Röntgenweichstrahltherapie.

Keratosen bei Xeroderma pigmentosum

Dieser zu den Lichtdermatosen gehörenden Erkrankung liegt eine Störung im Reparaturmechanismus der chromosomalen DNS nach Strahlenschädigung zugrunde. Man hat die Hautveränderung auch als eine in die Jugendzeit vorverlegte Altershaut bei individueller genetisch fixierter Überempfindlichkeit gegenüber Lichteinflüssen interpretiert (s.S. 352).
Damit sind trotz einer relativ geringen Gesamteinstrahlungsmenge von Sonnenlicht bzw. UV-Licht bereits in der Jugend die Voraussetzungen für die Entwicklung von aktinischen Keratosen wie auf chronisch lichtexponierter Altershaut gegeben. In den lichtexponierten Hautarealen (Gesicht, Handrücken) finden sich neben De- und Hyperpigmentierungen, Teleangiektasien und aktinischer Elastose auch aktinische Keratosen. Sie können relativ rasch in spinozelluläre Karzinome übergehen und dadurch oft den frühzeitig letalen Ausgang der Erkrankung mitbestimmen.

Arsenkeratosen

Definition. Es handelt sich um punkt- oder mehr warzenförmige hornige Exkreszenzen, die meistens an den Handinnenflächen und Fußsohlen auftreten, aber auch an der übrigen Haut vorkommen und sich in ein spinozelluläres Karzinom weiterentwickeln können.

Vorkommen. Bei Menschen nach chronischer Arseneinnahme oder chronischer Arsenvergiftung.

Ätiopathogenese. Arsenkeratosen gehen zurück auf chronische Vergiftung mit anorganischem Arsen. Die Inkubationszeit kann Jahrzehnte betragen (10–30 Jahre). Die zugeführten Arsenmengen, welche zu

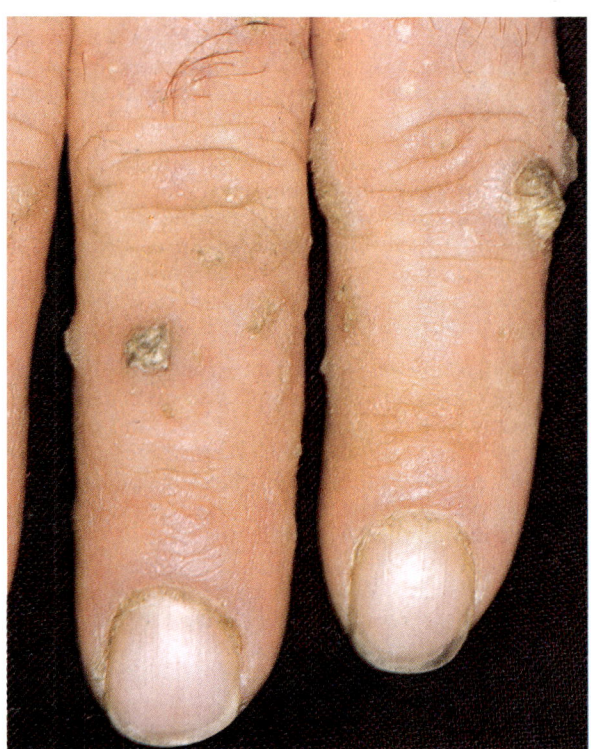

Röntgenkeratosen bei einem Chirurgen

Arsenkeratosen Veranlassung geben, sind individuell sehr unterschiedlich. Bedeutsam ist der Nachweis der chronischen peroralen Arsenzufuhr, wozu auch arsenhaltige Trinkwässer oder arsenhaltige Tonica gehören. Besonders der früher viel konsumierte sog. Haustrunk (Nachpressung der vergorenen, früher arsenhaltigen Traubenrückstände) war oft verantwortlich zu machen. Arsenhaltige Schädlingsbekämpfungsmittel sind heutzutage verboten. Auch eigenmächtig von Psoriasis-Patienten über längere Zeit fortgesetzte Arsenkuren mit Fowler-Lösung oder Pilulae asiaticae sind oft die Ursache.

Klinik. Vorzugsweise an den Handtellern und Fußsohlen entstehen die Keratosen als im Hautniveau liegende glasstecknadelkopf- bis linsengroße, graugelbe, harte keratotische Papeln. Sobald die Keratosen größer werden oder an der übrigen Haut sitzen, haben sie teilweise eine warzige Oberfläche („Hornwarzen"). Arsenkeratosen kommen auch an Hals, Gesicht und Rumpf vor.

An Handinnenflächen und Fußsohlen können sie mehr mit einer diffusen schwielenartigen Hyperkeratose verbunden sein, die seitlich auf die Dorsalflächen übergreifen kann. Arsenkeratosen sind am stärksten an den Druckstellen ausgeprägt (Fersen-, Zehen-, Handballen), können den Faustschluß behindern und zu schmerzhaften Rhagaden führen.

Histopathologie. Histologisch besteht Ähnlichkeit mit aktinischen Keratosen. Die Epidermis zeigt Hyperplasie mit Unordnung im Aufbau des Epidermisgefüges. Vakuolisierung von Epidermiszellen, Mitosen und Kernpolymorphie, auch dyskeratotische Züge führen zu Strukturen, die an M. Bowen erinnern können und allein histologisch die Diagnose Arsenkeratosen nicht zulassen. Im Falle invasiven endophytischen Wachstums findet man im entzündlich infiltrierten Korium bereits ein spinozelluläres Karzinom.

Verlauf. Der Verlauf der Arsenkeratosen ist chronisch. Übergang in ein spinozelluläres Karzinom kommt vor, auch wenn das karzinogene Arsen seit Jahren nicht mehr eingenommen wurde. Wichtig ist die Tatsache, daß Patienten mit chronischer Arsenintoxikation auch zu internen Karzinomen (besonders Lungen, Leber, Nieren und Pankreas) neigen.

Differentialdiagnose. Abzutrennen ist das Keratoma palmare et plantare dissipatum, aber auch manchmal Keratoma palmare et plantare. Bei Sitz an Fußsohlen muß an Verrucae vulgares (Dornwarzen) gedacht werden. Auch keratotische Formen des Lichen ruber planus sind auszuschließen. Am Handrücken können aktinische Keratosen identisch aussehen.

Therapie. Wenige Arsenkeratosen können exzidiert werden. Histologische Untersuchung ist angezeigt. Bei massiv disseminierten Arsenkeratosen an Palmae und Plantae sind keratolytische Maßnahmen oder mechanisches Abtragen nach Schmierseifenbädern angezeigt, auch ein Versuch mit Vitamin-A-Säure in Salben (Airol, Eudyna, Epi-Aberel). Wichtig ist, daß Patienten mit Arsenkeratosen laufend in Kontrolle bleiben, um maligne Umwandlung oder die Entstehung anderer Arsennebenwirkungen wie M. Bowen oder Rumpfhautbasaliome frühzeitig zu erkennen und die Patienten in regelmäßigen Abständen auf innerliche Karzinome zu untersuchen. Versuch mit Tigason-Prophylaxe.

Teerkeratosen

Synonym. Teerwarze.

Teer und seine Destillationsprodukte haben nur bei langfristiger Anwendung eine karzinogene Wirkung auf die Haut.

Langfristige Exposition über Jahre führt zu kleinen keratotischen Papeln, warzenartigen Keratosen, teilweise auch Verruca-plana-artigen Akanthomen. Auch Keratoakanthome sind beobachtet worden. Befallen sind meist unbedeckte Körperteile wie Gesicht und Nackenhaut, auch Vorderarme und Handrükken, vor allen Dingen jedoch die Skrotalhaut durch den intensiven Kontakt mit der teerdurchtränkten Bekleidung. Wahrscheinlich ist das Sonnenlicht wegen der lichtsensibilisierenden Wirkung des Teers ein zusätzlicher pathogenetischer Faktor. Gefährdet sind besonders Teerarbeiter und Schornsteinfeger. Daher werden Teerkeratosen und der sich daraus entwickelnde Teerkrebs bei Teerarbeitern, Schornsteinfegern, Paraffinarbeitern und Spinnern als Berufserkrankung anerkannt.

Therapie. Teerkeratosen sollten durch Exzision oder elektrochirurgische Abtragung, evtl. auch mit Röntgenweichstrahltherapie, angegangen werden.

Zusatz

Während langfristige Teerexposition zu karzinogenen Effekten führen kann, ist *kurzfristige Teeranwendung*, wie die dermatologische Erfahrung von fast 100 Jahren lehrt, aus Behandlungsgründen unbedenklich. Sie führt weder zu Teerkeratosen noch zu Teerkarzinomen. Da Teere lichtsensibilisierende Substanzen enthalten, sollten die betreffenden Patienten angewiesen werden, zusätzliche Sonnenbestrahlungen der behandelten Hautanteile zu vermeiden, damit sich nicht durch eine phototoxische Dermatitis die günstige Teerwirkung bei der Behandlung einer Hauterkrankung nachteilig beeinflußt. Auch Entwicklung von *Teerfollikuiltis und Teerakne* muß in solchen Fällen beachtet werden.

Cornu cutaneum

Synonym. Hauthorn.

Definition. Cornu cutaneum ist eine klinische Diagnose. Man versteht darunter Auswüchse der Haut, die einem Tierhorn ähneln und aus Keratinmaterial (Horn) bestehen. Die Histogenese ist vielgestaltig.

Klinik. Die schmutzig-gelbliche oder auch gelblichbräunliche Hauthornbildung kann 0,5–15 cm und länger sein. Sie steht senkrecht oder gebogen auf der Haut und ist zylindrisch oder pyramidenförmig, oft mit Längs- und Querfurchen versehen. Umgebende Entzündung fehlt ebenso wie eine infiltrierte Basis. Hauptsächlicher Sitz eines Hauthorns sind Gesicht, Kapillitium und Ohren, gelegentlich jede andere Körperstelle. Meistens kommt das Cornu cutaneum nur in Einzahl vor. Es kann über Jahre und Jahrzehnte langsam wachsen.

Histopathologie. Histologisch finden sich dicht gepackte hyperkeratotische, stellenweise auch parakeratotische Hornmassen auf mächtig verbreiterter Epidermis mit langen Retezapfen. Das Stratum granulosum kann mangelhaft ausgebildet sein oder fehlen. Wenn es zur Einsprossung mit Ablösung spinozellulärer Epithelzapfen in das Korium kommt, deutet sich beginnende maligne Entwicklung in Richtung eines spinozellulären Karzinomes an.

Verlauf. Das Cornu cutaneum ist eine chronisch verlaufende Erkrankung, die in ein spinozelluläres Karzinom übergehen kann. Dieser Übergang deutet sich klinisch zumeist durch Infiltration an der Basis an. Daher sollte jedes Cornu cutaneum behandelt werden.

Diagnostik. Cornu cutaneum ist ein polyätiologisches Symptom. Unter dem klinisch typischen Bild kann sich verbergen:

– ein langsam wachsendes, zur Verhornung neigendes *spinozelluläres Karzinom*,
– ein zur Verhornung neigender *M. Bowen*,
– eine zu stärkerer Verhornung neigende *Keratosis actinica*,
– *Keratosen* auf straffen Narben, so bei Lupus vulgaris, Röntgenoderm oder Lupus erythematodes chronicus.

Differentialdiagnose. Entzündlich gerötete Umgebung und stärker infiltrierte Basis sprechen für Malignität.

Therapie. In jedem Fall aktive Behandlung. Diese besteht in Exzision und histologischer Untersuchung der betreffenden Bildung. Das histologische Substrat bestimmt das weitere therapeutische Vorgehen (Kontrolluntersuchung, Nachexzision, Röntgenbestrahlung).

Morbus Bowen [1912]

Definition. Chronisch-entzündliche, meist psoriasiforme Erscheinung, bedingt durch ein intraepidermales Karzinom (Carcinoma in situ), das Potenzen zu invasivem Wachstum besitzt. Übergang in ein Bowen-Karzinom kommt vor.

Vorkommen. Morbus Bowen ist nicht selten und tritt gern bei alten Menschen auf. Chronische Arsenzufuhr, wie sie früher aus therapeutischen Gründen (Behandlung der Psoriasis oder auch von Anämien) durchgeführt wurde, aber auch alimentär bedingt war (z.B. arsenhaltiger Haustrunk der Winzer, arsenhaltige Tonika oder Trinkwässer), begünstigt seine Ent-

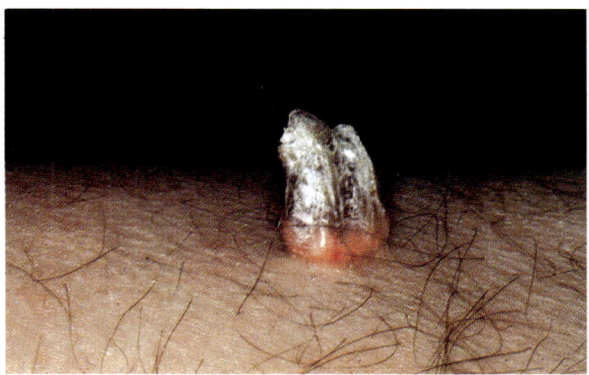
Cornu cutaneum

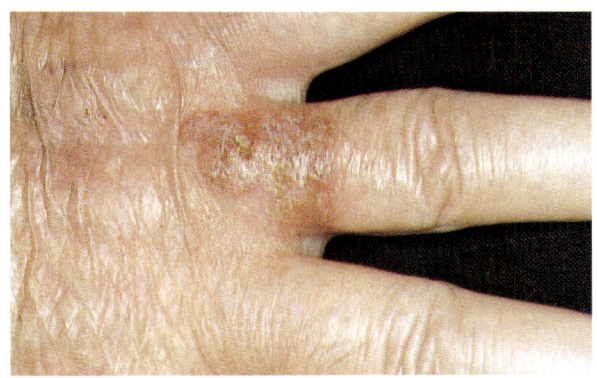
Morbus Bowen

wicklung. Behauptet wurde, daß Morbus Bowen fast stets durch chronische Arsenzufuhr induziert sei.

Histogenese. Es handelt sich bereits um ein Carcinoma in situ, d.h. um eine Proliferation atypischer, zu individueller Verhornung (Dyskeratose) neigender Zellen innerhalb des meist verbreiterten Epidermisbandes. Wo es zur Überschreitung der Basalmembran durch endophytisch-infiltrierendes und destruierendes Wachstum kommt, liegt ein *Bowen-Karzinom* vor.

Klinik. Sitz der chronischen, sehr langsam progredienten Dermatose kann jede beliebige Hautstelle, auch die Schleimhaut sein, gerne jedoch die Haut von Rumpf, Gesicht, Stirn, Schläfen und Fingern. Die Krankheit entwickelt sich in 60% der Fälle als Einzelherd und in etwa 30% in Form mehrerer Herde. Sie können linsen- bis handtellergroß sein. Die Herde sind stets scharf begrenzt, gelegentlich bizarr konfiguriert, manchmal auch wegen zentraler Involution randbetont oder anulär. Nahe zusammenliegende kleinere Herde können konfluieren und dann polyzyklisch begrenzt sein. Der entzündlich gerötete Einzelherd ist leicht erhaben und von weißlich-grauen oder weißlich-gelblichen Schuppenkrusten bedeckt. Auf diese Weise kann er sehr an einen Psoriasisherd erinnern. Nach Abweichung der Schuppen liegt eine rote feuchte erodierte Fläche vor, die fein gekörnt oder leicht papillomatös erscheinen kann. Geschwüriger Zerfall ist selten und ein Hinweis auf Bowen-Karzinom. Neigung zu spontaner Regression besteht nicht. An Mundschleimhaut, Vulva oder Glans penis können ähnliche Herde auftreten, die dann auch eine leukoplakieartige keratotische Auflagerung tragen können.

Symptom. Gelegentlich Juckreiz.

Histopathologie. Unter einer hyperparakeratotischen oder parakeratotischen Hornschicht findet man eine akanthotisch verbreiterte Epidermis, deren unregelmäßig verbreiterte Retezapfen durch schmale und verlängerte Bindegewebspapillen unterbrochen ist. Die verbreiterte Epidermis hat ihre normale Struktur verloren und ist charakterisiert durch atypische Epithelzellen großer Formenvielfalt. Am auffälligsten ist die Kernpolymorphie der proliferierenden Zellen. Auch epitheliale Riesenzellen mit mehreren Kernen sind nicht selten. Typisch ist ferner Dyskeratose mit individueller Totalverhornung einzelner Zellen innerhalb des sonst noch nicht verhornten Epidermisverbandes („clumping" oder „corps ronds", „Mantelzellen"). Mitosen sieht man häufig. Auffällig ist eine meist stärkere Stromareaktion aus Lymphozyten und Plasmazellen im oberen Korium. Wenn Zellkomplexe die Basalmembranzone durchdringen und invasiv in das Korium vorwachsen, liegt ein *Bowen-Karzinom* vor.

Verlauf. Der Verlauf des M. Bowen ist chronisch. Im allgemeinen kommt es nach mehreren Jahren zur karzinomatösen Entartung. Bei Patienten mit M. Bowen kommen auch interne Karzinome häufig vor. Häufigste Lokalisation sind Atem-, Gastrointestinal- und Urogenitaltrakt.

Prognose. Sie ist mit Vorsicht zu stellen. Die Veränderungen können jahrelang etwa in der gleichen Art bestehen bleiben; schließlich entwickelt sich aber doch ein Bowen-Karzinom, das zu lymphogener Metastasierung neigt und keine günstige Prognose hat. Wichtig ist, daß man bei Patienten mit M. Bowen an chronische Arsenzufuhr denkt. Solche Patienten sollten auf interne Karzinome kontrolliert werden.

Differentialdiagnose. Die klinische Variabilität des M. Bowen ist groß. Wichtig sind die Anamnese (jahrelange Dauer spricht für M. Bowen); Abgrenzung von umschriebenen Herden der Psoriasis vulgaris, von psoriasiformen oder seborrhoischen Ekzemen, aktinischen Keratosen, Lupus erythematodes chronicus, seltener auch Lupus vulgaris oder tuberoserpiginösen Syphiliden kann Schwierigkeiten bereiten. Entscheidend ist der histologische Befund.

Therapie. Die spontan nicht rückbildungsfähigen Erscheinungen mit Neigung zur malignen Entartung verlangen aktives Vorgehen. Einzelherde können im Gesunden chirurgisch oder elektrochirurgisch entfernt werden. Auch Elektrodesikkation mit nachfolgender Kürettage hat sich bewährt. Kryotherapie mit Kohlensäureschnee oder flüssigem Stickstoff kommt ebenfalls in Betracht, ferner auch Behandlung mit 5-Fluorouracil (Efudix Roche Salbe). Morbus Bowen spricht auch auf Röntgenweichstrahlentherapie ausgezeichnet an. Fraktionierte Röntgenweichstrahltherapie bis zur vollen Tumordosis in täglichen Dosen von 3–5 Gy (GHWT von 2,0–3,0 mm, Gesamtdosis 40–60 Gy) liefert sehr gute Ergebnisse.

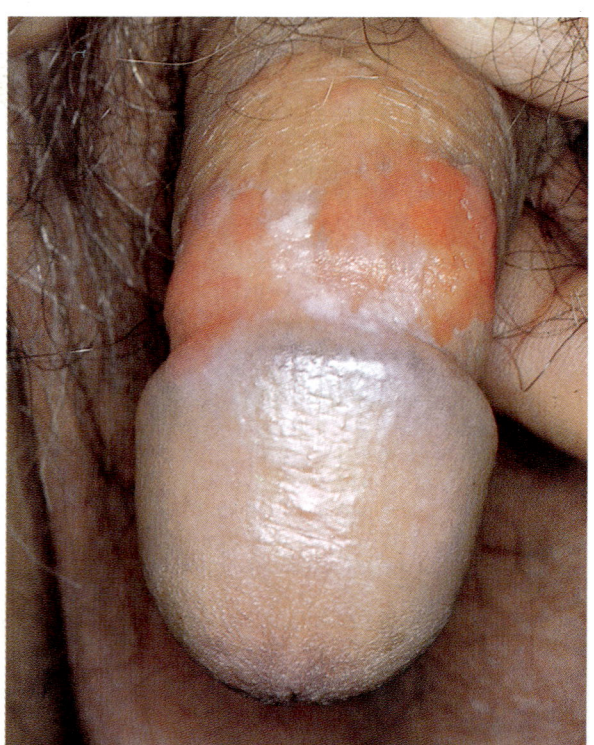

Erythroplasie (Queyrat)

Erythroplasie [Queyrat 1911]

Synonyme. „Epithéliome papillaire nu" (Darier und Fournier 1893), nacktpapilläres Epitheliom.

Definition. Es handelt sich um eine dem M. Bowen ähnliche Erkrankung, welche im Präputialraum, an der Vulva und am After vorkommt und sich histologisch als ein Carcinoma in situ erweist. Übergang in ein invasives spinozelluläres Karzinom ist nicht selten.

Vorkommen. Meistens erkranken nicht beschnittene Männer vom 5. Lebensjahrzehnt an. Die Erkrankung kommt aber auch an der Vulva, ganz selten an der Mundschleimhaut oder am After vor.

Histogenese. Es handelt sich um eine Erkrankung an Übergangsschleimhäuten, die als ein Carcinoma in situ angesprochen werden muß. Im Gegensatz zum M. Bowen ist die Neigung zur Dyskeratose und zur Hornbildung an der Oberfläche geringer.

Klinik. Meistens in Einzahl entstehen unterschiedlich große, rundlich oder unregelmäßig konfigurierte, aber stets scharf begrenzte Herde im Präputialraum, an der Vulva oder im Bereich der Mundschleimhaut. Die Oberfläche ist intensiv gerötet, naßglänzend und feingranuliert. Manchmal ist der Herd plattenartig erhaben; vielfach handelt es sich dann bereits um ein Karzinom.

Histopathologie. Hypertrophie der Retezapfen mit starker Verlängerung und Verbreiterung, oft auch kolbiger Auftreibung und oberflächlicher Erosion. Die dazwischen gelegenen Bindegewebspapillen sind schmal und nur von wenigen Epithelzellen bedeckt, so daß die papillären Kapillaren direkt an die Hautoberfläche herantreten; daher die Bezeichnung „épithélioma papillaire nu". In den akanthotisch verbreiterten Retezapfen finden sich Veränderungen wie bei M. Bowen (Kernpolymorphie, Zellatypien, Mitosen), meist weniger dyskeratotische Symptome, wohl aber Nester von entdifferenzierten basaloiden Zellen. Im Korium stets stark ausgeprägte Stromareaktion aus Lymphozyten und Plasmazellen.

Verlauf. Wegen stärkerer Neigung zu früher Metastasierung ist die Prognose der Erythroplasie schlechter als die des M. Bowen.

Differentialdiagnose. An der Glans penis ist an Psoriasis vulgaris, Balanoposthitis plasmacellularis, Balanitis erosiva, Lichen ruber planus und fixe Arzneiexantheme zu denken. Ein initiales spinozelluläres Karzinom ist auszuschließen. Biopsie ist deshalb angezeigt.

Therapie. Wegen des möglichen Überganges in ein spinozelluläres Karzinom sollte die Behandlung unverzüglich eingeleitet werden. Erfolgreich ist Exzision, evtl. mit plastischer Defektdeckung, oder fraktionierte Röntgenweichstrahlentherapie. Wichtig ist eine weitere Überwachung der Patienten mit Kontrolle der Lymphknoten.

Morbus Paget [1874]

Synonym. „Paget's disease of the nipple".

Definition. Zumeist einseitige, langsam progrediente, scharf begrenzte ekzemähnliche Veränderung im Bereich von Brustwarze, Brustwarzenhof und seiner Umgebung, welche als intraepidermales Adenokarzinom angesehen werden muß.

Vorkommen. Nicht häufig. Es kommt meistens bei Frauen jenseits des 4. Lebensjahrzehntes vor, extrem selten bei Männern.

Histogenese. Die Einordnung des M. Paget als Präkanzerose gründete sich auf die anfängliche Beschränkung der Proliferation von Paget-Zellen auf die Epidermis und das fehlende invasive Wachstum. Dies schien die Annahme einer Umwandlung von Basalzellen und Stachelzellen in Paget-Zellen innerhalb der Epidermis zu stützen. Klinische Untersuchungen haben aber gezeigt, daß bei M. Paget vielfach ein Karzinom der Milchdrüsenausführungsgänge vorhanden ist.
Der Morbus Paget wird deshalb heute nicht mehr als eine Präkanzerose, sondern als ein *epidermotropes Karzinom der Milchdrüsenausführungsgänge* angesehen.

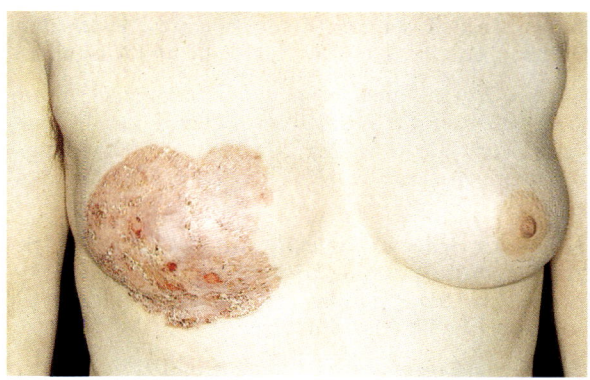

Morbus Paget

Man nimmt an, daß von einem Karzinom der Milchdrüsenausführungsgänge das Einwandern der Paget-Zellen, d.h. von Karzinomzellen in die Epidermis erfolgt. Dann kommt es zu infiltrierendem Wachstum in das umgebende Gewebe mit nachfolgender Metastasierung. Diese Auffassung erklärt auch das häufige Vorkommen eines M. Paget zusammen mit einem Mammakarzinom, bedingt durch eine Einwanderung von Paget-Zellen in den Milchdrüsenkörper.

Klinik. Die fast stets einseitige chronische Hautveränderung nimmt ihren Ausgang von der Brustwarze oder im Warzenhof. Initial findet man oft nur ganz geringfügige Veränderungen in Form einer kleinen entzündlich geröteten, von Schuppenkrusten verdeckten Erscheinung an der Brustwarze oder in deren direkter Nachbarschaft mit juckenden oder schmerzenden Empfindungsstörungen. Langsam vergrößert sich der Herd, und es entwickelt sich ein ekzemähnliches Krankheitsbild: Der Herd wird größer, bleibt stets scharf, entweder rund oder bogig begrenzt, ist entzündlich gerötet und von Schuppen oder Schuppenkrusten bedeckt. Im Verlauf stellt sich eine Einebnung der Mamille ein. Knotenförmige Veränderungen oder Ulzeration deuten auf invasives Wachstum.
Vielfach führt die Palpation des Brustdrüsenkörpers zur Aufdeckung von Knotenbildungen mit Verdacht auf *Mammakarzinom*. Auch die Palpation der regionalen Lymphknoten ist wichtig, da sie eine Lymphknotenmetastasierung erkennen lassen kann.

Histopathologie. Das typische Substrat sind die Paget-Zellen in einer meist nur wenig verbreiterten Epidermis, vornehmlich im Stratum Malpighi. Es handelt sich um auffallend große klare Zellen mit hellem ödematös wirkendem Zytoplasma und großen, meist ovalen Zellkernen. Diese Zellen besitzen weder intrazelluläre Tonofibrillen noch Interzellularbrücken zu den umgebenden Epidermiszellen. Bei Durchführung der PAS-Reaktion sieht man als Inhalt des hellen Zytoplasmas große Mengen von neutralen Polysacchariden und Glykogen. Die Paget-Zellen können auch an den Anhangsgebilden entlang wachsen und sind dann in Haarfollikeln, Schweißdrüsenausführungsgängen oder Milchdrüsenausführungsgängen zu finden. Dyskeratotische Epidermisveränderungen fehlen. In den oberen Koriumschichten besteht eine entzündliche Reaktion unterschiedlichen Ausmaßes.

Verlauf. Etwas günstiger als beim Mammakarzinom, weil die Phase des Wachstums innerhalb der Drüsenausführungsgänge in der Epidermis offenbar länger andauert als bei einem gewöhnlichen Mammakarzinom.

Diagnostik. Jedes ekzemartige Krankheitsbild im Bereich der Brustwarze und des Warzenhofes ist verdächtig auf M. Paget. Im Zweifelsfall entscheidet die histologische Untersuchung.

Differentialdiagnose. Am häufigsten und folgenschwersten ist die Verwechslung mit einem Ekzem der Brustwarze und des Warzenhofes. Brustekzeme sind meistens doppelseitig, bedingt durch Kontaktallergie (Brustwarzensalben während der Schwangerschaft und Stillperiode, Farbstoffallergie infolge von Kleidungsstücken) oder durch Skabies. Einseitigkeit, scharfe Begrenzung zur gesunden Haut, einplaniert wirkende Brustwarze und Therapieresistenz gegenüber antiekzematischer Behandlung mit Glukokortikoiden sprechen für M. Paget. Auch an M. Bowen, ekzematoides Basaliom oder Psoriasis vulgaris ist zu denken.

Therapie. Wegen der Prognose des M. Paget kommt nur Mastektomie, evtl. mit Ausräumung der axillären Lymphknoten wie bei Mammakarzinom in Betracht. Alleinige Exzision oder Röntgenbestrahlung der Hautveränderungen ist nicht ausreichend.

Sonderform: Extramammärer M. Paget. Er ist sehr selten und kommt nur dort vor, wo apokrine Schweißdrüsen vorhanden sind, so in der Anogenitalregion, in den Achselhöhlen, selten auch in der Nabelregion. Er ist häufiger bei Frauen als bei Männern und hat die gleiche klinische Morphologie wie M. Paget.
Histogenetisch liegt dem extramammären Morbus Paget ein Karzinom des Ausführungsgangs apokriner Schweißdrüsen zugrunde mit Einwachsen von Karzinomzellen (Paget-Zellen) in die Epidermis und in die Endstücke der Schweißdrüsen.
Wichtig ist, daß in etwa 20% der Fälle bei anogenitalem Sitz ein primäres Karzinom anderer Organe gefunden werden kann, besonders in Rektum, Urethra oder Cervix uteri. Metastasierung ist nicht selten.
Differentialdiagnostisch ist an Ekzem, Intertrigo und M. Bowen zu denken.

Therapie. Weit im Gesunden durchzuführende Exzision des befallenen Bereichs, evtl. mit nachfolgender plastischer Defektdeckung.

Leukoplakien

Definition. Leukoplakien kommen an Schleimhäuten und Übergangsschleimhäuten vor und können in ein spinozelluläres Karzinom übergehen. In diesem Sinne sind sie echte Präkanzerosen. Allerdings gibt es auch Leukoplakien mit relativ gutartiger Prognose. Im Mund kommen sie vor allen Dingen bei starken Rauchern (Pfeife) vor, sie können aber auch mechanisch durch defekte Zähne oder Zahnersatz und dadurch bedingte chronische Scheuerreize ausgelöst werden. Leukoplakien werden auch im Anogenitalbereich gesehen.

Vorkommen. Weltweit bestehen erhebliche Unterschiede in der Häufigkeit. Das Alter zwischen 40 und 70 ist bevorzugt. Nach Hornstein fanden sich bei 4000 Ambulanzpatienten einer deutschen Kieferklinik 3,1% orale Leukoplakien, mit Prävalenz bei Männern (4,3% ♂: 1,9% ♀). Unter 123 Leukoplakien waren 7 präkanzeröse Bildungen und 6 Frühkarzinome auf Leukoplakie festzustellen.

Ätiologie. Leukoplakien entstehen exogen-irritativ durch chronische physikalische oder chemische Noxen, z.B. mechanische Reize durch kariöse Zähne mit scharfen Kanten oder durch schlechtsitzende Zahnprothesen, Potentialdifferenzen bei verschiedenen Metallen in den Zähnen, chemische Irritation durch Bestandteile von Rauch-, Kau- oder Schnupftabak.

Pathogenese. Unter chronischer exogener Reizeinwirkung chemischer oder mechanischer Art, möglicherweise auch auf dem Boden entzündlicher Veränderungen, entwickelt sich eine progrediente, plane, papillomatös-endophytische oder papillomatös-exophytische Verbreiterung der Epidermis mit unterschiedlichem Grad an Dysplasien. Bei völligem Verlust der normalen epithelialen Schichtung kann die Ähnlichkeit zu Morbus Bowen groß sein; man muß dann bereits ein Carcinoma in situ diagnostizieren. Wird die Basalmembran nach unten zum Bindegewebe hin durchbrochen, so liegt bereits ein spinozelluläres Karzinom vor. Engere Beziehungen bestehen dann zu dem verrukösen Karzinom (Ackerman) und der floriden oralen Papillomatose.

Klinik. Leukoplakien treten meist in Einzahl auf und bevorzugen in der Mundschleimhaut die retroanguläre Gegend und die seitlichen Mundschleimhautpartien. Sie kommen aber auch an Übergangsepithelien vor, so an den Lippen, am weiblichen und männlichen Genitale (Klitoris, Labia minora, Vagina und Portio, Präputium und Glans).
Folgende Entwicklungsformen von Leukoplakien können unterschieden werden:

Leucoplacia simplex. Hierbei handelt es sich um plane, homogene, wenig infiltrierte und scharf abgesetzte weißliche Verfärbungen, die sich nach mehr oder minder langem Bestehen infiltrieren können.

Gefleckte Leukoplakie („speckled leukoplakia"). Sie ist durch feine Fleckung mit unregelmäßiger Oberfläche und mehr grau-rötlicher Verfärbung charakterisiert. Die gefleckte Leukoplakie soll stärkere Epitheldysplasie und eine größere Neigung zur malignen Entartung aufweisen.

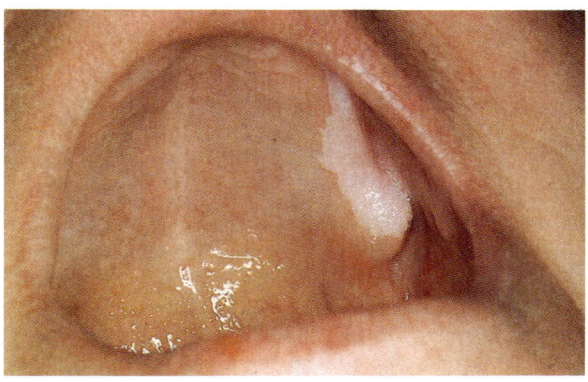

Leucoplacia simplex

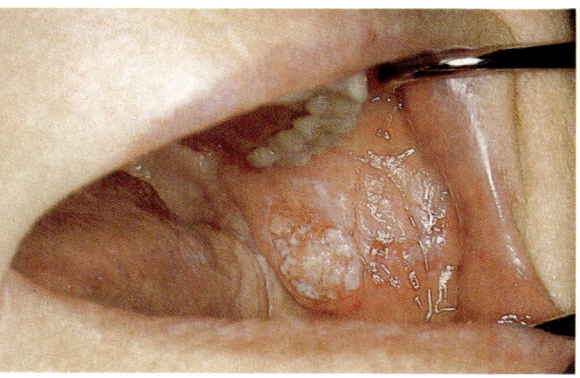

Leucoplacia verrucosa mit Übergang in spinozelluläres Karzinom

Leucoplacia verrucosa. Die verruköse Leukoplakie ist gekennzeichnet durch eine unregelmäßig warzige Oberfläche infolge papillomatös-exophytischer oder papillär-endophytischer Wuchsform. Der Tastbefund an der Oberfläche ist rauh. Sobald die Basis hart infiltriert erscheint, muß man an ein bereits in Entwicklung befindliches spinozelluläres Karzinom denken; der Übergang zum verrukösen Karzinom (Ackerman) ist fließend. Papillomatöse Leukoplakien kommen bevorzugt am Alveolarfortsatz im Bereich des Mundbodens und am Gaumen vor.

Leucoplacia erosiva. Erosive Herde.

Im weiblichen und männlichen *Genitalbereich* können gleichartige Veränderungen auftreten.

Symptome. Subjektive Symptome fehlen meist.

Histopathologie. Leukoplakien sind durch Epithelhyperplasie und Epitheldysplasie (Dyskeratose, Zellpolymorphie, Kernhyperchromasie, Kernpolymorphie, vermehrte und atypische Mitosen) charakterisiert. Je nach der Wuchsform unterscheidet man eine plane, eine papillomatös-endophytische und die seltenere papillomatös-exophytische Leukoplakie. Die weißliche Verfärbung der Leukoplakien beruht auf der Epithelhyperplasie mit Hornschichtverdickung. Ferner ist meist massivere entzündliche Reaktion unter der veränderten Epidermis nachweisbar.
Wenn die Epitheldysplasie zu einer völligen Zerstörung des normalen mehrschichtigen Epithelgefüges geführt hat, liegt bereits ein Carcinoma in situ vor.

Verlauf und Prognose. Der Verlauf von Leukoplakien ist chronisch. Die Prognose chemisch oder entzündlich induzierter Leukoplakien ist im ganzen ungünstiger als die mechanisch induzierter Leukoplakien, da letztere praktisch nur schwielenartige Epithelverdichtungen darstellen und klinisch stets als plane Leukoplakie imponieren. Bei 30% der Karzinome der Mundhöhle konnte die Entwicklung auf dem Boden einer Leukoplakie nachgewiesen werden. Bei deutlich palpabler Basisinfiltration besteht vielfach bereits ein Karzinom.

Komplikation. Als Komplikation kommt die Besiedlung mit Hefepilzen (Candida albicans) in verrukösen Leukoplakien vor. Man hat sogar daran gedacht, daß Candida albicans bei Patienten mit zahnlosem Mund Leukoplakien induzieren kann (*Leucoplacia candidomycetica*). Dies scheint aber wohl nicht der Fall zu sein; vielmehr dürfte die Candidabesiedlung sekundär sein und vor allen Dingen bei verrukösen Leukoplakien mit stärkerer Epitheldysplasie vorkommen.

Diagnostische Leitlinien. Leukoplakie verursacht eine flächige Veränderung; die weißlichen Epitheltrübungen sind nicht abstreifbar, und es fehlt netzige Zeichnung. So ergibt sich die Abgrenzung gegenüber Soor, Lichen ruber planus, Lues II oder Lupus erythematodes chronicus. Eine Probeexzision sollte stets durchgeführt werden, um die Dignität der Leukoplakie zu sichern.

Therapie. Innerlich Vitamin A (300000 IE tgl.) über mehrere Monate unter Kontrolle der Nebenwirkungen, besonders der Leber; evtl. auch Versuch mit aromatischem Retinoid (Tigason), etwa 1 mg/kg KG täglich. Therapie der Wahl ist Exzision im Gesunden. Neuerdings wird auch Kryotherapie empfohlen. Röntgenweichstrahltherapie ist möglich, verlangt aber Tumordosen.

Lentigo maligna [Hutchinson 1893]

Synonyme. Melanosis circumscripta praecancerosa (Dubreuilh 1912), Melanosis circumscripta praeblastomatosa, melanotische Präkanzerose.

Definition. Die Lentigo maligna ist eine langsam wachsende prämaligne Veränderung durch Proliferation atypischer Melanozyten innerhalb der Epidermis, die in ein malignes Melanom (Lentigo-maligna-Melanom) übergehen kann.

Vorkommen. Lentigo maligna kommt hauptsächlich bei weißen Rassen vor. Bevorzugt befallen ist das weibliche Geschlecht (2:1); das Durchschnittsalter beträgt 60 Jahre. Da die Veränderungen hauptsächlich in lichtexponierten Bereichen des Körpers sitzen, scheint der chronischen Sonnenlichteinwirkung pathogenetische Bedeutung zuzukommen.

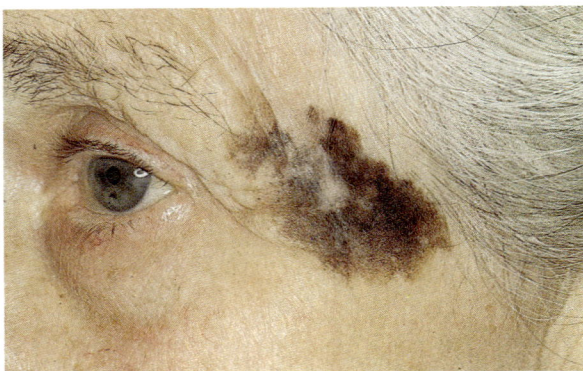

Lentigo maligna (melanotische Präkanzerose)

Pathogenese. Es handelt sich um eine Proliferation von atypischen melanozytischen Zellen im basalen Bereich der Epidermis. Die Zellen zeigen ausgesprochene Zell- und Kernpolymorphie. Ob es sich bei diesen Veränderungen bereits um ein „Melanoma in situ" handelt, ist noch nicht geklärt. Auf jeden Fall können die Zellen proliferieren, die Basalmembran zum Korium durchbrechen, um infiltrierend weiter in die Tiefe einzuwachsen. Dann liegt ein malignes Melanom vor, das heute Lentigo-maligna-Melanom genannt wird. Es ist nicht sicher bekannt, wie häufig dieses Ereignis eintritt. Lentigo-maligna-Melanome nehmen offenbar einen günstigeren Verlauf als andere Formen von malignen Melanomen.

Klinik. Meist im Gesicht, bei Frauen auch an den Unterschenkeln, entwickelt sich eine bräunlich-schwärzliche makulöse Veränderung, die an Größe zunimmt. Das typische Bild einer Lentigo maligna ist charakterisiert durch eine deutliche Vielfalt von hellbraunen über dunkelbraune bis zu schwarzen Farbtönen innerhalb der Veränderung, die teilweise fleckig, teilweise mehr retikuliert angeordnet sind. Die Randbegrenzung ist meistens unscharf, kann aber abschnittsweise auch scharf sein und neigt zu bogiger Ausprägung. Regressionszeichen innerhalb der Herde kommen nicht vor.
Sobald die lediglich farbliche, d.h. makulöse Veränderung eine Störung des Oberflächenreliefs oder umschriebene leicht erhabene, meist schwärzliche Bezirke aufweist, kann man davon ausgehen, daß dort bereits ein Lentigo-maligna-Melanom vorliegt.

Symptome. Lentigo maligna ist meist symptomfrei. Geringer Juckreiz kann bestehen.

Histopathologie. Im Stratum basale der atrophischen Epidermis findet man atypische melanozytische Zellen mit großen bizarren Zellkernen und hellem Zytoplasma. Umschrieben kommt es zu nestartigen Zellvermehrungen, die gegen die Epidermis vorgebuckelt erscheinen, aber noch nicht die Basalmembran infiltrierend durchdringen. Bereits in diesen Phasen kann man teilweise eine stärkere entzündliche Stromareaktion, vorwiegend aus Lymphozyten und Makrophagen finden. Beachtlich ist auch im oberen Korium oft der reichliche Pigmentgehalt in Melanophagen infolge von Pigmentinkontinenz. Später werden die Zellen noch atypischer, beginnen Nester zu bilden sowie an den Follikelstrukturen entlang sich nach unten zu bewegen. Sobald die Basalmembran durchbrochen wird, liegt ein Lentigo-maligna-Melanom vor. Lentigo maligna entwickelt sich, wenn überhaupt, sicher nur extrem selten auf Nävuszellennävi.

Verlauf. Lentigo maligna hat eine ausgesprochen langsame Wachstumstendenz; Anamnesen von 10–20 jähriger Dauer sind nicht selten. Vielfach sterben die älteren Patienten, welche eine Lentigo maligna aufweisen, bereits vor der Entwicklung eines Lentigo-maligna-Melanomes. In etwa 25–30% der Fälle ist mit der Entwicklung eines Melanomes zu rechnen. Auch danach können Jahre und Jahrzehnte vergehen, ehe Metastasen auftreten.

Diagnostische Leitlinien. Lange Anamnese (ca. 10 Jahre). Wichtig ist, daß die Lentigo maligna meist unscharf begrenzt ist, nur Braun- und Schwarztöne erkennen läßt, aber keine Symptome von Rückbildung oder Entzündung. Wenn die Erkrankung nicht im Gesicht sitzt, sollte die Diagnose angezweifelt werden; meist liegt dann ein superfiziell spreitendes Melanom (SSM) vor. Sobald eine Lentigo maligna umschriebene Papeln oder Knötchenbildung zeigt, ist mit einem Lentigo-maligna-Melanom (LMM) zu rechnen (s.S. 896).

Differentialdiagnose. Die wichtigste Differentialdiagnose ist das superfiziell-spreitende Melanom (SSM). Auch zeigt dieses eine gewisse farbliche Polymorphie, ist aber gegenüber der normalen Haut stets scharf abgesetzt, teilweise bogig oder polyzyklisch begrenzt und hat vielfach zungenförmige Ausläufer. Sehr typisch ist auch das farbliche Muster, welches sich nicht nur in bräunlich-schwarzen Farbtönen erschöpft, sondern erweitert wird durch graue, bläulich-schwarze, weißliche (Zeichen von Regression), oft auch durch rosa bis rötliche (entzündliche Stromareaktion) Farbtöne. Solche Herde sind gewöhnlich unregelmäßig höckrig oder flach erhaben, sie können auch eine verruciforme Note zeigen. Auch an Verruca seborrhoica senilis, Lentigo senilis, Melanoakanthom und pigmentierte aktinische Keratose ist zu denken.

Therapie. Bei der Lentigo maligna handelt es sich zunächst um eine flache intraepidermale Bildung. Allerdings ist bei jeder Therapieform zu berücksichtigen, daß die atypischen Zellen auch die basalen Lagen der äußeren Haarwurzelscheide und der ekkrinen Schweißdrüsenausführungsgänge als Proliferationsschiene zur Tiefe hin benutzen können.
Kleine Herde wird man exzidieren; auch größere Herde werden durch Exzision mit nachfolgender plastischer Deckung des Defekts angegangen. Weniger häufig durchgeführte Behandlungsverfahren sind chemochirurgische Behandlung, elektrochirurgisches Vorgehen oder Fräsen. Auch Kryotherapie mit flüssiger Luft wurde empfohlen.
Gute Behandlungsresultate liefert die Röntgenweichstrahlentherapie. Nach Miescher kommen hierfür 10–20 Gy in täglicher Fraktionierung bis zu einer

Gesamtdosis von 100 Gy bei einer GHWT von etwa 1,0–2,0 mm in Betracht. Es kommt zur Ausbildung einer starken Erosivreaktion. Sobald Lentigo-maligna-Melanomverdacht vorliegt, wird Röntgenweichstrahltherapie nicht mehr empfohlen, sondern operatives Vorgehen bevorzugt.

Präkanzerosen im weiteren Sinne

Als Präkanzerosen im weiteren Sinne oder fakultative Präkanzerosen hat man dermatologische Krankheitszustände herausgestellt, in deren Verlauf die Entwicklung von spinozellulären Karzinomen nicht ungewöhnlich ist. Uns scheint dieser Begriff nicht sehr sinnvoll, weil dadurch der eigentliche Präkanzerosenbegriff, welcher zum gerichteten ärztlichen Handeln auffordern soll, verwässert wird.
Immerhin kennt man eine Reihe von Zuständen an der Haut, welche offenbar die Entwicklung von spinozellulären Karzinomen begünstigen können. Diese Hautveränderungen sind primär absolut gutartig, bieten aber bei jahrelanger oder jahrzehntelanger Dauer gewisse Voraussetzung für eine Karzinomentwicklung, ohne daß dies mit der gleichen Regelmäßigkeit wie bei den Präkanzerosen im engeren Sinne (obligate Präkanzerosen) eintreten würde.

Chronisch-entzündliche Zustände

Bekannt ist, daß chronische Entzündung die Entwicklung eines spinozellulären Karzinoms begünstigen kann. Beispiele dafür sind das Fistelkarzinom, das spinozelluläre Karzinom auf einem chronischen Ulcus cruris, ein Ereignis, das in etwa 5000 Fällen einmal zur Beobachtung kommt, die Entwicklung eines spinozellulären Karzinoms auf inveterierten Herden von Psoriasis vulgaris bei arsenbehandelten Patienten. Auch chronisch-entzündliche Veränderungen an den Schleimhäuten und an der Zunge begünstigen die Entwicklung von spinozellulären Karzinomen, so Lichen ruber atrophicans mucosae, Glossitis interstitialis luica oder rezidivierende Balanoposthitis.

Chronisch-degenerative Veränderungen

Chronisch-degenerative Veränderungen im Hautbindegewebe, insbesondere straffe Atrophien, Narben und Bindegewebsveränderungen infolge chronischer Lichtexposition, besonders bei hellhäutigen Menschen, können die Entwicklung von spinozellulären Karzinomen begünstigen. Dies gilt für die chronisch lichtexponierte Haut (Landmanns- oder Seemannshaut), wo es allerdings zumeist über aktinische Keratosen zur Entstehung des spinozellulären Karzinoms kommt. Auch auf Narben kann sich ein spinozelluläres Karzinom entwickeln; bekannt ist das Karzinom auf Verbrennungsnarben. Bezüglich der Entwicklung von spinozellulären Karzinomen auf Atrophien gilt die Regel, daß Karzinome bevorzugt auf straffen sklerotischen Atrophien, aber nur ausnahmsweise auf schlaffen Atrophien entstehen. Bekannt ist die Entwicklung von spinozellulären Karzinomen auf atrophischen Abheilungszuständen bei Lupus vulgaris (Lupuskarzinom), Lupus erythematodes chronicus, Röntgenoderm (Röntgenkarzinom), Acrodermatitis chronica atrophicans, Kraurosis vulvae, Lichen sclerosus et atrophicus, Epidermolysis bullosa dystrophica.

Gutartige Tumoren

Auch manche gutartige Hauttumoren oder organoide Nävi neigen im Verlauf von Jahrzehnten zur Entwicklung von spinozellulären Karzinomen oder Basaliomen. So ist in etwa 30% der Fälle mit Naevus sebaceus mit der Entstehung eines Basalioms zu rechnen.

Pseudokanzerosen

Hier werden eine Reihe von Krankheitsbildern zusammengefaßt, die nicht nur klinisch, sondern auch histologisch schwer von einem echten Karzinom zu unterscheiden sind. Pseudokanzerosen können aber nicht nur einem spinozellulären Karzinom ähnlich sehen, sondern, wie neuere Beobachtungen zeigen, auch in ein spinozelluläres Karzinom übergehen. Insofern sind also Pseudokanzerosen auch gleichzeitig Präkanzerosen. Feingeweblich steht eine pseudokarzinomatöse Epithelhyperplasie mit Entzündung im Vordergrund solcher Veränderungen.
Als Pseudokanzerosen gelten:
- Papillomatosis cutis carcinoides,
- Floride orale Papillomatose,
- Epithelioma cuniculatum,
- Condyloma giganteum (Buschke und Löwenstein),
- Keratoakanthom.

Papillomatosis cutis carcinoides [Gottron 1932]

Definition. Es handelt sich meist um eine durch knoten- und plattenförmige Vegetationen gekennzeichnete Dermatose, der histologisch eine pseudoepitheliomatöse Hyperplasie der Epidermis zugrunde liegt. Unter dem klinischen Bild kann sich ein Karzinom verbergen. Die Erkrankung kann sich an normaler Haut oder als Sekundärerkrankung auf dem Boden anderer chronisch vegetierender oder ulzerierender Hauterkrankungen entwickeln.

Ätiopathogenese. Für eine Virusinfektion besteht bisher kein Anhalt. Von manchen Autoren wird die Erkrankung der *vegetierenden Pyodermie* (Azua) zugeordnet, von anderen bereits als ein sehr hochdifferenziertes spinozelluläres Karzinom angesehen. Gegen die Annahme eines hochdifferenzierten spinozellulären Karzinomes spricht die oft vieljährige Bestandsdauer dieser Veränderungen.

Klinik. Die Krankheit tritt meist bei älteren Menschen auf. Prädilektionsstellen sind die Unterschenkel, welche einseitig oder beidseitig erkranken können. Blumenkohlartige, manchmal handtellergroße Wucherungen (Vegetationen) treten in Erscheinung. Sie neigen meist nicht zu Zerfall, sind jedoch von schmierigem und übelriechendem Sekret bedeckt. Die papillomatösen Bildungen können inselförmige Hyperkeratosen oder leicht blutende Granulationen aufweisen.
Sitz außerhalb der Unterschenkel und Fußrücken ist selten; gleichartige Veränderungen wurden an den Armen beobachtet.
Die Erscheinungen treten an normaler Haut als Primärerkrankung auf oder entwickeln sich auf dem Boden chronisch-vegetierender oder ulzerierender Hauterkrankungen verschiedener Ursache ohne Heilungstendenz, so besonders auf dem Boden von Lupus vulgaris, chronisch-vegetierender Pyodermie, Bromoderm oder Blastomykose als Sekundärerkrankung.

Symptome. Die subjektive Symptomatik ist bedingt durch die leicht blutenden Vegetationen. Auf dem Boden der Veränderungen können sich Erysipele entwickeln.

Histopathologie. Das histologische Bild erinnert mit enormen akanthotischen, tief in das Korium eindringenden Epithelproliferationen mit ausgeprägter Keratohyalin- und Hornperlenbildung an ein sehr reifes spinozelluläres Karzinom. Jedoch lassen die proliferierend und verdrängend wachsenden Epithelzapfen stets eine Basalzellschicht erkennen und sind scharf gegen das Bindegewebe abgegrenzt. Im Unterschied zum spinozellulären Karzinom fehlen entdifferenzierte atypische Stachelzellen und atypische Mitosen.

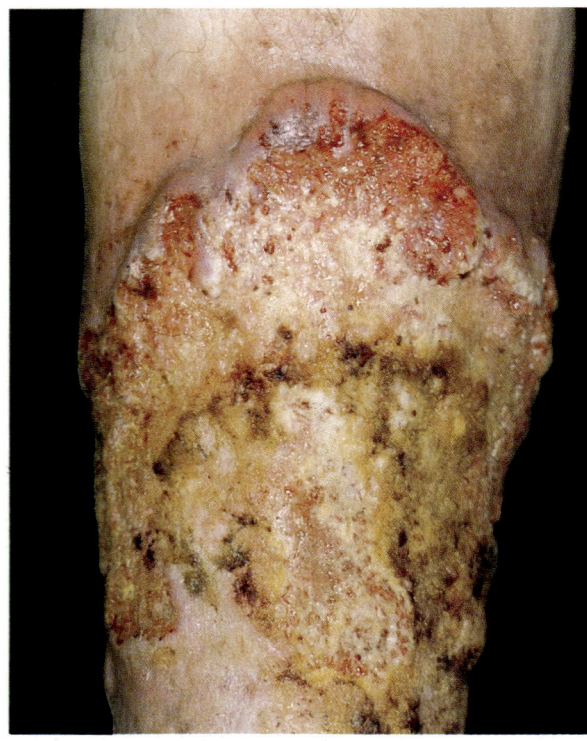

Papillomatosis cutis carcinoides

Im Stroma findet sich eine entzündliche Reaktion, gelegentlich auch mit Fremdkörperriesenzellen. Insgesamt handelt es sich um eine *pseudoepitheliomatöse Epithelhyperplasie* mit entzündlicher Begleitreaktion.

Verlauf. Der Verlauf der Erkrankung ist chronisch über viele Jahre. Spontanabheilungen werden offenbar nicht beobachtet. Es muß damit gerechnet werden, daß sich unter dem Bild einer Papillomatosis cutis carcinoides bereits ein spinozelluläres Karzinom hohen Reifegrades verbirgt; daher sind wiederholte Biopsien angezeigt.

Differentialdiagnose. Gegen ein spinozelluläres Karzinom spricht der vielfach multiple Sitz, der fehlende Zerfall und das feingewebliche Substrat. Schwierig kann die Abgrenzung von einer chronisch-vegetierenden Pyodermie sein, zumal mikrobielle Faktoren auch für die Papillomatosis cutis carcinoides ätiologisch bedeutsam sein können.

Therapie. Nur in ausgedehnteren Fällen dürften Zytostatika (Bleomycin oder Methotrexat) in Betracht kommen. Therapie der Wahl ist Abtragung im Gesunden, mit nachfolgender plastischer Defektdeckung.

Floride orale Papillomatose [Rock und Fischer 1960]

Synonyme. Papillomatosis mucosae carcinoides (Scheicher-Gottron 1958); wahrscheinlich auch identisch mit Plasmoakanthom (Ferreira-Marques 1962) und „verrucous carcinoma" (Ackerman).

Definition. Besonders bei alten Menschen mit zahnlosem Mund kommt es zur Entwicklung papillomatös-verruciformer Proliferationen, die langsam, aber unaufhaltsam fortschreiten und in ein spinozelluläres Karzinom übergehen können. Hinter dem Bild dieser Erkrankung kann sich also eine Präkanzerose oder bereits ein Karzinom verbergen.

Vorkommen. Die Erkrankung ist selten. Sie bevorzugt die Mundhöhle bei alten Menschen mit zahnlosem Mund. Viele Patienten sind starke Raucher. Bevorzugt sind hierbei Männer im Alter von 60–80 Jahren.

Ätiopathogenese. Trotz der klinischen Ähnlichkeit mit Condylomata acuminata konnten Viren in den Veränderungen nicht sicher nachgewiesen werden. Pathogenetisch handelt es sich um eine pseudokanzeröse, zur Verhornung neigende Epithelhyperplasie mit Neigung zu dyskeratotischen Veränderungen. Die Erkrankung ist wohl identisch mit der Papillomatosis mucosae carcinoides (Scheicher-Gottron 1958) und dem Plasmoakanthom (Ferreira-Marques 1962). Eine weitgehende Ähnlichkeit ergibt sich auch zu dem von Ackerman 1948 beschriebenen *verrukösen Karzinom* („verrucous carcinoma"), das im Mund vorwiegend bei Kautabakkauern beobachtet wird und ebenfalls bei älteren Menschen vorkommt. Es ist also zu betonen, daß die floride orale Papillomatose nicht nur eine Pseudokanzerose, sondern eine Präkanze-

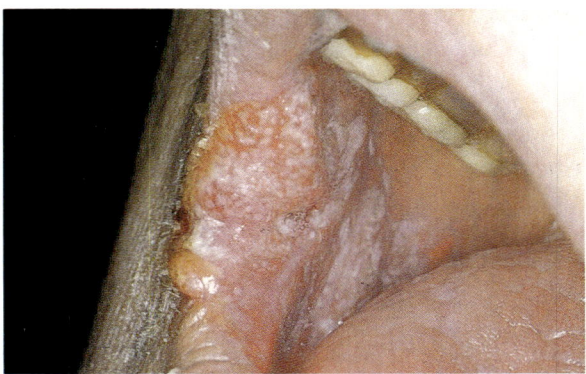

Floride orale Papillomatose

rose oder sogar bereits ein Karzinom darstellen kann. Wiederholte Biopsien sind daher indiziert.

Klinik. Vorwiegend bei älteren Männern kommt es in der Mundhöhle (Wangenschleimhaut), aber auch an den Lippen zunächst zu leukoplakieartigen Arealen, auf denen sich breitbasig aufsitzende beetartige, bald verruziforme papillomatöse Vegetationen mit leukoplakisch weißlicher Oberfläche entwickeln. Mit der Zeit können massive blumenkohlartige Tumormassen entstehen, die auch unveränderter Schleimhaut aufzuliegen scheinen. Multifokale Entstehung und Konfluenz der einzelnen Herde zu größeren Arealen ist nicht selten. Die Neigung zu entzündlicher Begleitreaktion bleibt gering, die Ausbreitungstendenz dagegen ist groß.

Symptome. Bei massiver Proliferation kann es zur Einschränkung der Nahrungsaufnahme kommen; auch die Sprache ist dann behindert. Die Patienten leiden sehr unter diesem Zustand.

Histopathologie. Im Gegensatz zu den klinischen Veränderungen, die sehr an ein Karzinom denken lassen, findet sich zunächst feingeweblich eine eindeutig gutartige pseudoepitheliomatöse Epithelhyperplasie mit Mitosenreichtum, gelegentlich mit dyskeratotischen Zellen, aber ohne Zeichen von Malignität. Überall sind die konfluierenden Epithelzapfen scharf gegenüber dem Bindegewebe abgesetzt. Hier fallen starke Vaskularisierung und ein chronisch-entzündliches Begleitinfiltrat auf.

Verlauf. Chronisch progredient über Jahre, manchmal auch Jahrzehnte. Die Prognose wird durch die Tatsache getrübt, daß in nicht wenigen Fällen (ca. 30%) sich nach unterschiedlich langer Bestandsdauer ein spinozelluläres Karzinom entwickeln kann.

Differentialdiagnose. Das verruköse Karzinom (Ackerman) ist weder aufgrund klinischer noch histologischer Kriterien sicher abzutrennen. Die hyperplastische Variante des M. Bowen der Mundschleimhaut („hyperplasie pure") besitzt einen stärker ungeordneten Epithelaufbau mit vermehrt atypischen Zellen sowie vermehrten Zeichen von Dyskeratose; auch hat die Entwicklung in ein Bowen-Karzinom eine geringere Latenzphase. Initial kann die Abgrenzung von einer oralen verrukösen Leukoplakie auch histologisch Schwierigkeiten bereiten. Die Abgrenzung vom reifen spinozellulären Karzinom ist mitunter schwierig, zumal auch Übergang in ein spinozelluläres Karzinom vorkommt.

Therapie. Die Vegetationen sind strahlenunempfindlich. Therapie der Wahl ist großzügig durchgeführte Exzision mit plastischer Defektdeckung; aber auch dadurch sind Rezidive nicht sicher zu vermeiden. Zytostatische Behandlung mit Methotrexat oder Bleomycin wird empfohlen. Hiermit wurden gute Anfangserfolge erzielt, allerdings sind Rezidive nicht zu vermeiden. In Einzelfällen Erfolge mit Laser-Koagulation.

Epithelioma cuniculatum
[Aird, Johnson, Lennox und Stansfeld 1954]

Definition. Dieser an der Fußsohle vorkommende Tumor wird in seiner Dignität dem verrukösen Karzinom (Ackerman) der Mundhöhle gleichgestellt oder als ein spinozelluläres Karzinom niedriger Malignität angesehen. Nach manchen Autoren soll es zumindest initial eine Pseudokanzerose sein.

Klinik. Der seltene Tumor wird meistens bei älteren Männern an der Fußsohle beobachtet. Er entwickelt sich langsam, vielfach exophytisch papillomatös. An der Fußsohle kommt es zur Ausbildung eines exophytischen, teilweise als Warze verkannten Tumors, der oberflächlich ulzeriert, durch eine tiefe Furche mit einem kallösen Randsaum von der umgebenden Haut abgegrenzt ist und eitrig oder blutig sezernieren kann.

Symptome. Zunehmende Schwellung und Schmerzhaftigkeit der betroffenen Region sind typisch. Gehbeschwerden.

Histopathologie. Von der Epidermis ausgehende pseudoepitheliomatöse Epithelhyperplasie mit starker Verhornungsneigung und wenigen Mitosen. Starke Papillomatose.

Differentialdiagnose. Entzündliche riesige Verruca vulgaris, amelanotisches malignes Melanom.

Verlauf. Gewöhnlich lediglich örtlich aggressive Neoplasie. Sehr selten vorwiegend lymphogene Metastasierung.

Therapie. Ausreichende operative Entfernung mit sekundärer Granulation und später plastischer Defektdeckung.

Keratoakanthom

Synonyme. Molluscum sebaceum und pseudocarcinomatosum, multiple selbstheilende Epitheliome der Haut, selbstheilendes primäres Stachelzellkarzinom.

Definition. Ein rasch wachsender karzinomartiger Tumor meist an unbedeckten Hautregionen, der sich vom Haarfollikel aus entwickelt, histologisch Ähnlichkeit mit einem spinozellulären Karzinom aufweist und sich spontan zurückbildet.

Vorkommen. Es erkranken fast ausschließlich Menschen der weißen Rasse. Androtropie. Die meisten Erkrankten sind älter als 60 Jahre. Ob Vererbungsfaktoren eine Rolle spielen, ist nicht sicher. Für die *multiplen selbstheilenden Epitheliome der Haut* (Ferguson-Smith, 1934) ist autosomal-dominante Vererbung erwiesen. Es ist möglich, daß genetische Faktoren für das frühe Einsetzen und die Neigung zur Multiplizität in diesen Fällen verantwortlich zu machen sind.

Ätiopathogenese. Die Ätiologie ist unbekannt; an Virusbedingtheit wurde gedacht. Dispositionsfaktoren sind helle Hautfarbe, Alter und die Erbanlagen. Daneben scheinen Umweltfaktoren eine wichtige Rolle zu spielen. Über 90% aller Keratoakanthome befinden sich in lichtexponierten Hautbereichen. Verletzungen, Kontakt mit Teer oder chemischen Karzinogenen sowie Industrieabgasen konnten in einzelnen Fällen als Ursache erkannt werden. Unter tierexperimentellen Bedingungen konnten nach Pinselung mit karzinogenen Kohlenwasserstoffen ähnliche Veränderungen induziert werden. Keratoakanthome kommen auch nach Gabe von Zytostatika oder bei Neoplasien innerer Organe vor. Von den äußeren Wurzelscheiden ausgehend entwickelt sich eine massive Epithelhyperplasie, die zu frühzeitiger Verhornung neigt und dadurch zur spontanen Rückbildung. Bemerkenswert ist die starke entzündliche Begleitreaktion im umgebenden Bindegewebe.

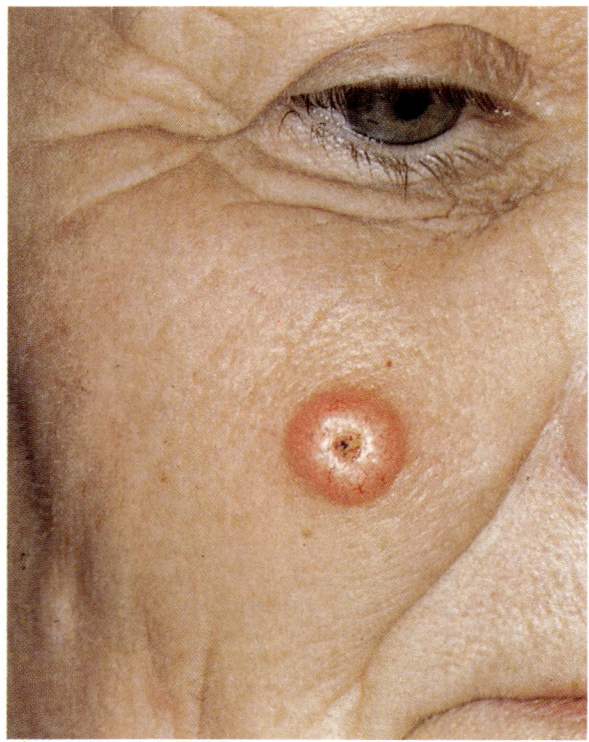

Keratoakanthom

Klinik. Das Keratoakanthom entwickelt sich meist in Einzahl und sitzt in über 90% der Fälle an unbedeckten Körperteilen, besonders im Gesicht und an den Handrücken. Zunächst bildet sich auf normaler Haut eine harte rundliche Papel, die sich rasch vergrößert und zentral verhornt. Nach wenigen Wochen bis zu 2 Monaten sieht man einen kalottenförmig sich über das Hautniveau erhebenden Knoten mit zentraler Eindellung, ausgefüllt mit einem grau-gelben keratotischen Pfropf. Von der Form her besitzt der Knoten also Ähnlichkeit mit einem großen Molluscum contagiosum, weshalb die Veränderungen auch von McCormac und Scharff (1936) als *Molluscum sebaceum* bezeichnet wurden. Wird das Keratoakanthom noch größer, so kann im Zentrum ein breiter Hornkrater mit einem stark prominenten Randwall auftreten. Das Keratoakanthom ist meist leicht rosarot, auch rotviolett. Feine Gefäße ziehen wie bei einem Basaliom über den Randwall hinweg. Infiltrierendes Tiefenwachstum kommt nicht vor. Bei Druck können sich aus dem Krater schmutzig-gelbliche keratotische Massen entleeren. Innerhalb von weiteren wenigen Monaten bildet sich das Keratoakanthom spontan zurück, oft unter einer unregelmäßigen Einziehung der Haut. Die Rückbildung kann bis zu 4 Monate dauern.

Sonderformen

Generalisierte eruptive Keratoakanthome (Winkelmann und Brown 1968). Im Gesicht und am Rumpf auftretende 1–3 cm große, follikuläre, gerötete und kuppelförmige Papeln, welche in großer Zahl auftreten können und sich wieder spontan zurückbilden. Palmae und Plantae bleiben stets ausgespart; Mundschleimhaut und Kehlkopf können mitbetroffen sein. Feingeweblich entwickeln sich die Veränderungen ebenfalls vom Follikel aus in Form einer unregelmäßigen Akanthose ohne wesentliche entzündliche Veränderungen.

Familiäre Keratoakanthome. Bei diesen von Ferguson-Smith 1934 beschriebenen selbstheilenden Tumoren handelt es sich um ein familiär gehäuftes Auftreten auf dem Boden autosomal-dominanter Vererbung. Die größte Zahl der Veränderungen findet man an den chronisch lichtexponierten Körperteilen. Kontakt mit Karzinogenen ist nicht gegeben. Meist erscheinen die Veränderungen im frühen Erwachsenenalter. Sie können sich über Jahre und Jahrzehnte neu ausbilden und unter eingesunkenen Narben wieder abheilen. Die Veränderungen erweisen sich feingeweblich als sehr ähnlich, wenn auch manchmal nicht identisch mit dem Keratoakanthom.

Multiple Keratoakanthome. Diese entwickeln sich multipel an den gleichen Prädilektionsstellen wie das Solitärkeratoakanthom bei Patienten, die Kontakt mit Karzinogenen, z.B. Teer, hatten. Bei diesen konnte selbst nach jahrzehntelanger Beobachtung maligne Entartung nicht festgestellt werden.

Histopathologie. Zur eindeutigen Beurteilung der Abgrenzung gegenüber einem spinozellulären Karzinom ist eine Randbiopsie nicht verwertbar; benötigt wird eine Querschnittsbiopsie durch den zentralen gesamten Tumorbereich bis in die normale Haut. Das feingewebliche Substrat ändert sich mit den Entwicklungsphasen des Tumors. Voll ausgebildet handelt es sich um einen epithelialen Tumor im oberen Korium, der seitlich von normaler oder leicht akanthotischer Epidermis lippenartig begrenzt wird. Er nimmt seinen Ausgang vom oberen Teil eines oder weniger hyperplastischer Follikel. Um einen zentralen, mehr oder weniger pseudozystischen Krater, ausgefüllt von ortho- bzw. parakeratotischem Hornmaterial und Leukozytenabszessen, findet sich die plissiert wirkende, oft mächtig akanthotisch gewucherte glykogenreiche, pseudoepitheliomatöse spinozelluläre Epithelhyperplasie. Am Rand erfolgt Proliferation, zentral dagegen Verhornung. Das dermale Bindegewebe zeigt eine dichte, zellulär entzündliche Reaktion, vorwiegend aus Lymphozyten, Histiozyten und Plasmazellen. Gelegentlich sind auch eosinophile Leukozyten zahlreich vertreten. Schwierigkeiten können sich besonders bei einer feingeweblichen Beurteilung in die Umgebung proliferierender Epithelzapfen gegenüber einem spinozellulären Karzinom ergeben, weil Mitosen, anormale Kern-Plasma-Relationen und Riesennukleolen vorkommen können.

Symptome. Subjektive Beschwerden fehlen oder sind gering. Viele Patienten sind allerdings durch den schnell wachsenden Tumor sehr beunruhigt.

Verlauf. Das Keratoakanthom hat einen typischen dreiphasigen Verlauf mit initial raschem Wachstum, stationärer Phase und spontaner Rückbildung bei einer Gesamtdauer von etwa 6 Monaten. Es können örtlich Rezidive auftreten. Dies ist auch nach Behandlung möglich, wenn die Bildung zu oberflächlich entfernt wurde. Es handelt sich grundsätzlich um einen gutartigen und selbstrückbildungsfähigen Tumor, der eine gute Prognose hat.
Es existieren jedoch auch Berichte über maligne Transformationen in einigen Fällen. Natürlich könnte es sich dabei um fehldiagnostizierte spinozelluläre Karzinome hoher Reife handeln.

Differentialdiagnose. Für die Bildung sind kurze Krankheitsdauer, typisches morphologisches Bild, Angaben über auslösende Ursachen sowie Angaben über spontane Rückbildung charakteristisch. Je nach der Entwicklungsphase sind auszuschließen: Initial Molluscum contagiosum, Verruca vulgaris, später Basaliom und spinozelluläres Karzinom. Das Basaliom ist härter, bildet sich langsam aus und hat einen perlartigen Randsaum; spinozelluläre Karzinome entwickeln sich auf vorgeschädigter Haut und nicht wie das Keratoakanthom auf normaler Haut. Auch dauert die Entwicklung wesentlich länger.

Therapie. Wenn möglich, Exzision des Tumors. Auch fraktionierte Röntgenweichstrahlentherapie (20–40 Gy) wurde empfohlen. Die Strahlensensibilität der Tumoren scheint unterschiedlich zu sein. Intraläsionale bzw. subläsionale Injektionsbehandlung mit Triamcinolon-Kristallsuspension (Volon A 10 Kristallsuspension, 1:4 verdünnt mit Scandicain 1%) in wöchentlichem Abstand ist nicht so eindeutig wirksam, daß sie grundsätzlich empfohlen werden könnte. Auch durch Kürettage in Lokalanästhesie kann man einzelne Keratoakanthome entfernen. Große Keratoakanthome und atypische Keratoakanthomtypen sollten operativ behandelt werden.

Maligne epitheliale Tumoren

Maligne epitheliale Tumoren können primär an der Haut und den angrenzenden Schleimhäuten entstehen (*primäre maligne epitheliale Hauttumoren*) oder metastatisch in der Haut auftreten (*sekundäre oder metastatische maligne epitheliale Hauttumoren*).

Basaliom [Krompecher 1903]

Synonyme. Basalzellenkrebs, Basalzellenkarzinom, Epithelioma basocellulare.

Die verschiedenen Bezeichnungen deuten auf das histologische Bild dieser Tumoren. Dieses ist gekennzeichnet durch eine meist endophytische Proliferation von Zellen, die aufgrund ihres großen ovalen und stark basophilen Zellkerns sowie der palisadenartigen Stellung der Zellen an der Peripherie der Tumorstränge sehr an normale Basalzellen der Epidermis erinnern.

Definition. Basaliome nehmen ihren Ausgang von den basalen Zellagen der Epidermis und der Talgdrüsen-Haar-Follikel, wachsen örtlich infiltrierend und destruierend, metastasieren aber im Gegensatz zu den spinozellulären Karzinomen gewöhnlich nicht. Histologisch ist die palisadenartige Stellung der Zellen an der Peripherie des Tumorparenchyms sehr charakteristisch. Da Basaliome, von seltenen Ausnahmen abgesehen, nicht zur Metastasenbildung fähig sind, fehlt ihnen eines der wichtigsten Kennzeichen echter maligner Geschwülste. Um sie in dieser Weise sowohl von den benignen als auch von den malignen Tumoren abzugrenzen, hat man sie als semimaligne oder auch als aggressive Tumoren bezeichnet. An Schleimhäuten kommen Basaliome primär nicht vor, können aber in diese hineinwachsen.

Vorkommen. Relativ häufig. In sonnenreichen Ländern (Australien, Südstaaten der USA) sind sie häufiger als in sonnenarmen Gegenden. Die Morbidität bei uns beträgt etwa 20 auf 100000 Einwohner, in sonnenreichen Ländern 110 auf 100000 Einwohner und mehr. Bevorzugt sind Menschen im 6.–8. Lebensjahrzehnt. Bei jüngeren Erwachsenen sind Basaliome relativ selten. Es besteht keine Geschlechtsbevorzugung.

Ätiopathogenese. Verschiedene Faktoren spielen eine Rolle:
Genetik. Patienten mit sonnenempfindlicher Haut (Typ I und II) sind gegenüber den Folgen chronischer aktinischer Belastung besonders gefährdet. Lichtempfindliche Rassen weisen häufig Basaliome auf, wie das Beispiel der irischen Einwanderer in Australien oder die Basaliomhäufigkeit in den Südstaaten der USA gezeigt hat. Bei Negern sind Basaliome selten. Ein weiteres Beispiel für genetische Belastung ist das Basalzellnävussyndrom Goltz-Gorlin, ferner auch familiär gehäuftes Vorkommen von Basaliomen.

Aktinische Belastung. Die UV-Strahlung der Sonne, wahrscheinlich der UV-B-Anteil, vielleicht auch aus künstlichen Bestrahlungsgeräten (Phototherapie und Photochemotherapie), können wesentliche ätiopathogenetische Faktoren sein. Auch die Strahlenbelastung der Haut nach vorausgegangener Röntgen- oder Kobalttherapie stellt einen Kofaktor für eine Basaliomentstehung dar.

Karzinogene. Arsen (trivalentes anorganisches Arsen, z.B. als Fowler-Lösung) kann nach einer Latenzzeit von 10–30 Jahren zur Entwicklung zahlreicher Basaliome, auch an nicht lichtexponierten Körperarealen, führen.

Chronische Hautschädigung. Bekannt ist die Entwicklung von Basaliomen auf chronischer Radiodermitis, fistulierenden mykotischen Infektionen oder atrophischen Narbenzuständen, beispielsweise bei Lupus vulgaris oder Lupus erythematodes. Auch chronische mechanische Reize, wie besonders ständiges Ausziehen von Haaren an derselben Stelle, können basaliominduzierend wirken: *Trichotillobasaliom* (E. Hoffmann).

Von diesen Faktoren ist die aktinische Belastung sicher besonders wichtig. Da Basaliome überwiegend an exponierter Haut (Gesicht, Hals, Nacken, Ohren, Unterschenkel) vorkommen, wird der direkte Einfluß der ultravioletten Strahlung deutlich. Chronische Sonnenexposition bei bestimmten Freiluftberufen und bei lichtempfindlichen Menschen sind wesentliche prädisponierende Faktoren. Bemerkenswert ist allerdings, daß Basaliome im Bereich der chronisch lichtexponierten Handrücken relativ selten vorkommen und in vielen Fällen auch in anscheinend normaler Haut auftreten.

Histogenese. Diese ist nicht gesichert. Immer mehr hat sich die Auffassung durchgesetzt, daß es sich bei Basaliomen um organoide Tumoren handelt, welche nicht, wie früher vermutet, aus embryonal versprengten primären undifferenzierten Epithelkeimzellen hervorgehen, sondern daß sie aus unreifen pluripotenten Epithelzellen entstehen, die sich erst im Laufe des Lebens, beispielsweise durch den chronischen UV-

Einfluß ausbilden und nicht mehr die Fähigkeit zur normalen Verhornung besitzen. So wird auch verständlich, daß Basaliome im Tierversuch mit chemischen Karzinogenen (z.B. Dimethylbenzanthrazen) zu erzeugen sind. Basaliomzellen behalten aber andererseits noch die Fähigkeit zur Mitose, selbst wenn sie schon weit oben im Stratum Malpighi liegen. Biochemisch fehlt den Tumorzellen eine Fraktion unlöslicher Keratinproteine, wie sie normalerweise in Epidermiszellen vorkommen. Basaliome können sowohl in den basalen Zellen der Epidermis als auch in den verschiedensten Anteilen des Follikelapparates (Follikelinfundibulumepithel) entstehen. Die Basaliomnester manifestieren sich zunächst durch knospenartige Ansammlung von an Basalzellen erinnernden Zellen, ähnlich einer fötalen Haaranlage. Daher auch die Bezeichnung Basalzellenkrebs des Erstbeschreibers Krompecher.

Klinik. Prädilektionsstelle für Basaliome ist das Gesicht. Bei etwa 80% der Patienten lokalisieren sie sich oberhalb einer Verbindungslinie vom Mundwinkel zum unteren Ohrenansatz. Als weitere Lokalisationen folgen in abnehmender Häufigkeit unteres Gesichtsdrittel, Kapillitium und die übrigen Hautareale. Im Gegensatz zu spinozellulären Karzinomen, die sich vorwiegend in chronisch-entzündlich oder chronisch-degenerativ geschädigter Haut und Schleimhaut oder aus einer Präkanzerose entwickeln, entstehen Basaliome gewöhnlich an klinisch normal aussehender Haut ohne Vorstufen.

Initiales Basaliom. Dies sieht klinisch sehr unterschiedlich aus. Sein Wachstum ist durchweg langsam. Oft deutet eine kaum linsengroße, grauweiße Induration mit einzelnen Teleangiektasien klinisch ein initiales Basaliom an. Nicht selten wird dieses durch Rasieren oder Kratzen lädiert, so daß eine kleine, immer wieder an der gleichen Stelle auftretende Blutkruste das klinische Leitsymptom darstellt.

Basalioma solidum. Mit zunehmendem Wachstum entsteht im Verlauf von Monaten und Jahren entweder eine knotige, der Haut breitbasig aufsitzende Bildung von wachsartig glasiger Farbe und derb-harter Konsistenz mit Teleangiektasien, oder eine im Zentrum zur Einsenkung und Atrophie neigende Veränderung, die randwärts einen typisch perlartig aufgeworfenen Randsaum mit Teleangiektasien besitzt: *Basalioma planum cicatricans*. An den Schläfen entsteht häufig ein bogig begrenzter Herd mit gerötetem verkrustetem Zentrum und einem perlartigen, leistenförmigen typischen Randsaum, den man besonders nach Anspannen der Haut gut erkennt.

Basalioma exulcerans und Ulcus rodens. Im Gesicht und am Kapillitium kommt es häufig zur Ulzeration des Basalioms. Wegen der Neigung zu peripherem „nagendem" Fortschreiten hat man früher diese Form auch als Ulcus rodens (lat. rodere = nagen) bezeichnet. Typisch für Ulcus rodens sind fehlender Spontanschmerz, Schmerzlosigkeit bei Palpation, Neigung zu hämorrhagischer Verkrustung, harter perlartiger Randwall (sog. Basaliomperlen) mit Teleangiektasien.

Basalioma terebrans, Ulcus terebrans. Hierbei handelt es sich um ein zur Destruktion führendes Basaliom. Das Tumorwachstum bleibt nicht wie gewöhnlich auf das Korium begrenzt, sondern es kommt zu tiefreichendem, infiltrierendem und destruierendem Wachstum. Handtellergroße, tief ulzerierende Herde mit roter, glasiger granulierender Oberfläche und starker Blutungsneigung sind dann nicht ungewöhnlich. Nur hier und da findet man am Geschwürsrand noch diskrete leistenartige Randwälle mit typischen Basaliomperlen. Knorpel und Knochen werden zerstört.

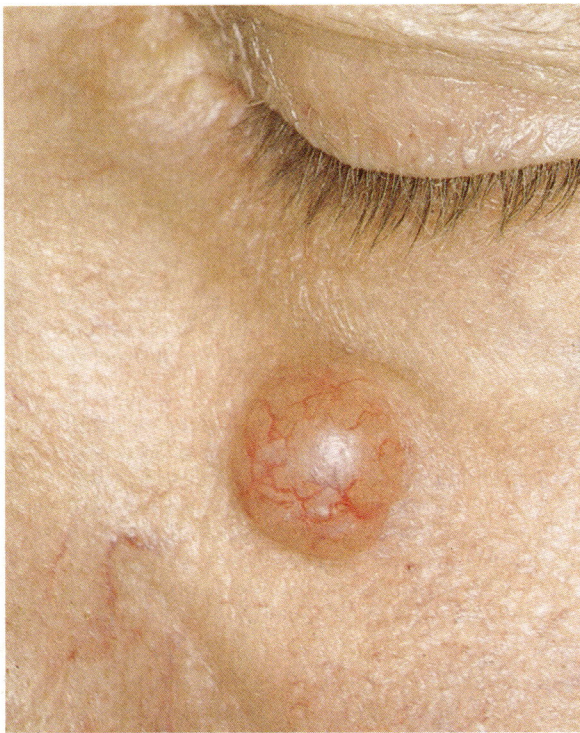

Basalioma solidum

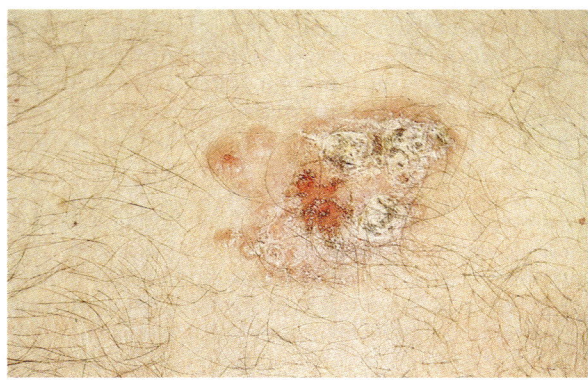

Basalioma planum cicatricans

Freigelegte Knorpel, eröffnete Nase-, Kiefer- und Stirnhöhlen und andere Verstümmelungen sind typische, prognostisch bedenkliche Entwicklungen. Solch multilierende Basaliome sitzen vorzugsweise am Kapillitium und in der Gesichtsmitte. Sie sind oft eine Folge von Verwahrlosung oder Indolenz der Patienten, gelegentlich aber auch von wiederholter unzureichender Behandlung. In diesem Stadium ist das Basaliom durch Neigung zu Arrosionsblutungen und, bei Eröffnung der Schädelhöhle, zu meningealen Komplikationen lebensbedrohlich geworden. Trotz aller exzessiver örtlicher tumoröser Zerstörung kommt es aber gewöhnlich nicht zu lymphogenen oder hämatogenen Metastasen.

Pigmentiertes Basaliom. Es ist meist flach, häufig zentral atrophisch eingesunken, schwärzlich oder bräunlich mit geringer Ulzerationsneigung. Hart-derbe Konsistenz, unterschiedlicher Melaningehalt und höckrige, vielfach glasige Oberfläche mit Teleangiektasien sind typische Symptome. Sie schützen vor Verwechslungen mit malignem Melanom, pigmentiertem Nävuszellnävus, Naevus coeruleus, Angiokeratom, pigmentierter seborrhoischer Warze oder Melanoakanthom. In Zweifelsfällen sollte man sich wie bei Melanomverdacht verhalten.

Sklerodermiformes Basaliom. Es bevorzugt Nase, Stirn oder Wangen und ist meist schwer erkennbar. Es ist leicht erhaben, plattenartig, gelblich und von

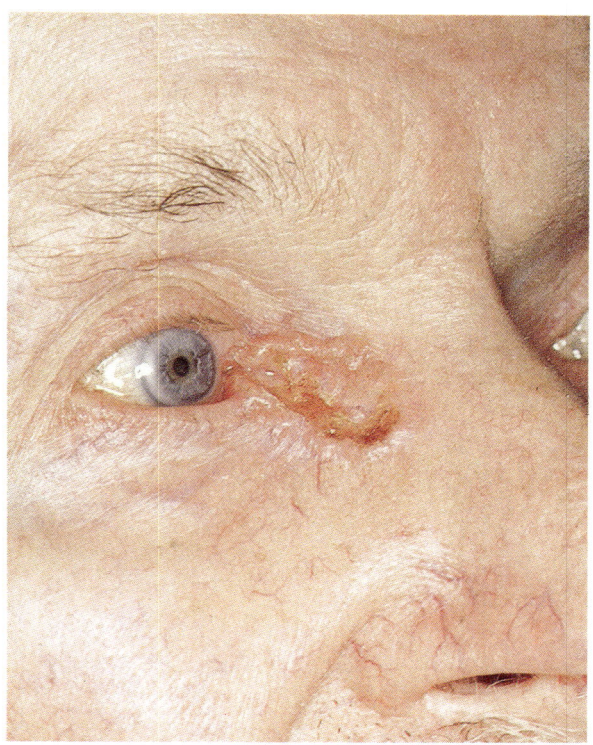
Basalioma exulcerans, Ulcus rodens

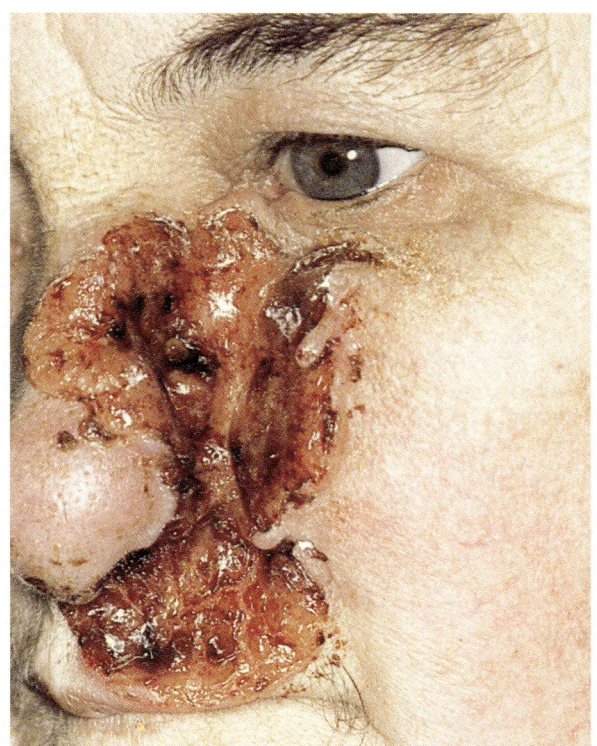
Basalioma terebrans

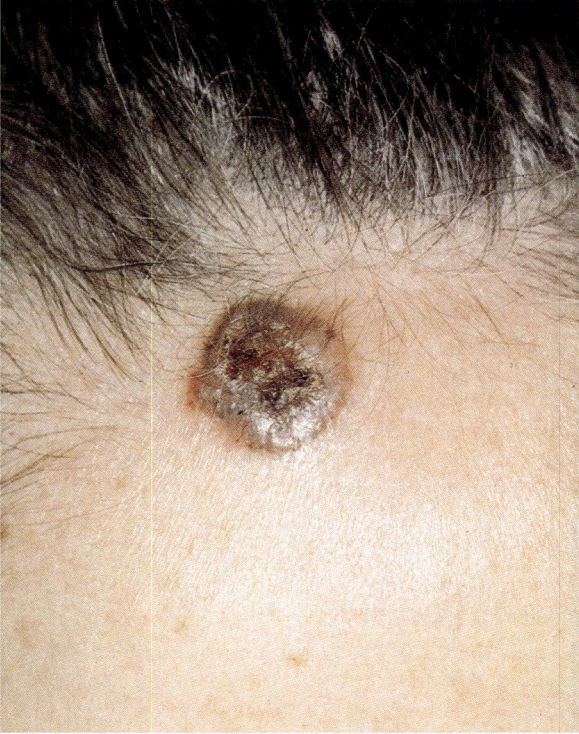
Pigmentiertes, teils ulzerierendes Basaliom

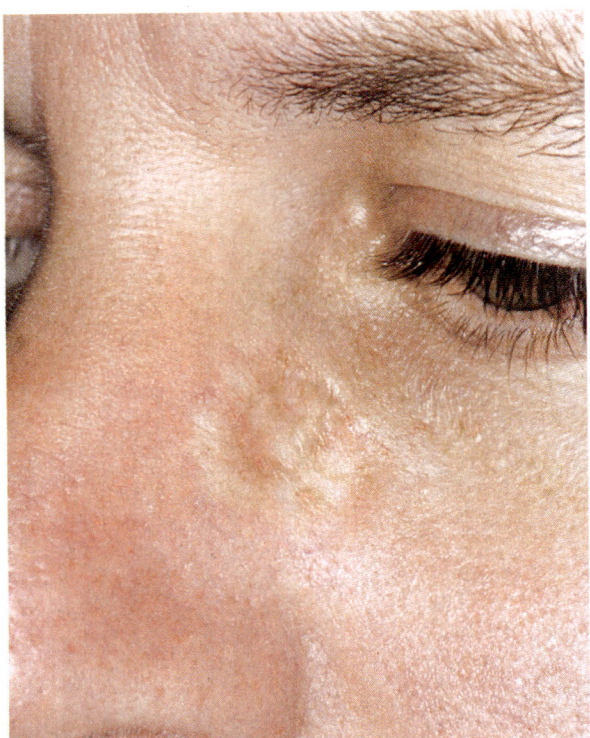

Sklerodermiformes Basaliom

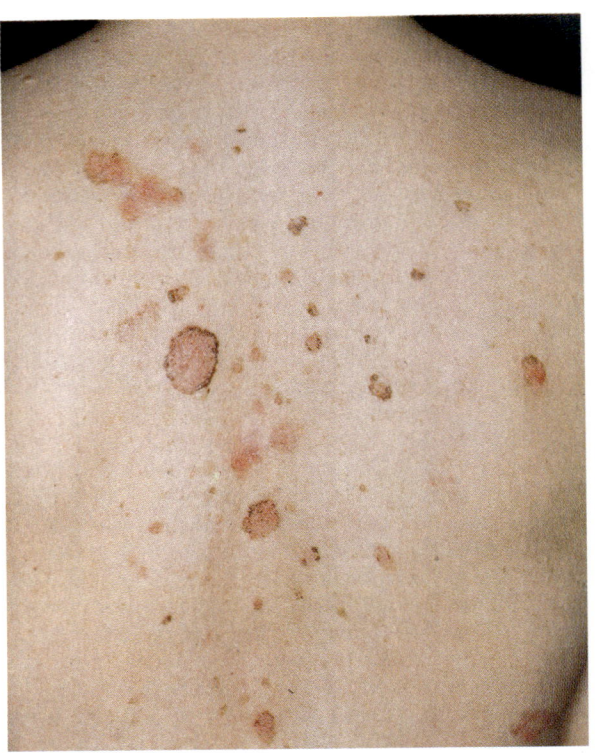

Basaliomatose, multiple Rumpfhautbasaliome nach Arsentherapie

Teleangiektasien durchzogen. Neigung zu Ulzeration ist selten. *Differentialdiagnostisch* ist an Trichoepitheliom, zirkumskripte Sklerodermie oder Narben zu denken.

Keloidiformes Basaliom. Hier gilt das gleiche wie beim sklerodermiformen Basaliom. Wegen der Keloidähnlichkeit ist in diesen Fällen besonders auf die Anamnese zu achten.

Zystisches Basaliom. Dieses findet sich häufig im Lid- oder oberen Wangenbereich. Es ist relativ weich, der Hautoberfläche breitbasig aufsitzend, von rundlich-ovaler Form und bis erbsgroß. Die Farbe ist bläulich-weißlich, und der durchscheinende zystische Tumor ist von Teleangiektasien überzogen. Er erreicht Erbsgröße. *Differentialdiagnostisch* kommen verschiedene benigne Adnextumoren in Frage, so ekkrine oder apokrine Hidrokystome.

Rumpfhautbasaliome

Synonyme. Arning-Karzinoide, erythematoides, ekzematoides, pagetoides Basaliom.

Während Basaliome gewöhnlich in lichtexponierten Hautbereichen in Einzahl vorkommen, ist bei den Rumpfhautbasaliomen Vielzahl die Regel.
Auch im klinischen Erscheinungsbild weichen sie von den übrigen Basaliomformen ab. Die Diagnose ist daher oft nicht leicht. Rumpfhautbasaliome sind durchwegs oberflächlich lokalisiert und neigen kaum zu tiefen Ulzerationen. In unterschiedlicher Zahl (oft bis über 50) und Größe findet man rötliche oder rötlich-braune, gelegentlich sogar leicht juckende Herde, die scharf und unregelmäßig begrenzt sind und eine feine Schuppung oder kleine Krusten aufweisen können: *ekzematoides* oder *pagetoides Basaliom*. Harte, kleine perlartige Knötchen im Randgebiet, auch innerhalb des Herdes, führen zur richtigen Diagnose. Rumpfhautbasaliome wachsen langsam und sind prognostisch günstiger als die übrigen Basaliome. Nicht selten entwickeln sie sich im Anschluß an Arsenzufuhr nach einer Latenzzeit von 20–30 Jahren. Früher wurde relativ häufig eine Arsentherapie bei Psoriasis durchgeführt. Andere Arseneinnahmemöglichkeiten liegen in arsenkontaminiertem Trinkwasser (Brunnenwasser), vormals auch im sog. Haustrunk der Winzer (Arsensalze als Schädlingsbekämpfungsmittel für Rebstöcke). *Differentialdiagnostisch* muß an nummuläres Ekzem, womit Rumpfhautbasaliome am häufigsten verwechselt werden, Psoriasis oder M. Paget gedacht werden. In allen Zweifelsfällen ist eine Probeexzision indiziert.

Riesenbasaliom. Dies ist ein klinischer Ausdruck für riesengroß wachsende Basaliome von 10–20 cm Durchmesser und mehr. Wegen der Größe des Tumors und des zentralen Zerfalls wird zunächst nicht an ein Basaliom gedacht.

Fibroepithelialer Tumor (Pinkus 1953). Die Bezeichnung rührt daher, daß histologisch um das Basaliomparenchym eine massive fibroblastische Bindegewebsreaktion vorliegt. Daher ist ihre Prognose auch viel günstiger als die anderer Basaliome. Bei älteren Menschen kommen sie am Unterbauch, in der Lendenregion oder an den Oberschenkelinnenseiten als ein oder mehrere, flach erhabene oder gestielte, hautfarbene, gelegentlich auch zart gerötete, mäßig harte Tumoren vor. Klinisch erinnern sie am ehesten an Fibrome. Die Tumoren neigen kaum zur Ulzeration.

Nävobasaliome [Goltz und Gorlin 1960]
Synonyme. Basalzellnävussyndrom, Goltz-Gorlin-Syndrom, nävoide Basaliome, erblich kutane mandibuläre Polyonkose (Ward-Syndrom 1967).

Hierbei handelt es sich um eine autosomal-dominante erbliche nävoide Systemerkrankung, die auch als fünfte Phakomatose bezeichnet wurde. Die Erkrankung gliedert sich in eine nävoide und eine onkogene Phase. In der nävoiden Phase, bereits in der Kindheit oder Pubertät, entwickeln sich gern am Stamm, aber auch im Gesicht, am Nacken, periaurikulär, perianal und an den proximalen Extremitätenabschnitten multiple, breitbasig aufsitzende hautfarbene, bräunliche oder auch zystisch feste Tumoren. Gelegentlich kommt es zur Ulzeration und Verkrustung. Langsam folgt der Übergang in die onkogene Phase, zumeist um das 20. Lebensjahr, in der die Basaliome klinisch und histologisch eindeutig werden. Die langsam progredienten Veränderungen, die ein großes medizinisch-therapeutisches Problem darstellen, sind meist mit anderen Fehlbildungen kombiniert, z.B. Knochenanomalien (Kieferzysten mit Neigung zu maligner Entartung, Gabelrippe, Kyphoskoliose, Spina bifida occulta etc.), punkt- oder schüsselförmigen Grübchen (Basaliome) an Handflächen- und Fußsohlen, verbreiterten Nasenrücken, Fibromen an den Ovarien, Hypertelorismus und teilweise fehlendem Corpus callosum, oder Falx-cerebri-Verkalkungen.

Therapie. Wie bei Basaliom; Prophylaxe-Versuch mit aromatischem Retinoid (Tigason).

Trichotillobasaliom (E. Hoffmann 1954). Wiederholte chronische mechanische Reize, wie ständiges Auszupfen von Haaren an ein und derselben Stelle, zumeist am Kinn oder an der Oberlippe können basaliominduzierend wirken. Diese Basaliome gehen von den Epithelien der Terminalhaarfollikel aus und sind klinisch zumeist knotig.

Narbenbasaliom. Auf vorgeschädigter Haut wie Röntgenodermen, atrophisch veränderter Haut nach Lupus vulgaris, fistulierenden mykotischen Infektionen, mechanisch beanspruchten Narben (Unfall- und Kriegsverletzungen, Reiben und Druckstellen von Prothesen) können Basaliome entstehen.

Symptome. Basaliome machen subjektiv wenig Beschwerden. Gelegentlich wird Juckreiz bemerkt. Manche Patienten geben an, daß es in dem Basaliom „arbeitet". Basaliome verursachen aber keine Schmerzen.

Prognose. Bei rechtzeitiger Diagnose gut. Bei zu spätem Behandlungsbeginn sowie beim Ulcus rodens und Ulcus terebrans ist die Prognose vorsichtig zu stellen.

Histopathologie. Da die Basaliome aus zwei keimblattmäßig verschiedenen Anteilen bestehen, findet sich stets ein epithelialer (ektodermaler) Anteil, der das Tumorparenchym bildet, und das im Bindegewebe ausgelöste spezifische Stroma (mesodermaler Anteil). Die Epidermis über dem Basaliom ist meist atrophisch, häufig erodiert oder ulzeriert. Von der interfollikulären Epidermis oder den Follikelepithelien gehen zunächst endophytisch, später gelegentlich auch exophytisch proliferierende basaloide Zellen aus. Durch ihre großen ovalen basophilen Kerne erinnern die Tumorzellen an normale Basalzellen. Wegen ihrer intensiveren Basophilie fallen Basaliomstränge gegenüber der normalen Epidermis deutlich auf. Charakteristisch ist die palisadenartige Aufreihung der Basaliomzellen am Rand der Tumorstränge, während sie im Tumorzentrum regellos liegen. Mitosen finden sich gehäuft im Tumorparenchym. Zum Bindegewebe hin liegt meist ein Spalt, eine oft fixationsbedingte Retraktion des Tumorgewebes vom Stroma. Dieser Spaltraum ist ein wichtiges histologisches Kriterium. Die Umgebung des Basalioms kann basophil sein und manchmal eine entzündliche Stromareaktion aufweisen. Die *Ausdifferenzierung von Basaliomen* ist außerordentlich vielfältig. So können Anklänge an Anhangsgebilde der Haut entstehen mit Differenzierung in Richtung adenoider Strukturen wie Talgdrüsen, Schweißdrüsen, oder Differenzierung in Richtung von Haarstrukturen.

Daraus ergibt sich eine große Mannigfaltigkeit des histologischen Substrats:

- solides Basaliom,
- adenoides Basaliom,
- oberflächlich-multizentrisches Basaliom,
- zystisches Basaliom,
- pigmentiertes Basaliom,
- keloidiformes Basaliom,
- sklerodermiformes (Morphea-artiges) Basaliom,
- verhornendes Basaliom,
- verkalkendes Basaliom,
- verknöcherndes Basaliom,
- Basaliom mit Amyloidablagerung,
- nekrotisches Basaliom,
- spindelzelliges Basaliom,
- Bowenoides Basaliom,
- follikulär-differenziertes Basaliom (trichoepitheliomartiges Basaliom),
- fibroepitheliomatöses Basaliom (fibroepithelialer Tumor Pinkus),
- Basaliom mit talgdrüsenartiger Differenzierung,
- Basaliom mit ekkriner Schweißdrüsendifferenzierung,
- adamantinoides Basaliom (wie bei Adamantinom, Ameloblastom),
- zylindroides Basaliom, an Spiegler-Tumoren erinnernd,

- syringoides Basaliom,
- muzinöses Basaliom,
- metatypisches Basaliom vom „type mixte",
- metatypisches Basaliom vom „type intermédiaire".

Innerhalb eines Basalioms kommen häufig verschiedene Ausdifferenzierungen vor, so solide, adenoide, syringoide oder pigmentierte Anteile.
Die geringste Ausdifferenzierung weisen sklerodermiforme Basaliome auf. Sklerodermiforme Basaliomstränge können ohne sichere palisadenförmige Anordnung und ohne Spaltbildung zum Stroma hin wachsen und auch Zeichen lymphohistiozytärer Entzündung vermissen lassen. Sie wachsen aggressiv zwischen den Kollagenbündeln vor und in die Septen des subkutanen Fettgewebes weit in Richtung auf Knorpel und Knochen hinein.
Die metatypischen Basaliome bieten einige histologische und klinische Besonderheiten.

Metatypisches Basaliom vom „type mixte"

Synonym. „Epithélioma pavimenteux métatypique mixte" [Darier].

Es finden sich Basaliomstränge, die „Stachelzellkomplexe" mit parakeratotischen Hornperlen einschließen. Ein Nebeneinander von Basaliom mit spinozellulärem Karzinom, wie der Name besagen könnte, dürfte nur sehr selten vorliegen. Meist handelt es sich um eine Weiterdifferenzierung von Basaliomnestern, stellenweise um ins Tumorparenchym eingeschlossene auch veränderte Schweißdrüsenausführungsgänge. Der Tumor gehört also zum Basaliom. Das metatypische Basaliom dieses Typs unterscheidet sich lokalisatorisch und morphologisch nicht von typischen Basaliomen. Die Diagnose ist nur histologisch zu stellen.

Metatypisches Basaliom vom „type intermédiaire"

Synonym. „Epithéliome pavimenteux intermédiaire" [Darier].

Der Tumor setzt sich aus Zellen zusammen, die weder eindeutig basozellulär noch spinozellulär sind, also offenbar zwischen beiden Zelltypen stehen. Eine Abgrenzung zwischen einem verwilderten entdifferenzierten Basaliom und einem anaplastischen Stachelzellkarzinom ist nicht sicher möglich. Es wächst rascher als ein gewöhnliches Basaliom, teils destruktiv und ist zur Metastasierung befähigt. Nicht selten entsteht dieser Tumortyp im Anschluß an eine nicht adäquate Strahlenbehandlung von Basaliomen an der Nase. Bei vielen Fällen von sog. metastasierenden Basaliomen handelt es sich um diesen Tumortyp. Therapeutisch ist die geringe Strahlenempfindlichkeit dieser Tumorart hervorzuheben. Metatypische Basaliome sind prognostisch vorsichtig zu beurteilen und verlangen eine aktive und umfassende Therapie.

Diagnose. Basaliome werden fast immer aufgrund der typischen klinischen Merkmale eines wachsfarbenen flachen Tumors mit perlenartigem Randsaum und Teleangiektasien diagnostiziert. In Zweifelsfällen, wenn eine in-toto-Exzision nicht möglich ist, muß vor der Therapie eine Probeexzision gemacht werden.

Differentialdiagnose. Diese hängt von der klinischen Erscheinungsform ab. An seborrhoische Warze, M. Bowen, aktinische Keratose, Fibroma nasi (Angiofibrom der Nase), benigne zystische oder solide Tumoren der ekkrinen und apokrinen Schweißdrüsen, Melanoakanthom und bei stark pigmentierten Basaliomen auch an maligne Melanome ist zu denken. In jedem Zweifelsfall sollte eine Probeexzision durchgeführt werden; bei Verdacht auf malignes Melanom ist entsprechend dem auf S. 900 beschriebenen Plan vorzugehen.

Therapie. Sie wird bestimmt von der Größe und dem Sitz der Basaliome. Eine Vielzahl sicherer Behandlungsmethoden existiert. Die persönliche Einstellung des Arztes und die Sicherheit, mit welcher er die verschiedenen Therapiemodalitäten beherrscht, entscheiden über das Vorgehen.
Rezidive in loco aus verbliebenen Basaliomnestern sollen in weniger als 5% der Fälle auftreten, gleich welche Behandlung durchgeführt wird. Die Entscheidung, welche Therapieform durchgeführt wird, hängt nicht zuletzt auch vom Patienten ab. Bei älteren Menschen wird eher eine Röntgentherapie als bei jüngeren empfohlen, da die Gefahr einer erneuten Tumorentstehung (Basaliom, aktinische Keratosen und spinozelluläres Karzinom im Röntgenoderm durch chronische UV-Exposition) aufgrund der Lebenserwartung begrenzt ist. Basaliome im Lidbereich bieten sich für Röntgentherapie oder Kryotherapie an, nicht jedoch solche an den Handrücken oder über Gelenken. Lichtempfindlichen jüngeren Patienten mit Hauttyp I oder II wird weniger zur Röntgentherapie als zum operativen Vorgehen geraten, da sie aufgrund der zusätzlichen aktinischen Belastung Risikopatienten für weitere Tumoren sind.

Exzision
Sie ist die häufigste Behandlungsform. Kleinere Basaliome werden im Gesunden, soweit es die topographische Situation zuläßt, möglichst mit 0,5 cm Sicherheitsabstand exzidiert. Größere Basaliome können unter Zuhilfenahme von plastisch-chirurgischen Maßnahmen ebenfalls mit gutem kosmetischem Endresultat versorgt werden. Ausgedehnte ulzerierende Basaliome (Ulcus terebrans) mit Übergang auf Weichteile und Knochen verlangen radikale operative Maßnahmen. Die Kooperation mit Chirurgen, Kieferchirurgen oder Hals-Nasen-Ohren-Ärzten ist anzustreben. Eine histologische Begutachtung unter der Fragestellung, ob das Basaliom den vorliegenden Schnitten nach in toto exzidiert wurde, ist erforderlich.

Sonderformen der Exzisionsbehandlung

Chemochirurgie und mikroskopisch kontrollierte Chirurgie (MKC)
Da Basaliome seitlich oft über die klinisch erkennbaren Grenzen hinauswachsen und Ausmaße und Rich-

tung dieser Ausdehnung klinisch nicht erkennbar sind, ergibt sich in einzelnen Fällen die Notwendigkeit, bei operativem Vorgehen die Vollständigkeit der Exzision durch kontinuierliche dreidimensionale histologische Untersuchung zu kontrollieren. Ein Behandlungsverfahren, das diese Forderung erfüllt, ist die *mikroskopisch kontrollierte Chirurgie*. Zwei Verfahren stehen zur Verfügung:

Chemochirurgie [Mohs 1936, Schreus 1951]. Das Behandlungsprinzip der Mohs-Methode besteht in der vollständigen histologischen Kontrolle des exzidierten Gewebes, wodurch eine sichere Entfernung des Tumorparenchyms bei optimaler Schonung nichtbefallener Areale gewährleistet ist. Die ursprüngliche, von Mohs angegebene Chemochirurgie beinhaltet als ersten Schritt des Behandlungsverfahrens eine In-situ-Fixierung des Gewebes durch eine 40%ige Zinkchloridpaste. Nach 3- bis 4stündiger Einwirkungszeit kann das fixierte Gewebe dann ohne Auftreten von Blutungen oder Schmerzen exzidiert werden. Die Fixierung selbst ist sehr schmerzhaft; deshalb wird dieses Verfahren nur noch wenig angewandt. Die *Zinkschnellätzung nach Schreus* gehört in die Hand des Erfahrenen. Nach zentrifugaler Auskratzung des Basalioms (Kürettage) mit einem scharfen Löffel erfolgt die Zinkchloridbehandlung mit wäßriger Zinkchloridlösung (50%). Eine histologische Kontrollmöglichkeit ist dabei nicht gegeben.

Frischgewebsmodifikation der Mohs-Chemochirurgie. Die chemochirurgische Zinkchloridätzung ist heute wegen ihrer Schmerzhaftigkeit zugunsten der Frischgewebstechnik weitgehend verlassen worden. Hierbei wird auf die In-vivo-Vorfixierung des Gewebes verzichtet und das tumortragende Areal in Lokalanästhesie exzidiert. Scheibenförmig werden Exzisate entnommen und topographisch genau skizziert. Die Ränder der Exzisate werden mit wasserunlöslichen Farbstiften zum Wiederauffinden im mikroskopischen Präparat markiert. Die Exzisate werden entweder in Kryostatschnitten oder nach einer üblichen Fixierung in horizontaler Schnittführung stufenweise aufgearbeitet. Die histologische Untersuchung erlaubt es, in Verbindung mit der Gewebemarkierung und der topographischen Skizze den Tumor in seinen Ausläufern genau zu verfolgen und vollständig zu exzidieren. Indikationen für die sehr aufwendige Methode der MKC sind Basaliomrezidive bei langer Anamnesedauer, bei unsicherer klinischer Abgrenzbarkeit, bei histologisch sklerodermiformem Wachstum; ferner primäre Basaliome in besonderen topographischen Lokalisationen, wie z.B. in der Nähe von Augen, Nasensteg oder Ohrmuschel. Durch die Anwendung dieser Technik kann die Fünfjahresheilung von „Problembasaliomen" wesentlich verbessert werden.

Kürettage und Elektrodesikkation
Diese Behandlung wird besonders von amerikanischen Dermatologen geschätzt. Sie eignet sich für kleine initiale Basaliome und Rumpfhautbasaliome, insbesondere bei älteren Patienten. Die klinische Diagnose sollte vor Therapiebeginn histologisch gesichert sein. Eine histologische Kontrolle, ob alles Basaliomgewebe in toto exzidiert wurde, ist allerdings nicht möglich.

Kryotherapie
Einfrieren (Vereisen) des Tumorparenchyms durch Einwirkung tiefreichender Kälte, wie es nur durch Kryosonden, aber nicht sicher durch Sprays möglich ist, ist eine von manchen Autoren bevorzugte Behandlungsmöglichkeit. Bei uns hat sich die Kryotherapie noch nicht durchgesetzt. Vorausgehende histologische Bestätigung der Diagnose ist erforderlich.

Strahlenbehandlung
Vor Beginn muß die klinische Diagnose histologisch gesichert sein. Die Strahlenbehandlung kommt in Form der Röntgenweichstrahlentherapie, von β-Strahlen, oder, besonders bei Basaliomen an der Nase und über Knochen, von schnellen Elektronen in Frage. In allen Fällen richtet sich die Strahlenqualität und -dosierung nach Größe, Lokalisation und Zustandsbild. Im allgemeinen hat sich eine fraktionierte Röntgenweichstrahlentherapie mit kleineren Einzeldosen (3–5 Gy) bis zu Gesamtdosen von 50 Gy bewährt. Einzeitbestrahlung mit 20–25 Gy ist nur bei kleinen Basaliomen, die Kleinfingernagelgröße nicht überschreiten, möglich. Sonst beträgt die kumulative Dosis, je nach Tumorgröße, 30–40 Gy bei Tumoren bis zu 2 cm Durchmesser und 35–50 Gy bei Tumoren über 4 cm Durchmesser. Chirurgisches Planieren der Tumoren vor der Bestrahlung ist oft angezeigt. Bei Bestrahlung muß ein späteres Röntgenoderm mit seinen Folgeerscheinungen in Kauf genommen werden. Wichtig ist, daß die Behandlung weit genug (0,5–0,7 cm) in die gesunde Haut hinein durchgeführt wird, da die Tumoren meistens ausgedehnter sind, als man klinisch erkennt. Nur so lassen sich Randrezidive vermeiden. Basaliome an lichtexponierter Haut jüngerer Patienten sollten möglichst nicht radiotherapeutisch behandelt werden.
Lidbasaliome sprechen gut auf Röntgenweichstrahlentherapie an.

Retinoide
Patienten mit Basalzellnävussyndrom sowie Patienten mit immer wieder auftretenden, zahlreichen Basaliomen (Basaliomatose) speziell in Verbindung mit anderen Tumoren wie Keratoakanthome, aktinische Keratosen, spinozelluläre Karzinome, M. Bowen oder Bowen-Karzinom auf aktinischer Schädigung der Haut oder nach vorausgegangener Arsenzufuhr können prophylaktisch mit aromatischen Retinoiden behandelt werden. Zur Zeit stehen das aromatische Retinoid (Tigason) und die 13-cis-Retinsäure (Roaccutan) zur Verfügung. Bereits bestehende Tumoren können sich teilweise zurückbilden, neue vermieden werden. Die Prophylaxe bei den meist älteren Patienten muß wahrscheinlich lebenslang erfolgen. Die gleiche Prophylaxe wird bei Patienten mit Xeroderma pigmentosum versucht.

Zytostatische Behandlung
Lokale Zytostatika wie 5-Fluorouracil (Efudix, Effluderm) haben sich generell nicht bewährt und sollten nur bei ganz besonderer Indikation, beispielsweise bei Basaliomen nicht operationsfähiger Patienten oder bei Rumpfhautbasaliomen Anwendung finden. Systemische Gabe von Bleomycin bei inoperablen und nicht bestrahlungsfähigen Patienten mit Basaliomen hat sich nicht bewährt.

Tumornachsorge und Prognose. Aus nicht primär beseitigten Basaliomnestern und auch de novo innerhalb eines behandelten Areals können Basaliomrezidive bzw. neue Basaliome entstehen. Basaliome unter Transplantaten sind oft erst zu erkennen, wenn sie sich knotig vorwölben oder am Transplantationsrand auftreten. Unter Spalthautlappen sind Rezidive besser als unter Vollhautlappen erkennbar. Alle Basaliompatienten sollten lange genug nachkontrolliert werden, um Rezidive frühestmöglich zu erkennen. Kontrollen etwa nach 2, 6, 12 Monaten und dann einmal jährlich über mindestens 5 Jahre werden angestrebt. Die Heilerfolge bei primären Basaliomen liegen bei 95–99%, nach Basaliomrezidiven bei etwa 92%.
Patienten, die bereits ein Basaliom hatten, bekommen statistisch gesehen häufiger weitere Basaliome als Patienten, die noch kein Basaliom aufzeigten. Daher ist eine besonders gute Tumornachsorge bei diesen Patienten angezeigt. Wenn Sonnenlicht als wesentlicher Faktor für die Entstehung von Basaliomen erkannt ist, sollte unnötige Sonnenexposition vermieden werden. Sonnenschutz durch entsprechende Kleidung und Anwendung ausreichend wirksamer Lichtschutzmittel mit einem Lichtschutzfaktor von 10–15 sollten gewissenhaft betrieben werden.

Spinozelluläres Karzinom

Synonyme. Epithelioma spinocellulare, Spinaliom, verhornender Plattenepithelkrebs, Plattenepithelkarzinom, Stachelzellkarzinom.

Definition. Spinozelluläre Karzinome sind maligne epitheliale Tumoren. Sie beginnen gewöhnlich intraepithelial als Carcinoma in situ und gehen nach unterschiedlicher Zeit in echte, maligne, invasiv wachsende Tumoren über. Sie wachsen destruierend, metastasieren zumeist lymphogen und können zu letalem Ausgang führen. Klinische Zeichen der Malignität sind unbegrenztes Wachstum, lokale Gewebsdestruktion und Metastasierung; histologische Zeichen sind Gewebsatypien. Spinozelluläre Karzinome führen zu Rückwirkungen auf den Allgemeinzustand der Patienten mit Tumorkachexie und Tumoranämie, und unbehandelt schließlich zum Tode.

Epidemiologie und Pathogenese. Spinozelluläre Karzinome der Haut sind viel seltener als Basaliome (Verhältnis etwa 1:10). An den Übergängen von Haut zu Schleimhaut und an den Schleimhäuten selbst stellen sie die häufigste Form maligner Tumoren dar, zumal Basaliome an den Schleimhäuten nicht vorkommen. In unseren Breiten liegt die Morbidität bei etwa 12 (Männer) und 6 (Frauen)/100000; sie erreicht aber in sonnenreichen Ländern sehr viel höhere Werte (in Texas 33 und in Australien 50 pro 100000 Einwohner). Mehrere prädisponierende bzw. pathogenetische Faktoren für das Zustandekommen von spinozellulären Karzinomen sind bekannt (Tabelle):

Tabelle: Mögliche Ursachen spinozellulärer Karzinome

Ursache	Jahr	Beschreiber
Skrotalkrebs der Schornsteinfeger	1775	Pott
Arsen	1822	Paris
Straffe Narben	1828	Marjolin
Verbrennungsnarben	1860	Heurtreux
Sonnenlicht	1875	Thiersch
Steinkohlenteer	1876	Volkmann
Paraffinöl	1876	Bell
Sonnenlicht	1894	Unna
Röntgenstrahlen	1902	Frieben
Kreosotöl (aus Buchenholzteer; Guajakol; Kresol; Kreosot)	1910	Wilson
	1920	O'Donovan
	1930	Heller

Genetik. Hellhäutige, wenig durch Melanin geschützte Menschen mit sonnenempfindlicher Haut (Typ I und II) neigen mehr als die dunkelpigmentierten Hauttypen zu Präkanzerosen und spinozellulären Karzinomen. Blonde oder rotblonde Haare, blaue oder blau-grüne Augen charakterisieren diese Menschen. Nordische und irische Rassen sind besonders gefährdet (Einwanderer in die USA und nach Australien).

Strahlen. Das Ausmaß der Ultraviolettlichtexposition im Laufe des Lebens ist neben dem genetisch bedingten Hauttyp der wichtigste Faktor für die Entstehung von spinozellulären Karzinomen. Über 90% aller spinozellulären Karzinome sind in chronisch lichtexponierten Hautanteilen, nämlich im Bereich von Gesicht, Unterlippe, Kopf und Handrücken lokalisiert. Über 80% der von uns behandelten Patienten stammen aus der ländlichen Bevölkerung. Das Haupterkrankungsalter liegt in unseren Breiten zwischen dem 60. und 80. Lebensjahr, in sonnenreichen Erdteilen niedriger. Die Haut registriert sozusagen jede UV-Belastung. Im höheren Lebensalter, wenn eine ausreichend hohe kumulative UV-Bestrahlung zustande gekommen ist, manifestieren sich die spinozellulären Karzinome. Aktinische Belastung der Haut nach Röntgenbestrahlung (chronische Radiodermitis, Röntgenoderm) oder chronische Hitzeeinwirkungen (Kangrikrebs am Unterbauch in Tibet, Unterschenkelkrebs durch offene Kaminfeuer in England) sind weitere Beispiele.

Chronisch-degenerative und chronisch-entzündliche Hautveränderungen. Ein wichtiger Kofaktor für die Entstehung von spinozellulären Karzinomen sind chronische Hautschädigungen. Karzinome entstehen gewöhnlich nicht auf normaler, sondern fast ausschließlich auf chronisch vorgeschädigter Haut, entweder unmittelbar oder auf dem Umweg über eine *Präkanzerose*. Karzinomgefährdet sind Altershaut, Seemannshaut, Landmannshaut, straffe Narben, Hautatrophien u.a. Auf schlaffen Narben und nicht sklerotischer Hautatrophie entstehen selten Karzinome. Häufiger sind sie auf Narben nach Congelatio und Combustio, auf sklerosierten Lupusnarben, auf Röntgenodermen, besonders in Verbindung mit einem Röntgenulkus, selten auf atrophischen Lupuserythematodes-Herden und unter bestimmten Voraussetzungen bei Acrodermatitis chronica atrophicans. Gelegentlich sieht man Karzinome in alten Ulcera cruris (etwa 1:5000) oder langjährig sezernierenden Fisteln (Fistelkarzinom).

Auch der Zwang zu laufender Epithelproliferation begünstigt Karzinome, so langfristiger Lichen ruber erosivus mucosae, Glossitis interstitialis luica, Lichen sclerosus et atrophicus der Vulva oder des Penis.

Chemische Karzinogene. Laufende exogene Einwirkung bestimmter kanzerogener Substanzen prädisponiert für Karzinomentwicklung an der Haut. Karzinomgefährdet sind bestimmte Berufsgruppen: Arbeiter in Erdölraffinerien, in der Steinkohlenteerindustrie, im Straßenbau mit Teer, in der Arsengewinnung und -verarbeitung. Gefährdend sind auch Teerdestillate aus Tabak (Lungenkrebs der Raucher) und Umgang mit Ruß (Schornsteinfegerkrebs). Ferner stellt Arsen ein (Ko-)Karzinogen dar, wenn es in höheren Konzentrationen in Brunnen- oder Trinkwasser vorkommt. Patienten, die aus medizinischen Gründen arsenhaltige Medikamente genommen haben, können nicht nur an Karzinomen der Haut, sondern auch an solchen des Magen-Darm-Trakts, des Bronchialsystems oder der Nieren erkranken.

Klinik. Spinozelluläre Karzinome beginnen häufig unauffällig mit einer linsen- bis bohnengroßen, leicht erhabenen, warzigen, breit aufsitzenden, grau oder bräunlich-gelblichen Hyperkeratose. Ablösung dieser Kruste gelingt kaum. Dabei stellt sich leicht eine Blutung ein. Die Bildung ist bereits frühzeitig hart und weitgehend schmerzlos. Der Tumor wächst, wird kirschgroß und dann relativ rasch größer. Sind die Tumoren größer, kann man gelegentlich gelbliche fadenartige Massen auspressen, die sog. Vermiottes (Würmchen), die histologisch aus verhornten Tumorzellen oder Hornperlen bestehen. Dabei bleibt der steinharte Tumor indolent. Das Tumorwachstum schreitet rascher fort; ausgedehnte ulzeröse Zerfallsherde treten auf. Nichts verschont der Tumor, weder Weichteile, noch Knorpel oder Knochen. Nach gewisser Dauer kommt es zur Metastasierung, zunächst in die regionalen Lymphknoten, später auch in andere Organe. Die Lymphknoten sind vergrößert, steinhart, im weiteren Verlauf unterschiedlich miteinander und der Umgebung verbacken, und bilden dicke vorgewölbte Pakete, die eng mit der Unterlage verwachsen sind. Sie sind dann zudem fest mit der darüberliegenden Haut verbunden, ulzerieren zentral und fistulieren. Interkurrente bakterielle Infekte können lokal, später systemisch hinzutreten. Nicht beherrschbare Arrosionsblutungen oder eine Meningitis nach Destruktion der Schädelkalotte führen zum Tode.

Die Häufigkeit der *Metastasierung* von spinozellulären Karzinomen schwankt erheblich, je nach Tumordifferenzierung und Art des Tumors zwischen 0 und 50%. Das sog. verwilderte (anaplastische) Karzinom auf Lupus-vulgaris-Narben oder auf Röntgenoderm neigt besonders leicht zur Metastasierung. Bei unseren Patienten ist Metastasierung mit 0,1–2,5% der Fälle anzugeben.

Prognose. Sie hängt von Sitz, Größe und Differenzierungsgrad der Tumoren ab. Eine relativ schlechte

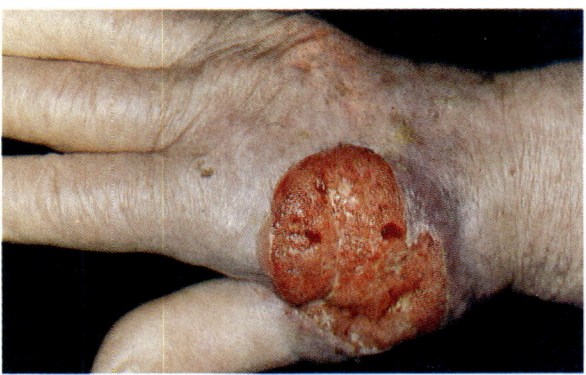

Spinozelluläres Karzinom, exophytisches Wachstum

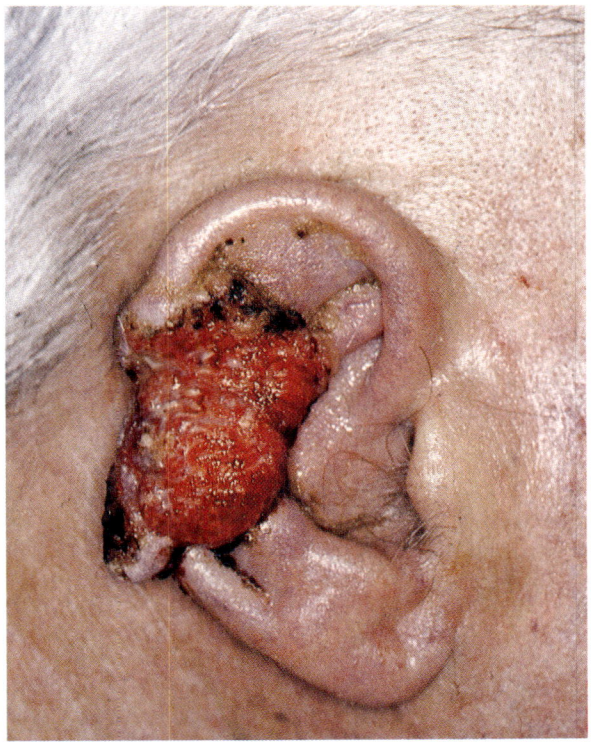

Spinozelluläres Karzinom

Prognose haben Zungen-, Vulva- und Peniskarzinome. Karzinome der Haut bis zu einer Größenausdehnung von 2–3 cm können in etwa 90% der Fälle geheilt werden, während die Heilungsaussichten bei größerer Ausdehnung deutlich absinken. Je reifer, d.h. je epidermisähnlicher ein spinozelluläres Karzinom im feingeweblichen Bild ist, desto geringer ist die Metastasierungstendenz.

Differentialdiagnose. Aktinische Keratose, Keratoakanthom, Verruca vulgaris, M. Bowen, Basaliom, seborrhoische Warze, warziges Dyskeratom, pseudoepitheliomatöse Epidermishyperplasie, amelanotisches Melanom u.a. Ferner kommen eine Vielzahl meist nur histologisch klassifizierbarer, gut- oder bösartiger Adnextumoren der Talgdrüsenfollikel, ekkrinen oder apokrinen Schweißdrüsen oder Terminalhaarfollikel in Frage. Beispiele sind: Talgdrüsenadenom, ekkrines Hidrokystom, Porom, proliferierende Trichilemmalzyste oder proliferierender Trichilemmaltumor. Wie immer auf dem Gebiet der Tumordiagnostik entscheidet die histologische Untersuchung.

Histopathologie. Von der Epidermis oder den verhornenden Abschnitten der Follikelepithelien gehen unregelmäßig geformte und sich verzweigende Tumorstränge aus. Sie wachsen infiltrierend und destruierend in das Korium. Die Zellen sind groß und plasmareich, die Zellgrenzen und Interzellularbrücken wie bei Zellen des Stratum spinosum aufgebaut (daher spinozelluläres Karzinom). Diese Zellen neigen wie normale Stachelzellen zur Verhornung. So kommt es in den Tumorsträngen zu konzentrisch geschichteten Hornkugeln, den sog. Hornperlen, die bei orthokeratotischer Verhornung subkorneal keratohyalinhaltige Zellen aufweisen, bei parakeratotisch verhornenden Hornperlen fehlen. Besonders beweisend sind entdifferenzierte Zellen, die in den rasch wachsenden Tumorrandzonen auftreten. Kernpolymorphie, atypische Mitosen oder Kernhyperchromasie fallen auf. In allen Fällen findet man eine starke Stromareaktion um die proliferierenden Tumorstränge und Tumorzapfen mit Anreicherung von Histiozyten und Mastzellen, besonders aber Lymphozyten und Plasmazellen.

Der Differenzierungsgrad von spinozellulären Karzinomen wird nach Broders in 4 Grade eingeteilt, wobei die Gradeinteilung abhängt vom zunehmenden Prozentsatz undifferenzierter Zellen, die keine Verhornungstendenz mehr zeigen.

Anteil undifferenzierter Tumorzellen:
Grad I $<25\%$
Grad II $<50\%$
Grad III $<75\%$
Grad IV $>75\%$

Dieser Differenzierungs- oder Entdifferenzierungsgrad erscheint in histologischen Befunden und sollte auch bei der Auswahl der Therapiemöglichkeiten erwogen werden. Die Prognose hängt hier neben dem Differenzierungsgrad nach Broders auch von der Tiefenausdehnung des Karzinoms ab. Invasion bis unter das Niveau der Schweißdrüsen findet man bei Tumoren von geringem Malignitätsgrad selten.

Sonderformen

Lippenkarzinom. 65% der spinozellulären Karzinome sind zentrofazial lokalisiert. Männer sind viel häufiger als Frauen (40:1) betroffen. Die meisten Gesichtskarzinome sind Unterlippenkarzinome. Die Oberlippe ist im Vergleich zur Unterlippe extrem selten befallen. Der Einfallswinkel der UV-Strahlen des Sonnenlichts trifft vorwiegend das Unterlippenrot und die angrenzenden Partien der Unterlippenhaut. Lippenkarzinome entwickeln sich zumeist auf Präkanzerosen: Leukoplakie (bei Rauchern, speziell bei Pfeifenrauchern, bei Glasbläsern und Teerarbeitern), Cheilitis actinica praecancerosa oder Cheilitis abrasiva praecancerosa.

Zu Beginn der Karzinomentwicklung, der wenig beeindruckend ist, findet sich eine kleine festhaftende Schuppung, unter der man initial kaum, später angedeutet, eine kleine Verhärtung fühlt. Manchmal ist der Beginn des Tumors eine kleine Erosion mit derber Basis. Auch primär schmerzlose Ulzerationen ohne exophytisches Wachstum kommen vor; aber stets besitzen diese Tumoren bereits eine harte indolente Basis. Selten ist ein solides derbes Knötchen vorhanden, das erst später zerfällt. Wachstum und Ausdehnung kann horizontal und/oder vertikal verlaufen. Eine erosive aktinische Cheilitis kann mehrere Zentimeter breit sein und einen oder mehrere knotenförmige oder einen lang ausgezogenen mehrere Zentimeter langen wulstförmigen Tumoranteil besitzen. Verbreiterung der Lippe durch das zapfenförmig in die Tiefe wachsende Karzinom, Verziehung des Mundwinkels durch die Tumormassen und Metastasierung in die regionalen und später auch fernen Lymphknoten sind Folgeentwicklungen.

Differentialdiagnostisch ist an Keratoakanthom, verruköse Leukoplakie, Verruca vulgaris, syphilitischen Primäraffekt und floride orale Papillomatose zu denken. Basaliome greifen nur sekundär auf das Lippenrot über. In jedem Fall ist eine Biopsie angezeigt. Zur Früherkennung kann die Vitalfärbung mit Toluidinblau hilfreich sein (s.S. 701).

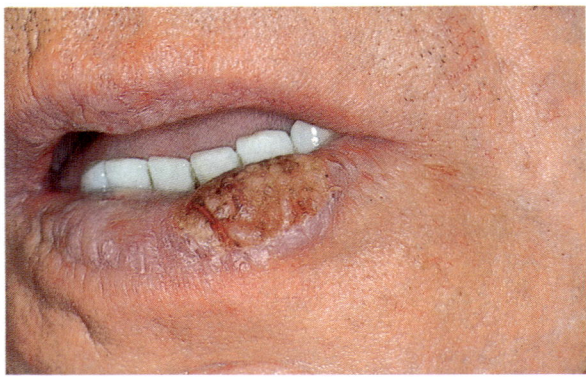

Lippenkarzinom

Peniskarzinom. Das Peniskarzinom verlangt wegen seiner schlechten Prognose frühzeitige Erkennung und Behandlung. Es entwickelt sich meist zwischen dem 4. und 7. Lebensjahrzent mit Prädilektion der dorsalen Seite der Glans penis und des Sulcus coronarius sowie des Präputiums. Peniskarzinome haben für ihre Entwicklung 3 Faktoren als Voraussetzung: Smegma, chronisch-rezidivierende Entzündung und Präkanzerosen. Zirkumzidierte Männer erkranken nur sehr selten. Bei Pferden, bei denen das Peniskarzinom mit einer Häufigkeit von 23% aller Karzinome auftritt, kommt es bei Wallachen, bei denen es aufgrund der fehlenden Erektion nicht zur Säuberung des Präputialsackes kommt, 10mal häufiger zu diesem Tumor als bei Hengsten. Auch durch experimentelle intravaginale Übertragung von Humansmegma auf Mäuse ist es gelungen, Karzinome der Zervixregion zu induzieren. Präkanzerosen sind Erythroplasie Queyrat und im weiteren Sinne auch Lichen sclerosus et atrophicus. Chronisch-rezidivierende Balanitis bei Phimose oder bei Diabetikern ist ein weiterer begünstigender Faktor.

Klinisch manifestiert sich das Peniskarzinom entweder in Form papillomatöser, exophytisch wachsender Proliferationen mit Zerfallsneigung oder als infiltrierende Induration und Ulzeration. Selbst bei klinisch nicht sicher begründetem Verdacht liefert die Probeexzision ein histologisch verifiziertes Karzinom. Wegen des Reichtums an Blut- und Lymphgefäßen ist, wie beim Zungenkarzinom, die Metastasierungsgefahr groß. Das in etwa der Hälfte der Fälle frühzeitige Einsetzen der Metastasierung erfolgt meist in die regionalen Lymphknoten (inguinal, paraaortal), während eine hämatogene Metastasierung nicht so häufig ist.

Die Therapiemaßnahmen umfassen ein kombiniertes urologisch-chirurgisches und radiotherapeutisches Vorgehen. Es richtet sich nach dem Stadium des Tumors. Anhaltspunkte dafür sind der Grad der Ausdehnung und Infiltration sowie das Vorhandensein von Metastasen. Bei präinvasiven Karzinomen beschränkt man sich auf die Exzision der verdächtigen umschriebenen Bezirke, sonst kommt eine Teilamputation des Penis in Frage. Spezielle Therapiemaßnahmen umschließen die Laserbehandlung, meist mit CO_2-Laser, sowie innerliche zytostatische Behandlung mit Bleomycin.

Vulvakarzinom. Es findet sich bei älteren Frauen innen an den großen Labien am Übergang zu den kleinen Labien und zur Klitoris. Man unterscheidet infiltrierende, ulzerierende und papillomatöse Karzinome. Viele Vulvakarzinome entstehen analog dem Peniskarzinom auf einem Lichen sclerosus et atrophicus (verborgen unter dem Sammelbegriff Kraurosis vulvae oder Leukoplakie), auf M. Bowen (Bowen-Karzinom) oder auf extramammärem M. Paget (Paget-Karzinom).

Die Prognose ist wegen der großen Neigung zu Metastasen ungünstig. Deshalb wird eine möglichst frühzeitige histologische Untersuchung und Therapie empfohlen.

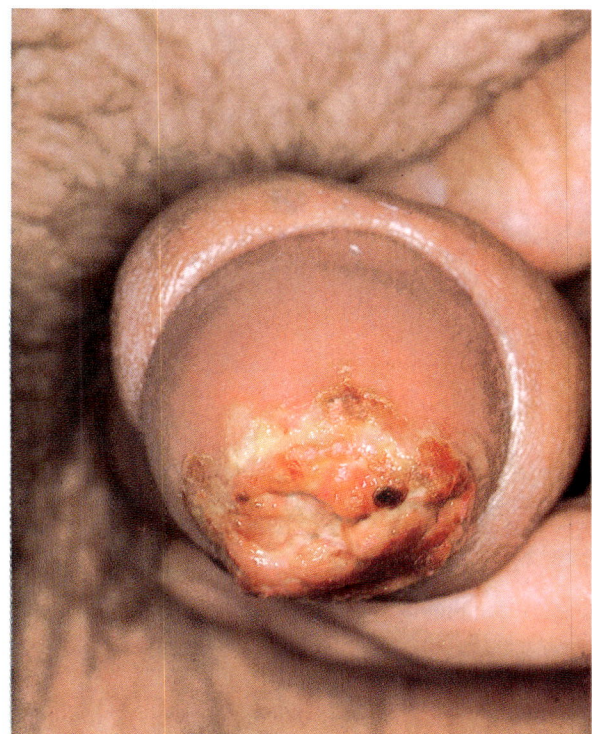

Peniskarzinom

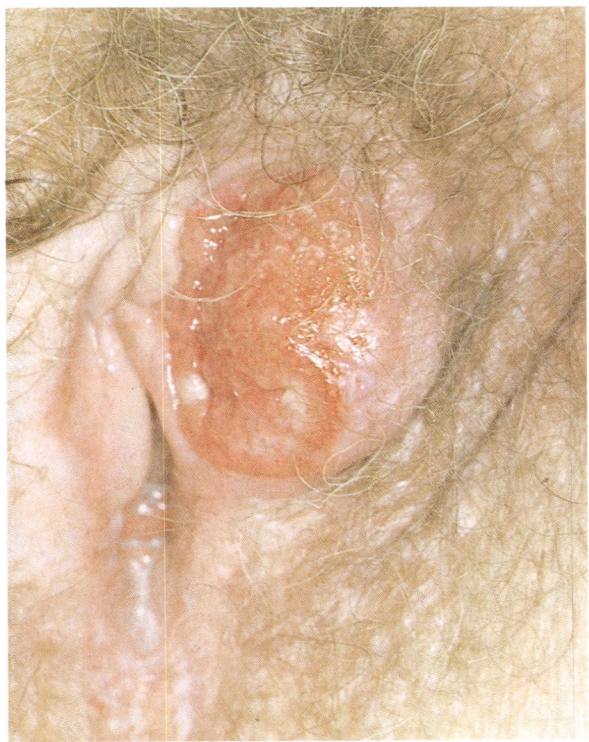

Vulvakarzinom auf Lichen sclerosus et atrophicus

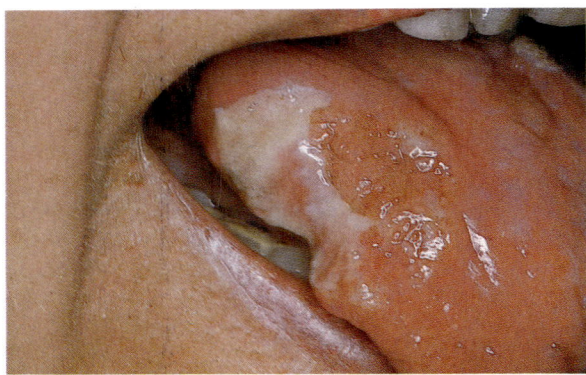

Zungenkarzinom

Spezielle Behandlungsmaßnahmen bestehen in Vulvektomie, Lasertherapie, elektrokaustischem Abtragen mit sekundärer Wundheilung, Radiotherapie und innerlicher zytostatischer Polychemotherapie.

Zungenkarzinom. Männer sind etwa 10mal häufiger als Frauen befallen. Das Zungenkarzinom entsteht auf dem Boden chronischer Entzündung (z.B. Gumma) und straffer Narben, Leukoplakien oder sonstiger Sonderformen des verrukösen Karzinoms (floride orale Papillomatose). Der Zungenrand ist häufiger als der Zungenrücken oder Zungengrund betroffen. Es bilden sich in der Zunge harte Knoten oder strangförmige Indurationen. Danach entstehen wechselnd tiefgreifende Ulzerationen, die recht schmerzhaft sein können. Frühzeitige lymphogene Metastasierungsneigung führt regional zu harten schmerzlosen, ständig wachsenden Lymphknotenschwellungen. Die *Differentialdiagnose* umfaßt Zungengumma bei Lues, sowie seltenere gut- und bösartige Weichteiltumoren. Die Prognose des Zungenkarzinoms ist schlecht. Spezielle Behandlungsmaßnahmen der Hals-Nasen-Ohren-Ärzte gelten für diesen Karzinomtyp.

„Field Cancerization". Bei 28% aller Mundschleimhautkarzinome kommt es zu multifokalen diskreten Karzinomen (feldförmig), wobei Lippen, Pharynx, Larynx und Ösophagus befallen sein können. Die horizontale Ausbreitung ist bedeutsamer als die vertikale.

Bowen-Karzinom. Das Bowen-Karzinom entwickelt sich aus dem M. Bowen. Morbus Bowen kann an lichtexponierten Hautarealen, auch am Rumpf, im Genitalbereich (Präputialraum, Vulva) oder auch an dem Handrücken und zwischen den Fingerfalten auftreten. Manche Bowen-Karzinome wirken psoriasiform oder sind von einem Cornu cutaneum überlagert.

Therapie. Radikale Entfernung der Tumormassen gut im gesunden Gewebe, aber soweit möglich unter Erhaltung der funktionellen Strukturen ohne Amputation ist die Methode der Wahl. Kryochirurgische Maßnahmen, Laserbestrahlung, mikroskopisch kontrollierte Chirurgie oder normales plastisch-chirurgisches Vorgehen werden je nach Lokalisation eingesetzt.

Chirurgische Methoden

Kleine Tumoren mit günstigem Sitz werden mit ausreichendem Sicherheitsabstand im Gesunden exzidiert und die Wunde primär, gelegentlich unter Zuhilfenahme plastisch-chirurgischer Defektdeckungsmöglichkeiten verschlossen. Größere Tumoren verlangen oft das Abtragen von großen Gewebspartien, z.B. einer Ohrmuschel, eines Finger- oder Zehenstrahls oder des Penis. Funktionelle Gesichtspunkte und Erhaltung wichtiger Gewebspartien (z.B. Rest eines Ohrmuschelanteils zum Tragen der Brille) sind zu bedenken. Für Präkanzerosen und initiale spinozelluläre Karzinome im Lippenrotbereich kommt ein „lip-shaving" (Vermillionektomie) in Frage, bei dem das Lippenrot in horizontaler Richtung abgetragen, die Unterlippenschleimhaut als Lippenersatz nach außen mobilisiert und die Haut- und Schleimhautanteile primär miteinander vernäht werden. Defekte bis zu einem Drittel des Lippenrots werden durch Keilexzision oder W-förmige Exzision, Defekte von einem bis zu zwei Drittel der Lippe durch Wangenverschiebeplastik nach Burow oder Bernard behandelt. Regionale Lymphknotenausräumung und „neck dissection" bei bestimmten Gesichtskarzinomen sollten in einer Klinik vom Hals-Nasen-Ohren-Arzt oder Kieferchirurgen vorgenommen werden.

Röntgenbestrahlung

Früh erfaßte kleinere Karzinome können gut mit Röntgenweichstrahltherapie behandelt werden. Sie ist die Therapie der Wahl bei älteren Menschen oder Risikopatienten. Die Strahlenqualität richtet sich nach Sitz und Größe des Tumors sowie dem histologischen Differenzierungsgrad. Die Einzeldosen liegen zwischen 3 und 5 Gy täglich. Die kumulative Dosis beträgt zwischen 50 und 80 Gy. Exophytisch gewucherte Karzinome werden vorher elektrochirurgisch planiert. Lippen- oder Augenlidkarzinome sind gut mit Röntgenstrahlen zu behandeln.
Weniger geeignet für diese Therapie sind knorpel- und knochennahe Karzinome, besonders an Hand- und Fußrücken.
Andere Strahlenqualitäten (Betatron, Gammatron) werden bei besonders gelagerten Tumorfällen (Karzinome über Knorpel und Knochen etc.) vom Radiotherapeuten angewandt.

Zytostatika

Inoperable spinozelluläre Karzinome, nicht sicher chirurgisch in toto entfernte Tumoren, beispielsweise Peniskarzinome, auch metastasierende Karzinome können systemisch mit Bleomycin behandelt werden. Auch kann durch Bleomycin vor der Operation eine Verkleinerung des Tumors und damit eine verbesserte Operationssituation geschaffen werden.
Behandlung mit intraläsional oder epikutan aufgetragenen Zytostatika (Stickstofflost, 5-Fluoruracil) ist

nur besonderen Fällen vorbehalten und befindet sich noch in einem experimentellen Stadium.

Tumornachsorge. Eine Nachbeobachtung über mindestens 5 Jahre, erst in kleineren (1 Monat, 6 und 12 Monate) dann in größeren Abständen wird empfohlen. Bei Verdacht auf Rezidive oder De-novo-Tumoren muß sofort gehandelt werden. Wird ein primäres Karzinom oder ein Rezidiv früh genug erkannt, steigen die Heilungschancen erheblich an.

Metastatische oder sekundäre Karzinome der Haut

Im Gegensatz zu den primären, an der Haut und den Schleimhäuten auftretenden Karzinomen steht die Gruppe jener Karzinome, welche die Haut erst sekundär beteiligen. Diese sind selten.
Sekundäre Karzinome der Haut entstehen per continuitatem und durch hämatogene oder lymphogene Metastasierung von Karzinomen innerer Organe. Bei etwa 3–5% der Patienten mit metastasierenden Tumoren kommt es zu Hautmetastasen. Oft sind sie das erste Zeichen eines metastasierenden Organtumors. Hautmetastasen können in allen Schichten der Haut, exophytisch, kutan, kutan-subkutan oder subkutan, liegen. Meist handelt es sich um hautfarbene bis rote, harte, unterschiedlich große Knoten, die kaum ulzerieren und oft besser palpiert als gesehen werden können. Sehr typisch ist die gleichzeitige Lage von Hautmetastasen in den verschiedenen Hautschichten.
Mammakarzinome bei Frauen und Männern, aber auch andere Karzinome der Kopf-Hals-Region, können Brustwand, Hals und Oberarme panzerartig infiltieren und ummauern („cancer en cuirasse").
Der Sitz von Metastasen kann einerseits ein Hinweis auf einen Primärtumor sein, andererseits ist bei gewissen Primärtumoren bevorzugt mit Hautmetastasen zu rechnen. Die Bauchwand ist die häufigste Lokalisation für Metastasen, die aus Lunge, Magen oder Niere und bei Frauen aus den Ovarien stammen. Brustwandmetastasen bei Frauen gehen am häufigsten von Brustdrüsenkarzinomen aus. Am zweithäufigsten wird das Kapillitium von Metastasen aus Lunge, Nieren oder Mammae betroffen. Es folgt die Rückenhaut bei Lungen- oder Mammakarzinomen; dann Extremitäten, Gesicht und Nacken (Oropharyngealkarzinome, Hypernephrome). Metastatische Adenokarzinome in der Haut stammen zumeist aus Kolon, Mammae oder Lungen, metastatische spinozelluläre Karzinome aus Mundhöhle, Lunge oder Ösophagus. Weitgehend undifferenzierte Metastasen kommen aus der Lunge oder den Brustdrüsen. Am häufigsten sind Hautmetastasen bei Brustdrüsenkarzinomen. In der Häufigkeit folgen: Magen-, Uterus-, Lungen-, Darm- und Nierenkarzinome.

Hämatogene Metastasen. Sie können beliebig lokalisiert sein und einzeln oder in großer Zahl vorliegen. An Bauch und Oberschenkeln sind sie am häufigsten.

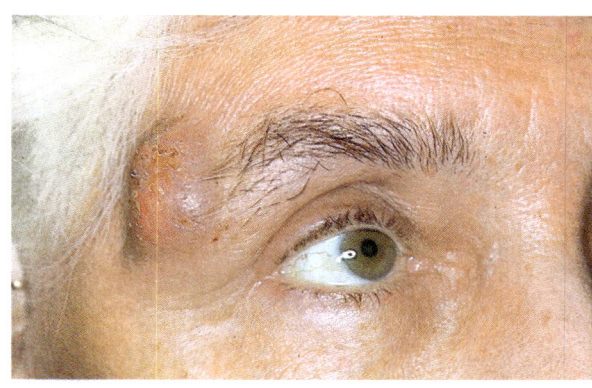

Sekundäres Hautkarzinom, Hautmetastase eines Adenokarzinoms

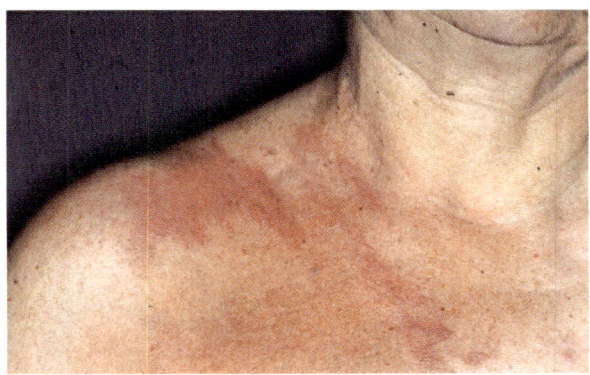

Erysipelas carcinomatosum (Carcinoma erysipelatoides)

Behält die Metastase den histologischen Aufbau des Primärtumors weitgehend bei, kann der histologische Untersucher den Sitz des Primärtumors angeben. Dies gilt besonders für Magen-, Nieren- (Hypernephrom-) und Bronchialkarzinome.

Lymphogene Metastasen. Sie werden hauptsächlich bei Brustdrüsenkarzinomen gesehen; es kann aber auch Wachstum per continuitatem möglich sein. Bei lymphogener Metastasierung findet man histologisch erweiterte, mit Tumorzellmassen vollgestopfte Lymphgefäße („Lymphbahninfarkte") im oberen und mittleren Korium. Beim Mammakarzinom, ganz selten auch beim malignen Melanom, kann eine flammende, an Erysipel erinnernde Rötung der Haut auftreten (Carcinoma erysipelatoides, Erysipelas carcinomatosum, Erysipelas melanomatosum). Im Unterschied zum Erysipel findet sich jedoch nur langsame Progredienz und keine Temperaturerhöhung. Nach mehrwöchigem Bestehen weicht die Rötung einer gelblichen Tönung; die Haut ist dann verdickt und bretthart.

„Cancer en cuirasse". Der Panzerkrebs, zumeist beim Mammakarzinom, beginnt mit fleckiger Hautrötung, die in harte Anschwellung und Infiltration übergeht. Dabei entsteht ein sklerodermieartiger Aspekt. Die Veränderung breitet sich aus und bezieht Schulter-,

Rücken- und Armpartien ein. Durch Umwachsen des ganzen Rumpfes wird die Haut zum Panzer. Eingestreut sein können Lymph- und Teleangiektasien. Innerhalb des Panzerkrebses können zosteriforme Pseudobläschen und papillomatöse Wucherungen entstehen. Ulzerationen und hämorrhagische Krusten treten an vielen Stellen auf. Histologisch ist neben karzinomatösen Lymphbahninfarkten die ganze Haut von Karzinomzellen durchsetzt.

Prognose. Stets schlecht.

Therapie. Diese richtet sich im wesentlichen nach dem Primärtumor. Einzelne Hautmetastasen können exzidiert, flächenhafte Metastasen („cancer en cuirasse" u.a.) radiotherapeutisch unter möglichster Schonung der Haut (Betatron) angegangen werden. Auch zytostatische Therapie kommt in Betracht. Kooperation mit den entsprechenden Fachkollegen ist angezeigt.

Maligne Melanome

Definition und Allgemeines. Maligne Melanome gehören zu den bösartigsten Geschwülsten der Haut oder Schleimhaut. Das biologisch maligne Verhalten liegt dabei nicht so sehr in einer örtlichen Aggressivität des Primärtumors, als vielmehr in seiner ausgeprägt starken und oft recht frühzeitigen Neigung zu lymphogener oder/und hämatogener Metastasenbildung mit letalem Ausgang. Maligne Melanome bestehen aus Melanomzellen, die als eine maligne Variante des melaninbildenden Zellsystems der Haut aufgefaßt werden können. Von den normalen Melanozyten ist bekannt, daß sie Wanderzellen sind, welche bereits während der Ontogenese von der Neuralleiste an die Orte wandern, an denen Melanin gebildet wird. Melanozyten wachsen daher nicht im Verbund als ein Gewebe, besitzen keine zwischenzelligen Kontaktstrukturen und neigen nach mitotischer Teilung zur Segregation. Offenbar haben auch die malignen Melanomzellen diese biologischen Eigenschaften behalten. Nur so kann man sich die frühzeitige Einschwemmung von Tumorzellen besonders in die dünnwandigen Lymphgefäße im oberen Korium verständlich machen. Bemerkenswert ist auch die geringe immunologische Antwort des Organismus auf ein malignes Melanom. Offenbar wirken die malignen Melanomzellen nicht sehr fremd auf das Immunsystem des Patienten, oder sie lösen frühzeitig „enhancement antibodies" aus, welche diese Tumorzellen nicht mehr fremd erscheinen lassen.

Vorkommen. Maligne Melanome kommen vorwiegend bei Menschen weißer Rassen vor; bei Negern sind sie sehr selten. Die Häufigkeit maligner Melanome, etwa 4–7 auf 100000, hat offenbar in letzter Zeit zugenommen. Es ist nicht klar, ob dafür langfristige, über Jahre hingehende Sonnenexposition eine Rolle spielt.
Maligne Melanome bevorzugen Menschen in den mittleren Lebensjahren; vor der Pubertät sind sie sehr selten.
Das weibliche Geschlecht ist etwa zweimal so häufig betroffen wie das männliche. Maligne Melanome können an jeder Hautstelle und auch an den Schleimhäuten (Mund, Genitale) entstehen. Bei Frauen sind Gesicht und untere Extremitäten bevorzugt, bei Männern die oberen Rumpfpartien.
Inwieweit genetische Faktoren für die Entwicklung einer Melanomkrankheit verantwortlich sind, ist bisher nicht genau zu sagen. Beziehungen zum HLA-System, besonders HLA-A8 oder HLA-DR4, sind ebenfalls noch nicht sicher.
Immerhin gibt es Fälle von familiären malignen Melanomen (1–7% aller Patienten mit malignen Melanomen), wo sich bei einem Elternteil und bei einem oder mehreren Kindern maligne Melanome entwickelt haben. Auch das Risiko, an einem malignen Melanom zu erkranken, ist in Familien mit einem manifesten Melanompatienten größer als in der Normalbevölkerung.
Bei familiären malignen Melanomen vermutet man autosomal-dominante Vererbung mit reduzierter Penetranz oder polygenem Erbgang.
Auch über die Einflüsse von Umweltfaktoren ist bis heute nicht viel bekannt. Wir wissen nur, daß für die malignen Melanome auf dem Boden einer Lentigo maligna chronische Lichteinflüsse von Bedeutung sind, und daß unter stärkerer Sonnenbelastung, wie beispielsweise in Australien, hellhäutige Menschen der keltischen Rasse die höchste Tumorinzidenz aufweisen.

Ätiopathogenese. Ätiologie unbekannt. Immerhin sind Untersuchungen von Interesse, durch die in tierexperimentellen und auch menschlichen malignen Melanome virusartige Partikel mit den Eigenschaften von Retroviren nachgewiesen wurden. Die Übertragung eines malignen Melanoms durch einen zellfreien Extrakt ist aber noch nicht sicher geglückt.
In etwa 10–20% der Fälle entwickeln sich *maligne Melanome auf klinisch normaler Haut*. Leider betrachten die betroffenen Patienten die Frühentwicklung solcher pigmentierten Bildungen oft ohne Argwohn und suchen erst den Arzt auf, wenn subjektive Symptome einer malignen Entwicklung wie Größenzunahme, Nässen, Blutung oder Juckreiz hinzutreten.
In weiteren 20% der Fälle entwickeln sich *maligne Melanome auf dem Boden einer Lentigo maligna* (melanotische Präkanzerose, Melanosis circumscripta praecancerosa Dubreuilh). Gewöhnlich nach jahrelangem, oft erst nach jahrzehntelangem Bestehen einer Lentigo maligna – bei unseren Patienten betrug die Durchschnittlatenzzeit 14,5 Jahre – kommt es besonders bei älteren Menschen (Frauen) zu maligner Transformation der Lentigo maligna.
Selten entwickeln sich an Hand- und Fußflächen sowie im Nagelbereich *maligne Melanome auf dem Boden einer Lentigo*. Oft werden in diesen Fällen Kausalzusammenhänge mit Traumen gesucht, aber nicht sicher nachgewiesen.
In etwa 30% der Fälle wird von den Patienten angegeben, daß sich das *maligne Melanom aus einem schon seit Jahren bestehenden pigmentierten Muttermal* entwickelt habe. Die Entstehung maligner Melanome

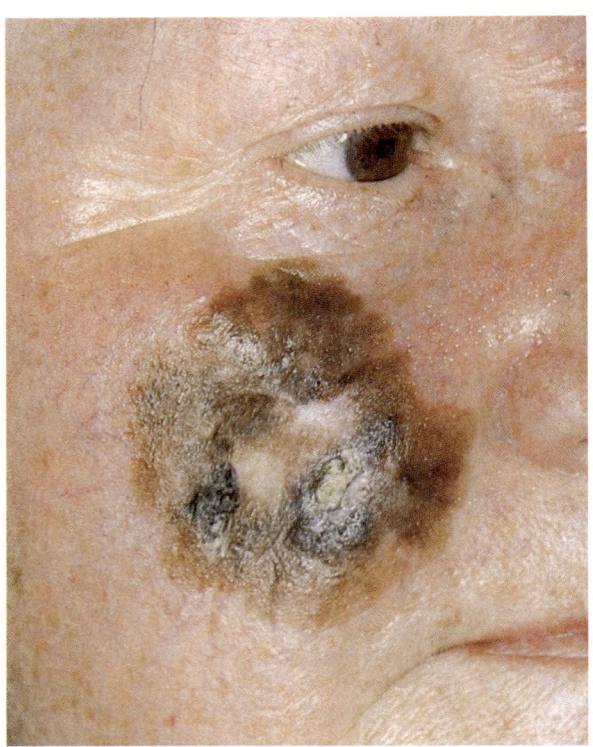
Lentigo-maligna-Melanom (LMM)

auf pigmentierten Nävuszellnävi, besonders vom epidermalen oder Grenzflächentyp wird vielfach mit chronisch traumatisch bedingten Irritationsvorgängen, Entzündungen oder unsachgemäßen Behandlungsversuchen solcher pigmentierter Nävuszellnävi als auslösenden Faktoren in Zusammenhang gebracht. Es handelt sich dabei aber wahrscheinlich nicht um eine maligne Transformation vorher vorhandener pigmentierter oder nichtpigmentierter Nävuszellen in einem solchen Nävuszellnävus, sondern darum, daß innerhalb eines Nävuszellnävus ein sehr günstiges Mikromilieu für die Entstehung eines malignen Melanoms herrscht. Besonders gefährdet sind Patienten mit hereditärem (BK-mole-Syndrom) oder nichthereditärem dysplastischem Nävuszellnävussyndrom (s.S. 839) und dysplastischen pigmentierten Nävuszellnävi von über 5 mm Durchmesser.

Sehr selten können *maligne Melanome ihren Ausgang auch von Naevi coerulei* (blaue Nävi) nehmen. Auch hier ist ungeklärt, ob es sich um eine maligne Transformation der melanozytischen Nävuszellen im Hautbindegewebe oder aber um das gleiche Phänomen wie bei den Nävuszellnävi handelt.

Klinik. Maligne Melanome sind zumeist tief braune bis bläulich-schwärzliche, oft in ihrer Farbintensität unterschiedlich ausgeprägte Tumoren. Teile der Tumoren können pigmentfrei sein; selten ist der Primärtumor völlig melaninfrei: *amelanotisches Melanom*. Im übrigen existiert aber *das* typische maligne Melanom nicht, weil Größe, Gestalt, Tiefenausdehnung, Farbe und sekundäre Veränderungen wie Nässen, Verkrustung, Erosion, Ulzeration oder verruciforme Entwicklung und auch regressive Veränderungen eine außerordentliche morphologische Vielfalt bedingen. Die verantwortungsvolle und für den Patienten schicksalhafte ärztliche Diagnose ist daher gegen viele andere Hauterkrankungen abzusichern; dazu ist der Dermatologe am besten befähigt.

Folgende Melanomtypen werden heute unterschieden, wenn man auch davon ausgehen muß, daß sich ein nicht unbeträchtlicher Teil von malignen Melanomen rein klinisch nicht eindeutig zuordnen läßt:

Lentigo-maligna-Melanom (LMM)

Synonyme. Malignes Melanom auf dem Boden einer Melanosis circumscripta praecancerosa (Dubreuilh), malignes Melanom auf dem Boden einer melanotischen Präkanzerose.

Klinik. Das LMM entwickelt sich auf einer Lentigo maligna (s.S. 873), die meist über viele Jahre, sogar Jahrzehnte bestehen kann. Klinisch beobachtet man eine voll ausgebildete Lentigo maligna mit der typischen Buntscheckung von hell- über dunkel- bis schwärzlich-braun, meist im Gesicht oder am Unterschenkel bei älteren Frauen. Wenn in diesen Herden nach vieljährigem Bestehen schwärzliche, leicht infiltrierte Veränderungen auftreten oder kleine schwärzliche Knötchen entstehen, handelt es sich histologisch bereits um ein invasives malignes Melanom.

Histopathologie. Das LMM ist charakterisiert durch nestförmige Aggregate atypischer, zumeist stark pigmentierter melanozytischer Zellen, die die Basalmembran durchbrochen haben und sich als infiltrierend wachsende Zellkomplexe bereits im Korium befinden. Der Übergang in ein LMM aus einer Lentigo maligna erfolgt demnach langsam und kontinuierlich infolge Änderung der Wachstumsrichtung von horizontal-radial nach vertikal.

Prognose. Die Prognose dieses Melanomtyps ist günstiger als die der anderen Melanomtypen, weil vertikales Wachstum erst relativ spät einsetzt.

Superfiziell spreitendes Melanom (SSM)

Synonyme. „Superficial spreading melanoma", pagetoides Melanom.

Klinik. Meistens bei Menschen im mittleren Erwachsenenalter und bevorzugt am Rumpf bildet sich dieser maligne Melanomtyp aus. Gelegentlich wird auch hier die Angabe gemacht, daß sich die Veränderungen auf einem pigmentierten Nävuszellnävus entwickelt hätten; wahrscheinlich handelt es sich aber dabei oft insofern um eine Täuschung, als dem zeitlich nicht genau angegebenen Nävus bereits die erste horizontale Wachstumsphase des malignen Melanoms zugrundeliegt. Die Anamnese bei den Patienten ist gewöhnlich relativ kurz (1–5 Jahre). Das superfiziell spreitende Melanom erweist sich gewöhnlich als ein markstück- bis talergroßer, meist rundlicher bis ovaler Herd, der sich gegenüber der normalen umgebenden Haut scharf, teilweise bogig oder polyzyklisch absetzt und zungenförmige Ausläufer aufweisen kann. Der Rand ist zumeist geringfügig erhaben. Sehr typisch ist die farbliche Scheckung des Herdes, welche sich aber nicht in hellbraun- bis bräunlich-schwärzlichen Farbnuancierungen erschöpft, sondern erweitert ist durch graue, bläulich-schwarze, weißliche (Regression) und oft sehr kennzeichnende rosa bis rötliche Farbtönungen (entzündliche Stromareaktion). Solche Herde sind zunächst flach, weil das SSM zunächst horizontal wächst, werden aber dann zunehmend unregelmäßig höckrig und zeigen später umschriebene infiltrierte Papeln, Knötchen oder Knoten teilweise mit verruciformer Note, weil nunmehr die Wachstumsrichtung des SSM stellenweise vertikal erfolgt.

Histopathologie. Das superfiziell spreitende Melanom ist in den Frühphasen ein „Melanoma in situ". Man findet die zumeist leicht akanthotisch verbreiterte Epidermis durchsetzt von großen rundlichen atypischen Melanozyten mit reichlich hellem Zytoplasma, die damit den Zellen bei M. Paget ähnlich sind und auch ein ähnliches Verteilungsmuster aufweisen können. Deswegen wurde dieser Melanomtyp von McGovern auch als ‚pagetoides Melanom' bezeichnet. Sobald die Proliferation aus der horizontalen und epidermalen in die vertikale Wachstumsform übergeht und die Basalmembran in Richtung Korium durchbricht, liegt ein invasives Melanom vor.

Prognose. Die Prognose ist in frühen Entwicklungsphasen, in denen sich noch um ein „Melanoma in situ" handelt, bei kleinen Herden günstig zu beurteilen. Sie liegt etwa zwischen der relativ günstigen Prognose des LMM und der primär sehr ungünstigen Prognose des knotigen Melanoms (NM). Prognostisch entscheidend ist die Tumordicke in den knotigen Bereichen. Bemerkenswert ist meistens eine stärkere entzündliche Stromareaktion im oberen Korium.

Primär knotiges Melanom (NM)

Synonyme. Knotiges malignes Melanom, „nodular melanoma".

Klinik. Auch das NM entwickelt sich sowohl primär an der Haut als auch auf pigmentierten Nävuszellnävi oder beim dysplastischen Nävuszellnävussyndrom. Das Durchschnittsalter der Patienten liegt bei 40–50 Lebensjahren. Da sich die Entwicklung relativ rasch vollzieht, ist die Anamnese meist kurz (Monate bis 2 Jahre).
Es kommt in 2 Wuchsformen vor:
Entweder tritt ein kleiner, meist homogen schwärzlicher Herd in Erscheinung, der sich bald zu einem halbkugeligen Knoten mit relativ glatter Oberfläche und einer ziemlich gleichmäßigen blau-schwarzen Färbung entwickelt. Gelegentlich können auch rosa-graue Farbtöne (Zeichen von Regression) auftreten.

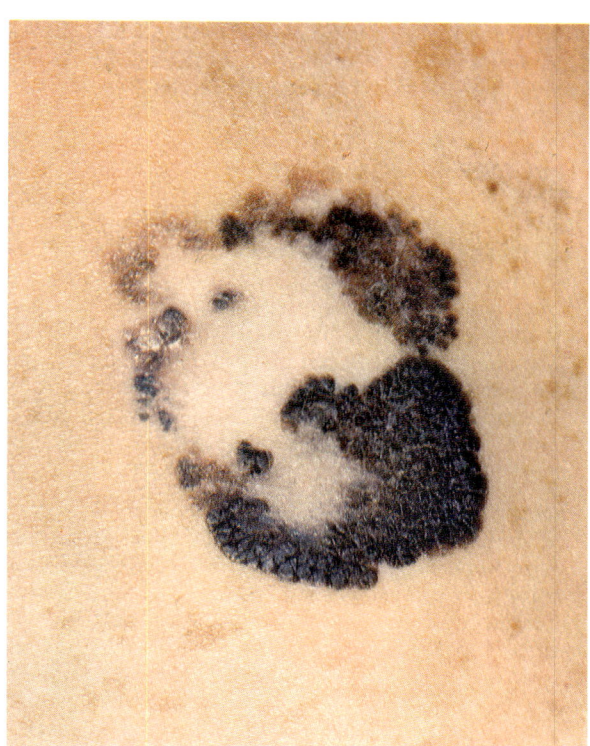

Superfiziell spreitendes malignes Melanom (SSM)

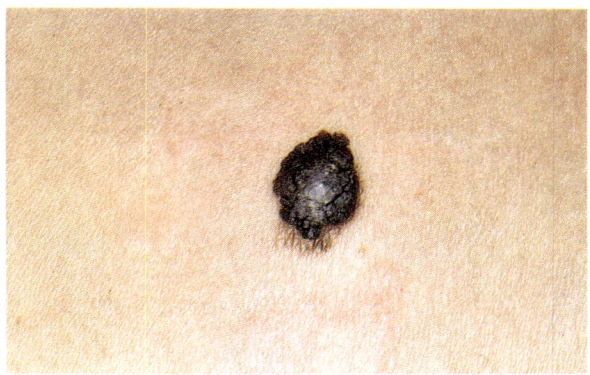

Knotiges malignes Melanom auf pigmentiertem Nävuszellnävus (NM)

Oder es tritt eine mehr horizontale Wuchsform in Erscheinung: Flach wachsendes knotiges Melanom. Hier entwickelt sich ein schwarzer Herd, der an Größe zunimmt, beetartig über das Hautniveau erhaben und gegenüber der normalen Haut scharf abgegrenzt ist. Zeichen von Regression wie beim SSM kommen hier nicht vor.
Die beiden Wuchsformen des primär knotigen Melanoms müssen dahingehend gedeutet werden, daß einmal das Wachstum über eine längere Zeit mehr horizontal, zum anderen dagegen gleich vertikal erfolgt.

Histopathologie. Man findet in beiden Fällen nicht nur eine Infiltration von Melanomzellen (spindeliger, epitheloider oder polymorpher Zelltyp) in der Epidermis, sondern stets auch eine Invasion solcher Zellen in das Korium, gelegentlich bis in die Subkutis. Die entzündliche Stromareaktion ist meistens stark.

Akrolentiginöses Melanom (ALM)

Dieser Melanomtyp entwickelt sich primär an den Handinnenflächen und Fußsohlen sowie an den Phalangen auf einer Lentigo. In Fällen, bei denen die Finger befallen sind, bevorzugen die Veränderungen den Peri-, auch den subungualen Raum (sog. *Nagelmelanom*) und können mit einer Hyperpigmentierung oder Zerstörung der Nagelplatte einhergehen. Wesensmäßig entsprechen auch die malignen Melanome der Schleimhäute (Mund, Genitalregion) diesem Typus.

Klinik. Klinisch sehen die Veränderungen sehr dem LMM ähnlich; es bestehen unterschiedlich große makulöse Veränderungen mit einer fleckigen Farbschattierung von braun bis schwarz. Nach einer gewissen Dauer kommt es über das horizontal-radiale Wachstum hinaus durch invasives vertikales Wachstum des ALM zu umschriebener Infiltration und Tumorbildung. Man findet dann in den unterschiedlich großen Herden, die auch eine feine Schuppung aufweisen können, einen mehr oder minder stark infiltrierten Herd oder einen kleinen Tumor, der meist weich und schwärzlich ist, aber auch nicht pigmentiert sein kann (amelanotisches Melanom). Infolge mechanischer Belastung kommt es häufig zu oberflächlicher Erosion oder Ulzeration. Jetzt ist der leicht nässende oder blutende Tumor am Rand von einer meist etwas verdickten Hornschicht (Randkallus) umgeben. Zeichen von Regression kommen hier nicht vor.

Histopathologie. In der lokalisationstypisch akanthotischen Epidermis findet man basal zahlreiche atypische Melanozyten, die sich zum Tumor hin vermehren und dann nestförmig die Epidermis durchsetzen sowie in die Tiefe vordringen. Oft sind wiederholte Biopsien notwendig, um eine Frühdiagnose zu stellen.

Prognose. Die Prognose hängt vom Grad der Entwicklung ab. Wenn es zur Tumorbildung gekommen ist, wird die Prognose im wesentlichen durch die Tumordicke und die mitotische Aktivität im Tumorparenchym bestimmt. Im ganzen hat das akrolentiginöse Melanom eine günstigere Prognose als das primär knotige Melanom, weil die vertikale Wachstumsphase erst später einsetzt.

Andere maligne Melanome

Maligne Melanome kommen auch im *Auge* und an den *Bindehäuten* des Auges vor, ferner an den *Schleimhäuten* des Mund- und Genitalbereiches. Schleimhautmelanome sind bei stärker pigmentierten Rassen häufiger als bei Weißen, sie haben eine schlechtere Prognose als maligne Melanome an der Haut, weil sie vielfach erst dann diagnostiziert werden, wenn sie bereits tumorförmig in die Tiefe vorgedrungen sind. Anorektale Melanome haben die schlechteste Prognose; die Fünfjahresüberlebensrate beträgt weniger als 10%.
Schließlich soll noch auf *amelanotische maligne Melanome* (AMM) hingewiesen werden. Sie sind klinisch besonders schwierig zu diagnostizieren, vielfach erst nach histologischer Exzision. An diese Tumorform sollte man vor allen Dingen bei erosiven Tumoren an Händen und Füßen denken. Es scheint so, daß amelanotische maligne Melanome biologisch aggressiver sind als pigmentierte Tumoren. Sie haben eine schlechtere Prognose. Die Frage, warum es in solchen Fällen in den Tumorzellen nicht zur Melaninbildung kommt, ist ungeklärt.

Verlauf und Prognose

Der Verlauf maligner Melanome ist durch die frühzeitige Metastasierungsneigung geprägt.

Metastasierung. Sie erfolgt meist zunächst lymphogen in die umgebende Haut oder in die regionalen Lymphknoten. Man sieht dann entweder um den Primärtumor oder zwischen Primärtumor und regionalen Lymphknoten (In-transit-Metastasen) satellitenartige Streuung unterschiedlich großer pigmentierter Tochtertumoren. *Lymphknotenmetastasierung* deutet sich in einem oder mehreren harten indolenten

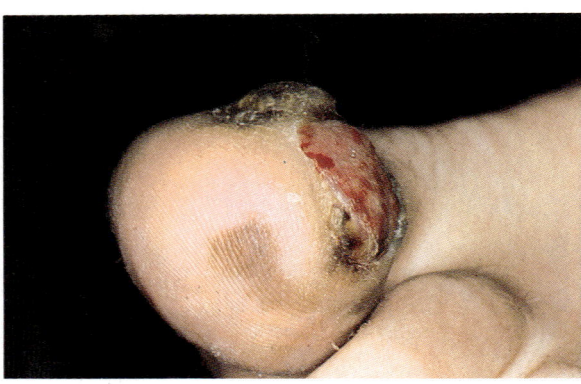

Akrolentiginöses malignes Melanom (ALM)

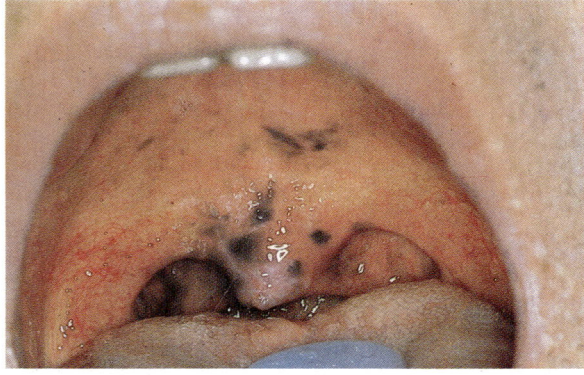

Malignes Melanom der Mundschleimhaut mit lymphogenen Metastasen

Lymphknoten an, die später zu größeren Paketen verbacken können. Erst dann kann die Haut mitbefallen sein; es können durch nekrotisierenden Zerfall auch Ulzerationen entstehen. Später erfolgt meist die hämatogene Metastasierung, bevorzugt in Lungen, Leber, Herz, Gehirn, Haut oder auch Knochen. Nicht selten entwickeln sich auch nichtpigmentierte *Leukometastasen*. Letaler Ausgang erfolgt dann gewöhnlich nach 1–4 Jahren.

Nach operativer Entfernung des Primärtumors ohne klinischen Verdacht für Metastasen bilden sich bei späterer Metastasierung in etwa 60–70% der Fälle die Metastasen innerhalb der ersten beiden Jahre nach dem operativen Eingriff aus.

Die für Karzinommetastasen sonst typischen Allgemeinsymptome wie Tumoranämie, Tumordysproteinämie und Tumorkachexie können ungewöhnlich lange auf sich warten lassen, bis schließlich relativ rasch ein Zusammenbruch der Abwehrleistungen des Organismus zu Komplikationen mit tödlichem Ausgang führt.

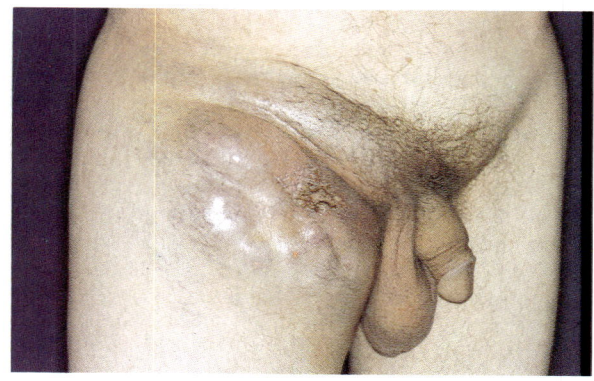

Malignes Melanom. Stadium II, Lymphknotenmetastasen

Prognostisch bedeutsame Faktoren sind:

Klinisches Krankheitsstadium

Stadium I. Primärtumor ohne klinische regionale Lymphknotenmetastasen: Fünfjahresüberlebensrate etwa 50–70%. Der relativ geringe Prozentsatz von Überlebenden dürfte dadurch bedingt sein, daß es auch in solchen Fällen bereits zu lymphogenen Mikrometastasen gekommen war, die durch die Therapie nicht miterfaßt wurden.

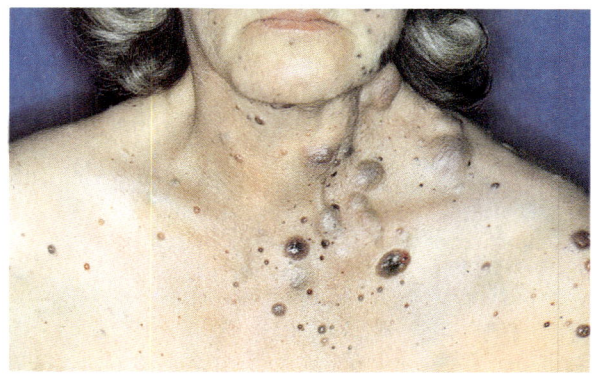

Malignes Melanom. Stadium III, multiple Metastasen, teils Leukometastasen in verschiedenen Hautschichten

Stadium II. Primärtumor mit klinisch nachweisbaren In-transit- bzw. regionalen Lymphknotenmetastasen: Fünfjahresüberlebensrate 15–20%. Im eigenen Krankengut befanden sich allerdings bei weit über 1000 Melanompatienten nur 5% der Patienten bereits bei der Erstuntersuchung in diesem Stadium.

Stadium III. Primärtumor mit hämatogenen oder lymphogenen Fernmetastasen: Fünfjahresüberlebensrate bei 0%.

Größe (Dicke) und Eindringtiefe des Primärtumors
Tumorvolumen und Tumoreindringtiefe in die Haut scheinen ebenso wie die mitotische Aktivität innerhalb des Tumors von wesentlicher prognostischer Bedeutung. Nach Storck et al. beträgt die Fünfjahresüberlebensrate bei primären malignen Melanomen unter 2,0 cm Durchmesser 73%, bei Melanomen über 2,0 cm Durchmesser nur noch 17%.

Clark et al. haben die Eindringtiefen des Melanoms histologisch klassifiziert:

- *Eindringtiefe I.* Tumorzellen allein in der Epidermis oberhalb der Basalmembran.
- *Eindringtiefe II.* Tumorzellen durch die Basalmembran bis in das Stratum papillare.
- *Eindringtiefe III.* Tumorzellen bis in die Grenzzone zwischen Stratum papillare und Stratum reticulare.
- *Eindringtiefe IV.* Invasion der Tumorzellen zwischen Kollagenfasern im Stratum reticulare.
- *Eindringtiefe V.* Invasion der Tumorzellen bis in das subkutane Fettgewebe.

Statistische Untersuchungen haben die prognostische Bedeutung dieser anatomischen Invasionsebenen zu untermauern versucht. Bei einer Eindringtiefe von I bzw. II beträgt die Fünfjahresüberlebensrate nach Entfernung des Primärtumors über 90%, auf der anderen Seite bei einer Eindringtiefe von IV oder V nicht mehr als etwa 20–30%. Erfahrungsgemäß entsprechen die meisten malignen Melanome einer Eindringtiefe von III bis IV, sind also bezüglich der Prognose nicht sicher zu beurteilen. Der wesentliche Nachteil der Invasionstiefenbestimmung nach Clark et al. liegt darin, daß sie zwar stark mit der Tumordicke korreliert, aber weniger aussagekräftig ist, da sie den exophytischen Teil eines Melanoms, der sicher ebenfalls die Prognose mitbestimmt, unberücksichtigt läßt, und daß schließlich die Dermis in Abhängigkeit von Lokalisation und Alter unterschiedlich strukturiert ist.

Tumordicke und mitotische Aktivität
Größte Bedeutung für die Einschätzung des prognostischen Risikos bei Patienten mit malignem Melanom hat die Tumordicke. Sie kann histologisch genau gemessen werden. Nach Breslow sollen maligne Me-

lanome unter 0,76 mm Dicke nur ein sehr geringes, andererseits maligne Melanome mit 3 mm Dicke und mehr ein sehr hohes metastatisches Risiko aufweisen; in etwa 80% der Fälle ist dann mit Metastasen zu rechnen. Auch die mitotische Aktivität (mitotischer Index: Mitosen/mm^2) ist ein wichtiges Kriterium für die Einschätzung des Metastasierungsrisikos. Durch Kombination der beiden Kriterien Tumordicke und Mitoseindex ist es gelungen, die prognostische Aussage in dem sog. prognostischen Index nach Schmoeckel weiter zu verbessern.

Prognostische Klassifikation maligner Melanome

Maligne Melanome von niedrigem Metastasierungsrisiko (Metastasen bei weniger als 10% der Patienten):
Tumordicke <0,75 mm
und mitotischer Index <5,0 Mitosen/mm^2
und keine Regression, vaskuläre Invasion, Ulzeration oder schwere Zellatypie.

Maligne Melanome von hohem Risiko (Rückfälle und Metastasen bei etwa 75% der Patienten):
Prognostischer Index (Tumordicke mal mitotischer Index) >13
oder ulzerierte dicke Tumoren (>3,0 mm)
oder vaskuläre Invasion durch Tumorzellen.

Maligne Melanome mit mittlerem Risiko (Rückfälle oder Metastasen bei etwa 30% der Patienten):
Alle übrigen malignen Melanome.

Diese Klassifikation für das Metastasenrisiko scheint wesentliche Hinweise für die Entwicklung im Individualfall zu geben. Darüber hinaus zeigen diese Untersuchungen, daß für das Metastasenrisiko der Typ des malignen Melanoms nicht so bedeutsam zu sein scheint, wie man früher angenommen hat.

Lokalisation
Für die Prognose wichtig ist auch die Lokalisation des Primärtumors. Melanome an den Extremitäten haben aus Gründen der Lymphgefäßversorgung eine günstigere Prognose als maligne Melanome am Rumpf oder im Kopfbereich, da sich hier die Metastasierung nach allen Richtungen vollziehen kann. Als besonders bösartig gelten Melanome im Anogenitalbereich, vermutlich deshalb, weil sie erst spät erkannt und behandelt werden.

Geschlecht
Frauen haben statistisch gesehen eine etwa 20% größere Überlebenschance als Männer. Diese dürfte aber nur scheinbar sein, da bei Männern maligne Melanome in der prognostisch ungünstigeren Stammlokalisation relativ häufiger vorkommen und weniger häufig in der prognostisch günstigeren Lokalisation an den unteren Extremitäten.

Differentialdiagnose. Die makroskopisch-klinische Diagnose maligner Melanome ist mit einer Fehlerquote von 10–20% behaftet. Dies liegt daran, daß

Tabelle: Differentialdiagnose der malignen Melanome. Hautveränderungen, die häufig für Melanome gehalten werden

---

I. *Pigmentierte melanozytische oder nävozytische Veränderungen*
Pigmentierter Nävuszellnävus
(Naevus naevocellularis pigmentosus)
Pigmentierter und papillomatöser Nävuszellnävus
Spindelzellennävus Spitz (Benignes juveniles Melanom)
Blauer Nävus
Blauer Zellnävus
Lentigo maligna (Melanosis circumscripta praecancerosa)

Verruca seborrhoica senilis
Pigmentiertes Basaliom
Verruca vulgaris (mit Hämorrhagie)
Klarzellenakanthom, Melanoakanthom, apokriner Nävus
Keratoakanthom, Spiradenom
„Hydrocystome noire"
Pigmentiertes spinozelluläres Karzinom
Lichen obtusus

III. *Vaskuläre Veränderungen*
Thrombosiertes oder sklerosiertes eruptives Hämangiom
Granuloma pediculatum (pyogenicum)
Angiokeratom
Sarcoma idiopathicum multiplex haemorrhagicum
Glomustumor
Subunguale oder subkorneale Hämorrhagie

IV. *Dermale Veränderungen*
Pigmentiertes Dermatofibrom
Pigmentiertes Histiozytom
Mastozytom
Neurofibrom

---

im Einzelfall einfach nicht entschieden werden kann, ob es sich um ein malignes Melanom handelt oder aber um eine andere Bildung. Wie die Tabelle zeigt, existiert eine große Zahl von Hautveränderungen, die aufgrund ihrer Form, Farbe und Konsistenz an maligne Melanome denken lassen müssen. Die häufigsten Fehldiagnosen sind pigmentierter Nävuszellnävus, pigmentierte Verruca seborrhoica senilis, pigmentiertes Basaliom, thrombosiertes eruptives Hämangiom und pigmentiertes Histiozytom.

Diagnose. Sie ist in manchen Fällen einfach, mitunter aber auch sehr schwierig und hängt weitgehend von der Erfahrung des betreffenden Arztes ab. Man muß dies aussprechen, weil eine Inzisionsbiopsie wegen der immer noch bestehenden Unklarheit über nachteilige Auswirkungen im Sinne einer Förderung lymphogener oder hämatogener Metastasierung grundsätzlich abzulehnen ist. Andererseits sollte die für den Patienten sehr schwerwiegende Diagnose in jedem Fall histologisch gesichert sein. Dazu hat sich das Verfahren der Exzisionsbiopsie mit sofortigem Kryostatschnitt (intraoperative Kryostatschnellschnittdiagnose) bewährt. Die im Verdachtsfall mit einem Sicherheitsabstand von mindestens 1,0 cm in gesunder Haut vorzunehmende Exzisionsbiopsie sollte in Leitungsanästhesie oder Vollnarkose durchgeführt werden, um bei Vorliegen eines malignen Melanoms den Tumor nicht durch intratumorale Injektion des Lokalanästhetikums zu traumatisieren und unverzüglich den Eingriff erweitern zu können. Nur so lassen sich unnötig große chirurgische Eingriffe vermeiden. Die histologische Kryostatschnittuntersuchung führt in über 90% der Fälle sofort zu einer klaren Diagnose. Lediglich bei manchen melanozytischen Bildungen (Nävuszellnävi, benignes juveniles Melanom, blaue Nävi) kommen sowohl falsch-positive (Kryostatschnittdiagnose: „malignes Melanom" – Paraffinschnittdiagnose: „benigne Veränderung") als auch falsch-negative (Kryostatschnittdiagnose: „benigne Veränderung", Paraffinschnittdiagnose: „malignes Melanom") Kryostatschnittdiagnosen vor. In einem solchen Zweifelsfall sollte die Biopsiewunde geschlossen und das weitere Vorgehen von der paraffinschnitthistologischen Untersuchung abhängig gemacht werden. Bei allen malignen Melanomen mit einer Tumordicke über 0,76 mm sollte eine Nachexzision innerhalb von 3 Wochen wie bei der Exzision des Primärtumors erfolgen.

Wenn die Diagnose eines malignen Melanoms gesichert ist, muß die Frage geklärt werden, welches Stadium bei dem betreffenden Patienten vorliegt. Hierzu ist eine genaue körperliche Durchuntersuchung einschließlich Röntgendiagnostik, Sonographie, Computertomographie erforderlich, um Metastasen, die bevorzugt in Lungen, Leber, Herz, Gehirn, evtl. Knochen auftreten, erfassen zu können. Die Lymphographie zur Darstellung von Metastasen in hautnahen Lymphknoten hat sich gegenüber dem Palpationsbefund nicht als wesentliche diagnostische Hilfe herausgestellt.

Therapie. Auch heute existiert noch keine einheitliche Auffassung über das optimale Vorgehen in der Behandlung des malignen Melanoms. Generell scheint sich die Haltung durchzusetzen, daß maligne Melanome am zweckmäßigsten operativ angegangen werden sollten. Alleinige Röntgenbestrahlung (Nahbestrahlung, Weichstrahlentherapie u.a.) ist mehr und mehr verlassen. Allerdings wird über günstige Erfahrungen in der Behandlung von Lymphknotenmetastasen mit schnellen Elektronen und γ-Strahlen berichtet.

Folgendes Vorgehen wird von uns bevorzugt:

Behandlung des Primärtumors
Wo möglich großzügige drei-dimensionale, möglichst 5,0 cm im Hautgesunden bis auf die zu erhaltenden Faszien hin durchzuführende chirurgische Entfernung des Primärtumors. Sofortige Deckung des Hautdefektes durch freie Transplantation oder Verschiebeplastik.
Die Frage, ob ein Sicherheitsabstand von 5 cm, der sich bewährt hat, wirklich eingehalten werden muß, ist zur Zeit in der Diskussion. Man erwägt, bei Patienten mit malignen Melanomen mit niedrigem Risiko den Abstand auf 2 cm zu reduzieren. Allerdings ist zu sagen, daß nicht genügend Informationen über dieses Vorgehen bei malignen Melanomen mit niedrigem Metastasierungsrisiko vorliegen. Es hat sich gezeigt, daß bei einem Sicherheitsabstand von unter 2 cm örtliche Rezidive und Metastasen häufiger vorkommen.

Behandlung von lymphogenen Metastasen
Die Frage, ob bei malignem Melanom im Stadium I bereits die regionalen Lymphknoten, auch wenn sie klinisch nicht suspekt sind, exzidiert werden sollten, kann noch nicht einheitlich beantwortet werden. Allerdings konnten bei einer größeren Zahl von Patienten histologisch bereits im Stadium I Mikrometastasen in den regionalen Lymphknoten festgestellt werden. Es bleibt aber die Frage offen, welche biologische Bedeutung solche Mikrometastasen besitzen, und ob der Organismus mit diesen nicht durch seine immunologischen und anderen Abwehrmechanismen fertig wird.
Möglicherweise wird man sich bei einem malignen Melanom mit mittlerem Metastasierungsrisiko zu einer prophylaktischen Lymphknotenexzision entschließen, wenn dieses Melanom im Extremitäten- oder seitlichen Gesichtsbereich lokalisiert ist. Bei lymphknotennaher Lokalisation des Primärtumors kommt auch en-bloc-Resektion des Primärtumors und der nahegelegenen Lymphknoten in Betracht, bei Extremitätenmelanom schließlich auch die in ihrer Wirkung noch nicht sicher zu beurteilende intraarterielle hypertherme Zytostatikaperfusion.
Bei klinisch faßbarer Lymphknotenmetastasierung ist die chirurgische Ausräumung des betreffenden Lymphknotenbereiches vorzunehmen, wenn keine Anhaltspunkte für allgemeine Metastasierung gegeben sind und sich der Patient somit im klinischen Stadium II befindet. In diesen Fällen ist im einzelnen zu prüfen, ob eine Nachbestrahlung (Kobalt-60-Gammabestrahlung) in Betracht kommt. Auch bei ausgedehnten Lymphknotenmetastasen liefert die alleinige Strahlentherapie nach eigenen Erfahrungen noch gute palliative Ergebnisse.

Behandlung von Fernmetastasen
Bei Fernmetastasen in Knochen, Abdomen, Haut, Lunge, Leber u.a. führt Strahlentherapie zur Rückbildung der Metastasen und zur Besserung vorhandener Schmerzzustände. Dies gilt insbesondere für Hirnmetastasen, bei denen Strahlentherapie in Zusammenhang mit Glukokortikosteroiden zu einer wesentlichen subjektiven Besserung führen kann. Von *zytostatischer Therapie* mit Zytostatika wie Endoxan, Methotrexat u.a. haben wir nichts Positives beobachtet, sondern eher Verschlechterung des gesamten Krankheitsverlaufes. Wahrscheinlich kommt es unter dieser Behandlung zu einer weitgehenden Blockierung der immunologischen Abwehrsituation. Unter den zur zytostatischen Monochemotherapie angegebenen Substanzen ist besonders Dacarbazin (*D*imethyl-*T*riazeno-*I*midazol-*C*arboxamid, DTIC) zu nennen. Es besteht kein Zweifel, daß dieses Zytostatikum bei malignen Melanomen in Einzelfällen zu einem signifikanten Rückgang von Tumorgewebe führen kann. Frauen sprechen besser auf diese Therapie an

als Männer, und Hautmetastasen besser als innerliche Metastasen. Dieses Zytostatikum wird in einer Dosis von etwa 250 mg/mm² Körperoberfläche zunächst in Abständen von 3–4 Wochen für jeweils 5 Tage, später in mehrmonatigen Abständen über 2 Jahre verabreicht. Auf Nebenwirkungen ist zu achten. Auch Vinkaalkaloide (Vindesine, Eldesine) wurden in Stadium II und III mit einer Ansprechrate von 25% angewandt. Dieses hoffnungsvolle Ergebnis konnte allerdings von uns bislang nicht bestätigt werden. Zahllose Behandlungschemen für Polychemotherapie wurden angegeben, haben aber nicht zu einer wesentlichen Beeinflussung der Remissionsrate geführt. Dies gilt nach unseren Erfahrungen auch für die Kombination aus Cisplatin (Platinex) mit Ifosfamid (Holoxan), einer cyclophosphamidartigen Substanz. Dreier-, Vierer- und Fünferkombination von zytostatischen Substanzen haben bisher keine wesentlichen Erfolge gebracht, auf der anderen Seite sind sie aber mit so vielen Nebenwirkungen verbunden und daher für den Patienten so belastend, daß man sich fragen kann, ob derartige Therapien sinnvoll sind. Zur Zeit sollten alle Berichte über sensationelle Behandlungserfolge bei malignen Melanomen im Stadium III mit Skepsis aufgenommen werden.

Auch eine *unspezifische Immuntherapie* an der Haut wird an manchen Kliniken durchgeführt. In Einzelfällen wurden erstaunliche Rückbildungsergebnisse verzeichnet. Man stellt sich vor, daß es unter dieser Therapie zu einer Aktivierung des zellulären Immunsystemes kommt. Bevorzugt werden z.Z. wiederholte Impfungen mit BCG oder Kontaktsensibilisierung mit DNCB und Auslösung einer allergischen Kontaktdermatitis über kutanen Metastasen. Diese Behandlungsformen verlangen aber große Erfahrung.

Als *Immunochemotherapie* ist die Kombination von zytostatischer Dacarbazinbehandlung mit unspezifischer Immuntherapie mittels BCG in Erprobung. Von uns wird diese Art von Therapie als prophylaktische therapeutische Maßnahme (adjuvante Immunchemotherapie) bei Patienten mit malignen Melanomen im Stadium I und höherem Metastasierungsrisiko nach der operativen Entfernung des Primärtumors über 2 Jahre durchgeführt.

Nachkontrolle. Wichtig ist auch die Nachkontrolle der behandelten Patienten in bestimmten, größer werdenden Abständen, um frühzeitig Rezidive oder Metastasen zu erfassen. In über 60% der Fälle mit Metastasen entwickeln sich Metastasen in den ersten 2 Jahren. Die Nachkontrolle sollte über die übliche Fünfjahresgrenze hinaus geführt werden, da die Zahl späterer Rückfälle größer ist als bei anderen Karzinomarten.

Prophylaxe. Da Früherkennung und Frühbehandlung maligner Melanome für das Leben des betroffenen Patienten von schicksalhafter Bedeutung sind, ist das Prophylaxeproblem von großer praktischer Wichtigkeit. Notwendig ist, daß sich die Patienten unverzüglich zur Untersuchung begeben, falls sie die Entwicklung einer pigmentierten Bildung an der Haut oder Veränderungen jeglicher Art innerhalb einer pigmentierten Hauterscheinung bemerken. Der Arzt sollte eine Frühtherapie bei Veränderungen durchführen, die erfahrungsgemäß zur Entwicklung maligner Melanome Veranlassung geben können. Dies gilt besonders für die Lentigo maligna und die Erscheinungen des vererbten oder erworbenen dysplastischen Nävuszellsyndroms. Auch bei benignen juvenilen Melanomen und bei Naevus coeruleus empfehlen wir Exzision im Gesunden, obwohl Melanomentwicklungen hier nur sehr selten beobachtet wurden. Großflächige pigmentierte Nävuszellnävi (Naevus naevocellularis pigmentosus giganteus, sog. Tierfellnävus) sollten frühzeitig exzidiert und plastisch-chirurgisch versorgt werden, da bei 10–25% der Patienten mit der Entwicklung maligner Melanome zu rechnen ist. Im übrigen kommt eine prophylaktische Exzision aller pigmentierten Nävuszellnävi, auch von solchen in bestimmten Lokalisationen wie Palmae oder Plantae, allein wegen der Häufigkeit dieser Bildungen nicht in Betracht. Wo sich aber Pigmentflecken im Laufe des Lebens innerhalb von wenigen Monaten entwickelt haben, Zeichen von Aktivität erkennen lassen und größer als 5 mm im Durchmesser geworden sind, sollte eine prophylaktische Exzision angeraten werden. Dies gilt, vielleicht mehr aus emotionalen als aus rationalen Gründen, auch für pigmentierte Nävuszellnävi an Hautregionen mit chronischer Traumatisierung (Scheuerreize, Mazeration).

Mesenchymale Tumoren

Im folgenden werden Tumoren und tumorartige Gewebsvermehrungen des Bindegewebes, der Lymph- und Blutgefäße, der glatten Muskulatur, des Knorpels, Knochens und Fettgewebes dargestellt, soweit sie für den Dermatologen von Bedeutung sind.

Tumoren des Bindegewebes

Die hier dargestellten Bindegewebstumoren sind teils echte Geschwülste, teils reaktive Bildungen, wobei die Grenzen zwischen beiden fließend sind. Aus praktischen Gründen werden sie zusammengefaßt.

Benigne Tumoren

Keloid [Alibert 1815]

Definition. Keloide sind benigne, scharf umschriebene, hypertrophische Fibrosierungen der Haut, die nach Verletzungen oder auf der Grundlage anderer Hautläsionen entstehen können. Im Gegensatz zu den hypertrophischen Narben breiten sie sich deutlich, manchmal weit über den zu ersetzenden Defekt aus.

Vorkommen. Für Erbfaktoren sprechen familiäres Vorkommen und die größere Häufigkeit bei dunkelhäutigen Rassen. Bei manchen Negern werden sie sogar absichtlich als Schönheits- und Stammesmerkmale erzeugt. Ferner bestehen Einflüsse des Lebensalters, des Geschlechtes, der Körperregion und der Art des vorangegangenen Traumas auf die Keloidbildung: Kinder und Jugendliche sind bevorzugt betroffen, Frauen öfter als Männer. Prädilektionsorte sind Gesicht, Ohren, Hals, oberer Rumpf, insbesondere die Prästernalregion, und die proximalen Extremitätenanteile. An Palmae und Plantae sind sie extrem selten. Dem gleichen Trauma kann bei derselben Person zu verschiedenen Zeiten einmal ein Keloid, einmal eine einfache Narbe folgen. Ähnliches gilt für gleichartige Traumen zu einem Zeitpunkt in verschiedenen Körperregionen. Manche Menschen reagieren auf jede Verletzung mit Keloidbildung.

Ätiologie. Nach Verbrennungen und Verbrühungen sind Keloide besonders häufig, ferner nach Verätzungen, Pockenschutzimpfung, Acne vulgaris, ausgedehnten Exkoriationen, seltener auch bei destruierenden Hautkrankheiten wie Lupus vulgaris und Lues III. Bakterielle Wundinfektion scheint die Keloidgefahr zu verstärken. Aber auch nach glatten und sauberen Operationswunden können Keloide entstehen, vielleicht bei erhöhter Spannung der Wundnaht. Manchmal sind unbemerkte Miktrotraumen die Ursache für sog. Spontankeloide.

Klinik. Wochen bis Monate nach der Verletzung entwickeln sich derbe, platten- oder wulstartige Indura-

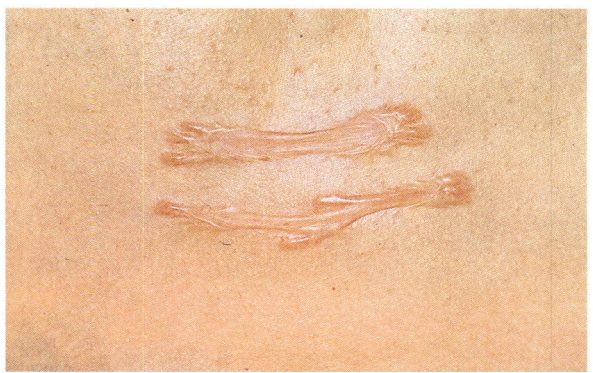

Sogenanntes Spontankeloid im Sternalbereich

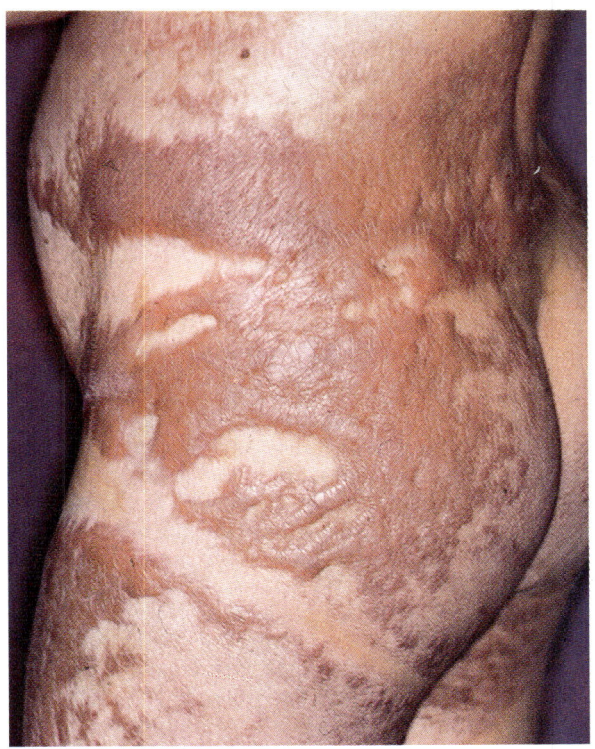

Narbenkeloide nach Verbrühung

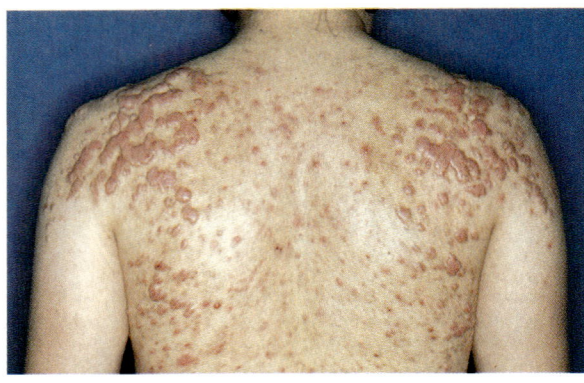
Narbenkeloide bei Acne conglobata

tionen, die rasch über das eigentliche Narbengebiet hinauswachsen. Keloide in Operationsnarben sind meist wulstartig, oft fingerdick, Keloide nach Verbrennungen mehr plattenartig, mit Anteilen unterschiedlicher Härte und Dicke. Ihren Namen haben die Keloide von den oft krebsscherenartigen Ausläufern an ihren Rändern (griech. $\kappa\eta\lambda\acute{\eta}$ = Krebsschere). Die Ränder fallen meist steil ab, die Oberfläche ist gewöhnlich glatt, seltener höckrig. Durch Verlust des Hautreliefs, der Haare und Talgdrüsen spiegelt die Oberfläche. Frische Keloide sind lebhaft braunrot, später werden sie blaßrosa und schließlich alabasterfarben. Die harten Platten sind des öfteren von groben Teleangiektasien durchzogen. Hat das Keloid erst eine bestimmte Größe erreicht, wächst es meist nicht weiter; spontane Regressionen sind möglich. In seltenen Fällen kann aber eine fast unbegrenzte Progredienz bestehen mit der Folge ausgedehnter grotesker Entstellungen und schwerer Funktionseinschränkungen durch dermatogene Kontrakturen. Meist sind Keloide indolent, manchmal druckschmerzhaft; gelegentlich besteht Berührungsempfindlichkeit, Juckreiz oder quälender spontaner Schmerz.

Sogenannte Spontankeloide hat man von den typischen Narbenkeloiden zu unterscheiden versucht. Sie finden sich meist prästernal; als Ursache werden Mikrotraumen in Follikulitiden oder Akneefloreszenzen angenommen. Der Begriff des echten Spontankeloids wird heute nicht mehr akzeptiert.

Histopathologie. Die wesentlichen Veränderungen liegen meist in der unteren Dermis. Man erkennt große, nichtgekapselte Knoten aus dichtgepackten, unregelmäßig angeordneten, groben und homogenisierten Kollagenfaserbündeln. In frischen Keloiden finden sich reichlich Fibroblasten, Grundsubstanz und Kapillaren, ferner Mastzellen und um die Gefäße einige Lymphozyten. Alle diese Komponenten treten in älteren Keloiden zugunsten des Kollagens zurück. Elastische Fasern fehlen weitgehend. Die Epidermis ist unverändert oder mäßig verdünnt; Haare, Talg- und Schweißdrüsen verfallen der Atrophie. Die histologische Abgrenzung der Keloide von hypertrophischen Narben ist nicht leicht; letztere sind nicht knotig, ihre Kollagenfaserbündel sind eher regelmäßig und parallel zur Oberfläche angeordnet; elastische Fasern können vorhanden sein.

Differentialdiagnose. Das klinische Bild ist typisch. Schwierig ist gelegentlich auch makroskopisch die Abgrenzung von hypertrophischen Narben, deren Ausdehnung sich jedoch auf den Ort des Traumas beschränkt, z.B. auf Operationsnarben mit den Einstichstellen. Hypertrophische Narben bilden sich in wenigen Monaten zurück, ihrer Exzision folgt kein Rezidiv. In Zweifelsfällen nimmt man besser ein Keloid an.

Prophylaxe. Exzisionen an Keloidprädilektionsstellen bei Patienten um die Pubertätszeit, an unbedeckten Körperstellen und bei familiärer oder rassischer Disposition erfordern besonders sorgfältige Indikationsstellung. Ausgedehnte Keloide wurden z.B. im Sternalbereich nach Probeexzisionen beobachtet, die bei einer disseminierten Dermatose ebensogut an einer anderen Körperstelle entnommen werden können. Glatte Exzision ist der Elektrokaustik vorzuziehen, spannungsfreie Naht und Infektprophylaxe sind wichtig. Fehlende Keloidbildung nach einer „Versuchsinzision" an unauffälliger Körperstelle (retroaurikulär) bietet leider keine Gewähr dafür, daß eine andere Stelle postoperativ ebenfalls keloidfrei bleibt; sie ist aber zu empfehlen.

Therapie

Frische Keloide
Wenn Keloide nicht älter sind als 6 Monate, kommt örtliche Glukokortikosteroidbehandlung oder Röntgenbestrahlung in Frage.

Örtliche Glukokortikoidbehandlung. Das Steroid kann als Kristallsuspension intraläsional injiziert (Volon-A-Kristallsuspension 10 mg, verdünnt 1:3 bis 1:5 mit Scandicain, alle 3–4 Wochen), oder in Creme- und Salbenform mehrmals täglich aufgetragen werden, dabei zeitweilig unter einem Okklusivverband bei sorgfältiger Abdeckung der umgebenden normalen Haut mit Pasta zinci. Die abwechselnde Behandlung mit heparin- und ichthyolhaltigen Externa (Lasonil-Salbe, Ichthalgan, Ichthalgan Dexa Creme) wird empfohlen. Auch Pflanzenextrakte (Contractubex, Emdecassol) werden eingesetzt. Bei entsprechendem Sitz kann über dem sich entwickelnden Keloid ein fester Druckverband unter Verwendung einer 1–2 cm dicken Schaumstoffkompresse und einer elastischen Klebebinde angelegt werden. Konstanter Druck vermindert die Kollagenisierung.

Fraktionierte Röntgenweichstrahlentherapie. Sie ist besonders bei frischen und kleineren Keloiden erfolgreich. Empfohlen werden Einzeldosen von 4 Gy in 4wöchigen Abständen oder 2mal 4 Gy an jeweils aufeinanderfolgenden Tagen alle 6–8 Wochen bis zu einer Gesamtdosis von 12–16 Gy, nur in Ausnahmefällen bis 25 Gy. Die GHWT soll der Dicke des Keloids entsprechen. Spricht ein Keloid nach 2- bis 4mal 4 Gy überhaupt nicht an, scheint die Fortsetzung der

Röntgentherapie wenig erfolgversprechend. Großflächige Keloide werden in gleicher Weise bestrahlt, wobei die Einzelfraktionen aber niedriger gehalten werden, etwa bei 2 Gy. Die Ergebnisse sind hier nur in etwa 50% der Fälle befriedigend. Auf Strahlenschutz, insbesondere der Augen, der Schilddrüse und der Genitalien, ist zu achten.

Ansonsten hat sich *Dauerkompression* mit gummielastischen Anfertigungen bewährt.

Ältere Keloide

Hier sind konservative Maßnahmen nur wenig wirksam. Der einfachen chirurgischen Exzision eines Keloids folgt meist ein Rezidiv noch größeren Ausmaßes; daher ist größte Zurückhaltung angebracht. Man versucht, die überschießende Fibroblastenaktivität durch intraoperative Einbringung von Glukokortikosteroidkristallsuspension in die Wunde zu hemmen. Auch postoperativ kann die sich entwickelnde Narbe weiterhin regelmäßig mit Kristalsuspension infiltriert werden. Eine andere Möglichkeit ist die Kombination von Exzision und Röntgentherapie. Die Röntgentherapie wird nach abgeschlossener Wundheilung (10–14 Tage postoperativ) bei Verdacht auf neue Keloidbildung begonnen. Die gesunde Umgebung muß sorgfältig mit Bleifolien abgedeckt werden. Die Strahlendosierung entspricht weitgehend den oben genannten Daten. Diese kombinierte Behandlung durch Operation, Röntgentherapie sowie ggf. zusätzlich örtliche Glukokortikosteroidtherapie und Druckverbände oder Dauerkompression mit gummielastischen Spezialanfertigungen ergibt derzeit die besten Resultate bei alten Keloiden.

Fibrome

Definition. Fibrome sind gutartige Bindegewebstumoren, die an der Haut klinisch als weiche, manchmal gestielte, erhabene oder derbe, in die Haut eingelassene pastillenartige Knötchen vorkommen.

Fibroma molle

Klinik. Weiche Fibrome sind hautfarben, an der Oberfläche gefältelt und oft gestielt. Die gestielte Form heißt *Fibroma pendulans*. Meist sind Fibrome der Haut kleiner als erbsgroß, sie können aber ausnahmsweise Kindskopfgröße erreichen. Besonders bei älteren Frauen findet man am Hals viele schlaffe, kleine Hautaussackungen oder gestielte, bis linsengroße Tumoren, die als *multiple Halsfibrome* bekannt sind. Auch *multiple Axillenfibrome* sind häufig, besonders bei Adipösen. Seltener kommen sie submammär oder inguinal vor.

Histopathologie. Man sieht von normaler oder akanthotisch verdicker Epidermis überzogene Knötchen aus lockerem gefäßreichem Bindegewebe ohne elastische Fasern.

Differentialdiagnose. Hautfarbene dermale Nävuszellnävi.

Therapie. Kleine gestielte Fibrome werden durch Scherenschlag abgetragen, größere erfordern Exzision.

Dermatofibrom

Synonyme. Fibroma durum, hartes Fibrom, Nodulus cutaneus, Dermatofibroma lenticulare, Fibrome en pastille (frz.).

Vorkommen. Häufige Bildungen, besonders an den Extremitäten.

Ätiologie. Es handelt sich wohl zumeist um einen reaktiven Tumor, z.B. nach Insektenstich oder einem anderem Mikrotrauma. Ein Teil dieser Fibrome soll durch Fibrosierung von Nävuszellnävi entstehen.

Klinik. Meist tritt es solitär auf und überschreitet kaum Erbsgröße; es ist hart, graubräunlich und leicht erhaben, gewöhnlich wie eine Linse in die Haut eingelassen. Manchmal ist die bedeckende Haut etwas eingezogen, dunkel pigmentiert, und es besteht Juckreiz.

Histopathologie. In der Dermis finden sich in einem relativ gut abgegrenzten Areal einander durchflechtende Kollagenfaserbündel ohne Elastika. Ältere Dermatofibrome sind zellärmer, jüngere enthalten zahlreiche Fibroblasten; Übergänge zum Histiozytom sind nicht selten. Die darübergelegene Epidermis kann hyperplastisch sein und basaliomartige Züge aufweisen.

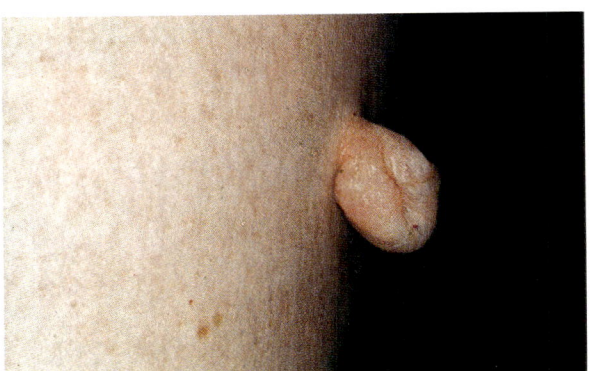

Fibroma pendulans

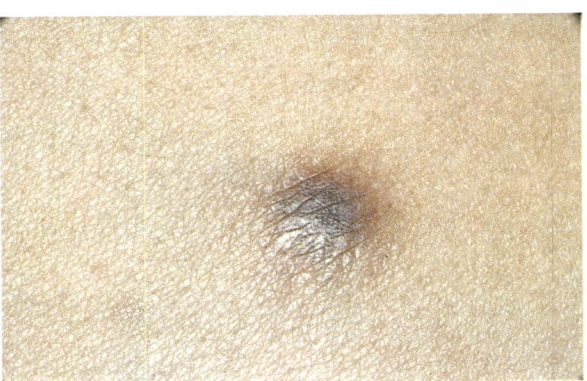

Dermatofibrom

Differentialdiagnose. Histiozytom, Leiomyom (bei seitlichem Druck schmerzhaft), Neurofibrom (weich), Keloid, Nävuszellnävus.

Therapie. Störende Dermatofibrome können exzidiert werden.

Sonderformen

Dermatofibrosis lenticularis disseminata mit Osteopoikilie

Synonym. Buschke-Ollendorff-Syndrom (1928).

Es handelt sich um eine familiäre mesenchymale Dysplasie. Dabei finden sich multiple, über den oberen Rumpf und die Oberschenkel ausgestreute linsengroße Dermatofibrome unterschiedlichen Differenzierungsgrades, die meist erst im Erwachsenenalter auftreten. Daneben besteht eine röntgenologisch nachweisbare Osteopoikilie, meist der Extremitäten- und Beckenknochen. Seltener sind weitere konstitutionelle Anomalien wie Osteogenesis imperfecta, blaue Skleren sowie Störungen im Zentralnervensystem. Autosomal-dominanter Vererbungsmodus ist wahrscheinlich.

Perifolliculäre Fibromatosis cutis mit Kolonpolypen
[Hornstein und Knickenberg 1975]

Synonym. Hornstein-Knickenberg-Syndrom.

Dieses Syndrom wurde bei 3 Personen einer Familie beschrieben. Es finden sich eine ungewöhnliche Fibromatosis cutis mit einer großen Zahl von perifolliculären Fibromen an Stirn, Wangen, Hals und Stamm sowie Fibromata pendulantia an Hals, Achseln und Leisten. Bei einer Patientin waren diese Veränderungen mit adenomatösen Kolonpolypen mit karzinomatöser Entartungstendenz kombiniert. Wahrscheinlich handelt es sich um eine nosologe Entität, die gewisse Bezüge zum Gardner-Syndrom aufweist.

Fibrosis nodularis nasi [Graham 1964]

Synonym. Fibröse Nasenpapel.

Definition und Klinik. Bis linsengroße, derbe, hautfarbene, weißliche oder bräunliche, halbkugelige in Ein- oder Mehrzahl vorkommende Papeln im Bereich der Nasenoberfläche, besonders an der Nasenspitze oder den Nasenflügeln.

Pathogenese. Es wird diskutiert, ob es sich primär um Fibrome oder um regressiv-fibrotisch veränderte Nävuszellnävi handelt.

Histopathologie. Angiofibromatöses Knötchen, manchmal mit alterierten, ein- oder mehrkernigen pigmenthaltigen Nävuszellen.

Differentialdiagnose. Basaliom.

Therapie. Bei der harmlosen Bildung kommt allenfalls die Exzision in Frage.

Erworbenes Fibrokeratom

Definition. Im Laufe des Lebens auftretendes filiformes oder zapfenförmiges keratotisches Hautanhangsgebilde.

Ätiopathogenese. Wahrscheinlich induzieren Verletzungen das Zustandekommen der Fibrokeratome.

Klinik. Am häufigsten an der Fingerseitenkante in Höhe der Fingergelenke, seltener an den Füßen oder auch an beliebigen anderen Körperstellen entwickeln sich kleine zapfen- oder kegelförmige, 2–10 mm lange Hautanhangsgebilde. Diese sind hautfarben, meist nicht entzündlich verändert und weisen ein normales Hautrelief auf. Männer sind häufiger als Frauen betroffen.

Histopathologie. Normale Epidermis und Dermis; geringe Hyperkeratose. Keine oder nur wenige Nervenfaseranteile; keine Knochenstrukturen oder Nagelanlage.

Differentialdiagnose. Rudimentärer überzähliger, kongenital angelegter Finger und Cornu cutaneum.

Therapie. Exzision.

Histiozytom

Ätiologie und Pathogenese. Histiozytome sind offenbar meist reaktive Geschwülste, die sich z.B. nach Insek-

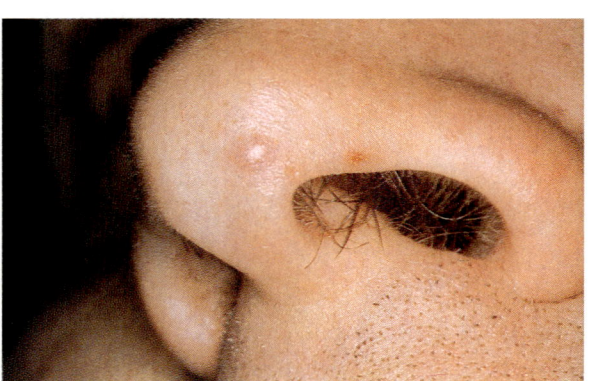

Fibrosis nodularis nasi

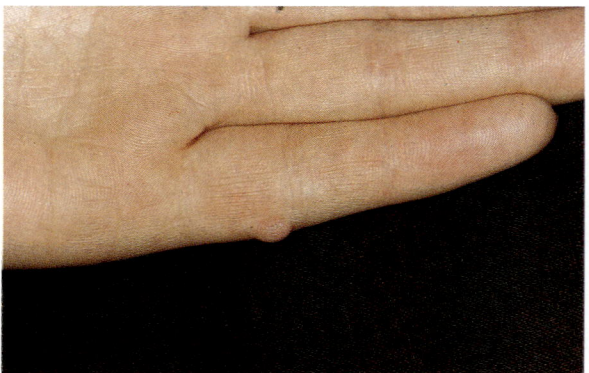

Erworbenes Fibrokeratom

tenstichen entwickeln. Durch Lipidablagerung kann ein Xanthom (xanthomatisiertes Histiozytom), durch Fibrosierung ein Dermatofibrom (fibröses Histiozytom) entstehen.

Klinik. Das meist in Einzahl vorkommende, gutartige Histiozytom stellt einen flachen oder halbkugelig erhabenen, in der Haut liegenden, harten, gut umschriebenen, meist hautfarbenen Tumor dar. Seltener ist die Farbe gelblich, bräunlich oder bläulich. Häufigste Lokalisationen sind die Extremitäten jüngerer Menschen.

Histopathologie. Unter der meist akanthotisch verdickten und hyperpigmentierten Epidermis finden sich in einem umschriebenen Areal des Koriums dichte Ansammlungen von Histiozyten und Fibroblasten. Die Histiozyten speichern in unterschiedlichem Ausmaß Lipide und Hämosiderin, dadurch wird die makroskopische Färbung des Tumors mitbedingt. Es bestehen Übergänge zum Dermatofibrom.

Differentialdiagnose. Dermatofibrom, Neurofibrom, Neurinom, malignes Melanom, Mastozytom, Leiomyom, Xanthom, Xanthogranulom.

Therapie. Wenn nötig Exzision.

Sonderform: Juveniles Xanthogranulom
[McDonagh 1912]

Synonym. Nävoxanthoendotheliom.

Dieser meist bei Kleinkindern in multipler Zahl vorkommende gelblich-rötliche harte Knoten stellt histologisch eine fettspeichernde Histiozytomvariante dar (Näheres s.S. 952).

Benignes Riesenzellsynovialom

Synonym. Riesenzellgeschwulst der Sehnenscheide.

Unter den benignen und malignen Synovialomen ist das benigne Riesenzellsynovialom am häufigsten.

Klinik. Es handelt sich um langsam wachsende, solitäre, höckerige Knoten, die überwiegend im Bereich der Fingergelenke und Sehnenscheiden der Hände bei Frauen mittleren Alters vorkommen. Der benigne Tumor neigt in hohem Maße zu örtlichen Rezidiven, daher ist die sichere Exzision im Gesunden durch den Handchirurgen erforderlich. Bei entsprechenden Tumoren an den Füßen ist die maligne Entartungstendenz offenbar wesentlich größer.

Histopathologie. Es finden sich Histiozyten, Fibroblasten und vielkernige Riesenzellen, die durch Umschließen spaltartiger Hohlräume synoviale Strukturen imitieren. Hämosiderin- und Lipidspeicherung sind typisch. Auch bei diesem Tumor handelt es sich um eine Histiozytomvariante, möglicherweise entzündlich-reaktiver Genese.

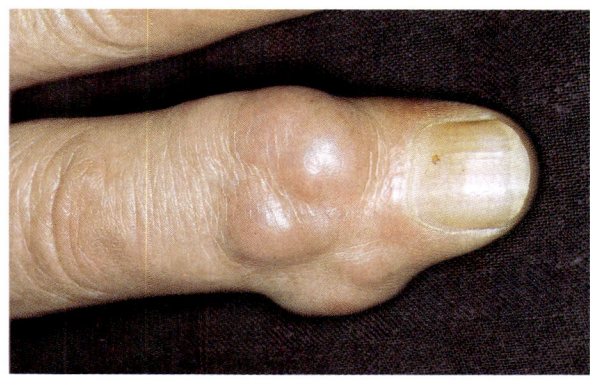

Benignes Riesenzellsynovialom

Pseudosarkome der Haut

Pseudosarkome der Haut sind Bindegewebswucherungen, die klinisch durchwegs einen gutartigen Verlauf bei manchmal aggressivem Wachstum, histologisch dagegen Kennzeichen von Malignität zeigen. Zur prognostischen Beurteilung benötigt man daher den klinischen Befund und die histologische Untersuchung.

Die wichtigsten Erkrankungen dieser Gruppe sind:
- pseudosarkomatöses Dermatofibrom,
- noduläre Fasziitis,
- juvenile Fibromatose,
- infantile digitale Fibromatose,
- aggressive infantile Fibromatose,
- atypisches Fibroxanthom,
- Dermatofibrosarcoma protuberans.

Für alle pseudosarkomatösen Tumoren der Haut gilt, daß sie gut im Gesunden exzidiert werden sollten, damit Rezidive vermieden werden.

Pseudosarkomatöses Dermatofibrom

Es handelt sich dabei lediglich um ein zellreiches Dermatofibrom, bei dem Bündel spindeliger polymorpher Fibroblasten in radspeichenartigen Wirbeln angeordnet sind, die nicht selten Kernatypien und Mitosen zeigen. Das histologische Bild erinnert daher an ein Fibrosarkom, die Bildung ist aber klinisch gutartig. Zumindest ein Teil diese Fälle ist der nodulären Fasziitis zuzuordnen.

Fasciitis nodularis pseudosarcomatosa
[Konwaler, Keasbey und Kaplan 1955]

Synonyme. Noduläre Fasziitis, pseudosarkomatöses Dermatofibrom, pseudosarkomatöse Fibromatose.

Definition. Es handelt sich um einen subkutan gelegenen, mit den Faszien fest verbackenen Tumor, welcher auf das subkutane Fettgewebe übergehen kann, sich aber nach längerem Bestehen spontan zurückbildet. Das histologische Bild erinnert an ein Fibrosarkom.

Vorkommen. Selten; bei Menschen zwischen dem 20. und 50. Lebensjahr.

Klinik. Meistens an den Extremitäten, bevorzugt an den Unterarmen, kommt es rasch zur Entwicklung eines subkutanen Tumors, der innerhalb von 2–3 Wochen einen Durchmesser von 2–3 cm erreichen kann. Der Knoten ist subkutan gelegen und mit den Faszien fest verbacken. Die darüberliegende Haut ist gut abhebbar, das Allgemeinbefinden bleibt ungestört.

Histopathologie. In der Subkutis findet man ein gefäßreiches Tumorgewebe aus großen spindelförmigen Fibroblasten innerhalb eines mukoiden Stromas mit retikulären Fasern. Zwischen den Zellproliferationen reichlich neugebildete Kapillaren und besonders in den Randzonen entzündliche Veränderungen. Bemerkenswert sind zahlreiche Mitosen, die jedoch nicht atypisch sind. Der Unterschied zum echten Fibrosarkom ergibt sich durch den Mukoidreichtum, die vaskuläre Proliferation und durch das Fehlen atypischer Mitosen.

Verlauf. Meist wird die Bildung wegen ihrer raschen Entwicklung klinisch für ein Sarkom gehalten. Spontane Abheilung nach mehrmonatigem Bestehen ist aber die Regel.

Differentialdiagnose. Histiozytom und Dermatofibrom entwickeln sich kutan.
Das *paradoxe Fibrosarkom* hat das gleiche feingewebliche Bild wie die Fasciitis nodularis pseudosarcomatosa, ist jedoch im Korium lokalisiert.
Die *Fasciitis ossificans* (Kwittken und Branche 1929) soll eine zur Ossifikation führende Variante der beschriebenen Erkrankung sein.

Infantile digitale Fibromatose [Reye 1956]

Es handelt sich um einzelne oder multiple derbe Knotenbildungen im Bereich der Finger oder Zehen, die angeboren sind oder sich in den ersten Lebensmonaten entwickeln. Das histologische Bild kann stark an ein Fibrosarkom erinnern. Diagnostisch wichtig sind eosinophile Zytoplasmaeinschlüsse von 3–10 µm Durchmesser, deren vermutete Virusnatur bisher nicht bestätigt werden konnte.

Therapie. Exzision.

Aggressive infantile Fibromatose

Bei Kleinkindern um das erste Lebensjahr entwickelt sich rasch an irgendeiner Körperstelle eine derbe subkutane Geschwulst, die histologisch durch Fibroblastenproliferation mit zahlreichen Mitosen gekennzeichnet ist. Rezidive nach Exzision sind nicht selten; Metastasen werden jedoch nicht beobachtet.

Juvenile hyaline Fibromatose [Murray 1873]

Synonym. Murray-Syndrom.

Definition. Wahrscheinlich handelt es sich um eine mesenchymale Dysplasie mit Tumoren, Gingivahyperplasie und Knochendestruktion.

Vorkommen. Extrem selten. Vererbung scheint nicht sicher nachgewiesen. Die Erkrankung beginnt zwischen dem 3. Lebensmonat und dem 4. Lebensjahr.

Klinik. Das klinische Bild ist charakterisiert durch teilweise ulzerierende Tumoren an Kapillitium und Rumpf, papulöse Elemente oder fibromatöse Knötchen im Nacken, ferner durch Gingivahyperplasie und Knochendestruktion mit Osteolyse.

Histopathologie. Blasse Tumorzellen mit granuliertem Zytoplasma in amorpher PAS-reaktiver hyaliner Grundsubstanz (eosinophile Hyalinisierung des Bindegewebes) sind typisch.

Verlauf. Die Prognose ist ungünstig.

Atypisches Fibroxanthom [Helwig 1963]

Bei älteren Patienten mit lichtgeschädigter Haut und aktinischer Elastose tritt an unbedeckten Körperstellen, besonders im Gesicht, ein derbes bräunlich-rötliches Knötchen auf, das meist 1–2 cm Durchmesser erreicht. Nicht selten ist Erosion.

Histopathologie. Es besteht eine außerordentliche Zellpolymorphie von Fibroblasten, Histiozyten, Riesenzellen und Xanthomzellen mit zahlreichen, auch atypischen Mitosen. Trotz dieses sarkomähnlichen histologischen Bildes ist die Geschwulst klinisch benigne. Diskutiert wird die Frage, ob es sich um einen echten Tumor oder um eine reaktive Bildung auf Trauma oder auf Licht handelt.

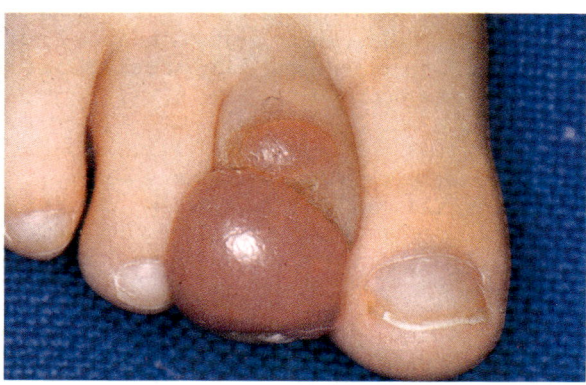

Infantile digitale Fibromatose

Dermatofibrosarcoma protuberans
[Darier und Ferrand 1924, E. Hoffmann 1925]

Definition. Das Dermatofibrosarcoma protuberans ist ein kutan-subkutaner Bindegewebstumor, der seinem Wesen nach klinisch und histologisch zwischen Dermatofibrom und Fibrosarkom steht. Lokale Rezidive nach operativer Entfernung sind häufig, Metastasierung ist jedoch sehr selten. Der örtlich aggressive Tumor wird von manchen Autoren als Präsarkomatose interpretiert.

Vorkommen. Der Tumor kommt am häufigsten im mittleren Erwachsenenalter (3.–4. Lebensjahrzehnt) vor. Vielfach werden örtliche Traumen als verursachend angegeben.

Klinik. Prädilektionsstelle der fast stets solitären Geschwulst ist der Stamm, seltener der Kopf oder die proximalen Extremitäten. Die Entwicklung erfolgt in zwei Phasen:

Plaquestadium. In der Kutis bildet sich eine harte keloidiforme oder sklerodermiforme Platte aus, die sich nach peripher ausbreitet und knotige Anteile besitzt. Man findet einen keloidiformen Tastbefund und die Hautoberfläche glatt gespannt sowie von rotbrauner bis blauroter Farbe, gelegentlich auch von Teleangiektasien durchzogen. Die Bildung ist auf der Unterlage verschieblich.

Tumorstadium. Dieses entwickelt sich im weiteren Verlauf über Jahre hin. Auf der Plaque bilden sich schmerzlose Knoten, die Walnußgröße, selten auch mehr erreichen können. Nun ist die Haut über den später breit aufsitzenden grobhöckrigen, bläulich bis braunroten Tumoren gespannt, verdünnt und oft von Teleangiektasien durchzogen. Es besteht Neigung zur Infiltration in die umgebende Haut und in die darunterliegenden Gewebsschichten. Blutung und Ulzeration kommen nur selten vor. Subjektive und örtliche allgemeine Beschwerden fehlen auch bei längerem Bestehen. Die Entwicklungsdauer kann Jahrzehnte betragen. Tritt die extrem seltene Metastasierung ein, so erfolgt sie gewöhnlich in die regionalen Lymphknoten oder in die Lungen.

Histopathologie. Im Gegensatz zum Dermatofibrom reicht der Tumor tief in das subkutane Fettgewebe. Er besteht aus wirbelig, typischerweise radspeichenartig angeordneten („cartwheel configuration"), dichtgelagerten spindeligen Fibroblasten mit nur vereinzelten Kernatypien und Mitosen. Hämosiderin- und Lipidspeicherung der Zellen sind gering, der Gehalt des Stromas an kollagenen Fasern wechselt. Die Epidermis über dem Tumor ist meist atrophisch.

Differentialdiagnose. Keloid, Dermatofibrom, Histiozytom, Fibrosarkom. Die klinische Diagnose ist histologisch zu sichern.

Therapie. Die Exzision muß auch zur Tiefe hin weit im Gesunden erfolgen, damit alle Ausläufer des Tumors erfaßt werden. Trotzdem sind örtliche Rezidive nicht selten. Die radikale Operation kann insbesondere am Rücken und im Nacken über der Wirbelsäule sowie über Gelenken technisch schwierig sein, wenn der örtlich aggressiv wachsende Tumor zapfenartig in die Tiefe reicht.

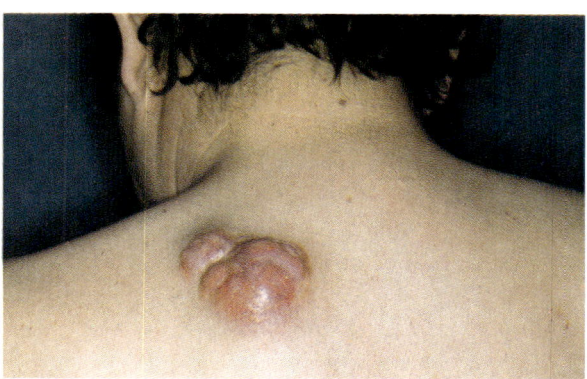

Dermatofibrosarcoma protuberans

Sarkome der Haut

Fibrosarkom

Hier handelt es sich um einen primär in der Haut entstehenden malignen Tumor, der zu rascher Metastasierung neigt.

Klinik. Das Fibrosarkom entwickelt sich im Hautbindegewebe, z.B. am Unterschenkel oder Fuß als bläulich-bräunlicher harter Knoten, am Stamm als plattenartiger Tumor, mit raschem Wachstum und früher Ulzeration. Metastasierung erfolgt frühzeitig in die Umgebung und, im Gegensatz zu Karzinomen, meist hämatogen besonders in die Lungen. Sarkome können in normaler Haut entstehen, aber auch gelegentlich auf atrophischen Narben von Lupus vulgaris, von Lupus erythematodes, auf Röntgenodermen oder bei Xeroderma pigmentosum. Selten kommt auch sarkomatöse Entartung bei Neurofibromatose vor.

Sekundäre Sarkome der Haut. Diese entstehen durch Metastasierung aus Primärtumoren innerer Organe in die Haut.

Histopathologie. Die Tumoren sind sehr zellreich, wachsen infiltrierend und destruierend. Die atypischen Fibroblasten sind spindelig (Spindelzellensarkom) oder rund (Rundzellensarkom), das Stroma kann mehr oder weniger faserreich sein, enthält manchmal auch reichlich Muzin (Myxosarkom). Entdifferenzierte Formen (anaplastische Sarkome) können manchmal nicht von anaplastischen Karzinomen oder amelanotischen malignen Melanomen unterschieden werden.

Therapie. Frühzeitige und vollständige im Gesunden durchgeführte Exzision, ggf. zytostatische Polychemotherapie.

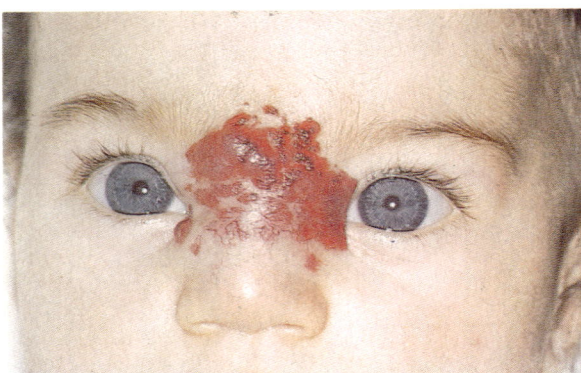

Haemangioma cavernosum cutaneum

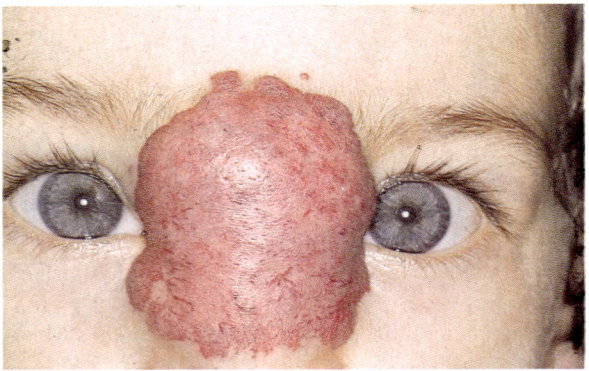

Haemangioma cavernosum cutaneum, 11 Monate später, jetzt mit beginnender Rückbildung

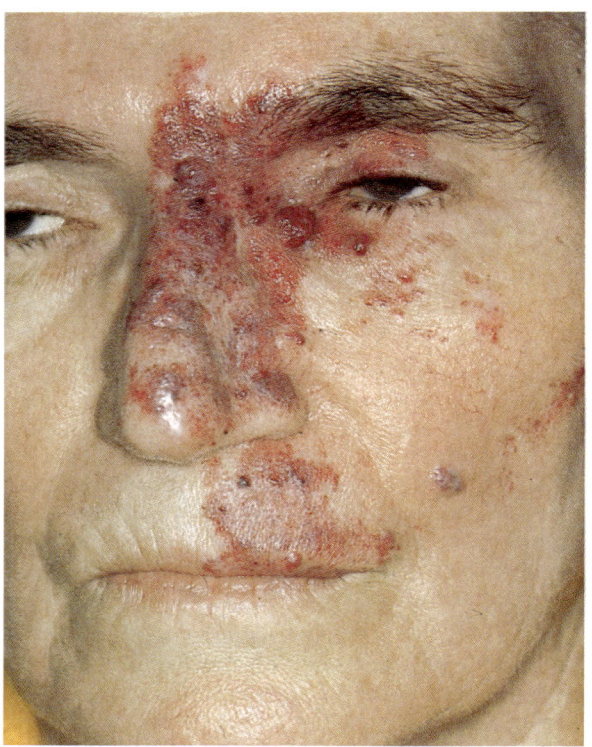

Planotuberöses Hämangiom beim Erwachsenen

Tumoren der Blutgefäße

Hämangiome

An Haut und Schleimhäuten, aber auch an anderen Organen, kann es zu benignen Geschwülsten von Blutgefäßen kommen. Nicht selten sind sie als embryonale Fehlbildungen angeboren oder treten in den ersten Lebenstagen in Erscheinung. Die Grenzen zu den organoiden Nävi sind in diesen Fällen fließend. Gelegentlich wird familiäre Disposition beobachtet. Je nach dem Mischungsverhältnis der Tumorgewebe, der Struktur und Weite der Gefäßanteile kann man histologisch das Haemangioma cavernosum, Hämangiofibrom, Fibrohämangiom, Lipohämangiom und Hämangiolymphangiom unterscheiden.

Haemangioma cavernosum

Synonyme. Kavernöses Hämangiom, Blutschwamm.

Klinik. Der Blutschwamm ist auch Laien bekannt. Meist ist er schon bei Geburt vorhanden oder tritt in den ersten Lebenstagen auf. Sein Wachstum kann in den ersten Lebensmonaten rasch sein, verhält sich aber gewöhnlich proportional zum Körperwachstum. Im späteren Leben ist das Auftreten kavernöser Hämangiome selten. Je nach ihrer Lokalisation in der Haut werden sie als kutane, kutan-subkutane oder rein subkutane Hämangiome bezeichnet.

Haemangioma cavernosum cutaneum. Es sitzt oberflächlich, ist erhaben, prall mit Blut gefüllt und zeigt daher sattrote Farbe. Besonders diese Form wird im Volksmund als Blutschwamm bezeichnet. Vielfach beschränkt sich die tumoröse Bildung nicht nur auf die Kutis, sondern erstreckt sich auch in die Subkutis.

Haemangioma cavernosum cutaneum et subcutaneum. Dieses tritt eisbergartig nur zentral an die Oberfläche und imponiert hier als scharf begrenzter sattroter Tumor. Am Rand scheint der wesentliche subkutane Anteil bläulich durch; er läßt sich durch Palpation näher beurteilen.

Haemangioma cavernosum subcutaneum. Es liegt rein subkutan und kann als weicher, manchmal schwammartig ausdrückbarer, subkutaner Tumor das Hautniveau emporheben und bläulich durchschimmern.

Größe und Lokalisation. Die Größe der einzeln oder in Mehrzahl auftretenden kavernösen Hämangiome ist unterschiedlich. Sie können fingernagelgroß sein, aber auch eine ganze Gesichtshälfte einnehmen. Sitz kann jede beliebige Hautstelle sein, Prädilektion ist der Kopfbereich. Auch die Schleimhäute sind Sitz kavernöser Hämangiome, die an der Zunge eine Makroglossie, an den Lippen Makrocheilie verursachen können. Kavernöse Hämangiome können mit Hypoplasie der darunterliegenden Gewebe – Weichteile, Knochen, Knochenkerne in Epiphysen – verbunden vorkommen.

Histopathologie. Weite, mit Blut gefüllte, endothelausgekleidete Hohlräume in Dermis und Subkutis.

Verlauf und Prognose. Die kutanen kavernösen Hämangiome bilden sich sehr häufig spontan zurück, nach Angabe mancher Autoren bei 70% der Patienten. Die Rückbildung beginnt im 1. Lebensjahr und schreitet bis etwa zum 5.–7. Lebensjahr fort. Zeichen von Rückbildung ist eine zunehmende grauweiße netzige Zeichnung an der Oberfläche der sonst kräftig roten Bildung. Die Rückbildungstendenz von rein subkutanen kavernösen Hämangiomen ist nicht so groß.

Komplikationen. Blutung, Thrombosierung und Ulzeration. Intratumorale Thrombose durch Druck, Verletzung oder Mazeration der Oberfläche bei Sitz kutaner Hämangiome in intertriginösen Bereichen, besonders der Anogenitalregion, kann zu nekrotischem Zerfall, Ulkusbildung mit sekundärer Wundheilung und damit zu Spontanheilung führen. In seltenen Fällen können Verdrängungssymptome klinisch bedeutsame Komplikationen auslösen, so beim anatomisch ungünstigen Sitz im Orbitabereich.

Therapie. Angesichts der sehr häufigen Spontanrückbildung ist äußerste Zurückhaltung geboten. Wichtig ist eine gute Aufklärung der Eltern, die den Arzt immer wieder zu aktivem Vorgehen drängen. Lediglich bei starkem Wachstum und ungünstiger Lokalisation (z.B. im Gesicht) sollte rechtzeitig behandelt werden.

Chirurgische Therapie. Sie kommt nach ausreichendem Abwarten in Einzelfällen in Betracht, beispielsweise bei Lokalisationen, die zu Funktionsbehinderungen führen, oder bei erheblichen und rezidivierenden Blutungen. Eine weitere Indikation ist die kosmetische Beeinträchtigung durch nicht weiter rückbildungsfähige Hämangiome an sichtbaren Körperregionen, besonders im Gesicht. Die Operationen sind technisch oft schwierig und erfordern Erfahrung in Kinderchirurgie und plastischer Chirurgie. Neuerdings werden die Bildungen vorher embolisiert. Früher gebräuchliche Verfahren wie Ätzung und Abtragung durch Kauterisation sind heute verlassen.

Kryotherapie. Sie erfolgt mit Kohlensäureschnee oder flüssigem Stickstoff und bewährt sich in manchen Fällen. Man beginnt am besten mit kleinen Bezirken, um die Reaktion im Einzelfall zu testen. Subkutane Hämangiome sind für Kryotherapie weniger geeignet.

Sklerosierung. Wert und Gefahren einer Sklerosierungstherapie mit Varizenverödungsmitteln werden nicht einheitlich beurteilt.

Interne Gaben von Glukokortikosteroiden. Sie können ein rasches Wachstum von größeren Hämangiomen zum Stillstand bringen. Indikationen sind wachsende Hämangiome, vor allem im Periorbitalbereich, die die Sehkraft des betroffenen Auges gefährden können und auch der Strahlentherapie nicht zugänglich sind. Die Dosis beträgt bei Säuglingen und Kleinkindern initial 2–3 mg Prednisolon/kg KG tgl. oder entsprechende Äquivalente. Innerhalb von 2–3 Wochen kommt das rasche Wachstum der Tumoren zum Stillstand. Höhe und Zeitdauer der Erhaltungstherapie müssen dem individuellen Fall angepaßt und am besten mit dem Kinderarzt vereinbart werden. Nach Absetzen des Glukokortikosteroids kann das Wachstum wieder einsetzen; man kann aber versuchen, eine niedrige Erhaltungsdosis zu erreichen. Trotz mancher Bedenken stellt diese Therapie bei entsprechender Indikationsstellung eine wesentliche Hilfe dar.

Röntgenbestrahlung (sog. Stoppbestrahlung). Sie kann bei schnell wachsenden Hämangiomen das Wachstum aufhalten, die Rückbildung einleiten und beschleunigen. Die Indikation ist streng zu stellen, eine Bestrahlung sollte nicht durchgeführt werden über noch nicht geschlossenen Fontanellen, über Gelenken und Epiphysen, über der weiblichen Brust, über Schilddrüse, Thymus, Hoden und Ovarien. Bei Bestrahlung in Augennähe muß das Auge durch eine Bleischale geschützt werden. Die Bestrahlung soll möglichst nicht vor der 10.–12. Lebenswoche begonnen werden. Die Einzeldosis beträgt bei einem Hämangiom bis zu 4 cm Durchmesser 1,5–3 Gy, die Gesamtdosis maximal 10–15 Gy; die Intervalle betragen 6–8 Wochen, sie können bei guter Rückbildungstendenz verlängert werden. Manchmal genügen bereits 1 oder 2 Bestrahlungen. Strahlendosen und Strahlenqualität müssen den jeweiligen Flächen- und Tiefenbedingungen angepaßt sein. Auf keinen Fall sollten Hämangiome mit Tumordosen angegangen werden.

Kompressionsbehandlung. Auch Dauerkompression, evtl. mit eigens angefertigter Pelotte, kann zu erstaunlicher Rückbildung führen.

Lasertherapie. Diese kommt höchstens bei sehr kleinen Bildungen in Betracht.

Mafucci-Syndrom [1881]

Synonym. Chondrodysplasie-Hämangiom-Syndrom.

Die seltene, angeborene, möglicherweise erbliche, komplexe Entwicklungsstörung der Gewebe mesodermaler Herkunft ist gekennzeichnet durch multiple kavernöse Hämangiome der Haut und innerer Organe sowie durch eine fortschreitende asymmetrische Chondromatose und Dyschondroplasie mit Verunstaltung der Extremitäten (Röntgendiagnostik), besonders im Bereich der Hämangiome. Es besteht Neigung zur Entwicklung maligner Tumoren, besonders eines Angiosarkoms oder Chondrosarkoms.

Kasabach-Merritt-Syndrom [1940]

Synonym. Thrombozytopenie-Hämangiom-Syndrom.

Bei dieser Erkrankung des frühen Säuglingsalters findet man neben einem oder mehreren ausgedehnten kavernösen Hämangiomen der Haut eine thrombozytopenische Purpura, die sich in Ecchymosen der Haut und Darmblutungen äußert. Pathogenetisch wird ein vermehrter Verbrauch von Thrombozyten und Fibrinogen infolge Niederschlages innerhalb des Riesenhämangioms angenommen (Verbrauchskoagulopathie). Die Krankheit bessert sich mit der Spontanrückbildung des Hämangioms.

Diagnose. Thrombopenie, verlängerte Blutungszeit, evtl. Fibrinogenmangel.

Therapie. Bewährt haben sich interne Glukokortikosteroidgaben, in Ausnahmefällen kommen Röntgenstrahlen oder chirurgische Maßnahmen in Frage.

Blue-rubber-bleb-Nävus-Syndrom [Bean 1958]

Synonym. Blaues-Gummibläschen-Nävus-Syndrom.

Meist sporadisch, sehr selten autosomal-dominant erblich, treten im Verlauf der Kindheit, aber auch später multiple subkutane oder blauschwarze kutane komprimierbare kavernöse Hämangiome von gummiartiger Konsistenz auf. Das männliche Geschlecht scheint bevorzugt. Wichtig ist das gleichzeitige Vorkommen der Angiome im Magen-Darm-Trakt mit der Folge manchmal lebensbedrohlicher Blutungen (Meläna) und Anämien.

Differentialdiagnose. Es ist an multiple Glomustumoren, an Mafucci-Syndrom (Chondrodysplasie) und an M. Osler zu denken.

Therapie. Lediglich symptomatische Therapie der sekundären Anämie ist möglich. Darmresektionen sind kaum praktikabel.

Rankenangiome

Bei dieser klinischen Sonderform von Hämangiomen handelt es sich um oft pulsierende, venöse oder venös-arterielle Gefäßkonvolute, die sich subkutan ausbreiten, größere Körperpartien durchsetzen, unförmig auftreiben und blau- oder rubinrot durchscheinen können. Gefäßauskultation ist hilfreich.

Haemangioma senile

Synonyme. Seniles Hämangiom, Rubinfleck.

Dieses stets gutartige, echte Hämangioblastom tritt etwa vom 4. Lebensjahrzehnt an häufig auf und ist Laien als „Rubinfleck" bekannt. Vor allem am Rumpf finden sich vereinzelte oder zahlreiche stecknadelkopf- bis linsengroße, sattrote, flach erhabene, scharf begrenzte Bildungen, die unter Glasspateldruck abblassen. Keine Spontanrückbildung.

Histopathologie. Das obere Korium ist von einem Konvolut neugebildeter Kapillaren des subpapillären Plexus durchsetzt.

Therapie. Falls gewünscht, Zerstörung mit Diathermie oder Laser, sowie kleine Exzision.

Lippenrandangiom

Synonym. Seniles Hämangiom der Lippen.

Klinik. Meist sieht man an der Unterlippe im Bereich des freien Lippenrandes einen blauroten oder -schwärzlichen, bis erbsgroßen einzelnen weichen Knoten. Dieses Lippenrandangiom kommt jenseits des 40. Lebensjahres vor. Allerdings handelt es sich um varizenartige umschriebene Gefäßektasien im oberen Korium, also nicht um einen echten Tumor.

Diagnose. Weiche, teilweise mit Glasspatel ausdrückbare Bildung.

Differentialdiagnose. Malignes Melanom.

Therapie. Exzision.

Angiokeratome

Angiokeratoma circumscriptum

Synonym. Angiokeratoma corporis naeviforme.

Klinik. Diese nävoide Fehlbildung besteht meist schon bei der Geburt. Vor allem an der unteren Extremität

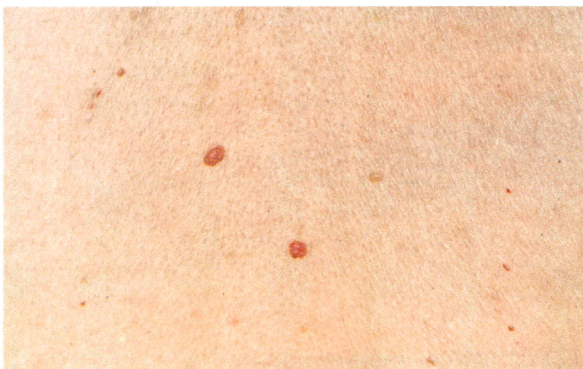

Senile Hämangiome

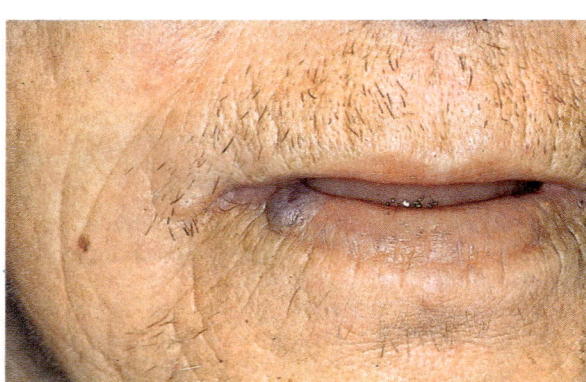

Lippenrandangiom

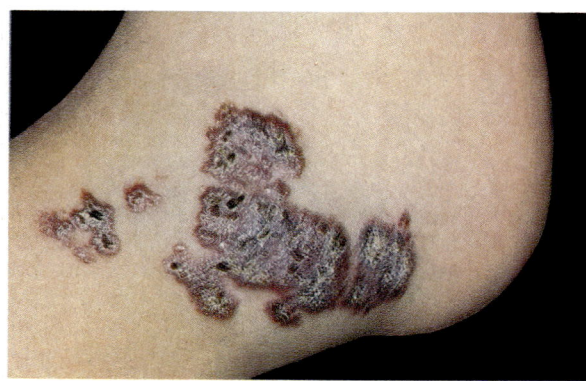

Angiokeratoma circumscriptum am Fußknöchel

findet sich ein teleangiektatischer Nävus von rot-blau-schwärzlicher Farbe infolge Vermehrung und Erweiterung der papillären Kapillaren, darüber eine warzenartige Hyperkeratose. Gelegentlich auch lineare oder zosteriforme Anordnung.

Histopathologie. Ektatische Kapillaren im Subepidermalraum mit hyperkeratotischer Epidermis.

Verlauf. Wachstum parallel zum Gliedmaßenwachstum, gelegentlich auch Spontanwachstum in der Adoleszenz oder später. Keine spontane Rückbildungstendenz.

Differentialdiagnose. Die solitäre verruköse, schwarzblaue bis dunkelrote Bildung kann mit einem verrukösen malignen Melanom verwechselt werden.

Therapie. Exzision.

Angiokeratoma Mibelli [1889]
Synonym. Angiokeratoma acroasphycticum digitorum.

Vorkommen. Selten, gelegentlich familiär.

Klinik. Die benigne Erkrankung kommt hauptsächlich an den Finger- und Handrücken, aber auch an Ellbogen, Knien, Füßen und an den äußeren unteren Quadranten der Mammae vor. Mädchen zwischen 10 und 15 Jahren sind bevorzugt betroffen. In lockerer Aussaat finden sich zahlreiche dunkelrote oder mehr graurötliche, bis linsengroße Gefäßerweiterungen, die von einer festen, gelblichen verrukösen Hyperkeratose bedeckt sind. Für das Zustandekommen scheinen Kälteeinflüsse sowie die Neigung zu Cutis marmorata, Akrozyanose und Perniose eine Rolle zu spielen.

Histopathologie. Es handelt sich um akanthohyperkeratotische Veränderungen der Epidermis über umschriebenen kavernösen Erweiterungen von Kapillarschlingen im Stratum papillare. Gelegentlich geringes lymphozytäres Infiltrat.

Verlauf. Chronisch; Zahl und Größe der Effloreszenzen pflegen langsam zuzunehmen. Keine Neigung zu Spontanregression, keine maligne Entartung.

Differentialdiagnose. Angiokeratoma corporis diffusum.

Therapie. Falls gewünscht, Zerstörung der Herde durch Diathermie oder Laser.

Angiokeratoma scroti und Angiokeratoma vulvae
Multiple Angiokeratome der Skrotalhaut sind bei älteren Männern nicht selten. Es handelt sich um langsam zunehmend auftretende, kräftigrote oder mehr blaurote, stecknadelkopf- bis linsengroße Hämangiektasien mit unterschiedlich starker verruköser Komponente.
Analoge Veränderungen werden an der Vulva beobachtet. Die Bildungen sind benigne.

Differentialdiagnose. Auszuschließen ist das Angiokeratoma corporis diffusum.

Granuloma pediculatum

Synonyme. Granuloma teleangiectaticum, Granuloma pyogenicum, Botryomykom.

Definition. Nicht seltene rasche Entwicklung eines rötlichen Knotens, oft nach Traumen, der näßt und leicht blutet. Er besteht aus einem kapillären Hämangiom.

Pathogenese. Der Bildung liegt primär ein rasch proliferierendes eruptives Angiom zugrunde, das sekundär infiziert wird und sich dann in ein Granulom umwandelt. Oft ist ein vorangehendes Trauma nachweisbar.

Klinik. Es handelt sich um eine bis erbsgroße, weiche, teils kugelig, teils mehr pilzförmig der Haut aufsitzende benigne Neubildung von lebhaft roter oder blauroter Farbe. An der Basis ist der Tumor eingeschnürt oder kurz gestielt. Die Oberfläche ist glänzend, manchmal auch grau meliert und feucht, oft durch Sekret verkrustet. Die Epidermis umfaßt die Basis kragenartig. Typisch ist die leichte Verletzlichkeit des Granuloms, das oft schwer stillbar blutet. Dadurch entstehen dunkle Blutkrusten an der Oberfläche. Bevorzugter Sitz sind Lippen, Mundschleimhaut, Gesicht, Kopfhaut, Finger und Hohlhand. Das Granuloma pediculatum entsteht meist auf irritierten, infizierten oder infiltrierten Wunden 1–3 Wochen nach Verletzungen, aber auch scheinbar spontan.

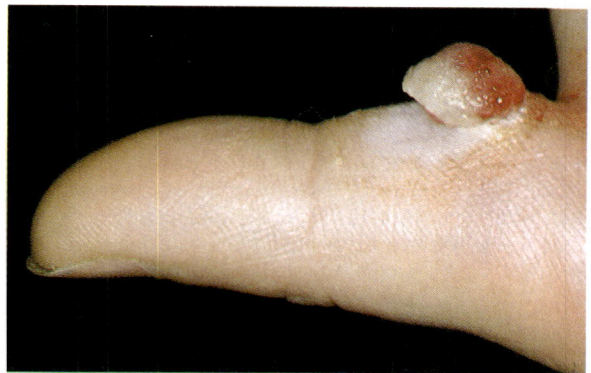

Granuloma pediculatum

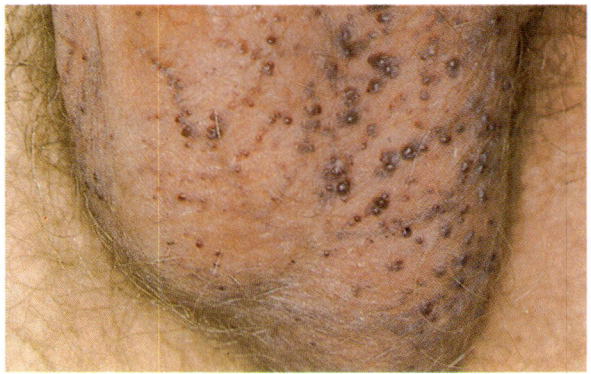

Angiokeratoma scroti

Histopathologie. Das exophytische Knötchen ist bis auf den Stiel epithelfrei oder nur von einem dünnen Epithelbelag bedeckt. Im Inneren findet sich ein lockeres Stroma mit zahlreichen Anschnitten neugebildeter erweiterter Kapillarkonvolute. Die entzündlichen Veränderungen zeigen sich in der Durchsetzung weiter Bereiche mit neutrophilen Granulozyten und an anderen Entzündungszellen; sie können ein granulomatöses Bild erzeugen.

Differentialdiagnose. Die kurze Anamnese, die stielartige Einschnürung und die Epithelkrause am Rand sind sehr typisch. Bedeutsam ist die manchmal schwierige Abgrenzung von einem amelanotischen malignen Melanom. Auch eruptives und thrombosierendes Hämangiom sind abzugrenzen.

Therapie. Das Granulom sollte mit seinem in die Kutis reichenden angiomatösen Stiel exidiert werden, da es allein bei oberflächlicher Abtragung zum Rezidiv kommen kann.

Glomustumor [Masson 1924]

Synonyme. Glomangiom, Angiomyoneurom.

Definition. Glomustumoren sind gutartige Neubildungen, die sich von den arteriovenösen Anastomosen (Glomera cutanea) ableiten und histologisch aus Gefäßkanälen mit umgebenden Glomuszellen bestehen.

Vorkommen. Relativ selten. Für genetische Einflüsse sprechen gelegentlich familiäres Vorkommen mit autosomal-dominanter Vererbung und gleichzeitige Fehlbildungen im erkrankten Bereich.

Klinik. Man unterscheidet solitäre und die viel selteneren multiplen Glomustumoren, wobei letztere generalisiert oder regional beschränkt in gruppierter, segmentärer oder systematisierter Anordnung auftreten können. Multiple Glomustumoren können familiär gehäuft vorkommen. Die Glomustumoren imponieren als kleine, höchstens erbsgroße, ziemlich derbe, platt in die Haut eingelassene oder halbkugelig prominente, blaurote oder blauviolette Knötchen. Typisch ist ihre Druckschmerzhaftigkeit in Form heftiger lanzinierender Schmerzattacken. Prädilektionsorte der solitären Glomustumoren sind die Finger und Zehen, insbesondere subungual. Multiple Glomustumoren können an jeder Hautstelle, an der Schleimhaut und an inneren Organen vorkommen.

Histopathologie. Man findet Gefäßkonvolute, deren Endothelbesatz von einem Mantel epitheloider, kubischer, heller, sog. Glomuszellen umgeben ist. Bei den solitären Glomustumoren herrschen solide Ansammlungen von Glomuszellen zwischen den Gefäßspalten vor (*solide Form*). Bei den multiplen Glomustumoren umgeben die Glomuszellen in ein bis zwei Schichten ausgedehntere, kavernöse, endothelausgekleidete Gefäßerweiterungen (*angiomatöse Form*). Mastzellen und Nervenfasern sind in den Tumoren häufig.

Die Streitfrage nach der Natur der Glomuszellen, d.h. ob es sich um modifizierte Endothel-, Perithel-, Nerven- oder Muskelzellen handelt, ist mittlerweile geklärt. Elektronenmikroskopisch konnten sie als glatte Muskelzellen identifiziert werden. Die Glomustumoren werden als Tumoren der arteriovenösen Anastomosen (Hoyer-Grosser-Organe, Glomera cutanea) angesehen.

Differentialdiagnose. Hämangiom, Leiomyom, ekkrines Spiradenom, Fibrom, malignes Melanom, bei der multiplen Form die multiplen progressiven Hämangiome (Darier), Hautmetastasen eines malignen Melanoms und das Blue-rubber-bleb-Nävus-Syndrom.

Therapie. Exzision. Röntgentherapie ist meist ohne Nutzen.

Sarcoma idiopathicum multiplex haemorrhagicum [Kaposi 1872]

Synonyme. M. Kaposi, Kaposi-Sarkom

Definition. Der M. Kaposi ist durch eine maligne multifokale Proliferation von Kapillaren und perivaskulären Bindegewebszellen der Haut und innerer Organe gekennzeichnet. Die Erkrankung beginnt meist in der Peripherie, breitet sich zentripetal aus führt nach 1–20 Jahren zum Exitus letalis.

Ätiologie. Ungeklärt. Rassisch-genetische Einflüsse und Virusbedingtheit werden diskutiert. Der Haplotyp HLA-DR5 soll häufiger vorkommen. Die Tatsache, daß die Erkrankung bei Patienten mit Nierentransplantation und Lupus erythematodes visceralis unter Immunsuppression entstehen und einen fulminanten Verlauf nehmen kann, deutet auf die Bedeutung immungenetischer Faktoren hin. Für infektiöse Genese kann endemisches Auftreten in Südafrika und bei Homosexuellen sprechen. Wahrscheinlich handelt es sich um immunregulatorische Störungen in der T-Lymphozytenfunktion (Vermehrung von Suppressorzellen, Verminderung von Helferzellen), möglicherweise ausgelöst durch Vorinfektionen (AIDS = „acquired immune deficiency syndrome", erworbenes Immunmangelsyndrom). Diese Fälle mit oft zusätzlichen „opportunistischen Infektionen" (Candida,

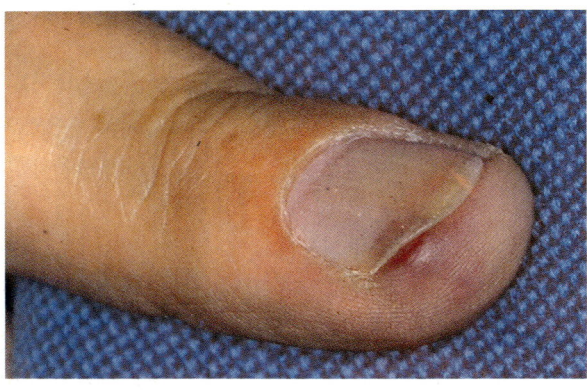

Glomustumor

Pneumocystis carinii u.a.) haben eine schlechte Prognose quad vitam.

Vorkommen. Die Erkrankungshäufigkeit (etwa 0,02–0,05 auf 100 000 Einwohner in Europa) weist große geographische Unterschiede auf. Gehäuftes Auftreten wird aus Südost- und Osteuropa sowie Zentral- und Südafrika berichtet. Männer sind etwa 10mal häufiger betroffen als Frauen. Der Beginn liegt meist im 4.–6. Dezennium, aber auch frühere Erkrankung ist möglich.

Klinik. Die Krankheit beginnt oft symmetrisch an Füßen, Unterschenkeln oder Händen. Zunächst treten Ödeme und indurierte braunrote bis bläulich-violette Makulä auf, die sich in flächenhaft infiltrierte Plaques, harte schmerzhafte Knötchen und Knoten verwandeln. An den Rändern schießen neue Knötchen auf, die mit den zentralen zusammenfließen und zu dicken Infiltraten werden. Schließlich entstehen unförmige höckerige Auftreibungen, die das betroffene Gebiet ummauern. Wegen des gestörten Lymphabflusses bilden sich zusätzlich elephantiastische Anschwellungen. Außerdem kommt es zu Blutungen in den Veränderungen, sie werden also hämorrhagisch, die Oberfläche erinnert an die ockergelbe Purpura. Unter der Einwirkung von Traumen und mechanischer Beanspruchung kommt ulzeröser Zerfall vor. Oft beschränken sich die Veränderungen lange Zeit auf das Ursprungsgebiet, später gesellen sich meist gleiche Erscheinungen an Stamm, Genitale, Gesicht, Gaumen, Nasenschleimhaut und an den inneren Organen hinzu. Hier sind besonders die Schleimhäute des Magen-Darm-Traktes, die Nieren, Leber, Lunge und Lymphknoten betroffen.

Atypische Krankheitsbilder. Gegenüber diesem zentripetalen Verlauf kommen zu Beginn der Erkrankung auch atypische Krankheitsbilder vor: Lokalisation der Veränderungen am Stamm mit folgender zentrifugaler Ausbreitung, asymmetrischer Befall einer Extremität, primäre Erkrankung innerer Organe, Auftreten eines Ödems vor allen übrigen Erscheinungen, Lymphknotenbeteiligung.

Histopathologie. Im Korium finden sich knotenförmige Ansammlungen atypischer Kapillaren sowie blutgefüllte Spalträume zwischen dichten Bündeln von Spindelzellen. Charakteristisch sind reichliche Hämosiderinablagerungen. Elektronenmikroskopisch finden sich kapillarartige Strukturen mit und ohne Lumen- und Spaltbildung; die spindeligen Zellen stellen modifizierte Endothelzellen dar, sind von einer Basallamina bedeckt und können Erythrozyten phagozytieren. Bei stärkerer Entdifferenzierung entspricht das Substrat einem Fibrosarkom.

Verlauf und Prognose. Die Erkrankung kann sich ohne dramatischen Wandel über Jahre hinschleppen. Die durchschnittliche Überlebenszeit beträgt 8–13 Jahre. Spontane Rückbildung einzelner Herde ist möglich. Jederzeit können aber auch in rascher Folge an der Haut Geschwülste aufschießen, die sich lymphogen ausbreiten und in innere Organe metastasieren. Zusehends verschlechtert sich der Allgemeinbefund. Erscheinungen an den befallenen inneren Organen (Dünndarm, Nieren, Lymphknoten), Anämie und interkurrente Infektion führen zum Tode.

Differentialdiagnose. Akroangiodermatitis („Pseudo-Kaposi") bei chronischer venöser Insuffizienz, Angiokeratome, Hämangiome, Angiosarkom. Bei typischem Beginn und Verlauf ist die klinische Diagnose leicht.

Therapie. Umschriebene Herde können exzidiert und wenn nötig plastisch gedeckt werden. Auch frühzeitige Röntgenweichstrahlenbehandlung mit Einzeldosen von 2–3 Gy bis zu einer Gesamtdosis von 20–30 Gy ist palliativ wirksam. Die besten Ergebnisse werden mit Polychemotherapie erzielt, wobei ver-

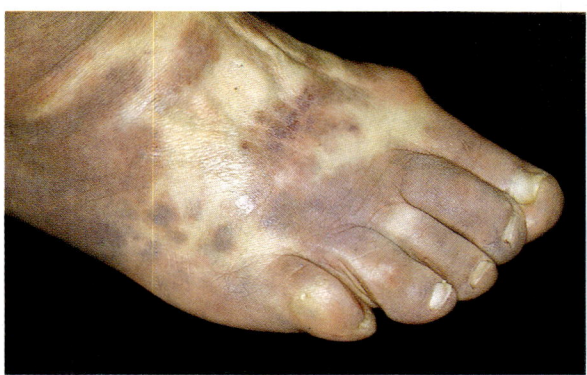

Morbus Kaposi, lokalisierte Form

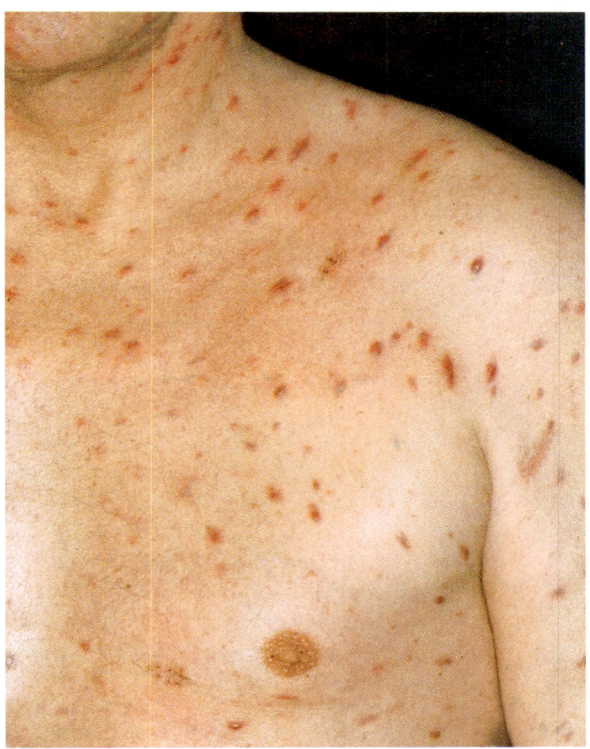

Morbus Kaposi, disseminierte Form

schiedene Kombinationen von Glukokortikosteroiden mit Vinblastin, Stickstofflost, Chlorambucil empfohlen werden. Eine längerfristige niedrig dosierte Therapie mit Vinblastin (Velbe) in einer Dosierung von 0,1 mg/kg KG, intravenös, einmal wöchentlich wird auch empfohlen. Die früher übliche hochdosierte Penizillinbehandlung hat sich nicht bewährt.

Angiosarkom der Kopf- und Gesichtshaut
[Livingston und Klemperer 1926]

Synonyme. Malignes Hämangioendotheliom, angioplastisches Sarkom der Kopfschwarte, angioblastisches Retikulosarkom der Kopfhaut, Lymphangiosarkom der Kopfhaut.

Definition. Bei älteren Menschen im Bereich von behaartem Kopf oder Gesicht auftretender, seltener, maligner, therapieresistenter Gefäßtumor mit später Metastasierung.

Klinik. Die Hautveränderung kann zunächst einem Hämatom gleichen, bis es aus der kontusiform blaurot verfärbten Haut heraus zu angiomatösen Knotenbildungen mit destruierender Infiltration und geschwürigem Zerfall kommt. Nicht selten starke Lymphorrhö aus erodierten Bezirken. Die Tumoren metastasieren hämatogen, insbesondere in die Lungen. Gelegentlich entwickeln sie sich auf dem Boden eines angeborenen planotuberösen Hämangioms. Der klinische Verdacht wird histologisch bestätigt.

Histologie. Der Differenzierungsgrad kann unterschiedlich sein, wobei zunehmende Entdifferenzierung im Verlauf nicht selten ist. Initial finden sich angioplastische Veränderungen mit von atypischen Endothelien ausgekleideten kapillarartigen Strukturen, später im entdifferenzierten sarkomatösen Stadium solide Massen polymorpher Spindelzellen, blutgefüllte Spalten und Erythrozytenextravasate.

Therapie. Eine radikale Exzision ist oft technisch nicht durchführbar. Der Tumor ist zunächst meist strahlensensibel, allerdings treten zunehmend strahlenresistente Rezidive auf. Polychemotherapie kann den letztlich infausten Verlauf oft für längere Zeit aufhalten.

Angioendotheliomatosis proliferans systematisata
[Tappeiner und Pfleger 1963]

Bei dieser sehr seltenen Erkrankung kommt es zu systematisierter intravasaler Proliferation atypischer Endothelzellen, die durch Obstruktion in den verschiedensten Gefäßbereichen ein vielgestaltiges klinisches Bild hervorruft. Es kann an M. Kaposi oder Pannikulitiden erinnern, vieldeutige hämorrhagische und knotige Exantheme an der Haut oder Symptome von seiten innerer Organe verursachen. Die Diagnose ist nur histologisch zu stellen. Schwer abzugrenzen von dieser malignen neoplastischen Erkrankung („intravaskuläres Endotheliom") ist eine *reaktiv-entzündliche systematisierte Angioendotheliomatose* mit sehr ähnlichem klinischem und histologischem Bild. Sie verläuft schubweise über Jahre und geht auch mit Fieberschüben einher.

Tumoren der Lymphgefäße

Lymphangiome

Lymphangiome sind ähnlich den Hämangiomen angeboren oder treten im frühen Säuglingsalter in Erscheinung. Auch sie nehmen eine Mittelstellung zwischen benignen Tumoren und nävoiden Fehlbildungen ein. Gemischte Lymphohämangiome kommen vor. Histologisch finden sich kavernös erweiterte Lymphgefäße in unterschiedlichen Etagen der Haut.

Lymphangioma circumscriptum cysticum

Klinik. Lokalisation kann jede beliebige Hautstelle, auch die Schleimhaut sein. An der Zunge kann es Ursache einer Makroglossie werden. Meist in herpetiformer Anordnung findet man an der Haut in zufälliger Lokalisation hell durchschimmernde, prall-derbe, sago- oder froschlaichartige Pseudobläschen. Sie bestehen im Unterschied zu den Bläschen des Herpes simplex oder Zoster kontinuierlich von Geburt an, zeigen allmählich Größenzunahme, verursachen keine Beschwerden. Nach Traumatisation wird der

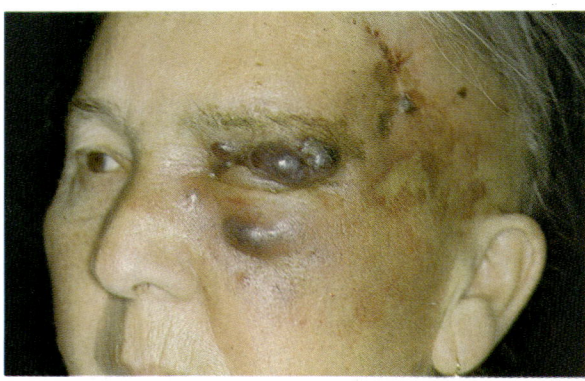

Hämangiosarkom der Kopf- und Gesichtshaut

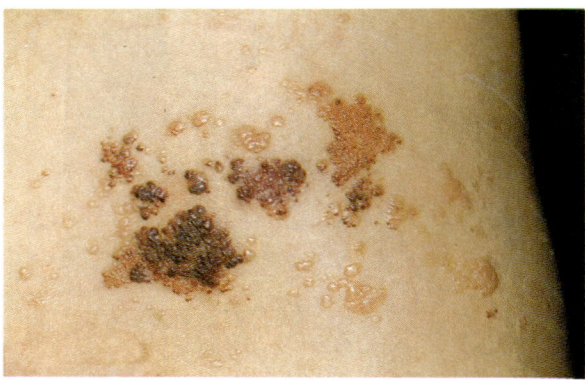

Haematolymphangioma circumscriptum cysticum

Inhalt blutig, es entsteht ein Hämatolymphangiom. Gelegentlich sind sie mit einem subkutanen Lymphangiom oder lymphangiektatischen Gangsystemen verbunden, die sich bis in die Muskulatur ausdehnen können.

Differentialdiagnose. Symptomatisches Lymphangioma circumscriptum cysticum, d.h. kutane Lymphangiektasien nach operativen Eingriffen, besonders im Leistenbereich (Herniotomie).

Therapie. Exzision, ggf. Stichelung mit der Diathermienadel, Lasertherapie bei Hämatolymphangiom oder oberflächliche Kryotherapie.

Lymphangioma cavernosum subcutaneum

Es führt zu einer umschriebenen Hautvorwölbung, unter der es als teigige, etwas ausdrückbare, scharf begrenzte Geschwulst liegt. Durch Punktion läßt sich Lymphe aspirieren. Der oft recht große Tumor kann ganze Körperpartien einnehmen und Ursache einer Elephantiasis der Extremitäten, einer unförmigen Verdickung des Halses, einer Makrocheilie oder Makroglossie sein. Differentialdiagnose der Makroglossie s.S. 707.

Therapie. In geeigneten Fällen bleibt nur ausreichende operative Entfernung.

Lymphangiosarkom [Stewart und Treves 1948]

Synonyme. Stewart-Treves-Syndrom, Postmastektomie-Lymphangiosarkom.

Definition. (Hämangio-)Lymphangiosarkom (malignes Endotheliom) bei chronisch-elephantiastischer Lymphstauung.

Klinik. Dieses Angiosarkom entwickelt sich auf dem Boden eines postoperativen chronischen Lymphödems am Arm, gewöhnlich 5–20 Jahre nach Mastektomie (s.S. 602). Die Häufigkeit wird mit etwa 0,45% bei Frauen angegeben, welche die Mastektomie mehr als 5 Jahre überleben. Es ist kein reines Lymphangiosarkom, da klinisch hämorrhagische und histologisch blutgefüllte Anteile typisch sind. Die zunächst makulopapulösen Erscheinungen werden zu ulzerierenden Knoten.

Differentialdiagnose. Die Abgrenzung von Hautmetastasen des Mammakarzinoms ist wichtig.

Histopathologie. Es finden sich bizarre, von atypischen Endothelzellen ausgekleidete Gefäßräume, entzündliche Infiltrate und Hämosiderinspeicherung bei chronischem Lymphödem.

Prognose. Wegen lymphogener und hämatogener Metastasierungsneigung des Tumors ist diese sehr ernst.

Therapie. Es kommen frühzeitige Amputation, Röntgentherapie oder Chemotherapie in Frage.

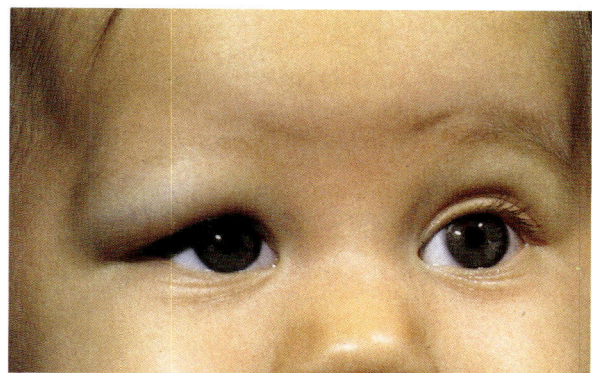

Lymphangioma cavernosum subcutaneum

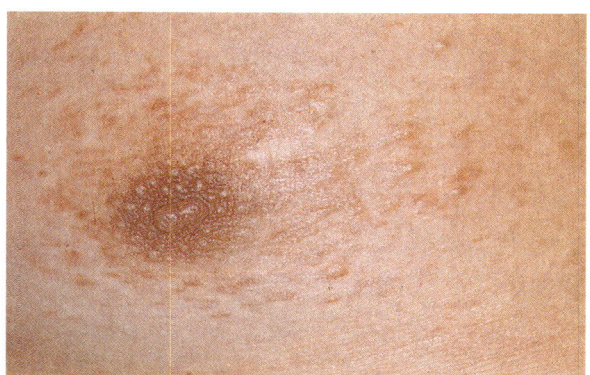

Leiomyome um Brustwarze

Leiomyome

Definition und Klinik. Gutartige Neoplasmen, die als durchscheinende Knoten überall am Körper vorkommen können, aber sich vorzugsweise an den Extremitätenstreckseiten und an den Glutäen befinden. Meist stehen sie in Gruppen zusammen, oft streifenförmig nebeneinander, so daß die linsen- bis erbsgroßen Geschwülstchen alle in gleicher Richtung verlaufen. Sie sind nahezu hautfarben, haben gelegentlich einen Stich ins Bräunliche oder Bläuliche und buchten die Haut deutlich aus. Typisch ist der Druckschmerz bei seitlichem Palpationsdruck.

Vorkommen. Bei Männern seltener als bei Frauen. Selten sind *solitäre Leiomyome* als harte Tumoren an der Skrotalhaut (Myome der Tunica dartos), an einer großen Schamlippe oder im Mamillenbereich (hier meist ohne Druckschmerzhaftigkeit).

Histologie. Die aus glatten Muskelfasern bestehenden kleinen Geschwülste leiten sich von den Mm. arrectores pilorum ab. Evtl. auch Wucherungen der vegetativ-nervösen Endorgane. Bei der Abgrenzung gegenüber Dermatofibromen hilft die Azanfärbung.

Differentialdiagnose. Ähnliche subjektive Symptomatik bei ekkrinem Spiradenom.

Therapie. Exzision, wenn gewünscht.

Chondrome und Osteome

Die gutartigen Chondrome sind seltene Tumoren, die meist im Hand- und Fußbereich vorkommen. Osteome sind ebenfalls seltene, meist kutan gelegene, harte Knoten, besonders an der Kopfhaut vorkommend. Die Abgrenzung der echten Knochengeschwülste von Verknöcherungen andersartiger Herde ist nicht immer möglich. Chondrome und Osteome werden histologisch diagnostiziert.

Tumoren des Fettgewebes

Lipom

Klinik. Lipome sind umschriebene tumorartige Vermehrungen des subkutanen Fettgewebes. Sie können einzeln oder zahlreich auftreten. Häufigster Sitz sind die Schultern, der Rücken, die Arme und Beine. Manchmal sind sie nur als prallelastische, gelappte, gut abgrenzbare Tumoren zu tasten, die Pseudofluktuation zeigen, weil das Tumorparenchym von einer Kapsel umgeben ist. Die Geschwülste sind zwischen Haut und Unterlage verschieblich. Größere Lipome buckeln die Haut vor, sie verursachen sonst meist keine Beschwerden; nur gelegentlich sind sie schmerzhaft. Sie sind stets benigne. Bei lumbosakralen Lipomen sollte eine Spina bifida oder Meningozele ausgeschlossen werden.

Lipomatosen sind gekennzeichnet durch eine Vielzahl von Lipomen an Rumpf und Extremitäten, die sich zunehmend in der 2. Lebenshälfte entwickeln. Häufig besteht erbliche Disposition. Frauen sind häufiger betroffen als Männer. Nicht selten besteht Hypotonie.

Multiple Lipome als Teilsymptom. Sie können bei Neurofibromatosis generalisata, Gardner-Syndrom und Richner-Hanhart-Syndrom vorkommen.

Histopathologie. Man findet lediglich Läppchen reifen Fettgewebes, durch Septen unterteilt, manchmal gekapselt. Bei deutlich erhöhtem Bindegewebsanteil spricht man von Fibrolipom, bei angiomatös vermehrtem Gefäßgehalt von Angiolipom. Manchmal kommen auch reichlich Nervenfasern vor.

Differentialdiagnose. Zysten, Steatozystome, Fibrome, Neurofibromatosen v. Recklinghausen, Lipogranulome und Pannikulitiden, auch subkutane Metastasen von malignen Tumoren. Im Zweifelsfall Biopsie.

Therapie. Kosmetisch störende Lipome können nach Inzision der Haut herausgeschält werden.

Launois-Bensaude-Syndrom [1888]

Synonym. Benigne symmetrische Lipomatose.

Definition. Es handelt sich um eine Lipomatose, die vor allen Dingen untere Hals-, Nacken- und Oberarmpartie sowie den Rumpf betrifft und dem Patienten einen pseudoathletischen Aspekt verleiht.

Vorkommen. Gelegentliche familiäre Häufung ist nicht typisch. Beziehungen zu anderen Stoffwechselstörungen werden diskutiert.

Klinik. Ohne Grund kommt es meist bei Männern zur Entwicklung von diffusen geschwulstigen Fettgewebsvermehrungen am Hals, besonders Nacken, und im Oberarmbereich, ferner vorwiegend an den seitlichen Stammpartien, gelegentlich auch den Oberschenkelbeugeseiten. Hier finden sich teigig weiche oder mehr prall elastische Fettgewebsvermehrungen, die sich bei Betasten klar von hypertrophischer Muskulatur abgrenzen lassen.

Symptome. Psychische Belastung. Beschrieben wurde Koinzidenz mit Hyperlipoproteinämie Typ IV, Hyperurikämie, Diabetes mellitus und Alkoholismus.

Therapie. Nur operative Entfernung möglich. Obwohl Wiederwachstum vorkommt, sind die Resultate chirurgischen Vorgehens gut und auch aus psychologischen Gründen sinnvoll.

Fetthals [Madelung 1888]

Synonyme. Madelung-Fetthals, zervikale Lipomatose.

Bei dieser Lipomatose kommt es in Monaten bis Jahren, gelegentlich familiär, zu einer harmlosen, aber kosmetisch störenden und manchmal schmerzhaften, diffusen massiven Vermehrung des Unterhautfettgewebes im Hals- und Schulterbereich *(diffuses Lipom)*. Es besteht keine Beziehung zu allgemeiner Adipositas, möglicherweise aber ein Zusammenhang mit der Adipositas dolorosa.

Adipositas dolorosa [Dercum 1888]

Synonyme. M. Dercum, Dercum-Krankheit, Lipomatosis dolorosa, Adiposalgie, Lipalgie.

Definition. Diffuse schmerzhafte Fettgewebsvermehrung, fast ausschließlich bei Frauen in der (vielfach verfrühten) Menopause.

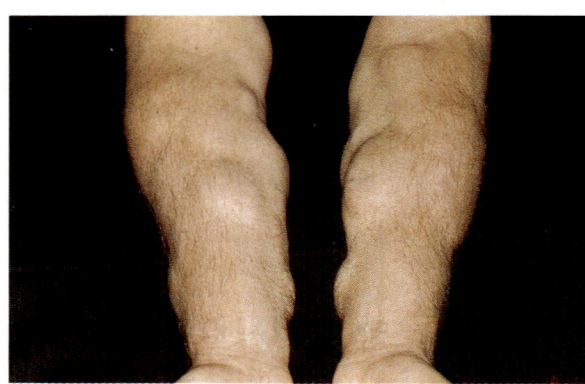

Lipomatose

Klinik. Bei allgemeiner Adipositas bestehen spontan sehr stark schmerzhafte Fettwülste, vorwiegend am Rumpf und akral an den Extremitäten. Das Gesicht ist meist nicht betroffen. Die Haut über den Wülsten kann blaurot sein. Daneben bestehen allgemeine Adynamie, Apathie und psychische Störungen mit Neigung zu Depressionen. Sekundär kann es zu Magersucht kommen. Auch Pruritus wurde beobachtet.

Histopathologie. Man findet normales Fettgewebe, selten bestehen entzündliche Veränderungen.

Ätiologie. Unbekannt.

Differentialdiagnose. Elephantiasis, einfache Lipome, zirkumskripte Myxodermien, schmerzhaftes Lipödemsyndrom.

Therapie. Eine mögliche Neuritis sollte behandelt werden. Ansonsten ist eine wirksame Therapie nicht bekannt.

Tumoren des Nervensystems

Neurom

Kleine schmerzhafte *traumatische Neurome* sind an Amputationsstümpfen nicht selten (Amputationsneurom). Histologisch finden sich dicke Knoten und Bündel aus unregelmäßig angeordneten Neuriten und Nervenscheiden, jedoch nicht die Perikaryen der Nervenzellen. Ob echte spontane Neurome an der Haut vorkommen, ist umstritten.

Therapie. Exzision.

Neurolemmom

Synonym. Schwannom.

Der seltene Tumor leitet sich von den Schwann-Zellen des neuroektodermalen Neurilemms in der Nähe eines peripheren Nerven ab und verursacht keine Beschwerden. Gehäuft findet er sich bei Neurofibromatosis generalisata (M. v. Recklinghausen). Sehr selten soll maligne Entartung vorkommen.

Therapie. Exzision.

Neurofibrom

Dieser Tumor kann als hautfarbenes kleines molluskoides Knötchen, aber auch als größere gestielte oder lappenartig über das Hautniveau tretende Bildung imponieren. Solitäre Neurofibrome sind selten; oft handelt es sich um abortive Fälle von Neurofibromatose, bei der sie in großer Zahl auftreten können.

Histopathologie. Der Tumor besteht aus myelinisierten und unmyelinisierten Nervenfasern, modifizierten Schwann-Zellen und Fibroblasten, die in eine schwach basophil anfärbbare, oft mukoide Grundsubstanz eingebettet sind. Hinzu kommen Makrophagen, Mastzellen, kollagene und elastische Fasern. Junge Neurofibrome enthalten mehr Nervenfasern, ältere mehr Schwann-Zellen und Endoneurium.

Therapie. Exzision.

Neurofibromatosis generalisata
[von Recklinghausen 1882]

Synonyme. M. Recklinghausen, Neurofibromatose.

Definition. Die Neurofibromatose ist eine hereditäre, nicht selten auch durch Spontanmutation hervorgerufene polysymptomatische neuroektodermale Systemerkrankung.

Klinik. Der Erbgang ist unregelmäßig dominant. Das klinische Bild kann sehr stark variieren (Tabelle). Man findet v.a. vereinzelte oder sehr zahlreiche Hauttumoren, die diskret auftreten können oder aber in auffälliger Weise den ganzen Körper mit Bevorzugung des Rumpfes übersäen. Diese Geschwülste können erbsgroß sein, aber auch zu monströsen Gebilden heranwachsen. Sie sind hautfarben oder bläulich und erwecken den Eindruck breit aufsitzender oder gestielter, weicher Fibrome. Manchmal sieht man lappenartige Faltenbildungen, die als Dermatochalasis imponieren und wammenartig herabhängen (Dermatolyse). Manche Tumorknoten durchbrechen die Haut von der Subkutis her hernienartig und lassen sich mit dem Finger wie durch ein Loch zurückschieben („Klingelknopfphänomen"). Daneben finden

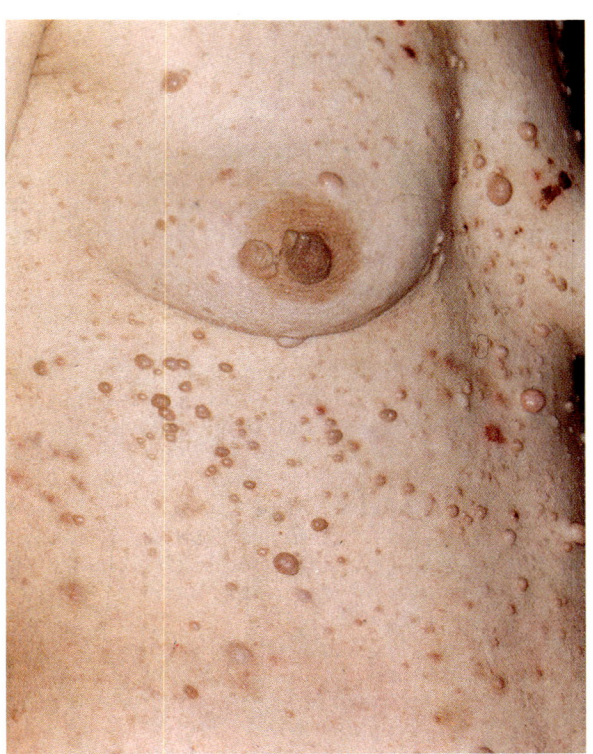

Neurofibromatosis generalisata

Tabelle: Symptome bei Neurofibromatosis generalisata (M. von Recklinghausen)

Neurofibrome
  Knotige kutane Tumoren
  Knotige subkutane Tumoren („Klingelknopfphänomen")
  Dermatochalasis (Elephantiasis neuromatosa, „Wammenbildung")
  Tumoren an Spinalnervenwurzeln
  Tumoren an Hirnnervenwurzeln (N. opticus, N. statoacusticus)
  Markhaltige Nervenfasern am Augenhintergrund

Pigmentflecken
  Café-au-lait-Flecken (mehr als 5)
  Naevi spili
  Lentigines
  Nävuszellnävi
  Axilläre „Epheliden"

Skelettveränderungen
  Kyphose, Skoliose, Spitzfuß
  Osteomalazie, Knochenfragilität
  Hyperostosen, Verlängerungen der Röhrenknochen

Störungen des Zentralnervensystems
  Krampfanfälle
  Debilität, Imbezilität

Störungen innerer Organe
  Magen-Darm-Tumoren und -Blutungen
  Endokrine Störungen (Hypophyse, Schilddrüse, Nebennierenrinde)

Maligne Entartung
  Neurofibrosarkom mit Metastasierung

---

sich härtere, rundliche oder ovoide, tiefer gelegene, auch druckschmerzhafte Tumoren wechselnder Größe, die sich gerne an den Extremitäten im Nervenververlauf befinden. Bei all diesen Tumoren handelt es sich um Neurofibrome.

Neurofibrome kommen auch an inneren Organen vor. Ferner treten die Tumoren nicht selten im Bereich der Spinal- und Hirnnervenwurzeln auf und verursachen dann eine entsprechende neurologische Symptomatik. Beispiele sind das Optikusgliom und das Akustikusneurinom.

Am *Augenhintergrund* können Streifen- und Strangzeichnungen durch markhaltige Nervenfasern vorkommen.

Typisch für Neurofibromatose und oft ein früher Hinweis sind *Pigmentflecken,* besonders die Café-au-lait-Flecken am Stamm und die pathognomonischen sommersprossenartigen Pigmentflecken in den Achselhöhlen. Oft ist ein Café-au-lait-Fleck besonders groß, der sog. Recklinghausen-Fleck.

Hinzu treten *Nävi* verschiedenster Art wie Nävuszellnävi, Häm- und Lymphangiome; auch Kombinationen mit Adenoma sebaceum und tuberöser Hirnsklerose werden beobachtet.

Am *Skelettsystem* können Kyphoskoliose, Spitzfuß, zystische Erweiterungen an den Röhrenknochen, abnorme Fragilität, Verdickungen und anormale Verlängerungen vorkommen.

Manchmal besteht eine sakrale Hypertrichose, gelegentlich als Hinweis auf Spina bifida. Beteiligung innerer Organe, insbesondere Nierenmißbildungen, Magen-Darm-Tumoren mit Blutungen, endokrine Störungen wie Akromegalie, M. Addison, Phäochromozytom werden ebenfalls beschrieben. Schließlich kommen Krampfanfälle und geistige Störungen, wie Debilität und Imbezilität, vor.

Im Einzelfall ist meist nur ein Teil der oben beschriebenen Symptome nachweisbar. Abortive Krankheitsfälle (formes frustes) sind nicht selten. Bei diesen Verlaufsformen sind manchmal nur wenige Pigmentflecken oder vereinzelte Neurofibrome vorhanden. Kommen mehr als 5 größere Café-au-lait-Flecken bei einem Patienten vor, liegt der Verdacht auf M. v. Recklinghausen nahe; auf weitere Symptome sollte dann geachtet werden.

Histopathologie. Die Neurofibrome bei Neurofibromatose entsprechen histologisch den solitären Tumoren (s.S. 919). Die Café-au-lait-Flecken und Nävi sind histologisch ebenfalls uncharakteristisch.

Verlauf und Prognose. Die Pigmentflecken können bereits bei der Geburt vorhanden sein oder oft in der Kindheit entstehen. Die Tumoren pflegen sich besonders im Pubertätsalter zu entwickeln und nehmen das ganze Leben lang an Zahl und Größe zu. Während der Gravidität kann es zu rascherer Progression kommen. Im allgemeinen ist die Prognose quoad vitam günstig. Immerhin ist sarkomatöse Entartung von Neurofibromen mit Metastasierung selten möglich. Getrübt sein kann die Prognose auch bei schweren Manifestationen an inneren Organen oder am Zentralnervensystem. Wegen der kosmetisch störenden Tumoren und Pigmentflecken kann sich eine erhebliche psychische Belastung entwickeln.

Therapie. Es bleibt nur die Exzision schmerzhafter, kosmetisch störender oder rasch wachsender Tumoren. Genetische Beratung ist im Hinblick auf die dominante Vererbung empfehlenswert.

Granularzelltumor [Abrikossoff 1926]

Synonyme. Granularzellmyoblastom, Abrikossoff-Tumor.

Klinik. Der seltene, relativ derbe, bis etwa kirschgroße Tumor kommt kutan oder subkutan an jeder Körperstelle vor; er tritt nicht selten auch submukös an der Zunge auf. Überwiegend ist er solitär. Der Tumor wurde auch im Skelettmuskel oder an inneren Organen beschrieben. Die Diagnose wird histologisch gestellt.

Histopathologie. Der Tumor besteht aus großen, rundkernigen ovoiden oder spindeligen Zellen mit ausgeprägt eosinophilgranulärem Zytoplasma und unscharfen Zellgrenzen. Die groben Granula sind PAS-positiv und diastasefest. Die Tumorzellen wurden ursprünglich als Myoblasten bezeichnet, werden jedoch heute eher den Schwann-Zellen oder Nervenzellen zugeordnet. Der Tumor ist gewöhnlich benigne; sehr selten wurde über eine maligne Variante berichtet.

Therapie. Exzision.

Pseudolymphome der Haut

Unter dieser Bezeichnung hat man benigne Hauterkrankungen zusammengefaßt, deren histologisches Substrat an maligne Lymphome der Haut erinnert und gelegentlich schwer von diesen abzugrenzen ist. Wesensmäßig handelt es sich aber um nichtsystemische, gutartige und rückbildungsfähige Proliferationen der lymphoretikulären Gewebe der Haut, nämlich um *lymphoretikuläre Hyperplasien*. Von Mach wurde daher für einen Teil dieser Hauterkrankungen die Bezeichnung *Lymphoplasien der Haut* vorgeschlagen. Gewöhnlich nehmen sie ihren Ausgang von den periadventitiellen Indifferenzzonen der kutanen und subkutanen Blutgefäße sowie den periglandulären Zonen (Schweißdrüsen, Talgdrüsen). Die Abgrenzung zu bestimmten chronisch-entzündlichen Hautreaktionen und immunologischen Reaktionen mit reichlich lymphozytoider Zellinfiltration kann schwierig sein und bedarf dann der Gegenüberstellung mit dem klinischen Befund. Vieles spricht für reaktive Entstehung.

Benigne Lymphoplasien der Haut

Hier liegt eine lymphknotenartige Zellinfiltration mit oder ohne Ausbildung von Lymphfollikeln (Keimzentren) vor. Der größte Teil der Zellen hat B-Zellen-Charakteristik.

Lymphadenosis cutis benigna [Bäfverstedt 1943]

Synonyme. Lymphozytom, Lymphoplasie der Haut.

Definition. Bäfverstedt hat das Lymphozytom und das Spiegler-Fendt-Sarkoid als Lymphadenosis cutis benigna von der lymphatischen Leukämie der Haut, d.h. der Lymphadenosis cutis circumscripta, abgetrennt. Es handelt sich um rückbildungsfähige, wahrscheinlich reaktive lymphoretikulär-hyperplastische Bildungen.

Vorkommen. Nicht selten bei Kindern und Jugendlichen und vorwiegend bei Frauen im 4.–7. Lebensjahrzehnt. Manchmal Entwicklung auf Acrodermatitis chronica atrophicans, im Zentrum (Holzbockbißstelle) bei Erythema chronicum migrans oder ganz selten im Areal eines abgeklungenen Zoster oder Herpes simplex (Eigenbeobachtungen).

Ätiopathogenese. Eine Entwicklung nach Traumen wie Ohrringeinstechen spricht für reaktive Entstehung. Auftreten nach Zeckenbiß oder Virusinfektion (Zoster, Herpes simplex) und Abheilung unter Penicillin deuten auf infektiöse Genese (großes Virus, Spirochaete?), besonders auch das gehäufte parallele oder syntopische Vorkommen mit Erythema chronicum migrans oder Acrodermatitis chronica atrophicans, beides Dermatosen, bei denen gleichfalls eine infektiöse Ätiologie erwogen wird, da auch sie alle auf Penicillin ansprechen.

Klinik. Die Variationsbreite der dermatologischen Ausprägungen ist groß.

Tumorform. Prädilektionsstellen sind Ohrläppchen, Nacken, ferner die Mamillen- und Perimamillengegend, Achselhöhlen, Skrotum und Fußrücken. Hier findet man bei dem *großknotig-solitären Typ* einen ziemlich scharf umschriebenen, auffallend weichen, sattroten oder mehr blauroten, oft halbkugelig vorgewölbten, sukkulent wirkenden und von verdünnter Haut bedeckten Knoten. Bei Diaskopie gleichmäßig gelblich-graues Infiltrat. Bei dem *kleinknotigen multiplen Typ* treten kleinere, sonst aber gleichartige Hautveränderungen multipel, oft regional aggregiert auf.

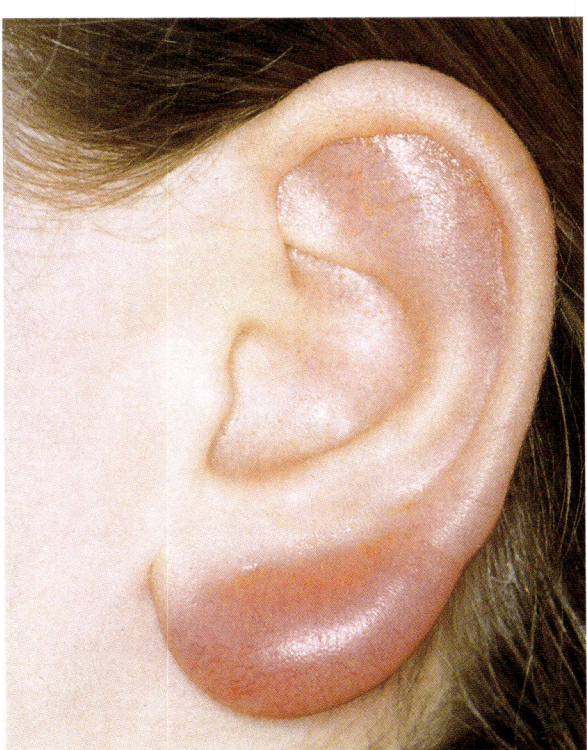

Lymphadenosis cutis benigna, knotige Form

Disseminierte miliare Form. Sie ist sehr selten und gekennzeichnet durch symmetrisch angeordnete, linsen- bis erbsgroße blaurötliche Knötchen, meist im Gesicht und am Rumpf. Bei Diaskopie zeigen diese miliaren Lymphozytome grau-gelbliche ‚lupoide' Infiltrate, das Sondenphänomen ist negativ.

Flächenhaft-infiltrative Form. Im Unterschied zur Tumorform zeichnet sich diese Form durch mehr flächenhafte, wenig erhabene, bläulich- und bräunlichrote Herde aus, nicht selten mit Teleangiektasien und bräunlichen Hämosiderinablagerungen. Manchmal Neigung zur Gyrierung. Sie bevorzugen die Beine und fallen bei Diaskopie ebenfalls durch ihre lupoide Beschaffenheit auf. Daher die frühere Bezeichnung: *lupoide Lymphozytome*. Die Hauterscheinungen schuppen nicht und zeigen auch sonst keine Sekundärveränderungen, ebenso keinen Juckreiz.
Mitbeteiligung von Konjunktiven und Wangenschleimhaut ist sehr selten.

Symptome. Keine Allgemeinsymptome, keine disseminierten Lymphknotenschwellungen, keine wesentlichen Blutbildveränderungen. Gelegentlich regionale Lymphknotenvergrößerung sowie reaktive Lymphozytose in Blut und Knochenmark.

Histopathologie. Meist unter normaler Epidermis und getrennt durch eine freie subepidermale Bindegewebszone findet man im Korium bis in die Subkutis oft scharf abgesetzte rundliche oder/und strangförmige, aber auch mehr diffuse dichtzellige Infiltrate, die von den sog. bindegewebigen Indifferenzzonen um Blutgefäße und Hautanhangsgebilde ihren Ausgang nehmen und daher vorwiegend perivaskulär und periadnexiell, besonders um ekkrine Schweißdrüsen, angeordnet sind. Als Hauptzellen findet man kleine und größere Lymphozyten. Wie im normalen Lymphknoten ist das Verhältnis zwischen B- und T-Lymphozyten etwa 2:1 und damit umgekehrt wie normalerweise im Blut: *B-Zell-Pseudolymphom*. Bemerkenswert sind ferner große Makrophagen, ähnlich den Sternhimmelzellen beim Burkitt-Lymphom, die durch die unspezifische Esterasereaktion enzymzytochemisch darzustellen sind. Gelegentlich kommt es wie im normalen Lymphknoten zur Ausbildung von Lymphfollikeln mit Keimzentren, mit Zentrozyten, Zentroblasten, auch Immunoblasten und Plasmazellen. Hinzu treten besonders in den Randzonen Eosinophile und Plasmazellen. Auch Veränderungen an kleinen Blutgefäßen (Schwellung und Proliferation von Endothelzellen) kommen vor. Je nach dem überwiegenden zellulären Substrat hat man histologisch einen lymphoretikulären (häufig), einen granulomatösen und einen lymphofollikulären Typ (sehr selten) unterschieden.

Verlauf. Unberechenbar. Die Bildungen können langsam größer werden; neue können hinzutreten, aber auch zur Involution kommen. Wo maligne Entartung gesehen wurde, war möglicherweise die histologische Diagnose nicht zutreffend.

Differentialdiagnose. In jedem Fall sollte die klinische Verdachtsdiagnose histologisch gesichert werden. Zur Abgrenzung der Lymphadenosis cutis circumscripta (lymphatische Leukämie der Haut) sind Blutbild, Lymphknotenstatus, Leber- und Milzuntersuchung erforderlich. Zu denken ist ferner an Sarkoidose der Haut, Lupus vulgaris, Lupus erythematodes hypertrophicus und eosinophiles Granulom der Haut, ferner auch an maligne Lymphome der Haut.

Therapie. Kleine Herde können exzidiert werden; es kann aber zu Rezidiven im Exzisionsbereich kommen. Therapie der Wahl ist innerliche Penicillintherapie (Baycillin Mega oder Beromycin Mega, 3- bis 4mal 1 Tbl. tgl. über 2–3 Wochen oder Tardocillin 1200, eine i.m.-Injektion in wöchentlichem Abstand 2- bis 3mal). Auch andere Antibiotika (z.B. Tetrazykline oder Doxycyclin) sind wirksam. Schließlich sprechen die kutan-subkutanen Herde auch auf Röntgenweichstrahlenbehandlung (4- bis 8mal 2–3 Gy in 3tätigem Abstand) an.

Sonderform: Spiegler-Fendt-Sarkoid. Hier stehen klinisch flache blaurote kutan-*subkutane* Hautinfiltrate im Vordergrund; daher auch die Ähnlichkeit mit großknotigem Boeck-Sarkoid. Heutzutage sollen diese Fälle unter der Diagnose Lymphadenosis cutis benigna subsumiert und diese Krankheitsbezeichnung sollte wegen ihrer Unklarheit aufgegeben werden.

Lymphozytäre Infiltrationen der Haut

Die hier besprochenen Krankheitszustände können insofern als Pseudolymphome bezeichnet werden, als auch das histologische Substrat in massiver lymphozytärer Infiltration der Haut besteht, wobei es allerdings nie zur Ausbildung lymphknotentypischer Keimzentren (Lymphfollikel) kommt. So ist die Schwierigkeit histologischer Abgrenzung von den malignen Lymphomen der Haut weniger groß. Zumeist handelt es sich um reaktive Hautveränderungen, bei denen die zellig proliferierende Entzündung besonders durch Hyperplasie lymphozytoider Zellen gekennzeichnet ist.

„Lymphocytic infiltration of the skin"
[Jessner und Kanof 1953]

Synonym. Lymphozytäre Infiltration der Haut.

Vorkommen. Seltene Dermatose mit chronischem Verlauf, welche hauptsächlich Erwachsene unter 50 Jahren betrifft. Deutliche Androtropie (10:1). Gelegentlich Verschlimmerung nach Sonnenexposition.

Ätiopathogenese. Unbekannt. Es ist noch nicht ganz geklärt, ob es sich um eine Krankheitsentität handelt und inwieweit Beziehungen zu Lupus erythematodes chronicus, erythematodesartiger polymorpher Lichtdermatose oder Lymphadenosis cutis benigna bestehen.

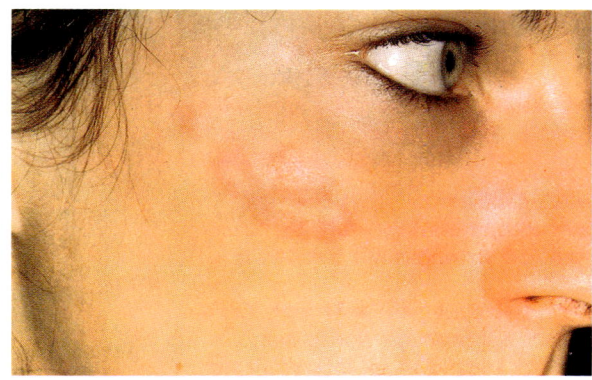

„Lymphocytic infiltration of the skin"

Klinik. Prädilektionsstellen sind Gesicht, besonders Stirn und Wangen, sowie der Nacken. Aber auch am Hals und an den übrigen Hautpartien können die Veränderungen auftreten. Hier findet man einzelne, meist aber mehrere, oft symmetrisch lokalisierte, scharf begrenzte, entzündlich gerötete oder mehr bräunlich-rote Herde, welche platten- oder polsterartig erhaben sein können; auch zirzinäre Bilder kommen vor. Die Veränderungen sind bei Palpation derb. Gewöhnlich fehlt Schuppung, stets fehlen follikuläre Keratosen, Atrophie und Hypersensibilität.

Symptome. Keine Störungen des Allgemeinzustandes, kein Juckreiz. Gelegentlich geringe Lymphozytose im Blutbild.

Histopathologie. Normale Epidermis. Besonders im mittleren Korium findet man bevorzugt periadnexiell und perivaskulär relativ scharf abgesetzte zelldichte Infiltrate, welche – abgesehen von einzelnen Histiozyten und Plasmazellen – ausschließlich aus kleinen B-Lymphozyten bestehen: *B-Zell-Pseudolymphom*. Die histologische Diagnose sollte nur als Verdacht geäußert werden, da bestimmte Fälle von Lupus erythematodes chronicus und von polymorpher Lichtdermatose ein sehr ähnliches Substrat aufweisen können. Die für Lupus erythematodes typischen immunpathologischen Befunde fehlen.

Differentialdiagnose. In erster Linie ist an Lupus erythematodes tumidus und hypertrophicus zu denken, aber auch an Lupus erythematodes chronicus superficialis disseminatus; ferner an erythematodesartige polymorphe Lichtdermatose und Lymphadenosis cutis benigna. Wichtig ist die Abgrenzung von Arzneireaktionen (Arzneianamnese).

Therapie. Es besteht weitgehende Therapieresistenz. Zur innerlichen Therapie wurden Antimalariamittel (Resochin, Quensyl) wie bei Lupus erythematodes, ferner Wismut empfohlen. Zur örtlichen Therapie kommen Versuche mit fluorierten Glukokortikoidexterna, intrafokale Triamcinoloninjektionen (Volon A Kristallsuspension, 10 mg, 1:4 verdünnt mit Scandicain) ferner auch äußerliche Therapie mit Kohlensäureacetonschnee oder Röntgenweichstrahlentherapie wie bei Lymphadenosis cutis benigna bis zu einer Gesamtdosis von maximal 10 Gy in Betracht.

Erythema migrans arciforme et palpabile
[Clark, Mihm, Reed and Ainsworth 1974]

Synonym. „Palpable migratory arciform erythema".

Es handelt sich um eine sehr seltene, offenbar erwachsene Männer bevorzugende Dermatose von hochchronischem Verlauf und unbekannter Ätiologie, welche klinisch durch einen oder wenige scheibenförmige, scharf und bogig begrenzte, blaurote und infiltrierte Herde mit elevierten Rändern und einem eher blassen Zentrum am Rücken, aber auch an Armen oder Oberschenkel gekennzeichnet ist. Die Herde haben langsame zentrifugale Veränderungstendenzen. Das histologische Substrat besteht in einer dichten perivaskulären und periadnexiellen lymphozytischen Infiltration im Stratum reticulare des Koriums ohne Ausbildung von Keimzentren. Ob es sich um eine eigene Krankheit handelt, ist ebenso ungeklärt wie die Beziehungen zu atypischen Formen der Lymphadenosis cutis benigna, Lupus erythematodes chronicus und zur „lymphocytic infiltration of the skin" (Jessner und Kanof). Abgrenzung von malignen Lymphomen der Haut ist erforderlich.

Arzneireaktionen

Auch unter der Einwirkung bestimmter Arzneien kann es zu lymphoretikulären Hyperplasien kommen, die histologisch pseudolymphomatöse Züge tragen können und besonders gegenüber Lymphadenosis cutis benigna abzugrenzen sind. Bekannt sind solche Hautreaktionen nach längerer Einnahme von Hydantoinderivaten, Menthol, ätherischen Pflanzenölen, im Anschluß an medikamentös behandelte Infekte oder an den Injektionsstellen bei Hyposensibilisierung mit Hausstaub- und Bakterienantigenen.

Arthropodenreaktionen

Unter bestimmten immunologischen Gegebenheiten können bei einem Patienten nach Biß oder Stich von Arthropoden Hautreaktionen entstehen, die der Lymphadenosis cutis benigna sehr ähnlich sein können oder auch an maligne Lymphome der Haut erinnern.
Pathogenetisch spielen dabei in die Haut eingebrachte Arthropodenteile, mechanische Traumatisation, auch Giftsubstanzen oder übertragene Erreger eine Rolle. Besonders bekannt sind die Zeckenbißreaktionen und die persistierenden Papeln nach Skabies. Es ist aber festzuhalten, daß die Arthropodenreaktion zumeist einen mehr granulomatösen Charakter (Lymphozyten, Histiozyten, Eosinophile) besitzt und vielfach neben epidermalen Veränderungen auch Zeichen von chronischer Vaskulitis aufweist.

Klinik. Es handelt sich zumeist um solitäre oder multiple bräunlich-rote Knötchen oder Knoten, teils mit zerkratzter Oberfläche, die oft über Monate bestehen bleiben.

Diagnose. Entscheidend sind Anamnese und histologische Untersuchung.

Postzosterische Reaktion
Sehr selten wurde ein Pseudolymphom im Krankheitsherd nach Zosterinfektion beobachtet.

Lymphomatoide Papulose

[Dupont 1965, Verallo und Haserick 1966; Krankheitsbezeichnung von Macaulay 1968]

Definition. Klinisch an Pityriasis lichenoides et varioliformis acuta erinnernde Dermatose mit einem „maligne" anmutenden zelldichten lymphomartigen histologischen Substrat und Spontanremissionen der Hautveränderungen („rhythmisch-paradoxe Eruptionen").

Vorkommen. Seltene Erkrankung von Erwachsenen; Durchschnittsalter etwa 40 Jahre. Deutliche Androtropie.

Ätiopathogenese. Unbekannt, in einem Fall wurden paramyxovirusartige Strukturen nachgewiesen.
Die Dignität der histologisch an malignes Lymphom erinnernden Erkrankung ist nicht klar. Die atypischen, maligne aussehenden großen mononukleären Zellen mit bizarrem Zellkern besitzen offenbar Membrancharakteristika von T-Helferlymphozyten. Übergänge in Mycosis fungoides oder andere maligne Lymphome der Haut wurden selten bekannt; es fehlen allerdings noch größere Erfahrungen. Möglicherweise handelt es sich wesensmäßig nicht um ein einheitliches Krankheitsbild.

Klinik. Ohne Störungen des Allgemeinbefindens und ohne Lymphknotenschwellungen entwickelt sich diese Dermatose, die sehr an Pityriasis lichenoides et varioliformis acuta erinnert. Prädilektionsstellen sind Rumpf und Glutäalregion. Selten sind Hände und Mundhöhle betroffen. Primäreffloreszenzen sind entzündlich gerötete schmerzlose Papeln oder Knötchen, die entweder bald feine Schuppen tragen und sich zurückbilden oder sich hämorrhagisch-nekrotisch umwandeln, ulzerieren und dann gewöhnlich mit einer hyperpigmentierten, angedeutet varioliformen Narbe in 2–3 Wochen abheilen. Die Gesamtzahl der Effloreszenzen liegt meist unter 20. Gelegentlich ist die Eruption asymmetrisch, oder es bilden sich größere Herde bis zu 3 cm Durchmesser.

Symptome. Kein Juckreiz. Selten relative Lymphozytose im sonst normalen Blutbild oder Gammaglobulinerhöhung. Ganz selten generalisierte Lymphknotenschwellung oder Thyreoiditis.

Histopathologie. Dichtes Infiltrat im Stratum papillare, das sich im Stratum reticulare des Koriums besonders perivaskulär und periadnexiell zuordnet. Mehr oder minder starke Exozytose atypischer mononukleärer Zellen von 11–17 μm in der Epidermis; ggf. sekundäre epidermale Veränderungen wie Hyper-Parakeratose oder Nekrose. Das Infiltrat besteht aus relativ wenig Lymphozyten und zahlreichen, maligne aussehenden, großen, bizarren mononukleären Zellen mit wenig Zytoplasma und großen eingekerbten nierenförmigem Zellkern mit T-Zellcharakteristik; daher hat man auch von *T-Zell-Pseudolymphom* gesprochen.

Verlauf. Im allgemeinen wellenförmig akut und gutartig. Rückfälle können über mehrere Jahre hin auftreten. Zwei Fälle mit tödlichem Ausgang sind bekannt geworden. Beobachtungen von Übergang in Parapsoriasis en plaques (Brocq), systemisches malignes Lymphom und Mycosis fungoides bedürfen der Überprüfung. Jedenfalls ist die Prognose schwer einzuschätzen.

Diagnostische Leitlinien. Klinisch an Pityriasis lichenoides et varioliformis acuta erinnernde Erkrankung mit einem an malignes Lymphom der Haut erinnernden feingeweblichen Substrat.

Differentialdiagnose. Maligne Lymphome der Haut, akute und chronische Form von Pityriasis lichenoides, sekundäre Syphilis.

Therapie. Wenig wirksam. Wegen der Gutartigkeit der Erkrankung sollte das Nutzen-Risiko-Verhältnis therapeutischer Maßnahmen bedacht werden.
Innerlich: Empfohlen werden Penicillin (Beromycin Mega, 4mal 1 Tbl. tgl. über 2–3 Wochen), Tetrazykline (2,0 g tgl. über 2–3 Wochen), Glukokortikoide in mittlerer Dosis (20–40 mg Prednisolon oder entsprechende Isodosen) und Chemotherapie, z.B. mit Methotrexat.
Äußerlich: Glukokortikoide, auch verdünnt intrafokal. Versuch mit selektiver UV-Phototherapie (SUP) oder Photochemotherapie (PUVA).

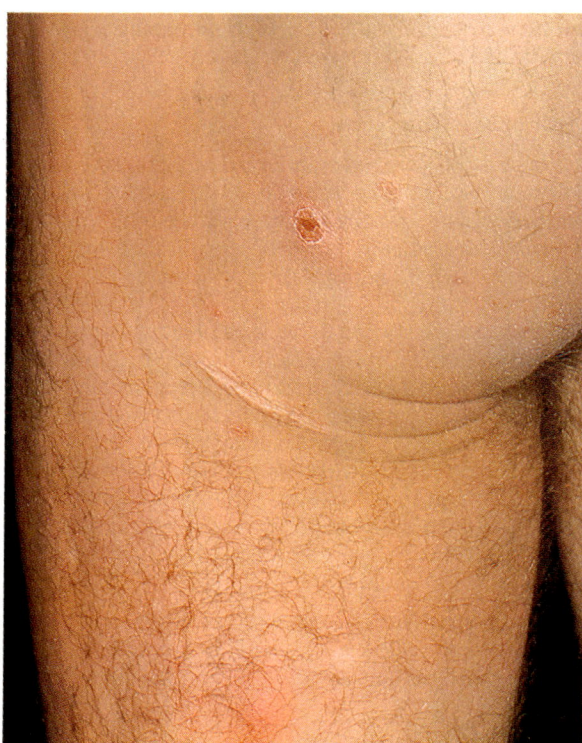

Lymphomatoide Papulose

Aktinisches Retikuloid
[Ive, Magnus, Warin und Wilson Jones 1969]

Synonym. „Actinic reticuloid".

Definition. Chronische ekzematoide Lichtdermatose bei persistierender Photosensitivität und einem an Retikulose (malignes Lymphom) erinnernden feingeweblichen Substrat (daher: Retikuloid). Wahrscheinlich identisch mit persistierender Lichtreaktion.

Vorkommen. Selten, vorwiegend bei Männern im mittleren und höheren Lebensalter. Meist besteht vorher ein Ekzem; nicht selten Kontaktallergie gegen Chromat. Sonnenstrahleninduzierte und -unterhaltene Erkrankung.

Ätiopathogenese. Ursache unbekannt. In den meisten Fällen konnte vorhergehende photoallergische Kontaktdermatitis durch bekannte Photoallergene mittels belichteter Läppchentests nicht bewiesen werden. Es besteht eine persistierende Lichtempfindlichkeit gegen UV-B und UV-A, aber auch gegenüber sichtbarem Licht bis zu 700 nm. Warum es im Laufe der Zeit zu einem lymphomartigen histologischen Substrat kommt, ist unbekannt (Antigenpersistenz?).

Klinik. Die Erkrankung entwickelt sich vielfach auf dem Boden jahrelang bestehender Ekzeme. Der Ekzemtyp kann variieren (seborrhoisches Ekzem, nummuläre Ekzeme, Handekzeme u.a.).
Besonders in lichtexponierten Hautanteilen (Gesicht, Nacken, Handrücken) entwickelt sich zunehmend das Bild eines chronischen lichenifizierten Ekzems mit entzündlicher Hautverdickung, Rötung, vergröberter Hautfelderung sowie starkem Juckreiz. Im Gesicht kann es zur Entwicklung von Facies-leontina-artigen Bildern kommen. Es besteht sehr starke Empfindlichkeit gegenüber Sonnen- und künstlichem Licht. Gelegentlich kann sich vorübergehend eine Erythrodermie entwickeln. Selten findet man am unteren Rumpf zusätzlich feine Blutextravasate (Purpura). Palmoplantar können sich mehr keratotische Veränderungen ausbilden.

Symptome. Keine schweren Allgemeinsymptome. Schwellung hautnaher Lymphknoten und Hepatosplenomegalie wurden beschrieben. Die sehr stark juckenden Veränderungen werden durch Sonnenlicht und künstliches Licht aktiviert und aufrechterhalten, was die Patienten seelisch stark belastet. Lichttestung ergibt niedrige MED mit oft abnormer papulöser Bestrahlungsreaktion und Lichtempfindlichkeit im UV- und sichtbaren Lichtbereich.

Histopathologie. Ekzemartiges Bild mit mehr oder minder starker, mehr bandförmig subepidermaler oder die ganze Dermis bis zur Subkutis ergreifender Infiltration mit „atypischen" lymphoiden Zellen mit hyperchromatischen und unregelmäßig konfigurierten Zellkernen (stimulierte T-Lymphozyten?). Auch an Pautrier-Mikroabszesse erinnernde Veränderungen kommen vor. Das histologische Substrat hat so teils ekzematoide, teils lymphomartige Züge, welche an Mycosis fungoides erinnern (T-Zell-Pseudolymphom?).

Verlauf. Die Lichtempfindlichkeit bleibt bestehen; deshalb ist die Prognose mit Vorsicht zu stellen. Phasenhafter Verlauf. Übergänge der Hauterscheinungen in maligne Lymphome sind bislang ganz selten bekannt geworden.

Differentialdiagnose. Chronisches photoallergisches Kontaktekzem bei bekannter Noxe (Photopatchtestung), bei großflächiger Erkrankung Ähnlichkeit mit Sézary-Syndrom.

Therapie. Totaler Lichtschutz, langfristig Glukokortikoide äußerlich, evtl. auch innerlich. Versuch mit β-Karotin (Carotaben).

Angiolymphoide Hyperplasie mit Eosinophilie
[Kimura, Yoshimura, Ishikawa 1948; Krankheitsbezeichnung von Wells und Whimster 1969]

Synonyme. Morbus Kimura, Kimura-Syndrom, papulöse Angioplasie.

Definition. Angiomartige Knötchen im Kopfbereich durch lymphomartige lymphozytäre Infiltration mit Eosinophilie und Hyperplasie von Blutgefäßen mit Proliferation atypischer Endothelzellen. Ob es sich wirklich nur um ein Pseudolymphom handelt, erscheint fragwürdig.

Vorkommen. Sehr selten. Erkrankungsalter zwischen 10 und 80 Jahren, Gynäkotropie.

Ätiopathogenese. Unbekannt.

Klinik. Primär meist am Ohr, im Gesicht oder am Kapillitium entstehen ein oder mehrere, teils herdförmig aggregierte halbkugelige sattrote Knötchen oder Knoten von angiomatösem Aspekt. Ihre Oberfläche ist glatt, glänzend und haarlos. Die dünne Epidermis kann erodieren. Die Hautveränderungen können bluten und auch ulzerieren.
Extrem selten ist ein *disseminierter Erscheinungstyp*.

Symptome. Selten regionale Lymphknotenschwellung und Bluteosinophilie.

Histopathologie. Unter dünner Epidermis findet man hämangiomartige Proliferation von Blutgefäßen mit großen atypischen Endothelzellen (zytoplasmatische Vakuolen enthaltende Zellen). Die vaskulären Proliferate sind von einer lymphomartigen Infiltration von Lymphozyten mit Eosinophilen umgeben; meist zur Subkutis hin oder in Randbezirken Ausbildung von Lymphfollikeln (Keimzentren).

Verlauf. Unbehandelt chronisch-progredient, nach bisherigen Erfahrungen gutartig. Auch nach Exzision können im Verlauf weniger Jahre neue Herde im betroffenen Areal entstehen.

Differentialdiagnose. Angiomatöse Neoplasien wie Granuloma pyogenicum (teleangiectaticum) mit Satellitenherden, initiales Hämangiosarkom der Kopf- und Gesichtshaut, kapilläres Hämangiom, M. Kaposi. Auch an Lymphadenosis cutis benigna sowie Granuloma eosinophilicum faciei ist zu denken. Die Diagnose wird histologisch gestellt.

Therapie. Wenn möglich, Exzision gut im Gesunden, sonst Versuch mit intraläsionalen Glukokortikoidinjektionen. Auch Röntgentherapie wurde empfohlen.

Angioimmunoblastische Lymphadenopathie
[Frizzera, Moran und Rappaport 1975]

Synonym. Lymphogranulomatose X.

Definition. Wahrscheinlich zum Teil medikamentös induzierte Erkrankung durch massive Stimulierung des Immunsystems, welche in ein immunoblastisches malignes Lymphom übergehen und auch mit Hauterscheinungen verbunden sein kann. Die Frage, ob es sich wirklich „nur" um ein Pseudolymphom handelt, ist nicht sicher beantwortet.

Klinik. Das Krankheitsbild ist geprägt durch Fieber, generalisierte Lymphknotenschwellungen, Hepato- und/oder Splenomegalie, hämolytische Anämie mit positivem Coombs-Test, Bluteosinophilie und polyklonale Dysglobulinämie.

Hautbeteiligung. Sie wurde bei etwa 40% der Patienten beobachtet und manifestiert sich in Form von generalisiertem Pruritus, Erythemen, makulopapulösen Exanthemen, ferner umschriebenen platten- oder knotenförmigen entzündlichen Infiltraten.

Histopathologie. Das Substrat gleicht den Lymphknotenveränderungen. Die Gewebsstruktur wird zerstört durch ein buntes kutan-subkutanes Infiltrat aus kleinen Lymphozyten, nicht neoplastisch wirkenden Immunoblasten, Plasmazellen und Histiozyten. Vermehrt Kapillaren mit deutlicher Endothelzellvergrößerung und verdickter eosinophiler Wand. Das feingewebliche Bild erinnert an Spättypreaktionen, wie sie auch bei Arzneireaktionen vorkommen können.

Verlauf. Ungünstig. Zwei Drittel der Patienten sterben innerhalb von 1–2 Jahren.

Therapie. Behandlung besonders der Grunderkrankung mit Glukokortikoiden und Immunsuppressiva. Für die Hautveränderungen: symptomatische Behandlung mit Glukokortikoidexterna.

Dermopathische Lymphadenopathie
[Pautrier und Woringer 1932]

Synonyme. Lipomelanotische Retikulose, dermopathische Lymphadenitis, M. Pautrier-Woringer.

Definition. Es handelt sich um reaktive rückbildungsfähige Lymphknotenschwellungen bei ausgedehnten Dermatosen mit einem lymphomartigen feingeweblichen Substrat und Ablagerung von Melanin sowie Lipiden. Die Diagnose ist nur histologisch zu stellen.

Ätiopathogenese. Bei ausgedehnten Dermatosen werden von der erkrankten Haut her Melanin, Lipide, auch Hämosiderin unter unspezifischer Hyperplasie retikulärer Zellelemente in regionalen Lymphknoten aufgenommen.

Klinik. Bei vielen großflächigen Hauterkrankungen wie Erythrodermien oder Melanoerythrodermien verschiedenster Genese, generalisierten Ekzemen, atopischem Ekzem, Lichen ruber planus, Psoriasis vulgaris, auch bei ausgedehnter Mycosis fungoides kann man eine Vergrößerung besonders der inguinalen und axillären Lymphknoten beobachten.

Histopathologie. Man findet in den kortikalen Anteilen Lymphfollikel mit großen Keimzentren und zentral eine starke Vermehrung von Retikulumzellen und Keimzentrumszellen mit Speicherung bzw. Ablagerung von Lipiden, Melanin und Hämosiderin. Durch Vorhandensein von eosinophilen und neutrophilen Leukozyten und auch von Plasmazellen entwickelt sich ein granulomatöses Bild. Der histologische Befund verlangt Abgrenzung vom zentroblastisch-zentrozytischen Lymphom (M. Brill-Symmers).

Verlauf. Nach Abheilung der Dermatose langsame Rückbildung der Lymphknotenschwellungen; die Normalisierung des histologischen Befundes kann Jahre benötigen. Bei Mycosis fungoides soll deren Prognose schlechter sein.

Differentialdiagnose. Besonders bei unklaren Erythrodermien mit Lymphknotenbeteiligung bei älteren Menschen ist auch an maligne Lymphome der Haut zu denken.

Therapie. Nicht erforderlich. Behandlung der Grundkrankheit.

Maligne Lymphome der Haut

Klassifikationsversuche von Erkrankungen unterliegen den Erkenntnisfortschritten auf physiologischem sowie ätiopathogenetischem Gebiet. Fast alle der in diesem Kapitel zu besprechenden Erkrankungen wurden früher als *Retikulosen* gedeutet. Unter Retikulosen (Retotheliose, Retikuloendotheliose, Retikulohistiozytose) verstand man nicht reaktive, also autonome, nicht rückbildungsfähige systemhafte Proliferationen von Zellen des retikuloendothelialen, retikulohistiozytären oder retikuloadventitiellen Systems. Die *Retikulosen der Haut* sollten vom retikulären System der Haut ausgehen, das sich v.a. in den sog. Indifferenzzonen im Stratum papillare sowie in den perivaskulären und periadnexiellen Bereichen findet. Hauterscheinungen bei myeloischen Leukämien, myelomonozytären Leukämien und Monozytenleukämien wurden früher ebenfalls als Retikulosen mit Zelleinschwemmung in die Blutbahn gedeutet.

Die letzten Jahre haben nun auf dem Sektor der Herkunft und Entwicklung der Zellen des lymphatischen Gewebes einen großen Erkenntniswandel gebracht. Wir wissen, daß das Immunsystem in ein T- und ein B-System unterteilt ist, und daß Plasmazellen nicht von den Retikulumzellen, sondern von den B-Lymphozyten abstammen. Darüber hinaus hat sich gezeigt, daß das Monozyten-Histiozyten-Makrophagen-System (auch MPS, mononukleäres Phagozytensystem, genannt) sich aus Stammzellen im Knochenmark ableitet und wahrscheinlich keine Beziehungen zu den Retikulumzellen besitzt. Auf der Basis solcher Befunde mußte festgestellt werden, daß es sich bei den Retikulosen der Haut zumeist nicht um irreversible Proliferationen von Retikulumzellen, sondern um solche des lymphatischen Systems oder des mononukleären Phagozytensystems handelt. Damit ist der Retikulosebegriff bis auf fragliche Fälle maligner Proliferation von Retikulumzellen entbehrlich.

Der neue Begriff *maligne Lymphome der Haut* oder maligne cutane Lymphome (MCL) bezeichnet maligne Neoplasien des lymphatischen Systems. Er stammt aus der Pathologie und bezieht sich eigentlich auf entsprechende Veränderungen im Lymphknoten, die klinisch mit Lymphknotenschwellung verbunden sind. Neuere morphologische, enzymzytochemische, elektronenmikroskopische und immunzytologische Untersuchungen bei den zu besprechenden Hauterkrankungen haben nun zur Feststellung weitgehender Übereinstimmung der pathologisch-zytologischen Substrate geführt, d.h. zu der Erkenntnis, daß die gleichen neoplastischen Proliferationen, wie sie im Lymphknoten vorkommen, auch in der Haut zu erwarten und größtenteils zu finden sind. Aus diesem Grund ist für die malignen Proliferationen des lymphatischen Systems der Haut auch die Verwendung einer mit Pathologen und Hämatologen abgestimmten Nomenklatur sinnvoll.

Klassifikation

Untersuchungen der letzten Jahre haben gezeigt, daß die besonders in der Pathologie weit verbreitete Klassifikation der Lymphome nach Rappaport in lymphozytenreiche, lymphozytenarme, gemischtzellige und histiozytische Lymphome zwar in der täglichen Routinediagnostik wegen ihrer Einfachheit und Reproduzierbarkeit sehr wertvoll war, daß sie besonders im Bereich der „histiozytischen" Lymphome jedoch der Überarbeitung bedurfte.

Durch weiterführende, besonders immunologische Untersuchungen ließ sich der Komplex der histiozytischen Lymphome als Tumoren undifferenzierter Lymphozyten erkennen. Hierauf wurden dann weitere Klassifikationen aufgebaut. Als wichtigste seien hier die Klassifikation von Lukes und Collins sowie die Kiel-Klassifikation genannt.

Tabelle: Klassifikation maligner Lymphome der Haut

A. Morbus Hodgkin
B. Non-Hodgkin-Lymphome

Maligne Lymphome von niedrigem Malignitätsgrad („Zytische" Lymphome)

I. *Lymphozytische Lymphome*
   Lymphatische Leukämie
      T-Zelltyp und B-Zelltyp
   Mycosis fungoides
   Sézary-Syndrom
   Pagetoide Retikulose (?)
   Haarzellenleukämie
   T-Zonenlymphom

II. *Immunozytische Lymphome*
   Lymphoplasmozytoides Immunozytom
   Plasmozytom

III. *Zentrozytisches Lymphom*

IV. *Zentroblastisch-zentrozytisches Lymphom*
   (M. Brill-Symmers)

Maligne Lymphome von hohem Malignitätsgrad („Blastische" Lymphome)

I. *Zentroblastisches Lymphom*

II. *Lymphoblastische Lymphome*
   T-lymphoblastisch
   B-lymphoblastisch (Burkitt-Typ)
   O-lymphoblastisch

III. *Immunoblastisches Lymphom*

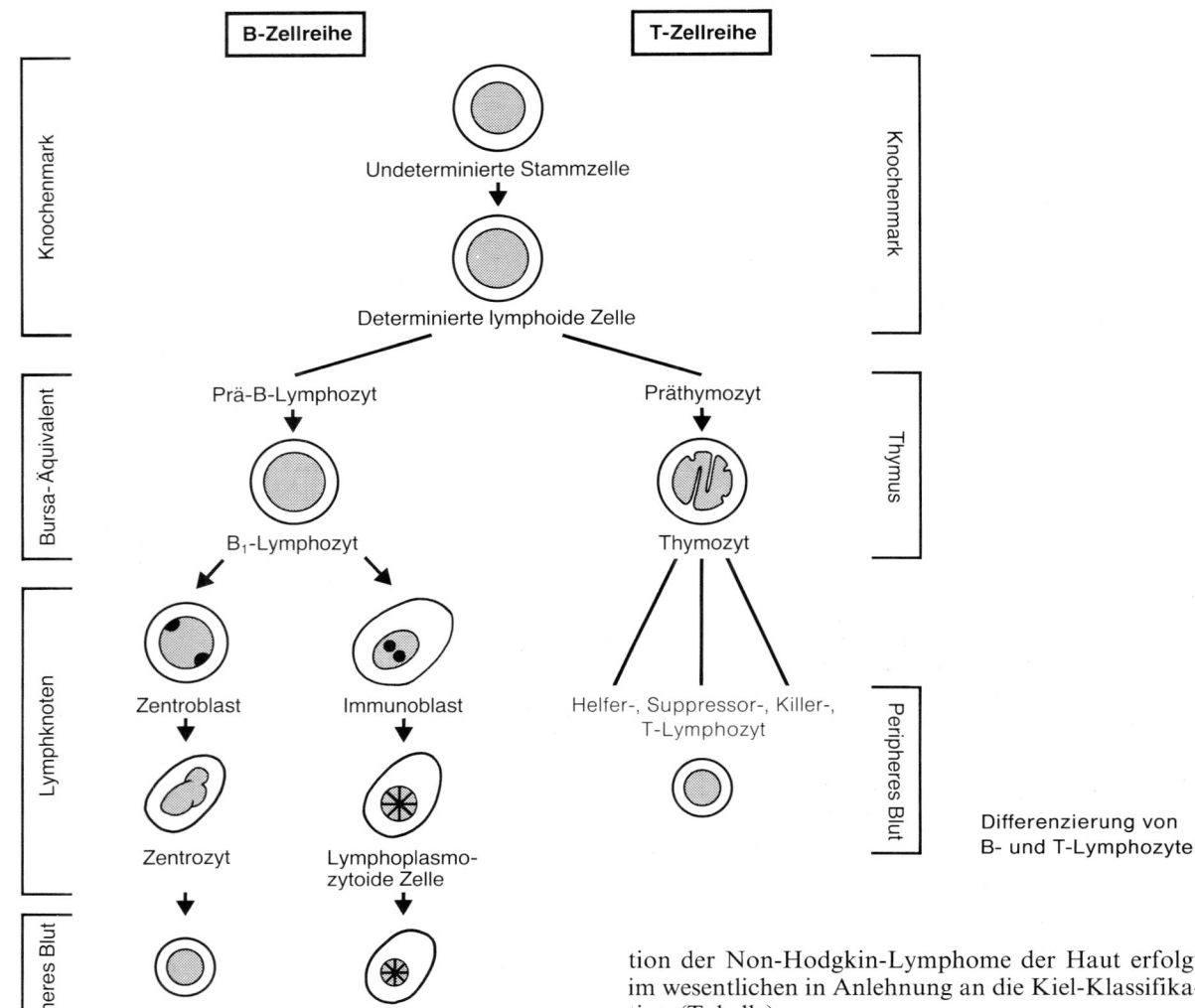

Differenzierung von B- und T-Lymphozyten

Bei beiden Klassifikationen werden neben der Morphologie der proliferierenden Zellen auch funktionelle Charakteristika (T- und B-Zelltypen) berücksichtigt.

Im deutschsprachigen Raum hat sich in jüngster Zeit vor allen Dingen die Kiel-Klassifikation durchgesetzt. Wenn auch eine deckungsgleiche Anwendung auf die Hautlymphome nicht voll befriedigend ist, so bietet die Kiel-Klassifikation dennoch z.Z. die besten Voraussetzungen zu einer sinnvollen Klassifikation der lymphoproliferativen Erkrankungen der Haut.

Die Kiel-Klassifikation geht auf Lennert zurück und ist für den Arzt praktisch bedeutsam, weil sie ihn über den Malignitätsgrad eines malignen Lymphoms informiert und damit die therapeutische Richtung festlegt. Sie ist auch für die Einordnung maligner Lymphome der Haut hilfreich, weil dadurch die Diagnostik erleichtert wird.

Generell wird heute der M. Hodgkin von den Non-Hodgkin-Lymphomen abgegrenzt. Die Klassifikation der Non-Hodgkin-Lymphome der Haut erfolgt im wesentlichen in Anlehnung an die Kiel-Klassifikation (Tabelle).

Maligne Lymphome der Haut treten entweder primär oder sekundär an der Haut auf, d.h. die Erkrankung kann ihren klinischen Beginn mit Hauterscheinungen nehmen, oder Hautveränderungen entwickeln sich als Folge der Erkrankung von Lymphknoten innerer Organe. Wichtig ist, daß man dieses Schema nicht zu apodiktisch interpretiert. So kann sich beispielsweise im Krankheitsverlauf eine Malignitätssteigerung entwickeln und aus einer Mycosis fungoides oder einem Sézary-Syndrom ein lymphoblastisches oder immunoblastisches malignes Lymphom mit Allgemeinerscheinungen werden. Hinzuweisen ist ferner darauf, daß eine scharfe Trennung zwischen malignen Lymphomen und Leukämien fehlt, da bei fast allen Lymphomen Ausschwemmung von Zellen vorkommen kann. Trotzdem wurde aus praktisch-dermatologischen Gründen das Kapitel über Leukämien noch beibehalten. Schließlich sei darauf hingewiesen, daß viele Hautlymphome primär noch nicht mit letzter Sicherheit einzuordnen sind.

Klinischer Untersuchungsgang

Bei Verdacht oder Diagnose eines malignen Lymphoms der Haut ist die Klassifikation ebenso wichtig wie das *Staging*, d.h. die Feststellung der klinischen Ausbreitung der Erkrankung. Diese Aufgabe ist an Krankenhäuser gebunden und wird zumeist interdisziplinär mit Hämatologen, Röntgenologen und Pathologen durchgeführt.

Folgender Untersuchungsgang ist zu empfehlen:
- Anamnese und klinischer Befund: Hauterscheinungen, Lymphknotenbeteiligung, Vergrößerung von Tonsillen, Leber und Milz;
- Biopsien von Veränderungen der Haut und geschwollenen Lymphknoten, evtl. Leberbiopsie;
- Laboruntersuchungen: Blutstatus, Leber- und Nierenfunktion, Harnsäure;
- Knochenmarkuntersuchung: Sternalpunktion oder (besser) Beckenkammbiopsie;
- immunologische Untersuchungen: T- und B-Lymphozyten und Subsets, Elektrophorese, Immunelektrophorese, Hauttests;
- radiologische Untersuchungen: Thorax, i.v.-Pyelogramm, Knochen, evtl. Radioisotopen- oder Ultraschalldiagnostik: Leber, Milz, Tumor, Knochen evtl. Computertomographie;
- evtl. Lymphangiographie.

Die histologische und *zytologische Diagnostik* kann hier nicht besprochen werden. Gelegentlich sind aufwendige Verfahren wie zytochemische und enzymzytochemische Methoden, Elektronenmikroskopie und immunologische Methoden notwendig, um die neoplastischen Zellen eindeutig zu charakterisieren. Dies um so mehr, als die Dichotomie des Immunsystems (T- und B-System) auch für das Erkennen des Differenzierungsblocks und für die Einordnung von Non-Hodgkin-Lymphomen der Haut wichtig sind.

Morbus Hodgkin [1832]

Synonyme. Malignes Hodgkin-Lymphom, Lymphogranulomatosis maligna (Sternberg und Paltauf).

Definition. Die bezüglich ihrer Entität noch nicht sicher abgeklärte Krankheit ist hauptsächlich eine Erkrankung des lymphatischen Systems (Lymphknoten, Milz u.a.). Ihrem Wesen nach steht sie der Mycosis fungoides nahe. Hauterscheinungen finden sich bei etwa 30–50% der Patienten.

Vorkommen. In jedem Lebensalter mit einem Gipfel zwischen 15. und 35., sowie jenseits des 50. Lebensjahres. Deutliche Androtropie. Selten kann M. Hodgkin an der Haut beginnen und dann lange verkannt bleiben.

Ätiologie. Unbekannt. Man denkt an Auswirkungen einer Virusinfektion (Epstein-Barr-Virus?).

Pathogenese. Noch besteht keine einheitliche Auffassung darüber, ob der M. Hodgkin eine oder mehrere Erkrankungen darstellt. Eine Spekulation geht dahin, daß während einer Virusinfektion T-Lymphozyten Veränderungen erfahren und nun die normalen T-Zellen vom selben lymphatischen Organ gegen die alterierten Zellen eine chronische Immunreaktion entwickeln, in deren Verlauf es zu einer neoplastischen Proliferation von Zellen des Monozyten-Makrophagen-Systems kommt.

Über die Rolle von Umwelt- und anderen Faktoren für die Entwicklung der Hautveränderungen existieren keine gesicherten Erkenntnisse. Viele der unspezifischen Hauterscheinungen könnten für die obige pathogenetische Hypothese sprechen, im M. Hodgkin eine Art Abstoßungsreaktion mit maligner Transformation zu sehen.

Klinik. Zu unterscheiden sind unspezifische und spezifische Hauterscheinungen; letztere zeigen das krankheitstypische feingewebliche Substrat und sind sehr selten.

Unspezifische Hauterscheinungen

Sie sind relativ häufig, vielgestaltig und sollen bei 30–50% der Patienten vorkommen. Auch das histologische Substrat ist unspezifisch.

Pruritus und Hyperpigmentation. Beide sind häufig und kommen oft zusammen vor. Pruritus kann der klinischen Krankheit um Monate vorausgehen und beginnt gerne an den Beinen. Er ist quälend intensiv, manchmal paroxysmal und medikamentös praktisch unbeeinflußbar. Sekundär entwickeln sich Kratzeffekte, Impetiginisation, Ekzematisation und zunehmende, stark juckende Lichenifikation. Die an M. Addison erinnernde diffuse Hyperpigmentierung betrifft nur die Haut, nicht die Schleimhäute.
Bei dieser Symptomenkombination sollte stets an M. Hodgkin gedacht und es sollten speziell die mediastinalen und retroperitonealen Lymphknoten untersucht werden. Differentialdiagnostisch darf Skabies nicht vergessen werden.

Prurigo symptomatica. Zu den obigen Erscheinungen treten nicht selten, bevorzugt am Rumpf, urtikarielle Eruptionen und/oder stark juckende, prurigiforme Knötchen, die zerkratzt werden und dann zumeist als blutkrustenbedeckte erodierte Papeln imponieren und mit zarten, de- oder hyperpigmentierten Närbchen abheilen. Auch histologisch findet sich das für *Prurigo simplex subacuta* (Urticaria papulosa chronica) typische Substrat.
Wenn gleichzeitig eine Vergrößerung hautnaher Lymphknoten festgestellt wird, sollte man an M. Hodgkin denken.

Ichthyosisartige Hautveränderungen. Sie erinnern an Ichthyosis vulgaris, beginnen gewöhnlich an den Beinen und können das ganze Hautorgan betreffen. Die Haut ist sebostatisch und zeigt dünne, aber relativ fest anhaftende ichthyosiforme Schuppung. Diese Erscheinungen entwickeln sich erst während des Krankheitsverlaufes.

Zoster. Er ist nicht selten und kommt wegen der alterierten Immunsituation häufiger in Form des Zoster generalisatus vor.

Andere Hauterscheinungen. Viele andere unspezifische Hautaffektionen wurden bei Patienten mit M. Hodgkin beschrieben, sind aber vielleicht nur zufällig. Genannt seien: Alopecia diffusa, nodöse Erytheme, ekzematoide, an prämykoside Veränderungen bei Mycosis fungoides erinnernde Erscheinungen, unspezifische Erythrodermie oder Nagelwachstumsstörungen.

Spezifische Hauterscheinungen
Sie sind sehr selten und daher diagnostisch nicht relevant. Meist werden sie erst histologisch durch das für M. Hodgkin spezifische Substrat erkannt.

Heterotope Infiltrate. Diese spezifischen Hautveränderungen sollen primär und demnach autochthon in der Haut entstehen, was allerdings nicht allgemein akzeptiert wird.
Klinisch handelt es sich wie auch bei anderen malignen Lymphomen der Haut um unscharf begrenzte plattenförmige Infiltrate oder kutan-subkutan lokalisierte bräunlich- oder livid-rote derbe Knötchen bzw. Knoten. Sie können in Einzahl, Mehrzahl und als papulonodöses Exanthem auftreten. Prädilektionsstellen sind vorderer und seitlicher Rumpf, Unterbauch, Leistengegend und Oberschenkel sowie Kopfhaut. Die Knoten können wachsen und neigen dann zu geschwürigem Zerfall. Es entwickeln sich hochtorpide nekrotisierende Ulzerationen: *Ulcus lymphogranulomatosum* (Arzt und Randak). In anderen Fällen findet man mehr diffuse, teigige hautfarbene Schwellungen.

Prurigo lymphogranulomatotica. Sie besitzt das krankheitsspezifische histologische Infiltrat und kann sich aus der unspezifischen Prurigo symptomatica entwickeln. Überall am Hautorgan, bevorzugt aber an den Extremitätenstreckseiten entstehen kleine, solide, stark juckende, hautfarbene oder leicht entzündlich gerötete Knötchen, die früh zerkratzt werden und dann blutig verborken. Die Diagnose ist histologisch abzusichern.

Mundhöhle. Manchmal findet man als Initialsymptom spezifische Infiltrate im Gebiet des lymphatischen Rachenrings, die erhebliche Zerfallsneigung besitzen. Differentialdiagnostisch sind besonders nekrotisierende Anginaformen zu bedenken. Im Unterschied zu myeloischer Leukämie und Agranulozytose bleibt die Gingiva frei.

Sekundärmanifestationen. Sie entstehen durch kontinuierliches Fortschreiten der pathologischen Veränderungen von erkrankten hautnahen Lymphknoten auf die Haut. Entsprechend finden sie sich im Drainagegebiet betroffener Lymphknoten. Auch hier stehen klinisch Infiltrate und Knoten im Vordergrund.
Selten ist erysipelähnliche diffuse Infiltration der Haut: *Lymphogranulomatosis cutis erysipelatoides.*

Histopathologie. Das histologische und zytologische Substrat bei den verschiedenen Hodgkin-Lymphomen ist so verschieden, daß man nur noch die Hodgkin-Zellen und die Sternberg-Reed-Zellen als Bindeglied bezeichnen kann. Die *Hodgkin-Zelle* wird als mononukleäre Vorstufe der Sternberg-Reed-Zelle aufgefaßt. Sie ist eine große Zelle mit einem blassen Zytoplasma, einem großen Kern mit hellem Karyoplasma, verdickt erscheinender Kernmembran und Riesennukleolus. Die *Sternberg-Reed-Zellen* sind 15–60 µm groß und besitzen als wesentliches Kennzeichen ungewöhnlich große, zumeist eosinophile Nukleolen, die in einem relativ großen, fast ungefärbten und stark gefalteten Kern liegen. Gelegentlich entstehen *Spiegelbildzellen* (Pullinger) durch Spiegelbildlagerung von Kernsegmenten.

Weil die Veränderungen nicht so eindeutig sind wie im Lymphknoten, ist bezüglich der Hautveränderungen die international übliche, *pathologisch-anatomische Rye-Klassifikation* kaum verwertbar:

Relativ gute Prognose:
– lymphozytenreicher Typ,
– nodulär-sklerosierender Typ.

Schlechte Prognose:
– gemischtzelliger Typ,
– lymphozytenarmer Typ.

In der Haut finden sich unterschiedlich dichte diffuse oder knotige polymorphe Infiltrate in Korium und Subkutis. Sie bestehen aus kleinen bzw. mittelgroßen Lymphozyten, eosinophilen und neutrophilen Granulozyten, Plasmazellen, Histiozyten, Retikulumzellen, Immunoblasten, Fibroblasten und in wechselnder Häufigkeit Hodgkin- sowie Sternberg-Reed-Zellen. In den Herdrandzonen liegen die Infiltrate in den perivaskulären und periadnexialen sog. Indifferenzzonen.

Verlauf. Die Prognose wird weitgehend durch die Situation der Grunderkrankung bestimmt; daher ist ein Staging erforderlich. Patienten mit ausschließlicher Hauterkrankung können viele Jahre überleben. Spezifische Hautbeteiligung bei M. Hodgkin bedeutet auch nicht in jedem Fall eine solch schlechte Prognose wie es nach der Stadieneinteilung (Ann-Arbor-Klassifikation) den Anschein hat.

Diagnostik. Solange nur unspezifische Hautveränderungen vorliegen, läßt sich die Grundkrankheit aus Temperaturkurve (Pel-Ebstein-Typ), Blutbild (Leukozytose mit relativer Lymphopenie und Eosinophilie), Röntgendiagnostik, Milzszintigramm vermuten und durch Lymphknotenbiopsie verifizieren. Sobald spezifische Erscheinungen vorhanden sind, ist die Diagnose histologisch zu sichern.

Differentialdiagnose. Mycosis fungoides mit Organbeteiligung, Sézary-Syndrom, andere maligne Nicht-Hodgkin-Lymphome der Haut.

Therapie. Die unspezifischen Hautveränderungen werden wie die betreffende Dermatose behandelt. Der quälende Pruritus ist äußerlicher Behandlung kaum zugänglich. Versuche mit antihistamin-, anästhetika- oder phenolhaltigen Externa [Soventol-Gelee, Pragman-Gelee, Thesit-Gel, Zinkpaste mit Ichtyol (3–6%) Clioquinol (Vioform, 0,5%)] sind angebracht. Ferner Versuch mit Photochemotherapie (PUVA), oder auch Röntgenfernbestrahlung. Innerlich wird man Antihistamine, Phenothiazine, oder Chlorphenamin einsetzen. Die spezifischen Hautveränderungen sollten im Gegensatz zum eher hinhaltenden therapeutischen Verhalten bei Mycosis fungoides sofort intensiv behandelt werden. Dabei muß der Therapieplan zusammen mit einem auf diesem Gebiet erfahrenen Internisten festgelegt werden. Präzise Stadieneinteilung ist dafür Voraussetzung. In Betracht kommen in erster Linie Röntgenbestrahlung und zytostatische Polychemotherapie, z.B. MOPP-Schema (N-Lost, Vincristin, Procarbazin, Prednison), COPP-Schema (Cyclophosphamid, Vincristin, Procarbazin, Prednison) oder ABVD (Adriamycin, Bleomycin, Vinblastin, DTIC). Die Hautveränderungen sprechen gut an. Sind keine internen Veränderungen nachweisbar (keine mesenteriale, mediastinale und retroperitoneale Lymphknotenbeteiligung), so können die Hautherde auch bestrahlt werden; Röntgengroßfeldtherapie ist von erheblichem Nutzen bei großflächigen spezifischen Infiltraten.

Maligne Non-Hodgkin-Lymphome der Haut mit relativ niedrigem Malignitätsgrad

Diese neoplastischen Erkrankungen verlaufen gewöhnlich chronisch über Jahre und sprechen zunächst auf entsprechende Therapie relativ gut an. Letztlich verlaufen sie aber auch letal.

Lymphozytische Lymphome

Diese gehören zu den kutanen Non-Hodgkin-Lymphomen mit niedrigem Malignitätsgrad. Sie sind gekennzeichnet durch eine Proliferation gut differenzierter lymphozytischer oder lymphozytoider Zellen mit verschiedenen Oberflächenmarkern.

Chronische lymphatische Leukämie (CLL)

Spezifische Hauterscheinungen kommen offenbar primär, d.h. vor der leukämischen Zellausscheidung, und sekundär, d.h. im Verlauf der leukämischen Erkrankung vor. Bei der überwiegenden Zahl dieser Fälle handelt es sich um eine *B-Zell-Neoplasie* (B-CLL). Zu den typischen leukämischen Hautveränderungen s.S. 942.
In weniger als 5% der Fälle im internistischen Krankengut handelt es sich um eine *T-Zell-Neoplasie* (T-CLL); hier besitzen die Lymphozyten immunologisch T-Zelleigenschaften an ihren Membranen und zeigen teilweise cytoplasmatisch fokale Saure-Phosphatase-

Aktivität. *Klinisch* steht hier Splenomegalie im Vordergrund; Blutleukozytose mit Neutropenie sowie Knochemarkinfiltration können gering sein. Dermatologisch ist *spezifische Erythrodermie* häufig; die Abgrenzung vom Sézary-Syndrom kann schwer sein.

Mycosis fungoides [D'Alibert 1832]

Synonym. Granuloma fungoides.

Definition. Mycosis fungoides (M.f.) ist eine chronische, gewöhnlich langsam progressiv verlaufende Erkrankung unbekannter Ätiologie, die von der Haut ausgeht und in erster Linie eine Hauterkrankung bleibt, in späteren Entwicklungsphasen aber auch Lymphknoten und innere Organe befallen kann und tödlich verläuft. Sie wird heute den malignen Lymphomen vom T-Zelltyp und vom niedrigen Malignitätsgrad zugeordnet, weil die lymphozytoiden Infiltratzellen immunologisch T-Helferzellcharakteristika aufweisen und der Verlauf sich über Jahre bis Jahrzehnte hinziehen kann.

Vorkommen. Die Erkrankung ist keineswegs selten und kommt offenbar weltweit vor. Sie entwickelt sich vorwiegend jenseits des 4. Lebensjahrzehnts. Keine Heredität, aber wesensmäßig ungeklärte Androtropie (bis zu 2:1).

Ätiopathogenese. Die Ursache der M.f. ist unbekannt; für infektiöse Entstehung (z.B. Virus) existieren Hinweise. Für manche Autoren ist die M.f. in frühen Stadien mehr eine entzündliche Erkrankung, bei der erst später eine Störung im lymphozytären System zur Entwicklung des malignen T-Zellymphoms, sekundär zu Lymphknoten- und Organbeteiligung, manchmal sogar mit Ausschwemmung neoplastischer Zellen ins Blut führt. Neuerdings wird auf den Zusammenhang der Erkrankung mit vorausgehenden Arzneireaktionen und Kontaktallergien vom Ekzemtyp hingewiesen und Antigenpersistenz für die Induktion der Erkrankung mit Entgleisung des T-Immunsystems (T-Helferzellen) verantwortlich gemacht. Für die meisten Autoren ist die M.f. allerdings primär ein malignes Lymphom der Haut, da atypische lymphozytoide Zellen mit erhöhtem DNS-Gehalt und T-Zellfunktion bereits in frühen Hautveränderungen nachzuweisen sind und mit tumoröser Krankheitsentwicklung prozentual zunehmen.
Schließlich ist auch die Malignitätszunahme in späteren Krankheitsphasen bemerkenswert; Übergänge in systemische sog. blastenbildende T-Zellymphome von hohem Malignitätsgrad und Zellausschwemmung ins Blut kommen vor.

Klinik. Die M.f. kann sich dermatologisch in verschiedenen Formen entwickeln:

Alibert-Bazin-Form

Diese ist die häufigste Verlaufsform; sie wird daher auch die *klassische* M.f. genannt. Nach den französischen Autoren durchläuft die M.f. gewöhnlich, je-

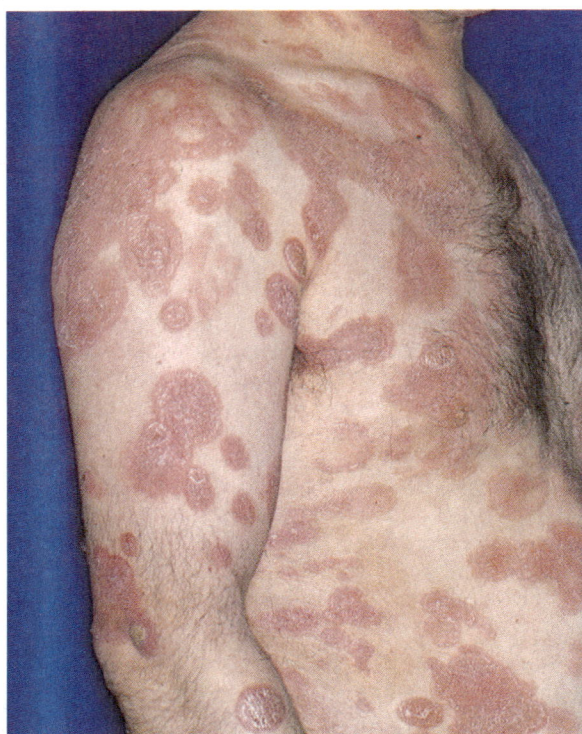

Mycosis fungoides, Stadium infiltrativum

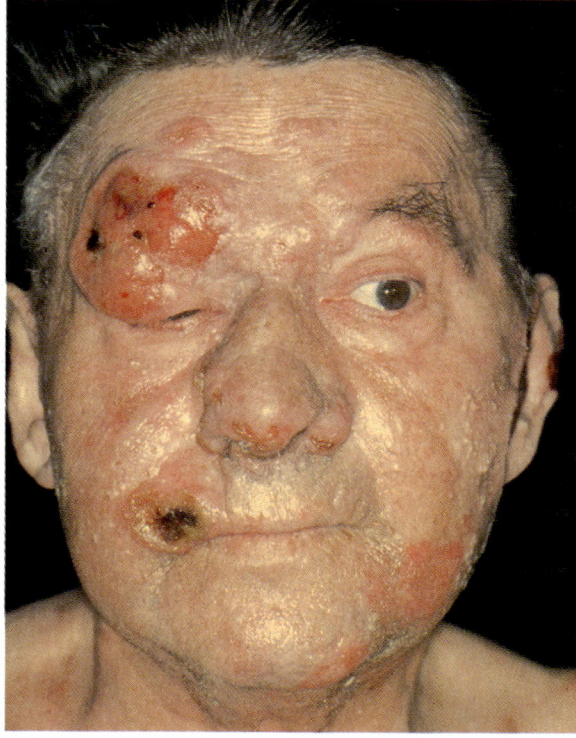

Mycosis fungoides, infiltratives und tumoröses Stadium

doch keineswegs zwangsläufig, drei klinisch und histologisch typische Phasen. Die für die verschiedenen Phasen typischen Hautveränderungen können auch gleichzeitig nebeneinander vorkommen.

1. Prämykosides Stadium. Es kann sich über viele Jahre hin entwickeln und ist klinisch sowie histologisch wenig charakteristisch, was zu Verwechslungsmöglichkeiten mit zahlreichen anderen Dermatosen führt. So können die Erscheinungen einem nummulären Ekzem, der Psoriasis vulgaris, dem Pemphigus vulgaris, der Parapsoriasis en plaques oder auch einem Lichen simplex chronicus ähneln. Man findet dann verschieden große, scharf begrenzte, runde, ovale, serpiginöse, bogige oder polyzyklisch begrenzte Herde. Sie sind entzündlich gerötet, zeigen pityriasiforme oder psoriasiforme Schuppung, können vesikulös oder bullös werden und mit Krusten bedeckt sein. Auch urtikariell wirkende Herde kommen vor. Die Zahl der Herde schwankt von Fall zu Fall stark. Prädilektionen existieren nicht; Rumpf, Extremitäten und auch das Gesicht können betroffen sein. Vielfach besteht Juckreiz.

Die klinische Diagnose M.f. ist in dieser Phase schwierig. Schlechtes Ansprechen solcher Herde auf die für eine vermutete Dermatose übliche konventionelle Therapie, Besserung nach Sonnenbestrahlung, häufige Rezidive und langsame Zunahme der Herde an Zahl und Größe sollten an M.f. denken lassen. Dann werden Biopsien möglichst aus mehreren Herden gemacht. Besonders an Übergang in M.f. zu denken ist bei der *großherdig-entzündlichen Form* („parapsoriasis en grandes plaques simplex") und der *großherdig-poikilodermatischen Form* („parapsoriasis en grandes plaques poikilodermiques") der Parapsoriasis en plaques (Brocq). Auch bei der Entwicklung von Mucinosis follicularis bei Erwachsenen ist an M.f. zu denken.

Histologisch ist die M.f. in dieser Phase nicht sicher zu diagnostizieren, wenn atypische Zellen und Pautrier-Abszesse fehlen.

2. Infiltratives Stadium. Es ist krankheitstypisch und zeigt eine zunehmende plattenförmige Infiltration der Herde, entweder durch langsame Umwandlung von Herden des prämykosiden Stadiums oder de novo. Man findet jetzt scharf abgegrenzte, oft eigentümlich bizarr konfigurierte, plattenartig infiltrierte oder lichenifiziert wirkende leicht schuppende oder verkrustete Herde von entzündlich-roter, rötlichvioletter oder mehr bräunlichroter Farbe. Alle Herde vergrößern sich langsam. Meist besteht starker Juckreiz. Auffällig sind die innerhalb von größeren Infiltratherden vorkommenden scharf begrenzten Inseln normaler Haut („nappes claires").

Umschriebene Alopezien deuten auf Herde am Kapillitium hin, nicht selten verbunden mit histologisch faßbarer symptomatischer *Mucinosis follicularis.*

Lymphknotenschwellungen sind nicht immer krankheitsspezifisch, sondern gelegentlich Ausdruck einer unspezifischen dermopathischen Lymphadenopathie.

Histologisch ist die Diagnose M.f. in dieser Phase sicher zu stellen.

3. Mykosides (tumoröses) Stadium. Es entwickelt sich nach unterschiedlich langer, oft erst mehrjähriger Krankheitsdauer als tumoröse Phase und ist nicht sehr oft zu sehen. Man gewinnt den Eindruck, daß die Abwehrleistung des Organismus ungenügend wird oder das Verhalten der neoplastischen Zellen aggressiver. Gewöhnlich kommt es innerhalb der plattenförmig infiltrierten Herde oder auch einer Erythrodermie zur Entwicklung von Tumoren. Die tomatenartigen, halbkugeligen, pilzförmigen oder gelappten, der Haut aufsitzenden, meist relativ weichen fungoiden (schwammartigen) Tumoren von blau- bis braunroter Farbe können an ihrer Oberfläche erodieren, nässen und neigen zu ulzerösem Zerfall. Bei Sitz im Gesicht können sie zu Facies leontina führen.
Histologisch ist die Diagnose M.f. in den Randgebieten zu stellen; die Tumoren selbst können mehr monomorphe mitosenreiche Zellproliferate aufweisen, sich als sog. blastenreiche Lymphome hohen Malignitätsgrades (Entdifferenzierung?) erweisen.

Mycosis-fungoides-d'emblée-Form
[Vidal und Brocq 1885]
Unter dieser Bezeichnung werden diejenigen Fälle zusammengefaßt, bei denen die M.f. unter Auslassung der beiden ersten Entwicklungsstadien sich primär mit Tumoren manifestiert. Es ist aber heute fraglich geworden, ob diese Form überhaupt vorkommt; sie sollte nur bei ganz typischer Histopathologie akzeptiert werden. Vielfach dürfte es sich um primäre maligne Lymphome der Haut von hohem Malignitätsgrad handeln; dafür spricht auch der rasche (6–24 Monate) letale Verlauf.

Erythrodermie-Form [Hallopeau and Besnier 1891]
Sie ist extrem selten. Sicher wurden hier früher auch Fälle eingeordnet, die sich heute als Sézary-Syndrom erweisen. Es ist sogar fraglich, ob es sich hier überhaupt um ein eignes Krankheitsbild handelt. Als Erstmanifestation entwickelt sich eine *unspezifische Erythrodermie,* die zunehmend spezifisch infiltriert, so daß aus der Haut ein „M.f.-Mantel" (*spezifische Erythrodermie*) geworden ist. Die Haut ist jetzt entzündlich gerötet, verdickt und hart, schuppt oder juckt stark. Typisch sind auch hier ausgesparte Inseln gesunder Haut. Später können sich infiltrierte Plaques und Tumoren entwickeln.
Histologisch sollte für diese Diagnose das polymorphe Substrat der M.f. gefordert werden. Sézary-Syndrom ist differentialdiagnostisch zu berücksichtigen.

Schleimhautbeteiligung. Mundhöhle (Mundschleimhaut, Zunge, Tonsillen), Schleimhäute von Nasenhöhle und Pharynx können in jeder Krankheitsphase mitbetroffen sein.

Organbeteiligungen. Obgleich die M.f. meist als Hauterkrankung verläuft, ist doch in späten Phasen des Krankheitsverlaufes eine Beteiligung innerer Organe möglich.

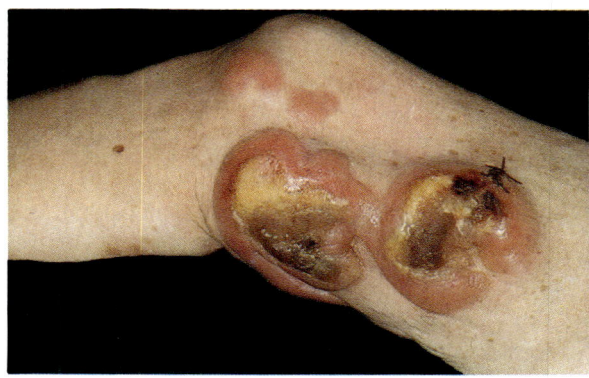

Mycosis fungoides, Tumorstadium (Histologie: T-lymphoblastisches malignes Lymphom hoher Malignität)

Lymphknotenschwellungen. Sie sind zunächst unspezifisch und Ausdruck einer reaktiven dermopathischen Lymphadenopathie. Größere und harte hautnahe Lymphknotenschwellungen können Ausdruck progressiver Enddifferenzierung in ein immunoblastisches oder lymphoblastisches malignes Lymphom sein.

Milzbeteiligung ist häufiger als *Leberbeteiligung.* Miterkrankungen von Lungen, Gastrointestinaltrakt, ZNS und anderen Organen kommen vor.
Fieber und Reduzierung des Allgemeinzustandes sind für das Tumorstadium typisch.

Laborbefunde. Im *Blutbild* gelegentlich leichte Lymphozytose und Eosinophilie. Viele unserer Patienten haben auch atypische T-Lymphozyten (bis zu 20–25%) wie bei Sézary-Syndrom im Blut. Diese Zellen werden Lutzner-Zellen genannt, haben einen besonders elektronenmikroskopisch auffallend zerebriformen Kern und Glykogengranula im Zytoplasma; sie lassen sich im Blutausstrich mit der PAS-Reaktion darstellen.
Die *Blutchemie* ist gewöhnlich unauffällig; gelegentlich wurde IgE-Erhöhung (Störung peripherer T-Lymphozyten?) beobachtet.

Histopathologie. Bei Verdacht auf M.f. sollten Biopsien aus mehreren Hautherden vorgenommen werden, nur so läßt sich die Diagnose frühzeitig stellen. Wenn möglich, sollten wegen der besseren Zellidentifizierungsmöglichkeit Semidünnschnitte untersucht werden. Die M.f. zeigt feingeweblich die für T-Zell-Lymphome der Haut typischen Kennzeichen: bandförmiges subepidermales Infiltrat unterschiedlicher Dicke und Dichte mit deutlicher Epidermotropie, d.h. Exozytose von Zellen in die Epidermis und Ausbildung intraepidermaler mononukleärer (Pautrier-) Mikroabszesse.
Im *prämykosiden Stadium* sieht man meist nur Zeichen einer unspezifischen Dermatitis. Allerdings können einige Verdachtsmomente gegeben sein: bandartiges subepidermales Infiltrat mit atypischen Zellen (größere lymphoide Zellen, Lutzner-Zellen mit zerebriformen Kernen), breite oder herdförmige intraepidermale Exozytose solcher Zellen oder gar Pautrier-

Mikroabszesse (herdförmige abszeßartige Ansammlung von atypischen lymphoiden Zellen in der Epidermis).

Im *infiltrativen* und vielfach auch in *mykosiden Stadium* ist das Substrat typisch. Die Epidermis ist gewöhnlich akanthotisch verbreitert; sie zeigt Spongiose, Hyper- und Parakeratose und die pathognomonischen Pautrier-Mikroabszesse. Direkt unter der Epidermis findet man jetzt ein dichtes, oft breites bandförmiges Infiltrat. Es ist jetzt ausgesprochen polymorph und erinnert bis auf die fehlenden Reed-Sternberg-Riesenzellen an M. Hodgkin: polymorphe Histiozyten, normal aussehende Lymphozyten, eosinophile und neutrophile polymorphkernige Leukozyten, Plasmazellen und Fibroblasten. Es treten auch blastenartige große atypische lymphozytoide Zellen auf mit hyperchromatischen, unregelmäßigen, oft eingekerbten Zellkernen und T-Zell-Kennzeichen; möglicherweise sind diese sog. Mykosiszellen identisch mit den Lutzner-Zellen. Gelegentlich sieht man auch Mitosen.

In späteren Krankheitsphasen kann das histologische Substrat monomorpher werden und den Charakter eines „blastischen" Lymphoms gewinnen.

Aus den feingeweblichen Veränderungen wird deutlich, daß die M.f. mit einer unspezifischen zellig proliferierenden Entzündung (Abwehrreaktion auf ein persistierendes Antigen oder auf atypische neoplastische T-lymphoide Zellen?) beginnt und sich später mit systemartiger Ausbreitung und unter Zurücktreten der entzündlichen Phänomene immer mehr wie ein malignes T-Zell-Lymphom von höherem Malignitätsgrad verhält.

Verlauf. Die Prognose bei M.f. ist schwierig zu stellen. Im prämykosiden Stadium können Patienten jahrelang (5–20 und mehr Jahre) verharren; auch Rückbildung und Rezidive kommen vor. Wenn die Diagnose histologisch einwandfrei gesichert ist, liegt die durchschnittliche Überlebenszeit bei 5 Jahren. Wenn Tumoren, Lymphknotenschwellungen und innerliche Befunde vorliegen, ist die Prognose ungünstig. Schließlich sterben die Patienten an den Organmanifestationen oder an Allgemeininfektion.

Diagnostische Leitlinien. Früherkennung ist wichtig. Therapieresistenz von therapeutisch sonst gut zugänglichen Dermatosen sollte an M.f. denken lassen. Wiederholte Biopsie verdächtiger Veränderungen ist empfehlenswert.

Differentialdiagnose. Im prämykosiden Stadium: nummuläre Ekzeme, Psoriasis vulgaris, lichenifiziertes Ekzem. Langes Bestehen, Therapieresistenz, ödematöse Infiltration, Inseln normaler Haut in Krankheitsherden lenken auf die Diagnose M.f. hin. Besonders Patienten mit Parapsoriasis en plaques sind auf M.f.-Entwicklung zu beobachten.

Im infiltrativen und tumorösen Stadium sind Pseudolymphome (nodöse Arzneireaktionen, lymphomatoide Papulose) und andere maligne Lymphome der Haut (M. Hodgkin; andere Non-Hodgkin-Lymphome) sowie Leukämie der Haut zu berücksichtigen.

Therapie. In ganz frühen Stadien ist vielleicht sogar Abheilung möglich; im allgemeinen aber ist eine Heilung der Erkrankung durch Behandlung praktisch nicht erreichbar, wohl aber Besserung der Symptomatik und Lebensverlängerung. So lange die M.f. sich allein durch Hauterscheinungen manifestiert, genügt wahrscheinlich äußerliche Therapie. Sind die Hauterscheinungen sehr massiv (Tumoren) und liegt interne Beteiligung (Lymphknoten, innere Organe) vor, so muß entsprechende Chemotherapie eingesetzt werden. Daher ist klinisches Staging sinnvoll (Tabelle).

Tabelle: Stadieneinteilung der Mycosis fungoides

Stadium	Hautbeteiligung	Periphere Lymphadenopathie	Viszerale Beteiligung
I	*Prämykoside* Erscheinung	–	–
II	*Infiltrierte* Herde mit und ohne prämykoside Erscheinungen	–	–
III	*Tumoren* mit und ohne infiltrierte und/oder prämykoside Erscheinungen	–	–
IV	Mycosis fungoides der Haut	a) Unspezifische dermopathische Lymphadenopathie b) M.f. der Lymphknoten	–
V	Mycosis fungoides der Haut	M.f. der Lymphknoten	+

Auch die unterschiedlichen pathogenetischen Auffassungen schlagen sich im Therapiekonzept nieder. Faßt man die M.f. primär als ein malignes Lymhom der Haut auf, so erscheint primär eine intensive Therapie zur Vernichtung der Tumorzellen sinnvoll. Faßt man die M.f. als eine primär mehr entzündliche Erkrankung auf und zieht man den langen Spontanverlauf in Betracht, ist man eher geneigt, primär eine vorsichtige Therapie zu betreiben und nicht, wie O. Gans es formulierte, „zu früh sein Pulver zu verschießen". Dies um so mehr, als klinische Erfahrung lehrt, daß die M.f. im Verlauf gegen therapeutische Maßnahmen, z.B. gegenüber Röntgenbestrahlung, zunehmend resistent wird. Da sich die Therapieresistenz in gewisser Abhängigkeit von der Intensität der durchgeführten Behandlung entwickelt, sollte man diese so führen, daß der Patient sich wohlfühlt.

Bei initialen Veränderungen mit Juckreiz genügen Glukokortikoidexterna und Antihistamine. Sehr günstig wirkt intensive Besonnung (Heliotherapie). Auch regelmäßige UV-Bestrahlungen (UV-B, SUP) haben sich bewährt. Stärker infiltrierte Herde bilden sich noch unter Photochemotherapie (PUVA) zurück. Später kann bei wenigen infiltrierten oder tumorösen

Herden Röntgenweichstrahlentherapie eingesetzt werden. Zunächst genügen kleine Dosen (fraktioniert 2–4 Gy). Sind viele Herde oder eine Erythrodermie zu behandeln, kommt Röntgenfernbestrahlung der ganzen Haut in Betracht; neuerdings wird auch Ganzkörpertherapie mit schnellen Elektronen (Hochvolttherapie) empfohlen (Dosierung: Etwa 8 Gy in 10–15 Tagen, bis 30 Gy in 40 Tagen). Die Erfahrungen mit dieser Therapieform klingen günstig; manche Autoren empfehlen diese Therapie als erste Maßnahme nach Diagnosestellung und berichten über Heilungen. Schließlich sei auch die örtliche Behandlung mit N-Lostlösung (Chlormethin) erwähnt, wobei einzelne Herde oder auch primär die ganze Haut behandelt wird [10 mg Chlormethin (Mustargen) in 40–60 ml Aqua dest., tgl. Einpinseln des gesamten Integuments bis ausreichende Wirkung vorhanden, danach Reduzierung]. Nachteilig ist die zu 50% auftretende Kontaktsensibilisierung, welche man durch Induktion von Immuntoleranz gegen N-Lost zu umgehen versucht hat.

Bei fortgeschrittener Erkrankung wird man zunächst und mit günstigem Effekt Glukokortikoide (Prednison, Methylprednisolon oder Fluocortolon) in mittlerer Dosierung innerlich einsetzen können. Meist ist die erreichte Remissionsphase allerdings nur von geringer Dauer. Bei fortgeschrittener Erkrankung, bei innerlichen Manifestationen, bei Übergang in ein malignes Lymphom von hohem Malignitätsgrad und bei Erschöpfung der obigen Maßnahmen wird man Zytostatika in den Therapieplan einbeziehen. Die Erfolge sind nicht so gut wie bei M. Hodgkin. Man kann mit Methotrexat – hochdosierte Stoßtherapie mit Citrovorumfaktor (Leukovorin) oder niedrig dosierte Dauertherapie (15–50 mg/Woche i.v.) – beginnen oder, falls erforderlich, das COPP-Schema – Cyclophosphamid (Endoxan), Oncovin (Vincristin), Procarbazin (Natulan) und Prednison (Decortin) – durchführen. Diese Therapieformen verlangen Behandlung in der Klinik. Im übrigen Behandlung des Allgemeinzustands und adäquate Dermatotherapie unter Einsatz von Glukokortikoiden. Auf lokale und allgemeine Infektionen ist zu achten; frühzeitig entsprechende antibiotische Therapie nach Antibiogramm und örtlich feuchte Verbände.

Sézary-Syndrom [Sézary und Bouvrain 1938]

Synonyme. Reticulohistiocytosis cutanea hyperplastica benigna cum melanodermia (Baccaredda 1939), T-Zell-Erythrodermie (Winkelmann 1973).

Definition. Erythrodermie mit Lymphadenopathie durch atypische lymphozytoide Zellen mit T-Zellkennzeichen (Sézary-Zellen) in Haut, Blut und selten im Knochenmark. Man denkt an eine leukämische Form der Mycosis fungoides.

Vorkommen. Selten; meist ältere Patienten.

Ätiopathogenese. Ätiologie unbekannt. Typisch ist die *Sézary-Zelle,* deren Ultrastruktur von Lutzner und Jordan eingehend beschrieben wurde. Da diese Zelle nicht nur beim Sézary-Syndrom, sondern auch bei M.f. und sogar anderen Dermatosen wie Lupus erythematodes, Psoriasis, unspezifischer chronischer Dermatitis in der Haut sowie im Synovialsekret bei Arthritiden vorkommen kann, wird die Bezeichnung *Lutzner-Zelle* bevorzugt. Es handelt sich gewöhnlich um 6–10 μm große Zellen mit wenig Zytoplasma und einem relativ großen eingebuchteten oder zerebriformen Kern. Große Lutzner-Zellen sind tetraploid, kleine diploid. Diagnostisch ebenfalls wichtig sind deutliche intrazytoplasmatische PAS-positive Granula (Glykogen). Diese Zellen tragen meist T-Zell-Kennzeichen an ihrer Oberfläche. Wahrscheinlich entsprechen diese Zellen zumindest teilweise den histologisch bekannten Mykosiszellen bei Mycosis fungoides.

Klinik. Beginn der Erkrankung uncharakteristisch unter dem Bild eines seborrhoischen Ekzems, einer Kontaktdermatitis oder mit mehr psoriasiformen Veränderungen. Dann Entwicklung einer *Erythrodermie* [„l'homme rouge"] mit stark infiltrierter schuppender Haut und Pigmentierungsneigung (Melanoerythrodermie). Besonders ein entzündliches Ödem und starke Facies-leontina-artige entzündliche Infiltration der Gesichtshaut sind oft bemerkenswert.

Weitere Hautsymptome. Diffuse Hyperkeratosen der Palmae und Plantae, schwere diffuse Alopezie infolge Miterkrankung des Kapillitiums, Onychodystrophie (Deformierung, subunguale Hyperkeratosen) und starker Juckreiz.

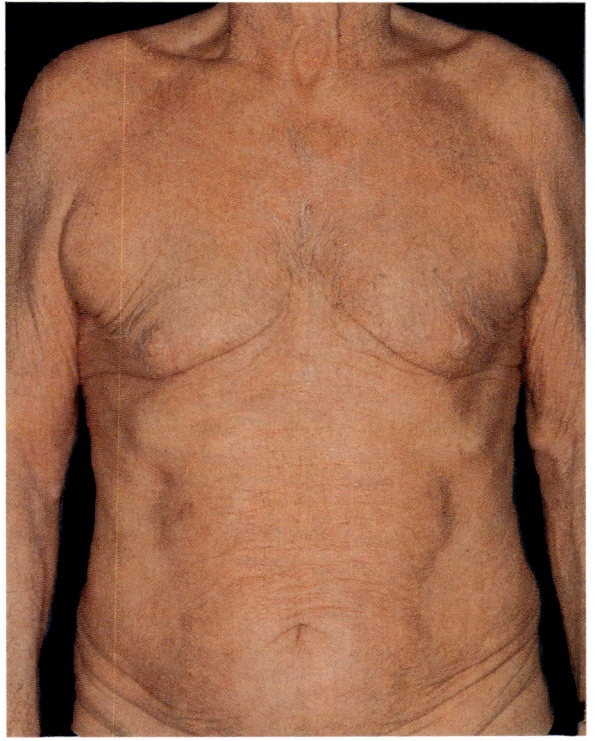

Sézary-Syndrom

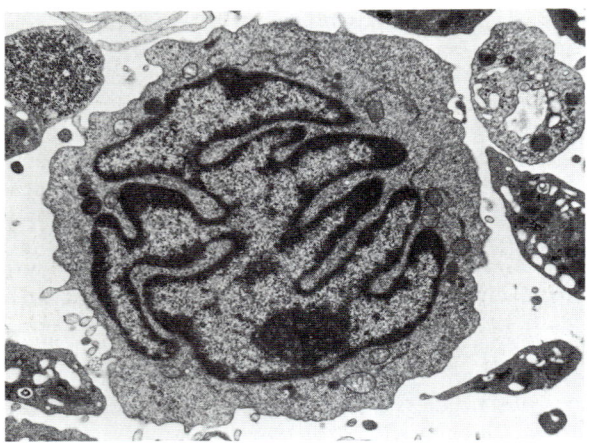

Sézary-Syndrom, Lutzner-Zelle (Vergr. 10100:1)

Lymphknoten. Typisch ist die Schwellung hautnaher Lymphknoten. Zunächst kann es sich um eine unspezifische dermopathische Lymphadenopathie handeln, später um Zerstörung des Lymphknotens durch maligne Zellen, die bei blastischer Transformation einen Teil ihrer T-Zell-Eigenschaften (E-Rosettenbildung) verlieren können.

Laborbefunde. Leukozytose mit relativer Lymphozytose und PAS-Granula-enthaltenden Sézary-Zellen (Lutzner-Zellen).

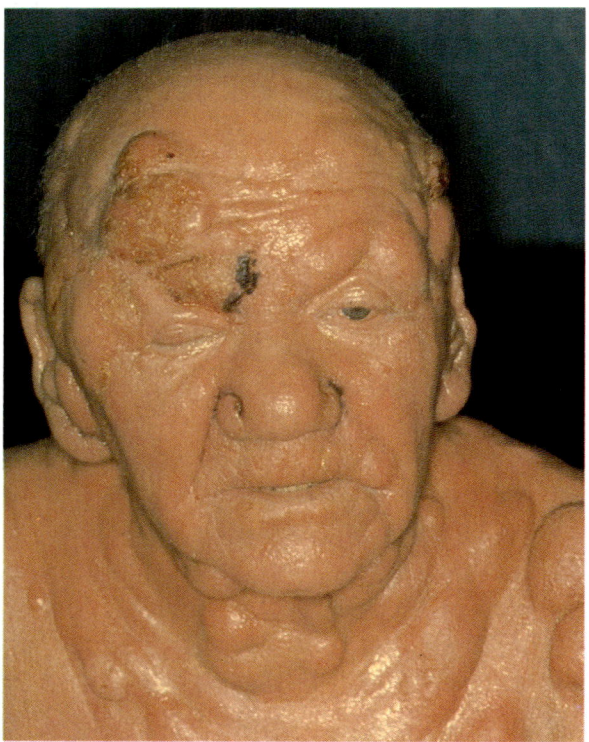

T-lymphoblastisches Lymphom hohen Malignitätsgrades auf Sézary-Syndrom

Histopathologie. Grundsätzlich ähnlich wie bei M.f., aber primär größere Monomorphie des Infiltrats mit großen und kleinen Sézary-Zellen (Lutzner-Zellen).

Verlauf. Chronisch, relativ gut über mehrere Jahre. Dann häufig rasche Dekompensierung mit Tumorbildungen an der Haut, Kachexie und letalem Ausgang. Histologisch findet man dann oft Übergang in ein „blastisches" malignes Lymphom von hohem Malignitätsgrad.

Differentialdiagnose. Andere primäre und sekundäre Erythrodermien.
Ob die *Alterserythrodermie* bzw. *Melanoerythrodermie mit Kachexie und Lymphknotenschwellungen* (Tritsch) nicht als *Prä-Sézary-Syndrom* (ohne Sézary-Zellen im Blut) interpretiert werden kann, bleibt abzuwarten; eigene Erfahrungen sprechen eher dagegen.

Therapie. Grundsätzlich wie bei Mycosis fungoides, aber weniger erfolgversprechend. Versuche mit Röntgenfernbestrahlung, Ganzkörperbestrahlung mit schnellen Elektronen; vorher Versuch mit Photochemotherapie (PUVA). Selten Verschlechterung infolge Lichtempfindlichkeit. Auch kombinierte niedrig dosierte Glukokortikoid-Chlorambucil-Therapie werden initial empfohlen [2–6 mg Prednison (Decortin), 4 mg Leukeran tgl.]. Wiederholte Leukophorese zur Entfernung der abnormen Zellen aus dem Blut wurde angegeben.

Pagetoide Retikulose
[Woringer und Kolopp 1939. Krankheitsbezeichnung Braun-Falco, Marghescu und Wolff 1973]

Synonyme. M. Woringer-Kolopp, epidermotrope Retikulose (Dupont und Vandade 1959), lokalisierte Mycosis fungoides mit Epidermotropismus (Lever 1977).

Definition. Wahrscheinlich epidermotropes T-Zell-Lymphom mit histologisch an M. Paget der Brustwarzengegend erinnerndem Aspekt.

Vorkommen. Sehr selten; bisher etwa 100 Fälle bekannt. Starke Androtropie.

Ätiopathogenese. Die ihrer Ursache nach unbekannte Erkrankung ist gekennzeichnet durch eine auffallende Durchsetzung der Epidermis mit großen zytoplasmareichen, pagetoid wirkenden Zellen, die sich zumeist wie T-Lymphozyten verhalten. Auch Mitosen sind nicht selten. Dies hat zur Auffassung geführt, daß die pagetoide Retikulose der M.f. als eine Variante mit besonders starker Epidermotropie der Infiltratzellen zur Seite zu stellen ist. Manchmal sind die Infiltratzellen aber nicht lymphoid und wurden als Merkel-Zellen (Merkel-Zelltumor) oder Retikulumzellen interpretiert, andere erinnern stärker an Monozyten der Promonozyten.

Klinik. Zwei Formen von pagetoider Retikulose scheinen zu existieren:

Lokalisierter Typ (Woringer und Kolopp). Fast ausschließlich beim männlichen Geschlecht, offenbar in jedem Alter, entwickelt sich ein umschriebener, scharf abgesetzter, entzündlich wirkender rötlich-bräunlicher oder bräunlich-violetter, oft randbetonter scheibenförmiger Herd distal an den Extremitäten, der sich langsam vergrößert und schuppen kann. Im selben Areal können weitere Herde hinzutreten und miteinander konfluieren; so kommt es zu bogen- oder ringförmigen Herden. Die Entwicklung verläuft sehr langsam progredient.

Disseminierter Typ (Ketron und Goodman). Dieser Typ erinnert an M.f. Meist erkranken ältere Männer. Disseminiert treten entzündlich gerötete und schuppende Herde auf. Die Neigung zur Generalisation ist größer, das Wachstum rascher als beim lokalisierten Typ. In einigen Fällen wurde anamnestisch Parapsoriasis en plaques, Parakeratosis variegata und sogar M.f. festgestellt. Die Krankheitsentwicklung ist rascher. So dürfte es sich bei dieser Form noch am ehesten um eine Variante der M.f. mit starker Epidermotropie der infiltrierenden Zellen handeln.

Histopathologie. Die oft akanthotisch verbreiterte Epidermis ist in ihrer ganzen Breite zellig infiltriert; typischer pagetoider Aspekt. Keine typischen Pautrier-Mikroabszesse. Auch Follikel und ekkrine Schweißdrüsen können „pagetoid" zellig durchsetzt sein. Die infiltrierten Zellen sind noch nicht sicher identifiziert. Zum Teil verhalten sie sich wie atypische Lymphozyten mit T-Zelleigenschaften, zum Teil scheinen sie dem Monozyten-Makrophagen-System anzugehören; auch an Merkel- und Retikulumzellen wird noch gedacht. Zahlreiche Mitosen und abnorm hohe DNS-Werte sprechen für maligne Zelltypen. Im oberen Korium geringes Infiltrat aus Lymphozyten, Histiozyten und einzelnen Eosinophilen.

Prognose. Beim lokalisiertem Typ günstiger, beim disseminierten Typ mit Vorsicht zu stellen. In einigen Fällen Exitus innerhalb eines Jahres.

Therapie. Exzision von Einzelherden; sonst wie bei M.f.

Haarzelleukämie

Synonyme. „Hairy cell leukemia", leukämische Retikuloendotheliose, lymphoide Retikulose.

Definition und Klinik. Diese subakut verlaufende Erkrankung ist klinisch gekennzeichnet durch Splenomegalie, Panzytopenie und Zellen mit langen zytoplasmatischen Ausläufern (Haarzellen, Tricholeukozyten) in Blut, Lymphknoten, Leber, Milz und Knochen. Die Zellen sind zytochemisch durch hohe Aktivität des tartratresistenten Isoenzyms der sauren Phosphatase und elektronenmikroskopisch durch lange dünne Zellfortsätze gekennzeichnet, die auch lichtmikroskopisch im Ausstrich oder Abklatschpräparat erkennbar sind. Sie weisen B-Lymphozytenkennzeichen (Oberflächen-Ig; Fc-Rezeptoren) auf. Die Herkunft der Haarzellen (monozytogen, lymphozytogen) ist noch ungeklärt.

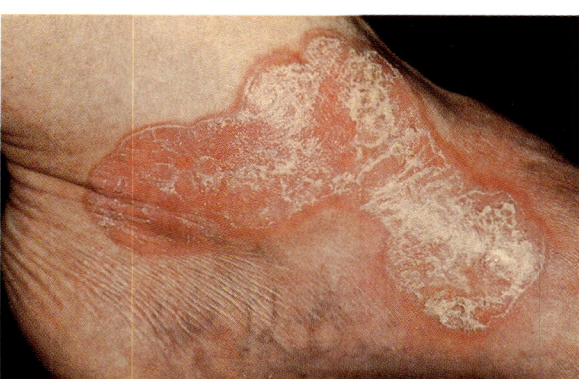

Pagetoide Retikulose, Typ Woringer-Kolopp

Hauterscheinungen. Äußerst ungewöhnlich und offenbar stets sekundär in Form multipler kleinknotiger Infiltrationen. Aus der monomorphen lymphoidzelligen Infiltration im Korium allein ist die Diagnose nicht sicher zu stellen; entscheidend sind die übrigen Befunde.

T-Zonen-Lymphom

Synonym. Atypische Lymphogranulomatose.

Definition und Klinik. Das T-Zonen-Lymphom ist eine neue sehr seltene Lymphomentität. Es ist gekennzeichnet durch eine neoplastische Proliferation von polymorphen T-Lymphozyten und T-Immunoblasten in verbreiterten T-Zonen, in der alle Bestandteile einer T-Zone im Lymphknoten wie epitheloide postkapillare Venolen und interdigitierende Retikulumzellen nachweisbar sind.

Hauterscheinungen. Extrem selten. Klinisch kann dann das Bild einer Erythrodermie mit Polylymphadenopathie bestehen, was zu einer Verwechslung mit dem Sézary-Syndrom Anlaß geben kann.

Histopathologie. Es findet sich eine dichte Infiltration überwiegend großer, an Immunoblasten erinnernder Zellen, die immunologisch T-Zell-Eigenschaften aufweisen. Die Diagnose sollte primär auf die Lymphknotenbefunde gestützt sein. Hier finden sich ebenfalls alle Eigenarten eines T-Zellymphoms mit Befall der T-Zonen des Lymphknotens.

Immunozytome

Lymphoplasmozytoides Immunozytom

Synonym. Früher teilweise als maligne Retikulose interpretiert.

Definition. Primär oder sekundär an der Haut auftretendes Lymphom von niedrigem Malignitätsgrad durch neoplastische Proliferation lymphoplasmozytoider Zellen (B-Zelleigenschaften) mit Bildung von Immunglobulinen.

Unterschieden werden eine okulokutane Form, die primär an der Haut auftritt, und die sekundären Hautbeteiligungen von lymphonodulären bzw. splenomegalen Immunozytomen, eine Einteilung, die allerdings nicht mehr so streng gehandhabt wird.

Vorkommen. Als Erkrankung selten, vorwiegend im 5. Lebensdezennium. Männer und Frauen sind etwa gleich häufig betroffen.

Ätiopathogenese. Ursache unbekannt. Pathogenetisch handelt es sich um eine neoplastische Proliferation von immunglobulinbildenden B-Zellen (atypische lymphoplasmozytoide Zellen). Quantitative Ig-Bestimmungen in Hauttumoren haben erhöhte Ig-Werte (meist IgM, κ-Typ) ergeben. Im Gegensatz zum M. Waldenström (IgM-bildendes Lymphom mit Sekretion der Makroglobuline ins Blut), der nach der Kiel-Klassifikation ebenfalls in die Gruppe der Immunozytome eingereiht wird, werden beim meist lokalisierten Immunozytom der Haut die intrazellulär gebildeten Immunglobuline nicht in das Blut abgegeben.

Klinik. Spontan und relativ rasch bilden sich in normaler Haut solitär oder multipel erythematopapulöse Herde, kalottenförmige klein- oder großknotige konsistente Tumoren oder mehr plattenförmige Hautinfiltrate von hellroter, lividroter und mehr bräunlichroter Farbe. Gelegentlich wird der Aspekt einer Acrodermatitis chronica atrophicans vermittelt. Ulzeration ist offenbar selten.

Symptome. Bei sekundärem Immunozytom der Haut entsprechende Lymphknoten- und Milzveränderungen (lymphonodulärer Typ, splenomegaler Typ). Immunglobuline im Serum quantitativ und qualitativ (Serumimmunelektrophorese) gewöhnlich unauffällig (bei ca. 20% monoklonale Gammopathie). Quantitative Erhöhung von Ig im Hautinfiltrat. Gelegentlich leukämisches Blutbild.

Histopathologie. Typisch ist das B-Zellmuster: Unter der Epidermis, getrennt durch einen Streifen normalen Bindegewebes und ohne Exozytose (keine Epidermotropie der proliferierenden Zellen), findet sich im ganzen Korium bis in die obere Subkutis ein dichtes tumorartiges Proliferat aus Lymphozyten und plasmozytoiden Zellen; auch reife Plasmazellen und deren Vorläufer (Immunoblasten) sowie Histiozyten, viele Mastzellen und einige Eosinophile kommen vor. Mit der PAS-Reaktion lassen sich intrazellulär Immunglobuline in Zytoplasma oder/und Kern der Tumorzellen nachweisen. Relativ häufig zeigen diese Zellen monoklonale IgM-Synthese und C3-Rezeptoren.

Verlauf. Die Prognose ist bei primären und solitären Immunozyten der Haut und frühzeitiger Behandlung relativ günstig. Entdifferenzierung in ein immunoblastisches Lymphom mit hoher Malignität ist möglich, ferner Übergang in M. Waldenström. Kontrolle der Serumimmunglobuline wichtig.

Differentialdiagnose. Mycosis fungoides d'emblée, chronische lymphatische Leukämie der Haut, andere Non-Hodgkin-Lymphome der Haut.

Therapie. Bei solitären Herden Versuch einer Exzision im Gesunden; sonst Röntgenweichstrahlenbehandlung mit gutem Erfolg.

Plasmozytom

Synonyme. Plasmozytisches Lymphom, multiples Myelom, M. Kahler.

Definition. Das Plasmozytom kann heute den Lymphomen mit niedrigem Malignitätsgrad, und zwar den Immunozytomen, zugerechnet werden, da sie als Lymphome vom B-Zelltyp, durch eine Proliferation von Plasmazellen gekennzeichnet sind und Plasmazellen die höchstdifferenzierten Tumorzellen darstellen. Auch der *M. Waldenström* (s.S. 762) ist wesensmäßig hier einzuordnen.

Klinik. Plasmozytome verursachen in 5–10% der Fälle auch Hautveränderungen.

Unspezifische Hauterscheinungen
Sie sind durchweg die Folge der Bildung pathologischer Proteine (Immunglobuline).

Amyloid (Paramyloid). Es wird in der Haut abgelagert und führt zu hautfarbenen papulösen oder knötchenförmigen Eruptionen, auch zu Alopezie. Amyloidablagerungen finden sich auch in der Muskulatur und der Zunge (Makroglossie). Näheres s.S. 768.

Kryoglobulinämie. Sie ist nicht selten. Die im Kalten präzipitierenden Proteine fallen in den oberflächlichen Hautgefäßen aus und stören die Gefäßfunktion. Folgen sind: Kältepurpura, Cutis marmorata, Raynaud-Syndrom, manchmal chronische Urtikaria. Auch spontane Nekrosen mit Ulzeration der Haut werden beobachtet. Ursache einer Purpura kann auch eine Begleitthrombozytopenie sein (Näheres s.S. 763).

Skleromyxödem (Arndt und Gottron). Es ist in einem Teil der Fälle mit plasmozytomartigen Befunden kombiniert. Näheres s.S. 778.

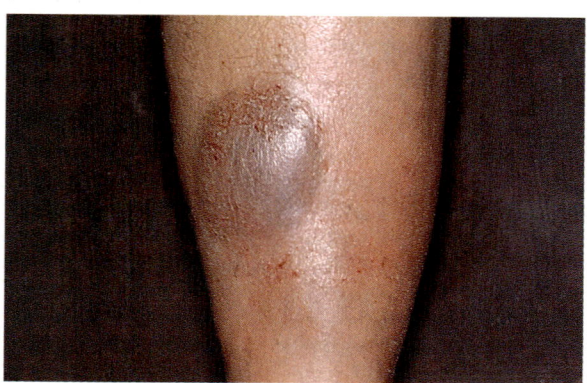

Lymphoplasmozytoides Immunozytom

Pyoderma gangraenosum (Dermatitis ulcerosa). Sie sollte ebenfalls Grund zur Suche nach einem Plasmozytom sein. Näheres s.S. 564.

Disseminierte plane Xanthome bei Erwachsenen. Sie sollten stets an Plasmozytom denken lassen (s.S. 743).

Zoster. Infektionen mit massivem Verlauf (Zoster generalisatus) sind bei Patienten mit Plasmozytom infolge von Immunmangel nicht selten.

Spezifische Hautveränderungen
Sie können zu verschiedenen Manifestationen führen:

Primäres extraossäres Plasmozytom der Haut. Dieses ist extrem selten. Häufiger findet man extramedulläres Auftreten in Rhinopharynx, Lungen, Nieren, Milz oder Lymphknoten. Bei Ausschwemmung der neoplastischen Zellen ins Blut kommt es zur Plasmazellenleukämie. *Klinisch* handelt es sich um solitäre oder multiple kleine rote Papeln oder Knoten, welche wachsen und metastasieren können. *Histologisch* bestehen sie aus meist normalen, aber auch atypischen Plasmazellen. PAS-positive Immunglobuline sind als hyalin erscheinende Ausgüsse in erweiterten Lymphgefäßen oder epidermisnahen Kapillaren festzustellen, ferner als intrazytoplasmatische und intranukleäre Zelleinschüsse. *Therapie:* Exzision oder Röntgentherapie.

Sekundäres Plasmozytom der Haut. Hier handelt es sich entweder um kutan-subkutan gelegene Knoten als Metastasen eines primär ossären Plasmozytoms oder um subkutane Weichteiltumoren, welche sich aus darunterliegenden Knochenveränderungen entwickelt haben. Sie neigen zu Ulzeration.

Veränderungen in der Mundhöhle. Diese sind diagnostisch bedeutungsvoll. Meist handelt es sich um Vergrößerungen des Zahnfleisches mit polypösen Wucherungen oder um Tumoren mit roter glänzender Oberfläche. Diese Veränderungen kommen auch isoliert, d.h. ohne weitere Symptome für Plasmozytom vor. Ihre Stellung ist ungeklärt.

Diagnostik. Hinweisende Symptome sind stark erhöhte BSG, Paraproteinämie (Immunelektrophorese) und Paraproteinurie (Bence-Jones-Probe). Skelettveränderungen sind Osteolysen und plasmazelluläre Knochenmarkinfiltration (30% Plasmazellen). In abfallender Häufigkeit werden IgG-, IgA- und Bence-Jones-Plasmozytome („light chain disease") beobachtet.

Therapie. Behandlung der Grundkrankheit. Sonst wie bei Immunozytom. Zur zytostatischen Chemotherapie kommen besonders Melphalan (Alkeran), Cyclophosphamid (Endoxan), Procarbazin (Natulan) unter Bedingungen der Mono- oder Polychemotherapie in Betracht.

Zentrozytisches Lymphom

Synonyme. Lymphozytäres Lymphosarkom, „malignant lymphoma with small cleaved follicle center cells" (Lukes und Collins).

Definition. Dieser Tumor von relativ niedrigem Malignitätsgrad gehört zu den Keimzentrumtumoren; ihm liegt eine Neoplasie von kleinen Keimzentrumzellen (Zentrozyten) zugrunde. Die überwiegende Zahl der „Retikulosen" in der älteren dermatologischen Nomenklatur ist, abgesehen von den Immunozytomen, wahrscheinlich den zentrozytischen Lymphomen zuzuordnen.

Klinik. Er kann in Ein- oder Mehrzahl in Form von Knoten oder plattenförmigen Infiltraten an der Haut primär oder sekundär vorkommen. Manchmal besteht gleichzeitig ein leukämisches Blutbild.

Histopathologie. Keine Epidermotropie, vorwiegend kutane Infiltration von kleinen und mittelgroßen Zentrozyten (zytoplasmaarme Zellen mit auffallend eingekerbten Kernen). Daneben Lymphozyten, Histiozyten und Retikulumzellen. Die Tumorzellen gehören funktionell zum B-Zelltyp.

Differentialdiagnose. Andere maligne Lymphome der Haut, besonders chronische lymphatische Leukämie.

Therapie. Exzision oder Bestrahlung der Hautherde, soweit innerliche Manifestation ausgeschlossen werden kann. Gegebenenfalls internistische Behandlung der Grunderkrankung (Mono- oder Polychemotherapie).

Zentroblastisch-zentrozytisches Lymphom

[Brill 1925, Symmers 1927]

Synonyme. M. Brill-Symmers, großfolliculäres Lymphoblastom, „malignant lymphoma with small cleaved and large non cleaved follicle center cells" (Lukes und Collins).

Definition. Es handelt sich um eine chronische Erkrankung des lymphatischen Systems von relativ niedrigem Malignitätsgrad durch Neoplasie von Keimzentrumzellen (Zentrozyten, Zentroblasten) und dadurch scheinbarer Hyperplasie der Lymphfollikel (daher: großfolliculäres Lymphom). Hautbeteiligung ist sehr selten und bevorzugt die Kopfregion.

Klinik. Im Vordergrund stehen schmerzlose harte Lymphknotenschwellungen, zunächst besonders an Hals und Achselhöhlen. Die Lymphknoten können nach außen perforieren. Später Milz-, gelegentlich auch Lebervergrößerung. Allgemeinsymptome und subjektive Beschwerden fehlen zunächst. Nach Jahren verläuft die Erkrankung tödlich durch Kachexie oder zunehmende Malignisierung (Übergang in ein zentroblastisches malignes Lymphom, evtl. mit Leukämie). Daher hat man früher die Brill-Symmers-Krankheit auch als *Präsarkomatose* gewertet.

Spezifische Hautveränderungen. Sie sind selten. Man erwartet bläulichrote infiltrierte Herde oder kutan-subkutane Knoten, die disseminiert auftreten können.

Unspezifische Hautveränderungen. Sie manifestieren sich als Erythrodermie, ekzemartige Hauterscheinungen oder pigmentierte und infiltrierte Herde.

Histopathologie. Die Diagnose aus erkrankten Lymphknoten ist einfacher als aus der Haut, weil hier das follikuläre Muster mit den großen Keimzentren und dem schmalen Lymphozytensaum fehlen kann. Das Zellbild ist bunt: Zentroblasten (große Zellen mit rundem oder ovalem, nicht eingekerbtem Kern und kernmembranständigen Nukleolen), Zentrozyten, daneben Histiozyten und Retikulumzellen. Die Mehrzahl der Tumorzellen zeigt B-Zellkennzeichen (Membranimmunglobuline, C3-Rezeptoren).

Diagnose. Bei klinischem Verdacht Lymphknoten- und Hautbiopsie.

Therapie. Röntgenbestrahlung. Bei Generalisierung zytostatische Therapie: Cyclophosphamid (Endoxan) 100–200 mg tgl. p.o. oder i.v., evtl. kombiniert mit Prednison (Decortin) 50–100 mg tgl. p.o.; evtl. MOPP-Schema (N-Lost, Onkovin, Procarbazin, Prednison).

Maligne Non-Hodkin-Lymphome der Haut mit hohem Malignitätsgrad

Hier ist die Prognose sehr schlecht, der Verlauf subakut. Meist beginnt die Erkrankung mit einem solitären, bräunlichen bis bräunlich-rötlichen sukkulenten Tumor, bald treten auch in der weiteren Umgebung „metastatische" Hauterscheinungen auf, und innerhalb weniger Monate kommt es zu Lymphknoten- und Organbeteiligung mit letalem Ausgang. Diese Krankheiten wurden früher unter den Bezeichnungen Retikulosarkom und (nach „Metastasierung") Retikulosarkomatose bzw. Lymphosarkomatose geführt. Da sie durch Proliferation großer, sog. blastischer Zellen gekennzeichnet sind, spricht man auch von „blastischen" Lymphomen. Bei den im Rahmen eines malignen Lymphoms von hohem Malignitätsgrad entstehenden neuen Herden an der Haut erhebt sich die bis heute nicht eindeutig geklärte Frage, ob es sich hierbei um Metastasen oder autochthone Proliferationen einer systemischen Erkrankung handelt.

Zentroblastisches Lymphom

Synonyme. Lymphoblastisches Lymphosarkom, Retikulosarkom, germinoblastisches Sarkom, „malignant lymphoma with large non cleaved follicle center cells" (Lukes und Collins).

Definition. Sehr seltenes, primär oder sekundär an der Haut auftretendes, äußerst malignes, zu den Keimzentrumtumoren gehörendes Lymphom durch Proliferation von Zentroblasten mit B-Zellkennzeichen. Es kann sich sekundär aus einem M. Brill-Symmers entwickeln.

Histopathologie. Monomorphe Infiltration von Korium und evtl. Subkutis durch große Zellen mit großen runden oder ovalen Zellkernen und ausgeprägten kernmembranständigen Nukleolen sowie funktionellen B-Zellcharakteristika.

Therapie. Röntgenbestrahlung, Zytostatika.

Lymphoblastisches Lymphom

Synonyme. Akute lymphatische Leukämie, Parablastenleukämie, Stammzellenleukämie, lymphoblastisches Lymphosarkom, „malignant lymphoma with small non cleaved follicle center cells" (Lukes und Collins).

Definition. Vielfach bei Kindern auftretende Erkankung großer Malignität durch Proliferation lymphatisch determinierter Stammzellen, die früher oder später in eine akute lymphatische Leukämie übergehen. Immunologisch können ein B-, T- und O-Zell-Typ unterschieden werden. Häufig findet sich ein Thymustumor, der bei Erwachsenen mit kutaner Manifestation meist fehlt.

Histopathologie. In erkrankter Haut findet man eine weitgehend monomorphe Durchsetzung von kleinzelligen oder großzelligen Lymphoblasten. Bei einer kleinen Gruppe von T-lymphoblastischen Lymphomen findet man gelappte Zellkerne mit fokaler paranukleärer saurer Phosphatase (*lymphoblastisches Lymphom, „convoluted type"*, Lukes und Collins).

Hauterscheinungen. Sie sind auch beim *europäischen Lymphom vom Burkitt-Typ* (Epstein-Barr-Virus negativ) beschrieben, kommen nur selten und offenbar stets sekundär vor und manifestieren sich in Form multipler Knoten und Infiltrate an den Extremitäten, besonders aber an der Bauch- und Kopfhaut.
Auch das *Afrikanische Burkitt-Lymphom* (Epstein-Barr-Virus positiv) gehört nach der Kiel-Klassifikation zu den lymphoblastischen Lymphomen, wobei die Tumorzellen wahrscheinlich Stammzellen mit immunologischen B-Zell-Kennzeichen darstellen.

Histopathologie. Das Substrat ist bei beiden Burkitt-Lymphomen identisch; dichtes monomorphes Infiltrat aus den mittelgroßen, stark basophilen Lymphoblasten mit dazwischenliegenden großen hellen Makrophagen, welche pyknotische Kerntrümmer, Zelldetritus und Tumorzellen phagozytieren. So entsteht das histologisch typische „Sternhimmelbild".

Therapie. In Verbindung mit Hämatologen, Onkologen und Pädiatern.

Immunoblastisches Lymphom

Synonyme. Retikulosarkom, Retothelsarkom (Roulet), Stammzellenlymphom, histiozytisches Lymphom, „malignant lymphoma with large pyroninophilic cells" (Lukes und Collins).

Definition. Dieses hoch maligne Lymphom entsteht durch neoplastische Proliferation von Immunoblasten. Es ist nicht so selten (etwa 7% der Hautlymphome) und manifestiert sich primär oder sekundär an der Haut.

Ätiopathogenese. Ursache unbekannt. Die Lymphome können sich primär an der Haut, auch aus malignen Lymphomen der Haut von relativ niedrigem Malignitätsgrad, entwickeln, so beispielsweise aus einer Mycosis fungoides.

Klinik. Bevorzugt bei Männern (2:1) und im Lebensalter zwischen 40 und 80 Jahren entwickeln sich relativ häufig primär an der Haut plattenartige Infiltrate oder flache polsterartige oder knotige Tumoren, die auch ulzerieren können. Die Veränderungen sind bräunlich oder livid- bis düsterrot, bei subkutanem Sitz hautfarben. Die Veränderungen können solitär, aber auch gleichzeitig bzw. nacheinander multipel auftreten. Die *Mundhöhle* kann beteiligt sein.

Allgemeinsymptome. Rasche Vergrößerung der Lymphknoten. Splenomegalie. Häufig Beteiligung von Leber und Lungen (perihiläres Infiltrat), auch Magen, Knochenmarkbeteiligung sehr selten. Leukämische Zellausschleusung (akute immunoblastische lymphoide Leukämie) ist selten, ebenfalls Paraproteinämie (M. Waldenström).

Histologie. Dichtes monomorphes Infiltrat aus großen Zellen mit basophilem Zytoplasma, großem Kern mit hellem Chromatinmuster und zentralem Nukleolus. Viele Mitosen. Gelegentlich Epidermotropie. Häufig plasmozytische Differenzierung. Helle Histiozyten im Infiltrat („Pseudosternhimmelbild"), gelegentlich PAS-reaktive Zelleinschlüsse (Immunglobuline).
Immunologisch erweisen sich die kutanen immunoblastischen Lymphome als solche vom B-Zell-Typ oder T-Zell-Typ und oft als nicht klassifizierbar.

Verlauf. Meist letaler Ausgang innerhalb von ein bis zwei Jahren nach Erkennung der Erkrankung.

Differentialdiagnose. Andere hochmaligne Lymphome der Haut, Hautmetastasen, M. Hodgkin.

Therapie. Örtlich Röntgenweichstrahlentherapie oder andere ionisierende Strahlen; Innerlich Polychemotherapie in Kooperation mit Internisten.

Leukämien der Haut

Unter der Bezeichnung Leukämien oder Leukosen verstehen wir heute im allgemeinen Erkrankungen, die auf einer systematisierten progredienten und irreversiblen autonomen Vermehrung von weißen Blutzellen in Knochenmark, lymphatischen oder gleichwertigen Geweben beruhen. Weil dieser histologische Vorgang mit und ohne Ausschwemmung dieser Zellen ins Blut einhergehen kann, hat man zwischen leukämischen und aleukämischen Leukosen unterschieden. Da die pathologische Zellvermehrung einerseits ausschließlich das lymphatische, andererseits allein das myeloische hämatopoetische Zellsystem betreffen, kann man die einzelnen Leukämieformen in lymphatische Leukosen, die Lymphadenosen, und myeloische Leukosen, die Myelosen, einteilen. Die lymphatischen Leukämien sind Ausdrucksformen von malignen Lymphomen.

Die *Klassifikation* der Leukämien erfolgt heute durch morphologische, zytochemische, enzymzytochemische, immunzytochemische und elektronenmikroskopische Untersuchungen; als wesentliche Kriterien werden der Zelltyp, der Differenzierungsgrad, die Verlaufsform und der Grad der Ausschwemmung von Zellen ins Blut herangezogen.

Pathogenetisch neigt man heute wieder mehr der Auffassung zu, daß die Leukosen nicht so sehr Proliferationskrankheiten als vielmehr Akkumulationserkrankungen darstellen, bei denen Störungen in den Regulations- und Differenzierungsvorgängen innerhalb der Stammzellspeicher von primärer Bedeutung sind und erst sekundär ungezügelte Neubildung von Zellen und deren Akkumulation folgt. Die Möglichkeit einer Virusinfektion wird nach wie vor erwogen, besonders nachdem diese für das Burkitt-Lymphom (EBV) nachgewiesen werden konnte.

Hier sollen nur die für die Praxis wichtigen dermatologischen Veränderungen besprochen werden. Entweder findet man *spezifische Hautveränderungen*. Diese besitzen den für die betreffende Leukose kennzeichnenden feingeweblichen Aufbau; sie stellen also heterotope Infiltrate dar. Oder es handelt sich um *unspezifische Hauterscheinungen*; hier findet man feingeweblich unspezifische entzündliche Hautreaktionen. Solche unspezifischen Hautveränderungen bei Leukosen hat man auch als *Leukämide* bezeichnet. Bei lymphatischen Leukämien sind Hauterscheinungen relativ selten, bei myeloischen Leukämien extrem selten.

Hautveränderungen bei lymphatischen Leukämien

Hautveränderungen kommen häufiger bei chronischer lymphatischer Leukämie (CLL) vor, und zwar sowohl bei solchen vom B- als auch vom T-Zell-Typ. Die T-CLL scheint häufiger zu spezifischen Hautinfiltraten zu führen.

Unspezifische Hauterscheinungen. Bei den lymphatischen Leukämiden handelt es sich vorwiegend um universellen *Pruritus*. Auch das Krankheitsbild der *Prurigo leucaemica*, das klinisch dem Krankheitsbild der Prurigo simplex subacuta (Urticaria papulosa chronica) entspricht, wird bei 10–20% der Patienten beobachtet. Daher sollte in all diesen Fällen an lymphatische Leukämie gedacht werden. Unspezifische *Erythrodermien* werden bei etwa 20–25% der Fälle mit Hautsymptomen beobachtet. Sehr selten kommt es zur Entwicklung einer chronischen *Urtikaria* oder mukokutaner *Purpura*. Hingewiesen sei ferner auf den *Zoster generalisatus*, der sich als Ausdruck eines sekundären Immunmangelzustandes relativ häufig ausbildet. Sehr selten ist, ebenfalls als Ausdruck einer Immunmangelsituation, *maligner Herpes simplex* mit ulzerösem Zerfall, besonders im Gesicht und hier wieder im nasooralen Bereich. Wichtig ist, daß in diesen Fällen die Hauterscheinungen auch im weiteren Krankheitsverlauf histologisch ein unspezifisches feingewebliches Bild aufweisen.

Diagnose. Die Diagnose eines lymphatischen Leukämids wird allein durch die Untersuchung von Blut und Lymphknoten in Zusammenarbeit mit dem Internisten sichergestellt.

Spezifische Hautveränderungen. Sie sind bei akuter lymphatischer Leukämie viel seltener als bei chronischer lymphatischer Leukämie. Hier findet man als histologisches Substrat spezifische, d.h. leukämische Infiltrate. Es handelt sich also um *heterotope Infiltrate*, d.h. primär in der Haut entstehende feingewebliche Veränderungen, die wahrscheinlich von deren lymphatischen Elementen ausgehen. Bezüglich der feingeweblichen Differenzierung sei auf das Kapitel über maligne Lymphome (s.S. 927) verwiesen.

Lymphadenosis cutis circumscripta

Bei Patienten mit lymphatischer Leukämie und Hauterscheinungen kommen diese primär in der Haut entstehenden spezifischen Veränderungen in 20–50% der Fälle vor.

Klinik. Die Hauterscheinungen sind meist symmetrisch angeordnet, bevorzugen den Kopf und das Gesicht, können aber auch irgendwo sonst am Körper vorkommen. Es handelt sich um kalottenförmig erhabene Knoten oder Tumoren unterschiedlicher Größe. Je nach der Lokalisation der leukämischen Infiltrate sind sie hautfarben oder braunrot. Ihre Konsistenz ist mäßig weich. In manchen Fällen konfluieren diese Tumoren zu apfel- oder faustgroßen Bildungen. Durch eher diffuse Infiltration des Gesichtes entsteht das Bild einer Facies leontina. Bei Glasspateldruck sieht man ein deutliches, peripher verschwimmendes graues lupoides Infiltrat.

Auch knotige bläulichrote oder bräunlichrote Tumoren an den Ohrläppchen sind ein typisches Symptom. Nicht selten manifestiert sich die Erkrankung in disseminierten follikulären oder mehr feinknotigen Hautinfiltraten am Rumpf oder an den Körperakren.

Mundschleimhaut. Auch hier können flächenhafte Infiltrationen oder Tumorbildungen entstehen. Tonsillentumoren, geschwulstartige Wucherungen am Zahnfleisch (Makrulie) oder am harten Gaumen kommen vor.

Symptome. Die Hauterscheinungen verursachen gewöhnlich keinen Juckreiz. Meist liegen disseminierte Lymphknotenschwellungen und Organbeteiligung vor. Bemerkenswert sind ferner Serumproteinveränderungen mit relativem Immunglobulinmangel.

Histopathologie. Durch die histopathologische Untersuchung der Hauterscheinungen ist eine Erkennung und Klassifikation der lymphatischen Leukämie möglich. Typisch ist massive Durchsetzung der Haut durch ein monomorphes lymphozytäres Infiltrat, ohne Ausbildung von Keimzentren, vom B- oder seltener vom T-Zell-Typ. Das Infiltrat ist gewöhnlich durch einen freien Bindegewebsstreifen von der Epidermis getrennt.

Verlauf. Dieser wird im wesentlichen durch die Art des lymphozytischen Lymphoms bedingt, das der lymphatischen Leukämie zugrunde liegt. Ulzeration der Hautveränderungen ist extrem selten.

Differentialdiagnose. Bei den Hautinfiltraten ist an andere Non-Hodgkin-Lymphome, bei der T-CLL besonders an Sézary-Syndrom zu denken, bei der B-CLL ferner wegen der braunrötlichen oder blaurötlichen Eigenfarbe auch an Sarkoidose der Haut, ferner an Mycosis fungoides, Lymphadenosis cutis benigna, Lupus vulgaris tumidus, Lupus erythematodes hypertrophicus und andere Granulomatosen.

Diagnose. Eingehende Untersuchung mit Probeexzision aus den Hautveränderungen, Lymphknotenbiopsie, Knochenmarkuntersuchung und Blutbild sind erforderlich.

Spezifische lymphatisch-leukämische Erythrodermie

Spezifische lymphatische Erythrodermien mit diffuser spezifischer Infiltration der gesamten Haut haben als

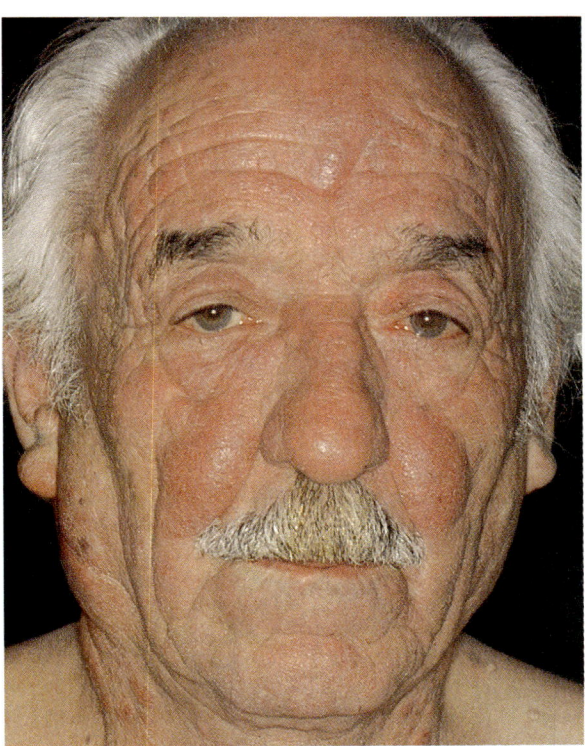

Lymphatische Leukämie, polsterförmige Infiltrate an Wangen und Stirn

Ausdruck heterotoper Infiltration bei lymphatischer Leukämie absolute Seltenheit. Die Zellen tragen meist Marker für T-Lymphozyten. Abgrenzung gegenüber Sézary-Syndrom ist wichtig.

Therapie der Hauterscheinungen bei lymphatischen Leukämien. Im Vordergrund steht die Behandlung der lymphatischen Leukämie mit Zytostatika durch den Internisten oder Hämatologen.
Die Behandlung unspezifischer Hautveränderungen erfolgt nach allgemeinen dermatologischen Grundsätzen. Bei universellem Pruritus oder Prurigo leucaemica sowie universellen Erythrodermien ist auch an die PUVA-Therapie oder Röntgenfernbestrahlung zu denken. Pruritus läßt sich durch Antihistamine abmildern. Auch der Einsatz von Glukokortikoiden oder ACTH kommt in Betracht. Spezifische Hauterscheinungen sprechen auf eine Behandlung mit Röntgenstrahlen oder schnellen Elektronen oft gut an.

Hautveränderungen bei myeloischen Leukämien

Diese sind noch viel seltener (6–20% der Patienten) als Hauterscheinungen bei lymphatischen Leukämien. Auch hier kann man zwischen spezifischen und unspezifischen Hautmanifestationen unterscheiden.

Unspezifische Hauterscheinungen. Begleitsymptom vieler akuter und chronischer myeloischer Leukämien mit sekundärer Anämie ist Blässe der Haut.

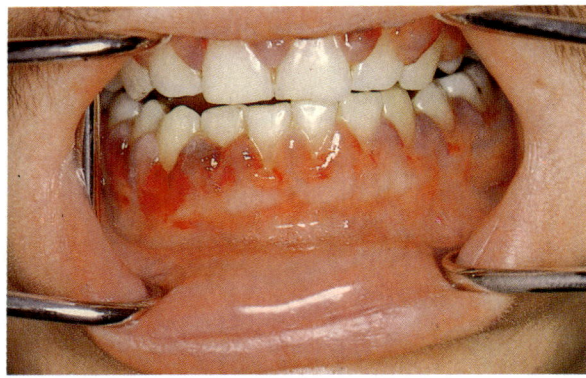

Myeloische Leukämie, spezifische hämorrhagische Infiltrate im Gingivabereich

Blutungen in die Haut und in die Schleimhäute kommen besonders bei akuten myeloischen Leukämien als Ausdruck begleitender hämorrhagischer Diathesen (z.B. thrombozytopenische Purpura) vor und neigen zu ulzerös-nekrotisierenden Veränderungen.

Bei chronischen myeloischen Leukosen können sich Hautsymptome wie generalisierter Pruritus, Prurigo simplex subacuta, auch makulöse, nodöse oder figurierte Erytheme entwickeln, die beispielsweise an Erythema anulare centrifugum oder Sweet-Syndrom erinnern, ebenfalls auch an Psoriasis erinnernde erythematosquamöse Veränderungen oder vesikulobullöse Eruptionen. Letztgenannte Veränderungen sind wohl als kutane Paraneoplasien bei der myeloproliferativen Grunderkrankung zu interpretieren.

Universelle exfoliierende, stets unspezifische Erythrodermien sieht man nur sehr selten bei chronischen myeloischen Leukosen.

Spezifische Hauterscheinungen. Bei den spezifischen Hauterscheinungen erwartet man als feingewebliches Substrat eine Infiltration der Haut durch die proliferierenden Zellen der granulozytären bzw. monozytären Reihe. Diese Zellen sind besser durch zytochemische Methoden als allein durch zytomorphologische Methoden zu identifizieren. Eine wichtige Rolle spielen dabei die Peroxidasereaktion, welche in lymphatischen Zellen negativ ausfällt, ferner die für die Zellen der granulozytären Reihe typische α-Naphthyl-Chloracetat-Esterase-Reaktion und die PAS-Reaktion. Die Diagnose einer spezifischen Hautveränderung wird nur im Zusammenhang mit der Blut- und Knochenmarkdiagnostik gesichert.

Myelosis cutis circumscripta

Unter dieser Bezeichnung werden alle spezifischen Hautveränderungen bei akuten chronischen myeloischen Leukämien zusammengefaßt. Da die Veränderungen ihren Ausgang von der zugrundeliegenden maligne verlaufenden Systemerkrankung, nämlich der myeloischen Leukämie, nehmen, können sie ebenfalls als heterotope Infiltrate bezeichnet werden.

Klinik. Keine Prädilektionsstellen; Extremitäten etwas bevorzugt.

Kalottenförmig über das Hautniveau herausragende stecknadelkopf- bis nußgroße, scharf abgesetzte harte *Knoten* von blaurotem, braunrotem, manchmal auch mehr blaugrauem oder lividrotem Farbton treten in Einzahl (Myelosarkom oder Chlorom) oder in Mehrzahl auf. Sie besitzen starke Neigung zu nekrotischem Zerfall. Selten sind Knoten, die sich eher weich anfühlen und von der blassen Haut kaum unterscheidbar sind oder einen mehr blaßgelblichen Farbton aufweisen.

Plattenartige flache Infiltrate können durch Konfluenz kleinerer Einzelherde entstehen und werden besonders an den Extremitäten oder im Gesicht beobachtet. Ihre Farbe ist ebenfalls entweder blaß, blaugrau oder eher bläulichrot. Die Oberfläche der Herde ist glatt oder höckrig, manchmal auch schuppend und von relativ fester Konsistenz. Infolge der vielfach vorhandenen begleitenden Thrombozytopenie werden die Herde und besonders die Nekrosenherde oft hämorrhagisch.

Schleimhautveränderungen sind nicht selten und betreffen in erster Linie die Mund- und Rachenhöhle. Entweder findet man Hämorrhagien oder rötliche bis violettrote knotig tumorförmige oder mehr plattenartige Infiltrate von mäßig derber Konsistenz, welche sogar die Zähne überwuchern können. Auch hier besteht große Neigung zu nekrotischem Zerfall mit Ulzeration.

Das Vorkommen spezifischer Hauterscheinungen ist für den Krankheitsverlauf ein Signum mali ominis.

Histopathologie. Man findet wechselnd zelldichte Infiltrate in allen Schichten des Koriums mit besonderer Zuordnung zu Blutgefäßen, Haarfollikeln und Schweißdrüsen sowie häufig auch in der Subkutis Infiltrate aus vorwiegend unreifen Zellen der myeloischen Reihe (peroxidasepositive Myelozyten, peroxidasepositive, aber Naphthol-AS-D-Chloracetat-Esterase-negative Myeloblasten oder noch unreifere Zellen), aber auch Lymphozyten, Mastzellen und phagozytierende Histiozyten.

Hauterscheinungen bei unreifzelligen Leukosen

Die Myelo- oder Paramyeloblastenleukämie kommt häufiger im Kindesalter vor und verläuft unter dem Bild einer schweren Infektionskrankheit mit septischen Zügen (Fieber, Nasenbluten, Milz- und Leberschwellung). Sie beruht auf einer systemischen Proliferation myeloischer Zellen (Paramyeloblasten).

Haut- und Schleimhauterscheinungen. Sie bieten bei dieser Erkrankung in erster Linie das Bild einer thrombopenischen Purpura. Ein mit erheblicher Regelmäßigkeit auftretendes Phänomen sind nekrotisierende Veränderungen im Bereich der Mundhöhle, gelegentlich auch am Genitale und in der Aftergegend mit großer Zerfallsneigung, so daß nomaähnliche Bilder zustande kommen.

Da die meisten Zellen des Blutes bei akuter Myelose aus einer pathologischen Entwicklungsreihe stammen bei nur wenigen intakten abwehrtüchtigen neutrophilen Granulozyten, ist die vorhandene *Begleitagranulozytose* Ursache der nekrotisierenden Haut- und Schleimhauterscheinungen.

Therapie. Die spezifischen Hauterscheinungen bei myeloischen Leukosen sind Röntgenstrahlen zugänglich (2 Gy in mehrtägigem Abstand). Innerlich kommen Bluttransfusionen und Zytostatika zur Einleitung einer Remission und zur innerlichen Intervalltherapie in Betracht. Antibiotika sind bei Sekundärinfektion von Haut oder Schleimhauterscheinungen indiziert.
Die Therapie verlangt Zusammenarbeit mit Internisten und Hämatologen.

Hautveränderungen bei Monozytenleukämie

Synonym. Myelosis cutis circumscripta monocytica.

Definition. Die Hautveränderungen sind selten (10% der Fälle), treten bevorzugt beim Erwachsenen auf und kommen meist bei Monozytenleukämien mit akutem oder subakutem Verlauf vor. Sie können der Entwicklung eines leukämischen Blutbildes vorangehen.

Pathogenese. Da heute eine gemeinsame Stammzelle für Granulozyten und Monozyten angenommen werden kann, wird die akute Monozytenleukämie als eine Variante der myeloischen Leukämie interpretiert. Auch das Vorkommen myelomonozytärer Leukämien wird so verständlich. Die Hautveränderungen sind fast immer durch spezifische Infiltration bedingt.

Klinik. Bemerkenswert ist die Polymorphie: disseminierte makulopapulöse oder syphilidiforme papulonodöse, teils schuppende Exantheme von bräunlichroter oder mehr bläulichroter Farbe und ohne Prädilektion.
Klinisch besonders charakteristisch ist die *nodöse Form*. Hier entwickeln sich eruptiv multiple, bräunlich-bläuliche, hämorrhagische Knoten und Infiltrate mit Neigung zu Konfluenz, besonders am Rumpf, aber auch im Gesicht und an den Extremitäten. Diese Fälle entsprechen dem Krankheitsbild der sog. *Retikulosarkomatose Gottron*, dessen Eigenständigkeit heute nicht mehr aufrechterhalten wird, zumal es sich bei einem anderen Teil der so bezeichneten Fälle um immunoblastische Lymphome handelt.

Mundhöhle. Diffuse Infiltration der Gingiva (sog. Gingivahyperplasie) ist nicht selten.

Symptome. Hämorrhagien in den Veränderungen sind nicht ungewöhnlich und bei Diaskopie gut zu erkennen. Ulzerationsneigung gering.

Histopathologie. Getrennt durch einen freien Bindegewebsstreifen von der Epidermis liegen vorwiegend perivaskulär und periadnexiell relativ monomorphe, meist massive Infiltrationen im dermalen und subkutanen Kompartiment. Die monozytischen Zellen mit typischem Enzymmuster (unspezifische Esterasen, saure Phosphatasen und AS-D-Acetat-Esterase) dringen auch zwischen die Kollagenfasern ein.

Verlauf. Letaler Verlauf meist in 4–6 Monaten.

Differentialdiagnose. Maligne Lymphome von hohem Malignitätsgrad. In Zweifelsfällen enzymzytochemische und immunzytochemische Identifizierung der infiltrierenden Zellen.

Therapie. Behandlung der Grunderkrankung. Die Hautveränderungen sprechen gut auf Röntgenweichstrahlentherapie an; allerdings entwickelt sich oft bald Strahlenresistenz.

Hautveränderungen bei anderen Leukämien

Basophilenleukämie

Synonym. Myelosis cutis circumscripta basophilica.

Bei dieser sehr seltenen Leukämieform werden auch spezifische Hautveränderungen beschrieben. Sie manifestieren sich als knoten- oder plattenartige Infiltrate an Haut und Schleimhäuten mit sekundärer Ulzeration. Histologisch sind massenhaft basophile Granulozyten nachweisbar, die im Gegensatz zu den Gewebsmastzellen peroxidasepositiv reagieren.

Eosinophilenleukämie

Synonym. Myelosis cutis circumscripta eosinophilica.

Auch bei dieser extrem seltenen Leukämie, deren Abgrenzung von der chronischen myeloischen Leukämie mit hochgradiger Eosinophilie sehr schwierig sein kann – Ausschwemmung unreifer eosinophiler Granulozyten und eosinophiler Blasten sowie Nachweis des Ph1-Chromosoms spricht für Eosinophilenleukämie – werden gelegentlich ebenfalls Hautveränderungen in Form gyrierter Eritheme und Knoten oder

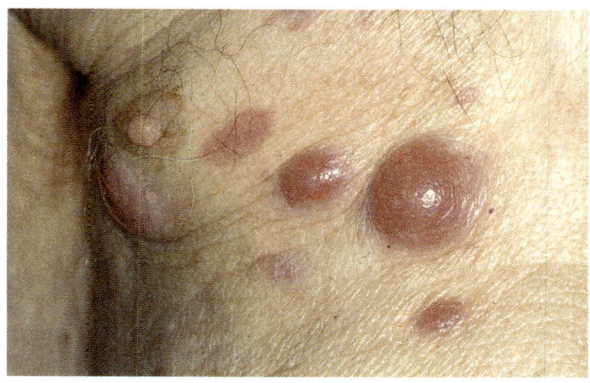

Monozytenleukämie, sog. Retikulosarkomatose Gottron

auch polymorpher juckender Exantheme mit spezifischem feingeweblichem Infiltrat (reife und unreife eosinophile Zellen) beobachtet.

Differentialdiagnose. Wichtig ist die Abgrenzung vom eosinophilen Leukämoid.

Therapie. Behandlung der Grunderkrankung. Versuch einer Röntgenweichstrahlenbehandlung der Hautherde.

Eosinophiles Leukämoid der Haut
[Pfleger und Tappeiner 1959]

Synonym. Hypereosinophiliesyndrom mit spezifischen Hauterscheinungen.

Definition. Das von Schmidt-Weyland 1925 beschriebene, sehr seltene eosinophile Leukämoid ist eine Pseudoleukämie mit chronischem Verlauf (Näheres s.S. 830).

Mastozytosen

Definition. Unter dem Begriff Mastozytosen faßt man eine Reihe von Erkrankungen zusammen, deren feingewebliches Substrat durch eine Anreicherung von Mastzellen (Mastozyten) gekennzeichnet ist. Unter den gutartigen Mastzellenerkrankungen betreffen die meisten die Haut, nur selten ist viszerale Beteiligung zu beobachten. Extrem selten wurde Mastzellenleukämie mit viszeraler Beteiligung und malignem Verlauf beobachtet. Die Übergänge von hyperplastisch-reversiblen zu neoplastisch-irreversiblen Proliferationen sind unscharf.
Folgende *Klassifikation der Mastozytosen* hat sich weitgehend durchgesetzt:

Kutane Mastozytosen
  Isoliert: Mastozytom
  Disseminiert:
  – Disseminierte Mastozytome
  – Urticaria pigmentosa
  – Urticaria pigmentosa adultorum
  Diffus:
  – diffuse Mastozytose
  – erythrodermische Mastozytose

Systemische Mastozytosen
Systemische Erkrankungen mit Beteiligung von Knochenmark, verschiedenen Organen (Leber, Milz, Lymphknoten, Gastrointestinaltrakt), mit oder ohne Hautbeteiligung, aber ohne Mastzellenausschwemmung im Blut.

Maligne Mastozytosen
Systemische Erkrankungen mit Beteiligung von Knochenmark und verschiedenen Organen (Leber, Milz, Lymphknoten, Gastrointestinaltrakt) und einem leukämischen Blutbild (Mastzellenleukämie).

Struktur und Funktion der Mastzellen

Die Mastzellen wurden 1877 von Paul Ehrlich zuerst beschrieben. Es sind 8–20 µm große, meist spindelige oder kuboide Zellen, die durch das intrazytoplasmatische Vorhandensein von metachromatischen Granula (z.B. Violettfärbung durch Toluidinblau) gekennzeichnet sind. Daher lassen sich Mastzellen durch metachromatische Farbstoffe in histologischen Schnitten gut identifizieren. Das metachromatische Färbeverhalten ist durch Heparin bedingt. Sehr gut geeignet zur Darstellung von Mastzellen ist die Naphthol-AS-D-Chloracetatesterase-Reaktion. Auch elektronenmikroskopisch sind sie durch die auffallende Feinstruktur ihrer Granula leicht zu erkennen (Abb.).

Normalerweise findet man Mastzellen in der Haut hauptsächlich im subpapillären Raum perivaskulär und um die epithelialen Anhangsgebilden wie Haarwurzeln, Talgdrüsen oder Schweißdrüsen.

Die *Histogenese* der Mastzellen ist noch nicht sicher aufgeklärt. Einerseits sollen sie sich als bindegewebsständige Zellen während der Embryonalzeit aus undifferenzierten Bindegewebszellen entwickeln. Andererseits wird an ihre Abstammung aus Blutmonozyten bzw. bestimmten Vorläuferzellen im Knochenmark gedacht. Die Beziehungen zwischen Mastzellen und den im Blut zirkulierenden Basophilen sind ebenfalls noch nicht ganz aufgeklärt: Beide Zellen besitzen metachromatische Granula mit Histamin und Heparin; andererseits sind gewisse Unterschiede nicht zu übersehen.

Mastzellen enthalten Heparin, Histamin, teilweise Serotonin (5-Hydroxytryptamin), Peptidasen, den eosinophilenchemotaktischen Faktor der Anaphylaxie (ECF-A) und vielleicht auch den Entzündungsmediator SRS-A. Damit ist die Mastzelle eine funktionell sehr aktive und wichtige Zelle. Auf eine Reihe von Stimuli geben die Mastzellen ihre Granula an die Umgebung ab (Degranulation der Mastzellen). Dabei kommt es zur Freisetzung der pharmakologisch wirksamen Stoffe und zu Effekten in dem entsprechenden Hautareal. Man kennt heute eine Reihe von Faktoren, die zur Degranulierung Anlaß geben können. So

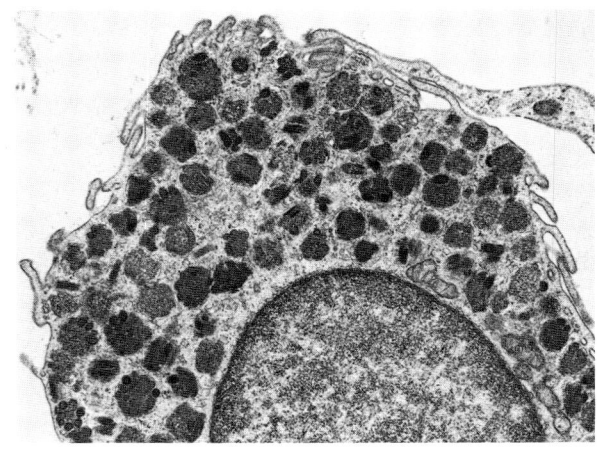

Mastzelle mit typischen Mastzellgranula (Teilansicht, Vergr. 15500:1)

ist beispielsweise eine immunologische Stimulierung möglich. Spezifische Antigene können sich mit den IgE-Rezeptoren an den Zelloberflächen von Mastzellen verbinden und dann über Freisetzung von Histamin eine allergische Reaktion vom Soforttyp (z.B. akute Urtikaria) induzieren. Unter den nichtimmunologischen Faktoren, welche klinisch als Histaminliberatoren bedeutsam sein können, sind zu nennen:

- Medikamente wie Kodein, Morphin, Polymyxin, Heparin, Chinin und Azetylsalicylsäure;
- bakterielle Toxine, Schlangengift, Bienengift;
- physikalische Traumen wie Wärme oder Kälte;
- biologische Verbindungen wie sie in Schellfisch, Austern oder auch in Askariden vorkommen.

Die klinischen Symptome sind durch die Freisetzung der Mediatoren zu erklären.

Die Freisetzung des Antikoagulans *Heparin* kann bei disseminierten oder diffusen Mastozytosen zu Hyperheparinämie mit hämorrhagischen Phänomenen führen, obgleich bei Urticaria pigmentosa Störungen im Blutgerinnungssystem meist nicht auffällig sind.

Die Freisetzung von *Histamin* ist verantwortlich für das urtikarielle Anschwellen der Effloreszenzen bei Urticaria pigmentosa oder auch bei isolierten Mastozytomen nach Reiben (z.B. mit einem Holzspatel), nach Wärme- oder Kälteapplikation. Man spricht deshalb auch von „erektilen" Effloreszenzen. Vielfach besteht im Bereich von Urticaria pigmentosa auch roter oder urtikarieller Dermographismus als Zeichen einer Freisetzung von Histamin. Sind die freigesetzten Histaminmengen erheblich, so können systemische pharmakologische Effekte mit Gefäßerweiterung und Gefäßpermeabilitätserhöhung zu schockartiger Symptomatik führen, die ganz der des Histaminschocks entspricht. In Fällen von ausgedehnter Mastozytose kann nach Irritation Histamin im Serum vermehrt nachgewiesen werden.

Die Freisetzung von *Serotonin* ist für den Menschen nicht sicher beschrieben, kommt aber bei Nagetieren vor. Bemerkenswert ist allerdings die Tatsache, daß das Bild des generalisierten kongestiven Erythems (Flush) stets dem Histaminflush entspricht, nämlich eine hellrote Farbe hat und nicht die für das Karzinoidsyndrom bzw. den Serotoninflush typische zyanotische Färbung. Ob die bei ausgedehnten Mastozytosen beobachtete Ausscheidung von 5-Hydroxyindolessigsäure als Ausdruck einer Freisetzung von Serotonin (5-Hydroxytryptamin) aus Blutplättchen gedeutet werden kann, ist nicht geklärt.

Kutane Mastozytosen

Sie führen in der Hauptsache zu Hauterscheinungen, selten zu Veränderungen an inneren Organen.

Isoliertes Mastozytom

Synonym. Mastzellennävus.

Klinik. Die Veränderungen sind entweder bereits bei der Geburt vorhanden oder entwickeln sich in den ersten Lebensmonaten. Gelegentlich können sie auch bei älteren Kindern oder jugendlichen Erwachsenen beobachtet werden. Irgendwo am Körper findet man einen oder wenige Herde, die sich klinisch in Form braunroter oder graugelblicher, bis münzgroßer, gering infiltrierter Veränderungen zeigen. Nicht selten sind sie stärker pigmentiert, gelegentlich ist Blasenbildung durch Scheuerreize das auffälligste Symptom.

Symptome. Nach Reiben werden die Herde apfelsinenschalenartig urtikariell oder sogar blasig. Bei Diaskopie sieht man dann das gelbliche extravasale Serum. Es besteht auch Juckreiz. Anfälle von generalisiertem Histaminflush sind sehr selten. Innerliche Organmanifestation fehlt gewöhnlich.

Histopathologie. Massive Mastzelleninfiltrate im oberen Korium.

Differentialdiagnose. Durch die Serumimbibition irritierter Herde erinnern die Veränderungen auch an Xanthome. Daher die ursprüngliche Bezeichnung *Xanthelasmoidea* (Tilbury Fox 1875).

Prognose. Die Herde können sich innerhalb längerer Zeiträume (Monate bis Jahre) zurückbilden; maligne Entartung kommt nicht vor.

Therapie. Abwarten der Spontanheilung. Palliativ Antihistamin-Gel oder Glukokortikoid externa.

Disseminierte Mastozytome

In diesen Fällen sieht man bei Kindern der gleichen Altersgruppe statt isolierter Mastozytome locker disseminiert plaqueförmige bis nodöse Veränderungen, die schmutziggelb oder graubräunlich aussehen und von runder bzw. ovaler Gestalt sind. Innerliche Begleitsymptomatik fehlt im allgemeinen.

Die *Diagnose* sollte histologisch gesichert werden.

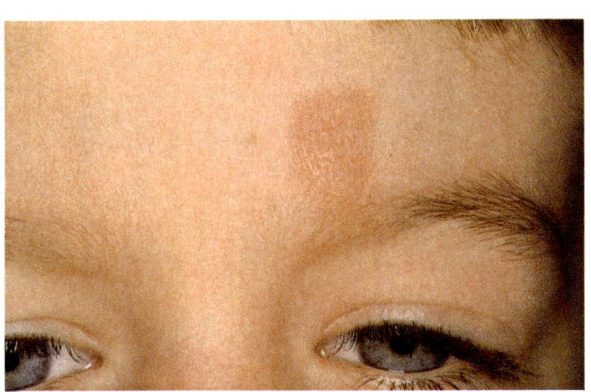

Isoliertes Mastozytom

Urticaria pigmentosa
[Nettleship 1869; Krankheitsbezeichnung von Sangster 1878]

Definition. Urticaria pigmentosa ist eine durch Mastzellen vermittelte, zumeist im Säuglingsalter auftretende Erkrankung, die durch disseminierte pigmentierte Flecken mit Tendenz zu urtikarieller Aufschwellung nach physikalischer Irritation gekennzeichnet ist. Innerliche Beteiligung ist selten.

Vorkommen. Für Vererbung besteht kein Anhalt. Meist erkranken Säuglinge in den ersten 6 Lebensmonaten. Keine Geschlechtsgebundenheit.

Ätiopathogenese. Ätiologie ist unbekannt. Die Pathogenese ist zu erklären durch die pharmakologische Aktivität der in den Hautveränderungen vermehrten Mastzellen. Durch Reiben, heiße oder kalte Bäder werden diese irritiert und liberieren Histamin. Histaminfreisetzung führt zu urtikarieller Anschwellung der betreffenden Effloreszenzen; sekundär kommt es zu Hyperpigmentierung durch melanozytische Aktivität im dermoepidermalen Grenzflächenbereich.

Klinik. Sitz der Hauterscheinungen in unterschiedlich dichter Disseminierung ist besonders der Rumpf, allerdings nicht unbedingt. Man findet plane, kaum erhabene, unscharf begrenzte Effloreszenzen von unterschiedlicher, meist etwa Linsengröße, die schmutziggelb oder graubräunlich aussehen und eine runde oder ovale Gestalt besitzen. Knotige oder tumoröse Erhabenheiten sind selten. Typisch ist, daß diese Veränderungen nach Reiben (z.B. mit einem Holzspatel) urtikariell anschwellen („erektile" Effloreszenzen). Auch subepidermale Blasenbildung nach physikalischer Stimulierung kommt vor. Vielfach findet sich bei den betreffenden Patienten urtikarieller Dermographismus. Wenn man den Dermographismus in der Nähe von Effloreszenzen auslöst, können diese ebenfalls urtikariell mitreagieren. Typisch ist Juckreiz bei urtikariellem Aufschwellen. Schleimhautbeteiligung ist sehr selten.

Morphologische Sonderformen

Urticaria pigmentosa haemorrhagica. Hier kommt es nicht nur zu urtikariellen Aufschwellungen, sondern auch zu Hämorrhagien in den Herden. Selbst Mundschleimhaut und Lippen können mitbetroffen sein.

Urticaria pigmentosa bullosa (pemphigoides). Diese Erkrankung kann als Maximalvariante einer Urticaria pigmentosa interpretiert werden. Spontan, vor allen Dingen aber im Anschluß an Scheuerreize oder Reiben, entsteht unter starkem Juckreiz eine blasige Reaktion auf den pigmentierten Effloreszenzen. Diese Reaktionsform ist typisch für Säuglinge und Kleinkinder und kommt gewöhnlich nach dem 3. Lebensjahr nicht vor. Sie kann mit internen Manifestationen und Histaminflush verbunden sein.

Symptome. Das führende Symptom der Urticaria pigmentosa ist Juckreiz, der auch spontan auftreten kann und zum Reiben veranlaßt. Die Scheuerreize

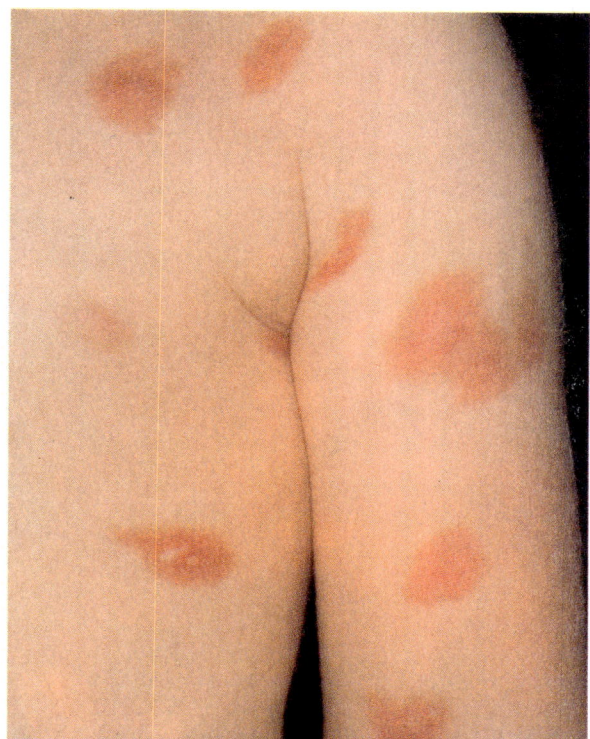

Disseminierte Mastozytome

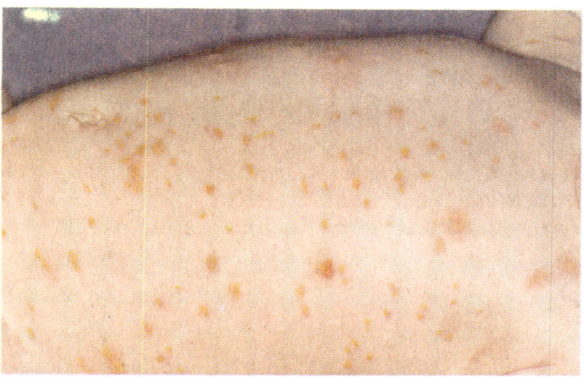

Urticaria pigmentosa bei einem Säugling

führen ihrerseits zu Freisetzung von Histamin und urtikarieller Reaktion der Effloreszenzen, manchmal mit Blasenbildung. Erst danach entwickelt sich die Hyperpigmentierung, welche am längsten bestehen bleibt und am meisten stört. Veränderungen an inneren Organen sind selten. Auch das Allgemeinbefinden bleibt abgesehen vom Juckreiz unbeeinflußt.

Histopathologie. Infiltration des oberen Koriums durch zahlreiche Mastzellen, die sich vorwiegend um die Blutgefäße und Anhangsgebilde lokalisieren. Bei Exzision urtikarieller Effloreszenzen sieht man Mastzellengranula um die Zellen im Gewebe (Degranulation, Essaimage).

Verlauf. Diese juvenile Form der Urticaria pigmentosa bildet sich gewöhnlich langsam bis zur Pubertät

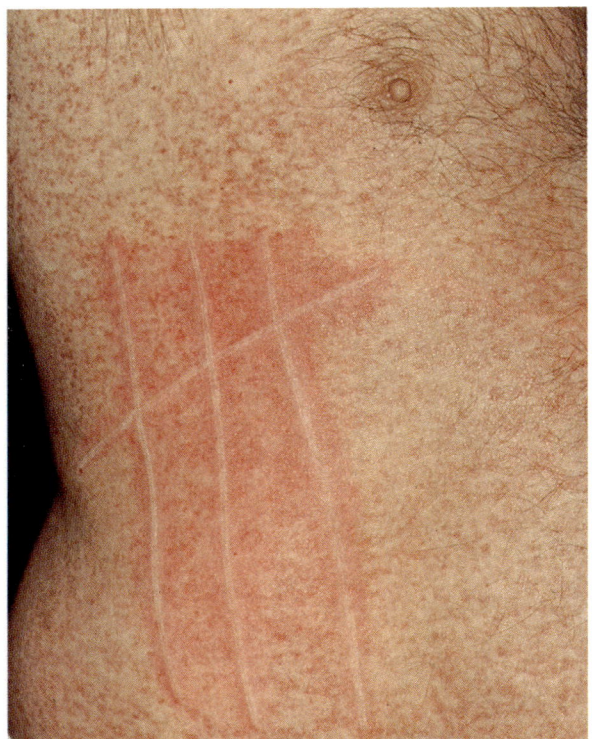

Urticaria pigmentosa adultorum mit urtikariellem Dermographismus

zurück. Innerliche Manifestationen können denen entsprechen, wie sie bei systemischer Mastozytose vorkommen.

Diagnostische Leitlinie. Kleinfleckiges rumpfbetontes dichtstehendes Exanthem von graubräunlicher Farbe, das auf Reiben urtikariell wird und juckt.

Differentialdiagnose. Nur die Urticaria pigmentosa reagiert auf Reiben mit urtikarieller Aufschwellung der Effloreszenzen. Bei der seltenen *Urticaria cum pigmentatione* handelt es sich um eine gewöhnliche Urtikaria mit sekundärer Hyperpigmentierung im Bereich abgeheilter Quaddeln. Hier besitzen die Pigmentflecken keine urtikarielle Erektilität. Andere Erkrankungen wie disseminierte Histiozytome, Leiomyome oder maligne Lymphome kommen bei Säuglingen gewöhnlich nicht vor und sind durch histologische Untersuchung abzugrenzen.

Therapie. Siehe S. 951.

Urticaria pigmentosa adultorum [Parkes Weber 1930]

Synonym. Telangiectasia macularis eruptiva perstans.

Definition. Im Gegensatz zur Urticaria pigmentosa infantum beginnt diese im Erwachsenenalter, und die Effloreszenzen besitzen einen mehr bräunlich-rötlichen Farbton.

Vorkommen. Selten, für Vererbung kein Anhalt.

Klinik. Typisch ist die sukzessive, meist massive Aussaat von ovalen oder rundlichen, bis zu linsengroßen, mehr braunrötlichen, gelegentlich Teleangiektasien aufweisenden Herden, welche bei Reiben urtikariell werden. Ältere Herde zeigen zunehmende Hyperpigmentierung. Typisch ist die Prädilektion im Rumpfbereich. Gewöhnlich findet man auch in normaler Haut einen sehr starken urtikariellen erythematösen Dermographismus mit deutlichem Reflexerythem und spontaner Anschwellung der Effloreszenzen in diesen Zonen. Zur Blasenbildung kommt es nicht.

Symptome. Die wesentlichen Symptome bestehen in Juckreiz und urtikarieller Reaktion nach Reiben, warmen oder kalten Bädern infolge der Histaminliberation aus den Mastzellen. Durch Fernwirkung von freigesetztem Histamin können Schockfragmente in Form von Rötungen der Haut (Histaminflush) und Durchfälle induziert werden.

Histopathologie. Im Gegensatz zur Urticaria pigmentosa infantum ist die Intensität der Mastzelleninfiltrate im oberen Korium oft relativ gering. Bemerkenswert sind weitgestellte Kapillaren im Stratum papillare.

Verlauf. Der Verlauf ist chronisch über Jahre. Die Prognose bezüglich einer Regression der kosmetisch stark störenden Hauterscheinungen muß vorsichtig gestellt werden. Komplikationen können durch tumorartige Mastzelleninfiltrate in Knochenmark (Röntgenuntersuchung) oder inneren Organen bedingt sein. Sehr selten ist die Kombination mit Hepatosplenomegalie und Xanthomatose.

Therapie. Siehe S. 951.

Diffuse Mastozytose der Haut

Definition. Diese Veränderung ist extrem selten und besteht in einer großflächigen massiven Mastzelleninfiltration des gesamten Koriums. Meist erkranken Säuglinge.

Klinik. Durch die massive Mastzelleninfiltration kommt es zu einer diffusen elephantenhautartigen Verdickung der Haut mit unscharf begrenzten Hyperpigmentierungen. Daneben existieren auch Fleckbildungen. Die großen flachen Herde wirken lichenifiziert, sie sind gelblich, manchmal graubräunlich verfärbt.
Die Hautfalten, besonders im Bereich von Axillen und inguinal, wirken vertieft. Betont ist die Hyperpigmentierung der Haut an den mechanisch beanspruchten Körperstellen. Meist besteht starker Juckreiz. Gelegentlich kommt es nach Reiben oder Kratzen zu teilweise großblasigen Eruptionen. Typisch ist ferner der urtikarielle Dermographismus.

Morphologische Sonderform

Erythrodermische Mastozytose. Sie ist die massivste Form einer Hauterkrankung durch Mastzelleninfiltration des gesamten Hautorganes.

Symptome. Innerliche Manifestationen im Sinne einer systemischen Mastozytose sind häufig. Desgleichen Zeichen von Histaminliberation: Histaminflush, Durchfälle, spastische Bronchitis, Blutdruckabfall und Magenulkus. Der Juckreiz ist intensiv. Die Erkrankung wird meistens in der frühesten Kindheit, aber auch bei Erwachsenen beobachtet; dann kann sie mit systemischer Mastzelleninfiltration verbunden sein.

Histopathologie. Im Korium findet man neben histiozytoiden Zellen ein dichtes Infiltrat von Mastzellen. Betroffene innere Organe zeigen ebenfalls als feingewebliches Substrat Mastzelleninfiltrate und Fibrosierungsneigung.

Verlauf. Der Verlauf ist im allgemeinen progredient und die Prognose nicht gut; nur selten wurde spontane Rückbildung beobachtet. Oft entwickelt sich eine systemische Erkrankung im Sinne einer malignen Mastzellenwucherung: „*Mastzellenretikulose*".

Systemische Mastozytosen

Mastozytosen müssen nicht hautgebunden bleiben, sondern können auch innere Organe erfassen. Systemische Beteiligung durch Mastzelleninfiltration wird bei isolierten Mastozytomen und Urticaria pigmentosa infantum sive adultorum nur selten (5–10% der Fälle) beobachtet. Bei diffusen Mastozytosen kommt sie öfters vor. Hier rechnet man mit einer Häufigkeit von 40%. Je nach der Lokalisation der schweren Mastzelleninfiltration entwickelt sich die entsprechende Symptomatik.

Skelettbeteiligung. Diese äußert sich in umschriebenen Defektbildungen durch Mastzelleninfiltration oder Strukturveränderung infolge von Osteofibrose oder Osteoporose.

Gastrointestinale Symptome. Anorexie, Erbrechen, Hypermotilität des Darmes und Diarrhö wurden ebenso beobachtet wie Ulcus pepticum. Wahrscheinlich sind diese Symptome durch die Freisetzung größerer Histaminmengen aus den Mastzellen bedingt.

Hepatosplenomegalie. Diese kommt oft zusammen mit Lymphknotenschwellungen infolge von Mastzelleninfiltration vor und stellt ein prognostisch wenig günstiges Zeichen dar.

Kreislaufstörungen. Diese manifestieren sich in Form von Tachykardie, gelegentlich auch von Hypo- bzw. Hypertonie und wurden auf die Liberierung von Histamin bezogen.

Hyperlipoproteinämie. Wurde extrem selten bei Leberbeteiligung beobachtet.

Verlauf. Wenn Mastozytosen nicht hautgebunden bleiben, sondern systemische Manifestationen erkennen lassen, ist die Prognose vorsichtig zu stellen.

Maligne Mastozytosen

Diese sind als systemische Mastozytosen mit oder ohne Hauterscheinungen, aber mit Ausschwemmung von Mastzellen in die Blutbahn aufzufassen. Das Vorkommen von im Blut zirkulierenden Mastzellen ist meist verbunden mit entsprechenden Proliferationen atypischer (maligner) Mastzellen im Knochenmark. Diese *Mastzellenleukämie* ist äußerst selten.

Therapie der Mastozytosen. Einzelne Mastozytome können exzidiert werden. Im übrigen ist die Therapie symptomatisch. Glukokortikoide in mittleren Dosen kommen höchstens bei schweren Verlaufsformen wie diffuser Mastozytose der Haut, bei ausgedehnter Neigung zur Blasenbildung oder bei systemischer Mastozytose in Betracht. Antihistamine (Omeril, Inhibostamin, Polaronil etc.) sind von günstigem Effekt auf Pruritus, Histaminflush und gastrointestinale Erscheinungen. Auch Antiserotonine (Periactinol, Tavegil) wurden empfohlen. In manchen Fällen hat sich Reserpin oder die Kombination von Antihistaminen mit H_2-Antagonisten, z.B. Cimetidin (Tagamet) bewährt. Auch die orale Verabreichung von Dinatriumcromoglycat (Colimune, 400–800 mg tgl.) zur Prophylaxe von Darmerscheinungen wird empfohlen. Dadurch soll die Abgabe von Histamin aus Mastzellen verhindert werden. Diese Substanzen haben auf die Rückbildung der Hauterscheinungen allerdings keinen wesentlichen Einfluß, desgleichen nicht auf die starke Pigmentation oder Teleangiektasiebildung. Nach neuen Erfahrungen sollen sich die Hauterscheinungen bei Urticaria pigmentosa und speziell bei Urticaria pigmentosa adultorum unter PUVA-Behandlung (Photochemotherapie) zurückbilden. Es bleibt dahingestellt, ob diese Erfolge nur morbostatischer Natur sind. Bei systemischen Mastozytosen und Mastzellenleukämie wird man an zytostatische Behandlung denken. In einzelnen Fällen wurde Günstiges mit Chlorambucil (Leukeran) erreicht. Wichtig ist, daß die Patienten mit disseminierten Mastozytomen, Urticaria pigmentosa und diffusen Mastozytosen der Haut darüber aufgeklärt werden, daß sie Histaminliberatoren meiden und sich nicht plötzlich der Kälte oder der Hitze (Springen in kaltes Schwimmbad oder heißes Baden) aussetzen, weil die dadurch induzierte massive Histaminausschüttung aus den Mastzellen zu schockartigen Zuständen (z.B. plötzlichem Tod durch Ertrinken) führen kann.

Benigne und maligne Histiozytosen der Haut

Unter diesem Begriff werden benigne und maligne Erkrankungen und Tumoren der Haut zusammengefaßt, die wahrscheinlich histiozytärer Herkunft sind und somit dem mononukleären Phagozytensystem zugehören. Teilweise besitzen sie systemischen Charakter.

Man nimmt heute an, daß Histiozyten von undifferenzierten *Stammzellen* über *Monoblasten* und *Promonozyten* im Knochenmark abstammen. Als *Monozyten* gelangen sie ins Blut. Nach Austritt aus den Blutgefäßen werden die Blutmonozyten zu *Histiozyten,* die zur Phagozytose befähigt sind. Man spricht dann auch von *Makrophagen.* Beide Zellen verfügen zur Bewerkstelligung ihrer phagozytischen Aktivität über ein intaktes lysosomales System. Daher ist es auch leicht möglich, Histiozyten und Makrophagen durch den zytochemischen Nachweis von unspezifischen Esterasen, sauren Phosphatasen, Lysozym u.a. im histologischen Schnitt zu orten. Je nach speziellen biologischen Aufgaben können sie morphologisch als Xanthomzellen, Epitheloidzellen oder Riesenzellen vom Fremdkörpertyp, vom Langerhans-Typ oder vom Touton-Typ in Erscheinung treten.

Es ist allerdings die Frage nicht sicher entschieden, ob Histiozyten in der Haut nicht auch ortsständig aus multipotenten Vorläuferzellen, vielleicht aus Retikulumzellen, entstehen können. Daher findet man auch in verschiedenen Krankheitsbezeichnungen diesen Bezug zum Ausdruck gebracht. Die histiozytären Zellen sind bei manchen Erkrankungen, z.B. bei Histiozytose X, morphologisch besonders geprägt.

Abgesehen von den hier nicht zu erörternden Speicherkrankheiten kann man folgende *benigne und maligne histiozytäre Erkrankungen und Tumoren der Haut* unterscheiden:

Benigne Histiozytosen
- Diffuse plane Xanthome (s.S. 743)
- Juveniles Xanthogranulom
- Retikulohistiozytom
- Multizentrische Retikulohistiozytose der Haut und Synovia
- Retikulohistiozytose der Haut mit benignem Verlauf
- Histiozytom (s.S. 906)
- Xanthoma disseminatum mit Diabetes insipidus (s.S. 748)

Maligne Histiozytosen
- Histiozytose X
- Monozytenleukämie
- Maligne Histiozytose
- Retikulosarkom der Haut
- Retikulosen

Benigne Histiozytosen

Xanthogranuloma juvenile [McDonagh 1912]

Synonyme. Juveniles Xanthogranulom, Nävoxanthoendotheliom, Nävoxanthom, Xanthoma juvenile, juveniles Riesenzellgranulom.

Definition. Benigne Erkrankung in der frühen Kindheit, bei der ein oder mehrere gelbliche xanthomartige kutane Knoten an Haut, Schleimhäuten, Augen, selten auch an inneren Organen entstehen, die sich gewöhnlich innerhalb von einem Jahr spontan zurückbilden.

Vorkommen. Nicht ungewöhnlich. Die Hautveränderungen können bereits bei Geburt vorhanden sein. Meist entstehen sie in den ersten Lebenswochen, sehr selten später. Für genetische Einflüsse gibt es keinen Anhalt. Koinzidenz mit Neurofibromatose (häufiger Café-au-lait-Flecken) wurde beobachtet.

Ätiopathogenese. Ätiologie unbekannt. Vermutete Beziehungen zur Histiozytose X sind ausgeschlossen, da elektronenmikroskopisch in den histiozytoiden Zellen keine Langerhans-Zellgranula vorkommen. Vielmehr handelt es sich um eine zu Beginn mit entzündlichen Zeichen einhergehende histiozytoid-xanthomatöse Hauterkrankung, bei der bislang keine Veränderungen der Lipide oder Lipoproteine im Serum beschrieben wurden.

Klinik. Meist in den ersten Lebenswochen bis -monaten treten kutan gelblich-xanthomatöse oder mehr gelbbraune Papeln bis halbkugelige Knoten vorwiegend am Kopf und an den Streckseiten der Extremitäten in Erscheinung. Manchmal beschränkt sich die Erkrankung auf einen einzelnen Tumor bis 2 cm Durchmesser. Selten ist auch schubweise eintretende Dissemination. Die Zahl der xanthomatoiden Erscheinungen kann dann groß sein.

Andere Manifestationsorte können sein: Mundschleimhaut und Augen (Iris, Ziliarkörper und Urea, mit möglicher Erblindung). Selten sind systemische Veränderungen an Lungen, Leber oder Milz (Hepatosplenomegalie), sehr selten an Perikard oder Testes.

Bei Koinzidenz mit Neurofibromatose wurde myeloproliferative Erkrankung beschrieben.

Symptome. Subjektive Symptome fehlen. Im Blutserum keine Abweichungen bei Lipiden oder Lipoproteinen.

Histopathologie. Initiale Veränderungen manifestieren sich als eine Ansammlung von Histiozyten und geringfügige zellulär entzündliche Reaktion (lymphoide Zellen, eosinophile Leukozyten). Später entwickelt sich ein granulomatöses Infiltrat aus Histiozyten, Schaumzellen, Schaumriesenzellen vom Touton-Typ, Lymphozyten, Eosinophilen und Fremdkörperriesenzellen. Im Verlauf der Rückbildung zunehmende Fibrose.

Verlauf. Gewöhnlich innerhalb von 6 Monaten bis zu 3 Jahren Spontanrückbildung unter Hinterlassung von Restpigmentierung oder leichter Atrophie (am Kapillitium zirkumskripte Alopezie). Auch die innerlichen Veränderungen bilden sich zurück. Bei stärkerer Augenbeteiligung kann Blindheit resultieren.

Differentialdiagnose. Hyperlipoproteinämie vom Typ IIa tritt später in Erscheinung; die tuberösen Xanthome haben auch andere Prädilektionsstellen. Bei Urticaria pigmentosa xanthelasmoidea werden die Erscheinungen nach Reiben urtikariell. Hand-Schüller-Christian-Krankheit sollte klinisch, histologisch, ggf. auch elektronenmikroskopisch durch das Fehlen von Langerhans-Zellgranula-haltigen Zellen ausgeschlossen werden.

Therapie. Keine; wenn nötig Exzision störender Knoten. Sorgfältige Kontrolle (auch der Augen- und Organveränderungen). Bei starker Progression Versuch mit Glukokortikoiden.

Retikulohistiozytom

Synonyme. Retikulohistiozytisches Granulom, Riesenzellhistiozytom.

Klinik. Meistens am Kopf oder Nacken findet man einen, seltener auch einige umschriebene Knoten von 0,5–2,0 cm Durchmesser, die sich gewöhnlich spontan wieder zurückbilden. Die Knoten sind hart, bräunlich-gelb und dermal lokalisiert.

Verlauf. Benigne.

Differentialdiagnose. Im einzelnen gilt es, einen derartigen Knoten gegen Histiozytom, Nodulus cutaneus, xanthomatisiertes Histiozytom, Myoblasten-Myom u.a. abzugrenzen. Juveniles Xanthogranulom kommt meistens nur in früher Kindheit vor; es fehlen dann auch die typischen großen Histiozyten und histiozytoiden Riesenzellen.

Diagnose. Meist erst nach Exzision durch histologische Untersuchung.

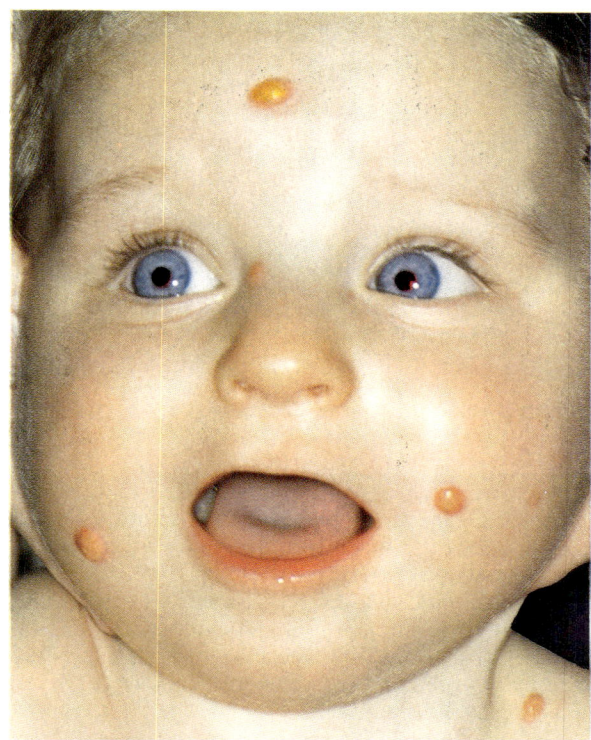

Xanthogranuloma juvenile

Reticulohistiocytosis disseminata

Synonyme. Multizentrische Retikulohistiozytose der Haut und Synovia, Lipoiddermatoarthritis.

Definition. Die multizentrische Retikulohistiozytose ist durch Hautknoten und eine Polyarthropathie gekennzeichnet.

Vorkommen. Vorwiegend sind Erwachsene zwischen dem 3. und 8. Lebensjahrzehnt betroffen. Deutliche Gynäkotropie (3:1). Selten sind rheumaserologische Tests positiv.

Ätiopathogenese. Es handelt sich nicht um eine echte Neoplasie, sondern um eine reaktive (?), benigne granulomatöse Erkrankung an der Haut und an den Synovialmembranen der Gelenke mit einem sehr typischen histologischen Substrat, nämlich besonderen Riesenzellen und lipidhaltigen Substanzen in deren Zytoplasma. Zeichen für eine primäre oder sekundäre Hyperlipoproteinämie sind laborchemisch nicht zu finden.

Klinik. Die klinische Symptomatik ist durch Haut- und Gelenkveränderungen gekennzeichnet.

Hautveränderungen. Primäreffloreszenzen sind bräunlich-gelbe Papeln oder Knötchen, die der Haut kalottenförmig aufsitzen und langsam durch spontanes Wachstum oder Konfluieren an Größe zunehmen können, so daß sie mehrere Zentimeter Durchmesser erreichen. Sie ulzerieren nicht; allerdings kann die darüberliegende Epidermis atrophisch werden und leicht schuppen. Spontane Rückbildung und Rezidive

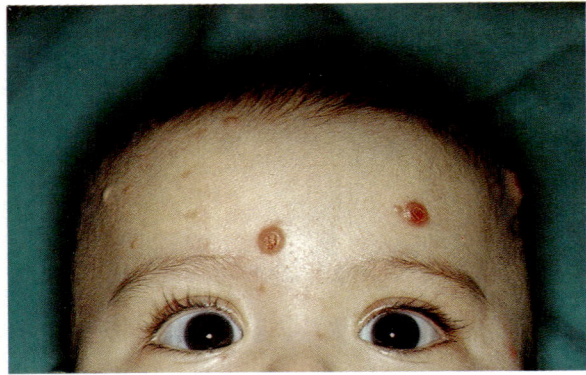
Retikulohistiozytose der Haut mit benignem Verlauf

wurden beobachtet. Prädilektionsstellen sind: periartikuläre Gegenden der Fingerrücken und Handgelenke, Gesicht (besonders Lippen und Naseneingänge) sowie Ohren.
Hyperpigmentierung der Nägel sowie Onychodystrophie mit Längsfurchen sind auf synoviale Manifestationen der distalen Fingergelenke zu beziehen.
Erscheinungen an der *Mundschleimhaut* und der *Zunge* sind häufig.

Arthropathie. Polyarthritische Veränderungen können den Hauterscheinungen vorausgehen oder folgen. Vielfach ist die Arthropathie vom Typ der rheumatoiden Arthritis (primär chronische Polyarthritis) oder destruktiv infolge Knorpelzerstörung durch die zugrundeliegende Krankheit. Das arthropathische Bild trägt Züge der psoriatischen Arthropathie. Röntgenaufnahmen zeigen Rarifizierung, Destruktion der Gelenkanteile der Knochen von Fingern und Mittelhand. Auch Vertebralgelenke und Beckengelenke werden mitbetroffen.

Symptome. Die Hauterscheinungen jucken nicht. Im Vordergrund stehen die starken Gelenkveränderungen mit Schmerzen, besonders bei mutilierendem Verlauf. Die Gelenkerscheinungen können über längere Zeit progredient zu Verkrüppelung führen.

Histopathologie. Führendes Substrat sind zahlreiche große Histiozyten mit einem homogenen oder ganz feinen granulären eosinophilen Zytoplasma, welche einen oder mehrere unregelmäßig verteilte Zellkerne haben. Die Zahl der multinukleären Riesenzellen kann unterschiedlich groß sein; ihr Nachweis ist aber diagnostisch wesentlich. Wichtig sind auch histochemische Untersuchungen, nach denen das Zytoplasma dieser Zellen PAS-reaktive, distaseresistente und lipidlösliche Substanzen enthält, die als Glykolipoproteide interpretiert werden. Mit speziellen Färbungen wurden auch Phospholipide und Neutralfette in solchen Zellen nachgewiesen, während Cholesterin stets fehlt. Wegen dieser typischen histochemischen Befunde wurde die Erkrankung als *Lipoiddermatoarthritis* bezeichnet. In frischen Hautveränderungen findet man eine stärkere zellulär-entzündliche Reaktion; in älteren prävaliert die Neigung zur Fibrose. Die gleichen Erscheinungen bilden auch das Substrat der synovialen oder ossären Veränderungen.

Verlauf. Harmlos, solange nur Hauterscheinungen vorliegen. Die Polyarthritis hat vielfach deformierenden Charakter. Selten wurden ähnliche granulomatöse Knoten autoptisch in Bronchiallymphknoten und im Endokard gefunden. Lebensbedrohend scheint die Erkrankung aber nicht zu sein. Gelegentlich kann bei solchen Patienten eine erhöhte Neigung zu Neoplasien bestehen.

Differentialdiagnose. Sie hat eine Reihe von dermatoarthropathischen Erkrankungen zu berücksichtigen: Sarkoidose, Gicht, Hyperlipoproteinämie (Typ II).

Therapie. Symptomatisch antirheumatische Behandlung, Versuch mit intrafokaler Injektion von verdünnter Triamcinolonacetonid-Kristallsuspension (Volon A 10) in die Hautläsionen oder Exzision störender Knoten.

Retikulohistiozytose der Haut mit benignem Verlauf
[Hashimoto und Pritzker 1973]

Definition. Offenbar sehr seltene angeborene Erkrankung in Form selbstheilender Knotenbildungen, besonders im Bereich des Kopfes bei Säuglingen. Morphologisch handelt es sich um eine reaktive (?) dichte Infiltration histiozytärer Zellen, die elektronenmikroskopisch myelinfigurenartige Einschlüsse zeigen. Mit Histiozytose X besteht kein Zusammenhang.

Klinik. Bereits bei Neugeborenen beobachtet man besonders im Gesicht, am behaarten Kopf, aber auch an der übrigen Haut locker disseminierte, blauschwärzliche sukkulente, über das Hautniveau deutlich erhabene Knötchen und Tumoren, manchmal mit zentraler Verschorfung, bei sonst nicht gestörtem Gesundheitszustand.

Histopathologie. Dichtes, sehr „aktiv" wirkendes dermales Infiltrat aus monozytoiden bzw. histiozytoiden Zellen mit unregelmäßigen, teilweise monströsen Kernen und stellenweise schaumigem Zytoplasma. Reichlich Erythrozytendiapedese. Ultrastrukturell erweisen sich diese Zellen als Histiozyten mit zahlreichen lamellären falschen und echten Myelinfiguren sowie vermiformen Körperchen. Die für Langerhans-Zellen und Zellen der Histiozytose-X-Gruppe typischen Langerhans-Zellgranula („Tennisschläger") fehlen.

Verlauf. Gewöhnlich Spontanheilung innerhalb von 2–3 Monaten.

Diagnose. Sie ist histologisch und elektronenoptisch zu sichern.

Therapie. Keine.

Maligne Histiozytosen

Histiozytose X

Unter der Bezeichnung Histiozytose X (Lichtenstein 1953) werden die wesensmäßig gleichartigen Erkrankungen Abt-Letterer-Siwe-Krankheit, Hand-Schüller-Christian-Krankheit und eosinophiles Granulom zusammengefaßt, bei denen es durch Proliferation histiozytoider Zellen mit Langerhans-Zellgranula und Ausbildung histiozytoider Granulome teils mit Lipoideinlagerungen zu den Krankheitserscheinungen kommt. Der Buchstabe X soll auf die unbekannte Ätiologie dieser Erkrankung hinweisen.

Bei diesen *Zellen* handelt es sich um große rundliche histiozytoide Zellen mit zahlreichen pseudopodienartigen Ausläufern, einem großen, zumeist nierenförmig eingebuchteten Kern, einem deutlichen Nukleolus und elektronenmikroskopisch sehr hellem, feingranulärem Zytoplasma mit wenigen Mitochondrien, einzelnen Ribosomen und Polysomen sowie mehreren Golgi-Komplexen. Das lysosomale System mit „dense bodies", Autophagosomen und Telolysosomen ist unterschiedlich stark entwickelt. Der auffälligste morphologische Befund ist das Vorkommen von sog. *Langerhans-Zellgranula* in diesen spezifischen histiozytoiden Infiltratzellen. Diese Granula sind stets nachweisbar. Sie erscheinen als etwa 0,8 µm lange Stäbchen mit abgerundeten Enden, die von einer Doppelmembran begrenzt sind und häufig eine kolbenförmige Auftreibung aufweisen, die an Tennis-

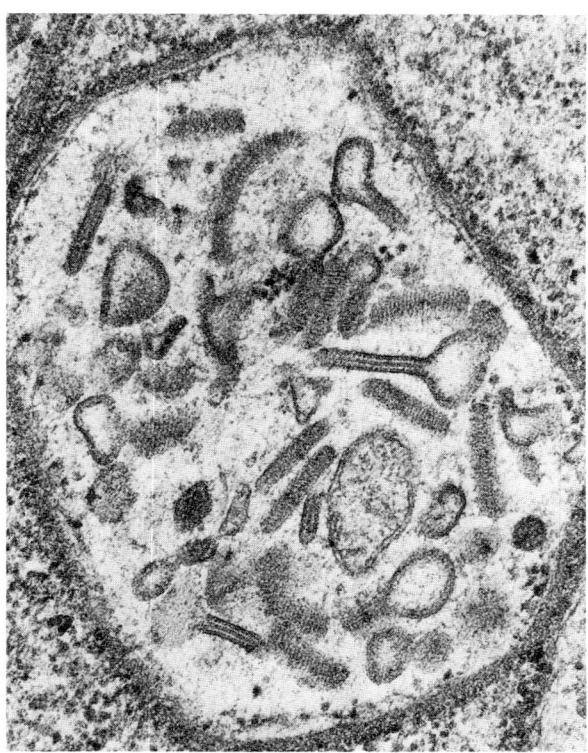

Histiozytose X. Zelle mit typischen Langerhans-Zellgranula (Vergr. 70 000:1)

Tabelle: Differenzierung der Histiozytose-X-Gruppe. (Nach Niebauer et al. 1978)

	Abt-Letterer-Siwe-Krankheit	Hand-Schüller-Christian-Krankheit	Eosinophiles Granulom
Verlauf	Akut disseminiert	Subakut bis chronisch progressiv	Chronisch lokalisiert
Manifestationsalter	Erste Lebensjahre (meist erste 9 Lebensmonate)	Kindheit, gelegentlich auch beim Erwachsenen	Ältere Kinder und Erwachsene (70% unter 20 Jahre)
Prognose	Akuter maligner Verlauf	Mortalität ohne Therapie 30–50%	Gut
Klinik	Septisches Fieber, Gewichtsverlust, Splenomegalie, Hepatomegalie, Lymphadenopathie, gelegentlich Lungenmitbeteiligung, Anämie, Eosinophilie	Klassische Trias: Lücken-(„Landkarten"-)schädel, Exophthalmus, Diabetes insipidus; Infantilismus, chronische Otitis media, häufig Vergrößerung von Leber, Milz, Lymphknoten, 1/3 der Fälle: Lungenmitbeteiligung	Knochentumoren
Kutane Veränderungen	Fast immer vorhanden, auch Mundschleimhautbeteiligung, schubweise auftretend (Kapillitium, Rumpf, Gesäß), Blutungsneigung	1/3 der Fälle: Kapillitium, Gesicht, Nacken, Stamm, Axillen, Anogenitalregion, manchmal Xanthome, Nagelveränderungen, Mundschleimhautmitbeteiligung	Gelegentlich (auch Mundschleimhaut) = Reticulogranuloma eosinophilicum cutis
Skelettläsionen	Gelegentlich	Häufig, multipel	Solitär oder in kleiner Anzahl
Histopathologie	Vorwiegend proliferative Reaktion, fast rein histiozytäres Infiltrat	Vorwiegend xanthomatöse Reaktion	Vorwiegend granulomatöse Reaktion

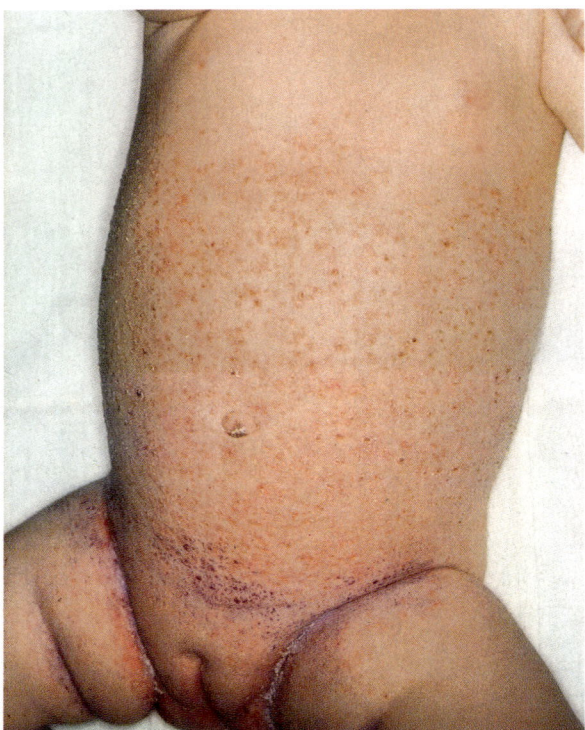

Histiozytose X. Abt-Letterer-Siwe-Krankheit

schläger erinnert. Die Zellen tragen auch Rezeptoren für Immunglobulin- und Komplementbestandteile. Durch den elektronenmikroskopischen Nachweis von Histiozytose-X-Zellen mit Langerhans-Zellgranula kann in unklaren Fällen eine sichere Diagnose gestellt werden.
Die Proliferation dieser histiozytoiden Zellen geht der Granulombildung und auch der Speicherung, d.h. der Umformung in lipidbeladene Schaumzellen voraus. Man nimmt heute an, daß das Auftreten von Lipiden mit Umwandlung der histiozytoiden Zellen in Schaumzellen auf einem Enzymdefekt in solchen Zellen beruht, durch den der Abbau bzw. Umbau aufgenommener Lipide gestört ist, die sich dann intrazellulär anreichern. Wegen des Reichtums an Lipiden wurden früher die Erkrankungen der Histiozytose X auch den Fettstoffwechselstörungen zugeordnet.
Bemerkenswert ist nun, daß sich die Histiozytose X meistens im 1. Lebensjahr als ein mehr akutes Krankheitsbild mit viszeraler Beteiligung, der *Abt-Letterer-Siwe-Krankheit,* manifestiert, während in der frühen Kindheit die mehr chronische Verlaufsform der *Hand-Schüller-Christian-Krankheit* prävaliert und bei älteren Kindern oder auch Erwachsenen als umschriebene Knochenerkrankung, d.h. als *eosinophiles Granulom* auftritt. Daß es sich um verschiedene klinische Ausdrucksformen derselben Grunderkrankung handelt, wird nicht nur durch das feingewebliche Substrat, sondern auch durch Übergangsformen zwischen diesen 3 Krankheiten deutlich.

Abt-Letterer-Siwe-Krankheit
[Letterer 1924, Siwe 1933, Abt 1936]

Definition. Akute bis subakute Verlaufsform der Histiozytose X mit Hauterscheinungen, später auch Beteiligung innerer Organe, die in vielen Fällen innerhalb eines Jahres letal verläuft.

Vorkommen. Gewöhnlich bei Kindern zwischen dem 1. und 2. Lebensjahr.

Ätiopathogenese. Ätiologie unbekannt; man denkt an Virusinfektion. Das pathologisch-anatomische Substrat ist gegeben durch hyperplastisch-proliferative Reaktion histiozytoider Zellen, die auch in die Epidermis eindringen und so ein klinisch polymorphes Bild verursachen. Man interpretiert die Abt-Letterer-Siwe-Krankheit als eine schwer verlaufende Varietät der Histiozytose X bei Kleinkindern, bei der ohne entsprechende Behandlung das rasche tödliche Ende die Ausbildung späterer Phasen und damit auch die xanthomatöse Reaktion mit Lipidspeicherung verhindert.

Klinik. Die Kinder sind schwer krank und bieten ein septisches Bild. Fieber, Hepatosplenomegalie, Polylymphadenopathie und zunehmende Anämie bei normalen Verhältnissen im weißen Blutbild, gelegentlich mit Eosinophilie, sind dafür typische Zeichen. Häufig betroffen sind auch die Lungen (Marmorierung durch zystische Veränderungen im Röntgenbild), Pleura, Gehirn und Knochenmark.

Hauterscheinungen. Die Haut ist häufiger als bei Hand-Schüller-Christian-Krankheit Sitz histiozytoider Proliferationen mit völliger Verdrängung des präexistenten Gewebes. Primäreffloreszenzen sind diskrete, gelblich-bräunliche, leicht schuppende Papeln, die gerne hämorrhagisch werden und zu nekrotischem Zerfall neigen. Auch noduläre oder ulzerierende Veränderungen können sich entwickeln. Petechiale Blutungen sind nicht selten. Durch dichte Dissemination entsteht ein polymorphes Krankheitsbild, das charakterisiert ist durch petechiale Blutungen, disseminierte Eruption kleiner, flacher, bräunlicher, krusten- und schuppentragender Papeln, papulovesikulöser oder papulopustulöser Erscheinungen und erosive nässende Veränderungen.
Prädilektionsstellen sind: behaarter Kopf einschließlich Ohren, Gesicht besonders in der Nasolabial- und Perioralregion, oberer Rumpf besonders in den seborrhoischen Gebieten. Häufig besteht Otorrhö.

Histopathologie. Proliferation von histiozytoiden Zellen mit beginnender Granulombildung ohne xanthomatöse Reaktion. Akanthose mit Exozytose der histiozytoiden Zellen. Elektronenmikroskopisch typische Zellen mit Langerhans-Zellgranula.

Verlauf. Unbehandelt meist innerhalb eines Jahres letal. Schlechte prognostische Symptome sind Purpura, besonders an den Handinnenflächen, Lungenbeteiligung und allgemeiner Verfall.

Differentialdiagnose. Wegen der Prädilektion in den seborrhoischen Gebieten (behaarter Kopf, Gesicht,

Brust und Rückenmitte) ist besonders an seborrhoisches Ekzem und M. Darier zu denken. Auch bei petechialen Blutungen oder Purpura unklarer Genese in früher Kindheit ohne die typischen papulösen Veränderungen sollte an Abt-Letterer-Siwe-Krankheit gedacht werden. Manchmal ist Skabies auszuschließen. Biopsie ist daher in Zweifelsfällen erforderlich.

Therapie. Klinische Behandlung in Zusammenarbeit mit dem Kinderarzt.
Innerlich: Allgemeine Therapie mit Bluttransfusionen und Antibiotika zur Vermeidung bakterieller und mykotischer Sekundärinfektion. Im übrigen hochdosierte Glukokortikoidtherapie und Zytostatika. Bemerkenswerte Remissionen mit Cyclophosphamid (Endoxan), Chlorambucil (Leukeran), Methotrexat und Vinblastin (Velbe) wurden beschrieben. Bei Patienten mit Purpura infolge proliferativer Vorgänge im Knochenmark sind allerdings Zytostatika besonders vorsichtig einzusetzen.
Äußerlich: An der freien Haut möglichst abtrocknende Behandlung (Lotio zinci oder Zinköl mit 0,5% Clioquinol (Vioform), evtl. Glukokortikoide in Creme oder Lotio. Am behaarten Kopf krustenlösende Therapie (Salizylöl, Glukokortikoide mit antibiotischem Zusatz als Creme).

Hand-Schüller-Christian-Krankheit
[Hand 1893, Schüller 1915, Christian 1920]

Definition. Chronische Verlaufsform der Histiozytose X mit der charakteristischen klinischen Trias: Knochendefekte, Diabetes insipidus und Exophthalmus.

Vorkommen. Die seltene Erkrankung beginnt meistens zwischen dem 2. und 5. Lebensjahr, kann aber auch noch bei älteren Kindern und Jugendlichen auftreten.

Pathogenese. Hier steht nicht nur die Proliferation der histiozytoiden Zellen mit den typischen Langerhans-Zellgranula im Vordergrund (proliferative Reaktion), sondern die Ausbildung von histiozytoiden Granulomen (granulomatöse Reaktion) mit Lipideinlagerung (xanthomatöse Reaktion). Diese bedingen durch Lokalisation im Knochen, in der Dura mater mit Druckerscheinungen auf die Hypophyse und in der Orbita die typische Trias der klinischen Symptomatik.

Klinik. Obwohl die proliferativen Infiltrationen vielfach auch zu Lungenveränderungen, Vergrößerung von Leber und Milz sowie generalisierter Lymphknotenschwellung Veranlassung geben, hat das Krankheitsbild meist keinen septischen Charakter. Auch chronische Otitis media kann ein wichtiges Symptom sein, das auf entsprechende Veränderungen im Mastoid hinweist (Röntgenuntersuchung).

Knochendefekte. Sie sind besonders am Schädeldach, röntgenologisch als „Landkartenschädel" nachweisbar.

Diabetes insipidus. Dieser findet sich in etwa der Hälfte der Fälle und ist durch Drucksymptome auf Hypothalamus oder Hypophysenstiel bedingt.

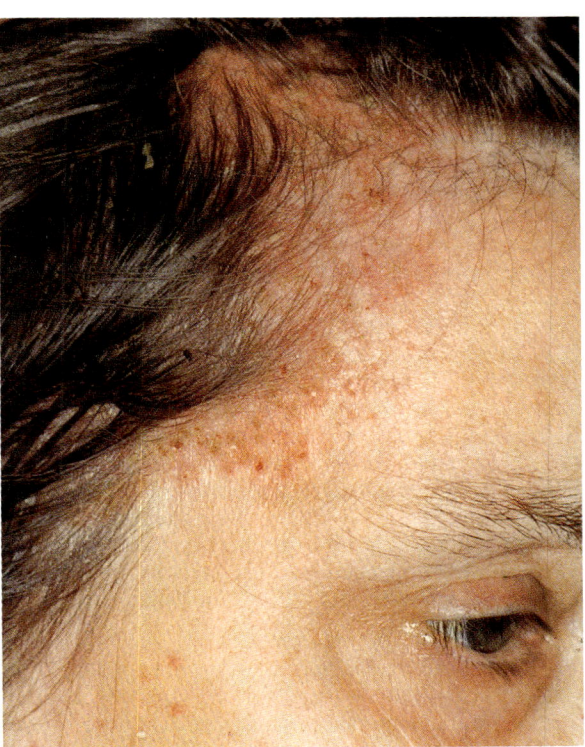

Histiozytose X, Hand-Schüller-Christian-Krankheit

Exophthalmus. Er kommt lediglich in 10% der Fälle infolge histiozytoider Proliferation in der Orbita stärker zum Ausdruck.

Haut- und Schleimhauterscheinungen. Diese kommen in etwa 30% der Fälle vor und sind sehr vielgestaltig: makulöse bräunlich-rötliche, an petechiale Blutungen erinnernde Flecken, Petechien, kleinpapulöse schuppende oder krustöse Effloreszenzen von hellgelber bis tiefdunkelbrauner Farbe führen zu einem Krankheitsbild, das an seborrhoische Dermatitis oder M. Darier erinnert. Prädilektionsstellen sind behaarter Kopf, seitliche Gesichtspartien, seborrhoische Gebiete am Rumpf, auch die Anogenitalgegend. Nicht selten kommt es zu bakterieller oder auch mykotischer Sekundärinfektion. Abheilung mit Atrophie oder Narben ist möglich. Die Neigung zu hämorrhagischen Veränderungen ist geringer als bei Abt-Letterer-Siwe-Krankheit, während andererseits xanthomatöse Veränderungen auftreten können. Diese erinnern an Xanthoma disseminatum und bestehen in ausgedehnten papulonodösen gelblich-bräunlichen oder gelblich-rötlichen Effloreszenzen, besonders an den Lidern, den seitlichen Halspartien, den Achselhöhlen und seitlichen Rumpfpartien.

Auch die Schleimhäute, vorwiegend die Mundschleimhaut, ferner die Anogenitalregion können Sitz von Infiltrationen mit schmerzhaften Erosionen und Ulzerationen sein, welche auch noch bei Erwachsenen auftreten können.

Histopathologie. Initiale Hautherde zeigen feingeweblich eine Vermehrung junger, vorzugsweise perivaskulär orientierter histiozytoider Zellen im oberen Korium (*proliferatives Stadium*). Im weiteren Verlauf treten neutrophile und eosinophile Leukozyten, lymphoide Zellen und Plasmazellen hinzu. Das granulomatöse Infiltrat kann sich bis tief in das dermale Bindegewebe erstrecken (*granulomatöses Stadium*). Auch intrazelluläre Lipoide können bereits nachweisbar werden. Im *xanthomatösen Stadium* wandeln sich die histiozytoiden Zellen durch feintropfige Lipoideinlagerung in Schaumzellen um; auch Schaumriesenzellen sind nicht selten. Die eingelagerten Lipide bestehen aus Cholesterin, Phosphatiden, Azetalphosphatiden, freien Fettsäuren und Triglyceriden. Durch die begleitende zellulär-entzündliche Reaktion ist das Bild wesentlich „bunter" als bei echten Xanthomen. Schließlich kommt es durch zunehmende Fibrose (*fibröses Stadium*) zur bindegewebigen Durchsetzung. Wegen der Einlagerungen von Lipoiden, speziell von Cholesterin, hat man früher daran gedacht, daß es sich an eine „Cholesterinspeicherkrankheit" handelt. Die Lipoidspeicherung ist aber stets sekundär, und die Proliferation der histiozytoiden Zellen geht dieser voraus.

Verlauf. Spontane Heilung wurde beobachtet. Meist (50–70%) kommt es aber ohne Behandlung zu letalem Verlauf. Grundsätzlich ist die Prognose um so besser, je später im Leben sich die chronische Erkrankung manifestiert.

Differentialdiagnose. Sie hat in erster Linie seborrhoisches Ekzem und M. Darier, bei Ausprägung allein in den Beugen auch M. Hailey-Hailey zu berücksichtigen. Bei ulzerierten granulomatösen Veränderungen an den Schleimhäuten und in der Anogenitalregion ist an ulzerierende Hauttuberkuloseformen, hämatologische Krankheiten und maligne Neoplasien zu denken. Probeexzision, evtl. mit elektronenmikroskopischer Sicherstellung der Diagnose.

Therapie
Innerlich: Zufriedenstellende Erfolge mit Kombinationsbehandlung, und zwar kommen Glukokortikoide in mittleren Dosen (etwa 40 mg Prednison oder Isodosen anderer Glukokortikoide zu Beginn) und Zytostatika wie Methotrexat, Cyclophosphamid (Endoxan), Vinblastin (Velbe) oder Azathioprin (Imurek) in Betracht. Die Behandlung des Diabetes insipidus macht Vasopressin (Pitressin, Postacton, Vasopressin Sandoz) erforderlich.
Äußerlich: Nässende und ulzeröse Herde werden je nach klinischem Zustand mit feuchten Umschlägen, Farbstofflösungen, glukokortikoidhaltigen Tinkturen oder Cremes, auch mit Lotio alba (mit 0,5% Clioquinol) behandelt. Wichtig ist besonders bei Erscheinungen in intertriginösen Räumen Überwachung auf bakterielle und mykotische (Candida albicans) Sekundärinfektion. Röntgenweichstrahlentherapie von Hauterscheinungen oder die Röntgenbestrahlung von Knochenveränderungen bzw. Bestrahlung der Hypophysengegend führt auch zur Regression von Erscheinungen.

Eosinophiles Granulom der Knochen

Definition. Meistens gutartige Manifestationsform der Histiozytose X, die sich hauptsächlich an Knochen, seltener an der Haut und/oder an Schleimhäuten manifestiert. Sie wird heute als Teilsymptom der Hand-Schüller-Christian-Krankheit aufgefaßt.
Granuloma eosinophilicum faciei hat mit dieser Krankheit nichts zu tun.

Vorkommen. Selten; besonders bei Kindern zwischen dem 2. und 6. Lebensjahr.

Ätiopathogenese. Ätiologie unbekannt. Pathogenetisch im Vordergrund steht die Proliferation histiozytoider Zellen mit Langerhans-Zellgranula und zahlreichen eosinophilen Leukozyten und anderen Zellen, d.h. die granulomatöse Reaktion der Histiozytose X.

Klinik
Knochenveränderungen. Sie manifestieren sich in Form isolierter, seltener als multiple Herde, die röntgenologisch als Aufhellungen nachweisbar sind und auch zu Spontanfrakturen führen können. Bei Lokalisation solcher Erscheinungen in der Hypophysengegend kann Diabetes insipidus auftreten.

Hauterscheinungen. Sie entsprechen denen bei Hand-Schüller-Christian-Krankheit und entwickeln sich als umschriebene, entzündlich infiltrierte plaqueförmige Herde, die auch zu schmerzhafter Ulzeration neigen können, oder als gelbliche bis bräunlich gefärbte Papeln. Prädilektionsstellen sind auch hier behaarter Kopf, Temporalregion, besonders aber die Anogenitalregion, wo es zu massiv infiltrierten, auch ulzerösen schmerzhaften Veränderungen kommen kann, die vielfach lange Zeit bestehen, bis die Diagnose durch histologische Untersuchung gestellt wird. Auch disseminierte verkrustete Papeln wie bei Abt-Letterer-Siwe-Krankheit wurden beobachtet.

Mundschleimhauterscheinungen. Sie sind ebenfalls nicht selten und manifestieren sich meist als platten- oder knotenförmige Infiltration mit Ulzerationstendenz.

Histopathologie. Granulomatöse Reaktion mit ausgedehnten Ansammlungen von spezifischen histiozytoiden Zellen und anderen Entzündungszellen mit besonders vielen eosinophilen Leukozyten. Lipideinlagerungen fehlen meist in der Haut, sind aber in Knochenherden oft vorhanden. Im Zweifelsfall elektronenmikroskopische Untersuchung.

Prognose. Gewöhnlich günstig, auch weil Spontaninvolution innerhalb weniger Jahre vorkommt. Allerdings wurden auch letale Ausgänge beobachtet.

Differentialdiagnose. Wie bei Hand-Schüller-Christian-Krankheit.

Therapie. Wie bei Hand-Schüller-Christian-Krankheit. Einzelne Knochenherde sind einer Röntgenstrahlentherapie zugänglich. Infiltrierte Hautveränderungen sprechen auf Röntgenweichstrahlentherapie an.

Monozytenleukämie

Bei der Monozytenleukämie handelt es sich um eine systemische neoplastische Erkrankung des mononukleären Phagozytensystems. Da man heute für die monozytäre und granulozytäre Zellreihe eine gemeinsame Stammzelle annimmt, werden Übergangsformen zwischen Monozytenleukämien, myelomonozytären Leukämien und myeloischen Leukämien verständlich. Bezüglich der Hauterscheinungen s.S. 945.

Crosti-Retikulohistiozytose [Crosti 1951]

Synonyme. Crosti-Syndrom, Retikulose von Crosti.

Definition. Es handelt sich um ein Retikulohistiozytom vorwiegend am Rücken von Erwachsenen, das einen langsamen malignen Verlauf nimmt.

Klinik. Die sehr seltene Erkrankung weist ausgesprochene Androtropie auf (70% der Patienten sind Männer). Sie tritt erst nach dem 40. Lebensjahr auf. Charakteristisch ist der Beginn der Krankheit am Rücken. Hier entwickelt sich ein einzelner rot-violetter, wenig oder gar nicht juckender Tumor, der von figurierten Erythemen umgeben sein kann. Gelegentlich kommt es auch zur Entwicklung einer Gruppe von kleineren Tumoren. Manchmal sitzen die Initialveränderungen auch an Brust, Stirn oder behaartem Kopf. Sie bleiben über Jahre hin örtlich begrenzt, ohne Beteiligung von regionalen Lymphknoten oder inneren Organen.

Nach dieser Phase örtlicher Malignität kommt es nach unterschiedlicher Zeit zu Mitbeteiligung der regionalen Lymphknoten und dann zur Generalisation mit tödlichem Ausgang wie bei anderen Retikulosarkomen.

Histopathologie. Der histopathologische Aspekt entspricht dem von B-Zellymphomen. Die Epidermis bleibt normal. Die Infiltratzellen besitzen keine Epidermotropie. Im mittleren und unteren Korium entwickelt sich ein sehr dichtes Infiltrat aus lymphoblastisch aussehenden großkernigen Zellen mit großen Nukleolen, die sich aber funktionell und ultrastrukturell als histiozytische Zellen identifizieren lassen. Insofern gehört diese Erkrankung zu den *malignen Histiozytosen*.

Therapie. Die Tumoren sind sehr strahlenempfindlich.

Maligne Histiozytose [Rappaport 1966]

Synonyme. Histiozytäre medulläre Retikulose (Scott und Robb-Smith 1939), maligne Retikulohistiozytose, aleukämische Retikulose.

Definition. Akut-subakut letal verlaufende Erkrankung durch systemische neoplastische Proliferation atypischer Histiozyten mit Hämozyten-, speziell Erythrozytenphagozytose. Keine Beziehung zur Histiozytose-X-Gruppe.

Vorkommen. Sehr selten. Ursächliche Faktoren unbekannt.

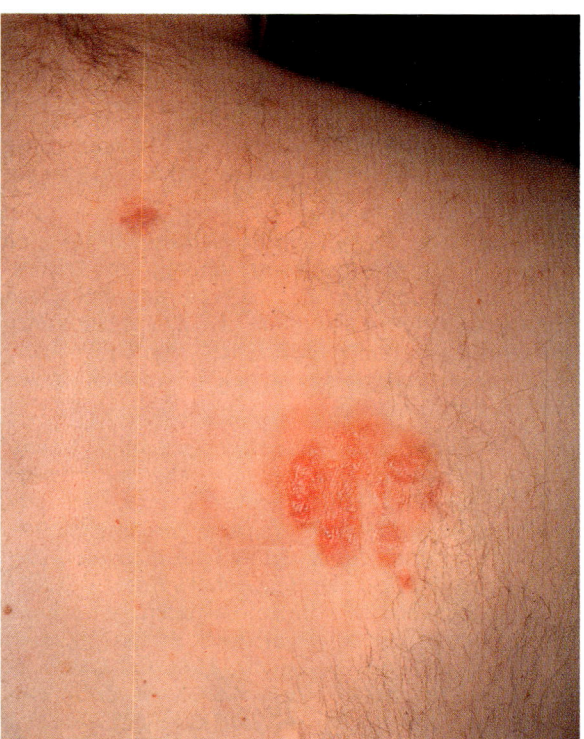

Crosti-Retikulohistiozytose

Klinik. Im Vordergrund des Krankheitsbildes stehen Fieber, Gelbsucht, Lymphknotenschwellungen, Hepatosplenomegalie, Panzytopenie und Knochenmarkinfiltration. Neben einer *viszeralen Form* mit frühzeitiger Beteiligung des hämatopoetischen Systems wird eine *Hautform* unterschieden, die bei etwa 10% der Fälle zur Beobachtung gelangen soll.

Hauterscheinungen. Beschrieben wurden:
– zirkumskripte infiltrierte Erytheme,
– disseminierte bräunlichrote bis violettrote Papeln mit Neigung zu Hämorrhagien und Ulzeration,
– nodöse Erytheme (gelegentlich als Frühmanifestation),
– polymorphe Exantheme (morbilliform, psoriasiform, makulopapulös).

Histopathologie. Vorwiegend perivaskulär unter Verschonung des Papillarkörpers in der tieferen Dermis und Subkutis, polymorphe, blockförmige, zelldichte Infiltrate aus atypischen esterasepositiven Histiozyten, Makrophagen mit phagozytierten Erythrozyten, Granulozyten, Thrombozyten, Hämosiderin und Lipiden, ferner Entzündungszellen ähnlich wie bei M. Hodgkin.

Verlauf. Meist innerhalb von 6 Monaten letal.

Differentialdiagnose. Maligne Lymphome der Haut von hohem Malignitätsgrad.

Therapie. Zytostatische Polychemotherapie.

Retikulosarkom der Haut [Roulet 1930, Rössle 1939]

Synonyme. Histiozytisches Lymphom, Retothelsarkom, histioblastisches Retikulosarkom.

Definition. Sehr seltener, maligner, zu Metastasierung neigender Tumor, durch Proliferation histiozytischer Retikulumzellen.

Pathogenese. Wahrscheinlich handelt es sich um eine heterogene Gruppe maligner Tumoren von Retikulumzellen, Histiozyten oder anderen mononukleären Phagozyten. Viele dieser Fälle konnten als immunoblastische Lymphome identifiziert werden. Wichtig ist der Nachweis von lysosomalen Enzymen in den Tumorzellen.

Klinik. Das Erscheinungsbild ist vielgestaltig. Oft entwickelt sich ein einzelner bis tomatengroßer, derber bräunlicher oder bräunlichroter Tumor, der von unterschiedlicher Hauttiefe seinen Ausgang nimmt, rasch wächst und zentral tiefgreifend ulzeriert. Aber auch aggregierte, kleinknotige, schmerzlose, rote oder bräunlichrote Herde können auftreten, manchmal auch ein solitäres unterschiedlich großes Infiltrat. Prädilektionsstellen sind Gesicht, Hals und Tonsillen. Neue Tumoren treten hinzu, wobei schwer zu entscheiden ist, ob es sich um die Folge hämatogener bzw. lymphogener Metastasierung oder um multizentrische Entstehung handelt.
Sekundär werden innere Organe und das Skelettsystem mitbefallen. Auch Ausschwemmung von monozytoiden (retikulären?) Zellen in die Blutbahn kommt vor.

Histopathologie. Unter normaler Epidermis und getrennt durch einen freien Bindegewebsstreifen findet sich die ganze Dermis bis zur Subkutis durchsetzt von weniger differenzierten oder differenzierten (histiozytenartigen) Retikulumzellen. Große helle Retikulumzellen („Sternhimmelbild") zeigen oft das Phänomen der Erythrozytenphagozytose. Die Tumorzellen liegen bei reiferen Formen in einem feinen Netz argyrophiler Gitterfasern (Gomori-Färbung).

Verlauf. Bei frühzeitiger Behandlung eines Solitärtumors ist die Prognose nicht absolut schlecht. Später ist letaler Ausgang nicht zu verhindern.

Differentialdiagnose. Maligne Lymphome der Haut von hohem Malignitätsgrad, Mycosis fungoides d'emblée oder M. Kaposi.

Therapie. Gutes Ansprechen auf Röntgenbestrahlung. Kleine Herde können im Gesunden exzidiert werden. Später zytostatische Kombinationstherapie wie bei malignen Lymphomen von hohem Malignitätsgrad, z.B. COP-Schema (Cyclophosphamid, Vincristin, Prednison) und besonders mit dem COP-Bleo-Schema (mit Bleomycin) sowie dem MEV-Schema [Methotrexat, Cyclophosphamid (Endoxan), Vincristin (Velbe)].

Retikulosen der Haut

Als Retikulosen der Haut hat man früher autonome, nicht rückbildungsfähige, systematisierte neoplastische zelluläre Proliferationen bezeichnet, die vom retikulo-endothelialen, retikulo-histiozytären oder retikulo-adventitiellen System der Haut ihren Ausgang nehmen. Heute wissen wir, daß die meisten Retikulosen der Haut früherer Interpretation den malignen Lymphomen der Haut und den Monozytenleukämien zuzuordnen sind. Das Vorkommen einer Retikulose der Haut, die allein auf eine systemhafte maligne Proliferation von dendritischen oder interdigitierenden Retikulumzellen beruht, ist dadurch fraglich geworden.

Paraneoplastische Syndrome

Es handelt sich um Hautveränderungen, die häufig mit einer malignen Erkrankung an inneren Organen vergesellschaftet vorkommen und daher von großer diagnostischer Bedeutung sind. Sie sind aber dem malignen Tumor nicht direkt zugehörig, also keine Hautmetastasen. Der genaue Pathomechanismus der paraneoplastischen Hautsymptome ist nicht bekannt. Es wird vermutet, daß es sich zum Teil um die Auswirkung allergischer Reaktionen an der Haut auf das vom Organismus als fremd empfundene Tumorantigen handelt.
Maligne Tumoren und Hautveränderungen beginnen entweder gleichzeitig oder relativ kurz nacheinander. Der maligne Tumor und die Hautveränderungen bestehen nebeneinander fort. Oft ist ein bestimmter maligner Tumortyp mit den jeweiligen Hautveränderungen verbunden (Beispiel: Adenokarzinom bei Acanthosis nigricans oder beim Gammel-Syndrom). Die Hautveränderungen können relativ häufig, aber auch sehr selten sein (Beispiel: Akrokeratose Bazex-Dupré). Bei genetisch determinierten malignen Tumoren (Beispiel: Gardner-Syndrom) müssen die Hautveränderungen nicht gleichzeitig mit dem Tumor beginnen und parallel zu diesem verlaufen.
Man spricht von obligat paraneoplastischen Hautsymptomen, wenn mit großer Wahrscheinlichkeit ein maligner Tumor entsteht, und von fakultativ paraneoplastischen Hautsymptomen, wenn sich nur seltener ein Malignom entwickelt.

Tabellarische Übersicht

Hautveränderung	Maligner Tumor oder Grundkrankheit	Koinzidenz
Enge Assoziation kutaner Paraneoplasien mit einem malignen Tumor		
Acanthosis nigricans maligna	Fast stets Adenokarzinom des Bauchraumes: Magen 64% Abdominell (außer Magen) 27% Extraabdominell 9%	Nahezu 100%
Akrokeratose (Bazex, Dupré et al. 1965)	Karzinom der oberen Luftwege und des oberen Magen-Darm-Traktes oder Metastasen anderer Karzinome im Bereich der zervikalen und mediastinalen Lymphknoten. Nur bei Männern über 38 Jahre beobachtet	Nahezu 100%
Erythema gyratum repens [Gammel-Syndrom (1952)]	Adenokarzinom (Mamma, Bronchus, Intestinum, oft polypeptidsynthetisierende, nichtendokrine Tumoren	Nahezu 100%
Hypertrichosis lanuginosa acquisita Synonym: „malignant down" (engl. *down* = Daunenfeder)	Karzinome: Blase, Gallenblase, Lunge, Bronchus, Magen/Darm	Nahezu 100%
Glukagonomsyndrom (Becker 1942) Synonyme: Staphylodermia superficialis circinata (Rothmann 1925), Erythema necroticans migrans, Nekrolytisches, migrierendes Erythem mit α_2-Zellentumor des Pankreas, Obligate fünfte kutane Paraneoplasie (Röckl et al. 1977)	Karzinome: Pankreas; chronische kalzifizierende Pankreatitis ohne Tumor	Nahezu 100%
Lockere Assoziation kutaner Paraneoplasien mit einem malignen Tumor		
Akquirierte Ichthyosis, Keratosen oder generalisiertes Ekzem	M. Hodgkin, Non-Hodgkin-Lymphome, Karzinome	Häufig
Akquirierte Palmoplantarkeratose Synonym: „tripe-palms" (engl. *tripe* = Gekröse; Gekrösehandflächen) (Clarke 1957, Breathnach und Wells)	Karzinome: Ösophagus, Lunge, Magen	Häufig

Paraneoplastische Syndrome

Hautveränderung	Maligner Tumor oder Grundkrankheit	Koinzidenz
Akquirierte Pachydermoperiostose und Cutis verticis gyrata Synonym: Touraine-Solente-Golé-Syndrom	Karzinome: Bronchus, Pleuromesotheliome	Häufig
Dermatomyositis beim Erwachsenen	Karzinome: Lunge, Brust, Ovarien, Magen, oder diffuse interstitielle letale Pneumonie	Häufig
Erythem als Paraneoplasie	Karzinome: Ovarien; monoklonale Gammopathien	Selten
Flush	Karzinoide; Karzinome: Magen	Häufig
Erythrodermien	Chronische lymphatische Leukämien, maligne Lymphome	Selten
Pruritus, Prurigo und Urtikaria	Karzinome, Hodgkin-Lymphome, Non-Hodgkin-Lymphome	Selten
Dermatitis herpetiformis	Uncharakteristischer Tumortyp.	Nicht selten
Zoster generalisatus	Uncharakteristischer Tumortyp: maligne Lymphome, Morbus Hodgkin, Mammakarzinome	Selten
Bullöses Pemphigoid	Karzinome. (Bei diesen Hautveränderungen werden in etwa 20% der Fälle Tumoren gefunden)	Nicht selten
Pemphigus vulgaris und Pemphigus foliaceus	Thymome, Lymphome, selten Karzinome	Selten
Erythema anulare centrifugum	Hodgkin-Lymphom und Non-Hodgkin-Lymphome, Karzinome	Selten
Skleromyxödem	Plasmozytome	Selten
Mucinosis follicularis, sekundäre oder symptomatische Formen	Hodgkin-Lymphom, Non-Hodgkin-Lymphome, Mycosis fungoides	Selten
Thrombophlebitis migrans	Karzinome: Pankreas, Intestinum, Urogenitalsystem	Selten
Retikulohistiozytose Synonym: Lipoidarthritis	Sarkom; Karzinom: Magen, Bronchus; uncharakteristischer Tumortyp	Häufig
Hauterscheinungen bei tumorbedingten Kryoproteinämien: Livido reticularis, Kälteurtikaria, Raynaud-Phänomene, Purpura, Nekrosen	Plasmozytome, Makroglobulinämien, Non-Hodgkin-Lymphome	Häufig
Pyoderma gangraenosum Synonym: Dermatitis ulcerosa	Plasmozytome, Gammopathien, Leukosen	Selten
Subkorneale Pustulosis (Sneddon und Wilkinson)	Plasmozytome	Selten
Pseudosklerodermien	Plasmozytome, Non-Hodgkin-Lymphome, Bronchialkarzinome	Selten
Eruptive seborrhoische Warzen und Sommersprossen (Leser-Trélat-Syndrom 1890)	Adenokarzinome	Selten
Multiples Hamartome-Syndrom (Weary), Papillomatose der Lippen und des Oropharynx (Lloyd und Dennis), Cowden-Syndrom	Karzinome: Mamma, Kolon, Thyreoidea	Häufig
Epidermales Nävussyndrom (Ollendorff und Curth), Phakomatoseähnliches Syndrom	Karzinome: Magen, Darm, Mamma	Selten
Familiäre Polypose des Dickdarms Synonym: Epidermale Zysten beim Gardner-Syndrom (Cripps, Deric und Busny, Gardner und Richards)	Karzinome: Dickdarm	Häufig
Dyskeratosis congenita Synonym: Zinsser-Cole-Engman-Syndrom	Karzinome auf leukoplakischen Veränderungen: Mund und Urogenitalregion	Häufig
Bloom-Syndrom	Leukämien	Häufig
Epidermolysis bullosa dystrophica acquisita	Plattenepithelkarzinome	Selten

Dermatologische Proktologie

Die Diagnostik und Therapie des sog. analen Symptomenkomplexes gehört – in Zusammenarbeit mit dem Gastroenterologen und dem Chirurgen – zum Fachgebiet der Dermatologie. Es handelt sich im wesentlichen um das Hämorrhoidalleiden und seine Komplikationen sowie um Dermatosen, die in besonderer Ausprägung oder Häufigkeit anal und perianal vorkommen. Störungen im komplizierten anorektalen Funktionssystem sind insgesamt sehr häufig: etwa 70% aller Erwachsenen leiden unter Enddarmbeschwerden. Die diagnostische Abklärung ist in den meisten Fällen durch eine exakte Anamnese und relativ wenig aufwendige ärztliche Untersuchungstechniken möglich.

Anamnestische Angaben und Symptome

Die sorgfältige Erhebung der Anamnese ist auch bei proktologischen Erkrankungen von großer Wichtigkeit. Zu fragen ist nach folgenden Symptomen im Analbereich: Juckreiz, Brennen, Nässen, Fötor, krampfartige Schmerzen, Abgang von hellrotem oder schwarzbraunem Blut bei der Defäkation. Wichtig ist, ob die Stuhlentleerung normal funktioniert, oder ob Obstipation, Diarrhö, Inkontinenz, Gebrauch (oder Mißbrauch) von Laxanzien vorliegen. Allgemeinerkrankungen, insbesondere Enteritiden, Leber- und Stoffwechselerkrankungen und eine unklare Gewichtsabnahme sollten ebenfalls anamnestisch bekannt sein. Die Familienanamnese deckt manchmal erbliche Belastung für Hämorrhoidal- und Krampfaderleiden im Sinne einer „Bindegewebsschwäche" auf. Auch frühere proktologische Untersuchungen, operative oder sonstige Behandlungen und die verwendeten Medikamente sollten erfragt werden.

Untersuchungsgang bei anorektalen Krankheiten

Die Untersuchung des gebückt stehenden Patienten ist allenfalls für die äußere Inspektion ausreichend. Bewährt hat sich besonders die Steinschnittlage; manche Untersucher bevorzugen die Seitenlage des Patienten mit angezogenen Beinen oder (die für den Patienten meist beschwerlichere) Knie-Ellbogen-Lage. Bei Angabe von Befunden nach dem Uhrzifferblatt (z.B. „im Analring bei 3 Uhr") soll dies stets auf die Steinschnittlage bezogen werden, d.h. das Perineum liegt bei 12 Uhr.

Inspektion. Bei Spreizung der Nates werden in guter Beleuchtung erkennbar: die mazerativ-erosiven Veränderungen einer Intertrigo, Lichenifikation und Schuppung chronischer Analekzeme, Rhagaden, äußere Fisteln, die papillomatösen Condylomata acuminata, die beetartigen, nässenden Condylomata lata der Lues II, Marisquen, Hauttumoren, colleretteartige Schuppung und Pusteln im Randbereich bei perianaler Kandidose. Läßt man den Patienten vorsichtig pressen, werden u.U. Hämorrhoidalknoten, ein Analprolaps und Analfissuren zusätzlich erkennbar.

Digitale Untersuchung. Der von einem gefetteten Fingerling geschützte Zeigefinger erlaubt die Palpation bis maximal 10 cm Höhe. Beurteilt werden der Tonus des Sphinktersystems, Lücken im Sphinkter, die Oberfläche der Rektumschleimhaut (Knoten, Tumoren, Ulzerationen), die Prostata bzw. Portio vaginalis. Beim Herausziehen des Fingers sollte sich der Anus sofort spontan schließen; ferner achte man auf Schleim, Eiter oder Blut am Finger. Bei Analfissuren kann die digitale Untersuchung wegen starker Schmerzen und krampfartigen Sphinkterschlusses nur in Lokalanästhesie durchgeführt werden. Zur Lokalisation der Fissur dient das Einführen eines Wattestieltupfers, der nach dem Herausziehen an der Stelle der Fissur einen Blutstreifen erkennen läßt.

Proktoskopie. Proktoskope sind vorn schräg offene oder seitlich gefensterte, z.T. mit Spiegeln versehene Rohre von 8–15 cm Länge, die in den Anus eingeführt und innen beleuchtet werden. Sie erlauben die Diagnostik von Hämorrhoidalknoten, entzündlichen Veränderungen der Enddarmschleimhaut sowie benignen und malignen Tumoren wie Polypen, inneren Condylomata acuminata und Karzinomen.

Bei geringstem Verdacht auf weiter kranial sich befindende Prozesse sind unverzüglich weitere diagnostische Maßnahmen wie Rektosigmoidoskopie, Röntgenuntersuchungen oder Computertomogramm zum Ausschluß eines Rektum- oder Kolonkarzinomes erforderlich.

Hämorrhoiden

Anatomische Vorbemerkungen

Es handelt sich nicht um anal lokalisierte Varizen (d.h. Erweiterungen eines venösen Plexus), sondern um die pathologische Vergrößerung von Gefäßkonvoluten des Corpus cavernosum recti. Dieser Schwellkörper ist submukös im kranialen Drittel des Analkanals gelegen und funktionell Teil des anorektalen angiomuskulären Kontinenzorganes. Die den Schwellkörpern der Genitalien ähnlichen, weitlumigen, dünnwandigen Gefäße werden von 3 Endarterien ge-

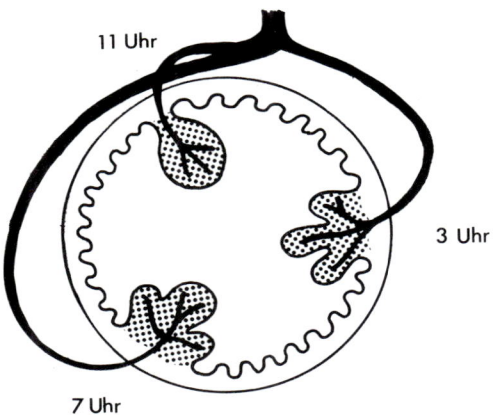

Schema der arteriellen Gefäßversorgung der Hämorrhoidalknoten aus der A. rectalis superior (Steinschnittlage)

speist, die meist bei 3, 7 und 11 Uhr (Steinschnittlage) 5 cm oberhalb des Analringes in Höhe der Linea dentata (Kryptenlinie) die Rektumwand von außen nach innen durchbrechen. Hier liegen deshalb die Prädilektionsstellen der Hämorrhoidalknoten, die bei leichter Verletzlichkeit hellrotes Blut, manchmal spritzend, entleeren. Nebenäste bei 3 und 7 Uhr können zu Hämorrhoidalnebenknoten (Satelliten) führen.

Pathogenese. Hämorrhoiden gehören zu den häufigsten proktologischen Erkrankungen. Neben einer gewissen genetischen Disposition werden chronische Obstipation mit langem Pressen während der Defäkation, Laxanzienabusus, selten eine Diarrhö, als wichtige ätiologische Faktoren angesehen. Begünstigend für das Hämorrhoidalleiden sind auch die Eßgewohnheiten mit großen fettreichen Mahlzeiten, ein reichlicher, Hyperämie auslösender Alkoholgenuß, vielleicht sitzende oder stehende Lebensweise sowie hormonelle und hämodynamische Einflüsse während der Schwangerschaft. Die früher angenommene Bedeutung von Rückstauungen im Beckenvenenbereich bei Leberzirrhose oder Tumoren im kleinen Becken wird heute bestritten, da niemals eine Drucksteigerung bis auf die im analen Schwellkörper bestehenden arteriellen Werte erreicht wird. Bedeutsam ist dagegen die behinderte Entleerung des Gefäßabflusses des Schwellkörpers über den sphinktären Abfluß bei der Stuhlpassage, die zu ständiger Überdehnung und Wandschädigung der Gefäßkonvolute des Schwellkörpers und schließlich zu dessen Hypertrophie führt.

Klinik. Das Hämorrhoidalleiden wird in 3 Schweregrade (bzw. Stadien) eingeteilt:

- *Hämorrhoiden Grad I.* Ein oder mehrere Knoten wölben sich dunkelrot in den Analkanal vor, überschreiten aber nie die Linea dentata; sie liegen also stets 5 cm oberhalb des Analringes. Wegen ihrer noch weichen Konsistenz sind sie nicht palpabel, sondern nur im Proktoskop sichtbar. Sie bluten leicht, ohne dabei zu schmerzen.
- *Hämorrhoiden Grad II.* Die knotigen Gefäßkonvolute reichen teilweise in den Analkanal und können beim Pressen prolabieren, retrahieren sich aber spontan. Mit zunehmender Fibrosierung werden sie tastbar, bluten dann weniger.
- *Hämorrhoiden Grad III.* Die stark erweiteren Konvolute bilden z.T. elongierte Knoten, die irreversibel in das Lumen hineinragen, bei der Defäkation prolabieren und schließlich zu einem ständigen (sekundären) Analprolaps führen. Man findet dann gestaute, lividrote, aus dem Anus ragende Schleimhautfalten und Knoten. Die Analarchitektur ist – histologisch nachweisbar – weitgehend zerstört, der Analschließmechanismus erheblich beeinträchtigt.

Symptome. Wesentliche Symptome bei Hämorrhoiden sind: Blutungen, Schmerzen, Prolaps.
Hellrotes Blut, manchmal bei der Defäkation spritzend, tritt besonders bei Hämorrhoiden I. Grades auf. *Spastisch-rigide Verhärtungen* des Analkanals und *Schmerzen* beim Stuhlgang, insbesondere auch bei der möglichen Einklemmung und Thrombosierung von Hämorrhoidalknoten, sind für den II. Schweregrad typisch. Im III. Grad leiden die Patienten besonders unter dem *Analprolaps* mit *Störung der Kontinenz,* ständiger Sekretion, Ausprägung eines chronischen Analekzems und starkem Juckreiz.

Komplikationen. Die ständige Irritation der Perianalregion bei Hämorrhoiden Grad II und III durch austretendes Sekret führt zu Intertrigo bzw. chronischem Analekzem. Die nicht selten jahrelange Verwendung von Analtherapeutika (Hämorrhoidensalben, -zäpfchen) führt sehr häufig zusätzlich zu Kontaktsensibilisierungen, d.h. zu einem *allergischen Analekzem,*

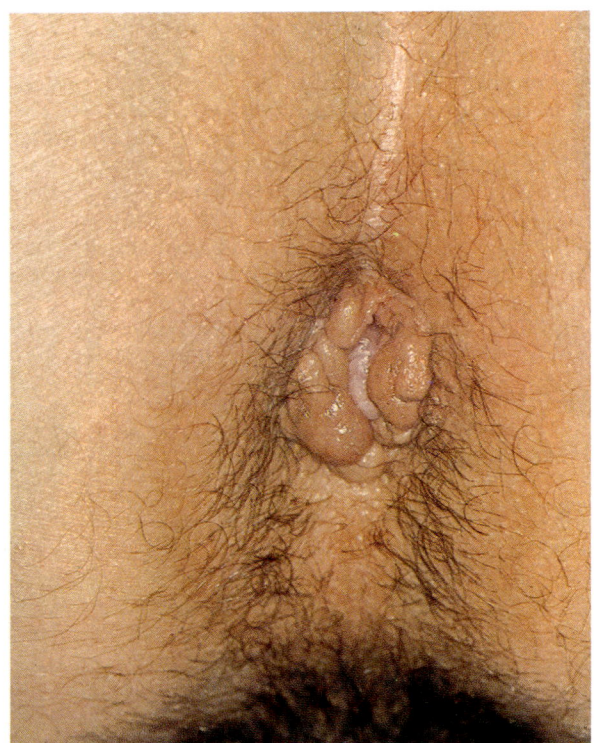

Analprolaps durch Hämorrhoiden Grad III

insbesondere gegen Grundlagen (Wollwachsalkohole, Kakaobutter, Perubalsam), juckreizstillende Zusätze (Benzocain, Menthol, Phenol) und antimikrobielle Bestandteile (Jod, Resorcin, Sublimat, Neomycin). Austretende Sekrete, besonders bei chronischer Proktitis, können zu Mazeration und dadurch zu chronischer analer Intertrigo oder einem stark jukkenden kumulativ-toxischen bzw. nichtallergischen Analekzem führen. Superinfektion durch Candida albicans ist nicht selten, wobei eine intestinale Kandidose meist das Reservoir darstellt. Chronische Intertrigo und Analekzem begünstigen ferner die Ausbreitung von analen und perianalen Condylomata acuminata. Erwähnt wurde bereits die Möglichkeit einer *Thrombosierung von Hämorrhoidalknoten;* diese sehr schmerzhafte, akute perianale Thrombose entsteht plötzlich und imponiert als sich aus dem Analring vorwölbender praller blauschwarzer, bis kirschgroßer Knoten.

Differentialdiagnose. Die Verwechslung von Hämorrhoiden mit den nässenden Papelbeeten der Condylomata lata sollte nicht vorkommen (weitere Luesmanifestationen, Erregernachweis im Dunkelfeld, Lues-Serologie).
Besonders wichtig ist ebenfalls, daß Symptome und klinische Erscheinungen von Rektum- und Analkarzinomen nicht als harmloses Hämorrhoidalleiden fehlgedeutet werden.
Differentialdiagnostisch können je nach klinischem Bild noch bei Proktitis eine rektale Gonorrhö, bei Ulzerationen der syphilitische Primäraffekt, Lymphogranuloma inguinale, bei Fisteln auch Enteritis regionalis (Crohn), Colitis ulcerosa, schießlich das Acne-conglobata-Syndrom (Aknetetrade) oder, sehr selten, Tuberculosis subcutanea et fistulosa in Frage kommen.

Therapie
Sklerosierungstherapie. Bei Hämorrhoiden der Grade I und II (insbesondere im frühen Grad II) hat sich die Sklerosierungstherapie (Verödung) besonders bewährt. Als Sklerosierungsmittel dient oft Chinin (Sagittaproct, oder als Rezeptur *Rp.* Chinin. dihydrochlor. 20,0. Aquae dest. ad 100,0, S. steril!). Vor jeder Sklerosierung muß eine digitale Untersuchung vorgenommen werden. Dann injiziert man nach Einstellen des Hämorrhoidalknotens im Proktoskop mit einer Spezialtropfspritze und langer, vorn abgewinkelter Kanüle einige Tropfen (0,2–0,5–0,8 ml) der Sklerosierungsflüssigkeit streng submukös in die Basis der Hämorrhoidalknoten, zunächst zur Prüfung der Verträglichkeit nur an einer Stelle, dann in etwa wöchentlichen Sitzungen jeweils an mehreren Stellen. Meist sind in einer Serie 8 bis 10 Behandlungen notwendig, nach monate- bis jahrelangen Intervallen können Nachbehandlungen notwendig werden.
Bei Chininallergie, die bei etwa 1% der Patienten vorkommen soll, wird als Sklerosierungsmittel 5% Phenolöl empfohlen; auch die zur Varizenverödung verwendeten Jodpräparate (4% und 8% Varigloban) oder Detergenzien (Aethoxysklerol) werden benutzt.

Kryotherapie. Sie bietet sich als Alternative zur Sklerosierung an. Dabei können Hämorrhoidalknoten mit einer Kühlsonde (flüssiger Stickstoff −196° C, Lachgas −80° C, Kohlensäure −50° C) wirksam durch Erzeugung einer Kältenekrose beseitigt werden.

Infrarotkoagulation. Infrarotlicht kann mittels Faseroptik zur Hämorrhoidenkoagulation eingesetzt werden.

Operative Therapie. Bei sehr massivem Hämorrhoidenbefund, insbesondere bei Grad III und stärkerem Prolaps, ist operative Behandlung durch den proktologisch erfahrenen Chirurgen indiziert. Anstelle der unphysiologischen, die Kontinenz beeinträchtigenden zirkulären Entfernung des gesamten Schwellkörpers nach Whitehead wird heute meist eine keilförmige, segmentäre Exzision der Hämorrhoidalknoten vorgenommen, bei der ausreichend große Haut- und Schleimhautbrücken erhalten bleiben sollten und damit ein gutes funktionelles Endergebnis erzielt wird.

Analekzem

Definition. Akute bis chronische Intertrigo im Analbereich mit Juckreiz.

Pathogenese. Meist bedingt durch die infolge eines Hämorrhoidalleidens auftretende Sekretion aus dem Anus (Begleitproktitis), die zu mazerativ-erosiver Ir-

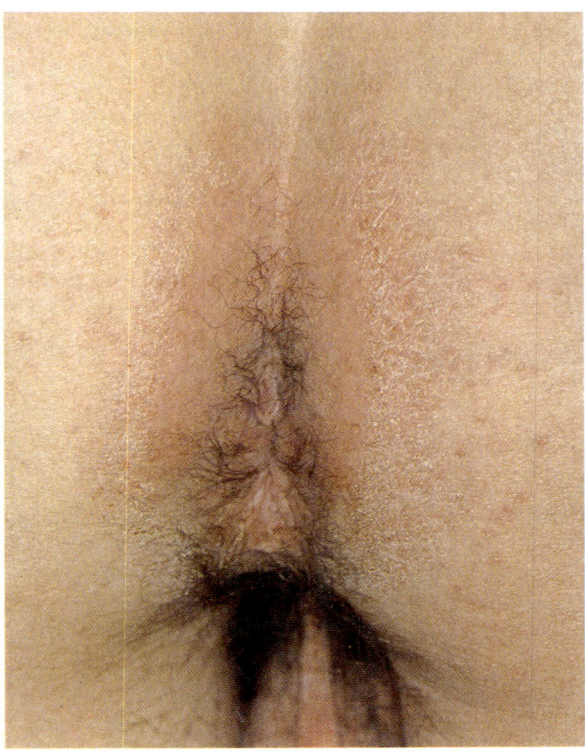

Analekzem

ritation im intertriginösen Perianalgebiet führt. Begünstigend sind Verdauungsstörungen und mangelhafte Analhygiene. Es kann sich um toxische oder – vielfach sekundär – kontaktallergische Reaktionen handeln.

Klinik. Alle morphologischen Varianten des Ekzems von akut-nässenden bis zu chronisch-lichenifizierten Formen kommen vor. Meist besteht starker Juckreiz.

Komplikationen. Langdauernde Therapie mit Hämorrhoidalsalben und Suppositorien führt zu Kontaktallergie (Wollwachsalkohole, Kakaobutter, Perubalsam, Menthol, Jod, Sublimat, Resorcin, Allylthiocarbamid, Hamamelis, Kampfer, Promethazin, Tct. benzoes, Neomycin). Deshalb Epikutantestung. Häufig ist auch die sekundäre Kandidose, oft unterhalten durch ein symptomloses Reservoir im Darm. Condylomata acuminata kommen ebenfalls vor.

Differentialdiagnose. Perianale Psoriasis vulgaris, Lichen ruber, Lichen sclerosus et atrophicus, extramammärer M. Paget.

Therapie. Am wichtigsten ist die Beseitigung einer ständigen Sekretion aus dem Anus. Schon nach wenigen Sklerosierungsbehandlungen auch klinisch geringfügig erscheinender Hämorrhoiden tritt oft überraschende Besserung ein. Wichtig ist auch die Analhygiene; am besten sollte die Analregion nach jedem Stuhlgang gewaschen und gut abgetrocknet werden. Zu stark fettende Salben, vor allem aber in der Epikutantestung festgestellte Allergene, müssen gemieden werden. Bei akut-nässenden Analekzemen sind feuchte Umschläge oder Pinselungen mit Farbstofflösungen (Pyoktanin 0,1–0,5% wäßrig) am besten wirksam, in der Praxis aber schwer durchführbar. Glukokortikoide führen in Form von Lotion (Sermaka), Schaum (Delmeson) oder Milch, bei subakutem Bild in Pasten (Etacortin-Paste, Locacorten-Vioform-Paste) meist zu rascher symptomatischer Besserung.
Wichtig ist das Einlegen von Watte oder Mull in die Analfalte, damit der intertriginöse Raum trockengelegt wird. Bei Nachweis von Candida albicans im Stuhl verordnet man Nystatin oder Amphotericin B per os (Moronal oder Candio-Hermal, 4mal 2 Drg./Tag; Ampho-Moronal, 3mal 1 Tbl./Tag; jeweils für etwa eine Woche).

Anokutaner Ergotismus gangraenosus
[Wienert und Grußendorf 1980]

Definition. Die Erkrankung ist als eigenes Krankheitsbild infolge eines jahrelangem Abusus ergotaminhaltiger Suppositorien im Analbereich bekannt geworden. Sie manifestiert sich in Ulzerationen.

Vorkommen und Verlauf. Bisher wurden nur 2 Fälle beschrieben. Die Erkrankung dürfte aber wesentlich häufiger vorkommen und vielfach verkannt werden. Typisch ist die Anamnese, nämlich die Zufuhr ergotaminhaltiger Suppositorien, meist zur Migränebehandlung. Daher vielleicht häufiger bei Frauen.

Der Verlauf ist chronisch und sehr schmerzhaft, wenn die Ursache nicht erkannt ist. Nach Absetzen der ergotaminhaltigen Suppositorien erfolgt rasche und vollständige Abheilung.

Ätiopathogenese. Die dauernde Zufuhr von ergotaminhaltigen Suppositorien zur Migränebehandlung führt offenbar auf dem Boden geringer Hautläsionen im intraanalen und perianalen Bereich zu Gefäßkonstriktion und sekundär zu Gangrän mit Ulzerationen. Im Perianalbereich sowie im intraanalen Bereich entwickeln sich bis zum M. sphincter ani reichende tiefe Ulzerationen mit mukopurulenter Sekretion. Bei Berührung sind sie sehr schmerzhaft. Die Ränder wirken scharf begrenzt, eine tiefergehende Infiltration oder Unterminierung fehlt.

Histopathologie. Unspezifische Entzündung mit Verdickung und Infiltration der Gefäßwände sowie gelegentliche Obliterationen ihrer Lumina.

Differentialdiagnose. Andere Ulzerationen im Analbereich wie M. Crohn, Syphilis, Histiozytose X, Lymphogranuloma inguinale oder maligne Tumoren.

Therapie. Äußerliche Maßnahmen zur Wundheilung.

Analfissur

Definition. Radiär verlaufender ulkusartiger Einriß im Analkanal mit schlechter Heilungstendenz.

Pathogenese. Umstritten. Mitbedingend können harter Stuhlgang, Hämorrhoiden, Thrombophlebitis im Analkanal sein, auch die Weiterentwicklung aus oberflächlichen Rhagaden ist möglich.

Klinik. Der bei Entfaltung bis 0,5 cm breite, meist um 1 cm lange radiär gelegene Spalt mit derbem speckigem Grund reicht von der Linea dentata bis an die äußere Haut, die er aber nicht miterfaßt. Hinweisend ist oft eine außen vor der Fissur liegende Hautfalte, die sog. Vorpostenfalte.
Hauptsymptom ist der sehr starke, krampfartige Schmerz bei oder nach der Defäkation; der Schmerz kann so stark empfunden werden, daß er zu panischer Angst vor jeder Stuhlentleerung und erheblichen psychischen Alterationen führt. Der Analring ist dabei ständig spastisch verschlossen. Die Untersuchung ist daher nur in Lokalanästhesie möglich.

Therapie. Sphinkterdehnung in Lokal- (eventuell in Allgemein-)Anästhesie führt oft bereits zur Besserung; desgleichen die Unterspritzung mit Sklerosierungsflüssigkeit oder verdünnter Steroidkristallsuspension (Volon A 10). Empfohlen werden ferner die laterale oder mediale Sphinkterotomie, auch das Ausfrieren mit der Kryosonde. Die erfolgreiche Sklerosierungstherapie der Hämorrhoiden führt meist ebenfalls zur Heilung einer gleichzeitig bestehenden Fissur.

Perianale Thrombose

Synonym. Akute Analvenenthrombose.

Definition. Akut entstehender, sehr schmerzhafter perianal gelegener thrombosierter Venenknoten. Gelegentlich auch multiples Vorkommen.

Pathogenese. Meist bei bestehenden Abflußbehinderungen im Rahmen eines Hämorrhoidalleidens kommt es akut beim Pressen zu Wandzerreißungen im Bereich perianaler Venen mit Hämatom- und Thrombosebildung.

Klinik. Die Patienten bemerken das Auftreten eines bis kirschgroßen Knotens, der am Analring hervortritt und sehr starke Schmerzen verursacht. Er ist von blauroter bis schwarzer Farbe. Die Untersuchung erfolgt am besten nach Injektion eines Lokalanästhetikums.

Therapie. Möglichst frühzeitige Inzision in Lokalanästhesie und die Entleerung der Blutkoagula schaffen augenblickliche Erleichterung. Ein Teil der sackartigen Höhlenwand sollte mit der Schere abgetragen werden, damit sich die Wunde nicht sofort schließt und kein Rezidiv entsteht. Zur Nachbehandlung Einlegen eines Salbenstreifens (Aureomycin, Betaisodona), Sitzbäder (Chinosol, Kaliumpermanganat).

Marisken

Es handelt sich um außen am Anus liegende und daher nicht reponierbare schlaffe Hautfalten, die sich beim Pressen nicht füllen. Sie stellen einen harmlosen Befund dar, der oft als Restzustand nach perianalen Thrombosen zurückbleibt. Größere Marisken stören bei der Reinigung und können daher zur Unterhaltung eines Analekzems beitragen. Ihre Entfernung ist in Lokalanästhesie mit dem Skalpell oder dem Diathermiemesser möglich.

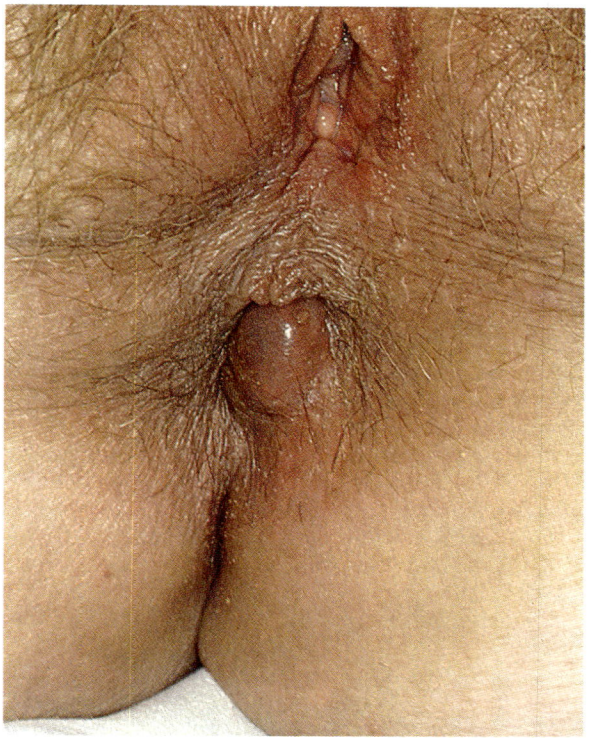

Akute Hämorrhoidalvenenthrombose

Analfistel und periproktitischer Abszeß

Sie sind oft die Ursache von Sekretion, Inkontinenz, stark juckenden Analekzemen und manchmal heftigen Schmerzen. Ihre Erkennung kann schwierig sein. Genauere Lokalisationsdiagnostik und Therapie fallen in das Gebiet der Chirurgie.

Andrologie

Die Andrologie (Männerheilkunde) ist die Lehre von den Funktionsstörungen und Erkrankungen der männlichen Geschlechtsorgane unter dem besonderen Aspekt der Störungen der Zeugungsfähigkeit. Sie gehört in Deutschland überwiegend zum Fachgebiet der Dermatologie, ist in der Weiterbildungsordnung zum Hautarzt verankert, wird aber auch von der Urologie, Endokrinologie und vereinzelt von der Gynäkologie wahrgenommen.
Etwa 10–20% aller Ehen bleiben ungewollt kinderlos. Nach einer Faustregel findet man als Ursache in etwa $1/3$ der Fälle männliche, in $1/3$ weibliche und in $1/3$ kombinierte weibliche und männliche Sterilitätsfaktoren.

Andrologische Untersuchung

Bei Kinderlosigkeit ist neben der Untersuchung der Frau durch den Gynäkologen auch stets eine andrologische Untersuchung indiziert. Insbesondere sollte die Zeugungsfähigkeit des Mannes untersucht werden, bevor bei der Frau wegen der Kinderlosigkeit eingreifende diagnostische oder therapeutische Maßnahmen von seiten des Gynäkologen vorgenommen werden. Weitere Indikationen liegen bei Begutachtungen aus versicherungsrechtlichen oder forensischen Gründen, bei Endokrinopathien, Genitalerkrankungen, bei der klinischen Prüfung von Medikamentennebenwirkungen und bei Kontrolluntersuchungen nach Vasektomie vor.

Anamnese

Auf die psychische Situation des Patienten sollte verständnisvoll eingegangen werden. Die Anamnese muß ungestört und ohne Zeitdruck erhoben werden. Es empfiehlt sich die Verwendung eines standardisierten Anamnese- und Befundbogens.
Vermerkt werden das Alter des Patienten, die Dauer der Ehe und seit wann Kinderwunsch besteht. Wurde Antikonzeption durchgeführt, in welcher Form? Die Häufigkeit des Geschlechtsverkehrs beträgt meist 2- bis 3mal wöchentlich. Es ist zu fragen, ob der Geschlechtsverkehr über längere Zeit mit dem Ovulationstermin abgestimmt wurde. Frühere andrologisch-diagnostische oder -therapeutische Maßnahmen sollten erfragt werden, ggf. sind ältere Befunde zum Vergleich anzufordern. Wichtig ist die Frage nach vorehelichen Kindern oder Kindern aus einer früheren Ehe. Auf genetisch mitbedingte Stoffwechsel- und Allgemeinerkrankungen (Diabetes mellitus, Hypertonie) sowie Kinderlosigkeit in der Familie sollte geachtet werden.

Sexuelle Anamnese. Erfragt werden der Zeitpunkt der ersten Rasur, die Häufigkeit der Rasuren, die Zeitpunkte der ersten Masturbation und des ersten Geschlechtsverkehrs. Sind Libido, Erektion, Ejakulation normal oder partnerabhängig gestört? Kommt es zu Ejaculatio praecox, d.h. zur Ejakulation nach einer Erektionszeit von weniger als einer halben Minute?

Vegetative Anamnese. Aufschluß geben Fragen nach der Miktion, dem Stuhlgang, dem Appetit, dem Schlaf, nach Kopfschmerzen und Streßgefühl sowie Messungen des Blutdrucks.

Genußmittel- und Medikamentenanamnese. Nikotin- oder Alkoholabusus und Drogen können entscheidende Faktoren sein. Grundsätzlich sind alle Medikamente zu vermerken, besonders Sedativa, Antihistaminika, Psychopharmaka, Antihypertensiva, Zytostatika, Hormone und Antibiotika.

Somatische Anamnese. Besonders zu beachten sind Unfälle mit Verletzungen im Genitalbereich, Operationen (auch von Hernien) sowie Bestrahlungen im Genitalbereich, Hodenerkrankungen, Infektionskrankheiten (Mumps, Tuberkulose, Diphtherie, Typhus, Malaria u.a.), Geschlechtskrankheiten (Gonorrhö, Syphilis), Stoffwechselerkrankungen (Diabetes, Lebererkrankungen), Gefäßkrankheiten, schwere Allgemeinerkrankungen.

Anamnese der Ehefrau. Die Untersuchung und die Behandlung der Ehefrau ist Aufgabe des Gynäkologen. Anamnestische Angaben über die Ehefrau, auch gynäkologische Befund- und Therapieberichte sollten in die Beurteilung des Andrologen einbezogen werden. Besonders wichtig sind dabei das Alter der Ehefrau, die Menstruationsanamnese, gynäkologische Untersuchungen und Behandlungen, insbesondere das Ergebnis des Postkoitaltests (Sims-Huhner-Test), Fehl- und Frühgeburten, voreheliche Kinder oder Kinder aus einer früheren Ehe.

Körperliche Untersuchung

Wichtige Hinweise geben bereits die Körperproportionen, die Fettverteilung, die Entwicklung der Muskulatur, die Kopf- und Bartbehaarung, die Verteilung und Intensität der Körper-, Scham- und Achselbehaarung. Außerdem sollte auf das Vorliegen einer Gynäkomastie geachtet werden.

Genitaluntersuchung. Beim Penis sind Größe, Reponierbarkeit des Präputiums (Ausschluß einer Phimose), Entzündungen (Herpes, Balanitis) und die Lage der Urethralöffnung zu beachten. Die Palpation der Hoden zeigt deren Größe, Konsistenz (normalerweise prall-elastisch) und etwaige Dolenz und dient dem Ausschluß einer Hydrozele. Die Hodengröße kann durch vergleichende Palpation mit perlkettenartig aufgereihten Hodenmodellen definierter Größe bestimmt werden; eine Größenmessung ist auch an der Skala eines Orchidometers möglich, das scherenartig an den oberen und unteren Hodenpol angelegt wird. Das normale Hodenvolumen beträgt 15–25 ml. Palpatorisch werden ferner der normalerweise gut abgegrenzte Nebenhoden und der Ductus deferens sowie das Skrotum beurteilt. Wichtig ist der Ausschluß einer Varikozele durch Doppler-Ultraschall-Untersuchung, auch durch einen Valsalva-Preßversuch. Die Prostata wird beim gebückt stehenden Patienten in Knie-Ellbogenlage oder in Seitenlage rektal mit dem Zeigefinger untersucht. Über den Handschuh wird zusätzlich ein Fingerling gezogen und in ein Gleitmittel getaucht. Die normale Prostata ist kastaniengroß, etwas weicher als der angespannte Daumenballen und gut gegen die Umgebung abgrenzbar. Der Sulcus interlobaris ist gut tastbar. Selten lassen sich kranial die querliegenden Bläschendrüsen tasten. Die Schleimhaut über der Prostata ist verschieblich.

Ejakulatuntersuchung

Das Ejakulat ist das beim Samenerguß austretende Gemisch von Produkten der Hoden, Nebenhoden, Prostata, Bläschendrüsen sowie der Urethraldrüsen. Dem Hoden entstammen als zelluläre Bestandteile des Ejakulats die Spermatozoen und gegebenenfalls als Vorstufen Zellen der Spermiogenese; als pathologische zelluläre Bestandteile können Epithelien und Leukozyten auftreten. Die flüssigen Bestandteile des Ejakulats, das sog. Seminalplasma, entstammen sowohl dem Hoden als auch dem Nebenhoden und allen oben genannten Drüsen.
Bei der Ejakulation treten nacheinander verschiedene Fraktionen aus:

- die Vorfraktion enthält schleimig-flüssiges Sekret der bulbourethralen (Cowper-) und der tubuloalveolären (Littré-)Drüsen der Harnröhre;
- die erste Fraktion von ca. 0,6 ml enthält etwa $^2/_3$ aller Spermatozoen mit zudem besserer Beweglichkeit, dagegen relativ wenig Fruktose;
- die zweite Fraktion von ca. 1,0 ml weist eine deutlich geringere Spermatozoendichte auf;
- die dritte Fraktion von ca. 1,5 ml enthält nur wenige Spermatozoen, aber den höchsten Fruktoseanteil.

Spermiogramm

Als Spermiogramm wird die Gesamtheit der Befunde einer Ejakulatuntersuchung bezeichnet. Die Untersuchung des Ejakulats nimmt in der andrologischen Diagnostik den wichtigsten Platz ein. Das Ejakulat muß durch Masturbation am Ort der Untersuchung gewonnen werden. Da Kondome spermizide Zusätze enthalten, ist Kondomsperma ungeeignet. 5 Tage vor der Untersuchung darf kein Samenerguß stattgefunden haben; eine zu kurze, aber auch eine wesentlich verlängerte Karenzzeit verfälschen das Untersuchungsergebnis.

Nomenklatur und Normalwerte des Spermiogramms

Karenzzeit vor einem Spermiogramm: 5 Tage
Normospermie: normale Ejakulatmenge (2–6 ml)
Aspermie: kein Ejakulat
Hypospermie: <2 ml Ejakulat
Hyperspermie: >6 ml Ejakulat
Normozoospermie: normale Spermatozoendichte (20–250 Mio./ml)
Oligozoospermie: <20 Mio./ml
Polyzoospermie: >250 Mio./ml
Azoospermie: keine Spermatozoen im Ejakulat
Nekrozoospermie: ausschließlich abgestorbene Spermatozoen (Eosintest)
Asthenozoospermie: verminderte Beweglichkeit (<40% lebhaft progressiv)
Teratozoospermie: >40% morphologisch pathologische Spermatozoen
Initialfruktose: >1200 µg/ml
Fruktolyse: 500–600 µg/ml Abfall in 5 h bei 37° C
Viskosipathie: Störung der Spermaverflüssigung

Makroskopische Beurteilung

Menge des Ejakulats. Das normale Volumen beträgt 2–6 ml. Mögliche Befunde sind Normospermie, Aspermie, Hypo- oder Hyperspermie.

pH-Wert. Er wird mit Indikatorpapier bestimmt und soll zwischen 7,0 und 8,0 betragen; das Ejakulat ist also leicht alkalisch. Bei Entzündungen von Prostata, Nebenhoden und Bläschendrüse kann ein pH von >8,0, bei Verschluß der Ductus ejaculatorii und Gewinnung reinen Prostatasekrets ein pH von <7,0 vorliegen.

Farbe. Sie ist milchig oder glasig-weißlich bis leicht gelblich. Verändert sein kann sie durch Blut- (Hämospermie) oder Eiterbeimengungen (Pyospermie).

Geruch. Er ist typisch und wird mit dem Geruch frischer Kastanienblüten verglichen. Der typische Geruch fehlt bei Entzündungen und Prostataatrophie. Bei Koliinfektionen kann er faulig-süßlich sein.

Konsistenz. Das frische Ejakulat ist flockig-zähflüssig, es koaguliert sofort nach der Ejakulation. Innerhalb von 10–30 min verflüssigt es sich. Diese *Verflüssigungszeit* kann bei Prostataerkrankungen auf bis zu 2 h oder mehr verlängert sein.

Viskosität. Sie wird 30 min nach der Ejakulation beurteilt. Mit einem Viskosimeter kann sie exakt gemessen werden; eine gute Schätzung ist möglich, wenn das Ejakulat mit einem Stab umgerührt und beim Herausziehen des Stabes die Länge des sich ausbildenden Fadens beobachtet wird. Bei erhöhter Viskosität kann sie mehrere Zentimeter betragen und Ursache einer verminderten Beweglichkeit der Spermatozoen sein.

Biochemische Untersuchungen

Fruktosebestimmung. Die im Seminalplasma nachweisbare Fruktose dient als Energiequelle für die Spermatozoen. Sie wird in den Bläschendrüsen gebildet und ist gleichzeitig auch ein Indikator für die Testosteronproduktion der Leydig-Zwischenzellen. Es besteht aber keine Korrelation zwischen dem Seminalplasmafruktosespiegel und der Serumtestosteronkonzentration. Die Fruktosebestimmung kann routinemäßig als kolorimetrisch erfaßbare Farbreaktion oder enzymatisch erfolgen. Der Normalwert liegt im frischen Ejakulat (Initialfruktose) bei 1 200 µg/ml–8 000 µg/ml.

Fruktolyse. Darunter versteht man den laufenden Verbrauch von Fruktose im Ejakulat durch die Spermatozoen. Der Abfall der Fruktosekonzentration beträgt bei normalem Sperma bei 37° C in 5 h etwa 20% der Initialfruktose (ca. 500–600 µg/ml). Bei hoher Spermatozoendichte und starker Motilität ist er höher, bei niederer Spermatozoendichte und herabgesetzter Stoffwechseltätigkeit geringer. Als Fruktolyseindex wird die von 1 Mio Spermatozoen bei 37° C in 1 h verbrauchte Fruktosemenge in µg/ml, multipliziert mit dem Faktor 100, definiert. Der Normalwert liegt um 100.

$$\text{Fruktolyseindex} = \frac{100 \cdot \text{in 1 h verbrauchte Fruktose in µg/ml}}{\text{Zahl der Spermatozoen in Mio./ml}}$$

Zitronensäure. Sie wird in der Prostata gebildet, ebenfalls in Abhängigkeit vom Testosteronspiegel. Sie beeinflußt die Koagulation des Ejakulats und soll die toxische Wirkung der bei der Fruktolyse entstehenden Milchsäure auf die Spermatozoen hemmen. Der Normalwert beträgt 96–1 430 mg/ml.

Akrosin. Dieses in den Akrosomen (Kopfkappen) der Spermatozoen lokalisierte Enzym ist für die Penetration durch die Zona pellucida der Eizelle während der Befruchtung notwendig. Die Enzymaktivität wird auf 10^6 Spermatozoen umgerechnet. Die Normalwerte hängen von der Bestimmungsmethode ab.

Morphologische Untersuchungen

Motilität. Sofort nach der Verflüssigung wird ein Tropfen Ejakulat auf einen Objektträger gebracht und mit einem Deckgläschen bedeckt. Im Phasenkontrast oder im abgeblendeten Hellfeld wird bei etwa 400facher Vergrößerung die Beweglichkeit der Spermatozoen beurteilt. Für die Routine genügt die einige Erfahrung erfordernde Schätzung. Mindestens 60% der Spermatozoen sollen beweglich sein (quantitative Motilität). Die Schätzung der qualitativen Beweglichkeit soll mindestens 40% sehr lebhaft vorwärts bewegliche, daneben mäßig bewegliche und nicht mehr als 40% unbewegliche Spermatozoen ergeben. Neben der normalen Vorwärtsbewegung kommen pathologische (kreisförmige, zitternde oder pendelnde) Bewegungen vor. Verminderte Beweglichkeit wird als Asthenozoospermie bezeichnet. Die Beweglichkeit soll mehrere Stunden erhalten bleiben; nach 4 h soll der Motilitätsverlust nicht mehr als 20% betragen. Bei Asthenozoospermie kann im Spermatozoenstimulationstest versucht werden, durch Zusatz von Kallikrein (5 KE[1]/ml) oder Koffein (5 mmol/l Ejakulat) die Beweglichkeit der Samenzellen zu erhöhen.

Spermatozoendichte und -zahl. Die Anzahl der Spermatozoen pro ml Sperma wird in einer Zählkammer nach Verdünnung auf 1:10 oder 1:20 bestimmt. Verdünnt wird mit Aqua dest., das zur Immobilisation führt. Mögliche Ergebnisse sind
– Normozoospermie: 20–250 Mio. Spermatozoen/ml Ejakulat,
– Oligozoospermie: <20 Mio./ml,
– Polyzoospermie: >250 Mio./ml,
– Azoospermie: keine Spermatozoen im Ejakulat.

Die Gesamtzahl der Spermatozoen im Ejakulat ergibt sich, wenn man die Zahl pro ml auf das Gesamtvolumen des Ejakulats umrechnet.

Weitere Zellen im Ejakulat. Im Nativpräparat in der Zählkammer erkennt man neben den Spermatozoen auch Rundzellen, Erythrozyten, Epithelien oder Trichomonaden; ihr Vorkommen wird vermerkt. Bei *Hämospermie* ist insbesondere an Tuberkulose oder maligne Tumoren zu denken und der Patient an einen Urologen zu überweisen.

Eosintest. Die Kopfmembran abgestorbener Spermatozoen wird für eine wäßrige Eosinlösung durchlässig. Wird ein Tropfen Sperma auf dem Objektträger mit einem Tropfen 0,5% wäßriger Eosinlösung vermischt, so färben sich die toten Spermatozoen an, während die lebenden – auch die unbeweglichen – ungefärbt bleiben. Sind alle Spermatozoen abgestorben, spricht man von *Nekrozoospermie.*

Differentialspermiozytogramm. 1–2 Tropfen Sperma werden ähnlich einem Blutausstrich auf einem Objektträger dünn ausgestrichen, fixiert, getrocknet und

---
1 Kallikreineinheiten

mit Hämalaun-Eosin, nach Papanicolaou oder Giemsa gefärbt. Die haltbar eingedeckten Präparate werden mit Ölimmersion beurteilt. Man zählt 200 Spermatozoen aus und unterscheidet normale und pathologische Formen, Spermatogenesezellen, auch Leukozyten, Erythrozyten und Bakterien. Das normale Spermatozoon hat einen längs-ovalen Kopf von 3–5 μm Länge und 2–3 μm Breite, ein Mittelstück von 5–7 μm Länge und 1 μm Breite sowie einen axial angesetzten ca. 50 μm langen Schwanz. Mindestens 60% Spermatozoen sollten morphologisch normal sein.

Teratozoospermie. Als pathologische Spermatozoenformen kommen unter anderem vor: Riesenköpfe, Mikroköpfe, schmale Köpfe, Doppelköpfe, vakuolisierte Köpfe, Rundköpfe, verdickte Mittelstücke, Zytoplasmaanhänge, Knickungen, Doppelschwänze. Kommen mehr als 40% pathologische Formen bei normaler Spermatozoendichte (>20 Mio./ml) vor, spricht man von Teratozoospermie.

Immunobiologische Phänomene

Das aus Spermatozoen und Seminalplasma bestehende Ejakulat enthält zahlreiche Komponenten mit antigenen Eigenschaften. Daher können sowohl im Serum des Mannes Autoantikörper gegen Bestandteile des eigenen Spermas als auch im Serum der Partnerin Isoantikörper auftreten. Man kann Antikörper mit spermatozoen-immobilisierenden und solche mit -agglutinierenden Eigenschaften unterscheiden. Autoantikörper beim Mann treten besonders häufig nach Hodentraumen, nach entzündlichen Prozessen und Verschlüssen im Bereich der samenableitenden Wege auf. Bei infertilen Männern wurden gehäuft (3–12%) agglutinierende oder immobilisierende Antikörper gegen Spermatozoen gefunden; andererseits bedeutet der Nachweis derartiger Antikörper nicht zwingend Infertilität.

Immunologische Untersuchungen. Im Nativpräparat können Agglutinationen lebender Spermatozoen beobachtet werden, die allerdings nicht stets auf einer Antigen-Antikörper-Reaktion beruhen müssen. Man findet vorwiegend Kopf/Kopf-, Schwanz/Schwanz- oder gemischte Agglutinationen. Zum Nachweis der meist höheren Antikörpertiter im Serum wird ein Gelatine-Sperma-Gemisch von einem fertilen Spender mit Patientenserum in einer Verdünnungsreihe inkubiert und auf Agglutinationen untersucht (Spermagglutinationstest nach Kibrick). Immobilisierende Antikörper können durch Inkubation von gut beweglichen Spermatozoen eines fertilen Spenders im Patientenserum nachgewiesen werden: nach einer Stunde wird der Prozentsatz immobilisierender Spermatozoen bestimmt und mit einer parallellaufenden Kontrolle verglichen (Immobilisationstest nach Isojima).

Mikrobiologische Ejakulatuntersuchung

Beim Nachweis von Entzündungszellen, insbesondere Granulozyten, und/oder Bakterien im Differential-spermiozytogramm sollte eine *bakteriologische Untersuchung* frischen Ejakulats durch Kulturverfahren erfolgen. Mehrfache Kontrollen sind insbesondere bei Verdacht auf chronische Gonorrhö oder Genitaltuberkulose (besonders bei Hämospermie) angezeigt. Beim Nachweis von Keimen gibt die Resistenzbestimmung Richtlinien für die antibiotische Therapie. Infektionen des Genitaltraktes mit *Mykoplasmen* und *Chlamydien* werden als Sterilitätsursachen angeschuldigt und sollten ggf. durch entsprechende Kulturverfahren ausgeschlossen werden. Auch nach einer Candida-albicans-Infektion sollte gesucht werden.

Split-Ejakulatuntersuchung

Hierbei wird das Sperma während der Ejakulation in 2 Portionen getrennt gesammelt und untersucht (engl. *to split* = teilen). Dabei ergeben sich Aufschlüsse über die Leistungen der einzelnen Geschlechtsdrüsen, denn die erste Fraktion des Splitejakulats besteht im wesentlichen aus Nebenhoden- und Prostatasekret, die zweite Fraktion aus Bläschendrüsensekret. In der ersten Hälfte des Splitejakulates finden sich etwa $2/3$ aller Spermatozoen, so daß das fraktionierte Sammeln des Ejakulats auch zur Spermatozoenanreicherung benutzt werden kann. Vor allem aber ist die progressive Motilität in der spermatozoenreichen Fraktion häufig deutlich besser als im Gesamtejakulat. Die Splitejakulation ermöglicht somit, bei Oligozoospermie und bei Asthenozoospermie ein qualitativ verbessertes Ejakulat für Inseminationszwecke zu gewinnen.

Spermatozoenstimulationstest

Die Spermatozoenmotilität ist durch bestimmte pharmakologische Substanzen in vitro stimulierbar und wird im Spermatozoenstimulationstest überprüft. Ist eine Stimulation z.B. durch Pankreaskallikrein (5 KE/ml) möglich, kann als therapeutische Konsequenz die Insemination mit Kallikreinzusatz durchgeführt werden.

Hodenbiopsie

Indikationen. Die Hodenbiopsie ist bei Azoospermie (gesichert durch 2 Untersuchungen) und normaler Hodengröße absolut indiziert, um die Frage zu klären, ob das Fehlen der Spermatozoen im Ejakulat durch fehlende Produktion der Samenzellen im Hoden oder durch einen Verschluß der Samenwege (Verschlußazoospermie) bedingt ist. Bei Oligozoospermien besteht eine relative Indikation zur Hodenbiopsie für die histologische Beurteilung der Spermiogenese. Wesentliche Kontraindikationen sind akut-entzündliche Prozesse und schwere Allgemeinerkrankungen.

Technik. Ein zweitägiger Klinikaufenthalt wird empfohlen. Die Operation kann in Leitungsanästhesie erfolgen. Die Hodenbiopsie soll stets beidseitig erfolgen. Eine Blindpunktion ist nicht ratsam. Wichtig ist, daß der Nebenhoden nicht verletzt wird. Der Hoden wird nach Durchtrennung der Hodenhüllen an seiner Vorderseite längs durch einen etwa 3 mm langen Schnitt in die Tunica albuginea eröffnet, worauf das zarte Parenchym unter leichtem Druck vorquillt. Ein jeweils reiskorngroßes Stück wird mit Scherenschlag abgetrennt und sofort vorsichtig unter Vermeidung von Quetschartefakten in die Fixierungsflüssigkeit eingebracht. Zur Fixierung eignet sich Bouin-Lösung (gesättigte wäßrige Pikrinsäure 15,0; Formol 5,0; Eisessig 1,0; letzterer wird frisch zugefügt); auch Stieve-Lösung oder Zenker-Lösung sind zur Fixierung geeignet, nicht dagegen das für histologische Zwecke sonst gebräuchliche Formalin.

Die Tunica albuginea und die Operationswunde werden durch Nähte verschlossen. Für 1–2 Tage wird Bettruhe und Hodenhochlagerung durch sog. Hodenbänkchen angeordnet, danach noch 1–2 Wochen lang ein Suspensorium getragen. Die Hodenbiopsie stellt einen einfachen und ungefährlichen Eingriff dar, bei dem allerdings strenge Asepsis, exakte Blutstillung und Nahttechnik zu beachten sind.

Histologische Befunde. Beurteilt werden das Keimepithel der Hodentubuli, die Sertoli-Zellen, die Tubulusbasalmembran, das Interstitium mit den Leydig-Zwischenzellen, die Gefäße, die durchschnittliche Größe der Tubulusdurchmesser. Als histologischer Befund kann sich beispielsweise ergeben:

– *Normaler Befund* von Keimepithel und Zwischengewebe. Bei Azoospermie beweist dieser Befund einen Verschluß distal vom Rete testis.

– *Spermiogenesehemmung* mit quantitativer Verminderung aller Entwicklungsstufen bis zu den reifen Spermatozoen; ein möglicher Befund bei Oligozoospermien.

– *Desorganisation* des Keimepithels mit Auftreten zahlreicher pathologischer Zellformen, oft koordiniert auftretend mit

– *Desquamation* von großen Anteilen des Keimepithels in das Lumen. Pathologische Zellformen und Zellen der Spermatogenese sind dann im Ejakulat nachweisbar.

– *Spermatogenesestopp,* d.h. eine Blockierung der normalen Ausreifung kann auf der Stufe der Spermatogonien, Spermatozyten oder der Spermatiden auftreten. Sind alle Tubuli betroffen, resultiert Azoospermie, bei partiellen Formen Oligozoospermie mit Auftreten von Spermatogenesezellen im Ejakulat.

– *Sertoli-Zellsyndrom* (Del-Castillo(1947)-Syndrom, „Sertoli cell only syndrome"). Man findet in den Tubuli ausschließlich Sertoli-Zellen; die primäre Form (angeborene Keimzellaplasie) kann von sekundären Formen (degenerativ, nach Mumps- oder Autoimmunorchitis) histologisch nicht unterschieden werden. Stets resultiert eine therapeutisch aussichtslose Azoospermie.

– *Tubulussklerose,* oft kombiniert mit Leydig-Zellhyperplasie. Der Befund ist typisch für das Klinefelter-Syndrom, kann aber auch Folge einer Varikozelenorchidopathie sein.

– *Akute, chronische oder narbig abgeheilte Entzündungsprozesse,* beispielsweise Orchitis bei Mumps, grippalen Infekten, Mononukleose, Varizellen; bei septischen Erkrankungen; Tuberkulose; nach Trauma; Autoimmunorchitis.

– *Hodentumoren.*

Je nach dem Befund der histologischen Untersuchung schließen sich weitere Untersuchungen an.

Chromosomenuntersuchung

Indikation. Bei Hypoplasie beider Hoden oder bei Verdacht auf Klinefelter-Syndrom, das immerhin bei $2^0/_{00}$ der Gesamtbevölkerung und etwa 10% der Fälle von männlichem Hypogonadismus vorkommt, ist die chromosomale Geschlechtsdiagnose indiziert.

Chromatintest. Am einfachsten ist der Nachweis des Geschlechtschromatins – der Barr-Körperchen –, das beim Vorhandensein von 2 X-Chromosomen nachweisbar ist und somit bei normalen Männern fehlt. Abstriche von der Wangenschleimhaut mit dem Holzspatel werden auf einem Objektträger ausgestrichen und noch feucht in Alkohol-Äther (1:1) für 1 h fixiert und dann gefärbt. 10–300 Zellen werden ausgezählt; findet sich das etwa 1 µm messende Barr-Körperchen in mehr als 25% der Zellen an der Innenseite der Kernmembran, wird der Ausstrich als *chromatinpositiv* bezeichnet. Chromatinpositive Individuen sind genetisch weiblich (XX) oder gehören – von seltenen Ausnahmen abgesehen – der Klinefelter-Gruppe (XXY) an. Sehr selten ist XXYY.

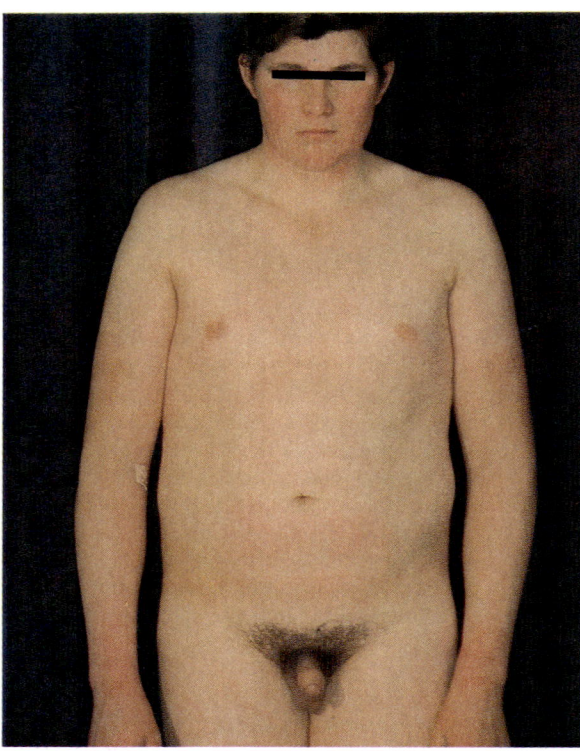

Klinefelter-Syndrom

F-Körpertest. Das Y-Chromosom kann als fluoreszierender Körper (F-Körper) am Mundschleimhautepithel nach Präparation ähnlich wie beim Chromatintest fluoreszenzmikroskopisch dargestellt werden. Bei Nachweis in mehr als 25% der Kerne wird der F-Test als positiv bezeichnet. Bei Verdopplung des Y-Chromosoms (XYY) sind zwei F-Körper nachweisbar.

Chromosomenanalyse. Sie ist aufwendiger, an spezielle Labors gebunden und damit besonderen Indikationen vorbehalten. Indiziert ist sie bei Zwitterbildungen oder Ausbleiben der sexuellen Reifung. Benötigt werden etwa 20 ml heparinisiertes Blut; daraus werden die Lymphozyten angezüchtet, in der Metaphase durch Kolchizin arretiert, gespreitet, gefärbt, differenziert und ausgezählt.

Hormondiagnostik

Funktion der Hypothalamus-Hypophysen-Gonaden-Achse

Die *exokrine und endokrine Hodenfunktion* (Spermatogenese und Steroidogenese) werden durch einen komplizierten hormonellen Regelmechanismus gesteuert, an dem Hypothalamus, Hypophyse und Hoden selbst beteiligt sind. Im Zentrum steht die Adenohypophyse (der Hypophysenvorderlappen), die geschlechtsunspezifische gonadotrope Hormone (Gonadotropine) produziert, und zwar

- FSH = follikelstimulierendes Hormon und
- LH = luteinisierendes Hormon (= ICSH, „interstitial cell stimulating hormone", Zwischenzellen stimulierendes Hormon).

FSH wirkt auf die Hodentubuli (exokrine Funktion), indem es spezifisch an die Sertoli-Zellen gebunden wird, deren Funktion es über die Aktivierung einer Adenylzyklase steuert. Zur Hypophyse besteht ein negativer Rückkopplungsmechanismus, da eine von den Sertoli-Zellen produzierte, nichtsteroidale Substanz mit Proteincharakter, das Inhibin, die FSH-Ausschüttung mitsteuert.
LH wirkt dagegen auf die Leydig-Zwischenzellen des Hodens (endokrine Funktion), indem es an spezifische Hormonrezeptoren dieser Zellen gebunden wird und die Testosteronbiosynthese kontrolliert.
Die *Hypophysenfunktion* ihrerseits wird vom Hypothalamus gesteuert, dessen Neurone ein gonadotropes Releasinghormon (LH-RH) synthetisieren und über das hypothalamo-hypophysäre Portalsystem an die Hypophyse abgeben. Dieses Releasinghormon stimuliert die Bildung und Abgabe sowohl von LH als auch von FSH, unterliegt seinerseits aber der negativen Rückkopplung durch das Testosteron. Schließlich wirken auf das gesamte endokrine System höher gelegene kortikale neurale Reize ein.

Untersuchung der Basissekretion
Für die klinische Diagnostik werden mittels Radioimmunoassays folgende Hormone im Serum bestimmt: Testosteron, LH und FSH. Diese endokrinologische Diagnostik ist insbesondere bei Spermatozoendichten unter 20 Mio./ml indiziert und ermöglicht die differentialdiagnostische Unterscheidung zwischen primärem und sekundärem Hypogenitalismus, d.h. zwischen primären Hodenschäden und den Störungen im Bereich der höher gelegenen Steuerungszentren der Hypophyse und des Hypothalamus. Bei Patienten mit Potenzstörungen oder sekundärem Hypogonadismus ist zusätzlich die Prolaktinbestimmung indiziert. Eine Hyperprolaktinämie weist auf ein Mikroadenom im Bereich des Hypophysenvorderlappens hin.

Funktionstests. Neben der Basissekretion der genannten Hormone kann die funktionelle Kapazität der Hypothalamus-Hypophysen-Gonaden-Achse durch dynamische Funktionstests überprüft werden.

Antiöstrogentest. Die Antiöstrogene Clomifen (Dyneric) bzw. Tamoxifen (Nolvadex) blockieren die Steroidrezeptoren im Hypothalamus, so daß die normale Hemmung der Releasinghormonfreisetzung aufgehoben wird. Nach Gabe der genannten Substanzen erfolgt daher normalerweise ein signifikanter Anstieg der Gonadotropinausscheidung der Hypophyse. Er bleibt bei hypogonadotropem Hypogonadismus aus. Dies kann bedeuten, daß entweder im Hypothalamus keine Releasinghormone freigesetzt werden können oder daß die Hypophyse auf Releasinghormone nicht reagiert. Die Differenzierung erfolgt mit dem LH-RH-Test.

LH-RH-Test (Gonadotropin-Releasing-Hormon-Test). Nach Injektion von synthetischem Releasinghormon kommt es wegen der erheblichen Funktionsreserve der Hypophyse normalerweise zu einem Anstieg von LH im Serum. Bei hypogonadotropem Hypogonadismus spricht das positive Testergebnis für eine Störung der Releasinghormonproduktion im Hypothalamus, das negative für eine fehlende Ansprechbarkeit der Hypophyse.

HCG-Test. Die Injektion von Gonadotropin führt normalerweise zu einem Anstieg des Testosteronspiegels im Blut. Ein positives Testergebnis spricht für eine funktionelle Reservekapazität der Leydig-Zwischenzellen, ein negatives für primäre Insuffizienz bzw. Atrophie. Bei leerem Skrotum erlaubt der Test die Differenzierung zwischen Kryptorchismus (Anstieg des Testosterons) und Anorchie (kein Anstieg).

Ergebnisse der Hormondiagnostik

Unter endokrinologischen Gesichtspunkten lassen sich 3 Patientengruppen mit folgenden Merkmalen unterscheiden:
- *Hypergonadotroper Hypogonadismus,* bei dem ein primärer Hodenschaden vorliegt. Die Gonadotropinbasissekretion, insbesondere die von FSH, ist gegenregulatorisch erhöht.
- *Hypogonadotroper Hypogonadismus,* bei dem die Störung im übergeordneten Hypothalamus-/Hypophysenvorderlappensystem liegt. Die Gonadotropinbasissekretion ist erniedrigt oder grenzwertig normal.

– *Eugonadotrope Störungen,* die endokrinologisch unauffällig sind und neben Verschlußazoospermien, Varikozelen, vegetativ-funktionellen Störungen und der retrograden Ejakulation auch die idiopathische Oligozoospermie einschließen.

Der überwiegende Teil der subfertilen Patienten weist testikuläre Störungen im Sinne einer isolierten Insuffizienz des Keimepithels auf, die hormondiagnostisch durch eine erhöhte FSH-Basissekretion objektiviert werden können. Die aufwendigere Hodenbiopsie ist damit nur noch bei Verdacht auf Verschlußazoospermie notwendig.

Ursachen der männlichen Sterilität

Aufgrund der Ergebnisse der vorstehenden diagnostischen Untersuchungen lassen sich die folgenden Ursachen männlicher Sterilität unterscheiden:

- primäre Hodenschäden,
- sekundäre Hodenschäden,
- extratestikuläre genitale Störungen,
- immunologische Störungen,
- Impotentia coeundi.

Primärer Hodenschaden

Sowohl beim primären als auch beim sekundären Hodenschaden kann von den beiden Kompartimenten des Hodenparenchyms (Tubuli, Leydig-Zellen) jeweils nur einer betroffen sein, oder aber die Störung betrifft beide gemeinsam. Störungen im Tubulusapparat bewirken eine tubuläre Hodeninsuffizienz und damit eine verminderte, pathologische oder ganz fehlende Spermiogenese, während die Störung der Leydig-Zwischenzellen zu einer inkretorischen Hodeninsuffizienz, d.h. zu einem Androgenmangel, führt. Im ersten Fall ist meist wegen der hypophysären Gegenregulation bei Inhibinmangel die die FSH-Sekretion erhöht. Im letzten Fall ist die LH-Sekretion der Hypophyse gegenregulatorisch erhöht.

Ursachen des primären Hodenschadens

Angeborene Störungen
- Chromosomenaberrationen
- Mißbildungssyndrome
- Anorchie
- Hodenhypoplasie
- Hodendystopie
- Germinale Aplasie (Del-Castillo-Syndrom)

Erworbene Störungen
- Leydig-Zellinsuffizienz
  (sog. Climacterium virile)
- Tubulusinsuffizienz
  (Entzündungen, Infektionskrankheiten, Intoxikationen, Trauma, Wärmeschäden, Durchblutungsstörungen, ionisierende Strahlen, Hypoxämie, Druck, Ernährungsstörungen, Medikamente)
- Tubulus- und Leydig-Zellinsuffizienz
  (Kastration, Antiandrogene = chemische Kastration, falsches Klinefelter-Syndrom, totale Atrophie, gleiche Schäden wie unter Tubulusinsuffizienz)

Sekundärer Hodenschaden

Dabei liegt die Störung in den hormonellen Steuerungsmechanismen.
Wichtig ist, daß bei einem primären oder sekundären Funktionsausfall der Testes vor der Pubertät (präpuberaler Hodenschaden) die somatische und psychische Entwicklung im Sinne des Eunuchoidismus gestört ist. Wird die inkretorische Hodenfunktion nach der Pubertät geschädigt (postpuberale Störungen), so sind die Körperproportionen unbeeinflußt. Es werden nur die sekundären Geschlechtsmerkmale rückgebildet; es resultieren Spermatogenesestörungen.

Ursachen des sekundären Hodenschadens
- Leydig-Zellinsuffizienz (Fertiler Eunuch, sog. postpubertale Leydig-Zellinsuffizienz)
- Tubulusinsuffizienz
  (FSH-Ausfall, idiopathisch oder durch endogene und exogene Östrogene)
- Tubulus- und Leydig-Zellinsuffizienz
  (Pubertas tarda, idiopathischer Eunuchoidismus, Kallmann-Syndrom, hypothalamische Störung, partielle Hypophysenvorderlappeninsuffizienz, Panhypopituitarismus, funktioneller Gonadotropinausfall bei Hunger und Kachexie, androgenitales Syndrom und andere Endokrinopathien)

Extratestikuläre genitale Störungen

- Verschluß oder Stenose der ableitenden Samenwege
- Störungen des Entleerungsmechanismus (retrograde Ejakulation)
- Varikozele
- Hodendystopien
- Störungen der akzessorischen Geschlechtsdrüsen
- Priapismus

Verschlußazoospermie. Sie liegt bei etwa 3% der andrologischen Patienten vor, wobei der Verschluß entweder im Bereich des Rete testis, der Ductuli efferentes, der Nebenhoden, der Samenleiter oder der Ductus ejaculatorii lokalisiert sein kann. Bei angeborenen Verschlüssen liegt eine kongenitale Agenesie der Vasa deferentia und der Bläschendrüsen vor, da die Entwicklung der Wolff-Gänge in der Embryonalperiode ausgeblieben ist. Daneben sind Aplasien im Bereich des Rete testis und des Ductus deferens häufig. Als erworbene Ursachen von Verschlußazoospermien kommen gonorrhoische und nichtgonorrhoische, akute oder chronische Epididymitis in Frage. Auch skrotale Traumen, Blutergüsse und postoperative (Herniotomie) Verwachsungen können Verschlüsse im Bereich der samenableitenden Wege bedingen.

Retrograde Ejakulation. Dabei wird das Sperma nicht nach außen, sondern in die Blase entleert. Die *Diagnose* stützt sich auf das Fehlen eines Samenergusses trotz Orgasmus und den Nachweis von Spermatozoen im Urin. Ursache sind eine Schädigung des Blasenschließmuskels nach Operationen im Prostata-Blasenhals-Bereich oder Störungen der vegetativen Innervation der Lumbal- und Sakralregion.

Varikozele. Sie wird als eine der häufigsten Ursachen männlicher Fertilitätsstörungen angesehen und ist bei 20–40% dieses Patientengutes nachweisbar. Die Varikozele kommt überwiegend linksseitig durch einen Reflux des Blutstromes im Bereich der Vena testicularis interna zustande. Die klinische *Diagnose* wird am stehenden Patienten durch eine Palpation des erweiterten Plexus pampiniformis gestellt, der beim Valsalva-Preßversuch stärker hervortritt. Gelegentlich kann der Reflux nur mittels skrotaler Thermographie, durch Doppler-Ultraschallmessung oder durch retrograde Phlebographie der V. testicularis interna objektiviert werden.

Hodendystopien. Zum Zeitpunkt der Geburt findet sich bei >4% aller Jungen eine Deszensusstörung (Maldescensus testis, Hodenhochstand); in den meisten Fällen kommt es innerhalb des 1. Lebensjahres aber zu spontanem Deszensus. Die Maldeszensusrate bei unbehandelten Erwachsenen beträgt 0,2–0,3%. Die ernsten Folgen dieser Entwicklungshemmung sind Fertilitätsstörungen, eine erheblich erhöhte Wahrscheinlichkeit der Entwicklung maligner Hodentumoren, Hodentorsionsneigung und psychische Beeinträchtigung. Der Begriff *Kryptorchismus* wird vielfach klinisch verwendet, ist streng genommen aber nur für die abdominale Hodenretention zu verwenden. Bei dieser wie bei der inguinalen und präskrotalen Retention besteht eine Hemmung der physiologischen Hodendeszension im Leistenkanal; daneben kommen (selten) noch Hodenektopien vor. Als *Pendel- oder Wanderhoden* bezeichnet man Hoden mit ausreichend langem Samenstrang, die nur zeitweilig nach oben retrahiert sind und mit zunehmendem Hodengewicht ihre Normallage einnehmen. Der *Gleithoden* dagegen kann zwar in das Skrotum heruntergezogen werden, gleitet aber wegen seines zu kurzen Samenstranges ständig nach proximal zurück.

Therapie. Sie beruht auf Empfehlungen der International Health Foundation von 1973. Ziel ist die Erhaltung der Fertilität. Die Ergebnisse einer hormonalen und/oder operativen Behandlung im Schulalter, wahrscheinlich auch im späten Kleinkindalter, sind in dieser Hinsicht unbefriedigend. Daher wird empfohlen, jeden nicht regulär deszendierten Hoden schon im Alter zwischen 3 Monaten und 2 Jahren zu behandeln. Bei Therapie nach Pubertätsbeginn ist kaum noch mit Verbesserung einer bereits eingeschränkten Fertilität zu rechnen. Sowohl bei einseitigem als auch bei beidseitigem Hochstand soll die Behandlung primär mit HCG (Pregnesin) durchgeführt werden. Primär operativ sollen nur die Fälle mit Be-

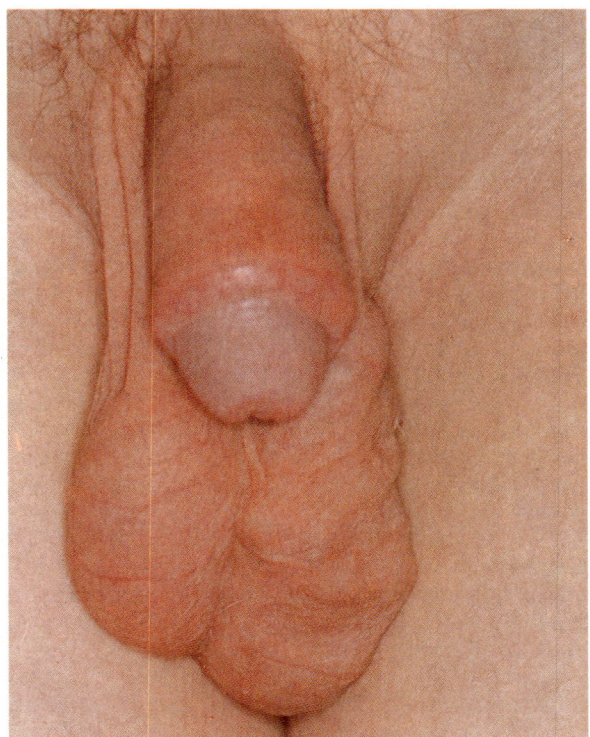

Varikozele

gleithernien, mit Hodenhochstand nach Herniotomie sowie alle Hodenektopien versorgt werden. Die HCG-Dosierung beträgt im Säuglingsalter 2mal 250 E wöchentlich, im Kleinkindalter bis 6 Jahre 2mal 500 E wöchentlich und bei älteren Kindern 2mal 1000 E wöchentlich, jeweils über 5 Wochen. Nach Auftreten sekundärer Geschlechtsmerkmale ist eine HCG-Behandlung nicht mehr sinnvoll. Eine zweite Behandlungsserie ist nur erfolgversprechend, wenn bei der ersten Serie ein deutlicher, aber nicht ausreichender Erfolg erzielt wurde. Nachkontrollen sind etwa halbjährlich notwendig, da Rezidive nach der Hormontherapie vorkommen. Bei bilateralem echtem Kryporchismus sollte vor und während der HCG-Behandlung Testosteron im Serum bestimmt werden, damit Fälle von Anorchie erkannt und die Patienten vor einer unnötigen Operation bewahrt werden können (etwa 50% der Fälle). Kommt es unter der Hormontherapie nicht zu einem ausreichenden Deszensus, ist die operative Behandlung (Orchidopexie) indiziert.

Hodentumoren. Sie gehören in das Fachgebiet der Urologie, jedoch fällt dem Andrologen bei der Erkennung eine wichtige Rolle zu. Die Hodentumoren sind fast immer maligne. Sie sind zwar insgesamt selten, jedoch stellen sie die häufigste maligne Erkrankung des Mannes im Alter von 25–35 Jahren dar. Sie können aber in jedem Lebensalter auftreten. Die Inzidenz beträgt jährlich etwa 40 neue Fälle/1 Mio männlicher Einwohner; etwa 0,74% aller männlichen Malignome sind Hodentumoren. Hauptsymptom ist der Tastbefund einer einseitigen Hodenvergrößerung. Aber auch hinter den Symptomen einer Orchitis, Epididymitis, von Kryptorchismus, Hydrozele oder einer Hämospermie und bei Manifestation von unklaren Schmerzen im Rücken-, Becken-, Bauchbereich kann sich ein maligner Hodentumor verbergen. Histologisch lassen sich Seminome, embryonale Karzinome, reine und kombinierte Teratome unterscheiden. Entscheidend für die Prognose ist die frühzeitige Erkennung und ein sofortiger Therapiebeginn. Die *Therapie* hängt vom histologisch bestimmten Tumortyp und dem klinischen Stadium ab und kann Semikastration, retroperitoneale Lymphadenektomie, Radiotherapie und Zystostatikatherapie umfassen.

Prostatavesikulitis. Sie kann häufig die Ursache einer gestörten Fertilität sein, wobei die Gefahr besteht, daß die Infektion durch eine Epididymitis kompliziert wird.

Immunologische Störungen. Das Auftreten von Agglutination und Immobilisation der Spermatozoen im Ejakulat wurde bereits dargestellt; es kann Ursache der Sterilität sein.

Impotentia coeundi. Hierunter sind die Zustände zu verstehen, bei denen die Libido und/oder die Erektion für eine normale Kohabitation nicht ausreichen. Zu unterscheiden ist die *psychische Impotentia coeundi*, die meist partnerabhängig ist, von der *organischen Impotentia coeundi*. Für letztere kann eine Vielzahl von Ursachen verantwortlich sein, insbesondere Hepatopathien, Diabetes mellitus, Hypo- und Hypertonie, arterielle Verschlußkrankheiten, neurologische Erkrankungen, örtliche Genitalveränderungen (Induratio penis plastica, Balanitis), Arzneimittel (Sedativa, Psychopharmaka), Alkohol, Herbizide.

Priapismus. Der Begriff bezeichnet eine nicht sexuell betonte, oft schmerzhafte maximale Dauererektion oder zeitweilige Erektion des Penis. Priapismus beginnt meist akut. Ursächlich kommen neurologische Erkrankungen (Tabes, Querschnittslähmungen), örtliche Durchblutungsstörungen (Thrombosen, Bluterkrankungen wie Leukämie, Sichelzellanämie, Gefäßerkrankungen), Tumoren (primär, metastatisch), Traumen und Entzündungsvorgänge (Tbc) in Frage. Priapismus ist selten, bedarf aber in jedem Einzelfall zur Verhinderung einer dauernden Erektionsunfähigkeit einer raschen Therapie.

Therapie. Sie ist von der Ursache abhängig; fibrinolytische und antithrombotische Therapie sind als erste Maßnahmen zu erwägen, ferner Tranquilizer und operative Maßnahmen. Die Inzision der Schwellkörper darf nur bei drohender Gangrän vorgenommen werden, da sie zum irreversiblen Verlust der Erektionsfähigkeit führt. Jeder Patient sollte möglichst frühzeitig in klinische Behandlung genommen werden. Die Erkrankung wird im Fachgebiet der Urologie behandelt.

Therapie der Fertilitätsstörungen

Die Therapie der Fertilitätsstörungen sollte sich nach den festgestellten Ursachen richten, in den meisten Fällen von Oligozoospermie (idiopathische Oligozoospermie) ist sie aber auf empirisches Vorgehen angewiesen.

Operative Therapie. Eine Phimose wird durch Zirkumzision beseitigt. Bei beidseitigem Verschluß der abführenden Samenwege besteht die einzige Chance einer Wiederherstellung der Fertilität in einer Rekanalisierungsoperation. Die mikrochirurgischen Verfahren der Epididymovasostomie und der Vasovasostomie sind bei umschriebenen Verschlüssen in beachtlichem Maße erfolgreich, während sie bei ausgedehnten postinflammatorischen Vernarbungen wenig aussichtsreich, bei kongenitalen Atresien und Agenesien kaum möglich sind. Neu ist das Verfahren, bei Aplasien, ausgedehnten Stenosen, erfolgloser Reanastomose nach Vasektomie, neurogenen Spermatozoentransportstörungen nach paraaortaler Lymphknotenausräumung und/oder bei Paraplegikern eine alloplastische Spermatozele anzulegen. Dabei wird im Bereich des Nebenhodenschwanzes durch Einlegen einer Kunststoffpelotte ein künstliches Spermatozoenreservoir hergestellt, aus dem Spermatozoen abpunktiert und zyklusgerecht inseminiert werden können. Über einzelne hierdurch ermöglichte Schwangerschaften wurde bereits berichtet. Die Therapie der Varikozele besteht in einer hohen Ligatur der V. testicularis interna (nach Bernardi-Ivanissevic). Auch Hydrozelen und größere Spermatozelen, schließlich auch Leistenhoden im Erwachsenenalter sind selbstverständlich der operativen Behandlung zuzuführen. Bei Maldescensus testis sollte die Behandlung bis zum Ende des 2. Lebensjahrs abgeschlossen sein, wobei eine Hormontherapie mit HCG versucht wird (s.S. 975), bei Nichterfolg eine Orchidopexie durchgeführt werden muß.

Medikamentöse Therapie
Hormonsubstitution. Bei etwa 1% des andrologischen Patientengutes liegt ein hypogonadotroper Hypogonadismus mit nachgewiesenem Hormonmangel vor. Hier ist die Substitutionstherapie mit Humangonadotropinen (HCG und HMG) indiziert. Bewährt ist die kombinierte Anwendung von wöchentlich 5000 IE HCG (Predalon, Pregnesin) und 225 IE FSH (Humegon, Pergonal 500). In einzelnen Fällen kann die FSH-Dosis auch auf 300 IE tgl. erhöht werden.
Androgene finden Anwendung bei der inkretorischen Hodeninsuffizienz durch primären Hypogonadismus, beispielsweise beim Klinefelter-Syndrom und im Climacterium virile; daneben natürlich bei Anorchie und nach Kastration. Zur Behandlung der androgenempfindlichen Bläschendrüseninsuffizienz (Fruktosemangel) wird eine niedrig dosierte Androgentherapie mit 3mal 25 mg Mesterolon (Proviron) tgl. über 3–6 Monate empfohlen.

Therapie der idiopathischen Oligozoospermien. Bei den normogonadotropen Oligozoospermien ist eine kausale Therapie im Sinne einer Hormonsubstitution kaum möglich. Im wesentlichen wird empirisch vorgegangen.

Grundsätzlich sollte jeder Therapieversuch einen Zeitraum von mindestens 3 Monaten abdecken, da der Spermatogenesezyklus und die Nebenhodenpassage der Spermatozoen etwa 80 bis 90 Tage betragen. Frühestens dann ist der therapeutische Effekt im Ejakulat objektivierbar. Folgende Therapieformen kommen nacheinander in Frage.

Kallikrein. Kininogenasen, z.B. Kallikrein, setzen mittels limitierter Proteolyse aus dem im Körper ubiquitär vorkommenden Kininogen Kinine frei, die als Gewebshormone mit Wirkungen auf Gefäßpermeabilität, glatte Muskulatur und Blutdruck sowie Zellproliferation eine nicht zu unterschätzende Rolle bei einzelnen Fortpflanzungsfunktionen spielen. Das Pankreasenzym Kallikrein führt nach neuesten Untersuchungen bei Ratten und beim Mann zu einer Verbesserung der Spermatogenese und zu einer Erhöhung der Spermatozoenmotilität in vitro und in vivo. Bei einer täglichen Verabreichung von 600 E Kallikrein oral (Padutin 100) kommt es zu einer Verbesserung der Spermatozoenmotilität und zu einer Zunahme der Spermatozoenzahl, insbesondere bei der idiopathischen Form der Oligozoospermie und Asthenozoospermie.

Antiöstrogene. Das Antiöstrogen Tamoxifen (Nolvadex) kann bei idiopathischer normogonadotroper Oligozoospermie zu einer Zunahme der Spermatozoendichte und -motilität führen. Wirkungsmechanismus ist eine Blockierung der Testosteronrezeptoren im Hypothalamus, damit eine Durchbrechung des negativen Feedback, eine erhöhte Freisetzung von Releasinghormon im Hypothalamus, von Gonadotropin in der Hypophyse und des Testosterons im Hoden. Die Dosierung beträgt 2mal 10 mg/Tag per os.

Humangonadotropine. Sie können bei hochgradiger Oligozoospermie trotz normaler Gonadotropinbasissekretion indiziert sein, wenn eine latente Leydig-Zellinsuffizienz oder eine histologisch gesicherte Spermatogenesehemmung in Höhe der Spermatiden besteht. Der Zustand wird als relativer hypogonadotroper Normogonadismus bezeichnet. Für die Behandlung wird das folgende Schema empfohlen: 3mal wöchentlich (Montag, Mittwoch, Freitag) je 2 Amp. HMG (Pergonal 500) zusätzlich zweimal wöchentlich (Montag, Freitag) je 1 Amp. HCG (Pregnesin 2500) intramuskulär.

Androgene. Die niedrigdosierte Androgentherapie mit wöchentlich 25 mg Testosteron i.m. oder täglich 75 mg Mesterolon (Proviron), einem synthetischen, nicht lebertoxischen Androgen, ist bei der Oligozoospermie etabliert. Die Wirksamkeit ist aber umstritten, da die notwendige extrem hohe Testosteronkonzentration lokal im Bereich der Hodentubuli nur durch eine Stimulation der Leydig-Zwischenzellen erreicht werden kann. Eine Wirksamkeit ist zumindest aber auf die akzessorischen Genitaldrüsen gegeben. Eine hochdosierte Androgentherapie wird wegen der Gefahren irreversibler Tubulusschäden als riskant angesehen.

Insemination. Die Inseminationstherapie hat den Vorteil, daß durch die instrumentelle Übertragung des Spermas das spermatozoenfeindliche Vaginalsekret umgangen, ein Spermareflux vermieden wird und alle Samenzellen die Chance haben, in den weiblichen Genitaltrakt einzudringen. Daneben wird eine exakte Abstimmung auf den günstigsten Zeitpunkt zum Ovulationstermin ermöglicht. Bei der homologen Insemination wird das Sperma des Ehemannes auf die Ehefrau übertragen.

Indikationen zur homologen Insemination aus andrologischer Sicht sind: Oligo-, Astheno-, Teratozoospermie, Fruktosemangel, Viskosipathie, Hypo-, Epispadie, Induratio penis plastica, Impotentia coeundi infolge sonstiger organisch oder physisch bedingter Erektionsstörungen, Immissionsstörungen (Penismißbildungen, Adipositas, Hernien), Ejaculatio praecox, retrograde Ejakulation und das Vorliegen von Spermatozoenantikörpern.

Die Insemination wird mit Hilfe einer Portiokappe oder eines Portioadapters durchgeführt. In speziellen Fällen kann die Insemination mit Methoden kombiniert werden, die eine Qualitätsverbesserung des Spermas zum Ziel haben (Splitejakulat, Spermazusätze wie Kallikrein, Chymotrypsin, Fruktose, Glukose, Selektion von motilen Spermatozoen mittels Filtration über Glaswolle, Gewinnung seminalplasmafreier Spermatozoen). Die Erfolgsraten der homologen Insemination bei Oligozoospermie liegen bei 20–30%, unter Verwendung von Splitejakulat bei 40%.

Spermakonservierung. Sperma kann in flüssigem Stickstoff bei −196° C tiefgefroren über Jahre gelagert (Kryosperma) und nach dem Auftauen zur Insemination verwendet werden. Eine Anwendungsmöglichkeit ist die prophylaktische Spermakonservierung als Zeugungsvorsorge bei absehbarem Verlust der Zeugungsfähigkeit durch Entzündungen, Tumoren, Zytostatika, Röntgenbestrahlung, bei Gefährdung durch berufliche Tätigkeit und vor einer freiwilligen Vasektomie.

Die Verwendung von Kryosperma zur heterologen Insemination (Samenbank) ist biologisch-medizinisch möglich, aus ethischen und juristischen Gründen aber umstritten.

Gynäkomastie

Zur klinisch-andrologischen Untersuchung gehört die Beurteilung der männlichen Brust. Als Gynäkomastie wird die ein- oder beidseitige, gutartige Umfangsvermehrung der männlichen Brust bezeichnet. Sie zeigt keine Tendenz zur malignen Entartung.

Pathogenetisch unterscheidet man die physiologische, die symptomatische, die iatrogene Gynäkomastie sowie die idiopathische Form als selteneres Teilsymptom verschiedenartiger dermatologischer, neurologischer und interner Erkrankungen.

Tabelle: Die häufigsten Formen von Gynäkomastie nach pathogenetischen Gesichtspunkten

Physiologisch	Neugeborenengynäkomastie Pubertätsmakromastie (persistierend, transitorisch) Gynäkomastische Fettbrust Involutionsgynäkomastie

Symptomatisch	Hypogonadismus (primär, sekundär)
	Hormonbildende Tumoren von:
	   Testes, Nebennierenrinde,
	   Hypophyse, Bronchien
	Leberstoffwechselstörungen
	Hyperthyreose

Iatrogen	*Nach Behandlung mit:* Gonadotropinen Testosteron Östrogenen Spironolacton Digitalis Vitamine A, D_2 Tuberkulostatika (Isoniazid) Lostderivaten Psychopharmaka Antihypertensiva (Dialyse)
Teilsymptom von Krankheiten	Lepra Leukämie Trauma (Schädelbruch, Interkostalnervenverletzungen) Malignes Lymphom Tuberkulose Sarkoidose

Physiologische Gynäkomastie. Diese Formen sind Ausdruck entwicklungsbedingter Veränderungen im hormonellen Gleichgewicht und bilden sich in der Regel spontan zurück. Die harmlose und rasch reversible Neugeborenengynäkomastie entsteht unter dem Einfluß mütterlicher Hormone. Die Pubertätsmakromastie, die bei etwa der Hälfte aller Knaben auftritt, kann eine erhebliche psychische Belastung darstellen. Persistiert sie über das 20.–25. Lebensjahr hinaus, müssen endokrinologische und sonstige Ursachen ausgeschlossen werden. Die Fettbrust ist Teilsymptom einer Adipositas, eine echte Gynäkomastie kann erst nach Gewichtsreduktion erkannt werden. Die Involutionsgynäkomastie älterer Männer beruht auf dem Überwiegen der Östrogene bei abnehmender Testosteronproduktion.

Symptomatische Gynäkomastie. Sie ist bedingt durch Störungen im Androgen-Östrogen-Stoffwechsel, auch bei hormonbildenden Tumoren. Vor allem das Spermiogramm und endokrinologische Untersuchungen sind für die Diagnose hilfreich. Bei chronischen Lebererkrankungen (chronische Hepatitis, Zirrhose) treten außer der Gynäkomastie auch Hodenatrophie, Potenzstörungen (hepatotestikuläres Syndrom), ferner als bekannte Zeichen die Naevi aranei, Palmarerytheme und Gerinnungsstörungen auf.

Iatrogene Gynäkomastie. Auf sie weist die sorgfältig zu erhebende Medikamentenanamnese hin. Überlappungen mit den übrigen in der Tabelle aufgeführten Formen sind möglich.

Idiopathische Gynäkomastie. Sie ist insbesondere bei den in der Tabelle genannten Erkrankungen als seltenes, in ihrer Pathogenese oft unverstandenes Ereignis beschrieben worden.

Mammakarzinom. Bei jeder diagnostisch unklaren knotigen oder zystischen Veränderung der Brustdrüse, jeder narbigen Einziehung der Haut in diesem Areal ist an das Mammakarzinom zu denken, das auch bei Männern in höherem Alter durchaus vorkommen kann. Es kann nur durch Biopsie ausgeschlossen werden; hilfreich sind ferner Mammographie, Thermographie und Feinnadelzytologie.

Äußerliche Dermatotherapie

Die Behandlung von Hauterkrankungen erfolgt nur selten ausschließlich durch innerliche Therapie, vielfach durch eine Kombination von innerlichen und äußerlichen medikamentösen Therapiemaßnahmen und oft allein durch äußerliche Dermatotherapie. Daher ist es notwendig, daß sich der Arzt mit den allgemeinen Richtlinien für die äußerliche medikamentöse Behandlung von Hauterkrankungen vertraut macht.

Das Vorgehen in der äußerlichen Behandlung von Hauterkrankungen hat keine Parallelen in der übrigen Medizin. Man muß sich an den Gedanken gewöhnen, daß keine äußerliche Therapiemaßnahme existiert, die in jedem Falle von der erkrankten Haut vertragen wird oder eine bestimmte Dermatose zur Abheilung bringt. Dieselbe äußerliche Behandlungsmaßnahme mag in zahlreichen Fällen ein gutes Ergebnis bringen, in anderen versagen oder verschlimmernd wirken. Die Gründe dafür sind verschieden. So kann die Grundlage (Vehikel, Trägerstoffe) einer äußerlichen Therapiemaßnahme (z.B. Puder, Lotio, Creme, Salbe) falsch gewählt sein, oder sowohl in der Grundlage als auch unter den Wirkstoffen und Hilfsstoffen können Substanzen vorhanden sein, gegen die ein Patient allergisch ist und während der Anwendung zusätzlich mit einer akuten allergischen Kontaktdermatitis reagiert.

Man muß daher die äußerliche Dermatotherapie von Grund auf erlernen und genügend Erfahrung erwerben, um eine möglichst adäquate Therapie zu verwirklichen.

Wichtige Voraussetzungen sind:
1. Kenntnis der Grundlagen (Vehikel, Trägerstoffe): Zusammensetzung und deren physikalische und dermatopharmakologische Wirkungen.
2. Kenntnis der inkorporierten Wirk- und Arzneistoffe: Chemische, physikochemische Struktur und dermatopharmakologische Wirkungen.
3. Exakte Indikationsstellung für die betreffenden äußerlichen therapeutischen Maßnahmen.

Daraus ergibt sich die *Einteilung* dieses Kapitels:
– Grundtatsachen der Dermatopharmakologie;
– indifferente Behandlung: Behandlung mit Grundlagen (Vehikel, Trägerstoffe);
– differente Behandlung: Einsatz von Arznei- oder Wirkstoffen.

Grundtatsachen der Dermatopharmakologie

Die Haut ist mit 1,5–2,0 m^2 ein großes Aufnahmeorgan für äußerlich applizierbare Medikamente. Die Wirkstoffaufnahme durch die Haut erfolgt im wesentlichen auf zwei Wegen, nämlich transepidermal und transfollikulär. Durch Resorption können Wirkstoffe über die Lymphe oder/und über das Blut in den Organismus gelangen und dort Wirkungen entfalten, wie beispielsweise die Salizylsäurevergiftung nach großflächiger Behandlung mit höherkonzentrierter Salizylvaseline verdeutlichen kann.

Liberation. Freisetzung des Arzneistoffes aus einem Externum an der Grenzfläche zur Hornschicht.

Adsorption. Oberflächliche physikalisch-chemische Bindung oder Haftung von Arzneistoffen bzw. von Externa an Hautstrukturen, besonders im Stratum corneum. Vielfach dient das Stratum corneum als Reservoir von Arzneistoffen, z.B. verschiedener Glukokortikoide, die von dort langsam in tiefere Hautschichten abgegeben werden.

Absorption. Damit werden jene Vorgänge beschrieben, die mit der Aufnahme von Substanzen aus einer Trägergrundlage (Vehikel, Trägerstoffe) durch bestimmte Schichten der Haut verbunden sind.

Penetration. Ein Arzneistoff dringt über das Stratum corneum in die lebende Epidermis ein, wobei Reste des Arzneistoffes an der Oberfläche der Haut liegen bleiben können (Abweisungsrate).

Als Barrierezone für die verschiedenen Arzneistoffe wirkt die Hornschicht, besonders aber die Grenzschicht zwischen der basalen Hornschicht und dem Stratum granulosum. In dieser Schicht sind Lipoide und viele katabole Enzyme, z.B. Esterasen, Phosphatasen, in höheren Aktivitäten nachweisbar, die auch zum Abbau von eingeführten Arzneistoffen, z.B. Hydrokortisonester, befähigt sind.

Permeation. Man versteht darunter die komplizierten Vorgänge der transepidermalen und transfollikulären Durchdringung der Haut von einer oder mehreren Substanzen. Dieser Durchwanderung stehen von seiten der Haut mehrere Systeme mit Barrierefunktion entgegen: die Hautoberflächenemulsion aus Talg und Schweiß, die Hornschicht, die keratogene Zone an der Basis der Hornschicht, die vitalen Schichten der Epidermis, die Basalmembranzone an der dermoepidermalen Grenzzone, das Hautbindegewebe mit den mesenchymalen Grundsubstanzen und die Wände von Blut- und Lymphgefäßen. Die Permeation durch die Haut wird wesentlich von hauteigenen Faktoren und der molekularen Struktur, dem physikochemischen Verhalten sowie der Konzentration der permeierenden Substanz bestimmt.

Resorption. Nach Permeation und Aufnahme in Blut- und Lymphgefäße ist ein Stoff resorbiert.

Mit modernen Meßmethoden, besonders der Anwendung von Radioisotopen, kann man sich heute ein recht genaues Bild über die Bioverfügbarkeit von Arzneistoffen bei äußerlicher Anwendung machen. Absorption, Penetration, Permeation und Resorption von Arzneimitteln aus Externa in die Haut hängen entscheidend vom Einfluß der jeweiligen Hautfunktion ab:

Patientenalter. Kindliche Haut hat eine wesentlich höhere Permeabilität als die Haut von Erwachsenen; daher ist auch bei Kindern leichter mit resorptiven Vergiftungen, beispielsweise durch feuchte Borsäureverbände oder Salizylvaseline zu rechnen, wenn größere Körperregionen behandelt werden.

Hautregion. Die Hautregion spielt eine große Rolle für die Permeation und Resorption von dermatologischen Arzneistoffen. Je größer die Dichte von Haar- bzw. Talgdüsenfollikeln, desto größer die Resorption. Besonders groß ist die Resorption aus der Skrotalhaut (100fach im Vergleich zur normalen Haut). Auch die Dicke der Hornschicht ist ein entscheidender Faktor. An Handinnenflächen und Fußsohlen oder bei Hauterkrankungen mit Hyperkeratose ist die Permeation von Arzneistoffen, z.B. von Glukokortikoiden, vergleichsweise niedrig. Dies ist dem Dermatologen etwa von der Behandlung eines chronischen hyperkeratotisch-rhagadiformen Handekzems wohlbekannt.
Durch die Wahl einer geeigneten Grundlage kann eine bessere Permeation erreicht werden.

Pathologische Veränderungen der Hornschicht. Nach Entfernung der Hornschicht durch Tesafilmabriß oder nach Entfettung der Hornschicht wird die Resorption von Arzneistoffen deutlich erhöht, ebenfalls bei Störungen der Verhornung selbst. So ist beispielsweise im Psoriasisherd die Permeation um ein Mehrfaches gegenüber der Norm erhöht; man muß also auch mit einer stärkeren Resorption rechnen.

Hydratation der Hornschicht und Hauttemperatur. Beide Faktoren haben einen wesentlichen Einfluß auf die Permeation von dermatologischen Wirkstoffen. Die Hydratation der Hornschicht, etwa durch einen Okklusivverband, fördert die Permeation von Glukokortikosteroiden um einen Faktor zwischen 10 und 100. Bekannt ist die toxische Wirkung von an freier Haut gut tolerierten Cignolinkonzentrationen bei Behandlung von Psoriasis in intertriginösen Räumen. Wo die Wasserabdunstung von der Hautoberfläche (Perspirato insensibilis) behindert ist, ist die Feuchtigkeit der Hornschicht (Quellungseffekt) und damit die Penetration erhöht.

Hautdurchblutung. Eine Vermehrung der Hautdurchblutung (Hyperämie) vergrößert im allgemeinen die Resorption von extern zugeführten Arzneimitteln.

Einfluß der Grundlage (Vehikel, Trägerstoff). Eine Penetration von Stoffen in die Haut ist nur gegeben, wenn die Grundlage eine Lösung des Arzneistoffes ermöglicht. Daraus ergibt sich, daß für jeden Arzneistoff in Übereinstimmung mit der gewünschten Arzneiform eine ganz bestimmte Grundlage zu wählen ist. Außerdem ist zu berücksichtigen, daß die Grundlage auch nach Aufbringen auf die Haut durch Veränderung der Wasserdampf- und Wärmeabgabe durch die Haut Effekte auf die Hornschicht entfalten kann (Zunahme der Hydratation), die ihrerseits wiederum einen Einfluß auf die Permeation eines Arzneistoffes haben können. Viele Arzneistoffe penetrieren aus Emulsionen, d.h. fett- und wasserhaltigen Vehikeln, besser in die Epidermis als aus reinen Fettsalben. Für den Einfluß eines Wirkstoffes sind dessen Molekülgröße, seine chemische Struktur, Löslichkeitscharakteristik, seine Konzentration, die Affinität zur Salbengrundlage u.a. von Bedeutung.
Durch Hydratation der Hornschicht (Okklusivverband, Pflaster) oder penetrationsverbessernde Substanzen können Arzneistoffe leichter durch die Hornschicht in tiefere Bereiche der Haut eingeschleust werden. Auch durch Kombination – besonders bei Glukokortikoiden – mit Salizylsäure oder Harnstoff läßt sich offenbar die Penetration verbessern. Bekannt ist, daß die Epidermis verschiedene Barrierefunktionen und sehr viele Enzyme besitzt, die zur Metabolisierung von Arzneistoffen (Oxidation, Reduktion, Hydrolyse, Bildung von Glukosamiden, Sulfatierung, Methylierung und Konjugation) auf und in der Haut wirksam beitragen. So oxidiert beispielsweise Cignolin (Dithranol) bereits in den oberen Epidermislagen zu einem nicht mehr aktiven Stoff; aus diesem Grunde kommen systemische Nebenwirkungen praktisch nicht vor.
Je nach Art des gewünschten Arzneimittels wird eine örtliche Wirkung ohne systemische Effekte oder das Gegenteil angestrebt. Aus der Kenntnis des Hautstoffwechsels und der Biotransformation von Arzneistoffen ergibt sich die Möglichkeit einer gezielten örtlichen Behandlung.

Indifferente Behandlung: Therapie mit dermatologischen Grundlagen

Für eine optimale äußerliche Dermatotherapie ist es zunächst notwendig, die jeweils am besten geeignete dermatologische Grundlage, auch Vehikel oder Trägerstoff genannt, auszuwählen. Die dermatologische Grundlage dient nicht nur als Träger für die inkorporierten Arzneistoffe, z.B. Salizylsäure als Arzneistoff in der Grundlage Vaseline, sondern entfaltet aufgrund ihres physikochemischen Charakters therapeutische Effekte, ist also *auch selbst Arzneimittel*. Richtige Wahl einer dermatologischen Grundlage wirkt heilend, falsche kann krankheitsverschlimmernd wirken.

Grundlagen sind teilweise sehr kompliziert zusammengesetzt. In manchen Grundlagen sind Teilkomponenten vorhanden, die als Kontaktallergene in Betracht kommen. Aus diesem Grunde ist es notwendig, im Einzelfall zu prüfen, ob ein Patient eine bestimmte Grundlage verträgt, und ob diese für die zu behandelnden Hautveränderungen adäquat ist. Nicht selten führt bereits die indifferente Behandlung mit einer Grundlage bzw. einer bestimmten Arzneiform ohne weitere Wirkstoffzusätze zu einem guten Behandlungsresultat. Man wird sich dann entschließen, in die erwiesenermaßen vertragene Grundlage differente dermatologische Wirkstoffe, also Arzneistoffe, zu inkorporieren. Diesem Gesichtspunkt widmet sich in besonderer Weise die pharmazeutische Technologie; so werden beispielsweise Glukokortikoide jetzt in verschiedenen Grundlagen und Arzneiformen für äußerliche Zwecke angeboten, so in Lotio, Paste, Creme, Salbe, Fettsalbe oder in alkoholischer Lösung.

Heute werden dermatologische Grundlagen vielfach auch industriell hergestellt und besitzen im Hinblick auf standardisierte Herstellung, gleichmäßige Qualität und Haltbarkeit daher gewisse Vorteile gegenüber eigenen Rezepturen.

Wäßrige Lösungen

Definition. Es handelt sich um Grundlagen, die ohne oder mit Zuhilfenahme von Zusatzstoffen, wie z.B. Konservierungsmittel, Puffer, Lösungsmittel aus Wasser bereitet sind. Als Beispiel sei die desinfizierende Chinosollösung (1:1000 in Wasser) zu feuchten Umschlägen genannt. Um eine rasche Abdunstung von Lösungen an der Haut zu erreichen, kann der wäßrigen Lösung Alkohol (Äthanol) in niedriger Konzentration (20–30%) zugesetzt werden.

Lösungen werden in verschiedenen Formen therapeutisch angewandt:

Bäder

Diese werden meist in Form warmer Bäder (31–35° C), heißer Bäder (36–40° C), als Teilbäder oder Vollbäder verordnet.

Wirkungen. Sie wirken reinigend. Auflagerungen wie Krusten, Schuppen, Sekrete oder Salbenreste werden erweicht und abgelöst. Bei längerer Badezeit erhöht sich die Hydration der Hornschicht infolge von Quellung. Auch Wirkstoffe können Bädern zugesetzt werden.

Nebenwirkungen. Häufiges Baden, speziell unter Anwendung von Detergenzien, führt durch Herauslösung wasserbindender Inhaltsstoffe aus der Hornschicht zur Austrocknung der Haut.

Indikationen. Als Teil- oder Vollbäder zur Reinigung und Ablösung von krankhaften Auflagerungen an der Haut, ferner als Therapie mit entzündungswidrigen, rückfettenden, antiseptischen, keratolytischen oder hyperämisierenden Wirkstoffzusätzen.

Hebra-Wasserbett

Es handelt sich dabei um eine kaum noch angewandte Vollbaddauerform in speziell konstruierten Wasserbetten zur Behandlung von Dermatosen, bei denen es zur weitgehenden Ablösung der Epidermis gekommen ist, wie Pemphigus vulgaris oder Verbrennungen. Sie ist heute praktisch bedeutungslos.

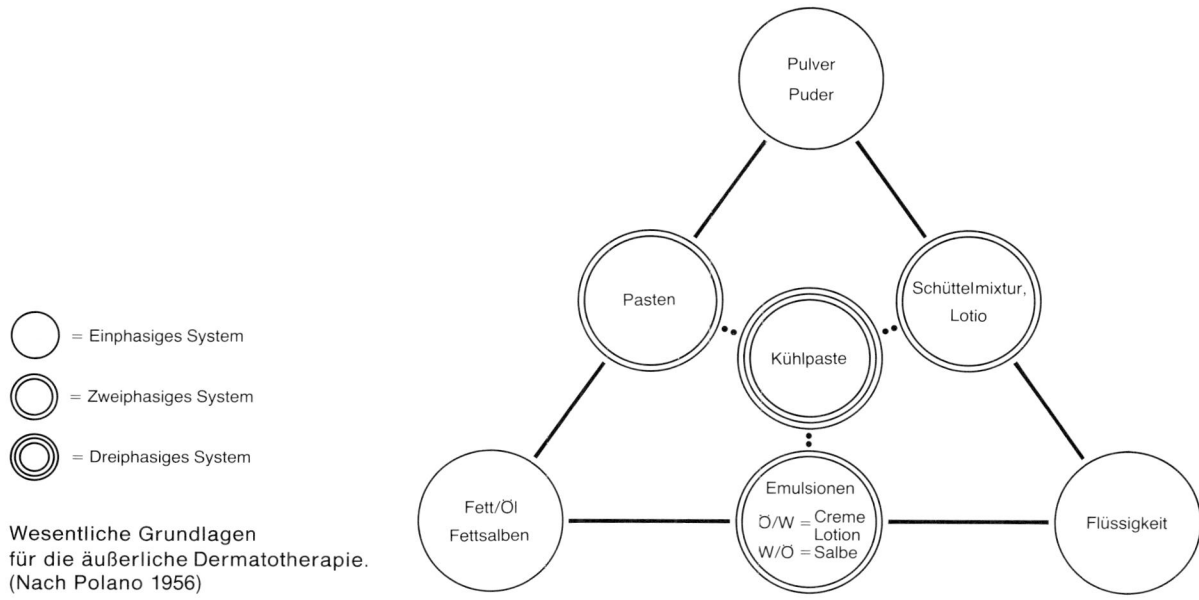

Wesentliche Grundlagen für die äußerliche Dermatotherapie. (Nach Polano 1956)

Tabelle: Indikationen für dermatologische Bäder und Wirkstoffzusätze

Wirkstoff	Handelspräparat	Wirkungen	Indikationen	Sonstiges
Tenside	Dermowas seba med flüssig Sebopona	Reinigung Adstringierung Abtrocknung	Reinigung, z.B. bei nässenden und verkrusteten entzündlichen Dermatosen	Ablösung von Schuppen und Krusten
Lipide	Balneo Conzen Balneum Hermal Liquidin-Öl, Olatum-Öl, Ölbad Cordes Oleobal	Reinigung Rückfettung Antisebostase	Sebostase Sebostatische Dermatosen Ichthyosen Atopisches Ekzem Subakute und chronische Ekzeme Phototherapie	
Antiseptika	Chinosol Kaliumpermanganat	Reinigung Desinfektion	Nässende erosive Dermatosen Erosive Intertrigo Infektöse oder superinfizierte Dermatosen	Geruchsbeseitigung, z.B. bei Pemphigus vulgaris
Adstringenzien	Salhumin-Bad (Salizylsäure und Huminsäuren) Eichenrindenextrakt Tannolact Tannosynt	Adstringierung Antiphlogistisch Exsikkation	Besonders entzündliche Hand- und Fußdermatosen Nässende Ekzeme Hyperhidrose	Nicht färbende Gerbstoffe
Antiphlogistika	Kleie Avena-Bad Haferstrohextrakt Silvapin Weizenkleieextrakt Silvapin Töpfer-Kleiehautbad Töpfer-Kinderbad	Leichte Adstringierung und Entzündungshemmung	Subakute Ekzeme und andere entzündliche Dermatosen	Wegen Exsikkation der Haut Kombination mit Lipidzusätzen empfehlenswert
	Pflanzenextrakte Kamillenblütenextrakt	Antiphlogistisch	Mund- und Anogenitaldermatosen	
	Teere Balnacid-Liquidum, Balneum Hermal mit Teer, Ichtho-Bad Liquidin-Teer Töpfer-Teerkleiebad Polytar Emolliens Medizinisches Teerbad Sepopona flüssig mit Teer	Antiphlogistisch Antipruriginös	Chronische Ekzeme Psoriasis Analekzeme Prurigokrankheiten Lichen ruber	Mit Lipidzusatz
	Schwefel Liquidin-Schwefel Schwefelbad Dr. Klopfer	Exsikkation Antiseptisch	Subakute bzw. chronisch entzündlich juckende Dermatosen Pyodermien Seborrhö	Gelegentlich Hautreizungen
Keratolytika	Kochsalz (3–5%iger Zusatz)	Keratolyse Austrocknend	Ichthyosen Atopisches Ekzem	Mit Lipidzusätzen; mit Seifenpulver vergälltes Kochsalz ist preiswerter
Hyperämika	Nikotinsäureester Rubriment-Essenz	Hyperämie	Angioneuropathien Akrozyanose Perniose Vasoneurose Akrosklerodermie	Nur Teilbäder *Cave* Kreislauf
	Pflanzenextrakte Rosmarinblätterextrakt Silvapin Pela-Moorlauge Heublumen		Vasoneurosen Sklerodermie	

Tabelle: (Fortsetzung)

Wirkstoff	Handelspräparat	Wirkungen	Indikationen	Sonstiges

Kinderbäder	Balneum Hermal
	Edelweiß-Milchserum-
	  bad
	Liquidin
	Ölbad Cordes
	Pelsano-Badeemulsion
	Penaten-Babybad
	  (mit Kamille)
	Töpfer-Kinderbad
		Reinigung
		Rückfettung		

Feuchter Verband

Bei diesem Verband, auch *feuchter Umschlag* genannt, wird Mull mit Mullbinden auf der erkrankten Haut fixiert und häufig mit wäßriger Flüssigkeit getränkt.

Wirkungen. Durch Erzeugung von Verdunstungskälte infolge rascher Abdunstung kühlend, entquellend, entzündungswidrig und juckreizlindernd. Ferner geeignet zur Erweichung und Ablösung von Auflagerungen wie Krusten, Schuppen oder Sekreten, zur Säuberung sekretbedeckter Ulzera und zur Reepithelisierung von oberflächlichen Wunden. Wegen der raschen Austrocknung des feuchten Verbandes ist regelmäßige Wiederanfeuchtung notwendig.

Nebenwirkungen. Bei mehrtätiger Anwendung feuchter Verbände kommt es infolge der Dochtwirkung des Mulls auf der Haut bald zur Herauslösung löslicher Inhaltsstoffe aus der Haut und ähnlich wie bei häufigem Baden zur Austrocknung der behandelten Hautareale.

Indikationen. Oberflächliche entzündliche, nässende, krustöse, vesikulobullöse und erosive Hautveränderungen. Säuberung und Granulationsanregung bei Ulzerationen.

Fettfeuchter Verband

Hier wird das zu behandelnde Areal zunächst mit einer Salbe oder lipophilen Creme bedeckt und anschließend ein feuchter Verband angelegt; kurzfristig kann bei ausgedehnten Hauterscheinungen (z.B. generalisiertes atopisches Ekzem) statt Verbänden ein feuchter Schlafanzug appliziert werden.

Wirkungen. Die Wirkung ist dieselbe wie beim feuchten Verband; allerdings wird durch die Salbe oder lipophile Creme zusätzlich eine allzu rasche Austrocknung der Haut verhindert, außerdem der krusten- und schuppenablösende Effekt verbessert. Spezielle Wirkungen, z.B. stärkere Entzündungshemmung, werden durch Unterlegen einer glukokortikoidhaltigen lipophilen Creme oder Salbe möglich.

Nebenwirkungen. Keine wesentlichen.

Indikationen. Diese entsprechen im wesentlichen der des feuchten Verbandes. In Betracht kommen besonders Hauterscheinungen bei Patienten mit Sebostase, d.h. trockener Haut, und Fälle, bei denen Auflagerungen rasch abgelöst werden sollen.

Feuchter Dunstverband

Hier wird ein feuchter Verband angelegt und die Abdunstung nach außen durch einen wasserundurchlässigen Stoff wie z.B. Billroth-Batist, Guttapercha oder Plastikfolie verhindert. Die wasserundurchlässige Schicht muß allseitig die angefeuchteten Mullagen überragen, um eine Dochtwirkung nach außen zu vermeiden. Der gut angelegte Verband bleibt 24 h feucht.

Wirkungen. Wegen blockierter Wärme- und Wasserabgabe von der Hautoberfläche erhebliche Quellwirkung und Temperaturerhöhung der Haut mit Anregung von Hyperämie. Letztere soll über viszerokutane Reflexe zur Beeinflussung von tiefergelegenen Erkrankungen (Bronchitis, Gelenkerkrankungen) führen.

Nebenwirkungen. Bei zu häufiger Anwendung Gefahr von Mazeration und Hautreizung. Ferner Förderung von Infektionen. Daher nur sehr kontrollierte Anwendung.

Indikationen. Oberflächliche, auch tiefergehende Entzündungen (Furunkel, tiefe Trichophytie), bei denen Hyperämie erwünscht ist.

Alkoholische Lösungen

Hierbei handelt es sich meist um Äthanol (50–70%)-Wasser-Gemische oder Isopropanol(25–35%)-Wasser-Gemische. Darin werden juckreizlindernde, gerbende, keratolytische, hyperämisierende, antiphlogistische oder antimikrobielle dermatologische Arzneistoffe eingebracht.

Wirkungen. Alkoholische Lösungen sind lipophile Lösungsmittel; sie verdunsten rasch. Sie wirken daher hautentfettend und austrocknend, außerdem konzentrationsabhängig desinfizierend.

Nebenwirkungen. Wegen der austrocknenden Effekte kann es zu Juckreiz, Exsikkation mit Schuppung und Exsikkationsekzematiden kommen.

Handelspräparat. Solutio Cordes.

Indikationen. Alkoholische Lösungen werden insbesondere zu Behandlungen am behaarten Kopf, im Gesicht, an Händen und Füßen sowie in intertriginösen Räumen benutzt. Sie sind bei Seborrhö indiziert und bei Sebostase eher kontraindiziert.

Dermatologische Tinkturen

Sie sind eigentlich identisch mit alkohol. Lösungen und bestehen aus Grundlage (Trägerstoff, Vehikel) und einem dermatologischen Arzneistoff. Es handelt sich meist um bei Raumtemperatur dünnflüssige Lösungen von Arzneistoffen oder Auszügen aus Drogen mit alkoholischen oder anderen flüssigen Lösungsmitteln oder deren wäßrige Verdünnungen. Sie werden gewöhnlich nur bei eng umschriebenen Hautveränderungen, etwa zur Warzenbehandlung eingesetzt.

Wirkungen. Rasch verdunstend, hohe Wirkstoffkonzentration im angewandten Bereich, in Hautfalten penetrierend.

Nebenwirkungen. Besonders bei längerfristiger Anwendung ist mit Hautreizung infolge Austrocknung und durch Arzneistoffe zu rechnen.
In der äußerlichen Dermatotherapie werden heute nicht mehr viele Tinkturen gebraucht.

Solutio jodi. Jodtinktur sollte nicht in der offizinellen Form, sondern lediglich verdünnt mit Äthanol angewandt werden.

Rp. Sol. jodi 3,0
Spirit. dil. ad 100,0
M.D.S. Verdünnte Jodtinktur

Sie besitzt hervorragende antiseptische Eigenschaften. Allerdings ist auf Jodallergie zu achten.

Solutio Arning. Sie ist als *Solutio Arning DRF* offizinell und kommt zur Behandlung oberflächlicher Mykosen oder chronischer Ekzeme besonders im Anogenitalbereich in Betracht. Nachteilig wirkt sich die intensive Blauviolettverfärbung der Haut und auch der Wäsche aus. Besser verträglich wegen geringerer Kontaktallergisierungsgefahr ist Arning-Lösung ohne Tinctura benzoes.

Rp. Anthrarobini 2,0
Tumenol-
Ammonii 8,0
Aetheris 20,0
Tinct. benzoes 30,0
M.D.S. Arning-Lösung

Rp. Anthrarobini 1,0
Tumenol-
Ammonii
Glycerin. aa 3,0
Spirit. dil. 20,0
M.D.S. Arning-Lösung ohne Tinct. benzoes

Solutio Castellani DRF. Es handelt sich um eine dunkelrot gefärbte Tinktur aus Fuchsin, Phenolum liquefactum, Borsäure, Aceton und Resorcin. Sie wirkt austrocknend, entzündungshemmend und antimikrobiell und ist ausgezeichnet wirksam bei intertriginösen nässenden Veränderungen wie Intertrigo, intertriginösem Ekzem, intertriginöser Psoriasis, gramnegativem Fußinfekt und von großer Wirksamkeit bei intertriginöser Candidamykose. Wichtig ist, daß Sol. Castellani rund 10% Resorcin enthält; dieses ist gelegentlich für Unverträglichkeitsreaktionen (allergische Kontaktdermatitis) verantwortlich. Vorsicht bei Säuglingen.

Nach Auffassung des Bundesgesundheitsamtes (BGA) soll Borsäure nicht mehr verwendet werden; deshalb wird Sol. Castellani auch ohne Borsäure hergestellt.

Warzentinkturen. Diese enthalten verruzide Substanzen (ätzende oder zytostatische Arzneistoffe) in alkoholischer Lösung. Sie sind nur örtlich in kleinen Flächen aufzutragen (*cave:* allgemeine resorptive Nebenwirkungen), die mit harter Zinkpaste abzugrenzen sind.

Rp. Podophyllini 2,9
Spirit. dil. ad 50,0
M.D.S. Warzentinktur.
Nur äußerlich anwenden, Umgebung mit Zinkpaste abdecken

Rp. Phenol. liquefact. 2,0
Aetheris 10,0
M.D.S. Warzentinktur zum Betupfen

Handelspräparate. Clabin (Salizylsäure, Milchsäure, Resorcin), Verrumal (5-Fluorouracil, Salizylsäure, Dimethylsulfoxid) (s. S. 985).

Podophyllintinktur zur Behandlung von Präkanzerosen (aktinische Keratosen, initialer M. Bowen) oder spitzen Kondylomen.

Rp. Podophyllini 12,5
Spirit. absol. ad 50,0
M.D.S. Podophyllintinktur 25%. Nicht mehr als 7 cm^2 Hautoberfläche behandeln

Firnisse

Firnisse können als Spezialform von Tinkturen verstanden werden, die nach Eintrocknen einen Film bilden. Sie dienen dazu, differente Medikamente auf streng umschriebenen Hautpartien ohne Verschmierung zur Anwendung zu bringen. Neuerdings werden auch synthetische Polymere zur Herstellung von Firnissen benutzt, die, auf die Haut aufgesprüht, zu einem Film eintrocknen, so als Wundfirnis zum verbandlosen Abdecken (Nobecutan) oder zur Verbandfixierung (Arasol).
Firnisse werden gewöhnlich mit einem Pinsel an umschriebener Stelle auf die Hautveränderung aufgetragen. Nach Verdunstung des Lösungsmittels bildet sich ein festhaftender hautartiger Überzug. Daher ist auch weniger mit resorptiven Nebenwirkungen zu rechnen. Folgende Grundlagen werden verwendet:

Traumaticinum (DAB6). Lösung von Guttapercha (Kautschuk) in Chloroform.

Kollodium. Lösung von Kollodiumwolle in Weingeist und Äther.

Collodium elasticum. Lösung von Kollodiumwolle in Weingeist und Äther mit Zusatz von 3% Rizinusöl. Firnisse werden besonders zur Behandlung umschriebener Veränderungen wie Verrucae vulgares, Klavi oder Kallus eingesetzt.

Rp. Acid. salicylici   1,0–2,0
    Acid. lactici   1,0
    Collod. elastic.   ad   10,0
    M.D.S. Hühneraugenkollodium

Handelspräparate. Clabin (Salizylsäure, Milchsäure, Resorcin), Collomack (Salizylsäure und Milchsäure, Polidocanol), Verrucid (Salizylsäure, Essigsäure, Natriumdioctylsulfosuccin). Zur Behandlung einzelner Psoriasisherde kann nach Entschuppung Dithranol (Cignolin) in Kollodium oder in Traumaticinum (0,1–1% und mehr) in Betracht kommen.

Sprays

Diese sind versprühbare Wirkstoffe, die neben der zu verabreichenden Zubereitung Treibgas enthalten.

Wirkung. Die Wirkung an der Haut ist oberflächlich, kurzfristig und kühlend.

Indikation. Sprays werden als desinfizierende Oberflächensprays (Nebacetin-Spray) oder als zinkoxidhaltige Puder- oder Salbensprays (Desitin, Evalgan) angeboten. Zur Behandlung von oberflächlichen Hautdefekten, zur Desinfektion von Hautarealen und zur Behandlung von Dekubitus sowie Amputationsstumpfveränderungen haben sie ihren festen Platz.

Puder

Es handelt sich um eine pulverförmige Arzneiform aus einem oder mehreren Stoffen. *Streupuder* können aus einer Streudose angewandt werden. Beim *Kompaktpuder* sind die festen Puderteilchen in eine halbfeste Grundlage eingearbeitet und werden erst durch Abrieb anwendungsfähig.

Wirkungen. Infolge der großen Oberfläche der Puderteilchen wirken Puder an der Haut kühlend, oberflächlich entzündungswidrig und austrocknend. Sie können geringe Mengen von Sekret aufnehmen und glätten Haut und Nägel (Poliereffekt).

Nebenwirkungen. Puder wirken nur oberflächlich und auf die Dauer austrocknend, da sie der Hautoberfläche Wasser und Lipoide entziehen; daher wird längere Puderanwendung von sebostatischer Haut oft nicht gut vertragen. Puderbehandlung ist bei stärker entzündlich infiltrierten Hautveränderungen wirkungsarm und bei krustösen, nässenden oder erosiven Dermatosen zu vermeiden, da es leicht zu Verkrustungen mit der Gefahr unterminierender Sekundärinfektion kommt.

Mineralische Puder. Diese enthalten zumeist Talkum (Magnesiumpolysilikathydrat), Zincum oxydatum, Bolus alba, Magnesia usta, Titanum oxydatum und in spezieller Indikation, wie beispielsweise im Präputialraum, auch Bismutum subnitricum.
Puder können vielerlei Wirkstoffe zugefügt werden, so Antibiotika, Antiseptika oder Antimykotika.

Rp. Talci
    Zinc. oxydati   aa   ad 50,0
    M.D.S. Talkumstreupuder

Rp. Zinc. oxydati   20,0
    Adip. lanae   5,0
    Talci   ad   100,0
    M.D.S. Talkumfettpuder

Rp. Pulvis lithargyri subtil.   20,0
    D.S. Bleipuder zur Behandlung
    von Ulzerationen

Rp. Bismuti subgallici   5,0
    Zinci oxydati crudi   10,0
    Talci   50,0
    M.D.S. Pulv. Bismut. subgall. DRF

Rp. Acid. tannici
    Zinc. oxydati   aa   5,0
    Talci   ad   50,0
    M.D.S. Adstringierender Puder
    bei Balanitis erosiva

Rp. Acid. tannici
    Acid. salicylici   aa   1,0
    Talci
    Zinc. oxydati   aa ad   50,0
    M.D.S. Tannin-Salizylsäure-Puder bei Hefepilzinfektionen und Intertrigo

Handelspräparat. Dermatol-Streupuder enthält Bismutum subgallicum.

Vegetabilische Puder. Hauptvertreter sind Amylum tritici (Weizenstärke) und Amylum orycae (Reisstärke). Diese werden heute kaum noch angewandt, da sie besonders bei Behandlung in intertriginösen Hautarealen leicht Gärungsvorgänge auslösen.

Selbstauflösende Puder. Bei diesen handelt es sich um puderförmig applizierbare Arzneimittel, die sich – vielfach auf Milchzuckerbasis – in feuchten Sekreten von selbst auflösen. Sie kommen speziell zur Wund- oder Verbrennungsbehandlung, in der Ulkusbehandlung und zur antimikrobiellen Therapie in Betracht.

Handelspräparate
Antibiotische Puder. Chlortetracyclin (Aureomycin), Framycetin (Leukase), Fusidinsäure (Fucidine), Gentamicin (Refobacin), Neomycin (Medicrucin), Neomycin und Bacitracin (Nebacetin).
Antimykotische Puder. Clotrimazol (Canesten), Miconazol (Daktar, Epi-Monistat), Natamycin (Pimafucin), Nystatin (Candio-Hermal, Moronal, Nystatin „Lederle"), Tolnaftat (Tonoftal) u.a.
Sulfonamidhaltige Puder. Sulfanilderivate (Gantrisin-Bepanthen).

Puderspray. Puderprays werden als versprühbare Oberflächensprays angeboten und bilden eine sehr dünne Schicht, z.B. Nebacetin (Neomycin, Bacitracin) oder Epi-Pevaryl (Econazol).

Puderbett. Dies ist eine spezielle Art von Puderanwendung. Hierbei wird das Bettuch ganz mit Puder bestreut und der Patient in dem Puderbett gedreht. Ein Puderbett ist indiziert bei generalisierten oder universellen akuten, oberflächlichen entzündlichen Hauterkrankungen, die nicht mit Nässen, Blasenbildung oder Krustenbildung einhergehen.

Indikationen. Puder sind besonders bei akuten erythematösen Exanthemen indiziert, so lange es nicht zu Infiltration oder sekundären Effloreszenzen gekommen ist.

Schüttelmixturen

Schüttelmixturen sind Suspensionen fester Stoffe in Wasser oder Äthanol-Wasser-Gemischen, d.h. Zweiphasensysteme. Sie werden daher auch *flüssige Puder* genannt. Da sie sich beim Stehen in die beiden Phasen Flüssigkeit und Feststoffe trennen, muß diese Arzneiform geschüttelt werden; daher die Bezeichnung *Schüttelmixtur*. Man verwendet auch die Bezeichnung *Trockenpinselung*, da diese Arznei mit einem Pinsel auf die Haut aufgetragen wird und dann antrocknet. Sie ist mit Wasser abwaschbar. Durch Zusatz von Glycerin, Schleimen (Tylose, Traganth) oder Wollwachsalkoholen wird die Haftfähigkeit verbessert und eine viskose Konsistenz erreicht.

Schüttelmixturen werden als Lotiones (z.B. Lotio alba) bezeichnet. Allerdings findet man heute auch handelsübliche glukokortikoidhaltige Emulsionen vom Typ Milch unter der Bezeichnung Lotio.

Der Begriff *Lotion* (engl.) ist für Mehrphasensysteme, die bei Raumtemperatur fließen, reserviert, d.h. für Grundlagen vom Typ Milch bis Sahne, denen eine hydrophile Emulsion zugrunde liegt (z.B. Nivea-Milch, Satina-Milch, seba med Lotion).

Wirkungen. Schüttelmixturen wirken kühlend, adstringierend, austrocknend und oberflächlich entzündungswidrig. Die antiphlogistische Wirkung ist größer als die von Puder, da sie auf der Haut nach Verdunstung des flüssigen Anteils (Erzeugung von Verdunstungskälte) zu einer festhaftenden Puderschicht eintrocknen.

Nebenwirkungen. Wegen Bildung einer festhaftenden Puderschicht auf der Hautoberfläche sind sie bei nässenden und krustösen Hauterscheinungen wegen Gefahr von Sekretstauung und Sekundärinfektion nicht geeignet. Infolge der austrocknenden Wirkung sind sie bei Patienten mit sebostatischer Haut nur kurzfristig indiziert. Bei stärker infiltrierten Hauterscheinungen ist der entzündungshemmende Effekt nicht ausreichend.

In DAC bzw. in den DRF enthalten sind folgende Schüttelmixturen: Lotio alba aquosa und Lotio alba spirituosa.

Rp. Zinc. oxydati
Talci
Glycerini
Aquae pur.
  āā ad 100,0
M.D.S. Lotio alba

Rp. Zinc. oxydati
Talci   āā   20,0
Glycerini
Aquae dest.
  āā ad 100,0
M.D.S. Lotio alba aquosa DRF

Rp. Zinc. oxydati   20,0
Talci   20,0
Glycerini   30,0
Spirit. dilut.
Aquae dest.
  āā ad 100,0
M.D.S. Lotio alba spirituosa DRF

Rp. Lanette N   3,0
Zinc. oxydati
Talci   āā   15,0–20,0
Glycerini
Spirit. dilut.
Aquae dest.
  āā ad 100,0
M.D.S. Weiche Lotio zinci

Schüttelmixturen können auch Arzneistoffe zugefügt werden, so Antiseptika, Glukokortikoide, Teere, Schwefel u.a. Viele Handelspräparate gegen Acne vulgaris sind auf dieser Grundlage aufgebaut.

Rp. Vioform   0,5
Lotion. albae aquos. DRF ad 100,0
M.D.S. Vioform-Lotio

Rp. Hydrarg. sulfurat. rubr.   0,5
Sulfur. praecipitati   5,0–10,0
Resorcini   2,0
Lotion. albae spirit. DRF   ad 100,0
M.D.S. Zinnober-Lotio gegen Acne vulgaris oder seborrhoisches Ekzem

Rp. Ichthyoli   5,0
Lotion. albae   ad 100,0
M.D.S. Ichthyol-Lotio

Rp. Thesit   5,0
Lotion. albae spirit. DRF   ad 100,0
M.D.S. Thesit-Lotio, juckreizlindernd

Rp. Liquoris carbon. deterg.   5,0–10,0
Lotion. albae aquos.   ad 100,0
M.D.S. LCD-Lotio

Rp. Prednisolon   0,5
Lotion. albae spirit. DRF   ad 100,0
M.D.S. Prednisolon-Lotio

Handelspräparate. Fissan-Zinkschüttelmixtur, Lotio Cordes (hautfarben), Lotio Hermal. Diese haben den Vorteil, daß sie in abgabefertigen Packungen stets standardisiert zur Verfügung stehen. Bei Rezeptur sind Inkompatibilitäten zu beachten.

Differente Zusätze

Aknelotio. Zinnober-Schwefel-Schüttelmixtur (s.o.); Kombinationspräparate: Aknefug-Lotio, Aknefug-Milch simplex, Aknelan-Lotio, Aknichthol-Lotio, Aknichthol soft Lotio, Jaikal-Lotion, Stepin-Lotio.

Antibiotika. Chloramphenicol (Leukomycin) 0,5–1%.

Antipruriginosa. Thesit 5%, Phenol. liquefact. 1–2%.

Antiseptika. Vioform 0,5–1%, Hexachlorophen 0,5%, Neo-Pyodron-Schüttelmixtur (Dequalinium, Chlorphenesin, Hydroxybenzoesäureester).

Gerbstoffe. Tannosynt.

Glukokortikoide. Hydrocortisonacetat 1–5% [Decoderm-Lotio, Etacortin-Lotio, Ichtho-Cortin-Lotio (Hydrocortison, Butylparaben, Ichthyol)].
Schwefel. Sulfur praecipitat. 5–10%, Fissan-Schwefel-Schüttelmixtur.
Teere. Ichthyol 5%, Liquor carbonis detergens 5–10%. Ichtho-Cortin (Ichthyol, Hydrocortison und Butylparaben).

Indikationen. Schüttelmixturen sind bei akuten und subakuten oberflächlich-entzündlichen Dermatosen (erythematöse Exantheme, akute Kontaktdermatitis, Pityriasis rosea u.a.) indiziert, wenn diese Hauterscheinungen nicht nässen. Bei initialer Blasenbildung (z.B. Dyshidrose) kann Schüttelmixtur zur Eintrocknung in Betracht kommen. Als Grundlage zur Behandlung seborrhoischer und intertriginöser Dermatosen sind sie wegen ihrer exsikkierenden Wirkung besonders geeignet.

Zinkleim

Zinkleim (*Gelatina zinci*) kann als ein nicht mehr streichfähiges Hydrogel bezeichnet werden, das vor Applikation durch Erwärmen verflüssigt werden muß. Zinkleim dient zur Herstellung eines dauerhaften Zinkleimverbandes. Er wird in warmem Wasser flüssig und erstarrt bei Zimmertemperatur. Zinkleim besteht aus Zinkoxid, Glycerin, Gelatine und Wasser.

Offizinell ist Zinkleim DAB.

Rp. Zinkoxid 10,0
Glycerol 85% 40,0
Gelatine 15,0
Wasser 35,0
M.D.S. Zinkleim

Handelspräparate. Zinkleim ist meist bereits in Binden eingearbeitet: Zinkleimbinden-Lyssia, Varicex F Lohmann, Varolast Hartmann (elastische feuchte Zinkleimbinde).

Indikationen. Okklusivverbände, beispielsweise auch bei Artefakten, oder Kompressionsverbände bei chronischer venöser Beinveneninsuffizienz.

Pflaster

Pflaster oder *Emplastra* waren ursprünglich knetbare, auf der Haut selbstklebende Massen, die als Grundstoffe fettsaure Bleisalze, Fette, Öle, Wachse u.a. enthielten.

Emplastrum lithargyri. Bleipflaster ist ein Bestandteil von *Ungt. diachylon Hebra* DAB 6 (Bleipflastersalbe), welche mit Salizylsäurezusatz (5–20%) zur keratolytischen Behandlung bei Keratosen an Händen und Füßen benutzt wird.

Rp. Acid. salicylic. 5,0–10,0–20,0
Ungt. diachylon DAB 6 ad 100,0
M.D.S. Salizyl-Hebra-Salbe

Heute können Pflaster als Zubereitungen interpretiert werden, die als feste Schicht auf der Haut haften und auch Arzneistoffe enthalten können.

Verbandpflaster. Diese bestehen aus einem Gewebe oder einer Folie, die mit einer hautverträglichen Klebemasse versehen ist und eine Wundauflage aus Zellstoff, Mull o.ä. tragen kann. Solche Kautschukpflaster (*Collemplastra*, Heftpflaster) werden fabrikmäßig hergestellt und enthalten Zinkoxid, Harze, Wollfett und Kautschuk als wesentliche Bestandteile; sie sind frei von Bleisalzen. Heutzutage werden vielfach auch polymere Stoffe benutzt. In Pflasterform können auch Wirkstoffe auf die Haut gebracht werden.

Wirkungen. Selbstklebende Auflage.

Indikationen. Wundschnellverband, Verbandpflaster, Klebebinden. Mit Wirkstoffen als Rheumapflaster oder Salizylpflaster zur Aufweichung von Keratosen sowie mit Glukokortikoidzusatz zur Behandlung umschriebener Hautveränderungen.

Nebenwirkungen. Wegen ihres Gehalts an Harzen können Hautreizungen (sog. Pflasterreizungen, akute Kontaktdermatitis) vorkommen. Gelegentlich werden bei zu langfristiger Applikation auch mikrobielle Hautinfektionen ausgelöst.

Handelspräparate
Salizylsäurepflaster. Cornina-Hornhautpflaster, Cornina-Hühneraugenpflaster oder Guttaplast dienen zur Erweichung von umschriebenen Hyperkeratosen: Kallus, Klavus, Fußsohlenwarzen, Warzen.
Rheumapflaster. Sie enthalten Extractum capsici, andere pflanzliche Extrakte oder Hyperämika (ABC-Pflaster, Capsiplast, Rheumaplast) und werden bei rheumatischen Beschwerden, Ischias und Lumbago empfohlen.
Glukokortikosteroidpflaster. Folien mit Glukokortikosteroiden in der Klebemasse für umschriebene Anwendung (Sermaka-Folie).

Gele

Gele sind eine transparente, wasserhaltige streichfähige Arzneiform, in die Arzneistoffe inkorporiert werden können.

Hydrogele

Diese wasserreichen Gele sind praktisch frei von Fetten oder fettartigen Substanzen. Sie bestehen aus Stoffen, die mit Wasser zu streichbaren oder dickflüssigen Grundlagen quellen und werden auf der Basis von organischen Gelbildnern wie Methylzellulose, Carbomethylzellulose, Alginsäure oder Polyacrylat hergestellt.
Auch früher rezeptierte sog. *fettfreie Salben* bestanden aus quellbaren Kolloiden wie Gelatine, Gummi arabicum, Traganth (Pflanzenschleim), Pektinen oder Tylose, die unter Zusatz von Wasser und Glycerin eine durchschimmernde gelee- oder gallertartige

Grundlage bilden. In der Kosmetik spielen Hydrogele eine große Rolle.

Wirkungen. Hydrogele wirken kühlend, oberflächlich antiphlogistisch und juckreizlindernd. Sie sind nicht fettend, meist gut sekret-, wärme- und wasserdurchlässig sowie mit Wasser abwaschbar.

Nebenwirkungen. Bei längerer Applikation austrocknend; daher weniger günstig bei sebostatischer Haut. Bei seborrhoischen Erkrankungen werden sie gut vertragen.

Offizinell ist die nichtionogene Salbe *Unguentum glycerini* DAB 6.

Rp.	Weizenstärke	10 Teile
	Wasser	15 Teile
	Glycerin	100 Teile
	Weingeist	5 Teile
	Feingepulverter Traganth	2 Teile
	M. f. ungt.	
	D.S. Glycerinsalbe	

Handelspräparate. Sie sind meist in Form von Gelen mit Zusätzen erhältlich.
Antiaknewirkstoffe. Tretinoin (Vitamin-A-Säure): Cordes-VAS-Gel, Epi-Aberel-Gel, Eudyna-Gel.
Antibiotika oder Antiseptika. Aristamid-Gel (Sulfisomidin), Gantrisin-Bepanthen-Gel, Terracortril-Gel (Oxytetracyclin, Polymyxin B und Hydrocortison).
Antimykotika. Fungiplex-Gel.
Antipruriginosa. Andantol-Gelee, Fenestil-Gel, Pragman-Gelee, Soventol-Gelee, Systral-Gelee, Tavegil-Gel, Thesit-Gel.
Antiseborrhoika. Sebohermal-Gel.
Wundheilung. Actihaemyl-Gelee, Actovegin-Gelee.

Indikationen. Hydrogele kommen meist als juckreizlindernde, kühlende Externa in der Behandlung von Dermatitis solaris, Mückenstichen und erythematösen oder urtikariellen juckenden Exanthemen in Betracht. Ihre Wirkung ist sehr oberflächlich an der Haut.

Lipogele

Hierunter versteht man ebenfalls durchsichtige streichfähige Grundlagen, welche wasserfrei sind, sich aber aus Fetten bzw. fettartigen Grundstoffen wie Paraffinkohlenwasserstoffen, Polyäthylenglykol (Karbowachs, Wollwachs), kolloidaler Kieselsäure u.a. zusammensetzen. Von manchen Autoren werden fettende Substanzen wie flüssiges Paraffin (*Paraffinum liquidum*) und Vaselin (*Vaselinum*) den Lipogelen zugerechnet. Auch Salbengrundlagen auf Polyäthylenglykolbasis (*Ungt. polyaethylenglycoli*) sind hier zu nennen. Diese Grundlagen nehmen bis auf Paraffin und Vaselin Wasser auf und sind abwaschbare Fettsalben.

Handelspräparate. Lygal-Salbengrundlage, Plastibase, Unguentum Cordes.

Pasten

Paste ist eine Bezeichnung für Salben, in denen pulverförmige Bestandteile in größerer Menge verteilt sind (DAB 8).

Pasten können gewöhnlich als Zweiphasensysteme oder als hochkonzentrierte Suspensionen definiert werden. Sie enthalten eine Mischung von pulverförmigen Bestandteilen und Fettkörpern (Salbe, Creme). Der Anteil der pulverförmigen Bestandteile beträgt mindestens 10%. Pasten sind je nach der Konzentration der pulverförmigen Bestandteile gut oder eben noch streichfähige Zubereitungen. Man unterscheidet:

– *Paste:* Verhältnis von pulverförmigen Bestandteilen zu Salbengrundlage 1:1.
– *Harte Paste:* Verhältnis von pulverförmigen Bestandteilen zu Salbengrundlage etwa 2:1.
– *Weiche Paste:* Verhältnis von pulverförmigen Bestandteilen zu Salbengrundlage etwa 1:2.

Wirkungen. Pasten haben eine kühlende, entzündungshemmende, sekretaufsaugende (trocknende) und hautschützende Wirkung. Je härter eine Zinkpaste, desto geringer die kühlende Wirkung und desto größer der wärmestauende und hautprotektive Effekt.
Harte Pasten sind besonders geeignet zur Randabdeckung von Ulcera crurum, um Mazeration der Haut und Kontaktekzeme durch die Externa zur Ulkusbehandlung zu vermeiden. Auch zur Hautabdeckung bei Dekubitus sind sie empfehlenswert.
Weiche Pasten sind besser auf der Haut aufzutragen, wirken stärker antiphlogistisch und stärker fettend. Die wärmestauende Wirkung ist geringer als bei harten Pasten. Sie sind geeignete Trägerstoffe bei Patienten, die weder typische Seborrhoiker noch extreme Sebostatiker sind.

Nebenwirkungen. Besonders harte Pasten haben einen wärmestauenden Effekt; daher sind sie bei akut entzündlichen Hautveränderungen kontraindiziert. Unter Pastenabdeckung kann es bei erosiven oder ulzerösen Hautveränderungen zu bakterieller Sekundärinfektion kommen. An Palmae und Plantae können lipophile Pasten zu Wärmestau mit dyshidrosiformer Reaktion führen. Am Kapillitium sollten Pasten nicht verwendet werden, da sie die Haare verkleben und schwer zu entfernen sind. Manche Pasten enthalten Wollwachsalkohole oder auch Lanolin; diese Stoffe erhöhen zwar die Streichfähigkeit und sekretaufsaugende Wirkung, kommen aber als potentielle Kontaktallergene in Betracht. Besonders bei Unverträglichkeitsreaktionen ist daran zu denken. Nicht kontaktallergen sind Zinkpasten auf reiner Vaselinebasis.

Offizinell sind: Pasta zinci DAB 8, Pasta zinci mollis DRF und Pasta exsiccans DRF.

Rp.	Zinci oxydati		
	Talci	aa	25,0
	Vaselini flavi	ad	100,0
	M.D.S. Zinkpaste DAB 6		

Rp. Zinci oxydati 25,0
Amyli tritici 25,0
Vaselini albi ad 100,0
M.D.S. Zinkpaste DAB 8

Rp. Zinci oxydati
Talci $\overline{aa}$ 25,0
Ungt. mollis ad 100,0
M.D.S. Zinkpaste mit Lanolin

Rp. Zinci oxydati
Talci $\overline{aa}$ 30,0
Vaselini albi ad 100,0
M.D.S. Harte Zinkpaste

Rp. Ol. olivarum 30,0
Pasta zinci DAB 6 ad 100,0
M.D.S. Weiche Zinkpaste

Rp. Zinci oxydati
Talci $\overline{aa}$ 15,0
Ol. arachidis 10,0
Ungt. mollis ad 100,0
M.D.S. Weiche Zinkpaste

Rp. Zinci oxydati 15,0
Ol. olivarum 10,0
Lanolini ad 50,0
M.D.S. Weiche Zinkpaste DRF

Rp. Bismuti subgallici 10,0
Zinci oxydati
Talci $\overline{aa}$ 25,0
Ol. lini 20,0
Ungt. alcohol. lanae ad 100,0
M.D.S. Pasta exsiccans DRF bei Dyshidrose

Handelspräparate
Typ Pasta zinci mollis. Pasta Cordes, Fissan-Lebertranpaste (20%), Desitin-Salbe (mit Lebertran), Desitin-Salbenspray, Evalgan-Aerosolspray.
Typ Pasta zinci. Optiderm-Paste.

Differente Zusätze
Antimykotika. Sterosan-Paste (Chlorquinaldol), Candio-Hermal-Paste (Nystatin), Candio-Hermal-E-comp.-Paste (Nystatin, Chlorquinaldol, Glukokortikoide).

Rp. Sulfur. praecipitat. 10,0 (-20,0)
Pastae zinci mollis ad 100,0
M.D.S. Schwefelzinkpaste
bei tiefer Trichophytie

Antipsoriatika. Dithranol (Cignolin) in steigenden Konzentrationen in Pasta zinci salicylata DAB 6 (mit 2% Salizylsäure, Lassar-Paste) oder Stielasan-Paste.
Antiseptika. Vioform 0,5–1,0%, Sterosan-Paste (Chlorquinaldol), Aknecompren-Paste (Chloramphenicol, Schwefel etc.).
Glukokortikoide. Meist als Mischpräparate.
Schwefel. Tannin-Schwefel-Zinkpaste (antimikrobiell und austrocknend).

Rp. Acid. tannici 1,0
Sulfur. praecipitati. 10,0
Pastae zinci mollis
Ungt. mollis $\overline{aa}$ ad 100,0
M.D.S. Tannin-Schwefel-Zinkpaste
bei chronischem Handekzem

Wismut. Austrocknend und entzündungswidrig, besonders bei dyshidrosiformen Veränderungen und bei Dyshidrose der Hände und Füße, ferner in Kombination bei Rosacea.

Rp. Pasta exsiccans DRF

Rp. Ichthyoli 0,6
Zinc. oxydati
Bismut. subgallici $\overline{aa}$ 1,5
Ungt. lanette
Ungt. cerei DAB 6 $\overline{aa}$ ad 30,0
M.D.S. Rosazeapaste

Indikationen. Harte Pasten sind indiziert zur Umgebungsabdeckung von Ulzerationen speziell bei Ulcera cruris oder Dekubitus. Ferner sind Pasten ohne oder mit entsprechenden Wirkstoffen vor allen Dingen bei subakutanen oder chronischen entzündlichen Hautveränderungen, besonders Ekzemen mit stärkerer Infiltration oder Lichenifikation, ferner bei subakuten entzündlichen Hautveränderungen, und besonders weiche Pasten bei abheilenden Formen der Kontaktdermatitis empfehlenswert. Sie sollten dann eingesetzt werden, wenn die Therapiephasen für feuchte Umschläge oder Kühlcremes vorüber sind. Ferner sind sie indiziert bei Salbenunverträglichkeit. Weiche Pasten werden bei Sebostase gut toleriert; bei Seborrhö sind sie eher zu meiden.

Pasten kommen auch zur *Doppelschichtbehandlung* in Betracht. Man versteht darunter die Applikation von 2 Externa, beispielsweise bei atopischem Ekzem zunächst das Auftragen einer glukokortikoidhaltigen Creme und danach die Auflage einer weichen Paste. Pasten werden am besten ohne stärkeres Reiben mit Ölen oder flüssigem Paraffin entfernt.

Öle

Arzneiliche Öle sind Zubereitungen, die Arzneistoffe in fetten Ölen gelöst enthalten. Sie sind bei Raumtemperatur flüssig oder Suspensionen von Puderbestandteilen in Ölen oder fettartigen Grundstoffen.

Wirkungen. Öle dienen zur Hauteinfettung, zur Entfernung von Dermatotherapeutika wie Salben, Pasten oder Schüttelmixturen, zur Erweichung von Auflagerungen wie Krusten oder Schuppen und zur milden oberflächlichen antiphlogistischen Behandlung bei entzündlicher Haut, besonders im Kindesalter.

Nebenwirkungen. Wegen des fettenden Effektes bei erwachsenen Patienten mit Seborrhö und seborrhoischen Dermatosen nicht indiziert.

Mineralische Öle
Sie sind keine echten Öle, sondern gesättigte Kohlenwasserstoffe aus Erdöl. Hier sind *Paraffinum subli-*

quidum und *Paraffinum perliquidum* zu nennen. Diese nicht ranzig werdenden ölartigen Flüssigkeiten sind als Zusätze weicher Salben bekannt, z.B. auch als Lippensalbe.

Rp. Paraffini perliquidi 10,0 (−20,0)
Bepanthen Roche Salbe 50,0 (OP)
M.D.S. Weiche Lippensalbe

Pflanzliche Öle

Sind meistens Triglyzeride von Ölsäure oder anderen gesättigten bzw. ungesättigten Fettsäuren unterschiedlicher Kettenlänge.

Oleum olivarum. Olivenöl wird viel als öliges Vehikel benutzt.

Offizinell ist Ol. zinci DRF (Zinköl).

Rp. Zinc. oxydati
Ol. olivarum aa ad 100,0
M.D.S. Zinköl

Rp. Talci 35,0
Ol. olivarum ad 100,0
M.D.S. Talköl

Rp. Tumenol. ammonii 5,0
Zinc. oxydati
Ol. olivarum aa ad 100,0
M.D.S. Tumenol-Zinköl

Zinköl. Dieses hat sich besonders in der Behandlung entzündlicher großflächiger Hauterscheinungen bewährt. Da die Ölkomponente gewöhnlich rasch von Verbänden oder Bettwäsche aufgesogen wird, bleibt auf der Haut aus dem Zinköl lediglich der Puderanteil zurück und damit eine austrocknende oberflächlich entzündungshemmende Auflagerung. Zinköl muß daher mehrmals täglich angewandt werden.

Nebenwirkungen. Auf die Dauer eher austrocknend.

Indikationen. Besonders Windeldermatitis und Intertrigo bei Säuglingen und Kleinkindern, ferner die Behandlung entzündlicher großflächiger Hauterscheinungen, beispielsweise intertriginöser Ekzeme.

Salizylöl. Es dient zur Ablösung von Schuppen und Schuppenkrusten am Kopf bei Säuglingen.

Rp. Acid. salicylici 3,0
Ol. olivarum ad 100,0
M.D.S. Salizylöl

Oleum arachidis. Erdnußöl, wichtiger Bestandteil fettender Grundlagen.

Oleum bardanae. Klettenwurzelöl wird zum Einfetten von Haaren benutzt und ist als Zusatz in Haarwässern zu finden.

Oleum rapae. Rapsöl wird auch zu den verschiedensten Arzneizubereitungen verwendet.

Oleum ricini. Rizinusöl findet als Zusatz von alkoholischen Haarwässern Anwendung.

Tierische Öle

Oleum jecoris aselli (Lebertran) ist in vielen Salben enthalten, die zur Wund-, Geschwürs- und Verbrennungsbehandlung zur Verfügung stehen, so in Desitin, Fissan-Lebertransalbe 50%, Fissan-Lebertranpaste 20%, Mirfulan Wund- und Heilsalbe, Unguentolan, Lebertranvaselin (Erg.-B.6).

Badeöle

Neuerdings werden häufig Öle als Badezusätze angeboten. Das heute übliche häufige Duschen und Baden führt besonders bei Sebostatikern zur Exsikkation der Haut. Badeöle dienen der Rückfettung ausgetrockneter Haut und sind bei sebostatischen Patienten und solchen mit atopischem Ekzem indiziert. Medizinische ölige Badezusätze enthalten vielfach als wesentliche Bestandteile Sojabohnenöl, Erdnußöl und dünnflüssiges Paraffin (z.B. Balneum Hermal, Balneum Hermal F stärker fettend, Ölbad Cordes, Oleobal), azetylierte Wollwachsalkohole und Paraffin (z.B. Olatum-Öl) oder Sojabohnenöl und Myristinsäureisopropylester (Liquidin-Öl).

Salben und Emulsionen

Es handelt sich um streichfähige oder flüssige Zubereitungen, welche zur äußerlichen Anwendung durch Auftragen oder Einreiben bestimmt sind. Entsprechend ihrer Zusammensetzung besitzen sie unterschiedliche physikochemische Eigenschaften. Sie spielen als Medikamententräger in der äußerlichen Dermatotherapie eine sehr wichtige Rolle. Die Nomenklatur auf diesem Sektor ist wegen der oft sehr komplizierten und vielfach unbekannten Zusammensetzung noch nicht einheitlich. Dermatologisch ist es weniger wichtig, diese streichfähigen Dermatika nach ihrer chemischen Zuammensetzung genau zu definieren. Wichtiger für die Praxis ist die Charakterisierung ihrer pharmakologischen Wirkungen auf die Haut, weil davon die Wahl des geeigneten Vehikels zur Behandlung einer Hauterkrankung wesentlich bestimmt wird. So werden beispielsweise heute von vielen pharmazeutischen Herstellern Glukokortikoide in den verschiedensten Grundlagen, z.B. als glukokortikoidhaltige Fettsalbe, Salbe, Creme oder Milch, angeboten. Der Dermatologe sollte die Gesichtspunkte zur Auswahl der geeigneten Grundlage bei einer Hauterkrankung kennen und wissen, ob eine Grundlage potentielle Kontaktallergene (z.B. Lanolin, Wollwachsalkohole oder andere Emulgatoren, Duftstoffe, Konservierungsstoffe) enthält, welche im gegebenen Fall für eine Unverträglichkeitsreaktion in Betracht kommen können.

Die verschiedenen Grundlagen (Vehikel) bestehen aus einer Vielzahl von Hilfsstoffen und Grundstoffen. Vor allen Dingen werden heute eingesetzt:

- *Kohlenwasserstoffe*, z.B. Vaselin, dick- oder dünnflüssiges Paraffin oder Polyäthylenglykole;
- *Alkohole,* z.B. Glycerin, Sorbitol, Cetylalkohol, Cholesterin, Polyäthylenglykole;
- *Säuren*, z.B. Stearinsäure oder Palmitinsäure;

- *Ester*, z.B. Triglyceride, Isopropylmyristat, Wachse;
- *Emulgatoren* verschiedenster Art;
- *Stabilisatoren* in Form von Konservierungsmitteln und Antioxydanzien.

Es ist wichtig zu wissen, daß verschiedene Hilfsstoffe auch als *potentielle Kontaktallergene* in Betracht kommen.

Klassifikation

Für die Praxis können die verschiedenen Grundlagen folgendermaßen klassifiziert werden:

Fettsalben

Diese sind praktisch wasserfreie lipophile und hydrophobe stark fettende Grundlagen, die bei Zimmertemperatur streichbar sind, bei Hauttemperatur erweichen oder schmelzen, gewöhnlich nicht mit Wasser abwaschbar sind und die Haut gegen hydrophile Stoffe schützen können. Sie sind entweder mineralischen, pflanzlichen oder tierischen Ursprungs oder werden synthetisch hergestellt.

Wirkungen. Fettsalben bilden eine abdeckende, weitgehend durchlässige Schicht auf der Haut, wirken daher wärme- und wasserretinierend, erweichend und fördernd auf die Penetration von Arzneistoffen, die keratolytisch (z.B. Salizylsäure) oder antiphlogistisch (z.B. Glukokortikoide) wirken sollen.

Nebenwirkungen. Besonders bei akut entzündlichen Hauterkrankungen kommt es unter der Behandlung mit Fettsalben zu stärkerer Behinderung der Wärme- und Wasserdampfabgabe, und daher zur Entzündungsförderung. Bei der Anwendung an Händen und Füßen ist besonders in warmer Jahreszeit wegen der Abdeckung der Schweißdrüsenausführungsgänge mit einer dyshidrotischen Eruption zu rechnen. Durch Follikelverlegung kann es sekundär auch zu bakteriellen Sekundärinfektionen kommen. Von Patienten mit Seborrhö und seborrhoischen Dermatosen werden Fettsalben weniger gut vertragen.

Indikationen. Die Indikationsgebiete für Fettsalben sind klein. Sie werden benutzt zur Entschuppung (z.B. Salizylvaseline), zur Behandlung von hyperkeratotisch-rhagadiformen Handekzemen (z.B. glukokortikoidhaltige Fettsalben wie Ultralan-Fettsalbe) und schließlich bei Patienten mit Sebostase und sebostatischen Hauterkrankungen wie Ichthyosis oder atopisches Ekzem. Bei akut entzündlichen Hauterkrankungen sind sie kontraindiziert.

Salben

Salben sind streichfähige Dermatika, die bei Körpertemperatur erweichen oder schmelzen und aufgetragen oder eingerieben werden können. Chemisch bestehen sie aus hydrophoben lipophilen Fettbasen, die unbegrenzt mit Fetten mischbar sind, aber nicht oder höchstens ganz gering wasseraufnehmende Eigenschaften haben. Auch für lipophile Emulsionen vom Typ Wasser-in-Öl(W/Ö), d.h. für *lipophile Cremes* wird heute die Bezeichnung *Salbe* verwendet; diese Zweiphasensysteme sind ebenfalls mit Fetten mischbar und nehmen begrenzt Wasser auf (bis etwa 30%). Als Beispiel hierfür mögen kosmetische Cremes wie Nachtcremes, Eucerin-Creme oder Nivea- bzw. Satina-Creme genannt sein.

Wirkungen. Sie sind ähnlich wie die von Fettsalben, nämlich Einfettung, Erweichung, ferner Abdeckeffekt (Okklusion) mit Wärme- und Sekretstau (Sekundärinfektionsgefahr!), geringer Kühleffekt und schlechte oder fehlende Abwaschbarkeit mit Wasser.

Nebenwirkungen. Wegen des Okklusiveffektes besonders bei akut entzündlichen Hauterscheinungen eher entzündungsfördernd, an Palmae und Plantae im Sommer dyshidrosefördernd.

Indikationen. Sie kommen hauptsächlich bei chronischen Entzündungen (Psoriasis, chronische Ekzeme), zur Abweichung von Auflagerungen (Schuppen, Krusten) oder zur Fettung bei Patienten mit Sebostase und sebostatischen Dermatosen in Betracht. Bei Seborrhö und seborrhoischen Erkrankungen sind sie nicht indiziert, ebenfalls nicht bei akut entzündlichen Hauterkrankungen.

Creme

Dies ist nach DAB 8 die Bezeichnung für eine wasserhaltige Salbe, allerdings ist die Bezeichnung Creme nicht überall einheitlich definiert. Grundsätzlich ist zu sagen, daß eine Creme eine Emulsion darstellt, d.h. ein zweiphasiges System von Wasser- und Fettsubstanzen. Man kann 2 Emulsionstypen und entsprechend 2 Cremetypen unterscheiden.

Emulsionen vom Typ Wasser-in-Öl (W/Ö). Hier sind in der homogenen Außenphase Öl (Fettsubstanz) feinste Wassertröpfchen verteilt. Butter und kosmetische Nachtcremes oder Nährcremes entsprechen diesem Emulsionstyp. Grundlagen dieser Art bezeichnet man *lipophile Creme,* weil sie Fette aufnehmen kann eher hydrophobe Eigenschaften besitzen und sich wesensmäßig eher wie Salben verhalten.

Emulsionen vom Typ Öl-in-Wasser (Ö/W). Hier sind in der Außenphase Wasser feinste Öl- bzw. Fettröpfchen emulgiert. Kuhmilch oder auch viele kosmetische Feuchtigkeits- bzw. Tagescremes entsprechen diesem Emulsionstyp. Grundlagen dieser Art bezeichnet man als *hydrophile Creme,* weil sie Wasser aufnehmen können, mit Wasser abwaschbar, aber nicht mit Fetten mischbar sind. Pharmakologisch besitzen sie völlig andere Eigenschaften als lipophile Cremes.

Immer mehr setzt sich im Gegensatz zum DAB in der Praxis die Auffassung durch, unter der Bezeichnung *Creme* allein die hydrophile Creme, d.h. eine wenig fettende, fettabstoßende hydrophile Emulsion vom Typ Ö/W zu verstehen und lipophile Creme als *Salbe* zu bezeichnen, da dies den pharmakologischen Wirkungen besser gerecht wird.

Wirkungen. Hydrophile Cremes, d.h. Ö/W-Emulsionen enthalten Fettstoffe, viel Wasser (bis 70%) und Emulgatoren. Hydrophile Cremegrundlagen fetten nicht, haben keinen Abdeckeffekt und wirken durch Wasserabgabe (Erzeugung von Verdunstungskälte) kühlend sowie entzündungswidrig. Sie haften auf feuchter Haut, dringen rasch in die Haut ein und sind mit Wasser abwaschbar.

Nebenwirkungen. Wegen ihrer Abdunstungsbereitschaft wirken sie bei längerer Anwendung austrocknend, gelegentlich daher juckreizfördernd. Bei Sebostase und sebostatischen Erkrankungen fördern sie Austrocknung und Schuppung.

Indikationen. Bei akuten und nässenden entzündlichen Dermatosen sind sie indiziert, ferner bei allen Erkrankungen des seborrhoischen Formenkreises. Sie werden gut von Patienten mit Seborrhö vertragen.

Kontraindikationen. Patienten mit Sebostase und sebostatischen Erkrankungen wie Ichthyosis oder atopisches Ekzem. Auch zur Entfernung von Auflagerungen (Schuppen, Krusten, Hyperkeratose) sind sie nicht geeignet.

Milch

Meist dünnflüssige Kosmetika, seltener Arzneimittel zu äußerlicher Anwendung. Diese werden auch *Lotio* oder *Lotion* (engl.) genannt. Wichtig ist die Unterscheidung von der Lotio alba, der Schüttelmixtur. Es handelt sich um von Farbe und Konsistenz her flüssige milchartige Grundlagen, die in der Hauptsache aus Emulgatoren, viel Wasser und wenig Fettstoffen bestehen. Dem Emulsionstyp nach handelt es sich um *hydrophile Emulsionen* vom Typ Ö/W. In der Kosmetik haben sie eine große Bedeutung als Reinigungsmilch und Körperlotion. In der Medizin sind sie als Trägersubstanzen von Glukokortikoiden und zur Nachbehandlung oder Rehabilitation von Hauterkrankungen beliebte Grundlagen.

Wirkungen. Sehr oberflächlich an der Haut wirkende Grundlage. Gering fettender Effekt bei kühlender Wirkung durch Wasserabgabe aus der Emulsion nach Aufstreichen auf die Haut. Daher entzündungswidriger Effekt bei akut entzündlichen erythematösen Dermatosen. Keine sekretstauende, wärme- oder wasserabgabehemmende Nebenwirkung. Guter Hafteffekt an Schleimhäuten oder erosiven Veränderungen.

Nebenwirkungen. Wegen der raschen Verdunstung bei längerer Anwendung austrocknende Wirkung auf die Haut.

Indikationen. Akut entzündliche nässende und bläschenbildende Hauterkrankungen, beispielsweise akute Kontaktdermatitis, akute Dyshidrose oder dyshidrotisches Ekzem. Ferner zur Behandlung intertriginöser Areale und entzündlicher Erkrankungen der Schleimhäute geeignet.

Kontraindikationen. Wegen der oberflächlichen und austrocknenden Wirkung nicht bei chronisch-entzündlichen Hauterkrankungen, bei schuppenden oder krustösen Hautveränderungen; ebenfalls meist kontraindiziert bei Patienten mit Sebostase und sebostatischen Hautkrankheiten wie Ichthyosen

Zusammensetzung und Rezepturen

Mineralische fettartige Stoffe
Paraffine. Sie fallen als gesättigte Kohlenwasserstoffe bei der Erdöldestillation an und finden sich oft in Salbengrundlagen mit verarbeitet. Sie sind wasserabstoßend, undurchlässig und haben gleiche Eigenschaften wie Vaselin.
Paraffinum subliquidum und perliquidum sind als dick- bzw. dünnflüssiges Paraffin DAB 8 erhältlich, *Paraffinum solidum* als Hartparaffin.

Vaselin. Es wird als Rückstand aus der Petroleumdestillation gewonnen (daher amerikanische Bezeichnung *Petrolatum*). Die Erstarrungstemperatur liegt bei 38–56°. Vaselin ist indifferent, nicht allergen, geschmeidig, mit den meisten Arzneistoffen gut mischbar und langfristig haltbar. Da es praktisch kaum Wasser aufnimmt, wirkt Vaselin auf der Haut abdeckend, wärme- und wasserabgabehemmend, sekretstauend und mazerierend. Langfristige Anwendung auch von Kosmetika mit Vaselinzusätzen auf normaler Haut kann mit Sonnenlicht zu Reaktionen im Sinne des Vaselinoderm führen.
Gelbes Vaselin, *Vaselinum flavum,* ist dem gebleichten, weißen Vaselin, *Vaselinum album,* in der Dermatotherapie vorzuziehen, da die Bleichzusätze, auch wenn sie nur geringfügig sind, hautreizende Wirkung entfalten können. Vaselin ist in vielen Emulsionen enthalten.

Offizinelle Salben auf Vaselinbasis sind:

Unguentum molle (DAB 6). Diese kann als Prototyp einer Fettsalbe herausgestellt werden; sie besteht aus gelbem Vaselin und Lanolin zu gleichen Teilen.
Unguentum diachylon DAB 6. Hebra-Salbe besteht aus 3 Teilen Vaselin und 2 Teilen Bleipflaster (Emplastrum lithargyri). Sie ist sehr fettend und als Grundlage zur keratolytischen Therapie an Palmae und Plantae beliebt.

Synthetische Fettstoffe
Hier sind fettende Substanzen (z.B. Dimethylpolysiloxan), welche Fettsalben, besonders auch Gewerbeschutzsalben (Silikoderm F) beigefügt werden, zu nennen. Ölsäureester (Ölsäureoleylester DAB-Cetiol, Isopropylmyristat, Isopropylpalmitat) werden ebenfalls viel zur Herstellung von Salbengrundlagen verwendet.

Tierische und pflanzliche Fettstoffe
Meist handelt es sich um Triglyzeride höherer Fettsäuren (Fette und Öle) oder Ester von Fettalkoholen mit höheren Fettsäuren (Wachse). Ihre Viskosität ist im wesentlichen abhängig von der Molekülgröße und dem Grad der Sättigung.
Sie sind stark fettend, haben aber einen schwächeren Okklusiveffekt als mineralische fettartige Stoffe. Sie besitzen einen hohen Glanzwert, haften schlecht auf feuchter Haut und sind nicht gut mit Wasser abwaschbar. Ihr Vorteil liegt in der Hautfettähnlichkeit,

ihr Nachteil in teilweise hoher Empfindlichkeit gegen Oxidation, d.h. in begrenzter Haltbarkeit, da sie ranzig werden.

Folgende Fettstoffe spielen noch eine Rolle:

Adeps suillus DAB 8. Schweineschmalz wird gegen Ranzigwerden mit Benzoesäure (2%) versetzt und kommt als *Adeps benzoatus (DAB* 6) zur Herstellung von Kopfsalben in Betracht.

Rp. Acid. salicylici   5,0
     Solve in Ol. olivarum q.s.
     Adip. benzoati   ad 100,0
     M.D.S. Zur Abweichung von Krusten und Schuppen am behaarten Kopf

Diese Rezeptur ist weich, löst Schuppen und Krusten gut ab, ist mit Seifen oder Syndets auswaschbar und verklebt die Haare nicht strähnig, wie etwa Vaselin.

Pflanzliche und tierische Öle wurden bereits besprochen (s. S. 990).

Adeps lanae. Bei Wollwachs, Lanae cera (DAB 8), handelt es sich um wasserhaltiges Wollfett.

Adeps lanae anhydricus. Gereinigtes wasserfreies Wollfett kann etwa die gleiche Menge Wasser aufnehmen und dadurch eine fettende Emulsion vom Typ W/Ö, d.h. eine lipophile Creme, bilden. Diese Fähigkeit verdankt es dem Gehalt an Emulgatoren, den Wollwachsalkoholen.

Lanolin. Diese lipophile Grundlage besteht aus 13 Teilen Adeps lanae anhydricus, 4 Teilen Wasser und 3 Teilen Paraffinum subliquidum. Lanolin kann ebenfalls durch begrenzte Wasseraufnahme eine fettende Emulsion vom Typ W/Ö, d.h. eine lipophile Creme bilden. Wichtig ist, daß Kontaktallergien gegen Lanolin vorkommen.

Eucerin. Aus Wollfett wurde von Liefschütz eine Wollfett-Alkohol-Fraktion isoliert und als *Eucerit* bezeichnet. Eucerit macht die Herstellung von wasserabsorbierenden Grundlagen möglich. *Eucerinum anhydricum* besteht aus 9,5 Teilen Unguentum paraffini und 0,5 Teilen Eucerit. Es kann etwa 100% Wasser aufnehmen.

Cetaceum (Walrat). Es ist ein Öl aus besonderen Höhlen im Körper der Pottwale und enthält Palmitinsäureäthylester, d.h. wie die synthetischen *Lanettewachse* (Gemische von Stearin und Palmitinalkohlen) einen höheren Fettalkohol. Lanettesalben sind Emulsionen mit Natriumcetylstearylsulfat. Sie sind ebenfalls zur Einarbeitung von Wasser und damit zur Herstellung von Emulsionen geeignet.

Offizinell sind:

Unguentum alcoholi lanae. Wollwachsalkoholsalbe DAB 8 enthält Wollwachsalkohole, Cetylstearylalkohol und weißes Vaselin. Bei Wasseraufnahme bildet diese Salbengrundlage eine fettende lipophile Emulsion vom Typ W/Ö: *Unguentum alcoholi lanae aquosum.*

Unguentum emulsificans. Hydrophile Salbe, die Cetylstearylalkohol, weißes Vaselin und dickflüssiges Paraffin enthält. Mit erheblichem Wasserzusatz entsteht eine hydrophile Öl-in-Wasser-Emulsion d.h. eine abwaschbare Creme: *Unguentum emulsificans aquosum.*

Wasser-in-Öl-Emulsionen. Es handelt sich um lipophile Emulsionen. Diese fettenden Grundlagen werden heute als lipophile Creme oder als Salbe (Emulsionssalbe) bezeichnet und bestehen aus verschiedenen Fettstoffen. Durch Zusatz von Emulgatoren wird die Emulsionsbildung unter Wasseraufnahme ermöglicht.

Offizinell sind:

Unguentum leniens. Diese *Kühlsalbe* DAB 7 hat folgende Zusammensetzung:

Rp. Cer. flavae   6,5
     Cetacei   8,0
     Ol. arachidis   60,0
     Glycerinmonostearat.   0,5
     Aquae dest.   25,0
     M.D.S. Kühlsalbe

Lanolin. Es wurde eben bereits als lipophile Emulsion vom Typ W/Ö erwähnt.

Eucerinum cum aqua (USA: Aquaphor). Diese Emulsionsgrundlage besteht aus einem Teil Eucerinum anhydricum und einem Teil Wasser. Sie ist eine reizlose wasserhaltige lipophile Creme, die besonders von sebostatischer Haut gut vertragen wird.

Unguentum alcoholi lanae aquosum. Die *wasserhaltige Wollwachsalkoholsalbe* DAB 8 besteht aus Wollwachsalkoholsalbe DAB 8 und gleichen Teilen Wasser.

Komplexemulgatorsalben. Komplexemulgatorsalben enthalten entweder Polyäthylenglykolfettsäureester wie etwa Polyäthylenglykol-400-Stearat DAB 8 oder Polyäthylenglykolsorbitanölfettsäureester (Tween 80, Polyäthylenglykolsorbitanoleat DAB 8). Sie eignen sich zur Herstellung von fettenden Wasser-in-Öl-Emulsionen, d.h. von lipophilen Cremes, und sind leicht abwaschbar.

Handelspräparat. Unguentum Cordes besteht aus Polyäthylenglykolfettsäureestern, Glycerinpartialestern, Paraffinkohlenwasserstoffen und Wollwachs. Durch Zusatz von 20–30% Wasser entsteht eine Wasser-in-Öl-Emulsion.

Rp. Sol. acid. citric 0,5% 30,0
     Glycerini   10,0
     Ungt. Cordes   ad 100,0
     M.D.S. Abwaschbare Hautsalbe

Polyäthylenglykolexterna. Meistens handelt es sich um Polyoxidätherbasen verschieden hoher Polymerisationsgrade, so um Polyäthylenglykole (Makrogel, Carbowachs, Polywachs) mit einem Molekulargewicht von 200–6000. Ihre Konsistenz reicht von flüssig bis wachsartig. Sie sind wasserfrei, begrenzt fett-, aber unbegrenzt wasserlöslich.

Sehr vorteilhaft ist die Wasserabwaschbarkeit; daher sind sie zur Behandlung von Erkrankungen am behaarten Kopf besonders geeignet. Auf die Dauer wirken sie allerdings infolge Wasserentzugs aus der Haut austrocknend. Von Patienten mit Seborrhö werden sie gewöhnlich gut vertragen. *Inkompatibilitäten* bei Einarbeitung von Arzneistoffen sind häufig.

Indikationen. Wesentlich zur Behandlung von Erscheinungen am behaarten Kopf, sonst bei subakuten entzündlichen Veränderungen.

Offizinell ist *Polyaethylenglycoli unguentum,* DAB 8.

Rp. Polyäthylenglykol 300
Polyäthylenglykol 1500   aa
M.D.S. Polyäthylenglykolsalbe DAB 8

Handelspräparat. Lygal-Salbengrundlage. Lygal-Kopfsalbe (mit Schwefel und Salizylsäure) hat einen guten schuppen- und krustenlösenden Effekt und ist mit Wasser auswaschbar.

Öl-in-Wasser-Emulsionen. Hydrophile Creme und Milch sind Emulsionen vom Typ Ö/W. Sie sind stets wasserhaltig und weisen ein unbegrenztes weiteres Wasseraufnahmevermögen auf. Sie fetten wenig und besitzen auch nur geringes Fettbindungsvermögen. Streichfähige Präparate von halbfester Konsistenz werden *Creme,* solche mit flüssiger Konsistenz *Milch,* oder Lotion, solche mit suspensierten Feststoffen *Softpasten* und schließlich solche mit dispergiertem Gas *Schaum* genannt. Auch bei den in der Kosmetik üblichen „Tages-" oder „Feuchtigkeitscremes" handelt es sich gewöhnlich um Öl-in-Wasser-Emulsionen.

Wegen ihres Wasserreichtums sind sie für mikrobielle Zersetzung anfällig; außerdem ist mit Inkompatibilitäten zu rechnen. Wichtig ist, daß Creme und Milch nur in geeigneten Gefäßen bzw. in Tuben rezeptiert werden, damit es nicht zur Wasserverdunstung kommt.

Entweder werden zur Herstellung von Cremes oder Milch nichtionogene Emulgatoren wie Polyäthylenglykole oder Tween verwandt oder aber ionogene Emulgatoren wie Lanette N (Cetylstearylalkohol 9 Teile, cetylstearylschwefelsaures Natrium 1 Teil), Natriumlaurylsulfat oder Triäthanolammoniumsalze von ungesättigten Fettsäuren.

Offizinell sind:

Ungt. emulsificans. **Hydrophile Salbe DAB 8** enthält emulgierenden Cetylstearylalkohol, ferner dickflüssiges Paraffin und weißes Vaselin. Durch Wasseraufnahme entsteht als hydrophile Creme: *Ungt. emulsificans aquosum.*

Rp. Ungt. emulsificans DAB 8   30,0
Aqua dest.   ad 100,0
M.D.S. Wasserhaltige hydrophile Salbe DAB 8

Andere Rezepturen:

Rp Lanette N   10,0
Cetacei   5,0
Ol. arachidis   10,0
Nipagin   0,5
Aqua dest.   ad 100,0
M.D.S. Kühlcreme

Rp. Natriumlaurylsulfat   1,0
Propylenglykol   12,0
Stearylalkohol   25,0
Vaselin   25,0
Wasser   37,0
Methylparaben   0,025
Propylparaben   0,015
M.D.S. Hydrophile Creme
„Hydrophilic Ointment USP XX"

Regeln für die Auswahl geeigneter Grundlagen

Äußerliche Dermatotherapie muß exakt erlernt werden. Jeder Arzt muß seine Erfahrungen sammeln. Es ist empfehlenswert, mit möglichst wenigen Grundlagen (Trägerstoffe, Vehikel), die man genau kennt, auszukommen. Stets ist zu berücksichtigen, daß bereits die Grundlage pharmakologische Effekte an der Haut entfaltet. Die Wahl eines falschen Vehikels bedeutet Verzögerung der Heilung einer Dermatose, kann zu ihrer Exazerbation oder zusätzlicher Kontaktallergie führen und macht dann die beabsichtigte Wirkung inkorporierter Arzneistoffe sinnlos. Die Auswahl geeigneter Grundlagen (Vehikel) fördert die Heilung; sie richtet sich nach dem:
– Hauttyp (Talgdrüsensekretionszustand),
– Akuitätsgrad entzündlicher Hautveränderungen,
– morphologischen Bild der zu behandelnden Hauterkrankung.

Im folgenden sollen einige Regeln vermittelt werden.

Hauttyp. Prinzipiell sollten gegensätzlich wirkende Grundlagen gewählt werden. Für Patienten mit *Seborrhö* (etwa 50% der Bevölkerung) oder *seborrhoischen Dermatosen* kommen demnach in erster Linie fettfreie oder fettarme Grundlagen wie Puder, spirituöse Lösungen, Schüttelmixturen oder harte Pasten in Betracht. Auch hydrophile Emulsionen (hydrophile Creme, Milch) werden zumeist gut vertragen. Weniger empfehlenswert für die fettige Haut solcher Patienten sind stark fettende Grundlagen wie wasserfreie Fettsalbe (z.B. Vaselin, Ungt. molle) oder lipophile Emulsionen, z.B. Eucerium cum aqua oder Unguentum alcoholi lanae aquosum. Für *Patienten mit Sebostase* (etwa 10–30% der Bevölkerung), d.h. Patienten mit trockener und zur Austrocknung neigender Haut oder sebostatischen Dermatosen (Ichthyosis, atopisches Ekzem), sind in erster Linie fettende Salbengrundlagen indiziert, so wasserfreie Fettsalben, weiche Pasten oder lipophile Emulsionen (Salben), während austrocknende und wenig fettende Grundlagen wie Puder, spirituöse Lösungen, Schüttelmixturen, harte Pasten oder hydrophile Emulsionen (Cremes) besonders bei längerer Anwendung meist wegen ihrer austrocknenden Wirkung nicht gut toleriert werden. Bei sog. *Mitteltypen,* d.h. bei Patienten ohne eindeutig feststellbare Seborrhö oder Sebostase (etwa 20% der Bevölkerung), ist es empfehlenswert, fettarme Grundlagen und hydrophile Emulsionen (Cremes) als Grundlagen zur Behandlung zu bevorzugen.

Akuitätsgrad entzündlicher Hautveränderungen. Bei der entzündungswidrigen Behandlung akuter entzündlicher oberflächlicher Hauterscheinungen wie etwa infektiöser oder toxischer Exantheme, Pityriasis rosea oder akuter erythematöser Kontaktdermatitis genügt eine oberflächlich entzündungswidrige Behandlung. Diese steht in Form von Puder, Schüttelmixturen (Lotio alba) oder hydrophilen Emulsionen (Creme) zur Verfügung. Weiche Pasten, lipophile Emulsionen, Salben oder wasserfreie Fettsalben decken zu stark ab, verhindern daher Abdunstung und entzündungswidrige Abkühlung. Daher sind diese hier nicht als Grundlagen empfehlenswert. Chronische entzündliche Hauterscheinungen oder solche mit chronisch-entzündlicher Infiltration wie beispielsweise chronisches Ekzem, lichenifiziertes Ekzem, Lichen simplex chronicus oder Psoriasis verlangen Grundlagen, die genügend penetrationsfähig sind, um die differenten Arzneimittel an den Wirkungsort heranzubringen. Hier sind in erster Linie weiche Pasten, lipophile Emulsionen (Salben) oder wasserfreie Fettsalben indiziert, während nur oberflächlich wirkende Externa wie Puder, Schüttelmixturen oder hydrophile Emulsonen (Milch, Creme) weniger geeignet sind.

Morphologie der Hauterscheinungen. Entscheidend wird die Wahl der Grundlage für ein Arzneimittel von dem morphologischen Bild der zu behandelnden Dermatose bestimmt. Grundsätzlich kann man sich dabei an die in der Tabelle dargestellten Regeln halten. Wichtig ist, daß auch ausreichende *Mengen* von Grundlagen rezeptiert werden, welche man zur Behandlung benötigt.

Für eine einmalige therapeutische Anwendung einer Salbe oder Creme benötigt man für den ganzen Körper etwa 30–60 g;
für Hände, Gesicht, Kopf und Anogenitalbereich etwa je 2 g;
für eine obere Extremität oder Vorder- bzw. Rückfläche des Rumpfes je 3 g und
für ein Bein etwa 4 g.
Entsprechende Mengen sind zu verordnen, wenn sich die Therapie über einen längeren Zeitraum erstrecken muß.

Tabelle: Morphologisches Bild von Hauterscheinungen und geeignete Grundlagen für die Behandlung

Morphologie	Empfehlenswert	Weniger geeignet
Akute Rötung	Puder, Schüttelmixtur, Milch, Creme	Pasten, Salben, Fettsalben
Rötung, Schwellung	Wie oben, evtl. feuchte Umschläge	Wie oben
Bläschen	Puder, Zinkschüttelmixtur, Gele	Salben, Fettsalben, weiche Pasten
Blasen	Feuchte Verbände, fettfeuchte Verbände	Puder, Schüttelmixturen, lipophile Cremes, Salben, Fettsalben
Erosionen	Feuchte Verbände, fettfeuchte Verbände, Salben	Puder, Schüttelmixturen, Fettsalben
Krusten	Feuchte Verbände, fettfeuchte Verbände, weiche Pasten, Salben, Fettsalben	Puder, Schüttelmixturen, harte Pasten, hydrophile Cremes, Gele
Schuppen	Fettfeuchte Verbände, weiche Pasten, Salben, Fettsalben	Puder, Schüttelmixturen, Gele, harte Pasten, hydrophile Cremes
Keratosen	Fettfeuchte Verbände, Fettsalben, weiche Pasten	Puder, Schüttelmixturen, harte Pasten, Gele, hydrophile Cremes
Chronische entzündliche Infiltration und Lichenifikation	Weiche Pasten, lipophile Cremes, Salben, Fettsalben,	Puder, Schüttelmixturen, harte Pasten, Gele, hydrophile Cremes
Narben	Weiche Pasten, Salben, Fettsalben	Puder, Schüttelmixturen, Gele, hydrophile Cremes
Atrophie	Weiche Pasten, lipophile Cremes, Salben	Puder, Schüttelmixturen, harte Pasten, hydrophile Cremes, Fettsalben

Differente Behandlung: Einsatz von Arzneistoffen in Grundlagen

Die differente Behandlung besteht in der örtlichen Anwendung von Arzneistoffen in einer adäquaten Grundlage (Vehikel, Trägersubstanz). Nur die häufigsten und wichtigsten Verordnungen lassen sich hier aufführen. Man muß sich mit den Wirkungseigentümlichkeiten jeder einzelnen Verordnung vertraut machen. Wichtig bei der Anwendung von differenten Arzneistoffen ist die Frage der Penetration und der dadurch bedingten systemischen Wirkungen.

Farbstoffe

Die Anwendung von Farbstoffen ist immer noch üblich, wenngleich dadurch die Hauterscheinungen weitgehend verdeckt werden. Farbstoffe haben einen adstringierenden und antiseptischen Effekt. Akridinfarbstoffe wie Ethakridinlaktat (Rivanol) werden heute wegen ihrer kontaktsensibilisierenden Potenz nicht mehr oft angewandt. 8-Chinolinolsulfat (Chinosol, 1°/oo) wird zu feuchten Verbänden zur Anwendung gebracht. Methylrosanilinchlorid (Kristallviolett, Gentianaviolett, Pyoktanin) und p-Diäthylaminotriphenylmethanol (Brillantgrün) werden in Konzentrationen von 0,1–1% in Wasser angewendet. Sie haben auch einen guten antimikrobiellen Effekt auf Candida albicans und werden daher gerne zur Behandlung intertriginöser und genitaler Veränderungen benutzt. Auch zur Abtrocknung erosiver Veränderungen kommen sie in Betracht. Vorsicht ist bei Anwendung in intertriginösen Räumen bei Kindern geboten, da *Pyoktaninnekrosen* bekannt geworden sind; deshalb sollte die Konzentration in solchen Fällen 0,1–0,3% nicht überschreiten.

Teere

Teere entstehen bei der trockenen Destillation, z.B. von Kohle, Holz oder Torf. Je nach der Herkunft kann man deshalb Steinkohlenteer und Holzteere unterscheiden. Teere sind sehr kompliziert zusammengesetzte Gemische aus vielen tausend chemischen Verbindungen.

Wirkungen. Teere haben eine entzündungshemmende, speziell antiekzematöse, antiakanthotische, hornbildende (keratoplastische) und antiinfektiöse Wirkung. Sie sind besonders bei chronisch lichenifizierten oder infiltrierten Ekzemen indiziert, ferner bei Lichen simplex chronicus, atopischem Ekzem und bei der Psoriasis vulgaris. Bei nässenden oder infektiösen Dermatosen sind Teere kontraindiziert.

Steinkohlenteer

Lithanthracis pix DAC 1979 fällt bei der trockenen Destillation von Steinkohle, z.B. bei der Leuchtgasherstellung, an und wird in der Apotheke als Arzneimittel angeboten. Es handelt sich um eine schwarze, viskose, neutrale bis schwache alkalische Flüssigkeit mit einem sehr charakteristischen Geruch.

Anwendungsformen

Steinkohlenteer. Man streicht ihn auf die Hautveränderungen, überpudert und deckt mit Verband ab; es bildet sich eine trockene Teerschicht, die bald abblättert.

Teerzusatz. Steinkohlenteer kann in 2–10%iger Konzentration in Schüttelmixtur, Pasten oder Salben, Haarwaschmitteln und Bädern verordnet werden.

Nebenwirkungen. Vor jeder Teerbehandlung sollte man sich durch eine „Teermarke", d.h. umschriebene Anwendung, von der Teerverträglichkeit der Hauterscheinungen überzeugen. Da Teere phototoxische Substanzen enthalten, muß direkte Sonnenbestrahlung durch Anlegen von Verbänden vermieden werden (*phototoxische Dermatitis*). Auf diesem Prinzip beruht das Goeckerman-Schema der Psoriasistherapie. Als örtliche Nebenwirkungen können nach einiger Behandlungszeit *Teerfollikulitis* oder *Teerakne* (Acne picea) auftreten; dies zwingt zum Absetzen der Teerbehandlung. Neuerdings wird wieder die vom Tierversuch her gut bekannte Karzinogenität von Steinkohlenteer diskutiert. Bisher ist aber beim Menschen bei kurzfristiger Teeranwendung ein derartiges Ereignis nicht sicher beobachtet worden. Bei Behandlung großer Hautareale mit teerhaltigen Salben ist auch an resorptive Wirkungen zu denken. Urinkontrolle ist empfehlenswert: Dunkelfärbung des Urins nach längerem Stehen (Karbolurin).

Handelspräparate. Fissan-Teertinktur, Fissan-Teercreme, Teer-Linola-Fett, Psorimed.

Teertinkturen

Steinkohlenteerlösung (*Lithanthracis pix liquor*, DAC 1979). Diese Lösung von Steinkohlenteer in einem alkoholischen Auszug aus Seifenrinde, auch LCD (Liquor carbonis detergens) genannt, ist eine weniger intensive Teertherapieform. Die Tinktur trocknet nach Aufpinseln ein. 5–10% LCD kann in Vaselin verarbeitet werden, u.U. unter Zuhilfenahme von Wollwachsalkoholsalbe.

Indikationen. Chronische infiltrierte und lichenifizierte Ekzeme, Lichen simplex chronicus, Psoriasis.

Sack-Lösung
Rp. Lithanthrac. pic. 5,0
Toluol. 10,0
Aceton. ad 50,0
M.D.S. Sack-Lösung

Indikationen. Umschriebene chronische Ekzeme, besonders mit Lichenifikation, Lichen simplex chronicus. Gelegentlich führt Sack-Lösung nach wenigen Tagen Anwendung zu Hautirritation.

Schieferteere

Ichthyol. Ammonium sulfoichthyolicum ist ein sulfoniertes Schweldestillat von Ölschiefer. Ichthyol wird in Seefeld (Tirol) gewonnen.

Wirkung. Milde Schwefel- und Teerwirkung; entzündungshemmend, infiltratresorbierend, antikanthotisch, keratoplastisch.

Nebenwirkungen. Geringer als die von reinem Steinkohlenteer, sonst ähnlich.

Anwendung. Reines Ichthyol, *Ichthyolum purum*, 2–10% in Trockenpinselungen, Pasten und Salben; besonders nach anfänglicher örtlicher Glukokortikoidtherapie. 30%ige Ichthyolvaseline wurde viel als Frostschutzsalbe angewandt. Auch in Verbindung mit Glukokortikoiden oder als Badezusatz.

Handelspräparate. Ichtholan (10%, 20%, 50%), Ichtho-Cortin-fett (Ichthyol und Hydrokortison), Ichtho-Dexon (Ichthyol und Dexamethason), Solutio Cordes, Ichtho-Bad, Ichthalgan (Ichthyol und Heparin), Plesiocid zur Pinselung oder für feuchte Umschläge.

Indikationen. Nach anfänglicher örtlicher Glukokortikoidtherapie zur Behandlung von chronischen Ekzemen, auch Keloiden. Reines Ichthyol bei Furunkel.

Tumenol. Tumenolum ammonium ist ein gleichartiges Produkt wie Ichthyol von anderer Herstellerfirma.

Handelspräparate. Tumesonum (Prednisolon und Tumenol), Delmeson-Tumenol (Fluorometholon und Tumenol).

Holzteere

Holzteere bestehen aus den Endprodukten der Holzdestillation und reagieren meist schwach sauer.

Wacholderteer. *Pix oxycedri* (Pharmacop. Helv. VI.) oder *Pix juniperi* ist nur noch wenig als Arzneimittel in Gebrauch.

Rp. Pic. juniperi   0,2
       Acid. salicylici   2,0
       Adip. benzoati   10,0
       Ungt. hydrargyr. albi ad 30,0
       M.D.S. Psoriasiskopfsalbe

Birkenholzteer. *Pix betulae* (Pharmacop. Helv. VI), *Pix betulina* DAB 6 oder *Ol. rusci,* wurde früher relativ viel angewandt, da er wegen seiner dünnflüssigen Konsistenz gut in Grundlagen einzuarbeiten ist; er hat allerdings einen sehr intensiven Geruch und wirkt nicht selten hautreizend. In Salben oder Pasten wird er in 0,5–1%iger Konzentration eingearbeitet, so bei chronischen Ekzemen, seborrhoischem Ekzem oder bei Seborrhö des Kapillitiums (in Adeps benzoatus).

Antiseptische Arzneistoffe

Diese wirken antiseptisch und/oder bakteriostatisch. Antiseptische Substanzen werden in der Dermatologie, soweit sie nicht als Kontaktallergene zu meiden sind, heute antibiotischen Substanzen vorgezogen, da hier das Resistenzproblem zu vernachlässigen ist.

Folgende Gruppen von *Antiseptika* können unterschieden werden:
– Alkohole,
– Phenole,
– substituierte Phenole,
– Halogene oder halogenierte Verbindungen,
– Oxidationsmittel,
– Schwermetallverbindungen,
– oberflächenaktive Stoffe,
– Farbstoffe.

Alkohole

Die antiseptische Wirkung von Alkohol ist bekannt. Zur Verfügung stehen: Äthanol-Wasser-Gemische, meist Äthanol 70% (DAB 8), oder Isopropylalkohol (DAC 1979) und seine Zubereitungen.

Nebenwirkung. Alkoholische Lösungen wirken hautaustrocknend.

Anwendung. Meist mit Zusätzen von Antibiotika (Chlortetrazyklin 0,5%, Chloramphenicol 0,5%).

Handelspräparat. Solutio Cordes (mit Ichthyol und Propylenglykol).

Indikationen. Alkoholische Lösungen mit antiseptischen oder antibiotischen Zusätzen werden in erster Linie zur Behandlung oberflächlicher Pyodermien, bei Acne vulgaris oder Rosazea im Gesicht sowie am behaarten Kopf angewandt.

Rp. Chloramphenicoli   0,5
       Acid. salicylici   2,0
       Aethanoli 50% wäßrig ad 100,0
       M.D.S. Desinfizierender Gesichtsalkohol bei
       Acne vulgaris

Phenole

Phenole wirken in hoher Konzentration örtlich kaustisch und auch resorptiv toxisch, in niedrigen Konzentrationen dagegen bakteriostatisch und juckreizlindernd. Phenol befindet sich in dem leicht schälenden antiseptischen *Fabry-Spiritus*:

Rp. Acid. salicylici   2,0
       Resorcini   2,0
       Phenol. liquefacti   1,0
       Spirit. dil.   ad 100,0
       M.D.S. Fabry-Spiritus

Er wird zur leichten Schälung rezeptiert bei Acne vulgaris, Verrucae planae juveniles oder Pityriasis versicolor.

Thymol

Thymol wird ebenfalls noch in 0,5%iger Konzentration in alkoholischer Lösung zur Desinfektion eingesetzt.

Halogene und halogenierte Verbindungen

Jod und Chlor sind stark antiseptische Verbindungen.

Alkoholische Jodlösung. Jodi solutio DAB 8 ist eine klare braun-rote Flüssigkeit, die nach Jod und Äthanol riecht (s.S. 984). Sie ist stark färbend. Heute ist sie durch andere Pharmaka, die jedoch nicht wirksamer sind, verdrängt.

Indikationen. Desinfektion der Haut und Behandlung von oberflächlichen Dermatomykosen.

Povidonjod. Es handelt sich um einen Komplex aus Jod und Polyvinylpyrrolidon (Povidon), aus dem Jod freigesetzt wird.

Wirkung. Stark antiseptisch sowohl gegen Bakterien als auch Pilze, Viren und Protozoen.

Nebenwirkungen. Gering; allergische Kontaktdermatitis soll auch bei Jodsensibilisierung selten sein. Resorptive Jodwirkung auf die Schilddrüse ist möglich.

Handelspräparate. Betaisodona-Salbe, -Wundflies, -Lösung, -Flüssigseife, -Wundantiseptikum, -Perinealantiseptikum; ferner Braunol, Braunosan.

Indikationen. Zur Desinfektion der Haut, bei Wunden, Ulzerationen, Verbrennungen, sekundär infizierten Dermatosen.

Jodoform. Lösungen der Substanz zersetzen sich bei Licht und Luftzutritt. Meist in Form von Jodoformgaze angewandt.

Chloraminum, Tosylchloramidnatrium (Ph. Eur.). Es handelt sich um Chloramidderivate von Toluol. Hochwirksames Desinfektionsmittel. In der Dermatologie wird Chloramin (Chloramin 80), 1:1000 verdünnt, in wäßriger Lösung zu feuchten Umschlägen benutzt.

Indikationen. Sekundärinfizierte Dermatosen, nässende Dermatomykosen, impetigenisierte Ekzeme, sekundärinfizierte Dyshidrose, Ulcera cruris.

Cetrimide (Brit. Pharmacop. 1980). Es ist bei uns seit sehr vielen Jahren bewährt zur Desinfektion der Haut. Viel verwendet in der plastischen Chirurgie. Übliche Konzentration: 1% in wäßriger Lösung.

Handelspräparat. Cetavlon.

Chlorhexidinacetat (DAC 1979). Dieses scheint weniger häufig Kontaktallergien zu erzeugen als Hexachlorophen und wird als Antiseptikum zur Händedesinfektion, als Konservierungsmittel, z.B. in Augentropfen, verwendet oder bei bakteriellen Dermatosen zur Hautdesinfektion benutzt.

Nebenwirkungen. Augen und Gehörgang sollten nicht mit dieser Substanz in Verbindung kommen.

Handelspräparate. Hibiclens-Lösung, Hibitane-Hautdesinfektionslösung.

Indikationen. Zur hygienischen und chirurgischen Hände- und zur Hautdesinfektion bei Pyodermien.

Hydroxichinoline. Diese Arzneistoffe haben eine gute und breite antibakterielle Aktivität; sie werden heute vielfach Antibiotika vorgezogen. Allerdings ist ihre Aktivität gegen Dermatophyten geringer. Sie stellen eine Alternative zu antibiotischen Substanzen dar, zumal sie offenbar nicht so häufig als Kontaktallergene in Betracht kommen.

Chinosol. *Kaliumhydroxichinolinsulfat* (DAC 1979) kommt in wäßriger Lösung (1:1000) zu feuchten Kompressen, feuchten Umschlägen und zur Hautdesinfektion zur Verwendung, ferner als Zusatz von Teil- und Vollbädern (Antiseptikum, Antimykotikum).

Clioquinol (DAC 1979). *Chlorjodhydroxichinolin* (Vioform) wird in der Dermatologie als mildes antiseptisches und wahrscheinlich auch entzündungshemmendes Medikament geschätzt. Vioform wird 0,5–1,0%ig Schüttelmixturen, Pasten oder Salben zugegeben.

Nebenwirkung. Gelegentlich Kontaktallergie.

Handelspräparate. Vioform-Puder, Locacorten-Vioform (Flumethasonpivalat und Vioform), Millicorten-Vioform (Dexamethason und Vioform), Sermaform (Fludroxycortid und Vioform).

Indikationen. Sekundärinfizierte Ekzeme, seborrhoisches Ekzem, Candidaintertrigo, intertriginöse Ekzeme.

Chlorquinaldol. Das Chemotherapeutikum *Dijodhydroxichinolin* wird zur örtlichen Behandlung bakteriologischer und mykotischer Hauterkrankungen eingesetzt.

Handelspräparat. Sterosan als Paste und Puder.

Oxydanzien

Oxydierende Agenzien werden ebenfalls zur Desinfektion in der äußerlichen Dermatotherapie benutzt.

Kaliumpermanganat (Ph. Eur.). Kalium permanganicum hat in verdünnter wäßriger Lösung einen milden antiseptischen Effekt.

Nebenwirkungen. Braunfärbung im Alkalischen, daher nicht gemeinsam mit Seife anwenden, sonst Verfärbung von Haut und Nägeln; bei Anwendung stärkerer Konzentrationen auch adstringierend und ätzend.

Anwendung. Zur Reinigung und antibakteriellen Behandlung von nässenden oder verkrusteten Hauterscheinungen in Form von Vollbädern oder Teilbädern (Konzentration: schwach rosa). Auch zu feuchten Umschlägen (1:6000). Die Lösungen müssen frisch zubereitet werden, da sie rasch zerfallen (Braunverfärbung).

Benzoylperoxid. Es ist ein starkes Oxidationsmittel; in 5–10%iger Konzentration antiseptischer, granulationsfördernder und leicht schälender Effekt.

Nebenwirkung. Gelegentlich Kontaktallergie.

Handelspräparate. Aknefug-oxid-5/10-Gel, Akneroxid-5-Gel, Benzoyl Peroxyd, Oxy-Woelm 5, Oxy-Woelm 10, Panoxyl-Akne-Gel (5 und 10%), Sanoxit-Gel oder -Lotio (s.S. 1004).

Indikationen. Akne, seborrhoische Kopferkrankungen, Ulcus cruris.

Schwermetallsalze

Diese wirken durch Proteinfällung oder Hemmung von sulfhydrilhaltigen Enzymen; sie haben einen schwachen bakteriziden Effekt.

Quecksilber. Hydrargyrum wurde in der Dermatologie früher viel verwendet. Wegen der kontaktsensibilisierenden Wirkung mancher Quecksilbersalze, örtlicher Hydrargyrose bei langfristiger Anwendung, beispielsweise als Sommersprossencreme, und resorptiver Wirkungen ist es weitgehend aus dem Arzneischatz verdrängt. Einige organische Quecksilberverbindungen haben allerdings einen guten antiseptischen Effekt und werden zur Hautdesinfektion und Antisepsis häufig benutzt.

Hydrargyrum praecipitatum album. Dieses wird auch als weißes Präzipitat bezeichnet. Offizinell ist Quecksilberpräzipitatsalbe DAB 8, *Ungt. hydrargyri album*, eine 10%ige weiße Fettsalbe, die sich an der Haut nicht mit Jod verträgt, da es zur Entstehung ätzender Quecksilberjodidverbindungen kommt. Auch wegen ihrer nicht seltenen kontaktsensibilisierenden Wirkung (Quecksilberdermatitis) wird sie heute kaum noch verwendet.

Hydrargyrum sulfuratum rubrum. Zinnober ist von roter Farbe und findet sich noch in antiseptischen Salben und Schüttelmixturen zur Behandlung von Acne vulgaris, Rosacea, seborrh. Ekzem, Impetigo contagiosa oder Pityriasis rosea.

Rp. Hydrarg. sulfurat. rubr. 0,5
Sulfur. praecipitat. 10,0
Ungt. mollis ad 100,0
M.D.S. Zinnober-Schwefel-Salbe

Rp. Hydrarg. sulfurat. rubr. 0,5
Sulfur. praecipitati 5,0
Lotion. albae spirituosae ad 100,0
M.D.S. Zinnober-Schwefel-Schüttelmixtur

Rp. Hydrarg. sulfurat. rubr. 0,5
Sulfur. praecipitati 5,0–10,0
Zinc. oxydati
Talci aa 20,0
Ungt. emulsificant. aquos. 10,0
Glycerini
Aquae dest. aa ad 100,0
M.D.S. Weiche Zinnober-Schwefel-Schüttelmixtur

Hydrargyrum perchloricum (Ph. Eur.). Sublimat ist giftig und führt leicht zu Hautreizungen. Zum Bleichen von umschriebenen Pigmentstellen an der Haut (Melasma) wird es noch in geringer Konzentration angewandt.

Rp. Hydrarg. perchlorici (Ph. Eur.) 0,25–0,5
Glycerini 3,0
Aethanoli 50% wäßrig ad 100,0
M.D. Sub signo veneni
S. Sublimatspiritus

Organische Quecksilberverbindungen. Hier ist besonders *Phenylmerkuriborat* (Merfen) zu nennen, das sich wegen seines antiseptischen und antimykotischen Effektes zur Desinfektion der Haut bewährt hat. Phenylmerkuriboratlösungen sind farblos, es sind jedoch auch gefärbte Präparate im Handel. Gelegentlich kommen Kontaktallergien vor. Auf Wunden sollte nur Merfen Orange zur Anwendung kommen.

Merbromin (DAC 1979). 2,7-Dibrom-4-Hydroxymercurifluorescin (Mercurochrom) ist zur Behandlung von Wunden und Wundnähten sowie oberflächlich verkrusteten Herden, auch bei Pemphigus vulgaris sowie Verbrennungen und Ulcus cruris indiziert. Sein Nachteil ist die rote Farbe. Es wird von der Haut besonders gut toleriert; Kontaktallergien scheinen seltener zu sein als bei Merfen.

Silbersalze
Sie werden in unterschiedlicher Konzentration bei verschiedenen Indikationen verordnet.

Silbernitrat. Als *Höllensteinstift* (Lapis infernalis) wird es zur Behandlung von überschießenden Wundgranulationen verwendet. Wichtig ist, daß das frische Epithel nicht berührt wird, da Silbernitrat eine stark eiweißfällende Wirkung besitzt.

Silbernitratlösung. In einer Konzentration von 0,01–1% wird wäßrige Silbernitratlösung heute vermehrt für feuchte Verbände und feuchte Umschläge benutzt, da es infolge seiner proteinfällenden Effekte antibakteriell wirkt und praktisch nicht sensibilisiert. 0,5–2%ige Lösungen hemmen auch besonders das Wachstum von Naßkeimen wie Pseudomonas aeruginosa. Als stundenweise Behandlung bei Ulcera cruris bewährt. Nach längerer Anwendung von Silbersalzen kann es an Augen und Schleimhäuten zur Argyrie kommen. Es färbt Haut und Fingernägel.

Silberpuder. Zur Wund- und Ulkusbehandlung Fissan-Silberpuder (Methenamin-Silbernitrat und papainhydrolysiertes Casein).

Silbersulfadiazin. Silbersulfadiazin (Flammazine) hat sich zur Behandlung und Prophylaxe von Wundinfektionen nach Verbrennungen, Verbrühungen oder Verätzungen sowie bei Ulcus cruris bewährt. Auf sulfonamidbedingte Nebenwirkungen sollte geachtet werden. Es verfärbt nicht.

Oberflächenaktive Stoffe

Dequaliniumchlorid. Diese Substanz wird ebenso wie Cetylpyridiniumchlorid vielfach als antimikrobieller Arzneistoff verwandt.

Handelspräparate. Dequafungan, Dequavagyn, Dequonal.

Nebenwirkungen. Im Bereich des Penis (intertriginöser Raum) kann es bei Behandlung mit Dequaliniumsalzen und Glukokortikoiden zu Nekrosen kommen (Dequaliniumnekrose), die sich im Präputialraum als „weiße Ulzerationen" mit schlechter Heilungstendenz manifestieren.

Verschiedenes

Wismut. Wismutsalze werden nur noch wenig eingesetzt, und zwar in einigen Pasten oder Pudern [Pasta exsiccans DAB, Dermatol-Puder (Bismutgallat)].

Rp. Ichthyoli 0,6
Zinc. oxydati
Bismut. subgallici aa 1,5
Ungt. leniens DAB 8
Ungt. cerei DAB 6 aa ad 30,0
M.D.S. Rosazeapaste

Rp. Bismut. subgallici 5,0
Zinc. oxydati 25,0
Ol. lini 10,0
Lanae cerae ad 50,0
M.D.S. Rosazeapaste

Rp. Bismut. subgallici 10,0
Zinc. oxydati
Talci aa 25,0
Ol. lini 20,0
Lanae alcohol. ungt. ad 100,0
M.D.S. Zink-Wismut-Paste

Menthol. Dieses wird in geringer Konzentration (0,2–0,5%) wegen seines juckreizlindernden Effekts alkoholischen Lösungen, Schüttelmixturen oder Pasten zugesetzt. Die Empfindung von Kühlung soll infolge der Stimulation von nervösen Rezeptoren juckreizhemmend wirken.

Schwefel. Schwefel war früher eine vielbenutzte Arzneisubstanz bei seborrhoischen Erkrankungen wie Akne und seborrhoischem Ekzem. Es ist in vielen Rezepturen als Teilkomponente enthalten. Heute ist man zurückhaltend mit der Anwendung von Schwefel, da seine antiseborrhoische Wirkung nicht sicher zu sein scheint und Komedonenentstehung beschrieben wurde. Trotzdem haben sich einige schwefelhaltige Rezepturen bewährt, wie auch die bereits erwähnte Zinnober-Schwefel-Schüttelmixtur (s.S. 999).

Sulfur praecipitatum. Ein sehr feines, gelbes, amorphes Pulver.

Rp. Sulfur. praecipitati 5,0–10,0
Zinci pastae ad 100,0
M.D.S. Schwefel-Zink-Paste zur Behandlung von tieferen Dermatomykosen

Rp. Resorcini 1,0
Sulfur. praecipitati 2,5
Ol. olivarum 5,0
Pastae Cordes ad 50,0
M.D.S. Rosazeapaste

Vlemingkx-Lösung (Erg. B.6). Vlemingkx-Lösung, Liqu. calcii sulfurati, besteht aus Calciumpolysulfiden und Calciumthiosulfat. Sie wird heute nicht mehr bei Skabies angewandt, sondern lediglich noch zur Behandlung von Acne vulgaris II in Form heißer Umschläge für jeweils 10 min mehrmals täglich. Sie hat einen stark austrocknenden und entzündungshemmenden Effekt. Nachteilig ist die starke Geruchsbelästigung.

Selendisulfid. Es hat antimikrobielle und antiseborrhoische Wirkungen und wird zur Behandlung von seborrhoischen Erkrankungen der Kopfhaut als Shampoo sowie bei Pityriasis versicolor als Ganzkörpershampoo eingesetzt.

Handelspräparate. Ellsurex, Selsun, Selukos.

Ein entsprechendes Präparat mit *Kadmiumsulfid* als Wirkstoff ist Ichtho-Cadmin.

Mesulfen. 2,7-Dimethylthianthren (Mitigal) ist ein gelbes viskoses Öl von typischem Geruch zur Behandlung von Skabies. Heute ist es durch Benzylbenzoat (Antiscabiosum Mago) und Hexachlorcyclohexan (Jacutin) verdrängt.

Antibiotische Arzneistoffe

Antibiotika haben heute ihren festen Platz als Arzneistoffe zur äußerlichen Medikation. Manche antibiotische Arzneistoffe wie beispielsweise Penicillin können wegen der großen Kontaktsensibilisierungspotenz nicht länger empfohlen werden, andere werden nicht resorbiert. Aus diesem Grunde werden hier nur einige in der Praxis wesentliche Gruppen besprochen.

Tetrazykline. Tetrazykline wirken bakteriostatisch gegen viele gramnegative und grampositive Bakterien. Viele Streptokokken und auch Staphylokokken sind tetrazyklinresistent. Dies ist bei der Anwendung zu berücksichtigen; gegebenenfalls antibiotische Resistenzbestimmung vor Behandlungsbeginn. Tetrazyklin kann in 0,5–1%iger Konzentration in Spiritus dilutus oder in Salben zur Anwendung kommen.

Rp. Tetrazyklinhydrochlorid 1,0
Paraffini subliquidi 10,0
Vaselini flavi ad 100,0
M.D.S. Tetrazyklinsalbe 1%

Chlortetrazyklin (*Rp.* Chlortetrazyklin 250 mg in 5 ml Wasser für 2 min im Mund belassen, 4mal tgl.) soll besonders bei chronisch rezidivierenden Aphthen hilfreich sein. Auch 0,5%ig in Glycerin zum Pinseln kommt es in Betracht.

Handelspräparate. Achromycin-Salbe (Tetrazyklin); Aureomycin-Puder, Aureomycin-Salbe (Chlortetrazyklin).

Meclozyklin. Dieses Tetrazyklin kommt ausschließlich als Externum zur Anwendung. Seine Wirkung entspricht etwa dem anderer Tetrazykline.

Handelspräparat. Meclosorb-Creme (enthält Sorbinsäure als Konservierungsstoff).

Chloramphenicol. Während man von der innerlichen Anwendung von Chloramphenicol wegen der Nebenwirkungen (Knochenmark) außer bei Typhus und

Meningitis durch Haemophilus influenzae weitgehend abgekommen ist, stellt Chloramphenicol zur äußerlichen Anwendung immer noch ein sehr breit wirkendes und geeignetes Antibiotikum dar. Chloramphenicolkontaktallergien sind bislang selten.

Rp. Chloramphenicoli 0,5
Acid. salicylici 2,0
Aethanoli 50% wäßrig ad 100,0
M.D.S. Zur Aknetherapie

Handelspräparate. Leukomycin, Paraxin, Ichthoseptal.

Neomycin und Framycetin. Zahlreiche Externa enthalten Neomycin oder Framycetin in Puder, Sprays oder Salben. Ulkussalben werden diese Antibiotika, die zwar ein breites Wirkungsspektrum aufweisen, aber nicht selten kontaktallergische Reaktionen auslösen, zugesetzt. Der imprägnierte Gittertüll Sofra-Tüll enthält Framycetin. Vielfach kommt es zu Kreuzallergien. Auch Soframycin ist eng damit verwandt.

Handelspräparate. Framycetin-Göttingen, Nebacetin-Puder (Neomycin), Nebacetin-Salbe, -Sprühverband, -Wundgaze, Soframycin (Framycetin und Gramicidin), Tuttomycin (Framycetin), Ecomytrin (Framycetin und Amphomycin).

Aminoglykoside. Sie besitzen alle eine bakterizide Wirkung und haben ein breites Wirkungsspektrum gegenüber gramnegativen und grampositiven Bakterien.

Gentamicin. Dies ist auch gegen Pseudomonas aeruginosa wirksam; daher kommt Gentamicin heute vielfach bei der Behandlung von Ulcera cruris, Pyodermien, Verbrennungen etc. als resorbierender Puder oder Creme bzw. Salbe zur Verwendung. Längere Anwendung kann zur Kontaktsensibilisierung führen.

Handelspräparate. Refobacin, Sulmycin.

Fusidinsäure. Fusidin ist gegen Staphylokokkeninfektion und Erythrasma sehr wirksam. Es penetriert rasch durch die Hornschicht und hat ein breites Wirkungsspektrum.

Handelspräparat. Fucidine als Puder, Gel, Salbe, Gaze oder Trockensubstanz.

Polymyxin. Polymyxin B ist ein sehr breit wirksames Antibiotikum, vor allen Dingen gegen gramnegative Bakterien: Coli- und coliforme Ereger sowie Pseudomonas aeruginosa.

Handelspräparat. Polymyxin.

Indikation. Behandlung von sekundärinfizierten Wunden, Ulzera etc. durch Aufbringen von Trockensubstanz (Trockensubstanz oder gelöst in isotonischer Kochsalzlösung, 1 Amp. auf 10 ml); manchmal schmerzhaft.

Nitrofurazon. Nitrofurazon (Furacin) ist ein Semikarbazonderivat mit bakteriziden und bakteriostatischen Eigenschaften gegen grampositive und gramnegative Erreger. Es wird bei Wundinfektionen und Verbrennungen als Sol oder Streusol verwandt; gelegentlich Kontaktallergien.

Erythromycin. Dieses Antibiotikum der Makrolidgruppe wird hauptsächlich gegen grampositive Bakterien wie Streptokokken und Staphylokokken eingesetzt. Hospitalstaphylokokken sind nicht selten erythromycinresistent. Erythromycin ist als Bestandteil von Aknepräparaten eingeführt (Aknemycin). Seine äußerliche Anwendung ist wegen der möglichen Induktion von resistenten Stämmen von Staphylococcus aureus begrenzt.

Rp. Erythromycin 0,38
Linola ad 38,0
M.f.emuls.
M.D.S. Auf die erkrankte Haut auftragen.

Rp. Erythromycin 0,16
Aknefug-Milch simplex ad 16,0
M.f.emuls.
M.D.S. Auf die erkrankte Haut auftragen.

Clindamycin. Auch dieses Antibiotikum ist durch sein breites Wirkungsspektrum gegen penizillinresistente Staphylokokken und aerobe Keime gekennzeichnet. Es hat sich experimentell in der Aknebehandlung bewährt und ist vergleichsweise wirkungsstärker als Tetrazykline.

Handelspräparat. Sobelin.

Antimykotische Arzneistoffe

Schon seit Jahrzehnten hat man Versuche unternommen, wirksame antimykotische Pharmaka zu schaffen. Die Zahl der antimykotisch eingesetzten Arzneistoffe ist daher groß:

– Antibiotika: Nystatin, Amphotericin B, Pimarizin
– Chinolinderivate: Chinolinol, Chlorquinaldol
– Quarternäre Ammoniumbasen: Cetylpyridiniumchlorid, Benzalkoniumchlorid
– Aliphatische Carbonsäuren: Undezylensäure, Kaprylsäure, Propionsäure
– Aromatische Karbonsäuren: Salizylsäure, Benzoesäure
– Phenole: Thymol, Resorcin
– Teere
– Farbstoffe: Fuchsin, Brillantgrün, Gentianaviolett
– Ätherische Öle: Menthol, Eugenol, Oleum rosmarini
– Schwefelverbindungen: Schwefel, Dibenzthion
– Metallorganische Verbindungen: Phenylmerkuriborat, Thiomersal
– Jodhaltige Verbindungen: Povidonjod, Haloprogin
– Alkohole und Aldehyde: Chlorbutanol, Formalin
– Andere Verbindungen wie Hexachlorzyklohexan

Viele dieser Substanzen sind zwar wirksam, haben aber den Nachteil einer kontaktsensibilisierenden Potenz. Seit der Einführung von Tolnaftat, Tolciclat, Imidazolkörpern und Haloprogin sowie einiger antibiotischer Antimykotika zur äußerlichen Behandlung kommt vielen der genannten Substanzen keine größere Bedeutung mehr zu. Daher sollen auch nur wenige hier besprochen werden. Antimykotische Handelspräparate stehen gewöhnlich als Lösung, Puder, Spray oder Creme bzw. Salbe zur Verfügung.

Tolnaftat. Es ist ein geruchloses und nicht färbendes synthetisches antimykotisches Arzneimittel gegen alle Dermatophyten und wahrscheinlich auch Pityriasis versicolor, nicht dagegen gegen Hefepilze und Bakterien.

Handelspräparat. Tonoftal.

Tolciclat. Es handelt sich um ein Analog des Tolnaftat, in dem die Naphthylgruppe durch eine Tetrahydroxynaphthylgruppe ersetzt ist. Durch die Verbesserung der lipophilen Eigenschaften scheint auch die dermale Penetration erhöht zu werden. Die übrigen Eigenschaften entsprechen denen von Tolnaftat. Es ist gegen alle Dermatophyten, aber nicht gegen Hefepilze wirksam.

Handelspräparat. Fungifos.

Imidazolderivate. In den letzten Jahren wurden unter der großen Gruppe von Imidazolderivaten einige als stark wirksame und gut tolerable örtliche Antimykotika synthetisiert. Sie sind nicht färbend, gut hautverträglich und sowohl gegen Dermatophyten als auch gegen Hefe- und Schimmelpilze wirksam.
Clotrimazol (Canesten), *Econazol* (Epi Pevaryl), *Isoconazol* (Travogen) und *Miconazol* (Daktar, Epi Monistat) sind als Breitspektrumantimykotika einzuordnende Verbindungen.

Indikation. Dermatophytosen, Infektionen durch Candida albicans sowie Pityriasis versicolor und Erythrasma. Zur örtlichen Mitbehandlung von Onychomykosen durch Hefepilze oder Dermatophyten kommen sie in Betracht.

Ciclopirox. Es handelt sich um ein neueres Breitspektrumantimykotikum mit therapeutischer Wirkung auf Dermatophyten, Hefe- und Schimmelpilze sowie andere Pilze. Auch zur örtlichen Behandlung von Onychomykosen geeignet.

Handelspräparat. Batrafen.

Amphotericin B. Es ist eines der polyenantimykotischen Antibiotika, die speziell zur Behandlung von oberflächlichen Infektionen der Haut und Schleimhäute durch Candida albicans als Mittel der Wahl gelten. Es ist nicht gegen Dermatophyten wirksam. Aufgrund seines gelborangenen Farbtones kann es die Haut einfärben.

Handelspräparat. Ampho-Moronal.

Nystatin. Dieses ist ebenfalls ein Polyenantimykotikum, das von dem Pilz Streptomyces noursei produziert wird und offenbar durch Membranschädigung pilzabtötend wirkt. Nystatin ist nur bei Hefepilzinfektionen, speziell durch Candida albicans wirksam, nicht bei Infektionen durch Dermatophyten oder Schimmelpilze. Es wird kaum vom Gastrointestinaltrakt absorbiert und kann deshalb zur Behandlung gastrointestinaler Kandidosen benutzt werden. Allerdings hat es aus dem gleichen Grunde auch keine systemischen Wirkung bei Candida-albicans-Infektionen von Haut, Schleimhäuten oder Vagina, wenn es oral verabfolgt wird. Es steht in vielen Grundlagen zur Verfügung.

Handelspräparate. Candio-Hermal, Moronal, Nystatin „Lederle".

Haloprogin. Es ist ebenfalls ein antimykotisches Arzneimittel mit breitem Wirkungsspektrum. Das synthetische Produkt ist ein Jodpropinyltrichlorphenyläther und wird zur Behandlung von oberflächlichen Mykosen durch Dermatophyten, Hefen, hefeähnliche Pilze und Schimmelpilze eingesetzt. Es ist auch gegen Bakterien (Staphylokokken und Streptokokken) sowie Erythrasmaerreger wirksam; auch bei Onychomykosen kann es versucht werden.

Handelspräparat. Mycanden.

Natamycin. Dies ist ein Polyenantimykotikum aus Streptomyces natalensis mit guter Wirkung bei oberflächlichen Haut- und Schleimhautinfektionen durch Dermatophyten und besonders durch Hefepilze. Es ist auch gegen Trichomonaden (Vulvitis, Balanitis) wirksam.

Handelspräparat. Pimafucin.

Antipruriginöse Arzneistoffe

Juckreiz ist ein Symptom vieler entzündlicher Dermatosen. Generell bildet er sich unter einer adäquaten äußerlichen Dermatotherapie wieder zurück. Bei chronischen Ekzemen kommt auch dem Zusatz von Ichthyol, Tumenol oder anderen Teeren ein juckreizstillender Effekt zu. In anderen Fällen wie Pruritus sine materia, symptomatischer Pruritus, beispielsweise bei Lymphogranulomatosis maligna oder malignen Non-Hodgkin-Lymphomen, Pruritus capillitii, Urticaria, Analpruritus oder Mückenstichen ist die antipruriginöse Behandlung symptomatisch.
Hierzu kommen in Betracht:
Abreibungen mit verdünntem *Essigwasser*. Sie haben sich bei juckenden Exanthemen, so bei Varizellen bewährt.

Menthol. Menthol ist ein zyklischer Alkohol, der aus der Pfefferminze stammt oder synthetisch hergestellt wird und durch Erzeugung einer kühlenden Empfindung juckreizlindernd wirkt.
Anwendungskonzentration 0,5–2% in alkoholischer Lösung oder Paste.

Rp. Metholi 1,0
      Spirit. dilut. ad 100,0
      M.D.S. Mentholspiritus

Phenol. *Phenolum liquefactum* in niedriger Dosierung (0,5–1,0%, evtl. 2%) in Pasten oder alkoholischer Lösung wirkt infolge seiner anästhesierenden Eigenschaft auf oberflächliche Hautnerven ebenfalls juckreizlindernd. Es wird auch resorbiert

Salizylsäure. In alkoholischer Lösung (1–2%) ist sie gering juckreizlindernd. Der Wirkungsmechanismus ist nicht bekannt.

Anästhetika. In der Allgemeinmedizin noch viel verwendet wird bei juckenden Dermatosen Anaesthesin (Benzocain). Es sollte wegen seiner hohen kontaktallergisierenden Potenz jedoch nicht angewandt werden.

Synthetische Derivate
Polidocanol (Thesit). Es diffundiert zu den sensiblen Endorganen von Haut und Schleimhaut und wirkt juckreiz- und schmerzstillend. Thesit kann in 2–5%iger Konzentration verordnet werden.

Handelspräparat. Thesit-Gel.

Antihistaminika. Auch Antihistaminika werden als juckreizstillende Externa angewandt, und zwar hauptsächlich in Gelen oder Salben. Die Frage, ob Antihistaminika äußerlich appliziert wirklich einen juckreizstillenden Effekt aufweisen, ist noch nicht sicher geklärt. Teilweise werden sie auch mit Glukokortikoiden kombiniert. Antihistaminika können auch Kontaktallergene sein.

Handelspräparate. Andantol-Gel, Avil-Salbe, Fenestil-Gel, Pragman-Gelee, Soventol-Gel, Systral-Gelee, Tavegil-Gel.

Crotamiton. Siehe S. 1008.

Juckreizstillende Rezepturen

Rp. Phenol. liquefacti   1,0
      Lotion. albae   ad 100,0
      M.D.S. Phenol-Lotio 1%

Rp. Thesit   5,0
      Lotion. albae spirit.   ad 100,0
      M.D.S. Thesit-Lotio

Rp. Mentholi   0.5
      Phenol. liquefact.   1.0
      Lotion. albae   ad 100,0
      M.D.S. Menthol-Phenol-Lotio

Rp. Phenol. liquefact.   0,5–1,0
      Clioquinoli   0,5
      Ichthyoli   5,0
      Zinci pastae   ad 100,0
      M.D.S. Bei Prurigo nodularis und Prurigo simplex chronica

Anästhesierende Arzneistoffe

Sie sind nur bei Hauterkrankungen mit Epidermisdefekten wie Erosionen oder Ulzerationen wirksam, da sie die intakte Epidermis gewöhnlich nicht penetrieren können. Wichtig ist, daß viel gebrauchte Arzneisubstanzen wie Anaesthesin (Benzocain) häufig kontaktsensibilisierend wirken und daher für spezielle Fälle reserviert bleiben sollten. Im übrigen entsprechen viele anästhesierende Arzneimittel jenen Substanzen, die auch als antipruriginöse Arzneimittel bekannt sind.

Für die *Mundschleimhaut* kommen bei blasenbildenden erosiven Läsionen in Frage: Dentinox-Gel (Lidocain), Dynexan (Tetracain), Subcutin (Phenolsulfonsäure, Benzocain).

Für die *Haut* kommen als Oberflächenanästhetika in Betracht: Thesit (Polidocanol) 5% oder Phenolum liquefactum 1–2% in Schüttelmixtur oder Pasten.

Hyperämisierende Arzneistoffe

Unter den örtlichen Hyperämika haben früher Tinct. capsici und Tinct. cantharidis zur Behandlung von Haarausfällen in alkoholischen Lösungen Verwendung gefunden. Auch Ichthyol in höherer Konzentration wurde als Hyperämikum benutzt, ferner Ichthyolum purum bei Furunkel.

Rp. Ichthyol.   30,0
      Vaselin. flav.   ad 100,0
      M.D.S. Bei Pernionen

Heute bedient man sich der hyperämisierenden *Nikotinsäure* und ihrer Ester. Diese haben sich in der Behandlung von rheumatischen Beschwerden, aber auch von Dermatosen auf dem Boden peripherer Durchblutungsstörungen wie Akrozyanose, Perniose oder progressiver systemischer Sklerodermie bewährt.

Kontraindiziert sind solche kapillären Hyperämika bei Hautveränderungen auf dem Boden arterieller Durchblutungsstörungen, da hierbei das Mißverhältnis zwischen Sauerstoffangebot und Sauerstoffbedarf noch erhöht wird.

Handelspräparate. Amasin (Nikotinsäurebenzylester, ätherische Öle, *cave* Kontaktallergie), Pernionin (verschiedene Nikotinsäureester, ätherische Öle; *cave* Kontaktallergie), Akrotherm (Nikotinsäurebenzylester, Nonylsäurevanillylamid), Finalgon (N-Vanillylnonamid, Butoxyäthylnikotinat), Rubriment (Benzylnikotinat).

Hyperämisierende Arzneisubstanzen haben schon immer in hyperämisierenden alkoholischen Haartinkturen ihre Verwendung gefunden (K5-Haartinktur, Loscon), obwohl der Beweis für eine Beziehung zwischen kapillärer Durchblutungsförderung und Haarwachstum noch aussteht. Eine entsprechende Rezeptur ist:

Rp. Chlorali hydrati   1,0
      Tinct. capsici
      Tinct. cantharidis   aa   5,0
      Propylenglycoli   12,0
      Spirit. diluti   ad 100,0
      M.D.S. Hyperämisierende Kopftinktur bei Alopecia areata

Keratolytische Arzneistoffe

Hornschicht erweichende Eigenschaften besitzen vor allem alkalihaltige Verbindungen wie Natronlauge, Soda oder Schmierseife (Sapo kalinus). Letztere wird gern zur Erweichung von Hyperkeratosen (Kallus, Klavus) bei hyperkeratotischen Ekzemen oder primären Keratosen benutzt. Das Problem der Ablösung dicker hyperkeratotischer Hornauflagerungen ist auch heute noch nicht zufriedenstellend gelöst.

Folgende Arzneistoffe werden als *Keratolytika* benutzt:

Salizylsäure. *Acidum salicylicum* (o-Hydroxybenzoesäure) ist die gebräuchlichste Arzneisubstanz zur Ablösung von Schuppen und Erweichung von Hornmaterial oder Krusten. Sehr wahrscheinlich wirkt es durch Auflösung der interzellulären Kittsubstanzen, die die Hornzellen im Stratum corneum zusammenhalten. Darüber hinaus hat es einen antiseptischen und einen gering antiproliferativen Effekt auf verdickte Epidermis und soll auch eine antiphlogistische Wirkung besitzen. In Konzentrationen über 6% kann es gewebsdestruktive Wirkungen entfalten.

Rp. Acid. salicylici 3,0
Solve in Ol. ricin. q.s.
Vaselin. flavi ad 100,0
M.D.S. Salizylvaselin 3%

Salizylsäure schützt in niedriger Konzentration (0,5–1,0%) Dithranol (Cignolin) vor Oxidation, z.B. in Cignolin-Zinkpaste. In einer Konzentration von 3–10% in Pasten oder Salben (Vaselin, Lygal, Zinkpaste, Ungt. diachylon) dient sie zur Ablösung von Schuppen, beispielsweise bei Psoriasis oder hyperkeratotischen Ekzemen. In einer Konzentration von 2% als Salizylöl oder von 2–5% in alkoholischer Lösung hat Salizylsäure einen gering schälenden Effekt, besonders bei Acne vulgaris oder Pityriasis versicolor. In höheren Konzentrationen wird Salizylsäure nur in umschriebenen Arealen als Kollodium oder Pflaster angewandt.

Nebenwirkungen. Als solche müssen bei großflächiger Anwendung von Salizylsäure in Vaselin, besonders bei Kindern, toxische resorptive Effekte berücksichtigt werden (Salizylismus). Daher sollte bei Kindern keine großflächige Behandlung mit Salizylsäure in höherer Konzentration erfolgen.

Resorcin. m-Dihydroxybenzol ist eine isomere Verbindung von Hydrochinon. Es wirkt als stark reduzierendes Agens und hat einen austrocknenden, adstringierenden und in höherer Konzentration keratolytischen Effekt. Resorcin wird daher zur Schälbehandlung, besonders bei Acne vulgaris, eingesetzt. Heute ist es vielfach durch die Anwendung von Vitamin-A-Säure ersetzt. Die Schälbehandlung wird mit Resorcin-Zinkpaste in ansteigenden Konzentrationen (5/10/20%) durchgeführt. Bei großflächiger Behandlung in höherer Konzentration ist mit resorptiven Nebenwirkungen zu rechnen.

Schwefel. *Sulfur praecipitatum* führt aufgrund seiner reduzierenden Eigenschaften ähnlich wie Resorcin nach leichter Koagulation der obersten Epidermislagen (Adstringierung) zur Schälung. Sulfur praecipitatum wird 2–5%ig Pudern, 2–10%ig Schüttelmixturen und 2–20%ig Pasten oder Salben – oft gleichzeitig mit Resorcin (2–5%) – zugesetzt. Früher spielte Schwefel auch als antimykotische Substanz eine große Rolle; noch heute ist 10%ige Schwefel-Zink-Paste bei tiefer Trichophytie bewährt. Als antiseborrhoische Substanz ist er in vielen Gesichts- und Haarwässern enthalten.

Handelspräparate. Sulfoderm-Puder, Schwefel-Diasporal-Lösung und -Tinktur.

Harnstoff. *Urea* spaltet Wasserstoffbrücken im epidermalen Keratin. Aus diesem Grunde ist Harnstoff Bestandteil von hornschichterweichenden und glättenden Salben. Er fördert die Penetration anderer Arzneistoffe. Ferner wirkt er in höheren Konzentrationen proteolytisch und hat daher auch einen antibakteriellen Effekt. Auch in Kombination mit Glukokortikoiden wird er bei trockener juckender Haut eingesetzt, z.B. bei atopischem Ekzem.

Handelspräparate. Basodexan (Harnstoff 10%), Calmurid (Harnstoff 10%, Acid. lact. 5%, Betain 4,3%), Hydrodexan (Hydrokortison 1%, Harnstoff 10%).

Rp. Natr. chlorat. 5,0–(10,0)
Urea. pur. 5,0–10,0
Ungt. alcohol. lanae aquos. ad 100,0
M.D.S. Urea-Kochsalz-Salbe

Calciumchlorid. Es hat ebenfalls hornschichterweichende Eigenschaften und wird bei Ichthyosen angewandt.

Rp. Calciumchlorid ($CaCl_2$) 25% wäßrig
Glycerin aa 20,0
Ungt. alcohol. lanae. anhydric. ad 100,0
M.D.S. Keratolytische Salbe

Benzoylperoxid. Dieses ist ein starkes Oxidationsmittel, das in der dermatologischen Therapie als schälendes und komedonenlösendes Medikament zur Aknebehandlung eingesetzt wird. Außerdem hat es einen antimikrobiellen Effekt. Als Nebenwirkung können bei langfristigem Gebrauch Kontaktallergien oder Bleichung des Haares bzw. der Haut beobachtet werden. Wegen seiner wundreinigenden Aktivitäten hat es auch in der Behandlung von Beinulzera Verwendung gefunden.

Handelspräparate. Aknepräparate: Aknefug-oxid 5/10 Gel, Akneroxid-5-Gel und Akneroxid-10-Gel (5 und 10% Benzoylperoxid), Mytolac Emulsion, Oxy-5-Woelm und Oxy-10-Woelm (Benzoylperoxid 5 bzw. 10% und Hydroxybenzoesäureester als Konservierungsstoff; *cave* Kontaktallergie), PanOxyl-5-Aknegel, PanOxyl-10-Aknegel, Benzoyl Peroxyd Medizinisches Shampoo, Benzoyl-20-Lotion zur Behandlung von Ulcera cruris oder schlechtheilenden Wunden.

Cave Irritation von Augen und Schleimhäuten sowie allergische Kontaktdermatitis.

Vitamin-A-Säure. Retinsäure oder Tretinoin (DAC 1979) hat einen starken Einfluß auf die Proliferation und die Ausdifferenzierung der Epidermis. An normaler Haut fördert sie die Epidermopoese (Akanthose) und beeinflußt die epidermale Ausdifferenzierung. Bei Hyperkeratose und Parakeratose sowie follikulärer Keratose führt sie zur Normalisierung. In höheren Konzentrationen wirkt Vitamin-A-Säure (VAS) hautirritierend. Als Nebenwirkung ist besonders mit toxischer Hautirritation (Kontaktdermatitis) zu rechnen. Kontaktallergien scheinen nicht vorzukommen.

Handelspräparate. Airol, Cordes VAS, Epi-Aberel, Eudyna. In Creme und Lösung wird VAS meist in 0,05%iger Konzentration, in Gel in 0,025–0,5%iger Konzentration angeboten. Da sich unter einer Tretinointherapie die Hornschicht verdünnt und ablöst, ist Sonnenexposition zu meiden.

Indikationen. Tretinoin hat sich bei Acne vulgaris als keratolytisches Arzneimittel bewährt. Nach initialer Exazerbation kommt es innerhalb von 3–6 Wochen zur Lösung, Erweichung und Ablösung von Komedonen. Die Therapie ist individuell zu steuern, um toxische Hautirritationen (Tretinoindermatitis), die sich in Rötung und feuchtem Glänzen der Hautoberfläche manifestieren, zu vermeiden. Bei Psoriasis hat sich äußerliche VAS-Therapie nicht durchgesetzt. Bei Keratosen wie bei M. Darier und Ichthyosen sollte VAS nur in geringer Konzentration angewandt werden, um Irritationen mit reaktiver Hyperkeratose zu vermeiden. Auch bei planen Warzen wurde Vitamin-A-Säure eingesetzt; die Erfahrungen sind nicht immer positiv.

Keratoplastische Arzneistoffe

Diese regen über eine leicht reduzierende oder oberflächlich adstringierende Wirkung reaktiv die Hornschichtneubildung an. Wirksam sind Resorcin in 1–2%iger, Schwefel in 1–5%iger und Ichthyol in 2–5%iger sowie andere Teere in 1–2%iger Konzentration. Die genannten Arzneistoffe werden gewöhnlich in Trockenpinselungen oder Pasten eingearbeitet. Auch die Lassar-Zinkpaste (*Pasta zinci salicylata*, s.S. 989) wirkt aufgrund ihres 2%igen Salizylsäurezusatzes keratoplastisch. Keratoplastische Medikamente sind bei Palmar- und Plantardermatosen kontraindiziert, da sie zu überstarker Verhornung mit Rhagadenbildung Veranlassung geben können.

Adstringierende Arzneistoffe

Adstringenzien bewirken durch oberflächliche Gewebseiweißfällung eine Abdichtung der Haut. Daher kommen sie oft bei nässenden Dermatosen wie akuter Kontaktdermatitis, chronischem nässendem Kontaktekzem, Intertrigo, bei bläschenbildenden Dermatosen wie Dyshidrosis, Pemphigus vulgaris sowie bei Hyperhidrose in Betracht, ferner wegen ihrer unspezifischen antiseptischen Wirkung infolge Proteinpräzipitation auch bei mikrobiellen Hauterkrankungen.

Tannin. *Acidum tannicum* oder Gerbsäure ist ein leicht wasserlösliches Pulver, das aus Galläpfeln gewonnen wird und keine einheitliche chemische Verbindung darstellt. Tannin wirkt durch Fällung von Kolloiden adstringierend. Früher wurde es viel bei Verbrennungen verordnet. Heute wird es nur an umschriebenen Stellen angewandt.

Rp. Acid. tannici
Zinci oxydati ā̄ā 5,0
Talci ad 50,0
M.D.S. Bei Balanitis erosiva

Handelspräparate. Tannosynt (synthetischer Gerbstoff) als Lotio oder Puder.
Auch Voll- und Teilbäder sowie feuchte Umschläge mit gerbstoffhaltigen Zusätzen haben sich bei nässenden Dermatosen, Intertrigo und Mykosen bewährt: Tannosynt flüssig, Salhumin (salizylierte Huminsäuren, Salizylsäure), Tannolact (Harnstoff-Phenol-Kresol-Kondensationsgerbstoff), Eichenrinde.

Silbernitrat. Argentum nitricum wird in einer Konzentration von 2,0–5,0% in wäßriger Lösung als Adstringens zur Touchierung von Rhagaden bei Ekzemen, Psoriasis, Perlèches, Ulcera cruris angewandt. Als wäßrige Lösung (0,1–1,0%) für feuchte Umschläge mit gutem antiseptischen Effekt gegen gramnegative Feuchtkeime wie Proteus oder Pyocyaneus.

Essigsaure Tonerde. *Liquor aluminii subacetici* wird nur noch stark verdünnt für feuchte Umschläge zur Kühlung und leichten Adstringierung benutzt: Essigsaure Tonerde, Äthanol und Wasser im Verhältnis 1:1:4.

Kaustika

Ätzende Arzneistoffe sind gewöhnlich Metallsalzlösungen oder Säuren. Vielfach ist es nur die unterschiedliche Konzentration, die aus einem Adstringens ein Kauterisans macht.

Argentum nitricum. Als Höllensteinstift (Lapis infernalis) zur Abätzung wuchernder Wundgranulationen (Caro luxurians). Touchierung von Rhagaden mit Höllensteinstift sollte vermieden werden.

Trichloressigsäure. Trichloressigsäure ist ein sehr rasch wirkender oberflächlich ätzender Arzneistoff. Es kommt zu einer Koagulation von Hautproteinen. Im Gebrauch sind Trichloressigsäure als 35–50%ige wäßrige Lösung. Als Indikation wird insbesondere die Entfernung von Xanthelasmen der Augenlider angegeben. Nach einmaliger Betupfung und anschließender Überpuderung bildet sich ein nach einigen Tagen abfallender Schorf (Koagulationsnekrose).

Chromsäure. Diese wird in einer Konzentration von 10% in wäßriger Lösung zur symptomatischen Behandlung ulzeröser Mundschleimhautentzündungen bei Stomatitis ulcerosa oder Tuberculosis miliaris ulcerosa mucosae verordnet.

Schreus-Zinkchloridätzung. Diese wurde zur Behandlung von Basaliomen empfohlen, verlangt aber Vorsicht und Erfahrung. Nach einer zentrifugalen Kürettage des Tumorgewebes mit einem scharfen Löffel und nachfolgender Blutstillung durch Kompression wird die Ätzung mit wäßriger konzentrierter Zinkchloridlösung (20–50%) durchgeführt. Die weißen Ätzschorfe sind oberflächlich und führen zur Zerstörung des Tumorparenchyms. Bei darunterliegendem Knorpel ist Vorsicht geboten (Gefahr der Nekrose oder Perichondritis). Diese Methode ist heute zugunsten der kombinierten Behandlung oberflächlicher Basaliome durch Kürettage und Desikkation weitgehend verlassen.

Phenoläther. Phenolum liquefactum (20%) in Äther führt nach Auftragung auf die Haut mit einem Stieltupfer zu oberflächlichen Ätzungen der Haut mit nachfolgender Schälung. Diese Maßnahme wird zur Ephelidenbehandlung empfohlen, ist aber nur in der Hand des Erfahrenen gefahrlos. Bei Applikation auf größere Hautareale oder Einatmung können toxische Allgemeinsymptome resultieren.

Virostatische Arzneistoffe

Neben allgemeinen antiseptischen Arzneistoffen haben in letzter Zeit auch antivirale Agenzien zur örtlichen Behandlung von Virusinfektionen erhöhte Aufmerksamkeit gefunden. Leider muß man feststellen, daß ein sicheres antivirales Arzneimittel noch nicht existiert. Folgende antivirale Stoffe haben praktische Bedeutung.

Idoxuridin. 5-Jod-2-Desoxyuridin (IDU) ist ein synthetisches Nukleosid, das bei der viralen DNS-Synthese interferiert. Bei Herpes-simplex-Virus-bedingter Keratitis dendritica ist es sicher wirksam; weniger sicher bei HSV-Infektionen an Haut und Schleimhäuten. Durch Zusatz von DMSO (Dimethylsulfoxid) hat man versucht, das Penetrationsvermögen für Idoxuridin zu erhöhen. Auch bei Zoster wurden Therapieversuche durchgeführt.

Nebenwirkungen. Gelegentlich, besonders bei DMSO-haltigen Präparaten Hautirritation; selten Kontaktallergie.

Handelspräparate. IDU-Röhm-Pharma-Salbe, Virunguent-Salbe (IDU und DMSO), Spectranefran-Lösung (IDU), Zostrum (IDU in DMSO).

Tromantadin. Auch Tromantadin wird zur Behandlung von Herpes-simplex-Virus-Infektionen der Haut und Schleimhäute angegeben. Relativ häufig werden Kontaktallergien gesehen.

Handelspräparat. Viru-Merz-Serol-Salbe.

Vidarabin. Es handelt sich um 9-β-D-Arabino-furanosyladenin [Adenosinarabinosid]. Dieses purinhaltige Nukleosid ist bei innerlicher Behandlung als effektives antivirales Agens besonders bei Herpesinfektionen erkannt worden. Zur örtlichen Behandlung wird es bei Herpes-simplex-Infektionen und Zoster in der Ophthalmologie und in der Dermatologie verwandt.

Handelspräparat. Vidarabin-3%-Salbe (Thilo).

Aciclovir. Es scheint sich als innerliches Virostaticum bei Herpes simplex-Virusinfektion und bei Zoster zu bewähren. Äußerliche Anwendung wird versucht.

Handelspräparat. Zovirax.

Zytotoxische Arzneistoffe

Diese haben zur Behandlung von Präkanzerosen und oberflächlichen malignen Hautveränderungen in den letzten Jahren vermehrt Beachtung gefunden.

5-Fluorouracil. Bei 5-FU handelt es sich um einen DNS-Antimetaboliten (Pyrimidinantagonist), der die Aktivität der Thymidilatsynthetase hemmt, dadurch zytotoxisch wirkt und zum Zelluntergang führt. In erkrankten Hautarealen tritt dieser Effekt eher ein als an normaler Haut. Meist wird 5-FU in Creme (5%ig) oder in Propylenglykol (2–5%ig) angewandt.

Wirkung. Hemmung der Zellteilungen in proliferierenden Geweben. Innerhalb von 1–3 Wochen kommt es in dem täglich behandelten Bereich zu einer Rötung, später zu Krustenbildung oder Nekrotisierung. Die entzündlichen Nebenwirkungen können durch nachfolgende örtliche Behandlung mit Glukokortikoiden unterbrochen werden.

Nebenwirkungen. Bei großflächiger Anwendung ist mit resorptiven Nebenwirkungen zu rechnen. Nur kleine Hautanteile (20 mal 20 cm) sollten behandelt werden. Örtlich können unerwartet akute toxische Dermatitis oder phototoxische Dermatitis die Anwendung begrenzen. Daher sollte auch Sonnenbelichtung während der Behandlung vermieden werden.

Handelspräparate. Efudix-Salbe, Effluderm-Creme und -Lösung.

Indikation. 5-FU-Behandlung kommt zur Behandlung zahlreicher aktinischer Keratosen im Gesicht oder Glatzenbereich in Betracht. Herde an Armen und Händen sprechen weniger gut an. Ferner hat es sich als günstig in der Behandlung von Morbus Bowen, extramammärem M. Paget oder Erythroplasie Queyrat erwiesen, in 1–2%iger Konzentration auch bei Nagelpsoriasis. Auch zur Behandlung oberflächlicher Basaliome (Rumpfhautbasaliome) wurde 5-FU unter

Okklusivbedingungen empfohlen; allerdings sind Rückfälle nicht selten. Kombiniert mit Salizylsäure und DMSO (Verrumal) wird 5-FU zur örtlichen Therapie von Warzen und spitzen Kondylomen.

Podophyllin. Podophyllin ist ein Extrakt aus Podophyllum peltatum (Nordamerika) oder Podophyllum emodi (Indien).

Wirkung. Die pharmakologisch wirksame Substanz ist Podophyllotoxin, das als Metaphasengift antimitotisch wirkt und zur Nekrose von Epithelzellen führt.

Nebenwirkungen. Bei zu langer Expositionszeit akute toxische Kontaktdermatitis, bei Augenkontakt massive Konjunktivitis mit Chemosis. Resorptive Nebenwirkungen sind bei großflächiger Anwendung möglich.

Anwendung. Podophyllin wird in 10–25%iger Konzentration in absolutem Alkohol oder Tinctura benzoes aufgetragen. Im Behandlungsbereich kommt es nach einigen Tagen zur entzündlichen Rötung, gelegentlich auch zur Verkrustung durch akute toxische Dermatitis. Nach 10–14 Tagen ist der Heilungsvorgang abgeschlossen. Podophyllintinktur muß nach entsprechender Applikationszeit abgewaschen werden, da die individuelle Empfindlichkeit sehr unterschiedlich ist. Bewährt hat sich zur Behandlung von Hauterscheinungen eine Expositionszeit von 6–24 h, zur Behandlung von Schleimhautveränderungen oder Anogenitalveränderungen von 2–6 h. Bei zu langer Einwirkungsdauer kommt es zu toxischer Kontaktdermatitis; Kontaktallergien sind selten. Podophyllin ist ein primär irritierendes Arzneimittel. Aus diesem Grunde müssen die Augen (akute Konjunktivitis, Chemosis) geschützt werden. Auch die Flächenausdehnung der behandelten Partien ist zu berücksichtigen. Mehr als 7 cm^2 sollten im Genitoanalbereich nicht gleichzeitig behandelt werden. Nach exzessiven Behandlungen wurden periphere Neuropathie und bei Schwangeren intrauteriner Fruchttod bekannt.

Indikationen. Condylomata acuminata, aktinische Keratosen, M. Bowen, Erythroplasie Queyrat, bowenoide Genitalpapulose, weniger Lentigo senilis und Verruca-plana-artige seborrhoische Warzen.

Stickstofflost. Mechlorethamin [Methyl- bis (β-Chloräthyl)-amin] ist eine zytostatische bzw. zytotoxische Verbindung, welche topisch zur Anwendung kommt. Bei Patienten mit initialer Mycosis fungoides wird es besonders von amerikanischen Autoren gelobt.

Nebenwirkungen. Kontaktallergische Reaktionen kommen häufig vor; möglicherweise sind sie für die Remissionen bedeutsam. Durch Verabreichung kleiner intravenöser Dosen hat man versucht, eine Hyposensibilisierung zu erreichen. Ferner bei Kontakt Augenreizungen. Blutbildkontrollen.

Handelspräparat. Mustargen.

Anwendung. Mechlorethamin wird in einer frischen Lösung (10 mg auf 50 ml Wasser 2mal tgl. bis 2mal wöchentlich) je nach der Intensität der Erkrankung über Monate oder gar Jahre örtlich am ganzen Integument aufgetragen (Hilfspersonen sollten wegen Kontaktsensibilisierungsgefahr und Toxizität Gummihandschuhe tragen). Vorher Vollbad zur Entfettung der Haut.

Dinitrochlorbenzol. Die örtliche Anwendung von Dinitrochlorbenzol (DNCB) 0,01–0,05%ig in Creme oder Aceton führt nach Sensibilisierung (mit 1%iger DNCB-Salbe) zu einer allergischen Kontaktdermatitis. DNCB ist mutagen, so daß die Anwendung bei Alopecia areata oder Verrucae vulgares nicht mehr vertretbar ist. Bei oberflächlichen Hautmetastasen maligner Melanome kann es zur unspezifischen Immuntherapie mit teils beachtlichem Erfolg benutzt werden, allerdings offenbar ohne den Gesamtverlauf der Erkrankung zu ändern.

Repellents

Insektenrepellents sind zur Abweisung stechender Insekten, besonders von Mücken gedacht. Die Stechmücken (Culicidae) umfassen unter anderem Hausmücken (Gattung Culex), Wald-Wiesen-Mücken (Gattung Aedes), Gabelmücken (Gattung Anopheles), Kleinmücken oder Gnitzen mit Kriebelmücken (Gattung Simulium), Schmetterlingsmücken, auch Mottenmücken oder Sandfliegen genannt (Gattung Phlebotomus) und Bartmücken (Gattung Culicoides). Schweiß gilt als Attractant, Sebum als Repellent. Warum manche Menschen für Mücken besonders attraktiv sind, ist nicht bekannt.

Insektenstiche schmerzen, jucken und können impetigiert sein. Vorwiegend in den Tropen sind Insekten Überträger schwerer Krankheiten: Malaria, Gelbfieber, Enzephalitis, Dreitagefieber und andere.

Wirkungsweise. Repellents sind Chemikalien, die auf die Haut aufgetragen bewirken, daß der Flug der Insekten von der Haut abgelenkt wird. Repellents töten die Insekten nicht ab, so daß es auch nicht zur Selektion resistenter Spezies kommen kann. Der Wirkungsmechanismus ist nicht genau bekannt. Repellents verdunsten und schützen vor stechenden und saugenden Insekten innerhalb eines gewissen Abstandes von der Haut. Die Irritation des olfaktorischen Sinnesorgans der Insekten scheint wichtig zu sein. Chemikalien mit großer Verdunstungsstärke sind besser wirksam, verlieren aber dafür schneller ihre Repellentwirkung (sog. intrinsischer Repellentfaktor). Die Verflüchtigung des Repellents kann durch Fixative, wie sie auch in der Parfümindustrie benutzt werden, verlängert werden. Ein Repellent wirkt nur so lange, wie es in einer Dampfphase vorliegt, d.h. das Repellent muß auf der Haut verdampfen, damit es vom Insekt wahrgenommen werden kann.

Nachteilig ist, daß die Repellentwirkung nur kurzfristig anhält, so daß diese oft nach Stunden erneut aufgetragen werden müssen, besonders nach Schwitzen und Baden. Weitere Faktoren sind Umgebungstemperatur, Luftfeuchtigkeit, Windgeschwindigkeit und Dichte der Insektenpopulation. Alle Hautstellen, oft auch die Kleidung, sollten lückenlos besprüht sein. Repellents fühlen sich oft ölig an, können die Schleimhäute irritieren, Wäsche färben, Plastik auflösen, waschen sich leicht von der Haut ab und wirken nicht gegen jede Insektenart.

Wirkstoffe. Das Bundesgesundheitsamt hat eine Liste der geprüften und anerkannten Entwesungsmittel und -verfahren zur Bekämpfung tierischer Schädlinge [Gliedertiere (Arthropoden)] herausgegeben, in der auch Repellents angeführt sind (11. Ausgabe, Stand vom 15.6.1978, Bundesgesetzblatt 22, 68, 1979).

Handelspräparate. Diäthyltoluamid (Deet): Autan-Hautspray, Autan-Milch oder Micalin-Spray. Dimethylphthalat: Bonomol flüssig oder Detia-Insektenabwehr.

Die innerliche Einnahme von Vitamin B hat sich nicht als wirksam erwiesen.

Parasitizide

Während Insektizide wie etwa Paral primär für die Beseitigung von Insekten in Räumen benutzt werden, kommen Parasitizide bei Epizoonosen auch auf der Haut zur Anwendung. Am häufigsten werden sie bei Skabies (Krätze) eingesetzt.

Benzylbenzoat. Der Ester der Benzoesäure und des Benzylalkohols ist als Antiskabiosum seit langem bekannt. Er kann aus Perubalsam extrahiert werden oder wird synthetisch hergestellt. Benzylbenzoat ist ein sicheres Antiskabiosum und kann besonders zur Behandlung von Skabies bei Säuglingen und Kleinkindern empfohlen werden. Benzylbenzoatresistente Skabies ist selten. Die Behandlung wird an 3 aufeinanderfolgenden Tagen am ganzen Körper mit Ausnahme des Kapillitiums durchgeführt. Nebenwirkungen sind nicht bekannt.

Handelspräparat. Antiskabiosum Mago KG Emulsion 10%ig für Kinder und 25%ig für Erwachsene und Jugendliche. Rückfälle sind selten.

Hexachlorcyclohexan. HCH ist ein Kontaktinsektizid, welches bei Ektoparasitosen wie Skabies, Phthiriase oder Pediculose angewandt wird. Die Behandlungsvorschriften sind zu beachten.

Handelspräparate. Jacutin-Emulsion, -Gel und -Puderspray. Das Gel kommt zur Behandlung von Kopfläusen, die Emulsion zur Krätzebehandlung und das Puderspray zum Einsprayen in die Kleidung in Betracht; als Quelleda – Shampoo bei Kopfläusen.

Mesulfen. Früher bei Skabies und anderen Milbenerkrankungen viel angewandt. Wegen seines Geruches wird es heute kaum noch eingesetzt.

Handelspräparat. Mitigal.

Crotamiton. Crotamiton, chemisch N-Äthyl-O-Crotonpluid ist besonders bei Skabies und Phthiriase wirksam, wird aber auch als juckreizstillendes Arzneimittel angewandt. Es sollte nicht auf nässende entzündliche Hauterscheinungen aufgebracht werden. Kontaktallergie durch Crotamiton ist selten.

Handelspräparate. Euraxil-Lotio (10% Crotamiton) oder -Salbe. Bei Behandlung von Skabies wird die gesamte Haut ohne Gesicht und Kapillitium 5 Tage lang mit Euraxil behandelt. Ferner Crotamitex-Gel (5% Crotamiton).

Kupfer-II-Oleat-Tetrahydronaphthalin. Diese Mischung in Aceton und Vaselinöl ist seit Jahrzehnten zur Behandlung von Kopfläusen und Filzläusen in Gebrauch. Sie ist sehr wirksam, allerdings leicht brennbar und darf nicht in Augen oder Schleimhäute gelangen. Auch bei Patienten mit Läuseekzem muß zunächst das Ekzem abgeheilt sein, damit resorptive Nebenwirkungen sicher vermieden werden. Die Applikationsdauer von Cuprex-Kopfkappen sollte 1 h nicht überschreiten.

Handelspräparat. Cuprex.

Thiabendazol. Dieser Arzneistoff (Minzolum) ist zur innerlichen Behandlung von Wurminfektionen bekannt. Zu örtlicher Behandlung wird er in einer Konzentration von 10% in hydrophiler Creme zur Behandlung von Tinea corporis oder Tinea capitis verwandt. Auch Skabies soll bei einmal täglicher Anwendung in über 80% der Fälle heilen. Besonders wichtig ist jedoch die gute Wirkung von Thiabendazol bei „creeping disease". Thiabendazol (5–20%) in hydrophiler Creme soll ebenso wirksam sein wie Thiabendazol (2%) in DMSO; Behandlungsdauer 1–3 Tage, 3- bis 4mal tgl. einreiben, evtl. unter Okklusion.

Antihidrotische Medikamente

Die Behandlung starker Schweißsekretion an Händen und Füßen oder Achseln ist auch heute noch schwierig. Hier sollen nur örtliche Arzneiformen erwähnt werden.

Tannin. Acidum tannicum in alkoholischer Lösung (2%), Tannin-Glyzerin-Lösung (5%) oder Tannin-Puder (5%) hat einen gering adstringierenden und daher einen milden antihidrotischen Effekt. Offenbar vorübergehend kommt es zum Verschluß der Schweißdrüsenpori.

Andere Gerbstoffe. Hier sind Eichenrinde und synthetische Gerbstoffe (Tannolact, Tannosynt) zu nennen.

Formaldehyd. Formaldehyd wurde früher häufig angewandt, ist aber heute wegen seiner irritierenden und kontaktallergisierenden Potenz weitgehend durch andere Arzneisubstanzen ersetzt. Örtlich kommen adstringierende Behandlungen mit Formalin in Spirit. dilutus (4–10%) in Betracht.

Rp. Formaldehydi 4,0
Spirit. vini gallic. ad 100,0
M.D.S. Zum Einpinseln

Auch Fußpuder können Formaldehyd enthalten.

Glutaraldehyd. In den USA wird Glutaraldehyd oft zur Behandlung von Hyperhidrose an Händen und Füßen benutzt.

Rp. Glutaraldehyd 10,0
Natriumbicarbonat 1,65
Wasser ad 100,0
M.D.S. 10%ige gepufferte Glutaraldehydlösung zur Behandlung von Hyperhidrosis palmoplantaris

Die bräunliche Hautfärbung nimmt ab, wenn die zunächst 2- bis 3mal wöchentliche Behandlung nach 2–3 Wochen auf einmal wöchentlich reduziert werden kann.

Methenamin. Hexamethylentetramin zerfällt auf der Haut in Ammoniak und Formaldehyd. In 10%iger wäßriger oder alkoholischer Lösung ist es ein mildes Antiperspirans. Bei Formaldehydkontaktallergie nicht indiziert.

Handelspräparate. Antihydral, Fontenal (mit Paraformaldehydkondensaten und Sulfanilamid).

Aluminiumsalze. Aluminiumchlorid, Aluminiumchlorhydrat und Aluminiumchloridhexahydrat sind Antiperspiranzien, welche in kosmetischen Präparaten viel angewandt werden. Sie führen offenbar zu einem vorübergehenden Verschluß der Akrosyringien (Schweißdrüsenausführungsgänge) und dadurch zur Blockierung der Schweißabgabe. Aluminiumsalze können toxische Irritationen der Haut und auch Juckreiz auslösen.

Handelspräparate. Hydonan (10% Aluminiumchloridhydroxyd und als Anticholinergicum 5% Propanthelinbromid) als Rollstift, Alsol (Aluminiumacetat und -tartrat), Ansudor-Lotio (14% Aluminiumchloridhydroxid mit 1% Alcloxa und 0,5% Triclocarban), ferner Hidrofugal, Lenicet-Formalin (Aluminiumsalze und Paraformaldehyd), Odorono, Anti-Svet.

Anticholinergische Substanzen. Die örtliche Anwendung von anticholinergischen Substanzen wie Homatropinmethylbromid oder Propanthelinbromid hat bisher noch nicht überzeugt.

Depilierende Arzneistoffe
Sie werden andernorts besprochen (s.S. 672).

Arzneistoffe zum Sonnenschutz

Schutz gegen Sonnenbrand oder abnorme Reaktionen durch natürliches oder künstliches UV-Licht kann entweder durch Abdecken der Haut oder Auftragen von Sonnenschutzfiltern erreicht werden.

Abdeckung der Haut. Zur Abdeckung genügen pigmenthaltige hautfarbene Lotiones wie Lotio Cordes, Covermark; auch handelsübliche Schminken in nicht zu dünner Schicht können angewandt werden.

UV-Filter. Als Sonnenfilter haben sich zur Vermeidung von Sonnenbrand Substanzen bewährt, die im UV-B-Bereich genügend absorbieren. Da viele pathologische Lichtreaktionen, beispielsweise Photoallergien, durch längerwelliges UV-A-Licht ausgelöst werden, müssen bei manchen Lichtdermatosen die Lichtfilter möglichst im gesamten UV-A- und UV-B-Bereich ausreichend absorbieren; außerdem sollen sie galenisch gut zu verarbeiten sein und keine Kontaktallergien induzieren.
Viel verwendete Substanzen sind:

Paraaminobenzoesäure. PABA und ihre Ester absorbieren UV-Licht zwischen 280 und 320 nm. Die PABA-Ester sind zwar weniger wirksam, interferieren aber nicht mit Baumwolle oder synthetischen Fasern (Gelbfärbung). Der Lichtschutz ist gut (etwa Lichtschutzfaktor 10–15). Kontaktallergien kommen vor.

Rp. Acid. paraaminobenzoici 5,0
Aethanoli 50% wäßrig ad 100,0
M.D.S. Lichtschutzlösung

Rp. Acid. paraaminobenzoici 10,0
Ungt. polyaethylenglycoli USP ad 100,0
M.D.S. Lichtschutzsalbe

Benzophenonderivate. Diese absorbieren UV-Licht zwischen 250 und 400 nm. Sie sind aber weniger wirksam als die PABA-Verbindungen im erythemerzeugenden UV-B-Spektrum.

Zimtaldehyde. Auch sie sind im UV-B-Bereich wirksam.

Handelspräparate. Contralum (Benzophenonderivat mit breiter Lichtschutzwirkung im UV-A- und UV-B-Bereich); Spectraban-Lichtschutzlotion (substituierte Dimethylaminobenzoesäure mit Lichtschutz im erythemerzeugenden Bereich 290–320 nm) ist flüssig und wasserfest. Piz Buin (Benzophenonderivate) mit unterschiedlich starkem Lichtschutz; Piz Buin exclusive extreme Creme mit Lichtschutz im gesamten UV-Bereich. Solabar (Octyldimethyl-p-aminobenzoesäure, Oxybenzoesäure) mit Lichtschutzfaktor 17. Ferner Ilrido Ultra, Contralum Ultra und Delial 20.

Depigmentierende Arzneistoffe

Diese interferieren mit der Melaninsynthese entweder durch Anwendung von Tyrosinanalogen (Hydrochinon und Hydrochinonderivate) oder durch Störung von Enzymen der Melaninsynthese.

Hydrochinon. Hydrochinon verursacht Hypopigmentierung und kann daher bei Hyperpigmentierungen unterschiedlichster Genese wie Melasma, perioraler

Melanose etc. verwandt werden. In 5%iger Konzentration in hydrophiler Creme zerfällt es innerhalb relativ kurzer Zeit infolge Luftoxidation. Auch Irritationen kommen nicht selten vor; nach langfristiger Anwendung wurden exogene Ochronose und Kolloidmilium beschrieben.

Handelspräparate. In den USA Artra-Cream (2%) oder Eldopaque-Salbe (2%), Eldopaque forte (4%) oder Eldoquin (2 und 4%).

Monobenzon. Der Monobenzyläther des Hydrochinon hat eine gute Bleichwirkung, allerdings vielfach mit irreversibler Schädigung der Melanozyten. Außerdem ist Monobenzon ein potentes Kontaktallergen. Gelegentlich kommt es zu sehr unregelmäßigen Hyper- und Depigmentierungen, *konfettiartiges Leukomelanoderm* (Leucoderma in confetti).

Handelspräparate. Depigman (5%), Depigman forte (10%). Wichtig ist bei Anwendung von depigmentierenden Agenzien ein entsprechender Lichtschutz.

Quecksilbersalze. Diese sind immer noch Bestandteil vieler kosmetischer Bleichcremes, die zur Behandlung von Hyperpigmentierungen und Sommersprossen im Gesicht empfohlen werden (Rezeptur s.S. 999). Bei langfristiger Anwendung kann sich Graublauverfärbung der Haut (Hydrargyrose) entwickeln. Bei Behandlung größerer Areale kann es zu systemischen Nebenwirkungen, z.B. Neuropathie, kommen.

Pigmentierende Arzneistoffe

Zur Pigmentierung oder Repigmentierung kommen mehrere Behandlungsmethoden in Betracht.

Abdeckung oder Einfärbung. Depigmentierte Areale, beispielsweise bei Vitiligo, können durch Kosmetika wie Covermark oder kosmetische Schminken entsprechend der umgebenden Haut abgedeckt werden.

Dihydroxyaceton. Es verbindet sich mit der Hornschicht zu einem bräunlichen Farbton, induziert also nicht Melanin. Kosmetisch nachteilig wirkt sich nicht selten die etwas scheckige Färbung der Haut und die Verfärbung der Wäsche aus.

Handelspräparate. Tamloo (kosmetisch), Viticolor (medizinisch).

Repigmentierung. Sie ist schwierig und kommt nur bei ausgedehnten Depigmentierungen wie bei Vitiligo in Betracht.

Örtliche Photochemotherapie. Hier wird zur örtlichen Lichtsensibilisierung 8-Methoxypsoralen (Meladenine) benutzt. Diese Behandlung verlangt Vorsicht, weil es leicht zu massiven phototoxischen Reaktionen kommt und vielfach auch zu starker Hyperpigmentierung der normalen Haut im Randbereich solcher Herde.

Therapeutisches Vorgehen
– Abdeckung der umgebenden Haut durch ausreichenden Lichtfilter (Lotio zinci, Pasta zinci).
– Applikation des Photosensibilisators (Meladinine).
– Nach 1 h Beginn der Behandlung mit UV-A-Licht in geringer Dosis. Wenn ein Erythem mit Maximum nach 48 h nicht erscheint, kann die UV-Dosis gesteigert werden.

Systemische Photochemotherapie. 8-Methoxypsoralen (Meladinine, Oxoralen), 5-Methoxypsoralen (kein Handelspräparat) oder Trimethylpsoralen, Trioxalen (Trisoralen), können als Lichtsensibilisatoren rezeptiert werden.

Therapeutisches Vorgehen
– Das Psoralen wird 2 h vor der UV-A Exposition eingenommen. Die Dosierung beträgt gewöhnlich 0,6 mg/kg KG.

Die Ausbildung des Erythems nach Bestrahlung ist bei Trimethylpsoralen geringer als nach Anwendung von 8-Methoxypsoralen. Daher ist auch die Gefahr einer stärkeren sonnenbrandartigen Reaktion bei Trioxalen geringer. Die Behandlungen sollen 2- bis 3mal wöchentlich durchgeführt werden. Gelegentlich Kontrolle der Leberwerte.

Wichtig ist, daß die Patienten während der Bestrahlungszeit und danach an den Behandlungstagen eine Sonnenschutzbrille mit ausreichendem Schutz im UV-A-Bereich tragen.

An den Zwischentagen kann eine vorsichtige Sonnenexposition stattfinden; allerdings ist es gut, für einen entsprechenden Sonnenschutz zu sorgen, damit es besonders bei Menschen vom Hauttyp I und II nicht zu unerwünschten Reaktionen kommt (Solabar, Piz Buin exclusive extreme Creme, Contralum). Die Repigmentierung beginnt zumeist perifollikulär und konfluiert dann zu größeren Arealen. Die Therapie muß über Monate hindurch fortgeführt werden. Nach 20–100 Expositionen kann man mit wesentlicher Besserung rechnen.

Vitiligo-Repigmentierung kommt besonders bei dunkelhäutigen Menschen, nicht aber so sehr bei Hellhäutigen zur Beobachtung.

Haut- und Gewerbeschutzsalben

Hautschutzsalben sollen die Haut vor umweltbedingten und speziell auch berufsbedingten toxischen oder allergisierenden Einflüssen schützen. Auch zur glukokortikoidfreien Intervallbehandlung von Ekzemen kommen sie in Betracht. Inhaltsstoffe von Hautschutzsalben sind vielfältig: Harnstoff oder Allantoin als hornschichtglättende Keratolytika, Panthenol, Linolsäure oder Linolsäureester, Hauthydrolysate, Vitamine; allerdings ist deren Wirksamkeit nicht immer objektiviert.

Rp. Sol. acidi citrici 0,1%   30,0
Glycerini   10,0
Ungt. Cordes   ad 100,0
M.D.S. Lipophile Hautsalbe

Rp. Cetioli 7,5
    Lanette N 7,5
    Glycerini 2,0
    Aquae ad 100,0
    M.D.S. Hautsalbe

Rp. Ureae pur. 3,0
    Allantoin. 0,2
    Karion F flüssig 3,0
    Vaselini flavi 10,0
    Lanette N 15,0
    Guajazulen 25% 0,04
    Aquae ad 100,0
    M.D.S. Hydrophile Hautsalbe

Eine Hautschutzsalbe wird nach Hauttyp und Zustand der Haut ausgewählt.

Handelspräparate. Sie sind nicht wesentlich preiswerter als Rezepturen.

Hydrophile Emulsionen, Typ Creme. Wasserhaltige hydrophile Salbe DAB 8 enthält 70% Wasser und ist abwaschbar.

Handelspräparate. Linola-Emulsion, Hydro Cordes Creme, Decoderm-Basiscreme, Neribas-Creme, Basodexan (mit Harnstoff).

Lipophile Emulsionen, Typ Salbe. Wollwachsalkoholsalbe DAB 8 enthält 50% Wasser.

Handelspräparate. Linola-Fett, Lipo Cordes Creme, Silicoderm F, Neribas-Salbe und -Fettsalbe, pH5-Eucerin Salbe, Satina-Creme.

Gewerbeschutzsalben. Hier werden vielfach Puffer oder Ionenaustauscher eingearbeitet, die gegen alkalische Noxen, spezielle Berufsstoffe oder kontaktallergisierende Anionen bzw. Kationen schützen sollen.
- aqua-non-Hermal: Wasserabweisende Hautschutzsalbe mit Silikonöl, Stearinsäure, Linolsäureester und Allantoin. Zur Prophylaxe und Rehabilitation bei kumulativ-toxischen Handekzemen bei Patienten mit Sebostase und bei atopischen Handekzemen und Hausfrauenekzemen.
- Ivosin-Chromatschutzcreme: Bei Chromatallergie.
- Ivosin Ni-Co: Bei Nickel- und Kobaltallergie.
- Neo-Quimbo-Hautschutzsalbe.
- pH-Stabil: Bei Arbeiten im alkalischen Milieu oder mit Lösungsmitteln, bei kumulativ-toxischen Handekzemen (Hausfrauenekzeme).
- Sansibal-Gewerbeschutzsalbe.
- Silicoderm F: Wasserabweisende fettende silikonölhaltige Hautschutzsalbe. Besonders bei Patienten mit Sebostase, atopischen und kumulativ-toxischen Handekzemen.
- Stockhausen(Krefeld)-Hautschutz: Spezielles Programm für Industrie und Gewerbe.

Hautreinigungsmittel

Tägliche Hautreinigung mit Wasser und Seife oder Syndets (synthetische Detergenzien) wird als selbstverständlich angesehen; man hält sie nicht nur für nützlich, sondern auch für gesundheitsfördernd. Durch die Detergenswirkung von Seifen oder Syndets wird Hauttalg emulgiert, Schmutz und Bakterien werden mit dem Schaum hochgehoben und durch Wasser abgespült. Heißes Wasser verstärkt die hautreinigende Wirkung. Auch bei Hauterkrankungen sind Reinigungsmaßnahmen erforderlich, nicht zuletzt zur Beseitigung von Auflagerungen oder Erregern. Ein großes Problem stellte früher die Hautreinigung bei Ekzemkrankheiten dar, weil vielfach durch Seifenwaschung Hautirritationen (Alkaliekzem) erzeugt wurden; daher gehörte das Seifenverbot an den Beginn jeder Ekzembehandlung. Durch die Einführung von synthetischen Detergenzien als Hautreinigungsmittel ist hier eine Wende eingetreten.

Seifen. Sie sind Natrium- oder Kaliumsalze von freien Fettsäuren. Sie sind alkalisch und fällen Kalziumionen. Die Alkalität von Seifen ist nachteilig, da sie den Säuremantel der Haut (Marchionini), d.h. die physiologisch saure Reaktion an der Hautoberfläche (pH zwischen 4,8 und 6,0) zeitweise stört. Außerdem kann es zu alkalibedingten Quellungsvorgängen kommen.

Die kalziumfällende Wirkung der Seife wirkt sich speziell bei entzündlichen Hauterkrankungen und hier besonders bei Ekzemkrankheiten aus. Juckkrisen nach Seifenwaschungen waren nicht selten. Die Gesamtheit der pharmakologischen Effekte von Seifen auf die Haut kann bei entzündlichen Erkrankungen zu Irritation führen. Kontaktallergien gegen Seife sind meist bedingt durch Sensibilisierung gegenüber Seifeninhaltsstoffen wie Parfüm, Desinfektionsmitteln, Farbstoffen oder anderen Zusatzstoffen, nicht aber gegen die waschaktiven Substanzen in der Seife.

Synthetische Detergenzien. Syndets haben eine große Bedeutung als Hautreinigungsmittel in der Dermatologie erhalten und Seifen weitgehend verdrängt. Sie haben die gleichen Effekte im Hinblick auf die Reinigung der Haut, lassen sich aber in ihrem pH-Wert hautadäquat einstellen, stören dann den Säuremantel der Haut nicht und haben keine kalziumfällende Wirkung. Außerdem entfalten Syndets durch einen geringen proteindenaturierenden Effekt schon ohne Zusatz von Germiziden eine antimikrobielle Wirkung. Besonders bei Ekzemen haben sie sich daher in der Hautreinigung bewährt. Als Nebenwirkung von Syndets ist auf zu starke Hautentfettung, besonders bei Patienten mit Sebostase, zu achten. Die entfettende Wirkung von Syndets ist abhängig von der angewandten Menge, der Wassertemperatur sowie der Dauer und Häufigkeit des Waschvorganges. Besonders bei Patienten mit sebostatischer Haut ist Nachfettung der Haut empfehlenswert, um kumulativ-toxische Hautirritation zu vermeiden. Kontaktallergien gegenüber Syndets sind kaum bekannt geworden.

Rp. Kokosfettsäureethanolamid 6,5
Natriumlauryläthersulfat 30,5
Äthanol 4,0
Aqua dest. ad 100,0
M.D.S. Hautwaschmittel (alkalifrei, klar)

Rp. Äthylenglykolstearat 2,0
Natriumlauryläthersulfat 40,0
Milchproteinaminolysat 2,0
Kokosfettsäureäthanolamid 2,0
Natriumchlorid 1,0
Zitronensäure 0,05
Aqua dest. ad 100,0
M.D.S. Waschemulsion

Handelspräparate. Seba med compact oder flüssig, Dermowas, Eubos, Praecutan fest oder flüssig, Satina Lösung, Sebopona flüssig oder fest.

Zusätze. Der Zusatz von Teer oder Schwefel zu Seifen oder Syndets zur Behandlung von Hauterkrankungen bringt offenbar keine großen Vorteile.

Haarwaschmittel

Haarwaschmittel dienen ebenfalls der Reinigung, Entfettung und Schuppenbeseitigung, ferner bei Kopfhauterkrankungen auch der Kopfhautbehandlung. In solchen Fällen haben die meist aus synthetischen Detergenzien zusammengesetzten Produkte spezielle Arzneizusätze.

Teer. Er wirkt antiphlogistisch.

Handelspräparate. Polytar flüssig, Crino Cordes, Sepopona flüssig mit Teer.

Indikationen. Pityriasis simplex capillitii, seborrhoische Erkrankungen der Kopfhaut, Psoriasis capillitii.

Selensulfid. Es wirkt antiseborrhoisch und antimikrobiell.

Handelspräparate. Ellsurex, Selsun, Selukos.

Indikationen. Seborrhoische Erkrankungen der Kopfhaut, Pityriasis versicolor, Psoriasis capillitii.

Cadmiumsulfid. Wirkung mit Selendisulfid vergleichbar.

Handelspräparat. Ichtho-Cadmin.

Indikationen. Wie bei selensulfidhaltigen Haarwaschmitteln.

Zinkpyrithionderivate. Diese haben eine gute antibakterielle und antimykotische Wirkung.

Handelspräparat. de-squaman.

Indikationen. Seborrhoische Erkrankungen der Kopfhaut, Pityriasis simplex capillitii, Pityriasis versicolor, Psoriasis capillitii.

Benzoylperoxid. Dieses starke Oxidans wirkt ebenfalls antimikrobiell und keratolytisch.

Handelspräparate. Benzoyl Peroxyd flüssig, normal (1,5% BOP), stark (2,5% BOP).

Indikationen. Wie oben, besonders seborrhoische Dermatosen.

Salizylsäure. Sie wirkt entschuppend und antiseptisch.

Handelspräparate. Criniton (Salizylsäure, Thymol, Rosmarinöl).

Indikationen. Pityriasis simplex capillitii, seborrhoische Kopfhauterkrankungen, Psoriasis capillitii.

Hexachlorophen. Dieses Germizid ist in zahlreichen Seifen und auch in Haarwaschmitteln enthalten.

Handelspräparate. Loscon-Medical-Shampoo (Hexachlorophen 0,1%, kolloidaler Schwefel 1,0%).

Antiphlogistische Arzneistoffe

Bei entzündlichen Dermatosen wirken zahlreiche Grundlagen (Trägersubstanzen), so beispielsweise Puder, Lotio alba, Pasta zinci, bereits als solche antiphlogistisch. Auf eine Reihe von entzündungswidrigen Medikamenten in der Ekzembehandlung, wie z.B. die Teere, wurde bereits hingewiesen. Man kann sie auch als nichtsteroidale antiphlogistische Arzneisubstanzen den Glukokortikosteroiden gegenüberstellen.

Nichtsteroidale Substanzen

Antihistamine. Diese haben, wenn überhaupt, nur einen geringen antiphlogistischen Effekt. Sie wirken nur vorübergehend juckreizstillend und kommen als Kontaktallergene in Betracht.

Bufexamac. p-Butoxyphenylacethydroxamsäure (Parfenac) ist eine nichtsteroidhaltige antiphlogistische Substanz. Sie ist deutlich weniger wirksam als 0,1%iges Triamcinolonacetonid. Über Kontaktallergien wurde berichtet.

Crotamiton. Euraxil ist ein Antiskabiosum, das ebenfalls bakteriostatisch und antipruritisch wirkt und als Lotio einen vergleichsweise geringen antiphlogistischen Effekt besitzt.

Butazone. Phenylbutazon (Butazolidin-Salbe) und Oxyphenbutazon (Tanderil-Creme) werden bei oberflächlichen Venenentzündungen, Entzündungen von Sehnen oder Sehnenscheiden, schmerzhaften entzündlichen, rheumatischen Erkrankungen und Neigung zu Ekzemen empfohlen. Ihre Wirkung ist begrenzt; Kontaktallergien sind nicht selten. Daher haben sich diese Präparate zur Behandlung entzündlicher Dermatosen in der Dermatologie nicht durchsetzen können.

Glukokortikosteroide

Die örtliche Anwendung von Glukokortikosteroiden bei entzündlichen und juckenden Dermatosen hat große Fortschritte in der Dermatotherapie gebracht. Glukokortikosteroide sind sehr wirksame örtliche antiphlogistische Arzneistoffe bei allen Formen von entzündlichen Veränderungen, juckenden und granulomatösen Dermatosen. Die Wirksamkeit eines örtlich angewandten Glukokortikosteroides hängt von der kutanen Penetrationsfähigkeit und der Stärke des Glukokortikosteroides ab.

Penetration. Diese wird bestimmt von dessen chemischer Struktur. Glukokortikosteroide mit freier 17-Hydroxylgruppe wie etwa Hydrokortison werden von Oxidasen der Epidermis rasch abgebaut. Ist die 17-Hydroxylgruppe dagegen verestert, so ist dieser örtliche Abbau erschwert; es kann zu einer Depotwirkung in der Hornschicht kommen und von dort aus zu örtlichen oder systemischen Wirkungen bzw. Nebenwirkungen. Die Penetration wird ferner bestimmt von der Hautregion. Auch die Feuchtigkeit der Haut ist ein wesentlicher Faktor. Dies zeigt auch die viel intensivere Wirkung, wenn Glukokortikosteroide okklusiv unter einem Plastikfolienverband angewandt werden. Entzündliche Hauterscheinungen mit gestörter Barrierenfunktion infolge von Verhornungsstörungen, wie beispielsweise Ekzeme oder Psoriasis, weisen eine wesentlich größere Glukokortikoidabsorption auf als gesunde Haut mit normaler Barrierenfunktion.

Stärke. Diese wird durch seine chemische Struktur bestimmt. Je stärker die Wirkung eines Glukokortikoids, umso schwächer die Konzentration, in der es angewandt werden kann, umso höher aber auch das Risiko der Nebenwirkungen. Um besonders bei langfristiger Behandlung, wie etwa bei Behandlung von chronischen Ekzemen, die typischen Nebenwirkungen einer örtlichen Glukokortikosteroidbehandlung so niedrig wie möglich zu halten, wurden zwei Wege eingeschlagen. Einmal werden bestimmte Glukokortikosteroidzubereitungen auch in schwächerer Konzentration als sog. Mite-Präparationen angeboten; zum anderen wurden von der pharmazeutischen Industrie die Grundlagen allein als Basissalben bzw. Basiscremes hergestellt, um dadurch dem Arzt eine Intervallbehandlung zu ermöglichen. Grundsätzlich gilt die Regel, daß man nur so kurz wie möglich mit stärkeren Glukokortikosteroiden behandelt und möglichst frühzeitig auf ein schwächeres Glukokortikoid übergehen soll, um damit mögliche Nebenwirkungen an der Haut auf ein Mindestmaß zu beschränken. Besonders bei Säuglingen und Kleinkindern sollten stark wirkende Steroide möglichst wenig Anwendung finden. Bei großflächiger Anwendung ist an systemische Effekte zu denken.

Prüfung der Stärke eines topischen Glukokortikosteroids. Sie wird meistens im Vasokonstriktionstest nach Wells, McKenzie und Stoughton getestet. Dieser Test beruht auf der Fähigkeit von Glukokortikosteroiden, an der Haut durch Vasokonstriktion eine Weißverfärbung auszulösen. Andere Testmöglichkeiten betreffen die Hemmung von Entzündungen im Tierexperiment (Adjuvansarthritis, Baumwollgranulom, Krotonöldermatitis, DNCB-Dermatitis) oder beim Menschen (Histaminquaddel, UV-Erythem, Pyrexalerythem u.a.), ferner In-vitro-Untersuchungen über die Hemmung von Fibroblasten oder der mitotischen Aktivität in der Epidermis und schließlich auch klinische Vergleichsprüfungen verschiedener Glukokortikosteroide im Doppelblindtest.

Man kann die topischen Glukokortikoide nach ihrer Wirkungsstärke in 4 Gruppen einteilen, wobei eine solche Einteilung nicht frei von subjektiven Erfahrungen ist und nicht vollständig sein kann.

Schwache Glukokortikoide

– Hydrocortison oder -acetat 0,1–2,5% (Litraderm 0,2%, Sanatison 0,33%, Ficortril mite 0,5%, Ficortril 1%, Sanatison 1%, Ficortril 2,5%)

Rp. Hydrocortisonacetat 1,0
Paraff. subliquidi 10,0
Vaselin. albi ad 100,0
M.D.S. Hydrocortisonsalbe

– Methylprednisolon-21-acetat 0,25% (Medrate)

Mäßig starke Glukokortikoide

– Clobetason 0,05% (Emovate)
– Dexamethason 0,03–0,1% (Anemul-Creme 0,03%, Anemul-Salbe 0,05%, Anemul forte 0,08%, Dexalocal 0,1%)
– Desoximetason 0,05% (Topisolon mite)
– Fludroxycortid 0,025% (Sermaka $^1/_2$)
– Fluocinolonacetonid 0,01% (Jellin-Gamma s.N.)
– Triamcinolonacetonid 0,025% (Volonimat-Creme 0,025%, Extracort 0,025%)

Rp. Triamcinolonacetonid 0,025
Unguent. emulsificant. aquos. ad 100,0
M.D.S. Triamcinoloncreme mite

Rp. Triamcinolonacetonid 0,025
Paraffin. subliquidi 20,0
Vaslin. albi ad 100,0
M.D.S. Triamcinolonsalbe mite

– Fluocortin 0,75% (Vaspit)
– Flumetason-21-pivalat 0,02% (Locacorten)
– Fluocortolon 0,2% (Syracort, Ultracur)

Starke Glukokortikoide

– Fluocortolon 0,5% (Ultralan)
– Clocortolonderivate 0,2% (Kaban)
– Triamcinolonacetonid 0,1% (Delphicort, Volan A)

Rp. Triamcinolonacetonid 0,1
Unguent. emulsificant. aquos. ad 100,0
M.D.S. Triamcinoloncreme

Rp. Triamcinolonacetonid 0,1
Paraffini subliquidi 20,0
Vaselin. albi ad 100,0
M.D.S. Triamcinolonsalbe

- Fluprednyliden-21-acetat 0,1% (Decoderm, Etacortin 0,15%)
- Fluocinolon acetonid 0,025% (Jellin s.N.)
- Fludroxycortid 0,05% (Sermaka)
- Fluocinonid 0,01% (Topsymin)
- Halcinonid 0,025% (Halcimat)
- Hydrocortison-17-butyrat 0,1% (Alfason)
- Betamethason-17-valerat 0,05% (Betnesol V mite, Celestan V mite)

Sehr starke Glukokortikoide

- Fluocinolonacetonid 0,2% (Jellin-ultra)
- Fluocinonid 0,05% (Topsym)
- Desoximetason 0,25% (Topisolon)
- Diflucortolon-21-valerat 0,1% (Nerisona, Temetex)
- Halcinonid 0,1% (Halog)
- Betamethason-17-valerat 0,1% (Betnesol V, Celestan V)

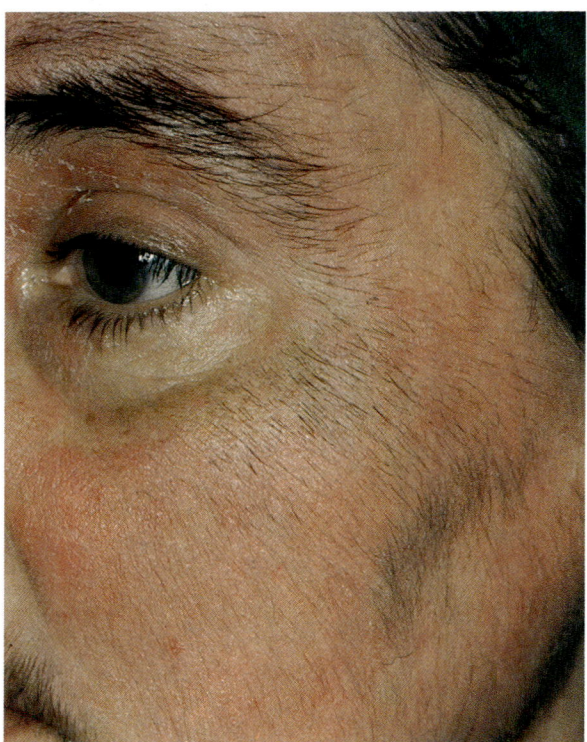

Nebenwirkungen durch örtliche Glukokortikoidtherapie: Erythrose und Hypertrichose

- Betamethason-17-benzoat 0,025% [Euvaderm (mit Salizylsäure)]
- Betamethason-17,21-propionat 0,064% (Diprosone)
- Clobetasol-17-propionat 0,05% (Dermoxin)
- Diflucortolon-21-valerat 0,3% (Nerisona forte, Temetex forte)
- Diflorason-17,21-diacetat 0,05% (Florone)

Nebenwirkungen. Diese sind abhängig von der chemischen Struktur des verwendeten Glukokortikoids, der Größe der Anwendungsfläche, der Dauer sowie der Art seiner Anwendung. Die biologische Aktivität inkorporierter Glukokortikoide aus Salben und Fettsalben ist größer als aus Creme oder Lotio.

Systemische Nebenwirkungen

Besonders bei langfristiger großflächiger Anwendung hochpotenter Glukokortikoide kann es infolge perkutaner Absorption in Abhängigkeit von der Art der Verbandstechnik (Okklusionsverband) resorptiv zu systemischen Nebenwirkungen kommen. Auf Cushingoid, Hypokaliämie, Osteoporose, Diabetes mellitus, Wachstumsstörungen, Glaukom oder Steroidakne ist zu achten, und dies besonders bei großflächiger örtlicher Anwendung von Glukokortikosteroiden bei Kindern und Jugendlichen.

Tachyphylaxie. Wiederholte Anwendung von stark wirksamen Glukokortikosteroiden kann nach kurzer Zeit (1–2 Wochen) zu einer deutlich verminderten Wirkung führen. Wenn man das Medikament für eine Woche absetzt, ist es wieder wirksam. Die exakte Ursache der Tachyphylaxie ist nicht bekannt.

Örtliche Nebenwirkungen

Akute örtliche Nebenwirkungen. Sie können sich in einer toxischen Kontaktdermatitis bei Wahl der falschen Grundlage, z.B. einer glukokortikoidhaltigen Fettsalbe zur Behandlung intertriginöser Hauterscheinungen, manifestieren oder als allergische Kontaktdermatitis. Letztere ist nur sehr selten durch das Glukokortikoid selbst ausgelöst, meist hingegen durch Bestandteile in der Grundlage wie Wollwachsalkohole oder Konservierungsstoffe (Parabene, Äthylendiamin) oder in Mischsalben beigefügte antibakterielle oder antimykotische Arzneistoffe.

Chronische örtliche Nebenwirkungen. Diese sind entsprechend der vielfältigen Wirkung von Glukokortikoiden auch klinisch morphologisch vielfältig. Im allgemeinen sind sie abhängig von der Dauer der Anwendung und der Potenz des verwendeten Glukokortikosteroids.

Epidermis. Nebenwirkungen führen zur epidermalen Atrophie und Verdünnung der Epidermis mit leichter Verletzbarkeit.

Haartalgdrüsenfollikel. Hypertrichose ist besonders im Gesicht bei Frauen eine unangenehme Nebenwirkung, bildet sich gewöhnlich aber nach Absetzen wieder zurück. *Steroidakne* kann nicht nur nach oraler, sondern auch nach örtlicher Anwendung auftreten. Besonders die Prädilektionsstellen der Akne sind bei jungen Menschen gefährdet.

Hautbindegewebe. Unter der Glukokortikoidwirkung kann es zu einer Atrophie und Verdünnung des Hautbindegewebes kommen, nach subkutaner Injektion von Kristallsuspensionen auch des subkutanen Fettgewebes mit Dellenbildung. Die unangenehmste Folge sind Striae rubrae distensae. Gefährdet für das Auftreten von *Steroidstriae* sind diejenigen Hautregionen, in denen sich während der Schwangerschaft oder beim Cushing-Syndrom Striae entwickeln, bei Jugendlichen insbesondere die Achselfalten und Innenseiten der Oberschenkel (nach fehlerhafter Glukokortikoidtherapie von Pilzinfektionen). Steroidstriae sind irreversibel.
Weitere Veränderungen des Bindegewebes führen zu „*stippled skin*", weißlichen Follikelprominenzen besonders im Halsbereich, und infolge größerer Verletzlichkeit besonders an den Streckseiten der Unterarme zu sternförmigen Narben: „*pseudocicatrices stellaires spontanées*" wie bei alten Menschen in chronisch lichtexponierter Haut. Die allgemeine Verdünnung des Bindegewebes der Haut bildet sich nach Absetzen der Glukokortikoide wieder langsam zurück.

Pigmentierung. Störungen der Pigmentierung sind sehr selten. Nach Anwendung von fluorierten Glukokortikosteroiden als Pflaster wurde Leukoderm beschrieben. Wahrscheinlich ist dies jedoch durch nichtsteroidale Pflasterinhaltsstoffe bedingt.

Blutgefäße. Besonders im Gesicht kann es unter langfristiger Steroideinwirkung zum Auftreten multipler Teleangiektasien in der atrophisch verdünnten Haut kommen: *Rubeosis steroidica.* Ob solche Teleangiektasien sich wieder spontan zurückbilden können, scheint im Einzelfall fraglich, ist aber möglich. Auch *Dauererythem* kommt als Nebenwirkung vor.

Dermatosen. Granuloma glutaeale infantum (Tappeiner und Pfleger) ist als Nebenwirkung nach längerfristigem Gebrauch von potenten fluorierten Glukokortikosteroiden in der Windelgegend bei Säuglingen bekannt. Hier kommt es zu papulösen und knotenförmigen Veränderungen, die einen blaurötlichen Aspekt aufweisen und eine gewisse Ähnlichkeit mit dem posterosiven Syphiloid besitzen. Nach Absetzen der fluorierten Glukokortikosteroide heilen diese Granulome ab.

Periorale rosazeaartige Dermatitis. Auch diese wurde zumindest bei einigen dieser Patienten als Nebenwirkung nach fluorierten Glukokortikoiden erkannt.

Ulzerationen. Glukokortikosteroide interferieren mit der Wundheilung und verzögern diese. Im Fall längerfristiger Anwendung bei chronischen ulzerösen Hauterkrankungen, insbesondere bei Ulcera cruris auf dem Boden von chronischer venöser Insuffizienz können sie nach anfänglichen positiven Effekten zu Wundheilungsstörungen und sogar zu Vergrößerung der Ulzerationen führen: *Steroidulkus.*

Schwächung der Infektabwehr der Haut. Bei langfristiger Anwendung kann es zu Infektionen durch Hefepilze (Candidafollikulitis, Candidaintertrigo), Bakterien (Follikulitis, Impetigo, Phlegmone) oder Viren (Verrucae vulgares, Mollusca contagiosa, Herpes simplex) kommen. Typische Erkrankungen bei langfristiger Behandlung von atopischen Ekzemen mit hochpotenten Glukokortikoiden sind daher Eczema herpeticatum, Eczema verrucatum, Eczema molluscatum oder Eczema vaccinatum.

Reboundeffekte. Als „Rückstoßeffekt" kann die Tatsache bezeichnet werden, daß nach Absetzen einer örtlichen Glukokortikoidtherapie die betreffenden Hauterscheinungen massiver als vor der Behandlung auftreten und dann nicht selten auch schlechter auf Glukokortikoide ansprechen als vorher. Dies ist besonders von Psoriasis vulgaris bekannt, bei der z.B. aus einer Psoriasis vulgaris palmoplantaris nach Absetzen der Glukokortikoidtherapie die schwere Psoriasis pustulosa palmoplantaris entstehen kann.

Glukokortikoidhaltige Kombinationspräparate

Man hat glukokortikoidhaltige Externa mit verschiedenen anderen Arzneiwirkstoffen kombiniert, um eine breitere Wirkung zu erreichen. So sind auch sog. „Antiallespräparate" entstanden, die neben einem Glukokortikosteroid noch antibakterielle und antimykotische Arzneistoffe enthalten, um gegen möglichst viele mikrobiell-entzündliche Hauterkrankungen wirksam zu sein. So gut der Grundgedanke dazu auch sein mag, können solche Präparationen dazu verführen, ohne exakte Diagnose zu behandeln. Davon abgesehen erhöht sich aber auch die Zahl möglicher Kontaktallergene in solchen „tri-" oder „multivalenten" Kombinationspräparaten und damit auch die Möglichkeit von Nebenwirkungen.

In manchen Präparaten hat sich aber ein Glukokortikoidzusatz bewährt.

Harnstoff. Die Einbringung von Harnstoff, meist 5–10%, in glukokortikoidhaltige Externa soll zu einem zusätzlichen keratolytischen Effekt führen und wahrscheinlich auch zu einer besseren Penetration des Glukokortikosteroids. Solche Medikationen werden bei hyperkeratotischen Ekzemen empfohlen.

Handelspräparate. Hydrodexan (Hydrokortison und 10% Harnstoff), Calmurid HC (Hydrokortison 1%, Harnstoff 10%, Milchsäure 5%, Betain 4,3%).

Salizylsäure. Auch Salizylsäurezusatz, meist 3%, wirkt nicht nur antiseptisch, sondern auch keratolytisch und soll die Glukokortikoidpenetration fördern. Der zusätzliche keratolytische Salizylsäureeffekt ist allerdings nicht leicht abzuschätzen. Solche Präparationen in Creme oder Salbenform werden zur Behandlung von hyperkeratotischen Ekzemen und Psoriasis vulgaris empfohlen.

Handelspräparate. Dexasalyl (Dexamethason, Salizylsäure), Diprosalic (Betamethason, Salizylsäure), Euvaderm (Betamethason, Salizylsäure), Locasalen (Flumetason, Salizylsäure), Sali-Decoderm (Fluprednyliden, Salizylsäure).

Salizylsäure in glukokortikoidhaltigen Tinkturen. Zahlreiche Tinkturen zur Behandlung von umschriebenen entzündlichen Haut-, Nagel- bzw. Kopfhautveränderungen enthalten einen Salizylsäurezusatz.

Handelspräparate. Actocortin-Spiritus (Hydrokortison, Salizylsäure), Alpicort (Prednisolon, Liquor carbonis detergens (L.c.d.), Salizylsäure), Cortidexason (Dexamethason, Salizylsäure), Crinohermal (Prednisolon, Salizylsäure), Crino-Kaban (Clocortolon, Salizylsäure), Dexacrinin (Dexamethason, L.c.d., Salizylsäure), Ell-Cranell (Dexamethason, Salizylsäure), Euvaderm (Betamethason, Salizylsäure), Extracort (Triamcinolon, Salizylsäure), Lygal (Prednisolon, Salizylsäure), Psorimed (Dexamethason, Salizylsäure), Volon-A-Tinktur (Triamcinolon, Salizylsäure).

Teere. Hier wird meist Ichthyol (Ammonium sulfoichtyolicum) einem Glukokortikosteroid zugesetzt. Wichtig ist, bei einer solchen Therapie auch auf Teernebenwirkungen zu achten. Bakterielle oder mykotische Sekundärinfektion wird eher gefördert; daher gewöhnlich keine langfristige Behandlung.

Handelspräparate. Etacortin mit Teer (Fluprednyliden, Steinkohlenteerdestillat), Ichtho-Cortin (Hydrokortisonacetat, Ichthyol), Ichtho-Dexon (Dexamethason, Ichthyol), Fissan-Teertinktur (Dexamethason, Steinkohlenteerfraktionen, Salizylsäure), Fissan-Teercreme (Dexamethason, Steinkohlenteerfraktionen, Salizylsäure), Teer-Linola-Fett (Prednisolon, Steinkohlenteerfraktion).

Zur Kopfhautbehandlung: Alpicort (Prednisolon, L.c.d., Salizylsäure), Dexacrinin (Dexamethason, L.c.d., Salizylsäure).

Antiseptika. Viele Externa enthalten entweder aus Gründen der Haltbarkeit der Grundlage oder aus therapeutischen Überlegungen antiseptische Zusätze. Häufig verwendet werden Clioquinol (Vioform), Chlorquinaldol, Cetylpyridiniumchlorid, Dequaliniumsalze oder Hexachlorophen. Bei Unverträglichkeit solcher Externa ist auch an mögliche Kontaktallergien zu denken.

Handelspräparate. Etacortin C comp. Paste (Fluprednyliden, Chlorquinaldol). Hydrocort (Hydrokortison, Hexachlorophen), Locacorten-Vioform (Flumetason, Clioquinol), Millicorten-Vioform (Dexamethason, Clioquinol), Nerisona C (Diflucortolon, Chlorquinaldol), Sanatison (Hydrokortison, Cetylpyridiniumchlorid), Sermaform (Fludroxycortid, Clioquinol), Schericur (Hydrokortison, Clemizol-Hexachlorophen), Sterosan-Hydrocortison (Hydrokortison, Chlorquinaldol), Temetex C (Diflucortolon, Chlorquinaldol), Tuttozem Spezial (Dexamethason, Dequaliniumchlorid).

Antibiotika. Die gleichzeitige äußerliche Anwendung von Glukokortikoiden und Antibiotika in einem einzigen Präparat hat sich als ein wesentlicher therapeutischer Fortschritt bei solchen Dermatosen erwiesen, bei denen es darauf ankommt, antibiotisch und entzündungswidrig zugleich zu behandeln. Wichtig ist es, zu überprüfen, ob das angewandte Antibiotikum im gegebenen Fall geeignet ist (Erregernachweis, antibiotische Erregerresistenz), und daran zu denken, daß Antibiotika auch allergene Potenz besitzen können. Die Zahl der Handelspräparate ist fast unübersehbar. Bei uns haben sich einige wenige bewährt, welche Tetrazykline, Neomycin, Gentamicin, Framicidin, Gramicidin oder Amphomycin enthalten. Auf Neomycinkontaktallergie und Kreuzallergien ist zu achten.

Rp. Hydrocortisonacetat 1,0
Tetrazyklinhydrochlorid 3,0
Paraffini subliquidi 10,0
Vaselin. albi ad 100,0
M.D.S. Tetrazyklin-Hydrokortison-Salbe

Rp. Chlortetrazyklin-HCL 3,0
Triamcinolonacetonid 0,1
Paraffin. subliquidi 10,0
Vaselin. albi ad 100,0
M.D.S. Chlortetrazyklin-Triamcinolon-Salbe

Handelspräparate
Nichtfluorierte Glukokortikoide: Combisonum (Prednisolon, Neomycin), Corti-Refobacin (Hydrokortison, Gentamicin), Ecomytrin (Hydrokortison, Amphomycin), Fucidine H (Hydrokortison, Fusidinsäure), Kanamyson (Hydrokortison, Kanamycin), Linola-H-compositum (Prednisolon, Neomycin), Terracortril (Hydrokortison, Oxytetrazyklin, Polymyxin).
Fluorierte Glukokortikoide: Aureodelf (Triamcinolon, Chlortetrazyklin), Betnesol-VN (Betamethason, Neomycin), Celestan-V mit Neomycin (Betamethason, Neomycin), Decoderm comp. (Fluprednyliden, Gentamicin), Delmeson (Fluorometholon, Neomycin), Diprogenta (Betamethasondipropionat, Gentamicin), Extracort (Triamcinolon, Neomycin, Gramicidin), Fissancort (Dexamethason, Framycetin, Gramicidin), Jellin mit Neomycin (Fluocinolon, Neomycin), Neo-Delphicort (Triamcinolon, Neomycin), Sermaka N (Fludroxycortid, Neomycin), Sulmycin mit Celestan-V (Betamethasonvalerat, Gentamicin), Volon/Volonimat (Triamcinolon, Neomycin, Gramicidin).

Antimykotika. Der Zusatz von Glukokortikoiden zu Antimykotika hat sich besonders bei exsudativen Dermatomykosen bewährt. Die antiexsudative und antiinflammatorische Wirkung führt gewöhnlich zu einer wesentlichen Zeitraffung der Behandlung. Allerdings ist auch darauf zu achten, ob neben Pilzen auch Bakterien als krankheitsunterhaltende oder krankheitsverschlimmernde Faktoren in Betracht gezogen werden müssen. In manchen Kombinationspräparaten finden sich daher neben einem Antimykotikum auch antibiotische oder antiseptische Substanzen.

Handelspräparate. Ampho-Moronal V (Triamcinolon, Amphotericin B, Neomycin, Gramicidin), Baycuten (Dexamethason, Clotrimazol, Azidamphenicol), Bi-Vaspit (Fluocortinbutyl, Isoconazol), Candio-Hermal E comp. (Nystatin, Fluprednyliden, Chlorquinaldol), Daktar-Hydrokortison (Hydrokortison, Miconazol), Decoderm trivalent (Fluprednyliden Gentamicin, Cloxiquin), Epipevisone (Triamcinolon, Econazol), Etacortin C comp. (Fluprednyliden, Nystatin, Chlorquinaldol), Fungichthoson (Hydrokortison, Ichthyol, Undecylensäure, Kaprylsäure, Salizylsäure), Fungiplex P (Prednisolon, Sulbentin), Fungisalb (Hydrokortison, Chlorphenesin), Jadit P (Prednisolon, Buclosamid, Salizylsäure), Jellin polyvalent (Fluocinolon, Nystatin, Neomycin), Moronal V (Triamcinolon, Nystatin, Neomycin, Gramicidin), Munitren (Hydrokortison, Hexachlorzyklohexan, Sulfacetamid), Myco-Jellin (Fluocinolon, Chlormidazol), Polycid N (Hydrokortison, Chlormidazol, Tyrothricin, Tetrazyklin), Sterosan (Hydrokortison, Chlorquinaldol), Topsym polyvalent (Fluocinonid, Nystatin, Neomycin, Gramicidin), Travocort (Diflucortolon, Isoconazol), Volonimat Plus (Triamcinolon, Nystatin, Neomycin, Gramicidin).

Vielfach werden solche Kombinationen aus galenischen Gründen in fettenden Salbengrundlagen angeboten, die ihrerseits bei manchen mehr exsudativen Dermatomykosen eher kontraindiziert sind. Der Einsatz der richtigen Grundlage (Vehikel, Trägerstoff) ist daher sehr wichtig.

Innerliche Behandlung von Dermatosen

Zahlreiche Dermatosen sprechen auf eine innerliche Behandlung an, die in manchen Fällen ganz in den Vordergrund treten kann. Häufig ist eine Kombination innerlicher und äußerlicher Behandlungsmaßnahmen zweckmäßig. Wie bei jeder Therapie gilt es stets, die Indikation einwandfrei zu stellen, die absoluten und relativen Kontraindikationen zu beachten und den erwarteten Nutzen gegen mögliche Nebenwirkungen abzuwägen.

Vorteile einer innerlichen Behandlung von Dermatosen sind die gegenüber den äußerlichen Applikationen oft intensivere und schnellere Wirkung, die wesentlich einfachere Anwendung und daher meist bessere Patientencompliance sowie die leichtere Steuerbarkeit. Nachteile sind die unerwünschten Effekte an anderen Organsystemen, da eine ausreichende Wirkstoffkonzentration in der Haut gegenüber der örtlichen Anwendung die systemische Zufuhr größerer Wirkstoffmengen erfordert. Die Wahrscheinlichkeit schwerwiegender Nebenwirkungen durch pharmakologische, toxische und allergisierende Effekte ist bei systemischer Behandlung wesentlich größer als bei örtlicher.

Leichtere und auf kleinere Hautbezirke beschränkte Dermatosen wird man meist eher örtlich behandeln; abhängig von individuellen Gegebenheiten entscheidet sich, wann beispielsweise eine Impetigo contagiosa (zusätzlich) innerlich mit Antibiotika, eine Tinea mit Griseofulvin oder eine Dermatitis innerlich mit Glukokortikosteroiden behandelt wird. Bei Autoimmunerkrankungen wie Pemphigus vulgaris oder schweren allergischen Reaktionen wie dem medikamentös bedingten Lyell-Syndrom kann dagegen die frühzeitige innerliche Gabe von Glukokortikosteroiden in hoher Dosis lebensrettend sein.

Die wichtigsten Medikamentgruppen zur innerlichen Therapie dermatologischer Erkrankungen sind:
- Glukokortikosteroide und ACTH,
- Antibiotika und Sulfonamide,
- Zytostatika und Immunsuppressiva,
- nichtsteroidale Antiphlogistika,
- Antihistaminika,
- Antimalariamittel,
- Retinoide,
- Psychopharmaka.

Spezielle Mittel, wie innerlich anzuwendende Antimykotika, Tuberkulostatika, antivirale Substanzen, Fibrinolytika, Antikoagulanzien, werden bei der Therapie der entsprechenden Krankheitsbilder angegeben. Nicht eingegangen werden kann auf die bei dermatologischen Patienten nicht selten notwendigen allgemein-internistischen Therapeutika wie Analgetika, Antidiabetika, Kardiaka, Antihypertonika, Diuretika etc.

Glukokortikosteroide

Glukokortikosteroide gehören zu den wichtigsten Therapeutika in der Dermatologie. Ihre starke antiphlogistische Wirkung ist fast universell; sie unterdrücken Entzündungen allergischer, infektiöser, physikalischer, chemischer Genese. Als ein Wirkungsmechanismus wird eine Hemmung der Phospholipase A_2 diskutiert, wodurch die Umwandlung von Phospholipiden in Arachidonsäure und damit die Bildung der wahrscheinlich wichtigsten Mediatorsubstanzen für die Entzündung, der Prostaglandine, blockiert wird.

Antientzündliche Effekte. An der Haut lassen sich u.a. folgende Glukokortikosteroidwirkungen nachweisen: Vasokonstriktion, Hemmung von Neutrophilenfunktionen (Chemotaxis, Phagozytose, Lysosomenfreisetzung), Hemmung von Makrophagenfunktionen (Freisetzung, Adhärenz), Hemmung von Lymphozytenfunktionen (Lympholyse, Lymphokinbildung, Lymphozytenverteilung).

Pharmakologische Effekte. Die Bezeichnung Glukokortikosteroide weist auf die Mobilisierung von Muskelglykogen, die Glukoneogenese aus Aminosäuren und damit auf die diabetogene und eiweißkatabole Wirkung hin. Manche Derivate zeigen Mineralokortikoidwirkung im Sinne von Natriumretention und vermehrter Kaliumausscheidung.

Nebenwirkungen. Sie ergeben sich aus den oben beschriebenen Effekten: Hemmung der Entzündung bedeutet auch Verminderung der Abwehrleistung des Organismus gegenüber Infektionen durch Viren, Bakterien und Pilze; bestehende latente Infektionen können exazerbieren, gefürchtet z.B. bei der Tuberkulose. Auch Wundheilung und Narbenbildung werden gehemmt. Über einen Rückkoppelungsmechanismus wird die Produktion von ACTH in der Hypophyse gebremst und damit die Nebennierenrinde weitgehend atrophisch; bei plötzlichem Absetzen der Behandlung oder vermehrtem Bedarf unter Belastungen kann es zu lebensbedrohlichen Mangelzuständen kommen. Natriumretention führt zu Ödemen und Blutdruckanstieg bis hin zum Bild des M. Cushing. Weitere Nebenwirkungen sind Osteoporose, Spontanfrakturen, aseptische Knochennekrosen, erhöhte Neigung zu Thrombophlebitis und Thrombosen, Glaukom, Katarakt, Hyperazidität mit Magen- bzw. Duodenalulzera und möglicher Perforation, Pankreatitis, Wirkungen auf die Psyche im Sinne von Euphorie, Schlaflosigkeit, aber auch von Depressionen. Einzelne Derivate können Myopathien oder Neuropathien hervorrufen. Mögliche Nebenwirkungen an der Haut sind die Steroidakne, Steroidpurpura, Atrophien, Hypertrichose, Haarausfall, Striae distensae, Follikulitiden, Furunkel, Kandidose und andere Hautinfektionen sowie Wundheilungsstörungen (s. auch S. 1014).

Kontraindikationen. Außer bei Substitution und Notfalltherapie sind folgende Kontraindikationen zu beachten: Magen-Darm-Ulzera, schwere Osteoporose, psychiatrische Anamnese, Glaukom, manifeste und latente Infektionskrankheiten (hier jedoch Kombination mit antibiotischer Therapie möglich). In der Gravidität, vor allem im ersten Drittel, ist die Indikation besonders streng zu stellen.

Wechselwirkungen. Wichtig sind die bei Kaliummangel verstärkte Herzglykosidwirkung, die zusätzliche Kaliumausscheidung durch Saluretika, die verminderte Wirkung von Antidiabetika, die Abschwächung von Antikoagulanzien, die erhöhte gastrointestinale Blutungsgefahr bei gleichzeitiger Gabe von Salizylaten. Unter Rifampicin wird die Glukokortikosteroidwirkung abgeschwächt.

Indikationen. Wichtigste Indikationen sind allergische Hauterkrankungen mit systemischer Beteiligung, insbesondere der anaphylaktische Schock, schwere akute Urtikaria und das Quincke-Ödem, das Lyell-Syndrom und andere schwere Arzneiexantheme. Die Autoimmunerkrankungen der Pemphigusgruppe, das bullöse Pemphigoid, der systemische Lupus erythematodes, die Dermatomyositis, Periarteriitis nodosa und gemischte Bindegewebserkrankungen sind oft nur durch hochdosierte Glukokortikosteroidgaben zu beherrschen. Hilfreich sind sie häufig bei entzündlichen Dermatosen wie akuter Dermatitis, akuter Dyshidrose, Erythema exsudativum multiforme, Erythema nodosum, exanthematischem Lichen ruber planus und besonderen Verlaufsformen von Ekzemen. Manchmal ist der systemische Einsatz von Glukokortikosteroiden bei granulomatösen Entzündungen der Haut wie Sarkoidose, Granuloma anulare, ferner bei Pseudolymphomen und malignen Lymphomen indiziert. Bei infektiösen Erkrankungen dürfen Glukokortikosteroide nur unter Einschränkungen verabreicht werden, beispielsweise bei Zoster zur Behandlung von Neuralgien erst nach dem Ende der virämischen Phase, bei Lues zum Abfangen der Jarisch-Herxheimer-Reaktion zu Beginn der Penicillinbehandlung, bei akuter bakterieller Epididymitis zur Hemmung entzündlicher Vernarbungen unter sicherem antibiotischem Schutz.

Applikationsformen. Üblicherweise werden die Glukokortikosteroidpräparate in Tablettenform oral gegeben. In Notfällen rascher wirksam sind intravenöse oder intramuskuläre Injektionen wasserlöslicher Präparate. Bei intramuskulärer Injektion von Glukokortikosteroidkristallsuspension wird der Wirkstoff über 2–4 Wochen allmählich freigesetzt, allerdings in ungleichmäßiger Dosierung und nicht mehr steuerbar.

In Übereinstimmung mit dem natürlichen Tagesrhythmus der Nebennierenrindenfunktion sollte die gesamte Dosis (bei verteilten Dosen die höchste Dosis) morgens zwischen 6 und 8 Uhr eingenommen werden. Bei Langzeitbehandlung wird alternierende Therapie empfohlen, d.h. das Glukokortikosteroid wird in nahezu doppelter Dosis an jedem zweiten Tag gegeben; bei kaum verminderter Wirksamkeit sind die Nebenwirkungen sowie die Hemmung der Nebennierenrinde dabei offenbar geringer.

Präparate, Äquivalenzdosen und Cushing-Schwellen
Aus der Fülle der im Handel befindlichen Glukokortikosteroide sind in der Tabelle einige bei uns bewährte Präparate aufgeführt. Die Halbwertzeit von Prednison, Prednisolon, Methylprednisolon und Triamcinolon beträgt 8–12 h, die von Dexamethason

Tabelle: Glukokortikosteroide zur innerlichen Therapie von dermatologischen Erkrankungen

Freibezeichnung	Handelsname (Auswahl)	Äquivalenzdosis (mg)	Cushing-Schwelle (mg)	Natriumretention (Hydrokortison = 1)
Prednison	Decortin Hostacortin Predni-Tablinen Ultracorten	5	10	0,8
Prednisolon	Decortin-H Deltacortril Hostacortin-H Predni-H-Tablinen Scherisolon Ultracorten-H	5	10	0,8
6-Methyl-prednisolon	Medrate Urbason	4	8	0,5
16-Methylen-prednisolon	Decortilen	6–8	12	
Dexamethason	Auxiloson Decadron Fortecortin Millicorten	1	2	0
Triamcinolon	Delphicort Extracort Triam-oral Volon	4	8	0
Betamethason	Betnesol Celestan	1	2	0
Fluocortolon	Ultralan	5	10	0,8

und Betamethason etwa 36 h; die erste Gruppe ist für die alternierende Therapie am besten geeignet.
Im allgemeinen beginnt man mit höheren Dosen, die mehr oder weniger rasch verringert werden; manche Krankheiten (Pemphigus vulgaris, systemischer Lupus erythematodes) erfordern jahrelange Weiterbehandlung, bei der die notwendige Mindestdosis regelrecht austitriert werden muß und möglichst unter der in der Tabelle angegebenen Cushing-Schwelle liegen sollte. Die Kombination mit Medikamenten anderer Angriffspunkte (Immunsuppressiva) ermöglicht in vielen Fällen die Reduktion beider Medikamente auf eine vertretbare Dosis und dadurch eine Vermeidung von Nebenwirkungen.
Eine hochdosierte Glukokortikosteroidbehandlung (bei Pemphigus vulgaris, medikamentösem Lyell-Syndrom) beginnt man mit 120–250 mg Prednison oder entsprechenden Äquivalenzdosen anderer Steroide täglich, eine mittelhohe Dosierung beginnt mit 40–80 mg und eine niedrige Dosierung bei 20–30 mg. Diese Anhaltswerte müssen in jedem Einzelfall den individuellen Gegebenheiten angepaßt werden. Die gleichzeitige Gabe von Antazida (Gelusil, Maaloxan, Phosphalugel) oder Cimetidin (Tagamet) bzw. Ranitidin (Sostril) soll peptische Ulzera verhüten. Natriumarme, kaliumreiche Kost ist zweckmäßig. Der katabolen Wirkung und Osteoporose kann durch gelegentliche Gaben von Anabolika (25–50 mg Deca-Durabolin i.m. oder 100 mg Primobolan-Depot i.m. alle 4 Wochen; *cave* Prostatakarzinom) entgegengewirkt werden.

ACTH

Das adrenokortikotrope Hormon (ACTH) wird im Hypophysenvorderlappen unter dem Einfluß eines aus dem Hypothalamus stammenden Releasinghormons gebildet. Es stimuliert die Nebennierenrinde zur Sekretion der körpereigenen Glukokortikosteroide, aber auch von Mineralokortikoiden und Androgenen. Insbesondere bei der Langzeittherapie von Dermatosen, die gut auf Glukokortikosteroide ansprechen, können diese ganz oder teilweise durch eine ACTH-Therapie ersetzt werden. Dadurch wird eine Atrophie der Nebennierenrinde verhindert, wegen der gleichzeitigen Stimulation der Androgene auch der katabole Effekt der Glukokortikoide ausgeglichen. Insgesamt sind aber die gleichen Kontraindikationen und Nebenwirkungen wie bei der Glukokortikosteroidtherapie zu beachten, insbesondere auch die Natrium- und Wasserretention, Magen-Darm-Ulzera, Hypertonie und Hyperglykämie.
Indikationen sind die Pemphiguserkrankungen, schwere chronische Ekzeme, auch erythrodermische oder pustulöse Psoriasisformen. Für die Initialbehandlung ist ACTH weniger empfehlenswert, zur Notfalltherapie ist es ungeeignet. Die Dosierung von 1 mg Synacthen-Depot entspricht etwa 40–60 mg Prednison über 48 h verteilt. Empfohlen werden 1–2 Injektionen à 1 mg (evtl. 0,5 mg) i.m. alle 2–3 Tage, später pro Woche.

Antibiotika

Antibiotika sind Produkte von Mikroorganismen, die andere Mikroorganismen in ihrem Wachstum hemmen oder sie abtöten können. Sie zeigen also bakteriostatische oder bakterizide Wirkung; einige Antibiotika sind auch bei nichtbakteriellen Infektionserregern (große Viren, Chlamydien, Mykoplasmen, Pilze, Protozoen) wirksam. Viele Antibiotika werden heute halbsynthetisch hergestellt. Prinzipiell sollten Antibiotika nur gezielt eingesetzt werden: Es sollte ein Antibiotikum gewählt werden, das aufgrund seines Wirkungsspektrums den jeweiligen Erreger nach allen Erfahrungen oder nach der vorher in vitro bestimmten Empfindlichkeit (Antibiogramm) sicher trifft; die Dosierung muß eine ausreichend hohe Konzentration am Angriffsort über genügend lange Zeit gewährleisten; eine vertretbare Relation zwischen der Dringlichkeit der Indikation und möglichen Therapienebenwirkungen ist selbstverständlich zu beachten.
Die Domäne der Antibiotika sind die bakteriellen Infektionen der Haut einschließlich ihrer Anhangsgebilde sowie die klassischen venerologischen Erkrankungen. Daneben werden in der Dermatologie Antibiotika bei nichtinfektiösen Erkrankungen empirisch eingesetzt, ohne daß die guten Erfolge sicher erklärt werden können; bekanntestes Beispiel ist die Wirksamkeit von Tetrazyklinen bei perioraler Dermatitis oder entzündlichen Formen der Rosazea, die auf antiphlogistischen, die Leukozytenfunktion hemmenden Wirkungen beruhen soll. Bei derartigen Indikationen wird auch eine monatelange niedrigdosierte Therapie angewendet, die in der klassischen antibiotischen Therapie als Verzettelung, insbesondere wegen der Gefahr einer Resistenzentwicklung von pathogenen Keimen, abzulehnen ist.
Bei der unterschiedlichen molekularen Struktur der heute verwendeten zahlreichen Antibiotika ist es verständlich, daß sich ihre *Nebenwirkungen* im einzelnen weitgehend unterscheiden.

Generell ist zu denken an:
- dosisabhängige toxische Wirkungen auf bestimmte Organe, z.B. Oto- und Nephrotoxizität bei Gentamicin;
- phototoxische Wirkungen, z.B. bei Demethylchlortetrazyklin;
- Allergisierung (dosisunabhängig); möglich sind alle bekannten Formen allergischer Reaktionen, z.B. bei Penizillinen;
- pharmakologische und metabolische Nebenwirkungen;
- Entwicklung von resistenten Keimen, insbesondere bei längerer Unterdosierung;
- Wirkung plötzlichen Bakterienzerfalls und der Endotoxinfreisetzung, z.B. Herxheimer-Reaktion bei Lues;
- Zerstörung der physiologischen Mund-, Darm-, oder Genitalflora mit Überwuchern unphysiologischer Bakterienstämme und von Candida albicans, Verdauungsstörungen und relativer Vitamin-K-Mangel (Breitbandantibiotika).

Mögliche Unverträglichkeitserscheinungen von Antibiotika

- *Haut:* Akute Urtikaria, makulopapulöse, morbilliforme oder skarlatiniforme Exantheme, Erythema nodosum, fixe Arzneiexantheme, Erythema exsudativum multiforme, Lyell-Syndrom, hämatogenes Kontaktekzem, photoallergische, phototoxische und akneiforme Exantheme, Vasculitis allergica.
- *Allgemein:* Anaphylaktischer Schock, Fieberreaktion, Serumkrankheit mit Urtikaria, Fieber und Arthralgien.
- *Magen-Darm-Trakt:* Stomatitis, Glossitis, schwarze Haarzunge, orale Kandidose, vesikulöse bzw. erosive Stomatitis im Rahmen des Erythema exsudativum multiforme oder des Lyell-Syndroms, Ösophaguserosionen, Übelkeit, Gastralgien, Malabsorptionssyndrome, Diarrhö, pseudomembranöse Kolitis, chronische Kolitis, Anorectitis.
- *Pankreatitis* und *Hepatopathien*.
- *Hämatologische Symptome:* Knochenmarkschädigungen, aplastische Anämie, Thrombopenie, Agranulozytose, Methämoglobinämie, hämolytische Anämie.
- *Nephropathien:* Toxisch oder immunologisch ausgelöst.
- *Neuropsychische Unverträglichkeiten:* Schäden des Cochleovestibularapparates, Optikusneuritiden, Konvulsionen, Neuritiden.
- Seltener sind kardiovaskuläre Reaktionen, Stoffwechselstörungen, pulmonale Reaktionen, rheumatoide Erscheinungen oder Lupus-erythematodes-artige Bilder.

Penicilline. Die Gruppe der Penicilline stellt nach wie vor die wichtigsten Antibiotika, vor allem wegen ihrer praktisch fehlenden Toxizität und hervorragenden Wirksamkeit. Eine absolute Kontraindikation ihrer Anwendung stellt lediglich die nicht seltene Penicillinallergie dar, deren Häufigkeit mit 0,3–5% angegeben wird. Alle Penicilline sind chemisch durch einen β-Laktamring charakterisiert. Sie haben als gemeinsamen Kern die 6-Aminopenicillansäure, zeigen eine kurze Serumhalbwertszeit und rasche renale Ausscheidung. Sie wirken bakterizid durch Synthesehemmung der Bakterienzellwand, vorwiegend der grampositiven Keime. Verschiedene Penicilline unterscheiden sich durch die Breite ihres Wirkungsspektrums, ihre Empfindlichkeit gegen bakterielle β-Laktamase, die Säurestabilität, die Gewebegängigkeit und die Art der Verabreichung. Nach ihrem Wirkungsspektrum sind für die Dermatologie die wichtigsten Penicilline:

Penicillin G (i.v.) und ihre parenteral (i.m.) verabreichten Ester. Sie sind wirksam gegen grampositive und gramnegative Kokken (einige Staphylokokken, Streptokokken, Pneumokokken, Meningokokken, Gonokokken), grampositive Bakterien (Corynebacterium diphtheriae, Clostridien), Treponemen und Aktinomyzeten.

Die Veresterung führt zu einer Depotwirkung: Benzathinpenicillin G (Tardocillin 1200), Clemizolpenicillin G (Megacillin); auch Kombinationen werden verwendet (Depotpen, Hormocillin forte, Megacillin forte). Wichtigste dermatologische Indikationen sind Lues, Gonorrhö, Erysipel, Acrodermatitis chronica atrophicans, Erythema chronicum migrans, Pseudolymphome.

Oral wirksame Penicilline. Sie sind säurestabil, nicht penicillinasefest. Am häufigsten verwendet werden Phenoxymethylpenicillinkalium (Beromycin, Isocillin, Megacillin oral) und ähnlich wirkende Derivate (Baycillin, Oricillin, Syncillin).

Penicillinasefeste Penicilline. Oxycillin (Cryptocillin, Stapenor), Dicloxacillin (Dichlor-Stapenor) und Flucloxacillin (Staphylex); sie können oral und parenteral verordnet werden. Indikationen sind besonders Staphylokokkeninfekte (Furunkel, Karbunkel).

Breitspektrumpenicilline. Ampicillin (Amblosin, Binotal, Penbrock). Das nach Ampicillin nicht seltene morbilliforme Exanthem ist in den meisten Fällen offenbar nichtallergischer Natur und klingt trotz einer (allerdings riskanten) Weiterbehandlung gelegentlich spontan wieder ab. Patienten mit Mononukleose entwickeln unter Ampicillintherapie fast stets ein Exanthem. Ampicillin sollte daher solchen Patienten nicht verschrieben werden.

Penicilline mit sehr breitem Wirkungsspektrum. Hierzu gehören Ticarcillin (Aerugipen), Carbenicillin (Anabactyl, Microcillin), Amoxycillin (Clamoxyl) und Azlocillin (Securopen), die auch gegen gramnegative Problemkeime wie Pseudomonas wirksam sind.

Cephalosporine. Sie gehören wie die Penicilline zur Gruppe der β-Laktamantibiotika; in ca. 10% der Fälle besteht eine Kreuzallergie, daher dürfen Cephalosporine bei bekannter Penicillinallergie allenfalls mit großer Vorsicht eingesetzt werden. Sie sind gegen die Staphylokokken-β-Laktamase unempfindlich. Ihre Wirksamkeit beruht wie die der Penicilline auf einer Hemmung des bakteriellen Zellwandaufbaus. Derzeit sind etwa 30 Derivate verfügbar. Ihr Spektrum ähnelt dem des Ampicillin, doch sind sie gegen Proteus mirabilis und Klebsiellen wirksamer. Einige Derivate sind auch gegen Pseudomonas aeruginosa effektiv. Die verschiedenen Cephalosporinderivate unterscheiden sich bezüglich ihrer Applikationsweise (oral, parenteral), Metabolisierung, Serumeiweißbindung, Nierenausscheidung, in fehlender oder bestehender Nephrotoxizität. Orale Präparate sind Cefalexin (Ceporexin, Oracef) und Cefaclor (Panoral), parenteral angewandte sind Cefalotin (Cepovenin), Cefaloridin (Cepaloridin), Cefuroxim (Zinacef), Cefotaxim (Claforan) und Cefsulodin (Pseudocef). Wichtigste Indikationen der Cephalosporine sind Staphylokokkeninfektionen, die gegen Penicilline und andere Antibiotika resistent sind, Infektionen mit gramnegativen Keimen, insbesondere Klebsiellen, die Anfangsbehandlung von schweren Infektionen bis zum Vorliegen der Erregerbestimmung und des Antibiogramms. Eine Kombination mit Aminoglykosidantibiotika (Gentamicin) ist möglich. Kontraindikationen sind Allergie (Kreuzallergie mit Penicillin) und schwere Niereninsuffizienz.

Tetrazykline. Nach den Penicillinen sind sie die gegenwärtig am häufigsten verwendeten Antibiotika. Sie werden fermentativ oder halbsynthetisch aus Kulturen von Streptomycesarten gewonnen. Wegen ihres umfassenden Wirkungsspektrums werden sie als Breitbandantibiotika bezeichnet. Ihre Wirksamkeit richtet sich gegen grampositive und gramnegative Kokken und Stäbchen, Rickettsien, Mykoplasmen, Mykobakterien, Treponemen (Spirochäten), Chlamydien, Aktinomyzeten und Plasmodien. Sie rufen eine extrachromosomale (durch Plasmide übertragene) Resistenz hervor, die wegen des weit verbreiteten Gebrauchs dieser Antibiotika derzeit besonders Staphylokokken, hämolysierende Streptokokken, Pneumokokken, Clostridien und gramnegative Keime (Proteus, Pseudomonas, Kolibakterien) betrifft. Tetrazykline sind magensäurestabil und werden relativ gut (wenn auch einzelne Derivate unterschiedlich) resorbiert; daher werden sie meist oral gegeben. Die Ausscheidung erfolgt oft in unveränderter Form durch die Nieren, z.T. auch über Galle und Fäzes. Tetrazykline wirken bakteriostatisch über eine Proteinsynthesehemmung in den Ribosomen, indem sie die Haftstellen für die bakterielle Transfer-RNS besetzen. Die Toxizität ist sehr gering.
Wichtigste *Nebenwirkungen* sind Verdauungsbeschwerden durch direkte Reizung der Magen-Darm-Schleimhäute, meist aber durch Störungen der Darmflora mit Überwucherung durch pathogene Bakterien und Candida albicans. Tetrazykline werden selektiv in wachsende Knochen und Zähne eingelagert und führen zu gelbbraunen Zahnverfärbungen mit weiteren oder ohne weitere Schäden. Daher sind sie in der Schwangerschaft und bei Kindern bis zu 8 Jahren kontraindiziert, außerdem bei Niereninsuffizienz. Gleichzeitig mit Milch, Antazida oder Eisensalzen sollten sie nicht eingenommen werden, da ihre Resorption durch Chelatbildung vermindert wird. Die Wirkung von Antikoagulanzien wird durch Tetrazykline verstärkt, die Toxizität von Methotrexat erhöht. Allergische Exantheme (morbilliform, akneiform) und phototoxische Reaktionen einschließlich Photoonycholyse, besonders durch Demethylchlortetrazyklin, können vorkommen.
Nachstehend eine Auswahl der zahlreichen verfügbaren *Präparate* und die übliche *Dosierung:*
- Tetrazyklin (Achromycin, Hostacyclin, Steclin, Tefilin) 1–2 g tgl.,
- Oxytetrazyklin (Macocyn, Terramycin) 1–2 g tgl.,
- Chlortetrazyklin (Aureomycin) 1 g tgl.,
- Minocyclin (Klinomycin) 50–200 mg tgl.,
- Doxycyclin (Vibramycin) 100–200 mg tgl.,
- Demeclocyclin (Ledermycin) 600 mg tgl.; *cave* phototoxische Reaktionen.

Bei entzündlichen Formen von Acne vulgaris und Rosazea wird mit Tetrazyklin oder Oxytetrazyklin eine Langzeitbehandlung mit niedriger Dosierung (etwa 250 mg tgl.) angewandt, wie sie ansonsten in der Antibiotikatherapie unüblich ist. Hier werden nicht die klassischen antibakteriellen Wirkungen ausgenutzt, sondern andersartige Effekte, die zu einer Entzündungshemmung führen, so etwa die Hemmung von Lipasen und damit Verminderung von freien Fettsäuren im Talgdrüsensekret, oder die Hemmung der Leukozytenfunktion.

Erythromycin. Das Wirkungsspektrum ist breiter als das des Penicillin G, es erstreckt sich außer auf Kokken auch auf Clostridien, Haemophilus, Brucellen, Bordetellen, Legionella, Anaerobier, Mykoplasmen, Rickettsien, Chlamydien und Corynebakterien; die normale Darmflora wird von Erythromycin nicht beeinflußt. Die Substanz wirkt durch Hemmung der bakteriellen Proteinsynthese an den Ribosomen. Erythromycin wird rasch und relativ gut nach oraler Gabe resorbiert, verteilt sich schnell im Gewebe und wird durch die Nieren ausgeschieden; die Halbwertzeit beträgt 2 h, bei Esterverbindungen 3–4 h. Die Toxizität ist sehr gering (Cholestase).
Handelspräparate sind Erycinum und Erythrocin, die Dosierung beträgt zwei bis viermal täglich 500 mg. In der Venerologie ist Erythromycin das Ausweichpräparat in der Syphilistherapie bei Penicillinallergie.

Aminoglykosidantibiotika. Für die interne Therapie sind am wichtigsten das Gentamicin und, speziell für die Behandlung der Gonorrhö, das Spectinomycin.

Gentamicin. Es besitzt ein breites antibakterielles Spektrum, das lediglich Enterokokken, Treponemen (Spirochäten) und Anaerobier nicht erfaßt. Eine Resistenz von Streptokokken und Pneumokokken kommt vor, kann aber durch die kombinierte Therapie mit einem β-Laktamantibiotikum überwunden werden. Nachteilig ist die geringe therapeutische Breite wegen relativ hoher Oto- und Nephrotoxizität, die strenge Indikationsstellung unter ständiger klinischer Kontrolle erfordert. Bei schweren, auf andere Antibiotika nicht ansprechenden Infektionen sollten Aminoglykoside aber unverzüglich eingesetzt werden; eine absolute Indikation stellt Sepsis durch gramnegative Erreger dar. Die Dosierung beträgt bei intakter Nierenfunktion üblicherweise 80–240 mg/Tag, maximal 3 (initial bis 4–5) mg/kg KG tgl. (i.m., i.v., Dauertropf). Dem Gentamicin (Refobacin, Sulmycin) verwandte Präparate sind Sisomicin (Extramycin, Pathomycin), Dibekacin (Orbicin) und Amikacin (Biklin).

Spectinomycin. Dieses Antibiotikum wird aus Kulturfiltrat von Streptomyces spectabilis gewonnen. Einzige Indikation ist die akute Gonorrhö bei Penicillinallergie oder Penicillinresistenz der Erreger. *Nebenwirkungen* sind Schmerzen an der Injektionsstelle und sehr selten allergische Exantheme. Dosierung 2 g bei Männern, 4 g bei Frauen, einmalig i.m. injiziert. Handelspräparat: Stanilo 2,0.

Sonstige Antibiotika. Auf die in der Dermatologie selten innerlich verabreichten Antibiotika kann hier nicht eingegangen werden. Antibiotika mit eng begrenzter Anwendung (Rifampicin bei Tuberkulose) und die antimykotisch wirksamen Antibiotika (Amphotericin B, Griseofulvin) werden bei den speziellen Indikationen dargestellt.

Sulfonamide, Cotrimoxazol, Sulfone

Sulfonamide. Sie sind infolge zunehmender Resistenzentwicklung und wegen mancher Unverträglichkeiten aus der antibakteriellen Therapie vielfach von den Antibiotika verdrängt worden. Neuentwicklungen sind aber weniger toxisch, besser löslich, bei empfindlichen Keimen sehr gut wirksam und auch oral anzuwenden; hinzu kommt der günstige Preis. Die bakteriostatische Wirkung beruht auf einer Synthesehemmung der Folsäure, die im Metabolismus vieler Keime essentiell ist, während sie vom Menschen aus der Nahrung aufgenommen wird. Sulfonamide wirken nur auf aktiv proliferierende Keime. Die zahlreichen Sulfonamidpräparate unterscheiden sich vor allem durch die Resorptionsrate, Ausscheidungsgeschwindigkeit, Serumeiweißbindung und ihr Wirkungsspektrum; diese Faktoren sind bei der Indikationsstellung zu berücksichtigen. Staphylokokken und Gonokokken sind meist resistent.
Nebenwirkungen sind gastrointestinale Störungen, Blutbildveränderungen sowie allergische und photoallergische Hautreaktionen; gefürchtet ist das Lyell-Syndrom. Kontraindikationen sind schwere Leber- und Niereninsuffizienz sowie Thrombo- und Leukopenien. Interaktionen bestehen mit oralen Antidiabetika, Antikoagulanzien, Phenytoin und Methotrexat (jeweils Wirkungspotenzierung); bei Harnansäuerung besteht das Risiko einer Kristallurie.

Cotrimoxazol. Diese Kombination von Sulfamethoxazol und Trimethoprim (Bactrim, Eusaprim) führt zu einer synergistischen Wirkung auf zwei verschiedenen Stufen der Folsäuresynthese. Damit wird die Wirksamkeit der Sulfonamide übertroffen, wenngleich zunehmend Resistenzentwicklungen beobachtet werden. Eine wichtige Indikation in der Venerologie ist das Ulcus molle. Die Kontraindikationen sind die gleichen wie bei den Sulfonamiden.

Sulfone. Diaminodiphenylsulfon (DADPS, DDS, Dapsone) und seine Derivate wirken vor allem auf Mykobakterien und sind daher wichtige Therapeutika aller Formen der Lepra. Neben ihrer bakteriostatischen Wirkung werden sie empirisch bei so verschiedenartigen Dermatosen wie Dermatitis herpetiformis Duhring, vernarbendem Pemphigoid, Pustulosis subcornealis, Pyoderma gangraenosum und Acne conglobata eingesetzt. Dabei ist ihr Wirkungsmechanismus unbekannt; diskutiert werden immunsuppressive und allgemein antientzündliche Effekte. Die Dosis beträgt 50–200 mg/Tag. Als Nebenwirkungen werden Blutbildveränderungen, Magen-Darm-Störungen, Neuritiden und allergische Exantheme angegeben. Besonders zu achten ist auf die dosisabhängige Methämoglobinbildung (Zyanose), besonders bei Patienten mit genetischem Glukose-6-Phosphat-Dehydrogenase-Mangel.

Zytostatika

Als Zytostatika bezeichnet man Chemotherapeutika unterschiedlicher Herkunft, die die Proliferation von Zellen hemmen. Je nach Angriffspunkt können sie entweder einzelne Phasen des Zellzyklus selektiv blockieren oder zyklusunspezifisch den Zellstoffwechsel stören. Das Problem aller Zytostatika ist ihre Toxizität auch gegenüber gesunden Körperzellen, insbesondere gegenüber rasch proliferierenden Geweben (Knochenmark, Dünndarmepithel, Haarmatrix, Hodentubuli). Daher ist die Indikation stets streng zu stellen. Wirkungen und Nebenwirkungen der einzelnen Präparate müssen dem Therapeuten gut bekannt sein, die Dosierung muß individuell erfolgen und jeweils den Gegebenheiten angepaßt werden. Der Patient hat während der Therapie unter ständiger ärztlicher Kontrolle zu bleiben.
Üblicherweise werden die Zytostatika nach ihrer Wirkungsweise und/oder Herkunft eingeteilt; im folgenden sind in der Dermatologie gebräuchliche Präparate kurz zusammengestellt.

Alkylanzien. Sie reagieren mit ihren aktiven Gruppen (Alkylierung) mit der DNS, deren Verdoppelung in der S-Phase des Zellzyklus nachhaltig gestört wird. Zu nennen sind Cyclophosphamid (Endoxan), Chlorambucil (Leukeran), Busulfan (Myleran) und Melphalan (Alkeran). Als Indikation für diese Zytostatika, oft auch in kombinierter Form mit anderen Zytostatika und mit Glukokortikosteroiden, werden maligne Lymphome (Mycosis fungoides), Histiozytose X, aber auch Autoimmunerkrankungen wie Pemphigus Pemphigoid, Wegener-Granulomatose und systemischer Lupus erythematodes angegeben.

Antimetabolite. Sie hemmen selektiv die DNS-Synthese in der S-Phase, indem sie an die Stelle normaler Metaboliten treten und damit falsche Moleküle entstehen lassen. Amethopterin (Methotrexat) wirkt als Antagonist der für die DNS-Synthese erforderlichen Folsäure, die von ihrem Enzym Dehydrofolsäurereduktase verdrängt wird und damit nicht weiter verarbeitet werden kann. Mercaptopurin (Purinethol) wird als falsche Purinbase in die DNS eingebaut, die damit inaktiviert wird. Zur Gruppe der Antimetaboliten gehören auch Cytosinarabinosid (Alexan) und 5-Fluorouracil. Die weiteste Anwendung findet Methotrexat, insbesondere bei bullösen Dermatosen, Dermatomyositis, M. Reiter und mit Einschränkungen bei schweren Psoriasisformen. Bei Überdosierung ist Folsäure (Folsan) bzw. Folinsäure (Leucovirin) ein wirksames Antidot.

Vinkaalkaloide. Vincristin und Vinblastin (Velbe) wirken in der Mitosephase, indem sie die Spindelbildung stören. Indikationen sind maligne Lymphome, Morbus Kaposi und Histiozytose X.

Antibiotika. Einige Antibiotika sind stark zytostatisch wirksam. Sie blockieren in unterschiedlicher Weise die DNS-, RNS- oder Proteinsynthese. Zu dieser Gruppe gehören Actinomycin D, Adriamycin und Bleomycin.

Sonstige Zytostatika. Zu nennen sind Procarbacin (Natulan), Hydroxyurea (Litalir), DTIC (Dacarbacine), Ifosfamid (Holoxan) und cis-Platin (Platinex). Bei allen diesen Präparaten ist die Wirkungsweise bisher nicht zweifelsfrei aufgeklärt.

Immunsuppressiva

Alle Zytostatika wirken durch ihre Einflüsse auf Proliferation und/oder Proteinsynthese auch immunsuppressiv. Bei der zytostatischen Tumortherapie führt dieser Effekt zur unerwünschten Nebenwirkung einer Schwächung der Abwehr von infektiösen Mikroorganismen, wahrscheinlich auch zur Entwicklung von zusätzlichen malignen Tumoren oder Systemerkrankungen (Beispiel: Leberkarzinom nach Methotrexattherapie oder maligne Lymphome nach Endoxanbehandlung). Diese Immunsuppression kann andererseits bei der Therapie von Autoimmunerkrankungen ausgenutzt werden. Bewährt sind besonders Amethopterin (Methotrexat, z.B. bei Pemphigus vulgaris), und das speziell als Immunsuppressivum bewährte Azathioprin (Imurek); Dosierung bei Autoimmunkrankheiten 1–2,5 mg/kg KG tgl., meist 100–150 mg/Tag; starke Dosisreduktion bei gleichzeitiger Gabe von Allopurinol (Zyloric). Die immunsuppressive Wirkung der Glukokortikosteroide wurde bereits erwähnt; anzustreben ist oft eine Kombinationstherapie von Glukokortikosteroiden und Azathioprin bzw. Amethopterin, da sich hierbei eine Dosisreduktion beider Substanzen und damit eine Verminderung der jeweiligen Nebenwirkungen erzielen läßt.

Nichtsteroidale Antiphlogistika

Das älteste und am häufigsten verwendete antientzündliche Präparat ist Acetylsalizylsäure (Aspirin), das ebenso wie das neuere Indometacin (Amuno) die Zyklooxygenase und damit die Prostaglandinsynthese hemmt. Weitere Prostaglandinantagonisten sind die Phenylbutazonverbindungen (Butazolidin, Demoplas, Perclusone, Tanderil). Interaktion besteht mit Cumarinderivaten, deren Gerinnungshemmung verstärkt wird. Kontraindikationen sind in allen Fällen hämorrhagische Diathesen, Magenulzera und die letzten Wochen der Schwangerschaft; bei den letztgenannten Präparaten ist auf Störungen der Hämatopoese, Leber- und Nierenschäden besonders zu achten. Weitere in der Dermatologie verwendete Antiphlogistika mit noch nicht sicher geklärtem Wirkungsmechanismus werden andernorts näher besprochen: Sulfone (DADPS), Chloroquin (Resochin), Hydroxychloroquin (Quensyl), Thalidomid, Goldsalze, Penicillamin (Metalcaptase, Trolovol), Clofazimin (Lampren).

Antihistaminika

Sie wirken infolge ihrer molekularen Ähnlichkeit mit Histamin kompetitiv an den H_1-Rezeptoren der Blutgefäße und glatten Muskulatur. Sie sind oral wirksam; für dringende Fälle stehen i.v. oder i.m. injizierbare Präparate zur Verfügung. Indikationen sind alle juckenden allergisch bedingten Dermatosen, insbesondere die allergische Kontaktdermatitis, Urtikaria und Ekzeme; auch die sonstigen Formen der Atopie wie Heuschnupfen und allergisches Asthma bronchiale.

Die *Nebenwirkungen* sind meist gering. Am wichtigsten ist die bei den verschiedenen Präparaten, aber auch bei den einzelnen Patienten unterschiedliche sedative Wirkung. Sie beeinträchtigt das Reaktionsvermögen im Straßenverkehr unkalkulierbar bei gleichzeitigem Alkoholgenuß oder bei der gleichzeitigen Einnahme von Psychopharmaka. Daneben bestehen anticholinergische, Antiadrenalin- und Antiserotonineffekte, die reversibel Mundtrockenheit, Sehstörungen, Hypotonie, Miktionsbeschwerden und Potenzschwäche zur Folge haben können. Eine antiallergische Wirkung ist nur bei relativ hoher Dosierung zu erwarten, die bis an die Nebenwirkungsgrenze reicht. Aber auch die Plazeboeffekte auf den Juckreiz bei niedriger Dosierung können nützlich sein.

Ein Präparat mit ausgeprägt sedierendem Effekt ist Promethazin (Atosil), Präparate mit gemindertem Sedativeffekt sind Mebhydrolin (Omeril), Clemastin (Tavegil), Dimetinden (Fenistil) und Pheniramin (Avil). Von den weiteren, sehr zahlreichen Handelspräparaten seien genannt: Antistin, Inhibostamin, Metaplexan, Periactinol, Polaronil, Pro-Actidil, Repeltin, Soventol, Synpen, Systral, Teldane und Zaditen. Atosil und Mereprine haben sich in Sirupform bei Kleinkindern bewährt.

Präparate, in denen ein Antihistaminikum mit einer Glukokortikosteroiddosis fest kombiniert ist, mögen die ambulante Therapie erleichtern; ansonsten sollte die individuelle Dosierung beider Pharmaka vorgezogen werden. Derartige Kombinationspräparate sind: Adeptolon, Adeptolon forte, Celestamine, Corto-Tavegil. Einen Coffeinzusatz zum Ausgleich der Sedativwirkung enthalten Soventol C und Systral C; sie kommen daher als Tagesantihistaminika in Betracht.

Antimalariamittel

Chloroquin (Resochin) und Hydroxychloroquin (Quensyl) sollen stabilisierend an den Lysosomen und damit entzündungshemmend wirken.
Indikationen im dermatologischen Bereich sind Lupus erythematodes, besonders die chronische diskoide Form, ferner Lichtdermatosen und – niedrig dosiert – einige Porphyrien, vor allem Porphyria cutanea tarda. Die Dosierung ist bei den einzelnen Krankheitsbildern angegeben, Nebenwirkungen und Kontraindikationen bei der Therapie des Lupus erythematodes chronicus discoides (s.S. 524). Retinopathie läßt sich vermeiden, wenn die Tagesdosis für

Chloroquin mit 250 mg und für Hydroxychloroquin mit 400 mg nicht überschritten wird und alle 4–6 Monate ophthalmologische Kontrollen erfolgen.

Retinoide

Sie leiten sich chemisch vom Vitamin A bzw. der Vitamin-A-Säure ab, zeichnen sich aber bei innerlicher Gabe durch einen besseren therapeutischen Index aus, d.h. das Verhältnis zwischen notwendiger Therapiedosis und Dosis mit toxischen Hypervitaminosesymptomen ist wesentlich günstiger. Derzeit (1983) sind 2 Präparate zur innerlichen Therapie von Dermatosen gebräuchlich: Aromatisches Retinoid (Etretinat) und 13-cis-Retinsäure (Isotretinoin).

Aromatisches Retinoid (Tigason)

Indikationen. An erster Stelle stehen schwere, sonst therapieresistente Formen der Psoriasis, insbesondere psoriatische Erythrodermie, Psoriasis pustulosa generalisata, Psoriasis palmoplantaris und Psoriasis arthopathica. Eine Kombination mit äußerlicher Dithranol-(Cignolin-) und äußerlicher Glukokortikosteroidtherapie sowie Photochemotherapie (PUVA) oder Phototherapie (UV-B) ist oft gut wirksam. Befriedigende Resultate lassen sich auch bei anderen Verhornungsstörungen erzielen, so bei Ichthyosen (Ichthyosis vulgaris, X-chromosomal rezessive Ichthyosis, Erythrodermia ichthyosiformis congenitalis), M. Darier, Pityriasis rubra pilaris, Erythrokeratodermia variabilis, Lichen ruber mucosae, Lichen ruber planus oder oralen Leukoplakien.

Dosierung. Als Tagesdosis wird 0,6–1,0 mg/kg KG empfohlen, maximal 75 mg. Nach Eintritt des Behandlungserfolges oder beim Auftreten von Nebenwirkungen wird die Dosis auf eine Erhaltungstherapie von 0,3–0,6 mg/kg KG reduziert. Die Therapie ist abzusetzen, wenn innerhalb von 4 Wochen keine Besserung oder eine Verschlechterung der Krankheit auftritt; wenn schwere Nebenwirkungen auch nach Dosisreduktion bestehen, Laborkontrollen wesentliche pathologische Werte ergeben, oder wenn schwere interkurrente Erkrankungen auftreten.

Nebenwirkungen. Sie sind dosisabhängig und zeigen sich als reversible, typische Zeichen einer Hypervitaminose A. An Schleimhäuten, Haut und Hautadnexen kommt es zu Exsikkation, Entzündungen und Schuppung; möglich sind Cheilitis sicca, teilweise mit Rhagaden, Mundtrockenheit, trockene Rhinitis und Konjunktivitis, palmoplantare Desquamation, Petechien, Paronychien, telogenes Effluvium (2–4 Monate nach Behandlungsbeginn). Selten sind Kopfschmerzen, Durstgefühl, vermehrtes Frieren und Schwitzen. Die gastrointestinale Verträglichkeit ist dagegen gut. Laborwerte verändern sich nur ausnahmsweise; empfohlen werden Kontrollen des Blutbildes, der Blutfette (Cholesterin, Triglyzeride), der Transaminasen und des Bilirubins.

Patienten mit genetisch bedingten Blutfettstoffwechselstörungen müssen sorgfältig kontrolliert werden. Cholesterin und Triglyceride können rasch auf hohe Werte ansteigen, sinken nach Therapieende auch nur langsam ab und können Hautxanthome verursachen.

Interaktionen. Die gleichzeitige Gabe von Vitamin A und anderen Retinoiden ist zu vermeiden.

Kontraindikationen. Wegen teratogener Wirkungen darf aromatisches Retinoid während der Gravidität keinesfalls eingesetzt werden, bei Eintritt einer Schwangerschaft unter der Therapie sollte eine Interruptio erfolgen. Bei Frauen im fertilen Alter darf das Präparat nur unter sicherer Kontrazeption angewendet werden; wegen der sehr langsamen Elimination von aromatischem Retinoid ist die Kontrazeption noch 24 Monate über das Therapieende hinaus fortzusetzen. Weitere Kontraindikationen sind schwere Leber- und Nierenschäden. Die Anwendung bei Kindern und Jugendlichen ist auf strengste Indikation zu beschränken.

13-cis-Retinsäure (Roaccutan)

Indikationen. Schwere, ansonsten therapieresistente Formen von Acne papulopustulosa, Acne conglobata, Acne fulminans, Aknetetrade, Pyoderma faciale, gramnegative Follikulitis, schwere Rosacea papulopustulosa, Rosacea conglobata und Rhinophym sprechen oft sehr gut auf 13-cis-Retinsäure an. Dabei sind als Wirkungsmechanismen antiinflammatorische Effekte, besonders aber eine deutliche Hemmung der Talgproduktion mit Verkleinerung der Talgdrüsenläppchen um bis zu 90% ihres Ausgangsvolumens anzusprechen. Außer bei Akne und Rosazea kann 13-cis-Retinsäure bei Verhornungsstörungen (z.B. M. Darier), Lichen ruber integumentalis und Lichen ruber erosivus der Mundhöhle versuchsweise eingesetzt werden.

Dosierung. 0,2–2,0 mg/kg KG. Meist wird mit 0,5–1,0 mg/kg KG begonnen; nach 4 Wochen kann die Dosis auf die Hälfte reduziert werden. Die Therapiedauer richtet sich nach dem Ausgangsbefund und dem Ansprechen des Patienten auf 13-cis-Retinsäure (Isotretinoin); 12–20 Wochen gelten als Richtwert. Bei insgesamt niedrigerer Dosierung tritt die Wirkung ebenfalls ein, aber mit deutlicher Verzögerung.

Nebenwirkungen. Wie bei aromatischem Retinoid; kein Haarausfall.

Interaktionen. Keine gleichzeitige Gabe von Vitamin A und anderen Retinoiden.

Kontraindikationen. Bezüglich der Schwangerschaft gilt das beim aromatischen Retinoid Dargestellte: Gravidität ist eine absolute Kontraindikation, ungewollt eintretende Gravidität unter der Einnahme von Isotretinoin eine Indikation zur Interruptio; da das Präparat nicht lange im Körper gespeichert wird, muß die Kontrazeption nach Absetzen der 13-cis-Retinsäure lediglich über mindestens vier Wochen fortgeführt werden.

Psychopharmaka

Es handelt sich um eine chemisch uneinheitliche Gruppe von Medikamenten mit psychotropen Effekten. Neben den Wirkungen auf psychische Funktionen sind aber aus psychiatrischer Sicht gerade die „Nebenwirkungen", wie analgetische, antipruriginöse, antihistaminische, sedativ-hypnotische, sympathiko- und parasympathikolytische Wirkungen, bei der Behandlung dermatologischer Erkrankungen oft besonders wertvoll.

Indikationen. Vor der Anwendung von Psychopharmaka sollte bedacht werden, daß dermatologische Symptome in ganz unterschiedlicher Weise psychogenetisch (mit)erklärt werden können (Tabelle).

Psychosomatische Phänomene werden als Dermatose sichtbar. In erster Linie ist hier kausal eine Psychotherapie indiziert; die Psychopharmakotherapie kann symptomatisch dabei sehr hilfreich sein. Beispiele sind die Krankheiten des Atopieformenkreises (atopisches Ekzem, allergische Rhinitis, allergisches Asthma bronchiale), Psoriasis vulgaris, Urticaria factitia, manche Formen der Urticaria chronica, Pruritus, Artefakte, Phobien, Trichotillomanie.

Psychosen führen zu dermatologischer Begleitsymptomatik, beispielsweise zu Dermatozoenwahn, Luophobie, Karzinophobie, Pruritus sine materia, Glossodynie oder Trichotemnomanie.

Psychovegetative Symptome können sich als Hyperhidrose, Hyperhidrose mit Ekzematisation, Erröten, urtikarieller Dermographismus oder Pruritus manifestieren.

Psychoneurosen können sich ebenfalls hinter Hyperhidrose, Erröten, Pruritus, praktisch sogar hinter jedem, auch eindeutig organischen Symptom verbergen; es handelt sich also um „vorgeschobene" Symptome.

Reaktive psychische Symptome werden durch Dermatosen sekundär induziert, wie Depressionen bei entstellenden Dermatosen (Psoriasis vulgaris, Acne conglobata), bei malignen Tumoren und Systemerkrankungen; Unruhe, Nervosität und Schlaflosigkeit bei stark juckenden Dermatosen. Hier können Psychopharmaka besonders als Ergänzung der speziellen Dermatotherapie wertvoll sein.

Für den Dermatologen sind im wesentlichen drei Gruppen von Psychopharmaka bedeutsam:
– Tranquillanzien,
– Neuroleptika,
– Antidepressiva.

Auf Psycholytika (Halluzinogene), Psychostimulanzien (Pervitin etc.) sowie Psychopharmaka im weiteren Sinne wie Hypnotika und Sedativa (Schlaf- und Beruhigungsmittel) sowie Analgetika kann im folgenden nicht eingegangen werden.

Tranquillanzien (Tranquilizer, Ataraktika, Anxiolytika). Sie besitzen abschirmende, entspannende und angstlösende, daneben meist sedierende Wirkung. Die Schlafbereitschaft wird erhöht, jedoch führen sie auch in hohen Dosen kaum zu Bewußtseinsverlust wie die Hypnotika. Sie haben keinen antidepressiven oder antipsychotischen Effekt. Die Persönlichkeit wird aber verflacht, der Antrieb bis zur Gleichgültigkeit vermindert.

Indikationen. Alle mit Unruhe einhergehenden Zustände, auch kleinere hypochondrische Befürchtungen, Ein- und Durchschlafstörungen bei Juckreiz und/oder Schmerzen, psychovegetative Syndrome mit Hyperhidrose und anderen vegetativen Dysfunktionen, Urticaria factitia und atopisches Ekzem.

Handelspräparate. Das älteste Tranquillans Meprobamat (Aneural, Cyrpon, Miltaun; 0,4–1,0 g tgl.), v.a. aber die zahlreichen Benzodiazepinderivate. Zu nennen sind hier (in Klammern Handelspräparate und mittlere Tagesdosis): Chlordiazepoxid (Librium; 30 mg), Diazepam (Valium; ambulant 3mal 2 bis 3mal 5 mg, stationär maximal 30–60 mg tgl., bei alten Patienten mit niedriger Dosis beginnen), Oxazepam (Adumbran, Praxiten; 10–20, maximal 30 mg tgl.), Lorazepam (Tavor; 3 mg tgl.), Dikaliumclorazepat (Tranxilium; 15–30 mg tgl.). Bromazepam (Lexotanil; 3–6 mg abends) und Opipramol (Insidon; 1- 3mal 50 mg) haben neben der tranquillisierenden auch antidepressive Wirkung. Die Derivate Nitrazepam (Mogadan) und Flurazepam (Dalmadorm) werden nur als Schlafmittel verwendet.

Nebenwirkungen. Am wichtigsten sind die Sedierung und damit eine verminderte Reaktionsfähigkeit im Straßenverkehr mit teilweise langer Nachwirkungsdauer, Schwindel, Muskelrelaxierung, Abnahme der Libido und gelegentlich allergische Exantheme einschließlich Vasculitis allergica oder Purpura chronica progressiva.

Wechselwirkungen. Die gleichzeitige Einnahme von anderen zentral dämpfenden Pharmaka und/oder Alkohol führt zu unkalkulierbarer gegenseitiger Wirkungsverstärkung. Es besteht die Möglichkeit der Entwicklung von Drogenabhängigkeit.

Neuroleptika. Sie reduzieren psychotische Erlebnisproduktionen, Antrieb, Affektivität und Aggressivität. Erregte Patienten werden ruhiggestellt. Gegenüber den Tranquillanzien sind Neuroleptika wesentlich differenziertere Arzneimittel, die einer strengeren Indikation und Überwachung bedürfen.

Handelspräparate. Zu dieser Gruppe gehören Phenothiazinderivate wie Chlorpromazin (Megaphen), Levomepromazin (Neurocil), Triflupromazin (Psyquil), Thioridazin (Melleril), Thioxanthenderivate wie Chlorprothixen (Taractan, Truxal) und sonstige Präparate wie Haloperidol (Haldol) und Sulpirid (Dogmatil). Einige Neuroleptika sind als Antiemetika wirksam; auch finden Neuroleptika Anwendung zur Narkoseprämedikation.

Antidepressiva. Sie werden vornehmlich bei endogenen Depressionen verordnet, sind aber auch als begleitende Therapie bei reaktiven und neurotischen

Tabelle: Psychiatrische Syndrome, die in der Dermatologie häufiger vorkommen, und eine Auswahl indizierter Psychopharmaka. (Nach Beckmann, Vogel und Braun-Falco 1976)

Psychiatrische Syndrome	Dermatologische Symptome (Beispiele)	Erwünschte Wirkung	Pharmakagruppe	Handelspräparate (Beispiele)
Depressives Syndrom Traurige Verstimmtheit Antriebsdefizit, Agitiertheit Schlafstörungen	Mutilationen nach chronischen Dermatosen, Psoriasis, Systemerkrankungen Karzinome, postklimakterische Glossodynie	Eher sedierend	Antidepressiva: Amitriptylingruppe	Laroxyl, Saroten,
		Eher aufhellend	Imipramingruppe	Anafranil, Tofranil
		Eher antriebssteigernd	Desipramingruppe	Notrilen, Pertofran
Hypochondrisches Syndrom Phobien in Verbindung mit Depressionen, Neurosen, Abbauprozessen	Luophobie, Zoophobie, Pruritus sine materia	Sedierend, angstlösend	Tranquillanzien, Antidepressiva mit sedierender Wirkung	Valium, Librium Tavor, Tranxilium Insidon, Limbatril
Paranoides Syndrom Wahnvorstellungen ohne Einsicht	Dermatozoenwahn, Trichoternnomanie, wahnhafte Luo- oder Karzinophobie	Antipsychotisch und wenig sedierend	Neuroleptika	Haldol, Triperidol
		Stark sedierend		Neurocil, Taxilan
Schlafstörungen organischer Genese, psychogen (neurotisch), bei verschiedenen Irritationen (Juckreiz), bei Psychosen	Juckreiz, Schmerzen	Beseitigung von: Einschlafstörungen	Hemineurin (evtl. Koffein)	Distraneurin (Coffeinum 0,05–0,1)
		Durchschlafstörungen	Chloralhydrat, Paraldehyd, Neuroleptika	Chloraldurat Haldol (niedrig dosiert), Doriden
		Ein- und Durchschlafstörungen	Tranquilizer	Valium, Mogadan, Dalmadorm
Psychovegetatives Syndrom Dysregulation im vegetativen Nervensystem, vorwiegend im Herzkreislauf-, Verdauungs-, Urogenitalsystem und in der Haut	Hyperhidrose, Urticaria factitia, atopisches Ekzem	Allgemein stabilisierend	Tranquilizer	Librium, Insidon Limbatril
		Eher sympathikolytisch	Tranquilizer β-Blocker	Librium, Dociton
		Eher parasympathikolytisch	Tranquilizer Sekalealkaloide	Librax Belladenal, Bellergal
Sexualstörungen	Ejaculatio praecox	Libido- und potenzsenkend, sympathiko- und parasympathikolytisch	Tranquilizer	Melleril, Librium
	Hypersexualität	Libido- und potenzsenkend, fertilitätseinschränkend	Antiandrogene	Androcur
	Impotenz	Libido- und potenzsteigernd	Androgene Yohimbin	Proviron, Tonol
Terminale Zustände Depressionen, Angst, Panik, Agitiertheit	Karzinosen, schwere bullöse Dermatosen, Kollagenosen	Antidepressiv	Antidepressiva	Laroxyl, Saroten
		Anxiolytisch	Tranquillanzien	Tavor, Tranxilium
		Stark sedierend	Neuroleptika	Melleril, Neurocil

Depressionen sehr hilfreich. Ihr Einsatz ist zu erwägen, wenn mindestens zwei der nachfolgenden Symptome vorhanden sind:

- endogene (grundlose) oder reaktive (verstehbare) traurige Verstimmung,
- Antriebslosigkeit, Konzentrationsunfähigkeit, Ängstlichkeit oder Unruhe und Getriebenheit,
- Vitalstörungen wie Druck- und Spannungsgefühl in bestimmten Körperregionen,
- Tagesschwankungen der genannten Symptome mit meist abendlicher Besserung,
- Schlafstörungen, meist in Form eines frühzeitigen Erwachens mit der Unfähigkeit, wieder einzuschlafen.

Wichtig ist in solchen Fällen Kooperation mit dem Psychiater.

Handelspräparate. Die wichtigsten Präparate sind den sog. trizyklischen Antidepressiva zuzuordnen. Die stimmungsaufhellende Wirkung steht im Vordergrund bei Imipramin (Tofranil; einschleichend ambulant 25–100 mg/Tag, evtl. ansteigend auf 200 mg/Tag, dann langsam senkend auf 50–150 mg/Tag) und Chlomipramin (Anafranil; 20–150 mg/Tag). Präparate mit eher antriebssteigernder, hemmungslösender Wirkung sind Desimipramin (Pertofran), Nortryptilin (Nortrilen) und Protryptilin (Maximed). Antidepressiva mit psychomotorisch dämpfender Wirkung sind Amitryptilin (Laroxyl, Tryptizol, Saroten) und Doxepin (Aponal, Sinquan).

Physikalische Therapie

Zur Behandlung mit Kälte, Wärme, Elektrizität, Licht, Ultraschall und ionisierender Strahlen gehört viel Erfahrung. Teilweise ist eine Spezialausbildung erforderlich, um sachgemäßes Verhalten zu gewährleisten.

Kälte

Kalte Kompressen. Umschläge mit 20- bis 30%igem Alkohol (Äthanol) werden selten angewandt. Feuchte Umschläge mit kaltem Leitungswasser über Waden und/oder Unterarmen, 3mal je 10 min, sind gut geeignet, um pyretische Temperaturen zu senken.

Eisbeutel. Er wird bei Kontusionen, postoperativen Schwellungen und entzündlichen Ödemen (Bienen- und Wespenstiche) angewandt. Der bei Polychemotherapie induzierte Haarausfall, vorwiegend durch Adriamycin, kann durch Eisbeutelkappen im Kapillitiumbereich während der ersten halben Stunde der Infusionen deutlich reduziert werden (Soukop 1978). Mit Vorsicht sollten Eisbeutel im Genitalbereich, besonders in Hodennähe, appliziert werden.

Kohlensäureschnee. Die früher weitverbreitete Gefrierbehandlung, bei der Kohlensäure (CO_2) aus einer mit ihrer Öffnung nach unten in einem Dreifuß stehenden „Kohlensäurebombe" in einen Lederbeutel einströmt und der trocken-weiße Kohlensäureschnee zum Gebrauch am Patienten mit einem Stempel fest in eine Hülse oder in ein Reagenzglas gefüllt wird, ist heute weitgehend aufgegeben worden. Der Grad der reaktiven Entzündung hängt von der Stärke des Druckes auf die Haut und von der Dauer der Einwirkung ab. Eine Anwendung für 6–10 s führt zu einer weißgefrorenen Platte und nachfolgender entzündlicher Rötung und Schwellung, eine etwa 15–20 s lange Applikation führt zur Blasenbildung. Bei Zeiten über 40–60 s können unter Depigmentierung abheilende Nekrosen entstehen.

Kohlensäureacetonschnee. Kohlensäureschnee wird mit Aceton gemischt und mit einem Wattestäbchen kurzfristig unter Wischen aufgetragen. Die Kälteeinwirkung ist geringer als durch Kohlensäureschnee.

Indikation. Lupus erythematodes chronicus discoides, entzündliche Knoten bei Akne oder Rosazea.

Tabelle: Kühlmittel zur Kühlbehandlung/Kryochirurgie

Substanz	Siedepunkt (°C)
Äthylchlorid	+ 12,2
Freon 114	+ 3,8
Freon 12	− 29,8
Freon 22	− 41,0
Kohlendioxid (Sublimationstemperatur)	− 78,5
Stickoxid	− 89,5
Flüssiger Stickstoff	−195,6

Flüssiger Stickstoff. Dieser kann direkt auf die Haut aufgetragen werden, indem Wattestäbchen in ein mit flüssigem Stickstoff gefülltes Dewar-Gefäß getaucht und dann unter leichtem Druck für wenige Sekunden auf die Haut gehalten werden. Die Einwirkungszeit schwankt je nach der angestrebten Reaktion, der Körperstelle (Handrücken, Fingerinnenseite, Handfläche, Fußsohle) und dem Alter des Patienten zwischen 3 und etwa 50 s. Nach 1–2 Tagen entsteht eine Blase mit Abhebung des Herdes. Diese Kryonekrose tritt bei minimalen Temperaturen von −25° C auf. Moderne Geräte für die Praxis erlauben das Besprühen der zu behandelnden Hautstelle mit flüssigem Stickstoff.

Die indirekte Übertragung der Kälte auf die Haut durch geschlossene Systeme ist heute eine bevorzugte Methode. Der flüssige Stickstoff strömt dabei aus einem Behälter, der je nach Größe für 8–36 h gefüllt bleibt, durch ein Schlauchsystem in einen metallenen Applikator. Dieser kann ausgewechselt werden und wird als Scheibe, Zylinder, Kugel oder Stift, je nach Anwendungsweise, angeboten. Modelle sind beispielsweise Cry-owen (Alcon-Pharma, Freiburg) oder C-76 (Frigitronics). Größere Tumoren wie Basaliome müssen im ganzen Tumorbereich und darüber hinaus in einer mindestens 5 mm breiten Sicherheitszone eingefroren werden. Zur Kontrolle werden Mikrothermoelemente in Nadelform in und um den Tumor, besonders zur Tiefe hin, plaziert, um sicherzustellen, daß überall Temperaturen von −25 bis −35° C erreicht werden. Einfrieren, Auftauen und erneutes Einfrieren der Tumoren wird in einer Sitzung in Lokalanästhesie ambulant vorgenommen. Bei entsprechender Beherrschung aller Regeln (Indikation, technische Durchführung) sind die Ergebnisse der Kryochirurgie bei der Behandlung von Basaliomen ebenso gut wie bei anderen Verfahren (chirurgisches Vorgehen, Röntgenbestrahlung), mit etwa 3–5% Rezidiven.

Hautveränderungen, die bei richtiger Indikationsstellung mit flüssigem Stickstoff behandelt werden können. (Nach Zacarian 1973)

Dermatosen

Akne
Chondrodermatitis nodularis chronica helicis
Condylomata acuminata
Dermatofibrom
Diskoider Lupus erythematodes
Dorsalzysten
Filiforme Hautanhänge
Folliculitis nuchae sclerotisans
Granuloma pyogenicum
Hämangiome, kutane kavernöse
Hypertrophische Aknenarben
Keratoakanthom
Larva migrans
Lineare Nävi
Lymphangiom
Molluscum contagiosum
Mosaikwarzen
Plantarwarzen
Porokeratosen, verschiedene Formen
Seborrhoische Warzen
Spidernävi
Trichoepitheliome
Verrucae planae juveniles
Verrucae vulgares

Präkanzerosen und Hautkrebse

Aktinische Keratosen
Arsenkeratosen
Basaliom
Cornu cutaneum auf aktinischer Keratose
Lentigo maligna

Wärme

Die örtliche Anwendung von Wärme kommt hauptsächlich als Maßnahme zur Rückbildung oder Einschmelzung örtlicher entzündlicher Gewebsreaktionen in Frage. Die in das entzündete Gebiet geleitete Wärme (Leitungswärme) erzeugt eine aktive Hyperämie, wirkt resorptionsfördernd, erhöht über eine gesteigerte Durchblutung die Sauerstoffzufuhr und wirkt oft schmerzstillend.

Heiße Kompressen. Die Wärme kann großflächig, z.B. an einer Extremität, zugeführt werden.

Indikation. Neuralgien, Furunkel, tiefe Trichophytie.

Kataplasmen. Sie sind leichter in der Anwendung als Fangopackungen (Fango-Paraffin-Conzen-Packungsmasse in Tafeln mit Mehrfachfolie, Fangotherm-Wärmepackung); Leinsamen-, Kartoffel- oder Sandsäckchen; Paraffinpackungen, Ölwatteumschläge, Thermophore, Heizkissen oder antiphlogistische Pasten, die warm angewandt werden können (Enelbin-Paste).

Indikation. Furunkel, Neuralgien, Arthrosen, chronische Arthritiden.

Strahlungswärme. Sie wird durch Wärmestrahlung (Infrarot) abgebende elektrische Lampen (Sollux) appliziert.

Indikation. Furunkel, Karbunkel, schlecht heilende Wunden, Neuralgien und tiefe Trichophytie.

Diathermie und Kurzwellen. Zur direkten Durchwärmung tiefer gelegener Gewebspartien eignen sich hochfrequente Wechselströme (Wellenwärme). Zur Durchwärmungsbehandlung werden Kurzwellengeräte (Röhrensender mit Kurzwellen zwischen 3 und 15 m) benutzt, da eine besonders gleichmäßige und intensive Tiefenwirkung erzeugt wird. Die Dosierung ist individuell vorzunehmen und darf nur zu einem subjektiv angenehmen Wärmegefühl, nicht aber zu Schmerzempfindungen führen.

Indikation. Neuralgien nach Zoster, Furunkel, Karbunkel, Hidradenitis-suppurativa-artige Entzündungen der Achselhöhlen, Pernionen und Erythema induratum (Bazin).

Dermabrasion [Kromayer 1905, Schreus 1950]

Definition und Technik. Abtragen der oberflächlichen Hautschichten durch hochtourige Schleifgeräte zur Korrektur von Narben, Beseitigung von Fibroangiomen, Nävi, Pulvereinsprengungen und Tätowierungen.
Kromayer hat die Methode der mechanischen Fräsung kosmetisch störender Hautveränderungen in die Dermatologie eingeführt. Ursprünglich wurden zahnärztliche Bohrmaschinen benutzt. Die niedrige Umdrehungszahl war nachteilig, ebenso die notwendige Härtung der Haut durch die gleichzeitige Vereisung. Rotationsinstrumente mit hohen Umdrehungszahlen wurden von Schreus eingeführt und werden heute benutzt (>30000 Umdrehungen/min). Moderne Geräte sind durch Fußbedienung stufenlos verstellbar.
Die Schleifkörper sind Metall-, Diamant-, Rubin-, Draht- oder Kunstfaserbürsten oder entsprechende Zylinderköpfe. Verschieden große und unterschiedlich geformte Schleifkörper werden je nach der Lokalisation der zu behandelnden Hautveränderung, der Art der Dermatose und den persönlichen Erfahrungen des Operateurs ausgewählt.
Hochtouriges Schleifen der Gesichtshaut wird fast stets in Vollnarkose durchgeführt, insbesondere um durch ungewollte Bewegungen des Patienten während der Operation Verletzungen zu vermeiden. Dermabrasion von Tätowierungen an Extremitäten oder umschriebenen Gesichtspartien wird in örtlicher Betäubung vorgenommen. Die Haut wird in der zu fräsenden Partie straff gespannt und vorsichtig Schicht

um Schicht bis zur Epidermis-Korium-Grenze abgetragen; tieferes Schleifen führt zu permanenten Narben.

Haare und Operationstücher müssen aus dem zu schleifenden Gebiet ferngehalten werden; Tupfer sollten nicht benutzt werden, damit die Fräse diese nicht erfaßt und mitreißt, wodurch es zu unangenehmen Verletzungen kommen kann. Abdecken der diffus blutenden Wundfläche durch fett- oder antibiotikahaltigen Tüll (Sofra-Tüll, Fucidine), so daß das Wundsekret durch die Gittermaschen abfließen kann. Der erste Verbandswechsel erfolgt nach 2–4 Tagen.

Indikation

Akne- und Unfallnarben. Für optimale Ergebnisse sind oft 2 oder mehr Schleifbehandlungen notwendig.

Pulvereinsprengungen (Feuerwerkskörper, Industrieverletzungen) und *Schmutztätowierungen.* Diese sollten innerhalb von (2–20) Tagen nach dem Unfall behandelt werden, wobei sich eine abgewandelte Technik bewährt hat, bei der anstelle des hochtourigen Fräsgerätes eine Bürstenbehandlung (Nylon-, Zahnbürste) und 0,1% Oxyzyanatlösung benutzt wird.

Nävi. Abtragen einzelner Nävuszellnävi oder Fräsen von kongenitalen Riesennävi bei Kleinstkindern, oft in mehreren Sitzungen.

Rhinophym. Abtragen der Bindegewebs- und Talgdrüsenhyperplasien zunächst mit dem Skalpell oder Einmalrasiermesser, anschließend Nachmodellierung mit der hochtourigen Fräse.

Fibroangiome bei Morbus Pringle; oft ist eine erneute Fräsung nach 2–3 Jahren wegen der Rezidivneigung erforderlich.

Varia. Je nach Einstellung des Operateurs und Beherrschung der Technik können seborrhoische Warzen, Mollusca contagiosa, Naevi verrucosi, Schmucktätowierungen und viele andere Hautveränderungen gefräst werden.

Narbenkorrekturen (Akne-, Unfallnarben) sollten auf das Gesicht beschränkt bleiben, und zwar auf das Gebiet zwischen Haaransatz, Ohrmuschel und Kieferwinkel, da alle übrigen Hautpartien zu keloidiformen postoperativen Narbenbildungen neigen können. Es sollte also nicht am Hals oder am Rumpf hochtourig gefräst werden. Die Patienten müssen besonders sorgfältig vor jeder geplanten Fräsung über die therapeutischen Möglichkeiten, die zu erwartenden Operationsergebnisse, Nebenwirkungen und absolute Kontraindikationen aufgeklärt werden. Im geschliffenen Hautareal kommt es häufig zu bleibenden Hypopigmentierungen, während die Grenze zur nicht geschliffenen Haut oft hyperpigmentiert. Patienten sollten nach einer Fräsung in lichtexponierten Hautarealen Lichtschutzmittel anwenden und Sonnenexpositionen meiden.

Manche Patienten neigen zu keloidiformen Narbenbildungen, weshalb ein Probeschliff vor jedem größeren Eingriff empfohlen wird. Die Erwartungen vieler Patienten sind oft unbegründet hoch, so daß die Behandlungsergebnisse nicht zu optimistisch dargestellt werden sollten.

Elektrizität

Elektrische Ströme werden in verschiedener Weise in der Dermatotherapie eingesetzt.

Gleichstrom findet Anwendung bei Elektrolyse, Iontophorese und Glühkaustik (Galvanokaustik).

Elektrolyse. Die Kathode wird in Form einer feinen Nadel in die zu behandelnde Veränderung eingestochen, während die Anode vom Patienten in eine Hand genommen oder an einer anderen Körperstelle großflächig angebracht wird. Gleichstrom wird allmählich steigernd auf 0,5 bis höchstens 2,0 mA eingeschaltet. Die Dauer der Anwendung reicht von Sekunden bis zu 1 oder 2 min, je nach Grundausstattung der Geräte und der Art der zu behandelnden Läsion. Während an der der Haut breit aufliegenden Anode wegen der geringen Stromstärke keine Wirkung eintritt, kommt es an der spitzen Kathode zu einer chemischen Zerlegung der gewebseigenen Elektrolytflüssigkeiten mit weißlicher Gewebsfärbung und Entwicklung von Wasserstoffbläschen. Nach 8–12 Tagen trocknen die behandelten Herde (z.B. Warzen) ein und fallen ab.

Indikation. Dauerepilation bei Hypertrichose, Verödung von Teleangiektasien und Naevi aranei, Entfernung von Warzen und kleinen Fibromen.

Kata-, Ionto- oder Elektrophorese. Zwei flächige Elektroden werden verwendet, um wassergelöste Medikamente durch Ionenwanderung in die Haut einzuschleusen. Die Polung der Elektroden ist abhängig von der chemischen Natur der einzubringenden Medikamente. Bei der *Iontophorese zur Behandlung der Hyperhidrosis manuum et pedum* (Levit 1968) wird Gleichstrom (15–20 mA) mittels Wasserbädern (Leitungswasser) durch beide Hände oder beide Füße geleitet, wobei zwei getrennte oder ein gemeinsames Becken verwendet werden können.

Jede Sitzung dauert 20–30 min. Nach 5–10 Behandlungen tritt Anhidrose ein, mit besserer Wirkung an der Anode.

Der Mechanismus der Iontophorese ist unbekannt. Es kommt nicht zu einer Okklusion der ekkrinen Schweißdrüsenausführungsgänge. Wahrscheinlich beruht die Anhidrose auf neuralen Mechanismen.

Die Wirkung hält Tage bis Wochen an. Nebenwirkungen sind nicht bekannt geworden.

Galvanokaustik. Synonyme: Glühkaustik, Elektrokauterisation. Die *Glühkaustik* darf nicht mit Elektrochirurgie verwechselt werden, von der sie weitgehend abgelöst worden ist. Bei Glühkaustik werden feine Drähte, Drahtschlingen, Nadelspitzen oder schmale Klingen durch Gleichstrom bis zum Rotglühen angeheizt (Ohm-Widerstand des Metalls) und die zu behandelnde Hautläsion damit ausgebrannt. Die Gewebszerstörung findet durch Überleitung von einem heißen auf einen kalten Körper statt. Bei der Verkohlung des Gewebes entwickeln sich nach verbranntem Fleisch riechende Dämpfe. Die Blutstillung ist sehr gut: Abheilung nach Demarkierung des Wundschorfs nach 2–4 Wochen.

Indikation. Seborrhoische Warzen, aktinische Keratosen, Verrucae vulgares, kleine Angiome.

Elektrochirurgie

Hochfrequenter Wechselstrom kommt als Diathermiestrom bei elektrochirurgischen Maßnahmen zur Anwendung. Gewebe wird entfernt oder zerstört, indem elektrische Energie infolge des Gewebswiderstandes in Wärme umgewandelt wird. Elektrokauterisation (Glühkaustik) darf nicht mit Elektrochirurgie (chirurgische Diathermie) verwechselt werden. Bei der Elektrochirurgie ist die an der konzentrierenden Elektrode auftretende Energie so groß, daß Gewebe damit fulguriert, desikkiert, koaguliert oder zerschnitten werden kann. Der Grad der Gewebszerstörung hängt von der Oszillation und der Stromstärke ab: Eine gut gedämpfte Oszillation führt zu ausgiebiger Gewebsdestruktion und zu guter Blutstillung, schneidet aber nicht. Eine völlig ungedämpfte Oszillation zerstört kaum Gewebe, stillt eine Blutung kaum, schneidet aber sehr gut.

Elektrokoagulation. Eine großflächige, inaktive Elektrode wird in Form einer großen Metallplatte am Arm oder Bein des Patienten befestigt. Im Bereich der aktiven kugeligen, spitzen oder ovalen Operationselektrode kommt es ohne Erhitzung (*Kaltkaustik*) durch Entwicklung von Widerstandswärme über umschriebene Hitzewirkung zur Verkochung (Weißwerden) des Gewebes (Elektrokoagulation), bei längerer Einwirkung auch zur Verkohlung. Die Koagulation des Gewebes führt sofort zur Blutstillung. Die kombinierte Anwendung („Schichtung") von Elektrokoagulation und Kürettage mit einem scharfen Löffel, beispielsweise in Form von 2- bis 3maliger Elektrokoagulation, mit jeweils nachfolgendem Abkratzen des nekrotischen Gewebes, hat sich zum Abtragen größerer Herde (seborrhoische Warzen, Basaliome) bewährt. Dieses Verfahren hat die Galvanokaustik (Glühkaustik) weitgehend verdrängt.

Indikation. Warzen aller Art, Fibrome, Granuloma pediculatum, kleine Nävi, Xanthelasmen, senile Angiome, aktinische Keratosen, kleine Basaliome, Teleangiektasien, Naevi aranei, Dauerepilation.

Elektrotomie. Durch Erhöhung der mA-Einstellung und dadurch erzielter größerer Stromdichte kann mit messerartigen oder schlingenförmigen Elektroden (Drahtschlinge nach Wucherpfennig) das Gewebe an der Schnittfläche rasch getrennt werden, ohne daß es zu einer Erwärmung oder Zerstörung der Gewebsumgebung kommt. Eine großflächige Blutstillung ist damit nicht möglich; die Methode eignet sich aber gut zur Durchtrennung von Blutgefäßen. Vorteilhaft ist die sofortige Blutstillung der durchtrennten Gefäße, wodurch eine lymphogene oder hämatogene Verschleppung von Bakterien oder Geschwulstanteilen vermieden wird.

Indikation. In der operativen Beseitigung von malignen Hauttumoren, bei Durchtrennung von Blutgefäßen während einer Operation, Abtragen von Granuloma pediculatum, Inzision von Karbunkeln.

Elektrodesikkation. (Elektrofulguration (fulgur = Blitz). Während bei der Elektrokoagulation und Elektrotomie Hochfrequenzstrom bipolar zum Einsatz kommt, beruht die Elektrodesikkation auf monopolarer Anwendung. Hier wird lediglich mit einer Elektrode gearbeitet. Eine zweite Elektrode (Oudin-Spule) wird an die Primärspule angeschlossen (d'Arsonval-Spule). Typisch sind die relativ hohe Spannung (2000–5000 V), die niedrige Stromstärke (100–150 mA) und die hohe Frequenz (0,5–1 MHz). Von der Desikkationsnadel oder -kugel fließt, wenn diese ganz nahe an die Hautveränderung gebracht wird, ein feiner Funkenstrom über, durch den eine sehr oberflächliche Koagulation zu erreichen ist. Da diese über eine rasche Dehydratation zustande kommt, spricht man von Desikkation. Bei der Elektrofulguration wird die Fulgurationsnadel oder -kugel sehr nahe an die Haut gehalten; bei der Elektrodesikkation berührt die Elektrode das zu behandelnde Gewebe. Dieses verfärbt sich schnell weißlich, der entstehende trockene oberflächliche Schorf stößt sich ohne Narbenbildung nach 1–2 Wochen ab. Eine antiseptische Nachbehandlung erübrigt sich ebenso wie meistens eine Lokalanästhesie. Gelegentlich kann sich infolge der Zerstörung von Melanozyten eine bleibende Depigmentierung entwickeln.

Indikation. Naevi spili, aktinische Keratosen, seborrhoische Warzen, Lentigo-senilis-artige seborrhoische Warzen, Verrucae planae juveniles, Xanthelasmen.

Vorsichtsmaßnahmen bei Galvanokaustik und Elektrochirurgie

- Beachtung der Anwendungsvorschriften des Herstellers.
- Beachtung der Sicherheitsvorschriften des Technischen Überwachungsvereines (TÜV).
- Erdung des Gerätes überprüfen.
- Brüchige äußere Kabel oder defekte Anschlüsse beseitigen.
- Vermeidung von Explosion durch Benutzung nichtexplosiver Anästhetika.
- Vermeiden von Bränden durch Beseitigung aller brennbaren Desinfektionsmittel an der Haut des Patienten und in Tupfern (Alkohol).
- Vermeiden von Bränden durch Entflammen von brennbarem Gewebe (Mulltupfer, Abdecktücher, Kleidung des Patienten).
- Herzschrittmacherpatienten sind Risikopatienten und dürfen mit dieser Methode nur bedingt behandelt werden. Schrittmacher können durch die Elektroanwendung außer Betrieb gesetzt werden.

Licht

Als Licht wird der für das menschliche Auge sichtbare Bereich des Spektrums elektromagnetischer Strahlung bezeichnet. Oft werden auch die angrenzenden Abschnitte mit kürzeren (UV-Strahlung) oder längeren Wellenlängen (Infrarotstrahlung) als Licht bezeichnet.

Physikalisch gesehen handelt es sich um elektromagnetische Strahlungsenergie. Die elektromagnetische Strahlung kann in Wellenlängen angegeben werden.

Tabelle: Elektromagnetisches Spektrum

Bereich	Wellenlänge (nm)
UV-Strahlung	200–400
UV-C	200–280
UV-B	280–320
UV-A	320–400
Sichtbares Licht	400–780
Infrarotstrahlung	780–1000

Natürliche Lichtquellen

Die Sonne liefert an der Erdoberfläche je nach Tageszeit, Jahreszeit, geographischer Breite, Höhe über dem Meeresspiegel, Bewölkungszustand und indirekter Streustrahlung (Wasser, Sand, Schnee) eine unterschiedliche Globalstrahlung.

In der Dermatologie wird der UV-Anteil zu therapeutischen Zwecken angewandt.

Heliotherapie. Dabei wirkt das erythemauslösende UV-B-Licht oft als begrenzender Faktor für die Anwendungsdauer.

Heliothalassotherapie. Sonnen-Meeresklima-Therapie, bei der die Aerosole des Salzwassers, UV-A, UV-B und Wärmestrahlung zusammenkommen.

Indikation. Akne, atopisches Ekzem, andere Ekzeme, Psoriasis, Parapsoriasisformen, Mycosis fungoides.

Künstliche Lichtquellen

Verschiedene Lichtquellen mit sehr unterschiedlichem Emissionsspektrum stehen zur Verfügung.

Gasentladungsstrahler. Das Emissionsspektrum besteht aus einzelnen Banden (Linienspektrum).

Leuchtstoffröhren. Sie enthalten verschiedene Gasfüllungen (oft Quecksilberdampf) und unterschiedliche Beschichtungen der Innenwand. Das Emissionsspektrum kann innerhalb verschiedener Bereiche modifiziert und als UV-B- oder UV-A-Strahler eingesetzt werden. Viele Leuchtstoffröhren enthalten noch UV-C-Anteile. UV-C-Strahlung verursacht eine Keratokonjunktivitis und zerstört Einzeller.

Quecksilberdampflampen. Sie gelten als wichtige UV-Strahlungsquellen.

Quecksilberniederdrucklampen. In der Dermatotherapie werden sie kaum benutzt. Wegen einer starken bei 254 nm liegenden Bande dienen sie als Entkeimungslampen.

Quecksilberhochdrucklampen. Sie sind häufig benutzte UV-Strahler. Viele „Höhensonnen" haben einen solchen Brenner; die UV-C-Strahlung wird meist durch das Röhrenglas absorbiert. Die früher gebräuchliche, wassergekühlte Kromayer-Lampe zur Druck- oder Kompressionsbestrahlung enthielt als Brenner eine Quecksilberhochdrucklampe.

Quecksilberhöchstdrucklampen. Sie werden als Brenner in einzelnen zur Diagnostik eingesetzten Geräten benutzt (Monochromatoren).

Quecksilberhochdrucklampen mit Metallhalogenidzusätzen. Durch verschiedene Metallzusätze (beispielsweise Eisen) werden bestimmte Linien verstärkt (z.B. im UV-A-Bereich). In vielen modernen Bestrahlungsgeräten sind sie enthalten.

Wood-Lampe. UV-A-reicher Brenner (meist eine Quecksilberhochdrucklampe) mit speziellen Filtern. Sie dient zur Diagnostik von Erythrasma, Mikrosporie, Depigmentierung bei tuberöser Sklerose oder Vitiligo.

Tabelle: Meßgrößen und Abkürzungen gebräuchlicher Maßeinheiten. (Mod. nach Lischka und Jung 1979)

Frequenz einer Strahlung	Hz	Hertz
Zeit	s	Sekunde
Länge	m	Meter
	mm	Millimeter (10^{-3} m)
	µm	Mikrometer (10^{-6} m)
	nm	Nanometer (10^{-9} m)
	Å	Ångström (10^{-10} m)
Strahlungsleistung *Synonyme:* Strahlungsfluß, Energiestrom, Strahlungsenergie pro Zeit	W	Watt
Strahlungsenergie *Synonyme:* Strahlungsmenge, Quantität der Strahlung	Ws	Wattsekunde (Joule)
	J	Joule (Wattsekunde)
	erg$^+$	10^{-7} Joule
	eV	Elektronenvolt ($1,6 \cdot 10^{-19}$ Joule)
Strahlungsenergiefluß *Synonyme:* Dosis, Strahlungsenergie pro Flächeneinheit	J/m^2	Joule/Quadratmeter
	mJ/cm^2	Millijoule/Quadratzentimeter
	Ws/m^2	Wattsekunden/Quadratmeter
	mWs/cm^2	Milliwattsekunden/Quadratzentimeter
Strahlungsintensität *Synonyme:* Energieflußdichte, Bestrahlungsstärke, Strahlungsleistung pro Fläche	W/m^2	Watt/Quadratmeter
	mW/cm^2	Milliwatt/Quadratzentimeter
	J/s·m^2	Joule/Sekunde ·Quadratmeter

Edelgasentladungslampen. Sie sind mit Argon, Krypton, Neon oder Xenon gefüllt und senden ein annähernd kontinuierliches Spektrum aus. Das Licht der Xenonlampe ähnelt weitgehend dem Spektrum des Sonnenlichtes. Xenonlampen dienen als Lichtquellen in Monochromatoren oder Testgeräten zur Überprüfung der Lichtempfindlichkeit (Solarsimulator).

Laser

Historisches. Einstein beschrieb 1917 den das Laserprinzip ausmachenden Effekt der stimulierten Emission; weitere theoretische und physikalische Grundlagen wurden von Schawlow und Towns, sowie von Prokhorov und Basow 1950 entwickelt. Maiman setzte 1960 erstmals einen Laser in Betrieb.

Tabelle: Gebräuchliche Laser in der Medizin

Lasertyp	Wellenlänge (nm)
CO_2-Laser	10 600
Nd : YAG-Laser (Neodymium : Yttrium Aluminium Garnet)	1 060
Rubin-Laser	694
Ar-Laser (Argon-Laser)	488–514
He-Ne-Laser (Helium-Neon-Laser)	633
Krypton-Laser	647

Physikalische Grundlagen. Der Terminus Laser ist eine Abkürzung für „*l*ight *a*mplification by *s*timulated *e*mission of *r*adiation". Durch stimulierte Emission von Strahlung findet eine Lichtverstärkung statt. Beim Durchlauf eines Lichtquants durch verschiedene Substanzen wird die Emission eines weiteren Lichtquants derselben Wellenlänge erzwungen (stimuliert oder induziert). Solche Substanzen bilden das sog. aktive Medium eines Lasers. Dieses kann ein Festkörper (Rubinkristall), eine Flüssigkeit (Farbstofflösung Rhodamin 6 G) oder ein Gas (Argon, Krypton, CO_2) sein.
Laserlicht ist streng monochromatisch (zeitliche Kohärenz). Die Linienbreite eines He-Ne-Lasers beträgt beispielsweise nur 0,002 nm. Die von einem Laser emittierten Lichtquanten laufen nahezu parallel und schwingen im gleichen Takt (räumliche Kohärenz). Laserlicht kann durch Linsen gebündelt werden, wodurch hohe Leistungsdichten zustande kommen. Mit gebündeltem Licht eines CO_2-Lasers von 50 W Ausgangsleistung läßt sich Granit verdampfen.
In der Medizin werden Laser zur Koagulation und zum Schneiden beziehungsweise Verdampfen von Gewebe eingesetzt.

Bestrahlungsbedingungen. Sie setzen sich zusammen aus Laserleistung P am Behandlungsort, dem Strahlendurchmesser (Auftrefffläche A) und der Bestrahlungszeit t. Daraus ergibt sich die Leistungsdichte oder Intensität $I = \frac{P}{A}$, gemessen in W/cm^2, und die Energiedichte oder Bestrahlungsdosis D zu $D = I \cdot t$, gemessen in J/cm^2 (1 J = 1 Ws).

Anwendungsgebiete. In der Dermatologie werden CO_2-, Nd-YAG- und Argon-Laser hoher Leistung für chirurgische Eingriffe verwendet. Zur Koagulation von Blutgefäßen eignen sich im Bereich mittlerer Leistung oder Impulsenergie der Argon-Laser und der Rubinimpuls-Laser. Argon-, CO_2- und Nd-YAG-Laser stehen als „Lichtskalpell" für chirurgische Eingriffe zur Verfügung. Der Argon-Laser eignet sich wegen der hohen Absorption seiner Strahlung im Blut zu einer relativ gezielten Koagulation von im Korium liegenden Blutgefäßen. Das Erhitzen und damit die Schädigung von Blutgefäßen ist z.B. in einem Naevus flammeus etwa 3mal stärker als beim Kollagengewebe. Ähnlich wie bei chirurgischer Anwendung wird der Laserstrahl über einem Lichtleiter auf die zu behandelnden Flächen gebracht, nur ist er hierbei nicht fokussiert, sondern auf etwa 2 mm Durchmesser aufgeweitet. Durch kurzzeitige Impulse wird die Haut bis zur Denaturierung aufgeheizt, und dabei werden die Blutgefäße koaguliert.

Indikation. Angiektatische Nävi (Naevus flammeus; plane, tuberöse und tuberonodöse Angiome), essentielle Teleangiektasien, Spidernävi, Angiofibrome, eruptive Angiome, Angioma serpiginosum; zirkumskripte Hämatolymphangiome; Schmutz- und Schmucktätowierungen; Condylomata acuminata und Verrucae vulgares.

Lichtdiagnostik

Lichtempfindlichkeit. Sie bezieht sich auf den UV-C-, UV-B-, UV-A-Bereich, aber auch auf das sichtbare Licht. Angabe in *M*inimaler *E*rythem-*D*osis (MED) in J/cm^2 (MED-UV-C; MED-UV-B; MED-UV-A). Diese wird durch die sog. Lichttreppe (Wucherpfennig 1931) ermittelt. Empfehlenswert sind monochromatische Lichtquellen (Prisma- oder Gittermonochromatoren) oder polychromatische Lichtquellen unter Anwendung von Filtern, die die unerwünschten kürzeren und/oder längeren Strahlenanteile ausblenden (Xenonbrenner in einem Solar simulator; Superlite Lichtleitergerät, Lumatec; Dr. Hönle blue point).
Für den UV-B-Bereich eignen sich auch Leuchtstoffröhren (Philips TL 20 W/09); für den UV-A-Bereich Metallhalogenidstrahler (UVASUN 2000, 3000 oder 5000, Mutzhas).

Auslösung von Hauterscheinungen zur Diagnostik. Bei manchen Photodermatosen ist es erwünscht, die vermutete Hautreaktion unter Laborbedingungen auszulösen, um zur Diagnose zu gelangen. Zugleich kann auch das annähernde Aktionsspektrum der Erkrankung definiert werden.

Lichturtikaria. Meist UV-C-, UV-B-, UV-A- oder sichtbares Licht. Eine Quaddel entsteht unter Juckreiz sofort nach Bestrahlung und bleibt für wenige Stunden bestehen.

Erythropoetische Protoporphyrie. Meist UV-A- und sichtbares Licht. Juckreiz, Rötung und Quaddeln entstehen in Minuten bis Stunden nach Bestrahlung und klingen nach einigen Stunden ab.

Polymorphe Lichtdermatose. Hohe UV-A-Dosen (50–100 J/cm^2) auf von der Erkrankung bevorzugt befallene Areale, in nicht zu kleinen Flächen (5 × 10 cm) führen innerhalb von 24 h zur Auslösung der papulösen, papulovesikulösen, urtikariellen oder plaqueartigen Hautveränderungen. Eventuell 1- bis 2mal Wiederholung der UV-A-Bestrahlung nach 24 h.

Hydroa vacciniformia. Hohe Dosen von UV-A (30 oder mehr J/cm^2), 1- bis 3mal im Abstand von 24 h appliziert, führen zu hämorrhagischen prallen Blasen.

Persistierende Lichtreaktion. Kleine Dosen von UV-B-, UV-A-Licht (jeweils unter der Erythemdosis) oder kleine Dosen sichtbaren Lichts lösen an jeder beliebigen Körperstelle innerhalb von 24 h unter Juckreiz ekzemartige Reaktionen aus.

Photoallergische und phototoxische Reaktionen. Hierfür wird der „Photopatchtest" benutzt. Der belichtete Läppchentest zum Auffinden der phototoxischen oder photoallergisch wirkenden Substanzen wird mit 5, selten 10–15 J/cm^2 UV-A-Licht ausgeführt. Die zu testenden Substanzen werden routinemäßig epikutan für 4–24 h aufgetragen und nur in Sonderfällen intrakutan (Scratch- oder Pricktest), oral oder parenteral verabfolgt. Die Ablesung erfolgt sofort nach Bestrahlung und 24–72 h später.

Phototherapie

Diese kann als *Lokalbehandlung* oder als *Allgemeinbehandlung (Ganzkörperbestrahlung)* durchgeführt werden.

Lokalbehandlung. Die früher übliche Kromayer-Kontaktbestrahlung ist heute nicht mehr gebräuchlich und durch mit Leuchtstoffröhren ausgerüstete Standgeräte oder Metallhalogenidstrahler abgelöst worden.

Ganzkörperbestrahlung. Leuchtstoffröhren-ausgerüstete Standkabinen oder Metallhalogenidstrahler liefern je nach Beschichtung der Röhren oder Brenner überwiegend UV-B-Licht (rasche sonnenbrandähnliche Reaktion), überwiegend UV-A-Licht oder ein gemischtes Spektrum mit geringem UV-C-Anteil, deutlichem UV-B-Anteil und relativ hohem UV-A-Anteil. Die letztere Kombination entspricht dem Prinzip der selektiven (selektierten) UV-Phototherapie (SUP). UV-B-freie, nur UV-A- und geringe Teile des angrenzenden sichtbaren Lichtes enthaltende Anlagen werden zu Teil- oder Ganzkörperbestrahlung benutzt.

Indikation. Psoriasis, Parapsoriasisformen, atopisches Ekzem, Akne, Vitiligo, maligne kutane Lymphome.

Tabelle: Geräte zur Lichtdiagnostik und -therapie

Hersteller und Gerät	Lampentyp	Vorwiegende Emission	Indikation
Waldmann UV 1000	Sylvania Ultraviolet F75/W86/UV6 oder UV 21	UV-B	Phototherapie (Stehkabine)
Waldmann UV 6002	Sylvania Ultraviolet F75/W85/UV6	UV-B	Phototherapie (Stehkabine)
Waldmann PUVA 4000	Lifeline Sylvania FR 90 T12 PUVA/HO	UV-A	PUVA-Therapie (Liegegerät)
Waldmann PUVA 6000	Sylvania FR 74 T12/PUVA	UV-A	PUVA-Therapie (Stehkabine)
Waldmann PUVA 200	Sylvania F8 T5/BL	UV-A	PUVA-Therapie (Hand- und Fußbox)
Benke Bestrahlungskabine Typ München	Philips TL 20W/09	UV-B	PUVA-Therapie (Stehkabine)
Saalmann SUP-Lampen Typen KL, PR, PR-H, PRW	Halogenid-Hochdrucklampe	UV-A + UV-B	Selektive UV-Phototherapie (Steh- und Liegegeräte)
Dr. Hönle Typen 2001, 2002 und 2005	Halogenid-Hochdrucklampe	UV-A + UV-B	Phototherapie, Selektive UV-Phototherapie (SUP), Photochemotherapie (PUVA) (Steh- und Liegegeräte)
Hanau, Original Höhensonne 3030	Quecksilberhochdrucklampe	UV-B	Phototherapie
Lumatek Superlite, UV-Punktstrahler mit beweglichem Lichtleiter	Quecksilberhöchstdrucklampe	UV-A oder UV-B	Lichtdiagnostik UV-B oder UV-A-Therapie
Dr. Hönle blue point UV-Punktstrahler mit beweglichem Lichtleiter	Quecksilberhochdrucklampe	UV-A oder UV-B	Lichtdiagnostik und UV-Therapie

Dosierungen und Vorsichtsmaßnahmen
Dosierung der UV-B- oder der UV-A-Bestrahlung in J/cm². Dosismeßgeräte geben oft nur Annäherungswerte an und registrieren nicht gleichmäßig in verschiedenen spektralen Bereichen. Moderne UV-B- oder UV-A-Bestrahlungsgeräte besitzen eingebaute Dosismeßgeräte:

Tabelle: Dosismeßgeräte (Auswahl)

Hersteller	Gerät	Meßbereich
Osram	Centra	UV-B, UV-A
Waldmann	PUVA-Meter	UV-A
Dr. Hönle	UVAMAT	UV

Vor Ganzkörperbestrahlungen und ausgedehnten Teilkörperbestrahlungen wird die Bestimmung der MED empfohlen, um sonnenbrandartige Reaktionen zu vermeiden. Die Verwendung von Lichtschutzbrillen ist unbedingt erforderlich. Bei UV-A-Bestrahlung: anamnestisch nach phototoxisch und photoallergisch wirkenden Stoffen (Medikamente, Externa, Kosmetika, Duftstoffe etc.) fragen.

Photochemotherapie. Ihr Prinzip beruht auf der Verstärkung der UV-Bestrahlung durch photosensibilisierende Medikamente. Diese können von außen oder systemisch zugeführt werden. Das Aktionsspektrum der meisten photosensibilisierenden Medikamente liegt im UV-A-Bereich; daher wird die eigentliche Photochemotherapie auch mit Geräten durchgeführt, die ausschließlich oder überwiegend UV-A-Strahlen emittieren. Neben dieser klassischen Photochemotherapie kennt man eine modifizierte Photochemotherapie, bei der das sensibilisierende Medikament („Chemoanteil" der Photochemotherapie) entweder nur geringe oder keine photosensibilisierende Wirkung im UV-A-Bereich hat; die erwünschte Photodermatitis wird dann durch Bestrahlung mit UV-B- oder einem Gemisch aus UV-B-/UV-A-Licht induziert.

Tabelle: Photochemotherapie, Behandlungsschemen

Therapieschema	Medikament		Strahlung
PUVA	8 Methoxypsoralen[a]	oral	UV-A
	5-Methoxypsoralen	oral	UV-A
	Trimethylpsoralen[b]	oral	UV-A
Lokale Psoralen-UV-A-Anwendung (an umschriebenen Hautstellen, Vollbad mit Psoralenzusatz)	8-Methoxypsoralen[a] Trimethylpsoralen[b]	lokal lokal	UV-A UV-A
Goeckerman	Teer		UV-B, UV-B +UV-A
Ingram	Cignolin (Dithranol)		UV-B, UV-B +UV-A

[a] Meladinine, Oxsoralen   [b] Trisoralen

Indikation
Für Ganzkörperbestrahlung: Psoriasis, atopisches Ekzem, M. Brocq und Mycosis fungoides, Pityriasis lichenoides chronica, Urticaria pigmentosa, polymorphe Lichtdermatose, persistierende Lichtreaktion, Lichturtikaria.

Für Teilkörperbestrahlung: Umschriebene Psoriasisherde, umschriebene Mycosis-fungoides-Infiltrate, Alopecia areata, Granuloma anulare, Lupus vulgaris, Akne, granulomatöse Formen der Rosazea und periorialen Dermatitis. Die Teilkörperbestrahlung erfolgt nach Auftragen von 8-Methoxypsoralenlösung (Meladinine) auf die befallenen Hautareale (lokale PUVA-Therapie) oder nach oraler Gabe von 8-Methoxypsoralen (Meladinine, Oxsoralen) (orale PUVA-Therapie).

Dosierung und Vorsichtsmaßnahmen
Wie bei Phototherapie Angabe in mJ/cm² UV-B- und/oder UV-A-Licht erwünscht. Die Angabe in Sekunden, Minuten oder Impulsen ist nicht sinnvoll.
Die Patienten müssen während der Bestrahlung eine Schutzbrille tragen, die auch UV-A-Strahlung absorbiert. Bei oraler oder parenteraler Zufuhr von Photosensibilisatoren ist ferner das Tragen einer UV-A-blockierenden Schutzbrille während des ganzen Tages notwendig. Empfohlen werden Gläsertypen Clarlet rosé und Clarlet Nr. 35 hellgrün (Zeiss), die im langwelligen UV-Bereich die beste Absorption besitzen, ohne den sichtbaren Anteil nennenswert abzuschwächen. Ebenso wirksam ist das Spektra-Shield-Verfahren (Spektra-Shield 201 N. El Molino, Pasadena, CA 91101, USA), bei dem Plangläser oder die vorhandenen Brillengläser mit einer Schicht bedampft werden, die den gesamten UV- und Infrarotbereich vollkommen reflektiert und nur das sichtbare Spektrum transmittiert. Diese Brillen sollen am ganzen Behandlungstag bis zum Schlafengehen aufbehalten werden. Aus forensischen Gründen wird vor Therapiebeginn eine ophthalmologische Konsultation empfohlen. Ganz- und Teilkörperbestrahlungen mit hochintensiven Bestrahlungsgeräten zum Zweck der Phototherapie, besonders aber der Photochemotherapie, sind eine verantwortliche Tätigkeit. Ausführende (Ärzte, Hilfspersonal) sollten gute Kenntnisse in der Photobiologie haben, Indikationen und Kontraindikationen kennen, mit Aufbau und Leistung der Bestrahlungsgeräte vertraut sein, ständig eine exakte Dosimetrie und Protokollierung durchführen und für technisch einwandfreie Geräte einschließlich der Überprüfung durch den Technischen Überwachungsverein (TÜV) sorgen, sofern die Bestrahlungsgeräte nicht vom Hersteller TÜV-geprüft sind.

Ultraschall

Spallanzini entdeckte im 19. Jahrhundert den Ultraschall, Langewin erkannte die physiologische Bedeutung 1917, und Horvath berichtete 1944 über Erfolge der Ultraschallbehandlung in der Medizin. Die früher viel geübte Ultraschalltherapie, bei der stoffwechselanregende und hyperämisierende Wirkungen durch 0,1–0,5, selten bis 2,0 W/cm² angewandt wurden, ist heute weitgehend aufgegeben worden.

Indikation. Es gibt nur noch bedingt therapeutische Ultraschallindikationen wie Gewebsverhärtung bei zirkumskripter und diffuser Sklerodermie und Ulcera cruris mit kallösen Rändern.

Ionisierende Strahlen

Röntgenstrahlen

Die Behandlung von Hautkrankheiten mit ionisierenden Strahlen hat sich als Dermatoröntgentherapie zu einem Spezialgebiet entwickelt, das dementsprechend nur von Dermatologen mit Spezialausbildung ausgeführt werden darf, um irreparable Strahlenschäden bei Patient und Arzt zu vermeiden.

Dosisbegriffe und Dosiseinheiten

Hauterythemdosis. Vor der internationalen Einführung des R (Röntgen) als Einheit für Röntgen- und γ-Strahlung (Chicago 1937) war die Hauterythemdosis (HED) lange Zeit Grundlage jeder Messung einer verabreichten Strahlenmenge. Man verstand darunter jene Röntgenstrahlendosis, die nach 14 Tagen ein gerade sichtbares Erythem an der Haut erzeugte. Die HED ist ein individueller Faktor, der von der Qualität der Röntgenstrahlen und auch der individuellen Hautbeschaffenheit abhängig, daher ungenau und heute außer Gebrauch ist.

Röntgen. Die Einheit der Röntgen- oder γ-Strahlung wurde dann als Röntgen (R) definiert, und zwar 1 R = die Menge von Röntgen- oder γ-Strahlung, die in 1,293 mg Luft eine Ionisation erzeugt, welche eine Elektrizitätsmenge von einer elektrostatischen Einheit jedes Vorzeichens zu tragen vermag.

Rad. Die alte Einheit der Energiedosis ist das Rad (rd). Die Energiedosis ist der wichtigste Dosisbegriff, der immer dann benutzt wird, wenn in der Strahlentherapie nur von der Dosis gesprochen wird. Die Energiedosis, die pro Zeit appliziert wird, ist von Bedeutung (Dosisleistung).

Gray. Die Energiedosis hat durch die zweite Änderungsverordnung von 1977 zum Einheitengesetz den Namen Gray (Gy) erhalten.
In der deutschen DIN-Norm 6814, Teil 3 von 1981 wird der historische Weg der Ionendosisdefinition über die elektrostatische Einheit (esE) und ein Luftvolumen nicht mehr erwähnt, sondern von der durch Strahlung in einer Luftmasse gebildeten Ladung gesprochen: die von einer ionisierenden Strahlung erzeugte Ionendosis (I). Nach dem Gesetz über Einheiten im Meßwesen von 1969 dürfen ab 1985 nur noch SI-Einheiten als gesetzliche Einheiten benutzt werden, das sind Einheiten des Internationalen Einheitensystems der Meterkonvention (*Système International d'Unités*). Basiseinheiten sind Meter, Kilogramm, Sekunde, Ampère, Kelvin, Candela und Mol und aus ihnen mit dem Zahlfaktor 1 kohärent abgeleitete Einheiten. Das Röntgen (R) paßt nicht in dieses System und darf nach 1985 nicht mehr verwendet werden. Die SI-Einheit für die Ionendosis ist das Coulomb pro Kilogramm (C/kg). Ein Nachteil der Ionendosis ist, daß sie sich definitionsgemäß auf einen Meßeffekt in einem luftgefüllten Hohlraum und nicht auf die Strahlenwirkung im Gewebe bezieht. Dieser Nachteil wurde durch die 1953 beschlossene Einführung der Energiedosis („absorbed dose") behoben (nach Scherer). Die Energiedosis ist der Quotient der von einer ionisierenden Strahlung auf das Gewebe übertragenen Strahlungsenergie und der Masse des Materials.

$$1 \text{ Gy} = 1 \frac{J}{kg} = 1 \frac{Ws}{kg} = 0{,}239 \frac{mcal}{g}.$$

Die gesetzliche Einheit der Dosisleistung ist das Gray (Gy) durch Sekunde oder jeder andere Quotient aus einem dezimalen Teil oder Vielfachen der Energiedosis und jeder gesetzlichen Zeiteinheit, beispielsweise mGy/h oder Gy/min.

$$a\frac{mGy}{h} = 10^{-3} \frac{Gy}{h} \cdot \frac{1 \text{ h}}{3600} = 0{,}278 \frac{\mu Gy}{s},$$

$$1 \frac{Gy}{min} = 1 \frac{Gy}{60 \text{ s}} = 16{,}7 \frac{mGy}{s}.$$

Als Faustregel zur Umrechnung gilt: 1 rd = 0,01 Gy. Neben der Energiedosis der applizierten Röntgenstrahlen (Gy) ist für den therapeutischen Effekt die Qualität der verabreichten Röntgenstrahlen von größter Bedeutung.

Röhrenspannung. Je höher die Röhrenspannung (in kV), desto energiereicher, härter und kurzwelliger sind die emittierten Röntgenstrahlen. Bei harten, kurzwelligen Strahlen nimmt die Strahlendosis mit zunehmender Eindringtiefe nur geringfügig ab. Weiche, langwellige, bei geringer Röhrenspannung erzeugte Röntgenstrahlen dagegen werden leicht in den oberen Hautschichten absorbiert.

Filterung. Durch geeignete Filterung, meist mit Aluminium, kann man die Strahlenqualität ändern.

Halbwertsschichtdicke (HWD). Die Strahlenqualität wird in Form der Halbwertsschichtdicke gemessen, das ist diejenige Schichtdicke eines Materials, die ein schmales Strahlenbündel gerade auf die Hälfte schwächt. Da die Halbwertsschichtdicke sich auf lebende Gewebe bezieht, wird auch von *Gewebehalbwertstiefe* (GHWT) gesprochen.

Intensitätsabfall. Der Intensitätsabfall der Röntgenstrahlung folgt den Gesetzmäßigkeiten der Optik, d.h. er nimmt mit dem Quadrat der Entfernung der Strahlenquelle ab. Ist eine zu bestrahlende Körperfläche nicht plan, sondern gerundet, wird zur Bestrahlung ein größerer (längerer) Tubus gewählt, um den sonst sehr unterschiedlichen Intensitätsabfall der Röntgenstrahlung im zu bestrahlenden Tumorgewebe auszugleichen.

Fokus-Haut-Abstand. Der Fokus-Haut-Abstand (FHA) spielt in der Dermatoröntgentherapie eine große Rolle. Mit zunehmendem FHA nimmt der Dosisabfall in der Haut ab. Durch Veränderung dieser verschiedenen Faktoren (kV-Spannung, Eigenfilterung der Röhre, Filterung der Strahlung, FHA) ist es möglich, eine weitgehend optimale Röntgentherapie zu betreiben, die zum Ziel hat, mit Minimaldosen den gewünschten Effekt unter größtmöglicher Schonung des umgebenden Gewebes zu erreichen und damit Schädigungen und Spätschäden zu vermeiden.

Grenzstrahlen. Grenzstrahlen wurden in die dermatologische Strahlenbehandlung von dem Berliner Arzt Bucky 1928 (*Bucky-Strahlung*) eingeführt. Es handelt sich dabei um sehr weiche, sog. überweiche Röntgenstrahlen, die bei einer Spannung von 10–12 kV oder weniger erzeugt werden und nur in die oberflächlichsten Hautschichten (Epidermis, oberes Korium) eindringen. Grenzstrahlen sind zur Epilation nicht geeignet. Eine Filterung erübrigt sich, vielmehr muß die Röntgenröhre ein besonderes Fenster (Lindemann-Fenster oder Berylliumfenster) besitzen, damit die emittierten überweichen Röntgenstrahlen nicht bereits vor ihrem Austritt durch Eigenfilterung der Strahlenaustrittsfenster absorbiert werden. Grenzstrahlen kommen therapeutisch nur bei sehr oberflächlichen Hauterkrankungen in Betracht. Bereits nach geringeren Einzelgaben kommt es im Anschluß an die Bestrahlung leicht zu Erythem und Hyperpigmentierung. Bei größeren Einzeldosen (>10 Gy) und höheren Gesamtdosen ist später mit oberflächlichen poikilodermatischen Atrophien zu rechnen.

Indikation. Naevus flammeus, umschriebene chronische Ekzeme, Lichen simplex chronicus.

Röntgennahbestrahlung. Die Nahbestrahlung wurde von Chaoul 1931 durch Konstruktion des Hohlanodenrohrs eingeführt (Chaoul-Gerät, Siemens-Reiniger). 1934 hat van der Plaats mit einem ähnlichen Gerät (RT 50, C.H. Müller, Hamburg) seine Bestrahlungen begonnen. Bei diesem auch als Kontaktröntgentherapie bezeichneten Verfahren erlauben es die für diesen Zweck konstruierten Röntgenröhren, sehr nah an die Haut (kurzer FHA) heranzugehen. Außerdem werden eine relativ weiche Strahlung mit 30–60 kV und eine schwache Filterung benutzt. Dadurch wird ein steiler Dosisabfall nach der Tiefe erzielt. Wegen der durch den technischen Röhrenaufbau bedingten seitlichen Begrenzung des Strahlenkegels ist es allerdings nur möglich, kleine, praktisch rundliche Hautfelder gleichmäßig zu bestrahlen. Bei Aneinanderreihung mehrerer Felder kann es zu Überschneidung von Feldern mit entsprechenden Nebenwirkungen kommen.

Indikation. Basaliom, spinozelluläres Karzinom, M. Bowen, Mycosis fungoides, Lymphadenosis cutis benigna, M. Dubreuilh, Bestrahlung zur Vermeidung von Rezidiven nach operativer Beseitigung von Keloiden, Haemangioma cavernosum.

Röntgenweichstrahlentherapie. Diese hat die Nahbestrahlung aus der Dermatoröntgentherapie weitgehend verdrängt. Sie wurde möglich nach Einführung von berylliumgefensterten Röntgenröhren. Beryllium läßt wegen seines geringen Atomgewichtes weiche Röntgenstrahlen durchtreten, die bei anderen Fenstern bereits durch Eigenfilterung verlorengehen. Hier ist also die geringe Härte der austretenden Strahlung für den steilen Dosisabfall im Gewebe und damit für die hohe Strahlenabsorption in den oberen Hautschichten verantwortlich. Dabei spielt der Fokus-Haut-Abstand nur eine untergeordnete Rolle. Weichstrahlengeräte sind Dermopan (Siemens-Reiniger) und R.T. 100 (C.H. Müller, Hamburg). Durch Veränderung der Filterung und der Röhrenspannung zwischen 10 und 100 kV beim R.T. 100 und zwischen 10 und 50 kV beim Dermopan ist es möglich, sich weitgehend an die geforderte Aufgabe anzupassen und eine Grenzstrahlentherapie (bis 12 kV), eine weiche Röntgenstrahlentherapie (30–60 kV) und eine Halbtiefentherapie (60–100 kV) zu betreiben. Ein weiterer Vorteil liegt darin, daß auch in flächenhafter Ausdehnung bestrahlt werden kann: *Großfeldtechnik* oder *Röntgenfernbestrahlung* zur Strahlentherapie bei Mycosis fungoides, Erythrodermie oder Lymphomen der Haut. Röntgenweichstrahlengeräte sind deshalb universell in der Dermatoröntgentherapie zu gebrauchen und vereinigen gewissermaßen mehrere Geräte in einem.

Indikation. Basaliom, spinozelluläres Karzinom, M. Bowen und Bowen-Karzinom, Lentigo maligna (M. Dubreuilh), malignes Lymphom der Haut, Pseudolymphom (Lymphadenosis cutis benigna), psoriatische Onychodystrophie. Die Bestrahlung benigner Dermatosen wie chronischer Ekzeme, Psoriasis, Thrombophlebitis und Hidradenitis-suppurativa-artigen Entzündungen in den Achselhöhlen ist wirkungsvoll, verlangt aber sorgfältige Indikationsstellung.

Teilchenbeschleuniger. Es werden Linear- und Umlaufbeschleuniger eingesetzt.

Linearbeschleuniger. Hierbei werden Teilchen in elektrischen Wechselfeldern beschleunigt. Sie erzeugen Wanderwellen möglichst kleiner Wellenlängen und liefern keine kontinuierliche Strahlung, sondern Impulsstrahlung hoher Intensität. Die Geräte besitzen eine Energie von 4 bis 25 MV, selten bis 40 MV.

Umlaufbeschleuniger. Elektronen werden in einem ringförmigen Vakuumgefäß durch große Elektromagnete mit Zunahme des Magnetflusses beschleunigt. Dabei wird maximal fast die Lichtgeschwindigkeit erreicht. Umlaufbeschleuniger sind das *Betatron* (Fa. Siemens; *Elektronenbeschleuniger*) mit maximaler Elektronenenergie von 18–42 MV. Sowohl Linearbeschleuniger als auch das Betatron sind zur Erzeugung von Elektronenstrahlen definierter Energie und damit weitgehend festgelegter Eindringtiefe geeignet (neben der Erzeugung von Photonenstrahlen durch Energie, die als Tiefentherapie verwendet werden). Dadurch können Hautkarzinome homogen bestrahlt werden, während das darunterliegende Gewebe fast vollkommen von Strahlen verschont bleibt.

Indikation. Maligne Hauttumoren, besonders mit Sitz über Knochen oder Knorpel.

Telecuriegeräte [Marie und Pierre Curie 1898]. Durch Konzentration von ^{226}Radium in entsprechenden Strahlenköpfen („Radiumkanonen") konnten Geräte geliefert werden, die zur *Halbtiefentherapie* geeignet waren. Neuere Entwicklungen sind Kobalt-60- und Cs-137-Quellen. Die fast monochromatische γ-Strahlung des ^{60}Co und die hohe spezifische γ-Strahlenkonstante haben zur weiten Verbreitung von *Telekobaltgeräten* geführt. Neu ist auch die Entwicklung von Tele-γ-Bestrahlung mit Caesiumgeräten (*Telecaesiumgeräte*). Telecuriegeräte gestatten durch die Variation des Quellen-Haut-Abstances sowohl eine *Halbtiefen-* als auch *Tiefentherapie* und besitzen gegenüber der Therapie mit Röntgenstrahlen Vorteile, besonders hinsichtlich einer besseren Dosisverteilung bei Herden, die unter der Haut gelegen sind. Die Oberflächendosis ist geringer als die Dosis in einer Tiefe von einigen Millimetern oder Zentimetern (je nach Energie) durch den sog. Aufbaueffekt.

Indikation. Halbtiefengeräte (Telecaesium, Telecobalt, schnelle Elektronen bis 20 MV): maligne Tumoren einschließlich Metastasen in Kopf-Hals-Gebiet, Penis, Mamma, Vulva, periphere Lymphknotenregion, oberflächliche Extremitätentumoren. *Tiefentherapie* (Telekobalt, schnelle Elektronen bis 43 MV, ultraharte Röntgenstrahlen 4–30 MV (Linearbeschleuniger): tiefgelegene Tumoren des Thorax und Abdomens, der Extremitäten, ausgedehnte Tumoren im Kopf-Hals-Bereich. Therapie nur durch den Radiologen.

Thorium X. Thorium X ist eine radioaktive Substanz aus der Thoriumreihe, ein natürlich vorkommendes Zerfallsprodukt des radioaktiven Elements Radiothor. Es ist eine sehr kurzlebige Substanz mit einer Halbwertszeit von 3,64 Tagen und emittiert zu über 90% α-Strahlen, die nur sehr oberflächlich in die Haut eindringen, aber auch penetrierende γ-Strahlen. Dieses Verfahren wird aus Strahlenschutzgründen nicht mehr angewandt.

Künstliche radioaktive Isotopen. Zur interstitiellen Therapie, d.h. zur Implantation von γ-Strahlen in den Tumor werden heute statt der Radiumnadeln künstlich radioaktive Substanzen verwendet. Je nach den speziellen Bedingungen werden ^{60}Co, ^{137}Cs, Iridium oder ^{125}Jod in Form von Perlen oder Drähten verwendet, entweder als permanentes oder vorübergehendes Implantat. Nach Möglichkeit sollten Nachladetechniken zur Verminderung der Strahlenbelastung des Personals und besseren Lokalisationskontrolle verwendet werden. Anwendung nur durch den erfahrenen Spezialisten.

Künstliche Betastrahler. Sie haben eine Eindringtiefe von nur wenigen Millimetern und sind für eine oberflächliche Strahlentherapie von Hauterkrankungen besonders geeignet. Erfahrungen liegen vor allem mit radioaktivem Strontium (^{90}Sr), das mit einer Halbwertszeit von 21,6 Jahren in das radioaktive Yttrium (^{90}Y) zerfällt, vor. Dieses wandelt sich in das stabile Isotop ^{99}Zr um und sendet dabei mit einer Halbwertszeit von 2,4 Tagen eine reine β-Strahlung von maximal 2,35 MV aus. Die Präparate werden als Platten („umschlossene β-Strahler") ^{90}Sr – ^{90}Y (Buchler) oder als Augenapplikatoren angeboten.

Indikation. Oberflächliche Tumoren der Haut, der Schleimhäute, Naevi flammei, kutane Hämangiome, maligne Melanome am Augapfel.

Eine Therapie mit künstlichen radioaktiven Isotopen darf nur durch nach der Strahlenschutzverordnung berechtigte Ärzte vorgenommen werden.

Gesetzliche Bestimmungen

Pflichtmeldung gemäß Bundes-Seuchengesetz vom 18.7.1971 (BGB I. S. 1012)

I. ist *krank* eine Person, die an einer übertragbaren Krankheit erkrankt ist, *krankheitsverdächtig* eine Person, die unter Erscheinungen erkrankt ist, welche das Vorliegen einer bestimmten übertragbaren Krankheit vermuten lassen, *Ausscheider* eine Person, die Krankheitserreger dauernd oder zeitweilig ausscheidet, ohne krank oder krankheitsverdächtig zu sein.

Unverzüglich, spätestens innerhalb 24 h nach erlangter Kenntnis, sind nach dem Bundesseuchengesetz zu melden:

A) *Erkrankung – Verdachtsfall – Todesfall an*
1. Lepra, 2. Botulismus, 3. Cholera, 4. Enteritis infectiosa, a) Salmonellose, b) übrige Formen, 5. Fleckfieber, 6. übertragbarer Gehirnentzündung, 7. Gelbfieber, 8. übertragbarer Kinderlähmung, 9. Mikrosporie, 11. Ornithose, a) Psittakose, b) übrige Formen, 12. Paratyphus A und B, 13. Pest, 14. Pocken, 15. Rückfallfieber, 16. Ruhr, a) bakterielle Ruhr, b) Amöbenruhr, 17. Tollwut, 18. Tuberkulose, a) der Atmungsorgane (aktive Form), b) der Haut, c) der übrigen Organe, 19. Tularämie, 20. Typhus abdominalis.

B) *Erkrankung und Todesfall an*
1. Brucellose, a) M. Bang, b) Maltafieber, c) übrige Formen, 2. Diptherie, 3. übertragbare Hirnhautentzündung, a) Meningokokkenmeningitis, b) übrige Formen, 4. Hepatitis infectiosa, 5. Kindbettfieber, a) bei oder nach Geburt, b) bei oder nach Fehlgeburt, 6. Leptospirose, a) Weil-Krankheit, b) Feldfieber, c) Canicola-Fieber, d) übrige Formen, 7. Malaria, a) Ersterkrankung, b) Rückfall, 8. Q-Fieber, 9. Röteln, 10. Scharlach, 11. Toxoplasmose, 12. Trachom, 13. Trichinose, 14. Wundstarrkrampf.

C) *Jeder Todesfall an*
1. Grippe (Virusgrippe), 2. Keuchhusten, 3. Masern.

D) *Jeder Ausscheider von Erregern von*
1. Enteritis infectiosa (Salmonellose), 2. Paratyphus A und B, 3. bakterieller Ruhr, 4. Typhus abdominalis.

E) Eine *Verletzung* durch ein *tollwutkrankes oder tollwutverdächtiges* Tier sowie die Berührung eines solchen Tieres oder Tierkörpers gilt als Verdacht einer Erkrankung an Tollwut.

F) Wenn Erkrankungen an Kolidyspepsie, Erysipel, Keuchhusten, Masern, Mumps, Röteln oder Windpocken in *Krankenanstalten* oder *Entbindungsheimen* nicht nur vereinzelt auftreten.

II. Zur Meldung sind in der Reihenfolge verpflichtet:
1. der *behandelnde* oder sonst *hinzugezogene Arzt,*
2. jede *sonstige* mit der Behandlung oder Pflege des Betroffenen berufsmäßig beschäftigte *Person,*
3. die hinzugezogene *Hebamme,*
4. das *Familienhaupt,*
5. der *Leichenschauer:*
der behandelnde oder sonst hinzugezogene Arzt in Krankenhäusern oder Entbindungsheimen, der leitende Arzt, in Krankenhäusern mit mehreren selbständigen Abteilungen der leitende Abteilungsarzt,
jede sonstige mit der Behandlung oder der Pflege des Betroffenen berufsmäßig beschäftigte Person,
die hinzugezogene Hebamme, soweit sie freiberuflich ist in jedem Fall,
das Familienhaupt oder der Schiffsführer,
der Leiter von Pflege- oder Gefangenenanstalten, Heimen, Lagern, Sammelunterkünften und ähnlichen Einrichtungen,
der Leichenschauer.

III. In den unter I.A), B), C) genannten Fällen ist telefonische Voranzeige an das zuständige Gesundheitsamt zweckmäßig.

IV. Unterlassung der Meldung wird nach § 69 Absatz 1 Nr. 1 des Gesetzes vom 18.7.1961 als Ordnungswidrigkeit bestraft.

V. Für die einstweilige Isolierung bis zum Erlaß besonderer Weisungen ist das Familienhaupt verantwortlich.

VI. Die Überwachung der fortlaufenden Desinfektion gehört zu den Aufgaben des behandelnden Arztes.

VII. Formblätter sind in den Städtischen Gesundheitsämtern kostenlos zu erhalten.

Verordnung zur Änderung der 7. Berufskrankheitenverordnung vom 1.1.1977

Nr.	Krankheiten

1. Durch chemische Einwirkungen verursachte Krankheiten

11. Metalle und Metalloide

11 01	Erkrankungen durch Blei oder seine Verbindungen
11 02	Erkrankungen durch Quecksilber oder seine Verbindungen
11 03	Erkrankungen durch Chrom oder seine Verbindungen
11 04	Erkrankungen durch Kadmium oder seine Verbindungen
11 05	Erkrankungen durch Mangan oder seine Verbindungen
11 06	Erkrankungen durch Thallium oder seine Verbindungen
11 07	Erkrankungen durch Vanadium oder seine Verbindungen
11 08	Erkrankungen durch Arsen oder seine Verbindungen
11 09	Erkrankungen durch Phosphor oder seine anorganischen Verbindungen
11 10	Erkrankungen durch Beryllium oder seine Verbindungen

12 Erstickungsgase

12 01	Erkrankungen durch Kohlenmonoxid
12 02	Erkrankungen durch Schwefelwasserstoff

13 Lösemittel, Schädlingsbekämpfungsmittel (Pestizide) und sonstige chemische Stoffe

13 01	Schleimhautveränderungen, Krebs oder andere Neubildungen der Harnwege durch aromatische Amine
13 02	Erkrankungen durch Halogenkohlenwasserstoffe
13 03	Erkrankungen durch Benzol oder seine Homologe
13 04	Erkrankungen durch Nitro- oder Aminoverbindungen des Benzols oder seiner Homologe oder ihrer Abkömmlinge
13 05	Erkrankungen durch Schwefelkohlenstoff
13 06	Erkrankungen durch Methylalkohol (Methanol)
13 07	Erkrankungen durch organische Phosphorverbindungen
13 08	Erkrankungen durch Fluor oder seine Verbindungen
13 09	Erkrankungen durch Salpetersäureester
13 10	Erkrankungen durch halogenierte Alkyl-, Aryl- oder Alkylaryloxyde
13 11	Erkrankungen durch halogenierte Alkyl-, Aryl- oder Alkylarylsulfide
13 12	Erkrankungen der Zähne durch Säuren
13 13	Hornhautschädigungen des Auges durch Benzochinon

Zu den Nummern 11 01 bis 11 10, 12 01 und 12 02, 13 03 bis 13 09: Ausgenommen sind Hauterkrankungen. Diese gelten als Krankheiten im Sinne dieser Anlage nur insoweit, als die Erscheinungen einer Allgemeinerkrankung sind, die durch Aufnahme der schädigenden Stoffe in den Körper verursacht werden, oder gemäß Nummer 51 01 zu entschädigen sind.

Nr.	Krankheiten

2. Durch physikalische Einwirkungen verursachte Krankheiten

21 Mechanische Einwirkungen

21 01	Erkrankungen der Sehnenscheiden oder des Sehnengleitgewebes sowie der Sehnen- oder Muskelansätze, die zur Unterlassung aller Tätigkeiten gezwungen haben, die für die Entstehung, die Verschlimmerung oder das Wiederaufleben der Krankheit ursächlich waren oder sein können.
21 02	Meniskusschäden nach mindestens dreijähriger regelmäßiger Tätigkeit unter Tage
21 03	Erkrankungen durch Erschütterung bei Arbeit mit Druckluftwerkzeugen oder gleichartig wirkenden Werkzeugen oder Maschinen
21 04	Vibrationsbedingte Durchblutungsstörungen an den Händen, die zur Unterlassung aller Tätigkeiten gezwungen haben, die für die Entstehung, die Verschlimmerung oder das Wiederaufleben der Krankheit ursächlich waren oder sein können
21 05	Chronische Erkrankungen der Schleimbeutel durch ständigen Druck
21 06	Drucklähmungen der Nerven
21 07	Abrißbrüche der Wirbelfortsätze

22 Druckluft

22 01	Erkrankungen durch Arbeit in Druckluft

23 Lärm

23 01	Lärmschwerhörigkeit

24 Strahlen

24 01	Grauer Star durch Wärmestrahlung
24 02	Erkrankungen durch ionisierende Strahlen

3. Durch Infektionserreger oder Parasiten verursachte Krankheiten sowie Tropenkrankheiten

31 01	Infektionskrankheiten, wenn der Versicherte im Gesundheitsdienst, in der Wohlfahrtspflege oder in einem Laboratorium tätig oder durch eine andere Tätigkeit der Infektionsgefahr in ähnlichem Maße besonders ausgesetzt war
31 02	Von Tieren auf Menschen übertragbare Krankheiten
31 03	Wurmkrankheit der Bergleute, verursacht durch Ankylostoma duodenale oder Strongyloides stercoralis
31 04	Tropenkrankheiten, Fleckfieber

4. Erkrankungen der Atemwege und der Lungen, des Rippenfells und Bauchfells

41 Erkrankungen durch anorganische Stäube

41 01	Quarzstaublungenerkrankung (Silikose)
41 02	Quarzstaublungenerkrankung in Verbindung mit aktiver Lungentuberkulose (Silikose-Tuberkulose)
41 03	Asbeststaublungenerkrankung (Asbestose)

Nr.	Krankheiten
41 04	Asbeststaublungenerkrankung (Asbestose) in Verbindung mit Lungenkrebs
41 05	Durch Asbest verursachtes Mesotheliom des Rippenfells und des Bauchfells
41 06	Erkrankungen der tieferen Atemwege und der Lungen durch Aluminium oder seine Verbindungen
41 07	Erkrankungen an Lungenfibrose durch Metallstäube bei der Herstellung oder Verarbeitung von Hartmetallen
41 08	Erkrankungen der tieferen Atemwege und der Lunge durch Thomasmehl (Thomasphosphat)

42 Erkrankungen durch organische Stäube

42 01	Farmer-(Drescher)Lunge
42 02	Erkrankungen der tieferen Atemwege und der Lungen durch Rohbaumwoll- oder Flachsstaub (Byssinose)

43 Obstruktive Atemwegserkrankungen

43 01	Durch allergisierende Stoffe verursachte obstruktive Atemwegserkrankungen, die zur Unterlassung aller Tätigkeiten gezwungen haben, die für die Entstehung, die Verschlimmerung oder das Wiederaufleben der Krankheit ursächlich waren oder sein können
43 02	Durch chemisch-irritativ oder toxisch wirkende Stoffe verursachte obstruktive Atemwegserkrankungen, die zur Unterlassung aller Tätigkeiten gezwungen haben, die für die Entstehung, die Verschlimmerung oder das Wiederaufleben der Krankheit ursächlich waren oder sein können

5. Hautkrankheiten

51 01	Schwere oder wiederholt rückfällige Hauterkrankungen, die zur Unterlassung aller Tätigkeiten gezwungen haben, die für die Entstehung, die Verschlimmerung oder das Wiederaufleben der Krankheit ursächlich waren oder sein können
51 02	Hautkrebs oder zur Krebsbildung neigende Hautveränderungen durch Ruß, Rohparaffin, Teer, Anthrazen, Pech oder ähnliche Stoffe

6. Krankheiten sonstiger Ursache

61 05	Augenzittern der Bergleute

Umgang mit radioaktiven Substanzen, Röntgenverordnung

Nach Paragraph 13 der Röntgenverordnung (RöV 1973) muß zumindest alle sechs Monate mit einem geeichten Dosimeter die Dosisleistung von Röntgenstrahlen-Therapiegeräten kontrolliert werden. Die Eichgültigkeit beträgt nach der RöV maximal zwei Jahre, so daß eine Nacheichung für alle erforderlichen Strahlenqualitäten alle zwei Jahre durch Anschluß an eine Meßanordnung der Physikalischen-Technischen Bundesanstalt (PTB) in Braunschweig oder an eine von der zuständigen Behörde als gleichwertig anerkannte Meßanordnung erfolgt.

Strahlenschutzkurse. Ärzte, die in selbständiger Weise die Dermatoröntgentherapie betreiben, müssen den *Grundkurs im Strahlenschutz* absolvieren, entsprechend den Richtlinien Strahlenschutz in der Medizin (GMBL 1979, Nr. 31 S. 638) Anlage A 3, Nr. 1.1, und den Richtlinien über den Erwerb der Fachkunde und der Kenntnisse im Strahlenschutz nach der Röntgenverordnung (Anlage 1, Nr. 1.1), sowie einen *Spezialkurs im Strahlenschutz in der Therapie mit Röntgenstrahlen, Gammabestrahlungseinrichtungen und beim Umgang mit umschlossenen radioaktiven Stoffen.* Dieser Kurs entspricht der Anlage 1 der Richtlinien über den Erwerb der Fachkunde und der Kenntnisse im Strahlenschutz nach der Röntgenverordnung (Nr. 1.3) und der „Richtlinie Strahlenschutz in der Medizin" (GMBl 1979, Nr. 31 S. 638) Anlage A3 Nr. 1.3.

Ärzte, die mit *offenen radioaktiven Substanzen* umgehen, müssen einen *Spezialkurs im Strahlenschutz beim Umgang mit offenen radioaktiven Stoffen im medizinischen Bereich* absolvieren. Dieser Kurs entspricht der „Richtlinie Strahlenschutz in der Medizin" (GMBl 1979, Nr. 31 S. 638) Anlage A 3, Nummer 1.2.

Gesetz zur Bekämpfung der Geschlechtskrankheiten vom 23. Juli 1953 (BGBl 1953, I: 700)

Gesetz zur Änderung des Gesetzes zur Bekämpfung der Geschlechtskrankheiten vom 24. Mai 1968 (BGBl 1968, I: 508 und vom 9. März 1974 (BGBl 1974 I: 552) u.a.
Durch diese Gesetze werden die rechtlichen Fragen im Zusammenhang mit dem Verhalten des Arztes und Patienten bei Vorliegen einer Geschlechtskrankheit in der Bundesrepublik Deutschland geregelt. Geschlechtskrankheiten im Sinne dieses Gesetzes sind nicht alle sexuell übertragbaren Erkrankungen, sondern lediglich 1. Syphilis (Lues), 2. Tripper (Gonorrhoe), 3. Weicher Schanker (Ulcus molle) und 4. Venerische Lymphknotenentzündung (Lymphogranuloma inguinale Nicolas und Favre) (§ 1). Jeder, der eine Geschlechtskrankheit aufweist oder eine solche bei sich vermutet bzw. zu dieser Vermutung begründeten Anhalt hat, ist verpflichtet, sich der Untersuchung, notwendigenfalls der Behandlung sowie Nachkontrollen zu unterziehen, und zwar bei einem approbierten Arzt (§ 2). Geschlechtskrankheiten stellen damit die einzige Gruppe von Erkrankungen dar, die prinzipiell nur vom Arzt und nicht etwa vom Heilpraktiker behandelt werden dürfen (vgl. auch § 9). Werden Geschlechtskranke aufgefordert, zeitweise die Ausübung ihres Berufes zu unterlassen, weil sie eine Quelle erhöhter Ansteckungsgefahr bilden, so müssen sie dem Folge leisten; gegebenenfalls kann dies die Verwaltungsbehörde auf Vorschlag des Gesundheitsamtes erzwingen (§ 5).

In jedem Fall muß sich, wer geschlechtskrank ist, des Geschlechtsverkehrs enthalten; tut er dies nicht, so droht Freiheitsentzug von bis zu 3 Jahren bzw. eine Geldstrafe (§ 6), die Strafverfolgung setzt jedoch einen entsprechenden Antrag voraus (§ 6).

Wer als Arzt Geschlechtskranke behandelt, ist zu folgenden Aufzeichnungen verpflichtet:

1. Name, Vorname, Geburtstag und -ort, Anschrift und Beruf des Geschlechtskranken,
2. Angaben über die Vorgeschichte,
3. Datum und Arten der Untersuchung sowie Untersuchungsbefund einschließlich des mikroskopischen und serologischen Befundes,
4. Angaben über die Behandlungsmethode, die Behandlungsdaten einschließlich verabreichter Dosis,
5. Angaben über die Einweisung in ein Krankenhaus oder die Überweisung an einen anderen Arzt,
6. Angaben über die Entlassung aus der Behandlung und den Schlußbefund (auf der Grundlage von § 10).

Sind Minderjährige erkrankt, so unterrichtet der Arzt die Eltern, wenn ihm dies notwendig erscheint und keine schwerwiegenden Gründe dagegen sprechen.

Der Arzt muß jedem, bei dem er eine Geschlechtskrankheit feststellt oder zumindest begründeterweise vermutet, ein amtliches Merkblatt aushändigen und erläutern; beides muß er sich vom Patienten schriftlich bestätigen lassen (§ 11).

Jede vom Arzt erkannte Geschlechtskrankheit ist dem Gesundheitsamt zu melden, und zwar ohne Nennung von Namen und Anschrift des Patienten, aber unter Angabe von Geburtsdatum, Geschlecht und Familienstand, Diagnose, früherer ärztlicher Betreuung der gleichen Erkrankung und von Zahl und Art früherer Geschlechtskrankheiten (modifizierter § 11).

Namentliche Meldung eines Geschlechtskranken kann in bestimmten Sonderfällen jedoch geboten sein; dies gilt u.a. dann, wenn der Erkrankte sich ordnungsgemäßer Behandlung und entsprechenden Nachuntersuchungen entzieht (§ 12).

Die Stellung des Staatl. Gesundheitsamtes in der Bekämpfung der Geschlechtskrankheiten (§ 14, § 18) sowie Fragen von Schweigepflicht (§ 16) und Zwangsmaßnahmen (§ 17, § 18, § 19) sind im einzelnen festgelegt.

Die Kosten von Untersuchung und Behandlung von Geschlechtskrankheiten werden aus öffentlichen Mitteln bestritten, wenn der Patient selbst dazu nicht in der Lage bzw. nicht entsprechend versichert ist (§ 22).

Sachverzeichnis

Abhärtungseffekt 292
Abklatschschanker 73
Abrikossoff-Tumor 920
Abseuchungstuberkulose 121
Abt-Letterer-Siwe-Krankheit 955, 956
Acanthosis nigricans 424 ff.
– benigna 425
– – als Teilsyndrom verschiedener erblicher Syndrome 425
– –, Beradelli-Seip-Syndrom 425
– –, Bloom-Syndrom 425
– –, Crouzon-Syndrom, Dystosis craniofacialis hereditaria 425
– –, Lawrence-Syndrom 425
– –, Miescher-Syndrom 425
– –, Prader-Willi-Syndrom 425
– –, Rabson-Mendelhall-Syndrom 425
–, Klassifikation 424
– maligna 425
Acarus sivo 224
Achenbach-Syndrom 594
Acne comedonica 635
– conglobata 635 ff.
– –, akute febrile ulzerierende mit Polyarthralgien und leukämoider Reaktion 637
– excoriée des jeunes filles 639
– fulminans 637
– infantilis 639
– keloidalis nuchae 154
– mechanica 637
– necrotica 168
– neonatorum 639
– papulopustulosa 635
– rosacea 644
– – demodes 647
– -Tetrade 636, 642
– -Triade 636
– urticata 431
– varioliformis 168
– venenata 637
– vulgaris 632
Acrodermatitis chronica atrophicans 506
– continua suppurativa 394, 464

– enteropathica 800
– papulosa eruptiva infantilis 420
Acrokeratoelastoidosis marginalis 503
Acrokeratosis verruciformis 483, 484
Acroosteopathia familiaris 605
– ulcero-mutilans 605
Acropathia acquisita 605
– et deformans pseudosyringomyelitica 605
– nonfamiliaris 605
– ulcero-mutilans 605
Acropustulosen 464
ACTH 1020
Actinic reticuloid 925
Adenom der Vulva, tubuläres 863
Adenoma sebaceum 842
– – als Teilsymptom von Phakomatosen 842
Adenomatose, erosive, der Brustwarze 856
–, –, der Mamille 863
Adeps lanae 993
– suillus 993
Adiponecrosis subcutanea neonatorum 545
Adiposalgie 918
Adipositas dolorosa 918
– oedematosa 550
Adnexitis gonorrhoica 58
aggressive infantile Fibromatose 908
Agranulozytosen 717
AIDS 914
Akanthom, basosquamöses 857
Akanthoma fissuratum 332
Akatalasämie 709
Akne (s. auch Acne) 631 ff.
–, Akne-Tetrade 636, 642
–, Akne-Triade 636
–, Brom- 643
–, Jod- 643
–, Komedonenreaktion 638
–, Kontakt- 637
–, Kosmetika- 637
–, Mallorca- 643
–, Öl- 638
–, Pech- 638
–, Pomaden- 638
–, prämenstruelle 639

–, Restzustände 634 ff.
–, –, Fistelkomedonen 634
–, –, Narben 635
–, –, postinflammatorische, narbige 634
–, –, Zysten 634
–, Syndrome, androgenisierende 638
–, Teer- 638
–, Therapie 639
Akneeffloreszenzen 633 ff.
akneiforme Exantheme 642
Aknekeloid 154
Aknitis 133
Akroangiodermatitis 578, 915
Akroasphyxie 554
Akrocyanosis chronica anaesthetica 554
Akrodermatitis chronica atrophicans 506
– continua suppurativa 396, 464
– enteropathica 800
–, infantile papulöse 420
– papulosa eruptiva infantilis 420
Akrodynie 558
Akrodystrophie, primäre neuropathische 605
Akrogerie 494
Akrokalzinose 796
Akrokeratoelastoidose 480, 503
akrolentiginöses Melanom 898
Akropachydermie mit Pachydermoperiostosis 538
Akropathie, nichtfamiliäre pseudosyringomyelinische ulzeromutilierende 605
Akropustulosen 464
Akrosklerodermie 513, 514
Akrosklerose 513
Akrotrichom 860
Akrozyanose 554, 764
aktinisches Retikuloid 360, 925
Aktinomykose 172, 173
akzessorische Mamille 540
Albinismus 619, 668
Albinoidismus 619
Albright-Syndrom 611
Aldrich-Syndrom 588

Aleppobeule 178
Alkalineutralisation 283
Alkaliresistenz 281
Alkaptonurie 758
Allen-Spitz-Nävus 838
Allergie, Bienengift 275
–, Wespengift 275
–, zelluläre, vom Ekzemtyp 242
–, –, vom Tuberkulintyp 242
allergische Reaktionen 239 ff.
–, Typ-I-Reaktion 240
–, Typ-II-Reaktion 242
–, Typ-III-Reaktion 242
–, Typ-IV-Reaktion 242
–, –, Ekzemtyp 242, 285
–, –, Tuberkulintyp 242
Alopecia androgenetica 676 ff.
– – der Frau 678
– – des Mannes 676
– areata 682
– atrophicans 675
– diffusa 684
– – maligna 684
– – totalis 684
– marginalis traumatica 676
– mucinosa 780
– parvimaculata 676
– temporalis congenita 674
– triangularis congenitalis 674
– – temporalis congenitalis 674
Alopezien 673 ff.
–, aminogene 760
–, anagen-dystrophische 673
–, atrophisierende 674
– durch chronischen Druck 676
– durch chronischen Zug 676
– vom Frühtyp 673
–, kongenitale 674
–, narbige 674
–, permanente 674
–, physikalische 681
– vom Spättyp 673
–, telogene 673
–, temporäre 679
–, zirkumskripte entzündliche 682
–, – postinfektiöse 682

Alopezien, zirkumskripte temporäre 681
Altersekzeme 328
Altersflecke 614
Altershaut 498
Alterspemphigus 452
Alterspigmentierungen 614
Alterspruritus 281
Alterswarzen 857
Ambustio 333
Amelanose 619
Aminosäurenstoffwechsel, Hauterkrankungen durch Störungen 757
Amyloid, knotenförmiges 768
Amyloidosen 766 ff.
Amyloidosis cutis nodularis atrophicans 769
Anaerobierinfektionen 173
Analekzem 297, 964, 965
–, allergisches 964
Analfissur 966
Analfisteln und periproktische Abszesse 967
Analphalipoproteinämie, familiäre 751
Analvenenthrombose, akute 967
Andrologie 968 ff.
–, Chromosomenuntersuchung 972
–, Fertilitätsstörungen 976, 977
–, Untersuchungen 968 ff.
–, –, Anamnese 968
–, –, Ejakulat- 969
–, –, Hodenbiopsie 971
–, –, Hormondiagnostik 973
–, –, körperliche 968
–, –, Spermiogramm 969
Anetodermia erythematosa 499
Anetodermien 499 ff.
–, Typ Jadassohn 499
–, Typ Pellizari 499
–, Typ Schwenninger-Buzzi 499
Angiitis, maligne granulomatöse 560
Angina catarrhalis 716
– diphtherica 717
– lacunaris et follicularis 716
– Ludovici 165
– Plaut-Vincent 717
– ulceromembranacea 717
Angiodermatitis, disseminierte pruriginöse 596
Angioendotheliomatosis proliferans systematisata 916
Angiokeratoma 912 ff.
– acroasphycticum digitorum 913
– circumscriptum 912
– corporis diffusum 752

– – naeviforme 912
– – universale 752
– Mibelli 913
– scroti 913
– vulvae 913
Angiokeratome 912 ff.
Angiolopathien, entzündliche 559
–, funktionelle 554
Angiolupoid 817
Angioma serpiginosum 846
Angiomatosis cerebelli et retinae 847
– encephalotrigeminalis 846
Angiomyoneurom 914
Angioödem 273
–, hereditäres 275
Angiopathie, diabetische 569
Angioplasie, papulöse 925
Angulus infectiosus 699, 700
Anhidrose 653, 658
Anhidrosis hypotrichotica 658
Annelida 230
Anthrax 185
Antibiotika 1020
Antiekzematika 301
Antihidrotika 655
Antihistaminika 1024
Antikörper, antinukleäre 516, 517
–, pemphigusartige 444
Antimalariamittel 1024
Antiphlogistika, nichtsteroidale 1024
Anxietas tibiarum 557
Aplasia congenita 494
– cutis circumscripta 537
– totalis 537
Aphther, Bednar- 714
–, chronisch-rezidivierende 714
–, habituelle 714
–, solitäre 714
Aphthenerkrankungen 713
Aphthoid Pospischill-Feyrter 25
Aphthose, bipolare 715
–, große 716
Aphthosis Behçet 715
Aponeurosis fibrosa plantaris 535
Arachnodaktylie 493
Arachnoidea 224
Argininbernsteinsäure-Syndrom 759
Argyrose 627
Arndt-Gottron-Syndrom 778
Arndt-Zeichen 707
Arning-Karzinoide 884
Arsenkeratosen 867
Arsenmelanose 617
Artefakte 363

arterielle Verschlußkrankheiten 566
Arteriitis cranialis 561
– temporalis 561
Arteriosclerosis obliterans 568
Arteriosklerose 568
Arthritis psoriatica 395
Arthropathia psoriatica 395
Arzneiexanthem, fixes 248
Arzneiexantheme 238 ff.
–, Alopecia diffusa 251
–, Effluvium, diffuses 251
–, Klinik und Ätiologie 243 ff.
–, –, akneiforme 249
–, –, erythematobullöse und multiforme Erytheme 244
–, –, erythemato-hämorrhagische 247
–, –, –, hämorrhagische 247
–, –, –, hämorrhagische-bullöse 247
–, –, Erythrodermien, exfoliierende 244
–, –, –, nässende 244
–, –, lichenoide 249
–, –, makulourtikarielle 243
–, –, nodöse 247
–, –, Parästhesien, Pruritus 249
–, –, Purpura chronica progressiva 247
–, –, –, thrombozytopenische 247
–, –, Serumkrankheit, Arzneireaktion vom Typ 250
–, –, skarlatiniforme, morbilliforme oder rubeoliforme 243
–, –, Vasculitis allergica 247
–, Provokation von Dermatosen 250 ff.
Arzneinebenwirkungen an der Haut 238 ff.
–, Pathomechanismen 238 ff.
–, –, allergische Reaktionen 239
–, –, Arzneireaktion durch Überdosierung, akute 238
–, –, –, toxische 238
–, –, Idiosynkrasie 239
–, –, Intoleranz 239
–, –, Jarisch-Herxheimer-Reaktion 239
–, –, Kumulation 238
–, –, Nebenwirkungen, pharmakologische 239
–, –, Provokation einer latenten oder manifesten Erkrankung 239

–, –, Reaktionen, photoallergische 239
–, –, –, phototoxische 239
–, –, Störungen des ökologischen Gleichgewichts 239
Arzneireaktion, akneiforme 249
–, akute toxische, durch Überdosierung 238
–, lichenoide 249
Arzneistoffe, astringierende 1005
–, anästhesierende 1003
–, antibiotische 1000, 1001
–, antihydrotische 1008
–, antimykotische 1001
–, antiphlogistische 1012
–, –, nichtsteroidale 1012
–, –, steroidale (Glukokortikosteroide) 1013
–, antipruriginöse 1002
–, antiseptische 997 ff.
–, depilierende 1009
–, depigmentierende 1009
–, hyperämisierende 1003
–, kaustische 1005
–, keratolytische 1004
–, keratoplastische 1005
–, lichtschützende 1009
–, parasitide 1008
–, pigmentierende 1010
–, Repellents 1007
– zum Sonnenschutz 1009
–, virostatische 1006
–, zytotoxische 1006
Ascher-Syndrom 492
Ashy dermatosis 369, 616
Askaridiasis 231
Ataxia teleangiectatica 552
Atherom 853
Atherosklerose 568
Athletenfuß 198
atopic winter feet 324
Atopie 310 ff.
atopisches Ekzem 310 ff., 322, 1026
Atrichia congenitata circumscripta 674
– – diffusa 674
Atrophie blanche 577
–, weiße 577
Atrophien der Haut 494, 499
–, Druck- 499
–, Inanitions- 499
–, Zug- 499
atrophisierende Erkrankungen mit Büschelhaaren 155
Atrophodermia idiopathica progressiva 511
– vermiculata 500
Atrophodermie, systematisierte, näviforme 497
atypisches Fibroxanthom 908
Aurantiasis cutis 626

Aurikularanhänge 539
aurikulotemporales Syndrom 656
autoerythrocyte sensitization 592
Autoimmun-Progesteron-Dermatitis der Schwangerschaft 738
Automutilationssyndrom 804
Autophagie 804
Austrocknungsekzem 281
Avitaminosen 808
axillary freckling 611
axilläre Granulome 828
Axillenfibrome, multiple 905

Bäder 981
–, Wirkstoffzusätze 982
Bagdadbeule 178
Bakterid, akutes generalisiertes pustulöses 468
–, pustulöses 465
Bakterienflora der Haut 143
–, Residentflora 143
–, –, temporary 143
–, Transientflora 143
Balanitis 723 ff.
–, allergische 298
– candidomycetica 205
– circinata parakeratotica 726
– erosiva circinata 726
–, – –, adstringierender Puder 985
– gangraenosa 724
– keratotica et pseudoepitheliomatosa 727
– ulcerosa 724
– xerotica obliterans 727
Balanoposthitis 723 ff.
– acuta 724
–, akute, infektiöse 724
–, –, kontaktallergische 724
– candidomycetica 725
– chronica 725
– – circumscripta benigna 726
– diabetica 725
Barraquer-Simons-Syndrom 548
Bart-Syndrom 440
Bartholinitis gonorrhoica 56
Basaliom 860, 881 ff.
–, Ausdifferenzierung 885
–, ekkrines, ekzematoides 884
–, initiales 882
–, keloidiformes 884
–, metatypisches 886
–, –, type intermédiaire 886
–, –, type mixte 886
–, nävoides 885

–, pagetoides 884
–, pigmentierendes 883
–, sklerodermiformes 883
–, Therapie 886 ff.
–, zystisches 884
Basalioma 881 ff.
– exulcerans 882
– planum cicatricans 882
– solidum 882
– terebrans 882
– Ulcus rodens 882
Basalzellenkarzinom 881
Basalzellenkrebs 881
Basalzellennävussyndrom 885
Basophilenleukämie 945
BCG-Impfung 120
Beau-Reil-Linien 688
Becker-Melanose 833
Becker-Nävus 833
Bednar-Aphthen 714
Bedsonieninfektion 108
Begleitamyloidosen 768
Behandlung, äußerliche 979 ff.
–, –, differente 995 ff.
–, –, indifferente 980 ff.
–, innerliche 1018 ff.
Behçet-Syndrom 715
Beinveneninsuffizienz, chronische 581, 582
–, Therapie 581
–, –, Kompressionsstrümpfe 582
–, –, Kompressionsverbände 581
–, –, Verbandarten 581
–, –, Verödung von Varizen 582
Bejel 107
benigne chronische bullöse Dermatose 463
Benzoylperoxid 998
Beri-Beri 809
Berlock-Dermatitis 355
Berufsekzeme 326
Berufskrankheit, ärztliche Anzeige 327
Berufskrankheitenverordnung 327, 1041
Besenreiservarizen, Verödung 584
Betknie 331
Beugenekzem 317
Bienengiftallergie 275
Bilharziose 236
Bindegewebe, Erkrankungen 488 ff.
Bindegewebserkrankungen, gemischte 532
–, Überlappungssyndrome 532
Bindegewebskomponenten 488, 489
–, elastische Fasern 489
–, Fibroblasten 488
–, Kollagenfasern 488
–, Retikulumfasern 489
Bindegewebsnävus 844

–, disseminierte Form 844
–, – –, grobknotiger disseminierter 844
–, – –, lumbosakraler 844
Bindehautschrumpfung, essentielle 455
Birkenholzteer 997
BK-mole-Syndrom 839
BK-Nävus-Syndrom 839
black heel 331
Blastomykose 215, 216, 601
Blennorrhö 53
Blepharochalasis 492
Blitzschlag 340
Bloch-Sulzberger-Syndrom 615
Bloom-Syndrom 551
Bloom-Torre-Machacek-Syndrom 551
blue-rubber-bleb-Nävussyndrom 912
Blutgefäßnävi als Teilsymptom von Phakomatosen 846
Boeck-Sarkoid 816
Bonnevie-Ullrich-Syndrom 538
Borkenkrätze 226
Botryomykom 913
Bowen-Karzinom 869, 892
Braun-Falco-Landthaler-Syndrom 474
Bremsen 223
brennende Füße, Syndrom 557
Brill-Krankheit 50
broad beta disease 746
Bromakne 643
Bromidrose 651
Bromoderm 643
Bronzediabetes 799
Bruce-Septikämie 188
Brucellosen 188
Bubo, klimatischer 109
Buchweizenkrankheit 356
Bürger-Grütz-Syndrom 745
Bulla repens 148
bull-dog-scalp-Syndrom 537
bullöse gemischte Dermatosen 461
Bullosis mechanica 330
Burau-Barrière-Syndrom 605
Burkitt-Syndrom, afrikanisches 940
burning-feet-Syndrom 557, 812
Buschke-Hitzemelanose 555
Buschke-Ollendorf-Syndrom 906

C1-Inaktivator 275
Café-au-lait-Fleck 832

Calabar swelling 234
Calcinosis dystrophica 798
– lipogranulomatosa progrediens 796
– metabolica 795
– – circumscripta 796
– – – als Syndrom 789
– metastatica 795
Calculi cutanei 798
California-Krankheit 217
Callositas 330
Calvities hippocratica 676
Cancer en cuirasse 893
Candida-Balanitis (s. auch Kandidosen) 205
– Follikulitis 208
Candida-Granulom 212
– Intertrigo 206
– Kolpitis 204
– Onychomykose 208
– Paronychie 208
– Vulvovaginitis 204
Candidiasis 203 ff.
Canities 669
Capillaritis alba 574, 579
Cauterisatio 340
Cervicitis gonorrhoica 57
Cetaceum 993
Chagas-Krankheit 221
Chancroid 112
Chancrum oris 806
Chédiak-Higashi-Syndrom 620, 756
Cheilitis 298, 318, 700 ff.
– abrasiva praecancerosa 701
– actinina 700, 701
– – acuta 701
– – chronica 701
–, allergische 298
– exfoliativa 701
– glandularis apostematosa 702
– – simplex 702
– granulomatosa 702
– sicca 318, 700
– simplex 700
Cheiropompholyx 653, 657
Cheveux incoiffables 667
Cheyletiellosis 227
Chilblainlupus 522
Chlamydien, Erkrankungen 67, 108
Chloasma 611 ff.
Chlorquinaldolnekrose 729
Cholesterinose, extrazelluläre 373
Chondrodermatitis nodularis chronica helicis 542
Chondrodysplasie-Hämangiom-Syndrom 911
Chondromalazie, systematisierte 543
Chondrome 918
Chromidrose 652

Chromoblastomykose
 213, 601
Chromomykose 213, 601
Chromosomenuntersuchung 972
–, Chromatintest 972
chronic non hereditary blistering disease in children 463
chronic superficial dermatitis 310
chronische bullöse Dermatosen im Kindesalter 461
Chrysiasis 627
Cimex lectularius 220
Cimicosis 220
Citrin 814
Cockayne-Syndrom 495
Cockayne-Touraine-Syndrom 439
Cole-Rauschkolb-Toomey-Syndrom 496
Combustio 333
Condylomata 17ff.
– acuminata 17
– gigantea 18
– lata 79
– plana 18
Congelatio 336
congenital localized absence of skin and associated abnormalities resembling epidermolysis bullosa 440
Coproporphyria congenita erythropoetica 788
– hereditaria 793
– symptomatica 793
Cornelia-de-Lange-Syndrom 804
Cornu cutaneum 868
Cowden-Syndrom 710
Coxsackie-Virusinfektionen 43
Crab dermatitis 184
Craurosis vulvae 735
creeping disease 223, 232
Creme 991, 994
Crosti-Retikulohistiozytose 959
Crosti-Syndrom 959
CRST-Syndrom 516, 797
Crusta lactea 316
Culex pipiens 223
Culicosis bullosa 223, 256
Cumarinnekrosen, hämorrhagische 248
Cutis hyperelastica 491
– laxa 491
– marmorata 555
– – teleangiectatica congenita 556
– rhomboidalis nuchae 502
– vagantium 219
– verticis gyrata 537, 538
– – plicata 537

Da-Costa-Syndrom 485
Dakryocystitis tuberculosa 125
Damenbart 670
Dattelbeule 178
Dauerwelle 664
Degeneration, granulöse 472
–, kolloide, der Haut 504
Dekubitus 332
Dellwarze 21
Demodex folliculorum 228
Demodicidose 647
Demodikose 647
Deodorantgranulome 828
Depigmentierungen 620ff.
Dequalinium 729
Dercum-Krankheit 918
dermale Leishmanoide 181
dermatide du tobogan 419
dermatite bulleuse mucosynéchiante 455
– lichénoide purpurique et pigmentée 595
– polymorphe douloureuse 458
Dermatitis ammoniacalis 325
– autogenica 364
– bullosa pratensis 356
– contusiformis 377
– cumulative irritant 277, 279
– dysseborrhoische 303
– mit Eosinophilie, rezidivierende, granulomatöse 830
– exfoliativa neonatorum 147
– exsudative diskoide lichenoide 310
– glutaealis 325
– herpetiformis 445, 458ff.
– –, akantholytische 446
– –, Gastrointestinaltrakt 459
– –, glutensensitive Enteropathie 459
– –, Jodempfindlichkeit 459
– –, juvenile 462
– hidroica 658
–, livedoartige 252
– multiformis gestationis 457
– der Neugeborenen, perianale 325
– papulosa juvenilis 324, 419
–, papulöse, in der Schwangerschaft 739
–, perioale 648, 1015
–, –, lupoide 648
–, phototoxische 353
– pratensis 356
– repens 356

–, rosazeaartige 648, 1015
– seborrhoides 322
– – infantum 304, 306
–, seborrhoische 303
– solaris 350
– ulcerosa 564
– verrucosa 213, 601
Dermatochalasis 491
Dermatofibrom, pseudosarkomatöses 907
Dermatofibrosarcoma protuberans 909
Dermatofibrosis lenticularis disseminata mit Osteopoikilie 906
Dermatohistopathologie, Grundbegriffe 10
Dermatologische Proktologie 963
Dermatomykosen 190ff.
– durch Fadenpilze 194
– durch Hefe- oder Sproßpilze 203
– durch Schimmelpilze 211, 212
– –, Otomykose 212
– –, schwarze Piedra 212
– –, Tinea nigra 212
Dermatomyositis 529ff.
Dermatophagoides pteronyssinus 228
Dermatopharmakologie 979ff.
–, Absorption 979
–, Adsorption 979
–, Hornschicht, Hydration 980
–, –, pathologische Veränderungen 980
–, Liberation 979
–, Patientenalter 980
–, Penetration 979
–, Permeation 979
–, Resorption 980
Dermatophytosen 194, 201
–, Immunphänomene 201
–, Mykide 201
–, Therapie 201
Dermatose, akute febrile neurophile 379
–, digitale 408
–, familiäre rosazeaartige 647
–, gemischte bullöse 461
– mit intraepidermalen Epitheliomen, keratotischen Plaques und Narben 647
–, hämorrhagisch pigmentäre 594
–, IgA-lineare 460
–, invisible 418
–, durch Licht provozierbare 351
–, peridigitale 324
–, photoallergische 356
–, subkorneale pustulöse 466

–, transitorische akantholytische 451
Dermatosen, Behandlung, innerliche 1018
–, äußerliche 979
–, bullöse chronische, im Kindesalter 461ff.
–, chronische bullöse benigne 463
–, Dermatitis herpetiformis juvenilis 462
–, IgA-lineare 462
–, Medikamente zur innerlichen Therapie 1018ff.
–, –, ACTH 1020
–, –, Antibiotika 1020ff.
–, –, Antihistaminika 1024
–, –, Antimalariamittel 1024
–, –, Antiphlogistika, nichtsteroidale 1024
–, –, Glukokortikosteroide 1019
–, –, –, Äquivalenzdosen 1019
–, –, Immunsuppressiva 1024
–, –, Psychopharmaka 1027
–, –, –, Antidepressiva 1027
–, –, –, Neuroleptika 1027
–, –, –, Transquillanzien 1027
–, –, Retinoide 1025
–, –, –, Retinoid, aromatisches 1025
–, –, –, Retinsäure, 13-cis 1025
–, –, Zytostatika 1023ff.
–, Pemphigoid, juveniles 462
–, Pemphigus juvenilis 462
Dermatosis juvenilis plantaris 324
– papulosa nigra 427
– pigmentaria progressiva 594
Dermatostomatitis 373ff.
–, Majorform 375
–, Minorform 374
Dermatotherapie, äußerliche 979
–, –, Grundlagen (Vehikel) 981
–, –, differente 995
–, –, indifferente 980
–, innerliche 1018
–, Rezepturen 992ff.
Dermatozoenwahn 364, 1026
Dermographismus 258ff., 320, 627
–, Druckurtikaria 259
–, Kälteurtikaria 259
–, –, familiäre 259
–, Lichturtikaria 260
–, Reflexerythem 258
–, Röntgenurtikaria 260

Dermographismus, roter 258
–, schwarzer 627
–, Spätdermographismus 258
–, urtikarieller 258
Dermoidzysten 855
De-Sanctis-Cacchione-Syndrom 353
Desensibilisierung 276
Desquamatio insensibilis 471
Desquamation, lamelläre 477
– beim Neugeborenen 477
Diabetes, lipoatrophischer 548
diabetische Angiopathie 569
Diät, Karenz- 267
Diathesen, hämorrhagische 586 ff.
–, –, Ekchymosen 586
–, –, Koagulopathien 590
–, – der Neugeborenen 591
–, –, Petechien 586
–, –, Purpura 586
–, –, Sugillationen 586
–, –, thrombozytär bedingte 588
Digitus mortuus 558
– supranumeralis 692
dilated pore 854, 860
Diptherie der Haut 172
Diptera 223
Direktpigmentierung 347
dirty knees 331
disseminated superficial actinic porokeratosis 485
disseminierte intravasale Koagulation (DIC) 586
DNS, Reparaturmechanismen nach photobiologischer Schädigung 345
Dolichostenomelie 493
Donovaniosis 115
Doppler-Sonographie 581
Dornwarzen 14, 16
Dorsalzyste 856
–, mukoide, der Finger 856
Dracontiasis 233
Drakunkulose 233
Dreifachreaktion nach Lewis 258
Dreitagefieber-Exanthem 49
Druckurtikaria 259
Dunstverband, feuchter 983
Dupuytren-Fingerkontraktur 534
Dyschromatosis universalis hereditaria 618
Dyschromien 626 ff.
–, endogene 626
–, exogene 627
–, örtliche 627

Dyshidrose 656
dyshidrosiformes Ekzem 297, 298
– –, chronisch allergisches 297
– –, hämatogenes allergisches 298
Dyshidrosis lamellosa sicca 657
dyshidrotisches Ekzem 297
Dyskeratom, warziges 859
Dyskeratose 472, 496
–, kongentiale 496
Dyskeratosis follicularis 482
Dysplasie, ektodermale 693
– mit Katarakt 497
–, kongenitale 496
–, – ektodermale 496, 497
– mit Katarakt, mesodermale 497
– osteo-oculo-dermale 497
Dysporia entero-broncho-pancreatica congenita familiaris 806
Dysseborrhö 304
Dystrophia bullosa hereditaria 440
– Typus maculatus seu Amsterdam 440
Dystrophia myotonica 495

Echinokokkose 235 ff.
–, Echinococcus 236
Ecthyma contagiosum, infectiosum 40
– gangraenosum, terebrans 164
Ectodermose érosive pluriorificielle 373
Eczema flexurarum 317 (s. auch Ekzem)
– herpeticatum 26, 320
– hiemale 281
– in ichthyotico 474
– infantum 316
– marginatum 197
– molluscatum 22, 320
– solare 359, 361
– vaccinatum 38, 39, 320
– verrucatum 15, 320
eczéma cannalé 282, 329
– craquelé 282, 329
– flanellaire 304
eczematid-like purpura 596
Effloreszenzen 3, 8
Effluvium, anagen-dystrophisches 673
–, telogenes 673
Egel 236
Ehlers-Danlos-Syndrom 490, 491

Einschußkörperchenkonjunktivitis 109
Eisen-, Zink- und Kupferstoffwechselstörungen 799
Ejaculatio praecox 1026
Ekchymosensyndrom, schmerzhaftes 592
ekkrine Schweißdrüsen 653
ekkrines Hidrozystom 855
Eksikkationsekzematide, disseminierte 310
Ekthyma 163
Ektodermaldysplasie, anhidrotische 658
ektodermale Dysplasie 693
– Polydysplasie 658
Ekzem 277 ff.
–, Anal- 297
–, asteatotisches 281, 328
–, atopisches 310 ff., 322, 1026
–, chronisches allergisches 297
–, dyshidrosiformes 297, 298
–, dyshidrotisches 297
–, Fingerkuppen- 296
–, Genital- 297
–, hämatogen allergisches 298
–, Hand- 296
–, intertriginöses 284
–, Kopf- 295
–, Kumulativ-toxisches 279
–, lichenifiziertes 295
–, Lid- 295
–, Lippen- 295
–, Mamillen- 296
–, mikrobielles 309
–, nummuläres (mikrobielles) 309
–, Ohr- 295
–, peridigitales bei Kindern 324
–, periorales 322
–, seborrhoisches 303 ff.
–, seniles 328
–, sogenanntes angewaschenes 282
–, Schwielen- 284
–, Therapie 299
–, toxisch degeneratives 277, 279
–, traumiteratives 279
–, Unterschenkel- 296
–, vulgäres 285, 295
–, xerotisches 281
Ekzematid, seborrhoisches 306
Ekzematoid, frühexsudatives 316
Ekzembereitschaft 285
Ekzeme als Berufskrankheit 326
– der Kinder 322

–, psoriasiforme 297
– der Säuglinge 322
Elastéidose cutanée nodulaire à kystes et à comédons 503
Elastolyse, generalisierte 491
Elastom, juveniles 844
–, perforierendes 505
Elastoma diffusum 502
– intrapapillare perforans verruciforme 505
Elastorrhexis generalisata 504
Elastosen 501 ff.
–, noduläre 503
–, urämische 503
– mit Zysten und Komedonen 503
Elastosis actinica 501
– colloidalis conglomerata 504
– perforans serpiginosa 505
– – – und Morbus Wilson 802
– senilis 501
– solaris 501
elektrische Hautschädigungen 339
Elephantiasis 233, 601
– chromomycetica 601
– filarica 601
– nostras 28, 163, 601
– tropica 233, 601
ELISA 97
Embolia cutis medicamentosa 252
Emulsionen und Salben 990 ff.
–, Öl-in-Wasser 991, 994
–, Wasser-in-Öl 991, 993
Emplastra 987
EMO-Syndrom (Exophthalmus, Myxödem, Osteoarthropathie) 777
Endangiitis obliterans 570
Endarteriitis 570
Endocarditis gonorrhoica 63
Endometritis gonorrhoica 57
Endomykosen 215
eosinophile Faziitis 519
– pustulöse Follikulitis 468
Eosinophilenleukämie 945
eosinophiles Infiltrat der Haut 830
– –, akutes, mit Fazialislähmung und hochgradiger Eosinophilie im Blut 830
Epheliden 610
Epidermalzysten am Skrotum 852
Epidermis, Struktur und Funktion 470 ff.

Epidermodysplasia verruciformis 19
Epidermolysen, dystrophische 437, 439
–, hereditäre 435 ff.
–, –, Klassifikation 435
–, nichtdystrophische 435
Epidermolysis bullosa 436
– – acquisita 441
– – atrophicans generalisata gravis Herlitz 437
– – dystrophica generalisata 438, 440
– – – Hallopeau-Siemens 438
– – – mit Hypakusis 440
– – – localisata 439
– – hereditaria et albupapuloidea 440
– – – dystrophica 438
– – – – dominans 439
– – – –, Typus Disentis 440
– – – letalis 437
– – – simplex 436, 437
– – – –, Typus inversus (Gedde-Dahl) 437
– – – –, Typus Ogna 437
– – hyperplastica 439
– – und kongenitales lokalisiertes Fehlen von Haut 440
– – manuum et pedum aestivalis 436
– – neurotrophica 440
– – polydysplastica 438
– – simplex Köbner 436
– – toxica acuta 147
– – Weber-Cockayne 436
epidermolytic hyperkeratosis 478
Epidermopoese 471
Epididymitis gonorrhoica 60
Epikutanstandardteste 291
Epikutantest, belichteter 349
Epikutantestung 290
Epilation 672
Epiloia 843
Epitheliom, kalzifiziertes 861
– nacktpapilläres 870
–, verkalktes 861
Epithelioma adenoides cysticum 859, 860
– basocellulare 881
– calcificans Malherbe 860
– contagiosum 21
– cuniculatum 878
– spinocellulare 888
Epithélioma calcifié Malherbe 861
– papillaire nu 870
– pavimenteux intermédiaire 886
– – métatypique mixte 886

Epitheliome der Haut, multiple, selbstheilende 878
Epithelzysten, traumatische 853
Epizootien 366
Epulis 709
Erfrierung 336
Ergotismus gangraenosus, anokutaner 966
Erkrankungen der apokrinen Schweißdrüsen 650
Ernährungsstörungen 805
Erntekrätze 228
Erosio interdigitalis blastomycetica 206
Erosivschanker 75
Eruption, varizelliforme 26
Eruptionen, rhythmisch-paradoxe 924
Erwerbsminderung, Beurteilung 327
Erysipel 161
Erysipeloid 184
Erythem, kongenitales teleangiektatisches 551
–, toxisches, der Neugeborenen 368
Erythema anulare centrifugum 369
– – familiale 370
– – rheumaticum 370
– arthriticum epidemicum 189
– chronicum migrans 371
– circinatum 370
– contusiforme 377
– dyschromicum perstans 369, 616
– elevatum et diutinum 372
– faciale persistens 367
– gyratum perstans 370
– – repens 370
– induratum 131
– infectiosum 48
– e irritatione 367
– e pudore 367
– marginatum rheumaticum 370
– migrans arciforme et palpabile 923
– necroticans migrans 372
– neonatorum allergicum 368
– – toxicum 368
– nodosum 377, 817
– leprosum 137
– palmare et plantare 368
– – hereditarium 368
– – papulosum posterosivum 325
erythematöses ödematöses bullöses Pemphigoid 454
Erytheme 367 ff.
–, multiforme 376

–, nodöse 379
–, –, durch Arzneimittel 379
–, –, als Id-Reaktion 379
–, –, bei Infektionskrankheiten 379
–, –, bei septischen Erkrankungen 379
Erythermalgie 556
Erythralgie 556
Erythrasma 169
Erythrocyanosis crurum puellarum 556
Erythrodermia desquamativa 306
– ichthyosiformis congenita 665
– – congenitalis bullosa 478
– – psoriatica 388, 393
Erythrodermien 320, 411 ff.
–, atopische 320
– im Erwachsenenalter 412
– bei hämatologischen Erkrankungen 413
– im Kindesalter 412
–, kongenitale ichthyosiforme (nichtbullöse Form) 476
– bei malignen Lymphomen 413
–, primäre 413
–, seborrhoische 307
–, sekundäre 412, 413
–, –, Ekzeme 412
–, –, Lichen ruber planus 413
–, –, Pemphigus foliaceus 413
–, –, Pityriasis rubra pilaris 413
–, –, Psoriasis 413
–, –, Scabies norvegica 413
–, –, – –, Typ Wilson-Brocq 413
– unbekannter Ursache 413
Erythrodermie pityriasique en plaques disséminées 408
Erythrokeratodermia figurata variabilis 485
– symmetrica progressiva 486
Erythromelalgie 556
Erythromelanosis interfollicularis colli 554
Erythromelie 506
Erythroplasie (Queyrat) 870
erythropoetische Porphyrien 785, 786
Erythrosis interfollicularis colli 554
Espundia 182
Eucerin 993

Exanthem, Hand-, Fuß- und Mund- 42
Exanthema subitum 49
Exantheme, akneiforme 642
Exfoliatio linguae areata 705
– manuum areata 657
– oleosa neonatorum 477
Exkorationen, neurotische 317, 431
Exostosen, subunguale 697
Exsikkationsekzem alter Menschen 328
Exsikkationsekzematid 281
exsudative diskoide lichenoide Dermatitis 310
extractable nuclear antigen 532
extragenitaler Schanker 76
extramammärer M. Paget 872
Exzisionsreparatur, Mechanismus 345, 346

Fabry-Spiritus 997
–, Syndrom 752
Fagopyrismus 356
Faktoren, antinukleäre 717
Faltenzunge 704
familial atypical multiple mole melanoma (FAMM) 839
FAMM-Syndrom 839
Fanconi-Syndrom 588
Farbschweiß 652
Fasciitis nodularis pseudosarcomatosa 907
– ossificans 908
Fasziitis, diffuse mit Eosinophilie 519
–, nekrotisierende 165
–, noduläre 907
Faulecken 699
Favus 195
Febris mediterranea 188
– undulans bovina 188
Feer-Krankheit 559
Feigwarzen 17
Ferse, schwarze 331
Fersenknötchen, druckbedingte 540
Fertilitätsstörungen, Therapie 976
Fettgewebe, Erkrankungen 544
Fettgewebshernien der Ferse 540
Fettnekrose, subkutane des Neugeborenen 545
Fettsalben 991
Fettsklerem der Neugeborenen 545
Fettsklerose, symmetrische 545

Fetthals 918
Fettstoffwechsel, Hauterkrankungen durch allgemeine Störungen 741
Fettsyndrom, schmerzhaftes 550
Feuermal 845
Fibroblasten 488
fibroepithelialer Tumor 885
Fibroepitheliom 860
Fibroma molle 905
– pendulans 905
Fibromatose, digitale infantile 908
–, hyaline juvenile 908
–, infantile aggressive 908
–, pseudosarkomatöse 907
Fibromatosis cutis, perifollikuläre, mit Kolonpolypen 906
Fibromuzinose 778
Fibrosarkom 908, 909
–, paradoxes 908
Fibrosis nodularis nasi 906
Fibroxanthom, atypisches 908
Fieberbläschen 27
Fiessinger-Leroy-Syndrom 68
Fiessinger-Rendu-Syndrom 373
Filariasis 233
Filariose 233
Finger, Leichen- 558
–, toter 558
Fingerapoplexie 594
Fingerfibrome 534
Fingerhämatom 594
Fingerhutnagel 691
Fingerknöchelpolster, echte 533
–, unechte 533
Fingerkontraktur, Dupuytren 534
Fingerkuppenekzem 296
Fingerzyste, mukoide 856
Finnenkrankheit 235
Firnisse 984, 985
–, Collodium elasticum 984
–, Hühneraugenkollodium 985
–, Kollodium 984
–, Traumaticin 984
Fischschuppenkrankheit 473
Fisteln und Zysten, branchiogene 539
fixes Arzneiexanthem 248
Fleckfieber 50
–, endemisches 52
–, epidemisches 50
Fliegen 223
Flöhe 221
Flughautkrankheit 538
Flug- oder Schwimmhautbildung 538

Fluor vaginalis 732
– – durch bakterielle Infektion 734
– – durch Candida-albicans-Infektion 733
– – durch Gonorrhö 733
– – durch Trichomonadeninfektion 733
Flush bei Karzinoidsyndrom 367
Fölling-Krankheit 619, 757
Fogo Selvagem 449
folded skin with scarring 845
Folliculitis barbae candidomycetica 208
– decalvans capillitii 152
– – faciei 153
– eczematosa barbae 150
– – vestibuli nasi 151
– scleroticans nuchae 154
– simplex barbae 150
– sycosiformis atrophicans 153
Follikulitis 150 ff.
– der Bartgegend 150
–, eosinophile pustulöse 468
–, Gram-negative 153
– durch gramnegative Erreger 153
– keloidalis 154
– profunde dekalvierende 155
Fordyce-Zustand 698
Fox-Fordyce-Krankheit 651
Fragilitas ossium 493
Frambösie 106
Frei-Test 111
frictional lichenoid eruption 419
Friseurgranulome 40
Fritz-Hugh-Curtis-Syndrom 64
Frostbeulen 337
Frostschutzsalbe 1003
Frühlingsperniosis, akute 339
Frühsommermeningoenzephalitis (FSME) 229
–, Immunisierung 229
–, –, aktive 229
–, –, passive 229
FTA-Test 95
FTA-ABS-Test 96
Füße, brennende, Syndrom 557
Fütterungstuberkulose 120
Funiculitis 60
Furunkel 156
Furunkulose 157
Fußekzem, hyperkeratotisch-rhagadiformes 284
–, tylotisches 284
Fußmykose 198

Fußpilzerkrankung 198
Fußsohlen, Lividität 171
Fußsohlenwarzen 16

Gallenfarbstoffe 626
Gammopathien 761 ff.
–, benigne 761
–, essentielle 761
–, monoklonale 761, 762
–, polyklonale 761, 763
Ganglien 856
Gangrän, akute, des männlichen Genitale 728
–, infektiöse, des Mundes 806
Gaucher-Krankheit 754
Gaumen- und Wangenschleimhaut, Erkrankungen 709 ff.
Gefäßversorgung der Haut 551
Gele 987
gemischte Bindegewebserkrankungen 532
– bullöse Dermatosen 461
generalized folded skin with underlying lipomatous nevus 845
Genitale, Erkrankungen des äußeren weiblichen 731
Genitalekzem 297
Genitalpapeln, multiple bowenoide 728
Genitanaviolettnekrosen 207
Gerinnungsstörungen bei Lebererkrankungen 590
– –, Paraproteinämie 590
– –, Urämie 590
Gerstenkorn 156
Gerstenkrätze 227
Gesetzliche Bestimmungen 1040
Gesichtsmaske, konstitutionelle 367
Getreidekrätze 227
Gewerbeschutzsalben 1011
Gianotti-Crosti-Syndrom 420
Gicht 803
Gingivaerkrankungen 708 ff.
Gingivitis hyperplastica 708
– marginalis 709
Gingivostomatitis acuta 712
– herpetica 24
Glans penis und inneres Präputialblatt, Erkrankungen 719 ff.
– –, Erythroplakien 730
– –, Leukoplakien 730
– –, Melanoplakien 730
Glanzmann-Naegeli-Syndrom 590

Glatzenbildung, männliche 676
Gletscherband 27
Gliedmaßeneinschnürung 537
Glomangiom 914
Glomera cutanea 914
Glomustumor 914
Glossitis interstitialis luica 86
– mediana rhombica 705
Glossodynia simplex 707
Glossodynie 707
Glossopyrosis 707
glossy skin and fingers 500
glukokortikoidhaltige Kombinationspräparate 1015, 1016
Glukokortikosteroide, Äquivalenzdosen 1019
–, äußerlich 1013, 1014
– –, Nebenwirkungen 1014
–, innerlich 1018
–, –, Nebenwirkungen 1018
Glukokortikosteroid-Lipodystrophie 547
Gneis 305
Goltz-Gorlin-Syndrom 497, 885
Gonokokkensepsis 63
Gonorrhö 53 ff.
–, chronische 56
–, Endocarditis gonorrhoica 63
–, Feststellung der Heilung 65
– der Frau 55
–, Gonokokkennachweis 53
–, Gonokokkensepsis 63
– des Mannes 58
–, Monarthritis gonorrhoica 63
–, Ophthalmoblenorrhö 62
–, oropharyngeale 62
–, Perihepatitis gonorrhoica 64
–, rektale 62
–, Therapie 64
Gottron, Retikulosarkomatose 945
Gottron-Syndrom 486
Gougerot, maladie tri-(penta)-symptomatique 561
Gougerot-Carteaud-Syndrom 427
Goundou 107
Granularzellmyoblastom 920
Granularzelltumor 920
Granulom 822
–, eosinophiles 955
–, –, der Knochen 958

Granulom, retikulohistiozytisches 953
–, tumorförmiges eosinophiles 824
Granuloma anulare 822, 823
– – disseminatum 823
– –, erythematöse Form 822
– – perforans 823
– –, Plaqueform 822
– –, subkutane Form 822
– – vigantolicum 822
– coccidioides 217
– eosinophilicum faciei 823
– of the face, lethal midline 827
– faciale 823
– fissuratum 332
– fungoides 931
– gangraenescens nasi 827
– glutaeale infantum 828, 1015
– inguinale 115
– multiforme 823
– of the nose, malignant 827
– paracoccidioides 216
– pediculatum 913
– pudendum chronicum 115
– pyogenicum 913
– teleangiectaticum 913
– trichophyticum 201
– venerum 115
granulomatöse Erkrankung unbekannter Ätiologie 816
Granulomatose, eosinophile 955
Granulomatosis disciformis chronica et progressiva 826
Granulome, tuberkuloide 126
Granulosis rubra nasi 656
great toe nail dystrophy 689
Greither-Syndrom 479
Grönblad-Strandberg-Syndrom 504
Großzehennageldystrophie der Kindheit 689
Großzehennägel, eingewachsene, Syndrom 697
Grützbeutel 853
Gruppenallergie 292
Gumma, tuberkulöses 127
Gummihaut 491
Gundu 107
Gürtelrose 32
Gynäkomastie 978

Haare 661 ff.
–, Bambushaar 665
–, Chemie 661
–, Erkrankungen 661

–, gedrehte 666
–, Glaswolle- 667
–, Haarausfall 673 ff.
–, –, anagen-dystrophischer 673
–, –, kreisförmiger 682
–, –, vom männlichen Typ 676
–, –, telogener 673
–, Haarfarbe, Veränderungen 668
–, Haarschäden, exogene 664
–, Haarschaftanomalien 661 ff.
– –, bei Stoffwechselstörungen 668
–, Haarschaftveränderungen, Diagnostik 665
–, Haartypen 661
–, Haarverformung 664
–, Haarwachstum, hormonelle Beeinflussung 661
–, –, Störungen 669
–, Haarwurzelstatus 663
–, kadaverisierte 683
–, Morphologie 661
–, Nichtsexualhaar 662
–, Pélade- 683
–, Ringel- 666
–, Roll- 668
–, –, Rollhaarzysten 668
–, Sexualhaar 662
–, Spindelhaar 667
–, Syndrom der unkämmbaren 667
–, Weißwerden über Nacht 669
–, Wollhaare 667
–, –, Wollhaarnävus 860
Haarfollikelnävus 860
Haarnävus 860
Haarnestfistel 855
Haarrupf-Tic 681
Haarscheidenakanthom 860
Haarwaschmittel 1012
Haarzellenleukämie 937
Haarzunge, schwarze 706
Haarzyklus 662
–, Anagenphase 662
–, Katagenphase 662
–, Telogenphase 662
Haber-Syndrom 647
habituelle Aphthen 14
Haemangiectasia hypertrophicans 847
Hämangiom, kavernöses 910
Hämangioma cavernosum 910
– – cutaneum 910
– – – et subcutaneum 910
– planum 845
–, senile 912
Hämangiosarkom der Kopf- und Gesichtshaut 916

Hämochromatosen 799
Hämorrhagien, artifizielle 594
hämorrhagisch pigmentierte Dermatosen 594
hämorrhagische Diathesen 586
– Phänomene der Haut, symptomatische vaskuläre 597
Hämorrhoidalvenenthrombose, akute 967
Hämorrhoiden 963
Hämosiderose 626
Hämostase, vaskuläre Störungen 593
Halb- und Halb-Nägel 692
Hallopeau-Siemens-Syndrom 438
Halo-Nävus 623, 838
Halsfibrome, multiple 905
Halsfisteln, laterale 539
–, mediane 540
Halslymphknotentuberkulose 120
Halszysten, laterale 539
–, mediane 540
Hand-Schüller-Christian-Krankheit 955, 957
Handekzem 296
–, chronisches atopisches 319
– –, kumulativ-toxisches 282
–, dyshidrosiformes 297
–, dyshidrotisches 297
–, hyperkeratotisch-rhagadiformes 284
–, tylotisches 284
Handhämatom paroxysmales 594
Handkantenknötchen, druckbedingte 540
hardening 292
Harlekinfetus 476
Hart-Krankheit 757
Hartheu-Krankheit 354
Hartnup-Syndrom 757
Hasenpest 187
Hausmädchenknie 331
Haut, Abwehrfunktionen 280
–, Gefäßversorgung 551
–, Pufferkapazität 280
–, Wasserbindungsvermögen 280
Hautamyloidosen 700
–, interskapuläre 770
–, lokalisierte 769
–, makulöse 770
Hautarztverfahren 327
Hautatrophien 494 ff.
–, aktinische 498
–, erworbene 494, 498
–, fibroide Knoten 507
–, idiopathische 506
–, kongenitale 494
–, neurogene 500
–, sekundäre 508

–, senile 498
Hautdiphtherie 172
Hauterkrankungen, chemische 330
–, lichttherapeutisch beeinflußbare 352
–, physikalische 330
– durch Strahlen, ionisierende 342
–, thermische 333
Hautflügler 222
Hautgangrän, oberflächlich wandernde 569
–, postoperative progressive 565
Hauthorn 868
Hautnekrosen, infarktähnliche 252
–, umschriebene, nach intramuskulärer Injektion 252
–, zosteriforme 252
Hautoberfläche, Lipoidfilm 280
Hautödem, akutes umschriebenes 273
Hautreaktionen, lichtprovozierte 349
–, photoallergische 353
–, phototoxische 353
Hautreinigungsmittel 1011
–, Seifen 1011
–, synthetische Detergenzien 1011
Hautschädigungen, chemische 340
– durch Elektrizität 339
– durch Kampfstoffe 341
–, mechanische 330
Hautschrift, schwarze 627
Haut- und Gewerbeschutzsalben 1010
–, Emulsionen, hydrophile 1011
–, –, lipophile 1011
Hauttuberkulosen 117 ff.
– bei Allergie 122
– bei Anergie 119
–, Diagnostik 118
–, Klassifikation 119
–, postprimäre 122
Hauttypen 347
Hautveränderungen 166
–, ichthyosiforme symptomatische 478
Heberden-Arthrose 534
– -Knoten 534
Hebra-Wasserbett 983
Hemiatrophica faciei progressiva 500
hepatische Porphyrien 794
Herbstbeiße 228
Herbstperniosis 339
Heredopathia atactica polyneuritiformis 751
Herlitz-Syndrom 437
Herpangina 43
Herpes corneae 28
– gestationis 457, 738

Herpes sepsis der Neugeborenen 25
– simplex 27 ff.
– – recidivans in loco 27, 28
– – traumaticus 28
– –, Viruserkrankungen 22
– zoster 32
Herzberg-Potjan-Gebauer-Syndrom 670
Herxheimer-Reaktion 101, 239
Heterochromien 668 ff.
Heukrätze 228
Hidradenitis suppurativa 159, 651
Hidradenoma papilliferum 856, 863
– – verrucosum fistulovegetans 863
– – der Vulva 863
–, zystisches ekkrines 855
Hidradenome 856 ff.
–, apokrine 856
–, eruptive 862
– der Unterlider 862
Hidrozystom, ekkrines 855
v. Hippel-Lindau-Syndrom 847
Hirnsklerose, tuberöse 843
Hirsuties papillaris penis 720
Hirsutismus 669 ff.
Histamin 948
Histiozyten der Haut 952
Histiozytom 906
Histiozytose, maligne 959
–, X-Gruppe 955
Histiozytosen, benigne 952
–, maligne 955
Histoplasmose 217
Hitzemelanose Buschke 555
Hodenbiopsie 971
Hodgkin-Lymphom, malignes 929
–, Zelle 930
Holländer-Simons-Syndrom 548
Holzteere 997
Homogentinsäure 626
Homozystinurie 760
Hordeolum 156
Hormondiagnostik 973 ff.
–, Antiöstrogentest 973
–, HCG-Test 973
–, Hodenfunktion 973
–, –, endokrine 973
– – exokrine 973
–, Hypogonadismus, hypergonadotroper 973, 974
–, LH-RH-Test 973
Hornstein-Knickenberg-Syndrom 906
Hornzellen 471

Horton-Syndrom 561
Hoyer-Grosser-Organe 914
Hühnerauge 331
Hundebahndwurmkrankheit 235
Hutchinson-Trias 91
–, Gilford-Syndrom 494
Hyalinosen 770
Hyalinosis cutis et mucosae 771
Hydatidenkrankheit 235
Hydrargyrose 627
Hydroa vacciniformia 362
hydrocystome noir 855
Hydrozystom, ekkrines 855
Hymenoptera 222
Hyperbetalipoproteinämie 745, 746
Hypercholesterinämie 745, 746
–, essentielle 745
–, familiäre 745
Hyperchylomikronämie, familiäre 744
– und Hyperpräbetalipoproteinämie 747
hypereosinophile Dermatitis 831
Hypereosinophilie, Entzündungen 830
Hypereosinophiliesyndrom 830, 946
– mit spezifischen Hauterscheinungen 946
Hyper-IgE-Syndrom 319
Hyperhidrose 653 ff., 1026
–, genuine 653
–, –, emotionelle 653
–, gustatorische 656
–, symptomatische 653
Hyperhidrosis axillaris 654
– manuum 654
– pedum 654
Hyperizismus 356
Hyperkeratosen 472
–, Proliferations- 472
–, Retentions- 472
Hyperkeratosis follicularis et parafollicularis in cutem penetrans 482
– lenticularis perstans 484
– monstruosa 477
Hyperlipämie, endogene 747
–, exogene 747
Hyperlipidämie, fettinduzierte 747
– und Hypercholesterinämie 746
–, kalorisch induzierte 747
–, kohlenhydratinduzierte 747
Hyperlipoproteinämien mit breiter Betabande 746
–, primäre, familiäre 744

–, sekundäre 748
–, Typ I 744
–, Typ II a 745
–, Typ II b 746
–, Typ III 746
–, Typ IV 747
–, Typ V 747
Hyperpigmentierungen, aktinische 616
–, chemische 616
–, chloasmaartige 355
–, diffuse 617
–, endokrine 617
–, entzündliche 616
– bei Hautkrankheiten 618
– bei inneren Erkrankungen 618
–, kalorische 616
–, mechanische 616
– durch Medikamente 618
– der Mundschleimhaut 711
– –, Differentialdiagnose 712
–, periokuläre 612
–, sekundäre 616
–, umschriebene 610
Hyperplasie, angiolymphoide mit Eosinophilie 925
–, fokale epitheliale 925
Hyperpräbetalipoproteinämie 746, 747
Hypersensitivitätsangiitis 561
Hypersexualität 1026
Hypertrichose 669 ff.
–, erworbene umschriebene 671
–, medikamentöse 670
–, nävoide 670
– im Sakralbereich, umschriebene 670
–, symptomatische 670
Hypertrichosis congenita lanuginosa universalis 670
– lanuginosa 670
– – acquisita 670
– – congenita 670
– universalis 670
Hypertriglyceridämie, endogene 747
–, exogene 745
– und Hypercholesterinämie 746
Hypervitaminosen 808
Hypohidrose 658
Hypomelanose 619
Hypomelanosis guttata idiopathica 623
Hypoplasia cutis congenita 497
Hypoplasie, fokale dermale 497
Hyposensibilisierung 276
Hypotrichosen 674

Ichthyosen, erworbene 478
–, hystrixartige 477
Ichthyosis congenita fetalis 476
– – gravis 476
– – mitis 476
– –, Riecke I 476
– –, Riecke II 476
– –, Riecke III 476
– – tarda 476
– follicularis 474, 481
– hystrix gravior 478
– – –, Typ Bäfverstedt 478
– – –, Typ Curth-Macklin 478
– – –, Typ Lambert 478
– – –, Typ Rheydt 478
–, lamelläre 477
– lamellosa 477
– linearis circumflexa 486, 665
– nigricans 474
– nitida 474
– serpentina 474
– simplex 473
– vulgaris 473
– –, autosomal-dominante 473
– –, geschlechtsgebundene 475
– –, rezessive 475
–, X-chromosomal rezessive 475
Ichthyosisfuß 474
Ichthyosishand 474
Idiosynkraise 239
Idiotie, ichthyotische, mit Ataxie 477
Id-Reaktionen 129
IgA-lineare Dermatose 460
IgE-Dermatitis 319
IgM-SPHA-Test 96
I-Hand (Ichthyosishand) 474
ILVEN (inflammatory linear verrucous epidermal nevus) 840
immediate pigment darkening (IPD) 347
Immunitätsphänomene der Syphilis 92
Immunkomplexvaskulitis 561, 597
Immunosuppressiva 1024
Immunozytome 937 ff.
–, lymphoplasmozytoide 937
–, Plasmozytom 938
–, –, Amyloid 938
–, –, Kryoglobulinämie 938
–, –, Pyoderma gangraenosum 939
–, –, Skleromyxödem 938
–, –, Xanthome, disseminierte plane 939

Sachverzeichnis 1053

Immuntoleranz 292
Impetigo Bockhart 149
– bullosa 147
– contagiosa 144
– –, großblasige 146
– –, kleinblasige 144
– –, staphylogenes 146
– –, streptogenes 144
– herpetiformis 467, 738
– Nephritis 145
Impotenz 1026
Incontinentia pigmenti 615
indirekte Pigmentierung 347
Induratio penis plastica 535
Infantile digitale Fibromatose 908
– papulöse Akrodermatitis 420
infantiles akrolokalisiertes papulovesikulöses Syndrom 421
Infiltrat lupoides 4
infiltration, lymphocytic of the skin 922
Inokulationslymphoretikulose, benigne 42
Insulinlipoatrophie 548
Insulinlipodystrophie 548
intertriginöse Räume 284
intertriginöses Ekzem 284
Intertrigo 284
– im Analbereich 965
– candidomycetica 206
–, pseudomembranöse 324, 325
–, retroaurikuläre 318
Intoleranz 239
Intoleranzsyndrom
inverted follicular keratosis 860
Irisblendenphänomen 554
itching purpura 596
Ixodes ricinus 228

Jahresbeule 178
Jarisch-Herxheimer-Reaktion 101, 239
Janeway-Makulä 166
Jodakne 643
Jododerm 643
Juckreiz 364, 1026
juvenile hyaline Fibromatose 908
juveniles Xanthogranulom 907, 952, 953

Kältepannikulitis 339
Kälteurtikaria 259
Kala-Azar (viszerale Leishmaniose) 181
Kaliumpermanganat 998
Kalkknötchen, subkutanes 798
Kallus 330

Kaltlufturtikaria 260
Kaltwasserurtikaria 260
Kalzinosen 795ff.
Kamerunschwellung 234
Kandidamykosen 203
Kandidosen, chronisch mukokutane 203ff., 209
–, Endokrinopathiesyndrom 209
–, interdigitale 206
– der Mundschleimhaut 204
– der Vagina 204
– im Windelbereich 208
Kantennagel 690
Kaposi-Bureau-Barrière-Grupper-Syndrom 486
Kaposi-Sarkom 914
Karbamidpurpura 594
Karbunkel 158
Karotin 626
Karotinose 626
Kartenblattschanker 75
Karzinom 888ff.
–, Bowen- 892
–, Lippen- 890
–, metastatisches 893
–, Penis- 891
–, sekundäres 893
–, spinozelluläres 888
–, –, Differenzierungsgrade nach Broders 890
–, –, field cancerization 892
–, –, Therapie 892ff.
–, Vulva- 891
–, Zungen- 892
Karzinosen 1026
Kasabach-Merritt-Syndrom 593, 911
Katzenkratzkrankheit 42
Kauschwielen 331, 533
Kaustica 1005
–, Argentum nitricum 1005
–, Chromsäure 1006
–, Phenoläther 1006
–, Schreus-Zinkchloridätzung 1006
–, Trichloressigsäure 1005
Keloid 903
Keratin 471
Keratinosomen 471
Keratinozyten 470
Keratitis rubra figurata 485
Keratoakanthom 878ff.
Keratoconjunctivitis photoelectrica 351
Keratodermia palmoplantaris 479
– progressiva 479
Keratokonjunktivitis 351
Keratolysis, pitted 171
Keratoma hereditarium mutilans 481
– malignum 476
– palmare et plantare hereditarium 479, 480

– – dissipatum 480
– – transgrediens 479
– palmoplantare hereditarium insuliforme et striatum 480
– senile 865
– sulcatum 171, 654
Keratosen 470ff.
–, aktinische 865
–, diffuse 472, 473
–, follikuläre 472, 481
– ohne Follikelbildung 484
–, hereditäre 473
–, invertierte follikuläre 857, 860
–, palmoplantare 479
–, pigmentierte aktinische 866
–, seborrhoische 857
–, umschriebene 484
–, –, ohne Beziehung zum Follikel 472
– bei Xeroderma pigmentosum 867
Keratosis actinica 865
– areolae mammae naeviformis 484
– extremitatum hereditaria transgrediens et progrediens 479
– follicularis 481, 482
– – serpiginosa 505
– – lichenoides chronica 473
– palmoplantaris 479, 480
– – circumscripta 480
– – – seu areata 481
– – cum degeneratione granulosa 480
– – diffusa circumscripta 479
– – mutilans 481
– –, Ösophaguskarzinom 481
– – mit Parodontose 480
– – papulosa 480
– – – seu maculosa 480
– – transgrediens 480
– – mit Uhrglasnägeln und Knochenveränderungen 480
– – varians 480
– pilaris 481
– – rubra atrophicans faciei 482
– – – congenita 478
– senilis 865
– solaris 865
– suprafollicularis 481
– verruciformis 423
Ketten-Krankheit, Leichte 779
Kimura-Syndrom 925
Kinderekzeme 322
kinky hair disease 666, 802
Klavus 331
Kleiderlaus 219

Klein-Waardenburg-Syndrom 620
Klimaallergene 316
klimatischer Bubo 109
Klippel-Trénaunay-Weber-Syndrom 847
Knötchen, piezogene 540
–, rheumatische 827
–, rheumatoide 827
Knorpel, entzündliche Erkrankungen 542
Knoten, juxtaartikuläre 107
– des Ohres, elastotische 503
Knotenfilariose 234
knuckle pads 533
Koagulation, disseminierte intravasale (DIC) 586
Koagulopathien, angeborene 590
–, erworbene 590
Köhlmeier-Degos-Syndrom 571
Kohlenmonoxydvergiftung, Hauterscheinungen bei akuter 254
Koilonychie 690
Kokzidioidomykose 217
Kokzygealfistel 855
Kollagen 488
Kollagenbiosynthese 489
Kollagendegeneration, basophile 501
Kollagenose, reaktive perforierende 508
Kollodiumbaby 477
Kollodiumhaut der Neugeborenen 477
Kolloidmilium 504
Kombinationspräparate, glukokortikoidhaltige 1015, 1016
kongenitale ektodermale Dysplasie mit Katarakt 497
– Hautatrophien 494
– Poikilodermie mit Blasenbildung 496
– – mit warzigen Hyperkeratosen 497
– Poikilodermien 495
Kontaktakne 637
Kontaktallergene 287ff.
– in Berufsstoffen 289
– in Kleidern oder Schmuck 289
– in Kosmetika 289
– in örtlichen Therapeutika 289
– in Pflanzen 288
Kontaktallergie, In-Vitro-Nachweismethoden 292
–, monovalente 292
–, oligovalente 292
–, polyvalente 292
Kontaktcheilitis 701
Kontaktdermatitis, akute allergische 285, 293

Kontaktdermatitis, akute
  nichtallergische 277
–, – toxische 277
–, chronische allergische
  285, 295
–, hämatogene allergische
  298
–, phototoxische 355
–, Therapie 299
Kontaktekzem, akutes allergisches 285, 293
–, – toxisches 277
–, allergisches 310
–, – nummuläres 310
–, chronisches 279
–, – allergisches 285, 295
–, – kumulativ-toxisches
  279, 282
–, hämatogenes allergisches 298
–, Therapie 299
Kontaktnoxen, kumulative 280
Kontaktreaktion, allergische 285
–, Pathogenese 285
– durch Salbengrundlagen
  289
Kontaktsensibilisierungsvorgang 286
Kontakturtikaria 257
Kopfekzem 295
Kopflaus 218
Kopplungsallergie 292
Koproporphyrie, erythropoetische 788
Kosmetikaakne 637
Krätze, Borken- 224ff.,
  226
–, Ernte- 228
–, Gersten- 227
–, Getreide- 227
–, Heu- 228
Kräuselhaarnävus 843
Kranzfurchenlymphangitis,
  nichtvenerische 720
Kranzfurchenphlebitis 721
Kraushaarsyndrom 802
Kratzeffekte 365
Kryochirurgie 1029
Kryoglobulinämien 763ff.
–, monoklonale 765
–, polyklonale 764
Kryopurpura 764
Kryourtikaria 764
Kryptokokkose 215
Kühlcreme 994
Kumulation 238
Kupferfinne 644
Kupferstoffwechsel 802
Kußmaul-Meyer-Syndrom
  559
kutane Leishmaniose 178,
  182
Kwashiorkor 805

Läuseekzem 218
lamelläre Ichthyosis 477

Langerhans-Zellen 470
– Zellgranula 955
Lanolin 993
Larva migrans 223, 232
– –, kutane 232
Laser 1034
Lasseur-(G.)-Little-Syndrom 415, 417
Launois-Bensaude-Syndrom 918
Leberhände 368
Leckekzem 701
Le Fèvre-Languepin-Syndrom 538
Leichte Kettenkrankheit
  779
Leiomyome 917
Leishmaniosen 178ff.
Leishmanoide, dermale
  181
Lentigines seniles 498
Lentiginosen, periorifiziale
  610, 613, 834
Lentiginosis centrofacialis
  613
– profusa perigenitoaxillaris 614
Lentiginosis-Syndrom
  614
Lentigo maligna 873
– – Melanom 874, 896
– senilis 614
– simplex 834
LEOPARD-Syndrom 614
Lepra 134ff.
–, borderline 138
–, dimorphe 138
– indeterminata 137
– lepromatosa 136
–, Nervenveränderungen
  138
–, Organveränderungen
  139
– tuberculoides 137
– –, Majorform 138
– –, Minorform 137
–, unbestimmte 137
Leprareaktion 137, 139
Lepromatosis diffusa 136
Lepromintest 135
Lesch-Nyhan-Syndrom
  803
Leser-Trélat-Syndrom
  858
Leucoderma psoriaticum
  391
– centrifugum aquisitum
  623
Leucokeratosis nicotina palati 709
Leucoplakia erosiva 873
– verrucosa 873
Leukämien, akute lymphatische 940ff.
–, chronische lymphatische 931
– der Haut 492ff.
–, lymphatische 942
–, myeloische 943ff.

Leukämoid 830
– der Haut, eosinophiles
  946
Leukoderma lenticulare
  disseminatum 623
Leukonychia mycotica
  200
– punctata 688
– striata 688
– totalis 688
Leukonychien 688
Leukoplakia simplex 872
–, speckled 872
Leukoplakien 710, 872
–, gefleckte 872
– der Mundschleimhaut
  710
Leukosen, unreifzellige
  944
Lewisit 341
LE-Zellphänomen 527
LE-Zelltest 527
Libmann-Sacks-Syndrom
  526
Lichen albus 508
– amyloidosus 769
– aureus 596
– fibromucinoidosus 778
– myxoedematosus 778
– nitidus 825
– pilaris 481
– purpuricus 596
– ruber actinicus 417
– – acuminatus 416
– – anularis 416
– – atrophicans 417
– – erosivus 415, 417
– – exanthematicus 415
– – follicularis 415
– – – capillitii 417
– – – decalvans 417
– – – decalvans capillitii
  415
– –, großknotiger 417
– – linearis 416
– – des Lippenrots 415
– – mucosae 415
– – pemphigoides 417
– – planus 415
– –, planusartige aktinische
  Keratose 866
– –, – Eruptionen 419
– – verrucosus 417
– sclerosus 508
– – et atrophicus 508
– – – vulvae 736
– scrophulosorum 130
– simplex chronicus 422
– – verrucosus 423
– striatus 423, 424
– tropicus 659
– urticatus 428, 430
– variegatus 410
– Vidal 422
– urticatus 430
Lichénification géante
  423
lichenoide Trikeratose
  486

Licht 344ff.
–, physikalische Grundlagen 344
–, UV-A- 345
–, UV-B- 345
–, UV-C- 344
Lichtdermatosen 344ff.,
  786
–, Einteilung 349
–, polymorphe 361
–, protoporphyrinämische
  786
–, sekundäre 352
Lichtdiagnostik 1034
lichtprovozierte Reaktion
  an normaler Haut 350
Lichtquellen 348
–, künstliche 1033
–, natürliche 1033
Lichtreaktion, persistierende 359
Lichtschwiele 348
Lichturtikaria 260, 360
Lidekzem 295
light sensitive seborrhoide
  648
Lilakrankheit 529
Lingua geographica 705
– nigra 811
– plicata 704
– scrotalis 704
– villosa nigra 706
Lipalgie 918
Lipidablagerungserkrankungen, systematisierte
  751
Lipoatrophia anularis 549
Lipoatrophien 547
–, lokalisierte, nach Glukokortikosteroidinjektion
  547
Lipocalcinosis progrediens
  796
Lipodystrophia centrifugalis abdominalis infantilis 549
– progressiva 548
– semicircularis 548
Lipodystrophien 547ff.
–, kongenital-progrediente
  548
–, partielle 549
–, progressive partielle 548
Lipodystrophiesyndrom,
  generalisiertes 548
Lipödemsyndrom, schmerzhaftes 550
Lipogranulom, traumatogenes 544
Lipogranulomatose, disseminierte 755
–, familiäre 755
Lipogranulomatosis subcutanea 546
Lipoiddermatoarthritis
  953, 954
Lipoidhistiozytose vom
  Kerasintyp
Lipoidkalkgicht 796

Lipoidproteinose 771
– bei Lichtempfindlichkeit 772
–, lichtinduzierte 787
Lipokalzinogranulomatose 796
Lipom 918
Lipomatose 918
–, benigne symmetrische 918
–, zervikale 918
Lipomatosis dolorosa 918
Lipome, multiple, als Teilsymptom 918
Lipoproteine des Blutserums 741
Lippenekzem 295
Lippenfisteln 539
Lippenkarzinom 890
Lippenleckekzem 318
Lippen- und Mundhöhlenerkrankungen 698 ff.
Liquor cerebrospinalis bei Lues 100
lithanthracis, pix 996
Livedo racemosa 565
– reticularis 555, 556
– – e calore 555
– mit Sommerulzerationen 566
Livedovaskulitis 566
LH-RH-Test 973
Loa loa 234
Löffler-Syndrom 231
Löfgren-Syndrom 817
Lösungen, alkoholische 983
–, wäßrige 981
Loiase 234
Lost 341
Louis-Bar-Syndrom 552
Lues 70 ff.
– acquisita 73
– connata 88
– –, pathologische Veränderungen an Placenta und Frucht 89
– – praecox 89
– – tarda 90
–, Seroreaktionen 89
–, Erreger 71
–, maligna 80
– miliaris ulcerosa mucosae 86
–, Therapie 101 ff.
Lues I 73 ff.
–, Diagnose 76
–, Lymphknotenschwellung 76
–, Primäraffekte 73 ff.
–, Schanker 73 ff.
Lues II 77 ff.
–, Allgemeinerscheinungen 82
–, –, dolores osteocopi 82
–, –, Meningitis cerebrospinalis, frühsyphilitische 82

–, Angina syphilitica sive specifica 82
–, Haarwachstum, Störungen 81
–, Lues latens seropositiva 83
–, Miterkrankung innerer Organe 83
–, Mundschleimhaut, Erscheinungen 81
–, Pigmentstoffwechsel, Störungen 81
–, Polyskleradenitis 82
–, Rezidivroseola 83
–, spätlatente 84
–, – Entwicklungsmöglichkeiten 84
–, Syphilide 79
–, –, Condylomata lata 79
–, –, Corona veneris 80
–, –, korymbiforme 83
–, –, makulöse 77
–, –, Papeln, erosive, nässende 79
–, –, papulöse 78
–, –, papulosquamöse 78
–, –, pustulöse 80
–, –, Roseola 77
–, –, ulzeröse 80
–, –, zirzinäre 83
Lues III 84 ff.
–, Lichen syphiliticus 83
–, Lippen- und Mundhöhle, Erscheinungen 85
–, Lues innerer Organe, tertiäre 87
–, Syphilide, kutane 84 ff.
–, –, tuberöse 84
–, –, tuberoserpiginöse 85
–, Syphilide, subkutane 85
–, –, – Gumma 85
Lues IV 88 ff.
–, Paralysis progressiva 88
–, Quatärstadium 88
–, Tabes dorsalis 88
Luophobie 1026
lupoide periorale Dermatitis 648
– Rosazea 645
lupoider Lupus erythematodes 523
lupoides Infiltrat 4
Lupusbandtest 523, 528
Lupus erythematodes 520
– – chronicus discoides 520
– – – integumentalis cum exacerbatione viscerale 523
– – – lupoides 523
– – – superficialis disseminatus 521
– – hypertrophicus et profundus 522
– – integumentalis 520 ff.
– – – et visceralis 524
– –, -artige Lichtdermatose 361

– – profundus 522
– –, systemischer 524 ff.
– –, –, Antikörper 527
– –, –, Diagnostik 525
– – tumidus 522
– – visceralis 524 ff.
– –, -artiges Syndrom 529
– miliaris disseminatus faciei 132
– vulgaris 123
Lutschekzem 318
Lutschschwielen 331
Lutzner-Zelle 935
Lyell-Syndrom, medikamentöses 148, 244
–, Nägel 695
–, staphylogenes 147
Lyme-Arthritis 371
Lymphadenitis, dermatopathische 413, 926
Lymphadenopathie, angioimmunoblastische 926
–, dermatopathische 926
Lymphadenopathiesyndrom, akutes febriles mukokutanes 376
Lymphadenosis cutis benigna 921
– – circumscripta 942
Lymphangiektasien, kutane 917
Lymphangioma cavernosum subcutaneum 917
– circumscriptum cysticum 916
Lymphangiosarkom 917
– der Kopfhaut 916
Lymphangitis acuta 600
–, indurierte zirkuläre 720
Lymphangiectasis penis 720
Lymphgefäße, Erkrankungen 599
Lymphknotensyndrom, mukokutanes 376
Lymphoblastom, großfollikuläres 939
lymphocytic infiltration of the skin 922
Lymphoedema praecox 600
Lymphödem, hereditäres kongenitales 599
–, primäres 599
–, sekundäres 599, 600
Lymphogranuloma venereum 109
Lymphogranulomatose, atypische 937
– -X 926
Lymphogranulomatosis benigna 817
– inguinalis 109 ff.
– maligna 929
Lymphom, afrikanisches Burkitt- 940

–, europäisches, vom Burkitt-Typ 940
–, histiozytisches 941, 959
–, immunoblastisches 941
–, lymphoblastisches 940
–, –, convoluted type 940
–, plasmozytisches 938
–, zentroblastisch-zentrozytisches 939
–, zentrozytisches 939, 940
lymphoma malignant with large pyrinophilic cells 941
– – – non cleaved follicle center cells 940
– – with small cleaved follicle center cells 939
– – – cleaved and large follicle center cells 939, 940
– – – non cleaved follicle center cells 940
lymphomatoide Papulose 924
Lymphome der Haut, maligne 927 ff.
Lymphoplasien der Haut, benigne 921 ff.
Lymphopathia venerea 109
Lymphosarkom, lymphoblastisches 940
–, lymphozytäres 939
Lymphozele 720
lymphozytäre Infiltrationen der Haut 922
Lymphozyten, B- and T, Differenzierung 928
Lymphozytentransformation 292
Lymphozytom 921

Maculae coerulae 220
Madelung-Fetthals 918
Madurafuß 175, 214
Maduramykose 175, 214
Mafucci-Syndrom 911
Mahorner-Ochsner-Versuch 581
Makrocheilie 703
Makroglobulinämie 762
Makroglossie 707
Makroangiopathie, diabetische 569
Makrophagenmigrationsinhibitionstest 292
Mal de Melada 479
Mal perforant 604
maladie trisymptomatique 561
Malasseziafollikulitis 211
male-pattern-alopecia 676
maligne epitheliale Tumoren 881 ff.
– Lymphome der Haut 939 ff.
Malleus 185
Maltafieber 188

malum perforans 604
Mamille, akzessorische 540
Mamillenekzem 296
– bei Atopie 319
Marasmus bei Kindern 805
Marfan-Syndrom 493
Marisken 967
Masern 43
masque biliaire 612
Mastozytome, disseminierte 948
–, isolierte 948
Mastozytosen der Haut 947ff.
–, diffuse 950
–, erythrodermische 950
–, kutane 948ff.
–, maligne 951
–, Therapie 951
Mastzellen, Struktur und Funktion 947
Mastzellennävus 948
–, retikulose 951
Matratzenphänomen 550
Maul- und Klauenseuche 41ff., 713
Mecaprin 627
Medikamente 1012 (s. auch Arzneistoffe)
–, Glukokortikosteroide 1013, 1014
–, –, Nebenwirkungen 1014
Mehrfachinfektion 733
Melaninpigmentierung, Störungen 607
Melanoakanthom 858
Melanoblastose-Syndrom, neurokutanes 838
Melanocytosis dermalis generalisata 835
Melanodermitis toxica 612
Melanoerythrodermie mit Kachexie und Lymphknotenschwellung 936
Melanogenese 607ff.
Melanom, benignes juveniles 838
–, knotiges malignes 897
–, Lentigo maligna 896
–, malignes akrolentiginöses 898
–, – amelanotisches 896, 898
–, – auf dem Boden einer Melanosis circumscripta praecancerosa 896
–, pagetoides 896
–, primär knotiges 897
–, superfiziell spreitendes 896
Melanome, andere maligne 898
–, maligne 895ff.
–, –, Differentialdiagnose 900

–, –, Eindringtiefe 899
–, –, Klassifikation, prognostische 900
–, –, Krankheitsstadium 899
–, –, Metastasierung 898
–, –, Nachsorge 902
–, –, Prophylaxe 902
–, –, Therapie 901
Melanose, diffuse neurokutane 618
–, neurokutane 838
–, Riehl-Melanose 612
–, Melanosis circumscripta praeblastomatosa 873
– – praecancerosa 873
– diffusa congenita 618
– lenticularis generalisata 617
– naeviformis 833
– neurocutanea 838
– perioralis et peribuccalis 612, 613
melanotische Präkanzerose 873
Melanozyten 607
Melanozytose, deltoideoakromiale 835
–, generalisierte dermale 835
–, okulodermale 834
Melasma 611
Melkergranulationsknoten 40
Melkergranulom 40
Melkerknoten 39
Melkerschwielen 331
Melkersson-Rosenthal-Syndrom 702
membran coating granules 471
Meningokokkensepsis, fulminante 591
Menkes-Stahlhaar-Krankheit 666
Menkes-Syndrom 666
Menschenfloh 221
mesenchymale Tumoren 903
Metallisation 340
Metastasen, Cancer en cuirasse 893
–, hämatogene 893
–, lymphogene 893
metastatische Karzinome 893
Meyenburg-Altherr-Uehlinger-Syndrom 543
Michelin tyre baby 845
Michelinreifen-Baby-Syndrom 845
Mikroangiopathie, diabetische 569
–, thrombotische 592
Mikroschanker 73
Mikrosporie 195
Milben 224ff.
–, Haarbalg- 228
–, Hausstaub- 228

–, Hühner- 227
–, Krätze- 224
–, Nahrungsmittel- 227
–, Vogel- 227
Milbengänge 225
Milch 992, 994
Milchschorf 316
Miliaria 658ff.
–, apokrine 651
– cristallina 659
– profunda 659
– rubra 659
– scarlatinosa 46
Miliarlupoid 816ff.
–, benignes 817
–, großknotige Form 816
–, –, kleinknotig-disseminierte Form 817
–, –, subkutan-knotiger Typ 819
Miliartuberkulose der Haut, disseminierte 121
Milien 851
Milzbrand 185
Mittelmeerfieber 188
mixed connective tissue disease 532
MKR-Test 94
Möbius-Syndrom 804
Moeller-Barlow-Krankheit 593, 813
Moeller-Hunter-Glossitis 706, 812
Molluscum contagiosum 21
– pseudocarcinomatosum 878
– sebaceum 878
Monarthritis gonorrhoica 63
Mondor-Krankheit 574
Mongolenfleck 834
Monilethrix 667, 760
Moniliasis 203
Mononukleose, infektiöse 718
Monozytenangina 718
Monozytenleukämie 945, 958
Montenegro-Reaktion 180
Morbilli 43
Morbus (s. auch Syndrome)
– Bang 188
– Behçet 715
– Besnier-Boeck-Schaumann 816
– Bourneville-Pringle 843
– Bowen 869
– – der Mundschleimhaut 877
– Brill-Symmers 939
– Brocq 310, 408
– Bureau-Barrière 605
– Busse-Buschke 215
– Darier 482, 695
– Darling 217
– Dercum 918

– Duhring-Brocq 458
– Fabry 752
– Farber 755
– Favre 109
– Fölling 619, 757
– Fox-Fordyce 651
– Gaucher 754
– Gilchrist 216
– Grover 451
– Günther 785
– haemorrhagicus maculosus Werlhof 589
– – neonatorum 591
– Hailey-Hailey 450
– Heck 21
– Hodgkin 929, 930
– Kahler 938
– Kaposi 914
– Kawasaki 376
– Kimura 925
– Ledderhose 535
– Lutz-Splendore-Almeida 216
– Majocchi 594
– Menkes 802
– Nicolas-Durand-Favre 109
– Niemann-Pick 755
– Osler 848
– Paget 872
– –, extramammärer 872
– Pautrier-Woringer 926
– Peyronie 535
– Pringle 709, 842
– Raynaud 557
– v. Recklinghausen 919
– Reiter 68
– Schamberg 594
– Sulzberger-Garbe 310
– Thévenard 605
– Unna 303
– Waldenström 938
– Werlhof 589
– Wilson 802
– v. Winiwarter-Bürger 570
– Woringer-Kolopp 936
Morphoea 510
Morsicatio buccarum 709
Mosaikwarzen 14
Moschkowitz-Syndrom 592
Mucha-Habermann-Syndrom 407
Mucinosis erythematosa reticularis 780
– follicularis 780, 781
– –, idiopathische 781
– –, symptomatische 781
– papulosa seu lichenoides 778
Mucophanerosis intrafollicularis et seboglandularis 780
Muehrcke-Bänder 688
Münchhausen-Syndrom 364
mukoide Fingerzyste 856

mukokutanes Lymphknotensyndrom 376
Mukopolysaccharidosen, hereditäre 773, 775
Mucopolysaccharidstoffwechsel 773
–, Hauterkrankungen durch Störungen 773 ff.
Mukoviszidose 806
Mukozele 856
multiple bowenoide Genitalpapeln 728
Mundsoor 204
Mundhöhle und Lippen, Erkrankungen 698 ff.
Mundwinkelcheilitis 699
Mundwinkelrhagaden 699
multiforme Erytheme 376
Multiple-Hamartome-Syndrom 710
Muzinosen 774 ff.
–, dermale 776
–, epitheliale 780
–, retikuläre erythematöse 780
Mycosis fungoides 931 ff.
– –, Albert-Bazin-Form 931
– –, d'emblée-Form 933
– – mit Epidermotropismus, lokalisierte 936
– –, Erythrodermieform 933
– –, Stadieneinteilung 934
Myelom, multiples 938
Myelosis cutis circumscripta 944 ff.
– – – basophilica 945
– – – eosinophilica 945
– – – monocytica 945
Myiasis externa 223
– linearis migrans 223
Mykide 201
Mykoplasmen 66
Mykosen, dermale 191 ff., 212
–, Diagnostik 191 ff.
–, –, Färbung 191
–, –, Histologie 194
–, –, Nativpräparat 191
–, –, Pilzkultur 193
–, –, Untersuchungen mit Wood-Lampe 194
–, epidermale 194
–, follikuläre 194
–, subkutane 212
–, tiefe 212
–, viszerale 215
Myome der Tunica dartos 917
Myxödem, diffuses 776
–, echtes 776
–, prätibiales 777
Myxödem, zirkumskriptes 777
Myxoedema circumscriptum symmetricum praetibiale 777
– – thyreotoxicum 777

Myxodermia papulosa 778
Myxodermien 774 ff.
Myzetom 175, 214

Nävi 832 ff.
–, Bindegewebs- 844
–, Blutgefäß- 845
–, Definition 832
–, dermale melanozytische 834
–, epidermale 840
–, –, entzündlicher linearer verruköser epidermaler 840
–, –, melanozytische 832
–, –, ILVEN (inflammatory linear verrucosus epidermal nevus) 840
–, –, –, Naevus verrucosus unius lateris 840
–, –, –, Nävus, papillomatöser, weicher epidermaler 840
–, Fettgewebs- 844
–, Haar- 843
– organoide 840
–, Schweißdrüsen- 843
–, –, apokrine 843
–, –, ekkrine 843
–, Talgdrüsen- 841
Naevi aranei, eruptive 848
– flammei fissurale 845
Nävobasaliome 885
Nävoxanthoendotheliom 907, 952
Nävoxanthom 952
Nävozyten 835
Naevus, Allen-Spitz 838
– anaemicus 849
– araneus 847
–, blauer 835
– coeruleus 835
– comedonicus 860
– elasticus 844
–, entzündlicher linearer verruköser epidermaler 840
– flammeus 845
–, Unna-Politzer-Nakken- 845
– fuscocoeruleus deltoideoacromialis 835
–, ophthalmomaxillaris 834
– Ito 835
– lipomatodes 844
– Ota 834
–, papillomatöser, weicher epidermaler 840
–, pigmentierter, behaarter epidermaler 833
– pigmentosus 836
– sebaceus 841
– – senilis 833
– spilus 833
– spongiosus albus mucosae 710

– Sutton- 623
– syringoadenomatosus papilliferus 863
– teleangiectaticus 845
– varicosus osteo-hypertrophicus 847
– verrucosus 840
– – unius lateris 840
– vinosus 845
Nävuszellen 835
Nävuszellnävi 835 ff.
–, Dignität, Beurteilung 837
–, Naevus pigmentosus 836
–, – – et papillomatosus 836
–, – – et pilosus 836
–, Nävuszellnävus, molluskoider 836
–, Riesenpigmentnävus 836
Nävuszellnävussyndrom, dysplastisches 839
–, –, hereditäres 839
–, –, nicht hereditäres 839
Nägel, Erkrankungen 686 ff.
Nagel 686
– – Patella-Syndrom 694
Nagelplatte, Erkrankungen 686
Nagelveränderungen und Allgemeinerkrankungen 695
–, –, Nagelsyndrom, gelbes 696
–, –, Magen-Darm-Erkrankungen 696
–, –, Nierenerkrankungen 696
–, –, Raynaud-Krankheit 695
–, –, Sklerodermie 695
–, –, Ungues hippocratici 696
–, –, Yellow-nail-syndrom 696
–, angeborene 692
–, erworbene 696
–, –, Akroosteolyse 696
–, –, Artefakte 696
–, –, Glanznägel 696
–, –, Hämatom 696
–, –, Onychogrypose 696
–, –, Onychophagie 696
– bei Hautkrankheiten 694 ff.
–, Alopecia areata 695
–, Dermatitis herpetiformis 695
–, Dermatomyositis 695
–, Ekzem 694
–, Epidermolysis bullosa dystrophica 695
–, Lichen ruber 695
–, Lupus erythematodes 695
–, Lyell-Syndrom 695

–, Morbus Darier 695
–, Pemphigus vulgaris 695
–, Pityriasis rubra pilaris 695
–, Psoriasis 694
–, Zinsser-Cole-Engman-Syndrom 695
Nagetierseuche 187
nail en raquette 693
Napkinpsoriasis 305
Narbenbasaliom 885
Narbensarkoidose 819
Nasenfisteln 539
Nasenpapel, fibröse 906
Necrobiosis lipoidica 825
– – diabeticorum 825
– – maculosa disseminata 826
– – am Stirn- und Kopfbereich 826
necrolytic migratory erythema 372
Neidnägel 690
Nekrolyse, toxische epidermale 147
Nemathelminthes 230
Nesselfieber 256
Nesselsucht 255
Netherton-Syndrom 486
Neurodermitis atopica 313
– circumscripta 422
– diffusa 313
–, Katarakt 319
Neurofibrom 919
Neurofibromatosis generalisata 919
–, sommersprossenartige Flecke in den Axillen bei- 611
Neurolemmom 919
Neurom 919
neurotic excorations 319
Nicolau-Syndrom 252
Niednägel 690
Niemann-Pick-Krankheit 755
Nikolski-Phänomen 443
Nitrazingelbtest 282
Nocardiose 174
nodöse Erytheme 379
– – durch Arzneimittel 379
– – als Id-Reaktion 379
– – bei Infektionskrankheiten 379
– – bei septischen Erkrankungen 379
Nodositates juxtaarticulares 107
nodular melanoma 897
noduläre Fasziitis 907
Noduli rheumatosi 827
Noma 713, 806
Non-Hodgkin-Lymphome der Haut, maligne 931 ff.

Non-Hodgkin-Lymphome
  mit hohem Malignitäts-
  grad 940
– mit niedrigem Maligni-
  tätsgrad 931
Nosokomialgangrän 713
nummuläres Ekzem, atopi-
  sches 310
– –, mikrobielles 309
– – bei Säuglingen 323

Ochronose, alkaptonuri-
  sche 758
Ockerpurpura 594
Odland-Körperchen 471
Ödeme 273 ff.
–, angioneurotisches-
  273
–, Angio- (Quincke) 273
–, –, hereditäres 275
Oedema cutis circumscrip-
  tum acutum 273
– indurativum 75
ökologisches Gleichge-
  wicht, Störungen 239
Ölakne 638
Öle 989, 990
–, Bade- 990
–, mineralische 989
–, tierische 989
–, Zink- 990
Öl-in-Wasser-Emulsionen
  994
Ohr, elastische Knoten
  503
Ohrekzem 295
Ohrfehlbildungen 539
Ohrfisteln 539
Ohrknötchen, schmerzhaf-
  tes 542
Ohrzysten 539
oid-oid-disease 310
Oleom 544
Oligophrenia phenylpyru-
  vica 619, 757
Onchozerkose 234
Onychauxis 689
Onychoatrophie 689
Onychodystrophie 687
Onychodystrophia mediana
  canaliformis 691
Onychogrypose 689
Onycholyse 687
Onycholysis semilunaris
  687
– – mycotica 200
Onychomadese 687
Onychomykose 200, 203,
  212
Onychopathie, azotämi-
  sche 692
Onychorrhexis 687
Onychoschisis 686
Oophoritis 57
Ophiase 684
Ophthalmoblenorrhö 62
–, Fernkomplikationen,
  gonorrhoische 63

Orangenhautphänomen
  550
Orf 40
Orientbeule 178
Ornithose 109
Oro-okulo-genitales-Syn-
  drom 810
oropharyngeale Gonorrhö
  62
Osler-Knoten 166
Osteoangiohypertrophie-
  Syndrom 847
Osteoarthropathie, idiopa-
  thische hypertrophische
  538
Osteogenesis imperfecta
  493
Osteome 918
Osteoporose 493
–, fetale 493
Ostiofollikulitis 149
–, chronisch rezidivierende
  150
–, – –, der Männer 150
Ostitis tuberculosa multi-
  plex cystica 817
Otomykose 212
Oxyuriasis 231

Pachydermia verticis gy-
  rata 537
Pachydermie, faltenartige
  537
Pachydermoperiostosis, familiäre 538
Pachyonychia congenita
  693
– ichthyosiformis 693
Paget's disease of the nipple 871
painful-bruising-syndrome
  592
– piezogenic pedal papu-
  les 540
Palmarfibromatose 534
Palmoplantarkeratosen,
  Syndrome 480
palpable migratory arci-
  form erythema 923
Panarteriitis nodosa 559
Pankreasfibrose, zystische
  806
Panniculitis nodularis nonsuppurativa febrilis et recidivans 545
Pannikulitiden, symptoma-
  tische 547
–, weitere 547
Pannikulitis bei Gefäßer-
  krankungen 547
–, Kälte- 339, 547
–, lobuläre 544
– bei Pankreaserkrankun-
  gen 547
–, poststeroidale 547
– septale 544
Pantothensäure 812
Papageienkrankheit 109

Papeln, multiple bowenoide
  am Penis 728
–, muzinöse 856
–, persistierende 226
–, –, Skabophobie 226
Papeln und Plaques, pruritische urtikarielle, in der
  Schwangerschaft 739
Papillae coronae glandis
  720
Papillom, intraduktales benignes 863
papillomatose confluente et
  réticulée 427
– floride orale 877
Papillomatosis confluens et
  reticularis 427
– cutis carcinoides 877
– mucosae carcinoides
  877
papular dermatitis of pregnancy 739
papulonekrotisches Tuber-
  kulid 130
Papulose, lymphomatoide
  924
Papulosis maligna atrophicans 571
Paraffinom 544
Paramyeloblastenleukämie
  940
Parakeratose 472
–, animale 800
Parakeratosis centrifugata
  atrophicans 484
– Mibelli 484
– variegata 410
Parakokzidioidomykose
  216
Paraneoplasie 372
paraneoplastische Syn-
  drome, kutane 961
– –, enge Assoziation mit
  einem malignen Tumor
  961
– –, lockere Assoziation
  mit einem malignen Tu-
  mor 961
Parapemphigus 452
Paraphimose 723
Parapsoriasis 405 ff.
– digitiformis 408
– en gouttes 406
– guttata 406
– lichenoides 410
– en plaques 310, 408 ff.
– –, benigne kleinherdige
  Form 408
– –, großherdige entzünd-
  liche Form 409
– –, poikilodermatische
  Form 410
–, –, prämaligne Form
  409
– en plaques simples 409
Parasitizide 1008
Paravakzineknoten 39
Parodontose 708
Parodontosis 708

paroxysmales Fingerhäma-
  tom 594
Parrot-Furchen 91
Pasini-Pierini-Syndrom
  440
Pasten 988
–, harte 988
–, Pasta exsiccans 989
–, –, Zusätze differente
  989
–, Rezepturen 988, 989
–, Rosazea 989, 1000
–, weiche 988
Peau citréine 503
Pechakne 638
Pediculosis 218 ff.
– capitis 218
– pubis 220
– vestimentorum 219
Pélade 682
Peladehaare 683
Peliosis rheumatica 597
Pellagra 810
– cerebellar-ataxia-renal-
  aminoaciduria-syn-
  drome 758
Pellagroid 811
Pemphigoid, bullöses
  445 ff.
–, –, Intermediärform 461
–, –, lokalisiertes 454
–, –, vegetierendes 455
–, –, vesikulöses 454
–, erythematöses, ödematöses bullöses 454
– der Neugeborenen, sta-
  phylogenes 147
–, seborrhoisches 455
–, vegetans 455
–, vernarbendes 455 ff.
–, – disseminiertes 456
–, –, Typ Brunsting-Perry
  456
Pemphigoidkrankheiten
  452
Pemphigus acutus neona-
  torum 147
– mit bullösem Pemphi-
  goid 447
– chronicus benignus familiaris 450
–, Erythema-anulare-ähn-
  licher 446
– erythematosus 449
– foliaceus 448
– –, brasilianischer 449
– gravidarum 457
– herpetiformis 446
– hystericus 223
–, Intertrigo-ähnlicher 446
–, okulärer 455
– scarring 455
– seborrhoicus 449
– mit subepidermaler Bla-
  senbildung 452
– vegetans 447
– –, Typ Hallopeau 447
– –, – Neumann 447
– vulgaris 442 ff.

– –, Differentialdiagnose 445
– –, Koexistenz mit bullösem Pemphigoid 461
Pemphigusantikörper 444
Pemphiguskrankheiten 441 ff.
Pemphiguszelle 443
Peniskarzinom 891
Penis, non veneral sclerosing lymphangitis 720
Penisknochen 535
Penispapeln, pigmentierte 727
Penispapillome, hirsutoide 720
Periarteriitis nodosa 559, 560
– – cutanea benigna 560
perifollikuläre Fibromatosis cutis mit Kolonpolypen 906
Perifollikulitis 150
– capitis abscedens et suffodiens 155
Perihepatitis acuta gonorrhoica 64
Perioophoritis 57
periorale Dermatitis 648
– rosazeaartige Dermatitis 648
Peritonitis gonorrhoica 57
Perléche 699
Pernio follicularis 338
Pernionen 337
–, blasige 338
–, ulzerierte 338
Perniosis 337
–, Frühlings-, akute 339
–, Herbst- 339
Peromelie 537
persistent light reaction 359
Perthes-Versuch 580
Pest 187
Petechien, kalkaneale 331
Peutz-Jeghers-Syndrom 610
Pfeifer-Weber-Christian-Syndrom 546
Pfeiffer-Drüsenfieber 718
Pferdebremsen 223
Pflaster 987
Pflastersteinnävi 842
Pfropfallergie 292
Phänomene der Haut, hämorrhagische 597
– –, symptomatische vaskuläre 597
Phakomatosen 842
pharmakologische Nebenwirkungen 239
Pharyngitis vesicularis 43
Phenylketonurie 619, 757
Phimose 721, 722
–, angeborene 722
–, erworbene 722
–, physiologische 721

Phlébite en cordon de la paroi thoracique 574
– en fil de fer 574
Phlebitiden, strangförmige oberflächliche 574
Phlebitis am Penis, strangförmige oberflächliche 721
– saltans 574
Phlebographie 581
Phlebokalzinose 572
Phlebosklerose 572
Phlebothrombose 572
Phlegmone 164, 165
–, Mundboden- 165
–, Sehnenscheiden- 165
–, Holz- 165
Photoallergene 357
Photoallergien 356 ff.
photoallergische Dermatosen 356
Photoaugmentation 348
Photochemotherapie 1010, 1036
Photokontaktallergie 358
Photopatchtest 349
Photoreaktivierung 345
Phototherapie 1035
Phototest 348
phototoxisch wirksame Substanzen 354
phototoxische Dermatitis 353
Phototoxitätsdosis, minimale (MPD) 346
Phthiriasis 220
physikalische Therapie 1033 ff.
– –, Betastrahler, künstliche 1039
– –, Dermabrasion 1030
– –, Elektrizität 1031
– –, – Elektrolyse 1031
– –, – Galvanokaustik 1031
– –, – Glühkaustik 1031
– –, – Iontophorese 1031
– –, – Kataphorese 1031
– –, – Elektrochirurgie 1032
– –, – Elektrodesikkation 1032
– –, – Elektrokoagulation 1032
– –, – Elektrotomie 1032
– –, – Vorsichtsmaßnahmen 1032
– – Isotopen, künstliche radioaktive 1039
– –, Kälte 1029
– –, – Eisbeutel 1029
– –, – Kohlensäureacetonschnee 1029
– –, – Kohlensäureschnee 1029
– –, – Kompressen, kalte 1029
– –, – Stickstoff, flüssiger 1029
– –, Laser 1034

– –, Licht 1033
– –, –, Meßgrößen 1033
– –, Lichtdiagnostik 1034, 1035
– –, –, Geräte 1035
– –, Photochemotherpaie 1036
– –, –, Behandlungsschemen 1036
– –, Phototherapie 1035
– –, Röntgenstrahlen 1037 ff.
– –, –, Grenzstrahlen 1038
– –, –, Nahbestrahlung 1038
– –, – Weichstrahlung 1038
– –, Strahlen, ionisierende 1037 ff.
– –, Teilchenbeschleuniger 1039
– –, Telecuriegeräte 1039
– –, Ultraschall 1036
– –, Wärme 1030
– –, –, Diathermie 1030
– –, –, Kompressen, heiße 1030
– –, –, Kurzwellen 1030
– Urtikaria 258
Phytansäurethesaurismose 751
Pian 106
Piebaldismus 620, 668
Piedra, schwarze 212
–, weiße 211
Pigmentatio maculosa acquisita 617
– – eruptiva idiopathica 617
Pigmentdermatose der Beugen, retikuläre 858
–, kleinfleckige 617
Pigmentfleckenpolypose 610
pigmentiertes Basaliom 883
– Xerodermoid 353
Pigmentierung, direkte 347
–, indirekte 347
–, Sofort- 347
–, Spät- 347
Pigmentzellnävi 832
Pilomatricoma 861
Pilomatrixom 861
–, eruptive multizentrische 861
Pilonidalsinus 855
Pilonidalzyste 855
Pili anulati 666
– incarnati 151
– recurvati 151, 668
– torti 666
– – mit Kupfermangel 666
Pilze 190, 191
–, Dermatophyten 191
–, Hefen- oder Sproß- 191
–, Schimmel- 191

Pincer-nail-Syndrom 691
Pinta 107
pityriasiformes Seborrhoid 307
Pityriasis alba 625
– – corporis 281
– – folliculorum 647
– lichenoides 405, 410
– – chronica 406
– – –, Leukoderm 406
– – et varioliformis acuta 407
– rosea 380
– rubra Hebra 413
– – pilaris 404
– simplex 281
– – capillitii 281
– – corporis 281
– – faciei 281
– versicolor 210, 624
– – alba 210
– –, Pseudoleukoderm 624
Pityrosporumfollikulitis 211
Pix betulinae 997
Plaut-Vincent-Angina 717
Plantar pitting 171
–, -warzen 14
Plantarfibromatose 535
Plaques lisses 82
– muqueuses 82
– opalines 82
–, Schleimhaut- 82
Plasmazellenkanthom 877
Plasmozytom der Haut 938, 939
– –, primäres extraossäres 939
– –, sekundäres 939
Plathelminthes 230
Platonychie 690
Plattenepithelkarzinom 888
Plattenepithelkrebs, verhornender 888
Plattwurmerkrankungen 235
plumber's itch 232
Plummer-Vinson-Syndrom 699
PMLE (polymorphic light eruption) 361
Pocken 36 ff.
–, Schutzimpfung
Podagra 803
Poikilodermatomyositis 530
Poikilodermia congenitalis 495, 496
– prereticulotic poikiloderma 410
– vascularis atrophicans 508
Poikilodermie réticulée pigmentaire de la face et du cou 613
Poikilodermien, kongenitale 495 ff.

Poikilodermien, kongenitale, mit Blasenbildung 496
–, –, mit warzigen Hyperkeratosen 497
Poison ivy 356
– oak 356
Poliose 668
Pollenallergie 312
Pollenkonjunktivitis 312
Pollenrhinitis 312
Pollenvulvitis 312
Polsterbildung vom Schwielentyp 533
Polyarteriitis nodosa 559
Polychondritis recidivans et atrophicans 543
–, rezidivierende 543
Polydysplasia ectodermica 496
Polykeratosis congenita 693
– Touraine 480
polymorphe Lichtdermatose 361
polymorphic light eruption (PMLE) 361
Polymyositis 529
Polyonkose 885
–, erblich kutane, mandibuläre 885
Pomadenakne 638
Pomadenkruste 323
Porokeratosis linearis 485
– Mibelli 484
– palmoplantaris et disseminata 485
– superficialis disseminata actinica 485
Porom, ekkrines 863
–, folliculäres 860
Porphyria acuta intermittens 789
– bullosa congenita tarda 791
– cutanea tarda 791
– –, – artige Hautveränderungen unter Langzeithämodialyse 791
– erythropoetica congenita 785
– hepatica acuta 789
– chronica 791
– – erythrocytaria 794
– variegata 790
Porphyrien 783 ff.
–, akute intermittierende 789
–, chemische Marker 785
–, erythropoetische 785
–, hepatische 788
–, –, exogene Provokationen 788
–, hepatoerythropoetische 794
–, kongenitale 785
–, Porphyrinbiosynthese 783

–, südafrikanische genetische 790
Porphyriesyndrom, chronisches 791
Porphyrindermatose, aktinisch traumatische bullöse 791
Porphyrinhepatitis, erythropoetische 794
Portweinfleck 845
posterosives Syphiloid 325
Posthitis 723
Post-Kala-Azar-Dermatose 181
Post-Kala-Azar-Leishmaniose, dermale 181
Postmastektomielymphangiosarkom 917
Postreplikationsreparatur 346
Präkanzerosen 865 ff.
– im engeren Sinne 865
– im weiteren Sinne 875
Präputialraum 719
–, Erythroplakien 729
–, Leukoplakien 729
–, Melanoplakien 729
Präputium und Glans penis, Erkrankungen 719 ff.
Prä-Sézary-Syndrom 935, 936
prickly heat 659
primär knotiges Melanom 897
Primärkomplex, tuberkulöser, der Haut 119, 120
–, –, im Tonsillen-Hals-Lymphknotenbereich 120
Progeria adultorum 495
– infantilis 494
Proktologie, dermatologische 963
proliferierende Trichilemmalzyste 853
Propionibakterien, Hauterkrankungen 168
Prostatitis gonorrhoica 60
Protokoproporphyrie, hereditäre 790
Protoporphyria erythropoetica 772, 786
–, erythrohepatische 786
Protozoen, Erkrankungen 178
Prurigo aestivalis 361, 431
– diabetica 430
– dysmenorrhoica 430
– gestationis 430, 739
– hepatica 430
– lymphatica 430
– lymphogranulomatotica 430
– nodularis Hyde 433
– simplex acuta infantum 428
– – et subacuta adultorum 430

– – chronica 432
– – subacuta 430
Prurigoerkrankungen, klinische Morphologie 428
Prurigoformen 431
–, atopisches Ekzem 431
–, Dermatitis herpetiformis 431
–, innerliche Erkrankungen 431
Pruritic urticarial papules und plaques of pregnancy 739
Pruritus 249, 364 ff., 737
– cum materia 365
– cutaneus simplex 366
– gravidarum 737
– hiemalis 366
– Parästhesien 249
– sine materia 366, 1026
Pseudoacanthosis nigricans 426
Pseudoainhum-Syndrom 537
pseudoallergische Reaktionen 261
Pseudochromidrosis plantaris 331
pseudocicatrices stellaires spontanées 1015
Pseudocutis verticis gyrata 538
Pseudofollikulitis barbae 151
Pseudokanzerosen 876
Pseudo-Kaposi 915
Pseudo-Lesch-Nyhan-Syndrom 804
Pseudoleucoderma angiospasticum 555, 625
– atopicum 624
– psoriaticum 391, 624
Pseudoleukoderme 624
Pseudolymphome der Haut 921 ff.
Pseudomykose 318
Pseudo-Parrot-Furchen 318
Pseudopélade 675
Pseudopéladezustände 674
Pseudopsoriasis 310
Pseudo-Raynaud-Syndrom 764
Pseudosarkoma Kaposi 578
pseudosarkomatöses Dermatofibrom 907
Pseudosarkome der Haut 907 ff.
Pseudosklerodermien 518, 792
Pseudo-SLE-Syndrom 529
Pseudoxanthoma elasticum 504
Pseudozysten 851, 856
Psittakose 109
Psoriasis 381 ff., 1026
– anularis 388
– athropathica 395

– – vom distalen Typ 395
– – vom multilierenden Typ 395
– – vom PCP-Typ 395
– capillitii 388
– erythema-anulare-centrifugum-artige 394
– exsudativa 392
– follicularis 386
– geographica 388
– guttata 386
– gyrata 388
–, innerliche Erkrankungen 391
– intertriginosa 389
– inversa 388
– inveterata 389
–, Klinik 385 ff.
– lichenoides 386
– nummularis 386
– palmarum et plantarum 386
–, Prophylaxe 396
– punctata 386
– pustulosa 393
– – generalisata 393
– – palmaris et plantaris 394
– retroauricularis 389
– serpiginosa 388
–, Therapie 396 ff.
– verrucosa 389
– vulgaris 381, 383, 392
– –, chronisch-stationäre 392
– – cum pustulatione 394
–, Disposition und Vererbung 382
– – eruptiv-exanthematische 392
–, Mundschleimhautveränderungen 391
–, Nagelveränderungen 390
–, Pathogenese 384
–, Provokation 382
–, –, exogene 383
–, –, endogene 383
Psoriasoide 305
psoriatische Erythrodermie 393
psychiatrische Syndrome 1026
Psychopharmaka 1026, 1027
Pterygium inversum unguis 694
Pterygium-Syndrom 538
Puder 985
–, mineralische 985
–, Puderbett 986
–, Puderspray 985
–, selbstauflösende 985
–, – antibiotische 985
–, – antimykotische 985
–, – sulfonamidhaltige 985
–, vegetabilische 985
Pulex irritans 221

Pulikose 221
pulpite digitale kératosique craquelée récidivante 318
– sèche 318, 324
Purinstoffwechselstörungen 803
Purpura abdominalis 597
–, anaphylaktoide 561, 596
– anularis teleangiectodes 594
–, athrombopenische 597
–, chronische 247
–, ekzemartige 596
– fulminans 597
– hyperglobulinaemica 591, 763
– jaune d'ocre 594, 626
– Majocchi 594
– pigmentosa progressiva 247, 594
– porphyrica 595
– pulicosa 221
– rheumatica 561, 596
– senilis 593
– thrombotica 592
– thrombocytopenica 247, 589, 592
pustelbildende Erkrankungen 464
Pustula maligna 185
Pustular bacterid 465
Pustulose, akute generalisierte 468
–, sterile eosinophile 468
Pustulosen, generalisierte 466
Pustulosis acuta generalisata 468
– – varioliformis 26
– palmaris et plantaris 465
– subcornealis 466
Pyoderma gangraenosum 564
Pyodermia subcutanea et fistulosa 129
– ulcerosa serpiginosa 167
– vegetans 166
Pyodermien 144ff.
–, chronische 166
– –, vegetierende 166
– der Epidermis 144
– der Haarfollikel 149
–, schankriforme 167
– der Schweißdrüsen 159
– vegetierende 876
Pyodermite végétante Azua 167
Pyodermites végétantes et verruqueuses 166

Quaddeln 256
Quadranten-Syndrom 847
Quincke-Ödem 5, 273
–, hereditäres 275

Racketnägel 693
Radioderm 343
Radiodermatitis 342
– acuta 342
– chronica 342, 343
Rankenangiom 912
Rattenbißkrankheit 189
Raupendermatitis 224
Raynaud-Syndrom 514, 557ff.
Reaktionen 238ff.
–, akute toxische Arzneireaktionen 238
–, allergische 239
–, – vom Soforttyp 240
–, – vom Spättyp 242
–, anaphylaktische 240
–, Idiosynkrasie 239
–, Intoleranz 239
–, Immunkomplex- 242
–, Jarisch-Herxheimer- 101, 239
–, Kumulation 238
–, pseudoallergische 261
–, zytotoxische 242
recurrent bullous eruption of the hands and feet 436
red palms 368
Refsum-Syndrom 751
Reiter-Syndrom 66
Rektalgonorrhö 62
REM-Syndrom (retikuläre erythematöse Muzinose) 780
Rendu-Osler-Syndrom 848
Repellents 1007
restless-legs-Syndrom 557
Reticulohistiocytosis cutanea hyperplastica benigna cum melanodermia 935
Retikulohistiozytom 953
Retikulohistiozytose der Haut, mit benignem Verlauf 954
– –, maligne 959
– disseminierte 953
– und Synovia 953
Retikuloid, aktinisches 360, 925
Retikulosarkom 940, 941
– der Haut 959
–, histioblastisches 959
– der Kopfhaut 916
– –, angioblastisches 916
Retikulose, aleukämische 959
– Crosti 959
–, eosinophile 830
–, epidermotrope 936
–, histiozytäre, medulläre 959
–, lipomelanotische 926
–, pagetoide 936, 937
– –, disseminierter Typ (Ketron und Goodman) 937

–, –, lokalisierter Typ (Woringer und Kolopp) 937
Retikulosen der Haut 960
Retikulumfasern 489
Retinoide 1025
Retothelsarkom 941, 959
Rezeptoren, Schmerz- 365
–, taktile 365
–, Temperatur- 365
Rezepturen, juckreizstillende 1003
–, Zusammensetzung 992
Rheumaknoten 827
–, Knötchen, rheumatische 827
–, –, rheumatoide 827
Rheumatismus nodosus 827
Rhinitis syphilitica 90
Rhinopharyngitis mutilans 107
Rhinophym 645
Rhinosklerom 142
Rhus toxicodendron 356
Richner-Hanhart-Syndrom 481
Riehl-Melanose 612
Riesenbasaliom 884
Riesenkomedo 853
Riesenpigmentnävus, Kongenitaler 836
Riesenpore 854, 860
Riesenschanker 73
Riesenzellarteriitis 561
Riesenzellgeschwulst 907
Riesenzellgranulom, juveniles 952
Riesenzellhistiozytom 953
Riesenzellsynovialom, benignes 907
Ringelröteln 48
Ringerohr 542
Röhrennagel 691
Röntgendermatitis, akute 342
–, chronische 342, 343
Röntgenoderm 343
Rollhaare 668
Romberg-Syndrom 500
–, Trophoneurose 500
Röntgen, -Elastose 504
– -Karzinom 344
– -Keratosen 344, 867
– -Ulkus 343
– -Urtikaria 260
Rosa-Krankheit 559
Rosazea 644ff.
– conglobata 645
– lupoide 645
–, Rhinophym 645
–, Steroidrosazea 645
rosazeaartige Dermatitis 648
– Erkrankungen 647
Rosazeapaste, Rezepturen 1000
Roseola infantum 49
Röteln 47

Rothmund-Syndrom 495
Rotz 185
RPC-Test (Reiter-Protein-KBR) 94
RPRC-Test (Rapid-Plasma-Reagin-Card-Test) 94
Rubeosis 1015
– steroidica 1015
Rubeola 47
– scarlatinosa 48
Rud-Syndrom 477
Ruiter-Pompen-Wyers-Syndrom 752
Rumpfhautbasaliome 884

Sack-Lösung 996
Säuglingssklerodermie 545
Säuglingsskorbut 593
Säuremantel der Haut 472
Salben und Emulsionen 900ff.
–, Creme 991
–, Fettsalben 991
–, keratolytische 1004
–, Klassifikation 991
–, Lippensalbe, weiche 990
–, Milch 992
–, Rezepturen 992
–, Salben 991
–, Urea-Kochsalz-Salbe 1004
Salpingitis gonorrhoica 57
sandbox dermatitis 324, 419
Sandfloh 222
Sarcoma idiopathicum multiplex haemorrhagicum 914
Sarkoidose 816
Sarkom, germinoblastisches 940
– der Kopfschwarte, angioplastisches 916
Sarkome der Haut 909
Sattelnase, syphilitische 90
Saugekzem 318
Saugwürmer 236
Sauriasis 477
Scabies norvegica 226
Scarlatina 45
Schälblasen 147
Schafpocken 40
Schamröte 367
Schanker, syphilitischer 73ff.
–, weicher 112
Scharlach 45
Schiefertere 996, 997
–, Ichthyol 996
–, Tumenol 997
Schistosomendermatitis 237
Schlachtertuberkel 122
Schlaffhaut 491
Schleimdrüsenzyste, traumatische 856

Schleimgranulome 699, 856
–, traumatische 699
Schleimhautgeschwüre, tuberkulöse 121
Schleimhautpemphigoid, benignes 455
Schleimhautwarzen 14, 19
Schleimretetionszyste, traumatische 856
Schleimzyste, traumatische 699
Schmelzspuren 340
Schneeblindheit 351
Schüttelmixturen 986
–, differente Zusätze 986
Schützengrabengeschwür 164
Schwangerschaft, Hauterkrankungen 737
–, –, grundsätzliche Erwägungen zur Therapie 737
–, –, physiologische Veränderungen 737
Schwannom 919
Schweinerotlauf 184
Schweiß, gefärbter 652
Schweißdrüsenabszesse der Neugeborenen, multiple 160
Schweißdrüsenerkrankungen 650ff.
–, apokrine 650
–, ekkrine 653, 862
Schweißdrüsennävus 653
Schweißdrüsenzysten 855
Schweißfrieseln 658
Schweißretentionszyste 855
Schwielen 330ff.
–, Kau- 331
–, Lutsch- 331
–, Melker- 331
Schwimmbadgranulom 133
Schwimmhaut- oder Flughautbildung 538
Sclerema adiposum neonatorum 545
– oedematosum neonatorum 520
Scleroderma amyloidosum 768
Sclerodermia circumscripta 510
–, diffusa 513
sclérodermie en coup de sabre 512
– oedémateuse 519
Scleroedema adultorum 519
Sclerosis fibrosa penis 535
Seborrhö 631
Seborrhoid, pityriasiformes 307
seborrhoische Erythrodermie 307

seborrhoisches Ekzem 306ff.
– – der Erwachsenen 306
– – der Säuglinge 303, 304
– Ekzematid 306
Sebostase 631
Sebocystomatosis Günther 854
Seip-Lawrence-Syndrom 548
sekundäre Karzinome 893
Sendlinger Beiß 228
Senear-Usher-Syndrom 449
senile Hautatrophie 498
sensitization, autoerythrocyte 592
Serotonin 948
Serumexantheme 250
Serumkrankheit 250
Sézary-Syndrom 935
Sézary-Zelle 935
Sharp-Syndrom 532
Shulman-Syndrom 711
Sicca-Syndrom 711
Siderophilie 799
Siderose 628, 799
Silikonom 544
Sjögren-Syndrom 711
Sjögren-Larsson-Syndrom 477
Skabies 224
–, tierische, beim Menschen 226
Sklerodaktylie 514
Sklerodermien 510ff.
–, progressive systemische 513
–, –, Organmanifestationen 515
–, zirkumskripte 510ff.
sklerodermiformes Basaliom 883
Sklerödem 519
Sklerofaszie 512
Skleromyxödem 778
Skorbut 593, 813
– des Erwachsenen 813
–, infantiler 593
Skrophuloderm 127
Skrotalzysten 852
SLE-ähnliches Syndrom 524
Sludge-Phänomen 764
Smegma 719
Sneddon-Syndrom 566
Sneddon-Wilkinson-Syndrom 466
Sofortpigmentierung 347, 609
solitäre Aphthen 714
Solutio Arning 984
– Castellani 984
– jodi 984
Sommerpityriasis der Ellbogen und Knie 419
Sommerprurigo 361
Sommersprossen 610

–, permanente 610
Sonnenbräunung 609
Sonnenbrand 346, 350
Sonnenurtikaria 360
Soor 203ff.
–, Balanitis 205
–, vaginaler 205
–, Windeldermatitis 207
Spätpigmentierung 347
Speicheldrüsenzysten 856
Spermatogramm 971
Spermatocystitis gonorrhoica 60
Spermiogramm 969ff.
–, Nomenklatur 969
–, Normalwerte 969
–, Untersuchungen, biochemische 970
–, –, –, Akrosin 970
–, –, –, Fructolyse 970
–, –, –, Fruktosebestimmung 970
–, –, –, Zitronensäure 970
–, Untersuchungen morphologische 970
–, –, –, Eosintest 970
–, –, –, immunbiologische Phänomene 991
–, –, –, Motilität 970
–, –, –, Spermatozoendichte und -zahl 970
–, –, –, Spermatozoenstimulationstest 971
–, –, –, Splitejakulationsuntersuchungen 971
–, –, –, Teratozoospermie 971
SPHA-Test (solid phase hemadsorption) 97
Sphingolipidosen 752
Spingomyelinlipidose 755
Spingomyelinose 755
Spidernävus 847
Spiegler-Fendt-Sarkoid 922
Spiegler-Tumoren 861
Spinaliom 888
Spindel- und/oder Epitheloidzellnävus 838
Spindelzellnävus 838
Spinnennävus 847
Spinnentiere 224
spinozelluläres Karzinom 888, 890
Spiradenom, ekkrines 863
Splitterhämorrhagien, subunguale 166
Spontankeloide 904
Sporotrichose 213
Sprays 985
Stachelzellkarzinom 888
Stammzellleukämie 940
Stammzelllymphom 941
Staphylodermia superficialis circinata 372
staphylogenes Lyell-Syndrom 147
– Pemphigoid der Neugeborenen 147

Status seborrhoicus 304
Stauungsekzem 296
Steatocystoma multiplex 854
– – conglobatum 854
Steatome 854
Stechfliege 223
Steinkohlenteer 996
Steißbeinfistel 855
sterile eosinophile Pustulose 468
Sterilität, männliche 974
–, Ursachen 974ff.
–, –, Ejakulation, retrograde 975
–, –, Hodendystrophie 975
–, –, Hodenschaden, primärer 974
–, –, –, sekundärer 974
–, –, Hodentumoren 975
–, –, Impotentia coeundi 976
–, –, Priapismus 976
–, –, Prostatavesikulitis 976
–, –, Störungen, immunologische 976
–, –, Varikozele 975
–, –, Verschlußazoospermie 974
Sternberg-Reed-Zelle 930
Sternchenangiom 847
Steroidakne 1014
Steroidstriae 501, 1015
Stevens-Johnson-Syndrom 373
Stewart-Trewes-Syndrom 917
Stickstoff, flüssiger 1030
stippled skin 1015
Stoffwechseldefekte 773
–, pränatal bedingte 773
Stomatitis, allergische 298
– aphthosa 24
– candidomycetica 204
– epidemica 713
– Plaut-Vincenti 712
– ulceromembranacea 712
Streptokokken, Erkrankungen 161
–, –, allergische Hautreaktion 166
Streptokokkengangrän 165
Stria migrans 501
Striae atrophicae 501
– distensae 501
Strommarke 339
Strophulus adultorum 430
– bullosus 429
– infantum 222, 428
Stukkokeratose 859
Sturge-Weber-Syndrom 846
subcorneal pustular dermatosis 466
subkorneale Dermatose 466
– Pustulose 466

Suchdiät 267
Sudamina 659
Sukzessivschanker 73
Sulfonamide 1023
Summationswirkung 343
summer eruption 361
superficial spreading melanoma 896
Superfiziell spreitendes malignes Melanom 896
Sutton-Nävus 623
Sweet-Syndrom 379
Swift-Syndrom 559
Swimmer's itch 237
Sycosis lupoides 153
symmetrische Fettsklerose 545
Syndrome (s. auch Morbus)
–, Achenbach 594
–, Albright 611
–, Aldrich 588
–, Arginin-Bersteinsäure- 759
–, Arndt-Gottron 778
–, Ascher 492
–, Barraquer-Simons 548
–, Bart 440
–, Behçet 715
–, Bk-mole- 839
–, Bk-Nävus- 839
–, Bloom 551, 962
–, Bloom-Torre-Machacek 551
–, Bonnevie-Ulrich 538
–, Braun-Falco-Landthaler 474
–, brennende Füße 557
–, Bureau-Barrière 605
–, Bürger-Grütz 745
–, Burkitt 940
–, Chédiak-Higashi 620, 756
–, Cockayne 495
–, Cockayne-Touraine 439
–, Cole-Rauschkolb-Toomey 496
–, Cornelia de Lange 804
–, Crosti 959
–, CRST (Calcinosis-Raynaud-Sklerodaktylie-Teleangiektasie) 516, 797
–, Da-Costa 485
–, Degos 571
–, De-Sanctis-Cacchione 353
–, Ehlers-Danlos 490, 491
–, EMO (Exopthhalmus-Myxödem-Osteoarthropathie) 777
–, eingewachsene Großzehennägel 697
–, Fabry 752
–, FAMM (familial atypical mole melanoma) 839
–, Fanconi 588
–, Fiessinger-Leroy 68
–, Fiessinger-Rendu 373

–, Fölling 619, 757
–, Fox-Fordyce 651
–, Fritz-Hugh-Curtis 64
–, gelbe Nägel 696
–, Gianotti-Crosti 420
–, Glanzmann-Naegeli 590
–, Goltz-Gorlin 497, 885
–, Gottron 486
–, Gougerot-Carteaud 427
–, Greither 479
–, Grönblad-Strandberg 504
–, Haber 647
–, Hallopeau-Siemens 438
–, Hand-Schüller-Christian 955, 957
–, Hart 757
–, Hartnup 757
–, Herlitz 437
–, Herzberg-Potjan-Gebauer 670
–, v. Hippel-Lindau 847
–, Hoigné 263
–, Holländer-Simons 548
–, Hornstein-Knickenberg 906
–, Horton 561
–, Hutchinson-Gilford 494
–, Hypereosinophilie- 830
–, Hyper-IgE- 319
–, Kaposi-Bureau-Barrière-Grupper 486
–, Kasabach-Merritt 593, 911
–, Kimura 925
–, Klein-Waardenburg 620
–, Klippel-Trénaunay-Weber 847
–, Köhlmeier-Degos 571
–, krause Haare 802
–, Kußmaul-Meier 559
–, Lasseur-(G)-Little 415, 417
–, Launois-Bensaude 918
–, Le-Fèvre-Languepin 538
–, LEOPARD 614
–, Lesch-Nyhan 804
–, Leser-Trélat 858
–, Libman-Sacks 526
–, Löffler 231
–, Löfgren 817
–, Louis-Bar 552
–, Lyell 695
–, –, medikamentöses 244
–, –, staphylogenes 147
–, Mafucci 911
–, Marfan 493
–, Marghescu-Braun-Falco 496
–, Melkersson-Rosenthal 702
–, Menkes 666
–, Meyenburg-Altherr-Uehlinger 543
–, Möbius 804
–, Mucha-Habermann 407
–, Münchhausen 364

–, multiple Hamartome 710
–, Netherton 486
–, Nicolau 252
–, Papillon-Lefèvre 480, 709
–, Pasini-Pierini 440
–, Peutz-Jeghers 610
–, Pfeifer-Weber-Christian 546
–, Porphyrie- 791
–, Prä-Sézary- 935, 936
–, Pseudo-Lesch-Nyhan 804
–, Pseudo-Raynaud 764
–, Pseudo-SLE 529
–, psychiatrische 1026
–, Pterygium 538
–, Quadranten- 847
–, Raynaud 514, 557, 558
–, Refsum 751
–, Reiter 68
–, REM (retikuläre erythematöse Muzinose) 780
–, Rendu-Osler 848
–, Richner-Hanhart 481
–, Romberg 500
–, Rothmund 495
–, Rud 477
–, Ruiter-Pompen-Wyers 752
–, Seip-Lawrence 548
–, Senear-Usher 449
–, Sézary 935
–, Sharp 532
–, Shulman 519
–, Sicca 711
–, Sjögren 711
–, Sjögren-Larsson 477
–, Sneddon 566
–, Sneddon-Wilkinson 466
–, Stevens-Johnson 373
–, Stewart-Treves 917
–, Sturge-Weber 846
–, Sweet 379
–, Swift 379
–, Teleangiektasie-Ataxie- 552
–, Teutschländer 796
–, Thévenard 605
–, Thibièrge-Weissenbach 516, 797
–, Thomson 496
–, Thrombopenie-Hämangiome- 593
–, Tietz 620
–, Touraine-Solente-Golé 538
–, Trichorrhexis 665
–, Troisier-Hanot-Chaffard 799
–, Turner 600
–, unkämmbare Haare 667
–, unruhige Beine 557
–, Urbach-Wiethe 771
–, verbrühte Haut 147
–, Vogt-Koyanagi 623

–, Vogtwinkel 481
–, Vrolik 493
–, Waterhouse-Friedrichsen 591
–, Weber-Cockayne 436
–, Wegener-Klinger 560
–, Wells 830
–, Werner 495
–, Wilson-Brocq 413
–, Winterbauer 516
–, Wiskott-Aldrich 588
–, Wittmaack-Eckbom 557
–, Wubenthal 477
–, Zinkmangel- 800
–, Zinsser-Cole-Engman 496, 695
Syndroma digitocutaneum minimum 318
– muco-cutaneo-oculare acutum 373
Syphilis 70ff. (s. auch Lues)
– connata 88
–, endemische 107
–, Erregernachweis 93
–, Immunitätsphänomene 93
–, Infektionsimmunität 93
–, Meldepflicht 106
–, Reinfektionen 104
–, Serologie 92ff.
–, –, Seroreaktionen, nichttreponemale 93, 94
–, –, –, Kolmer-Test 94
–, –, –, Makroflockungstest 94
–, –, –, Mikroflockungstest 94
–, –, –, MKR-II-Test (Meinicke-Klärungsreaktion II) 94
–, –, –, RPC-Test (Reiter-Protein-KBR-Test) 94
–, –, –, RPRC-Test (Rapoid-Plasma-Reagin-Card-Test) 94
–, –, –, VDLR-Test (Venereal-Disease-Research-Laboratory-Test) 94
–, –, –, WaR (Wassermann-Komplementbindungsreaktion) 93
–, –, –, treponemale 95, 96, 97
–, –, –, ELISA (enzyme-linked-immuno-sorbent-assay) 97
–, –, –, FTA-Test (Fluoreszenz-Treponema-Antikörpertest) 95
–, –, –, FTA-ABS-Test (Fluoreszenz-Treponema-Pallidum-Antikörper-Absorptionstest) 96
–, –, –, IgM-SPHA-Test (IgM-solid-phase-hemadsorption) 97

Syphilis, Serologie, Seroreaktionen, 19 S-IgM-FTA-ABS-Test 96
–, –, –, SPHA-Test (solid-phase-hemadsorption) 97
–, –, –, TPHA-Test (Treponema-pallidum-Hämagglutinationstest) 97
–, –, –, TPI-Test (Treponema-pallidum-Immobilisationstest) 95
–, Seroreaktionen, Beurteilung 97
–, –, Spezifität verschiedener Seroreaktionen 97
–, –, Spezialreaktionen 99
–, –, Suchreaktionen 98
–, –, Testergebnisse, reaktive, nicht syphilitisch bedingte 100
–, Therapie 101 ff.
–, –, Herxheimer-Reaktion 101
–, –, Serokontrollen 104
syphilitische Totgeburt 88
Syphiloid, posterosives 325
Syringocystadenoma papilliferum der Kopfhaut 856
Syringocystoma papilliferum 863
Syringome 862
–, eruptive 862
– der Unterlider 862
Systemmykosen 215

tâches bleues 220
Tachyphylaxie 1014
Taenea amiantacea 281
Tätowierung 627
Talgdrüsen, ektopische 698, 719, 731
–, freie 698
–, heterotope 719, 731
Talgdrüsenfollikel, Erkrankungen 630 ff.
Talgdrüsenfollikulom 855
Talgdrüsenhyperplasie 841
–, zirkumskripte senile 841
Talgdrüsennävus, seniler 841
Talgretentionszysten 854
Talgzysten 854
Tangier-Krankheit 751
Teere 996
Teerkeratosen 868
Teertinkturen 996
Teerwarze 868
Teleangiectasia hereditaria haemorrhagica 848
– macularis eruptiva perstans 950
Teleangiektasie-Ataxie-Syndrom 552
Teleangiektasien 551 ff.
Tennisschlägernägel 693

Terminalhaar 630
Teutschländer-Syndrom 796
Therapie, äußerliche 981
–, –, differente 995
–, –, indifferente 980
–, innerliche 1018
–, physikalische 1029
Thesaurismosis hereditaria lipoidica 752
Thévenard-Syndrom 605
Thibièrge-Weissenbach-Syndrom 516, 797
Thomson-Syndrom 496
Thromboangitis cutaneointestinalis disseminata 571
–, obliterans 570
Thrombasthenie 589
Thrombopenie-Hämangiom-Syndrom 593
Thrombophlebitis 571 ff.
– migrans 574
–, oberflächliche akute 571
– saltans 574
–, tiefe 572
Thrombose, perianale 967
–, Beinvenen- 572
Thrombozythämie 590
Thrombozytopathien 590
Thrombozytopenie mit Ekzem 588
– – und Infektanfälligkeit 588
–, essentielle 589
–, familiäre 588
–, Hämangiom-Syndrom 911
Thrombozytopenien 588 ff.
Thrombozytose 589, 590
Tietz-Syndrom 620
Tinea barbae 196
– capitis 194, 195
– – Favus 195
– – Mikrosporie 195
– corporis 197
– cruris 200
– faciei 197
– inguinalis 197
– manuum 198
– nigra 212
– pedum 198, 199
–, dyshidrosiformer Typ 199
–, intertriginöser Typ 199
–, squamös-hyperkeratotischer Typ 199
– unguium 200, 203
–, Therapie 203 ff.
– der Unterschenkel 200
– versicolor 210, 624
Tinkturen 984
–, Solutio Arning 984
–, Castellani 984
–, jodi 984
–, Warzen- 984

Toluidinblau-Vitalfärbung, Methodik 701
Tonsillae linguae heterotopicae symmetricae 703
Tophi 803
Torulose 215
Totgeburt, syphilitische 88
Touraine-Solente-Golé-Syndrom 538
TPHA-Test (Treponema-pallidum-Hämagglutinationstest) 97
TPI-Test (Treponema-pallidum-Immobilisationstest) 95
Trachom 108
Trachyonychie 689
Traktionsalopezie 676
transitorische akantholytische Dermatose 451
Trendelenburg-Versuch 580
Trematoden 236
Trichilemmtumor, proliferierender 860
Trichilemmzyste, proliferierende 853, 860
Trichilemmom 860
Trichinose 232
Trichoadenom 860
Trichodystrophie 665
Trichoepitheliom 860
Trichoepithelioma papulosum multiplex 861
Trichofollikulum 860
Trichogramm 663
Trichomonadenurethritis 67
Trichomycosis nodosa 211
– palmellina 170
Trichonodosis 666
Trichophytie 194
–, chronische follikuläre der Unterschenkel 200
–, oberflächliche 194
–, tiefe 194
Trichopoliodystrophie 666
Trichorrhexis congenita 759
– invaginata 665
– nodosa 665, 759
– Syndrom 665
Trichostasis lanuginosa 670
– spinulosa 643
Trichotemnomanie 682, 1026
Trichotillobasaliom 881, 885
Trichotillomanie 681
Triglyceridämie, kohlenhydratinduzierte 747
Trikeratose, lichenoide 486
Tripper 53
Troisier-Hanot-Chauffard-Syndrom 799
Trombidiose 228

Trommelschlegelfinger 690
Tropengeschwür 806
Trophödem 599, 600
–, Typ Meige 600
–, Typ None-Milroy 599
tropical phagedenic ulcer 806
Tuberculosis cutis 121 ff.
– – colliquativa 127
– – – bei Erwachsenen 128
– – – bei Kindern 128
– – indurata 131
– – lichenoides 130
– – luposa 123 ff.
– – miliaris disseminata 121
– – orificialis 121
– – papulonecrotica 130
– – verrucosa 122
– fungosa serpiginosa 121
– der Haut, warzige 122
– lupoides miliaris disseminata faciei 132
– miliaris ulcerosa mucosae et cutis 121
– primaria cutis 119
– subcutanea et fistulosa 129
Tuberkel 122
–, Leichen- 122
–, Schlachter- 122
Tuberkulid, akneiformes 133
–, nodöses 131
–, palpulonekrotisches 130
–, rosazeaartiges 133
Tuberkulide 122, 129 ff.
tuberkuloide Granulome 126
Tuberkulose 120 ff.
–, Abseuchungs- 121
–, Fütterungs- 120
–, Halslymphknoten- 120
–, Haut- 122 ff.
–, Miliar- der Haut 121
–, Zirkumzisions- der Säuglinge 120
Tuberkuloseschutzimpfung mit BCG 120
Tularämie 187
tumor of follicular infundibulum 860
Tumoren, benigne epitheliale 857
– des Bindegewebes 903
– der Blutgefäße 910
– des Fettgewebes 918
–, follikuläre 860
– der Lymphgefäße 916
–, maligne epitheliale 881
–, mesenchymale 903
– des Nervengewebes 919
–, zystische 851
–, – nävoide 851
tumorförmiges eosinophiles Granulom 824
Tunga penetrans 222

Turbantumoren 861
Turmnagel 691
Turner-Syndrom 600
Tylositates articuli 533
Typ-I-Reaktion nach
 Coombs und Gell 240
Typ-II-Reaktion nach
 Coombs und Gell 242
Typ-III-Reaktion nach
 Coombs und Gell 242
Typ-IV-Reaktion nach
 Coombs und Gell 242
Typhus exanthematicus 50
– rusticanus 367
Tyrosinämie, okulokutane
 481
Tzanck-Test 443
Tzanck-Zelle 443
T-Zellenerythrodermie
 935
T-Zonenlymphom 937

Überbein 856
Uhrglasnägel 690
Ulcus cruris 578ff.
– durum 75
– hypertonicum 566
– mixtum 113
– molle 112ff.
– phagedaenicum gangraenosum 75
– rodens 882
– terebrans 882
– tropicum 164, 806
– venosum 578
– vulvae acutum 734
Ulerythema ophryogenes
 482
– sycosiforme 153
Ulkus, neurotrophisches
 604
–,– bei trophischem Trigeminussyndrom 604
Ultraschall 1036
Ulzera, anästhetische 604
Ulzerationen, neurotrophische 604
Umlauf 148
Unguentum alcoholi lanae
 993
– diachylon 992
– emulsificans 992
– molle 992
Unguis 686
– incarnatus 696, 697
– in turriculo 691
Unterlippenfisteln 699
Unterschenkelekzem 296
Urbach-Wiethe-Syndrom
 771
Urethritis bei Balanitis 68
–, Candida- 68
–, Chlamydien- 109
–, gonorrhoica 59ff.
– – anterior acuta 59
– – – chronica 59
– – posterior acuta 60
–, Formen 66

–, Koli- 68
– bei Mimiainfektionen
 68
–, Mykoplasmen- 66
–, Staphylokokken- 68
–, Streptokokken- 68
–, traumatische 68
–, Trichomonaden- 67
– vom Typ Waelsch 67
–, unspezifische 66
– bei Veillonellainfektionen 68
–, Virus- 68
Urogenitalinfektion mit
 Chlamydia trachomatis
 109
Urtica procellanea 255
– rubra 255
Urticae haemorrhagicae
 256
Urticaria anularis 256
– bullosa 256
– e calore 260
– circinata 256
– cum pigmentatione 256,
 950
– factitia 258, 1026
– e frigore 259
– gigantea 255
– mechanica 259
– neonatorum 368
– papulosa chronica 430
– – infantum 428
– pigmentosa 949ff.
– – adultorum 950
– – bullosa haemorrhagica 949
– – – (pemphigoides)
 949
– profunda 256
– solaris 360
Urtikaria, akute 263
–, Anstrengungs- 261
–, cholinergische 261
–, chronische 265ff.
–, dermographische 258
–, Druck- 259
–, Erkrankungen 255ff.
–, Formen, allergische
 263ff.
–, –, arzneimittelbedingte,
 nicht immunologische
 261ff.
–, Kälteurtikaria 259
–, Kaltluft- 260
–, Kaltwasser- 260
–, Klassifikation 257
–, Kontakt- 257
–, Licht- 260
–, photoallergische 360
–, physikalische 258ff.
–, Röntgen- 260
–, Schwitz- 261
–, Therapie 271ff.
–, Vaskulitis-Syndrom 273
–, Wärme- 260
–, Wiedererwärmungs-
 260
UV-A-Licht 345

UV-B-Licht 345
UV-C-Licht 344
UV-Filter 1009

Vaccina inoculata 39
Varikose 574ff.
Variola 36
Varizellen 30
Varizellen-Zoster-Virus,
 Erkrankungen 30
Varizen 574ff.
–, operative Behandlung
 584
–, Sklerosierungsbehandlung 584
Vasculitis 561
– allergica 247, 561, 596
Vaselin 992
Vaskulitis, leukozytoklastische 561, 596
Vaskulopathien, allergische 596
–, –, Purpura 596
VDLR-Test (Venereal-Disease-Research-Laboratory-Test) 94
Vellushaar 630
Venektasien 553
–, Besenreiservarizen 553
–, Corona phlebectatica
 553
–, Hustenkranz 553
Venen, Erkrankungen
 571ff.
Venenfunktion, Untersuchungen 579
Veneninsuffizienz der
 Beine, chronische 574ff.
– –, Dermatosklerose 577
– –, Ekzem 574
– –, Elephantiasis nostras
 574
– –, Folgezustände 576
– –, Hypodermitis 577
– –, Ödeme 576
– –, Pachydermie 577
– –, Papillomatose 577
– –, Purpura, ockergelbe
 577
– –, Schweregrade 576
– –, Thrombophlebitis
 574
Verätzung 340
Verband, Dunst- 983
–, fettfeuchter 983
–, feuchter 983
Verbrennung 333
Verbrühung 333
Verhornungsstörungen
 472
Verödung von Varizen
 584
Verruca necrogenica 122,
 123
– seborrhoica senilis 857
– –, adenoider Typ 857
– –, aktivierte seborrhoische 857

– –, keratotisch-akanthotischer Typ 857
Verrucae 14ff.
– planae juveniles 17
– plantares 16
– vulgares 14
Verrucosis seborrhoica
 858
verrucous carcinoma 877
Verrukosis 15ff.
Verschlußkrankheiten, arterielle 566ff.
verzögerte Pigmentierung
 347
Vierte Krankheit 48
Viren, Erkrankungen
 13ff.
Virusinfektionen, Coxsackie- 43
viszerale Leishmaniose
 181
– Mykosen 215
Vitamin A 808
–, Hypervitaminose 808
–, Mangel 808
– und Vitamin-A-Säure in
 der dermatologischen
 Therapie 809
Vitamin-A-Säure 1005
Vitamin B 809
Vitamin B_1 809
Vitamin B_2 809
Vitamin B_3 810
Vitamin B_6 811
Vitamin B_{12} 812
Vitamin C 812
Vitamin D 813
Vitamin E 814
Vitamin F 814
Vitamin H 814
Vitamin K 814
– Mangel 590
Vitamin P 815
Vitiligo 620ff.
Vogt-Koyanagi-Syndrom
 623
Vohwinkel-Syndrom 481
Volkmann-Cheilitis 702
Vorfußekzem 324
Vrolik-Syndrom 493
Vulva-differentialdiagnostische Leitlinien bei Erkrankungen 736
–, – –, Erythroplakien 736
–, – –, Leukoplakien 736
–, – –, Melanoplakien 736
Vulvaatrophie, primäre
 735
–, senile 736
Vulvabereich, Erkrankungen 736ff.
Vulvakarzinom 891
Vulvapapeln, pigmentierte
 bowenoide 727
Vulvitis, allergische 298
– circumscripta chronica
 benigna plasmacellularis 734
– gangraenosa 732

Vulvitis, ulcerosa 732
Vulvovaginitis adultorum 731
–, akute 732
– candidomycetia 204, 733
– diabetica 732
–, chronische 732
– gonorrhoica 56, 57
– – adultorum 57
– – infantum 56
– herpetica 25
– infantum 732

Wachholderteer 997
Wärmeurtikaria 260
Wanderplaques 705
Wangen- und Gaumenschleimhaut, Erkrankungen 709ff.
Wangenohr 539
Wangenulkus, neurotisches 709
Wanzen 220, 221
–, Bett- 220
–, tropische 221
WaR-Test (Wassermann-Komplementbindungsreaktion) 93
Warzen 13ff.
–, Dell- 21
–, Dorn- 14, 16
–, Feig- 17
–, filiforme 14
–, Fußsohlen- 16
–, genitale 14
–, Mosaik-
–, plane juvenile 14
–, Plantar- 14
–, Schleimhaut- 14
–, seborrhoische 614, 857
–, –, Verruca-plana-artige 614, 858
–, vulgäre 14
Warzentinkturen 984
Wasser-in-Öl-Emulsionen 993
water dermatitis 232

Waterhouse-Friedrichsen-Syndrom 591
Weber-Cockayne-Syndrom 436
Wegener-Granulomatose 560
Wegener-Klinger-Churg-Syndrom 560
weibliches äußeres Genitale, Erkrankungen 731
weicher Schanker 112
Weißfleck 555
Weißfleckenkrankheit 508, 620
–, angeborene 620
Wellenfieber 188
Wells-Syndrom 830
Werner-Syndrom 495
Wespengiftallergie 275
white sponge nevus 710
white spot disease 508
Wiedererwärmungsurtikaria 260
Wiesengräserdermatitis 356
Willebrand-Jürgens-Krankheit 590
Windeldermatitis 325
Windpocken 30
Winterbauer-Syndrom 588
Wiskott-Aldrich-Syndrom 588
Wismut 627
Wittmaack-Eckbom-Syndrom 557
Wollhaarnävus 668, 843
Wollwachsalkoholsalbe 993
Wood-Licht 1033
Wubenthal-Syndrom 477
Würmer 230
–, Rund- 230
–, Platt- 230
–, Ringel- oder Borsten- 230
Wüstengeschwür 164, 806
Wüstenrheumatismus 217
Wundrose 161

Xanthelasma corporis 743, 749
–, generalisiertes 749
– palpebrarum 742, 749
Xanthelasmoidea 948
Xanthochromia palmaris 743
Xanthoerythrodermia perstans 408
Xanthogranulom, juveniles 907, 952
Xanthoma disseminatum 748
– – mit Diabetes insipidus 748
– juvenile 952
– palmare 743
– – papulosum 743
– – striatum 743
– planum diffusum 743
– tendinosum et articulare 744
– tuberosum 743
Xanthomatisation 744
Xanthomatosen 744ff.
Xanthome 742ff.
Xeroderma pigmentosum 352, 353
– tardivum 353
–, Varianten 353
Xerodermoid, pigmentiertes 353

Yaws 106
yellow-nail-syndrom 696

Zecken 228ff.
–, Acrodermatitis chronica atrophicans 229
–, Erythema chronicum migrans 229
– granulom 229
–, Lymphadenosis cutis benigna 229

Zellulitis 550
–, eosinophile 830
Zerebrosidlipoidose 754
Zerkarien 236
– dermatitis 237
Zinkleim 987
Zinkmangel-Krankheiten 800ff.
Zinköl 990
Zinnoberfleck 554
Zinsser-Cole-Engman-Syndrom 496, 695
Zirkoniumgranulome 828
Zirkumzisionstuberkulose der Säuglinge 120
Zitronenhaut 503
Zoonosen 184
Zoophobie 1026
Zoster 26
Zungenbrennen 707
Zungenerkrankungen 703ff.
Zungenkarzinom 892
Zungenlues, tuberöse 86
Zungenmandeln, heterotope 703
Zungenschmerzen 707
Zungenvarizen 704
Zuviel-Haut-Syndrom 491
(Zwanzig)20-Nägel-Dystrophie 689
Zweiflügler 223
Zwergenwuchs, greisenhafter 494
Zylindrome 861
Zystadenom, papilläres intraduktales 863
Zysten, echte 850, 851
–, digitale mukoide 856
– und Fisteln, branchiogene 539
–, Pseudo- 850
–, zystische Tumoren 850
–, – –, nävoide 851
Zystizerkose 235
Zytomykose, retikuloendotheliale 217
Zytostatika 1017

G. Burg, O. Braun-Falco

Cutaneous Lymphomas, Pseudolymphomas, and Related Disorders

In collaboration with H. Kerl, L.-D. Leder,
C. Schmoeckel, H. H. Wolff
With the assistance of M. Leider as editorial consultant

1983. 82 color and 150 black-and-white plates
containing 615 separate illustrations.
XVIII, 544 pages.
Cloth DM 360,-. ISBN 3-540-10467-4

Based on extensive clinical and experimental studies, this atlas is adressed to all scientists and physicians interested in lymphoproliferative disorders, especially those with primary, exclusive, or predominantly cutaneous involvement.

The book opens with a discussion of current developments and controversies in lymphoma classification. This is followed by descriptions of routine and special investigatory techniques. The major portion of the atlas is devoted to the illustration and concise explanation of the disorders themselves.

Each chapter concentrates on one disease, giving its clinical features, histology, typical cytochemical, immunlogical, and electron microscopic presentations and a summary of its most important peculiarities. The chapters are arranged in a practical sequence (according to histomorphological patterns) to aid in diagnosis and list the synonyms of the major lymphoma classifications.

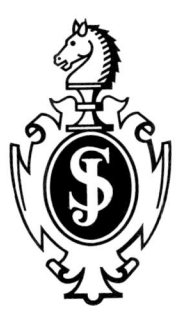

Springer-Verlag
Berlin
Heidelberg
New York
Tokyo

Komplikationen in der operativen Dermatologie

Herausgeber: **B. Konz, O. Braun-Falco**
1983. 114 Abbildungen, 52 Tabellen. Etwa 225 Seiten.
DM 88,-. ISBN 3-540-12805-0

Vorträge der IX. Fortbildungswoche der Dermatologischen Klinik und Poliklinik der Ludwig-Maximilians-Universität München in Verbindung mit dem Berufsverband der Deutschen Dermatologen e.V. vom 30. Juli bis 3. August 1979

Herausgeber: **O. Braun-Falco, H. H. Wolff**
1979. 69 Abbildungen, 137 Tabellen. X, 396 Seiten.
(Fortschritte der praktischen Dermatologie und Venerologie, Band 9). DM 98,-. ISBN 3-540-09802-X

S. Marghescu, H. H. Wolff
Untersuchungsverfahren in Dermatologie und Venerologie

Geleitwort von O. Braun-Falco
3., verbesserte und ergänzte Auflage. 1982. 105 Abbildungen, davon 75 farbig. XIV, 184 Seiten. DM 28,-.
München: J. F. Bergmann-Verlag. ISBN 3-8070-0329-0

G. Plewig, A. M. Kligmann
Akne
Pathogenese, Morphologie, Therapie

Übersetzt aus dem Englischen von H. Lincke-Plewig
1978. 110 vorwiegend farbige Tafeln. XIV, 347 Seiten.
Gebunden DM 128,-. ISBN 3-540-08686-2

Stratum Corneum

Editors: **R. Marks, G. Plewig**
1983. 106 figures, 41 tables. XI, 265 pages. DM 84,-.
ISBN 3-540-11704-0

Retinoids
Advances in Basic Research and Therapy

Proceedings of the International Dermatology Symposion (IDS), Berlin, October 13–15, 1980
Editors: **C. E. Orfanos, O. Braun-Falco, E. M. Farber, C. Grupper, M. K. Polano, R. Schuppli**
1981. 215 figures, 143 tables. XX, 527 pages. Cloth DM 84,-.
ISBN 3-540-10673-1

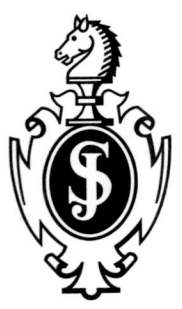

Springer-Verlag
Berlin
Heidelberg
New York
Tokyo